U0232938

新编中医证候学

上卷

李新平　李新晔　编著

中国健康传媒集团
中国医药科技出版社

内 容 提 要

《中医证候学》由中国医药科技出版社于2008年1月出版，2013年出版精装合订本。作者：李洪成、李新平、李新晔。本修订本由李新平、李新晔编著，书名改为《新编中医证候学》。新编着眼于临床，第一编辨证论治六步法，以辨病位、辨病因、辨病机、论立法、论选方、论遣药六个步骤为序，介绍辨证论治的一般内容；第二编中医病候学，主要论述症象、舌象、脉象病机化的内容，以及75个单位病机，322个候的来源、组成以及病候的诊断和鉴别诊断、传变规律，这是证候的病机模型，是"证"的组成基础和具体表现；第三编中医证候学，分门别类加以论述，整理古今文献，结合临床实际，以病因为纲，分为12门，以脏腑为目，并将脏与脏、脏与腑、腑与腑相关病变归纳为21目，共得45类，279证，1165候，5000多方证，构成以证、候、方证三级诊断体系，并附有古今名医医案、医话万余条及其来源，其中不乏现代名医诊治疑难病和抢救危重病的病案。本书可供临床、科研参考之用。

图书在版编目（CIP）数据

新编中医证候学 / 李新平，李新晔编著 . —北京：中国医药科技出版社，2022.1
ISBN 978-7-5214-2116-3

Ⅰ.①新… Ⅱ.①李… ②李… Ⅲ.①辨证 Ⅳ.① R241

中国版本图书馆 CIP 数据核字（2020）第 210209 号

美术编辑 陈君杞
版式设计 南博文化

出版 **中国健康传媒集团** | 中国医药科技出版社
地址 北京市海淀区文慧园北路甲 22 号
邮编 100082
电话 发行 : 010-62227427 邮购 : 010-62236938
网址 www.cmstp.com
规格 889 × 1194mm $\frac{1}{16}$
印张 176 $\frac{1}{4}$
字数 7728 千字
版次 2022 年 1 月第 1 版
印次 2022 年 1 月第 1 次印刷
印刷 三河市万龙印装有限公司
经销 全国各地新华书店
书号 ISBN 978-7-5214-2116-3
定价 **898.00 元**（上、下卷）

获取新书信息、投稿、
为图书纠错，请扫码
联系我们。

前　言

先父李洪成生于1931年9月28日，卒于2016年1月15日，是我们家族中第三代中医传人。他还是1954年江西省中医进修学校（江西中医药大学前身）首期毕业生，曾是省中医学院师资培训预备人员之一，是该期学员中没有回原籍而分配城市的3位毕业生之一。筹备江西中医学院时，组织上征召他去南京中医学院深造，因地方政府挽留没有成行。他从医65年，博览群书，用了近30年的时间编写了《中医证候学》（中国医药科技出版社2008年1月第一版）等系列著作，提出来以"证＋候＋方证"为框架诊断、治疗疾病的中医证候学体系和一体化辨证论治思想。

先父在"文化大革命"前后临床工作非常繁忙，深受当地百姓爱戴，他既没有参加运动组织，也没有受到冲击。他一心研读历代中医著作及期刊，并将这些内容分门别类摘录整理，希望整理成一部类似于《医部全录》的《医林集锦》传给子孙，从出版的《中医证候学》可以看到其内容丰富，适合于临床参考。在文献整理中先父发现了中医辨证论治实践中存在很多规律性的内容，而且可以通融中医各家学派的学说，于是在20世纪80年代着手将他的《医林集锦》向《中医证候学》模式编写，并由笔者代表他于1987年10月28日参加在北京西山八大处举行的"中华全国中医学会中医理论整理研究会首届全国中医内经、诊断专题学术会议"，宣读了《简介中医证候病机模型的设计》论文。到21世纪初，经弟弟新明、新晖等协力帮助，先父的著作基本成型，在2008年出版了其中的《中医证候学》部分，共上、中、下3本，564万余字。

2017年8月23日，笔者受邀参加中国中医科学院中医基础理论研究所举办的第七期歧厅讲坛"辨证论治的历史价值与地位"研讨会，作为主讲的两位发言人之一，作了40分钟以中医证候设计为主题的演讲。期间有专家欲言又止地说"制造了许多的新名词"。40分钟无法把一个完整的体系讲清楚，那是肯定的。为了让同道们较全面地了解先父的一体化中医辨证论治思想及中医证候学的整体内容，本著作除中医证候学内容外，增加了辨证论治六步法，以及证候模型——病候学的设计过程。其编写着重于考证论述，尽可能做到所言有出处，思想有根源，从而展现出中医证候学的内容不是凭空臆造或闭门造车式的随意想象。删除了原来《中医证候学》中内容不全的证候和重复的内容，原著有12门，分21目，45类，281证，1870候。本著作选用了其中的279证，1165候。每个候所列举的病案不超过五六个。绝大多数论著和病案都注明了文献的出处，以便读者考证。

关于许多读者对《中医证候学》中使用方剂存在重复现象，我们经过大量的整理发现：第一，中医理论不是建立在精密解剖知识基础之上的，存在着大量的概念混淆，即使是现代教科书也没厘清，比如"卫气"与"卫阳"，"肝血"与"肝阴"等类同属性的概念更是区别不清，在方剂使用上存在重复，然因历代医家确实观察到了其中的区别，所以尽管方剂名称相同，但辨证用药时却存在不同；第二，历代医家并不完全是按照病机的寒热虚实辨证选方，而大多数时候是根据病机状态和趋势用药选方，相同或类似的病机状态可能会选用相同的方剂，这就是"异病同治"的现象。鉴于此，先父一再强调严格概念的内涵与外延，且把病机分为病性与病变状态两个方面，并付之于巨量的文献整理，不可谓不是一项伟大的工程！

整合中医证候学理论是许多中医学家的理想，奈何工程浩大，大多有临床经验的学者都因为太忙，有心无力，饮恨于斯。历史将这个责任赋予了我们，尽管我们知识浅陋，仍然觉得是我们的幸运！

李新平　谨识
2021年6月18日

凡 例

1. **本著作分辨证论治六步法、中医病候学、中医证候学三编**：第一编**辨证论治六步法**以辨病位、辨病因、辨病机、论立法、论选方、论遣药六个步骤为秩，介绍辨证论治的一般内容；第二编**中医病候学**主要论述症象、舌象、脉象病机化的内容，以及75个单位病机、322个候的组成、来源以及病候的诊断和鉴别诊断、传变规律，这是证候的病机模型，是"证"的组成基础和具体表现；第三编**中医证候学**，介绍了12门类，共279证、1165候内容、参考理论文献、参考案例及其来源。

2. **"症"与"证"字**，古代字义本是相通的，后来用作"病证"含义时，用"证"这个专用字，通常有证据、证明、佐证等意思。"证"是对疾病过程中所处一定阶段的病位、病因病性以及病势等所作的病理概括，就是疾病的阶段性证据。"症"是人体发生疾病后所反映的各种异常现象。其中病人自觉的痛苦与不适称为症状；通过检查而发现的病情征象称为体征。中医统称为症状。本著作的"症"字是用于"症状"和"症象"，而"证"字则用于"辨证""证候"与"证象"。

3. **"症象"与"证象"**：症状指疾病外显的异常表现，而本著作称作"症象"，不同于传统的症状，包含西医学的症状、体征，以及理化检测结果。要求"症象"与"舌象""脉象"，构成"证象"时要进行病机状态的分类，使"证象"成为分析"证候"的病机单位。临床上同一证象在不同时间、不同证候中是不会完全相符，也不必完全符合，因为证象中所列的表象都具有同等的效价，即"但见一症便是，不必悉具"。因此，本著作中证象所列项目俱全，但临床上症象不一定都有表现，一定要理解这一点。

4. **"证"与"候"**："证"，通常用于辨证，如表证、里证、寒证、热证等。"候"，伤寒家和温热家均作为"证"的时间概念，如七日为一候、五日为一候等。在后世医著、医案中，常见有先述病证，再标明为某候，如阳明燥热之证、热结旁流之候，用来概括证的阶段性变化。"候"是"证"的具体表现。

5. **本著作以"证""候""方证"三级为"证候"结构形式**，每一"证"由3个以上，直至20余"候"组成，而每一"候"又含有1至数个"方证"，构成一个层次分明的证候系统。"候"作为"证"的组成单元，内容最为具体，分别为：概述、通称、内含病例（中医、西医）、病因病机、证象组合（主症、副症、宾症）、治则、方症、论著和讨论、病案举例、引用文献等项目。

6. **"方证"**：是方与症的结合形式，是"证""候"共有的最基本单位。"方证"的内容，包括针对病因、病位和病机的特别证象和具体方药的描述，它隶属于"证候"，这是与传统"方证"的区别。即本著作规定的方证针对性强，范围较狭小。而传统"方证"如麻黄汤证、桂枝汤证等，则适应证较广。

7. **文献选择**

（1）**论著选择**：第二编中医病候学中只摘录理论性的论著内容以作论证，不选入具体病案（个别除外）；在第三编中医证候学中有**"论著和讨论"**亦如此：只是"断章摘句"，只摘录针对"证""候"有实际指导意义的部分论述和讨论，有的部分加入笔者自己的理解，抛砖以引玉，以便与读者讨论。

（2）**病案举例**：则较全面地引用，有首有尾，有始有终，尤其对案中的议证之词，一字不差地抄录下来，部分叙述繁琐部分有删节；但其中有关西医学的检验部分，只录取对本案有直接诊断意义的项目，余者一概不用；对病案讨论及"按语"大多数纳入**"论著和讨论"**之内。

（3）**引用文献**：为了保持原文的完整性，①疾病名称、检查名称中仍部分引用文献中的旧称；②检查项目旧单位保留，尽可能地加入新单位加以对照；③保护性动物，如玳瑁、犀角等，原药名保存，实际应用中应使用代用品。

（4）**文献来源**：包括论著和医案，尽管抄录时间久远、来源不一，笔者历经一年多的时间，基本找到了它们的出处，注明于文末。参考文献按标准格式书写：①**著作**："［序号］主要责任者.文献题名［M］.出版地：出版者，出版年：起止页码."②**期刊**："［序号］主要责任者.文献题名［J］.刊名，年，卷（期）：起止页码."《黄帝内经》《金匮要略》注明选自该著作的章节，《伤寒论》直接采用常规的"多少条"。文中标有"有云""有人说"的内容，系没有查到出处的文选。

8. 原《中医证候学》中对证候的编码原拟用于电脑编程，本次修订删除了这部分内容。

9. 关于文中的中药名（方剂名中所嵌中药名除外），对诸多别名、古名、简称，均根据《简明中医辞典》中的名称规范标识（引文内药名除外），以利于阅读。中药剂量：凡明清民国几代与现代用量相近的，均转用国际单位"g"标记，以作参考，一般是：1斤=500g，1两=30g，1钱=3g，1分=0.3g，1厘=0.03g。

目 录

第三编 中医证候学

证候导论

一、辨证论治在中医学中的地位

2017年8月23日，在某核心研究机构的一次学术活动中，有位领导说："辨证论治是中医，辨症论治也是中医，辨病论治也是中医，比如青蒿素治疗疟疾。"笔者认为这是恰如其分的。辨症论治、辨病论治好理解，就是有什么症状用什么药，是什么疾病用什么药。但辨证论治治的是什么？就是辨别疾病所属的证候，采取相应的治疗。证候实质又是什么呢？历来概念不统一，有很多争议。

辨证论治思想，萌发于《黄帝内经》，明确于汉代张仲景："观其脉证，知犯何逆，随证治之"（《伤寒论》16条）。有人说：仲景所写的"证"就是症状，当时"证""症"相通。后世以"证治"著书立说者众多，如《证治准绳》《证治要诀》《证治汇补》等。经考证，"辨证论治"明文见于清代章虚谷《医门棒喝》，而明代周之干《慎斋遗书》则称为"辨证施治"。自周之干、章虚谷而下几百年中，对辨证的理解各有不同，至今对辨证论治的评价更是莫衷一是。就在2017年那次献厅讲坛"辨证论治的历史价值与地位"研讨会上，会议介绍说："随着时代变迁、学科发展，辨证论治时常被教条化、僵化、简单化，同时审机论治、辨症论治、病证结合、方证相应等论治方法的兴起，不断冲击着辨证论治的统治地位，取而代之的声音也时常出现。"其实审机论治、病证结合、方证相应都应该包含在辨证论治当中。而单纯的辨症论治和辨病论治，不止一个青蒿素，在中医外科、骨伤科也有广泛应用，但是要拿那一项来取代辨证论治，估计都是不可能的，应该认识到以下5个方面。

1.辨证论治是中医学的内容、特征和精髓

中医在辨证论治思想指导下，对人体的生理现象、病理变化，以及人与社会、人与自然的相互关系，有了一个清晰、系统的认识，对疾病的防范、治疗、预后，有了一个整体的、思辨的应对方法；使药物的应用，从单味药的应用，到君、臣、佐、使的复方配伍，使药效得以提升，用药更趋合理。同时，使针灸、推拿按摩等疗法亦有系统的理论指导，与药物的相互配合亦有一定的法则。辨证论治以整体观、动态观为基础，运用分析、综合、演绎、推理等方法，实现"人－社会－自然"大统一的思维方式，这是其他医学体系所没有的。自从张仲景以来，历代医家运用这一方法论，经过不断地创新、争鸣和丰富积累，使中医学在理论上和实践中成为一门至今仍有旺盛生命力的系统医学科学。

《素问·评热病论》说："邪之所凑，其气必虚"，《素问·刺法论》："正气存内，邪不可干"，这就是中医学的疾病观，任何病证的内在本质结构都应该是：病证＝邪＋正（交争）。临床辨证的任务就是辨识和判断病证的这一本质构架：病因（邪）＋病位（正）＋病机（交争）。"八纲辨证"正适合这一需求，即寒热（病因）表里（病位）虚实（病机），最后用阴阳加以概括，"八纲"反映辨证论治中辨证的共性。

辨证论治存在以下6个步骤，我们称"辨证论治六步法"。

（1）第一步，辨病因：《素问·调经论》说："夫邪之生也，或生于阴，或生于阳。"在一定范围内阴阳即寒热的互词，以"八纲"的寒热二纲来区分病因的属性，是符合《阴阳应象大论》："善诊者，察色按脉，先别阴阳"的临床要求。对任何临床现象，包括症、脉、舌象，首先是分别其病因属性。具体的临床辨证求因，有实邪的"六淫"、食、虫，以及气、血、津液的病理产物——气、瘀、痰、水；虚邪的气、血、阴、阳（包括亡津液、亡血、亡阴精、亡阳）以及由虚导致的——虚火、虚寒、虚风、虚阳等，虽然均可用寒热（阴阳）来分属，但还必须以"六因辨证"、"痰水食虫气瘀辨证"作为补充。此外"六经辨证"于寒、湿、水等阴邪，"卫气营血"和"三焦辨证"于温、热、火、暑、燥等阳邪，更为具体细致，作为辨证病因的具体内容，是必不可少的。

（2）第二步，辨病位："八纲"是以表里来确定病位的纲领。用于外感时病是可取的，但作为广泛的辨病位的纲领，还是以脏腑为主，更为具体适用。表里、卫气营血、三焦、六经、十二经等，都是以一定的具体脏腑为依据的。言卫必涉及肺，言气必涉及肺脾胃，言营血必涉及心、肝，十二经是由脏腑所派生，又以脏腑为归宿。以脏腑为纲领，才能容纳传统的病位辨证，使病位辨证更加具体，又可避免名词概念上的混乱，更易于接近表述医学解剖、生理的实体单位，有利于系统地认识人体及其病变。有人提出以脏、腑、体三个定位系统，以各种表证、半表半里证、邪伏募原、痰蒙清窍以及筋骨关节病变之痹证等归于"体"系统。但从传统的藏象学说看来，体表病变无不与脏腑相关，即使外科疮疡仍须从脏腑论治。外伤局部外治可毋分脏腑，至后期调治，仍不离脏腑。所以以脏腑为辨病位之纲是可取的，也是可行的。

（3）第三步，辨病机：病机是疾病发生、发展与变化的机理。张景岳说："机者，要也，变也，病变之所由出也。"[1]即病机是疾病的症结和枢机所在，体现了邪正斗争的盛衰进退，和机体失调程度。《素问·至真要大论》一再指出："谨守病机，各司其属。"可见它的重要性。病机，是古人通过对病理表现的观察，分析归纳，演绎类比所得，是为了了解疾病在体内的整体形态，以利于统摄思维和说理方便而精心设计的。从虚实两个方面，即从病变的性质（主要从轻重、盛衰程度）和趋势而论。结合机体的状态，实证病机中，有郁、结、滞、闭等，郁与结，滞与闭，是程度不同；虚证病机有虚、损、滑、脱等，虚与损，滑与脱，也是程度不同。郁结与虚损，是轻重、盛衰程度和状态不同，有时也标志着深浅程度；滞闭与滑脱，是状态和趋势不同。另有陷、逆两种虚实兼见的病机类型。

规范对病机的描述，消除似是而非、众说纷纭的混乱状态，是先父李洪成一贯的主张。先父认为规范中医名词的定义，限制其内涵与外延，不使其无限延伸，互相借代，造成不堪。词语借代是古汉语的特色，文学创作用起来是丰富多彩，但用到如医学这样复杂的科学领域则是贻害无穷。同道们不可等闲视之。

辨证的结论：对临床所见的症象、舌象、脉象，首先是辨别其致病因素，即所谓辨证求因，再确定其病邪所犯的部位，即病位，进而分析当前邪正双方的交争形势、性质和状态，即病机，最后完成辨证的任务，取得结论。论治是在辨证的基础上进行的，以辨证的结论为论治的前提，因此论治的正确与否，取决于辨证结论的准确，所谓"辨证毋误，治焉有差"。然而论治也有一定的内容和步骤，其内容包括治疗法则、方剂、药物，因此其步骤便是：

1）第一步，立法：随证立法，包括两大内容。首先是根据证候，确定治疗原则，即所谓治则。此为治疗原则的大方向，选法、择方、遣药的根本原则，即对证候的处理，不能偏离治则规定的大方向。其次是根据治则，再确立治疗的具体方法，作为指导下一步选方的依据。古今立法，不离汗、吐、下、和、清、消、温、补八法范畴，但过于笼统，故后世论治立法，各行其是。但概括起来，不外针对病因的随因立法，如祛风、散寒、燥湿、清暑、化痰、消食、杀虫之类。针对病位的随位立法，如宣肺、疏肝、健脾、和胃、补肾、养心之类。针对病机的随机立法，如宣散、疏利、开闭、固脱、补虚之类。以及针对主症的随症立法，如降气、止血、止咳、止呕、通淋、消肿、消胀之类。

然而统观起来，各种立法都应以针对病机的随机立法为指导，才符合《素问·至真要大论》："谨守病机"，"治病必求其本"的原则。针对病机，可以设立宣、疏、散、透、通、利、导、泄、温、清、润、化、升、降、开、固、滋、补、和、养二十大法，再结合随位、随因，组成具体的对证立法，这样不仅可以容纳各家立法，而且可使论治立法有章可循，有规可依，更可避免泛泛不着边际的随意书写，使立法与辨证结论相对应，逐步达到对证候最合理、最优化的综合控制，使理法逐步规范化。

2）第二步，选方：依法选方，就是根据已经确定的治则和治法，选择适合病情的方剂。古今方剂之多，不下数万，临床选方各凭经验，即使有所谓准则，也无非是个人心得而已，且师承各异，往往一证多方，因此就不可避免出现知识的局限。因此应在证法相应规范化的基础上，建立起以法辖方，以方应证的"方证"体系，使方证对应逐步规范化。

3）第三步，遣药：是论治的最后一步，是对证候的具体治疗的处理，开方遣药，或遣药组方，其方式不外依方遣药、对症遣药，或经验遣药，但都不能完全符合辨证论治的最高要求。依方遣药虽然配伍有序，难免生搬硬套，而有"有方无药"之嫌；对症遣药，虽谓药症相符，难免配伍无序，繁杂无章，而有"有药无方"之过；经验遣药，虽不可废，但应提升到辨证论治的高度来认识，以减少经验的偶然性、随机性，使之理法化。三者结合起来，纳入辨证论治体系，才能做到古人称誉的"有方有药"，药随证转，丝丝入扣的最佳境界。

临床六步法，前三步是基础，后三步是措施，只有有机地完成，才能完满地完成辨证论治的全过程。

2. 辨证论治是理论和临床的结晶

中医学是临床经验的积累，然后逐渐上升为理论的学科。理论指导临床，实践又反复验证理论，逐步形成今日的辨证论治体系，因此说辨证论治是理论和临床的结晶。辨证论治在古代哲学思想，即阴阳、五行、八卦等学说的指导下，以藏象理论为核心，综合病因学说、方药等理论，在临床实践中对疾病进行诊治。其中，还对天文、气象、物候、地理、社会、心理、体质等多种因素对疾病的影响，进行了综合考察和总结，形成了一个"大整体观"，也是别开生面的特色。辨证论治的内容，概括为理、法、方、药。理即辨证之理，立法、处方、遣药都各有其理论依据，理论是核心。中医学理论是千百年来经验的积累，对理论的理解，是根据每个人的体验不同而有所不同，离开了临床便谈不上对理论的理解。对理论的学习就是临床的体验过程。

用中医学理论指导临床对比于西医的临床有其先进性和优越性，那就是不必依赖实验检验的依据而处方用药，迅速取得疗效，而且对疗效的判断也不必以实验依据为准。比如对肝炎的治疗，西医以血液中谷丙转氨酶的升降为诊断依据和疗效的判断，且不谈西医治疗上的局限，即便治疗后谷丙转氨酶正常了，西医认为已经康复，但是舌苔的腻苔没有退尽，病情也有反复的可能。因此，实验结果未必有中医的辨证经验准确。

在对待病毒性疾病的诊断治疗上，因为病毒是依靠RNA遗传的，变异性大，按照西医的诊断程序既有困难，也是缓慢的。即便做到了，也存在很大的缺陷，比如2020年的新冠肺炎，依靠核酸检测也存在大量的阴性，在疫情发生近一个多月的2月12日这一天，湖北省因为核酸检测阴性没有纳入该病诊断的病例数达13332例，占该省确诊病例48206例近28%。按照还原论的原则，病毒的治疗因为病毒不易人工繁殖而受限制，从而不能像对细菌一样；对其做药敏试验，即便体外有效，也不代表临床有效等因素，严重影响了临床治疗。而临床的价值体现于治疗的效果，中医理论和临床经验的可靠性更显得可贵。

3.辨证论治的核心在"辨"和"论"

辨证论治的核心在"辨"和"论"。辨证论治基本法则是，对待任何症状、脉象、舌象，以至证候、疾病都必须进行辨证的综合、分析和认识，对待任何治疗措施都必须进行详尽的、多方面的论证。中医的治疗不以其病名，更不以西医病名为依据，而是"谨守病机"，主要是根据病机状态，立法遣药。即使是同一证，病因相同，病变部位相同，还要分析其病变所在的气血阴阳层次，以及此时的病机状态，是郁，还是结；是滞，还是闭，然后处方用药。对于疾病的发病时间、地点、气候，发病起因，发病过程，及其他相关因素如情绪、饮食等都在考察之列。对任何一个症状、舌象、脉象，以及西医的理化检查结果，都有辨证的意义。"辨"和"论"的目的，就是寻求疾病的根本，王应震云："见痰休治痰，见血休治血，无汗不发汗，有热莫攻热，喘生休耗气，精遗不涩泄，明得个中趣，方是医中杰。"[2]去伪存真，探求本源，即所谓"治病必求其本"。否则，见症治症，不但取不到满意效果，甚至还会送人性命。这就是不知"辨"，更不曾"论"的结果。

中医学虽来自经验积累，但对待验方、单方也须在辨证论治理论指导下使用，才能取得满意效果。古人曾告诫说：不可"执死方以治活病"。尽管现代化学药品发展迅速，却历遭淘汰，而中药历经数千年却淘汰甚微。脱离辨证论治的指导，中药制剂照样会淘汰，如日本研制的麻黄素，文革时开发的"红管草"制剂，尽皆淘汰。显见，以还原论指导临床实践的近代西医学理论，毕竟不同于中医学的辨证论治理论科学。"非典"及本次"新冠肺炎"肆虐的时候，中医的介入，辨证论治使用中药，用中西药结合治疗，疗效明显提高，已是不争之事实。

其实中药、西药在没有（中西医）理论指导下使用以前都是物质，这是第一性的，是本质的。所以用辨证论治理论，指导西药的应用也有较好疗效。山莨菪碱（654-2）与胃复安有拮抗作用，笔者在住院部上班时，曾用654-2肌注臀部，同时用胃复安在足三里注射，治疗肝癌、肺癌引起的呃逆各一例，取得良好效果。有人说：这不奇怪呀，你用的都是解痉镇痛药！那就错了，呃逆是膈肌痉挛引起的，膈肌是骨骼肌，不是平滑肌。笔者是根据药物作用于人体的性状相似，以654-2类比附子，胃复安类比中药干姜，西药中用，治疗虚阳浮越的呃逆。也不出辨证论治的理法范畴。

4.辨证论治是诸辨证方法的系统综合

自仲景指出"三阴三阳"，"随证治之"之后，就产生了六经辨证。有人质疑仲景的"证"就是症状的"症"，但是他讲的"三阴三阳"绝不是症状，而是证候，有学者说是证候群。所以说六经辨证辨的"证"就是证候，而不是症状。仲景被认为是辨证论治之祖，是当之无愧。

中医学到唐宋又形成了脏腑辨证。明清温热学派兴起，提出了"卫气营血"和"三焦"辨证体系。此外，尚有"病因辨证""气血阴阳辨证""经络辨证"等，而明清以来的"八纲辨证"是得到公允的辨证总纲。

从历史的、实践的观点来看，众多的辨证方法都是辨证论治体系不断的发展和补充，都是前人的理论和实践的结晶。必须看到，各种临床辨证方法，除十大辨证体系外，尚有多种专科、专病的辨证方法。各种辨证方法都从属于各个医学流派，保持着各自的学术观点，从名词、概念，到思维推理，各成体系，独树一帜，但常常以偏概全，排斥异己，形成门户之见，甚至相互攻讦，相互诋毁。而存在的名词概念的混乱，思想方法的偏颇，无疑会影响人们的学习交流和临床运用。

中医学从《黄帝内经》到如今，从笼统综合的自然哲学形式，逐步分离产生了众多的更细致具体的临床辨证方法，无疑是重大的发展过程。众多的辨证方法，都有所长和不足，合之则全，分之则偏，只能兼收并蓄，综合为用，不能排斥，才能相得益彰。历史上曾有过"寒温纵横论"提出寒温合流，近世也有人提出"寒温一体论"等学术观点，都反映了人们从理论到实践企盼有能统一、容纳各种学术体系的、集大成的辨证论治体系，以便于掌握和操作。

5.辨证论治体系一体化的构想

辨证论治是中医学对疾病的一种特殊的研究和处理方法，也是中医学的基本观点之一。辨证论治的基本方法，即是中医学临床思维方法。传统不离阴阳、五行两种学说的理论范围，然而在实际运用时，已超越了传统范畴。传统的方法，基本上是古代自然哲学理论，时至今日，应该运用现代哲学为指导，形象思维和逻辑思维相结合，对辨证论治理论体系进行整理和总结，用现代语言、概念来描述和表达中医学的临床思维，使之更有效地指导临床，这是势在必行的。现代辨证论治研究的目标和标志：就是辨证论治体系一体化，是概念的标准化，理论的系统化，辨证思维的逐步现代化。对于研究者、工作者、学习者来说，有一个清晰系统的认识，进一步取得内在机理的微观发现，做到基本内容的系统综合和实践的精确有效，使中医学客观标准化，是中医学发展的需要。

王慧炯说："在不同的科学领域里存在着走向一体化的总趋势。这种一体化看来都汇集在系统的总理论中。要想在非物理学科中获得精确理论，这种一体化恐怕是一个重要方式，通过发展在单一科学汇集的宇宙中垂直上升的一致原则，这种单一化能使我们更接近实现科学大同的目标，能导致产生在科学教育中更为急需的一体化。"[3]

因此，我们构想的"辨证论治一体化体系"应该遵循以下2个原则。

（1）科学性原则

①**继承性**：作为自然科学门类之一的中医学的辨证论治体系，无疑是系统综合的，也是可以综合的。靳庆敏说："既不能一讲体系便忽略发展，也不能一强调发展，便不敢承认完整的体系。"[4]停留在体验古人理论的方法上，无疑闭塞了思路，阻碍了思维的发展。"一体化"的主旨，应该是在辨证唯物主义指导下，本着实事求是的态度，用较趋近现代系统方法及分析方法，客观地分析各家学说，既兼收并蓄，又执简驭繁，整理出一体化的辨证论治这种特殊的思想体系和思维方法。

②**实践性**：实践是检验真理的唯一标准。历代医家的理论与实践都是中医学的宝贵资源，比如《黄帝内经》与《伤寒论》等著作，作为理论指导了中医临床近两千年，实践证明大部分都是合理而行之有效的。但我们不能止步于此，更应该对历代医家的实践经验加以整理，并在临床实践、科研工作中理解、运用、体验这些传统理论和方法，发现其"基本内核"和"合理内核"。同时，通过分析、比较、类比等方法吸收引进现代科学知识与技术手段，促进"一体化"工作顺利进行，这是应取可行的。

③**规范化**：作为科学理论的结构，必须有基本概念、基本原理和科学推论三个逻辑要素。近代的中医教科书尚欠这个完整性。虽然是条件限制所造成的，但要"善立"，不怕错误与不完善，作为历史的阶段性内容，通过理论的系统整理，临床的检验和实验的研究，进一步纠正和充实，促成中医科学理论抽象模型工具、概念语言工具等方法结构的完整。

如比较分类法是中医学辨证论治研究的基本方法之一，是临床的重要思维形式，用于对症、脉、舌象和法、方、药的分析、认识和归纳分类，使之形成一个比较系统化的临床体系，以便于临床的辨证和论治。辨证的方法，首先将症、脉、舌象进行比较，然后按其性质进行表、里、寒、热、虚、实的分类。表里是病位辨证的两大系统，寒热是病因辨证的两大系统，虚实则是病机辨证的两大系统。如果再进一步进行比较，则病位又可按肺、心（含心包）、脾、胃、大肠（含小肠）、肝、胆、肾（含膀胱）分类；病因按阴邪分为寒、湿、风、痰、饮、水、食、瘀、气、虫；阳邪分为热（含温）、暑、燥、火、阳等。病机按实变分为郁、滞、结、闭；虚变分为虚、损、滑、脱，各成系统，合成为一个完整的辨证体系。论治的方法，首先通过药物的疗效比较，划分出寒、热、温、凉四种程度不同的性能，再根据病机状态，建立宣、散、疏、透、通、利、导、泄、温、清、润、化、升、降、开、收、滋、补、和、养等治则，结合药物性能组成各类方剂，构成一个完整的临床辨证体系与治疗体系，两相合璧，就构成了辨证论治的临床理论体系。

无论对临床现象和药物性能的认识，只有通过对照、比较的方法，才能分辨出其中的差别，进而寻求其本质的区分。然后根据其质与量的不同类型，进行科学的分类，才能方便临床的运用，得出其中的规律，建立起有效的规则和规范。

（2）创造性原则

①**观念改革和学术突破**：古往今来的实践证明，辨证论治的理论体系是具有很大优越性的，但从其内容和治疗手段，仍有很大欠缺，需要不断充实。从历史来看，中医学涉及天、地、人、医、技、药，无所不有，但以现代的科学的目光来衡量，无论哪一方面，都称不上系统，都不能构成一门完整的学科。这就迫切要求辨证论治的理论体系，必须不断地充实、完善。恩格斯在《英国状况——评托马斯·卡莱尔的"过去和现在"》一文中指出："我们最需要的不是干巴巴的几条结论，而是研究。结论要是没有使它得以成为结论的发展，就毫不足取。"必须打破寒温、时病、杂病等中医各学派的界限，使辨证论治理论一体化。

理论研究整理的方法：第一，基本概念的统一。通过对现有资料的系统整理，通过概念更新和起用新概念，使之统一，成为单义性和稳定性的科学术语，起到固定和指导科学认识过程的作用。概念的组合应该在内容上正确，应该反映概念所代表的现象之间的客观联系。普希金说，"我们说的机智……是那种使概念相接近，并且从中引出正确的新结论来的能力。"[5]新型的概念，是把大量概念事实和观察综合在一起的科学概念，起到统摄思维活动的作用。周昌忠说："善于正确地运用术语,是保证科学创造活动顺利进行的一个重要条件。"[5]新的内容常用新的形式加以表述,有位科学家说过:"概念更新也是一种创造。"第二,基本原理的归纳:由于缺乏大量实验数据,新的原理,不妨用系统整理所得的现有理论和类比引进的科学假说组成,逐步在研究中完善之。第三,科学推论的多样化。科学预见的产物(新的思想、观念、科学模式)虽然在当时的客观世界中没有形成,但它的构成元素和部分实质形态却是现实存在的。在作出科学推论时,头脑中先建立起由因果联系构成的事件环链的模型,同时,应用过去的经验,在重复出现的现象中找到规律性,我们便顺着这模型化的事件环链,推测出它的最后一环,作出预见。

中医学需要发展,不仅是要借鉴西医学的实验数据和其他相关科学的理论,而是要拿来为我所用,各种先进的成像科技,以及诸多的化验结果,也可逐步探索应用于中医辨证中,不仅可以充实辨证论治的内容,也可以逐步与现代科学沟通,更好地获得客观精确的依据,从而使我们的研究更上一个台阶。比如进行了数十年的"证的实质"研究,虽说结论很多,内容繁复,但是打破传统的思维方式,从封闭走向开放,从直观走向逻辑,使中医学超稳定性变为动态多变,用客观定量的内容,否定笼统猜测性的内容,通过否定之否定过程,达到自身的发展是必要的。这是我们的基本指导思想,也是理想境界。

②内容和形式与实用性:鉴于以上"三要素"的表述形式,"一体化"的内容,应该是经过创造再创造,既能体现中医传统和具有现代化趋向的内容。考虑到文献整理、学术研究、科研实验和临床实践的不同层次,除必要的广泛普及外,还应考虑到目前的实用意义。笔者现在编撰的这些内容还达不到以上的要求,主要是从文献整理和临床实践着手。

汗牛充栋的古代文献为我们提供了大量综合整理的素材;中医名词术语、思维方法与我国风俗习惯、语言文字及文学艺术的互通,为我们理解体验其内核提供了方便;现代科技的飞速发展,为我们进行深入研究提供了条件,临床实践为我们检验中医学的"合理内核"提供了广阔的天地。进行"辨证论治一体化"的研究是有可能取得预期效果的。

二、证候概说

1.什么是证,什么是证候?

证,就是证据,就是有证可循。证和症在古代是通用的,如《伤寒论》每个章节都有的"脉证并治",这个"证"字就是指症状。以后进一步演化,证便与代表时间的"候"结合成了代表疾病变化的证候。实际上,对"证"与"证候"的定义和解释很多,也很混乱。历代对"证"的表述大都从病因或病位来命名,如伤寒的"六经"证、温病的卫、气、营、血证以及风寒、暑湿、湿热、风燥等证,痰饮、水饮、郁证、瘀血证等。但很多时候对证候的描述,仅仅是一些症状、脉、舌的罗列,很难体现出证候的特征,更不能反映证候的病机状态,被人们说成是"症候群"或"症状群",或称作"病状信息组成的模糊集合"。同时也有一些以病因病位再结合病机来命名证候的,或单纯以病机来命名证候的,如心肾不交、虚阳浮越、热极生风、清气下陷等等,但这却代表了中医人渴望认识疾病本质的一种趋势。

不能从病机状态这一证候本质上识别的证候,只满足于症状的罗列形式,是一种只看现象,不看本质,"只见树木,不见森林"的形式。罗列过多使人目眩,有无所适从之感;罗列过简又局限了见识,临床难以重复。还有某些著名医家对部分证候确有经验,往往有"只可意会而不可以言传"之感。

规范证候的定义势在必行,《中医诊断学》认为:"当代中医学对于'证'的约定:证是对疾病过程中所处一定(当前)阶段的病位、病因、病性以及病势等所作的病理性概括。"[6]朱文锋先生说:"辨证"是在中医学理论的指导下,对病人的各种临床资料进行分析、综合,从而对疾病当前的病位与病性等本质作出判断,并概括为完整证名的诊断思维过程。[7]

依据上述科学创造性原则,我们更新和设计了以下几个概念。

2.证象、症象、表象病机化、单位病机

证象这个词古已有之,如姚国美先生在他的《中医病理学讲义》中就有《证象解》的篇章。我们定义的证象是指证候的外在表象,是由临床现象所组成,包括**症象、脉象、舌象**三个要素,其中症象不同传统的症状,包含西医学的症状、体征,以及理化检测结果;脉象含手三部九候、趺阳脉等;舌象含舌质、舌苔。更主要的特点是无论证象,还是症象、脉象、舌象,我们都要求从病机的角度对其进行分辨、分类,这便是**表象病机化**过程,和**单位病机**的识别过程。我们设计的每一个证象就是一个单位病机。

例如"腠理不宣"是一个病机状态的描述,我们设计为一个证象,构成这个病机状态是三要素——症象、脉象、舌象就包括:①恶风、恶寒,发热无汗,汗出不透。②身重,皮肤发痒,面目浮肿,肌肉烦痛。③斑、疹、

瘕、痱、疮、疖，色淡欲达不达，时出时没。④脉象：浮缓，浮弦，浮紧，浮数。⑤舌象：苔薄、或略厚而润滑。

腠理的证象，除腠理不宜外，还可以定义2个单位病机：

腠理不宜——腠理合而不开：表实证，纤毫无汗，少汗或汗出不透，恶寒后必发热，发热同时恶寒。

腠理不实——腠理开而不合：表虚证，自汗盗汗，冷汗，多汗，恶风。

腠理失调——腠理开合失常：正虚邪实证，时而无汗发热，时而汗出恶风恶寒，或寒热往来。

症象、脉象、舌象是表象，把这些表象归纳为"腠理不宜"证象，就是表象病机化，这些表象只是一个证候或者说一种疾病某个时刻的一部分临床表现，腠理不宜就是这个证候的整体病机的一部分，是一个病机单位，这个病机单位我们把它固定下来，就是一个单位病机。类似的单位病机，我们划分为13个类，设计了76个。

《灵枢·本脏》说："视其外应，以知其内藏，则知所病矣。"即体内有什么样的变化，体外必有什么样的表现。中医学对表象的认识是通过望、闻、问、切四诊来采集的，即为症、脉、舌三大表象。古代多提及脉症，舌诊是到后世才发展起来的。近代以来"症"表示症状，以"证"表示证候，我们为什么要改成"症象"呢？"症象"已不同传统的症状，是将症状所能表达病机的特有征象分离出来，不是症状学的全部。脉象、舌象也如此，为的是能体现病机变化（详见第二编《中医病候学》相关篇章）。

证象是反映单一的病机状态的识别单位，而不是一个独立的证候，但是组成证候的基本单位，其中罗列的临床表象，应具有该证象的特异代表性。临床上同一证象在不同时间、不同证候中是不会完全重复相符，也不必完全符合，因为证象中所列的表象都具有同等的效价，即"但见一症便是，不必悉具"。

证象在一定形式上与前人的症状分类法相似，也与徐迪华所称的"临界状态"相似，但后二者仅是识别症状的方法，未用来作为单位病机的分离，所以不能作为证候的组合单位，而不能进行病机组合，因此不能相提并论。

证象的优点在于：①性专，代表性强。②便于组合，适用于复杂证候的某一特殊阶段，或诸多证象出现时，应用迭加、分流、相干、系统等原则（后面将提到），组织新方，形成证象与证候与方药的一一**对应**。③便于分解分析历代方剂，及进行方药的现代化研究，使方药使用，从定性趋于定量，成为规范性、标准化的系统。④更重要的是这一概念的创立，为以同等效价为准则，组建更加专一的证象系统，起到指导性作用。

但是一种表象可以提示几个不同的证象，如"寒战鼓栗"，可提示阳气不行、阳气闭塞、阳气不振、阳气脱绝等单位病机，这就需要将所有表象结合起来考察，就是"四诊合参"。

通常又认为表象对病证反映有真有假，即如真寒假热，真热假寒与至虚有盛候、大实有羸状等。如"热蒸汗泄"，可提示津气或营分蕴热蒸灼，和阳气浮越等病机变化，综合考察起来，确有寒热虚实之分，但并无真假之别。传统辨证对脉症有所取舍，即舍其假而取其真，所谓"舍脉从症"、"舍症从脉"。其实，临床上任何一个表象的出现，都提示了一种病机变化的存在，均不可舍弃。即所谓"真寒假热"，其脉沉细虚弱，所提示的虚寒病机当取。而热蒸汗出所提示的阳气浮越，也是虚寒证的应有病机，也是不能舍弃的，舍此则"虚阳浮越之候"的诊断就不能成立。

所谓取舍，并不在于表象和病机，因为它是证候的客观现象，它的存在是不可以人的意志为转移的，所以不能随意取舍，决不能视而不见，听而不闻，相反还要认真对待，加深认识，即必须透过现象，认识其本质，通过综合观察、客观分析，而在最后认定其主次，进行取舍。就是在确诊病候时，确定其在主体和从属或派生病机的位置上进行取舍，但也不是舍弃任何一种表象和病机，而是改变其在病机组合中的位置。由于位置的改变，即性质也就不同，例如热象与寒象同时存在时，如果取热象居于主体病机位置，寒象就退居从属和派生病机位置，则为"真热假寒"之候，反之就为"真寒假热"之候。

证候的病机是复杂的，证候病机模型应是复合的。要建立这样的模型，首先是确立单位病机，亦即模型结构的组合单元。把文献资料对一个独立证型的经验描述加以综合，通过分析归纳、方药反证等方法，使症、脉、舌等表象归纳，转化为若干个单一的病机单位，这是表象病机化的过程。每一个单位病机都应具有普遍的适应性。能作为其他任何相关证型的组合单元。换言之，即在一个证型中，通过表象病机化，分离出来的单位病机不仅是本证型的组合单元和识别单位，而且也能作为其他有关证型的识别单位。也就是每一个病机单位所收集的所有表象对与之有关的任何证型，都有同样的诊断效价。兹举例：

"腠理不宜"，是从所有表证证型中，分离出来的单位病机。因此能作为所有表证不同证型的组合单元。所列表象也都能够作为辨识所有表证证型"腠理不宜"的依据。

病变涉及的部位、层次、结合病机寒热虚实的性质不同，和病机状态的差异，根据各病机状态在各病变层次的性质、程度不同，可以归纳出76个单位病机，所有的证候的病机都皆由这些单位病机组成。

有人会问，你设计这些单位病机象有什么依据？有没有科学依据？当然有！主要依据是依据前人的经验，进行分别、归纳出来的；其次，我们设计的证象与西医的所谓"综合征"有着高度的相似，虽然这些中医证象和西医的综合征不一定能划等号，却能说明尽管中西医理论体系各异，但对人体疾病状态的认识还是有相通之处的。如：

（1）清窍不宣：鼻塞鼻鸣，喷嚏流涕，目涩流泪，咽阻咽痒失音，耳胀耳聋；舌淡红苔白滑；脉浮弦，脉浮紧，脉浮缓。

对应：上呼吸道卡他征：指黏膜组织发生的一种较轻的渗出性炎，包括咳嗽、流涕、打喷嚏、鼻塞等上呼吸道症状。

（2）络脉不宣：胸胁腰背四肢筋脉疼、胀、抽、热，斑发暗淡或红紫痒痛，肌肤刺痛；舌淡暗苔腻，舌紫暗，舌红；脉浮弦，沉弦，弦数。

对应：雷诺综合征：指肢端动脉阵发性痉挛，常于寒冷刺激或情绪激动等因素影响下发病，表现为肢端皮肤颜色间歇性苍白、紫绀和潮红的改变，一般以上肢较重，偶见于下肢。对比于络脉不宣，雷诺综合征的范围要局限一些，但对确诊病情却更精确。

3.证候三级组合法

临床辨证的结论是对证候的诊断，如何将临床散乱的现象，组合成高度概括的完整的辨证结论，即证候的诊断，历来没有统一的方式和方法。临床证候表现为症象、脉象、舌象和其他体征的特定组合形式，并反映着疾病过程中机体内在的病机状态。不同的证候，必然具有不同的组合形式和病机状态。

鉴于证候命名的局限性，要改变传统证候的描述，必须在思维方式上进行突破，首先发展中医学的分析思维，把常规的以一个"证"为识别单位的习惯认识方法，进一步深入、解析下去，以"证象"为识别单位，以证象的组合与转化为基础，把握动态的病机状态，我们命名为**"候"**，进一步确诊"候"所在的部位和原因，就可以诊断出疾病的整体：**"证"**。这是更深更高层次的分析综合方法。

其实，证候的组合形式，是根据对证候的诊断步骤或程序来设计的，即以证象、候、证**三级组合形式**。临证时首先看到的是症象、舌象、脉象，综合起来就是证象，亦即单位病机。再由几个单位病机组合成"候"，以反映复合的病机状态。同属一个病位、相同的致病因素导致的不同的"候"，组合成一个完整的"证"。即是我们重新定义的证和候：

$$症象 + 脉象 + 舌象 \longrightarrow 证象 \longrightarrow 候 \longrightarrow 证。$$

（1）**候**："候"是复合的病机状态在临床上的综合表现，是由多个证象所组成的，即三个及三个以上的单位病机所构成。表述上用**"病层 + 病机状态"**，如**卫气失宣候**。在其组合形式上，包括三个要素，即**主症、副症、宾症**。主症即本候主要的常见证象，反映本候的主体病机，在识别本候时，起主导作用，但不一定是病人的主诉，或患者自觉的主要痛苦。副症即次要的常见证象，也包括常言的兼症，但不完全是通常所说的兼证，有时患者也可能作为主诉提出来。主、次症只是从反映病机的主次而言，并非患者自身感觉的轻重。所谓宾症，是不常见的证象，如宾客的往来，一般来说可有可无。但在某一特定情况下，却可以"反客为主"，作为辨证的重要依据。所以，主、副、宾证象，不同于主、兼、夹症的划分。前者主要着重于病机的组合，而不仅仅从症状上来区分，即使某一主症状未出现，只要这单位病机形成了，便可用药，从而透过现象，抓住本质。用药时，以相应于主、辅、佐、使的配伍组合，从整体上做到系统协同，体现"治病求本"的宗旨。

候，是疾病的动态表现形式，是正邪斗争在气血阴阳等各种有层次标志的基本功能单位（病层）中的矛盾运动。既是独立的复合病机单位，又是组成"证"的基本单位。

候以气血阴阳为纲，再根据其分布浅深和四者相互之间的病变，共分44目，结合30个病机类型，可组成322个候，按病变层次浅深程度的顺序，病机轻重，依次排列，构成一个较稳定的分类系统（见本著作第二编《中医病候学》）。

（2）**证**："证"，是致病因素在病变部位上的矛盾反映。表述上用**"病位 + 病因"**，如**"肺卫风热证"**。证与候的关系表现在矛盾与同一之间。在正邪斗争中表现为诸多的一致，都是致病因素与机体斗争的表现，但病机之不同于病因与机体这种形式上的对立，是这种邪正斗争的正与邪，分别代表致病因素与病理损害、抵抗力和代偿力的协同，不同点还在于，从局部与整体看，病位与病层，在广泛联系上，病层是整体；在局部定位上，病位是整体，而病层只作为这一病位的某一层次，是局部的。相对而言，证是静的，是标志性的；候是动的，是机制性的。类似于现代医学的病名与病理机制的关系，从形式上看也极相似，虽有质的不同，但可以从这里沟通，以便用现代科技揭示证候的本质。证的创立，有利于中医学疾病的现代命名；候的创立，有利于疾病临床分期。

先父李洪成综合整理古今有关医著、医话、医案，结合实际，以病因为纲，分为风、寒、暑、湿、燥、火、气、痰、饮、食虫、瘀、虚12门，以病位为目，即以脏腑中的心（包络从属）、肝、脾、肺、肾（膀胱从属）、胃、胆、大肠（小肠从属）（三焦分属各脏腑）为目，并以脏与脏、脏与腑、腑与腑相关病变归为45类，295证，共辖2344候。原来出版的《中医证候学》选录了281证，1870候。限于篇幅，本著作缩减为279证，1165候。这样，既

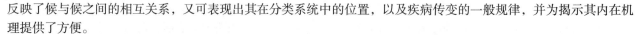

反映了候与候之间的相互关系，又可表现出其在分类系统中的位置，以及疾病传变的一般规律，并为揭示其内在机理提供了方便。

4.一体化辨证论治的临床模型

证候，是机体在疾病发展过程中的某一阶段的病理概括，包括内在病变原因、性质，以及内外并存的病变部位和邪正关系。疾病是机体失调情况下的邪正斗争，这种斗争是不停地运动着的，有一定的时向性，其外在表现则是相联系的、阶段性的、不断变化的，是正邪双方各自协同又互相斗争的外在表现。因此在相当程度，证候反映了疾病发展过程中某一阶段病变的本质。认识证候就是认识疾病，是辨证施治的关键。证候的结构，应该是既反映损害因素，又能反映病变的部位及其与全身的关系，还要反映病变的性质、正邪之间所处的状态（病机）。证候是统摄病位、病因、病机的辨证统一体。证候的表述形式，就应该起到这个作用，同时从辨证论治整个体系着眼，还应该反映其与方药的关系。

先父李洪成根据以上原则，设计了"证＋候＋方症"的一体化辨证论治的临床模型或者叫公式，用于临床、文献整理的思维和表述。

如某证有：恶寒发热，无汗，头痛身痛，项背强几几，舌质淡苔薄白，脉浮紧等症状。

其证：**病位＋病因，是肺卫风寒证**；

其候：**病层＋病机，是卫气失宣候**；

其方症：**方名＋证象，简为麻黄汤证**。

其证候表述为：肺卫风寒证·卫气失宣候·麻黄汤证。层次分明，一目了然。

病层就是病变层次，**方证**是以方名证，已有广泛应用。每个"证"有不同的病机状态，便是"候"。每一个候中也有一定的差异，所用方剂也不同，便是方证。方证所率领的证象及其表象由古今药物配伍得当、协同作用专一的方剂的适应证所决定。方症与候的关系表现在一般与特殊的关系上，这种关系有利于"一证多方，一方多证"的广泛联系。如《伤寒论》中太阳病的麻桂各半汤症、桂二麻一汤症等等。方症与候，还表现在动与静，暂与久的时向性关系上，症状由于影响因素，易于重或轻，有或无，是暂时的，诊察时，表现为一瞬间的静止状态；病机则不然，它是矛盾着的，是动态的，不管你是否意识到了，又由于运动渠道的限制，便不可能一瞬而逝，前后必有一定联系，较为稳固持久，便于掌控。

由于"证"名只能反映病位和病因的差别，在同一病位、病因的证，其病变层次和病机变化又有差异，这样，用"证"下辖"候"，类似于隋代巢元方《诸病源候论》病下设候，实为顺理成章。

辨证论治三级诊治的模型，层次分明。张景岳说："盖天下之病，变态虽多，其本则一；天下之方，活法虽多，对证则一。"[1]一个独立的证候，可以有不同的表现形式，但必然有相同的内涵和本质。临床上虽然脉症不典型、不完善，但必有完整的内在病机状态。这便是从病机状态进行辨证的理论基础。历代文献，各家医案，对同一证候，虽有不同的脉症描述和名称的差异，其理法方药却有着很大的共同之处，便印证了证候内在的相同本质，这便是三级诊治模型的临床基础。

更新旧有的名词，使之规范化是科学发展的必须，制定新的名词也是创造心理学所提倡的。新的概念都是为统摄新方法而创造的，证候的病机是复杂的，就需要从中分离出单位病机，形象地表述它。为了详尽地叙述证候和论证其合理性，不得不在术语上下功夫。

三、状态假说

笔者这里讲的并非是现代意义上的状态科学，而是想从一个新的角度来理解中医学及其相关的思想方法。理想化是一种重要的科学方法。比如，研究实际气体时，可以借助于理想气体。研究力学，也可以借助于无摩擦力的理想过程。

人体是黑箱系统，我们并不十分清楚里面是怎样运行的。我们可以把人体想象成一个球形的黑箱（见图1）。那么球的表面就是生理表现和病变时的症状，我们把相关的症状根据病机的所属归纳到一起，就是症象。属于脉诊、舌诊的那部分，通过归类便为脉象、舌象。这个球体分为8大区，对应于心（附心包）、肝、脾、肺、肾（附膀胱）、胃、胆、大小肠8个脏腑功能体系，代表传统意义上的六脏六腑。这个球体分为气血阴阳4大层，含膘理、经脉、络脉、清空等13个层次，都是传统意义上的功能层次。那么，疾病的病因就可能在球体某个或某几个相关区域某一个或几个层次上运动着，病变的运行状态就是病机，或称病机状态。以A、B、C为代表的柱体表示为一个个单位病机，即证象，主要的为主证象，其余的是副证象、宾证象。

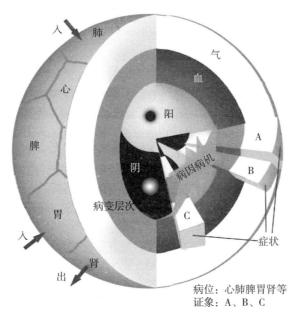

病位：心肺脾胃肾等
证象：A、B、C

图1　人体黑箱球状示意图

1.什么是状态及治疗状态

古人有"状态"的说法，如明朝·李东阳《书马远画水卷后》："右马远画水十二幅，状态各不同。"[8]指的应该是形状和姿态。古代"状"[8]的含义有多种，首先表示是形态、情况；"态"[8]也一样，有姿容、体态、情状、风致等解释。现代概念（百度百科）：状态是人或事物表现出来的形态。是指现实（或虚拟）事物处于生成、生存、发展、消亡时期或各转化临界点时的形态或事物态势。笔者觉得比《辞海》的"状态"定义完备一些。人体疾病过程同样存在生成、发展、消亡的过程，那么体现疾病状态的病机状态，必有其规律。但是这样纯理论的叙述不好理解，比方说，一个人因为太热，脱衣后感冒了，病因是感受风热之邪。出现了发热恶风，这就是**腠理不宣**的病机状态；有的会出现鼻塞流清涕等变态反应，这是**清窍不宣**状态；有的头痛而胀，这是**清空不宣**状态，这几个都是局部状态，完整地加起来称**卫气不宣**状态，我们设计为：**肺卫风热证·卫气失宣候·桑菊饮证**。病情进一步发展，出现高热无寒，大汗口渴，烦躁不安，脉洪大，血象可能会升高，这便是著名的白虎汤证，处于津气蒸灼的状态，我们定义为**肺胃燥热证·津气蒸灼候**。可出现津气蕴灼+津液消灼的局部状态，也可出现神志昏蒙状态。同一个病可出现不同的状态，比如有头痛，有不头痛的；有流涕的，也有不流涕的。

中医主张"用药如用兵，"对应于人体的气机有升、降、出、入，病机有郁、滞、阻、塞、蕴、炽、虚、陷、脱等十几类状态的描写。中医内治：汗、吐、下、和、温、清、消、补八法，都是针对病机状态的治法。中医的辨证思维高度依赖对病机状态的分析，辨证论治就是通过调整人体的状态（具体说就是病机状态），达到治疗疾病的目的。

但病机只能代表病变的状态，必须要结合辨析疾病的寒热暑湿燥火和所在的病变位置，才能根据寒、热、温、凉四性甄选中药，进而针对性地发挥治疗效果。所以先父主张把"证候"两个字拆开，用"证"统辖病因、病位，用"候"统辖病性、病势。证，代表着疾病过程中，机体在各个阶段中的病理反映；候，又是证的发展演变中具体的病机状态。随着疾病的发展转归，证候在不停变化着。病机状态的表述是：**病变层次+病变趋势**，比如：肺卫风寒证·卫气失宣候，等等。有纲有目，脉络清晰。

随着现代医学的发展，发现的疾病种类不断在增加，现代医药学应接不暇。人们要问：中医几百味中药、常用方剂也是屈指可数（其他方剂都由这些方剂加减演变而来），用了千百年了，却能应付自如呢？是不是停滞不前？

答案是：否！因为通过临床分析，归纳出来的病机状态是有规律而有限的，而临床上在各个病位上、各种疾病中存在着大量的相同或者类似的病机状态，中医可以做到异病同治。当面对SARS、禽流感、甲流、新冠肺炎等疫情人人恐慌的时候，中医仍然能通过状态治疗，用古老的药方取得疗效，这便是中医的特色之一。因为有限的病机状态配上风、寒、暑、湿、燥、火、气、瘀、痰、饮、水、食、虫、虚等病因，以及这些病因相互间的联合致病，疾病的变化就推之可千，数之可万，数不胜数，而且针对同样的疾病诊察的角度不同，也会得出不同的病机状态的结论，可以推演出有许许多多的治法，同病异治，同臻佳境，这便是针对病机状态治疗疾病的优势所在。

2.状态调整的理论基础

西医学中也有关于状态的论述，比如焦虑状态、恐惧状态等等，当然，西医没有"病机"一说，自然没有病机状态的研究。但是也有调整状态的检验项目和治疗方法，比如水、电解质的检验和调治方法，血气分析、酸碱平衡紊乱的治疗方法等等，但没提状态治疗。

中医认为：人的生理状态是阴平阳秘的，阴阳相对平衡，才能维持正常的生命活动。当然人体没有绝对的阴阳平衡，就像一只陀螺或多或少都会产生一些摇摆，或上火，或受凉，一般人体都会自动纠正。如果长期处于一种稍微倾斜状态运转的人就属于所谓亚健康状态，就是中医所说的"体质"：王琦先生总结出了平和质、气虚质、阳虚质、阴虚质、气郁质、血瘀质、痰湿质、湿热质、特禀质九种体质类型。除了平和质都是有倾斜状态的体质。我们应该这样理解王先生的学说：比如气虚质，就是气分偏虚状态的人，进一步可分中气偏虚、卫气偏虚；痰湿质，就是痰湿偏重状态的人，以此类推。状态进一步倾斜就是疾病，有因于外部因素（称"外邪"）造成的，也有因于内部因素（称"内伤"）造成的，于是就出现了中医所称的证候，如湿热证、寒湿证、血瘀证、气滞证、风痰证、气虚证等。

人体状态的倾斜取决于内脏气血阴阳的运转失衡程度，内脏靠什么维持运转的平衡呢？靠脏腑之间互相制约，于是就用"五行学说"来解释，说脏腑之间存在相生（相互资生、促进）、相克（相互克制、制约）的作用，防止脏腑不振奋，也防止脏腑出现亢奋。脏腑功能出现失衡就出现相乘（过度克制）、相侮（反向克制，如土克水，水来土掩。水大了就把土冲走了）的病变状态。为什么要用五行学说来解释人体的功能呢？五行：金木水火土，每一个"行"和其他"行"的连线只有四根，也确实能解释大自然中五类物质相互之间的生克乘侮的关系：木类能生火，火烧过以后就成了灰，灰就是土，土里面挖出矿石来就可以炼成金属，石头就兼有土和金属两者的属性诸如此类，循环往复。人体脏腑之间也存在这种关系，所以拿五脏五腑来配五行进行说理，阐释人体内部的功能和变化。

其实人体的脏腑不止五脏五腑，是五脏六腑，甚至是六脏六腑，怎么配呢？不用配，五行学说只是为了说明脏腑间生克乘侮四种关系而已。配六脏六腑是十二经脉、十二时辰，还有一年365天配人体365个穴位，这都是中国古代的"取象比类"的类比法则，体现了古人"道法自然"和"天人相应"的整体观念和思想方法。比如五行对应的还是东南西北中的平面方位，而八卦：乾、坤、震、巽、坎、离、艮、兑，对应的却是天、地、雷、风、水、火、山、泽，完全是一幅立体的山川地貌，八卦两两相配代表的含义就更广泛。都是各种说理工具，各种方法论，天地是大宇宙，人体是小宇宙；天地有什么，人体就有什么。只有人想不到的因素，没有人找不到的规律，这就是有人说的"超稳态"。

古代的这些思维就决定了中医研究疾病总是寻找各个脏腑间以及人体与外界间的相互关系（比如油腻食物吃多了，痰就多，所以有了"脾湿生痰"之说；人冷了会起鸡皮疙瘩，所以发明"寒主收引"之说，疼痛、痉挛就考虑是受了寒），而不像西医一样去寻求内部的结构（西医于是有了解剖学和组织学）和里面有什么才会生病（于是有了微生物学）。

并非中医就不研究细微的东西，中国人也想知道人体里面是怎么回事，但是方法不一样。也是用的五行学说，比如《素问·宣明五气篇》："心为汗、肺为涕、肝为泪、脾为涎、肾为唾。是为五液。"这是分析分泌物的来源。"心为噫、肺为咳、肝为语、脾为吞、肾为欠，为嚏，胃为气逆、为哕、为恐，大肠小肠为泄，下焦溢为水，膀胱不利为癃，不约为遗溺，胆为怒，是为五病。"这是器官功能和病变的分析。"心恶热、肺恶寒、肝恶风、脾恶湿、肾恶燥。是谓五恶。"这是分析人体脏腑对感觉外界的反应。"心主脉、肺主皮、肝主筋、脾主肉、肾主骨。是为五脏所主。"这是分析人体结构与内部脏腑的关系。"心藏神、肺藏魄、肝藏魂、脾藏意、肾藏志。是谓五脏所藏。"这是分析各脏腑与思想意识的关系。"阴病发于骨，阳病发于血，阴病发于肉，阳病发于冬，阴病发于夏。是谓五发。""久视伤血、久卧伤气、久坐伤肉、久立伤骨、久行伤筋。是谓五劳所伤。"这是分析发病原因与人体失衡的关系。从方法上看都是研究这些物质或现象之间的相互关系，而不是解析方法。

《素问·六微旨大论》"出入废，则神机化灭；升降息，则气立孤危。故非出入，则无以生、长、壮、老、已；非升降，则无以生、长、化、收、藏。故器者，生化之宇，器散则分之，生化息矣。故无不出入，无不升降。"认为生命主要靠气的升降出入推动运行。

外部病因侵入人体，不是一成不变的，是会转化的，金代刘完素认为：六气皆能化火。相当于现代认为的微生物侵入即可产生炎性反应。清代俞根初等人把外感病的"火化、水化"规律整理得条分缕析，认为外邪不仅化火，也能"水化"，相当于内脏功能失调。比如，此次新冠肺炎仝小林认为属"寒湿"，主张"汗法"。从众多的治疗方案中也可以看到，不仅有参附汤加吴茱萸回阳救逆，也有五苓散渗湿利水。都是针对状态来治疗的。

怎样根据以上的理论调整状态呢？就是辨证论治。仲景先师在《伤寒论·序》中就开宗明义说："乃勤求古训，博采众方，撰用《素问》《九卷》……"就因为仲师在每个章节前写了"脉证并治"，他创立的辨证论治就是辨症论治吗？显然与事实不合。

《素问·至真要大论》有："谨守病机，各司其属，有者求之，无者求之，盛者责之，虚者责之，必先五脏，疏其血气，令其调达，而致和平。"可见，辨析证候，辨证的核心就是病机。这就是辨证论治的宗旨，是状态调整的大纲。

3.通过实验研究与临床事实来分析状态治疗

中医学的基本治疗原则如：寒者热之，热者寒之，等等，看似矛盾论或还原论的理论，与用西药的思维没有什么区别。但是，实验研究却发现并非如此。辽宁省中研院综述："国内外对白虎汤及白虎加人参汤复方药理研究较少，但对组成该方的各味药物研究却较多。"经植物化学研究证实，知母，含六种皂苷及芒果苷，还有萨尔萨皂苷元、吗尔考皂苷元及新菱脱皂苷元。知母煎剂对葡萄球菌、伤寒杆菌有较强抑制作用；对痢疾杆菌、副伤寒杆菌、大肠杆菌、枯草杆菌、霍乱弧菌、皮肤癣菌等亦有抑制作用。知母浸膏对由大肠杆菌引起发热的家兔有解热作用。有没有抗病毒作用，不知道。石膏主要成分为含水硫酸钙，尚含少量的 Fe^{2+} 和 Mg^{2+}。有报道说天然石膏煎液有退热作用，亦有研究认为无退热作用，有人认为其退热的有效成分可能含在杂质中。石膏煎剂和生石膏粉，在固体培养基上，对常见致病菌无抑制作用。但认为石膏内服后经胃酸作用，其中的一部分可变成可溶性钙盐，吸收入血后增加了血浆内钙离子浓度，能抑制神经应激能力（包括体温调节中枢），减低骨骼肌的兴奋性，缓解肌肉痉挛；还能抑制血管的通透性。孙氏等观察到石膏具有激活肺巨噬细胞的吞噬能力作用，有利于加强气管、支气管树的防御清除功能。甘草其有效成分是甘草次酸等，其有肾上腺皮质激素样作用；还有抗炎、抗变态反应；解痉、镇痛、镇咳、解毒等多种作用。[9]

这就是说，白虎汤抗炎的作用不是仅仅依靠知母、甘草共十几克饮片中微乎其微的有效成分，这与西药抗生素的含量根本不可比拟，怎么效果比西药还好呢？白虎汤的作用机理是很复杂的，中药的作用并不像基础理论描写的，是类似"热者寒之"的还原过程。辽宁省中研院研究人员的研究显示："石膏的增钙作用可能是白虎汤降温退热的机理之一。近年来研究证实，脑内的钠和钙离子浓度比例，在体温调节中起重要作用。猫脑脊液中钠/钙比例升高，体温也升高；钠/钙比例降低，体温也降低（ Myers，1970）。"[9]这些研究都很有价值。辽宁省中研院研究人员总结认为：白虎汤应用于乙脑、钩端螺旋体等传染病高热期及大叶性肺炎、败血症和风湿热等疾病之所以有明显疗效，"主要由于其组成药物大都具有抗炎、抗变态反应、解热等作用。"[9]

1995年6月，笔者的妻子在上海某著名医院行"小脑血管网织细胞瘤"切除术，术后第6天忽发高热39℃以上，连烧7天，每日抽脑脊液，均显毛玻璃样，细胞增多，血常规不甚高。发热原因不明。每天静脉点滴抗生素加物理降温，口服中成药"感冒退热冲剂"，均无效果。第7天，发热亦在38.5℃以上，偶尔高过39℃，口干渴饮，汗出淋漓，瘛疭不安，脉大略芤。笔者辨证为：肺胃燥热证·津气虚灼候·白虎汤证（详见本著作第三编相关章节），亲自到院外药店拣了白虎汤加苍术、薏仁、银花等予以煎服，一剂开始退热，二剂即出院。再加生晒参煎服2剂，遂痊愈。事后分析，发热可能是内外因导致的一种状态，像我妻子多次脑脊液化验的结果提示，并非微生物引起的，可能就是一种术后失衡状态，所以抗生素无效。联想到前人用白虎汤治疗乙型脑炎等重症，可能并非中药可以杀死病毒，而是白虎汤改变了人体的状态，内环境的逆转，不适合病毒的生存，从而达到治疗的效果。

生石膏能改变人体的状态吗？没有相关资料。但现实生活中却有活生生的例子，豆浆和薜荔果种子（俗称凉粉子）的水溶液在加入少量石膏后，变成了豆腐脑和白凉粉，状态就改变了，这在化学上很容易解释。也有人嘲讽白虎汤不过是石膏煮稀饭，没有什么作用。其实不然，李东垣在用当归补血汤治血虚发热证中指出："证像白虎，唯脉不长实有辨耳，误服白虎汤必死。"[10]笔者认为人体在健康状态时，或许中药的作用不明显，但在不稳定或失衡状态时，中药虽然单一的剂量很小，所有成分协同，或与人体相关系统协同起来，却能像一个小小的砝码，一根压死骆驼的稻草，调整人体状态的乾坤。

比如变态反应，也叫超敏反应，指人体在特定抗原影响下，引起了免疫系统的应答过强。变态反应分为四种类型，即速发型、细胞毒型、免疫复合物型、迟发型等。外来因素并不需要很大的数量就可以扰乱人体的平衡状态，如酒精及海鲜等异体蛋白。研究发现SARS和现在新冠肺炎等病毒感染也是通过人体免疫系统的变态反应，产生大量的反应因子大面积地伤害自己的内脏和系统，造成了人体各系统的状态失衡，而此时能挽救人的生命的药物就是激素等免疫抑制剂。而中药在应对这些疾病时也能起到一定的作用，既然没有能杀死或抑制病原体的依据，笔者认为中药也是通过抗变态反应、解除血管等部位的痉挛，改变人体的失衡状态，来逆转疾病的发展，取得抗疫作用的。何况研究证明了中药确实具有这些作用。

4.病机状态就是疾病状态的主体

用现代科学方法论来分析，疾病的产生决不是线性的，发病的过程是复杂的大数据，比如SARS病毒是通过人体免疫系统免疫应答过强，造成伤害。大多数伤害不是病毒直接造成的，病毒给予机体的可能就是一个错误信号，到了这个程度，也许给免疫系统一个正确信号也就有疗效，或者提前给一个信号，就是疫苗，达到免疫的效果。此次新冠肺炎，广东援汉医疗队广泛使用耳针、刮痧等疗法也都是依靠信息输入，改变病变状态以取得疗效。

再比如，中医临床上治疗哮喘，一般多用大、小青龙汤，必用麻黄、杏仁。但蒋洁尘先生治钟某，男，12岁，既往幼年时即患过敏性鼻炎，曾缓解有数年之久，3年前又复发，近1年来，发作频繁，病情加重，剧烈发作时并发哮喘。2周以来，鼻塞，流涕，咳嗽，多汗，夜间哮喘。处方：黄芪、薏苡仁各12g，白术、葛根、白芍、牛蒡子各9g，防风、甘草各6g，大枣2枚。服2剂，鼻塞、咳嗽，均有减轻，哮喘获得控制。继服3剂，症状完全消除。自后每周依原方服1~2剂，有时停药，迄今未发。[11]

蒋先生没有用宣肺平喘药，也没有用针对鼻炎的苍耳子、辛夷等中药，更没有用蒲公英、紫花地丁、板蓝根等清热解毒药，而是根据患儿幼年以来频发过敏性鼻炎，又有多汗、夜间哮喘等体虚多湿等状态，采取益气健脾、祛风化湿的方法，不仅控制了症状，还根治了过敏性鼻炎。治病求本，这就是针对病机状态调整的疗法，体现了中医的整体观念。

无独有偶，著名中医儿科专家孙谨臣先生治疗儿童哮喘有三法：宣肺、通腑、补肾，宣肺也不用宣肺定喘的麻黄、杏仁，他说："哮喘因外感而发者其病在表，不必定喘，只需发散，发散则表邪尽去，而哮喘自平矣。"他认为宣肺利气也可以减轻心衰的症状，因为肺可以通调水道，起到利尿的作用。[12]根据临床分析，表现为哮喘病的小儿呼吸道疾病对应于西医的诊断有：支气管哮喘、哮喘性支气管炎、喘息性支气管肺炎、毛细支气管炎、支原体肺炎，也就是说，尽管临床上都出现了哮喘症状，不一定都是因为支气管痉挛一种状态引起的，所以不一定非得用解痉的麻黄等药。因而证实孙老的思想经验是有理论基础的。

据悉本次抗击新冠肺炎期间，广安门医院李光熙主任用了人参败毒散：羌活、独活各12g，柴胡、人参、川芎各15g，前胡、枳壳、桔梗各10g，茯苓、鸡内金、海螵蛸各20g，甘草、薄荷各6g，生姜3片。羌活、独活分别祛散上下寒湿，前胡、桔梗、柴胡、枳壳协助气机的上行下达，加上人参、川芎益气活血，同样可以起到宣肺定喘的作用。

国家卫健委多次公布的治疗新冠肺炎的有效方剂——清肺排毒汤就是根据肺主宣发肃降的原理，以麻杏石甘汤和五苓散为主体而叠加组方的。近日尸体解剖发现死者肺部有大量的分泌物，印证了中医专家们的判断。

根据笔者分析，新冠肺炎属于肺脾寒湿证之清阳郁遏候，**主证象**：（1）阳气不和：咽干不欲饮，身重体倦，肢冷骨楚，面色无华，神疲乏力，便溏，苔白或腻，脉濡；（2）腠理不宣：发热，寒重热轻；（3）气机不宣：胸闷咳喘，干咳少痰，倦怠乏力。**副证象**：（1）清空不宣：头痛头晕；（2）气机不降：喘促如憋，脘痞，呕恶。**宾证象**：经气不宣：全身骨节酸痛。本著作选的**代表方**是藿香正气汤加减豉（请参考第三编对应章节）：藿香、姜半夏各9g，厚朴、苏梗各4.5g，陈皮、白芷各6g，茯苓皮12g，砂仁2.4g，加葱豉。[13]

中医辨证论治的核心是"谨守病机"，中医学遵循整体观念、治病求本的原则，针对病机有上病下治、下病上治、通因通用、提壶启盖等不针对局部病变治疗疾病的方法，本质上就是通过调整人体气机，调整病机状态来实现的，病机状态就是疾病状态的主体。

5.疾病状态的初步研究

中医证候的病机状态有哪些？根据先父李洪成的归纳：实变分为郁、滞、结、闭；虚变分为虚、损、滑、脱，虚实夹杂的有蕴、灼等。都是形象思维，郁、滞、结、闭皆为气机不通畅，郁为压抑，滞为阻滞，都是不畅通，闭结就不通了。虚为不充实，损为虚而不复，滑是走下坡路，意欲离开，脱则离开。蕴为积聚，灼为烧灼，都是局部的，可以是实证，也可以是虚中挟蕴，虚中挟灼。

（1）郁、滞与蕴、灼：抗生素针对于细菌疗效迅速，不良反应也是客观存在的，笔者深有体会。当年大学一年级上学期临近期末的时候受寒腹泻（寒郁），校医务所发给我土霉素，服后引发了红白痢疾（湿热蕴灼），里急后重。这便是菌群失调，接着又吃痢特灵。以后痢疾虽好了，但大便时结时稀、食欲不佳（湿滞），好长一段时间，仍然是菌群失调状态。从事临床工作后发现，如用藿香正气丸、香连丸及白头翁汤、芍药汤就可能不一定有这些不良反应，以后在临床时治过不少。胃肠感染，尤其是慢性炎症、菌群失调状态，抗生素虽然见效速度快，并不能完善地解决问题，尤其广谱抗生素，虽然不至于造成红白痢疾，其菌群失调导致气滞湿滞，也会影响气机的升降。而中药的作用不一定是杀菌，而是状态治疗。

（2）结、闭与滑、脱：西医的诊断以病理、解剖为基础，依靠强大的设备协助诊断疾病，类似于辨病论治。但急诊的时候，也只能是辨症论治。2011年11月20日，陈某，男，2岁8个月，腹痛，吐胃内容物5~6次，面色苍白，并无呼吸系统症状，检验血常规略微升高。诊断为"急性胃炎"，经用头孢噻肟钠、维生素B6输液治疗后，患者在回家的路上出现持续抽搐近1小时，返回医院经抢救无效死亡。尸检报告："患者系急性细支气管炎及细支气管周围炎导致急性呼吸循环衰竭而死亡。"令临床医师怎么也不能理解。类似的病例在同一所三甲专科医院发生过好几起。

有纠纷的，经过尸体解剖可以验证，临床上类似病例也不知有几许。患方家属质问：现在科学这么发达，肺炎也治不好？笔者给他们解释是：某种疾病可能不会死人，但是病情发展到了恶劣的状态时，可能就会死亡。比如SARS和新冠肺炎。又比如流感，即使在美国也会有不少死亡病例。

笔者认为，临床靠的不仅是科技强大，西医在研究人体时是有局限性的。尸体的状态是死的，病变状态不可能通过解剖的方法检测得到。患儿即使是急性细支气管炎，但是他症状却是：呕吐、腹痛、面色苍白，应该还有四肢厥冷，是一种全身的痉挛状态，属于中医证候病机的气结，不能升降，所以呕吐、腹痛。进一步发展到气机闭绝时，面色苍白、四肢逆冷，便属于中医四逆汤证的闭证，微循环障碍，而不是急性细支气管炎本身。四逆汤或许不能消除细菌的毒素，或能改善微循环障碍的状态。

中医的痧证可能就多见这种状态，郭志邃说：痧为百病变症。认为因病、因环境气候变化，各种疾病会转为痧证。笔者也是这样认为，痧证就是一系列的病变状态，而不是一种疾病。笔者还观察到寒热可致病，挟湿或致命，湿能形成低气压，这与痧证的发生有密切联系。有暑天的痧，也包括天气不炎热，甚至天气寒冷时发作的阴痧。水湿凭借寒热之势进入人体，深入气血阴阳，阻滞脉道。比如产科的羊水栓塞，引起全身脏器的痉挛状态。痧证不仅出现发热、腹痛、呕吐，更可能存在没有认真观察到的症状，如：鼻如烟煤、舌卷囊缩、环口黧黑、四肢厥冷等气机闭结的状态，郭志邃称为"痧胀凶症"[14]，可能就是急性的心衰、呼衰、肾衰，甚至DIC的病变状态。进一步发展，汗出如油，手撒气绝便是滑脱的病机状态。

（3）虚、损、滑、脱： 辨症论治就是头痛医头，脚痛医脚，常常被中医人诟病，认为不是治疗疾病的根本。比如亲见一位患者，70多岁，吃饭不行，大便解不出来，身体很衰弱，西医诊断好像是胃肠功能紊乱。医师对症治疗，纳差就用点滴能量合剂，大便秘就用承气汤泻下，几天以后，病人一顿狂泻，气绝身亡。纳差便秘都是中气下陷、机能衰退的状态，属于虚的状态，治疗并不困难，补中益气而已，更不至于死亡。虚而不复便是损，不辨病机，仅对症治疗，不补反泻，悖逆医理，既损而又致滑脱，人死便是证明，即使是中西药结合也是不科学的。

本次新冠肺炎期间，仝小林院士直言：武汉的瘟疫偏于寒湿疫情，对于寒湿疫情一定以汗法为先。笔者认为的肺脾寒湿证—清阳郁遏候，古称：太阴寒湿。去年自春至夏阴雨连绵，湿邪不能透达，更兼天气闷热，大用空调，湿留皆可为伏邪；秋冬持续干旱，温燥、凉燥都易伤肺，冬至前后忽然阴雨降温，新冠肺炎的发病机理就很明显了。寒湿重着难清，极易伤阳气，阳气是人体的根本，虚极不复，必致损、脱。何廉臣说："发于处暑以后者，名曰伏暑，病尚易治；发于霜降后冬至前者，名曰伏暑晚发，病最重而难治。"[15]当是经验之言。如果进一步发展，"促炎症因子"过度表达便可引发"细胞因子风暴"。身体产生过度的免疫反应，分泌大量的细胞因子，导致机体组织细胞变性、坏死，血管通透性增强，血液和血浆外渗等。细胞因子风暴还会引发一氧化氮的大量释放，进一步稀释血液并破坏血管，血压降低，导致组织缺氧、低血压、多器官功能障碍和弥散性血管内凝血（DIC）。

6.医学畅想录

中医的病机状态的研究经过千百年的锤炼已臻完整，但是用现代语言来表达却不容易。我常常想，如果中医学研究立足于辨证论治的本源，以病机研究为核心，而不是依靠西医的方法论进行所谓的"实质性"研究，可能会发展得更好些。因为中医传统的方法是研究脏腑之间及与相关事物之间的相互关系，而不是解析方法。诚然，中医需要发展分析方法，但深入下去却丧失了理论的支撑，同时其研究结果也很难以支撑起传统的理论。比如，在肾阳虚证的研究方面，据郑海生等人[16]归纳，就有肾阳虚证与内分泌功能的关系研究、肾阳虚证与免疫的关系研究、肾阳虚证与相关基因的研究、肾阳虚证与形态学研究、肾阳虚证与代谢组学等五个方面、几十种研究结论。这些结论对于科研，对于阐述中医理论的实质是有必要的，但是指导临床实践却有局限性，因为几十种结论，让医者很难遵从。

中医的特色不在于某种形式，也不仅是中药或者中药的制剂，而是透过临床表象，分析人体内部的病机状态，通过药物治疗改变病机状态，达到治愈病人的目标。SARS也好，这次的新冠肺炎也罢，钟南山先生说得好："并不指望中医中药能杀死多少病毒。希望中医中药能够在预防和疾病早期起到效果。"他心里一定知道中药的局限性，中药不是通过杀死病毒来起效的。但起效的原因他可能不知道，中医人自己也说不清，因为没有客观指标。以前中医没有遇上近现代科技，但这几十年来，中医也发展了许多现代科技的手段，比如脉诊仪、舌诊光谱分析、经络探测等等。如果利用甲襞微循环检查，是不是可以较早发现微血管的痉挛收缩或者充血、淤血状态，提前预防四逆的闭证，甚至DIC的发生。如果加上西医现成的检验、影像检查，足可以比较系统地客观评价中药调节人体状态的情形，甚至可以检测中药协同人体的免疫系统，能起到西药起不到的作用。看来，对待疾病的观念是到了应该改变的时候了。

有些人认为中医的理论很古老，没有科学的依据；中药没有经过三期临床试验，靠不住。不说千百年的经验，就以抗SARS的经验而论，邓铁涛先生就讲过广州中医药大学一附院用中药做到了四个"零"：零伤亡、零感染、零转院、零后遗症。笔者认为中药成分很复杂，但单一的成分很少，所以不良反应小，更没有后遗症，毒性反应已被千百年来的实践早发现了。即使是近年来发现的含有马兜铃酸、乌头碱的药物，大家也有一个清晰的认识。一般不用毒性较大的药物，就可以不经过三期临床试验，较早地应用于临床。

我们也可以通过现代系统科学进行佐证，比如耗散结构理论认为："非平衡是有序之源"[17]，认为人体是多组分多层次的开放系统，"生命的保持和发育是跟大量的化学反应和运转现象分不开的。是由许多高度非线性的复杂因素，如激活、抑制、直接的自身催化等连锁制约的"[17]，人体走向封闭，有序变无序，稳态变失稳，就会生病甚至死亡。类似于《素问·六微旨大论》"出入废，则神机化灭；升降息，则气立孤危"。因为中药同人体协同可以解决疾病的关键：病机状态，取得佳绩。笔者估计治疗新冠肺炎也是这个机理，一定会有好的战绩。

耗散结构理论中的"开放"是所有系统向有序发展的必要条件："系统通过不断与外界进行物质和能量交换，在耗散过程中产生负熵（熵：混乱系数）流，就可能从原来的无序状态转变为一种时间、空间或功能的有序状态。"[17]正符合中医的状态治疗法则。须知病毒通过扰乱人体免疫系统致病的情况下，到了晚期抗病毒药不一定能挽救人的生命，通过"汗、吐、下、和、温、清、消、补"等方法，改变病机状态，或许能"扶大厦之将倾"。肿瘤病也一样，有些人能够不药延年，并不是什么奇迹，而是人的身体状态得到了改变。

引用文献

［1］张介宾.张景岳医学全书［M］.北京：中国中医药出版社，1999：218，889.

［2］王雨三.治病法轨［M］.北京：学苑出版社，2015：51.

［3］王慧炯.系统工程导论（下）［M］.上海：上海科学技术出版社，1984：106.

［4］靳庆敏.恩格斯论马克思主义的实质与应用［J］.新华文摘，1985，（10）：6.

［5］周昌忠.创造心理学［M］.北京：中国青年出版社，1983：28，71.

［6］李振吉等.中医诊断学［M］.北京：中国中医药出版社，2002：2.

［7］朱文锋.中医诊断学［M］.北京：人民卫生出版社，2002：2.

［8］夏征农，陈至立.辞海（第六版）［M］.上海：上海辞书出版社，2009：3043，2203.

［9］辽宁省中医研究院.伤寒论方证研究［M］.沈阳：辽宁科学技术出版社，1984：264-265.

［10］朱丹溪.金元四大家医学全书［M］.天津：天津科学技术出版社，1994：546.

［11］蒋洁尘.谈谈"使方而不使于方"［J］.新中医，1977，（增刊2）：57.

［12］孙浩.孙谨臣儿科集验录［M］.兰州：甘肃科学技术出版社，1990：40.

［13］俞根初等.重订通俗伤寒论［M］.上海：上海科学技术出版社，1959：190.

［14］郭志邃.痧胀玉衡［M］.北京：人民卫生出版社，1995：3.

［15］何廉臣.重订广温热论［M］.福州：福建科学技术出版社，2010：13.

［16］郑海生等.中医学肾阳虚证的现代研究概述［J］.辽宁中医杂志，2007，（7）：1014.

［17］杨辉.耗散结构理论与医学［J］.数理医药学杂志，1998，（2）：172，172，171.

第一编

辨证论治六步法

第一章　辨病位

疾病，是机体中某种对立统一的破坏而产生的损害与抗损害的矛盾斗争，也就是体内的邪正斗争。病位则是正邪斗争中致功能失调的部位。辨病位，是辨证的第一步，辨认病变部位，是临床开宗明义的首要一步。临床诊治疾病，如果病位不明，则无从下手，有如盲人瞎马，冥途夜行。

病位是以人体正常解剖生理部位为基础，以脏腑为中心，通过经络，联接肢节百骸，五官九窍，皮肉筋脉，构成一个有机的统一的辨证体系。即通过外在的疾病改变，来推断和确定内在脏腑的病变。从临床实践看，体表病变，外科疮疡，即便是局部外伤其后期调理，还得从脏腑辨证。因此辨病位，是以脏腑定位为纲，以藏象学说为理论基础，以脏腑辨证为核心，贯穿到经络、气血营卫、表里阴阳诸方面，形成一个完整的定位系统。

元文玮先生说："中医在总结丰富的医疗实践经验的基础上，以整体综合观察的方法，在不干扰原有生理病理状态的情况下，探讨人体的一般反应性问题。……在整体上和原则上，客观地反映了生命运动的规律性，对于疾病的发生、发展、转归，对药性药理作用的认识，都贯穿着矛盾统一的整体观念。它认为人体是一个有机的整体，疾病是病因作用于机体的整体反应。"[2]

因此病位中的脏腑，既是解剖单位，更主要的是功能概念单位。一个脏腑的病变，可以含有多个解剖单位的功能改变。如心脏病变，既有解剖单位的心脏，更多的是含有脑、血、肝、肾等功能的综合改变；又如脾胃病变，既提示解剖单位的脾胃的病变，又含有整个消化系统功能的综合改变。确实，中医学描述的脏腑等功能，虽有其形态学基础，但并不相应于现代解剖学上的脏器的功能，更多的是通过对机体生理病理现象的动态整体性观察。以形态学概念为统摄，通过取类比象、分析归纳，把这些相干生理病理现象的内在机理，整合成整体综合性人体生理病理理论，能进一步体现出机体各部分协调一致、运动变化。

无论脏腑、经络、气血阴阳，都可能是现代所说的一些组织器官的功能，在一定条件下的综合反映。从局部与整体的统一，个别与一般的统一，运动与静止的统一的高度来分析，脏腑是人体的生命活动的中心，它的外在表现相对而言是比较稳定的，也就是说整个机体可以较为稳定地划分到脏腑的功能区域。脏腑是可作为辨识病位的纲领。而气血阴阳，尽管它们在各脏腑中所起的作用不同，多少有异，我们应该把它看作是四种有层次标志性的基本功能单位。而经络，则是运行全身气血，联络脏腑肢节，沟通上下内外的通路。同时表里、三焦等功能属性也相应地体现了。

人体阴阳升降运动着，相互制约，对立转化，互根消长。同时通过经络，输入气血精津，补充转化为阴阳；气血又从经络输出。这种输入、输出的目的，在于有节奏地接受其他脏腑的制约、促进，又进一步有时向地控制其他脏腑，使机体形成一个协调统一的系统，脏腑本身便形成了一个完整的开放性的子系统。病变，便是这些功能机制的紊乱、无序。明了这种内在联系，我们不难辨析诸如脏腑、经络、卫营、气血的实质内容和相互关系，为辨证定位提供了多个思路。

第一节　定位法

一、病位的划分

建立以五脏为中心的病位辨证系统，统辖表里、六经、三焦、卫气营血、十二经脉、奇经八脉等，纲目明确，可以避免名词混淆，使证候的病位都最后归结于脏腑。

然而五脏与六腑的配备，常有表里配合，但也不能完全适用于临床辨病位的需要。如三焦与心包的配合，就不适用于病位辨证。而六腑之中的胃、大肠、胆，又具有特殊的临床辨证作用，难用五脏相配解释，如伤寒的阳明、少阳，温热之气分证，以及温疫的募原证，都是无法单用五脏可以替代的。因此以五脏三腑为病位辨证纲领，正符合古代"八卦"配脏腑的学说，余下的心包、小肠附属于心，膀胱、三焦附属于肾。心为君火之脏，小肠火腑，本有表里联属关系。心包为心之宫城，又为相火，古有代君行令，代君受邪之说，表明在生理、病理上有密切的关系。肾为水脏，膀胱为水府，三焦为水道，水液的运行，必得肾阳的气化作用，因此使之成为一个紧密的聚合系统实属必然。

由于脏与脏，脏与腑，腑与腑的生理联属和病机传变等关系，因此在临床辨证辨病位时往往涉及两个或两个以上的脏腑。为了辨证的方便，只能取用二个主要的脏腑名称来命名证候，而所波及的脏腑，就不可能全部用于证名，以免主次不分，和因此而导致的重复。因此以八个脏腑为系，交叉组成21个证类，作为辨证时的病位表述，用以命名证名，建立证的分类体系，使之成为一个稳定的证候分类系统。（如表1-1-1）

表1-1-1　各种辨证关系表

八卦	血（营血）	阴（营阴）	阳（卫阳）	津液	营气	卫气	营卫（太阳）					表/里	三焦	阴/阳
乾		肺阴	肺阳		肺气	肺卫					肺（卫）	表	上焦（营、血）	阳
离	心血	心阴	心阳	津	心气	心营	心肺				心（心包小肠）	里		
艮		胃阴	胃阳	液	胃气	肺胃	心胃				胃（阳明经）		中焦（气）	
巽					胆气	心胆	胆胃				胆（少阳）			
坤		脾阴	脾阳	清气	脾气	肺脾	心脾	脾胃			脾（太阴）			
兑						胃肠					肠（阳明府）		下焦	阴
震	肝血	肝阴	肝阳	阴液	肝气	心肝	肝胃	肝胆	肝脾		肝（厥阴）			
坎		肾阴	肾阳	阴液	肾气	肺肾	心肾	肾胃	脾肾	肝肾	肾（三焦、膀胱、少阴）			

辨病位以心、肝、脾、肺、肾、胃、肠、胆八系，并结合营卫，构成肺卫、心营、心肺、肺脾、心脾、肺胃、心胃、心胆、胆胃、脾胃、胃肠、肝气、心肝、肝胃、肝胆、肝脾、肺肾、心肾、肾胃、脾肾、肝肾共21类，基本上适用于"六经""三焦""卫气营血"分证诸法。

二、苗窍定位

苗窍指五官九窍，即表露迹象的孔窍。鼻为肺窍，目为肝窍，口唇为脾窍，舌为心窍，耳和二阴为肾窍。通过观察苗窍以及头面部位的病情变化，来测定脏腑病变，是一种定位的方法。根据《内经》的理论结合后世各家的临床经验，作为临床定位的推理依据。

1.**五色合五脏**：虽然是千古流传，不曾移易的方法，但验证于临床，却不能拘泥，仅可作为一般的参考。面赤，虽然可由心火心阳所致，但外感阳明（胃肠）热证，亦可面赤。内伤肝火肝阳，以及阳明怫郁，虚阳上越，均可致面色红赤。面色苍白，可由肝血虚寒，肝阳不宣所致，其他阳气不足以宣发时，均可见面色苍白。面色㿠白，可主肺气不足，而肝脾血虚，亦可见之，即"血脱"之色。面黄或由脾虚或由脾湿，面色黧黑为肾寒或肾虚，则有较大可靠性。

2.**五官合五脏**：则为临床常用，但仍需斟酌。在通常情况下，舌病属心，目病属肝，鼻病属肺，口唇属脾，耳病属肾。在临床实际中，舌体属脾，舌根属肾。从舌苔部位，又舌尖属心，舌旁属肝胆，舌心属脾胃，舌根属大肠。从眼科的角度，目虽为肝所主，但仍分为：目眦属心，白睛属肺，黑珠属肝，瞳仁属肾。鼻又以鼻孔（腔）属肺，鼻外或准头属脾。口唇包括唇外四白与口腔黏膜，一般为脾胃所主。只有在慢性口腔病时，又常与肾阳有关。还有齿，以"骨之余，肾之标"，属肾所主，但齿龈又与胃与大肠有关。咽喉为肺主呼吸的通道，故常与肺相关。但又为饮食入胃的通道，故与脾胃不无关系。肾脉循于咽喉，故在慢性咽喉病时，又与肾虚有关。至耳由于经络所循，通常耳病常与肝胆联系，在慢性耳病时，始认为与肾虚有关。《素问·金匮真言论篇》尚有"心，开窍于耳，藏精于心"之说，临床尚乏体验。又有"肾开窍于二阴，二阴藏精于肾。"前阴病包括排尿与生殖两方面，常与肾密切相关。然肝的经脉循阴器，故前阴病又常关系于肝。后阴称为谷道，一般常与脾胃大肠有关，只有在慢性病时，常推测及肾。

3.面部分属五脏：传统望诊常谓：额心、颏肾、左颊属肝、右颊属肺，鼻属脾。然而常用于临床的，是以经络循行为依据，以前额属阳明主脾胃，头颠顶属厥阴主肝，后脑连项属太阳，与督脉，与肾有关。两侧即颞部包括鱼尾，太阳穴及耳前后属少阳主肝胆，眉骨属阳明主脾胃，颧骨主肝肾，常与相火有关。

三、体表定位

体表指除头部以外的肢体与脏腑的关系。经络虽出于体表，其循行区域与脏腑的关系，当另篇叙述。本节内容包括脏腑在体表的实在部位，以及脏腑与肢体各部的联属关系，借以诊断病变的脏腑。

1.脏腑在体表的部位：也就是内脏解剖部位在体表的投影。胸内是肺，心居左胸乳部，脾居左肋内，肝居右肋内，胆附肝内，于右上腹部，胃居胸骨之下，小肠居脐周围即大腹，大肠居两少腹及横脐上，膀胱居耻骨之上的小腹，肾在背部软腰之内。以上为现解剖的大概部位，与传统的临床定位略有出入。（详表1-1-2）

表1-1-2　脏腑在体表的部位

	心	肺	脾（含胃肠）	肝（附胆）	肾（含膀胱）
解剖	左胸乳头部	两胸	左肋内、腹	右肋内右上腹部	两软腰、小腹
传统	膺胸	膺胁肩背	心腹	腋胁、少腹	腰脊、小腹

古代流行的"左肝右肺"之说，并非解剖部位，而系指气机升降运动，肝由左升，肺由右降，因而偏左侧病症，而从肝论治；偏右侧病症，从肺论治。遂引伸出"左血右气"之论。目前仍指导着临床。至于少腹属肝，系出自经脉循行。小腹属肾，系指膀胱，论治仍从肾，因膀胱的功能全赖肾阳的气化作用。

2.肢体与脏腑的联属：主要是根据《内经》的论述，肝病在头，主要指内伤病之头痛、头晕、头鸣之类。心病在面，系指面部的色泽关系于心血盈亏。但又有阳明主面之说，指经脉循行。颈项属肝，如肝经风阳上逆，以致颈项强痛，然从经络所过，后项又属太阳，两侧属少阳，前项属阳明，又后项属督脉，前颈属冲脉，临床都必须因证而异。背属肺而脊属肾属督。脾胃主四肢，肾主腰股，多为临床所验证。《灵枢·邪客》又有心病气留两肘，肝病气留两腋，肺病气留两臂（肘），脾病气留两髀，肾病气留两腘。又心病外在经络（当指静脉），肝病外在关节，肾病外在豁谷腨膝。亦可供临床定位之一助。

3.五体与脏腑的关系：脉、筋、皮、骨、肉合称"五体"。《素问·宣明五气篇》云：以心主脉，血脉的改变与心病有关。肝主筋，筋脉的改变如疼痛、弛缓、拘挛、强直等筋病与肝病有关。肺主皮毛，凡皮毛的病变，如腠理的开合，皮肤的色泽，以及痒、痛、麻木等均与肺气有关。脾主肌肉，凡肌肉的肥瘦、酸痛、冷热等变化与脾病有关。肾主骨髓，包括脑脊髓的病变，均与肾病有关。此外尚有爪甲为筋之余，爪甲的厚薄、色泽，都与肝血有关。毫毛生于皮肤之上，因而毫毛粗细色泽与肺气有关。须发的粗细、浓稀、色泽，又与肝肾精血密切相关。

六腑从属于五脏，以其脏腑表里关系，所主五体基本相同。如胆从肝主筋，胃从脾主肉，大肠从肺主皮，小肠从心主脉。脏腑一致，唯膀胱、三焦却亦从肺而主腠理、毫毛。

腠，又称肌腠，即肌肉的纹理，或肌纤维间的空隙；理，皮肤纹理，即皮肤上的缝隙。王冰注："腠，为津液渗泄之所；理，谓文理逢会之中。""腠理，皆谓皮空及纹理也。"或许是所谓的"间质"。腨：又称腓，小腿肚。《灵枢·寒热篇》："腓者，腨也。"

表1-1-3　体表定位示意图

心（含小肠）	肝（含胆）	肺（含大肠）	脾（含胃）	肾（含膀胱）
面（胃）	头、颈项两侧	背	前颈（冲脉）	脊后项（督脉）
两肘	两腋	两臂（肘）	两髀	腰股、两腘、
经络（脉）	关节			豁谷、腨、膝
脉	筋、爪甲	腠理、皮毛（膀胱、三焦）	肌肉	骨髓、脑脊髓、须发

四、循经定位

根据经络循行部位的病变，来诊断内在所属脏腑，亦属体表定位范围。但其方法是根据病变所在部位的经络，或循经脉走向按触以发现酸、胀、疼、热感觉，或有结节，或条索状的反应物，或皮肤局部的形态变化，来发现经络的病变，再根据经脉所属脏腑，来确定病位，是目前应用广泛，颇有前途的一种独特诊断方法。从日本人赤羽知热感度测定法起，国内外已创造了多种电子探测仪器。不远的将来，必成为临床检测的重要手段。

《灵枢·官能篇》："察其所痛，左右上下，知其寒温，何经所在。"是古人利用痛觉和温度觉的差异来诊断所在经络的病变的方法。现代的探测方法很多，大致可分为：按经络循行通路上的穴位，和在经气聚集的井穴或背俞穴两种探测方法。传统的方法是根据病变出现的部位来确定经脉，如头痛在前额，属阳明；两侧属少阳，后项属太阳，颠顶属厥阴。

经络系统包括十二经脉、十二经别、十二经筋、十二皮部、十五络脉，以及若干络与孙络。十二经脉常称正经，在脏腑、头面、四肢之间，逐经相传，构成整体循环，是经络系统的主体。十二经别是十二经脉所别出的正经，也属经脉范围。在阴阳经之间离合出入而形成的表里配偶，加强表里两经的联系，并能通达某些正经未能行经的器官与形体部位，以补正经的不足。十二经筋，即十二经脉循行部位上分布的筋肉系统。十二皮部，是十二经脉在体表一定皮肤部位的反应区。均从属于十二经脉。十五络脉为经脉传注的纽带，或称"别络"。较大的有十二经脉与督、任脉，加脾之大络。别络有本经别走邻经的意思，有加强表里阴阳两经的联系与调节作用。络脉很多，主要有浮行于浅表部位的称浮络。络脉最细小的分支称孙络。这都是循经定位的重要内容。

除十二正经外，还有奇经八脉，由于它们与脏腑没有直接的"络属"关系，相互之间又没有表里配合，不同于正经，故称为"奇经"。奇经交叉贯串于十二经脉之间，具有加强经脉之间的联系，以调节正经气血的作用。凡正经气血满溢时，则流注于奇经，蓄以备用。不足时，也可由奇经给予补充。吴鞠通说："八脉丽于肝肾。"[3]说明奇经与肝肾关系密切。此外与女子胞及脑、髓等奇恒之府亦有联系。

督脉总督诸阳，为阳脉之海，行于背正中。任脉总任一身之阴，为阴经之海，行于胸腹正中，起于胞中，有"主胞胎"的作用。冲脉冲于前，为总领气血之要冲，内属于肝为"血海"，其脉上至头，下至足，能调节十二经气血，故又有"十二经之海"之称。带脉围腰一周，有如束带，能约束诸脉，故有"诸脉皆属于带"之说。古人认为带脉与脾肾有关。跷脉有轻健跷捷的意思，阳跷主一身左右之阳，阴跷主一身左右之阴，同时有濡养眼目，司眼睑开合，和下肢运动的作用。维脉有维系的意思。阳维以维系三阳，阴维以维系三阴。跷维四脉，古人均认为与肝关系密切。

五、官能定位

根据脏腑为体内器官，从其功能改变而出现的变异状况，来推断病位。脏腑的官能主要根据《内经》的有关论述，辨认其功能常变，作为临床定位的主要依据。

1.心有二大官能：一主神明，二主血脉。《素问·刺法论篇》："心为君主之官，神明出焉。"《六节脏象论》又曰："生之本，神之变。"凡神志失常之病症均与心有关。轻则如心悸、心烦、不寐，或多寐少神，甚则神昏谵语，或精神失常，特别"心之志为喜"，五声为言，多言妄笑更属于心。沉默痴呆不语，也与心神有关。《刺法论篇》还有"膻中者臣使之官，喜乐出焉。"指的是心包。《灵枢·邪客篇》："故诸邪之在于心者，皆在于心之包络。"所以出现的神志症状与心脏一致。后世温病的"热入心包"就是一例。《素问·痿论》曰："心主身之血脉。"除表现于脉象变化外，主要表现即如《素问·六节脏象论》所言："其华在面，"如面色红润光泽，则为正常的心气旺盛，血脉充盈。如过于面赤又属于病态，为心火内盛。如面色㿠白不泽，即为脱血，更有青紫，又常为心阳不足，血脉瘀滞之象，均与心脏有关。此外五液心主汗，汗为心液，心阳亢盛则多汗，汗出过多，以致心阳随汗而亡。五气所病，心为噫，心病噫气亦多为心阳上亢之候。

2.肺脏有主气与水的二大官能：《素问·五藏生成篇》："诸气者，皆属于肺。""肺为气之本，魄之处"。肺脏主持全身之气的升降出入，故又有"肺主呼吸"之说，通过鼻呼出浊气，吸入清气。如肺之宣降失常，浊气上逆则为咳为喘为哮。清气不入，浊气不出，则胸闷短气，《素问·至真要大论》所谓："诸气膹郁，皆属于肺。"

《素问·灵兰秘典论》："相傅之官，治节出焉。"其作用一是相傅心君行血，促进血液循环，所谓气为血帅，气行则血行。二是调节体内水分，由于肺的宣降作用，肺气宣发，通行卫气，以调节腠理开合。《素问·生气通天论》称汗孔为"气门"，也是肺脏所主的一种呼吸作用。《素问·咳论》："皮毛者，肺之合也。皮毛先受邪气，邪气以从其合也。"故外感表证，汗液不泄，以致恶寒发热，鼻塞流涕，咳嗽气喘，通过宣肺发汗，则诸症可解，如《伤寒论》中的麻黄汤证。肺气肃降，使"水精四布"，"若雾露之溉。"多余的水分则由通调三焦水道，下输膀胱而排出体外，故素有"肺主行水"，"肺为水之上源"之说，如水精不能四布，津液不能濡养全身，而出现痿软之症，所谓："诸痿喘呕，皆属于肺。"如多余的水分不能输出三焦，则可发生水肿、癃闭等病症。此外肺病亦可引起神志失常，《素问·宣明五气篇》有"肺藏魄，忧伤肺"之论，忧愁伤肺，可出现丧魂落魄，悲愁欲哭等状。故五声肺主哭。声音发自于肺，也是肺气的宣发作用，肺气不宣可致失音。肺气有伤亦可致失音，故《素问·金匮真言论》言肺开窍于鼻，主声。肺病可致鼻涕增多，故五液以肺主涕。

3.脾脏主运化水谷精微： 为后天之本。《素问·灵兰秘典论》曰："仓廪之官，五味出焉。"又曰："脾、胃、大肠、小肠、三焦、膀胱者，仓廪之本，营之居也，名曰器，能化糟粕，转味而入出者也。"仓廪，包括整个水谷运化失常的病证，多责之脾脏，并从脾脏着手调治。所谓运化，首先是"化"，使水谷转化为精微，然后是运，即输送精微物质到全身。如属于"化"的功能失常，必然出现水谷的潴留，使食纳失常，味乏纳呆，不思饮食，脘腹胀满，甚则水谷不分，大便泄泻。脾脏转运精微，首先是"脾主升"的作用，上输于肺，"转运"失常，即脾不主升，则浊不能降，精微不升，则脏腑百骸失其所养，因而出现怠惰嗜卧，四肢无力。浊气不降，又可出现呕吐，甚则水液不行，以致浮肿腹胀，即《素问·至真要大论》所云："诸湿肿满，皆属于脾"。此外，所谓"营之本"，"营出中焦"是营血生于中焦，本于中焦，即所谓"脾统血"之意，脾失统摄，则可致营血妄行，而出现吐血、呕血、便血，以致崩漏、肌衄、紫斑等症。《素问·宣明五气篇》尚有脾主五液中之涎，口涎过多，是脾对津液统摄无权所致。又脾主味，为吞，即上所述脾气健和则口能知味，而饮食吞咽自如，脾病则口不知味，不愿吞咽饮食。

4.肝脏的官能： 主要在于疏泄与藏血，《素问·本病论》所谓："将军之官，谋虑出焉"，即疏泄气血，使之通畅和平。如疏泄不及，必致气郁血滞，即肝郁之胸胁胀疼；疏泄太过，又可致肝气亢甚，即肝气犯胃，伤脾冲肺，如胃痛，呕吐，腹痛，飧泄，甚则呃逆咳喘。肝气化火则可上逆为头胀头痛，头晕目眩。《素问·六节脏象论》云："肝者罢极之本，魂之居，……其充在筋。"肝藏魂，多系肝火内扰而出现少寐多梦，甚则急躁易怒，故五志"肝主怒"。"肝藏血"又谓肝主血海，如疏泄太过，亦可致失其藏血之能，则可见血不归经的吐衄、便血、尿血，以及妇科的崩漏等病。藏血的另一作用是在于濡养全身的筋膜。如肝血不足，则筋失所养，而出现手足震颤，肢体麻木，屈伸不利，筋酸筋痛，筋挛拘急，瘛疭反张。此外，肝主目，五液中肝主泪，大凡流泪、眵泪都与肝有关。又五声肝主呼，即肝气上冲，致喘呼不降之象。

5.肾为先天之本： 为水火之宅，元阴元阳之处，其主要官能：一为藏精，一为主水，一为纳气。《素问·六节脏象论》："肾者，主蛰，封藏之本，精之处也。"肾藏精的作用首先是生育与生长。大凡有关生育与发育方面的病症如阳痿早泄，阳强无精，宫冷火旺，月经失常等不育证，和小儿发育中的五软五迟等都与肾有关。其次是精力充沛，《素问·刺法论》："肾者，作强之官，伎巧出焉。"如肾精不足，不能生髓充脑，则见精力不足，动作迟钝，少神乏力，健忘痴呆，甚则骨软足痿。

《素问·逆调论》："肾者，水脏，主津液。"《素问·刺法论》"膀胱者，州都之官，津液藏焉，气化乃能出矣。"又《素问·水热穴论》："肾者，胃之关也，关门不利，故聚水而从其类也。上下溢于皮肤，故为胕肿。胕肿者，聚水而生病也。"肾脏通过气化作用，以行膀胱，和胃中水液。如气化不及，膀胱则可出现小便不利，淋痛癃闭，如不及于胃，则水液上下溢出而为肿胀。如肾虚失其主水之功能，又可出现小便如崩，或遗尿，或泄泻清水，《素问·至真要大论》所谓："诸厥固泄，皆属于肾。"

《难经·三十六难》曰："命门者，……元气之所系也。"故有"肺主呼气，肾主纳气。"吸入之清气，由肾摄纳，归于气海。如肾虚摄纳无权，则吸气不入，动则气急。

此外，肾为水火之脏，阴阳之宅，阳入于阴，阴能纳阳，则欠而伸，阳出于阴，则上升而为嚏，故五气所属为欠为嚏，五声为呻，皆阴阳调和之象。然阴中阳虚，则又多欠，或不能作嚏。唾出于两腮，为五液之一，属肾所主，唾多如涌泉，亦肾虚失于摄纳所致。

6.六腑： 除胆腑外，余五腑在运化水谷方面，均从属于脾者，为"仓廪之本"，其中尤以胃腑与"脾以膜相连"，关系最为密切，合称"仓廪之官"，故胃称："仓廪之府"，合脾为"水谷之海"。主要官能为腐熟水谷，主纳，主降，如食不知味，食物不化，不思纳谷，皆为胃病，胃不主降，浊气挟胃气上逆，则为嗳，为噫，为吐，为呕，为呃。如腐熟太过，又可见嘈杂，消谷善饥，为胃阴不足，胃阳亢甚之候。

小肠 承接于胃，下连大肠，承受胃中腐熟之水谷，称"受盛之官"或"受盛之府"。使水谷转化为津液精微，曰："化物出焉"。津液由脾转输，精微渗入血管归于心，故小肠合心。心火亢盛，消灼津液致小便短赤，淋痛不利，俗称"心移热于小肠"，但清心火即矣。脾不健运，致水谷不别而泄泻。但分利水道可愈。或从心或从脾，故小肠无专治之法。

大肠 承小肠，为传导糟粕，故称"传导之官"或"传道之府"，水谷至此，已变化为粪便，故谓："变化出焉。"与脾胃同为"仓廪之本"，能化糟粕转味而入出。故大肠传导异常，便秘或泄泻，均可从脾胃立法。且肺合大肠，大肠之传导，又与肺气宣降有关。肺热可移于大肠而出，是肺的肃降作用。补肺可以升提大肠，是肺气的宣发作用；通降大肠亦可助肺气的肃降。

　　胆腑从属于肝，受肝之余气而成胆中精汁，流入小肠，以助化物，至大肠使糟粕化为黄色粪便，故称"中精之府"。如胆汁不循二肠下降而上泛，则可见口苦、呕苦汁；外溢则发黄，小便色黄浊。

　　胆藏相火，可助心之君火以"决断"，为"中正之官"，是胆对神态的影响。如相火抑郁，则不能行决断之权，可出现惊悸恐怯，所谓："心中憺憺如人将捕之状。"而相火内动，又可见失眠不寐，寐多噩梦之象。

　　膀胱合肾，《素问·刺法论》称："州都之官，津液藏焉，气化则能出矣。"故为"津液之府"。中藏之津液来自肺之通调三焦水道，与小肠之盛受，但必得肾脏之气化作用，始能外出。因此凡小便淋沥、短数、黄赤，或遗失不禁，或癃闭，虽病在膀胱，但必须从肾定位和着手治疗，或从肺治，以肺为水之上源，所以虽《素问·宣明五气篇》有"膀胱不利为癃，不约为遗溺"。但其调治当在肾与肺。

　　又以心肾水火相交，心火亢盛，亦可影响肾对膀胱的气化功能，同时心对小肠受盛津液亦存在控制作用，间接也作用于膀胱藏津液的功能，是故膀胱之病亦与心脏病变有关。

　　三焦为津液运行的通道，故《素问·刺法论》称其为"决渎之官，水道出焉"，为"中渎之府"。原未配五脏，故又称："孤立之府。"后世以三焦为水道，与膀胱水府，同从属于水脏的肾，构成了人体的水液运行系统，故温热家对湿病常从三焦立论。自古至今，三焦有形无形，尚无定论，故其临床常以水肿、疮疡、痘疹等全身性症状位为三焦，并无临床价值。通常应用于临床的三焦，只仅用于内脏和形体的上中下划分，即三焦辨证方法，并不作为一个单独的脏器来看待。

六、喜恶定位

　　从生理的生活喜恶来推断病理的喜恶，所属病变脏腑，其理论根据是《内经》的五味、五臭、五志等理论，从病人的生活特殊喜恶，到病态中的特殊喜恶，从而推断平素脏腑的虚实，以至病中的脏腑病变。但属于一般的辅助方法，不可作为主要依据。

　　1.五味、五臭：五味归于五脏，苦味归心，酸味归肝，辛味归肺，甘味归脾，咸味归肾。五脏有虚则喜食本脏之味，但平时过食就伤本脏。在查病史时可发现平素生活嗜好，借以了解五脏虚实。其次在病中嗜食之味，亦可探知某脏之不足，或病中出现特殊味觉，则多反映脏气之实。

　　五臭即焦归心，臊归肝，腥归肺，香归脾，腐归肾，亦同五味一理。如平素喜嗜香、甘之物，多脾气不足。或平时过食香、甜，则易伤脾。病中喜食香甜当属脾虚。病中出现口味甘甜，则多为脾湿邪实。余可类推。

　　2.五志七情：情志活动分属五脏所主，喜属心所主，怒属肝，忧属肺，思属脾，恐属肾。尚有悲属肺，惊属心所主。平素正常的五志活动，属于五脏的正常功能，过分的情绪波动必然消耗本脏的气血，而导致脏腑病变。在疾病变化中而出现不正常的情绪，又是该脏病变的标志。前者如过喜伤心，过怒伤肝，过忧伤肺，思虑伤脾，过恐伤肾，惊伤心，悲伤肺等，后者如喜笑为心阳外亢，怒骂为肝火亢盛，悲忧为肺燥不肃，沉思默默为脾气郁滞。多恐为肾水犯心，多惊为心气不足，等等皆属推论病位的依据。

七、时间定位

　　时间定位是以脏腑阴阳气血在自然界的影响下，发生有节律的盛衰盈亏，而形成的时相性运行规律为基础。由于病理变化的干扰，打乱了这一生理规律，而形成时相性的病理变化规律。因此时间定位，必须在病理规律形成之后，才有诊断价值。在尚未形成时相性病理规律之前，就不存在时间定位的作用。

　　时间与内脏有关的生理规律，有年律、季律、月律、日律、时律等。临床常用于定位，且效价较高的，首推日律，其次为时律和季律。

　　1.日律：是以一日之中，自然界的阴阳消长律，对五脏的生理活动的影响，分为：平旦至日中，日中至黄昏，黄昏至夜半，夜半至鸡鸣，鸡鸣至平旦，五个日段，分属五脏，是以太阳对地球的光照时间为分段标志，四季各有不同，不可以固定的时辰为指标，与时律不同。至于与五脏的配合，历来说法不一，临床俗用的，按日段顺序分别排列为肺、脾、心、肾、肝。（详图1-1-1）

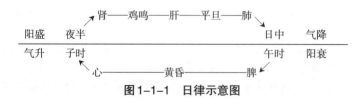

图1-1-1　日律示意图

《素问·生气通天论》："阳气者，一日而主外，平旦人气生，日中而阳气隆，日西而阳气已虚，气门乃闭。"是自然界的阳气与人体阳气相影响，而产生的同步活动规律。《素问·金匮真言论》又有："平旦至日中为阳中之阳，日中至黄昏为阳中之阴，合夜至鸡鸣为阴中之阴，鸡鸣至平旦为阴中之阳"。**张景岳**云："子后则气升，午后则气降，子后则阳盛，午后则阳衰矣。"[1]因此临床辨证之时，常从子后至午前为阳气正盛和阳气上升之时，从午后至夜半为阳气渐衰和阳气下降之时。此皆正常之生理规律，气之升降由肝肺脾所主，而阴阳盛衰则主于心肾。如子后午前病甚，非气不能升，即是阳气虚弱之证。如午后子前病甚，非浊气不降，即是阴邪内盛之候。

2.时律：指营卫二气，在十二时辰中所在脏腑的运行规律，然而营行脉中，卫行脉外，两者运行路线不同，方向各异。而且**卫气**为悍气，慓疾滑利，流行迅速，不受脉管约束，故其运行速度亦不相同。**营气**每一时辰，运行一经，而卫气则可同时运行二经或三经，因此在同一时辰内，营卫所在的脏腑大都不能相同，只有寅时营卫才大会于肺。

《灵枢·营卫生会篇》曰："营在脉中，卫在脉外，营周不休，五十度而复大会，阴阳相贯，如环无端。卫气行于阴二十五度，行于阳二十五度，分为昼夜，故气至阳而起，至阴而止。"《灵枢大惑论》曰："卫气者，昼日常行于阳，夜行于阴，故阳气尽则卧，阴气尽则寤。"《素问·生气通天论》曰："阳气者，一日而主外，平旦人气生，日中而阳气隆，日西而阳气已虚，气门乃闭。"营行脉中，卫行脉外，两者循行路线不同，方向各异，但两者在一昼夜必须循行阴阳各五十度，开始又一天的循行活动。

营循行的规律：十二经分为三个阶段，首先是太阴阳明为表里手足四经，接上是少阴太阳为表里的手足四经，最终是厥阴少阳为表里的手足四经，其传送规律是表里相传，其中又以由阴出阳为开端，接着是由阳入阴，每一阶段开始都是由手至足；而阶段与阶段相交递时，均须阴经相交，都是从足到手。（详图1-1-2）

```
阳  手──→足  阳（从阳入阴）阳  手──→足  阳
出↑         ↓入        出↑         ↓入
（由阴出阳）阴     阴 足──→手 阴     阴 足──→手
```

图1-1-2　营循行的规律示意图

卫气循行昼行于阳，虽然同由目眦出，但其顺序为：太阳、少阳、阳明，夜行于阴，是足阳明入足心至足少阴肾，开始夜循行，其顺序按相制排列：**肾（水）→心（火）→肺（金）→肝（木）→脾（土）**，再至肾为循环，至天明，再由肾经、阴跷脉出于目，开始对阳经的循行。

《内经》循行路线与《伤寒论》解时略有出入，其差异之处在于《伤寒论》太阴解时亥、子、丑，少阴解时为子、丑、寅。按《内经》卫气循行是由足阳明从足心而入足少阴，所以应在阳明之后，即入少阴为昼夜交递。由肾至心至肺，因而少阴之后，才是太阴。这样才能于寅时复会于肺，而为营卫大会。因此将《伤寒论》太阴、少阴的解时调换，更为符合营卫的运行规律。

表1-1-4　营卫的运行规律示意图

卫气	少阳（胆、三焦）			太阳（膀胱、小肠）			阳明（胃、大肠）			少阴（心、肾）		
	：肝、心包络										厥阴	
	肺脾											太阴
时辰	3　4　5	6　7	8　9	10　11	12　13	14　15	16　17	18　19	20　21	22　23	24　1	2
	寅	卯	辰	巳	午	未	申	酉	戌	亥	子	丑
营气	肺	大肠	胃	脾	心	小肠	膀胱	肾	心包	三焦	胆	肝

日律、时律定位各有不同，日律系自然界的阳气对五脏阳气同步活动的规律，因而提示的是五脏阳气的活动。而时律却是人体自身的营卫之气在脏腑运动的规律，因而反映的是营卫二气在脏腑之间的活动。因此从日律反映的是五脏阳气的病变，而时律则是通过营卫运行的影响，来推论脏腑的病变。日律的变化提示五脏不足的虚证，时律的变化提示脏腑邪盛的实证。《伤寒论》的解时正本于此。当卫气运行本经之时，借以祛逐病邪，使卫气运行得以恢复正常，病症即可解除。

3.年律：是指自然界阳气在一年之中的运动变化所形成的四季变化，对五脏阳气活动的影响。也是根据太阳对地球的光照长短所形成的。春季，日照渐长，气温渐升，为阴中之阳，在内脏则会促进肝脏的活动，如肝脏有病，则多暴发。夏季日照为长，气温升高，阳中之阳，极易干扰心脏的正常活动，故多发心病。长夏指夏末秋初的夏秋之交，日照最长，气温最高，消耗人体津液元气，增加了脾脏的转输负担，因而多出现脾气困乏的病症。秋季日照渐短，气候渐凉，为阳中之阴，紧接长夏之后，肺气得不到脾脏足够的转输，元气布津功能减弱，故多发肺病。冬季日照最短，气温最低，为阴中之阴，人体为维持恒温，必藉肾命之阳气温煦，最易消耗肾阳，而出现肾阳不足之候，甚至元阳衰竭，命火渐息，故老年多殁于冬至前后。此季律在临床定位中的应用规律。

《素问·脏气法时论》提出了生物节律有计时性和振荡性两大特征。计时性指生物节律和年、月、日等有一定的时序相应同步，人的体能与时序发生同步的变化。振荡性指人体各种节律都在平衡态上下呈周期性摆动，即脏腑气血阴阳以及营卫运行的盛衰趋向，随季节、昼夜周期性波动，因而出现上述年、月、日、时节律。1960年科学家们将此生物内在节律称为"生物钟"。

八、关联定位

关联是利用脏腑之间的广泛相关联系的理论，在初步定位的基础上，作进一步的更精确的定位。初步定位多系直观定位，如见咳定肺，见呕定胃，见悸定心之类，在病情复杂的病证中，往往不能确定确切的病位。如《素问·咳论篇》所云："五脏六腑皆令人咳。"因此咳嗽虽属于肺，而造成肺病的真正原因和原发病位还必须作进一步探求。那就是利用脏腑之间的相互关联原理，作进一步定位，使真实病位暴露出来。

机体的每一生命现象，都必须由多个脏腑共同完成，因而在各种生理活动中就构成了脏与脏，脏与腑，腑与腑的多种联系，和多种功能协同系统。因此在某一脏腑功能改变时，其原因既可在于本脏腑的病变，也可以由其他脏腑病变所影响，在临床定位时，就不能满足于直观定位。此外当某一生理功能失调时，既可能是某一二主导脏腑病变所导致，也可以是整个协同系统的共济失调，因此就给临床定位带来了更为复杂的困难。临床定位时，必须从直观定位进一步运用多种功能系统的理论，对病症作深入的辨证分析，探求其症结所在。或对直观定位作出肯定。或从脏腑相关联系再定位。特别是对慢性疾病或病情复杂证候，决不可对直观定位作轻率的肯定，必须从各功能系统多加探求，再作定位。古人有"见痰休治痰，见血休治血"之戒，正是此意。

1.水谷的运化：水谷是饮食的别称，为人体摄取养料的主要来源，是构成"后天之本"的物质基础。水谷的运化对人体的生命是至关重要的，《素问·平人气象论》明确指出："人以水谷为本，故人绝水谷则死，脉无胃气亦死。"即所谓：得谷者昌，失谷者亡。

（1）**胃主纳**：主腐熟水谷，主降，水谷运化是自胃开始，水谷进入人体，首先在于胃之纳，《灵枢·小针解》曰："水谷皆入于胃"；《素问·五藏别论》云："胃为水谷之海。"水谷入胃之后，在脾肾阳气的参与下，进行腐熟，分解为气、液、固三种状态的物质，即《灵枢·邪客篇》说的："五谷入于胃也，其糟粕、津液、宗气分为三隧。"除气、液两种物质由脾转运之外，其固体状态的糟粕，在胃的下降作用下，进入肠。至此分别水谷开始运化。

（2）**脾主升、主化、主运**：水谷经胃腐熟之后，在脾的作用下消化，吸收其精微部分，即津液与谷气，藉其升举作用，运输至肺，即《素问·经脉别论》所云："饮入于胃，游溢精气，上输于脾；脾气散精，上归于肺"。《太阴阳明论篇》："四支皆禀气于胃，而不得至经，必因于脾，乃得禀也。""脾与胃以膜相连耳，而能为之行其津液。"

（3）**肺主宣发，主肃降**：肺接受来自于脾的精微，除谷气积于胸中，与元气合并进行呼吸外，其中津液，由于敷布于脏腑，即《灵枢·决气篇》所谓："上焦开发，宣五谷味，熏肤、充身、泽毛，若雾露之溉，是谓气。"《素问·经脉别论》："水精四布，五经并行"。藉肺的宣发和肃降作用，随阳气流行于外，以温肌肉，充皮肤者为津，随阴气而留藏于内，濡空窍、润皮肤为液，随五脏之气外发为涕、泪、汗、唾、涎。其多余的水分，在肺的肃降作用下，通过三焦水道，下输入膀胱，经过肾阳的气化作用，一部分蒸化为汗液，一部分化作尿液排出体外。

（4）**小肠主受盛，大肠主传导**：小肠承受胃中腐熟水谷，在脾的作用下，分清别浊，吸收其中精微，由脾转输至肺，剩下糟粕传送到大肠，经大肠济泌别汁的重吸收后，转化至粪便排出体外。二肠的功能均是在脾的作用下进行的。故二肠功能失调均与脾脏功能有直接关系。此外心火对小肠的吸收化物，肺气对大肠的传导，又有一定影响。

在整个水谷运化过程中，还有肝胆的疏泄作用，使脾胃之气不致壅滞，以维持其运化的正常进行。而肾阳的温煦蒸化作用，也自始至终的参与了水谷运化，故《素问·水热穴论》等有"肾者，胃之关也"和"肾主二便"之说。

以上可知水谷运化过程，虽以脾胃为主，而肺、肝、肾、心，以及二肠、胆、膀胱、三焦，五脏六腑不无关系。因此，凡有关于饮食的纳、化、运、泄等功能的失调，虽然首先当考虑到脾胃功能，更应当考察与其有关的脏腑功能的失调。从更广泛联系的角度，来考虑定位。在纳与化失常时，应从脾、胃、肝、肾的联系予以考察。在运与泄失常时，应从肺、脾、肝、肾的联系来考察。对待水液的运行，主要关系到肺、脾、肾三脏。

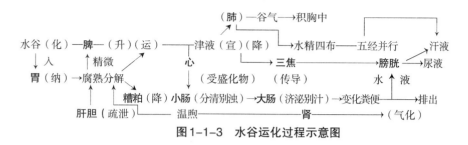

图1-1-3　水谷运化过程示意图

临床定位，主要依从浅深层次：肺、胃、脾、肝、肾的顺序；新病纳、化、运、泄失常，定位顺序应从肺、胃、脾考虑；久病则可考虑脾、肝、肾。外感病多于肺、胃、脾；内伤病多在脾、肝、心、肾。

2.气血的运行：气与血，同源同宗，而且同行于体内，都来自水谷精微，和肾中的精气，都有赖于肺、脾、肾。胃中水谷分化为津液，谷气注于肺脉，即可以转化为血。《灵枢·决气篇》曰："何谓血？曰中焦受气取汁，变化而赤，是谓血。"《营卫生会篇》更曰："中焦亦并胃中，出上焦之后，此所受气者，泌糟粕，蒸津液，化其精微上注于肺脉，乃化而为血，以奉生身。"《痈疽篇》曰："中焦出气如露，上注溪谷而渗孙脉，津液和调，变化而赤为血。"此即所谓："血生于气，气能生血"。是肺主气，肺气可以生成血液，故有"有形之血不能速生，无形之气所当急固"之法。

肾精在气血生成上具有同样作用，张璐说："气不耗，归精于肾而为精；精不泄，归精于肝而化清血。"[4]此"精血同源"于气。而张景岳云："命门为元气之根"[1]，是精气同化，精可化血，亦可化气，故命门又有精血之海之称。脐下既有"气海"，又为"血海"之称的冲脉所居，故徐灵胎指出："命门之义，唯冲脉之根柢足以当之。"[5]《灵枢·逆顺肥瘦论》曰："冲脉者，五脏六腑之海。"是脏腑之精气血，皆汇聚于命门。脾气升提作用使胃中精微上输于肺，亦使清阳之气上升空窍，在气的生成和运行上起着重要作用。对血液亦有统摄作用，血液能运行于血管之内，而不致溢于血管之外，就在于脾的升提作用，此即"脾统血"与"气能摄血"的功能。失血久不能止，常责之脾不统血，气虚不能摄血。

气的运行主于肺，所谓："肺主全身之气"，血的运行主于心，《素问·五藏生成篇》："诸血者，皆属于心；诸气者，皆属于肺。"肺主呼吸，具宣发与肃降的双重作用，此推动气的运行，亦推动血的运行。《素问·刺法论》所谓："肺者，相傅之官，治节出焉，"即治理与调节气和血的运行，有相傅心脏功能的作用，故有"肺朝百脉"之谓。久病气虚常导致血滞血瘀。

气的运行形式是升降出入，血的运行形式是上下周流如环无端。由于气的升降出入推动血的上下周流，即所谓："气为血帅"、"气能行血"、"气动血应"、"血不自行，随气而至"。胃主降浊气，脾主升清气，升清降浊是中焦的气机运动。而肺主肃降，脾主升提，因而构成上中二焦的气机运动，也是整个气血、津液运行的主要动力。肝的疏泄作用，主要表现在肝的升发作用，与肺的肃降作用，构成左升右降的气血运行和表里出入的运行，使气血能周流于上下内外。故肝还具有"藏血作用"。《素问·五脏生成篇》曰："诸血皆属于心，故人卧则血归于肝。"王冰曰："肝藏血，心行之，人动则运于诸经，人静则血归于肝脏。"[6]这种调节血液流量的作用，即内外表里出入的运动。

气病以肺脾为主，血病以心肝为主，久则均可归之于肾，肾为气血之根，久则伤及根本，气病可累及于血，血病可累及于气。

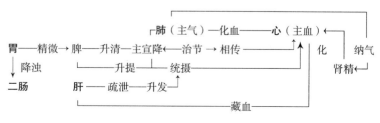

图1-1-4　气血的运行示意图

3.阴阳的升降：脏腑各具阴阳，而脏腑阴阳相互资生，相互制约，无太过，无不及，则成阴平阳秘之象。若偏胜偏衰，则病起本脏，甚则波及它脏腑。脏腑阴阳升降过程如下：

肾为水火之脏，元阴元阳之所居，元阳即肾火或命火、真火、真阴、龙火，虽来自先天，但后天必须得肺中阳气的资助。元阴又称肾水、真阴、阴精，亦来自先天，但必须得后天脾中阴气，即水谷精微的资助。元阳居于元阴之中，谓水中之火。元阳必得元阴涵养，始不致耗散。如元阴不足，阴不恋阳，元阳失其涵养，则必致飞越于上于外，而成无根之火，或称浮阳，或犯心，或冲肺，甚则散失而脱绝；而元阴又必须得元阳的温煦，始不致水冷寒凝而成"死阴"，水寒亦可射肺、冲心，甚则寒水泛滥，浸脾淫肝。此外水寒太甚，元阳必然衰微，而成"虚阳"，虚阳亦可外越而散脱。所以肾中水火必须共处。

元阳温蒸元阴，使肾中阴气上达于肺，以滋养肺阴，涵养肺气，然后又下降以滋润大肠。元阳还能温蒸脾胃，一以助脾胃之阳气，一以蒸动脾阴，使之上达于肺，滋养肺之气阴。是以肺阴来自脾肾，但肺阴又能下降，滋生胃阴，以济胃阳，以生脾阴，还能下降入肝，以制肝阳之亢盛。肝阴来自肾阴，肾阴资肝阴以济肝阳。

脾阳来自于肾阳，而脾阳又能上升以生肺阳，肺阳下行以助心阳。心阳又反助肺阳，亦助脾阳。肾阳又能生肝阳，肝阳又助胃阳。肾阳不振则脏腑之阳亦衰减。

肾阴必上交于心，以助心阴；心阳又必须下入于肾，以助肾阳。而心来自于肺，心阳来自于肾。可见心阴生于肺而助于肾，心阳则生于肾而助于肺。心之阴阳与肺肾最为密切。

肺阳与心脾阳气有关，而心阳又与肺肾阳气有关。肾阳虽来自先天，后天必得心肺阳气相助。脾阳关系于心肾，胃阳关系于肝脾。肝阳则与肾阳相系。肾脾与肾肝、肾心阳气是相连资生的，脾肺、脾胃相资生，所以阳气总系肾与脾，一为先天之阳，一为后天之阳。

肺阴关系到脾肾之阴，心阴关系到肺肾之阴，脾阴来自肺胃，胃阴来自肺肝，肠中阴液亦来自肺胃，肝阴来自肾与肺。肾阴原于先天，亦必须得后天脾阴之资助。肾肺、肾肝为先天之阴气相生。肺胃与脾胃、胃肠则为后天阴气相生。先天阴气在于肾，后天阴气出于肺胃。如此脏腑阴阳，相互资生，而又相互制约，构成复杂而又有序的生理联系，亦即脏腑阴阳之生理链（详图1-1-5），当其中某一环节失常，即可构成疾病。

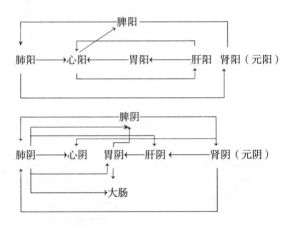

图1-1-5　阴阳升降示意图

九、病位传变

病位传变，虽有规律，并无定体。传变并非单纯取决于疾病的性质、体质和治疗都可影响病位的传变，因此，只能大体上得其一般规律。古人总结的几种传变规律，就是如此。温病学家的卫气营血传变，由于病种较为单纯，其规律比较清晰，但亦有伏气温病自内达外的传变规律。伤寒学的六经传变，由于病种复杂，因而有多种传变之说。内伤杂病的脏腑传变，病种更为庞杂，因而其传变规律更难一致。

大体上，外感病起于肺、脾，顺传则留于气分，传胃入肠，或传胆。逆传则犯心动肝，深入血分，后期始有入肾，居于阴分之变。此其一般传变规律，寒温并无例外。至于内伤杂病，则当视病因而定。饮食内伤起胃，浅则传入肠，深则传入脾。情志内伤则起心肝，浅则传胆、脾、胃，深则传肾。劳倦内伤起于肺脾，久则可传入肝肾。房室内伤，起于肝肾，久则上传脾肺。

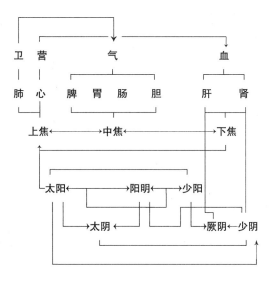

图1-1-6　病位传变示意图

一般传变规律：

1.从表入里，伏气由里出表；

2.由上及下，内伤由下及上；

3.由阳入阴为恶传，由阴出阳为好传；

4.由气入血为深传，由血透气为浅转。

第二节　各论

一、肺系证

肺脏居于脏腑最高位置，故有"肺为华盖"之称，内主一身之气，外主皮毛，通清窍，司呼吸，是内脏与外界进行气体交换的主要通道。最易受外邪侵袭，故外感诸病，多起于肺而为肺卫之证，是为肺系本证。

肺与它脏有关的，首先是胃、肠，胃通咽达口，是饮食入胃的通道，同属机体与外界的交通之道。外邪入里，最多肺胃同病。肺脾同主气与津液的运行，肺病可累及于脾，脾病亦可累及于肺，而为肺脾同病。肺气从右而降，肝气从左而升，左右升降失调而为肝肺同病。肺主治节，相傅心脏，心居肺内，故肺病可及心，心病亦可及肺，而为心肺同病。肺为水之上源，又能通水道，肺肾同主呼吸，故肺病可传肾，肾病亦可传肺，而为肺肾同病。

肺系证象

外症

主皮毛：皮肤变色，粗糙甲错，毫毛脱落，皮毛枯槁。

主腠理：洒淅寒热，多汗恶风。

开窍于鼻：鼻塞、流涕、喷嚏、鼻扇、鼻干、鼻臭、鼻不闻香臭。

通于喉咙：咽痛、失音、咽干、咽痒、咽阻。

主胸背：胸满、胸背痛、背冷。

循肩臂臑：肩背冷痛，臑臂前廉痛。

内症

主气：气喘，气短不续，少气懒言。

主呼吸：咳嗽，气逆，哮吼，咳血。

通调水道：小便数而欠，遗尿失禁。

主悲愁：悲愁不乐，哭泣不止。

通大肠：大便秘结，或暴泄不止，或痢下赤白。

时间：（1）下夜至午前，（2）寅，（3）平旦至日中。

关联：肺证除本脏受病外，它脏病变亦可影响肺脏，而出现肺证。

胃：胃气失降而上逆犯肺，或胃火上冲肺。

脾：脾失运化，津液停痰积饮，上犯肺气，所谓"脾为生痰之源，肺为贮痰之器"。或食积伤脾成痰，痰食内滞。

肝：肝升于左，或肝郁化火，气火上逆冲肺，或肝风阳上逆犯肺。

肾：肾水上泛，或肾不纳气，肾气上逆，或肾火上乘。

心：心阳不宣，致寒水射肺，或心火上逆。

大肠：大肠燥火，上逆犯肺。

胆：胆中木火，上逆冲肺。

（一）肺卫证

肺卫证即肺脏本证，包括通常所称的表证，《伤寒论》中的太阳表证，温热病中的卫分证，以及杂病中的脏腑本证。虽然有兼表或不兼表之分，但肺脏本身就主管卫气，肺脏受病，大都影响卫，卫气受病，亦多影响肺。吴坤安曾曰："肺主卫，主气，主皮毛，风寒先入皮毛，内应乎肺；又太阳经亦主一身之表，故肺家之邪，即可以候太阳之表，仲景麻黄汤亦散肺分之邪也。"[7]

基本证象

卫分： 实证：恶风寒，发热，无汗，头痛，身痛。虚证：恶风，形寒，多汗，易汗，身酸痛。

肺脏： 实证：咳嗽，气喘，哮吼，胸满，胸痛，背痛，胁痛。虚证：少气懒言，短气不续，头晕，头痛。

（二）肺脾证

肺脾同属主气之脏，常言："脾为生气之源，肺为主气之枢"。脾脏输送谷气精微至肺，主上升清气，有助肺气的宣发；肺主肃降有通调水道的功能，可助脾气运化。肺失宣降则碍脾气运化，使脾气困滞；脾不能运化水湿，停滞为痰为饮，上滞于肺，则有碍肺气宣降。脾不能输送精微于肺，可致肺脏不足。肺病咳痰过多，亦可消耗脾之精气。故肺脾常同病。此外亦有脾停湿滞，肺受外邪，肺脾同时受病者，伤寒家通称太阴证。

基本证象

肺卫： 实证：咳嗽，气喘，哮吼，胸闷，恶风寒，发热，无汗。虚证：少气懒言，短气不足以息，头晕，恶风，多汗。

脾脏： 实证：腹满，腹痛，泄泻，面浮肢肿，食少，身重，肢冷，或四肢烦疼。虚证：倦怠乏力，食减便溏，面黄。

（三）心肺证

心肺同属膈上，肺覆心外，心居肺中，心肺之病，最易相互传变。心主血，肺主气，气能生血，而血可载气，气动血应，肺失宣降之机，则心血运行亦滞而钝。血行不畅亦有碍肺气之宣降。心主神明，肺主治节。肺失治节，多致心神无主。心肺之病，多见于内伤杂病，外感化火，由肺及心之证，亦常有。常伴营血蒸灼，即温热逆传之候。

基本证象

肺脏： 实证：胸闷，胸痛，咳嗽，气喘，亦可兼见表证，恶寒发热。虚证：少气懒言，头晕，短气不续，自汗。

心脏： 实证：夜热，神昏谵语，心悸，多言，多笑，不眠，痉厥，闭脱。虚证：惊悸，怔忡，嗜睡，多梦。

二、心系证

心脏除主血脉之外，还包含神志方面的病证，即《内经》云："主神明"，"心者生之本，神之变也"，"五脏六腑之大主，精神之所舍"，"心伤则神去，神去则死矣"。本来"脑为元神之府"，心所以"藏神"，主要是通过血脉对脑的濡养。所以《灵枢·神篇》曰："心藏脉，脉舍神"。温热病邪入营分，"逆传心包"之证，出现的神昏谵语，就是通过营血对脑的影响所致。

心系证象

外症

主血脉：1.脉络显露，或红紫，或青紫；2.脉疾、涩、结、代；3.诸痛痒疮。

其华在面：面赤，面色㿠白，面青紫。

主胸胁：左胸胁痛，或引腰背、肩胛、肘臂。胸中痛胁支满，膺背肩胛间痛，两臂内痛。

主汗：多汗，汗自出，大汗淋漓；畏寒战栗。

内症

主神明：1.神烦乱，神昏，痴呆，昏迷不省；2.诸热瞀瘛；3.健忘，多梦，不寐，或多寐。

主言：多言，不言，妄言，谵语，狂言，詈骂。

主笑：多笑，喜笑不休；心悸，惊悸，怔忡，心中憺憺大动。

主营：手心热。

通小肠：小便短赤，灼热。

时间：1.黄昏至夜半；2.亥、子、丑；3.午。

关联下列脏腑病变，可致心脏发病。

胃：胃火可以乘心，胃中停饮可以上泛于心。

大肠：肠中积热燥火，可以上乘于心。

肺：肺火或肺中痰饮乘于心。肺气不足不能相传心脏，以致心血虚。

脾：脾火或脾中痰湿可乘于心；脾虚不能运行精微以生血，以致心虚。

肝：肝火肝寒可以加于心，肝郁以致生痰停瘀，可以影响心脏。肝脏风阳亦可上逆于心，肝虚不能藏血可致心虚。

肾：肾火与肾水可以上乘于心，肾虚不足以交济于心，亦可致心病。

胆：胆中木火内甚可以上扰于心。胆气不舒以致停痰蓄瘀，可以上扰于心；胆气不足，可致心神怯弱。

（一）心营证

心营证，包括心与营，心脏本主营血，心病可影响营血，营病可影响心神，故多心营同病，是为心系本证。温热病营血诸证，以及杂病中心脏痰瘀，和心营不足等证，均属本证范围。按其性质，有阳证与虚证之分。

基本证象

营分：实证：阳证：夜热舌绛，无汗，口干不欲饮；阴证：肢节、经脉麻木痹痛。虚证：潮热，肤燥，脱发。

心脏：实证：阳证：心烦，多言，谵语，神昏，面赤，心悸，不寐，多梦，喜笑；阴证：痴呆，不语，沉默，昏昧，面青暗，心悸，喜寐。虚证：惊悸，怔忡，惊惕，健忘，不寐。

（二）心肝证

心肝证，心肝同病，心主血，肝藏血，同主血液运行。心主神明，肝主谋虑，同主情志活动。凡血液循环，与情志活动虽由心脏主宰，但必须得到肝脏的疏泄作用，使血行流畅，和情志快爽。如肝气抑郁，失其条达之性，和疏泄功能，则必影响心脏。如肝郁化火，或肝的风阳上亢，上冲心脏，或气郁停痰蓄瘀，或肝阳不振，寒自内生，均可加于心，以致心肝同病，肝血不足，则导致心血虚弱。

基本证象

心脏：实证：阳证：心烦不寐，多梦，神昏不语，多言，面赤，闭厥；阴证：神静嗜寐，昏蒙不语，痴呆，颠倒。虚证：惊悸，怔忡，健忘不寐。

肝脏：实证：阳证：不眠，噩梦，易怒，急躁，搐搦，角弓反张，或狂躁；阴证：头重，抑郁，胁痛，不思饮，呕逆，吐涎沫，肢冷，或痫厥。虚证：惊惕，眩晕，筋急，视物昏花，昏厥。

（三）心脾证

心脾证，心脾同病，心主血，脾统血，同主于血，且血的生成，由脾输送水谷精微，然后入心化血，故脾不仅藉其升提之性，以统摄血液，而且是后天生成血液的重要脏器，因此脾气不足，必然导致心血虚弱。然而脾的运化功能，又有心脏行血时的携带，即运载精微的功能，使之流布全身，间接推动脾脏的运化，故思虑过度，耗伤心血，常影响脾的健运功能。此外脾气郁滞，运化无权成痰停湿，或食积化火，上乘于心，亦可导致心脾同病。

基本证象

心脏：实证：阳证：心烦，不寐，神昏谵语；阴证：痴呆，面青，沉默不语，嗜寐。虚证：惊悸，怔忡，惊悸，健忘，不寐。

脾脏：实证：阳证：壮热腹满，大便秘结，或胶闭；阴证：倦怠，腹满，不思食。虚证：倦怠乏力，食少便溏。

（四）心肾证

心肾证，心居于上属火，肾居于下属水，心肾必须相交，水火必须既济，就是心阳下交于肾，以温煦肾阴，使肾水不寒；肾阴上济于心阴，俾其涵养心阳，使心阳不亢，此其一层。心主血，肾藏精，精血同源，相互资生，精髓为生血之源，此又一层。心藏神，肾藏志，神志都属于脑，脑为精髓所组成，而心血又必须上营于脑。因此心病可及肾，肾病可及心。肾水上凌，或肾火上逆，或肾虚不能生血，致精血两虚。心火亢盛，可下灼肾阴，或心阳不振，致寒水不化等均可致心肾同病。

基本证象

心脏：实证：阳证：面赤，心烦，不寐，多梦，或昏蒙，或痉厥；阴证：面暗，神静多寐。虚证：惊悸，怔忡，健忘，不寐。

肾脏：实证：阳证：眩晕，耳鸣，梦遗，血尿，赤淋，赤浊；阴证：浮肿，尿少，腰痛。虚证：腰痛，遗精，遗尿频数失禁，耳聋耳鸣。

三、胃系证

胃为水谷之海，主腐熟水谷，为后天给养之源，五脏六腑皆禀气于胃，故胃又为五脏六腑之海，气血皆来源于水谷，所以《灵枢·玉版篇》说："胃者，水谷气血之海也。"因而，古人很重视胃气，胃气存则脏腑不惫，胃气亡则脏腑气绝，所谓有胃气则生，无胃气则死。

胃居肺心之下，左右与肝、胆、脾为邻，下接二肠。胃之腐熟水谷，又必须得肾阳的蒸化，《素问·水热穴论》谓："肾者，胃之关也"。故各脏腑之病，均可传之入胃，而胃病亦可影响各脏腑，所以有肺胃、脾胃、胃肠、肝胃、胆胃，以及心胃、肾胃等证之分。

胃系证象

外症

通咽：咽痹，咽阻，咽痛。

口齿：齿痛，龈肿，齿龋，口臭，口疮。

当胸：胃痛当心，痛支两胁，中脘痞闷。

主肌肉：肌肤壮热，肌肉烦痛，手足汗出，多汗。

内症

主纳：1.口渴喜饮，消谷善饥；2.不思饮食，食则饱胀。

主降：恶心，呕吐，噫气，嗳气，呃逆，干呕，吞酸，吐酸，嗳腐，噫臭。

时间：1.辰时，2.申、酉、戌。

关联 各脏腑对胃腑的影响如下：

肺：肺气失宣，可影响胃腑的受纳，肺邪可以下传入胃。

脾：脾失健运，可使胃不受纳。

肝：肝失疏泄，致胃气不纳，肝气上逆，致胃失和降。

胆：胆气郁滞，可致胃气失和。

心：心气不调，可使胃纳不开。

大肠：肠道不通，浊气上逆于胃。

肾：肾失蒸化，可致胃关不开。

（一）肺胃证

肺胃证为上中津气病变之证，包括伤寒病的阳明证，温热病的气分证，杂病中的痰饮食滞之证。肺主皮毛，胃主肌肉，肺开窍于鼻，胃开窍于口，是外邪从外入里必经之途。尤以小儿内伤饮食，外感风邪，最多肺胃证。外邪化热伤津，首先传归于肺胃，消灼津液，而成肺胃阳证。肺津胃液不足，则系肺胃虚证。

基本证象

肺脏：实证：阴证：1.恶风寒，发热，2.咳嗽气喘，胸闷，哮吼，胸痛；阳证：咽痛，鼻干。虚证：干咳，咽干，少气。

胃腑：实证：阴证：脘闷不食，嗳腐吞酸，呕吐；阳证：壮热，口渴引饮，肌肉烦痛，心烦恶热。虚证：口舌干燥，消谷善饥。

（二）心胃证

心胃证多系胃邪乘心，尤以胃火炽烈，上蒙心窍之证为多，其次胃中痰饮上蒙心窍而成心胃同病，前者即阳明上乘心包之证。后者则系杂病中的痰蒙之证。故心胃多实证而少虚证。

基本证象

胃腑：阳证：壮热，烦渴引饮，汗出；阴证：脘闷，不思饮食。

心脏：阳证：烦躁懊侬，神昏，谵语，狂言，痉厥；阴证：痴呆不语，语无伦次，细语呢喃，胸痛短气。

（三）肾胃证

肾胃证，有胃中邪火炽盛，下吸肾水，消灼肾阴之证，俗称的阳明少阴同病，有肾阳不能蒸化，胃中水谷郁滞生痰成饮之证；有肾中阴虚，或阳虚不能滋养胃腑，以致肾胃两虚之证，故肾胃证有虚有实，有阴有阳。

基本证象

胃腑：实证：阳证：壮热，烦渴引饮，多汗；阴证：脘闷，脘疼，不思饮食，呕吐，呃逆。虚证：消谷善饥，口渴咽干。

肾脏：实证：阳证：小便赤涩短少，淋痛，小腹满；阴证：腰痛。虚证：腰痛足酸，小便频数，不禁。

四、脾系证

脾脏为后天供给精微的大本营，有"仓廪之官"之称。主要功能在于运化水谷精微，以化生气血，供给脏腑和周身。其性主升，升举清气，升提津液，统摄血液。与胃以膜相连，同主中焦。脾主升清，胃主降浊，起着升清降浊的中枢作用。与肺共主气机的升降，与心同司血液的循环，与肝又有推动阳气上下左右升降出入的转枢作用。肾为先天之本，与后天之本的脾，有着相互转化精气的作用。因此，除脾胃本证外，尚有肺脾、心脾、肝脾、脾肾之证。

脾系证象

外症

主肌肉：肌肉烦痛，肌肉削瘦，肌肉肥胖，肌肉浮肿。

主四肢：四肢烦痛，四肢烦热，四肢浮肿，四肢无力，四肢不收。

其荣在唇：唇红，唇白，唇裂，唇黄。

开窍于口：口疮。

主腹：腹满，腹胀，腹痛，腹鸣，左肋下痛，左肋下痞块，当脐痛。

内症

运化水谷：水谷不分，大便泄泻，小便不利，完谷不化，不思饮食，食物不化，善食而瘦，大便不通。

运化水湿：黄疸，水肿，多痰，多涎，多汗，鼓胀。

升举清气：头晕，短气，倦怠，体重，嗜卧。

升提津液：口干，口渴，多汗，小便频数。

统摄血液：出血久不止，发斑，阴斑。

主思：多思，多虑，多疑。

与胃主中焦：脘腹痛，呕吐，泄泻，吐泻交作。

时间：1.日中至黄昏，2.子、丑、寅，3.巳时。

关联对于脾脏功能的影响，肺、肝、心、肾、胃、肠，均可致之。

心：思虑过度，心神不宁，最易影响脾的运化失常。

肝：谋虑不遂，肝气抑郁，疏泄无力，以致脾失运化，如疏泄太过，脾脏致伤，甚则升降失司。

肺：肺气膹郁，宣降失常，亦可影响脾的运化，致津液停滞，生痰停水。

肾：肾之阳气不足以温蒸脾脏，致脾脏运化无力。

胃：饥饱失常，可致脾胃受伤。

肠：大肠传导失常，亦可致脾失健运。

（一）脾胃证

脾胃证，或脾病及胃，或胃病及脾，或脾胃同病，脾胃同属中焦，胃主受纳，脾主运化，共同完成对水谷的腐熟和转变精微的运化。以胃气主降，脾气主升，降其糟粕和浊气，以入二肠；升其精微和清气，以上归于肺，故胃气喜湿而恶燥，脾气喜燥而恶湿。胃燥则无腐熟之能，脾湿则无运化之力。如脾胃升降失常，则有如《素问·阴阳应象大论》所云："清气在下，则生飧泄；浊气在上，则生膜胀。"脾胃证为脾脏本证。

基本证象

胃腑：实证：阴证：脘痞，脘痛，恶食，呕吐，嗳噎，或恶风发热；阳证：口舌生疮，或齿痛龈肿。虚证：善食而饥，中脘喜按。

脾脏：实证：腹满，腹胀，腹痛，浮肿，肠鸣，大便泄泻，大便不通，或痢，或吐泻交作，或鼓胀，或痿软。虚证：倦怠乏力，食少便溏，水泻。

（二）脾肾证

脾肾证，或由脾及肾，或由肾及脾。脾为后天之本，肾为先天之本，不仅先后天之精气可以互为补充生化，即脾脏对水谷精微的运化亦必须借肾中阳气的温煦蒸化，尤其对水液的运行必须有肾阳的气化作用。脾恶湿，肾恶燥，脾肾证故有燥湿互胜之证，或脾阳肾阴偏虚之证。

基本证象

脾脏：实证：腹满，腹胀，浮肿，大便不行，下利清谷，痢疾。虚证：食少倦怠，头晕，便溏。

肾脏：实证：小便不利，淋涩，癃闭，带浊。虚证：腰酸耳鸣，五更泄泻，小便频数。

五、肠系证

肠有大小之分，小肠曲盘腹中，正处中焦之位；大肠环居小肠之外，正属厥阴肝位。历来辨证定位，以脐中属脾所主，小腹为肾所主，少腹为肝所主，其实皆二肠所居之处，而不直指为肠病。唯仲景《伤寒论》159条赤石脂禹余粮汤证指出："理中者，理中焦。此利在下焦。"亦未点出肠病。可见肠病习惯以其他脏腑论治。唯伤寒家有"阳明府证"，系唯一的对肠病的专篇。而"太阴证"其实肠病而却从脾脏着眼辨治。

二肠的功能：小肠受盛由胃腑下降的水谷，进行分清别浊的化物过程，将糟粕送入大肠。所谓分清别浊，即李梴所云："泌别清浊，水入膀胱上口，滓秽入大肠上口。"[8] 小肠吸收水液，是通过血管运化到肾，再入膀胱。血液运行由心脏所主，故有心与小肠相表里之说，表明血液循环对小肠的吸收水液，具有一定的影响。而水液吸收，对小便的排泄也就具有一定的联系，所以又有小肠主小便之说。所谓"心移热于小肠"致淋痛、尿血，以及"导赤散"的泻心利尿，都是基于上述认识。

大肠上接小肠，吸收水分之后的残渣，再经大肠的重吸收，变化为粪便，传出体外，故大肠职司大便，而大便正常与否，与脾关系最为密切。二肠的吸收水液，全赖脾脏的运化，故脾脏有病则使二肠的吸收功能减弱，以致水谷不分而大便泄泻，多称为"太阴证"。

伤寒家以胃与大肠同称阳明证，正以胃肠相连，同属化物之器，故《素问·五脏别论》曾指出："水谷入口，则胃实而肠虚；食下，则肠实而胃虚"。在生理上如此，在病理上亦是相互影响，伤寒家所谓"阳明经证入腑"的经腑相传，正基于此理论。

肠系证象

外症

经络：齿痛，口糜。

脏腑相关：喉痹，嗌痛，颈肿，颌肿。

气血流注：申酉潮热。

内症

主化物：完谷不化，腹胀满，气窜腹痛。

主传导：肠鸣切痛，大便不通，燥结，滑泄不禁，里急后重，便血，痔血。

分别清浊：小便黄赤不利，小便清长。

时间：1.卯时，2.未时，3.申、酉、戌时。

关联 对二肠影响以脾、肾为最。

脾：脾主运化，分清水谷，运输水液，调节二便。

肾：肾主二便，主要在于调节水液的排泄。

肺：主宣降，亦能通调二便。

心：心对小肠的吸收水液运行，起主导作用。

肝：肝的疏泄作用，对肠中浊气的下降，有推动作用。

（一）胃肠证

胃肠证，有外感病的阳明腑证，有杂病中胃肠积热、虫、食、痰、水、瘀、气等证，病变主要在二肠，在受盛、化物、传导、变化功能失常，以致糟粕留蓄肠中，停水生痰生虫，蓄瘀、化燥、化火等。必然影响于胃，而成胃肠之证。虚证主要在于饥饱失常，胃肠乃伤，或过投削克通泻，致肠胃虚弱。然胃肠总以实证多而虚证少，如有虚证多涉其他脏腑。

基本证象

胃腑：实证：阳证：壮热烦渴引饮，多汗，或懊侬脘痞；阴证：脘闷脘痛，不思饮食，恶心呕吐，呃逆，噎膈。虚证：口燥咽干，少气不食。

肠腑：实证：阳证：潮热，手足汗出，腹胀满、痛，大便秘结或不通，小便短赤，或痢或泻；阴证：腹满、胀、痛，大便不通，或泄泻肠鸣。虚证：腹痛肠鸣，滑泄不禁，便血，便脓，里急后重，大便干结如羊粪。

六、胆系证

胆附于肝，肝之余气溢于胆而为胆汁，胆汁清净，非水谷糟粕外来之物，故《灵枢·本腧篇》称："胆者中精之腑"，胆与肝共主阳气升降出入的枢机开合，故常有胆居"半表半里"之说，与三焦相配为少阳，三焦常有网膜之说，后世温热家又有"募原"之论。何廉臣谓："湿热已结于胸膈腹膜之原，故谓之膜原。原指膜中空隙处言，外通肌肉，内近胃腑，为内外交界之地，实一身半表半里也。故在外之邪，必由膜原入内，在内之邪，必由膜原达外。"[9]古人又有"腠理为三焦通会真元之处"的说法。可见，三焦、膜原、腠理皆阳气出入之途，而阳气的升降出入，又系由肝胆所主，因此，有胆主半表半里之说。

胆中内寄相火，或称雷火，木中之火，故又称木火，能相助心火，助心君以决断，《素问·灵兰秘典论》称："中正之官"。外邪入里，初则郁抑相火，久则邪从火化，正火变为邪火。《素问·天元纪大论》言："君火以明，相火以位"，失位相火，不仅可以游行三焦，而且可以使心火不明。

胆近于胃，其总管通于胃下口，为胆汁之出口处，是以胆病常涉及胃腑，胃病亦常影响胆汁的流通。以上可知胆病有肝胆、心胆、胆胃同病之分。

胆系证象

外症

绕耳：耳聋，耳痛，耳肿。

居胁：胸胁满痛。

上头角：头角痛。

上颈项：结核。

内症

寄相火：口苦，咽干，目眩，不寐。

主决断：心中憺憺，如人将捕之状。

司开合：寒热往来。

藏胆汁：呕吐苦水。

时间：1.寅、卯、辰时，2.子时。

关联 对胆腑的影响以肝脏为大，不仅胆附于肝内，胆汁亦由肝分泌。

肝：肝气郁结，可致胆气不舒，肝火内盛，胆火亦旺。

胃：胃气不降，胆气亦滞，胃火内盛，亦可伤及胆腑。

大肠：大肠传导失常，胆液亦不能下行。

脾：脾湿内盛，亦可致胆汁郁滞。

（一）胆胃证

胆胃证系胆胃同病，或胆病及胃，或胃病及胆，包括伤寒家所称之少阳证，温病家所称之募原证，通称为半表半里证。此外尚有杂病中之痰、饮郁滞之证。胆胃相邻，胆通于胃之下口，借胃气下降作用，进入肠中。胃气失降则可致胆气郁滞。而胆中相火，又易于冲犯胃腑，故胆胃证多阴阳错杂之候。

基本证象

胃腑：阴证：脘闷，呕吐，不欲饮食，胃脘痛，恶寒发热。阳证：口干欲饮，大便不通。

胆腑：阴证：胸胁苦满，寒热往来。阳证：口苦，咽干，目昏，不寐，右胁下痛。

（二）心胆证

心胆证多火，以心主君火，胆寄相火，相火失位，不能助君火，则决断无权，以致君火不明，如阴邪郁遏，则君相之火受抑而成郁火，以致君相不得安宁，故心胆同病多阳证，或阴阳夹杂之证。

基本证象

心脏：实证：阴证：沉默，痴呆；阳证：心烦不寐，烦躁多言，神昏妄言。虚证：怔忡，惊悸，健忘，不寐。

胆腑：实证：阴证：多疑多虑，恐怯如人将捕；阳证：喜怒不常，狂躁。虚证：恐怯不安。

七、肝系证

肝为调节气血的脏器，其调节方式，主要在于肝气的疏泄作用，使气血运行通利畅达。其次是肝的升发之性，使气血得以上行。在气机方面与肺气的肃降而成左升右降的气机循环，与脾的升清，而成为阳气出入的枢机。在血行方面，可以调节血液流量，有收藏血液的功能，称之血海，与心主血，脾统血，共同主持血液循环。在外与肾脏共成精血贮藏之所，主持生长发育的物质基础，故有妇女以肝为先天之说。"八脉丽于肝肾"，是奇经八脉，均与肝肾相关。其中与肝关系密切的有冲脉，肝为血海，冲脉亦称血海。此外在情志活动方面，也是重要的脏器，《素问·本病论》所谓："肝为将军之官，谋虑出焉"、"喜条达"。与心神舒畅有密切关系，故肝系除肝胆本证外，还有心肝、肝肺、肝脾、肝胃、肝肾之分。

肝系证象

外症

主筋：筋挛，抽搐，角弓反张。

主目：目昏，目眩，目泪，眦青，目赤，目眵，头顶痛，耳聋，耳痛，耳鸣。

循少腹：少腹痛、胀。

绕阴器：前阴疾病，卵缩，㿉疝，淋浊，遗泄，遗溺，癃闭。

居胁下：胁痛，胁胀，寒热如疟。

内症

疏泄太过：脘、腹、胁痛，泄泻色青，气冲呕、呃，吐泻交作，气冲如喘。

疏泄不及：腹胀，水肿，鼓胀，癥瘕，腰痛，胸满，不食，乳胀，咽中如梗，喜太息。

主藏血：吐血，便血，错经，崩漏。

主谋虑：善怒，噩梦，急躁。

时间：1.鸡鸣至平旦，2.丑、寅、卯，3.丑时。

关联其他脏腑对肝的影响，有：

脾：脾湿失运，可致肝气郁抑，失其条达之性。

肾：肾不滋养肝阴，多致肝阳独亢，而风自内生。

肺：肺失肃降，使肝升不制。

心：心火内盛，可以引起肝火上逆。

（一）肝胆证

肝胆证，或肝病及胆，或胆病及肝。胆附于肝内，肝泌清汁而成胆汁，故肝胆常互为病。肝胆同气，相火所寄，肝主谋虑，胆主决断，肝郁则胆亦郁，胆滞则肝亦滞，肝胆常同病。然亦有肝病未及胆，胆病未及肝，而治则肝胆同治，故亦属肝胆证。

基本证象

肝脏：实证：阴证：胸胁胀痛，头重痛，气逆呕吐；阳证：不眠，急躁易怒，面赤目赤，眩晕，呕逆，昏厥。虚证：眩晕，头痛。

胆腑：阴证：胸胁苦满，痴呆恐怯，胁痛在背；阳证：口苦咽干，不眠。虚证：恐怯多惊。

（二）肝肺证

肝肺证，有肝肺同病，有肝病及肺，有肺病及肝，肺居上焦，性主肃降，肝居下焦，性主升发，共成气机的左升右降。肺主气，肝藏血，肝肺同病，常为气血同病。肝升太过，常上冲于肺，肺气膹郁，亦可致肝气失其条达之性。

基本证象

肝脏： 实证：阴证：胸胁满痛，气逆上冲，麻木不仁、不用，昏厥抽痉；阳证：烦躁不寐，易怒，面赤，咳血。虚证：眩晕，耳鸣，目昏，胸胁痛。

肺脏： 实证：阴证：胸闷，咳嗽，气喘，恶寒发热，皮肤麻木；阳证：干咳，鼻干，咽痛。虚证：气短，倦怠，少气不续。

（三）肝脾证

肝脾证，肝脾同病，肝藏血，脾统血，二者在血液运行时，共同作用，肝主疏泄，以助脾的运化。而脾的健运，水谷精微可以化血以养肝。如肝的疏泄太过、不及，均可影响脾的运化功能；而脾不健运，又可使肝失其条达之性，以致肝郁致病。此外，肝主谋虑，脾主思虑，情怀不遂，常使肝脾同病。

基本证象

肝脏： 实证：阴证：胁胀满痛，气窜脘腹，厥冷，昏厥，癥块，经闭；阳证：口苦，不寐。虚证：眩晕，耳鸣，目昏，月经不调。

脾脏： 实证：阴证：腹满，腹痛，困倦，不食，发黄，泄泻，鼓胀，疟母；阳证：腹胀，便结，口渴喜饮，便血，泻痢。虚证：倦怠嗜卧，四肢无力，少食，便溏。

（四）肝胃证

肝胃证，多系肝气犯胃，通称肝胃不和。肝胃相邻，肝病最易及胃，肝主升发，胃主和降，肝升太过，上逆于胃，致胃失和降。如肝之疏利不及，亦可致胃的腐熟无能。唐容川曰："食气入胃，全赖肝木之气以疏泄之，而水谷乃化。"[10]如疏泄太过，则可伤及胃气胃阴，故肝胃之证，多责之肝病。

基本证象

肝脏： 实证：阴证：胸胁胀痛，善太息，气窜脘腹，眩晕，厥冷，昏厥；阳证：烦躁易怒，面赤口苦，搐搦。虚证：眩晕，目昏，耳鸣。

胃腑： 实证：阴证：中脘胀痛，嗳气泛酸，呃逆，不食，呕吐；阳证：口干咽燥，口渴喜饮，发热。虚证：食少，嘈杂。

八、肾系证

肾为先天之本，主藏精，主骨，生髓，补脑，中有命门为精血之海，元气之根。精、神、气、血，人体至贵至宝，均由肾所主。真阴、真阳所居，为水火之脏，五脏的阴气，非此不能滋；五脏之阳气，非此不能发。奇经八脉从属于肾，尤以冲、任、督三脉，关系尤为密切。凡人体的孕、育、生、长，无不与肾的癸水有关。不仅男子以藏精，女子以系胞，而且生、长、壮、老、已，均系于肾精的盛衰，故有"生命之门"的称号。

肾与肺有共同生气、主气和运行水液之功。与心有水火交济之能。脾之与肾，又有先后天精气相互资生。肾水还能滋养肝阴，以防肝阳的亢害；肾火又可参与胃对水谷的腐熟蒸化。故有肝肾、肺肾、心肾、脾肾、肾胃之分。

肾系证象

外症

主骨，生髓，补脑：骨软无力，小儿五迟，健忘，眩晕，目花，目眈眈如无所见，足不任身。

开窍于耳：耳鸣耳聋。

其华在发：发白，发枯，发脱。

主齿：齿痛，齿动，齿衄，齿槁。循咽喉：咽痛，失音，嗌干，舌燥。

腰为肾府：腰痛，腰酸，脊股内后廉痛，腰膝酸软。

气色：颧红，颜黑面如漆紫。

主小腹：小腹满痛。

内症

藏精：遗精，带浊，不孕，不育。

主水：浮肿，消渴。

主二便：大便泄泻，闭结，五更泄泻，泄利前后，前后不通，大便自遗，小便淋涩，癃闭，尿血，小便自遗，频数。

主二阴：脱肛，痔漏，疝气，阴脱，阳痿，阳强，早泄。

主纳气：吸气不入，气冲作喘，作呃，喝喝而喘，坐而欲起，气如悬，若饥状。

主卫阳：为欠，为嚏，为不嚏。

主五液：多唾，多涕。

为恐：恐怯不安，心惕惕如人将捕之。

时间： 1.夜半至鸡鸣，2.亥、子、丑时，3.酉时。

关联

肺：肺气失宣降之权，不能通调水道，下输膀胱，可影响肾主水的功能。肺病久则消耗肾中元阴元阳之气，可影响肾的纳气功能。

心：心火上亢不能下交于肾，可影响肾藏精的功能。

肝：肝气疏泄太过，可影响肾之蛰藏功能，亦可消耗肾阴。

脾：脾失健运，后天精微无力补给，可致肾虚。脾失升提之力，亦可影响肾的闭藏功能。

（一）肝肾证

肝肾证为精血之病，肝藏血，肾藏精，精能生血，血亦可转化为精，所谓精血同源，或肝肾同源。肝肾同居下焦，肾阴可以滋养肝阴，以制肝阳之亢，肾阳亦有助于化生肝血。而肝阳肝火亢盛，必然损伤肾阴，或引动龙火，以致"龙相不藏""龙雷妄动"。如肝阳不振亦可使肾阳消耗，致水冷、木寒、生气不荣。

基本证象

肝脏： 实证：阴证：恶寒，厥冷，胸满，气上冲逆，头痛，呕逆，少腹胀痛；阳证：烦躁易怒，面赤，眩晕，颠顶痛，不眠。虚证：眩晕，耳鸣，月经涩少。

肾脏： 实证：阴证：腰痛足冷，水肿；阳证：颧红，面赤，口燥咽干，五心烦热。虚证：腰膝酸软，遗精，阳痿，耳鸣，健忘。

（二）肺肾证

肺肾证，或肺病及肾，或肾病及肺，肺居上焦，肾居下焦，肾为主水之脏，肺为水之上源，肺气之宣降，使水液下行于肾，肾气的蒸化也可使水液上升入肺。肺津既可下滋肾水，肾阴亦可上灌肺阴，肾阳不足则水寒上泛，以致肺寒；肾阴不足亦可致肺燥。肺主呼气，肾主纳气，吸气归肾，故有肺为气之主，肾为气之根，浅则病于肺，深则病居于肾。肺肾同病，根本已伤，病非轻浅。

基本证象

肺脏： 实证：阴证：胸满，咳逆气喘，恶寒发热；阳证：干咳，咽痛，咳血，灼热。虚证：短气，倦怠，咽干，失音。

肾脏： 实证：阴证：浮肿，身重，恶寒，厥逆，癃闭；阳证：潮热，面赤，咽干舌燥。虚证：腰膝酸软，耳鸣，遗精梦泄，骨蒸内热，吸之似喘。

引用文献

［1］张介宾.张景岳医学全书［M］.北京：中国中医药出版社，1999：33，907，189.

［2］元文纬.医学辩证法［M］.北京：人民出版社，1982：221.

［3］吴鞠通.温病条辨［M］.福州：福建科学技术出版社，2010：158.

［4］张璐.张氏医通［M］.北京：中国中医药出版社，1995：100.

［5］徐大椿.徐灵胎医学全书［M］.北京：中国中医药出版社，1999：27.

［6］王冰.王冰医学全书［M］.北京：中国中医药出版社，2006：70.

［7］吴坤安.伤寒指掌［M］.上海：上海科学技术出版社，1959：卷一：7.

［8］李梴.中华医书集成·医学入门［M］.北京：中医古籍出版社，1999：75.

［9］俞根初等.重订通俗伤寒论［M］.上海：上海科学技术出版社，1959：21.

［10］唐宗海.中华医书集成·血证论［M］.北京：中医古籍出版社，1999：5.

第二章 辨病因

病因，是人体相对平衡破坏的损害因素。在辨证病位之后，就必须探求其致病因素，所以《素问·至真要大论》提出："先其所因"，然后"伏其所主"的辨证论治原则。历代医家一再强调的"辨证求因"、"审因论治"，病因不明，治焉无讹。盲人瞎马，胡乱瞎撞，只能草菅人命。可见临床探求病因的重要意义，也是论治的重要前提之一。

中医所称的病因，并非完全是指现代医学的病原体，而是指导致疾病发生的体内外环境改变的因素，是考察大量致病过程中的环境因素，直接作用因素，人体自身过极因素、病变表现和病理产物后，得出的形象概括。然而，致病过程中和致病后，病因绝非单一，病理损害反过来也可成为致病因素。病变是不断发展和变化着的，要全面确切地掌握病因及其数据，并非易事。中医的这种方法，为快速地形象思维和直觉思维提供了不少方便，这种病因，是相干损害因素的复合性内容的概括；这是一种病因概念。

疾病发生时的内外环境的改变，是发病的原因，其辨认方法，首先是掌握可能作为发病因素的客观条件，即《素问·调经论》云："夫邪之生也，或生于阴，或生于阳，其生于阳者，得之风雨寒暑；其生于阴者，得之饮食居处，阴阳喜怒。"这是由于外在环境的改变，导致体内生理环境的改变，即疾病发生的内外因素。即如仲景云："千般疢难，不越三条，一者经络受邪，入脏腑，为内所因也；二者四肢九窍，血脉相传，壅塞不通，为外皮肤所中也；三者，房室、金刃、虫兽所伤，以此详之，病由都尽"（《金匮要略·藏府经络先后病脉证》）。宋代陈无择在此基础上创立"三因学说"，以六淫所感为外因，七情所伤为内因，饮食、房室、跌仆、金刃所伤为不内外因。沿习至今，多为历代医家所遵从。

对辨析病因，如《灵枢·百病始生篇》："必因虚邪之风，与其身形，两虚相得，乃客其形"。认为有"邪"和"虚"两类，从虚实着眼，以六淫、饮食以及气血津液的病理产物：气、瘀、痰、水为实证病因；虚证病因可有：气血阴阳不足，和由此而导致的虚火、虚风、虚阳、虚寒等；一些所谓内因、不内外因，如七情、劳倦、持重努伤、跌仆金刃、虫兽所伤可根据具体的损害形态归入虚实两因之中。

就其性质而言，还是以《素问·调经论》的"夫邪之生也，或生于阴，或生于阳"，以阴阳来概括病因的属性，不仅可以体现病因的性质，更可以显示病因之间的转化和疾病传变的规律。属于阴性的有：寒、湿、痰、水（饮）、气、瘀、食、虫与气虚、阳虚；属于阳性的有：风、暑、温（热）、燥、火、阳与血虚、阴虚；由于病因之间的兼挟，又可组合成46种复合病因，为临床辨证时所求的病因，和组成"证"的病因基础。

病因转化规律

1. 阴转阳：（1）寒化热，（2）湿化燥，（3）燥化火。
2. 实转虚：（1）阴邪——阳虚，（2）阳邪——阴虚。
3. 虚致邪：（1）阴虚——阳邪，（2）阳虚——阴邪。

表1-2-1 病因性质、组合、转化表

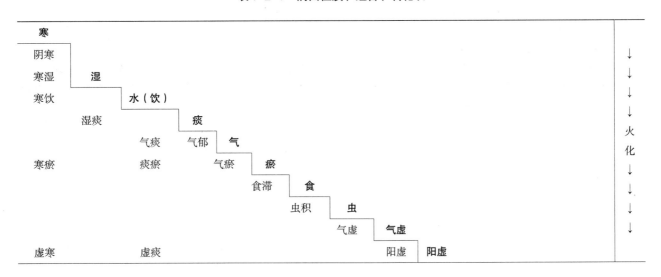

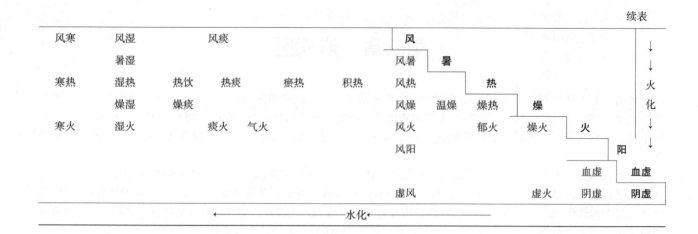

续表

第一节 致病因素

一、季节气候

季节气候作为发病因素和客观条件，历来为医学家所重视。尤其是外感疾病的发病与季节气候密切相关。而内科杂病、外科疮疡等的发病，也有一定的联系。而对时令病的流行更是必不可少的发病条件。

季节一般指四时八节，春夏秋冬为四时或称四季，四立（立春等）、二分（春分、秋分、）二至（夏至、冬至）为八节，作为气候转变的时间坐标。然而由于地域的不同，各地气象、物候并不一致。更有每年的岁气、年运的不同，因而气候更不和季节同步。故仲景有："有未至而至，有至而不至，有至而不去，有至而太过，何谓也？师曰：冬至之后，甲子夜半少阳起，少阳之时阳始生，天得温和。以未得甲子，天因温和，此为未至而至也；以得甲子而天未温和，为至而不至也；以得甲子而天大寒不解，此为至而不去也；以得甲子而天温如盛夏五六月时，此为至而太过也"（《金匮要略·脏腑经络先后病脉证》）。

季节发病规律在时令外感病方面：一般为春季多风病、温病，夏令为暑病，秋天多湿病、燥病，冬令为寒病。然而按江南地区气热多湿，其实际发病规律，大致如下。

春季：初春气寒，主气风木，风中夹寒，风寒之病为多。气候渐温，风中夹温则多风温之病。春末转属君火，气候渐热，风热为多，雨季到来，风湿病亦多。

夏季：初夏君火主事，气候渐热，进入雨季，空气多湿，因而湿热发病，湿热交蒸。至芒种之后，逢雨入霉，霉湿、暑秽、湿浊之病发生。夏至之后，相火主事，气候炎热则发暑病，亦发寒病。其因于因热贪凉，过食生冷瓜果冰水，卧地扇风等等，都是因暑致寒之病。古人称之为阴暑，其实为寒病。古人解释为："夏月伏阴在内。"其实是因气候关系，生活失节所致，虽关天气，实由人事。夏末，又接湿土主事，炎暑正盛，古人谓"热蒸湿动"；暑湿之病为多，可见夏令发病最为复杂。

秋季：初秋湿土主事，炎夏未尽，湿热交蒸，病多湿热。中秋炎暑渐退，秋阳尚曝，燥金主事，感之多风燥、温燥之病。秋深初凉，燥尚主事，感之则为凉燥。

冬季：初冬气尚温和，感之则为冬温，冬至之后，北风凛冽，气候严寒，寒水主事，若受冬寒则为伤寒，甚则中寒之病。然而严冬，室外虽寒，裘绵厚裹，炭火随身，虽不受于寒，而内热不得发泄，而多郁火之证。冬令雨水过多，亦多寒湿之病。

表1-2-2　季节气候和发病因素

春			夏						秋			冬		
初	中	末	初	中			末		初	中	末	初	中	末
风木			君火				相火		湿土	燥金		寒水		
风寒	风温	风热	风湿	湿热	霉湿	暑秽	暑湿	阴暑	湿热	温燥	风燥	冬温	伤寒	中寒
						湿浊		暑湿			凉燥		郁火	寒湿

季节发病，主要关系在气候，有此气候，即可发病。如在此季节无此气候，则未必发病，因此季节发病实质即气候变化所致。然而季节与气候，又是不可分离的。气候主要以温度与湿度的变化，作为发病条件。然而即使正常的气候转变、交递，也是发病的因素。至于异常的气候变化，即所谓"非其时而有其气，"则更是发生流行疾病的重要因素。仲景伤寒例曰："凡时行者，春时应暖而反大寒，夏时应热而反大凉，秋时应凉而反大热，冬时应寒而反大温，此非其时而有其气，是以一岁之中，长幼之病，多相似者，此则时行之气也。……从春分节以后，至秋分节前，天有暴寒者，皆为时行寒疫也。三月四月或有暴寒，其时阳气尚弱，为寒所折，病热犹轻。五月六月阳气已盛，为寒所折，病热则重。七月八月阳气已衰，为寒所折，病热亦微，其病与温病及暑病相似，但治有殊耳。"[1]可见非时暴寒发病，与季节亦密切相关。后世称之为"疠气"、"戾气"、"乖戾之气"。吴又可《瘟疫论·自叙》曰："夫温疫之为病，非风，非寒，非暑，非湿，乃天地间别有一种异气所感。"即指此气。温疫则应是非时之温热。虽谓异气，但仍不离季节气候。《素问·刺法论》所谓："五疫之至，皆相染易，无问大小，病状相似。"也是指风、热、湿、燥、寒五气的变异所致，仍在季节气候变异之中。现代医学的细菌、病毒发病，也必须具备一定的季节气候条件，才能造成多发，甚则流行。因此，季节气候在外感发病中是必不可少的重要条件。

季节气候与内伤杂病也有一定的关系，如《素问·六节藏象论》所谓：肝者通于春气，心者通于夏气，脾者通于长夏之气，肺者通于秋气，肾者通于冬气。春令气候转温，人体阳气由蛰藏而渐发泄，肝升发之性，也随阳气发越，所以肝病最易发生，或肝气上逆，或肝阳独亢。夏月或雨水过多，湿度太高，气压低下，或气温过高，都会诱发心脏疾病。长夏之时，天气炎热，汗出耗气，最易导致脾气不足，运化无权，而出现脾虚湿盛之病。秋令天高气爽，空气干燥，最易通过呼吸刺激于肺，致肺失清肃，易发肺燥、肺劳等病。冬令气候严寒，穿着过厚，肾阳不足之人，最易消耗，最易导致肾阳衰亡。此外二分二至为天地间阳气交递的转折时间，最易影响人体阴阳二气的平衡，甚至阴阳离决。凡阴阳二气失调之病，最易发生，而质弱或劳损之体，每有阴阳离决之虑。

季节气候的变化，用现代物候学予以表达比较贴切。现代物候学以布谷鸟初鸣、花开、燕来、梅熟、冰冻解等物候现象为标志来确定当地的春分、谷雨等节令，比较科学。中医学以"天人合一"为自然观，比如二三月花开季节，多哮喘、风疹等疾病，其他流行疾病也与此有关。《健康报》463期载："因为去年立秋前后，北京地区阴雨较多，天气湿热，这也影响到流行性乙型脑炎患者，大多数患者病情有'偏湿'的现象。而据记录来看，石家庄市过去一两年所治的流行性乙型脑炎病例'偏热'的居多。因此今年北京某些中医沿用石家庄的成方来治病情'偏湿'的患者，过早地使用清凉苦寒药物，结果是'湿热'遏伏，效果不好，甚至造成患者外闭内脱的现象。"

二、地理环境

不同的地域有不同的地理环境，和不同的生活习惯，对疾病的发生有着密切的因果联系。地理环境与当地的天气气候是息息相关的。《素问·五运行大论》曰："燥胜则地干，暑胜则地热，风胜则地动，湿胜则地泥，寒胜则地裂，火胜则地固矣。"故王冰说成："地体之中，凡有六入，一曰燥，二曰暑，三曰风，四曰湿，五曰寒，六曰火。"[2]标明地气本乎天气，天气影响着地气。

《素问·异法方宜论》分为五方论及各方位的地理环境、生活习俗、人民体质，以致发病情况。谓："东方之域……鱼盐之地，海滨傍水。其民食鱼而嗜咸，其民黑色疏理，其病皆为痈疡。西方者，金玉之域，砂石之处……其民陵居而多风，水土刚强，……其民华食而脂肥，故邪不能伤其形体，其病生于内。北方者，天地所闭藏之域也，其地高陵居，风寒冰冽，其民乐野处而乳食，脏寒生满病。南方者，天地所长养，阳之所盛处也，其地下，水土弱，雾露之所聚也，其民嗜酸而食腐，故其民皆致理而赤色，其病挛痹。中央者，其地平以湿，天地所以生，万物也众，其民食杂而不劳，故其病多痿厥寒热。"这就是大概的地域而言。

如果从小的地域而论，也有温凉高下的不同。如庞安时曰："一州之内，有山居者，为居积阴之所，盛夏冰雪，其气寒，腠理闭，难伤于邪，其人寿，其有病者，多中风中寒之疾也。有平泽居者，为积阳之所，严冬生草，其气温，腠理疏，易伤于邪，其人夭，其有病者，多中暑中湿之疾也。"[3]就同一闾之内，也当分别其高下燥湿。此外一房屋，也当分别其地居多阴湿，楼居风燥，向阳多热，背阳多寒。其发病之由，仍不外天之"六气"而已。

近代对于环境污染所致发病极为重视，特别是城乡的差异甚大，城市工业集中，气温偏高，废气、废水、大气和水源污染。呼吸道和消化系疾病发病率高，结石、癌症亦多于乡村，考察其性大多偏于阳火燥热。

其次对于环境卫生，也是发病条件的重要方面，古人有："大兵之后，必有大疫"的说法，其实就是环境卫生不良所造成的。对于城市垃圾及动物尸体，一切秽浊杂物等处理不善，日久腐败，必然转变为传染病的源头。即温疫家所称的"疠气"，其滋生蚊蝇，虽非直接病因，也是疾病的传播媒介。

三、生活起居

生活起居，包括饮食嗜好，劳逸失调，房室失节等。日常生活的调节失宜，以致发生疾病。所以生活起居失宜也是疾病发生的一个重要因素。

（一）饮食失调： 人以胃气为本，受水谷之气以生，是人类赖以生存的基础。然而饮食失节，饥饱失时，足以损伤脾胃，发生疾病。

1.过饱：《素问·痹论》曰："饮食自倍，肠胃乃伤。"食物超过定量，以致超出了胃的腐熟和脾的运化功能，而造成宿食停滞，进而脾胃功能减退，以致虚弱。

2.过饥：食物摄入不足，食物不足以补偿气血的消耗，以致气血生化之源匮乏，《灵枢·五味篇》曰："谷不入，半日则气衰，一日则气少矣。"可造成脾胃气血不足之病。

3.饥饱失时：饥而不食，食而大饱，饮食不规则，可以损伤脾胃功能，水谷停滞，宿食不化，停痰积饮。

4.饮食偏嗜：偏食生冷油腻，内滞中焦阳气，导致停湿生痰，寒湿内起。偏嗜辛热香燥，可致胃肠积热，甚则血热酿毒，或消耗脾胃的阴液。过嗜厚味，纵情口腹，生湿生热，耗血伤阴，此外五味过偏，论述颇多。如明·龚居中《痰火点雪》曰：辛伤皮毛，酸伤筋，苦伤气，甘伤肉，咸伤血。又如《灵枢·九针论》："五走：酸走筋，辛走气，苦走血，咸走骨，甘走肉。"然而五味偏嗜，病从内生，过嗜甘则滞脾生痰，过嗜辛则耗气生热，过嗜苦则损伤脾胃之阳气，过嗜酸则伤筋损骨，过嗜咸则耗血伤肾，此日常习见，与经旨略有出入。

5.酒茶烟嗜好：酒少饮可行气活血，通经和络，过饮亦可致病。水酒之毒虽小，然亦能生痰生湿。火酒性烈而燥热，酒毒最能伤肝助火，耗气燥血，《素问·生气通天论》曰："膏粱之变，足生大丁。"饮茶虽可清热提神，消化油腻，然嗜茶成癖，亦可生湿停饮，伤胃损脾。烟毒更甚于茶酒，最能耗伤肺阴，生火动痰，致咳致喘，有百弊而无一利。

6.饮食不洁：不洁之饮食，急则损伤胃肠为呕、为利、为痢疾，缓则生虫致积，或发疮疡。至于食物中毒，又当别论。不洁并非毒物，系指食物不熟，或变气变味变色，甚至腐败、霉烂等食物，或洗涤不清净之物。

（二）劳逸失调： 劳动本是人类生活的一部分，适度的劳动不但无损于身体，而且有助于气血流畅，筋骨健壮。如过度疲劳，又可损耗气血，疲惫筋骨。适度的休息，也是必要的，如过分安逸，反会引起气血不畅，机体衰退。

1.过劳：指劳动过度，《素问·举痛论》言："劳则喘息汗出，外内皆越，故气耗矣。"劳力则伤肺脾之气，东垣所谓"劳倦伤脾"是也。劳心则耗心脾之气血。此外尚有"久视伤血"、"久立伤骨"、"久行伤筋"之说。

2.过逸：安逸太过，会引起血脉不畅，机能衰退。《灵枢·九针论》云："久卧伤气，久坐伤肉。"是谓终日坐卧过度，可致脾胃功能低下，渐致气弱不振。

3.房劳：指性欲过度，不加节制，常易损耗肾精，始则肾阴不足，终至命门火衰。《素问·上古天真论》云："醉以入房，以欲竭其精，以耗散其真。"仲景亦有："房室勿令竭乏"（《金匮要略·藏府经络先后病脉证》）之戒。

四、情志喜乐

情志喜乐所反映的是精神状态。精神作为发病的因素，受到医学和心理学家的重视，七情的失调，常为内伤病的主要病因，为发病三因之一。精神的失常，主要反映在人的情绪上，情绪的波动，是与外界事物的影响密切相关的，而情绪失常就能引起内脏功能的失调，导致疾病的发生。《素问·疏五过论》云："暴乐暴苦，始乐后苦，皆伤精气，精气竭绝，形体毁沮。……离绝菀结，忧恐喜怒，五脏空虚，血气离守。"

除一般日常生活的遭遇可引起情绪波动外，还有社会地位的变迁，以及各种生活的挫折更能引起大的情绪波折，不仅可以致病，甚至可以导致死亡。如《疏五过论》云："故贵脱势，虽不中邪，精神内伤，身必败亡。"又曰："凡未诊病者，必问尝贵后贱，虽不中邪，病从内生，名曰脱营。尝富后贫，名曰失精。五气留恋，病有所并，医工诊之，不在脏腑，不变躯形，诊之而疑，不知病名，身体日减，气虚无精，病深无气，洒洒然时惊。病深者，以其外耗于卫，内夺于营，良工所失，不知病情，此治之一过也。"可见生活的挫折所造成的精神创伤，不仅可以致病，而且发病多不及救治。

"七情"是指喜、怒、忧、思、悲、恐、惊七种情志活动，是人体对外界事物的不同反映，是人类特有的生命现象，在正常的情况下，七情的活动，非但不成为发病因素，而且是人类生活中不可缺少的要素，但如果突然的、强烈的，或持久的情绪变化，就可以造成内脏功能的失常。七情虽然发自于不同的内脏，但无不影响心神，一则由于"心藏神"，二则因为"五脏六腑之主"。故《灵枢·口问篇》曰："悲哀忧愁则心动，心动则五脏六腑皆摇。"

七情过度所造成的病变，主要在于气机的升降失常，《素问·举痛论》指出："怒则气上，喜则气缓，悲则气消，恐则气下，惊则气乱，思则气结。"气病不愈，久则及血。

《素问·血气形志篇》对形志苦乐的发病有："形乐志苦，病生于脉，……形乐志乐，病生于肉，……形苦志乐，病生于筋，……形苦志苦，病生于咽嗌。"而为心、脾、肝、肺等病变。

（一）喜：喜悦是心情愉快的表现，《素问·举痛论》云："喜则气缓，""喜则气和志达，营卫通利，故气缓矣。"喜悦发自于心，故《素问·阴阳应象大论》言："（心）在志为喜。"人有喜则心动于内，而达于外，其气即肺气也，肺气舒畅，斯喜形于色。故喜悦系心情愉快，肺气舒畅的正常生理状态。然而过喜则伤心。过喜的原因，多由于心火大旺，肺失治节所致，心阳旺盛则喜笑不休。过喜所致之病，有如下：

1. **心阳亢盛**：《灵枢·行针篇》谓："多阳者，多喜。"喜笑若过其节，则情荡而不能收，喜动心阳，浮越于外。

2. **心神耗散**：《灵枢·本神》篇曰："喜乐者，神惮散而不藏。"过喜耗散心神。

3. **耗伤肺气**：《灵枢·本神》篇："肺喜乐无极则伤魄，"过喜可耗散肺气，使魄无所居。

4. **损耗心阳**：《素问·阴阳应象大论》曰："暴喜伤阳。"暴喜始则耗散心气，甚则伤及心阳。

5. **肾水凌心**：《素问·玉机真藏论》曰："因喜而大虚，则肾气乘矣。"因喜伤心阳，肾水乘虚上犯。

6. **肾阳上浮**：《素问·调经论》曰："喜怒不节，则阴气上逆，上逆则下虚，下虚则阳气走之，故曰实矣。"即所谓"上盛下虚"之候。

过喜能使心阳亢盛，耗散心神。又能耗伤肺气。过喜还能损伤心阳，甚则引起肾水凌心，或肾阳上浮。

（二）怒：忿怒是事境激动的情绪表现，也是对外界事物的一种应有反应。《素问·阴阳应象大论》言："（肝）在志为怒，怒伤肝。"忿怒仍然属于五志之一，以肝属木，木性直而喜条达，顺其性则病不彰，或因于事，或触于境，稍有所郁，不能遂其条达之性，因激而成怒。忿怒是性情直爽的一种表现，在遇有郁抑之时，忿怒能使肝气条达，升发郁抑的良性作用。若有抑郁，欲怒而不能怒，忿忿于胸，只有加深郁抑，是为郁怒，肝气愈不得条达，而肝气自伤于内，反为不利。《素问·调经论》言："血有余则怒。"又言："气血上逆，令人善怒"。所以血气方刚之人，易于激怒，忿怒因此也是体质健壮的一种表现。但忿怒终究于人体健康是弊多利少，故程灏指出："人之情易发而难制者，唯怒为甚"（《近思录·为学》）。是故当怒不怒，肝郁内伤；怒而太过，肝气亦伤。因怒而病见：

1. **肝气抑郁**：当怒不怒，气愤填膺，肝气不能发泄，条达之性不遂，肝郁内甚，所谓"郁怒伤肝"之证。

2. **肝气上逆**：《素问·举痛论》云："怒则气上。"大怒则肝气上逆，可扰心冲肺。

3. **肝气横逆**：程灏曰："不独肝气自为横逆，而木克土，脾亦受伤。"肝气横逆，疏泄太过，中焦脾胃必然受伤。

4. **气血上逆**：《素问·四时刺逆从论》言："气血上逆，令人善怒。"怒则气上，气载血而上逆。"怒则气逆，甚则呕血及飧泄，故气上逆。"

5. **肝阳上亢**：《素问·生气通天论》言："阳气者，大怒则形气绝，而血菀于上，使人薄厥。"大怒则激动肝阳，亢盛于上，甚则血郁于上不得下行。

6. **肝火内盛**：怒动肝火，甚则心火亦动，致君相之火甚炽。

7. **怒伤肝阴**：《素问·阴阳应象大论》云："暴怒伤阴"，怒动阳火，必耗肝阴，甚则下吸肾阴，致肝肾阴虚。

（三）忧：忧虑是遇事所求不遂的一种情绪表现。忧虑不已必致情绪消沉，一筹莫展，即为忧愁。也是人生日常所有的精神活动，尤以身处逆境，忧愁更是朝夕相伴。忧与思，多相应而生，如人怀不可得之情欲，于是乎忧。不可得而求所以必得，于是乎因忧而生思。怀有求必得之希望，本属于思，转一念又虑其不可必得，于是又因思以生虑，患得患失，辗转循环，纠结不解。忧主于肺，而关系心脾，《素问·阴阳应象大论》言："（肺）在志为忧。"肺为相傅心主，有治节心主之功能。心有所愁，则上迫于肺，治节失权而为忧。思主于脾，由忧而生思，由思而生忧，是忧必影响及脾。日常的忧虑，是人生必不可少的思想活动。然而忧虑过度，初则气郁，久则生痰，甚则耗气伤血。

1. **肺气膹郁**：《灵枢·本神》篇曰："忧愁者，气闭塞而不行。"忧则气郁而不能通，呼吸因之而微，食量因之不振，甚则膈塞痞闭，二便亦因之不能通利。

2. **脾气郁结**：《灵枢·本神》篇曰："脾忧愁不解则伤意。"忧愁不减，则意志消沉，脾气因而郁结。不能运化水精，停蓄而生痰。

3. **清气下陷**：忧愁莫展，肺失宣发之能，脾失升举之力，清阳之气，不得上行，而反下陷，则胸闷气短，喜太息。

4. **耗气伤血**：忧愁日久，肺脾日困，谷气日消，不能运精微以化血，故气血日衰，终致《素问·疏五过论》所云："外耗于卫，内夺于营"，病莫能起。

（四）思：思虑或称思考，是心有所求的时候，出现的一种精神活动。是在精神集中之下，运用智慧考虑问题的脑力劳动，所以《灵枢·本神》篇曰："因志而存变谓之思。"是用意志来指导变革的思想活动，是人类获得生存和进步的重要因素，《素问·举痛论》曰："思则心有所存，神有所归。"思考的过程是集中精神的脑力劳动，"脑为元神之府"，过分的用脑，必然会损伤元神，古人归之于心脾的作用。脾之神为意，意者心之所发也，发于脾而成于心，所以思虑过度，必然劳伤心脾。

1.脾气郁结：《素问·举痛论》曰："思则气结"，"思则心有所存，神有所归，正气留而不行，故气结矣。"若思之太过，正气留而不行，精神因之不爽，如汲汲于有所求，而其力所不及，智所不能，空怀想象，无时或释，则正气不行，脾失运行之常，水津郁蓄成痰成饮，痰气互结，病生于内。

2.心神耗伤：《灵枢·本神》篇曰："心怵惕思虑则伤神"，过分思虑，消耗心阴，神无所藏，致夜不成眠，心阳偏亢，心神耗损。甚则激动肝火，致心肝火旺，神无所主，错乱立至。是因虚致实之病。

3.耗气伤血：思虑过度，劳伤心脾，耗其真气，损其阴血，脾不能运其精微以生血，心不行血以养神。

4.耗伤肾阴：思虑耗伤脑神，脑为髓海，为肾精所养，思虑过度，必消耗肾阴，以致肾阴不足。

（五）悲：悲轻则为悲愁，甚则为悲哀，是意志消沉的精神状态。其产生的原因，或由于事境逆意，而又无能逆转，精神怫逆懊恼，而产生一种悲愤的感情冲动，或因于隐忧痛苦，难告于人。因而固结难开，无所发泄，因悲哀作为一种发泄隐忧的方式出现。《素问·举痛论》云："悲则气消"，即意志消沉，悲观失望。《素问·举痛论》曰："悲则心系急，肺布叶举，而上焦不通，营卫不散，热气在中，故气消矣。"即有可悲之事感于心，心系急上逆于肺，气失宣降，悲愤于胸中，致上焦不通，营卫不行，阳气郁于内，激动而发于悲哀，悲后郁愤得以发泄，意志即呈现消沉失望。

另外，有病理性的悲哀，即所谓善悲者，不必实有可悲之事，心中只是快怏不快，为心肝两虚之病。《灵枢·本神》篇曰：心气虚则悲。凡人心气不足，神失所守，肝虚不能生之，则志不能伸，已无畅遂之致，而心气并于肺则悲。系由于心气虚，心系急则易于并于肺，则无事生悲。

悲愁悲哀是人类生活中不可避免的情绪波动，一般悲恸，并不致病，然而悲哀过度，或悲愁不解，则内伤于肺，甚则伤心及肝肾。

1.肺气膹郁：《素问·举痛论》曰："悲则心系急，肺布叶举，而上焦不通，营卫不散，热气在中，故气消矣。"悲愁不解，气填胸中，肺失宣降。

2.气消血滞：《素问·调经论》曰："悲则气消，消则脉空虚，因寒饮食，寒气熏满，则血泣气去，故曰虚矣。"悲愁不解，肺失敷布之权，气滞日衰，血泣不行。

3.心阳内动：《素问·痿论篇》曰："悲哀太甚则包络绝，包络绝则阳气内动，发则心下崩。"悲哀太甚，心系过急，则心阳内动。

4.心气耗损：《灵枢·本神》篇曰："心气虚则悲"，悲哀太甚，则更能耗伤心气。

5.肝虚火旺：《灵枢·本神》篇曰："肝悲哀动中则伤魂，伤魂则狂妄不精。"悲哀过度，耗伤肝血，魂失所藏，相火内动。

6.肾阳失纳：《素问·宣明五气论》曰："精气并于肺则悲"，悲哀过度，精气耗伤，肾阳失纳，终至离决。

（六）恐：恐怯是精神极度紧张状态的情绪表现。出现于惊险的处境，即如《诗经》所形容的："如临深渊，如履薄冰。"和《素问·脉解篇》所说："恐如人将捕之。"与惊似同而异，张子和曰："惊为不自知，恐为自知。"恐怯是人们生活中常会出现的心理状态。但因体质的差异，人群之间又不尽相同，考其原因，体质素弱之人容易发生惊恐，《素问·调经论》等云："（血）不足则恐。"又"血气内却，令人善恐。""肾足少阴之脉，气不足则善恐。""精气并于肾则恐。"血虚，或气血虚，或肾虚之体质，最易发生惊恐。另外精神受过创伤之人，亦易惊恐，即《灵枢·本神》篇云："神伤则恐惧自失。"

1.肾气郁结：《素问·举痛论》云："恐则精却，却则上焦闭，闭则气还，还则下焦胀，故气不行矣。"长期处于恐怯状态，可致肾气郁结而不行。

2.脾气失运：《素问·玉机真脏论》云："恐则脾气乘矣"，恐怯不安，肾气不能温蒸脾土，脾失健运之权，积水停痰，反加之于心肾，以致心肾不交。

3.心神不收：《灵枢·本神》篇云："恐惧者，神荡惮而不收。"长期的恐慌，心神不得安宁，必致心神荡惮不收。

4.阳气下陷：《素问·举痛论》云："恐则气下"，长期的恐怯，精气消沉，阳气不得上升，而反下陷。

5.肾精暗消：《举痛论》等云："恐则精却"，"恐伤肾"。恐怯不安，肾气不行，以致肾精暗消。

（七）惊：惊骇或惊吓，是猝然遇到的非常事变，而致突然精神紧张的状态。如骤遇险恶，突临危难，猝然仆坠，目眩异物，耳闻巨响等都可发生。是生活中不可避免的一种可能变故。惊吓的过程，即当外有所触，心气散乱，神为失守。然人有易惊和不易受惊，以心血先虚，则触事易惊，因为血为神舍，气赖血护，以无形之神气，寓于有形之血液之中，神所以用而能藏者，血舍之功也；气所以行而不散者，血护之力也。如果心血充足，虽遇危险，不易受惊，即惊亦不为害。此外肝病亦多发生惊骇，如《素问·金匮真言论》云："（肝）开窍于目，……病发惊骇。"《素问·痹论篇》又云："肝痹者，夜卧则惊。"易惊之人，关系心肝病，发亦多在于心肝。

1.**心神散乱**：《素问·举痛论》云："惊则心无所依，神无所归，虑无所定，故气乱矣。"是因惊骇致心神散乱。

2.**惊痰入心**：因悸则气散，神舍空虚，痰涎乘隙而入，气血错乱，以致逆滞不行，心窍闭塞。

3.**心肝阳浮**：《素问·生气通天论》曰："起居如惊，神气乃浮。"同于惊骇，心肝之阳气，猝然浮越。

4.**肝肾气逆**：《金匮要略·奔豚气病脉证治》曰："有奔豚，有吐脓，有惊怖，有火邪，此四部病，皆从惊发得之。师曰：奔豚病，从少腹起上冲咽喉，发作欲死，复还止，皆从惊恐得之。"

五、体质遗传

体质来自先天，为遗传所致，称为先天禀赋，即禀自父母所赋给的特性。但是后天因素也能对体质产生一定的影响，甚至改变先天禀赋，而且还能将改变了的体质特性遗传给下一代。所以体质与遗传是密切相关的。

不同的体质，有不同的发病规律，古代对体质的特异性研究甚多，《内经》把不同的体质分为多种类型：有膏人、肉人、脂人、阳人、阴人，等等，不仅详细描绘了各型的外表形态，还描述了各种类型的心理状态，和日常行为，并对其易感易发疾病，和治疗原则都有大致的论述。另外，还从体表特征以推测脏腑的大小、高下、坚脆、正偏，这些资料都有利于临床参考。

临床常用的体质分类，概分为寒体与火体。

（一）寒体：或称阴体，素体多阴少阳，体肥少气，懒于行动，皮肤白嫩。又可分为气虚体质，特征是短气不及等；阳虚体质：喜热恶寒等；痰湿体质：肥胖多痰等（详表1-2-3）。

表1-2-3　寒体体质

素质	多阴少阳，多水少火		
一般特征	体肥少气，懒于行动，皮肤白嫩，语轻而低，舌淡苔白，脉缓或迟		
分型	痰饮型（痰体）	气虚型	阳虚型
形体	多肥胖丰溢或素肥今瘦	胖瘦均有，瘦弱者多	多肥胖
头面	面色淡黄而暗	毛发不华，面色偏黄或㿠白	毛发易落，面色少华，㿠白，或苍黯惨淡
肤色	白而暗淡	淡黄	柔白
目	目胞鲜明	目光少神	清澈，目胞晦暗
鼻	色微黑	鼻准淡黄	鼻头冷或色微青
口咽	口黏腻或甜，咽多痰腻	口淡，唇色少华	口淡，唇淡红
肢体	肢体不爽或感沉重	易疲乏力，寒热耐受力差	形寒肢末欠温，背或脘部怕冷
性格	喜静恶动	喜静懒动懒言	多沉静恶动
饮食	嗜烟茶、恣肥甘	食少不化或喜甜喜香燥辛辣	多喜辛辣香燥热物
二便	大便多溏，小便不多或微浑	大便多溏或不行，尿偏多	便多溏易泄，尿清长频数，多夜尿
喜恶	喜热恶寒喜饮	喜热恶寒，不喜饮恶闻人声	喜热恶冷
睡眠	易寐，多沉睡鼾睡	易疲喜卧，喜闭目	喜蜷卧，但欲寐
脉象	弦滑	虚缓	沉细无力而迟
舌象	舌质淡胖，多齿印，苔腻多黏液，灰黑	舌淡红多裂，苔薄白	舌质淡或浮胖娇嫩，有齿印苔白
形成	脾弱不运，肾虚不化	先天本弱，或劳倦，或久病大病之后	禀赋不足，后天阳气被戕
病理	易伤阳气	易感外邪，易内陷内传	易寒化伤阳
宜忌	宜温燥辛开，忌阴腻滋补	宜甘温而忌苦寒、滋补	宜温补助阳，忌苦寒克伐

（二）火体：或称阳体，素体阳多阴少，多火少水等，又称木火体质。又分血虚体质、阴虚体质等（详表1-2-4）。

表1-2-4　火体体质

素质	阳多阴少，多火少水		
一般特征	体形瘦长，面色苍赤，动作快捷，语音高爽，舌红而瘦，脉弦细而数		
分型	火热型（火体）	阴虚型	血虚型
形体	瘦长	多瘦长	多瘦
头面	面垢，或油亮易生痤疮粉刺	面偏红，或黧黑，或颧红，面部烘热	面苍白，或苍黄
肤色	黄赤	苍赤	淡黄
目	白珠多红丝，多眵泪干燥	白珠红丝，干涩	视物昏花，眼睑淡红
鼻	鼻准油亮鼻孔常干涕稠浊	鼻干，常有鼻血	鼻准㿠白
口咽	口燥咽干，唇红微干	口燥咽干	唇淡红或苍白
肢体	烦悗懈怠，恶热	手足心热，怕热	手足常冷，手心热，爪甲淡薄
性格	急躁易怒，多嘻笑	急躁易怒，多忧多郁	急躁
饮食	善食易饥，喜甘肥厚味炙煿	食少嘈杂易饥	食少
二便	大便燥结，小便黄赤	大便偏干，小便短少	二便偏少
喜恶	喜动恶静，喜冷恶热	喜冷恶热	喜静懒动，恶寒怕热
睡眠	寐少梦多，多噩梦	不易入寐、难寐、易寐多梦、心烦	少寐心烦
脉象	多弦滑数	细弦数	细弦
舌象	舌质红苔黄	舌质红瘦，无苔或龟裂	舌淡红，苔少
形成	七情内动君相之火，饮食中焦积热	禀赋薄，或久病积劳积郁纵欲	禀赋薄，久病或失血，多劳少食
病理	易化热化火	易化燥动火生风	多致气血两虚，成痨成损
宜忌	清泻为宜，忌滋补	宜滋阴降火，忌辛香燥热	宜温养气血，忌滋腻，亦忌燥热

此外尚有**气血两虚体质，阴阳两虚体质**。气血两虚体质：面色㿠白或苍白，或肥或瘦，恶寒怕冷，手足常冷，少气乏力，自汗盗汗，脉虚细，舌淡红或瘦小多裂纹。阴阳两虚体质，或称阴中阳虚，常见体瘦色白，手足不温，夜尿频频，舌胖色红，或红瘦而淡，脉细弦而迟缓。以上两种体质多系后天形成，且多因病后不复，久则自然形成为体质。若能调理得当，也可加以改变。然而改变体质并非易事。

体质对于感受外邪是有其耐受性和易感性的。一般而论，寒体能耐热而不耐寒，所谓能春夏而不能秋冬，对于阳性病因能耐受而不易发病。但不耐阴性病因，对阴性病因不仅易于感受，且易发病。对火体则相反，能耐寒而不耐热，所谓能秋冬而不能春夏，能耐受阴性病因，既不易感，又不易发病。对于阳性病因不能耐受而易发病。

体质对感受的病因尚有改变其性质的作用。如寒体感受湿邪多从寒化而为寒湿。火体则多从火化而为湿热。感受风邪也是如此，寒体从寒化为风寒，火体从火化为风热。

体质在病机变化中，亦能左右水火转化，寒体之人，病机多从水化；火体之人，则多从火化。体质本身就是一种病态，也是一种发病因素，如木火、痰湿、气、血、阴、阳虚等，因此在病机变化中，必然夹杂着体质因素。

六、药饵影响

药物与食饵可以治病，但亦能致病。缪仲淳曰："药石禀天地偏至之气者也。虽醇和浓懿，号称上药。然所禀既偏，所至必独脱也。用违其性之宜，则偏重之害，势所必至。故凡有益于阳虚者，必不利于阴；有益于阴虚者，必不利于阳。能治燥者，必不宜于湿，能治湿者，必不宜干燥。能破散者，不可以治虚；能收敛者，不可以治实。升不可以止升，降不可以疗降。寒有时而不宜于热，热有时而不宜于寒。"[4] 食饵亦有相似之处，唯精专之性，略逊于药石。然食饵中佐调药味者，则与药误无二至。故药饵失宜，均能影响疾病。如风寒外感，过投温散之药，或过服温热之饵（如胡椒煮面），虽能散寒，亦可助风化火，则风寒可立转风火。如遇木火之体，还可引动内火上升，以致内外合邪。如误投于风热之病，则化火尤为容易。因此药饵对病因的影响，应有三种：

（一）是当用而不当大用：即寒病当投温热，而不可过投，过其量则寒病虽已，而热病又起。反之，热病当投寒凉，然大过其量，则热病虽除，寒病复起。更有甚者，投温热而寒病未除，热病又起；或投寒凉而热病未已，寒病又起，因而造成错综复杂的局面。

（二）是不当用而用之：如热病投热，寒病投寒，湿病投润，燥病投燥，虚投攻破，实投敛补，上逆之病投升提，下陷之病投沉降等等，是明显的药误，其变坏亦明显，而且变化亦速。

（三）是病当用而体质不适应：如火体患寒病当温，寒体患热病当凉，湿痰之体患燥病而用清润，木火之体患湿病而用温燥。虚人患实证当攻破等等，药饵对病则相当，而对体质则相违，亦可造成旧病未已，而新病复起，致邪正虚实错综复杂，使病因病机复杂化。

从上可见药饵对病因发病的影响，所以临床必须查旧方，问饮食，以审度病因病机的变化。近代有称之为"从药辨证"。即从所服药饵后，询问其效与不效，查对药性与病因的关系，相适应则效，无效则药病不应，不应则审因有差，如热病服寒凉，本当有效，今反无效者，必非热邪致病。反之亦然。《素问·至真要大论》有云："诸寒之而热者，取之阴；热之而寒者，取之阳。"王冰认为：诸热之而寒，责之无火；诸寒之而热者，责之无水。原诊断为寒证，服热药仍寒的证候，就不是寒证而是阳虚。原诊为热病，服寒凉热仍不退，则非热证而是阴虚证。即从药辨证之例。依此类推，原诊为实证，服攻破而胀益甚者，当是虚证。原诊为虚证，服温补而汗益多，泻愈甚者，当是实证。凡此等等，均当从药饵对病因病机的影响来考察，有助于临床病因辨证。王冰说："益火之源，以消阴翳。壮水之主，以制阳光。"[2]

引用文献

［1］张仲景.伤寒杂病论（桂林古本）［M］.南宁：广西人民出版社，1980：21.

［2］张登本等.王冰医学全书［M］.北京：中国中医药出版社，2006：310，435.

［3］庞安时.伤寒总病论［M］.北京：人民卫生出版社，1989：3.

［4］任春荣.缪希雍医学全书［M］.北京：中国中医药出版社，1999：18.

第二节　求因法

一、首辨寒热

辨证求因，首先是辨其寒热，寒热即阴阳的互词。张景岳曰："寒热者，阴阳之化也。"[1]病邪多种，就其属性而言不外阴阳。《素问·阴阳应象大论》有云："阳胜则阴病，阴胜则阳病。"又谓："阴胜则寒，阳胜则热。"可见阳邪即热邪，过胜则病在阴分；阴邪即寒邪，过胜则病在阳分。凡寒、湿、水、痰、气、瘀、食、虫、气虚、阳虚，均属于阴性病因；风、暑、温、热、燥、火、血虚、阴虚均属阳性病因。阴性病因表现为寒证，阳性病因表现为热证。因此，寒与热是一切病因（两类）的共同性的概括。在临床上，凡属性相同的病因，必然有共同性的临床特征，辨别病因的寒热，是辨别病因属性的重要手段。

表1-2-5　辨寒热

		寒	热
望	神	神疲，沉静，嗜卧，欲寐	神爽，躁烦，张目不眠
	色	面唇苍白，爪甲青紫或淡； 舌淡胖嫩，苔白滑； 痰白清冷，口多唾沫	面唇红赤干焦，爪甲红润； 舌红绛，坚敛苍老，苔黄黑干燥； 痰黄稠浊
	形	身重	身轻
	态	蜷卧，缩足，面壁	展卧，伸足，向光
闻	声	声低，少言	声高，多言
	气	气短，气微，气冷	气粗，气热
	嗅	气腥，痰腥，便腥	口出臭气，痰臭，便臭秽浊
问	寒热	恶寒，厥冷	恶热，壮热
	饮食	口淡不渴，渴不消水，喜温，不能食	口苦，大渴消水，喜冷，能食
	二便	清利，下利清谷，小便清长	闭结，小便黄赤短涩，便泻黄赤
切	脉	沉、迟、缓、无力或紧、弦、涩	浮、滑、数、洪、有力
	腹	喜按，喜温	拒按，喜凉
	肤	肢厥，肢冷，鼻尖冷，额冷	肢温，尺肤热甚，肤灼、额热

真寒真热辨别不难，而假寒假热则必须细加分辨。所谓假寒假热，是真象隐匿而假象外露，临床不加细辨，极易为假象所蒙蔽。古代称为"寒极生热，热极生寒"，即内真寒而外见假热，即真寒在内，外反见热象。《素问·阴阳应象大论》云："重阴必阳。"内有真热而外反见寒象，即《阴阳应象大论》、《六元正纪大论》等谓之："重阳必阴"、"阳极反阴"。古人统谓为："物极必反"。其实是病机特殊状态所反映的一组证候。并非完全出自病因，而是与体质和治疗等一系列因素的影响有关。张景岳曰："假热者，水极似火也。凡病伤寒，或患杂证，有其素禀虚寒，偶感邪气而然者；有过于劳倦而致者，有过于酒色而致者，有过于七情而致者，有原非火证，以误服寒凉而致者。……假寒者，火极似水也，凡伤寒热甚失于汗下，以致阳邪亢极，郁伏于内，则邪自阳经传入阴分。"[1]（详见表1-2-6）

表1-2-6 辨寒热真假

		假热	真寒	假寒	真热
望	神	时烦躁	精神萎顿，倦怠嗜睡	神情昏昏	烦躁不眠，目光有神，人事昏惑
	色	颧红如妆，目赤苔黄黑灰	嫩红带白，唇爪淡白，舌质胖淡，苔质润滑	面色晦滞，苔白	唇红或焦，舌红干燥，苔质干糙
	形	坐卧不安	形体蜷缩	嗜卧喜睡	形体坦露
	态	起卧如狂	禁之则止	困倦懒动	扬手掷足
闻	声	语言错乱	郑声无力，细语呢喃	昏沉不语	气粗语壮
问	渴	口干口渴	漱水不欲咽，喜热恶冷	不渴但饮	饮而消水，喜冷恶热
	寒热	身大热	反欲得衣被	身大寒	反不欲得衣被
	二便	大便闭结	先硬后溏，小便清利	泄利不止	肛门灼热，气恶臭，或夹燥矢
切	脉	洪、数	不鼓按之无力或细	沉细、迟	按之滑数牢坚
	肢体	按之灼热	久按不热	四肢厥逆	胸腹灼热

真假寒热，虽然假象显露，亦必有真象可据。如《顾松园医镜》曰："真热假寒，阳盛之极，往往发厥，手足逆冷，自汗发呃，身卧如塑，六脉微细，悉属阴证。但审其内证，必气喷如火，咽干口臭，舌苔芒刺，渴欲饮冷，谵语太息，喜凉恶热，心烦胀满，按之痛甚，小便必黄赤短涩，大便必臭秽殊常。……真寒假热，阴盛之极，往往格阳，身热面红，口渴喜冷，手足躁扰，脉来洪大，悉似阳证。但身虽炽热，而欲得衣被，口喜饮冷而不得下咽，手足躁扰而神则静，谵语而声则微，脉虽洪大而按之无力。"[2]吴又可对真热假寒的辨别指出："凡阳厥手足厥冷，或冷过肘膝，甚至手足指甲皆青黑，剧则通身冰冷如石，血凝青紫成片，或六脉无力，或脉微欲绝，以上脉证悉见纯阴，犹以为阳证何也？及审内证，气喷如火，龈烂口臭，烦渴谵语，口燥舌干，舌苔黄黑，或生芒刺，心腹痞满，小腹疼痛，小便赤涩，涓滴作痛，非大便秘结，即大便胶闭，非协热下利，即热结旁流，三焦悉是阳证。所以为阳也。粗工不察内多下证，但见表证，脉体纯阴，误服温剂，祸不旋踵。"[3]吴鞠通："全在目赤，小便赤，腹坚满，喜凉饮定之。"[4]

此外，古人还从病史辨别的方法，如李士材曰："阳厥者，初得病，身热头痛，以后传入三阴，大便闭，小便赤，谵渴烦乱。阴厥者，初得病，无身热头痛，面寒肢冷，引衣蜷卧。……阴厥沉迟而弱，指头常冷；阳厥沉而滑，指头常温。"[5]喻嘉言亦说："凡伤寒病初得发热，煎熬津液，鼻干、口渴、便秘，渐至发厥者，不问而知为热也。若阳证忽变阴厥者，万中无一。盖阴厥得之阴证，一起便直中阴经，唇青面白，遍体冷汗，便利不渴，身蜷多睡，醒则人事了了；与伤寒传经之热邪，转入转深，人事昏惑者，万万不同。"[6]

张景岳还有一种试法："假寒误服热药，假热误用寒药等证，但以冷水少试之，假热者必不喜水，即有喜者或服后见呕，便当以温热药解之。假寒者必喜水，或服后反快而无所逆者，便当以寒凉药解之。"[1]临床每见假热证格拒寒凉之药，一服辄吐。《伤寒论》又有格阳证格拒热药热服者，须佐以苦寒或热药冷服，此又一例外。而假寒证寒药冷服则又为常服。

总之，真假寒热，系二组病机现象，是病因特性的变异，因此在辨别真假寒热的病因时，必须与病机中的阴阳真假的辨别方法相互结合，方得其全貌。

二、次辨燥湿

寒热系辨别病因的属性，而燥湿则为辨别病因的本质。刚柔是燥湿的互词，《素问·阴阳应象大论》曾指出：

"审其阴阳，以别柔刚。"审别病因的燥湿刚柔是临床辨证不可或缺的求因方法。

从阴阳的对立原则来认识，燥湿刚柔，仍有阴阳的属性，即以刚燥为阳，柔湿为阴，病因的燥湿刚柔，大体上仍以湿、水、痰、寒、气、瘀、食、虫、气虚、阳虚属于柔湿一类病因；燥、温、热、火、暑、风、阳、血虚、阴虚为刚燥一类病因，与寒热属性分类，并无二致。然而燥湿刚柔，毕竟不等于寒热阴阳，两者既有相通之处，即阴阳属性相通；又有不同之处，即寒热辨性，燥湿辨质。寒热为反映温度的差别，主要反映在对温度的反应，神形的动静，外表色泽的改变等方面，而燥湿是反映湿度之差异，主要体现在体内津液的消耗或过剩，"水流湿，火就燥"，故燥湿刚柔主要反映在体内水液方面（详见表1-2-7）。

表1-2-7　辨燥湿刚柔

		湿柔	燥刚
汗		皮肤湿润，浮肿	皮肤干燥、粗糙、甲错、燥痛
泪		多泪，眵，泪稀	两目干涩，眵泪干燥
涕		鼻流清涕	涕稠干结，鼻干燥痛，鼻燥
唾		口腻咽阻	口燥咽干，舌燥，唇焦，齿枯
		不渴，渴不欲饮，饮不消水	大渴引饮，饮能消水
大便		稀溏，清水	干燥，闭结，泄利稠黏
小便		清利，频数	短赤，不利，无尿
舌		胖嫩有齿印	瘦小，坚敛苍老
		苔滑、腻、厚	糙、干、燥、焦、刺、薄或无苔
痰		痰清稀如水	痰稠如脓
		中满不知饥	心中空虚，嘈杂如饥

寒热有真假，燥湿也有真假。古人对燥的本质，谓："阴竭则燥"，然而又有："阴凝则燥"之说，即假燥、非燥、似燥，如俞根初所说："秋深初凉，西风肃杀，感之者多病风燥，此属燥凉，较严冬风寒为轻。"[6]又曰："其阳虚多湿，湿伤肾气而燥者，阴凝则燥也。"[6]都属于非燥假燥之类。所谓假湿，其实非湿，系燥火内盛，蒸腾津液外泛，如《素问·至真要大论》等所云："诸病胕肿，疼酸惊骇，皆属于火"，又谓："诸转反戾，水液浑浊，皆属于热。""热胜则肿"，"诸腹胀大皆属于热。""诸病有声，鼓之如鼓皆属于热。"等等，皆似湿非湿之类。因此真假燥湿，亦必须细辨。（详见表1-2-8）

表1-2-8　辨燥湿似非

		似燥	非燥	似湿	非湿
皮肤		皮肤干燥皲裂	发于寒冷之时	浮肿，跗肿，多汗	必灼热或色红，多热汗如蒸
清窍		唇焦起揭	色淡不红	口起白糜，多唾	周围有红晕疼痛，唾必稠黏
		鼻干燥痛	但流清涕		
		口燥咽干口渴	不欲饮，喜热饮，饮即呕	口腻不渴，不欲饮	饮必消水
二便		大便干结不通	先硬后溏，腹无胀满	大便水泄	必浑浊灼热，疼泻交作
		小便短少涩痛	尿色清	小便清白频数	必短涩灼痛
脘腹		嘈杂似饥	胀满饥不欲食	腹胀如鼓	必空空如鼓
舌		舌红无津	望燥扪湿，舌质胖嫩	舌胖嫩	必红刺
		苔干糙	扪之滑	苔白、厚、腻	扪之干

假燥则喜湿，湿而似燥，本是水液过剩，而却呈水液不足，其实质，是水液凝滞，不能蒸腾于上于外，以致水液停蓄于中，燥象呈现于外，为内真湿外假燥。所谓假湿，则为真燥，本是津液不足，而却呈水液过剩，其实质乃火热蒸腾津液，上泛外溢，以致火热燔炽于内，津液蒸腾于外，为内真燥而外假湿。究其原因，亦属于病机的变化状态，并非病因的本来特性。是故临床亦必须详加识别，不为其假象所蒙蔽。

三、辨兼夹

病因的兼夹，外因与外因，内因与内因为相兼，外内为相夹。由于气候的变化和人体的禀赋，与生活起居的差异，病因常常出现兼夹。尤以季节性不强的长年都可出现的外因，如风、湿、寒、热等，最多兼夹。自古就有"风为百病之长"，故风邪最多兼夹，竟有七种之多。不仅可以二因相兼，而且可以三因、四因相兼夹。如何辨别病因的兼夹，大致有如下几方面：

（一）**季节气候**：季节之春风、夏暑、秋燥、冬寒为季节病因，但由于气候变化，因而就出现了相兼。大体上以天冷则多兼寒，天温则多兼温，天热则多兼热，天雨则多兼湿，天旱则多兼燥。如时冷时热，则多寒热兼感，气寒又多雨水，则多寒湿；天热多雨水则多湿热；气热天旱则多温燥，天寒天旱则多凉燥。

（二）**体质禀赋**：各种体质在平时不作病因，则病时可作为病因的兼夹，如夹痰湿，夹木火，夹血虚，夹阳虚，夹阴虚等等，除主要病因外，体质禀赋起着病机作用。

（三）**生活起居**：生活起居失宜，也是兼夹的原因，如贪饮暴食，则多夹食，尤以小儿最多夹食；妇女情志不遂，病多郁夹瘀。夏日贪凉喜冷，多兼寒夹食伤冷；冬月就暖，烤火饮酒，多夹内热；小儿重裘厚褥，阳气不得发越，亦多兼内热，虽关天气，实由人事。此外倘节假日之宴席酒肉，亦是生痰夹食之由。跋山涉水，受暑受湿，劳力汗出伤气，经产血溢致虚，新婚酒色亦能损伤肾之阴精元阳，案牍课读，劳心耗血，等等，都必须详加考察。

（四）**居住条件**：居住条件的燥湿也是兼夹的原因之一，江南多湿，江北多燥，这是历来地理发病的传统的认识。然而居住潮湿、低下，多兼夹寒、湿之邪；高居楼房，又多兼夹风、火之邪。窗户当风，又最易为风凉所袭。

（五）**药饵的过量**：也能作为兼夹的原因，如过用滋腻，多兼痰滞气郁；过投辛燥，多兼津伤液燥；过投宣发，耗气虚表；过投攻下，伤气损阳，苦寒过剂，多兼中阳不足；酸涩过剂亦可兼津气郁滞。此皆因药致病。

病因的兼夹不仅造成了病因的复杂性，而是显示了个体的特异性，同时是一个伤风或伤寒，由于上述多种因素，造成了同病而病情各异的情况，病因由单一的转为复合的。甚至寒热虚实燥湿均可溶合为一个证候之中，如《伤寒论·厥阴病篇》357条，麻黄升麻汤证就是如此。

四、辨转变

病因之间是可以相互转变的，原发病因在疾病的发展过程中，由于气候、体质、生活起居以及药饵治疗等种种因素，必然促使病因不断地发生变化。病因变化也是有其一定的规律的，其规律大致有五条：

（一）**阴转阳**：即阴邪逐渐向阳邪转化，即寒化热，湿化燥，燥化火。在病机上属于火化过程。其中也有中间经过水火合化的转变过程。如湿化热而为湿热，再由湿热化燥化火，其中湿化热就是水火合化的转变过程。然而在少数情况下，亦由阳转阴的转化现象，大致多由于体质和治疗的因素所影响。如《温病条辨》就有温病解后通体冰冷而用桂枝汤之法。虽然喻嘉言云："若阳证忽变阴厥者，万中无一"[6]之说，其实临床所见，也并非绝无仅有。阴转阳是病因的变化之常，而阳转阴，必然出于误治，属于"坏病"之例，如脉法有云："阳病见阴，病必危殆。阴病见阳，虽困无害。"虽指脉法，其病理本无二至。至所谓"水化"，并非指阳转阴，而是阴邪的自身转化过程，与阳邪转阴应有区别。

（二）**实转虚**：邪实转为正虚，是又一条病因转化规律，一般病程较长，或体质素弱之人，必然有邪退正虚这一"实转虚"的病因转化过程。一则由于病邪的伤害，二则由于治疗过程中药性的攻破，造成正气的不足，所以病邪一退，正气必然呈现虚弱状态。实转虚的规律，一般表示为阳邪转阴虚血虚，阴邪转阳气虚。如"温热伤人阴液，伤寒损人阳气"，即其例。然而亦阳邪之后转见阳气虚，阴邪之后转见阴血虚的转化过程，虽属少见，但亦不乏其例。考其原因，一则由于病中过服攻破之药，所谓："药过病所。"阳邪过投寒下反伤阳气，阴邪过投温燥反耗阴血。二则由于素体不足，病邪一退，即底版外露，素禀阳气不足之质，虽患阳邪，清解之后，阳邪虽退，而阳气已虚。反之亦然。素禀阴血不足之质，而患阴邪，温解邪退之后，即现阴虚。是故阳邪转见阳虚，阴邪转见阴虚，虽不成为必然规律，但也是常有的一种病因转化过程。

（三）**虚致邪**：因虚致邪，一般指"阳虚生内寒，阴虚生内热"之虚寒、虚热、虚火、虚阳之类。阴虚则阳亢，阳亢则风动。因此阴虚可致阳亢、风阳。阴虚则热从内生，故虚热、虚火之证由之而生。阳虚则寒从内生，阳虚则阴胜，因而停痰、停水，因而虚寒、虚阳、痰水等由此而起。皆为因虚致邪的病因转化规律。

因虚致邪尚有另一转化过程，即阳虚之体易感阴邪，或阳虚之病，转受阴邪，阴虚之病，转受阳邪，此虽关乎体质，亦病中常见的病因转化规律，仍不出：阴虚致阳邪，阳虚致阴邪，这一基本内容。

（四）**同性转化**：即相同性质的病因之间转化，如寒——→湿——→水——→饮——→痰。或食——→气——→瘀，称为水化过程。还包括阴邪阳虚。如风——温——暑——热——燥——火，以及阳邪——阴虚，等为火化过程。

（五）**异性转化**：是不同性质之间的转化。主要表现为水火合化的转化过程。如风——痰——热——火。气——瘀——火。暑——湿——热——燥——火。寒——热——燥——火。痰——热——阴虚。等等，总之异性转化，是造成病因复杂的基础。

总之，病因转化，既有规律，又无定律。因其转化过程受多种因素的影响，很难规定，所以古人要求辨证施治，要活活泼泼，仲景明确指出应当做到"知犯何逆，随证治之"（《伤寒论》16条）。

引用文献

［１］张介宾.张景岳医学全书［Ｍ］.北京：中国中医药出版社，1999：883，884，885.
［２］顾靖远.顾松园医镜［Ｍ］.郑州：河南人民出版社，1961：125.
［３］吴有性.温疫论［Ｍ］.北京：人民卫生出版社，1990：73.
［４］吴鞠通.温病条辨［Ｍ］.福州：福建科学技术出版社，2010：62.
［５］李士材.李中梓医学全书［Ｍ］.北京：中国中医药出版社，1999：308.
［６］俞根初等.重订通俗伤寒论［Ｍ］.上海：上海科学技术出版社，1959：258，260，440.

第三节 各论

一、辨风证

（一）来源

1.**外风**：系自然界激烈流动的空气所形成的风气，冒犯人体，使人致病，称为风淫。陈无择说："夫风为天地浩荡之气，正顺则能生长万物，偏邪则伤害品类。"[1]

2.**内风**：系指肝脏阳气偏亢所形成的内风，即所谓肝阳化风，历来尝有阴虚风动，和血虚生风，总属"木枯生风"。其实亦有阳虚风动，和气虚风动之证，亦属虚风之类。气虚、阳虚风动，多关系到脾，如慢脾风证之例。阴虚风动，亦有关于肾，即所谓"水不涵木"，以致"木枯生风"。

3.**季节**：自《内经》而下，历代医书，均以风为春令的主气。因而风证以春令为多，素有"春伤于风"的说法，然而四季均有风邪，吴鞠通有季节、方位的八种风邪之分。而《内经》运气学说，以大寒至惊蛰为风木司令，而多风病。不仅外风病证，即内风亦多发于此时，即《素问·阴阳应象大论》所说："在天为风，在地为木，在脏为肝。""风气通于肝"的关系，由时令影响人体内脏活动所导致。

4.**感受**：指外风的感受，常以冒风受邪为主要形式，《素问·太阴阳明论》有："伤于风者，上先受之。"《风论篇》又有"风气藏于皮肤之间"之说。可知外风之感受，或从头面胸背，或从皮肤毛孔侵袭人体。常与衣着单薄，或穿脱衣服，或睡卧当风，或酒后浴后当风。《素问·生气通天论》曰："风者，百病之始也，清静则肉腠闭拒，虽有大风苛毒，弗之能害。"《灵枢·贼风》亦云："贼风邪气伤人也，令人病焉。"姚国美曰："必营卫空虚，腠理不固，风邪始能乘间而入，犹门户不谨，盗贼乃得伺隙以犯之。"[2]

5.**发病**：指内风之发病，常见烦劳过度，或因喜怒失节，忧愁思虑，劳倦饮食，房室过度等致阳动生风，风从内起；亦有由于外风引动而发作者，是故春令风木司令之时，常发内风之证。李用粹云："盖肺主皮毛，脾主肌肉，气卫于外，风邪不能为害，唯脾虚而肌肉不充，肺虚即玄府不闭，则风乘虚入。……更衣脱帽，沐浴当风，皮毛之间，卒然受邪，内舍于肺者，外因也；衣被过厚，上焦壅热，内热生风，似乎伤风者，内因也。"[3]又李中梓说："其伤人也，必从俞入，俞皆在背，故背常固密，风弗能干。"[4]张景岳说："凡风邪伤人，必在肩后颈根、大杼、风门、肺俞之间，由兹达肺，最近最捷，按其酸处，即其途也。"[5]

（二）性质

1.**外风**：历来都以"风为阳邪"，费伯雄说："风为阳中之阳。"[6]然遍考风证法、方、药等，风邪性质应为标阴而本阳，后世风药，以辛温为多，其标阴之气，显而易知。故华岫云曰："风能兼寒者，因风中本有寒气。"[7]张景岳曰："然风送寒来，寒随风入。"[5]吴鞠通亦云："无论四时之风，皆带凉气。"[8]然风邪化热最速，《伤寒论》太阳篇即有白虎、承气诸法，是风之本气为阳，亦显而易见。故雷少逸曰："风为阳邪，极易化火。"[9]至于所谓："风为百病之长而无定体"之说，是指风为六淫之首，可以兼挟诸气，但就风邪的本质而言，应是标阴而本阳。

2.内风：内风为阳气所化，其性属阳，故素以风阳合称。而治疗大法，亦尝谓："潜阳可以息风。"刘河间曰："风本生于热，以热为本，以风为标。凡言风者，热也，是以热则风动，宜以静胜其躁。"[10]陆懋修说："无内火不起内风，风由于火，火又生风，风火交煽，风为标而火为本。"内风属阳，已是显然。又有虚风之称，然就"风阳"而言，当属邪实；风动由于阳亢，阳亢因于阴虚，可见内风，应以本虚标实为是。

此外气虚、阳虚风动，亦属内风，然不当以"风阳"称。古书有"风冷"之证，亦属虚风之类，其性质则属阴而不属阳，但本虚标实之性则相同。

3.兼夹：华岫云："风为百病之长，盖六气之中，唯风能全兼五气，如兼寒则曰风寒，兼暑则曰暑风，兼湿则曰风湿，兼燥则曰风燥，兼火则曰风火。盖因风能鼓荡此五气而伤人，故曰百病之长也。"[7]且与季节气候有关，雷少逸曰："风为六气之领袖，能统诸气，如当春尚有余寒，则风中遂夹寒气，有感之者，是为风寒；其或天气暴热，则风中遂夹热气，有感之者，是为风热；其或天雨连绵，地中潮湿上泛，则风中遂夹湿气，有感之者，是为风湿。"[9]吴鞠通更为具体指出："春初之风，则夹寒水之母气；春末之风，则带火热之子气；初夏之风，则木气未尽，而炎火渐生；长夏之风，则挟暑气，湿气本色；大雨而后暴凉，则挟寒水之气；久晴不雨，以其近秋也，而先行燥气，是长夏之风，无所不兼，而人则无所不病矣。初秋则挟湿气，季秋则挟寒水之气，所以报冬气也；初冬犹兼燥金之气，正冬则寒水之本令，则季冬又报来春木之气，纸鸢起矣。"[8]此外尚有风邪挟温曰风温，因风生痰曰风痰，因风停水曰风水。亦可因体而异，程钟龄曰："其人脏腑素有郁热，则风乘火势，火借风威，热气怫郁，不得宣通，而风为热风矣。"[11]其人脏腑本属虚寒，则风水相逼，寒气冷冽，水冻水凝，真阳衰败而风为寒风矣。

内风，因阳亢风动曰风阳，阴虚、血虚生风曰虚风，阳气虚而风动曰风冷；内风实则兼阳亢，虚则必挟气血、阴阳不足。

（三）证候

1.基本证候

（1）清气失宣候：风伤于上，郁遏清气，致清窍失宣，即《素问·阴阳应象大论》所云："伤于风者，上先受之。"可见头痛、头晕、头昏、鼻塞、流涕、频打喷嚏。

（2）卫气失宣候：风从外受，覆冒皮毛，致卫气失宣，见症以恶风为特征，所谓"伤风恶风"，或不发热，或微热，或恶风寒发热，即《素问·风论》所谓："风气藏于皮肤之间，…腠理开则洒然寒，闭则热而闷。"

（3）经气失宣、络脉失和候：风邪深入经络，轻则经气失宣，重则络脉失和。可见肢节疼痛，甚则历节游走不定，或皮肤瘙痒、麻木、不仁，即《素问·痹论》所谓："其风气胜者，为行痹。"《素问·风论》所云："风善行而数变。"此外，猝暴痉厥，身肢强直，角弓反张，四肢抽搐，或口眼㖞斜，半身不遂，即《素问·至真要大论》所说："诸暴强直，皆属于风"之证。又《素问·阴阳应象大论》曰："风胜则动"，可见眼唇瞤动，或手足抽动，或头摇手颤不能自主，或四肢全身振动，或肌肉不时动惕。费伯雄说："风为阳中之阳，中人最速，其性善走，窜入经络。"[6]

2.基本症状体征

（1）惕动：包括动惕、瘛动、抽动、流动等，多数指自觉的动，如肢体肌肉动惕，头身游走性抽掣等；也有他觉的，如头摇、肢颤、抽搐等，都属于"风胜则动"的特征。此外一些流窜迅速的疼、麻、酸、胀、灼、冷等感觉，都与风邪有关，即"善行而数变。"

（2）急暴：除"诸暴强直"外，其他猝暴发病如暴痛、暴眩，以及卒中、卒咳、卒吐等陡然发病，痉挛、反张均属于"诸暴"之例。陈无择曰："盖风性紧暴，善行数变，其中人也卒，其眩人也晕，激人涎浮，昏人神乱，故推为百病长。"[1]姚国美曾说："风也者，吹嘘鼓舞，无微不入，其伤人也易，其发病也速。"[2]

（3）疏泄泡沫：风性鼓动水液，多成泡沫之状，如鼻流清涕，咳痰清稀多泡沫，飧泄不化，水液带泡沫等，常诊为因风邪鼓动所致。疏泄腠理以致多汗、自汗且恶风。

（4）色青：历来都是以青为肝色，主风，因而常以突然发生的青绿色的病变，认作风邪特征。如大便溏如青菜叶色。

（5）脉浮弦：浮弦属外风郁遏，阳气不得泄越之脉。然则内风亦以弦劲为主脉。不过外风病在气分，故多见于右脉；内风起自于肝，当见于左脉。

（6）舌薄苔：风性疏泄，虽胃中浊气生苔，必不致厚腻，故常薄而疏松，其色为白，挟热或化热后始见薄黄。

（7）上行：《素问·太阴阳明论》言："伤于风者，上先受之"，因此头面之疾，多由于风邪。

（8）游走：风的特性，古人谓："善行而数变。"如游走不定之痛、痒、麻、痹等，多属于风邪郁滞的特征。

（四）变化

1.病因方面

（1）生痰：风邪郁遏，清阳不化，津液郁滞成痰，尤以风伤肺，肺津不行而成痰，称为风痰，轻则咳嗽胸痞，痰多泡沫；重则停蓄胸中，阻遏清阳，眩晕吐痰。

（2）成水：风邪郁遏，阳气不化，津液不行，停而成水，或留于肺而咳喘胸满，或留于胃而呕吐口渴，或留于脾而泄利清水，或留于膀胱而少腹满，小便不利；或溢于外而面目浮肿。

（3）动血：风邪郁遏，阳气不宣，郁于血络，络血失宁，或上溢为衄为咳咯、吐血，或下溢于肠而下清血，或不溢外而留滞为瘀。

（4）化热：风为阳邪本质，郁而失疏，极易化热，甚则化火。如热势转甚，口渴懊憹，苔黄，脉数；或痰涕转黄，小便转赤。

2.病位方面

（1）伤卫：外风伤于肌表，卫气失宣，见症以恶风，甚则恶寒发热为主症，可兼见头痛身疼，汗出不透，脉浮弦缓。

（2）伤肺：外风伤于上，肺气失宣，见症以咳嗽胸痞，痰白多泡沫等为主症，亦可见鼻塞鼻鸣流涕；内风亦可犯肺，见症以寅卯咳甚，胁痛痰红等。

（3）入肝：内风起于肝，外风亦可入肝；或外风引动内风，以致肝风上旋，见症以头目晕眩，头痛在两颞，即《素问·至真要大论》："诸风掉眩，皆属于肝。"

（4）犯脾：内外风邪，均可入脾，以致脾失健运之权，水液下渗，常见腹痛腹鸣，泄泻青绿水液，或泡沫如痛泄、飧泄、晨泄之类。

（5）入络：内外风邪，均可入络，以致经气不行，络脉失和，急则可见筋脉拘挛，角弓反张，抽搐；缓则骨节痹痛，游走不定，麻木不仁。

3.病机方面

（1）郁遏阳气：风邪标阴之气郁遏，在上则清阳之气失宣，而有头痛头晕，鼻塞鼻鸣之症；在外则卫阳之气失宣，则有恶风恶寒，发热身痛之症；在内则肺气失宣，而咳痰胸痞；或脾气失运而腹痛鸣泻，郁于肌腠，则可见瘾疹、风疹瘙痒；郁于经络则可见骨节疼痛、痹痛麻木，甚则拘挛、瘰疬、角弓反张。

（2）郁滞津液：风邪郁遏，阳气不化，以致津液不行，在上焦则为痰、为水、为咳、为喘，在中焦为脘痞、为腹满、为呕、为利；在下焦为少腹满、为小便不利；在外为浮肿，皆风邪标阴之气郁遏阳气，留滞津液所致。

（3）留滞血络：风邪入血，留滞血络，首则标阴之气郁遏营气，致营血不循环，继则本阳之气化热，扰乱血络；或溢于外而为失血；或滞于内而为血瘀，或郁于肌腠而为斑、为疹、为瘾、为疮、为疖；或留于经络而为痛、为痹、为肿、为麻、为木。

（4）耗血伤阴：风邪化热最速，内风本为阳亢之气，所以内外风邪皆能耗血，甚则伤阴液。风病后期，每致血虚、阴虚；尤以内风，本由于阴血不足，一旦风动，不仅耗伤肝之阴血，且能下吸肾水，致肝肾阴亏。

（5）耗气伤血：风性疏泄，外风耗伤阳气，而内风之起于阳气虚惫者，是为虚风，是故张景岳治虚风每投姜附，后世救慢脾，多用附子理中汤。即使感冒流连，亦必从玉屏风散助阳气，以救表御风，是内外之风亦多耗阳气。《素问·生气通天论》云："阳气者，精则养神，柔者养筋。"筋失其养，则风象毕露，风邪浅则伤于肺脾，深则损及肝肾。不仅伤阴，而且伤阳。

（五）治法

1.常法：外风宜疏，内风宜熄。

（1）疏风：外风自外而入，治法仍当使之外出，顺其疏泄之性，以辛散之品，使之散泄于外，属于汗法之类；当视其病位遣药：风郁于上，清阳之气不宣，当用升散之品，如荆芥、防风、羌活、细辛、川芎之类。郁于肌表，卫之阳气失宣，当用发散之品，轻者轻散如薄荷、桑叶、蝉衣之类；重者温散如麻黄、桂枝、葱白之类。郁于经络，经脉失宣，络脉失和，则宜通经活络以祛风，如僵蚕、蜈蚣、乌蛇、蜣螂、川乌、路路通之类。

（2）息风：内风由于阳气亢盛，非但不可疏散，而且辛散之品不能治风，适足以动阳生风，风自内生，不可使之外去，仍当使风息于内，即《素问·营卫生会》："此气慓悍滑疾"，应用碎补、菊花、天麻、蒺藜、钩藤、羚角之类。更当重用重镇之品以潜阳，阳潜则风息，如石决明、代赭石、珍珠母、玳瑁、牡蛎、磁石之类。至于内风入络，仍当兼以通经活络之品，如络石藤、青风藤、钩藤、僵蚕、全蝎、蜈蚣之类。

2.**变法**：实风宜行血，虚风宜补阴。

（1）**治血**：古云："治风先治血，血行风自灭。"风邪入于血络，留滞不去，只用疏散，必致耗血伤液，非但风邪难去，且助其化热化火。用此必须兼以凉血活血，甚则祛瘀之品，常用如归尾、生地、赤芍、川芎、桃仁、红花、茜根之属。病缠日久，血液耗伤，更当补血养血，如黄芪、当归、首乌、熟地、白芍、桑椹、玉竹之类，兼用疏风之药，则血和风去。

（2）**补虚**：内风由于阳亢，阳亢由于阴虚，欲潜其阳，必先补其阴；血虚风动宜养血息风，如黄芪、当归、熟地、玉竹、白芍、首乌之类；阴虚风动宜育阴息风，如生地、熟地、白芍、麦冬、阿胶、鸡子黄、龟板、鳖甲等。

此外，气虚风动宜兼益气以息风，如人参、黄芪、白术、茯苓、炙甘草之类；阳虚风动，宜兼和阳以息风，如附子、桂枝、吴茱萸之类。

引用文献

［1］陈言.三因极一病证方论［M］.北京：人民卫生出版社，1983：20.

［2］姚国美.姚国美医学讲义合编［M］.北京：人民卫生出版社，2009：70.

［3］李用粹.中华医书集成·证治汇补［M］.北京：中医古籍出版社，1999：11.

［4］李中梓.中华医书集成·医宗必读［M］.北京：中医古籍出版社，1999：121.

［5］张介宾.张景岳医学全书［M］.北京：中国中医药出版社，1999：945.

［6］张元凯，时雨苍，杨伯棠，等.孟河四家医集［M］.南京：江苏科学技术出版社，1985：21.

［7］叶天士.临证指南医案［M］.上海：上海卫生出版社，1958：239，238.

［8］吴鞠通.温病条辨［M］.福州：福建科学技术出版社，2010：144，143.

［9］雷丰.时病论［M］.北京：人民卫生出版社，1964：24，18.

［10］刘元素.金元四大家学全书［M］.天津：天津科学技术出版社，1994：128.

［11］程国彭.医学心悟［M］.北京：人民卫生出版社，1963：41.

二、辨寒证

（一）来源

1.**外寒**：是自然界气温降低，而形成的寒冷空气，影响人体，发生寒病，称为寒淫。华岫云曰："风能兼寒，寒不兼风，何以辨之？如隆冬严寒之时，即密室重帏之中，人若裸体而卧，必犯伤寒之病，此本无风气侵入，乃但伤于寒，而不兼风者也。风能兼寒者，因风中本有寒气，……如炎歊溽暑之时，若使数人扇一人，其人必致汗孔闭、头痛、恶寒、骨节疼等，伤寒之病作矣。斯时天地间，固毫无一些寒气，实因所煽之风，风中却有寒气，故令人受之，寒疾顿作。"[1]所以外寒之生，非必在气候寒冷之时，即使盛夏炎热，过受冷风，亦可致病累。张景岳亦云："然风送寒来，寒随风入，透骨侵肌，本属同气，故凡寒之浅者，即为伤风；风之深者，即为伤寒。"[2]此外，凡阴凉之气，皆能致寒病，如张景岳云："凡人之畏暑贪凉，不避寒气，或于深堂大厦，或于风地树阴，或以乍寒乍热之时，不谨衣被，以致寒邪袭于肌表而病为发热头痛。"[2]吴坤安曰："纳凉于水阁山房，或感冒微风，或静夜着凉，此外受阴寒"[3]等。可知外寒之源，一由于自然界的气候寒凉，一由于人为的寒凉。

2.**内寒**：《素问·调经论》曰："阴盛生内寒。"内寒由于阴盛，阴盛由于阳衰。俞根初曰："因其人胃肾阳虚，内寒先生。"[4]是中下二焦阳虚，以致阴盛生寒，《灵枢·五邪篇》有："邪在脾胃，阳气不足，阴气有余，则中寒。"《素问·至真要大论》等有："诸寒收引，皆属于肾"，与"在天为寒，在地为水，在脏为肾。"张景岳亦云："禀赋素弱，多为阳衰阴盛者，此先天之阳气不足也。"[2]

3.**季节**：寒邪常谓冬令时邪，雷少逸谓："立冬之后，寒气伤人。"[5]并谓："交一阳之后，时令过于严寒，突受寒淫杀厉之气。"[5]吴坤安则更提前到"自霜降以后，天气寒冷，感之而病者，伤寒也。"[3]其实，春初有余寒，夏月有暴寒，秋深有初凉，皆寒邪之例。何廉臣曰："四时皆有伤寒，唯冬三月乃寒水司令，较三时之寒为独盛，故前哲以冬月感寒即病者为正伤寒，非谓春夏秋并无伤寒也。"[4]俞根初曰："立冬后严寒为重，春夏秋暴寒为轻。"[4]

寒邪虽发于冬令，而寒病则冬月少而三时多，尤以夏月为最，考其所以，即雷少逸所谓："立冬之后，寒气伤人。其能固密者，何伤之有？"[5]亦即叔和《伤寒序例》所云："君子固密不伤于寒。"故冬月实少寒病，而夏月炎暑反多寒病者，即程杏轩曰："夏月伏阴在内，人多畏热贪凉，受寒最易。"[6]丁甘仁亦云："夏月阳外阴内，偏嗜生冷，腠理开发，外邪易袭。"[7]张景岳更指出："唯富贵安逸之人多有之，总由恣情任性，不慎风寒所致也。"[2]可见寒邪伤人，虽谓天令，实关人事。

4.感受： 感受外寒多由不慎衣被，外寒从肌表而入。俞根初曰："触受之者，或露体用力而着寒，或脱穿衣服而着寒，或汗出当风而着寒。"[4]尤其夏月暑季之寒病，有张景岳所说凡人之畏暑贪凉，……以致寒邪袭于肌表而为病。此外更有纳凉于水阁山房，或露卧于空旷之中，为水气所袭，有如雷少逸所说："大扇风车得之者"[5]，皆外感寒邪之例。

5.发病： 内外寒邪之发，多由于体质阳气不能固密，寒邪得以乘隙而入，苟能做到"毋劳尔形，毋劳尔精，闭蛰封藏，寒邪虽厉，何能夺门而入。"故俞根初认为因其胃肾阳虚，内寒先生，外寒后中。何廉臣曰："多由于病者元阳素弱，不胜阴寒之侵逼。"[8]尤以内寒之起于阳衰者，或如景岳所谓："不慎口腹，过食生冷，以致寒凉伤脏。"[2]或如景岳所述：此先天之阳不足，或"斫丧太过，以致命门火衰者，此后天之阳失守。"[2]

（二）性质

1.阴凝： 寒为阴盛之气，所谓"阴盛则寒"，故素称"阴寒"。寒主凝泣，故《素问·举痛论》有："寒气入经而稽迟，泣而不行。"寒气系阴凝之气。无论外寒或内寒，其本质都是如此。唯外寒纯属实邪，内寒常由于阳虚，称为虚寒。

2.兼夹： 寒邪兼风，称为风寒，最为常见，虽然华岫云曰："风能兼寒，寒不兼风，……因风中本有寒气。"[1]张景岳云："风送寒来，寒随风入。"故寒邪兼风者多见。其次为兼湿称为寒湿，系天寒冒雨入水致寒湿两伤。此外，寒亦常兼火热，是先有火热在内，再受外寒，俗称"寒火"，或"寒包火"。

至于内寒夹痰、夹水称寒痰、寒水；夹瘀夹食，称寒瘀、寒食；夹气称寒气等，皆属实寒之类，如因阳虚生寒，则属于虚证，称虚寒。

（三）证候

1.基本证候

（1）**表寒凝沍，卫阳失宣：** 寒主凝敛，外寒犯表，腠理闭塞，卫阳不得宣行，见症以恶寒无汗为主，可见发热，头痛，身痛，骨节疼痛，脉浮紧，舌白苔润等，即《素问·生气通天论》所云："体若燔炭，汗出而散。"

（2）**寒凝血脉，营血失宣：** 《素问·举痛论》："寒气入经而稽迟，泣而不行。客于脉外则血少，客于脉中则气不通，故卒然而痛。"寒邪凝滞血脉，营血失于宣通，可见筋脉痛痹，四肢厥冷，即《素问·痹论》所谓："寒气胜者为痛痹"。李中梓曰："阴寒之气乘于肌肉筋骨，则凝泣稽留，闭而不通，故为痛痹，即痛风也。"[9]

（3）**寒邪入里，阳气郁闭：** 为内寒之候，寒为阴邪，阴盛则阳病，阴寒内盛，阳气郁闭，见症以畏寒喜暖，甚则恶寒战栗，四肢不温，甚则四肢厥逆。在上焦则胸痹心痛；在中焦则脘腹痛满，呕吐清水，肠鸣泄利；在下焦则下利清谷，小便清长，或吐利躁烦欲死。

（4）**阴盛阳亡，阳气脱绝：** 内寒特甚之候，阴寒内盛则阳气衰亡，初则阴盛格阳，而为阳气厥脱，格阳于上则可见面赤足冷，烦躁慌乱，格阳于外则可见发热汗出，四肢厥逆，渴则但欲漱水不欲咽；继则阳气脱绝，可见四肢厥逆，汗出不止，脉微欲绝。

2.基本体征

（1）**恶寒喜暖：** 伤寒恶寒是寒证主要的特征，《伤寒论》7条以"发热恶寒者，发于阳；无热恶寒者，发于阴"。为是否兼有发热，区别表里，即兼有发热的恶寒为表寒，不兼发热的恶寒为里寒。

此外，饮食、起居方面的恶寒喜暖，以及病痛处的喜暖恶寒，均可作寒证特征。

但应鉴别阳盛格阴之恶寒，为真热假寒，阳气闭厥之候；与真寒假热之阴盛格阳，不恶寒反发热，烦躁为阴盛亡阳，阳气厥脱之候。即一般痰、水、食、瘀、郁，以及湿、暑等能郁遏阳气之邪，均可偶然出现恶寒喜暖之症，并非真正寒邪之证，务必识别。

（2）**清冷：** 《素问·至真要大论》云："诸病水液，澄澈清冷，皆属于寒"，清为凉，冷为寒，清凉甚则寒冷，都是寒证的重要特征，如肌肤清冷，四肢清冷，疼痛处清冷，以及咯、吐、便、溺等排泄物自觉清冷，但当识别真热假寒的清冷，与真寒假热的反发热，此外，暑、湿、痰、食、瘀、郁、虫等，均可见阳气郁遏的清冷证，亦应予以鉴别。

（3）**澄澈：** 《至真要大论》"诸病水液，澄澈清冷，皆属于寒"，是与"水液浑浊，皆属于热"相对而言，是指咳咯痰水清稀，呕吐清水，口唾清水，下利清水，小便清白和脓水清稀，以及血液清淡等为寒证特征。但亦应与热结旁流，津气煎迫，下利纯清水之候，真热之证鉴别。

（4）**收引：** 《素问·举痛论》曰："寒则气收"，又谓："诸寒收引，皆属于肾"。凡一般收缩、拘急、不能伸张之象，均属寒象，如腹痛拘急、筋脉拘急、腰痛伛偻、筋惕肉瞤、恶寒蜷卧，或病痛有收缩紧张之感，喜按、喜俭、喜温暖，表证之汗不得出，脉弦紧等，均属收引之象。

（5）**不渴**：寒为阴邪，不伤津液，故常不见口渴。如见口渴，则为热邪伤津的特征。故以不渴为寒证特征。但由于阴邪郁遏，津液不布亦可见口渴，但不消水，或喜温水，或渴不欲饮，或漱水不欲咽，或水入即吐等。然而湿、水、痰、饮、瘀等阴邪与阳虚，亦可出现，当细加分辨。

（6）**色黑**：《素问·金匮真言论》以黑色为寒证特征，如面色暗淡，指甲紫黑，或病处青黑，以及舌苔黑润灰腻，舌质紫暗青暗。

（7）**脉迟或沉**：脉诀常以迟脉主寒，以阴凝之气，使阳气不能鼓动血脉，故脉来多迟或沉，但由于阳气郁遏不得宣发，脉见弦、紧者。脉象以弦紧为表寒，沉迟为里寒特征。

（8）**舌苔淡白**：阴寒郁遏，阳气不得通行于上，故临床常见舌苔白滑白润，或灰白带青晦者为多，舌质以淡暗、淡白为多见。

（9）**气腥**：寒为阴邪，凝滞阴液，故阴液本气作腥。以口气及痰、唾、呕吐、泻利等排泄物的气味清腥，为寒象特征，与水液澄澈清冷相结合，以辨认真寒，更为可靠。

（四）变化

1.病因变化

（1）**停水**：寒为阴凝之气，寒盛阳气不化，津液不行，停滞成水，故寒水常常相因并称。仲景《伤寒论》最为显然，在表之寒水，见于太阳篇如五苓汤、苓桂术甘汤、陷胸汤、十枣汤、小青龙汤等方证；在里之寒水，主要见于少阴篇如真武汤、附子汤、四逆汤等方证，皆因寒成水的例证。

（2）**蓄血**：因寒蓄血，以寒的凝泣，或直接使血液凝泣，如《素问·举痛论》所云："寒气入经稽迟，泣而不行。客于脉外则血少，客于脉中则气不通，故卒然而痛。"或寒邪凝滞阳气，致阳气不能鼓动血脉，间接致血液凝涩，如《灵枢·刺节真邪篇》所云："宗气不下，脉中之血，凝而留止。"是以《伤寒论》太阳篇有桃仁承气汤、抵当汤等蓄血方证。

（3）**停食**：因寒停食，亦为临床所常见，主要在于寒郁脾胃之阳气，升降失常，以致健运失职，宿食内停，是为因寒停食。小儿尤为多见。此外因食生寒者，在夏月多有之，如张景岳所说："有不慎口腹，过食生冷，以致寒凉伤脏。"是为内寒之证。

（4）**化热**：寒郁化热，寒为阴凝之气，其所以化热者，一则由于阳气郁遏不伸，阳郁既久，阳气化热，如《伤寒论》泻心汤、陷胸汤诸方证。再则由于误治，如发汗、吐、下伤耗津液，致津伤化热，如《伤寒论》太阳篇的白虎汤、调胃承气汤诸方证。此外由于寒邪郁遏，相火不得伸越，郁极化热，如少阳、厥阴诸方证。更有蓄血、停食日久不行，瘀、食化热，如阳明诸承气汤、白虎汤、抵当汤诸方证。

2.病位变化

（1）**伤营**："风伤卫，寒伤营"，为历来伤寒家的定论。《灵枢·营卫生会》云："营在脉中，卫在脉外。"是以寒从外入，伤营必先入卫，其实《伤寒论》麻黄汤证实为营卫两伤之证，故见证以恶寒无汗，脉紧为主要脉症。唯当归四逆汤证，方系营血失宣之证，故仅见手足厥寒，脉细欲绝。日人借以治冻疮，亦系寒入营血的明验。至于妇科常用的温经汤等方证，亦系"寒伤营血"之证。

（2）**犯心**：心为君主，不受邪，《灵枢·邪客篇》曰："心者，五脏六腑之大主也。精神之所舍也，其脏坚固，邪弗能客也，客之则心伤，心伤则神去，神去则死矣。故诸邪之在于心者，皆在于心之包络，包络者，心主之脉也。"是故大寒犯心，皆心包络证，轻则胸痹心痛，重则卒心痛，昏愦不知人。然而所谓"真心痛"，且发夕死，夕发旦死，则系寒客心脏，"心伤神去则死"之证。

（3）**犯胃**：外寒犯胃，常由胃阳先伤，即吴坤安所谓："浮瓜沉李，冷水寒冰，以伤胃中之阳。"[3]外寒亦此而入，内寒亦由此而起，常见有胃阳失和之心下胃脘冷痛、呕吐、嗳呃、喜按喜温、四肢清凉等。

（4）**伤脾**：外寒伤脾，少于内寒，但都由脾阳先弱，多如景岳所云："有不慎口腹，过食生冷，以致寒凉伤脏。"常见有脾阳失运，腹痛下利，甚则腹痛吐泻，四肢清冷。

（5）**伤肺**：《灵枢·邪气藏府病形篇》云："形寒饮冷则伤肺。"多由于肺脾阳气不足，不能外御寒邪，内行寒水，以致肺阳失宣，胸痹咳喘，面浮目肿，短气倚息，背心怯寒，或失音。

（6）**犯肝**：外寒犯肝，亦必由于肝阳不振，但见头痛、脘腹胁痛、呕吐涎沫、四肢厥冷，或发寒疝，或营血失宣，症见四肢厥逆，脉细欲绝，舌质青暗。

（7）**犯肾**：或肾阳素虚，或行房感寒，或泄精受寒，即后世所称"夹阴伤寒"，肾阳先伤，寒邪外入，以致肾阳闭塞，少腹急痛，或下利清谷，或便闭、恶寒战栗，四肢逆冷，脉沉细等。

3.病机变化

（1）郁闭阳气：寒为阴邪，阴邪外袭，先伤阳气，轻则阳气郁遏不宣，重则阳气郁闭不通，在外则郁闭卫阳，在内则郁闭脏腑阳气。见症以恶寒，甚则战栗，四肢清冷，甚则厥逆为主；卫阳郁闭可兼见无汗、头身疼痛，甚则强痛，角弓反张；脏腑阳气郁闭，可兼见胸脘腹胁疼痛，或咳喘，或呕吐，或嗳噫，或泻利，甚则胸脘腹胁胀满，二便不通，脉沉细迟弦紧。

（2）伤残阳气：内寒多由阳虚而起，外寒亦多因阳虚而入，阳气本弱，阴寒又加，阳气更加伤残，以致造成阴盛阳衰，轻则阳气不振，恶寒肢厥，脉沉细缓迟；重则阴盛阳亡，阳气厥脱。或虚阳浮越，欲脱未脱，症见发热面赤，烦躁狂乱，种种假热之象，为阴盛格阳之候。或阴邪太盛，阳气弱不能支而成昏冒厥冷，大汗喘喝，脉沉微欲绝，为阳气脱绝之候。

（3）郁滞阴液：寒为阴邪，而能郁滞阴液，其原因在于凝闭或伤残阳气，以致阳气不能运化津液，以致阴液郁滞，常见津气不化，轻则咳吐痰水，或下利稀水；重则面目浮肿，或肢体浮肿，甚则腹胀水臌，二便癃闭。

（4）郁滞血液：寒邪凝滞血液，也是因为阴寒郁伤阳气，不能运行血液，以致郁滞不行，轻则营血失宣，或发斑瘢，或失血，四肢厥冷，脉沉细迟缓；或络脉失和，筋脉痛痹、麻木；重则气血失调，腹痛下利脓血，久则可致气血瘀结，胸脘腹胁痞结作痛。

（五）治法

1.**常法**：外寒宜散，内寒宜温。

（1）**散寒**：寒邪外受，仍当驱之外出，故常用温散法，使寒邪从皮肤肌腠外泄，即《素问·至真要大论篇》等谓："抑者散之"，"开之发之"之法。重则麻黄、桂枝，轻则紫苏叶、羌活、葱白；外寒入里，亦当温散，如苏梗、藿梗、厚朴、吴茱萸、生姜之类。

（2）**温寒**：寒自里生，阴邪内盛，治法宜温热驱阴，使阴寒之邪消化于内，即《至真要大论》所谓："寒者热之，……清者温之"之法，如干姜、川椒、附片、肉桂、胡椒、吴茱萸、小茴香、荜茇、荜澄茄等辛苦温热之品，皆温通内寒之常用药。

2.**变法**：实寒宜通阳，虚寒宜回阳。

（1）**通阳**：寒为阴邪，必伤阳气，轻则郁遏，重则闭塞，欲驱其阴寒，亦当通其阳气，阳气一通，郁闭自解，寒邪不能自容，外泄而去，故通阳可以驱寒，如通卫阳的桂枝、生姜，通里阳的干姜、细辛、苏梗、厚朴、吴茱萸、川椒、肉桂、川乌等皆通阳驱寒之药。

（2）**回阳**：或称救阳，是用于阴寒伤残阳气，以致阳不胜阴，而呈阴盛阳衰，甚则阴盛阳亡，则助阳回阳等救阳之法，在所必需，常用如附子、干姜、肉桂等，但如回阳固脱，又当兼用补气之品，如人参、白术、茯苓、炙甘草之类，即《素问·至真要大论》所谓："热之而寒者，取之阳"之法。但阴盛格阳，虽属阴盛亡阳，亟当回阳固脱，因阴邪内盛，格拒阳药，又必按《内经》从治即反治之法，在回阳驱阴药之外，更佐用寒凉之品，如童便、猪胆汁之类寒凉药，或热药冷服，阳药阴投，即《素问·五常政大论》所谓"治寒以热，凉而行之"之法。

引用文献

［1］叶天士.临证指南医案［M］.上海：上海卫生出版社，1958：239.

［2］张介宾.张景岳医学全书［M］.北京：中国中医药出版社，1999：945，1056，1055，1052.

［3］吴坤安.伤寒指掌［M］.上海：上海科学技术出版社，1959：卷四35，卷一2，卷四35.

［4］俞根初等.重订通俗伤寒论［M］.上海：上海科学技术出版社，1959：201，196，181.

［5］雷丰.时病论［M］.北京：人民卫生出版社，1964：126，125，56.

［6］程杏轩.杏轩医案并按［M］.合肥：安徽人民出版社，1986：103.

［7］丁甘仁.丁甘仁医案［M］.上海：上海科学技术出版社，1960：61.

［8］何廉臣.重印全国名医验案类编［M］.上海：上海科学技术出版社，1959：73.

［9］李中梓.李中梓医学全书·内经知要［M］.北京：中国中医药出版社，1999：56.

三、辨湿证

（一）来源

1.**外湿**：系由空气湿度偏高所致；吴坤安曰："外感之湿，着于肌表者，或从雨露中而得，或地气潮湿中而得。"[1]雷少逸曰："春雨潇潇，夏雨淋淋，秋雨霏霏，冬雨纷纷，人感之者，皆为湿病。"[2]但在天晴之时，亦有湿邪，即雷少逸所谓："盖热蒸则湿，凉胜则燥，理固然矣。即如立秋、处暑之令，炎蒸如夏，患者非秋湿，即秋暑。其实秋之湿热，亦必夹之秋暑也。"[2]无雨之时，热蒸地中之湿上腾所致。此外尚有人体自身的汗液化湿，如汗出当风，腠理骤闭，汗水欲出未出，郁积腠理为湿；或汗出沾衣，吸干受湿；亦属外湿之类。水湿同类，受水即可致湿，即吴鞠通所曰："盖湿水同类，其在天之阳时为雨露，阴时为霜雪，在江河为水，在土中为湿。体本一源，易于相合。"[3]可知雨、露、霜、雪、水、湿，皆外湿之源。

2.内湿：华岫云曰："湿从内生者，必其人膏粱酒醴过度，或嗜饮茶汤太多，或食生冷瓜果，以及甜腻之物。"[4]吴坤安亦谓："内生之湿，留于脏腑者，乃从饮食中得之，凡膏粱酒醴，甜腻厚味，及嗜茶汤瓜果之类，皆致内湿。"[1]赵献可《医贯》云："有饮食之湿，酒水乳酪是也。胃为水谷之海，故伤于脾胃。……有太阴脾土所化之湿，不从外入者也。"[5]亦有食不过度，性不成僻之人，亦有内湿者，则与肺脾肾三脏有关。吴鞠通曰："水谷内蕴，肺虚不能化津，或形寒饮冷，或酒客中虚。"[3]沈金鳌曰："脾不虚则湿不生，肾不虚则湿难留。"何廉臣曰："素禀阳旺者，胃湿恒多；素禀阴盛者，脾湿亦不少。"[6]由此可知，内湿之成与生活习惯，及内脏功能有关。

3.季节：《素问·生气通天论》曰："秋伤于湿。"雷少逸曰："土寄于四季之末，四时皆有湿病，何独《经》谓'秋伤于湿乎'？……推四时之气，大暑至白露，正值湿土司权，是故谓之'秋伤于湿'。"[2]何廉臣曰："一逢夏秋之间，日间受暑，夜间贪凉，故人病伤寒兼湿者独多。"[6]吴鞠通曰："在天时长夏之际，盛热蒸动，湿气流行也。"[3]又谓："盖土为杂气，寄旺四时，藏垢纳污，无所不受。其间错综变化，不可枚举。"[3]可见四时皆有湿邪，以热蒸湿之夏秋为多，此指外受之湿而言。

4.感受：外邪感受，华岫云曰："其伤人也，或从上，或从下，或遍体皆受，此论外感之湿邪，著于肌躯者也。"又云："雾露雨湿，上先受之，地中潮湿，下先受之。"[4]何廉臣曰："地居卑湿，如山丘森林，或江河湖沼，地势低凹，土湿过剩，上泛地面，而为潮湿，尤以夏令炎蒸，热蒸湿动。"吴坤安曰："凡处泽国水乡者，于湿症尤宜加察焉。"[1]雷少逸曰："在表由于居湿涉水，雨露沾衣，从外而受者。……因冒早晨雾露，或冒云瘴山岚。"[2]或偶涉水途，或水中操劳，或躬耕田野，尤以惯于水上生活之辈，感受湿邪至为容易；偶冒雨水，或雾露中行，此外如汗出当风，汗出入水，皆为受湿之由。

湿邪的感受与脾肾有关，华岫云曰："脾家有湿，脾主肌肉四肢，则外感肌躯之湿，亦渐次传入于脏腑矣。"[4]沈金鳌曰：脾不虚则湿不生，肾不虚则湿难留。饮食之湿起于中焦，略有区分。

5.发病：湿为阴滞之邪，发病缓慢，病程延绵，外湿感而即发，内湿渐发，与伏湿发病又不相同，伏湿发病，如吴鞠通曰："按《经》所谓'秋伤于湿'者，以长夏湿土之气，介在秋夏之间，七月大火西流，月建申，申者，阳气毕伸也。湿无阳气不发，阳伸之极，湿发亦重，人感此而至冬日寒水司令，湿水同体相搏而疾矣。"[3]雷少逸曰："良由立秋以后，秋分之前，先伤于湿，湿气内踞于脾，酿久成痰，痰袭于肺，气分壅塞，治节无权，直待冬来，稍感寒气，初客皮毛，渐入于肺，肺气上逆，则潜伏之湿痰，随气而逆，遂成痰嗽之病矣。"[2]吴氏谓阳气自内伸，使湿邪外达而发病，雷氏则谓湿滞生痰，由外寒触动而发病。此外更有俞根初所说："因伏湿酝酿成温，新寒暴感而发；多发于首夏初秋两时。"[6]亦系外寒触发，内湿之发，可由外寒、外湿和外热触动而发，亦可由体内阳气蒸动而发，与伏湿相近。

（二）性质

1.水湿：吴鞠通曰："寒湿者，湿与寒水之气相搏也。盖湿水同类，其在天之阳时为雨露，阴时为霜雪，在江河为水。在土中为湿，体本一源，易于相合，最损人之阳气。"[3]即华岫云所谓："湿为重浊有质之邪。"[4]雷少逸所称："湿体本寒。"[2]凡冒雨露霜雪，入水湿体，所受之湿，皆水湿之类，其性属阴，善伤阳气。内因于阳气不足而停湿，或素嗜生冷瓜果，或嗜饮茶汤等而致内湿，亦属此类。

2.湿气：即热蒸湿腾之湿，吴鞠通曰："热湿者，在天时长夏之际，盛热蒸动，湿气流行也。在人身，湿郁本身阳气，久而生热也，最损人之阴液。"[3]何廉臣曰："湿兼寒热二者而成，或偏寒，或偏热，不得以阴邪二字括之。观天地之湿，发于夏月，是火蒸水而湿乃发。"[7]举凡在夏秋炎热无雨之时，所受之外湿，多属此类。其他如膏粱酒醴过度，或嗜甜腻之物，或阳盛阴虚之体，所致的内湿亦当属此类郁蒸之湿气。湿气虽不全属阴邪，但既已成湿，其重浊，有质黏腻之性，仍原必具。

3.兼夹：兼寒为寒湿，兼热为湿热，是湿邪两大类别，除与湿邪本身的成因有关外，与人体素质亦有关系，吴坤安曰："阳体多成湿火，而阴体当患寒湿。"[1]雷少逸曰："寒湿之病，患于阳虚寒体者多；……湿热之症，患于阴虚火体者为多。"[2]华岫云曰："若其人色苍赤而瘦，肌肉坚结者，其体属阳。此外感湿邪，必易于化热。若内生湿邪，多因膏粱酒醴，必患湿热、湿火之症。若其人色白而肥，肌肉柔软者，其体属阴，若外感湿邪，不易化热；若内生之湿，多因茶汤生冷太过，必患寒湿之症。"[4]此外，常见兼风邪为风湿，兼暑邪为暑湿，兼秽浊之湿浊、霉湿、痧秽之湿，以及湿郁酝酿成温之湿温，湿竭化火之湿火，湿郁生痰之湿痰。

（三）证候

1.基本证候

（1）**湿邪郁遏**：湿邪郁遏，清阳失宣，《素问·生气通天论》云："因于湿，首如裹。"是清阳失宣于上，头重胀痛，如蒙如裹，如卫阳不得宣达，可见身重骨节疼痛，恶寒发热，汗出不透，或汗出，齐颈而还，四肢懈怠，脉来濡缓，舌苔薄白而滑，见于外湿伤于上，或伤于肌表。

（2）**湿邪郁滞**：湿邪郁滞于里，郁滞阳气，胸脘痞闷，嗳气呕恶，或心腹疼胀，或大便洞泄，小便短涩，或肤肿足肿，面黄，或淋浊带下；如郁滞经络，或腰背重痛，或肢节肿痛，重着麻木不移，顽痹不仁，或为痿躄。

2.基本症状体征

（1）**重着**：阴湿之邪郁滞阳气，阳气不得伸展，故有重着之感，如头重如蒙如裹，身重或疼痛，不能转侧，或四肢重着沉困，或关节重着肿痛，《素问·痹论篇》所谓："湿气胜者为着痹也。"

（2）**困倦**：湿郁阳气，不司旋运，则有头目昏蒙，肢体倦怠，神疲困顿，甚则软弱无力，懒言少食，或痿弱不振，与阳气虚弱相似，当加区别。

（3）**肿胀**：阴湿郁滞，津气不行，或至浮肿，或致胀满，如足肿面浮，甚则肢肿肤胀，或关节肿胀，或脘腹痞满胀，甚则腹胀如鼓，即《素问·至真要大论》所谓："诸湿肿满，皆属于脾。"

（4）**蕴热**：湿郁热蒸，阳气不能透达于外，而见蕴热不扬，或热甚不能自觉，或热盛反觉舒适，以阳气得以伸展之故。

（5）**恶寒**：湿为阴邪，善遏阳气，阳气不得伸展，故常恶寒喜暖，或寒凛，或四肢冷，《金匮要略·痉湿暍病脉证》所谓："湿家，其人但头汗出，背强，欲得覆被向火"，与寒证相似。

（6）**头汗**：湿邪郁遏，阳气内蒸，津液与湿气上达头面，故常以头面汗出，齐颈而止，为湿证特征。仲景所谓："湿家，其人但头汗出。"但应与虚阳上冒的头汗鉴别。

（7）**泻利**：《素问·阴阳应象大论》曰："湿胜则濡泻。"为湿困脾阳，脾失健运，水谷不分，湿气下流，故常见泄利或溏泄。

（8）**色黄**：以黄为湿证主色，《痉湿暍病脉证》云："湿家之为病，一身尽痛，发黄身色如似熏黄"。湿郁阳气，郁蒸不解，则酝酿发黄，轻则面黄，白睛发黄，重则周身皮肤发黄，均属湿郁热蒸之象。

（9）**声浊**：《素问·脉要精微论》云："声如从室中言，是中气之湿也。"是湿郁气机不能宣发所致，故发声重浊，如从室中出，后世谓声从壅中出，俱言声重浊。"

（10）**舌苔厚**：《痉湿暍病脉证》云："湿家……舌上如胎者"，是以舌苔厚浊，湿润滑腻，为湿证特征，以湿盛于内，阳气蒸腾，胃中浊气挟湿气上泛所致。

（11）**脉缓或濡**：湿邪郁遏，阳失伸展，湿证脉以缓、濡为主，脉行缓慢，或浮细如绵，按之则濡，亦见弦象，均属湿郁，阳气不能鼓动血脉之象。

（12）**小便不利**：《痉湿暍病脉证》云："湿痹之候，其人小便不利，大便反快，但当利其小便。"以湿邪郁滞，阳不化气，水液不得下行所致。脾失健运，水谷不分，故以小便不利，大便稀溏反快为特征。

（13）**下部多见**：或湿从下受，或湿流于下，以下部之病多湿，如下肿多湿，即或痛、痹、疮疡、斑疹之见于下部者，亦多挟湿，《金匮要略·藏府经络先后病脉证》云："湿伤于下。"

（14）**甚于日晡**：《痉湿暍病脉证》云："病者一身尽痛，发热日晡所剧者，此名风湿"。湿为阴邪，阴邪旺于阴分，故午后病症加重者，常因于湿，吴鞠通更谓："午后身热，状若阴虚。"[3]胀满等症亦是如此，当与阴虚证鉴别。

（15）**阴雨加剧**：湿病与天气有关，晴暖病减，阴雨加剧，是以湿病本属阳郁阳伤，更加阴雨相加，助湿邪而抑阳气，故病增剧，是四时内外之湿共有特征。

（16）**发病缓慢**：湿性黏腻，其性阴静，故湿邪伤人虽易，但发病缓慢，病情亦多延绵，病程较长，不易速解。

（四）变化

1.病因变化

（1）**化热**：湿郁化热，湿本阴邪，郁遏阳气，阳气郁蒸于内，湿邪酝酿，久必化热，可见蕴热加重，心烦口渴，肌肉烦痛，面黄转亮，尿转黄赤，便转黄酱，苔转黄腻，脉转弦数，口气转秽，或苔转灰黑，或面如油腻，或如烟熏。

（2）化火：湿竭化燥，湿热郁蒸，久则湿去燥来，湿火变成燥火，徐荣斋曰："总属热结在里，表里俱热。"[6]壮热不退，申酉为甚，胸腹热甚，按之灼手，烦躁不宁，口渴引饮，腹满胀痛，大便不通，或酱溏艰涩，或下利清水，恶臭难闻，甚则谵语妄笑，发痉撮空，舌质边尖红紫欠津，舌苔黄糙起刺，或黄中带黑，或老黄如沉香色，或灰黑而起燥刺，苔质板贴不松，脉沉实而小，或滑大而数，甚则反沉微似伏。

（3）停痰：湿滞脾阳，运化失职，津液蓄聚成痰，所谓："脾为生痰之源。"症见胸闷脘痞，咳嗽喘急，痰色灰凝成块，脉滑苔腻。

（4）停饮：湿邪郁滞，津液不行，停而成饮，饮邪泛滥，胸痞背寒，咳逆倚息，短气不能平卧，或四肢肿痛，或便泄痰水，或呕恶痰水，或胃痛泛酸。

（5）停水：湿邪伤阳，阳气不化，津液停而成水，水气泛滥，或面目浮肿，或足肿，或遍身浮肿，或腹胀如鼓。

2.病位变化

（1）郁肺：吴鞠通曰："其在人身也，上焦与肺合。"[3]湿邪外受，皮毛与肺合，湿邪郁遏，肺气失宣，卫阳不行，故见症以肺卫表证为主，头身重痛，骨节疼痛，恶寒发热午后为甚，汗出不透，或汗出剂颈而还，或兼见胸闷脘痞，咳嗽吐痰。

（2）入胃：叶天士云："时令之湿，与水谷相并，气阻不行，欲作痞结。"[4]胸脘痞满作痛，不饥不食，恶心呕吐，舌苔偏白，脉来濡缓，吴鞠通曰："伤胃阳，则呕逆不食，膈胀胸痛，伤胃阴则口渴不饥。"[3]

（3）滞脾：吴鞠通曰："中焦与脾合，伤脾阳，在中则不运痞满，传下则洞泄腹痛。……伤脾阴，则舌先灰滑，后反黄燥，大便坚结。"[3]

（4）郁肝：湿郁于肝，肝失疏泄之性，则可见胁满胀痛，寒热往来，黄疸腹胀，或发疟痢，或疝气痔疮，吴鞠通曰："盖水能生木，水太过，木反不生，木无生气，自失其疏泄之性，《经》有'风湿交争，风不胜湿'之文。"[3]

（5）入肾：吴鞠通曰："其流于下焦也，与少阴癸水合。……湿流下焦，邪水旺一分，正水反亏一分，正愈亏而邪愈旺。"[3]湿邪伤肾，肾气不化，则见腰痛淋浊，妇女则带多漏血，小腹胀痛，甚则癃闭不通，浮肿腹胀。

3.病机变化

（1）郁遏卫阳：湿邪外感肌躯，卫阳不宣于外，清阳失宣于上，头重胀痛，如蒙如裹，遍体不舒，四肢懈怠，甚则恶寒发热，午后为甚，肢体重痛，无汗或仅头汗至颈，脉濡缓，舌苔白滑而薄。

（2）留阻经络：湿邪流行入络，湿阻经隧，则致气血流布阻滞，关节重着酸痛，或肿痛，阴雨为甚，则麻木痹痛，四肢痿弱。

（3）郁滞津气：湿邪入里，郁滞阳气津液，在上焦，病在肺，必肺气失宣，而胸满咳嗽气喘；在中焦，则脾胃失和，或脘闷呕吐，或腹痛便泄，或脘腹胀满。舌苔必厚而滑腻，脉必弦、缓或濡。

（4）阳气不振：湿为邪阴，最损人之阳气，伤肺阳则背冷，伤脾阳则腹痛洞泄，伤胃阳则胃痛脘痞，呕逆不食，伤肾阳则腰重痛，但俱见恶寒肢冷，倦怠短气。

（5）阴液消灼：吴鞠通曰："在人身湿郁本身阳气，久而生热也，最损人之阴液。……湿久生热，热必伤阴，古称湿火者是也。……伤胃阴，则口渴不饥。伤脾阴，则舌先灰滑，后反黄燥，大便坚结。"[3]

（五）治法

1.常法：外湿发汗，内湿利水。

（1）发汗：雷少逸录："倪松亭曰：'湿气在于皮肤者，宜用麻、桂、二术之属，以表其汗，譬如阴晦非雨不晴也。'李时珍曰：'凡风药可以胜湿。'"[2]亦用羌防白芷之风药以胜湿，如清风荐爽，湿气自消。"表湿虽宜汗法，但喻嘉言曰："贵徐不贵骤。"[8]吴鞠通曰："湿属阴邪，其气留恋，不能因汗而退。"[3]仲景有"盖发其汗，汗大出者，但风气去，湿气在，故不愈也。若治风湿者，发其汗，但微微似欲汗出者，风湿俱去也"（《金匮要略·痉湿暍病脉证》）。故吴坤安曰："外感之湿，着于肌表者，……皆当以解肌法微汗之。兼风者，微微表散；兼寒者，佐以温药；兼热者，佐以清药。"[1]此表湿之当从微汗之法。

（2）利水：李时珍曰："利小便不以导湿。"[2]即渗利法，吴鞠通曰："湿以下行为顺。"[3]华岫云曰："若湿阻上焦者，用开肺气，佐淡渗，通膀胱，即启上闸，开支河，导水势下行之理也。"[4]徐灵胎曰："治湿不用燥热之品，皆以芳香淡渗之药，疏肺气而和膀胱，此为良法。"[4]此上焦之湿，利小便当兼开肺气；在中下则可直导其湿，如倪松亭曰："水湿积于胃肠，肚腹肿胀者，宜用遂、戟、芫、牵之属以攻其下，譬如之水满沟渠，非导之不去也。……湿气在于小肠、膀胱，或肿或渴，或小便不通，宜用二苓、车、泽之属以渗利之，譬如水溢沟浍，非疏通其道不达也。"[2]

2.变法

（1）**通阳**：湿为阴邪，抑遏阳气，故治湿之法，当以温燥通阳，即《素问·至真要大论》所谓"湿淫于内……以苦燥之"之法，俞根初曰："寒湿宜辛热以干燥之。"[6]华岫云曰："脾阳不运，湿滞中焦者，用术、朴、姜、半之属，以温运之；以苓、泽、腹皮、滑石等渗泄之。亦犹低洼湿处，必得烈日晒之，或以刚燥之土培之，或开沟渠以泄之耳。"[4]倪松亭曰："寒湿在于肌肉、筋骨之间，拘挛作痛，或麻痹不仁者，宜用姜、附、丁、桂之属以温其经，譬如太阳中天，则湿自干也。湿气在于脏腑之内，肌腠之外，微而不甚者，宜用术、苍、朴、夏之属之健脾燥湿，譬如些微之湿，以灰土糁之，则湿自燥也。"[6]可知湿邪无分表里，均可使以温燥通阳，寒湿则温燥以通阳，湿热亦当通阳，但不用温燥，叶天士曰："通阳不在温，而在利小便。"[4]即"渗湿于热下"[4]之法。湿去则阳气自通，此通阳祛湿之义，有法亦不离"湿者燥之"之义。

（2）**宣畅气机**：湿热病邪传至中焦，治疗总以分解湿热、宣畅气机为主。何廉臣说："肺主一身之气，肺气化则脾湿自化。"[9]吴坤安曰："治法不外上开肺气，下通膀胱，中理脾阳。"[1]凡湿之伤人必阻滞气机，治法总以"化气行湿"为主，发汗宜先宣肺气，大气一转，然后湿随汗出，利水亦必先助膀胱气化，气化则能出焉，燥湿亦必宣化中焦阳气，气机一转，则阳气运行，而阴湿自除。

引用文献

［1］吴坤安.伤寒指掌［M］.上海：上海科学技术出版社，1959：卷四49.

［2］雷丰.时病论［M］.北京：人民卫生出版社，1964：63，104，105，106，107，118.

［3］吴鞠通.温病条辨［M］.福州：福建科学技术出版社，2010：45，76，77，88，105，121，122，124.

［4］叶天士.临证指南医案［M］.上海：上海卫生出版社，1958：182，274，275，635，637.

［5］赵献可.中华医书集成·医贯［M］.北京：中医古籍出版社，1999：62.

［6］俞根初等.重订通俗伤寒论［M］.上海：上海科学技术出版社，1959：31，208，238，240.

［7］何廉臣.重印全国名医验案类编［M］.上海：上海科学技术出版社，1959：165.

［8］喻昌.喻嘉言医学全书［M］.北京：中国中医药出版社，2000：271.

［9］何廉臣.重订广温热论［M］.福州：福建科学技术出版社，2010：10.

四、辨燥证

（一）来源

1.外燥：系气候干燥所致，多晴少雨，天气敛肃，空气中缺乏水分，湿度太低，不能濡润空气，以致气候干燥，人感受之即为燥邪。此外燥之来源，如费晋卿曰："燥者干也，对湿言之也。立秋以后，湿气去而燥气来。"[1]华岫云曰："外感者，由于天时风热过胜，或因深秋偏亢之邪。"[2]总之，外燥之来关乎天气。

2.内燥：系由阴液消耗，气血干涩所致。叶天士曰："燥为干涩不通之疾"[2]，多由于汗下太过，或过服温燥，或精血内夺，以致阴液消耗，气血失于濡润，燥从内起；或由外因伤残，或因内伤阴气，均能致燥，总之内燥关乎气血阴液。

3.季节：燥为秋令主气，故常秋燥联称，费晋卿曰："立秋以后，湿气去而燥气来。"何廉臣曰："秋月天气肃而燥胜，故秋分之后，风燥凉燥之症多。"究竟立秋后还是秋分之后，雷少逸曰："推六气之中，燥金主令，自秋分而至立冬。喻嘉言以燥令行于秋分之后，所以谓秋不遽燥，确与气运相合也。"[3]然亦不过其大致，仍当以气候为准，虽在冬令，气候干燥，亦有燥证。此外尚有伏燥一证，虽时令不在燥令，气候亦不干燥，亦可发见燥证，雷少逸曰："秋分以后，先伤乎燥，燥气内侵乎肺，当时未发，交闭藏之令乃发。"[3]

4.感受：叶天士曰："秋燥秋深初凉，稚年发热咳嗽，证似春月风温证……但温自上受，燥自上伤，理亦相等，均是肺气受病……秋燥一症，气分先受，治肺为急。"[3]华岫云曰："邪从口鼻而入，故曰上受。"[4]但喻嘉言却提出内外合邪之说，喻嘉言曰："值今岁秋月，燥金太过，无人不病咳嗽，而尊堂血虚津枯之体，受伤独猛，胸胁紧胀，上气喘急，卧寐不宁……盖身中之燥，与时令之燥，胶结不解。"[5]是以燥体易感燥邪。

5.发病：外燥一感即发，或伏至冬令而发，但与天气有关，俞根初曰："秋深初凉，西风肃杀，感之者多病风燥，此属燥凉，较严冬风寒为轻。若久晴无雨，秋阳以曝，感之者，多病温燥，此属燥热，较暮春风温为重。"[6]至内燥发病，必起之于渐，或在病后，或久病之中，或酒色过度，或失血过多，亦有过服温燥，伤耗气阴精血之药，燥从内起。

（二）性质

1. 外燥：外燥有凉燥、温燥之性质不同，吴鞠通曰："秋燥之气，轻则为燥，重则为寒，化气为湿，复气为火。"[7] "如仲景《伤寒论》中之麻桂、姜附，治寒之胜气也，治寒之正化也，治寒之本病也。白虎、承气，治寒之复气也，治寒之对化也，治寒之标病也。余气俱可从此类推。"[7] 王孟英曰："从五气而论，则燥为凉邪，阴凝则燥，乃其本气；但秋承夏后，火之余炎未息，若火既就之，阴竭则燥，是其标气。"

按《素问·至真要大论》有："燥化于天，热反胜之""燥热在上""燥以干之"等语。《易经》有"水流湿，火就燥"之说。从本质而言，自应属热类，而后世有凉、温之分，当与天气有关，即俞根初所谓："秋深初凉，西风肃杀……此属燥凉……燥热"[6] 之说。可见燥之凉温，与天气兼挟有关，并不改变其本质，犹风为阳邪，但可兼挟寒热，其理一致，观俞根初所曰："秋燥一症，先伤肺津，次传胃液，终伤肝肾阴血。"[6] 若非阳邪，何以专伤阴液？为其初虽有凉温之别，终则必归于化热化火，本质属阳可知。

2. 内燥：内燥关系气血阴液，与外燥性质略有差别，有阴凝与阴竭之分，与外燥之凉燥、温燥本无二至，但阴竭而燥，必先由于火邪伤阴，其本质为火热无疑；阴凝而燥，则必起自阳气不足，阳本不足，未必能化热化火，与凉燥、温燥，终必化火略有不同。俞根初论秋燥、伏湿曰："其阳虚多湿，湿伤肾气而燥者，阴凝则燥也；阴虚多火，湿热耗精而燥者，阴竭则燥也。"[6] 虽专指肾燥，他脏亦然。

3. 兼夹：兼夏末之余热，为温燥；兼深秋之凉风，为风燥、凉燥。此外，秋燥兼伏暑，但有夹湿、夹火之分，俞根初曰："（秋燥）夹暑湿内伏而发，故其病有肺燥脾湿者，亦有肺燥肠热者……若暑从火化者，浅则多肺燥肠热。"[6] 何廉臣曰："其病秋深时最多，如秋分后天久不雨，最易剧发，人烟稠密之处尤广。"[6]

（三）证候

1. 基本证候

（1）**燥气犯肺，肺失宣肃**：叶天士曰：秋燥一证，均是肺气受病。俞根初曰："秋燥一证，先伤肺津。"凉燥阴凝肺津，而为肺气失宣，胸满胁痛，咳逆，喉痒干咳，痰多清稀，痰不易出；温燥则津伤化热，而为肺失清肃，干咳乏痰，胸闷而痛，甚则痰稠黏黄，或痰血，咽痛，咽干。

（2）**燥气化火，津气蒸灼**：燥气不解，久必化热化火，蒸灼胃中津液，证转大热，大渴引饮，心烦躁扰，脉转洪数，舌红干裂起刺，或燥火煎迫，气津外泄，下利泡沫，或痢下红白，艰涩异常，肠中切痛。

（3）**燥气久羁，气液枯涸**：燥留不解，气液枯涸，腹胀，大便干结，甚则如羊粪，或消渴善食，或反胃气已纯，喜饮而不喜食，脉右沉滞，左弦涩。

（4）**燥留血分，血液消灼**：燥留血液，消灼失营，皮肤皱揭，色瘁爪枯，口唇燥裂，甚则皮聚毛落，舌红干绛，萎缩瘦薄。

（5）**燥烁阴分，阴液消灼**：燥留阴分，消灼阴液，症见肢懈无力，夜间身热，天明热退，喘息短气，颧红足冷，足心反热，脉细而涩甚则痉厥。

2. 基本症状体征

（1）**干涩**：干涩为燥病最大特征，如鼻、眼、唇、舌、咽等干燥、干涩，以及皮肤干燥、粗糙滞涩，甚则干痛，皆系津液燥涩之象。此外如干咳、痰黏、咯吐艰涩，或唾如胶漆，大便泻痢，艰涩难下，或大便干燥结硬，或如羊粪，小便短涩等，皆干涩之类，即叶天士所云："燥为干涩不通之疾。"刘河间曰："诸涩枯涸，干劲皱揭，皆病干燥。"[8] 皆出《素问·阴阳应象大论》"燥胜则干"之旨。

（2）**枯燥**：为津液阴血干涸之象，如口唇燥裂，皮肤甲错起揭，爪甲干枯，以及口干喜饮，消渴，善食，或喜饮不食等。

（3）**脉细涩**：燥伤津液，津液不足，脉行涩滞，虽在初病亦见细涩脉，俞根初曰："燥证脉多细涩，虽有因兼证变证，而化浮洪虚大弦数等兼脉，重按则无有不细不涩也。"[6]

（4）**苔干涩**：津液不能上润，虽在初期，苔色虽白，望之似有津润，扪之则必干糙戟手，甚至在化热化火之后，苔虽干燥，而色尚白薄，或虽黄不厚，是因无液以滋生厚苔之故。

（5）**舌质红干**：燥伤阴液，舌红绛干燥，虚燥由于精血不足，更可兼见萎缩瘦薄，津液阴血不能上滋所致。

（6）**甚于阴分**：燥伤阴津阴血，阴津不足以济干燥热，故病甚于晡刻，有如阴虚。

（四）变化

1. 病因变化

（1）**化热**：凉燥、温燥郁滞不解，必从热化，症见口渴心烦，痰转黄稠，小便亦可转黄赤，舌质红，苔转薄黄。

（2）**化火**：燥热不解，必归火化，吴鞠通曰："燥气化火，消铄津液。"[7]热势转壮，口渴消水，神烦不寐，脉右浮大搏数，或久郁不达，窜入营血之分，亦可见红斑赤疹，或下迫大肠，或下利肠澼，或燥结腹满，甚则亦有发痉之变，故吴鞠通谓："亦能致痉。"[7]

（3）**凝痰**：燥邪凝滞津液，停而为痰，而称为燥痰，痰滞胸中，胸满胁痛，咳咯难出，痰黏艰涩，气短气逆，久则酿成痰火。

（4）**停瘀**：燥气凝滞，津液不行，血液亦致留滞而停瘀，轻则胸胁滞痛不愈，甚则咳吐脓血，或成噎膈反胃，或肌肤甲错。

2.病位变化

（1）**犯肺**：叶天士曰：秋燥一症，均是肺气受病。俞根初曰："先伤肺津。"是故燥病之初起不离胸闷咳嗽，鼻干咽痛，失音等肺证。

（2）**入胃**：俞根初曰："先伤肺津，次传胃液。"故以口渴、烦闷、嘈杂，甚则消渴、消谷善饥，而成中消之证，或成噎膈反胃之病。

（3）**入肠**：张石顽曰："燥于下，必乘大肠。"[9]石芾南曰："肺燥直逼大肠，而成肠澼；燥郁气机，则肠垢下而色白；燥伤血络，则血渗大肠而色红。"[10]舒驰远曰："（秋燥化痢）肺气为燥气壅遏，陷入腹中，搏结作痛。"[11]或下利无休，食不徒运化而直出，食入则肠中之垢随气奔出；或反大便干结，腹满似胀，小便短涩。

（4）**烁脾**：燥气燥脾，脾阴枯槁，其脾必约，大便不行，干结如羊粪，久不更衣，腹无所苦，或善食而瘦。

（5）**灼肝**：燥灼于肝，阴血先伤，风阳随起，故可见目睛干涩，头晕目暗，或头顶作痛，或筋脉挛急作痛，或痉厥瘛疭。

（6）**消肾**：叶天士曰："秋燥从天而降，肾液无以上承。"[2]燥留下焦，必然消耗肾阴，症见形容憔悴，肌肉消瘦，咳喘气短，夜热骨蒸，甚则梦遗盗汗，骨痿不能起于床。

3.病机变化

（1）**凝滞津气**：为凉燥之气致病，姚国美曰："凉则气凝，气凝则津不布"，以致"津液凝涩"[12]。在上则肺气失宣，而见胸满胁痛；在中则胃气失降，可见呕恶；在下则肾气不化，可见精滑，或溺质遗沥，妇女则带下腰酸。津不布于上则鼻唇咽干，不布于下则大便干结，不布于外，则皮肤枯涩。

（2）**灼烁气液**：燥邪化热化火之后，必然灼烁气液，在上则耗肺津，而为鼻燥咽痛，干咳胸痛，痰稠痰血；在中则消耗胃液，而为口渴引饮，心烦不寐，或壮热多汗；在下则消灼肠液，或为腹胀便闭，或为下利，暴注下迫，或肠澼脓血。

（3）**消灼血液**：燥邪入血，必然消烁血液，可见皮肤皱揭，色痒爪枯，口唇燥裂，入夜潮热，天明热退，甚则筋脉挛急疼痛，或虚风内动，头晕目眩，剧者手足瘛疭、痉厥。

（4）**消耗阴精**：燥在下焦阴分，必然消耗肾中阴精，可见腰酸脊热，腿膝热痛，两足痿弱难行，或夜发内热，头晕目赤，痰咳喘逆，胸胁虚痞，或男子精热自流，女子带多稠黏。

（五）治法

1.常法：凉燥温润，温燥凉润。

（1）**温润**：解凉燥之法。凉燥为阴凝则燥，"凉则气凝，气凝则津不布，以致津液凝涩而燥，故治当从温凝涩之，使之开通。"[12]何廉臣曰："对病发药，使之开通。开是由肺外达皮毛，与升散之直向上升者不同；通是由肺下达胃肠，通润通利，皆谓之通，非专指攻下言。"[6]即《素问·至真要大论》中的"燥淫于内，治以苦温，佐以甘辛"之法，而非甘凉清润之法，苟投以甘凉清润，则津愈凝，而燥反甚，故何廉臣曰："初起，宜用辛润，开达气机为君。"[6]在中焦亦宜俞根初所示："辛香以流利气机，气机一通，大便自解。"[6]

（2）**凉润**：或称凉润，为解温燥、燥热之法，温燥燥热，为津液偏枯，阴竭则燥，故治法宜从清凉润燥，即《素问·至真要大论》等谓"燥者濡之""燥者润之"之法。俞根初曰："以辛凉为君，佐以苦甘。"[6]叶天士说："上燥治气，下燥治血。"[2]"慎勿用苦燥，劫灼胃汁也。"[2]邵新甫曰："大忌者苦涩，最喜者甘柔。"[2]汪讱庵曰："始用辛凉，继用甘凉，与温热相似。但温热传至中焦，间有当用苦寒者；燥证则唯喜柔润，最忌苦燥，断无用之之理矣。"[1]

2.变法

（1）**滋润**：上中之燥，病在肺津胃液，故"在上焦救津，在中焦增液"。即甘柔之品，以滋津液而润燥，即《内经》"濡之""润之"之法，何廉臣曰："初治以润肺养液、清络泄热为主，既不能过事透表，亦不得径投滋补；

继进甘润养胃，以存阴液。"[6]

（2）滋补：为治下焦虚燥之法，邵新甫谓"精血竭而为患者，必借血肉之滋填"[2]之法。何廉臣曰："虚甚者，气结津枯，清润又非所宜，必得温润甘燥，如淡苁蓉、熟玉竹、菟丝子、枸杞子、熟地、阿胶、鹿胶之类，方能中窍，虚燥治法，大率类此。"[6]又谓："非柔润静药，及血肉有情之品，大剂滋填不可。"[6]

引用文献

［1］张元凯，时雨苍，杨伯棠，等.孟河四家医集［M］.南京：江苏科学技术出版社，1985：30，104.

［2］叶天士.临证指南医案［M］.上海：上海卫生出版社，1958：60，275，276，559.

［3］雷丰.时病论［M］.北京：人民卫生出版社，1964：108，119.

［4］王士雄.温热经纬［M］.沈阳：辽宁科学技术出版社，1997：21.

［5］陈熠.喻嘉言医学全书［M］.北京：中国中医药出版社，2000：397.

［6］俞根初.重订通俗伤寒论［M］.上海：上海科学技术出版社，1959：32，258，259，263，265，266.

［7］吴鞠通.温病条辨［M］.福州：福建科学技术出版社，2010：51，53，168，260.

［8］刘河间.金元四大家医学全书［M］.天津：天津科学技术出版社，1994：122.

［9］张璐.张氏医通［M］.北京：中国中医药出版社，1995：22.

［10］石寿棠.中华医书集成·医原［M］.北京：中医古籍出版社，1999：47.

［11］舒驰远.伤寒集注［M］.北京：人民军医出版社，2009：145.

［12］姚国美.姚国美医学讲义合编［M］.北京：人民卫生出版社，2009：75.

五、辨暑证

（一）来源

1.暑热：《素问·阴阳应象大论》曰："在天为热，在地为火，其性为暑。"陈无择认为暑热同气，程钟龄曰："暑字，以日为首，正言热气之袭人耳。夏日烈烈，为太阳之亢气，人触之，则生暑病。"[1]可见暑热乃由夏月烈日炎热之亢气所致，故有"炎暑"之称。

2.暑湿：历代医家称"暑必挟湿"，谓暑中必有湿邪，或称"湿热相合而成暑"。邵新甫曰："天之暑热一动，地之湿浊自腾，人在蒸淫热迫之中，若正气设或有隙，则邪从口鼻吸入气分，先阻上焦，清肃不行，输化之机，失于常度，水谷之精微，亦蕴结而为湿也。人身一小天地，内外相应，故暑病必挟湿者，即此义耳。"[2]此论从天气以至人事，论暑必挟湿之理。邵仙根曰："夏月火土当令，天之热气下，地之湿气上，湿与热蒸，或成暑气。"[3]曰："天之热气下降，地之湿气上腾，则蒸而成暑，故暑必挟湿。"[3]姚国美则从六气主令提出："夏令主火，烈日之气偏亢，太阴湿土又旺于长夏。"[4]论证暑必挟湿之理。然而暑有兼湿、不兼湿之分，不必尽为湿热相合的暑湿，亦有不挟湿的本气，即为暑热。

3.季节：《素问·生气通天论》曰："夏伤于暑"，暑证为夏季主气主令。雷少逸尚有秋暑一说："七月大火西流，暑气渐减，而凉气渐生，其时炎歊尚存，一如盛夏。亦有较盛夏更热之年，人感其热而病者，为秋暑，即世俗所称秋老虎是也。"[5]"每见近时之医，不究六气者多，一交秋令，便云秋燥，不知初秋烦热，是为秋暑；又不知斯时湿土主令，指暑指湿而为燥气，不甚谬哉。"[5]此外尚有伏暑一说，如何廉臣曰："病发于处暑以后者，名曰伏暑，症尚易治；发于霜降后立冬前者，名曰伏暑晚发，病最深而难治，其伏邪往往因新邪而发。"[6]是暑证亦可发于四时。

4.感受：古来时暑邪的感受，或以动而得之为中热，静而得之为中暑，或以动而得之为中暍，吴坤安曰："按暑与暍，皆曰气也，不必分属，动而得之为中暍，静而得之为中暑……盖动静不过劳逸之分，既均受暑，治法不甚相远。"[3]邵仙根解释说："暑与暍二者，皆炎天烈日之气也。夏月火土当令，天之热气下，地之湿气上，湿热相蒸，或成暑气。暑者，热之兼湿者也，故曰暑必挟湿。至于暍，单是炎天火热之气，不挟湿气在内，乃夏天令火之邪为暍，故奔走于烈日之中而中暍也。"[3]很合情理。吴坤安曰："避暑，不近烈日，炎暑何来？即膏梁深处，亦有中暑之症者。盖不能无冒暑应接，正在动中得之耳。此静中之动。"[3]"如迎宾送客，观荷曝书之类，偶触暑邪是也。更有斗室低楼，热气外逼，即或静处室中，亦能吸受暑邪，俱当以正暑治之。"[3]因此，动静分暑暍亦不尽然。其受邪之途，叶天士曰："大凡暑与热，乃地中之气，吸受致病，亦必伤人气分。"[2]姚国美曰："多得之劳动辛苦之人，盛暑烈日，或奔走长途，或劳役于田野，劳甚则气越，气越则大汗出，而津气有亏，暑邪每易侵之，洁古所谓'动而得之者'是也。"[4]

5.发病：邵新甫云："暑湿之伤，骤者在当时为患，缓者在秋后为伏气之病。"[2]雷少逸曰："伏天所受之暑者，其邪盛，患于当时；其邪微，发于秋后。"[5]吴鞠通曰："长夏盛暑，气壮者不受也；稍弱者但头晕片刻，或半日而已，次则即病；其不即病而内舍于骨髓，外舍于分肉间者，气虚者也。"[7]

至于伏暑发病，魏长春说："伏暑为病，至深秋而发者，始见于叶氏《临证指南医案》，霜未降者轻，霜既降者重，冬至后尤重，或竟存伏至来春始发者。"《素问·四气调神大论》中有"逆夏气则伤心，秋为痎疟，奉收者少，冬至病重"之说。吴鞠通曰："盖气虚不能传送暑邪外出，必待秋凉金气相搏而后出也……其有气虚甚者，虽金风亦不能击之使出，必待深秋大凉，初冬微寒相逼而出。"[7]何廉臣曰："然竟有伏至来春始发者，由于秋暑过酷，冬令仍温，收藏之令不行，中气因太泄而伤，邪热中虚而伏，其绵延淹滞，较《指南》所论更甚，调治之法则尤难。"以上均为凉气触发。他还引叶天士所说："或因秋燥，或因冬温，触引而发者，数见不鲜。"[8]可见秋冬温暖，亦能触发伏暑。石寿棠说："伏暑及伏暑晚发，较春夏温病来势稍缓，而病实重。"[9]

（二）性质

1. 暑热：《素问·五运行大论》曰："在天为热，在地为火……其性为暑。"暑与热火，本属一气，故称暑为阳邪，然历来尝有阴阳之分，或以动而得之者为阳暑，静而得之者为阴暑。程钟龄曰："至于静而得之者，乃纳凉于深堂大厦，大扇风车，嗜食瓜菜，致生寒疾。"[1]雷少逸曰："殊不知前贤取'阴暑'二字之义。阴，阴寒也；暑，暑月也。暑月伤于阴寒，故名阴暑。曰：何不以伤寒名之？曰：寒乃冬令之气，在夏月不能直指为寒，盖恐后学不明时令。"[5]后世不少人反对阴暑一名，吴坤安曰："至于阴暑，尤宜速辨，夫当盛暑之时，炎火若炙，静处深堂大厦，正以避暑，不近烈日，炎暑何来？"[3]邵仙根曰："若'阴暑'二字，尤属不通，夏天炎火之令，烁石流金，何阴之有？……暑为阳邪，从无阴暑之名。"[3]是以暑为阳邪，不当有阴暑，古人所称阴暑，实非暑邪，乃夏月的阴寒，与暑无涉。

2. 暑湿：暑热挟湿之邪，即邵仙根曰："夏月火土当令，天之热气下，地之湿气上，湿与热蒸而成暑气。"[3]吴坤安曰："凡暑必挟湿，湿为重浊之邪，暑乃熏蒸之气，热处湿中，湿热相蒸。"[3]邵新甫曰："夫暑与湿，为熏蒸黏腻之邪也，最难骤愈。"[2]王旭高曰："暑乃郁蒸之热，湿为濡滞之邪，暑雨地湿，湿淫热郁，唯气虚者受其邪，亦唯素有湿热者感其气。体肥多湿之人，暑即寓于湿之内；劳心气虚之人，暑即伏于气之中。"[10]

但暑热属阳，湿属阴，邵新甫曰："暑热从阳上熏，而伤阴化燥；湿邪从阴下沉，而伤阳化浊。"[2]姚国美更曰："热胜于湿，则从阳上熏，而伤阴化燥；湿盛于热，则从阴下沉，而伤阳化浊。"[4]暑湿当视热湿轻重。

3. 兼夹：以不兼湿之暑，称暑热；热势轻者，称暑温；兼风称暑风，此为一类。另一类为兼湿者，称暑湿；兼寒称寒包暑温。兼秽浊之气，暑重者称暑秽，湿重者称湿浊。

（三）证候

1. 基本证候

（1）**暑湿郁蒸：**暑邪挟湿，蕴郁于肺胃气分，湿郁热蒸，见症以身热不扬，午后加重，胸闷，呕恶，食少，倦怠，大便溏薄，小便短少，甚则身重而痛，手足厥冷，小便已洒然毛耸，前板齿燥，气粗心烦，脉左弦细而紧，右迟而滞，舌苔先白后黄带腻带糙。张景岳云："暑有八证：脉虚，自汗，身热，背寒，面垢，烦渴，手足微冷，体重是也。"[11]即指暑湿。

（2）**暑热蕴蒸：**暑不挟湿，或湿已化热，暑热蕴蒸肺胃，津气蒸灼，使周身中外皆热，面垢而赤，壮热心烦，口渴引饮，蒸蒸自汗，头痛如破，或呕或泻，倦怠乏力，小便短赤，脉浮洪大，舌苔黄燥，舌质深红，甚则神昏瘛疭。

2. 基本症状体征

（1）**面垢而赤：**暑为阳邪，热蒸于内，故其面色为红赤，汗出后面显垢浊，暑中有湿，湿为浊邪，热蒸湿腾上于面则成垢浊，故面垢而赤，挟湿则面色晦赤，不挟湿则面赤而亮，但均见面垢，为暑证重要特征之一。

（2）**多汗：**暑热内蒸，津液外泄，故见蒸蒸自汗，挟湿者，则暑中之湿亦由热蒸化汗而外溢，故暑证必多汗。

（3）**心烦：**暑热内热，心神失宁，故必见心烦，《素问·生气通天论》曰："因于暑汗，烦则喘喝，静则多言。"

（4）**口渴：**暑热消烁津液，故必见口渴，不挟湿者，渴喜冷饮，且引饮不已，若湿偏重者则渴喜热饮，且不消水。

（5）**发热：**暑为阳邪，故必蒸热，阳暑内蒸，发热必蒸蒸汗出，挟湿者，湿遏热郁，必热势不扬，午后加重；不挟湿者，则热势必壮，甚则反见背寒或手足冷。

（6）**尿赤而短：**暑热消烁津液，水液减少，虽或口渴饮水，但发热多汗，水液消耗甚盛，其小便必短少而热赤，甚则涩痛不利。

（7）**倦怠**：《素问·举痛论》云："炅则腠理开，营卫通，汗大泄，故气泄。"暑热内蒸，汗出过多，气随汗泄，古人所谓"暑伤元气"，故常见倦怠、短气、乏力，湿偏重者可见身重懈怠。

（8）**脉虚**：古人谓"伤暑脉虚"，系暑热蒸泄，气随汗泄而虚，故脉多虚大而数，或濡数。湿偏重者，反见弦细。

（9）**舌苔必黄**：暑为火热之气，消灼津液，阳邪内盛，舌质必红，苔必转黄，但热处湿中，热蒸湿腾，挟湿其苔必黄而滑腻，不挟湿则干涩、干燥。

（四）变化

1.病因变化

（1）**化热**：暑中挟湿，湿郁与热同化，热势转壮，神烦不宁，渴引冷饮，大汗如蒸，面赤而垢，脉转洪大而数，舌苔转黄转燥，甚则神昏谵语，或背寒，或四末微冷，剧者可见四肢厥冷，或通体皆厥，或脉厥等阳极似阴，阳气闭厥之候。

（2）**化火**：暑热依附肠中糟粕，化燥化火，壮热不退，申酉更甚，四肢热炽，腹满便闭，或频转矢气，或神昏谵语，甚则循衣摸床，撮空理线，或大便暴注下迫，或如红酱而作臭秽，或暴下血痢，舌苔老黄、黑黄，或黑燥起刺，脉数实大或反小，何廉臣曰："必先便黑酱，次便红酱，终便淡黄粪，而热势始遏者。"[8]

（3）**动痰**：暑热蒸湿成痰，或热蒸津液成痰，所谓暑热动痰，每致猝倒昏厥，喉间痰鸣，状类中风，或昏迷痉厥，四肢抽搐。

2.病位变化

（1）**犯肺**：何廉臣曰："暑气从口鼻而入，必先犯肺，因之作咳。"[8]邵仙根曰："邪在上焦，肺不宣降，则头胀，咳呛，身热，脘闷，此邪在卫分也。"[3]肺主卫，暑邪犯肺，必先及胃。

（2）**入心**：汪昂云："暑为阳邪，心属离火，故暑先入心。"[12]谢映庐曰："暑属阳邪，心属离火，故伤暑必先入心。"[13]轻则心烦，面赤；重则猝倒昏厥不省，或神昏谵语，甚则发狂。

（3）**传胃**：暑热熏蒸阳明，使周身中外皆热，面垢而赤，壮热心烦，口渴欲饮，蒸蒸自汗，如兼湿者，可见景岳暑病八症："脉虚，自汗，身热，背寒，面垢，烦渴，手足微冷，体重是也。"[11]更可见脘闷呕恶。

（4）**伤脾**：暑湿伤脾，中焦失运，则脘腹胀痛，呕吐下利，或吐泻交作，或两足转筋，或吐泻不得，腹中大痛，或但腹痛泄泻。

（5）**入肠**：或为燥火内结，潮热便闭，手足濈然汗出，甚则神昏谵语，或反下利清水，臭秽难闻，或下利垢污，或便如红酱，或痢下鲜血，腹痛里急后重。

（6）**入肝**：叶霖曰："入肝则眩晕顽麻。"[14]吴鞠通亦谓："入厥阴麻痹者，连梅汤主之。"[14]此外，吴鞠通更有："暑邪深入厥阴，舌灰，消渴，心下板实，呕恶吐蛔，寒热，下利血水，甚至声音不出，上下拒格者，椒梅汤主之。"[14]更有暑风入肝，或热甚风动，痉厥抽搐。

（7）**入肾**：叶霖曰："入肾则消渴。"[14]吴鞠通亦有："暑邪深入少阴，消渴者，连梅汤主之。"[14]"暑邪误治，胃口伤残，延及中下，气塞填胸，躁乱口渴，邪结内踞，清浊交混者，来复丹主之。"[14]

3.病机变化

（1）**津气郁蒸**：暑湿外乘，郁蒸津气，表热不扬，午后加重，或寒热似疟，湿重则寒多热少，暑重则热多寒少。同时兼见身重而痛，四肢倦怠，手足厥冷，胃不饮食，胸脘痞满，或小便已洒然毛耸，前板齿燥，气粗心烦，便溏或泄，溺短赤热，舌苔先白后黄，带腻带糙，脉左弦细而紧，右迟而滞。

（2）**津气蒸灼**：暑热入里，蒸灼津气，壮热不退，面赤垢腻，烦渴引饮，自汗蒸蒸，身重倦怠，或身热背寒，或手足微冷，舌红苔黄而燥涩，脉浮洪而虚。

（3）**津气燥结**：暑邪化火，燥结阳明，申酉潮热，手足濈然汗出，腹满胀痛，大便不通，或反下利清水，甚则神昏谵语，舌苔深黄、老黄、黄黑、灰黑而燥刺，脉沉实。

（4）**营液蕴蒸**：暑邪化火，伤阴入营，蒸腾营液，发热夜甚，心烦不寐，口干不喜饮，时有谵语，目常开不闭，或喜闭不开，舌绛赤少苔，脉虚数。

（5）**血液燔灼**：暑邪入血，燔灼血液，或灼伤阳络，络血上溢，骤然吐衄，头目不清；或灼伤阴络，大便下血，小便血淋；或外郁孙络，肌肤烦躁如针刺；或有赤肿疮疖。剧者，邪闭心包，神昏谵语，或不语神呆，或更引动肝风，痉厥瘛疭，舌赤干绛，脉弦细搏数。

（6）**阴液消灼**：暑邪深入下焦，消烁阴液，吴鞠通曰："暑邪久热，寐不安，食不甘，神识不清，阴液元气两伤者，三才汤主之。"[7]

（五）治法

1.常法：暑湿宜宣化，暑热宜清凉。

（1）**宣化**：何廉臣曰："暑为湿遏，初起即在气分，治以轻开肺气为主。肺主一身之气，气化则湿自化，即有兼邪亦与之俱化；湿气弥漫，本无形质，宜以体轻而味辛淡者治之。"[15]俞根初曰："初用芳淡，继用苦辛通降。"[15]吴鞠通曰："温病最忌辛温，暑证不忌者，以暑必兼湿，湿为阴邪，非温不解。"[7]但最忌清滋，何廉臣："若湿重于暑，暑尚在湿之中，病从水化者，其气机必滞，早用地斛，清滋解热则不足，滞湿则有余。"[8]此治暑邪挟湿当以宣化之法，即宣达气机、芳化湿滞，邵新甫曰："表之汗不易彻，攻之便易溏泄，过清则肢冷恶呕，过燥则唇齿燥裂。"[2]

（2）**清凉**：何廉臣曰："暑气从口鼻而入，必先犯肺，因之作咳，故用轻清之药，专治上焦。"[8]张凤逵曰："暑病首用辛凉，继用甘寒，终用酸泄敛津。"[15]在上焦以辛凉宣上，宣透肺卫；在中焦，以甘寒清中，清解阳明；在下焦，以酸泄敛津，以救肝肾。

2.变法

（1）邵新甫曰："治气分，有寒温之别。寒者宗诸白虎法，及天水散意；温者从乎二陈汤，及正气散法。理营分，知清补之宜。清者如犀角地黄，加入心之品；补者有三才、复脉等方。又如湿热沉混之苍术石膏汤，气血两燔之玉女法，开闭逐秽与牛黄及至宝、紫雪等剂，扶虚进参附，及两仪诸法。"[2]

（2）何廉臣曰："湿气弥漫，本无形质，宜体轻而味辛淡者治之。辛如杏仁、蔻仁、半夏、厚朴、藿梗；淡如苡仁、通草、茯苓、猪苓、泽泻之类，启上闸，开下河，导湿下行，以为出路，湿气通，布津于外，自然汗解。若暑重于湿者，湿从火化，火必就燥，则生地、石斛却为善后之要药。"[15]

引用文献

[1]程国彭.医学心悟[M].北京：人民卫生出版社，1963：105.

[2]叶天士.临证指南医案[M].上海：上海卫生出版社，1958：252，264，265.

[3]吴坤安.伤寒指掌[M].上海：上海科学技术出版社，1959：卷四35，37，44，47.

[4]姚国美.姚国美医学讲义合编[M].北京：人民卫生出版社，2009：72.

[5]雷丰.时病论[M].北京：人民卫生出版社，1964：73，86，87.

[6]何廉臣.重订广温热论[M].福州：福建科学技术出版社，2010：13.

[7]吴鞠通.温病条辨[M].福州：福建科学技术出版社，2010：40，44，119.

[8]何廉臣.重印全国名医验案类编[M].上海：上海科学技术出版社，1959：114，116，131，145.

[9]石寿棠.医原[M].南京：江苏科学技术出版社，1983：101.

[10]徐衡之，姚若琴.宋元明清名医类案[M].长沙：湖南科学技术出版社，2006：695.

[11]张介宾.张景岳医学全书[M].北京：中国中医药出版社，1999：1056.

[12]汪昂.中华医书集成·医方集解[M].北京：中医古籍出版社，1999：91.

[13]谢映庐.谢映庐医案[M].上海：上海科学技术出版社，1962：25.

[14]李顺保.温病条辨集注与新论[M].北京：学苑出版社，2005：164，392，394.

[15]俞根初等.重订通俗伤寒论[M].上海：上海科学技术出版社，1959：30，253.

六、辨温证

（一）来源

1.新感：新感温邪，原指春令温暖之气，按四季气温，序以春温、夏热、秋凉、冬寒，明代以前所论温病，悉遵《内经》伏气化温之说，至清代叶天士始提出："温邪上受，首先犯肺。"次后吴鞠通指出："亦有不因伏气，乃司天时令现行之气。"[1]是新感温邪之来由，从六淫论，并无温邪，故古人只好从伏寒化温之说，而置时令温气致病于不顾。

2.伏温：是从《素问·生气通天论》"冬伤于寒，春必病温"之说，但有谓伏寒伏热者，有谓因寒气郁化热者，前者在于邪气，如雷少逸曰："夫冬伤于寒，甚者即病，则为伤寒，微者不即病，其气伏藏于肌肤，或伏藏于少阴，至春阳气开泄，忽因外邪乘之，触动伏气乃发。"[2]后者在于正气因郁化热，如张锡纯曰："由皮肤内侵，潜伏于三焦脂膜中，阻塞其气化之升降流动，即能暗生内热。"[3]此外，又有不感冬寒，系感冬温内伏者，叶天士曾指出：

"冬月温暖，真气未得潜藏，邪乘内虚而伏，因惊蛰节，春阳内动，伏气乃发。"[4]是感受冬令温邪内伏之由。

此外尚有因于人事者，其一是"冬不藏精，春必病温"之说，但"藏精"又有不同解释，按《素问·金匮真言论》中"夫精者，身之本也。故藏于精者，春不病温"。应是指阴精，即雷少逸明白指出："其藏少阴者，都是冬不藏精肾精内亏之辈。"[2]肾精失藏，如何成温？柳宝诒谓："唯冬伤于寒故病温，唯冬不藏精故受寒。"[5]而张锡纯却认为："冬不藏精之人，必有阴虚，所生之热积于脏腑。"[3]

另一解释，如吴鞠通说："（不藏精）不专主房劳说，一切人事之能摇动其精者皆是。"[1]近人姚国美解释更为广泛，包括人事与天时："设或天之阳精不藏，冬应寒而反热。或富豪之家，红炉暖阁，腠理大开，或辛劳过度，卫外阳津外泄，阳气所藏，骤为寒邪所束，亦能病温。"[6]与王孟英论小儿多温病又有不同处："小儿多温病何耶？良以冬暖而失闭藏耳。夫冬岂年年皆暖软？因父母以姑息为心，唯恐其冻，往往衣被过厚，甚则妆之以裘帛，虽天令潜藏，而真气已暗为发泄矣。温病之多，不亦宜乎？"[7]姚氏所主为因失藏而受寒，王氏所主因失藏而生热。

主天时者，如叶天士认为冬令温暖，真气不藏说。吴鞠通谓："冬时天气应寒而阳不潜藏，如春日之发泄，甚至桃李反花之类皆是。"[1]程杏轩更明确认定："盖冬不藏精一语，亦指天时，非专指人事也……但寒乃冬令之正气，人知畏避，受病尚少，冬阳开泄，天暖而雨乃为淫气，受病殊多。"[8]可知冬不藏精而致伏温，亦关乎天时。

总括起来，伏温来源有二，关乎天时者，冬伤于寒，寒郁化温，或冬令不藏，感温内伏。关乎人事者，冬不藏精，或因阴精不足而感寒化温，或阴不足而内热自生。此外，因天时而影响人事者，或冬寒外郁，阳气不行，郁而化温；或过于保暖而阳郁化温；而取暖而吸受温热，或因暖而阳气失藏，感寒化温，因此有感于外和起于内，一为外邪，一为正气所化。

表1-2-9 伏温成因

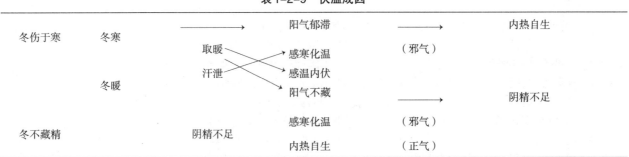

除冬令寒温内伏而成伏温外，尚有湿伏化温，即湿温之证，俞根初曰："湿温伤寒，一名湿温兼寒，因伏湿酝酿成温，新感暴寒而发。"[9]雷少逸曰："考其致病之因，良由湿邪踞于气分，酝酿成温，尚未化热。"[2]是伏温又一来源。

3.**季节**：温病原以为春令时邪，以春气温暖，感温暖之气，即为春温。随后又以冬温不寒，感冬温之气而为冬温。后世复有夏月之湿热、暑温，秋令之湿温、温燥，是以四时皆有温邪，犹风邪虽主于春，而能挟四时之气，因而四时皆有风邪，是理相同。唯温邪主生于春冬，又可挟夏秋时气而发于夏秋，可知凡气候温暖，皆可致温邪感人。

4.**感受**：新感温邪，咸尊叶天士"温邪上受，首先犯肺"之说，为唯一感受途径，或从鼻，或从口，鼻气通于肺，口气通于胃，故温邪发病，皆从肺胃而起；兼风者，多从鼻入肺最易；兼湿者，多从口入胃最易，故风温多肺证，湿温多胃证。

5.**发病**：伏温发病，一则由于天气温暖，蒸动而发，叶天士说："冬月失藏，久伏寒邪，已经蕴遏化热，春令阳升，伏邪随气发泄而病。"[10]雷少逸亦谓："必待来年春分之后，天令温暖，阳气弛张，伏气自内而动，一达于外，表里皆热也。"[2]又谓："春分至立夏，少阴君火司令，阳气正升之时，伏气自内而出，发为温病、温毒。"[2]常称为"自溃"。一则由感冒风寒触动而发，如雷少逸曰："大寒至惊蛰，乃厥阴风木司权，风邪触之发为风温；初春尚有微寒，寒邪触之发为春温。"[2]柳宝怡更曰："伏温之邪，由春夏温热之气，蒸动而出，此其常也。亦有当春夏之间，感冒风寒，邪郁营卫而为寒热，因寒热而引动伏气。"[5]至于湿温亦多由外寒引发，俞根初曰："因伏湿酝酿成温，新感暴寒而发，多发于首夏、初秋两时。"称为"引溃"。此外更有如何廉臣所云："有饥饱劳役而发者，有房室不慎而发者。"[11]此又一发病方式。

（二）性质

1.本质：温之与热，常常并称，本属同类，故邵新甫曰："温乃化热之邪。"[4] 吴鞠通更明确指出："温者热之渐，热者温之甚。"[1] 为区别温与热的本质，作了确切论断。故病多延绵难解，药用宜从轻清透达，而不同于治热证的纯用苦寒沉降。吴鞠通曾说："吾见温病而恣用苦寒，津液干涸，不救者甚多。"[1] 叶天士故曰："苦寒直降，致闭塞愈甚，告毙甚多。"[4]

2.兼夹：温邪的兼夹，大体分挟湿与不挟湿两类。不挟湿者，有冬温、春温、风温、温燥、温热、温毒；吴鞠通曰："风温者，初春阳气始开，厥阴行令，风夹温也。温热者，春末夏初，阳气弛张，温盛为热也……冬温者，冬应寒而反温，阳不潜藏，民病温也。"[1] 雷少逸曰："盖春温者，由于冬受微寒，至春感寒而触发。风温者，亦由冬受微寒，至春感风而触发。温病者，亦有冬受微寒，寒酿为热，至来春阳气弛张之候，不因风寒触动，伏气自内而发。温毒者，由于冬受乖戾之气，至春夏之交，更感温热，伏毒自内而发。"[2] 可见温邪，有兼风、寒、热、暑、湿、燥、毒之分。

（三）证候

1.基本证候

（1）**温邪外受，卫气郁蒸**：温邪外入，肺卫失宣，可见恶风恶寒，无汗或汗出不透，头胀或头身痛，脉浮苔白薄等，卫分证候。

（2）**温邪化热，津气蒸灼**：温邪卫分不解，深入肺胃气分，化热化燥，津气受灼，致表里大热，恶热而不恶寒，大汗出，口大渴，心大烦，脉洪大，苔转苔黄等气分证候。

（3）**温邪逆传，营液蕴蒸**：卫气失治，气分不解，每致深入营分，但伏温又每先见营分证候，后续现气分、卫分之证；温热在营分，蒸腾营中阴液，以发热夜甚，神烦不寐，口反不渴，或发斑疹红赤，舌质转绛，脉细数为主，甚则神昏谵语，痉厥瘛疭。

（4）**温邪内陷，血液燔灼**：除温伏血分外，凡见血分证，皆系失治、误治，温热内陷所致，见症夜热神烦，斑疹紫赤，神识昏迷，时时谵语，或躁扰发狂，或吐衄、便血、尿血，经血妄行，舌色深绛少津，脉沉细数，甚则体厥脉厥。

（5）**温邪久羁，阴液消灼**：温病后期，邪退七八，正存一二，阴枯热炽，症见口燥咽干，耳聋齿黑，手足心热，甚于手足背，脉细数，舌干绛瘪缩。

2.基本症状体征

（1）**发热**：温病以发热为主要特征，自始至终，不离发热，热势且重而急速，即令初病在卫分，即使兼有恶风恶寒，其热势必然重于恶风寒，且愈来愈壮，而恶风寒则相应愈减愈微，随即恶寒得罢，表里俱热，以致壮热不退，不恶寒而反恶热，故如仲景云："太阳病，发热而渴，不恶寒者，为温病。若发汗已，身灼热者，名风温。"（《伤寒论》6条）是以发热恶热为诊断温病的一大特征。

（2）**口渴**：为温病之又一特征，是以温为阳邪，必然灼伤津液，故必然口渴，即令初病在卫分，一样可见口渴，故仲景云："太阳病，发热而渴，不恶寒者为温病。"（同上）在气分必大渴引饮，入营血，虽有反不渴之象，也可见口燥咽干之感，不过不像气分之引饮不休罢了。湿温证虽不引饮，但亦不免口干腻，思饮水而不消水，或喜热饮，口渴现象依然存在。

（3）**心烦**：温热为阳邪，性蕴伏而难透达，阳邪扰于内，神气自不得宁，故必然胸中烦乱，或懊侬，虽在卫分，亦可见烦懊之象，在气分则可见大烦渴不减，入营则可见心烦不眠，入血则更可见神昏烦躁，总之，心烦为热郁于内之一大特征。

（4）**舌红**：温邪内伏，阳气内盛，舌质偏红，虽然初起在卫，苔可见白润、白腻，其舌质必红，在气分则更为显然，入营分则红而转为鲜绛，入血则可见深绛少津，伤阴则干绛、瘪缩，总以舌质红绛为特征，初起多见于边尖，渐至全舌。

（5）**脉数**：温为阳邪，其脉必数，初起在卫，脉见浮数、弦数，一入气分则转洪数，入营则可转弦细而数，入血可见沉弦细数，伤阴则见弦细搏数，总之始终不离数脉。

（6）**色赤**：温为阳邪，赤为阳色，阳邪内蕴，面色当赤，入营血而发斑疹，其色亦赤，即使阳盛格阴，阳气闭厥之时，每见体厥脉厥，其面色、爪甲必然紫赤，自与阴盛格阳的假热不同。

（四）变化

1.病因变化

（1）化热：吴鞠通说：温者热之渐，热者温之甚。温热同气，温甚即化热而透发于外，或卫分不解化热入气，或蕴伏既久，化热外溃，如叶天士曰："冬月失藏，久伏寒邪，已经蕴遏化热，春令阳升，伏邪随气发泄而病。"[12] 温一化热，津液消灼，即见表里大热，大汗如蒸，大渴引饮，大烦躁扰，脉洪大数，舌苔转黄转燥。

（2）化火：沈尧峰曰："温、热之症，火气兼燥也。"[13] 薛瘦吟曰："温热之邪，皆从燥化。"[13] 温热不解，必然化燥化火，在气分则挟胃肠宿食有形之物而化燥火，症见燥结胃肠，大热不退，申酉热加，甚则谵语神昏，腹满便闭，脉转沉实，苔转深黄、老黄，甚则黑燥芒刺。内陷营血则阴液蒸灼，发热夜甚，神烦不寐，甚则神昏谵语，若火旺生风，每见风动痉厥。

2.病位变化

（1）犯肺：叶天士曰："温邪上受，首先犯肺……肺主气属卫……肺主气，其合皮毛，故云在表。"[4] 吴鞠通曰："凡温病者，始于上焦，在手太阴。"[1] "太阴之为病，脉不缓不紧而动数，或两寸独大，尺肤热，头痛，微恶风寒，身热自汗口渴，或不渴而咳，午后热甚者。"[1] 可见肺是温邪首犯之所，以肺主卫，属于卫分之证；温邪犯肺，尚见咽痛、头胀、耳聋、目赤、鼻衄等清窍失清等症。

（2）传胃：王孟英曰："自肺之胃腑，病机欲出而下行，故曰顺。"[14] 温邪由肺传胃，由上及下，故称顺传，见症壮热多汗，口渴饮冷，不恶寒而恶热，脉转洪大，苔转黄燥。雷少逸曰："倘或舌苔化燥，或黄或焦，是温热已抵于胃。"[2]

（3）入肠：温邪入肠与肠中糟粕相搏，化燥化火，而成阳明燥结腑证，吴鞠通曰："面目俱赤，语声重浊，呼吸俱粗，大便闭，小便涩，舌苔老黄，甚则黑有芒刺，但恶热，不恶寒，日晡益甚者，传至中焦，阳明温病也……脉沉数有力，甚则脉体反小而实者。"[1] 邪已内结。

（4）陷心：《灵枢·邪客》曰："诸邪之在于心者，皆在于心之包络。"所以温邪犯心，亦仅犯包络。叶天士曰："温邪上受，首先犯肺，逆传心包。"[4] 王孟英曰："盖自肺之心包，病机渐进而内陷，故曰逆。"[7] 温邪内陷心包，以神昏谵语为主，吴鞠通曰："邪入心包，舌蹇肢厥。"[1] "湿温邪入心包，神昏肢厥。"[1] 雷少逸曰："昏聩不知人，不语如尸厥，此邪窜入心包。"[2]

（5）窜肝：温邪化热内窜入肝，多见于内陷心包之后，吴鞠通："热初入荣，肝风内动，手足瘛疭。"[1] 雷少逸曰："如有手足瘛疭，脉来弦数，是为热极生风。"[2] 窜肝主要见症为神昏痉厥。

（6）吸肾：温热久羁，吸灼肾阴，系温病后期之见症，吴鞠通曰："温病耳聋，病系少阴……初则阳火上闭，阴精不得上承，清窍不通，继则阳亢阴竭……必至下竭上厥，不死何待。"[1] 温热入肾，吸灼肾阴，所见以阴竭阳亢为主，如吴鞠通曰："身热面赤，口干舌燥，甚则齿黑唇裂……脉虚大，手足心热甚于手足背者。"[1] 仲景曰："少阴病，下利，咽痛，胸满，心烦，猪肤汤主之。"（《伤寒论》310条）

（7）蒸脾：温热蒸脾，兼湿者多，如吴鞠通曰："脉洪滑，面赤身热头晕，不恶寒但恶热，舌上黄滑苔，渴欲饮冷，饮不解渴，得水则呕，按之胸下痛，小便短，大便闭者，阳明暑温，水结在胸也。"[1] 多见于湿温之证。吴坤安曰："若邪从阳经传入太阴，则热愈深，毒愈甚，舌见纯黄纯黑，唇齿焦燥，目黄面赤，腹大热，或晡热，手足不欲暖盖，小便赤涩，舌无芒刺者，热毒暴下也；舌起芒刺者，大便不通也。三阴无窍，俱借阳明为出路，故兼见阳明证者为轻。"[15] 纯系湿竭化燥，转出阳明的见证。

3.病机变化

（1）郁蒸气液：温为阳邪，善伤阴液，温伏不能透达，故多郁蒸之候，病起即见口渴汗出，苔不滑，发热心烦，脉弦数，津液郁蒸之象。

（2）蕴蒸营液：温邪化热后，气分不解传入营分，蒸腾营液，可见心烦不寐，口燥咽干，营液蒸腾，口反不渴，脉虚数，舌红绛少津。

（3）蒸灼血液：温邪化热化火，内陷血分，蒸灼血液，可见夜热面赤，躁扰，斑疹紫赤，甚则紫黑，或吐衄便血，舌质深绛，脉转细弦数。

（4）消灼阴液：温邪久羁，消灼肝肾阴液，则见身热面赤，口干舌燥，甚则齿黑唇裂，咽干耳聋，手足心热，甚于手背，脉虚大或反沉细搏数，舌质干瘪深绛。

（五）治法

1.常法：清透轻灵。

（1）**清透**：温为热类，治法当清，然温轻热甚，温伏热透，故治温当清而兼透，使温伏之邪透达外解，在卫分宜辛凉法，入气合甘寒法，入营合咸寒法，入血咸寒合苦寒法，总宜清凉一法，即《素问·至真要大论》"温者清之"之法。不同于治热"热者寒之"之法，可纯用苦寒清降。吴鞠通曰："温病燥热……不可纯用苦寒，服之反燥甚。举世皆以苦能降火，寒能泻热，坦然用之而无疑。不知苦寒先入心，其化以燥，服之不应，愈化愈燥……吾见温病而恣用苦寒，津液干涸不救者甚多，盖化气比本气更烈。"[1]故治温以辛凉为主，辛能透达，凉以治温，而为清透法则。

（2）**轻灵**：温伏不透之邪，用药最宜轻灵活泼，即王孟英所谓："用药极轻清极平淡者，取效更捷。"[13]所谓展气化以轻清之法，最忌寒滞，章虚谷曰："清气热不可寒滞，反使邪不外达，而内闭则病重矣。"[16]故叶天士立法总以流动灵活为则："在卫汗之可也，到气才可清气，入营犹可透热转气，入血就恐耗血动血，直须凉血散血。"[4]所谓在卫汗之，吴鞠通曰："温病亦喜汗解，最忌汗法，只许辛凉解肌，辛温又不可用。"[1]虽谓汗之，仍属辛凉清透，他如清气热不可寒滞，清营犹须透热转气，凉血当兼散血，可知均以轻灵为法。

2.**变法**

（1）**救津**：温为阳邪，善伤津液，治温必顾津液，所谓留得一分津液，除得一分温邪。而救津三法：首清邪，所谓除得一分温邪，救得一分津液；初起亟以清透，即清热救津之法；化火内结，又当急下存阴，决不可姑息留邪。

（2）**增液**：治温当着重增液，但初期不可浪用以留滞邪热。而营之后，阴液有伤，当兼用甘寒之品，以增液透邪；入血分更须增液凉血，入阴分阴液将竭，尤宜滋填；滋填肝肾阴液，必兼用甘温咸温，以血肉有情之品，尤为合拍。

引用文献

［1］吴鞠通.温病条辨［M］.福州：福建科学技术出版社，2010：16，17，24，25，36，38，40，42，46，60，72，73，105.

［2］雷丰.时病论［M］.北京：人民卫生出版社，1964：1，2，4，6，108.

［3］张锡纯.医学衷中参西录［M］.石家庄：河北人民出版社，1974：500，501.

［4］叶天士.临证指南医案［M］.上海：上海卫生出版社，1958：243，396，551，635，636.

［5］张志斌编.温病大成·温热逢源［M］.厦门：福建科学技术出版社，2007：1275，1318.

［6］姚国美.姚国美医学讲义合编［M］.北京：人民卫生出版社，2009：72.

［7］王士雄.温热经纬［M］.沈阳：辽宁科学技术出版社，1997：33，78.

［8］程杏轩.杏轩医案并按［M］.合肥：安徽人民出版社，1986：210，211.

［9］俞根初等.重订通俗伤寒论［M］.上海：上海科学技术出版社，1959：238.

［10］柴中元.叶天士用黄芩汤治温病之经验［J］.江苏中医，1989，（9）：32.

［11］何廉臣.重印全国名医验案类编［M］.上海：上海科学技术出版社，1959：239.

［12］徐衡之，姚若琴.宋元明清名医类案［M］.长沙：湖南科学技术出版社，2006：530.

［13］何廉臣.重订广温热论［M］.福州：福建科学技术出版社，2010：12，14.

［14］王孟英，石念祖.王氏医案绎注［M］.上海：商务印书馆.1957：78.

［15］吴坤安.伤寒指掌［M］.上海：上海科学技术出版社，1959：卷二：13.

［16］章虚谷.灵素节注类编·医门棒喝［M］.杭州：浙江科学技术出版社，1986：1.

七、辨热证

（一）来源

1.**外热**：《素问·五运行大论》云："在天为热，在地为火，其性为暑。"火为热之体，热为火之气，暑为热之性，是以热、火、暑本三位一体，然而暑多兼湿，火为有形，热尚无形，又略有分别。火热为阳盛所生，火、热常可混称。但火与温热同中有异，热为温之渐，火为热之极，唯热多属于外淫，如风热、暑热、湿热之类；火则常由内生，如心火上炎、肝火亢盛、胆火横逆之类。外热之由，一则天气炎热，多为六淫兼挟，如春令风热、夏令暑热、秋令湿热、燥热，举凡风、寒、湿、燥、温之邪入里，不得宣泄，郁遏阳气，蕴蒸既久，均可化热，皆为外热之类。

2.**内热**：《素问·调经论》云："阴虚生内热。"可知热亦起于内者，举凡津、液、精、虚等阴液不足，均可以致热起于内，是为虚热。内热亦有属实热者，如痰、饮、水、气、食、瘀等，均可演变转而化为内热。

3.**季节**：热证四时皆有，当视兼邪而审之，按四时气温是春温夏热，春为风热，夏月即为暑热，秋阳似曝，燥热流行，冬令不藏，应寒反温，在冬为郁热，所以热无专时，热无专气。从六气主时而论，则热邪多在二火主令之时，即春分至小暑之时，然不必尽拘。

4.**感受**：温暑皆热之类，温暑均从上受，热邪亦必从上而受，气候温热，热气由口鼻吸受；红炉熇烁，烈焰高热，操作其间，或烈日奔波，或坐卧热灼之物，皆能吸收热气而为外受热邪之源；避寒就温，厚被重裘，热郁于内。此外，膏粱酒醴、酸辣炙煿、吸烟流行，热从而起，皆足以为受热的另一感受之由。

5.**发病**：外邪入里化热，总由失治误治所致，失治则邪郁不解，阳气内蒸，为郁蒸酝酿化热，误用过用温燥，或过汗过下，消耗阴液，或误灸、误火等劫烁津液，均可致郁邪化热；至于痰、饮、水、气、食、瘀亦系郁遏过久，阳气郁蒸，逐渐酝酿而化热。此皆内热之实邪。虚热必先用于虚，多见于热病之后，阴液已伤，热从内生，多由余热遗邪所致，叶天士曰："炉烟虽熄，犹恐灰中有火。"[1]若久病阴伤而生热者，多为阳气所化，阴虚则不能配阳，阳气化热。

（二）性质

1.**实热**：火热同体，热为火之气，热尚无形，火为热之体，火则有形，热温而火烈，热灼而火炽。实热为邪热，即风、寒、湿、暑、燥邪化热，内邪化热，痰、饮、水、气、食、瘀化热。

2.**虚热**：因虚生热，热从虚起，正气化邪，有气、津、液、血、精等亏虚，均属阴分不足，阴虚阳化为热，热从内起，是亦属内热，唯虚实不别。《素问·调经论》曰："阴虚生内热。"与虚火之有由阳虚浮越者，略有不同。

3.**兼夹**：六淫均可兼挟外热，兼风为风热，兼湿为湿热，兼暑为暑热，兼燥为燥热，兼寒为寒郁热，五淫均可化热，不仅温、暑、燥等阳邪可化热；风、寒、湿等阴邪亦可化热。内邪化热，食积化热，称积热，气郁化热称郁热，血瘀化热为瘀热，痰饮水邪化热为痰热、饮热、水热。

（三）证候

1.**基本证候**

（1）**热邪郁蒸**：多见阴邪兼热或化热之证，内热已盛而外郁阴邪。如虽见心烦口渴或嘈杂懊侬，或吐衄便血，舌红脉数，或便结尿赤等内热之证，外却见阴邪郁遏如恶寒、恶风、身痛或肢冷，或渴不引饮，或喜温热饮，或胸痞脘闷，或腹满，或舌苔反白，滑腻，或脉弦等，均属热郁不达之候。

（2）**热邪蕴蒸**：为热邪已盛于内，热势已达于外，显而可见如发热，口渴喜冷，心烦不寐，口苦口燥咽干，目赤咽痛，口疮齿痛，吐衄便血，脘腹痛胀拒按，便闭燥结，小便短赤涩热痛，脉数有力，舌红苔黄或干或燥。

（3）**虚热蒸灼**：阴虚热蒸，可见骨蒸潮热，或五心烦热，盗汗不寐，口燥咽干，头目晕弦，唇红舌赤，脉细弦数。

2.**基本症状体征**

（1）**恶热**：伤寒恶寒，伤热必恶热，邪入阳明化热，必见恶热，《伤寒论》182条："阳明病外证云何？答曰：身热，汗自出，不恶寒，反恶热也。"热证亦有不发热者，因此恶热才是热证特征。恶热喜寒方为热证，如口渴饮水之喜凉恶热，发热时之揭去衣被，疼痛时之不喜扪按温熨等，以及一切喜凉恶热现象。

（2）**急迫**：热性急迫，《素问·至真要大论》云："诸呕吐酸，暴注下迫，皆属于热。"举凡病情急迫，如心烦躁急、狂乱之类，以及呕逆、呃逆、咳逆、喘逆、大便暴利下迫等等，皆属于热邪内盛，逼迫津气、神气内乱之征。

（3）**肿胀**：《素问·阴阳应象大论》等曰："热胜则肿。""诸腹胀大，皆属于热。""诸病有声，鼓之如鼓，皆属于热。"凡肿胀、鼓起拒按，或疼痛，亦多属于热。

（4）**气泄**：《素问·举痛论》曰："炅则气泄。"热邪内蒸，津气外泄，如热汗外泄之大汗、盗汗，或暴泄如注，以及因气泄所导致之气粗、气逆等，都属热邪气泄。

（5）**浑浊**：《素问·至真要大论》曰："诸转反戾，水液浑浊，皆属于热。"如大小便，以及呕吐咯唾痰涎、涕泪、汗液、带浊等水液浑浊稠黏，以及血溢稠黏等，皆属于热蒸津液以致清稀转成浑浊。

（6）**红黄色**：热属阳邪，素以红赤为阳色，或称热色，如面颊、爪甲、唇、舌、目，以及皮肤、斑疹、疮疖、痈疔等色见红赤者，便溺、呕吐、失血等，红赤甚则紫黑等为热邪内盛所致，总以浅红热轻，深红热重，紫黑极重；其次，黄色亦属湿邪化热之象，如皮肤、睛白、涕、溺、带、浊等色黄，尤以黄而带红亮者为热甚。如果黄淡或灰暗则又属寒湿。

（7）**臭秽**：气味臭秽，包括病气、口气、咳痰、吐物、泄利粪便、矢气、小便、鼻涕、汗液、带浊、血溢等臭秽或臊臭难闻等，皆属热邪腐化所致。

（8）**干涩**：热邪内蒸，热耗津液，或皮肤干涩，或唇、鼻、口、舌、咽喉干燥，或大便干结不行，或小便短涩不行等，以干燥消水，喜饮冷水为热甚。

（9）**脉数**：凡浮数、弦数、洪数、滑数、数实皆为实热，虚数、细数为虚热。但凡数脉，俱为热邪内盛之脉。

（10）**舌苔黄**：热邪蒸灼，苔色转黄，凡黄润、黄滑、黄腻及舌苔黄、糙、燥、刺皆为热象，浅黄热轻，正黄热重，深黄、老黄、黑黄为热极重。

（四）变化

1.病因变化

（1）**蒸痰**：热蒸津液，常易化痰，痰热胶结，常见胸闷咳嗽，痰色黄稠，黏厚难出，甚则胸满胁痛，舌红苔黄腻，脉滑数，甚则神昏谵语，或昏乱癫狂。

（2）**成瘀**：热蒸血分，血液胶黏，极易成瘀，常见胸胁脘腹钝痛不移，甚则肿硬成块，化脓急痛，或关节肿痛。

（3）**化火**：热久不解，伤津化燥化火，而成实火之证。常见胸脘腹急痛，胀满拒按，大便闭结不通，舌苔化燥甚则转黑生刺，脉数实或沉实。

2.病位变化

（1）**肺热**：热入于肺，上则鼻干鼻涕稠黏黄赤，鼻衄、鼻疮，咽痛咽干，胸满胸痛，咳嗽气喘，痰稠黄厚，或痰血，咳血；肺热下移，或大便秘结，或大便泄利，黄赤臭秽，小便黄赤。

（2）**心热**：热邪扰心，上则舌赤，尤其舌尖红刺，舌疮，内则心烦不寐，心悸多梦，或小儿夜啼，在下则小便黄赤，甚则尿血淋痛。

（3）**胃热**：热蒸于胃，上则口疮齿痛，口臭气秽；中则口渴消水，嘈杂消食，或杳不知饥，或胃脘痞胀，热痛拒按；在下则大便秘结不通。

（4）**肠热**：热入二肠，上蒸可见口疮口臭，头痛头胀，目赤耳鸣，面红；中则可见腹胀腹痛拒按；下则大便干结不通，或泄利臭秽，或痢下赤白，里急后重，小便短赤，或痔疮血便。

（5）**胆热**：胆热上泛则口苦咽干，目眩目赤；中则胁痛脘疼，或在胸背，呕吐黄绿苦水，或夜梦惊恐，小便黄赤。

（6）**脾热**：热蒸于脾，上则唇红齿痛；内则消谷善饥，腹满腹痛；在下则大便干结如羊粪，或大便泄利。

（7）**肝热**：热入于肝，上则目赤头痛头眩，口苦耳疮耳脓；在中则胁胀胁痛，或引胃脘疼痛；在下则小便赤涩淋浊，甚则尿血、阴痒、崩漏。

（8）**肾热**：热入于肾，上则齿痛齿衄，耳痛耳聋耳鸣；中则腰痛，小腹痛；在下则膝跟足心热痛，小便淋浊，带漏，尿血，癃闭。

3.病机变化

（1）**津气郁蒸**：外因之风、寒、湿，内因之痰、水、饮、瘀、气等化热，气机郁遏，热蒸不得外达，常见发热蕴蒸不宣，口渴不消水，心烦懊恼，或兼恶风恶寒、身痛等表证，或兼胸脘腹胁等痞满胀闷等里证，舌虽红，苔仍白润，或苔虽黄而不干燥，皆为热邪郁蒸不达之候。

（2）**津气蒸灼**：热邪已盛，消灼津液，气分大热，可见壮热不退，口渴引饮，热汗如蒸，心烦躁扰，面红目赤，舌苔黄燥，脉见洪大而数，或滑数。

（3）**津气蒸炽**：热渐化火，津液渐炽，可见头痛胀热，齿痛胀龈肿，口疮咽痛，或目赤肿痛，或脘腹胀满作痛，大便秘结，小便短涩，或午后潮热，或午后病甚，脉多滑数而实，舌苔黄燥。

（4）**气液消灼**：热邪消灼，久不得解，必致津液消耗，元气虚弱，热势虽减，气液已衰，故见热势虽衰，而口渴消水，短气乏力，胃呆不纳，小便短赤，大便干结，苔虽退而舌尚红，脉虽数而转弦细，或肌肤干涩甲错。

（5）**血液郁蒸**：热蕴血分，而成血热之证，症见面赤唇红，舌赤，或见诸失血，或见斑疹红赤，或见瘾疹，或兼心烦不寐。

（6）**血液消灼**：血热蕴蒸，久则消灼血液，致血液消耗，热恋不去，常见面黄潮红，舌红咽干，形瘦肤糙，或盗汗，或失血。

（7）**气阴消灼**：热邪深入，消耗气阴，症见形瘦色黑，肌肤枯燥，口燥咽干，潮热夜热，神疲少食，或盗汗遗精，或淋浊崩带。

（8）**阴液消灼**：阴虚热炽，阴液不足，热邪消灼，骨蒸夜热，盗汗遗精，淋浊带漏，或面色潮红，或唇干舌燥。

（五）治法

1.**常法**：实热宜清凉，虚热宜清滋。

（1）**清凉**：实热为邪热，治法当用清凉以解热，以寒凉之药以祛热邪，即《素问·至真要大论》所谓"热者寒之"之法；但寒有苦寒、甘寒之分，热有湿热、燥热之别，如阴邪化热与痰、水、饮、食、瘀等化热，常为湿热之类，当用苦寒，苦寒化燥，清热兼能燥湿，如阳邪化热，多为燥热之类，当用甘寒，甘以润燥，清热兼能救津。

（2）**清滋**：虚热起于阴虚，治法当滋养以复其阴液，清凉以退其虚热，不可使用苦寒以化燥伤阴。然纯用滋养又必助其热炽，故必清、滋同用，养阴清热，并行不悖。虚热之证虚为本，热为标，是以滋养治本为主，清凉治标为辅。

2.**变法**

（1）**益气**：《素问·举痛论》云："炅则气泄"，热伤元气，故清热宜兼顾元气，如《伤寒论》白虎汤之用甘草、粳米，甚则用参。可见大热伤气，宜步步顾护元气，或补养气阴，或养气津。即使虚热之证，亦当兼护元气；血虚生热，当益气以生血。阴虚生热，亦当补养气阴，东垣甘温能除大热之法，亦有此义，不尽补中益气汤一义。

（2）**滋阴**：《素问·至真要大论》云："诸寒之而热者，取之阴。"景岳曰："诸寒之而热者，谓以苦寒治热而热反增，非火之有余，乃真阴之不足也。阴不足则阳有余而为热，故当取之于阴，谓不宜治火也，只补阴以配其阳，则阴气复而热自退矣。"[2]所谓"阴虚生内热"，不复其阴虚，则其内热不得而清，滋其阴，则热不起。

引用文献

［1］叶天士.临证指南医案［M］.上海：上海卫生出版社，1958：636.

［2］张介宾.张景岳医学全书·类经［M］.北京：中国中医药出版社，1999：196.

八、辨火证

（一）来源

1.**外火**：外邪化火，即六淫化火，"六气皆从火化"之说，是后人根据刘完素《素问玄机原病式·六气为病》概括出来的中医术语。从其来源而言，以别于内因化火，称为外火，其实外邪化火，亦必在入里之后，久不得解，渐以化火，所以外火之形成亦在于体内，并非外邪一感即为火，《素问·阴阳应象大论》只提到："天有四时五行，以生长收藏，以生寒暑燥湿风。"五气并无"火气"，可见"火气"并非直接外来，而由五气入里化火。虽然《素问·五运行大论》有"南方生热，热生火，在天为热，在地为火，其性为暑"之说，也只作温热暑的形式伤人。

2.**内火**：内生之火，有虚实邪正之分。实火即为邪火，虚火即为正火。所谓实火，亦有属内邪化火，如痰、食、瘀等所化之火，与六气化火相似，总因郁遏过久，生热化火；有正气化火，即气郁化火，亦即朱丹溪云："气有余便是火。"[1]系内因所成，所谓五志之火，如曰："大怒则火起于肝，醉饱则火起于胃，房劳则火起于肾，悲哀动中则火起于肺，劳倦内伤则火起于脾。"皆属正气所化，《素问·阴阳应象大论》云："壮火之气衰，少火之气壮；壮火食气，气食少火；壮火散气，少火生气。"东垣因此称之为："火为元气之贼。"此外人身之正火，亦能成火贼害，即少阴君火与少阳相火，《素问·天元纪大论》曰："君火以明，相火以位。"是曰君火不明，则火从心起；相火失位，则火从肝胆心包而起。此又一正火转为邪火之由。

虚火则起于正虚，或阴虚致火，或阳虚致火，姚国美曰："火得其正，即为阳气，此火不可无，亦不可衰，衰则阳气虚；火失其正，是为邪火，此火不可有，尤不可甚，甚则真阴败。盖火本人身所有，但须得水为配。火属离，水属坎，坎离相交，则水火合德，是为既济，既济则造化生存之机具矣。不交则火炎上，水就下，各恃其强，是为未济，未济则变乱失常，灾害由生，而火象现矣。分言之，虽有水先不足，不能济火与火自偏亢，水气不胜两种。然总由阴阳不得其平，水火不能既济之所致也。"[2]姚氏所指，既有君火（离火），复有相火（水济之火），有水不济之虚火，有火自偏亢之邪火，此外尚有肾中龙火（肾阳），此火不可无，亦不可衰，衰则虚火浮越，而为无根之火，此属阳虚之火，与水亏不能胜火之阴虚之火，适成对比之虚火，亦有阳虚，亦有阴虚。至于自身偏亢之火，与失位之火，同属正火失正之邪火，亦为自身阳气所化。

3.**季节**：火非外感，本无季节，然按六气主令，自春分至立夏为少阴君火主令，自小满至小暑为少阳相火主令，气候由温暖渐至炎热，邪易化火，亦是常见。一届夏令，昼日渐长，人事操劳亦必较为频繁，君相之火亦易于内动，故于主火之令，火证常多。然而冬令失藏，气候温暖，亦多龙火失藏之候，天气、人事每每相因，季节于火病，不无关系，不过不如风寒暑燥显然。自然六淫皆能化火，四时均有火证，则无须明言。

4.**感受**：火邪大都是在里化火，本无感受问题，但夏令炎热，日下奔波劳役，或高温操作，或素嗜酸辣、炙煿、煎炒、炸爆等物，均为火邪外受之由。此外别无受火之源，至于六气化火，则不关火邪感受。

5.发病：火证发病，主要在于查找化火、动火之由，内外之邪化火，先由于郁遏不解，病期有长有短，当视病邪而定，或过用发汗吐下，伤津耗液；或过用温燥，助热化火；气候温热，亦易耗伤津液，助热化火；或食用燥热之物，亦可助热化火。

至于动火之由，七情六欲皆能动五内之火，所谓"五志之火"；外邪内邪郁遏，正火不得升越失位，走窜而为失位之火；劳役伤气亦致阴火乘其土位；虚损太甚，或克伐伤阳，致使虚火内起而为浮越之火，无根之火；阴液不足，或重耗阴精，亦致阴虚之火内起。

（二）性质

1.实火：程钟龄曰："夫实火者，六淫之邪，饮食之伤，自外而入，势犹贼也。"[3]即邪火与热同类，古称热为火之气，火为热之体，近人秦伯未说："热属无形，火属有形。"有人谓："热多属于外淫，火则常由内生。"虽不尽然，从实火而论多属如此，就其性质论，热轻而火重，热漫而火烈，热气可弥漫全身，火邪仅炽烈于脏腑；火热虽属一体，两者相通，而性质略有不同。

2.虚火：程钟龄曰："虚火者，七情色欲，劳役耗神，自内而发，势犹子也。"[3]因虚致火，或谓火本人身正气，当其谧藏于脏腑之内，是为阳气，而亢逆于脏腑之外，始称火邪，即丹溪所谓："气有余，便是火。"五志之火，虽属气之有余，但多为实火，即正气化邪；虚火之属于此类者，为阴液不足，阳气有余，是为阴虚之火，虽亦属气之有余，但其本在于阴之不足，故属虚火。

阳虚之火，为另一虚火，则非"气有余"之类，而属气不足所致之火；又以阳虚之火，治法当温，故阴火之称，以别于阳火，虽亦属阳气所化，但非阳气之有余，而系阳气不足，何廉臣曰："阴火者，命门中之元阳也，一名元气，又名真火……病至阴火上升，元阳外越，有卒中证，有久病证，卒中多阳被阴逼，不走即飞。"[4]程钟龄曰："劳役神疲，元气受伤，阴火乘其土位。"[3]是其气虚而招致阴火，其实阴火者也，非真火也，乃假火也，或称之虚阳更为确切，因其标气与火相同，唯本质属于阳虚，又不得不归于火证之中，其实非火。

3.兼夹：火由湿热所化称为湿火，由风、寒、温、暑、燥、食等化火称为燥火，兼风邪所郁称风火，兼寒邪郁遏者称寒火，气郁化火称气火，痰热化火称痰火，此外尚有阴邪郁遏，阳气不得发泄而化火者，称为郁火，即《素问·六元正纪大论》"火郁发之"。程钟龄曰："风寒拥闭，火邪内郁，宜升发之；如升阳散火汤之类是也。"[3]君相之火失正，亢逆为害杀心火、肝火、肾火，以上均属实火。阴虚所制火旺为阴虚之火，或称虚火；肾阳虚以致虚阳浮越，虚火内起称为阳虚之火，或称阴火。

（三）证候

1.基本证候

（1）火邪郁炽：外有风、寒、湿、痰、气郁，火邪虽炽而不外达，症见热势不扬于外，或虽壮热而兼见恶风寒，无汗或汗出不透，头痛如破，目赤如火，烦躁扰乱，甚则神昏谵语发狂，轻则但感懊憹不眠，口虽干而不引饮，胸脘痞闷，或呕逆如射，或泄泻如注，肛门烧灼，或便闭不通，小便赤热涩痛，或斑疹不透，或斑疹瘙痒，或吐衄便血，脉洪数或弦紧，舌红苔黄不燥，或舌红苔反薄白，或白润，或如碱而灰白，或灰黑而润。

（2）火邪蕴炽：火邪蕴炽于内，虽无郁遏，尚未炽烈，蕴炽于上，可见面红目赤，唇红舌赤，耳脓齿痛，口疮舌烂，咽痛喉肿，胸膈烦闷躁扰，懊憹不眠，或鼻衄咳血；蕴炽于中，可见嘈杂善饥，消水消谷，或脘腹胁肋急痛，或呕逆冲逆，吐血呕血；蕴炽于下则腹痛便闭赤尿，或暴注下迫，或便血赤痢，或尿血、血淋，或赤白带下，或赤白浊、遗泄、崩漏；蕴于外则见斑疹、疮疖、痈脓。

（3）火邪燔炽：火邪炽烈，燔灼于内，在外则斑疹紫黑，在内则神明内乱，或神昏谵语，或不语，或发狂错乱，或痉厥、瘛疭，甚则反热深厥甚，通体皆厥，或脉亦厥。舌红紫赤，舌苔黄黑燥裂点刺，脉洪数实，或反见细弦数。

2.基本症状体征

（1）灼热：《素问·至真要大论》曰："诸热瞀瘛，皆属于火。"指发热神昏瘛疭之候，多为六淫化火、动风之证。凡灼热，热势壮者，虽暂未"瞀瘛"，亦多属化火之变，即使局部灼热，如关节红肿灼热，或疮疖痈脓红热之证，亦属火象，皆火性燔燎所致。

（2）烦乱：火性躁动，内扰神明，轻则烦扰躁乱，甚则神昏狂乱，如《内经》所云"瞀瘛""诸躁狂越""惊骇""如丧神守"等等，皆属于火扰神志之候。

（3）冲逆：《素问·至真要大论》云："诸逆冲上，皆属于火。"凡气逆上冲、冲咳、冲呕、冲呃、冲痛、冲血等皆属于火邪急迫上冲所致。火性急迫还可下迫津液，或为暴注下迫，或为吐利交作。

（4）**急痛**：《素问·至真要大论》云："诸病胕肿，疼酸惊骇，皆属于火。"即急剧疼痛，神情恐惧惊骇，不必拘于肢体何部，或体表体内，多系火性急迫所致。

（5）**红赤色**：色红赤为火邪的特征，如面赤、皮肤赤、目赤唇红、舌赤咽红、斑疹红赤、疮痈红肿、小便黄赤、泻痢，以及诸失血之红赤等均属火邪内迫之象，妇科之经血、崩漏、带浊、色赤者，亦多属火，儿科泄泻肛门红赤亦为火征。

（6）**秘涩**：火邪燔燎，津液消烁，可致大便秘结不通，或泻痢后重不爽，或小便短涩淋沥，甚则刺痛，或癃闭不通。

（7）**臭秽**：火性腐化，或口气臭秽，或汗出臭秽，或大便恶臭，小便臭浊，或咳痰臭秽，或外科脓水，或妇科带浊作臭秽者，皆属于火邪内盛所致。

（8）**脉急**：热病脉数，火甚于热，故脉亦甚于数脉急，虽有或浮或沉，或大或小，其至数必急数，为火象之征。

（9）**舌干**：火邪燔灼，津液消耗，不能上荣于舌，其苔或黄或黑，即使苔白，舌苔以干燥，甚则焦裂起刺，为火象特征。

（四）变化

1.病因变化

（1）**动风**：火邪炽盛，火旺生风，风助火势，火借风威，风火炽烈，症见热甚神昏，手足瘛疭，痉厥并臻，即《素问·至真要大论》"诸热瞀瘛，皆属于火"之候。

（2）**生痰**：火邪燔燎，津液成痰，痰由火成，火邪恋痰，痰火胶炽，蒙闭神机，举凡"诸热瞀瘛""诸躁狂越""惊骇""如丧神守"等症，多由痰火所致，又以痰能阻滞气机，而火性躁动上炎，故"诸逆冲上"之症，亦多见痰火。

（3）**致瘀**：火易入血，不仅火炽可以动血，且亦致血液胶滞成瘀，以致火邪依附瘀血，瘀血胶着火邪，难分难解，每致发生肿痛，《素问·至真要大论》云："诸病胕肿，疼酸惊骇，皆属于火。"亦属此类，举凡内外疮痈之属，莫不由火与瘀结，故必致腐化成脓。此外，诸神志失常之症，虽由于火，且每挟痰，其中亦多瘀滞其间，尤以开泄无效者，必兼有瘀阻；诸火证动血之后，血虽止而瘀未除，故多反复，前人曾有"见血投凉，必致瘀阻血道"之说。

（4）**化燥**：火性躁动炽烈，最易迫津外泄，消灼阴液，致阴液耗伤，燥就内起，虽有湿邪，亦每致湿遏化燥；燥火炽甚则有壮热，口渴引饮，大便秘结，甚则不通，或热炽神昏痉厥，以致撮空理线，循衣摸床，而成阴竭危候。而且在火邪已解之后，亦多内燥之证，如肌肤甲错，口燥咽干，或干咳，或嘈杂，或大便干燥如羊粪等。

2.病位变化

（1）**炽心**：火邪居心，或心火内炽，以面红心烦不寐，舌赤或舌尖红刺，小便赤涩为主要见症；甚者可见神昏谵语，惊骇狂越，或见尿血、咯血。

（2）**灼肺**：肺为华盖，居脏腑之上，最易受灼伤，以咽干咽痛，鼻流脓涕，或鼻衄，或咳痰黄稠，甚则咳血。

（3）**焚胃**：火焚于胃，或火从胃起，以口渴消水，口臭齿痛，口疮，大便闭结，或消谷善饥，或脘痛嘈杂，或吐血瘀紫。

（4）**入肠**：邪火入肠，轻则大便闭结不通，甚则热利暴注下迫，或暴痢便血，或腹痛如绞，或痔疮血箭。

（5）**烁脾**：邪火烁脾，脾阴消灼，可见轻则大便干结如羊粪，甚则腹痛便血，或唇红干裂，或消谷善饥，肌肉消烁。

（6）**炽肝**：邪火入肝，或火从肝起，可见口苦咽干，目赤眩晕，耳聋，善怒多烦，不寐多梦，或耳流臭脓，或便血尿血，甚则呕血，脉弦苔黄，甚者，瘛疭痉厥，或发狂。

（7）**炽肾**：邪火入肾，或火从肾起，可见腰痛，热淋，癃闭，尿血，甚则砂淋，石淋，或白浊遗泄，或血带崩漏。

3.病机变化

（1）**津气蒸炽**：火邪内炽，津气受焚，可见面红唇朱，壮热潮热，口渴喜冷，口气秽臭，齿痛口疮，咽痛目赤，或耳痛流脓，大便闭结，小便短赤。

（2）**津气燥结**：火邪内炽，津伤化燥，燥结于里，申酉热甚，腹满便秘，手足濈然汗出，甚则神昏谵语，或烦躁发狂，或循衣摸床，撮空理线，直视失溲。

（3）**阳气闭厥**：火邪炽盛，阳盛格阴，阳气闭厥，反见恶寒战栗，四肢厥逆，甚则全身皆厥，连脉亦厥，即《素问·至真要大论》"诸禁鼓栗，如丧神守，皆属于火"之候。

（4）**血液燔灼**：火邪入血，血液燔灼，发热夜甚，神昏谵语，瘈疭痉厥，或吐衄便血，或斑疹紫黑，或疮痈肿痛，即《素问·至真要大论》所指："诸热瞀瘛，皆属于火"，"诸病胕肿，疼酸惊骇，皆属于火"之候。

（5）**阴液消灼**：火邪消灼阴液，夜热骨蒸盗汗，口燥咽干，唇红舌赤，形瘦面苍或小便短赤淋涩，或遗泄带浊，或崩漏，或便血，或尿血。

（五）治法

1.**常法**：实火宜清泻，虚火宜滋养。

（1）**清泻**：程钟龄曰："夫实火者，六淫之邪，饮食之伤，自外而入，势犹贼也。贼至则驱之，如消散、清凉、攻伐等药，皆可按法取用。"[3]又曰："一曰发，风寒壅闭，火邪内郁，宜升发之，如升阳散火汤之类是也。二曰清，内热极盛，宜用寒凉如黄连解毒汤之类是也。三曰攻，火气郁结，大便不通，法当攻下，此釜底抽薪之法，如承气汤之类是也。"[3]

（2）**滋养**：程钟龄曰："虚火者，七情色欲，劳役耗神，自内而发，势犹子也。子逆则安之，如补气、滋水、理脾等药，皆可按法施治。"[3]又曰："一曰达，肝经郁结，五郁相因，当顺其性而升之，所谓木郁则达之，如逍遥散之类是也。二曰滋，虚火上炎，必滋其水，所谓壮水之主，以镇阳光，如六味汤之类是也。三曰温，劳役神疲，元气受伤，阴火乘其土位，《经》曰甘温能除大热，如补中益气之类是也。"[3]

火有内外邪正之分，刘河间曰："六气皆从火化。"是为外邪传里化火，是为外火，气、痰、食、瘀均可化火，是为内火。朱丹溪曰："气有余便是火。"[1]均属邪火实火。正气化火，如君火、相火，即心肝之火自亢，亦属内火实火。阳气偏亢，亦可为火。姚国美曰："火得其正，即为阳气，火失其正，是为邪火。"[2]此亦内火实火之例。虚火属于内火，多由阴虚不能济阳，致阳亢化火，亦有肾阳不足，致虚阳上浮，所谓龙火，或称阴火证。故火尚阴阳虚实之别，临证须细审。

2.**变法**：郁火宜发，阴火宜引。

（1）**发越郁火**：经言"火郁发之"，郁火有外邪遏郁内火，宜程氏之发法；有气郁化火，宜程氏之达法，皆火郁发之之法。郁火不宜直折，寒凉直折，则郁愈不解，而火炽更甚，亦不可滋补，滋补更壅气机，火无由泄，故仅有发越一法。

（2）**引火归原**：即程钟龄所说："肾气虚寒，逼其无根失守之火，浮游于上，当以辛甘杂于壮水之中，导之下行，所谓'导龙入海，引火归原'，如八味汤之类是也。"[3]亦有阴亏已极，阴不恋阳，虚阳浮越之火，亦宜于阴中引阳，亦引火归原之法。此外，程钟龄尚有驱贼火制法，曰："四曰制，热气怫郁，清之不去，攻之不可，此本真水有亏，不能制火，所谓寒之不寒，是无水也，当滋其肾，如地黄汤之类可用也。"[3]程氏所指，实为养子火之滋法，不当另立条目，更非实火之法。

引用文献

[1]朱震亨.丹溪心法[M].北京：北京市中国书店出版，1986：43.
[2]姚国美.姚国美医学讲义合编[M].北京：人民卫生出版社，2009：75.
[3]程国彭.医学心悟[M].北京：人民卫生出版社，1963：7，8.

九、辨食证

（一）来源

1.**寒滞**：寒滞由于过食生冷之物，如瓜果、冰水、鱼腥、油腻、面食、糯米之品，以及部分凉滑性菜蔬如芋、蕹菜、白菜、生薯等，或其他生食、冷食等，均可抑遏脾胃阳气，食物停滞，而成寒滞宿食之证。

2.**热滞**：热滞由于过食热物所致，如姜、椒、葱、蒜、韭等五香、酒醴、酸醋之类，以及煎炒炙煿、烧烤之品，动火生热，伤耗津液，停滞中焦而为热滞宿食之证。

3.**季节**：伤食本无季节，但亦与季节相关，如夏月炎热贪凉，喜食生冷，冬令严寒，多食炙煿酒醴，与夫佳节会餐，油腻酒醋过伤。各地民情风俗，如端午食粽、中秋食饼、新年食糕，皆易骤然过量，以致停滞，尤以小儿多见。食伤非时令之邪，但常与季节相关，临证不可不加注意。

4.**感受**：饮食为人生日常必需，《灵枢·五味》曰："谷不入，半日则气衰，一日则气少矣。"可知饮食本不致病，饮食之所以致病，即《素问·痹论篇》云："饮食自倍，肠胃乃伤。"全在于过量，以致内滞胃肠，饥饱失调，饥而不食，食而大饱，或过食不易消化之物，或生活嗜好，五味过偏，或暴饮暴食等，均可损伤脾胃，运化失职，以致停滞为患。

5.发病：食物停滞，虽有伤脾胃健运功能，倘体力尚可胜任者，只要稍能节食自调，停食自能运化，不致发病。唯脾胃本虚之体，或肾火不足之人，虽停滞不甚，不能自化，以致发病。尤其病中、病后，小儿体薄之人，多致停滞；或劳力过度，有损元气；或感冒外邪，郁滞气机之辈，常致食滞难化而发病。

（二）性质

1.**寒食**：寒食内滞，与外寒入里同属，虽无杀厉之性，但具有阻滞之质，其性属阴，其质属实。

2.**热食**：热食内滞，多外邪入里化热略同，唯外邪一经化热，津液必然伤残，热多从燥化。热食内滞，则多郁滞津液，胃浊停滞，与热食腐化，其始始必从湿化，与湿热同类，多待湿竭，然后可以化燥。

3.**兼夹**：寒食伤阳化水，多兼寒水；热食易致停湿生痰，多兼湿痰。食阻气机，气不行血，日久亦可停瘀。是以食、气、湿、水、痰、瘀，每易相兼。此外，外感挟食者，更属常见，尤以外感风寒湿等阴邪郁遏脾胃之阳气，致中焦运化失职，最易停食。温、暑、燥等阳邪，虽曰："热能杀谷。"不易停食，但亦易依附宿食糟粕，化燥化火。

（三）证候

1.基本证候

（1）**宿食郁滞**：食滞不化，气机郁滞，胸膈痞塞，甚则腹满气逆，咽酸噫气如败卵臭；或呕吐恶心，欲吐不吐，恶闻食气；或胃口作痛，或手按腹痛，便泄酸臭；或憎寒壮热头痛，似外感，如疟状；或曰其有热者，令人吞酸，其无热者，令人噫臭。

（2）**宿食阻滞**：宿食阻滞，气机骤闭，暴食阻闭，可见胸膈闭塞，头晕目眩，兀兀欲吐，甚则昏沉不语；或脘腹痛胀，欲吐不吐，欲泻不泻，或呕吐泻利，脘腹绞痛；或泄利黄白，腹中绞痛；或兼见头痛，发热恶寒，右脉关滑甚，舌中根苔厚腻。

（3）**宿食闭结**：宿食化热化燥化火，闭结肠胃，可见壮热，申酉潮热，脘腹胀痛拒按，大便闭结，或泄利黄臭；甚则下利清水，恶臭异常；或昏迷多睡，右脉关尺滑实有力，舌布厚苔，中根黄燥。

（4）**食积结聚**：宿食不化，日久积聚，阻气滞血，每见脘腹痞硬不移，或见坚积硬块，饱胀恶食；或善食而瘦，饮食不为肌肤、毛发枯黄，腹大肌削，面黄目青，青筋暴露；或时作潮热，或五心烦热，大便不调，泄利不爽；或完谷酸臭，本候多见于小儿。

2.基本症状体征

（1）**噫腐**：宿食阻滞气机，腐气不得下行，与胃浊上泛，轻则恶心嗳噫食气，甚则气如败卵之臭，腐食之秽，为伤食常见之症。

（2）**吞吐酸水**：宿食郁滞，腌遏化酸，随胃液上泛，则有嗳气泛酸，或随泛随咽，称为吞酸，或泛而吐出，甚则呕吐酸浊，是为吐酸，并为伤食常见之症。

（3）**泄利酸臭**：宿食腐化与胃浊下行，致大便泄泻作酸馊气臭，或腥臭，如已化热则臭秽难闻，色黄垢腻。

（4）**恶食**：伤食恶食，为病常态，犹伤寒恶寒，为食滞于胃，胃气不醒，故见食则恶，不欲进食，甚者恶闻食气，为伤食一大特征。

（5）**痞满胀痛**：食滞气机则胸、脘、腹、小腹轻则为痞为满，重则为胀为痛，痛时拒按，得嗳噫或矢气则松减。

（6）**吐利交作或吐利不得**：宿食腐化与胃浊上泛下迫，则可见或吐或利，吐利兼作，吐泻完谷，或未腐化之物，如气机猝闭，腐浊欲达不能，则见欲吐不吐，欲泻不泻，吐泻不得。

（7）**脉滑**：宿食阻滞，气机不畅，胃气不降，脾气失升，郁滞于中焦，致阳气内动，不得宣泄之象，故右关脉见滑，实阳气郁遏，欲伸不伸之象。《脉经》曰："右关浮滑，或沉滑，按之有力者，宿食不消。"

（8）**舌苔厚腻**：宿食腐化与胃浊上泛，致舌苔厚腻满布舌上，以气郁不得宣化，则苔浊紧腻，或腐浊不化。

（四）变化

1.病因变化

（1）**生痰**：宿食停滞，津液郁阻，腐化生痰，尤以油腻之物，生痰尤易，见症多以痰食互见，胸膈痞闷，咳呕痰水食物，或头晕眩昏，或气喘痰鸣。

（2）**停饮**：饮食郁滞，津液不化，停滞为饮，尤以生冷茶酒油腻之物，易于郁遏阳气生痰，见症多为呕吐清水，口渴不欲饮，胸膈痞闷，咳逆倚息，心悸气短，小便不利。

（3）**生湿**：饮食停滞，不化精微，反生水湿，郁遏化热，故常见湿热之症，或身重懈怠，或面浮肢肿，或中满腹胀，或便溏尿短。

（4）**郁气**：饮食阻滞，气机不宣失降，尤以瓜菜薯芋菜梗等物，故常见气窜作痛，胸脘腹胁胀痛，或肠鸣辘辘，或嗳噫不已，或频转矢气，或便泄不爽。

（5）**留瘀**：食积久滞不消，阻滞气机，瘀滞血行，亦每致留瘀，症见肌肤甲错，腹胀青筋，午后潮热，或腹内结块，推之不移。

（6）**生虫**：饮食积滞，水谷不运，积蓄生湿，湿郁生热，湿热久不得泄则生虫，尤以香甜生冷荤菜等物肥甘不节，症见面黄肌瘦，腹胀时痛，或大便泄蛔虫，常见虫斑、虫点。

（7）**化热**：宿食郁滞，久必化热，尤以炙煿酒醴等物，尤易化热，症见口干唇燥，嘈杂烦闷，脘腹灼痛，呕吐酸苦，大便溏臭，肛门如火，小便短赤，舌红苔黄，脉滑而数。

（8）**化火**：食滞化热，热附糟粕，化燥化火，尤以膏粱厚味之物常易化火，故《素问·生气通天论》有"膏粱之变，足生大疔"之说，并见潮热腹胀大痛，大便闭结，或口疮目赤耳脓，或疮疖痈疔。

2.病位变化

（1）**滞胃**：食滞胃脘，胃失和降，胸脘或脘腹满闷，或胀痛，嗳噫吞酸，恶食或嘈杂呕吐，滞在上脘，多兼见胸闷噫气，咽嗌不利，或兼咳逆、呃逆；滞在中脘则以脘闷胀痛为主，或呕吐，或嘈杂；滞在下脘，则脘腹作痛，肠鸣下利，或腹痛便闭。

（2）**阻肠**：宿食阻滞，受盛、传导失职，症见以腹胀疼痛拒按为主，或肠鸣下利，或痢下赤白后重；或痛泻不爽，黄糜秽臭，肛门如火；大便闭结不通。

（3）**结脾**：宿食结滞于脾，健运失职，急则升降失常，上吐下利，腹中猝痛，或吐泻不得；缓则饮食不为，善食而瘦，面黄唇白，肌肤甲错，腹大青筋，五心潮热，甚则腹内结块，便泄溏滞不化。

3.病机变化

（1）**气机郁滞**：饮食停滞，气机郁遏，不得宣行，症见以胸脘腹痞满胀痛为主，恶食胃呆，嗳噫馊酸，肠鸣便泄不化。

（2）**气失宣降**：饮食停滞，气机郁阻，失其宣降之常，症见胸腹满闷胀痛，嗳腐吞酸，或噫气呕逆，或呕吐酸馊，物食不化。

（3）**气机逆乱**：饮食停滞，气机不行，升降错乱，胸脘腹大痛，或上吐下利，或欲吐不吐，欲泻不泻，吐泻不得。

（4）**气机郁结**：饮食郁滞，久不得解，气机郁结，症见以胸脘腹胀满痞结作痛，甚则脘腹结块，有形不移。

（5）**清气郁遏**：暴伤饮食，郁遏清气，不得升展，症见头痛恶寒发热，有似外感，唯胸脘痞闷，嗳腐吞酸，右脉滑甚，舌苔厚腻为辨。

（6）**清气郁闭**：暴伤饮食，清气骤闭，猝然晕眩，胸闷气塞，甚则昏沉不语。

（五）治法

1.常法：在上宜吐，在中宜清，在下宜导。

（1）**涌吐**：暴伤饮食，郁阻上脘胸膈，未停中焦，可用涌吐一法，使暴伤之食一涌而除，如伤食致清气郁闭，古方常用《千金》烧盐方，或瓜蒂散，或二陈汤加桔梗、芦根吐之，或以手指探吐即可，吐后以香砂二陈汤和之。

（2）**消化**：食滞中焦，治宜消化，但有寒滞、热滞之分，冷食内滞宜温化，热食内滞宜清疏，李用粹曰："丹溪曰：其有身受寒气，口伤生冷而暴病者，初时便宜辛温开导，盖食得寒则凝，得热则化也。稍久则寒郁成热，当兼一二辛凉降火之味。"[1]

（3）**导下**：食滞下脘，入阻肠腑，吐之不能，消之不及，必借导下为快，或称夺之。

2.变法：浅则补脾，深则补肾。

（1）**补脾**：食滞为有形实邪，本无补法，然又有当补者，李用粹曰："平人饮食入胃，脾能运之，故随食随化。病人饮食入胃，脾勿能运，则食反磨脾，故有食入即痛者，不可与饮食同治，致变不测，但补脾胃，其食自化。"[1]"又有事事清虚，素食粗粝，肠胃无以滋养，久久枯涩，易于停食，治者不求其本，喜攻速效，妄用辛香燥热，徒快一时，变生噎膈、鼓胀、背痛、咳脓等症，若早知胃枯，但与平补，久而自效。"[1]补脾有温补、滋补之分，但都必系虚而伤食之候，庞安常曰："凡左脉微弱，右脉弦滑，或弦大，形气俱虚，又兼饥饿，骤得饮食，食而过节者，此不足中有余也。以受伤言不足，以停滞言有余也。故标本当审缓急，更有物停气伤，宜消补兼行者；有物停，气不甚伤，当消导独行者；有既停滞，不能自化，但须补脾，使之运行，不必消者，当临时消息，不可一偏。"[1]

（2）补肾：饮食之伤，本在中焦，与肾无涉，然有肾阳不足，以腐蒸脾土者，致脾不运化而停食，则消导反损脾肾，补脾亦鞭长莫及，势在补肾中真火，如李用粹曰："饮食虽入中焦，其变化精微，实赖少火上蒸。中年之后，大病之余，元气亏损，不能熟腐，因而衰馁，易于停食，作痞作痛，为呕为泻，宜补火以生土，譬之锅底加薪，水谷尽熟也。"[1]

引用文献

［1］李用粹.中华医书集成·证治汇补［M］.北京：中医古籍出版社，1999：44，45.

十、辨虫证

（一）来源

1.**外因**：虫为体内寄生的生物，种类颇多，隋代巢元方《诸病源候论》即有九虫记载，其来源多与饮食不洁有关，有由虫卵误吞入腹而孵化者，有由幼虫从皮肤而入者，亦有成虫误吞入腹者，有由昆虫为媒介而进入体内者，种种不一。

2.**内因**：虫卵或幼虫、成虫进入人体，还需要生长、繁殖，必须也要有其适当的体内环境，古人责之脾胃虚弱，不能运化，水湿内聚，湿郁生热，湿热为虫类寄生的良好环境，此其一说。

3.**季节**：虫证发病与季节关系不大，唯小儿夏季炎热，生冷瓜果，啖食过多，以致脾胃受困，湿聚生热，常多虫积之患。又黄胖之病多发于春夏之交，雨水过多，湿热交蒸，必致发作。

4.**感受**：饮食不节，或喜生食，虫或虫卵随食物而入。或水源不洁，或卫生习惯不好，不洗手用手指食物，均系感染虫之由。而内在条件是脾胃素弱，无力运化或杀虫和虫卵。

5.**发病**：虫病之发，是由人体内在环境的改变，或脾胃虚弱，体内虫体繁殖加快，由于饥饿，或由于暴怒郁怒，或温热病体内温度过高。

（二）性质

1.**虫性蛰伏**：其性本属阴类，有形有质本属实邪。然而虫由脾胃虚弱，湿聚生热而生，因而虫证系本虚标实。

2.**兼夹**：虫本脾胃虚弱，运化无力，故虫多兼食积，虫病之发或由于内寒内热，故多兼寒兼热。

（三）证候

1.**基本证候**

（1）**虫动于中**：虫动于腹中，其症腹痛连脐周围，按之手下蠕动，或有团块，时作时止，或便出长虫，或吐蛔。

（2）**虫积于内**：虫积腹中，症见腹胀坚满，而形瘦骨立，善食易饥，或杳不思食，或喜食香燥，五心烦热，或潮热。

（3）**虫扰于内**：或气冲腹痛，呕吐蛔虫，或肢厥，甚则昏厥不省，脉细或伏，或抽搐。

（4）**虫阻于中**：升降失常，腹中大痛胀硬拒按，呕吐不纳，便不得通，其呕吐臭秽粪浊。

2.**基本症状体征**

（1）**虫点、虫斑**：脸上圆形白斑，眼白血管尖端有蓝黑点，舌上红点如粟，或现槟榔纹，隐隐有点，面色淡黄之中有红点红纹，唇内白点如奶油色，或颗粒状隆起点，在唇两侧居多。如高哲睿说："常见性情急躁，睡中龀齿，颜面皮肤出现花白色斑块。"[1]

（2）**口吐清涎**：脾胃虚弱，虫积于中，郁滞气机，水湿运化不利，故口吐清涎。

（3）**特殊嗜食**：多见于小儿嗜食香燥甜物，甚者有嗜食生米、泥土、炭块等特殊食品。

（四）变化

1.**病因变化**

（1）**停食**：虫积于内，脾胃不能运化，谷食难消，与虫相结而成疳积，症见善食而瘦，腹大胀硬，大便不化。

（2）**化热**：虫积既久化热动火，症见口苦口燥，目生云翳，烦躁不安，潮热盗汗，五心烦热。

（3）**动风**：虫积化热，热甚生风，症见头晕目眩，甚则昏厥，吐蛔，四肢抽搐，或角弓反张。

2.病位变化

（1）**犯胃**：虫上犯胃，症见胃脘疼痛，呕吐蛔虫，或大便泄虫，或得食则安，或痛时口唾清水。

（2）**积脾**：虫积于脾，症见能食面瘦，腹大胀硬，时自腹痛，或腹中大痛，呕吐不纳，便不得通。

（3）**犯肝**：虫扰于肝，症见眩晕吐涎沫，呕吐蛔虫，四肢厥冷，甚昏厥不语，脉沉细或数。

3.病机变化

（1）**郁滞气机**：虫积于中，郁滞气机，症见腹胀腹痛，大便溏滞不化，不思食，但喜饮或食物不化，或善食而饥。如李秀庭治胆道蛔虫实热型，撞心塞痛，腹硬拒按，心中懊憹，坐卧不安，呕吐蛔虫，或黄绿苦水，有臭气，面赤身热，口干欲饮，便干溲黄，或赤痛，脉沉数、滑数、沉实[2]。

（2）**阻结气机**：虫积阻结于中，腹胀大痛，呕吐不食，大便不通，或腹中胀结按之有虫块。

（3）**郁滞阳气**：虫积于中，郁滞阳气，症见眩晕，发热，潮热，肢厥，甚则昏厥不省，四肢抽搐。

（4）**消耗阴血**：虫积化热，热耗阴血，症见骨蒸潮热，五心烦热，形瘦盗汗，烦躁焦急，唇红舌赤。

（五）治法

1.常法：虫积宜驱。虫为体外之物，居于体内，治法当驱出体外，是为驱虫法，或称杀虫。

2.变法：虫动宜安。虫动于中，愈驱愈动，当先安之，然后再予驱杀之。

引用文献

［1］梁曼华等.高哲睿老中医治疗虫泻经验［J］.新中医，1978，（1）：18.

［2］李秀庭等.对胆道蛔虫病辨证施治规律的探讨［J］.江苏中医，1965，（5）：7.

十一、辨痰证

（一）来源

1.外痰：痰本内邪，成自津液，而所谓外痰者，兼指外感六淫之邪，郁蒸津液而成之痰，是痰虽成于内，而实由于外邪所致，故称"外痰"。如风邪鼓动津液而成风痰，寒邪凝聚津液而成寒痰，温暑燥等阳邪蒸灼津液而成热痰、燥痰，湿邪郁滞津液而成湿痰。由外犯肺所致，均称为肺痰。

2.内痰：有实痰、虚痰之分。实痰在脾，失运化之权，不能运行津液于肺，肺失宣降之性，以敷布津液，则津液停滞为痰，故古人谓："脾为生痰之源，肺为贮痰之器。"或由于湿胜，或由于食滞，或由于脾虚，均可致脾气失运，故亦称为湿痰。

虚痰在于肾，由于肾阳不足，不能蒸化水液，致停滞而为痰，为虚中之实痰；或肾阳不足以配肾阴，以致肾水泛上，即所谓"水泛成痰"，是为虚痰不夹实，为阳虚水泛之痰。亦有肾火内盛，蒸腾肾水，致肾水上沸而为痰，则为阴虚水泛之痰。

总之，内痰关系脾肾，邹滋九说："痰饮之作，必由元气亏乏，及阴盛阳衰而起，以致津液凝滞，不能输布，留于胸中，水之清者悉变为浊，水积阴则为饮，饮凝阳则为痰。若果真元充足，胃强脾健，则饮食不失其度，运行不失其机，何痰饮之有？"[1]

3.季节：外痰在于外邪先伤，故有季节性，如伤风多在春令，寒多在冬令，温暑发于春夏，燥痰在于秋冬，湿痰多发于秋夏之交，与外感六淫发病并无二致。唯内痰之发虽无季节性，但与气候亦不无关系。脾痰多由气候寒冷，或冷热不常所触发。肾虚之痰，伤及本元，多发于节令阴阳相交之际，尤以冬至前后，由天气之阴阳变化引动人身之阴阳，以致暴发。

4.感受：外痰由于六淫而起，因而其感受亦同六淫，总由外邪犯及肺气，致肺失宣降之权，清肃不行，津液郁滞而生痰。致内痰则在于平素饮食失节，或劳倦内伤，或情志不调，或房室不节，均可致脾肾不能调节水液，因而成痰，总由正气津液所化。

5.发病：外痰之发，是由于外邪郁遏肺气，宣降失职，咳动痰出。内痰或由气候所触，或由劳倦、情志所触发，或由节令阴阳变动，或因久咳震动，均可致其发病。是故一病即咳痰者，多为肺痰，即外痰。久病渐见痰者，多为内痰，即脾痰。肾虚之痰，更多见久病之后，较脾痰尤深一层。

（二）性质

1.实痰：外痰由邪而起，属邪实；脾痰由食滞、湿困而起者，亦属实邪。痰本阴类，乃津液所化。唯燥、热所致的实痰，起于阳邪煎炼津液所成，故其性质当属阳类，又该别论。

2. **虚痰**：脾痰之由于气虚失运者，与肾痰，均属虚痰，系津液或阴液上泛而成痰，悉为正气所化，并无邪气。其性质为虚，脾虚、肾阳虚所致之痰，仍属阴类，唯肾阴虚、肾火旺所致之痰则属阳类。

3. **兼夹**：外痰由六淫所致，必兼六淫之邪；内痰由食滞、气郁、气虚、阳虚、阴虚而起者，亦必兼夹其起因。唯痰阻既久，气不行血，以致血瘀者，而为痰瘀交结之证。由于内火煎熬而成痰者为痰火。

（三）证候

1. 基本证候

（1）**痰湿郁遏**：阳气不得宣行，胸闷、背胀、脘痞、肢冷、背寒、口淡口腻，不思饮食，或反口渴不喜饮，或喜热饮，神思沉默，痴呆不语，四肢麻痹，或头晕不眠，或嗜睡昏沉。

（2）**痰湿郁滞**：胸痞，胁痛，背痛，脘胀，或咳或喘，或呕或吐或呃，或筋脉麻木酸痛，或痴癫发狂，或昏迷谵妄，或昏厥不语，或泻利黏痰，或咽阻，或痰核，或嘈杂懊侬，恶心吞酸。

（3）**顽痰聚结**：或胸脘腹胁痞块，或瘰疬结核，或肌肉骨节肿硬，或腹胀如鼓，或噎膈反胃。

2. 基本症状体征

（1）**多痰**：或咳痰、吐痰、呕痰，或便出痰涎，或痰涎壅盛，或呼吸有痰，均为有形之痰的痰证特征，然而各种痰当分别其形色，以定其性质。

风痰：外风鼓动津液成痰，痰多为白色泡沫；内风蒸灼津液成痰，痰中多带稠厚青绿痰块。

寒痰：外寒郁滞津液成痰，其痰色白而稀黏；内寒凝聚津液成痰，其痰色白而稠黏。

热痰：热蒸津液成痰，痰色黄而稠厚。

火痰：内火煎熬津液成痰，痰色黄稠厚而多带血丝，气秽而臭。

湿痰：湿滞津液成痰，痰色灰白而稠黏，痰滑而易出。

燥痰：凉燥凝聚津液成痰，痰白黏难出；温燥蒸灼津液成痰，痰稠黏而干涩难出。

虚痰：脾气不足运化津液成痰，痰白而稀，咯吐无力，或甚于早晨；肾阳虚水泛为痰，痰白或黑而稀，味咸甚于夜半；肾阴虚火旺，蒸腾肾水上泛为痰，痰白如银丝，牵延不断，咯吐为艰，或带血丝血点，味咸甚于午后。

（2）**痞闷**：以胸脘痞闷为主，或胸闷背胀，或脘闷胁胀，或腹胀满，得咳痰吐痰，或便下痰涎，则痞闷随减，或得温热可减。

（3）**酸麻木痛**：头、胸、胁、背、肢、躯体等处，麻、酸，或木痛、重痛，或痛在一处，或略见高突而软，舌麻木亦多属痰。

（4）**肿软不痛**：凡肌肉之中漫肿，按之软而不痛，但酸重，皮色不变，触之不热，发病缓慢，或流走无定。

（5）**眩迷昏厥**：古人又"无痰不作眩"，及"怪病多痰"之说，是凡眩晕、痴呆、疑虑、恐怯、昏沉、昏厥等多夹痰，尤以幻觉、幻视、幻听等难以捉摸之象，均属痰郁其中所致。

（6）**舌苔滑腻**：痰为湿浊之气，郁遏阳气，浊气上泛，舌苔白腻白滑，为其常，舌苔滑腻，其色多白，其有黄滑、黄腻者，为痰已化热之象，亦有不及成苔，但见舌上罩有黏涎者，亦属痰证特征。

（7）**脉滑**：滑主多痰，为脉法之常，风痰则浮，湿痰则缓，寒痰则迟，热痰则数。唯燥痰脉涩，虚痰脉细或反洪大，是为脉法之变。

（四）变化

1. 病因变化

（1）**化热**：湿痰郁遏，阳气郁蒸，痰渐化热，痰由稀而稠，由白而黄，舌苔白滑转黄腻，脉转滑数。同时可见懊侬嘈杂，心烦不寐。

（2）**滞气**：痰由气郁而生，气由痰郁而滞，痰气互阻，症见胸胁痞满作痛，嗳气脘胀，或胸背彻痛。

（3）**阻血**：痰滞既久，气郁血滞，瘀从内起，痰瘀交阻，症见胸胁胀痛，或胃脘胀痛，痰中带瘀血、黑点，舌见瘀斑，或见癥块。

（4）**化火**：痰热久蒸，热邪化火，燔伤气血，症见痰色稠黄，质浊气秽，甚则化脓带血，脓血杂出。

（5）**耗气**：痰由津气所化，痰吐既久，津伤气耗，可见倦怠少气，日渐羸瘦，食减少神，便溏。

（6）**伤阴**：痰热蕴灼既久，阴液日见消涸，可见颧赤，潮热骨蒸，肌肤甲错，舌转红净，甚则望干扪之湿，脉细弦数。

2. 病位变化

（1）**干肺**：痰干于肺，肺失宣降，胸闷，咳嗽多痰，甚则气喘或哮吼，痰鸣辘辘，鼻翼扇动，甚则胸高气闭，或背冷胸痛。

（2）**停胃**：痰停于胃，胃失和降，症见食少、恶心、嘈杂、懊侬、脘痞、吞酸、嗳噫、呃逆、呕吐痰涎，或咽阻如梗，或噎膈反胃。

（3）**犯脾**：痰留于脾，脾失健运，脘腹痞满，食少，倦怠少神，便溏，或大便泻下痰涎，肠鸣辘辘。

（4）**犯心**：痰犯心脏，蒙蔽神明，症见神识昏沉，甚则昏迷，或痴呆不语，或颠倒错语，或昏厥不省。

（5）**犯肝**：痰犯于肝，肝失疏泄，症见胁下支满，或有块作痛，或头晕头痛，或筋脉抽掣，或瘛疭反张，或口吐涎沫，或颈项结核，或肢节麻痹酸痛。

（6）**犯胆**：痰犯于胆，决断无权，症见夜不能寐，疑虑、健忘、恐怯，或夜梦纷纭，或恶心呕吐苦黄汁，或寒热往来。

（7）**犯肾**：痰泛于肾，气化不行，唾痰色黑而咸，冷饮则脐下悸动，或奔豚上冲，或腰痛一块，动作则作。

3.病机变化

（1）**阳气失宣**：痰湿郁滞，阳气失宣，症见头昏眩晕，肢冷形寒，不得汗泄，或胸闷背寒，或胸痛彻背，或肢节麻木，酸痹疼痛。

（2）**阳气失和**：痰湿郁滞，阳气不和，症见恶寒发热无汗，或寒热往来，胸胁满痛，默默不思饮食，手足时厥。

（3）**气机失宣**：痰湿郁滞，气机不宣，症见胸满胸闷，或脘痞满闷，或胁满，或腹满，或善太息，或大便滑泄。

（4）**气机不降**：痰湿郁滞，清气不升，浊气不降，症见咳逆，气喘，哮吼，嗳噫，恶心，呃逆，泛酸，气上冲咽不得息，或气如奔豚上冲。

（5）**气机闭塞**：痰湿猝闭气机，以致猝然跌仆不省，甚则昏厥不语，或抽搐，口吐涎沫，移时自苏，或如尸厥。

（6）**蒙蔽神明**：痰浊蒙闭神明，症见昏沉嗜睡，或烦躁不寐，或癫狂，或痴呆，或疑虑，或恐怯，或惊惕，或痫厥。

（7）**流窜经络**：痰浊流窜经络，经气络血，不得宣通，以致筋脉酸、胀、重、疼，或麻、痹、木、不仁、不遂，甚则瘫痪不起。

（8）**阻滞气血**：痰阻气血，以致瘀结，则胸腹癥痞、瘰疬、结核，肌肉痰注、坚硬或肿软。

（五）治法

1.常法：实痰宜化。

见痰化痰为法之常。然化痰之法，当视其致痰之因：风痰，外风宜疏风化痰，内风宜息风化痰。寒痰，外寒宜散寒化痰，内寒宜温中化痰。湿痰宜燥湿化痰。燥痰宜润燥化痰。热痰宜清热化痰。痰火则宜清降，老痰、顽痰则宜峻逐。因食所致之痰，宜兼消导食滞。因郁所致之痰，则宜调气解郁。

治痰以治气为主：朱丹溪说："善治痰者，不治痰而治气，气顺则一身之津液，亦随气而顺矣。古方治痰饮用汗吐下温之法，愚见不若以顺气为先，分导次之。"[2] 陈士铎亦云："在治痰之中，而先理气，气顺则痰活，气顺则湿流通，而痰且不生矣。"[3]

2.变法：虚痰宜安。

王应震说："见痰休治痰"[4]，乃治痰的变法。虚痰由津液、阴液上泛，愈化则愈劫阴液，故治之之法，唯有安痰，使之不致上泛。然安痰之法，在于扶正：如脾虚失摄，宜以健脾益气，使津液归于统摄而不上泛。如肾虚水泛，宜滋补肾之阴阳，以纳气归肾，使肾水不致上泛，则不治痰而痰自消。

引用文献

［1］叶天士.临证指南医案［M］.上海：上海卫生出版社，1958：298.

［2］朱震亨.丹溪心法［M］.北京：北京市中国书店出版，1986：95.

［3］柳长华.陈士铎医学全书·石室秘录［M］.北京：中国中医药出版社，1999：378.

［4］张介宾.张景岳医学全书·类经［M］.北京：中国中医药出版社，1999：189.

十二、辨饮证

（一）来源

历来对饮证由于临床表现不同，有多种名称，而就其生成而言，可概分为外饮与内饮。

1.**外饮**：外饮来自日常水谷中之水，由实邪郁滞肺脾，致脾失健运，肺失敷布之能，不能运行水液，以致水液停滞于胃而为饮，多为实证。饮自外来，故称外饮。

2.**内饮**：内饮来自体内津液，由肾火不足以蒸化津液，以致津液停留成饮，多为虚证。以饮来自体内之津液，故称内饮。

3.**季节**：饮邪受季节影响，但外饮的形成，与季节不无关系，如夏令炎暑，饮水贪凉，生啖瓜果、冰块等，郁遏脾胃之阳气，致脾失运化，水留中脘。或冬令严寒，饮茶嗜酒以御寒，冬令阳气蛰藏，过饮运化无力，亦多停饮。

4.**感受**：外饮之成因，外由风寒湿邪郁遏，内因多由茶酒生冷瓜果所伤，以致脾不能为胃行其津液，肺不能通调水道，下输膀胱，则水停为饮。内饮多由素体阳虚，或房室所伤，或过服寒凉克伐，损伤肾阳，致命门火衰，不能蒸化，津液停蓄而成饮。

5.**发病**：饮邪之发，多由外邪引触，或风寒犯肺，肺气失宣降之权，因咳而引触。或因七情失调，致肝失疏泄，饮邪停蓄而发病；或因病后脾肾阳虚，不能蒸化，以饮蓄过多，而病发；或因过食生冷，损伤脾阳，致饮邪外溢。

（二）性质

1.**外饮**：饮为阴邪，来自水谷，与痰同源异质，故往往痰饮并称，而且可以相互转化，尤在泾曰："痰之与饮，同类而异名者耳。痰者，食物所化；饮者，水饮所成，故痰质稠而饮质稀也。痰多从火化，饮多从寒化，故痰宜清而饮宜温也。痰多胶固一处，饮多流溢上下，故痰可润而饮可燥也。"[1]

2.**内饮**：亦属阴类，为本虚标实之质，阳衰阴盛之性，脾肾阳虚为本，津液停蓄为标，故舒驰远有"（治水饮）若谬用滋津等药，则阳愈消而阴愈长"。[2]古人论饮，常从火衰立论，仲景治饮谓"当以温药和之"（《金匮要略·痰饮咳嗽病脉证并治》）。

3.**兼夹**：外饮常兼外邪，故兼寒邪触发，则称为寒饮；有因热邪触发，或阳气内郁而化热，则称为饮热。饮邪蒸化为痰，则称痰饮。内饮由于火衰，而命门为水火之宅，阳虚既久，真阴无生化之源，亦可致阴虚，故水饮亦可兼阴虚。或由饮邪化热，热伤阴液。此外尚有饮邪郁遏木火，致饮邪兼火逆之候。

（三）证候

1.**基本证候**

（1）**饮停胸膈**：水饮上逆，肺气失降，症见咳喘上逆，胸满短气，不能平卧，头面浮肿，痰沫多而色白滑，脉常弦紧，称为支饮。

（2）**饮停胁下**：因其上在胸中，下不及脘中，故名悬饮，症见胁痛，咳唾更甚，转侧呼吸均牵引而痛，胁间胀满，气短息促，脉沉而弦。

（3）**饮停胃脘**：胃中振振有水声，胸胁支满，呕吐痰涎清稀，口不渴或渴不欲饮，头目眩晕，心悸短气，苔白滑，脉弦涩。

（4）**饮溢肌肤**：称为溢饮，症见肌体疼痛而沉重，甚则肢体浮肿，小便不利，或见发热恶寒而无汗，咳嗽痰多白沫，苔白，脉弦而紧。

2.**基本症状体征**

（1）**咳、吐、呕、唾出清涎**：如咳、吐、呕、唾出清涎之类，古人以"清稀为饮，稠浊为痰"，为有形之饮的特征之一。痰亦有清稀者，在于以多少分别之，多者为饮，少则为痰。如风寒燥痰亦多清稀，但不如饮之多。

（2）**浮肿**：饮邪内停，阳气不得宣通，故或面浮或肢肿，但肿势不甚，或时肿时退，亦为有形之饮证的特征之一。

（3）**痞满**：饮邪流溢上下，阻滞阳气，故可见胸满、胁满、腹满、脘痞，按之辘辘有声，或自觉水走肠间，或胀或痛。

（4）**上逆**：饮为阴邪，郁遏阳气，致阳气不升，浊阴不降，或阳气欲升，或浊阴上泛，故多上逆之候，或咳逆上气，或喘逆，或呕逆、呃逆，或噎，或自觉其气上冲等，或如奔豚。

（5）**脉弦**：弦为饮脉，何廉臣曰："脉必弦，或偏弦，或双弦，或弦缓，或沉弦，或弦紧类数。"[3]

（6）**舌苔滑**：饮为阳衰阴盛，苔必润滑，何廉臣曰："苔多白润，间有转黄，或黑者，亦必有滑苔，或满舌黄黑，每夹一二条白色或苔边尖俱黄，中间夹一段白色，久则前光滑而不生苔，后半白滑而厚。"[3]

（四）变化

1.病因变化

（1）化痰：痰饮同类，如饮停既久，阳气蒸腾，或有热邪内蒸，则饮转为痰，症见咳唾清稀渐转稠浊胶黏，甚则色由白转黄，当按痰治。

（2）化水：水饮同宗，饮停日久，渐积聚而为水，或面肿，或足肿，甚则一身俱肿，或腹胀，甚则鼓胀。

（3）化热：饮本阴邪，郁遏既久，阳气不得宣泄，郁而为热，是为饮热，症见口渴但不思饮，或饮而即呕，发热而无汗泄，小便短赤不利，苔兼黄黑灰，但必滑腻多津，脉必兼数，舌质转红。

（4）化寒：饮本阴邪，郁伤阳气，故化寒最易，是为寒饮，症见形寒背冷，或脘腹觉冷，或肢冷，甚则寒战。

2.病位变化

（1）射肺：饮邪上逆于肺，则肺失宣降，症见咳逆，胸满，短气，喘促，痰多稀白，黏涎，咽痒咽阻。

（2）停胃：饮邪停蓄于胃，则胃失和降，症见中脘痞满，甚则作痛，呕吐稀涎，或噫或呃，或脘疼彻背，或胃中觉冷。

（3）犯脾：饮邪留于脾，则脾失健运之权，甚则水谷不分，症见腹满时痛，或入夜胀甚，肠鸣辘辘，或便下稀水，或四肢浮肿，或时唾白沫，或口流黏涎。

（4）犯心：饮邪上犯于心，致心阳失于宣运，症见胸闷背冷，或胸满背痛，心悸短气肢冷。

（5）犯肝：饮邪流溢于肝，致肝失疏泄，症见胁胀满痛，或眩晕，呕吐清水，或气冲脘疼，或气冲胸咽。

（6）犯肾：饮邪流溢于肾，致肾之气化不行，症见腰痛腰重，小便不利，甚则足肿，或气逆呛咳，痰出稀黏。

3.病机变化

（1）郁滞气机：饮邪内停，阻滞气机，滞于上焦则胸满背胀胁痛，滞于中焦则脘痞腹胀，滞于下则腰重足肿，小腹胀满，小便不利。严用和说："人之气道贵乎顺，顺则津液流通，决无饮之患，调摄失宜，气道闭塞，水饮停于胸膈，结而成痰。"[4]

（2）郁滞阳气：饮为阴邪，最易郁滞阳气，郁于上则清阳不宣，头晕头胀，背冷胸闷；郁于中则中阳失运，脘腹痞胀，四肢发冷，大便稀水，呕吐清水；郁于下则肾阳不司气化，而小便不利，足厥不暖，阳痿遗浊。

（3）损耗阳气：饮为阴邪，本自阳衰阴盛，阴愈盛则阳愈衰，上则心肺之阳不振，而见心悸短气，惊恐失神；中则脾胃之阳衰减，倦怠少食，恶呕泄利；下则肝肾之阳虚弱，见腰痛腿酸。

（4）耗伤阴血：饮为阴盛，本无伤阴之虑，唯饮滞既久，阳郁化热，热邪耗伤阴液，而成阴虚停饮之证，如舌红光剥，脉细弦数，形体消削，口干咽燥，心烦不寐，手足心热等，而又必兼饮证。

（五）治法

1.常法：外饮治脾。

（1）燥脾：外饮起于脾气失运输津液之能，故外饮当治脾，以助其健运。脾喜燥恶湿，欲使脾气健运，燥脾家之湿，是为不易之法。仲景在《金匮要略》中提出治饮当以温药和之，即温热燥脾之法。

（2）分利：除脾湿之法，分利水道，亦是不可少，一则可使蓄饮从小便而去，二则可使脾湿得到分消。如饮停过甚，亦可采用治水之法，予以攻逐。古人谓："治饮不利小便，非其治也。"

2.变法：内饮治肾。

（1）温通肾阳：内饮由于肾阳衰减，以致不能蒸化津液，故温通肾阳，使肾有气化之权，则水道通调，饮邪可从小便而去。

（2）温补肾阳：肾阳虚甚，命火衰微，蒸化无力，又必得温补肾命，以助其气化之力。

引用文献

[1]尤在泾.金匮翼［M］.上海：上海卫生出版社，1957：卷二5.

[2]舒驰远.伤寒集注［M］.北京：人民军医出版社，2009：43.

[3]俞根初等.重订通俗伤寒论［M］.上海：上海科学技术出版社，1959：319.

[4]严用和.中华医书集成·济生方［M］.北京：中医古籍出版社，1999：24.

十三、辨水证

（一）来源

1.外水：外水来自于湿，古人云："水湿同源。"水流则湿，湿聚成水，理之常也。或外受之湿邪，或水谷内生湿，久留不去，积湿则渐成水。

2.**内水**：内水来自津液，脾主运输，肺主通调，运输通调之功又必赖肾阳之蒸化。内水病关肺失通调，脾失运输，肾失气化，津液停蓄而为水。

3.**季节**：外湿由于与季节关系最为密切，虽四季皆有湿邪为患，自古常以夏秋相交之长夏为湿土司令，最易感湿，除"热蒸湿动"的季节气候因素之外，炎夏因热贪凉饮冷、瓜果冰浆，无不碍脾生湿，于长夏主湿，不无原因。受湿是为成水之源。是故外水与季节不无关系，而湿滞脾运，津液不行，与内水亦非绝不相关。

4.**感受**：水虽分内外，然其成因往往因果相连，即外水有碍津液运化，亦可致津液停水。大凡外感风寒湿邪，有碍肺之宣发、脾之运化、肾之气化者，均可致津液停蓄为水。饮食内伤，茶酒过度，七情失调，房劳过度，劳倦内伤等，凡能影响肺、脾、肾之功能者，均足以停水。

5.**发病**：水气发病，多由外感所触发，或饮食、劳倦、情志等失调，亦可触发水气之病。何廉臣说："寒郁下焦而成水肿，《金匮》所谓石水、正水是也。"[1]然而亦必肺、脾、肾三脏有亏，其水乃发病，脾不虚则湿不生，肾不虚则湿难留，肺不虚则水津四布。而肝之疏泄，心之运行血脉，均能助津液之运行，心肝功能失调，亦可致停蓄而发为水病。

（二）性质

1.**邪水**：邪水指湿聚成水，外来之水是为阴邪，邪气盛则实，故为实邪。水之与饮，同类异称，其性质亦异，水清而饮浊，水聚而饮流，水性泛滥，饮性流溢，水之势大而饮之势小，故水饮虽相通，而又各有其性质。如俞根初说："阴水则肢厥体重，先肿下焦，继则一身悉肿，阴股间寒，足胫肿甚，按之窅而不起，口淡不渴，大便自调，或竟溏泄，小便虽少，却不赤涩，甚或不利，舌苔白滑，或淡白而胖滑，左浮弦，右沉小者，风寒夹阴水肿也。"[1]

2.**正水**：正水指津液或阴液停蓄成水，虽亦属阴邪，其质则为本虚标实。以其病起于肺、脾、肾之虚，因虚致邪，故为本虚而标实。其虚在于阳气，故其性仍属阴类，正反为邪，故称为正水。如姚国美云："脚肿渐成水状，中焦胀满，饮食不思，此脾肾阳虚，水湿不能运化，泛滥于中。"[2]

3.**兼夹**：水因于气，故有水气之称，气行则水行，气滞则水停，故水气每每相因。气郁化热，水热相合，习称阳水，水性阴；阴盛则阳衰，阳衰则寒起于中，寒水相合，称为阴水，或称寒水。古代还有气分、血分之分，水由于气郁，称为气分，由于瘀滞称为血分。此外因水邪郁遏，木火内郁而成水火合病。

（三）证候

1.基本证候

（1）**水气上犯**：水气上逆，犯于肺则咳喘，犯于心则心悸，上郁清阳则头晕目眩，或头重头痛，或发寒热如伤寒。

（2）**水蓄中焦**：水蓄中焦则脾胃升降失常，或胃失和降而脘胀呃逆，或脾失健运而腹满泄泻，甚则腹满腹胀，鼓胀单腹。

（3）**水蓄下焦**：水蓄下焦则肾之气化失司，水道不行，小腹胀满，而小便不利，或脐下悸，甚则水气上冲如奔豚。

（4）**水溢肌腠**：水邪泛滥，外溢肌腠，上则面目浮肿，下则踝跗浮肿，甚则全身浮肿，按之如泥。

2.基本症状体征

（1）**小便不利**：小便通利则水无停蓄，故停水之证，必小便不利，虽无赤涩热痛，但必短少不行。

（2）**口燥口渴**：水邪内停，阳气郁遏，不能蒸腾津液，故口燥口渴，但多不消水，或饮水虽多，饮后必呕吐清水，虽饮多亦不解渴，或虽饮多而小便不行，均为停水特征。

（3）**呕吐清水**：虽不渴饮而时呕清水，或时唾清水，清水外吐而小便反不利，亦停水之征。

（4）**汗出如洗**：汗出淋漓，而小便不利者，亦水停于中，或渴饮，或不渴饮，而汗出如洗淋漓不止者，皆属此类。

（5）**浮肿按之不起**：面浮足肿，甚则通身浮肿，按之如泥而不即起者为水分，然邪浅者亦随按随起，邪深者则按不易起。

（6）**悸动**：水邪郁滞，阳气不能宣行，故多悸动之证，如心悸、脐下悸、筋惕肉瞤，甚则身为振振摇，或欲作奔豚状。

（7）**脉沉**：脉沉为水蓄之主脉，或沉弦、沉紧、沉迟、沉缓、或数、或细。

（8）**舌白**：苔多水滑，或白滑为多，亦有淡黄而滑腻者。

（四）变化

1.病因变化

（1）**化热**：水蓄既久，阳气化热，而成阳水之证，症见气粗似喘，腹部胀急，口渴而二便不利，烦热不眠，舌苔转黄，脉沉而鼓指。

（2）**伤阴**：水能化热，热可伤阴，故久病水气，阴分必伤，其症口燥咽干，五心烦热，面色黧黑，两颧暗红，舌赤瘦光剥，脉细弦数。

（3）**化寒**：水本阴类，阴盛阳衰，极易致寒，而为寒水，即阴水之证，其症见胸满腹胀，不欲饮食，口不渴饮，大便通利，舌苔淡白，脉象沉迟。

（4）**伤阳**：水可化寒，寒必伤阳，故水气久病，阳气必衰，见恶寒甚则战栗，筋惕肉瞤，振振欲擗地，跗肿阳痿，舌淡白而胖，脉沉细迟。

2.病位变化

（1）**射肺**：寒水射肺，肺失宣降，症见咳逆气喘，面浮，胸满短气，痰出如水，或喉如水鸡声，舌苔薄白，脉沉弦紧。

（2）**犯心**：寒水上犯心脏，致心阳不振，症见胸闷，心悸短气，或时似乎自冒胸，心下悸欲得按，心慌，下肢浮肿。

（3）**犯胃**：寒水犯胃，胃失和降，胸脘痞闷，口渴欲饮，饮而即吐，吐出清水，呕渴转辗，小便不利。

（4）**犯脾**：水邪浸渍于脾，脾失健运，症见腹满腹胀，四肢浮肿，甚则全身皆肿，二便不行，或泄利清水。

（5）**犯肝**：水邪浸渍于肝，肝失疏泄之权，症见腹胁胀满，或单腹胀硬，或惊恐多梦，或青筋暴露，舌质青暗，脉来沉弦。

（6）**蓄肾**：肾为水脏，然蓄水过多，有碍气化，不得宣泄，症见小腹胀满，小便不利，甚则癃闭，腰痛足肿，或脐下悸欲作奔豚。

3.病机变化

（1）**郁遏清阳**：寒水上犯，郁遏清阳，以致恶寒发热，头项强痛无汗，心下满，微痛，小便不利，与伤寒相类之证。

（2）**阻滞气机**：气水相因，水停则气滞，症见胸满、脘痞、腹胀之症，或咳或喘，或呕或噎，皆气机上逆之候。甚则气水互结，而成单腹鼓胀。

（3）**损耗阳气**：水属阴类，损耗阳气，损肺阳则短气背冷，损心阳则昏沉惊惕，损胃阳则纳少呕多，损脾阳则肢冷腹胀，损肝阳则眩晕胁痛，损肾阳则足冷阳缩，总以阴盛而阳衰。

（4）**耗伤阴血**：停水过久，脾不能行津液以生血，肾不能蒸化精微以化精，则精血生化无源，以致形体日削，肌肤甲错，五心潮热，盗汗遗泄等。

（五）治法

1.常法：邪水宜泄。

（1）**发汗**：是宣泄水气的方法之一，凡上部的水气，均可从汗出而泄："上肿多风宜汗"，是古今治水之一大法，《素问·汤液醪醴论》称为"开鬼门"，其实为"开魄门"，即宣肺发汗之法。如俞根初说："阴水肿初用麻附五皮饮温下，发汗以消肿，继用胃苓汤，实脾利水以除根，终用香砂理中汤健脾阳，以培元气。"[1]

（2）**利水**：利水即利小便，《素问·汤液醪醴论》所谓"洁净府"，通利小便，使蓄水从小便而去，是为治水的常法。不仅"下肿多湿宜利"，即内蓄无形之水邪，亦当以健脾利水为主。

（3）**逐水**：从大便峻逐水气，也是泄水之法，在聚水过多，利水法鞭长莫及之时，必须以猛药峻逐积水。

2.变法：正水宜养。

由肺脾肾不足，以致津液停滞为水之正水，其性质为本虚标实，其治不可一味攻逐，又当调养内脏的气血阴阳，使脾能健运，肺能敷布，肾能化气，肝能疏泄，使停蓄的水气渐去，又不复再生停滞；是为养正除水之法。

引用文献

［1］俞根初等.重订通俗伤寒论［M］.上海：上海科学技术出版社，1959：360，368.

［2］姚国美.姚国美医学讲义合编［M］.北京：人民卫生出版社，2009：198.

十四、辨气证

（一）来源

气病之因，病起于七情失调，《素问·举痛论》云："怒则气上，喜则气缓，悲则气消，恐则气下，惊则气乱，思则气结。"七情太过，致气机升降出入失序，则气病内起。

1.**郁气**：郁气常由于肝，肝气怫郁，失其畅达疏泄之性，致气机怫郁，不循常度而成。

2.**滞气**：滞气常由于脾，失其健运之权，则中焦气机郁滞，失其升降出入之常，气滞不行，留蓄中焦而成。

3.**季节**：郁气由于肝，多发于春令，春令寒去温来，肝气升发，怫郁之气亦因之而发。滞气由于脾，多发于夏秋之令，气候炎热，贪凉饮冷，生食杂食，郁滞中焦，脾胃失其消化健运，多发此病。

4.**感受**：郁气由于情志不舒，七情失调，以致五脏气机怫郁，肝主谋虑，故郁虽关五脏，总不离乎肝气失调，如肝能升发疏泄，则四脏之气不致怫郁。滞气由于饮食失度，或由于劳倦伤脾，以脾胃运化失度，气机因而迟滞。

5.**发病**：郁气之发，或由情志所触，或由外感六淫所引发；滞气发病则多由饮食失度，或过饥过饱，或食油腻及难化、生气之物，或感受寒湿之邪，均足以碍气机而发滞气之病。

（二）性质

1.**郁气**：为怫郁之气，无形无质，虽谓实邪，与滞气略有不同，然而怫郁之气调解则难，虽属阳类，静而失动，阳中之阴，但极易化火。

2.**滞气**：为迟滞之气，必兼有形有质之实邪，起因于实邪郁滞，不难疏通而解，虽属阳类，多夹阴邪，故亦阳中之阴，实邪内滞，化火亦易。

3.**兼夹**：气郁化热化火，则为郁热、气火之病。生痰谓之痰气，留瘀谓之气瘀。兼外感则常称外感夹气，或外感兼郁。

（三）证候

1.基本证候

（1）**气郁**：气郁不得宣畅，症见胸脘痞闷，短气太息，精神沉滞，默默少语少食，或烦懊不寐，或发寒热如外感。

（2）**气滞**：气滞于中，升降不利，症见胸脘胁腹胀满，气窜作痛，连腰及背，甚则窜走肢体，得嗳与矢气则松。

（3）**气结**：气与有形之邪，如痰、水、食、瘀、虫之类互结不解，症见痞结有形，或胀，或痛，或气聚则成形，气散则无形。林珮琴说："（闭癃）癃为滴沥不爽，治分在气在血。以渴与不渴辨之，渴而不利，或黄或涩，热在上焦气分也。"[1]

2.基本症状体征

（1）**满闷痛胀**：气郁滞于内，失其流气不息之机，则有闷、满，甚则胀、痛之患，多见于胸、背、胁、脘、腹，亦可见于肢、体、腰、脊。

（2）**得气则松**：气滞于中则痛，郁滞得行则松，或太息，或嗳噫，或肠鸣，或矢气，皆郁滞得以疏通之象，气行暂通，其病可得暂时松减。

（3）**走窜不定**：气之升降出入，周流不息，一有郁滞，则失其常，不通则为痛为胀，通则气窜走不定，失其常道，或气聚则有形，气散则无形。

（4）**呆钝**：气机郁滞，气行迟钝，则脏腑之气亦呆滞，故可见神情呆滞，行动迟滞，或不饥不食，不寐不便。

（5）**脉沉**：脉乃血脉，血随气行，气机郁滞，则血行亦多滞涩，故见脉沉或弦或紧，或迟或缓，或涩或滑，皆兼沉象。

（6）**舌苔薄**：苔由津气所化，气郁气滞则津液亦因之郁滞，气滞则不能行其津液，津液不能上腾以滋苔，故苔见薄而少，或见双边津液白沫。

（四）变化

1.病因变化

（1）**化热**：气郁不解则化热，症见心烦不寐，多梦，口苦嘈杂，小便黄赤，舌苔薄而色转黄，脉弦而数。

（2）**化火**：气郁化热，久则化火，症见口苦口渴，目赤心烦，甚则多言狂躁，或胀痛拒按，大便燥结，甚则不通，舌赤苔黄糙，甚则黑燥，脉弦滑数。

（3）**生痰**：气郁则津液停蓄而生痰，症见胸满痞痛，痰多口腻，或痴呆，多疑，多怯，甚则癫狂痫厥。

（4）**停水**：气郁不能行其津液，则停滞而为水，症见腹胀肠鸣，水声辘辘，甚则鼓胀如鼓，或浮肿按之起手而起。

（5）**停湿**：气郁则脾困不能运行水湿，症见腹满肠鸣而痛，大便泄泻，里急后重，或痛泻交作，小便短少。

（6）**停食**：气郁则脾胃不司运化，多致停食，症见脘腹痞满胀痛，嗳腐吞酸，甚则便泄酸臭，或胀急大痛，大便不通。

（7）**蓄瘀**：气以行血，气郁则血郁，气滞则血瘀，以致气瘀互结，症见胀痛不移，或腹胀青筋，或癥块结硬。

2.病位变化

（1）**郁肝**：则肝失疏泄升发之性，症见胸满胁痛，或连脘腹。短气叹息，或气窜攻冲，甚则上冲下迫。

（2）**郁脾**：则运化失职，症见腹满肠鸣，不思饮食，食亦不化，甚则腹满胀痛，得矢气或便则松减。

（3）**郁胃**：则失和降之性，症见中脘胀满痞痛，嗳噫吞酸，甚则呕吐，或噎膈，反胃。

（4）**冲肺**：则宣降失常，症见胸满咳逆，短气喘逆，或胸胁背走窜作痛，或痞闷作痛。

（5）**窜肾**：郁气下窜于肾，症见腰及少腹气窜作痛，或坐卧则痛，行动则松，或疝瘕偏坠作痛。

3.病机变化

（1）**气机郁遏**：失其宣发上升之性，症见胸闷短气，善太息，不食不寐，不便，默默无神，悒悒不快。

（2）**气机冲逆**：失其下降之顺，症见咳逆，喘逆，呕逆，噫气，呃逆，或气上冲胸咽，亦可气冲下迫，气攻入肠，里急后重，时行不行，或痛泄交作。如李用粹说："坠堕闪锉，气逆气郁，误行补涩，则瘀蓄于胃，心下胀满，食入即吐，名曰血逆。"[2]

（3）**气机郁滞**：失其流动之性，症见胸脘背胁腹腰，气窜作痛，或胀满痞闷，得矢气则松。

（4）**气机郁结**：症见咽梗，膈塞，痞结，气聚则有形，气散则无形，或鼓胀如鼓，按之坚硬。

（5）**气血互结**：气结与瘀结互存，症见脘胁腹中痞块坚结，按之不移，痛甚于夜。

（五）治法

1.常法：滞气宜通。

滞气由有形之实邪郁滞，故治之宜疏通，通则滞去而气行。当视其阻滞的原由，或消之、化之、行之、推之，使之疏通，则滞气可除，而气机升降出入畅利。

2.变法：郁气宜调。

郁气无形无质，攻破疏通，图伤正气，唯以调之一法，从缓图治。然而病关情志，草木难以独当此任，所谓："药逍遥而人不逍遥，奈何？"所以怡情养性，更重于药调。

引用文献

[1]林珮琴.中华医书集成·类证治裁[M].北京：中医古籍出版社，1999：486.

[2]李用粹.证治汇补[M].北京：中医古籍出版社，1999：130.

十五、辨瘀证

（一）来源

1.寒瘀：由阳气不足，无力鼓动运行血脉，或气郁、痰滞、水蓄、寒滞等致血脉流行阻滞，而致滞停为瘀血。

2.热瘀：热瘀则多由外感热病，热邪深入营血，致热与瘀结，渐成瘀热，寒瘀久郁亦可化热，而成热瘀。

3.季节：瘀血的形成本无季节，然蓄瘀既分寒热，与气候冷暖亦有关系，气寒天冷，经脉蜷缩而拘急，血液凝涩不能畅通，而成寒瘀。气暖天热，温暑病发，热入营血，热与血结而成热瘀。

4.感受：除气候冷暖得病成瘀外，尚有气郁、痰滞、水蓄、停食等有碍血脉畅行的诸种因素，均可以致血蓄成瘀。李梴说："瘀血痛有常处，或忧思逆郁，跌仆伤瘀，或妇人经来、产后恶瘀不尽而凝。"[1]沈金鳌："气运乎血，血本随气以周流，气凝则血亦凝矣。"[2]

外因跌仆打伤，或失血之后，或妇人经产出血，或内脏出血未经消散（包括现代各种手术出血），亦可致离经之血成瘀。唐容川说："吐衄便漏，其血无不离经……然既是离经之血，虽清血、鲜血，亦是瘀血。"[3]邵达说：

"跌打损伤，或被人打踢，或物相撞，或取闪肭，或奔走努力，或受困屈，或发恼怒，一时不觉，过至半日或一、二、三日而发者有之，十数日或半月、一月而发者有之。"[4]各种慢性疾病，原发虽各有病因，但久病不愈，亦可渐致血瘀形成。邵新甫说："'初病在经，久痛入络'，以经主气，络主血，则可知其治气治血之当然也。"[5]更有阳气不足之人鼓动血脉运行无力，以致血行迟滞渐致蓄瘀。古人对瘀血与蓄血略有分别，俞根初说："瘀由渐积，蓄由猝成……唯蓄血由外邪搏击，如六淫时疫及犬咬蛇伤等因皆骤蓄聚。"[6]

5.发病：血蓄于中，少则随血脉运行，而达体之内外上下，随处发病，或发于脏腑，则影响脏腑功能，或发于五官肌腠，或为结硬，或为痈疡，或为瘀斑，或经络瘀阻。若蓄瘀过多，以致瘀阻血溢，或瘀结成癥。

（二）性质

1.寒瘀：血属阴类，寒为阴邪，寒瘀为阴中实邪，病起阳气不足，寒瘀更能伤损阳气，故有本虚标实之质。

2.热瘀：瘀由于热起，热为阳邪，而血又属阴类，故热瘀之性，当属阳中之阴，阳能耗阴，可致阴血损伤，甚则枯涸。

3.兼夹：瘀兼寒为寒瘀，兼热为热瘀，或称瘀热。病因气郁称气瘀，由痰水称痰瘀或血水。

（三）证候

1.基本证候

（1）**瘀滞肌腠**：或为斑块，或为青肿，或为痈疡，或为肌肤甲错，或为毛发脱落，或为寒热往来，或为肌肉瘦削。

（2）**瘀滞经络**：或为青筋暴露，或为丝丝血缕，或为抽掣疼痛，或为麻木不仁，或为偏枯瘫痪，或为筋脉抽掣，或为四肢抽搐。

（3）**瘀阻脏腑**：或为胀痛，或结癥块，或为咳为呃，或为健忘，或为发狂，或为咳、呕、便血，或为月经不调，或为崩漏。

（4）**瘀阻清窍**：或为头痛，或为耳聋，或为目盲，或为舌痿，或为咽肿石蛾，或神识昏迷。

2.基本症状体征

（1）**青紫**：青紫为瘀滞特色，以青暗为寒瘀，紫暗为瘀热，如舌青或紫，唇青或紫绀，指甲、皮肤青紫等。面色晦暗或紫黑。睑下或眼眶青紫，白睛溢血，口唇紫绀、爪甲发黑。

（2）**瘀点瘀斑**：或舌上见瘀点紫黑，或瘀斑，或皮肤见紫斑，青肿或紫红小点如疹，或发如紫云。

（3）**青筋红丝**：青筋暴露，或红丝赤缕，或见于皮肤，或见于四肢，或见于脘腹，病起缓慢，压之不退色。

（4）**刺痛不移**：疼痛如锥刺刀割，痛处不移而拒按，痛甚于夜。

（5）**口燥不饮**：口虽燥渴，但不喜饮，或但欲漱水不欲咽。

（6）**肿硬**：或体表肿块坚硬，或体内坚癥不移，或小腹满硬。

（7）**出血成块**：瘀紫血溢，血色紫暗成块，或黑色如漆，可见于吐血、咯血、呕血、便血，以及妇科经血、崩漏等。大便溏腻如漆为瘀血。《证治准绳》："邪热燥结，色未尝不黑，但瘀血则溏而黑黏如漆，燥结则硬而黑晦如煤，此为明辨也"。

（8）**肌肤甲错**：肌肤粗糙干枯，面色黧黑，毛发枯黄脱落。

（9）**萎软**：如舌萎或唇萎。

（10）**脉细涩**：瘀血内阻，脉道不利，脉细涩，甚则结代。

（四）变化

1.病因变化

（1）**化热**：寒瘀郁久亦可化热，而成热瘀，症见潮热骨蒸盗汗，心烦不寐，口燥口苦，舌苔薄黄，脉转弦数。

（2）**化火**：瘀热酝酿久则化火，症见潮热壮热，神昏谵语，狂言，或咳唾脓血，或腹痛拒按，大便不通，或便下脓血。

（3）**停痰**：瘀滞既久，津液亦不得畅行，积而生痰，痰瘀相结，症见胸痛，咳唾痰血，或肿块结硬。

（4）**蓄水**：瘀滞津液，津停为水，以致胸满，胁痛，腹胀，甚则腹胀如鼓，青筋显露，或浮肿而皮下有红丝赤缕。

2.病位变化

（1）**蓄肺**：瘀蓄于肺，肺失宣降，营卫失度，症见胸满咳嗽，痰血杂出，或胸痛气逆而喘促，咳唾脓血，或恶寒发热,状若外感。

（2）攻心：瘀血攻心,则可见胸闷心痛,或心悸善忘,或神昏发狂,或昏厥肢冷,或咯血瘀紫。

（3）蓄胃：胃脘如割痛,或胸背胀满,或喉中觉有血腥,或呃逆,呕吐瘀紫,或便下漆黑。

（4）留肠：则腹痛胀满,大便不通,或急痛拒按,或有肿硬,或便脓血,或小腹硬满,或脏毒便血。

（5）蓄肝：则右胁有形,按之则痛,时发寒热。面色黧黑,胸腹见蛛痣血缕,鼓胀如鼓,癥瘕积聚。

（6）蓄脾：则左胁痞块作痛,时发寒热如疟。

（7）蓄肾：则腰痛,或引小腹,小便淋涩,或石淋不通。

3.病机变化

（1）郁遏清阳：瘀血内滞,郁遏清阳,症见头痛,恶寒发热,但不身痛,与外感有别。唯胸闷背痛,或肩胛作痛,或别有疼处。

（2）阻滞气机：瘀血内滞,气机必致不利,症见胸脘背胁腹腰胀满或疼痛,或咳或呕,或气冲上逆。

（3）阻滞血络：瘀血内滞,血络不利,症见头痛身痛,四肢筋脉疼痛,或肢冷肢厥,色变青紫。

（4）蒸灼营血：瘀热化火,内灼营血,症见夜热潮热,骨蒸盗汗,甚则神昏谵语,或发狂,或发斑。

（5）消灼营阴：瘀热久蕴,营阴消灼,症见肌肤甲错,骨蒸潮热,盗汗心烦,毛发枯脱,肌肉削瘦。

（五）治法

1.常法宜消逐

（1）轻证：轻则消瘀。瘀滞不甚,治宜以消瘀为主,消瘀之法,仍当视其寒热,寒瘀宜温化,热瘀宜清化。

（2）重证：甚则破血。瘀阻之甚,治以破血通瘀为主,寒瘀宜温通,热瘀宜凉通。

2.变法可通补

因虚停瘀,其治法不可一味攻逐,当视其不足之处,补而行之;或温通阳气,以行寒瘀;或补气补血,以补而行之;皆治瘀变通之法。

引用文献

［1］李梴.中华医书集成·医学入门［M］.北京：中医古籍出版社,1999：472.

［2］沈金鳌.中华医书集成·杂病源流犀烛［M］.北京：中医古籍出版社,1999：716.

［3］唐宗海.中华医书集成·血证论［M］.北京：中医古籍出版社,1999：44.

［4］皇甫中.明医指掌［M］.北京：人民卫生出版社,1982：65.

［5］叶天士.临证指南医案［M］.上海：上海卫生出版社,1958：446.

［6］俞根初等.重订通俗伤寒论［M］.上海：上海科学技术出版社,1959：118.

十六、辨阳证

（一）来源

1.亢阳：来自心肝,系由心肝阳气偏亢,亢则为害,不亢仍属正气,是亢阳之证乃本气自病。

2.虚阳：来自于肾,肾阳本下潜藏于肾水之中,必得肾水之滋养,如肾水不足以涵养,则肾阳浮越于上,故又称“浮阳”或称“飞阳”。

3.季节：春令,肝气升发,肝阳最易上亢。夏令炎热,心肝之阳均易上亢,故《素问·生气通天论》云：“阳气者,烦劳则张,精绝,辟积于夏,使人煎厥。”虽谓天气,实关人事。冬令气寒,阳气当蛰伏。偶有操劳,肝肾之阳,则多不藏于下焦而上越。

4.感受：心肝阳亢,多由于七情失度,思虑,或喜怒不节,或平素酒肉过度,均可致心肝阳气亢盛。更有肾阴不足之人,肾水不能涵养肝阳,以致肝阳偏亢。或不能上交于心,则心阳偏亢。不能涵养肾阳,则肾阳浮越。肾虚非独房劳,或素体不足,或劳倦思虑过度,或病中药病伤阴,均可致之。然酒色过度,如《素问·上古天真论》云：“以酒为浆,以妄为常,醉以入房,以竭其精。”是损耗肾阴的最大原因。

5.发病：亢阳、虚阳之发,可由于季节气候,尤以天地阴阳交替之时,如冬夏二至,以致影响人体阳气,发病为多。然最易促使发病的,人事方面,至关紧要,如喜怒忧思惊恐过度,烦劳、酒食不节,房劳过度等,均可以致阳气迸发。

（二）性质

1.亢阳：为本气所化,虽为亢盛,其本多虚,犹以阴虚以致阳亢者,更属本虚标实之质,此亢阳不同于烈火之处。

2.**虚阳**：则纯属虚邪，因虚致邪之谓。病本肾阴不能涵养，阴不恋阳，以致阳气浮越。与肾火或龙火，又有区别，肾火所指即相火，为实火；龙火所指即命火，为虚火。虚阳为肾中阳气，虚火为肾中真火，阳气当以镇潜，而虚火则当引火归原。

3.**兼夹**：阳亢则风动，风动之时称风阳，或为内风。阳亢则煎熬津液而为痰，故多兼夹痰涎。

（三）证候

1.基本证候

（1）**阳气上亢**：阳气亢盛于上，可见头晕目眩，头胀头痛，耳鸣耳聋，面赤目赤，或自觉头面烘热，或热气上冲如醉状，甚则头重，昏厥不省，昏睡鼻鼾，喘促咳逆。

（2）**阳扰于内**：阳气扰于中，可见嘈杂，懊憹，烦躁不寐，多梦，或多怒，或善笑，或自悲哭泣，或心悬如饥，或自觉腹中空洞。

（3）**阳扰于外**：窜走经络，或筋脉动惕，或酸痛胀痛，或筋挛抽搐，或遍体烘热。

（4）**阳扰于下**：致精血不宁，或男则遗精梦泄，女则带下崩漏，或白浊白淫，或遗尿遗沥。

2.基本症状体征

（1）**面赤**：为阳气上升的共同特征，或面赤如醉，或仅两颧浮红，或面目俱赤，或色若桃花。

（2）**神志昏乱**：阳气上扰，必有乱神志，如烦躁不寐，多梦多怒，善喜悲泣等，昏沉如醉，善忘错语。

（3）**头重足轻**：阳盛于上，则下体空虚，故见头晕头胀头重，而下则腰酸膝软，行动飘浮。

（4）**脉浮**：阳气浮越，故脉多浮，或弦，或洪。

（5）**舌红**：阳气上浮，舌质必红而少苔或无苔。

（四）变化

1.病因变化

（1）**生痰**：阳气蒸动津液为痰，或咳痰，或呕痰，或痰鸣辘辘，或胸闷，或眩晕，或嘈杂吐酸，或口流涎沫，或昏厥不省。

（2）**动风**：阳亢则风动，轻则头目晕眩，头痛抽掣，耳鸣耳聋，甚则筋脉动惕，或麻痹，或酸痛，或四肢抽搐，角弓反张。

（3）**化火**：张景岳曰："火，天地之阳气也。"[1]阳气亢盛，必从火化，症见目赤口苦，烦躁不眠，口渴便结，小便黄赤。

2.病位变化

（1）**犯肺**：阳亢犯肺，则肺失清肃，症见气冲干咳，或胸满气喘，咽干喉痛，或鼻干鼻衄。

（2）**冲心**：阳亢于心，则烦躁不寐，多梦怔忡，或多笑多言，或神昏谵妄，或舌痿不语，或昏厥不语。

（3）**冲胃**：阳亢冲于胃，可见嘈杂易饥，或胃中热痛，或脘胀呕逆，或噫气不除，或胃中烧灼。

（4）**犯肝**：阳亢于肝，则见眩晕，头痛，头胀，耳聋，目赤，筋脉动惕，四肢抽搐，甚则昏仆不语，角弓反张，或月经过多，或带下崩漏。

（5）**扰肾**：阳扰于肾，则腰痛遗精，淫浊遗沥，或头晕耳鸣，骨蒸潮热，盗汗咽干。

3.病机变化

（1）**上干空窍**：阳气上干空窍，致清空不宁，清窍不利，症见头痛头胀，眩晕耳聋耳鸣，目赤干涩，口燥咽干。

（2）**中耗气液**：阳气内亢，耗气伤液，症见短气倦怠，口渴咽干，鼻燥目涩，嘈杂易饥，大便干燥，小便短涩，舌红无苔。

（3）**内动阴血**：阳气动于内，扰动阴血，或鼻衄，或咯血，或便血尿血，或经血过多，或崩中漏下。

（4）**下吸阴液**：阳亢于上，亦可下吸阴液，可见骨蒸潮热，盗汗，梦遗精泄，腰酸腰痛。

（五）治法

1.**常法**：亢阳宜清镇。亢阳者，阳气亢盛，阳本于火，镇潜必须清降，即使阴虚阳亢之证，滋阴潜阳，亦当以清凉为法。

2.**变法**：虚阳宜温镇。虚阳者，因虚以致阳浮，肾为水火之脏，滋阴之中必兼温养，不可投凉，凉则虚焰腾空，故镇潜肾阳，亦必兼温养。

引用文献

［1］张介宾.张景岳医学全书［M］.北京：中国中医药出版社，1999：28.

十七、辨气虚证

（一）来源

1.**气虚**：系指肺脾之气不足，病深则可见肾之元气不足。《素问·经脉别论》云："饮入于胃，游溢精气，上输于脾，脾气散精，上归于肺。"《决气篇》："上焦开发，宣五谷味，熏肤、充身、泽毛，若雾露之溉，是谓气。"俞根初曰："肺主宗气而运行周身，脾胃主中气而消化水谷，肾中命门主藏元阳而主一身之元气。"[1]故气虚在于肺、脾、肾三脏。

2.**季节**：气虚之人，多在夏或夏秋之交发病，夏月炎暑盛行，暑伤元气，而长夏湿盛脾困，气虚不足之人最易发病。

3.**形成**：气虚的形成，或由于素体不足，或后天饮食不周，或劳倦疲乏，或久病伤气，或克伐过剂，均足以形成气虚。

4.**发病**：气虚发病，或由于气候炎热，汗出过多，或由于操劳过度，或过服消伐克削、清凉通下之剂。

（二）性质

1.**气本属阳，但浅于阳虚**：气中有津液，气虚之人，津液亦不足，故气虚既可伤阳，又可伤津液。

2.**兼夹**：气虚之深可致阳虚，称阳气虚。可虚及津液，称津气或气液不足。气虚可生热、生湿、生痰、生饮、停食。

（三）证候

1.**基本证候**

（1）**气虚失充**：气虚不足以充，症见头晕，身体倦怠，懒于言动，四肢无力，面色淡黄，或白嫩少气，不足以息。

（2）**气虚失养**：气虚不足以养营，症见形羸体瘦，四肢酸痛，或遍体酸软，饮食减少，自汗盗汗。

（3）**气虚不升**：气虚不足以升上，症见头晕头痛，耳鸣，甚则昏厥，或胸满短气，少气不足以息，四肢无力。

（4）**气虚下陷**：气虚不足以升，反而下陷，症见泻痢后重，或崩漏不止，或脱肛，或腰重酸软，不能步履。

2.**基本症状体征**：本证以全身功能活动低下的表现为辨证要点。

（1）**倦怠**：气虚不足以充，则倦怠。

（2）**乏力**：元气亏虚，脏腑功能减退，所以神疲乏力。

（3）**少气**：气少懒言。

（4）**少食**：气虚运化无力，水谷停滞致停食不化。

（5）**多汗**：气虚毛窍疏松，外卫不固则自汗易汗，动则汗出，多汗或自汗不收，或夜间盗汗。

（6）**早起眩晕，午前病甚**：气虚清阳不升，不能温养头目，则头晕目眩，劳则耗气，故活动时诸症加剧。

（7）**舌象**：气虚无力鼓动血脉，血不上营于舌，而见舌淡苔白。

（8）**脉大而虚**：运血无力，故脉象按之无力或脉大而虚。

（四）变化

1.**病因变化**

（1）**化热**：气虚运行无力，郁而生热，是为虚热之一，症见下夜上午发热，少气不渴，或渴不喜饮，或烦倦不常。

（2）**生痰**：气虚无力行其津液，郁蒸生痰，症见早起咳嗽多痰，痰白稠黏，咳咯无力托送，少气似喘。

（3）**停水**：气虚无力运行水津停蓄为水，症见早起面浮，午后足肿，小便清利，头晕倦怠。

（4）**停湿**：气虚不足以运行水湿，致湿停脾困，其症困倦乏力，食少腹满，或四肢浮肿，小便不利。

（5）**停食**：气虚运化无力，水谷停滞致停食不化，症见倦怠不思饮食，食亦不化，脘痞嗳噫，大便溏滞不化。

（6）**停瘀**：气虚无力行血致血滞为瘀，症见肩背臂肘酸痛，不能举动，或右半身麻木不遂。

2.病位变化

（1）**肺气虚**：肺主宗气而司呼吸，肺气不足，症见短气不足以息，或咳喘无力，或自汗多汗，或面浮足肿，或肩背胸臂酸痛。

（2）**脾气虚**：脾主中气而司运化，脾气不足，症见头晕倦怠，食少乏力，面黄唇淡，少神困倦，便溏。

（3）**肾气虚**：肾主元气、主纳，肾气不足，症见腰酸膝软，行动无力，吸气不入，小便不禁。

3.病机变化

（1）**气液不足**：气虚以致津液不足者，症见少气倦怠，口燥咽干，心烦嘈杂，舌红少苔而干，中多裂纹，脉细数。

（2）**气血虚弱**：气虚不能生血，以致气虚及血，症见面色㿠白，唇甲淡白，头晕心悸，身肢酸困，甚则气不摄血，以致血溢，舌淡红苔少，脉虚细弱。

（3）**阳气不足**：气虚之甚则及阳虚，症见恶寒形凛，四肢厥冷，面色苍白，身重倦怠，舌淡胖嫩，脉细而迟。

（4）**气阴两虚**：气虚不能运输精微，以致阴液不足，症见骨蒸潮热，盗汗，口燥咽干，舌红赤而干，脉细弦数。

（五）治法

1.**常法**：喻嘉言谓"用气药以补气之不足也"。[2]甘温益气，为治气虚证之常法；甘温为中正和平之品，如参、术、苓、草，号称之为"四君子"，为温补肺脾气虚之首方；此外黄芪、太子参之补肺气，山药、莲肉、大枣之补脾气，均系甘温补气之上品。

2.**变法**：气虚之甚，日久或渐伤及阳，又当参以苦辛温热之附子，以助脾肾之阳，以行参芪之气。如或耗及津液，则当兼用甘寒凉润之沙参、麦冬、玉竹之类，以养肺胃津液。

引用文献

［1］俞根初.重订通俗伤寒论［M］.上海：上海科学技术出版社，1959：116.

［2］陈熠.喻嘉言医学全书［M］.北京：中国中医药出版社，2000：332.

十八、辨血虚证

（一）来源

1.**血虚证**：血虚证，是血液亏虚，脏腑百脉失养，表现全身虚弱的证候。关系心、脾、肝，俞根初曰："心主血而藏神，脾统血而运液，肝藏血而主筋。"[1]阴精不足以化血，以致血虚者，又关系肺、肾。

2.**季节**：血虚与季节并无密切关系，唯血虚之体，不能耐夏季之炎热与冬令之严寒，常多发病。又春令肝气升发，最易触发肝血不足所致的肝病。冬夏最易触发血虚所致的心病。

3.**形成**：血虚证的形成，有由素体血虚不足；或脾胃虚弱，饮食营养短缺，生化乏源，不能运化精微以化血；或劳倦，或思虑过度，暗耗阴血；或禀赋不足，或房劳伤精，肾虚之人阴精不足以化血，以致血虚者；或大出血之后，及各种急、慢性出血；或久病气虚不复，或病中过投清泻克伐之品，不能生血，均足使形体血虚。

4.**发病**：血虚发病除上述季节气候之外，劳倦过度，或思虑，或郁怒等情志刺激，也有由气虚不复，以致血虚；或久病、大病之后，或产乳之期，或病中过服消伐克削之品，均可发病。

（二）性质

1.**血属阴类，血虚之性属阳**：但血生于气，阴生于阳，血虚阴伤属阳，阳气亦耗则属阳中之阴。

2.**兼夹**：血生于气，血虚多兼气虚，甚则兼阳虚。血属阴，故浅则血虚，深则可兼阴虚。

（三）证候

1.**基本证候**

（1）**血虚失养**：血虚不足以养于内，可见眩晕头痛，心悸嘈杂，不眠多梦，或骨蒸潮热盗汗。

（2）**血虚失荣**：血虚不足以荣于外，可见面色萎黄，或面色㿠白，肌肤干涩甲错，唇甲淡白，筋脉动惕酸痛，手足发麻，妇女经血量少色淡，愆期甚或闭经，舌淡苔白，脉细无力。

2.**基本症状体征**：以体表肌肤黏膜组织呈现淡白以及全身虚弱为特征。

（1）**色淡白**：人体脏腑组织，赖血液之濡养，血虚不足以充于内，则不能荣于色，肌肤失养，或面色㿠白，唇口淡白，爪甲淡白，舌质淡红或淡白。

（2）**色暗黄**：血虚不足以养于内，或面色萎黄，或皮肤暗黄，或爪甲淡黄。

（3）**干燥**：血虚不足以荣养于外，或皮肤干涩，甚则甲错，或两目干涩，或口燥舌干，或唇淡而干。女子以血为用，血液充盈，月经按期而至，血液不足，经血乏源，故经量减少，经色变淡，经期迁延，甚至闭经。

（4）**晕眩悸忡**：血虚脑髓失养，睛目失滋，所以头晕眼花，心主血脉而藏神，血虚心失所养则心悸，神失滋养而失眠。

（5）**病甚于暮夜**：血为阴类，血虚不足则病甚于阴分，故多见暮夜潮热骨蒸，手心热，或夜间盗汗。

（6）**脉细**：血虚不充于脉，故脉细弱。

（四）变化

1.病因变化

（1）**生热**：血属阴类，血虚则可生热，症见心烦不寐，嘈杂，口干咽燥，夜间骨蒸潮热，面赤，大便燥结。

（2）**生风**：血虚不能荣养于肝，肝枯生风，症见筋脉动惕，酸痛，或拘挛，或手足瘛疭，角弓反张，或眩晕振摇，或手指振颤。

（3）**动气**：血虚不能荣养于肝，肝失调达之性，肝气因之而郁，症见胸满胁痛，脘闷痞痛，或气窜腹痛，或气窜腰背，或气窜四肢。

（4）**生瘀**：血虚则血行迟滞，则易致血滞为瘀，症见肩臂，或腰胁麻痹酸痛，或肢体一处麻木。

（5）**动阳**：血属阴类，血虚则阴弱，阴弱则阳亢，症见头痛头胀，眩晕耳鸣，心烦不寐，心悸怔忡。

2.病位变化

（1）**心血虚**：心血不足以养心神，症见心烦不寐，健忘怔忡惊悸，甚则昏厥，舌淡，脉细或结代。

（2）**脾血虚**：脾血不足以养胃，症见嘈杂似饥，唇口干燥，津不到咽，或面色萎黄，手足酸麻。

（3）**肝血虚**：肝血不足以养筋脉，症见头痛眩晕耳鸣，筋脉动惕，或拘挛，或酸痛，或麻痹，或抽搐，或角弓反张。

3.病机变化

（1）**血虚及气**：血生于气，血虚不足，损耗于气，则为气血两虚，症见眩晕倦怠，少气乏力，面色萎黄，食少便溏。

（2）**血虚及阴**：血属阴类，血虚之甚则生热，内热则伤阴，而为阴血不足，症见骨蒸潮热盗汗，心烦颧红，手足心热。

（3）**血虚及阳**：血虚不复，渐至阳气不振，症见面色暗黄，形寒肢冷，口淡乏味，食少嗜卧，舌淡胖，脉沉细迟。

（五）治法

1.常法

补血亦取甘苦辛温之品，如归、芎、地、芍，称为"四物汤"，为补血之首方，方中以滋补为主，兼有行血，敛血，静中含动，柔中有刚，是治疗血虚证之常法。

2.变法

血为阴类，常由肝肾之阴所化，故补血之法，亦常兼滋补肝肾之阴，如熟地、阿胶、鹿角胶之滋阴填精之品，以助其生血之能。血生于气，有形之血，生于无形之气，古人云："有形之血，不能速生；无形之气，所当急固。"[1]所以补气以生血之法，如当归补血汤中，黄芪五倍于当归，为血虚治疗之一大法。周慎斋说："四物汤治血之有余，不治血之不足。盖血之有余者，溢而不归经，则用川芎上行颠顶，下至九泉以行血，当归引血归经，二味走而不守；用白芍之酸以敛之，地黄直达丹田，二味守而不走，使血安于其位也。若血不足而但用四物，则孤阴不长，难以奏功，故必以四君为主，令阳生阴长可也。"[2]

引用文献

［1］俞根初等.重订通俗伤寒论［M］.上海：上海科学技术出版社，1959：109，118.

［2］周之干.周慎斋医学全书·周慎斋遗书［M］.北京：中国中医药出版社，1999：72.

十九、辨阴虚证

（一）来源

1.**阴虚**：源于脾、肝、肾，脾所运的精微不足，肝所藏的阴血不足，肾所藏的真阴即阴精不足，均系阴虚之源。

2.**季节**：阴虚之人能冬不能夏，对夏令之炎暑天气，最易发病，一则虚而不能耐热，二则热耗阴液，古人称夏令发泄最能耗损阴气。

3.**形成**：阴虚证的形成，或素禀多火少水之质，或后天饮食失调，过嗜香燥，饮酒或房劳过度，《素问·上古天真论》所谓："以酒为浆，以妄为常，醉以入房，以竭其精。"或思虑、惊恐耗损真阴，或久病、热病伤阴，或病中过投温燥劫伤阴液等内外新久的因素，均足以致阴虚。

4.**发病**：阴虚证除季节气候因素发病外，如热病之后，或病中过投刚燥之剂，亦易发病。其他烦劳谋虑，或酗酒、房劳，或守夜少寐，或过食辛热动火之物等等，亦易发病。

（二）性质

1.**阴虚其性属阳**：以阴虚则阳亢，阴偏虚则阳偏胜，是其正常规律，故阴虚之证，其性反而属阳，亦多呈本虚标实之质，虽谓标实，其质仍属虚象，不可以实邪对待。张景岳曰："阴虚者，水亏也，为亡血失血，为戴阳，为骨蒸劳热。"[1]即《素问·调经论》所谓"阴虚生内热"，其热仍属虚热。

2.**兼夹**：阴虚最易生热动火，而为虚热、虚火，然而阴虚又易损及阳气，而为阴阳两虚，或称阴中阳虚。

（三）证候

1.**基本证候**

（1）**阴虚失养**：阴虚失养于内则热自内生，症见面色潮红，骨蒸潮热盗汗，五心烦热，口燥咽干，舌红而干瘦，脉细弦数。

（2）**阴虚失荣**：阴虚失荣于外，则五液枯涸，症见面色黧黑，肢体枯瘦，腰膝酸痛，或无力痿软，或头晕目眩耳鸣。

（3）**阴虚不固**：阴虚不足以济火，则火动于内，逼其阴精外泄，如遗精梦泄，早泄，或盗汗，或遗尿不禁之类。

2.**基本症状体征**

（1）**黑瘦**：阴虚者水亏，五液不足，故面色黧黑，肢体羸瘦而黑。

（2）**面红颧赤**：阴虚则内热，或阴虚则阳浮，其面色皆赤，内热之红赤，红而色深，甚则暗红，阳浮之赤则为嫩红，白中带红，所谓"色若桃花"。

（3）**内热**：水亏则火动于中，故见内热，症见骨蒸潮热，五心烦热，口燥咽干，大便干结，或不眠多梦，或小便短少。

（4）**病以暮甚**：午后子前为阴，阴虚则病发于阴时，故阴虚证，多发于午后子前。

（5）**舌赤**：阴虚则阳胜，其舌多赤而少津。

（6）**脉细数**：脉细为阴虚，数为内热。

（四）变化

1.**病因变化**

（1）**生热**：阴虚则生内热，是为虚热，症见面赤唇焦，口燥咽干，潮热夜热，心烦不寐，多梦纷纭，舌红苔薄黄，脉细弦数。喻嘉言说："自午至亥属阴，阴虚则热在午后子前；寤属阳，寐属阴，阴虚则汗从寐时盗出也。"[1]

（2）**动火**：阴虚则火动于中，是为虚火，症见面赤烦躁，口苦咽干，目赤唇焦，夜不得眠，梦遗精泄，淋浊带下，舌红苔黄，脉细弦动数。

（3）**动阳**：阴虚则阳动，阳气亢盛于上，面赤头胀，头痛头晕，目眩耳鸣，嘈杂，烦躁不得眠，舌赤绛无苔，脉细弦。

（4）**虚阳**：阴虚不能敛阳，则虚阳浮越于上，面色潮红若桃花，眩晕头胀，气息如奔，烦躁不宁，遍体发热，唯下肢厥冷，脉反洪大而浮。

（5）**生燥**：阴虚即水虚，五液干枯，燥自内生，症见口燥咽干，唇焦鼻干，口渴欲饮水，皮肤枯燥，小便短少，大便干结。

（6）动风：阴虚失养于肝，则肝风内动，症见眩晕耳鸣，筋脉动惕，或麻痹，或拘挛，或抽搐，或角弓反张。

2.病位变化

（1）肺阴虚：肺阴不足，则清肃之令不行，宣降失司，症见干咳气逆，或痰黏色白，咽干喉痛，口燥。

（2）心阴虚：心阴不足，则心阳独亢，症见心烦，心悸怔忡，不眠多梦，喜笑多言。

（3）胃阴虚：胃阴不足则胃阳独亢，症见口燥咽干，口渴引饮，或嘈杂易饥，或杳不知饥。

（4）脾阴虚：脾阴不足则水精运化不足，症见嘈杂易饥，不思饮食，大便干结，甚则不运，小便短少。

（5）肝阴虚：肝阴不足以养肝，则阳亢风动，症见头痛面赤眩晕，筋脉动惕，麻痹拘急，或抽搐，或角弓反张。

（6）肾阴虚：肾阴不足则为元阴之虚，症见眩晕耳鸣目花，腰膝酸痛，颧红潮热，骨蒸盗汗，遗泄。

3.病机变化

（1）阴虚及气：阴虚不复，渐至气虚，症见眩晕短气，倦怠，心烦不眠多梦，食少便溏，脉细弦，舌红而裂。

（2）阴损及阳：阴虚不复，渐虚至阳，症见眩晕，形寒肢冷，怕冷恶热，腰膝酸软，神衰疲乏。

（五）治法

1.常法

阴虚之证，治疗以滋补阴液为常法，以采用甘、酸、咸、润柔和滋养之品，如熟地、山茱萸、黄精、山药、何首乌、肉苁蓉之类，滋而养之。阴虚之甚，损及下焦肝肾精血，又当用血肉有情之品，如阿胶、鹿角胶、龟板胶、鱼鳔、蛤蚧、冬虫夏草等以滋而填补之法。

2.变法

阴虚日久，渐损及阳，纯用滋阴之品，阴无以化，又必兼以温养肾阳之品，如肉苁蓉、巴戟天、仙茅、仙灵脾、鹿角胶、肉桂之类，从阳引阴之法。如张景岳云："善补阴者，必于阳中求阴，则阴得阳升，而泉源不竭。"[2]

引用文献

[1] 喻昌.喻嘉言医学全书 [M].北京：中国中医药出版社，2000：332.

[2] 张介宾.张景岳医学全书 [M].北京：中国中医药出版社，1999：882，1575.

二十、辨阳虚证

（一）来源

1.阳虚：《素问·生气通天论》云："阳气者，若天与日，失其所，则折寿而不彰。"阳虚为肺、脾、肾，即肺阳不足以敷布，或脾阳不足以运化，或肾阳不足以蒸化，均为阳虚之源。

2.季节：阳虚之体，能夏而不能冬，喜热而恶寒，是故冬令最易发病，一则冬令严寒，阳虚之体不能耐受；二则阳以御寒于外，则不能蛰藏于里，外以耗散，内无砥柱，故多发病，尤以冬至前后，阴阳交替，最易发病。

3.形成：阳虚之证，或由素禀阳虚之质，多水少火，或大病、久病之后，阳气未复，或病中过投清凉泄下，或平素操劳过度，或房劳过度，或饮食清淡，或冒雨涉水受寒，经久亦可致阳虚。

4.发病：阳虚之发，除季节气候因素之外，更有如过食生冷瓜果，或受寒受湿，或药中过投清泄，或过度操劳等等，足以发病。

（二）性质

1.阳虚证属于阴：阳虚则阴胜，故为阴证。张景岳曰："阳虚者，火虚也，为神气不足，为眼黑头眩，或多寒而畏寒。"[1]《素问·调经论》所谓"阳虚则外寒"。

2.兼夹：阳虚则生寒，故阳虚之证多兼阴寒。阳虚不能行湿，则多兼湿，湿停为水为兼水。

（三）证候

1.基本证候

（1）阳虚不充：阳气不充于内，症见面色淡白或晦暗，唇白，声音怯弱，少气懒言，神衰困倦，小便频数，阳痿早泄，便溏食少。

（2）阳虚不振：阳气不振于外，症见形凛恶寒，举止懒散，四肢厥冷，腰膝酸痛，或脐下不仁。

（3）阳虚不化：阳气不足以蒸化水谷，症见食少不化，大便完谷，或浮肿腹胀，小便不利，或咳唾多痰多涎。

2. 基本症状体征

（1）**色淡白**：阳气不充于内，可见面色淡白，皮肤白嫩，或爪甲淡白。

（2）**色晦暗**：阳气不充，不能显露于外，则面色或肤色暗黄晦滞而无光亮。

（3）**形寒畏冷**：阳气不足以充于内，则肢体形寒，恶冷喜温，甚则四肢厥冷。

（4）**倦怠嗜睡**：阳气不足以振奋精神，则倦怠无神，懒于动作，嗜卧思睡。

（5）**多水液**：阳虚不足以蒸化水液，或多汗，或多唾，或多尿，或便溏水泻。

（6）**病甚夜分**：夜属阴分，阳虚则阴胜，阴胜则病甚于阴分，故病多甚于夜，尤以子夜以后，阳气初生之时。

（7）**舌淡胖嫩**：阳气不充，阳虚不足以蒸化水液。

（8）**脉沉细迟**：阳气不振于外，血脉凝涩。

（四）变化

1. 病因变化

（1）**生寒**：阳虚则生寒，或外寒而形寒怕冷，甚则恶寒战栗，或内寒而腹痛吐泻清谷不化。

（2）**生湿**：阳虚不能蒸化水湿，或湿胜于外则浮肿，肢节疼重，麻木不仁，或湿胜于外则腹满胀痛，大便溏泄。

（3）**停水**：阳虚不能蒸化水液，停滞为蓄水，或口唾清水，或腹满鼓胀，或浮肿身重，或泄利清水，或咳唾稀水。

（4）**生痰**：阳虚不能行其津液，停蓄为痰，症见咳逆气喘，痰出清稀或痰声辘辘，或胸满痞痛。

（5）**蓄瘀**：阳虚则血寒，寒则凝泣而成瘀，症见肢体痹痛麻木，或肌肉青紫肿硬，或肢节肿硬，或吐下瘀黑血块。

（6）**停食**：阳虚不能蒸化水谷，必然停食不化，症见脘闷腹胀，嗳噫食臭，甚则脘痛腹痛，大便完谷。

2. 病位变化

（1）**肺阳虚**：肺阳不足，不卫于外，则恶风恶寒，自汗盗汗，易受外寒；不充于内，则背寒胸冷，易咳易喘。

（2）**心阳虚**：心阳不足，则心神不振，症见心悸慌乱，面色暗淡，甚则胸痛肢厥，或致昏厥。

（3）**胃阳虚**：胃阳不振，水谷不能腐熟，症见脘痞闷痛，喜按，口淡，泛吐酸水或清水。

（4）**脾阳虚**：脾阳不足以运化水谷，则水谷不分，腹满胀痛，便泄完谷不化，或水液清冷，或呕吐清水，或吐泻交作。

（5）**肝阳虚**：肝阳不足，则生气不振，症见面色青惨，胁痛脘胀，呕吐酸水，或筋脉挛急，或肢节痹痛。

（6）**肾阳虚**：肾阳不足，则命门火衰，症见腰以下冷，脐下不仁，小便频数，精滑余沥，早泄阳痿。

3. 病机变化

（1）**阳气不振**：阳气不足则生气不振，元气衰少，症见形寒倦怠，少气神衰，食少无力，便溏脱肛。

（2）**阳不生化**：阳气不足，不能生化阴血，症见面色淡黄或苍黄，爪甲淡白，头晕目眩，腰膝酸软。

（五）治法

1. 常法

阳虚之证，其治疗当用甘、辛、温热之品，以温壮阳气，如参、芪、姜、椒、附、桂之类，古代亦有用钟乳石、石硫黄、阳起石等矿物药品。下焦阳损过甚者，亦多用血肉有情之品，如鹿角胶、鹿茸、鹿鞭、海狗肾、冬虫夏草等，以填补之法。

2. 变法

根据阴阳互根的理论，"阴生于阳，阳生于阴"，"孤阴不生，独阳不长"，故张景岳曰："善补阳者，必于阴中求阳，则阳得阴助而生化无穷。"[1] 所以温补肾阳之方，必兼用滋阴之药，如熟地、山茱萸、肉苁蓉、枸杞子、菟丝子之类，从阴引阳之法。

喻嘉言说："益气补阴，一则因阳气之下陷，而补其气以升提之；一则因阳火之上升，而滋其阴以降下之。一升一降，迥然不同，亦医学之两大法门，不可不究悉之。"[2]

引用文献

[1] 张介宾.张景岳医学全书［M］.北京：中国中医药出版社，1999：882，1575.

[2] 姚国美.姚国美医学讲义合编［M］.北京：人民卫生出版社，2009：332.

第三章 辨病机

辨病机，是临床辨证的最后一步，也是关键的一步，是完成证候的最后确诊阶段。病机是疾病发生、发展与变化的机制，是一切证候的内在景观；张景岳说："机者，要也，变也，病变之所由出也。"[1] 即病机是疾病的征结和枢机所在，概括了邪正斗争的盛衰进退，和机体失调程度，是证候的根本体现。《素问·至真要大论》一再指出治病必求其本，关键在于"谨守病机，各司其属"。医家的"谨守病机"，就像军事家捕捉战机，政治家抓住时机一样，是对证候的诊断和治疗必不可少的重要依据，可见它的重要性。

病机，是古人通过对病变表现的观察，分析归纳，演绎类比所得，了解疾病在体内的整体形态，是理想化的疾病状态和发展趋向的形象理论描述。临床上要确认其认证指标，有系统地分析，以免随意解释。

临床辨识病机，主要从病机形层和病机状态两个方面进行确诊。病机形层，即病变所居层次，反映了病变的深度和广度；病机状态，是疾病变化的具体的性质、状态和发展方向，是反映病变的性、质、势、态等方面的综合。两者结合就能完整地认识证候的内在本质结构，并作出临床辨证的最终结果"候"的诊断。从虚实两个方面，即从病变的性质（主要从轻重、盛衰程度），和趋势而论，结合机体的状况，实证病机中，有郁、结、滞、闭等，郁与结，滞与闭，是程度不同；虚证病机有虚、损、滑、脱等，虚与损，滑与脱，也是程度不同。郁结与虚损，是轻重、盛衰程度和形态不同，有时也标志着深浅程度；滞闭与滑脱，是形态和趋势不同。另有陷、逆两种虚实兼见的病机类型。再相关结合，可有30个一般病机类型。

第一节 辨病机形层

病机形层，是指病变的空间位置，即病变的广度与深度，以提示病变的浅深层次，为辨证的病变波及的范围与程度。

1.形层的划分

传统的划分法是以肢体躯壳为人体的外表，躯壳之内的脏腑为人体的内脏。张景岳："人身脏腑在内，经络在外，故脏腑为里，经络为表。"[1] 这是古代粗线条的解剖学划分法。这种划分，不能完全适应临床辨证的需要。以临床病机学的方法，从外到里可划分为：卫、营、气、阳、津、液、血、阴八个层次，作为病变的深度标志，是病机的纵向发展。由于病机变化错综复杂，八个层次相互波及，便可划分为19个具体的病机层次，作用分析和表述病机变化的广度，是病机之横向发展（详表1-3-1）。

表1-3-1 病机形层的划分

		卫	营	气	阳	津	液	血	阴
表 ↓ 表 里 ↓ 里	卫			卫气	卫阳				
	营	营卫							
	气		营气	清气	枢机				
	阳			阳气	清阳				
	津			津气					
	液		营液	气液					
	血		营血	气血			血液		
	阴		营阴	气阴			阴液	阴血	真阴

每一病机层次都具有纵向的深度和横向的广度的空间位置，标志着各自不同的病机变化的范围。因此，显然比传统的划分要全面具体。19个形层中"卫气""卫阳"为纯表证；"营卫""营气""清气""枢机""清阳"属表里夹杂之候，余下12个形层的病变都属纯里证。

2.病机形层的相互关系

临床以腠理、经、络、空、窍为表证发病区间，气、神、津、液、营、血、阳、阴为里证区域，而经、络、空、窍亦可表现为里证。其各形层的层次关系和性质可见下面内容。

（1）卫：腠理+经+空+窍+阳=卫阳；+营+络=营卫。

（2）营：营+络+阳气+津气=营气；+血=营血；+液=营液；+阴=营阴。

（3）气：气机+清空窍=清气；+阳=清阳；+腠理=枢机。

（4）阳=气机+阳。

（5）津：津气+气机=津气。

（6）液：津液+气机=气液。

（7）血：血+气机=气血；+液=血液；+阴=阴血。

（8）阴：阴+气机=气阴；+津液=阴液；+阳=真阴。

显然，病机形层的表述，就能生动地体现人体的生理结构横向功能联系。对进一步理解传统的相关理论有一个较形象的思维框架。

叶天士温热病的卫气营血辨证，是以温热阳性疾病不致损害阳气，又以气含津液，血含阴分来表述的。《伤寒论》六经辨证，又以阴寒疾病，略于津液、阴血，层次亦不够分明，其"太阳"包含甚广，涉及清气、清阳、枢机、阳气、津；"少阳"亦含清气与枢机；"阳明"重点在于津气，亦含有清阳证候。至于"三阴"证，均属阳气证候，阳证亦涉及阴血。伤寒、温病两大辨证体系，均受其研究范围所局限，不可能全面涉及所有病机形层。后世各家，见仁见智，各具慧眼，在不脱离《内经》理论体系的基础上，发挥各自的特长，丰富了病机形层的辨证体系。因此对待各家的理论体系和经验，都必须综合分析，使之"合之则全"，避免"执之则偏"的情况。

3.病机形层的传变

病机传变，在层次之间较为有规律可循，比之形态之间的传变更为有序。外感新邪由浅入深，由上及下；伏邪由深出浅，也可由下及上，也可由上及下。至于内伤诸病虽然其病发无定，但其传变亦不外从内外达。或从外深传，或由下及上，或由上及下。大体各种传变，总以从内达外，从上及下为顺传；从外入内，从下及上为逆传。具体证候自当具体分析，此其大概。

表1-3-2　病机形层的传变

外浅	阳	卫					卫	太阳			太阴	少阴	厥阴
		卫气	气	（清气、枢机、脏气）			气		阳明	少阳			
		卫阳	清阳	阳	（脏阳）								
内深	阴		津气	津									
			气液	液									
		营卫	营气	营液	营		营						
			气血	血液	营血	血	血						
			气阴	真阴	阴液	营阴	阴血	阴					

病机形层的传变与温热、伤寒两大辨证体系比较，其传变顺序大体相符，尤其温热病的卫气营血传变顺序基本一致。从上图可以提示：温热病多伤阴，而伤寒总伤阳。也提示两者由于疾病性质的差异，因而各自暴露出其局限性。温热病学偏重于津、液、营、血、阴，却正是伤寒学派所欠缺之处；伤寒偏重阳气，恰是温热病学的不足。寒温合璧，则可求全。

一、辨营卫

营卫二气同源于水谷，清者为营，浊者为卫。营为水谷的精气，卫为水谷的悍气。营行脉中贯于五脏，络于六腑，行于经隧，外荣四末，内营血液。卫行脉外，慓疾滑利，先行四末皮肤之中，分肉之间，熏于肓膜，散于胸腹，外温分肉，充皮肤，肥腠理，司开合。《灵枢·营卫生会》篇曰："人受气于谷，谷入于胃，以传于肺，五脏六腑皆以受气，其清者为营，浊者为卫，营在脉中，卫在脉外。"指出了营卫同源。《灵枢·卫气》篇曰："其气内循于五脏而外络支节，其浮气之不行经者，为卫气；其精气之行于经者为营气，阴阳相随，外内相贯，如环无端。"概括了营卫二气的分布与运行规律。但二者在性、质、运行、分布和功能上是有区别的，可概括如下（表1-3-3）。

表1-3-3　辨营卫

	生成	性	质	运行	分布	功能
营	出中焦（脾胃）	精专	清、精	脉中	贯于五脏，络于六腑，行于经隧	营内：外荣四末，内营血液
卫	出下焦（肾）	慓疾滑利	浊、悍、浮	脉外	先行四末皮肤分肉之间，熏于肓膜，散于胸腹	卫外：温分肉，充皮肤，肥腠理，司开合

营卫辨证以营内卫外，营阴、卫阳为纲，不难辨证。叶氏温热辨证，营分证排列在卫分、气分之后，超越两位，更不难辨别。即仲景伤寒辨证，有营卫同病之表证：一为营卫俱实的"营卫郁滞"之候，即"太阳伤寒"证，以头痛、发热、恶风、无汗为卫气郁滞，以身疼腰痛、骨节疼痛为营分郁滞；一为卫实营弱的"营卫失调"之候，即"桂枝汤证"之一。以发热恶风为卫实，汗自出为营弱，仲景解释说："（脉）阳浮而阴弱，阳浮者热自发，阴弱者汗自出。"（《伤寒论》12条）又说："病常自汗出者，此为营气和。营气和者，外不谐，以卫气不共营气谐和故耳，以营行脉中，卫行脉外，复发其汗，营卫和则愈。"（《伤寒论》53条）由此可见，营卫之间辨证重点，应是与卫分表证相似的经络证象，因营气"行于经隧"，又"外营四末"。以及卫气所司腠理的开合失度的自汗，与营气不收的营液外泄的自汗，应详加鉴别。

营卫均行于四末，营气行于经隧，卫气温于分肉，因此均可出现肢节疼痛和身痛等经络证象。其辨别之法，首先根据"营行脉中，卫行脉外"，营分之病，表现在经脉与络脉；卫气不入于脉，卫分之病是由于分肉不宣，影响经气不得宣行。但在卫虚不能温分肉时，亦能使经脉失荣。因此卫分病证只影响经气经脉，而以经气为多；营分病证，可以影响络脉、经脉，而以络脉为多。因而卫病只会出现肢体酸重或疼痛，而营病则可见肢节、全身疼痛，不能转侧，甚则拘急、麻木、反张、抽搐、痿软等症象。

至于自汗，由于卫气不固，腠理开而不合，则为卫气虚证，必见于久病，初病卫分邪实，腠理当合而不开，决无自汗之症。如新病而见自汗者，则系邪扰于营，营气不收致营液外泄；卫虚的自汗为虚证，自当益卫气以固表止汗；邪扰于营之自汗为实证，自当祛其邪以和营，故仲景有"复发其汗，营卫和则愈"之训，同是自汗，一宜止汗，一宜发汗，截然不同。

总之，卫在外而营居内，卫气浅而营气深，是故初病新病多在卫分，而久病旧病多在营分，卫分病多累及经气经脉，营分证多累及络气络脉。卫属气类，营关血液，卫主阳而营主阴，是以卫病多受阴邪，而营病则易受热化热，卫分为表证，营分多里证。

二、辨营血

营之与血，关系密切，不仅同源于中焦饮食精微，且"营气者，泌其津液注之于脉，化以为血"，是营液可以转化为血液，而且同行于脉管之中，故常常营血合称。然虽营血同源，却有浅深之分，叶天士云："营之后方言血。"[2]可见营浅而血深，营毕竟是带汁液的无形之气，所以能"流溢于中"，还能"散布于外"，尚可"行于经隧"，内则与血液流溢，外则与卫气偕行，同流上下，发越腠理，灌溉经络。与血液仅流贯于脉管之内，纯为赤色有之液体，自有区分，《素问·五脏生成论》曰："诸血皆属于心，心之合脉也。"血液需由心之推动始能流行于脉管之内，"上下相贯，如环无端"，而不同于营气，由肺气敷布，散发于内外，所以在流动中，营气速而血液缓。

营与血之辨证，主要在于营为无形之气，其行速而可散发于外，血为有形之液，其流缓而仅流溢脉管之中，在外则浅，在内则深，初病则浅而在营，久则深而入血，营为无形易散失，血属有形而易瘀滞，故临床上以新病灼热有汗为营热，久病蕴热无汗为血热，舌色鲜绛为热邪入营，舌色晦滞为热邪入血。

三、辨阳气

阳之与气，同性而异质，以其性同故，往往阳气并称，以其质异，因而有浅深之分。阳为气之本，气为阳之标，故阳可以概气，气则不能概阳，《素问·生气通天论》曰："阳气者，若天与日。"可知阳与气是密不可分，然气常与津、液、血、阴并行，而唯肾阳与肾阴同居，是故气病多阳证，而阳病唯有阴证，气病浅而阳病则深，气病轻而阳病则重，气病必先于阳病，是气病不兼阳分，阳病必先由气分，故阳病必兼气分。气分证候，有阴有阳，且阳证多于阴证；有虚有实，且实证多于虚证。阳分证候却为纯阴证，或有阴阳错杂之证，而无纯阳证，虽亦有虚证实证，但虚证多于实证。

四、辨阴血

阴液与血液，同属阴类，与阳气相对，一柔一刚，为人体的物质基础，然阴之与血，其性虽同，其质有别，阴液由阴精与水谷精微所生，其质纯阴，血液乃气化水谷精微所化。阴中有阳，阴液主于下焦之肾，血液主于上焦之心，是阴深而血浅，叶天士仅论及血分，"营之后方言血"[2]，而未言阴，后世温热家以诸复脉、定风等证，悉归纳于血分，虽阴血未分，实则以阴分居于血分之后，虽未明言，实则如此，是故阴血之辨证，浅则在于血分，深则居于阴分，就其治则"入血……直须凉血散血"[2]，而复脉、定风皆滋填阴液之方，应是伤阴则须滋填阴液，此就温热而言，浅、深、虚、实，一目了然。血分证候，有实有虚，而实证多于虚证。有阴证，有阳证。但阴分证候，仅有虚证、虚夹实之证，无纯实之证，仅有阳证，或阴损及阴之阴阳错杂证，而无纯阴证。

引用文献

［1］张介宾.张景岳医学全书［M］.北京：中国中医药出版社，1999：218，879.

［2］叶天士.临证指南医案［M］.上海：上海卫生出版社，1958：636.

第二节　各论

一、卫分诸候（卫气、卫阳、营卫）

卫分证，通称为表证。卫气分布于体表，《灵枢·卫气》篇曰："其浮气之不循经者为卫气。"其功用即《灵枢·本脏》篇所说的："卫气者，所以温分肉，充皮肤，肥腠理，司开合者也。"所以卫气功能失常，即现表证。腠理不能正常开合，影响体温调节，和经络之气运行。

卫气来自水谷，与肺胃相关，《灵枢·营卫生会》篇说："人受气于谷，谷入于胃，以传于肺……其浊者为卫……卫在脉外。"又指出："卫出下焦。"与肾阳亦有关联。至其性质，《素问·痹论》说："卫者水谷之悍气也。其气慓疾滑利，不能入于脉也。故循皮肤之中，分肉之间，熏于肓膜，散于胸腹。"《灵枢·邪客》篇曰："卫气者，出其慓疾，而先行于四末、分肉、皮肤之间而不休也。"

卫分证之浅者，即卫气本身受病，内关肺胃之气，故叶天士曰："肺主气，属卫。"后世对表证常肺卫相称。稍深则伤及卫阳，卫阳不仅涉及上焦之肺阳，还涉及中焦脾胃之中阳，甚则与下焦肾阳亦有关联。更深者则影响营分，致营卫同病。虽然"营行脉中，卫行脉外"，然营气亦"流溢于中，布散于外，行于经隧，常营无已，终而复始。"与卫气并行于体表，是为营卫调和。如《灵枢·营卫生会》篇曰："营在脉中，卫在脉外，营周不休，五十度而复大会，阴阳相贯，如环无端。"可知卫分之邪，可影响营分，而成营卫同病的表证。

因此卫分证从病机层次分，可分为卫气、卫阳和营卫同病三大类。按其病机性质，又可分为表虚、表实和虚实夹杂三类。其病机结构是以卫气诸候为基础结构，再涉及阳气的，即为卫阳之候。更涉及营分，即为营卫之候。

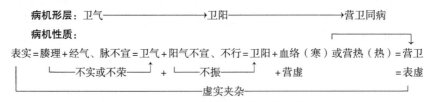

图1-3-1　卫分证病机层次示意图

（一）表实证候

表实证，按病机浅深，有郁遏、郁滞、郁闭，均属阴证；而郁蒸、郁炽则属于阴阳错杂之证。均为邪气盛于表，卫分阳气失其调节腠理的功能，上不能宣达空窍，外不能通行四末，内不能温通皮肤、分肉，经络之气亦随之不得宣利。故其临床主要证象在于腠理、空窍、经络。

腠理不宣：为表实证之主要证象：恶风恶寒，发热无汗，脉浮。

空窍不宣：为表实证初起必具之象，轻则头昏头重，鼻塞流涕喷嚏，重则头痛，咽阻。

经气不宣：为表实证初起常见之象，轻则身体酸困、沉重，重则身体酸痛。

以上皆邪犯卫分必见之证象，尤其以恶风恶寒更为表证特征。古人有"有一分恶寒，即有一分表证"之说，可见其诊断效价之大。至于头痛、身疼，古人也常视作表证特征。感邪重者，始有发热；感邪轻者，则未必发热，尤其"卫气"轻浅之候，常不见热，而恶风寒、头身痛则必然出现。张仲景云："太阳病，或已发热，或未发热，必恶寒，体痛……名为伤寒。"（《伤寒论》3条）此外仲景对浮脉诊断表分邪实，很为重视，往往作为鉴别重点标志。如《伤寒论》45条："太阳病先发汗不解，而复下之，脉浮者不愈。浮为在外，而反下之，故令不愈。今脉浮，故在外，当须解外则愈。宜桂枝汤。"51条："脉浮者，病在表，可发汗，宜麻黄汤。"以脉浮诊断表实还不受时间限制，37条云："太阳病，十日以去，脉浮细而嗜卧者，外已解也……脉但浮者，与麻黄汤。"虽病经十日以外，脉但浮不细者，仍属表实。

表1-3-4　表实证——卫气失宣（郁遏）

卫气失宣 （郁遏）	腠理不宣	+津气蕴蒸＝卫气郁蒸（郁蒸）	卫气
	经气不宣	+阳气不宣＝卫阳失宣（郁遏）+津气蕴灼＝卫阳郁蒸（郁蒸） └ +阳气怫郁＝卫阳怫郁（郁滞）	卫阳
	清空不宣	+阳气不行、经脉不利＝卫阳郁闭（郁闭） └ +络脉不利、血滞不行＝营卫郁滞（郁滞） └ +津气蕴炽、营热蕴灼＝营卫郁炽（郁炽）	营卫
	清窍不宣	+阳气不宣、津气蕴蒸、营热蕴蒸＝营卫郁蒸（郁蒸）	

阳气不宣行：为邪伤卫阳的临床特征，恶寒甚则寒栗，四末冷甚则肢厥。

邪伤卫阳，取决于阴邪轻重，如寒、湿阴邪太盛，则直犯卫阳，致卫分阳气不得宣行，较卫气要深重一层。如《伤寒论》3条："太阳病，或已发热，或未发热，必恶寒体痛，呕逆，脉阴阳俱紧者，名为伤寒。"

至于营卫同病，虽有阴阳之分，但都是在卫阳诸候的病机基础上，阴证兼见络血不利，阳证兼见营热蒸灼。

络血不利：为营卫同病阴证特征：身痛，骨节疼痛，甚则强直、拘急、麻、木、偏瘫、痿软。

营热蒸灼：热以夜甚，唇红舌赤，口干咽燥，为营卫同病阳证特征。

（二）表虚证候

表虚证见于久病之后，或过投发表，古人所谓"只知伐表，不知救表"所致。浅则气虚，深则阳虚，虚甚阳虚及阴，而营卫阴阳俱虚之候。虽谓表虚，其实与内虚相关，营卫本是来自水谷之精微，有赖于中焦脾胃之运化，肺气的敷布，又有"营出中焦，卫出下焦"，以及"心主营为血，肺主卫为气"等说，可见表虚证与心、肺、脾、胃、肾有关。卫气虚弱，不仅关系肺脾之阳气，甚则关系下焦肾阳式微。而营卫两虚者，更涉及心、胃之阴血不足。虽然如此，而其临床证象仍表现在腠理与经脉两方面。

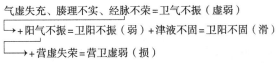

气虚失充、腠理不实、经脉不荣＝卫气不振（虚弱）
└ +阳气不振＝卫阳不振（弱）+津液不固＝卫阳不固（滑）
└ +营虚失荣＝营卫虚弱（损）

图1-3-2　表虚证示意图

腠理不实：恶风，多汗，动则汗出。

经脉不荣：遍体筋脉酸疼。

卫气虚必兼气虚证象，卫阳则必见阳虚证象，营卫俱虚则兼见营虚证象。

气虚失充：倦怠少气，食少面黄。

阳虚不振：面㿠，肢冷，恶寒，

营虚失荣：面色憔悴，皮肤甲错，脱发爪枯。

（三）虚实夹杂（表虚邪实）证候

虚实夹杂，实际是表分虚夹表邪实，表虚表实共存之候。由其人表分素虚或卫气不足，或卫阳不足，或营卫俱虚，感受外邪，郁于卫气或卫阳之分，而成虚郁之候，故其主要临床证象为腠理开合失调，表虚则腠理常开，表实则又腠理常合，因而表虚邪实，则腠理时开时合，开时汗液外泄而不实，则恶风寒；合时邪郁，卫气失宣则发热。

腠理不调、经气失宣（卫气郁）、清空失宣、清窍失宣、气虚失充（卫气虚）＝卫气虚郁＋

阳气失宣（卫阳郁）、营虚失荣＝营卫失调

         → ＋阳气不振＝卫阳虚郁

           → ＋营虚失荣＝营卫虚郁

阳气不行、经脉不利、络脉不利、气虚失养、营虚失养＝营卫不行（虚滞）

图1-3-3 表分虚夹表邪实证示意图

腠理不调：为表虚邪郁的主证，时而汗出恶风寒，时而汗止发热，热则汗出而寒，寒则汗收而热。"营卫失调"与"营卫虚郁"均系营卫虚弱夹表邪之候。唯"营卫不调"系营卫气虚而卫阳邪郁，而"营卫虚郁"系卫阳营阴虚，卫气邪郁。至"营卫不行"则为郁滞之候，系卫气虚与营虚，兼卫阳与营分郁滞之候，其临床主要证象表现在经络之脉不利。与上述虚郁，病在腠理者不同。

此外尚有里虚表郁之证，是素体虚弱之人又感外邪，郁于卫气，或卫阳之分，重点在于里虚，不属于卫分证候。

           气血两虚——气血虚郁

表实：卫气（或卫阳）不宣＋← 气阴两虚——气阴虚郁

           阴中阳虚——阳气虚郁

图1-3-4 里虚表郁证示意图

二、营分诸候（营气、营血、营液、营阴）

《素问·痹论》曰："营者水谷之精气也。和调于五脏，洒陈于六腑。"《灵枢·营气》篇曰："营气之道，纳谷为宝，谷入于胃，乃传于肺，流溢于中，布散于外，精专者行于精隧，常营无已，终而复始。"营本居里，原属里证，然营气虽然流溢于中，但亦布散于外，其精专者，还能行于经隧，《灵枢·卫气》篇曰："其精气之行于经者为营气。"因此，营气亦可见外证。且营之与卫，同源异流，营行脉中，卫行脉外，营卫并行周流上下，发越腠理，灌溉经络，故营分常兼表证。除由卫阳影响所致的营卫诸候外，尚有由营病影响腠理经络而成的营分表证。

营本气类，故称营气，但行于脉内，故《素问·痹论》曰："……乃能入于脉也，故循脉上下，贯五脏，络六腑也。"营气不仅入于脉中，随血运行，而且尚能生血，《灵枢·邪客》篇曰："营气者，泌其津液，注之于脉，化以为血，以营四末，内注五脏六腑。"故又有营血之称。叶天士称"心主营为血"，营气中之津液即营液，入于脉中可以化为血，而成为血液的组成部分。未入脉中者，仍随营气流溢于中，布散于外。其津液来源与中焦脾胃阴液有关，以《灵枢·营卫生会》篇曾曰"营出中焦"，是故营液营阴必与脾胃阴液相联属。因此，营分诸候之病机层次由浅而深，可分为：营气、营血、营液、营阴。

营分表证，为阴邪郁滞之阴证，由营气影响卫阳所致，虽亦营卫同病之类，但病在于营分，不属于卫分。又有表中之里证，即系营分阴证，兼卫气不宣之表证，以里证为主，多为表寒里热之候。所谓里之表证，即营分虚证反映在经络方面。至于营分之里证，则为阳邪蒸灼所致之营热阳证，即温热家所谓的"营分证"。表证关于肺，里证必涉及心，虚证则与脾胃阴液有关。营分诸候有表里阴阳虚实之分，大体分为虚实两纲。

（一）营实证候

营分阴证即表证，阳证即里证，阴阳错杂证即表里夹杂、表寒里热之证，但均属于营分邪实之证。

表1-3-5 营分阴

表	腠理不宣、阳气不宣、阳气怫郁、络脉不宣		**＝营气失宣（郁滞）**
阴	表中里（阴中阳）	└营热蕴蒸、清空不宣、津气蕴蒸、清窍不利	**＝营热郁蒸（郁蒸）**
		└血热蕴蒸、神志不宁、经气不宣	**＝营血郁蒸（郁蒸）**
		└神志蒙闭、经脉不和、阳气不和	**＝营血郁闭（郁闭）**
	血滞不行、阳气不行、络脉不宣、络脉不利		**＝营血失宣（郁滞）**

1.营分阴证：即表证，包括表里夹杂，阴中之阳证，其主要证象，表现在腠理与络脉的郁滞，虽然营卫同病，

但卫分证不明显，均以络脉不得宣利为主证。诸表中之里证，虽可见"卫气失宣"之表实证象，而重点在于营热内蒸，与营卫郁蒸、郁炽的卫阳与营热并重者，略有区别。但认定营分表证时，又必须注重络脉与腠理的证象。

络脉不宣利：身痛，肢节疼痛，拘急、麻木、痹痛。

腠理不宣：恶风恶寒，无汗，发热，脉浮。

表1-3-6　营分里证

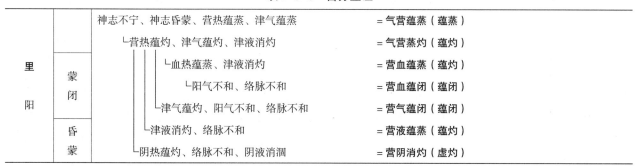

2.**营分里证：**即营热阳证，阳热之邪蕴于营分所致，即温热家通称的营分证，并有新感温病，由气入营；伏气温病由营转气之说。可见营分阳证，较气分尤深一层。在温热病中，已属深重危证。尤以蕴闭之候，病已热极生风，即叶天士所谓"逆传心包"，神明闭塞，肝风陡动之危急重证。从其病机形层有营气、营血、营液、营阴浅深之分，而从病机状态分又有蕴蒸、蕴灼、蕴闭、虚灼轻重不同。然其主要证象为营热蒸灼则相同。

营热蕴蒸：夜热烦躁，口干不渴，时自汗出，舌绛。

营热蕴灼：灼热夜甚，口燥咽干，自汗或无汗，舌绛而干。

表1-3-7　营分热证区分

营热＋气热＝营气热证	营热＋液伤＝营液热证
营热＋血热＝营血热证	营热＋阴热＝营阴热证

营分实证以阳证为多，即使在表阴证，亦多兼内热，而为外寒内热之候。总以营属阴类，所伤以阳邪为主，故伤寒家不如温热家考究深刻。后世往往只知营热，而不知营分有阴证，皆受此影响所致。

（二）营虚证候

营虚证亦有阴阳之分，营阴不足，纯属阴虚之证，而营血不足则已影响阳气，已属阳中之阴证。而其临床证象总以营虚为主，兼阴虚者为营阴虚，兼血虚者为营血虚，而其表现又多见经络之证象，故称里中之表证，与其他虚损有别，大概是由于营气的分布，既流溢于中，又布散于外，故虽虚证而见外在证象。

表1-3-8　营虚证

阴	营虚失养、神志不宁、络脉失荣、经脉不和、血虚失养、阳气不宣＝营血失养	虚损
阳	营虚失荣　└阴虚失养、津液消灼＝营阴失养	

营虚：肌肤甲错，爪甲干枯，脱发。

络脉失养：麻痹，酸痛。

络脉失和：强直，拘急，疼痛。

三、清气诸候（清气、清阳、枢机）

清气或称清阳之气，居于胸中，或称宗气、大气。主于心肺，生于脾胃，调于肝胆，系于命门，与营卫同源，故能外发越于腠理，上达于空窍，横实于四肢，内走五脏，居六腑，达二阴，是以上下内外，清阳之气无处不到，而其聚居之地，则在胸中，即膻中，俗称上气海，清廓之地，《灵枢·海论》指出："膻中者，为气之海……气海有余者，气满胸中，悗息面赤。气海不足，则气少不足以言。"而其升降出入之机，则在于枢机之转运，此其大概。

清气原指空中清净之气，或称天气，为狭义的清气，与人体水谷生成的谷气或称地气合并，积于胸中，则称为大气，即广义的清气，《灵枢·刺节真邪》篇又称真气。"真气者，所受于天，与谷气并而充身也。"《素问·六节藏象论》曰："天食人以五气，地食人以五味。五气入鼻而藏于心肺，上使五色修明，音声能彰。五味入口，藏于肠胃，味有所藏，以养五气。"《灵枢·五味》篇更明确指出："谷始入于胃，其精微者先出于胃之两焦，以溉五脏，别出两行营卫之道，其大气之搏而不行者，积于胸中，命曰气海，出于肺，循喉咽，故呼则出，吸则入。"《灵枢·客邪》篇曰："宗气积于胸中，出于喉咙，以贯心肺而行呼吸焉。"宗气出于肺而司呼吸，贯心脉而有搏动，故《素问·平人气象论》曰："出于左乳下，其动应手，脉宗气也。"还能下行，《灵枢·刺节真邪》篇曰："宗气淄于海，其下者注于气街，其上者，走于息道，故厥逆在足，宗气不下，脉中之血凝而留止。"故张景岳指出："膻中，胸中也，肺之所居。诸气者皆属于肺，是为真气，亦曰宗气。宗气积于胸中，出于喉咙，以贯心脉而行呼吸，故膻中为之气海。"[1]

清阳与浊阴是人体的两类生命物质。所谓清阳，即上焦之阳，与清气共处，故通称清阳之气。所谓浊阴是泛指一切精微物质，《素问·阴阳应象大论》曰："清阳出上窍，浊阴出下窍，清阳发腠理，浊阴走五脏，清阳实四肢，浊阴归六腑。"清阳发越于上、于外，浊阴则归内、归下，清阳在于升发，浊阴在于沉降。然而清阳不升，则浊阴不降，有升然后有降。

清气之升降出入，在于肝胆所主的枢机转运，使胸中清阳之气得以出入表里，升降上下，肝以其升发之性，疏利枢机，而胆则以其下行之性，调节转运，而后清阳之气出入升降自如。唐容川有"设肝之清阳不升，则不能疏泄水谷"[2]之说，虽然因果倒置，也足以证明清阳之升发，有赖于肝之疏泄。

《素问·阴阳离合篇》称"少阳为枢"。可见清阳之气升降出入的枢机，不仅在于肝胆，亦在于脾胃，脾气升清，胃气降浊，使清阳得以上出清窍，浊阴得以下出二便。《素问·阴阳应象大论》指出："清气在下则生飧泄，浊气在上则生䐜胀。"是由于中焦枢机转运失常所致的病变，故后世常称"清阳下陷"为"中阳下陷"，吴又可称"募原"近于脾胃。

清气诸候从病机形层分，可分为清气、清阳与枢机，以清气尚未伤及阳故为浅，清阳则邪已伤阳为深，枢机则界于两者之间，三者均只有表里证和里证，或邪由外而入里，为外感诸病，或邪由内达表，多为内邪类表。从病机状态分，多实证与虚实夹杂之证，也有虚证。实证与虚实夹杂证的基本病机结构，为气机失其宣降之机，与空窍失其宣利之常。若兼阳气失于宣行，则为清阳之候。若兼阳气与腠理失于调和，则为枢机之候。

气机失宣降 + 空窍失宣利 = 清气诸候

　　　　　└ + 阳气失宣行 = 清阳诸候

　　　　　　　　└ + 阳气 + 腠理失调和 = 枢机诸候

图1-3-5　清气诸候结构图

其虚证则为阳气不足，不能上升，反而下陷，为其基本病机状态。

（一）表里夹杂证候

表里夹杂证，或表邪入里，或里邪出表，郁滞清阳之气，上不能达空窍，外不能发腠理，内失其宣降之常，其临床主要证象是以"气机+空窍+腠理"为基础。

气失宣降：胸闷脘痞，咳嗽呕吐，不思饮食。

空窍失宣利：头痛头昏，鼻塞咽阻，耳聋目赤，咽干目眩。

腠理失调：恶风恶寒，发热无汗（清阳之气），或寒热往来（枢机）。

表1-3-9　表里夹杂证候

清气失宣（郁遏）	清空不宣 + 气机不宣不降 + 阳气不宣 = **清阳失宣**（郁遏）	寒热错杂
	腠理不宣 + 气机不宣不降 = **清阳郁遏**（郁遏）、**清阳郁蒸**（郁蒸）、**清阳郁炽**（郁炽）、**清阳郁闭**（郁闭）	
	+ 腠理失宣 = **清气郁遏**（郁遏）	
	+ 腠理不调、阳气不和 = **枢机郁遏**（郁遏）+ 气虚失充 = **枢机虚郁**（虚郁）	
清阳郁遏（郁遏）	+ 气机不利 = **清阳郁滞**（郁滞）	阻塞
	+ 阳气怫郁 = **清阳怫郁**（郁滞）	

续表

清阳郁遏（郁遏）	+气机下陷　　　　　　　　　　　=清阳郁陷（郁陷）	
腠理不宣	+津气蕴蒸 -清窍失宣 +清窍不利 =清气郁蒸（郁蒸） +津气蕴炽　　　　　　　　　　　=清气郁炽（郁炽） +气虚失充 =清气虚郁（虚郁）+阳气不振、阳气怫郁　　=清阳（虚郁） 阳气不振 +气机不利、气机下陷　　　　　　　　　　=清阳（虚陷） 阳气不振 +津气蕴蒸、神志蒙闭、经脉不利、络脉不和　=清阳（虚闭）	虚实 夹杂
腠理不调、 阳气不和	+津气蕴蒸 =枢机郁蒸（郁蒸） +津气蕴炽 =枢机郁炽（郁炽）+气机郁结 =枢机郁结（郁结） +气机不利 =枢机郁滞（郁滞）	
津气蕴炽 -气机不降 +气机冲逆 =**清气郁闭（郁闭）** 津气蕴炽 -气机不降 +气机下陷 =**清气郁陷（郁陷）** **清阳不行（郁滞）**=腠理不宣、络脉不利、经脉不利、津气蕴蒸、阳气不行		

清阳之气或枢机病变，为表邪入里，或里气出表必经之途径，故表里夹杂之证多，枢机病变，仲景称："既有表，复有里，半在外，半在里。"（《伤寒论》148条）故后人称"半表半里"证。而称清阳之病变，为"有半里证"（74条）。因而，都是表里夹杂之证，都具有阴寒证、寒热错杂证、虚实夹杂证之分。吴又可于论疫病，有膜原或募原，其实质即枢机半表半里之候。伤寒家称"少阳证"，其实与仲景少阳病提纲并不相符，"少阳之为病，口苦，咽干，目眩也。""少阳中风，两耳无所闻，目赤，胸中满而烦者，不可吐下，吐下则悸而惊。""伤寒，脉弦细，头痛发热者，属少阳。"皆系清气里热之证。唯小柴胡汤证："本太阳病不解，转入少阳者……"（266条）与太阳、阳明、厥阴、瘥后各条一样，始属枢机失调病变。因此不可将枢机与少阳之间等同起来，也不可将小柴胡汤证与少阳证等同。

（二）里证候

清阳之气本居胸中，原多里证，其病机变化主要在于气机宣降失常，清不能升，浊不能降，而为诸证候的病机基础，其中阴证居多，阴阳错杂之证尤多，阳证则少，实证多，亦有虚实夹杂之证，纯虚证亦有。

表1-3-10　清阳里证

阴证	气机 不宣	气机不利 +气机冲逆 +清窍失宣　　　　　　　　　　=清气郁逆（郁逆） 气机不利 +**清气郁逆（郁逆）**+阳气失宣 +津气蕴蒸　=清阳郁逆（郁逆） 气机不利 +**清气郁逆（郁逆）**+阳气失宣 +津气蕴炽 +阳气怫郁 =清阳逆乱（郁逆） 气机不利 +气机逆乱 +津气蕴蒸　　　　　　　　　　=清气逆乱（郁逆） 气机冲逆 +阳气不行 +清空失宣　　　　　　　　　　=清阳失位（蕴逆） 气机不降 +气机闭塞 =清气闭厥（闭厥）+阳气不行 +经脉不利 =清阳闭厥（闭厥） 气机郁结 +清窍失宣　　　　　　　　　　　　　　　　=清气郁结（郁结） 阳气不宣 +清窍失宣 +经脉失宣 +络瘀血溢　　　　　=清阳郁痹（郁滞） 阳气不宣 +津不化气 +气机不行　　　　　　　　　　=清阳不化（郁滞）		
		阳气不宣 +阳气不振 +营血失荣 +清空失宣　　　　　=清阳失调（虚滞） 气虚失充 +气机不利 +清空失宣　　　　　　　　　　=清气虚滞（虚滞）		**虚实夹杂**
阴阳 错杂	气机 不降	清空不宣、阳气怫郁　　　　　　　　　　　　　　　　=清气怫郁（郁滞） 气化不行、津不化气　　　　　　　　　　　　　　　　=清气不化（郁滞） 气机不利　　　　　　　　　　　　　　　　　　　　　=清气郁滞（郁滞）		
		津气蕴蒸 +清空不宁 +清窍不利　　　　　　　　　　=清气蕴蒸（蕴蒸） 津气蕴蒸 +**清气蕴蒸（蕴蒸）**+气虚失充　　　　　=清气虚蒸（虚蒸） 津气蕴蒸 +**清气虚蒸（虚蒸）**+气机下陷　　　　　=清气虚陷（虚陷） 津气蕴蒸 +**清气蕴蒸（蕴蒸）**+阳气不振 +阳气失宣 =清阳虚蒸（虚蒸）		**虚实夹杂**

续表

阴阳错杂	气机不降	津气蕴蒸 + 阳气不行 + 神志蒙闭 + 经脉不利	= 清阳蒙闭（蕴闭）	
		津气蕴蒸 + 阳气不行 + 阳气不振 + 气机不利	= 清阳虚滞（虚滞）	
		津气蕴蒸 + 阳气不行 + 阳气不振 + 气机郁结	= 清阳虚结（虚结）	
		津气蕴炽 + 清空不宁 + 清窍不利	= 清气蕴炽（蕴炽）	
		津气蕴炽 + 阳气失宣 + 气机冲逆 + 气机郁结 + 热迫津泄	= 清阳郁结（郁结）	
阳证		清空不宁、清窍不利、津气蕴蒸 = 清气失宁（蕴逆）		
虚证		清空失养、气虚失充、阳气不和	清窍不利 = 清气失升（虚陷）+ 阳气不振、气机不降 = 清阳不升（虚陷）	
			气机不升 = 清气下陷（虚陷）+ 阳气不振、气机不降 = 清阳下陷（虚陷）	

清阳之气病证，属纯里证，其病变基础为气机升降失调，因而其临床基本证象为：

气机失宣：胸闷脘痞，咳嗽不爽，短气，不欲饮食。

气机不降：咳嗽，呕吐，嗳噫，泛酸。

气机冲逆：呕逆，呃逆，咳逆。

以上指阴证，或阴阳夹杂之证而言。若纯阳证，其临床基本证象为阳热之邪上冲清空之窍，失其清利之变。

清空失宁：头晕，头胀，头痛。

清窍失利：耳鸣耳聋，口苦口燥，咽干咽痛，目眩目赤，口舌生疮，齿痛龈肿。

至于虚证，以清阳之气不上升，而致清空失养，甚则不能提携而下陷，而以阳气虚弱为基本病机。

阳气虚弱：倦怠少气，不耐烦劳。

清空失养：头晕，空痛，脑鸣。

下陷失升：脱肛，疝气，下肢发热，久泻久痢，崩漏。

四、津液诸候（津气、气液）

津液为直接来源于水谷精微的一种水液，遍布人体内外每一个部分，起着润滑濡养作用，为人体生命活动的必具物质基础，在人体组成中占据较大比重，不仅充盈着脏腑肌腠，渗灌筋骨空窍，而且是构成脑、髓、营、血、阴、精不可缺少的重要物质。

津液来源于胃，散输于脾，敷布于肺，总主于肾。《素问·经脉别论》曰："饮入于胃，游溢精气，上输于脾，脾气散精，上归于肺，通调水道，下输膀胱，水精四布，五经并行，合于四时五脏，阴阳揆度，以为常也。"此外肾、膀胱、三焦三个主水的脏腑，于津液的运行亦属重要。《素问·逆调论》曰："肾者水脏，主津液。"《素问·灵兰秘典论》曰："膀胱者，州都之官，津液藏焉，气化则能出矣。"《灵枢·本输》篇曰："肾合膀胱，膀胱者津液之府也。"肾与膀胱的气化和贮留，起调节津液的运行和流量。三焦作为水道，是津液运行的通道。《素问·六节藏象论》曰："三焦者，决渎之官，水道出焉。"《难经·三十一难》指出："三焦者，水谷之道路也。"《灵枢·本输》篇曰："少阳属肾，肾上连肺，故将两脏。三焦者，中渎之府，水道出焉，属膀胱是孤之府也。"概括了上焦肺气的通调水道，下输膀胱，中焦脾气的散精上归于肺，下焦肾气的气化则能出焉的津液运行的通道作用。

津液分布甚广，在内除脏腑之间的液体，如胃液、肠液、心包液之外，还有如营分之营液，血分之血液，阴分之阴液，以及向外排泄的唾液、鼻涕、目泪、汗液、尿液、痰液、精液等等，还有骨髓、脑脊髓、关节腔中的液体，均属津液的分布。然而津液的分布与运行，又必须有赖于气的推动流行。《灵枢·决气》篇曰："上焦开发，宣五谷味，熏肤、充身、泽毛，若雾露之溉，是谓气。"实质上是指肺气敷布作用的"水精四布，五经并行"的概括。所以气行则津液亦行，气滞则津液亦滞，气热则消灼津液，气寒则津液亦凝滞不化。故气病则津液亦病，气和则津液亦和。反之，津液停滞不化，亦必阻滞气机，津液枯涸亦必致气耗散而虚脱。可见津液与气的关系甚为密切。故津液诸候悉以"津气"或"气液"名称。

津液乃通称。津之与液，在性质、功用、分布等方面，又有区别。《灵枢·决气》篇曰："何谓津？岐伯曰：腠理发泄，汗出溱溱是谓津。何谓液？曰：谷入气满，淖泽注于骨，骨属屈伸不利，色夭，脑髓消、胫酸、耳数鸣。"《灵枢·五癃津液别篇》曰："以温肌肉，主皮肤，为其津，其留而不行者为液。"大要以津体清稀，随阳气而外溢，分布于体表，流动性较大。液体浓厚，流动性较迟钝，不与气同流行，多留藏于空腔和脏腑之间，所以《灵枢·口问》篇曰："液者所以灌精濡空窍者也。"此外，还能化血生精填髓，《灵枢·痈疽》篇曰："津液和调变化而赤为血。"《灵枢·五癃津液别篇》曰："五谷之精液，和合而为膏者，内渗于骨空，补益脑髓。"故常称"阳津""阴液"。

表1-3-11 津与液

	性质	分布	功用
津	清稀，流动性大	随阳气流行于外	温肌肉，充皮肤，发腠理
液	浓厚，流动迟钝	随阴气留藏于内	濡空窍，润皮肤，注骨空，补脑髓，化血灌精

因初病在津，久病始伤液，故津气病浅而气液病深。津气诸候多实，而气液诸候多虚。津气诸候多见于疾病的初中期，气液诸候多见于疾病的后期。因而治津气诸候以清利为急，治气液诸候以滋养为主。

津液诸候，其病机总起于气分病变，实证由于气机郁滞以致津液流行迟滞，正水变为邪水，虽谓"有余"，实即津液致邪，或称水液过剩，其实质即津液停水成痰之变，多属阴证。其阳证，总属气分阳热之邪蒸灼，甚则焚炽，以致津液消灼，甚至枯涸。病变之初，邪盛灼津者，为阳实证；病久邪退，液涸者为阳中虚证。

表1-3-12 津液诸候

津气候 = 实证	气机郁、滞、结 + 津不化气	阴证
	气热蒸、灼、炽 + 津液消灼	阳证
气液候 = 虚证	邪退气虚 + 津液枯涸	

此处指气液证候，此外尚有营液、血液、阴液诸候，各详营、血、阴诸候章节。

（一）实证候

1.**实证**：为津气邪实之候，有阴证、阳证，和阴阳错杂之证。阴证由于阳气郁、滞、结不能运行津液，以致津液停滞不化，为其病机基础，其临床基本证象为：

津不化气：浮肿，腹胀甚则如鼓。

气不化津：口渴不思饮水，或饮不解渴，汗出。

气化不行：小便不利或不通。

2.**阳证**：为阳邪灼炽于气分，津液消灼之候，即八纲所称之阳热里实证，《伤寒论》所称"阳明证"，温热家所称"气分证"。其临床主要证象为：

津液消灼：口渴喜冷，口苦咽干，心烦，小便短赤，大便热结。

津气蕴蒸：发热心烦，口苦咽干，舌苔薄黄而润，脉弦数滑数。

津气蕴灼：壮热烦躁，口渴引饮，舌苔黄厚而干，脉洪数。

津气蕴炽：潮热便秘，口苦目赤，舌苔黄厚干燥，或黑而芒刺，脉数实。

3.**阴阳错杂之证**：为外阴内阳之候，或为寒、湿、痰、水、食、瘀之类阴邪郁于外，而阳邪蒸、灼、炽于内，即阳证兼郁之候，或郁于表，或郁于里，其临床主证，除上述阳证所列之外，必兼下列郁象：

阳气不宣：恶寒，肢冷，口淡。

腠理不宣：恶风恶寒，发热无汗。

气机不宣：胸脘痞闷，咳嗽不食。

气机不降：咳嗽，呕吐，气喘。

表1-3-13 津液实证

阴证	阳气不行、气化不行、津不化气	+ 腠理不宣 = **津气不化（郁滞）**		
		+ 气机不宣、气机不降 + 气机不利	= **津气郁滞（郁滞）**	
		+ 气机不宣、气机不降 + 气机郁结	= **津气郁结（郁结）**	
津气蕴蒸	+ 气机不宣、气机不降、清窍不利	+ 气机郁结	= **津气蕴结（蕴结）**	阴阳错杂之证
		津液消灼 + 阳气不宣	= **津气郁蒸（郁蒸）**	
		津液消灼 + 腠理不宣、清空不宣 = **气液郁蒸（郁蒸）**		
		津液消灼 + 络血妄行 = **肺失清肃（郁蒸）**		
	清窍不利、津液消灼 = **津气蕴蒸（蕴蒸）** + 神志不宁 = **心神不宁（蕴蒸）**			

续表

		+ 神志昏蒙	= 津气蒸灼（蕴灼）	
		神志蒙闭 + 络脉不和、气机不宣	= 津气蕴闭（蕴闭）	
	津气蕴灼	神志蒙闭 + 阳气不行	= 津气蒸闭（闭厥）	
		+ 气虚失充 = 津气虚灼（虚灼）		虚实夹杂证
津液消灼		气机不利 + 神志昏蒙、清窍不利 = 津气蒸炽（蕴炽）+ 阳气不宣 = 津气郁炽（郁炽）		阳证
		气机不利 + 热迫津泄 = 津气煎迫（蕴炽）+ 阳气不行 = 津气陷闭（蕴闭）		
		+ 气机冲逆	= 津气炽逆（蕴逆）	
	津气蕴炽	气机郁结 + 神志昏蒙	= 津气燥结（蕴结）	
		气机郁结 + 神志蒙闭 + 络脉不和	= 津气炽闭（蕴闭）	
		气机郁结 + 神志蒙闭 + 阳气不行	= 津气闭厥（闭厥）	
		气机郁结 + 神志蒙闭 + 气虚失充	= 津气虚闭（虚闭）	夹虚
		气机郁结 + 神志蒙闭 + 阳气脱绝	= 津气闭脱（闭脱）	

（二）虚证候

1.虚证：指气液不足之候，系由阳邪久羁不退，消灼津液，耗伤元气，以致气液两伤。然而邪气未退，气液已伤，故多虚实夹杂之证。津液枯涸本属阳证，然亦有阴阳错杂之证，即"气液不化"，气液已伤，热邪蕴伏，而又气不化津，水气内停，而成阴阳虚实错杂之候。"液竭阳郁"除气液两伤外，阳气亦不足，且阴邪又郁于阳分，更属错杂之证。其临床主要证象见下：

气虚失充：神疲倦怠，少气面㿠，舌裂。

津液枯涸：咽干口燥，唇焦齿枯，鼻煤舌裂，舌红光干。

表1-3-14　津液虚证

		气机不降、气机不利、气机不宣 + 气化不行、津不化气	= 气液不化（虚滞）
		气机不降、气机不利、气机不宣 + 气虚失充	= 气液虚滞（虚滞）
津液枯涸	津液消灼	+ 热蒸液泄、津气蕴炽	= 气液煎迫（虚炽）
		+ 气虚失充	= 气液消灼（虚灼）
		+ 气虚失充、经气失宣、经脉不利	= 气液郁遏（虚滞）
		+ 气虚失充、气不宣、气机不降	= 气液虚郁（虚郁）
		+ 气虚失充、气不宣、气机不降	= 气液虚闭（虚闭）
		气虚失充 + 气机冲逆	= 气液虚逆（虚逆）
		+ 神气不振	= 气液消涸（虚灼）
		+ 阳气不振、阳气怫郁	= 液竭阳郁（虚郁）
	气虚失充	+ 津气蕴炽、气机郁结、神志蒙闭、阳气不行 = 气液闭厥（闭厥）	
		+ 气虚脱绝、神气散脱、津液脱竭	= 气液脱绝（虚脱）
		+ 气机不宣、气机不降	= 胃阴消涸（虚灼）

五、阳气诸候（脏腑气、阳气）

阳之与气，同性而异质，因其性同，皆往往"阳气"并称，以其质异故，又有浅深之别。气属阳类，故其性同，气浅于阳，故其质异。但阳可概气，而气则不能概阳。故阳虚者必兼气虚，气虚者则不必兼阳虚。因而可将阳视作本，气视作标。邪轻则伤之浅在气，邪重则伤之深在阳。如在表有卫气，卫阳之分，在里有清气、清阳之分。在脏腑亦有脏腑之气与脏腑之阳之分。

气之为物，据来知德《易经注》曰："流行者气。"为流动性大的气体，自然界里除空气外尚有各种流动的气体，以维持自然生机。人体亦赖体内各种气体以维持生命。《灵枢·本神》篇曾明确指出："无气则死矣。"《庄子·知北游》说："人之生，气之聚也；聚则为生，散则为气。"

人体内的气，其组成有三种成分：一为来自先天的元气，为命门之"精"转化的气；二是后天的谷气，即胃中水谷转化的气；三是呼吸吸入的清气，即天气。故《素问·宝命全形论》曰："人以天地之气生。""天地合气，命之曰人。"以元气为根本为基础，摄入谷气（地气）、清气（天气）而构成人体的气的总体，统称为正气。

1.元气： 张景岳称："先天真一之气。"[1]"元"是最大最初的意思，所谓"一元复始"，是人体有生命以来最初存在的一种正气。是气的原始，故又称"原气"。虞抟指出元气："为真元之根本，性命之所关。"张景岳复指出："有内气，人身之元气也……下者气化于精，藏于命门，以为三焦之根本者也。"[1]"命门为元气之根。"[1]《难经·三十六难》曰："命门者，元气之所系也。"至于元气的分布，徐灵胎曰："五脏有五脏之真精，此元气之分体者也。而其根本所在，即《道经》所谓丹田，《难经》所谓命门。"[3]张景岳亦谓："命门为精血之海，脾胃为水谷之海，均为五脏六腑之本。然命门为元气之根、为水火之宅，五脏之阴气非此不能滋，五脏之阳气非此不能发。"[1]

2.谷气： 来自水谷精微，又称胃气。《灵枢·营卫生会》篇曰："人受气于谷，谷入于胃，以传于肺，五脏六腑皆以受气。"谷气分布，除以"以溉五脏"之脏气外，而"别出两行"为营卫之气，循行于脉内外。"其大气之搏而不行，留于胸中气海者称为宗气，出肺进行呼吸，并吸入天之清气而成清阳之气，又称真气。"输藏于肾的谷气，经命门的蒸化而转化为元气，是生命不可暂缺的物质，刘安《淮南子》曰："得谷者昌，失谷者亡。"如《素问·平人气象论》曰："人以水谷为本，故人绝水谷则死，脉无胃气亦死。"故认为有胃气则生，无胃气则死。

3.清气： 又称天气，即空中清净之气，现代称之氧气，由胸中宗气的作用"出乎肺，循喉咽，循呼吸，呼则出，吸则入"。吸入的清气是狭义的清气，与谷气合并而成真气，即广义的清气。《素问·六节藏象论》曰："天食人以五气，地食人以五味。五气入鼻而藏于心肺，上使五色修明，音声能彰。五味入口，藏于肠胃，味有所藏，以养五气。"吸入清气还必须以谷气为基础，故《灵枢·五味》篇曰："天地之精气，其大数常出三入一，故谷不入，半日则气衰，一日则气少。"

由于气的分布不同，而有各自的名称，张景岳曰："气在阳分即阳气，在阴即阴气，在表曰卫气，在里曰营气，在脾曰充气，在胃曰胃气，在上焦曰宗气，在中焦曰中气，在下焦曰元阴元阳之气，皆无非其别名耳。"[1]其内容仍不离以上三种成分，但功能则各自不同。气的功能，主要有运行与气化两种。

（一）气的运行

气的运行形式不外升降出入，《素问·六微旨大论》曰："升降出入，无器不有。""非出入则无以生长壮老已，非升降则无以生长化收藏。"

1.出入： 气之出入主要表现在呼吸，是人体内外进行气体交换的运动形式，是构成人与自然的重要通道。内脏由肺肾所主，古人有肺主呼气，肾主纳气之说，张景岳曰："肺为气之主，肾为气之本。"[1]主要是宗气出于肺而发生呼吸，以及《难经》所谓"命门为呼吸之门。"呼吸除指出咽鼻的呼吸外，皮肤腠理亦能进行气体交换，系指卫气所司的腠理开合作用，亦与肺肾相关，即肺主卫，又言卫出下焦。总之，人体与自然界的气体交换均由肺肾所主。

2.升降： 气的升降是体内气机的运动的基本方式，也是体内进行气体交换，或新陈代谢的活动。所谓升清降浊是气机升降的主要目的。其运行途径，《素问·五运行大论》曰："上者右行，下者左行，左右周天，余而复会也。"肺气主肃降，肝气主升发，肺气从右下降，行于左，肝气从左上升，而行于右，构成体内的真气循环运动。参与真气循环的还有脾胃的升清降浊运动，脾胃中水谷精微之谷气上升于肺，参与肺的呼吸和肃降。胃将水谷糟粕下降，"别回肠，下大肠，注膀胱"，排出体外。其中又包含着肺脾的升清降浊运动，即脾气上升精微至肺，肺气将精微，下降至脏腑，完成升清的作用。而浊阴之气和多余的水分，又由脾的转输运化下行归于胃肠，还必须借助肺气的宣发作用，或从气管而吐出痰液，或从皮肤排泄汗液，或从膀胱排泄尿液，即使大便的通利也与肺的宣降作用有关。可见肺脾各自具有升清降浊的双重作用。

此外，尚有心肾水火的阴阳升降运动，即心肾相交的运动。肾脏元阴之气，或称肾水上交于心，以济心火，使心火不致上亢为害。而心之阳气即可下交于肾，使肾水具有温和之性，不致泛滥为灾，形成阴阳调和、水火既济的阴平阳秘状态。

（二）气化作用

气化作用主要在于中焦，开始于胃对水谷的腐熟、分解作用。《灵枢·邪客》篇曰："五谷入于胃也，其糟粕、津液、宗气分为三隧。"《灵枢·营卫生会》篇曰："中焦亦并胃中出上焦之后，此所受气者，泌糟粕，蒸津液，化其精微，上注于肺脉，乃化而为血，以奉生身。"可见胃的气化作用产生了津液、宗气、营卫、血液，其中有脾气的转输运行，肺气的敷布，还有肾阳的温煦蒸化，故《素问·水热穴论》曰："肾者胃之关也，关门不利，故聚水而从其类也。"可见胃对水谷的气化，有肺、脾、肾的参与。

其次，是肺对津、气、血的气化作用，肺气的宣降作用，肺气宣发，能使宗气出喉咽，行呼吸，进行气体交换。又能使津液充布全身，发挥熏肤、充身、泽毛、温分肉、养筋骨、通腠理的作用。还能使津液、营气，贯心脉，转化为血液，推动血液循环，所谓"肺朝百脉"的作用。

在下焦主要是肾阳对膀胱水液的气化作用，《素问·灵兰秘典论》曰："膀胱者，州都之官，津液藏焉，气化则能出焉。"使水液之清者上蒸为气，外达为汗，浊者下注而为尿，然肾为主水脏，肺为水之上源，故肺的宣降作用，也能"通调水道，下输膀胱"参与肾对膀胱水液的气化运输过程。

气虽属阳，然气与阳有浅深之分，总属同类，除前所述卫气、卫阳、营气、清气、清阳之外，尚有脏腑之阳气，而气中包藏津液，"若雾露之溉"，以及"肺朝百脉"，所谓"血为气府，血载气行"，故气病可影响津液、阴血，故有津气、气液、气血、气阴等病机层次。

表1-3-15　气的分类

气	阳	卫气、卫阳、清气、清阳
		脏腑阳气
	阴	营气
		津气、气液、气血、气阴

此处所论仅限于脏腑阳气的病机证候。由于脏腑均以气机升降出入为基本运动形式，所以其病机状态，主要表现在其运动形式的改变，其临床主要证象总不离乎宣降失常，或流行不利。但由于脏腑又有各自的特殊气化功能，因而在病变时也必出现各自的气化功能失常，而为临床辨证的特殊证象，以提示所在脏腑的病机特征。肺主呼吸，故必见清窍不宣利，胃主通降秽浊，胃病多见气机通降不利。脾为运化水谷之脏，脾病则运化失常而水谷难分。肝其阳和之气，肝病多见阳气失和。胆藏相火，胆病则木火蕴蒸于内。心主神明，心病必致神志不宁。肾主气化，肾病则气化不及州都，致膀胱水液蒸泄失常。余下大肠功能从乎脾胃，小肠之病关系心肾。膀胱必赖于肾之气化，三焦由乎肺、脾、肾的通调，故均未列条目。此外，胆中相火，本为相火，发生于肾，寄居于肝胆，行令于心包，游行于三焦，所以木火之候，关系于两脏之腑。但多发自其寄居之地，即肝胆之内，常有肝火、胆火之称，但亦可涉三焦、心包与肾，则常称为相火。《素问·天元纪大论》常云："相火以位"，失位相火常游行于三焦内外。

表1-3-16　气化功能失常（一）

气机不宣	气机不降	＝胃气不醒（郁遏） ＋气机不利	＝胃气失和（郁滞）＋阳气不行＝胃阳失和（郁滞）
			＋阳气不振＝胃阳不振（虚弱）
			＋水谷不分＝脾胃郁滞（郁滞）＋阳气不行＝中阳郁滞（郁滞）
			＋水谷不分＝脾胃郁滞（郁滞）＋阳气不振＝中阳不和（虚滞）
			＋水谷不分＋气机郁结、阳气不振＝中阳虚结（虚结）
			＋气机郁结＝中气郁结（郁结）
			＋阳气不和＋络脉不宣＝肝气失疏（郁滞）
			＋阳气不和＋气机郁结＝肝气郁结（郁结）
			＋阳气不和＋津气蕴蒸＝胆气郁滞（郁滞）
		＋气虚失充＝胃气不振（虚弱）＋腠理不实＝肺气失充（虚弱）	
		肺气失充（虚弱）＋阳气不振＝肺阳失布（虚弱）	
		＋清窍不宣＝肺气失宣（郁遏）＋阳气不宣＝肺阳失宣（郁遏）	
		＋清窍不宣＋气机不利、络瘀血溢＝肺气郁痹（郁滞）	

续表

气机不宜	+气机冲逆	+清窍不宣=**肺失宣降**（郁逆）+腠理不宣=**肺气郁闭**（郁闭）
		+清窍不宣=**胃失和降**（郁逆）+气机郁结=**胃气郁结**（郁结）
	+气机不利	气机不利+阳气不振=**胃阳虚逆**（虚逆）
		气机不利+阳气不和=**肝气横逆**（郁逆）+津气蕴蒸、气机郁结=**胆气郁结**（郁结）
		气机不利+阳气怫郁、阳气闭塞=**肝阳闭塞**（闭厥）
		+水谷不分=**脾气失运**（郁滞）+气虚失充=**脾气虚滞**（虚滞）
		+水谷不分+阳气不宣=**脾阳失运**（郁滞）
		+水谷不分+阳气不行=**脾阳郁闭**（郁闭）+阳气不振=**脾阳虚滞**（虚滞）
		+气机逆乱+气机闭塞=**中气窒闭**（郁闭）
		+气机逆乱+阳气闭塞=**中阳闭塞**（闭厥）
		+气机郁结+阳气不行=**脾阳郁结**（郁结）
		+气机郁结+气虚失充=**脾气虚结**（虚结）+阳气不振=**阳气虚结**（虚结）
		+阳气不行、阳气怫郁=**肝阳失宣**（郁滞）
		+阳气不和、阳气不振=**肝阳失和**（虚滞）
	+水谷不分+气虚失充+清空失养=**脾气不健**（虚弱）	
	+水谷不分+气虚失充+阳气不和、津液消灼=**脾胃不和**（虚滞）	
	+水谷不分+阳气不振、阳气不行=**脾阳不振**（虚弱）	
	+阳气不和、津气蕴蒸+气机不降、神志不宁=**木火郁遏**（郁滞）	
	木火郁蒸（郁蒸）+神志昏蒙+络脉不和=**木火郁遏**（郁滞）	
	+阳气不和、津气蕴蒸+气机冲逆+热迫津泄、清空失宁=**木火郁逆**（郁逆）	
	+阳气不和、津气蕴蒸+气机冲逆+神志不清=**木火郁闭**（郁闭）	
	+神志不宁+阳气不行=**心阳不宣**（郁滞）	
	+神志不宁+阳气闭塞、神志蒙闭=**心阳闭塞**（闭厥）	

表1-3-17　气化功能失常（二）

气机不行	+气机不利	+络脉不和=**肾气不宣**（郁滞）	
		+津不化气	+气虚失充=**气虚不化**（虚滞）
			阳气不振、阳气不行、水谷不分=**阳虚不化**（虚滞）
	+水谷不分、气不化津、阳气怫郁、阳气不宣=**阳气不化**（郁滞）		
	+气机不利	+气机郁结=**肾气郁结**（郁结）+阳气闭塞=**肾阳闭塞**（闭厥）	
		阳气不行、气机冲逆=**肾阳不宣**（郁滞）	
	+络脉不和、阴热蕴炽、血热蕴炽、津液消灼=**肾阴消灼**（蕴炽）		
	+阳气不振、阳气不行	+津不化气=**肾阳不化**（虚滞）	
		+气机郁结=**肾阳虚结**（虚结）	
津气蕴蒸、清空失宁、气机冲逆、神志不宁、神志昏蒙、络脉不和=**阳气厥逆**（蕴逆）			

表1-3-18　气化功能失常（三）

气虚失充	+神志不宁、神气不振	+阳气不宣=**心气不振**（虚弱）	
		+阳气不振、阴液消涸=**心阳不振**（虚损）	
	+津液不固	+络脉失荣=**肾气不充**（虚弱）	
		+阴精不固=**气虚不固**（虚滑）+阳气不振=**阳虚不固**（虚滑）	
	+血虚失荣	+血络不固=**气血失摄**（虚滑）+阳气不振=**阳虚失摄**（虚滑）	
		+神气不振、阳气不振	=**阳气虚损**（虚损）
			+阴虚失养=**阳损及阴**（虚损）
	+气虚脱绝	+气机闭塞=**气虚厥脱**（厥脱）	
		+神气散脱=**气虚脱绝**（脱脱）	

表1-3-19　气化功能失常（四）

阳气不振	+ 阳气不行	气机不利 = 阳气虚滞（虚滞）	
		水谷不分 = 脾阳不振（虚弱）	
		+ 阳气脱绝	+ 阳气怫郁 = 阳气闭脱（闭脱）+ 阳气闭塞 = 阳气厥脱（厥脱）
			+ 阳气浮越 = 虚阳浮越（厥脱）+ 津液不固 = 阳气虚脱（虚脱）
	+ 阳气不宣	+ 阳气怫郁	+ 腠理不宣、清空失宣 = 阳气虚郁（虚郁）
			+ 气机冲逆 = 阳气郁逆（虚逆）
	+ 津气蕴炽	+ 热迫津泄 = 阳气虚炽（虚炽）	
		+ 津液消灼、神志蒙闭、络脉不和、阳气不行 = 阳气虚闭（虚闭）	
	+ 阳气不和、气机不利、清空失养 = 肝阳不振（虚弱）		
	+ 神气不振、清空失养、络脉不荣、经脉不荣、阴精不固、津液不固 = 肾阳不振（虚损）		
	+ 阴虚失养、气机冲逆 = 阳虚失纳（虚逆）		

表1-3-20　气化功能失常（五）

气机不宣	+ 气机不降	+ 清窍不宣、利	肺			三焦
		+ 气机不利	胃	大肠		
		+ 水谷不分	脾			
		+ 神志不宁	心	心包	小肠	
		+ 阳气不和	肝			
		+ 津气蕴蒸	胆			
气化不行			肾	膀胱	小肠	

除以上明显的脏腑分证外，尚有涉及二个或二个以上脏腑的证候，难以归属一脏或一腑，如"气虚不化"与"阳虚不化"就涉及肺、脾、肾以及三焦。"气虚失摄"与"阳虚失摄"可涉及心、脾，或肺、肝，甚则更涉及肾。

气、阳病变所致的证候，多属阴证，或阴阳错杂之证。唯阴邪易伤阳气，然阴阳错杂之邪亦可伤及阳气，唯阳气本气所致之病证，如"木火"诸候以及"阳气厥逆"之候，则属纯阳之候。阳气诸候，有虚证，有实证，虚实夹杂之证尤多，或因邪致虚，或因虚致邪，均可致虚实夹杂之证。但均属里证，故温热家言在卫（表）证后即是气分（里）证。然温热家之气分证，多系指"津气"诸候。唯伤寒家之所谓部分少阳、阳明，尤其三阴证，多属本类之气、阳证候。"阳气虚郁"虽兼表证，仍以里证为本，亦即《伤寒论》的三阴表证。

六、血分诸候（气血、血液、阴血）

血为赤色液体，是人体生命活动的重要物质基础，与津液同类。由心脏所主，运行于脉管之内，归藏于肝，统摄于脾，成于肺，化于肾，运载正气及精微物质，供养脏腑、经络、四肢百骸，故《灵枢·营卫生会》篇曰："以奉生身，莫贵于此。"

血液来源于饮食的水谷精微，《灵枢·决气》篇曰："何谓血？中焦受气取汁变化而赤，是谓血。"《灵枢·营卫生会》篇更指出："中焦亦并胃中，出上焦之后，此所受气者，必糟粕，蒸津液，化其精微，上注于肺脉，乃化而为血，以奉生身。"水谷精微经肺的气化作用而成血。而然先天的精髓又为化生血液之又一来源。张璐指出："水谷精微……得脾气之鼓运，如雾上蒸于肺而为气；气不耗，归精于肾而为精；精不泄，归精于肝而化清血。"[4]所谓"精血同源"。

血液中除赤色的血液以外，尚有津液，与营气、宗气，《灵枢·痈疽》篇曰："中焦出气如露，上注溪谷，而渗孙脉，津液和调变化而赤为血。"《灵枢·客邪》篇曰："营气者，泌其津液，注之于脉，化以为血。"又曰："故宗气积于胸中，出于喉咙，以贯心脉而行呼吸焉。"

血液流行于脉管之内，而脉管又由心脏所主，故《素问·五脏生成篇》曰："诸血者皆属于心，心之合脉也，其荣色也。"《素问·六节藏象论》曰："心者其充在血脉。"血液能流行于脉管之内，是由于心的推动作用。而肺气呼吸作用，却是相傅心脏以行血。《素问·经脉别论》所谓"肺朝百脉"，血液在脉管内流行而不得溢于脉管外，又在于脾气的统摄作用。而肝的藏血与疏泄又能调节血液的流量，《素问·五脏生成篇》曰："人卧则血归于肝。"王冰曰："肝藏血，心行之，人动则运于诸经，人静则血归于肝脏。"[5]又谓："心是合脉也，其荣色也，其主肾也。"[4]《灵枢·海论》曰："冲脉为血海。"徐灵胎曰："命门之义，唯冲脉之根柢足以当之。"[3]故张景岳曰："命门者为精血之海。"[1]可知血液运行，五脏均参与之。

血液的功用在于内养脏腑，外营经络百骸，《素问·五脏生成篇》曰："肝受血而能视，足受血而成步，掌受血而能握，指受血而能摄。"《灵枢·本脏》篇曰："血和则……筋骨劲强，关节清利矣。"此外，血液又是神气的物质基础，《灵枢·平人绝谷》篇曰："血脉和利，精神乃居。"故后世有"血为神舍，以无形之神气，寓于有形之血液中"。《灵枢·本神》篇曰："心藏脉，脉舍神，肝藏血，血舍魂。"

血分的病机形层，可分为气血、营血、血液、阴血（即血+气=气血，血+营=营血，血+液=血液，血+阴=阴血），都是根据血液的构成而分的。营血已在营分诸候中论述，本节分述余下三者。

（一）气血证候

血中有气，气血同行。而有形之血，生于无形之气。肺朝百脉，故有"气为血帅，血为气府"。血赖气行，气赖血护，血不自行，随气而至，气动血应。气行则血行，气滞则血滞，气热则血热，气寒则血寒，故往往气病及血，或血病及气，以致气血同病。

气血诸候有实证，有虚证。实证中可分阴阳，虚证中可兼实邪。

1.阴证：以气血瘀滞为其基本病机状态，其临床基本证象为：

气机不利：胸、脘、胁、肋、腹痞胀疼痛，得嗳或矢气则松懈。

血滞不行：色紫暗黑晦，刺痛，皮肤甲错，青筋暴露，脉涩。

气机郁结：气聚则痞结作痛有形，气散则痛解无形。

血滞瘀结：结块有形不移。

表1-3-21　气血阴证

气机不行	+ 血滞不行、阳气不和 = **气血郁滞（郁滞）** + 腠理不宣、清空不宣	= 气血郁遏（郁滞）
	+ 血滞不行、阳气不和 + 气机冲逆、络瘀血溢	= 气血郁逆（郁逆）
	+ 血滞郁结、阳气不和 + 气机郁结	= 气血瘀结（郁结）
	+ 络脉不利 + 络瘀血溢、气机不降、气机不宣	= 胃络不和（郁滞）
	+ 络脉不利 + 血虚失养、阳气不宣	= 肝络失和（虚滞）
气机不宣	气机不降 + 阳气怫郁、腠理不宣、清空不宣、络血妄行	= 气血怫郁（郁滞）
	气机不降 + 络脉不利、络瘀血溢、血滞不行	= 肺络失宣（郁滞）
	神志不宁 + 络脉不利、络瘀血溢、血滞不行	= 心络失宣（郁滞）

2.阳证：为阳邪蒸炽于气血之分，或由气入血，或由血出气，以致气血两相蒸炽，为其基本病机状态，而其临床证象，基本为：

津气蕴蒸：发热口干，小便短赤。

津气蕴灼：壮热，口渴引饮。

津气蕴炽：潮热，便秘尿赤。

血热蕴蒸：夜热，口干不渴，心烦。

血热蕴炽：发热夜甚，鼻衄齿衄。

表1-3-22　气血阳证

津气蕴蒸、血热蕴蒸、津液消灼			= 气血郁蒸（郁蒸）
津气蕴蒸、血热蕴蒸、津液消灼 + 腠理不宣、清空不宣、清窍不宣			= 气血蕴蒸（蕴蒸）
血热蕴炽	+ 津液消灼	+ 神志昏蒙、津气蕴灼	= 气血两燔（蕴灼）
		+ 神志昏蒙、津气蕴炽、阳气不和 + 络血妄行	= 气血蒸炽（蕴炽）
		+ 神志昏蒙、津气蕴炽、阳气不和 + 气机不宣	= 木火郁炽（郁炽）
		+ 神志昏蒙、津气蕴炽、阳气不和 + 气机不宣 + 气机冲逆、络脉不和	= 木火蕴炽（蕴炽）
		+ 神志不宁、津气蕴炽、阳气不和、气机不宣、清空不宁	= 木火升逆（蕴逆）
		+ 神志蒙闭、津气蕴炽、阳气不行、气机不宣、络脉不和	= 木火蕴闭（蕴闭）
	+ 津气蕴炽	+ 气机不宣、气机不降、阳气不宣、络血妄行	= 气血郁炽（郁炽）
		+ 神志昏蒙 + 气机不利、热迫液泄、络血妄行	= 气血煎迫（蕴炽）
		+ 神志昏蒙 + 阳气不行 + 气机郁结、血滞瘀结	= 气血燥结（蕴结）
		+ 神志蒙闭 + 阳气不行 + 络脉不和	= 气血炽闭（蕴闭）
		+ 神志昏蒙 + 阳气不行 + 络脉不和 + 气虚脱绝	= 气血闭脱（闭脱）

　　3.虚证：为气血不足两虚之候，或由气虚不能生血，或血出过多，气随血去而虚，所谓"气不生血"，或"血不护气"所致气血两虚之候。其临床基本证象为：

气虚失充：倦怠少气。

血虚失养：头晕。

气虚失养：头痛目眩。

血虚失荣：肌肤甲错。

表1-3-23　气血虚证

血虚失荣	+ 气虚失养	+ 清空失养、神气不振	= 肝气不振（虚弱）
		+ 清空失养、神气不振、经脉失荣、络脉失荣	= 气血失养（虚弱）
		+ 清空失养、神气不振、阳气不和	= 肝血失养（虚损）
		+ 清空失养、神气不振、神志不宁	= 心血失养（虚损）
		+ 气机不利、阳气不和	= 肝气失调（虚郁）
		+ 气机不利、阳气不和 + 血滞不行 + 经脉不和、络脉不和	= 气血失调（虚滞）
		+ 气机不利、阳气不和 + 血滞不行 + 血滞瘀结	= 气血虚结（虚结）
		+ 气机不利、阳气不和 + 神志不宁、津液消灼	= 木火虚滞（虚滞）
		+ 腠理不宣、清空不宣、经气不宣	= 气血虚郁（虚郁）
		+ 血热蕴蒸 + 津液消灼	= 气血虚蒸（虚蒸）
		+ 血热蕴蒸 + 津气蕴蒸、神志不宁、络脉不和	= 木火虚蒸（虚蒸）
		+ 津气蕴炽、津液消灼、气机郁结	= 气血虚炽（虚炽）
	+ 气虚脱绝 + 阳气浮越、阳气不和		= 气血厥脱（厥脱）
	+ 气虚脱绝 + 血络不固、神气散脱		= 气血脱绝（虚脱）

（二）血液证候

　　津液上注溪谷而渗孙脉，津液和调而成血液，是津液与血同病。津液渗入脉管后成为血液的组成部分。邪入血分，伤及血中津液而成血液诸候。血液诸候概分虚实，实证阴证少而阳证多。

　　1.阴证：由于血分滞结，血中津液停滞不行。故其临床基本证象为：

血滞瘀结：体内外疼痛不移，甚则有结块。

气化不行：小便不利，甚则不通。

表1-3-24　血液阴证

络脉不利、	+ 血滞不行	= 肾络不宣（郁滞）
气化不利	+ 血滞瘀结、气机郁结、津气不化	= 血液郁结（郁结）

2.阳证：系由阳邪入血，消灼血中津液，而成血液诸候中之阳证。其临床基本证象为：

血热蒸炽：夜热，潮热甚于午后，唇红舌赤。

津液消灼：口燥咽干，口渴欲纹，小便短赤。

表1-3-25　血液阳证

络血妄行、津液消灼	+ 血热蕴蒸	= 血液蕴蒸（蕴蒸）
	+ 血热蕴蒸、腠理不宣、清空不宣	= 血液郁蒸（郁蒸）
	+ 血热蕴炽、神志昏蒙	= 血液燔灼（蕴炽）
	+ 血热蕴炽、神志蒙闭、络脉不和	= 血液炽闭（蕴闭）
	+ 血热蕴炽、神志蒙闭、络脉不和 + 津液枯涸、气虚脱绝	= 血液闭脱（闭脱）

　　实证中的阴证，系津液停蓄之候，古称"血实"证之例。实证中之阳证，则系血热血溢兼津液消耗之候。即温热家所称的"血分证"。阴证见于杂病，阳证见于时病。与"气血""营血"均有直接转变顺序。

3.虚证：血液中的虚证，是血虚兼津液或阴液消涸之候，属于虚证中的阳证。多系阳邪所伤，由血液中的阳实证转化而来。故同属温热家所称的"血分证"例。其基本病机状态为：血与液两伤、不足，其临床基本证象为：

血虚失养：面黄消瘦，头晕目眩。

阴液消涸：唇焦而赤，口燥咽干，肌肤甲错。

表1-3-26　血液虚证

津液消灼、血热蕴蒸、络脉不和、络脉不利 = 血液虚滞（虚滞）
阴液消涸、血虚失荣、血热蕴蒸　　　　　 = 血液消灼（虚灼）
阴液消涸、血虚失荣、气机郁结　　　　　 = 血液虚燥（虚结）
阴液消涸、血虚失荣、络脉失荣　　　　　 = 血液消涸（虚损）

（三）阴血证候

　　血液本由精髓所化，所谓"精血同源"。血液中本有阴精成分，或因阳邪久羁血分，消耗血中阴液，以致血液与阴液同病。或原本阴精不足不能化血，或血液与阴液同受消耗，均可引起血阴同病。前者为实证，后者为虚证。

1.实证：唯有阳证，系阳邪久留血分，由血液蒸炽及阴液、阴血同病，病势深重，可由血液阳证转深而来。其基本病机为阴血俱炽，临床证象为：

血热蕴炽：面红目唇赤，潮热夜甚，失血如涌，斑疹紫黑，舌绛赤干燥。

阴热蕴炽：面赤颧红，内热烦躁，自汗盗汗，夜热，舌红，脉弦细数。

表1-3-27　阴血实证

血热蕴炽、阴热蕴	+ 神志昏蒙、津气蕴炽、阴精不固	= 阴血蕴炽（蕴炽）
炽、津液消灼	+ 神志昏蒙、热蒸液泄、络血妄行	= 阴血煎迫（蕴炽）
	+ 神志蒙闭、络脉不和、阳气不行	= 阴血闭厥（闭厥）
	+ 神志蒙闭、络脉不和、阳气脱绝	= 阴血闭脱（闭脱）

2.虚证：亦多阳证，多在阳邪消耗阴血之后，而呈现血阴两虚。血阴两虚的基本证象亦为：

血虚失养：面色苍黄，爪甲淡白，昏倦不起，肢节酸痛，舌淡红少荣，脉细弱。

阴虚失养：形瘦色苍，眼眶黧黑，腰膝酸痛，耳鸣耳聋，口燥咽干，足心热，舌红瘦少津，脉弦细数。

表1-3-28　阴血虚证

血虚失养、阴虚失养	+ 经脉不荣、络脉不荣、络脉不和	= 阴血失养（虚弱）
	+ 血滞不行、腠理不宣、阳气不和	= 阴血虚滞（虚滞）
	+ 阴热蕴蒸、血热蕴蒸、津液消灼	= 阴血虚蒸（蒸）
	+ 阴热蕴蒸、血滞瘀结、阴液消涸	= 阴血虚结（虚结）
	+ 阴热蕴炽、热蒸液泄、气虚失充	= 阴血虚炽（虚炽）
	+ 阴液消涸、络脉不荣	= 阴血虚损（虚损）

七、阴分诸候（气阴、阴液、真阴）

阴分，指五脏所藏之阴精，是内脏一种重要的营养物质，因其成液态，故称阴液，或精液，所以阴精、阴液、精液，就其性质与形态的合称。古人称："精气神"为人身三宝的阴精为物质基础，精可生气，精可全神，故阴精实为人身宝中之宝，《灵枢·本神》篇指出：精"不可伤，伤则失守而阴虚，阴虚则无气，无气则死矣。"《素问·金匮真言论》曰："夫精者，身之本也。"阴精的来源，有先天、后天之分。

1.先天之精：或称元阴、元精，来自父精母血，《灵枢·决气》篇曰："两神相搏，合而成形，常先身生，是谓精。"《灵枢·经脉》篇曰："人始生，先成精，精成而后脑髓生，骨为干，脉为营，筋为刚，肉为墙，皮肤坚而毛发长。"可见先天的元精是生成身形的物质基础。出生之后，藏于肾脏，为促进机体发育成熟的物质基础。女至二七，男至二八，产生具有生长发育作用的物质，称为"天癸"；女至七七，男至八八，肾精衰减，不能再生天癸，因而"天癸竭绝"，机体随即进入衰老时期，则形成阴虚，进而气衰，以致无气而逝矣。

2.后天之精：来自水谷之精微，《素问·经脉别论》曰："饮入于胃，游溢精气，上输于脾，脾气散精，上归于肺……水精四布，五经并行，合于四时、五脏、阴阳，揆度以为常也。"后天之阴精藏五脏，为脏腑功能的物质基础，故《素问·五脏别论》曰："五脏者，藏精气而不泻也，故满而不能实。"五脏精气有余，则输藏于肾，以补充先天之元精，《素问·上古天真论》曰："肾者主水，受五脏六腑之精而藏之，故五脏盛乃能泻。"这是后天阴精之作用。

3.阴精的分布：先天的阴精藏于肾，后天的阴精，由胃至脾至肺而五脏，五脏之阴精有余，则藏于肾，以补充肾精之不足，是肾精，除元精之外，也包含其他四脏之阴精。故《素问·六节藏象论》曰："肾者主蛰，封藏之本，精之处也。"成为阴精的大本营，故后世称肾阴为真阴，后世更有肾藏精于命门之说。《难经·三十六难》曰："命门者，诸精神之所舍也，元气之所系也，故男子以藏精，女子以系胞。"张景岳更说："命门为精血之海。"[1]肾精得四脏之精作为补充，而五脏之阴又必须得肾精的滋养，故张景岳说："五脏之阴气非此不能滋，五脏之阳气非此不能发。"[1]两者相互为用，相得益彰。

阴精除分布于五脏，还能渗入于脉管之中，化生血液，并随脉内营气周流于人体内外。《素问·经脉别论》曰："食气入胃，散精于肝，淫气于筋。食气入胃，浊气归心，淫精于脉，脉气流经，经气归于肺，肺朝百脉，输精于皮毛，毛脉合精，行气于腑，腑精神明，留于四脏，气归于权衡。"这是后天阴精由心、肺贯入血脉，分布周身内外。肾脏之藏精，亦归于肝而化清血，故谓精血同源。

以上可知阴分之病机可分为气阴（阴+气）、营阴（阴+营）、阴血（阴+血）、阴液（阴+津液）、真阴（阴+阳）五个形层。营阴、阴血归营分、血分论述，余下三者，可作如下辨析。

（一）气阴证候

气与阴同病为气阴证候，元气与阴精本属同宗同处，积精可以化气，张景岳曰："精之与气，本自互生。"[1]又谓："命门为元气之根。"[1]《难经·三十六难》曰："命门者，诸精神之所舍也，元气之所系也。"即脏气脏阴，也是相依共存，故《内经》常以"精气"共称。后天之阴精，由肺气敷布，才得五经并行。是气能行阴，阴能摄气，所以气病可以及阴，阴损亦可伤气。是为气阴同病的病机基础。气阴证候，可有实证、虚证。

1.气阴实证：为阳邪伤及气阴，或由气分蒸及阴分，是病机的转入深传。或由阴分蒸及气分，是病机的转出转浅，其基本的病机状态为气阴共蒸，其临床基本证象为：

津气蕴蒸：发热自汗，口渴尿赤，苔黄，脉数。

阴热蕴蒸：午后蒸热，口燥咽干，骨蒸盗汗，舌红胖，脉细数。

表1-3-29　气阴实证

阴液消灼、津气蕴蒸、阴热蕴蒸	＝气阴蕴蒸（虚蒸）
	＋腠理不宣、清空不宣、经气不宣 ＝气阴郁蒸（郁蒸）

2.气阴虚证：亦阳证为多，多系阳邪伤及气阴，以致气阴两虚，并能消耗阴液，故虚实夹杂之证尤多。虚证病机基本形态为气阴两虚，其临床基本证象为：

气虚失充：倦怠，少气，乏力。

阴虚失养：形消，颧红。

阴液消涸：口燥咽干，皮肤枯燥，小便短少，舌红干瘦，脉细数。

表1-3-30　气阴虚证

气虚失充、阴虚失养	＋阴液消灼 ＝**气阴两虚（虚弱）**		阴证	夹邪
	＋阴液消灼、腠理不宣、清空不宣、经气不宣	＝气阴虚郁（虚郁）		
	＋阴液消灼、气机不降、津不化气	＝气阴不化（虚滞）		
	＋阴液消灼、气机郁结	＝气阴虚燥（虚结）		
	＋阴液消灼、气机不降、气机不宣、气机不利	＝气阴虚滞（虚滞）		
	＋津液消灼、气机不降、气机不宣、清窍不利	＝肺阴失养（虚损）		
	＋津液消灼、神气不振、神志不宁	＝心阴失养（虚损）		
	＋津液消灼、气机冲逆、热迫津泄、阳气不和	＝木火虚逆（虚逆）		
	＋津液枯涸	＝脾阴消涸（虚弱）		
	＋阴液消涸、清空失养 ＝**肝阴失养（虚损）**			
	＋阴液消涸、清空失养 ＋气机冲逆、气机不利	＝肝阴虚滞（虚滞）		
	＋阴液消涸、阴热蕴蒸	＝气阴虚蒸（虚蒸）	阳证	
	＋阴液消涸、阴热蕴灼、神气昏蒙	＝气阴消灼（虚灼）		
	＋阴液消涸、阴热蕴炽、津气蕴炽、神志不宁	＝木火虚炽（虚炽）		
阴液消涸、气虚脱绝	＋津液枯涸、神志蒙闭	＝气阴闭脱（闭脱）		
	＋津液脱竭、阴精脱绝	＝气阴竭绝（虚脱）		

（二）阴液证候

阴液本指阴分之液体，各脏所藏之液体精微物质。即《素问·经脉别论篇》所称之"水精四布"，是比较清稀的阴精，以稠厚的阴精称为真阴，略浅一层。阴液能流布于外，即《素问·经脉别论篇》所谓："浊气归心，淫精于脉。脉气流经，经气归于肺，肺朝百脉，输精于皮毛。"并与津液并行，流布于全身内外，故阴液证候常见津液并伤的病机证象。所以其病机状态总属虚证、阳证，由阳邪伤及阴液致虚，阳邪未退，则多虚实夹杂之证。其基本病机状态均为阴液与津液消耗，其基本证象为：

阴液消涸：肌肉枯瘦，咽干目涩，神倦烦躁，小便短少，大便干燥，腰痛骨痿；舌红瘦小，舌红光干；脉弦细数。

津液消灼：久热无汗，燥渴引饮，清窍干燥，痰黄稠厚，二便干涩；舌红干燥，苔黑刺干裂；脉洪数。虚大而数。

表1-3-31　阴液证候

阴液消涸、津液消灼	＋津液枯涸 ＝**阴液消涸（虚弱）**				虚证
	＋津气蕴蒸、络脉不和、神志昏蒙 ＝**阴液消灼（虚灼）**				
	＋津气蕴炽	＋热蒸液泄 ＝**阴液煎迫（虚炽）**			夹实
		＋络脉不和	＋神志不宁 ＝**阴枯火炽（虚炽）**		
			＋神志蒙闭 ＝**阴枯火闭（虚闭）**		
		＋热蒸液泄、神志昏蒙、阴精脱绝 ＝**阴液闭脱（闭脱）**			

（三）真阴证候

真阴，即命门所藏之阴精，不仅在形质上稠厚不同于五脏所藏的阴精，性能上亦有其特殊。主要体现在命门的生理功能上的特殊。《难经·三十六难》曰："命门者，诸精神之所舍也，元气之所系也，故男子以藏精，女子以系胞。"张景岳曰："命门为元气之根，为水火之宅，五脏之阴气，非此不能滋；五脏之阳气，非此不能发。"[1]不仅体现了精、气、神的一体，又提示着阴阳水火的共存。既有滋发五脏阴阳的作用，又有生育繁衍后代的功能。是故真阴证候，常出现元气与神志证象，以精为元气之根，元气所系。又精为神之宅，有精则有神，积精可以全神，精虚则神无所舍，而是为失守。阴精不足，可见气虚气衰，气失所系而冲逆于上。以及神气不振，甚则神气失守散脱。真阴又体现了阴阳互根，阴中有阳，水中有火，"阴在内，阳之守也；阳在外，阴之使也。"[1]阴虚则阳气生化无由，因而可见阴损及阳，甚则阴虚而阳无所依，或阴枯而不恋于阳，均可以致阳气浮散而脱。由此可见损及真阴，动及根基，病匪轻浅。

真阴之中所藏阳火，一为肾中真阳，即命门之火，或称龙火，所谓水中之火，或称阴火，古人谓龙居水中，水寒龙不能藏，水枯龙亦不藏，故真阴不足，龙火亦不能藏而上越，称为飞龙，或亢龙。其实即阴竭阳越之候。一为肝肾之相火，相火亦居于水中，故古人亦谓"膀胱相火"，为有别于龙火，称之为雷火。相火虽居于肾，然寄于肝胆，行令于心包，并可游行三焦，由于相火内动，以致心火不安，称为"君相失宁"之候。雷火可泻而龙火不可投凉。此外，肾水必然上交于心，则可制心火之亢，心火下交于肾，则肾水不寒，心肾阴阳水火相交，致肾阴之中亦有心火，此为水火既济之象，水火不交，则为"心肾不交"之候。

以上可见真阴之病机变化，是极为复杂，既可涉及精、气、神，复可涉及阴、阳、水、火，心、肝、龙、雷、君、相。虽属虚证，而亦有虚中夹实。但其基本病机状态总以真阴不足为主。

阴虚失养：眩晕，耳鸣耳聋，形瘦色苍，颧赤内热，腰膝酸痛；舌红瘦少津；左脉弦细数。

阴液消涸：肌肉枯瘦，咽干目涩，神倦烦躁，小便短少，大便干燥，腰痛骨痿；舌红光干，脉弦细数。

表 1-3-32　真阴证候

阴虚失养、阴液消涸	+ 阴热蕴蒸、清空失养、清空不宁、络脉不荣		= 肾阴失养（虚损）
	+ 阴热蕴炽、阴精不固		= 肾阴虚炽（虚炽）
	+ 阴热蕴炽、阴精不固 + 神志不宁、津液消灼		= 君相失宁（虚炽）
	+ 气机冲逆		= 阴虚失纳（虚逆）
	+ 气机冲逆 + 阳气浮越 + 清空失宁、络脉不和		= 阴虚阳浮（虚逆）
	+ 气机冲逆 + 阳气浮越 + 阴精脱绝、神气散脱		= 阴竭阳厥（厥脱）
	+ 气虚失充、津液不固、阴精不固		= 阴虚不固（虚滑）
	+ 气虚失充、血络不固		= 阴虚失摄（虚滑）
	+ 阳气不振	+ 经脉不荣、络脉不和、络脉不荣	= 阴虚失养（虚损）
		+ 神气不振	= 阴竭阳衰（虚损）
		+ 阳气不宣、阴热蕴蒸	= 阴虚阳郁（虚郁）
		+ 阳气浮越、阳气脱绝	= 阴竭阳越（厥脱）
		+ 阳气浮越、阳气脱绝 + 津液脱绝、神气散脱	= 阴竭阳脱（虚脱）
	+ 阳气浮越、神志不宁、阴精不固		= 心肾不交（虚逆）

引用文献

[1] 张介宾.张景岳医学全书 [M].北京：中国中医药出版社，1999：21，29，175，211，222，907，908，1112.

[2] 唐容川.中华医书集成·血证论 [M].北京：中医古籍出版社，1999：5.

[3] 刘洋.徐灵胎医学全书 [M].北京：中国中医药出版社，1999：27，119.

[4] 张璐.张氏医通 [M].北京：中国中医药出版社，1999：100.

[5] 张登本，孙理军.王冰医学全书 [M].北京：中国中医药出版社，2006：70.

第三节　辨病机状态

病机状态，是疾病变化的具体状态，是对病变中邪正双方的状况作实质性的综合概括。提示当前病机各个侧面的确切形态，为临床辨证提供完整的认识，也为论治提供确切的依据。

1.病机状态的结构

病机状态的具体结构，包括病性、病质、病势、病态四个方面，也即是从性、质、势、态四个侧面，来辨识当前病机的具体状态。

（1）**病性**：即病机的属性，概分为阴性、阳性，和阴阳错杂性。其首先由当前病因的性质所决定，同时也受人体体质禀赋、气候、地理、生活状况、精神状态和治疗措施等因素所左右。

（2）**病质**：即病机的本质，概分为实质、虚质和虚实夹杂质三类，《素问·通评虚实论》云："邪气盛实，精气夺则虚。"是以实指邪气，虚指正气，即邪正交争的双方形势的概括。

（3）**病势**：即病机变化的形势，可概分为浅与深、轻与重、缓与急，是对当前病情形势作出综合分析。

（4）**病态**：即病机变化之态势，可概分为动态、静态，和动中有静，静中有动等，可提示病机变化的现状和未来的发展趋势。

2.病机形势的分类

病机虽然千差万别，头绪纷繁，然其性质不外阴阳虚实四端，其具体类型可分为郁、蕴、虚三大类，以郁属阴，蕴属阳，均为实证，虚属阴为虚质证类。再结合病机状态之动静，病机形势的缓急、轻重、浅深划为14型，再以这14型交叉组合可得30种病机状态。

表1-3-33　病机形势14型

			势缓、轻、浅————→势重、重、深		
质实	郁	静态	郁————→滞————→结————→闭		阴性
质实	郁	动态	逆————→陷————→厥	↓	
质实	蕴	动态	蒸————→灼————→炽	↓	阳性
质虚	虚	静态	虚————————————→损		阴性
质虚	虚	动态	滑————————————→脱		

表1-3-34　病机形势30种具体形态

			郁	滞	逆	陷	蒸	灼	炽	结	闭	厥
实	郁		郁遏	郁滞	郁逆	郁陷	郁蒸		郁炽	郁结	郁闭	闭厥
实	蕴				蕴逆		蕴蒸	蕴灼	蕴炽	蕴结	蕴闭	
虚实夹杂			虚郁	虚滞	虚逆	虚陷	虚蒸	虚灼	虚炽	虚结	虚闭	
虚	虚	虚弱										
虚	损	虚损										
虚	滑	虚滑										
虚	脱	虚脱										闭脱	厥脱

3类、14型、30种具体形态，是病机变化的高度概括和系统分类，是临床对千差万别的病机变化的辨识纲领。再结合病机形层的不同，设计了322个具体证候的病机模型，完全适用于各种病症的临床辨证（详情见第二、三编《中医病候学》和《中医证候学》）。

3. 病机状态的临床证象组合

表 1-3-35　病机状态可组合的临床 76 个证象

郁证	表郁	腠理不宣	经气不宣	络脉不宣	清空不宣	清窍不宣		
	里郁	气机不宣	阳气不宣	气不化津	神志昏蒙			
	虚郁	腠理不调	经脉不和	络脉不和	水谷不分	络瘀血溢	阳气不和	阳气怫郁
滞证	表滞	经脉不利	络脉不利	清窍不利				
	里滞	气机不利	气化不行	血滞不行	神志不清	阳气不行		
逆证	实逆	气机不降						
	虚逆	清空不宁	气机冲逆	气机逆乱	神志不宁	络血妄行	阳气浮越	
陷证		气机下陷	气机不升					
结证		气机郁结	血滞瘀结	津不化气				
闭证		气机闭塞	神志蒙闭	阳气闭塞				
蒸证		津气蕴蒸	营热蕴蒸	血热蕴蒸	阴热蕴蒸			
灼证		津气蕴灼	津液消灼	营热蕴灼	阴热蕴灼	热蒸津泄		
炽证		津气蕴炽	血热蕴炽	阴热蕴炽	热迫津泄			
虚证		腠理不实	气虚失充	神气不振	阳气不振			
损证	不养	气虚失养	营虚失养	血虚失养	阴虚失养	络脉不养	清空失养	
	不荣	营虚失荣	血虚失荣	经脉不荣	络脉不荣			
滑证		津液不固	血络不固	阴精不固				
脱证		气虚脱绝	神气散脱	津液脱竭	阳气脱绝	阴精脱竭	津液枯涸	阴液消涸

一、辨阴阳

历来对阴阳辨证极为重视，《素问·阴阳应象大论》云："善诊者，察色按脉，先别阴阳。"张景岳更明言："凡诊病施治，必先审阴阳，乃为医道之纲领。阴阳无谬，治焉有差；医道虽繁，可以一言以蔽之，曰阴阳而已。"[1]《类经》阴阳类："人之疾病……必有所本。故或本于阴，或本于阳，病变虽多，其本则一。"[1] 历代对阴阳辨证的认识：一则以阴阳统率六纲无所不包，如程钟龄曰："至于病之阴阳，统上六字而言，所包者广。"[2] 从而引出另一种实无所指，可有可无的认识，从而改"八纲"为"六要"，置阴阳于辨证体系之外。而后世比较统一的认识，是认为阴阳即寒热的互词，如张景岳云："寒热者阴阳之化也。"[1] 因而混淆了阴阳辨证与寒热辨证的区别。

阴阳并非病机的全部，而只是证候的属性，虽由病因的属性所决定，但不能与病因划等号，寒热辨证并不能取代阴阳辨证。根据《素问·阴阳应象大论》有"阴胜则阳病，阳胜则阴病"的理论，阴胜与阳胜，固然包含了病因的寒热，而阴阳邪所致的阴阳病，则是寒热所不能包括的。根据阴阳作为证候的属性，阴阳只是某一类病的共性划分。大凡阴邪郁滞所致的"郁证"类均属阴证，阳邪蒸灼所致的"蕴证"类均属阳证。由阴邪所伤之气、阳虚证也属阴证，由阳邪所伤的津液、营、血、阴虚之证，也属阳证。因此"虚证"类的证候，总体上虽属阴证，但亦有阴阳之分。

即阳邪胜，与阴分虚属阳性病机；阴邪胜与阳气虚，则属阴性病机。

表 1-3-36　阴阳辨证

阳证	阳胜则阴病——津、液、营、血、阴←→	阳邪蒸灼——	实	蕴类	
		阴分不足——	虚		虚类
阴证	阴胜则阳病——阳、气←→	阴邪郁滞——	实	郁类	
		阳气不足——	虚		

阴阳作为病机的属性，临床上必有特征可辨。《素问·阴阳应象大论》等云："阳胜则热，阴胜则寒。""阳气有余，为身热无汗；阴气有余，为多汗恶寒。"又："阳虚则外寒，阴虚则内热；阳盛则外热，阴盛则内寒。"是以发

热恶寒辨认阴阳。后世从望、闻、问、切多方面总结出其临床特征。今列出如下表1-3-37。

表1-3-37　阴阳辨证的临床特征

			阳证		阴证	
			阳胜——实 阳邪蒸灼	阴病——虚 阴分不足	阴胜——实 阴邪郁滞	阳病——虚 阳气不足
望诊	神		神烦不安 开目喜明恶暗	虚烦 不眠	神静蜷卧 闭目恶明喜暗	少神 欲寐目光呆钝
	色	面	红赤光亮	颧红	青暗惨淡	暗淡无光
		唇	红赤燥裂	唇红少津	苍白湿润	淡白无华
		舌	红绛坚敛苍老	红赤瘦小光绛花剥	淡红淡白	舌淡胖嫩
		苔	黄黑干燥芒刺	无苔	苔白灰厚滑	白薄而润
	形		好向外卧身仰肢撒		好向壁卧	
	态		身轻喜动不能俯		身重蜷卧不能转侧	喜静,不能卧
闻诊	语		多言狂		少言呆钝	懒言
	声		声音响亮		声音重浊	声低无力
	气		气粗喘鸣		善太息	少气息微
	臭		口臭二便臭秽		大便酸腥	
问诊	饮		大渴引饮喜冷恶热	口干不喜饮	不渴不欲饮喜热恶冷	不饮,漱水不欲咽
	食		能食	嘈杂易饥	恶食	不欲食
	发病		昼重夜轻	夜发昼静午后为甚	夜重昼轻	昼发夜静午前为甚
	二便		便闭尿赤	便燥尿短	二便清利	便溏多尿
切诊	身肢		身热肢暖额灼	五心发热	身寒肢冷	肢冷,额凉
	疼痛		拒按		喜温	喜按
	脉象		浮洪滑数实	细弦数	沉迟缓紧	虚弱涩细微

　　其次还有真假阴阳,也是古今临床辨证的重点。即所谓阴证似阳,阳证似阴,是阴阳属性在临床上的一种变态,或称作假象。用常规的辨证阴阳的办法,极易受其假象所蒙混,造成误诊。特别是这类证候,常是急重危笃的时候出现,辨证有误差,生死易如反掌,所以古人称是为"阳极似阴,阴极似阳",阴阳已极,离决在即,均属闭、厥、脱证,稍有差讹,势必偾事,所以必须详究。

　　真假阴阳,一贯常等同于寒热真假,称为真热假寒、真寒假热,其实也与阴阳属性不等于病因寒热一样,真假阴阳可以概括寒热真假,寒热真假只是阴阳真假的内容之一。所谓"阳极似阴,阴极似阳",亦有虚实之分,并非单指寒热邪气已极,也指阴阳之气虚惫已极。阳极似阴,阳邪极盛出现与阴证相似的假象,古人称:"热极生寒""真热假寒"。或"阳厥""热厥"之证,属于厥证中闭厥之阴证。由阳邪炽烈于津气、阴血之分,以致阳气不得宣行,而出类似阴证的寒厥假象。所以古人又称为"阳极格阴"。又有阴虚已极不能恋阳,阳气浮越于上,以致下体无阳而出现下体冷泠之"阴竭阳厥"候,则属于厥证之厥脱证,也是阳证似阴之类。

　　阴极似阳指阴邪极盛而出现与阳证相似的假象,古人称"寒极生热""真寒假热",或"阴盛格阳",或"戴阳"证。属于"阳气闭脱""阳气厥脱"之候,由阴邪内盛,逼其阳气怫郁于外,酷似阳证之热、赤、渴、烦。是为邪实所致。如阴盛阳虚致虚阳浮越于外,则为"虚阳浮越"之候。又有"阴竭阳浮""阴竭阳脱",是阴虚不能恋阳,以致孤阳浮越于外,亦似阳证,可见阴证似阳,多属脱证范畴,或闭脱、厥脱、虚脱之类。可见古代名称,只是笼统的表面现象,未涉病机本质,即仲景言"寒在皮肤,热在骨髓"(《伤寒论》11条)等等,亦属推测。因此,必须从病机本质的高度加以认识,才有利于临床辨证。

表1-3-38　阴阳真假辨证（一）

阳证似阴	真热假寒、阳盛格阴、阳极似阴	实	邪火炽盛 阳气闭厥	气津	火热未结——津气蒸闭 邪火结实——津气闭厥 兼气液不足——气液闭厥	闭厥
				阴血	阴血闭厥	
		虚	阴竭不恋阳，浮越于上，不及于下		阴竭阳厥	厥脱
阴证似阳	真寒假热、阴盛格阳、阴极似阳	实	阴盛逼阳、怫郁于外		阳气厥脱	厥脱
					阳气闭脱	闭脱
		虚	阴盛阳虚、虚阳浮越于外		虚阳浮越	虚脱
			阴竭不恋阳，孤阳浮越于外		阴竭阳浮	厥脱
					阴竭阳脱	虚脱

　　阴阳真假之证，临床上常症见阴阳错杂，难辨真伪。张仲景："病人身大热，反欲得衣者，热在皮肤，寒在骨髓也；病人身大寒，反不欲得衣者，寒在皮肤，热在骨髓也。"（《伤寒论》11条）因而引出后世以发热愈按愈凉者为假热，身寒扪之即温者为假寒的鉴别方法。古人鉴别阴阳、阳厥着重病史的方法亦可资借用：如初起见阳证，随后出现阴证为真热假寒的阳厥证，喻嘉言云："若阳证忽变阴厥者，万中无一。"[3]但需排除治疗过程中过投汗下清凉；如果阳证过用汗下清凉药易损耗阳气，亦有阳证转阴之变，不可视为假象，经治致变与未治致变，不可等量齐观。当然，阳证投温补致变出现阴变假象，又当例外，照此类推。反之，初起见阴证，未经温补，而出现阳证，当属假象；倘经温补，阴证转阳者亦属有之。另外，古人证象的某些细微特征，也可作为辨别的依据。更有症、脉、舌合参，仿张景岳谈脉"论独"的原理，在一派阳证中独取其一二的阴象，作为真阴假阳的依据，或在一派阴证中独取其一二阴象为依据，来辨证真阳假阴，也是"独处藏奸"的辨证方法。古人舍症从脉，或舍脉从症的方法也是同一规律。古人说症有假、脉无假之说，近人又有脉亦不可凭，唯舌诊可凭之说，然而舌亦有假象，三者比较而言，其可靠性的顺序应是舌、脉、症。以症象最繁，脉象飘渺，唯舌象一目了然，变化不多，其可靠性最大。兹将辨析阴阳真假之法归纳如下。

表1-3-39　阴阳真假辨证（二）

		阴证似阳	阳证似阴
望	面目	两颧嫩红，白中带红，游移不定，目赤不畏光不结眵	面色晦滞，略有油光，张目有神
	神志	躁扰不宁狂乱，但制之即止，且神疲体倦	昏沉嗜寐，但时烦躁，形轻有力
	形	坐卧不安，但恶闻人声，喜向壁卧	身重嗜卧，但动作轻捷
	态	起卧如狂，卧必蜷缩，喜暖益	卧必伸展，裸形不欲衣被
	舌苔	舌红娇嫩有津，苔虽灰黑而润滑，或望之干，扪之则湿	舌虽淡而苍老，苔虽白或淡黄必少津，或望湿，扪之则干
闻	声	细语呢喃，郑声失笑	谵语有力强亮
	嗅	腹胀不便，但矢气清冷不臭	二便清利但臭秽难闻
问	寒热	身大热，按之渐凉，反欲暖盖	身大寒，扪之则温，反揭去衣被
	口渴	虽渴不欲饮，或喜热恶寒	虽不渴但消水，或喜冷恶热
	二便	大便闭结，小便清利	便泄清水，反肛门灼热，小便黄赤
	病史	初病即厥冷，或未进温补即见阳证	初病即热渴烦扰，或未进汗下清凉即见阴证
切	胸腹	身虽躁热，但胸腹不灼手	四肢虽厥，但胸腹灼手
	脉	疾数不鼓指，洪大按之无力或微细欲绝	虽沉细按之有力，或按之反滑数，牢坚

二、辨虚实

　　沈金鳌曰："万病不出于虚实两端。"（《沈氏尊生书》）虚实是病证的本质，周学海曰："虚实者，病之体类也。"[4]从质的方面反映着病机的两大形态，与阴阳两大属性，构成了病机状态的不同性质。《素问·五常政大论》对虚实的辨认，极为重视，所以有"无盛盛，无虚虚"之戒。《素问·通评虚实论》对虚实有"邪气盛则实，正气夺则虚"的定义，何西池指出："虚者，正虚也，谓其人气血虚衰也。实者，邪实也，非谓其人气血壮实也。"[5] 所谓的"郁""蕴"均属实证之类，"虚"为虚证。"郁"为邪气郁滞于表里，"蕴"则纯属邪气蕴伏于里，"虚"指阴阳气血不足，虚实标志着邪正盛衰。

虚实的临床辨识，《素问·玉机真脏论》有五虚、五实之述，"脉盛，皮热，腹胀，前后不通，闷瞀，此谓五实。脉细，皮寒，气少，泄利前后，饮食不入，此谓五虚。"程钟龄曰："一病之虚实，全在有汗与无汗，胸腹胀痛与否，胀之减不减，痛之拒按与喜按，病之新久，禀之厚薄，脉之虚实分之。"[2] 叶天士则例举"总之虚者，正气虚也。为色惨形瘦，为神衰气怯，或自汗不收，或二便不禁，或梦遗精滑，而呕吐膈塞，或久病攻多，或短气似喘，或劳伤过度，或暴困失志，虽外证似实，而脉弱无神者，皆虚证之当补也。实者邪气实也，或外闭于经络，或内结于脏腑，或气壅而不行，或血流而凝滞，必脉病俱盛，乃实证之当攻也。"[6] 将虚实辨证归纳如下。

表1-3-40 虚实辨证

		虚证	实（郁、蕴）证
望	神	神衰萎靡，目瞑少神	神旺张目，或神昏谵语
	色	面色惨淡，苍白、萎黄	面色明亮，红光，垢腻
	形	形体瘦弱，或浮胖白嫩	形体壮实
	态	倦怠乏力，身重	烦躁，身轻
	舌	舌胖嫩，光裂，花剥，齿印，色淡	苍老
	苔	少苔，薄苔，剥苔	厚，腻，糙
闻	气	气怯，少气，短气似喘	气粗，气喘，痰涎壅盛
	言	懒言少语	多言
	声	声微而短	声高而长
问	汗	多汗，易汗，自汗不收，盗汗	无汗
	胸腹	心悸	闷、满、痞、结、痛
	便	小便失禁，大便滑脱	二便闭涩，前后不通
	身肢	酸软无力	疼痛有力
	病史	久病，禀弱，克伐过剂	新病质厚，温补过剂
切	肢体	形寒肢冷，五心烦热	发热灼手
	胸腹	腹胀时减，痛喜按	胀痛不减，痛拒按
	脉	虚弱少身，少神，微细，虚大不任寻按	弦、紧、长、洪、滑、实，鼓指有力

临床上，纯虚纯实之证少，而虚实夹杂之证多见，推其原由，并非如《素问·评热病论》所云："邪之所凑，其气必虚。"而是体壮之人兼挟邪实，或本系实证，久治致虚，亦有因虚致邪，更属不少，如脾虚致停饮生痰、宿食、生虫，肝虚致气郁瘀滞，阳亢风动等等，均属虚实夹杂之证。

虚实夹杂之证，自当详辨，而虚实真假之候尤宜细认。虚实真假之候即李中梓所云："至实有羸状，误补益疾；至虚有盛候，反泻含冤。"[7] 张景岳有云："虚者宜补，实者泻，此易知也。而不知实中复有虚，虚中复有实，故每以至虚之病，反见盛势，大实之病，反有羸状，此不可不辨也。如病起七情，或饥饱劳倦，或酒色所伤，或先天不足，及其既病，则每多身热便闭，戴阳胀满，虚狂假斑等症，似为有余之病，而其因实由不足，医不察因，从而泻之，必枉死矣。又如外感之邪未除，而留伏于经络，饮食之滞不消，而积聚于脏腑；或郁结逆有不可散；或顽痰瘀血有所留藏，病久致羸，似乎不足，不知病本未除，还当治本；若误用补，必益其病矣。"[1] 顾松园亦谓："积聚在中，按之则痛，色红气粗，脉来有力，实也；甚则嘿嘿不欲语，肢体不欲动，或眩晕昏花，或泄泻不实，是大实有羸状也；若误补之是谓盛盛。心下痞痛，按之即止，色悴声短，脉来无力，虚也。甚则胀极不得食，气不舒，便不得利，是至虚有盛候也；若误泻之，是谓虚虚。"[8]

更有如江含征论实证似虚："然亦有身体壮盛之人，暴受邪气，如外感风寒、内伤饮食之类，本气未必皆虚，受病之后，反显虚象，若营卫受邪，则屈伸不利，动作衰之；脾胃受邪，则四肢无力，恶食呕泄之类。此邪气既凑之后，其气亦必虚，是虚因邪而显，邪为本虚为标，斯时但当亟去其邪，而正自复，不必顾虑其虚。"[9]

恽铁樵论虚证似实："凡阴盛格阳大虚盛候之病，色、脉、证三项，必有异乎寻常之象，与其病候不相应，例如：阳明面赤，脉则洪滑，色与脉相应也，神气则见有余。戴阳为病，面如妆朱，脉数甚，无圆滑意，色与脉均异常，而神色若明若昧，色与脉不相应矣。若当衰弱而见衰弱症象为相应，衰弱而见有余症象——且有余异常，即是不相应，大虚之盛候也。"[10]

综合古人所指大虚似实之候，即虚滞、虚结、虚逆等证的本虚标实现象，以及厥脱、虚脱证的阳气浮越的假实见症。所谓大实似虚，则系诸郁、滞、结、闭之证，阳气不得宣行，以形寒肢冷，不欲饮食，不欲动作，眩晕昏花，倦怠乏力，以及久病不愈，以至羸瘦等酷似虚象。

虚实之真假如何辨别？俞根初曰："虚中夹实，虽通体皆现虚象，一二处独见实证，则实证反为吃紧；实中夹虚，虽通体皆现实象，一二处独见虚证，则虚证反为吃紧。景岳所谓'独处藏奸'是也。医者必操独见以治之。"[10]与恽氏所谓虚弱见有余的症象，即大虚盛候又有不同。俞氏以独见一二之症为真，恽氏则取全体虚弱之症为真，然两者均有可取之处，不可偏执。当病机不深，假象不多时，自应着眼于全体，不可以一二假象所迷惑。若病机深重，真情隐匿，自当寻求其真迹，即得一二微细，如蛛丝马迹，即可为侦破依据。

此外，提出脉诊的重要性，如张景岳曰："虚实之要，莫逃乎脉。如脉之真有力真有神者，方为真实证；脉之似有力似有神者，便是假实证。"[1]李士材更提出独取沉候："脉又不足凭，当取之沉候。彼假证之发现，皆在表也，故浮取脉而脉亦假焉；真病之隐伏，皆在里也，故沉候脉而脉可辨耳。脉辨已真，犹未敢恃。更察禀之厚薄，症之新久，医之误否，夫然后济以汤丸，可以十全。"[7]确是经验之谈。此外对一定症象的辨别也是不可少的，兹列举如下。

表1-3-41　虚实真伪辨证

		大虚似实	大实似虚
望	神	躁扰不宁，而又疲乏少神，闻声惊惕	嘿嘿少神，而举动轻捷
	面	面赤但娇嫩，白中见红，移游不定，唇舌反淡	面色灰暗，而唇舌反红赤
	目	目虽赤而不畏光，不流泪	头目晕眩
	舌	舌虽红而胖嫩，或瘦小，或光剥深裂，望湿扪干，苔虽厚而无根，虽黄黑而嫩滑，虽生芒而刺手	舌虽淡白灰暗，或望干扪湿，苔虽薄而有根，苍老
	形	虽胖而娇嫩，或黄而浮	虽羸瘦而皮肤苍老
	态	虽狂躁，但制之即止，虽抽搐而缓缓无力。张目不眠，而不欲见光，恶闻人声，虽昏睡而露睛，闻声惊惕，面向里卧，蜷曲	肢体酸困，动作衰乏，而昏沉嗜睡。
闻		虽谵而细语呢喃，郑声重复，痰喘辘辘而不抬肩，虽咳痰而无力托送，呃逆迟缓，若断若续，声低不亮，虽嗳噫而不爽，声短而不长	少言不语而声音洪亮，短气太息，必胸满痞闷
问		虽痞塞胀满，但有减时，或得食反缓，服通利反剧	软弱无力，必有沉重麻木
		疼痛虽急，得温得按得食则缓	泄泻不止，必腹痛胀满
		大便不行，而无痞满燥坚之苦	小便频数，必热灼短赤
		小便闭涩而无胀痛、淋、灼之苦	身虽大寒，反不欲衣被
		发热虽壮而不烦躁口渴，反喜温覆蜷卧	不欲饮食，杳不知饥
		渴而不喜饮，饮而即吐，或但欲漱水不欲咽	四肢厥逆，而胸腹灼热
		头面烘热而足冷过膝，或前额冰凉	大汗如水，必不粘手
		皮肤灼热而久扪则不感热而反凉	
		斑发如蚊迹而摸之不碍手	
		脘腹虽胀满而按之濡	虽腹皮贴背而按之坚硬
切	脉	脉虽数甚，而少力少神	脉虽迟缓而弦紧有力
		脉虽洪大而任寻按，按之反细微欲绝	脉虽微细而沉按有力有神，或反牢坚

以上诸种方法综合使用，全面考察，通盘分析，必多中肯。此外尚有用小剂药物试探之法，现代所谓"诊断性

用药"。于疑似之间亦可探出真象。即于大虚似实之证，投以小剂清泻；于大实似虚之证，投以小剂温补。或格拒不入，或病情略增。然后立即停止，转为正治之法。然而虽谓法外之法，必不得已而后用之。即张景岳所云："能胜攻者，方是实证，实者可攻，何虑之有？不能胜攻者，便是虚证。"[1]

三、辨兼夹转变

病机的兼夹转变，与病因有一定关系，与病位也不无影响。然而病机的兼夹转变，系指病机态势而言。就其本来的3类14型30种322候而言，就存在着表里相兼，阴阳错杂，虚实夹杂，以及纵横浅深，动静等传变。此外更有明显的病机形层的传变，错综复杂，还不足以尽病机之变化，因此对病机的兼夹转变，还必须详究。

所谓兼夹，仍以同类为兼，异类为夹。不仅候的本身具有兼夹，候与候之间，在临床上也可出现兼夹，如"清阳虚陷"，就是阳虚兼气陷，夹表郁里滞之候。然而尚不能排除兼气虚、血虚、阴虚，夹郁蒸、郁炽等候。病机变化本来就受素质以及气候、地理、生活、情志等条件的影响，更兼治疗措施的得失，亦可左右其变化，因而其证候出现，必然有兼有夹。典型的、单纯的证候容易辨认，而兼夹证候，常宜详加分辨。分辨的方法，就是熟悉病机状态的3类14型的临床证象特点，在症状纷繁的临床上，逐症分析，逐证分离，然后再加综合，定其形层，结合态势，断定其主要证候，再分清其兼夹。

所谓转变，转为渐转，变系突变。按照病机发展的应有过程，逐步由浅转深，由轻转重，谓之转。反之由重转轻，由深转浅，亦谓之转。如果由于失误，病机突变，不循常道是谓变证。转证有转出转入之分，转出则吉，转入则凶。如郁、滞、结、闭，或虚、损、滑、脱，顺转则为转入，病机加深加重，预后不良；逆转则为转出，病机出浅，轻减，预后可佳。

然而任何病机如存在可逆性，就可望治愈。叶天士所谓之"顺传"亦是此意。然叶氏所谓"逆传"，其概念则不相通。叶天士的"逆传"与张仲景所谓的"逆证"，其实质即变证，并非转出转浅之逆转。变证多系逆、陷、滑、脱、闭、厥之候，绝大多数为重笃危险的病机变化，所以古人称为逆证、坏证。然而其中亦有险情中却包含着好转的因素，危急中具有速愈的吉兆。如《伤寒论》15条提到的："太阳病，下之后，其气上冲者，可与桂枝汤，方用前法。若不上冲者，不得与之。"是表证误下以致突变冲逆之候，然而却提示，邪郁而正气未衰，正气托邪外出的佳兆。又如278条："伤寒脉浮而缓，手足自温者，系在太阴，太阴当发身黄；若小便自利者，不能发黄，至七八日，虽暴烦下利，日十余行，必自止，以脾家实，腐秽当去故也。"又110条："太阳病二日，反躁，凡熨其背而大汗出，大热入胃，胃中水竭，躁烦，必发谵语，十余日振栗，自下利者，此为欲解也。"虽变下陷之证，却是邪火自寻出路的佳兆。又如94条"太阳病未解，脉阴阳俱停，必先振栗，汗出而解"之战汗，邪正交争，虽亦可致正不胜邪而脱绝，亦有正复托邪外出，一战而解的希望。由此可知，在突变的"逆证"里，也存在着一定的可逆转的可能性。

四、辨传变

由于各种病机的发展变化，都存在着程度不同的可逆转性，因而各种疾病的传变规律，其有序性虽然存在，但其各种传变模式如"六经传变""卫气营血"以及"三焦"传变等模式，只存在着可能性，而不是必然性。《伤寒论》虽然提示了多种疾病传变的临床征象，但并未见有所谓"六经传变"的四种模式。张仲景却提出："观其脉证，知犯何逆，随证治之"（《伤寒论》16条）的辨证论治原则。且《伤寒论》29条对病机传变作了实践性的示范："伤寒，脉浮，自汗出，小便数，心烦，微恶寒，脚挛急，反与桂枝欲攻其表，此误也。得之便厥，咽中干，烦躁吐逆者，作甘草干姜汤与之，以复其阳。若厥愈足温者，更作芍药甘草汤与之，其脚即伸；若胃气不和，谵语者，少与调胃承气汤；若重发汗，复加烧针者，四逆汤主之。"

原证＝阴虚夹表＝"气阴虚郁"＋桂枝汤攻表→亡阳＝"阴竭阳越"→先回其阳：甘草干姜汤

变证＝ └─────→再复其阴：芍药甘草汤─┐

微溏←少与调胃承气汤←"阴枯火炽"─┘

四逆汤←阴竭阳脱←复加烧针＋重发汗＋

图1-3-6 病机传变示范图（一）

仲景所述本系阴虚夹表之证，误用桂枝辛温攻表，不仅重伤阴液，阳气亦随汗外越，仲景取先回其阳，再复其阴的方法，如阳复太过，火起于内，而变实证；如失于救阳更重发汗，烧针取汗则阳气由越而脱，可见病机传变，或虚或实，或阴或阳，不可定论，当"观其脉证，知犯何逆，随证治之"。

又如 23 条所云："太阳病，得之八九日，如疟状，发热恶寒，热多寒少，其人不呕，清便欲自可，一日二三度发。脉微缓者，为欲愈也；脉微而恶寒者，此阴阳俱虚，不可更发汗，更下更吐也；面色反有热色者，未欲解也，以其不能得小汗出，身必痒，宜桂枝麻黄各半汤。"（详图 1-3-7）

$$太阳病八九日\begin{cases} \nearrow 脉微缓 = 邪退正虚 = 枢机不和 \rightarrow "枢机虚郁" —— 半表半里虚 \\ —— 脉微恶寒 = 阴阳俱虚 \quad\quad\rightarrow "阴竭阳衰" —— 里虚 \\ \searrow 面赤身痒无汗 = 阳气怫郁于外 \rightarrow "卫阳怫郁" —— 表实 \end{cases}$$

图 1-3-7　病机传变示范图（二）

可见太阳病八九日，其传变并无定向，因此所谓仲景"六经传变"的模式，纯属后人所强加，并无临床实践意义。即使温热病，亦有只在卫、气传变，不传营血者。亦有初病即在卫营、卫血之间者，或始终在上焦，不及中下者，亦有伏气一病即起于下焦者，因此"卫气营血"与"三焦"传变模式，也不存在必然规律。总之，对待病机传变，浅、深、轻、重，其层次是有序的，而却是无定的。但当理解熟悉其传变次序，分清其顺转、逆转和突变，而不必刻舟求剑式地苛求于临床，更不可生搬硬套，削足适履，自欺欺人。

五、辨标本缓急

辨兼夹转变，又当分别其标本缓急，《素问·标本病传论》曾有"知标本者，万举万当，不知标本，是谓妄行"的教戒。可见辨别标本也很重要。一般地说，原证为本，兼夹转变证均属标。其意义在于辨治兼夹转变证时，必须穷本溯源，认清原证的病机本质，才不致因果倒置。就原证而论，亦存在标本的辨别。如"清阳虚陷"是由表郁，误投寒凉清泄，损伤阳气，致表邪随清阳之气而下陷，其表郁为本，下陷为标，阳虚对表郁而言是标，对下陷而言又是本。因此其病机结构当为：表郁 + 阳虚 + 下陷。

至于二三证候同时出现于临床时，何者为本？何者为标？更当详辨。原证与转变，可以从先后分，先见为原证，为本；后见者为转变，为标，辨别较有准则。如原证与兼夹，也可以从先后分。如虚郁之证，体虚于先为本，邪郁于后为标，如因邪郁致虚，标本又当颠倒过来。如无法确定其先后者，又当以病势的轻重分，以势重者为本，势轻者为标，即兼夹证。

辨别标本，对制订治则有着决定性的作用。其原则是：一是治病必求其本，是立法之常则，也是辨别病机标本的实践意义之一；其二是急则治其标，缓则治其本，是立法之变则。所谓通变达权。以原证与兼夹而言，适用于"治病必求其本"的原则。而对原证与转变证，则必须用后者，即急则治其标、缓则治其本的原则。尤其是变证病势多急，故当先治其变证。

然而对急证的范围，从病机的角度看，凡危及真气之急暴重症均属急证。按病机状态而言，闭、厥、脱为三大急证。凡足以导致闭、厥、脱之蕴、陷、逆、滑等，也是急证之例。因此下列临床症象，均属准急证范围。

（1）大热不退，足以导致闭、厥。

（2）大痛不休，足以导致厥、脱。

（3）呃、呕、喘不止，足以导致厥脱。

（4）大泻，或滑泄不止，足以致脱。

（5）大汗外泄，大出血不止，均足以致脱。

（6）咽喉肿闭，危及呼吸，足以导致闭、厥。

（7）二便不通。

（8）猝然昏倒。

（9）大腹胀急。

六、辨郁滞结

郁、滞、结系实证中最为常见的三种不同的病机状态。其病机性质同属于阴性（或阴阳错杂）实质（或虚实夹杂），病机形势，同为缓慢，病机状态为静态。只有病势的轻重、浅深程度的不同。郁证以气血不能宣畅发越为其病机特点，而滞证则为气血运行流通滞钝为特征。至于结证则系邪气与气血搏结，气血失其宣通。病机发展系由郁而滞，由滞而结，因此其病机发展，是逐步深化，是变而不是转，只是量和质的改变，后者必以前者为病机基础。而临床症象亦必兼有前者的特征。因此其病机变化与临床证象，都不能越出"郁→滞→结"的传变形式。

表1-3-42　辨郁滞结

	郁证	滞证	结证
表	无汗，头痛，鼻塞，身痛，脉浮，苔薄	寒热时作，身痛，拘急，麻木，痿软，瘫痪	肢节肿硬疼痛
气	胸脘闷，咳逆不爽，不饥不食，不便，苔薄	胸、脘、腹胀满痛	胸、脘、腹痞结，或气聚则成形，气通则形散
阳	恶寒，肢冷，舌淡苔白	恶寒，烦躁，面赤，厥冷，寒战	
津		浮肿，小便不利	腹胀如鼓，结硬
血		青筋暴露，唇舌紫暗，疼痛夜甚	结硬有形，按之不散

病初发，必起于郁，外邪则郁遏营卫经气，是为表郁；内邪则郁遏气机，宣降失常，是为气郁；如系阴邪则必郁遏阳气，无拘表里，均属阳郁。郁久不解则为滞，有形之邪，阻滞气血，甚则阳气津液，失其流通运行之常。滞久不去，则邪气与气、阳、津、血搏结不解，致气血、津液、阳气不得宣通，正气反转邪气，邪正交混，结实难分，病势已深。

七、辨蒸灼炽

蒸、灼、炽为三种阳证形态，同属火热阳邪内蕴，蒸灼燔炽于气、营、血、阴之分，其本质均属实证，病态为动，病机多急，多见于外邪入里，化热化燥化火之时；亦有内邪久郁化热化火，或内伤郁热郁火，总属里、阳、实证，为阳邪内蕴之蕴证类的基础形态。以其质和量的不同，轻则为热蒸，阴液未伤；热蒸不解，消灼津、液、血、阴而化燥，则为燥灼之证，燥甚化火，炽烈于气、营、血、阴之分，而为火炽之证。三证以蒸、灼、炽分别轻重，以气、营、血、阴分别浅深。其病机进展与临床证象特征，都是在前证的基础上推进的，必以前证的病机基础和临床特征为前提，因而其传变形式为：蒸→灼→炽。

表1-3-43　辨蒸灼炽

	蒸证（热）	灼证（燥）	炽证（火）
气	发热自汗，口渴，小便短赤，舌红苔黄	大热大汗，大渴心烦，舌红苔燥，脉洪大	热炽口苦尿赤，咽痛龈肿鼻疮，大便闭结，小便赤热，舌红苔黄糙，脉弦数实
营	夜热自汗，不渴或渴不欲饮，舌绛无苔	夜热燔灼，心烦不寐，舌绛无津	
血	夜热心烦不寐，唇红目赤，斑疹衄血，舌赤	发热日轻夜重，舌赤无津	夜热唇红目赤，口舌生疮，血赤正红，斑疹紫黑，疮疡肿痛
阴	夜热或午后热起，口燥咽干，骨蒸，五心烦热，舌红瘦无苔	夜热骨蒸盗汗，脉细弦数	夜热骨蒸盗汗，梦遗精泄，带浊黄秽

阳热证初期，必起于热蒸，斯时可兼阴邪，如风、寒、湿、水、饮、痰、瘀等，故多阴阳错杂之证。一到灼证，津液或阴液已伤，热已化燥，为燥热，不兼阴邪，纯属阳证。燥热不解，燥极化火，则成火炽之证。亦有兼阴邪外郁者，为郁灼、郁炽之证，然总体上仍属阳证。

八、辨逆陷滑

逆、陷、滑均属明显的动态病机，逆、陷有虚有实，有阴有阳，总属里证；而滑则总属虚证，有表有里。逆则逆于上，陷则陷于下。逆则失于下降，陷则失于上升，然有逆乱于中，而上冲下迫者，亦属于逆证。有虽未下陷而不能上升者，亦属于陷证。滑证为虚滑，正气失于固摄，以致津液、精、血，外溢不禁之候。凡有冲逆之势者为逆证，阳气不升者为陷证，阳气不能固摄者为滑证。三者在临床上很有相似之处，而病机状态则截然不同。尤以郁逆之上冲下迫，与郁陷之邪迫气陷；虚陷之提挈无力与虚滑之滑脱不禁，常易相混，必细加辨认。

逆证

气逆：咳、喘、呕、嗳、呃。气乱：气冲腹痛，吐泻交作，或吐泻不得，腹痛窘迫。冲上：眩晕，头痛如破，耳鸣，咽阻，齿痛龈肿，口疮耳脓，鼻衄鼻鼽，呕血。冲心：心烦不眠，怔忡振悸，神昏不语，或谵语。

陷证

邪陷：腹痛下注，泄利后重，暴注下迫。虚陷：二阴重坠，二便窘迫，虚坐努责，脱肛，脱阴，偏坠，阴吹，足肿，腹胀，崩漏带浊。不升：眩晕，短气，头痛，小便不禁，大便滑泄，下体发热。

滑证

津液不固：大汗，动则汗出，盗汗，泄利清水，完谷，白糙白沫白胨不禁。血络不固：吐、衄、便血，崩、漏、血痢。阴精不固：梦遗精滑，溺后遗沥，带浊绵绵。

逆气下迫与邪迫气陷，均有腹中急痛、暴注下迫之象，前者以逆气为主，多气机郁滞之痛胀气窜等症；后者以表邪内陷为主，多见表邪郁遏之证象。逆证有上逆之证象，为气机冲逆于上；陷证亦有浊气上逆之证，二者亦有相似之处，但冲逆之势急，而浊逆之势缓，亦可细分。

虚陷失于提挈，虚滑失于固摄，均有久泻、痢、崩、漏、精、带、淫、浊之症，前者病机在于上中之气不升，后者在于下焦不固，故张仲景有"伤寒，服汤药，下利不止，心下痞硬，服泻心汤已，复以他药下之，利不止。医以理中与之，利益甚。理中者，理中焦，此利在下焦，赤石脂禹余粮汤主之。复不止者，当利其小便"（《伤寒论》159条）。提出对"下利"之虚陷、虚滑、郁滞的分别。

九、辨闭厥脱

闭、厥、脱均为病势深重急证，或病邪盛极则为闭，或正气虚极则为脱，阴阳偏胜，不相顺接则为厥。闭为邪气太盛，闭塞阳气神明之证；脱为气血阴阳虚极，以致不能收摄而脱绝之证；厥为邪气厥逆，格绝阳气之证，或由邪盛或正虚，故或兼闭，或兼脱。三者虽各不同，而临床往往相兼。邪气太盛可以成闭，亦可以成厥，或闭厥相兼。阴阳偏胜可以成厥，亦可以致脱，或厥脱相兼。即闭与脱亦可相兼，邪气内盛，正气不支，因而邪闭而致正脱，闭脱同见。然而三者又必须分别辨认，不然闭而投以温补，脱反投以开泄，势必肇祸顷刻，遗憾终生。

闭证

表闭：恶寒发热无汗，四肢拘急，角弓反张，搐搦。气闭：神昏不语，时或叹息，或喘或呃，或腹痛闷乱。阳闭：面青肢厥，恶寒战栗，甚则体厥口鼻无气。神闭：神志昏蒙，谵语，甚则不语，撮空摸床。

厥证

阳厥：四肢厥逆，胸腹灼热，面红目赤。阴厥：肢厥甚则通体皆厥，面青目白。

脱证

气脱：面色㿠白，大汗，喘喝。阳脱：面青厥逆，或面赤烦扰，汗出如珠。阴脱：面赤目暗，口唇焦紫。

表1-3-44　辨闭厥脱

	闭	厥	脱
发病	多病中转变	发病急骤，亦有病中转变	多病中转变
神识	昏不知人 多谵语，或狂言 牙关紧闭	猝然昏厥，多能自苏 不语 牙关紧闭	昏倦不语 细语呢喃，郑声重复 口开
肢体	两手握固 角弓反张，抽搐瘛疭	两手拘急 僵直如尸	手撒 蜷曲，循衣摸床，撮空理线
呼吸	气粗如喘	气鼻如无，或鼾声如雷	短气喘喝，短促
面色	面唇青紫	面唇青黑色晦暗	面唇淡黄或淡白
厥冷	四肢厥冷	肢厥甚则体厥	额冷肢厥
脉	脉沉或伏，或无脉	脉沉或伏，或无脉，或反浮大	脉沉细微弱，或欲绝，或反洪大如羹

十、辨虚损

虚与损，系两种程度不同的虚证，古人谓："积虚成损，积损成痨。"是虚比损浅，即常称谓的弱证，故称为虚弱。举凡气、血、阴、阳不足，均属于虚弱之候。而损较虚深，损由虚来，故损亦称虚损，病机远比虚弱深重而复杂，或气虚及血，或血虚及气，或阴损及阳，或阳损及阴。至于"积损成痨"，"痨"系病种而非证候，系虚损之体，兼有各种实证，或损极而致滑、脱，并非单纯的一种病机状态。

表1-3-45　辨虚损

	虚证	损证
气	头晕倦怠，少气食减，自汗，舌淡红，脉虚大	
阳	形寒面㿠，肢冷多汗，舌淡白而暗，脉细迟	形羸色苍面黄，形寒肢冷，头目眩晕，或下体冷，阳痿遗泄带浊
血	面淡黄，头晕，唇爪淡白，舌淡，脉细弦	形羸色黄，或苍白唇淡爪白眩晕，五心烦热，肌肤干涩，筋脉拘急
阴	面白颧红唇赤，五心热，舌红瘦小，脉细数	形瘦色苍颧红，唇赤骨蒸盗汗，梦遗精泄

积虚成损，损由虚来，故损证必兼见虚弱之证象，景岳曰："阳虚者，火虚也，为神气不足，为眼黑头眩，或多寒而畏寒；阴虚者，水亏也，为亡血失血，为戴阳，为骨蒸劳热。气虚者，声音微而气短似喘；血虚者，肌肤干涩而筋脉拘急。"[1]皆指虚损之证。

引用文献

［1］张介宾.张景岳医学全书［M］.北京：中国中医药出版社，1999：26，194，877，882，883.

［2］程国彭.医学心悟［M］.北京：人民卫生出版社，1963：11.

［3］陈熠.喻嘉言医学全书［M］.北京：中国中医药出版社，2000：380.

［4］郑洪新.周学海医学全书［M］.北京：中国中医药出版社，2000：247.

［5］何梦瑶.中华医书集成·医碥［M］.北京：中医古籍出版社，1999：8.

［6］叶天士.中国医学大成·45·叶选医衡［M］.上海：上海科学技术出版社，1990：16.

［7］包来发.李中梓医学全书［M］.北京：中国中医药出版社，2000：83，84.

［8］顾靖远.顾松园医镜［M］.郑州：河南人民出版社，1961：181.

［9］江之兰.医津一筏［M］.太原：山西科学技术出版社，2010：2.

［10］俞根初等.重订通俗伤寒论［M］.上海：上海科学技术出版社，1959：121.

第四节　各论

一、郁证类

广义的郁证，是以狭义的郁证，即郁遏证为基本形态的一类证候类型。以阳气郁抑不得宣越为基础，而导致出现滞、结、闭、厥，以及逆、陷等一系列的病机变化。其基本性质为阴、为实。如兼挟蕴证之蒸、炽病机，其性质则为阴阳错杂之证。以兼挟虚证，其性质又为虚实夹杂之证。

表1-3-46　郁遏证

郁遏	本	郁滞、郁结、郁闭、闭厥、郁逆、郁陷	阴（基本）	实
	夹	郁蒸、郁炽	阴阳错杂	
		虚郁、虚滞、虚结、虚闭	阴（基本）	虚实夹杂

郁证的基本病机特点，为阴邪，如风、寒、湿、痰、饮、水、食、瘀郁遏于外，致气机或阳气郁抑，不得宣越于外、于上，表郁、里郁无不如此。其病机传变则有动静之分。如从静态发展，可由郁而滞，由滞而结，由结而闭，由闭而厥。郁遏不解则阳气失其升降出入的有序，以致运行迟滞，更不能推动，津液、营、血、阴亦随之迟滞，而成郁滞之证，滞久不行，邪正相搏，胶结不解而成郁结之候。滞结不行，渐渐闭塞，浅则阳气不能宣通，深则神明不能通行，而成郁闭。闭不能开，致阴阳不相顺接则成厥证。从动态发展，可由郁而逆，或由郁而陷，或由郁而蒸、而炽。由于阳气郁滞失其升降之常，邪气挟正气，上逆则为郁逆之证，内陷或下陷则为郁陷之证。或郁遏既久，阳气挟邪化热则为郁蒸，化火则为郁炽。

表1-3-47　郁遏证传变

郁遏	静态发展	——→结——→滞——→闭　——→厥
	动态传变	邪挟正气　逆上——————→逆
		陷入、内陷——→陷
		化热——→蒸——→化火　——→炽

（一）郁证（郁遏、虚郁）

郁证，疾病初起时的病机状态之一。古人云："百病皆起于郁。"赵养葵曰："凡病之起，多由于郁。郁者抑而不通之义。"为临床极为常见的证候。郁证失治，不仅可以转重而成滞、结、闭证，又可与逆、陷，以及蒸、炽等结合而构成多种复合的病机状态。涉及郁证的病候甚广，除单纯、阳性、实证以外的阴性、阴阳错杂的实证，都与郁证病机有关。此外尚有虚人夹郁的虚实夹杂证，即"虚郁"，是郁证的又一类型。

表1-3-48　郁证传变

郁遏	转	郁滞——→郁结——→郁闭
	兼	郁逆——→郁陷
	夹	郁蒸——→郁炽
		虚郁

郁证的病机状态，系由阴性实邪郁遏正气，以致气机呆钝，失其宣发运行之常。在外则为卫气郁遏，在内则为清气郁遏，病位多涉及肺胃。表郁证为卫气失其宣发腠理，通行经络，升发空窍之能；里郁证则系清气不能宣发上焦，肺胃失其下降之权。表里俱郁之证，虽兼表里两郁的病机状态，但主要在于清阳之气郁遏，内不能宣降气机，外不能发越腠理，上不能升发空窍。

临床证象：

外郁：①腠理不宣：恶风恶寒，发热无汗，或汗出不透，脉浮，苔薄。②经气不宣：肢体酸痛。清空不宣：头昏，头痛，头重。③清窍不宣：鼻塞，咽阻。

内郁：①气机不宣：胸闷脘闷，不饥不食，不便，懒散少神，善太息，脉沉，苔厚。②气机不降：咳嗽，呕吐，恶心，嗳气。

内外俱郁＝外郁＋内郁

由于感邪轻重，受邪浅深又有气郁、阳郁不同。邪轻受浅则郁遏在气；邪重受深则郁遏在阳，凡郁于阳气，其临床证象则必见"阳气不宣"或"阳气不和。"①阳气不宣：恶寒，肢冷，甚则战栗。②阳气不和：时寒时热，肢末乍冷乍温。

由于素体虚弱，而又兼夹实邪郁遏，为虚实夹杂的虚郁证型，其郁遏的病机状态与临床证象不变，唯兼有气、营、血、阳、阴、液等虚弱不足之象，即**"虚证＋郁证"**的证型。

①气虚失充：面淡黄，倦怠，少气自汗，脉虚，舌淡。②营虚失荣：自汗。③津液枯涸：口燥咽干，脉弦，舌红干。④阳气不振：恶寒肢冷，面㿠或暗淡，脉细。⑤血虚失荣：面淡，舌淡红瘦。⑥阴虚失养：面黧形瘦，脉细弦，舌红。

1.表郁证

外郁证通称表郁证，或表证，邪轻受浅，则郁遏卫气，为"卫气失宣"；邪重受深，则郁遏卫阳，即"卫阳失宣"之候。如卫气不足之人受邪，则为"卫气虚郁"；卫阳不足之人受邪，则为"卫阳虚郁"。如更营血亦不足之人，则为"营卫虚郁"之候。这都是表虚邪实之候。如气血不足之人受邪，则称"气血虚郁"；气阴两虚之人受邪，则称"气阴虚郁"；阴中阳虚之人受邪，则称"阳气虚郁"，此皆里虚表实之证。此外尚有"营卫失调"之候，系营卫虚弱，又有余邪留郁表分，邪少虚多之候，与"营卫虚郁"邪多虚少不同。

表1-3-49　表郁证结构表

卫气失宣候	＝	腠理不宣	＋	卫阳失宣候 ＝ 卫阳失宣 ＋ 阴虚失养 ＝ 气阴虚郁候
		经气不宣		气虚失充候 ＝ 卫气虚郁 ＋ 血虚失养 ＝ 气血虚郁候
		清空不宣		阳气不振候 ＝ 卫阳虚郁 ＋ 营虚失养 ＝ 营卫虚郁候
		清窍不宣		阳气不振候 ＋ 阳气怫郁 ＋ 阴虚失养 ＝ 阳气虚郁候
		阳气不宣		

营卫失调候 ＝ 腠理不调 ＋ 阳气不宣 ＋ 气虚失养 ＋ 营虚失荣

表1-3-50　表郁证鉴别表

表郁	邪轻受浅	卫气失宣	兼	卫气虚弱————卫气虚郁		表虚邪实	虚郁
				卫阳虚弱————卫阳虚郁			
				营卫 + 虚弱	邪多虚少—营卫虚郁		
					邪少虚多—营卫失调		
	邪重受深	卫阳失宣		气血两虚————气血虚郁		里虚表实	
				气阴两虚————气阴虚郁			
				阴中阳虚————阳气虚郁			
				阴血两虚————阴血虚郁			

2.里郁证

内郁即里郁证，有气郁、阳郁之分。气郁以肺胃及其上焦清气郁遏，胃气郁遏称"胃气不醒"，肺气郁遏称"肺气失宣"。清气郁遏则包含肺胃之气郁。如气液不足之体，更兼气机郁遏，则为"气液虚郁"之候。"肝气失调"则常以气血不足与肝气怫郁相因为患，互为因果，皆属虚郁之类。

表1-3-51　里郁证

胃气不醒候	┌──┐+ 阳气不宣	= 清阳失宣候
=	┌──┐+ 清空不宣	= 清气不宣候
气机不降	+ 清窍不宣 = 肺气失宣候 + 阳气不宣	= 肺气失宣候
+	+ 气虚失充 + 津液枯涸 + 津液消涸	= 气液虚郁候
气机不宣	+ 气机不利 + 气虚失养 + 血虚失养 + 阳气不和	= 肝气失调候
	阳气怫郁 + 气虚失充 + 津液枯涸 + 阳气不振	= 液竭阳郁候
	阳气不宣 + 阴热蕴蒸 + 阴虚失养 + 阳气不振	= 阴虚阳郁候

阳郁以邪重，郁及肺阳、清阳，均属实证。虚郁证均以阳虚阳郁为主，或兼气液不足，称"液竭阳郁"；或兼阴虚内热，称"阴虚阳郁"，均为阴阳虚实夹杂之候。

表1-3-52　气郁与阳郁

气郁	胃气不醒、肺气失宣		清气失宣 + 气液不足 = 气液虚郁		阳郁
	└→肺阳失宣		└──────────→清阳失宣		
	阳虚阳郁——兼		气液不足————→液竭阳郁		
			阴虚内热————→阴虚阳郁		

3.表里郁证

内外俱郁，即表里郁遏证，或表邪渐入于里，或里邪外及于表，病在上焦清阳及其转枢之郁遏，浅者在气为"清气郁遏"，"清阳郁遏"；界于表里之间者称为"枢机郁遏"。凡兼气虚、阳虚者均称虚郁，唯"清阳失调"系表里俱郁而表里俱虚，阴阳表里虚实夹杂之候。

表1-3-53　表里郁遏证结构表

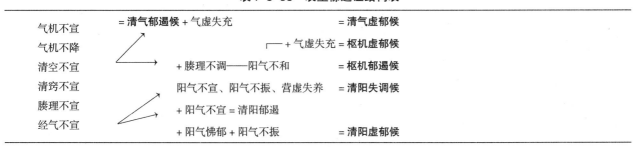

气机不宣	= 清气郁遏候 + 气虚失充	= 清气虚郁候
气机不降		┌──┐+ 气虚失充 = 枢机虚郁候
清空不宣	+ 腠理不调——阳气不和	= 枢机郁遏候
清窍不宣	阳气不宣、阳气不振、营虚失养	= 清阳失调候
腠理不宣	+ 阳气不宣 = 清阳郁遏	
经气不宣	+ 阳气怫郁 + 阳气不振	= 清阳虚郁候

郁遏病机轻浅，仅系表里阳气失其宣发之常态，故其治则亦当轻宣为治，所谓"轻"：一以药性轻浮，取其气厚即芳香之品，味薄即淡薄之味，轻浮之药如叶、梗、花、中空之类，皆取其轻浮，能上行外达；二以药量轻小之剂，宣发表里阳气，使邪气外达，气机宣畅，邪去郁解，不可乱投重药，即沉重、厚腻之味，与大剂量之方，必致顿挫气机，邪反不达而转滞转结。

表1-3-54　表里郁遏证分类示意表

表里同病	卫气失宣 + 清气失宣→清气郁遏 + 阳气不宣→清阳郁遏 + 阳气不振→清阳虚郁
	└──── + 气虚失充──→清气虚郁
	营卫虚郁 + 清气失宣 ────→清阳失调
半表半里	枢机郁遏 + 气虚失充 ──→ 枢机虚郁

表郁证以宣发卫外之阳气为主，里郁证以宣畅肺胃气机为主；郁而兼虚之虚郁证，应予宣发之品，酌加补益之品，合郁则宣之、虚则补之为一法。

（二）滞证（郁滞、虚滞）

滞证最多，头绪亦繁，总由于实邪郁滞，正气失其宣通之常态。滞留不行，既有邪气留着，亦可以致气、血、阳、津之运行迟滞，久则正气亦可转而为邪，以致邪正交混，胶固难解。气滞、血瘀、津液蓄水停痰，阳郁化热，阴滞化寒，皆正气久滞转成邪实之变。

滞多兼郁，郁久则滞，故滞生于郁，而郁滞连称，为滞证之实。滞而兼虚，为虚滞证。或虚人兼滞，或因滞而虚，或因虚而滞，虽有虚实多少之分，总属虚实夹杂之候。表则滞于营卫经络之间，里则滞及脏腑之气、血、阳、津，表里俱滞，则两者兼而有之。

表滞：①腠理不宣：恶风恶寒无汗，或汗出不透。②腠理不调：时寒时热，时汗出而热解，汗止而亢热，或寒热往来。③经脉不利：肢体拘急疼痛。④络脉不利：肢体麻木、挛急。

里滞：①气机不利：胀满疼痛。②血滞不行：刺痛不移，夜间尤甚。③气不化津：口渴欲饮水，小便不利。④津不化气：浮肿。⑤阳气不行：肢厥，恶寒，战栗。⑥阳气怫郁：烦躁，懊憹，面赤。

1.表滞：邪气滞于营卫经络之间，浅则为"卫阳怫郁"，深则为"营气郁滞"。如邪归营分，浅则为"营气失宣"，深则为"营血失宣"，以上皆实滞。虚滞之候，"营卫不行"系营卫虚弱，邪气留滞于经络之候。"气液郁遏"系气液不足，邪滞经络之证，如邪滞于络脉，而又兼血热液伤之候，为"血液虚滞"。如邪滞于营卫而阴血不足者，称"阴血虚滞"。

表1-3-55　表滞证

阳气不宣 阳气怫郁	+ 腠理不调、经气不宣、清空不宣、清窍不宣 = **卫阳怫郁候**	郁滞
	+ 腠理不调、络脉不宣 = **营气失宣候**	
阳气不行、血滞不行、络脉不利	+ 经脉不利、腠理不调、清空不宣 = **营卫郁滞候**	
	+ 络脉不宣 = **营血失宣候**	
阳气不和、血滞不行、腠理不宣、阴虚失养、血虚失荣	= **阴血虚滞候**	虚滞
络脉不利	+ 经脉不利、阳气不行、气虚失养、营虚失养 = **营卫不行候**	
	+ 经气不宣、津液消灼、气虚失养、津液枯涸 = **气液郁遏候**	
	+ 络脉不和、津液消灼、血热蕴蒸 = **血液虚滞候**	

2.表里俱滞：表里俱郁，实邪郁滞于上焦，清阳怫郁，不得宣泄，则为"清阳怫郁"之候；郁滞上中气机，不得宣通，则为"清阳郁滞"之候。如郁滞于经络，则为"清阳不行"；津液郁滞而停水，则为"津气不化"；郁滞于半表里之间为"枢机郁滞"。

表1-3-56 表里俱滞证

清阳郁遏候	+ 阳气怫郁	= 清阳怫郁候
	+ 气机不利	= 清阳郁滞候
阳气不行 腠理不宣	+ 津气蕴蒸、经脉不利、络脉不利	= 清阳不行候
	+ 津不化气、气化不行	= 津气不化候
阳气不和	+ 腠理不调 + 清空不宣 + 气机不利 + 气机不宣、气机不降	= 枢机郁滞候
	+ 腠理不宣 + 清空不宣 + 气机不利 + 血滞不行	= 气血郁遏候
阳气怫郁	+ 腠理不宣 + 清空不宣 + 气机不降、络血妄行、气机不宣	= 气血怫郁候
阳气不和 + 络脉不利 + 经脉不和 + 血滞不行 + 气虚失羊 + 血虚失荣 + 气机不利		= 气血失调候

此外，尚有卫阳郁滞，兼气滞血瘀，称为"气血郁遏"，兼阳气怫郁于血络而动血者，称为"气血怫郁"，以上皆实滞之证。

虚滞之证，唯"气血失调"系内则气血虚弱，而又有气滞血瘀，外则经络之脉不和，而成表里气血虚实夹杂之证。

3.里滞

（1）气滞

气滞为气机不能宣通之候，以致胃气不能下行，为"胃气不和"；脾气不能运化水谷为"脾气不健"，两者兼有则称"脾胃郁滞"。"肺气郁痹"则清窍失于宣通；"胆气郁滞"必致阳气不和，若更木火内焚，必然蒙及神明为"木火郁遏"；"肝气失疏"必滞及肝之血络。

"清气郁滞"多生内热，"清气不化"津液停水，兼气虚之体为"清气虚滞"，如津液亦伤之体则为"气液虚滞"。更兼气滞，津停为水，称"气液不化"。

肾气郁滞，必致气化不及州都，为"肾气不宣"，若更气虚不足，水液停留为"气虚不化"之候。

脾气虚弱以致脾失健运之权，称"脾气虚滞"，"脾胃不和"即脾气虚，胃液伤更兼中气郁滞之候，亦脾胃燥湿互胜，虚实夹杂之证。"木火虚滞"系木火内郁，气滞又兼气血不足之错杂证。

表1-3-57 气滞证

气机不宣	+ 气机不降	+ 气机不利 = 胃气不和 + 水谷不分	= 脾胃郁滞候
		+ 气机不利 + 气虚失充、阴虚失养	= 气阴郁滞候
		+ 气机不利 + 津气蕴蒸 = 清气郁滞 + 阳气不和	= 胆气郁滞候
		+ 气机不利 + 清窍不宣、络瘀血溢	= 肺气郁痹候
		+ 气机不利 + 阳气不和、络脉不宣	= 肝气失疏候
		+ 气机不利 + 气虚失充 + 清空不宣	= 津气虚滞候
		+ 气机不利 + 气虚失充 + 津液枯涸 + 津液消灼	= 气液虚滞候
		+ 气机不利 + 气虚失充 + 津液枯涸 + 津不化气、气机不行	= 气液不化候
		+ 津不化气、气化不行	= 清气不化候
		+ 阳气不和、津气蕴蒸、神志不宁、神志昏蒙、络脉不和	= 木火郁遏候
	+ 气机不利、水谷不分 = 脾气失运 + 气虚失充		= 脾气虚滞候
气机不利、气化不行 + 络脉不和			= 肾气不宣候
气机不利、气化不行 + 津不化气、气虚失充			= 气虚不化候
气虚失充、阴虚失养、阴液消涸 + 气机不降、津不化气			= 气阴不化候
气虚失充、阴虚失养、阴液消涸 + 气机冲逆、气机不利、清空失养			= 肝阴虚滞候
气机不宣、气虚失充、阳气不和、津液消灼	+ 水谷不分		= 脾胃不和候
	+ 气机不利、血虚失养		= 木火虚滞候

气阴两虚之体，而又气机郁滞，称"气阴虚滞"。肝阴虚，肝气横，气冲横逆称"肝阴虚滞"。兼津液郁滞成水者，称"气阴不化"之候。

（2）阳滞

阳滞，即阳气郁滞不得宣通之候，实邪郁滞于气分与阳分所致，所以阳滞总是气滞加阳郁、阳滞证象所构成，再与阳虚证象结合，即构成阳分虚滞之候。

气滞诸候＋阳郁、阳滞证象＝阳滞诸候＋阳虚证象＝虚郁诸候

表1-3-58　阳滞证

阳气不宣	＋清气不化候＝清阳不化候＋气机不利	＝津气郁滞候
	＋脾气失运候＝脾阳失运候＋阳气不振	＝脾阳虚滞候
	＋肺气郁痹候	＝清阳郁痹候
阳气不行	＋胃气失和候	＝胃阳失和候
	＋脾胃郁滞候＝中阳郁滞候＋阳气不振	＝中阳失和候
	＋肾气不宣候＋气机冲逆	＝肾阳失宣候
	＋气机不宣＋神志不宁	＝心阳失宣候
	＋气机不宣＋气机不利、阳气怫郁	＝肝阳失宣候
阳气不宣、阳气怫郁、气不化津、气化不行、水谷不分		＝阳气不化候
阳气不振	＋肝气失疏	＝肝阳失和候
	＋阳气不行＋气虚不化候＝肾阳不化候＋水谷不分＝阳虚不化候
	＋阳气不行＋气机不利	＝阳气虚滞候
	＋阳气不行＋清气郁滞	＝清阳虚滞候

（3）血滞

血滞以血行郁滞，络脉不得畅利为主，必多气血同病，以气为血帅，气行则血行，气滞则血滞，血滞必然气机郁滞于先；亦有由血瘀而滞气者，终系气血同病，为"气血郁滞"之候。滞于肺之络，必肺气失其宣降之权，滞于胃，则胃气失其下行之顺。滞于心，则神明不安，滞于肾则阻碍气化，唯滞于肝，则失其生藏血之能而成虚滞之候。

表1-3-59　血滞证

血滞不行	＋络脉不利＋气机不宣、络瘀血溢＋气机不降＝肺络失宣候
	＋络脉不利＋气机不宣、络瘀血溢＋神志不宁＝心络失宣候
	＋络脉不利＋气化不行	＝肾络失宣候
	＋气机不利、阳气不和	＝气血郁滞候
络脉不利	＋络瘀血溢、气机不利、气机不宣、气机不降＝胃络失和候
	＋阳气不宣、气机不利、血虚失养	＝肝络失和候

滞则疏之。滞证为邪气留滞，正气滞着，运行失于通利，故其治则应以疏利为主，既疏利邪气之滞着，亦通利正气运行。邪滞于表，则疏利卫阳与经气络血为主，在里则疏利脏腑气机为主。滞于阳则兼以通阳，滞于血兼以通瘀，滞于津液则兼通利水道为主。

至于虚滞之证，因滞而虚者，疏利兼以益虚；因虚而滞者，益虚兼以疏利，即扶正祛邪之法。

（三）逆证（郁逆、蕴逆、虚逆）

逆证，邪气挟正气冲逆之证。或冲逆于上，或冲逆于内，或上下攻冲，此外尚有冲气、冲悸、冲血、冲痛等不同表象。更有郁逆、蕴逆、虚逆等三种病机状态。三者来源不同，病因各异。

郁逆由郁、滞失误所致，实邪郁滞气机不得宣利，挟邪气冲逆，是冲逆由于郁滞，欲通不通，通亦未通之病机状态。蕴逆则系蕴伏之邪，挟正气冲逆，纯属里邪上逆之病机状态。至于虚逆，有逆而挟虚者，有因虚而致逆者，前者为郁逆或蕴逆而兼虚，后者为阴阳不足以固摄冲气致冲气上逆，是以逆而挟虚之证，为虚实夹杂之候；因虚而逆者，则系纯虚之证。

逆证病机状态以冲逆为主，或冲于上，可扰乱空窍，或冲于下则迫及二便，冲于中致中焦升降逆乱，或蒙扰神明。又以实证必由于郁、滞，或在气，或在阳，或在血。虚证或气虚、液枯，或阴虚、阳虚，因而其病机状态应为如下图（图1-3-8）。

```
实——邪气郁滞＼      ／上扰空窍
          气机冲逆——内扰中焦，蒙扰神明
虚——正气失摄／      ＼下迫二便
```

图1-3-8 逆证病机状态

临床证象：①气机冲逆：咳、喘、呕、嗳、呃、呕血、泻血。②气机逆乱：腹痛吐利交作，或吐泻不得，腹痛窘迫。③清空不宁：眩晕，头痛如破。④清窍不利：耳鸣，咽阻，齿痛龈肿，口疮耳脓，鼻衄，涕血，目眵，鼻鼾。⑤神志不宁：心烦，怔忡，振悸，不眠。⑥神志昏蒙：神昏不语，或谵语。

1.郁逆

郁逆之证，因郁滞然后冲逆，胃气郁滞，胃气不降而反上逆为"胃失和降"；肺气郁滞而失肃降之权，反而上逆为"肺失宣降"。肝胆郁滞，春阳之气失和，致肝气上逆为"肝气横逆"，致木火失降为"木火郁逆"。如上中清阳之气郁滞致浊气上逆，则为"清气郁逆"，甚则"清阳郁逆"。若清阳之气猝然郁滞，失其旋转，致中焦之气机失降逆乱，则为"清气逆乱"，甚则"清阳逆乱"。凡外因气滞血瘀，气机冲逆，致络瘀外溢，则为"气血郁逆"之候。

表1-3-60 郁逆证

气机不宣、气机冲逆	＋气机不利	＝**胃失和降候**
	＋气机不利＋阳气不和＝**肝气横逆候**＋津气蕴蒸、清空失宁、热迫津泄	＝**木火郁逆候**
	＋气机不利＋阳气不和＝**肝气横逆候**＋血滞不行、络瘀血溢	＝**气血郁逆候**
	＋清窍不宣	＝**肺失宣降候**
	＋清窍不宣＋气机不利	＝**清气郁逆候**
	＋清窍不宣＋阳气不宣、津气蕴蒸	＝**清阳郁逆候**
气机逆乱、气机不利		＝**清气逆乱候**
气机逆乱、气机不利＋阳气怫郁、阳气不宣、津气蕴蒸		＝**清阳逆乱候**

2.蕴逆

蕴逆是蕴伏在里之邪，冲逆于上之证，有阳邪、阴邪之分。阳邪上逆于空窍为"清气失宁"；阴邪逆于空窍为"清阳失位"之候。阳气内亢上逆为"阳气厥逆"；气血俱有火炽，心肝之火上逆为"木火升逆"；胃肠之火上冲为"津气炽逆"。

表1-3-61 蕴逆证

清空不宁	＋津气蕴蒸＋清窍不利	＝**清气失宁候**
	＋津气蕴蒸＋气机冲逆＋神志不宁、神志昏蒙、络脉不和	＝**阳气厥逆候**
	＋津气蕴蒸＋气机冲逆＋津液消灼	＝**津气炽逆候**
	＋津气蕴炽＋气机冲逆＋神志不宁＋血热蕴炽＋气机不宣＋阳气不和	＝**木火升逆候**
清空不宣＋阳气不行＋气机冲逆＋气机不宣		＝**清阳失位候**

3.虚逆

虚逆证有郁逆兼气液两虚为"气液虚逆"，兼胃阳不足者为"胃阳虚逆"。兼阳虚阳郁者为"阳气郁逆"。"木火虚逆"则系木火蕴逆，而兼气阴两虚之候。以上皆逆而兼虚之证。

表1-3-62 虚逆证

＋气机冲逆	＋气机不宣＋气虚失充、津液消灼＋津液枯涸	＝**气液虚逆候**
	＋气机不宣＋气虚失充、津液消灼＋阴虚失养、热迫津泄、阳气不和	＝**木火虚逆候**
	＋气机不宣＋气机不利、阳气不振	＝**胃阳虚逆候**
	＋阳气不宣、阳气不振	＝**阳气郁逆候**
	＋阴虚失养＋阴液消涸＝阴虚失纳清空不宁、阳气浮越、络脉不和	＝**阴虚阳浮候**
	＋阴虚失养＋阳气不振	＝**阳虚失纳候**
阴虚失养、阴液消涸、神志不宁、阳气浮越	＋阴精不固	＝**心肾不交候**
	＋气机冲逆＋络血妄行＋空窍不利	＝**龙雷不藏候**

有因虚致逆者，系虚而失固摄之候。阴虚而失于摄纳为"阴虚失纳"，阴中阳虚而不固纳为"阳虚失纳"。阴虚而阳气浮越者亦有虚逆之类，浮阳扰于清空者为"阴虚阳浮"，扰于心神，与精室者为"心肾不交"，扰及空、窍、血络者为"龙雷不藏"。

冲逆之证，其治则"逆者降之"，"冲则镇之"是其总则，但当视其病机，因郁而逆者，当以宣疏郁滞为主，不可专事镇降，反抑遏病机。郁滞不除，冲逆终必不降。蕴逆当以镇降为主，顿挫其上逆之势。虽均属实邪之逆证，郁逆当宣畅为主，使邪上达；蕴逆以镇降为主，使邪从下行。至虚证之逆，又当分别因逆兼虚者，或宣畅降逆，兼以益虚；或镇降兼以益虚。因虚致逆者，当以补虚为主，兼以镇降，或更参收敛固纳之法。

（四）陷证（郁陷、虚陷）

陷证为正气下陷失于上升之候。有虚实之分，实证由于邪气郁遏于表里，清阳之气不得升展，反夹邪气内陷下陷，气失于升，反趋于下，是为郁陷之证，陷由郁起。虚证则由于阳气不足，无力提挈，清阳之气不得上升而反陷于下，是为虚陷之候，陷由于虚起。此外，郁陷夹虚之证，或素体阳气不足，又罹郁陷之候，或因郁陷失误，渐致损伤阳气。

其病机状态：郁陷之证，为外郁内陷，上郁下陷；虚陷之证，为上虚下陷；纯虚为正气下陷，夹实证为邪气下陷。

临床证象：郁陷证以气机下陷为主，兼表郁上郁的证象。虚陷之证，以气机失升为主，兼有阳气不足的证象。

1.郁陷

①气机下陷：泄利后重，暴注下迫。

②腠理不宣：恶风恶寒，无汗发热。

③气机不宣：胸闷脘痞。

2.虚陷

①气机失升：头晕头痛，短气不及，下坠腹胀，不耐劳，二便窘迫，前后阴脱，二便不禁，崩漏带浊，足肿足热。

②气虚失充：倦怠，乏力，少气。

③阳气不振：恶寒肢冷。

表1-3-63　陷证

气机下陷、气机不宣、腠理不宣	+ 清空不宣、清窍不宣 + 津气蕴蒸 = **清气郁陷候**
	+ 清空不宣、清窍不宣 + 阳气不宣 = **清阳郁陷候**
	+ 气虚失充 + 阳气不振、气机不利 = **清阳虚陷候**
	+ 气虚失充 + 津气蕴蒸、气机不降 = **清气虚陷候**
气虚失充、阳气不和、清空失养	+ 气机不升 　　　　　　　 = **清气下陷候**
	+ 气机不升 + 气机不降、阳气不振 = **清阳下陷候**
	+ 气机不升 + 气机不降、阳气不振 = **清阳不升候**
	+ 清窍不利 = **清气不升候**

郁陷证为外郁内陷，上郁下陷，郁在气分为"清气郁陷"；郁在阳分为"清阳郁陷"。更兼气虚为"清气虚陷"，兼阳虚为"清阳虚陷"。虚陷证以虚而气不上升，气虚者为"清气不升"，阳虚者为"清阳不升"。如虚久不复，气陷于下者，气虚为"清气下陷"，阳虚者为"清阳下陷"。

陷者举之为陷证之总则，总当着重一升法。郁陷之证，升提当兼以升发，郁遏一解则气机自复升降之常。虚陷之证，升提当兼补益，阳气得复，提挈有力，下陷之气自然可提举上升。

（五）结证（郁结、蕴结、虚结）

结证系邪气与气、血、津液搏结之证。但总以气机郁结为主，多由郁滞失误转来。气为血帅，气行则血行，气滞则血滞，气结则血结。津液亦由气机宣发施布，故气机滞结，每致津液滞结。反之血液、津液之滞结，亦必兼有气机之郁、滞、结。

　　结证有实证郁结、蕴结与虚证虚结之分。郁结由实邪郁滞不解，致气机由滞而结之候。蕴结证由蕴伏之邪既久与正气搏结之候。至于虚结，则有体质素弱而兼郁结之候，由结聚既久，消耗正气致虚之候，更有正虚不能运行，渐致结聚之证。然大凡结证总兼郁滞，其病机状态为：**郁＋滞＋结**。

　　临床证象：

　　①气机郁结：痞满，痞硬，胀硬。

　　②血滞瘀结：积聚结块不移，肢节结硬。

　　③气机不宣：胸闷脘满，腹满。

　　④气机不利：胸、胁、脘、腹胀满作痛。

　　⑤血滞不行：青筋暴露，或丝丝赤缕。

　　⑥阳气不行：四肢厥逆，面色淡惨。

1.郁结

　　由于郁滞不解，渐致结聚之候。清气、枢机之气郁不解，可由郁而结，为"清气郁结"，"枢机郁结"，更兼阳郁致结为"清阳郁结"之候。由郁而滞，由滞而结者，滞在气分有气结证，为脾、胃、肝、胆、肾气郁结之候，其水结证为"津气郁结"之候。滞在阳分有"脾阳郁结"之候。滞在血分，有血结证，为"气血瘀结"；有瘀水互结证为"血液郁结"之候。

表1-3-64　郁结证

气机郁结	＋气机不宣	＋气机不降	＋清窍不宣	＝清气郁结候
			＋阳气不和＋清空不宁、津气蕴蒸、腠理不调	＝枢机郁结候
			＋阳气不和＋气机不利	＝肝气郁结候
			＋阳气不行、气化不行、津不化气	＝津气郁结候
			＋气机不利	＝中气郁结候
		＋气机冲逆＋气机不利		＝胃气郁结候
		＋气机冲逆＋气机不利＋津气蕴蒸		＝胆气郁结候
		＋气机冲逆＋阳气不宣、津气蕴炽、热迫津泄		＝清阳郁结候
		＋气机不利、阳气不行		＝脾阳郁结候
	＋气机不利＋气化不行			＝肾气郁结候
	＋气机不利＋血滞瘀结、阳气不和			＝气血瘀结候
	＋血滞瘀结、气化不行、津不化气、络脉不利			＝血液郁结候

2.蕴结

　　蕴结为内蕴之阳邪失于清解，与正气搏结，属燥结之候。与上中之气搏结为"津气蕴结"之候。与胃肠糟粕搏结，化火伤津为"津气燥结"。阳邪深入血分，以致血热瘀结者为"气血燥结"之候。

表1-3-65　蕴结证

气机郁结	津气蕴蒸、清窍不利、气机不宣、气机不降	＝津气蕴结候
	＋津气蕴炽、津液消灼、神志昏蒙	＝津气燥结候
	＋津气蕴炽、津液消灼、神志昏蒙＋血热蕴炽、血滞瘀结、阳气不利	＝气血燥结候

3.虚结

　　虚结有郁结兼虚，为气机郁滞，渐致结聚而又兼阳、气、阴、血、津液不足之候。兼脾气虚者为"脾气虚结"，兼阳气不足者为"阳气虚结"，清阳不足者为"清阳虚结"，中阳虚弱者为"中阳虚结"之候。肾阳不足者为"肾阳虚结"之候。

　　有血分瘀结，兼气血虚者为"气血虚结"，兼阴血不足者为"阴血虚结"。以上皆聚结兼虚之候。

表1-3-66 虚结证

气机郁结	+ 气机不降 + 津液枯涸、津液消灼、气虚失充	= 气液虚燥候
	+ 气机不降 + 气机不宣、阳气不振 + 津气蕴蒸、阳气不行	= 清阳虚结候
	+ 气机不降 + 气机不宣、阳气不振 + 气机不利、水谷不分	= 中阳虚结候
	+ 气虚失充 + 气机不利 + 气机不宣	= 脾气虚结候
	+ 气虚失充 + 气机不利 + 阳气不振	= 阳气虚结候
	+ 气虚失充 + 阴虚失养、阴液消涸	= 气阴虚燥候
	+ 血虚失荣、阴液消涸	= 血液虚燥候
	+ 阳气不振、阳气不行、气化不行	= 肾阳虚结候
血滞瘀结 血虚失荣	+ 血滞不行、气虚失养、阳气不和、气机不利	= 气血虚结候
	+ 阴虚失养、阴液消涸、阴热蕴蒸	= 阴血虚结候

此外，尚有燥结兼虚之候，多系蕴结既久，伤及气血阴液而成。如气液不足者为"气液虚燥"，气阴不足致燥者为"气阴虚燥"，血液不足致燥者为"血液虚燥"。

结者宜通，实结总以通利为法，虚结兼以益虚，虚甚者以益虚为主，所谓"至虚有盛候"的假实之证，着重于补而通之。燥结者，滋润以通之。热结者，凉泻以通之；寒者，温化以通之。

（六）闭证（郁闭、蕴闭、虚闭、闭脱）

闭证为邪气内盛，闭塞阳气、神明之候。郁闭证，由郁滞以致闭塞之候，为闭证中的轻证。蕴闭证系阳火内盛，蒙闭神明之候。闭厥证，邪气内盛，闭塞阳气，阴阳不相续接之候。虚闭证为闭而夹虚，闭虚同存为闭脱之渐。闭脱证，系由虚闭转来，虚甚至脱，总由邪气内盛，正气不支，而闭脱同现，为闭证中极重极危之候。

闭证病机状态，总系闭塞不通，在表则为腠理闭塞，卫阳不得宣通。在里则有气闭，为气机闭塞，不得宣通，每致冲逆或逆乱。阳闭则为阳气不行，甚则阳气闭塞，以致阴阳不相续接。神闭则内蒙心神，以致神机闭塞，必致神明内乱。

表1-3-67 闭证

闭态	表		腠理闭塞	卫阳不得宣通。
	里	气	气机闭塞	气机冲逆或逆乱。
		阳	阳气闭塞	阴阳不相续接。
		神	神机闭塞	神明内乱。

临床证象

表闭：①腠理不宣：恶寒发热无汗。②经脉不利：四肢拘急强直，角弓反张，搐搦。

气闭：①气机闭塞：神昏不语，时或叹息。②气机冲逆：喘逆，呃逆。③气机逆乱：腹痛闷乱，呕吐下利交迫，或吐泻不得。

阳闭：①阳气不行：四肢厥逆，恶寒战栗。②阳气闭塞：面青体厥，口鼻无气。

神闭：①神志昏蒙：神志不清，昏蒙谵语。②神志蒙闭：神昏不语，撮空理线，循衣摸床。

1.郁闭

郁闭证中表闭为"卫阳郁闭"，在表之阳气闭塞之候。表里兼闭，有气闭为"肺气郁闭""清气郁闭"。阳闭为"清阳郁闭"，有神闭为"营血郁闭"。里闭主要为气机郁闭，"中气窒闭"为纯气分闭塞之候，"脾阳郁闭"系阳气闭塞之候，而"木火郁闭"则为气闭兼神闭之候。

表1-3-68　郁闭证

腠理不宜 清窍不宜 清空不宜	+ 阳气不行、经脉不利	= 卫阳郁闭候
	+ 气机不宣、气机冲逆 = 肺气郁闭 + 津气蕴蒸	= 清气郁闭候
	+ 气机不宣、气机冲逆 + 津气蕴炽 + 阳气不行	= 清阳郁闭候
	+ 营热蕴蒸、血热蕴蒸、神志蒙闭、络脉不和、阳气不和	= 营血郁闭候
气机不宜	+ 气机冲逆、阳气不和、津气蕴蒸、神志不清	= 木火郁闭候
	+ 气机不利 + 气机逆乱、气机闭塞	= 中气窒闭候
	+ 气机不利 + 阳气不行、水谷不分	= 脾阳郁闭候

2.蕴闭

蕴闭为神志蒙闭之候，为阳火内盛，火动生风，风助火势，火乘风盛而成。浅则火炽于气分。邪未结实者为"津气蕴闭"，实火闭结者为"津气炽闭"，实火下趋者为"津气陷闭"之候。若兼炽于血分为"气血炽闭"，更兼气郁者为"木火蕴闭"。气分之热不解，内窜入营而闭者称"气营蕴闭"。若营分之热渐入血分而闭者为"营血蕴闭"。若火热入血分而闭者为"血液炽闭"。唯"清阳蒙闭"兼阳气闭于外，热邪闭于内，内外俱闭之候。

表1-3-69　蕴闭证

神志蒙闭	+ 络脉不和	+ 津液消灼	+ 津气蕴灼、气机不宣	= 津气蕴闭候
			+ 津气蕴炽 + 气机郁结	= 津气炽闭候
			+ 津气蕴炽 + 阳气不行 + 热迫津泄、气机不利	= 津气陷闭候
			+ 津气蕴炽 + 阳气不行 + 血热蕴炽	= 气血炽闭候
			+ 津气蕴炽 + 阳气不行 + 血热蕴炽 + 气机不宣	= 木火蕴闭候
			+ 血热蕴炽、络血妄行	= 血液炽闭候
		+ 营热蕴灼、阳气不和、神志不宁 + 津气蕴灼		= 气营蕴闭候
		+ 营热蕴灼、阳气不和、神志不宁 + 血热蕴蒸		= 营血蕴闭候
	+ 津气蕴蒸、经脉不利、阳气不行			= 清阳蒙闭候

3.虚闭

虚闭有郁闭兼虚，"清阳虚闭"即系表里郁闭兼阳气不足，"气液虚闭"气机郁闭兼气液两虚之候。有蕴闭兼虚，即气分邪火炽闭，兼气虚者为"津气虚闭"，兼阳虚为"阳气虚闭"，兼阴枯者为"阴枯火闭"。

表1-3-70　虚闭证

腠理不宜 + 清空不宜 + 经脉不利 + 络脉不利 + 气机不降 + 津气蕴蒸 + 神志蒙闭 + 阳气不振	= 清阳虚闭候
气机不宜 + 气机不降 + 气机闭塞 + 津液消灼 + 津液枯涸 + 气虚失充	= 气液虚闭候
津气蕴炽、津液消灼、神志蒙闭 + 气机郁结、气虚失充	= 津气虚闭候
津气蕴炽、津液消灼、神志蒙闭 + 阳气不振	= 阳气虚闭候
津气蕴炽、津液消灼、神志蒙闭 + 阴液消涸、络脉不和	= 阴枯火闭候

4.闭脱

闭脱有阴邪郁闭阳气，以致阳气脱绝，为阴盛阳脱之阴证，称"阳气闭脱"。亦属外闭内脱之例。阳证系由阳邪内闭，致正气不支，以成内闭外脱。气分邪火炽闭兼阳脱者，为"津气闭脱"，兼阴脱者为"阴液闭脱"。血分邪火炽闭兼气脱者为"血液闭脱"，兼气分邪火同炽者为"气血闭脱"，兼阴分邪火同炽者为"阴血闭脱"，阴枯以致气脱者为"气阴闭脱"，皆蕴闭兼脱之候。

表1-3-71　闭脱证

阳气不行、阳气怫郁、阳气不振、阳气脱绝 = 阳气闭脱候		
神志蒙闭	+ 津液枯涸、气虚脱绝 + 阴液消涸	= 气阴闭脱候
	+ 津液枯涸、气虚脱绝 + 血热蕴炽、络脉不和 + 络血妄行	= 血液闭脱候
	+ 津液枯涸、气虚脱绝 + 血热蕴炽、络脉不和 + 津气蕴炽、阳气不行	= 气血闭脱候
	+ 津液消灼 + 津气蕴炽、气机郁结、阳气脱绝	= 津气闭脱候
	+ 津液消灼 + 血热蕴炽、阴热蕴炽、阳气脱绝、络脉不和	= 阴血闭脱候
	+ 阴液消涸、津气蕴炽、热蒸液泄、阴精脱绝	= 阴液闭脱候

闭证宜开，即宣窍开闭。表闭者，开腠发汗以解之；气闭者，宣畅气机以开之；阳闭者，通阳以开闭；神闭者，开窍以醒神。唯蕴闭之证，必须清降邪火，兼以开窍醒神。虚而兼闭之开闭，必兼以扶正。闭而兼脱者，又当视其闭与脱的轻重缓急，或先固其脱，或先开其闭，即开闭固脱同用，亦当审其轻重，或开闭为主，或固脱为主。

（七）厥证（闭厥、厥脱）

厥证为阴阳气不相顺接之候，或阴邪内盛致阳气闭厥，是为阴厥；如阳邪内盛，消灼阴液，不能与阳气相续接而厥者为阳厥，古人称"阳极似阴""火极似水"之证。古人称"厥者逆也"，病机突然急骤，或兼闭则为闭厥，或兼脱则为厥脱，均属危笃之候。

厥证病机状态，一为阴阳二气不相顺接，二为阳气猝然上逆。然其本质可兼闭态，亦可兼脱态。闭为邪盛，致阳气猝然闭塞而厥；脱为正气不支，致阳气浮越而脱。正气不支，由于邪气甚盛，是以厥证应以闭态开始，以脱态告终。

闭态→阴阳二气不相顺接→脱态
阳气猝然上逆
图1-3-9　厥证病机状态

临床证象：轻则四肢厥逆，重则昏厥不语。①阳气不行：四肢厥逆，脉沉。②阳气闭塞：肢厥，体厥，昏厥，面青唇淡，脉伏。③气机闭塞：猝然昏倒，厥逆无气，脉沉。④阳气浮越：面赤，昏厥不语，脉浮大无根。

1.闭厥

闭厥，厥而兼闭，闭厥同见，亦闭亦厥之候。闭有气闭、阳闭、神闭之分，厥有阴厥、阳厥之别。

表1-3-72　闭厥证

气机闭塞、气机不宣、气机不降 = 清气闭厥 + 阳气不行、经脉不利 = 清阳闭厥候		
阳气闭塞 气机不利	+ 气机郁结 + 气化不行	= 肾阳闭塞候
	+ 气机郁结 + 气机不宣、气机逆乱	= 中阳闭塞候
神志蒙闭 阳气不行 津液消灼	+ 气机不宣 + 气机冲逆、阳气怫郁	= 肝阳闭塞候
	+ 气机不宣 + 神志不宁、神志蒙闭	= 心阳闭塞候
	+ 津气蒸灼	= 津气蒸闭候
	+ 津气蕴蒸、气机郁结 = 津气闭厥 + 气虚失充	= 气液闭厥候
	+ 血热蕴炽、阴热蕴炽、络脉不和	= 阴血闭厥候

（1）阴厥：系由阴浊之邪闭塞阳气，以致厥逆；轻则闭塞上焦清气为"清气闭厥"；稍深则闭塞清阳，称"清阳闭厥"；深则闭塞内脏阳气，古称"直中三阴真寒证"[1]，多兼疼痛，故亦称"痛厥"，皆阴厥之类。

（2）阳厥：系阳邪内盛，消灼阴液，致阴阳之气失去平衡，不能顺接而厥，古人称"热深厥深""热甚厥甚""火极似水""热极反兼寒化"之证。多见于气分热甚之证，热未结实者称"津气蒸闭"，邪火结实者为"津气闭厥"，更兼气液不足者为"气液闭厥"。若邪火炽烈于阴血之分而厥者，病最深重，为"阴血闭厥"之证。

2.厥脱

厥脱证，为厥而兼脱，厥脱共见。脱分气脱、阳脱、阴脱；厥有气厥、阳厥之别。气厥与气脱同见者为"气虚厥脱"，因血虚致阳厥气脱者为"气血厥脱"，阳气厥逆兼阳气虚脱者为"阳气厥脱"，阴盛阳厥以致阳气脱绝者为

"虚阳浮越"。若因阴液枯竭，阴不恋阳，致阳气厥脱者为"阴竭阳越"；若阴竭阳越以致阴阳离决，虚阳厥逆于上，阴精脱竭于下，为上厥下竭，阴阳两脱之"阴竭阳厥"之证，至深至重。

厥证，古人概分阴厥、阳厥，系指外感病四肢厥逆之证，包括闭厥，以及厥脱中的阴盛阳厥之证。而不能包括杂病中的气厥、血厥，以及阴竭阳厥之证。因此阴阳厥辨证在明确其范围后，还是厥证的临床辨证的重要资料。

表1-3-73　厥脱证

气虚脱绝	+气虚失充、气机闭塞	=气虚厥脱候
	+血虚失荣、阳气浮越、阳气不和	=气血厥脱候
阳气脱绝、阳气不振	+阳气怫郁、阳气闭塞	=阳气厥脱候
	+阳气浮越 + 阳气不行	=虚阳浮越候
	+阳气浮越 + 阴液消涸	=阴竭阳越候
阴精脱绝、神气散脱、阳气浮越、阴液消涸、气机冲逆		=阴竭阳厥候

其辨别方法主要有：①从发病史进行推测，如李士材曰："阳厥者，初得病，身热头痛，以后传入三阴，大便闭，小便赤，谵渴烦乱。阴厥者，初得病，无身热头痛，面寒肢冷，引衣蜷卧……阴厥沉迟而弱，指头常冷；阳厥沉而滑，指头常温。"[2]喻嘉言曰："凡伤寒病初得发热，煎熬津液，鼻干、口渴、便闭，渐至发厥者；不问而知为热也。若阳证勿变阴厥者，万中无一。盖阴厥得自阴证，一起便真中阴经，唇青面白，遍体冷汗，便利不渴，身蜷多睡，醒则人事了了；与伤寒传经之热邪转入转深，人事昏惑者，万万不同。"[1]

②从兼症认识。如吴又可曰："凡阳厥手足厥冷，或冷过肘膝，甚至手足指甲皆青黑，剧则通身冰冷如石，血凝青紫成片，或六脉无力，或脉微欲绝，以上脉症悉见纯阴，犹认以为阳证何也？及审内证，气喷如火，龈烂口臭，烦渴谵语，口燥舌干，舌苔黄黑，或生芒刺，心腹痞满，小腹疼痛，小便赤涩，涓滴作痛，非大便秘结，即大便胶闭，非协热下利，即热结旁流，三焦悉是阳证。所以为阳厥也。"[3]吴鞠通亦曰："全在目赤，小便赤，腹满坚，喜凉饮定之。"[4]

引用文献

[1] 俞根初等.重订通俗伤寒论［M］.上海：上海科学技术出版社，1959：202，440.

[2] 包来发.李中梓医学全书［M］.北京：中国中医药出版社，1999：308.

[3] 吴有性.温疫论［M］.北京：人民卫生出版社，1990：73.

[4] 吴鞠通.温病条辨［M］.福州：福建科学技术出版社，2010：62.

二、蕴证类

蕴证是实证中又一大类病机状态。郁证系邪气郁遏于外，为其病机特征，多为阴证，而蕴证的病机特征是邪气蕴伏于内，纯属里证。以其邪伏既久，必从热化，故多为阳证。其所以成蕴证，或外感之邪，在表不解，传之入里，阴邪化热化火，或感邪轻微，不及发病，蕴伏体内，郁久化热化火，古人所称之伏邪。或属于内伤，多由郁证转来，如气郁化火，津郁停痰，血郁致瘀，以及停食等久之均可夹阳气以化火，故蕴证多属阳证。然而亦有其人阳气不足，或阴邪自内而生，或蕴伏未及化热即发之病，则属阴证，但终属少数。

蕴证除少数阴证之外，均以蕴蒸为其基础病机状态，又以蒸、灼、炽为三种基本病机状态。并可转化为逆、结、闭，而为蕴逆、蕴结、蕴闭；与郁证相兼而为郁蒸、郁炽，与虚证相兼则有虚蒸、虚灼、虚炽、虚结、虚闭、闭脱之变。

表1-3-74　蕴证

↗	蕴灼	本	蕴逆——（有少数纯阴）——动	阳证——实证
蕴蒸	↓		蕴结→蕴闭——静	
↘	蕴炽	夹	郁蒸→郁炽	阴阳错杂
			虚蒸→虚灼→虚炽→虚结→虚闭→闭脱	虚实夹杂

蕴证的病机变化，就是化热化燥化火的过程。蕴伏之邪挟阳气以化热，则成蕴蒸之候，蕴热消灼津液则化燥，

而成蕴灼之证，燥及生火而成蕴炽之候。是以热、燥、火而成蒸、灼、炽，一则在于热邪本身的，即量的改变；一则在于津液消耗的程度，而导致质的改变。阳邪上逆，则成蕴逆之证，阳邪依附有形之物如痰、食、瘀之类，与之搏结而成蕴结之证。阳邪蒙闭上焦，神明蔽塞，甚则火炽风动，引动肝风，则成蕴闭之候。此又蕴证之另一传变病机过程。

（一）蒸证（郁蒸、蕴蒸、虚蒸）

蒸证为阳证中之轻浅证候，系阳热病机的初起形态。病因于热，热蒸尚未化火，病势缓而且轻。悉由蕴伏在里之阳热蒸及津、气、营、血、阴分，故称"蕴蒸"之证，系蕴灼证之渐。蕴蒸兼外郁或内郁，称为"郁蒸"，兼正气不足者称"虚蒸"。（图1-3-10）

热邪内蒸——蕴蒸┬兼外郁或内郁——郁蒸┐
　　　　　　　　└正气虚弱————虚蒸┘→蕴灼→蕴炽

图1-3-10　蒸证

蒸证病机状态为邪热蒸于内，消耗津液、营液、血液、阴液，日久亦可耗及阳气，是故蒸证属实。日久蕴蒸不解，必然伤耗致虚而成虚蒸之候。然虚蒸之证，虽可由蒸致虚而成虚实相兼之候，亦有纯虚之证，阳气化热，热由虚致，热自内生，蒸起于虚。

临床证象： ①津气蕴蒸：发热自汗，口渴，小便黄赤，舌略红苔黄。②营热蕴蒸：夜热自汗，口干不饮，舌绛。③血热蕴蒸：夜热不渴，心烦不寐，唇红目赤，红疹，舌赤。④阴热蕴蒸：夜热或午后热起，口燥咽干，骨蒸，五心烦热，舌红瘦。⑤津液消灼：口渴喜饮，小便短赤。⑥阴液消涸：口燥咽干，舌燥。⑦津液枯涸：口燥口渴，鼻燥唇裂。

1.郁蒸： 郁与蒸同见，或外郁内蒸，为表分郁遏，热蒸于里之候。如卫气或卫阳郁遏兼内热蕴蒸，即为"卫气郁蒸"与"卫阳郁蒸"，更兼热蒸营分为"营卫郁蒸"，表郁气热入营为"营气郁蒸"。入血为"气血郁蒸"，入阴分为"气阴郁蒸"。如表郁而热蒸于血分为"血液郁蒸"，兼入营分为"营血郁蒸"。如表郁更兼气郁，热蒸于上焦清气为"清气郁蒸"，更兼清阳郁遏为"清阳郁蒸"，兼气热伤津为"气液郁蒸"。如郁蒸于半表半里为"枢机郁蒸"。如表分无郁，唯上焦气分郁遏，气热伤津为"津气郁蒸"，如气郁而心肝木火内蒸则为"木火郁蒸"，二者为上郁内蒸之候。

表1-3-75　郁蒸证

腠理不宣，清空不宣	津气蕴蒸	+ 清窍不宣、经气不宣 = **卫气郁蒸** + 血热蕴蒸 + 津液消灼 = **气血郁蒸候**
		+ 清窍不宣、经气不宣 + 阳气不宣 = **卫阳郁蒸** + 营热蕴蒸 = **营卫郁蒸候**
		+ 清空不利 + 营热蕴蒸 = **营气郁蒸**
		+ 清空不利 + 阴热蕴蒸、津液消灼、阴液消灼 = **气阴郁蒸候**
	+ 血热蕴蒸 + 营热蕴蒸	= **营血郁蒸候**
	+ 血热蕴蒸 + 络血妄行、津液消灼	= **血液郁蒸候**
	+ 津气蕴蒸、气机不宣、气机不降 + 清窍不利 = **清气郁蒸** + 津液消灼	= **气液郁蒸候**
	+ 津气蕴蒸、气机不宣、气机不降 + 清窍不宣、阳气不宣	= **清阳郁蒸**
腠理不调、清空不宣、津气蕴蒸、气机不宣、气机不降、阳气不和		= **枢机郁蒸候**
气机不宣、气机不降、津气蕴蒸 + 神志不宁、阳气不和		= **木火郁蒸候**
气机不宣、气机不降、津气蕴蒸 + 津液消灼、清窍不利、阳气不宣		= **津气郁蒸候**

2.蕴蒸： 蕴蒸为热邪内蕴，阳热之邪消灼津液。在气分蕴蒸为浅，入营入血则重且深。而蕴蒸气分，轻者未伤津液，为"清气蕴蒸"，且气机不畅。若伤及津液则深矣，为"津气蕴蒸"。若蒸及气肺，则为"肺失清肃"；扰及心神则为"心神不宁"；气分之热渐入营分，为"气营蕴蒸"；渐入血分为"气血蕴蒸"。若热邪蕴蒸血分，则为"血热蕴蒸"，多系伏邪外出之证。

表1-3-76　蕴蒸证

津气蕴蒸	+清窍不利+气机不宣、气机不降+清空不宁	=清气蕴蒸候
	+清窍不利+气机不宣、气机不降+津液消灼、络血妄行	肺失清肃候
	+清窍不利+津液消灼	=津气蕴蒸候
	+津液消灼、神志不宁	=心神不宁候
	+津液消灼、神志不宁+营热蕴蒸、神志昏蒙	=气营蕴蒸候
	+津液消灼、神志不宁+血热蕴蒸	=气血蕴蒸候
血热蕴蒸+津液消灼+络血妄行		=血热蕴蒸候

3.虚蒸

虚蒸有郁蒸兼虚，如气郁气热兼气虚之"清气虚蒸""枢机虚蒸"，兼阳气不足之"清阳虚蒸"；有因蒸致虚，如气血热蒸致气血不足之"木火虚蒸"，气阴热蒸致阴液消涸之"气阴蕴蒸"。有因虚致蒸，如气血不足致热起于血分之"气血虚蒸"，与阴血不足致热起于血分、阴分之"阴血虚蒸"。气阴不足致热起阴分之"气阴虚蒸"。

表1-3-77　虚蒸证

津气蕴蒸	气虚失充	+气机不宣、气机不降+清空不宁	=清气虚蒸候
		++气机不宣、气机不降清空不宁+阳气不和、腠理不调	=枢机虚蒸候
		+气机不宣、气机不降+清空不宁+阳气不宣、阳气不振	=清阳虚蒸候
		+血虚失养+血热蕴蒸+神志不宁+络脉不和	=木火虚蒸候
	+阴热蕴蒸、阴液消涸		=气阴蕴蒸候
血热蕴蒸、津液消灼+气虚失充、血虚失荣			=气血虚蒸候
血热蕴蒸、津液消灼+阴热蕴蒸、血虚失荣、阴虚失养			=阴血虚蒸候
阴热蕴蒸、阴液消涸、气虚失充、阴虚失养			=气阴虚蒸候

蒸宜清透，热邪蕴蒸，病势轻缓，药宜轻投，轻清则可透达于外，重则反挫抑病机，热反不达，尤以郁蒸之证必宣发与清透同用，郁不解热终不达，虚蒸当滋补与清透同法。

（二）灼证（蒸灼、虚灼）

灼证为火热燔灼于气、营、血、阴之分，消灼津液、营液、血液、阴液，邪未结实，而正气渐虚，是以初灼之证为蕴灼，火蕴燔灼正气未虚，虽未结实，亦属实证，久则伤及气液、气阴，则成虚灼之候。

即：蕴灼=初——火蕴燔灼→消灼气液→久=虚灼

灼证甚于蒸，火热之邪，无形无质，蕴伏于内，弥漫于气、营、血、阴之分，燔灼消涸津液、营液、血液、阴液，虽属实证邪盛，正气顷刻消耗殆尽，病势急重。虚灼之势虽缓，但消耗之势，并不少减。

临床证象： ①津气蕴灼：大热，大汗，大渴，心烦，脉洪大。②营热蕴灼：夜热燔灼，心烦不寐，舌绛。③血热蕴炽：发热日轻夜重，舌赤。④阴热蕴灼：夜热，骨蒸，盗汗。

1.蒸灼

火热燔灼，消灼津液，分在气入营两类，燔灼于气分，为"津气蒸灼"，渐入于营为"气营蒸灼"，兼燔及血分为"气血两燔"；燔灼于营分为"营液蕴蒸"，渐入于血为"营血蕴蒸"之候。

表1-3-78　蒸灼证

津液消灼、神志昏蒙	+津气蕴灼	=津气蒸灼候
	+津气蕴灼+营热蕴灼、神志不宁	=气营蒸灼候
	+津气蕴灼+血热蕴炽	=气血两燔候
	+营热蕴灼、神志不宁+络脉不和	=营液蕴蒸候
	+营热蕴灼、神志不宁+血热蕴蒸	=营血蕴蒸候

2.虚灼

虚灼有邪多虚少，与虚多邪少之分，蕴灼之证，邪火耗气以致气虚，则为"津气虚灼"，更伤阴液则为"阴液消灼"。如营阴为邪火消灼而虚则为"营阴消灼"，血分火邪消灼而虚则为"血液消灼"，阴分之邪火消耗气阴则为"气阴消灼"，以上均邪多虚少之候。

虚多邪少者系阳邪消灼既久，邪退正虚之候。如消灼气液，致气液两伤者为"气液消灼"，如津液、气、神均伤者为"气液消涸"。"胃阴消灼"亦气液不足致胃气失其通降之权。

表1-3-79　虚灼证

津液消灼 + 气虚失充	= 津气虚灼候
津气蕴灼 + 神志昏蒙、阴液消涸、络脉不和	= 阴液消灼候
阴液消涸 + 神志昏蒙 + 气虚失充	= 气阴消灼候
阴液消涸 + 神志昏蒙 + 营热蕴灼、神志不宁、络脉不和	= 营阴消灼候
阴热蕴灼 + 血热蕴蒸、血虚失荣	= 血液消灼候
气虚失充 + 津液消灼	= 气液消灼候
气虚失充 + 神气不振	= 气液消涸候
津液枯涸 + 气机不宣、气机不降	= 胃阴消灼候

灼证仍当清降，阳火消灼，津液暗耗，必当以存津液为先；急急清降，即保存津液之要则，如津液已虚，清降当兼滋养。如邪退八九，正存一二，又当以滋养为主，不可过投清泄，反伤气液。

（三）炽证（郁炽、蕴炽、虚炽）

炽证，邪火炽烈于气、血、阴分之证，为阳热证中的急重证候。邪火内蕴，炽烈于里，是为蕴炽之证。如外有表郁，或上有气郁，邪火炽烈于里，不得发越于外，则为郁炽之证。唯虚炽证，虚而有火，或邪火挟虚，或虚而致火，则属正气化火之候。即：

```
          ┌──外郁或上郁──郁炽
邪火蕴炽──蕴炽──兼血、阴、阳不足 ──虚炽（或因虚致火）
```

图1-3-11　炽证结构图

炽由于火，火性上炎，扰及空窍，其势急迫，煎迫津液、血液、精液，所以其病机状态应为上扰内逼，实火、虚火皆相同。

临床证象： ①津气蕴炽：热炽口苦，尿赤。②血热蕴炽：夜热，唇红，斑疹紫黑。③阴热蕴炽：夜热，骨蒸。④清空不宁：头胀刺痛，眩晕。⑤清窍不利：咽痛，目赤，鼻疮，口疮，齿痛，舌疮。⑥热迫津泄：泄利，暴注下迫。⑦热蒸液泄：大汗，盗汗。⑧络血妄行：诸失血正赤。⑨阴精不固：遗泄，带，浊。

1.郁炽

郁炽有表郁里炽，有气郁内炽。卫阳外郁，气营内炽为"营卫郁炽"之候。表郁兼气郁，气分火炽为"清气郁炽"，更兼阳郁为"清阳郁炽"。或兼阳气不和则为"枢机郁炽"。气郁、阳郁兼火炽气分者为"津气郁炽"，更加火炽血分为"气血郁炽"，更兼木火内郁则为"木火郁炽"。

表1-3-80　郁炽证

津气蕴炽	+ 腠理不宣 + 清空不宜 + 阳气不行、经脉不利、营热蕴灼	= 营卫郁炽候
	+ 腠理不宣 + 清空不宜 + 阳气不宣、气机不宣、气机不降、清空不宜	= 清阳郁炽候
	+ 腠理不宣 + 清空不宁、清窍不利、气机不宣、气机不降	= 清气郁炽候
	+ 腠理不调、清空不宁、阳气不和、气机不宣、气机不降	= 枢机郁炽候
	+ 清窍不利、气机不利、津液消灼、神志昏蒙	= 津气郁炽候
	+ 阳气不宣 + 血热蕴灼、气机不宣 + 气机不降、络血妄行	= 气血郁炽或
	+ 阳气不和 + 血热蕴灼、气机不宣 + 神志昏蒙	= 木火郁炽候

2.蕴炽

蒸炽于里，有气血之分，炽于气分，在上焦为"清气蕴炽"，中焦为"津气蒸炽""津气煎迫"，前者津液内消，后者下泄。兼炽于血分为"气血蕴炽"，迫及津血为"气血煎迫"，兼木火内郁为"木火蕴炽"，更炽及阴分则成"阴血蕴炽"。炽于血分为"血瘀燔灼"，更炽及阴分为"阴血煎迫"。"肾阴消灼"亦阴血并炽之候。

表1-3-81　蕴炽证

津气蕴炽	+清窍不利+清空不宁、气机不宣、气机不降		=清气蕴炽候
	+清窍不利+津液消灼、气机不利+神志昏蒙		=津气蒸炽候
	+清窍不利+津液消灼、气机不利+热迫津泄		=津气煎迫候
	+血热蕴炽、神志昏蒙	+津液消灼、络血妄行+阳气不和	=气血蕴炽候
		+津液消灼、络血妄行+热迫津泄、气机不利	=气血煎迫候
		+气机不宣、气机冲逆、阳气不和、络脉不和	=木火蕴炽候
		+阴热蕴炽、阴精不固、津液消灼	=阴血蕴炽候
血热蕴炽、津液消灼+络血妄行、神志昏蒙			=血瘀燔灼候
血热蕴炽、津液消灼+络血妄行、神志昏蒙+阴热蕴炽、热蒸液泄			=阴血煎迫候
血热蕴炽、津液消灼+气化不行、络脉不和、阴热蕴炽			=肾阴消灼候

3.虚炽

虚炽有邪盛正虚之候，多系火炽于气分，迫伤津液为"气液煎迫"；迫及阴液为"阴液煎迫"。气分火炽兼气血不足为"气血虚炽"，兼阴虚为"阴枯火炽"，兼阳虚为"阳气虚炽"。"木火虚炽"则系火炽气阴，而兼气阴不足之候。以上皆火盛兼正虚之候。有正虚致邪，火由于虚之证，多系阴虚以致火起于阴分，火起于肾为"肾阴虚炽"，起于肾而扰于心为"君相失宁"。更兼阴血不足之阴虚火炽，则称为"阴血虚炽"之候。

表1-3-82　虚炽证

津气蕴炽	+津液消灼+津液枯涸、热蒸液泄	=气液煎迫候
	+津液消灼+气机郁结、气虚失充、血虚失荣	=气血虚炽候
	+津液消灼+阴液消涸、热蒸液泄	=阴液煎迫候
	+阴液消涸、神志不宁、络脉不和	=阴枯火炽候
	+阴热蕴炽、气虚失充、阴虚失养	=木火虚炽候
	+热迫津泄、阳气不振	=阳气虚炽候
阴热蕴炽	+热蒸液泄、阴虚失养、血虚失荣、气虚失充	=阴血虚炽候
	+阴精不固、阴虚失养+阴液消涸	=肾阴虚炽候
	+阴精不固、阴虚失养+津液消灼、神志不宁	=君相失宁候

火热炽烈，治当急急清泻降火，直折其势，顿挫其威是为炽证大法。然郁炽之证，又当兼以宣发，所谓"火郁发之"；外郁不解，内炽难除。虚炽之证，清降更当兼以扶正，如火由虚起，又当以养阴为主，以济其火，不可专以凉泻，重伤其阴。

三、虚证类

广义的虚证，是包罗一切正气不足的一类病机状态，是以狭义的虚证，即虚弱证的病机状态为基础，有虚、损、滑、脱之分。虚证与实证相兼，则成为虚实夹杂的多种病机状态。如与郁证兼夹，则有虚郁、虚滞、虚结、虚闭之证。与蕴证兼夹，则有虚蒸、虚灼、虚炽、闭脱之候。此外尚有虚逆、虚陷、厥脱，仍属虚证本身的变态。

虚证的基本病机特征为气、血、阴、阳，包括津、液、营的不足，也就是虚弱之候。而其病机传变，如从纵向发展，也就是直线发展，缓则成损，急则转滑脱。缓则气虚及血，血虚及气，阴损及阳，阳损及阴。气血阴阳交差不足则入损门。急则虚极不能收固，或成虚滑，或转脱绝。然而虚损不复，亦可转滑转脱。滑甚不固，亦可转脱，所以虚损滑脱成直线传变。所谓横向发展，是指虚损滑脱均可转变的逆、陷、厥证。虚逆仍属虚极失于摄纳之候。虚陷为虚极无力提挈之证。厥脱则为阴阳偏胜，不相顺接之候。

虚弱→虚损→虚滑→虚脱——→虚陷
　　　　　　　　　　　↗虚逆
　　　　　　　　　　　↘虚厥

图1-3-12　虚证结构示意图

（一）虚弱证

虚弱证，虚证中之轻浅证候，即气、血、阴、阳不足，通称虚证，或弱证。有禀赋不足，属先天之虚，或后天生活起居失调，或久病正气未复，或病后失调，也有病中克伐太过，以致伤残正气，均足以致虚，虚久不复则成损证，虚极不能收持，则可急转滑脱之证。

虚弱证，其病机状态为气、血、阴、阳不足，外不能充养腠理、经络，内不能运动脏腑神气，上不能濡养空窍，下不能调摄二阴。

临床证象：①气虚失充：神瘁面白，头晕目昏，倦怠乏力，少气不足，多汗易汗；舌淡红苔薄白，舌质淡苔少，舌有深裂；脉虚大，脉细弱。②血虚失荣：肌肉虚赢，皮肤如蜕，风疹风疮，四末清冷，骨蒸盗汗；舌嫩红少苔，舌红瘦小；脉细弦数，脉细弱。③阳气不振：面唇青白，恶寒厥冷，疲瘁振惕，腰膝酸软，便溏尿多，自汗冷麻；舌淡胖嫩，舌淡暗灰，脉沉细弱，脉迟涩。④阴虚失养：眩晕，耳鸣耳聋，形瘦色苍，颧赤内热，腰膝酸痛；舌红瘦少津；左脉弦细数。⑤津液枯涸：肌肉消灼，皮肤甲错，苗窍干燥，大便干结不行，小便点滴不通或涩痛；舌红干裂，舌光绛；脉细数，脉细涩。⑥阴液消涸：肌肉枯瘦，咽干目涩，神倦烦躁，小便短少，大便干燥，腰痛骨痿；舌红瘦小，舌红光干；脉弦细数。⑦神气不振：精神萎靡，神思恍惚，神呆健忘，惊悸怔忡；舌淡苔少，舌红无苔；脉细弱少神，脉涩结代。

表1-3-83　虚弱证

气虚失充	+ 腠理不实 + 经脉不荣 = **卫气不振候** + 阳气不振	= **卫阳不振候**
	+ 腠理不实 + 气机不宣、气机不降 = **肺气失充候** + 阳气不振	**肺阳失布候**
	+ 气机不宣 + 气机不降 = **胃气不振候** + 阳气不振、气机不利	**胃阳不振候**
	+ 气机不宣 + 水谷不分、清空失养	= **脾气不健候**
	+ 神气不振 + 神志不宁、阳气不宣	= **心气不振候**
	+ 血虚失养、清空失养	= **肝气不振候**
	+ 血虚失养、清空失养 + 经脉失荣、络脉失荣	= **气血失养候**
	+ 络脉失荣、津液不固	= **肾气不充候**
	+ 阳气不振、气机不利 + 水谷不分、阳气不行	= **脾阳不振候**
	+ 阳气不振、气机不利 + 清空失养、阳气不和	= **肝阳不振候**
	+ 阴虚失养 + 阴液消涸	= **气阴两虚候**
	+ 阴虚失养 + 津液枯涸	= **脾阴消涸候**
阴虚失养	+ 阴液消涸、津液枯涸、津液消灼	= **阴液消涸候**
	+ 血虚失荣、经脉失荣、络脉失荣、络脉不和	= **阴血失养候**

虚弱证以气虚为多，以气虚为轻浅，稍深则兼阳不足而为阳虚，在表有"卫气不振"与"卫阳不振"。在上焦有"肺气失充""肺阳失布"与"心气不振"；在中焦有"胃气不振""胃阳不振"与"脾气不健""脾阳不振"；在下焦有"肝阳不振""肾气不充"。气虚久则及血而为"气血失养"与"肝气不振"；深则气虚兼阴虚而为"气阴两虚"与"脾阴消涸"。

虚弱证之深者为阴虚，阴液不足为"阴液消涸"，兼血虚者为"阴血失养"。

虚证当补，或补气，或助阳，或滋阴，但补血必兼以补气，以血生于气，古人云："有形之血不能速生，无形之气所当急固。"

（二）虚损证

虚损证为虚极不复之深重证候，但其势多缓而难复，是以虚损久病，不仅深重，而且病情错杂，治疗难以措手。古人谓"虚不受补"，即指虚损之证，非一补法，可图恢复。多见"虚痨"诸病，调治失宜，终至不起。

虚损证之病机状态，久虚成损，久虚不复，常常由气及血，或由血及气，阴损及阳，阳损及阴，虚而又虚，错综复杂，非单纯虚弱可比。

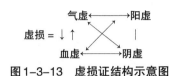

图1-3-13　虚损证结构示意图

临床证象：①气虚失充：神瘁面白，头晕目昏，倦怠乏力，少气不足，多汗易汗；舌质淡苔少，舌有深裂；脉虚大，脉细弱。②气虚失养：虚羸憔悴，烦静不常，酸痛无力，食少便溏；舌淡苔少；脉虚大，脉细弱。③营虚失荣：皮燥毛脱，毛发枯槁脱落，筋急爪枯，多汗心悸；肢体酸痛，烦倦不常，内热盗汗，烦躁口渴；舌淡红无苔；舌红少津，舌红瘦小；脉濡数。④血虚失荣：肌肉虚羸，皮肤如蜕，风疹风疮，四末清冷，骨蒸盗汗；舌嫩红少苔，脉细弦数，脉细弱。⑤血虚失养：面色苍黄，爪甲淡白，昏倦不起，肢节酸痛，劳动心悸；舌淡红少荣；脉细弦，脉细弱。⑥阴虚失养：眩晕，耳鸣耳聋，形瘦色苍，颧赤内热，腰膝酸痛；舌红瘦少津；左脉弦细数。⑦阳虚不振：面唇青白，恶寒厥冷，疲瘁振惕，腰膝酸软，便溏尿多，自汗冷麻；舌淡胖嫩，舌淡暗灰；脉沉细弱，脉迟涩。⑧神气不振：精神萎靡，神思恍惚，神呆健忘，惊悸怔忡；舌淡苔少，舌红无苔；脉细弱少神，脉涩结代。

表1-3-84　阳损、血损、阴损

阳损	阳气不振	+ 营虚失荣、腠理不实、经脉失荣	= 营卫虚弱候
		+ 气虚失充 + 神气不振 + 血虚失荣	= 阳气虚损候
		+ 气虚失充 + 神气不振 + 阴液消涸、神志不宁	= 心阳不振候
		+ 气虚失充 + 神气不宁 + 阴虚失养	= 阳损及阴候
		+ 清空失养 + 神气不振 + 阴精不固 + 津液不固 + 络脉不荣 + 经脉失荣	= 肾阳不振候
血损		+ 血虚失养 + 营虚失荣 + 神志不宁 + 阳气不宣 + 络脉不荣 + 经脉不和	= 营血失养候
		+ 血虚失养 + 气虚失充 + 神志不宁 + 神气不振	= 心血失养候
		+ 血虚失养 + 气虚失充 + 气虚失养 + 清空失养 + 络脉不荣 + 络脉不和	= 肝血失养候
		+ 血虚失荣、阴液消涸、络脉失荣	= 血液消涸候
		+ 血虚失荣、阴液消涸、络脉失荣 + 阴虚失养	= 阴血虚损候
阴损	阴虚失养	+ 津液消灼 + 神志不宁 + 营虚失荣 + 络脉不荣 + 络脉不和	= 营阴失养候
		+ 津液消灼 + 神志不宁 + 气虚失充 + 神气不振	= 心阴失养候
		+ 津液消灼 + 气虚失充 + 气机不宣 + 气机不降 + 清窍不利	= 肺阴失养候
		+ 阴液消涸 + 清空失养 + 气虚失养	= 肝阴失养候
		+ 阴液消涸 + 清空失养 + 清空不宁 + 阴热蕴蒸 + 络脉不荣	= 肾阴失养候
		+ 阴液消涸 + 阳虚不振 + 神气不振	= 阴竭阳衰候
		+ 阳气不振 + 经脉不荣 + 络脉不荣 + 络脉不和	= 阴虚失养候

虚损有阳损、血损、阴损之分：阳损有阳气不足，兼气血虚弱者称"阳气虚损"；阳损及阴，兼气阴不足者称"阳损及阴"；兼心阳不足者称"心阳不振"。此外卫虚兼营虚者为"营卫虚弱"。"肾阳不振"致阴液不固，阳虚失封固之职。

血损有营血两虚之"营血失养"，有血阴两虚之"阴血虚损"，有血虚兼阴液枯燥之"血液消涸"。有血虚及气之"心血失养""肝血失养"。

阴损以气阴不足证为多，有肺失宣降之"肺阴失养"，神气不振之"心阴失养"，阴液枯燥之"肝阴失养"。此外，有阴虚内热之"肾阴失养"，有兼营虚之"营阴失养"。阴虚及阳之阴阳俱损，偏于内为"阴竭阳衰"，偏于外为"阴虚失养"。

损者益之，虚损由于久虚不复，虚而重虚，病机错杂，补阴碍阳，助阳伤阴，而阳生阴长之义，益气生血之法，又必不可少，因而当视其标本先后，轻重缓急，于以平调，不可一味蛮补，需面面俱到，从缓调养。

（三）虚滑证

虚滑证，为阳气虚极而失于对津、液、精、血的固摄，以致滑脱不禁，不能自收持之候。其势虽缓而病机则深，由虚致滑者稍轻浅，由损致滑者病深重。然由虚而滑亦致损之途。虽未致于脱竭，亦致竭之由来，未可轻视。虚损固多滑象，虚滑并不尽属损门，然滑脱既久，缓则致损，急则致脱。

虚滑证之病机状态，以阳气虚弱或气阴虚损为基础，不能固摄于津、液、精、血，以致津、液、精、血自溢于体外，滑由于虚，滑更甚于虚弱，转辗循环，阴精殆竭，缓则成损，急则致脱。

临床证象：①津液不固：大汗，自盗汗，泄泻清水，或白黏，白沫，白冻。②血络不固：吐衄，便血，崩漏，血痢。③阴精不固：梦遗，滑精，溺后遗沥，带浊。

表1-3-85　虚滑证

气虚失充	+津液不固	+阴精不固 = 气虚不固、阳气不振 = 阳虚不固候
		+阴精不固 + 阴虚失养、阴液消涸 = 阴虚不固候
		+阳气不振、腠理不实、经脉不荣 = 卫阳不固候
	+血络不固	+血虚失荣　　　 = 气虚失摄候
		+阳气不振　　　 = 阳虚失摄候
		+阴虚失养　　　 = 阴虚失摄候

虚滑证以气虚为主，单纯气虚不能固摄者为"气虚不固"，气血两虚者为"气虚失摄"，兼阳虚者为"阳虚不固"或"阳虚失摄"；兼阴虚者为"阴虚不固"或"阴虚失摄"。唯卫之阳气不足以固表者为"卫阳不固"。

虚者当补，滑则宜涩，虚滑之证，补虚必兼以收摄固涩。然虚滑诸候，莫不由于气虚，因而益气在所必需，兼阳虚者宜兼助阳；阴虚者兼以滋阴；血虚者兼以补血。

（四）虚脱证

虚脱证，因虚致脱，正气虚极脱绝不复返矣，系虚证危急之候。或久病正气竭绝，或病中过投寒凉克削，或大汗，大吐，大泻，大失血，大痛，均可以致脱绝。虚脱与闭证同见者为闭脱证，与厥证同见者为厥脱证。

虚脱证，其病机状态以气、阳、阴液大虚不支，以致元气、阳气、神气、津液、血液、阴精失于收持而脱绝。

临床证象：①气虚脱绝：形神慌乱，汗出如珠，四肢厥冷，喘喝鼻扇，面唇青白，昏厥不省；舌淡苔白，脉虚大急疾，脉沉细微弱，脉绝。②阳气脱绝：神索色败，气喘慌乱，汗出而黏，目合口开手撒，厥逆无脉，囊缩遗尿；舌淡苔白，舌青暗；脉沉细欲绝，脉伏，脉绝。③神气散脱：恍惚错语，形神慌乱，抽掣撮空，昏沉鼾睡；舌淡苔少，舌胖大；脉沉细伏，脉散乱无神，脉促。④津液脱竭：汗出如珠，吐泻不止，洞泄不禁，目陷音嘶，小便全无；舌红干裂，脉芤，脉沉。⑤血络不固：出血反复，迁延不愈，血色稀淡，暴涌足冷，周身抽掣；舌淡红苔少，舌嫩红无苔；脉芤，脉虚，脉革，脉沉细。⑥阴精脱绝：面色青暗，鼻尖目陷，呵欠鼾睡，入暮神糊，汗出如油，直视失溲，舌硬囊缩；舌红光干，舌红枯瘪；脉细数，脉散乱，脉洪大无伦。

表1-3-86　虚脱证

气虚脱绝	+神气散脱 + 气虚失充 = 气虚脱绝 + 津液脱竭、津液枯涸 = 气液脱绝候
	+神气散脱 + 血络不固　　　 = 气血脱绝候
	+阴液消涸、阴精脱绝、津液脱竭　 = 气阴竭绝候
阳气脱绝	+津液不固、阳气不振　　　 = 阳气虚脱候
阳气浮越	+津液脱竭、神气散脱、阴液消涸　 = 阴竭阳脱候

虚脱以气脱阳脱为主，以气虚以致神气散脱者为"气虚脱绝"，气随津脱者为"气液脱绝"；气随血脱者为"气血脱绝"，气随阴脱者为"气阴竭绝"。阳脱以阳虚致脱者为"阳气虚脱"，由阴竭致脱者，名"阴竭阳脱"，即阴阳两脱。

脱证宜固脱为主，气脱当以益气固脱，阳脱者当助阳固脱。益气可以固摄津液、血液、阴精，古人有云："血脱益气。"唯阴竭以致阳脱者，则以滋阴以敛阳，又非扶阳所宜。液脱者，宜以敛液，阴脱者宜兼敛阴。然总以急固阳气为先。

　　古人辨脱，以亡阴、亡阳分辨其汗，以亡阴之汗热而黏，兼见肌肤热，手足温，口渴喜冷饮，脉细数疾，按之无力，当包括"气液、气阴脱绝"及"阴竭阳脱"之候。而亡阳之汗，大汗淋漓，清稀而凉，兼肌肤凉，手足冷，口不渴，喜热饮，脉微欲绝。当包括"气虚、气血脱绝"与"阳气脱绝"之候。由此观之，古人称"汗出如油"，当属亡阴之稠汗，而"汗出如珠"应系亡阳之清稀汗。

第四章　论立法

立法，为论治的第一步。以辨证结论为前提，针对证候的病因、病位和病机特点，就是根据病变的原因、性质、明了它的轻重、盛衰、深浅和趋势，采取对应的措施，先确定其治疗原则，再制定治疗方法，有计划、有步骤地对证处理，这就是立法的过程。

对证候进行论治立法，可分为确定治则，和制定治法两个具体步骤。治则的确立，是根据病机状态的性、质、势、态来确定，为制定具体治法的指导原则，任何治法，都必须符合已经确定的治则。然而治则仅是论治的出发点，是立法的大方向和基本原则，而不能代替具体的治法。是立法的初步，因此在确定治则之后，还必须根据病因、病位和病机层次，来制定具体的治疗方法。任何治法都不能离开治则的指导，而任何治则也都必须有具体的治法。因此治则与治法，是密不可分的。偏离治则的立法，必不是完整的或最佳的立法，没有详细的具体治法，治则也是空洞，都不能做到证法应对，达不到辨证论治的最高形式。

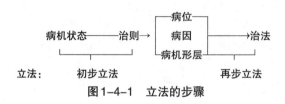

图1-4-1　立法的步骤

第一节　治则

治则，是治病法则的简称，是立法的初步，是制定具体治疗方法的指导原则。治则以治病求本为最高原则，疾病的本质，不外邪实与正虚。邪实当以驱逐，正虚自当扶正，所以祛邪与扶正为治疗疾病的两大法则。凡驱逐邪实以"因势利导"为原则，调补能导内阴阳气血的虚实，则应以"补偏救弊"为原则。这些都是通常的治疗原则，即所谓"正治"的法则。在疾病严重阶段，常常出现假象，病情趋于复杂，其治则虽不出上述祛邪扶正法则，还必须有对待假象的处理法则，即《素问·至真要大论》所云："必伏其所主，而先其所因。"就是"反治"的指导原则，系病重而现假象时，作紧急处理的反治法则。病久不愈，病深出现复杂病情时，必揆度病机的深浅，采取异于寻常的治法，即揆度奇恒的法则，是作从缓调理的"奇治"法则，与正治法则相辅相成。此外标本缓急，三因制宜，虽是临床治疗疾病通权达变的法则，但仍属临床论治的普遍指导原则。

考察药物的输入，无非有信息、物质、能量等为内容。其作用便有一般认为的消灭致病因素，清除病理损害，供给能量、物质，增强机体抵抗力和代偿力，达到康复。

中药的作用还表现有非机械、非平衡作用的作用机制：人体生命活动，是一种不平衡状态下的有序运动。前面讲过，脏腑是一个开放系统，整个机体也是这样，除自身气血阴阳升降出入脏腑协作以外，还有饮食，吸气，体肤感受气候变化的信息，五官视听味嗅接受外部信息等输入，和呼气、神气神色、肤温、舌脉、二便、汗液等输出，通过机体自身的调节，达到相对的动态平衡。疾病是机体功能失调，出入失常的较无序状态。控制中医学研究表明："输出状态偏离都是输入变量偏离值的线性函数，或者说输入偏离，决定输出偏离。"(《控制中医学》湖北中医学院编，内部交流资料)。中医强调整体调治，也就是通过药物三种输入，作用于机体，通过药物的协同作用和机体自身调节，振奋正气，祛除邪气，使生命活动有序。中药的特殊作用有以下3个方面。

1.典型的信息输入：中药单一成分常比化学药品量小，专一作用大多也不及其强；而且，中药在很多情况下作为食品，食用时比药用量大，甚至大得多，并无明显反应。这从信息输入的作用分析，这些信息作用于人体特定位置，调节人体生理机制。针灸和气功就更明显。

2.协同作用：中药大多是生物药品，单味药中的成分也是多种的，原本是功能协同的生命体。整体性悖论认为："整体大于总和"协同用药，不必很大剂量，也能获得圆满效果，中药就是如此。协同作用，一方面，表现在药物自身协同，1%的葛根淀粉糊化后，能增加芦丁溶解3.8倍；另一方面，表现为药物与机体协同。葛根鞣质能促进细胞膜对有效成分的通透性等。

3.整体调治：中医方药组成大多从整体着眼，依据证候特征，从整体上进行调治。中药成分多样，作用协同，为之提供了方便。

一、治病求本

《素问·阴阳应象大论》曰"治病必求其本"，是立法的根本原则。所谓"本"即证候的本质。张景岳曰："凡治病者在必求于本，或本于阴，或本于阳，求得其本，然后可以施治。"[1] 阴阳是证候的属性。景岳又曰："起病之因，便是病本，万病之本，只此表里寒热虚实六者。"[1] 表里是病变层次的概括，寒热是病机属性，虚实是反映证候的本质。可见病证的根本，是病机的各个方面的综合体现。治病求本就是以病机的形势状态为依据，建立正确的治病法则。

治本的法则不外《素问·阴阳应象大论》等所谓："阳病治阴，阴病治阳。""寒者热之，热者寒之。""因其衰而障之，其实者散而泻之。""盛者泻之，虚者补之。"要"毋实实，毋虚虚"，"毋失正，毋致邪"。

《素问·至真要大论》曰"审察病机，无失气宜"，才能达到"桴鼓相应"，犹同"拔刺雪污"的效果。审察病机，即在辨证时"谨守病机，各司其属，有者求之，无者求之，盛者责之，虚者责之"。求证候之本，立法处方治其根本。不然虚证投泻，是谓失正；实证投补，是为致邪。因为临床上真寒、真热、真虚、真实之证易辨，而寒极似热，热极似寒，以及"至虚有盛候"，"大实有羸状"的假寒、假热与假虚、假实，是最难识别的，因此治病求本的原则，必须是建立在可靠的辨证基础上的，辨证有差，立法必偏。

"求本"，指治病不可见症治症，应辨证求本以治其本。王应震云："见痰休治痰，见血休治血，无汗不发汗，有热莫攻热，喘生休耗气，精遗休涩泄，明得个中趣，方是医中杰。"[1] 辨别痰、血、汗、热形成的内在本质，即病机所在，是治病求本的原则。如同一证候见症甚多，而不抓住病机根本，就会穷于应付，张景岳曰："直取其本，则所生诸病无不随本皆退。"[1]

二、扶正祛邪

《素问·评热病论》曰："邪之所凑，其气必虚。"任何疾病的病机都是正邪交争过程，邪胜正则病进，正胜邪则病退。因此扶助正气，以祛除邪气，是立法的一大原则。

（一）盛者责之，虚者责之：《素问·五常政大论》曰："无盛盛，无虚虚，而遗人夭殃；无致邪，无失正，绝人长命。"虚证应扶正而用补法，实证应祛邪而用攻法；如虚证不补而反攻之，必重虚其正气，是为虚虚，也就是失正。实证不攻而反投以补，必更助其邪实，是为实实，也就是因治致邪。因此《素问·至真要大论》曰："谨守病机，各司其属，有者求之，无者求之，盛者责之，虚者责之。"在临床时谨守病机，对邪正双方，细加辨证，不仅显露的虚实要详加认识，即隐晦的虚实病情，也要细加探求，然后确定其纯实无虚或纯虚无实，或虚实相兼。纯实无虚直投以攻邪，纯虚无实须投以补正，是不难做到的。而虚实相兼、邪正夹杂之证，最难措手，必须细加斟酌。

（二）扶正逐邪应有所侧重：在古人的临床经验总结中，有两条原则：一是扶正可以祛邪，所谓"补中自有攻意"；二是祛邪可以匡正，所谓"寓补于攻"，"借攻为补"。然而如何运用？古人的原则是"正虚邪实不可攻，正盛邪微不可补"。但仍应当具体分析。

1.**微虚微实**：应治其实，如徐洄溪曰："或云邪之所凑其气必虚，故补正即所以祛邪，此大谬也。唯其正虚而邪凑，尤当急驱其邪以卫其正，若更补其邪气，则正气益不能支。"[2] 古人认为在邪实的情况下用补法，正气得不到补益，反助邪气，被喻为"与正无益，反资盗粮"。所谓邪气，即致病因素，本非人体所有，不速驱散，势必更伤正气。"闭门捉贼，不如开门逐盗。"张景岳认为："无虚者急在邪气，去之不速，留则生变也。"[1] 无虚纯实，固然如此，即使虚之不甚，正气能耐受的情况下，亦应以祛邪为先。

2.**甚虚甚实**：原则上应补虚为主，张景岳曰："实而误补，固必增邪，犹可解救，其祸小；虚而误攻，真气忽去，莫可挽回，其祸大。"[1] 然而在实证急重，而正气尚不至于脱绝的情况下，又可以采取先后攻补的方法，或先补后攻，或先攻后补。先攻后补，又有九补一攻，或三补一攻，当视病情而定，此法适用于实邪不至于闭厥的情况下。如邪实足以致闭厥或致脱绝的时候，此时攻之可致死，不攻而补之亦死，不妨采用先攻后补之法，背城一战，所谓"无粮之师，利在速战"。即古人常谓之为"背城借一，尽人事以挽天机"的办法。此外尚有攻补同用，虚急以补为主，以攻为辅，邪急以攻为主，以补为辅。

3.**虚多邪少**：原则上以补虚为主，张景岳曰："多虚者急在正气，培之不早，临期无济也。"[1] 如扶正祛邪之法，蒲辅周曾治一阴虚伏邪，连进滋补阴气之方，正气回复，最后得战汗而解，柳宝诒所谓"垫托"之法。然而在邪虽少而其势已盛之时，又不妨采取以补为主，攻补兼施之法，古人所谓"开其一面，使邪有出路"。如《温病条辨》之加减黄龙汤之例，他如再造散、葳蕤汤之类，均可称"扶正以祛邪"之法。

4.邪多虚少：原则上以祛邪为主，日人丹波元坚曰："前哲于此证，以为须先治其虚，后治其实，此殆未是也。大抵邪不解则不受补，有邪而补，徒增壅住，且积日之虚，岂暂补所能挽回乎？"[3]然而古人又有先补后泻，或先泻后补，或泻中兼补，补中兼泻等不同处理方法。如吴又可曰："病者先虚后实者，宜先补而后泻；先实而后虚者，宜先泻而后补。"[4]先泻后补，仍不失祛邪为主，是可取的。至于先补后泻之法，除非在虚不胜药的情况下，决无邪多先用补之法。吴又可亦曾说："凡遇先虚后实者，此万不得已而投补剂一二帖后，虚证少退便宜治疫。"[4]话虽如此，绝不多见。即所谓"先实后虚者，宜先泻后补"。仍须斟酌先实然后转兼虚，虚象不甚者，可仍治实，实去再图理虚。如虚象太甚者，则当先救其虚。如汗下太过，以突然转虚致脱，如不急补虚固脱，仍投汗下，必致邪实不去，正气已脱。然而虚实兼顾之法，则为临床所常用，但亦须在虚不致脱、实不致闭的情况下始可兼顾。兼顾之法，又当视虚实邪正的缓急而定补泻的主次，虚甚正急，以补为主，补中兼泻；实甚邪急，则以泻为主，泻中兼补。

三、因势利导

因势利导是祛邪的治疗原则，是根据病邪的性质和所在的部位，借助脏腑的功能，顺其形势，促使其排出体外，达到祛邪治实的目的，即《素问·至真要大论》中"客者除之"的法则。如风寒在表，不投发散，而误用清下，风寒不得从表解而反内陷入里。痰食在膈，不从宣化而用导下，痰食难以排除。此皆违背因势利导的原则。

（一）病因性质

因势利导，必须根据病因的性质而决定其利导方法。病因性质不同，其祛邪的方法亦因之而异。

1.无形之邪：包括风、寒、温、热、燥、气等无形而质轻浮之邪，易于造成上升、浮游的病机形势。其祛除的方法，即根据《素问·阴阳应象大论》所说"因其轻而扬之"的原则，可采用宣、疏、散、透、升、开等治法，就其升浮之势，而使之从口鼻皮肤解散。而不可妄投滋补，不宜于通、利、导、泄。滋补能胶固其邪，通利以逆其病势，邪必不解。

2.有形之邪：包括湿、水、痰、饮、食、瘀、火（有形实火）、虫等有形而质重之邪，其有易于下行的特性，根据《内经》中"因其重而减之"的原则，采用通、利、导、泄、开、化等治法，顺其下降的特性，使之从二便而去除。如用宣、疏、透、散之法，是逆其病势，逆其特性，病必难解。古人所谓"扬汤止沸，不如釜底抽薪"是逆其性势，不如顺其自然。

（二）病变部位

据病变部位进行因其势利导之。

1.表：邪在表，或邪近于表，或病机有向上、向外的趋势，可根据《素问·阴阳应象大论》中"善治者，治皮毛""其在皮者汗而发之"的原则，使病邪从肌肤随汗而解散。

（1）**邪在表**：如卫气诸候，包括伤寒病的太阳证、温病的卫分证，属于肺卫证系中的外感病证，均可使用宣、疏、散、透等法，使病邪由表入者，仍从表出，导引病邪从肌肤随汗而解。此八法之汗法。

（2）**邪近表**：邪虽不在表，而近于表者，亦可就近引导之由表而解。如《伤寒论》146条："伤寒六七日，发热，微恶寒，支节烦疼，微呕，心下支节，外证未去者，柴胡桂枝汤主之。"是邪已居"少阳"，邪近于表，仍可兼汗法。

（3）**邪向表**：病邪已入里，但仍有向表的趋势，或病在于里，有向表透解的趋势者，亦可用汗法，以助其外透。又有以下几种不同。

邪初由表入里，仍有向外向上之势者，仍可用汗法使病邪返表而解。如《伤寒论》15条曰："太阳病，下之后，其气上冲者，可与桂枝汤方用前法。若不上冲者，不可与之。"又45条："太阳病，先发汗，不解，而复下之，脉浮者不愈，浮为在外，而反下之，故令不愈。今脉浮，故知在外，桂枝汤主之。"均属邪初入里，病机仍向外向上的。

邪已入里，仍有外解之势者，如《伤寒论》276条："太阴病，脉浮者，可发汗，宜桂枝汤。"以及后世的脾胃寒湿证，主以藿香正气散之类。温病中邪在气分用白虎汤清透，营分用清营汤的透热转气，以及柳宝诒《温热逢源》中邪伏少阴的麻附细辛汤的变法，都属于邪入里，仍须向表透发的，虽用药寒温各别，而取其汗解则是一致。

里分之邪有外达之势者，如疮、疡、痘、疹，以及湿热白㾦、夏月痱、痤之类，都是邪在于里，病可发泄于外，也可以通过宣、疏、散、透等法，使痘疹疮痱随汗外透，还可用药物煎水洗、冲、烫、熨等外治法帮助透解，故《素问·阴阳应象大论》有"其有邪者，渍形以为汗"。

里证兼有表证者，还可以从表治，如治挟表痢之人参败毒散，喻氏称为"逆流挽舟"法。其实有很多里证，只要邪气有外达之势，都可用表解法，古人称之为"表解里自和"。

表解法，或称汗法，狭义的汗法，指发汗为目的治疗方法，后世扩展到凡发汗、发疹、发泄水气等方面。其实能达到邪从表解的方法很多，如小柴胡汤也能达到"上焦得通，津液得下，胃气因和，身濈然汗出而解"，"必蒸蒸而振，却复发热汗出而解"。还有滋阴发汗，助阳发汗，增液发汗……等取汗法，并不局限于辛温辛凉发汗之法。凡温、清、补、泻，能促使邪气达表而解者，都可称为表解法，如白虎承气汤、清营汤都能透达疹、汗，使热邪从表而解。而属于因势利导使邪从表解之法，即宣、疏、散、透四法。

2. **上**：邪在上焦，当用宣越之法以因势利导。《素问·阴阳应象大论》曰"其高者，因而越之"的治则。"越之"一法，古人曾指为吐法。然而宣法，实包括宣吐在内。现代虽少有用探吐一法，然宣化痰饮，从咳吐而去，亦属吐法之类。此外轻宣以治上焦，却为临床常用之法，吴鞠通曾说："治上焦如羽，非轻不举。"[5]轻举之法，即属轻宣之法，也符合《素问·阴阳应象大论》中"因其轻而扬之"之法。或谓扬之、举之、越之，皆属宣上之法。凡属膈上之邪，均可宣上之法，扬之、举之、越之使去。主要借助肺气宣发之势，以促使膈上之邪从口鼻宣发而去。

3. **中**：邪在中焦，当借助脾的运化功能与胃气主降、下行之势，以疏、化、通、利、导、泄等法，使邪气消化于内，利导于下，从二便而去，此即《素问·阴阳应象大论》所谓"中满者，泻之于内"的治疗原则，吴鞠通曾指出："治中焦如权。"[5]

4. **下**：邪在下焦，可借助小肠受盛与大肠之传导，以及三焦的决渎作用，以通、利、导、泄等法，使下焦之邪，从二便而去。是《素问·阴阳应象大论》所谓"其下者，引而竭之"的治疗原则。

因势利导，其运用原则，一是要顺应病因的特性；二是要借助所在病位的脏腑功能；三是运用适当的利导方法，以促进病邪就近解散，以达到高效、速效的目的。既是针对病因、病位，也必须根据病机性质，是一种治疗实邪的普遍指导原则。

四、补偏救弊

补偏救弊是调整体内阴阳气血偏胜偏衰的治疗原则。疾病除由邪气乘袭人体以致邪正交争外，尚有由于体内气血阴阳的偏胜偏衰，以致失去平衡，发生的疾病。是正气转为邪气，古人称为"内邪"，称外来之邪为"贼邪"，"贼邪"就当驱之使其外出，其原则是因势利导。"内邪"是正气所化，则不能驱，唯救之，使其安于内。其原则是补偏救弊。补其偏衰，而救其所胜。即《素问·阴阳应象大论》等所谓："审其阴阳，以别柔刚，阳病治阴，阴病治阳，定其气血，各守其乡。""必先五胜，疏其气血，令其调达，而致和平。""谨察阴阳所在而调之，以平为期。"等等，即补偏救弊的运用原则。

（一）**救其偏胜**：气血阴阳偏胜、偏亢、太过、有余之证，治疗原则如《灵枢·热病》篇曰："损其有余"，以救其弊。然喻嘉言云："新病者，阴阳相乖，补偏救弊，宜用其偏；久病者，阴阳渐入，扶元养正，宜用其平。"[6]即新病，宜用其偏，即损其有余；久病当兼顾其虚，宜用其平。

1. **气血偏胜**：气偏胜，即气有余，其实并非其有余，唯脏气郁滞，如肝气郁滞，可称为肝气有余之类。血偏胜，即血有余，也并非有余，实际是对血液瘀滞不行的称谓。对气血瘀滞，其治则即《素问·至真要大论》所谓："疏其血气，令其调达，以致和平。"

气为血帅，气能行血，血可载气，气滞可致血瘀，血瘀亦可致气滞，故有气病及血，血病及气，气血同病，因而亦当气血同治。由于病机状态不同，其治疗原则也有分别。

（1）**郁证**：气血有郁，为偏胜之轻浅之证，其治则即《素问·至真要大论》所云："逸者行之。"因其仅是郁遏，只需行气、活血即可。

（2）**滞证**：气血由郁而滞，病机略深，《素问·至真要大论》曰："留者攻之""血实宜决之"。气血留滞之实证当攻之决之，即通、利、导、泄之法。

（3）**结证**：气血搏结，病机最深，按《素问·至真要大论》又当分别"结者散之""坚者削之"。结而未坚者，仍可疏散；已坚者，必以攻削之。

（4）**逆证**：气血上逆，也是偏胜之类，其治则《素问·阴阳应象大论》有："其慓悍者，按而收之。"冲逆之证，可用重镇，降其冲逆，或收摄之。

以上皆"用其偏""损其有余"之法。如气血虚实之调，即气虚不能行血，以致血瘀；或血虚不能载气，以致气滞。前者为气虚血实，后者为血虚气实，其治则又当虚实兼顾，即喻西昌所谓："久病者，宜用其平。"如《素问·阴阳应象大论》中"定其血气，各守其乡，血实宜决之，气虚宜掣引之"的原则，即益气决血，以治气虚血实之证。反之，血虚气实之证，亦当以养血行气之法以调之。

2. **阴阳偏胜**：《素问·生气通天论》曰："阴平阳秘，精神乃治。"一有偏胜，则为病态。"阴胜则阳病，阳胜则阴病。"其治疗原则，即为《素问·生气通天论》等云："审其阴阳，以别柔刚，阳病治阴，阴病治阳。""谨察阴阳所在而调之，以平为期。"

（1）**阳病治阴**：阳病由于阴胜，治则当驱阴救阳，亦"损其有余"之则。然而亦有由于阳气本不足，招致阴气偏胜，或由于阴胜以招致阳衰者，其治阴的同时又当兼治其阳，即所谓"助阳御阴""回阳驱阴"，此又为"平调"之则。如王冰所云："益火之源，以消阴翳。"[7]

（2）**阴病治阳**：阴病由于阳胜，其治则驱阳救阴，如清泻、清镇之法，以"损其阳气之余"。如阳胜由于阴虚而起，或阳亢已损及阴分，此时又当滋阴制阳，即治阳的同时兼治其阴，也是平调阴阳的原则。如王冰所谓："壮水之主，以制阳光。"[7]及丹溪之滋阴降火，与后世的滋阴潜阳、滋阴恋阳等等。

总之调理阴阳偏胜，都只能"以平为期"，以偏制偏，不可以偏致偏，否则阳病虽已，阴病又起，所谓"矫枉不能过正"。

3.**五脏偏胜**：《素问·至真要大论》曰："谨守病机……必先五胜，疏其气血，令其调达而致和平。"五脏偏胜，其治则仍如此。然由于五脏之间的关系不同，故调治方法亦各有差异。

（1）**肝偏胜**：肝气偏胜，当以疏利肝气，肝阳偏亢，当以平肝潜阳。肝气偏胜最易伤脾，扶助脾气亦助于制止肝气伤脾。故《难经·七十七难》有："见肝之病，则知肝当传之于脾，故先实其脾气。"后世有理脾疏肝之法，或称培土抑木法。此外清肃肺气，使肺之肃降作用，有助于制止肝阳上亢，即后世的佐金平木法。肝火偏胜，除泻肝之外，更有通过清泻心火，使肝火下降之法，主要肝之相火偏胜，容易引起心之君火通明，通过泻心之君火，可以顿挫相火之威。即古人所谓"实则泻其子"的方法。以上皆损其有余的法则。然而由于肾阴不足以养肝，致肝阳偏亢，或肝阳偏亢吸伤肾阴的，又当以滋养肾阴为主，使肾阴足以涵养肝阳，则肝阳自平，即滋阴潜阳法或称"滋水涵木"之法。此又属"平调"之法则。

表1-4-1　肝偏胜治则

实脾	疏		肝气
泻心	泻	肝偏胜	肝火
清肺	平降		肝阳
滋肾			

（2）**心偏胜**：心火偏胜，可直泻直折。清肺可以有助于清心。泻肾利水亦可引心火下行。心火亢盛，清之不退，又可泻脾，导火下夺，也是"实则泻其子"之法。心肝君相之火，常相互通明，泻心可有助于泻肝，同样泻肝亦有助于清心。以上皆"泻其有余"。如心火由于肾水不能上交于心所致，或心火自亢不能下交于肾水，又当兼以滋肾水之法以济心火。即古人所谓"泻南补北"之法，是属于平调之法。

清肺、泻肾、泻脾、泻肝————心火偏胜（直泻直折）←————补肾

（3）**肺偏胜**：肺气偏胜，当宣之降之。然肺位最高，华盖诸脏，故它脏之邪常上逆于肺，又当兼治。如肝气上冲于肺，又当以疏降，古人所谓"木扣金鸣"之候。如肾水上逆于肺，则泻肾以行水，亦"实则泻其子"之法。如脾为生痰之源，痰逆于肺，则当泻脾以化痰。

肺火偏胜自当清之泻之，以助其清肃之令下行，然而心居肺内，清泻心火可助肺气清肃。肺与大肠相表里，故泻脾通肠，可使肺火下行。皆损其有余之法。

肾虚以致肾气上逆于肺者，又当滋肾纳气。肾阳不足，以致肾水上泛于肺者，所谓"水冷则金寒"，则当温肾行水。肾阴不足，以致肾火上炎于肺者，则当滋阴以降火，此亦平调之法。

表1-4-2　肺偏胜治则

疏肝（气）	气——宣之降之		滋肾纳气
泻肾（水）		肺偏胜	
泻脾（痰）			温肾行水
清心	火——清之泻之		滋阴降火
泻脾（通肠）			

（4）**脾偏胜**：脾湿偏胜，当燥之行之。宣肺可以散湿，泻肾可以利湿。脾气偏胜，当利之行之。然而疏肝可行脾滞，通肠可导脾积。脾火偏胜，当泻之导之。然泻心亦可泻脾，清肺亦可清脾。此皆"损其有余"之法。

如肾阳不足以温运脾阳，或脾湿下流损伤肾阳，又当以温补肾阳为主。此又属于平调之则。

表1-4-3　脾偏胜治则

		湿——燥之行之	宣肺（散）、泻肾（利）
温补肾阳→	脾偏胜	气——利之行之	疏肝、通肠
		火——泻之导之	泻心、清胃

（5）**肾偏胜**：肾水偏胜，当温之利之，《素问·刺法论》曰："气化则能出矣。"肺为水之上源，故宣肺亦可行水。脾恶湿，故燥脾亦可助水气运行。肝主疏利，疏肝可行气以行水。肾火偏胜，宜滋之泻之，壮水以制火。然泻肝可使龙雷同熄，泻心可使君相同降，此皆"损其有余"之法。

如肾水由于肺气虚而失宣举，或脾阳虚而失运行，治则又当益肺气以升举之，或温脾阳以运化之。此亦平调法。

表1-4-4　肾偏胜治则

宣肺、燥脾、疏肝——温之利之		水	肾偏胜	火	滋之泻之	泻心、泻肝
益肺、温脾						

（6）**胃偏胜**：胃气偏胜，当疏之降之。胃气以下行为顺。肝主疏泄，疏利肝气，有利于胃气的通降。胃与肠相连，通肠可使胃气下行。胆与胃相邻，利胆亦可以和胃。胃火偏胜，当清之泻之。通肠尤为"釜底抽薪"的捷径。脾与胃相表里，泻脾亦即泻胃。心火易与胃火通明，故泻心亦可泻胃。此亦"损其有余"。

脾与胃行其津液，由于脾失健运，以致胃气失于和降者，其治则又当补脾以助运。肾为胃关，肾虚则关门不利，以致胃气失于和降者，亦当兼以温补肾阳，此亦平调法。

表1-4-5　胃偏胜治则

疏肝、通肠、利胆	疏之降之	气	胃偏胜	火	清之泻之	泻脾、通肠、泻心
补脾、温肾						

（7）**胆偏胜**：胆火偏胜，当清之降之。然胆居肝内，泻肝即可泻胆。胆以下行于肠为顺，故通肠，亦可使胆火下行。胆藏相火，常与心之君火通明，故泻心火亦可以挫相火。皆"损其有余"之法。

胆火偏胜——清之、降之——通肠、泻肝泻心

（8）**肠偏胜**：肠燥偏胜，当清之濡之。胃为肠之上源，清润胃液，即可清润肠燥。脾能运行水津，故润脾亦可濡肠之燥。肺与大肠相表里，为水之上源，清润肺气，使之清肃下行，亦可除肠燥。虽损其有余，实平调之法。

肠燥偏胜——清之濡之——清润胃液、润脾、清润肺气

（二）**补其偏衰**：气血阴阳偏衰、偏虚、不足之证，其治则是《素问·刺法论》所云："补其不足。"然亦只可"谨察阴阳所在而调之，以平为期"。亦不可反造其偏。即助阳太过反伤其阴；滋阴太过，反损其阳，不得其平，是补偏适足以造偏，为补偏救弊所不取。《素问·至真要大论》称为"损者温之"，《素问·阴阳应象大论》："因其衰而彰之。"

1.**气血偏虚**：古人称"气为血帅"，除"气能行血"之外，气能生血、摄血，又谓"气以血为基"，除"血可载气"之外，还能涵养于气，所以又有"血为气之根"，"气无血以涵养则为无根之气"。因而又有"血为气母"之称，总之气血可以互为资生。因此在调补气血偏虚之时，除气虚益气，血虚养血，直接的补偏方法之外，还当气不足者兼温其血，血不足者当益其气的平调法。根据病机状态可分为：

（1）**虚**：为不足，不足者补之。《素问·阴阳应象大论》等曰："气虚宜掣引之""劳者温之""陷者举之"，皆为益气温补升提之法。至血虚，古人常以"血不足者益其气"为准则，补血必当补气，甚至还当以补气为主。古方当归补血汤，就以黄芪五倍于当归。古人尚有"补血不益气，非其治也"的说法。

（2）**损**：《素问·至真要大论》等云："损者温之""因其衰而彰之"。但又当别："形不足者，温之以气""精不足者补之味"。

（3）**滑**：《素问·至真要大论》曰："散者收之。"即后世"涩可去脱"的法则，即用收涩之法，以固因虚以致滑脱之证。

（4）**脱**：气血因虚致脱，其治则急固其脱，气虚致脱则益气固脱，血脱仍当益气，所谓"有形之血不能速生，无形之气所当急固"。此即"血脱益气"的治则。补气即可以摄血，所以可固血脱。

2.阴阳偏虚：阴阳偏虚，浅则直补其阴阳以救偏。但阳虚者当以温补，阴虚者当以滋补。此补偏的法则。如虚之深者，常常阴损及阳，或阳损及阴，常造成阴阳两虚的病机，因此又根据古人"阴阳互根"的理论，即阳根于阴，阴根于阳，无阳则阴无以生，无阴则阳无以化等观念，而运用"从阴引阳""从阳引阴"的原则，如张景岳云："善补阳者，必于阴中求阳，则阳得阴助，而生化无穷；善补阴者，必于阳中求阴，则阴得阳升，而泉源不竭。"[1]如因阴虚以致阳亢，或阳虚以致阴盛者，皆属本虚标实之证。从其本治，阳亢者，不可损其阳，只可育阴以涵阳；阴盛者，不可以损阴，只可扶阳以配阴。此皆平调的治则。

3.五脏偏虚：五脏偏虚，其治则虽不离气血阴阳，然五脏之间的相互联系与相互作用，因而其补偏之法，不限于本脏，还可以通过有关脏腑进行所谓"隔二隔三"之治。此外，尚有因一脏之偏胜，导致一脏的偏虚，又当通过"损其有余"之脏，"补其不足"之脏，以达到补偏的目的。也属于平调之法。

（1）肺偏虚：肺气偏虚，当补益肺气，然补脾可使谷气运肺，以助肺气。古人称"补土生金"之法。肺阳偏虚，当温补肺阳。然补脾阳，亦可助肺阳，甚则补肾阳，温煦脾阳，以助肺阳。心居肺内，温通心阳，亦有助于肺阳。肺阴偏虚，当滋补肺阴，然滋养脾阴，使脾能运输水精于肺，以资肺阴。甚则滋补肾阴，使真阴上滋肺阴，此皆补偏之法。

此外由肝火犯肺，耗伤肺阴者，养肺阴又当兼泻肝火。心火耗伤肺阴者，宜兼清心火。如肾阴不足，肾火偏亢，耗伤肺阴者，宜兼以滋肾阴降肾火。如由肾阳虚，寒水上泛，以致肺阳不足者，温补肺阳，更当兼以温肾助阳，此皆平调之法。

表1-4-6　肺偏虚治则

	肺气偏虚	补益肺气	←——补脾气
温肾阳——→	肺阳偏虚	温补肺阳	←——补脾阳←——补肾阳
泻肝火 ↘			↘温通心阳
清心火——→	肺阴偏虚	滋补肺阴	←——滋养脾阴
泻肾火 ↗			↘滋补肾阴

（2）脾偏虚：脾气偏虚，当益气健脾，然肺主宗气，补肺气以助脾气上升。即《素问·阴阳应象大论》所谓"气虚宜掣引之"之法。脾阳偏虚者，当温补之。然脾阳有赖肾阳的温煦，故补肾阳可以助脾阳，古人所谓"补火生土"之法。但又有温心阳以助脾阳，亦谓"补火生土"之说。脾血偏虚，常用补气以生血之法，又可以补肝使肝藏之血以济脾。脾阴偏虚者，当滋养脾的气阴。然脾与胃行其津液，故滋胃液可以助脾阴。肺主肃降，则水精四布，因此滋润肺津，则有助于脾阴。

此外由肝寒犯脾，以致脾阳偏虚者，当兼温肝之法。由肾之寒水犯脾，以脾阳偏虚者，更当兼温肾阳，以化寒水。由胃火灼伤脾阴者，当泻其胃火，则脾阴可复。由心火灼伤脾阴者，则清心火，以救脾阴。因肝火损耗脾阴，当急泻肝火。

表1-4-7　脾偏虚治则

	脾气偏虚——益气健脾	←——补肺气
温肝、温肾阳——→	脾阳偏虚——温补脾阳	←——补肾阳、温心阳
脾血偏虚——补气生血		←——补肝血
清胃、清心、泻肝→	脾阴偏虚——滋养气阴	←——滋胃液、滋肺津

（3）心偏虚：心气偏虚，当益气养心。肺气相傅于心，故补肺气可以助心气。脾运水谷精气，可变赤化血，是补脾气亦可资心气。心血偏虚，当补血养心，肝藏血，补肝血则可资助心血；血生于气，补脾气即可输送精气以化血。心阳偏虚，当温补心阴。肝藏相火，温补肝阳，可以假相火以助心火。肾之命门龙火，亦有助心火，故温补肝肾之阳，可助心阳。脾阳健运亦有助于心阳，故补脾阳亦可资助心阳。心阴不足，当滋补心阴，肺主敷布水精，益肺生津，可滋润心阴。肾阴上交于心，以济心火，亦能滋养心阴之不足。

如肺寒以致心阳偏虚，又当宣散温肺；肝阳不足，肝寒犯心，致心阳不足，则当温肝驱寒。肾之寒水犯心，致心阳不足，更当温肾行水。如因肺火耗伤心阴，则当清肺养心。因胃火而灼伤心阴，又当泻胃救心阴。

表1-4-8　心偏虚治则

	心气偏虚——益气养心	补肺气、补脾气
宣散肺寒、温肝驱寒、温肾行水	心血偏虚——补血养心	补脾气、补肝血
清肺、泻胃	心阳偏虚——温补心阳	温肝阳、温肾阳、补脾阳
	心阴不足——滋补心阴	生肺津、滋肾阴

（4）**肝偏虚**：肝血偏虚，当补血养肝。脾统血运水谷精微以化血，故补脾气可以生肝血。肾主精髓，精血同源，填补肾精即可化血养肝。肝阴偏虚，当滋阴柔肝。肺主肃降，敷布水精，生肺津，即敷布于肝，以养肝阴，肾阴上行可直接滋养肝阴，所谓"肝肾同源""滋水涵木"之法。肝阳偏虚，当温养肝阳。然温通心阳，使君火相助相火，即可资肝阳。肾命之火上温于肝，可助肾以温肝。脾阳内壮，亦可温和肝阳，此皆补之则。

此外由于肾寒，以致肝阳偏虚者，又当温肾驱寒。因肾火以致灼伤肝阴者，则当清泻肾火以救肝阴。

表1-4-9　肝偏虚治则

	肝血偏虚——补血养肝	←补脾气、补肾精
泻肾→	肝阴偏虚——滋阴柔肝	←生肺津、滋肾阴
温肾→	肝阳偏虚——温养肝阳	←通心阳、补肾阳、壮脾阳

（5）**肾偏虚**：肾阴偏虚，当滋补之。肺为水之上源，滋润肺津，有助于肾阴的恢复。"肝肾同源""精血同源"，因而滋补肝血，也能有助于肾阴。肾阳偏虚，当温补之。脾为后天之本，水谷精微，可转为肾精，故温补脾阳，有助于肾阳恢复。此外，温补肝阳，亦可助于肾阳。

如由于脾湿损伤肾阳，以致肾阳偏虚，则当温脾燥湿。如由于肝寒损伤肾阳，又当温肝驱寒。如因脾中燥火，灼伤肾阴，以致肾阴偏虚，当清泻脾中燥火。或因心火太盛，消耗肾阴，则当清心。肺燥则水之上源竭绝，以致肾水不足，则当清润肺燥，均有助于肾阴恢复。

表1-4-10　肾偏虚治则

	肾阴偏虚——滋补之	←滋润肺津、滋补肝血
泻脾、润肺、清心　→		
燥脾、温肝　→	肾阳偏虚——温补之	←温补脾阳、温补肝阳

（6）**胃偏虚**：胃阴偏虚，当清滋之。肺布水精可下肃降于胃，故清润肺津，亦可资胃阴。胃阳偏虚，当温补之。脾胃同主中焦，故温补脾阳，即可温养胃阳。

如因脾燥伤及胃阴，当清泻脾燥。如肺火灼伤胃阴，则当清泻肺火。如因肠中燥火伤及胃阴，则当通泻燥火。胃阳可由脾湿所伤，则当燥脾。肝寒犯胃致胃阳不振，则当温肝驱寒。

表1-4-11　胃偏虚治则

	胃阴偏虚——清滋之	←滋润肺津
泻脾、清肺、通肠　→		
燥脾、温肝　→	胃阳偏虚——温补之	←温补脾阳

（7）**肠偏虚**：肠阳偏虚，当温脾固涩，或补肺益气，甚则温肾固摄。肠阴偏虚，当益胃增液，或滋润肺阴，甚则滋肾收摄。胃与肠相连，脾主运化，可助小肠之受盛，大肠之传导，肺与大肠相表里，肾主二便，为胃之关门，故救肠之偏虚，总从脾、胃、肺、肾入手。

如因肺寒、脾寒而损伤肠中之阳，当温肺、温脾。如因脾胃燥火，灼伤肠中之阴，又当清胃、泻脾。

表1-4-12　肠偏虚治则

温肺、温脾　→	肠阳偏虚	←补肺益气、温脾固涩、温肾固摄
清胃、泻脾　→	肠阴偏虚	←益胃增液，滋润肺阴、滋肾收摄

（8）**胆偏虚**：胆气偏虚，当温之收之。然肺藏魄，肝藏魂，故益肺气、养肝血可以助胆。如因痰郁于胃，致胆气不振者，当化痰和胃。此外，补心神亦可壮胆，补肾可以温胆。

和胃──→胆气偏虚──温之收之←──益肺气、养肝血、补心神、补肾

五、伏主审因

"伏其所主，而先其所因"，是《内经》针对主要症状而提出的所谓"从治"或"反治"的治疗原则。《素问·至真要大论》曰："何谓逆从？岐伯曰：逆者正治，从者反治，从少从多，观其事也。反治何谓？岐伯曰：热因寒用，寒因热用，塞因塞用，通因通用，必伏其所主，而先其所因，其始则同，其终则异，可使破积，可使溃坚，可使气和，可使必已。"又曰："微者逆之，甚者从之。"所谓正反逆从，是从主要症状出发，如"寒者热之，热者寒之，虚则补之，实则泻之"是逆其症状的治法，是正规的治法，所以称"正治"。如寒因寒用，热因热用，塞因塞用，通因通用，是从其症状的治法，有异于正规的治法，因而称为"反治"。其实，反治只是从症状的现象而言，而不是从其症状的本质而言，是从假象，临床一般出现的假象都是在病变严重的情况下，出现的"物极必反"的现象。如阳极似阴，阴极似阳，寒极似热，热极似寒。所以《素问·至真要大论》曰："微者逆之，甚者从之。"其实从假象，还是逆本质，等假象一退，本质暴露，还是与正治法一致的。所以《素问·至真要大论》说："其始则同，其终则异"，开始的时候，症状和治法似乎是相同，到症状的本质暴露之后，还是症状和治法是相逆的，与正治并无二致。如"热极生寒"而用寒药，是从其寒象，待寒象一退，热的本质一出现，还是寒药治热病，与"热者寒之"的正治法是一致的。

然而，《内经》提出反治的治则，主要是用于病情严重，出现假象时的处理原则。《素问·至真要大论》说："伏其所主，而先其所因"，必须制伏其主要症状，但应先探求其原因。所以其实质仍不能离开"审因论治""治病必求于本"的治疗原则。

（一）**热因寒用**：是用于真热假寒之证，服用寒药以致格拒不入之时，或入一二味热药，从其病因，以行药力，称为"反佐"法。或寒凉药用热服的方法，《素问·五常政大论》所谓"治热以寒，温而行之"之法。如东垣承气汤热服之法。

（二）**寒因热用**：是用于真寒假热之证，服用热药以致格拒不入之时，或入一二味寒药从其病因，以行药力，亦称为"反佐"法。或热药用凉服的方法，《素问·五常政大论》所谓"治寒以热，凉而行之"之法。如东垣用姜附而冷服之法。

（三）**热因热用**：真寒假热之证，用热药以治其假热，如格阳、戴阳之用四逆、白通之类。或虚阳浮越，外现热象，仍以热药，引火归原，亦属热因热用之类。与热因寒用治真热假寒不同，一以热治假热，一以热治假寒。

（四）**寒因寒用**：真热假寒之证，用寒药以治其假寒，如阳厥、格阴，用白虎、承气之类。与寒因热用之治真寒假热不同，一以寒治假寒，一以寒治假热，均属反治之例。

前四条临床可以相互为用，如"热因热用"治真寒假热证，发生格拒不入时，当"寒因热用"之法，入一二味寒药，或热药冷服，如《伤寒论》的白通加人尿猪胆汁汤之类，破格通阳。如"寒因寒用"治真热假寒之证，发生格拒，可与"热因寒用"之法合用，于寒凉药中入一二味热药，或寒药热服，如白虎、承气汤入姜汁或干姜之类。以上皆反治合反佐之法。用病变严重，出现假象时。

（五）**通因通用**：适用于内滞外利之证，即内有食积、瘀滞、湿热、燥火等，外见泻、利、痢、淋、崩、漏等症。即外症虽似通利，必见涩滞之象，如痛、胀、涩、后重。甚则或有积块，通而不畅，故仍需再用通利之法，以除内滞之实邪，故《素问·至真要大论》曰："可使破积，可使溃坚。"实滞不除，通利之症必不能止。若用止涩，必增壅滞，"通利"之症不除，反增胀急。

（六）**塞因塞用**：适用于因虚致壅闭之证，如因中阳不足以转运气机，清气下陷，浊气上逆，下陷则生䐜胀，上逆则生闭塞，治则应温运中阳，中阳一转则清升浊降，壅闭顿除。若投通利，愈损中阳，必增胀塞。或肾虚不能蒸化，以致中满者，张景岳曰："峻补其下以疏启其中，则下虚自实，中满自除。"[1]此外还有气虚不能运送，或精血、津液枯燥的便闭，气虚下陷之癃闭，以及血枯，或冲任亏损的经闭等，均可以补开塞。《素问·至真要大论》曰："可使气和，可使必已。"若投以通利，重耗正气，正气愈虚，愈失运行的功能，必导致壅闭转增。

总之在疾病变化深重之时，而出现的寒、热、通、塞之假象，而用反治之法则，必须遵守以下原则。

1.认清主症的假象，是运用反治法则的前提。即必须辨证寒、热、通、塞之假象不是病证的本质，而是物极必反的假象。因此就必须有可靠的辨证依据，不可以似是而非，在证据确凿的基础上，针对寒、热、通、塞的主要症象进行治疗，这便是"必伏其所主"的原则。

2.探求发病的原因，是运用反治法则的基础。即必须探求发生寒、热、通、塞的假象的本质，即病因病机。寒、热、虚、实，即是辨证的纲领，大的前提，还必须深入地探求发生寒热虚实的具体病因病机，才能作出具体的治法，这就是"先其所因"的原则。

六、揆度奇恒

《素问·玉版论要篇》曰："揆度者，度病之浅深也；奇恒者，言奇病也。"张景岳曰："奇病，异常之病也。病而异常，非揣度浅深之详，不易知也。"[1]异于寻常的病证，必采用异于寻常的治法。奇病用奇法的原则，即《素问·五常政大论》所云："气反者，病在上，取之下；病在下，反之上；病在中，傍取之。"《素问·阴阳应象大论》曰："善用针者，从阴引阳，从阳引阴；以左治右，以右治左。"《素问·至真要大论》曰："从内之外者，调其内；从外之内者，治其外。"因此，揆度奇恒就是治疗异常的奇病的原则。也属于古人所称为"隔二隔三"的治法。

（一）上病取下：心肺居上，脾胃居中，肝肾居下。即心肺之病可取诸肝肾。如治咳喘，通常是从肺治。稍深则取之于脾，即古人谓"脾为生痰之源，肺为贮痰之器"。久咳必深及于脾，故当治脾。甚则咳动肾气，水泛为痰，肾气上逆，故深则取之于肾。咳喘虽在于上，久咳不愈，即可从脾、从肾立法。又如心烦不寐，浅则清心安神，上病上取，如久则心肾不交，则当取之于肾，从滋肾水以上交心火，既济水火立法。

此外症见于上，而病机却在下者，更当上病下取。如头痛、头晕、目眩耳鸣、咽痛等等，由于肝或肾之偏虚偏胜，就不可以头痛医头，而当治肝肾，以治其本。

（二）下病取上：即肝肾之病，取之心肺。如小便赤热淋痛，由于心火下移，可用清心导热下行之法。小便癃闭，由于肺气失宣，可用宣肺气升提之，所谓"提壶启盖"法。肝阳上亢，亦可取之清肺平肝，肝火内盛，取之泻心火之法。

此外属于肝肾久病，如虚淋、崩漏、精浊、阴脱、阴挺等。伤及肺脾者，可用补肺升提之法，或补养心脾之法。以及痿躄之独取阳明之法，都属于"下病取上"之法。其使用原则：一是病机在上，症现于下者；二为病发于下，转伤于上者；三是脏与腑有关联，在治本脏效不显时，如平肝无效时可取之清肺，补肾不效时可以滋肺，以借助其水之上源。又如紫菀、杏仁治便闭，麻黄、前胡治泄泻，大肠之病取之于肺。

（三）中病傍取：脾胃居中焦，可取之四傍。常用的如脾湿，可以上宣肺气以取汗，可以下通肾气以分利，亦可上下分消之法。如胃病取之于肝，疏肝即可以和胃。脾病可以宣肺，肺主一身之气机，肺气一展，脾气自醒，等。

此外脾胃之病可以假二肠为出路，故可以取之通肠一法。"肾为胃关"，脾胃之病久则可影响于肾，故久病脾胃者，又当从肾治之。总之，脾胃居中焦，实邪必假上下的脏腑以为出路。虚证亦可以借他脏以培补。

（四）左病治右："左右者，阴阳之道路也。"左属阴血，右属阳气。左病常主有瘀血或血虚，因此左病应从血治；然而血主于气，气行则血行，因而行瘀必先行气。血生于气，血虚者当先补气，亦"血病治气"之法。此外，肝居右而气行左，故左侧之病常从肝治，以疏利肝气为常法，亦左病右治之法。

（五）右病治左：右属阳气，右侧之病常主痰饮气滞，或气虚。右病应从气治。然气滞既久，必影响血行而致瘀滞，故气滞既久，又当兼以行瘀。气虚既久不能生血，血分虚当兼益血，亦"气病治血"之法。此外肺主气亦能相傅于心，心主血，气能行血，血以载气。气主于肺，血藏于肝，右侧属肺之病，亦可以从肝治。亦右病治左之法。

（六）内病治外：《素问·至真要大论》曰："从外之内者，治其外；从外之内而盛于内者，先治其外，而后调其内。"此内病外治之法。凡属外邪入里而成的里证，可从外治，或先治其外。如表邪内陷而成痢者，喻西昌有"逆流挽舟"之法。风寒或风热犯肺所致的咳喘，仍当从表治。然而病起于内而见的里证，亦有可从表治者，如水、饮之病，即有发表取汗之法。血热蕴伏，亦可以透发斑疹之法，湿热内蕴以透发白㾦之法，汗、疹、斑、㾦一出，里证即可向愈。

（七）外病治内：《素问·至真要大论》曰："从内之外者调其内，从内之外而盛于外者，先调其内而后治其外。"凡病发于内而见于外者，当治其内，为外病治内的通则。如停痰积食、瘀滞、气郁或劳倦等见似表外症，其病实在于内，故当治内。又如疮、痒、丹、斑本属外证，实由内因，亦当治内。

然而有因于外邪而见之表证，因素禀不足，不能造汗，徒攻其表，必不能汗解；则当治其内，挟其内，以托透其外，则外证可解。如阳虚之再造散，阴虚之葳蕤汤之类。此外尚有益气养血，增液发表，解郁发表，行水发表，和解发表，等等之类，均系从内以解外之法。更有滋阴垫托、温养垫托等法，皆属外病内治之法。

（八）阳病治阴：《素问·至真要大论》曰："诸寒之而热者，取之阴。"张景岳曰："诸寒之而热者，谓以苦寒治热而热反增，非火之有余，乃真阴之不足也……只宜补阴以配其阳。"[1]王冰曰："壮水之主，以制阳光。"[7]阳胜则热，热者寒之，寒以治阳，治阳不效，其病不在阳火有余，而在于阴水不足，故当滋阴水之不足以配阳。此外，温热病后期，因阳邪消灼致阴液不足，亦不可投寒凉以治阳邪，但当滋养阴液，以救其阴，亦阳病治阴之法。

（九）**阴病治阳**：《素问·至真要大论》曰："热之而寒者，取之阳。"张景岳曰："热之而寒者，谓以辛热治寒而寒反甚，非寒之有余，乃真阳之不足也……但补水中之火。"[1]王冰曰："益火之源，以消阴翳。"[7]阴胜则寒，寒者热之，热所以治阴。今治阴不效，非阴之有余，乃阳之不足，故当治阳助阳，不可以治阴驱阴。此外，寒湿病后期，因阴邪损耗阳气，致阳虚不足，不可再投辛热治阴寒，但当温补阳气以救阳。

（十）**从阳引阴**：从阴根于阳，无阳则阴无以生的概念，于补阴不效之时，当于阳中求阴，从阳引阴。于滋补阴液之中，加入温补助阳，或通阳之品，如景岳左归之类。从阳引阴，多用于阴损及阳之际，滋阴药愈能凝滞阳气，于滋阴之中参以温阳之药，则无凝滞之弊。

（十一）**从阴引阳**：从阳根于阴，无阴则阳无以化的概念，于补阳不效时，当于阴中求阳，从阴引阳。于温补阳气之中，参以滋补阴液之品，如景岳右归、龟鹿二仙胶之类。从阴引阳，多用于阳损及阴之时，温补助阳，愈耗阴液，故当滋补阴液为本，参入温补之品，如桂附八味。然而桂附刚燥，亦易伤阴，后世多用温柔养阳之品，如鹿胶、巴戟、菟丝之类，方合从阴引阳之法。

总之，揆度奇恒为奇病运用奇法的治疗原则，有异于寻常的常病、常法，主要是用于病机转深转重之时。因此运用时，首先在于揆度病情的浅深，病情浅者，仍用常法，只有在病机转深之后，常法无能为力时，才用奇恒之法。

七、标本缓急

《素问·标本病传论》曰："知标本者，万举万当，不知标本，是谓妄行。"辨标本缓急，是辨证病机的必要方法之一；在论治立法时，又是立法的重要原则。"治病求本"是求病机之根本，是对症状而言：病机为本，症状是标。病机对病因而言，病因是本，病机是标。同样病机形层是本，病机态势为标。原发病机为本，转变病机为标。因此，此处的"本"，与求本的"本"，其含义不尽相同。辨析病机的标本缓急，确立治疗法则，是立法的重要原则。

《素问·标本病传论》云："有其在标而求之于标，有其在本而求之于本，有其在本而求之于标，有其在标而求之于本。故治有取标而得者，有取本而得者，有逆取而得者，有从取而得者。""在标而求之于标"，如各种外症的外治法；"在本而求之于本"，与"在标而求之于本"，均系常规的治病求本法则。唯"在本而求之于标"的含义有二：一是《内经》以先后分标本，先病为本，继病为标，如原发证未解，新转变之证，当先治之。又如仲景云："夫病痼疾加以卒病，首当治其卒病，后乃治其痼疾也。"（《金匮要略·脏腑经络先后病脉证》）二是以急重之标症，先取外治之法，即各种应急措施，以解其危急。《此事难知》曰："凡所谓急者当急去之，此治客以急也。"

其次"急则治标，缓则治本"，也是《内经》的标本原则。《素问》所列有九条均从本治，仅两条"中满"与"小便不利"从标治。张景岳曰："盖此二者，亦不过因其急而不得不先之也。又如《素问·阴阳应象大论》曰：治病必求于本。观此必字，即中满及小大不利二证，亦有急与不急之分而先后乎其间者，此则圣人治本治标大义，可洞悉矣。"[1]由此可知，治本仍是立法的常规，只有病性紧急的情况下才采取治标。如病机中的闭、厥、脱等变证，或足以导致闭、厥、脱的严重症状，如大热、大汗、大胀、大痛、大喘、大泄、大吐、大出血、二便不通之类，均应当急则治标。治标之法，即急救之法，亦与对症治症有本质不同。凡危及真气之急暴重症，才是治标急救的对症。张景岳曰："奈何今之医家，多不知求本求标、孰缓孰急之道，以故治标者常八九，治本者无二三，且动称急则治其标，缓则治其本，尚不知孰为可缓，孰为最急，颠倒错认，举手误人。"[1]《伤寒论》91条曰："伤寒，医下之，续得下利清谷不止，身体疼痛者，急当救里；后身疼痛，清便自调者，急当救表也。"下利清谷不止，虽后发之标症，为急也，可危及真气，故当先救。身疼痛之表证，虽为先发的本证，但其势缓不危及真气，所以可后治。

以邪正而言，一般以正气为本，邪气为标。而在具体运用时，又当视病机性质而定。如实证，为邪气有余，邪气伤正，就应以邪气为本，正气为标。如风寒伤肺，就是风寒为本，肺气为标。《素问·标本病传论》曰："病发而有余，本而标之，先治其本，后治其标。"如系肺虚招受风寒，为正气不足，以致发病，则以正气为本，邪气为标。《标本病传论》曰："病发而不足，标而本之，先治其标，后治其本。"可见治本治标，都是以祛邪气为先，然后再理正气。以邪气非体内应有之物，必先速驱出体外，再调理正气，否则邪留一分，即正伤一分。

江含徵曰："治病当知标本矣。然犹不可不知标中之标，本中之本，如脾胃虚而生湿热，是虚为本，湿热为标也。至湿热下流膀胱之气化不利，是湿热为标气化不利为标中之标。至气化不利逆而上行，嗌塞喘逆，又标中标之标也。推此而逆求之，则本中之本亦可得矣。"[8]即如闭脱同见之候，同属实证中转变之标证，因邪盛内闭，以致正气不支而同时出现脱绝，是脱证，为标中之标，闭虽为急候，而因闭致脱又是急中之急候，正气一脱，即不复还，故当急中之急，当先固脱，再开其闭。

八、三因制宜

因时、因地、因人制宜，也是立法的一大原则。疾病的发生，因时、因地、因人而异，而疾病治疗自当三因制宜。三因既影响着疾病的发生、发展、变化，自然也能左右着对疾病的治疗，所以在立法之时，除治病求本之外，也当三因制宜。《素问·病能论》也称"同病异治"，即同一病证，发生在不同时、地、人，便有不同的治法。

（一）**因时制宜**：按照《内经》的要求是"必先岁气，无伐天和"。即在进行治疗时，应首先考虑当年的运气，要求"用寒远寒，用凉远凉，用温远温，用热远热"。其实于临床并不如此机械。李东垣还提出："如春时有疾，于所用药内加清凉风药，夏月有疾加大寒之药，秋月有疾加温气药，冬月有疾加大热药。"[9] 更属无稽之谈。《素问·八正神明论》所说："天寒无刺，天温无疑，月缺无泻，月满无补，月郭空无治"等等，只是立法因时制宜应该注意的条件，决非绝对的原则。

根据季节气候，来调整立法，才是因时制宜应遵守的原则。如春季风与温，夏季暑与湿，秋季燥与凉，冬季的寒，还有因夏月因热贪凉，冬月因寒近火，都应于立法时参考，但仍需以见症为准。

炎夏多汗易汗，则宣表不可过峻，严寒皮肤致密，内热不易外达，应兼宣透。雨季多湿，多兼通阳化湿。亢旱气燥，多兼清润护津。气湿少用滋腻，气燥少用燥热。但都只能作为立法时的参考，还需以证候为准。

（二）**因地制宜**：《素问·异法方宜论》载："黄帝问曰：医之治病也，一病而治各不同，皆愈何也？岐伯对曰：地势使然也。"《素问·五常政大论》曰："地有高下，气有温凉，高者气寒，下者气热……西北之气，散而寒之；东南之气，收而温之，所谓同病异治也。"并有五方之论，从地势、天气、人事最后论及常发病，是从全国地域划分的，为历来论述的依据。但是否确为医生立法处方的准则，还有待考察。详附表1-4-13：五方病治不同（《素问·异法方宜论》）。

表1-4-13　五方病治不同

地域	地势	天气	人事	病治
东方	鱼盐之地，海滨傍水	天地之所始生	食鱼嗜咸，安其所处美其食，黑色疏理	使人热中，痈疡，宜砭石
西方	金玉之域，沙石之处水土刚强	天地之所收引，多风	陵居，不衣而褐荐，华食脂肥	病生于内，宜毒药
北方	地高	天地之所闭藏，风寒冰冽	陵居，乐野处而乳食	脏寒生满，病宜灸焫
南方	地下，水土弱	天地之所长养之所，处雾露之所聚	嗜酸而食胕，赤色致理	挛痹，宜微针
中央	地平以湿	天地之所以生万物	食杂不劳	痿厥寒热，宜导引按蹻

由于时代的变迁，环境以及生活习惯、居住条件、食品结构等等的改变，必然导致气候、体质的改变，因此古代的论述，仅可作参考。

从现代条件出发，在立法所应遵守的因地制宜的原则，只能从居住条件为考察对象。即居住平地或低洼者，多受湿；高山多寒，平房受暑，高楼受寒，《素问·五常政大论》中"高者气寒，下者气热"，还是有参考价值的。居住西北既易受寒，亦易受暑，寒宜散之，暑宜清之，《素问·五常政大论》曰"西北之气，散而寒之"是有道理的。居住东南，既易受凉，亦易受热，热则汗泄，津液耗散，故《素问·五常政大论》曰："东南之气，收而温之。"受凉当温，耗散当收，也有一定道理。临床还应以见症为准。

（三）**因人制宜**：人有老幼男女之分，老人多虚，少壮多实，男人多火，妇人多郁，小儿气血未充，脏腑娇嫩，易寒易热，易虚易实。吴又可谓："老年慎泻，少年慎补，亦有年高禀厚，年少赋薄者，又当从权，勿以常论。"[4] 可作立法时参考。

体质差异，却是立法时必须遵守的因人制宜的原则。阳体多火，受邪多从火化，用药宜慎燥热。阴体多寒，受邪多从水化，用药宜慎寒润。瘦人多火，肥体多痰，瘦人多血虚，肥胖多气弱，都是立法所当顾及。

此外妇人经、产、哺乳之期，慎用大寒大热之法。胎前更当禁用攻下、逐瘀、滑利、走窜之品。毒药亦当禁用。

引用文献

[1] 张介宾.张景岳医学全书［M］.北京：中国中医药出版社，1999：184，189，196，202，247，586，896，1575.

[2] 刘洋.徐灵胎医学全书［M］.北京：中国中医药出版社，1999：124.

［3］郑洪新.周学海医学全书［M］.北京：中国中医药出版社，1999：251.

［4］吴有性.温疫论［M］.北京：人民卫生出版社，1990：39，47.

［5］吴鞠通.温病条辨［M］.福州：福建科学技术出版社，2010：149.

［6］陈熠.喻嘉言医学全书［M］.北京：中国中医药出版社，2000：376.

［7］张登本，孙理军.王冰医学全书［M］.北京：中国中医药出版社，2006：435.

［8］江之兰.医津一筏等合集［M］.太原：山西科学技术出版社，2010：2.

［9］李杲.金元四大家医学全书·脾胃论［M］.天津：天津科学技术出版社，1994：599.

第二节　治法

治法，是在治则指导下，拟订的具体治疗方法；是以证候为依据，以治则为前提，针对证候的病因、病位、病机的辨证分析，根据治则的原则性指导，制定相应的治疗措施，是为治法。传统的立法，有从病因立法，如疏风、散寒、燥湿、清暑，以及化痰、消食之类；有从病位立法，如宣肺、清心、健脾、平肝、补肾之类；有从病机立法，如宣郁、疏滞、开闭、固脱之类；还有从主症立法，如发汗、止汗、止泻、止咳、降气、定喘，以及止呕、止血、止痛之类。如此对一具体证候，必然显得零乱，如对"肺卫风寒证、清阳郁遏候"，就可以有疏风、散寒、宣肺、泄卫、止咳等治法，因此只有从病机立法，才能综合各种立法，制定统一的治法。即以宣发阳气为法，既包含有发散风寒、宣发肺卫，而又有可达到解表止咳的效果，才符合《内经》"谨守病机""治病必求于本"的精神。

古代有汗、吐、下三法，后发展为汗、吐、下、和、清、消、温、补八法。程钟龄曰："一法之中，八法备焉；八法之中，百法备焉。病变虽多，而法归于一。"[1]后世医家发现"八法"并不能满足临床治法的需要，因而有增入升、降法，有增入固、因法，近代有增添活血化瘀法的，但仍不能形成一个统一的完整治法体系。

唐代陈藏器将药性归纳为：宣、通、补、泻、轻、重、滑、涩、燥、湿十种，后世称十剂。后有宋代寇宗奭增入"寒可去热，热可去寒"为十二剂。明代缪仲淳更加升、降为十四剂。徐思鹤则增入调、和、解、利、寒、温、暑、火、平、夺、安、缓、清、淡等为二十四剂。既概括了药性，便于使用，又与病机密切对应，被后世不少医家引用为临床的具体治法。因而以此为基础，从病机的性、质、态、势入手，归纳为：宣、透、疏、散、通、利、导、泄、温、清、润、化、升、降、开、固、滋、补、和、养二十大法。以这二十大法为纲，从实际出发，排列组合成六十三类，再随因、随位组成具体方法，这样便有章可循，便于整理各家经验，得以对证候进行最佳系统控制，使治法规范化。

宣、透、疏、散是针对表里郁滞诸证而设。郁证初起，病轻法亦宜轻，即当用轻宣之法，即《素问·阴阳应象大论》中"因其轻而扬之"。外宣皮毛，内宣阳气。郁而滞者，在表宜散，升扬发散以除之，即所谓"其有邪者，渍形以为汗，其在皮者，汗而发之"。在里或兼里者则宜疏法，外疏腠理，内疏气血，使表里郁滞之邪，从外则汗解，从内则二便自行。邪气内陷蕴伏于表里，当先用透法，使陷伏之邪，透达于外而解。

表1-4-14　宣、透、疏、散治则

郁滞	郁轻	**宣**	轻宣	宣表法，宣畅气机法，宣发阳气法，宣降法
	郁表	**散**	发散	散表法，散发水饮法，散毒法
	兼里	**疏**	疏利	疏表法，疏利气机法，疏利血络法，疏利气血法
	陷伏	**透**	透达	透表法，透里法（透热法），托透法

通、利、导、泄是针对滞结诸证而设。痞塞不通者，用通法以疏通之，即《素问·至真要大论》"逸者行之"之法。滞结不行者，用利法以畅利之，亦"留者攻之"之法。坚结不散者，用导法以消削之，即"坚者削之"之法。实火蕴伏者用泄法，以泄泻于外。

表1-4-15　通、利、导、泄治则

滞结	痞塞不通	**通**	疏通	通气法，通阳法，通血法，通补法
	滞结不行	**利**	畅利	清利法，淡利法，滑利法
	坚结不散	**导**	消导	导痰法，导水法，导积法，导瘀法
	实火蕴伏	**泄**	泄泻	宣泄法，发泄法，通泄法

温、清、润、化是针对无形之寒、热、燥、湿之邪蕴伏于里而设。凡阴寒之邪则当温之，阳热之邪则当清之，燥邪则当润之，湿邪则当化之。寒者热之，凉者温之，热者寒之，温者清之，燥者濡之。唯化之一法，不仅化湿，且能化有形之痰、饮、食、虫、瘀血。

表1-4-16　温、清、润、化治则

蕴伏	寒	温	温热	温热法，温燥法
	热	清	清凉	清解法，清凉法，清泻法
	燥	润	濡润	清润法，温润法，滋润法
	湿	化	消化	清化法，温化法，消化法

升、降、开、收是针对正气的升、降、开、合失常之证而设。凡阳气不能上行者皆当用升法。但阳气上升太过，甚则有冲逆之势者，则又当用降法。邪盛以致闭塞不通者，则宜开法。正虚以致滑脱失禁者，宜用固法。

表1-4-17　升、降、开、收治则

正气	不陷	升	升举	升散法，升提法，升补法
	上逆	降	降逆	寒降法，沉降法，镇降法，潜降法
	闭塞	开	开窍	辛开法，香开法
	滑脱	收	收固	收涩法，收敛法，固脱法

滋、补、和、养是针对正气虚弱之证而设。津液、精血等阴虚之证，则用滋法。阳、气不足之证，则用补法。虚、实、寒、热、燥、湿、表里夹杂之证，不能单行补泻者，则用和法。又有虚不受补，邪不任攻之证，则宜用养法，平补平泻。

表1-4-18　滋、补、和、养治则

虚损	阴虚	滋	滋补	滋养法，滋填法
	阳虚	补	温补	甘温法，甘热法
	表里寒热 虚实错杂	和	调和	和解表里法，调和阴阳法，和解燥湿法 和解寒热法，和解虚实法，调和气血法
	虚不受补	养	缓养	温养法，清养法

一、宣法

凡用轻浮之品，或味辛、气香，性具升扬之药，以达到外宣皮毛，内宣气机，上宣清窍为目的的方法，称为宣法。适用于表里郁遏的证候，取《素问·阴阳应象大论》"因其轻而扬之"的原则，亦因势利导之法，因其作用于病位不同，可分为宣表、宣里、宣畅表里之法。宣法与其他方法合用，又有宣散、宣疏、宣透、宣泄、宣通等法。

（一）宣表法

宣表法为最轻的解表方法，用辛、香之轻剂以宣解表分郁遏的风、寒、暑、湿，适用于"卫气失宣"之候，有发汗、透疹、宣窍、解热的功效，属于古代八法的汗法之例。

选药：①辛温宣表，适用于风寒郁表：荆芥、防风、苏叶、葱叶。②辛凉宣表，适用于风热郁表：薄荷、桑叶、蝉衣、淡豉、木贼、西河柳。③苦辛宣表，适用于风湿郁表：苍术皮、羌活、防风、威灵仙。④芳香宣表，适用于暑湿郁表：藿香叶、佩兰叶、香薷、苏叶、青蒿。

用法：①药味宜少，药量宜小。②急煎取气，温服。③温覆避风。④忌食油腻、生冷。

适应：①风、寒、暑、湿、燥邪外冒肺卫的轻证。②风热发疹，或麻疹欲出未出之际。

（二）宣畅气机法

系宣里之法，用轻浮或辛、香、宣扬之品，以宣展上中肺胃之气机，或取极苦、极咸之品，以涌吐之，可畅解气分的郁遏，适用于肺胃气机不宣诸候，具有宽胸、启膈、治咳、平喘、开胃、止呕之效，涌吐法更有除壅宣窍之用，并可作取汗，或行水通便之用。

选药

1. 宣肺气：①轻宣肺气：瓜蒌皮、桔梗、桑叶、马兜铃、紫菀、前胡、马勃、通草、南沙参、蝉衣、牛蒡子、芦根。②宣发肺气：麻黄、陈皮、苏叶、防风。

2. 宣胃气：①芳香宣胃：藿梗、苏梗、佩兰、石菖蒲、陈皮、郁金。②辛香宣胃：白蔻仁、砂仁、檀香、绿萼梅、厚朴；涌吐宣胃：瓜蒂、炒盐。

用法：①药味宜少，药量宜小。②急煎取气。③饭前服用，忌食油腻、滞气之物。④涌吐，服后不吐，用鹅翎探吐。

适应：①邪气郁滞于肺胃不得宣畅，症见胸脘痞闷，咳逆不爽，甚则气逆似喘，咽喉梗阻咽中痒。②邪郁于胃，胃气失和，症见脘闷连胸，不思饮食，恶心欲呕，或食滞上脘，气塞至咽。

（三）宣发阳气法

为宣达表里阳气之法，取辛香、温热、轻扬之品，以宣发郁遏的阳气，既可使里阳宣畅，亦可使表阳宣达，适用于上中焦阳气郁遏之证。具有通达阳气，祛除风、寒、暑、湿之郁遏，可作发汗、透热、行水、蠲饮之用，亦可回厥止痛。

选药：①宣发表阳：桂枝、苏叶、香薷、葱白、羌活、麻黄。②宣发清阳：桂枝、细辛、川芎、荆芥、防风、白芷、羌活、僵蚕、辛夷、葱白。③宣发心阳：桂枝、肉桂、石菖蒲、白蔻仁、细辛。

用法：①药味宜少，药量宜小。②急煎取气，或后入。③温服避风，温覆取汗。④忌食油腻、生冷。

适应：①凡风、寒、暑、湿等外感阴邪郁遏表里阳气之候，症见形寒肢冷，头身骨节疼痛，麻木，或胸满背痛，或背冷腰冷。②凡痰、湿、水饮、食、瘀郁遏上中，清阳不得宣通之候，症见头痛、胸闷、背寒、肢冷。

（四）宣降气机法

宣降气机法系宣法与降法合用之法，取轻宣与沉降之品，共用以调节上中肺、脾、胃之气机升降，适用于上中焦气机郁滞、气机失降之候，有开胸、消痞、止咳、降气、定喘、止呕、止痛、止泻等功效。

选药：①宣降肺气：麻黄、杏仁、前胡、桔梗、枳壳、苏子、葶苈子、白前、紫菀、瓜蒌、桑皮、贝母。②宣降肺胃：陈皮、半夏、苏梗、枳壳、瓜蒌、薤白、黄连。③宣降脾胃：藿梗、苏梗、砂仁、半夏、白蔻仁、草果、丁香、陈皮、大腹皮、厚朴。④宣降肺脾：苏梗、枳壳、莱菔子、广木香、槟榔、厚朴、黄连。

用法：①宣药宜少宜轻，降药宜多宜重。②久煎取气取味。③饭后进药。④忌食油腻、生冷、滞气之物。

适应：①肺气郁滞，气失宣降之候，症见胸满咳逆，或咳痰不爽，气喘痰鸣，咽阻气逆。②胃气郁滞，胃气不得宣降，症见脘闷嗳噫，或恶心呕吐，或吞酸吐酸。③脾气郁滞，中焦失其宣降之权，症见腹满腹痛，呕吐泄泻，或吐利交作。

二、散法

凡用味辛气香，具有升扬散发性能的药物，以达到外能开发皮肤腠理，内能泄越津液使之汗出的方法，称为散法，即古八法中的汗法。较宣法中的宣表法更为峻重，用以治疗风、寒、湿、水郁闭于肌腠表分的证候，即《素问·阴阳应象大论》所谓"其有邪者，渍形以为汗""其在皮者汗而发之"之法。按其作用可分为散表发汗法、发散水饮法、散毒消毒法。

（一）散表法

散表发汗法，或称发表法，即《伤寒论》中正统的发汗法，凡风、寒、湿阴邪郁闭卫阳之候，均可用以开发腠理，祛邪外出，使之汗出热退，即《素问·生气通天论》所谓"体若燔炭，汗出而散"之法。取药为辛甘温热，气香性散之品，即取《素问·阴阳应象大论》所谓"辛甘发散为阳"之义，除口服温覆取汗者外，古代尚有药浴之法。

选药：①发散风寒：苏叶、葱白、桂枝、麻黄。②发散风湿：羌活、防风、苍术、威灵仙。③发散寒湿：藿香、紫苏、苍术、香薷、羌活、麻黄、桂枝。

用法：①药味宜少，药量略重。②急煎取气，或先煎取味。③温服，温覆取汗，忌食生冷油腻。④药后加服热水、热粥助汗。

适应：①外感风、寒、湿邪，郁闭卫阳之表分重证，症见恶寒发热无汗，头痛身疼，骨节疼痛身重，甚则筋脉拘急、搐搦，角弓反张。②风寒湿邪，郁闭肌腠、筋脉、经络之间，而症见肌肉、筋脉麻痹木重。

（二）发散水饮法

发散水饮法，为消肿之汗法，即采用辛温香燥、发散之品，或参以清凉，以开泄腠理，使泛溢于皮肤之水饮，从毛窍化汗外泄，即《素问·汤液醪醴论》所谓"开鬼门"之法，其实系开魄门法，以肺藏魄，宣肺开腠，使水饮就皮毛外出，适用于上肿，即头面浮肿，所谓"上肿多风宜汗"。如肿势太盛，仍当参以淡利之品，以分消其势。

选药：①温散水饮：麻黄、桂枝、细辛、附子、苍术。②清散水饮：荆芥、防风、苏叶、紫萍、石膏、木贼。

用法：①药味宜少，药量略重。②久煎取味。③温服，温覆取汗。④忌食生冷、油腻、厚味。

适应：①寒水泛肺，肺失宣降之候，症见：咳嗽气逆，面浮目肿，胸满短气，痰水清稀。②风水泛滥皮肤，津气郁滞之候，症见面浮身肿，小便不利，或头昏头痛，或咳嗽气逆。

（三）散毒法

散毒消毒法，为外科之汗法，痈毒、疮毒系内热，为外受风寒湿邪郁遏，滞于营卫，不得发泄，凝变为毒，当毒发之初，营卫郁滞之际，以味辛气散之品，以开发腠理，疏泄营卫，使郁滞之邪从汗而泄，以达到消散痈疮的目的。如郁火太重当兼以凉泻清解之品，以收外散内消之效。

选药：①温散消毒：麻黄、浮萍、羌活、独活。②清散消毒：荆芥、防风、薄荷、蝉衣、僵蚕、牛蒡子、连翘、白芷。

用法：①药味可略多，药量亦可略重。②急煎取气，亦可久煎取味。③温服或冲水酒以助药力，疮在上先酒后药，在下先药后酒。④忌食生冷、油腻、动火、生风、发毒之物。

适应：①痈疡初起，营卫郁滞之候，症见恶寒发热，头痛身热，舌红苔白，或舌淡苔黄，脉浮数。②疽毒初起，不红不热，麻木钝痛。③疮疹遍体，瘙痒异常。

三、疏法

凡用苦辛之味，具有疏利作用的药物，用以外疏肌腠，内疏气血，以达到表里郁滞之邪，从外则自汗而解，从内则二便而行，亦表里双解之轻便常法。即《素问·至真要大论》所谓"逸者行之"之法，常与通、泄、化、散、利等法合用。

（一）疏表法

疏表法，亦解表法之类，较宣表法为重，较散表法则缓，适用于外邪郁滞于肌腠、经络之间，或因里气不畅，或因正虚无力，致使外邪不得速解，所以除用表药之外，常兼用疏利气机，或扶正之药，以助疏表之力，达到解利肌腠、疏利经络之效，虽不责其汗出，但常常自汗而解。

选药：①疏散腠理：荆芥、防风、苏叶、羌活、香薷、桂枝、葛根、赤芍、麻黄。②疏利经络：麻黄、桂枝、防风、防己、羌活、附子。③疏利枢机：柴胡、赤芍、生姜、大枣、半夏、青蒿。

用法：①药味可多，药量略重。②久煎取味。③温服，或加温覆取汗，或服热汤助汗。④忌食生冷油腻。

适应：①外感风、寒、湿邪留滞于肌腠，营卫运行迟滞，症见恶寒发热，或寒热交作，日发二三次，不得汗出，头痛体酸。②风、寒、湿邪留滞于经络之内，症见肢体麻木沉重，甚则不仁不用，偏瘫。③外邪郁于腠理，枢机郁滞，转枢不利，症见寒热往来，头痛不食。

（二）疏利气机法

疏利气机法为疏利里滞法之一，取辛苦气香，能升能降之品，以流利气机，用于里分邪滞之候，使脏腑气机以复其升降出入之常。具有消痞除满、解胀止痛、止咳止泻等作用，但不同于"化"法，疏法以疏利无形之气滞为主，化法则以消化有形之实邪为主。

选药：①疏利肺气：麻黄、紫苏、杏仁、防风、桔梗、枳壳、陈皮。②疏利肝气：柴胡、青皮、枳实、川楝子、橘核。③疏利胃气：苏梗、藿梗、草果、陈皮、二芽、鸡内金。④疏利脾气：厚朴、枳实、炒萝卜子、大腹皮、木香、槟榔、山楂炭。⑤疏利肾气：小茴、川楝子、胡芦巴、荔核、刀豆壳。

用法：①药味宜多，药量可重。②久煎取气取味。③饭后服用。④忌食生冷、油腻之物。

适应： 内外之邪郁滞于脏腑之证：①滞肺：胸满气喘，咳痰不爽，或胸痞短气。②滞肝：胸胁脘腹气胀满，窜痛，尤以右上腹连胁背为甚，或黎明腰胀痛，或少腹胀痛。③滞胃：中脘痞满胀痛，不食恶食。④滞脾：腹满胀痛，大便不畅，里急后重。⑤滞肾：小腹胀满引睾丸，或腰胀痛。

（三）疏利血络法

疏利血络法，即行血法或活血法，即用苦辛入血入络、活血行血之品，或行经活络之品，以疏利络血，助其运行，适用于血络郁滞，血行不得流畅之候，属于祛瘀之轻剂，有活血化瘀、消肿止痛之效。

选药： ①行血活血：桃仁、红花、三七、蒲黄、五灵脂、乳香、没药、月季花、凌霄花、玫瑰花、赤芍、生地、鳖甲、郁金、姜黄、丹皮、苏木。②行经活络：大活血、茜根、白茅根、鸡血藤、络石藤、路路通、鬼箭羽、地龙、威灵仙、秦艽、丝瓜络、橘络、旋覆花、新绛、降香、紫金皮、海桐皮。

用法： ①药量宜重，药味可多。②久煎取味。③忌食腥荤、油腻、酸敛、辛辣、厚味、动火之物。④药后少量饮水酒以助药力，或加水酒、酒水同煎。

适应： ①血滞不行，或血行不畅，症见：疼痛如刺，痛处不移，或肿硬红热，或痛处拒按。②血络郁滞，气血不和，症见：肢体疼痛如刺如割，或麻痹、木痛，或青紫斑点。③因跌仆打压致肌肤青紫肿痛。

（四）疏利气血法

疏利气血法，即疏利气机与疏利血络合法，适用于气血郁滞之候，用行气行血之药，共奏流利气机、畅利血行之效。以气为血帅，气行则血行，气滞则血瘀，是故疏利气血法，重在疏利气机，参以行血活血之品，具有消胀除满、止痛之效。

选药： ①流利气机：木香、乌药、柴胡、厚朴、青皮、枳实、川楝子、苏梗、陈皮、苍术、香橼皮、绿梅花、香附。②行血活血：当归、赤芍、川芎、生地、桃仁、红花、泽兰叶、玫瑰花、茜根、降香、苏木、丹皮、益母草、玄胡索。

用法： ①药味宜多，药量宜重，行气药宜多，行血药宜少。②久煎取气取味。③忌食生冷、油腻，滞气动火之物。

适应： ①气血郁滞之候，胸、脘、腹、胁、少腹胀满疼痛，或气窜作痛，或疼有定处，疼痛拒按。②妇人月经不调，血少色黑，且多瘀块，少腹、小腹连腰胀痛。

四、透法

透邪外达之法为透法，采用气轻味淡、轻灵活泼之品，以透达蕴伏于肌腠，或里分气、营、血内之邪，使之外达皮毛而解，有类于古八法中之汗法。凡外邪内陷，或里邪蕴伏，均当用透法，使外陷之邪仍透发于外；内伏之邪亦可拨动灵机，透出于外而得解散。唯透法虽为祛邪之法，如因素禀体弱，正虚无力托邪外出者，又当兼以扶正垫托，有利于祛邪外达，是以补助透、透补同用之法。同样具有透汗、透疹、透斑、透痦之效。

（一）透表法

透表法，亦解表之法，凡邪郁于肌腠，或外邪内陷，或里邪出表，蕴伏肌腠之间，不得外达者，均可用味辛气轻，芳香轻扬之品以透发之。使之从汗透，或疹透，或斑透而解，有同于宣表之法，但药味可重，更可参以解肌活络之品，以助其透发。

选药： ①透达风寒：荆芥、防风、麻黄、苏叶、桂枝、羌活、葱白、生姜、赤芍。②透达风热：苏薄荷、蝉衣、桑叶、葛根、牛蒡子、前胡、连翘、银花、西河柳。③透达风湿：羌活、独活、苍术皮、防风、蚕沙、路路通。④透达暑湿：佩兰、藿香叶、香薷、青蒿、苏薄荷、滑石、通草。⑤透达郁热：石膏、芦根、苏薄荷、葛根、桂枝、麻黄。

用法： ①药味宜少，药量可略重。②急煎取气。③温服，或加温覆取汗，或服热粥以助汗。④外用药汤如芫荽子、葱头之类冲洗，热浴以透疹。⑤药后避风，禁食生冷油腻之物。

适应： ①外邪留滞于表，症见：时而形寒，时而燥热汗出，或风疹欲透不透，或瘾疹时隐时现。②外邪陷里，症见：恶寒或发热，身痛，或疹疖内陷，或呕或利，或腹痛，或泻痢，里急后重。③里邪出表，症见：发热无汗，呕恶烦躁，足冷，或疹痦欲出不出，隐隐于皮下。

（二）透里法

透里法，实为清里透表法，以清里之药，作透表之用，或称清透法，适用于温热之邪蕴伏于里，不得透达者，以轻、清、灵活之品，拨动邪机，略参宣表解肌之味，助邪外达，使之由血转营，由营转气，然后外透于肌表而解，或从汗解，或从斑、从疹、从痦而解。

选药：①清气透热：生石膏、芦根、淡竹叶、牛蒡子、通草。②清透湿热：佩兰、豆卷、滑石、藿香叶、通草、细辛、白蔻仁、赤豆衣、生薏苡仁、青蒿、苍术。③清营透热：犀角、生地、芦根、连翘、银花、荷梗、石膏。④凉血透热：生地、丹皮、赤芍、茅根、银花、苏薄荷、荆芥穗、紫草。

用法：①药味可多，药量宜重。②久煎取味。③多汁频服，或日四~六次服。④忌食香燥、辛辣、动火之品。

适应：①燥热蕴伏气分，症见：壮热口渴饮冷，多汗如蒸，烦躁不寐，舌红苔黄少津，脉洪大而数。②湿热蕴伏气分，症见：蕴热不退，朝轻暮重，发热反感舒适，舌红苔黄厚腻，口渴不喜饮，或喜温饮，脉濡数或弦数。③热邪蕴伏营分，症见：发热夜甚，心烦不寐，时有谵语，口干不渴，舌绛少津，无苔，脉濡数。④热邪蕴伏血分，症见：夜热烦躁，舌赤无苔，脉弦细数。

（三）托透法

体虚邪轻，蕴伏之邪难以透达，则用托透之法，即视其气血阴阳之不足，以补其正气为主，略兼透发之品，扶正托邪，使正气旺盛，垫托伏邪外透，或从战汗，或发疹、斑、痦、疮、痘而解，是以补助透之法。

选药：①益气托透：黄芪、人参、白术、茯苓、甘草、苏叶、桂枝、麻黄、羌活、荆芥、防风、薄荷、柴胡、葛根。②养血托透：黄芪、当归、白芍、熟地、麻黄、桂枝、防风、羌活、荆芥。③增液托透：生地、麦冬、玄参、玉竹、石斛、沙参、西洋参、薄荷、葱白、芦根。④助阳托透：附子、干姜、肉桂、细辛、麻黄。⑤温养托透：熟地、附子、枸杞子、山茱萸、麻黄、鹿胶、桂枝。⑥滋阴托透：熟地、山茱萸、白芍、麦冬、阿胶、桂枝、麻黄。

用法：①以扶正药为主体，略参1~3味透达之品，扶正药量宜重，透表药量宜轻。②先煎久煎补药取味，后下透药取气。③温服，多服。④持久服用，以邪达为效，中病即止。⑤忌食生冷、动火之物。

适应：正虚邪陷，虚多邪少，正虚无力托邪外出，症见：微寒微热，或蕴热不退，或形寒凛凛，身重身疼，或头痛头昏，或咳逆不爽，或脘闷欲呕，或始终无汗，或痦疹欲达不达，或痦出枯瘪，或疮疹倒靥。

五、通法

通法为通行气血之法，凡气血郁滞，以致痞塞不通之候，均当用气味俱厚之药以通利之，亦《素问·至真要大论》所云"逸者行之"之例。较疏法为峻，但通多兼疏，故有疏通之称，专为里实证候而设。按郁滞痞塞层次不同，有通气、通血、通阳之分。此外，尚有久病致虚，或因虚致实之证，又有通补合用之法，以补助通，或以通为补之通补法。

（一）通气法

通气法为通利气机之法。用于气分郁滞，壅塞不通之重证，取气香味辛，气味俱厚，质地沉重之品，以通行郁滞，流利气机，有除壅消痞、宽胀定痛之效，所谓"通则不痛，痛则不通"。郁滞之证，疏之不效，即当通利，但郁滞有寒热之分，故通利亦有温通、清通之别。

选药：①温通：广木香、沉香、厚朴、附子、干姜、肉桂、草果、梭罗子、小茴香、胡芦巴、高良姜、香附、巴豆。②清通：川木香、莱菔子、槟榔、乌药、枳实、大黄、川楝子、橘核、荔核、青皮、刀豆子。

用法：①药味宜多，药量宜重。②久煎取气味俱全。③顿服。④忌食生冷、腻滞或动火之品。

适应：①实邪郁滞，气机不通，症见：脘腹痞满胀痛，得暖嗳或矢气则松。②实邪壅塞，腹满胀痛，大便不通，或里急后重。

（二）通阳法

通阳法，为宣通阳气之法，适用于邪气郁滞，阳气不得宣通之候，然通阳之法，当视病因而定。由于阴邪郁滞不通者，当用温通；因于阳邪郁滞不通者，则当凉通；因于湿热之邪郁滞不通者，又宜淡通以分解其湿热，即叶天士曰："通阳不在温而在利小便"[2]，即淡通之法。取药虽有寒热之分，但总宜味辛性扬之品，则具宣通之功能。

选药：①温通：桂枝、苏梗、老葱、细辛、干姜、附子、肉桂、川椒、吴茱萸、半夏、厚朴。②清通：石膏、大黄、枳实、厚朴、柴胡、赤芍。③淡通：通草、茯苓、猪苓、泽泻、甘草、滑石、木通。

用法：①药味可多，药量宜重。②久煎取味，亦可后加取气。③温服。④忌食生冷、腻滞、动火之品。

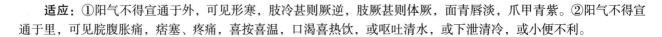

适应：①阳气不得宣通于外，可见形寒，肢冷甚则厥逆，肢厥甚则体厥，面青唇淡，爪甲青紫。②阳气不得宣通于里，可见脘腹胀痛，痞塞、疼痛，喜按喜温，口渴喜热饮，或呕吐清水，或下泄清冷，或小便不利。

（三）通血法

通血法，即通利血络、行血祛瘀之法，取用苦辛入血、活血行血、化瘀祛瘀之品，适用于血络郁滞，瘀滞不行之候，有通络、活络、消痞、止痛之效，较疏血为重，但不及导瘀法峻猛。

选药：①行血通瘀：桃仁、红花、土鳖虫、归尾、赤芍、川芎、降香、三七、苏木、三棱、莪术、五灵脂、蒲黄、王不留行子。②温通血脉：桂枝、肉桂、当归、川芎、赤芍、细辛。③凉血通瘀：生地、酒军、韭汁、白茅根、泽兰叶、益母草、犀角、丹皮、赤芍。

用法：①药味可多，药量宜重。②久煎取味，或研散冲服。③忌食生冷、腻滞、动火之品。

适应：①血滞于络，症见：胸、胁、腰、背疼有定处，或痞、塞、胀、满，或肢节肿硬、疼痛、麻木、沉重。②血滞于里，症见：脘、腹、胁、肋、少腹、小腹痞、满、胀、痛，久痛不移，夜甚于昼，或大便色黑。③妇人经行色黑，瘀块频下，或经闭不行。

（四）通补法

通补法，是滋补与通利合法，适用于气血郁滞，壅塞不通之实证，而兼气血阴阳不足，虚实夹杂之候，或实久致虚，或因虚致实之证，均当采用通补之法，或以补助通，或以通代补，当视病情而定通补之轻重，而取药又当以补而能通，或通中有补之品为宜。

选药：①通补心肝：当归、川芎、丹参、桂枝、茯苓、郁金。②通补肺脾：沙参、人参、麦冬、苡仁、黄芪。③通补脾胃：苍术、白术、枳实、茯苓、厚朴、二芽、鸡内金、木香。④通补肝肾：熟地、当归、白芍、鹿角胶霜、仙茅、淫羊藿、茯苓。

用法：①药味宜多，药量宜重。②久煎取气味俱全。③缓服，久服。④忌食生冷、腻滞之品。

适应：①久实致虚之证，痞满胀痛，久服通利，耗气伤血，损阳消阴，而致气、血、阴、阳不足，而郁滞证象尤存者。②因虚致实之证，以素禀气血阴阳不足，运行无力，以致气血流行迟滞，渐致壅塞不通者。

六、导法

导法为导下结聚，有形实邪之法，取用气味俱厚，质重下行，具有消磨攻导之品，适用于痰、水、食、瘀、虫等有形实邪结聚，消法不能取效之时，遵《素问·至真要大论》："留者攻之""坚者削之"之法，导坚结之积聚下行以除之。属于古八法中之下法范畴，为泻实中峻厉之法，非大积大聚之证，当慎而行之。

（一）导痰法

导痰法，取用苦辛咸降之消痰药味，强攻其痰结之处，适用于老痰顽痰结聚，日久不能消散，而成诸慢性疾病者，具有消痞散肿、攻坚散之效，此外尚能外除由痰积引起的癫、狂、痫、厥、噎膈、反胃、结核、瘿瘤等。

选药：①攻导老痰：礞石、大黄、沉香、玄明粉。②润导顽痰：贝母、海浮石、蛤壳、竹沥、雪羹。③取导结痰：白芥子、南星、半夏、大贝、枳实、海藻、昆布、重楼、毛慈菇、黄药子、紫背天葵。

用法：①药味可多，药量宜重。②久煎取味，或研制丸散。③多服，久服。④体虚者慎用。⑤忌食生冷、腻滞、荤腥之品。

适应：①老痰顽痰内停，症见：咳喘痰黄胶稠，胸满息高，或失心癫狂，或痫厥便闭，或气冲有形。②痰结不化，症见：胸痞脘结，或噎膈反胃，或阴毒漫肿，或结核不痛，或瘿瘤结硬，或四肢麻木而重。

（二）导水法

导水法是选用苦辛泄水之峻药，用于邪水积聚为肿为胀为臌，疏利不效，水势又急之时，用之以导泄邪水，使之从大便或从小便下行，但仅是治标之法，水泄之后，仍当治本。若遇体弱之人，还当以补虚扶正之药间用，即古人之"三补一攻"或"五补一攻"之法。

选药：①消导水肿：商陆、泽泻、防己、茯苓、蟋蟀。②导泄停水：甘遂、大戟、芫花、丑牛。③导泄积水：丑牛、巴豆霜、千金霜。

用法：①药味不宜多，药量由小而渐大。②为散为丸服用，水煎亦当为煮散。③小量可日服二次，量略大只可日服一次，或隔日服一次。④药性峻猛，虚弱之体慎用或禁用。⑤忌食生冷、油腻、酸咸之品。

适应：①水积于肌腠之中，症见：浮肿光亮，甚则皮裂流水。②水积于胸腹，症见：肿胀或不肿胀，但疼痛不移，或有肿块，或辘辘有声，或气喘不能卧。③水积于腹内，症见：单腹胀大，鼓之如鼓。

（三）导积法

导积法系以消磨、驱虫与导泄之品合用，以导下食积虫积。适用于疳臌、虫臌之证，当消化之法治疗无效之时，病重药轻，即当用导积之法，以峻攻其积聚。势缓者当重药轻投，从缓图治；势急者，则当重投以急下之。

选药：①消导热积：楂炭、酒军、枳实、槟榔、鸡内金、莪术、青皮、大腹皮、蟾皮、黑丑。②消导寒积：干姜、酒军、巴豆霜、三棱、莪术。③消导虫积：苦楝皮、雷丸、芜荑、使君子、槟榔。

用法：①药味宜多，药量宜小。②用散剂或丸剂，重药轻投，从缓图治。势急则重剂急攻急下之。③胃口初开，禁止暴食，或食物过饱。④忌食香燥、甜腻、滞气难化之品。

适应：①食积胃肠，症见：腹胀或痛则有包块，或不痛而单腹胀硬，形体消瘦，或能食腹大而形羸发穗。②虫积肠内，症见：腹胀腹痛，或腹内有虫块按之如索状，或按之如蚯蚓蠕动，或结块疼痛不移，大便不通，甚则呕吐蛔虫。

（四）导瘀法

导瘀法是消导瘀血积聚之法。取用攻瘀、消瘀之品，与导下之药，合成消导之方，用于瘀血积聚，不得消散而成痼疾之重证。急则导之从大便而出，缓则导之从二便而利。

选药：①凉导瘀热：酒军、芒硝、生地、桃仁、甘遂。②温导寒瘀：酒军、肉桂、干姜、桃仁。③消导瘀结：水蛭、虻虫、土鳖虫、甲珠、三棱、莪术、三七、守宫、蜣螂、蜈蚣。

用法：①药味可多，药量可重。②煎宜久煎，散剂丸剂宜用酒水各半冲服。③急证重证，宜大剂峻攻急攻；缓证轻证宜丸散小量，从缓图治。药性峻猛，中病即止，体虚者慎用。④忌食生冷、腻滞之品。

适应：①瘀结于里，症见：腹痛，大便色黑，或腹内痞块胀痛，坚硬不移，大便不通，或癥块日久，坚硬不移。②瘀结经络，症见：肢节肿硬疼痛，或麻木不痛。

七、利法

利法是以内利脏腑，外利二便为目的之治法，用以排除热、湿、燥、结、滞之邪。轻则除滞，亦"逸者行之"之法；重则除结为"留者攻之"之法。与通、泄之法，有类似之处，唯通、泄之法，多为急方，以图速效，而利法则系缓方，多从缓图治，非一通为快之法，略有差别。

（一）清利法

清利法，用于火热滞结于脏腑之候，取用辛苦寒凉，性能通利，走而不守之品，用以清解流利，使之从二便而解。但不必强责二便之泄利，但求其畅利，即为得效。

选药：①清利肺气：桑白皮、瓜蒌、贝母、酒军、黄芩。②清利脾胃：黄连、枳实、厚朴、黄芩、大黄、木香。③清利肝胆：柴胡、青皮、枳实、大黄、金钱草、鸡内金、郁金、茵陈。④清利肾气：黄柏、泽泻、车前、木通、瞿麦、萹蓄、滑石。

用法：①药味宜多，药量宜重。②久煎取气味俱全。③多服久服从缓图功。④忌食滞气、动火、腻滞之品。

适应：①火热之邪滞结于脏腑，症见：痞满胀痛外，尚有口苦咽干，口臭龈肿，大便闭结，小便赤涩等火热煎炽之象。舌质必红，苔必黄酱厚腻，脉必弦滑数。②湿热滞结，除见痞满胀痛外，可兼见面目发黄，或全身发黄，小便短赤如油。

（二）淡利法

淡利法即淡渗利湿之法，取用甘淡、渗利下窍之品，具有渗湿利水之效，用于水湿之邪滞结，不得外泄之候，使水湿之邪从小便而利，有燥湿除肿、行水消肿、宣清导浊、通淋宣痹等作用。

选药：①芳淡利湿：苍术、桂枝、白术、苍术、茯苓、猪苓、苡仁、泽泻。②甘淡利湿：苡仁、茯苓、猪苓、通草、滑石、木通。③甘淡利水：茯苓、猪苓、泽泻、木通、桑白皮、姜皮、冬瓜皮、车前、赤小豆。④辛淡利水：附子、桂枝、肉桂、麻黄、茯苓、白术、瞿麦。

用法：①药味宜多，药量宜重。②久煎取味，取汤宜多。③多服久服，以缓图功。④忌食辛热酸咸、动火、腻滞之品。

适应：①湿邪滞结于里，症见：身重腹满，小便不利，甚则淋涩作痛，或癃闭不通，小腹胀满。②湿邪滞结于经络，症见：肢体重着，或肢节重痛，麻木痹痛，或关节肿痛。③水邪郁结，症见：胸腹满胀，或肠鸣辘辘，或足肿跗肿，或周身皮肤浮肿，小便不利。

（三）滑利法

滑利法是润滑利窍之法，取用多汁、多油以润滑窍苗以除燥热之滞结，具有润燥滑窍、除结利便之效，适用于燥热耗伤阴液，以致结滞枯涩不能通利之证，与润法相近，唯润中兼有滑利，略有区别。

选药：①滑利肺窍：瓜蒌仁、麦冬、贝母、南沙参、藏青果、诃子、胖大海、冬瓜子。②滑利大肠：火麻仁、郁李仁、松子仁、瓜蒌仁、杏仁、桃仁、玄参、生首乌、淡大云、当归、油木香、牛蒡子。③滑利溺窍：冬葵子、滑石、石韦、木通、车前草、虎杖。

用法：①药味宜多，药量宜重。②药宜捣碎，久煎多取汤。③顿服，频服。④忌食酸辣、燥热、动火之品。

适应：①肺窍燥热滞结，症见：咳痰黄稠，咯吐不爽，咽喉干燥作痛，声音嘶嘎。②大肠燥热内结，阴液不足，症见：大便干燥，结硬，或下如羊粪，或便闭不通，3~5日甚至10余日不便，干结异常。③水道枯涩，症见：小便不利，或涩痛，或结石不下。

八、泄法

泄法系泄越蕴伏之火热，使之从皮肤或二便外泄而解，即《素问·阴阳应象大论》所云"其实者，散而泻之"之法。包含了古八法中的汗、下两法，但其目的，均在于泄热泄火，其中包括表里两解之所谓双解法。火热之邪蕴伏不得外泄，多由阴邪郁闭于外，阳邪不得泄越，但与清泄多不能解，必兼开其郁闭，蕴伏之火热，方得泄越而解，此泄法之不同于清下之法。

（一）宣泄法

宣泄法为宣解郁遏、清泄火热之法，适用于风、寒、湿、痰外郁，火热郁伏于内，不得外泄之证。外宣内泄，使郁火一举而内外泄越，为双解表里之法，即《素问·阴阳应象大论》所云"其实者，散而泻之"之法，偏重于清泻，略异于偏重于宣发之发泄法。

选药：①宣泄郁遏：藿梗、苏梗、苍术、厚朴、防风、麻黄、升麻、葛根、桂枝、苏薄荷、桔梗、牛蒡子。②清泄伏火：石膏、知母、黄芩、黄连、黄柏、栀子、大黄、芒硝、银花、连翘、赤芍。

用法：①药味清泻宜多于宣发之药，药量清泻药宜重于宣发药。②久煎取气味俱全。③药宜温服。④忌食生冷、腻滞、动火之品。

适应：火热蕴伏于内，外有风、寒、湿、痰之郁遏，虽证见一派阳证，如烦躁懊憹，嘈杂，甚则发狂，大便或闭或溏，小便黄赤，或脘腹胀痛，或龈肿齿痛，或斑疹不透，但其脉多浮大或弦紧，舌虽红苔多白，或苔黄必腻厚，虽无表证阴证，纯投清泻必不能顿挫其火势，此皆为郁火之见象。

（二）发泄法

发泄法较宣泄法为重，以辛散发越为主，合用苦寒清泄，外以发越风、寒、湿邪之郁闭，内以清泄蕴伏之郁火，使郁伏之火热内外分消，或从汗泄，或汗利兼行，即《内经》所谓"火郁发之"之法。

选药：①发泄寒火：麻黄、桂枝、细辛、黄芩、黄连、黄柏、栀子、大黄、芒硝、石膏、滑石、苏叶。②发泄风火：桑叶、菊花、苏薄荷、荆芥、防风、羌活、黄芩、栀子、连翘、牛蒡子、苦丁茶、夏枯草。③发泄湿火：苍术、干姜、附子、栀子、黄芩、黄连、黄柏。

用法：①辛散药味宜多，药量宜轻；苦泄药味宜少，药量宜重。②先煎苦味药，后下辛散药。③药宜温服。④忌食生冷、腻滞、动火之品。

适应：①寒郁火炽之寒火证，症见：恶寒发热无汗，烦躁气逆，或腹满便闭，小便黄赤，或疮疡红肿。②风郁火炽之风火证，症见：头痛身痛，或风疹瘙痒，或齿痛龈肿，口疮舌烂。③湿郁火炽之湿火证，症见：胸脘痞满，烦躁尿赤，大便溏泄。

（三）通泄法

通泄法为通结泄火之法，取辛通或淡通之品，合用苦泄、咸泄之药，使火热内结之邪从大便或二便下泄，即《素问·阴阳应象大论》所谓"其下者，引而竭之"之法，适用于燥火、湿火、寒火、饮热内结之急证。属于古八法中之常规下法。

选药： ①通泄燥火：大黄、芒硝、枳实、厚朴。②通泄湿火：大黄、枳实、厚朴、木通、竹叶。③通泄寒火：附子、干姜、大黄、巴豆、丑牛。④通泄饮热：甘遂、大黄、芒硝、椒目。

用法： ①苦泄、咸泄为主，略兼辛通、淡通。②苦辛淡药宜久煎，或苦泄后下，咸泄药不可煎，以热药汁冲烊即可。③药宜顿服，通泄寒火宜热服。④忌食辛辣、油腻之品。

适应： ①湿火蕴结宜辛苦通泄法，症见：腹满腹痛，大便或秘或溏，小便短赤不利，舌红苔黄胶腻。②燥火蕴结宜咸苦通泄法，症见：腹满胀痛，痞、满、实、燥、坚悉俱，或热结旁流，臭秽黄赤，舌红苔酱黑，干燥芒刺。③寒火蕴结宜苦辛温通法，症见：腹胀满痛，大便不通，甚则急痛拒按，脉却沉细，苔反白滑。④饮热蕴结宜急泻水热法，症见：胸腹胀满痞痛，气喘息促。

九、温法

温法系古八法之一大法，指以温热壮阳之药，以驱除寒湿阴邪，热壮脏腑阳气之法，所谓驱阴回阳，适用于阴寒诸证，即《素问·至真要大论》所云"寒者热之，清者温之"之法。温法尚可以与其他治法合用，如温散、温通、温补、温养等。本法仅为温热祛寒与温燥祛湿两大基本治法。

（一）温热法

温热法，为用辛苦甘热之药，以祛除在里之阴寒，凡脏腑阴寒证，均当用温热法。阴寒内盛，脏腑阳气不振，而成阴盛阳衰之势，温热之法，祛除阴寒即所以救阳衰，故称驱阴回阳之法。

选药： ①温肺：麻黄、黄芪、干姜、细辛、附子、鹅管石。②温胃：干姜、高良姜、白蔻仁、砂仁、公丁香、荜澄茄、草豆蔻、吴茱萸。③温脾：干姜、白术、附子、草果。④温心：丹参、细辛、附子、肉桂。⑤温肝：吴茱萸、肉桂、当归、川椒、细辛、山茱萸。⑥温肾：附子、肉桂、胡芦巴、小茴香、川椒。

用法： ①药味宜简，药量宜重，单刀直入。②久煎取气味俱全。③药宜温服、热服，如药入格拒则当冷服。④忌食生冷、油腻之品。

适应： 阴寒内盛、阳气郁滞之候，症见：恶寒战栗，四肢厥逆，胸腹胀痛，大便泄泻，或呕吐，或呃逆，或肢节疼痛，或气喘不能平卧，或胸闷胸痛，心悸惊惕，脉必沉细，舌必淡白。

（二）温燥法

温燥法为驱除阴湿内盛，以通阳气郁滞之法。适用于脾肾阳气为寒湿所困之阴证，取用苦辛燥热之品，即"水流湿，火就燥"之意，以除内盛之水湿而救衰败之阳气。

选药： ①燥脾：苍术、白术、干姜、厚朴、草果、茯苓。②燥肾：川椒、附子、肉桂、泽泻、茯苓、仙灵脾。

用法： ①药味可多，药量宜重。②久煎取气味俱全。③温服。④忌食生冷、油腻之品。

适应： ①中焦湿胜，阳气郁滞，症见：脘腹胀满，呕吐便泻，或腹痛，吐泻交作，或便溏。②下焦湿胜，肾阳不振，症见：足跗浮肿，或足冷，腹满，大便溏薄，或小腹不仁，下肢痿弱。

十、清法

清法为古八法之一大法，系用寒凉之药以清解入里之温、热、火邪，即《素问·至真要大论》所云"热者寒之，温者清之"之法。适用于温、热、火等阳邪蕴蒸于里，不得外解，蒸灼于气血之内，尚未结实成形，不可清泻之时，唯有清解一法。清法可与他法合用，而为清疏、清利、清泄、清养、清滋等法。

（一）清解法

轻清法或称清解法，为清法中之轻法，与凉解法有轻重之分，即"温者清之"，适用于温邪入里，尚未化热化火之际，仅用轻剂以清透蕴伏之温邪，而不用寒凉重剂，恐遏伏邪机，反不得透解。故其取药为辛甘性凉，质地轻浮，性能活泼之品，以利于温邪透出。

选药： ①轻清气热：瓜蒌、芦根、牛蒡子、栀皮、竹叶、马勃、银花、连翘。②轻清营热：银花、连翘、丹皮、鲜地黄。③轻清血热：银花、生地、地丁草、大青叶、赤芍。

用法： ①药味可多，药量宜轻。②久煎取气味俱全。③取汤宜多，宜频服，或日4~6次服。④忌食辛辣、厚味、油腻、动火之品。

适应：①温邪蕴蒸于气分，症见：发热不退，午后更重，尺肤热甚，口渴自汗，或咳嗽咽痛，舌苔薄黄。②温邪蕴蒸于营分，症见：发热夜甚，烦躁不寐，舌红。③温邪蕴蒸于血分，症见：夜热面赤，或发红疹，或发疮疖，红赤，舌红苔薄。

（二）清凉法

清凉法或称凉解法，或寒解法、寒凉法，即取甘寒或咸寒之品，以清解气、营、血、阴之热邪。即《素问·至真要大论》所云"热者寒之"之法，较"温者清之"之轻清法略重，适用于温邪入里化热之后，轻清之法不能清解，必须寒凉之法以清解之。

选药：①甘寒清气：石膏、知母、芦根、麦冬、竹叶、西瓜翠衣、滑石、寒水石。②咸寒清营：生地、玄参、犀角、丹皮、金银花、羚角。③咸苦凉血：生地、赤芍、丹皮、黄连、黄芩、黄柏、紫草、大青叶、茅根、犀角。④甘咸清热：生地、知母、玄参、白芍、青蒿、银柴胡、胡黄连、人中白、地骨皮、黄柏。

用法：①药味略多，药量可重。②久煎取味。③药煎取汁宜多，顿服或频服，日须4~6次服。④忌食香燥、辛热、油腻之品，宜多食水果及清淡之品。

适应：①热邪蒸灼于气分，症见：大热大汗，大渴引饮，烦躁不宁，脉洪大而数，舌苔黄而干燥。②热邪蒸灼于营分，症见：发热夜甚，口渴不饮水，心烦不寐，甚则时有谵语，舌红绛少津，脉濡数。③热邪蒸灼于血分，症见：夜热心烦不渴，或谵语，或鼻衄，或发斑疹，或齿龈出血，舌赤而干，脉弦数。④热邪蒸灼于阴分，症见：潮热夜热，骨蒸盗汗，手足心热，心烦不寐，神气消索，舌赤，脉弦细数。

（三）清泻法

清泻法或称泻火法，但不同于泄法，是取寒苦沉降之品，以清降脏腑蕴伏之火邪。虽称火邪，仍属无形之火，尚未结实，故仅能清泻，泻之于内，而不可通泄，泄之于外，仍属《素问·至真要大论》所云"热者寒之"之例，系清法范畴，为清泻实火之法。

选药：①清泻肺火：桑白皮、黄芩、芦根、石膏、大黄。②清泻心火：黄连、栀子、水牛角、连翘、竹叶、丹皮、莲心、麦冬。③清泻胃火：石膏、知母、芦根、竹叶、升麻、栀子、大黄。④清泻脾火：黄连、石膏、大黄、白芍。⑤清泻大肠：黄芩、大黄、秦皮、白头翁、黄柏、黄连、槐角。⑥清泻胆火：柴胡、黄芩、龙胆草、青蒿、丹皮、黄连。⑦清泻肝火：柴胡、黄芩、龙胆草、黄连、酒军、白芍、决明子、苦丁茶、夏枯草。⑧清泻肾火：知母、黄柏、玄参、人中白、车前子、木通、瞿麦穗。

用法：①药味可多，药量宜重。②久煎取味。③汤要温服，如冷服格拒者更当热服。④忌食辛热、香燥、动火、厚味之品。

适应：火邪内炽诸证，炽于肺则咳痰黄稠带血；炽于胃则齿痛龈肿，口渴口臭；炽于脾则腹痛作痛，或能食而瘦；炽于大肠则大便干结，泻利后重；炽于心则心烦不寐，多言妄笑；炽于胆则口苦咽干，胁痛胀满；炽于肝则腹胁引痛，头痛目赤，善怒发狂；炽于肾则腰痛尿血，热淋涩痛。

十一、润法

润法为解除干燥之法，或外感燥邪，或热病伤津耗液以致燥，或阴血阴液不足以致燥，故须用濡润之法，即《素问·至真要大论》所云"燥者濡之"之法，采用含汁多油润或腻滑之品，具有生津增液，或滋长阴液之效，可以解内外之燥。但有清、温、滋润之分，当分别凉、温、虚、实之燥而用。

（一）清润法

清润法系润燥之偏于清凉之法，适用于温而燥之证候，或热邪消耗津液以致燥从内起，以清润之品，濡而兼清，生津生液，以解其燥，当分别脏腑而用。

选药：①清润肺燥：麦冬、南沙参、天冬、瓜蒌仁、百部、西洋参。②清润胃燥：麦冬、玉竹、石斛、黄精、天花粉、葛根、北沙参。③清润脾燥：玉竹、怀山药、黄精、扁豆。④清润肠燥：玄参、生地、首乌、麦冬、瓜蒌仁、槐米、火麻仁、郁李仁、松子仁。⑤清润心燥：柏子仁、麦冬、玄参、小麦、炙甘草、西洋参。⑥清润肝燥：天冬、生地、首乌、枸杞子。⑦清润肾燥：黄柏、知母、枸杞子、青盐。

用法：①药味可多，药量宜重。②久煎浓煎。③取汤宜多，频服或灌注法。④忌食香燥、辛辣、动火之品。

适应：燥而热，于肺则干咳痰黏，甚则带血；于胃则嘈杂消渴；于脾则消谷善饥，大便干结；于肠则便如羊粪；于心则心烦哭泣；于肝则胁痛善怒；于肾则腰膝酸、痿。

（二）温润法

温润法适用于阴凝则燥之所谓凉燥之证，或因津液凝泣，或阳气不行，或血行滞涩，或阳不化阴，均足以呈燥象，为燥而凉，或因凉致燥，当取味辛性润之品，以流通其津液气血、阴阳，则燥象可解，所谓辛润之法，与甘润之凉润法有阴阳之别。

选药：①温润肺燥：桑叶、麻黄、杏仁、细辛、白芥子、五味子。②温润胃燥：白蔻仁、砂仁。③温润脾燥：苍术、干姜、厚朴。④温润肠燥：桃仁、火麻仁、松子仁、肉苁蓉、硫黄、薤白。⑤温润心燥：当归、丹参、桂枝、桂心、炒枣仁、柏子仁。⑥温润肝燥：当归、桂枝、山茱萸、肉桂、蕤仁。⑦温润肾燥：巴戟、仙茅、仙灵脾、肉桂、肉苁蓉、硫黄、菟丝子。

用法：①药味宜多，药量宜重。②久煎浓煎。③汤药宜顿服，或频服、多服。④忌食生冷之品。

适应：凉而燥，于肺则干咳咽燥，于胃则嘈杂饱闷，于脾则腹满便结不行，于肠则大便干燥，于心则懊㑊不寐，于肝则目涩胁痛，于肾则腰痛足弱。

（三）滋润法

滋润法以滋补取润，采用甘咸多汁之品，能滋能润，以滋补脏腑之津液、阴血，达到润燥之效，适用于因虚致燥之证，凡由于津液阴血不能滋养脏腑以致燥从内起之虚燥证候，均以滋而润之之法。

选药：①滋润肺燥：天冬、麦冬、南沙参、北沙参、西洋参、阿胶、燕窝、鸡蛋清。②滋润胃燥：玉竹、黄精、阿胶、北沙参、冰糖。③滋润脾燥：怀山药、莲肉、黄精。④滋润肠燥：生地、玄参、麦冬、肉苁蓉、熟地、油当归、蜂蜜。⑤滋润心燥：阿胶、炙甘草、红枣、龙眼肉。⑥滋润肝燥：首乌、熟地、山茱萸、枸杞子、阿胶、鸡蛋黄。⑦滋润肾燥：熟地、黄精、肉苁蓉、阿胶、龟胶、鳔胶。

用法：①药味宜多，药量宜重。②取汤宜多，浓煎久煎。③频服，或为丸服，尤宜为膏滋缓服。④忌食辛辣、香燥、动火之品。

适应：津液阴血不足之虚燥诸证。肺燥则干咳痰血，咽痛声喑；胃燥则嘈杂不食；脾燥则潮热消瘦；肠燥则便燥裂血；心燥则不眠烦悸；肝燥则眩晕发脱；肾燥则潮热梦遗。

十二、化法

化法为消化有形之邪滞积不化之法。与古八法中之消法类同，但不尽同。凡湿、浊、痰、水、食、虫、气、瘀、郁滞，甚至积聚不化之证，均当用化法。与导法有异曲同工之妙，导法系导出于外，消法则系消之于内，即《素问·阴阳应象大论》所云"中满者泻之于内"之法，即消化于无形之中。

（一）清化法

清化法是消化法偏于凉寒之法，适用于湿、浊、痰、瘀之偏热证候，取苦辛、芳香、甘淡之偏于凉性药味，以化解偏热性之郁滞。

选药：①清化湿热：白蔻仁、苡仁、通梗、豆卷、杏仁、赤小豆、滑石、黄芩、芦根、蚕沙。②芳香化浊：藿梗、苏梗、佩兰、石菖蒲、郁金、青蒿、白芷、白蔻仁、香薷、滑石。③清化痰热：贝母、天花粉、天竺黄、瓜蒌仁、竹沥、清半夏、海浮石、生蛤壳。④清化瘀热：生地、丹皮、赤芍、桃仁、白茅根、红花。

用法：①药味可多，药量宜重。②久煎取气味俱全。③多取汤或频服，或顿服。④忌食油腻、甜腻、辛辣、动火之品。

适应：①湿热或暑秽湿浊之邪郁滞上中二焦，症见：蕴热不退，午后加重，头重体倦，脘闷呕恶，或腹满便溏，不思饮食，小便短赤，或发黄疸。②痰热内蕴，症见：胸闷咳嗽，痰出黄稠，或气粗似喘，或痰喘哮吼，或发热神昏谵语，或失心癫狂。③瘀热留滞于里，症见：夜热神迷，或头痛，或身痛，或脘腹胁肋痛，大便色黑。

（二）温化法

温化法为消化法之偏于温热之法，取辛苦、温热能消能行之品，用以温通阳气，消化阴邪之滞积。适用于冷食、寒湿、湿痰、寒饮、寒瘀之郁滞诸证。

选药：①温化寒湿：苍术、厚朴、陈皮、桂枝、干姜、川椒。②温化冷食：干姜、附子、草果、神曲、山楂炭、厚朴、木香。③温化湿痰：半夏、陈皮、南星、白附子、僵蚕、茯苓、枳实。④温化寒饮：桂枝、干姜、白术、细辛、茯苓、附子。⑤温化寒瘀：肉桂、桂枝、红花、三七、桃仁、乳香、没药。

用法：①药味宜少，药量宜重。②久煎取气味俱全。③药宜热服，或温服。④忌食生冷、荤腥、腻滞之品。

适应：①寒湿郁滞中下焦，症见：脘腹胀满，或疼痛，大便溏泄，小便不利，或浮肿，或身重，口淡不思饮食，倦怠少神。②冷食停滞中焦，症见：脘腹冷痛，胀满拒按，或大便泻下不畅，或脘腹胀满，不思饮食。③湿痰停滞上中二焦，症见：胸满咳喘，痰白而稠，或脘闷呕恶，或头痛眩晕。④寒饮停滞上中二焦，症见：胸满咳喘，痰白而稀，或如水，或心悸，脐下悸，或脘痞而悸，或呕吐清水，或筋惕肉瞤，或小便不利，或大便泄水。⑤寒瘀内滞，症见：脘腹胀满或痛，喜温拒按，形寒肢冷，服热酒姜汤则呃逆，或肢节疼痛，或筋脉青黑。

（三）消化法

消化法是偏重于消削以消滞磨积之法，即《素问·至真要大论》所云"留者攻之，坚者削之"之法，较温化、清化为峻厉，用于消化食、虫、痰、水、气、瘀的积聚有形之证，较导法略缓。即八法中之正规消法。

选药：①消化食积：山楂、神曲、二芽、鸡内金、五谷虫、三棱、槟榔、蟾皮、阿魏。②消化虫积：使君子、苦楝皮、雷丸、槟榔、绛矾、榧子。③消化痰积：礞石、海浮石、蛤粉、南星、半夏、贝母。④消化水积：巴豆、黑丑、千金霜、甘遂、海藻、昆布、大腹皮。⑤消化气积：槟榔、莪术、木香、台乌、莱菔子、地骷髅、沉香。⑥消化血积：桃仁、苏木、三棱、莪术、血竭、三七、土鳖虫、麝香。

用法：①药味可多，药量可重。②久煎取气味俱全。③或为丸、为散，重药轻投，从缓消磨。④忌食生冷、腻滞之品。

适应：诸种积聚，脘腹痞胀，或结聚癥瘕有形诸证。

十三、升法

升法是以升发上行之药，以升发阳气，升提下陷为目的的疗法，适用于风、寒、湿邪郁遏于上焦，以达到升举阳气，发越郁滞，亦《素问·阴阳应象大论》所云"其高者，因而越之"之法。亦借以发越郁火，所谓"火郁发之"之义。此外，或邪气下陷，或清阳之气下陷，不得上行者，用升法以升提之，即《素问·至真要大论》所云"下者举之"之法。然而下焦郁滞不行之证，亦可假升提之法，以升为降，先升后降以除郁滞。

（一）升散法

升散法系取用辛味升发之品，以升发阳气之法，适用于风寒湿邪郁滞于上焦，不得宣散诸证候；或内火因风寒湿邪郁遏不得泄越诸证，借阳气升越之力以助邪宣散，使郁火得以外泄。与发泄法有类似之处，但发泄法以发散为主，而升散法，则以升越为主。

选药：①升阳散邪：荆芥、防风、羌活、独活、升麻、柴胡、葛根、蔓荆子、细辛、白芷、藁本、川芎。②升阳散火：荆芥、防风、羌活、升麻、柴胡、葛根、黄芩、黄连、黄柏、栀子、大黄。③升阳降火：升麻、柴胡、葛根、黄芩、黄连、黄柏。

用法：①药味可多，药量宜轻。②急煎取气。③饭后温服，避风取汗。④忌食生冷、油腻之品。

适应：①风寒湿邪郁滞于上焦不得宣泄证，症见：头重头痛头晕，鼻塞耳聋，身重倦怠。②郁火不得发泄之证，症见：壮热不退，或目赤龈肿。

（二）升提法

升提法在于提举清阳之气上升，适用于清阳下陷，不得上升之证。而表邪内陷，或上邪下陷之证，亦可借升提清阳之气以托陷邪上升外透。此外，邪壅下焦以致下窍不通之证，亦可用升提法，以升为降，先升后降，宣上窍以开下窍，亦"下病上取"之法。古八法中之吐法，亦有宣窍升提之效，故亦属本法之范畴。

选药：①升提肺气：桔梗、麻黄、瓜蒌皮、紫菀、防风、桂枝。②升提胃气：升麻、葛根、葱白、白蔻仁、桂枝、瓜蒂、炒盐汤、丁香。③升提脾气：葛根、升麻、柴胡、防风、荷叶蒂、白术。

用法：①药味不宜多，药量亦不宜重，或与其他对证法则合用。②急煎取气，或后下。③如用吐法，药后不吐用鹅翎探之。④忌食油腻滞气之品。

适应：①清阳之气下陷，或外邪内陷，或上邪下陷诸证，症见：胸痞短气，腹胀下利，里急后重。②邪滞下焦壅塞下窍不通之证，症见：小便不通，或二便不通，或欲吐不吐，欲泻不泻，腹中急痛，或上下不通。

（三）升补法

升补法为升提与补养合用之法则，以补促升，以升带补，升补结合，适用于因虚而陷之证候，多见于肺脾气虚之证，取升阳上行之品入补气药队之内，补中兼升提，即《素问·阴阳应象大论》所云"气虚宜掣引之"之法。以肺脾气虚无力以升举清阳，致清阳之气不能上升，反而下陷，故补气为主，必兼以升提，引导清阳上升，气虚亦得恢复。

选药： ①补气升清：黄芪、人参、白术、炙甘草、升麻、柴胡、葛根、防风、桂枝、荷蒂。②补滋升提：黄芪、人参、白术、炙甘草、熟地、当归、白芍、升麻、柴胡、薄荷、荷蒂。③升清降浊：黄芪、人参、白术、甘草、升麻、柴胡、陈皮、半夏、黄芩、茯苓。

用法： ①以补益为主，以升为辅，补药药味宜多，药量宜重；升药宜少宜轻。②久煎取气味俱全。③饭后进药。④忌食生冷、油腻、滞气之品。

适应： ①气虚下陷之证，症见：头晕倦怠少气，或久痢久泻，脱肛，阴吹，阴坠，偏坠，或头额晕痛。②阴虚气陷之证，症见：头晕目暗，腰膝酸痛下坠。

十四、降法

降法，为降逆之法，凡气、火、阳等冲逆上亢，不得下降之证候，均当采用沉降下行之品，以挫其上逆之势，即《素问·阴阳应象大论》所云："其剽悍者，按而收之。"包括寒降、沉降、镇降、潜降，以及引火归原等法。有温、清、补、泻之不同，以适应寒、热、虚、实诸冲逆证候。

（一）寒降法

寒降法，系以大寒之味直降其炎上之火势，适用于实火上逆之证候，无论燥火、湿火，火性上逆，治必直折之，以顿挫其炎威。药虽有寒而苦，寒而甘，寒而咸之分，总以苦寒为主，故寒降之法，实为苦降之法。

选药： ①苦寒降火：黄芩、黄连、黄柏、栀子、大黄、龙胆草。②甘寒降火：石膏、知母、滑石、寒水石、芦根、麦冬、天冬。③咸寒降火：犀角、羚角、生地、丹皮、玄参、胡黄连、人中白。

用法： ①药味可多，药量宜重，苦、甘、咸寒之品，视病位而定其主副。②久煎取味。③顿服，或频服，或一日三四次服。④忌食香燥、辛辣、油腻之品或其他动火之物。

适应： ①燥火上逆，症见：口渴引饮，面赤多汗，气粗似喘，干呕吐哕，头痛如劈。②湿火上逆，症见：口苦呕吐苦水，头胀掣痛，舌苔黄腻而厚。③血分、阴分之火上逆，症见：面赤头痛，烦躁不眠，舌赤红绛少苔。

（二）沉降法

沉降法，即取性能沉降之品，以降冲逆之上气，即降气法，适用于脏腑之气上逆诸证候。脏腑之气上逆，由于邪气郁滞，甚则闭结，致气机失其通降之常，气不下行而反上逆，故沉降之法，当与其他清、温、通合法，以除其郁滞结闭，则气降而不复上逆。

选药： ①降肺气：杏仁、苏子、葶苈子、白芥子、莱菔子、枇杷叶、旋覆花、枳实、桔梗、白果、陈皮。②降胃气：苏梗、藿梗、丁香、竹茹、柿蒂、枇杷叶、陈皮、枳实、砂仁、半夏、草果、沉香、旋覆花、代赭石、荜澄茄、梭陀子、厚朴。③降肝气：青皮、代赭石、吴茱萸、降香、橘核、旋覆花、新绛、川楝子、香橼皮、绿梅花。④降肾气：沉香、牛膝、补骨脂、刀豆子、荔核、胡芦巴、小茴香、灵磁石。

用法： ①药味可多，药量宜重。②久煎，或先煎，或研末冲服。③浓煎顿服。④忌食油腻滞气之品。

适应： ①诸气上逆之证，如咳逆，喘逆，哮吼，吐逆，干呕，呕逆，呃逆，嗳气，噫气，或小腹气上冲逆，脘胀胸痞。②由于气逆，以致血逆，如鼻衄如涌，咯血，呕血。

（三）镇降法

镇降法，系采用金石重坠之品以镇降浮越之阳气，系重镇之法。凡心、肝、肾之阳气亢盛冲逆于上，不得下降者，须借重镇之金石药味，以坠之降之，强使其下行，各安其位，是为镇降法，属于《素问·至真要大论》所云"惊者平之"之例。

选药： ①镇降心阳：龙骨、龙齿、牡蛎、朱砂、紫石英、琥珀、金器。②镇降肝阳：代赭石、石决明、紫石英、铁落、铁锈水。③镇降肾阳：磁石、龙骨、牡蛎、黑铅、灵砂。

用法： ①药味可多，药量宜特重，宜合应证诸法。②久煎，或先煎，宜捣碎煎。③多取汤液顿服。④忌食腻滞之品。

适应： ①诸阳气上浮亢盛之证，症见：面赤烘热，头胀头痛，心悸惊惕，夜不得眠，或夜多惊梦、噩梦。②诸阳气上浮冲逆之证，症见：冲咳、冲喘、冲呃、冲呕，嗳噫声长，或冲血，或腹内气冲。

（四）潜降法

潜降法为导阳入阴之法，适用于肝肾阴阳失调，阳气浮越于上，不得下潜入阴诸证，或用介类阴潜之品，导上亢之阳气下潜，或用辛温下行之品同类相引，引火下行，使浮越之虚阳归窟，皆属于潜降之法。镇降法系镇坠阳气之自亢，潜降法是引导阴阳之偏亢，然二者亦常同用，借重镇之力以助其导潜之力。

选药：①介类潜阳：生石决明、生牡蛎、紫贝齿、珍珠母、龟甲、鳖甲、生蛤壳、生玳瑁。②引火归原：肉桂、附子、牛膝、童便、坎炁、熟地、山茱萸、五味子、灵磁石。

用法：①药味可多，药量宜重。然引火归原之反佐之品，如附子、肉桂，则药味宜少，以一味为宜，不得越过二味，药量宜轻，不宜超过一钱。②久煎或先煎，反佐之药则宜后下或冲服。③浓煎，药液宜多，顿服，饭前进药为宜。④忌食辛辣、燥热、动火、动风之品。

适应：①阳气亢越，症见：头胀头痛，面赤多汗，心烦不寐，夜梦惊恐，舌红少津，脉弦劲数。②虚阳浮越，症见：面赤足冷，烦躁不宁，目赤口疮，舌淡红胖嫩，脉浮大无伦，或反沉细弱。

十五、开法

开法为开闭之法，系采用辛香走窜之品，以开通闭塞。凡邪气内盛，闭塞气机，或闭塞内窍，或外窍闭塞，神明不通之证候，即可用辛开或香开之法，以开窍醒神，流动气机，活动血脉，使闭塞开解。开法为急救而设，适用于危急诸闭证。

（一）辛开法

辛开法系采用味辛性温或热之品，以开湿、寒、痰、瘀之闭塞，适用于阴邪郁滞不解，以致猝然闭塞的证候。用辛开之法，开通阴邪之滞塞，流动气机与血脉，使阳气宣通，阴浊消散。亦可与苦寒沉降法合用，以开阴闭阳伏之证。

选药：①开湿：干姜、苍术、藿梗、石菖蒲、白蔻仁、郁金、佩兰梗、香白芷、厚朴、苏梗、桂枝。②开寒：干姜、肉桂、细辛、川椒、麻黄、桂枝。③开痰：南星、半夏、皂角、白矾、巴豆霜、贝母、天竺黄。④开瘀：桃仁、琥珀、白茅根、麝香、郁金、石菖蒲。

用法：①药味宜少，药量宜重。②久煎取味或先煎，或为散吞服。③温服，或食后进药。④忌食生冷、油腻、滞气之品。

适应：湿、寒、痰、瘀郁滞闭塞不得宣通之证，症见：胸闷脘痞，或咽嗌阻塞，神情呆滞，甚则神昏不语。

（二）香开法

香开法系采用芳香走窜之品以开内外窍之闭塞。用于内邪壅盛，闭塞内窍，以致内外窍猝闭之危急证候，用以开关通窍醒神，为救急之法，常为丸散备急。

选药：①开关通窍：细辛、牙皂、冰片、白矾、胆矾。②开窍醒神：石菖蒲、牛黄、麝香、苏合香。

用法：①药味宜少，药量宜轻，常与应证诸法合用。②研细为散或为丸剂，或吹鼻，或吹喉，或擦牙以开外窍。③内服以开内窍。④忌见火。

适应：实邪猝闭，口噤不开，神昏不语，或谵语发狂，甚则抽搐，角弓反张，或昏厥如尸，口鼻气微，脉亦沉伏。①热闭（阳）：面赤唇红，指甲紫红，舌红绛苔黄厚腻。②寒闭（阴）：面色青晦，指甲青紫，舌暗青苔白灰腻。

十六、收法

收法包括收涩、收敛与固脱之法，系采用酸或涩味，性能收固之品，以收固气血阴阳，即《素问·至真要大论》所云"散者收之"之法。凡气血阴阳耗散不收，以滑脱诸证候，均宜收法以收固正气，无论久病之滑脱或急证之虚脱，皆为运用。收法为固正之法。

（一）收涩法

收涩法系采用味涩收固之品，以固涩津液精血之滑脱不禁，适用于久病滑脱诸证候。滑脱必兼虚证，故收涩又多兼补养；其中或寒或热，亦需视病情而兼用。

选药：①涩汗：麻黄根、浮小麦、煅龙骨、煅牡蛎、败蒲席。②涩肠：赤石脂、禹余粮、肉豆蔻霜、罂粟壳、石榴皮、诃子肉、乌梅肉、枯白矾。③涩小便：桑螵蛸、补骨脂、益智仁、金樱子。④涩血：地榆炭、侧柏炭、棕榈炭、蒲黄炭、艾叶、海螵蛸炭、仙鹤草、大黄炭、炮姜炭、阿胶珠、椿白皮。⑤涩精：金樱子、覆盆子、芡实、鳔胶、煅龙骨、煅牡蛎、覆盆子、菟丝子。⑥涩带：芡实、怀山药、莲肉、樗白皮、乌贼骨。

用法：①药味宜多，药量宜重。②久煎取味，或研末冲服。③饭前服用。④忌食冷滑、油腻之品。

适应：津液精血滑脱不固之证，大便不禁，小便频数，小便不禁，大汗不止，盗汗，血出不止，遗精滑泄，带下清稀。

（二）收敛法

收敛法，系采用味酸性能收敛之品，以收摄耗散之脏气。即酸收法或称收固法，适用于久病，脏腑阳气耗散不得收固之证候。病多由于虚弱无力收固，故收敛法，当与滋养法同用。

选药：①收敛肺气：五味子、诃子肉、罂粟壳。②收敛心气：酸枣仁、柏子仁、五味子。③收敛肝气：山茱萸、生白芍、乌梅肉。④收敛脾气：乌梅肉、五味子、罂粟壳。⑤收敛肾气：山茱萸、五味子、连皮胡桃、补骨脂、益智仁、金樱子、覆盆子、菟丝子。

用法：①药味宜少，药量宜重，与滋补法合用。②久煎取味。③浓煎多服。④长服或为丸剂、膏剂服用，从缓取效。⑤忌食生冷、动火或滑利之品。

适应：①肺气不收，症见：久咳气短多汗。②心气不收，症见：心悸多汗，郑声重语。③脾气不收，症见：久泻不止。④肝气不收，症见：气逆上冲，眩晕耳鸣。⑤肾气不收，症见：气逆咳喘，夜尿频数，或夜多遗尿。

（三）固脱法

固脱法，系急救虚脱之法，气血阴阳不足，因虚以致暴脱诸证候。急当扶正固脱，即采用大补气血阴阳之品，参入酸敛收摄之味，以急固其气血阴阳，亦收法与补法同用之法。

选药：①益气固脱：人参、黄芪、麦冬、五味子、炙甘草。②回阳固脱：附子、人参、肉桂、干姜、炙甘草。③益气摄血：人参、黄芪、当归、白芍、阿胶珠。④滋阴回阳：熟地、当归、白芍、山茱萸、附子、肉桂。⑤滋阴恋阳：熟地、山茱萸、阿胶、麦冬、五味子、牛膝、磁石、附子、肉桂、童便。

用法：①药味宜少，药量宜重。②急煎急服，频煎频服。③浓煎灌服。

适应：①气脱：大汗气喘，心慌意乱。②阳脱：厥逆寒栗，大汗，脉沉细，舌淡白。③血脱：大出血不止，面㿠昏沉，唇淡肢厥，气喘多汗。④阴脱：面赤烦躁，大汗如油，脉洪大无伦，舌红光干。

十七、滋法

滋法系古八法补法之一，为柔补之法，与温补之刚补补法成对比，系采用甘、咸，多汁多胶，柔润补益之品，以滋补津液、阴精之不足，适用于阴虚诸证候。有滋养、滋填之分，滋填法用于阴虚致损之重证，而滋养法则用于一般阴虚之证，统称为滋阴法。

（一）滋养法

滋养法为滋补之轻法，具有补养之作用，适用于一般阴虚轻证，从轻从缓以补之养之。系采用甘、酸、咸、润、柔和滋养之品，与润法相近，故又有滋润法之称。

选药：①滋养肺阴：北沙参、麦冬、天冬、玉竹、百合、阿胶、西洋参、燕窝、银耳。②滋养心阴：百合、麦冬、小麦、桃仁。③滋养胃阴：石斛、玉竹、天冬、黄精、冰糖、北沙参。④滋养脾阴：山药、黄精、生白芍、红枣、玉竹、扁豆、台党参。⑤滋养肠阴：玄参、生地、麦冬、肉苁蓉、熟地、锁阳、石木耳、槐米。⑥滋养肝阴：首乌、白芍、熟地、山茱萸、阿胶、枸杞子。⑦滋养肾阴：熟地、枸杞子、山茱萸、阿胶、龟胶、鳔胶、肉苁蓉。

用法：①药味宜多，药量宜重。②久煎浓煎，或丸剂缓服，尤宜膏滋长服。③饭后服用。④忌食辛辣、香燥、动火之品。

适应：诸阴虚不足之证候。

（二）滋填法

滋填法为填补精血不足之峻补法，系采用血肉有情之物，甘咸滋填之味，以填补下焦肝肾阴血阴精之空虚，即《素问·阴阳应象大论》所云"精不足者，补之以味"之法，适用于阴虚致损之证候。即通称之滋补法。

选药：①滋填阴血：熟地、当归、阿胶、鳖甲胶。②滋填真阴：熟地、山茱萸、枸杞子、阿胶、鳔胶、龟胶。③滋填阴精：熟地、山茱萸、枸杞子、肉苁蓉、黄精、鹿角胶、龟胶、鹿茸、海龙胶、冬虫草、鹿胎膏、蛤蚧、紫河车。

用法：①药味宜多，药量宜重。②浓煎久煎或另烊兑服。③或制丸缓服，或制备滋缓服。④忌食生冷、辛辣、动火之品。

适应：①诸阴血虚损之证，症见：羸瘦，骨蒸。②真阴虚损之证，症见：面鼊颧红，骨蒸潮热盗汗。③阴损及阳之证，即阴精虚损之证，症见羸瘦，形寒畏热，腰膝酸软，眩晕，阳痿遗精。

十八、补法

补法系古八法中补法之属于温补诸法，药取甘、苦、咸味，性温或热之品，以补气生血，两补阴阳，故称温补法。即《素问·阴阳应象大论》所云"形不足者，温之以气"之法。适用于虚而寒之诸虚损滑脱之证。

（一）甘温法

甘温法，为补气之法，亦为补气以生血，补血法亦寓于其中，药取味甘性温之补品，以大补元气为主，气旺即能生血，血生于气，古人云：有形之血不能速生，无形之气所当急固，补血亦当以补气为主。故甘温法，适用气虚诸证，亦宜于血虚或气血两虚诸证。但不可施于阴虚有火诸证。

选药：①甘温益气：黄芪、人参、西党参、白术、炙甘草、茯苓、大枣、莲肉、扁豆、山药。②益气生血：黄芪、人参、当归、白芍、炙甘草、熟地、阿胶、党参、玉竹。

用法：①药味宜多，药量宜重，补气之品当倍用。②久煎取味。③宜浓煎取汁宜多，饭后进药。④忌食生冷、腻滞、浓茶之品。

适应：①气虚不足诸证，症见：头晕倦怠，少神乏力，少气不足以息，食少，四肢酸软，脉大而虚。②血虚不足诸证，症见：面色㿠白，唇淡，指甲淡，眩晕心悸，脉细或芤或革。

（二）甘热法

甘热法为温补阳气之法，药取甘温、甘热合苦、咸、辛温热之品，以峻补阳气，或称壮阳法、助阳法，适用于阳虚不足诸证，或阳虚致损，以及阳损及阴，而至阴阳两损诸证。

选药：①甘咸助阳：人参、黄芪、附子、肉桂、干姜、鹿角胶、鹿茸、海狗肾、仙茅、巴戟、淫羊藿。②从阳引阴：人参、黄芪、附子、肉桂、熟地、鹿角胶、仙茅、巴戟、淫羊藿。③从阴引阳：熟地、肉苁蓉、山茱萸、枸杞子、附子、肉桂、牛膝、童便。

用法：①药味宜多，药量宜重。引药宜轻，药味宜少。②久煎浓煎。③或为丸剂缓服。④忌食生冷之品。

适应：①阳虚不足诸证，症见面㿠唇淡，恶寒喜温，四肢清冷，食少倦怠，舌体胖淡，脉沉细。②阳损及阴诸证，症见：肢冷，手足心反热，恶寒怕热，眩晕。

十九、和法

和法系和解之法，即调和，或调解法，即采用表里、寒热、燥润、补泻、散敛等合法，用以调解表里合邪，虚实相兼，寒热错杂，燥湿混处，阴阳不和，气血失调等病因病机病位复杂之证候，不可单行一法，则当视病情而予以调和之法以和而解之。即古八法中之和法。

（一）和解表里法

和解表里法，适用于表里同病之证候，或表里合邪，或外邪渐入于里，或里邪渐出于表，或称为邪留半表半里之间，既有里证，复有表证，治以调和法以和解表里。但不同于表里双解、解表攻里之法，或解表以和里，或和里以解表，着眼于调和。

选药：①调和营卫：桂枝、芍药、炙甘草、麻黄、杏仁、葛根、生姜、大枣。②解表和里：羌活、独活、柴胡、前胡、枳壳、桔梗、薄荷、茯苓、甘草、生姜、葛根、麻黄、桂枝、赤芍。③和解枢机：柴胡、黄芩、半夏、人参、甘草、大枣、生姜。④清里和表：黄芩、黄连、葛根。

用法：①药味可多，药量宜轻。②忌食生冷、滑利、腻滞、荤腥之品。

适应：表里同病，症见：发热恶寒，身痛，或多汗，或无汗，面赤身痒，或咳或喘，或呕或利。

（二）调和阴阳法

调和阴阳法，适用于脏腑阴阳二气失调之证，或阴血不足，而又阳气郁滞不通，或阳气不足而邪火伤阴，或水火不能相济，或阴虚火旺又阳气衰弱等等阴阳二气自身失调证候，不能单行补泻之证，唯斟酌其偏胜偏衰，从缓以调和之，使之归于和平。

选药： ①养阴通阳：白芍、生地、麦冬、炙甘草、桂枝、干姜、阿胶、当归、半夏、人参、五味子。②交泰水火：黄连、肉桂、附子、生地、白芍、栀子、知母、黄柏、仙茅、仙灵脾、巴戟、鹿角胶、龟胶。③调补气阴：人参、黄芪、白术、茯苓、炙甘草、麦冬、生地、阿胶、白芍。

用法： ①药味可多，药量可重。②久煎取气味俱全。③或研末冲服，或水泛丸吞服，或膏滋缓调。④忌食生冷、腻滞或动火生风之品。

适应： ①阴血不足，而又阳气郁滞不通。②阳气不足而邪火伤阴。③水火不能相济。

（三）和解寒热法

和解寒热法，适用于寒热错杂之证，或寒湿郁遏于上，火热蕴炽于下，或外寒而内热，或外热而内挟寒水，而成寒热水火相错诸证候，不可单行温清之法，当视其寒与火之轻重，而投温与清之多少，以调和而解之。

选药： ①辛开苦降：黄连、黄芩、半夏、干姜、附子。②调和肝胃：黄连、黄芩、黄柏、川椒、桂枝、附子、细辛、吴茱萸、乌梅。③调和肝脾：黄连、黄芩、木香、白芍。

用法： ①药味宜少，药量宜轻。②久煎取气味俱全。③药宜缓服。④忌食生冷、油腻、滞气、动火之品。

适应： ①寒热郁伏，症见：胸脘痞闷或痛，或上热烦躁，下肢厥冷，或恶寒而汗出。②肝胃不和，症见脘腹疼痛，或气窜作痛，或嗳气泛酸，或呕吐酸水。③肝脾不和，症见：腹痛下利，后重。

（四）和解燥湿法

和解燥湿法，适用于燥湿共存之证，或湿热耗伤津液，或阴虚而挟痰水，或素体脾湿多痰而又外感燥邪犯肺，或素体阴虚多燥而又外受湿浊，均可成燥湿共存之证候，其治法即当润燥共用，以和解其燥湿。

选药： ①滋燥利湿：天冬、麦冬、生地、茯苓、茵陈、猪苓、泽泻、木通、车前子、石斛、阿胶。②滋燥涤饮：麦冬、生地、半夏、陈皮、茯苓、白术、熟地、当归、五味子、细辛、干姜。③调补气阴：西党参、白术、生地、当归、熟地、沙参、麦冬、苍术、白芍、黄芪。④调和脾胃：西党参、白术、茯苓、炙甘草、玉竹、麦冬、石斛、天冬、黄精、扁豆、怀山药、苡仁。⑤调和肝脾：白术、白芍。⑥调和肝肾：熟地、山茱萸、麦冬、川椒。

用法： ①药味宜多，药量宜重。②久煎取气味俱全。③浓煎多煎频服。④忌食生冷、动火之品。

适应： ①燥湿互胜，症见：脘腹痞闷，口渴不欲饮，嘈杂知饥不食，小便不利。②阴虚夹饮，症见：干咳胸闷，痰出清稀，气喘。

（五）调和虚实法

调和虚实法，适用于虚实夹杂之证候，为脏腑虚实不调之证候，*与体虚感邪，或因邪致虚之证不同。虚实夹杂系指脏腑之间，虚实不调，如脾虚胃实，肝强脾弱，肺虚肝旺，心实脾虚，肾虚胃实等等脏腑自身之功能失调所致，故调和虚实之法，在于调和，而与扶正祛邪，或祛邪扶正之法不同。

选药： ①调和脾胃：人参、白术、茯苓、甘草、大黄、枳实、厚朴、陈皮、神曲、山楂、二芽、鸡内金。②调和肝胃：乌梅、川椒、当归、人参、黄连、黄柏、桂枝、附子、细辛、枳实、白芍。③调和肝脾：木香、黄连、白芍、黄芩、炙甘草。④调和肝肺：乌梅、白芍、黄连、前胡、柴胡、黄芪、人参、五味子、阿胶、炙甘草。⑤调和肺脾：黄芪、人参、白术、茯苓、炙甘草、陈皮、半夏、枳实、桔梗、谷麦芽。⑥调和心脾：人参、白术、当归、麦冬、黄连。⑦调和肾胃：熟地、山茱萸、枸杞子、炮姜、白术、砂仁、陈皮。

用法： ①药味可多，药量宜轻。②久煎取气味俱全。③浓煎缓服。④忌食生冷、滑利、腻滞、动火之品。

适应： 脾虚胃实，形气虚弱，而又兼脘腹痞满胀痛；肝强脾弱，腹痛作泄；肺虚肝旺，潮热劳嗽失血；心实脾虚，怔忡不眠，短气乏力；肾虚胃实，胃痛多唾，子夜作痛。

（六）调和气血法

调和气血法，适用于气血失调之证，或气实血虚，或气虚血实，而致脏腑失和，如肝脾不调，或肝实脾虚，或肝虚脾实。它如心、肝、肾与肺、脾、胃之气血虚实失调，均当以疏补气血以调和之。此间亦有气虚夹滞，血虚夹瘀，气血虚实双重失调者，亦当双重调和之。

选药：①调补肝脾：柴胡、当归、白芍、川芎、黄芪、人参、白术、茯苓、炙甘草、陈皮、青皮。②调补心脾：黄芪、人参、白术、茯苓、木香、当归、白芍、丹参、炙甘草。③调补肝肺：黄芪、人参、当归、白芍、五味子、麦冬、陈皮、青皮、枳壳、鸡血藤、木瓜。④调补肝肾：当归、白芍、熟地、川芎、柴胡、枸杞子、青皮、川楝子。

用法：①药味宜多，药量宜重。②久煎取气味俱全。③多服，久服。④忌食生冷、油腻、滞气、荤腥之品。

适应：①气实血虚：面㿠甲淡，头晕目眩，胸胁满闷，或胀或疼，嗳气脘痞。②气虚血瘀：倦怠无力，头晕少气，筋脉疼痛，下肢紫斑。③气虚气滞：倦怠少气，胸胁脘腹胀痛，嗳气。④血虚瘀滞：面黄少神，小腹疼痛，经色瘀紫。

二十、养法

养法亦补法之例，所不同者，养法以平淡滋补之品，略兼平泻之味，以调养虚不任补，邪不任攻之虚劳诸候，平补平泻，柔而不刚，以从缓调治，系具和补于一之法，故可称为调养法，调补法，或平补法，缓补法，滋法中之滋养法，则偏重于滋补，亦滋与养合法之法。

（一）温养法

温养法，取性温不热，质柔不刚之品，以缓养阳气、徐除虚寒之法，适用于阳虚有寒之证，即阳气虚损，寒从内起而非外来之寒邪，且渐渐损及阴液，故不可进辛热刚剂，唯柔养之法则无损于阴而有助于阳，方为合拍。

选药：①温养肺阳：人参、冬虫夏草、黄芪、钟乳石、蛤蚧。②温养胃阳：西党参、白术、砂仁、炮姜。③温养脾阳：西党参、白术、桂枝、甘草、红枣。④温养心阳：人参、黄芪、柏子仁、远志、酸枣仁、丹参、桂枝。⑤温养肝阳：当归、巴戟、山茱萸、羊肝、羊肉、木瓜。⑥温养肾阳：熟地、肉苁蓉、巴戟、山茱萸、鹿角胶、仙茅、淫羊藿。

用法：①药味可多，药量可重。②久煎浓煎，取味取汁。③或为丸剂，或为膏滋，从缓调治。④忌食生冷，亦忌辛辣香燥、动火劫阴之品。

适应：脏腑阳气虚损，渐渐损及阴液之证，症见：面白羸瘦，倦怠少食，不耐烦劳，动则气喘心悸。

（二）清养法

法则取甘咸凉润，清而能养之品，缓养阴液，徐除虚热之法，适用于气阴虚损之证候，以气阴不足，热从内起，补之助热，泻之伤气，唯清淡润养之品，平补平泻，从缓调养。即古人云：存得一分阴液，除得一分虚热，以补为泻，以清为养，与滋法、润法相似。而实则有别，滋法补虚，润法解燥，均非调养之法。

选药：①清养肺阴：西洋参、北沙参、麦冬、百合、阿胶、燕窝、雪梨、贝母。②清养胃阴：石斛、玉竹、北沙参、麦冬、芦根。③清养脾阴：怀山药、莲肉、芡实、薏苡仁、太子参、阿胶。④清养心阴：麦冬、百合、五味子、西洋参、柏子仁。⑤清养肝阴：生地、阿胶、白芍、女贞子、酸枣仁、枸杞子、夜交藤。⑥清养肾阴：生地、熟地、女贞子、知母、黄柏、阿胶。

用法：①药味宜多，药量宜重。②浓煎久煎，取味取汁。③或为丸剂，或为膏滋，缓服取效。④忌食辛热、香燥、动火之品。

适应：脏腑气阴虚损有火诸证，症见：羸瘦黧黑，五心烦热，嘈杂，骨蒸内热盗汗，烦躁不寐，心悸多梦。

引用文献

［1］程国彭.医学心悟［M］.北京：人民卫生出版社，1963：12.

［2］叶天士.临证指南医案［M］.上海：上海卫生出版社，1958：636.

第五章 论选方

选方，是论治的第二步；即在立法原则指导下，选择恰中病情的方剂；依法选方，方不离法，是辨证论治的最高要求，然而一法多方，一方多法，因此在确定了治法以后，还必须根据病情，对方剂进行必要的筛选。其目的在于选择的方剂能够更适合病情，起到高效、速效、长效的作用，这是选方的任务。

方与剂，传统上是有区别的，所谓："方者明其制，剂者分其用"。是根据传统的"七方"与"十剂"确定的。《内经》的"七方"是七种制方的法度。而宋《圣济总录》将陈藏器（《纲目》误称徐之才）《本草拾遗》论药物的十种性能移植为"十剂"，来论述方剂的作用。成无己曾提出以十剂为体，七方为用的设想："制方之体，宣、通、补、泻、轻、重、滑、涩、燥、湿十剂也。制方之用大小缓急奇偶复是也。"但对方剂的选择都必须适合病情，刘河间曰："方有七，剂有十。故方不七，不足以尽方之变，剂不十，不足以尽剂之用。方不对病非方也，剂不瘳疾非剂也。"[1]

第一节 选方通则

一、依法选方

依法选方，依从已确立的治法，选择适用的方剂，是选方的首要原则，也是选方的第一步骤。以治疗法则为指导，才能适合病情，达到"对病瘳疾"的目标。

这里指的治疗法则是指前章中的二十大法和六十三小则，再根据病因、病位的不同，组成若干具体的治法。而一法之中可有多方，而一方之中又内合数法，因此立法之后还要择方。由于病情往往复杂多变，因而单一的治法便不能适应，需要二种和二种以上治法合用。

综合的治法，还必须根据病情中病机证象的主次，在综合治法的指导下选择方剂。如外感表证，根据病情，轻则宜宣表法，重则宜散表法，病程较久，表尚未解，则需疏表法。然而宣、散、疏表法，均有数方可选，除根据病因、病位不同选方外，还将根据病情的兼夹，确立针对兼夹的治法，如兼阳虚，立法兼用甘温或甘热法；兼阴虚，立法又当兼滋养法。还必须根据邪正虚实轻重的不同，确定宣、散、疏、透与滋、补法的扶正逐邪孰主孰辅，再来选择一方多法的方剂，方能适合病情。由此可见，依法选择方剂是必不可少的一步。

二、依病选方

在依法选方之后，还必须根据病情的轻重缓急，和新久远近，以及病情的单一或复杂等情况，对方剂作进一步的选择，使之更适中病情，这就是依病选方。

同一治法内有着不同组合的方剂，其主要作用虽与治法一致，但仍存在着大、小、缓、急、奇、偶、复（重）的不同。如仲景的诸承气汤就是范例。《素问·至真要大论》曰："近而奇偶，制小其服；远而奇偶，制大其服。""近者奇之，远者偶之。""补上治上制以缓，补下治下制以急。""奇之不去则偶之，是谓重方。"在此基础上，后世医家有不同解释和补充，不仅明确了制方法度，而且更便于临床依病选方。

（一）大方

制方特点

1.药味多，即《至真要大论》所谓："君一臣三佐九，制之大也。"如大青龙汤、大续命汤等。

2.药味少，药量重，即《至真要大论》所谓："大则数少，少则二之。"如大承气汤、大建中汤、大陷胸汤等。

3.药味多，药量重，也属于大方，如大秦艽汤、大羌活汤、大活络丸等。

4.药性峻，药量重，也属于大方，如大柴胡汤等。

适应证

1.病邪重，病势急，病情重。如大承气汤、大青龙汤、大陷胸汤等。

2.病势虽缓而病邪重，病情亦重，如大续命汤、大秦艽汤、大羌活汤、大活络丸等。

3.久病、顽病，《素问·至真要大论》曰："远而奇偶，制大其服也。"病程久远，如大防风汤、大活络丸等。

（二）小方

制方特点

1. 药品少，《素问·至真要大论》曰："君一臣二，制之小也。"如小承气汤、小陷胸汤等。

2. 药品多，药量小，《素问·至真要大论》所谓："大则数少，小则数多，多则九之，少则二之。"如小续命汤、小青龙汤等。

3. 药品少，药量小，更属小方，如小半夏汤。

4. 药性缓和，药量亦小，亦属小方，如小建中汤、小柴胡汤等。

适应证

1. 病邪少，病势缓，病情轻，如小承气汤等。

2. 病势虽急，病情虽重，但病邪少，如小陷胸汤、小续命汤等。

3. 新病、近病，《素问·至真要大论》曰："近而奇偶，制小其服也。"病程新近，如小青龙汤等。

（三）缓方

制方特点

1. 药性缓和，即《素问·至真要大论》所谓："缓则气味薄，适其至所。"如轻浮清淡之味。

2. 药味甘甜组成之方，即"甘以缓之"，可以长服久服。

3. 丸、散、膏剂，少量缓服，取效缓慢之方。

适应证

1. 上焦之病，《素问·至真要大论》曰："补上治上制以缓。"用气味俱薄，轻浮清淡之品，如银翘散、桑菊饮、三仁汤、沙参麦冬汤等。

2. 病情轻，病势缓。

3. 病情重，病势缓，难求急效，当从缓调。

4. 正气不支，邪气属重，亦当从缓。

（四）急方

制方特点

1. 药性峻猛，即《素问·至真要大论》所谓："急则气味厚。"如辛香开窍，咸苦沉降，均属急病急攻。

2. 甘咸甘酸，味厚填补之品。

3. 辛苦燥热之品，回阳救急。

适应证

1. 急证急攻，如芳香开窍，辛香开关。

2. 下焦之病，《至真要大论》所谓："补下治下制以急。"如阳气暴脱，可用回阳救急，或滋阴恋阳，以及热结下焦，急下存阴。

3. 病邪重，病势急，病情重，当气味俱厚之峻药急攻其邪。

（五）奇方

制方特点

1. 君臣药的配伍为三、五、七、九的单数，不包括佐使药品。

2. 君药可以随病情增加，每增一君药，必配备一臣药。《素问·至真要大论》曰："君一臣二，奇之制也；君二臣三，奇之制也。"

3. 单一的药味成方，刘河间曰："有古之单行之奇方者，为独一物是也。"

适应证

1. 《素问·至真要大论》曰："近者奇之。"新近之病，病因单一，病情不复杂，只需一君二臣即可。如有兼夹，则必须另增君药，配备一臣药即可。毋需过多的君臣配伍。

2. 《素问·至真要大论》曰："汗者不以奇。"但凡表实当从汗解，只需一味发汗君药，配二味臣药，即可取汗解表。如麻黄汤之麻黄配杏仁、桂枝。表实当汗之证，亦属新近之病。

3. 病势虽重，病情单纯，可以单味药，单行以出奇制胜。如独参汤。

（六）偶方

制方特点

1.君臣药的配伍为六、八、十的双数，亦不包括佐使药品；

2.君药为二，不作增减，唯臣药有增减。《至真要大论》曰："君二臣四，偶之制也；君二臣六，偶之制也。"君药仅二，臣药则可四可六。

适应证

1.《至真要大论》曰："远者偶之"，病程久远，或由表入里，由气及血，阳损及阴，阴损及阳，病情复杂，故须君药二味，以适应复杂的病情。但久远之病，病情虽然复杂，但病位多不变动，故君药无需更动，病情虽繁，虽须增入臣药即可，则主攻方向不变，是治久病，贵在守方的原则。

2.《至真要大论》曰："下者不以偶。"里实之证，热结以致气结，故泄热必兼以通气结，故必以泄热结、通气结二者为君，如承气汤之大黄与枳实。表邪入里，化热化火，亦属久远之证。

（七）复方

制方特点

1.两方选后交递使用，《至真要大论》曰："奇之不去则偶之，是谓重方。"如先表后里，先补后攻之等；

2.两方或三方或多方合用，如麻黄桂枝各半汤、桂枝二麻黄一汤等。

适应证

1.病情复杂，不可单行一方者，当两方或两方以上方综合使用，以适应病情；

2.病情复杂，不可综合治疗者，又当区别其标本缓急，实行标本先后的交递救治。

三、因时选方

由于季节气候对人体不同的影响和不同的外因，使在同一证候或同一治法中所使用的方剂应有区别，所以就要求在依法选方和依病选方的基础上，依据季节气候的变化来选择方剂。

一般的春令多风与温，夏多暑与湿，秋令多燥，冬多寒与郁火，此为四时常见的时令之邪。举凡内伤外感诸病，常兼时令之邪。因此在依法选方时，必参考时令的变化。尤其是外感新病，更离不开因时令而选方。如同属外感表实之证，在法当宣散，但选方之时就当因时而异：春初当疏风为主，选用荆防之类的方剂；春末气温，又当清轻为主，选用桑菊饮、银翘散之类；夏令暑湿当以芳香为主，选用苏、藿、香薷之类的方剂；秋湿则当化湿利湿为主，选用桂苓之类的方剂；秋燥则当以除燥为主，选用桑杏之类的方剂；冬令严寒则当以散为主，选用麻、桂、苏、杏之类的方剂。此外感表实证因时选方的要领。其他病证虽不如此明显，但因时而异的选方原则也是不可缺少的。

时令之气与内脏的相互影响也是因时选方的一个方面。如春气通肝，夏气通于心，长夏之气通于脾，秋气通于肺，冬气通于肾。慢性疾病每多有应时发病的规律，因此在一定时令内常发病的病证，在选方时，就当从与时令有关的脏腑考虑选方。如眩晕之病，多发于春令，就当从肝选方；多发于夏令，当从心选方；多发于长夏，当从脾选方；多发于秋令，当从肺选方；多发于冬令，当从肾选方。

至于《素问·六元正纪大论》所谓："用寒远寒"、"用热远热"，又是关于气候与选方的原则。气候炎热应慎用温热方剂；气候严寒，应慎用寒凉方剂；气候阴雨，可选辛燥之剂；气候干燥，当选清润之剂。

四、因地选方

依法选方之后，除因时选方之外，还要参考病人居住的条件和区域环境，因地选方。因地而异，虽不似因时、因人而异的选方个性明显，但因地域的不同，生活环境和条件的差异，能导致人的体质的差异，在依法选方之后，必须作出考虑。

自古有伤寒方只宜于北方人，而不宜于南方人的说法。温热派兴起于江浙，风行于江南，又有时方只宜于江南之说。这是因地选方的传统方式，当然太绝对，但有一定参考价值。北方人壮实者多，腠理致密，胃肠质厚，气雄力厚，堪耐峻剂；而南方之人，柔弱者多，腠理疏松，胃肠亦薄，不堪峻剂，仅可轻浮之品。这只是一般的情形。

居住城乡之人，亦有差别，古称城市之人，为肥甘之体；乡村之人，为黎藿之辈。城市之人，肥甘美食，肠胃柔弱，腠理疏松，正气不旺，常不耐峻药；农村之人，主粮粗食，胃肠紧厚，日晒雨淋，腠理坚实，正气旺盛，非峻药不足以祛邪。

此外，常居水乡之人，常宜温燥之剂；常住高楼大厦之人，只可轻扬清润。山岭高寒，如同北国亦耐峻剂。

地域高下常与气候相互关联，古诗曰："人间四月纷芳尽，山寺桃花始盛开。"这是提示地域高下不同，其物候亦不相同，即实际的节令长短起始也不同，气温更不同。

五、因人选方

依法选方、依病选方、因时选方、因地选方，最后是因人选方。人有老弱妇孺之分，虽同一病证，同一治法，而选方亦区别。

老人气血偏衰，阳气不足，五液偏枯，不堪峻剂，更不耐寒凉，选方应从温和。小儿脏腑柔弱，稚阴稚阳之体，易虚易实，不仅不当峻剂，即大寒大温亦当慎用，或泻或补，均不可过剂，中病即止。妇人多气少血，以肝为先天，以血为本，且多积劳积郁，故用药只可伐气，而不可伐血。弱质之体或先天不足，或后天失调，或久病大病之后，或饥荒劳役之际，以及妇人经期、胎前、产后，均需步步顾及正气，虽因实邪当攻，除选用温和平正之方剂外，有如无粮之师，利在速战，中病即止。

俞根初治疗表实之证，妇人主香苏葱豉汤解郁发汗法，小儿主葱豉荷米煎和中发汗法。舒驰远于阴虚之人主滋阴助汗，阳虚之人主助阳御表。他如参苏饮、人参败毒散等用于气虚表实之人；姜附再造汤，用于阳虚表实之人；加减葳蕤汤用于阴虚表实之体等，均为因人选方。

体质禀赋的不同，也是因人选方的依据，阳体多火之质，选方不宜刚燥，当偏于清润，即使当用刚燥之剂，亦宜轻取轻投，中病即止。大辛大热之剂，自当慎用。阴体多寒之质，选方不宜寒腻，当偏于温和，即使必用寒润之剂，除采用轻取轻投之外，并兼用辛香燥热之品以监制之。大寒大泄之剂当禁用。

此外如《伤寒论》所说：酒家不宜甘药，以及血家、淋家、疮家等有慢性疾病的人不宜发汗，都属于因人而异。

引用文献

[1] 刘完素等.金元四大医家医学全书［M］.天津：天津科学技术出版社，1994：125.

第二节　方不离法——法方类聚

方剂是在治疗法则的指导下，针对病情，精心组织而成的药物集体，所以说"方不离法"；而治法又必须通过方剂来体现，因此"法亦不离方"；这就是依法选方的基础。由于一种治法之中，可有多个方剂，所谓"一法多方"；是为了适合病情，与因时、因地、因人的"三因"的复杂状况，可以进行细致的选择，在不脱离治则与治法的原则下，挑选出更好的适宜方剂。

一、宣法类

（一）宣表法方

1.辛温宣表方：（1）葱豉类：葱豉汤、葱豉荷米煎。（2）苏陈类：香苏散。（3）桂芍类：桂枝汤、桂枝防风汤。

2.辛凉宣表方：（1）葱豉类：葱豉桔梗汤。（2）栀豉类：新加木贼煎。（3）银翘类：银翘散、辛凉清解饮。（4）桑杏类：桑菊饮、桑杏汤。

3.苦辛宣表方：（1）苍朴类：防葛平胃散。

4.芳香宣表方：（1）藿朴类：芳香化浊法。（2）薷朴类：新加香薷饮。（3）桑杏类：杏仁汤。

（二）宣畅气机法方

1.轻宣肺气方：（1）桑杏类：桑菊饮、桑杏汤。（2）瓜蒌类：清宣金脏法。

2.轻宣肺胃方：（1）桑杏类：杏仁汤。（2）栀豉类：连翘栀豉汤。（3）藿朴类：藿朴夏苓汤、甘露消毒丹。

3.宣发肺气方：（1）麻杏类：三拗汤、新加三拗汤。（2）麻附类：俞根初麻黄附子细辛汤。

4.芳香宣胃方：（1）藿朴类：藿香正气汤、芳香化浊法。（2）薷朴类：消暑十全饮。

5.辛香宣胃方：（1）香蔻类：匀气散。

6.涌吐宣胃方：（1）瓜蒂散、炒盐汤。

（三）宣降气机法方

1.宣降肺气方：（1）苏陈类：杏苏散。（2）甘桔类：止嗽散。（3）麻杏类：通宣理肺汤、麻黄定喘汤、麻杏甘石汤、五虎汤、厚朴半夏汤。（4）瓜蒌类：半栝丸、贝母瓜蒌散、娄贝养荣汤。（5）桑杏类：加味泻白散。（6）陈半类：痰郁汤。（7）姜橘类：玉竹饮子。

2.**宣降肺胃方**：（1）薷朴类：十味香薷饮、六合定中丸、六和汤。（2）瓜蒌类：小陷胸汤、栝楼薤白半夏汤。（3）苍朴类：枳桔平胃散。（4）陈半类：桔梗二陈汤、清金降火汤。

3.**宣降脾胃方**：（1）藿朴类：正气散、四正散、不换金正气散。（2）香蔻类：匀气散、仁香汤、木香匀气散。（3）陈半类：苍连丸、清聪化痰丸。

4.**宣降肺脾方**：香连类：连朴饮。

（四）宣发阳气法方

1.**宣发表阳方**：（1）桂芍类：桂枝汤、桂枝防风汤。（2）薷朴类：香薷饮。（3）藿朴类：藿香正气散、大正气汤。

2.**宣发清阳方**：（1）荆防类：川芎茶调散、六神汤、羌活胜风汤、加味胜湿汤。（2）羌防类：羌活胜湿汤、辛夷散、神术散、芎辛散。

3.**宣发心阳方**：（1）桂苓类：茯苓甘草汤、苓桂甘枣汤、苓桂术甘汤。

二、散法类

（一）散表发汗法方

1.**发散风寒方**：（1）羌活类：苏羌达表汤、午时茶。（2）苏陈类：六神汤。（3）麻桂类：麻黄汤。

2.**发散风湿方**：（1）苍术类：神术散。（2）荆防类：荆防败毒散。

3.**发散寒湿方**：（1）苍术类：神术散。（2）荆防类：荆防败毒散。（3）苏陈类：芎芷香苏散。（4）桂芍类：桂枝加桂汤、桂枝加附子汤。（5）麻桂类：麻黄加术汤。（6）苍朴类：香苏平胃散。（7）藿朴类：藿香正气散、藿香正气汤。（8）薷朴类：十味香薷饮、六和汤。

（二）发散水饮法方

1.**温散水饮方**：（1）荆防类：六神汤、荆防败毒散。（2）羌防类：苏羌达表汤、升阳除湿汤、羌活附子汤。（3）麻桂类：麻黄加术汤、加味麻黄汤、小青龙汤。（4）麻附类：俞氏麻附细辛汤。（5）五皮类：麻附五皮饮。

2.**清散水饮方**：（1）荆防类：加味胜湿汤。（2）麻石类：越婢汤、越婢加术汤。（3）麻桂类：桂枝二越婢一汤、小青龙加石膏汤、大青龙汤。

（三）散毒消毒法方

1.**温散消毒方**：（1）荆防类：荆防败毒散、人参消风散。

2.**清散消毒方**：（1）荆防类：祛风散、荆防解毒散、荆防牛蒡汤、加味消毒饮、防风通圣散。

三、疏法类

（一）疏表法方

1.**疏散腠理方**：（1）麻桂类：麻桂各半汤、桂二麻一汤。（2）荆防类：荆防败毒散、六神汤、人参消风散。（3）羌防类：人参败毒散。（4）桂芍类：桂枝葛根汤、柴葛桂枝汤。（5）薷朴类：香薷饮、五物香薷饮。（6）苍朴类：柴葛平胃散。

2.**疏利经络方**：（1）麻桂类：小续命汤、桂枝芍药知母汤、大续命汤。（2）陈半类：开郁舒筋汤、开结舒筋汤、香芎二陈汤。（3）蚕蝎类：牵正散、五痫神应丸、木萸散、全蝎散。

3.**疏利枢机方**：（1）柴芩类：小柴胡汤、柴胡桂枝汤、柴苓汤、柴平汤。

（二）疏利气机法方

1.**疏利肺气方**：（1）苏陈类：杏苏散。（2）羌防类：人参败毒散。

2.**疏利肺脾方**：（1）羌防类：仓廪汤、天保采薇汤、分消饮。（2）陈半类：五积散、气郁汤、四七汤。

3.**疏利肝肺方**：（1）蒌贝类：清肺和肝饮。（2）柴芩类：柴胡枳桔汤、柴蒌半夏汤、柴胡陷胸汤。

4.**疏利脾气方**：（1）栀豉类：栀子厚朴汤。（2）香连类：香连丸、木香黄连丸。

5.疏利脾胃：（1）藿朴类：夺郁汤、一加减正气散、四加减正气散、五加减正气散。（2）苍朴类：神术汤、调气平胃散、香砂平胃散、清中蠲痛汤、越鞠丸。（3）陈半类：香砂养胃丸、纯阳正气丸、消导二陈汤。（4）香蔻类：五膈开中散。（5）乌药类：排气饮。

6.疏利肝脾方：（1）苍朴类：温中平胃散、食郁汤。（2）柴芩类：柴胡达原饮、清脾饮。（3）乌药类：乌药汤、通瘀汤（4）芩芍类：芩调芍中汤、正原饮。

7.疏利肝胃方：（1）陈半类：六郁汤、解肝煎。

8.疏利肝胆方：（1）柴芍类：四逆散、疏肝散、柴胡疏肝散。（2）栀丹类：清肝汤、化肝煎、清肝达郁汤。

9.疏利肝肾方：（1）苍柏类：十味苍柏散。（2）茴楝类：木香金铃丸、荔枝散。

（三）疏利血络法方

1.疏利肝络方：（1）柴芩类：加减小柴胡汤。（2）柴芍类：疏肝理脾丸。（3）归芍类：四物绛覆汤、清肝活络汤。

2.疏利心肝方：（1）归芍类：鬼箭羽散。

（四）疏利气血法方

1.疏利肝脾方：（1）苏陈类：芎苏饮。（2）苍朴类：去恶平胃散、大温中汤。（3）柴归类：木香化滞汤。（4）归芍类：治气六合汤、奔豚汤、活血汤、膈下逐瘀汤。

2.疏利肝肺方：（1）麻桂类：乌药顺气散。

3.疏利肝胆方：（1）柴芍类：宣郁通经汤。（2）归芍类：柴胡六合汤、调经汤、四乌汤、四物补肝汤。

四、透法类

（一）透表法方

1.透达风寒方：（1）葱豉类：葱豉汤。（2）桂芍类：桂枝汤。（3）麻桂类：麻桂各半汤、桂二麻一汤。（4）苏陈类：六神汤。（5）荆防类：荆防败毒散。（6）羌防类：仓廪散。

2.透达风热方：（1）荆防类：牛黄解肌汤、玄参升麻汤、加味消毒饮。（2）栀豉类：浮萍银翘汤。（3）归芍类：四物消风散、生料四物汤。

3.透达郁热方：（1）麻桂类：大青龙汤、桂枝二越婢一汤、葛根汤。（2）麻石类：越婢汤。

4.透达暑湿方：（1）薷朴类：黄连香薷饮、解暑汤。（2）苍朴类：神术平胃散。（3）甘滑类：清暑益元散、温六散。（4）柴芩类：清瘴汤。（5）栀丹类：氤氲汤。

5.透达风湿方：（1）荆防类：荆防败毒散、加味胜湿汤。（2）羌防类：升阳除湿汤。

（二）清透里热法方

1.清气透热方：（1）知膏类：新加白虎汤、白虎化斑汤、桂枝白虎汤、苍术白虎汤。（2）麻杏类：麻杏甘石汤、三虎汤、葳蕤汤。（3）甘桔类：甘桔汤、甘桔射干汤、利咽解毒汤。（4）柴芩类：柴葛解肌汤、柴胡白虎汤、柴胡栀连汤。

2.清透湿热方：（1）藿朴类：宣透募原法。（2）知膏类：苍术白虎汤。（3）栀丹类：氤氲汤。

3.清营透热方：（1）犀地类：清营汤、凉营清气汤。（2）犀羚类：犀羚白虎汤、清咽白虎汤。

4.凉血透热方：（1）荆防类：荆防解毒汤、加味消毒饮。（2）犀地类：犀角清络饮、加减清胃散。

（三）托透法方

1.益气托透方：（1）苏陈类：参苏饮。（2）桂芍类：桂枝新加汤。（3）麻桂类：附子麻黄汤、大枣汤。（4）柴芩类：小柴胡汤。（5）蒿鳖类：青蒿散。（6）参芪类：再造散、十味香薷饮。

2.养血托透方：（1）麻桂类：麻桂饮、麻黄人参芍药汤。（2）柴芩类：柴胡养荣汤。（3）归芍类：风六合汤。

3.助阳托透方：（1）麻附类：麻附细辛汤、麻附甘草汤。（2）桂甘类：竹叶汤。（3）姜附类：羌活附子汤、芎辛汤。

4.增液托透方：（1）葱豉类：葱豉七味汤。（2）麻桂类：麻黄升麻汤。（3）银翘类：银翘汤、加减银翘散。

5.温养托透方：（1）姜桂类：阳和汤。（2）参术类：大温中饮。

6.滋阴托透方：（1）葱豉类：葱豉（2）桂芍类：桂枝汤（3）桂甘类：炙甘草汤（4）柴芩类：一柴胡汤。（5）蒿鳖类：青蒿鳖甲汤、清骨散、秦艽鳖甲散。（6）归地类：养血祛风汤。（7）地黄类：荆防地黄汤。

五、通法类

（一）通利气机法方

1.**清通脾胃方**：（1）香槟类：木香槟榔丸、木香导滞丸、四磨汤、开胸顺气丸。（2）香连类：四味香连丸、香连化滞丸。（3）芩芍类：芍药汤。

2.**温通脾胃方**：（1）香槟类：天台乌药散。（2）姜附类：浆水散、冷香汤、实脾饮、温脾汤。（3）桂附类：桂香丸。（4）姜桂类：大顺散、逐寒荡惊汤。（5）星半类：五膈散。

3.**温通肝肾方**：（1）桂附类：奔豚汤。

（二）宣通阳气法方

1.**辛温通阳方**：（1）姜附类：白通汤、白通加猪胆汁汤、附姜白通汤、正阳散、回阳救急汤。

2.**辛甘通阳方**：（1）桂甘类：桂枝甘草汤、桂甘龙牡汤、桂枝附子汤。（2）桂苓类：五苓散、大橘皮汤。

3.**辛淡通阳方**：（1）苓甘类：茯苓杏仁甘草汤、苓甘五味姜辛汤。（2）桂苓类：桂苓丸、苓桂术甘汤、苓桂甘枣汤。

4.**辛凉通阳方**：（1）知膏类：新加白虎汤、白虎加桂枝汤、白虎加苍术汤、白虎承气汤、凉膈白虎汤。（2）犀地类：清瘟败毒饮、清营凉气汤。

5.**苦辛通阳方**：（1）柴芩类：大柴胡汤、柴胡加芒硝汤。（2）柴芍类：四逆散。（3）硝黄类：大承气汤、三七承气汤、桃仁承气汤。

（三）通利血络法方

1.**行血通瘀方**：（1）柴归类：复元活血汤、柴胡羚角汤。

2.**温通血脉方**：（1）桂芍类：当归四逆汤。（2）附桂类：桂附汤。（3）归芍类：泽兰汤。

3.**凉血通瘀方**：（1）归芍类：血府逐瘀汤、四物化郁汤、消积通经丸。（2）硝黄类：桃仁承气汤、大黄牡丹皮汤、俞根初桃仁承气汤。

4.**温通气血方**：（1）棱莪类：大延胡索散、乌药顺气汤。

（四）通补法方

1.**通补气血方**：（1）桂芍类：桂枝五物汤、桂枝黄芪汤。（2）麻附类：合分当归汤、独活汤。（3）参芪类：黄芪九物汤。（4）归芪类：蠲痹汤。（5）参归类：振颓丸。（6）归芍类：滋筋养血汤、秘方定振丸、补阳还五汤。（7）芎归类：身痛逐瘀汤。（8）冬地类：调营通脉汤。

2.**通补肺胃方**：（1）参麦类：参茯膏。

3.**通补肺脾方**：（1）防己类：防己黄芪汤、木防己汤、防己茯苓汤。（2）参术类：消肿健脾汤。

4.**通补肝肺方**：（1）柴芩类：柴胡梅连汤。（2）柴归类：秦艽扶羸汤、四柴胡饮。

5.**通补脾胃方**：（1）苍朴类：参苓平胃散、二术煎。（2）枳术类：枳术散、平补枳术丸。（3）参术类：中满分消饮。

6.**通补肝脾方**：（1）柴芩类：柴胡四物汤、柴胡加桂汤。（2）柴芍类：逍遥散、清肝解郁汤。（3）参芪类：理冲汤。（4）归芪类：补中汤。（5）归芍类：胶艾四物汤、四顺饮子。（6）地芍类：补肝散。

7.**通补脾肾方**：（1）苍柏类：七味苍柏散。（2）地苁类：肉苁蓉丸。

8.**通补心脾方**：（1）参芪类：十全育真汤。

9.**通补心肝方**：（1）归芎类：佛手散。

10.**通补肝肾方**：（1）归芪类：补脑振痿汤。（2）归芍类：茯苓六合汤、养阴活络饮。（2）归地类：滋肾息风汤、舒筋通络汤。（2）地苁类：驻景丸、附虎四斤丸。

六、利法类

（一）清利法方

1.**清利肺脾方**：（1）枳术类：三补枳术丸。

2.**清利脾胃方**：（1）枳术类：三黄枳术丸。（2）枳朴类：厚朴三物汤、顺气散、三黄枳术丸。

3.**清利肝胆方**：（1）枳术类：胆道排石汤。

4.**清利脾肾方**：（1）滑通类：八正散、五淋散、分清五淋丸。

5.**清利肝脾方**：（1）桂苓类：茵陈五苓散。

（二）淡利法方

1.**芳香利湿方**：（1）苍朴类：胃苓汤。（2）苓术类：白术薏苡仁汤。

2.**甘淡利湿方**：（1）防己类：薏苡仁汤、宣痹汤。（2）苓泽类：宣清导浊汤。（3）滑通类：三仁汤、薏苡竹叶汤。

3.**甘淡利水方**：（1）苓泽类：四苓汤、猪苓汤、泽泻汤。（2）苓术类：茯苓戎盐汤。（3）车通类：车前木通汤。（4）五皮类：五皮饮、五子五皮饮。

4.**辛淡利水方**：（1）桂苓类：五苓散、青泽汤。（2）苓术类：栝楼瞿麦丸。（3）五皮类：麻附五皮饮、通皮饮。（4）滑通类：生附散。

（三）滑利法方

1.**滑利肺窍方**：（1）瓜蒌类：诃子丸、节斋化痰丸。（2）沙麦类：润燥泻肺汤。（3）二冬类：二冬二母汤。（4）二母类：太平膏。

2.**滑利大肠方**：（1）枳朴类：养营承气汤、麻仁丸。（2）冬地类：增液汤、增液承气汤。

3.**滑利阴窍方**：（1）滑通类：石韦汤。（2）车通类：利湿排石汤。

七、导法类

（一）导痰法方

1.**攻导老痰方**：（1）礞石类：礞石滚痰丸。

2.**润导顽痰方**：（1）瓜蒌类：节斋化痰丸、青黛海石丸。（2）二母类：古二贝散。（3）黛蛤类：黛蛤散、咳血丸。

3.**消导结痰方**：（1）香槟类：开胸顺气丸。（2）昆藻类：化瘿丹、海藻玉壶汤、四海舒郁丸。

（二）导水法方

1.**消导水肿方**：（1）商陆类：牡蛎泽泻散、疏凿饮子。（2）苓泽类：茯苓导水汤。

2.**导泄停水方**：（1）甘遂类：十枣汤、蠲饮万灵汤。

3.**导泄积水方**：（1）甘遂类：浚川丸、舟车神佑丸。

（三）导积法方

1.**消导积热方**：（1）枳朴类：枳实导滞汤、枳实消滞汤。（2）香槟类：木香槟榔丸、木香导滞丸。

2.**消导寒积方**：（1）香槟类：木香枳壳散。（2）棱莪类：三棱消积丸。

3.**消导虫积方**：（1）楂曲类：大芦荟丸。

（四）导瘀法方

1.**凉导瘀热方**：（1）硝黄类：桃仁承气汤、大黄牡丹皮汤、代抵当汤。（2）甘遂类：甘遂通结汤。

2.**消导寒瘀方**：（1）棱莪类：大通经丸、大延胡索散。

3.**消导瘀结方**：（1）硝黄类：抵当汤、抵当丸、下瘀血汤、大黄䗪虫丸。（2）茴楝类：茴香橘核丸、金铃散。

八、泄法类

（一）宣泄法方

1.**宣泄风火方**：（1）升葛类：升麻解毒汤、升阳散毒汤。（2）苓连类：黄连解毒丸。（3）硝黄类：凉膈散。

2.**宣泄寒火方**：（1）枳朴类：三化汤、三消饮、厚朴七物汤。（2）苓连类：三黄石膏汤、三黄凉膈散、黄连上清丸。（3）知膏类：桂枝白虎汤、白虎化斑汤。

3.**宣泄湿火方**：（1）藿朴类：栀连正气汤。（2）苍朴类：香连平胃散、芩连平胃散、栀连平胃散、家秘泻黄散。（3）知膏类：苍术白虎汤、泻黄散、石膏汤。（4）滑膏类：桂苓甘露饮。

4.**宣泄气血方**：（1）芩连类：小清凉散、消炎化毒汤。（2）升葛类：宣毒发表汤。

（二）发泄郁火法方

1.**发泄风火方**：（1）荆防类：泻黄散、牛蒡汤、防风通圣散、菊花茶调散。（2）羌防类：九味羌活汤、泻青丸、四顺清凉饮。（3）甘桔类：翘荷汤、黄芩泻肺汤。

2.**发泄寒火方**：（1）麻石类：三黄石膏汤、通解散。（2）栀豉类：栀豉汤、栀子大黄汤。

3.**发泄湿火方**：（1）栀豉类：栀子干姜汤、仓卒散、乌头栀子汤。

（三）通泄法方

1.**通泄燥火方**：（1）硝黄类：大承气汤、调胃承气汤、三一承气汤。（2）柴芩类：大柴胡汤、柴胡加芒硝汤。

2.**通泄湿火方**：（1）枳朴类：小承气汤、导赤承气汤。

4.**通泄寒火方**：（1）枳朴类：增损承气汤。（2）硝黄类：大黄附子汤。（3）巴豆类：备急丸、九痛丸。（4）香槟类：天台乌药散。（5）姜附类：温脾汤。

5.**通泄水饮方**：（1）硝黄类：大陷胸汤、大陷胸丸、加味凉膈散、己椒苈黄丸。

九、温法类

（一）温热祛寒法方

1.**温肺方**：（1）参芪类：保元汤、拯阳理劳汤。（2）芪术类：拯阳汤。

2.**温壮脾阳方**：（1）术附类：白术附子汤、附子温中丸。（2）参术类：理中汤、急救回阳汤、五君子汤。

3.**温壮脾胃方**：（1）参术类：附子温中丸、丁附汤、温胃饮、治中汤。

4.**温壮肝脾方**：（1）参术类：桂附理中汤、附子理中汤、椒梅理中汤。

5.**温壮脾肾方**：（1）术附类：真武汤、附子汤。

6.**温壮肝肾方**：（1）椒附类：四味丸。（2）姜附类：干姜附子汤。

7.**温壮肝阳方**：（1）归芍类：温经汤。（2）参萸类：吴茱萸汤。

（二）温燥祛湿法方

1.**温燥脾肾方**：椒附类：温中汤、四味丸、伤寒逐风方。

2.**温燥肝肾方**：桂附类：桂附丸。

十、清法类

（一）轻清解热法方

1.**轻清气热方**：（1）栀豉类：辛凉双解散。（2）银翘类：加减普济消毒饮、银翘马勃散。

2.**轻清营热方**：（1）银翘类：加减银翘散。

3.**轻清血热方**：（1）银翘类：银翘解毒散。（2）归地类：当归银花汤、小蓟饮子。

（二）清凉法方

1.**甘寒清气方**：（1）知膏类：白虎汤、人参白虎汤。（2）滑膏类：三石汤、玉露饮、双玉散、却暑调元法。（2）甘滑类：六一散、益元散、碧玉散、清凉涤暑法。

2.**咸寒清营方**：（1）犀地类：犀角地黄汤、犀角玄参汤、清营汤。（2）冬地类：清宫汤。

3.**清透气营方**：（1）犀地类：凉营清气汤、清瘟败毒饮、消斑青黛饮。（2）羚犀类：犀羚白虎汤、犀羚二仙汤。

4.**咸苦凉血方**：（1）犀地类：神犀丹、犀角清络饮。（2）冬地类：清咽化痧汤。

5.**清凉气血方**：（1）芩连类：升麻清胃散、导赤泻心汤、小清凉散、普济消毒饮、泻热黄连汤。（2）知膏类：化斑汤、十全苦寒救补汤、玉女煎。（3）冬地类：导赤散、加减玉女煎。

（三）清泻法方

1.**清泻肺火方**：（1）桑芩类：泻白散、青金泻白散。（2）知膏类：石膏泻白散、石膏知母汤。

2.**清泻肝肺方**：（1）桑芩类：桑丹泻白散、泻白各半汤。

3.**清泻心肺方**：（1）柴芩类：柴胡清膈煎。

4.**清泻心火方**：（1）枳朴类：犀连承气汤、解毒承气汤。（2）芩连类：泻心汤、三黄解毒汤、大黄黄连泻心汤、黄连解毒汤、导赤泻心汤。

5.**清泻心肝方**：（1）车通类：龙胆饮。

6.**清泻肝肾方**：（1）车通类：龙胆泻肝汤。

7.**清泻肝胆方**：（1）柴芩类：清胆泻火汤、清胆利湿汤、清胆行气汤。（2）芩泽类：利肝分水饮。（3）芩连类：当归龙荟丸。

8.**清泻脾胃方**：（1）芩连类：升麻清胃散。（2）知膏类：白虎承气汤、凉膈白虎汤。（3）升葛类：清胃汤。

9.**清泻大肠方**：（1）芩连类：白头翁汤。

十一、润法类

（一）清润法方

1.**清润肺燥方**：（1）沙参类：润燥泻肺汤、百花丸。（2）二冬类：二冬汤、二冬二贝汤。（3）硝黄类：清咽奠阴承气汤。

2.**清润肺胃方**：（1）沙参类：致和汤、益胃汤。（2）五汁类：五汁饮。（3）冬地类：玉液煎、增液汤。

3.**清润肺脾方**：（1）桑芩类：清金润燥汤。（2）沙参类：沙参麦冬汤、补肺清金饮。（3）二冬类：保肺济生丹。

4.**清润肝肺方**：（1）沙参类：金水平调散、玉环煎、丹青饮。（2）冬地类：四阴煎。

5.**清润肺肾方**：（1）沙参类：清骨滋肾丸。

6.**清润肠燥方**：（1）硝黄类：黄龙汤、新加黄龙汤、增液承气汤、当归承气汤。（2）冬地类：增液承气汤。（3）五仁类：五仁润肠丸、搜风顺气丸。（4）归地类：当归郁李仁汤。

（二）温润法方

温润肠燥方：（1）五仁类：五仁橘皮汤、益血润肠丸。（2）芎归类：养正通幽汤。

（三）滋润法方

1.**滋润肠燥方**：（1）五仁类：五仁润肠丸、益血润肠丸。（2）归地类：通幽汤。（3）冬地类：增液汤、活血润燥生津饮。（4）地苁类：濡肠饮。

2.**滋润心肝方**：（1）冬地类：养心润燥汤。

3.**滋润肝肺方**：（1）冬地类：天门冬丸。

4.**滋润肝胃方**：（1）冬地类：滋燥汤。

5.**滋润肾燥方**：（1）地苁类：濡肠饮。

十二、化法类

（一）清化法方

1.**清化湿热方**：（1）麻杏类：麻杏苡甘汤、麻黄连翘赤小豆汤。（2）栀豉类：栀子柏皮汤、茵陈蒿汤。（3）藿朴类：二加减正气散、三加减正气散、藿朴夏苓汤、甘露消毒丹。（4）栀芩类：小甘露饮。（5）芩连类：杏仁滑石汤、蚕矢汤、昌阳泻心汤。（6）苍柏类：二妙散、虎胫骨丸。（7）芩泽类：四苓合芩芍汤、茯苓渗湿汤。

2.**芳香化浊方**：（1）栀豉类：燃照汤。（2）藿朴类：芳香化浊法。（3）栀丹类：氤氲汤。（4）芩连类：四苓合芩芍汤、茯苓渗湿汤。

3.**清化暑湿方**：（1）栀豉类：驾轻汤。（2）芩连类：杏仁滑石汤。

4.**清化痰热方**：（1）麻杏类：加减麻杏甘石汤、贝母瓜蒌散、节斋化痰丸、青黛海石丸。（2）二母类：二母汤、二母宁嗽汤。（3）星半类：止嗽消痰饮。（4）黛蛤类：海青丸。（5）陈半类：黄连二陈汤、清中汤、加味导痰汤、清气化痰丸、黄连温胆汤、蒿芩清胆汤。

5.**清化燥痰方**：（1）二冬类：清金保肺汤、润肺化痰丸。（2）二母类：太平膏。（3）五汁类：五汁一枝煎、黄连化痰丸。

6.**清化痰瘀方**：（1）沙麦类：启膈散。（2）归芍类：活血饮。

7.**清化瘀热方**：（1）归芍类：生料四物汤。

（二）温化法方

1.**温化寒湿方**：（1）苍朴类：平胃散。（2）苓泽类：葛花解醒汤、加减五苓散。（3）姜附类：茵陈四逆汤、茵陈术附汤、茵陈姜附汤。（4）陈半类：除湿汤。

2.**温化湿痰方**：（1）苍朴类：平胃导痰汤。（2）桂苓类：五饮汤。（3）陈半类：二陈汤、温胆汤。（4）参术类：六君子汤、四兽饮。

3.**温化风痰方**：（1）蚕蝎类：白附子丸、五虎追风散。（2）陈半类：导痰汤、定痫丸、涤痰汤。（3）羌防类：玉真散、天南星丸。（4）星半类：玉壶丸、青州白丸子。（5）参芪类：半夏白术天麻汤。

4.**温化气痰方**：（1）陈半类：苍黄导痰汤、顺气导痰汤、参胡温胆汤、清心温胆汤。（2）星半类：星半安中汤、南星半夏汤。

5.**温化寒饮方**：（1）姜附类：干姜散。（2）桂芍类：桂枝加茯苓白术汤。（3）麻桂类：麻桂术甘汤、小青龙汤、射干麻黄汤。（4）麻附类：俞根初麻附细辛汤。（5）麻杏类：干姜汤、厚朴半夏汤。（6）藿朴类：大正气汤。（7）苓甘类：苓甘五味姜辛汤。（8）桂苓类：苓桂术甘汤、理饮汤。（9）苓术类：草姜苓术汤。（10）参术类：六味异功散。

6.**温化寒瘀方**：（1）姜桂类：回阳软坚汤。（2）参芪类：理气散瘀汤。（3）归芍类：生化汤（加参）。（4）归地类：生化汤。

（三）消化法方

1.**消化食积方**：（1）枳术类：曲麦枳术丸。（2）楂曲类：保和丸。

2.**消化痰积方**：（1）枳术类：橘半枳术丸。（2）星半类：化痰丸。

3.**消化虫积方**：（1）梅连类：连梅安蛔汤。（2）曲楂类：大芦荟丸。

4.**消化水积方**：（1）棱莪类：川楝子丸。

5.**消化血积方**：（1）棱莪类：化积丸、大通经丸。（2）柴苓类：鳖甲煎丸。

6.**消化气积方**：（1）棱莪类：三棱丸、大七气汤。

十三、升法类

（一）升散法方

1.**升阳散邪方**：（1）羌防类：升阳除湿汤、羌活附子汤。（2）升柴类：固真汤。（3）参芪类：升阳益胃汤、升麻顺气汤。

2.**升阳散火方**：（1）羌防类：升阳散火汤。（2）升葛类：升麻葛根汤、火郁汤。

3.**升阳降火法**：（1）芩连类：葛根芩连汤、黄连黄芩汤。（2）升柴类：升麻柴胡汤。

（二）升提法方

升提郁陷方：升柴类：达郁汤。

（三）升补法方

1.**补气升清方**：（1）升柴类：升麻黄芪汤。（2）参芪类：补中益气汤、举元煎、益智和中汤、益胃升阳汤。

2.**滋补升提方**：（1）参芪类：升提汤。（2）归地类：补阴益气煎。

3.**升清降浊方**：（1）参芪类：补中升阳和中汤。（2）芪术类：清燥汤。

十四、降法类

（一）寒降法方

1.**苦寒降火方**：（1）芩连类：泻心汤、大黄黄连泻心汤、黄连解毒汤。

2.**养阴降火方**：（1）冬地类：冬地三黄汤、二阴煎。（2）芩芍类：黄连阿胶汤。（3）梅连类：连梅汤。

3.**滋阴降火方**：（1）地芍类：黄连阿胶汤、保阴煎、化阴煎。（2）归地类：当归六黄汤。（3）冬地类：清火滋阴汤、滋阴降火汤。（4）地黄类：滋阴八味丸。

（二）沉降法方

1.**通降肺气方**：（1）陈半类：苏子降气汤、半夏温肺汤。（2）苏葶类：葶苈大枣泻肺汤。（3）硝黄类：荡痰汤、荡胸汤。

2.**温降肺气方**：（1）参术类：理中降痰丸。

3.**温降胃气方**：（1）术姜类：温降汤。（2）陈半类：丁香柿蒂散。（3）姜半类：小半夏汤、大半夏汤。（4）姜橘类：橘皮竹茹汤、冷香饮子、橘枳生姜汤。

4.**清降胃气方**：（1）知膏类：镇逆白虎汤、竹叶石膏汤。（2）硝黄类：镇逆承气汤。

5.**通降肝胃方**：（1）陈半类：香附旋覆花汤、增减旋覆代赭汤、人参半夏汤。

（三）镇降法方

1.**镇降心阳方**：（1）桂芍类：桂枝加龙牡汤、柴胡加龙牡汤。（2）桂甘类：桂甘龙牡汤、桂枝去芍药加蜀漆龙牡汤。

2.**镇降心肝方**：（1）二冬类：生铁落饮。（2）龙牡类：安魂汤。（3）地芍类：大安汤、救逆汤。（4）归地类：珍珠母丸、朱砂安神丸。（5）冬地类：平补镇心丹。

3.**镇降风阳方**：（1）地芍类：羚角钩藤汤。（2）龙牡类：镇肝息风汤。（3）赭半类：镇风汤。（4）滑膏类：风引汤。（5）栀芩类：天麻钩藤饮。（6）蚕蝎类：集成金粟丹。

4.**镇降肝胃方**：（1）赭半类：镇逆汤。（2）参草类：旋覆代赭汤。

5.**镇降肝肾方**：（1）龙牡类：从龙汤、参赭镇气汤、来复汤。（2）地芍类：坎炁潜龙汤。

6.**镇降肺肾方**：（1）地黄类：薯蓣纳气丸。

（四）潜降法方

1.**滋阴潜阳方**：（1）地芍类：三甲复脉汤、阿胶鸡子黄汤。（2）冬地类：育阴煎、虚火咳嗽方、天一丸、加减生地黄汤。

2.**引火归原方**：（1）知柏类：通关丸、潜龙丸、神龟滋阴丸。（2）地黄类：既济汤。

十五、开法类

（一）辛开法方

1.**化痰开窍方**：（1）星半类：天南星散、青州白丸子、省风汤、玉粉丸。（2）星黄类：胆星天竺丸、抱龙丸、神仙解语丹。（3）巴豆类：三物白散。

2.**化湿开窍方**：（1）栀丹类：玑珸郁金汤、菖蒲郁金汤、芩连清心汤。

3.**化痰开窍方**：（1）归芍类：通窍活血汤。

（二）香开法方

1.**通关开窍方**：皂角类：通关散、开关散、稀涎散。

2.**清开方**：（1）牛射类：牛黄清心丸、牛黄至宝丹、安宫牛黄丸。（2）犀羚类：紫雪丹、玉雪救苦丹。（3）犀地类：神犀丹。

3.**温开方**：香蔻类：苏合香丸。

十六、收法类

（一）收涩法方

1.**涩汗方**：参芪类：麻黄根汤。

2.**涩肠方**：（1）姜附类：大断下丸、六柱汤、八柱汤。（2）梅连类：七味散、梅煎散。（2）参术类：大桃花汤、真人养脏汤。

3.涩血方：（1）栀芩类：清热固经汤。（2）龙牡类：补络补管汤。（3）茋术类：安冲汤。（4）归芍类：脏连丸、安营汤。

4.涩精方：（1）知柏类：清肾汤。（2）龙牡类：金锁固精丸。（3）五子类：经进萃仙丸。（4）参术类：秘元煎。（5）归地类：九龙丹。（6）芩术类：秘精丸。（7）参芪类：固本锁精丸。（8）参归类：桑螵蛸散。（9）冬地类：潜阳填髓丸。

（二）收敛法方

1.收敛肺气方：（1）桑芩类：加减泻白散。（2）参草类：人参定喘汤。（3）参麦类：生脉散、九仙散。

2.收固肺肾方：（1）冬地类：山虎汤。（2）地黄类：都气丸。

3.收固肾脾方：（1）故仲类：二神丸、四神丸、巩堤丸。（2）参芪类：可保立苏汤。（3）地苁类：五味丸、加减内固丸。

4.收固肝肾方：（1）桂附类：温冲汤。（2）五子类：既济固真汤。（3）归芍类：温经摄血汤。（4）地黄类：耳聋磁朱丸。

5.收固肝脾方：（1）参草类：人参乌梅丸。（2）归芍类：芎归鳖甲饮。

6.收固肾气方：（1）五子类：五子衍宗丸、六子丸。（2）故仲类：青娥丸。（3）地苁类：纳气丸。

（三）固脱法方

1.固摄气阴方：（1）参麦类：生脉饮、摄阳汤。（2）参草类：急救回阳汤。（3）知膏类：人参白虎汤、如圣白虎汤。

2.回阳固脱方：（1）姜附类：四逆汤、通脉四逆汤、白通汤、茯苓四逆汤、正阳散、回阳救急汤、回阳返本汤。（2）参附类：参附汤。

3.固脱开闭方：（1）参附类：正阳散、回阳救急汤。

4.回阳敛阴方：（1）姜附类：回阳返本汤、四维散。（2）参附类：七成汤。（3）参麦类：救脱活母丹、补肺阿胶汤。

5.滋阴回阳方：（1）参附类：六味回阳饮。

6.滋阴恋阳方：（1）桂附类：镇阴煎。（2）参麦类：救脱汤。（3）地芍类：救逆汤。（4）冬地类：全真一气汤。

十七、滋法类

（一）滋养法方

1.滋养肺肾方：（1）沙麦类：致和汤、益胃汤。（2）参麦类：玉泉丸。

2.滋养肺脾方：（1）沙麦类：沙参麦冬汤、补肺清金饮。（2）参麦类：人参五味子汤、玉华煎。

3.滋养肺阴方：（1）参麦类：参冬汤、益气补肺汤、小太平丸。（2）冬地类：金水膏。

4.滋养肺胃方：（1）归芍类：人参六合汤。（2）冬地类：人参固本汤、集灵膏。（3）地黄类：麦味地黄汤。

5.滋养肝肺方：（1）沙麦类：金水平调散。（2）参麦类：拯阴理劳汤、麦冬养荣汤。（3）冬地类：天门冬汤。（4）归地类：六物汤、圣愈汤。

6.滋养肝阴方：（1）参归类：何人饮。（2）归芍类：七仙丹。

7.滋养肝脾方：（1）参归类：五福饮。（2）归芍类：养血地黄汤。（3）冬地类：地黄膏。

8.滋养心肝方：（1）参归类：珍珠母丸。（2）归芍类：养血胜风汤、调营敛肝散、三阴煎。（3）冬地类：天王补心丹、柏子养心丸、养心汤。

9.滋养心肾方：（1）归地类：心肾丸。（2）冬地类：启窍丹。

10.滋养肝肾方：（1）归芍类：四物五子丸、小营煎。（2）归地类：贞元饮。（3）冬地类：两地汤。（4）地黄类：滋阴肾气丸。

11.滋养心脾方：（1）参苓类：资成汤。（2）冬地类：补心丹。

（二）滋填法方

1.滋补肺肾方：（1）参麦类：人参补肺汤、生脉补精汤。（2）参归类：两仪膏。（3）地黄类：加味六味地黄丸。

2.**滋补脾肾方**：（1）参苓类：双补汤。（2）冬地类：补天大造丸。（3）地芍类：柔脾汤。（4）归地类：补肾固中汤。

3.**滋补心肾方**：（1）冬地类：大五补丸、坎离既济丹、加减镇心丹。（2）地苁类：添精嗣续丸。

4.**滋补心肝方**：（1）地芍类：复脉汤。

5.**滋补肝肾方**：（1）地黄类：六味地黄汤、左归饮、左归丸、滋阴大补丸。（2）冬地类：起痿神丹、补阴煎、大造丸。（3）地苁类：济阴地黄丸、加味补阴丸。（4）归地类：鹿角胶丸。（5）地芍类：虎潜丸、养血胜风汤。（6）归芍类：四物汤、调肝散、加减虎潜丸。

十八、补法类

（一）温补法方

1.**温补肺脾方**：（1）参芪类：保元汤、人参实卫汤、拯阳理劳汤。（2）参术类：玉屏风散。

2.**温补脾肾方**：（1）参术类：四君子汤、六神散。

3.**温补心脾方**：（1）参术类：归脾汤、黑归脾汤。（2）参芪类：柏子养心汤、酸枣仁汤。

4.**温补脾肾方**：（1）术姜类：胃关煎。（2）参术类：火木丹、暖肾助火丹、温胞饮。（3）参芪类：固本止崩汤。（4）地苁类：温肾散。

5.**温补肺肾方**：（1）参芪类：三味黄芪汤、补气黄芪汤。

6.**温补肝脾方**：（1）参术类：补脾汤、归芍异功散、加味六君子汤。

7.**温补气血**：（1）参归类：八珍汤。（2）归芪类：当归补血汤。（3）归芍类：双和汤。

（二）甘热法方

1.**甘热助阳**：（1）参附类：参茸汤。（2）故仲类：补髓丹。（3）芪术类：拯阳汤、芪附汤。（4）归芍类：加减大建中汤。（5）地苁类：家韭子丸、鹿茸四斤丸。

2.**从阳引阴方**：（1）参附类：参附养荣汤。（2）地黄类：右归丸。

3.**从阴引阳方**：（1）桂附类：镇阴煎。（2）归地类：理阴煎。（3）地黄类：七味地黄汤、肾气丸。

十九、和法类

（一）和解表里法方

1.**调和营卫方**：（1）桂芍类：桂枝汤。（2）麻桂类：麻桂各半汤、桂二麻一汤、桂二越一汤、葛根汤。

2.**和解枢机方**：（1）柴芩类：小柴胡汤。

3.**解表和里方**：（1）桂芍类：桂枝加厚朴杏子汤、桂枝四七汤、桂枝加苍术汤。（2）麻桂类：麻黄升麻汤。（3）柴羌类：仓廪散。（4）荆防类：荆防败毒散。

4.**清里和表方**：（1）芩连类：葛根芩连汤。

（二）和解寒热法方

1.**辛开苦降方**：（1）芩连类：半夏泻心汤、黄连汤、干姜芩连人参汤、人参泻心汤、附子泻心汤、黄连消痞丸、驻车丸。

2.**调和肝胃**：（1）芩连类：左金丸、新定吴茱萸汤、加味左金丸。（2）梅连类：乌梅丸、椒梅汤。

3.**调和肝脾方**：（1）梅连类：阿胶梅连丸。（2）香连类：加味香连丸、化逆汤。（3）芩芍类：戊己丸。

（三）和解燥湿法方

1.**滋燥利湿方**：（1）二冬类：二冬苓车汤。（2）陈半类：茵陈玉露饮。（3）苓泽类：猪苓汤。

2.**滋燥涤饮方**：（1）二母类：鸡鸣丸。（2）陈半类：二母二陈汤、金水六君煎、十味温胆汤。

3.**调补气阴方**：（1）参芪类：保真汤。（2）参麦类：胃脾汤。（3）术芍类：白术白芍汤、痛泻要方。（4）冬地类：夜光椒红丸。

（四）和气血法方

1.**调补肝脾方**：（1）柴芍类：逍遥散、正柴胡饮。（2）参术类：人参清肌散、开郁至神汤。（3）参桂类：芎归四君子汤。（4）归芍类：玄胡六合汤、安胎饮、当归芍药散、归桂化逆汤。（5）归地类：玉烛汤。

　　2.调补心脾方：（1）参术类：资成汤。

　　3.调补肝肾方：（1）归芍类：养血平肝散。

（五）调和虚实法方

　　1.调和脾胃方：（1）枳朴类：大黄饮子。（2）陈半类：加味茯苓汤。（3）参术类：资生丸、异功散、香砂六君子丸、化滞调中丸。

　　2.调和肺脾方：（1）参术类：人参饮子。

　　3.调和心脾方：（1）参术类：五痿汤、加味清心饮。

　　4.调和肝胃方：（1）梅连类：乌梅丸。

　　5.调和肾胃方：（1）五子类：二气双调散。

　　6.调和肝脾方：（1）香连类：香连猪肚丸。（2）芩芍类：黄芩汤。

　　7.调和肝肺方：（1）梅连类：乌梅散、柴前梅连散。（2）参芪类：人参清镇散。

（六）调和阴阳法方

　　1.养阴通阳方：（1）桂甘类：炙甘草汤。

　　2.交泰水火方：（1）芩连类：连附六一汤、交泰丸。（2）参麦类：既济汤、益元汤。（3）归芍类：滋阴栀火汤。（4）知柏类：二仙汤。

　　3.调补气阴：参芪类：参芪益气汤。

二十、养法类

（一）温养法方

　　1.温养肺阳方：（1）参草类：人参润肺丸。（2）参麦类：钟乳补肺汤。（3）参芪类：劫劳散、人参黄芪散、养真汤。（4）参术类：摄营汤。

　　2.温养脾肾方：（1）参术类：参苓白术散、八仙糕。（2）参芪类：补气运脾丸。

　　3.温养肝脾方：（1）术附类：黄土汤。（2）参术类：五阴煎。（3）芪术类：固胎煎。

　　4.温养脾肾方：（1）地黄类：黑地黄散。

　　5.温养肾胃方：（1）地黄类：温肾止呕汤。

　　6.温养心肝方：（1）参归类：益营汤。

　　7.温养心肾方：（1）地黄类：仁熟散、固阴煎。（2）地苁类：地黄饮子。

　　8.温养肝阳方：（1）归地类：暖肝煎。

　　9.温养肾阳方：（1）地黄类：右归丸。

　　10.温养肝肾方：（1）三子类：七宝美髯丹。

（二）清养法方

　　1.清养肺阴方：（1）二冬类：家秘天地煎、家秘润肺饮、清金润燥天门冬丸。（2）二母类：保和丸。（3）芪术类：清金益元汤。（4）参草类：人参蛤蚧散。（5）参麦类：加减生脉饮、百部清金汤、麦门冬汤。

　　2.清养肺胃方：（1）五汁类：秘传噎膈散、五汁安中饮。（2）参麦类：清暑益气汤、清燥救肺汤。（3）参草类：麦门冬汤。

　　3.清养心肺方：（1）五汁类：五汁膏。（2）参麦类：人参安神汤。

　　4.清养心肾方：（1）地黄类：益阴丸。

　　5.清养心肝方：（1）芩甘类：酸枣仁汤。（2）参麦类：和中大顺汤。（3）参归类：清心补血汤。（4）归芍类：四物安神丸、安神补心汤。（5）归地类：养血清心汤。（6）冬地类：服蛮煎、天门冬散。

　　6.清养脾阴方：（1）参苓类：八仙糕、琼玉膏。（2）参麦类：清心莲子饮。

　　7.清养脾肾方：（1）苓术类：苓术菟丝子丸。

　　8.清养肾胃方：（1）冬地类：闭关止渴汤、平火散、甘露饮。

　　9.清养肝脾方：（1）参术类：益脾镇惊散。

10.清养肝肺方：（1）参草类：人参鳖甲丸。（2）参麦类：参麦汤、人参养肺汤。（3）冬地类：一贯煎、百合固金汤、鸡苏散、清金宁肺汤、养阴清肺汤。

11.清养肺肾方：（1）冬地类：三才汤、滋阴化痰丸。（2）地黄类：灭火汤。

12.清养肝肾方：（1）归芍类：知柏地黄丸、生津四物汤、归芍地黄汤。（2）归地类：滋阴补髓汤、女贞汤。（3）冬地类：天地煎。（4）地黄类：滋肾生肝饮、杞菊地黄丸。

第三节　方必对症——方症类集

刘河间曰："方不对病非方也，剂不蠲疾非剂也"。所以选方是以对症为前提，临床为了恰中病情，所以必须选择适应当前证候的方剂，以求取得立竿见影的疗效，就会有如古人所谓"效如桴鼓"。由于疾病是受多种因素共同影响，具有多方面的复杂过程，因而在临床上就不可能是一病一方，或一证一方，而是一病（证）多方；同时由于方剂的复合性，其性能也具有多方面的适应证，因而也就形成了一方多症的格局；所以临床选方，必须做到方症的对应（方证来源、作用、药物组成详见第三编：中医证候学）。

一、风证方

（一）风寒类方

麻黄汤证、麻桂饮证、葛根汤证、桂枝汤证、桂枝橘皮汤证、桂枝加芍药生姜人参新加汤证、桂枝去芍药加蜀漆牡蛎龙骨救逆汤证、桂枝麻黄各半汤证、桂枝二麻黄一汤证、桂枝二越婢一汤证、大青龙汤证、三拗汤证、新加三拗汤证、越婢汤证、麻黄杏仁甘草石膏汤证、华盖散证、五虎汤证、麻黄附子细辛汤证、再造散证、参附再造汤证、大温中饮证、五积散证、续命汤证、小续命汤证、乌药顺气散证、葱豉汤证、加味葱豉汤证、香苏葱豉汤证、苏羌达表汤证、荆防解表汤证、荆防败毒散证、人参败毒散证、九味仓廪汤证、柴葛解肌汤证、宣毒发表汤证、六安煎证、六味汤证、香苏散证、杏苏散证、参苏饮证、十味芎苏散证、川芎茶调散证、辛夷散证、玉真散证。

（二）风热类方

桑菊饮证、银翘散证、七味葱白汤证、葱白七味饮证、葱豉桔梗汤证、葱豉荷米煎证、辛凉解表法证、新加木贼煎证、加减葳蕤汤证、止嗽散证、火郁汤证、升麻葛根汤证、升麻消毒饮证、升阳散火汤证、大连翘饮证、小柴胡汤证、蒿芩清胆汤证、普济消毒饮证。

（三）风阳类方

羚角钩藤汤证、羚角荷翘汤证、羚羊角汤证、天麻钩藤饮证、小定风珠证、大定风珠证、阿胶鸡子黄汤证、坎气潜龙汤证、建瓴汤证、镇肝息风汤证、金匮风引散证。

（四）虚风类方

大防风汤证、大秦艽汤证、人参再造丸证、大活络丹证、三痹汤证、益肾蠲痹丸证。

二、寒证方

（一）阴寒类方

四逆汤证、四逆加人参汤证、通脉四逆汤证、通脉四逆加猪胆汁汤证、甘草干姜汤证、干姜附子汤证、白通汤证、白通加猪胆汁汤证、附姜白通汤证、椒附白通汤证、附子汤证、附子粳米汤证、附姜归桂汤证、附姜归桂参甘汤证、神香圣术煎证、大建中汤证、乌附椒姜汤证、乌头桂枝汤证、乌头赤石脂丸证、大黄附子汤证、三物备急丸证、温脾汤证。

（二）虚寒类方

参附汤证、附子理中丸证、附子理中汤证、桂附理中汤证、理阴煎证、桂枝人参汤证、胃关煎证、四味回阳饮证、六味回阳饮证、回阳救急汤证、回阳返本汤证、益元汤证、茯苓四逆汤证、当归四逆汤证、当归四逆加吴茱萸生姜汤证、当归生姜羊肉汤证、吴茱萸汤证、小建中汤证、归芪建中汤证、黄芪建中汤证、当归建中汤证、暖肝煎证、真武汤证、二味黑锡丹证、黑锡丹证、阳和汤证、艾附暖宫丸证。

三、湿证方

（一）风湿类方

九味羌活汤证、升阳益胃汤证、升阳除湿汤证、升阳除湿防风汤证、羌活胜湿汤证、羌活除湿汤证、羌防行痹汤证、羌活乌头汤证、独活寄生汤证、除湿蠲痹汤证、蠲痹汤证、桂枝芍药知母汤证、甘草附子汤证、桂枝附子汤证、蠲痛活络丹证、活络丹证。

（二）寒湿类方

麻黄加术汤证、神术散证、神术汤证、甘草干姜茯苓白术汤证、渗湿汤证、除湿汤证、平胃散证、胃苓汤证、五苓散证、茵陈五苓散证、藿香正气散证、不换金正气散证、半夏藿香汤证、茵陈术附汤证、茵陈四逆汤证。

（三）湿热类方

三仁汤证、五叶芦根汤证、甘露消毒丹证、氤氲汤证、菖蒲郁金汤证、一加减正气散证、二加减正气散证、三加减正气散证、四加减正气散证、五加减正气散证、藿朴夏苓汤证、大黄黄连泻心汤证、半夏泻心汤证、生姜泻心汤证、甘草泻心汤证、附子泻心汤证、人参泻心汤证、黄连汤证、干姜苓连人参汤证、增减黄连泻心汤证、香连丸证、香连化滞丸证、香连猪肚丸证、连朴饮证、加味连朴饮证、达原饮证、柴胡达原饮证、清脾饮证、小温中丸证、中满分消丸证、中满分消汤证、大分清饮证、大橘皮汤证、猪苓汤证、宣痹汤证、二妙散证、三妙丸证、当归拈痛汤证。

四、燥证方

（一）风燥类方

苦温平燥法证。

（二）温燥类方

桑杏汤证、沙参麦冬汤证、二冬二母汤证、二母宁嗽汤证、贝母栝蒌散证、玉竹饮子证、清燥救肺汤证、加减清燥救肺汤证、养阴清肺汤证。

（三）虚燥类方

三才汤证、二冬汤证、增液汤证、益胃散证、元米煎合参斛冬瓜汤证、麦门冬汤证、滋阴养液汤证、清燥养荣汤证、百合地黄汤证、百合知母汤证、太平丸证、月华丸证、玉华煎证、五仁丸证、琼玉膏证、消渴方证、三消汤证、《千金》地黄汤证、五汁饮证、五汁安中饮证、启膈散证、噎膈膏证、通幽汤证、三仁承气汤证、五仁润肠丸证、五仁橘皮汤证、搜风润肠丸证、搜风顺气丸证、张氏济川煎证、猪肤汤证。

五、暑证方

（一）暑湿类方

香薷散证、四味香薷饮证、黄连香薷饮证、五物香薷饮证、加味香薷饮证、十味香薷饮证、羌秦香薷饮证、新加香薷饮证、薷杏汤证、薷苓汤证、芳香化浊法证、芳香逐秽汤证、六和汤证、钱氏七味白术散证、六合定中丸证、蚕矢汤证、燃照汤证、清暑益气汤证、太乙玉枢丹证、太乙紫金丹证。

（二）暑热类方

益元散证、三石汤证、杏仁滑石汤证、桂苓甘露饮证、加减桂苓甘露饮证、清暑益气汤证、连梅汤证、既济汤证。

六、热证方

（一）燥热类方

白虎汤证、白虎加人参汤证、新加白虎汤证、白虎加苍术汤证、白虎加桂枝汤证、白虎承气汤证、竹叶石膏

汤证、竹叶石膏汤加味证、新加竹叶石膏汤证、化斑汤证、玉女煎证、新加玉女煎证、加减玉女煎证、竹叶玉女煎证、三黄石膏汤证、苇茎汤证、三汁宁络饮证、泻白散证、导赤散证、导赤清心汤证、导赤泻心汤证、泻黄散证、加减银翘散证、清瘟败毒饮证、清营汤证、清宫汤证、加减清宫汤证、犀角地黄汤证、叶氏犀角地黄汤加味证、犀角地黄汤加味证、叶氏犀地玄参汤证、犀羚三汁饮证、犀地络络饮证、犀羚竹石汤证、叶氏神犀丹证、神犀丹证、安宫牛黄丸证、至宝丹证、紫雪丹证、夺命饮证、五味消毒饮证、五味化毒汤证、五福化毒丹证、四妙勇安汤证。

（二）虚热类方

甘露饮证、一阴煎证、二阴煎证、三才封髓丹证、当归六黄汤证、冬地三黄汤证、滋阴降火汤证、黄连阿胶汤证、朱砂安神丸证、青蒿鳖甲汤证、柴胡清骨散证、秦艽鳖甲散证、清骨散证、鳖甲散证、二仙汤证。

七、火证方

（一）燥火类方

凉膈散证、小承气汤证、小承气汤加味证、大承气汤证、调胃承气汤证、三一承气汤证、宣白承气汤证、陷胸承气汤证、导赤承气汤证、解毒承气汤证、犀连承气汤证、牛黄承气汤证、牛黄泻心汤证、护胃承气汤证、增液承气汤证、养荣承气汤证、陶氏黄龙汤证、新加黄龙汤证、玉烛散证、十全苦寒救补汤证、麻子仁丸证、更衣丸证、清宁丸证、陆氏润字丸证。

（二）湿火类方

黄连解毒汤证、葛根黄芩黄连汤证、栀子豉汤证、栀子厚朴汤证、栀子大黄汤证、栀子解郁汤证、栀子柏皮汤证、茵陈蒿汤证、八正散证、五淋散证、分清五淋丸证、通关丸证、龙胆泻肝汤证、当归龙荟丸证、大柴胡汤证、大黄硝石汤证、三消饮证、芍药汤证、白头翁汤证、加味白头翁汤证、左金丸证、戊己丸证。

（三）风火类方

双解散证、防风通圣散证、泻青丸证、三化汤证、升降散证、大清凉饮证、牛黄上清丸证、牛黄解毒丸证、牛黄解毒片证、三叉汤证。

八、气证方

（一）气郁类方

越鞠丸证、气郁汤证、六郁汤证、四逆散证、柴胡疏肝散证、柴胡舒肝汤证、化肝煎证、清肝达郁汤证、疏肝理气饮证、木香调气散证、达郁宽中汤证、苏合香丸证。

（二）气滞类方

四磨汤证、五磨饮子证、六磨汤证、十味流气饮证、十六味流气饮证、方脉流气饮证、八物顺气汤证、十香止痛丸证、大七气汤证、木香顺气丸证、开胸顺气丸证、木香槟榔丸证、天台乌药散证、茴香橘核丸证。

（三）气逆类方

三子养亲汤证、苏子降气丸证、苏子降气汤证、参赭镇气汤证、旋覆代赭汤证、增减旋覆代赭汤证、丁香柿蒂汤证、橘皮竹茹汤证。

九、血证方

（一）寒瘀类方

少腹逐瘀汤证、通窍活血汤证、化瘀汤证、生化汤证、温经汤证、活血温经汤证。

（二）瘀热类方

桃红四物汤证、失笑散证、会厌逐瘀汤证、血府逐瘀汤证、膈下逐瘀汤证、身痛逐瘀汤证、补阳还五汤证、瘀热汤证、二仁绛覆汤证、三仁绛覆汤证、三合绛覆汤证、四七绛覆汤证、四物绛覆汤证、五枝松针汤证、桂枝茯苓丸证、仙方活命饮证、当归复元汤证、桃核承气汤证、桃仁承气汤证、大黄牡丹汤证、抵当汤证、抵当丸证、代抵当丸证、下瘀血汤证、大黄䗪虫丸证、鳖甲煎丸证、导气丸证、五汁一枝煎证、复元活血汤证。

（三）止血类方

鸡苏散证、小蓟饮子证、小蓟饮子加减证、四生丸证、四生地黄汤证、立止咳血膏证、脏连丸证、黄土汤证。

十、痰证方

（一）湿痰类方

二陈汤证、四七汤证、温胆汤证、十味温胆汤证、导痰汤证、涤痰汤证、小半夏汤证、大半夏汤证、半夏白术天麻汤证、指迷茯苓丸证。

（二）热痰类方

白果定喘汤证、海浮石滑石散证、清气化痰丸证、蒌贝养荣汤证、黛蛤散证、猴枣散证、海藻玉壶汤证。

（三）痰火类方

节斋化痰丸证、竹沥达痰丸证、礞石滚痰丸证、安神滚痰丸证、宣窍导痰法证、小陷胸汤证、大陷胸汤证、大陷胸丸证、陷胸泻心汤证、三物白散证、生铁落饮证。

十一、饮证方

（一）寒饮类方

小青龙汤证、苓甘五味姜辛汤证、射干麻黄汤证、小半夏加茯苓汤证、半夏桂枝汤证、半夏干姜散证、半夏厚朴汤证。

（二）饮热类方

小青龙加石膏汤证、厚朴麻黄汤证、葶苈大枣泻肺汤证、栝蒌薤白白酒汤证、栝蒌薤白半夏汤证、蒌薤绛伏汤证。

（三）消水类方

麻黄连轺赤小豆汤证、茯苓甘草汤证、茯苓桂枝白术甘草汤证、茯苓桂枝甘草大枣汤证、疏凿饮子证、十枣汤证、蠲饮万灵汤证、甘遂通结汤证、舟车丸证、三花神佑丸证、浚川丸证、二金汤证、五皮散证、十皮五子饮证、五子五皮饮证、麻附五皮饮证、防己黄芪汤证、防己椒目葶苈大黄丸证（又名己椒苈黄丸证）、茯苓导水汤证、实脾散证、复元丹证。

十二、食证方

（一）消食类方

保和丸证、楂曲胃苓汤证、枳实导滞丸证、枳实导滞汤证、调中饮加减证、人参健脾丸证、一捻金证、飞马金丹证。

（二）疳积类方

芦荟肥儿丸证、使君子散证。

十三、虫症方

（一）驱虫类方

万应丸证、化虫丸证。

（二）安虫类方

乌梅丸证、乌梅安胃丸证、连梅安蛔汤证、理中安蛔汤证、安虫散证、安蛔散证、椒梅丸证。

十四、虚证方

（一）气虚类方

四君子汤证、异功散证、六君子汤证、七味白术散证、参苓白术散证、生脉散证、生脉饮合二加龙牡汤证、生脉饮合保元汤证、玉屏风散证、保元汤证、补中益气汤证、补阴益气煎证、参芪升阳除湿汤证、升陷汤证、益气聪明汤证、逍遥散证、丹栀逍遥散证、完带汤证、双补汤证、可保立苏汤证、甘草小麦大枣汤证、加味甘麦大枣汤证、安神定志丸证、妙香散证。

（二）血虚类方

四物汤证、当归补血汤证、八珍汤证、加减八珍青娥汤证、八珍益母丸证、人参养荣汤证、十全大补汤证、泰山盘石散证、柏子养心丸证、柏子养心丹证、酸枣汤证、归脾汤证、寿脾煎证、小营煎证、何人饮证。

（三）阴虚类方

左归丸证、左归饮证、六味地黄丸证、杞菊地黄丸证、麦味地黄丸证、知柏地黄丸证、龟柏地黄汤证、滋任益阴煎证、耳聋左慈丸证、还少丹证、一贯煎证、二至丸证、一甲煎证、炙甘草汤证、复脉汤证、加减复脉汤证、一甲复脉汤证、二甲复脉汤证、三甲复脉汤证、七宝美髯丹证、首乌延寿丹证、人参固本丸证、补阴丸证、大补阴丸证、大补元煎证、五子衍宗丸证、天王补心丹证、安神补心丸证、百合固金汤证、金水六君煎证、拯阴理劳汤证、河车大造丸证、虎潜丸证。

（四）阳虚类方

金匮肾气丸证、济生肾气丸证、新加八味地黄汤证、右归丸证、右归饮证、沉附都气丸证、地黄饮子证、四神丸证、青娥丸证、人参鹿茸丸证、大菟丝子丸证、三肾丸证、龟龄集证、龟鹿二仙胶证、十四味建中汤证、拯阳理劳汤证、补天大造丸证、四斤丸证（又名虎骨四斤丸证）、加味四斤丸证。

第四节　方药类汇——一方多法

自古至今，方剂之多，不下数万，而其组成，都是在一定的治则与治法的指导下进行的；虽然"一法多方"，但其主要成分，基本是相同的；为了适应病情，各方均有各自的特殊配伍，因而就构成了"一方多法"的基础；因此将其主要成分相同的方剂，汇聚为类，分别比较，就可以显示出一方具有不同的治法内涵；这就为临床选方，提供了方便。

一、宣、散、疏、透类方

（一）葱豉类方

内含：宣表法，透表法。

表1-5-1　葱豉类方汇

方剂	共药	个性药味	功效
葱豉汤	葱白、淡豉		辛温宣表，透达风寒
葱豉荷米煎		薄荷、粳米	辛温复辛凉宣表
葱豉桔梗汤		薄荷、桔梗、焦栀、连翘、竹叶、生甘草	辛凉宣表
葱豉七味饮		葛根、生姜、麦冬、生地	增液透表
葱豉安胎饮		阿胶	滋阴透表

（二）苏陈类方

内含：宣表法，宣降法，散表法，疏表法，疏利气机法，透表法。

表1-5-2　苏陈类方汇

方剂	共	个性药味	功效		
香苏散		香附	辛温宣表		
芎芷香苏散		香附、苍术、川芎、白芷、生姜、葱白	发散风温		
六神汤		麻黄、香附、川芎、白芷、生姜、白芍、葛根、升麻	发散风寒透达风寒		
杏苏散	苏叶、陈皮、甘草	杏仁、前胡、枳壳、桔梗、生姜、半夏、茯苓、大枣	宣降肺气疏利肺气	甘温益气	
消风宁嗽汤		杏仁、前胡、枳壳、桔梗、半夏、茯苓、桑白皮、葛根			
参苏散		人参、前胡、枳壳、桔梗、生姜、半夏、茯苓、大枣、葛根、木香			益气托透
十味参苏散		人参、前胡、枳壳、桔梗、生姜、半夏、茯苓、葛根			
芎苏饮		人参、川芎、枳壳、桔梗、生姜、半夏、茯苓、大枣、柴胡、葛根、木香			
芎苏散		川芎、枳壳、桔梗、生姜、半夏、茯苓、大枣、柴胡、葛根		疏利气血	
杏苏散		杏仁、前胡、枳壳、桔梗、生姜、黄芩、麦冬、贝母、桑白皮		清化痰热	

（三）荆防类方

内含：宣表法，发泄郁火法，疏表法，宣发阳气法，散表法，散毒法，透表法，透里法，发散水饮法。

表1-5-3　荆防类方汇

方剂	共性药	个性药味	功效		
六味汤	防风、荆芥、薄荷	僵蚕、桔梗、甘草。	透达风寒		
牛蒡汤		牛蒡子、大黄、甘草。	凉血透热法		
荆防解毒汤		牛蒡子、连翘、银花、黄芩、木通、当归、白芍、甘草。			
驱风散	防风、荆芥	牛蒡子、连翘、黄芩、川芎、人中黄、芦根、大青、犀角、灯心、黄连。	透达风热	清散消毒法	
荆防牛蒡汤		牛蒡子、连翘、银花、黄芩、柴胡、香附、花粉、陈皮、蒲公英、皂角刺、甘草。			
玄参升麻汤		牛蒡子、玄参、升麻、甘草。			
加味消毒饮		牛蒡子、紫草、糯米、甘草。			
牛蒡解肌汤		牛蒡子、连翘、薄荷、丹皮、栀子、石斛、夏枯草。			
荆芥汤		连翘、川芎、陈皮、青皮。	透达理气		
荆芥连翘汤	防风、荆芥、薄荷、川芎	桔梗、连翘、白芷、柴胡、当归、白芍、生地、栀子。	大辛大苦，清散消毒		
防风通圣散		桔梗、连翘、滑石、麻黄、石膏、白术、当归、白芍、黄芩、大黄、栀子、芒硝、生姜、甘草。	解表通里，清热解毒		
泻黄散	防风	石膏、栀子、甘草。	微辛、微苦治脾胃伏火		
加味泻黄散		石膏、栀子、葛根、荷叶、石斛、茯苓、甘草。			
六神汤	防风、荆芥、羌活、川芎、甘草、薄荷		宣发清阳，温散水饮以透达风寒风湿		
荆防败毒散		茯苓、枳壳、桔梗、独活、前胡、柴胡、生姜。	温散消毒，疏利腠理，发散风寒风湿		
羌活胜风汤		白术、枳壳、桔梗、独活、前胡、黄芩、白芷。	宣发清阳		
川芎行经散		茯苓、枳壳、桔梗、独活、蔓荆子、柴胡、当归、白芷。			
加味胜湿汤	防风、荆芥、羌活、川芎、甘草	苍术、独活、黄柏、蔓荆子、藁本。	宣发清阳，透达风湿，清散水饮法。		
人参消风散		茯苓、藿香、厚朴、人参、陈皮、蝉衣、僵蚕。	疏利腠理，温散消毒。		

续表

	共性药味	个性药味	功效
川芎茶调散	防风、荆芥、羌活、川芎、白芷、甘草、薄荷	香附	宣发清阳
菊花茶调散		菊花、细辛、僵蚕、蝉蜕	
芎菊茶调散		菊花、细辛	
芎菊上清丸		菊花、藁本、蔓荆子、黄芩、黄连、栀子、连翘、桔梗	
菊花茶调散	防风、荆芥、羌活、川芎、甘草	菊花、石膏、石决明、薄荷、木贼	
甘菊汤		菊花、石膏、石决明、木贼、黄芩、黄连、栀子、大黄、旋覆花、地骨皮、车前子、草决明、青葙子、升麻、白蜜	
秘方茶调散	荆芥、川芎、白芷	黄芩、薄荷、芽茶	
芎芷散		石膏	
芎羌汤	防风、荆芥、羌活、川芎、细辛、石膏、藁本、蔓荆子、半夏、当归、熟地、旋覆花		
芎菊散	防风、川芎、白芷、甘草、薄荷、菊花		

（四）羌防类方

表1-5-4　羌防类汇

方剂	共性药味		个性药味		功效
苏羌达表汤	羌活、防风、苏叶、白芷		杏仁、陈皮、苓皮、生姜	发散风寒，	温散水饮
午时茶			陈皮、苍术、厚朴、甘草、藿香、山楂、神曲、麦芽、枳实、柴胡、川芎、前胡、连翘、陈茶		解表和胃
羌活胜湿汤	羌活、防风、川芎		蔓荆子、藁本、独活、甘草		宣发清阳
辛夷散			辛夷、白芷、细辛、升麻、木通、藁本、甘草		
羌活防风汤			细辛、当归、白芍、地榆、藁本、甘草		
九味羌活汤			苍术、葱白、白芷、细辛、黄芩、生地、甘草		发泄郁火
独活细辛汤			独活、细辛、秦艽、生地、甘草		
泻青丸			当归、栀子、大黄、冰片		
四顺清凉饮	羌活、防风		赤芍、连翘、当归、栀子、大黄、灯心、甘草		
玉真散			天麻、白芷、南星、白附		
天南星丸			天麻、白芷、川芎、麻黄、细辛、南星、白芍、独活、僵蚕、桔梗		温化风痰
资寿解语汤			炮姜、冰片、麝香、甘草		
			天麻、附子、枣仁、官桂、羚羊角、甘草		
神术散	细辛、川芎、苍术、甘草		羌活、葱白、生姜、白芷、藁本		发散风湿，发散寒湿，宣发清阳
芎辛散					
升阳散火汤	羌活、防风、升麻、柴胡	独活、白芍	人参、葛根、甘草		升阳散火法
升阳补气汤			生地、厚朴、泽泻、生姜、甘草		升阳散邪
升阳除湿汤			苍术、猪苓、泽泻、陈皮、麦芽、神曲、甘草		透达风湿温散水饮
消风豁痰汤		葛根、独活	茯苓、白芷、红花、半夏、陈皮、生姜、甘草		疏化风痰法
消风豁痰汤			茯苓、白芍、红花、半夏、陈皮、黄芩、甘草		
羌活附子汤	羌活、防风、升麻、麻黄、白芷、黄芪、附子、僵蚕、黄柏、甘草				温散水饮升阳散邪

内含：散表法，宣发阳气法，发泄郁火，疏利气机法，升散法，发散水饮法。

（五）紫羌类方

内含：疏表法，疏利气机法，和解表里法。

表1-5-5 紫羌类方汇

方剂	共性药味	个性药味		功效	
人参败毒散	柴胡、前胡、羌活、独活、枳壳、桔梗、川芎、茯苓、甘草	人参、薄荷、生姜。		疏利腠理、疏利气机	
加味败毒散		人参、薄荷、生姜、大黄、苍术。			疏利肺脾
仓廪散		人参、薄荷、生姜、仓米。	解表和里、透达风寒		
天保采薇汤		升麻、葛根、藿香、苍术、厚朴、陈皮、半夏、赤芍。			
分消饮	柴胡、羌活、枳壳、川芎、白芷、山楂、猪苓、泽泻、陈皮。				

（六）桂芍类方

内含：宣表法，宣发阳气法，疏表法，托透法，和解表里法，通血法，散表法，温化法，和调阴阳法，通补法。

表1-5-6 桂芍类方汇

方剂	共性药味	个性药味		功效	
桂枝汤	桂枝、芍药、甘草、生姜、大枣	宣发表阳，辛温宣表，滋阴托透，调和营卫，透达风寒			宣发表阳辛温宣表
桂枝防风汤		防风		表	
桂枝葛根汤		葛根			疏散腠理
柴葛桂枝汤		柴胡、葛根			
桂枝加附子汤		附子		寒	温散寒湿
桂枝加桂汤		肉桂			
乌头桂枝汤		乌头			
桂枝瓜蒌汤		栝楼根		热	解表和里
桂枝黄芩汤		黄芩			
桂枝加大黄汤		大黄。			
桂枝加厚朴杏子汤		厚朴、杏仁		气	
桂枝四七汤		厚朴、茯苓、半夏、枳壳、苏叶、人参			
桂枝加苓术汤		白术、茯苓			温化寒饮
桂枝新加汤		人参		虚	益气托透
桂枝黄芪汤		黄芪			通补气血
黄芪桂枝五物汤	黄芪、桂枝、芍药、生姜、大枣				益气温经、和血通痹
桂枝加龙牡汤	桂枝、芍药甘草、生姜大枣	龙骨、牡蛎			镇降心阳
桂枝桃仁汤		生地、桃仁			
桂枝加芍药汤					
当归四逆汤	桂枝、芍药、甘草、大枣、当归、细辛、通草			血	温通血脉
当归四逆加吴萸生姜汤	桂枝、芍药甘草、生姜当归、大枣	细辛、通草、吴茱萸			
桂枝加当归汤					
土瓜根散	桂枝、芍药、䗪虫、土瓜根				

（七）麻桂类方

内含：散表法、透表法、托透法、和解表里法、疏表法、温化法、发散水饮法。

表1-5-7　麻桂类方汇

方剂	共性药	个性药味	功效	
麻黄汤	麻黄、桂枝、杏仁、甘草		发散风寒	
大青龙汤		石膏、生姜、大枣	透达郁热、清散水饮	
麻黄加术汤		苍术	发散寒湿	温散水饮
加味麻黄汤		苏叶、半夏、橘红、生姜、大枣		
麻桂各半汤		芍药、生姜、大枣	疏散腠理透达风寒	
桂二麻一汤		芍药、生姜、大枣		调和营卫
桂二越一汤	麻黄、桂枝、甘草	芍药、石膏、生姜、大枣	透达郁热	
葛根汤		芍药、葛根、生姜、大枣		
葛根加半夏汤		芍药、葛根、半夏、生姜、大枣		
麻黄升麻汤		芍药、石膏、知母、黄芩、天冬、玉竹、白术、附子、防己、茯苓、升麻		
桂枝芍药知母汤		芍药、知母、白术、附子、防风、生姜、大枣		
麻黄左经汤		葛根、羌活、细辛、白术、茯苓、防风、防己、生姜、大枣		
小续命汤	麻黄、桂枝、杏仁、甘草	芍药、人参、黄芩、川芎、附子、防风、防己、生姜	疏利经络	
续命汤		人参、黄芩、川芎、石膏、当归、干地		
桂枝续命汤		芍药、人参、黄芩、川芎、防风、防己		
西州续命汤		石膏、当归、黄芩、川芎、干姜		
外台续命汤		石膏、人参、川芎、当归、干姜		
古今录验续命汤	麻黄、甘草、芍药、当归、黄芩、川芎、附子、防风、防己、生姜			
千金续命汤	麻黄、细辛、甘草、芍药、人参、白术、黄芩、秦艽、独活、川芎、防风、防己、生姜			
深师续命汤	麻黄、桂枝、甘草	芍药、人参、白术、黄芩、川芎、附子、防风、防己		
大续命汤		石膏、当归、黄芩、川芎、干姜、竹沥		
圣济续命汤		葛根、独活、防风、升麻、羚羊角		
乌药顺气散		川芎、乌药、僵蚕、白芷、枳壳、桔梗、陈皮、炮姜	疏利肺肝	
甘草麻黄汤			发散风寒	
麻桂术石汤		白术	温化寒饮	
麻桂饮	麻黄、官桂、甘草	当归、陈皮、生姜	养血托送	
麻黄人参芍药汤		当归、白芍、黄芪、人参、麦冬、五味子		
小青龙汤	麻黄、桂枝、甘草	芍药、细辛、干姜、五味子、半夏	温散水饮	温化寒饮
小青龙加石膏汤		芍药、细辛、干姜、五味子、半夏、石膏	清散水饮	
麻黄桂枝汤		芍药、细辛、炮姜、半夏、香附、生姜		
桂枝去芍加麻附辛汤		细辛、附子、生姜、大枣		
射干麻黄汤		细辛、射干、五味子、半夏、紫菀、款冬花、生姜、大枣		
麻黄半夏汤	麻黄	半夏		
甘草麻黄汤		甘草		

（八）麻附类方

内含：托透法、温化法、通补法、宣畅气机法、发散水饮法。

表 1-5-8　麻附类方汇

方剂	共性药	个性药味		功效
麻黄附子细辛汤	麻黄、附子、细辛			助阳托透
俞氏麻附细辛汤		茯苓、半夏	温化寒饮、宣发肺气、温散水饮	
仓公当归汤		独活、当归、防风		通补气血
独活汤	麻黄、附子、甘草	独活、当归、白芍、牛膝、杜仲、人参、白术、茯苓、干姜、肉桂、黄芩、木香、生姜、大枣、川芎		
麻黄附子甘草汤				助阳托送
附子麻黄汤		人参、白术、干姜		益气托送
大枣汤		黄芪、生姜、大枣		

（九）麻石类方

内含：透表法、发泄郁火法、发散水饮法。

表 1-5-9　麻石类方汇

方剂	共性药味	个性药味	功效
越婢汤	麻黄、石膏、甘草	生姜、大枣	透达郁热清散水饮
越婢加术汤		苍术、生姜、大枣	
越婢加半夏汤		半夏、生姜、大枣	
通解散		黄芩、苍术、滑石	发泄郁火法
三黄石膏汤	麻黄、石膏	黄芩、黄连、黄柏、栀子、豆豉	

（十）薷朴类方

内含：宣表法、散表法、宣降气机法、疏表法、透表法、宣畅气机法、宣发阳气法。

表 1-5-10　薷朴类方汇

方剂	共性药	个性药味	功效
三物香薷饮	香薷、厚朴、扁豆		疏散腠理、宣发表阳
香薷饮	香薷、厚朴、扁豆、甘草		
五物香薷饮		茯苓	
六味香薷饮		茯苓、木瓜	
香薷汤		茯神	
十味香薷饮		茯神、陈皮、苍术、黄柏、升麻、葛根、桑白皮、地骨皮	发散寒湿、宣降肺胃
六合定中丸		茯神、木瓜、陈皮、藿香、苏叶、桔梗、枳壳、木香、檀香、山楂、二芽、神曲	
香朴饮子		茯神、木瓜、陈皮、苏叶、人参、半夏、泽泻、乌梅、生姜、大枣	
六和汤		茯神、藿香、人参、半夏、砂仁、杏仁、生姜、大枣	
消暑十全饮		茯神、苏叶、藿香、白术、檀香	芳香宣胃
消暑十全散		茯神、苏叶、藿香、陈皮、木瓜、白术	
解暑汤		茯神、黄芩、熟军、半夏、白豆蔻、滑石、竹叶、灯心	
黄连香薷饮	香薷、厚朴、扁豆	黄连	透达暑湿
加味香薷饮		黄连、甘草	
家秘香薷饮	香薷、厚朴、甘草、黄连、陈皮、人参		
新加香薷饮	香薷、厚朴、扁豆花、银花、连翘		芳香宣表

（十一）银翘类方

内含：透表法、宣表法。

表1-5-11　银翘类方汇

方剂	共性药	个性药味		功效
银翘散	银花、连翘、牛蒡子、淡豉	薄荷、荆芥、竹叶、桔梗、生甘草		辛凉宣表
辛凉清解饮		竹叶、桔梗、蝉衣、杏仁		
透疹凉解汤		荆芥、桑叶、菊花、赤芍、蝉衣、地丁		
加减普济消毒饮		玄参、桔梗、马勃、僵蚕、大青叶、甘草		轻清肺气
银翘马勃散	银花、连翘、牛蒡子、马勃、射干			
银翘汤	银花、连翘	生地、麦冬、甘草	增液托透	滋阴透表
加减银翘散		玄参、薄荷、竹叶、麦冬、犀角		轻清营热、轻清血热
银翘解毒汤		黄连、丹皮、茯苓、犀角、地丁、夏枯草		

（十二）桑杏类方

内含：宣表法、宣畅气机法。

表1-5-12　桑杏类方汇

方剂	共药	个性药味	功效
桑杏汤	桑叶、杏仁	枙皮、淡豉、沙参、象贝、梨皮	辛凉宣表
桑菊饮		菊花、薄荷、桔梗、芦根、连翘、生甘草	轻宣肺气
杏仁汤		茯苓、滑石、连翘、梨皮、蔻壳、黄芩	芳香宣表、轻宣肺胃

（十三）麻杏类方

内含：宣畅气机法、宣降气机法、温化法、清化法、透里法。

表1-5-13　麻杏类方汇

方剂	共药	个性药味	功效
三拗汤	麻黄、杏仁、甘草		宣发肺气
还魂汤			
新加三拗汤		荆芥、薄荷、桔梗、橘饼、大枣	
麻黄杏仁汤		桔梗	
麻黄杏仁饮		桔梗、防风、细辛、陈皮、半夏、前胡、黄芩、生姜	
人参荆芥散		桔梗、荆芥、细辛、陈皮、半夏、人参、通草、生姜	
五拗汤		桔梗、荆芥	
通宣理肺汤		桔梗、苏叶、枳壳、陈皮、半夏、前胡、黄芩、茯苓	宣降肺气
黄芩半夏汤		桔梗、苏叶、枳壳、半夏、黄芩、大枣、生姜	
苏沉九宝汤		苏叶、薄荷、陈皮、官桂、桑皮、腹皮、乌梅、生姜	
九宝散		苏叶、薄荷、陈皮、官桂、桑皮、大腹子	
加味三拗汤		陈皮、官桂、五味子	
华盖散		陈皮、苏子、桑皮、赤苓	

续表

方剂	共药	个性药味	功效
定喘膏	麻黄、杏仁、甘草	苏子、桑白皮、白果、款冬花、黄芩、半夏	宣降肺气
麻黄定喘汤		枳壳、桔梗、陈皮、官桂	
干姜汤		官桂、紫菀、干姜、五味子	温化寒饮
麻杏苡甘汤		薏苡仁	清化湿热
麻黄杏子汤		薏苡仁、桔梗、桑白皮	
麻黄连翘赤小豆汤		赤小豆、连翘、梓白皮、生姜、大枣	
麻杏甘石汤	麻黄、杏仁、甘草、石膏		宣降肺气、清气透热
文蛤汤		文蛤、生姜、大枣	
五虎汤		细辛、桑白皮、生姜	
葳蕤汤		玉竹、独活、白薇、川芎、青木香	清气透热
加减麻杏甘石汤		玄参、贝母、竹叶、僵蚕、射干、莱菔汁	清化痰热
厚朴半夏汤	麻黄、杏仁、石膏、厚朴、细辛、干姜、五味子、半夏、小麦		温化寒饮

（十四）瓜蒌类方

内含：宣降气机法、宣畅气机法、清化法、导痰法、疏利气机法。

表1-5-14　瓜蒌类方汇

方剂	共性药	个性药味	功效
小陷胸汤	瓜蒌、半夏	黄连	宣降肺胃
小陷胸加枳实汤		黄连、枳实	
陷胸泻心汤		黄连、枳实、黄芩、竹茹、姜汁、竹沥	
半括丸		贝母、枳实、桔梗、知母、姜汁	宣降肺气
抑痰丸		贝母	
加味二陈汤		枳实、桔梗、杏仁、黄芩、麦冬、陈皮、前胡、茯苓、甘草、生姜	
苏子杏仁汤		枳实、桔梗、杏仁、苏子、防风	
栝楼薤白半夏汤		薤白、白酒	
栝楼薤白白酒汤	瓜蒌	薤白、白酒	宣降肺胃
枳实薤白桂枝汤		枳实、薤白、厚朴、桂枝	
贝母瓜蒌散	瓜蒌、贝母	桔梗、橘红、花粉、茯苓	清化痰热、宣降肺气
娄贝养荣汤		橘红、花粉、知母、苏子、当归、白芍	宣降肺气、清化痰瘀、疏利肝肺
活血饮		桔梗、甘草、滑石、香附、桃仁、丹皮、茜草、柴胡、韭汁	
清肺和肝饮	瓜蒌	橘络、杏仁、茯苓、枳壳、当归、秦艽、丹参、川楝、佛手、蒺藜	
清宣金脏法		桔梗、贝母、杏仁、牛蒡子、马兜铃、桑叶、枇杷叶	轻宣肺气
节斋化痰丸		桔梗、橘红、连翘、天冬、蛤粉、青黛、香附、黄芩、芒硝、姜汁	滑利肺窍
青黛海石丸	瓜蒌、贝母	浮石、青黛	清化痰热
诃子丸		杏仁、诃子、浮石、青黛、香附	滑利肺窍

（十五）甘桔类方

内含：透里法、宣降气机法、发泄郁火法。

表1-5-15　甘桔类方汇

方剂	共药	个性药味		功效
甘桔汤	甘草、桔梗	荆芥	麦冬、玄参、牛蒡子、山豆根	清气透热
甘桔射干汤			防风、玄参、牛蒡子、山豆根、连翘、射干、竹叶	
甘桔防风汤		防风		
止嗽散		荆芥、陈皮、白前、百部、紫菀		宣降肺气
利咽散		玄参、山豆根		清气透热
利咽解毒汤		防风、麦冬、玄参、牛蒡子、山豆根、绿豆		
黄芩泻肺汤		薄荷	杏仁、黄芩、大黄、栀子、连翘、枳壳	微辛大苦、消泻肺热
翘荷汤			栀子、连翘、绿豆衣	微辛微苦、清上宣肺

（十六）栀豉类方

内含：发泄郁火法、清化法、宣畅气机法、透表法、宣表法、清解法、疏利气机法。

表1-5-16　栀豉类方汇

方剂	共药	个性药味	功效
栀子豉汤	淡豆豉、栀仁		微辛微苦清热除烦
栀子甘草豉汤		甘草	
栀子生姜豉汤		生姜	
枳实栀子汤		枳实	
栀子大黄汤		枳实、大黄	微辛大苦散郁泄热
三黄栀子豉汤		大黄、黄连、黄芩	
黄连清肺饮		黄连、黄芩	
燃照汤		白豆蔻、半夏、黄芩、佩兰、滑石、厚朴	芳香化浊
连翘栀豉汤		枳实、白豆蔻、连翘、郁金、桔梗、橘络	轻宣肺胃
浮萍银翘汤		芦根、连翘、银花、桔梗、薄荷、蝉衣、浮萍	透达风热
辛凉双解散		芦根、连翘、竹叶、郁金、生地、瓜蒌皮、桑叶	轻清肺气
驾轻汤		石斛、扁豆、竹叶、枇杷叶、橘红、木瓜	清化暑湿
新加木贼煎		葱白、木贼、桑叶、丹皮、香附、夏枯草、荷梗、生甘草	辛凉宣表
芍药栀子豉汤		芍药、当归	清热除烦
栀子厚朴汤	栀仁	枳实、厚朴	疏利脾气
栀子柏皮汤		甘草、黄柏	清化湿热
茵陈蒿汤		茵陈、大黄	
栀子干姜汤		干姜	大辛微苦清上温下
仓卒散		附子、食盐、酒	
乌头栀子汤		乌头、姜汁	

（十七）藿朴类方

内含：宣降气机法、散表法、温化法、开泄法、清化法、宣表法、透里法、疏利气机法、宣畅气机法。

表1-5-17　藿朴类方汇

方剂	共药	个性药味		功效
正气散	陈皮	白术、甘草、生姜		宣降脾胃
藿香正气散		白术、甘草、生姜、茯苓、紫苏、白芷、大腹皮、桔梗、大枣		发散寒湿 宣表发阳
大正气汤		白术、甘草、生姜、枳壳、槟榔、桂枝、炮姜		温化寒湿
栀连正气汤		甘草、茯苓、苍术、黄连、栀子、竹茹		开泄湿热
藿香正气汤		苓皮、紫苏、砂仁、腹皮		发散寒湿、芳香宣胃
芳香化浊法		佩兰、大腹皮、荷叶		芳香化浊、宣表、宣胃
四正散		茯苓皮、砂仁、苍术、神曲、竹茹		宣降脾胃
宣透膜原法		甘草、生姜、槟榔、黄芩、草果		清透湿热
夺郁汤		紫苏、砂仁、佩兰、苍术、草蔻、香附		疏利脾胃
四加减正气散		神曲、山楂、草果		
一加减正气散	茯苓皮	茵陈、杏仁、大腹皮、神曲、麦芽		
五加减正气散		苍术、大腹皮、麦芽		
二加减正气散		薏苡仁、防己、豆卷、通草		清化湿热
三加减正气散		杏仁、滑石		
藿朴夏苓汤		赤苓、猪苓、泽泻、杏仁、薏苡仁、白豆蔻、豆豉	轻宣肺胃	
甘露消毒丹	藿香、连翘、川贝、射干、薄荷、茵陈、石菖蒲、白豆蔻、黄芩、木通、滑石			
藿连汤	藿香、厚朴、黄连			

注：共药为"藿香、厚朴、半夏"。

（十八）苍朴类方

内含：温化法、宣降气机法、散表法、宣表法、疏利气机法、疏表法、透表法、开泄法、通利法、淡利法。

表1-5-18　苍朴类方汇

方剂	共	个性药味		功效
平胃散	苍术、厚朴、陈皮、甘草			温化寒湿
不换金正气散		藿香、半夏、生姜、大枣		宣降肺胃
香苏平胃散		藿香、苏叶		发散寒湿
神术汤		藿香、砂仁、山楂、神曲		
神术散		藿香、砂仁		疏利脾胃
调气平胃散		藿香、砂仁、白豆蔻、木香、檀香、乌药、生姜		
人参平胃汤		藿香、半夏、草果、茯苓、人参、乌梅、生姜		
防葛平胃散		防风、葛根		苦辛宣表
葛根平胃散		葛根		
神术平胃散		防风、石膏、知母		透达暑湿
柴葛平胃散		葛根、柴胡		疏散膜理
平胃导痰汤		枳壳、半夏、南星、茯苓		温化湿痰
枳桔平胃散		枳壳、桔梗	宣降肺胃	
香砂平胃散		木香、砂仁		疏利脾胃
香砂平胃散		枳壳、木香、砂仁、香附、生姜		

续表

方剂	共	个性药味	功效
黄连平胃散	苍术、厚朴、陈皮、甘草	黄连	开泄湿热
香连平胃散		黄连、木香	
芩连平胃散		黄连、黄芩、生姜	
栀连平胃散		黄连、栀子	
家秘泻黄散		枳壳、黄连	
清中蠲痛汤	苍术	香附、厚朴、黄连、栀子、川芎、炮姜、神曲、生姜、大枣	疏利脾胃
越鞠丸		香附、栀子、川芎、神曲	
越鞠保和丸		枳壳、陈皮、香附、半夏、黄连、栀子、川芎、山楂、神曲、茯苓、白术、当归、木香、连翘、莱菔子	
大温中丸	苍术、厚朴、陈皮	甘草	香附、青皮、三棱、莪术、针砂	疏利肝脾
食郁汤			枳壳、香附、砂仁、栀子、川芎	
温中平胃散			枳壳、青皮、砂仁、炮姜、香橼皮、谷芽、神曲	
参苓平胃散			人参、茯苓	通补脾胃
加味平胃散			木香、香附、半夏、干姜、枳壳、川芎、山楂、神曲、生姜	疏利脾胃
家传养脾消积丸			白术、半夏、枳壳、青皮、山楂、神曲、麦芽	
木香顺气丸			茯苓、木香、泽泻、半夏、草蔻、益智仁、青皮、干姜、吴茱萸、升麻、柴胡	
二术汤			茯苓、木香、泽泻、白术、干姜、白芍	通补脾胃
胃苓汤			茯苓、泽泻、白术、猪苓、肉桂	芳淡利湿
胃苓丸			茯苓、泽泻、白术、猪苓、桂枝、草果	
平胃地榆汤			人参、茯苓、附子、干姜、白术、当归、白芍、升麻、葛根、益智仁、地榆、生姜、大枣	温化寒湿
桂苓神术汤			茯苓、半夏、白术、砂仁、桂枝、薏苡仁、生姜	
去恶平胃散			木香、炮姜、砂仁、当归、川芎、降香、桃仁、苏木、山楂	疏利肝脾

（十九）枳术类方

表1-5-19　枳术类方汇

方剂	共	个性药味	功效
枳术丸	枳实、白术		通补脾胃
木香枳术丸		木香	
香砂枳术丸		木香、砂仁	
平补枳术丸		木香、橘皮、黄连、人参、白芍	
加减枳术丸		橘皮、人参、白芍、茯苓、甘草	
曲麦枳术丸		神曲、麦芽	消化食积
七味枳术丸		神曲、麦芽、茯苓、赤小豆、车前子	
加味枳术丸		砂仁、橘皮、神曲、麦芽、山楂、香附、荷叶	
加味枳术汤		橘皮、神曲、麦芽、山楂、连翘、荷叶、茯苓、泽泻、茵陈	
橘皮枳术丸		橘皮	消化痰积
橘半枳术丸		橘皮、半夏	
三补枳术丸		砂仁、橘皮、黄连、黄芩、麦芽、山楂、神曲、香附、桔梗、贝母、甘草	清利肺脾
三黄枳术丸		橘皮、黄连、黄芩、神曲、大黄	清利脾胃

内含：通补法、消化法、清利法。

（二十）柴芩类方

内含：疏表法、和解表里法、托透法、疏利气机法、通补法、疏利血络法、清泻法、通泄法、镇降法、透里法。

表1-5-20　柴芩类方汇

方剂	共性药	个性药味		功效
小柴胡汤	柴胡、黄芩、半夏、人参、甘草	生姜、大枣	和解枢机、益气托透	疏利表里
柴胡桂枝汤		桂枝、芍药、生姜、大枣		
柴苓汤		桂枝、白术、茯苓、猪苓、泽泻、生姜、大枣		
柴平汤		苍术、陈皮、厚朴、生姜、大枣		
柴胡达原饮	柴胡、黄芩、甘草、枳壳、桔梗、青皮、厚朴、草果、槟榔、荷梗			疏利肝脾、疏利肝肺
清脾饮	柴胡、黄芩、半夏	白术、青皮、厚朴、茯苓、甘草、生姜		
柴胡枳桔汤		人参、枳实、桔梗、甘草、生姜、大枣		
柴蒌半夏汤		枳壳、桔梗、青皮、瓜蒌、杏仁、甘草、生姜、大枣		
柴胡陷胸汤		花粉、生姜、大枣		
柴胡梅连散		人参、黄连、乌梅、当归、白芍、甘草		通补肝肺
柴胡半夏汤		白术、麦冬、甘草、生姜、大枣		和解枢机
柴胡去半加瓜蒌汤		柴胡、黄芩、人参、甘草、花粉、生姜、大枣		治疟病发渴、治劳疟
清瘴汤		枳壳、青蒿、黄连、知母、竹茹、常山、陈皮、茯苓、益元散		透达暑湿
加味小柴胡汤		人参、甘草、鳖甲、知母、草果、常山、酒曲、生姜、大枣		通补肝脾
柴胡加桂汤		白芍、肉桂、人参、甘草、生姜、大枣		
柴胡四物汤		人参、甘草、白芍、当归、熟地、川芎		
柴胡加芒硝汤		人参、甘草、芒硝、生姜、大枣	苦辛通阳	通泄燥火
大柴胡汤		枳实、芒硝、大黄、生姜、大枣		
柴胡引子	柴胡、黄芩、人参、甘草、大黄			
加减大柴胡汤	柴胡、黄芩	焦栀、枳实、大黄、厚朴、黄连、连翘、桔梗、青皮、甘草		
柴胡清膈煎		焦栀、枳实、大黄、桔梗、连翘、薄荷、竹叶、甘草		清泻心肺
清胆泻火汤		焦栀、枳实、大黄、龙胆草、郁金、木香、茵陈、甘草		清泻肝胆
清胆利湿汤		焦栀、大黄、郁金、木香、茵陈、车前、木通、甘草		
清胆行气汤		枳实、白芍、大黄、郁金、木香、香附、元胡、甘草		
柴胡加龙牡汤	柴胡、黄芩、半夏、人参	大黄、茯苓、桂枝、龙骨、牡蛎、铅丹、生姜、大枣		镇降心阳
鳖甲煎丸		干姜、丹皮、厚朴、阿胶、白芍、赤硝、大黄、桃仁、桂枝、紫葳、鳖甲、蜣螂、䗪虫、鼠妇、蜂房、乌扇、石韦、瞿麦、葶苈子		消化血积
加减小柴胡汤	柴胡、黄芩	生地、当归、红花、丹皮、桃仁、益元散		疏利肝络
柴独苍术汤		苍术、黄柏、独活、防风		疏表利里
柴胡桂枝干姜汤		桂枝、干姜、花粉、牡蛎、甘草		
一柴胡饮		芍药、生地、陈皮、甘草		滋阴托透
柴胡养荣汤		芍药、生地、当归、陈皮、花粉、知母、甘草、生姜、大枣		养血托透
柴葛解肌汤		芍药、葛根、石膏、独活、桔梗、白芷、甘草、生姜、大枣		清气透热
干葛石膏汤		葛根、石膏、陈皮、枳壳、木通、甘草		
柴胡白虎汤		石膏、花粉、知母、荷叶、粳米、甘草		
家秘黄芩汤		栀子、甘草		
柴胡栀连汤		黄连、栀子、花粉、甘草		
柴葛芩连汤		葛根、黄连		

（二十一）柴芍类方

内含：疏利气机法、疏利血络法、通补法、疏利气血法、调和气血法。

表1-5-21　柴芍类方汇

方剂	共性药	个性药味		功效
四逆散	柴胡、芍药、甘草	枳实		苦辛通阳
柴胡疏肝散		枳实、陈皮、香附、川芎		疏利肝气
疏肝散		陈皮、青皮		
三柴胡饮		当归、陈皮、生姜		
疏肝理脾丸	柴胡、芍药、枳实、青皮、当归、郁金、鳖甲、灵脂、蒲黄、茅根、茜根、地龙、鸡内金、猪肝			疏利肝络
逍遥散	柴胡、芍药、甘草、当归	薄荷、煨姜、白术、茯苓		通补肝脾、补脾疏肝
黑逍遥散		薄荷、煨姜、白术、茯苓、生地		
丹栀逍遥散		丹皮、栀子、白术、茯苓		
加减逍遥散		丹皮、栀子、白术、茯苓、陈皮		
清肝解郁汤		丹皮、栀子、白术、茯苓、人参、陈皮、贝母、熟地、川芎		
平肝开郁止血汤		白术、荆芥、丹皮、生地、三七		
五柴胡饮		白术、陈皮、熟地		
宣郁通经汤		黄芩、丹皮、栀子、香附、郁金、白芥子		
枳实芍药散	芍药、枳实		疏利肝胆、	疏利气血
排脓散		桔梗、鸡子黄		

（二十二）柴归类方

内含：通血法、疏利气血法、通补法。

表1-5-22　柴归类方汇

方剂	共药	个性药味	功效
四柴胡饮	柴胡、当归、甘草	人参	通补肝肺
秦艽扶羸汤		人参、半夏、鳖甲、秦艽、地骨皮、紫菀、乌梅、生姜、大枣	
木香化滞汤		半夏、陈皮、枳实、红花、草蔻、木香、生姜	疏利肝脾
复元活血汤		天花粉、山甲、桃仁、红花、大黄	行血
柴胡羚角汤	柴胡、当归、人参、羚羊角、穿山甲、桃仁、红花、大黄、青皮、碧玉散、牛黄膏		通瘀

（二十三）蒿鳖类方

内含：托透法。

表1-5-23　蒿鳖类方汇

方剂	共药	个性药味		功效
青蒿鳖甲汤	青蒿、鳖甲、知母		丹皮、生地	滋阴托透
柴胡清骨散		柴胡、地骨皮	丹皮、秦艽、胡黄连、炙甘草、白芍、黄芩、童便	
柴胡鳖甲汤			乌梅	
清骨散		银柴胡、地骨皮	秦艽、胡黄连、炙甘草	
秦艽鳖甲散			当归、秦艽、乌梅	
青蒿散			桑白皮、龙胆草、黄连、炙甘草、栀子、黄芪、白术	滋阴清热

（二十四）苍柏类方

内含：清热燥湿、渗湿法、疏利法。

表1-5-24　苍柏类方汇

方剂	共	个性药味	功效
二妙散	苍术、黄柏		清化湿热
三妙散		牛膝	
加味二妙散		牛膝、薏苡仁	
虎胫骨丸		牛膝、当归、防己、萆薢、龟甲	
加味二妙汤		牛膝、当归、防己、虎骨、龟甲	
七味苍柏散		当归、川芎、杜仲、补骨脂、白术	通补脾肾
十味苍柏散		附子、香附、甘草、青皮、元胡、益智仁、桃仁、茴香	疏利肝肾

（二十五）蚕蝎类方

内含：疏表法、温化法、香开法、镇降法。

表1-5-25　蚕蝎类方汇

方剂	共性药味			个性药味	功效
牵正散	僵蚕、全蝎	白附子	南星		祛风化痰通络止痛
五痫神应丸				半夏、朱砂、皂角、蜈蚣、乌梢蛇、白矾、麝香	祛风化痰定痫止搐
白附子丸				半夏、陈皮、菊花、川芎、旋覆花、干姜	解热镇痉
天麻防风散		天麻		牛黄、防风、朱砂、甘草、人参、雄黄、麝香	通脉止痛
木萸散			南星	藁本、防风、朱砂、白蒺藜、蜈蚣、吴茱萸、木瓜、雄黄、桂枝	祛风解肌 镇痉解毒
五虎追风散				朱砂	祛风解痉
全蝎散				川芎、黄芩、赤芍、甘草、麻黄、桂枝、生姜	疏利经络
木通汤				南星、菖蒲、防风、枳壳、木香、木通、甘草、苏叶、生姜	
天竺黄散				天竺黄、蝉衣、朱砂、郁金、茯苓、麦冬、甘草、麝香、冰片	化痰开窍镇降风阳
集成金粟丹				白附子、天麻、胆南星、乳香、代赭石、麝香、冰片	

二、通、导、利、泄类方

（一）桂甘类方

内含：通阳法、托透法、调和阴阳、镇降法。

表1-5-26　桂甘类方汇

方剂	共性药	个性药味		功效	
桂枝甘草汤	桂枝、甘草			镇降心阳	辛甘（温）通阳
桂枝去芍药汤		生姜、大枣			
桂甘龙牡汤		龙骨、牡蛎			
桂枝去芍加蜀漆龙牡救逆汤		生姜、大枣	龙骨、牡蛎、蜀漆		
桂枝去芍药加皂荚汤			皂荚		
炙甘草汤			人参、麦冬、生地、阿胶、麻仁	滋阴托透、养阴通阳	
桂枝附子汤			附子		
桂枝去芍药加附子汤			附子		
竹叶汤			竹叶、葛根、防风、桔梗、人参	助阳托透	

（二）苓甘类方

内含：导水法、通泄法、通阳法。

表1-5-27　苓甘类方汇

方剂	共	个性药味	功效	
茯苓杏仁甘草汤	茯苓、甘草	杏仁	温化寒饮	甘淡通阳
苓甘五味姜辛汤		干姜、细辛、五味子		
苓味加姜辛夏汤		干姜、细辛、五味子、半夏		
苓味加姜辛半杏大黄汤		干姜、细辛、五味子、半夏、大黄		
酸枣仁汤		枣仁、知母、川芎	清养心肝	

（三）枳朴类方

内含：通泄法、清利法、宣泄法、导积法、清泻法、滑利法、调和虚实法。

表1-5-28　枳朴类方汇

方剂	共药	个性药味	功效	
小承气汤	枳实、厚朴、大黄		通泄湿火清利脾气	
厚朴三物汤				
厚朴大黄汤				
顺气散				
三化汤		羌活	宣泄郁火	
大黄左经汤		羌活、甘草、黄芩、前胡、杏仁、茯苓、防己、细辛、生姜		
三消饮	厚朴、大黄、羌活、甘草、黄芩、葛根、柴胡、芍药、知母、大枣、生姜、槟榔			
枳壳大黄汤	枳壳、厚朴、大黄	甘草、陈皮、木通、葛根		
大黄枳壳汤		甘草、陈皮、木通		
厚朴七物汤		桂枝、甘草、大枣、生姜	温通	
增损承气汤		桂心、陈皮、茯苓、芍药、杏仁、吴茱萸、干姜		
枳实大黄汤		木香、甘草	清利脾气	
枳朴大黄汤		陈皮、甘草		
三黄枳朴汤	黄连	黄芩、黄柏		
大消痞丸		黄芩、木香、甘草、姜黄、泽泻、砂仁		
枳实导滞汤		甘草、神曲、山楂、连翘、木通、紫草、槟榔		
枳实消滞汤	枳实、厚朴、神曲、麦芽、莱菔子、陈皮		消导热积	
枳实导滞丸	枳实、大黄	黄芩、黄连、神曲、茯苓、白术、泽泻		
胆道排石汤		金钱草、郁金、木香、茵陈	清利肝胆	
犀连承气汤		生地、黄连、犀角、金汁	清心泻火	
解毒承气汤		黄芩、黄连、黄柏、栀子、金汁、银花、连翘、雪水绿豆汁、西瓜霜、地龙		
大黄饮子		生地、甘草、栀子、杏仁、乌梅、人参、黄芪、升麻、生姜、淡豆豉	调和脾胃	
养营承气汤		厚朴	生地、芍药、当归、知母、生姜	滑利大肠
麻子仁丸			火麻仁、杏仁、芍药	

（四）硝黄类方

内含：通泄法、导瘀法、清润法、沉降法。

表1-5-29　硝黄类方汇

方剂	共	个性药味			功效
大承气汤	大黄、芒硝	枳实、厚朴			通泄燥火、苦辛通阳
三一承气汤		枳实、厚朴、甘草			
复方大承气汤		枳实、厚朴、桃仁、赤芍、炒卜子			凉导瘀热
黄龙汤		枳实、厚朴、甘草、当归、人参、桔梗、生姜、大枣			清润肠燥
新加黄龙汤		甘草、当归、人参、麦冬、玄参、生地、海参、姜汁			
增液承气汤		麦冬、玄参、生地			
调胃承气汤		甘草			通泄燥火
桃仁承气汤		甘草、桃仁、桂枝	苦辛通阳		凉导瘀热
大黄牡丹皮汤		桃仁、丹皮、瓜子		凉血通瘀	
条辨桃仁承气汤		桃仁、丹皮、赤芍、当归			
俞氏桃仁承气汤		甘草、桃仁、生地、五灵脂、蒲黄、犀角			
代抵当汤		桃仁、当归、生地、穿山甲、桂心			
消瘀饮		甘草、桃仁、赤芍、当归、生地、红花、苏木			
当归承气汤		当归、生姜、大枣、甘草			清润肠燥
导赤承气汤		黄连、黄柏、赤芍、生地			通泄湿火
大黄泄热汤		黄芩、栀子、石膏、泽泻、桂心、甘草、大枣			
清咽莫阴承气汤		麦冬、沙参、玄参、生地、知母、马勃、犀角、甘草			清润肺燥
大陷胸汤		甘遂			通泄水饮
大陷胸丸		葶苈子、杏仁			
荡痰汤		半夏、郁金、代赭石			通降肺气
荡胸汤		瓜蒌、苏子、代赭石			
肠粘连缓解汤	芒硝、厚朴、桃仁、赤芍、莱菔子、乌药、番泻叶、木瓜				凉导瘀热
凉膈散	大黄、芒硝甘草、栀子、连翘、黄芩、薄荷	竹叶、白蜜			宣泄风火
凉膈连翘饮		黄连			
凉膈消毒饮		荆芥、防风、牛蒡子、灯心			
加味凉膈散		竹叶、白蜜、黄连、僵蚕、蝉衣、酒姜黄			
清咽凉膈散	大黄、芒硝、甘草	栀子、连翘、黄芩、竹叶、薄荷、白蜜、黄连、花粉、玄参、贝母、犀角、银花			
清心凉膈散		栀子、连翘、黄芩、竹叶、薄荷、白蜜、桔梗			
加味凉膈煎		栀子、连翘、薄荷、枳实、甘遂、白芥子、葶苈子、竹沥、姜汁			通泄水饮
大黄硝石汤	大黄、硝石、栀子、黄柏				
大黄甘草汤	大黄、甘草				通便止呕
大黄朴硝汤		䗪虫、水蛭、桃仁、芒硝、丹皮、牛膝、代赭石、紫菀、干姜、细辛、麻仁			消导瘀结
大黄䗪虫丸		䗪虫、水蛭、桃仁、蛴螬、干地、芍药、干漆、杏仁、黄芩			
抵当汤	大黄	水蛭、桃仁、䗪虫			
下瘀血汤		䗪虫			
大黄附子汤		附子			温通
己椒苈黄丸		葶苈子、防己、椒目			通泄水饮
镇逆承气汤		代赭石、石膏、党参			通降胃气

（五）甘遂类方

表1-5-30　甘遂类方汇

方剂	共性药味		个性药味		功效
十枣汤	甘遂、大戟	芫花、红枣		半夏、茯苓、陈皮、生姜	导泄停水
蠲饮万灵汤					
干枣汤				甘草、莞花、大黄、黄芩	
甘遂半夏汤		茯苓、甘草、芍药			
三花神佑丸		芫花、丑牛、大黄	轻粉		导泄积水
舟车神佑丸			沉香、青皮、陈皮		
浚川丸	大戟、芫花、丑牛、巴豆、沉香、木香、檀香、槟榔、莪术、大腹皮、桑白皮				
小胃丹	甘遂、大戟	芫花、大黄、黄柏			导泄停水
控涎丹		白芥子			
理中消胀丸		红枣、黑丑、皂角、木香			导泄积水
甘遂通结汤	甘遂	厚朴、大黄、木香、桃仁、赤芍、牛膝			消导瘀结
大黄甘遂汤		阿胶、大黄			
大圣浚川丸		郁李仁、丑牛、芒硝、大黄、木香			导泄积水
赭遂攻结汤		代赭石、干姜、芒硝			导泄停水

内含：导水法、导瘀法。

（六）商陆类方

内含：导水法。

表1-5-30　商陆类方汇

方剂	共药	个性药味	功效
牡蛎泽泻散	商陆泽泻	牡蛎、蜀漆、葶苈子、海藻、花粉	消导水肿
疏凿饮子		赤豆、羌活、苓皮、大腹皮、椒目、木通、秦艽、槟榔、生姜	

（七）巴豆类方

内含：通泄法、辛开法。

表1-5-32　巴豆类方汇

方剂	共药	个性药味	功效
三物白散	巴豆	桔梗、贝母	开痰
走马汤		杏仁	
备急丸		大黄、干姜	温通
九痛丸		干姜、附子、人参、吴茱萸、狼牙	

（八）防己类方

内含：通补法、淡利法。

表1-5-33 防己类方汇

方剂	共	个性药味		功效
木防己汤	防己、桂枝	人参、石膏		通补肺脾
木防己去石膏加苓硝汤		人参、茯苓、芒硝		
防己茯苓汤		黄芪、茯苓、甘草		
防己地黄汤		防风、鲜生地、甘草		
附子六物汤		茯苓、白术、附子、生姜、甘草		
防己黄芪汤	防己	黄芪、白术、甘草		甘淡利湿
薏苡仁汤		薏苡仁、赤小豆、甘草		
宣痹汤		薏苡仁、赤小豆、杏仁、滑石、连翘、栀子、半夏、蚕沙		

（九）桂苓类方

内含：通阳法、温化法、淡利法。

表1-5-34 桂苓类方汇

方剂	共药	个性药味		功效	
桂苓丸	桂枝、茯苓			甘淡通阳	
茯苓甘草汤	桂枝、茯苓、甘草	生姜			
苓桂甘枣汤		大枣			
苓桂术甘汤		白术			
理饮汤		干姜、橘红、厚朴		温化寒饮	
姜术汤		干姜、半夏、生姜、大枣			
桂苓味甘汤		五味子			
五苓散	桂枝、茯苓、白术、泽泻、猪苓	甘草		甘淡利水	辛甘通阳
茵陈五苓散		茵陈、甘草	清利肝脾		
茴楝五苓散		小茴香、川楝子、甘草			
大橘皮汤		滑石、陈皮、木香、槟榔、甘草			
茯苓琥珀汤		滑石、琥珀、甘草			
五饮汤		人参、陈皮、半夏、枳实、前胡、芍药、厚朴、甘草		温化湿痰	
春泽汤		人参、甘草		甘淡利水	
茯苓泽泻汤	桂枝、茯苓、白术、泽泻、生姜、甘草			温阳止呕	

（十）苓泽类方

内含：淡利法、导水法、清化法、温化法、清泻法。

表1-5-35 苓泽类方汇

方剂	共性药	个性药味	功效
四苓散	茯苓、泽泻、猪苓、白术		甘淡利水
防风四苓散		防风	
四苓合苓芍汤		厚朴、陈皮、黄芩、白芍、木香	清化湿热
茯苓导水汤		陈皮、槟榔、紫苏、木香、砂仁、木瓜、大腹皮、桑白皮、生姜	消导水肿
葛花解醒汤		干姜、木香、陈皮、砂仁、白豆蔻仁、青皮、神曲、菊花、人参	温化寒湿
加减五苓散		干姜、紫苏、陈皮、木香、附子、甘草、白芍	
茯苓渗湿汤		苍术、黄芩、黄连、栀子、防己、茵陈、陈皮、青皮	清化湿热
茯苓茵陈栀子汤		苍术、黄芩、黄连、栀子、防己、茵陈、陈皮、青皮、枳实	

续表

方剂	共性药	个性药味	功效
化疸汤 泽泻汤		茯苓、泽泻、猪苓、苍术、栀子、木通、茵陈、薏苡仁 泽泻、白术	甘淡利水
猪苓散	茯苓、 猪苓	白术	甘淡利水
猪苓汤		滑石、阿胶	甘淡利水
黄芩滑石汤		滑石、通草、黄芩、大腹皮、白豆蔻	
茯苓皮汤	茯苓皮、 猪苓	薏苡仁、通草、大腹皮、竹叶	
大分清饮		车前子、泽泻、木通、枳壳、栀子	
利肝分水饮		茵陈、车前、胆草、柴胡、蒺藜、菊花	清泻肝胆
宣清导浊汤		寒水石、蚕沙、皂角	甘淡利湿

（十一）滑通类方

内含：清利法、淡利法、滑利法。

表1-5-36　滑通类方汇

方剂	共药		个性药味	功效
分清五淋丸		瞿麦、萹蓄、车前、栀子、甘草、赤苓、猪苓、泽泻、黄芩、黄柏、大黄、知母、木香		清利脾肾
八正散			瞿麦、萹蓄、车前、栀子、甘草、大黄、灯心	清利脾肾
万全木通散			瞿麦、车前、赤苓	
五淋散	滑石	木通	栀子、甘草、赤苓、赤芍、竹叶、茵陈	
石韦汤			瞿麦、石韦、甘草、冬葵子、白术、留行子、当归、芍药	化石利窍滑利溺窍
生附散			瞿麦、灯心、附子、生姜、半夏	辛淡利水
三仁汤			厚朴、杏仁、薏苡仁、白豆蔻仁、半夏、竹叶	甘淡 利湿
薏苡竹叶散			茯苓、连翘、薏苡仁、白豆蔻仁、竹叶	

（十二）车通类方

内含：淡利法、清泻法、滑利法。

表1-5-37　车通类方汇

方剂	共性药		个性药味	功效
车前木通汤				甘淡利水
龙胆泻肝汤			栀子、胆草、甘草、黄芩、柴胡、生地、当归、泽泻	清泻肝肾
龙胆饮	车前	木通	栀子、胆草、黄芩、黄连、黄柏、大黄、芒硝、犀角、竹叶、玄参	清泻心肝
尿石一号			金钱草、海金沙、石韦	化石利窍
尿石二号			栀子、金钱草、胆草、萹蓄、瞿麦、石韦、大黄、滑石	化石利窍
利湿排石汤		金钱草、萹蓄、瞿麦、海金沙、石韦、草薢、冬葵子、滑石、琥珀	滑利溺窍	

（十三）五皮类方

内含：淡利法、发散水饮法。

表1-5-38　五皮类方汇

方剂	共性药		个性药味		功效
五皮饮	苓皮、姜皮	大腹皮	陈皮、桑皮	苏子、白芥子、车前子、莱菔子、葶苈子、赤小豆、白茅根	甘淡利水
五子五皮饮					
五皮散			五加皮、地骨皮		
麻附五皮饮			陈皮、五加皮、麻黄、附子、细辛		辛淡利水 温化水饮
通皮饮		陈皮、冬瓜皮、青皮、车前子、泽泻、厚朴、枳壳、砂仁、当归			

（十四）香蔻类方

内含：宣降气机法、疏利气机法、宣畅气机法。

表1-5-39　香蔻类方汇

方剂	共药		个性药味		功效
木香调气汤	木香、白豆蔻、藿香、砂仁、甘草	丁香、檀香		辛香宣胃	宣降脾胃
匀气散					
木香调气散					
木香匀气散			沉香、苏叶、生姜、食盐		
仁香汤			香附、陈皮、竹茹		
五膈宽中散			香附、陈皮、青皮、厚朴、生姜	疏利脾胃	
苏合香丸	木香、丁香、檀香、香附、苏合香、麝香、安息香、乳香、沉香、荜茇、诃子、犀角、冰片、白术				温开宣窍

（十五）乌药类方

内含：疏利气机法。

表1-5-40　乌药类方汇

方剂	共性药		个性药味	功效
乌药汤	乌药、香附、	当归	甘草	疏利肝脾
通瘀汤			青皮、红花、山楂、泽泻	
排气饮	木香		陈皮、枳壳、厚朴、藿香、泽泻	疏利脾胃

（十六）香槟类方

内含：通气法、导积法、导痰法、通泄法。

表1-5-41　香槟类方汇

方剂	共性药		个性药味	功效
木香槟榔丸	木香、槟榔		青皮、陈皮、香附、黄连、黄柏、大黄、丑牛、莪术	消导热积
木香导滞丸			黄连、黄芩、大黄、白术、赤苓、泽泻、枳壳、神曲	
木香枳壳散		青皮、陈皮、白术	三棱、干姜、半夏、大黄、丑牛、莪术、赤苓、厚朴、枳壳、神曲、麦芽、人参、	消导寒积

续表

方剂	共性药	个性药味	功效
木香化滞散	青皮、陈皮	藿香、檀香、白豆蔻、砂仁、赤苓、姜黄、桔梗、甘草、人参、白术、大腹皮	行气导滞、开胸解郁
木香顺气散		香附、砂仁、苍术、厚朴、枳壳、甘草、生姜	消导腹胁
木香流气饮		菖蒲、丁香、藿香、半夏、麦冬、苏叶、赤苓、厚朴、白芷、木瓜、甘草、人参、白术、大腹皮、肉桂、草果、木通、莪术	调顺荣卫、通流血脉、快利三焦
和气汤		香附、甘草、厚朴、苏叶、乳香、没药	行气解郁
木香分气汤	木香、槟榔	半夏、猪苓、赤苓、泽泻、枳壳、苏子、灯心	行气化湿
木香塌气丸		丁香、丑牛、胡椒、郁李仁、枳壳、蝎尾、生姜	化痰消食
开胸顺气丸		陈皮、丑牛、莪术、三棱、厚朴、皂角	消导结痰
木香汤	青皮	前胡、芍药、赤苓、当归、人参、肉桂、细辛	开胸解痞
天台乌药散		乌药、巴豆、茴香、川楝子、高良姜	温通脾胃
气针丸		陈皮、大黄、丑牛	
六磨汤	乌药、沉香、枳实	大黄	清通脾胃
五磨汤			
四磨汤	槟榔、乌药、沉香、人参		

（十七）茴楝类方

内含：疏利气机法、导瘀法。

表1-5-42　茴楝类方汇

方剂	共性药	个性药味	功效
木香金铃丸	小茴香、川楝	人参、附子、元胡、全蝎、乳香、没药	疏利肝肾
茴香橘核丸		厚朴、枳壳、元胡、橘核、桃仁、昆布、海藻、海带、木通、肉桂	消导瘀结
金铃散	木香	枳壳、赤芍、青皮、陈皮、三棱、莪术、槟榔、甘草、钩藤	
荔枝散		大茴、沉香、荔枝核、青盐、食盐	疏利肝肾
木香楝子散		青皮、荔枝核、巴豆、萆薢、石菖蒲	

三、温、清、润、化类方

（一）术姜类方

内含：甘温法、沉降法。

表1-5-43　术姜类方汇

方剂	共性药味	个性药味	功效
胃关煎	白术、干姜、山药	甘草、扁豆、吴茱萸、熟地	温补脾肾
温降汤		厚朴、半夏、白芍、生姜、代赭石	温降胃气
甘草干姜汤	干姜、甘草。		专复胸阳

（二）术附类方

内含：温热法、温养法。

表1-5-44　术附类方汇

方剂	共	个性药味	功效
白术附子汤	白术、附子	甘草、生姜、大枣	温脾
甘草附子汤		甘草、桂枝	温脾
真武汤		茯苓、生姜、芍药	温化脾肾
附子汤		茯苓、芍药、人参	温化脾肾
六味附子汤		甘草、茯苓、桂心、防己	温化脾肾
附子温中丸		甘草、干姜、官桂、高良姜	温脾
黄土汤		甘草、黄芩、生地、阿胶、灶心土	温养肝脾

（三）椒附类方

内含：温燥法、温热法。

表1-5-45　椒附类方汇

方剂	共药	个性药味	功效
温中汤	川椒、附子	干姜、甘草	温燥脾肾
四味丸		茴香、肉苁蓉	温壮肝肾
治伤寒逐风方		乌头、细辛、白术、泽泻	温经通络、祛风散寒

（四）姜附类方

内含：温热法、固脱法、通阳法、通气法、通泄法、温化法、托透法。

表1-5-46　姜附类方汇

方剂	共药	个性药味	功效		
干姜附子汤	干姜、附子			温壮脾肾	
通脉四逆加猪胆汁汤		猪胆汁		辛温通阳	
白通汤		葱白		辛温通阳	
白通加猪胆汁汤		猪胆汁、葱白、人尿		辛温通阳	
附姜白通汤		猪胆汁、葱白		辛温通阳	
四逆汤	干姜、附子、甘草				回阳固脱
通脉四逆汤					回阳固脱
四逆加人参汤		人参			回阳固脱
茯苓四逆汤		人参、茯苓			回阳固脱
天魂汤		人参、茯苓、桂枝		辛温通阳	回阳固脱
四味回阳饮		人参		辛温通阳	回阳固脱
大回阳汤	干姜、附子、白术、木香			辛温通阳	
正阳散	干姜、附子、甘草	麝香、皂角	固脱开闭	辛温通阳	
加减白通汤		人参、官桂、白术、草果、半夏		辛温通阳	
回阳救急汤		人参、茯苓、官桂、白术、麝香、五味子、半夏、陈皮、生姜	固脱开闭	辛温通阳	
回阳返本汤		人参、麦冬、五味子、陈皮、腊茶、白蜜		回阳敛阴	
四维散		人参、乌梅		回阳敛阴	

续表

方剂	共药	个性药味		功效
浆水散	干姜、附子、甘草	桂枝、高良姜、半夏		温通脾胃
冷香汤		高良姜、草豆蔻、丁香、檀香		
实脾饮		茯苓、白术、草果、厚朴、木香、大腹子、木瓜、生姜、大枣		
温脾汤		人参、大黄	温通	
桂枝姜附汤	干姜、附子	桂枝、白术		
大断下丸		肉豆蔻、诃子、高良姜、牡蛎、细辛、枯矾、龙骨、赤石脂、石榴皮		涩肠
干姜散	干姜、附子、甘草	官桂、白术、五味子、细辛、款冬花、木香、大枣		温化寒饮
羌活附子汤		羌活		助阳托透
芎辛汤		乌头、南星、川芎、细辛、芽茶、生姜		
茵陈四逆汤		茵陈		温化寒湿
茵陈术附汤		茵陈、肉桂、白术		
茵陈姜附汤		茵陈、白术、茯苓、泽泻、草果、枳实、半夏、陈皮、生姜		

（五）桂附类方

内含：通阳法、温燥法、通气法、收固法、固脱法、甘热法。

表1-5-47　桂附类方汇

方剂	共	个性药味		功效
桂附汤	肉桂、附子	炮姜、甘草、茯苓、芍药、桃仁		温通血脉
桂附丸		炮姜、川椒、川乌、赤石脂		温燥肝肾
桂香丸		炮姜、茯苓、木香、丁香、肉豆蔻		温通脾胃
奔豚汤		茯苓、木香、小茴香、吴茱萸、川楝、橘核、荔枝核		温通肝肾
温冲汤		山药、补骨脂、小茴香、当归、核桃、鹿角胶、紫石英		温固肝肾
芎术汤		甘草、白术、川芎、生姜、大枣		燥湿降逆
镇阴煎		甘草、熟地、牛膝、泽泻	滋阴恋阳	从阴引阳

（六）姜桂类方

内含：通气法、托透法、温化法。

表1-5-48　姜桂类方汇

方剂	共药	个性药味	功效
大顺散	干姜、肉桂	甘草、砂仁、杏仁	温通脾胃
圣术散		陈皮、白术	
橘皮干姜汤		陈皮、人参、通草	
逐寒荡惊汤		胡椒、丁香、灶心土	
回阳软坚汤		陈皮、麻黄、白芥子、僵蚕、三棱、莪术、全丝瓜	温化寒瘀
阳和汤	姜炭、肉桂、甘草、麻黄、白芥子、熟地、鹿角胶		温养托透

（七）参附类方

内含：固脱法、收涩法、甘热法。

表1-5-49　参附类方汇

方剂	共药	个性药味	功效
参附汤	人参、附子		回阳固脱
四柱散		木香、茯苓	温肾回阳
六柱汤		白术、木香、茯苓、肉豆蔻	涩肠
八柱汤		白术、干姜、诃子、肉豆蔻、粟壳、乌梅	
七成汤		炙甘草、茯苓、补骨脂、五味子	回阳敛阴
六味回阳饮		炙甘草、炮姜、熟地、当归	滋阴回阳
参附养荣汤		干姜、生地、当归、白芍	从阳引阴
参茸汤		鹿茸、当归、杜仲、菟丝子、小茴香	甘热助阳

（八）参萸类方

内含：温热法。

表1-5-50　参萸类方汇

方剂	共药	个性药味	功效
吴茱萸汤	人参、吴茱萸	生姜、大枣	温和肝胃
圣济吴茱萸汤		炮姜、肉桂、川椒、白术、厚朴、陈皮	温和肝脾

（九）栀芩类方

内含：镇降法、清化法、收涩法。

表1-5-51　栀芩类方汇

方剂	共药	个性药味	功效
天麻钩藤饮	栀子、黄芩	天麻、钩藤、石决明、牛膝、杜仲、益母草、桑寄生、夜交藤、朱茯神.	镇降风阳
小甘露饮		生地、升麻、桔梗、茵陈、石斛、甘草	清化湿热
清热固经汤		生地、地骨皮、龟甲、牡蛎、阿胶、甘草、藕节、地榆、棕榈炭	涩血

（十）栀丹类方

内含：疏利气机法、香开法、清化法、透表法、透里法。

表1-5-52　栀丹类方汇

方剂	共药	个性药味	功效
清肝汤	栀子、丹皮	柴胡、白芍、当归、川芎	疏利肝气
清肝凉胆汤		柴胡、白芍、当归、川芎、胆草	
清肝达郁汤		柴胡、白芍、当归、菊花、橘白、橘叶、薄荷、炙甘草	
化肝煎		白芍、青皮、陈皮、泽泻、土贝母	
郁金玳瑁汤		连翘、郁金、木通、竹叶心、玳瑁、竹沥、姜汁、菖蒲汁、紫金片、野菰根、灯心	
菖蒲郁金汤		连翘、郁金、木通、竹叶心、竹沥、菖蒲汁、紫金片、灯心	清开心窍
氤氲汤	栀皮	连翘、郁金、通草、滑石、藿香、佩兰、豆卷、菖蒲、青蒿	芳香化浊、透达暑湿、清透湿热

（十一）芩连类方

内含：清泻法、寒降法、宣泄法、清凉法、升降法、调和阴阳法、和解寒热法、清化法。

表1-5-53　芩连类方汇

方剂	共药	个性药味		功效
泻心汤	黄连			清泻心火、苦寒降火
三黄解毒汤	黄芩 大黄	栀子、黄柏		
四黄散		黄柏、滑石		
大黄黄连泻心汤		黄连、大黄		
黄连解毒汤	黄连 黄芩 栀子	黄柏		宣泄风火
如圣解毒汤		黄柏、桔梗		
黄连解毒丸		大黄、黄柏、当归、赤芍、甘草、升麻、银花、防风、牛蒡子		
当归龙荟丸		大黄、黄柏、当归、龙胆草、芦荟、木香、麝香		清泻肝胆
三黄凉膈散	黄连、黄芩	栀子、黄柏、当归、赤芍、甘草、银花、花粉、川芎、薄荷、青皮、陈皮、玄参、射干、灯心		宣泄郁火
黄连上清丸		大黄、栀子、黄柏、防风、石膏、连翘、甘草、桔梗、川芎、薄荷、荆芥、旋覆花、白芷、菊花、蔓荆子		
增损三黄石膏汤		栀子、黄柏、知母、石膏、豆豉、僵蚕、蝉衣、薄荷、米酒、蜜		
升麻清胃散	黄连 大黄	栀子、当归、石膏、生地、丹皮、升麻		清凉气血、清泻胃火
消炎化毒汤		黄芩、当归、银花、赤芍、甘草、竹叶、木通、花粉、青皮		宣泄气血
导赤泻心汤	黄连、黄芩	栀子、麦冬、茯苓、知母、滑石、甘草、犀角、人参、灯心		清凉气血、清泻心火
小清凉散		栀子、当归、石膏、生地、丹皮、银花、紫草、蝉衣、僵蚕、泽兰		清凉气血、宣泄气血
葛根芩连汤		葛根、甘草	清里和表	升阳降火
黄连黄芩汤		淡豉、郁金		
善济消毒饮		玄参、连翘、牛蒡子、桔梗、甘草、板蓝根、马勃、升麻、僵蚕、柴胡、人参、橘红		清凉气血
泻热黄连汤		生地、龙胆草、升麻、柴胡		
芩连清心汤		麦冬、茯神、丹参、菖蒲、远志、花粉、牛黄		清心开窍
白头翁汤	黄连	黄柏、白头翁、秦皮		清泻大肠
附子泻心汤		黄芩、大黄、附子		调和寒热
连附六一汤		附子、生姜、大枣		交泰水火
交泰丸		肉桂		
半夏泻心汤	黄连 黄芩 半夏	干姜、人参、甘草、大枣		辛开苦降
生姜泻心汤		干姜、人参、甘草、大枣、生姜		
甘草泻心汤		干姜、人参、甘草、大枣		
人参泻心汤	黄连、黄芩	干姜、白芍、枳实		
黄连汤	黄连、半夏	干姜、人参、甘草、大枣、桂枝		
干姜芩连人参汤		黄连、黄芩、干姜、人参		
黄芩汤	黄连 黄芩	半夏、干姜、人参、大枣、桂枝		
黄连消痞丸		半夏、干姜、甘草、陈皮、姜黄、枳实、白术、茯苓、猪苓、泽泻		
驻车丸	黄连	干姜、当归、阿胶		

续表

方剂	共药	个性药味		功效
杏仁滑石汤	黄连	杏仁、滑石、郁金、厚朴、橘红、通草	清化暑湿	清化湿热
菖阳泻心汤	黄芩	苏叶、菖蒲、厚朴、竹茹、枇杷叶、芦根	芳香化浊	
蚕矢汤	半夏	栀子、薏苡仁、豆卷、蚕矢、木瓜、吴茱萸、通草、地浆		
新定吴茱萸汤		黄连、半夏、生姜、人参、茯苓、木瓜、吴茱萸		调和肝胃
左金丸		吴茱萸		
四味萸连丸	黄连	神曲、荷叶、吴茱萸		
加味左金丸		砂仁、木香、青皮、陈皮、吴茱萸、柴胡、郁金、佛手、荜澄茄、蒺藜、瓦楞子、元胡		

（十二）梅连类方

内含：潜降法、和解寒热法、收涩法、调和虚实法、消化法。

表1-5-54 梅连类方汇

方剂	共药	个性药味	功效
连梅汤		阿胶、麦冬、生地	养阴降火
阿胶梅连汤		阿胶、白芍、黄柏、炮姜、赤苓	调和肝脾
七味散		阿胶、甘草、厚朴、龙骨、赤石脂	涩肠
通玄二八丹		生地、白芍、当归、猪肚	
安胃散	乌梅、黄连	五味子、升麻、甘草	
梅煎散		粟壳、甘草	
黄连犀角散		犀角、木香	清热杀虫
乌梅散		柴胡、杏仁、秦艽、生姜、甘草、童便	调和肝肺
柴前梅连散		柴胡、前胡、猪胆汁、猪脊髓、韭白、童便	
乌梅丸		黄柏、干姜、川椒、桂枝、附子、细辛、人参、当归	调和肝胃
椒梅汤		黄芩、干姜、川椒、半夏、枳实、白芍	
连梅安蛔汤		黄柏、川椒、雷丸、槟榔、胡黄连	消化虫积

（十三）香连类方

内含：疏利法、通利法、宣降法。

表1-5-55 香连类方汇

方剂	共药	个性药味	功效
香连丸			疏利脾气
豆蔻香连丸		肉豆蔻	疏利脾气
加味香连丸		白豆蔻仁、吴茱萸、乌梅	调和肝脾
四味香连丸		大黄、槟榔	苦辛通利
木香黄连丸	黄连、木香	大黄、黄柏、枳壳、陈皮、木通	疏利脾气
香连猪肚丸		青皮、生地、银柴胡、鳖甲	调和肝脾
化逆汤		青皮、木瓜、吴茱萸、乌药、藿香、白豆蔻仁、厚朴、茯苓、蒺藜、独活	
香连化滞丸		青皮、黄芩、白芍、当归、槟榔、陈皮、厚朴、枳实、滑石、甘草	苦辛通利
加味香连丸		黄柏、黄芩、白芍、当归、槟榔、吴茱萸、厚朴、枳实、元胡、甘草	
连朴饮		栀子、芦根、半夏、石菖蒲、豆豉、厚朴	宣降肺脾

（十四）芩芍类方

内含：调和虚实法、疏利气机法、通利气机法、和解寒热法、潜降法。

表1-5-56　芩芍类方汇

方剂	共性药	个性药味	功效
黄芩汤	黄芩、芍药、甘草	大枣	调和肝脾
黄芩加半夏汤		大枣、半夏、生姜	
达原饮		槟榔、厚朴、知母、草果	疏利肝脾
芩芍调中汤	黄芩、芍药	槟榔、厚朴、枳壳、桔梗、山楂、丹参、泽泻	
双炭饮		白术、大黄炭、银花炭、连翘、板蓝根、鸡内金、陈皮	化湿消滞
新订芩芍汤		黄连、陈皮、木香、当归、山楂、厚朴、泽泻、酒	苦辛通利
芍药汤	黄连、黄芩、芍药	槟榔、木香、当归、大黄炭、肉桂、甘草	
芩连芍药汤		陈皮、木香、枳壳、甘草	
连芍调中汤		陈皮、枳壳、山楂、厚朴、泽泻、桔梗、甘草	
芍药黄连丸	黄连、芍药	当归、大黄、肉桂、甘草	
芍药柏皮丸		黄柏、当归	
黄连阿胶汤		黄芩、阿胶、鸡子黄	养阴降火
戊己丸		吴茱萸	调和肝脾

（十五）知柏类方

内含：潜降法、收涩法、调和阴阳法。

表1-5-57　知柏类方汇

方剂	共药	个性药味	功效
通关丸	知母、黄柏	肉桂	引火归原
潜龙汤		肉桂、生地、玄参、人参、龟甲、鲍鱼、龙齿、蛤粉	
神龟滋阴丸		炮姜、锁阳、枸杞子、五味子、龟甲	
清肾汤		白芍、山药、海螵蛸、茜草根、泽泻、龙骨、牡蛎	涩带
二仙汤		当归、巴戟天、仙茅、仙灵脾	调和肝肾

（十六）知膏类方

内含：清凉法、透里法、固脱法、清泻法、沉降法、宣泄法、通阳法。

表1-5-58　知膏类方汇

方剂	共药	个性药味			功效
白虎汤	石膏、知母、甘草、粳米				甘寒清气
白虎加人参汤		人参			甘寒清气、清热救津
白虎加桂枝汤		桂枝		宣泄郁火、辛凉通阳	
白虎加苍术汤		苍术		宣泄湿火、清透湿火、辛凉通阳	
知母石膏汤	石膏、知母	葛根、甘草		宣泄郁火	清气透热
新加白虎汤		竹叶、薄荷、荷叶、桑枝、益元散、芦笋、灯心、食米			
五蒸汤		葛根、竹叶、人参、茯苓、生地、黄芩、甘草、粳米			

续表

方剂	共药	个性药味		功效
化斑解毒汤	石膏、知母	玄参、竹叶、连翘、大力子、人中黄、升麻、黄连、甘草		清气透热
白虎化斑汤		玄参、竹叶、连翘、蝉衣、麻黄、大黄、甘草	宣泄郁火	
化斑汤		玄参、犀角、粳米		清凉气血
四虎饮		玄参、犀角、生地、青黛、大黄		
十全苦寒救补汤		犀角、黄芩、大黄、黄连、黄柏、芒硝、枳实、厚朴		
龙虎二仙汤	石膏、知母、甘草、粳米	玄参、牛蒡子、僵蚕、犀角、生地、黄芩、大青叶、黄连、板蓝根、马勃、龙胆草、栀子、木通		
白虎承气汤		荷叶、大黄、玄明粉		清泻胃火、辛凉通阳
凉膈白虎汤		薄荷、连翘、黄芩、大黄、朴硝、栀子		
如圣白虎汤	石膏、知母	人参、五味子、麦冬、甘草		清热救津
玉女煎		麦冬、熟地、牛膝		清凉气血
竹叶玉女煎		竹叶、麦冬、生地、牛膝		
石膏泻白散		桑白皮、地骨皮、甘草		清泻肺火
石膏知母汤		桑白皮、地骨皮、桔梗、甘草		
知母甘桔汤		地骨皮、桔梗、甘草		
知母鳖甲汤		地骨皮、竹叶、鳖甲、常山		清降胃气
兰香饮子		人参、半夏、桔梗、连翘、白豆蔻、兰香、防风、升麻、生炙甘草		清气透热
栀子仁汤		赤芍、栀子、连翘、大青、淡豆豉、柴胡、升麻、生炙甘草		
镇逆白虎汤		半夏、竹茹		清凉气血
青盂汤		僵蚕、重楼、羚羊角、蝉衣、甘草、荷叶		清降胃气
竹叶石膏汤	石膏、甘草	竹叶、半夏、麦冬、人参、粳米		
大竹皮丸		桂枝、竹茹、白薇		宣泄湿火
泻黄散		栀子、藿香、防风		
龙脑饮子		栀子、藿香、砂仁、花粉		
石膏散		白芷、川芎、黄芩		

（十七）桑芩类方

内含：清泻法、宣降气机法、收固法、清润法。

表1-5-59 桑芩类方汇

方剂	共药	个性药味		功效
泻白散	桑白皮、黄芩、地骨皮、甘草	粳米		清泻肺火
加味泻白汤		石膏、知母、桔梗、橘红		
家秘泻白散		石膏、黄连		
青金泻白散		栀子		
泻白各半汤		栀子、龙胆草、青黛	清泻肝肺	
泻青各半汤		栀子		
泻肺汤	桑白皮、地骨皮、甘草	麦冬、知母、栀子、贝母、生地、桔梗		清泻肝肺
桑丹泻白散		粳米、知母、桑叶、丹皮、竹茹、金橘脯、蜜枣		
泻白益元散		益元散		泻肺止咳
加味泻白散		黄芩、桔梗、知母、橘红、瓜蒌、枳壳、防风、薄荷、杏仁		宣降肺气
加减泻白散		粳米、橘红、青皮、五味子、人参、茯苓		收敛肺气
清金润燥汤		桔梗、橘红、沙参、玉竹、薏苡仁、山药、石斛、白芍、芡实		清润肺脾

（十八）滑膏类方

内含：清凉法、宣泄法、镇降法。

表1-5-60　滑膏类方汇

方剂	共性药	个性药味	功效
三石汤	石膏、滑石、寒水石	杏仁、银花、通草、竹茹、金汁	甘寒清气
玉露散		甘草、花粉	
桂苓甘露饮		甘草、茯苓、白术、猪苓、泽泻、桂枝	宣泄湿火
桂苓甘露散		甘草、茯苓、白术、泽泻、桂枝、人参、藿香、葛根、木香	
风引汤		甘草、大黄、干姜、桂枝、龙骨、牡蛎、赤白石脂、紫石英	镇降风阳
双玉散	石膏、寒水石、人参		甘寒清气
加减木防己汤	石膏、滑石	杏仁、薏苡仁、通草、防己、桂枝	宣泄湿火
却暑调元法		甘草、茯苓、半夏、洋参、麦冬、粳米	甘寒清气

（十九）滑甘类方

内含：清凉法、透表法。

表1-5-61　滑甘类方汇

方剂	共药	个性药味	功效
六一散	滑石、甘草		甘寒清气
碧玉散		青黛	
益元散		朱砂	
清六散		神曲	
温六散		干姜	透达暑湿
清暑益元散		香薷、藿香	
清凉涤暑法		青蒿、西瓜翠衣、连翘、茯苓、扁豆、通草	甘寒清气

（二十）犀地类方

内含：清凉法、清透里热法。

表1-5-62　犀地类方汇

方剂	共性药	个性药味	功效	
犀角地黄汤	犀角、地黄		咸寒清营	
犀地清络饮	丹皮、赤芍	茅根、桃仁、灯心、菖蒲汁、竹沥、姜汁	咸苦凉血	
加味清胃散	犀角、地黄	黄连、连翘、升麻、当归、丹皮、甘草	凉血透热	
清营汤		黄连、连翘、玄参、麦冬、银花、竹叶心、丹参	咸寒清营	清营透热
凉营清气汤	犀角、地黄、丹皮、赤芍	黄连、连翘、玄参、甘草、石膏、竹叶心、芦根、茅根、鲜石斛、栀子、薄荷、金汁		
清瘟败毒饮		黄连、连翘、玄参、甘草、石膏、竹叶心、黄芩、知母、桔梗、栀子	辛凉通阳	清透气营
消斑青黛饮	犀角、地黄	黄连、玄参、甘草、石膏、知母、青黛、栀子、柴胡、人参		
神犀丹		连翘、玄参、石菖蒲、板蓝根、豆豉、银花、黄芩、花粉、紫草、金汁	咸苦凉血	
犀角玄参汤	犀角	玄参、甘草、黄芩、射干、升麻	咸寒清营	

（二十一）沙麦类方

内含：清润类、清化法、滋养法、滑利法。

表1-5-63　沙麦类方汇

方剂	共药	个性药味	功效
沙参麦冬汤	沙参、麦冬	甘草、扁豆、花粉、桑叶	清润肺脾、滋养肺脾
致和汤		甘草、扁豆、石斛、竹叶、枇杷叶、木瓜、仓米	清润滋养肺胃
金水平调散		玉竹、茯苓、山药、当归、女贞子、料豆、毛燕、寄生、旱莲、怀膝、大枣	清润肝肺 滋养肝肺
润燥泻肺汤		玉竹、薏苡仁、贝母、瓜蒌皮、桑白皮、杏仁、黄芩、梨汁	清润肺燥、滑利肺窍
玉环煎		玉竹、石斛、贝母、瓜蒌皮、蛤粉、羚角	清润肝肺
补肺清金饮		茯苓、石斛、山药、贝母、瓜蒌皮、毛燕、杏仁、橘红、莲子	清润肺脾 滋养肺脾
益胃汤		玉竹、生地、冰糖	清润肺胃、滋养肺胃
丹青饮		蒺藜、沙苑子、石斛、桑叶、贝母、菊花、旋覆花、杏仁、橘红、青黛、代赭石	清润肝肺
清骨滋肾汤		玄参、石斛、地骨皮、丹皮、五味子、白术	清润肺肾
玄妙散		玄参、茯神、竹叶、丹参、贝母、合欢花、桔梗、杏仁、柏子仁、灯心	清润心肺
百花丸		玄参、花粉、款冬花、柿霜、五味子、丹皮、贝母、薄荷、桔梗、杏仁、橘红、紫菀、百合、蒲黄、前胡	清润肺燥
启膈散		郁金、茯苓、荷蒂、丹参、贝母、砂壳、杵头糠	清化痰瘀
地魄汤	麦冬	玄参、甘草、五味子、半夏、牡蛎、芍药	清火降逆

（二十二）犀羚类方

内含：清凉法、清透里热法。

表1-5-64　犀羚类方汇

方剂	共药	个性药味	功效	
犀羚白虎汤	犀角、羚羊角、石膏	知母、甘草、粳米、菊花、钩藤	清营透热	清透气营
清咽白虎汤		知母、甘草、粳米、生地、麦冬、玄参、竹叶、马勃		
紫雪丹		滑石、寒水石、磁石、玄参、升麻、甘草、青木香、沉香、丁香、朴硝、硝石、朱砂、麝香、黄金		
夺命饮		生地、沙参、玄参、丹皮、赤芍、黄连、青黛、贝母、连翘、人中黄、金汁		
犀羚二仙汤		焦栀、生地、沙参、玄参、鲜斛、银花、黄连、贝母、连翘、人中黄、人中白、金汁		
护心至宝丹		人中黄、人参、朱砂		

（二十三）二冬类方

内含：清润法、清化法、清养法、镇降法、和解燥湿法。

表1-5-65　二冬类方汇

方剂	共药	个性药味	功效	
二冬膏	天冬、麦冬	贝母、知母	滑利肺窍	清润肺燥
二冬二母汤				
门冬清肺汤		贝母、知母、桔梗、甘草、桑白皮、地骨皮、杏仁、牛蒡子、马兜铃、款冬花		
家秘天地煎		贝母、知母、甘草、桑白皮、地骨皮、生地、黄柏、龟胶	清养肺阴	
家秘润肺饮		知母、人参、百合、杏仁、五味子、薏苡仁		
二冬汤		知母、人参、甘草、花粉、黄芩、荷叶		

续表

方剂	共药	个性药味	功效
保肺济生丹	天冬、麦冬	贝母、北沙参、人参、玉竹、杏仁、五味子、山药、茯苓、女贞子、茜草、藕	清润肺脾
清金保肺汤		贝母、南北沙参、玉竹、杏仁、瓜蒌皮、石斛、茯苓、蛤粉、茜草、藕、梨	清化燥痰
润肺化痰丸		贝母、桔梗、甘草、桑白皮、生地、玄参、黄芩、陈皮、升麻	
清金润燥天门冬丸		贝母、桔梗、甘草、人参、百合、杏仁、生地、紫菀、半夏、陈皮、阿胶、肉桂	清肺润燥化痰止咳
门冬饮子		桔梗、甘草、桑白皮、枳壳、荆芥	清润肺燥
生铁落饮		贝母、远志、菖蒲、连翘、茯苓神、玄参、胆星、陈皮、钩藤、丹参、朱砂、铁落	镇降心肝
二冬苓车汤		茯苓、车前子	润燥利湿

（二十四）二母类方

内含：清化法、导痰法、清养法、和解燥湿法。

表1-5-66　二母类方汇

方剂	共药	个性药味	功效
二母汤	知母、贝母	杏仁、桃仁、茯苓、人参	清化热痰
二母石膏汤		石膏	
二母宁嗽汤		石膏、茯苓、甘草、瓜蒌、陈皮、枳实、桑白皮、黄芩、栀子、五味子、生姜	
山栀地黄汤		瓜蒌、麦冬、生地、赤芍、丹皮、栀子、花粉	
玉液散		人参	
古二贝散		巴豆霜	润导顽痰
加味二贝散		明矾、白及、巴豆霜	
贝母散		杏仁、甘草、桑白皮、款冬花、五味子、生姜	清化痰热
太平膏		杏仁、诃子、茜草、甘草、紫菀、款冬花、海蛤粉、百药煎、儿茶、薄荷蜜	清化燥痰、滑利肺窍
清火止咳汤		杏仁、石膏、桔梗、前胡、甘草、瓜蒌霜、枳壳、桑白皮、黄芩、栀子、生姜	清化痰热
润肺饮		桔梗、甘草、茯苓、橘红、麦冬、生地、花粉、生姜	
保和丸		杏仁、百部、桔梗、甘草、马兜铃、百合、天冬、生地、薏苡仁、款冬花、阿胶、五味子、当归、花粉、紫菀、饴糖、薄荷、生姜	清养肺阴
鸡鸣丸		杏仁、北沙参、桔梗、甘草、马兜铃、天冬、陈皮、葶苈子、半夏、款冬花、阿胶、五味子、旋覆花、粟壳、紫菀、麻黄	滋燥涤饮
枇杷叶汤	贝母	北沙参	清化燥痰
举脉汤		北沙参、桔梗、甘草	
桔梗杏仁汤		杏仁、桔梗、甘草	清养肺阴
保金汤	人参、百合、玉竹、猪肺		

（二十五）五汁类方

内含：清润法、清化法、清养法。

表 1-5-67　五汁类方汇

方剂	共性药	个性药味	功效
五汁一枝煎	藕汁、梨汁	鲜地汁、茅根汁、姜汁、竹沥、苏梗	清化燥痰
秘传噎膈散		芦根汁、蔗汁、人参汁、姜汁、人乳、牛乳、龙眼汁、蜜	清养肺胃
五汁饮		芦根汁、麦冬汁、荸荠（蔗汁）	清润肺胃
五汁膏		羚羊角、犀角、天冬、麦冬、生地、蔗汁、莱菔汁、人乳、贝母、薄荷、丹皮、阿胶、茯苓	清养心肺
黄连化痰丸		莱菔汁、黄连、薄荷汁	清化燥痰
五汁安中饮		韭汁、姜汁、牛乳	
四汁饮	藕汁	生地汁、葡萄汁、姜汁	清养肺胃
五神汤		生地汁、小蓟汁、姜汁、蜜	
消渴方		生地汁、姜汁、人乳、黄连、花粉、蜜	

（二十六）五仁类方

内含：清润法、温润法、滋润法。

表 1-5-68　五仁类方汇

方剂	药味		功效
五仁橘皮汤	桃仁、杏仁、柏子仁、松子仁、郁李仁、陈皮		温润肠燥
益血润肠丸	杏仁、火麻仁、陈皮、苏子、肉苁蓉、当归、熟地、枳壳、阿胶、荆芥	滋润肠燥	
五仁润肠丸	桃仁、柏子仁、火麻仁、松子仁、郁李仁、陈皮、肉苁蓉、熟军、当归、生地		
润肠丸	桃仁、火麻仁、熟军、当归、羌活		清润肠燥
搜风顺气丸	火麻仁、郁李仁、熟军、山药、车前子、菟丝子、枳壳、牛膝		

（二十七）陈半类方

内含：温化法、沉降法、疏利气机法、和解燥湿法、疏表法、调和虚实法。

表 1-5-69　陈半类方汇

方剂	共性药	个性药味	功效
二陈汤	陈皮、半夏、茯苓、甘草		温化湿痰
二术二陈汤		苍术、白术、生姜、乌梅（苍白二陈汤）	
苍术除湿汤		苍术、白术、厚朴	
二陈平胃散		苍术、厚朴（苍朴二陈汤）	
枳朴二陈汤		厚朴、枳实	
二陈四七汤		厚朴、苏梗	
除湿汤		苍术、白术、生姜、厚朴、藿香、大枣	温化寒湿
加减神术散		苍术、白术、防风、藁本、川芎、细辛、白芷	
白术汤		白术、生姜、五味子	
心悟半夏白术天麻汤		白术、生姜、天麻、蔓荆子、大枣	
参苏温肺汤		苏叶、白术、肉桂、木香、人参、五味子、桑白皮	
七气汤	陈皮、半夏、茯苓	厚朴、苏叶、桂心、白芍、人参	通降肺气
半夏温肺汤		白术、肉桂、旋覆花、人参、芍药、细辛、甘草	
姜桂二陈汤		杏仁、白术、当归、桂枝、炮姜、苏子、葶苈子、薏苡仁	
温肺桂枝汤		姜汁、当归、桂枝、沉香、苏子、瓜蒌、桑白皮	

续表

方剂	共性药	个性药味	功效
苏子降气汤	陈皮、半夏	厚朴、姜汁、当归、肉桂、沉香、苏子、前胡、大枣、甘草	通降肺气
温肺汤		杏仁、白芍、炮姜、五味子、细辛、甘草	
桂枝半夏汤		紫苏、白术、姜汁、厚朴、桂枝、贝母、白芥子	
前胡半夏汤		紫苏、姜汁、乌梅、枳实、木香、前胡	
气郁汤		紫苏、苍术、姜汁、川芎、贝母、槟榔、木香、香附、栀子	疏利肺脾
理气降痰汤		贝母、枳实、桔梗、香附	
桔梗二陈汤	陈皮、半夏、茯苓、甘草	贝母、枳实、桔梗	
二母二陈汤		知母、贝母	滋燥涤饮
丁香柿蒂散		丁香、柿蒂、人参、高良姜	温降胃气
六安煎		杏仁、白芥子	通降肺气
防葛二陈汤		葛根、防风	
升发二陈汤		防风、川芎、生姜、升麻、柴胡	
五积散		枳实、桔梗、川芎、苍术、厚朴、麻黄、桂枝、干姜、白芷、当归、芍药	疏利肺脾
宁嗽汤		枳实、桔梗、苏梗、前胡、杏仁、葛根、桑皮、生姜、大枣	
宁嗽化痰汤		枳实、桔梗、苏梗、麻黄、前胡、杏仁、葛根、桑皮、生姜	
加减三奇汤		桔梗、苏梗	
分气饮		枳实、桔梗、苏梗、白术、栀子、大腹皮、生姜	
四七汤	半夏、茯苓、苏梗、厚朴		
开结舒筋汤	陈皮、半夏、甘草、竹沥	桂枝、紫苏、羌活、川芎、苍术、厚朴、南星、香附、乌药、当归、生姜、姜汁	疏利经络
香芎二陈汤		川芎、白芥子、香附	
加味茯苓汤		人参、乌梅、香附、益智仁、生姜	调和脾胃
香砂二陈汤	陈皮、半夏、茯苓、甘草	砂仁、檀香	
香砂养胃丸		砂仁、木香、白术、厚朴、蔻仁、枳实、香附、藿香、生姜、大枣	疏利脾胃
香砂宽中丸		砂仁、木香、白术、厚朴、蔻仁、香附、生姜、青皮、槟榔	
香橘饮		砂仁、木香、白术、丁香、香附	
加味二陈汤		砂仁、丁香	
和中汤		白术、黄连、人参、大枣、粳米	
纯阳正气丸	陈皮、半夏	茯苓、青皮、白术、苍术、藿香、丁香、官桂、红灵丹	
和中丸		木香、白术、厚朴、枳实、甘草、生姜、槟榔	
半夏藿香汤		白术、藿香、甘草、生姜、干姜	
砂枳二陈汤	陈皮、半夏、茯苓、甘草	砂仁、枳实	
和胃二陈汤		砂仁、炮姜、大枣	
黄连二陈汤		黄连、生姜	清化痰热
栀连二陈汤		黄连、生姜、栀子	
清中汤		黄连、生姜、栀子、草豆蔻	
统旨清中汤		黄连、栀子、草豆蔻	
桔梗二陈汤		黄连、栀子、枳壳、桔梗、黄芩	宣降肺胃
清金降火汤		枳壳、桔梗、黄芩、石膏、瓜蒌、贝母、杏仁、前胡	
苍连丸		黄连、苍术、吴茱萸、砂仁	宣降脾胃
清聪化痰丸		黄连、人参、青皮、黄芩、酒军、蔓荆子、柴胡、白芍	

续表

方剂	共性药	个性药味		功效
消导二陈汤	陈皮 半夏	苍术、枳壳、厚朴、神曲、山楂、桑枝		疏利脾胃
橘皮半夏汤		生姜		
曲麦二陈汤	陈皮、半夏、茯苓	黄连、生姜、枳壳、神曲、山楂、麦芽、大枣、瓜蒌仁、甘草		
家秘消滞汤		枳壳、山楂、麦芽、莱菔子、甘草		
宽中汤		白术、生姜、枳壳、厚朴、神曲、山楂、莱菔子		
术米汤		白术、莱菔子、瓜蒌仁、当归、海浮石、杏仁、薏苡仁、姜汁		
半夏白术天麻汤		白术、苍术、人参、黄芪、神曲、麦芽、天麻、干姜、黄柏、泽泻		
大安丸		白术、神曲、山楂、莱菔子、连翘		
六郁汤	陈皮、半夏、茯苓	生姜、苍术、栀子、川芎、砂仁、香附、甘草		疏利肝胃
解肝煎		生姜、厚朴、白芍、砂仁、荷叶		
香附旋覆花汤		香附、旋覆花、苏子、薏苡仁		通降肝胃
增减旋覆代赭汤	陈皮、半夏	川连、竹茹、吴茱萸、香附、代赭石、沉香、枇杷叶		
痰郁汤		当归、前胡、枳壳、瓜蒌仁、香附、胆星、苏子、海浮石、甘草、沉香		宣降肺气
加味参苏饮		生姜、丹参、人参、瓜蒌仁、柏子仁、苏子、薏苡仁、沉香、桑白皮		
人参半夏汤	陈皮 半夏	当归、郁金、人参、佩兰、砂仁、佛手、薏苡仁、檀香、沉香、牛膝		通降肝胃
茵陈玉露饮	茯苓	玉竹、石斛、栀子、花粉、茵陈、葛根、草薢、薏苡仁		滋燥利湿
金水六君煎	陈皮、半夏、茯苓、甘草、当归、生姜、熟地			滋燥涤饮
导痰汤	陈皮、半夏、茯苓、甘草、南星、枳实、生姜			温化风痰
千缗导痰汤		皂角		
十味导痰汤		羌活、天麻、蝎尾、乌梅		
祛风导痰汤		羌活、防风、白术、乌梅、姜汁、竹沥		
苍莎导痰汤	陈皮、半夏、茯苓、甘草、南星、枳实	苍术、香附		温化气痰
芎辛导痰汤		川芎、细辛		温化风痰
加味导痰汤		黄芩、黄连、白术、乌梅、姜汁、竹沥、人参、桔梗、瓜蒌、大枣		清化痰热
涤痰丸		石菖蒲、竹茹		温化风痰
涤痰汤		石菖蒲、竹茹、生姜		
清心涤痰汤	陈皮、半夏、茯苓、胆星	菖蒲、竹茹、人参、麦冬、枣仁		清化痰热
清气化痰丸		黄芩、瓜蒌、杏仁、枳实		
顺气导痰丸		香附、木香、枳实、甘草、生姜		温化气痰
南星二陈汤		香附、海浮石、甘草		
定痫丸		朱砂、丹参、川贝、石菖蒲、远志、姜汁、竹沥、天麻、麦冬、僵蚕、全蝎、琥珀		温化风痰
定痫丹	陈皮、半夏、茯神、甘草、琥珀、天竺黄、枣仁、钩藤、远志、天麻、人参、当归、白芍、白术			
温胆汤	陈皮、半夏、茯苓、枳实、竹茹			温化湿痰
黄连温胆汤		黄连、甘草		清化痰热
加味温胆汤		黄连、麦冬、甘草		
芩连二陈汤		黄连、黄芩、碧玉散、姜汁、竹沥		
蒿芩清胆汤		黄芩、碧玉散、青蒿		

续表

方剂	共性药	个性药味	功效
参胡温胆汤	陈皮、半夏、茯苓、甘草、枳实	麦冬、桔梗、柴胡、人参、香附、竹茹、生姜、大枣	温化气痰
清心温胆汤		麦冬、白芍、白术、人参、香附、生姜、当归、川芎、石菖蒲、远志、竹茹	温化气痰
十味温胆汤		熟地、人参、生姜、大枣、五味子、枣仁、远志	滋燥涤饮、清化痰热
加减温胆汤		黄连、麦冬、栀子、白术、人参、生姜、当归、朱砂、枣仁、竹沥、竹茹	滋燥涤饮、清化痰热

（二十八）星半类方

内含：温化法、清化法、消化法、香开法、通气法。

表1-5-70　星半类方汇

方剂	共药	个性药味	功效	
化痰玉壶丸	南星、半夏、天麻		温化风痰	温化风痰
止麻消痰饮		陈皮、茯苓、甘草、枳壳、桔梗、瓜蒌仁、黄芩、黄连、细辛	清化痰热	
半夏茯神散		陈皮、茯神、远志、枣仁、乌药、木香、礞石、姜汁	化痰开窍	
天麻散		白附子、全蝎、薄荷	化痰开窍	
天南星散		全蝎、麻黄、桂心、乌头、麝香	化痰开窍	
青州白丸子	生南星、生半夏	生白附子、生川乌	化痰开窍	
省风汤		甘草、防风、黄芩	化痰开窍	
正容汤	南星、半夏	茯神木、甘草、白附子、僵蚕、防风、秦艽、木瓜		
玉粉丸		陈皮、人参、生姜		
化痰丸		陈皮、皂角、生姜、杏仁、苏子、卜子、神曲、山楂、麦芽、青皮、香附、葛根、白矾	消化痰积	
收呆至神汤		茯苓、甘草、人参、枣仁、柴胡、当归、神曲、菖蒲、郁金、芍药、附子	温化气痰	
五膈散		枳壳、白术、丁香、炮姜、草果、生姜、麦芽、青皮、大腹子	温通脾胃	

（二十九）黛蛤类方

内含：导痰法、清化法。

表1-5-71　黛蛤类方汇

方剂	共性药味	个性药味	功效	
青蛤丸	青黛、蛤粉		润导顽痰	清化热痰
咳血丸	青黛、蛤粉	瓜蒌、诃子、栀子	润导顽痰	
海青丸	青黛、蛤粉	黄芩、神曲	润导顽痰	
家秘胆星汤	青黛、海浮石、黄芩、胆星、柴胡、陈皮、甘草			

（三十）楂曲类方

内含：消化法。

表1-5-72 楂曲类方汇

方剂	共性药味	个性药味	功效
大山楂丸	山楂、神曲、麦芽		
大安丸	山楂、神曲、麦芽、陈皮	白术、茯苓、半夏、苏子、连翘、黄连	消化食积
木香大安丸		白术、连翘、黄连、卜子、木香、枳实、砂仁	
保和丸	山楂、神曲、陈皮	茯苓、半夏、卜子、连翘	
小保和丸		白术、白芍	
大芦荟丸		苍术、茯苓、厚朴、槟榔、青皮、黄连、青黛、枳实、砂仁、三棱、莪术、胡连、芦荟、芜荑、使君子、麦芽	消化虫积

（三十一）棱莪类方

内含：消化法、导积法、通气法。

表1-5-73 棱莪类方汇

方剂	共药	个性药味	功效
三棱消积丸	三棱、莪术	青皮、陈皮、丁香、益智仁、神曲、小茴香、巴豆	消化气积
直指三棱丸		青皮、益智仁、炙甘草、茯苓	
准绳三棱丸		陈皮、益智仁、神曲、炙甘草、麦芽	
三棱煎		青皮、麦芽、半夏	
大七气汤		青皮、陈皮、益智仁、桔梗、炙甘草、香附、藿香、肉桂、生姜、大枣	
大七香丸		陈皮、丁香、木香、檀香、白豆蔻仁、砂仁、甘松、大茴香	
大延胡索散		川芎、木香、桔梗、炙甘草、槟榔、官桂、黄芩、当归、元胡、赤芍、川楝子、厚朴、大黄	温通气血
川楝丸		青皮、陈皮、木香、槟榔、官桂、丑牛、巴豆、芫花、川楝子	消化水积
化积丸		香附、槟榔、灵脂、瓦楞子、阿魏、海浮石、雄黄、苏木	消化血积
大通经丸		麝香、桃仁、皂角、肉桂、牛膝、当归、丹皮、芫花、干漆	
乌药顺气汤		青皮、陈皮、枳壳、卜子、乌药、芥子、红花、元胡	温通气血

（三十二）昆藻类方

内含：导痰法。

表1-5-74 昆藻类方汇

方剂	共	个性药味	功效
化瘿丹	海藻、昆布	海带、海蛤粉、泽泻、连翘、猪靥、羊靥	消导结痰
四海舒郁丸		海带、海蛤粉、海螵蛸、陈皮、青木香、黄药子	
消瘿五海丸		海带、乌贼骨、贝母、海蛤粉、木香	
消瘿散		海带、海蛤粉、海螵蛸、石燕、海马	
海藻玉壶汤		海带、贝母、甘草、连翘、青皮、陈皮、当归、川芎、独活、半夏	
消痰汤		贝母、甘草、茯苓、人参、附子、桔梗、半夏、南星、白芥子	
昆布散		夏枯草、海蛤粉、连翘、黄芩、黄连、香附、沉香、川芎、荆芥、防风、羌活、升麻、青皮、胆星、薄荷、牛蒡子	治虚痰
海藻溃坚丸		贝母、海蛤粉、神曲、通草、胆草、海萝茶、半夏、枯矾	消导结痰
海龙丸		茯苓、穿山甲、全虫、胆草、当归、核桃	
海藻散坚丸		龙胆草、小麦	

方剂	共	个性药味	功效
消结神应丸	海藻、昆布	贝母、黄连、栀子、桔梗、连翘、麦芽、玄参、紫葵、瞿麦、黄芩、薄荷	清消热痰
调血化核丸		贝母、茯苓、柴胡、阿胶、白芍、当归、熟地、冬葵子、山慈菇、菊花、龙骨、牡蛎	消导结痰
清上消郁汤		黄连、玄明粉、青黛、香附、陈皮、半夏、川芎、莪术、白芥子、薄荷	清上解郁 化痰软坚

四、升、降、开、收类方

（一）升柴类方

内含：升散法、升补法、升提法。

表1-5-75　升柴类方汇

方剂	共药	个性药味	功效
升麻柴胡汤	升麻、柴胡	芍药、栀子、黄芩、石膏、大枣、木通	升阳降火
达郁汤		川芎、香附、蒺藜、桑白皮、橘叶	升提郁陷
固真汤		羌活、龙胆草、知母、黄柏、泽泻、炙甘草	升阳散邪
升麻黄芪汤		黄芪、当归	补气升清

（二）姜橘类方

表1-5-76　姜橘类方汇

方剂	共药	个性药味	功效
橘枳生姜汤	橘皮、生姜	枳实	温降胃气
橘皮汤			
橘皮竹茹汤		甘草、竹茹、大枣、人参	
玉竹饮子		甘草、玉竹、川贝、茯苓、桔梗、紫菀、白蜜	宣降肺气
冷香饮子		甘草、附子、草果	温降胃气

内含：温降法、宣降法。

（三）升葛类方

内含：升散法、宣泄法、清泻法。

表1-5-77　升葛类方汇

方剂	共药	个性药味	功效
升麻葛根汤	升麻、葛根、甘草	芍药	升阳散火
升麻汤		芍药、人参、桔梗、生姜	
升麻解毒汤		芍药、人参、桔梗、防风、荆芥、羌活、柴胡、前胡、牛蒡子、连翘、竹叶	升阳散火 / 宣泄风火
火郁汤		芍药、防风、柴胡	升阳散火 / 宣泄风火
升麻散毒汤		芍药、当归、桔梗、黄连、荆芥、羌活、桂枝、连翘（无甘草）	宣泄风火
宣毒发表汤		芫荽、桔梗、薄荷、荆芥、枳壳、木通、前胡、牛蒡子、连翘、竹叶	宣泄气血 / 宣泄风火
升麻胃风汤		当归、麻黄、黄柏、羌活、柴胡、蔓荆、白芷、藁本、苍术、草果、生姜	宣泄风火
升麻和气饮		芍药、当归、陈皮、大黄、半夏、枳壳、桔梗、茯苓、白芷、干姜、苍术、生姜	宣泄风火
升麻芷葛汤		石膏、陈皮、半夏、川芎、白芷、薄荷、生姜	宣泄风火

续表

方剂	共药	个性药味	功效
清胃汤		石膏、栀子、黄连、生地、犀角	清泻 胃火
干葛清胃汤	升麻、 葛根、 甘草	石膏、栀子、黄连、生地、丹皮	
加味清胃汤		石膏、黄连、枳壳、桑白皮、地骨皮	
升麻黄连汤		芍药、黄连、犀角、黄芩、川芎、白芷、荆芥、地骨皮、薄荷	宣泄风火
家秘清胃汤		石膏、栀子、黄连、生地	清泻胃火

（四）姜半类方

内含：沉降法。

表1-5-78　姜半类方汇

方剂	共药	个性药味	功效
生姜半夏汤			温降 胃气
小半夏加茯苓汤		茯苓	
半夏厚朴汤		茯苓、厚朴、苏叶	
朴姜半甘人参汤	生姜、 半夏	厚朴、人参、甘草	
千金大半夏汤		人参、白术、白蜜	
半夏丸		丁香、炮姜	
二生汤		附子	
大半夏汤		人参、白蜜	
附子粳米汤	半夏	附子、甘草、大枣、粳米	
半夏散（汤）		桂枝、甘草	
干姜人参半夏丸	干姜 半夏	人参	
半夏干姜散			

（五）苏葶类方

内含：沉降法。

表1-5-79　苏葶类方汇

方剂	共性药	个性药味	功效
苏葶丸			通降 肺气
苏葶喘咳丸	苏子、 葶苈子	大枣	
苏葶滚痰丸		大黄、黄芩、礞石、沉香	
茯苓苏子丸		茯苓、杏仁、橘红、防己	
葶苈大枣泻肺汤	葶苈子、大枣		

（六）赭半类方

内含：镇降法。

表1-5-80　赭半类方汇

方剂	共药	个性药味	功效
镇逆汤	赭石、半夏	白芍、生姜、吴茱萸、党参、龙胆草、青黛	镇降肝胃
镇风汤		羚羊角、钩藤、僵蚕、薄荷、龙胆草、青黛、茯神、朱砂、铁锈水	镇降风阳
龙蚝理痰汤		白芍、龙骨、牡蛎、柏子仁、芝麻、茯苓、朴硝、陈皮	镇心豁痰

（七）龙牡类方

内含：镇降法、收涩法。

表1-5-81　龙牡类方汇

方剂	共药	个性药味	功效
从龙汤	龙骨、牡蛎	白芍、半夏、苏子、牛蒡子	镇降肝肾
安魂汤		半夏、代赭石、龙眼、枣仁	镇降心肝
参赭镇气汤		白芍、苏子、代赭石、山药、芡实、党参、山茱萸	镇降肝肾
镇肝息风汤		白芍、代赭石、怀牛膝、龟甲、玄参、天冬、川楝子、麦芽、茵陈、甘草	镇降风阳
来复汤		白芍、党参、山茱萸、甘草	镇降肝肾
补络补管汤		三七、山茱萸	涩血
金锁固精丸		沙苑子、芡实、莲须	涩精

（八）皂角类方

内含：辛开法。

表1-5-82　皂角类方汇

方剂	共药	个性药味	功效
开关散	皂角	细辛	开闭通关
通关散		细辛，南星、生半夏、薄荷	吹鼻通关
稀涎散		明矾、巴豆	涌吐开关

（九）牛射类方

内含：清开法。

表1-5-83　牛射类方汇

方剂	共药	个性药味	功效
局方至宝丹	牛黄、麝香、朱砂	雄黄、琥珀、玳瑁、龙脑、犀角、安息香、金银箔	清热开窍、镇惊化痰
牛黄抱龙丸		雄黄、琥珀、胆南星、天竺黄、茯苓、僵蚕、全蝎	
小儿回春丹		黄连、胡黄连、胆星、半夏、竺黄、川贝、礞石、石菖蒲、珍珠粉、勾藤、薄荷	
安宫牛黄丸		黄连、黄芩、栀子、郁金、犀角、珍珠、雄黄，冰片	清热宣窍
万氏牛黄清心丸		牛黄、朱砂、黄连、黄芩、栀子、郁金	

（十）星黄类方

内含：香开法、辛开法。

表1-5-84　星黄类方汇

方剂	共性药	个性药味	功效
胆星天竺丸	胆星、天竺黄	防风、天麻、半夏、白附子、朱砂	化痰开窍
秘传抱龙丸		防风、天麻、川贝、陈皮、桔梗、枳壳、钩藤、赤芍、茯神、薄荷	
四制抱龙丸		麻黄、朱砂、雄黄、麝香、款冬花、甘草	
神仙解语丹	胆星、石菖蒲	天麻、羌活、白附子、全蝎、远志、木香	开痰
胆星汤		陈皮、苏子、钩藤、甘草	

（十一）五子类方

内含：收固法、温养法、收涩法、调和虚实法。

表1-5-85　五子类方汇

方剂	共药	个性药味	功效
五子衍宗丸	菟丝子、覆盆子	枸杞子、五味子、车前子	收固肾气
六子丸		沙苑子、五味子、韭子、蛇床子	
七宝美髯丹	枸杞子、菟丝子	当归、补骨脂、茯苓、首乌、牛膝	温养肝肾
经进萃仙丸		覆盆子、沙苑子、莲子、芡实、金樱子、山茱萸、续断	涩精
既济固真丹	菟丝子、五味子	巴戟天、当归、补骨脂、茯苓、枣仁、柏子仁、益智仁、沉香、川椒、附子、肉苁蓉、龙骨	温固肝肾
暖肝煎	枸杞子	当归、茯苓、乌药、小茴香、沉香、生姜、肉桂	温养肝阳
二气双调散		当归、山药、茯苓、人参、牛膝、陈皮、沉香、半夏、砂仁、肉苁蓉、青皮	调和肾胃

（十二）故仲类方

内含：收固法、甘热法。

表1-5-86　故仲类方汇

方剂	共性药味	个性药味	功效
复春丹	补骨脂、杜仲、巴戟天	萆薢、沉香	收固肾气
天真丹		萆薢、沉香、小茴香、胡芦巴、官桂、黑丑、琥珀	
青娥丸	补骨脂、杜仲、核桃		
四倍丸		甘草	
补髓丹		鹿茸	甘热助阳
二神丸	补骨脂、肉豆蔻、吴茱萸		温固脾肾
四神丸		生姜、大枣	
九气丹		熟地、甘草、吴茱萸、荜茇、炮姜、附子	
巩堤丸	补骨脂、五味子、熟地、菟丝子、茯苓、山药、白术、益智仁、韭子、附子		

五、滋、补、和、养类方

（一）参术类方

内含：温热法、收涩法、托透法、温养法、沉降法、甘温法、调和虚实法、调和气血法、调和阴阳法、清养法、通补法、温化法。

表1-5-87　参术类方汇

方剂	共性药	个性药味		功效	
理中汤	人参、白术、干姜、炙草			温补脾阳	
人参汤					
桂枝人参汤		桂枝			
附子理中汤		附子			
急救回阳汤		附子、桃仁、红花			
桂附理中汤		附子、官桂		温壮肝脾	
附子理中汤		附子、官桂、陈皮、厚朴、吴茱萸、当归、生姜、大枣		温壮肝脾	
附子温中汤		附子、陈皮、厚朴、白芍、草豆蔻、茯苓		温通脾胃	
丁附汤		附子、陈皮、青皮、丁香			
大桃花汤		附子、白芍、当归、赤石脂、龙骨、牡蛎		涩肠	
大温中饮		官桂、当归、熟地、柴胡、麻黄		温养托透	
温中补脾汤		官桂、附子、陈皮、半夏、白芍、丁香、黄芪、砂仁、茯苓		温通脾胃	
温胃饮		陈皮、当归、扁豆			
温胃散		半夏、丁香、肉豆蔻、生姜			
温胃丁香散		陈皮、当归、丁香、前胡、生姜、藿香			
理中加丁香汤		丁香			
香砂理气汤		砂仁、藿香			
摄营煎		当归、山药、莲子、枣仁、远志		温养心脾	
治中汤		陈皮、青皮		温通脾胃	
香连治中汤		陈皮、青皮、黄连、木香			
陷脾丸		陈皮、青皮、厚朴、砂仁、神曲、麦芽			
白术饮		陈皮、厚朴、木香、麦芽、草果、肉豆蔻、生姜、大枣			
五君子丸		茯苓		温补脾阳	
失笑丸		黄连、厚朴、枳实、半夏	木香、麦芽	温通脾胃	
大消痞丸			陈皮、黄芩、神曲、姜黄、泽泻、猪苓		
理苓汤		茯苓、桂枝、泽泻、猪苓			
理中降痰汤		茯苓、神曲、苏子			温降肺气
理中化痰汤		茯苓、神曲			
枳实理中汤		茯苓、枳实		温通脾胃	
连理汤		黄连			
侯氏里散	人参、白术、干姜	茯苓、桂枝、菊花、细辛、黄芩、防风、当归、川芎、桔梗、牡蛎、矾石、磁石		温脾壮脾	
理中安蛔汤		茯苓、川椒、乌梅			
四君子汤	人参、白术、茯苓、甘草			温补脾胃	
七珍散		黄芪、山茱萸、粟米			
六神散		黄芪、扁豆			
八珍散		黄芪、扁豆、山茱萸、粟米、生姜、大枣、葛根、藿香			
和中散		黄芪、扁豆、生姜、大枣			
固脾和中散		葛根、生姜、大枣、藿香			
人参清肌散		葛根、生姜、大枣、柴胡、当归、赤芍、半夏		补脾疏肝	
五阴煎		扁豆、山药、莲子、熟地、五味子、白芍		温补肝脾	
资生丸		扁豆、黄连、山药、芡实、桔梗、薏苡仁、藿香、砂仁、陈皮、白豆蔻、山楂、神曲、麦芽、猪肚		调和脾胃	
补脾汤		黄芪、扁豆、生姜、大枣、陈皮、当归、白芍、川芎、白豆蔻仁		温补肝脾	
参苓白术散		扁豆、山药、莲子、薏苡仁、桔梗、砂仁		温养脾胃	

续表

方剂	共性药	个性药味		功效
八仙糕	人参 山药	茯苓、芡实、莲子、糯米、白糖、蜜糖		温养脾胃
资成汤		茯神、甘草、扁豆、莲子、丹参、橘红、檀香、白芍		调补心脾
新定人参乌梅丸	人参、白术、茯苓、陈皮	黄芪、首乌、鳖甲、乌梅、当归、生姜、甘草		调和肝脾
异功散		甘草		调和脾胃
八味顺气散		青皮、白芷、乌药、甘草		
归芍异功散		当归、白芍、甘草		温补肝脾
茯苓饮		枳实、生姜		调和脾胃
生附四君子汤		附子、木香、甘草		
养胃进食丸		苍术、厚朴、神曲、麦芽、甘草		
育气丸		丁香、木香、檀香、砂仁、白豆蔻、藿香、木瓜、荜澄茄、山药、甘草		
启脾散	人参、白术、陈皮	砂仁、莲子、山楂、五谷虫		
火木丹		茯苓、芥子、薏苡仁、芡实、砂仁、熟地、山茱萸、五味子、肉桂、益智仁		温补脾肾
甘缓汤	人参、白术、茯苓、甘草	陈皮、木香、薏苡仁、芡实、大枣、升麻、木瓜、肉蔻、白豆蔻	调和脾胃	
消肿健脾汤		陈皮、厚朴、薏苡仁、山药、炮姜、附子、车前子、泽泻		通补肺脾
卫生汤		陈皮、薏苡仁、山药、泽泻、黄连		
开郁至神汤		陈皮、当归、香附、焦栀、柴胡		补脾疏肝
来去汤		半夏、苍术、川乌		温化湿痰
运痰丸		半夏、沉香、木香、黄连、竹沥、姜汁		
六君子汤		半夏、陈皮		
香砂六君子汤		半夏、陈皮、木香、砂仁		调和脾胃
十味保和汤		半夏、陈皮、木香、砂仁、香附、藿香		
香砂四君子汤		木香、砂仁、厚朴、生姜		
人参饮子		半夏、枳壳、桔梗、五味子、生姜		调和肺脾
大健脾丸	人参 白术	茯苓、半夏、陈皮、木香、青皮、枳实、山楂、麦芽、白豆蔻、黄连		调和脾胃
化滞调中丸		茯苓、半夏、陈皮、砂仁、山楂、麦芽、生姜、神曲、厚朴		
大和丸	人参、白术、茯苓、甘草	半夏、陈皮、木香、枳实、山楂、麦芽、白豆蔻、黄连、香附、神曲、当归、白芍、龙眼肉		
九味资生丸		陈皮、山楂、白豆蔻、黄连、神曲		
中满分消丸		半夏、陈皮、砂仁、枳实、干姜、知母、黄芩、黄连、厚朴、猪苓、泽泻、姜黄		通补脾胃
六味异功散		陈皮、干姜		温化寒饮
四兽饮		半夏、陈皮、乌梅、草果		温化湿痰
加味六君子汤		黄芪、山药、砂仁、肉豆蔻、厚朴		温补脾胃
加味四君子汤		黄芪、扁豆、藿香		
芎归四君子汤		当归、川芎		调补肝脾
真人养脏汤	人参、白术、甘草、木香、肉豆蔻、当归、白芍、粟壳、诃子、肉桂			涩肠
归脾汤	人参、白术、茯苓、甘草	黄芪、木香、远志、枣仁、龙眼肉、当归		温补心脾
黑归脾汤		黄芪、木香、远志、枣仁、龙眼肉、当归、熟地、大枣		
秘元煎		山药、芡实、远志、枣仁、五味子、金樱子		涩精
五痿汤		薏苡仁、当归、麦冬、黄柏、知母		调和心脾
加味清心饮		石莲肉、远志、益智仁、石菖蒲、麦冬、车前子、泽泻、灯心		
益脾镇惊散		钩藤、朱砂、灯心		清养肝脾
守中丸	人参、白术、茯苓	山药、麦冬、生地、枸杞子、菊花		
化水种子汤		芡实、巴戟天、菟丝子、车前子、肉桂		温补脾肾
暖肾助火汤	人参、白术、附子、肉桂、山药、	覆盆子、桑螵蛸、肉苁蓉		
温胞饮	芡实、巴戟天	菟丝子、杜仲、补骨脂		

（二）参芪类方

内含：升补法、升散法、调和虚实法、调和阴阳法、和解燥湿法、托透法、温化法、甘温法、温养法、通补法、收涩法、收固法。

表1-5-88　参芪类方汇

方剂	共性药味		个性药味	功效
举元煎	人参、黄芪、白术、升麻		甘草	益气升清
补气升阳汤			当归、川芎	益气升清
补中益气汤			柴胡、当归、陈皮、甘草	益气升清
补气升阳和中汤		柴胡、陈皮、甘草	当归、茯苓、苍术、白芍、黄柏、草蔻、泽泻、佛耳草	升清降浊
补气和中汤			茯苓、苍术、白芍、黄柏	升清降浊
冲和补气汤			当归、猪苓、苍术、白芍、黄柏、草蔻、泽泻、羌独活、黄连、木香、神曲、麻黄	升阳散邪
升阳补胃汤		柴胡、当归、甘草	生地、丹皮、白芍、羌独活、桂枝、防风、葛根	升阳散邪
升阳举经汤			藁本、川芎、白芍、熟地、附子、羌独活、肉桂、防风、细辛、红花、桃仁	升阳散邪
升阳益胃汤	人参、黄芪、甘草、柴胡		当归、白术、白芍、陈皮、泽泻、羌独活、黄连、防风、半夏、生姜、大枣	升阳散邪
调经升阳除湿汤			升麻、当归、藁本、蔓荆子、苍术、羌独活、防风	升阳散邪
加味调中益气汤			升麻、陈皮、川芎、蔓荆子、木香、苍术、细辛	升阳散邪
通气防风汤			升麻、陈皮、黄柏、藁本、白豆蔻仁、青皮、羌活、防风	升阳散邪
顺气和中汤			升麻、陈皮、当归、白术、蔓荆子、白芍、川乌、细辛	升清降浊
丁香安胃汤			升麻、陈皮、黄柏、草豆蔻、丁香、吴茱萸	升清降浊
丁香茱萸汤			升麻、陈皮、黄柏、草豆蔻、丁香、吴茱萸、干姜、半夏	升清降浊
升阳顺气汤			升麻、陈皮、黄柏、当归、草豆蔻、神曲、生姜、半夏	升清降浊
补脾胃泻阴火升阳汤			升麻、陈皮、石膏、苍术、羌活、黄芩、黄连	升清降浊
升举大补汤	人参、黄芪、甘草		当归、白术、升麻、陈皮、荆芥、麦冬、川芎、熟地、白芷、黄连、大枣	补气升清
益胃升阳汤			升麻、柴胡、白术、当归、陈皮、神曲、黄芩	升阳益胃
益智和中汤	黄芪、升麻、柴胡		甘草、当归、丹皮、益智仁、白芍、半夏、干姜、桂枝、肉桂、葛根	益气升阳
升陷汤			知母、桔梗	益气升清
升提汤	人参、黄芪、白术、柴胡、巴戟天、枸杞子、熟地、山茱萸			滋补升提
调中益气汤	人参、黄芪、甘草、升麻		柴胡、陈皮、黄柏、苍术	升清降浊
清暑益气汤			白术、当归、陈皮、麦冬、五味子、黄柏、青皮、苍术、泽泻、神曲、葛根	升清降浊
益气聪明汤			蔓荆子、白芍、黄柏、葛根	补气升清
保真汤	人参、黄芪、甘草、白术	柴胡、当归、陈皮、赤白芍、茯苓、黄柏、生地、熟地、天冬、麦冬、五味子、知母、厚朴、地骨皮、生姜、大枣		调补气阴
升麻顺气汤	人参、黄芪、甘草		升麻、白芍、苍术、葛根、防风、白芷、生姜	升阳散邪
再造散			白芍、附子、桂枝、防风、羌活、细辛、川芎、生姜、大枣	益气托透
十味香薷饮			白术、陈皮、香薷、扁豆、木瓜、厚朴	益气托透
人参实卫汤			白术、白芍	温补肺脾
五味黄芪散			白芍、麦冬、五味子、熟地、桔梗	温补肺肾

续表

方剂	共性药味	个性药味	功效
半夏白术天麻汤	人参、黄芪、白术	陈皮、茯苓、黄柏、苍术、干姜、天麻、泽泻、神曲、麦芽	温化风痰
升降汤		陈皮、白芍、桂枝、鸡内金、知母、厚朴、川芎、生姜	升清降浊
黄芪补中汤	人参、黄芪、甘草、白术	茯苓、苍术、橘红、泽泻、猪苓	温补肺肾
补气黄芪汤		肉桂、当归、白芍、茯神、麦冬、五味子、熟地、橘红、阿胶、牛膝	
大补黄芪汤		肉桂、当归、茯神、五味子、熟地、山茱萸、肉苁蓉、川芎、防风	
拯阳理劳汤		肉桂、当归、五味子、橘红、生姜、大枣	调补肺脾
参芪益气汤		附片、麦冬、五味子、橘红	
保元汤	人参、黄芪、甘草	肉桂	
养真汤		白术、白芍、茯苓、麦冬、五味子、山药、莲子	温养肺脾
劫劳散		当归、白芍、茯苓、五味子、熟地、半夏、阿胶、生姜、大枣	温养肝肺
补气运脾汤		白术、白芍、茯苓、半夏、砂仁	温养脾胃
人参清镇散		柴胡、陈皮、天冬、五味子、半夏、青黛	调和肝肺
人参黄芪散	人参、黄芪、柴胡、茯苓、桔梗、天冬、生地、知母、鳖甲、秦艽、地骨皮		温养肝肺
固本止崩汤	人参、黄芪、白术	炮姜、当归、熟地	温补脾肾
理冲汤		山药、花粉、三棱、莪术、知母、鸡内金、醋	通补肝脾
振颓汤		干姜、当归、知母、乳香、没药、牛膝、威灵仙	通补气血
黄芪九物汤		茯苓、独活、鹿角胶、牛膝、防风、生姜、大枣、甘草	
麻黄根汤		当归、桂枝、麻黄根、浮小麦、牡蛎、甘草	涩汗
麻黄根散	人参、黄芪、甘草	当归、麻黄根、牡蛎	
可保立苏汤		当归、白芍、补骨脂、胡桃、枸杞子、山茱萸、枣仁	温固脾肾
妙香散		山药、茯苓、茯神、远志、桔梗、木香、麝香、朱砂	温补心脾
加味养心汤		当归、川芎、茯苓、茯神、柏子仁、远志、枣仁、五味子、半夏、肉桂、羚羊角、犀角、生姜、大枣	温补心脾
柏子养心汤		当归、川芎、茯苓、柏子仁、远志、枣仁、五味子、半夏、肉桂	
益气安神汤		当归、茯神、远志、枣仁、竹叶、胆星、生地、麦冬、黄连、生姜、大枣	
酸枣仁汤		当归、茯苓、茯神、远志、枣仁、陈皮、莲子、生姜、大枣	
木瓜散		当归、柏子仁、枣仁、木瓜、虎骨、五加皮、桑寄生、生姜	
建极汤	人参、黄芪	当归、白芍、柏子仁、枣仁、五味子、朱砂、丹参、天冬、琥珀、生姜、大枣	
补气解晕汤		当归、荆芥、姜炭	温化寒瘀
理气散瘀汤		当归、茯苓、姜炭、红花、丹皮	
十全育真汤		玄参、丹参、知母、牡蛎、山药、三棱、莪术、龙骨	通补心脾
固本锁精丸		黄柏、知母、锁阳、五味子、山药、枸杞子、山茱萸、蛤粉、石莲肉	涩精
加减桑螵蛸散		鹿茸、杜仲、桑螵蛸、菟丝子、花粉、山茱萸、鸡内金	
参茸丸		鹿茸、杜仲、麦冬、五味子、补骨脂、羊肾	
参茸补涩丸		山药、茯苓、鹿茸、桑白皮、五味子、桑螵蛸、菟丝子、补骨脂、附子、肉桂、龙骨、莲子	

（三）芪术类方

内含：甘温法、收涩法、温养法、调和阴阳法、甘热法、清养法。

表1-5-89 芪术类方汇

方剂	共	个性药味	功效
玉屏风散	黄芪、白术	防风、生姜	温补肺脾
安冲汤		白芍、生地、龙骨、牡蛎、海螵蛸、茜草、续断	涩血
固冲汤		白芍、龙骨、牡蛎、海螵蛸、茜草、山茱萸、棕榈炭、五倍子	
固胎煎		白芍、当归、阿胶、陈皮、砂仁	温养肝脾
培脾舒肝汤		白芍、麦冬、陈皮、柴胡、桂枝、厚朴、生姜	调和肝脾
清燥汤		生地、当归、麦冬、陈皮、甘草、柴胡、升麻、茯苓、猪苓、泽泻、苍术、黄连、黄柏、神曲	升清降浊
拯阳汤		附子、当归、熟地、甘草、干姜	甘热助阳
芪附汤		附子、生姜	
清金益元汤	黄芪	生地、知母、玄参、沙参、甘草、牛蒡子、川贝	清养肺阴
清金解毒汤		知母、玄参、沙参、甘草、牛蒡子、川贝、三七、乳香、没药	

（四）参苓类方

内含：清养法、滋填法。

表1-5-90 参苓类方汇

方剂	共	个性药味	功效
八仙糕	人参、茯苓	山药、芡实、莲子、糯米、粳米、白糖、蜜糖	清养脾阴
琼玉膏		生地、白蜜	
双补汤		山药、芡实、莲子、补骨脂、肉苁蓉、山茱萸、五味子、巴戟天、菟丝子、覆盆子	滋补脾肾
大补黄庭丸		山药、鲜河车	
资成汤		山药、扁豆、莲子、甘草、茯神、丹参、白芍、橘红、檀香	滋补心脾
安神定志丸		远志、茯神、石菖蒲、龙齿	
宁志丸		当归、远志、茯神、石菖蒲、枣仁、柏子仁、朱砂、琥珀、乳香	
河车丸		人参、鲜河车、远志、茯神、丹参	

（五）参草类方

内含：镇降法、固脱法、收固法、清养法、温养法。

表1-5-91 参草类方汇

方剂	共	个性药味	功效
旋覆代赭汤	人参、甘草	半夏、旋覆花、代赭石、生姜、大枣	镇降肝胃
急救回阳汤		朱砂、代赭石、山茱萸、山药、白芍、童便	固摄气阳
麦门冬汤		半夏、麦冬、粳米、大枣	清养肺胃
人参定喘汤		半夏、麻黄、阿胶、五味子、桑白皮、粟壳	收敛肺气
人参清肺汤		杏仁、阿胶、大枣、桑白皮、粟壳、乌梅、知母、地骨皮	
人参蛤蚧散		杏仁、茯苓、桑白皮、蛤蚧、贝母、知母	清养肺阴
人参润肺丸		杏仁、桔梗、款冬花、肉桂、知母、细辛	温养肺阳
人参鳖甲丸		杏仁、桔梗、青蒿、鳖甲、柴胡、肉桂、当归、赤芍、地骨皮、黄连、胡黄连、木香、麝香	清养肝肺
人参乌梅汤		莲子、山药、乌梅、木瓜	收固肝脾
生姜甘草汤		生姜、大枣	温化寒湿

（六）苓术类方

内含：淡利法、温化法、通补法、清养法、收涩法。

表1-5-92　苓术类方汇

方剂	共	个性药味	功效
茯苓戎盐汤	茯苓、白术	戎盐	甘淡利水
草姜苓术汤		甘草、干姜	温化寒饮
扶脾散		陈皮、莲子、麦芽	通补脾胃
白术和中汤		陈皮、佛手花、砂仁、神曲、五谷虫、仓米、荷叶	
白术薏苡仁汤		甘草、苍术、赤芍、当归、薏苡仁、花粉、连翘、荷叶、薄荷	芳淡利湿
苓术菟丝子丸		甘草、莲子、山药、五味子、菟丝子、杜仲	清养脾肾
秘精丸		茯神、莲子、山药、芡实、莲须、金樱子、牡蛎、黄柏、车前子	涩精
栝楼瞿麦丸	茯苓、山药、花粉、附子、瞿麦		辛淡利水

（七）参麦类方

内含：滋养法、收固法、固脱法、调和燥湿法、调和阴阳法、滋填法、温养法、清养法、通补法。

表1-5-93　参麦类方汇

方剂	共性药味	个性药味		功效
参冬饮	人参、麦冬			滋养肺阴
生脉饮	人参、麦冬、五味子、甘草		收敛肺气，固摄气阴	
既济汤		附子、竹叶、半夏、生姜、粳米		交泰水火
益元汤		附子、黄连、知母、干姜、生姜、大枣、葱白、艾叶		
人参补肺饮		薏苡仁、天冬、百合、黄芪		滋补肺肾
人参五味子汤		白术、茯苓、生姜、大枣		滋补肺脾
人参补肺汤		白术、茯苓、当归、熟地、山茱萸、黄芪、山药、丹皮、陈皮		滋补肺肾
人参麦冬汤		茯苓、枸杞子		
救脱汤	人参、麦冬、五味子、黄芪	熟地、附子		滋阴恋阳
摄阳汤		熟地、白芍、山茱萸		固摄气阴
救脱活母丹	人参、麦冬、熟地、当归、山茱萸、枸杞子、阿胶、肉桂、荆芥炭			回阳敛阴
补肺阿胶散	人参、麦冬、五味子	白术、山药、杏仁、阿胶、肉桂、炮姜		滋补肺肾
益气补肺汤		茯苓、薏苡仁、天冬、百合、阿胶、贝母、地骨皮、糯米		
玉华煎		白术、茯苓、玉竹、沙参、续断、牛膝、山药、元米		滋养肺脾
生脉补精汤		当归、熟地、鹿茸		滋养肺肾
麦冬饮子		当归、生地、黄芪		
麦冬养荣汤	人参、麦冬、甘草、五味子	当归、生地、白芍、黄芪、陈皮、知母		滋养肝肺
拯阴理劳汤		当归、生地、白芍、丹皮、薏苡仁、莲子、橘红、大枣		
人参养荣汤		当归、生地、白芍、陈皮、知母		
大生脉饮		当归、生地、黄柏、天冬、牛膝、枸杞子、红花		
门冬清肺饮		当归、白芍、黄芪、紫菀		滋养肺阴
益气丸		陈皮、桔梗		

续表

方剂	共性药味	个性药味	功效
人参平肺汤		人参、五味子、甘草、茯苓、桑白皮、地骨皮、陈皮、青皮、天冬、知母	
水太平丸	人参、麦冬、五味子	玄参、天冬、徽墨	滋养肺阴
五味子汤		陈皮、生姜	
钟乳补肺汤		肉桂、桑白皮、款冬花、紫菀、钟乳、白石英、粳米、生姜、大枣	温养肺阳
团参饮子		细辛、桑叶、款冬花、紫菀、阿胶、天冬、百合、生姜、半夏、杏仁、甘草	滋养肺阴
胃脾汤		陈皮、茯神、白术、远志、甘草	调和脾胃
加减生脉饮		沙参、麦冬、五味子、生地、丹皮	清养肺阴
参茯膏	人参、麦冬	生地、茯苓、陈皮、丁香、沉香、蜜、姜汁	通补肺胃
和中大顺汤		生地、赤白芍、丹参、柏子仁、丹皮、代赭石、合欢花、潼白蒺藜、姜汁、竹沥	清养心肝
玉泉丸	人参、麦冬、甘草	茯苓、乌梅、葛根、黄芪	滋养肺胃
人参安神汤		生地、茯神、当归、枣仁、黄连	清养心肺
人参酸枣酒		生地、当归、枣仁、栀子	
百部清金汤		茯苓、百部、桔梗、地骨皮、丹皮	清养肺阴
玄参清肺饮		茯苓、玄参、桔梗、地骨皮、薏苡仁、陈皮、柴胡、槟榔、童便	
清心莲子饮		茯苓、黄芪、黄芩、地骨皮、石莲、车前子	清养肺脾
参麦汤		半夏、白芍、山药、大力子、苏子	清养肝肺
麦门冬汤		半夏	清养肺阴
清暑益气汤		石斛、竹叶、知母、黄连、荷梗、西瓜衣、粳米	清养肺胃
清燥救肺汤		石膏、桑叶、杏仁、枇杷叶、胡麻仁、阿胶	
人参养肺汤	人参、五味子	贝母、桔梗、杏仁、茯苓、桑白皮、阿胶、枳实、柴胡、生姜、大枣、甘草	清养肝肺
九仙散		贝母、桔梗、款冬花、桑白皮、阿胶、乌梅、罂粟壳	收敛肺气

（八）参归类方

内含：甘温法、清养法、温养法、滋养法、滋填法、沉降法、通补法。

表1-5-94　参归类方汇

方剂	共药	个性药味	功效
八珍汤			
十全大补汤			
人参养荣汤	人参、当归、白术、茯苓、甘草、熟地、白芍、川芎	黄芪、肉桂、五味子、陈皮、远志	温补气血
人参茯苓丸		黄芪、肉桂、陈皮、炮姜	
固本养荣汤		黄芪、肉桂、五味子、丹皮、山茱萸、山药	
大五补汤		黄芪、肉桂、麦冬、远志、竹叶、半夏、桔梗、地骨皮	
十四味建中汤		黄芪、肉桂、附子、麦冬、大云、半夏	
加味十全大补汤		黄芪、肉桂、白附子、天麻、升麻、柴胡	
大防风汤		黄芪、附子、防风、羌活、杜仲、牛膝	
芎归养荣汤		黄芪、五味子、麦冬、远志、丹皮、砂仁	
八仙汤		黄芪、防风、桂枝、羌活、柴胡、牛膝、秦艽、半夏、陈皮	
参归养荣汤		陈皮、生姜	
附子八物汤		附子、肉桂、木香、生姜、大枣	
毓麟珠		川椒、杜仲、菟丝子、鹿角霜	

方剂	共药	个性药味			功效
滋补养荣汤	人参 白术 茯苓 白芍 川芎	黄芪、当归、熟地、山茱萸、山药	五味子、陈皮、远志、生地		温补气血
固胎丸			丹皮、杜仲、续断、香附、砂仁、薄荷		
三痹汤		当归、黄芪、肉桂、乌头、细辛、防己、甘草			
大秦艽汤		生地、熟地、防风、羌独活、石膏、黄芩、秦艽、细辛、白芷、甘草			
妇科三痹汤	人参、茯苓、甘草、当归、肉桂、白芍、独活、防风	熟地、川芎、杜仲、牛膝、秦艽、细辛	黄芪、川断		
独活寄生汤			桑寄生		
风引独活汤		黄芪、附子、升麻、干姜、大豆			
滋营活络汤	人参、茯神、甘草、当归、熟地、川芎、黄芪、防风、天麻、羌活、荆芥、陈皮、川连				
补偏愈风汤	人参、白术、甘草、当归	熟地、白芍、黄芪、茯苓、桂枝、羌活、杜仲、牛膝、桑寄生			
泰山磐石饮		熟地、白芍、黄芪、川芎、黄芩、续断、砂仁、糯米			
胎元饮		熟地、白芍、陈皮、杜仲			
玉尺安胎饮		川芎、白芍、黄芩、苏梗、橘红、香附、砂仁			
参归三圣散	人参、当归、肉桂				
行健汤		附子、白术、茯苓、甘草、熟地、黄芪、山茱萸、丹皮、莲子、杜仲.			
胃风汤		白术、茯苓、白芍、川芎			
益营汤	人参、当归	茯神、甘草、白芍	黄芪、柏子仁、枣仁、远志、木香、紫石英		温养心肝
秘旨安神丸			半夏、橘红、枣仁、五味子		
清心补血汤			生地、川芎、枣仁、麦冬、栀子、陈皮		清养心肝
桑螵蛸散		茯神、菖蒲、龟甲、龙骨、远志、桑螵蛸			涩精
五福饮		白术、甘草、生地			滋养肝肾
珍珠母丸		茯神、熟地、枣仁、柏子仁、龙齿、犀角、沉香、珍珠母			滋养心肝
七福饮		白术、熟地、枣仁、甘草、远志			
何人饮		首乌、陈皮、煨姜			滋养肝阴
参赭培气汤		肉苁蓉、半夏、天冬、知母、柿霜、代赭石			通降肝胃
振颓丸		白术、马钱子、乳香、没药、甲珠、蜈蚣			通补气血
宁肺汤		茯神、白术、甘草、熟地、白芍、川芎、阿胶、麦冬、五味子、桑白皮、生姜			滋补肺肾
两仪膏	人参、熟地				

（九）归芪类方

内含：甘温法、通补法。

表1-5-95　归芪类方汇

方剂	共	个性药味	功效
当归补血汤	当归、黄芪		温补气血
黄芪补气汤		肉桂	
蠲痹汤		白芍、防风、羌活、姜黄、甘草	通补气血
逐风汤		羌活、独活、全蝎、蜈蚣	
活络祛寒汤		白芍、桂枝、丹参、乳香、没药、生姜	
补脑振痿汤		龙眼肉、山茱萸、胡桃、乳香、没药、䗪虫、地龙、鹿角、马钱子	通补肝肾
沈氏桑尖汤		桑枝、防己、威灵仙、秦艽、茯苓、川芎、升麻	通补气血
补中汤		苍术、甘草、五味子、泽泻、红花、柴胡、升麻、神曲、麦芽	通补肝脾

（十）归芍类方

内含：滋填法、温热法、调和气血法、托透法。

表1-5-96　归芍类方汇

方剂	共性药	个性药味		功效
四物汤	熟地	阿胶、艾叶、甘草		滋补肝肾
芎归胶艾汤				
胶艾六合汤		阿胶、艾叶		
阿胶四物汤		阿胶		
胶艾四物汤		阿胶、艾叶		
温经汤		阿胶、吴萸、甘草、人参、桂枝、麦冬、半夏、丹皮、生姜		温通肝阳
内补当归丸	当归、白芍、川芎	阿胶、吴茱萸、甘草、白术、肉桂、炮姜、附子、川断、蒲黄、白芷		
温六合汤		干姜、附子		
附子六合汤		桂枝、附子		
芎劳汤		吴茱萸、甘草、干姜、黄芪		
香桂六合汤		香附、肉桂		
养血平肝汤		香附、青皮、柴胡、甘草		调补肝肾
双和汤		黄芪、肉桂、甘草、生姜、大枣		温补气血
艾附暖宫汤		香附、艾叶、黄芪、肉桂、白术、续断		
玄胡六合汤	熟地	元胡、苦楝子		调补肝脾
立应四物汤		五灵脂		
厚朴六合汤		厚朴、枳实		
风六合汤		防风、羌活（秦艽）		养血托透
风湿六合汤		防风、苍术		
羌活四物汤		防风、羌活		
四物龙胆汤		防风、羌活、龙胆草、防己		
养血当归地黄汤		防风、细辛、藁本、白芷		
当归蒺藜煎		防风、荆芥、白芷、首乌、蒺藜、炙甘草		
表实六合汤		细辛、麻黄		
表虚六合汤		桂枝、地骨皮		

通补法、清养法、滋养法、调和阴阳法：

茯苓六合汤	当归、白芍、熟地、川芎	茯苓、泽泻		通补肝肾
知柏四物汤		知母、黄柏		清养肝肾
滋筋养血汤		知母、黄柏、甘草、麦冬、五味子、羌活、防风、苍术、薏苡仁、牛膝、杜仲		通补气血
蠲痹四物汤	当归、赤白芍、熟地、川芎	甘草、黄芪、僵蚕、羌活		
薯蓣丸		白术、茯苓、甘草、人参、豆卷、山药、麦冬、防风、桂枝、干姜、柴胡、桔梗、杏仁、白敛、神曲、大枣、阿胶		益气和营
人参六合汤		人参、五味子		滋养肺肾
黄芩六合汤		白术、黄芩		调补肝脾

续表

方名	君药	臣佐使药	功效
安胎饮	当归、赤白芍、熟地、川芎	白术、黄芩、甘草、陈皮、苏梗、砂仁	调补肝脾
湿六合汤		白术、茯苓	调补肝脾
补肝汤		枣仁、木瓜、甘草	滋养心肝
养血胜风汤		枣仁、柏仁、枸杞子、五味子、芝麻、桑叶、菊花、大枣	滋养心肝
四物五子丸		覆盆子、菟丝子、枸杞子、地骨皮、车前子	滋养肝肾
养血地黄汤	当归、赤白芍、生熟地	白术、阿胶、麦冬	滋养肝脾
人中白丸		白术、阿胶、鳖甲、青蒿子、羚角、人中白	通补肝脾
胶艾四物汤		白术、川芎、黄芩、甘草、阿胶、艾叶、黄连、栀子、地榆、蒲黄	通补肝脾
秘方定振丸		白术、川芎、黄芪、荆芥、防风、天麻、秦艽、全虫、细辛、灵仙	通补气血
滋燥养荣汤		防风、秦艽、甘草	通补气血
升麻去湿和血散		苍术、甘草、陈皮、黄芪、肉桂、秦艽、升麻、丹皮	通补气血
升麻补胃汤		黄芪、甘草、柴胡、葛根、防风、肉桂、羌独活、升麻、丹皮	通补气血
三黄补血汤		黄芪、川芎、柴胡、升麻、丹皮	通补气血
滋阴抑火汤		甘草、川芎、黄连、知母、肉桂、童便	交泰水火
四物安神汤		白术、茯神、人参、黄连、黄柏、麦冬、竹茹、枣仁、乌梅、大枣	清养心肝

清化法、清泻法、疏利血络法、疏利气血法、收涩法、清养法、透表法：

方名	君药	臣佐使药	功效	
生料四物汤	当归、赤芍、生地、川芎		清化瘀热	
三黄四物汤		黄芩、黄连、大黄	清泻气血	
玉烛散		大黄、芒硝、甘草	清泻气血	
四物二连汤		黄连、胡黄连	清泻气血	
栀子六合汤		黄芩、栀子	清泻气血	
芩连四物汤		黄芩、黄连	清泻气血	
热六合汤		黄连、栀子	清泻气血	
柴胡六合汤		黄芩、柴胡	疏利肝胆	
生津四物汤		黄连、黄柏、知母、甘草、麦冬、乌梅、薄荷、花粉、石莲子	清养肝肾	
先期汤		黄芩、黄连、黄柏、知母、甘草、阿胶、艾叶、香附	清养肝肾	
安神补心汤		黄芩、甘草、麦冬、白术、玄参、茯神、枣仁、远志	清养心肝	
调经汤		甘草、香附、白术、元胡、丹皮、陈皮、益母草	疏利肝胆	
四乌汤		甘草、香附、乌药	疏利肝胆	
四物补肝汤		甘草、香附、夏枯草	疏利肝胆	
石膏六合汤		石膏、知母	清泻气血	
气六合汤		厚朴、陈皮（木香、槟榔）	疏利肝脾	
壮筋养血汤		红花、丹皮、牛膝、杜仲、续断		清化瘀热
化瘀汤		红花、桃仁、肉桂		清化瘀热
四物延胡汤		红花、桃仁、牛膝、元胡		清化瘀热
血府逐瘀汤		红花、桃仁、牛膝、枳壳、桔梗、柴胡、甘草		清化瘀热
六合汤		肉桂、莪术		清化瘀热
四物化郁汤		桃仁、红花、香附、青黛	凉血通瘀	清化瘀热
桃仁四物汤		桃仁		清化瘀热
消积通经丸		桃仁、红花、香附、三棱、莪术、干漆、艾叶	凉血通瘀	清化瘀热

续表

方名	基础药	组成	功效
会厌逐瘀汤	当归、赤芍、生地	桃仁、红花、枳壳、玄参、桔梗、柴胡、甘草	清化瘀热
滋血润肠丸		桃仁、红花、枳壳、大黄、韭汁	
四顺饮		大黄	
脏连丸		黄芩、黄连、阿胶、荆芥、地榆、槐花、槐角、猪大肠	涩血
清心凉肝汤		栀子、黄连、丹皮、丹参、甘草、侧柏叶、灯心	
丹参归脾汤		麦冬、牛膝、远志、丹参、茯神、益母草、藕节、川断、山药、川贝、橘红、荷叶	
归芍地黄煎	当归、白芍、生地	天冬、栀子、丹皮、龟胶	清养肝肾
归芍地黄汤		人参、知母、丹皮、枸杞子、甘草、地骨皮	
肝肾丸		天冬	
当归芍药散	当归、赤芍、川芎	茯苓、白术、泽泻	调补肝肾
当归散		茯苓、白术、黄芩	
奔豚汤		半夏、黄芩、甘草、葛根、生姜、李白皮	清疏肝脾
膈下逐瘀汤		桃仁、红花、五灵脂、元胡、丹皮、乌药、香附、枳壳、甘草	疏利肝脾
少腹逐瘀汤		五灵脂、元胡、蒲黄、小茴香、干姜、官桂、没药	
红花当归散		红花、牛膝、苏木、枳壳、莪术	
通窍活血汤	赤芍、川芎、桃仁、红花、麝香、老葱、生姜、大枣		开瘀
鬼箭羽散	当归、赤芍、桃仁、大黄、鬼箭羽、鬼臼、柴胡、桂心、陈皮、朱砂		疏利心肝
清肝活络汤	当归、赤芍、桃仁、新绛、青皮、郁金、三七、枳壳、苏梗、泽兰、瓦楞子		疏利肝络
新生化汤	当归、桃仁、丹参、益母草、童便、藕汁、益元散		
四物消风汤	当归、白芍、川芎	生地、防风、荆芥、薏苡仁、白鲜皮	透达血热
四物绛覆汤		生地、新绛、旋覆花、橘络、葱管	疏利肝络
生料四物汤		生地、防风、黄芩	透达血热

清化瘀热

甘热法、收固法、通血法：

方名	基础药	基础药2	组成	功效
调肝散	当归、白芍	甘草	阿胶、山药、山茱萸、巴戟天	滋补肝肾
四顺饮子			大黄	通补肝脾
养阴活络饮			鳖甲、秦艽、黄柏、龟甲、地龙、石斛、独活、川牛膝、萆薢、薏苡仁、桑枝	通补肝肾
归桂化逆汤			茯苓、郁金、合欢花、青皮、肉桂、玫瑰花、蒺藜、川牛膝、木香、降香、大枣	调补肝脾
调营敛肝散		川芎	茯苓、阿胶、枣仁、五味子、枸杞子、木香、陈皮、生姜、大枣	滋补心肝
和血息风汤			阿胶、黄芪、桃仁、红花、荆芥、防风	通补气血
补阳还五汤			黄芪、桃仁、红花、地龙	
加减大建中汤			白术、黄芪、官桂、甘草、生姜、大枣	甘热助阳
活血汤			元胡、丹皮、桃仁、红花、官桂、甘草、枳壳、木香、生姜、乌药、香附	疏利肝脾
温经摄血汤			白术、五味子、柴胡、官桂、续断	温固肝肾
芎归鳖甲饮			茯苓、半夏、陈皮、鳖甲、乌梅、生姜、大枣	温固肝脾
三阴煎		熟地	人参、枣仁、甘草	滋养心肝
小营煎			山药、甘草、枸杞子	滋养肝肾
加味虎潜丸			人参、黄芪、枸杞子、山药、五味子、龟甲、黄柏、虎骨、牛膝、锁阳、炮姜	滋补肝肾
补益丹			茯苓、陈皮、甘草、紫河车、菟丝子、五味子、龟甲、黄柏、虎骨、牛膝、锁阳、炮姜	
安营汤			丹参、丹皮、甘草、山药、川断、阿胶、血余炭、百草霜、棕榈炭、蒲黄炭	涩血
黑神散			肉桂、黑豆、炮姜、蒲黄炭、酒、童便、甘草	

续表

泽兰汤	当归、白芍	熟地	泽兰、茺蔚子、柏子仁	温通血脉
调经琥珀汤			三棱、莪术、刘寄奴、元胡、蒲黄、菊花、肉桂	
鹿茸大补汤			黄芪、白术、茯苓、甘草、肉苁蓉、附子、肉桂、半夏、五味子、鹿茸、金斛、杜仲、生姜、大枣	滋补肝肾
养血壮筋健步丸			黄芪、白术、苍术、山药、羌活、枸杞子、防风、防己、补骨脂、川牛膝、五味子、菟丝子、龟甲、杜仲、虎骨、猪脊髓	
补肾养血汤			人参、丹参、枸杞子、肉桂、补骨脂、胡桃、山茱萸、菟丝子、杜仲、茺蔚子、红花	
补骨脂汤			人参、远志、茯苓、丹参、肉苁蓉、补骨脂、胡桃、牛膝、益智仁、生姜、大枣	

（十一）地芍类方

内含：滋填法、潜降法、镇降法、固脱法。

表1-5-97　地芍类方汇

方剂	共药	个性药味		功效	
柔脾汤	熟地、白芍、甘草、黄芪			滋补脾肾	
复脉汤	生地、白芍	甘草、麦冬、阿胶、火麻仁		滋补心肝	滋阴潜阳
一甲复脉汤		甘草、麦冬、阿胶、牡蛎			
二甲复脉汤		甘草、麦冬、阿胶、火麻仁、牡蛎、鳖甲			
三甲复脉汤		甘草、麦冬、阿胶、火麻仁、牡蛎、鳖甲、龟甲			
大定风珠		甘草、麦冬、阿胶、火麻仁、牡蛎、鳖甲、龟甲、五味子、鸡子黄			
小定风珠	阿胶、龟甲、鸡子黄、童便、淡菜				
专翕大生膏	熟地、白芍、海参、鲍鱼、阿胶、猪脊髓、牡蛎、鳖甲、龟甲、五味子、鸡子黄、人参、茯苓、莲子、芡实、山茱萸、枸杞子、沙苑、乌骨鸡、羊脑、蜜				
加减复脉汤	生地、白芍	甘草、麦冬、阿胶、火麻仁		滋补心肝	
大安汤		牡蛎、五味子、龙齿、人参、茯苓、枣仁、柏子仁、木瓜、金器		镇降心肝	
清咽复脉汤		甘草、天麦冬、阿胶、火麻仁、牡蛎、鳖甲、龟甲、鸡子黄、西洋参、童便、玄参		滋阴潜阳	
养血胜风汤				滋补肝肾	
黄连阿胶汤		阿胶、黄芩、黄连、鸡子黄		滋阴降火	
阿胶鸡子黄汤		甘草、阿胶、钩藤、牡蛎、络石藤、石决明、茯神、鸡子黄		滋阴潜阳	
建瓴汤		山药、牡蛎、龙骨、牛膝、代赭、柏子仁、铁锈水		镇降心肝	
救逆汤		甘草、天麦冬、阿胶、牡蛎、龙骨	滋阴恋阳		
羚角钩藤汤		甘草、羚角、钩藤、桑叶、菊花、川贝、茯木、竹茹		镇降风阳	
滋生青阳汤		麦冬、天麻、柴胡、磁石、石决明、桑叶、菊花、石斛、丹皮、青黛、薄荷			
石斛牛膝汤		甘草、茯苓、黄柏、枸杞子、枣仁、木瓜、牛膝、石斛、车前		滋补肝肾	
虎潜丸		知母、黄柏、陈皮、龟甲、干姜、锁阳、虎骨			
补阴丸	熟地、白芍、知母、黄柏、陈皮、龟甲、牛膝、当归、锁阳、虎骨				
保阴煎	生熟地、白芍	甘草、黄柏、黄芩、山药、续断		滋阴降火	
坎炁潜龙汤		坎炁、牡蛎、白薇、龙齿、珍珠母、磁朱丸		镇降肝肾	
化阴煎		知母、黄柏、龙胆草、猪苓、泽泻、牛膝、绿豆、车前、食盐		滋阴降火	

（十二）术芍类方

内含：调和燥湿法。

表1-5-98　术芍类方汇

方剂	共药	个性药味	功效
白术芍药汤	白术、芍药	甘草	调和肝脾
痛泻要方		陈皮、防风	
完带汤		甘草、陈皮、柴胡、山药、人参、苍术、车前、荆芥	
鸡胵汤		陈皮、鸡内金、生姜	

（十三）芍甘类方

内含：调和阴阳法。

表1-5-99　芍甘类方汇

方剂	共	个性药味	功效
芍药甘草汤	芍药、甘草	（又称戊己汤、甲己化土汤）	调和肝脾
芍药甘草附子汤		附子	
黄连戊己汤		黄连	
加味戊己汤		黄柏、知母	
家秘戊己汤		陈皮	

（十四）归芎类方

内含：通补法、温化法、温润法。

表1-5-100　归芎类方汇

方剂	共	个性药味	功效
佛手散	当归、川芎		通补心肝
加味佛手散		人参	
加参生化汤		人参、甘草、炮姜、桃仁、大枣	温化寒瘀
生血止崩汤		甘草、炮姜、桃仁、大枣、荆芥炭	
去恶清心汤		甘草、炮姜、桃仁、大枣、荆芥炭、乌梅炭、炒蒲黄	
去恶清肺汤		炮姜、桃仁、延胡索、降香、炒蒲黄、山楂、琥珀、苏木、丹参、灯心	
木香生化汤		炮姜、桃仁、延胡索、降香、贝母、苏子、山楂、橘红、苏木、桑白皮	
身痛逐瘀汤		甘草、桃仁、红花、香附、牛膝、秦艽、羌活、没药、地龙、五灵脂	通补气血
养正通幽汤		甘草、桃仁、麻仁、肉苁蓉	温润肠燥
香桂散		桂心	通补心肝
开骨散		龟甲、血余炭	
虎骨木瓜散		人参、川乌、草乌、白芷、牛膝、木瓜、虎骨（用代用品）、灵仙、海风藤、清风藤	通补气血
虎骨木瓜酒		天麻、续断、红花、桑枝、牛膝、木瓜、虎骨（用代用品）、五加皮、白茄根、玉竹、秦艽、防风	
立安丸	补骨脂、续断、杜仲、萆薢、牛膝、木瓜		
养荣壮肾汤	当归、桑寄生、续断、杜仲、生姜、桂心、独活、防风		

（十五）归地类方

内含：滋养法、滋填法、通补法、收涩法、甘热法、升补法、清养法、清润法、清解法、疏利气血法、镇降法、温化法、托透法、潜降法、滋润法。

表1-5-101　归地类方汇

方剂	共	个性药味	功效
贞元饮	熟地、当归	甘草	滋养肝肾
大营煎		甘草、枸杞子、肉桂、牛膝、杜仲	
加减右归饮		枸杞子、肉桂、牛膝、杜仲、菟丝子、山茱萸	
滋肾息风汤		枸杞子、巴戟天、菟丝子、菊花、独活、天麻、稀莶、生姜、大枣	通补肝肾
补肾固冲汤		枸杞子、巴戟天、续断、杜仲、菟丝子、人参、白术、砂仁、阿胶、鹿角霜、大枣	滋补脾肾
鹿角胶丸		茯苓、牛膝、杜仲、菟丝子、人参、白术、虎骨、龟甲、鹿角霜、鹿角胶	滋补肝肾
九龙丹		枸杞子、茯苓、莲肉、莲须、芡实、山茱萸、金樱子	涩精
地黄当归汤			滋养肝肾
当归地黄饮		甘草、山药、牛膝、杜仲、山茱萸	
理阴煎		甘草、炮姜	从阴引阳
补阴益气煎		甘草、升麻、柴胡、陈皮、人参、生姜	滋补升提
珍珠母丸		茯神、枣仁、柏子仁、人参、犀角、沉香、珍珠母、龙齿	镇降心肝
补肝散		川芎、山药、枣仁、白术、黄芪、木瓜、山茱萸、五味子、独活	通补肝脾
六物汤		川芎、黄芪、阿胶、糯米	滋养肝脾
生化汤		甘草、川芎、桃仁、大枣、炮姜	温化寒瘀
地黄丸		川芎、肉桂、川椒、菟丝子、补骨脂、蒺藜、胡芦巴、杜仲、白芷、石菖蒲、磁石	通补肝肾
养血祛风汤		甘草、川芎、荆芥、羌活、防风、藁本、蔓荆、石膏、半夏、旋覆花、大枣、生姜	养阴托透
暖肝煎	当归、枸杞子、肉桂、小茴香、乌药、沉香、茯苓、生姜		温调肝肾
圣愈汤	生熟地、当归	人参、黄芪、川芎	滋养肝脾
当归六黄汤		黄芪、黄芩、黄连、黄柏	滋阴肝脾
当归地黄散		甘草、茯苓、人参、黄芪、白术、白芍、黄柏、知母、陈皮、浮小麦、大枣	滋养肝脾
古庵心肾丸		甘草、茯神、枸杞子、山茱萸、龟甲、牛膝、黄柏、泽泻、山药、黄连、丹皮、鹿茸、朱砂	滋养心肾
通幽汤		甘草、桃仁、红花、升麻、槟榔	滋润肠燥
朱砂安神丸	生地、当归	甘草、黄连、朱砂	镇降心肝
当归银花汤		甘草、银花	轻清血热
养血清心汤		甘草、人参、白术、茯神、远志、枣仁、川芎	清养心肝
滋阴补髓汤		人参、白术、茯苓、枸杞子、牛膝、续断、狗脊、龟甲、黄柏、知母、虎骨、猪脊髓	清养肝肾
舒筋通络汤		白芍、楮实、枸杞子、牛膝、续断、狗脊、独活、木瓜、秦艽、桑枝、生姜、大枣	通补肝肾
女贞汤		女贞子、茯苓、石斛、牛膝、花粉、萆薢、龟甲、车前、淡菜	清养肝肾
玉烛汤		甘草、黄芪、玄参、知母、香附、柴胡	调补肝脾
小蓟饮子		甘草、小蓟、滑石、通草、蒲黄、竹叶、藕节、栀子	轻清血热
当归郁李仁汤		大黄、郁李仁、皂仁、火麻仁、枳实、苍术、秦艽、泽泻	清润肠燥

（十六）冬地类方

内含：收固法、固脱法、清凉法、寒降法、滋润法、通补法、清养法、收涩法、潜降法、清润法。

表1-5-102　冬地类方汇

方剂	共	个性药味		功效
服蛮煎	麦冬、生地	石斛、白芍、丹皮、茯神、知母、菖蒲、陈皮、木通		清养心肝
清化饮		石斛、白芍、丹皮、茯苓、黄芩		
潜阳填髓丸		石斛、茯神、远志、芡实、莲子、五味子、沙苑、金樱子、线胶		涩精
清镇丸		贝母、当归、茯神、远志、菖蒲、石莲、枣仁、柏仁		清养心肝
虚火咳嗽方		茯苓、知母、紫菀、牛膝、车前		潜降肝肾
玉液煎		石斛、石膏、玉竹、葛根、桔梗、薄荷、茅根、蔗汁		清润肺胃
加减补心丹		石斛、白芍、丹皮、茯神、远志、枣仁、龙眼、竹叶		清养心肝
一贯煎		沙参、当归、枸杞子、川楝子		清养肝肺
四阴煎		沙参、白芍、甘草、茯苓、百合		清润肝肺
养金汤		沙参、贝母、杏仁、桑白皮、阿胶、蜜		
生地麦冬汤				
导赤各半汤	麦冬	甘草、黄连、木通、犀角		清凉气血
泻心导赤汤		甘草、黄连、木通、灯心、竹叶		
导赤散		甘草、木通、灯心		
冬地三黄汤	麦冬、生地	黄连、黄芩、黄柏		清降心肾
生地八物汤		黄连、黄芩、黄柏、知母、丹皮、山药、荷叶		
天一丸		黄柏、知母、丹皮、五味子、牛膝、茯苓、枸杞子		潜降肝肾
天花散		甘草、五味子、葛根、花粉		清润
生津葛根汤		甘草、葛根、花粉、升麻、茅根汁、糯米泔		肺胃
鸡苏散		甘草、黄芪、贝母、阿胶、桔梗、茅根汁、蒲黄、鸡苏		清养肝肺
增液汤	麦冬、生地、玄参		清润肺胃、滋润肠燥	滑利大肠
增液承气汤		大黄	清润肠燥	
冬地三黄汤		黄芩、黄连、黄柏、甘草、韦根汁、银花露		清降心肾
清咽三黄汤		大黄、黄芩、黄连、石膏、竹叶、栀子、连翘		
清咽汤		大黄、黄芩、石膏、甘草、栀子、连翘、银花、升麻、射干、归尾、薄荷		清凉气血
加减玉女煎		知母、石膏		
二阴煎		黄连、甘草、竹叶、木通、灯心、枣仁、茯苓		
清咽导赤汤		甘草、竹叶、木通、灯心、连翘、青黛		
清咽化瘀煎		赤芍、丹皮、茅根、竹叶心、莲房、连翘心、银花、犀角、金汁、人中黄、地骨露、丹参		咸苦凉血
育阴煎		沙参、丹皮、鲜斛、花粉、贝母、犀角、金汁、龟甲、鳖甲		滋阴潜阳
清化会厌退腐汤		赤芍、丹皮、板蓝根、芦根、贝母、连翘心、银花、桃仁、红花、人中黄		咸苦凉血
养阴清肺汤		白芍、丹皮、甘草、贝母、薄荷		清养肝肺
加减生地黄汤		白芍、丹皮、郁金、怀牛膝、焦栀、三七、荷叶、龙骨、牡蛎、丹参		潜降
心悟生地黄汤		白芍、丹皮、郁李仁、怀牛膝、焦栀、三七、荷叶、墨汁、丹参		心肝
两地汤		白芍、地骨皮、阿胶		滋养肝肾
清宫汤	麦冬心、玄参心、竹叶心、莲心、连翘心、犀角			咸寒清营
起痿神丹	麦冬、熟地、玄参	五味子、山茱萸、怀牛膝		滋补肝肾
柏子养心丹		枸杞子、当归、甘草、茯神、柏子仁、石菖蒲		滋养心肝
闭关止渴汤		石膏、青蒿		清养肝胃

和解燥湿法：

方名	基础药	加减药	功效
三才汤	天冬、生地、人参		清养肺肾
河车封髓丹		河车	
三才封髓丹		黄柏、砂仁、炙甘草	
养心润燥汤		犀角、茯神、炙甘草、柏子仁、丹参、松子仁、当归、藕汁	滋润心肝
调营通脉汤		黄连、茯神、柏子仁、丹参、当归、续断、牛膝、桑枝、大枣.	通补气血
天地煎	天冬、生地		清养肝肾
知柏天地煎		知母、黄柏	
家秘知柏天地煎		知母、黄柏、陈皮	
家秘肝肾丸		知母、黄柏、当归、白芍	
天门冬散		茯苓、白术、山茱萸、远志、石菖蒲、栀子、石韦	清养心肝
生地黄散	天冬、生熟地、枸杞子、炙甘草、黄芪、白芍、黄芩、地骨皮		清养肺肾
山虎汤	麦冬、生地、人参、沙参、茯苓、山药、杏仁、补骨脂、胡桃、沉香、蛤蚧、人乳、姜汁、贝母		收固肺肾
全真一气汤	麦冬、熟地	人参、牛膝、白术、附子、五味子	滋阴恋阳
启窍丹		茯神、枣仁、山茱萸、远志、柏仁、五味子、石菖蒲	滋养心肾
补阴煎	麦冬、生熟地、人参	白芍、当归、阿胶、龟胶、枳壳、谷芽	滋补肝肾
补营汤		白芍、当归、甘草、茯苓、栀子、陈皮、乌梅、大枣	清养肝肾
涵木养荣汤		白芍、当归、枣仁、五味子、秦艽、木瓜、桑枝、大枣	清养肝肾
润燥安胎汤	麦冬、生熟地	山茱萸、阿胶、五味子、黄芩、益母草	清养肝肾
补水宁神汤		白芍、当归、甘草、五味子、茯神	清养肝肾
加减一阴煎		白芍、知母、地骨皮	清养肝肾
百合固金汤		白芍、当归、玄参、甘草、桔梗、贝母、百合	清养肝肺
平火散		沙参、玄参、山药、石斛、丹皮	清养肾胃
养正汤		白芍、首乌、花粉、山药、玉竹、茯神、女贞子	滋养心肝
夜光椒红丸		枸杞子、川椒、丹皮	调和肝肾
一阴煎		白芍、甘草、牛膝、丹参	滋养心肝
大造丸	天麦冬、熟地、龟甲、黄柏、杜仲、牛膝、河车、山药		滋补肝肾
杂病大造丸		龟甲、黄柏、杜仲、牛膝、河车、五味、人参、归身	滋补肝肾
天门冬丸	天麦冬、生地		滋润肝肺
天王补心丹		茯神、远志、柏子仁、枣仁、玄参、五味子、人参、归身、丹参、桔梗、朱砂	滋养心肝
补心丹		茯神、远志、黄芪、白术、人参、花粉、贝母、牛膝、地骨皮、香附、木通、石菖蒲	滋养肝肺
加味养心丹		茯神、远志、柏子仁、枣仁、人参、归身、丹参、龟甲、甘草、竹叶	滋养心肝
天门冬汤		远志、阿胶、黄芪、白芍、人参、归身、没药、藕节、甘草	滋养肝肺
地黄膏		知母、枸杞子、川芎、白芍、人参、归身、丹皮、莲肉、甘草、地骨皮	滋养肝脾
金水膏		玉竹、知母、贝母、百合、白芍、紫菀、山药、款冬花、茜根、陈皮	滋养肺阴
养肺去痿汤		白薇、贝母、百合、紫菀、百部、甘草、款冬花、银花	滋养肺阴
清咽养荣汤		茯神、知母、玄参、白芍、西洋参、花粉、甘草	滋养肺阴
枇杷膏		贝母、玄参、枇杷叶、莲子、大枣	滋养肺阴
滋燥汤		白芍、花粉、秦艽、童便、蜜	滋润肝胃
清火滋阴汤		赤苓、栀子、黄连、泽泻、丹皮、赤芍、山茱萸、山药、甘草	滋阴降火

续表

大五补丸	天麦冬、熟地	茯神、远志、石菖蒲、益智仁、枸杞子、地骨皮		滋补心肾
坎离既济丸		知母、丹皮、白芍、归身、黄柏、龟甲、鹿角胶		滋补肝肾
加减固本丸		茯苓、远志、石菖蒲、人参、朱砂、甘草		滋补心肾
人参固本汤	天麦冬、生熟地	人参		滋补肺肾
太平丸		知母、贝母、当归、阿胶、款冬花、杏仁、桔梗、黄连、麝香、薄荷、蒲黄、京墨、白蜜		
月华丸		沙参、贝母、阿胶、山药、白部、菊花、桑叶、伏苓、三七、獭肝		
来苏丹		南北沙参、牛膝、赤白芍、贝母、杏仁、莲子、沙苑、杜仲、茜根、磁石		
补天大造丸		陈皮、白术、河车、五味子、牛膝、黄柏、枸杞子、杜仲、干姜、茴香、柏叶		滋补脾肾
滋阴降火汤		白芍、炙甘草、当归、白术、陈皮、知母、黄柏、童便、姜汁、竹沥		滋阴降火
滋阴化痰丸		白芍、炙甘草、山药、知母、茯苓、黄柏、枸杞子、玄参、薏苡仁、五味子		清养肺肾
坎离既济丹		白芍、丹皮、当归、肉苁蓉、五味子、茯苓、茯神、黄柏、枸杞子、山茱萸、远志、枣仁、泽泻		滋补心肾
集灵膏		枸杞子		滋养肺肾
清金宁肺丸		白芍、炙甘草、当归、白术、川芎、五味子、茯苓、黄芩、地骨皮、银柴胡、胡黄连、贝母、陈皮		清养肝肺
七仙丹		首乌、茯苓、小茴香		滋养肝阴
加减镇心丹		当归、黄芪、远志、五味子、茯神、山药		滋补心肾
生地黄饮子		炙甘草、黄芪、石斛、枇杷叶、枳壳、泽泻		
甘露饮		炙甘草、石斛、枇杷叶、枳壳、黄芩、茵陈		清养肾胃
滋阴甘露饮		炙甘草、石斛、枇杷叶、枳壳、黄芩、茵陈、玄参		
平补镇心丹		当归、远志、茯神、山药、柏子仁、桔梗、石菖蒲、龙骨、朱砂		镇降心肝
活血润燥生津饮		炙甘草、当归、瓜蒌仁、五味子、火麻仁、花粉		滋润肠燥

（十七）地黄类方

内含：滋填法、甘热法、潜降法、温养法、收固法、清养法、滋养法、镇降法、托透法。

表1-5-103　地黄类方汇

方剂	共药	个性药味		功效
六味地黄丸	熟地、山茱萸、山药、茯苓、丹皮、泽泻			滋补肝肾
七味地黄丸		肉桂		从阴到阳
肾气丸		肉桂、附子		
济生肾气丸		肉桂、附子、车前、牛膝		
滋阴肾气丸		生地、白芍、当归、柴胡、五味子		滋养肝肾
明目地黄丸		生地、当归、柴胡、五味子		
都气丸		五味子	收固肺肾	滋养肺肾
麦味地黄丸		麦冬、五味子		
益阴丸		麦冬、五味子、白芍、地骨皮、莲子、灯心		清养心肾
滋水清肝饮		白芍、当归、柴胡、栀子、枣仁		清养肝肾
滋水生肝饮		当归、柴胡、白术、甘草		
耳聋磁朱丸		当归、柴胡、磁石		收固肝肾
加味六味地黄丸		黄芪、麦冬、人参、当归		滋补肺肾

续表

	共药	个性药味		功效
八味地黄丸	熟地、山茱萸、山药、茯苓、丹皮、泽泻	黄芪、五味子		滋补肺肾
纳气丸		益智仁		收固肾气
补肾地黄丸		牛膝、鹿茸		滋补肝肾
香茸八味丸		沉香、鹿茸		
杞菊地黄丸		枸杞子、菊花		清养肝肾
滋阴八味丸		知母、黄柏		滋阴降火
滋补济阴丸		知母、黄柏、五味子、青蒿、地骨皮、龟甲、牛膝、白芍、杜仲		
龟柏地黄丸	熟地、山茱萸、茯苓	山药	丹皮、黄柏、龟甲、白芍、磁石	
耳鸣丸			泽泻、大黄、黄柏、五味子、黄连、黄芩、龟甲、当归、龙胆草、栀子、青黛、芦荟、木香、麝香	
引火汤			肉桂、五味子、玄参、白芥子	从阴引阳
既济汤			附子、白芍、龙骨、牡蛎	引火归原
仁熟散		肉桂	五味子、人参、枸杞子、柏仁、枳壳、菊花	温养心肾
右归丸			附子、枸杞子、鹿角胶、杜仲、当归、菟丝子	温养肾阳、从阳引阴
温肾止呕汤		炮姜、白术、人参、白豆蔻、橘红、巴戟天		温养肾胃
黑地黄丸	熟地、干姜、苍术			温养脾肾
灭火汤	熟地、山茱萸、茯苓、麦冬、五味子、沙参、玄参、白芥子			清养肺肾
固阴煎	熟地、山茱萸、山药	人参、五味子、甘草、远志、菟丝子		温养心肾
左归饮		茯苓、枸杞子、甘草		滋补肝肾
滋阴大补丸		茯苓、枸杞子、五味子、牛膝、杜仲、巴戟天、小茴香、肉苁蓉、远志、石菖蒲、大枣		滋补肝肾
薯蓣纳气丸		甘草、龙骨、牛蒡子、苏子、白芍、柿霜		镇降肺肾
荆防地黄汤		茯苓、丹皮、甘草、荆芥、防风、生姜		养阴托透
右归饮		肉桂、附子、枸杞子、杜仲、甘草		滋补肝肾
左归丸		枸杞子、鹿角胶、龟胶、牛膝、菟丝子		
加减左归饮		茯苓、鹿角胶、龟甲、菟丝子		

（十八）地苁类方

内含：滋润法、收固法、通补法、甘热法、甘温法、温养法、滋填法。

表1-5-104 地苁类方汇

方剂	共药	个性药味		功效
濡肠饮	熟地、肉苁蓉			滋润肠燥、滋润肾燥
五味丸	熟地、肉苁蓉、巴戟天菟丝子	五味子、人参、覆盆子、白术、益智仁、茴香、骨碎补、龙骨、牡蛎		收固脾肾
巴戟天丸		五味子、人参、覆盆子、白术、益智仁、茴香、骨碎补、龙骨、牡蛎、杜仲		
无比山药丸		五味子、山茱萸、山药、茯神、牛膝、泽泻、赤石脂、杜仲		
还少丹		五味子、山茱萸、山药、人参、茯苓、远志、楮实、茴香、川断、杜仲		
家韭子丸		当归、牛膝、鹿茸、官桂、石斛、杜仲、韭子、炮姜		甘热助阳
驻景丸	熟地、肉苁蓉、菟丝子	五味子、人参、枸杞子、楮实、乳香、川椒		通补肝肾
驻景补肾明目丸		五味子、枸杞子、楮实、沉香、石斛、车前子、青盐、磁石		
大补益石斛散		枸杞子、川断、石斛、天雄、红枣、远志		
双补丸		五味子、人参、覆盆子、黄芪、当归、茯苓、石斛、鹿角胶、木瓜、沉香、泽泻、薏苡仁、麝香		甘热助阳
心肾丸		五味子、人参、山药、附子、黄芪、当归、茯苓、牛膝、鹿茸、远志、龙骨		

续表

方名	共有药	组成	功效
添精嗣续丸	熟地、肉苁蓉、菟丝子	五味子、人参、山茱萸、麦冬、枸杞子、山药、柏子仁、官桂、鱼鳔、鹿角胶、龟胶	滋补心肾
鹿茸四斤丸		人参、杜仲、鹿茸、木瓜、天麻	甘热助阳
加味四斤丸		五味子、人参、鹿茸、天麻	
益智汤		山茱萸、炙甘草、枸杞子、附子、官桂、牛膝、鹿茸、白芍、防风	
补血荣筋丸	熟地、肉苁蓉、五味子、人参、鹿茸、木瓜、天麻		
香茸丸	熟地、肉苁蓉、巴戟天	当归、附子、鹿茸、沉香、补骨脂、麝香	
地黄饮子		五味子、山茱萸、麦冬、茯苓、附子、官桂、石斛、远志、石菖蒲	温养心肾
温肾散		五味子、人参、杜仲、麦冬、茯神、炮姜、炙甘草	温补肝肾
济阴地黄丸		五味子、山茱萸、麦冬、枸杞子、山药、当归、菊花	滋补肝肾
加味补阴丸	熟地、肉苁蓉	巴戟天、龟甲、杜仲、山茱萸、山药、茯苓、黄柏、知母、牛膝、鹿茸、枸杞子、远志	
骨质增生丸		鸡血藤、骨碎补、莱菔子、淫羊藿、鹿衔草	通补肝肾
附虎四斤丸	肉苁蓉	附子、天麻、牛膝、木瓜、虎骨、乳香、没药	
加减内固丸		巴戟天、菟丝子、山茱萸、山药、附子、小茴香、石斛、补骨脂、胡芦巴	收固脾肾
肉苁蓉丸		熟地、黄芪、人参、山药、附子、官桂、石斛、甘草、槟榔、黄连、细辛	通补脾肾

第六章　论遣药

遣药是论治的最后一步，即根据立法、选方，具体遣用药物，开出恰中病情的处方，完成辨证论治。这就是实际意义上的"施治"。原则上不仅要遵循立法、选方的既定方针，还必须做到药证对应，丝丝入扣，药毋虚投。

古人要求临床遣药"有方有药"。运用成方不作对证调整，称"有方无药"；不循成方，随意拼凑，称"有药无方"。然而，方药对证，勿需更改，虽为原方，不是"无药"；配伍有序，法度井然，药证相符，前无古人，亦非"无方"。

临床遣药不外三种，一是依方遣药，即按照选定的方剂，斟酌药味药量，做到药证对应；二是对证遣药，即根据立法，仿照制方法度，针对证候的病因、病位、病机组方遣药，即非成方，亦暗合法度，如雷少逸拟定的各种法方；三是经验遣药，即根据临床用药经验对症遣药，但有几种形式，其一，以选定的成方为基础，根据古人或本人临床用药经验，遣用常效、高效药品加减；其二，根据临床用药经验，遣用古方、验方、秘方；其三，由经验而走向习惯性遣药，如有人习惯用柴胡、或大黄、或桑菊、或荆防、或参芪等，亦包含不少经验，尤以擅长花草、虫类、矿物等药著称者，更富有独到经验。以上各种经验遣药，带有一定的随意、偶然性，应当提高到辨证论治高度，以提高其有效率和准确率。

第一节　遣药通则

临床遣药无论选用成方或选药组方，除熟谙药性，掌握配伍外，必须讲究方法与原则。即指在治法指导下，通过选方，运用组方用药的方法与原则，对方药进行具体操作，包括用、制、煎、服等。

一、迭加法则

迭加法则是临床通用的基本遣药法则，即"有是证，用是药"，不仅对单一的证候，而是对"病因＋病位＋病机＋症状"遣药，对兼、夹、合、并的证候更需要迭加遣药的法则作指导。

迭加是指在治则、治法指导下，针对病因、病位、病机和主要症状的不同，对其迭加用药处理。现代控制论认为，对分散结构的复杂系统，通过对子系统施以局部控制，然后对各分散结构的控制进行迭加，由单变量控制达到多变量控制，从而对总体进行调节和控制。如《伤寒论》对太阳表实证用麻黄汤，表虚证用桂枝汤，虚实夹杂两方相加为麻黄桂枝各半汤。夹郁热，加石膏而为桂枝二越婢一汤；合"少阳"，合柴胡汤为柴胡桂枝汤；合"阳明"，则合白虎汤为桂枝白虎汤。后世医家亦莫不如此，气虚用四君子汤，血虚用四物汤，气血两虚，合用如八珍汤。

2020年2月6日国家中医药管理局公布的，已经各试点省份临床观察显示治疗新冠肺炎有效率达90%以上的协定处方"清肺排毒汤"：生石膏15~30g（先煎）、麻黄、杏仁、桂枝、泽泻、猪苓、白术、姜半夏、生姜、紫菀、款冬花、射干、藿香各9g，炙甘草、黄芩、细辛、枳实、陈皮各6g，茯苓15g、柴胡16g、山药12g。就是麻杏石甘汤、五苓散、小柴胡汤、射干麻黄汤等方剂的迭加。选药组方也应遵循迭加法则，如湿痰用陈皮、半夏，咳甚加杏仁、紫菀，胸满加枳壳、桔梗，郁热加山栀、黄芩，感寒加紫苏、白前，喘逆加三子养亲汤，但必须在燥湿化痰这一总的治则指导下。

二、统筹法则

统筹遣药是临床遣药较高一级的法则，指在迭加性原则上，进一步统一运筹，兼顾全面。运筹学即通过对各节点及其间的连线序列即路的调节，使各条路都成为关键路，并使之尽可能短。运用到临床用药，就是根据药物单独或配伍情况下的效应、代谢等状态和所需时间，确立最优化的治疗用药及其剂量。

在病情复杂的情况下，对迭加法则指导下的组方，进行统筹调整，使之更适合辨证论治的总的法则要求。用药贵在精而不在多，不贵于面面俱到，而在于抓住主要矛盾有序地调治病变状态，从而显示统筹法则的重要。《伤寒论》中少阳病是表里寒热、虚实夹杂的病证，病因、病位、病机、症状均显得纷杂，如对症迭加却很难对证，仲景的和解法便是统筹法则的范例，和解祖方小柴胡汤药味简单，配伍合理，表里和解，他考虑的不是纷杂的症状，"但凭一证便是"，考虑的是解决人体"枢机不利"的状态。对于其他症状还可进一步迭加药物，如偏表加桂枝，偏里加大黄，偏寒加干姜。此外，厥阴病的乌梅丸、麻黄升麻汤等都显示了统筹法则遣药的优越性。

三、分理法则

分理遣药是处理复杂病情的一种用药法则，病情表里虚实，寒热错杂，而又不能统筹兼顾时，就需分理的遣药形式，来处理各种矛盾，分清主次矛盾，分别处理。如表里，或寒热，或虚实，或上下同病时，不能同治，就需要分理的遣药方法。例如：表里同病时，专用表药，以达到"表解里自和"；或专用里药，以达到"疏里以达表"的目的；更有先表后里，或先里后表，如张仲景《伤寒论》91条："伤寒，医下之，续得下利清谷不止，身疼痛者，急当救里；后身疼痛，清便自调者，急当救表。救里，宜四逆汤，救表，宜桂枝汤。"虚实夹杂时，或专用补药，扶正以祛邪；或专用攻药，祛邪以匡正；或先攻后补，或先补后攻，如《伤寒论》30条："问曰：证象阳旦，按法治之而增剧，厥逆，咽中干，两胫拘急而谵语。师曰：言夜半手足当温，两脚当伸。后如师言。何以知此？答曰：寸口脉浮而大，浮为风，大为虚，风则生微热，虚则两胫挛，病形象桂枝，因加附子参其间，增桂令汗出，附子温经，亡阳故也。厥逆，咽中干，烦躁，阳明内结，谵语烦乱，更饮甘草干姜汤。夜半阳气还，两足当热，胫尚微拘急，重与芍药甘草汤，尔乃胫伸。以承气汤微溏，则止其谵语，故知病可愈。"又如寒热错杂之证，亦可先分理其一面的遣药方式：如内热外寒，可专清其内热，略佐一二味轻透之品，借内热之势，一举达到内清外达，两解寒热的效果；郁火之证，则可专事宣发，略佐苦寒一二味，使之发越于外而解。上热下寒之证，仲景有"三黄"渍汁以清上，附子煮浓汁以温下的附子泻心汤法；上寒下热证，则有辛开苦降之诸泻心法。此外尚有上下同病，立法当同治，而用药殊难之际，亦当采用分理遣药方式，如早服补中益气丸，晚服金匮肾气丸，双补上下之法。

四、择优法则

择优遣药法则，是临床遣药的高级形式，它既非统筹兼顾，又非分别料理，更非对证迭加。择优遣药，抓住主要矛盾，所以比任何形式都要求严格，难度较大，首先要求深入辨证，掌握病机，要善于及时捕捉主体病机，作为择优遣药的先决条件；其次要求洞悉药性，善于配伍，选择最佳配伍的药味组合。这样如王应震所云："见痰休治痰，见血休治血，无汗不发汗，有热莫攻热，喘生休耗气，精遗不涩泄，明得个中趣，方是医中杰。"[1]

一种病机状态，可出现多种不同的症、脉、舌象；一样的症、脉、舌象，又可反映不同的病机状态。在众多的症、脉、舌象中捕捉主体病机，针对用药，就能使纷繁的症、脉、舌象一举解除。因此择优遣药法则在一定意义上是择机遣药法则。择优遣药法则不同于立法中的随机立法，不仅表现在法则上，重点还要选择药物的最优配伍，才能针对病证的因、位、机、症，丝丝入扣，对应组方。

五、调节法则

调节遣药是临床遣药的特殊配伍法则，其在上述各种遣药法则组方时为了协调和节制药物，使其组合更加合理，更快地发挥效能，进行的特殊的遣药。即使用相反相成的原理，组方时遣用性味相反的药物，进行适合病情的适当调节，使其能最大限度地发挥作用。如寒热、补泻、升降、动静、刚柔、燥润、通塞、收散等等的配合，都是调节遣药的配伍技巧。

1.针对病情调节遣药：使方药发挥统一的治疗效价，可称之为治疗性调节遣药。例如：麻黄汤中，麻黄辛燥宣发，配伍杏仁苦润沉降，合成苦辛燥润，宣降肺气的功效，使之更适合肺失宣降的状态。桂枝汤中的桂枝辛温通阳散卫，配伍芍药的酸凉敛阴和营，合成收敛适中，调和营卫的功效，使之适应卫强营弱的营卫不和的状态。六味地黄汤的地黄腻补配伍茯苓、泽泻的通利，合成补而不滞的方剂，都属于此类。

2.针对药方性能的调节：多用在单一性能的方药中，其目的在于调节过偏的性味，使之不致产生偏激，更利于药效的发挥。可称之为预防性调节遣药。例如：补中益气汤升举清阳，少佐陈皮苦辛沉降以防浊气上逆。小青龙汤温散寒水，少佐五味子以收耗散之肺气。四君子汤补脾益气，佐茯苓淡渗脾湿，以防脾湿内壅；四物汤补血养肝，佐川芎行气活血，以防熟地的腻滞，芍药酸凉以防归芎辛散。仲景常用炙甘草于诸疾方中，是防药味伤损脾元。后世如归脾汤中的木香，逍遥散中的薄荷、煨姜，也都属于此例。

治疗性调节遣药，药味较多，药量较重；预防性调节遣药，药味较少，常一味，药量较轻。

第二节　制方法度

临床遣药，必须遵循制方法度。无论成方或组建新方都应遵循此法度，不能随意凑合，任意堆砌，更不是同类药物尽情排列。即应根据证候和治法的需要，按照君、臣、佐、使的配伍原则，组建处方，尽可能发挥药物个性的特长和药物协同的妙用。

君、臣、佐、使是传统的组方原则，是临床遣药的规矩和准绳，时至今日仍为医家所遵循。君、臣、佐、使，又是起标志药物在方剂中的作用位置的标记，和所应起到作用的差别。

一、君药

现代有称主药，在一个处方中起主导作用，《素问·至真要大论》云："主病之谓君"。主病，是针对病因、病位、病机均能起到同步调整作用的药物，可以作为君药。如麻黄汤中的麻黄，能宣散肺卫、风寒、郁闭。或者只能针对病位、病机起调治作用，而不能针对病因起作用，必须通过臣、佐药协助，但也不失其君药的地位。如麻杏甘石汤中的麻黄，必通过佐石膏的辛寒凉透的协助，也可以宣散风热。总之对君主药的要求，最好是能对病因、病位、病机三者同步起效的药物，但至少也要对其中二者起同步作用，还必须通过臣、佐药的协助，起到全面调治作用的药物，才能构成君药。

一个方剂中一般只有一味君药，但对病情复杂的证候，也可以有二味、三味君药，《至真要大论》云："君二臣四，偶之制也。""君三臣六，偶之制也"。但不宜过多，主药过多则不能突出主攻方向。

君药的用量，一般与臣、佐、使药相比，应相应重用。张景岳曰："主病者，对证之要药也，故谓之君。君者，味数少而分两重，赖之以为主也。"[1] 所谓重用是指比常用量为重。有的药物常用量的大小，就有很大的差别，如花、叶、草与矿石、贝壳类差别很大，自当别论。还有药性峻缓，和有无毒不良反应，也是决定常用量的依据。君药的量大实指其在本药常用量基础上加大用量，使之起到君药的主导作用。

二、臣药

现代改称辅药，是辅佐君药更好地发挥治疗作用。《素问·至真要大论》云："佐君之谓臣。"其治疗作用应是与君药的作用在某一方面，或几方面保持一致。也就是说臣药在针对病因、或病位、或病机方面与君药的作用相同，能协助君药在某一方面发挥更大的作用。如麻黄汤中的桂枝，能温散卫分风寒郁滞，就是协助麻黄更好地发挥宣泄卫分风寒的郁闭作用，所以为麻黄汤中的臣药。

臣药的药味可与君药相等，也可以多于君药，如君一臣一、君一臣二、君一臣三，但不少于君药。只是在病情单一或治法单纯的情况下，臣药可以代替佐使药。如参附汤回阳固脱，附子既是人参的臣药，也是佐使药。臣药的药味在方剂中的多少，一方面受病情所决定，病情复杂，需要从多方面来加强君药的作用，臣药就要多用些。如补中益气汤，需要从补肺脾之气来增强黄芪的益气升清的作用，就需要用人参补肺气，白术补脾气，来增强黄芪的补气作用，升麻升阳明清气，柴胡升少阳清气，来增强黄芪的升提作用。益气生血的当归补血汤，重点在补气以生血，而不是直接补血，所以只要五比一的当归协助黄芪入血以生血即可。另一方面，臣药的多少取决于臣药的作用能否全面或某几方面增强君药的作用。如用一味臣药即能全面增强君药的作用，那么就用一味臣药即可，如三拗汤的杏仁。如麻黄汤既要宣发肺中风寒，又要宣发卫分风寒，因此就需桂枝、杏仁两味臣药。总之，臣药的多少，是以全面增强君药的作用为先决条件，而不得随意凑合。

臣药的用量，一般小于君药，否则臣药大于君药，就不能突出君药的主导作用。张景岳曰："佐君者谓之臣，味数稍多而分两稍轻，所以匡君之不逮也。"[1] 臣药仅仅是为了增强君药的作用，故只需常用量，或稍多于常用量，但不超过君药的用量比例。

三、佐药

也属于辅药之列，与臣药有相同之处，《至真要大论》云："佐君之谓臣"，是臣、佐本为一体，也是直接协助君药发挥其一方面或几方面的治疗作用。在病情单纯的情况下，也可以起到臣药的作用，因而可以臣佐一体。如桂枝汤中的芍药，既是佐药，又称臣药。但是在病情复杂的时候，佐药却可以作为臣药不足的补充，因而就需要多于臣药的佐药来解除君臣药所不能解除的病情。故《至真要大论》云："君一臣二佐九，制之大也"的一比三的建制。因而佐药除直接协助君药之外，也能协助臣药，增强臣药某些方面的作用。三者在目的上一致，而调治上起协同作用；如四君子汤的参、术、苓同起补气作用，四物汤的归、芍、地同起补血作用。

佐药不同于臣药的特点是，佐药可以具有节制或调节君药的某些不利于病情的方面。如桂枝汤中的芍药，可以调节桂枝的"辛甘发散为阳"，节制其发汗的作用，以适应既有风寒郁表，又有自汗表虚的证候。使之既能发散表郁，又不致汗出太过。麻黄汤中的杏仁，润性以济麻黄的燥烈，降肺气以调节麻黄的升发，合成润燥适中，宣降肺气之作用。

佐药不仅可以调节君药的性能，而且某些佐药还可以改变君药的某些性状，起到一种特殊的牵制作用。如麻杏甘石汤中的石膏，能使发散风寒的麻黄转变为宣发风热的作用，辛温变辛凉。

佐药还能发挥治疗兼夹证的作用。如大青龙汤中的石膏，就是在麻桂宣散风寒之外，发挥清泄郁热的作用。九味羌活汤中的黄芩、生地，就是升发风寒湿之外发挥清降郁火的作用。

此外，尚有"反佐"一类的佐药，是用于寒热极重出现假象之时，由于出现拒格现象，就须于常用方中反佐以破格拒。如阴盛格阳之证，于温热驱阴之中，反佐苦寒以破格通阳，如白通加人尿、猪胆汁便是。如阳盛格阴之证，于清凉清解之中，反佐辛热以破格通阴，如白虎汤加桂枝之类。

一方中的佐药，一般多于臣药，如"君一臣三佐九"的大方，佐三倍于臣药。然而佐药的多少，仍以病情和君臣药的作用大小来决定。病情单纯，君臣药可以全面调治，佐药可少用，甚至不用，可用臣佐一体，或以臣代佐的方式解决，如麻黄汤中的杏仁；或以佐代臣，如桂枝汤中的芍药。如病情复杂，君臣药力不能及，或力量不足的，就可多用佐药，以作君臣药的补充。

佐药的用量，一般与臣药相等，或稍小于臣药。然而在治疗兼夹证，或欲改变君臣药的性质时，佐药可以重用，甚至超过君臣药用量，如麻杏甘石汤、大青龙汤中的石膏，前者为了改变麻杏之温热，后者为清泄郁热，都大于君臣药。

四、使药

使药，传统认识是以引经报使，或调和诸药之品。张景岳曰："所以备通行向导之使也。"然而《素问·至真要大论》云："应臣之谓使。"从而可知，使药当有与臣药作出响应的协同作用，并不仅仅限于引经或调和作用。从《伤寒论》方所常用的使药为生姜、大枣和甘草可知。姜、枣同用辛散甘缓有调和营卫的作用，常用于表证或半表半里的方剂里，生姜辛散可协助麻、桂等宣散之品，以泄卫分之邪；大枣甘缓，可协助芍药、甘草等酸甘化阴以和营卫，大枣且有和缓麻桂的发散作用。所以在峻汗的麻黄汤中不用，用之反牵制麻、桂的作用的发挥。由此可见，姜、枣作为使药，并不是引经报使，而有协助君臣药的同步作用。诸柴胡汤方剂中的姜、枣，更不是作为少阳的引经报使者，而是调和营卫，协助柴胡疏解表里之邪。至于甘草，同补药则补，同凉药则泻，且有解毒缓急，牵制峻毒药品作用，故称调和诸药，也就是协调诸药，即对方剂中的诸药，均有协调的作用。所以《伤寒论》113方就有70方以甘草为使药，是使用率最高的药物。但是急证急方中，则不能随意凑人，如急下存阴的大承气汤、大陷胸汤等。由此可知，使药应当是能协助君臣发挥作用的药品，而不是引经报使药。这样才符合"应臣之谓使"的本意。

后世处方常用的"引药"，除生姜、大枣外，尚有葱白、淡豆豉、薄荷、酒、糖、童便、金银铁器等，可见所谓"引药"也并非"引经报使"药，也都是协助君臣药发挥作用的药品或食品。而真正的古人所称的"引经报使"药，如羌活、柴胡、白芷、葛根等，常常是处方中的君臣药，而并非使药。

因此使药的应用目的，在于加强君臣药的作用。如桂枝汤中的生姜、大枣各助辛散泄卫和甘酸化阴和营。小柴胡汤中的生姜助柴胡以疏泄半表之邪，大枣、甘草助人参以疗"血弱气尽"。

其次是使药虽不能与君臣药发挥协同作用，但能为君臣药发挥作用，创造有利的条件。如诸表药方剂中的炙甘草，虽不能直接协助表药发散，但均有养正助汗的作用。调胃承气汤中的炙甘草，也不能协助硝黄泻下燥结，但甘缓之性可以留滞药力，有利于燥结的清除。四物汤中的川芎，也不能助归、芍、熟地生血，但可使补药补而不滞。

由此可知，使药的应用，并非可有可无。但是可多可少，和臣、佐药一样，当视病情和君、臣、佐药的作用而定。如君、臣、佐药能尽合病情，使药可以少用或不用，或以佐代使，如三物白散中的桔梗，为佐使一体。如君、臣、佐药力略逊，或方剂中药味复杂，则可较多的增用使药。至于使药的用量，应小于臣佐药，以免过多地牵制他药发挥作用。故景岳曰："应臣者谓之使，数可出入而分两更轻。"[1]

君、臣、佐、使，是方剂的药物配备原则，根据病情与药性的差异，决定方剂中药物的配备。《素问·至真要大论》就有"七方"的制方法度："君一臣二，制之小也；君一臣三佐五，制之中也；君一臣三佐九，制之大也。"又曰："大则数少，小则数多，多则九三，少则二三。"前者是以药的味数定方之大小，后者是以药量轻重分大小，大方药味少而药量重，小方则药味多而药量轻。二味之参附汤非小方而是大方；九味羌活汤从药味看是中方，从剂量看还是小方。

一般情况下一方只有一味君药，复杂情况下，可有二味君药或三味君药，但不可更多，有君必有臣药配备。《素问·至真要大论》云："君一臣二，奇之制也；君二臣四，偶之制也；君二臣三，奇之制也；君二臣六，偶之制也"。君药未过二味，臣药可至六，佐药可五可九，臣药多于君药，佐药可多于臣药，这是《内经》的制方规则。然而临床遣药未必尽按此例，麻黄汤、四君子汤、四物汤等皆一君一臣一佐一使；桂枝汤则为一君一臣佐，三使，是以佐代臣；白虎汤一君二使，以臣代佐；乌梅丸则有二君，姜辛臣，川椒、桂附佐之，以温行内盛的寒水，连、柏臣佐乌梅，敛降失位之相火，参、归养气为使。可见君、臣、佐、使未必按比例配备，总以适病情为宜。刘完素所谓："方不对病，非方也；剂不臝疾，非剂也。"[2]方剂的组成必须对证，方能臝疾，不必拘于《内经》之比例。

引用文献

［1］张介宾.张景岳医学全书·类经［M］.北京：中国中医药出版社，1999：189，195.

［2］刘完素等.金元四大家医学全书［M］.天津：天津科学技术出版社，1994：125.

第三节　成方运用

成方系前辈医者的经验结晶，对制方法度的具体运用，按法运用于临床，可收立竿见影的效果。然而疾病的发生，多因时、因地、因人而异，运用成方，多有难以尽合病情，古人常有"古方难治今病"的感叹。当然，成方毕竟是前人的用药经验，是临床首选的遣药形式；因此对成方的具体运用，大体可归纳如下几种形式：

一、原方

即按照方剂的原来形式，包括药味、剂量、用法等，原封不动地运用于临床。此种原方录用的方式，大都适应古往今来早已定型的病证，而前人已有经验、有效的成方，只要方证相符，就可原方录用。尤其是一些早已定型的丸、散、膏、丹，如六味地黄丸、琼玉膏、活络丹等，可随手拈来。急性疾病中的藿香正气散、理中丸、香连丸、紫雪丹、至宝丹、苏合香丸等等。

成方之所以能千古流传至今，不仅因为制方得法，还有其独到的经验，有时我们暂时难以理解，就要求我们临床上多加体验。如近人在运用炙甘草汤时发现大便干燥的患者占绝大多数，使其理解了原方中麻仁的运用机理。对原方大枣30枚也作过试验，少用则效果不佳。因此，对待古方，特别是经方，在临床除必须详审证候外，还必须运用演绎、归纳、综合、类比等传统中医思维方式对成方详加推敲，不要随意更改其原有结构。古来不少医家对仲景临床遣药，常有贴切入微、丝丝入扣等赞喻，对仲景的方剂，尊为"经方"，以别于唐、宋以来的"时方"。但其组织结构，遣药思路，迥然有别，至今尚未能尽解；如麻黄升麻汤，尚有质疑为非仲景之方。对乌梅丸只认定为驱虫方剂，仅施于蛔厥等。

时方，特别是明清温热学派的方剂，补充了经方的不足，运用得当，亦是手到病除。时方较经方易于理解，便于掌握，无毒不良反应。近代亦有不少成方问世，其中有很多配伍有序，结构严谨，效果优异的方剂。原方录用，亦多取效于临床。

二、加味

在原方的基础上，增加药味，称为加味或增味、益味，系常用的遣药方式之一。原方加味主要是为了适应证候的变化，使药物更加贴切病情，一般是增加臣、佐药的药味，必要时也可增加君、臣药药味。在下列情况下，必须加味：

1.在原方不能全面适应证候的情况：增加药味，针对其不足之处，予以增强。如表证兼喘咳，桂枝汤加厚朴、杏仁，以化痰降气。

2.在病因有兼夹的情况：针对兼夹增加药味，如水饮兼郁热，用小青龙汤温化寒饮，加入石膏以清郁热。

3.针对体质正气不足的情况：增加扶正药，如白虎加人参汤，治阳明热证兼气虚。

4.针对时令：加入时令药味，以解时令之邪，如夏季加藿香、佩兰以化暑湿，加黄连、六一散以清暑热。

5.针对病位加重引经药：如九味羌活汤治头痛，前额痛属阳明加葛根，倍白芷；两侧属少阳加柴胡，倍川芎；后脑痛属太阳加桂枝，倍羌活；头顶痛属厥阴加藁本等等。

6.针对病机状态的改变：随机增加药味，以加强原方的作用。如太阳病，初服桂枝汤，反烦不解者，先刺风池、风府，却与桂枝汤则愈。又如太阳病，发汗遂漏不止，其人恶风，小便难，四肢微急，难以屈伸者，桂枝加附子汤主之。

7.针对主要症状：加入药味以缓解之，如太阳病，项背强几几，分别有汗、无汗用麻黄汤或桂枝汤，均加入葛根。

8.如原方药力不足以取速效或久效的情况：可选加与原方药性相同的药味以全面加强其效力，如中阳虚寒用理中汤加附子，以增强其助阳作用。肾阳不足用桂附地黄丸加鹿角胶以加强和巩固其温补肾阳的作用。

总之，增加药味，一定要针对病情，有是症，方用其药，不可随意凑合，胡乱增药。也不能无限制地增加同一性能的药物，如见头痛就白芷、川芎、细辛、藁本等头痛药一并加入瞎撞。要知一药有一药的特性，有利于此，也可能不利于彼，药味增加过多，有利因素虽可增加，不利因素也在增加，相互牵制，甚至将有利转为不利。如肝阳上亢头痛，因治头痛的药大都是升阳散邪之味，反助肝阳上升，头痛必然增剧，是欲止其痛，反而增痛。如表实无汗，仅一二味发汗药即可，如发汗太过，就易伤阳。故仲景曰：表证未经发汗者，方用麻黄汤，已发汗者，虽有表实，仅用桂枝汤。

此外，增加药味，如何针对病情？即以考察药性能否对病因、病位、病机，以及症状的改善为选药的先决条件。尽可能采用具有同步调整效应的药物。如风寒郁于阳明的头痛，当选白芷、荆芥之类的辛温药品；如属风热郁于阳明头痛，则当选粉葛根、石膏、升麻、蔓荆子之类的辛凉药品。增加药味时，选药是很重要的一步。

三、减味

减味运用方剂，也是临床遣药的重要形式之一。为了使原方更能适应病证，不仅需要增加药味，也需要减除药味。药味过剩，不仅不能做到药症对应，而且牵制其他药性的发挥，甚至诛伐无过，损伤无病的部位。减味一般指臣、佐药，君药是不能减除的。但亦不无例外，如《伤寒论》28条"桂枝去桂加茯苓白术汤"就是减去桂枝汤的君药。然而减除君药，即意味着调换君药，君药变换，原方即不复存在。所以减除君药的情况是少见的。大凡减药的情况可见如下：

1.**在病情解除的情况下，减除某一方面的药味**：如表证夹寒水用小青龙汤，如表已解，或无表证，可以减除表药使用。如九味羌活汤治风寒湿热夹杂，内热已除，可减去寒凉药。

2.**同一方中，某些药对某种病情有牵制时，则当减之**：如《伤寒论》21条云："太阳病，下之后，脉促，胸满者，桂枝去芍药汤主之。"邪盛于内，欲达于外，脉促胸满，芍药酸收敛邪，故不利于桂枝发挥作用，故当去之。

3.**在宿病夹杂的情况**：凡有触动引发宿病的药味，均当予以除去，如有胃寒痛之人，滋腻寒冷之品均可触发胃痛，自当减除。肝阳素亢之人，则当除去升阳发散、燥热之味。脾阳虚寒便常溏滑之人，则寒滑之品当除去。

4.**某些特殊体质，有不相适应的药味，当除去**：如阴虚多火之人，温燥香散之品当除去；阳虚多湿之人，则寒凉滋润之品当减除。还有如《伤寒论》17条云："若酒客病，不可与桂枝汤，得之则呕，以酒客不喜甘故也。"妊娠期间有损胎儿的药，产后有损产妇和影响乳汁的药，均当减去。特殊体质对某些药物过敏，如有时广木香、黄连等服后出现不良反等，亦当减除。

5.**某些季节气候对药物的禁忌**：俗传春忌麻黄，夏忌桂枝，虽不尽然，但夏令气候炎热，易于出汗，腠理疏泄，凡峻汗之药自当减去。冬令严寒，腠理固密，水液不易蒸发，寒润之品可助水气，当减除之。《素问·六元正纪大论》云："用热远热，用寒远寒。"也提出天气炎热应避免使用燥热药，气候严寒应避免用寒凉之品。

6.**地域多影响着体质**：如乡村之人体质壮实，可任峻攻，不任峻补；城市之人，体质脆弱，堪受峻补，不耐攻散。故城市之人当去除峻汗、峻下之品；乡村之人当去除壅补之味，此即因地遣药之例。

7.**某些疾病或某一病程中的禁忌药，当减除**：如伤寒初病忌下，久病忌汗，麻疹初期宜泄，收后忌泄。

8.**病药对应，如病情较轻，药味偏多，亦可适当减去部分功能相同的药物**：如大防风汤、大羌活汤、大秦艽汤等方药味偏多，使用时亦可对证减味。使药证更能对应，丝丝入扣，不致庞杂。

临床加减本是常事，却有"加味容易，减味难"之说，究其原因主要是对病情掌握不准确，或对药性在方剂中的作用不明确，减味时目标不明，因此对药味的减除显得为难，主要是对减除之后，方剂能否发挥作用，取得更好的效果，没有确切的把握，因而造成"宁加勿减"的结果。所以要做到减味得当，应当具备3个条件：（1）对病情有明白确切的把握，（2）对药性的知识全面掌握，（3）对方剂的组织结构有充分的认识。这样就能从病证、方、药三者通盘考察，而决定药物的取舍。如《伤寒论》169条："伤寒下后，心下痞，恶寒者，表未解也，不可攻痞，当先解表，表解乃可攻痞，解表宜桂枝汤；攻痞，宜大黄黄连泻心汤。"如21条："太阳病，下之后，脉促，胸满者，桂枝去芍药汤主之。"前者暂以解表为主，属于和法，不去芍；后者邪虽盛于内，尚有外达之势，故去芍药的收敛，使桂枝单刀直入，助邪外达。

四、加减味

对原方进行加减，也是常用的遣药方式一，古代或称为增损；即对原方既加又减，使原方能适中病情。其方法虽然与前加味、减味相同，但有些加减法却又在前二法的范围之外，与同时使用前二法的原则，又有所不同：

1.**根据病情需要加味**：但方中药味又有重复，所以需要减味。

2.**根据病情需要减味**：但方中药味不足以胜任者，又需同时加味。如风热犯肺，如麻杏甘石汤，麻黄嫌其过于辛温，当减去；但无宣散风邪郁热之品，故又必须加入薄荷辛凉疏风散风。

　　3.如遇方中有时令忌药，必须减除，但又必须加入所需的药味：如夏月发汗当去麻黄，但必须加香薷，或苏叶，或羌活之类。

　　4.如遇体弱或虚羸之人：不堪峻猛之味，自当去除，但必须加入适当的药品予以替代。如便闭结去除大黄，加以蒌仁、火麻仁、郁李仁、松子仁之类代替。

　　5.如遇妇人经、胎、产、乳之期的忌药：必须减去，亦必须加入相应的药味替代之。亦为加减之法。

　　运用成方，有当减味而不需加味者，有当加味而不需减者，有需加味又需减味者，故加减也是运用成方的常用方式。

五、变方

　　变方，是通过对原方部分药品的变动，来改变原方的性能和作用，改变其适应证候。如三拗汤治疗风寒咳喘，加入石膏为麻杏甘石汤，治风热咳喘；再以麻黄易薄荷为荷杏石膏汤，治风热郁蒸；如以石膏易薏苡仁为麻杏苡甘汤治疗风湿郁蒸之证。又如桂枝汤为调和营卫之方，如变芍药为君，加入饴糖，则为温脾和肝的小建中汤。如除芍药、生姜加茯苓，则为治疗水气的苓桂甘枣汤。这都是变方的遣药方式。

　　变方的遣药方式是在原方的基础上，针对病因或病位的不同，变动其君、臣药味来改变原方的性能和作用。但仍保持原方的部分内容，因而在其作用和性能上，还能保持其部分原貌，如三拗汤、麻杏甘石汤、荷杏石膏汤、麻杏苡甘汤都能保持其宣发的性能。桂枝汤、小建中汤、苓桂甘枣汤等，也保持了部分和法的性能。

六、化方

　　化方的遣药方式是根据原方的组方结构，选用不同于原方的药物，组成新方的一种运用成方的方法。即古人所谓："师其法而不泥其方。"如根据麻黄汤化出杏苏散，从麻黄附子细辛汤化出再造散。

　　以一方的组织法则为指导，分化出数方，也是化方的一种方式，其组织法则虽同，但药物结构不同，因而其性能也就不同，适应证也不尽相同。如从乌梅丸分化出来的椒梅汤、连梅汤、椒梅理中汤。

七、裁方

　　裁方，即根据病情，裁减一个部分不适应病情的药味，而保留适宜的一部分的药物，与减味的方法相似。但裁方可以同时采用数方裁减之后，合并使用，以适应病情的需要，如剪裁的缝合方式，也是运用成方的一种方式。

　　裁方因为裁去部分药味，因而就保存了原方的部分性能，但也能改变原方的作用，如四君子汤，原方补脾益气的主方，如裁去人参，即保存了补脾的性能，但其作用即改变为健脾行水燥湿。四物汤为补血主方，如裁去熟地、白芍之滋补，即成为养血活血的佛手散。如果数方均经过裁剪而组合为方，其性能和作用则大为改变。如四君子汤裁去茯苓，合甘草干姜汤，即成为理中汤；再合参附汤，即成为附子理中汤。四物汤裁去熟地、白芍，合理中汤裁去白术，再加桃仁，即成人参生化汤；其性能作用，均不同于原方。

八、合方

　　合方是两个及其以上方剂合并使用，也是成方使用时的一种遣药方式，与选方的复方略有异同。复方有时是两方先后交相轮用，《素问·至真要大论》："奇之不去则偶之，是谓重方。"与裁方必经剪裁而后合用亦有不同。

　　原方两个以上合并使用，如常用的小柴胡汤合桂枝汤的柴胡桂枝汤，与五苓散合并的柴苓汤，与平胃散合并的柴平汤，是适应两个不同病情的证候。还有根据病情轻重不同，在使用两方合并时，还视病情，斟酌双方的分量比例，故《伤寒论》有麻黄桂枝各半汤、桂枝二麻黄一汤、桂枝二越婢一汤的不同遣药方法。

　　两个以上方剂合用，还可以进行加减：加味是增强其作用，如四君子汤合四物汤为八珍汤，加黄芪、肉桂以增强其温补作用，名十全大补汤。减味也是为了增强其作用，如六味地黄汤合逍遥散，减除白术、炙甘草理脾药，以突出其对肝肾的作用，名滋水清肝饮。或加或减，或加减同用，其目的都在于加强合方之后的作用。

第四节　配伍通例

　　临床遣药除必须遵循君、臣、佐、使的制方法度之外，还必须遵循一定的配伍原则，即药物与药物配合使用，使其发挥最大限度、最佳效果的使用原则。配伍后的药理作用，不等于药性的相加，而是产生新的作用如酸甘化阴、苦辛开降等，是单位药的协同作用的结果，是遣药的高级形式，这些配伍方式，再按君臣佐使的制方法度相配合，构成了中药的方剂。

古人对药物的配伍，总结出单行、相须、相使、相畏、相杀、相恶、相反七种形式，称为"七情"。单行指一种药的单独使用。其余六种都属于两药之间的相互作用，大致分为协同和拮抗两类：相须、相使属于协同作用，能增强药物的效能；相畏、相杀、相恶、相反都属于拮抗作用，可以削弱原有的药效，可以克制某一药的某一部分不需要的作用，也可以导致两药之间产生毒不良反应。《神农本草经序例》曰："勿用相恶、相反者"，"若有毒宜制，可用相畏、相杀者，不尔，勿合用也。"

临床配伍，主要根据病情与立法的要求，选择需要的药性相互配合，产生协同作用。一些属于拮抗的药物也能产生协同作用，如小柴胡汤中生姜与半夏的相畏相杀，生姜与黄芩的相恶；又如相反的甘草与海藻、甘遂也能同用。致于乌头与半夏常常是相遇的，附子与半夏同方更多，乌头与贝母、瓜蒌也有同用之时。

临床配伍遣药，一般只为协同，即使是拮抗药汤的配伍，也是为了达到了协同作用。配伍遣药，只有同性配伍和异性配伍之分。凡药物性能基本相同的为同性配伍，如黄芩、黄连、黄柏，都属于苦寒沉降、清热泻火。凡药物性能不同的为异性配伍，甚至是矛盾的，如轻重、缓急、动静、刚柔、升降、开合、润燥、滑涩、寒热、补泻等，都是异性配伍。

中药配伍，七情配伍从今天看来，不易于理解。笔者在把协同学于社会系统中应用的伊辛模型类比中，发现了数种可资解释中药协同方式的框架：

1.本体协同：即药物对药物的协同作用，如七情中的相须、相使、相杀、相恶。药物及其成分间存在着相互促进，相互制约的作用。

2.主次协同：其作用是平行的，只有轻重大小的剂量不同，应用在气血阴阳同亏，或多种外邪侵袭时，如八珍汤的气血双补用药，以及祛风散寒药物的协同。

3.呼应协同：从祛邪与扶正两个方面，或从消除病机状态，阻断病机发展趋势等方面，相互呼应，如补中益气汤中黄芪、党参补气药与升麻、柴胡提气药的呼应。

4.缓急协同：根据病变的形势，急者治标，缓则治本，迅速消除致病因素和严重的病理损害，又从整体上调节人体抵抗力和代偿力。杨熠文等研究甘草指出："缓急指甘草可以缓解表现急迫紧张的病症，包括缓急止痛、缓急舒筋、缓急清热、缓急止咳、缓急安神和缓急止悸，体现的是甘草的自身功用；缓药主要是指甘草在配伍以后对其他药物的药性、药效及药用的调和作用，表现为缓和药力、缓留药力和缓释药力等。"[1]缓急，不仅表现在药物组成上，还表现在药物炮制上和方剂剂型上。

5.开合协同：介于主次、呼应之间，近似国画的开合章法，开就是展开，合就是归结。好比，近景就是远景的展开，远景便是近景的归结。比如，杞菊地黄丸治疗眩晕耳鸣，羞明畏光，迎风流泪，视物昏花。标是肝热，本是肝肾阴亏。那么"开"清肝养阴，菊花、枸杞子；"合"便是滋补肝肾之阴，六味地黄丸。从气血阴阳的互化运转，从病变的主要层次和相关层次，还有病变的现存状态和传变方向，综合进行考虑，如滋阴补气，治阴求阳，治肝实脾等，更有助于理解热因热用，通因通用等组方原则。

一、同性配伍

遣用药物性能基本相同的配伍，以发挥协调一致的作用，为同性配伍。其目的：一是加强同一的效能，二是虽各自对不同的病位，但发挥的作用却是一致的，为协同作用。

（一）轻宣

1.桑叶、菊花：轻清头目风热，适用于风热上受的头痛目赤，或头昏目昏。

2.连翘、牛蒡子：轻清上焦风热，适用于风热上受的咳嗽、咽痛，或发疹。

3.连翘、银花：轻清血分风热，适用于风热外感的发热心烦，发疹。

4.瓜蒌皮、马兜铃：轻宣清肺，适用于风热郁肺，肺气不宣的胸闷干咳，或咳嗽不爽，或咳则胸痛气喘。

5.荆芥、薄荷：轻宣头目风热，适用于风邪上受，头痛，头目昏重，或咽痛，咳嗽，咽痒。

6.荆芥、防风：轻宣上焦风邪，适用于风邪外受的头昏头痛。

7.苦丁茶、夏枯草：轻清头目风火，适用于风火上盛的头痛如掣，目赤

8.决明子、青葙子：轻清头目风热，适用于风热头痛，目赤，目昏，目痛。

9.芦根、通草：轻清透热，适用于气分热邪蕴蒸的发热，咳嗽或发痦疹。

10.桔梗、南沙参：轻清宣肺，适用于干燥热郁肺的咳痰不爽，胸闷。

11.桔梗、白豆蔻仁：轻宣胸膈，适用于痰气郁滞的胸膈满闷，以及小便癃闭。

12.桔梗、瓜蒌：轻宣肺气，适用于肺气失宣的胸膈满闷，咳痰不爽。

13.西瓜翠衣、绿豆衣：轻清暑热，适用于夏月暑热，发热，心烦，口渴，尿赤。

14.茅根、芦根：轻清透热，适用于热邪蕴蒸的发热不退，或发斑疹。

15.藿叶、苏叶：轻宣湿浊，适用于霉湿秽浊的胸脘痞闷，恶心呕吐，或头重头痛。

16.藿叶、佩兰叶：轻宣暑湿，适用于秽浊暑湿的头重胸闷，恶心呕吐。

17.绿萼梅、代代花：轻宣气郁，适用于气郁胸脘痞闷，疼痛，或嗳气，或呃逆。

18.金银花、扁豆花：轻清暑热，适用于暑热外受的发热，泄泻，口渴心烦。

19.灵霄花、玫瑰花：轻宣瘀热，适用于月经后期的腹痛。

20.厚朴花、扁豆花：轻清脾胃湿热，适用于暑湿发热，腹痛泄泻。

21.扁豆衣、绿豆衣：轻清暑热，适用于暑热外受的发热，心烦，口渴，泄泻。

22.竹叶、灯心：轻清心肺，适用于心烦不眠，口渴或口疮，或热病后昏沉喜睡。

23.莲子芯、竹叶芯、麦冬芯：轻清心火，适用于心火上盛，心烦躁扰不眠。

24.橘络、丝瓜络：轻宣络脉，适用于胸胁气滞作痛。

25.砂仁、白豆蔻仁：宣降胃气，适用于胃气不宣的胸脘痞闷或痛，嗳气呕恶。

26.菊花、钩藤：轻宣风热，适用于风热上郁的头昏、头痛、目昏。

27.蝉衣、荆芥：轻宣风热，适用于风热外受的咽痛失音，或发疹不透。

28.蝉衣、蛇蜕：轻宣风毒，适用于风毒疹疥瘙痒。

29.芦根、竹叶：轻清透热，适用于气分燥热的壮热、口渴、心烦。

30.络石藤、忍冬藤：轻宣血络，适用于阳邪入络的筋脉挛痛。

31.青葙子、草决明：清宣风热，适用于肝经风热，头痛目昏。

32.菊花、密蒙花：清肝明目，适用于肝热目昏目痛。

33.路路通、鬼箭羽：宣通血络，适用于阳邪入络的筋脉挛痛，或瘾疹瘙痒。

（二）重镇

1.生龙骨、生牡蛎：镇摄心肝浮阳，适用于肝阳上亢之头晕头胀，心阳上亢之不眠多梦，心悸怔忡，虚阳欲脱之惊狂喘汗。

2.生代赭石、灵磁石：重降肝肾冲逆，适用于肝肾气逆之喘咳、呃逆。

3.生代赭石、生铁落：重镇肝火，适用于肝火上亢之狂躁。

4.生石决明、珍珠母：重镇肝阳，适用于肝阳上亢之眩晕，头胀头痛。

5.生鳖甲、生龟甲：适用于阴虚阳亢之眩冒欲脱，抽搐瘈疭，或角弓反张。

6.紫贝齿、珍珠母：重镇肝阳，适用于肝阳上亢之不寐多梦。

7.沉香、黑锡丹：重镇肾气，适用于肾不纳气之喘喝大汗，肢厥欲脱。

8.厚附片、油官桂、川牛膝：引火归原，适用于虚阳浮越之面赤多汗，狂躁足冷，或上盛下虚之喘喝足痿，或吐衄，或口疮目赤。

9.沉香、苏子：重降肺气，适用于肺气上逆之气喘不得卧。

10生代赭石、旋覆花：重降胃气，适用于胃气上逆之嗳噫，呕逆，呃逆。

11.龙齿、朱砂：镇心安神，适用于心阳上浮之不眠多梦，心悸怔忡。

12.琥珀、茯神：安魂定魄，适用于神不守舍之谵语妄见妄言。

13.柿蒂、刀豆子：重降胃气，适用于胃气上逆之呃逆。

（三）上升

1.荆芥穗、防风：升阳散风，用于风邪郁遏的头痛恶风，或咳嗽鼻塞，或风疹瘙痒。

2.羌活、防风：升阳散湿，适用于风湿郁遏的头项强痛，遍身骨节疼痛，或肢体重痛，或风痹游走疼痛。

3.升麻、柴胡：升提清气，适用于清气下陷的头晕头痛，短气，或脱肛阴挺，或癃闭便闭，及一切清气不升之候。

4.荷叶、柴胡：升发少阳清气，适用于肝胆气郁之头痛目眩。

5.荆芥穗、苏薄荷：升散风热，用于风热郁遏的头痛、咽痛、咳嗽、口疮以及风疹疮痒。

6.桂枝、生黄芪：升发清阳，适用于清阳不升的头晕，倦怠少气，或劳倦发热。

7.升麻、葛根：升散郁火，升发阳明清气，适用于清气下降的泻痢腹痛，或阳明郁火的口疮齿痛，鼻衄，面赤发热。

8.黄芪、荷蒂：升提胎气，适用于胎动欲坠。

（四）下降

1.苏子、葶苈子、白芥子：沉降肺气，适用于肺气上逆之咳逆痰鸣，或气喘哮吼。

2.枇杷叶、竹茹：降肺胃逆气，适用于胃气上逆之呕逆、呃逆，或肺胃气逆的咳逆、嗳、呕。

3.丁香、柿蒂：沉降胃气，适用于胃气上逆之呃逆。

4.陈皮、半夏：化痰降逆，适用于湿痰郁滞，或咳逆上气，或恶哕呕吐呃逆之症。

5.丁香、砂仁：降逆止呕，适用于胃寒呕吐呃逆。

6.枳实、厚朴：通降气机，适用于中焦气机郁滞，不得通降，痞满实证。

7.沉香、木香：沉降气机，适用于气机郁滞的腹满腹胀。

8.木香、槟榔：行气导滞，适用于二肠气滞，尤其大肠气滞的腹胀，里急后重之症。

9.橘核、荔枝核：疏利肝肾之气，适用于肝肾气滞，腰胁、少腹胀痛，男子疝痛，女子乳痛。

10.青皮、陈皮：疏降肝胃，适用于肝胃气滞的脘胁胀满，胀痛。

11.苏梗、藿梗：疏降脾胃，用于寒、暑、湿浊郁滞脾胃，脘腹满闷，呕吐恶哕之症。

12.半夏、生姜：化痰降逆，适用于湿痰或寒饮内盛的呕吐，恶哕，呃逆。

13.陈皮、竹茹：和胃降逆，适用于胃气不和的呃逆，或湿痰内盛的咳逆咳呕。

14.黄柏、青皮：清降热滞，适用于热滞大肠，小腹胀痛。

15.川楝子、小茴香：清降肝肾，适用于肝肾热滞的小腹胀痛，或疝痛。

16.莱菔子、白芥子：导降痰食，适用于痰食内阻之小儿咳喘。

（五）散

1.麻黄、桂枝：温散风寒，适用于风寒郁闭的恶寒发热，头项强痛，身痛脉紧，无汗，或经络郁滞的痹痛不遂，或角弓反张。

2.葱白、淡豆豉：温散风寒，适用于感冒风寒的头痛鼻塞，流清涕，或微恶风寒发热。

3.苏叶、生姜：温散风寒，适用于感冒风寒的恶寒无汗，发热头痛，或呕吐。

4.香茹、羌活：温散暑湿，适用于感冒暑湿，发热恶寒，身痛无汗。

5.羌活、苍术：温散寒湿，适用于寒湿郁滞，身重身痛，或痹痛麻木。

6.防风、羌活：温散风湿，适用于风湿恶风，身痛，肢节游走痹痛。

7.干姜、细辛：温散寒水，适用于寒饮上逆的咳逆呕吐。

8.干姜、川椒：温散寒水，适用于寒水饮内盛，脘腹满痛，呕吐清水。

9.苏梗、厚朴：温散寒湿，适用于脾胃寒湿的脘腹满痛，呕吐或泄泻，或痢下白胨。

10.甘松、山奈：香散郁气，适用于胃脘气痛。

11.海藻、昆布：消散瘿痰，适用于颈项瘿瘤。

12.三棱、莪术：消散痞结，适用于腹内痞块结硬。

13.桃仁、红花：活血祛瘀，适用于一切瘀血滞结之候。

14.乳香、没药：理气散瘀止痛，适用于瘀滞疼痛及外科痈疡疼痛。

15.神曲、山楂、麦芽：消化食滞，用于食滞中焦，脘腹满闷胀痛，恶食，或呕或泻。

16.鳖甲、山甲：攻坚消癥，适用于腹内癥块坚结。

17.蜈蚣、全蝎：搜风通络，适用于邪风入络的抽搐反张，或经脉挛痛，口眼㖞斜。

18.乌梢蛇、白花蛇：搜风通络，适用于邪风入络的筋脉痹痛麻木。

19.水蛭、虻虫：攻瘀消癥，适用于瘀血内结，癥块坚硬，或妇女血瘀经闭。

20.香薷、佩兰：芳化暑湿，适用于暑湿外受，灼热无汗，胸闷恶呕。

21.麻黄、紫萍：发汗利水，适用于风水面浮身肿。

22.郁金、姜黄：疏利气血，适用于上焦气血郁滞之胸胁背痹痛。

23.山甲、皂刺：攻坚散结透脓，适用于外科结核坚硬。

24.蚤休、山慈菇：解毒散结，适用于外科急性结硬热痛。

25.生牡蛎、瓦楞子：化痰软坚，适用于痰结硬块。

26.半夏、南星、白芥子：化痰散结，适用于痰核坚硬。

（六）收

1.五味子、诃子肉：收敛肺气，适用于久咳肺气耗散。

2.乌梅、白芍：收敛肝气，适用于肝气横逆之呃逆痞胀，或眩晕。

3.罂粟壳、诃子肉：收敛大肠，适用于久泻久痢，大肠滑脱。

4.金樱子、山茱萸：收固精气，适用于肾虚精滑遗尿。

5.补骨脂、益元散：收固肾气，适用于肾不纳气，上则气喘，下则遗尿。

6.桑螵蛸、蚕茧：收涩小便，适用于小便频数多尿。

7.海螵蛸、樗白皮：收涩白带，适用于白带清稀不止。

8.赤石脂、禹余粮：收涩大肠，适用于久泻滑脱。

9.花蕊石、白及：收涩血络，适用于吐血便血，日久不止。

10.血余炭、地榆炭、侧柏炭：收涩血络，适用于下部出血不止，便血崩漏。

11.麻黄根、浮小麦：收涩虚汗，适用于自汗不止。

12.煅龙骨、煅牡蛎：收敛浮阳，适用于阳气浮越，汗出不止。

13.金樱子、芡实：固精收摄，适用于精浊滑泄不止。

14.肉豆蔻、罂粟壳：收固大肠，适用于久泻久痢的大肠滑脱。

15.肉豆蔻、补骨脂：收固脾肾，适用于脾肾气虚，五更泄泻。

16.怀山药、芡实：收固脾肾，适用脾肾气虚，男子遗泄白浊，女子带下不止，小儿久泻虚滑。

17.刺猬炭、槐角：收涩肠络，适用于痔血不止。

18.生白芍、生牡蛎：收涩阴气，适用于阴虚阳亢的阴气不固，多汗溏泄。

19.补骨脂、胡桃：收固肾气，适用于肾虚失纳的咳喘腰痛。

（七）清

1.黄芩、黄连：清降上中湿火，适用于肺脾胃湿火之胸、脘、腹痛，泻痢，口苦恶食，或头面红肿，口疮目赤。

2.黄连、黄柏：清降中下湿火，适用于脾与大肠湿火，或腹痛泻痢，或口疮舌烂，齿痛龈肿。

3.栀子、黄连：清降心肺，适用于心火内盛，心烦懊侬，口舌生疮，小便赤热。

4.竹叶、石膏：清解胃火，适用于阳明热盛，壮热心烦，口渴饮冷。

5.麦冬、竹叶：清解心肺，适用于心火内盛之心烦躁扰不眠，或口疮舌糜。

6.白头翁、秦皮：清利大肠，适用于大肠湿火伤络之赤痢下血，腹痛后重。

7.黄连、龙胆草：清泻肝胆湿火，适用于肝火内盛之目赤流泪多眵，或阴湿瘙痒，男子白淫，女子黄带。

8.知母、黄柏：清泻肾火，适用于肾火上炎之颧赤咽痛，口疮齿痛，耳鸣耳聋，耳流臭脓，或下迫遗泄，淋浊，足痿等。

9.生地、玄参：清解阴血之火，适用于阴虚火旺，咽痛咽肿，咽干舌燥，鼻衄，齿痛齿衄，或发斑疹。

10.丹皮、地骨皮：清解阴血伏火，适用于内热骨蒸潮热，颧赤。

11.银柴胡、胡黄连：清解阴血虚火，适用于潮热夜热，五心烦热。

12.犀角、生地：清营凉血，适用营血热甚于夜，口反不渴，舌绛，神昏谵语，或吐衄便血。

13.羚羊角、钩藤：清肝息风，适用于热炽风动的抽搐痉挛，角弓反张。

14.丹皮、银花：清营凉血，适用于营血热盛之斑疹红赤。

15.生地、银花：清解血热，适用于营血内热，夜热烦躁，斑疹或发疮疡。

16.大黄、黄连：清降湿火，适用于中焦湿火盛的痞满腹痛，或口疮齿痛目赤。

17.石膏、滑石、寒水石：清凉解热，适用于暑热内盛的壮热心烦口渴，小便短赤。

18.丹皮、栀子：清降心肝伏热，适用于君相内动的心烦面赤与吐衄崩漏。

19.芦根、茅根：清透肺胃，适用于气分燥热，灼热心烦，自汗口渴。

20. 石膏、知母：清透燥热，用于气分燥热的壮热心烦，大渴喜冷，大汗出，脉洪大。

21. 黄芩、栀子：清泄肺火，适用于心肺火炽的咳血鼻衄。

22. 川黄连、胡黄连：适用于君相火动之五心烦热。

23. 板蓝根、山豆根：适用于热毒上盛之咽喉肿痛。

（八）温

1. 干姜、附子：温散脾肾阴寒，适用于阴盛阳微的恶寒厥逆，或腹痛泻利，甚则脉微欲绝之候。

2. 附子、肉桂：温散肝肾阴寒，适用于下焦虚寒的两足厥冷，小腹痛或囊缩入腹，妇人则乳拉缩。

3. 吴茱萸、川椒：温肝祛寒，适用于下焦阴寒的小腹急痛，下利脉沉，或心腹胀痛，呕吐酸冷。

4. 草果、高良姜：温胃祛寒，适用于胃寒胀痛，呕吐酸冷。

5. 干姜、白术：温脾祛寒，适用于中焦虚寒，腹痛喜按，或下利清谷。

6. 川椒、肉桂：温肾祛寒，适用于下焦虚寒，小腹绵绵作痛或疝痛。

7. 干姜、钟乳石：温肺祛寒，适用于肺气虚冷，咳唾白沫。

8. 川乌、草乌：温散寒湿，适用于寒湿入络的痹痛，麻木。

9. 川椒、干姜：温通肝胃，适用于肝胃阴寒的胃痛喜按，呕吐清冷。

10. 川椒、附子：温通肝肾，适用于下焦虚的小腹痛或疝痛。

11. 人参、附子：回阳固脱，适用于阳气欲脱的厥逆，脉微或无，或喘汗欲脱。

12. 黄芪、附子：温助卫阳，适用于卫阳不固的恶风肢厥，自汗冷汗。

13. 肉桂、炮姜：温通寒瘀，适用于失血日久，血出晦暗。

14. 肉桂、吴茱萸：温肝散寒，适用于肝寒腹痛，厥冷或疝痛。

15. 吴茱萸、生姜：温散肝寒，适用于肝经阵寒之腹痛，头顶痛。

（九）润

1. 麦冬、沙参：清润肺燥，适用于肺中燥热的干咳或痰稠胶黏，咽干鼻燥。

2. 天冬、玉竹：清润肝燥，适用于肝燥的胁痛，嘈杂，或筋脉挛急。

3. 玉竹、石斛：清润胃燥，适用于胃中燥热，口干口渴，嘈杂易饥。

4. 火麻仁、郁李仁：清润肠燥，适用于肠燥的大便干结，或不通。

5. 首乌、生白芍：清润肝燥，适用于肝阴虚燥的眩晕，头痛，或脱发。

6. 肉苁蓉、枸杞子：清润肾燥，适用于肾阴虚燥，腰脚酸软。

7. 知母、贝母：清化燥痰，适用于咳痰稠厚，或白沫黏稠。

8. 天冬、麦冬：清润心肺，适用于心肺燥热之心烦口渴咽干。

9. 南沙参、北沙参：滋养气液，适用于肺气虚燥的干咳短气，咽干口燥。

10. 火麻仁、瓜蒌仁：润肠通便，适用于肠燥的大便干结难行。

11. 玉竹、黄精：滋润胃阴，适用于胃阴虚燥，嘈杂不食。

12. 熟地、肉苁蓉：滋润肾燥，适用于阴精虚燥的腰脚酸软，老年便结不行。

13. 玄参、麦冬：清润肺肾，适用于肺肾燥热的咽干咽痛。

14. 玉竹、沙参：滋润肺胃，适用于肺胃虚燥，咽干干咳，嘈杂不食。

15. 生地、麦冬：清润心肝，适用干燥热不寐，烦躁，或怔忡，或多梦。

16. 生地、熟地：滋润肝肾，适用于阴血虚燥的骨蒸潮热盗汗。

17. 熟地、当归：滋润阴血，适用于血虚肝燥的筋脉挛痛，或头痛眩晕，或潮热盗汗。

18. 西洋参、麦冬：清润心肺，适用于气液虚燥的虚烦少气。

19. 核桃、肉苁蓉：滋润虚燥，适用于肾与大肠虚燥，大便干结如羊粪，或老年便秘。

20. 生地、玄参：增液润燥，适用于热病后液枯肠燥，大便闭结。

21. 天冬、生地、人参：滋养气液，适用于气液不足之证。

（十）燥

1. 苍术、厚朴：燥肝湿，适用于脾湿腹胀，倦怠不食，或大便泄利。

2. 苍术、干姜：温燥脾胃，适用于脾胃寒湿的脘腹痞胀，不饥不食，大便泄利。

3.**白术、茯苓**：燥脾肾，适用于脾肾水湿，腹满腰重，小便不利，或饮不解渴。

4.**陈皮、半夏**：燥胃湿痰，适用于湿痰内盛的中脘痞满，不饥不食不眠。

5.**桂枝、茯苓**：通阳行水，适用于水饮内停的心悸，心下悸，小便不利。

6.**羌活、独活**：燥散风湿，适用于风湿外受的肢体腰背骨节疼痛。

7.**细辛、干姜**：温化水饮，适用于上、中焦寒水上逆，咳逆气喘。

8.**细辛、川椒**：温通寒水，适用于下焦寒水上逆之腹痛呕逆。

（十一）泻利

1.**大黄、芒硝**：泻利大肠，适用于大肠燥火闭结。

2.**木通、车前子**：泻利小便，适用于湿热，小便淋痛，闭涩。

3.**猪苓、泽泻、茯苓**：泻利水湿，适用于下焦水湿停滞的小腹满，小便不利。

4.**萹蓄、瞿麦**：利水通淋，适用于湿热淋涩，癃闭。

5.**海金沙、金钱草**：利水化石，适用于砂石淋涩。

6.**牵牛子、葶苈子**：泻利逐水，适用于水停上逆，腹胀气喘，二便不行。

7.**甘遂、芫花、大戟**：峻泻停水，适用于水停鼓胀，二便不行。

8.**生甘草、滑石**：清暑利水，适用于暑热，心烦口渴，小便短涩不利。

9.**川楝子、延胡索**：疏利气血、偏寒，适用于气血郁滞，脘腹胁痛拒按。

10.**香附、高良姜**：疏利气血偏温，适用于气血郁滞，脘腹寒痛喜按。

11.**白茯苓、赤茯苓**：利水除湿，适用于水湿停滞，腹满，小便不利。

12.**茯苓皮、冬瓜皮**：利水消肿，适用于水停浮肿，小便不利。

13.**牵牛子、大黄**：通利逐水，适用于湿热停水，腹胀满，大便不行。

14.**赤小豆、生薏苡仁**：渗湿利水，适用于湿热停水，下肢浮肿。

15.**五加皮、海桐皮**：行气利水，适用于下焦气郁水停的足肿。

16.**紫金皮、赤小豆**：凉血行水，适用于下焦血分湿热脚肿赤热。

17.**防己、茯苓**：利湿行水，适用于下焦水湿的足肿足痛。

18.**芒硝、蜂蜜**：润燥通结，适用于大肠燥结，大便不行。

（十二）补养

1.**人参、黄芪**：补肺气，适用于上焦气虚的短气多汗，疲倦少神。

2.**党参、白术**：补脾气，适用于中焦气虚的倦怠嗜卧，食少便溏。

3.**当归、白芍**：补肝血，适用于一切血虚之证。

4.**柏子仁、茯神**：补心气，适用于心气不足的惊悸不寐，或神气衰减。

5.**首乌、枸杞子**：补肝阴，适用于肝阴不足的眩晕脱发。

6.**熟地、山茱萸**：补肝滋肾，适用于肝肾阴亏的腰痛耳鸣，遗精，夜尿不禁。

7.**人参、附子**：温补心阳，适用于心肾阳脱，厥逆，喘喝大汗，脉微欲绝。

8.**人参、麦冬**：滋补心阴，适用于心肺阴竭的喘喝大汗，舌红脉微细数。

9.**附子、白术**：温补脾阳，适用于中阳不足的恶寒战栗，或腹痛，大泻不止，或吐泻厥逆。

10.**仙茅、仙灵脾**：温养肾阳，适用于肝肾阳虚，腰脚酸痛，及阳痿早泄，或眩晕。

11.**巴戟天、肉苁蓉**：柔补肾阳，适用于阴损及阳的腰膝酸软，舌萎，或阳痿眩晕。

12.**鹿茸、鹿角胶**：温补督脉，适用于肾阳虚损的眩晕耳鸣，腰膝酸痛，阳痿精冷。

13.**菟丝子、覆盆子**：平补肾气，适用于肾气不固的遗尿、尿频，精滑，或胎动不安，滑胎带浊。

14.**熟地、枸杞子**：滋补肝肾，适用于肝肾阴虚的目昏目暗，耳鸣耳聋。

15.**甘草、小麦、大枣**：缓养心神，适用于心神失养的悲哭不止。

16.**白芍、甘草、大枣**：酸甘化阴养营，适用于营阴不足，虚热及筋挛急。

17.**蛤蚧、冬虫夏草**：滋养肺肾，适用于肺肾阴阳两虚的虚羸劳嗽，动则气喘。

18.**女贞子、旱莲草**：平补阴血，适用于肝肾阴血不足的内热失血。

19.**蛤蚧、人参**：补气纳气，适用于肺肾阴虚失纳的动则气喘，劳嗽失血。

20.**黄芪、附子**：温固卫阳，适用于卫阳虚弱的恶风自汗，或恶寒大汗。

21. **山药、扁豆**：平补脾气，适用于脾虚久泻。

22. **柏子仁、酸枣仁**：养心安神，适用于心神失养的心悸、易惊不寐。

23. **茯神、琥珀**：安神定魄，适用于神气不振的多梦易惊，或久病妄言。

24. **杜仲、续断**：补肾强腰，适用于肝肾不足的腰痛足弱与肾虚胎动下血。

25. **夜交藤、合欢皮**：养阴安神，适用于心肝阴虚的夜不能寐。

26. **人参、茯神**：平养心气，适用于心气不足的神气衰弱易惊。

27. **西洋参、燕窝、银耳**：滋养肺阴，适用于虚劳阴虚的劳嗽咳血，或痰白如银丝。

28. **阿胶、龟胶**：滋填真阴，适用于真阴亏损的虚羸劳热骨蒸。

29. **首乌、生地**：清滋阴血，适用于阴虚血热之疹疮瘙痒，或肌肤枯燥。

30. **炙甘草、大枣**：缓养心脾，适用于心悸、脉结代。

二、异性配伍

凡遣用性质背向的药物配伍，即药物性能不同的，甚至是矛盾的配伍，以达到相反相成的协同作用，为异性配伍，如轻重、缓急、动静、刚柔、升降、开合、润燥、滑涩、寒热、补泻、阴阳等，都是性质相反，而又能相辅相成，发挥各自的性能，相互制约，以达到共同作用于病情的协同效能。

如轻浮之品长于宣发，沉重之品长于清降，合用则有利于气血宣降，以分解郁滞之邪。升举与沉降之药合用，则在于升清降浊，清气得升，浊气得降。升清降浊必有所偏重，或降浊以升清，或升清以降浊，视病情而定。上下合用，指药性的归经，即走上焦与走下焦脏腑的药同用，以兼顾上下同病之证。走而不守之药为动，守而不走之药为静，动药效速而难持久，静药则效长而取效则缓，动药长于祛邪而静药长于扶正，动静结合，则速驱其邪而又可保存正气，取补而不滞，攻不伤正之效。补药以补正气之不足，泻药以攻邪气之有余，补泻合用于虚而有邪之证，助正以祛邪，与动静合用于邪盛之证，祛邪以匡正，有虚实缓急之分，缓急合用者，以甘缓之药济急暴之性，一则使药性转为从容，一则免伤其正，亦含动静之意。刚躁性烈多燥，柔药性和多润，是取柔润以济刚药之燥烈，或取刚烈以佐柔调之腻滞，而成刚柔相济之用。润以解燥，燥以除湿，润燥合用则为并解燥湿之邪，而非调济刚柔之性，故似同而实异。滑以去着，以泄留滞之邪，涩以收固，以敛浮散之气，滑涩合用使泄邪而无走失之患，收敛而无留滞之余，以适应病机的矛盾。与开合同用以适应病机有异曲同工之妙，开为辛开之品，合为酸敛或滋补之品，辛开以利邪气之升散，酸敛甘补以固护正气的走失，合用则可在升散之余，而收固耗散的正气，以成固正散邪之功。寒药以除热，热药以祛寒，寒热合用，则可同驱寒热之邪。阳药以助阳，阴药以滋阴，合用则阴阳并补。寒热亦赋阴阳之义，阳邪即热火，阴邪即寒湿痰饮，故寒热合用既可解寒热错杂之邪，亦解湿热、痰热、饮热之邪，即辛开苦降之法，辛以开湿痰、饮之阴凝，苦以降泄热火之内炽，以成寒热合用，然寒热合用以除邪为法，阴阳合用则以补正为法。

总之，异性配伍的目的是以适应病情，或并除病因病位之错综复杂，或调节病机的矛盾重重，或调济药性的偏颇，而奏相反相成之效。

（一）轻重

1. **麻黄、石膏**：宣透郁热，适用于气分郁热，不得宣透之壮热无汗口渴，或反热微烦渴，或咳喘胸闷。

2. **竹叶、石膏**：清透燥热，适用于气分燥热之壮热烦渴，或虚烦不眠。

3. **钩藤、石决明**：平肝息风，适用于肝阳动风，头痛目眩。

4. **草决明、石决明**：平肝明目，适用于肝经风热，目昏目痛。

5. **苦丁茶、生代赭石**：平肝清热，适用于肝阳上升的头痛头昏。

6. **青蒿、鳖甲**：滋潜清透，适用于热入阴分之潮热，夜热骨蒸。

7. **桑叶、黑芝麻**：清养息风，适用于风燥头目昏痛，或头痒。

8. **菊花、枸杞子**：清养明目，适用于肝虚生热的目昏暗。

9. **竹茹、枳实**：和胃止呕，适用于痰热郁滞的胸闷呕吐，或不得眠。

10. **白蒺藜、骨碎补**：息肝肾虚风，适用于虚风腰痛，或齿痛动摇。

11. **芦根、石膏**：清透燥热，适用于气分燥热的壮热口渴，饮冷自汗。

12. **辛夷、苍耳子**：宣窍散热，适用于风热鼻渊，鼻塞流浊涕，或清涕稠黏。

13. **路路通、白蒺藜**：宣散风热，适用于风热入络，肌肤瘙痒。

14.**路路通、青木香**：宣通血络，适用于阳邪入络，筋脉掣痛。

15.**青蒿、丹皮**：清透血热，适用于热伏血分的夜热骨蒸。

16.**青黛、蛤壳**：清肝化痰，适用于肝热痰结，咳痰青绿。

17.**五灵脂、蒲黄**：化瘀通络，适用于瘀滞腹痛，或胸痛，或产后恶露不行，或痛经。

（二）缓急

1.**甘草、芒硝**：缓下燥结，适用于大肠燥结之大便闭结，或热结旁流。

2.**蜂蜜、芒硝**：缓下燥结，适用于大肠液少燥结，大便干结不行。

3.**蜂蜜、川乌**：缓攻寒湿，适用于寒湿痹痛。

4.**大枣、甘遂、大戟、芫花**：缓逐停水，适用于上焦停水之悬饮证。

5.**大枣、炮姜**：调和营卫，适用于营卫虚实不调，或寒热汗出，或往来寒热。

6.**甘草、海藻**：消散瘿瘤，适用于颈项气瘿。

7.**葶苈子、大枣**：缓下痰饮，适用于痰饮上逆之哮喘痰多。

（三）动静

1.**附子、干姜**：温壮脾肾，适用于脾肾阴寒之恶寒厥逆。

2.**附子、肉桂**：温壮肾阳，适用于肾阳不足的足冷。

3.**大黄、黄连**：清泄湿火，适用于中焦湿火的腹痛，或痢疾里急后重，或吐衄。

4.**栀子、黄连**：清泄三焦之火，适用于心胃湿火之吐衄腹痛，小便不利。

5.**川芎、当归**：养血活血，适用于血分虚滞之腹痛。

6.**泽泻、熟地**：滋补肾阴，适用于肾虚湿滞的腰痛，小便不利。

7.**茯苓、白术**：健脾利湿，适用于脾虚湿滞的泄泻，腰痛，小便不利。

8.**酒军、生地**：消导瘀热，适用于瘀热内盛的腹痛或吐衄。

9.**麻黄、干姜**：温散肺寒，适用于肺寒之咳喘痰清，或寒哮。

（四）刚柔

1.**附子、熟地**：从阴引阳，适用于阴损及阳，阴中阳虚之候。

2.**苍术、熟地**：滋阴化湿，适用于湿热伤阴，或肾燥脾湿之证。

3.**干姜、阿胶**：温化补血，适用于寒湿伤络，血虚寒涩的吐血，便血。

4.**熟地、肉桂**：从阴引阳，可引火归原，适用于阴虚阳浮之证，或面赤足冷，或格阳失血。

5.**生地、桂枝**：滋血通痹，适用于血虚感受寒湿之痹证。

6.**生地、麻黄**：增液宣散，适用于阴液不足，感寒湿之症。

7.**熟地、麻黄**：滋阴宣散，适用于肾阴不足，感寒咳喘之症。

8.**麦冬、麻黄**：润肺宣散，适用于肺燥感寒之咳喘。

9.**熟地、细辛**：滋阴散邪，适用于肾虚寒湿之腰痛、齿痛。

10.**熟地、砂仁**：滋肾和胃，适用于肾虚胃寒的夜半胃痛呕吐。

（五）升降（含宣降）

1.**柴胡、半夏**：升降肝胃气机，适用于肝郁犯胃的胸胁苦满，呕吐不食。

2.**柴胡、升麻**：升清降浊，适用于清气不升的头痛头晕，短气胸闷。

3.**柴胡、黄芩**：升降胆府，适用于肝胆郁火的头痛口苦。

4.**葛根、黄芩、黄连**：升清降火，适用于郁热下陷的发热泻痢。

5.**升麻、柴胡、黄芩、黄柏**：升清阳，降阴火，适用于清气不升，湿火内郁之证。

6.**荆芥、防风、黄芩、黄连**：升阳散火，适用于郁火不得宣泄之候。

7.**麻黄、杏仁**：宣降肺气，适用于风寒郁滞，肺失宣降的胸闷、咳嗽、气喘。

8.**白豆蔻仁、陈皮**：宣降肺胃，适用于肺胃气郁，胸脘满闷，咳嗽，呕哕或呃逆。

9.**桔梗、枳壳**：宣降气机，适用于气滞上焦的胸满痞闷，咳嗽上气。

10.**瓜蒌、薤白**：宣降胸阳，适用于痰饮郁滞的胸满气短，胸痛彻背。

11. **香附、高良姜**：宣降胃气，适用于胃寒气滞疼痛呕哕。

12. **柴胡、青皮**：疏降肝气，适用于肝气郁滞的胸胁胀痛。

13. **陈皮、青皮**：宣降气机，适用于中焦气滞脘腹胀痛。

14. **干姜、黄芩、黄连**：升阳降湿热，适用于湿热郁结的中脘痞结。

15. **吴茱萸、黄连**：升降寒热，适用于寒热不调的脘腹气窜作痛，或胃痛呕酸。

16. **柴胡、前胡**：宣降气机，适用于上焦气郁之胸胁满闷咳喘。

17. **陈皮、半夏**：宣降肺胃，适用于湿痰郁滞的咳嗽或呕吐。

18. **贝母、杏仁**：宣降肺气，适用于痰热内滞的胸满咳逆。

19. **黄连、苏叶**：宣降胃气，适用于胃中郁火呕哕不已。

（六）开合

这里的开合，不完全是前面讲到的开合协同，主要讲的是药物功能上的如宣开、发散和收敛之类的配伍。

1. **桂枝、白芍**：调和营卫，适用于风寒外感，营卫不调的恶风寒，发热自汗。

2. **川椒、乌梅**：调和肝气，适用于肝气郁逆之胁痛呕吐，或胸脘痞满，或头目晕眩。

3. **细辛、干姜**：调和肺气，适用于寒饮逆肺的咳逆气喘。

4. **木香、白芍**：调和肝脾气，适用于肝脾气滞的腹满胀痛。

5. **防风、黄芪**：调补卫气，适用于卫气虚弱感受风邪的恶风自汗，或感冒留连不净。

6. **厚朴、白芍**：调和肝脾，适用于肝脾气滞的腹满胀痛。

7. **枳实、白术**：调补脾胃，适用于脾虚胃滞，脘腹痞满，大便溏滞不化。

8. **柴胡、白芍**：调和肝脾，适用于肝脾气滞的腹胁满痛。

9. **当归、白芍**：养血和血，适用于血虚失养诸证。

（七）润燥

1. **杏仁、麻黄**：杏仁润肺，麻黄温宣，合用温散宣降肺气，适用于风寒郁肺之胸满咳逆气喘。

2. **杏仁、半夏**：杏仁润肺，半夏燥降，合用温降肺胃，适用于湿痰郁滞的咳逆呕恶。

3. **麦冬、半夏**：麦冬清润，半夏燥降，合用清降肺胃，适用于肺胃液耗痰滞之虚烦呕恶。

4. **生地、苍术**：生地凉润，苍术温燥，合用凉血燥湿，适用于湿热入血之足膝肿痛。

5. **熟地、苍术**：熟地滋润，苍术温燥，合用滋阴燥湿，适用于脾湿肾燥之证。

6. **当归、川芎**：当归润，川芎燥，合用养血活血，适用于血虚瘀滞的小腹痛，产后恶露不净。

7. **桃仁、红花**：桃仁润，红花燥，合用活血化瘀，适用于一切血瘀之证。

8. **麦冬、麻黄**：合用清宣肺气，适用于肺燥兼寒滞之久咳、气喘、胸满。

9. **五味子、细辛**：合用温润肺气，适用于寒饮咳逆。

10. **知母、黄柏**：合用清降肾火，适用于肾火内盛伤阴之阴虚火旺，如梦遗、淋浊、消渴。

11. **贝母、半夏**：合用除痰截疟，适用于湿痰化燥的喘咳胸满，或疟发不止。

（八）滑涩

1. **阿胶、乌梅**：阿胶滑腻，乌梅收涩，合用敛补血络，适用于吐血便血，日久阴伤。

2. **硝石、枯矾**：合用消化结石，适用于肝胆结石。

3. **五灵脂、蒲黄**：合用消化血瘀，适用于瘀滞脘腹痛。

4. **郁金、白矾**：合用宣化痰积，适用于痰痫。

5. **皂角、白矾**：合用涌吐风痰，适用于风痰闭塞。

6. **生地、乌梅**：合用化阴生津，适用于阴虚肝气横逆之眩晕呕吐，口燥咽干。

7. **黄连、乌梅**：合用酸苦泄热，适用于肝热横逆的呕吐脘痛。

8. **生地、牡蛎**：合用养阴收涩，适用于阴虚滑泻，热病阴枯便溏。

（九）寒热

1. **黄芩、黄连、干姜**：宣化中焦湿热，适用于湿热郁结，中脘痞满，或脘腹满痛。

2. **黄芩、黄连、附子**：宣化中焦湿热，适用于湿热痞满伤阴之证。

3.川连、吴茱萸：调和肝胃，佐金代木，制酸有效，亦适用于肝脾寒热不调的脘腹气窜作痛，或呕或泻。

4.黄连、肉桂：交济水火，能使心肾交于顷刻，适用于心火上亢，肾水不能上济的水火不交，心悸不眠烦躁。

5.龙胆草、附子：温调肝脾，适用于久病湿热黄疸，肝火内炽，脾阳不振。

6.薏苡仁、附子：温化瘀脓，适用于肠痈日久，腹痛绵绵，或有痞块不得消散。

7.大黄、附子：温通中焦，适用于寒湿化热伤络的便血，或湿热伤阳的痞结。

8.大黄、干姜：温通中焦，适用于寒食内结化火的腹胀痞满作痛，大便不通。

9.大黄、肉桂：温化瘀热，适用于湿热伤络的赤痢晦暗。

10.石膏、干姜：温和中焦，适用于脾寒胃热之证。

11.石膏、附子：温和中焦，适用于脾寒胃热之证。

12.石膏、细辛：清宣郁火，适用于胃火内郁之龈肿齿痛。

13.石膏、麻黄：清透郁热，适用于表寒郁热不得宣达之证。

14.石膏、荆芥、防风：清疏郁热，适用于郁火不得宣越之证。

15.石膏、陈皮：宣降肺中寒热，适用于客寒包火之咳嗽。

16.黄芩、厚朴：清化脾胃湿热，适用于湿热郁滞之腹满胀痛，或泻痢赤白。

17.黄连、厚朴：清化肠胃湿热，适用于湿热泻痢，赤多倍川连，白多倍厚朴。

18.黄柏、苍术：清化下焦湿热，适用于湿热腰脚痿痹疼痛，或红肿，或疮毒湿疹，流火。

19.黄连、半夏：清化痰热，适用于痰热内结，中脘痞闷。

20.黄连、木香：清疏肠胃，适用于湿热郁滞之泄泻下利，腹痛。

21.常山、草果：截疟，适用于疟疾。

22.栀子、干姜：适用于脾寒胃热的烦扰懊恼。

23.姜汁、竹沥：化痰通络，适用于神昏痰壅，肢节痹痛，或瘫痪。

（十）补泻

1.人参、大黄：补气泻火，适用于气虚火盛之候。

2.黄芪、茯苓：益气利水，适用于气虚湿滞的头面足肿。

3.黄芪、防己：益气行水，适用于气虚湿滞的头面足肿。

4.白术、茯苓：补脾利湿，适用于脾虚湿滞的泄泻，小便不利，或虚肿虚胀。

5.熟地、泽泻：补肾行水，适用于阴虚湿滞的小便不利。

6.人参、麻黄：益气发表，适用于气虚感寒的恶寒发热无汗，脉虚，或久咳，胸满，气喘。

7.熟地、麻黄：养阴透邪，适用于阴虚感寒的表证。

8.人参、丹参：益气祛瘀，适用于气虚瘀滞的短气，胸痛，心悸。

9.附子、茯苓：温肾利水，适用于阳虚，小便不利或水肿。

10.白术、黄芩：补脾清肝安胎，适用于肝脾虚热的腹痛泄泻，或妊娠胎动不安。

11.附子、麻黄：助阳发汗，适用于阳虚感寒表实之证。

12.附子、桂枝：助阳散寒，适用于阳虚寒滞，表证或痹证。

13.附子、大黄：助阳泄热，适用于阳虚热滞的腹痛。

14.白术、枳实：健脾消痞，适用于脾虚气滞的痞胀。

15.洋参、竹叶：益气清热，适用于气虚燥热的虚烦口渴。

（十一）阴阳

1.熟地、附子：从阴引阳，适用于阴中阳虚之证。

2.熟地、肉桂：滋阴恋阳，适用于阴虚阳浮，火不归元之候。

3.龟胶、鹿角胶：阴阳两补，适用于元阳元阴虚损之候。

4.生地、附子：养阴助阳，适用于阴枯阳弱。

5.桂枝、阿胶：通补阴阳，适用于心血虚之心悸，脉结代。

6.生地、桂枝：养阴通阳，适用于阴伤阴滞之筋脉痹痛。

7.白芍、桂枝：和营泄卫，适用于营虚邪滞之证。

（十二）上下

1. 熟地、麦冬：滋补肺肾阴液，适用于肺肾阴虚之潮热咳嗽，咳痰或咳血。
2. 玄参、麦冬：清滋肺肾阴液，适用于肺肾燥热的咽干舌燥或咽痛。
3. 枸杞子、北沙参：滋养肺肾阴液，适用于肺肾阴虚之劳嗽。
4. 黄连、肉桂：交通心肾水火，适用于心火上亢不得下降的不眠烦躁。
5. 黄连、附子：清上温下，适用于上热下寒的痞症。
6. 黄芪、防己：益上利下，益肺气以行水道，适用于气虚水肿之候。
7. 防风、防己：宣上利下，适用于风湿入络的手足痹痛，或面浮足肿。
8. 桂枝、牛膝：通行上下，适用于手足痹痛。

引用文献

[1] 杨熠文等.甘草甘缓实质探究 [J] .中医药信息，2019，（6）：55.

第五节　临床选药

临床遣药的通常形式，应当以：**病因+病位+病机+症状**的公式进行选药，即选药时，要逐步对这四个方面考虑。如果仅仅对症用药就会流于"头痛医头，脚痛医脚"的形式。舒驰远曾批评头痛不辨六经，漫用川芎、藁本、细辛、白芷，胡乱瞎撞，是不可取的。为了针对病人的痛苦，谋求快速的缓解，在对病因、位、机掌握的基础上，应尽量对症选药。

如果，病因、病位、病机、症状四者不能做到尽皆对应时，应以对因、对位为主，适当辅佐以对机、对症的药味，以谋求其相辅相成的理想组合。例如：脾胃湿痰证·清阳失宣候的头晕头痛，选用白术、半夏等仅能对因、对位，但对天麻的选用，就是对机、对症的补充。大多数情况下，不必强责其对症，只要因、位、机相对应，对症状就不必都能强求对应了。如肝胆阴寒证清阳失位候，主用吴茱萸汤，就不必对其苦头痛遣药。又如胃肠燥火证津气炽闭候之用大承气汤，其厥冷、神昏也不必对症添药了。反之，以上两证，仅求对症，不对因、位、机，则必然误事，是为医家大忌。

一、审因选药

（一）治风药

1.疏风药

（1）防风：疏风主药，适用于风热、风寒、风湿，长于上焦风邪，亦用于全身，疏散而不燥，虽润而不腻滞。

（2）荆芥：亦疏风常用之品，长于疏头目咽喉的风寒、风热，产后专用风药，善入血分，可用于透疹。

（3）蝉衣：轻扬宣疏，头面、皮肤、咽喉，常用于宣透风热发疹。

（4）苏薄荷：轻宣风热，长于头面、咽喉，也轻透肺卫，为透表轻剂。

（5）羌活：温燥疏散风寒湿邪，常用于头项、背及关节风湿，有散表之效，祛太阳之游风。

（6）独活：温燥疏散，常用于腰腿病变，祛少阴经的伏风。

（7）桑叶：辛凉轻宣风热，长于肺卫，为风温常用的疏风药。

（8）前胡：轻宣肺卫风寒，且有降气治咳之效。

（9）桂枝：辛温泄卫，为风寒郁滞卫分常用药，有通阳发汗之功。

（10）白芷：宣疏头面，尤擅额、鼻、齿龈阳明之风邪。

（11）川芎：宣疏头角太阳穴一带及血分的风邪。

2.息风药

（1）蒺藜：息肝风，用于头目及皮肤风邪，有透风作用，治目痒头痒皮肤瘙痒，齿痛齿动。

（2）钩藤：息肝风，用于肝风上扰，头目及风入经脉所致头目晕眩，四肢抽搐。

（3）决明子：清肝经郁热，清头目，治头痛，明目。

（4）生石决明：潜肝阳，息肝风明目，用于风阳上亢的眩晕头痛，以及目昏。

（5）沙苑子：熄肝肾虚风，适用于虚风眩晕头痛，以及肾虚腰痛。

（6）羚羊角：清肝息风，舒筋明目，适用于肝风上扰头痛眩晕，目昏以及风阳入络的筋脉挛痛，或痉挛抽搐。

（7）**天麻**：息肝风，治头痛头晕。

（8）**玳瑁**：潜肝阳，镇心神，息肝风，适用于心肝风阳之神昏痉厥。

（9）**络石藤**：息风通络，治肝风入络，筋痛筋挛。

（10）**骨碎补**：补肾息风，治齿痛齿动。

3.祛风药

（1）**全蝎**：祛风通络，治口眼㖞斜，筋脉掣痛，手足抽搐，麻木。

（2）**僵蚕**：驱头面咽喉风邪，亦有人用透解表分风寒。

（3）**蜈蚣**：祛风通络，治筋脉掣痛，抽搐反张，麻木。

（4）**乌梢蛇**：祛风通络，治筋脉痹痛，麻木瘫痪。

（5）**祁蛇**：祛风通络，治筋脉痹痛，麻木瘫痪。

（6）**白花蛇**：祛风通络，治痹痛麻木。

（7）**露蜂房**：祛风通络，治痹痛麻木。

（8）**稀莶草**：祛风燥湿，治骨节痹痛。

（9）**川乌**：祛风燥湿，治骨节顽痹，麻木。

（10）**草乌**：祛风燥湿，治顽痹麻木。

（11）**白附子**：祛风活络，治头面风邪挛痛麻木，口眼㖞斜。

（二）治寒药

1.散寒药

（1）**麻黄**：宣散肺卫寒邪，适用于风寒犯肺闭卫，恶寒发热无汗，或咳嗽气喘。

（2）**桂枝**：通营泄卫，用于寒邪郁于营卫，恶风恶寒肢冷，汗出不透，或手指冷麻。

（3）**紫苏**：宣散肺卫寒邪之轻剂，且有和胃降逆之功，适用于感寒恶寒发热，呕吐，咳嗽。

（4）**羌活**：宣散卫分风寒湿邪，适用于风寒湿郁滞经脉的恶风寒，无寒身痛，尤能取效于项背强痛。

（5）**葱白**：通阳发汗，适用于寒邪犯阳明，鼻塞头痛。

（6）**生姜**：散寒泄卫，和胃止呕，适用于外感风寒，咳嗽呕吐。

（7）**陈皮**：宣散肺卫寒邪之轻剂，适用于风寒入肺的咽痒咳嗽。

（8）**细辛**：散少阴寒邪，适用于咽痛齿痛，头痛与咽痒、咳逆。

2.驱寒药

（1）**干姜**：温中焦，驱脾胃阴寒，适用于脘腹寒痛，或呕或泻。

（2）**附子**：温下焦，壮肾中之元阳，荡六腑之沉寒，适用于阴盛阳虚之肢厥恶寒，脉沉细，或背寒足冷。

（3）**肉桂**：温下焦，入血分，温肝肾心，能引龙火下行归肾，适用于寒滞之心腹腰背足膝冷痛，或虚阳上越，火不归元。

（4）**川椒**：温下焦，驱肝肾脾之寒湿，适用于中下焦寒湿郁滞，脘腹痛，尤适于小腹冷痛，或足肿。

（5）**高良姜**：温胃驱寒，适用于脘腹寒痛。

（6）**草果**：温脾胃，驱寒湿，消胀止呕，适用于寒湿腹胀脘胀，呕吐，或疟疾寒重。

（7）**荜茇**：温通中上，适用于寒滞头痛，胃脘疼痛。

（8）**荜澄茄**：温胃止痛，适用于寒滞的胃痛呕吐。

（9）**吴茱萸**：温肝胃，驱阴寒，适用于阴寒肝气横逆之脘腹痛尤以小腹、睾丸、疝痛，及阴寒上逆的头顶痛或呕逆。

（10）**胡椒**：温脾胃，驱沉寒，适用于中寒之脐腹冷痛。

（11）**丁香**：温胃降气，适用于胃寒的脘疼呕逆或呃逆。

（12）**砂仁**：温胃止呕，适用于胃寒的脘疼呕吐，口淡不食。

（13）**白豆蔻仁**：温肺胃，宣畅胸膈，用于肺胃寒滞的胸膈、中脘满闷，痞胀或呃逆。

（三）治暑药

1.散暑药

（1）**香薷**：为宣散暑湿郁闭之要药，有显著发汗退热之效。

（2）**青蒿**：为清宣暑湿之要药，能凉血清热，适用于暑热发热夜甚。

（3）**藿香**：宣散暑湿郁滞之要药，适用于湿偏重的暑邪郁滞，呕吐或泄泻。

（4）佩兰：宣散暑湿郁滞，适用于暑湿秽浊郁上中之头昏呕恶。

（5）石菖蒲：宣散暑湿郁滞，适用于暑湿秽浊郁滞上中之头昏呕恶。

（6）苏薄荷：宣散风暑之郁遏，适用于暑风外受的头痛发热，或咳痰不爽。

2.清暑药

（1）扁豆衣（或花）：轻清暑热，适用于暑热发热，口渴泻利。

（2）绿豆衣：轻清暑热，除烦解渴，适用于暑热发热烦渴，小便短赤。

（3）荷叶边：轻清暑热，适用于暑热发热烦渴。

（4）滑石：清暑利小便，适用于暑热烦渴，小便短赤。

（5）银花：清暑凉血解毒，适用于暑热入血之发热，肌肤如针刺痛，或发红疹疖痱。

（6）青蒿：芳香清暑凉血，适用于暑热入血，发热夜甚。

（7）西洋参：益气清暑，适用于暑热伤气之证，烦渴短气，少神倦怠。

（8）石膏：清暑透热，使暑热从汗而泄，适用于阳明暑热蕴蒸，壮热烦渴饮冷。

（9）西瓜翠衣：清暑解热利水，适用于暑热发热烦渴，小便不利。

（四）治湿药

1.散湿药

（1）防风：祛风胜湿，适用于全身风湿，身肢痹痛。

（2）羌活：祛风燥湿，适用于湿重于风，骨节游走疼痛，使湿从汗泄。

（3）独活：燥湿祛风，适用于腰膝风湿痹痛之证。

（4）苍术：燥湿发汗，用于湿重于表里之证，或腹满腹胀，或肢节肿痛、身重肢懒。

（5）麻黄：发汗散寒，使湿从汗泄，适用于表分寒湿，痛重麻木之症。

（6）桂枝：通阳发汗散寒燥湿，适用于全身或上肢风寒湿证之痹痛麻木。

（7）威灵仙：发汗祛风燥湿，使湿从汗泄，适用于全身骨节疼痛麻木之症。

（8）白芷：祛风除湿，适用于头面风湿之证。

（9）佩兰：芳香化湿，适用于湿浊郁滞之证，口腻胃呆。

（10）藿香：芳香化湿，适用于上中湿浊郁滞之证，脘闷呕恶。

（11）石菖蒲：芳香化湿，适用于上中湿浊郁滞之证，胸脘痞闷。

（12）茵陈：芳香化湿利水，适用于湿热郁滞中焦之证，见黄疸发热，小便黄浊。

（13）香薷：芳香发汗，透暑化湿，用于暑湿郁滞之证，壮热无汗，口不渴，或懊侬不安。

2.利湿药

（1）白茯苓：健脾利水以除湿，适用于一切水湿停滞之证。

（2）赤茯苓：利水除湿入血分，适用于一切虚滞之证。

（3）生薏苡仁：清利湿热，且能健脾，适用于中下湿热之泄泻水肿，或湿热蕴热不退。

（4）赤小豆：清利血分湿热，适用于下肢水肿。

（5）泽泻：利水除湿，适用于下焦水湿停滞之证。

（6）猪苓：利水除湿入血分，适用于下焦水湿停滞之证。

（7）防己：利水除湿，适用于下焦水肿、湿痹。

（8）车前子：利水除湿，适用于一切湿热，小便不利，淋浊癃闭。

（9）木通：利水除湿通经络，适用于湿热，小便不通，或经脉痹痛。

（10）木通梗：宣通水道以除湿热，适用于湿热蕴蒸，发热，小便不利。

（11）秦艽：利水除湿，适用于下焦湿痹与黄疸。

（12）稀莶草：祛风除湿，适用于风湿痹痛。

（13）白茅根：利水除湿凉血，适用于湿热，小便不利，发热或尿血。

（14）苦参：清热利湿，适用于下焦湿热的疹、疔、疮、痒。

（15）白鲜皮：凉血清热利湿，适用于下焦风湿热入血分的疹、疔、疮、痒。

3.燥湿药

（1）苍术：燥中下焦湿邪，适用于腹满足肿，足重，或泄泻。

（2）厚朴：温中燥湿调气，适用于中焦湿滞，腹满腹胀，呕吐泄泻。

（3）白术：健脾燥湿，适用于脾虚湿滞，腹满泄泻。

（4）干姜：温中祛寒燥湿，适用于中焦寒湿，腹痛腹满。

（5）半夏：温胃燥湿，适用于胃中虚滞，脘痞恶呕。

（6）陈皮：和胃燥湿，适用于肺胃湿滞，脘闷呕呃。

（7）白豆蔻仁：和胃燥湿，适用于肺胃湿滞，胸闷脘痞。

（五）治燥药

1.清润药

（1）麦冬：清润心肺之燥，用于肺燥，咽干咽痛，干咳鼻燥，舌燥心烦，便结，小便短赤。

（2）天冬：清润肺肝之燥，适用于肺燥咽干，肝燥嘈杂，筋脉挛痛。

（3）玉竹：清润肺脾胃之燥，适用于脾胃燥之嘈杂易饥，口渴，肺燥的咽干干咳。

（4）南沙参：清润肺燥，且能宣肺化痰，适用于肺燥之咳逆痰粗、黏稠，咯痰不爽。

（5）北沙参：清润肺燥，且能益气养阴，适用于肺燥之咽干舌燥，短气倦怠。

（6）石斛：清润胃燥，又能养肾阴，适用于胃燥嘈杂易饥，肾燥腰痛足弱。

（7）玄参：清润肺肾燥热，且能增液润肠，适用于肺肾燥热，咽干咽痛，大便干结。

（8）生地：清润肝脾，凉血养阴增液，适用于肝脾虚燥之筋脉挛痛，大便干结。

（9）瓜蒌仁：清润肺燥且能润肠，用于肺燥，咳痰稠黏不爽，胸满气逆，大便干结。

（10）马兜铃：清润肺燥，且宣肺化痰，适用于肺经燥热的咳逆上气。

（11）西洋参：清润肺燥，且能益气，适用于肺气虚燥，咽干口燥，短气倦怠。

（12）贝母：润肺化痰，适用干燥痰稠黏，咳逆不爽。

（13）知母：清润肺胃，且能清肾火，适用于劳嗽痰黏，口燥咽干。

2.温润药

（1）杏仁：苦温润肺，化痰降气，适用于风凉燥证犯肺，咳逆痰稀。

（2）火麻仁：温润大肠，适用于大便闭结。

（3）细辛：温润肺肾之燥，适用于寒燥咽痒咽痛。

（4）油当归：温润大肠，适用于血虚便燥。

（5）油木香：温润大肠，适用于气滞腹胀，大便干结。

（6）郁李仁：温润大肠，适用于大便干结。

3.滋润药

（1）肉苁蓉：滋填精血以润燥，且有润肠之力，用于肾燥精少，腰脚筋急，老年大便燥结。

（2）熟地：滋阴润燥，适用于肝肾阴虚之燥，入夜咽干目涩。

（3）枸杞子：滋阴润燥，以润肝肾之燥，适用于目昏干涩。

（4）阿胶：滋阴润肺、肝、肾之燥，适用于阴虚劳嗽。

（5）燕窝：滋阴润肺，适用于阴虚劳嗽。

（6）银耳：滋阴润肺，适用于阴虚劳嗽。

（六）解热药

1.清热药

（1）栀子：清上焦心肺的郁热，适用于心烦懊忱不眠。

（2）黄芩：清肺肝及脾胃的湿热，治口苦腹痛热泻，咳痰黄稠。

（3）黄连：清心肝及脾胃的湿热，适用于心烦口苦不眠，泻痢腹痛。

（4）黄柏：清下焦湿热，治小腹痛，泻痢便血，或下肢红肿热痛，小便短赤，尿血。

（5）知母：清肺胃及肾之燥火，适用于热咳烦渴，或骨蒸劳嗽。

（6）麦冬：清心肺燥热，适用于心烦口燥，咽干咽痛，鼻燥。

（7）石斛：清胃肾燥热，适用于嘈杂易饥，或虚热不退，或腰痛足弱。

（8）石膏：清胃及肺之燥热，适用于壮热，口渴喜冷，咽痛齿痛龈肿。

（9）芦根：清胃及肺之燥热，适用于大热口渴，或咳唾脓痰。

2.凉血药

（1）生地：清营凉血之主药，适用于一切血热之失血，疮疹红斑。

（2）丹皮：清营凉血，能泻血中伏火，适用于一切营血蕴热之夜热潮热失血。

（3）地骨皮：凉血养阴，清解肝肾虚火，适用于阴虚骨蒸，夜热多汗。

（4）白茅根：凉血止血，祛瘀活血，适用于一切血热失血，尤长于鼻衄尿血，及热入血分的发热斑疹。

（5）地丁草：凉血解毒，适用于疮疹紫赤。

（6）紫草：凉血解毒，适用于红疹紫赤。

（7）蒲公英：凉血解毒，适用于疖、疔、痈肿热痛。

（8）犀角：凉血清营，止血消瘀，适用于一切热入营血的壮热夜甚，口反不渴，神昏谵语，吐衄便血。

（9）大青叶：凉血解毒退大热，适用于一切温热入血的大热不退，发斑紫赤。

（10）青蒿：凉血退蒸，适用于热入血分的夜热潮热。

（11）青黛：凉血清肝，适用于咽痛口疮，或咳血，痰如绿脓。

（12）白鲜皮：凉血解毒，适用于湿热疮毒。

（13）苦参：凉血清热利湿解毒，适用于下焦湿热，下体湿毒。

（14）土茯苓：凉血清热利湿解毒，适用于湿热疮疹疥癣。

（15）赤芍：凉血活血的常用药，适用于一切血热之胸胁脘腹热痛，或失血，或月经不调。

3.透热药

（1）石膏：辛凉透热解肌，适用于热邪蕴蒸肺胃气血，壮热多汗，口渴饮冷，或由气入血，壮热神昏，舌绛苔黄。

（2）芦根：甘寒透热生津，适用于热邪蕴蒸于肺胃的壮热口渴，斑疹。

（3）茅根：凉血透热，适用热邪蕴蒸于血分，红疹斑赤。

（4）青蒿：凉血透热，适用于热邪蕴蒸于血分，热甚于夜。

（5）苏薄荷：疏风透热，适用于热邪蕴蒸于肺卫，或郁蒸于营血，或恶风蕴热，有汗不透，或咽痛，或发斑疹。

（6）佩兰：芳香化湿透热，适用于湿热蕴蒸，蕴热不退，苔腻不化。

（7）豆卷：透热利湿，适用于湿热蕴蒸，蕴热不退，白痦不透。

（8）通草：轻宣透热利湿，适用于湿热蕴蒸，蕴热不退，白痦晶亮。

（9）滑石：甘淡清透湿热，用于湿热蕴蒸，蕴热不退，口渴，小便不利，白痦晶莹。

（七）解火药

1.降火药

（1）黄芩：降泻肝肺之湿火，适用于咳血吐血，或目赤多眵，或腹痛胁痛。

（2）黄连：降泻心肝之湿火，适用于咯血呕血，烦躁发狂，或口舌生疮。

（3）黄柏：清泻肾与膀胱之湿火，适用于小便短赤，或小腹痛，尿血，或齿痛齿肿。

（4）大黄：清泻中焦实火与肝胆心火，适用于腹痛，便闭，或吐衄呕血，或狂言，或龈肿咽肿，齿痛口疮。

（5）芒硝：清泻脾胃大肠燥火，适用于腹痛拒按，便闭不通。

（6）玄参：清泻三焦浮游之燥火，适用于鼻衄咽痛，烦躁。

（7）栀子：清泻三焦郁火，适用于鼻衄吐血，烦躁懊恼，小便短赤，或腹痛胁痛。

（8）龙胆草：清泻肝胆燥火，适用于目赤多泪多眵，或黄疸尿赤。

（9）石膏：清泻肺胃燥火，适用于咽痛齿痛龈肿。

（10）丹皮：清泻心包及血中伏火，适用于潮红颧赤，或咳血便血。

（11）玄明粉：清泻上焦痰火，适用于胸痛、咽痛、咽肿，或狂躁。

2.敛火药

（1）牛膝：引火下行，适用于火邪或虚火上升之证，且宜重用。

（2）肉桂：引火归原，适用于肾阳不足，龙火浮越，宜轻用。

（3）附片：收敛虚火，适用于脾肾阳虚，虚火浮越，宜轻用。

（4）山茱萸：收敛虚火，适用于肝肾阴虚，虚火浮越，宜重用。

（5）磁石：收敛虚火，适用于肾阴虚火浮越，宜重用。

（6）生白芍：收敛虚火，适用于肝脾阴虚，虚火浮越，宜重用。

（7）炮姜：收敛虚火，适用于脾胃阳虚，虚火浮越，宜重用。

（8）熟地：滋阴敛火，适用于肝肾阴虚，虚火浮越，宜重用。

3. 散火药

（1）麻黄：散寒发汗，适用于寒邪郁火，或咳喘，或咽痛，或壮热无汗。

（2）防风：疏风发汗，适用于风邪郁火，头痛，或咯血，鼻衄，或咽痛颊肿。

（3）荆芥：疏风发汗，适用于风邪郁火，头痛或咽痛，或咳嗽，或鼻衄，或齿痛口疮。

（4）羌活：疏风散湿，适用于风湿郁火，头痛，或背痛，或项强。

（5）苏薄荷：疏风散热，适用于风热郁火，咽痛口疮，或龈肿目赤。

（6）香薷：发汗散暑，适用于暑湿郁火，壮热不退，纤毫无汗。

（7）苍术：燥湿发汗，适用于湿邪郁火，或身重，发热无汗，或下肢关节肿痛。

（八）治痰药

1. 燥痰药

（1）半夏：燥湿痰，适用于风寒湿引起的湿痰，或咳痰灰白，或呕吐痰涎，或脘痞胸闷，或呃逆。

（2）南星：燥湿祛风，用于风痰，亦用于湿痰，或头眩头痛，或发惊痫吐沫，或咳喘多痰。

（3）陈皮：散寒燥痰，适用于风寒湿引起的湿痰、寒痰，或咳嗽痰白，或呃逆多痰。

（4）天麻：祛风化痰，适用于风痰头眩、头痛、呕吐。

（5）白芥子：温寒化痰，适用于寒痰上逆，或郁结经隧，或咳喘多痰，痰多清白，或痰核肿硬。

（6）厚朴：燥湿化痰，适用于寒、湿痰滞肺胃，或咳痰清稀，或脘胀，呕吐痰涎。

（7）白附子：祛风化痰通络，适用于风痰入络，或口眼㖞斜，或肢体麻木。

（8）白僵蚕：祛风化痰通络，适用于风痰入络，或口眼㖞斜，或筋络痰核，亦用于感冒咳痰清白如泡沫。

（9）生姜：散寒化痰，适用于风寒致痰，或咳痰清稀如泡沫，或呕吐痰涎。

（10）姜汁：化痰通络开窍，适用于寒痰壅闭，或痰涎壅盛，或肢体痹痛，或瘫痪。

（11）前胡：散寒化痰降气，适用于风寒痰滞，或胸满咳嗽上气，痰多清稀泡沫，或兼恶寒发热。

（12）皂角：祛风化痰开窍，适用于风痰壅闭，或昏迷痰壅，或口噤反张。

（13）附片：温寒化痰，适用于寒甚致痰，恶寒战栗，痰涎壅盛。

（14）薄附衣：轻浮祛寒化痰，适用于膈上寒痰，胸闷咳痰稀白，或痰涎上壅。

（15）干姜：祛寒化痰，适用于寒甚致痰，或咳痰清稀，或呕吐清涎。

（16）莱菔子：消食化痰，适用于食滞致痰，或气喘痰盛，或腹满呕痰。

2. 化痰药

（1）贝母：清热润燥化痰，适用于热痰燥痰，或咳痰不爽，或痰稠黄厚。

（2）花粉：清热生津化痰，适用于热痰燥痰，或咳痰，或咽痛咽肿，或颊肿。

（3）海浮石：化痰软坚，适用于热痰凝结，或久咳痰稠黄厚，或老痰结核。

（4）蛤壳：化痰软结，适用于热痰凝结，或咳痰黄厚，或老痰结核，或痰稠青绿。

（5）竹茹：清热化痰止呕，适用于热痰郁滞于胃，呕吐呃逆。

（6）礞石：化痰坠痰，适用于老痰顽痰上逆或内结，或咳逆气喘，痰稠，或癫痫，或结块。

（7）天竺黄：清热化痰镇心，用于热痰蒙闭心神，神昏痰鸣，或痉挛反张，或谵语。

（8）牛黄：清热化痰清心，适用于热痰蒙闭心神，神昏谵语，或发狂，或不语。

（9）猴枣：清热化痰镇惊，适用于热痰蒙闭心肝，神昏痉厥，痰涎壅盛。

（10）代赭石：清热坠痰降逆，适用于热痰冲逆，或咳逆气喘，或呕吐呃逆，或嗳噫多痰。

（11）葶苈子：降气化痰，适用于痰气上逆，或咳逆痰鸣，或气痰哮喘。

（12）竹沥：化痰清热通络，适用于热痰流滞经隧，或神昏痰壅，经脉痹痛，瘫痪。

（13）荆沥：化痰清热通络，适用于热痰流滞经隧，或神昏痰壅，或经脉热痛。

（14）胆星：化痰清热镇惊，适用于热痰蒙闭心肝，或神昏痰壅，惊痫，抽搐反张。

（15）白矾：化痰清热，适用于热痰蕴结，或痰痫，或痴癫，或痰壅。

3. 安痰药（虚痰宜安）

（1）白术：补脾燥湿，适用于脾虚生痰，久病多痰清稀，食少无力。

（2）茯苓：补脾利水，适用于脾虚生痰，久病多痰清稀。

（3）熟地：补肾填阴，适用于阴虚肾水上泛为痰，痰有黑花味咸。

（4）补骨脂：收固肾气，适用于肾水上泛为痰，痰多味咸，动则气喘。

（5）五味子：收固肺肾，适用于肺肾虚痰，久咳，痰多清稀。

（6）西党参：补脾益气，适用于脾虚生痰，久咳痰稀，倦怠少神。

（7）肉桂：助阳引火归原，适用于火衰水泛为痰，久咳痰稀清冷，或神昏痰鸣痰壅。

（8）附子：助阳，适用于脾肾阳虚，水泛为痰，厥冷痰鸣。

（9）枸杞子：补肾，适用于肾虚，肾水上泛为痰，久咳痰味咸。

（10）山茱萸：补肾温肝，适用于脾肾阳虚，水泛为痰，久咳痰味咸。

（11）胡桃：补肾纳气，适用于肾虚水泛为痰，久咳痰多，动则气喘，腰酸足软。

（九）治水药

1.行水药

（1）白术：健脾行水，适用于中焦水气，或呕吐清水，或下利清水，或久病足肿，或病后多涎唾，或肠鸣辘辘。

（2）桂枝：通阳行水，适用于全身水气及水气冲心，或胸满背冷，或心悸，心下悸。

（3）干姜：温阳行水，适用于寒水，或咳痰如水，或呕吐清水。

（4）细辛：温阳行水，适用于寒水上逆，或咳逆痰稀，或呕逆清水。

（5）川椒：温通行水，适用于下焦虚寒停水，或下肢浮肿，或小腹胀满，小便不利。

（6）肉桂：补火行水，适用于肾虚火衰停水，或呕或泻清水，或下肢浮肿，或小腹胀满，小便不利，癃闭。

（7）附片：助阳行水，适用于脾肾阳虚停水，或足肿清冷，或腹胀肠鸣。

（8）白茯苓：健脾行水，适用于一切水气，或肿或胀，或咳或悸，或小便不利，或渴呕清水。

2.利水药

（1）茯苓：渗湿利水，适用于湿热停水，或腹满小便不利，或淋涩癃闭，泄泻多水。

（2）猪苓：渗湿利水，适用于湿热停水，或腹满小便不利，或泄泻多水。

（3）泽泻：渗湿利水，用于湿热停水，或泄泻多水，或腹满小便不利，或头汗如水。

（4）木通：清心利水通淋，适用于小便不利，或淋涩作痛，或小便不通。

（5）通草：宣肺利水，适用于小便不利，或小便不通。

（6）车前子：利水通淋，适用于小便不利，或淋涩作痛，或癃闭不通。

（7）萹蓄：利水通淋，适用于淋涩作痛，或血淋血尿，或癃闭不通。

（8）瞿麦穗：利水通淋，适用于淋涩作痛，或血淋血尿，或癃闭不通。

（9）石韦：利水通淋，适用于石淋。

（10）海金沙：利水通淋，适用于石淋。

（11）留行子：利水通淋，适用于小便淋涩不利。

（12）椒目：利水消肿，适用于下焦浮肿。

（13）茯苓皮：利水消肿，适用于皮肤浮肿。

（14）冬瓜皮：利水消肿，适用于皮肤浮肿。

（15）生姜皮：利水消肿，适用于皮肤浮肿。

（16）海桐皮：利水消肿，适用于下肢肿。

（17）桑白皮：泻肺利水消肿，适用于上焦水肿。

（18）紫浮萍：宣肺利水消肿，适用于上焦水肿。

（19）防己：利水消肿，适用于四肢肿。

（20）滑石：清热利水，滑窍通淋，适用于暑热淋涩。

（21）土茯苓：清热解毒利水，适用于湿毒淋痛。

（22）赤小豆：入血清利湿热，利水消肿。

（23）生薏苡仁：入气清利湿热，利水消肿。

3.逐水药

（1）海藻：软坚消结，适用于水气内结。

（2）昆布：软坚消结，适用于水气内结。

（3）大戟：逐水消胀，适用于水气内蓄致胀满，或悬饮胁痛。

（4）甘遂：逐水消胀，适用于水气内蓄致胀满，或悬饮胁痛。

（5）芫花：逐水搜经隧之痰，适用于痰水停结，或悬饮胁痛。

（6）牵牛子：逐水消胀，适用于水停胀满。

（7）葶苈子：逐水降气，适用于水停气逆肿满。

（8）商陆：逐水消肿，适用于水停肿胀。

（9）巴豆霜：逐水峻泻，适用于水停胀急。

（10）千金霜：逐水峻泻，适用于水停胀急。

（11）槟榔：逐水消胀，适用于水气胀满。

（12）大腹皮：逐水消胀，适用于水气胀满。

（十）消食药

1.化食药

（1）神曲：健脾消食，适用于一切食滞。

（2）麦芽：消食行气，适用于面食内滞，或胃气不醒，脾气不运，食少胃钝。

（3）谷芽：消食，适用于谷物内滞。

（4）山楂：消油腻，适用于肉食内滞。

（5）炒卜子：消食行气，适用于面食内滞。

（6）鸡内金：消食磨积，适用于食积不化。

（7）草果：燥湿温中，适用于消水果积滞。

2.导积药

（1）五谷虫：消化一切食积。

（2）干蟾皮：消化疳积，适用于疳臌。

（3）槟榔：磨积下气，适用于疳积腹胀。

（4）鸡内金：消化一切食积，适用于腹胀脘满。

（5）青皮：磨积下气，适用于疳积腹胀。

（6）枳实：磨积下气，适用于疳积腹胀。

（7）莱菔子：消食下气，适用于积滞腹胀。

（十一）驱虫药

1.杀虫药

（1）使君子：杀蛔虫、钩虫，健脾，不损胃气，为驱虫良药。

（2）苦楝皮：杀蛔虫，有毒不可多用。

（3）雷丸：杀虫，对绦虫杀灭良好。

（4）槟榔：杀寸白虫。

（5）榧子：杀蛔虫。

（6）百部：杀蛲虫。

（7）南瓜子：杀绦虫。适用于治疗绦虫病、血吸虫病。

2.制虫药

（1）乌梅：治蛔虫上逆，能使之下降。

（2）川椒：治蛔虫内动腹痛，或二阴瘙痒。

（3）黄柏：治蛔虫内动和二阴瘙痒。

（4）苦参：治下体因湿生虫。

（5）胡黄连：治因虫疳内热。

（6）芦荟：治虫疳。

（7）蛇床子：治二阴虫痒。

（十二）理气药

1.行气药

（1）木香：调气行气，适用于脘腹气滞胀痛。

（2）檀香：开胸行气，适用于胸脘气滞胀痛。

（3）沉香：降气行气，适用于气上冲逆，胀满嗳噫呃逆，或脘腹痛。

（4）枳实：宽胸下气行气，适用于胸腹气滞胀满。

（5）枳壳：宽胸下气行气，适用于胸腹气滞胀满。

（6）台乌药：行气通滞，适用于腹中气滞胀痛。

（7）槟榔：行气下气，适用于腹内气滞，尤其肛门气滞后重。

（8）大腹皮：行气消胀，适用于腹胀气滞。

（9）青皮：疏肝行气，适用于脘胁气滞胀痛。

（10）降香：疏肝降气，活血行气，适用于两胁气滞血瘀胀痛。

（11）橘核：疏肝肾之气，适用于胁下、少腹、睾丸之气滞胀痛。

（12）荔枝核：疏利肾气，适用于腰、少腹、睾丸之气滞胀痛。

（13）刀豆壳：疏利肝肾之气，适用于腰、少腹之气滞胀痛。

（14）刀豆子：疏利肝肾之气，适用于腰、少腹、睾丸之气滞胀痛。

（15）川楝子：疏利肝气，适用于脘、腹、胁、少腹、睾丸之气滞胀痛。

（16）郁金：疏利胸中之郁气，调和肝气，适用于胸胁气滞满闷。

（17）香附：疏利肝胃郁气，适用于胸胁气滞胀痛。

（18）片姜黄：疏利肝络之气，适用于胁背气滞胀痛。

（19）橘络：疏利肝络，适用于胸胁气滞窜痛。

（20）小茴香：疏利肾与膀胱之气，适用于小腹、少腹、睾丸之气滞胀痛。

2.降气药

（1）沉香：降肺胃肝肾之气，适用于咳，或喘，或呕，或噫，或呃。

（2）丁香：降胃气，适用于阴寒呕、呃。

（3）柿蒂：降胃气，用于呃逆的专药。

（4）苏子：降肺气，适用于肺气失降的气喘。

（5）葶苈子：降肺气，适用于痰水上逆之咳逆、喘逆。

（6）白芥子：降肺气，适用于寒痰上逆之喘逆。

（7）莱菔子：降肺胃气，适用于痰食郁滞之逆气的喘，或呕，或嗳。

（8）生代赭石：降肝胃之气，适用于肝胃之气上逆的咳、呕、嗳、噫。

（9）旋覆花：降肺胃之气，适用于肺胃气逆的咳喘、呕嗳。

（10）枳实：降肺胃之气，适用于肺胃之气上逆的咳喘、呃逆。

（11）陈皮：降肺胃之气，适用于肺胃之气不降的咳、呕、呃逆。

（12）刀豆子：降肝胃之气，适用于肝胃气逆之呃逆。

（13）杏仁：降肺气，适用于肺气不降之喘逆。

（14）白果：降肺气，适用于肺气不降之喘逆。

（15）竹茹：降胃气，适用于热痰呕逆。

（16）半夏：降胃气，适用于湿痰呕逆。

3.升气药

（1）桔梗：宣畅肺气，开胸，适用于肺气不宣，胸满短气，或气癃。

（2）升麻：升提阳明清气，适用于头昏头痛短气，或泻痢后重。

（3）葛根：升提阳明清气，适用于头昏头痛，泻痢后重。

（4）柴胡：升提少阳清气，适用于头痛，泻痢。

（5）白豆蔻仁：开胸提气，适用于胸膈痞闷短气。

（6）桂枝：升阳提气，适用于胸满咽阻短气。

（7）黄芪：补气升提之主药，适用于一切气虚下陷之证。

4.收气药

（1）补骨脂：收固肾气，适用于肾气上逆的咳喘及小便频数不禁。

（2）益智仁：收固肾气及胃气，适用于肾气及胃气失固的多唾，多尿。

（3）五味子：收固肾气及肺气，适用于久咳失固的咳逆、喘逆。

（4）桑螵蛸：收摄肾气，适用于肾气不固的多尿，失禁。

（5）山茱萸：收敛肝气，适用于肝气不固的喘逆或遗精。

（6）生白芍：收敛肝脾之气，适用于肝气失散，脘腹痛。

（7）金樱子：收敛肾气，适用于遗精、遗尿。

（8）坎炁：收补肾气，适用于肾虚不能纳气。

5.补气药

（1）黄芪：补肺气，又补卫气，适用于肺卫之气不足。

（2）党参：补肺脾之气，适用于中气不足。

（3）白术：补脾胃之气，适用于中气不足。

（4）炙甘草：补心脾之气，适用于上中气虚。

（5）太子参：补肺脾之气，适用于上中气虚。

（6）北沙参：滋补肺肾之气，适用于肺肾气液不足。

（7）红参：温补肺气，适用于元气不足。

（8）白参：清补肺气，适用于气虚不足。

（9）西洋参：清补肺胃之气，适用于上中气液不足。

（十三）理血药

1.活血药

（1）赤芍：行血活血之常药，适用于一切血分实证。

（2）川芎：行血中之气，为血中气药，下行血海，上行头角。

（3）桃仁：活血祛瘀之常药，适用于血瘀血滞之证。

（4）红花：活血祛瘀之常药，少用能养血，多用则活血，适用于一切血瘀血滞之证。

（5）茜根：行血活血通络之缓品，适用于经脉瘀滞的痹痛，或经闭经痛。

（6）丹参：生新血，行瘀血，为行血的缓品，行中有补。

（7）归尾：行血活血之常药，适用于一切血滞之证。

（8）三棱：破血中之气，为攻坚消癥之用。

（9）莪术：破气中之血，为攻坚消癥之用。

（10）水蛭：破瘀之峻品，适用于瘀结日久的重证。

（11）虻虫：消瘀之峻品，适用于瘀结日久的重证。

（12）土鳖虫：消瘀之峻品，适用于瘀结之证。

（13）大黄：清下热瘀之常用药，适用于瘀热之证。

（14）山甲：攻瘀消坚之峻品，适用于一切瘀结坚块。

（15）五灵脂：消瘀导浊之品，适用于气滞血瘀的闭经、痛经、产后恶露不下，脘腹疼痛。

（16）田七：行血消瘀，又能止血，为常用行血药，适用于一切血滞或出血之证。

（17）鸡血藤：行血活血通络之品，适用于经络瘀滞的痹痛。

（18）益母草：行血活血，为妇科经产瘀滞的常药。

（19）留行子：行血活血，为妇科经产瘀滞的常药，且能下乳。

（20）泽兰叶：行血活血，为妇科调经常药。

2.止血药

（1）生地：凉血止血，适用于一切因血热所致的出血。

（2）白茅根：凉血止血，且能行血消瘀，为止血不致留瘀之品，常用于因热失血。

（3）藕节：凉血消瘀止血，为常用之止血药。

（4）蒲黄：生用消瘀，炒用止血，常用生熟各半以消瘀止血。

（5）田七：止血活血，少用止血，多用消瘀，为常用止血药。

（6）白芍：敛肝止血，为常用止血药。

（7）旱莲草：滋阴止血，常用于阴虚内热出血。

（8）炮姜炭：温通止血消瘀，为虚寒出血的要药。

（9）荆芥炭：温通消瘀止血药，常用于产后出血。

（10）艾叶炭：温通止血，常用于妇科虚寒失血。

（11）棕榈炭：温涩止血，为通用的止血药。

（12）海螵蛸炭：养阴止血，常用于妇科崩漏。

（13）大黄：通瘀止血，为治邪火载血以致失血的主药。

（14）犀角：凉血止血，为血热出血的特效药。

（15）槐花：凉血止血，常用于下部出血。

（16）小蓟：凉血止血，常用于小便出血。

（17）童便：滋阴清热，凉血止血。

（18）侧柏叶：凉血燥湿，生用止血热之出血，炒炭止虚寒出血。

（19）茜根炭：凉血止血活血，常用于瘀热出血。

（20）石木耳：润燥止血，常用于肠燥便血，当大量30~60g。

（21）血余炭：温涩止血，常为外用止血药，亦可为散内服。

（22）地榆：凉血止血，常用于二便及妇科的血热出血。

（23）刺猬炭：涩肠止血，常用于痔血。

3.补血药

（1）熟地：滋阴补血，为治阴血不足的主药。

（2）当归：温养补血，为治血虚不足的主药。

（3）白芍：酸甘养血，为治血虚常用佐药。

（4）阿胶：填阴补血，为治阴血不足的要药。

（5）鹿角胶：温肾补血，为治肝肾血虚的要药。

（6）枸杞子：养肝肾补血，为治肝肾阴血不足的佐药。

（7）丹参：养心肝补血，为治心血不足的要药。

（8）黄芪：益气补血，为补气以生血的君药。

（9）玉竹：滋液补血，为治血虚致燥的主药。

（10）熟首乌：滋阴补血，为治肝血不足的主药。

（十四）理阴药

1.增液药

（1）生地：清热增液且能养阴，为养阴增液的主药，适用于热病耗伤阴液之证。

（2）麦冬：润肺清心增液，为养肺液的主药。

（3）天冬：润肺清肝增液，为柔肝增液的常用药。

（4）石斛：清胃肾，增胃液，为养胃肾阴液的主药。

（5）玄参：清肾增液，增下焦阴液的要药。

（6）玉竹：润肺肾增液，为养肺肾的要药。

（7）北沙参：润肺益气增液，为养肺胃气液的要药。

（8）鲜首乌：润肝增液滑肠，为养肝肠阴液的要药。

（9）西瓜汁：清暑增液，为治暑热耗伤肺胃津液的佳品。

（10）花粉：清润肺胃，生津增液，为肺胃清热生津药。

（11）藕汁：清润肺胃，生津增液，为治肺胃津液不足的佳品。

（12）梨汁：清肺润燥，为肺燥咳嗽的佳品。

（13）蔗浆：清滋胃液，为胃液不足的佳品。

2.滋阴药

（1）熟地：滋阴补肾、生精，为补肝肾阴虚的主药。

（2）生地：滋阴增液，为治肝肾阴液不足的主药。

（3）**阿胶**：滋阴养血，为治肝肾阴血不足的要药。

（4）**制首乌**：滋阴养血，为治肝阴肝血不足的要药。

（5）**枸杞子**：滋阴补肝肾，为治肝肾阴虚的要药。

（6）**山茱萸**：滋阴补肝，为治肝肾阴虚的要药。

（7）**生白芍**：滋阴养肝，为治肝阴虚的要药。

（8）**龟胶**：滋阴补肾，通任脉，为治肾与任脉阴虚的要药。

（9）**女贞子**：滋阴养肾，为养肾阴之轻剂，补而不滞。

（10）**鱼鳔胶**：滋阴补肾生精，为滋补肾精之药。

（11）**黄精**：滋阴补肾养胃，为治肾胃阴虚的要药。

（12）**怀山药**：滋阴补脾肾，为治脾肾阴虚的要药。

（13）**旱莲草**：滋阴养肝，为治肝肾阴虚之药。

（14）**鳖甲胶**：滋肝阴，为治肝阴虚的要药。

（十五）理阳药

1. 通阳药

（1）**桂枝**：辛甘通阳，为通卫阳的主药。适用于恶寒肢冷。

（2）**干姜**：辛热通阳，为通脾胃阳气的主药。适用于中阳郁滞之证。

（3）**细辛**：辛香通阳，为通心肾阳气的要药。

（4）**石菖蒲**：芳香通阳，为通心胃阳气的要药。适用于胸脘痞闷。

（5）**苏梗**：芳香通阳，通胃阳的要药。用于胃阳郁滞的胸脘满闷、呕吐或痢下白脓。

（6）**川椒**：辛热通阳，为通肾阳的要药。

（7）**附片**：辛甘通阳，为通心肾脾阳的主药。

（8）**川乌**：辛热通阳，为通肝脾阳气的要药。

（9）**姜半夏**：苦辛通阳，为通胃阳的要药。

（10）**吴茱萸**：苦热通阳，为通肝阳的主药。

2. 潜阳药

（1）**牡蛎**：能镇潜肝肾之浮阳。

（2）**龙骨**：能镇潜心肾之浮阳。

（3）**石决明**：平肝潜阳，且能息肝风。

（4）**玳瑁**：平肝潜阳，适用于肝阳蒙闭心神。

（5）**鳖甲**：滋阴平肝潜阳，制肝阴虚致虚阳浮越。

（6）**龟甲**：滋阴补肾潜阳，能镇潜阴虚之风阳。

（7）**生代赭石**：平肝镇阳，能重制肝阳上亢。

（8）**灵磁石**：益肾镇阳，能制肾阳上浮。

（9）**紫石英**：镇心肝之阳。

（10）**羚角**：能平肝阳，息肝风。

（11）**犀角**：清心火，镇心阳。

（12）**紫贝齿**：平肝潜阳，适用于肝阳上亢。

（13）**生蛤壳**：平肝潜阳，且能化痰。

（14）**生铁落**：重镇肝阳，制肝阳上亢。

3. 助阳药

（1）**附子**：回阳救逆，为治心肾脾阳不足的主药。

（2）**肉桂**：补火助阳，适用于心肾肝阳不足之证。

（3）**鹿茸**：补肾阳，填精血，为温补肾阳的峻剂。

（4）**鹿角胶**：温补肾精，为柔补肾阳的缓剂。

（5）**肉苁蓉**：温补肾精，为柔补肾阳的主药。

（6）**巴戟天**：温补肾阳，为柔补肾阳的要药。

（7）**仙茅**：温补肾阳，为柔补肾阳的要药。

（8）淫羊藿：温补脾肾之阳，为柔补脾肾阳气的要药。

（9）海狗肾：温补肾阳，为峻补肾阳的主药，常用于阳痿早泄之症。

（10）阳起石：温补肾阳，常用于阳痿之症。

（11）川椒：温补肝肾之阳，为下焦阳虚阴盛的要药。

二、对位选药

（一）理肺药

1.宣肺药

（1）麻黄：宣肺散寒，适用于寒邪郁闭肺气的咳喘胸满。

（2）陈皮：宣肺降气，化痰散寒，适用于寒痰郁滞肺气的喘咳。

（3）紫菀：宣畅肺气，适用于肺气膹郁的胸闷咳嗽。

（4）桔梗：宣畅胸膈，亦开能降，为肺气郁滞的常用药，适用于咳嗽不爽，胸闷咽阻鼻塞。

（5）防风：疏风宣肺，为风邪郁滞肺气的主药，适用于伤风咳嗽鼻塞。

（6）蝉衣：轻宣肺气，疏风散热，为风热郁肺，咳逆咽痒和风热发疹的常用药。

（7）瓜蒌皮：轻宣肺气，适用于热燥之邪郁肺，胸膈满闷，咳逆不爽。

（8）通草：轻宣肺气，适用于湿热郁肺，胸膈痞闷，咳痰不爽。

（9）贝母：化痰宣肺，适用于热痰郁肺，咳痰不爽，痰黄稠厚。

（10）前胡：疏风化痰宣肺，适用于风痰郁肺，胸满，咳喘上气，痰多泡沫。

（11）白豆蔻仁：宣畅胸膈，芳香化浊，适用于湿浊郁滞肺胃，胸膈痞满。

（12）牛蒡子：轻宣风热，适用于风热郁肺，咳嗽，或发疹，或咽痛。

（13）枳壳：宣畅胸膈，适用于肺气郁滞，宣降失常之候的咳逆胸痞上气。

2.降肺药

（1）枳壳（实）：宽胸下气，适用于肺气郁滞，肺气失降，胸痞上气咳喘。

（2）苏子：降气化痰，适用于肺气上逆的痰喘。

（3）白芥子：降气化痰，适用于寒痰滞肺的哮喘。

（4）葶苈子：降气逐水，适用于水饮上逆的哮喘痰鸣。

（5）旋覆花：降气化痰，适用于痰滞气逆，咳逆上气。

（6）杏仁：温肺降气，为风寒滞肺的常药，治咳逆上气。

（7）前胡：化痰降气，为风寒滞肺的常药，治胸满，咳逆上气。

（8）白前：降气化痰，适用于各种痰滞之证，治咳逆气喘。

（9）陈皮：重用化痰降气，适用于寒痰郁滞肺胃之证，治咳逆气喘。

3.敛肺药

（1）五味子：收敛肺肾之气，适用于久咳痰稀。

（2）诃子肉：清咽敛肺，适用于咳逆声嘶。

（3）罂粟壳：敛肺止咳，适用于久咳、久泻、脱肛、脘腹疼痛。

4.清肺药

（1）桑白皮：清泻肺气，下气平喘，适用于肺热咳喘，痰黄稠厚。

（2）枯芩：清泻肺火，适用于肺中火热内盛的咳喘，痰黄苔黄。

（3）苇茎：清凉肺气，生津泻火，用于肺中燥热内盛的咳喘，痰黄稠厚，或如脓血。

（4）鱼腥草：清泻肺气，且能清痰排脓，适用于肺热生痰化脓之证。

（5）麦冬：清润肺气，清咽生津，适用于肺中燥热的咽痛失音，干咳，痰黏不爽。

（6）南沙参：清润肺燥，化痰止咳，适用于肺中虚燥热痰的咳喘，痰黏不爽。

（7）马兜铃：清宣肺气，化痰止咳，适用于肺热咳嗽，失音，胸痛。

（8）百部：清肺止咳，适用于肺热久咳，或肺热劳嗽。

（9）石膏：清降肺胃燥热，适用于肺中燥热，郁热内盛的喘咳。

（10）胖大海：清润肺气，利咽生津，适用于肺中燥热的咳嗽，失音，咽痛。

5.温肺药

（1）麻黄：温散肺寒，适用于肺寒咳喘失音。

（2）细辛：温肺逐饮，适用于肺中寒饮，咳喘，咽痛，咽痒。

（3）干姜：温通肺胃，适用于肺中寒饮内盛，咳喘，多痰清稀。

（4）陈皮：温肺化痰，适用于肺中寒痰，咳嗽气喘，痰多泡沫。

（5）钟乳石：温补肺阳，适用于肺中虚寒，久咳气喘。

6.补肺药

（1）黄芪：温补肺气，为补肺的主药，亦可补益卫气，适用于肺卫气虚之证，均当为君药。

（2）人参：大补肺气，为补肺气的主药，适用于肺气虚弱，或气虚欲脱者，均当为君药。

（3）蛤蚧：补肺滋肾，适用于肺肾气阴两虚的咳喘劳嗽。

（4）玉竹：补养肺阴，适用于肺胃气液不足的干咳咽干。

（5）北沙参：补肺养液，为补肺气液的主药，适用于肺阴不足的劳嗽、久咳，均当重用。

（6）西洋参：补气生津，为补肺气肺津的主药，适用于肺气肺津不足之证，均当重用，并能固气液之脱竭。

（7）阿胶：补肺阴，适用于久病劳嗽、劳热、咯血之证。

（8）冬虫夏草：温补肺肾，适用于久病肺肾阴阳劳损的咳嗽气喘。

（9）百合：滋养肺阴，适用于久病肺阴不足的劳嗽、劳热、失血之证。

（10）胡桃肉：温润肺肾，适用于久病肺肾气虚，肾不纳气的咳喘等症。

（11）落花生：滋养肺阴，适用于久咳气阴两虚之证。

（12）怀山药：滋养肺脾，用于久咳劳嗽，肺脾气阴两虚，虚赢少气，食少劳热便溏。

（二）理心药

1.清心药

（1）黄连：清泻心火，适用于实火炽盛，心烦不寐，口舌生疮，或咯血。

（2）栀子：引心火下行，从小便去，适用于上焦郁火，懊侬烦闷，小便短赤，或吐衄失血。

（3）莲子心：清心热，适用于心经虚火，虚烦不寐。

（4）灯心：轻清心热，适用于心经虚火，小儿烦扰夜啼。

（5）麦冬：清心润燥，适用于心经燥热，心烦不寐，舌疮。

（6）竹叶心：清心解烦，适用于虚烦口渴。

（7）犀角：清心凉血，适用于心营血热，神昏舌绛，谵语狂躁，吐衄出血，斑发红赤。

（8）木通：清心引火下行，适用于心火炽盛之心烦尿赤。

（9）丹皮：清解心包相火，和血中伏火，适用于骨蒸颧赤烦躁，或午后入夜发热。

（10）天竺黄：清心化痰，适用于痰热蒙闭心窍，神昏痰盛，痉厥。

（11）牛黄：清心醒脑，适用于痰热蒙闭心窍重症，神昏不语，或谵语狂躁。

（12）连翘：轻清心经客热，适用于胸闷心烦，或发疮疹。

2.镇心药

（1）茯神：安神养心，适用于心神失养的怔忡不眠，神思恍惚，健忘。

（2）琥珀：安神镇心，适用于不寐多梦，心悸恍惚，妄言。

（3）龙骨（齿）：镇心安神，适用于心悸不寐多梦，或狂躁妄言。

（4）朱砂：镇心清热，适用于不寐，心悸怔忡。

（5）紫石英：温镇心肝，适用于惊悸不寐。

（6）柏子仁：安神镇心，适用于惊悸怔忡。

（7）炒枣仁：安神镇心，适用于惊悸不眠。

（8）夜交藤：安神养阴，适用于夜不能寐。

（9）合欢皮：安神养阴，适用于夜不能寐。

3.通心药

（1）石菖蒲：芳香开通心窍，适用于痰浊蒙闭的神昏不语。

（2）郁金：解郁行瘀，适用于心络瘀滞，神思不清，胸闷心痛。

（3）苏合香：芳香开通心窍，适用于阴浊蒙闭的神昏不语，面色晦暗，或胸闷心痛。

（4）细辛：芳香开通心窍，适用于痰浊蒙闭的神昏不语，或胸闷心痛。

（5）丹参：活血祛瘀，且能养心血，适用于心虚瘀滞，神思不清，胸闷心痛。

（6）檀香：芳香开通心窍，适用于气滞之胸闷心痛。

（7）皂角：宣通心窍，适用于痰瘀蒙闭的神昏不语，或口噤痉厥。

4.补心药

（1）人参：补心气，养心神，适用于心气虚神衰的短气少神，惊悸，恍惚健忘。

（2）丹参：补心血，养心神，适用于心血不足的惊悸怔忡。

（3）柏子仁：补养心气，安神，适用于心气不足的惊悸怔忡。

（4）酸枣仁：补养心肝，安神，适用于心肝气虚的惊悸怔忡不眠。

（5）茯神：补心气，安心神，适用于心神失养的少神恍惚，惊悸健忘。

（6）百合：补养心阴，适用于心阴不足的恍惚，起卧不安。

（7）当归：补养心血，适用于心血不足的惊悸怔忡。

（8）桂圆肉：补养心阴，适用于心阴不足的惊悸怔忡。

（9）远志：安神益智，适用于心气不足的惊悸健忘，恍惚。

（10）浮小麦：养心气，适用于心神虚的心悸多汗，或悲伤哭泣。

（11）五味子：敛养心气，适用于心气虚散的恍惚多汗。

（12）炙甘草：温养心气，适用于心悸、脉结代，或悲伤哭泣，以之为君药。

（13）红枣：温养心气，适用于心悸、脉结代，虽非君药，亦当重用。

（三）理脾药

1.泻脾药

（1）黄连：清泻脾火，适用于脾中实火，口疮，或脘痞腹痛，或下利。

（2）大黄：清泻脾火，适用于脾中实火，腹胀满痛，大便干结或不通，或吐血瘀紫。

（3）枳实：疏利脾气，适用于中气郁滞，脘腹痞满。

（4）厚朴：疏利脾气，适用于中气郁滞，腹痞胀痛。

（5）炒三仙：消导脾滞，适用于食滞中焦，运化失职，脘腹胀痛，不食恶食。

（6）黑丑：导泻脾滞，适用于中焦郁滞，腹胀大便不畅。

（7）木香：疏利脾气，适用于中焦郁滞，脘腹胀痛，或泻痢后重。

（8）槟榔：疏利脾滞，适用于中焦郁滞，脘腹胀痛，泻痢里急后重。

（9）生白芍：清解脾中虚火，适用于脾虚热之脘腹痛。

2.补（温）脾药

（1）西党参：补脾气之主药，适用于脾气虚的倦怠少气乏力，食少便溏。

（2）白术：补脾气，燥脾湿的主药，适用于脾气虚的泄泻，食少倦怠乏力，或恶寒战栗，或腰痛无力。

（3）扁豆：补脾气，适用于脾虚的泄泻或鹜溏。

（4）山药：补脾阴，适用于脾阴气不足的久泻倦怠，或带下清白。

（5）炒薏苡仁：补脾气，适用于脾虚的泄泻便溏。

（6）莲子肉：平补脾气，适用于脾虚久泻，或带下清白，或遗泄。

（7）芡实：平补脾气，适用于脾肾两虚的久泻鹜溏，或多尿遗泄，白浊白带。

（8）白云苓：平补脾气，适用于脾虚有湿的泄泻便溏，小便不利或白浊白带。

（9）红枣：温补脾气，适用于脾虚便溏。

（10）炙甘草：温补脾气，适用于脾虚便溏。

（11）太子参：温补脾气，适用于脾气虚的倦怠，少气乏力，食少。

（12）干姜：温助脾阳，适用于脾寒的腹痛泄泻。

（13）附子：温助脾阳，适用于脾寒的恶寒战栗，肢厥脉沉。

（14）肉桂：补火生土，适用于肾火衰微，脾阳不足的久泻久痢，不食。

（15）肉豆蔻：补脾厚肠，适用于久泻滑泄。

（四）理胃药

1.清胃药

（1）石膏：清解胃火之主药，适用于口渴喜饮，或齿痛龈肿，口疮口臭，

（2）升麻：清胃解毒，适用于齿痛龈肿，口疮或发斑，或衄血。

（3）黄连：清解胃中湿火之主药，适用于中脘痞痛，或吐血，或口舌生疮。

（4）大黄：清泻胃中实火之主药，适用于中脘痞痛，或吐血呕血，或口舌生疮。

（5）芦根：清解胃火之要药，适用于胃火之口渴饮冷。

（6）丹皮：清解胃中血热，适用于龈肿齿痛，或吐血。

（7）犀角：清解胃中血热之要药，适用于胃热发狂，或吐血衄血。

（8）知母：清润胃中燥火，适用于胃中燥热烦渴。

（9）竹叶：清心胃之火，适用于胃火烦懊口渴。

（10）焦栀：清心胃郁火，适用于胃中郁火，烦闷懊恼，常与淡豆豉同伍。

2.温胃药

（1）干姜：温胃主药，适用于胃寒脘痛呕吐。

（2）砂仁：温胃止呕，适用于胃寒呕吐。

（3）丁香：温胃降逆，适用于胃寒呕吐、呃逆。

（4）高良姜：温胃调气，适用于胃寒气痛。

（5）藿香：芳香化浊，温胃散寒，适用于寒湿犯胃，脘胀满痛，恶呕。

（6）草果：温胃调气，消胀止呕，适用于胃因气痰郁滞而胀痛呕吐。

（7）半夏：温胃化痰，降逆止呕，适用于胃因痰湿而失和，脘痞呕吐，恶心呃逆。

（8）厚朴：温胃消痰调气，适用于胃中痰气郁滞的胀满呕吐。

（9）生姜：温胃止呕散寒，适用于风寒犯胃呕吐。

（10）荜澄茄：温胃调气，适用于胃寒气痛。

3.醒胃药

（1）苏梗：芳香醒胃，适用于风寒湿气郁滞于胃，脘痞恶呕不食。

（2）二芽：消食醒胃，适用于食滞于胃，致胃气不醒，脘闷不食，或胀满。

（3）神曲：消食化痰醒胃，适用于寒、食、痰郁滞于胃，脘闷不食。

（4）木香：调气醒胃，适用于气滞于胃，满闷不食。

（5）陈皮：和胃化痰，适用于痰气郁滞于胃，脘闷呕恶不食。

（6）青皮：降气和胃，适用于痰气郁滞于胃，脘胀满痛。

（7）枳实：降气和胃，适用于痰气郁滞于胃，脘痞胀痛。

（8）石菖蒲：芳香醒胃，适用于湿浊郁滞于胃，胸脘痞闷不食。

（9）佩兰：芳香化湿醒胃，适用于胃中湿浊以致口腻，味甜胃钝不食。

（10）冬瓜子：清淡醒胃，适用于胃中热滞，胃纳不开。

4.养胃药

（1）砂仁：温养胃气，适用于胃气虚寒，胃钝不食。

（2）人参：益气养胃，适用于胃气不足，液气不足，胃钝不食，或不能纳谷。

（3）麦冬：增液养胃，适用于胃液不足，不食。

（4）石斛：增液养胃，适用于胃阴不足，嘈杂善饥。

（5）北沙参：增液养胃益气，适用于胃中气阴不足，嘈杂不食。

（6）米炒党参：补气益胃，适用于胃气不足，胃钝不食。

（7）炮姜：温胃，适用于胃阳不足，口淡胃呆。

（8）玉竹：滋养胃阴，适用于胃阴不足，嘈杂不食。

（9）黄精：滋养胃阴，适用于胃阴不足，嘈杂善饥。

（五）理肠药

1.清肠药

（1）子黄芩：清解大肠湿热，适用于湿热泻痢。

（2）黄连：清解小肠湿火，适用于湿热腹痛泻痢，血瘀便血。

（3）黄柏：清解大肠湿火，适用于湿热泻痢，痔血便血。

（4）秦皮：清解大肠血分湿热，适用于湿热赤痢。

（5）白头翁：清解大肠血分湿热，适用于湿热赤痢。

（6）**槐花**：清肠凉血止血，适用于痔血赤痢。

（7）**槐角**：清肠润燥止血，适用于痔血。

（8）**马齿苋**：清解肠中湿热，适用于热痢赤痢。

（9）**赤芍**：清利肠中湿热，适用于湿热腹痛泻痢。

（10）**石木耳（地木耳）**：清润肠中燥火，适用于肠燥便血。

2.通肠药

（1）**枳壳**：宽肠下气，适用于大肠气滞，后重不爽。

（2）**厚朴**：下气通肠，适用于大肠湿气阻滞，腹胀。

（3）**木香**：调气通肠，适用于大肠气滞，腹胀后重。

（4）**槟榔**：破气通肠，适用于大肠气结，里急后重。

（5）**大黄**：泻火通肠，适用于大肠火结不通。

（6）**芒硝**：润燥通肠，适用于大肠燥火内结不通。

（7）**青皮**：破滞通肠，适用于大肠气滞郁结，腹胀腹痛。

（8）**台乌**：散滞通肠，适用于大肠气滞，腹胀窜痛。

（9）**黑丑**：泄水导滞，适用于水气结滞，腹胀，大便不通。

（10）**巴豆霜**：泄水通肠，适用于水气结滞，腹胀如鼓，或食积腹痛不通。

（11）**山楂炭**：磨积通肠，适用于肉食结滞，腹满胀痛。

（12）**炒莱菔子**：消滞通肠，适用于食滞气结，腹满胀痛。

（13）**地骷髅**：泄水通肠，适用于水气滞结，腹胀如鼓。

（14）**大腹皮**：泄水行气，适用于气水郁滞，腹胀满痛。

（15）**甘遂**：泄水通肠，适用于气水滞结，腹胀不通。

（16）**千金霜**：泄水通肠，适用于水气滞结，腹胀不通。

（17）**番泻叶**：通泄大肠，适用于大便秘结。

3.润肠药

（1）**火麻仁**：润肠通便，适用于肠燥便结。

（2）**郁李仁**：润肠泄水，适用于肠燥及水气滞结。

（3）**海松仁**：润肠通便，适用于肠燥便结。

（4）**瓜蒌仁**：润肺滑肠，适用于肺燥便结。

（5）**牛蒡子**：疏风润肠，适用于肺中风热便结。

（6）**桃仁**：破血润肠，适用于血燥便结。

（7）**杏仁**：润肺润肠，适用于肺燥便结。

（8）**白蜜**：滑肠润燥，适用于肠燥便结。

（9）**肉苁蓉**：补肾滑肠，适用于阴枯便结。

（10）**锁阳**：补肾滑肠，适用于阴枯便结。

（11）**生首乌**：滋阴滑肠，适用于阴枯便结。

（12）**玄参**：增液滑肠，适用于液枯便结。

（13）**薤白**：通气滑肠，适用于气滞便结。

（14）**硫黄**：温通大肠，适用于阳虚便结。

4.涩肠药

（1）**肉果霜**：温脾涩肠，适用于阳虚久泻。

（2）**罂粟壳**：收敛大肠，适用于久泻不禁。

（3）**赤石脂**：收涩大肠，适用于滑泄不禁。

（4）**禹余粮**：收涩大肠，适用于滑泄不禁。

（5）**石榴皮**：收敛大肠，适用于久泻不止。

（6）**乌梅**：收敛大肠，适用于久泻不止。

（7）**牡蛎**：清涩大肠，适用于热病后阴虚肠滑之便溏。

（六）理胆药

1.利胆药

（1）**柴胡**：疏利胆气，适用于一切胆气郁滞，右胁腹满闷。

（2）**郁金**：解郁利胆祛瘀，适用于胆气久郁，胸胁窜痛。

（3）**青皮**：疏利胆气，适用于胆气郁结，右胁胀痛。

（4）**枳实**：消痞利胆，适用于胆气郁结，右胁脘胀痛。

（5）**赤芍**：消瘀利胆，适用于胆气瘀滞，右胁胀痛。

（6）**片姜黄**：利胆通络，适用于胆气久郁，胁背窜痛。

（7）**芒硝**：利胆通便，适用于胆热燥结，脘胁胀痛。

（8）**金钱草**：利胆化石，适用于胆液结石，右胁胀痛。

（9）**鸡内金**：消导利胆，适用于胆胃不和，右胁胀痛。

2.清胆药

（1）**黄芩**：清胆热常药，常用于胆热上泛，以致口苦，及木火内炽。

（2）**焦栀**：清利胆火，常用于胆火内郁，烦懊及痛热。

（3）**丹皮**：清胆凉血，常用于木火内盛，胁痛咳血。

（4）**酒军**：清降胆火，常用于木火上逆，胁痛呕逆。

（5）**龙胆草**：清泻胆火要药，常用于胆火内炽，上逆下流。

（6）**胆南星**：化痰清胆，常用于痰火内盛于胆，惊狂痫痴。

（7）**川连**：清泻胆火，常用于胆火炽盛，目赤口苦。

（8）**猪胆汁**：清降胆火，适用于木火上逆，格拒呕吐。

3.温胆药

（1）**半夏**：温胆和胃，适用于胆胃不和，不寐惊恐。

（2）**炒枣仁**：温胆安神，适用于胆气虚寒，不寐惊悸。

（3）**姜竹茹**：温胆和胃，适用于胆胃不和，不寐呕吐。

（4）**吴茱萸**：温胆祛寒，适用于肝胆阴寒内盛，胁痛呕吐。

（5）**川芎**：解郁温胆，适用于胆气郁滞，惊恐不寐。

4.补胆药

（1）**人参**：补益胆气，适用于胆气虚弱，惊恐失常，夜梦纷纭。

（2）**琥珀**：益胆安神，适用于胆虚不寐，心悸。

（3）**炒枣仁**：益胆安神，适用于胆虚不寐，心悸胆怯。

（七）理肝药

1.疏肝药

（1）**柴胡**：升清阳疏肝利胆，为疏肝的主药，适用于一切肝病实证。

（2）**青皮**：降逆疏肝，适用于肝气结滞和肝气上逆的胁痛胁胀，或少腹胀痛，或嗳气呃逆。

（3）**郁金**：开郁疏肝，适用于肝的气血郁滞，胸胁胀痛，或胸满叹息。

（4）**香附**：调气疏肝，适用于肝气郁滞的脘胁胀痛。

（5）**绿梅花**：调气解郁疏肝，适用于肝气郁滞的脘胁胀痛，嗳气。

（6）**橘核**：降气疏肝，适用于肝气郁滞的胁或腰、或乳胀痛，或少腹、或睾丸胀痛。

（7）**赤芍**：利血疏肝，适用于肝血郁滞，一切肝经血分实证，胸胁脘腹胀痛。

（8）**川芎**：解郁活血疏肝，适用于肝的气血郁滞，少腹或胁胀痛，或经涩不行，或产后恶露不行。

（9）**川楝子**：清热降气疏肝，适用于肝热气滞的脘腹胀痛，或睾丸胀痛。

（10）**片姜黄**：疏肝通络，适用于肝络郁滞的胁背胀痛，或肩臂胀痛。

（11）**降香**：疏肝降气和血，适用于肝血郁滞的胁痛胁胀。

（12）**旋覆花**：疏肝和络，适用于肝气郁滞于络的胁满胁痛。

（13）**橘络**：疏肝和络，适用于肝气郁滞于络的胁痛，或臂痛。

2.凉肝药

（1）黄芩：清热泻降肝火，为肝热常用药，适用于肝热的咳血、吐衄，或目赤多眵。

（2）黄连：清降肝火，常适用于心肝火炽的烦躁不眠、咯血。

（3）龙胆草：泻肝火，常适用于肝胆火炽的目赤多眵，或不眠狂躁。

（4）栀子：泻肝中郁火，常适用于肝胆火郁的烦躁不眠。

（5）丹皮：泻肝血中伏火，常适用于肝胆相火旺盛的颧红潮热。

（6）芦荟：泻肝中伏火，常适用于目疳或惊狂。

（7）赤芍：泻肝和血，常适用于肝胆血热的失血或月经不调。

（8）天冬：清润肝燥，适用于肝燥虚热的烦热不眠，咯血咽痛。

（9）苦丁茶：清降肝中风阳，常适用于风阳上盛的头痛头眩。

（10）夏枯草：清泻肝火，适用于肝火上亢的头痛头胀头眩，目赤。

（11）菊花：清肝热，除肝风，适用于肝经风热上盛的头痛、目赤目昏。

（12）决明子：清肝热，适用于肝经风热上盛的目赤目昏、头痛头胀。

（13）青葙子：清肝热，适用于肝经风热上盛的目赤目昏、头痛。

（14）谷精草：清肝热，适用于肝经风热上盛的目赤目昏，小儿疳热。

（15）羚羊角：清肝息风，适用于肝经风阳上亢的头痛头胀头眩，或抽搐反张。

（16）钩藤：清肝息风，适用于肝经风热上盛的头胀头眩，筋脉抽掣。

3.温肝药

（1）吴茱萸：祛寒温肝，适用于肝经阴寒内盛的脘腹胀痛呕吐，或头眩痛，或疝痛。

（2）细辛：祛风温肝，适用于肝经风寒头痛。

（3）山茱萸：敛阴温肝，适用于肝阴虚，肝阳弱的头目眩晕，腰胁酸痛。

（4）肉桂：温肝益火，适用于肝血虚寒胁脘痛。

（5）当归：养血温肝，适用于肝血虚寒的胁脘痛。

（6）炒枣仁：温肝安神，适用于肝虚神虚的胆怯不寐。

（7）桂枝：温通肝阳，适用于肝阳郁滞的胁脘痛。

（8）川椒：温通肝阳，适用于肝阳郁滞的胁腹胀痛，或少腹睾丸胀痛。

（9）川芎：温通肝络，适用于肝络瘀滞的胁痛胁胀，或头角痛。

（10）片姜黄：温通肝络，适用于肝络郁滞的胁痛。

（11）木瓜：温肝舒筋，适用于肝寒的筋脉挛痛。

4.养肝药

（1）当归：补血养肝，适用于肝血不足的眩晕头痛，身疼，筋脉痹痛麻木。

（2）白芍：敛阴养肝，适用于肝阴血不足的脘胁虚痛，筋脉虚痛，或眩晕头痛。

（3）枸杞子：滋阴养肝，适用于肝阴不足的目昏不明，或脘胁虚痛。

（4）阿胶：滋阴补血养肝，适用于肝阴血虚损的虚羸，或不眠，或肌肤煤燥，或失血。

（5）首乌：滋阴养肝，适用于肝阴不足的头昏头痛，或脱发，或夜热潮热。

（6）山茱萸：滋阴养肝，适用于肝阴不足的头晕目眩。

（7）沙苑子：温养肝气，适用于肝气不足的头晕，或腰胁腿痛。

（8）鳖甲：滋阴养肝，适用于肝阴不足的夜热或久疟。

（9）熟地：滋阴养肝，适用于肝肾阴虚的头眩目昏，腰胁虚痛。

（10）肉桂：助阳温肝，适用于肝阳不足的胁腰虚冷。

（11）鹿角胶：温养肝阳，适用于肝阳虚损的虚羸怯冷，腰腿酸痛。

（12）仙茅：温养肝阳，适用于肝阳不足的头晕，腰膝酸痛。

（13）炒枣仁：温润养肝，适用于肝虚不眠多梦。

（14）甘菊：养肝明目，适用于肝虚目昏。

（15）牛膝：养肝壮筋，适用于肝阴失养的腰膝酸痛。

（八）理肾药

1.泻肾药

（1）**泽泻**：泻肾利水，适用于水湿内盛，腰胀腹满，小便不利。

（2）**猪苓**：泻肾利水，适用于水湿内盛，腹满，小便不利，或尿血。

（3）**茯苓**：泻肾利水，适用于水湿内盛，腹满，小便不利。

（4）**车前子**：利水通淋，适用于湿热内盛，小便淋涩疼痛。

（5）**石韦**：利水通淋，适用于湿热内盛，小便淋痛。

（6）**萹蓄**：利水通淋，适用于湿热内盛，小便淋痛或癃闭。

（7）**瞿麦穗**：利水通淋，适用于湿热内盛，小便淋痛或癃闭血尿。

（8）**荔枝核**：利肾通气，适用于肾气郁滞，腰痛腹胀，睾丸胀痛。

（9）**刀豆子**：利肾通气，适用于肾气郁滞，腰痛腹胀，睾丸胀痛。

（10）**桂枝**：化气行水，适用于水湿内盛，肾气不化的腹满小便不利。

（11）**海金沙**：化石通淋，适用于湿热结石的腰痛，石淋、砂淋。

（12）**金钱草**：化石通淋，适用于湿热结石的腰痛，石淋、砂淋。

2.清肾药

（1）**黄柏**：清肾泻火，适用于肾与膀胱湿火的小便淋癃血尿。

（2）**知母**：清润肾火，适用于肾阴虚火旺的骨蒸潮热，口燥咽干。

（3）**玄参**：清泻肾火，适用于肾中虚火浮越的咽干、咽痛、齿痛。

（4）**人中白**：凉润肾火，适用于肾中虚火动血的咯血、血尿、齿衄。

（5）**童便**：养阴凉肾，适用于肾中虚火上逆的吐衄失血。

3.温肾药

（1）**肉桂**：温肾祛寒，用于肾中虚寒，腰痛足冷，或小腹痛，或脚膝酸冷，或疝痛。

（2）**小茴香**：温肾调气，适用于肾中寒滞，小腹胀痛，或疝痛。

（3）**胡芦巴**：温肾调气，适用于肾中寒滞，小腹胀痛，或疝痛。

（4）**附子**：温肾祛寒，适用于肾中虚寒，足冷恶寒，腰膝酸冷。

（5）**补骨脂**：温肾收固肾气，适用于腰痛，或咳或喘或呃，或小便频数失禁。

（6）**益智仁**：温肾收固肾气，适用于小便频数失禁。

（7）**阳起石**：温肾助阳，适用于阳痿，或子宫虚冷。

（8）**韭子**：温助肾阳，适用于阳痿白浊。

4.补肾药

（1）**熟地**：补肾填精，适用于一切肾阴精不足之证。

（2）**山茱萸**：补肾填精，适用于一切肾阴精不足之证。

（3）**枸杞子**：补肾养肝，适用于肝肾不足的腰痛目昏。

（4）**鹿角胶**：温补肾阳，用于肾阳不足与督脉虚寒，腰膝背脊酸冷或痛，或虚羸足弱。

（5）**巴戟天**：温补肾阳，适用于肾阳不足，腰脚酸软虚痛，

（6）**仙茅**：温补肾阳，适用于肾阳虚损的腰脚酸痛，或精冷阳虚。

（7）**淫羊藿**：温补肾阳，适用于肾阳虚损的腰脚酸痛，或精冷阳虚，或虚风痹痛。

（8）**千年健**：温补肾阳，适用于肾阳虚损的腰背足膝酸软。

（9）**狗脊**：温补肾阳，适用于肾督虚寒的腰背酸痛。

（10）**鹿茸**：峻补肾阳，适用于肾督虚损的腰背酸痛，目暗眩晕，阳痿精冷。

（11）**海狗肾**：温补肾阳，适用于肾阳虚弱的阳痿精冷，腰痛。

（12）**龟甲**：温填肾阴兼养阴，适用于肾阴不足的潮热，腰腹痛，足弱无力。

（13）**龟胶**：温填肾阴，适用于肾阴虚损的一切虚羸之证。

（14）**鱼鳔胶**：温填肾阴，适用于肾阴虚损的遗精。

（15）**阿胶**：温填肾阴，适用于一切肾阴虚损的之证。

（16）**冬虫夏草**：温补肺肾，适用于肺肾虚损的虚羸虚劳喘咳。

（17）**紫河车**：温补肾血，适用于肝肾虚损的之证。

（18）肉苁蓉：温补肾阳填精，适用于肾阳虚损，阴精不足的腰痛脚弱，精冷阳痿。

（19）黄精：补肾填精，适用于肾精不足的腰痛阳痿。

三、对机选药

（一）解郁药

1.宣散外郁药

（1）荆芥：疏散风寒，适用于风寒郁表的恶风发汗，汗出不透，头痛鼻塞，流清涕。

（2）防风：疏风散湿，适用于风湿及风寒郁表的恶风汗出，或恶寒无汗，发热身痛。

（3）薄荷：疏风散热，适用于风热郁表的恶风发热，头痛、咳嗽。

（4）苏叶：疏风散寒，适用于风寒郁表的恶寒发热无汗。

（5）羌活：疏风散湿，适用于风寒湿郁表的恶风寒，身肢骨节疼痛，或项背强痛。

（6）麻黄：发汗散寒，适用于风寒郁表的恶寒无汗，发热，脉浮紧。

（7）桂枝：通阳散寒，适用于风寒湿郁表的恶寒无汗，汗出不透，发热汗出肢冷，脉浮缓。

（8）蝉衣：轻宣风热，适用于风热郁表的恶风微热，疹点不透。

（9）桑叶：轻宣风热风燥，适用于风热风燥的恶风头痛咳嗽。

（10）豆卷：轻宣湿热，适用于湿热郁蒸的蕴热不退，汗出不爽。

（11）淡豆豉：轻宣寒邪，适用于风寒郁表轻证的恶风寒无汗。

2.宣解内郁药

（1）郁金：宣解气郁，适用于上焦气血郁之胸闷叹息。

（2）桔梗：宣肺降气，适用于肺气郁滞的胸膈痞闷，咳逆上气。

（3）白豆蔻仁：宣畅胸膈气郁，适用于寒痰郁滞上中的胸膈痞闷，嗳气。

（4）香附：行气调血，舒肝解郁，适用于肝气郁血滞的胁脘胀疼满闷。

（5）柴胡：疏肝升阳，为舒解肝郁的常用药，适用于胸胁满闷。

（6）麻黄：宣肺发表，为风寒郁肺的主药，适用于胸满咳逆气喘。

（7）白芍：调肝解郁，为和解肝郁的常用药，适用于胸胁满痛。

（8）丹参：活血消瘀，适用于心脏血瘀的胸闷胸痛。

（9）石菖蒲：通气开窍，适用于上焦心肺气郁的胸膈痞闷。

（10）降香：降气消瘀，适用于心肝气郁血滞的胁满胀闷。

（11）苏梗：宣降肺胃，适用于肺胃寒湿痰气食郁滞的胸脘满闷，或呕或吐。

（12）法半夏：化痰解胃，适用于肺脾湿痰郁滞的胸脘痞满。

（13）陈皮：宣降痰气，适用于肺脾胃痰气郁滞的胸脘满闷，或呕或呃或咳。

（14）枳壳：宣降痰气食瘀，适用于上中肺脾气郁的胸膈或腹脘痞闷。

（15）苍术：除湿解郁，适用于湿郁肺脾的脘腹痞满。

（二）疏滞药

1.疏表滞药

（1）麻黄：发汗散邪，用于风、寒、湿、水郁滞于肌表，寒热无汗，痹痛麻木，或浮肿。

（2）桂枝：解肌散邪，用于风寒、湿、水郁滞于肌表，寒热肢冷，汗出不透，痹痛麻木。

（3）紫苏：发汗散寒，适用于寒、湿郁滞于肌表，恶寒发热，无汗身疼。

（4）羌活：发汗散湿，适用于风寒湿郁滞于肌表关节，恶风寒，或关节重痛，或头项背痛。

（5）香薷：发汗利水，治暑、湿、寒郁滞肌表，暑热发热无汗，或浮肿，小便不利。

（6）赤芍：活血解肌，用于一切血行瘀滞肌表的肌肉烦疼，或斑疹暗晦，疮疖痈疽。

（7）葛根：升阳解肌，适用于风热郁滞肌表的恶风发热汗出，或斑疹不透。

（8）浮萍：发汗透湿，适用于风热湿邪郁滞肌表的头面浮肿，或疮疹不透。

（9）蝉衣：轻扬透发，适用于风热郁滞肌表的恶风发热，或疹疹不透。

（10）路路通：通络透邪，适用于风热寒湿郁滞肌表的筋脉挛痛，或肌肉痒痛，或瘾疹不透。

（11）荆芥：疏风散邪，适用于风邪郁滞上焦肌表的头痛鼻塞，咳嗽咽痒，恶风发热，或汗出不透，或发疹身痒。

（12）**防风**：疏风散湿，治风湿郁滞肌表的头痛咳嗽，恶风发热，肢体疼痛、瘙痒。

（13）**苍术**：发汗散湿，适用于湿邪郁滞肌表的身重无汗发热，或肢体重疼。

（14）**木贼**：发汗散邪，适用于风热郁滞肌表的恶风发热，或寒热往来，汗出不透，或发疹。

（15）**蛇蜕**：祛风通络，适用于风毒郁滞肌表的疮疹瘙痒。

2. 疏里滞药

（1）**枳实**：亦能行瘀，适用于气滞或兼血瘀的胸脘腹痞胀满痛。

（2）**木香**：调气行滞，适用于一切气机郁滞的脘腹胀满疼痛。

（3）**台乌**：散结行滞，适用于气机郁结的脘腹胀痛。

（4）**赤芍**：活血行血，适用于一切血滞的胸脘胁腹疼痛。

（5）**红花**：活血行瘀，适用于一切血瘀的胸脘胁腹及肢体疼痛。

（6）**川芎**：行气活血，适用于血瘀气滞的胸胁少腹胀痛。

（7）**当归尾**：行气活血，适用于一切血瘀的胸胁脘腹及肢体疼痛。

（8）**炒莱菔子**：下气行滞，适用于胃肠气滞胀满。

（9）**炒麦芽、炒谷芽**：消导食滞，适用于一切食积食滞。大剂量亦能疏肝胃之滞，消脘腹胀满。

（10）**神曲**：化痰消食，适用于痰食阻滞的脘腹胀满。

（11）**山楂炭**：导滞行瘀，适用于油腻肉食积滞，及瘀滞的脘腹胀满，尤适应于产后儿枕瘀滞胀痛，恶露不行。

（12）**大腹皮**：行气行水，适用于气或水积滞的腹胀腹满及单腹鼓胀。

（13）**槟榔**：下气行水，适用于气滞大肠，腹胀，里急后重。

（14）**葶苈子**：降气下水，适用于肺中痰水气滞，喘哮咳逆。

（15）**橘核**：疏肝导气，适用于肝气郁滞的胁连腰、少腹、睾丸胀痛。

（16）**荔枝核**：疏肾利气，适用于肾气郁滞的腰及睾丸胀痛。

（17）**刀豆**：疏肾降气，适用于肾气郁滞的腰及睾丸胀痛。

（18）**川楝子**：疏肝利气，适用于肝气郁滞的脘、胁、少腹、睾丸胀痛。

（19）**三七**：活血化瘀，适用于一切瘀血郁滞的疼痛。

（三）消结药

1. 消化药

（1）**枳实**：消痞磨积，适用于痰食水瘀的痞结。

（2）**三棱**：破癥散结，适用于气血结聚的癥瘕痞块。

（3）**莪术**：破癥散结，适用于气血结聚的癥瘕痞块。

（4）**鳖甲**：破癥消瘀，适用于肝脾瘀结的痞块。

（5）**山甲珠**：破癥消结，适用于一切瘀结的癥块、结核。

（6）**皂角刺**：破瘀消结，适用于痰瘀结聚的结块、结核。

（7）**桃仁**：破瘀消结，适用于一切瘀血结聚的癥块。

（8）**毛慈菇**：解毒散结，适用于痰热结核。

（9）**粉重楼**：解毒散结，适用于痰热结核。

（10）**三七**：散瘀消癥，适用于瘀血结聚的结块。

（11）**鸡内金**：化石消结，适用于食积结聚的结石。

（12）**金钱草**：化石消结，适用于湿热结聚的结石。

（13）**硝石**：化石消结，适用于湿热结聚的结石。

（14）**枯矾**：化石消结，适用于湿热痰瘀结聚的结石。

（15）**黄药子**：散结消瘀，适用于痰瘀结聚的结块，尤长于颈项瘿结。

（16）**麝香**：散结通窍，适用于一切结块、结核。

（17）**水蛭**：逐瘀消结，适用于瘀血结块的癥结。

（18）**虻虫**：逐瘀消结，适用于瘀血结块的癥结。

（19）**土鳖虫**：化瘀消结，适用于一切瘀血的结块。

（20）**白芥子**：消瘀化结，适用于痰结皮里膜外的结核。

2.导泄药

（1）**大黄**：导热通结，适用于一切火热内结的脘腹胀满急痛，大便秘结。

（2）**芒硝**：润燥泻热通结，适用于燥火内结的腹满胀痛，大便燥结或不通。

（3）**甘遂**：导水通结，适用于水结于胁腹。

（4）**大戟**：导水通结，适用于水结于胁腹。

（5）**芫花**：导水通结，适用于水结于胁腹。

（6）**巴豆霜**：导水通结，适用于痰水结于胸腹。

（7）**千金霜**：导水通结，适用于水结于脘腹。

（四）开闭药

1.开外窍药

（1）**麻黄**：开腠发汗，以开表闭，适用于寒湿闭表的恶寒发热无汗。

（2）**桂枝**：通阳开闭，适用于寒湿闭表的恶寒无汗肢冷。

（3）**香薷**：开腠发汗以开表，适用于暑湿闭表的壮热无汗。

（4）**羌活**：散湿开腠发汗，适用于寒湿闭表的恶风无寒身痛。

（5）**苍术**：散湿发汗，适用于湿邪闭阻的身痛恶寒无汗。

2.开内窍药

（1）**石菖蒲**：芳香开内窍，通心神，适用于一切痰湿瘀浊蒙闭上焦的胸闷神昏。

（2）**皂角**：开上窍，适用于痰浊蒙闭上焦的神昏口噤。

（3）**细辛**：开上窍，适用于痰浊蒙闭上焦的神昏口噤。

（4）**麝香**：开心窍以醒神，适用于一切内窍闭塞的神昏不语。

（5）**牛黄**：开心窍，清热化痰，适用于热痰闭塞心窍的神昏谵语，或不语。

（6）**苏合香**：开心窍，温化寒痰，适用于寒痰闭塞心窍的卒倒昏迷不语，痰涎壅盛。

（7）**大黄**：清泻火结以开下窍，适用于火结内闭的壮热神昏，大便不通。

（8）**芒硝**：清泻燥火以开下窍，适用于燥火内闭的壮热神昏，大便不通。

（9）**巴豆霜**：上吐下泻以开上下的痰闭，适用于痰浊卒闭，吐泻不得，或脘腹急痛。

（五）降逆药

1.降逆药

（1）**苏梗**：和胃降逆，适用于胃气上逆的呕吐嗳噫或呃逆。

（2）**丁香**：温胃降逆，适用于胃寒的呕吐呃逆。

（3）**柿蒂**：降逆，适用于胃气上逆的呃逆。

（4）**苏子**：宣降肺气，适用于肺气上逆的咳逆上气，或喘或哮。

（5）**炒莱菔子**：降肺胃逆气，适用于肺胃气逆的咳逆、呕吐或气喘。

（6）**陈皮**：宣肺和胃降逆，适用于湿痰上逆的咳逆上气，治疗呃逆当重用。

（7）**法半夏**：温胃降逆，适用于湿痰上逆的恶心呕吐，或咳呕，或呃逆。

（8）**白芥子**：化痰降逆，适用于寒痰上逆的咳逆气喘。

（9）**葶苈子**：下痰饮降逆气，适用于痰饮上逆的咳逆上气。

（10）**杏仁**：降肺气，适用于风寒郁滞上逆的咳逆上气、哮喘。

（11）**白果**：降肺定喘，适用于风寒痰浊上逆的哮喘。

（12）**竹茹**：和胃降逆，适用于胃中痰热上逆的呕吐呃逆。

（13）**枇杷叶**：降肺胃逆气，适用于肺胃气逆的咳逆呕吐或呃逆。

（14）**旋覆花**：降肺胃逆气，适用于痰郁气逆的咳逆上气或嗳噫不爽。

2.镇逆药

（1）**代赭石**：重镇肝胃逆气，适用于肝胃气逆的嗳噫、呕呃或咳逆气喘。

（2）**灵磁石**：重镇肺肾逆气，适用于肾气上逆的气喘。

（3）**生铁落**：重镇肝气火上逆，适用于肝火上亢的狂躁。

（4）**刀豆子**：重镇肝肾逆气，适用于肝肾气逆的呃逆。

（5）川牛膝：重镇肝肾逆气，适用于肝肾气逆的呃逆、咳喘。

（6）沉香：重镇肺肾逆气，亦镇肝气上逆，适用于肝肾气逆的咳逆气喘。

（7）生石决明：重镇肝阳上逆，适用于肝阳头痛眩晕。

（8）生龙骨：重镇心肾阳上浮，适用于心肾阳浮的不眠多梦，心神不安，多汗惊悸。

（9）生牡蛎：重镇心肝阳气，适用于心肝阳浮的不眠多梦，或头痛眩晕多汗。

（10）鳖甲：滋肝阴、镇肝阳，适用于阴虚阳亢的眩晕瘛疭。

（11）龟甲：滋肾阴、镇心阳，适用于心肾阴虚阳亢的昏冒不语或眩晕。

（12）琥珀：重镇心肝，适用于心肝阳浮的不眠、心悸、多梦，神志不清。

（六）举陷药

1.宣提药

（1）桔梗：宣肺提陷，适用于肺气下陷的咳逆不爽，短气不续。

（2）白豆蔻仁：宣畅胸膈，适用于清气下陷的胸脘痞闷短气。

（3）荷梗：宣提清气，适用于清气不升的头昏头痛，或胎元欲坠。

（4）枳壳：宣提肺肾清气，适用于肺胃气不宣畅的胸脘痞闷，短气不续。

（5）紫菀：宣提肺气，适用于肺气失宣，咳痰不爽，胸膈痞闷。

2.举陷药

（1）升麻：升举阳明胃中的清气，适用于胃中清气下陷的头晕头痛，或久泻不已。

（2）葛根：升举阳明胃中的清气，适用于胃中清气下陷的头晕头痛，或泻利不止。

（3）柴胡：升举少阳肝胆的清气，适用于肝胆清气下陷的头痛耳鸣。

（4）桂枝：升举胸中心肺清阳，适用于心肺阳气下陷的短气胸闷。

（5）羌活：升阳散风，适用于郁火不得升散之发热，或浮肿。

（6）防风：升阳散风，适用于郁火不得升散之发热，或泄泻色青绿，或浮肿。

（7）荆芥：升阳散风，适用于郁火不得升散之发热头痛，或疮疹不透。

（8）黄芪：升补清气，适用于清气虚陷的头晕、气短倦怠。

（9）人参：升补清气，适用于清气虚陷的头晕头痛、短气倦怠。

（七）理虚药

1.补气药

（1）红参：温补元气主药，适用于一切气虚无热之证。

（2）白参：清补元气主药，适用于一切气虚之证。

（3）西洋参：清热益气主药，适用于一切气虚有热或气液两虚之证。

（4）西党参：温补脾气主药，适用于一切气虚之证，尤以中气不足者最宜。

（5）明党参：润补肺脾之气，适用于一切气虚偏燥之证。

（6）太子参：温补肺脾之气，适用于一切气虚之证。

（7）北沙参：滋补肺胃之气，适用于肺胃气液不足之证。

（8）白术：温补脾气，适用于中气不足之证。

（9）黄芪：温补肺气主药，适用于一切上气不足之证。

（10）玉竹：润补肺胃之气，适用于肺胃气液不足之证。

2.补血药

（1）当归：温补心肝之血主药，适用于一切血虚之证。

（2）白芍：补养肝血，适用于一切血虚之证，为补血之佐使药。

（3）阿胶：滋补肝血，适用于肝肾阴血两虚之证。

（4）鹿角胶：温补肝血，适用于肝肾阳损及阴之血虚证。

（5）熟首乌：滋补肝肾阴血，适用于肝肾阴血两虚之证。

3.补阴药

（1）熟地：滋补肝肾真阴之主药，适用于一切下焦阴虚之证。

（2）白芍：滋补肝阴之主药，适用于肝阴不足之证，为佐使药。

（3）首乌：滋补肝阴之要药，适用于肝阴不足之头痛脱发，或久疟，或阴虚夜热。

（4）怀山药：滋养脾阴之要药，适用于脾气阴两虚的久泻潮热。

（5）阿胶：滋填肝肾之阴之要药，适用于一切肝肾阴血两虚之证，尤宜于妇人。

（6）龟甲胶：滋填肾阴之要药，适用于肾阴精不足之证。

（7）鱼鳔胶：滋填肾阴，适用于阴精不足之证，尤长于因虚而精滑。

（8）鳖甲胶：滋填肝阴，适用于肝阴不足之劳热、潮热、夜热。

（9）山茱萸：滋补肝阴，适用于肝肾阴虚之证，为佐使药。

（10）枸杞子：滋补肝肾之阴，适用于肝肾阴虚之目昏暗等目病。

4.补阳药

（1）附子：温补脾肾阳气，适用于一切阳虚寒证。

（2）肉桂：温补肝肾阳气，适用于肝肾虚寒证。

（3）干姜：温补脾胃阳气，用于中阳虚寒的脘腹疼喜按，或下利清谷，或上吐下泄。

（4）巴戟天：温补肝肾，适用于肝肾阳虚的腰痛足酸。

（5）鹿角胶：温补肝肾精血，适用于一切精血不足之证。

（6）鹿茸：峻补肾阳，适用于元阳虚极之证。

（7）仙茅：温补肝肾，适用于肝肾阳虚的腰膝酸软或痛，或阳痿遗精。

（8）淫羊藿：温补肝肾，适用于肝肾阳虚的腰膝酸痛，或阳痿遗精。

（八）理损药

1.温养药

（1）人参：温养元气，为治一切气虚劳损之主药。

（2）黄芪：温补肺气，补气生血主药，为治一切气血虚损之主药。

（3）白术：温补脾气，为治劳伤中气的要药。

（4）巴戟天：温养肝肾，为治下焦虚损的要药。

（5）仙茅：温养肝肾，为治下焦虚损的要药。

（6）鹿角胶：温养肝肾，为治阳损及阴的要药。

（7）枸杞子：温养肝肾，为治阳损及阴的要药。

（8）冬虫夏草：温养肺肾，为治肺肾劳损的要药。

（9）紫河车：温养肺肾，为治肺肾劳损的要药。

（10）蛤蚧：温养肺肾，为治肺肾劳损的要药。

（11）肉苁蓉：温养肾阳，为治阴损及阳的要药。

（12）黄精：温养肾阴，为治肾阴精虚损的要药。

2.滋养药

（1）熟地：滋养肝肾真阴，为治肝肾阴血虚损的主药。

（2）首乌：滋养肝肾阴血，为治肝肾阴血虚损的要药。

（3）山茱萸：滋养肝肾阴精，为治肝肾阴精虚损的要药。

（4）山药：滋养脾肾之阴，为治脾肾虚损的要药。

（5）石斛：滋养肾胃阴液，为治肾胃阴液虚损的要药。

（6）龟甲胶：滋养肾阴，为治下焦阴虚的要药。

（7）阿胶：滋养肝肾阴血，为治肝肾阴血虚损的要药。

（8）燕丝：滋养肺阴，为治肺阴虚损的养护药。

（9）西洋参：滋养肺胃气阴，为治肺胃气液虚损的主药。

（10）麦冬：滋养肺胃津液，为治肺胃津液不足的要药。

（11）生地：滋养肝胃阴液，为治肝胃阴液不足的要药。

（12）玉竹：滋养肺胃阴液，为治肺胃阴液虚损的要药。

（13）黄精：滋养肾胃阴液，为治肾胃阴液虚损的要药。

（九）收涩药

1.收敛药

（1）乌梅：收敛肝肺大肠，适用于久咳久泻。

（2）五味子：收敛肺肾阴液，适用于久咳，或遗精滑泄。

（3）诃子肉：收敛肺肠，适用于久咳久泻。

（4）罂粟壳：收敛肺肠，适用于久咳久泻。

（5）枯矾：收敛大肠，适用于久泻不禁。

（6）石榴皮：收敛大肠，适用于久泻。

（7）山茱萸：收敛肝肾阴精，适用于遗精不禁或小便频数。

（8）五倍子：收敛肺肠，适用于久咳或久泻。

（9）金樱子：收敛肾精之气，适用于遗精遗尿或小便频数。

（10）补骨脂：收固肾气，适用于遗尿、多尿或遗精。

（11）益智仁：收固肾胃之气，适用于多尿多唾。

2.固涩药

（1）煅龙骨：固涩心肾阴液以止汗。

（2）煅牡蛎：固涩肝肾阴液以止汗止泻。

（3）赤石脂：固涩大肠，适用于久泻不禁。

（4）禹余粮：固涩大肠，适用于久泻不禁。

（5）肉果霜：固涩大肠，适用于久泻或五更泄。

（6）海螵蛸：固涩脾肾阴液以止崩带。

（7）桑螵蛸：固涩肾精，适用于多尿，或遗精滑泄。

（十）固脱药

1.固阳气药

（1）人参：益气固脱主药，为治气脱的君药。

（2）附子：回阳固脱主药，为治阳脱的君药。

（3）白术：补脾固脱，为治中气虚脱的要药。

（4）肉桂：益火固脱，为治肾阳虚脱的要药。

（5）干姜：温中固脱，为治中阳虚脱的要药。

（6）补骨脂：收固肾气，为治肾气虚脱的要药。

（7）黄芪：益气固脱要药，为治气虚欲脱的君药。

2.固阴液药

（1）熟地：滋阴固脱的主药，适用于一切阴脱与阴竭阳脱之证。

（2）五味子：收固肺心肾之阴脱，适用于气阴两脱之证。

（3）山茱萸：收固肝肾阴脱，适用于阴脱与阴竭阳脱之证。

（4）西洋参：益气养阴固脱，适用于气阴两脱之证。

（5）枸杞子：滋阴固脱，适用于阴脱之证。

四、对症选药

（一）退寒热药

1.退寒药

（1）紫苏：温散风寒，适用于风寒郁滞表分的恶寒无汗。

（2）桂枝：通阳散寒，适用于寒水湿郁滞表里的恶寒无汗或有汗，或肢冷，或背寒。

（3）麻黄：发汗散寒，适用于寒邪郁闭表分的恶寒无汗，脉浮紧。

（4）羌活：发汗散湿，适用于风寒湿郁滞表分的无汗。

（5）香薷：发汗散暑，适用于暑湿郁滞表分的恶寒、恶风。

（6）防风：疏风解表，适用于风邪郁闭表分的恶寒、恶风。

（7）荆芥：疏风解表，适用于风寒郁滞表分的恶风。

（8）苏薄荷：疏风透表，适用于风热、风暑、风燥郁表的恶风。

（9）生白术：温脾燥湿，适用于脾虚与湿痰内滞的恶寒战栗，或肢厥，或午后恶寒。

（10）附片：温脾肾，祛寒湿，适用于脾肾阳虚与寒湿痰水内盛的恶寒战栗或厥冷，或背寒。

（11）黄芪：补肺固卫，适用于肺卫阳气不足的恶风自汗。

（12）肉桂：温补肝肾阳气，适用于肝肾阳虚的恶寒战栗或厥冷。

（13）干姜：温中祛寒，适用于中阳不足，内寒或痰水湿甚的恶寒厥冷。

（14）半夏：燥湿化痰，适用于湿痰内盛的恶寒肢冷。

（15）草果：化痰温胃，适用于湿痰蕴于中焦的恶寒战栗或肢冷。

（16）葱：散寒通阳，适用于风寒郁表的恶寒无汗。

（17）苍术：燥湿发汗，适用于湿邪内盛的恶寒身重。

（18）吴茱萸：温肝祛寒，适用于肝寒内盛恶寒厥冷。

2.退热药

（1）麻黄：散寒发汗退热，适用于寒邪闭表的憎寒壮热。

（2）香薷：散暑发汗退热，适用于暑湿闭表的无汗壮热。

（3）紫苏：散寒发汗退热，适用于寒邪闭表的憎寒壮热。

（4）苏薄荷：疏风透汗退热，适用于风热、风暑、风燥闭表的恶风发热。

（5）石膏：清胃退热，适用于肺胃燥热的壮热、多汗、口渴引饮、脉洪大。

（6）芦根：清透退热，适用于肺胃气分的壮热，及温热初入营分的灼热。

（7）大青叶：凉血退热，适用于疫热蕴蒸于气血的壮热。

（8）青蒿：凉血退热，适用于暑湿热郁蒸的发热、潮热、夜热。

（9）葛根：升清退热，适用于风热郁蒸于脾胃的发热。

（10）柴胡：升清退热，适用于风热郁蒸于肝胆的发热，或寒热往来。

（11）大豆卷：清透湿热，适用于湿热蕴蒸于肺胃的蕴热不退，或午后热甚。

（12）西瓜翠衣：清暑解热，适用于暑热蕴蒸的发热口渴。

（13）绿豆衣：清暑解热，适用于暑热蕴蒸的发热口渴。

（14）茯苓：利湿清热，适用于湿热蕴蒸的蕴热不退，或午后热甚。

（15）生薏苡仁：利湿清热，适用于湿热蕴蒸的蕴热不退，或午后热甚。

（16）滑石：清暑利湿，适用于暑湿热蕴蒸的发热，小便不利。

（17）犀角：清营凉血，适用于温热蕴蒸于营血的热甚于夜，舌绛，口反不渴。

（18）生地：清营凉血，适用于温热蕴蒸于营血、阴分的热甚于夜。

（19）生白芍：养血敛阴，适用于阴虚夜热。

（20）金银花：凉血清热，适用于血热内盛的发热。

3.退蒸药

（1）丹皮：凉血退蒸，适用于骨蒸无汗。

（2）地骨皮：凉肝肾，适用于肝肾内热，骨蒸无汗。

（3）银柴胡：凉血退蒸，适用于血热内盛的夜热骨蒸。

（4）胡黄连：凉血退蒸，适用于热入阴血分的五心烦热。

（5）鳖甲：凉血退蒸，适用于阴虚内热骨蒸。

（6）西洋参：益气养液退蒸，适用于气液两虚的蒸热。

（7）生白芍：养阴退蒸，适用于肝阴不足的蒸热。

（8）青蒿：凉血退蒸，适用于热入阴血的蒸热夜热。

（9）知母：凉血退蒸，适用于肾阴内热的骨蒸。

（二）止痛痒药

1.止头痛药

（1）荆芥：疏风止痛，适用于风郁头痛。

（2）蔓荆子：升清止痛，适用于风热郁于阳明的前额痛。

（3）柴胡：升少阳清气，适用于少阳郁热的两侧头痛。

（4）川芎：辛温升散，上行头角，适用于头角、两侧头痛。

（5）羌活：疏太阳风湿，适用于风湿郁于太阳的后项、后脑痛。

（6）桂枝：疏通太阳的寒水，适用于项、背、后脑痛。

（7）白芷：疏宣阳明风热，适用于前额阳明头痛。

（8）葛根：升清透热，适用于阳明风热的前额及眉棱骨痛。

（9）升麻：升清透热，适用于阳明风热的前额痛。

（10）藁本：疏透肝经风湿，适用于厥阴风湿的巅顶痛。

（11）菊花：清热疏风，适用于肝经风热头痛。

（12）苦丁茶：清热息风，适用于肝经风阳、风火头痛。

（13）夏枯草：清热泻火，适用于肝经风阳、风火头痛。

（14）生石决明：清肝潜阳，适用于肝阳上亢的头痛。

（15）生代赭石：清肝镇阳，适用于阳气亢逆的头痛。

（16）细辛：祛风散寒通经，适用于风寒湿邪郁蕴肝肾的头痛。

（17）附子：温阳驱寒，适用于阴盛阳衰的头痛。

（18）佩兰：芳香化湿，适用于湿浊上蒙的头痛头重。

（19）白蒺藜：息风和肝，适用于肝风头痛。

（20）吴茱萸：温肝逐冷，适用于肝寒头顶重痛如劈。

（21）天麻：化痰息风，适用于风痰头痛眩晕。

2. 止身痛药

（1）羌活：祛风湿利关节，适用于风湿遍身关节游走疼痛，尤以背、项痛多效。

（2）独活：祛风湿利腰足，适用于风湿腰膝关节疼痛。

（3）秦艽：祛风利湿，适用于风湿热关节疼痛，尤以腰足多效。

（4）威灵仙：祛风散湿通络，适用于风湿郁滞经络，关节疼痛。

（5）桂枝：散寒化湿通经，适用于寒湿郁滞阳气，关节酸痛，尤以上肢多效。

（6）片姜黄：祛瘀通络，适用于络瘀郁滞的肩背痛及胁痛。

（7）牛膝：祛风湿，利腰膝，祛瘀血，适用于腰膝酸痛。

（8）防己：祛风利湿清热，适用于风湿热郁滞下焦的足膝红肿热痹疼痛。

（9）续断：温养肝肾经脉，适用于肝肾不足的腰足酸痛。

（10）杜仲：温养肝肾经脉，适用于肾虚腰痛腿酸。

（11）补骨脂：温固肾气，适用于肾气不足的腰痛。

（12）狗脊：温养肝肾督脉，适用于肝肾及督脉空虚的腰脊酸痛。

（13）巴戟天：温养肝肾督脉，适用于肝肾及督脉空虚的腰脊酸痛。

（14）仙灵脾：温补脾肾，祛风胜湿，适用于脾肾阳虚，风湿内滞的腰膝痹痛。

（15）桑寄生：温养肝肾阴血，适用于肝肾阴虚的腰痛足弱。

（16）制乳没：活血散瘀止痛，适用于的筋脉疼痛及关节肿痛。

（17）鸡血藤：活血通络，适用于经络瘀滞的筋脉疼痛。

（18）三七：活血通瘀止痛，适用于血瘀阻滞疼痛或紫肿。

（19）蚕沙：祛风燥湿通络，适用于风湿郁滞经络的肿痛麻痹。

（20）仙茅：温养肝肾，助阳祛风，适用于肝肾阳虚夹寒湿的腰膝疼痛。

3. 止胸腹痛药

（1）瓜蒌皮：开胸宣肺通络，适用于胸胁痛。

（2）薤白：宣通胸阳，通气开胸，适用于胸脘痞胀作痛。

（3）郁金：解郁开胸，调气消瘀，用于上焦心肺气血郁滞的胸胁痛及肝郁胁痛脘痛。

（4）枳实：开胸宽肠下气，适用于腹胀气滞的里急后重。

（5）枳壳：开胸下气，消瘀导滞，适用于胸脘痞胀作痛。

（6）香附：解郁调气，舒肝和胃，适用于肝胃郁滞的胸脘胁胀痛。

（7）青皮：下气疏肝，消结导滞，适用于肝气郁结的脘胁及少腹胀痛。

（8）草果：温脾暖胃，下气消痰，适用于脾胃寒滞的脘腹胀痛。

（9）白豆蔻仁：宽胸下气，适用于脾胃寒气郁滞的胸脘痞满作痛。

（10）厚朴：下气消痰，温脾暖胃，适用于气机郁滞的脘腹胀痛。

（11）木香：调气宽肠，适用于胃肠气滞所致的脘腹胀痛。

（12）大黄：清泻胃肠热结，适用于一切热、火、结、滞的胸脘胁腹胀痛。

（13）黄柏：清泻下焦湿热，适用于小腹、少腹的热痛。

（14）柴胡：疏利肝胆郁热，适用于肝胆郁滞的胁痛。

（15）片姜黄：疏利肝胆血络，适用于肝胆气郁血滞的胁背肩臂疼痛。

（16）橘络：疏利肝肾气滞，适用于肝郁胁痛、胸痛。

（17）橘核：疏利肝肾气滞，适用于肝肾郁滞的胁腰及少腹睾丸胀痛。

（18）川楝子：疏利肝气，适用于肝气郁滞的胁脘及少腹睾丸胀痛。

（19）荔枝核：疏利肝肾气滞，适用于肝肾郁滞的腰及少腹睾丸胀痛。

（20）九香虫：温和肝胃，适用于肝胃寒滞的脘胁痛。

（21）高良姜：温胃调气，适用于胃寒气痛。

（22）沉香：温降寒气，适用于寒气郁逆的脘腹胀痛。

（23）梭罗子：温中和胃，适用于脾胃虚寒的胃脘疼痛。

（24）台乌药：温通气滞，适用于寒气郁滞的脘腹胀痛。

（25）赤芍：疏利肝脾血滞，适用于肝郁血滞的脘腹胁痛。

（26）白芍：养阴和肝，适用于阴虚肝郁的胁、脘、腹痛。

（27）吴茱萸：温肝和胃，适用于肝胃阴寒的脘、胁、腹、小腹作痛。

（28）干姜：温中驱寒，适用于脾胃阴寒的脘腹作痛。

（29）肉桂：温散血分阴寒，适用于肝、肾、脾阴寒所致的脘、腹、胁、腰痛。

（30）附子：温逐脏腑沉寒，适用于脾胃虚寒性的脘、腹、胁、腰疼痛。

（31）檀香：宣通上焦心肺之气，适用于心肺气滞的胸脘痛。

（32）丹参：养血活血消瘀，适用于心血瘀滞的胸胁悸痛。

（33）石菖蒲：通窍行气，适用于气滞上中焦的胸脘胀痛。

（34）五灵脂：活血消瘀，适用于血瘀胸脘腹痛。

（35）桃仁：祛瘀活血，适用于血瘀结滞的胸腹胁痛。

（36）刀豆子（壳）：疏利肝肾气滞，适用于腰、少腹、睾丸胀痛。

（37）绿萼梅：解郁疏肝和胃，适用于肝郁气滞的脘胁胀痛。

（38）香橼皮：解郁行气，适用于肝胃气滞的脘胁胀痛。

（39）佛手片：解郁行气，适用于肝胃气滞的脘胁胀痛。

4.止肢体痛药

（1）木瓜：舒筋和络，适用于肌肉筋脉拘挛疼痛。

（2）桑枝：祛风散湿，适用于上肢风湿麻痹疼肿。

（3）薏苡仁：清热利湿，适用于下肢湿热肿痛。

（4）乌梢蛇：祛风通络止痛，适用于四肢筋脉风痛麻木。

（5）白花蛇：祛风通络止痛，适用于四肢筋脉风痛麻木。

（6）蜈蚣：祛风通络消瘀，适用于全身经脉麻、痹、木、痛、挛。

（7）全蝎：祛风通络消瘀，适用于全身经脉麻、痹、木、痛、挛。

（8）露蜂房：祛风通络消瘀，适用于关节风痛肿硬顽痹。

（9）清风藤：清热祛风通络，适用于风湿热入络的痹痛。

（10）大活血：活血通络消瘀，适用于络脉瘀滞的肿、痹、木、痛。

（11）茜草根：活血通络消瘀，适用于络脉瘀滞的痹痛。

（12）海桐皮：祛风利湿通络，适用于下肢风湿痹、肿、木、痛。

（13）五加皮：祛风燥湿活血，适用于下肢风湿痹、肿、木、痛。

（14）紫荆皮：清热利水，凉血通络，适用于四肢风热麻、痹、肿痛。

（15）**千年健**：助阳燥湿祛风，适用于风湿及肝肾虚的腰足酸痛。

（16）**寻骨风**：祛风燥湿，适用于风湿痹痛。

（17）**虎骨**：祛风燥湿，壮筋健骨，适用于一切风湿痹痛及骨痿不起。

（18）**鹿角胶**：温补阳气，添精壮骨，适用于一切阳虚寒湿痹、痿。

（19）**鹿筋**：壮筋健骨，适用于肝肾不足的筋骨痿弱疼痛。

（20）**附子**：祛风逐寒，适用于风寒湿痹木痛。

（21）**川乌、草乌**：祛风逐寒，适用于风寒湿顽痹木痛。

（22）**小茴香**：疏利肝肾寒气，适用于肝肾郁滞的胁腰及少腹睾丸胀痛。

5.止口齿咽喉痛药

（1）**生地**：凉血清热，适用于血热内盛的口舌生疮，齿痛龈肿，咽喉肿痛。

（2）**淡竹叶**：轻清上焦之热，适用于心肺热甚的口疮咽痛。

（3）**麦冬**：清肺润燥，适用于燥热咽痛。

（4）**生甘草**：清热解毒，适用于热毒咽痛。

（5）**桔梗**：清咽利膈，适用于一切热邪咽痛。

（6）**牛蒡子**：疏风清热，清咽利膈，适用于风热咽喉肿痛。

（7）**山豆根**：清热利咽，适用于热邪咽痛。

（8）**板蓝根**：清热解毒，适用于血热咽痛。

（9）**玄参**：清热润燥解毒，清利咽膈，适用于燥热火毒咽痛。

（10）**生石膏**：清透胃火，适用于胃火咽痛喉肿，齿痛龈肿，口疮。

（11）**细辛**：祛风止痛，适用于风火郁炽的齿痛。

（12）**白蒺藜**：祛风止痛，适用于风火齿痛。

（13）**骨碎补**：益肾祛风，适用于虚火齿痛。

（14）**升麻**：清胃解毒，适用于胃火牙痛。

（15）**白芷**：祛风透热，适用于风火齿痛。

（16）**人中白**：清热凉血，适用于阴虚血热，咽痛口疮。

6.止痒药

（1）**荆芥**：疏风止痒，适用于外风瘙痒。

（2）**防风**：祛风止痒，适用于外风瘙痒。

（3）**蒺藜**：息风止痒，适用于内风瘙痒。

（4）**路路通**：宣通止痒，适用于风热瘾疹瘙痒。

（5）**乌梢蛇**：祛风止痒，适用于恶风顽痒。

（6）**川椒**：杀虫止痒，适用于二阴瘙痒及疥疮。

（7）**蛇床子**：杀虫止痒，适用于二阴瘙痒及疥疮。

（8）**白鲜皮**：祛风湿杀虫止痒，适用于皮肤风湿瘙痒。

（9）**细辛**：祛风散寒，杀虫止痒，适用于风寒水饮犯肺的咽痒。

（10）**蝉衣**：疏风止痒，适用于皮肤及咽喉痒。

（11）**僵蚕**：祛风止痒，适用于风毒瘙痒。

（12）**苦参**：除湿杀虫止痒，适用于下焦湿热瘙痒。

（13）**胡麻仁**：润燥止痒，适用于风燥肌肤燥痒。

（14）**威灵仙**：祛风止痒，适用于肌肤风痒。

7.除麻木药

（1）**桂枝**：通阳宣痹，温通血脉，适用于上肢麻木。

（2）**麻黄**：发散风寒，泄卫和营，适用于风寒郁滞营卫，皮肤麻木。

（3）**蚕沙**：祛风燥湿，适用于下肢风湿麻木。

（4）**桃仁**：活血消瘀，适用于血脉瘀滞，麻木不移。

（5）**土鳖虫**：活血消瘀，适用于血脉瘀滞，麻木不移。

（6）**穿山甲**：活血通经消坚，适用于经脉瘀滞，麻木不移。

（7）**乌梢蛇**：祛风通经，适用于风邪郁滞经脉，麻木不仁。

（8）露蜂房：祛风通络，适用于风邪郁滞经络，麻木不仁。

（9）全蝎：祛风消瘀通络，适用于风邪瘀滞经络，麻木不仁。

（10）蜈蚣：祛风消瘀通络，适用于风邪瘀滞经络，麻木不仁。

（11）僵蚕：祛风化痰通络，适用于风痰瘀滞经络，上部麻木不仁。

（12）制南星：祛风化痰，适用于风痰郁滞，麻木肿硬。

（13）白芥子：化痰通络，适用于痰滞皮里膜外，麻木肿硬。

（三）止咳喘药

1.止咳药

（1）瓜蒌：宣肺化痰，清肺润燥，适用于燥热郁滞，肺气不宣，咳逆不爽，痰不易出，胸膈痞闷或胸痛。

（2）桔梗：宣肺化痰降气，适用于肺气不宣，气逆咳嗽。

（3）枳壳：宣肺降气，适用于肺失宣降，胸闷咳逆。

（4）马兜铃：清宣肺气，降逆止咳，适用于肺热咳逆。

（5）前胡：宣肺化痰下气，适用于风寒郁滞，肺失宣降，咳逆。

（6）陈皮：宣肺化痰下气，适用于风寒郁滞，肺失宣降，咳逆。

（7）法半夏：化痰降逆，适用于湿痰犯肺，咳逆、呕吐、多痰。

（8）杏仁：降气化痰，适用于风寒犯肺的咳逆。甜杏仁可用于阴虚劳嗽咳逆。

（9）紫菀：宣肺化痰，适用于肺气不宣，咳逆不爽。

（10）白前：化痰降气止咳，适用于一切咳逆上气。

（11）百部：润肺化痰止咳，适用于热、燥咳嗽。

（12）南沙参：润肺化痰，适用于热、燥干咳。

（13）款冬花：降气止咳，适用于久咳气逆。

（14）旋覆花：降气化痰，适用于胸闷、气逆、多痰。

（15）五味子：敛肺止咳，用于咳逆大甚，肺气耗散，和久咳痰少，或虚劳肾虚，水泛致咳。

（16）麦冬：润肺止咳，适用于燥热干咳。

（17）天将壳：润肺化痰，适用于久咳阴虚多痰。

（18）知母：清润肺肾，适用于肺肾阴虚燥咳。

（19）佛耳草：清肺止咳，适用于肺热咳嗽。

2.定喘药

（1）麻黄：宣肺平喘，适用于风寒水饮郁闭肺气致胸满气喘。

（2）杏仁：温肺平喘，适用于风寒郁肺致喘。

（3）银杏：温肺平喘，适用于风寒郁肺致喘。

（4）厚朴：燥湿化痰，下气平喘，适用于湿痰郁滞上中部致喘。

（5）苏子：降气平喘，适用于肺气上逆致喘。

（6）白芥子：降气化痰，适用于寒痰滞肺致喘。

（7）莱菔子：降气化痰，适用于痰食郁滞上中部致喘。

（8）葶苈子：降气下痰行水，适用于痰水上逆哮喘。

（9）代赭石：镇肝降逆，适用于肝肺气逆致喘。

（10）射干：通利咽膈，适用于痰阻咽喉致喘。

（11）瓜蒌仁：润肺化痰，适用于热痰郁滞致喘。

（四）止吐泻药

1.止呕吐、嗳、呃药

（1）竹茹：清热化痰，止呕降逆，适用于热痰呕、呃。

（2）丁香：温胃降气，适用于胃寒呕、呃。

（3）半夏：化痰止呕，适用于湿痰呕吐、恶心。

（4）陈皮：化痰降气，适用于寒痰呃逆。

（5）柿蒂：降逆止呕，适用于呃逆不止，伤寒呕哕不止。

（6）枇杷叶：清热降气，适用于热痰呕逆、咳逆。

（7）代赭石：降逆重镇，适用于一切冲气上逆的呕、呃、嗳、噫。

（8）吴茱萸：温肝降逆，适用于肝胃寒水上逆的呕、嗳。

（9）砂仁：温胃止呕，适用于胃寒呕吐。

（10）草果：温胃化痰降气，适用于寒痰呕吐。

（11）厚朴：温胃化痰降气，适用于湿痰呕吐。

（12）藿梗：温胃化浊，适用于湿浊郁滞的呕吐、恶心。

（13）苏梗：温胃散寒，适用于寒滞胃气的呕吐。

（14）生姜（煨姜）：温胃化痰散寒，适用于寒痰呕吐、恶心。

2.止泻痢药

（1）白术：健脾燥湿止泻，适用于脾虚湿甚的泻痢。

（2）茯苓：健脾利湿止泻，适用于脾虚湿甚的泻痢。

（3）扁豆：健脾清暑止泻，适用于脾虚伤暑的泻痢。

（4）山药：健脾养阴止泻，适用于脾虚阴伤的泻痢。

（5）芡实：健脾利湿止泻，适用于脾虚有湿的泻痢。

（6）莲子肉：健脾止泻，适用于脾虚久泻。

（7）车前子：清热利水止泻，适用于湿热水泻。

（8）葛根：升清止泻，适用于风热内陷的泻痢。

（9）厚朴：燥湿止泻，适用于湿盛内滞的泻痢、腹胀。

（10）神曲：消食散寒，适用于寒食内滞的泻痢。

（11）肉果霜：温脾涩肠，适用于脾虚滑脱的久泻久痢。

（12）罂粟壳：收涩大肠，适用于久泻滑脱。

（13）乌梅：收涩大肠，适用于久泻久痢滑脱。

（14）赤石脂：收涩大肠，适用于久泻久痢滑脱不禁。

（15）熟地：滋阴补肾，适用于肾虚泻痢，小便全无。

（16）附子：温中助阳，适用于阳虚泻痢。

（17）黄芩：清热止泻，适用于湿热泻痢。

（18）黄连：清热止泻，适用于湿热泻痢。

（19）黄柏：清热止泻，适用于湿热泻痢。

（20）白头翁：清热凉血止痢，适用于湿热血痢。

（21）秦皮：清热凉血止痢，适用于湿热泻痢。

（五）消肿胀癥结药

1.消肿药

（1）麻黄：发汗利水消肿，适用于上体风水浮肿。轻者可用苏叶代。

（2）浮萍：发汗利水消肿，适用于上体风水浮肿。

（3）防风：疏风发汗，适用于上体风水浮肿。轻者羌活、苏薄荷均可同用。

（4）防己：利水消肿，适用于下体湿热水肿。

（5）生黄芪：益气利水，用于气虚水肿。多与白术、西党参同用，或与芡实、怀山药同用。

（6）苍术：燥湿发汗，适用于湿聚成肿，多用于下肢肿者。

（7）川椒：温通行水，适用于寒湿成水。椒目专能利水消肿。

（8）桑白皮：泻肺利水，适用于肺热水肿。

（9）茯苓皮：利水消肿，适用于一切皮肤水肿。

（10）冬瓜皮：利水消肿，适用于一切皮肤水肿。

（11）生姜皮：利水消肿，适用于一切皮肤水肿。

（12）海桐皮：利水消肿，适用于下肢水肿。

（13）紫荆皮：清热凉血，利水消肿，适用于血分热肿。

（14）生薏苡仁：清热利水，适用于湿热水肿，尤适用于下肢肿。

（15）**赤小豆**：清热凉血利水，适用于血热湿肿。

（16）**蟋蟀干**：利水消肿，适用于久肿不消，小便不利。

（17）**商陆**：利水消肿，适用于久肿不消，小便不利。

（18）**五加皮**：祛风利湿，适用于下肢水肿。

（19）**陈胡芦壳**：利水消肿，适用于水肿腹胀，水势较甚，小便不利者。

（20）**大腹皮**：泄水消肿，适用于水肿腹胀，水势较甚者，使水从大便泄去，用量宜重，可至一两。

（21）**葶苈子**：泄降肺水，适用于水肿喘咳上气，不能卧者。

2.消胀药

（1）**木香**：和脾调气消胀，适用于脘腹气胀。

（2）**青皮**：疏肝下气消胀，适用于脘胁、小腹气胀。

（3）**枳实**：消导下气宽肠，适用于胸脘腹气胀。

（4）**草果**：温脾和胃消胀，适用于脘腹寒湿痰滞胀满。

（5）**槟榔**：逐水下气消胀，适用于痰水食滞，气滞腹胀。

（6）**大腹皮**：逐水下气消胀，适用于气水腹胀。

（7）**台乌**：行气消胀，适用于气滞腹胀。

（8）**炒卜子**：导滞下气消胀，适用于痰食气滞腹胀。

（9）**地骷髅**：下气消胀，适用于腹中气胀大甚重，30~120g代水饮。

（10）**黑白丑**：逐水消胀，适用于水气腹胀如鼓，研末吞服。

（11）**甘遂**：逐水消胀，适用于水气腹胀，研末或为丸吞服。

（12）**大戟**：逐水消胀，适用于水气腹胀，研末或为丸吞服。

（13）**芫花**：逐水消胀，适用于水气腹胀，研末或为丸吞服。

（14）**巴豆霜**：逐水消胀峻剂，适用于腹胀如鼓，为丸吞服。

（15）**千金霜**：逐水消胀峻剂，适用于腹胀如鼓，为丸吞服。

（16）**鸡内金**：消积除胀，适用于食积腹胀。

（17）**干蟾皮**：消疳除胀，适用于疳积腹胀如鼓。

（18）**炒麦芽、炒谷芽**：消导食滞，适用于食积腹胀。

（19）**橘核**：疏肝下气除胀，适用于肝气郁滞的脘胁胀。

（20）**降香**：疏肝降气活血，适用于肝郁胁胀。

（21）**香橼皮**：和胃下气消胀，适用于肝胃气滞胀痛。

3.消癥结药

（1）**蚤休**：解毒消结，适用于热毒结核。

（2）**毛慈菇**：解毒消结，适用于热毒结核。

（3）**天葵子**：解毒消结，适用于热毒结核。

（4）**穿山甲**：消坚破结，适用于一切结硬。

（5）**皂角刺**：消坚破结，适用于一切结硬。

（6）**三棱**：消结行气，适用于气血结聚的癥瘕结块。

（7）**莪术**：消结破瘀，适用于气血结聚的癥瘕结块。

（8）**鳖甲**：疏肝消坚破结，适用于两胁结块。

（9）**土鳖虫**：消瘀破结，适用于下腹血瘀结块。

（10）**水蛭**：逐瘀消结，适用于下腹血瘀结块。

（11）**虻虫**：逐瘀消结，适用于下腹血瘀结块。

（12）**黄药子**：解毒消结，适用于热毒结块于上焦。

（13）**海藻**：化痰消瘿，适用于瘿瘤结硬。

（14）**昆布**：化痰消瘿，适用于瘿瘤结硬。

（15）**牡蛎**：化痰软坚，适用于痰核结硬。

（六）止涩药

1.止血药

（1）**犀角**：凉血止血，适用于心肝火亢，血热失血。

（2）生地：凉血止血，适用于一切血热失血。

（3）大黄：清瘀降火止血，适用于火邪迫血的失血。

（4）白茅根：凉血止血，适用于血热所致的吐衄、尿血、血淋。

（5）藕节：清瘀止血，适用于瘀热所致的吐血。

（6）炒蒲黄：涩血止血，适用于各种出血。

（7）小蓟炭：凉血止涩，适用于血热所致的吐血、尿血。

（8）炮姜炭：温通寒瘀止血，适用于虚寒失血。

（9）侧柏叶：凉血止血，适用于便血、吐血及崩漏。

（10）茜根炭：祛瘀止血，适用于失血夹瘀。

（11）荆芥炭：化瘀止血，适用于各种失血。

（12）乌贼骨炭：养阴祛瘀止涩，适用于妇科崩漏失血。

（13）棕榈炭：止血涩血，适用于各种出血不止。

（14）血余炭：止血涩血，适用于各种出血不止。

（15）槐花：凉血止血，适用于血热所致的便血、崩漏。

（16）槐角：清肠止血，适用于血热所致的便血、痔血。

（17）地榆：清热凉血止血，适用于血热所致的便血、崩漏。

（18）刺猬炭：涩血止血，适用于便血、痔血。

（19）椿白皮：涩血止血，适用于便血久不止。

（20）阿胶珠：涩血止血，适用于阴虚内热失血。

2.止汗药

（1）麻黄根：收涩止汗，适用于一切虚汗。

（2）浮小麦：养心止汗，适用于心虚多汗。

（3）黄芪：益气固表，适用于卫气虚弱表虚多汗。

（4）防风：疏风固表，适用于风郁表虚多汗。

（5）煅龙牡：固涩，适用于虚汗不固。

（6）生白术：健脾利湿，适用于脾虚湿胜多汗。

（7）白云苓：健脾利湿，适用于脾虚湿胜多汗。

（8）泽泻：利水止汗，适用于水道不利，水气外溢出汗。

（9）五味子：收敛心肺，适用于心肺不固的多汗。

3.涩小便、涩精、止带浊药

（1）桑螵蛸：收涩小便，适用于肾虚多尿。

（2）补骨脂：收固肾气，适用于肾气不固的小便不禁。

（3）益智仁：收固肾气，适用于肾气不固的多尿、多唾。

（4）金樱子：收涩肾气，适用于肾虚多尿或遗精。

（5）芡实：收涩脾肾，适用于脾肾不固的多尿、遗泄、白浊。

（6）五味子：收涩心肾，适用于心肾虚弱的多尿、遗泄。

（7）菟丝子：收补肾气，适用于肾虚多尿、遗精、白浊。

（8）覆盆子：收补肾气，适用于肾虚多尿、遗精、白浊。

（9）韭子：助阳固精，适用于肾阳虚多尿、遗精、白浊。

（10）海螵蛸：收涩阴液，适用于阴虚带浊。

（11）莲子肉：补脾涩精，适用于遗精、带浊。

（12）樗白皮：收涩带浊，适用于久患带浊。

（13）鱼鳔胶：收固阴精，适用于阴虚遗泄。

（14）怀山药：益阴固涩，适用于脾肾阴虚带浊、遗精。

（15）白云苓：健脾利湿，适用于脾肾气虚有湿的带浊、遗精。

（七）通利药

1.通窍药

（1）牙皂：宣通上窍，适用于卒倒昏噤，研末吹鼻取嚏。

（2）细辛：宣通上窍，适用于卒倒昏噤，研末吹鼻取嚏。

（3）葱白：通阳宣窍，适用于风寒鼻塞不通。

（4）辛夷：宣通鼻窍，适用于鼻渊鼻塞，风寒鼻塞亦用。

（5）苍耳子：清宣鼻窍，适用于鼻渊流浊涕，鼻塞不通。

（6）白芷：清宣鼻塞，适用于风寒鼻塞头痛，鼻渊亦用。

（7）射干：清宣咽喉，适用于热毒喉闭。

2.通大便药

（1）大黄：泄热通便，适用于热结便秘。

（2）玄明粉：泄热润燥通便，适用于上焦燥热便秘。

（3）芒硝：泄热破结通便，适用于肠中燥结便秘。

（4）番泻叶：通泄热结，适用于肠中热结便秘。

（5）火麻仁：润燥通便，适用于肠燥便结。

（6）郁李仁：润燥逐水通便，适用于肠燥便结。

（7）海松仁：润燥通便，适用于肠燥便结。

（8）瓜蒌仁：润燥通便，适用于肠燥、肺燥便结。

（9）淡大云：填精通便，适用于精血不足，肠燥便结。

（10）石硫黄：温通大肠，适用于阴寒内盛的便结。

（11）巴豆霜：温通峻泄，适用于虚寒便结。

（12）黑白丑（牵牛子）：逐水通便，适用于水滞便结。

（13）玄参：润燥通便，适用于肠燥便结。

3.通小便药

（1）车前子（草）：利水通淋，适用于一切湿热小便不利、淋涩。

（2）萹蓄：利水通淋，适用于一切湿热小便不利、淋涩。

（3）瞿麦穗：利水通淋，适用于一切湿热小便不利、淋涩。

（4）石韦：利水通淋，适用于湿热、砂石、淋痛。

（5）海金沙：利水通淋，适用于湿热、砂石、淋痛。

（6）滑石：清热利湿，适用于暑湿热滞下焦，小便不利。

（7）木通：利水清热泻火，适用于火盛，小便淋涩。

（8）通草：宣肺利水，适用于上焦热滞，小便不利。

（9）赤茯苓：健脾利湿，适用于脾湿小便不利。

（10）猪苓：利水凉血，适用于湿热小便不利。

（11）泽泻：除湿利水，适用于湿滞停水，小便不利。

（12）冬葵子：滑窍利水，适用于热滞，小便淋涩。

五、性味选药

依方遣药，或遣药组方都必须谙熟药性，只有在熟悉药物性能，洞悉其利弊，选择其最佳适应证，即可取得桴鼓之效。尽管对病因、对病位、对病机、对症状选择药物，都必须如此，始能趋利避害，扬长弃短，以达到最佳遣药的境地。

所谓药性，即药物的个性，或性能。药各有性，即使同一功能的药物，却各具不同的性能，因此必须逐一的熟悉、识别。然后才能掌握、运用自如。因此药物与药物之间，只有性能相近，而不会有性能相同，总有一定的差别，否则就无需选药。临床就必须在谙熟药性的基础上筛选其最佳性能的药物，组成最佳的方剂。

药物的性能是由其四气五味及药物内含有效成分所决定的；因而药性离不开药物的气味，然而相同气味的药物，其性能又各自有差异，就是由于药物内含有效成分的不同，据近代研究表明：每味药物的有效成分是极其复杂的，有的药物本身就是一个天然复方，因此有不少药物就具有双向性能。但对有效成分的研究，还很不彻底，因此"气味"还是药性的主要依据。

任何药性对于疾病都具有利弊双重性能，即对一定的适应病证，有缓解和治愈的作用，称之为药物的疗效，这是临床选择药性的目标。但对某些禁忌病证，却有加重加速病变的作用，称之药害（包括现代称之为毒不良反应），是为临床选药所不取。然而临证选药如何趋利避害，除严格筛选之外，尚可通过炮制加工以减少和消除其毒不良反应。也可以通过配伍以降低甚至抵消其不利作用。因此临床选药，不仅要谙熟药物疗效，而且必须掌握其弊害，以及如何做到趋利避害，补偏救弊，合理遣药。

（一）寒性药

1.苦寒药

（1）**黄连**：大苦大寒，泻火燥湿，用于湿火，舌红苔黄的实证。适用于：①心火内盛，烦躁不寐，小便热痛。②脾胃湿火，脘痞嘈杂，腹痛泻痢。③肝胆湿火，口苦呕吐酸苦，脘胁刺痛。本品苦寒沉阴，肃杀伤生和之气，虚寒大忌，虚火宜入温补之品。苦寒化燥，久服反热化火，阴虚多火者宜入大队滋腻之品。

（2）**山栀**：清泻三焦郁火，使之屈曲下行，由小便而去，适用于：①心胃之火，烦呕，胸中懊恼，用姜汁炒。②肝胆之火上升，目赤，脘痛。③心肺之火，升逆，鼻衄，咳血，炒炭用。④下焦湿火，腹痛，小便不利。栀皮清表，栀仁清里。苦寒清利，脾胃虚寒者忌用。

（3）**山豆根**：清热解毒，治：①肺经风热，咽喉肿痛。②肺热喘咳。虚寒咽病忌用。

（4）**人中黄**：清降心胃大热，适用于：①心胃火炽，壮热昏狂。②疮、疔、痘、疹、斑，血热内盛。本品苦寒伤胃，虚弱之体忌用。

（5）**苦楝子**：清泄肝热，适用于：①肝热犯脾胃的脘腹痛。②肝热下泛的疝痛，小便淋痛。本药苦寒，唯脾胃虚寒大忌。

（6）**虻虫**：攻血通络，适用于：①血瘀经闭。②瘀结癥块。③瘀热发狂。有毒攻破之品，虚弱之体忌用。

（7）**龙胆草**：大泻肝胆之火，除下焦湿热，适用于：①肝胆湿火，目赤多眵。②下焦湿热，淋浊黄带。本品大苦大寒，沉阴下行，脾胃虚弱者忌用。

（8）**胡黄连**：清肝胆，凉心胃，适用于：①肝胆之火内蕴，致骨蒸内热。②心胃蕴热的疳积惊痫。本品苦寒至极，脾胃虚弱者忌用。

（9）**芦荟**：清肝杀虫，适用于：①肝火内盛的目赤或惊痫。②肝热虫疳。本品大苦大寒，脾胃虚弱者忌用。

（10）**大黄**：沉降通泄实火，适用于：①胃肠实火燥结，腹胀便闭。②血分实火，血瘀血逆的失血。③沉降上焦之实火，头胀目赤，口疮咽肿。④沉降相火的亢逆，眩晕胀痛。本品大苦大寒，峻利之性，猛烈之性，长驱直捣，一往直前，推荡实火，虚火忌用，脾胃虚弱者忌用，生军峻熟军缓，得谷食则不能通利。

（11）**黄芩**：泻火清热燥湿，适用于：①枯芩轻漂上行，泻肺火，清肌表之热，亦治上焦之风热。②条芩即子芩坚实下行，泻大肠、脾胃之湿火，兼可安胎。③泻肝胆之火。本药苦寒之品，多服化燥，燥热忌用。

（12）**黄柏**：泻下焦湿火，适用于：①肠中湿火，泻痢腹痛。②膀胱湿火，小腹胀痛，小便血淋。③肾中龙相火炽，阳强遗泄。④湿火下流，脚膝肿痛。本药苦寒之品，阳虚忌用。

（13）**知母**：泻肺滋胃泻肾火，适用于：①肺火咳嗽。②胃燥烦渴。③肾火骨蒸，消渴，阳强，耳鸣耳痛。本品辛苦寒滑，伤胃滑肠，令人作泻，苦寒肃杀，非长养万物者，虚损不宜。

（14）**马兜铃**：清肺涤痰，适用于：①肺家热痰，咳嗽气喘。本品苦寒之性，汤剂中用之多作吐，肺虚、肺寒忌用。

（15）**天花粉**：清痰解热，适用于：①上焦痰热，口渴。②痰热咽肿龈肿。③热毒痈肿。本药纯阴之品，脾胃虚寒者忌用。

（16）**苦参**：利湿清热，适用于：①下焦湿热，淋浊阴肿。②血分湿火、湿疹、湿毒，肠澼下血。本品气味苦寒，能损肾气，肝肾虚寒忌用。

（17）**甘遂**：苦甘寒，走逐停水，适用于：①上焦胸胁积水。②腹中停水。本药性阴毒，耗损真阴，亏竭津液，损人元气，虚人禁用，不入煎剂，宜研粉冲服。

（18）**茵陈**：除湿热，利胆行水，适用于：①湿热阳黄。本品苦寒，宜于湿热，不宜于寒湿，蓄血发黄，大非所宜。

（19）**海金沙**：除湿热，利水道，适用于：①湿热诸淋。②湿热肿满，小便不利。本药淡渗无补，虚淋忌用。

（20）**秦艽**：祛风利湿，养血舒筋活络，适用于：①风湿入络，筋骨挛痛。②湿热发黄。③血虚夹风湿的腰膝酸痛。本品泄散疏利，虚寒勿用。

（21）**槐花（米）**：凉血清肠，适用于：①大肠燥热，血痢。②血热，痔漏便血；槐性纯阴，虚寒忌用。

（22）**紫草**：凉血解毒，适用于：①血分热炽，斑疹红紫。本药苦寒性滑，通利九窍，气虚脾弱者慎用。

（23）**地榆**：凉血止血，适用于：①血热妄行的便血、崩漏。②下焦湿热，血痢肠风。本药性寒下行，凡脾胃虚弱者忌用。

（24）瞿麦穗：利水破血，适用于：①湿热淋癃。②水肿鼓胀。本药善下逐，性猛，能坠胎，虚人及孕妇忌用。

2. 甘寒药

（1）天竺黄：清心镇肝，泻热豁痰，适用于：①痰热蒙闭心窍，神昏烦躁不语。②心肝风热，痉搐惊痫。本品寒滑，虚寒者忌用。

（2）白茅根：凉血止血，利水消瘀，适用于：①血热上逆，以致吐血衄血。②热入膀胱的热淋血淋。③热入血络的筋脉刺痛。本品寒凉走窜，虚人寒证忌用。

（3）瓜蒌：宣肺润肺，降气滑肠，适用于：①肺热咳喘，胸痹，清上焦之火，使痰气下降。②痰热经胸，能荡涤胸中郁热垢腻。③大肠燥热，便秘干结。本品寒胃滑肠，胃虚少食，脾虚泄泻的勿用。

（4）桑白皮：甘辛而寒，泻肺行水，适用于：①肺火咳喘鼻痛，痰涕黄稠带血。②水气泛肺，浮肿咳喘。本药性寒，肺火有余宜之，肺虚或风寒入肺者忌用。

（5）竹茹：疏降肝胃逆气，清热化痰，适用于：①肝胃痰热，气逆呕呃。②痰热内扰，不寐心烦。③痰热入络，筋脉挛痛。本药性寒凉，胃虚寒者忌用。

（6）石膏：寒能清热解火，辛能发汗解肌，甘能缓脾生津，适用于：①肺胃燥火内盛，壮热大渴。②肺胃燥热发斑。③暑热入胃，心烦渴饮。本药性大寒，无火实者忌用。

（7）竹沥：化痰通络，适用于：①中风痰鸣失音。②痰入经络，肢体挛蜷，筋脉疼痛，风痱。③热痰咳喘。本药寒滑之性，多服滑肠，寒痰、湿痰忌用。

（8）天冬：润燥保肺，补肾柔肝，适用于：①肺燥干咳咽痛。②肝燥嘈杂。③肾燥咽干舌燥。本药大寒而苦，不利脾胃，虚寒忌用。

（9）地骨皮：甘淡而寒，凉血退蒸，降肺中伏火，除肝肾虚热，适用于：①肝肾虚热的骨蒸多汗。②肺中伏火久咳痰黏。本药中寒勿用。

（10）生地：增液凉血，养阴退阳，适用于：①五液不足，口干舌燥，便结嘈杂，尿短赤。②营血蕴热，夜热舌绛，口干不喜饮。③阴虚阳亢。④血热瘀滞。本药性寒而润，脾虚便溏，胃虚食少者忌用，阳气不足者忌用。

（11）滑石：清暑利湿，清热利窍，适用于：①暑热内盛，发热心烦口渴，小便短赤。②下焦湿热，小便淋涩。③精窍不利。本药性沉重降，脾虚下陷，阴精不足均忌。

（12）石斛：清胃肾虚热，滋胃肾阴液，适用于：①胃热伤津，烦热口渴。②胃液不足，嘈杂口干。③肾液不足，脚膝酸软。本药长于清滋，虚寒忌用。

（13）芦根：清火热，生津液，适用于：①肺胃燥热烦渴，壮热有汗。②肺蕴痰火，痰喘吐脓成痈。③胃火烦渴呕逆。④入清营药可透达营热，转出气分。

3. 咸寒药

（1）犀角（代用品水牛角）：清营凉血，清心凉胃，适用于：①火热入营入血，夜热烦躁不寐。②心火内盛，烦躁谵语，或嬉笑不休。③胃火内炽，大热烦渴，或发狂。本品大寒，非大热者不可滥用，虚火浮阳禁用。

（2）牡蛎：潜阳收脱，软坚化痰，适用于：①肝肾阳浮上亢的头痛头晕。②虚汗不止。③痰结坚块。④水气。本药性寒冷，虚寒忌用。

（3）羚羊角：清心肝之火，息风舒筋，适用于：①心肝火旺的惊痫狂乱。②肝热生风的搐搦痉挛。③肝热目昏目翳。本药性寒，无火者勿用。

（4）青黛：清肝凉血，适用于：①肝火上盛的九窍不利。②肝火入血的失血。本药性寒，虚证慎用。

（5）玄参：苦咸寒，善泻无根浮游之火，适用于：①肺胃虚燥，消渴，咽痛，齿痛。②肾阴虚火旺，面赤头痛。③液枯便结。本品苦寒性滑，脾虚多泻者忌用。

（6）海浮石：清金化痰，软坚，适用于：①痰火咳喘。②顽痰结核，瘿瘤。本品大寒润下，虚寒勿用。

（7）龟甲：补阴滋润，祛瘀潜阳，适用于：①肾阴不足，劳热骨蒸。②任阴不足，不孕，崩漏。③益肾补心，善忘。④阴虚阳浮。本品咸寒至阴之品，阳气不足者忌用，湿痰素盛者忌用。

（8）芒硝：润燥泻火，化痰软坚，适用于：①胃肠燥火闭结。②痰火郁结上焦用玄明粉。③食积化火，痰热化火。究其功用，无坚不磨，无结不散，无热不荡，无积不推，可谓直往无前，无留碍之性，非阳火结实者忌用，虚弱者慎用。

4. 酸寒药

（1）白芍：收敛阴气，凉肝和脾，适用于：①肝阴虚有火的头痛眩晕，胁痛筋挛。②营血虚热的出血，或多汗。③脾阴虚有热的腹痛或泻痢。本品酸收敛邪，实邪内盛忌用，或佐以宣疏通利之品；阴邪内盛者忌用，或佐以温燥辛散之药，或用酒炒补肝，土炒补脾。

5.辛寒药

（1）木通：苦降淡渗利窍，适用于：①降心火，导心火下行由小便而出。②泻肾与膀胱湿热，导湿热由小便而出。凡湿热淋浊之症宜用。本品辛寒通利，过服伤肾，有报道过服木通导致肾功能衰竭者。

（2）葶苈子：泻肺逐饮，下气行水，适用于：①水饮上逆，咳喘哮鸣。②水气泛滥，浮肿上气，小便不利。本药性大寒，峻走不守，泄肺伤胃，虚弱者忌用，肺无实邪勿服。

（3）防己：苦辛寒，祛下焦湿热，利水通痹，适用于：①下焦湿热，足膝痹痛热肿。②水停下焦，足肿，小便不利。本药性走窜渗利，虚证慎用。

（二）热性药

1.辛热药

（1）肉桂：入肝肾血分，补命门相火不足，益阳消阴，引火归原，适用于：①下焦阴寒诸证。②营血阴寒，血脉不通。③虚阳浮越。④火不归原。本品大辛大热，气厚纯阳，凡有内火者均忌。

（2）细辛：升燥开散，温经通心，散风寒，行寒水，适用于：①风寒引动寒水，咳逆上气，咽痒。②风寒深入于肾，寒栗，咽痛，齿痛。③痰水蒙闭心窍，胸闷神昏。④宣通游风浮热，口疮龈肿，当佐石膏。本品辛温香燥，其根极阳，气厚性烈，用量宜少，常用不可过钱（3g），凡病内热、火升、炎上等忌用。

（3）干姜：温经逐寒，适用于：①脾胃虚寒，脘腹痛胀，呕吐泻利。②中焦寒湿，腹胀不食。③炮姜性缓，且能止虚寒失血，去瘀生新。本品大辛大热，守而不走，散气动血，损阴伤目，凡阴虚内热者忌用。

（4）川椒：温脾肾而行三焦之冷滞，壮元阳而荡六腑之沉寒，燥湿发汗，行水杀虫，适用于：①寒湿郁滞中下焦，脘腹冷痛。②寒水郁滞的咳逆、呕逆，或下肢水肿，小便不利。③虫积绕腹急痛，呕泻蛔虫。本品禀纯阳之性，乃除寒湿，散风邪，温脾胃，暖命门之要药，然肺胃素有火热者忌用。

（5）高良姜：温胃调气，适用于：①胃寒气滞作痛呕吐。②脾中寒湿腹痛吐泻。本品辛热性燥，脾胃有火者忌服。

（6）丁香：温胃降逆气，适用于：①胃寒气逆，呕吐呃逆。②胃中郁火不得宣泄者。本品辛热而燥，一切有火热者忌用。

2.甘热药

（1）附子：温壮脾肾之阳气，驱在里之寒湿，适用于：①脾阳不足的脘腹痛胀，泻利，呕吐。②肾阳不足的厥冷，头眩，腰痛，阳痿。③寒湿肢节疼痛，麻痹木重，浮肿，鼓胀。④阳气不足的眩晕恶寒，体冷多汗。⑤阳气暴脱的厥冷大汗，心慌乱，昏倒。本品甘辛大热，纯阳，走而不守，壮阳涸阴，补火须防涸水，阴虚液枯者忌用。

3.苦热药

（1）吴茱萸：温肝燥脾，适用于：①寒湿内盛，肝寒脾湿，以致脘、胁、腹、少腹疼痛，以及疝痛。②冷痰宿水，干犯脾胃的呕、泻、眩晕、头痛。③肝脏虚寒的筋挛。本品苦辛大热，损气动火，非寒湿、冷痰、寒水者忌用。

（2）艾叶：生者温，熟者热，暖肝肾，气血交理，适用于：①肝肾虚寒，子宫冷，痛经，崩漏，胎动不安。本品纯阳香燥，凡血燥生热者禁用。

4.咸热药

（1）鹿茸：补肾壮阳，生精生髓，适用于：①肾阳虚损，精血不足，腰脊酸软。②精髓不足，五软五迟。本品升阳助热动血，阴虚阳浮者，上焦痰热，胃家有火者忌用。

（2）鹿角胶：补肾阳，生精髓，强筋骨，壮腰膝，适用于：①肾阳虚损，精血不足。②精髓不足，筋骨酸软。③先天不足，五软五迟。本品性温燥，阴虚有火者忌用。

（三）温性药

1.辛温药

（1）当归：养血行血，祛瘀生新，适用于：血分虚寒，血虚瘀滞。习惯上养血用全当归，行血用当归尾，性温辛散，血虚内热者忌用，肝燥火旺者忌用，或佐以酸甘凉润之品，以防温燥。止血可用炒炭，用于血分虚寒性出血。

（2）石菖蒲：芳香利窍，化浊通气，适用于：①湿浊蒙闭上中，胸脘痞闷，头重耳聋。②痰浊蒙闭心窍，神昏口噤，或呆痴不语。本品辛香偏燥而散，阴血不足者慎用，痰火实证，宜入大队清泻之品，脾胃气虚者，宜入甘温补脾之品。

（3）乳香：活血和气，止痛舒筋，适用于：①诸气血凝滞之疼痛。②痈疽肿硬疼痛。本品性辛香善窜，痈疽已溃勿服。

（4）五加皮：祛风胜湿，益肾温肝，适用于：①下焦风湿，腰脚拘挛，痹痛麻木。②肝肾虚而腰膝酸弱。③肝肾虚风挟湿的阴痒、疝痛。本品性温燥，阴虚火旺者忌用。

（5）蓬莪术：破血行气，消瘀止痛，为气中之血药，适用于：①气血瘀聚作痛。②血瘀癥块。本品辛走消咸之品，虚人慎用。

（6）沉香：沉降逆气，温暖命门，适用于：①冷气逆气。②气郁气结。③肾不纳气。本品性温燥，阴虚火旺者忌用，气虚弱不任辛散沉降者忌用。

（7）香附：开郁行气，为血中气药，适用于：①肝胃气郁，胸胁脘肋胀痛。②经行不畅，腰腹胀痛。本品性燥辛散，耗血散气，气虚血弱者慎用。

（8）木香：调理三焦之气，适用于：①脾胃二肠气滞，脘腹胀痛。②泻痢气滞后重。本品香燥偏阳，实热者忌用。

（9）延胡索：活血利气，行血中气滞，适用于：①气滞血瘀的疼痛。②经行不畅，腰腹胀痛。③经络瘀滞作痛。本品辛温走而不守，血虚者慎用。

（10）川芎：升清解郁，搜风散瘀，止痛调经，适用于：①风郁瘀滞阳络的头痛。②气滞血瘀的胸胁胀痛。③气血瘀滞的经产诸病。本品性辛散走泄，体弱阳浮者慎用；新产、胎前慎用。

（11）白蒺藜：疏肝散风，适用于：①肝风头痛、头晕、头痒、齿痒。②风郁腠理，瘾疹、风疹瘙痒，皮肤麻木。③肝郁目昏朦，目痒。本品性尚平和，虚实咸宜。

（12）佛手柑：疏肝降肺，和胃调气，适用于：①肝胃不和，中脘连胁胀痛。②肝肺不调，咳逆多痰。③脾胃不宣，脘痞少食。本品辛香宣散，单用多用亦伤正气。

（13）天麻：化痰息风，适用于：①肝风和风痰，以致眩晕、头痛，语言障碍，抽搐痉痫。②肝风痰湿郁滞经络，肢体麻木痹痛。本品性温燥，阴虚火旺者忌用；或佐大队滋润寒凉之品。

（14）蜈蚣：窜络息风，消瘀散结，适用于：①肝风入络，抽搐痉挛，或筋脉疼痛。②结核、瘰疬、癥块。本品有毒，善走而散，虚寒体弱者忌用。

（15）桂枝：通阳散郁，解肌发汗，适用于：①风寒湿邪郁滞营、卫、肌表、经、络之间。②上焦阳气郁滞，不得宣通。③血脉不通。④心阳不振。本品辛温燥热，阳气偏旺，舌质稍红者均忌用。

（16）小茴香：温肝肾调气，适用于：①寒湿郁滞肝肾，小腹、少腹痛及疝气。本品温燥之性，阴虚多火者忌用。

（17）莱菔子：长于利气下气，适用于：①痰食结滞的胸腹胀满。②痰气郁滞，上逆喘咳。③误服参、芪致满胀者。本品性专下气，复能耗血，久服非宜，耗伤营卫。

（18）神曲：消食健脾，适用于：①食滞中焦胀满。②脾胃湿盛，健运失常，泄泻呕吐。③脾胃不醒，不思饮食。本品辛温燥烈，凡脾阴虚，胃火盛者不宜用。

（19）大腹皮：辛微温，下气行水，通二肠，适用于：①水气郁滞，腹胀如鼓。②水肿脚气。本品性专攻破，有微毒，虚人忌用。

（20）厚朴：燥湿下气，适用于：①寒湿中满胀痛。②脾湿泻痢。③胃中湿痰呕逆。④痰水上逆，咳嗽气喘。本品性专消散，虚人慎用，性大温近热，火热者忌用。

（21）白芷：散风燥湿入阳明，适用于：①风寒鼻塞流涕，眉额胀痛。②风郁齿痛龈肿。③风郁肌腠，皮肤瘙痒。④肠风、痔瘘、便血。⑤妇科血崩。本品燥能耗血，散能损气，虚与火者忌用。

（22）橘皮：降气化痰，燥湿散寒，适用于：①风寒或湿痰咳嗽。②寒湿痰滞于胃，呕吐、呃逆。③气滞脾胃，脘胀痛不思食。本品苦能泄气，辛能散气，多用耗损真气，虚人忌用。

（23）槟榔：降至高之气，疏肠胃之滞，适用于：①痰、水、食阻滞脾胃，脘腹胀满。②肠中气滞，里急后重。③坠痰截疟。④杀虫下虫。本品能坠诸气，至于下极，气虚之人忌用。

（24）肉豆蔻：温中涩肠，适用于：①脾中虚寒，泄泻。②肠中虚滑，久痢滑脱。本品香燥偏阳，大肠素有火热者忌用。

（25）草果：温脾胃，消痰食，适用于：①肝胃虚寒，胃脘胀痛。②痰食郁滞，腹胀脘痞。本品辛猛破气，用者宜慎。

（26）**草豆蔻**：辛能破滞，香能达脾，温能散寒，适用于：①脾胃寒滞，脘腹胀痛。②阴浊血逆的呕逆。本品辛燥犯血、阴，其不足者忌用。

（27）**苍术**：燥湿发汗，化浊解郁，用于：①中焦湿浊，脘腹胀满，泄泻。②湿浊郁滞肌表，头晕头胀，身重。③湿流下焦，足膝肿痛。本品辛温燥烈，大便燥结多汗忌用。

（28）**乌药**：辛温芳香，复下气温中，适用于：①腹中冷气攻痛。②膀胱冷气攻冲。本品散气之品，气血虚而内热者忌用。

（29）**藿香**：禀清和芳烈之气，祛风寒化湿浊，温胃止呕，适用于：①风寒湿邪郁滞中焦，脘闷呕吐。②冷食郁滞，心腹绞痛，吐泻交作。本品芳烈升阳，胃中有热者忌用。

（30）**益智仁**：温中固肾，适用于：①脾胃虚寒，脘痛多唾涎。②肾虚寒不能固摄的遗尿遗精。本品辛能开散，使郁结宣通，行阳退阴之药，其气芳香，性本燥热，有燥火者忌用。虚损应入补益之方。

（31）**砂仁**：芳香归脾，辛能润肾，和中开胃，适用于：①胃寒滞之胀痛，呕吐。②胃气不开的味淡不食。③肾胃虚寒的妊娠恶阻，胎动不安。辛窜性燥，内热火炎者勿用。

（32）**白豆蔻仁**：温胃下气，适用于：①寒湿，痰气郁滞，脘闷胸痞。②痰湿郁滞的呕逆、呃逆。③退目翳。本品辛热燥烈，流行三焦，火热之证忌用。

（33）**麻黄**：发散风寒，宣肺发汗，适用于：①风寒郁闭营卫，恶寒发热无汗，头身痛。②寒饮郁滞肺窍，咳逆气喘，胸闷。③头面浮肿无汗，属于风水者。④寒湿郁滞经络，肢节麻木疼重。本品其性轻扬善散，发表最速，表虚自汗者忌用；虚弱者慎用；肺热咳喘需佐寒凉之品，散营中之寒；舌红营热者忌用。

（34）**白芥子**：疏痰利气，适用于：①痰滞肺窍，咳逆气喘。②痰结皮里膜外为核。③痰结经络、筋骨、胁肋疼痛。本品辛热泄气，昏目动火伤精，阴虚火炎者忌用。

（35）**南星**：祛风化痰，适用于：①风痰入络，麻痹木肿，结块。本品辛而不守，燥而有毒，阴虚燥痰大忌。

（36）**紫苏**：温中发表，适用于：①风寒郁表，寒热，头身痛，用叶。②寒湿滞于中焦，脘闷呕恶，用梗，且能安胎。

（37）**款冬花**：辛温散而能降，温肺化痰，适用于：肺寒咳喘多痰。本品配伍得当，无论寒热虚实均可用之。

（38）**半夏**：燥湿化痰，和胃安卧，适用于：①湿痰咳喘。②湿痰脘闷呕吐。③胃不和，卧不安。本品辛温而燥，阴虚血少，津液不足者忌用。

（39）**生姜**：发汗化痰，开胃止呕，适用于：①风寒郁表。②寒痰滞胃，呕恶不食。③痰湿蒙闭，昏迷口噤。

（40）**淫羊藿**：温肾助阳，通补督阳，适用于：①肾阳不足，腰膝酸冷，阳痿早泄。②督阳不足，腰脚风冷痹痛。本品辛燥之性，阴虚阳亢者忌用。

（41）**补骨脂**：温固肾气，适用于：①肾阳不足，不能收固的遗泄遗沥。②肾气上逆的咳喘多痰。③肾虚腰膝酸痛。④肾火衰微的阳痿早泄。本品性燥助火，阴虚火动忌用。

（42）**香薷**：辛散芳化，通阳发汗退热，适用于：①夏月感受寒湿，发热无汗恶寒。②寒闭暑伏的发热无汗，腹痛吐泻。本品乃夏月解表之药，适用于阳气为阴邪所遏之证，凡暑热无寒湿者均忌用。

（43）**辛夷**：宣散上焦风热，适用于：①风热鼻塞，鼻渊头痛。②味薄而散，能助胃中清气，上达高巅头面九窍。本品辛香走窜之性，虚人或火炽者忌用。

（44）**防风**：甘辛温，升阳散风，适用于：①风入太阳，头痛恶风发热。②风入腠理，皮肤瘙痒，风疹，水痘。③头面浮风，面浮胞肿。④风邪周痹，关节风痛。本品为风中润剂，虚实寒热咸宜，唯升浮之性，阳亢风动者忌用。

（45）**藁本**：祛风除湿，适用于：①风家巅顶痛。②女人阴肿疝痛属湿寒者。本品气雄上升，能耗血液，血虚火炎者忌用。

（46）**葱白**：发汗通阳通窍，适用于：①风寒郁表，鼻塞头痛无汗。②麻疹不透表。本品能通上下阳气，为发散之品，表虚易汗者忌用。

2.甘温药

（1）**红参**：大补肺中元气，适用于：①脾气不足，少神倦怠，目不欲开，短气不足以息。②元气虚脱，面色苍白，呼吸短促，自汗，脉微欲绝。③神魂不定，恐怯惊悸。本品助气、属阳，气实勿用，阴虚火旺者忌用；肺火忌用。

（2）**党参**：温补脾胃中焦之气，适用于：①脾气虚弱，倦怠少气乏力，大便溏泄。②胃气虚弱，少食早起恶呕。③脾胃不足，少食腹胀，喜按，得食可缓。本品甘温壅中，脾胃气实，邪滞者忌用。

（3）**黄芪**：大补肺气，益气升提，用于：①肺气不足，短气不续，倦怠少力。②清气下陷，头晕头痛，久病不耐劳，下坠，二便不利。③表虚自汗、盗汗。④疮疡脓水不化，不敛口。⑤气虚发热甚于昼者。本品甘温壅补，极滞肺胃，胸胃不宽，痰食积滞者勿用。

（4）白术：补脾健湿，适用于：①脾气不足。②脾虚湿滞。③脾虚水停。④佐黄芩安胎。本品温补而燥，脾阴不足者忌用，津液不足者忌用。

（5）山药：润补脾肾，适用于：①脾阴不足，虚热虚泻。②肾阴不足，遗泄、精浊、白带。本品滞脾生气，胀满勿用，或佐以调气之品。

（6）大枣：甘温调中益气，适用于：①脾胃气虚。②心肺虚燥。③营血不足。本品甘令人满，助湿热，湿盛中满者忌用，多食损齿。

（7）黄精：滋润脾肾，适用于：①脾肾阴虚内燥，嘈杂易饥，消渴引饮。②肾阴精不足，遗泄阳痿。本品性味和平，但实邪勿施。

（8）沙苑子：温固肝肾，强阴益精，适用于：①肝肾不足的腰痛。②肝肾不固的遗泄带浊。本品性温，阴虚火旺者忌用。

（9）柏子仁：润养心神，适用于：心虚惊悸，寐不安神。本品腻膈滑肠，痰水停滞不寐振悸者忌用，大便易泻者忌用。

（10）龙眼肉：滋养心脾之阴，适用于：①心阴不足，惊悸少寐。②脾阴不足的倦怠少血。本品性润滑肠，脾胃虚寒，滑泄多痰者忌用。

（11）紫石英：重镇心肝，适用于：①心神不宁，惊悸不寐，哭笑无常。②肝气冲逆，咳逆，呃逆或吐血呕血。③肝血虚寒，宫冷不孕。本品系石药终燥，只可暂用，阴虚火旺者忌用。

（12）琥珀：安神消瘀行水，适用于：①心虚瘀滞的惊悸不寐。②瘀滞以致之小便淋癃尿血。③瘀滞内结的癥瘕。本品性燥伤阴，凡阴虚内热，火炎水亏者忌用，或合甘润清凉之品。

（13）麦芽：甘咸温，功专消导谷食，适用于：①食积中焦，脘闷痞胀。②脾胃不醒，不思饮食。③肝气郁滞，宜重用至30g。

（14）鸡内金：消水谷，化结石，适用于：①水谷郁滞，脘腹胀痛。②小儿食积疳胀。③胆、肾结石。本品甘平性涩，虚实咸宜。

（15）菟丝子：平补肝肾脾气，强阴助阳，适用于：①肝肾阴阳不足的滑泄，溺后余沥，滑胎，胎元不固。②脾肾不固的晨泄、滑泄。本品性温偏燥，阴虚多火者少用，或佐清滋之品。

（16）枸杞子：补肾滋肝，填精助阳，适用于：①肾之阴中阳虚。②肝之阳中阴虚。③脾胃阴中阳虚，因肾失温煦者。本品性虽温柔，伏火旺者忌用，虚寒滑泄者忌用；但可入温燥，或滋腻药之内，均无弊害。

（17）何首乌：滋补肝肾，养肝息风，适用于：①肝肾不足，虚风上旋的头晕头痛。②阴血不足筋脉失养的挛痛麻痹。③肝肾阴虚发疟的夜热。④肝阴不足的发白发脱。⑤阴虚大便干结。本品性滑大肠，脾虚便溏者忌用。

（18）熟地：滋阴养血，适用于：①肝肾阴血虚损。②肾阴不足，水泛为痰。③阴竭阳浮之证。④阴虚风动。本品阴滞不行之药，大为脾胃之病所不宜，凡胸膈多痰者忌用。

（19）巴戟天：温肾益精，温养督阳，适用于：①肾阳不足，腰膝酸冷，阳痿早泄。②督阳不足，筋脉失养，腰脊酸痛。本品温燥之药，凡相火炽盛者忌用。

（20）杜仲：益肾壮腰，适用于：①肾虚腰膝酸痛。②肾虚胎元不固。本品性甘辛温，火炽者忌用。

（21）胡桃：温肺补肾润肠，适用于：①肺肾虚寒咳喘。②肾不纳气虚喘。③命门火衰的腰酸脊痛。④大肠虚燥。本品动风痰，助肾火，肺家有痰热，命门火炽，阴虚咳血者均忌用。

3.苦温药

（1）远志：苦泄辛散，化痰益智，交通心肾，用于痰阻以致心肾不交，惊悸不寐。古人云：此无补性，纯虚无滞者误服之，令人空洞悬心痛。虚而挟滞者，同养血补气药用。

（2）狗脊：温补肝肾督阳，强筋壮骨，适用于：①督阳不通的腰脊酸冷作痛。②肝肾不足的腰脚酸软。本品性温燥，肝肾火旺者忌用。

（3）续断：温补肝肾，适用于：①肝肾不足的腰痛，胎元不固。②肝肾不固的胎漏、崩血、便血。本品性温，肝肾火旺者慎用。

（4）桑寄生：养血止血，补肝肾，舒筋络，安胎，适用于：①肝肾血虚，腰脚挛痛。②肝肾不足的胎动、胎漏。本品性情平和，虚实咸宜。

（5）桃仁：破诸经血瘀，润大肠血燥，适用于：①一切瘀血积滞之证。②妇人血滞血瘀，经痛经闭。③大肠血燥干结。本品性善破血，散而不收，泻而无补，虚弱者慎用。

（6）**青皮**：疏肝破气，导滞削积，适用于：①气滞脘胁及少腹胀痛。②气食痰积成痞。本品性酷烈，损真气，虚弱者慎用。

（7）**骨碎补**：温肾祛风入骨，用于：①肾脏虚风齿痛，耳鸣，肾泄。本品温而无补。

（8）**杏仁**：降气润肺，适用于：①风寒郁肺，咳逆气喘。②风燥犯肺，干咳胸闷。③大肠风燥，大便干结。④古云：消狗肉之积。本品性温有毒，沉坠降气止喘，虚喘者勿用。

（9）**羌活**：苦辛温，祛风散寒除湿，适用于：①太阳风寒，头项背痛。②风湿骨节疼痛。③风寒湿肩臂疼痛。本品为风药燥血，血虚燥火者忌用。

（10）**独活**：祛风燥湿，除少阴的伏风，适用于：①风湿腰痛。②风湿脚膝痹痛。本品为风药善走窜，肾肝虚者慎用。

4. 酸温药

（1）**五味子**：性能酸收气阴，适用于：①收耗散之肺气，用于久咳。②收耗散之心气，用于心悸汗脱。③收肾气之浮越，用于肾不纳气的咳喘头汗，或遗尿遗精。本品易锢涩实邪，忌用于风寒咳喘，痰多，湿浊内盛；但可与干姜、细辛等辛散之品同用，以防其锢禁邪气。

（2）**酸枣仁**：性能收敛气，适用于：①收敛心肝之气，用于阴虚不寐、心悸。②收敛心肝之液，用于心肝阴虚多汗和心汗。本品温能助火，凡心肝火旺之不寐、心悸、多汗者忌用。但可配入黄连、栀子等苦寒之品以纠其偏，使之不能助火。

（3）**乌梅**：温敛肝肺大肠，安蛔，止渴，适用于：①肝气肆逆的眩晕、呕吐、泄泻或吐泻进迫。②肝气犯肺的喘咳胸满。③久咳肺气不敛。④久泻大肠滑脱。⑤蛔虫上逆的脘疼吐蛔。本品性温收涩，邪实内盛者忌用。

（4）**山茱萸**：补肝滋肾，固精秘气，强阴助阳，适用于：①肝肾不足，以致腰膝酸冷。②肝肾失固遗精，夜尿频数。本品温涩之性，凡肝肾火旺者忌用。

（5）**木瓜**：伐肝敛肺，和脾理胃，适用于：①肝脾不和，胃纳不开。②肝气不和，筋脉拘急。③湿痹，脚气，足肿。本品性温涩，凡肝肾火旺者忌用。

（6）**山楂**：专消肉食油腻，适用于：①肉食积滞，脘腹胀痛。②产后瘀滞儿枕痛。③痘疹不发，可助透发。本品性专消伐，中虚者忌用。

（7）**罂粟壳**：敛肺涩肠固肾，适用于：①久痢久泻，滑脱不禁。②久咳。③遗精。本品酸收太紧，令人呕逆妨食，若醋制，而与参术同行，可无妨食之害。

5. 咸温药

（1）**海螵蛸**：养阴祛瘀止涩，适用于：①阴虚血瘀的血枯经闭。②下焦寒湿的带浊。③肠风，崩漏。本品性温燥，阴枯火旺者忌用。

（2）**阿胶**：滋阴补肾，补肺润肺，养血止血，适用于：①肺阴虚损的咳逆、咳血。②肝阴不足的崩漏、不寐、烦躁。③肾阴不足的胎漏、胎动不安。④大肠虚燥，血便、血痢。本品胶性黏腻，胃弱者勿用，阳虚气滞者忌用。

（3）**僵蚕**：祛风化痰，散结行经，适用于：①风邪入络，中风失音，头风齿痛，小儿惊痫，大人抽搐。②风痰喉痹咽肿。③轻浮上升，得清化之气，可用于风热外郁肌表。④痰结瘰疬、结核。本品轻浮之性，用不宜重。

（4）**旋覆花**：下气化痰，适用于：①胸膈老痰结积。②痰气上逆。本品走散之品，病后涉虚者，不宜多服。

（四）凉性药

1. 辛凉药

（1）**薄荷**：发汗透表，清利咽膈，适用于：①风热郁表，发热无汗。②上焦风热，咽痛齿痛。③肺家风热咳嗽咽痒。本品辛香伐气，多服损肺伤心。

（2）**牛蒡子**：辛苦而寒，宣肺气，散风热，适用于：①风热郁于上焦，咳嗽，咽痛，腮肿，结核。②风热郁于表，发疹发痧，发疮肿。③风热，大便干结。本品性冷而滑利，风寒忌用，虚人泄泻者忌用。

（3）**前胡**：宣肺散风，消痰降气，适用于：①肺卫风邪郁滞，发热咳嗽。②风痰壅肺，咳逆气喘。本品为散邪热实痰之药，不可施于虚证。

（4）**紫菀**：宣肺润肺，下气化痰，适用于：①肺气郁滞，咳嗽不爽，胸闷气喘。②肺燥肺郁，大便不行。本品辛散性滑，暂用之品，古人谓须二冬、百部、地黄等参用共济。

（5）**升麻**：甘辛微苦，升散火郁，引阳明清气上行，凉血解毒，适用于：①郁火口疮齿痛。②血热龈肿，斑疹。③清气下陷，脱肛、泄泻。本品主升发，阴虚火动者忌用。

（6）**郁金**：调气开郁，活血破瘀，适用于：①气郁上焦，胸胁痞痛。②瘀滞心络，心痛。③瘀滞心窍，神呆不语。本品峻削之性，虚损者忌用。

（7）全蝎：通络息风，适用于：①风入经络，抽搐、㖞斜、麻木、疼痛、挛急。②风毒的疹痒、风疮。本品有毒，虚弱者慎用。

（8）生铁落：镇心平肝，适用于：①肝火上亢，狂躁不安。②心阳内亢，惊悸错乱。本品重用先煎代水，每用30~120g。

2.甘凉药

（1）麦冬：润肺清心，增液滋阴，阴伤有热者最宜，适用于：①肺燥干咳，痰黏，咽干喉痛，失音，鼻干。②心热之心烦不寐，舌疮口渴。③肺热下移大肠，大便干结，或泻痢胶涩，艰涩不行。④心热下移，小便热赤涩痛。本品性凉腻滞，寒、湿、痰、饮等阴邪，及阳虚者忌用。佐温燥、辛香之品，可防滞膈消肠，或用米炒黄再用。

（2）茯苓：平淡健脾，利湿行水，益心安神，适用于：①脾虚湿滞的泄泻，肿满，多痰，多唾，多汗，或由湿滞致津不上腾的口渴引饮。②肾湿气不化津的停水蓄水，小便不利，小腹满，足肿，或水气冲逆的奔豚、振悸。③心气不足的心悸不寐。本品性质平淡，实证佐以疏利，虚证佐以补养。实证常用赤苓，虚证用白茯苓。茯苓皮专于消浮肿，茯神、神木专于养心安神。

（3）淮小麦：养心止汗，适用于：①心虚，心神失常的哭笑烦扰。②心气虚不能敛汗的盗汗自汗。本品性味平正，虚实咸宜。养心用淮小麦，止汗用浮小麦。

（4）合欢皮：和调心脾，适用于：心脾失调的忧虑不眠。本品气味平和，虚实咸宜。

（5）通草：轻清淡渗，上清肺热，下利水道，适用于：①肺胃湿热蕴蒸，导诸湿热自小便出。②入补养气血药内，可以通乳。③宣肺窍而通小便。

（6）朱砂：镇心定惊，适用于：①心悸怔忡。②邪火入心，惊惕烦躁。本品内含汞，不可见火，宜研末生用，少量冲服或为丸衣，不可久服。

（7）车前子（草）：专走下窍，使心肝肾之火下行，用于：①心肾火旺，遗泄不禁。②下焦湿热，小便淋涩不通。③肝火目赤。本品甘凉平和，多服无害，体虚者不可长服。

（8）淡竹叶：轻清上焦蕴热，适用于：①心火烦热不寐，舌疮。②肺热咳嗽。③胃热口渴口臭。本品性凉，胃虚寒者忌用。

（9）莲子肉：平补脾肾，适用于：①媾心肾而靖君相之火，以涩遗精、白浊、白带。②厚肠胃而收脾虚，泻痢之滑脱。本品性涩而补，邪实火重者忌用。

（10）赤小豆：行水散血，清热解毒，适用于：①湿热入血，下肢水肿，小便不利。②血热疮毒，咽痛咽肿。本品性凉滞脾，脾虚气滞者忌用。

（11）龙骨：收敛心肝肾浮越的阳气，适用于：①心阳上浮之多汗，惊悸不寐，多梦妄笑。②肝阳上亢的头痛眩晕。③肾阳上浮，面赤气喘，汗出遗尿。④肾虚不固的遗精带浊。本品性涩收敛，邪实者忌用。

（12）冬瓜子：清润肺胃，豁痰通便，适用于：①肺胃湿热蕴蒸，咳痰黄稠，杳不知饥，蕴热不退。②肝胃燥热，目赤昏翳。③内痈化脓。本品性冷利，虚寒滑泄者忌用。

（13）鸡内金：消食化坚除胀，适用于：①食积中焦，脘腹胀满。②胆、肾、膀胱结石。本品性消削，脾胃虚弱者慎用。

（14）钩藤：平肝息风舒筋，适用于：①肝热生风，风阳上旋，眩晕头痛。②热邪入营，肝风陡起，抽搐痉挛。③小儿热盛动风，惊痫抽搦。本品性凉，虚寒勿用，入煎剂宜后入，三沸即起。

（15）玫瑰花：入肝行血中之气，适用于：①肝郁气血阻滞，脘胁胀痛。②肝郁血瘀，月经不调，腹胀多块。本品毕竟伐气之品，妇人血枯，气上逆者，不可多用。

（16）木蝴蝶：疏利肝肾之气，适用于：①肝肾气滞胁痛、腰痛。②高声多言，气滞不升，以致失音。本品气味淡薄，于病无害。

（17）扁豆：生用清暑湿，熟用补脾胃，衣、叶均为轻清暑湿之品，适用于：①暑湿郁滞中焦，吐泻不已。②脾胃虚热作泻。本品多食壅气。

（18）生薏苡仁：生用淡渗湿热，炒用补脾胃，适用于：①肺脾湿热，咳痰肺痈，泻痢热淋，浮肿脚气转筋。②脾虚湿胜，泄泻尿少。本品性平淡，虚实咸宜。

（19）甘草：生用清热解毒，炙用甘温补中，用于：①脾胃虚弱。②心肝阳火扰动。③热毒痈疮。④调和诸药。⑤解药食中毒。本品甘能满中，湿盛肿、满、胀、呕者忌用。

（20）金银花：凉血解毒，适用于：①风热郁蒸入血，舌红发热。②风热入血的发疹、疮、疖、痈、疽、疔、毒。③暑热入血，发热烦渴。本品其气寒凉，虚寒体质及脾胃薄弱者忌久服。

（21）西洋参：甘凉益气，生津清热，适用于：①肺气津不足，短气咽干。②气虚内热，发热多汗，口渴引饮，心烦。③虚劳少气，内热干咳。④暑伤元气，发热烦渴尿短。本品性寒，脏寒忌用。郁火服之，火不透发。

（22）白人参：补气生津，适用于：①气虚有热，短气多汗。②气虚发热，烦渴多汗。本品补而不热，凉而不寒，性质和平，然补气闭气，气上逆者忌用。

（23）南沙参：润肺化痰，适用于：①肺燥干咳。②肺热痰稠黏难出。本品性润，湿痰甚与风寒滞肺者忌用。

（24）北沙参：养肺阴，生津益气，适用于：①肺的气阴不足，咽干口噤，干咳。②肺损咯血，咽痛。③胃阴不足，口渴嘈杂。本品补阴而制阳，阴盛者忌用。

（25）百合：润肺养心，适用于：①肺阴不足，咳逆咯血。②心阴不足，心神不安，烦躁不宁。凉润腻滞，中寒下陷者勿服。

（26）女贞子：凉肝益肾，适用于：①肝阴虚内热，目昏，崩漏。②肾阴不足，骨蒸潮热，须发脱白。本品纯阴至静之品，若虚寒人服之则腹痛作泻。

（27）猪苓：渗湿利水，用于：①下焦湿热，小便不利，淋涩，足肿。②湿热入血，夜热多汗。③湿浊入肾，遗泄。本品渗利最速，多用能亡津液，久服必损肾，无湿勿服。

（28）葛根：轻宣解肌发汗，升阳散火解酒，适用于：①风热郁表，发热无汗，前额胀痛。②阳明郁火头痛。③阳明清阳不升，能鼓舞胃气上行。本品如张司农曰："葛根竭胃汁"。

（29）草薢：利湿祛风，分清别浊，适用于：①下焦湿热，小便淋浊，溺后余沥，茎内涩痛。②下焦风湿，腰膝酸痛。本品性燥，下部无湿，阴虚火炽者忌用。

（30）蒲黄：生用行血，炒黑止血，生用能利水，适用于：①一切出血之证，宜炒炭，或生炒同用。②瘀热内滞，大便色黑，脘腹痛，枕痛，宜生用。本品性滑动血，宜生炒同用。

（31）火麻仁：润燥滑肠，适用于：①肠燥，大便干结。本品多食损血脉，滑精气，痿阳事，妇人发带疾，滑利下行，走而不守，便滑者忌用。

3.苦凉药

（1）丹参：入心主血，去瘀生新，安神，适用于：①心虚瘀滞的心悸闷痛。②血虚瘀滞的月经不调。本品虽能补血，长于行血，补而不滞，虚证佐以补养，实证佐以清凉。

（2）牛黄：清心化痰，开窍醒神，适用于：①痰热蒙闭，神昏谵语或不语，痉厥，无论时病温热蒙心或杂病中风闭证。②惊痫惊风，昏迷痰壅，口噤痉挛。本品性凉滑，脾胃虚寒者忌之，脱证似闭者禁用。

（3）连翘：轻清心肺客热，适用于：①上焦郁热，烦热，头面疮疡。②阳明湿热，发黄，小便不利。③轻透心营郁热转出气分。本品性寒，脾胃薄弱易作泄者慎用。

（4）柴胡：疏泄肝胆，升清退热，适用于：①邪郁腠理，枢机不宣，致寒热往来。②邪郁肝胆，胸胁不舒，或痞满胀痛。③肝胆清气不升致头痛。本品性升泄，虚阳浮越者忌用，燥火内盛者忌用，张司农曰："柴胡劫肝阴。"

（5）赤芍：泻肝破瘀，能行血中之滞，适用于：①营血郁滞的疹、丹、斑、痹，以及目赤、夜热。②肝郁胁痛。③气血郁滞致脘腹痛。本品性专行血散血，血虚及胎产慎用。

（6）泽兰：苦泄热，甘和血，辛散郁，香行脾，消瘀行水，适用于：①血热瘀滞，经痛经闭，癥块。②血瘀化水的水肿。本品性虽和缓，终是破血之品，无瘀者勿轻用。

（7）王不留行：入冲任，走血分，通血脉，下乳汁，利水道，适用于：①经闭或经行不畅。②乳汁不下。③小便淋浊，行而不住，崩漏，孕妇忌用。

（8）夏枯草：清降肝胆之火，适用于：①肝胆之火上升的头痛头晕，目珠痛。②散结气，用于瘰疬，瘿瘤，乳痛。本品味苦平淡，多服久服亦伤胃家。

（9）青蒿：清暑凉血，凉泻肝胆木火，适用于：①暑湿温热入肝胆血分，夜热舌红，或成痢。②肝肾火旺入血的骨蒸夜热。本品苦寒之味，脾胃薄弱者慎用。

（10）菊花：清热疏风，适用于：①风热上盛，头目不清，或头痛目赤。②肝热上盛，目赤不明，目痒。③肝风上扰的眩晕。本品苦凉，非胃家所宜。

（11）枳实（枳壳）：苦酸微寒，破积泻痰下气，宽胸用枳实，宽肠用枳壳，适用于：①痰、水、食、气、瘀结滞，胸脘胁腹胀痛。②痰饮，咳逆上气。本品性专消导，破气损真，中气虚者忌用，虚损之人忌用。

（12）桔梗：宣肺升提，开胸化痰，适用于：①痰滞肺窍，胸闷咳痰。②风热咽痛。③肺气下陷，二便不行。本品升中有降，下焦病不用。

（13）**胆星：**清热化痰镇惊，适用于：①痰热生风，惊痫抽搐。本品凉而性劫，虚人慎用。

（14）**贝母：**苦辛微寒，消痰润肺，涤热清心，适用于：①痰热滞肺，咳痰稠黏黄厚，或胸闷干咳，痰出不爽。②痰热郁结，胸痹胁痛。③痰热入心，神昏谵语，或狂言错语。本品性寒而润，风寒及水饮咳喘者忌用。

（15）**丹皮：**凉血祛热，适用于：①血中伏火，无汗骨蒸。②心包火旺，少寐多梦，多言多笑。③瘀热阻滞，崩漏妄行。本品气香而浊，极易作呕，胃弱服之即吐。

（16）**蔓荆子：**升阳搜风清热，适用于：①清阳不升的前额痛。②风热入阳明头痛。③头面风热，耳鸣耳聋。本品升散之性，血虚有火者忌用。

（17）**郁李仁：**润燥行水，下气破血，适用于：①大肠燥结，便秘。②气水结滞，腹胀，大便不利。③得酒入胆，治不寐。本品性专下降，善导大肠燥结，令人津液亏损，津液不足者慎勿轻投。

4.酸凉药

（1）**诃子肉：**清肺敛肺，固大肠，适用于：①肺燥咽干失音。②肺气不敛，久咳痰少。③大肠虚滑，泄利不禁。本品酸涩收敛，肺经邪实者勿用。

5.咸凉药

（1）**鳖甲：**滋阴潜阳，消瘀散结，适用于：①肝阴不足致肝阳上亢之证。②肝阴虚损的内热，骨蒸劳热，劳疟。③瘀结的疟母及干结癥块。④瘀滞的发斑。本品阴寒冷滞之品，阳虚多痰者忌用。

（2）**水蛭：**消瘀破结，适用于：①血瘀经闭。②瘀热发狂。③血瘀结块。本品有毒，虚弱者忌用。

（3）**穿山甲：**消散通经达络，适用于：①瘀滞经络，肢节痹痛肿硬。②瘀结肿块，结核，癥块，痈疽欲溃。③乳汁不下，乳肿硬。本品性猛善窜，虚人忌用，痈疽溃后忌用。

（4）**石决明：**清降肝阳肝热，适用于：①肝热上升的目赤、青盲内障。②肝阳上亢，头胀头晕头痛。本品多服亦可伤胃。

（5）**泽泻：**淡渗利水，适用于：①下焦湿浊，小便不利，淋涩。②湿扰精室，遗泄遗沥。本品渗利伤肾，无湿无饮者忌用。

六、临症遣药

临症遣药是随症论治的常规用药方法，即"有是症，用是药"的遣药形式。在掌握了各种临床选药知识的基础上，根据证法对应的原则，针对突出的主症进行遣药，它具有理法方药的一定内涵，因而在临床上常取得"覆杯而愈"的效果。其特点是药症明确，操作简便，疗效可靠，易于掌握。是千百年来积累的经验遣药的内容。在药味选择和对症组合上有其效果可靠，简捷易行的方面。但也必然存在着经验的局限性和运用的随机性，所以在具体运用时，必须将其纳入辨证论治的法轨，通过精确的辨证，确立治法和方剂的基础上，运用多种选药方法进行论证，然后对其遣药和组合进行必要的取舍，方能取得预期的效果。决不可以生搬硬套，以克服其经验的片面性和局限性，减少随机性，提高精确度，以便取得更为可靠的疗效。

下列各条，仅限于简单的、明显的、常见的普通症、治对应，仅具有初步的证治内容，即简要的症、因、脉、治，对复杂的、隐晦的、特殊的证候，则不具有针对性。因此在药效不显时，必须进行深入的辨证，明确其证候形态，再行取舍，不可以偏概全，对号入座。

（一）全身症

1.恶风

（1）**新病恶风无汗：**为风邪外郁表分，常用荆芥、防风、薄荷以疏解表。苔厚滑腻者兼寒湿，当用羌活、桂枝以温散。

（2）**久病恶风多汗：**为表虚卫阳不固，宜黄芪、防风、白术以益气固表。

2.恶寒

（1）**恶寒无汗：**为风寒郁闭表分，轻则紫苏、羌活；重则麻黄、桂枝以温散发表。

（2）**恶寒战栗：**苔白厚者，为寒湿内盛，宜桂枝、白术、草果以温通脾阳；脉虚细沉弱者，为脾肾阳虚，用附子、干姜、人参温壮脾肾之阳。

（3）**午后恶寒：**苔滑腻者，为湿邪内盛，宜桂枝、白术、茯苓以通阳化湿。

（4）**平素恶寒：**多为卫阳虚弱，用黄芪、附子以温固卫阳，甚加鹿角胶兼温补肾阳。

3.恶热

（1）**肌肤躁热恶热：**舌红者，为血分蕴热，用生地、银花、丹皮、赤芍、大青叶凉解血热。

（2）**壮热恶热兼烦渴者**：为阳明气分燥热，用石膏、芦根、竹叶清解之。

（3）**申酉时恶热**：苔黄厚者，为阳明腑热邪实，用大黄、芒硝、枳实以清导之。

（4）**恶热烦躁肢厥**：舌淡脉细者，为阴盛格阳的假热症，不可投凉，宜附子、干姜、人参冷服，以驱阴回阳；如舌红胖嫩，脉数洪大者，又为阴虚阳浮，阴不恋阳，宜熟地、麦冬、人参滋气阴，少加附子引火归原。

4.恶寒发热

（1）**寒热无汗**：为风寒外闭表分，轻则以防风、荆芥或羌活、紫苏，重则麻黄、桂枝温散风寒。夏月为寒闭暑热，用香薷、青蒿、薄荷，寒重者加羌活以清散寒暑。如脉反沉细，神倦欲寐者，兼阳气不足，当用麻黄、附子、细辛助阳解表，暑月最多此证。

（2）**寒热多汗**：为寒郁热蒸，宜麻黄、石膏，或紫苏、黄芩，夏月用香薷、黄连、六一散以清散之。

（3）**午后寒热入夜尤甚者**：苔腻为湿邪内蕴，用桂枝、白术、茯苓、猪苓、泽泻通阳利湿。

5.寒热往来

（1）**苔腻脉弦**：为湿痰郁滞，宜柴胡、黄芩、半夏以疏利枢机。

（2）**舌红苔黄**：为痰热郁滞，宜青蒿、黄芩、半夏、赤芍以清疏枢机。

（3）**午后定时发作**：为疟象，通用柴胡、黄芩、半夏、白术、草果和调之，发作3次后加常山截之。

（4）**入夜定时发作**：为疟邪深入阴分，宜首乌、生地、青蒿、鳖甲、白芍养阴搜透。

6.潮热

（1）**申酉潮热**：为胃肠燥火，宜大黄、芒硝、枳实以通利之。

（2）**上午潮热**：为气虚邪陷，宜黄芪、西党参、白术、柴胡、茯苓益气升举以透邪。

（3）**入夜潮热**：为阴虚邪陷，宜首乌、熟地、当归、鳖甲、白芍滋阴垫托以透邪。

7.壮热

（1）**壮热烦渴**：苔黄为气分燥热，宜石膏、芦根、知母、竹叶以清透气分。

（2）**夜盛舌绛不渴**：为营分燥热，宜犀角、生地、丹皮、赤芍以清透营分。

（3）**申酉热加苔黄绿**：为阳明腑实，宜大黄、芒硝、枳实、厚朴，急下燥火；如苔黄腻不燥，便泄或溏者，亦湿热蕴蒸大肠，仍属阳明，宜葛根、黄连、黄芩以清疏之。

（4）**烦渴不甚**：汗出热不退，舌红苔薄黄，为气血郁蒸，宜银花、连翘、芦根、薄荷以轻清宣透。

8.蕴热不退

（1）**舌红苔薄**：为血热蕴蒸，宜银花、生地、丹皮、赤芍以清热凉血。

（2）**苔黄厚腻**：为湿热蕴蒸，宜杏仁、蔻仁、薏苡仁、芦根、通草、佩兰、豆卷以清化湿热。

（3）**申酉热加苔黄厚腻**：为食滞化热，宜酒军、枳实、炒三仙、玄明粉以清导之。

9.骨蒸

（1）**舌红苔少**：为血分蕴热，宜生地、丹皮、地骨皮、银柴胡、胡黄连以清热凉血。

（2）**入夜骨蒸**：为阴虚内热，宜熟地、当归、生地、丹皮、鳖甲以滋阴清热。

（3）**劳倦则蒸热**：为气血虚，宜黄芪、当归、白芍、人参、白云苓，或加升麻、柴胡以升补之。

10.烦热

（1）**虚烦则热**：为气液不足，宜西洋参、麦冬、淡竹叶，益气清养，内热甚者加石膏清解。

（2）**夜半则热汗出**：舌红胖嫩少苔者，为阴虚阳浮，宜熟地、人参、麦冬、枸杞子，少加附子以滋纳之。

（3）**下夜则热汗出**：舌红，为阴虚阳亢，宜生地、白芍、麦冬、龙骨、牡蛎滋潜之。

11.自汗

（1）**身热多汗**：头项为甚，苔腻者，为湿热熏蒸所致，宜桂枝、白术、白云苓、猪苓、泽泻通阳利湿。

（2）**壮热多汗**：胸背为甚，苔黄少津，烦渴者，为燥热内盛，宜生石膏、芦根、知母、淡竹叶清解燥热。如在夏月，为暑热内蒸，加六一散、木通以清利暑热。

（3）**动则汗出**：多为气虚失摄，宜黄芪、党参、防风、白术、麻黄根、浮小麦益气固卫，如肢冷或恶寒，舌淡者可加附子以助阳。

（4）**病中汗出**：清冷如水，肢厥少神，舌淡脉细者，为阳气欲脱，宜人参、黄芪、附子以固脱；如汗出如油，舌红胖，脉洪者为阴虚阳浮欲脱，宜人参、熟地、麦冬、山茱萸、五味子，少加附子或加龙骨、牡蛎滋阴敛阳。

12.盗汗

（1）**睡中汗出**：身冷，舌胖苔腻，为湿热内盛，宜桂枝、白术、茯苓、猪苓、泽泻或加糯稻根通阳利湿。

（2）**睡中燥热汗出**：舌红苔薄黄者，为阴虚内热，宜黄芪、当归、生地、熟地、黄芩、黄柏、黄连，或加浮小麦、糯稻根滋阴降火。

13.身痛

（1）**初病身痛**：多为风湿，用羌活、独活、威灵仙、秦艽，或加防风、桂枝疏散之。

（2）**卒然刺痛或掣痛不可忍者**：多为瘀热阻络，宜用生地、当归、赤芍、桃仁、红花、路路通、鬼箭羽，或加田七、白茅根以清疏之。

（3）**身酸疼痛**：劳倦则甚，多为气血两虚，宜黄芪、当归、白芍、秦艽、木瓜、西党参、白术、炙甘草，或加附片以滋养之。

14.身痒

（1）**上体痒**：多为风热，宜生地、赤芍、防风、荆芥、白蒺藜、路路通、威灵仙以清疏之；甚则加乌梢蛇以祛风。

（2）**下体痒**：多为湿热，宜苦参、白鲜皮、川柏、地肤子、土茯苓以清利之。

（3）**入夜痒**：为阴血虚而生风，宜黄芪、生地、首乌、当归、炙甘草、荆芥、防风、白蒺藜养血疏风。

（4）**频痒不愈**：多为风毒，宜祁蛇、全蝎、蛇蜕、僵蚕以祛风毒。

15.身肿

（1）**上肿**：多为风宜汗，如荆芥、防风、苏叶、紫浮萍、生麻黄之类。

（2）**下肿**：多为湿宜利，如防己、茯苓皮、冬瓜皮、生薏苡仁、车前子、川椒。

（3）**早起面浮，午后足肿**：多属虚肿，宜黄芪、当归、白术、西党参、防己、白云苓、薏苡仁益气行水。

（4）**久病肿而清冷**：舌淡苔白，为阳虚不化，宜附子、川椒、肉桂、干姜、茯苓以温化之。

（5）**久病肿而红热**：为舌红苔黄，血热瘀滞，宜生地、赤芍、当归、桃仁、红花、白茅根、紫荆皮、泽兰叶、益母草清化之。

16.发疹

（1）**上体红疹瘙痒**：为风热入血，宜荆芥、防风、金银花、赤芍、连翘、牛蒡子、蝉衣、薄荷清透之，热甚加生地、紫草凉血。

（2）**下体红疹瘙痒**：为湿热入血，宜生地、赤芍、川柏、苦参、白鲜皮、地肤子、赤苓清利之。

（3）**疹起小水疱**：为水痘，因风热夹湿，宜荆芥、防风、羌活、独活、茯苓、滑石、薏苡仁清透兼淡渗利湿。

（4）**红疹水疱剧痛红肿**：为湿火入血，宜生地、赤芍、黄连、黄柏、焦栀、茯苓、车前子清泻之。

17.发斑

（1）**红斑**：舌红少苔，为热入营血，宜生地、丹皮、赤芍、大青叶、紫草清热凉血，甚者加犀角，苔黄烦渴加石膏以清气。

（2）**青紫斑**：舌红者为瘀热内盛，宜生地、丹皮、赤芍、白茅根、桃仁、鳖甲、红花凉血行瘀。

（3）**红斑瘙痒时隐时现**：为瘾疹，风热入血，宜黄芪、生地、首乌、赤芍、当归、白蒺藜、荆芥、防风、路路通养血清疏之。

（4）**色淡反复发作**：为虚斑，宜黄芪、西党参、当归、白芍、阿胶、白术、炙甘草补养之，甚者少加附子。

18.发黄

（1）**发黄明亮**：舌红苔黄腻，为湿热阳黄，宜茵陈、黄柏、栀子、桂枝、白术、茯苓、猪苓、泽泻，便结加大黄清利之。

（2）**发黄晦暗**：为舌淡苔白，寒湿阴黄，宜茵陈、苍术、陈皮、厚朴，甚者加附子、干姜，日久脉虚加西党参、白术、炙甘草温化之。

19.出血

（1）**上部出血**：舌红苔薄黄者，为风火，宜荆芥、防风、薄荷、栀子、黄芩、酒军、连翘等清疏降火。舌红苔少而干者，为风燥，宜桑叶、麦冬、玄参、沙参、生地等清润之。随症可加藕节、白茅根、炒蒲黄、仙鹤草等凉血止血。

（2）**下部出血**：舌红苔黄腻者，多湿火，宜黄柏、黄连、茯苓、地榆、侧柏叶、小蓟、生炒蒲黄、槐花、刺猬炭。舌红苔少而干，多阴虚，宜生熟地、地榆、石木耳、旱莲草、女贞子、川柏、知母等滋阴降火。

（3）**出血反复**：舌淡苔薄白，脉细者，多阳气不足以摄血，宜黄芪、党参、白术、炙甘草、当归、阿胶、炮姜炭，足冷者，少加附子以收摄之。舌红胖嫩无苔，脉洪大而空者，为阴虚阳浮，宜熟地、人参、山茱萸、枸杞子、麦冬、怀牛膝，少加附片以镇摄之。

（二）头项症

1.头胀

（1）**头胀而重**：苔腻，为湿浊，宜苏梗、藿梗、佩兰、白芷、苍术、白豆蔻仁之类芳香化浊。

（2）**头胀而痛**：苔黄者，为肝火，宜黄芩、黄连、夏枯草、菊花、决明子、苦丁茶之类清降之，甚者少加酒军等降之。

（3）**头胀而晕**：舌红苔少者，为肝风，宜生地、麦冬、生白芍、乌梅、白蒺藜、天麻、双钩、石决明之类养阴息风，苔薄黄者，仍可加川连、川柏清降之，体弱者加太子参、北沙参益气养阴。

2.头痛

（1）**前额痛**：属阳明，宜葛根、白芷，久病晕痛，属气虚，宜黄芪、人参、升麻、蔓荆子。

（2）**两侧太阳穴痛**：属少阳，宜柴胡、川芎；掣痛胀痛为肝火，宜夏枯草、苦丁茶、决明子、菊花之类。

（3）**后项痛**：属太阳，宜羌活、桂枝，强痛加葛根之类。

（4）**头顶痛**：属厥阴，宜藁本；胀痛喜按，舌淡，属肝寒，宜吴茱萸、川椒；拒按，舌红苔黄属肝火，宜夏枯草、决明子、生石决明、生代赭石之类。

3.头晕

（1）**初病头昏晕**：苔薄白者，为多风，宜荆芥、防风；舌红苔黄者，风兼热，宜桑叶、菊花、白蒺藜之类。

（2）**久病头晕**：舌淡红有裂纹为气虚，宜人参、黄芪、天麻、白术；舌淡者为血虚加当归、白芍；舌红苔少，为阴虚、肝风内动，宜石决明、生地、白芍、钩藤、天麻、蒺藜之类。

（3）**眩晕呕恶**：舌淡红苔黄腻者，寒饮挟肝火，宜乌梅丸，寒温并投；舌红苔薄黄者，阴虚肝火，宜连梅汤养阴降火；呕逆者均可加生代赭石以镇降之。

4.头重

（1）**新病头重如裹**：苔腻者为湿浊上盛，宜苍术、佩兰、藿香、羌活、白豆蔻仁、石菖蒲之类芳香化浊。

（2）**久病头重难举**：舌淡苔少者为气虚不升，宜黄芪、人参、白术、升麻、柴胡益气升清。

5.项背痛

（1）**项背强痛**：舌淡红者，宜羌活、桂枝、秦艽、片姜黄温通之；舌红苔黄者，宜葛根、羌活、花粉、路路通之类清疏之。

（2）**项背胀痛**：舌红者为肝风入络，宜生地、赤芍、蒺藜、路路通、络石藤、青木香之类，养阴息风以和络。

6.颈项结核

（1）**硬而不坚**：活动者多痰热，宜白芷、贝母、毛慈菇、蚤休之类，甚者加甲珠、天葵子。

（2）**外软内硬**：形大如瘤者为痰湿，宜加白芥子、南星、半夏、茯苓、海藻、昆布、生甘草之类。

7.不寐

（1）**寐中易惊**：舌苔厚腻，脉滑，为胆虚停痰，宜半夏、陈皮、枳实、竹茹、茯神、炒枣仁、炙甘草、珍珠母、生龙蛎；苔黄者，痰热内盛，宜加川连、黄芩、焦栀之类。

（2）**心烦不寐**：舌红苔薄黄者，为心火伤阴，宜黄芩、黄连、生地、生白芍、炙甘草、阿胶、鸡子黄之类养阴降火。

（3）**烦躁易怒**：舌红苔黄腻，脉弦，为肝火内盛，宜柴胡、龙胆草、黄连、黄柏、生地、赤芍、木通、茯苓、车前子、泽泻、生代赭石之类清泻肝胆。

（4）**虚烦不寐**：舌红无苔为心肝阴虚，宜生地、麦冬、玄参、北沙参、生首乌、生白芍、炒枣仁、丹参、茯神、柏子仁、夜交藤、合欢皮之类清养安神。

（5）**心悸脉虚**：舌淡苔薄白，为心脾血虚，宜黄芪、西党参、当归、白芍、白术、枣仁、柏子仁、远志、桂圆肉滋补心脾，如舌尖红，烦躁不宁，宜加川连、肉桂交泰心肾。

（三）五官症

1.口舌生疮

（1）**舌红者**：为心脾积热。舌疮，宜生地、麦冬、淡竹叶、生甘草、木通之类清心为主；口疮，宜石膏、丹皮、赤芍、川连、酒军清脾胃为主。

（2）**舌淡者**：日久反复，为肾虚虚阳上浮，宜金匮肾气丸加牛膝、川柏之类温补以收敛，引火归原。

2.口味失常

（1）**口苦苔黄**：为肝胆湿热，宜黄芩、黄连以清泻之；便秘加大黄清降之。

（2）口腻苔腻：湿浊内盛，宜苍术、佩兰、苏梗、藿梗、白豆蔻仁、厚朴、石菖蒲、通草之类以芳香化浊；苔黄加黄连、黄芩清之；痰多者加半夏、陈皮以化痰。

（3）口淡乏味：初病属胃寒，宜苏梗、藿香、砂仁、半夏、陈皮以温胃；久病属脾胃虚寒，宜西党参、白术、干姜、炙甘草之类；甚者加附片以温补之。

（4）口咸：属肾热，宜黄柏、知母、升麻之类。

（5）口臭：多为胃火，宜石膏、黄连之类，甚者加大黄以清泻之。

（6）口甜：属脾湿，宜佩兰、藿梗、白豆蔻仁、通草之类疏化之。

3. 口干

（1）干而喜冷：喜饮冷者为肺胃燥热，宜石膏、知母、芦根清泻之；日久伤津者加麦冬、石斛、天花粉以增津液；喜热冷者为湿饮，宜桂枝、白术、茯苓、泽泻之类通阳利水；胸脘痞闷者为湿痰，宜半夏、陈皮、白豆蔻仁温化之。

（2）干而不喜饮：舌绛者为营热，宜生地、丹皮、赤芍、麦冬、银花之类以清之；舌腻黄者为湿热，宜白豆蔻仁、薏苡仁、芦根、通梗以清淡佐芳化；痰甚者，宜陈皮、半夏、茯苓、桂枝、白术以温化痰饮。

（3）漱水不欲咽：舌红者为瘀热，宜桃仁、生地、赤芍、酒军以清通之；舌淡，肢冷者，阴盛格阳，宜附子、干姜、人参、炙甘草以温通之。

4. 多睡

（1）苔腻：为痰水内盛，宜陈皮、半夏、茯苓、炙甘草、厚朴之类温化之；或加桂枝、白术、猪苓、泽泻通阳利水。

（2）舌淡苔薄白：为脾胃虚寒，宜西党参、白术、干姜、炙甘草、茯苓、益智仁、砂仁之类温补收摄之。

（3）多睡味咸：为肾水上泛，宜金匮肾气丸加补骨脂、益智仁温固之。

（4）小儿流涎稠浊气秽：舌红苔黄者，为脾胃积热，宜石膏、黄连之类以清之。

5. 牙痛

（1）牙痛龈肿：为风火，宜荆芥、白芷、石膏、细辛、升麻、生地等，便秘加酒军。

（2）不肿：痛连腮颊，剧不可忍者，为风入经络，宜蜈蚣、全蝎、僵蚕等祛风通络。

（3）久痛绵绵，或牙齿浮动：为肾虚虚风，宜熟地、山茱萸、川柏、骨碎补、白蒺藜、细辛之类补肾祛风。

6. 齿衄

（1）舌红：为阴虚火动，宜生地、石膏、知母、麦冬、牛膝、炒蒲黄滋阴清降之，或加黄柏、骨碎补之类

（2）舌淡：为气虚不摄，宜黄芪、人参、白术、当归、茯神、炙甘草、仙鹤草、侧柏叶之类补气摄血。

7. 鼻塞流涕

（1）涕清稀白：为风寒，宜荆芥、防风、白芷、细辛、辛夷、石菖蒲、桔梗等温宣。

（2）涕稠浊黄气秽：为热甚，宜桑白皮、黄芩、桔梗、生石膏、白芷、辛夷、苍耳子、苏薄荷之类清宣之。

（3）鼻内干燥：舌红无苔，为燥伤于上，宜桑叶、麦冬、沙参、玄参、石膏、桔梗、生甘草之类清润之。

8. 鼻衄

（1）舌红苔薄白：风热伤于上，宜荆芥、防风、苏薄荷、生地、银花、白茅根、黑栀子、黄芩之类清疏之。

（2）舌红苔黄：为上焦积热，宜黄芩、焦栀、连翘、桔梗、薄荷、酒军、玄明粉、淡竹叶之类清降之；烦躁不寐者，肝胆火逆，宜柴胡、龙胆草、黄芩、黄连、焦栀、赤芍、酒军、木通等清降之。

（3）舌红苔少：为上焦燥热，宜玄参、生地、麦冬、生石膏、川牛膝、知母之类清润之，鼻衄不止加犀角、丹皮。

（4）舌红无苔久不止：颧红，手足心热，脉细数者，阴虚火逆，宜生地、熟地、山茱萸、丹皮、麦冬、怀山药、川柏、知母、牛膝、旱莲草之类滋阴降肾火以止衄。

（5）舌淡胖少苔：出血点滴，脉细者，肾虚阳浮也，宜熟地、枸杞子、山茱萸、怀牛膝、灵磁石、生龙牡之类，少加附子滋阴纳阳；势急厥逆，脉沉细，或反洪大无根者，阳气欲脱，宜重剂熟地、人参、枸杞子、附片、牛膝、麦冬、五味子以救脱。

9. 失音

（1）猝暗嘶嘎：舌苔薄白者，为风寒，宜荆芥、防风、蝉衣、苏薄荷、桔梗之类疏散之；舌红苔薄黄者，为夹热，宜加诃子、石膏、麻黄、黄芩清宣之；舌红苔少，咽干燥者，为风燥，宜桑叶、杏仁、麦冬、沙参、玄参、青果、诃子、玉竹清润之。

（2）久暗有声带肥厚或息肉：宜消化痰瘀，桃仁、贝母、桔梗、海浮石、诃子、木蝴蝶、山慈菇、蚤休、橘核、荔枝核，或加硼砂、川牛膝之类。

（3）**久喑舌红无苔：**为肺肾阴虚，宜生地、熟地、百合、麦冬、天冬、玄参、桔梗、白芍、木蝴蝶之类清滋之。

10. 咽痛

（1）**初痛不肿：**舌红苔白薄者，多为风热，宜荆芥、防风、薄荷、桔梗、生甘草、连翘、牛蒡子、山豆根、银花之类清疏之；舌红苔黄者，为热盛，加黄芩、生石膏、生地、玄参等清之。

（2）**肿痛：**为热壅于上，宜荆芥、薄荷、麦冬、玄参、生地、花粉、浙贝、生石膏、蚤休、山豆根之类清降之；便结者，加大黄、玄明粉下之。

（3）**干燥微痛，反复发作：**舌红苔薄者，为燥痰，宜生地、玄参、麦冬、贝母、板蓝根、桔梗、生甘草、银花之类润燥化痰；舌红光苔，脉细颧红者，阴虚火旺，宜熟地、山茱萸、黄柏、知母、龟甲、川牛膝滋降之。

（4）**咽中如物梗，吞吐不利：**为郁痰，宜苏梗、厚朴、半夏、陈皮、茯苓、桔梗、香附、生代赭石之类疏化之。

（5）**咽淡红而痛，喜饮温热：**舌淡脉细，为虚阳上浮，宜熟地、山茱萸、川牛膝、半夏、淡附片、麦冬之类滋阴纳阳，或含薄附衣。

11. 耳聋耳鸣

（1）**暴聋气塞：**多为风火，宜防风、蝉衣、黄芩、白蒺藜、夏枯草、苦丁茶、酒军、石菖蒲之类宣降之。

（2）**兼见眩晕不寐：**舌红苔薄黄为肝阳上亢，宜生地、麦冬、北沙参、川连、川柏、乌梅、生代赭石、灵磁石之类镇降之。

（3）**劳倦加重：**舌淡脉虚为清气不升，宜黄芪、西党参、白术、葛根、升麻、当归、柴胡、炙甘草、荷叶之类升提之。

（4）**兼腰酸膝软：**为肾虚，宜熟地、山茱萸、枸杞子、淡大云、胡桃肉之类滋补肾阴以纳阳；舌淡苔白，可加仙茅、仙灵脾、附子、鹿角胶温补；舌红苔黄，加川柏、知母、玄参清滋之。

12. 目赤

（1）**暴发目赤：**痒痛畏光为风火上盛，宜菊花、薄荷、蒺藜、黄芩、酒军、川连、谷精草、石决明、决明子、龙胆草之类清降之。

（2）**白珠一块鲜红如血：**不畏光，无痛痒为风寒外郁，宜苏叶、防风、赤芍、当归、生地、川芎、桃仁、红花、田七之类，外用紫苏煎水熏眼洗足。

（四）四肢症

1. 肩臂痛

（1）**阵发胀痛或牵引项背：**痛止则活动自如，为风阳入络，宜生地、麦冬、白芍、乌梅、络石藤、路路通、片姜黄之类，热重，舌红苔黄者，加川连、川柏。

（2）**痛甚于夜：**不能举，不能后弯者，为瘀热阻络，宜生地、赤芍、当归尾、桃仁、红花、路路通、鬼箭羽、青木香、片姜黄之类，甚者加田七。

（3）**久痛不甚：**活动受阻者，宜黄芪、当归、桂枝、桑枝、秦艽、片姜黄、羌活、田七、桃仁之类；舌淡者，加附子；舌红者加生地缓调之。

2. 足膝痛

（1）**红肿疼痛：**为湿热，宜苍术、黄柏、川牛膝、防己、木瓜、生薏苡仁、秦艽之类，肿甚加海桐皮、五加皮、紫荆皮，舌红加生地、赤芍以清化之。

（2）**无红肿：**舌淡者为寒湿，宜苍术、牛膝、秦艽、木瓜、独活、附子、肉桂之类温化之，甚者加虎骨、川乌。

（3）**日久酸痛无力：**为肝肾不足，宜熟地、当归、牛膝、木瓜、白芍、仙茅、仙灵脾、附子、肉桂、鹿角胶、虎骨等温补；足跟或足心痛者，宜补肾阴，六味地黄丸久服。

3. 筋骨痛

（1）**四肢关节疼痛：**初起多风湿，宜防风、羌活、独活、桂枝、牛膝、木瓜、松节、附子之类温散之；红肿者，加生地、黄柏、防己、桑枝、生薏苡仁、秦艽清疏之；肿甚加紫荆皮、五加皮、海桐皮。

（2）**关节红肿掣痛：**为风温化燥，宜天冬、麦冬、玉竹、石斛、沙参、生地、白芍、络石藤、忍冬藤、白茅根；在手加桑枝，在足加桑根清润之。

（3）**日久不愈：**酌加全蝎、乌梢蛇、蜈蚣；肿硬加穿山甲、蛴螬、桃仁、红花、土鳖虫、露蜂房之类。

（4）**日久体衰：**酌加黄芪、当归、熟地、白芍、虎骨、鹿筋、千年健、仙茅、仙灵脾之类温补之。

4.四肢冷

（1）初病四肢冷：多寒湿，宜桂枝、白术、茯苓、猪苓、泽泻之类通阳利湿；冷过肘膝为阳虚阴盛，宜附子、干姜、人参、肉桂驱阴回阳。

（2）初病唯手指冷：轻则苏梗，重则桂枝通阳；足冷者，轻则白术温脾，重则加附子温通脾肾。

（3）久病或平素四肢冷：宜补气血，黄芪、西党参、白术、当归、熟地、桂枝、阿胶，舌淡者加鹿角胶、附子、肉桂之类。

5.四肢热

（1）初病：多中焦湿热，宜白术、茯苓、猪苓、泽泻、黄连、黄芩之类；苔黄厚者，中焦食滞，宜枳实、厚朴、大黄、炒三仙。

（2）久病或平素手足心热：舌淡者，为气血虚，宜黄芪、人参、熟地、当归、白术、白芍温补之；舌红者，为阴虚内热，宜熟地、生地、银柴胡、胡黄连、知母、地骨皮、白芍清滋之。

（五）背腰症

1.背痛

（1）初病：多为风寒，宜桂枝、羌活、威灵仙之类温散之；久病，多属络瘀，宜加桃仁、红花、片姜黄、路路通、鬼箭羽、三七等活血通络。

（2）时痛时愈，酸痛，舌淡：多为络虚，宜黄芪、当归、桂枝、秦艽、白芍、炙甘草之类温养之。

2.脊痛

（1）初病：多为风寒，宜桂枝、羌活、葛根、麻黄之类温通之，甚者加附子。

（2）久病：多为督阳不足，宜熟地、附子、狗脊、仙茅、鹿角霜、鹿角胶之类温补之，甚者加附子、肉桂。

3.腰痛

（1）猝痛不能俯仰，或刺痛夜剧：多为瘀热入络，宜生地、赤芍、桃仁、红花、路路通、仙茅、青木香、田七、川牛膝之类清化瘀热以通络。

（2）久痛不能伸缩，夜卧则舒：多为肾亏络虚，宜熟地、山茱萸、狗脊、仙茅、仙灵脾、补骨脂、杜仲、鹿角胶、附子、肉桂之类温补之。

（3）一侧胀痛、重痛：小便不利者，多为结石蓄水，宜桂枝、白术、茯苓、泽泻、猪苓之类通阳行水；有结石加鸡内金、金钱草、海金沙、川牛膝、滑石、木通等化石排石。

（4）黎明腰痛，起床活动则失：为肝气郁滞，宜柴胡、青皮、枳实、橘核、荔枝核、刀豆子之类疏利之。

（5）一侧痛引臀腿直至胫踝，甚则剧痛难忍：多为肝肾络虚，宜黄芪、党参、白术、熟地、当归、白芍、牛膝、木瓜、仙茅、仙灵脾、鹿角胶、附子、肉桂之类；腰脊痛加狗脊、巴戟天；胫腓痛甚加吴茱萸。昼甚倍补气药，夜剧倍补阴药。

（6）尾骶骨痛：多为肾阳虚损，宜熟地、肉苁蓉、巴戟天、枸杞子、狗脊、仙茅、仙灵脾、鹿角胶、补骨脂之类峻补督阳，或加附子、肉桂。

4.背冷

（1）初病背恶寒：多为风寒湿邪郁遏，宜桂枝、羌活通阳散寒。

（2）久病背寒：多为阳虚阴盛，宜附子、桂枝驱阴回阳。

（3）背心一块自觉冷痛：为痰饮内伏，宜半夏、茯苓、桂枝、白芥子祛痰逐饮。

5.背热

（1）背热恶热：多为痰热蕴肺，宜桑白皮、黄芩、贝母、地骨皮、芦根之类清化之。

（2）脊柱轰热，日久不愈：为阴虚内热，宜熟地、生地、龟甲、黄柏、知母之类滋阴降火。

6.腰冷重

（1）腰间一块冷，或腰重：为痰湿内滞，宜白术、茯苓、桂枝、半夏之类，阳虚加附子。

（2）腰冷重木，日久不愈：为瘀阻气滞，宜乌药、青皮、桃仁、红花、苏木、穿山甲、木通之类行之疏之。

（3）腰间觉冷，酸重无力：为肾阳虚，宜熟地、附子、肉桂、狗脊、仙茅、仙灵脾、鹿角胶之类温补之。

（六）胸膈症

1.咳嗽

（1）新咳苔薄白：多为风寒，宜紫苏、杏仁、法半夏、陈皮、前胡温散之；咳逆胸满，痰稀咽痒者，多寒饮，宜麻黄、桂枝、半夏、杏仁、细辛、干姜、五味子之类温散疏化之。

（2）**新咳舌红**：苔薄白为风热风偏重，宜荆芥、薄荷、防风、杏仁、贝母、白前、前胡、银花之类清疏之；苔薄黄者偏热，宜桑叶、杏仁、枯芩、南沙参、麦冬、贝母、白前、百部清宣之；咳逆胸满，痰黄不爽，舌红苔白者，外寒挟内热，宜麻黄、杏仁、生石膏、生甘草、前胡、桔梗等清宣透热。胸满咳痰不爽，或胸痛者加瓜蒌皮、郁金；痰黄稠厚加芦根、冬瓜子。

（3）**新咳舌红苔淡黄厚腻**：为湿热壅肺，宜杏仁、白豆蔻仁、薏苡仁、通草梗、芦根、冬瓜子、厚朴之类宣化清解之，痰白稠黏加白术、茯苓。

（4）**久咳舌红苔薄黄**：为肺热，宜桑白皮、枯芩、地骨皮、生甘草、贝母之类清泻肺火；胸满胸痛加瓜蒌、郁金；痰黄稠浊加芦根、冬瓜子、海浮石、生蛤壳；痰带青绿加青黛、海蛤壳。

（5）**久咳舌淡苔白**：为湿痰内盛，宜陈皮、半夏、茯苓、厚朴、杏仁、炙甘草之类；胸痞胸痛加桂枝、瓜蒌、薤白、枳实；日久脾虚痰白清稀，加西党参、白术、干姜。

（6）**久咳舌红苔净**：为气液虚燥，宜天冬、麦冬、玉竹、沙参、生地之类清润之。

（7）**久咳夜半咳甚**：舌红者为肾阴虚，宜熟地、麦冬、山茱萸、枸杞子、补骨脂、胡桃肉、川牛膝、五味子、磁石之类滋阴纳气；舌淡者加附子、肉桂。

（8）**咳嗽痰鸣**：加葶苈子、苏子、炒卜子、白芥子之类降气化痰；咳而呕者，加枇杷叶、竹茹、代赭石镇降冲逆。

2.**哮喘**

（1）**新发苔白**：为风寒挟痰饮，宜麻黄、杏仁、桂枝、半夏、干姜、细辛、五味子、炙甘草之类温散；甚者加苏子、葶苈子、白芥子、炒卜子以降气。

（2）**新发舌红苔黄**：为痰热内盛，宜桑白皮、瓜蒌、贝母、黄芩、前胡、白前、代赭石之类清降之；甚者加礞石滚痰丸。

（3）**新发舌红苔白**：为外寒内热，宜桑白皮、生甘草、贝母、前胡、代赭石、杏仁、生石膏之类宣降之。

（4）**累发**：舌红胖苔少色白者，为肾阴虚阳浮，宜熟地、麦冬、五味子、苏子、白芥子之类下行降之，附子、川牛膝滋阴纳气；痰少者，可加补骨脂、胡桃仁。

（5）**半夜喘而不能卧**：额汗淋漓，脉洪数而虚者，为肾虚气脱，急救固脱之，宜人参、寸麦冬、五味子、熟地、补骨脂、川牛膝、山茱萸、枸杞子、胡桃之类；舌淡者，宜红参、附子、熟地、川牛膝、胡桃、补骨脂、黑锡丹。

（6）**危重病人喉间痰鸣漉漉**：脉涩或洪大或散者，为脱绝之候，急宜人参、附子、熟地、黑锡丹之类以救万一。

3.**咳血**

（1）**初病痰血**：舌红苔薄白者，多为风热，宜荆芥、薄荷、生地、银花、茅根、藕节、焦栀之类清疏之；苔薄黄者，为肝火犯肺，宜桑白皮、丹皮、黄芩、地骨皮、青黛、蛤壳、生地、白芍、焦栀等清解之。

（2）**咯吐鲜红**：势甚宜黄芩、黄连、大黄、生地、焦栀、代赭石之类直折顿挫其势。

（3）**咳血反复**：舌红无苔者为阴虚肺燥，宜天冬、麦冬、沙参、生地、生白芍、阿胶、黄芩、百合之类清养之；舌淡，血少而淡者，气虚不摄，宜生黄芪、西党参、白术、茯苓、炙甘草、当归、白芍、三七等益气敛阴；久咳不止，血少有瘀点者，少加姜炭以温化之。

4.**胸痛**

（1）**咳逆胸痛**：属肺，咳逆不爽，痰黏难出者，为肺气失宣，宜麻黄、瓜蒌皮、桔梗、郁金宣发肺气为主；干咳，舌红苔少为肺气失肃，宜麦冬、沙参、杏仁、川贝、玉竹清润肺燥为主。

（2）**咳痰黄稠，舌红苔黄**：为肝火痰热，宜桑白皮、丹皮、黄芩、酒军、焦栀、生白芍、川贝、丝瓜络之类清降为主。

（3）**痰多清稀，苔腻滑**：为水饮停蓄，宜香附、降香、旋覆花、猪苓、茯苓、泽泻、半夏、桂枝调气行水；甚者用十枣汤攻逐之。

（4）**痰稠如脓气臭**：为肺痈将成，宜芦根、桃仁、冬瓜子、通梗、银花、连翘、鱼腥草之类清化之。

（5）**胸痛彻背，痞闷短气**：为痰饮，宜桂枝、瓜蒌、薤白、枳实、郁金、半夏之类通阳蠲饮。

（6）**左胸痛引背胁，或心悸胸闷短气**：多痰瘀，宜丹参、郁金、半夏、姜黄、三七、枳实、瓜蒌之类疏通之。

（7）**右胸胁痛引背**：为肝胆气郁，宜柴胡、黄芩、赤芍、枳实、青皮、片姜黄、鸡内金、香附之类疏利之。

（8）**妇人胸乳胀痛**：为肝郁气滞，宜柴胡、青皮、香附、橘核之类疏利之。

5.心悸

（1）心悸不寐：舌红苔净，为心阳亢盛，宜生地、麦冬、龙骨、牡蛎、珍珠母、琥珀、炒枣仁之类清镇之；脉弦头痛者，肝阳上亢，加石决明、生代赭石、黄芩、夏枯草、羚羊角兼降肝阳。

（2）胸闷心悸：舌淡苔腻者，为痰水内盛，宜桂枝、白术、茯苓、甘草、半夏、陈皮之类通阳蠲饮。

（3）动则心悸短气：舌红者，宜人参、麦冬、五味子、炙甘草清养之；舌淡者宜黄芪、人参、附片、柏子仁、枣仁、当归温养之；舌红苔腻者，为气阴虚夹饮，宜生地、麦冬、人参、白芍、桂枝、炙甘草、干姜、红枣之类养气阴兼通阳蠲饮。

（4）惊悸：为气血不足，宜黄芪、当归、人参、白术、酸枣仁、柏子仁、桂圆肉、炙甘草、炙甘草、远志之类温养之，或加龙骨、牡蛎。

（七）脘腹症

1.脘疼

（1）胃脘胀疼：多为气滞，宜柴胡、枳实、赤芍、青皮；苔白加苏梗、草果、广木香、高良姜、沉香、檀香之类；舌红苔黄加焦栀、川楝子、川连、绿萼梅；胀甚加香橼皮、佛手片、鸡内金、生麦芽；气窜两胁加香附、吴茱萸、乌药；嗳气吞酸，加吴茱萸、川连、煅瓦楞、煅海螵蛸；苔黄便结者加酒军；胀痛拒按加生军、玄明粉通降之。

（2）胃痛得食则缓解：舌淡苔白者为脾胃虚，宜黄芪、西党参、桂枝、白芍、当归、炙甘草、饴糖之类温补之；舌红无苔者，胃阴虚，宜生地、麦冬、玉竹、北沙参、川斛、绿萼梅、川连清养之。

（3）夜间胃脘喜按：舌淡者为脾胃虚寒，宜西党参、白术、干姜、炙甘草、附子、肉桂之类温壮脾阳。

（4）子夜胃脘痛：为肾虚，宜熟地、附子、枸杞子、山茱萸、白术、补骨脂、胡桃之类温补脾肾；舌淡者加肉桂，甚者加沉香。

2.胁痛

（1）右胁痛：多为肝胆气滞，宜柴胡、赤芍、青皮、枳实、香附、郁金、降香、橘核、片姜黄之类疏利之；有结石者加鸡内金、金钱草；便秘加大黄、玄明粉。

（2）左胁痛：多为肝脾痰瘀，宜柴胡、鳖甲、桃仁、片姜黄、台乌药、青皮、白芥子之类；有痞块者加鳖甲煎丸以疏逐之。

（3）胁痛咳唾：多为水饮停蓄，初起用香附、旋覆花、降香、白芥子、半夏、茯苓、猪苓、泽泻之类疏利之；日久势重者，宜十枣汤峻逐之。

（4）胁痛隐隐：舌红苔净，多为肝阴不足，宜生地、熟地、麦冬、北沙参、白芍、枸杞子、绿萼梅、川楝子之类清养兼疏。

3.腹痛

（1）脐腹痛喜按：舌白者为中焦虚寒，宜西党参、白术、干姜、附子、炙甘草、吴茱萸之类温散之；拒按，舌苔黄者为热滞中焦，宜川连、黄芩、广木香、吴茱萸、炒萝卜子、麦芽、谷芽清疏之。

（2）绕脐痛拒按：苔黄，为热结于里，宜大黄、枳实、厚朴、玄明粉、槟榔、广木香通降之。苔白者，为寒滞，宜台乌药、干姜、吴茱萸、山楂炭、炒卜子、酒军温而行之；胀痛加枳实、槟榔、广木香。

（3）腹痛止作无时：面唇有虫斑者，为虫积，宜乌梅丸，或使君子肉、苦楝皮、槟榔、广木香之类驱之。

4.小腹痛

（1）阵痛欲便：为湿热内滞，宜川柏、青皮、黄芩、台乌、川楝子、广木香之类清疏之。

（2）胀痛：舌淡苔白，为寒湿内滞，宜吴茱萸、小茴香、台乌药、川椒、附子、肉桂、橘核、荔枝核温化之；舌红苔黄者，为湿热内滞，宜川柏、黄芩、川楝子、大黄、木通、广木香清利之。

（3）经期小腹痛：经血涩少者，为瘀滞于里，宜当归、赤芍、桃仁、红花、五灵脂、炒蒲黄、益母草、泽兰叶之类行瘀滞；舌红苔黄者，加川柏、生地、川楝子、酒军清而行之；舌淡苔白者加吴茱萸、细辛、肉桂、艾叶、小茴香温而行之。

（4）经后小腹痛喜按：舌淡，宜当归、吴茱萸、附片、肉桂、熟地、山茱萸之类温补之；舌红苔少者，宜熟地、当归、阿胶、白芍、山茱萸、川柏等滋补之。

5.少腹痛

（1）右侧脐下剧痛：为肠痈，宜大黄、丹皮、桃仁、冬瓜子、红藤、川柏、芒硝、败酱草之类急下瘀热。

（2）左侧脐下阵痛：便溏后重，为肠中湿热，宜葛根、黄芩、黄连、广木香、槟榔清疏之。

（3）少腹胀痛引睾丸：为肝肾气滞，宜川楝子、茴香、青皮、刀豆子、荔枝核、橘核之类；舌红加赤芍、焦栀、广木香、川柏；舌白质淡加吴茱萸、川椒、附子、肉桂。

（4）少腹气聚成形：劳动则甚者，为中气下陷，宜黄芪、人参、白术、当归、升麻、柴胡、炙甘草、小茴香、荔枝核、橘核、补骨脂之类。

6.脘痞

（1）中脘痞满：舌苔黄腻者，为湿热阻中，宜黄芩、黄连、干姜、半夏、枳实之类辛开苦降；恶寒汗出者，阳虚加附子；舌淡苔白腻者，为痰气郁滞，宜木香、砂仁、白豆蔻仁、半夏、陈皮温疏之；日久脾虚加西党参、白术兼补之。

（2）痞满日久：舌淡苔白，脉细者，为中阳失运，宜西党参、白术、干姜、附子、炙甘草、枳实、青皮、陈皮之类温补兼运行之。

7.腹胀满

（1）腹胀满苔白滑腻：为湿盛，宜苍术、陈皮、厚朴、广木香之类燥湿行气；苔黄者，湿热加入黄芩、黄连；苔薄白者气滞，宜枳实、厚朴、广木香、大腹皮、炒萝卜子、槟榔；夹食加鸡内金、炒三仙疏利之。

（2）日久乍胀乍止：或进疏导而愈觉胀满者，为中气虚寒，宜西党参、白术、干姜、炙甘草、附子、肉桂之类或加枳实、青皮、陈皮温中助其转运。

8.脘腹动悸

（1）心下悸动：多为水饮，宜桂枝、白术、茯苓、炙甘草之类通阳行水，或半夏、陈皮。

（2）心下悸不寐：舌红者，宜清养心神如天冬、麦冬、沙参、西洋参、丹参、远志、枣仁、龙骨、牡蛎之类。

（3）脐下悸：亦多为水饮，初起宜五苓散化气行水，日久当补脾行水宜桂枝、茯苓、甘草、大枣之类。

（3）气冲脐下悸：宜熟地、山茱萸、牛膝、附子、肉桂、补骨脂、五味子、灵磁石、沉香之类补肾纳气。

9.呃逆

（1）呃逆胸闷苔腻：为多痰，宜陈皮、竹茹、半夏、柿蒂、枇杷叶之类，重用陈皮化痰降逆；苔白喜热饮者加白豆蔻仁、丁香；苔黄加黄连、厚朴、代赭石。

（2）呃而多汗肢厥脉细：为阳虚将脱，宜人参、附子、干姜、丁香、白豆蔻仁、炙甘草之类温补救脱。

（3）呃逆振动，声长而缓：舌红苔少者，为阴虚阳浮，宜熟地、山茱萸、牛膝、五味子、麦冬、补骨脂、胡桃、灵磁石之类，少加附片，滋阴纳阳以固脱。

（4）呃声洪亮而短促：苔黄而燥，大便不通，为胃肠燥火，宜竹叶、石膏、竹茹、枳实、大黄、厚朴、生代赭之类急急通降。

10.呕吐

（1）呕吐苔白者：为寒，宜苏梗、藿香、姜半夏、陈皮、厚朴之类，呕甚加丁香、砂仁、煨生姜温散之。

（2）呕吐苔黄者：为热，宜川连、竹茹、半夏、姜汁炒焦栀、枇杷叶之类清解之。

（3）呕逆苔白者：为寒饮，宜砂仁、白豆蔻仁、半夏、丁香、干姜、煅赭石之类温化而降之。

（4）呕逆苔黄者：舌质淡者，宜温清两投，川椒、干姜、附子、桂枝、黄连、黄柏、乌梅之类；舌质红，宜清养兼降，生地、麦冬、北沙参、川连、川柏、乌梅、生代赭石。

（5）吐蛔：宜乌梅丸；无热，舌淡苔白者，去黄柏。

11.吐血

（1）暴吐，舌红苔黄：为胃火上逆，宜黄连、大黄、代赭石、生地、麦冬、藕节之类清降之。

（2）暴吐，舌红苔白：为脾阳不摄，宜西党参、白术、炮姜、炙甘草、侧柏炭之类温补之；脉沉细加附子、气短倦怠加黄芪。

（3）吐血反复，猝吐水涌：足冷脉细，为虚阳浮脱，宜熟地、麦冬、川牛膝、山茱萸、生代赭石之类，少加附子滋阴纳阳。

12.嘈杂

（1）舌红苔净：宜天冬、麦冬、玉竹、北沙参、石斛、黄精之类滋养气液。

（2）舌红苔黄：宜川连、焦栀、厚朴之类，嗳酸加吴茱萸、煅瓦楞、川楝子。

（3）嘈杂舌苔腻痞满：为湿遏热伏，宜川连、黄芩、半夏、干姜、枳实等苦辛开降。

13.口渴

（1）渴喜冷饮：多为胃热，宜石膏、知母、葛根、芦根之类清解之。

（2）渴喜热饮：多为痰湿，宜半夏、白豆蔻仁、云苓、陈皮、薄附衣之类温化之。

（3）渴不喜饮：舌红苔净，为津气不足，宜麦冬、西洋参、淡竹叶、花粉、石斛、玉竹之类清养之。

（4）渴饮，小便不利：为停水不化，宜桂枝、白术、茯苓、猪苓、泽泻、半夏通阳渗利之。

（5）久病口渴：舌红肿苔少，为肾虚不能蒸腾津液，宜熟地、枸杞子、山茱萸、麦冬之类，少加附子以补肾化气。

（6）喜饮多尿：为肺肾不固，宜黄芪、西党参、熟地、枸杞子、怀山药、山茱萸、五味子、菟丝子、覆盆子、金樱子之类，或加补骨脂以收固之。

14.不食恶食

（1）兼嗳腐吞酸：为伤食，宜炒三仙、厚朴、枳实、苏梗、广木香、炒萝卜子之类消导食滞。

（2）小儿兼身瘦腹大：为疳积，宜白术、枳实、焦三仙、鸡内金、五谷虫、使君子肉、谷精草、决明子、广木香、炒卜子、槟榔之类消导之。

（3）恶闻油腻：苔黄厚腻，为湿热内盛，宜藿梗、佩兰、白豆蔻仁、通草梗、砂仁、冬瓜子、厚朴之类芳香化浊。

（4）舌淡倦怠：脉虚者，为脾虚，宜西党参、白术、砂仁、半夏、陈皮、茯苓、炙甘草之类温补之；或加麦芽、谷芽开胃。

（5）舌红苔净：为胃阴虚，宜北沙参、麦冬、玉竹、川石斛、冰糖养胃阴，或加生麦芽、谷芽开胃。

15.噎膈

（1）食入梗阻：舌淡苔腻，为痰气郁结，宜苏梗、半夏、陈皮、厚朴、枳实、南星、旋覆花、代赭石之类疏化降逆。

（2）舌红苔净：为气液枯燥，宜滋养气液，天冬、麦冬、南北沙参、太子参、生地、桔梗、石斛、火麻仁、旋覆花、代赭石之类；日久宜兼滋阴加熟地、肉苁蓉。

16.小腹气冲

（1）气从小腹上冲脘痞：或脘痛，或胸痞，或咽阻，或呕逆，或眩晕，为肝气上逆冲胃，宜川椒、乌梅、桂枝、附子、干姜、川连、川柏、细辛之类，或代赭石和肝降逆。

（2）气从小腹上冲胸痞咳喘：为肾气上逆冲肺，宜熟地、山茱萸、牛膝、苏子、沉香、磁石、胡桃、补骨脂之类补肾纳气，或少加附片引火归原。

（八）二阴证

1.大便秘结

（1）舌红苔黄：为热结，宜大黄、火麻仁，甚则加玄明粉清泻之。

（2）舌淡苔白：为寒结，宜大黄、附子，或加半硫丸、百顺丸温通之。

（3）舌红无苔：为津液枯燥，宜麦冬、生地、玄参增液行舟，或少加大黄行之。

（4）舌红胖嫩：便如羊粪，为下焦精血不足，宜熟地、肉苁蓉、胡桃肉、当归滋润。

（5）舌正红苔少：便如羊粪，为肠液枯燥，宜火麻仁、柏子仁、松子仁、郁李仁、杏仁之类润下之。

2.大便难

（1）大便不干结而胶滞难下：舌苔黄腻者，为肠中湿热，宜川连、川柏、枳壳、广木香、槟榔、炒萝卜子之类，或少加熟大黄清化之。

（2）大便略显干涩：舌苔少，为热盛津枯，宜熟军、火麻仁、枳实、厚朴清而行之。

（3）大便难下而不燥结：舌淡少气者，为气虚无力下达，宜黄芪、西党参、白术、当归、升麻、柴胡、陈皮、枳壳之类益气以助行。

（4）老年便不结而难下：舌淡，腰酸足冷者，为肾阳不足，宜熟地、山茱萸、附子、肉桂、川牛膝之类温补以助行。

3.泄泻

（1）泻多水液清冷：舌淡苔白，脉迟，为寒，宜党参、炒白术、干姜、炙甘草之类；肢冷加附子温中驱寒；腹痛加吴茱萸、厚朴。

（2）泻水而腹胀：小便不行，苔白厚，为湿，宜苍术、陈皮、厚朴、茯苓、薏苡仁、木通、车前子之类化湿分利。

（3）泻水夹黄如蛋花：腹痛，舌红苔黄脉数者，为热，宜葛根、黄芩、黄连、木香清解之。

（4）泻而滞涩，腹胀痛：舌中黄厚者，为食热内滞，宜黄芩、白芍、木香、炒萝卜子、槟榔、山楂炭、麦芽、谷芽、枳实、厚朴之类疏化之；痛胀甚者加酒军推而行之。

（5）**泻水夹青绿腹阵痛**：为风，宜防风、白术、白芍、广木香、葛根、川连疏风和肝。

（6）**泻纯清水或黄水**：气极臭，腹痛甚，得泻痛减，苔黄者，为热结旁流，宜大黄、芒硝、枳实、厚朴之类，下其燥矢。

（7）**久泻腹不痛**：溏如鸭粪者，为脾虚，宜党参、白术、怀山药、芡实、莲子、茯苓、薏苡仁、炙甘草之类平补；后重便频，劳倦更甚者，中气下陷，加黄芪、升麻、柴胡升举之；滑脱不禁者加五倍子、罂粟壳、肉果霜等收固之，或加煅赤石脂、煅禹余粮固涩之。

（8）**泻而夜间发作**：或下夜尤甚，舌肿红嫩者，为脾肾气阴两虚，宜熟地、人参、麦冬、白术之类，少加炮姜、附片、炙甘草，或加菟丝子、枸杞子、山茱萸滋补之。

（9）**三更腹鸣作泻**：为脾肾虚，宜肉果、吴茱萸、补骨脂、五味子补而收涩。

4.痢下赤白

（1）**有表证**：发热恶寒、身痛，苔白脉浮，当解表以和里，宜荆芥、防风、羌活、独活、柴胡、枳壳、桔梗等，加广木香、槟榔；赤多加黄芩、黄连；白多加苏梗、厚朴。大热口渴，舌红苔黄脉数者，当从清解，宜葛根、黄芩、黄连、厚朴、广木香、槟榔、赤芍。

（2）**痢下纯赤者**：宜白头翁、川连、黄柏、秦皮、白芍、黄芩之类；腹痛甚拒按，舌苔黄厚者，内有积滞，加酒军、枳实、炒卜子以行滞。

（3）**久痢，舌红光**：为阴液已枯，生地、白芍、黄芩、黄连、阿胶、鸡子黄清养之。

（4）**久痢，舌淡苔少**：为气血两虚，宜黄芪、人参、白术、当归、白芍、广木香、诃子肉、罂粟壳、肉果之类补而收之。

5.吐泻交作

（1）**夏秋发，舌苔白腻**：脉弦滑，多为暑湿湿偏重，宜苏梗、藿梗、厚朴、半夏、陈皮、石菖蒲、茯苓、大腹皮之类芳香温化；舌红苔黄腻，脉滑数者，暑热偏重，宜黄芩、黄连、白豆蔻仁、佩兰、半夏、厚朴、山栀、六一散、蚕沙等清化之。

（2）**舌淡苔白**：脉沉细涩，为中焦虚寒，宜西党参、白术、干姜、附片、炙甘草之类；呕甚加丁香、砂仁温中驱寒。

（3）**眩晕吐泻**：舌淡红、苔黄腻，脉弦，为肝脾失调，宜川椒、乌梅、黄连、黄柏、桂枝、干姜、附子、当归、西党参之类平调肝脾；舌红苔少者，阴液已伤，宜生地、麦冬、北沙参、太子参、川连、川柏、乌梅、生白芍等滋养气液和之。

6.便血

（1）**色鲜红**：苔黄舌红者，为肠中湿热，宜黄芩、黄连、黄柏、生地、丹皮、槐花、荆芥炭、地榆之类清热止血。

（2）**色暗晦**：舌淡苔白者，为肠中寒湿，宜苍术、黄柏、炮姜炭、附片、灶心土、赤石脂、黄芩、侧柏叶、阿胶之类温化止涩。

（3）**色鲜如注**：舌红苔净，为阴虚络伤，宜生地、熟地、石木耳、地榆、阿胶、槐米之类养阴和络。

（4）**日久不止，后重**：少气，为中气下陷，宜黄芪、西党参、白术、当归、升麻、柴胡、炙甘草、侧柏炭、荆芥炭之类升提下陷。

（5）**痔血如注或痔核肿痛**：宜生地、当归、黄柏、槐米、枳壳、地榆、刺猬炭、黄连、黄芩之类清化之。

7.脱肛

（1）**舌红苔少**：为肠液枯燥，宜麦冬、沙参、玄参、生地、太子参、槐米等清润之；苔黄加川连、川柏。

（2）**舌淡苔薄白**：为气虚下陷，宜黄芪、人参、白术、当归、升麻、柴胡等补升之。

8.小便不利

（1）**舌红苔黄**：为热甚，宜生地、麦冬、淡竹叶、木通、生甘草、滑石、车前子之类；尿频尿急尿痛者加萹蓄、瞿麦、海金沙清利之。

（2）**舌淡红苔白腻**：为湿甚，宜桂枝、生白术、茯苓、猪苓、泽泻、车前草、木通之类通阳渗利。

（3）**舌淡苔白脉沉迟**：为寒湿内盛，宜附子、茯苓、白术、泽泻，或少加肉桂温化。

（4）**劳倦则尿频尿急尿痛**：舌淡苔少脉虚，为中气下陷，宜黄芪、西党参、白术、升麻、柴胡、炙甘草之类补中升提；日久腰痛膝酸，反复发作，舌质淡胖，宜兼温肾，加熟地、枸杞子、山茱萸、鹿角胶、补骨脂、菟丝子、仙灵脾、仙茅之类脾肾双补。

（5）**余沥不尽或带精液**：舌红苔黄腻，为肝肾湿热，宜柴胡、龙胆草、黄柏、黄连、焦栀、车前子、木通、泽泻、赤芍、当归之类清利之。

（6）**妊娠小便不通**：为胎气下陷，宜生黄芪、党参、白术、升麻、柴胡、当归、桔梗之类升举之即出。

（7）**小便不通，通利无效**：宜砂仁、白豆蔻仁、桔梗、生姜之类宣畅上焦，小便即下。

9.小便频数

（1）**舌红苔黄**：为热邪内迫，仍当清利，宜生地、麦冬、淡竹叶、木通、焦栀、甘草、黄芩、黄柏之类。

（2）**舌淡苔白腻**：为湿盛于内，当通阳利湿，宜桂枝、白术、茯苓、猪苓、泽泻等。

（3）**下夜或白昼尿频**：多为气虚下陷，宜黄芪、党参、白术、升麻、柴胡、炙甘草升举之。

（4）**夜尿频数**：多为肾虚失固，宜熟地、山茱萸、枸杞子、补骨脂、益智仁、桑螵蛸、金樱子之类；舌红者加黄柏、知母，或更加麦冬、北沙参清之；舌淡者加附子、仙茅、仙灵脾温之。

（5）**小儿夏月尿频清长**：口渴引饮，发热不退，为暑伤气阴，宜生黄芪、麦冬、西党参、五味子、炙甘草、菟丝子、覆盆子、枸杞子、金樱子之类益气阴以收固之。

10.遗精

（1）**有梦而遗**：为多火，舌红苔黄腻者，肝肾湿火内盛，宜柴胡、龙胆草、黄连、黄柏、焦栀、茯苓、车前子、木通、泽泻之类清降分利之；舌红苔薄黄兼不眠，为心火内盛，宜生地、麦冬、天冬、莲子心、川连、焦栀以清心；舌红苔少，腰酸者，为肾虚火旺，宜熟地、生地、知母、黄柏、龟甲、芡实、金樱子滋阴降火兼固涩。

（2）**不梦自遗**：为多虚，倦怠少神者，多脾虚，宜黄芪、党参、白术、怀山药、芡实、莲子肉、金樱子、白云苓、薏苡仁之类健脾利湿以固涩；腰膝酸软为肾虚，宜熟地、山茱萸、补骨脂、金樱子、菟丝子、覆盆子、鱼鳔胶、桑螵蛸补肾固涩。

11.缩阳

（1）**自觉阳缩**：而未真缩者，非真缩症，为湿遏阳气，宜桂枝、白术、茯苓、泽泻、猪苓、木通之类通阳化湿。

（2）**真缩而厥逆**：脉沉细，为阳气欲脱。势急，当急急温补回阳，宜人参、附子、干姜、当归、桂枝之类；势缓，小腹急者，宜当归、桂枝、白芍、吴茱萸、炙甘草、生姜、细辛、木通温通阳气。

12.睾丸胀痛

（1）**肿大胀痛**：舌红苔黄，为湿热下注，宜柴胡、龙胆草、黄芩、黄连、川楝子、当归、赤芍、橘核、荔枝核、木通、泽泻、茯苓、车前子之类；便秘加酒军清利之；舌红苔少者，湿去阴伤，宜生地、麦冬、南沙参、川楝子、黄柏、橘核、荔枝核清养气阴兼利气。

（2）**胀痛不肿**：舌淡苔白，为寒湿内盛，宜川椒、吴茱萸、干姜、附子、肉桂、刀豆子、橘核、荔枝核、当归之类温化之。

13.带下

（1）**白带多稀**：舌苔白腻，为脾湿下流，宜苍术、白术、半夏、陈皮、云苓、炙甘草、薏苡仁、车前子之类燥湿渗利；苔少而薄，为脾虚失摄，宜黄芪、白术、党参、茯苓、炙甘草、芡实、莲子肉、海螵蛸、薏苡仁、樗白皮补脾利湿，日久可加升麻、柴胡升提之。

（2）**黄带稠厚气秽**：为肝肾湿热下注，宜柴胡、龙胆草、黄连、黄柏、焦栀、当归、赤芍、生薏苡仁、败酱草、土茯苓、赤茯苓、车前子、泽泻、木通之类清利之；带血为赤白带或为黑带，宜加生地、地榆、丹皮、槐花凉血止血。

（3）**日久黄带不稠无秽**：为脾虚湿热，宜黄芪、党参、白术、薏苡仁、车前子、黄柏、黄连、莲子肉、芡实、海螵蛸之类理脾兼清化。

14.月经不调

（1）**经行色鲜红或紫**：甚则瘀黑，或先期，或后期，或腹痛，舌红苔黄，为血热，宜生地、当归、赤芍、丹皮、黄芩、黄柏、焦栀之类；经行不畅，加益母草、泽兰叶、茜草根；腹痛加川楝子、青皮、生蒲黄、五灵脂；有瘀块加桃仁、红花、川芎。

（2）**经行色淡而多**：或如苋菜汁，腹满不痛者，多夹湿热，宜桂枝、苍术、白术、茯苓、泽泻、薏苡仁、木通之类渗利兼燥。

（3）**色淡或晦暗或紫黑成块**：腹痛肢冷，舌淡苔白者，为寒湿内盛，宜当归、桂枝、白芍、木通、炙甘草、吴茱萸、艾叶之类，甚则加炮姜、肉桂，有瘀块加桃仁、五灵脂。

（4）**色淡或多或少**：或先后无定期，舌淡脉虚者，为气血不足，宜黄芪、当归、西党参、白术、酸枣仁、柏子仁、炙甘草、桂圆肉之类，或少加肉桂以温养心脾。

（5）**色黑血少腰酸**：舌红胖苔少者，为肾阴不足，宜熟地、山茱萸、当归、阿胶、白芍、丹皮、山药、菟丝子、女贞子之类滋补肾阴；舌淡胖苔白者，为肾阳不足，宜熟地、巴戟天、枸杞子、山茱萸、当归、附子、肉桂、鹿角胶温补肾阳。

15.崩漏

（1）**经血猝崩**：急宜益气固血，人参、黄芪、当归、阿胶之类以治之。

（2）**经漏色红或紫**：舌红，为内热，宜黄芪、生地、白芍、丹皮、女贞子、旱莲草、黄柏、黄芩、焦栀、槐花、地榆之类以清之。

（3）**经漏色淡**：舌淡为虚，心悸不眠为心脾气虚，宜黄芪、当归、人参、白术、炙甘草、柏子仁、酸枣仁、远志、桂圆肉、阿胶以补养心脾；头晕短气为肺脾气虚，宜黄芪、人参、白术、当归、炙甘草、升麻、柴胡之类升补之；均可加侧柏炭、艾叶炭、炒蒲黄、煅海螵蛸、地榆炭、荆芥炭、棕榈炭，或少加炮姜炭以止涩。

（4）**经漏色黑**：腰酸足软，为肝肾虚，宜熟地、山茱萸、巴戟天、阿胶、补骨脂之类以补肾；舌红，肾阴虚，宜加旱莲草、女贞子、龟甲、黄柏、知母以滋阴清热；舌淡胖，宜加附子、鹿角胶、鹿角霜、仙灵脾、仙茅、炮姜炭以温养肾阳。

16.胎动不安

（1）**舌淡红**：宜黄芪、党参、熟地、白术、条芩、当归、白芍、菟丝子、覆盆子、桑寄生温补气血以安胎，腹痛加艾叶，流血加阿胶、川断之类。

（2）**舌红**：为内热太甚，不可妄投温补，宜麦冬、沙参、生地、熟地、桑寄生、黄芩、菟丝子、怀山药、白芍之类以清补安胎。

第二编

中医病候学

第一章 表象病机化

第一节 症象

症象，来源于症状，为证象组成的三大要素之一，是构成证候的最基本单位，古人对症状极为重视，不仅视作辨证入门之阶梯，且常作为疾病之名称，如咳嗽、胃脘疼、腹痛、泄泻等等。临床辨病、辨证，都是以辨识症状为先导的，是故病症分类，应以症状为提纲，可见古人对症状的认识研究，非同一般。古人所称之识症，主要指识别症状，通过识别症状之特有征象，来认识其病机本质，以达到确定证候的辨证目的。由于症状的内在的病机，是极为复杂的，故常有"识症难"之慨叹。

症象，系指症状特有征象，既导源于症状，又不同于症状。所谓症状之特有征象，如腹胀喜按、腹胀拒按，是识别腹胀虚实病机之特有征象；又如口渴喜冷、口渴喜热、大渴引饮、渴而不饮、漱水不欲咽、饮不解渴等等都是口渴的特有征象，都是古人研究症状的临床经验结晶，作为临床辨证的重要手段。

症象从症状中分离，是对症状的特殊表现和特异性的提纯，使之反映病机是较为直接和单纯，以提高识症和辨证的诊断效价。由于每一症状，都含有寒、热、虚、实不同的病机本质的，不同的病机本质的，即有不同的症状表现。根据症状的特殊表现即可识别不同的病机本质，这就是症象的特异性。是从症状的病机多元性联系达到症象与病机的特殊性连接的识症方法。然而症象于病机的连接，也只能是使之接近，还不可能达到如《内经》所云："如鼓之应桴，响之应声，影之似形"的境地。虽然症象与病机的联系，是因果关系，如《灵枢》云："下有渐如，上有芦蒲"。有其因必有其果，然而症象毕竟是直观直觉，尚无客观检制手段，尤其是对两者联系的检测，仍然停留在经验的揣测阶段，即古人所提示的四诊合参，通过症象与症象的联系，症象与舌象、脉象的联系进行综合分析、揣测，然后得出症象出现的内在病机本质的，即**证象**，为证候诊断提供依据。

如见风则恶或形寒凛凛与发热无汗相联系，再与苔白、脉浮相联系，然后得出证象为"腠理不宣"，为"肺卫风寒证""卫气或卫阳失宣候"提供诊断依据。如恶风或凛寒与动则汗出相联系，再与舌淡、脉虚细相联系，即可认定为证象"腠理不实"，为诊断"肺卫气虚或阳虚证""卫气或卫阳不振候"提供依据。由此可见，症象虽然比症状缩短了与病机联系的差距，较为准确反映病机本质，但由于症象的特异性尚不够强，仍保持着多元性的病机联系，因此在深刻研究识别症象之外，四诊合参是必要的，如《灵枢》所云："合而察之，切而验之，见而得之，若清水明镜之不失其形也。"

同一症象，可有不同的内在病机本质的，而同一病机又可有不同的症象表现，因此给识症增加了很大的难度，主要表现在症状与症象的相互联系，其形式的不稳定性。如"腠理不宣"的恶风或恶寒，既可与发热无汗相联系，又可以与斑、疹、痧，欲出不出相联系，更可与面目浮肿相联系，也可以不见恶风寒，单见发热无汗，或身痒无汗，或发疹身痒，或面目浮肿，等等，加上证候的病机组合的复杂性，就更加深了识症的难度，要达到"清水明镜，不失其形"，确非易事。因此必须做到《内经》所云："谨守病机，各习其性，有者求之，无者求之，盛者责之，虚者责之。"首先熟悉病机所能出现的症象，在临床方能做到有者求之，无者求之；然后从症象所能联系的病机，做到盛者责之，虚者责之，最后认定病机实质，确定证象，进而探求其病机组合，辨认证候，完成证候诊断的全过程。

表2-1-1 症象表现分类

感觉系统	**寒热**	恶风、恶寒、厥冷
	烧热	壮热、郁热、潮热、内热、恶寒发热、寒热往来、厥热同见
	疼痛	头、五官、身体、皮肤、肌肉、筋经、骨节、四肢、背脊、腰膝、足部、胸腹、胁、小腹、肛门
	瘙痒	头面肿痒、身痒、鼻咽痒、隐疹瘙痒
	酸重	鼻酸、肢酸、骨节酸、头重、四肢沉重、腰重、身重、足重
	麻木	头面、舌唇、指肢、皮肤、足
	痞闷	胸脘闷、懊恼、烦闷、胸痞、脘痞、胁痞
	五官	鼻塞、耳鸣、耳聋、目昏、眩晕、口苦、口疮、咽阻、失音

		上逆	喷嚏、呵欠、鼻扇、咳、喘、哮、呕吐、哕呃、噫嗳、吐泻
	气	下迫	肠鸣、里急厉重、二便不行
		少气	短气、太息、不嚏
内象系统	血		失血、血闭
	津液	外溢	汗、唾、涕、泪、痰涎、泻利、多尿、精浊
		干燥	鼻、目、唇、齿、咽干、皮肤干燥，噎塞、嘈杂、口渴、便闭、淋瘕
	神志		少神、不寐、烦躁、痴呆、颠倒、狂乱、谵语、昏迷
外象系统	色泽		面、目、鼻、唇、肌肤、爪甲、斑疹疮疖
	形体		肿大、胀满（头胀、鼓胀）、枯萎、凹陷、结块
	动态		动、悸、振、摇、强直、挛急、弛缓（瘫痪、痿软）

一、寒冷症象

寒冷系感觉异常的症象，大多为患者自觉寒冷，而亦有他觉的，有全身性的，亦有局部的。如恶风、恶寒、凛寒，即患者的自觉寒冷症象，体温并不低于常温；如厥冷即为他觉症象，不仅触诊可及，而且体温亦有下降者。

（一）恶风

畏风怕风，见风则恶。

（二）恶寒

畏寒怕冷，无风自寒，虽居密室，或衣厚衣，近火，仍然恶寒，但有轻重不同。

1.凛寒

形寒、发冷、身觉凛凛作寒，轻则避风密室，甚则需厚衣就火。

2.寒栗

振寒，外则凛寒鼓颌，内则心中振栗。

3.寒战

凛寒鼓栗更加身肢振动，甚则振动床帷，虽厚被、烈火仍不能自持。

表2-1-2　寒冷症象病机化

恶风	见风则恶	腠理不宣，肌腠不宣
	头脑恶风（颈项恶风）	腠理不实，皮毛不固
恶寒	凛凛恶寒	腠理不宣，肌腠闭塞；腠理失调，肌腠不宣；阳气不宣，肌腠闭塞
		阳不外展；阳气不行，阳不外行；阳气不振，不振于外
	肩背畏寒	阳气不振，不振于外
	背寒凛凛	阳气不宣，阳不外展；阳气不振，不振于外
	脘胀畏寒	阳气不振，不振于外
	肢节交冷	阳气不行，阳不外展
	寒栗鼓颌	阳气不行，阳不外展
	寒战鼓栗	阳气不行，阳不外展；阳气闭塞，阳气外闭；阳气不振，不振于外；阳气脱绝，阳气外脱

恶风最轻，或为表实肌腠不宣；或为表虚，皮毛不固。恶寒有表里虚实之分，表证轻则腠理肌腠不宣，重则肌腠闭塞；里证均关乎阳气，里实轻则阳气不宣，重则阳气不行，极重则为阳气闭塞；虚证则轻为阳气不振，重为阳气脱绝。

（三）厥冷

厥冷，系可以外触而知的他觉寒冷症象，以指冷最轻，逆冷为重，体厥最重，又以乍冷乍温为轻，厥而不温为重。厥冷通常系指四肢清冷之症，但其他局部亦有如面、额、鼻、胸、背、脘、腹均可触得，此外尚有患者自觉之唇、齿、舌、咽，以及前后二阴之厥冷症象。

指冷： 四肢清冷，手足凉，系手指发凉，甚则冰冷，或手足指趾同时发凉。

肢冷： 肢厥，四肢厥冷，肢清，系手腕、足踝以下发凉或厥冷。

厥逆： 逆冷、四逆，系冷过肘、膝关节以上。

体厥： 系全身皆厥冷之症。

表2-1-3　厥冷症象病机化

四末清冷	阳气不宣，阳不外展；阳气不振，不振于外；血虚失荣，血末失荣；阴热蕴灼，蒸灼于内
乍冷乍温	阳气怫郁，怫郁于外；阳气不和，阴阳不和
四肢厥冷	阳气不宣，阳不外展；阳气不行，阳不外行；阳气不振，不振于外；阳气脱绝，阳气外脱；气机闭塞，机窍猝闭；阳气不和，阴阳不和；阴热蕴灼，蒸灼于内
四肢厥逆	阳气不行，阳不外行；阳气闭塞，阳气外闭；阳气不振，不振于外；阴精脱竭，阴精内竭
通体皆厥	阳气不行，阳不外行；阳气闭塞，阳气外闭；阳气不振，不振于外；阳气脱绝，阳气外脱
面冷	阳气不行，阳不外行
额冷	阳气不行，阳不外行；阳气不振，不振于上；阳气脱绝，阳气外脱；气机闭塞，机窍猝闭
鼻头清冷	阳气不行，阳不外行；阳气不振，不振于上；阳气脱绝，阳气外脱
胸、脘、腰、背冷	阳气不行，阳不外行
脐下冷	阳气不振，不振于下
腰以下冷	阳气不振，不振于下
阴股间冷	阳气不行，阳不下行
足膝厥冷	阳气不行，阳不下行；阳气不振，不振于下
趾冷	阳气不振，不振于下
足冷	阳气不行，阳不下行；阳气不振，不振于下

厥冷大部分为阴盛阳衰之象，实证以阳气不行，甚则阳气闭塞；虚证以阳气不振，甚则阳气脱绝。然亦有阳盛反见阴象，则多为热邪深入阴份，消灼阴液，甚则阴精内竭。亦可见四肢厥冷，甚则逆冷之象。此外气机闭塞，猝然闭阻阳气亦可见额冷，甚则体厥之症。

二、烧热症象

烧热，指体温升高，自觉他觉均有烧热之症象；但亦有体温不升高，自觉他觉均有烧热感之症象；此外尚有仅自觉烧热，而他人摸触并无烧热感之症象；有单纯发热发烧者，亦有与恶风寒或厥冷同见者。

发热，指单纯有烧热感觉之症象，可分为外热与内热，以体外可摸触到烧热者为外热，体外不能摸触到仅患者自觉烧热者为内热，因其热势轻重与发热时间与发热部位不同，又有不同称谓。

（一）壮热

大热、灼热、高热，系指自觉他觉均感烧热极甚之症象。于热盛时兼见烦躁不安者，称为烦热躁热。

表2-1-4　壮热症象病机化

热蒸汗泄	津气蕴蒸，热蒸气分；津气蕴蒸，热蒸清津；津气蕴灼，热灼气分；津气蕴灼，热灼液泄；营热蕴灼，营热内燔；阳气浮越，阳气外越
灼热无汗	津液消灼，热灼气津；阳气怫郁，怫郁于外；阴热蕴灼，蒸灼于外
烦热不宁	津气蕴蒸，热蒸神志；津液消灼，热灼阴液；血热蕴炽，血热内炽

续表

躁热不休	津气蕴灼，热扰神明
热甚于夜	营热蕴蒸，营热内蕴；营热蕴灼，营热内燔；血热蕴蒸，血热外溢；血热蕴炽，血热外炽
尺肤热甚	津气蕴蒸，热蒸气分
手足热甚	津气蕴炽，火炽于内
头额热甚	阴热蕴炽，炽逆于上
胸腹灼热	津气蕴炽，火炽于内；津液消灼，热灼气津；营热蕴灼，营热内燔；血热蕴炽，血热内郁
下腹灼手	阴热蕴炽，蕴炽于下
腿股热甚	阴热蕴炽，蕴炽于外
久热不退	津液消灼，热灼气津

（二）郁热

或自觉热盛摸触却不灼手，或摸触灼手而自觉烧热不甚，或热势起伏时高时低。

表2-1-5　郁热症象病机化

郁热不扬	血热蕴炽，血热内郁；阳气不和，阳不入阴；阳气怫郁，怫郁于外
身热反舒	阳气怫郁，怫郁于外
热势起伏	阳气不和，阳不入阴

（三）潮热

指发热时烧时退如潮水之涨落有时，按时而作，定时而退，亦有局部时烧时退者亦属之。

表2-1-6　潮热症象病机化

潮热往来	津液消灼，热灼气津；阳气不和，阳不入阴；阳气怫郁，怫郁于外；阳气浮越，阳气外越；阴热蕴蒸，热蕴阴分
午后潮热	血热蕴炽，血热外炽；阴热蕴蒸，热蕴阴分；阴热蕴炽，蕴炽于外
日晡潮热	津气蕴炽，火炽于内；营虚失养，营虚热蕴；阳气不和，阳不入阴
昼热	气机不升，气失常运
夜热燔炭	营热蕴蒸，营热内蕴；营虚失养，营虚热蕴；阴热蕴蒸，热蕴阴分；阴热蕴灼，蒸灼于外
火升灼热	阳气不和，阳不入阴
气冲躁热	气机冲逆，冲气上逆
烦劳则热	气机不升，气失常运
寐中轰热	神志不宁，阳神内动
轰热不已	阴热蕴炽，蕴炽于外
头面烘热	清空不宁，阳气外露；气机冲逆，冲气上逆

（四）内热

体外不能摸触到仅患者自觉烧热之症象，有全身的，有局部的，亦有可以外触烧热者，如手足心热。

表2-1-7　内热症象病机化

内热如焚	营虚失养，营虚热蕴；血虚失荣，骨髓失荣；阳气不和，阳不入阴；阴热蕴蒸，热蒸阴分；阴虚失养，失养于内
骨蒸内热	血虚失荣，骨髓失荣；阴热蕴蒸，热蒸阴分；阴热蕴炽，蕴炽于内
脊热	阴热蕴蒸，热蒸阴分；阴热蕴炽，蕴炽于内
头中烘热	清空不宁，阳气外扰；阳气浮越，阳气上浮

两目出火	清空不利，阳火上逆；阳气浮越，阳气上浮
口鼻出火	清空不利，阳火上逆；阳气浮越，阳气上浮
咽中辣热	清空不利，阳火上逆；阳气浮越，阳气上浮
膈间如焚、如灼	清空不利，阳火上逆；阳气怫郁，怫郁于内
掌热	阳气不和，阳不入阴
五心烦热	津液消灼，热灼气津；血热蕴蒸，血热内蒸；血虚失荣，骨髓失荣；阴热蕴蒸，热蒸阴分；阴热蕴炽，蕴炽于内
腰以下热	气机不升，气失提挈
腓热	津液消灼，热灼气津
两足轰热	气机下陷，气机下陷；阳气不和，阳不入阴；阴热蕴蒸，热蒸阴分
足跟热痛	阴热蕴炽，蕴炽于下
足心烙热	阴热蕴蒸，热蒸阴分；阴热蕴炽，蕴炽于下；阴虚失养，失养于内

（五）寒热

寒热，系烧热与寒冷同时或先后发作的症象，按其发作形式可分为：

1.恶寒发热　寒热同时发作的症象，即发热时恶寒、恶寒时发热，其中又有内寒外热、内热外寒。

2.寒热往来　寒热交替发作的症象，或先寒后热，或先热后寒，或日发作一次，或日二三次作，或定时，或不定时。

3.厥热同见　烧热与寒冷同时发作的症象，但亦有先厥后热，先热后厥，上热下厥与厥热交替出现之多少称之为进退不同。

表2-1-8　寒热症象病机化

恶寒发热	无衣则凛，着衣则烦		阳气不宣，阳气外郁
	热淡形寒		阳气不宣，阳气外郁
	恶寒发热		腠理不宣，表阳怫郁；腠理不调，表阳怫郁；阳气不宣，阳气外郁；阳气怫郁，怫郁怫郁，怫郁于外
	寒战热炽		阳气怫郁，怫郁于外
	外热内寒	重按不热	阳气浮越，阳气外越
		久扪反冷	阳气浮越，阳气外越
	外寒内热	皮寒首热	腠理不实，皮毛不固
		外寒内热	阳气怫郁，怫郁于外；阴热蕴炽，蕴炽于内
		内热肢冷	阳气怫郁，怫郁于外
厥热同见	先厥后热		阳气怫郁，怫郁于外
	先热后厥		血热蕴炽，血热内郁；阳气不行，阳不外行
	上热下厥		阳气浮越，阳气外越
寒热往来	寒热往来		腠理不调，开阖失度；阳气不和，阴阳不调
	似疟非疟		腠理不调，开阖失度；阳气不和，阴阳不调
	入夜寒热		阴热蕴蒸，热蕴阴分；阴热蕴炽，蕴炽于外
	倏忽寒热		腠理不调，表阳怫郁
	虚寒虚热		阳气不和，阴阳不调；阴热蕴蒸，热蕴阴分
	遇劳寒热		阳气不和，阴阳不调

三、疼痛症象

疼痛为临床常见症象，自头项、五官、胸腹、腰背以至身肢均可发生疼痛，由于疼痛部位不同，病机自然有别，由于疼痛的性质不一，提示的病机亦不相同。故其辨证应从疼痛发生部位，以及疼痛的性质进行区分。

（一）头痛

表2-1-9　头痛症象病机化

昏痛	清空不宣，阳络不宣；清空失养，阳络失养；阳气浮越，阳气上浮；阳气不振，阳不振上
晕痛	清空失养，阳络失养；气机不升，气不上行
重痛	清空不宣，阳络不宣；清空不宣，阳气蒙蔽
胀痛	清空不宣，阳络不宣；清空不宁，阳络不宁
引痛	清空不宣，阳络不宣；清空不宁，阳络不宁
掣痛	清空不宣，阳络不宣；清空不宁，阳络不宁；血虚失养，血不上养
强痛	清空不宣，阳络不宣；清空失养，阳络失养
劈痛	清空不宣，阳络不宣；清空不宁，阳络不宁；阳气浮越，阳气上浮

（二）五官痛

表2-1-10　五官疼痛症象病机化

耳痛	清窍不利，气不清利
鼻痛	清窍不利，气不清利
舌痛	清窍不利，气不清利；血热蕴蒸，血热上蒸
齿痛	清窍不利，气不清利
咽喉痛	清窍不利，气不清利；气不化津，津不上腾；阳气怫郁，怫郁于上
目珠痛	清窍不利，气不清利

（三）身疼

表2-1-11　身体疼痛症象病机化

酸痛	经气不宣，经气郁遏；经脉不和，经气不充；阳气不行，阳不外行；络脉失养，络脉失濡；气虚失养，气不养经；营虚失养，营不养外；血虚失养，血不养外；血虚失荣，四末失荣；阴虚失养，失养于外
隐痛	气虚失养，气不养经
串痛	经脉失和，经脉不荣
穿痛	络脉不宣，络气郁滞
板痛	络脉不宣，络气郁遏；络脉不和，络脉郁滞；络脉不和，络脉紧张
胀痛	络脉不宣，络气不畅；经气不利，经气郁滞
强痛	经气不利，经气郁滞
挛痛	络脉不和，络脉郁滞；络脉失养，络脉失柔
刺痛	络脉不利，络气郁滞；血滞不行，血滞于内；血滞瘀结，瘀结于外；血热蕴蒸，血热外蒸
灼痛	络脉不宣，络脉不宁；络脉不利，络气郁滞
掣痛	经气不利，经气郁滞；络脉不宣，络脉不宁；经脉不和，经气阻滞；经脉失和，经脉不荣；络脉失养，络脉失荣；血滞不行，血滞于络
痛以时作	经脉不和，经气阻滞；经脉失和，经脉不荣
痛以劳发	气机不升，气不上升；经脉失和，经脉不荣
痛喜温摩	经脉不和，经气不充

（四）皮肤、肌肉、筋脉痛

表2-1-12　肌肤筋脉痛症象病机化

皮肤	痹痛	络脉不宣，络脉郁遏
	燥痛	气不化津，津不上腾
	刺痛	血滞不行，血滞肌肤
肌肉	烦痛	腠理不宣，表阳怫郁；经气不利，经气郁滞；络脉不宣，络脉不宁
	胀痛	经气不利，经气郁滞；络脉不宣，络气郁滞
筋脉	刺痛	血热蕴蒸，血热外蒸；血滞不行，血滞于络
	掣痛	营虚失养，营不养外；血滞不行，血滞于络；络脉不宣，络脉不宁

（五）骨节痛

表2-1-13　骨节痛症象病机化

肿硬	络脉失养，络脉失濡；络脉失养，络脉不荣
疼痛	经气不利，经气郁滞；络脉不利，络气郁滞；血滞不行，血滞于络
挛痛	络脉不利，络气郁滞；络脉不和，络脉收引
酸痛	气虚失养，气不养经

（六）四肢、颈项、肩臂、背、脊、腰、尾闾、腿足膝等疼痛

表2-1-14　肩颈腰脊四肢痛内热症象病机化

四肢痛	络脉不宣，络气不畅；络脉不利，络气郁滞；气机不利，气行不利
颈项痛	络脉不宣，络气不畅；络脉不宣，络气郁滞；络脉不利，络气郁滞
肩臂痛	络脉不宣，络气郁滞；络脉不利，络气郁滞；气虚失养，气不养经
背痛	络脉不宣，络气不畅；络脉不宣，络气郁滞；气机不利，气行阻滞；气虚失养，气不养经；营虚失养，营不养外；血滞不行，血滞于络
脊痛	络脉不宣，络气不畅；络脉不利，络气郁滞
腰痛	络脉不宣，络气不畅；络脉不宣，络气郁滞；络脉不利，络气郁滞；气机不利，气行阻滞；气机不利，气行阻滞；络脉不利，络气郁滞；气机不升，气不上升；营虚失养，营不养外；血滞不行，血滞于络；阳气怫郁，怫郁于外；阴液消涸，阴不下滋；阴虚失养，失养于下
尾闾痛	气机不升，气不上升；气机下陷，气陷于下
腰腿酸痛	阴虚失养，失养于下；阳气浮越，阳气外越
足跟痛	阴液消涸，阴不下滋；阴热蕴炽，蕴炽于下
足掌胀痛	阴虚失养，失养于下
脚膝肿痛	络脉不宣，络气不畅；络脉不利，络气郁滞

（七）脘腹痛

表2-1-15　脘腹痛症象病机化

胀满疼痛	气机不利，气行不利；气机不利，气行阻滞；气机郁结，机窍不通；阳气不行，阳不内运
胀满硬痛	气机郁结，机窍不通；津气蕴炽，火炽液燥；热迫津泄，火热内迫
胀痛喜按	阳气不行，阳不内运；气机不升，气不上升

续表

急痛拒按	气机郁结，机窍不通；热迫津泄，火热内迫；阳气不行，阳不内运
腹中绞痛	气机逆乱，气行错乱；阳气不行，阳不内运
气窜攻痛	气机不利，气行窜逆；气机冲逆，逆气攻冲；气机逆乱，气行错乱
痛有定处	络瘀血溢，瘀滞不行
锥痛不移	血滞瘀结，瘀结于里；气机不利，气行阻滞；络脉不利，络气郁滞

（八）胸胁痛

表2-1-16　胸胁痛症象病机化

胸痛	络脉不宣，络气不畅；络脉不宣，络气郁滞；络脉不利，络气郁滞；络脉失养，络脉失荣；气机不利，气机阻滞；气机冲逆，逆气攻冲；气虚失养，气不养经；营虚失养，营不养外；血滞不行，血滞于内；阳气不行，阳不内运
胸胁刺痛	血滞不行，血滞于内
膈间梗痛	气机郁结，机窍不通；津液枯涸，液不内养
心痛如刺，心中痛热	血滞不行，血滞于内
逆气抢心	气机冲逆，逆气攻冲
胁痛	络脉不宣，络气不畅；络脉不宣，络气郁滞；气机不利，气行阻滞；气机郁结，机窍不通；血滞不行，血滞于内

（九）小腹、少腹痛

表2-1-17　内热小腹少腹痛病机化

小腹痛	气机不利，气机阻滞；气机不升，气不上升；气机下陷，气不上升；血滞不行，血滞于内
小腹硬痛	气机下陷，气机下迫；血滞瘀结，瘀结于里
小腹重痛	阴热蕴炽，蕴炽于下
少腹痛	气机不利，气机阻滞
肛门灼痛	热迫津泄，火随津下

四、痒症象

痒为感觉症象之一，以皮肤瘙痒为多见，亦有鼻、咽、耳、目以及前后阴瘙痒者，病因常以风邪为主，亦有湿热为患者，风邪多为上部瘙痒，湿热多为下部瘙痒。

表2-1-18　痒症象病机化

身痒	腠理不宣，皮毛不宣；腠理不调，肌腠不宣；络脉不利，络气郁滞；血虚失荣，肌肤失荣；阳气怫郁，怫郁于外
头面瘙痒	清窍不宣，阳气怫郁
鼻痒	清窍不宣，气不宣通
咽痒	清窍不宣，气不宣通；清窍不利，气不清利
耳痒	清窍不利，气不清利
目痒	清窍不利，气不清利
阴痒	阴热蕴炽，蕴炽于下
阴囊瘙痒	阴热蕴炽，蕴炽于下
肛门瘙痒	阴热蕴炽，蕴炽于下
瘾疹瘙痒	血滞不行，血滞肌肤

五、酸重症象

酸软无力与沉重难举，均系无力举动之症象。但酸有疼感，重有沉感，各自有别。

表2-1-19　酸重症象病机化

酸软	骨节酸软	经气不宣，经气不舒；经脉不荣，经气不振；气虚失养，气不养经
	四肢酸软	阳气不宣，阳不外展
酸软	鼻酸	阳气不宣，阳不上升
	腰酸	经脉不荣，经气不振
	腿酸	经脉不荣，经气不振；阴虚失养，失养于下；阳气不振，阳不振下
	胫酸	经脉不荣，经气不振
	膝酸	经脉不荣，经气不振
	踝酸	阴虚失养，失养于下
沉重	头重	清窍不宣，阳气蒙蔽；清窍不宁，髓海不宁；清窍失养，髓海不足，阳气不宣，阳不上升；阳气不行，阳不外行
	头额昏重	清窍失养，阳络失养；阳气不宣，阳不上升
	身重	腠理不宣，腠理闭塞；气机闭塞，机窍不灵；阳气不宣，阳不外展；阳气不行，阳不外行
	肢节沉重	阳气不行，阳不外行
	腰重	阳气不行，阳不外行
	足重	阳气不行，阳不外行

六、麻木症象

麻与木，有轻重之分，麻痹有虫行之感觉，木则全无知觉，搔之如隔衣布，古称之不仁，麻轻而木重，麻浅而木深。

表2-1-20　麻木症象病机化

身肢冷麻	阳气不行，阳不外行；阳气不振，阳不振外
麻木不仁	营虚失养，营不养外
半身麻	经脉不利，经气阻滞
身肢木重	络脉不利，络脉阻滞；络脉不利，络脉郁滞
皮肤麻痹	络脉不利，络脉郁滞
头面麻木	络脉不利，络脉郁滞
舌麻	络脉不利，络脉阻滞
唇麻木	络脉不利，络脉阻滞
指麻	络脉不利，络脉阻滞
四肢麻痹	络脉不利，络脉阻滞；经脉不利，经气阻滞；经脉不和，经脉失荣；络脉不和，络脉郁滞；络脉失养，络脉失濡
足麻木	气机下陷，气机陷下

七、痞闷症象

痞为阻塞不通之症象，闷为郁抑不舒之症象，痞重而闷轻，然二者往往相兼，而痞闷合称，痞多兼闷，闷不兼痞，二者又有区别。痞常兼满，闷常兼烦。

表2-1-21　痞闷症象病机化

闷	胸闷	气机不宜，气机不畅；气机闭塞，气机阻滞；气机不升，气不上行；津液消灼，气涩难行
	胸脘痞闷	阳气不宜，阳气内郁
	懊恼	气机闭塞，气机阻滞；神志不宁，阳神内动；津气蕴蒸，热蒸神志；津液消灼，热灼阴液；阳气怫郁，怫郁于内
	烦闷	阳气不宜，阳气内郁；阳气怫郁，怫郁于内；津液消灼，热灼阴液
	腹中烦闷	气机逆乱，气行错乱
	胸胁烦闷	津液消灼，气涩难行
痞	胸痞	气机不宜，气机不畅；气机郁结，气行阻塞；气机不升，气不上行；阳气浮越，阳气上逆
	脘痞	气机不宜，气机不畅；气机郁结，气行阻塞；气机冲逆，冲气上逆；气不化津，津液内蓄；阳气浮越，阳气上逆
	心中填塞	津液消灼，气涩难行
	脘中拒格	气机冲逆，冲气上逆
	胸胁虚痞	气机冲逆，冲气上逆

八、胀满症象

胀与满皆空腔中有充填塞之感觉症象，满缓而胀急，满轻而胀重，满者自觉充满于内，胀不仅膨胀于内，且有胀急之形于外，故胀必兼满，满不必胀。

表2-1-22　胀满症象病机化

满	气塞填胸	气机冲逆，冲气上逆
	胸满	气不化津，津液内蓄；阳气浮越，阳气上逆
	胁满	气机不宜，气机不畅；气机不利，气机阻滞
	脘中满	气机不宜，气机不畅；气机不利，气机阻滞；气机不升，气失提挈；阳气浮越，阳气上逆
	腹满	气机不宜，气机不畅；气机不利，气机阻滞
胀	头胀	清空不宜，阳络不宜；清窍不宁，阳络不宁
	头筋掣起	清窍不宁，阳络不宁
	目胀	清空不宜，阳络不宜
	耳胀	清窍不宜，气不宣通
	胸胁胀满	气机不利，气行不利
	胸满仰息	气机冲逆，逆气冲上
	胸脘胀满	气机不利，气行不利
	纳谷气撑	气机冲逆，冲气上逆
	呕而撑胀	气机冲逆，冲气上逆；气机逆乱，逆气攻冲
	腹胀	气机不利，气行不利；津不化气，水气内蓄
	腹胀硬满	气机郁结，机窍不通
	鼓胀	气机郁结，气行阻塞，津不化气，水气内蓄
	小腹胀满	气化不行，气化不及；津不化气，水气内蓄；气机下陷，气机下迫；阴热蕴炽，蕴炽于下
	腰胀	气机不利，气行不利
	痞胀暮急	阳气不行，阳不内运
	疝瘕坠胀	气机下陷，气机陷下

九、五官症象

耳、目、鼻、口、舌、咽喉皆精气出入之空窍，分司视、听、嗅、味、声，谓之清窍。

表2-1-23 五官症象病机化

鼻塞	清窍不宣，气不宣通；清窍不利，气不清利；阳气不宣，阳不上升
耳聋	清窍不宣，气不宣通；清窍不利，气不清利；阳气不宣，阳不上升；阳气怫郁，怫郁于上；阴热蕴炽，炽逆于上；阴虚失养，失养于上；神志蒙闭，神机闭厥
耳鸣	清窍失养，髓海不足；清窍不利，气不清利；气机冲逆，冲气上逆；阳气浮越，阳气上浮；阴热蕴炽，炽逆于上；阴虚失养，失养于上
脑鸣	清窍不宣，阳气蒙蔽；清窍失养，髓海不足；阳气浮越，阳气上浮
头目不清	清窍不宣，阳气蒙蔽
昏倦不起	清窍失养，髓海不足
目昏	清窍不宣，气不宣通；清窍不利，苗窍失滋；气机逆乱，气行错乱；气虚不充，不充于上
目至暮昏	血虚失养，血不上养
两目昏暗	气机逆乱，气行错乱
视物不明	清窍失养，髓海不足
目朦朦无所见	清窍不利，苗窍失滋
目中溜火	清窍失养，髓海不足
两目难开	清窍不宁，脑海不宁
目眩	阳气不行，阳不上行
眩晕	清窍不宣，阳气蒙蔽；清窍不宁，脑海不宁；清窍失养，髓海不足；气机冲逆，冲气上逆；气虚不充，不充于上；血虚失养，血不上养；阳气浮越，阳气上浮；阳气不振，不振于上；阴液消涸，阴不上滋
眩冒	清窍不宣，阳气蒙蔽；清窍失养，髓海不足；阳气怫郁，怫郁于上；阳气浮越，阳气上浮；阳气脱绝，阳气上脱
昏瞀	清窍不宣，阳气蒙蔽；清窍不宁，脑海不宁；阳气脱绝，阳气内脱
头昏如醉	血虚失养，血不上养
恶闻人声	阳气不振，阳不振内
羞明怕日	阳气浮越，阳气上浮；阳气不振，不振于上
目无所见	阳气脱绝，阳气内脱
耳目如废	神气散脱，神明无主
眼光散大	阳气脱绝，阳气内脱
口臭	津气蕴灼，热灼津消；津气蕴炽，火炎于上
口苦	清窍不利，苗窍失滋；津气蕴蒸，热蒸清津；阴热蕴炽，蕴炽于内
口疮	清窍不利，气不清利；阳气浮越，阳气上浮；血热蕴蒸，血热上蒸
口糜	津液枯涸，液不上滋
舌疮	清窍不利，气不清利；血热蕴蒸，血热上蒸
龈腐	清窍不利，气不清利
咽阻	清窍不宣，气不宣通
咽中如梗	清窍不利，苗窍失滋
咽关阻塞	气机冲逆，冲气上逆
声低懒言	气虚失充，失充于外；阳气不振，不振于上
声嘶	清窍不利，气不清利
目陷声嘶	津液脱竭，津液枯竭
失音	清窍不宣，气不宣通；气机不宣，气不宣发
气冲音塞	气机冲逆，冲气上逆

续表

音窒喉闭	气机不宣，气不宣发
胸高声哑	气虚脱绝，气从上脱
声直	气虚脱绝，元气暴脱
声颤不续	神气散脱，神气内脱
语言謇涩	神气散脱，神气内脱；阳气闭塞，阳气上闭

十、气血症象

气血运行失常，除自觉之痞闷胀满疼痛之外，尚有气之升降、血之溢瘀等他觉症象，如气上逆之咳、喘、呃、噫、呕、吐、喷嚏等，气下迫之里急后重、二便窘迫等，气不升续之短气少气等，血溢于外之失血，血瘀于内斑块经闭等。

（一）气症

表2-1-24　气不宣通、气机冲逆症象病机化

喷嚏	清窍不宣，气不宣通
呵欠	清窍不宣，阳光不治；神志蒙闭，神机闭厥；神气不振，神气不收；阴精脱竭，阴精内竭
气急	气机闭塞，气行阻滞；气虚脱绝，气从上脱；津液消灼，气涩难行；阳气浮越，阳气上逆
气粗息高	神志蒙闭，神机蒙闭；津气蕴灼，热灼气分；津气蕴炽，火炎于上
气息如奔	气机冲逆，冲气上逆
气上冲逆	气机冲逆，逆气冲上；气机逆乱，升降逆乱；阳气怫郁，怫郁于内；阳气浮越，阳气上逆
热气上冲	津液消灼，热灼阴液
气冲胸咽	气机冲逆，冲气上逆
咳喘	气机冲逆，逆气冲上；气机不升，气失运常；阳气浮越，阳气上逆
干呛不已	气机不宣，气不宣发；气机冲逆，逆气冲上；气不化津，津不上腾
饮食则呛	气机不宣，气不宣发；气机不降，气行上逆
着枕则呛	气机冲逆，逆气冲上
咳逆	气机不降，气行上逆；阳气怫郁，怫郁于内
咳逆不爽	清窍不利，气不清利；气机不宣，气不宣发；气机不降，气行上逆；气机冲逆，逆气冲上
咳剧则呕	气机不宣，气不宣发；气机不降，气行上逆
劳动咳呕	气虚不充，失充于内

表2-1-25　气虚不充、气行上逆症象病机化

喘咳无力	气虚不充，失充于内
有痰不爽	气虚不充，失充于内
气喘	气机不降，气行上逆；气机冲逆，逆气冲上；气虚脱绝，气从上脱；阳气浮越，阳气上逆
行动气喘	气虚不充，失充于内
端坐喘息	气虚脱绝，气从上脱
气喘慌乱	阳气脱绝，阳从上脱
气喘如奔	气机冲逆，逆气冲上
哮吼	气机不降，气行上逆；气机冲逆，逆气冲上
痰鸣	气机闭塞，机窍猝闭

痰涎壅盛	气机闭塞，机窍猝闭；气虚脱绝，气从上脱；神志蒙闭，神机蒙闭；阳气闭塞，阳气上闭
鼻扇	气机冲逆，逆气冲上；气虚脱绝，气从上脱
嗳噫	气机不降，气行上逆；气机冲逆，逆气冲上
吞吐酸水	气机不降，气行上逆
呃逆	气机不降，气行上逆；气机冲逆，逆气冲上；阳气浮越，阳气上逆
呃逆断续	阳气脱绝，阳气上脱
恶心	气机不降，气行上逆；气不化津，津液内蓄；津液消灼，气涩难行
干呕	气机不降，气行上逆；气机冲逆，逆气冲上；阳气不宣，阳气内郁
呕吐	气机不降，气行上逆；气机冲逆，逆气冲上；气机逆乱，升降逆乱；阳气浮越，阳气上逆
呕吐清水	气化不行，水气上泛
呕吐不止	津液脱竭，津液上脱；阳气怫郁，怫郁于内
呕逆如喷	气机冲逆，逆气冲上
反胃呕吐	气机冲逆，逆气冲上
呕吐蛔虫	气机冲逆，逆气冲上
汤水不入	气机冲逆，逆气冲上；气机逆乱，升降逆乱
清涎上壅	气机冲逆；逆气冲上

表2-1-26　气机逆乱、升降逆乱症象病机化

吐利交作	气机逆乱，升降逆乱
吐泻不得	气机逆乱，升降逆乱

表2-1-27　气机逆乱、气行下迫症象病机化

肠鸣	气机不利，气行不利；气机下陷，气行陷下；气机逆乱，升降逆乱；水谷不分，运化失职；津不化气，水气内蓄
里急后重	气机不宣，气行不畅；气机不利，气行不利；气机下陷，气行下迫；热迫津泄，火热内迫
泻痢并迫	气机逆乱，升降逆乱
二便窘迫	气机下陷，气行下迫
酢胀异常	气机下陷，气行下迫
虚坐努责	气机下陷，气行下迫；热迫津泄，火热内迫
大便不爽	气机不宣，气行不畅；气机不利，气行不利；气机不降，气行上逆；气机下陷，气行下陷
小便难	气机闭塞，机窍不灵；阳气怫郁，怫郁于内；阳气不行，阳不下行
二便不行	气机不宣，气行不畅；气机不利，气行不利；气机郁结，机窍不通；气机不降，气不下行
无矢气	气机不降；气不下行

表2-1-28　不宣不振、阴阳脱竭症象病机化

少气短气	气机不宣，气机郁遏；气机不升，气不上升；气虚失充，失充于内；气不化津，津液内蓄；津液消灼，火热耗气；阳气脱绝，阳气内脱
短气似喘	气不化津，津液内蓄
善太息	气机不宣，气机郁遏；气机不升，气不上升；阳气怫郁，怫郁于内
声低息短	阳气不振，阳不振内
少气懒言	阳气不振，阳不振内
气息奄奄	气虚脱绝，元气暴脱
吸气短促	阴液脱竭，阴精内竭
气不作嚏	阳气不振，阳不振上

（二）血症

表2-1-29　失血症象病机化

红星红丝	血络不固，血失固摄
点滴晦暗	络瘀血溢，血不归经；血络不固，血失固摄
鲜红正赤	络血妄行，阳迫血溢
鲜红紫赤	络血妄行，血液燔灼
血溢胶粘	络血妄行，血液燔灼
血出暗红	血热蕴炽，火迫血络
血如污泥	络瘀血溢，络损血虚
血出紫块	血滞瘀结，血液瘀结；络瘀血溢，络损血虚；络血妄行，血液燔灼
血出稀淡	络瘀血溢，血不归经；血络不固，血失固摄
清血如射	气机下陷，气行下陷
血出如涌	气机冲逆，冲气入血；络瘀血溢，络损血虚；络血妄行，阳迫血溢；血络不固，血脱不禁
失血反复	络瘀血溢，血不归经；血络不固，血失固摄
动则血溢	络血妄行，阳迫血溢
临涌足冷	血络不固，血脱不禁
血出身抽挛	血络不固，血脱不禁
血出慌乱	血络不固，血脱不禁
鼻衄	清窍不利，液不清净；气机冲逆，冲气入血；血热蕴蒸，热蒸血液；血热蕴炽，火迫血络；阳气怫郁，怫郁于上；阳气浮越，阳气上浮；阴热蕴炽，炽逆于上
齿衄	清窍不利，液不清净；血热蕴蒸，热蒸血液
舌衄	血热蕴蒸，热蒸血液；阳气浮越，阳气上浮
耳衄	阴热蕴炽，炽逆于上
咳血	血热蕴蒸，热蒸血液；阳气怫郁，怫郁于上；阳气浮越，阳气上浮
吐血	血热蕴炽，火迫血络；阳气怫郁，怫郁于上
呕血	气机冲逆，冲气入血
咯血	血热蕴蒸，热蒸血液
唾血	清窍不利，液不清净；血热蕴蒸，热蒸血液
唇干裂血	血热蕴炽，火灼血液
便血	气机不升，气失提挈；气机下陷，气行下陷；血热蕴炽，火迫血络
便脓血	气机不升，气失提挈
痔血	气机不升，气失提挈
尿血	气机不升，气失提挈；血热蕴炽，火迫血络
血淋	气机不升，气失提挈；血热蕴炽，火迫血络
崩血	气机不升，气失提挈
漏血	气机不升，气失提挈
斑中出血	血热蕴炽，火炽孙络

表2-1-30 血瘀症象病机化

瘀斑青紫	络瘀血溢，瘀滞不行
经血涩少	血滞不行，血滞于内
闭经	血滞瘀结，瘀结于里

十一、津液症象

津液症象为过剩不足、内蓄和外溢，临床表现为五液干枯或过多、泻利、闭结、多尿、淋癃、带浊等。

（一）出汗

表2-1-31 汗症象病机化

易汗多汗	津液不固，五液不禁；营虚失禁，阳气易动
动则汗出	腠理不实，玄府不闭；气虚失充，失充于外；气虚脱绝，气从外脱
烦躁汗出	腠理不固，表阳怫郁；热蒸液泄，液蒸外泄
汗出气秽	热迫津泄，津液外泄
热蒸汗出	津气蕴灼，热灼津消；津气蕴炽，火炽液泄；热迫津泄，津液外泄；热蒸液泄，液蒸外泄；营热蕴灼，营液蒸腾；阴热蕴炽，蕴炽于内
自汗冷麻	阳气不振，阳不振外
汗出如水	气化不行，水气外泄
战汗	阳气怫郁，怫郁于内
狂汗	阳气怫郁，怫郁于内
汗出如雨	津液脱竭，津液外脱；阳气脱绝，阳气外脱；阴精脱竭，阴精外脱
汗出如珠	津液脱竭，津液外脱
汗出如油	阳气脱绝，阳气外脱；阴精脱竭，阴精外脱
汗出而粘	阳气脱绝，阳气外脱；阴热蕴灼，蒸灼于外
头热汗出	热迫津泄，津液外泄
头汗淋漓	清窍不宁，阳气内扰；气虚脱绝，气从上脱；气化不行，水气外泄；津气蕴炽，火炽液泄；热蒸液泄，液蒸外泄，阳气怫郁，怫郁于上；阳气浮越，阳气上浮；阳气脱绝，阳气外脱；阴热蕴蒸，热蒸阴液
心汗	热蒸液泄，液蒸外泄
背汗	热蒸液泄，液蒸外泄
手足汗	津气蕴炽，火炽液泄
半身汗	营虚失养，腠理不调
黄汗	气虚不充，津不化气
内热盗汗	热蒸液泄，液蒸外泄；营虚失养，营虚蕴热；血虚失荣，骨髓失荣；阴热蕴蒸，热蒸阴液；阴热蕴炽，蕴炽于内
盗汗身凉	腠理不实，玄府不闭；气虚失充，失充于外；气化不行，水气上泛；阴热蕴炽，蕴炽于内

（二）涕泪耳水

表2-1-32 涕泪耳水症象病机化

鼻流清涕	津液不固，五液不禁
鼻流浊涕	清窍不利，液不清净
目流冷泪	清窍不宣，液不固流；津液不固，五液不禁

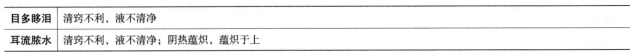

目多眵泪	清窍不利，液不清净
耳流脓水	清窍不利，液不清净；阴热蕴炽，蕴炽于上

（三）痰涎

表2-1-33　痰涎症象病机化

口多唾液	清窍不利，液不清净；气不化津，津液内蓄；热蒸液泄，液迫上溢
口流白沫	气虚脱绝，元气暴脱
口角流涎	神志蒙蔽，神志闭厥；阳气闭塞，阳气上闭；阳气脱绝，阳气内绝
流涎上壅	气不化津，津液内蓄
唾如涌泉	津液不固，五液不禁
咽中痰腻	清窍不宣，液不固流
痰唾稠厚	津气蕴蒸，热蒸清津；津液枯涸，液不外充；清窍不利，液不清净
口燥多唾	阳气怫郁，怫郁于上
咳呛稀水	气化不行，水气上泛
痰稀不爽	热蒸液泄，液迫上溢
痰如银丝	热蒸液泄，液迫上溢

（四）泻痢

表2-1-34　泻痢症象病机化

水泻如注	水谷不分，水渗大肠；气化不行，水气上泛
暴泄如注	气机下陷，气机下迫；津液不固，肠液不固；热迫津泄，津液下泄
暴泄下迫	气机下陷，气行下陷；热迫津泄，火热下迫
泄利不止	气虚脱绝，气从下脱；阳气脱绝，阳气下脱
完谷不化	气机下陷，气行下陷；水谷不分，运化失职；热迫津泄，火热下迫；津液不固，肠液滑脱
洞泄如火	热迫津泄，火随津下
青水恶臭	热迫津泄，津液下泄
黑臭如屋漏	津气蕴炽，火迫于下；热迫津泄，津液下泄
痛泻肠鸣	气机不利，气行不利
痛泻难涩	津气蕴炽，火迫于下；热迫津泄，火热内迫；热蒸液泄，液迫下泄
吐利清水	水谷不分，水渗大肠；气化不行，水气上泛；津液脱竭，津液上脱
滞下不爽	气机下陷，气机下迫
泻痢不爽	气机下陷，气机下迫
溏泄	气机不升，气失提挈；气虚失养，气不养内；阳气不振，阳不振下
溏臭不爽	津气蕴炽，火迫于下
大便如酱	津气蕴炽，火迫于下
黏稠污浊	津气蕴炽，火迫于下
金黄臭秽	热迫津泄，火热下迫
鹜溏	水谷不分，水渗大肠
白沫如箭	津液脱竭，津液下脱

续表

下泄白沫	热蒸液泄，液迫下泄
痢如鱼脑	热蒸液泄，液迫下泄
恶泄无度	津液不固，肠液滑脱；气机不升，气失提挈；气机下陷，气机下趋
洞开不禁	津液不固，肠液不固；津液脱竭，津液下脱
直漏直泄	津液不固，肠液滑脱
滑泄不禁	津液不固，肠液滑脱；气机下陷，气机陷下

（五）小便

表2-1-35　小便症象病机化

多尿	气机不升，气失提挈；气机下陷，气机陷下；热蒸液泄，液迫下泄；津液不固，五液不禁；阳气不振，阳不振下；阴精不固，阴液不固
遗尿	津液不固，五液不禁；阴精不固，阴液不固；阴精脱竭，阴精外脱
小便失禁	气机不升，气失提挈；气机下陷，气机陷下；气虚脱绝，气从下脱

（六）精浊

表2-1-36　精浊症象病机化

早泄	阳气不振，阳不振下
遗精	气机不升，气失提挈；阳气不振，阳不振下；阴精不固，精液不固
精滑	阳气脱绝，阳气下脱
赤白浊	气机不升，气失提挈；阳气不振，阳不振下；阴热蕴炽，蕴炽于下；阴精不固，精液不固
带下	气机不升，气失提挈；阳气不振，阳不振下；阴热蕴炽，蕴炽于下；阴精不固，精液不固
尿后白淫	阴精不固，精液不固
尿如膏脂	阴精不固，精液不固
热精自流	热蒸液泄，热迫阴液
带浊清稀	热蒸液泄，热迫阴液
白淫黄稠	热蒸液泄，热迫阴液

（七）干燥

表2-1-37　干燥症象病机化

鼻干	清窍不宣，液不固流；清窍不利，苗窍失滋；气不化津，津不上腾；津液消灼，外液消涸
鼻燥	津液枯涸，液不上滋；津液脱竭，津液枯竭；阴热蕴灼，蒸灼阴液
目干涩	清窍不利，苗窍失滋；津液消灼，外液消涸；阴液消涸，阴不上滋
目裂	津液枯涸，液不上滋；津液脱竭，津液枯竭
唇燥	清窍不利，苗窍失滋；气不化津，津不上腾；津液消灼，外液消涸；阳气浮越，阳气上浮
唇茧	津液枯涸，液不上滋；津液脱竭，津液枯竭
唇焦裂血	津液枯涸，液不上滋；津液脱竭，津液枯竭；血热蕴炽，火灼血液；阳气浮越，阳气上浮；阴热蕴灼，蒸灼阴液
齿燥垢黄	津气蕴灼，热灼津消；津液消灼，外液消涸
齿垢干紫	血热蕴炽，火灼血液
齿板唇焦	阴热蕴灼，蒸灼阴液

续表

齿板龈黑	津液枯涸，液不上滋；津液脱竭，津液枯竭
舌燥	津气蕴炽，火炽津消；津液消灼，外液消涸；津液枯涸，液不上滋；阳气浮越，阳气上浮；阴热蕴灼，蒸灼阴液；阴虚失养，失养于内
咽干	清窍不利，苗窍失滋；气不化津，津不上腾；津气蕴蒸，热蒸清津；津气蕴灼，热灼津消；津气蕴炽，火炽津消；津液消灼，外液消涸；津液枯涸，液不上滋；阳气浮越，阳气上浮；阴热蕴蒸，热蒸阴液；阴热蕴灼，蒸灼阴液；阴液消涸，阴不上滋
噎塞艰涩	津液枯涸，液不内养
嘈杂	津液消灼，热灼阴液；津液枯涸，液不内养
口干	清窍不利，苗窍失滋；津气蕴蒸，热蒸清津；津气蕴灼，热灼津消；津气蕴炽，火炽津消；津液枯涸，液不上滋；阳气浮越，阳气上浮；阴热蕴蒸，热蒸阴液；阴热蕴炽，蕴炽于内；阴虚失养，失养于内
口渴饮冷	津气蕴蒸，热蒸清津；津气蕴炽，火炽津消
大渴引饮	气不化津，津不上腾；津气蕴灼，热灼津消；津液消灼，清津消灼
渴不引饮	气不化津，津不上腾；津液消灼，清津消灼；阳气浮越，阳气上浮；营虚失养，营虚蕴热；阴热蕴灼，蒸灼阴液
口干不渴	营热蕴灼，营液蒸腾
渴喜热饮	阴热蕴灼，蒸灼阴液
饮而即吐	气不化津，津不上腾
饮一溲一	津液不固，五液不禁
饮一溲二	津液脱竭，津液下脱；阴精不固，阴液不固
汗出不透	腠理不宣，皮毛不宣，腠理不宣，玄府闭塞
无汗	腠理不宣，玄府闭塞；腠理不调，表阳怫郁；阴热蕴灼，蒸灼于外；阴热蕴炽，蕴炽于外
皮肤干燥	腠理不宣，玄府闭塞；气不化津，津不上腾；津液消灼，外液消涸；津液枯涸，液不外充；营虚失养，皮毛失养；阴热蕴炽，蕴炽于内；阴液消涸，阴不外滋；阴虚失养，失养于外
肌肤甲错	津液枯涸，液不外充；营虚失养，皮毛失养；血滞不行，血滞肌肤
毛发枯槁	津液脱竭，津液枯涸；营虚失养，皮毛失养；阴液消涸，阴不外滋
指螺干瘪	津液脱竭，津液枯竭
大便干结	津气蕴炽，火炽液燥；津液消灼，内液消涸；津液枯涸，液不下流；阴液消涸，阴不下滋
大便秘	气机不宣，机窍不灵；气机郁结，机窍不通；气机不降，气不下行；津气蕴炽，火炽液燥；津液消灼，内液消涸；津液枯涸，液不下流；阳气怫郁，怫郁于内；阴热蕴炽，蕴炽于内
胶闭不通	津气蕴炽，火迫于下
小便不利	气机不降，气不下行；水谷不分，气化不行；气化不行，气化不及；津不化气，气化不利；气不化津，津不下行；热蒸液泄，液迫下泄；阳气怫郁，怫郁于内
小便短少	水谷不分，气化不行；气不化津，津不下行；津不化气，气化不利；津气蕴炽，火炽液燥；津液枯涸，液不下流；阴热蕴蒸，热蒸阴液；阴热蕴炽，蕴炽于下
点滴如油	津液消灼，内液消涸；津液枯涸，液不下流；阴热蕴炽，蕴炽于下
小便短赤	气不化津，热蒸清津；津气蕴灼，热灼液泄；津气蕴炽，火炽液燥；热迫津泄，火随津下；津液消灼，内液消涸；阴热蕴蒸，热蒸阴液；阴热蕴炽，蕴炽于下
尿里浑臭	阴热蕴炽，蕴炽于下
癃闭	气机下陷，气机下迫；气化不行，气化不及；津不化气，气化不利；阴热蕴炽，蕴炽于下
无尿	水谷不分，气化不行；津液枯涸，液不下流
小便时痛	气化不行，气化不及；热迫津泄，火随津下；津液消灼，内液消涸；津液枯涸，液不下流；阴热蕴炽，蕴炽于下

十二、神志症象

神志症象表现在精神、神志、言语、睡眠、行为等失常，如少神、昏迷、烦躁、不寐、痴、癫、狂等。

（一）少神

表2-1-38 少神症象病机化

倦怠少神	气虚不充，失充于外；气机不升，气不上行；阳气不宣，阳不外展；阳气不振，阳不振内
倦怠嗜卧	气虚不充，失充于外；阳气不振，阳不振内
昏倦不起	血虚失养，血不上养
形神疲瘁	气虚不充，失充于神；神气不振，神气不收
合目无神	气虚不充，失充于神；神气散脱，神气散越
睡卧露睛	气虚不充，失充于神
昏睡露睛	气虚脱绝，气从下脱；神气散脱，神气内脱；津液枯涸，液不外充；阳气脱绝，阳气内绝
默默欲睡	阳气不行，阳神不行；阳气不振，阳不振内；阴液消涸，阴不内滋
蜷卧	阳气不行，阳神不行
昏沉蜷卧	阳气不振，阳不振内
神思不清	气虚失养，气不养神；神志不清，神思不清
人事昏惑	清空不宣，阳光不治
沉默少语	神气不振，神气不收
神索色败	阳气脱绝，阳气内绝
忽忽不乐	气虚失养，气不养神
闻声惊惕	气虚失养，气不养神；神气不振，神气不收；阳气不振，阳不振内
食少乏味	气虚失养，气不养内
默默不食	气机不宣，机窍不灵；气虚失养，气不养内；神志不清，神思不运；阴液消灼，火热耗气
不食不哭	气虚脱绝，气从下脱
茶饭懒散	神气不振，神气不收；阴液消灼，火热耗气
恍惚善忘	神志不清，神思不清；神气不振，神思恍惚；神气散脱，神明无主
恍惚错语	气虚失养，气不养神；气虚脱绝，气从内脱

（二）不寐

表2-1-39 不寐症象病机化

睡卧不安	阳气怫郁，怫郁于内
睡卧多惊	神气不振，神志不振
噩梦惊恐	神志不宁，神不入静
多梦纷纭	气虚失养，气不养神；神志不宁，神不入静；阳气浮越，阳气外越
寐中起坐	神志不宁，神不入静
欲寐不寐	阴热蕴灼，蒸灼于内；阴液消涸，阴不内滋
不寐	气机不宣，机窍不灵；气虚失养，气不养神；神志不宁，神不入静；神志不清，神思不运；津气蕴灼，热扰神明；营热蕴蒸，营热蒙心；血热蕴蒸，血热内蒸；阴热蕴灼，蒸灼于内
烦热不寐	阴液消灼，热灼阴液；营热蕴蒸，营热内扰；阴热蕴炽，蒸炽于内；阴液消涸，阴不内滋

续表

躁热不寐	神志不宁，阳神内动；阳气浮越，阳气外越
张目不眠	津气蕴炽，火迫神明
惊悸不寐	神志不宁，心神不安；阳气浮越，阳气外越

（三）烦躁

表2-1-40　烦躁症象病机化

心烦	神志不宁，阳神内动；津气蕴蒸，热蒸神志；津气蕴灼，热扰神明；营热蕴蒸，营热内扰；营虚失养，营虚热蕴
心神常动	神志不清，神思不定
坐卧不安	神志不清，神思不定
烦热不宁	津气蕴蒸，热蒸神志；血热蕴炽，血热内炽
虚烦	气虚失养，气不养神
烦倦不常	阴液消灼，火热耗气；营虚失养，营不内养；阳气不和，阳不入阴；阴液消涸，阴不内滋
烦躁不安	腠理失调，表阳怫郁；气机逆乱，气行错乱；神志不宁，阳神内动；神气散脱，神气散越；津气蕴炽，火迫神明；阳气浮越，阳气外越；阳气脱绝，阳气上脱
周身烦躁	血热蕴蒸，血热内蒸
扬手撇足	神志昏蒙，神思躁狂；神气散脱，神气散越；津气蕴炽，火迫神明；血热蕴炽，血热内炽；阳气浮越，阳气外越
日暮烦躁	营热蕴灼，营热蒙心
时静时扰	气虚失养，气不养神；神气散脱，神气内脱

（四）慌乱

表2-1-41　慌乱症象病机化

心慌意乱	气虚脱绝，气从内脱
气喘慌乱	阳气脱绝，阳气上脱
日暮慌乱	神气散脱，神气散越
腹中空洞	阳气脱绝，阳气内绝

（五）痴呆

表2-1-42　痴呆症象病机化

痴呆不语	气机不宣，机窍不灵；气机闭塞，机窍不灵；神志不清，神思不运；神志昏蒙，神思迷蒙；神气不振，神思恍惚
表情淡漠	神志不清，神思不运
忧郁不伸	气机不宣，机窍不灵；神志不清，神志不定
恶闻人声	神志不清，神思不运；神气不振，神志不振
神呆目钝	清窍不宣，阳光不治
孤僻退缩	神气不振，神志不振
形神惊怖	气虚脱绝，气从内脱；神志不清，神志不定；神气不振，神志不振
如人将捕	神志不清，神思不清
恐怯不安	神志不清，神思不清；神志不清，神志不定；神气不振，神志不振
多幻妄	神志不清，神思不定
疑虑不安	神志不清，神思不清

（六）颠倒

表2-1-43　颠倒症象病机化

无故嘻笑	神志不清，神志不定
痴笑不休	神志昏蒙，神思颠倒
无故悲泣	神志不清，神志不定
哭笑无常	神志不清，神志不定；神志昏蒙，神思颠倒
神思颠倒	神志昏蒙，神思颠倒；阳气不振，阳不振内
手舞足蹈	神志昏蒙，神思颠倒

（七）谵狂

表2-1-44　谵狂症象病机化

夜多呓语	神志昏蒙，神思迷蒙
错语	神志昏蒙，神思迷蒙；神气散脱，神明无主；津气蕴灼，热扰神明；营热蕴灼，营热蒙心；血热蕴炽，血热内炽
谵语	神志昏蒙，神思迷蒙；神气散脱，神气散越；津气蕴灼，热扰神明；津气蕴灼，火迫神明；血热蕴炽，血热内炽
时时谵语	神志昏蒙，神思昏愦
谵语发笑	神气散脱，神气散越
闭目独语	神志昏蒙，神思迷蒙
妄见妄言	神志昏蒙，神思昏愦；神气散脱，神明无主
狂言乱语	神志昏蒙，神思昏愦；神气散脱，神气散越
郑声独语	神志昏蒙，神思昏愦；神气散脱，神明无主
郑声发笑	神气散脱，神气散越
昏沉呓语	神气散脱，神气内脱
细语呢喃	神气散脱，神气散越

（八）躁动

表2-1-45　躁动症象病机化

烦躁恶热	阴热蕴灼，蒸灼于内
正夜烦躁	阴热蕴炽，蒸炽于内
神糊躁扰	阳气怫郁，怫郁于内；阴液消涸，阴不内滋
掀去衣被	神气散脱，神气散越；津气蕴炽，火迫神明
摇头咬牙	神志昏蒙，神思躁狂
气急神扬	神气散脱，神气散越；阳气浮越，阳气上逆

（九）狂乱

表2-1-46　狂乱症象病机化

发狂	神志昏蒙，神思昏愦；神志昏蒙，神思躁狂；阳气怫郁，怫郁于内；阳气浮越，阳气外越
怒且狂笑	神志昏蒙，神思躁狂
骂詈不避	神志昏蒙，神思颠倒

惊狂不定	神志昏蒙，神思躁狂
善怒	神志不宁，阳神内动；神志昏蒙，神思躁狂

（十）昏蒙

表2-1-47　昏蒙症象病机化

沉迷欲睡	清窍不宣，阳光不治；气机闭塞，机窍不灵；神气散脱，神气散越；津气蕴灼，热扰神明；阳气怫郁，怫郁于内；阴精脱竭，阴精内竭
入暮神糊	阴精脱竭，阴精内竭
神呆不语	神志昏蒙，神思迷蒙；血热蕴炽，血热内郁

（十一）昏迷

表2-1-48　昏迷症象病机化

昏迷不省	神志昏蒙，神思昏愦；神志蒙闭，神机蒙闭；津气蕴炽，火迫神明；血热蕴炽，血热内炽；阳气浮越，阳气外越
昏愦不语	神志蒙闭，神机闭厥；气机闭塞，气行阻滞；阳气闭塞，阳气内闭；阳气脱绝，阳气内绝
时时欲厥	阳气脱绝，阳气内绝
昏厥不知	气机闭塞，机窍猝闭；气虚脱绝，元气暴脱；阳气闭塞，阳气内闭
呵欠鼾睡	神志蒙闭，神机闭厥；神气散脱，神气内脱；津气蕴灼，热扰神明；阴精脱竭，阴精内竭
神呆如醉	神志蒙闭，神机闭厥
目定口呆	气机闭塞，机窍不灵；气虚脱绝，元气暴脱；神志蒙闭，神机蒙闭；神志蒙闭，神机闭塞；阳气闭塞，阳气上闭
两目斜视	神志蒙闭，神机蒙闭
直视失波	津气蕴炽，火迫神明；阴精脱竭，阴精内脱

十三、色泽症象

色泽改变之症象，主要为面、目、鼻、唇以及皮肤、爪甲之色泽异常，尚有皮肤斑、疹、疮、疖等。

（一）面赤

表2-1-49　面赤症象病机化

面赤	腠理失调，表阳怫郁；津气蕴灼，热灼气分；津气蕴灼，火炎于上；营热蕴蒸，营热上扰；营热蕴灼，营热上蒸；血热蕴蒸，血热上蒸；血热蕴炽，血热上炽；阳气不和，阳不入阴；阳气浮越，阳气上浮；阴热蕴炽，蒸炽于上
火升面赤	清窍不宁，阳气外露
起坐面赤	清窍不宁，阳气外露；气机冲逆，气冲上逆
面赤如醉	阳气怫郁，怫郁于上
面赤油光	阴热蕴灼，蒸灼于上
潮红	清窍不宁，阳气外露
颧赤	清窍不宁，阳气外露；营热蕴灼，营热上蒸；血热蕴炽，血热上炽；阴热蕴炽，蒸炽于上；阴虚失养，失养于内
火升颧赤	阴热蕴蒸，热蒸阴分
颧红游移	阳气浮越，阳气上浮
两颧深紫	阴热蕴灼，蒸灼于上

（二）面白

表2-1-50　面白症象病机化

面色㿠白	清空失养，阳光不充；气虚不充，失充于上；血虚失养，血不上充；阳气不振，阳不振上；阳气脱绝，阳气内绝
面白筋露	血虚失养，血不上充

（三）面晦

表2-1-51　面晦症象病机化

形瘦色苍	津液枯涸，液不外充；阳气不行，阳不上行
面色青黄	清空不宣，阳光郁遏；清空失养，阳光不充；气虚不充，失充于上；阳气不行，阳不上行；阳气闭塞，阳不上闭；阳气脱绝，阳气内绝
面色暗淡	清空失养，阳光不充；阳气不宣，阳不上升
面色晦暗	清空不宣，阳光郁遏；气机闭塞，气行阻滞；阳气不振，阳不振上；阴精脱竭，阴精内竭
面色紫暗	血滞不行，血滞于上；阴热蕴灼，蒸灼于上
一团黑滞	清空不宣，阳光郁遏；阳气不行，阳不上行
面色枯黑	阴液消涸，阴不上滋
面色黧黑	血滞不行，血滞于上；阳气不宣，阳不上升；阳气闭塞，阳不上闭
额黑晦暗	阴热蕴灼，蒸灼于上；阴精脱竭，阴精内竭
目眶黑晕	血虚失养，血不上充；阳气不振，阳不振上；阴虚失养，失养于外
环口黧黑	阳气不振，阳不振上
鼻头色黑	清空不宣，阳光郁遏
面垢	津气蕴灼，热灼气分；营热蕴灼，营热上蒸
唇黑	气机闭塞，机窍猝闭；阳气不行，阳不上行；阳气闭塞，阳不上闭
面色黑胀	气机闭塞，气行阻滞；气机闭塞，机窍猝闭

（四）面目黄

表2-1-52　面目黄症象病机化

面色淡黄	血虚失养，血不上充；阳气不行，阳不上行
面色萎黄	气虚不充，失充于上；阳气不行，阳不上行
面色黄明	津气蕴蒸，热蒸气分
面色黄晦	阳气不宣，阳不上升；阳气不行，阳不上行
目黄	津气蕴蒸，热蒸气分；血热蕴炽，血热上炽

（五）目赤

表2-1-53　目赤症象病机化

目赤	清窍不利，阳光上逆；津气蕴炽，火炎于上；营热蕴蒸，营热上扰；营热蕴灼，营热上蒸；血热蕴蒸，血热上蒸；血热蕴炽，血热上炽；阳气怫郁，怫郁于上；阳气浮越，阳气上浮；阴热蕴炽，蒸炽于上

（六）唇色

表2-1-54　唇色症象病机化

唇色惨淡	血虚失养，血不上充；阳气不振，阳不振上
唇淡齿露	阳气不行，阳不上行
唇红	营热蕴蒸，营热上扰；血热蕴蒸，血热上蒸；阴热蕴炽，蒸炽于上
唇绛如朱	营热蕴灼，营热上蒸；血热蕴炽，血热上炽
唇紫	血滞不行，血滞于上

（七）皮肤、爪甲

表2-1-55　皮肤爪甲症象病机化

肌肉青紫	阳气不行，阳不上行
爪甲青紫	气机闭塞，机窍猝闭；血滞不行，血滞于上；阳气不行，阳不上行；阳气闭塞，阳气外闭；阳气不振，阳不振上
爪甲淡白	血虚失养，血不上充；阳气不振，阳不振外
手足青至节	血滞不行，血滞于络；阳气不行，阳不上行；阳气闭塞，阳气外闭
青筋暴露	血滞不行，血滞于络
红丝赤缕	血滞不行，血滞于络

（八）斑、疹、疮、疖

表2-1-56　斑疹疮疖症象病机化

红疹	血热蕴蒸，热郁血络
丹痧	血热蕴蒸，热郁血络
发斑	络脉不宣，络脉郁遏；血热蕴蒸，热郁血络
丹毒	血热蕴蒸，热郁血络
斑疹潮红	阳气怫郁，怫郁于上
云皮如丹	阳气浮越，阳气外越
斑疹紫赤	血热蕴炽，火炽血络
斑疹黑晦	血热蕴炽，火炽血络；阳气不行，阳不上行
斑发青紫	阳气浮越，阳气外越
阴斑隐隐	阳气浮越，阳气外越
斑中出血	血热蕴炽，火炽血络
疹疮欲出不出	腠理不宣，皮毛不宣；腠理不调，肌腠不宣
发斑痒痛	络脉不宣，络脉郁遏
瘾疹瘙痒	血滞不行，血滞肌肤
赤疱灼痛	血热蕴炽，火炽血络
疮疖	血热蕴蒸，热郁血络；阳气浮越，阳气外越
风疮	血虚失营，肌肤失营
冻疮	血滞不行，血滞肌肤
白痦	湿久不愈，而从热化

十四、形体症象

形体改变的症象，有肿大、枯瘦、陷凹、脱落，以及结块等症象。

（一）肿大

表2-1-57　肿大症象病机化

面目浮肿	腠理不宣，肌腠不宣；气机不宣，气不归元；气机不升，气失运常；气化不行，水气泛溢；津不化气，水气泛溢
头面风肿	清空不宣，阳气怫郁
足跗浮肿	气化不行，水气泛溢；津不化气，水气泛溢
足肿	气机不宣，气不归元；气机下陷，气机陷下；津不化气，水气泛溢
身肿	气化不行，水气泛溢；津不化气，水气泛溢
四肢肿	气化不行，水气泛溢；津不化气，水气泛溢
关节紫肿	血滞不行，血滞于络
颊肿	清窍不利，气不清利
颈腮肿痛	清窍不利，气不清利
唇肿	清窍不利，气不清利；阴热蕴灼，蒸灼阴液
鼻肿	清窍不利，气不清利
龈肿	清窍不利，气不清利
舌肿	清窍不利，气不清利
咽肿	清窍不利，气不清利；阳气浮越，阳气上浮；阴热蕴灼，蒸灼阴液

（二）枯瘦

表2-1-58　枯瘦症象病机化

形瘦色苍	阴虚失养，失养于外
憔悴困惫	阳气不振，阳不振内；阴虚失养，失养于上
形瘁肉削	气虚失养，气不养形；阴液消涸，阴不上滋
肌肉大脱	津液脱竭，津液枯竭；阳气脱绝，阳气外脱
肌肉销灼	津液枯涸，液不外充
虚羸少气	气虚失养，气不养形；血虚失荣，肌肤失荣
毛发脱落	营虚失荣，毛发失荣
皮聚毛落	气虚失养，气不养形
皮肤如蜕	血虚失荣，肌肤失荣
筋枯筋短	络脉失养，络脉失柔
爪甲干枯	络脉失养，络脉失濡；营虚失荣，筋脉失荣；血虚失荣，四末失荣

（三）结块

表2-1-59　结块症象病机化

时聚时散	气机郁结，气行聚结
结聚不移	气机郁结，气行聚结；血滞瘀结，瘀结于里
结硬如核	气机郁结，气行聚结；血滞瘀结，瘀结于外
睾丸肿硬	气机郁结，气行聚结

（四）陷凹

表2-1-60　陷凹症象病机化

顶门陷下	津液枯涸，液不外充
囟陷枕沉	津液脱竭，津液枯竭
目陷	津液脱竭，津液枯竭；阳气闭塞，阳气上闭；阳气脱绝，阳气内绝
目陷鼻尖	阴精脱竭，阴精内竭
爪甲凹陷	血虚失荣，四末失荣
腿足枯瘦	阴液消涸，阴不下滋

十五、动态症象

动态失常症象，有动、悸、振、摇，与强、直、挛、弛等症象。

（一）动悸

表2-1-61　动悸症象病机化

筋惕肉瞤	络脉不和，络脉牵引；络脉失养，络脉不荣；气机冲逆，冲气入络；阳气不宣，阳不外展；阳气不振，阳不外振；阳气脱绝，阳气上脱
筋脉抽掣	络脉不利，络脉郁滞；络脉不和，络脉牵引；络脉失养，络脉不荣
目珠瞤动	清窍不利，阳络失柔；神气脱散，神气外散
眼皮帘搭	清窍不利，阳络失柔；神气脱散，神气外散
目跳	络脉不和，络脉牵引；络脉失养，络脉不荣；清窍不利，阳络失柔
唇蠕	络脉不和，络脉牵引；络脉失养，络脉不荣
口鼻牵引	络脉不和，络脉牵引
牙齿浮动	阳气浮越，阳不上浮
手足搐搦	络脉不和，络脉牵引；络脉失养，络脉不荣；神志蒙闭，神机蒙闭；神气脱散，神气外散；阳气闭塞，阳气外闭；阴精脱竭，阴精外竭
手如数物	神气脱散，神气外散
循衣摸床	神气脱散，神气外散
撮空理线	神气脱散，神气外散
心悸怔忡	神志不宁，心体不宁；神气不振，心体不定；营虚失荣，阳气易动；血虚失养，血不养内；阳气怫郁，怫郁于内；阳气脱绝，阳气下脱
火升心悸	神志不宁，心体不宁
动则心悸	神志不宁，心体不宁
闻声惊悸	神志不宁，心神不安；神气不振，心体不定；阳气浮越，阳气外越；阳气不振，阳不振内
脐下悸	气机冲逆，冲气入络
冲任冲动	阴热蕴炽，蒸炽于下

（二）振摇

表2-1-62　振摇症象病机化

头震	清空不宁，脑海不宁；阳气不振，阳不振上
手足振颤	经脉不荣，经气不振；络脉不和，络脉牵引；气虚失养，气不养经；阳气不振，阳不振内
唇颤	络脉不和，络脉牵引

身振	经脉不荣，经气不振；清空不宁，脑海不宁；气虚失养，气不养经
振振欲僻地	阳气脱绝，阳气内脱
肢振心憷	气虚脱绝，气从内脱；阳气脱绝，阳气内脱
发直头摇	阳气脱绝，阳气上脱
头摇	络脉不和，络脉牵引；阳气脱绝，阳气上脱
手足动摇	经脉不荣，经气不振；络脉不和，络脉牵引
弄舌	络脉不和，络脉牵引
啮舌	络脉不和，络脉牵引
心摇欲脱	气虚脱绝，气从内脱；阴精脱竭，阴精内竭

（三）强直

表2-1-63　强直症象病机化

项强	经脉不利，经气郁闭；络脉不和，络脉紧张；清空不宁，阳络不宁；气机闭塞，机窍猝闭
上视项强	气机闭塞，机窍猝闭；神志蒙闭，神机蒙闭；阴精脱竭，阴精外脱
舌强	络脉不和，络脉紧张；神志蒙闭，神机蒙闭；阴精脱竭，阴精内竭
肢强	经脉不利，经气郁闭；经脉不和，经脉失和；经脉不荣，经脉失柔；络脉不和，络脉紧张；络脉不荣，络脉不柔
身强	经脉不利，经气郁闭；络脉不和，络脉紧张；经脉不和，经脉失和；络脉不荣，络脉不柔
角弓反张	经脉不利，经气郁闭；络脉不和，络脉紧张；络脉不荣，络脉不柔；神志蒙闭，神机蒙闭；络脉不荣，络脉不柔；神志散脱，神气外散，阳气闭塞，阳气外闭；阴精脱竭，阴精外脱
四肢强直	神志蒙闭，神机闭塞
身肢僵硬	经脉不利，经气郁滞

（四）挛急

表2-1-64　挛急症象病机化

筋脉拘束	经气不宣，经气不伸；阳气不行，阳不外行
筋脉挛急	营虚失荣，筋脉不荣；血虚失养，血不养外
四肢拘急	经脉不利，经气郁滞；经脉不荣，经脉失柔；络脉不柔，络脉阻滞；络脉不和，络脉收引；络脉不荣，络脉不柔；阳气不行，阳不外行
四肢痉挛	气机闭塞，机窍猝闭；神志蒙闭，神机蒙闭
两手握固	气机闭塞，机窍猝闭；神志蒙闭，神机闭塞；阳气闭塞，阳气外闭
目闭不开	气机闭塞，机窍猝闭；阳气闭塞，阳气上闭
口噤不开	络脉不和，络脉收引；气机闭塞，机窍猝闭；神志蒙闭，神机蒙闭；阳气闭塞，阳气上闭；阴精脱竭，阴精外脱
啮齿	络脉不和，络脉收引；神志蒙闭，神机蒙闭；阴精脱竭，阴精内竭
舌卷	络脉不和，络脉收引；阳气脱绝，阳气内脱
舌缩	神志蒙闭，神机蒙闭；阳气闭塞，阳气上闭；阴热蕴灼，蒸灼阴液，阴液消涸，阴不上滋；阴虚失养，失养于内
唇紧	络脉不和，络脉收引
口呆唇缩	阳气闭塞，阳气上闭
口眼㖞斜	络脉不和，络脉收引；络脉不荣，络脉牵引
指挛	经脉不荣，经脉失柔；络脉不和，络脉收引

足挛	经脉不荣，经脉失柔；络脉不和，络脉收引
腹筋拘急	阳气不行，阳不外行
小腹弦急	阳气不行，阳不外行
囊缩	阳气不行，阳不外行；阳气脱绝，阳气内脱；阳气脱绝，阳气下脱；阴精脱竭，阴精内竭
阴缩	阳气不行，阳不外行；阳气脱绝，阳气下脱
阳缩入腹	阳气不行，阳不外行；阳气闭塞，阳气内闭
阴中拘急	阴热蕴炽，蕴炽于下
乳缩	阳气不行，阳不外行；阳气闭塞，阳气内闭；阳气脱绝，阳气下脱

（五）弛缓

表2-1-65　弛缓症象病机化

头项萎软	经脉不利，经脉阻塞；气虚脱绝，气从下脱；神气不振，神气不收
目胞下垂	气机不升，气不上行
目不欲开	阳气不振，阳不振内；阳气脱绝，阳气内脱
舌萎	经脉不荣，经脉不收
舌纵	经脉不荣，经脉不收
四肢无力	气机不升，气不上行；气虚不充，失充于外
肩臂不举	气机不升，气失提挈
百节解散	阳气不振，阳不振内
关节不能提挈	经脉不荣，经脉不收
行乏难支	气虚失养，气不养经
步履维艰	气虚失养，气不养经
腰膝酸软	经脉不和，经脉失和；经脉不荣，经脉不收；阳气不振，阳不振下
肌弛	腠理不实，肌腠不密
痿软	经脉不利，经脉阻塞；经脉不和，经脉失和；经脉不荣，经脉不收；气虚失养，气不养经；阳气不振，阳不振下
足痿	经脉不利，经脉阻塞；经脉不和，经脉失和；经脉不荣，经脉不收；阴液消涸，阴不下滋；阴虚失养，失养于内
偏瘫	经脉不利，经脉阻滞；经脉不和，经脉失和；经脉不荣，经脉不收；络脉不利，络脉阻闭
手撒	气虚脱绝，元气暴脱
截瘫	络脉不利，络脉阻闭
疝坠	气机不升，气失提挈
脱肛	气机不升，气失提挈
阴挺	气机不升，气失提挈
阴吹	气机不升，气失提挈
阳痿	阳气不振，阳不振下

第二节 舌象

舌象为证象组成的三大要素之一。包括舌质和舌苔两大部分，舌质能反映正气之盛衰，舌苔能反映邪气之浅深，因此能较好的、全面的提示整个病机的轮廓，因而为辨识证候的关键手段。

舌象显而易见，较脉象易于掌握辨认，较症象更能全面、本质地反映病机，《临症验舌法》曰：内外杂证无一不显其形、著其色于舌……据舌以分虚实而虚实不爽焉，据舌以分阴阳而阴阳不谬焉，据舌以分脏腑而脏腑不差，至方不误焉。危急疑难之顷，往往症无可参，脉无可按，而唯以舌为凭；妇女幼稚之病，往往闻之无息，问之无声，而唯有舌可验。

然而诊察舌象亦有不足之处，诸如饮食染色，光线与观察角度，患者舌体伸展状况以及进食后或说话过多，小儿啼哭吵闹都能影响舌色的改变，以致使观察失真。而且一种舌象能反映数种病机，一种病机也能出现多种舌象，因此除舌与苔相结合外，更应与症象脉象三者合参，方可准确具体地提示病机内容。

表2-1-66　舌象分类表

舌象	舌苔	苔色：白、黄、酱、灰、黑
		苔质：薄、厚、浮腐、紧腻、疏松、板实、润、滑、干、燥、芒、刺
	舌质	舌色：红、绛、紫、灰、黑、青、蓝
		舌体：荣、枯、老、嫩、柔、硬、胀、瘪、胖、瘦
		舌态：木、卷、偏、战颤、掉动、缩短、吐舌、痿弱、强硬
		舌面：裂纹、凹陷、垒起、点、斑、瓣、晕、泡
		部位：尖、心、根、边、舌底青筋

一、白薄苔

表2-1-67　薄白润苔症象病机化

名称	苔色	苔质	舌色	舌质	病因	病位	病机
淡红	白而鲜明	略厚于正常	淡红	如常	风、寒、湿	肺、卫	腠理失宣，阴邪在表；腠理不调，阳气郁遏；阳气失宣，津液郁滞
淡白	极薄或透明	极薄嫩滑，刮之明净	淡白	胖嫩	虚寒	肺、脾、肾	阳气不振，不能布苔
红绛	白而鲜明	略浮	鲜红		风、寒、湿	肺、卫	腠理失宣，素禀阳脏；阳气失宣，阴邪外郁；津液消灼
	白而略暗	极薄、极少	绛光	少津瘦小	虚火营热	肺、胃	津液消灼，阴虚火旺；营热蕴灼，火热内蒸；津液上郁，伏热外达
	白而鲜明	略干、略厚	鲜红		外寒内热、伏热、风温、风热、风湿、湿热	肺胃、肺卫、胆胃	腠理失宣，津液消灼，内热郁蒸，阴邪外遏，血热郁蒸
	如烟雾如粉	极薄或起白泡	红绛	坚敛苍老	热毒内盛	肺胃、心营	营热蕴灼，血热蕴炽，火热内炽，津液上腾
紫色	白而鲜明	略厚	紫红	多津	风、寒、湿	肺、卫	腠理失宣，阳气失宣，血热蕴炽，酒客外感，无关舌色
	白而略暗	极薄、较少	紫绛	少津	内热	营血	营热蕴灼，血热蕴炽，内热蒸腾，津液上郁
			紫暗	瘀热		心肝、血分	血热蕴炽，血滞不行，瘀热郁蒸，气机失宣，津液上郁

表2-1-68　薄白润苔症象病机化

名称	苔		舌		提示		
	色	质	色	质	病因	病位	病机
淡红		多津湿滑	淡红	胖嫩	寒、湿、痰、饮	肺、卫、胃	津不化气，阳气失宣，阳气不振，阴邪内盛或阳虚不化，津液留滞
淡白	白而晦暗	不满舌或如圈	淡白	胖嫩齿痕	虚寒	脾、肾	阳气不振，阳虚不化
	白光白		带青	晦暗不荣	寒极	肝脾肾	阳气不行，阳气闭塞，阳气脱绝，阳气竭绝
红绛	略厚	水滑，苔多	鲜红		风湿、湿热	肺卫	阳气失宣，外邪郁遏，津液留滞
	略薄	黏滑，不满	红绛	多瘦小	营热、虚火兼痰湿	肺胃、营血	营热蕴灼，内热蒸腾，痰湿上承
	暗淡	嫩薄一刮即净	红	胖嫩	虚寒	脾胃	阳气浮越，虚阳上越；阳气不振，津液蒸腾
娇红	白而暗淡	薄嫩	娇红	娇艳鲜泽滑嫩	虚寒、寒湿	脾、肾	阳气浮越，虚阳上越；阳气不振，湿液上承
			淡娇红	舌心无苔淡嫩娇艳	阴损及阳	脾、肾、胃	阴阳两虚，阳气浮越，虚阳上浮，阴液消涸

表2-1-69　薄白干苔症象病机化

名称	苔	舌		提示		
		色	质	病因	病位	病机
淡红	白如雪花片	淡白	胖嫩	阳虚、阴盛	脾、肾	阳气不振，阳气不行，阳气衰极，寒湿内减，津液不化
	望干摸湿	淡红		气虚挟湿	肺胃	气虚失充，气不化津，气不布津
		淡红		痰饮	肺胃	阳气失宣，气不化津；痰阻于中，液不上潮
红绛	中心略厚而干	红		风温、风热、风燥	肺卫	阳邪暴伤津液，津气蕴蒸
		绛		热、火、伏温	胃、营	化火入营，胃液受伤，营热蕴蒸
		红	鲜明红瘦	虚火	肝肾	阴虚火旺，津液素亏，阴液消涸
		红	暗晦干瘪	津枯	肺	肺津枯，肺阴竭，津液消涸

二、白厚苔

表2-1-70　白厚滑苔症象病机化

名称	苔		舌		提示		
	色	质	色	质	病因	病位	病机
淡红		浮胀刮之复积	淡红		寒、湿、痰、水、食	脾胃	阳气不行，阳气不充，阴浊上泛
淡白			淡白		虚寒	脾肾	阳气不振，阳虚阴盛，阴浊上泛
			淡青		气血皆寒	肝脾	阳气闭塞，阴浊上泛
红绛			红		化热之初	胆胃	阳气不和，外寒入里，渐欲化热
			绛红		湿遏热伏	肺胃	津气蕴蒸，营热蕴灼，热蒸湿腾
			鲜红		虚火夹痰湿	肺胃	阴液消涸，阴虚火炽，痰湿外遏
	色白暗晦	浮垢如污	红	薄嫩	气虚夹湿热	脾胃	气虚失充，气不化津，气虚不化，湿热蒸腾

表2-1-71　白厚腻苔症象病机化

名称	苔		舌		提示		
	色	质	色	质	病因	病位	病机
淡红	白	浮腻或如积粉	淡红		寒、湿、痰、饮、食	肺胃	阳气不行，津气蕴蒸，胃阳郁蒸，阴浊上泛
		一边偏厚	淡红		水积胁下肝气偏盛	肝肺	气机郁结，津不化气，水气郁结，津液不行
淡白	熟白无光	明而不透厚如物裹	淡白		虚寒、寒湿	脾胃	阳气不行，阳气闭塞，阳气不振，津液凝聚
		前半厚腻	淡白	淡而不荣后半无苔	阳虚	肾胃	不气化行，阳气不振，阳气虚怠，津气不化
红绛		厚腻	红	胖嫩齿痕	虚寒	胃	津气蕴蒸，阳气失宣，热蒸寒郁
		厚腻	绛	晦暗不荣	寒极	心营胃	津气蕴蒸，营热蕴炽，阳气失宣，热蒸湿郁，阴浊上泛
		厚腻	鲜红			肝肾胃	津气蕴蒸，津气蕴炽，阳气失宣，阴热蕴炽，火炽湿郁，阴浊上泛
	色暗	厚苔	鲜红		风湿、湿热	肾胃	津液消涸，阴热蕴炽，阴液消涸，热蒸湿郁，正虚邪实，津液腐败
紫绛		厚腻	紫红		酒湿生热，湿热化火	胃	血热蕴炽，火炽湿遏，湿浊上泛
		如积粉	紫绛		湿郁火炽	胃	津气蕴炽，阳气失宣，火炽湿遏，湿浊上泛

表2-1-72　白厚干苔症象病机化

名称	苔	舌		提示		
		色	质	病因	病位	病机
淡红		淡红		寒湿、郁热	脾胃	阳气失宣，气不化津，阴邪郁热，湿浊不化
	外燥内嫩	淡白	胖嫩	虚挟湿、痰、食	脾、肾、胃	阳气不振，气化不行，阳气不足，浊邪不化
红绛	干胶焦燥粗硬刮不净	红绛	坚敛苍老	寒湿化燥火	胃肠	津气蕴炽，津液消涸，燥火暴炽，津液伤残
		绛		营热，痰阻	心胃、营血	营热蕴灼，热蒸痰阻，液不上潮
	望干摸湿或望光摸干	红		虚火、湿热	肺胃、营血	津液消涸，营虚失养，气阴不足，湿蕴不化

三、混色苔

表2-1-73　白黄苔症象病机化

名称	苔		舌		提示		
	色	质	色	质	病因	病位	病机
白转黄苔	白苔中央微黄	薄干少津	红绛		风热、湿、燥	肺胃	津气蕴蒸，气分邪甚，津液渐伤
	白苔中央黄	中根厚不干或黏腻	红		寒、湿、痰、食化热	胃肠	津气蕴炽，渐入阳明，化热伤津
	白苔带黄	嫩润刮之能净	淡红娇红	明润胖嫩	阳虚	脾肾	阳气不振，阳气浮越，虚阳上浮，津液暗消
白兼黄苔	白苔黄尖				阴邪化热，热兼阴邪	心肺胃	津气蕴炽，阳气不行，阴邪不化，内热外达
	白苔黄根				邪转实热	胃肠	
	白苔心黄				阴邪化热	脾胃肠	
	白苔边黄				内热	肝胆脾胃	
	边白中黄				内热已盛	脾胃肠	

表2-1-74　白黑苔症象病机化

名称	苔		舌		提示		
	色	质	色	质	病因	病位	病机
白灰苔	灰浊	厚	淡红		寒兼痰湿	脾胃	阳气不行，阳气不和，阳气怫郁，阴邪壅盛，阳郁不化
	灰滑	较薄			寒、湿	脾胃	
	灰黏	黏腻浮滑			痰湿食	脾胃	
	灰白	不甚厚，刮之可净	淡白带青	底鲜明嫩润	阳虚阴盛	脾肾	阳气不振，阳气怫郁，阳虚不化，阴浊上泛
白黑苔	白灰黑		淡红		湿痰、食、瘀		阳气不和，阳气怫郁，阴浊内盛，阳气不化
	白黄黑		红绛紫	粗腻燥涩坚敛苍老	实热		津气蕴炽，燥火内炽，津液伤残
	白灰黑		淡红白青	明净光润胖大嫩滑	虚寒		阳气浮越，阳气不振，阳虚阴盛，虚阳上浮
	中黑边白	润滑			虚寒夹湿，寒水，冷食伤阳	脾胃	阳气怫郁，阳气不振，脾阳不振，阴浊不化
		干燥			燥火	胃肠	津气蕴炽，津液枯涸，阳明火炽，津液枯燥
	中白边黑				热邪内炽，过食生冷	胃	津气蕴炽，阳气不和，内热已炽，胃阳不化
	半边黑白				内热、痰热	肝胆半表里	津气蕴炽，阳气不和，内热已炽，痰热郁蒸
	尖白根黑	润滑刮不净			阳虚	脾肾	阳气浮越，阳气不振，虚阳内动
		干燥刮不净			积热、外寒	胃肠	津气蕴炽，阳气怫郁，积热化火，外寒郁遏
	尖黑根白	润滑			阳虚	脾肾	阳气浮越，阳气不振，虚阳上浮
		干燥			内火	心	津气蕴炽，血热蕴炽，心火上炽

表2-1-75　黄黑苔症象病机化

名称	苔		舌	提示		
	色	质		病因	病位	病机
霉酱苔	兼深黑	干腻	红绛紫	湿热、暑、宿食、痰浊	脾胃	津气蕴炽，阳气怫郁，热蒸寒遏，浊邪上泛
	兼淡灰	润滑	淡红青紫	热兼寒、湿、冷食	脾胃	津气蕴蒸，阳气怫郁，热蒸寒遏，浊邪上泛
黄黑苔	淡黑	刮不净润滑腻粗厚	红绛	热极化火，湿未化燥	脾胃	津气蕴炽，湿热蕴炽，津液渐伤
	深黑	刮不净刮不脱，润滑腻粗厚	红绛紫	热极化火，湿遏化燥	脾胃肠	津气蕴炽，津液枯涸，燥火结实，津液伤残
	兼灰白	薄嫩湿润多津刮之能脱能净	淡红白娇红，青白	虚寒		阳气不振，阳虚不化，阳虚上浮
	兼泡蓝紫	如葡萄	青紫	热毒、秽浊		热毒遏伏，秽浊郁结，血热蕴炽，津气蕴炽

四、黄润苔、黄干苔

表2-1-76 淡黄薄润苔症象病机化

名称	苔		舌		提示		
	色	质	色	质	病因	病位	病机
淡红	淡黄	略厚	淡红		微热	肺胃卫	津气蕴蒸，邪初入里，内热不甚
		极薄少津有裂纹	淡红	胖嫩	阳气虚郁热	肺、脾、胃	阳气浮越，阳气不振，浮热上扰
淡白	淡黄	极薄色暗	淡青	胖嫩	寒饮虚寒	肺、脾、肝	阳气不行，阳气浮越，阳浮于上
红绛	淡黄	滑亮	红绛	坚敛苍老	营热、湿痰	心营、肺、胃	津气蕴灼，营热蕴灼，热盛于内，痰湿郁遏

表2-1-77 黄薄润滑苔症象病机化

名称	苔		舌		提示		
	色	质	色	质	病因	病位	病机
淡红	黄滑	满舌，多津	淡红		热、湿痰、饮	肺、胃	化热未甚，湿浊有余
		常见裂纹，不满舌	淡红	嫩	气阴不足	肺、胃	津气蕴蒸，阳气失宣，虚不布苔，虚热上浮
绛红	黄滑		红绛		内热、湿、痰	心营、肺、胃	津气蕴灼，营热蕴灼，内热已甚，湿浊上腾
	黄滑	无质地	红绛		胃阴不足	胃	津液消灼，胃阳蒸腾，津液上腾

表2-1-78 黄厚润滑苔症象病机化

名称	苔		舌		提示		
	色	质	色	质	病因	病位	病机
红绛	黄滑	质厚	红绛		内热湿痰饮食	心营、脾、胃	津气蕴炽，营热蕴灼，湿遏热伏
			红绛	瘦薄	虚火、湿热	肾、胃、心	津气蕴炽，阴热蕴炽，阴虚火旺，湿热上潮
			红绛	鲜艳娇嫩	湿热、阳虚	脾胃	阳气不振，阳虚不能化燥
青紫	黄滑	苔厚	青紫		寒、食、阳虚	脾胃	阳气不行，阳气浮越，阳气不振，阳虚阴盛，虚阳上浮

表2-1-79 黄浊苔症象病机化

名称	苔		舌	提示		
	色	质		病因	病位	病机
红绛紫		薄而光滑	红	湿热、秽浊	脾胃	津气蕴蒸，湿浊未聚，散复未结
	如土如粉	厚而暗	红绛紫	湿浊、食滞	胃肠	津气蕴炽，湿浊宿垢内结

表2-1-80 黄黏腻苔症象病机化

名称	苔		舌		提示		
	色	质	色	质	病因	病位	病机
红绛	黄黏	厚腻	红绛紫		湿热痰浊	脾胃肠	津气蕴炽，热蒸津伤，湿浊郁遏
			红绛	少津	阴虚湿浊食滞	脾胃肠肾	津气蕴炽，阴热蕴炽，阴虚火旺，湿浊亦盛

表2-1-81 黄薄干苔症象病机化

名称	苔		舌		提示		
	色	质	色	质	病因	病位	病机
红绛	黄苔	薄干	红绛		风热湿燥暑	肺卫胃	津气蕴蒸，气液初伤，里邪不甚
			淡红	鲜嫩	气液不足	肺胃	津液消灼，气液不足不能布津生苔

表2-1-82　黄厚干苔症象病机化

名称	苔		舌	提示		
	色	质	色	病因	病位	病机
红绛	黄苔	厚干	红	燥火	胃肠	津气蕴炽，津液消灼，燥火内燥，津液消灼
			绛紫	营热燥火	肠胃、心营	津气蕴炽，营热蕴灼，热已入营，胃肠火炽

表2-1-83　黄厚燥裂苔症象病机化

名称	苔		舌		提示		
	色	质	色	质	病因	病位	病机
红紫	老黄厚裂	刮不净	红紫		燥火	胃肠	津气蕴炽，津液枯涸，燥火结实，津液告竭
娇红	中黄边淡	中干燥边嫩润，刮则净	娇红	胖嫩娇艳	阳上浮痰浊	肝肾	阳气浮越，阴液消涸，阴竭阳浮，虚阳上浮

五、黑滑苔、黑燥苔

表2-1-84　黑滑苔症象病机化

名称	苔		舌		提示		
	色	质	色	质	病因	病位	病机
灰黑薄润	灰黑薄	冷滑	淡红白青黑		阴中夹冷	脾肾心肝	阳气不行，阳气不振，阴盛阳衰
					食、寒水蓄瘀		
			红绛	瘦薄	阴虚火炎	心肝肾	虚火上炎，阴热蕴炽
			娇红	胖嫩	虚阳	心肾	虚阳浮越，阳气浮越
			红绛	苍老	内热	心胃	内热薰蒸，津气蕴灼，营热蕴灼
灰黑滑腻	灰黑	润滑刮之明净、嫩滑	淡红淡白青黑青蓝	胖嫩润滑	寒湿、阴寒、寒水、冷食	脾肾心肝	阳气不行，阳气不振，阴盛阳衰
			娇红	胖嫩津液	虚阳	心肾	阳气不振，阳气浮越，虚阳浮越
	灰黑	滑腻黏液	淡红		痰、饮、食	脾胃	阳气不行，阳气不振，浊邪上泛
			淡红深红红绛绛紫	苍老	内热、暑热、冷食、湿热、痰热、食滞、心热	脾胃	阳气怫郁，津气蕴炽，阴邪郁遏，阳热不得发越
			红绛	瘦薄嫩	阴虚火旺	肺胃心肾	津液消涸，阴液枯涸，阴虚液涸，虚火上炎
			红绛		内热	肺胃心营	津气蕴炽，营热蕴灼，热蒸津腾

表2-1-85　黑燥苔症象病机化

名称	苔		舌		提示		
	色	质	色	质	病因	病位	病机
黑燥薄苔	黑燥	质薄	红绛紫	坚敛苍老少津	火热内盛	脾胃心肝胆肾	津气蕴炽，血热蕴炽，火热内炽，津液暴伤，阴热蕴炽
		枯黑燥裂如荔枝砂皮	红绛	瘦薄鲜明润泽	阴虚火旺	脾胃肝肾	津液消涸，阴液枯涸，虚火内炽，水竭津枯
		多无晕、瓣、芒刺	淡白淡红	胖嫩明润	阳虚	脾胃心肾	阳气不振，阳气浮越，阳虚不布，虚阳上越。阳气浮越，阴液枯涸，虚阳上浮
黑燥厚苔	黑燥兼黄	刮之不去润之不润中根较厚点刺晕瓣裂	红绛紫	粗糙干燥坚敛苍老无津	燥火结实	胃肠阳明腑	津气蕴炽，津液枯涸，燥火内炽，糟粕结实
	暗淡不亮	望之有刺揿不刺指甲之可去润之可湿	淡白淡红不荣	胖嫩光滑	阴浊内盛	脾肾	阳气不行，阳气不振，阴盛阳衰，阴浊上泛
	常兼黄白	浮腐甚厚望之光亮摸之糙手刮之可净	淡红娇红	湿润鲜嫩、胖大	阴虚阳浮	肝肾心	阳气浮越，阴液枯涸，阴液不足，虚阳上浮

六、红舌

表2-1-86　红舌症象病机化

名称	状态			病位	病因	病机
淡红	红润内充为正常					
	浅淡，或痿软，或战颤，或胖嫩			心脾肝肾	血虚阳虚	营虚失荣，血虚失养，血虚失荣，阳气不振
	干而色不荣			心脾胃	血虚阴虚	津液枯涸，阴液枯涸
鲜红	润	湿润有津		心胃	热	营热蕴蒸
		少津		心胃	虚热	营虚失养
	干	无津而干或有裂纹，或胶干，或痿软，或战颤		肾胃肝	虚火	阴液枯涸，阴虚失养
		望之润而扪之干		肺胃肾	虚热虚火	津液枯涸，阴液枯涸
	部位	舌尖独红或红刺如粟		心	火	营热蕴蒸，血热蕴蒸
		舌心干红或裂纹		胃	虚热	津液枯涸
		舌边红甚则芒刺或红星		肝胆	热火	血热蕴蒸，血热蕴炽
		舌根红		肾	虚火	阴热蕴炽
嫩红	嫩红水滑姣如鲜花			肝肾	阴虚阳虚	阳气浮越
	胖嫩无津或痿软			心肾	阴虚	阴液枯涸
深红	碎痛，或红星，或红刺，或有斑纹			心肝胆	火	营热蕴灼，血热蕴炽
	光如朱红柿			心	火	津液枯涸，营热蕴灼
	光如镜面			肝胃	阴虚	津液枯涸，阴液枯涸
	干，或胀大，或强硬，或战颤			心胃	火	营热蕴灼，血热蕴炽
	干枯而细长，或痿软，或战颤，或缩短			心肾	阴虚	阴液枯涸
绛红	鲜绛或干，或黏腻，或起刺，出血			心胃	热火	营热蕴灼
	晦绛干枯痿缩			心肾	阴虚	阴热蕴炽，阴液枯涸
	望之若干，扪之反津润			心胃	湿痰火	营热蕴灼
	光亮，或有直纹，或干裂，或泛涨似胶非胶			肾胃	阴虚	津液枯涸，阴液枯涸

七、紫舌

表2-1-87　紫舌症象病机化

名称	状态	病位	病因	病机
焦紫	焦紫干涩，或有紫红点，或红斑满布	肝心胃肾	火热	津液消灼，血热蕴炽，阴热蕴炽
	紫晦而干	心肾	火热	血热蕴炽，阴热蕴炽，阴液消涸
	焦紫起刺如杨梅状	肝	火热	血热蕴炽
	枯晦如猪肝紫赤干老	胃肾	火热	津液枯涸，阴液消涸
	敛如荔枝肉，绝无津液	胃肾	火热	阴液消涸
青紫	紫暗如葡萄扪之湿润不干	心胃	瘀热	血热蕴炽
	青紫润滑舌瘦小，或中带两路青黑筋	肝肾	阴寒	阳气不行，阳气闭塞
	青紫而淡，舌形胖大	肝肾	阳虚	阳气浮越，阳气不振
	青紫，或夹灰黑，或转蓝	心肝	火热	血热蕴炽

八、青舌

表2-1-88　青舌症象病机化

名称	状态		病位	病因	病机
青舌	青滑	青滑	心肝	阴寒痰饮	阳气不行，阳气闭塞
		青滑或痿软	心肝	瘀血	血滞不行，血滞瘀结
	青燥	青燥带紫起刺	心肝	火热	血热蕴炽
		望之若干，扪之反湿	心肝	瘀热	血热蕴炽
蓝舌	浅蓝	蓝而滑	肝胃	痰瘀	血热蕴炽，阳气不行
		蓝而燥	肝胃	火、食	津气蕴炽，血热蕴炽
	深蓝		心肺	痰瘀	阳气闭塞，阳气脱绝

九、灰黑舌

表2-1-89　灰黑舌症象病机化

名称	状态		病位	病因	病机
灰苔	灰润	湿润无苔	脾胃	痰食湿寒	阳气失宣，阳气不行
		如煤烟隐隐而润	脾肾	食寒	阳气不行，阳气不振
	灰干	干燥无苔，或中起黑晕	脾胃	火热食	津气蕴炽
		如煤烟隐隐而干	脾胃	热	津液消灼，津液枯涸
		中心红晕	胃心	火热	津气蕴炽，营热蕴灼
		中根淡紫	心肝	火热	营热蕴灼，血热蕴炽
黑苔	黑燥	全黑无苔，底纹粗涩、干焦、皲裂，刮之不净	心肝	火热	营热蕴灼，血热蕴炽
		燥裂芒刺	肝肾	火热	阴液消涸
		全黑干燥，光亮如镜，或短缩	肝肾	阴虚	阴液消涸
		舌心黑，舌底干燥，有小红点	脾胃	火热	津气蕴炽
		舌中黑而枯瘦	心胃	火热	津液枯涸
		夹黑而燥	心胃	火热	津气蕴炽，营热蕴灼
		根黑而燥	心肾胃	火热	津气蕴炽，阴液消涸
		坚敛如荔枝子形	肾胃	火热	津液枯涸，阴液消涸
	黑润	全黑无苔，底纹嫩滑湿润，洗不启色	脾肾	阴寒	阳气不行，阳气不振
		暗淡无点无罅，似亮不亮，非湿非干	肝脾	阳虚	阳气不振
		满舌黑润，或黏腻浮肿	肺胃	痰湿寒饮	阳气失宣，阳气不行
		淡黑晦暗	肾	虚火	阴液消涸
		刮之光亮如水浸猪腰，有淡淡容容之形	肾	阴虚	阴液消涸
		舌心黑，舌底湿嫩光滑无点	脾胃	阳虚	阳气不振
		舌心黑滑瘦小	脾肾	阴寒	阳气不行

第三节 脉象

脉象包括平脉与病脉，此处系指病脉，即患病时出现的脉象。脉学对脉象分为28种，临床上脉象常相错出现，每同一患者必见两种以上的脉象，由于脉象本身包括有由脉管内血流的充盈度、通畅程度、波动幅度等不同而表现出来的大、小、长、短、曲、直、紧、空、散、强、弱等形象，以及由脉搏的频率、节律等不同搏动的快、慢、中止所组成，因而每一脉象的出现，必然表现为多方面的失常，加上脉诊的左右和三部九候部位的不同，必然表现为多种脉象的相错。

为了临床诊察的方便，古人已综合分离为28种脉象，划归浮、沉、迟、数四纲统辖，以利于辨识，于临床运用时，则必须综合分析，探求脉象的内在病机。由于同一脉象可反映不同的病机，而同一病机又可出现不同的脉象，因而临床又不可拘守于诸如浮表、沉里、迟寒、数热的一般辨证认识，必须结合舌象、症象，即所谓"四诊合参"，务求三者同步，反映一致，方可得出确切的诊断。在特殊病症中，尚可出现脉不符症，即脉、舌、症三象不一致的情况，又当决断脉症的取舍，即古人所谓"舍脉从症"或"舍症从脉"的果敢诊断。

表2-1-90　脉象分类

脉位	浮、沉、伏
脉息	缓、疾、迟、数、促、结、代
脉气	滑、涩
脉势	虚、实、濡、弱
脉体	长、短、洗、微、细
脉形	弦、芤、革、动、牵、紧、散

一、浮脉

表2-1-91　浮脉症象病机化

脉象	部位所属病机	
	右手	左手
浮迟	腠理不实，气虚失充，阳气不宣	血虚失养，阳气不行，阳气不振
浮缓	腠理不宣，腠理不调，清窍不宣，阳气不宣	营虚失养，阳气不振
浮数	腠理不宣，津气蕴蒸，阳气怫郁	阳气不和
浮弦	腠理不宣，腠理不调，气机不宣	阳气不宣，阳气不和
浮紧	腠理不宣，清窍不宣，阳气不宣	阳气不行
浮洪	津气蕴灼，阳气怫郁	营热蕴灼，血虚失养，阳气浮越，阳气不振，阴热蕴灼
浮滑	气机不宣，津气蕴蒸	血热蕴蒸
浮涩	气虚失充	血虚失养
浮芤	气虚失充	络瘀血溢，络血妄行，血络不固，血虚失养
浮革	血络不固，阳气不振	营虚失荣，血虚失荣
浮虚	腠理不实，气虚失充	营虚失养，营虚失荣，血虚失养
浮微	气虚失充，气虚脱绝	阳气不振
浮濡	气虚失充，气虚脱绝，津液枯涸	血虚失荣，阴虚失养，阴精脱绝
浮散	气虚脱绝，神气散脱，津液脱绝	阳气浮越，阳气脱绝，阴精脱绝

二、沉脉

表2-1-92　沉脉症象病机化

脉象	部位所属病机	
	右手	左手
沉迟	阳气不行	阳气闭塞，阳气不振
沉数	气机郁结，津气蕴炽	血热蕴炽，阳气怫郁，阴热蕴炽
沉强	气机不宣，气机郁结，气机闭塞	津不化气，气化不行，阳气不和
沉紧	气机郁结，阳气不行	阳气不振
沉实	气机郁结，气机闭塞，津气蕴炽	津不化气，血滞瘀结，阳气闭塞，阴热蕴炽
沉伏	气机闭塞，气机逆乱，阳气闭塞	阳气不振，阳气脱绝
沉滑	气机郁结，气机闭塞，津气蕴炽	津不化气，阳气怫郁
沉涩	气虚失养	血滞不行，血滞瘀结，血虚失荣
沉弱	气虚不充	血虚失养，阳气不振
沉细	气机郁结，气虚不充	阳气不行，阳气不振，阳气脱绝
沉牢	气机郁结，津气蕴炽	血滞瘀结，阳气不行

三、迟脉

表2-1-93　迟脉症象病机化

脉象	部位所属病机	
	右手	左手
弦迟	气不化津，津不化气	气化不行，阳气不行
弦缓	阳气不和	阳气不行
弦涩	气机不利	血滞不行，阳气不和
细迟	气虚不充，气虚脱绝	阳气不振，阳气脱绝
细涩	气虚不充	血虚失养，阳气不振
细弱	气虚失养	血虚失荣，阳气不振
短涩	气虚不充	血虚失养
结	气虚不充，神气不振	血虚失养，阳气不振
代	气虚脱绝	阳气脱绝，阴精脱竭

四、数脉

表2-1-94　数脉症象病机化

脉象	部位所属病机	
	右手	左手
弦数	津气蕴蒸	营热蕴蒸，血热蕴蒸，阴热蕴蒸
弦滑	气机不宣，津气蕴蒸，阳气不和	血热蕴蒸
弦长	气机不利，津气蕴炽	阳气不和
洪数	津气蕴灼，津液消灼	营热蕴灼，阳气怫郁，阳气浮越，阴精脱竭

续表

脉象	部位所属病机	
	右手	左手
濡数	津液消灼，津液枯涸，津液脱竭	营热蕴灼
细数	津液消灼	阴热蕴蒸，阴热蕴炽，阴液枯涸，阴虚失养
虚数	气虚失养，津液消灼	营虚失养，血虚失养，阳气浮越，阴虚失养
细滑	津液消灼	营热蕴灼，营虚失荣，阴液枯涸，阴虚失养
洪大	津液蕴灼，阳气怫郁	血虚失荣，阳气浮越
动数	气机郁结，津气蕴炽	血滞瘀结
促	津液消灼	阴液枯涸，阴精脱竭
滑数	气机郁结，津气蕴炽	血热蕴炽
涩数不调	气虚失养，神气不振	血虚失养，阳气不振

第二章　单位病机：证象

第一节　证象单位的划分

一、证象识别的优势

证象，就是证候的单位病机，即证候的单一病机单位，是证候外表现象的综合归纳，是指体内相关的部分病机状态的总结，而不是整体的病机状态，只能作为证候识别的基本单位，是在传统的"八纲""六要"的基础上建立的。

证象是以症、脉、舌三大表象的综合来确定病机的相关变化规律的，而不是以单个症状为诊断依据。改变了完全依赖一两个"主症"来确定证候的诊断方法，一两个"主症"的是否出现，并不能完全决定病机变化的存在与否。恰恰相反，一些不易被医生重视的"次症""兼症"，往往却能反映病机变化的症结所在。张景岳论"独"，指出"独处藏奸"，就是这个意思。如伤风、恶风、伤食、恶食，是以恶风为伤风的"主症"，恶食为诊断伤食的"主症"，固然有其诊断价值，然而，伤风伤食也不一定都有恶风、恶食的主症出现，同时恶风恶食也并非仅仅出现在伤风伤食的病证中。古人曾谓"见痰休治痰，见血休治血，无汗不发汗，有热莫攻热"，是教人不可对症治疗，应当寻求痰、血、汗、热的病变本质，确定其病机变化之后，再采取相应的治法。可见，证象不是完全以某个主要症状为辨证依据，而是以病机为着眼点，凡是能证实某一病机存在的症、脉、舌都有同样的效价。

证象以抽象基本单位病机为目的，大凡与该病机有关的症象、脉象、舌象，包括前人所谓之"或有症状"，都具有同样的诊断效价，即如张仲景在《伤寒论》某些"或有症状"的条文中指出的，"但见一症，不必悉具"，就是这一道理。表象必须和其他表象相结合，才具有诊断的效价。可见证象的各种表现既有自身的诊断效价，更有其相互之间的联系和可结合性，例如，发热必须同恶寒无汗相结合，才有诊断"腠理不宣"的效价；同口渴、苔黄相结合，才有诊断"津气蕴蒸"的效价；同烦躁舌绛相结合，才有诊断"营热蕴蒸"的效价。

证象中的症象、脉象、舌象三者，一般是同步的相互联系，相互印证，始终如一地反映着自身的诊断效价。即症象、脉象、舌象三者之间，通常是可互相印证的，这样对其反映病机实质的价值，是不容置疑而确切的。但也有少数是例外，即症象、脉象、舌象三者之间，有一者不相符合，在一般情况下，其诊断效价是不能成立的，如症象、舌象都反映着热、实、阳证，而脉象却为反映着寒、虚、阴证，这样两种辨证都不能轻易成立，因此古人提出"舍脉从症"，或"舍症从脉"的权变方法来确立其诊断效价。现在再补上"舍舌从脉""舍症从舌""舍脉从舌""舍舌从症"等权衡的方式来处理其特殊现象。这种取舍，仍是以病机分析为依据。如此，体现出了以病机为主体的辨证论治的优越性和实用性。

例如，《伤寒论》大青龙汤症的伤寒脉浮缓，伤风脉浮紧，正与常规相反，但病机不变，就是舍脉从症。

证象反映着一个单位病机的存在。表象与表象之间的连贯性、可印证性，是有着一定的组织形式，这种组织结构，有的是紧密不可分离的，缺一不可的，例如，发热、恶寒、无汗三种不同的表象构成"腠理不宣"的病机，三者缺一即不能成立。但有的结构形式却是松散的，例如，冲逆、冲气、冲血、冲痛、冲悸五种表象，既可单独成为"气机冲逆"的表象形式，又可两个或多个表象同时出现，成为"气机冲逆"的表象形式。这些表象之间既有联系，却不一定每个表象都会同时出现，但都具有同等的诊断效价，这便是证象诊断不同于症状辨证的区别所在。

证象诊断既然包括症象、脉象、舌象三者的组合，其诊断方法自然还要从单一的症象、脉象、舌象的认识和分析着手，而它所以又有别于症状辨证，就在于证象诊断是通过症象、脉象、舌象的各个表象，进行有机的推理，由表及里、由此及彼的深入探索和分析，寻找出一个真实而内在的能反映病变本质的病机状态，这个单位病机不仅能解释某一表象的出现，而且能说明所有表象的内在联系，甚至对某些看来风马牛不相及的表象，也能在病机系统内，得到完整的、真实的解释。例如，口渴引饮、小便或多或反少而不利、小腹胀满、舌淡红苔白腻、脉弦等表象，通过症象、脉象、舌象的深入辨识，寻得为"气不化津"的病机状态，为阳气不能蒸化津液，致津液不能上腾而口渴引饮，气化不行而水道不利，致小便少，水停于内则小腹胀满，或饮水多必小便亦多，苔白腻，脉弦等，均属停水之象。可以看出，这种辨证方法，以寻求病机为目的，不重在一两个症状单独辨识，如从单个症状来辨证，口渴引饮，小便短少，可认作"津液消灼"。而口渴引饮，小便多，又可认作"津液不固"，这都与舌象、脉象不相符合的。"津液消灼"应舌红苔燥脉数，"津液不固"应舌淡或红苔少，脉虚弱或细弱，因此上述辨证都不能成立。而只有"气不化津"的病机状态才能完满的真实的解释症象、脉象、舌象三者的内在联系，这才是真正的证象诊断方法。

二、划分证象单位的原则

证象单位的划分是根据证象诊断效价来确定的，证象单位的确立，必须能确定病机所处的层次和病机的状态，才能成为一个独立的单位病机系统，即缺一都不能成立。

病机形层是以人体的组织结构为基础，整理历代对各生理层次的描述，可以总结出内外两个系统，以腠理、经络以及清空（脑部）、清窍（五官）为外层层次，在此层次发生的证象通称为表证证象；以气机、神气（或神志）、津气、津液、营气（或营液）、血液、阳气、阴液（或真阴）为内层层次，在此层次发生的证象通称为里证证象。共13个生理层次。结合病变涉及的部位、病机性质及其程度的差异，可以得到76个单位病机，即证象。

任何病机状态都是构筑在一定生理层次上的，每个层次可有不同的病机状态。整理历代对病机状态的描述，可有4个类别共16病机状态，76个证象分属于这些状态中：

实变：寒变：不宣、不利、不通、闭塞、不降、不升；热变：蒸、灼、炽。
虚变：纯虚：不振、不荣、不固、枯竭、脱绝；夹实：不和、不宁。

表2-2-1　各病机状态单位病机数

病变性质	实变									虚变					
	寒						热			纯虚					夹实
病机状态	不宣	不利	不通	闭塞	不降	不升	蒸	灼	炽	不振	不荣	不固	枯竭	脱绝	不和	不宁
单位病机	9个	7个	3个	3个	1个	2个	4个	5个	4个	4个	9个	3个	2个	5个	7个	7个

病机状态概分为虚实，实证又以动者为阳证，静者为阴证。又根据状态变量的差异，阴证有郁、滞、结、闭与逆、陷之分。郁为不宣，滞为不行，结为不通，闭为闭塞，逆为不降，陷为不升，均为阴证证象类别。阳证有蒸、灼、炽之分，蒸为热之始，灼为热渐化火，炽系火势已盛，均为阳证证象类别。虚证又有纯虚、兼虚。纯虚按其量的不同分为虚、损、滑、脱4种，虚为不足，损不复，缓则为损，急则为滑，甚则为脱，是虚证证象类别。虚而兼实，即虚夹郁、夹逆两大类别。总计16个病机态势质量类别，与病机13个层次相结合共计有76个证象诊断单位，也就是76个单位病机，是建立证候诊断的基础病机单位，按照一定的病变规律，76个证象的有机组合可组成322个证候类型，即基本证候模型。

第二节　证象的类别及属性

证象单位是诊断单位，是单一的病机元素，又称单位病机。疾病的病机变化是有其一定规律和表现形式，每一个病机系统都由几个单位病机或称证象组成，各证象之间是有其内在的必然联系，这种联系就构成了各种证候的不同病机状态，这就是证象的关联性。

证象有原发性与续发性，然而一部分证象向相关病位和病变层次扩散或传变，从而产生派生和再生的证象，续发证象是由原发证象所派生的，称为派生病机或证象。有的证象，本由别的证象所派生和续发的，而本身又能派生别的证象，这种再续发的证象称之为再生证象。任何证象都有其一定的特定内容，这就是病机的单一性所体现的证象个体特异性，即一个证象只含有一个单位病机系统，而不能含有两个或更多的系统，这是由历代中医的经验及其理论体系所约束的，无论原发证象、续发证象都是如此。

理论上，我们要求加深证象的内涵，不是在词义上人为地限制证象内容，而是靠临床实际约束，即加深对每一个证象的认识，多找证明证象存在的证据，即症象、脉象、舌象，甚至相关的现代检验数据，使证象有其科学基础。例如，"阳气不宣"可以派生"腠理不宣""清空不宣""清窍不宣"，但决不能派生出"腠理不固""清空不宁""清窍不利"；而"腠理不宣"也不能派生出"阳气不宣"，只能派生出"清空不宣"和"清窍不宣"。有了历代中医的经验，就不会出现证象内容和关联性的无限扩张。

由于证象约束性的存在，从而提高了证象在证候诊断上的识别效价，以及单位病机在病机状态辨识中的地位。在单位病机存在的前提下，即可预测其可能的关联性和传变。反之，从证象的关联性也可反证单位病机的存在。例如，在肯定"阳气不宣"存在的前提下，即可预示腠理、空、窍不宣等关联系统存在的可能性；相反，在"阳气不宣"不甚明显的情况下，而通过关联系统，就可加强对"阳气不宣"证象的探究，以反证"阳气不宣"的存在。证候的病机状态是有物质基础的，但证象在临床的表现又是多变的，由于人体是一个开放系统，受内外环境的影响，故此证象的表现虽有其一定的常态，但也有其变态，充分显示了其个体的特异性，为了更好地识别其变态差异，就必须充分利用证象的关联性。

证象病机的关联性，不是任何证象都普遍存在，而是以原发证象最具有此特点，部分续发的派生病机也可有一定的关联性和传变能力，但绝大部分是定向的，双向性的情况极少，即有甲证可延伸至乙、丙、丁，而不会有相反的转化，而仅有空窍经络证象的病机才是相互性的双向转化，这都是受单位病机约束性所规定的，使证象病机的关联性不致于无限的对外膨胀，反而影响其诊断效价。

表2-2-2　证象一览表

名称	腠理	经络		空窍		气机	神志	津液		营血		阴阳		病变	
		经	络	清空	清窍			津	液	营	血	阳	阴		
不宣	腠理不宣	经脉不宣	络脉不宣	清空不宣	清窍不宣	气机不宣	神志昏蒙	气不化津				阳气不宣		郁	实变
不利		经脉不利	络脉不利			气机不利	神志不清	气化不行			血滞不行	阳气不行		滞	
不通						气机郁结		津不化气			血滞瘀结			结	
闭塞						气机闭塞	神志蒙闭					阳气闭塞		闭	
不降						气机不降								逆	
不升						气机不升气机下陷								陷	
蕴蒸								津气蕴蒸		营气蕴蒸	血液蕴蒸		阴液蕴蒸		
蕴灼								津气蕴灼	津液消灼热蒸津泄	营气蕴灼			阴液蕴灼		
蕴炽								津气蕴炽热迫津泄			血液蕴炽		阴液蕴炽		
不和	腠理不调	经脉不和	络脉不和					水谷不分			络瘀血溢	阳气不和阳气怫郁		虚郁	夹虚
不宁				清空不宁	清窍不利	气机冲逆气机逆乱	神志不宁				络血妄行	阳气浮越		虚逆	

续表

名称	腠理	经络		空窍		气机	神志	津液		营血		阴阳		病变	
		经	络	清空	清窍			津	液	营	血	阳	阴		
不振	腠理不实					气机失充	神气不振					阳气不振		虚	虚变
不养				清空失养		气机失养				营气失养	血液失养		阴液失养	损	
不荣		经脉不荣	络脉不荣							营气失营	血液失营			虚	
不固								津液不固			血液不固		阴液不固	滑	变
枯竭								津液枯涸					阴液消涸	脱	
脱绝						气机脱绝	神气散脱	津液脱竭				阳气脱绝	阴液脱竭		脱

一、腠理证象

腠理，即肌肉和皮肤的纹理。腠理外司皮毛、肌腠、汗孔，内通三焦元气，为卫气所主，为上焦清阳之气所发，其主要功能在于开阖有序，以沟通体内与外界，保持机体与自然界的平衡。其为外邪入侵机体的通道之一，居于机体最表层，故称其病证为表证——主要改变在于腠理之开阖失常，而腠理开阖又直接受体表卫阳之气所控制，间接受胸中清阳之气所调节，所以其病变除营卫证候外，还有清阳清气证候。外邪侵扰营卫可致腠理之开阖失常，内邪干扰清阳之气亦可致开阖失度，因此，腠理证象的出现虽称为表证，其实也有里证所致。

腠理证象可分为三个类型：

1.阖而不开，腠理不宣：表实证，纤毫无汗，少汗或汗出不透，恶寒后必发热，发热同时恶寒。

2.开而不阖，腠理不实：表虚证，自汗盗汗，冷汗，多汗，恶风。

3.开阖失常，腠理失调：正虚邪实证，时而无汗发热，时而汗出恶风恶寒，或寒热往来。

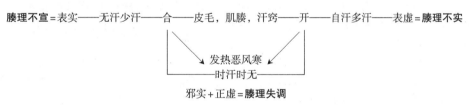

腠理不宣＝表实——无汗少汗——合——皮毛，肌腠，汗窍——开——自汗多汗——表虚＝**腠理不实**

发热恶风寒
——时汗时无——

邪实＋正虚＝**腠理失调**

图2-2-1　腠理证象示意图

治则在于：腠理不宣，阖而不开当宣发以开之；腠理不实，开而不阖当补益以固之；腠理失调，时开时阖失度者，宣发与补益并调之。此外又当疏散卫分之邪，疏利清阳清气之郁滞，更当调理与营卫、清气有关的脾胃、肺、肝胆、肾等内脏功能，以图病退康复。

二、经络证象

经络外连肢节，内络脏腑，病见于外，而病多发自内。然经气络血原有阴阳之分，经外络内又有深浅之别，所以经病多外邪，络病多内邪；新病在经，久病在络；经病多阴邪，络病多阳邪。

经络病变有体用之分，体即经络之脉，用即经络之气。经络之气失常，病机为浅，其症象为酸、痛、麻、痹；经络之脉失常，其病机为深，其症象为强直、拘急、抽掣牵引、弛缓、木重不仁不用。以上皆为邪实致经络之气不宣，经络之脉不利，皆郁滞之象。

经络虚证其病变在脉，以气、血、阴、阳不足以涵养所致，经病多责之气虚与阳虚，络病多责之血虚与阴虚。其中不仅有气虚及血、血虚及气与阴损及阳、阳损及阴等交错病变，而且有因邪致虚、因虚致邪等夹杂病症。

表2-2-3　经络证象一览表

发病		病机	性质	经病	络病
新病	初浅	郁遏	不宣	拘束，酸，疼	胀，箪，掣，板，热痛
	深重	郁滞	不利	痹痛，拘急强直，不仁不用，弛缓	灼痛，肿痛，麻木，不用
久病	本虚标实	虚滞	不和	麻痹，酸软，强直，掣痛	拘急，强直，牵引，麻痹，抽搐，眴动
	虚弱	虚弱	失养	酸，软，串痛，强直，弛缓	酸痛，强直，掣痛，抽搐

临床虚实疑似，常以发病新久，动作有力无力与乎症象之缓急，予以分辨，实为邪实，邪不除症终不解，虚为正虚，则有气血流行，阴阳盛衰有关，症象亦与之相应而止作有时。

三、空窍证象

清空：指大脑；清窍：指五官七窍。清空与清窍乃清阳之气循行之处，内含清津清液，尤以清空内充脑髓，而为髓海，为元神之府，诸阳之会，以阳脉皆上循于头面。清窍原与脑相联通，故发病每多互相累及，而症象亦常交错出现，其病因病机也往往相同。

空窍证象其病机，实证有阴邪郁遏清阳之气，致空窍失于宣畅之阴证，与阳火上逆致清气失清，致空窍失其清利之阳证。唯清空失气、血、阴、阳之滋养而有虚证。

表2-2-4　空窍证象一览表

发病	病机		症象
阴邪郁遏	不宣	空	面色晦暗，头脑昏重，疼痛，肿痒，昏沉
		窍	窍道若阻，多涕多泪，咽干目涩
阳邪上逆	不利	空	面赤发热，眩晕，头脑胀痛
	不宁	窍	窍道肿胀赤痛，窍液稠浊，窍苗火热，眴动，窍苗赤烂
气血阴阳不足	失养	空	色火不泽，头脑昏痛，眩晕脑鸣

四、气机证象

脏腑气机以周流出入，升降有序是为常态，如流行不周，升降失常是为病态，流气不周为气行障碍有气郁不宣，以胸脘满闷为主要表象；气滞不行，以脘腹胀痛为主要表象；气结不通，则以痞硬胀急为主要表象；气厥闭塞则以猝然昏厥为主要表象。郁、滞、结、闭是为气行障碍之四大病机。

其次为气之升降无序，升多降少者为不降，有升无降则为冲逆，降多升少者为不升，有降无升则为下陷。不降尚未成逆气，不升亦未致于下陷。不降为实邪内阻碍其下降，不升为正虚不足无力上升。唯冲逆与下陷则有虚有实。此外尚有邪气内扰错乱上下交迫则为逆乱。

虚证为气虚不足，气虚不足以充盈于上下内外，其表象为神、色、气、力的不足；气虚不足以濡养肢体内外，其表象为形神痿瘁。不充为气虚初期之证，不养则为气虚后期之象。初期为虚，后期为损。气虚不足，或因正不胜邪，或因津、液、阴、血耗散，则可致气虚以致脱绝为气脱。

表2-2-5　气机证象一览表

发病	病机			症象
流行障碍	不宣	气郁	满闷	痞满郁闷，神呆面浮，咳逆不爽
	不利	气滞	胀痛	胀满，攻痛
	不通	气结	痞硬	结硬，胀急，闭结
	闭塞	气闭	昏厥	昏闷，昏蒙，昏厥
升降无序	不降	升多降少	气逆	咳逆气喘，嗳噫呕呃，二便不行
	不升	降多升少	气短	头晕短气，不耐烦劳，下垂下脱
	冲逆	有升无降	气冲	冲气，冲逆，冲痛，冲血，冲悸

发病	病机			症象
升降无序	下陷	有降无升	气下	下注，下迫，下坠
	逆乱	升降错乱	上下交迫	上逆下迫，吐泻交作，吐泻不得
虚弱不振	不充	不足以充	神色气力不足	面白，神悴，少气，无力，易汗
	不养	不足以养	形神衰瘁	形瘁神衰，烦静不常，酸重疼痛
	脱绝	虚极致脱	厥脱	神情慌乱，自汗淋漓，肢震内栗，厥冷昏迷

五、神志证象

神蕴于心，而元神归于脑，然五脏皆有神，即魂魄意志，诸神皆赖五脏之气血阴阳以滋养，故邪扰五脏之神而为实证，五脏气血阴阳不足以养神而为虚证。

实证为邪气蒙扰，神志不宁系阳气郁扰，以躁动为特征，神志不清系阴遏阳郁，以静寂为特征，神志昏蒙、蒙闭系阴邪外蒙，阳邪内闭，亦多阴阳夹杂之证，昏蒙以昏乱为主，蒙闭以昏闭为主。虚证为神气失养，轻则神气不振，为衰减之象，重则为神气散脱、脱绝之候。

表2-2-6　神志证象一览表

发病	病机	性质		症象
邪气蒙扰	神志不宁	躁动	阳气郁扰	烦躁，不寐，心悸，懊恼，闷乱
	神志不清	静寂	阴遏阳郁	恍惚疑虑，呆痴，幻妄，惊恐
	神志昏蒙	昏乱	阴蒙阳扰	昏蒙，昏愦，癫倒，狂乱
	神志蒙闭	昏闭	阴蒙阳闭	痉，厥，闭
神气失养	神气不振	衰减	神气衰减	萎靡，健妄恍惚，惊恐，怔忡惊悸
	神气散脱	散乱	神气竭绝	恍惚错语，形神慌乱，抽掣撮空，昏沉鼾睡

六、津液证象

阳津阴液同源异流，津外而液内，津浅而液深，但津液必与气同行，故常称津气、气液，即津液之病变，必与气化相关。气化不及则为津液停滞之变，气化太过则为津液消减之患。气虚不摄，则可致津液走脱。

如渗于谷道而下，则为水谷不分之变。如气不能输布津液于窍隧，则为外呈干燥内实停蓄之气不化津之象。如津液不能转化为气，必化而为停蓄之水，是为津不化气之变。均属气化不及，津液过剩之变。

津液消减为气化太过所致。由于气分邪热太盛，气热则气化太甚，必消耗津液。按气分热邪轻重可分为：蒸、灼、炽，都属气热消津于内。唯热迫津泄，则系气分热邪蒸迫耗散于外之变，均系邪实之证。气分热耗既久，必伤及阴液，则为热炽液伤实中夹虚之证。邪多虚少者，为热蒸液泄与津液消灼，前者为阴液消亡于外，后者为津液消亡于内。邪少虚多者，为津液枯涸，是为枯竭于内。

津液与气同行，气即可固摄津液，如阳气虚弱不能固摄津液，必致津液自行外泄，则为津液不固，如虚之太甚，津液走脱过多，或阳气自行外脱，津液亦随之脱竭，是为津液脱竭之变。

表2-2-7　津液证象一览表

发病			病机	性质	症象
气化不及	津液停滞		气化不行	不行水道	小便不行，咳呕下利，浮肿，头汗手足汗
			水谷不分	下渗谷道	水泻，完谷不化，小便不行
			气不化津	不能输布	苗窍干燥，渴饮，小便不行，胸脘痞满
			津不化气	停蓄化水	浮肿，胀满臌胀，小便不行
气化太过	津液消减	气热耗津	津气蕴蒸	消耗于内	发热汗出，口渴咽干，心烦，小便短赤
			津气蕴灼		壮热大汗，大渴引冷，烦躁
			津气蕴炽		潮热灼热，热汗如蒸，大便闭结，胸腹胀满，大便溏酱
			热迫津泄	耗散于外	暴注下迫，下利清水，痛泻艰涩，洞泄如火，热汗如蒸

发病		病机		性质		症象
气化太过	津液消减	热炽液消	**热蒸液泄**	邪多虚少	消亡于外	热汗蒸腾，下利白沫，痰如银丝，夜频尿长，热精自流，带浊清稀
			津液消灼		消亡于内	久热无汗，苗窍干燥，嘈杂烦渴，大便干结，尿短涩痛
			津液枯涸	邪少虚多		肌肉消灼，皮肤甲错，鼻燥目闭，唇茧齿板龈黑，噎塞，尿痛无尿，便如羊粪
气虚不摄	津液走脱		**津液不固**	津自外泄		易汗多汗，多涕多唾，多泪，尿频且长，洞泄滑泄，五更久泄
			津液脱竭	随气虚竭		汗出如珠，吐泻不止，洞泄不禁，肌肉大脱，目陷音嘶，囟陷螺瘪

七、营血证象

营之与血，同源同流，古人咸称营气血液，营为气其行速，血为液其性缓，然而营中亦有液，血中亦有气，营血同行于脉中，唯有浅深内外之不同，营行外层则浅，血行内层较深，故温病家辨证称"营之后方为血"。以外感病邪之入侵，浅则在营，深则入血，营分证在前，血分证在后。营血证象可分为血热、血实、血溢、血虚四大类。

血热包括营热，营浅血深，外感病先见营热，后见血热。营热以夜分热重，烦躁不寐为主要见症；血热除可见营热表象外，以出血、斑疹为特征，此外营热舌绛，血热舌赤起刺起点。二者又以阳邪轻重可分为热蕴营血为蕴蒸，火灼营血为蕴炽或蕴灼，临床表象亦随之轻重不同。

血实系指邪气郁滞血分，以致血行障碍之象，轻则血滞不行，系血行迟滞之象，以肢体刺痛为主要表象；重则为血滞瘀结，系血行迟滞渐致血液瘀阻结聚之象，以痞硬结块为主要表象。

血溢指血液不循常运，溢出脉管之外，即失血出血之象，其间有实证虚证之分。实证即血热血实所致之失血，血热内逼致血失常道而外溢者，称络血妄行，除必见血热表象之外，其血色必正赤，或胶黏稠厚赤紫；血瘀血滞所致血溢脉外者，除可见血实表象之外，其溢出血液血色必淡紫，暗晦甚则瘀黑成块。虚证则系阳气不足以固摄血络，致血不归经溢出于外，称为血络不固，实为血液滑脱之象，其血色多浅淡清稀，但亦有稠厚者，以致反复迁延点滴不断如丝者多，然亦有暴涌暴下者，但必见虚损证象可兹识别。

血虚包括营虚，可分为营血失养系营血中阳气不足之证，偏于阴证；营血失荣，系营血中阴液不足之证，偏于阳证。

表2-2-8 营血证象一览表

发病			病机	性质	症象
血热	蕴蒸	浅	**营热蕴蒸**	热蕴营分	面红唇赤，午后发热入夜热甚，烦躁不寐
		深	**血热蕴蒸**	热蕴血分	面赤，夜热，周身烦躁，斑疹红赤，出血鲜红
	灼炽	浅	**营热蕴灼**	火灼营液	面赤，夜热多汗，口反不渴，入夜谵
		深	**血热蕴炽**	火炽血液	面赤目赤，潮热不扬，胸腹灼热，烦躁气粗，斑疹紫黑，失血稠厚
血实			**血滞不行**	血行迟滞	心腹腰背刺痛，四肢刺痛，面唇舌、爪甲紫暗黑晦，青筋红缕
			血滞瘀结	血瘀结聚	痞结硬痛，大便黑溏，月经不行，关节肿硬
血溢	实		**络血妄行**	阳邪迫血	出血正赤鲜红，红紫胶黏稠厚
			络瘀血溢	瘀阻血液	出血淡暗，瘀黑成块，胸腹胀痛
	虚		**血络不固**	虚不统摄	血出清稀，血溢稠厚，点滴不断，反复迁延，暴涌暴下
血虚	阴证	失养	**营虚失养**	营气不足	肢体酸痛，烦倦不常，内热盗汗，暮热早凉
			血虚失养	血气不足	面色苍黄苍白，爪甲淡白，昏倦不起，肢体酸痛
	阳证	失荣	**营虚失荣**	营液不足	皮肤甲错，筋脉挛急，爪甲干枯，毛发脱落
			血虚失荣	血液不足	皮肤如蜕，肌肉虚羸，四肢清冷，内热骨蒸

八、阴阳证象

阴阳二气为人身立命之根本，病变涉及阴阳，均属邪深病重，阴分比阳分更深一层，然而阴阳互根互用，阴阳二气之病变，亦能互为因果，互相转化，故临床亦多参错出现。

阳分之病多为阴寒、虚寒之变，阴分之病多为阳热、虚热之变。

阳分实变为阴邪郁滞阳气，轻则为阳气不宣，重则为阳气不行，极重则为阳气闭塞。轻则阳气为阴邪郁遏不得宣展于内外，重则阴邪阻滞，致阳气不能通行于内外上下，极重则为阴邪猝闭，阳气闭塞，阳光不给。此外，阴阳二气不相和谐，以致阳气内郁为阳气不和；又有阳气郁滞既久，欲发不发，欲泄不泄，怫郁于内外，则为阳气怫郁。此二者有虚有实、有寒有热，且多错杂之证。阳分虚变为阳气虚弱之阳气不振与阳气散亡之阳气脱绝，为纯虚之证。阳气浮越，亦有虚有实，但所谓实证亦为标实本虚，仍属虚证范畴，且阳气浮越极易导致阳气脱绝，常为阳脱之前兆。

阴分实变为阳邪内陷阴分，消耗阴液甚则伤及阴精，亦有轻重之分，轻则为阴热蕴蒸，病邪为热，尚未化火，亦未伤阴；重则陷邪化火，阴液已伤，称阴热蕴灼；极重则阴伤火炽，即俗称阴虚火旺。

阴分虚变有急虚之阴液消涸，系邪火消灼所致，虚在阴液；有缓虚之阴虚失养，系久病以致阴虚，已虚及脏阴真阴。阴精不固则属虚滑之证，系虚而失于摄固所致；阴精脱竭则属虚脱之候，系虚极以致阴精枯竭而脱绝之候。

表2-2-9　阴阳证象一览表

发病			病机	性质	症象
阳分	实证	纯实	阳气失宣	阴邪郁遏，阳失宣达	①面色黄晦。②形寒热淡。③身重倦怠。④胸脘痞闷
			阳气不行	阴邪郁滞，阳不通行	①面色青暗。②恶寒战栗。③四肢厥逆。④头身沉重。⑤脘腹胀痛
	阴寒		阳气闭塞	阴邪猝闭，阳气闭塞	①面黑唇青。②肢厥体厥。③人事昏沉。④昏厥气微
		夹虚	阳气不和	阴阳不和，阳郁失宣	①潮热肢厥。②寒热往来。③虚寒虚热。④内热炽倦
			阳气怫郁	阳气欲达不达而怫郁	①面赤头热。②烦懊郁闷。③沉迷躁热。④厥热进退。⑤身痒无汗
	虚证		阳气不振	阳气虚弱	①面唇㿠白。②头眩而痛。③恶寒肢厥。④肉瞤筋惕。⑤惊悸痿软
			阳气浮越	阳气浮散	①面赤戴阳。②烦渴气逆。③身热躁狂。④斑疹稀淡。⑤头面大汗
			阳气脱绝	阳气散脱	①神索色败。②气喘慌乱。③眩冒战栗。④汗出而粘。⑤厥逆无脉
阴分	实证		阴热蕴蒸	热蕴阴分	①暮热潮热。②骨蒸内热。③口燥咽干。④心烦盗汗。⑤虚寒虚热
			阴热蕴灼	火灼阴分	①面赤油光。②身如燔炭。③烦躁不寐。④烦渴引饮。⑤四末微冷
			阴热蕴炽	阴虚火旺	①面红颧赤。②内热烦热。③自汗盗汗。④夜热如火。⑤小便淋涩
	虚证		阴液消涸	阴液急消	①肌肉消削。②头目眩晕。③烦倦不常。④皮肤燥燆。⑤腰痛足痿
			阴虚失养	真阴渐虚	①眩晕耳鸣。②形瘦色苍。③颧赤内热。④腰膝酸痛。⑤口燥咽干
			阴精不固	虚而不摄	①尿频尿多。②夜尿不禁。③遗精滑泄。④带浊频频。⑤尿如膏脂
			阴精脱竭	枯竭而绝	①面色奇暗。②入暮神糊。③呵欠鼾睡。④汗出如油。⑤抽搐反张

第三节　证象各论

一、腠理不宣

《素问·疟论》说："故风无常府，卫气之所发，必开其腠理，邪气之所合，则其府也。"腠理不宣为卫气不能宣达于体表，以致皮肤、肌腠、毛孔失其散发功能，而出现恶风寒、发热无汗，脉浮，舌苔白为典型症状的证象，称表实证候，古称表证或表未解，系外感病表实证候的主要证象。其病因多为风、寒、湿邪郁遏卫阳之气而致，但内因之痰、饮、水、食、气、瘀郁遏上中清阳之气，不能外发腠理亦可出现腠理不宣证象，古人称为"类伤寒"证，或"里证似表"。但无论外感内伤治法总当宣达卫阳之气以解表分之郁遏。

（一）典型证象

症象：恶风寒，发热无汗。

舌象：苔薄白润滑。

脉象：浮弦，浮缓，浮紧，浮数。

（二）常见证象

由于感邪轻重与病机浅深不同，临床证象可分为：

1.皮毛不宣：①汗出不透。②皮肤发痒。③斑疹、痱、痘、白痦、瘾、疮、疖，欲达不达，时出时没，肌肤淡红隐隐不透，脉浮缓。

2.肌腠不宣：①恶风，怕冷。②面目肌肤浮肿，脉浮弦。

3.玄府闭塞：①无汗。②皮肤干燥，皮肤枯涩，右无汗，脉浮紧。

4.肌腠闭塞：①恶寒。②身重，脉浮弦紧。

5.表阳怫郁：①发热。②头痛。③肌肉烦疼，脉浮紧数。

腠理不宣其病机形层，以浅深分为：皮毛、肌腠、毛孔即玄府，邪轻病浅其病机仅为皮毛、肌腠之郁遏失宣；邪重病深，则为肌腠、玄府郁闭不开。由于郁遏或郁闭体表阳气不能发越必怫郁而致发热，故发热必在恶寒之后，且同时仍有恶寒，故《伤寒论》以恶寒发热为太阳表证证型特点，同时指出"或已发热，或未发热，必恶寒"，恶风寒为腠理不宣的必见症象，发热必在恶寒之后出现，与里热炽盛而致阳气不宣的先壮热后恶寒以及虚阳浮越"身大热反欲得衣被者"不同。

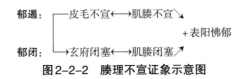

图2-2-2 腠理不宣证象示意图

（三）辨证

1.腠理不宣虽为表实证候的主要证象，但其系双向性病机，在外感病初起邪轻病浅时，腠理不宣为主体病机可派生清窍、清空、经气、气机不宣等病机，但外感邪重病深或内因郁遏清阳之时，腠理不宣又是阳气不宣、阳气不行，或气机不宣等病机所派生的从属证象病机。此外如邪重病深，腠理不宣还可再生为阳气怫郁、气机冲逆或下陷、津不化气、气化不行等病机状态。

因此，在辨证时，务必详审，临床上证象不典型时，还不如派生、再生病机的证象显明，尤其是当腠理不宣居于从属证象病机时，临床上常突出主体病机的证象，例如临床有明显的头痛，或鼻塞，或身痛，或肢冷，或咳嗽，或气喘，或下利，或浮肿，或鼻衄，而腠理不宣的典型证象并不明显时，就必须根据病机结构进行考察，《伤寒论》在辨证以上情况时，常以"不得小汗""脉浮""舌白""小便自利"等作为认证依据，诊断为"表未解""仍在表""可发汗"。

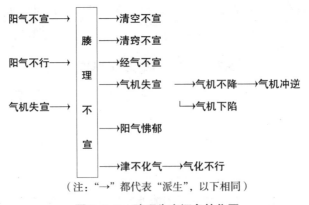

（注："→"都代表"派生"，以下相同）

图2-2-3 腠理失宣证象转化图

2.临床证象典型时，又当与相类似的证象相鉴别，即古人所称"里证似表""虚证似实"的证象极易混淆。阳气不宣本可派生腠理不宣，其本证即有热淡形寒无汗，与腠理不宣之恶寒发热无汗极易混淆。但必有如面晦肢凉指麻，甚至有烦闷干呕等阳郁证象可兹鉴别。阳气怫郁亦可见恶寒发热无汗与腠理不宣之表阳怫郁无异，但可见面赤烦扰、脉洪大等阳气怫郁于里之证象不同。阳气浮越，亦可见发热、形寒、无汗，甚至有"欲近衣被"等恶寒喜温、脉浮大等，唯可见面赤、烦躁、不寐、脉大而空等证象可鉴别。

3.辨证病因，外因为风、寒、湿包括暑湿，风为阳邪，发病多轻而浅，病机多为郁遏皮毛肌腠证象；寒湿为阴邪，病机多为郁闭玄府，肌腠闭塞证象，且阴邪常兼见阳气不宣、不行证象。故古人常以伤风恶风有汗脉浮缓与伤寒恶寒无汗脉浮紧相区别。至于内因之痰、饮、水、食、气、瘀，均系里邪郁遏中上清阳之气，不能发越腠理，在外虽可见腠理不宣的表证，但必兼见气机失其宣降，甚则气血郁滞之里证与外感纯表无里不同。

4.腠理不宣常为病证初发时即可见到的证象，尤以外感病机，仲景云"一日太阳受之"，外感一病即可见到，因此发病时间，亦有辨证价值，久病则邪不在表，即无腠理不宣病机。然而病邪稽留于表日期难定，故《伤寒论》有数日至十数日，仍有表未解之论。某年北京一医诊低烧二年余为表未解，以麻黄汤愈患者，是故不可受时间所限。

5.腠理不宣治当发汗解表，腠理即可复开阖之常，是故发表之后，即无腠理不宣的病证。然而如发表失当，或不得其法，虽然汗出之后，表邪未除，腠理不宣证象仍可存在，《伤寒论》已有明训：可再汗之，是发汗之后表仍未解。

（四）论治

1.腠理不宣治则总以宣散为法，以解表分之邪，故称解表法，但当按病机之轻重浅深不同，随证施治。轻者为郁遏，治则只宜轻剂宣疏，以宣达皮毛、疏解肌腠，古称解肌法，不必强责其汗出，如《伤寒论》所云"得遍身漐漐微似有汗者佳，不可令如水流漓，病必不除"。此外如斑疹、痱、痘、疮疖外透等均达到宣疏腠理之效，遣药之时多取轻剂缓剂，如荆芥穗、防风、薄荷、蝉衣、淡豆豉、桑叶、僵蚕、木贼、浮萍之类，稍重则可选用羌活、紫苏、藿香、桂枝尖之类，发疹则如牛蒡子、连翘、西河柳、粉葛根之类。重者为郁闭，治则宜开腠发汗，以解腠理之闭塞，古称为发汗法，是以取汗为目的，伤寒家多用麻黄合桂枝，即麻黄汤法，后世嫌其峻厉，常用紫苏合桂枝，民俗则常以葱姜汤，均可取汗解表，如发冷则不如香薷合薄荷，或合羌活取效尤速，苏梗、藿梗合用亦为夏令发散之佳品。然虽云发汗，亦当如仲景麻黄汤条所云"覆取似汗"即可，民俗常以温室热浴通汗如水，实不可取。然而取汗之法，如《伤寒论》药后服热粥以助胃中阳气，温覆以助体表阳气，其他如后世之热浴，民间之辛温药浴，芫荽子汤熏洗透疹，以及古代如《伤寒论》所提到的火劫，均可为宣发腠理之辅助疗法。用之得当取效亦速。

（1）**轻宣（郁）**：薄荷、蝉衣、淡豆豉、桑叶、木贼、浮萍、西河柳、牛蒡子、僵蚕。

（2）**疏散（遏）**：荆芥穗、防风、羌活、桂枝尖、紫苏、藿香。

（3）**发散（闭）**：麻黄、桂枝、紫苏、羌活、香薷、薄荷、苏梗、藿梗、葱白、生姜、苍术。

2.宣疏腠理，古人常参以宣降肺气之法如麻黄合杏仁，叶天士用香薷，亦当合杏仁，后世解表方中常参用枳、桔梗、前胡、牛蒡子、陈皮之类，目的皆在于宣发肺气，以肺合皮毛外发腠理，有助于腠理宣开。

3.宣疏腠理，当针对病因，尤其外感，风为阳邪，极易化火，不可浪用辛温辛热之药，更忌峻汗，以防伤津助火，只宜轻宣疏散之品如荆芥穗、防风、紫苏、薄荷之类，风夹热者，当选辛凉之品如薄荷、淡豆豉、蝉衣、桑叶、前胡，兼湿者可掺入辛温如独活、羌活、桂枝之类。如感受寒、湿二阴邪，常兼阳气不宣、不行，故宣疏之中，必用辛温之品以宣通阳气，如桂枝、紫苏、香薷、羌活、苍术之类。

4.如系内因痰、饮、水、食、气、瘀郁遏胸中清阳之气，不得外发腠理，更当参用化痰、逐饮、行水、消食、行气、化瘀之品，以利上中清阳之气发越腠理，古人有山楂肉能疏松肌肉，使斑疹速达之说。然无论何种内因必兼以升降气机之品，以拨动清阳之气有助其外发腠理之效。

5.兼内热内火者，其病机为郁蒸、郁炽之候，郁蒸，凝聚和蒸腾，引申为生气萌动。张景岳说："卫气者，犹雨雾之郁蒸，透彻上下，遍及万物者也。"[1]内有火热蕴蒸，常有助于腠理宣开，故于清凉药中略兼一二味轻宣疏散腠理即可，如荆芥穗、防风、薄荷、牛蒡子、前胡、淡豆豉、蝉衣、僵蚕之类，忌用大温大热大发之品，以防伤津助热；清解之品，亦当选用灵活透达之品如石膏、竹叶、芦根、通草、栀子、银花、赤芍、丹皮、犀角、鲜生地，忌用过多苦寒沉降之品；在内火炽盛之时，亦仅可掺入一二味如黄芩、黄连、黄柏之类；如外寒特甚，辛温发散如麻黄、桂枝、羌活、香薷之类，亦可少用如何廉臣于银翘散中参用1~3分麻黄，仲景并用于肺胃郁炽之证，取效甚速，至河间于通圣双解散，集苦寒沉降与辛温发散，于风火郁炽之候亦多奏效。

6.夹虚外感病机为虚郁，正虚表郁，宣疏腠理必须兼以扶正、助正以祛邪，益气养血，滋阴扶阳。当视夹虚程度，或扶正为主，略兼宣疏扶正以祛邪；或宣疏为主，略兼扶正祛邪以匡正，临床斟酌。但对于大虚之体，正气无力以托邪外出，虽一再宣疏，邪终难除，反加剧正虚，即当摒弃一切宣疏，专事扶正。如阴中阳虚者，于大剂滋阴之中，略参附子温阳，如景岳之一阴煎、理阴煎之类，如津液枯涸者，当大剂甘寒增液，如增液汤。阴液枯涸者，当大剂滋养阴液，如复脉汤之类，多服久服，津液、阴液得复，自然能造汗托邪，故有服用复脉汤数十剂，经历数月，然后如得一战汗而解之例。

7.疏散宣达腠理，当禁忌油腻、生冷、滞气等食物，以防腻滞病机，郁遏阳气，不利于清阳之气发越腠理。当食用清淡菜蔬，或稍偏辛热之温热食物，以助药物之疏泄。然民俗常以大量胡椒作餐，当视其有无内热，如挟有内热者必伤津助热，表证虽或可解，内热必然转炽，当切禁用。不若葱姜淡豉汤稳妥多效。

引用文献

[1] 张介宾.张景岳医学全书·类经 [M].北京：中国中医药出版社，1999：138.

二、腠理不实

腠理不实为体表阳气虚弱不能固密于外，以致皮肤、肌腠、玄府松弛空虚之证象，通称表虚证，即古称"卫外失固"之象，在表虚诸证中为主要证象，但却是构成表虚证候的从附病机，是由气虚或阳虚病机所派生的，故治疗时，固表之外当分别益气或扶阳以针对主体病机。

（一）典型证象

症象： 自汗、恶风、皮白、肌弛。

舌象： 舌淡苔薄白。

脉象： 脉虚浮无力，细弱。

（二）常见证象

1.皮毛不固：①恶风。②易感风寒即鼻塞，凛凛恶风，微微内热。

2.玄府不闭：①自汗。②动辄汗出。③盗汗。

3.肌腠不密：①皮白肌弛。

（三）辨证

1.腠理不实系单向性气机，为表虚证候结构中的从属气机，因此临床上必然伴有的主体气机证象，如气虚失充，或阳气不振等证象，务必分辨，方可究根施治。

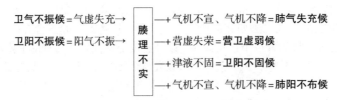

图2-2-4 腠理不实证象转化图

气虚：动辄汗出，舌淡红，脉浮大而虚。

阳虚：常多冷汗，恶风常伴恶寒，舌淡白，脉细弱且沉。

2.卫气虽循行体表，但与肺脾肾相关，卫气由肺气所主，但又是滋生于脾之水谷精微，而且是出自于肾，故浅则为肺之阳气不足，深浅则为脾肾阳气虚弱，亦当细加分辨。

肺：恶风自汗。

脾：动辄汗出。

肾：足冷，多汗。

3.腠理不实极易感受外邪，稍一受风凉，即有感冒鼻塞、头痛、恶风甚则微热等腠理不实之实证象，服用疏散旋愈旋发，流连往复，数月甚至半年周载，貌似表实，实为表虚，当须识此，莫犯虚虚之戒。

4.腠理不实通常由于过投发散，宣疏太过所致，或累投宣疏伐表，体表阳气渐虚不能固护肌腠，或素体阳气不足，稍加疏散，伤耗体内阳气无力固护于表，均可以致表虚。宣疏肺气太过，耗伤肺气肺阳，不能敷布于皮腠，亦可致表虚。脾肾阳气虚弱，无力运行体表亦可出现表虚之象，辨证时当须识此。

（四）论治

腠理不实其治则固表为其正法，充皮毛，实肌腠，固毛窍，即固表之法，视病情轻重浅深斟酌组方，肺主皮毛，脾主肌肉，补益肺气即可以充皮毛，补益脾气即可以实腠理、固毛窍，均系临床对症疗法，汗多者当参考应用。

（1）**充皮毛**：黄芪，防风。

（2）**实腠理**：黄芪，党参，白术，炙甘草。

（3）**固毛窍**：麻黄根，浮小麦，煅龙牡。

其次当审定其主体病机，阳虚者当以助阳为主，气虚者当以补气为主，如病浅仅属表分卫阳气不足，从补益肺脾阳气即可；如病深，尚须温壮肾阳，从根本补养，方可收其全功，亦缓则治本之法。补肺如保元汤、补中益气汤、玉屏风散之类，补脾如黄芪四君子汤、归芪建中汤之类，补肾当合用理阴煎，甚则参用金匮肾气丸。

腠理不实虽属虚证，但因表虚极易感受风邪，是故虚中常挟微邪，故补养固表之中常少少参用平淡宣疏之味，一以祛除内挟之微邪，二则防有新邪乘袭，如玉屏风散之防风，补中益气汤之陈皮，余如古方常用的生姜配大枣，均有此用意。但不可过投疏散，尤其有微邪留表之时，切不可误为表实而妄行疏散伐表，势必重虚其表。如阳气虚甚者，虽有微邪亦不可疏泄，唯补养托邪外出则为正法。

腠理不实法当固表，然主体病机生于肺脾肾阳气不足，故治法仍当温补内脏阳气为主。但病机毕竟在表，温补内脏阳气不可蛮补，一则蛮补与表虚受益有限，二则恐造成内脏阴阳偏颇，引起他变，宜以小量长服为好，蒲辅周主张玉屏风散改为煮散小量长服，谓不致壅塞肺气，产生胸闷，且腠理可渐复其开阖之常。不明道理，诚经验之误。

民俗食疗诸方，亦多善法，如黄芪党参炖黄母鸡、红枣莲子汤等，常服食亦多奏效，可免服药，致药性偏激产生变幻。

三、腠理失调

腠理失调为病邪郁滞于肌表致腠理开阖失度之证象，多由于阳气不足运行无力或阳气不和转枢无力，以致邪气滞留于表或上焦，阻滞营卫正常运行，邪正纷争，腠理时开时阖，失其常度，治则仍当汗解，以除留滞之邪，即仲景所指"汗出必解"，"身濈濈然汗出而解"。

（一）典型证象

症象：①汗出则热退恶寒，汗止则发热面赤。②寒热往来，汗出热解。

舌象：①舌淡红，苔薄白。

脉象：①脉洪大。②脉弦。③脉浮弦。④脉浮弱。

（二）常见证象

1.肌腠不宣：①汗出恶寒，发热恶寒，汗出不解。②身痒无汗。③疹发不透。④舌苔白滑。

2.表阳怫郁：①无汗发热面赤。②烦躁汗泄。③发热倏来倏往。

3.开阖失度：①汗出热解则恶寒，汗止复热，一日二三度发。②寒热往来，休作有时。③先寒后热，汗出热解，一日一发，或间日再发。

（三）辨证

腠理失调临床可分为两类证候，一为邪气留滞肌表，以恶寒发热一日二三度发为特征，伤寒家称太阳病证。其中有表邪郁滞为主之阳气怫郁与表虚邪郁之虚郁证候。另一类邪气留滞上焦，转枢失利以寒热往来，休作有时为特征，即伤寒家称少阳病证。后世又以不定时发作者为少阳病证，定时发作者为疟疾，称邪滞阳气怫郁之太阳证为如疟似疟，但疟疾亦有不关腠理失调者。

腠理失调其性质为虚实兼具，既有失宣的无汗发热，又有失阖的汗出恶寒，因此，其病机亦具有双向性，既可由阳气不宣、不和、不振等病机所派生，而自身又可派生清空、清窍、经气、气机不宣等病机由开而失阖，汗出过多，耗伤营气，故又可派生营虚等病机。总之，腠理失调兼具腠理不宣、不实双重病机，临床辨证当参合审视。

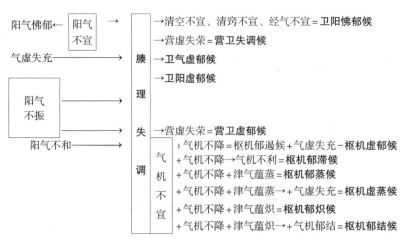

图2-2-5　腠理失调证象转化图

阳气不和既可派生腠理不调，而临床证象亦类似，阳气不能运行于表，则恶寒；不入于里，怫郁于表则外热，故亦可见时寒时热，忽往忽来，与腠理不调、开阖失度极相类似。惟阳气不和纯属里证，如其恶寒以凛寒为主，加衣不减，寒在骨子里，非表证也。如见表证，必已派生腠理不调。如仲景所云"面色反有热色，不得小汗身必痒"，仍当发汗"汗出必解"。

病因有内外虚实之分，外因为风、寒、湿邪郁滞肌表，临床以肌腠不宁、表阳怫郁等证象为主，如《伤寒论》"面色反有热色，不得小汗身必痒"之类，内因为痰、饮、水、食、瘀郁滞清阳之气，致枢机失利，临床以开阖失度证象为主，即如《伤寒论》"血弱气尽腠理开，邪气因入与正气相搏，结于胁下，正邪分争往来寒热，休作有时，嘿嘿不欲饮食"之类。内虚为气、阳、血虚所致之卫气、卫阳、营血不足等表虚，临床证象以腠理开多阖少证象为主。

（四）论治

腠理不调为虚实错杂肌表的病变，虽多为内因，终属表证，仲景指出"汗出必解""身濈濈然汗出而解""必蒸而振，却复发热汗出而解"。可知腠理不调仍属表证，仍须汗出表解，然解表之法应随其病机不同而异。

邪留肌腠实邪为主者，以其不得小汗，阳气怫郁在表，失于宣达，治当宣疏通阳为主，兼以和解，调和营卫，如仲景方麻桂各半汤；如已汗邪留滞不解，虽仍当宣疏，则应以和解为主，兼以宣发，如仲景方桂二麻一汤，以取汗而除留滞。邪挟内热而热多寒少，主桂枝二越婢一汤，兼清内热。如兼由表虚，宣疏当兼益虚，以和解之，但仍当取汗解表。如仲景云"太阳病外证未解，脉浮弱者以汗解""病常自汗出者此为营气和，营气和者外不谐，以卫气不共营气谐和故尔，以营行脉中，卫行脉外，复发其汗，营卫和则愈""病人脏无他病，时发热自汗出而不愈者，此卫气不和也，先其时发汗则愈""营弱卫强故使汗出，欲救邪风，桂枝汤主之""阳明病脉迟汗出多微恶寒者，表未解也，可发汗"。都系疏而兼补益之法，但当审其虚与邪孰轻孰重，气虚与阳虚而斟酌于宣疏与补益之多少。

邪留上焦气分致清阳之气转枢不利，阳气失和，是之主体病机，病在于里，涉及肌表，其治则，则当宣疏上焦病机为主，即《伤寒论》所云："血弱气尽腠理开，邪气因入与正气相搏，结于胁下，正邪分争往来寒热，休作有时，嘿嘿不欲饮食，脏腑相连，其痛必下，邪高痛下，故使呕也。"后世称半表半里证，邪由外入，又涉及腠理，自然当从汗解，但与表汗解表之法不同，只须宣疏上焦清阳之气，使其枢机转动，阳气因而出入畅利，外发腠理自可汗出而解，不必用表散，故仲景云"可与小柴胡汤上焦得通，津液得下，胃气因和，身濈濈然汗出而解"或"必蒸而振，却复发热汗出而解"。

腠理不调系邪实正虚，虚实错杂之象，故其治则当虚实兼顾，以宣疏解其实邪之留滞，以补养调其开阖。邪盛者，以宣疏为主，邪少者，以调和为主，其遣药如下。

（1）疏散（疏利腠理，散发郁滞）：麻黄合桂枝，佩兰合豆卷，苍术合苏叶，生姜合葱白，荆芥合防风，木贼合青蒿，羌活合香薷。

（2）疏利（疏利枢机，发越腠理）：柴胡合黄芩，柴胡合桂枝，青蒿合黄芩，柴胡合半夏，桔梗合枳壳，柴胡合枳壳。

（3）调和（和其虚实，调其开阖）：生姜合大枣，桂枝合白芍，柴胡合人参，黄芪合桂枝，黄芪合防风，归芪合桂枝。

四、经气不宣

经气不宣，如李用粹说"耳者宗脉之所附。宗脉虚而风邪乘之。使经气否而不宣。是为风聋"[1]。系外邪初犯经脉致经气不得宣行之象，为经络最轻浅的病机证象，常为外感表实证的宾证。经气不宣的出现提示着表分邪气郁遏它的存在，即表邪未解。所以临床上有时可以作为表实证的主要证象和诊断依据。即表郁治则自当宣散，取汗出以解表，表分邪去经气自然宣行，失治误治，表邪留滞入脉亦可致经脉病变。

（一）典型证象

症象：腰背四肢骨节酸痛或紧束疼痛。
舌象：舌苔白薄滑润。
脉象：脉浮弦，浮紧。

（二）常见证象

1.经气不伸（拘束）：①遍体如紧如束。②筋脉拘束不舒，脉浮缓。
2.经气不舒（酸痛）：①遍体筋脉酸软。②筋脉酸痛不舒；脉浮弦。
3.经气郁遏（疼痛）：①腰背四肢骨节疼痛。②不能转侧；脉浮紧。

（三）辨证

经气不宣常为腠理不宣或阳气不宣的派生病机，在病机结构中为单向性的附属病机，因此临床上为宾证，常与腠理不宣或阳气不宣主证同见，但有时单独出现，又可提示主体病机的存在，故虽为表实证的宾证，常可作为重要诊断依据。

$$
\begin{matrix}
郁 & —表郁：腠理失宣\rightarrow & \boxed{经气} & =卫气诸表实证候+热象=郁蒸 \\
遏 & —阳郁：阳气失宣\rightarrow & \boxed{不宣} & =卫阳诸表实证候+虚象=虚郁
\end{matrix}
$$

图2-2-6 经气不宣证象转化图

经气不宣其病因以风、寒、湿邪为主，或挟热，或挟虚，风郁以痰饮为主，甚则游走性酸痛为主，寒郁以拘束、疼痛为主，湿郁以酸重、疼痛为主，挟热其疼多抽掣，挟虚疼痛多兼无力，或有汗，或肢冷，临床上虽如此分别，但常相兼，故证象异常相混。

经气不宣如延误失治，邪留于经脉之内，即可有经脉不利之象，经气不宣常表现为全身性、多发性，且有表实证表实证郁遏象相伴，而经脉不利则表现为局部性、单发性，不伴表实证。不宣症象较轻，不利症象较重。

（四）论治

1.经气不宣系外邪郁遏之表实证，其治则亦如表实证治法，自当宣疏发散，以除郁遏之邪，经脉之气自然流畅，症象即可解除。但当视其主体病机如系腠理不宣所致，自当宣发腠理为主，系阳气不宣所致，又当以宣通阳气为主。临床遣药宣疏发散与行经通经两种功能兼备者为宜。

（1）**宣散行经：**羌活、独活、防己、秦艽、威灵仙、桑枝、蚕沙、葛根、茅根。
（2）**发散通经：**麻黄、桂枝、附子、苍术。
2.经气不宣因于风，治当疏风，风寒仍当辛温，轻则荆芥、防风、苏叶，重则麻黄、桂枝参以行经宣散之品，如羌活、独活、威灵仙之类；风热亦当辛凉如桑叶、桑枝、荆芥、薄荷、防己、茅根之类；因于湿当苦辛温燥如麻黄、桂枝、苍术、秦艽、威灵仙、羌活、独活之类；湿兼热宜用凉淡如防己、苡仁、秦艽、草薢、茅根。
3.经气不宣病在经气，不涉血分，故不可骤用血药，以滞气机，凉润之品，亦在禁例，总以无碍经气宣通为宜。

引用文献

[1]李用粹.中华医书集成·证治汇补[M].北京：中医古籍出版社，1999：111.

五、经脉不利

经脉不利为外邪留滞经脉，闭塞经气不得流行，是构成表分闭证与痉、厥、痹、痿、瘫等经络病变的重要证象，是属经络重证之象，病邪以阴邪为主，故病变必须在于阳气郁闭所致，所以属于单向性附属病机，其治则当以宣通阳气为主，辅以行经通经之品，阳气宣通，然后经脉之气始得流行。

（一）典型证象

症象： ①痹痛。②四肢拘急。③头项腰背强直。④麻痹，不仁不用。⑤半身不遂。⑥痿软。

舌象： 舌淡苔白厚腻，淡黄厚腻。

脉象： 脉浮弦紧。

（二）常见证象

1. 经气郁滞（痹痛）：①一身尽痛不能转侧。②烦痛。③掣痛。④强痛。
2. 经脉郁滞（拘急）：①四肢拘急。
3. 经气郁闭（强直）：①头项强。②肢节强直不能屈伸。③身强不能偏仰。④角弓反张。
4. 经气阻滞（麻痹）：①麻痹。②麻木不仁。③半身不遂。
5. 阻塞（弛缓）：①头项痿软。②肢体痿软。③足痿不能步履。

（三）辨证

经脉不利多为局部性证象，表现在四肢关节筋脉；也有全身性的如身痛不能转侧，身强反张之象，但证象较经气不宣严重，发病多缓慢，治愈亦较难，邪已入脉，驱逐匪易，但也有发病急骤者，治愈亦较易，所以其预后与病程长短，多呈正比。

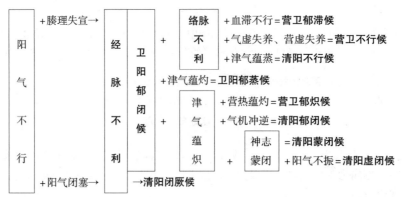

图2-2-7　经脉不利证象转化图

经脉不利系阳气不行的派生证象，多与腠理闭塞不宣相关，故临床与表寒实象共存于急性发病期，临床证象尤为明显，但疾病中后期，则不一定显见，如细加察审，亦不难发现如恶风、怕冷、无汗等腠理不宣证象。

经脉不利病因总属阴邪，外因风、寒、湿邪为主，内因，亦常兼夹在内，故证象常以重、胀、麻、木，同时喜温恶寒，喜阳恶阴为特点，舌象多白厚滑腻，脉象多弦紧，总属阴邪郁闭阳气之象。但其中常兼挟内热，故阴证见阳象。古代辨证常以风重则游走不定，湿重则重着不移，寒重则疼痛剧烈，上体疼痛多有风，下体疼痛多有湿。

痰饮阻滞常致经脉不利，其证象多重痛、钝痛、麻木不仁不用。

（四）论治

经脉不利治当通经脉，是为对症，常用药有：

（1）疏利经气：桂枝、葛根、羌活、独活、防风、威灵仙、秦艽、苍术、桑枝、鹿啣草、附子。

（2）通行经脉：桂枝、麻黄、川乌、草乌、蜈蚣、乌蛇、地龙、全蝎、南星、半夏、白芥子、细辛、白附子、海桐皮。

经脉不利总由于阳气不行，故疏利行经，必以通阳为主导，即行经之品亦当选用温热辛通之味，大凡寒凉腻滞之品，均有碍阳气宣通，例在必禁，如有兼虚挟热之证，仅宜适当参用一二味，不可过量。

经脉不利与腠理不宣相关，临床多相伴出现，故宣疏腠理之味亦不可少；如系表分闭症，更当以宣发开表为主，选用疏利行经之药，亦当以宣散之性者最为适宜，酸敛收涩之味，必当禁用。

风、寒、湿、痰为经脉不利之常见病因，风宜疏散，寒宜温散，湿宜通阳化湿，痰宜燥宜化，然四者往往相兼为患，故治法亦当合用，此外亦常兼夹内热而为寒热错杂之证，是温燥之中宜兼清解，亦有夹虚而成虚实夹杂之候，祛邪之中当参以补虚扶正以托邪。

六、经脉不和

经脉不和系正虚邪实，经脉失养与经脉不利共存之证象，是构成经络虚滞的重要证象，多见于久病，辗转失治，气血阴阳已虚，而风寒湿痰阻滞之证。由于正虚不能营养，致无力行气通滞，而邪滞更能阻碍气血的运行，故临床见症有似大实，而病机却以虚为主。治则当以扶正补虚为主，不可孟浪攻逐，致正气愈伤，邪气愈滞，终难根除，甚则延成终身痼疾。

（一）典型证象

症象： ①掣痛。②强直。③酸软。④麻痹。⑤肿硬。⑥痛发应时。⑦痛发应气。

舌象： 舌质胖嫩，舌苔少、薄、或厚腻。

脉象： ①虚大。②弦细。③洪大。

（二）常见证象

1. 经气阻滞（掣痛）：昼甚于夜或夜甚于昼，痛发应时，痛发应气。
2. 经脉失和（强直）：不能屈伸，半身不遂。
3. 经气不充（酸软）：无力，转动不用。
4. 经脉失荣（麻痹）：肢末酸麻。

（三）辨证

经脉不和为邪实正虚共存的证象，但临床见症虚象常不明显，而实象突出，极似经脉阻滞不利之象，故临床必须细察，尤其舌象、脉象，亦常见邪实脉舌，不露虚象，故务必细求，但有一二虚象，即可确认，切不可以众多实象而忽略。

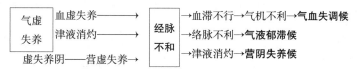

图2-2-8　经脉不和证象转化图

经脉不和因虚致实者，其本质为虚，故其临床特征为痛发应时，痛发应气，即与人体阴阳气血流行密切相关。其周期性与纯属经络虚证之经脉不荣，有相同之象，但经脉不荣为虚证似实，而经脉不和是虚中有实，临床确有实象可凭。如阳气不足反见舌红苔腻，气液不足反见舌淡苔厚，气血虚弱可见舌紫瘀斑等，以及症实脉虚、症虚脉实等脉、舌、症不符之象。

应时而痛多为阴阳偏盛偏衰之特征。常以夜痛甚者为阴血不足，或气液不足，兼有阳邪内滞；昼痛甚者为阳气，尤以上午痛甚者多气虚，午后痛甚者为阴寒湿痰内滞，然而申酉痛剧者，又当审察大肠积热之有无。

应气而痛多与五脏盛衰有关，病发于春令，当审其肝脏之盛衰；病发于夏令，多为心肺之气液不足或内热太过，或湿热内盛；病发于冬令，多系肾中阴阳偏颇，或寒湿内盛；阴雨或寒冷病发或痛甚者，为寒湿与阳虚；晴雨转变病发或痛甚者，亦多湿热或风湿或阴液不足。

病发循经络走向者，多与经络相关的脏腑失调相联系，其病因病机宜向脏腑寻求。

（四）论治

经脉不和为虚实共存的证象，故其治则亦当以补通并用，以补为主，以通为辅，以补助通，以通佐补，补通得宜，方为合拍，常用药味有：

（1）温补：黄芪、党参、熟地、当归、白术、鹿角胶、巴戟天、仙茅、淫羊藿、山茱萸、枸杞、苁蓉。

（2）滋补：麦冬、天冬、玉竹、石斛、北沙参、白芍、桑寄生、生地、玄参、阿胶。

（3）通补：桂枝、附子、鹿角霜、肉桂、木瓜、牛膝。

（4）温通：桂枝、麻黄、细辛、川乌、草乌、白芥子、制南星、法半夏、鹿衔草、乌蛇、祁蛇、千年健、苍术。

（5）清通：桑枝、蚕沙、络石藤、伸筋草、清风藤。

阳气不足者，温补为主，温通为辅；阴液不足者，滋补为主，辅以清通。然又当视其内滞之邪，如系风、寒、湿、痰所滞，当以温通为主；如系风湿热邪所滞，则当以清通为主。阴阳寒热错杂之证，临床必须随证施治。

七、经脉不荣

经脉不荣系由阳气不足以营养经脉，以致经脉体用失常的证象。是各种表里虚证的经脉证象，通常由于阳气虚弱，但亦有兼涉阴血虚弱，或津液不足者，或由久病致虚，或攻伐太过，劫伤阳气阴血所致，故其治则但当补养其虚，虚复则经脉自得其养，不可妄行通伐，更耗其气血，以致痿废不起。

（一）典型证象

症象： ①酸软。②酸痛。③串痛。④强直。⑤弛纵。⑥振颤。⑦筋挛。⑧病以时发，病以劳发。

舌象： ①舌胖质嫩。②苔少。③苔反厚腻。④舌淡少荣。

脉象： ①虚濡。②细弦无力。

（二）常见证象

1.经气不振（酸软）：①肢节酸软无力。②振摇不能自持。

2.经气不充（酸痛）：①酸痛喜温喜按摩。②酸痛。

3.经脉失和（串痛）：①串痛。②掣痛难忍。③病以时发。④病以劳发。

4.经脉失柔（强直）：①不能屈伸。②筋挛。

5.经脉不收（弛缓）：①筋脉弛纵。②关节不能提挈。③足胫不能任地。④足软膝细腿摇。⑤痿厥不起。⑥肢体不遂。⑦舌痿不能言。

（三）辨证

经脉不荣系表里诸虚证候的经脉证象，为气血阴阳诸虚象的派生病机，因此属于单向性附属病机，故临床必有虚象可查，一般以阳气不足为主，但亦有阴血不足者，更有阴中阳虚、阳中阴虚或气血阴阳交虚之候，临床必须细察。

经脉不荣纯属虚证，其症象特征应以酸、软、无力为主，但临床亦常有虚证似实，而见串痛，或如刀割难忍，或强直不能屈伸，尤其舌象或红赤，或苔厚腻，脉象弦滑有力，或洪大有力等假实之象，最易与经脉不利、经脉不和等证象相混淆。除上述证象特征外，尚有：①病程长，反复发作。②劳倦则发或痛甚。③病发应时，病发应气。④喜温敷喜按摩等；可兹鉴别。

病发应时，病发应气，系气血阴阳运行失度而致经脉失荣之体现，概有辨证价值，一般以昼发，或昼甚为阳气不足。病发于春令多与肝脏气血相关，病发于冬令则和肾中水火相关，病发于长夏则和肺脾气液相关。

病发部位，则应以脏腑所属经络循行部位联系，考察所属脏腑气血阴阳之盛衰，胸背上肢肩臂多为肺脾阳气不足，腰膂及下肢多为肝肾阴血不足，甚则为阴中阳虚。

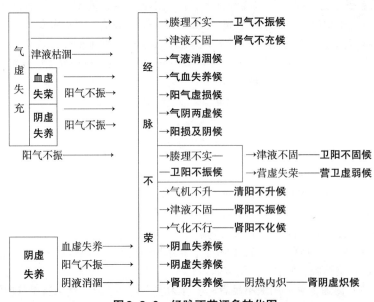

图2-2-9　经脉不荣证象转化图

（四）论治

经脉不荣为气血阴阳诸虚证的派生病机，其治则自当补养为主，审其虚之所在，分别予以扶阳、滋阴、益气、补血，再辅以温养经脉，强筋壮骨之品，标本同治。通常温养经脉之品有：

（1）**温通**：桂枝、附片、当归、鹿角胶、牛膝、木瓜、肉桂。

（2）**温养**：黄芪、枸杞、鹿角胶、仙茅、淫羊藿、巴戟、杜仲、补骨脂、桑寄生、川断、千年健、狗脊、鹿筋、虎骨。

经脉不荣当分别病变部位之所在脏腑，或按经络循行或按病发时气所属，分别予以补养其气血阴阳。奇经归属脏腑当按古人"八脉隶于肝肾"之说，从肝肾论治，其中带脉当兼脾脏论治。

气血阴阳之外，应偏重阳气，即使虚在阴血津液仍当参以益气和助阳，以阳能生阴，气可生血，无阳则阴无以化，无气则血无由生，滋阴之中略佐助阳，亦从阳引阴之法，但补血之内，必重用益气，即生津增液亦当助以益气之品，方可奏效。

八、络脉不宣

络脉不宣为邪气初入络脉致络气与络脉郁滞，不得宣畅，系络病的轻浅，由阳气郁滞所导致，多与气血郁滞相关，症象多见于胸胁腰背，亦可见于四肢，主要以疼、胀、抽、热为主，亦可见紫斑痒痛之象，治则以宣通气血为主，兼以和络之品，不难速解。

（一）典型证象

症象：①胸胁腰背四肢筋脉疼、胀、抽、热。②斑发暗淡或红紫痒痛。③肌肤刺痛。

舌象：①舌淡暗苔腻。②舌紫暗。③舌红。

脉象：①浮弦。②沉弦。③弦数。

（二）常见证象

1. 络气不畅（胀痛）：①胸、胁、腰、背、四肢胀痛。
2. 络气郁滞（窜痛）：①气窜筋脉疼痛。
3. 络脉不宁（掣痛灼热）：①抽掣疼痛。②筋脉灼热。③白昼如热气注射，或灼痛，肌肤刺痛。
4. 络脉郁遏（板痛痒痛）：①板滞钝痛。②斑发痒痛。

（三）辨证

络脉不宣与经气不宣均系初病即见证象，均以疼痛症象为主，其分辨在于经气不宣以酸痛为特征，常为全身性，痛在骨节，络脉不宣以胀痛抽热为特点，常局限性的，痛在筋脉肌肉。

络脉不宣系由阳气郁滞而致气血郁滞所派生的单向性病机证象，因此临床常气机不宣与或血滞不行同时出现，同时可有程度不同的阳气郁滞证象存在，是为辨证特点。

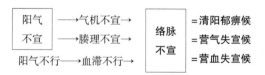

图2-2-10　络脉不宣证象转化图

络脉不宣为阳气郁滞的派生病机，其病因自然以寒、湿、痰、气、瘀等阴邪为主，但亦有风阳或暑热入络，属于阳邪，以风阳之风，暑中之湿亦有郁遏阳气之变，故亦可致络脉不宣，临床以阴邪为病者多板、胀、钝痛，阳邪为病者必灼热、刺痛，阴邪舌必淡，苔必腻，阳邪舌必红紫，苔必薄黄。

络脉不宣必与内脏气血相关，除根据脏腑所在部位或经络循行部位来确定脏腑外，还可以五脏所属来确定脏腑，如皮肤痛属肺、肌肉痛属脾胃、筋脉痛属肝肾。

（四）论治

1. 络脉不宣既系阳气郁滞所派生之病机，其治则自当以宣发阳气、宣疏气血为主，同时亦当辅以宣通络脉之品，不过病机尚属轻浅。因此，用药亦不可过于峻厉，总以轻灵之品为宜，常用药物有：

（1）宣发阳气：桂枝、麻黄、桑枝、细辛、苏薄荷。

（2）疏宣气机：瓜蒌皮、橘络、丝瓜络、旋覆花、络石藤、薤白、桔梗、枳壳、香附、橘核、荔核、白芥子。

（3）宣疏血络：路路通、忍冬藤、清风藤、郁金、降香、丹参、红花、赤芍、片姜黄、鬼箭羽、生地、桃仁。

2.络脉不宣，治当分别病因，或散寒，或燥湿，或化痰。因暑热当用清透；因风阳者当用息风潜阳，仍以清为主；因于气滞，仍当偏重疏利气机；因于瘀滞，则偏重行血祛瘀。然病因错杂者，则当综合施治。行气仍当参以活血，消瘀亦当兼用利气，即使寒、湿、痰滞，亦当参以通阳之品。

3.络脉不宣，尚当分别脏腑，因证施治，宣肺、清胃、理脾、疏肝，视脏腑而行。费伯雄说："风阳外烁，肺热移于大肠，更兼风入空窍，宜其咳而遗矢矣。当培土化热，兼以息风，回风养脏汤主之。"[1]

引用文献

［1］张元凯.孟河四家医集［M］.南京：江苏科学技术出版社，1985：52.

九、络脉不利

络脉不利为络病中病机深重的证象，可由络脉不宣，或经病经久失误转来，邪气由气及血，症象为肢节灼痛、肿痛、麻痹、木重、不仁、不用，病已入络最难解散，以阳气郁滞与血滞、血瘀等病机所派生，故其治则以通阳、行血、化瘀为主，宣利气机辅之，从缓图治，如失误既久，终成痼疾。

（一）典型证象

症象：①肢节灼痛、肿痛。②肢节麻痹、拘急。③肢节木重、不仁。④肢节瘫痪不用。

舌象：①舌淡苔腻。②胖嫩苔腻。③红净无苔。④紫暗。

脉象：①弦滑。②沉涩。

（二）常见证象

1.络气郁滞（灼痛）：①灼热作痛。②刺痛。

2.络气阻滞（肿痛）：①关节红肿，专注疼痛。②关节肿硬疼痛。

3.络脉郁滞（麻痹）：①身如虫行。②抽掣。

4.络脉阻滞（木重）：①手足、唇舌、口眼麻木不仁。②身肢板重。③重着木痛。④拘急。

5.络脉阻闭（瘫痪）：①半身不遂。②截瘫。

（三）辨证

1.络脉不利病在血分，又见于新病，常见于久病，所谓"新病在经，久病入络"。络脉不利见于久病，也见于病积日久不觉，发病虽在新近，而积病日久，邪已入络，虽似新病，实为久积。

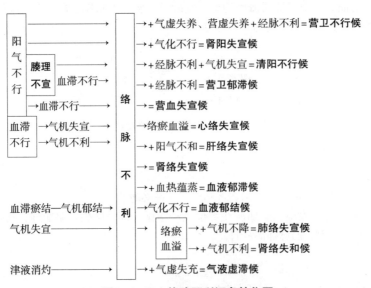

图2-2-11　络脉不利证象转化图

络脉不利为阳气郁滞与血分瘀滞等病机所派生，尤以血滞、血瘀与络脉不利最为相关，故临床上必相伴出现，其性质总属实证，但亦有实中夹虚之证或气营两虚或气液两虚，外有实象，里分已亏。

2.络脉不利，病因以风、寒、湿、痰、瘀为主，故其症象亦以麻、木、板、重、不仁、不用为特兆，但其中亦有夹火热阳邪者，必然可见红、热、灼、刺、掣痛。但任何病因所致之络脉不利必挟瘀滞，故其痛多有定处，即使麻、木、重、着、肿、硬，亦常固定不移，或有夹风邪游走者，亦可见原有的病位不除，或愈而复发，均为夹瘀滞之特征。

3.络脉不利常与脏腑相关，故临床必须分别，常以内脏所在部位，如肺胸、肝胁、肾腰等，或经络循行部位，或脏腑所主部分，所出现之症象，以确定所属脏腑。又有腰以上属心肺，腰以下属肝肾，左体属心肝主血，右体属肺脾主气，等等均可作辨证参考。

（四）论治

1.络脉不利，以通阳活血行瘀为主，辅以通络之品，轻浅者以疏通络气为主，日久病深者，必以通络脉为主，常用药品有：

（1）**疏通络气**：桂枝、桑枝、牛膝、蚕沙、僵蚕、全蝎、蜈蚣、紫金皮、海桐皮、五加皮、清风藤。

（2）**疏通络血**：赤芍、归尾、生地、茜根、大活血、红花、桃仁、苏木、血竭、地龙、乌梢蛇、白花蛇、土鳖虫、山甲、露蜂房、蛴螂、麝香、山羊血。

2.络脉不利，属于寒、湿、痰、瘀阴邪，当以温燥通阳为主，如肉桂、干姜、川椒、细辛、川乌、草乌、白附子、南星、白芥子。

属于阳火，宜清凉甘润为主，如川柏、天冬、麦冬、南北沙参、生地、玉竹、石斛、玄参、忍冬藤、白茅根。

3.络脉不利，内关脏腑，治心以调理脏腑气血为本，再辅以通络，方可起标本兼顾之效。

十、络脉不和

络脉不和为虚实夹杂之络病证象，络脉失养与郁滞，同时并存，络脉收引和弛张互见。古人常称之为内风窜络，轻则麻痹、板胀，重则强直、拘急、抽搐，以阳火内盛所致为实，即所谓"火炽风动""阳亢风动"之象；以阴血虚亏所致为虚，即所谓"阴虚生风"之象。故其治则息风和络之外，必针对其虚实调治为主。

（一）典型证象

症象：①麻痹板胀。②筋急拘挛。③抽搐瘛疭。④强直反张。

舌象：①舌红。②苔黄。③舌胖嫩红。

脉象：①脉弦数。③细弦数。

（二）常见证象

1.**络脉郁滞（麻痹板胀）**：①身肢麻痹。②板胀作痛。

2.**络脉收引（筋急拘挛）**：①唇紧。②口眼歪斜。③筋脉拘挛。④舌卷。⑤口噤。⑥啮齿。

3.**络脉紧张（强直反张）**：①舌强语涩。②角弓反张。③筋脉板痛。

4.**络脉牵引（抽搐瘛疭）**：①筋惕肉瞤。②口唇抽掣。③目跳。④口鼻牵引。⑤口唇抽掣。⑥手足动摇。⑦头摇。⑧颤抖。⑨手足瘛疭。⑩咬牙啮舌。

（三）辨证

1.络脉不和为虚实共存之证象，郁滞则使络脉收引强直，失养又使络脉弛张，与经脉不和之掣痛与酸软，虚实共见，有同一理，症象异同，病机气血，自有区分。

2.络脉不和，其病机有虚实之分，邪实者系由邪火炽盛，尤其以营血之火热炽灼为多，或自身之阳气亢盛，或阳气不和，均属实证；虚证系因阴血不足，古称前者为"热盛生风""火炽风动""阳亢风动"，后者为"阴虚生风"或"血虚生风"，因此临床首当辨其虚实，邪实则麻痹板胀不已，搐搦有力；虚证则时发时止，或应时而作，及时而止，抽搐无力，或仅如《温病条辨》所云蠕蠕然动。

3.络脉不和，凡属火热实邪，常与大热神昏等症相伴出现，但仍当区别其热在气、在血、在阴；属内因之邪实如阳亢，阳气不和，或血虚、阴虚，则多不发热，虽或发热，亦仅低热而已。外因所致发病多急暴凶险，内因所致发病多缓慢，且多反复发作。

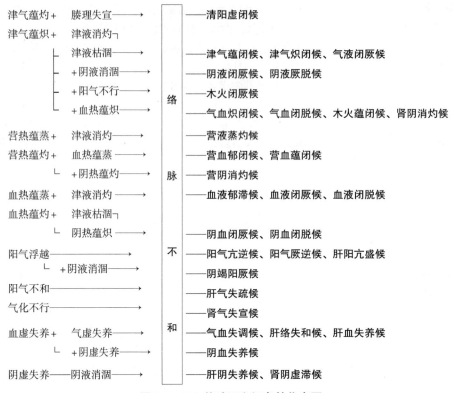

图2-2-12　络脉不和证象转化表图

（四）论治

1.络脉不和，系火热炽盛，或阳气亢盛，或阴血不足等病机派生的附属病机，其治则当治其主体病机为主，其次则为息风和络。古人云"火旺生风""风火相煽"，治当清降息风；"阳亢风动"，则当潜阳息风；"治风先治血，血行风自灭"，又是针对血虚生风之治则。此外"阴虚风动""液涸风动"，则滋阴息风又为针对虚风的治则，古人有"空穴来风"，而有滋填法。

2.络脉不和系虚实相兼之病机证象，因而息风和络，亦有补有通，合用则为和，但当视其偏盛偏衰而通补，有所偏重，常用有：

（1）通络祛风：全蝎、蜈蚣、僵蚕、蝉衣、防风、乌梢蛇、白花蛇、麝香。

（2）清络除风：忍冬藤、络石藤、羚羊角、桑枝、粉葛根、夏枯草、清风藤。

（3）和络息风：白蒺藜、双钩藤、生白芍、骨碎补、天麻。

（4）养络收风：黄芪、炙甘草、当归、生熟地、白芍、山茱萸、鸡子黄、阿胶。

（5）潜阳镇风：生石决明、玳瑁、生代赭、生龙牡、磁石、龟板、鳖甲、珍珠粉。

3.络脉不和常有痰、气、瘀夹杂其间，尤以挟痰者为多，故除上述治法之外，尚应参以化痰、行瘀、调气诸法，则取效尤速。

十一、络脉失养

络脉失养，系由阴血不足以荣养络脉，以致络脉体用失常，为络病中之虚证证象，俗称"血不养筋"，古称"血虚生风""阴枯风动"，均属"虚风"为病。其病机不在于络脉而在于内脏之阴血不足，故治则当补其不足之阴血，而不可妄通利，更耗其气血阴阳，犯虚虚之戒。

（一）典型证象

症象：①筋脉酸痛麻痹。②筋脉强直拘挛。③筋脉抽掣。④筋脉牵引。

舌象：①舌质胖嫩。②苔薄。

脉象：①脉细弦。②脉大而虚。

（二）常见证象

1.络脉阻滞：①筋脉酸痛。②麻痹。

2.络脉失柔：①强直。②拘挛。③角弓反张。④骨节拘痛。⑤筋挛、筋枯、筋短。⑥爪枯。

3.络脉失荣：①筋脉动惕。②筋脉抽掣。③胁痛筋掣。

4.络脉牵引：①口眼㖞斜。②眼跳唇蠕。③抽搐。

（三）辨证

1.络脉失养，与络脉失和，同属络病中之虚证，但后者虚中夹实，虽亦有阴血不足之候，但其中多挟实邪，故其临床症象多急、剧、刚、劲；而络脉失养纯属虚证，故其临床症象，则多迟、缓、无力。

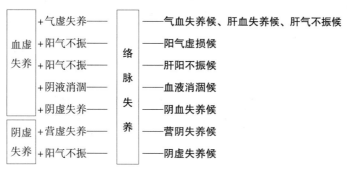

图2-2-13　络脉失养证象转化图

2.络脉经脉失养，均系气血阴阳虚弱所致之派生病机，但络脉其虚在阴、血，而经脉其虚则偏重阳气虚弱，但由于气血共存，阴阳互根，故血虚亦致气弱气虚，亦致血亏，阴虚可及阳，阳损亦可及阴，常有气血两虚，与阴中阳虚、阳中阴虚之变化，临证不可刻板。

（四）论治

1.络脉失养，系阴血不足所派生之再生病机，所以其治则当以滋补阳血为主，阴血充足，自可濡养络脉，举凡通络之品，在所必禁。"虚风"风由虚起，"治风先治血，血行风自灭"，即治虚风之明训。然血生于气，补血当先益气，益气补血之品常用有：黄芪、党参、当归、熟地、阿胶、白芍、玉竹。

2.由阴虚者当滋阴为主，古人称"虚穴来风"，而用填塞之法，即滋填阴液，常用之品有：熟地、生地、阿胶、白芍、鸡子黄。

然阴阳互根，阴虚则阳亢，阳亢则风动，故当兼潜阳之品，常以龟板、鳖甲、牡蛎等滋潜兼具之品，其他如石决明、玳瑁、磁石、代赭石等镇潜之品，亦常参用。如系阴损及阳，阴中阳虚，滋阴之中当参温养之品，如仙茅、淫羊藿、狗脊、枸杞子、千年健、鹿角胶霜、潼蒺藜，甚则温通之品，如附子、肉桂、桂枝亦可少佐，即从阳引阴之法。

3.除风和络之品，虽为治标之药，然亦当参用，如白蒺藜、骨碎补、络石藤、清风藤、双钩藤。

十二、络脉失荣

（一）典型证象

症象：①牙关紧闭，言语困难。②胸前憋闷、刺痛，压榨性疼痛。③胁痛胁胀。④腰背酸痛，腰膝痿软。⑤小腹拘痛。⑥少腹弦急。

舌象：①舌淡苔净少。②舌质淡嫩。

脉象：①脉虚软无力。②脉细无力。③芤动微紧，结代。

（二）常见证象

1.络气不畅（胀痛）：①胁痛胁胀，隐痛。②腰痛悠悠。

2.络气阻滞（木重）：①右胁下有一块皮肤变暗变硬，不知痛痒，往内萎缩凹陷，日益加宽。②肢麻。③腰间酸软痛楚，腰痛乏力，腰背酸痛。④腰膝软弱，腰膝痿软，不耐远行久立。

3.络脉不宁（瘈痛）：①腰痛抽瘈，屈伸不利。②胸前憋闷、刺痛，压榨性疼痛。

4.络脉收引（筋急拘挛）：①牙关紧闭，言语困难。②小腹拘急，小腹时痛，挛急。③少腹弦急。④尾骶骨痛连腰，背难挺直喜温手摩。

（三）辨证

络脉不荣系表里诸虚证候的经脉证象，为气血阴阳诸虚象的派生病机，因此属于单向性附属病机，故临床必有虚象可查，络病多阳邪，一般多为血虚与阴虚，更有阴中阳虚，或气血阴阳交虚之候，临床必须细察。

络脉不荣属虚证，因阳气不行、血虚失养、营气失养、经络不和、津液消灼、神志失宁等派生的证象。其症象特应以闷痛、胀痛、软、无力为主，临床亦常有虚证似实，或如压榨性胸前疼痛，或刺痛，但舌象见舌淡苔净少。舌质淡嫩。脉象脉细无力，芤动微紧，甚或结代，多责之血虚与阴虚。易与络脉失养、络脉不和、不利等证象相混淆，除上述证象特征外，尚有：①病程长，反复发作。②劳倦、激动则发或加重，发作时间或比较短促，不及措手。

病发应时，病发应气，系气血阴阳运行失养而致络脉失荣之体现，病发于冬春令则和肾中水火交替或肝血失养相关，病发于长夏等气运变幻无常则和心肺气血相关。

病发部位，则仍以脏腑所属经络循行部位关联，考察所属脏腑气血阴阳之盛衰，前胸后背上肢肩臂多为心肺阳气不足，心阳不能温煦络脉，腰脊及下肢多为肝肾阴血不足，甚则为阴中阳虚，致阳气不振。

（四）论治

络脉不荣为气血阴阳诸虚证的派生病机，其治则自当补养为主，审其虚之所在，病关于心，宜补血养神或温通血络；病关于肝，宜补血调气；病关于脾，宜补气助运；病关于肾，宜温养肾精。分别予以扶阳、滋阴、益气、补血，标本同治。当以滋养血液为主，尤当重在滋养阴液，阴液复自能化血入络，故忌用温补燥补，只须柔养润补。通常亦兼用温养逐瘀、芳香开窍，通畅络脉之品以救其急：

（1）温通、芳香开窍：桂枝、附片、瓜蒌、薤白、当归、麝香、冰片、苏合香。

（2）益血养阴：水木华滋汤证、加味四物汤，如四物汤加首乌、木瓜、杞子、甘菊，加味逍遥散加熟地、枸杞、钩藤。

络脉不荣当分别病变部位之所在脏腑，或按经络循行或按病发时气所属，分别予以补养其气血阴阳，血虚及气者，虽多用补血养血之品，亦当以补气为重。

十三、清空不宣

清空不宣系阴邪郁滞，诸经阳气不能发越于头面，以致阳络郁遏，阳光不治而出现头目昏、重、胀、痛、晕、眩、沉、肿、痒等症象，外感风、寒、湿邪所致，为表证重要症象。内因痰、水、食、瘀等所致，则为清阳郁滞，不得上升外越，亦多兼表证，是故其治则总当宣发阳气为主，疏利郁滞为辅，以行经通络。

（一）典型证象

症象： ①头脑昏重、眩冒。②头痛。③头面肿痒。④昏沉。

舌象： ①舌淡红苔薄白。②苔白厚腻滑。

脉象： ①脉浮弦。②脉沉滞。③脉沉细。④脉滑。

（二）常见证象

1.阳络不宣：疼痛：①头目昏痛。②头脑胀痛。③瘈痛或牵引作痛。④头痛如劈。⑤闷痛。⑥肢节困痛，腰痛如折。

2.阳气怫郁：肿痒：①头面风肿。②瘙痒。

3.阳气蒙蔽：昏重：①头脑昏重不举。②头目不清，脑中雷鸣。③头如裹如蒙。④眩晕眩冒。⑤昏瞀。

4.阳光郁遏：暗晦：①面色晦暗。②鼻头色黑。③面青唇黧。④一团黑滞或青黄。

5.阳光不治：昏沉：①人事昏惑，机窍不灵。②神呆目钝，终日恍恍惚惚，不乐，时欠伸。③两目欲闭，神识如蒙。

（三）辨证

1.清空不宣系阴邪郁遏阳气所致之头脑病变，有外感风、寒、湿邪之表证，有内因食、痰、气、瘀之里证。外感为新病，系腠理不宣之派生病机，故必兼腠理不宣证象。《伤寒论》有："伤寒不大便六七日，头痛有热者，未可与承气汤。其小便清者，知不在里，仍在表也，当须发汗。"内因所致必兼气机宣降失常之证象，是为气机不宣所派生之病机。然无论外邪内邪，皆属阴邪，重证必兼阳气郁遏，或郁滞等证象。

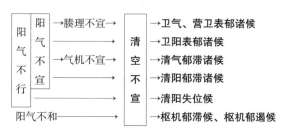

图2-2-14　清空不宣证象转化图

2.清空不宣总属上中清阳之气不能宣达于上，所导致的病机变化。表证关系于营卫，营卫亦出自上中焦，与清阳之气密切相关，总属阴邪实证，其症象必昏、痛不已，与清空失养的时发时止的虚证可以鉴别。亦与清空不宣的阳热实证的胀痛、掣痛、烘热不已等亦有区别。阴阳虚实不可混淆。

3.头痛辨证，常有经络之分：后脑连项属太阳，前额连眉属阳明，两侧太阳穴属少阳，头损属厥阴。

（四）论治

1.清空不宣系阳气郁遏或郁滞所致的派生病机，因而其治则自当宣疏阳气为主，外可以开发腠理，内可以畅利气机。外邪所致者以宣发为法，内因所致者以疏利为主。其常用的有：

宣发：荆芥、防风、薄荷、苏叶、桂枝、麻黄、葱白、生姜、苍术、桑叶、蝉衣、紫浮萍、羌活、僵蚕。

疏利：柴胡、川芎、神曲、半夏、陈皮、南星、白附子、枳实、苏梗、桃仁、天麻、麝香、赤芍。

2.清空不宣的症象多有经络之分，故行经通络之品，亦当对症加入，即古人称为"引经报使"之药。

（1）太阳经：羌活、麻黄、桂枝。

（2）阳明经：葛根、白芷、升麻、蔓荆子。

（3）少阳经：柴胡、川芎。

（4）厥阴经：藁本、吴茱萸。

（5）少阴经：细辛、附片、独活。

（6）太阴经：苍术。

十四、清空不宁

清空不宁由阳邪上逆，扰乱清空，以致脑海失其宁静。有虚实之分，实证为火热上逆与阳气上亢，虚证有阴虚阳亢与虚阳浮越，但均以晕、胀、热、痛为主要症象。其治则总宜平其上逆，导之下行，使清空之地得以宁静，实证宜清降，虚证宜镇降，以阳邪得降为期。

（一）典型证象

症象：①面赤火升。②头脑热汗。③眩晕。④头胀头痛。

舌象：①舌红苔薄黄。②舌红无苔。③舌嫩红无苔。

脉象：①脉浮弦数。②脉弦细数。③脉洪数大。④脉浮大而空。

（二）常见证象

1.阳气外露：①面赤火升。②头面轰热。③起坐面赤。④潮红。⑤颧赤。

2.阳气内扰：①头中觉热气升。②头中烘热。③头汗如蒸。

3.脑海不宁：①眩晕。②头震。③身振振动摇。④头脑昏痛。⑤两目难开。⑥头重脚轻身有飘浮之意。⑦身溶溶无定。⑧昏沉。

4.阳络不宁：①头胀头痛。②头痛抽掣。③头痛如劈。④头筋掣起。⑤头痛引颈项强痛。⑥痛连齿颊及耳。

（三）辨证

1.清空不宁为阳邪上扰清空的阳证，故证象以阳象、热象显明，与清空不宣的阴象、寒象适成对比。但清空不宁有虚有实，且有真有假，与清空不宣纯实证有别，与清空失养的纯虚证亦不同。

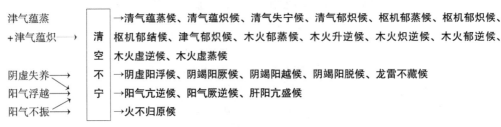

图2-2-15　清空不宁证象转化图

2.实证为火热蒸炽与阳气上逆。火热蒸炽多为全身性气分邪热化火为多，亦有自身的木火升逆，前者多为胃火，后者为肝阳之火。此外尚有阴分之火热，则系肾中之火。虽为火热，亦有外挟阴邪之风、寒、湿，或挟内因之痰水郁遏者，是为郁蒸，为外闭内阳之候。或兼内虚，以气、血、阴虚，而为虚蒸、虚炽、虚逆等虚实夹杂之候。

3.亢阳上逆，多系肝阳亢盛，为纯实之证，但有阴虚以致阳亢者，是为本虚标实之证。此外尚有阳气衰弱以致虚阳浮越，貌似阳亢，实为阳虚，为真寒假热，阴证似阳之证，尤当细辨。本证与阳亢实证极似，急烈暴戾，肿痛红热，甚则有兼见昏狂躁扰之象，脉亦洪大，舌亦红艳，较阳亢有过之无不及，最易混淆。然细加审察，虚阳必休作有时，病发时症象暴烈，病止时却疲惫异常；病作脉虽洪大有力，病止却细软乏神少力；舌虽红艳，必嫩红胖大，亦随症象的休作而艳淡不常；头虽胀痛、红热，但喜温喜按，而恶风畏冷；再结合全身证象，必有阳虚症象，亦有过服疏泄，或凉泻等方案可查。

4.外兼阴邪郁遏者，临床特多，举凡舌红苔白，舌红苔黄腻，或淡黄而腻，皆挟郁遏之舌象；挟风则游走不定，痛疼如锥；挟寒则形寒，喜温喜按；挟湿则头重头胀难举；挟痰水则呕恶胸闷。

（四）论治

1.清空不宁系火热蒸炽，或阳气亢逆的派生病机，故治法自当以清降火热，或镇降亢阳为法，总宜平其上逆，导之下行，阳邪无扰则清空自宁，自不可以头痛通俗套药，温散升提，使阳火愈炽愈逆，不可为矣。常用药有：

（1）清降火热：黄芩、黄连、大黄、石膏、羚角、苦丁茶、夏枯草、菊花、草决明、青葙子、钩藤、焦栀。

（2）镇降亢阳：生石决、生代赭、磁石、牛膝、生龙骨、生牡蛎、鳖甲、玳瑁。

2.火热蒸炽有兼阴邪郁遏，治法于清降之外，必须兼以宣疏，始可郁开火降。挟风寒宜兼温散宣泄，如麻黄、桂枝、苏叶、薄荷、羌活、细辛、生姜之类。挟风热宜清凉宣散，如荆芥、薄荷、防风、桑叶之契。挟风湿宜兼辛苦温散，如苍术、羌活、防风、藁本、藿香之类。挟痰宜宣温化如半夏、陈皮、南星、天麻、白附子之类。挟水宜兼辛热通阳化水，如桂枝、干姜、细辛、附片、川椒、吴茱萸之类。

3.阳气亢逆如阴虚所致，宜以滋阴为主，如生地、麦冬、沙参、白芍、首乌、阿胶、鸡子黄、龟板之类；如由阳虚所致，宜以回阳为主，如附子、肉桂、人参、炙甘草之类；如阴中阳虚者，当从阴引阳，即大队滋阴药中如熟地、麦冬、山茱萸、枸杞、白芍等，参以少量附子、肉桂或仙茅、淫羊藿、肉苁蓉以阴中回阳。然都必须有镇降之品，始克有济。

十五、清空失养

清空失养，为气血阴阳不足以荣养脑海，以致髓海空虚，《经》言："髓海不足，则脑转耳鸣。"浅则为气血虚弱，深则为阴阳虚损，故其治则总以补养气血为主，深者则以滋阴助阳。

（一）典型证象

症象： ①色夭不泽。②眩晕欲绝。③耳鸣脑鸣。④头脑昏重作痛。

舌象： ①舌淡红苔薄。②舌淡白胖嫩。③舌红胖嫩。

脉象： ①脉细弱。②脉濡数。③脉沉细。④脉洪大无力而空。

（二）常见证象

1.**阳光不充（色夭不泽）**：①面色暗淡。②面色苍黄。③面色㿠白。

2.**髓海不足（眩晕如醉）**：①晕倦不起。②昏眩欲绝。③目中溜火。④视物不明。⑤头重不举。⑥头重脚浮。⑦脑鸣耳鸣。

3.**阳络失养（头脑昏痛）**：①头额昏重。②晕痛，恶风喜温。③脑项强痛。

（三）辨证

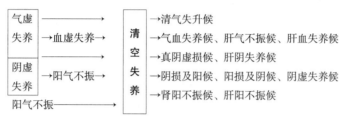

图2-2-16　清空失养证象转化图

清空失养为气血阴阳虚亏所派生的病机证象，以气血不足为浅，阴阳亏损为深，因此其辨证，在于辨别气、血、阴、阳虚象。

气虚：面㿠苍黄，头晕头昏，痛在前额，痛发于午前。

血虚：面㿠苍白，眩晕，痛在两侧，痛发于午后。

阴虚：面鹜或潮红，颧红，晕倦，掣痛，多走两侧及颠顶，入夜尤甚。

阳虚：面暗淡或青晦，晕痛，多在后脑，夜半为甚。

（四）论治

1.清空失养既为气血阴阳虚亏所派生的病机证象，故治则自当以补养气血阴阳为主，不必专治头晕头痛，气血阴阳得复，则头自可愈，常用有：

益气：黄芪、人参、白术、炙甘草、茯苓。

养血：黄芪、当归、熟地、白芍、阿胶。

助阳：黄芪、附子、肉桂、巴戟、枸杞、鹿角胶。

滋阴：生地、熟地、白芍、阿胶、山茱萸、龟胶。

2.然专治虚证头病之药，常用于补养药之中，对消除症象，奏效尤捷，如气虚于补气药中参用升麻、柴胡、蔓荆子、荆芥以升清阳之气；血虚于补血药中参用川芎、菊花、白蒺藜、天麻以祛血虚所致的虚风；阴虚于滋阴药中参以牡蛎、鳖甲、石决明、龟板等以镇阴虚所致的浮阳；阳虚于助阳之中参以吴茱萸、半夏、细辛、生姜以破阳虚之阴浊。

十六、清窍不宣

清窍为清气所发行的孔道，是天地之气进入胸中与谷气相并所必经之通路，实邪郁滞，清阳之气不能发越于清窍，以致窍道不通，气液不得周流。卫阳原发于胸中，外邪郁遏卫气，亦可致胸中清阳之气不能发越于上，故亦系表证见象，其治则总当宣发阳气为主，使清阳之气发越于上，则郁滞可解。

（一）典型证象

症象：①鼻塞鼻鸣。②喷嚏流涕。③目涩流泪。④咽阻咽痒失音。⑤耳胀耳聋。

舌象：①舌淡红苔白滑。

脉象：①脉浮弦。②脉浮紧。③脉浮缓。

（二）常见证象

1.**气不宣通**：①鼻塞鼻鸣，喷嚏鼻痒。②咽阻咽痒。③失音。④目昏涩。⑤耳胀耳聋。

2.**液不周流**：①鼻流清涕。②鼻干不得眠。③涕泪交流。④咽干多黏痰。

（三）辨证

1.清窍不宣为腠理不宣与气机不宣的派生病机，前者属于表证外感风寒湿邪所致，后者属里证，系内因痰、饮、食滞所致。然而无论表证、里证，均可为阳气郁滞的派生病机，因而清窍不宣，即为阳气郁滞的再生病机，因此临床必兼具阳郁、阳滞证象。

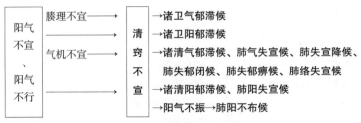

图2-2-17 清窍不宣证象转化图

2.清窍不宣，内与肺胃密切相关，肺胃开窍于鼻咽，为清气出入的通道，外邪郁遏肺胃，或内邪郁滞肺胃，均可致肺胃清气不得上行清道，而清窍为之不宣，且肺主皮毛，胃主肌肉，故外可见腠理不宣，内可致气机郁滞。

（四）论治

清窍不宣为腠理不宣与气机不宣的派生病机，故治则自当宣疏表里的郁滞。清窍不宣又为阳气郁滞的再生病机，故治则又首当宣通阳气，故虽有宣窍专药，莫不与宣疏表里阳气之郁滞相关。

宣窍：荆芥、防风、苏叶、薄荷、藿香、麻黄、桂枝、木贼、桑叶、葱白、白芷、辛夷、苍耳子、石菖蒲、细辛、蝉蜕。

利咽：桔梗、牛蒡子、射干、陈皮、法半夏、细辛、白蔻仁。

十七、清窍不利

清窍不利，可见吴鞠通说："燥气化火，清窍不利者，翘荷汤主之。"[1] 系阳火上逆，随清气扰于清窍，致清窍不清，苗窍失其润泽，常为阳证、热证的重要证象。以实证居多，火热蒸炽，或阳气自亢，虚证亦有，又以阴虚内热或阴虚阳亢为多，但亦有气虚内热或虚阳上越者。故治则当清降为主，火热当清，亢阳当降，然虚证自当侧重于补养，或兼清兼降，务使阳火下行，清窍自清。

（一）典型证象

症象：①苗窍胀、痛、干、热、肿、疮。②耳鼻咽目肿。③涕泪稠浊。④瞤动。⑤口鼻齿衄。

舌象：①舌红苔黄。②舌红干无苔。

脉象：①脉弦滑数。②脉弦大数。③脉洪大无力。④脉细弦数。

（二）常见证象

1.**气不清利（胀痛）**：①耳聋耳鸣。②耳胀耳痒耳痛。③目痒目珠痛。④鼻塞鼻疮，鼻肿鼻痛。⑤咽肿。⑥音嘶声飒，咽痒咳逆。⑦口舌碎痛，舌起紫疱，舌肿舌强。⑧口糜口疮唇肿。⑨齿痛龈腐龈肿。⑩颈腮肿痛。

2.**液不清净（稠浊）**：①耳流脓水。②目多眵泪。③鼻流臭浊脓血稠涕。④口唾稠黄带血。⑤齿衄血瓣。

3.**苗窍失滋（干燥）**：①目昏赤、干涩。②目眩眩无所见。③鼻干鼻燥。④咽干咽痛。⑤咽中介介如梗状。⑥口干口苦。⑦唇燥。

4.**阳火上逆（火热）**：①目赤目热，两目出火。②咽干辣热。③咽中如火冲。④口出火气，气秽。⑤鼻出火气。⑥膈热如灼。

5.**阳络失柔（瞤动）**：①目珠瞤动。②眼皮连劄。③眼皮瞤动。

（三）辨证

1.清窍不利常为火热阳证的主要证象，病因总属火热阳亢，尤以气分火热为多，常为阳火诸证依据。但有寒热虚实的不同，虽然以热证、实证居多，虚证、寒证并非绝对仅有，辨证有差，祸不旋踵。

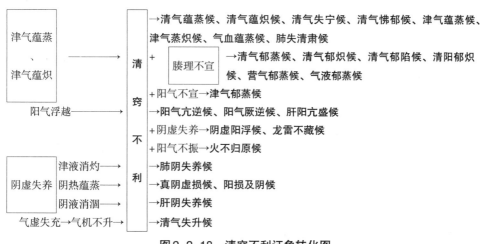

图2-2-18　清窍不利证象转化图

2.虚火实火，外症多无甚差异，多从脉舌分别，以症实脉虚为虚火，舌质红赤、苍老为实火，舌质淡红、嫩红、胖大为虚火，实火苔多黄厚干燥，虚火则苔少，苔薄而湿润。就外症而言，实火多新病，其势多急剧，虚火多久病，症多缓和。

3.阳火证之属于寒者，常称作寒火，常为外寒内热之证，外症阳火征象不甚明显，如形寒怕冷、舌淡苔白、脉迟不数、二便清利等寒象，或见"腠理不宣"，或见"阳气不宣"，均系阴邪外郁，阳火内炽，故亦称为"郁火"。仍属实火范畴。此外则为虚寒所致的虚火，即"虚阳"之证，以下焦阳虚，火不归元，而冒清窍，故可见腰酸足冷，或腰足无力，二便清冷，尺脉空虚或沉细，舌淡胖或嫩红，外症亦喜温怕冷，喜阳恶阴，即所谓"上热下寒""真寒假热"之证。

（四）论治

1.清窍不利，病因于阳火，故治则不离清降，火热宜清，亢阳宜降，然清火又当分别：实热邪宜苦寒清泻，燥热燥火宜甘凉清润，风火郁火宜清而兼疏。降阳虽然总当镇降潜阳，然阴虚当以滋阴为主；虚阳当以温养为主，并兼用引火归原，使虚阳下行，方为得法，常用清降之品。

清泻实火：栀子、黄芩、黄连、黄柏、石膏、知母、大黄、芒硝、木通、桑白皮。

轻清风火：苏薄荷、桑叶、连翘、牛蒡子、银花、板蓝根、山豆根、马勃、升麻、菊花、竹叶。

清疏风火：荆芥、防风、蒺藜、夏枯草、苦丁茶、决明子、青葙子、谷精草。

清润燥热：麦冬、天冬、沙参、玄参、生地、石斛、知母。

镇降亢阳：石决明、龙骨、牡蛎、代赭石、牛膝、磁石。

滋阴潜阳：鳖甲、龟板、牡蛎。

引火归原：肉桂、附子、怀牛膝、童便。

2.如兼阴邪外郁的郁火，自当参用温开，外郁一开，郁火自降，即"郁火发之"之义，如一味清降，外郁转增，火炽愈甚，风寒外郁，参用辛散，如轻则荆芥、防风、薄荷、苏叶，重则麻黄、桂枝、细辛之类，湿郁则参用苍术、羌活、白芷之类，兼痰则当参以化痰，如陈皮、半夏、茯苓、枳壳，兼食则当参用消导如二芽、山楂、神曲、卜子之类。

3.夹虚者，如邪实正虚，自当清降为主，略参扶正即可，如火由虚起之虚火、虚阳，则当以补虚为主，气虚仍用参术芪草，血虚用熟地、阿胶、山茱萸，阳虚则如附子、肉桂。然而阴阳互根，故于阴阳偏虚之证，又当从阳引阴，或从阴引阳。

引用文献

［1］吴鞠通.温病条辨［M］.福州：福建科学技术出版社，2010：50.

十八、气机不宣

气机不宣为常见的气郁证象，系气分实证的基础证象，提示气机运行不畅，病位在上中二焦清阳之气相关的肺胃脾与肝胆，临床表象以机窍不灵与气行不畅为主，治则以宣畅气机为主，尤宜宣畅肺气，以肺主一身之气，肺气宣畅则一身之气自能流行，故用药宜轻，轻则可启动机窍，重则反伤气机。

（一）典型证象

症象： ①痞闷。②神呆懒言。③不饥不食，不便不寐。④咳逆咽阻。

舌象： ①舌苔白薄。②舌苔滑腻。

脉象： ①脉沉。②脉弦。③脉缓。

（二）常见证象

1. 机窍不灵：呆钝：①忧郁不伸，倏倏忽忽。②神呆懒言，默默不欲食。③不饥不食不便。④不寐。
2. 气行不畅：痞满：①胸胁脘腹痞闷满。②大便不爽。③二便不畅，甚则不行。④里急后重。
3. 气不宣发：①咳逆不爽。②干呛不已。③咳逆顿止而音窒喉闭。④饮食则呛。⑤咳剧则呕。
4. 气机郁遏：①短气郁闷。②善太息。③气不能续。
5. 气不归元：①头面浮肿。②午后足肿。

（三）辨证

1. 气机不宣为双向性病机，气机不宣为气分主体病机，不仅可派生诸多气分病机，而且上及清空清窍，外及腠理，内及神志、络脉，均可由气机失于宣畅而导致病变，然而气机不宣又常为阳气郁滞诸病机所派生，故又为阳气郁滞的再生病机，故其见于临床甚为广泛。

2. 气机不宣与气虚失充、阳气不宣证象相似，且常常并发，故临床必须识别：

气机不宣：神呆懒言，默默不欲食，痞满短气，忧郁不伸，面色滞钝，舌红淡苔薄，脉弦。

气虚失充：倦怠懒言，神疲消索，少气不续，行动乏力，面色淡白，头晕不振，舌淡苔白，脉虚。

阳气不宣：倦怠肢冷，身重懒言，痞闷烦满，四肢酸软，面色晦暗，形寒指麻，舌淡苔厚，脉沉。

气机不宣与气虚失充有虚实之别，而与阳气不宣又有浅深之分，典型证象不难辨认，而非典型，或相互兼夹者，最难区分。

3. 气机不宣，病因以内因湿、痰、水、食、气、瘀、虫为多，外因风寒亦可致，但外因常兼内因。痰水多见上焦，气、瘀多见于脘胁，虫积亦多中焦症象。而外感风寒则常见于胸背痞闷。

4. 气机不宣以上中病位为多，心肺见胸背症象，脾胃见脘腹症象，肝胆见胁脘症象，均据脏腑所在部位或脏气所循行部位。

（四）论治

1. 气机不宣治则当以宣发为主，选药以轻浮灵活为宜，用量亦不宜过重，以达到宣畅气机为目的，常用药有轻宣之品专宣里气，宣散之品兼宣发表郁。

轻宣： 桔梗、瓜蒌皮、马兜铃、贝母、通梗、蝉衣、僵蚕、白蔻壳、栀子皮、绿萼梅、陈皮、木蝴蝶、郁金。

宣散： 苏薄荷、淡豉、佩兰叶、藿香叶、紫苏叶、麻黄、桂枝。

2. 临床常按病位遣药。

宣肺： 桔梗、瓜蒌皮、贝母、通梗、麻黄、蝉衣、苏薄荷、淡豉、陈皮、僵蚕。

宣胃（脾）： 白蔻壳、砂仁壳、苏叶、藿香叶、佩兰。

宣肝（胆）： 薄荷、木蝴蝶、郁金、绿萼梅。

宣心： 栀皮、郁金、桂枝。

3. 宣畅气机，仍当视其病机，以气机不宣为双向性病机，本身可为阳气不宣所派生，所以在阳郁以致气机不宣时，仍当宣发阳气为主，阳气宣通，气机自然畅发。宣散之品，既可宣畅气机，又可宣发阳气，为首选药物。

4. 消除病因也是宣畅气机不可缺少之法，宣发气机之品，固然可以有利病机驱除，然消除病因，更有利于气机的宣发，故二者不可缺一。

5. 宣发气机，切忌杂用沉降重坠之品，亦不可与滋腻补涩之品同用，不然必有碍宣发，更滞气机，即使淡渗下行之品，亦不可过多乱用。

十九、气机不利

气机不利为实邪阻滞，以致气行不利，甚至气窜攻冲，系气分实证的基础病机，以胀、满、攻、痛为主要表象。治则除流利气机外，更当疏导阻滞的实邪。如因虚而运行无力，又当补虚以助运。

（一）典型证象

症象：①胀。②满。③攻。④痛。

舌象：舌苔厚腻。

脉象：①脉滑。②脉弦。③脉紧。④脉实。

（二）常见证象

1.气行不利：①胸脘腹胁腰痞闷板胀，待嗳噫或矢气则爽。②四肢胀痛得嗳气或矢气则松。③二便不爽。④痛泻肠鸣。⑤痢疾里急后重。

2.气行阻滞：胸胁脘腹腰背胀阻、满、实、疼痛。

3.气行窜逆：①气胀攻撑。②气窜作痛。③痛则气聚成形，气散则痛止无形。

（三）辨证

1.气机不利系双向性病机单位，气机不利既可以派生气机不宣、气机郁结、气机不降、气机冲逆、气机逆乱以及水谷不分、气化不行、络脉不利、血滞不行等病机，而本身又可由气机不宣、津气蕴炽、津气蕴灼以及阳气不行、阳气不振等病机所派生。临床既可为主体病机，又可为附属病机，辨证时当审其本末。

2.气机不利与血滞不行，均有疼痛，在气在血，临床必须分别，气滞而痛多为胀痛攻疼，或游走不定之痛；而血滞之痛，则多为剥痛如灼如割，多定痛不移，气滞多见厚苔，血滞则仅有薄苔。

3.气滞除气机不宣所导致的气机不利，纯属气行阻滞外，更当分别其性质属寒属热，以津气灼炽所致则为热滞，阳气不行所致则为寒滞。热滞其势急剧，寒滞其势缓慢。热滞喜寒恶热、拒按，舌红苔黄，脉滑数；寒滞喜热恶寒、喜按，舌淡苔白，脉迟紧。

4.气滞虽为有形实邪阻滞气机，为纯实之证，但有因虚致实、虚中夹实、虚实错杂，除有虚象可辨外，即胀满攻痛之象，其势亦转轻缓，亦或有喜按、喜热之象，或攻下之后，其势不减，或减而复起。舌质必淡，脉必细、濡或虚大。

5.有形之邪，痰、饮多见于上焦，食、虫、气、瘀多见于脘腹，而气瘀亦易见于胸胁，病发部位，即可初步判断病因，但仍须结合病因特征辨证。

6.辨别所滞脏气，一般以脏腑解剖所在部位为准，然而气性流行，脏气阻滞，其症象不尽局限脏腑所在位置，尤以肝气郁滞，肝气既可犯脾胃，又可冲心肺，更可入肾。胆气郁滞亦致胃脘痛，更可及胁背，胃气郁滞亦可胀痛，上及胸背，故还须结合脏腑其他特征辨证。

（四）论治

1.气机不利，治则自当疏利为主，以流利气机，然而当分别脏腑：

肝气：柴胡、青皮、郁金、降香、香附、香橼皮、绿萼梅、佛手、橘核、麦芽、川楝子。

胆气：柴胡、半夏、枳实、郁金、片姜黄、茵陈、青皮。

胃气：白蔻仁、苏梗、藿梗、砂仁、神曲、二芽、鸡内金、草果、香附。

脾气：谷麦芽、炒卜子、木香、大腹皮、厚朴。

大肠气：槟榔、木香、大腹皮、炒卜子、枳壳、台乌、薤白、丑牛。

肺气：瓜蒌、枳实、葶苈子、陈皮、白芥子、薤白。

心气：石菖蒲、郁金、檀香、远志。

肾气：荔核、小茴香、木蝴蝶、刀豆壳。

2.气机不利为实邪阻滞，故于疏利气机之外，必同时予以导滞，当视其所滞之邪为痰、水、虫、气、瘀，而分别导痰、导水、消食、驱虫、破气、祛瘀等，更当分别其寒热，寒滞当温通，如干姜、附子、肉桂、川椒、吴茱萸之类；热滞当寒下，如大黄、芒硝、黄芩、黄连、栀子之类，随所归经而选用。

3.虚实夹杂者，当补虚助运，攻补兼施之法，则当量其虚实之多少，而分别攻补之主次，或先攻后补，或先补后攻，或三补一攻，五补一攻。

二十、气机郁结

气机郁结系气行因郁滞不利而渐致聚结不通之象，与气机闭塞之不通者有急慢之分，症象以痞结、燥结、结聚为主要征象，治则以消导为主，新起者可急于宣泄，或通导以排除，日久则必须以消散。

（一）典型证象

症象：①痞结。②燥结。③结硬不散。④胀硬。⑤胀痛拒按。

舌象：①苔厚。

脉象：①脉弦。②脉沉。

（二）常见证象

1.气行阻塞（痞结）：①胸脘痞结不通。②腹胀如鼓，按之坚实，青筋暴露。③上关下格，二便闭塞不通，饮食不下，食下即吐。

2.机窍不通（燥结）：①大便不通。②二便不行。③脘腹胀痛交迫，急痛拒按。④绕脐硬痛。⑤腹胀硬满。⑥膈间梗塞作痛，食不得下。

3.气行聚结（结聚）：①胸胁脘腹有形坚硬，时聚时散。②疝瘕结痛。③睾丸肿硬。④颈项、胁腋、咽喉结硬如核。

（三）辨证

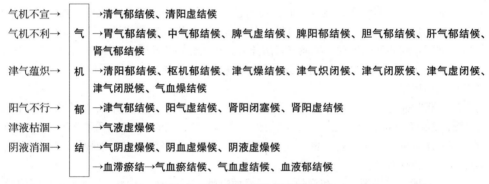

图2-2-19　气机郁结证象转化图

1.气机郁结系由多种病机所派生的主体病机，由气机郁滞所致者，病机尚浅；阴浊所致者，为阴结病深；阳邪所致者，为燥结阳，病机虽重而治疗则易，其中由阴液不足所致者，虽亦为燥结，病机属于虚燥虚结，取效虽缓，治疗亦易。唯由气结及血者，则难治，多成痼疾。

2.气机郁结所致的气结，以痞结症象为主，热邪所致的阳结，包括虚结虚燥，以燥结症象为主，气结及血者以结聚症象为主，阴结则有痞结症象，亦有结聚症象，然而痞结既久，亦可渐致结聚，结聚则难消散。

3.气机郁结，其病因除痰、水、食、虫、气、瘀之外，多有湿邪，或湿热，或寒湿，临床又多互为因果，故多兼夹转变，必须细加分辨，唯燥结则系燥火为患，唯有虚有实，实证多新病，虚证多久病，实燥势急，虚燥势缓。

4.气机郁结，其病位辨证，大体痞结多在肺胃、肝胆，阳结在肠胃，阴结多关脾肾，结聚则由肝脾，然而当视所结的部位，与脏腑解剖部位相应辨证，更应以脏腑功能失常为辨证脏腑相关互累，然后再求其因果，推求其癥结所在。

（四）论治

1.气机郁结，其治则以消散为主，消散之法，又当分别其浅深轻重，浅而轻者病属初起，宜宣泄为主，或予通导，不难速已；深而重者，多属久病，则必须从缓以消坚散结为主。即痞结应以宣泄之法上下以分消，燥结应以通导之法，下夺以速除之，结聚则属于久病消坚散结从缓以磨之。

2.消散郁结必须从病因入手，因湿热郁结者当辛开苦泄，因燥火内结者当咸寒苦泄，阴寒内结又当温通。其他如痰、水、食、虫、气、瘀等，更当审因施治。

（1）**湿热郁结：**干姜、黄芩、黄连、黄柏、桂枝、茯苓。

（2）**燥火内结：**大黄、芒硝、泻叶、玄明粉。

（3）**阴寒内结：**附子配大黄、硫黄。

（4）**痰结：**半夏、南星、白芥子、海浮石、生牡蛎、生蛤壳、海藻、昆布、毛慈姑、重楼、瓜蒌、甘遂、黄药子。

（5）水结：黑丑、大戟、甘遂、芫花、千金霜、巴豆霜、瞿麦穗。

（6）食结：神曲、谷麦芽、山楂炭、鸡内金、阿魏、炒卜子、干蟾皮。

（7）气结：槟榔、木香、橘核、荔核、小茴香、刀豆子、台乌、枳实、厚朴、青皮、三棱、莪术、姜黄。

（8）虫结：使君子肉、槟榔、雷丸、苦楝皮。

（9）瘀结：桃仁、红花、土鳖虫、山甲珠、水蛭、虻虫、鳖甲、龟板。

（10）石结：金钱草、鸡内金、海金沙、硝石、白矾、玄明粉、滑石。

（11）虚结：生地、麦冬、玄参、肉苁蓉、火麻仁、郁李仁、松子仁、油当归。

二十一、气机闭塞

气机闭塞系机窍因实邪阻塞，气行猝然不通，为气分急重实证，其临床表象：轻则为昏闷，继则为昏蒙，重则可致昏厥不醒，治则以急急宣达气机，开通机窍为主，所谓气返则生，不返则死。为闭厥诸候主要证象。

（一）典型证象

症象：①昏闷。②昏蒙。③猝然昏厥不省。

舌象：①舌质紫暗。②舌质黑晦。

脉象：①脉沉。②脉伏。③脉绝。

（二）常见证象

1.**气行阻滞（昏闷）**：①面色青暗。②面色黑胀。③胸闷气急。④胸中烦扰，莫可名状。⑤昏沉不语。

2.**机窍不灵（昏蒙）**：①神气昏瞀。②目定口呆。③默默不知。④身重难转侧。⑤小便难。⑥沉睡神糊。

3.**机窍猝闭（昏厥）**：①猝然昏倒发厥。②牙关紧闭，痰涎壅盛，两手握固。③额冷肢厥。④目闭不开。⑤上视项强。⑥指甲青黑。⑦面唇青黑。

（三）辨证

1.气机闭塞系气行猝然不通，较阳气闭塞略浅，阳气闭塞则系阳气猝然闭厥，气闭肢体仍温，或厥而不逆。阳闭轻则肢厥，重则体厥。气闭气返则生，阳闭多一厥不返，气闭多闭厥之候，阳闭则多厥脱之候。

$$气机不宣\rightarrow\boxed{\begin{array}{l}气\\机\\闭\\塞\end{array}}\begin{array}{l}\rightarrow肺气郁闭候、清气闭厥候\\+气虚不充\rightarrow气液虚闭候\end{array}$$

气机不利→　　　　　→中气窒闭候

阳气不行→　　　　　→清气厥脱候

图2-2-20　气机闭塞证象转化图

2.气机闭塞系派生病机，由气机不宣所致，多昏闷，甚则亦可致昏蒙，若有失误亦可致昏厥。由气机不利所致者多痛厥，由阳气不行所致一病，即可见昏厥，甚则由厥而脱，由气机郁滞所致者势缓，渐闭渐厥，阳气不行所致者，其势急多暴厥。

3.病因为实邪郁滞渐致闭塞，或猝然阻塞气机，以内因痰、饮、食、虫、气、瘀、火等为主，外因寒湿，亦多挟内邪。然病起仓促、急重，临床当先别阴阳，以救其闭，闭开厥回再求病因。阳闭：面色赤晦垢腻，指甲红紫，肢冷不厥，舌红苔黄，脉沉滑数；阴闭：面色青暗或黑胀，指甲青紫厥冷，甚则逆冷，舌淡苔白，脉沉细迟涩。

4.气机闭塞虽谓病起仓猝，难分脏腑，然而上焦之闭当起于胸闷，中焦之闭则多见腹痛吐泻，唯下焦肝肾之闭，则多猝然昏厥。

（四）论治

1.气机闭塞，病起仓猝，难别脏腑，病势急重，治则当急急宣达气机，开通机窍为主。以通关开闭，势急者常以通关散㗜鼻取嚏以醒神，牙关紧闭者以开关散擦牙以开口噤，痰涎壅盛者以稀涎散探吐以去壅，古法尚有龟尿点舌，或针刺金津玉液以开暗。其他如针刺人中、十宣，内服飞龙夺命丹、苏合香丸、诸葛行军散等等，均可通关开闭以救其急。待闭开厥回，再分经用药以治其本。

2.势缓者，仍当审因论治，分经用药。

二十二、气机不降

气机不降系由实邪郁滞气机，不得下行，反而上逆，与气冲于上之气机冲逆不同，其临床表象：一为气行上逆的咳喘、呕吐、哕、呃、嗳噫等，一为气不下行之二便不利，常与气机不宣、不利等证象同具，故古人常称为气失宣降，其治则不在于降逆而在于宣疏郁滞为主，郁滞一除，气得下行，自然不致上逆。

（一）典型证象

症象：①咳喘气促。②恶、呕、吐。③嗳噫泛酸。④呃逆。⑤二便不利。
舌象：①舌苔滑腻。②舌苔厚腻。
脉象：①脉弦。②脉滑。③脉沉。

（二）常见证象

1.气行上逆：①咳逆作喘。②喘息不得卧。③澹澹欲吐。④恶心呕吐。⑤嗳噫。⑥吞吐酸，呃逆。
2.气不下行：①小便不利。②大便不畅。③便秘。④无矢气。

（三）辨证

1.气机不降与气机冲逆均系上逆之证象，唯气机不降系由实邪郁滞，气不下行而致上逆之象，其势稍缓，而气机冲逆，则系冲气上冲，有升无降，其势则急。故其治则气机不降，但宣疏其郁滞，郁滞一除，气能下行，自不致上逆，而气机冲逆则必须镇降以顿挫其势，或予以收摄，使之下行，亦可除其冲逆。气机冲逆有虚有实，而气机不降纯属邪实之证。

2.气机不降总以实邪郁滞所致，故多属气机不宣，或气机不利的派生病机，由不宣而致不降者，临床必兼满闷痞格等症象。由不利而致不降者，必兼胀满、实痛等症象。此外由阳气不宣或不行所致，多属阴邪，舌质必淡，苔必白滑，脉必迟缓。如由阳邪所致，必兼见内热蒸炽，舌质必红，苔色必黄，脉必滑数。

3.因虚致实，或虚中夹实者，以阳气不足为多，气阴不足者亦有之，除临床虚象之外，必见于久病或过服寒凉克削，或燥热劫阴之品，以致阳虚或阴伤。阳虚者，舌质必淡白，苔亦白滑，脉必细迟；阴虚者，舌质必红，或红光，或剥苔裂苔，脉必细弦而数。

（四）论治

1.气机不降系从属病机，故治疗时必须针对其主体病机，如因邪郁气机不宣所致应以宣畅气机为主，兼以降气，即宣降气机之法，如因邪滞气机不利所致，应以疏利气机为主，兼以降气，即为疏降之法。

（1）降气：苏梗、藿梗、枳壳、竹茹、草果、白蔻仁、砂仁、杏仁、白前、苏子、白芥子、葶苈子、半夏、陈皮、枇杷叶、旋覆花、柿蒂、丁香。

（2）宣降：麻黄、苏叶、藿叶、桔梗、前胡、大力子、陈皮、郁金、白蔻仁、紫菀、香附、佩兰叶、杏仁、瓜蒌、马兜铃。

（3）疏降：青皮、枳实、木香、葶苈子、炒卜子、三仙、厚朴、柴胡、大黄、槟榔、代赭石、降香、桃仁、苏木、沉香、台乌。

2.辨别病因施治，首辨其寒热，如阴邪所致，当用温通，以宣通阳气，选药以辛温辛热之品；如系阳邪所致，当用苦降如芩、连、栀、柏、大黄或辛凉甘寒之品如石膏、麦冬、石斛之类。

二十三、气机冲逆

气机冲逆系阳气激动冲气上逆之证象，有虚实之分，实证一为阳气滞闭，气不下行，升动冲气上逆；一为阳邪蒸炽激动，冲气上逆。虚证由于阴阳之气本身失调，阳气升动冲气上冲。与气机不降不仅有轻重缓急的不同，且有冲气、冲悸、冲痛、冲血等特殊表象，其治则在于镇降冲逆为主，或参以收摄，务使冲气不冲，归于下位，则逆气可平。

（一）典型证象

症象：①冲逆。②冲气。③冲悸。④冲痛。⑤冲血。

舌象：①舌红。②舌淡。③苔黄。④苔白。

脉象：①寸脉洪滑尺反沉弱。②尺脉独洪滑。③弦沉。④沉滑。⑤洪滑。

（二）常见证象

1.逆气冲上（冲逆）：①气冲为咳、喘、呃、嗳、噫、哕、呕、吐，汤水不入。②着枕则呛。③清涎上壅。④呕吐蛔虫，反胃呕吐，呕逆如喷如射。⑤嗳噫呃逆声高而长。⑥卒然气喘如奔，暴咳暴喘。⑦哮吼不能平卧。⑧胸满仰息，闭闷欲死。⑨鼻扇口张，头仰胸高。⑩气逆干咳，咳声不绝，震动百骸，喉如刀割。

2.冲气上逆（冲气）：①纳谷气撑，呕而撑胀。②气逆轰热。③起坐面赤，气息如奔，气塞填胸似不接续。④脘中拒格。⑤气从少腹上冲胸咽，咽关阻塞。⑥胸胁虚痞。⑦气降则脘聚成形。⑧黎明气升音塞，寅卯气冲咳甚。⑨气冲则头晕耳鸣。⑩气冲则燥热汗出。

3.逆气攻冲（冲痛）：①气上冲胸，胸膺作痛。②气冲心中痛热。③胁下逆气抢心。④气冲脘痛。⑤气冲高突如瘕。

4.冲气入络（冲悸）：①脐腹筑筑动悸。②气冲由肢体上攻头面，惕然而动。

5.冲气入血（冲血）：①口鼻鲜血如涌。②暴吐暴涌。

（三）辨证

1.气机冲逆为从属病机，系由众多主体病机所派生，实证一为邪气结闭阳气，气机猝失下行，升动冲气上逆，可见脏腑阳气闭结之象，如痞满、结痛等。一为阳邪蒸炽，激动冲气上逆，可见热、渴、烦、躁，二便不行等阳热表象。虚证则系由阴阳偏盛偏衰，以致阳气浮越，激动冲气上逆，其中以阴虚阳亢为多，亦有阳虚所致的虚阳浮越者，均有虚象可征。

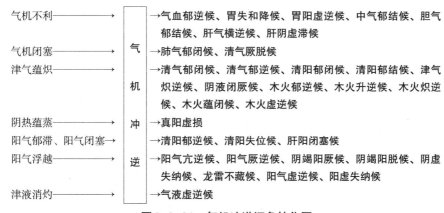

图 2-2-21　气机冲逆证象转化图

2.冲气出自下焦，隶属肝肾，冲气上逆，必挟脏腑之气，尤以实证多由脏腑之气上升，激动冲气，肺气上逆则为暴喘暴咳，呛咳哮吼，胃气上逆则为冲呕、冲呃、嗳噫，胆气上逆则为呕吐苦绿之水，肝气上逆则为冲痛，亦可为冲呃、冲呕、嗳噫。虚证则多在于肝肾阴阳之偏盛偏衰：在肝脏多挟肝气肝阳，在肾脏必挟肾气肾阳；冲气挟肝肾之气上冲，上中之心肺脾胃均受其害，冲肺乃为喘咳，冲心则多心痛心悸，冲胃为脘痛呕吐，冲脾为奔豚振悸。凡脐下动悸，或少腹气上冲，或起坐息奔如喘，或气升音塞，均为下焦冲气动逆之征候。

（四）论治

1.气机冲逆症由冲气上逆，故其治则自当镇降为主，即《内经》"升者抑之"之法，凡重镇沉降之品，皆能平降冲逆，又以冲气出自肝肾下焦，镇降其冲逆之势，还必须兼以收摄使其归于本位，故《内经》又云"其骠悍者按而收之"，以其冲逆之急暴，镇降之后兼以收摄，以期速平其骠悍之势。

（1）**沉降：**半夏、枳实、苏子、葶苈子、白芥子、吴茱萸、附子、柿蒂、荔核、橘核、刀豆子、牛膝、大黄、黄柏、黄连、丁香、沉香。

（2）**镇降：**代赭石、磁石、石膏、紫石英、鹿角胶、龟板、石决明、龙骨、牡蛎、生铁落、黑锡丹。

（3）**收摄：**五味子、乌梅、补骨脂、白芍、胡桃、山茱萸。

2.冲气之上逆，或由脏腑之气引动，或冲气挟脏腑之气上升，故镇降冲气，亦多兼用通降脏腑之气，如旋覆花、枇杷叶、竹茹、橘皮、杏仁、瓜蒌之类。就镇降冲气之药，亦兼通降脏腑之气，故临床当随所病脏腑选用相应药物。

3.气机冲逆当辨其病机的寒热虚实，随机用药，如因阳气滞闭脏腑之气，不得下行，升动冲气上逆者，当以宣疏脏腑之气为主，因阳邪蒸炽激动冲气者，当以清降通降，速去其蒸炽之势。以上皆为实证，还当审其病因，为寒、为水、为痰、为火、为食，速除其滞闭之所固，则滞闭可解，冲逆可平。

4.因虚所致的冲气上逆，是由阴阳的偏盛偏衰，当补其不足，损其有余，阴虚以致阳亢者，当审其虚甚者以滋阴为主，辅以镇潜。阳亢为主者当以镇潜为主，略佐滋阴。如因阳虚而虚阳浮越者，又当据阴阳平秘之理，于大剂滋养阴精之中略参温养阳气之品，以从阴引阳，引火归原。然均须参入镇降收摄之品，以平冲气，则冲逆自平。

二十四、气机不升

气机不升系气虚无力不能提挈上行，以致上焦失清气的充养，大气运行失常，为气虚的派生病机，见大劳、大饥、大欲或久病之后。气机失升，但未至下陷，即气不能升于上，但未致陷于下，故与气机下陷不同，然其治则应以益气升提为主，以补气的不足，并使之升行。

（一）典型证象

症象：①短气善太息。②头晕额痛。③倦怠乏力。④不耐烦劳。⑤上午病加。

舌象：舌淡。

脉象：①脉虚或寸虚。②脉右寸关无力。

（二）常见证象

1.气不上行：①短气不续善太息。②行动气短似喘。③倦怠乏力。④头晕额痛喜按。⑤胸痞闷喜按喜压。⑥目垂下坠。

2.气失运常：①久咳久疟久热，劳动则甚而病加，坐卧则减，久立、远行、负重、烦劳则病发或加重。②晨起、上午、当午病发加重。③或昼发夜重，或午后病发。④昼热夜退。⑤烦劳则发热。⑥面浮。

3.气失提挈：①泻、痢、痛、胀、崩、漏、精、带、淋、浊等，劳动则甚而病加，坐卧则减。②疝坠、阴吹、阴挺、脱肛、小便不禁或频数、肛满、肠红、尻酸、劳倦则发而病加，或午后入夜则发。③溲后阴囊牵着于肛。④下体发热，劳倦则甚。⑤腰腹疼痛不耐烦劳。⑥肩臂酸软不能上举。

（三）辨证

1.气机不升系由气虚无力提挈所致，在病机证象上应有区别，但气不能升，终久必致下陷，故常与气机下陷同现。气机不升为阳气虚弱所派生的从属病机，故临床必伴随气虚或阳虚证象，假如不见虚象即非本证。

气虚失充→ 气机 →清气失升候、清气下陷候
阳气不振→ 不升 →清阳失升候、清阳下陷候

图2-2-22 气机不升证象转化图

2.气机不升常伴见上逆之象，李东垣常谓清气不升，湿浊下流，阴火上逆，又谓清阳不升，浊阴不降，如常见咽肿梗阻、嗳气泛酸、口苦不寐、多梦等上逆之象，其实系由清气不升所致，是气机升降失调，当升者不升，当降者不降，故不升反见上逆之象，临床当明此理。

3.气机不升常见于现代所称内脏下垂诸病，与重症肌无力等，因此借助现代诊断仪器检查有助于临床辨证，然非上述病症，亦可见气机不升之象，故辨证不可全凭仪器，仍当详加审视。

（四）论治

1.气机不升治则当以升举为主，使之上升，此为正法，然气之不升系由气虚无力提挈所致，故升提之外，更当以补益元气为主，气充有力，则能提之使升，故益气升清，为古今不易之法，常用药有：

（1）**益气**：黄芪、人参、党参、白术、炙甘草、茯苓。

（2）**升提**：升麻、柴胡、桂枝、桔梗、白蔻仁、荷梗、丁香。

2.清气不升则浊气不降，升提之余当防其升动浊邪，故补中益气汤内兼用陈皮，意在降浊，东垣常称清气不升，

阴火上逆，而设补脾胃，泻阴火，升清阳之法，于益气升清之中兼用芩连知柏，是意在降阴火之上逆。然而浊阴或阴火之上逆，又常与服用升提之药有关，故临床预为防范，于益气升提中略佐降浊阴之陈皮、神曲，或降阴火之芩连知柏，常可防止上逆之变。

二十五、气机下陷

气机下陷系气机失于上升，反而下陷，有降无升之象，但有邪正虚实之分，新病邪实，早投清下，致清阳之气不得发越，随药力下趋，迫于二肠，清津清血随气迫而下泄，是为实证，正虚为久病，气虚不能提挈，致清阳之气陷于下焦，其治则均以升提为主，邪实者以升发阳气为法，正虚者升补元气为法，新病易愈，久病难以速效，当从缓调治。

（一）典型证象

症象：①泻痢下迫。②虚坐努责。③清血如射。④小便不禁或不通，大便痼结。⑤疝瘕胀痛。⑥午后足肿。

舌象：①舌淡红苔腻。②舌淡苔薄白。

脉象：①脉沉弦紧数。②右寸沉尺滑。③右脉虚软。

（二）常见证象

1.气行下趋：①暴注下迫，卒然肠鸣下利，如注如射。②清血如射如泉。③大便完谷不化。④小便频数或不禁。

2.气机下迫：①泻痢不爽。②泻痢下迫，里急后重。③大便虚坐努责，酢胀异常。④二便窘迫。⑤小便癃闭不通。⑥少腹气撑有形，或结硬硬胀。

3.气机陷下：①两足午后浮肿。②两足轰热。③足麻木顽痹。④疝瘕胀坠。⑤尾闾酸痛。⑥大便滑泄不禁。

（三）辨证

1.气机下陷系从属病机，实证由气机不宣所派生，虚证由气机不升所派生，而气机不宣又可由阳气不宣所派生，气机不升则必定阳气虚弱所派生。因此气机下陷又是阳气不宣或阳气虚弱的再生病机，故实证下陷，除病程短之新病外，临床可见阳气不宣之象，虚证除病程长之久病外，有阳气虚弱之象。

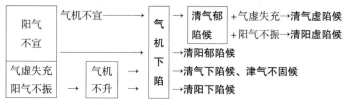

图2-2-23　气机下陷证象转化图

2.实邪下陷与热迫津泄，症象极似，同属新病，唯热迫纯属阳火内迫，清津下泄为病机，症象以暴注下迫、腹中切痛、所下为清水、肛门灼痛为主。此外热蒸液泄病程稍长，其势稍缓，腹无迫痛，所下多白沫或如鱼脑，均无实证下陷之阳气不宣症象。

3.实证下陷有似虚、挟虚之象，虚证下陷有似实、挟实之象。此间虚实疑似与虚实夹杂，临床务必细加审察，切不可错定误诊。如实证下陷，泄利不止，加以阳气不宣之恶寒短气，极似阳气虚弱，是为虚证似实，然泄利太过，或素体不足，或过服清下，损伤阳气，势必转虚，是为实证挟虚。虚证下陷，气陷于下，二便不行，腹胀坠痛，甚则疝瘕虚结，或如东垣所云"清气不升、浊气上逆"，或湿浊下流，阴火上逆等象，均为虚证似实或挟实之象。此外气陷既久，运化失职，痰食阴浊内停，甚至气滞血瘀，确有实邪内生，是为实由虚起，虚中挟实之证，临床务必详察。

4.气机下陷，实证多系阴邪郁陷，虚证亦属虚寒，然而其中挟热火、燥等阳邪者亦复不少。热陷多见腹痛拒按，所下黄色稠秽或脓血；燥陷则下多白沫艰涩，小便不利，但与热迫津泄的暴注下迫所下的清水有别。总之，内挟阳邪者，临床必有热象可据，或症或脉或舌，均可查证。

（四）论治

1.气机下陷虽有虚实邪正之分，但其总则不离升提下陷。邪实者，以升发阳气为法，则可使陷邪发越于外；虚证以升补元气为法，使阳气有力回升，则下陷之气自然上行，此升提之法则，为祛邪扶正之分。

升发阳气：葛根、柴胡、桂枝、羌活、荆芥、防风、升麻、薄荷、桔梗、枳壳、麻黄、紫苏、荷叶、前胡。

升补元气：黄芪、人参、白术、升麻、柴胡、荷梗、炙甘草、桂枝、附子、肉桂、白云苓。

2.气机下陷虽有虚实之分，然实证亦常挟虚，虚证亦常挟实，是故升发升补，往往参合，但邪陷当以升发为主，虽兼挟气虚阳虚，亦只可略佐参芪术附之类；虚陷自当以升补为主，虽挟实邪，亦只可略佐陈皮、半夏、神曲、麦芽或芩连知柏之类，主次分清，方可奏效。

二十六、气机逆乱

气机逆乱为气机升降出入错乱之象，系由实邪郁闭，阳气猝然不通，中焦转枢失灵，以致升降出入之机猝废，逆气上冲下迫，攻冲于内，故临床以猝然腹痛吐泻同见，是冲逆与下陷同见之象，古称为"霍乱"，挥霍撩乱之象，其治则当急急宣通郁闭，使中焦升降有权，则清升浊降，出入有序，不可见吐止吐，见泻止泻，更闭其邪。

（一）典型证象

症象：①猝然腹中攻痛。②上吐下泻。③欲吐不吐，欲泻不泻。④神情躁乱。

舌象：①舌苔厚腻。②舌苔薄腻。

脉象：①脉沉弦紧数。②脉沉迟缓。③脉伏。

（二）常见证象

1.气行错乱：①腹中闷乱。②猝然气窜攻冲作痛。③神志躁乱。④两目昏暗。⑤腹中绞痛，错乱颠倒。

2.升降逆乱：①气冲上逆，呕吐不能纳谷。②气窜下逆，肠鸣腹痛，泻痢并迫。③吐利交作。④欲吐不吐，欲泻不泻。

（三）辨证

1.气机逆乱系由阳气猝然郁闭，以致枢机失灵，气行升降出入错乱，稍轻者系由阳气郁遏所派生，病发胸脘痞闷，渐致上呕下泻；重则由阳气猝闭所派生，病发急骤，一发即昏闷急痛、吐泻、脉沉伏。

气机不宣→ 气 →清气逆乱候
气机闭塞→ 机 →中气窒闭候
阳气不宣→ 逆 →清阳逆乱候
阳气闭塞→ 乱 →中阳闭塞候

图2-2-24　气机逆乱证象转化图

2.气机逆乱病因多属阴邪寒、湿、食、气为多，其证有明显阳气郁闭证象，如面苍肢厥，吐泻清腥，腹痛喜温喜按，舌白脉缓。然亦多兼挟火热者，外虽见阳气郁闭之象，必呕多酸苦，泻必黄臭，痛必拒按，烦躁不宁，舌红苔黄，脉虽沉而滑数。

3.气机逆乱多为中焦脾胃之枢机失灵，脾不能升清，胃不能降浊，以致清浊升降错乱，故脾胃证多，而肝肾之阳气郁闭，冲激于中焦，亦可致中焦升降错乱，唯脾胃之证多系外邪，或伤于饮食；肝肾之证则多为脏气失调所致。或素体多郁，积劳积郁，以致肝气不得疏泄，横逆伤中而为内伤之证。

（四）论治

1.气机逆乱为阳气郁滞之派生病机，故治则应以宣通阳气郁闭为主，阳气宣通，郁闭得开，邪气无犯中焦，中枢自得升降之权，逆乱自除，出入有序，切不可见症治症，妄行止涩反锢病邪。

（1）宣通：紫苏梗、藿梗、桂枝、细辛、蚕沙、白芷、大腹皮、淡盐汤。

（2）疏通：干姜、川椒、附子、吴茱萸、黄连、黄芩、滑石、地浆水。

2.郁闭阳气，常以寒湿阴邪为多，然有火热阳邪，尤其阴阳错杂，寒热暑湿混杂更为多见，即使内邪食与气亦与脏腑阴阳失调有关，故其治法单纯温通、凉通，固然有效，然寒热兼施，辛开苦降，通调阴阳以拨乱反正者，更为常法。

二十七、气虚不充

气虚不充是元气不足以充盈人体内外的证象，主要表象在于神、色、气、力的不足，多为气虚证候之初期证象，多见于急虚之证。气虚失养为气虚证之中后期证象，为缓虚之证，属于损象。气虚失充，急则导致阳气不振，缓则可发展为气虚失养，其治则宜甘温益气，即大补元气法，使之不致步入损门。

（一）典型证象

症象： ①神疲面白。②头晕目昏。③倦怠乏力。④少气不足。⑤多汗易汗。

舌象： ①舌淡红苔薄白。②舌质淡苔少。③舌有深裂。

脉象： ①脉虚大。②脉细弱。

（二）常见证象

1.失充于上：①头晕。②目昏。③面色枯白、㿠白、萎黄、青黄。

2.失充于外：①倦怠嗜卧。②自汗盗汗，动则汗出。③懒言声低。④四肢懈怠，不愿动作。⑤不耐劳作。⑥动作无力。

3.失充于内：①少气不续。②声低息短。③咳喘无力，有气不充，有痰不语。④劳动咳呕。⑤行动短气似喘。⑥久咳晨剧，或饱安饥剧。

4.失充于神：①形神疲惫。②精神消索。③合目无神。④睡卧露睛。

（三）辨证

1.气虚不充为普通之气分虚证，表象以形、神、气、力的不足，气虚失养则系久病气虚之损证，表象以形神虚羸、经脉失养为主；气虚不充常兼阳虚之象，而气虚失养则常兼营、血、阴液的不足，是以前者偏属阴证，后者偏属阳证，前者可大施温补，后者则宜平补调养。

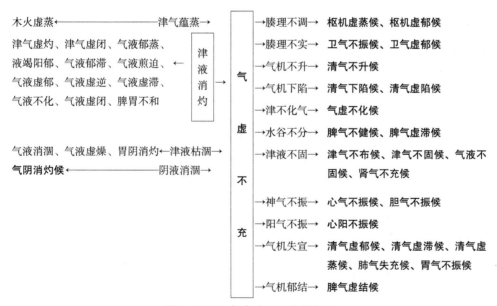

图2-2-25　气虚失充证象转化图

2.气虚不充，虽然可虚及阳分，而气所以致虚，以清下消伐太过，固然多见，然热伤元气，尤以久热不退，或内火过盛，消耗津液，而致气虚者，亦复不少，古人所谓"壮火食气"即此理也，故气虚挟热挟火者，常见津气、气液两伤之候。

（四）论治

1.气虚不充系急虚之气虚证象，常易虚及阳分，故其治则以甘温大补元气为法，急补其气，以速复其虚，用药略偏温热，古人于补气之中，略佐辛甘大热之附子温壮元阳，谓以行参芪之气，加强其温补元气之功效。

（1）甘温补气：人参、黄芪、党参、太子参、白术、茯苓、炙甘草。

（2）温壮阳气：附子、肉桂。

2.古人谓"壮火食气"，热伤元气，是气虚多有由火热耗伤所致者，是故补益元气之法，又审视其是否挟热挟火，阴液是否耗伤，是火热是否存在的依据，故温补之法，又忌孟浪，当以甘凉益气之法为宜。

（1）甘凉益气：西洋参、白参、北沙参。

（2）甘寒生津：麦冬、玉竹。

二十八、气虚失养

气虚失养为元气无力运行，以濡养肢体内外之气虚证象，其主要表象在于形神虚羸，为气虚证中后期的证象，见于气虚不充日久不复渐入损门，多兼营、血、阴液不足，故其治则虽宜温养，但不可过投燥热，重伤阴血，唯甘辛益气，甘润养气，使阳生阴长，从缓调治。可望渐渐康复。

（一）典型证象

症象：①虚羸憔悴。②烦静不常。③酸痛无力。④食少便溏。

舌象：舌淡苔少。

脉象：①脉虚大。②脉细弱。

（二）常见证象

1.气不养神：①烦静不常。②忽忽不乐，终日戚戚。③虚烦不寐，多梦纷纭。④恶闻声响。⑤恍惚错语。⑥神思不清。

2.气不养形：①虚羸少气。②形悴肉削。③皮聚毛落。④震颤。⑤行动艰涩。⑥行立难支。

3.气不养经：①肢节软乏力。②肢节酸痛。③胸背酸痛。④肢体振掉。⑤骨节隐痛不舒。

4.气不养内：①食少便溏。②不饥不食，食不知味。③知饥纳少。

（三）辨证

1.气虚失养常由气虚不充渐渐转成，故临床常见气虚不充证象，但应以形神虚羸诸表象为认证标准。

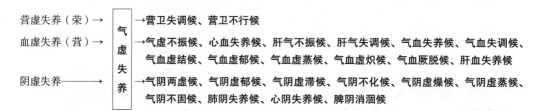

营虚失养（荣）→ ┌气┐ →营卫失调候、营卫不行候

血虚失养（营）→ │虚│ →气虚不振候、心血失养候、肝气不振候、肝气失调候、气血失养候、气血失调候、气血虚结候、气血虚郁候、气血虚蒸候、气血虚炽候、气血厥脱候、肝血失养候

阴虚失养———→ │失│ →气阴两虚候、气阴虚郁候、气阴虚滞候、气阴不化候、气阴虚燥候、气阴虚蒸候、气阴不固候、肺阴失养候、心阴失养候、脾阴消涸候

　　　　　　　　└养┘

图2-2-26　气虚失养证象转化图

2.气虚失养系久虚不复致成损证，故常兼有营、血、阴、液虚损诸证象，是为气虚偏阳之证象。

（四）论治

1.气虚失养为气虚偏阳之证，虽由气虚不充渐渐转成，但常兼营血阴液亏损，是故治则虽当温补元气为主，但不可过投温热，重耗阴血，亦忌蛮补，每致虚不受补，而有它变，唯宜甘平益气，甘润养气，缓补为宜，阳生阴长，调养时日，可望渐渐康复。

（1）甘平益气：黄芪、西党参、白术、茯苓、炙甘草。

（2）甘润养气：人参、太子参、北沙参、玉竹、怀山药、莲子、芡实。

二十九、气虚脱绝

气虚脱绝是元气由虚以致脱绝，为脱证的基本证象，多因素体虚弱，元气不足，或因汗利太多，或血出不止，以致元气随汗、利、血脱。其治则当益气固脱，急急大补元气以固其脱绝。

（一）典型证象

症象：①形神慌乱。②汗出如珠。③四肢厥冷。④喘喝鼻扇。⑤面唇青白。⑥昏厥不省。

舌象：①舌淡苔白。②舌红少苔。

脉象：①脉虚大急疾。②脉沉细微弱。③脉绝。

（二）常见证象

1.气从内脱（慌乱）：①心慌意乱。②形神惊怖。③不惺惺但错语。④动则心悬欲脱。⑤肢震心栗。

2.气从外脱（汗厥）：①冷汗如珠。②皮肤清冷。③四肢厥冷。④面唇苍白。⑤动则汗出。

3.气从上脱（痰喘）：①头汗淋漓。②气急痰壅，痰声如锯。③喘喝鼻扇，胸高声哑。④端坐喘息。

4.气从下脱（滑泄）：①泄利不止。②洞开不禁。③昏睡露睛。④垂头不举。⑤口不吮乳，不食不哭。⑥小便不禁。

5.元气暴脱：①昏厥不省。②目瞪直视。③声直口干。④手撒。⑤气息奄奄。⑥口流白沫。

（三）辨证

1.气虚脱绝总属因虚致脱，然亦常因邪实致脱系邪气太盛，神、气闭塞，致正气不支而脱，为闭脱兼见之证，其人必素禀不足，邪气太盛正气方显不支。或病中邪盛失治误治，邪气药味耗伤正气，渐以致脱者，即素体强壮之人，亦可致脱。

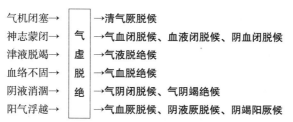

气机闭塞→		→清气厥脱候
神志蒙闭→	气	→气血闭脱候、血液闭脱候、阴血闭脱候
津液脱竭→	虚	→气液脱绝候
血络不固→	脱	→气血脱绝候
阴液消涸→	绝	→气阴闭脱候、气阴竭绝候
阳气浮越→		→气血厥脱候、阴液厥脱候、阴竭阳厥候

图 2-2-27　气虚脱绝证象转化图

2.因虚致脱，其人素体气虚，更加病中耗散，每易致脱，如因津液脱竭，或血络不固，津液、血液大量外溢，每致气随津液、血液外脱是为暴脱。而阴液、血液因久病消耗殆尽之时，不能涵含元气，亦每致元气散脱，多见于久病大病之晚期，多为渐脱。

3.气脱与阳脱，证象相似，唯阳脱其势尤为急迫，厥冷如寒战、肤冷、额冷、鼻冷、四肢厥冷等阳气因衰致竭之象，为气脱所不见。然气脱、阳脱虽有浅深之分，但阳脱必兼气脱，气脱则不见阳脱。

4.因闭致脱，闭脱兼见者，临床当细加审察，每因病起邪实，骤然转脱，实证显明，脱象隐微，往往疏忽大意，待脱象大显之时则措手不及。尤以闭象脱象同具，不加细审，确难分辨。

（四）论治

1.气虚脱绝病机业已造极，稍一迟缓，必然气绝而逝，故其治则自当急急固脱为主，虽有他证，不必兼顾，待气返脱回，再议他治。常用药味以人参为主，舌淡当用红参，舌红则用西洋参或生晒参。

（1）**益气**：人参、红参、西洋参、生晒参、黄芪、炙甘草。

（2）**固脱**：五味子、山茱萸。

2.气虚脱绝，阳气常随之外脱，故益气固脱，常同用助阳、回阳救逆的附子，一则以助参、芪益气救脱之力，一则可防阳气随元气外脱，但必须在舌淡苔白，脉细而迟之时，方可同用温燥之品。

3.气虚脱绝，如由津液、血液、阴液消涸以致元气消耗而脱之时，又忌温补之品，更忌助阳回阳之味，当用甘凉生津，益气固脱，如舌红绛无苔，脉细数欲绝之时，用大剂西洋参、麦冬、北沙参或生晒参、皮尾参同麦冬、五味子、山茱萸之属以救之。于闭脱同见之时，如有热邪内炽，而又气脱在即者，亦当以甘凉救脱。然而如阳气亦有随气液、气阴、气血外脱之势，亦不妨少用附子以固阳气，尤其见有阳气浮越之时，更应少用附子，并配以怀牛膝、山茱萸、五味子、紫石英、灵磁石等以镇浮阳，引浮阳下行，但当重用甘凉酸收以从阴引阳，方为得法。

三十、神志不宁

神志不宁系心神心体不得宁静的证象，有虚有实。实证由阳邪内扰，或阴邪郁滞胸中阳气不得宣通而内扰；虚证由于气血阴阳偏虚，致心神失养，神不守舍而成，总由心神不安而临床则可出现不寐多梦、烦躁懊恼、惊惕、振悸等四大表象。治则总以安神宁志为法。但必须根据阴阳虚实，解除其主体病机为主导，方克有济。然实证初起易愈，虚证入损难痊。

（一）典型证象

症象： ①不寐多梦。②烦躁懊恼。③惊惕惊悸。④振悸怔忡。

舌象： ①舌红苔薄黄。②舌淡苔白晦暗。

脉象： ①脉滑数。②脉弦紧。③脉虚大。④脉沉细。⑤脉结代。⑥脉涩数不调。

（二）常见证象

1.神不入静：①不寐。②多梦纷纭，寐不安神。③少寐多寤。④噩梦惊恐，寐中起坐。⑤睡中呓语。⑥心中燥热不易入寐。

2.阳神内动：①心烦意乱。②烦躁易怒。③寐中轰热汗出。④躁热不寐。⑤胸中懊恼，莫可名状。

3.心神不安：①瞑目则惊惕。②闻声则惊悸。

4.心体不宁：①心悸震动。②动则心悸。③火升心跳。

（三）辨证

1.神志不宁，实证多予虚证，尤以阳邪实证为多，营、气、阴分之火热均可内扰心神，以致神志不宁，最为常见之证象，其证以舌质红苔黄，脉弦滑数，病程短为主要辨证特点。阴邪以痰水为多，痰水郁滞，清阳之气不得宣发，或郁滞心阳，不得运行，内扰于心神而致不宁，外似阳实之象，但其舌必淡，苔必的，脉多沉弦紧涩，病成长。

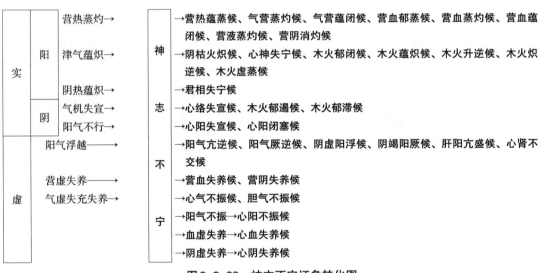

实	阳	营热蒸灼→	神	→营热蕴蒸候、气营蒸灼候、气营蕴闭候、营血郁蒸候、营血蒸灼候、营血蕴闭候、营液蒸灼候、营阴消灼候
		津气蕴炽→		→阴枯火炽候、心神失宁候、木火郁闭候、木火蕴炽候、木火升逆候、木火炽逆候、木火虚蒸候
		阴热蕴炽→		→君相失宁候
	阴	气机失宣→	志	→心络失宣候、木火郁遏候、木火郁滞候
		阳气不行→		→心阳失宣候、心阳闭塞候
虚		阳气浮越——		→阳气亢逆候、阳气厥逆候、阴虚阳浮候、阴竭阳厥候、肝阳亢盛候、心肾不交候
		营虚失养——	不	→营血失养候、营阴失养候
		气虚失充失养→		→心气不振候、胆气不振候
				→阳气不振→心阳不振候
			宁	→血虚失养→心血失养候
				→阴虚失养→心阴失养候

图2-2-28　神志不宁证象转化图

2.虚证为气血阴阳偏衰，以致心神失其所养，神失所舍，而致不宁，其证必系久病，虚象显著，其中以气血、气阴虚证为多，多属虚损之证，每多迁延难痊，病情亦多错杂，即气血、气阴不足渐可损及阳气，或阳气虚损日久，亦可所致血、阴损伤，故辨证时当细加诊察。

3.阳气浮越所致之神志不宁，临床亦多多见，为本虚标实之证，其本为气血阴阳偏虚，以致阳气自亢，或虚象上浮，扰乱心神，外似实证，其本已虚，临床应与阳邪内扰鉴别，阳邪多新病，阳浮多久病。

（四）论治

1.神志不宁，虽有阴阳虚实之分，然所致的心神心体不得宁静，是其共同病机，故其治则总当安神镇心宁志，根据所致不宁的阴阳寒热，或清或温，或泻或补，参以镇心安神宁心之品，自当奏效。

（1）**安神**：茯神、酸枣仁、柏子仁、琥珀、朱砂。

（2）**宁志**：远志、合欢皮、夜交藤、无忧草。

（3）**镇心**：龙骨、龙齿、珍珠粉、珍珠母、生代赭石、紫石英。

2.阳邪内扰，神志不宁，临床最为常见，尤以营血之火热最多，其次是气分的火热亦不少，阴分的阳邪内扰，只见为久病、慢病，其治法当分别清降火热阳邪，兼以安神宁志之品。

（1）**营血**：生地、麦冬、丹皮、竹叶。

（2）**气分**：黄连、黄芩、栀子、酒蒸大黄。

（3）**阴分**：黄柏、丹皮、知母。

3.阴邪郁滞，阳气不能宣达，内扰心神，其治法则当通阳为主，其中以痰水为常见，当分别以化痰或行水以通阳气之郁滞。

（1）**化痰**：半夏、陈皮、竹茹、枳实、白云苓。

（2）**行水**：桂枝、生白术、茯苓、炙甘草。

4.阳气浮越，上扰心神，治法自当镇潜浮阳，以安心神，但有本虚标实、孰轻孰重之分，本偏虚者，当以补养为主，兼以镇潜；标偏实者，当以镇潜为主，兼以调补。常用镇潜药味有：

（1）**镇潜浮阳**：生石决、生牡蛎、生龙骨、生鳖甲、生龟板、玳瑁、生代赭、灵磁石、紫石英、生铁落。

（2）**引阳下行**：怀牛膝、黄连、肉桂。

5.虚证以气、营、血、阴虚损多见，但亦有阳气虚损致虚阳浮越者，气、营、血、阴虚损多兼挟阳邪，阳虚则可见阴邪，故益气、养营、补血、滋阴之中宜兼以清凉，而阳虚于温补助阳之外，当兼以辛热之品祛阴，临床当视病情而定。

6.神志不宁，新病易治，以其病因单一，邪实而正未虚；久病难痊，是其病因多为虚实兼挟，病情错杂，辨证不易明了，投药亦难中肯，尤以虚损之证，虽调养亦难以康复，需长时调养，多方配合，可望渐渐向愈。

三十一、神志不清

神志不清是神思半明半昧之证象。明时亦非清醒，而是妄幻、惊恐；昧时亦非昏蒙不省，而是痴呆木钝，疑虑恍惚，是明非真明，昧亦未致于蒙闭，系由阴邪遏于外，阳气郁于内，外阴内阳，外静内动之证象，其治则外解郁滞之阴邪，内降内动之郁火，可望渐渐调解得以康复，如迁延日久，阴邪凝结，阳神不灵，断难复原。

（一）典型证象

症象：①呆痴。②疑虑。③幻妄。④惊恐。

舌象：①舌红暗，苔白腻。②舌淡暗，苔薄黄腻。

脉象：①脉弦滑。②脉沉滑。③脉迟缓。

（二）常见证象

1.神思不清（疑虑）：①恍恍惚惚，若有所失。②情怀悒悒，神思迷惘。③神思多疑多虑，如人将捕。

2.神思不运（呆痴）：①面色板呆。②目神呆钝。③痴呆不语，不食不寐不饥。④表情淡漠，喜阴恶阳，恶闻人声。

3.神思不定（幻妄）：①身虽静坐而心神常动。②自觉身分为二。③多幻觉幻视幻想。④六神无主，欲睡不能睡，欲行不能行，坐卧不安。

4.神志不定（惊恐）：①多惊多恐。②无故悲泣。③哭笑不常。④无故嬉笑。

（三）辨证

1.神志不清为气机不宣的派生病机，总属阴邪郁遏所致。系由有形之阴邪郁遏气机，不能宣泄，阳气郁于内，久则化热化燥化火，为外阴内阳之象，外虚呆滞木钝，内则躁动不已。阴邪多为痰、气、水、瘀，阳邪则为火为燥，临床当辨其阴阳证象之偏盛，以别其阴邪阳邪之多寡，以定其治法。

2.神志不清虽谓时明时昧，其实系假明真昧，外观虽似神思清明，语言有序，其内则无时不在疑虑、恐怯、恍惚、迷惘，外人难以觉察，自身亦不以为病患，必须在其言语行为明显越轨之时，方可为家人发觉，而自身尚不承认为病态，虽谓清明，其实仍属不清，当其自身能觉察病态之时，始为真正清明之刻。

（四）论治

1.神志不清系实邪郁遏气机，机窍不得宣发，以致心神蒙蔽阳神内乱，故其治则当以宣疏阴邪之郁滞为主，佐以宣窍通神，从缓图治，常用宣疏之法，以疏气、化痰、行水、化瘀，随因论治。

（1）**宣窍**：石菖蒲、郁金、细辛、麝香、白蔻。

（2）**通神**：益智仁、远志、半夏、丹参、胆星、琥珀。

2.神志不清系外阴而内阳之证，外虽为阴郁，而实则内有伏阳，或自身之阳气化火，或肝胆木火，或心肾相火，或阴邪久郁化火，故宣疏阴邪郁滞之中，必视伏阳之轻重，参以清泻郁伏之阳邪，方克有济。切不可视为纯阴证而漫投温热香燥，一旦阴退化火，内火外火合璧，必然狂躁不已，势成燎原，病必加重。

3.神志不清常为情志不遂，抑郁日久，气郁生痰，成饮停瘀，故除药物对证之外，更须怡情养神。唯患者自身不明，必借助外人多加劝导、疏解，晓之以理，动之以情，务必使其思想开通，方可免其反复，如确无疏导劝解之余地，而自身亦无法自通者，必难获痊。此外长期服神经抑制之品，机窍亦无法疏通，难以获效，虽特意调治亦仅可保持其半明半昧状态。

三十二、神志昏蒙

神志昏蒙为实邪上蒙心神，不得宣达，心火内乱，不能自主之证象，虽未至心窍闭塞，而心神已被蒙蔽，心火已至错乱，如系外感热病，立有心窍闭塞之变。外感温热所致者，以迷蒙昏愦为主，伤寒家称为"逆证坏病"，温热家称为"逆传心包"，而未入脏，尚可救治。内伤杂病，则似颠倒昏狂为主，为癫狂之证，虽未致窍闭，亦难速解，治则总以宣窍清心为主。

（一）典型证象

症象：①迷蒙。②昏愦。③癫乱。④狂躁。

舌象：①舌红，苔黄。②舌红，苔薄白。③舌红绛无苔。④舌光绛无苔。

脉象：①脉弦细数。②脉数实。③脉沉弦滑。

（二）常见证象

1.神思迷蒙：①神呆如蒙。②目常欲闭，沉迷欲睡。③夜多呓语。④闭目独语。⑤时有谵语。⑥言语错乱。

2.神思昏愦：①神识昏迷。②时时谵语。③烦则狂言乱语。④静则郑声独语。⑤妄见妄言。

3.神思颠倒：①神呆如蒙，妄见妄言。②口中骂詈，不别亲疏。③痴笑不休。④哭笑不常。⑤手舞足蹈，或歌或笑。

4.神思躁狂：①躁扰不宁，扬手掷足，摇头咬牙。②善怒发狂。③惊狂不定。④怒目狂笑。⑤殴人毁物。⑥裸体狂奔，不避水火。

（三）辨证

1.神志昏蒙为阳邪蒙蔽，心神不能主持之危重证象，多系热、火阳邪蕴灼蕴炽于气、营、血分之派生病机，为外感温热，或伤寒化火等坏病的见象。内伤杂病则多由自身阳气自亢，上蒙心神，或因痰、湿、瘀等阴邪蒙蔽，心火内炽，亦可见此象，虽外有阴邪蒙蔽，总属阳火内扰所致。

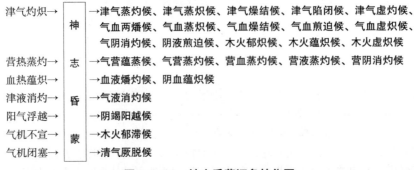

图2-2-29　神志昏蒙证象转化图

（四）论治

1.神志昏蒙总属阳邪蒙扰心神，不能自持而内乱，故其治则总以清心宣窍为主，视其所因，速除其病因，可望清醒，如妄投温热迫邪闭塞入脏，即有痉厥、闭脱之变，此时虽有神丹，亦恐鞭长莫及。

（1）清心：栀仁、丹皮、莲子芯、黄连、犀角、麦冬、茯神、牛黄、紫雪丹、牛黄清心丸。

（2）宣窍：郁金、石菖蒲、建菖蒲、天竺黄、麝香、丹参、牛黄、川贝、至宝丹。

（3）安神：朱砂、珍珠粉、生牡蛎、生龙骨、生铁落、生代赭石、安宫牛黄丸。

2.神志昏蒙亦常兼挟阴邪蒙蔽，而成外阴内阳之证，故于清泻镇降之外，常兼化痰化湿化瘀之品，尤以夹痰、湿为多。

三十三、神志蒙闭

神志蒙闭为闭证的主要证象，系实邪闭塞心窍，神明内乱，神机不通的危笃证象，若一闭不开，立至神绝而毙。多由神志昏蒙加深而致。其表象为痉、厥、闭。发痉尚有神清之时，厥则昏厥不省，但亦有厥回苏之时，唯闭象多难得救，临床有痉停则厥，厥回则痉，终至一厥不返之象，古人谓邪已入脏，虽有宣窍开闭之法，深恐鞭长莫及。

（一）典型证象

症象：①痉。②厥。③闭。

舌象：①舌红苔黄。②舌红苔白。③舌淡暗苔白。④舌红无苔。

脉象：①脉沉数。②脉伏。

（二）常见证象

1.神机蒙闭（痉）：①神昏发痉，抽搐反张，口噤目瞪。②痰声辘辘，气粗息高。③口吃龂齿。④舌强。⑤舌缩。⑥斜视，直视。

2.神机闭厥（厥）：①神呆不了了，如醉如寐。②耳聋无闻。③呵欠鼾睡。④口角流涎。

3.神机闭塞（闭）：①昏愦不语如尸。②目睛微定。③牙关紧闭。④四肢僵直。⑤两手握固。

（三）辨证

1.神志蒙闭多由神志昏蒙加深发展而成，古人常以"时有谵语"与"时时谵语"为鉴别两者的标准，时有谵语者为神志昏蒙，称"逆传心包尚未入脏"，时时谵语者为蒙闭，系邪已入脏，以此辨其病机浅深。

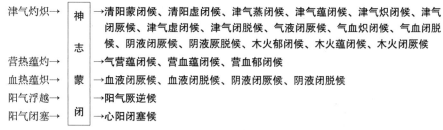

图2-2-30　神志蒙闭证象转化图

2.神志蒙闭其临床表象为痉、厥、闭，三者分别提示病机之浅深，然而痉、厥、闭三者往往交递出现，如痉后发厥，厥回则痉，或由厥而闭，闭开复厥，古人称一厥不返者，即由厥而闭之象，是为转深转笃之象。然有回闭转脱者，以邪闭不开，正气不支而脱为临床病死之一大病机，即闭脱兼见之证。

3.自古闭证，概分阴阳，由阳热之邪内者，为阳闭，其证多面赤烦躁，唇红舌赤苔黄；由阴邪如痰、湿、瘀所致者为阴闭，其证多面色青暗，身静不烦，唇黑舌淡苔白，然而临床所有阴阳错杂，或外阴内阳，或阳中夹阴者，临证务必详察。

（四）论治

1.神志蒙闭为实邪蒙闭心神之危急重证，其治则当急以宣窍开闭，力挽危殆，稍缓则一厥而逝，不可措手。古法常用通关散取嚏，乌梅肉擦牙，开其口噤，痰涎壅盛。汤水难下者开关散涌吐开喉。然后再予以宣窍开闭之药内服。

（1）宣窍：石菖蒲、细辛、牙皂、麝香、通关散、开关散。

（2）开闭：阳闭：牛黄清心丸、至宝丹、安宫牛黄丸、紫雪丹、琥珀抱龙丸。

阴闭：苏合香丸、玉雪救苦丹、黑锡丹。

三十四、神气不振

神气不振是神气不足的虚证证象，系由阴阳气血不足以涵养神气，而致神气虚弱，多见于虚弱虚损之证，其表象以神气萎靡、神识恍惚、健忘怔忡等为主。包括元神，即脑神与心神的不足，其治则以益气养神为主，再察其气血阴阳的偏虚，随证调补，更加怡情节劳，自可康复。若久病之后，或老弱之体而见本象，多属衰惫先兆，即预为调理，亦难幸救。

（一）典型证象

症象：①精神萎靡。②神思恍惚。③神呆健忘。④惊悸怔忡。

舌象：①舌淡苔少。②舌红无苔。

脉象：①脉细弱少神。②脉涩结代。③脉弦劲少神。

（二）常见证象

1.神气不收（萎靡）：①精神萎靡。②沉默少语。③茶饭懒散。④沉迷欲睡，呵欠不已。⑤头倾肩随（头倾视深，背曲肩随）。

2.神思恍惚（健忘）：①神呆志钝。②恍惚健忘，忽忽有所失。

3.神志不振（惊恐）：①心慌恐怯。②卧而多惊。③恶闻声响。④闻声惊惕。⑤孤僻退缩。⑥形神惊怖。

4.心体不定（怔忡）：①怔忡欲得手按。②叉手自冒心。③惊悸。

（三）辨证

1.神气不振系气血阴阳虚弱的派生病机，由于气、血、阴、阳不足以涵养神气，以致元神、心神委顿之象，所以临床辨证首先应辨证气血阴阳的偏虚，以鉴别气机不宣，及神志不宁等实象所致的类似证象。

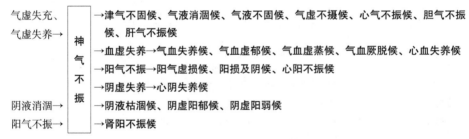

图2-2-31　神气不振证象转化图

2.神气不振是神与气两者不振之象，故常与气虚不充、不养证象同时出现，是为临床辨证的依据，如无气虚见象，虽有类似神虚之象，仍当属实证类虚之假象，当细加审辨。

（四）论治

1.神气不振为气、血、阴、阳不足以涵养神气，以致神气两虚之证，故其治则除益气养神之外，更应随其气血阴阳之虚而分别予以补气、养血、滋阴、助阳，方克有济。

益气：人参、黄芪、白术、茯苓、附片。

养神：茯神、柏子仁、酸枣仁、当归、五味子、桂圆肉。

三十五、神气散脱

神气散脱为诸脱证中的神志证象，系气血阴阳散脱之时不能涵养元神，脑中元神随之散脱，为诸脱证中的恶候，其表象初则恍惚慌乱，继则昏沉抽掣，救治之则当随补气、补血、填阴、回阳诸法之中，参以振神固脱，然元神散脱，最难挽回，《内经》有云："得神者昌，失神者亡。"

（一）典型证象

症象：①恍惚错语。②形神慌乱。③抽掣撮空。④昏沉鼾睡。
舌象：①舌淡苔少。②舌胖大。
脉象：①脉沉细伏。②脉散乱无神。③脉促。④脉涩结代。

（二）常见证象

1.神明无主（恍惚）：①精神恍惚，若有所失。②语言错乱颠倒。③妄见妄语，独语如见鬼。④心中愦愦，耳目如废。

2.神气散越（慌乱）：①气急神扬。②谵语发笑。③烦则狂言乱语，静则郑声作笑。④重语、细语，呢喃不休。⑤日暮慌乱。⑥烦躁欲卧泥水中。⑦扬手掷足，掀去衣被。⑧面若无神而言动壮劲。⑨狂言不避亲疏。

3.神气外散（抽掣）：①忽作抽掣。②搐搦无力。③角弓反张。④眼皮连剔，目珠瞤动。⑤手如数物。⑥循衣摸床，撮空理线。

4.神气内脱（昏沉）：①昏沉呓语。②语謇声低，声颤不续。③昏睡露睛，时静时扰。④阖目鼾睡，鼾声雷动。

（三）辨证

1.神气散脱多为气血阴阳衰亡脱绝之际，脑中元神失其涵养，而亦随之衰亡的恶候，故临床必然伴随气血阴阳津液的脱竭证象同时出现，而且必以诸脱竭证象出现之后，最后方可出现神气散脱证象。

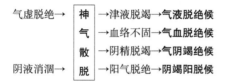

图2-2-32　神气散脱证象转化图

2.然而亦有气、血、阴、阳、津、液衰惫已极，虽未至脱竭，而元神由于失养，自行散脱者，多见于久病、重病之人，虽来见其他脱象，而神气出现散脱者，亦常见于临床。

（四）论治

1.神气散脱为脑中元神因气、血、阴、阳、津、液衰竭失其所养以致散脱之恶象，故其治则仍当以补救气血阴阳津液的衰惫为主，参以振神固脱，或可挽救于十一，然病势至此，少有生机，不过勉尽人力，以挽天机而已。

振神：人参、附子、茯神、柏子仁、酸枣仁、龙齿。
固脱：人参、附子、熟地、山茱萸、枸杞、五味子、龙骨、牡蛎。

三十六、水谷不分

水谷不分是由于中焦脾气失其转输，不能运行水津，致津液不走水道而下渗谷道，水谷相混，谷随水泄，下走大肠。其病总关脾中阳气，或阳气郁滞，或阳气不足，均可致运化失职而致水谷不按常道，故其治则在于温运中阳，分利水道，使转输有权，水谷各行其道。

（一）典型证象

症象：①大便泻水。②完谷不化。③小便不利。
舌象：舌淡苔白。
脉象：①脉弦滑。②脉紧。③脉虚弱。④脉沉细。

（二）常见证象

1.水渗大肠：①水泻。②鹜溏。③水液澄澈清冷。④吐利清水。

2.运化失职：①便泄完谷不化。②肠鸣辘辘。

3.气化不行：①小便短少。②小便不利。③小便数而不行。④无尿。

（三）辨证

1.水谷不分为脾之阳气不能运化水液，致水谷相混，谷随水液下渗大肠，与热迫津泄之下泄黄水或清水，气机下陷之下利完谷，相似而实不同。热迫津泄，是火热阳邪内迫津液，不能少停直趋谷道，甚则谷亦随下，所谓"邪火不杀谷"。所下亦有清水，或完谷不化，但病属阳邪内迫，其势急迫，泄利如喷如射，其色多黄，其臭甚秽，且有腹痛急迫拒按，舌红苔黄，脉数滑实等，有别于水谷不分之阴证。气机下陷系阳气不得发越，不能上升而反下趋迫及二肠，其水谷下泄，实由于陷气所迫，故有里急后重等下迫之象，且其水分不多，水道亦当通利，亦当辨别。

```
气机不利→  水  →脾气失运候、脾胃郁滞候
阳气不行→  谷  →脾阳失运候、中阳郁滞候
气虚失充→  不  →脾气失健候、脾气虚滞候、脾胃不和候
阳气不振→  分  →中阳不和候、中阳虚滞候、脾阳不振候
```

图2-2-33　水谷不分证象转化图

2.水谷不分虽系阴证，但有虚实不分，实证由风、寒、湿、饮、食等阴邪郁滞脾阳，致脾失运化之权，虚证则系脾气、脾阳不足，运化无力所致，其辨别之法，除新病多实，久病多虚之外，实证常有气机郁滞之胀满、疼痛拒按、舌苔厚腻、脉弦紧滑实等象，虚证则有腹不痛或痛喜按、舌苔薄白、脉虚细弱等象。然而脾虚运化无力致寒湿饮食停滞，而见虚中夹实者，亦常有之，故临床务必详辨。

（四）论治

1.水谷不分病机在于脾阳失其运化之权，致水液不走水道而趋谷道，谷陷水下，故其治则自当以温运脾阳为主，兼以分利水道，古人云"治泻不利小便，非其治也"，即指此。

（1）**温运脾阳**：白术、苍术、厚朴、干姜、附子、桂枝、苏梗、神曲、二芽、西党参。

（2）**分利水道**：白云苓、赤茯苓、车前子、木通、泽泻、猪苓、生苡仁、芡实、萹蓄。

2.水谷不分虽属阴证，法当温运脾阳，然有虚实之分，实证当温通脾阳，以除郁滞之邪，则脾阳自运；虚证当温补脾阳，以助其健运之权，一通一补，不容少混，如虚中夹实，自当温补之中佐以温通。

三十七、气化不行

气化不行为津气郁滞之基本证象，主要在于三焦气化不及州都，水津不得下行水道，或随郁气上逆，或外溢于皮肤，不得宣泄则为浮肿，外泄则为自汗、盗汗，为津气郁滞之初期轻证，而其病因病机则有寒、热、虚、实之分，其治则总宜宣通阳气，以化气行水。如迁延失误，则可转重为津不化气而化水的蓄水证候。

（一）典型证象

症象：①小便不利，淋涩，甚则癃闭。②小腹胀满。③咳呕，下利清水。④浮肿。⑤多汗。

舌象：①舌淡苔白。②舌红苔黄。③舌淡白苔少。

脉象：①脉弦。②脉沉弦缓。③脉弦数。④脉沉细弱。

（二）常见证象

1.气化不及（尿少）：①小便不利。②小便频数不利。③小便淋涩多痛。④小便癃闭不通。⑤小腹胀满。

2.水气上泛（咳呕利）：①呛逆痰稀如水。②呕逆清水。③下利清水。④呕吐清水。⑤频唾清水。

3.水气外泄（多汗）：①自汗淋漓。②盗汗。③汗出如水。

4.水气泛溢（浮肿）：①头面浮肿。②四肢浮肿。③足跗浮肿。④太溪穴水流如注。⑤遍身浮肿。

（三）辨证

1.气化不行与津不化气、气不化津三者，均系津气郁滞之证象，临床往往相因出现，尤其是后二者，必兼见气化不行，以气化不行为津气郁滞之基础病机，进而可发展为津不化气而化水，或气不化津而内滞，其临床证象以

气化不行于水道，而小便不行为主；气不能蒸化津液而内滞，以满闷干燥为主；津不能化气而化水邪，则以肿胀为主。

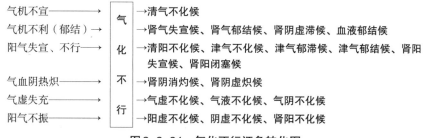

图2-2-34 气化不行证象转化图

2.气化不行有寒热虚实之分，气机郁滞，阳气郁滞，气化不及州都，致津液郁滞不行，属阴证；气血阴阳之邪火内炽，津液消灼，致膀胱气化不行，属阳证，均属实证。阴证多小便不利，或癃闭不通，舌淡苔白，脉弦缓；阳证多为淋涩闭痛，或频数不利，舌红苔黄，脉弦滑数。虚证或气虚无力以化气行津，或阳虚不能化气，多见于久病，属劳淋、虚淋之类。

（四）论治

1.气化不行为津气郁滞之初期轻证，虽未至积饮停水，然治则仍当以化气行水为主，再视其寒热虚实，或温通阳气，或清利水道，或益气助阳以助气化，其常用化气行水药有：

（1）化气：桂枝、肉桂、附子、川椒、白蔻仁、通草、麦冬、淡竹叶。

（2）行水：茯苓、猪苓、泽泻、木通、车前子、瞿麦穗、萹蓄、椒目、生苡仁、赤小豆、石韦、海金沙。

三十八、气不化津

气不化津系指阳气不能蒸化津液，以致津液停蓄于内，停痰蓄饮之证象；或因阳气郁滞，或因阳气不足，不能蒸变津液上升，外达下行，津液不得四布，而停蓄于内，故外证虽现干燥、津液不足之象，而实则津液过剩，蓄积于中，其治则仍当温通阳气，以化气行津。

（一）典型证象

症象： ①胸满。②消渴。③小便不利。④口鼻干燥。⑤频吐清涎。

舌象： 舌淡苔白。

脉象： ①脉弦。②脉沉。③脉细弱。

（二）常见证象

1.津液内蓄：①胸满。②脘痞。③短气不续。④短气似喘。⑤频吐白沫。⑥多唾涎。⑦心中愠愠液液。⑧清涎上壅。

2.津不上腾：①鼻干唇燥。②咽燥咽痛。③干咳无痰。④肌肤燥痛。⑤口渴不引饮。⑥消渴，饮水不休。⑦饮而即吐，吐后复饮。

3.津不下行：①小便不利。②小便短少。③小便频数不行。

（三）辨证

1.气不化津系由阴邪郁伤阳气，阳气不能蒸化津液，停蓄于里，不能上腾外达下行，外症虽似阳邪伤津，津液不足，而实则津液有余，停积于内，不能布过于外，此间阴阳虚实，务必认清。口干燥而不喜饮，或喜饮水多而小便不行，即为水停于中之明证。舌不红脉不数，自非阳邪伤津。

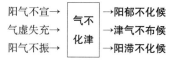

图2-2-35 气不化津证象转化图

2.气不化津是内有水气停蓄，而外无形症；津不化气，则内已停水，外有水形。前者古人称之为伏饮、停饮，后者则称为水气，病机则后者较深重，前者则较轻浅。与气化不行同属津液郁滞之证象，病机则均重于气化不行。

3.气不化津病机有虚实之分。实证由于寒、湿、凉、燥、痰、水郁滞阳气，不能蒸腾津液所致。虚证则系气虚阳虚，无力蒸化津液。然而阴邪太盛，亦易伤耗阳气，阳气不足亦常致阴邪停滞，故临床常有虚实兼挟之证。

（四）论治

1.气不化津系阳气郁伤不能蒸化津液，以致津液停蓄之证象，故其治则在于温通阳气以化气行津，其证病机在于阳气不化，因而其治则首当宣通阳气，用药当温燥之品，不可妄行滋腻，古人云"治水饮不可滋阴，滋阴则阳愈消而阴愈长"即此意也。

（1）化气：桂枝、官桂、干姜、白蔻仁、川椒、吴茱萸、附子、苍术。

（2）行津：半夏、白术、茯苓、陈皮、细辛、草果、砂仁、猪苓、泽泻、厚朴、麻黄。

2.如因阳气不足，以致蒸化无力所致者，又当以益气助阳为主，参以化气行津之品，阳气充足，自能蒸化津液。

三十九、津不化气

津不化气为津气郁滞之重证，由肺气不宣，脾气失运，肝气失疏，肾气失化，以致三焦失司，水道不行，津液不能化气而化水，停蓄于中，泛溢于外，为胀为肿，系水互滞不得宣行之证象。其治则当行气行水为主，如系阳气不足以致气化无力者，又当兼以益气扶阳，以助气化。

（一）典型证象

症象：①浮肿。②胀满。③小便不行。

舌象：①舌淡苔白。②舌淡少苔。③舌红无苔。

脉象：①脉浮弦。②脉沉弦。③脉细弱。

（二）常见证象

1.气化不利（尿少）：①小便不利。②小便短少。③小便点滴不通。

2.水气外溢（浮肿）：①面目浮肿。②足跗浮肿。③下肢水肿。④四肢浮肿。⑤全身浮肿。

3.水气内蓄（胀满）：①小腹胀满。②大腹胀满。③腹胀引腰背。④肠间辘辘有声。⑤肚腹胀大，甚则如瓮。⑥腹大筋青。

（三）辨证

1.津不化气而化水，水停于中，溢于外，一般以先溢于外而见浮肿，继则蓄于中，而见胀满，此为临床表象，其实外见浮肿，中已停水，不过未至胀满而已。以先肿而后胀者，或四肢肿而后归于腹者，难治多死。先胀而后肿者，或先腹胀而后肿四肢者，多得救。

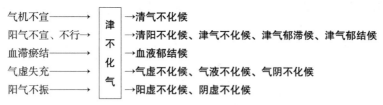

图2-2-36　津不化气证象转化图

2.古人论肿胀，有气分血分之分，气分之水由于阳气郁滞不能化气所致；血分之水则由于血行瘀滞，以致气化不行，均可致津液停蓄而化为水邪。气分之水多由风、湿外感，血分之水多见于妇人经产之余。

（四）论治

1.津不化气而化水，水停于中，而溢于外，故其治则总以行气行水为法，《内经》有"开鬼门，洁净腑，去菀陈莝"之法规，亦是从皮肤、二便泄水之法，古人常谓"上肿多风宜汗，下肿多湿宜利"。

（1）化气：麻黄、防风、紫浮萍、桂枝、肉桂、川椒、细辛、附子。

（2）**行气**：青皮、陈皮、木香、大腹皮、槟榔、炒卜子、枳壳、地骷髅。

（3）**利水**：茯苓皮、冬瓜皮、桑白皮、生姜皮、五加皮、紫荆皮、海桐皮、胡芦瓢、蟋蟀、木通、车前子、茺蔚子、留行子。

（4）**泄水**：丑牛子、大戟、甘遂、芫花、千金霜、巴豆霜。

四十、津气蕴蒸

津气蕴蒸系气分热证之初浅证象，既可见于表热证，又可见于里热证，外感热病之热邪蕴蒸，与内伤杂病之火热蕴伏，均可见此证象。故表郁、气郁均可致热蒸气分，而气分热蒸又可上扰空窍，内扰神志，消灼津液，扰乱气机，如失治误治不仅可以在气分转灼转炽，且可内窜入营、入血、入阴，是故证虽轻浅，变端则多，故治则当速速清透，毋使其转炽内窜，方为上策。

（一）典型证象

症象：①发热。②汗出。③口苦。④口渴。⑤烦懊。⑥尿短黄赤。

舌象：①舌红苔薄黄。②苔淡黄。

脉象：①脉浮数。②脉弦数。③脉滑数。

（二）常见证象

1.热蒸气分：①发热如蒸。②尺肤热甚。③午后热加。④汗出热不解。⑤汗出热解复热。⑥面目黄明。

2.热蒸清津：①口干口渴。②口苦。③咽干。④热蒸汗出。⑤痰液黄稠。⑥小便短少赤热。

3.热蒸神志：①懊恼。②烦热不宁。

（三）辨证

1.津气蕴蒸为热邪初蒸于气分，津液受其蒸腾，如热证中之轻浅证象，其病机或由表郁，或因气郁，郁而生热所致，虽亦有感受外热，如风热之类亦系风郁于外，热不得透发于外，致热郁气分所致。此外因虚致热，是为虚热，系由气、血、阴、液不足，运行无力，郁而生热，即虚而郁，由郁而热，亦郁热也。

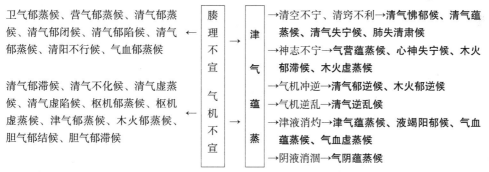

图2-2-37 津气蕴蒸证象转化图

2.津气蕴蒸病位在表，属卫分之郁热，临床必兼见腠理不宣的恶风恶寒、无汗或汗出不透等症象。在里，属上中之分的郁热，临床必兼见气机不宣的胸膈痞闷，或中脘痞满等症象，其中因虚致郁之热，则可见虚象。

（四）论治

1.津气蕴蒸系内郁致热，热势轻浅，津液未伤，故其治则宜以清透为法，以轻扬透达之品，宣达郁遏，使郁热能透达而解，不可过早乱投苦寒重剂，反抑病势，更不可妄行滋腻，有碍邪机。

（1）**轻清**：连翘、通草、银花、西瓜翠衣、绿豆衣、麦冬、南沙参、板蓝根、大青叶、瓜蒌皮、枯黄芩、栀子皮、郁金。

（2）**透热**：芦根、竹叶、青蒿、苏薄荷、葛根、石膏、茅根、柴胡、升麻、赤芍、荷叶、苦丁茶、滑石。

2.因虚致郁，因郁生热之虚热内蒸，轻清透热之中，必当视其所虚，予以补养，或补气养血，或益气增液，或补气滋阴。

四十一、津气蕴灼

津气蕴灼为气分热证的深重证象，不见于表，纯属里热，伤寒家称为阳明本证，温热家称气分燥热证，仅见于外感热病，不见于内伤杂病，临床表象仍不离气、神、津、液，但较蕴蒸为重，古人称"四大"症，即大热、大渴、大汗、大烦，或脉洪大，其病因尚属无形之燥热，而未成有形之燥火。其治则当急急清透，以保津液。不然，不仅可以化火转炽，更可转深而入营入血，甚则深入阴分。不可不慎。

（一）典型证象

症象：①大热不退。②大渴饮冷。③大汗不止。④大烦躁。⑤谵语。

舌象：舌红苔黄少津。

脉象：脉洪大而数。

（二）常见证象

1.热灼气分：①壮热不退。②不恶寒反恶热。③面赤。④面垢。⑤气粗似喘。

2.热灼津消：①大渴引饮。②渴喜冷恶热。③口燥咽干。④口臭气秽。⑤齿干垢黄。

3.热灼液泄：①热汗如蒸。②热盛汗泄，发热不为汗衰。③小便短赤而热。

4.热扰神明：①心烦不眠。②躁热。③神糊。④谵语错乱。⑤合目鼾睡。

（三）辨证

1.津气蕴灼系由津气蕴蒸不得透解，热势转盛，伤津灼液，扰蒙神明，其临床以壮热不退，大渴饮冷，大汗出而热不减，以及神烦谵妄等为主要表象，为临床认证标准。然而阳极似阴，即燥热已极，致阳气不行，内虽津气蕴灼，而外则四肢厥冷，甚则通身皆厥，静而不烦，口反不渴，或渴喜热饮，脉沉细或伏而不洪数，一派阴证见象。此时务必细辨，其中由大热躁渴而渐转厥冷，是重要辨证依据，喻西昌曾云"阳证转阴，百中无一"，但亦不可大意。

```
卫阳郁蒸候、←   腠理        津  →津液消灼→气营蒸灼候
清阳虚炽候      不宣  →     气  →神志昏蒙→津气蒸灼候、津气虚灼候、气血两燔候、气阴消灼候
                           蕴  →神志蒙闭→气营蕴闭候、清阳虚闭候、津气蒸闭候
                           灼  →阳气不行→津气蕴闭候
```

图2-2-38　津气蕴灼证象转化图

2.阳气浮越，阳气怫郁，临床又常见与津气蕴灼之"四大"相似，即"阴证似阳"或"虚证似实，"古人有"血虚发热似阳明"之说，亦须细加辨别。古人有舍证从脉之法，其实舌诊最为可据，舌红苔黄少津，为一般阴证、虚证所无。故可作为辨证阳证重要依据。

（四）论治

1.津气蕴灼系气分燥热重证，热势已盛，灼伤津液，甚则蒙闭神明，滞阻阳气，不仅有神闭风动、阳极而阴之险，亦有深陷入营入血入阴之变。故当急急重剂清透以顿挫其势，速彻其热，而保其津，但不过投苦寒沉降，恐反抑病机，热不外透而内陷。

（1）**清透**：石膏、芦根、竹叶、通草、青蒿、豆卷、黄芩、生苡仁、滑石、寒水石、大青叶、西瓜翠衣、绿豆衣。

（2）**保津**：知母、花粉、麦冬、生甘草、粳米、西洋参。

四十二、津气蕴炽

津气蕴炽为气分热证最深重之证候，病因由无形之燥热转成有形之实火，伤寒家称之为"阳明腑实证"，温热家称"中焦阳明证"。外感热病多见，内伤食、痰、气、瘀亦可见，尤以外感挟内伤痰食者尤多见。此时火势炽烈于大肠，而三焦无不受其燔灼，津液立有消涸之虞，故其治则当急急清下实火，所谓急下存阴，少缓必致痉、厥、闭、脱之变。

（一）典型证象

症象：①申酉潮热。②热汗如蒸。③大便闭结不通。④胸腹灼热，痞满胀实，急痛。
舌象：①舌红苔黄干燥。②苔焦黑芒刺。③苔酱黑。④苔灰黑燥刺。
脉象：①脉沉实。②脉滑数实。

（二）常见证象

1.火炎于上（面赤）：①面赤。②目赤。③口臭气粗。④头痛如劈。
2.火炽于内（烙热）：①心胸或胸腹灼热烙手。②手足热甚。③申酉潮热。
3.火炽津消（干渴）：①口干舌燥。②咽干。③口渴喜冷恶热。
4.火炽液泄（蒸汗）：①热汗如蒸。②手足濈然汗出。③头汗如蒸。
5.火炽液燥（二便不行）：①小便短少赤热。②大便燥结不通。③胸腹胀满硬痛。
6.火迫于下（痛泻）：①大便溏臭不爽。②大便如酱。③大便泄如屋漏水。④大便黏稠污浊。⑤痛泻艰涩。⑥胶闭不通。
7.火迫神明（烦谵）：①张目不眠。②直视失溲。③烦躁不宁。④扬手掷足。⑤掀去衣被。⑥神昏谵语。

（三）辨证

1.津气蕴炽为热病极重期之主体证象，有形之实火内炽，上而空窍，下及肠胃，内则气、神、津、液、气、血、阴、阳，无不受其燔炽，邪火极盛，正气难支，故每致痉、厥、闭、脱等恶象叠生，而其可措手。

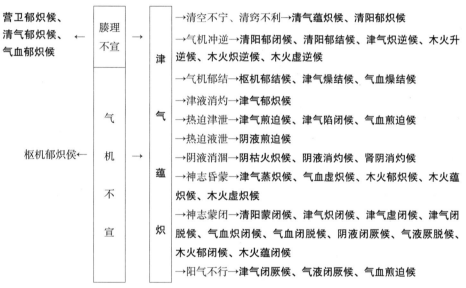

图2-2-39 津气蕴炽证象转化图

2.津气蕴炽包括阳明腑实证，即胃肠燥火，古人以痞、满、实、燥、坚五字概括，然而胃肠湿火，亦属津气蕴炽，不见大便燥坚，反而溏臭、酱黑、黏稠污浊，痛泻艰涩，古人还谓：便溏为湿未净，必待便坚，始为湿火俱净之象。

3.津气蕴炽尚有肝胆心肾之实火内炽之证，如心火之烦谵狂言、肝火之目赤胸胁烙热、胆火之灼热口苦、肾火之淋涩腰痛等。

（四）论治

1.津气蕴炽总属实火内炽，津液燔灼，其治则当急急清泻其火，以救其津液，即古人所谓急下存阴之法，但燥火当急下，湿火宜缓下，又不可一概而论，然总宜苦寒沉降之品。

（1）清泻：大黄、黄连、黄芩、黄柏、知母、龙胆草、栀子、枳实、夏枯草、苦丁茶、芒硝。
（2）清利：车前子、滑石、瞿麦穗、萹蓄、木通。

四十三、热迫津泄

热迫津泄为气分实热证候的变型证象，系由火热内盛，逼迫津液下泄的重证，古人称为协热下利，或热结旁流，虽系邪火迫津下泄，亦邪火自寻出路之机，故其治则亦当因势利导，导其火热下行，邪火一除，自不致逼津下泄，不止泻而泻自止，古人谓为通因通用。倘妄行温补或止涩，邪火无所出，必转炽转闭，亦可致痉、厥、闭、脱之变。

（一）典型证象

症象：①暴注下迫。②痛泻艰涩。③清水旁流。④洞泄如火。

舌象：①舌红苔黄腻、黄燥。②舌红苔黑焦燥刺。

脉象：①脉沉滑。②脉洪大而数。③脉沉实。

（二）常见证象

1. 火热下迫（暴注）：①暴注下迫。②暴泻如射。③完谷不化。④粪水金黄色。⑤臭秽难闻。
2. 火热内迫（切痛）：①腹中切痛。②里急窘迫。③痛泻艰涩。④虚坐努责。⑤腹满硬痛。
3. 津液下泄（清水）：①暴下清水无粪。②粪色纯青恶臭。③下黑色臭水。
4. 津液外泄（热汗）：①热汗如蒸。②汗出气秒。③头热汗出。
5. 火随津下（二便烧灼）：①洞泄如火。②肛门灼热焦痛。③小便短赤热痛。

（三）辨证

1. 热迫津泄系火热炽盛于内，迫津液下泄之证象，与热蒸液泄同属火热逼迫津液外泄，但一为津泄，其邪重势急，纯属实证；一为液泄，邪热较轻，其热缓，有虚有实，且多虚实夹杂之证。津泄为暴病，液泄为久病，津泄邪在胃肠气分，故必从大便下泄，液泄邪在五脏，故上而唾液，外而汗液，下则便尿、精、带、浊、淫，均为热蒸内迫液泄之象。津泄其病浅，液泄其病深。

津气蕴蒸 → **热迫** → 木火郁逆候
津气蕴炽 → **津泄** → 清阳郁结候、津气煎迫候、津气陷闭候、气血煎迫候、阴液煎迫候

图2-2-40　热迫津泄证象转化图

2. 热迫津泄与气机下陷之邪陷，均有暴注下迫与虚坐努责之象，但一为邪火内迫，必见火热内炽之象；一为陷气下迫，必见气陷气滞之象，热迫多见于急病、暴病，气陷下迫，多见于病中失误所致。

3. 热迫津泄与津气蕴炽本系同源异证，均系火热内炽所致，但津泄以水液下泄为主；津气蕴炽则系火炽湿下，所下多溏稠污浊，并非水液。

（四）论治

1. 热迫津泄系火热内炽，逼迫津液下泄之证象，亦有邪火自寻出路之机转，津液下泄，邪火亦随之下泄，其治则当因其势而利导之，促其内炽之邪火，乘津液下泄之势，而排解于外，火热一除，津液自不致下泄，古人称为通因通用之法，即以苦寒沉降之品，速其内炽之火热下泄而解，亦撤热救津之法，务在速除其内迫邪火，而不可妄行止涩，胶闭邪火，势必内陷上窜，变证叠出。

（1）清解：黄芩、黄连、黄柏、石膏、栀子。
（2）降泄：大黄、枳实、木通、车前子、玄明粉。

四十四、热蒸液泄

热蒸液泄为火热内迫阴液，以致阴液外泄之证象，有虚有实，尤多虚中夹实，或实中夹虚之证，与热迫津泄同属火热内迫津液之象。一在阳津，以下迫为主要表象，多暴病急病；一在阴液以内迫为主要表象，外泄为汗，上迫为涎唾，下迫则有便、尿、精、浊、带、淫之不同，故多于久病或病后。其治则当清解为主，兼养液，标本兼固，方可奏效，但亦忌止涩，恐胶闭邪火，与虚无益，反助其邪，火势必更猖獗。

（一）典型证象

症象：①躁热多汗。②口干唾沫。③咳痰稀白。④泻痢白沫艰涩。⑤尿频而赤。⑥带下清稀。

舌象：①舌红苔薄黄。②舌红苔薄白而干。③舌红苔净。

脉象：脉细弦数。

（二）常见证象

1. 液蒸外泄（蒸汗）：①热汗蒸腾。②动则躁热汗出。③夜间躁热盗汗。④头汗。⑤心汗。⑥背汗。
2. 液迫下泄（泄沫）：①下泄白沫。②痢如鱼脑。③泻痢艰涩。④尿频且长。⑤夜尿频数。
3. 液迫上溢（痰沫）：①口干唾沫。②咳痰清稀不爽。③痰白如银丝。
4. 热迫阴液（带浊）：①带浊清稀。②热精白沫。③白淫色黄气秽。

（三）辨证

1. 热蒸液泄，病因虽系火热灼炽于内，迫及阴液外泄，但病机深入，阴液已暗消，故临床多实中夹虚，或虚中夹实之证，表象所见多似实而虚，或似虚而实之象，即一派火热内炽之象为实，而津液外泄之象似虚。前者与热迫津泄相似，后者又与津液不固相仿，是故辨证之时必须细察。

$$\begin{array}{ll}津气蕴灼 \to & \boxed{热蒸} \to 气液煎迫候 \\ 津气蕴炽 \to & \boxed{液} \to 阴液煎迫候 \\ 阴热蕴炽 \to & \boxed{泄} \to 阴血消灼候 \end{array}$$

图 2-2-41　热蒸液泄证象转化图

（四）论治

1. 热蒸液泄系火热阳邪深入熏蒸，阴液被迫外泄，其邪火尚盛，而阴液已伤，故其治则自当以彻热清火为主，以挫其熏蒸之势，仍当养以滋养阴液，以救其不足，即撤热救液之法，标本兼顾。

（1）清降：石膏、知母、黄连、黄柏、黄芩、栀子、丹皮、地骨皮、青蒿、胡黄连、银柴胡、龙胆草、木通、熟军。

（2）清养：麦冬、天冬、沙参、玉竹、石斛、玄参、生地、熟地、五味子、白芍、阿胶、枸杞子。

四十五、津液消灼

津液消灼系阳邪内盛，灼伤津液之证象，有虚有实，尤多虚实相兼之证，与热蒸液泄，同属热甚津伤之象。唯一则为阴液外泄，一则为阴液自消。与津液枯涸则有邪正虚实、孰轻孰重之分；津液消灼则以邪多虚少，偏重于阳邪消灼；而津液枯涸则以邪少虚多，偏重液枯。故其治则自当以撤热救津为主，兼增液，亦标本兼顾之法。

（一）典型证象

症象：①久热无汗。②燥渴引饮。③清窍干燥。④痰黄稠厚。⑤二便干涩。

舌象：①舌红干燥。②舌红苔干燥。③苔黑刺干裂。

脉象：①脉洪数。②虚大而数。

（二）常见证象

1. 热灼气津（干热）：①久热不退。②潮热。③五心或胸腹灼热。④灼热而纤毫无汗。
2. 津液消灼（燥渴）：①口渴不饮。②漱水不欲咽。③渴饮不止。④饮亦不能滋干。⑤渴反喜热饮。
3. 热灼阴液（烦嘈）：①烦热不寐。②热气上冲，心中懊恼，干燥如焚。③嘈杂似绞。④心中若烟雾。
4. 外液消涸（窍干）：口、鼻、唇、齿、咽、舌干燥裂痛。
5. 内液消涸：①痰黄稠厚。②咳痰脓血如粥。③大便干结不行。④小便短赤涩痛。⑤小便如油，点滴难出。
6. 火热耗气（少气）：①短气臭促。②烦倦不支。③饮食厌倦。
7. 气涩难行（满闷）：①胸膈不舒。②胸胁烦满。③心中填塞，不饥不纳。④心中悒悒欲呕。

（三）辨证

1.津液消灼总由内蕴之火热蒸灼燔炽，耗伤津液，特以气分之火热为甚，营血分之蕴邪亦能消灼津液，其特点在于口干不渴，或渴不喜饮，以其火热蒸腾于营血之内，营血之液外达气分，故虽干不渴，不比气分蒸灼，津液消耗，必求助外来水液以补救，因而可见大渴引饮，甚至饮水虽多亦不能滋干解渴。

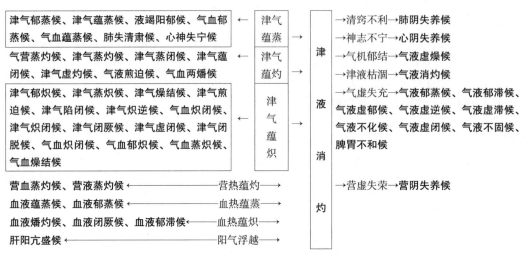

图2-2-42　津液消灼证象转化图

2.体内阳气亢盛亦能消灼津液，唯不似外邪火热之炽烈，其势必缓，虽干燥必饮水不多，饮亦不能滋干，且其干燥之象，随其阳气之升降盛衰而有增减，故多有时间性，或呈周期性出现，与外邪一日不除，则一刻不减。

（四）论治

1.津液消灼为阳邪灼炽消耗津液之证象，系邪多虚少之证，欲救津液之消耗，必先除阳邪之炽灼，故其治则当以清热泻火为主，略参生津增液之品，标本兼顾。亦即彻热救津之法。

（1）**清热**：石膏、芦根、竹叶、丹皮、犀角、栀子、生地、赤芍、青蒿、木通、滑石、豆卷、大青叶。

（2）**泻火**：黄芩、黄连、黄柏、大黄、龙胆草、夏枯草、苦丁茶、草决明、知母、虎杖、芒硝。

（3）**生津增液**：生地、玄参、麦冬、天冬、沙参、石斛、西洋参、白参、五味子、花粉、知母、生甘草、玉竹。

四十六、津液枯涸

津液枯涸为阳邪消耗津液之深重证象，多见于外感热病之后期，与内伤阴盛之证，系由阳邪炽灼既久，津液渐消渐涸，即古人所谓"邪去七八，正存一二"，虚多邪少之证象，与津液消灼、邪多虚少者有浅深之不同，故其治则当急救津液为主，不可过投清泻，反耗其津液，急则可致厥脱，缓则可转燥结。

（一）典型证象

症象：①肌肉消灼。②皮肤甲错。③苗窍干燥。④大便干结不行。⑤小便点滴不通或涩痛。

舌象：①舌红干裂。②舌光绛。

脉象：①脉细数。②脉细涩。

（二）常见证象

1.液不外充（消灼）：①形瘦色苍。②肌肉销灼。③皮肤干燥，甚则甲错。④顶门陷下。⑤昏睡露睛。

2.液不上滋（窍干）：①鼻干鼻煤。②目裂。③唇焦唇裂唇茧。④口、舌、咽干燥。⑤齿板龈黑。⑥口糜气秽。⑦无泪无涕无唾。

3.液不内养（嘈痛）：①心辣嘈杂。②膈间梗痛。③噎塞艰涩。

4.液不下流（闭结）：①大便干结如羊粪。②大便不通亦无胀满之苦。③小便短少，点滴涩痛。④无尿。

（三）辨证

1.津液枯涸有缓急之分，势急者多系外感热病，邪火燔炽于气血之内，以致津液立见枯涸，则有闭、厥、脱竭之变，势缓者，多见于内伤，或热病之后，或气液，或阴液枯燥，则有阴虚燥结之患。

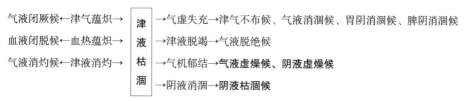

图2-2-43　津液枯涸证象转化图

（四）论治

1.津液枯涸系津液消耗殆尽之深重证象，虽谓邪少虚多，势急者正气不支，每致闭、厥、脱竭；势缓者亦可转为阴虚燥结，故其治则当生津增液，急救其枯涸之势。津液得回，势急者可免闭脱之变；势缓者，亦渐解其虚燥虚结。

（1）**生津**：西洋参、白人参、北沙参、麦冬、天冬、花粉、五味子、乌梅、蔗浆、梨汁、藕汁。

（2）**增液**：生地、石斛、玄参、玉竹、西瓜汁、火麻仁、海松子仁、桃仁、郁李仁、黑芝麻、杏仁、栝蒌仁、牛乳、白蜜、枸杞子。

四十七、津液不固

津液不固为阳气不足以固摄津液，以致五液不禁，自溢于体外，系滑脱证象之列，多见于久病、大病之后，或虚损之证，其治则除收敛固涩之外，更当益气助阳使阳气回复则固摄有力，则不致收固之后，复又滑脱，亦标本同治之法。不然急则转脱，缓则成损。

（一）典型证象

症象：①自汗盗汗。②尿频不禁。③洞泄稀水。④滑泄无度。

舌象：①舌淡红。②舌淡白。③舌红胖嫩。④舌红瘦小。

脉象：①脉虚大。②脉细。

（二）常见证象

1.五液不禁（自流）：①易汗，多汗。②清涕常流。③唾如涌泉。④冷泪自流。⑤尿频不禁。⑥遗尿。

2.肠液不固（洞泄）：①洞泄稀水。②暴泄如注。③肛门洞开直倾无度。

3.肠液滑脱（滑泄）：①久泄不止。②五更久泄。③便泄无度。④滑泄不禁。⑤完谷不化。⑥直漏直泄。

（三）辨证

1.津液不固系阳气不足以固摄津液，津液自溢于外，势急者，可致脱竭；势缓者，亦可延成虚损。其中亦有阴虚证，或阴虚损及阳气，乃系阳气虚弱，不固津液。或阴虚不恋阳，阳气浮越于上，亦不能固摄津液。是故临床须辨别气、阳、阴孰虚，当为首务。

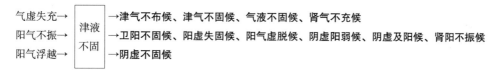

图2-2-44　津液不固证象转化图

2.津液不固与热迫津泄、热蒸液泄相似，但无阳热内盛之象。与气机下陷相类，但无下迫窘胀之象。

（四）论治

1.津液不固为津液不能自固，溢出于外，急则可至脱绝，缓则延成劳损，故治则当急急固涩收敛，然津液之不固，由于阳气之虚弱，故欲固津液当先补阳气，阳气得复，津液自固。

（1）收敛：黄芪、麻黄根、酸枣仁、石榴皮、乌梅、五味子、山茱萸、补骨脂、益智仁、桑螵蛸、金樱子、芡实、山药、莲肉、罂粟壳。

（2）固涩：煨肉果、煨诃子、煅龙骨、煅牡蛎、煅赤石脂、煅禹余粮、海螵蛸、伏龙肝、枯矾。

2.阴虚不能恋阳，阳气浮越于上，不能固于下者，又当滋养阴液之中兼以温镇浮阳，使阳气回寓，则自能收固津液矣。

四十八、津液脱竭

津液脱竭是津液外脱内竭之证象，系津液不固、津液枯涸相兼之证象，总由阳气虚甚，不能固摄津液，津液外脱，阳气亦随之外脱，故常为阳气虚脱之相兼见象，其治则在于急急固护阳气虚脱，阳气得固，津液亦自当回复，不致脱竭。

（一）典型证象

症象：①汗出如珠。②吐泻不止。③洞泄不禁。④目陷音嘶。⑤小便全无。

舌象：①舌红干裂。②舌淡红。

脉象：①脉芤。②脉沉。

（二）常见证象

1.津液外脱（大汗）：①汗出如珠。②汗出如雨。

2.津液上脱（呕吐）：①呕吐不止。②吐泻不止。

3.津液下脱（洞泄）：①洞泄不禁。②泄白沫如箭。③饮一溲二。

4.津液枯竭（枯槁）：①毛发枯槁。②肌肉大脱。③囟陷枕沉。④目陷音嘶。⑤鼻煤唇黄齿黑。⑥指螺干瘪。

（三）辨证

津液脱竭系由阳气虚弱，不能固摄津液，阳气随津液外泄，以致阳、气、津、液同时脱绝。

（四）论治

津液脱竭系由津液不固与津液枯涸相兼之证象，故其治则虽当滋液敛液以固其脱，但津液之脱系由阳气之不固，于固津液之时当先固阳气之虚脱，阳气恢复，津液亦不致外脱。

（1）固脱：人参、黄芪、炙甘草、枸杞子、附子。

（2）滋液：麦冬、西洋参、川斛、生地、北沙参。

（3）敛液：五味子。

四十九、营热蕴蒸

营热蕴蒸为热邪蕴伏于营分之轻证，营行脉内与血同行，热邪随营血上升、内扰，故其表象上见于面目唇舌，内见于心神蒙扰，入夜营气内舍，热蓄而发，故夜热尤甚，其治则当清营透热，以营居脉内，邪无从泄，必使营分之邪转出气分而解，即叶天士所谓透热转气。

（一）典型证象

症象：①面红目赤唇绛。②烦躁不寐。③发热午后入夜为甚。

舌象：①舌红绛而干。②舌红绛苔薄。③舌红绛、苔厚腻。

脉象：①脉弦细数。②脉左弦数、右洪滑数。③脉左弦数、右浮弦紧。

（二）常见证象

1.营热上扰：①面红。②目赤。③唇绛。④舌绛而干。

2.营热内扰：①烦躁。②不寐。

3.营热内蕴：①入夜发热。②发热午后加重，入夜为甚。

（三）辨证

1.营热蕴蒸系热邪初发于营分之轻证，常见于外感风寒湿邪，郁遏于表，营分之热邪不得蒸发于外，因而蒸于营内，故常为郁蒸之证。然亦有气分之热邪，不得清透，渐入于营，则为气营蕴蒸之候。因而舌质虽见红绛，常有苔腻外覆，是为卫、气、营外郁，而营热内蒸之明证。

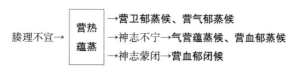

腠理不宣→ 营热蕴蒸
→营卫郁蒸候、营气郁蒸候
→神志不宁→气营蕴蒸候、营血郁蒸候
→神志蒙闭→营血郁闭候

图2-2-45　营热蕴蒸证象转化图

（四）论治

1.营热蕴蒸系热邪初发于营分之轻证，外多郁遏之邪，内未耗伤营液，故其治则唯以轻剂清营透热即可，不可过投大寒，或腻滞之品，选药以轻、灵、活、动为好，使营分之热透出气分而解，不致因腻滞或寒伏邪机，热不外透而反内陷血分，必生他变。

（1）清营：生地、银花、玄参、丹皮、大青叶。

（2）透热：芦根、青蒿、连翘、石膏、苏薄荷、白茅根、郁金、赤小豆皮、黄芩、通梗。

2.营热蕴蒸多为郁蒸之候，即卫分、气分有郁遏之邪，而营分热蒸，所以清营透热之外，必兼以疏解卫分或气分之郁遏，预为开营热外达之路，不然外郁不解，营热外泄无门。

五十、营热蕴灼

营热蕴灼是营分火热燔炽深重之证象。又仅蒸及营气，而且灼伤营液，稍有差迟，即可内传入血，或蒙闭心神，步入危重极期。若再失误，即为仲景所云"一逆尚引日，再逆促命期"。故当急急清营透热，泻火救液，使营分之火热，透解于外，不致有内陷上窜之变。

（一）典型证象

症象：①壮热夜甚。②面赤汗出。③口反不渴。④烦躁不眠。⑤神蒙谵语。

舌象：①舌红绛无津。②舌红绛，苔黄干燥。③舌绛望之湿，扪之干。

脉象：①脉弦细数。②脉濡数。

（二）常见证象

1.营热内燔（壮热）：①壮热如火。②胸腹灼热。③午后热加。④热甚于夜，天明略减。

2.营热上蒸（面赤）：①面赤目红。②面垢颧赤。③唇绛如朱。

3.营热蒸腾（蒸汗不渴）：①热汗如蒸。②口干反不渴。

4.营热蒙心（烦谵）：①日暮烦躁。②夜不得眠。③热甚错语或谵语。

（三）辨证

1.营热蕴灼系由营分蕴伏之热邪化火，蒸营分而灼伤营液，常由营热蕴蒸失治，蕴热不得透解化火灼液，故其表象为壮热灼热、大汗烦躁、神蒙谵语等重笃症象。同时易与血热、阴、液消涸等症象同见。

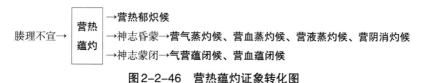

腠理不宣→ 营热蕴灼
→营热郁炽候
→神志昏蒙→营气蒸灼候、营血蒸灼候、营液蒸灼候、营阴消灼候
→神志蒙闭→气营蕴闭候、营血蕴闭候

图2-2-46　营热蕴灼证象转化图

（四）论治

1.营热蕴灼为火热蒸腾营气，灼伤营液之证象，此际营分邪火燔炽，势已燎原，稍缓则有内陷入血，或蒙闭心神之变，故其治则当急急清营透热之外，更当泻火增液，以救其焚，且有托邪外出之用。

（1）清营：犀角、生地、丹皮、银花。

（2）透热：芦根、郁金、白茅根、通草、连翘。

（3）泻火：莲芯、黄连、栀子。

（4）增液：鲜地黄、麦冬、玄参。

五十一、营虚失养

营虚失养系营气与营液消耗，不足以滋养内外之证象，外则失养于肢节筋脉，内则液伤生热，虚热内起，多见于久病之后，或平素烦劳过度，损耗营中气液，而成虚损之证，其治则当消养营中气液为主，从缓调治。

（一）典型证象

症象：①肢体酸痛。②烦倦不常。③内热盗汗。④烦躁口渴。

舌象：①舌红少津。②舌红瘦小。

脉象：脉濡数。

（二）常见证象

1.营不养外（酸痛）：①肢体酸痛。②胸背作痛。③腰痛如折。④肢体麻木不仁。⑤筋脉掣痛。

2.营不养内（烦倦）：①烦倦不常。②天热则烦热倦怠。

3.营虚蕴热（内热）：①内热盗汗。②日晡漫热，汗出稍松。③暮热早凉。④烦躁口渴。

（三）辨证

1.营虚失养系营气营液两者均不足，为阳邪消耗之后遗证象，故临床一派虚热见象。与营虚失荣之营阴不足，呈现为虚燥见象，有浅深缓急之别。失养为营虚之初期证象，故常虚而挟热。久则耗及营阴，则现枯燥之象。

气虚失充→ 营虚 →营卫不行候。
　　　　　 失养 →经脉不荣→营血失养候、营阴失养候。

图2-2-47　营虚失养证象转化图

（四）论治

1.营虚失养系阳邪消耗，营气营液，常兼挟阳邪，而呈虚而热之象，故其治则宜清养营中气液，切忌温补，恐助其热。

（1）清营：生地、丹皮、青蒿、胡黄连、地骨皮。

（2）养营：生地、生首乌、银柴胡、生白芍、麦冬、西洋参。

五十二、营虚失荣

营虚失荣系营中阴液不足，不能荣养于内外之证象，在外则为皮毛、筋脉、爪甲之枯燥，在内则不能涵养阳气而多汗心悸，常见于大病久病之后，或烦劳积伤而成，其治则以滋养营中阴液为主，病属积虚，图治宜缓。

（一）典型证象

症象：①皮燥毛脱。②毛发枯槁脱落。③筋急爪枯。④多汗心悸。

舌象：舌淡红无苔。

脉象：①脉弦。②脉濡。

（二）常见证象

1.皮毛失荣：①皮肤甲错。②干燥起揭。③毛发枯槁纤细。④毛发脱落。

2.筋脉不荣：①筋脉挛急。②爪甲干枯。

3.阳气易动：①多汗。②心悸。

（三）辨证

1.营虚失荣为营中阴液消耗之证，阴液不能滋荣，阳气自动，故临床常呈虚而枯燥之象，有似阴虚阳亢之证，但以干枯证象为主。

```
营虚      →经脉失荣→营卫虚弱候、营卫虚郁候
失荣      →腠理不调→营卫失调候
          →阳气怫郁→清阳失调候
```

图2-2-48　营虚失荣证象转化图

（四）论治

1.营虚失荣系营阴枯竭之证象，为营虚后期证象，其治则以滋养其阴液为主，虽不可投以温燥，但亦忌清凉，唯温和滋补为宜。

（1）**滋阴**：生地、熟地、首乌、白芍、阿胶。

（2）**养营**：当归、白芍、炙甘草、红枣、玉竹、黑芝麻。

五十三、血滞不行

血滞不行为血液运行迟滞，但尚未瘀结之证象，常由外因郁遏或内伤气郁，以致阳气郁滞，然后影响血行而迟滞，即所谓：气为血帅，气行则血行，气滞则血涩，气血滞必源于气滞，故治则当以通阳行气为主，再辅以行血活血，气行则血自行。

（一）典型证象

症象：①面唇舌紫暗黑晦。②胸胁刺痛。③肌肉刺痛。④青筋暴露。⑤隐疹。⑥皮肤甲错。

舌象：①舌紫暗晦。②舌紫赤而晦。

脉象：①脉弦迟。②脉涩结。③脉缓。④脉涩数不调。

（二）常见证象

1.血滞于上（紫暗）：面唇舌爪甲紫暗黑晦。

2.血滞于内（刺痛）：①胸胁刺痛。②心痛如刺如割。③经行腹痛。④经血涩少。

3.血滞于络（青筋）：①青筋暴露。②手足青至节。③皮肤红丝赤缕。④四肢筋脉掣痛。⑤腰背筋脉掣痛。⑥关节红肿紫肿。

4.血滞于肌肤（疮疹）：①隐疹瘙痒。②冻疮。③皮肤甲错。④肌肤刺痛。

（三）辨证

1.血滞不行，有阴阳寒热之分，热邪内滞，其面唇舌爪甲紫暗黑晦或皮下红丝赤缕，其痛多为刺痛、急病，关节红肿热刺掣痛，痛处喜冷恶热，舌亦红中带紫晦，脉数或涩数不调。阴寒内滞，其面唇爪甲多青黑暗晦，或皮下青筋色黑，其痛多钝痛，或关节有瘀斑青黑，痛处喜热恶寒，舌青黑淡晦，脉迟细涩。

```
                    →气血郁滞候、气血郁遏候
血                  →络脉不利→营卫郁滞候、营血失宣候、血液郁滞候、阴血虚郁候、
滞                  心络失宣候、肝络失宣候、肾络失宣候
气机不利→  不                 →络脉不和→气血失调候
行                  →络瘀血溢→气血郁逆候
                    →阳气不和→阴血虚滞候
```

图2-2-49　血滞不行证象转化图

（四）论治

1.血滞不行系由阳气郁滞影响血行迟滞之证象，较瘀结为轻，亦可为瘀结之初期，其治则虽当以行血活血为法，但当以宣通阳气为主，气行则血行，若行血而兼行气，终非善策。

行血： 桂枝、肉桂、韭白、酒军、泽兰叶、益母草、台乌、青皮、枳壳、青木香、牛膝、川芎、细辛、苍术、炮姜炭。

活血： 红花、桃仁、三七、茜根、大活血、丹参、延胡索、白茅根、路路通、鬼箭羽、生地、赤芍、丹皮、归尾、五灵脂、生蒲黄。

2.血滞不行，当分别阴阳，阳证宜偏凉散，阴证宜偏温散，再审其所因，分别予以疏风散寒，燥湿清热，或理气化瘀诸法。

五十四、血滞瘀结

血滞瘀结是血液由运行迟滞而渐瘀渐结之证象，是由无形之迟滞而成有形之瘀结，或结于内而为瘀结，或结于外，而为肿硬结核，或溢出于外而是瘀黑紫块，其治则均当化瘀破结为法。

（一）典型证象

症象： ①腹内结块坚硬不移。②皮内结硬。③关节肿硬。④血出瘀黑成块。⑤腹内胀硬，刺痛不移。

舌象： 舌上瘀斑黑点。

脉象： 脉弦涩。

（二）常见证象

1.瘀结于里：①胸脘胁腹结块。②锥痛不移难忍。③经闭不行，小腹胀硬作痛。

2.瘀结于外：①肢节肿硬。②皮内结硬结核。

3.血液瘀结：出血瘀黑成块。

（三）辨证

血滞瘀结，古人辨别血结气结，以结聚不移者为血结，时聚时散，游移不定者，为气结。

气机郁结→ 血滞 →气机瘀结候、气血虚结候。
瘀结 →络脉不利→血液郁结候。

图2-2-50　血滞瘀结证象转化图

（四）论治

血滞瘀结系血液凝聚不散而坚结之证象，其治则当以化瘀破结为法，以攻其坚，不可姑息养奸。

（1）**化瘀：** 桃仁、红花、三七、血结、土鳖虫、水蛭、虻虫、肉桂。

（2）**破结：** 三棱、莪术、山甲、皂角刺、鳖甲、龟板、山慈菇、蚤休、大黄、芒硝、白芥子、牡蛎、昆布、海藻、黄药子、紫背天葵子。

五十五、络瘀血溢

络瘀血溢系血行瘀滞之续发证象，以瘀血阻滞血络血行不畅，渐致络损血溢于络外，其由瘀滞而至失血之证象，必有瘀滞在先，然后方至血溢于外，治则当行瘀和络为法，瘀去络和则血不外溢而失血自止，切不可见血投凉，或久血妄行滋补，致血不得止而瘀滞日甚，致有转痨怯干血之虞。

（一）典型证象

症象： ①胀痛有定处。②暴涌瘀块。③血溢暗晦或瘀紫或稀淡，淋漓不尽。

舌象： ①舌质暗晦。②舌有瘀斑瘀点。

脉象： ①脉沉涩。②脉芤涩。

（二）常见证象

1.瘀滞不行（胀痛）：①胸、胁、脘、腹胀痛，痛有定处。②肢体外伤瘀斑青紫胀痛。

2.络损血溢（暴血）：①卒暴失血，瘀黑成块。②或出血如涌、如污泥。

3.血不归经（反复）：①出血反复迁延，血色暗晦。②或瘀紫。③或稀淡。④点滴淋漓不尽。

（三）辨证

1.络瘀血溢亦有寒热之分，一般以暴溢多热，久溢多寒，然当视其血淡暗而稀，气腥属寒；紫黑成块，气秽者属热。胀而急痛者属热，胀而钝痛者属寒，此外脉舌之中亦可分辨。

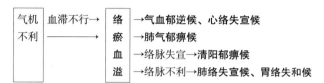

图2-2-51　络瘀血溢证象转化图

2.虚证夹瘀，多见于慢性出血，或因虚而无力行血，致有瘀滞，或过投寒凉止涩，以致瘀滞，或络瘀血溢既久，瘀滞未除，而气血阴阳已伤，均可致夹虚之证，是为虚实夹杂之候。

（四）论治

1.络瘀血溢系血行瘀滞，阻滞血络，致络损血溢之证象，欲止其血当先行其瘀，瘀滞不除，血溢不止，故其治则当以行瘀和络为法，不可见血止血，若用止涩，血溢不止，反增瘀滞，亦通因通用之法。

（1）**行瘀**：桃仁、红花、生蒲黄、五灵脂、韭汁、藕节、三七、泽兰叶、牛膝、酒军、茜根、虎杖、琥珀、丹参、降香、艾叶、伏龙肝。

（2）**和络**：炮姜炭、桂枝、肉桂、白茅根、阿胶珠、郁金、龟板、瞿麦穗、生地、赤芍、归尾、旋覆花、代赭石。

2.虚实夹杂之证为虚证，夹瘀又当以补养之中，兼以行瘀和络，不可单行补泻。

五十六、血热蕴蒸

血热蕴蒸为血分蕴热轻浅之证象，外感实证为多，亦有内伤虚证，系热邪初入血分，尚未化火，故其势尚不炽烈，血液尚未灼伤，其病机除上蒸、内蒸之外，或郁于血络，或热迫血溢，热随血泄。其治则当以凉血透热为法，使血分的蕴热转出气分而解。不必过投寒泻反抑邪机。

（一）典型证象

症象：①面赤唇红。②夜热。③烦躁。④失血。⑤斑疹正赤。

舌象：舌赤。

脉象：脉弦数。

（二）常见证象

1.血热上蒸（面目赤）：①面赤。②目赤。③唇红。④舌赤，舌疮。⑤舌尖刺痛。⑥口疮红赤。

2.血热外蒸（夜热刺痛）：①夜间热甚。②身如针刺。③筋脉刺痛。

3.血热内蒸（烦躁）：①周身烦躁。②五心烦热。③手足心热。④夜不能寐。

4.热蒸血溢（失血）：①鼻衄。②齿衄。③咯血。④舌衄。⑤唾血。⑥咳血。

5.热郁孙络（斑疹）：①斑疹红赤。②赤瘰赤肿。③丹毒流火。④疮疖肿赤。⑤疹痱红赤。⑥麻疹红赤。

（三）辨证

1.血热蕴蒸有外感内伤之分，外感热病，可以深入血分；而内伤之气郁、食热亦可内蕴血分，且热病之后遗热入血不得透解者亦有之。唯外感之热，其势急迫，易于内蒙神明，消灼津液；而内伤之热，其势则缓，仅可扰及神明而不致蒙闭，但可消灼津液，因蕴蒸既久，且可涸及阴液，而成为虚热，甚则进入损门。故外感之血热，纯属实证，而内伤之热，则有虚实之分。

血热蕴蒸
→络血妄行→**血液蕴蒸候、血郁郁蒸候**
→神志不宁→**营血郁蒸候**
→神志昏蒙→**营血蒸灼候**
→神志蒙闭→**营血郁闭候、营血蕴闭候**
→津液消灼→**气血郁蒸候、气血蕴蒸候、血液郁滞候**
→阴液消涸→**血液消灼候、阴血虚蒸候、阴血虚损候**

图2-2-52　血热蕴蒸证象转化图

（四）论治

1. 血热蕴蒸为热邪蕴蒸于血分，虽有内伤外感之分，与实热虚热之分，但治则总当凉血透热，使蕴伏血分之热，转透出气分而解。唯外感之热邪，可一举透热；而内伤之热邪，往往解而复蒸，以其来自于体内。如系虚热，往往宜兼以滋补垫托，方可使蕴伏之热，透出而解。

（1）**凉血**：生地、丹皮、玄参、银花、紫草、地骨皮、白茅根、胡黄连、银柴胡、白薇。

（2）**透热**：赤芍、芦根、青蒿、连翘、牛蒡子。

五十七、血热蕴炽

血热蕴炽为血热证之危重证象，外感热病多见，内伤郁火亦有，均系血热蕴伏化火，炽烈于血分，灼伤血液，蒙蔽心神，病势重笃，常为外感温热病之极期证象。此时血分火邪，充斥于上下内外，救治稍缓，可至内闭外脱之变。其治则急当凉血泻火，以顿挫其势。

（一）典型证象

症象：①面目唇赤。②潮热夜热。③胸腹炽热灼手。④神昏烦躁谵语。⑤失血如涌。⑥斑疹紫黑。

舌象：①舌绛赤干燥。②舌赤似湿扪之干。

脉象：①脉弦数躁甚。②脉沉郁不扬。

（二）常见证象

1. 血热上炽（面目唇赤）：①面赤颧红。②唇绛。③目赤。④目黄。

2. 血热外炽（潮热夜热）：①午后潮热。②热甚于申酉戌亥。

3. 血热内郁（内热不扬）：①身热不扬，日轻夜重。②午后小有潮热。③四肢虽冷而胸腹炽热灼手。④神蒙呆钝不语。

4. 血热内炽（神昏烦躁）：①烦热气粗。②手足躁扰。③神志昏蒙。④错语谵语。

5. 火迫血络（失血如涌）：①吐衄便血，色暗红。②尿血涩痛。

6. 火迫孙络（斑疹紫黑）：①斑疹紫赤，甚则晦黑。②斑中出血。③皮肤赤疱灼痛。

7. 火灼血液（干燥）：①齿垢紫如干漆。②唇红干裂出血。

（三）辨证

1. 血热蕴炽为血分热邪化火，阳火充斥于上下内外，临床表象有火邪发扬于外，而炽热灼手者，有郁闭于内，而外热不扬，或仅小有潮热者，有烦躁不宁者，有反而神钝不语者，脉象亦有弦数躁甚者，亦有反沉郁不扬者，是阳极似阴，闭厥之先兆，不可疏忽。

血热蕴炽	→络血妄行→血液燔灼候、血液闭脱候、阴血煎迫候、木火升逆候、肾阴消灼候
	→津液消灼→气血郁炽候
	→神志昏蒙→气血两燔候、气血蒸炽候、气血燥结候、气血煎迫候、阴血蕴炽候、木火郁炽候、木火蕴炽候、木火虚炽候
	→神志蒙闭→气血炽闭候、气血闭脱候、阴血闭脱候、木火蕴闭候
	→阳气不行→血液闭厥候、阴血闭厥候

图2-2-53　血热蕴炽证象转化图

（四）论治

1.血热蕴炽为邪火炽烈于血分，充斥于上下内外之急重证象，稍缓则有闭脱之虞，尤以外感热病，其势更为急暴，故治则当急急凉血泻火，以挫顿其势。唯火炽于血液，多致液伤瘀滞，故叶天士谓"直须凉血散血"，是凉血之内，应参以散血行瘀之品，瘀行则邪火无所依附。

（1）凉血：犀角、生地、丹皮、紫草、羚角、地榆。

（2）泻火：大青叶、黄连、黄芩、黄柏、栀子、大黄。

（3）散瘀：赤芍、白茅根、郁金、生蒲黄。

五十八、络血妄行

络血妄行系由阳邪或阳气冲激血络，鼓动血液，而致络血妄行，冲溢于络外之证象，其中以血分火热阳邪为多，气分、阴分之火热亦致之。此外，阳气内郁，或阳气浮越亦能鼓动血液妄行，故其治则当急以清降为主，使其阳邪或阳气不冲激血络，则血自不致妄行。切不可早投止涩。

（一）典型证象

症象：①卒暴失血，如注如涌。②血出鲜红。③血溢胶黏紫赤。

舌象：①舌红赤。②舌嫩红无苔。③舌红苔黄或黑。④舌淡红苔白。

脉象：①脉弦数。②脉洪。③脉寸洪尺沉。

（二）常见证象

1.阳迫血溢：①卒暴失血，如注如涌。②失血鲜红正赤。③动则血溢。

2.血液燔灼：①血溢胶黏。②血出成块如瘀。③血出紫赤。

（三）辨证

1.络血妄行由阳邪或阳气冲激血液之分，阳邪又有气分、阳分、阴分火热之分，气分火热必有黄黑舌苔，血分火热以舌体红赤少苔，阴分火热舌红而嫩，此外尚有其他症象可别。阳气冲激则有阳郁、阳浮之分，阳气怫郁于中不得发越于外而冲激于内者，舌必不红，且有白腻滑苔，阳浮于上，其舌必红而少津。但其中又有亢阳与虚阳之分，阳气亢盛，其舌红干燥，而苍老紧敛，虚阳浮越，其舌必嫩红，胖大而湿润，此外更当审察其他证象，不可少混。

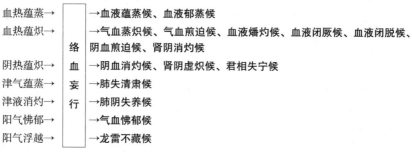

图2-2-54　络血妄行证象转化图

（四）论治

1.络血妄行系阳邪或阳气冲激血络，而致络血不循其常道，冲溢于血络之外，欲止其血，当先宁其络，欲宁其络，必除其冲激之阳邪与阳气，故其治则以清降为法，清其阳邪，降其浮阳，使之不扰血络，血络宁而血循常道，自无外溢妄行之变，不止血而血自止，亦古人所谓"见血休止血"之意。

（1）**清降阳邪**：黄连、黄芩、黄柏、丹皮、栀子、酒军、知母、石膏、大青叶、滑石、犀角、生地、玄参、麦冬、地榆、白茅根、蒲黄、槐花、槐角、生柏叶。

（2）**镇降阳气**：怀牛膝、生龙骨、生牡蛎、生代赭石、灵磁石、紫石英、生石决明、黑铅、生铁落、铁锈水、肉桂、生白芍。

2.唯阳气怫郁于内，不得发越而冲激血络者，又当助其发越，以解其怫郁，切不可过投寒凉清降，反抑阳气，古人有用麻黄疗失血之法，所谓夺血者无汗，夺汗者无血。

五十九、血络不固

血络不固系血液失于固摄，以致滑脱之证象，为失血之虚证。总由阳气不足以固摄，致使血液外溢，久则因滑而脱，其中亦有阴虚内热，或阴虚阳亢，致失血反复，迁延不止，久则一旦滑脱，其势如涌而为血脱。治则当以收摄固涩为法，但当视其所虚，以温养阳气为主，不然徒以固涩，亦难收全功。

（一）典型证象

症象：①出血反复，迁延不愈。②血色稀淡。③暴涌足冷。④周身抽掣。

舌象：①舌淡红苔少。②舌淡白。③舌嫩红无苔。

脉象：①脉芤。②脉虚。③脉革。④脉沉细。⑤脉寸浮尺沉。

（二）常见证象

1.血失固摄（反复迁延）：①出血反复，迁延不愈。②血出稀淡。③痰红星红丝。④点滴暗淡。

2.血脱不禁（暴涌）：①出血如涌。②临涌足冷。③出血周身抽掣。④出血心慌意乱。

（三）辨证

1.血络不固系虚证失血，多见于虚损证候，其特点在于久病，出血反复，迁延不愈，血出清稀，点滴不尽，或血丝血点，或暗淡成块。其舌必淡嫩胖，脉虚、芤、迟、细。其间亦有暴溢如涌者，必出现在反复迁延之后。

气虚不充→ 血 →气虚不摄候、气血脱绝候
阳气不振→ 络 →阳虚不摄候、阴损及阳候
阴虚失养→ 不 →阴热蕴炽→阴血虚损候、真阴虚损候
固 →阳气浮越→阴虚不摄候、火不归原候

图2-2-55 血络不固证象转化图

2.血络不固以气虚、阳虚不能固摄血液者为多见，然亦有阴虚之证，阴虚所致或兼内热，或阳亢，或阴损及阳，或虚阳浮越，以内激血液，血溢于外，而血络不能固护，其势多急暴，血多正赤，甚则暗紫成块，有似络血妄行之阳实证，是必详加辨认。

（四）论治

1.血络不固为阳气虚弱不能固摄血络，以致失血之证象，系虚损滑脱之候，故其治则在于固络摄血。然而欲摄其血，先固其络。欲固其络当补其虚，是以固摄血络之外，更当视其所虚，分别予以补气、助阳、滋阴，以复其虚损，虚损得复，血络自固，则无反复迁延之虑。

（1）**固摄**：人参、黄芪、白术、附子、肉桂、怀牛膝、五味子、山茱萸、阿胶珠、熟地、当归、生白芍。

（2）**收涩**：侧柏炭、地榆炭、藕节炭、蒲黄炭、炮姜炭、升麻炭、茜根炭、棕榈炭、煅龙骨牡蛎、煅赤石脂。

六十、血虚失养

血虚失养为血中之气虚不足以充养于内外上下之证象，系血虚之转浅证象，其表象多见于头、面、肢节、爪甲与心神之失养，多由劳倦损伤元气，气虚不能生血或久病气血不足所致，是血虚中之阴证，故其治则可偏重于温补，补气以生血，收效较为易易。

（一）典型证象

症象：①面色苍黄。②爪甲淡白。③昏倦不起。④肢节酸痛。⑤劳动心悸。

舌象：舌淡红少荣。

脉象：①脉细弦。②脉细弱。

（二）常见证象

1. 血不上充：①面色苍黄。②面色㿠白。③唇色惨淡。④爪甲淡白。⑤面白筋露。⑥面黄而淡。
2. 血不上养：①头痛眩晕。②昏倦不起。③头昏如碎。④目至暮昏。⑤雀目。
3. 血不养外：①肢节酸痛。②筋脉挛急。
4. 血不内养：劳动则心悸怔忡。

（三）辨证

1. 血虚失养为血中阳气不足之证象，故常见于气血不足诸证，其性质属于血虚之阴证，故以面色苍白、苍黄、爪甲淡白，唇色惨淡，舌淡少荣，脉细弦弱等虚寒证象，与血虚失荣之偏于虚热者有阴阳之别。

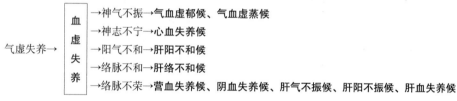

图2-2-56　血虚失养证象转化图

（四）论治

1. 血虚失养为血中之阳气不足，属于血虚之阴证，属于虚寒范畴，故其治法在于温补气血为主，使阳气充复，自能生血补血，故古人曰"有形生于无形""有形之血不能速生，无形之气所当急固"。补气以生血，是为大法。

（1）温补阳气：黄芪、党参、红参、白术、炙甘草、桂枝、附片、肉桂。

（2）养血补血：当归、白芍、鹿角胶、红枣、绛矾、铁砂、丹参。

六十一、血虚失荣

血虚失荣为血中阴液不足之证象，系血液不足以荣养为外，是血虚之阳证，其表象以皮肤、肌肉、骨髓失于荣养，以致阴不胜阳，虚热内起，故多内热之证象。其治则当以滋养血液为主，使血中阴液充足，内热不起，阴能配阳，则血液自能因流内外而荣养百骸。

（一）典型证象

症象：①肌肉虚羸。②皮肤如蜕。③风疹风疮。④四末清冷。⑤骨蒸盗汗。

舌象：①舌嫩红少苔。②舌红瘦小。

脉象：①脉细弦数。②脉细弱。

（二）常见证象

1. 肌肤失荣：①肌肉虚羸。②皮肤如蜕。③皮肤。④风疹。⑤风疮。
2. 四末失荣：①四末清冷。②爪甲干枯。③爪甲凹陷。④四肢酸痛。

3.骨髓失荣：①骨蒸。②内热盗汗。③五心烦热。

（三）辨证

1.血虚失荣是血虚之阳性证象，为血液不足不能配阳，故临床多内热虚热之表象，多见于大病、热病、久病之后，或大失血之后，或血液已虚，而余热不清，或血液不足以配阳，致阳气不和，甚则阳气浮越。此外由于血液不足，致血行迟滞，故亦有血滞不行之变，甚则血瘀干血之患，是由虚致实之证，以虚为本、实为标。

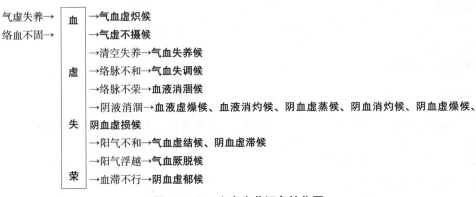

图2-2-57　血虚失荣证象转化图

（四）论治

1.血虚失荣是血虚之阳证，为血中阴液不足，属于虚热范畴。其治则在于滋养血中阴液，使阴可配阳，内热不起，则血液自能荣养肌肤骨髓。切不可妄行温燥，与血无益，反耗其液。

（1）滋燥：熟地、玉竹、枸杞、天冬、麦冬、北沙参、龟胶、生地、黑芝麻。

（2）养血：阿胶、当归、白芍、桂圆肉、炙甘草、鹿角胶、生首乌、女贞子、旱莲草。

六十二、阳气不宣

阳气不宣为阳气郁遏之证象，系阴邪郁滞体内外阳气之轻浅证象，为阳气不得宣展内外之象，在外可致腠理不宣，在内可致气机郁滞，常为阴证之主体病机。其治则以宣通表里阳气为主，郁遏一除，阳气宣达，则表里之郁滞一举可解。

（一）典型证象

症象：①面色晦暗。②肢体酸倦。③形寒热淡。④背寒肢冷。⑤胸腹满闷。

舌象：①舌淡苔白。②舌苔白晦。

脉象：①脉弦紧。②脉沉弦。

（二）常见证象

1.阳不上升（色晦）：①面色黄晦。②面苍白而晦。③面晦暗如墨。④耳聋鼻塞。⑤头脑昏重。

2.阳不外展（酸重寒冷）：①肢体倦怠。②四肢酸软。③肢体沉重。④肌肉战惕。⑤背寒。⑥指冷肢冷。

3.阳气外郁（形寒热淡）：①轻则无衣则凛，着衣则烦。②重则恶寒发热，身热如火，尤衣被不离。③形寒热淡。④热郁不扬。

4.阳气内郁（胀闷）：①胸脘痞闷。②干呕不渴。③烦闷。

（三）辨证

1.阳气不宣为阳气为阴邪郁遏，不得宣展内外之象，故在外可见腠理不宣的表郁证象，在内可致气机郁滞的里郁证象，然而临床辨证总以形寒、指凉、肢冷、头身酸重、倦怠懒散、舌苔白腻、脉弦紧，或沉郁不扬等表象，为阳气不宣的认证标准。

→腠理失宣→卫阳失宣候、营卫郁蒸候、营气失宣候、清阳郁遏候、清阳郁滞候、清阳怫郁候、

清阳郁蒸候、清阳郁炽候、清阳郁结候、清阳郁逆候、清阳郁陷候、清阳不化候

阳
气
不
宣

→腠理不调→卫阳怫郁候、营卫失调候

→络脉不宣→清阳郁痹候

→气机不宣→清阳失宣候、清阳逆乱候、清阳虚炽候、津气郁蒸候、津气郁炽候、阳郁不化候、

肺阳失宣候

→气机不利→胃阳失和候

图2-2-58　阳气失宣证象转化图

（四）论治

1.阳气不宣为阴邪郁遏表里阳气，不得宣展内外之证象，在外可见表郁，在里可见气郁。而其治则总以辛温宣散之药，以宣通表里阳气，阳气得宣，阴邪自散，表里之气自然宣畅。

（1）**宣通**：桂枝、白蔻仁、干姜、半夏、厚朴、陈皮、神曲、午时茶、细辛、附子、茯苓、通梗、泽泻、猪苓、白术。

（2）**宣发**：麻黄、紫苏、藿香、羌活、苍术、生姜、香薷、青蒿、葱白、独活、芫荽子、防风、苏薄荷。

2.阳气不宣有因湿郁，故当辛温通阳，然有湿郁热蒸之证，辛温不可多进，恐助其热。而通阳之法，改行其湿，湿去则阳气自宣，即叶天士所谓"通阳不在温而在利小便"之法。

六十三、阳气不行

阳气不行为邪气太盛阻滞阳气，不能宣通，以致阳气不能运行于上下内外之证象。本系阴邪实证之深重证象，但亦系阴邪太盛，阻滞阳气之阳极证象，前者称为真寒证、阴证，后者称为真热假寒，或阳极似阴之证，其治则虽有祛阴救阳，或驱阳救阴之分，但通阳行滞，又为阳气不行之大法。

（一）典型证象

症象：①面色青暗。②寒栗厥冷。③头身沉重。④筋脉拘急。⑤脘腹胀痛。⑥蜷卧欲寐。

舌象：①舌淡白，苔白滑。②舌青暗，苔白滑。③舌红苔黄腻。④舌紫赤，苔灰黑干刺。

脉象：①脉沉细迟。②脉沉实滑数。③脉伏。④脉牢。

（二）常见证象

1.阳不上行（青暗）：①面色青暗、萎黄、青黄、晦黄、淡黄、黑滞。②唇淡齿露。③唇甲青黑。④肌肉青紫。⑤手足青至节。⑥黑斑暗晦，目眩。

2.阳不外行（寒栗）：①畏寒。②寒栗。③战栗。④鼓栗咬牙。

（清冷）：①心胸背腰清冷。②厥逆。③厥冷扪之寒至骨。④头面、鼻准、四肢清冷。⑤足冷如履冰雪。⑥肢节交冷。

（沉重）：①头身重著若巨石。②肢节沉重酸痛不能举。③腰脚沉重。④腹重。

（拘急）：①筋脉拘急。②络脉不和。③身肢僵硬。④肢体冷麻。⑤唇缩。⑥乳缩。⑦腹筋拘急。⑧小腹弦急。⑨囊缩。⑩阴缩。

3.阳不内运（痞胀）：①痞胀朝宽暮急。②朝食不能暮食。

（疼痛）：①脘腹胀痛，喜温喜按。②腹中急痛。③脐腹绞痛。④心胸间痛。⑤遇寒心痛。

4.阳不下行（阳缩）：①阴股间寒。②小便难。③阳缩入腹。

（厥冷）：①腰以下冷。②足膝厥冷。

5.阳神不行（困睡）：①默默但欲眠睡。②不渴不食。③蜷卧。

（三）辨证

1.阳气不行为阳气郁滞深重之证象。无论阳邪阴邪，均系邪气太盛，阻滞运行。临床有缓急两类，急证以闭、

厥为多，缓则可影响气机、津液、神志，以致血络之郁滞，总属阴邪郁滞之证。急证则有阴阳之分，寒热真假不容少混，古人所谓生死反掌之时，务必细心审辨。阳气不行本系阴寒证象，然阳火太盛，亦可阻滞阳气运行，所见则系阳火之假象，是为内真热而外假寒，所谓物极必反，火极反兼水化，阳极似阴之证。其辨别之法，详见阴阳真假辨证法。

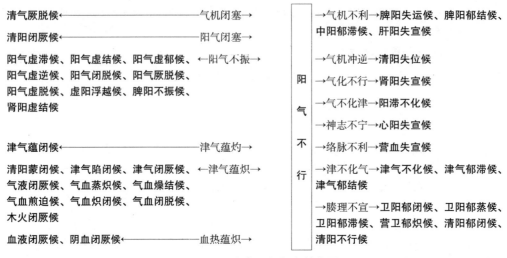

图2-2-59　阳气不行证象转化图

（四）论治

1.阳气不行为实邪阻滞，阳气不能运行于上下内外之证象。虽有阴阳寒热之分，而其治则总当通阳行滞，驱其实邪之阻滞，宣通其阳气之运行。阻滞之邪不除，阳气无以通行，故通阳行滞，阴邪阻滞当驱阴通阳，阳邪阻滞当驱阳救阴，阴阳寒热之分，不可少混。

（1）驱阴通阳：桂枝、附子、干姜、肉桂、川椒、吴茱萸、细辛、当归、白蔻仁、砂仁。

（2）驱阳救阴：石膏、知母、大黄、芒硝、枳实、厚朴、生地、赤芍、黄芩、黄连、丹皮、通草、犀角。

2.阳气不行本系阴邪阻滞之实证，阴盛必然伤阳，以致阳虚，故阳气不行多兼阳气不振。古人谓驱阴即可回阳，又谓助阳即可驱阴。驱阴与回阳，当视邪正虚实偏盛偏虚，而有所侧重，邪盛虚少者，以驱阴为主；阳虚已甚者，又当扶阳助阳为主。

3.阳气不行虽有寒热阴阳之分，然临床又常有寒热、阴阳错杂之证，故临证又当审察寒热之多少，而斟酌温清之法。

六十四、阳气闭塞

阳气闭塞为闭证常见证象之一，阴邪太盛以致阳气猝然闭塞，阳光不治立至危殆，临床表现可见上闭、内闭、外闭同时出现，甚至因阳闭而渐致阳脱而为厥脱同见，莫可措手。治则以辛热开窍通阳为主，然病势至此，往往有鞭长莫及之感，贵在速治，稍迟则恐转脱。

（一）典型证象

症象：①面黑唇青。②寒战厥逆。③人事昏沉。④两手握固。⑤牙关紧闭。⑥戴眼直视。

舌象：①舌淡苔白。②舌青暗晦。

脉象：①脉沉伏牢坚。②脉伏。③脉绝。

（二）常见证象

1.阳气上闭：①面黑唇青目陷。②面青齿露。③口呆唇缩。④目瞪不能言。⑤舌蹇语涩。⑥口角流涎。⑦目闭不开，牙关紧闭，喉中痰鸣。⑧戴眼直视。

2.阳气外闭：①寒战厥逆。②甚则通体皆厥。③指甲青黑，甚则青至节。④两手握固。⑤四肢抽掣。⑥角弓反张。

3.阳气内闭：①人事昏沉。②卒然昏厥气微。③阳缩入腹。④双乳扯缩。

（三）辨证

1.阳气闭塞所致的闭厥，为阴闭、寒闭、阴厥、寒厥之证，常见于中风闭证与中寒，或中湿、中痰，其特点为面唇青黑，寒战厥逆，指甲青黑，舌淡苔白，脉沉细迟等，以区别气机闭塞所致之阳闭、气闭。

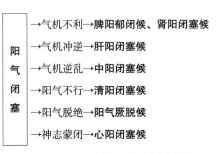

图2-2-60　阳气闭塞证象转化图

（四）论治

1.阳气闭塞为阴邪内盛，猝然闭塞阳气，而成阴霾内盛、阳光不治之阴寒闭厥之证，病势险恶，救治稍缓，可立致厥脱。故其治则在于急急开通闭塞，以防厥脱莫救，选用辛热通阳苏神之品，一则可以通阳防厥，一则可助阳防脱，切不可一味开泄，而置欲绝之阳气不顾，以致闭开转脱，终至无功。

（1）**通阳**：附子、肉桂、干姜、吴茱萸、川椒。

（2）**开闭**：建菖蒲、北细辛、皂角、麝香、苏合香丸。

六十五、阳气不和

阳气不和，即阴阳之气不相和谐，以致阳气内郁，故有虚有实有热。举凡能致阴阳偏盛偏衰之邪气郁滞，表里之气不得宣利或气血阴阳偏虚，不利阴阳二气调和均可致阳气内郁之象，但与阳气不宣、阳气怫郁之阳气不得宣泄者不同，本证象系由不和调以致阳郁不畅，故其治则以调和为主，或和阴阳，或和虚实，或和气血，或和寒热。阴阳调和，阳郁不宣自解。

（一）典型证象

症象：①潮热肢冷。②热势起伏。③寒热往来。④虚寒虚热。⑤内热烦倦。

舌象：①舌红苔白。②舌淡苔黄。③舌淡红无苔。④舌嫩红无苔。

脉象：①脉弦数。②脉弦迟。③脉弦细数。④脉弦缓。

（二）常见证象

1.阳不入阴：①时火升则肌肤灼热。②自觉身热而红。③日晡漫热。④热势起伏。⑤内热连绵。⑥掌热，足内酸热。⑦外不热而内如焚。⑧肢不温而心中如焚。⑨潮热。⑩烦倦不常。

2.阴不和阳：①肢温乍冷。②手足厥冷。

3.阴阳不调：①寒热往来。②似疟非疟。③虚寒虚热。④寒不成寒，热不成热。⑤寒热遇劳则发。⑥发散汗出，热势不解，而恶寒转增。

（三）辨证

1.阳气不和为附属病机，由其他病机所派生，故寒热虚实随其主体病机而异，表里郁滞，内热炽灼，可致阳气不和，阳、气、营、血不足亦可致阳气不和，是故临床必须明辨其虚实，再审其病因。

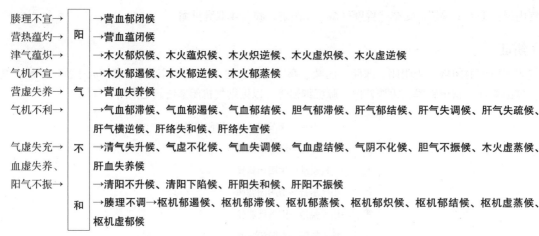

图2-2-61　阳气不和证象转化图

2.阳气不和与阳气不宣、阳气怫郁均有阳郁表象，临床应细加辨别：阳气不宣以阳气郁遏不得伸越于外，表象以形寒凛淡、肢体酸重、背寒肢冷等为主；阳气怫郁则以阳气怫郁于内，不得宣泄，表象以面赤烦懊、或厥或热、沉迷躁扰等为主，而阳气不和则系阴阳不和调而致阳气郁遏，其表象虽有肢温乍冷等阳郁表象，而以寒热往来、或潮热、或虚寒虚热、或内热绵绵等为主，各自不同。

（四）论治

1.阳气不和系由邪气偏盛，或正气偏虚，以致阴阳二气不相和谐，而致阳气郁遏之证象，故其治则在于调和阴阳二气，然调和阳明又当视其邪气偏盛，正气偏虚，在气在血，或寒或热，而予以调解。

（1）**和阴阳**：柴胡、桂枝、法夏、白芍、生姜、大枣、首乌、熟地、银柴胡、青蒿、鳖甲。

（2）**和气血**：人参、当归、生芪、白芍、炙草、白云苓、大枣仁、丹皮、地骨皮、胡黄连。

（3）**和虚实**：人参、半夏、大黄、生白芍、桃仁、青皮、三仙、生白术、枳实、当归、红花。

（4）**和寒热**：黄芩、半夏、黄连、干姜、附子、黄芩。

六十六、阳气怫郁

阳气怫郁，系阳气郁遏，欲发不发，欲泄不泄，怫郁于内外之证象，为阴邪郁滞既久，阳气因郁而欲发泄未发泄之象。病因以阴邪为主，而亦有因阳虚无力运行而怫郁者，无论因虚因邪，总属郁闭之证象，仲景说"二阳并病，太阳初得病时，……若面色缘缘正赤者，阳气怫郁在表，当解之熏之。"（《伤寒论》48条）。故其治则总宜以宣泄，发越其怫郁为主，治疗得当，不难一汗而解。

（一）典型证象

症象：①面赤如醉。②烦懊郁闷。③寒热或厥热往来。④身痒无汗。⑤燥热无汗。⑥身痛。

舌象：①舌淡红苔白。②舌红苔白。

脉象：①脉沉郁。②脉伏。③脉躁动数疾。④脉浮洪滑数。

（二）常见证象

1.怫郁于上：①面赤而热如醉状。②时昏冒。③头痛如劈。④头汗。⑤目赤。⑥鼻衄。⑦咽痛。⑧耳聋。⑨口燥口渴多唾涎。⑩咳吐血。

2.怫郁于内：①烦懊郁闷，善太息。②懊侬莫可名状，卧不安。③膈上如焚，心悸。④气上冲逆，咳逆，呕逆不定。⑤溺涩。⑥大便不行。⑦沉迷躁扰，沉迷欲寐。⑧神糊躁扰。⑨谵语发狂。⑩狂汗战汗。

3.怫郁于外：①手足乍温乍冷，肤冷内热。②表热不扬，身大寒反不欲近衣，壮热不退引衣自覆。③大热大汗而恶寒战栗不禁，浑身冰凉而心头温暖。④头部热而四肢逆冷，身热或腹热如火而四肢如冰，指冷背冷而内热烦躁。⑤上身热而面赤汗出，腰以下恶风喜暖，腰痛如折。⑥寒则战栗，热则热汗骤至。⑦寒热似疟一日二三次发。⑧发热无汗，通体干燥。⑨表热时反觉全身舒畅，身热不恶寒，寒热或厥热往来。⑩斑疹潮红，身痒无汗。

（三）辨证

1.阳气怫郁与阳气不宣、阳气不和均有阳气郁遏之象，其中差别在于阳气不宣为单纯阳气郁遏之初起证象，阳气不和则系由阴阳二气不相调和所致的阳气郁遏，病机在于阴阳失调。而阳气怫郁，则系阳气郁滞既久，以致阳气自身欲达不达，欲泄不泄，而且其中有阳气不振，运行无力，以致阳气怫郁，因虚致实之证。与阳气不宣、阳气不和自有区分。

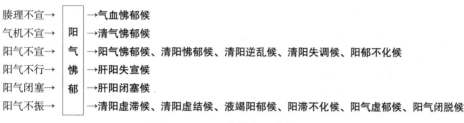

图2-2-62　阳气怫郁证象转化图

2.阳气怫郁，外表证象与阳气浮越有近似之处，如面赤发热、烦躁、咳血、鼻衄等亦与火灼炽之表象相似。如灼热烦躁、谵狂便闭、失血等，而且三者又有互相兼挟之时，如阳气浮越，而又兼阴盛阳衰，阳气无力发泄阴邪，而呈怫郁之象，因而阳虚、阳浮、阳郁同时出现，如白通汤证之类。又因阳气怫郁既久，阳气郁久生热，因而有阳郁、内热同时并存之证，如栀子豉汤证之类。所以临床必须详加分辨。总之，阳气怫郁虽有阳浮、内热之表象，必与阳郁表象同时存在，如肢冷、背寒、恶寒、战栗、厥冷等等并存，是阳浮、内热必不可见。

（四）论治

1.阳气怫郁系阳气郁遏，欲发不发，欲泄不泄之证象，其治则无问虚实，总当助其宣越，则怫郁可解。但因邪实所致，多兼阳郁化热，宜兼以清泄，因阳虚致，则当以助阳为主，一则以助其宣泄，二则不致宣泄重伤其阳，甚则因发泄而致阳气暴脱。

（1）宣发：桂枝、麻黄、苏叶、葱白、淡豉、生姜、肉桂、苏薄荷、羌活、柴胡。

（2）疏泄：栀子、半夏、黄芩、黄连、猪胆汁、童便。

六十七、阳气浮越

阳气浮越系阳气浮越于上于外之证象，有亡阳与虚阳之分。亡阳又有实证与本虚标实之证；虚阳亦有阳虚、阴虚不同，阳虚所致浮越称为虚阳浮越，阴虚称为孤阳浮越。浮越于上者古称为"戴阳，"越于外者古称为"格阳"，然其治则总以镇摄浮阳为法。不然即有闭厥、脱绝之变。系阳气失常之危重证象之一，临床不可轻视。

（一）典型证象

症象：①面赤头晕痛。②烦渴漱水不欲咽。③鼻衄咳嗽。④发热躁扰。

舌象：①舌红光干。②舌嫩红胖大。③舌淡胖。

脉象：①脉弦劲躁动。②脉浮大。③脉沉细。④脉寸浮尺沉。

（二）常见证象

1.阳气上浮：①面赤戴阳。②目赤唇焦，唇舌裂血。③口鼻出火气，鼻衄。④牙齿浮动，舌出口外。⑤唇肿口疮。⑥口燥咽干，咽痛燥热，咳血。⑦烦渴，漱水不欲咽，渴喜热饮。⑧两目出火，羞明怕日。⑨头中觉热气上升，头痛如劈，汗出不止。⑩头脑昏痛，眩晕耳鸣。

2.阳气上逆：①气逆烦喘。②呃逆。③呕逆吐逆。④气急神扬。⑤胸脘痞满。⑥不食。⑦咳逆。

3.阳气外越：①潮热，身热重按则不热。②大热不止而引衣自覆，或扪之渐觉寒冷。③上热下寒。④大热汗出。⑤烦躁不眠，扬手掷足，狂躁，欲裸形，欲坐卧泥水中，惊悸不寐，神昏谵语，夜多噩梦。⑥阴斑隐隐，淡红而稀，或灰或夹㿠白，多则六七点，少则三五点，形如蚊迹，只见于手足，略见于胸腹。⑦遍身疮肿。⑧云片如丹。⑨斑发青紫。⑩腰腿酸胀掣痛。

（三）辨证

1.阳气浮越系自身阳气浮越于外、于上之证象，临床所见一派阳热火象，与内蕴火热阳邪之实证，所见极为相似。故古代指虚阳浮越为阴证似阳，寒极似热之证。是寒热虚实截然相反之证象，临床务必细辨，不然即有差之毫厘，谬之千里，于此生死反掌之际，切不可疏忽大意。即使元阳浮越，虽属实证，然与热火阳邪终究不同，亡阳来自内脏，并非外来火热之邪，为本气自病，故临床所见，并无实热可凭，即脉无实象，舌无苔焦，以其非外来之邪火为病。

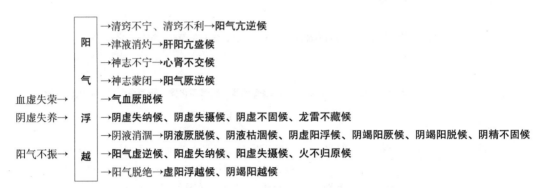

图2-2-63　阳气浮越证象转化图

2.阳气浮越，亡阳与虚阳，务必分辨，亡阳为阳气亢盛所致，是为实证；虚阳系阳气不足所致，其中有阴盛阳虚，下元虚冷，肾阳浮越者，即火不归元之候，系阳气为阴邪所迫，以致浮越，古称阴证似阳，阴极似阳，阴盛格阳之候。有阴虚不能恋阳，阳气浮越者，古称孤阳浮越，系由阴血大亏，不能配阳，阳失阴恋，独自上浮。二者均属虚阳，但有阴虚、阳虚的不同。

（四）论治

1.阳气浮越系自身阳气不安本位而浮越于上于外之证象，虽然有亡阳、虚阳之分，但其治则总以镇摄浮越为法，务必使浮越之阳气复归本位，不然则有散失之险。

（1）镇摄：生石决明、生龙骨、生牡蛎、生代赭石、灵磁石、紫石英、珍珠母、鳖甲、龟板、玳瑁、紫贝齿。

（2）收摄：生白芍、五味子、酸枣仁、枸杞子、乌梅肉、补骨脂。

（3）引火归原：怀牛膝、童便、猪胆汁、黄连汁、附子、肉桂、炮姜、吴茱萸。

2.亡阳以镇潜为主，阴虚阳浮者以收摄为主，阳虚阳浮者以引火归原为主，三类药品虽当共用，但有所偏重，尤其阴虚、阳虚之偏凉偏温，更不可混淆。

六十八、阳气不振

阳气不振为阳虚证候的基本证象，系阳气不足之本来证象，阳气不能振奋于内外上下，一派虚弱衰败之表象。为阳虚初期证象，如虚弱已极，即可出现变象为阳气无根，浮越于上于外，出现一派亢奋假象，此时即有阳气散脱之险，是故凡阳气不振，即当温补以助阳，以防其耗散脱绝之变。

（一）典型证象

症象：①面唇青白。②恶寒厥冷。③疲悴振惕。④腰膝酸软。⑤便溏尿多。⑥自汗冷麻。

舌象：①舌淡胖嫩。②舌淡暗灰。

脉象：①脉沉细弱。②脉迟涩。

（二）常见证象

1.阳不振上：①面唇㿠白。②面唇青白。③面色晦暗少华。④目眶黑晕。⑤头眩晕痛。⑥喜暗羞明。⑦闭目则身非已有。⑧久不作嚏。⑨鼻额冷冰。⑩头颤动。

2.阳不振外：①恶寒畏冷。②寒战鼓栗。③肩背心腹四肢畏寒。④自汗冷麻。⑤肢冷、厥、逆，脐下冷。⑥身冷如冰。⑦爪甲淡白。⑧肢振颤。⑨筋惕肉瞤。⑩百节解散无力以动。

3.阳不振内：①憔悴困惫。②倦怠嗜卧。③目不欲开，但欲寐。④昏沉蜷卧。⑤面向里卧。⑥声低息短。⑦少气懒言。⑧心中愦愦，恶闻人声。⑨惊悸恐怯。⑩闻声惊惕。

4.阳不振下：①足冷，跗冷，膝冷。②下肢痿软。③腰膝酸软。④便溏。⑤小便频多。⑥梦遗泄精。⑦阳痿早泄。⑧带下清冷。⑨小便白浊。

（三）辨证

1.阳气不振为阳虚诸候的基本证象，阳虚多由气虚不复，虚及阳分，以致阳、气两虚，故阳虚必兼见气虚证象。如倦怠嗜卧，声低息短，少气懒言，均系气虚之表象，因此必有恶寒厥冷，面色青白，脉沉细迟等证象同见，方为阳虚。此外亦有由阴虚已久，损及阳气者，即阴损及阳之候，其表象必兼阴虚之形瘦色苍，内热神烦，舌形胖嫩，脉弦细等象，是为阴阳两虚之证。

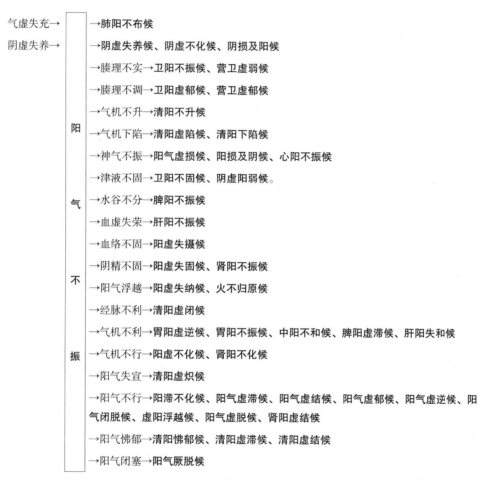

图2-2-64　阳气不振证象转化图

2.阳气不振又可虚及气血，诸如气机不升、气机下陷、血虚失养以及津液、络血、阴精之失固等等，均属阳虚之虚变。阳虚以其无力运行，又可致气机、阳气之郁、滞、结、闭等实变，故阳虚常夹实邪，而为虚实兼挟之证。有时阳虚证象并不显著，实象反易显露，最易误虚为实，古人特重临床征兆，如蜷卧向里，恶闻人声，但欲寐，久不嚏等等，但见一二，即可认定为阳虚。

（四）论治

1.阳气不振，系阳气不足、虚弱之证象，故其治则当温补之品以助其阳，而补其虚，然阳虚之证，必兼气虚，故助阳之中，亦必须兼以补气，即温补阳气之法。阳虚势急者当用刚燥之品，以壮其阳，取其速效；势缓者，则宜柔补，即血肉有情之品，填补之法。

（1）温补壮阳：黄芪、人参、白术、附子、肉桂、干姜、川椒、硫黄、阳起石、甘杞子。

（2）填补助阳：鹿茸、鹿角胶、巴戟、补骨脂、肉苁蓉、仙茅、淫羊藿。

2.阴损及阳者，先由阴虚，渐渐损及阳气，温补助阳，当求诸柔补之品，并合滋阴药中，所谓阴中求阳，从阴引阳之法，不可过投刚燥之品，反劫其阴液。

六十九、阳气脱绝

阳气脱绝为阳虚证最为危急之证象，或由阳气太虚，或由阴邪太盛，或因阴液枯竭，均可致阳气暴脱，与阳气浮越之病源略同。故阳气浮越常视为阳气脱绝之前奏，而且两者亦常相兼同现。阳气脱绝，以阳气内绝而致阳气上脱、下脱、外脱，故其治则不外急急回阳固脱，稍缓则一脱而逝，不可措手。阳气脱绝若与闭象同见，则更难措手。

（一）典型证象

症象： ①神索色败。②气喘慌乱。③汗出而黏。④目合口开手撒。⑤厥逆无脉。⑥囊缩遗尿。

舌象： ①舌淡苔白。②舌青暗。

脉象： ①脉沉细欲绝。②脉伏。③脉绝。

（二）常见证象

1.阳气内绝：①神索色败。②面色青黄，面色夭白。③面黑舌青。④环口黧黑。⑤眼眶下陷，眼光散大，两目青白无所见。⑥睡不交睫。⑦爪甲转青。⑧昏愦息微。⑨目合口开手撒，上视舌卷囊缩，口角流涎。⑩肉瞤心悸，振栗中无所主，忽肚中空洞，时时欲厥，呼吸不能相续，振振欲擗地。

2.阳气上脱：①头眩时时自冒。②气喘慌乱。③发直摇头。④躁扰不安。⑤呃逆断续。

3.阳气下脱：①小便不禁。②下利不止。③吐泻交作。④囊缩、阳缩、阴户扯缩。⑤精滑如冰。

4.阳气外脱：①猝然寒战肤冷。②额冷鼻冷。③肌肉大脱。④厥逆无脉。⑤汗出而黏。⑥汗出如雨。⑦汗出如油。⑧头汗如洗。⑨额汗如珠。

（三）辨证

1.阳气脱绝系阳气散亡之证象，阳气者若天与日，为生命之根，阳气散亡，即生命之将终，故阳气脱绝可以导致神气、津液、阴精的脱绝；阳气脱绝以阳气不振由虚以致脱，其中以阴邪太盛，以致阳脱者，多为闭脱、厥脱同现之证。此外，阳邪太盛亦可致阳气难支而脱绝，亦为内闭外脱之证。

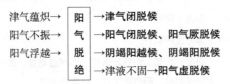

图2-2-65　阳气脱绝证象转化图

2.阳气浮越为阳气脱绝之前兆，阳气由浮越最易导致散脱，故临床阳气脱绝常与阳气浮越同见，可见两者的因果关系。因此临床一见浮越证象，即当预为防脱。

（四）论治

1.阳气脱绝为阳气散亡的危急证象，有一脱即逝之险，所以一有阳脱见象，即当急急回阳固脱，稍缓唯恐鞭长莫及。阳脱之时，元气亦随之外脱，故回阳之中，必兼以大剂补气之品，以救气脱。

（1）回阳：附子、肉桂、干姜、怀牛膝。

（2）固脱：人参、黄芪、炙甘草。

2.阳气脱绝回阳固脱，是为常法，然又当视其所因，如阴邪太盛，以致阳脱者，当驱阴为主，兼以回阳，如干姜、川椒、吴茱萸、肉桂、胡椒大辛大热之品，急驱阴邪；如因阴液枯竭，阴不恋阳，以致阳气浮脱者，又当以滋阴为主，兼以回阳，如熟地、白芍、山茱萸、枸杞子等滋填之品，急急填补真阴。阴盛宜刚燥而禁滋腻，滋腻则阴愈长而阳愈消，阴枯者宜滋腻而忌刚燥，刚燥则阴愈枯，而阳无所附。虽同属阳脱而用药则截然相反。

七十、阴热蕴蒸

阴热蕴蒸系热邪蕴伏于阴分之轻浅证象，或外感热病之遗热深入阴分，或阴虚之体，热自内生，临床以潮热、内热骨蒸等表象为主，多见于热病之后，或内伤虚证，治则以养阴退热为主，不可过分寒凉，恐致冰伏。

（一）典型证象

症象： ①暮热。②潮热。③骨蒸内热。④口燥咽干。⑤盗汗。

舌象： ①舌红苔少。②舌红苔薄黄。

脉象： 脉细弦数。

（二）常见证象

1.热蕴阴分：①暮热。②潮热。③午后肌热。④入夜寒热。⑤虚寒虚热，早轻暮重。

2.热蒸阴分：①骨蒸内热。②火升颧红。③五心烦热。④脊热轰灼。⑤足跗轰热。⑥足心烙热。

3.热蒸阴液：①口燥咽干。②头汗。③盗汗。④小便短赤。

（三）辨证

1.阴热蕴蒸系热邪蕴蒸于阴分之，邪气已深入阴分，古人称"阳陷入阴"之候，即阳邪陷入阴中，其病已深，其途亦远，故其病发，多在于午后，夜属于阴，故入夜病象尤为明显。

$$阴虚失养 \rightarrow \boxed{\begin{array}{l}阴热\\蕴蒸\end{array}} \begin{array}{l}\rightarrow 阴血虚蒸候\\\rightarrow 阴液消涸 \rightarrow 气阴郁蒸候、气阴蕴蒸候、气阴虚蒸候\end{array}$$

图2-2-66　阴热蕴蒸证象转化图

2.午后与夜分发热，阴热蕴蒸者固多，然湿热蕴蒸下焦之津气蕴蒸亦极相似，一深一浅，一虚一实，最宜辨别，不得以气分邪实之湿热，当作阴分正虚之阴热，其主要辨别在于湿热多见腻苔，脉象亦弦数不细，症象亦有口渴不食，小便不利。

（四）论治

1.阴热蕴蒸系热邪陷入阴中，阳邪蕴蒸阴液之证象，故其治则当养阴清热为法，养阴液一则防热邪之耗伤，再则以垫托陷邪外达，但亦忌滋腻太过，更禁温补之品。

（1）**养阴：** 生地、生首乌、生白芍、麦冬、玄参、川斛。

（2）**清热：** 青蒿、丹皮、地骨皮、银柴胡、鳖甲、胡黄连。

七十一、阴热蕴灼

阴热蕴灼系火热燔灼阴分之证象，为邪火深入阴分，消灼阴液之重证，多见于外感温热，失治误治，热邪化火，未能速解，渐渐深陷阴分，为温热病后期之险重证象，其治则当急急养阴泻火，以速解其燔灼之势，而救其阴液，不然则阴液枯涸，闭脱难免。

（一）典型证象

症象： ①面赤油光。②身如燔炭。③烦躁不寐。④鼻煤裂血。⑤渴不知饮。⑥指冷肢厥。

舌象： ①舌红绛胖嫩。②舌紫如猪腰。③舌光红望之湿，扪之干。

脉象： 脉弦细搏数，躁动。

（二）常见证象

1.蒸灼于上：①面赤多油光。②两颧深紫。③面色黑晦。④额黑晦暗。⑤舌紫如猪腰。

2.蒸灼于外：①身如燔炭。②热退不清。③热退复热。④汗出黏稠。⑤干热无汗。

3.蒸灼于内：①烦躁恶热。②不能入寐。③欲寐不寐。④四末微冷。⑤肢厥。

4.蒸灼阴液：①渴不知饮。②口渴不甚引饮。③烦渴引饮。④齿板唇焦。⑤鼻煤裂血。⑥唇肿。⑦咽干咽痛。⑧舌干燥。⑨舌缩语言难出。

（三）辨证

阴热蕴灼系火热深陷阴分之重证，邪火多由血分不解，渐陷入阴，或营分或气分之火热不解深陷阴分，临床以火灼阴枯表象为诊断依据。即阴热蕴灼→阴液消涸→营阴消灼候、气阴消灼候。

（四）论治

阴热蕴灼系火热深陷阴分，消灼阴液之证象，邪虚正伤，故其治则当以养阴泻火为法，尤当以清泻为主，急泻燔灼之阴火，即可救其欲涸之阴液。然兼以滋阴增液，亦有助于火热之清解，古人谓：救得一分阴液，解得一分火邪，即清阴救阴之法。

（1）清泻：犀角、黄芩、黄连、黄柏、知母、人中白。
（2）救阴：生地、玄参、石斛、天冬、麦冬、龟板、阿胶。

七十二、阴热蕴炽

阴热蕴炽是火炽阴伤之证象，此时邪火已盛而阴液亦伤，古称阴虚火旺之候，多见于热病后期，亦可见于虚损之证，急重者则可见闭、厥、脱，轻缓者，可转虚和损证，故其治则当急急滋阴降火，而清降阴火尤为要紧，火炽不除，阴液日耗，永无起色。

（一）典型证象

症象：①面赤颧红。②内热烦躁。③自汗盗汗。④小便淋浊。⑤夜热潮热。
舌象：①舌红苔黄。②舌紫苔黄。③舌红嫩苔薄黄。
脉象：①脉弦细数。②两尺脉躁动。

（二）常见证象

1.炽逆于上：①面赤颧红。②唇红。③头额灼手。④鼻衄耳衄。⑤耳鸣耳聋。⑥耳流脓水。
2.蕴炽于内：①外凉内热。②骨蒸。③五心烦热。④背脊发热。⑤骨髓内热。⑥子夜烦躁。⑦自汗盗汗。⑧口苦。⑨口燥咽干。⑩烦躁不寐。
3.蕴炽于下：①下腹灼手，冲任脉动。②小腹重痛冤热，小腹急结。③腿股灼热，足踝内热，足心热，足跟热痛。④小便短赤，点滴不畅，小便频数淋痛。⑤小便浑黑极臭，癃闭不通。⑥赤浊脓血。⑦白浊刺痛，淋漓割痛。⑧带下赤白臭秽。⑨阴中拘急。⑩阴中湿痒，肛门奇痒。
4.蕴炽于外：①夜热如火，五更身凉。②入晚寒热。③子前午后潮热。④轰热不已。⑤时而有火，时而无汗。

（三）辨证

1.阴热蕴炽是阴火炽烈于阴分，阴液日渐消涸，与阴热蕴灼同为火炽阴伤之证象，唯蕴灼以火热燔灼为主，阴伤不甚。其势多急，蕴炽则火炽、阴枯俱重，其势有缓有急，前者见于外感热病，以外症为急；后者亦见于内伤虚证，以内证为主。前者侧重于上中，后者则侧重下焦。

阴热 蕴炽	→阴液消涸→**阴血蕴炽候、阴血煎迫候、阴血闭厥候、阴血闭脱候、阴血消灼候、阴血虚损候**
	→络血妄行→**肾阴虚炽候**
	→阴精不固→**君相失宁候**

图2-2-67　阴热蕴炽证象转化图

（四）论治

1.阴热蕴炽是阴虚火炽之证象，阴火炽烈于阴分，阴液已伤，故其治则当滋阴降火为法。势急者以泻火为主，急挫其炽烈之威，可免阴枯邪盛而致闭、厥、脱之变。势缓者以滋阴养液为主，急填其将涸之阴液，则可免转入虚损之门。

（1）滋阴：生地、熟地、白芍、阿胶、龟板。

（2）降火：知母、黄芩、黄连、黄柏、龙胆草、木通、焦栀、丹皮、人中白、麦冬、玄参。

七十三、阴液消涸

阴液消涸为阴虚证象之一，系阴液急速致虚之证象，多系阴分蕴伏火热阳邪消耗所致，故多见于温热病之后期，常兼见阳邪蕴炽之象，但阴血不足之证，亦常由虚热消耗而致阴液消涸，故虚损证亦可见本象，其治则当清滋阴液以救其枯竭。

（一）典型证象

症象：①肌肉枯瘦。②咽干目涩。③神倦烦躁。④小便短少，大便干燥。⑤腰痛骨痿。

舌象：①舌红瘦小。②舌红光干。

脉象：①脉弦细数。②脉细。

（二）常见证象

1.阴不外滋：①肌肉瘦削。②皮肤燥燥。③毛发枯槁。④面色枯黑。

2.阴不上滋：①眩晕。②目涩。③咽干。④舌缩语謇。

3.阴不内滋：①神倦欲寐。②烦躁欲寐。③欲寐不寐。④烦倦不常。

4.阴不下滋：①小便短缩。②大便干结。③腿足枯瘦。④腰痛如折。⑤足跟痛。⑥骨痿不起。

（三）辨证

1.阴液消涸有缓急之分，急者系由外感温热化火，内陷阴分，消灼阴液所致，多见于外感热病之后期；后者系由阴血虚弱，阴不配阳，虚热内起，消灼阴液所致，多见于内伤久病。势急者，其证变化亦多险重，初则阴不恋阳，以致阳气浮越，甚则可致阳气脱绝。缓者变化亦缓，最为常见为虚燥、虚结之证。

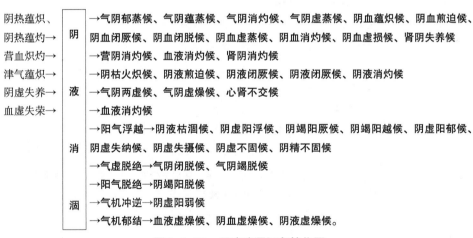

图2-2-68　阴液消涸证象转化图

（四）论治

1.阴液消涸系邪火消灼既久，以致阴液枯涸之证象，虽系阴虚之证，但其治则只能清滋，不可温补。清滋以增其阴液，温补反助其阳邪，更耗阴液。如内火未熄，更当兼以清降，是故切禁温燥，即叶天士所谓：炉烟虽熄，恐灰中有火，温热一触即燃。

（1）滋阴：熟地、阿胶、龟胶、鳖甲胶、生白芍、女贞子、旱莲草。

（2）增液：生地、玄参、天冬、麦冬、石斛、玉竹、黄精、北沙参。

七十四、阴虚失养

阴虚失养系阴虚之缓发证象，即通常所称为阴虚本证，多见于内伤之病，古人常称为真阴不足，或阴精不足，较阴液消涸尤深一层。阴液消涸系阴中之液消灼枯涸，而阴虚却是真阴虚损，古人又称元阴、元精、阴精，故调补亦非易事，其治则当以滋填阴精为主，从缓调治。

（一）典型证象

症象：①眩晕。②耳鸣耳聋。③形瘦色苍。④颧赤内热。⑤腰膝酸痛。
舌象：舌红瘦少津。
脉象：左脉弦细数。

（二）常见证象

1.失养于上：①眩晕。②目暗。③耳鸣耳聋。④面容憔悴。
2.失养于外：①皮枯不泽。②形瘦色苍。③眼眶黧黑。④周身酸痛。
3.失养于内：①内热。②颧赤潮红。③口燥咽干。④舌燥舌缩。⑤足心热。
4.失养于下：①腰膝酸痛。②腰痛如折。③腿股作酸。④足痿不行。

（三）辨证

1.阴虚失养系真阴不足之证象，常为阴液不足，或气血不足，渐渐损及真阴而成，故临床阴虚与阴液消涸，或血虚，或气虚证象同见者。又以阴阳互根，阳生阴长之理，阳虚久则可损及于阴，阴虚久亦可损及阳气，故亦有阴阳两虚之证。

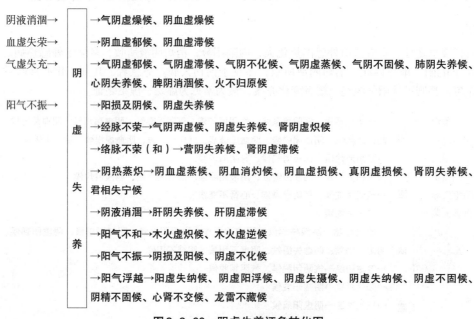

图2-2-69　阴虚失养证象转化图

（四）论治

1.阴虚失养为真阴不足之证象，为人身三宝之一，古称元阴、元精、阴精，此阴一虚，填补非易，故其治则当滋填阴精为法，多取血肉有情之品，从缓调补。又以阴阳互根，阳生则阴长之理，又可兼用温养阳气之品，从阳引阴，于阳中求阴之法，最适用于虚损阳损及阴，或阴损及阳之证。

（1）滋阴：生地、白芍、麦冬、玉竹、北沙参、女贞子。
（2）填阴：熟地、阿胶、山茱萸、枸杞子、淡大云、龟胶、鹿角胶、巴戟、黄精。

七十五、阴精不固

阴精不固系阴液滑脱之证象，有阳气虚弱不能固摄阴液，为纯虚之证候。有阴虚阳扰，或阴虚内热，阳热内扰以致阴液不固，为虚中夹实之证候。但总属虚弱，甚则为虚损之证，故其治则总当固涩，再视其阴阳之所虚，分别予以温补阳气，或清滋阴液，以标本兼顾，方可收效。

（一）典型证象

症象： ①尿频遗尿。②遗精滑精。③带浊频多。④尿如膏脂。

舌象： ①舌淡红苔少。②舌胖嫩。③舌红苔净。④舌红苔薄黄。

脉象： ①脉细弱。②脉细弦数。③脉虚大。

（二）常见证象

1.阴液不固：①多尿如崩。②尿频清长。③夜尿频数。④遗尿不禁。⑤饮一溲二。

2.精液不固：①遗精。②滑精。③带浊清稀。④带浊稠黏。⑤尿后白淫。⑥尿如膏脂。

（三）辨证

1.阴精不固有阳虚、阴虚之分，阴虚多挟虚热、虚火、虚阳。阳虚包括气虚，可挟虚寒，古人辨证以有梦而遗为阴虚多火，不梦而遗为阳虚多寒。其次以清稀为阳虚，稠厚为阴虚，此外尚有脉舌可凭。

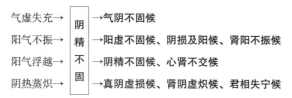

图2-2-70　阴精不固证象转化图

（四）论治

阴精不固虽有阳虚、阴虚之分，但总属虚而失固之变，故其治则总当收固为法，然而阴虚者多兼挟阳火，阳虚者，可兼夹虚寒，是故阴虚不固者当以清滋，阳虚不固者当以温补。

（1）**收涩：** 金樱子、补骨脂、益智仁、桑螵蛸、海螵蛸、煅龙骨、煅牡蛎、鱼鳔胶、莲子须。

（2）**固精：** 怀山药、芡实、菟丝子、覆盆子、苡仁、白云苓。

七十六、阴精脱竭

阴精脱竭为阴脱之证象，为诸脱象之一，多见于热病后期，火邪炽甚，真阴消灼殆尽，而致枯竭以致脱绝。亦有阴虚之体，误投辛热刚燥，劫伤阴精，而致枯竭者，亦可致脱绝，其治则当以大剂滋填真阴，以固其脱，然而病势已造其极，虽有良药，亦恐鞭长莫及。

（一）典型证象

症象： ①面色青暗。②鼻尖目陷。③呵欠鼾睡。④入暮神糊。⑤汗出如油。⑥直视失溲。⑦舌硬囊缩。

舌象： ①舌红光干。②舌红枯瘪。

脉象： ①脉细数。②脉散乱。③脉洪大无伦。

（二）常见证象

1.阴精内竭：①面色青暗。②天庭灰黑。③鼻尖目陷。④入暮神糊。⑤神迷似寐。⑥呵欠鼾睡。⑦语涩言謇。⑧四肢厥冷。⑨舌硬囊缩。

2.阴精内脱：①心摇不能把握。②吸气短促。③咬牙直视。

3.阴精外脱：①暴汗淋漓。②汗出如油。③两目上吊。④口噤不开。⑤手指握固。⑥抽搐反张。⑦失溲遗尿。

（三）辨证

阴精脱竭为阴精枯竭而致脱绝之证象，有与阳脱相似的面色青灰、暴汗淋漓、四肢厥逆，又有与闭证相同的口噤不开、两目上吊、两手握固、搐搦反张等，临床务必细辨。其最大特征为呵欠鼾睡，语言謇涩，汗出如油，舌红枯瘪，系阴竭阴脱之明证。

阴液消涸→**阴精脱竭**→气阴闭脱候、气阴脱绝候。

（四）论治

阴精脱竭为阴液阴精枯竭，以致脱绝之证象，故其治则当以大剂滋填真阴以救其枯竭，参以益气固脱，以挽其脱绝，亦可谓"有形之真阴，不能速复，而无形之阳气所当急固"。

（1）**滋填**：熟地、肉苁蓉、阿胶、枸杞子、山茱萸。

（2）**固脱**：人参、麦冬、五味子。

第三章　候的诊断与鉴别

第一节　候的内容

候，是疾病的动态表现形式，是正邪斗争在气血阴阳各种有层次标志的基本功能单位（病层）中的矛盾运动。候作为证候的基本诊断方法，候是病机变化的状态，具体地说就是疾病发展过程中的病机状态，必须对病证发展作周期性、时向性的动态观察；候的诊断必须具体反映出病证阶段性的病机变化在病变层次上的形层和状态。

候是病机变化诸方面因素的概括，其基本内容可分析为病机的两个方面：形态层次（简称形层），即病变所居层次，反映了病变形态的深度和广度；形状形势（简称状态），表现为疾病升降出入变化的具体性质、状态和发展方向。两者结合就能完整地反映病机的阶段性和时向性，从而较完整地认识证候的内在本质，并作出临床辨证的最终结果"候"的诊断。

病机形层：从外到里可划分为：卫、营、气、阳、津、液、血、阴八个层次，作为病变的深度标志，是病机变化的纵向标志。但由于病变的错综复杂，临床上既可出现单一的病变层次和位置，更可以出现多层次、多位置的病变；由于病机在层次上的相互波及，其病变范围必然扩大，按其波及的范围，又可概分为如下19个具体的层次，是病变的广度标志，能体现出病机变化的横向发展。如营气与营液，营气为无形，营液为有形。《灵枢·邪客》："营气者，泌其津液，注之于脉，化以为血。"

表2-3-1　病变层次组合规律表

		卫	营	气	阳	津	液	血	阴
表 ↓ 表里 ↓ 里	卫营气阳津液血阴			卫气	卫阳				
			营卫						
			营气	清气	枢机	津气			
				阳气	清阳				
			营液	气液					
			营血	气血			血液		
			营阴	气阴			阴液	阴血	真阴

病机状态：包括病机的等方面：

1.**性**：提示病机的属性，有阴性、阳性、阴阳错杂之性的区别，除受病因的性质所决定外，也受体质、禀赋、气候、地理、生活状况、精神状态以及治疗措施等多种因素所左右。

2.**质**：提示病机的实质有虚质、实质、虚实夹杂之质的分别，《内经》云"邪气盛则实，精气夺则虚"，实指邪气，虚指正气，是邪正交争的具体概括。

3.**态**：提示病机的阶段性状态，有郁、闭、逆、厥、蒸、炽、虚、损、滑、脱，及轻重、缓急的不同，是当前病机矛盾的形象概括，是临床制定用药方法的指南。

4.**势**：提示病机的发展趋势，有动态、静态和动中之静、静中之动的区别，展现出疾病的发展方向，是病机动态的相对性概括，反映着邪正双方的活跃程度，预示着未来的发展。

具体的病机态势，可分为三类、十四型、三十个状态。虽然病机态势千差万别，就其性、质而言，不外阴、阳、虚、实结合起来划分为"郁""蕴""虚"三大类，郁属阴，蕴属阳，均为实质证；虚为虚质证，属阴性，结合病变态势的动静、深浅、轻重、缓急，划分为十四型，再以这十四型的交叉组合，成为了三十个动态的态势。

表2-3-2　病机状态三类、十四型表

质地	类型	状态	病机形态（十四型）及转化	病性	轻重
实质	郁	静态	郁———→滞———→结———→闭	阴性	轻
		动态	逆———————→陷———————→厥		
	蕴	动态	蒸———————→灼———————→炽	阳性	
虚质	虚	静态	虚———————————————→损	阴性	重
		动态	滑———————————————→脱		

态势：势缓、轻浅————————————————→势急、重深

表2-3-3　病机三十个状态表

性质	形态	本态	郁	滞	逆	陷	蒸	灼	炽	结	闭	厥
实	郁态		郁遏	郁滞	郁逆	郁陷	郁蒸		郁炽	郁结	郁闭	闭厥
	蕴态				蕴逆		蕴蒸	蕴灼	蕴炽	蕴结	蕴闭	
虚实夹杂	虚实		虚郁	虚滞	虚逆	虚陷	虚蒸	虚灼	虚炽	虚结	虚闭	
虚	虚态	虚弱										
	损态	虚损										
	滑态	虚滑										
	脱态	虚脱										闭脱	厥脱

第二节　候的病机模型

证候其本质，根本在于病机的状态。《内经》一再强调"谨守病机"，明代张景岳说"机者要也，变也，病变之所由出也"，可见病机就是病变的互词。

证候的外在表象，必是病机内景的投影，任何表象都是机体内在病变的反映。从表象认识病机，从病机识别证候，是通过现象，探求本质的认识过程。临床诊断也就是"表象——病机——证候"的过程。

人体是多层次，多通路的开放系统，因此临床对证候的识别，必须从不同层次，各个相干系统上加以辨识、整理，使证候的病机内景能完整如实，相对稳定地显示出来。

一、候的病机状态模型

候是由主证、副证、宾证三类证象所组成的。

1.主证（主体病机）：即证候的第一或中心病机变化，反映在临床上是具有主要诊断价值的常见单位病机（以下单位病机称"证象"）。证者，证候。象，即王冰说"所见于外，可阅者也"。证象，包含有从现象认本质，从感性到理性的过程，证象即是依据表象所得的单位病机，是证候病机的组合单元。

2.副证（从属病机）：即证候的次要或第二、三位的病机变化，必须与主体病机同时并存，对本证候才有临床价值，反映在临床上是只具有辅助诊断的次要证象。

3.宾证（派生病机）：即证候中由主体或从属病机演变派生出来的病机变化，反映在临床上是可有可无的证象，如宾客往来，所以称之为宾证，但是在某些情况下，却可以反客为主，反而可以成为识别假象的重要线索，所以不可轻视宾证的存在，特别是对某些非典型的，或隐匿性的证候，主付证发展不甚明显，一二个宾证却成为诊断的重要依据。

主、副、宾证的划分，不同于传统的主、兼、夹症，前者着眼于病机的主次位置，后者着眼于症状的多少轻重。从资料分析入手，结合临床实际，先确定各证象的主次排列，再将所有表象罗列到各单位病机之后，就勾画出

了证候病机状态模型。

如例一：**卫气失宣候**

主症：【腠理不宣】症象：①恶风恶寒。②身热或不热。③微汗或无汗。**舌象：**苔薄润。**脉象：**脉浮弦，浮紧，浮缓，浮数。

副症：【清空不宣】症象：①头昏。②头胀。③头痛。

宾症：【清窍不宣】症象：①鼻塞鼻鸣。②喷嚏。③流涕，经气不宣。④肢体酸楚。⑤身痛。

以上是外感风寒湿郁遏皮毛肌腠，致卫气不得宣行的证候，故以腠理不宣为主体病机。卫气不得宣达于上，致"清空""清窍"不宣；气机不得宣发于外，致经气不宣。"清空、清窍"不宣、"经气不宣"都属于"腠理不宣"的从属或派生病机。

例二：**虚阳浮越候：**

主症：【阳气不行】症象：①四肢厥逆。②身冷面清。③身病不能转侧。④四肢拘急。**舌象：**苔白。**脉象：**脉沉迟。

【阳气不振】症象：①倦怠嗜寐。②恶寒蜷卧。③语言无力。④小便清白。**舌象：**舌胖嫩。**脉象：**脉细迟。

副症：【阳气浮越】症象：①发热久按之反不热。②身大热反欲得衣。③烦躁惊狂，欲阴凉住坐卧。④口渴但欲漱水不欲咽。⑤唇红咽红，两目出火。⑥头脑中自觉热气上冲。⑦不眠谵语。**舌象：**舌苔黑润。**脉象：**脉虚大，浮洪，浮数，按之空（豁）。

宾症：【阳气脱绝】症象：①多汗振栗。②头眩时时欲自冒。③下利清谷，吐泻交作。④汗出喘逆。⑤肉瞤筋惕。⑥昏迷似睡。⑦脉微欲绝。

虚阳浮越候，系真寒假热，阴盛格阳证之一。由于阴邪内盛，阳气日衰，阴邪逼迫虚阳浮越于外，渐致阳气散脱。故以阴盛阳衰为主体病机。阳气浮越是从属病机，如无阴盛阳衰，则阳浮非虚阳外浮（越）。"阳气浮越"只有从属于阴盛阳衰的主体病机，"虚阳浮越候"才能诊断为虚阳浮越。如得不到及时的救治，才导致阳气脱绝，所以阳气脱绝是派生病机。临床上也不一定出现脱象，故其居于宾证地位。

二、候的病机模型的优点

1.病机状态模型，是通过临床表象病机化，分离得单位病机即证象，继而由证象组合成复合的证候病机，根据文献记载和临床实际，建立一定式的模型结构（称之为病机形态）。即作为证候的内景投影，是临床辨证的根本依据。

2.病机模型，可以不拘于一家之言，不拘于一二个典型脉症，也不限于病种，可以运用于寒温时杂全病域，可以容纳各派各家的证候诊断经验，包括现代理化检验用于辨证的经验，以单位病机的形式归纳，作为临床辨证的依据，开阔了诊断辨析视野；只要病机结构相符，就可采用同一诊断，同一治法，甚则同一方药，扩大了方剂适用范围，突破了学派学说的局限，逐步做到了古今中外的经验，任我所用的情形。

3.病机模型，能够简明地反映证候的内景和本质，证候特征明显，诊断与鉴别的指标亦明确，便于联系和比较，临床较易掌握，使用亦较方便，可以避免杂乱无章的脉症罗列的表述状况。

4.病机模型的设计，可以为中医表象名词的统一，标准证型的固定，以及为利用现代科学技术和方法，建立病机现代模型，药物筛选和处方的最优化数学处理模型，创造一定条件。

第三节　候的内涵与外延

候是复合的病机状态在临床上的具体组合形式，是由多个证象所组成的，即三个及三个以上的单位病机所构成。既是独立的复合病机状态，又是组合"证"的基本单位，具有完整的病机形态结构。不同的形态结构即反映出临床上不同的病候，就其形成而言，具有两个共同的基本内涵。

1.病因的性质和病位的特性决定着候的形态结构，因此任何病候都具有病因和病位的特征，因为病候是病证发展过程中阶段性病机状态的体现，容不得模糊和片面的诊断。

2.机体内外环境因素的变化必然影响着病证的发展，作为病证发展过程中的阶段性状态的候，必然能体现出这方面的影响特征，因而也就成了候的另一基本内涵，例如体质的阴阳虚实，气候的寒温燥湿，以及饮食起居、精神状况、居住环境，尤其是用药的寒热攻补，更是能直接影响病机状态的形成，候必须能表达这些因素的影响。

候的确立必须具备上述两种基本内涵，尤其是病因病位对候的病机状态起着决定性的作用。比如，阴枯火炽候系阴液枯涸，只可能阴虚或者火旺才能导致。但也不能忽视后者的存在在很大程度上起着严格的制约作用，可以部分地、甚至全部改变其形态结构。

候的外延性是受病机状态严格限制的，但是受限于第二种内涵，使候的形态结构部分或完全脱离原有病因病位的影响，而跨越到原发证以外的病证区域，因而产生了候的属性的外延，使病候具有一候多证的外延特征，即同一种候的病机状态可出现在多种不同的病证过程中，因为病候具有独立诊断价值，那么就产生了临床实践中"异病同治"的现象。如同属于肝肾阴虚证、肝胃风火证、心肾燥火证、肝肾燥火证、肝肾虚火证、肺胃痰火证，即阴枯火炽候可能属于这些病证，但反过来则不能成立，不能说肝肾阴虚证等就是阴枯火炽候。

候的外延性，显示了临床诊断上的普遍联系性。任何病证在其发展过程中出现同一病机状态，对候的诊断都普遍适用。但这种外延性也是受上述两种内涵所规定，则不至于有过分的外延和无限的对外膨胀，这就是候的内涵所导致的病证性质，必须与病候的病机性质相符或相近，其所产生的外延性，是有条件和有范围的。就其整体而言，所有的病候诊断适用于全病域的，不仅适用于寒、温、时、杂诸病域，也可适用于内、外、妇、儿各科病证。

第四节　候的命名与分类

一、候的命名

候的含义，古今尚未统一，命名就更是混乱，有以病因变化命名的，如湿遏热伏；有以病机变化命名的，如阳盛格阴、阳气浮越；有以病机+病位命名的，如肾不纳气；有以病因+病位变化命名的，如风寒犯肺；有以病因+病位+病机变化命名的，如肝阳化风、肝阳上亢。尚有不少候名更为笼统含糊，如水湿泛滥、水冷金寒、水不涵木、阴证似阳等，这些名称随意性过多，缺乏严格的内涵和外延的逻辑研究，给临床操作增加了实际的困难。

根据我们现在的定义，候是病证的阶段性病机变化在气血阴阳等病变层次上的形层和状态的具体反映，新的名称必须明确其内涵和外延，必须结构严谨、逻辑性强，能充分表达候这一病变状态的实质，因此候在表述上用"**病变层次+病机状态**"，如"**卫气失宣候**"。

候的新命名原则：
1.要能表述病候的病机形层和病机状态，以利于掌握其病机实质。
2.要能表述病候的完整的阶段性病机状态和发展趋势这一特点。
3.要能表述病候的严格的内涵和外延，原有的名词术语附后以作参考。
4.候的名称确立，必须有利于上承病证的诊断，下接证象的分析，有利于临床分析和对候论治。

对于传统候名的继承也必须根据上述四原则进行取舍，如营卫失调、清气下陷、枢机郁滞、清阳不升、气阴两虚、虚阳浮越、阳气虚脱、阴损及阳、阳损及阴、阴竭阳厥、阴竭阳脱、肺气失宣、肺失宣降、肺失清肃、心神失宁、心肾不交、君相不宁、龙雷不藏、火不归原等等，内容与形式相一致的均可全面继承采用。对一些内容不够严实或外延过广的候名，如肾不纳气、血失统摄、肾不化气、脾虚不固等，通过规范其内容，严格其外延，略作变动，继承下来。如肾不纳气，有阴阳之分，可以分解为阳虚失纳和阴虚失纳，固定其内涵。血失统摄，按病机性质，分解为气虚失摄、阳虚失摄、阴虚失摄。阳气浮越，按病位病机分解为阳气亢逆、阳气厥逆、肝阳亢逆、阴虚阳浮、阴竭阳越、虚阳浮越、火不归原等，通过对其内容的固定，限制其外延。但对一些内容难以固定，而外延太过膨胀的候名如阳证似阴、阴证似阳、阴盛格阳、阳盛格阴、浊阴不降、热极生风、湿遏热伏、弥漫三焦等，跨越太宽，难以凝聚于某一点，只好作为别称附录有关候名下，以供参考。此外为了符合上述四项原则，对部分传统名称只作语词上的更改，如气血两虚，更为气血失养；心阴虚弱，更为心阴失养；肺气不足，更为肺气失充；肺阳不足，更为肺阳不布；脾气虚弱，更为脾虚失运，等等。不影响其内容，而又能保持候名语词结构上的统一规范。

二、候的分类

病候古无专辑，不曾有过分类，大都附之于病证项下，《诸病源候论》为最早的证候专著，1720候，分属于67门病证，是值得参考的。近代证候研究，仍然是证、候不分，多数未能脱离旧臼，从属于病证。虽然有少数证候专辑，但在概念上虽不承认证与候关系，但在内容与实质上已脱离旧法。但因为对证候缺乏立体、多层面和动态的分析，也就不可能把病因与病位、病层与病机分别结合归属于证和候的统摄之下，势必造成证候辨识和分类的混乱和困惑。因此，对证、候这一对概念更新，创建证象、症象等术语，势在必行。

病候的分类标准和方法

1.层次分明：以病位和形层为层次分类的标准，总体划分为两大类：一是具有整体反应的全身性病候；二是以局限于某一脏腑反映的为脏腑病候。然后按病机形层将全身病候由浅到深划分为19个层次，脏腑病候划分为气、阳、血、阴四个层次，共23各层次，以之为纲。

2.排列有序：以层次为纲，实变的状态15种，虚变状态15种，为分类标准，按病情轻重，由轻到重的按顺序排列，以之为目。

3.位置稳定：在纲目之后，为使候与候的所居位置稳定，是以病机性质为先后标准的，其原则是先阴后阳，先实后虚，先缓后急，通过病候的位置安排，可以揭示候与候之间的内部联系及其变化规律。

4.结构系统：通过纲、目、顺序、位置的分类，使之成为一个多层次、多系统的系统结构，不仅要使各个层次、各种类型形成一个稳定结构，而且层次与层次之间，类型与类型之间，层次与类型之间，形成一个完整的系统，共划分得322个候（括号内数字为所含病候数目），然后才能形成一个完整的病候系统框架，基本上能适应寒、温、时、杂全病域。

表2-3-4　病候分类表

病候分类系统	纲	全身病候	表	卫气（4）、卫阳（7）、营卫（7）
			半表半里	清气（23）、清阳（26）、枢机（7）
			里	津气（22）、气液（16）、气血（25）、气阴（13）、阳气（19）
				营气（5）、营液（1）、营阴（2）、营血（6）、血液（10）、阴血（11）、阴液（7）、真阴（14）
		脏腑病候	上焦	肺（10）、心（10）
			中焦	胃（10）、脾（17）
			下焦	胆（17）、肝（15）、肾（18）
	目	实	阴阴夹阳	郁遏（10）、郁滞（37）、郁逆（10）、郁陷（2）、郁结（12）、郁闭（10）、闭厥（14）
				郁蒸（13）、郁炽（7）
			阳	蕴蒸（8）、蕴灼（5）、蕴炽（11）、蕴逆（6）、蕴结（2）、蕴闭（6）
		虚	纯虚	虚弱（19）、虚损（19）、虚滑（12）、虚脱（5）
			夹实	虚郁（15）、虚滞（29）、虚逆（13）、虚陷（6）、虚结（10）、虚闭（3）、虚蒸（8）、虚灼（6）、虚炽（10）、闭脱（6）、厥脱（8）

第五节　候的临床应用

病候是中医对疾病进行动态观察和阶段性诊断的临床方法。是对疾病过程中具有时间性病情变化的本质性概括，而不是对疾病的最后诊断。对证候的诊断通常以典型脉症为辨认依据，历代文献的记载和现代各地拟订的诊断标准，莫不如此。然而难免带有一定的经验性和主观性。病变的表现是受个体和环境等多种因素的影响和调约的。同一证候，在不同人体和环境中。所表现的形式，必然有着一定的差异，因而任何典型脉症，都必然存在一定的局限性，从而给临床的识别带来很大的困难。

张景岳说："盖天下之病，变态虽多，其本则一；天下之方，活法虽多，对证则一。"一个独立的证候，可以有不同的表现形式，但必然有相同的内涵和本质临床上虽然脉症不典型、不完善，但必有完整的内在病机形态。这便是从病机形态进行辨证的理论基础。历代文献，各家医案，对同一证候，虽有不同的脉症描述和名称的差异，其理法方药却有着很大的共同之处，便印证了证候内在的相同本质，这便是病机辨证的临床基础。

一、候的诊断

候的诊断从病机形态进行辨证的特点是：以单位病机为临床识别单位。任何能够反映该病机的脉症都能够作为辨证的依据，而不是斤斤于一两个或几个所规定的典型脉症，医圣张仲景就是病机辨证的先驱。现在以《伤寒论》桂枝汤证为例。

《伤寒论》有关桂枝汤的适应证共有二十一条，其中典型脉症共三条：即2、12、13条。

1.典型

症状：①头痛。②发热。③汗出。④恶风。⑤恶寒。⑥鼻鸣。⑦干呕。

脉象：浮缓。

2.非典型

症状：（1）病常自汗出者（53条）。（2）时发热自汗出而不愈者（54条）。（3）不大便六七日，头痛有热者，其小便清者（56条）。（4）伤寒发汗，已解，半日许复烦（57条）。（5）下之，下利清谷不止……后身疼痛，清便自调者（91条）。（6）大下后复发汗，心下痞，恶寒者（164条）。（7）阳明病，脉迟，汗出多、微恶寒者（234条）。（8）病人烦热，汗出则解。又如疟状，日晡所发热者，脉浮虚者（240条）。（9）吐利止而身痛不休者（387条）。（10）下利腹胀满，身体疼痛者（372条）。（11）服桂枝汤大汗出（25条）。（12）下之后，其气上冲者（15条）。（13）初服桂枝汤，反烦不解者（24条）。

脉象：①先发汗，复下之，脉浮（45条）。②发汗已解，脉浮数者（57条）。③阳明病，脉迟（234条）。④脉浮虚（240条）。⑤太阳病，脉浮（276条）。⑥服桂枝汤，脉洪大者（25条）。

仲景对桂枝汤证的病机形态，有"太阳中风""荣弱卫强""阳浮而阴弱""卫气不和""荣气和者，外不谐，以卫气不共荣气谐和故尔""故知在外""在表"。概括起来为营卫虚弱，风邪郁遏卫阳，形成正虚邪实的营卫不和的表证。按病机形态可归纳成如下模型。

营卫虚郁候

主症：1.①汗出。②汗出多。③发汗后。④啬啬恶寒。⑤下后。⑥下后复发汗。⑦下利清谷后。⑧吐利后。⑨脉缓，脉迟，脉浮虚。——**阳气不振**。

2.①淅淅恶风。②翕翕发热。③如疟状，日晡所发潮热。④烦热汗出则解。⑤脉浮。⑥脉浮数。⑦脉洪大。（阳浮）——**腠理不宣**。

副症：3.①汗自出。②烦。（阴弱）——**营虚失荣**。

宾症：4.头痛。——**清空不宣**。

5.①鼻鸣。②干呕气上冲。——**清窍不宣**。

6.身疼痛。——**经气不宣**。

仲景对使用桂枝汤的治疗目的有许多明确的指示。"欲救邪风""可发汗""解外""解表""救表""复发其汗""当消息和解其外""荣卫和则愈"，是通过发汗，祛除卫分风邪，使营卫调和，达到解表目的。发汗祛风是手段，调和营卫才是目的。正与营卫虚弱，风邪郁表的营卫虚郁候病机形态相持。桂枝汤虽通过发汗，但并非汗剂，所以仲景称之"解肌"法，后人归入和法中。

可见仲景辨证，虽凭脉症，但不拘泥于所谓典型。而是重在"谨守病机"。通过脉症，掌握病机。只要病机相符，脉症不典型，仍可诊断。《伤寒论》38、39条大青龙汤证就更明显。仲景不拘于"太阳中风脉浮紧"，还是"伤寒脉浮缓"，或者"身疼痛"还是"身不痛，但重乍有轻时"，只要不是"脉微弱，汗出恶风者"，即"无少阴证者"，都属于大青龙汤证。其病机模型如下。

卫阳郁蒸候

主症：1.①脉浮缓。②身不痛。但重，乍有轻时。——**阳气不行**。

2.①恶寒发热。②不汗出。③脉浮紧。——**腠理不宣**。

副症：3.烦躁。——**津气蕴灼**。

宾症：4.身疼痛。——**经气不宣**。

病机形态辨证，必须适用以下几个观点和方法。

1.表象病机化：对待临床出现的表象，必须持表象病机化的观点和方法，无论是显明的或隐晦的表象，通过分析和辨识，都要探知其病机本质。对临床收集的表象，逐个进行分析、归纳。使之转化为单位病机，哪怕是一个症状，一种脉象，一个体征都必须知道，如仲景在小柴胡汤证所说"但见一证便是，不必悉具"（101条），如桂枝汤证里的头痛、身疼痛、恶寒、病常自汗出、脉浮等，都是"但见一证，识别桂枝汤证的病机的范畴。正如仲景说"恶寒者，表未解也"（134条）、"微恶寒者，表未解也"（234条）、"脉浮者，可发汗"（276条）、"吐利止而身痛不休者，当消息和解其外"（387条）、"下之后，其气上冲者，可与桂枝汤（方用前法）若不上冲者，不得与之"（15条）等等，都是从分析表象，深入掌握病机进而辨认证候的方法。

2.任何表象都不能孤立地看待，而必须用联系的观点和方法：只有持这种观点和方法，才能准确地判断疾病的病机本质。"有诸于内，必形诸于外"，内在的病机形态是完整而互有联系的。那么就相应有外在的相干的病理表现。所以对待任何表象都必须寻求其必然的联系，如164条"伤寒大下后，复发汗"，234条"脉迟，汗出多"等阳气不振的联系，使恶寒和微恶寒才成为阳虚而表未解的病机反映；又如，必须有372条"下利"；387条"吐利止"；93条"医下之，续得不利清谷不止"等。91条"救里，后身疼痛"才是阳虚表未解的桂枝汤证的病机反映。

离开了联系，表象就不能反映有机的病机状态。

3.对待具体情况，要有变化、发展和演变等等时向性的、辩证法的观念。病变是受多种因素影响，不断变化的，病机不断变化，表象也相应地变化；即使病机同一，表象也可能因影响因素不同而面目全非，使医者难以辨认。如《伤寒论》24条"初服桂枝汤，反烦不解者"，240条"病人烦热，汗出则解，又如疟状，日晡所发热者"，57条"伤寒发汗，已解，半日许复烦，脉浮数者"，25条"服桂枝汤，大汗出，脉洪大者"，15条"太阳病下之后，其气上冲者"，等等，表面看来，很难符合桂枝汤证的病机状态。不知都是在服桂枝汤或其发汗之后，出现的郁邪欲达不达的表象，是阳气托送无力所致，仍不离阳虚表这一病机本质，所以仲景主张"宜发汗，可与桂枝汤，如前法"。这就表明对待异常的表象，必须用演变的观点和方法，来寻求病机的本质。

4.比较的方法：任何表象都是内在病机本质的反映，表象的变化必然反映病机的变化。如何以变异的表象来判断其病机的实质形态变化与否，这就必须比较，辨认其异同。从某些关节点上来区别。如《伤寒论》56条"不大便六七日，头痛有热者"，是对比小便清否，来判断病机的变化的，240条"如疟状，日晡所发热者"，是对比脉实和浮虚来判断病机的，还有25条、26条，同是服桂枝汤，"大汗出，脉洪大"，是以大烦渴不解来判断病机转变的。

二、鉴别诊断

从病机形态上鉴别证候，同样是通过表象病机化，通过单位病机比较，在病机结构的模型上区别证候，如将麻黄汤证的"脉浮紧，发热不汗出"的转变，确立是"阳气不行"的单位病机，便是与桂枝汤证"阳气不振"单位病机的鉴别处。

用病机形态鉴别证候，特异性强，分辨率高，指示明确，易于掌握，现举几个表证为例。

卫气失宣候（桑菊饮证）

+ 阳气不宣=**卫阳失宣候**（香苏葱豉汤证）+ 阳气不振 + 营阴失荣=**营卫虚郁候**（桂枝汤证）

+ 阳气不行=**卫阳郁闭候**（麻黄汤证）+ 津气蕴灼=**卫阳郁蒸候**（大青龙汤证）

+ 津气蕴蒸=**卫气郁蒸候**（银召散证）

对鉴别病情复杂、疑似之间的证候，更为简明扼要、提纲挈领，现举同具"阳气浮越"的五个证候鉴别为例。

虚阳浮越候：

阳气不行 + 津液不固=**阳气虚脱候**

阳气不行 + 阴液消涸=**阴竭阳越候**

阴液消涸 - 阳气不振 + 神气散脱 + 津液脱绝=**阴竭阳脱候**

神气散脱 - 阳气脱绝 + 气逆上冲 + 阴精脱绝=**阴竭阳厥候**

虚阳浮越候，系阴盛阳衰，虚阳外越，故以阴盛阳浮为特征。阳气虚脱候，是虚阳的浮越以致散脱之候，所以其特征不在于阴盛，而在阳脱。而阴竭阳越候，则不是阴邪内盛，而是阴液枯竭，阴不恋阳以致阳气浮越，所以不见阴盛，却以阴枯为特征。进而出现阳气、津液、神气的散脱，则称"阴竭阳脱候"，以阴阳两脱为特征。而"阴竭阳厥候"，不是阳气散脱，而是厥阳冲逆，阴精下脱，为上厥下竭之阴脱证。五证同见阳气浮越的表象，却有阴阳虚实之不同。

三、传变预测

证候的传变预测，《伤寒论》是以临床脉症为判断依据的，如4条"伤寒一日，太阳受之，脉若静者为不传；颇欲吐，若躁烦，脉数急者为传也"，如5条"伤寒二三日，阳明少阳，证不见者，为不传也"。根据证候病机状态进行传变预测，是以邻近功能层次和相干脏腑为推测线索，极据这些线索，结合病因、病位的转化理论，进行推断，就可预测其变化，亦可推测现症的来源。兹举表证"卫气失宣候"为例。示意如下。

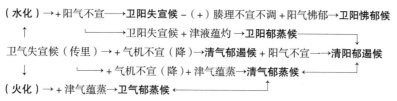

图 2-3-1

表邪不解，阴邪过甚，多从水化。水化特征，以出现"阳气不宣"之阴性证象为主要标志；若传里，则以"气机不宣""气机失降"为主要标志；火化是病本挟热，或表郁化热，则以出现"津气蕴蒸"等阳性证象为主要标志。

再以阴寒证为例，阴邪内盛，阳气不支，可成阴盛阳衰之证，为"阳气闭脱候"。如阴邪太盛，阳气闭塞，可出现"阳气厥脱候"。

如阴邪内逼，致虚阳上浮外越则为"虚阳浮越候"，进而阳气散脱而为"阳气虚脱候"。

示意如下：

阳气闭脱候 – 阳气不行 + 阳气闭塞──→**阳气厥脱候**

└──→ + 阳气不行 – 阳气怫郁 + 阳气浮越 ──→**虚阳浮越候**

└──→ + 阳气浮越 + 津液不固──→**阳气虚脱候**

图2-3-2

第四章　营卫诸候

营卫诸候为全身性体表证候，是以腠理经络症象为基础结构的一类证候，性质有阴、阳、虚、实之分，可分为卫分与营分两大体系。卫分以表证为主，营分则偏于里证。

第一节　卫分病候

卫分诸候通称表证，就其病机形层可分为卫气、卫阳、营卫三类浅深不同，就其病机性质又有表实、表虚、虚实夹杂，与阴证、阳证、阴阳错杂之分，又由不同病机形态构成卫分证候系统。是以腠理+经气（或经脉）之证象组合为基础状态，构成卫气之候。涉及阳气者即为卫阳之候，深入营血者为营卫之候。

表2-4-1　卫分诸候系统表

层	性质		病态	候名	主证	副证	宾证
卫气	实	寒	郁遏	卫气失宣候	腠理不宣	清空不宣	清窍不宣 经气不宣
		热	郁蒸	卫气郁蒸候	腠理不宣 津气蕴蒸	清空不宣	清窍不宣 经气不宣
	虚	纯虚	虚弱	卫气不振候	气虚失充	腠理不实	经脉不荣
		夹实	虚郁	卫气虚郁候	气虚失充 腠理不调	清空不宣 清窍不宣	经气不宣
卫阳	实	寒	郁遏	卫阳失宣候	阳气不宣 腠理不宣	清空不宣	清窍不宣 经气不宣
			郁滞	卫阳怫郁候	阳气不宣 阳气怫郁	腠理不调 清空不宣	清窍不宣 经气不宣
			郁闭	卫阳郁闭候	阳气不行 腠理不宣	经脉不利 清空不宣	清窍不宣
		夹热	郁蒸	卫阳郁蒸候	阳气不行 腠理不宣 津气蕴灼	经脉不利 清空不宣	清窍不宣
	虚	纯虚	虚弱	卫阳不振候	阳气不振	腠理不实	经脉不荣
			虚滑	卫阳不固候	阳气不振 腠理不实	津液不固	经脉不荣
		夹实	虚郁	卫阳虚郁候	阳气不振 腠理不调	清空不宣 清窍不宣	经气不宣
营卫	实	寒	郁滞	营卫郁滞候	阳气不行 腠理不宣	血滞不行 经脉不利 络脉不利	清空不宣
		夹热	郁蒸	营卫郁蒸候	阳气不宣 腠理不宣 营热蕴蒸	清空不宣 清窍不宣	经气不宣
			郁炽	营卫郁炽候	阳气不行 津气蕴炽 营热蕴灼	腠理不宣 经脉不利	清空不宣
	虚	纯虚	虚损	营卫虚弱候	阳气不振 腠理不实	营虚失荣	经脉不荣
		夹实	虚郁	营卫虚郁候	阳气不振 腠理不宣	营虚失荣 清空不宣	清窍不宣 经气不宣
				营卫失调候	营虚失荣 腠理不调	阳气不宣	气虚失养
			虚滞	营卫不行候	气虚失养 阳气不行	经脉不利 络脉不利	营虚失养

卫气失宣候+津气蕴蒸＝卫气郁蒸候
└──+阳气不宣＝卫阳失宣候+阳气怫郁＝卫阳怫郁候
└──+津气蕴灼＝卫阳郁蒸候+营热蕴蒸＝营卫郁蒸候
├──+阳气不行+经脉不利＝卫阳郁闭候
├──+络脉不利+血滞不行＝营卫郁滞候
├──+津气蕴蒸+营热蕴灼＝营卫郁炽候

表虚：　卫气不振候+阳气不振＝卫阳不振候+津液不固＝卫阳不固候
└──+营虚不荣＝营卫虚弱候

虚实夹杂：　卫气失宣候－腠理不宣+腠理不调+气虚失充＝卫气虚郁候
├──+阳气不宣+营虚失荣＝营卫失调候
├──+阳气不振＝卫阳虚郁候+营虚失荣＝营卫虚郁候

营卫不行候＝阳气不行+气虚失养+营虚失荣+经脉不利+络脉不利

图2-4-1　卫分诸候结构图

营卫虚郁候与营卫失调候均系营卫虚而邪郁在表之候，两者营分均虚，唯营卫虚郁候系兼卫阳虚、卫气邪郁，而营卫失调候则兼卫气虚而卫阳邪郁，略有区分。营卫不行候系卫气与营血虚而卫阳郁滞，但病在经络，不在腠理，与诸表证不同。

一、卫气失宣候

卫气失宣候是外感疾病的最轻浅的病机形态，见于各种外感疾病的早期，为通常所称表证之一。多由贪凉冒风引发。风邪外感是主要病因，由于风邪郁遏卫气不得宣达于体表上下，以致肌腠、经气、清空、清窍之气不得宣通，在内与肺气相关。

诊断

病名：［**中医**］感冒，冒风，冒寒，冒湿，冒暑，伤风，伤风夹燥，伤湿，风温，风暑，风燥。［**西医**］重感冒，感冒流感，流行性感冒。

证名：肺卫风寒证，肺卫风热证，肺卫寒热证，肺卫风暑证，肺卫风湿证，肺卫风燥证。（注：证名中加粗的证在本著作中该证有本候，没加粗的则已删除。下同）。

病位：肺卫。

病因：风寒，风热，寒热，风湿，风暑，风燥。

病机状态：郁遏。病由风邪郁遏皮毛、肌腠，致卫气不得宣行，所以"腠理不宣"为本候的主体病机。卫气不宣达于外，则"经气不宣"；卫气不宣发于上，则清空、清窍失宣，这些是本候为表郁证的基础证候。即：

腠理不宣→清空失宣→清窍失宣

└──→经气不宣

图2-4-2 卫气失宣候病机结构式示意图

病形：郁遏；　　　**病性：**阴中有阳；　　　**病态：**静；

病层：表；　　　　**病质：**实；　　　　　**病势：**缓、浅、轻。

证象组合：表郁+空窍+经气。临床以主副症象为准，但初起常先见宾症，主副症并不明显，有迟至一二日方出现主症或副症。

主症：【腠理不宣】症象：①恶风。②微恶寒。③发热。④身不热或微热。⑤肌肤紧缩，皮毛粟起。⑥无汗或汗出不透。⑦肌肤痛或痒。**舌象：**苔薄润。**脉象：**脉浮弦。

副症：【清空不宣】症象：①头昏。②头胀。③头重如蒙如裹。④头痛。

宾症：【清窍不宣】症象：①喷嚏。②鼻塞声重。③鼻流涕。④咽阻痰腻。

**　　　　【经气不宣】症象：**①肢体酸楚。②肢节酸痛。

鉴别诊断

　　　　鉴别式：卫气失宣候+阳气不宣=卫阳失宣候；

　　　　　　　　卫气失宣候+津气蕴蒸=卫气郁蒸候；

　　　　　　　　卫气失宣候+气机不宣+气机不降=清气郁遏候。

卫阳失宣候，以阳气不宣的证象为主，如恶寒形凛等阴性表象，明显重于本候的腠理不宣的表象。卫气郁蒸候，又以津气蕴蒸的证象：如发热较重，且常热不退、口渴等阳性表象明显。至于清气郁遏候，系表里同病，表证虽然相同，但必兼有气机失于宣降的证象，如咳嗽、胸闷或脘痞食减呕吐等里证明显有别。此外表邪挟虚诸候，系邪实正虚夹杂，表证固然相同，但必有明显的虚象可查，不难鉴别。

传变预测

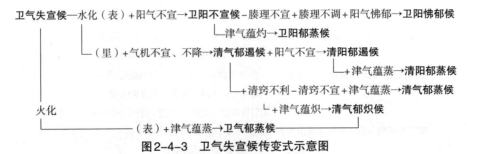

图2-4-3 卫气失宣候传变式示意图

水化以渐见恶寒、肢冷，甚则寒栗、肢厥等阳气不宣的表象为主要标志。火化以渐发热，并逐渐升高，口渴、舌转红、苔转黄、脉转数等津气蕴蒸诸表象为依据。表证里传则以咳、呕、胸闷、脘痞等气机失宣、失降诸表象为依据，进行传变预测。

俞根初云："身不发热，故无传变。"[1]卫气失宣候，本系外感病证中最为轻浅之候，受邪轻，病位浅，病势亦缓，然调治失当，如过于清凉，郁遏阳气，难免表邪水化传里；过于温燥，伤津助热，又有表邪火化传里之变。本候病因以风为主，挟热、挟暑、挟燥者，最易化火；挟寒、挟湿者，亦易水化，尤以内挟伏温、伏热者，往往表象一除，里热转炽，火化极速。故俞氏以身不发热者，即可保无传变。不发热者，表明既不挟热，亦未化热，故不传变，极有见地。

辨证

定位：卫：以腠理、经气不宣的表象为主，如恶风寒，身疼痛；肺：以清空、清窍的表象为主，如鼻塞、喷嚏、流涕，头昏胀痛。

定性：风寒：恶寒无汗，头痛头昏，鼻塞流清涕，身酸痛，苔薄白，脉浮弦缓；风热：恶风微有汗，头昏掣痛，流稠涕，身酸困，舌红，苔薄黄，脉浮弦数；风暑：恶风有汗，头胀头昏，身重，口渴尿赤，发于夏，舌质红，苔黄腻，脉浮虚；风燥：恶风无汗，头胀，身酸痛，口鼻干燥，发于秋，舌红苔薄白干，脉浮濡；风湿：恶风寒有汗，头胀，身疼痛，苔白腻，脉浮缓。

定量：①轻度：恶风，头昏，身困，舌苔如常脉缓如常。②中度：恶风寒，头重，身酸痛，苔薄，脉弦。③重度：恶寒发热，头痛，肢节疼痛，脉紧或数。

此外，有客寒包火，即肺卫寒热证，先受热，后感风寒，临床可兼见风寒、风热特征。肺卫风暑证，因暑兼湿热，所以临床可兼见风热、风湿特征。

论治：以轻剂宣散为主，不可过投辛散劫汗，邪反不达。内无伏邪兼夹，治疗得法，可以速愈，如素体气虚，或累投汗剂，亦可致表邪迁延，流连不已。

1.随机立法：腠理不宣为主体病机，其治则必以疏宣腠理为主，腠理一疏则卫气宣行，上可通行空窍，外可畅达经脉。本候系轻浅之候，《内经》云"善治者，治皮毛""因其轻而扬之"，治当用轻剂，俞根初曰："辛散轻扬法，疏达皮毛。"[1]

不可浪用重、峻强劫其汗，而伤阳气，耗阴液，速其传变。

2.随位立法：肺主气属卫，卫气出于肺，所以古人于宣疏腠理之外，常兼用轻宣肺气之品，如桔梗、枳壳、杏仁、前胡、瓜蒌、牛蒡子之类，随其温凉入宣表药中，以助卫气之宣行。

3.随因立法：风为本候主因，但风常挟寒、热、湿、暑、燥，又当分别立法。风寒：宜辛温宣表法，如葱白、苏叶、生姜、荆芥、防风。风热：宜辛凉宣表法，如桑叶、薄荷、荆芥、蝉衣、僵蚕、淡豉。风湿：宜苦辛宣表法，如防风、羌活、独活、苍术皮、荆芥。风暑：宜芳淡宣表法，如苏梗、藿梗、佩兰、青蒿、薄荷、通梗、滑石。风燥：宜辛苦宣表法，如桑叶、蝉衣、杏仁、麦冬、南沙参、牛蒡子、薄荷、淡豉。注：肺卫风燥证，非专指秋令之风燥，凡久晴无雨，气候干燥，外感风邪，常挟燥气，症见如伤风感冒之卫气失宣候，兼有咽干唇燥，鼻内干燥灼热，虽鼻流清涕，即属风燥外感，清疏风邪之中必佐润燥之味。

4.随症立法：临床见症轻重，常不与病机成正比，因此在随机、随因、随位立法的原则下，必须根据所见表象的轻重多少而有所侧重。**腠理**：恶风：疏风用荆芥、防风、薄荷、羌活、蝉衣、淡豉；恶寒无汗：散寒用葱白、苏叶、羌活、荆芥。**清空**：头痛：升阳用荆芥、防风、羌活、白芷、川芎。升清用粉葛、桑叶、菊花、蔓荆子、僵蚕。头重：散湿用荆芥、苍术、佩兰、藿梗。**清窍**：鼻塞：宣窍用白芷、辛夷、葱管、桔梗；咽阻：宣肺用陈皮、桔梗、前胡、瓜蒌、牛蒡子、僵蚕。**经气**：身痛：行经用羌活、独活、威灵仙、秦艽、络石藤、桑枝、防己、桂枝、松针、海桐皮、丝瓜络、蚕沙。

方证（方证系统详见《证候学》各具体证候体例中，此处仅列其名。下同。）

如葱豉汤证、辛凉解表法证、葱豉桔梗汤证、桑菊饮证、桑杏汤证、荆防败毒散证。

考证：卫气失宣即卫气不宣，古代尚未查到使用，现代该名词用得比较多，起于何时，无从考证。**张锡纯**形容说："外表为风寒所束，卫气不能流通周身，以致胸中大气无所输泄，骤生膨胀之力。"[2]卫气失宣候，古时常称为：风伤卫，卫分证，表证，四时感冒，风寒感冒，风热感冒，风湿冒表，小伤寒，小伤风，鼻伤风，小风温，卫分温病，冷风引发伏温，客寒包火，冒暑之病。**俞根初**说：小伤寒，葱豉汤主之。小伤寒，一名冒寒，通称四时感冒。（1）四时偶感寒气，或因贪凉冒风，肌肤紧缩，皮毛粟起，头痛怕风，鼻塞声重，频打喷嚏，清涕时流，身不发热，故无传变，舌如平人，苔或白薄而润，脉右浮左弦，按之缓，《内经》云"善治者治皮毛"，又曰因其轻而扬之，宜辛散轻扬法，疏达皮毛，葱豉汤主之。（2）寒邪冒于躯壳之外，而未传经入里也，病机轻浅，倘调护得当，常可不治而愈[1]。

又说：冷风引发伏温者，初必头痛，身热微恶风寒，舌苔白薄边尖红燥，脉右寸浮洪，左弦缓。先与葱豉桔梗汤轻疏风邪以解表[1]。**徐荣斋说：**（风湿伤寒）如果属于风胜，则势必热化[1]。

编者按：古人云："内热召外风"，指内有伏热之人，常易感触风凉而成外寒内热之证，如伏热内溃，表证往往不治自解，外寒一退，内热随即转炽。

引用文献

［1］俞根初.重订通俗伤寒论［M］.上海：上海科学技术出版社，1959：179，231，237.

［2］张锡纯.医学衷中参西录［M］.石家庄：河北人民出版社，1974：533.

二、卫气郁蒸候

为表热证候中的轻证，仍属表实之例。系表郁挟热，或表郁化热所致。其病机形态为外郁内蒸之类，但其性质是表热而里未热，里和而表未解，故仍属表证范畴，可见于风热、风温、风暑、湿温初起，亦可见于表郁化热之时，为郁蒸诸候中最轻浅之候。总由外有风、寒、湿阴邪郁遏，内有温、热、暑等阳邪蕴蒸，不得外达而成。

诊断

病名：［中医］风热感冒，风温犯卫，春温兼寒，冒暑太阴，伤暑，伏暑，暑秽，湿浊，霉湿，风湿。［西医］重感冒，流感，风湿热，绿脓杆菌感染。

证名：肺卫风热证，**肺卫风暑证，肺卫风湿证**，肺卫寒热证，肺卫湿热证。

病位：肺卫。

病因：风热，寒热，风湿，风暑，湿热。

病机状态：郁蒸。外郁内蒸为病机形态。故"腠理不宣"与"津气蕴蒸"均属主体病机，前者提示表郁，后者提示热蒸。"清空不宣""经气不宣"均属表郁的从属病机或再生病机。其表郁结构即卫气失宣的病机结构，即所谓表未解或表证，再加蕴蒸证象，便构成表证郁蒸之候。

1.腠理不宣+津气蕴蒸（提示表郁化热可转致郁蒸）

2.卫气失宣候：腠理不宣 →清空不宣 →清窍不宣

　　　　　　+↓　—————————→经气不宣

　　　津气蕴蒸

图2-4-4　卫气郁蒸候病机结构式示意图

病形：外郁内蒸；**病层：**表；**病态：**静中有动；

病性：外阴内阳；**病质：**实；**病势：**轻，浅，缓中有急。

证象组合：表郁+气蒸

主症：【腠理不宣】症象：①恶风。②恶寒。③无汗。④汗出不透。⑤身重。**舌象：**苔薄白。**脉象：**脉浮弦。

**　　　【津气蕴蒸】症象：**①发热不退。②蕴热不扬。③日晡热甚。④尺肤热甚。⑤口渴不消水。⑥口腻口干。⑦小便黄赤短小。**舌象：**舌质红。**脉象：**脉数。

副症：【清空不宣】症象：①头昏。②头重。③头痛。④头胀。

宾症：【清窍不宣】症象：①鼻塞流涕。②咽阻。③咽干。

**　　　【经气不宣】症象：**①身困。②身酸。③身痛。

临床必须有表郁与热蒸同见，才可确立本候的诊断。但表郁虽以"腠理不宣"为主症，然而副证、宾症但见一二，亦可确认为表郁。

鉴别诊断

　　　鉴别式：卫气郁蒸候+**阳气不行**=**卫阳郁蒸候**+**营热蕴蒸**=**营卫郁蒸候**

　　　　　　　卫气郁蒸候+**营热蕴蒸**=**营气蕴蒸候**+**血热蕴蒸**=**营血郁蒸候**

　　　　　　　卫气郁蒸候+**气机不宣、气机不降**=**清气郁蒸候**+**阳气不宣**=**清阳郁蒸候**

以上均系表郁热蒸之候，其鉴别之处在于：卫阳或清阳郁蒸，均以表阳郁象见重为特征，如恶寒、形凛、寒战、肢冷、无汗、脉紧等阴性证象。清气、清阳郁蒸，邪渐入里，必见气机失于宣降，如咳、呕、胸脘痞闷、食少胃呆等里证症象，系表里同病之特征。营气、营血郁蒸，必具有营分或血分热邪蕴蒸之特征，如舌红、绛，热甚于夜，心烦，或失血、斑疹等阳性表象。

传变预测

卫气郁蒸候—（表传）+阳气不宣－津气蕴蒸+津气蕴灼→**卫阳郁蒸候**+营热蕴蒸→**营卫蕴蒸候**

└——（里传）+气机不宣、不降→**清气郁蒸候**+阳气不宣→**清阳郁蒸候**－腠理不宣

└+津液消灼→**津气郁蒸候**

图2-4-5　卫气郁蒸候传变式示意图

卫气郁蒸候本系郁蒸诸候中轻浅证候，治疗得法，不难速解，郁开热透，自无传变。然而如延误失治，或治不得法，过投寒凉，热不得解而表郁愈甚，由卫气而郁及卫阳，则可转变为卫阳郁蒸候；如郁热不得外透，由卫入营，出现营热蕴蒸证象，如热转夜甚，舌质转红转绛等，则已转营卫郁蒸候。但仍属邪在表分传变。如表邪不解，渐入于里，而见气机失于宣降，如咳、呕、不食、胸痞、脘闷，则邪已深入清气、清阳。如过投辛温发表，表象虽除，而热邪转甚，伤及津液，而出现津液消灼的证象，如口渴喜饮，舌苔转糙转黄，小便短赤等，即转变成纯里证。

辨证

表郁辨证。

定位：卫：以证象为主，如发热无汗，汗出热退，发热反感舒适；肺：以清窍证象为主，如鼻涕黄稠，鼻孔干燥，咽干。

定性：风郁：恶风，微汗，头昏，身酸困，舌薄白如常人，脉浮缓。寒郁：恶寒，无汗，头痛，身酸痛，舌白薄润，脉浮弦。湿郁：形凛，头汗，头重，身酸痛，关节酸痛，舌白滑，脉浮濡。热蒸：发热，口渴饮水，发热反感舒适，小便黄赤，大便酱黄，舌红，脉数。暑蒸：蕴热，口渴不消水，热时心烦，小便不利而黄赤，舌红，脉虚数。

定量：①轻：时热时退，口不干，小便黄，舌略红，苔白，脉弦缓。②中：蕴热不退，口渴不消水，小便赤，舌边尖红，苔淡黄，脉弦数。③重：日晡热甚，口渴时饮水，小便短赤，舌体红，苔黄，脉洪滑数。

论治：总宜轻宣清透，不可过投寒凉，尤忌苦寒降泻，致表郁不解，热反内陷。更忌重剂发汗，浪用辛温，反致伤津助热。病浅邪轻，多无传变。若治疗失宜，或延误失治，亦有变端，不可轻视。

1.随机立法：腠理不宣提示表郁，津气蕴蒸提示热蒸。宣解腠理之郁遏，表郁一解，内蒸之郁热即可随之外透而解。然热蒸必有热邪在内，所以必须兼以清透。唯病在表，邪不重，病机轻浅，用药不宜重，宜乎轻，轻宣解表，轻清解表，轻清透热，为随机立法的准则，选药宜轻浮之品。清透亦忌寒凉太盛，寒凉则抑遏阳气，引邪内陷，甚则冰伏不解，引起传变，不可不慎。

2.随位立法：肺主气属卫，肺卫相通，肺气得宣，以助卫气流行，皮毛开泄，腠理宣达，然后郁解热透，故当兼以宣肺：桔梗、杏仁、牛蒡子、陈皮、前胡。

3.随因立法：风寒湿邪外郁，治宜辛散宣表以解郁遏；热郁不达治宜轻清透热，唯病邪不同，立法有别。

风郁：宣疏不宜偏温，宜辛凉，如荆芥、防风、薄荷、桑叶、菊花、白蒺藜、蝉衣、淡豉、牛蒡子。

寒郁：可略偏温，如荆芥、防风、苏叶、葱白、生姜、僵蚕。湿郁：宣散湿邪可偏温燥，如羌活、苍术皮、荆芥、防风。宣化湿邪当芳香，尤以夏月暑湿，或春夏之交，湿浊外郁之时，如藿香、佩兰、青蒿、白蔻仁，夏月更可用香薷。

透热：药宜轻清，如芦根、淡竹叶、连翘、银花、通草、牛蒡子；挟湿可兼甘淡渗利，如云苓、猪苓、泽泻、通草、生苡仁、滑石、豆卷、防己；暑热可兼甘凉，如西瓜翠衣、绿豆衣、滑石、生甘草、丝瓜叶、荷叶。

4.随症立法：表郁明显者，侧重宣疏腠理；郁热明显者，侧重清凉透热。余如空、窍、经气郁遏症象明显者，可兼升散、宣窍、行经之法。可参考卫气失宣候选药，但必须主次分明，不可喧宾夺主。

方证：银翘散证、麻杏石甘汤证、香薷饮证、麻杏苡甘汤证、七味葱白汤证、芳香化浊法证。

考证：郁蒸：蒸腾、闷热的意思。如《素问·五运行大论》："其令郁蒸。"王冰注："郁，盛也；蒸，热也。言盛热气如蒸。"也引申为生气萌动。张景岳说："卫气者，犹雨雾之郁蒸，透彻上下，遍及万物者也。"[1]卫气郁蒸候，古代没有这种称谓，但包括了表热证、卫分温病、风温犯卫、客寒包火、太阴伏暑、风湿表证、风湿郁热、风湿化热、湿热表证等证候的病机模型。

如**吴鞠通**记载这种证候的症象有"太阴之为病，脉不缓不紧而动数，或两寸独大，尺肤热，头痛微恶风寒，身热自汗，口渴，或不渴，而咳，午后热甚，名曰温病"[2]，**何廉臣**叙述证候病机状态"春温兼寒，往往新感多，伏

气少，每由春令天气过暖，吸受温邪，先伏于肺，猝感暴寒而发"[3]。**叶德铭**主张用辛平解表，说："温病初起，恒以辛凉之法为治，而对辛温之法，使用较少，但也不尽然，若遇春温之病，头痛身疼，发热口渴，且有恶寒，乃是寒邪外袭，束于肌表，如用辛温之剂，有伤津耗液之患，易使温邪鸱张，若不驱逐外袭之寒邪，则邪终留而不去，病多反复，不易痊愈。章虚谷说：'始初解表，用辛，不宜太凉，恐遏其邪，反从内走也。'肘后葱豉汤，配辛凉之法，既可驱除外侵之邪，亦可解除感受之温热，使寒温之邪，均得瓦解。……叶天士治温病初起，兼有表邪者以本方为主。费伯雄认为本方'解表通阳，最为妥善，勿以其轻淡而忽之'。"[4]

先父洪成按：卫气郁蒸候，本属轻浅的表热证候，暑风上受，从口鼻吸入，必先犯肺，肺主气属卫，肺郁则卫气亦不行，是以肺卫首当其冲，头晕汗出，咳呛或咽痛，或微有寒热，脉右寸浮数虚数，舌边尖红，苔白腻，或微黄。只需轻剂宣透，不难速解，然有见其热蒸不解，误作里热之证，重用清凉，期其热退，孰知表郁不解，蕴热终不能退。每见累投清解里热之药，其热不但不退而反增甚者，殊不知其热在表，而不在里，药过病所，诛伐太过，每增他变。

引用文献

[1] 张介宾.张景岳医学全书·类经［M］.北京：中国中医药出版社，1999：138.

[2] 吴鞠通.温病条辨［M］.福州：福建科学技术出版社，2010：25.

[3] 俞根初.重订通俗伤寒论［M］.上海：上海科学技术出版社，1959：245.

[4] 叶德铭.温病证治几种通变法的体会［J］.浙江中医学院学报，1983，（2）：32.

三、卫气不振候

卫气不振，系表虚证中常见的轻症，也是气虚证中偏表之候，为诸表虚证的基础证候。多由外感累经发散以致表虚，或素体气虚，表散太过，重伤卫气，"只知伐表而不知救表"所致。常见于虚人感冒流连之后。病机虽由于气虚，而病层却在于肌腠、经脉。

诊断

病名：［**中医**］表虚，自汗，盗汗。［**西医**］皮肤划痕症。

证名：肺卫气虚证。

病位：肺卫，肺脾。

病因：气虚，风湿，表散太过。

病机状态：虚弱。由于气虚不能充实于卫，致卫气不能实腠理养经脉而成。然而本候多由表证过投发散，累经发表，以致气随汗泄，亦为气虚之成因。然而一成卫气不振，气虚不充就成为本候的主体病机，腠理不实与经脉不荣都为气虚的从属或再生病机。为诸表虚证的基础结构。

气虚不充→腠理不实→经脉不荣

图2-4-6 卫气不振候病机结构式示意图

病形：虚弱；　　　**病层**：表；　　　**病态**：静；

病性：阴；　　　　**病质**：虚；　　　**病势**：轻，浅，缓。

证象组合：气虚＋表虚＋经虚

主症：【**气虚不充**】症象：①面㿠面黄。②体倦少神。③乏力少气。**舌象**：舌淡红苔薄白。**脉象**：脉虚浮无力。

副症：【**腠理不实**】症象：①恶风。②常自汗出。③动则汗出。

宾症：【**经脉不荣**】症象：①肢体酸困。②筋脉酸疼。

卫气不振候虽以气虚失充为主症，但临床必须有腠理不实或经脉失荣的见症，始可成为表气虚的诊断。气虚失充系气虚诸候的通象，只有与表虚诸症象同见时，始可定为卫气虚弱。不兼见表象之气虚证，不是本候，为里气不足之候。

鉴别诊断

鉴别式：**卫气不振候–气虚不充＋阳气不振＝卫阳不振候＋营虚失荣＝营卫虚弱候**

卫气不振候–经脉不荣＋气机不宣、气机不降＝肺气失充候

卫阳不振候以阳气不振为主体病机，较气虚更深一层。营卫虚弱候必兼见营虚失荣症象。肺气失充候虽亦可见腠理不实的症象，但肺气虚则宣降失职，故见气机失宣、失降之里证症象，系里虚及表，非单纯表虚证。

传变预测

卫气不振候—表传—+阳气不振→**卫阳不振候**+津液不固→**卫阳不固候**

　　　　　　　　　　　　　　└—+营虚失养→**营卫虚弱候**

　　　　├—里传—+气机失宣、气机失降→**肺气失充候**+阳气不振→**肺阳失布候**

　　　　└—夹实—+腠理不调－腠理不实+经气不宣－经气失荣+清空不宣、清窍不宣→**卫气虚郁候**

图2-4-7　卫气不振候传变式示意图

卫气不振候，病势虽缓、浅、轻，但延误失治，亦可由浅入深，由卫气虚及卫阳，由轻转重，即由虚转损。由表及里，即由卫虚及于肺。卫虚易于感邪，感邪之后，传变则更难预测，最常见的传变，是卫气虚弱最易外感乘袭，而成卫气虚郁候之后，若再失误，病必里传，故古有"伤风不醒便成痨"之说。

辨证

定位：肺：面㿠，短气，少神，皮薄娇嫩；脾：面黄少食，困倦乏力，形瘦肉削。

定性：偏卫虚：以自汗恶风身酸。偏气虚：以少气乏力困倦。

定量：①轻：易汗，肌肤如常，困倦，困倦乏力，形瘦肉削。②中：动则汗出，皮薄娇嫩，乏力。③重：常自汗出，形瘦肉削，酸痛。

论治：虽不离乎益气，更当侧重于固表。然卫气出自于肺，且关乎中焦，是以甘温益气宜着重于补益肺脾。不可漫投血药滋腻，反碍肺脾气机的宣化敷布。

1.随机立法：卫气不振系表虚之浅证，治则固当助卫实表，然其实质为气虚偏表之证，故其主体病机在于气虚失充，因此必须以甘温益气为主，气充则卫气自振，腠理自实，经脉得养。但其虚偏表，实表固表等法亦不可少，即古人所谓救表之法。以其病势轻浅，自不宜蛮补，其虚在气，因而亦不可漫投滋腻阴药，反碍气化。

2.随位立法：卫气发自于肺，滋生于脾，卫气不足，内必耗及肺脾之气，虽当以益气为主，但当视其肺脾虚弱情况补肺补脾，当有侧重。或肺脾同补，以肺主皮毛，脾主肌肉，肺脾气充则肌腠自实。病势浅者补肺足矣，如参芪之品；病稍深则必兼补脾，所谓"建中气以实卫"之法，如参、苓、术、草、枣之属。

3.随因立法：因肺脾气虚不能充养于表，致卫气不振者，以补助肺脾之气为主。因过投疏泄发散，伐表无度，致卫气不振者，则实表固表之法为主。

4.随症立法：临床气虚症象偏重者，重用补肺脾之药。腠理不实症象明显者，重用实表固表之药，如黄芪、防风、麻黄根、糯稻根须之类。经脉失荣症象显著者，可兼温养经脉，如防风、秦艽、木瓜、白芍、桂枝之类。

方证：玉屏风散证、黄芪建中汤证。

考证：不振，即虚弱。卫气不振也可认为是卫气不足，古时常称为表虚证、卫气虚弱、卫虚不固、表虚不固。卫气虚则体表不固，自汗为常见症状，马元仪治患者病经一月，自汗恶风，两脉虚浮，认为"此卫虚阳弱，以黄芪建中汤，建立中气，以温卫实表"[1]。

平世昌治范某某，男，18岁，身体素弱，形体苍瘦，面㿠欠华，近来眠则汗出，衣衫皆湿，脉濡细，亦认为"此卫阳失固之候，拟扶正实表，黄芪建中汤加味"，五剂即汗止[2]。当然，卫气不振候也见于皮肤病，如**张平**治小儿皮肤划痕症：划后划处皮肤即隆起而成条状风团，皮色淡红瘙痒，脉细弱，苔薄白，禀赋不足，卫阳不固，玉屏风散25剂消失[3]。

李洪成按：卫气不振候系表虚证之轻浅证候，虽关系乎肺脾气虚，然终属表分轻证，因而用药仍当从轻从缓，不可重剂蛮补，观玉屏风散丹溪用药法，为粗末每用9g煎服。近贤蒲辅周悉遵其法，并谓重剂反增胸闷，诚经验之谈。

引用文献

［1］徐衡之，姚若琴.宋元明清名医类案［M］.长沙：湖南科学技术出版社，2006：576.

［2］平世昌.黄芪建中汤的临床应用［J］.江苏中医，1965，（4）：31.

［3］张平.中医治疗过敏性皮肤病4例［J］.上海中医药杂志，1964，（10）：25.

四、卫气虚郁候

卫气虚郁候系卫气虚弱，又感受外邪，邪郁于卫，卫虚祛邪无力，为表气虚，表邪实，卫分虚实夹杂之证。可发于虚人感冒初起，更多见于感冒治疗失当之后，累经发散攻表，致表虚不能御邪，风邪乘虚外袭，转辗不已，以致旧邪未已，新邪复入，而成感冒流连之候。

诊断

病名：[**中医**]虚人感冒，虚人伤风，感冒流连。[**西医**]慢性感冒，过敏性鼻炎。

证名：肺卫风寒证，肺脾风寒证，肺卫风湿证。

病位：肺卫，肺脾。

病因：气虚，风寒，风湿。

病机状态：虚郁。以卫气虚兼卫邪实为基本病机形态。气虚不充与腠理不调为主体病机。腠理不调提示卫气不足以充于腠理而不实，又因外邪郁于腠理而不宣。空、窍、经气不宣，都系邪郁腠理的附属或再生病机。

1.卫气不振候＋卫气失宣−腠理不实＋腠理不调−经脉不荣＋经气不宣。

2.气虚不充

　　↓＋

腠理不调──→清空不宣、清窍不宣──→经气不宣

图2-4-8　卫气虚郁候病机结构式示意图

病形：虚郁；　　　　**病层：**表；　　　　**病态：**静；

病性：阴中有阳；　　**病质：**虚实夹杂；　　**病势：**轻，浅，缓。

证象组合：气虚＋表郁＋空窍

主症：【气虚不充】症象：①面㿠。②短气。③倦怠少神。④皮薄娇嫩。⑤肌肉瘦削。**舌象：**舌淡红。**脉象：**脉虚细。

**　　　【腠理不调】症象：**①时而无汗发，时而汗出热退。②恶风。**舌象：**苔薄。**脉象：**脉弦。

副症：【清空不宣】症象：①头昏。②头晕。③前额昏痛。

**　　　【清窍不宣】症象：**①鼻塞。②咽阻。③喷嚏流涕。

宾症：【经气不宣】症象：①体酸痛。②肢节疼痛。

临床常以清空、清窍不宣等副证明显，邪重者，方有腠理不调的症象出现。但必须同时有气虚见症，方可诊断为本候。临床医师是以空窍失宣症象反复出现，或流连不已，为诊断线索，但要确立本候，必须以气虚症象同见为依据。

鉴别诊断

**　　鉴别式：卫气虚郁候＋营虚失荣＋阳气不宣＝营卫不调候**

**　　　　　　卫气虚郁候−气虚失充＋阳气不宣＋阳气怫郁＝卫阳怫郁候**

**　　　　　　卫气虚郁候−气虚失充＋阳气不振＝卫阳虚郁候＋营虚失荣＝营卫虚郁候**

以上皆有腠理不调为主症象的证候，卫气虚郁候系卫气虚弱，感受外邪的轻证。而营卫失调候是营卫俱虚，感邪较重之证，所以不仅兼有营虚症象，而且邪郁卫阳，有表阳不宣的症象。营卫虚郁候的营卫两虚，已经是卫阳不足，较卫气虚又深一层；腠理不宣较腠理不调，又深一层；腠理不宣较腠理不调又提示邪重郁深。卫阳虚郁候则仅是表虚程度上的差异而已。至于卫阳怫郁候，则纯系表实之候，只因邪气怫郁流连不解，有类表虚邪实各候，但无表虚症象可查。临床仍需细辨。

传变预测

卫气虚郁候──表传─＋营虚不荣＋阳气不宣→营卫不调候

　　　　　　　└─＋阳气不振−气虚不充→卫阳虚郁候＋腠理不宣−腠理不调＋营虚失荣→**营卫虚郁候**

　　└─里传─＋气机不宣、不降＋阳气不宣→枢机虚滞候

　　　　　　　└──＋腠理不宣−腠理不调→**清气虚郁候**

图2-4-9　卫气虚郁候传变式示意图

表郁不解，阴邪加甚，郁及卫阳，汗出营虚，即可转成营卫不调候。如过投疏散，虚及卫阳，亦可转卫阳虚郁候。汗出伤及营液，重感阴邪，即成营卫虚郁之证。但仍属表分传变，如郁邪不解，由表入里，郁滞清气，出现气失宣降之象，即成清气虚郁候。更见阳气不和，是邪已郁滞枢机，而为枢机虚滞之候。虽属里传，但仍为表里同病。

辨证

表虚辨证，可参阅卫气不振候，表郁辨证可参照卫气失宣候。

定位： 肺：面㿠，短气，少神，皮薄娇嫩；脾：面黄少食，困倦乏力，形瘦肉削。

定性： 参照卫气失宣候。

定量： ①轻：喷嚏，头昏，身困，恶风，不热，舌如常。②中：流涕，头痛，身疼，形凛，躁热汗出即解，苔薄。③重：鼻塞，头痛，身痛，恶寒，发热无汗，苔略厚。

论治： 当益卫气，宣卫邪，扶正逐邪，两不偏废。扶正忌蛮补以留邪，祛邪不可峻汗更伤卫气，免蹈虚虚实实之途。

1.**随机立法：** 卫气虚郁候，病机形态为表气虚+表邪实，因此其治则应是益气救表+宣疏表郁。然救表不可过于补涩，补涩太过，邪无从泄；疏表不可峻汗，峻汗势必更伤气液。当以平补兼轻宣之法为宜。

2.**随位立法：** 卫气虚弱，病关肺脾气虚，所以益肺气、补脾气之法，在所必需，具体法则可参照卫气不振候。

3.**随因立法：** 卫气虚郁候，病因总括为气虚邪郁，治应视其邪正虚实之标本缓急，而斟酌其补散的轻重。因虚致邪，其本在虚，本急则当以益气救表为主；因邪致虚，邪势尚盛，则以疏散表郁为主。疏邪之法可参照卫气失宣候的随因立法。

4.**随症立法：** 临床所见，随其重点症象立法遣药，可参照卫气不振候知卫气失宣候立法遣药。但必须标本主次分明，不可喧宾夺主。

方证： 玉屏风散证、黄芪建中汤加防风证。

考证： 卫气虚郁候，这种称谓古时应该没有，古人的叫法是虚人外感、气虚外感、气虚伤风、表虚伤风等。吴坤安说："凡是外感表证，诊得两手脉寸软尺迟，舌润无苔者，营卫两虚之症也，当以黄芪建中汤加防风汗之。"[1]李用粹说："如虚人伤风，屡感屡发，形气病气俱虚者，又当补中，而佐以和解。倘专泥发散，恐脾气益虚，腠理益疏，邪乘虚人，病反增剧也。"[2]吴孚先说："暑月感寒，服羌防发散，汗出已愈，后复感冒，又用发散，旋愈旋感，前药不应，屡散不愈，肺气已虚。徒攻表而不救表，风邪乘虚而入，无已时矣。方用黄芪15g，防风3g。"[3]

李洪成按： 卫气虚郁候，正虚邪实，扶正疏邪，药贵适中，毋伐正，毋遗邪，方为得法。卫气虚为本，卫邪实为标，邪解之后，亟当固本，当遵卫气不振候，急固其表，方可解其流连反复。此即救表之法。

引用文献

［1］吴坤安.伤寒指掌［M］.上海：上海科学技术出版社，1959：卷二52.

［2］李用粹.中华医书集成·证治汇补［M］.北京：中医古籍出版社，1999：12.

［3］江瓘，魏之琇.名医类案（正续编）［M］.北京：中国中医药出版社，1996：334.

五、卫阳不宣候

卫阳不宣候，是常见表实寒证之一，较卫气失宣候略重，但轻于卫阳郁闭候。系由外感阴邪较重，伤及卫阳，常见于外感风、寒、湿等阴邪，伤及卫阳，常见于外感病初起，由感冒风寒、寒湿、风湿，郁遏肺、胃、脾之阳气，卫阳不能通行，不得宣达于腠理、经气、空、窍而成。伤寒家称太阳中风表证。

诊断

病名： ［中医］伤寒，冷伤风，感冒，感冒风寒，寒疫，阴暑，伤湿，冒湿，寒湿，风湿，湿痹。［西医］重感冒。

证名： **肺卫风寒证，肺胃风寒证，肺卫风湿证，肺卫寒湿证，肺胃寒湿证，**肺脾风寒证，肺脾寒湿证。

病位： 肺卫，肺脾，肺胃。

病因： 风寒，寒湿，风湿。

病机状态： 郁遏。感冒风、寒、湿等阴邪，郁遏肺、脾、胃之阳气，不能运行卫阳，外达肌腠、经脉，上行清空、清窍而成表证。其病机结构即阳气不宣+卫气失宣候，提示由于阳气郁遏，以致表分之卫阳失于宣达所致。

1.卫气失宣候+阳气不宣

2.阳气不宣——腠理不宣——经气不宣

└→清空不宣——清窍不宣

图2-4-10 卫阳失宣候病机结构式示意图

病形： 郁遏；   **病层：** 表；   **病态：** 静；

病性： 阴；   **病质：** 实；   **病势：** 重，深，缓中有急。

证象组合： 表郁+阳郁

主症：【阳气不宣】症象：①形寒肢冷。②无衣则凛凛，着衣则烦。③肢体懈怠。④肢体不仁。⑤身重。舌象：舌淡苔白、灰、滑、腻。脉象：脉沉细，浮，弦，缓。

　　　　【腠理不宣】症象：①啬啬恶寒，淅淅恶风，翕翕发热。②身虽热不欲去衣被。③无汗。④汗出不透。舌象：苔薄。脉象：脉浮弦。

　　副症：【清空不宣】症象：①头重。②头痛。③前额连眼眶胀痛。

　　宾症：【清窍不宣】症象：①鼻塞。②鼻鸣。

　　　　【经气不宣】症象：①四肢烦痛。②一身手足尽痛，不能转侧。③肢体麻木。

临床以主症阳气不宣与腠理不宣为确诊要素。但初起亦常见阳气不宣与宾症经气不宣同见，或与副症同见，亦可确定为本候初期。

　　鉴别诊断

卫阳失宣候－阳气失宣＝卫气失宣候
　　　　　└──＋阳气不行＋经气不利－经气不宣＝卫阳郁闭候＋津气蕴灼＝卫阳郁蒸候
　　　└──＋气机失宣＋气机失降＝清阳郁遏候
　　└──＋腠理不调－腠理不宣＋气虚失养＋营虚失荣＝营卫不调候

图2-4-11　卫阳失宣候鉴别式示意图

卫气失宣候无阳气不宣之象，故轻于本候，而卫阳郁闭候见阳气不行，甚于阳气不宣，故重于本候。营卫不调候不仅系营卫同病，而且是虚实夹杂之表证。清阳郁遏候乃表里同病，故可见气机失于宣降的里证见象。

　　传变预测

卫气失宣候＋腠理不调－腠理不宣＋阳气怫郁＝卫阳怫郁候（实变）┐表
　　　　└──＋气虚失养＋营虚失荣＝营卫不调候（虚变）┘传
└里传──＋气机失宣＋气机失降＝清阳郁遏候＋阳气怫郁＝清阳怫郁候

图2-4-12　卫气失宣候传变式示意图

卫分阴邪不解，留恋于表，以致阳气怫郁在表，腠理开阖失调而成卫阳怫郁候。如留恋已久，或过投发汗，损及卫气，耗及营阴，则成营卫不调候，仍属在表之传变。如表邪渐入于里，郁遏上焦清阳之气，而有气机失于宣降，则成清阳郁遏表里同病之候。如阴邪留滞不解，阳气怫郁于表里，则成清阳怫郁之候。

　　辨证

定位：肺：恶风恶寒，腰背疼痛，头昏痛，苔薄白；胃：凛寒肢冷，肌肉烦痛，前额连眼眶胀痛，苔白腻；脾：寒栗肢冷，四肢烦重痛，头重头痛，苔白滑。

定性：风：恶风，酸痛，头重，苔薄白，脉浮弦缓；寒：恶寒或寒栗，疼痛，头痛，苔白滑，脉弦迟；湿：恶寒寒栗，重痛麻木，头重，苔白腻，脉缓或沉。

定量：①轻：恶风寒，指冷，汗出不透，头昏痛，肢体酸痛，苔薄白，脉浮弦缓。②中：形凛畏寒，手冷，无汗，头痛胀，骨节疼痛，苔腻，脉浮弦迟。③重：寒栗，肢冷，纤毫无汗，沉重痛，重痛不能转侧，苔滑，脉沉弦迟。

论治：宜宣通阳气为主，通阳解肌，但忌大发其汗。治疗得法，不难速解。若有失误，多有传变。

1.**随机立法：**病由阴邪郁遏阳气，以致卫阳不能外达肌腠，上行空窍，故其治则重在宣通阳气，以解阴邪之郁遏，则腠理自宣，经气通行，空窍不利遂解。古人谓之"通阳解肌"之法。以"营行脉中，卫行脉外"，营卫相随，并行不悖。感邪已重，卫阳不行，营阴亦必迟滞，故宣通卫阳亦当鼓动营阴，如古方之桂枝，时方之紫苏、荆芥、羌活、葱白、苍术皮、生姜等，均是通阳宣卫行营之良药。

2.**随位立法：**外邪郁遏卫阳，卫阳内系于上中焦肺胃脾之阳气，脏腑阳气郁遏，不能鼓动卫阳，故又当宣通脏腑之阳气，以助卫阳之宣行。肺居上焦，用药宜轻，如紫苏、荆芥、葱白、羌活、防风之类；脾胃居中焦，则如桂枝、苏梗、葱白、生姜、藿梗、苍术等鼓动中焦阳气。其他如宣降上、中焦气机之品，如杏仁、前胡、桔梗、枳实、陈皮等宣降肺气，厚朴、苏梗、藿梗、香附、半夏、陈皮之宣降中焦，均有助阳气之宣发通行。

3.**随因立法：**风寒湿均宜辛温之法，唯风为标阴本阳之邪，极易化热，辛温不可太过。寒湿阴邪，不唯不畏辛温，且可更兼辛热苦燥。桂枝辛温甘热，风寒湿邪均可通用。紫苏、羌活、苍术之用于寒湿，荆芥、防风于风寒，均可为君药。

4.随症立法：在通阳解表的治则下，如临床见症偏重者，仍当随症立法遣药，如头痛、头重可参升散之味，如荆芥、川芎、白芷、柴胡、藁本、细辛之类。肢体疼甚者，可参入行经之品，如羌活、独活、秦艽、威灵仙、防己等，但不可妄投寒凉腻滞，有碍阳气通行之品。

方证：桂枝汤证、荆防解毒汤证、香苏散证、荆防败毒散、麻黄加术汤证、藿香正气汤证、羌活汤证、神术散证。

考证：卫阳，有人解释就是卫气，因《内经》说："阳者，卫外而为固也。"叶天士《临证指南医案》及古书《金匮玉函要略辑义》《灵素节注类编》都有卫阳的名词。今人的著述亦有"卫阳失宣"这种称谓，起于何时难以考察。由邓铁涛主编的《中医诊断学》（人民卫生出版社1987年版）中多处提到卫阳，也有"卫阳失宣，郁而发热""寒束于表，卫阳不宣"的说法，邓先生对卫阳和卫气是有区别的，如"卫阳被遏，卫气壅闭，则恶寒。"

卫阳失宣候，古称：外感风寒、表寒证、风伤卫、太阳中风、太阴中风、阳明中风、阳明伤风、阳明经证、桂枝汤证、风寒夹湿、寒湿表证、风湿外感。按我们的设计，气分与阳分必有区别，卫阳失宣候与卫气失宣候差一个"阳气不宣"症象：即有形寒肢冷，无衣则凛凛，着衣则烦，肢体懈怠，肢体不仁，身重等症状。临床上为桂枝汤证等，非葱豉汤证。

仲景说"太阳病，项背强几几，反汗出恶风者，桂枝加葛根汤主之"（《伤寒论》14条），"太阳病，外证未解，脉浮弱者，当以汗解，宜桂枝汤（42条）"，"阳明病，脉迟，汗出多，微恶寒者，表未解也，可发汗，宜桂枝汤（234条）"。

俞根初说："头额目痛，肌肉烦疼，为风寒由皮毛袭于阳明肌肉也，仍宜发汗，主苏羌达表汤去羌活加葱豉主之。""（寒疫）秋分前挟秽湿而发，身痛肢懈独甚者，藿香正气汤加葱豉辛淡芳透，均加紫金片以解毒。"[1]"湿痹则一身重痛，关节尤疼，肢体则麻木不仁，头痛恶寒，身热心烦，小便不利，大便反快……舌多白滑，……脉沉而细，……着痹燥湿为君，佐以祛风散寒，藿香正气汤加羌活、防风钱半。"[1]

吴坤安说："舌白而黏腻者，湿邪在于气分也，外症必发热头重身痛，而口不渴，宜解肌去湿，如桂枝、秦艽、羌活、紫苏、二陈、二苓等。""阳明头痛，在额前目鼻等处，无汗为表证，宜葛根汤加白芷、葱白等汗之。"[2]"至若无病之人避暑山房水阁，过于贪凉，感冒微风以致寒热无汗，或头痛恶寒发热，是周身阳气为寒所遏也，当从伤寒治，轻轻温散可也。"[2]**姚国美**说："太阴伤风，恶寒身重发热，汗出不透，四肢烦疼，甚则泄泻，脉沉迟者，宜苦温疏解，神术散主之。"[3]

李洪成按：卫阳失宣候，系表实寒之轻证，即《伤寒论》桂枝汤证之太阳中风、阳明中风及太阴中风证，桂枝汤为其基本方，以桂枝宣通卫阳为必备之君药，凡风寒湿邪均可驱之从表汗而解，但应加用祛邪之药相辅，其效尤显，如祛风之荆芥、防风、羌活、独活，驱湿之苍术、藿香，驱寒之紫苏、陈皮、葱白等，与营卫失调候之桂枝汤证有虚实之不同。此外风寒湿痹之初期亦可见本候，其方药基本通用，唯宜选加通经之品如羌活、独活、秦艽、威灵仙、防己、桑枝、附子。

引用文献

［1］俞根初.重订通俗伤寒论［M］.上海：上海科学技术出版社，1959：110，230，234.

［2］吴坤安.伤寒指掌［M］.上海：上海科学技术出版社，1959：卷一7，39，卷四47.

［3］姚国美.姚国美医学讲义合编［M］.北京：人民卫生出版社，2009：144.

六、卫阳怫郁候

卫阳怫郁候，为表证中郁滞之候，仍属于表寒实证。多由卫阳失宣或卫阳郁闭等候转变而成。由于表分风寒失于宣散，或宣散不得其法，邪气留滞于肌表，既不得向外以泄越，又尚未入里，邪气留恋不解，致表分阳气怫郁，不能作汗外达。

诊断

病名：［中医］伤寒如疟，伏寒发疟，战汗，狂汗，伤暑，夏季热。［西医］间歇性低热。

证名：**肺卫风寒证，肺胃风暑证，肺胃寒热证**。

病位：肺卫，肺胃。

病因：风寒，寒热，风暑。

病机状态：郁滞。风寒表邪留滞，表阳郁遏，不得发越，怫郁不解，故以阳气不宣与阳气怫郁为主体病机。阳气欲达不达，致使腠理时开时阖，虽开仍作不开论，故经气、空窍之气仍呈郁遏不宣，形成表证中之郁滞的病机状态。仍属表寒实证。

1. **卫阳失宣候** +阳气怫郁 +腠理不宣 −腠理不调
2. 阳气不宣——→腠理不调——→经气不宣

    └————→阳气怫郁——→清空不宣——→清窍不宣

图2-4-13　卫阳怫郁候病机结构式示意图

病形： 郁滞；   **病层：** 表；   **病态：** 静中有动；

病性： 阴中有阳；   **病质：** 实；   **病势：** 重，深，缓中有急。

证象组合： 阳郁 +表郁

主症： 【阳气不宣】症象：①形寒。②肢冷。③战惕。**舌象：** **脉象：** 脉浮缓迟、虚涩，或弦紧有力。

   【阳气怫郁】症象：①面热赤。②烦躁。③烦热汗出则解，谵语狂笑。④无汗身痒。⑤汗大出。⑥热多寒少。⑦翕翕如有热状。⑧小便利大便闭。⑨奄然发狂。**舌象：** 舌苔白。**脉象：** 脉浮洪大，滑数。

  副症： 【腠理不调】症象：①恶风恶寒发热。②先寒后热，一日二三次发，或间日发。③干热无汗。④热汗骤至。⑤日晡潮热。

   【清空不宣】症象：头痛。

  宾症： 【清窍不宣】症象：①身痛。②骨节疼。

   【经气不宣】症象：①鼻塞。②流清涕。

  临床与表寒实证无异，其特征是以阳气怫郁与腠理不调同见，以提示阴邪流连于表分，欲达不达，因而确立阳气怫郁在表。张仲景云："面色反有热色，未欲解也。以其不得小汗出，身必痒。"（《伤寒论》23条）但仍需排除里热，如仲景所指"其人不呕，清便欲自可"（23条）。"小便反不利，大便自调"（192条），方为怫郁在表。

  鉴别诊断

  卫阳怫郁候 +气机失宣、失降 =**清阳怫郁候**

    └——— +络血妄行 =**气血怫郁候**

    └——— −阳气不宣 −腠理不宣 +津气蕴蒸 =**清气怫郁候**

图2-4-14　卫阳怫郁候鉴别式示意图

  卫阳怫郁候系阳气怫郁于表，如兼见气机失于宣降之里证，为阳气怫郁于表里的清阳怫郁候。如更见络血妄行，则为阳气怫郁于血络，而为气血怫郁候。清气怫郁候纯系里证，为上焦清阳之气怫郁于上，各自不同。

  传变预测

  卫阳怫郁候——表传—— +腠理不宣 −腠理不调 −阳气怫郁 +津气蕴灼→**卫阳郁蒸候**

    └————里传—— +气机失宣、失降→**清阳怫郁候** +络血妄行→**气血怫郁候**

             └——−阳气不宣 −腠理不宣 +津气蕴蒸→**清气怫郁候**

图2-4-15　卫阳怫郁候传变式示意图

  卫阳怫郁候如郁滞之邪不得发越，致腠理复闭，阳郁化热而成卫阳郁蒸候。邪未入里，仍属表传。如表邪渐入于里，郁滞气机而兼见气失宣降，则为清阳怫郁候。如阳气怫郁不解，鼓动络血外溢，则成气血怫郁候，虽谓入里，仍以表证为重。如表证不显，入里之邪郁而化热，则成清气怫郁候。

  辨证

  定位： 肺：以腠理症象为主，寒多热少；胃：以空、窍症象为主，热多寒少。

  定性： 风寒：以恶风寒，骨节疼，无汗，寒多热少，舌淡苔白。挟热：以烦躁，热多寒少，口渴便秘，舌红苔白。

  定量： ①轻：面有热色，无汗身痒，心烦，恶风形凛，一日二三度发，脉浮缓，脉弦。②中：面赤，翕然如发热状，烦躁不眠，恶寒肢冷，连日发，脉浮迟，脉紧有力。③重：面赤热，战栗，间日发，热汗骤至，奄然发狂，脉涩，脉洪大。

  论治： 以宣通表阳，发越怫郁，使留滞于肌表之邪随汗而解。亦有或得战汗、狂汗而自解者。

  1.随机立法： 卫阳怫郁候，以阳气不宣、阳气怫郁为主体病机，阳气之怫郁由于阳气不宣，故其治则应以宣通阳气为主，使怫郁得以发越，则腠理自调，经、空、窍自宣。郁滞之邪随阳气发泄而汗出则解。发汗或战汗、狂汗，都系阳气发越之象，均足以使怫郁在表之邪，外泄而解。

2.随位立法：肺居上焦，以宣发为主，胃居中焦，以通阳为主；肺脏为阴，以温散为主，胃腑属阳，常见挟热，应参合辛凉。

3.随因立法：卫阳怫郁，系由阴邪郁滞于表分，故治则总宜辛温之品以通阳宣发，如挟热邪内郁，又必须参用辛凉，以清热透热。但不可妄用苦寒、甘寒、润腻之品，虽能清热，但有碍怫郁之阳气宣越。

4.随症立法：仲景于卫阳怫郁，随症治之，是分别阳气怫郁，则以通阳为主，如"服桂枝汤，大汗出，脉洪大者，与桂枝汤如前法。若形似疟，一日再发者，汗出必解，宜桂枝二麻黄一汤"（《伤寒论》25条）。如发汗之后仍形似疟，一日再发者，则用桂枝二麻黄一汤，重通阳，轻发泄。后世俞根初主苏羌达表汤，雷少逸主辛散太阳法，均本谙仲景随症治之。

方证：桂枝麻黄各半汤证、桂枝二麻黄一汤证、桂枝二越婢一汤证、桂枝汤证、苏羌达表汤证。

考证：怫郁一词，自仲景以下，历代都有人用，仲景云："设面色缘缘正赤者，阳气怫郁在表，当解之熏之"（《伤寒论》48条）。《中医大辞典》解释为：怫郁，郁结不舒。陈明说："感冒经月，病久邪微，卫阳怫郁，已成太阳轻证。邪微阳郁，不得泄越则身痒。"[1] 阳气不宣则通阳发泄并重，**仲景**曰："太阳病，得之八九日，如疟状，发热恶寒，热多寒少，其人不呕，清便欲自可，一日二三度发。脉微缓者，为欲愈也，脉微而恶寒者，此阴阳俱虚，不可更发汗、更下、更吐也，面色反有热色者，未欲解也，以其不能得小汗出，身必痒，宜桂枝麻黄各半汤"（23条），"病人烦热，汗出则解，如疟状，日晡所发热者，属阳明也。脉实者宜下之，脉浮虚者宜汗之。下之与大承气汤。发汗宜桂枝汤"（240条）。

俞根初说："若发热恶寒如疟状，一日二三度发，其人不呕，仍是太阳表证，苏羌达表汤主之。"[2] **邵仙根曰**："（汗吐下）三法之前，正气未伤，与邪争胜，邪不胜正，则周身发战，战则汗出，邪气从汗而外解也，发战之时，宜安舒静卧，不可扰乱投药，以阻其邪出之机。"[3] **雷少逸说**："（寒疟）先伤于寒，而后伤于风，故先寒而后热也，盖寒疟之脉证，弦紧有力，寒长热短，连日而发，或间日两发，发时头痛微汗，或干热无汗，脉弦紧有力，此当遵古训，体若燔炭，汗出而散之旨，拟用辛散太阳法治之，如寒热按时而至，方可继进和解。"[4]

李洪成按：卫阳怫郁候系阴邪郁滞于表，致卫阳怫郁不得泄越，仍属表实寒证，治则唯鼓动阳气发越郁滞，仍从汗法。唯临床认证，常与内热郁蒸难相识别，如面赤烦躁，甚则谵语发狂，热多寒少，或汗大出，脉洪大，或大便数日不通，均与邪热内蒸雷同，欲审其为阳气怫郁，必须有阳气不宣之症象相伴，如肢冷、恶寒，甚则战栗，斯时尤以舌象最为紧要，以舌苔白滑，症象、脉象虽似阳热，舌象独见阴象，此外如热虽壮而肤干无汗，大便虽闭而小便清长，或小便不利而大便自调，口虽干而喜饮，可知其热在表而不在里。余如头痛、身痛、空窍、经气不宣等症象，亦可为表郁之佐证。

卫阳怫郁，常发潮热，或寒热如疟，一日二三次发，系外邪郁滞于表，卫阳欲发不发所致，如其人体实，邪不内传，常可留表迁延，最难识别，北京一老医师用麻黄汤治愈发热年余之报道，可谓独具慧眼。如仲景"下之与大承气汤，发汗宜桂枝汤"，可见同一潮热，表里寒热，务宜细审。

引用文献

[1] 陈明.伤寒名医验案精选［M］.北京：学苑出版社，1998：73.

［2］俞根初.重订通俗伤寒论［M］.上海：上海科学技术出版社，1959：110.

［3］吴坤安.伤寒指掌［M］.上海：上海科学技术出版社，1959：卷三94.

［4］雷丰.时病论［M］.北京：人民卫生出版社，1964：80.

七、卫阳郁闭候

卫阳郁闭候，为表寒实证中最深重之候，系表证中唯一的闭证。但却是闭证中最轻浅之候，即外闭之候。古称为"正伤寒""大伤寒""真伤寒"之证。其实即外感风寒，寒重于风，阴邪太盛，郁闭周身阳气所致，其病机本质亦属本候，病势急重，然治疗得法亦易速解。

诊断

病名：[中医] 正伤寒，阴暑，寒闭，刚痉。[西医] 感冒，流行感冒。

证名：肺卫风寒证，肺胃寒热证。

病位：肺卫，肺胃。

病因：风寒，寒热。

病机状态：郁闭。病因猝感阴寒之邪，郁闭体表卫阳之气，不得通行于周身上下，腠理闭而宣，经脉凝泣不行，空窍亦因之而不得宣发，致成本候，为表证中的急证。即雷少逸所谓"寒郁经络，阳气不行"之候。

1. 卫阳失宣候＋阳气不行－阳气不宣＋经气不利－经气不行
2. 阳气不行──→经脉不利
   │ ↑
   └──→腠理不宣──→清空不宣──→清窍不宣

图2-4-16　卫阳郁闭候病机结构式示意图

病形： 郁闭；　　　**病层：** 表；　　　**病态：** 静；

病性： 阴；　　　**病质：** 实；　　　**病势：** 重，深，急。

证象组合： 阳滞＋表郁＋经脉＋空窍

主症：【阳气不行】症象： ①恶寒。②肢厥。③寒战。**舌象：** 舌淡暗苔白。**脉象：** 脉紧数，沉迟。

　　　　【腠理不宣】症象： ①发热恶寒无汗。②恶风发热无汗。

副症：【经脉不利】症象： ①腰背疼痛。②头项强痛。③筋脉不和。④手足拘急。⑤角弓反张。⑥搐搦。

　　　　【清空不宣】症象： 头痛如破。

宾症：【清窍不宣】症象： 鼻鸣鼻塞。

临床必须以主、副症同见，阳气、腠理、经脉见症为主，方为表阳郁闭重证，古人强调无汗、脉浮紧为主要临床特征，悉遵仲景"若其人脉浮紧，发热不汗出者"（《伤寒论》16条）之训，确立表阳郁闭的诊断依据，以体现病机特点。

鉴别诊断

卫阳郁闭候＋阳气不宣－阳气不行＋经气不宣－经脉不利＝**卫阳失宣候**

　　└──＋气机失宣＋气机冲逆＝**清阳郁闭候**

　　　　└──＋津气蕴蒸－阳气不行＝**清气郁闭候**

图2-4-17　卫阳郁闭候鉴别式示意图

卫阳失宣候病机形态仅是郁遏，而非郁闭，病势因而轻缓。清阳郁闭候为邪已入里，为表里阳气均呈郁闭状态，故必兼见气机失于宣降之症象。清气郁闭候仅表里气分之郁闭，无阳气郁闭之症象，且有内热蕴蒸之症，可见病亦较轻浅。

传变预测

卫阳郁闭候─表传─＋阳气不宣－阳气不行＋经气不宣－经脉不利→**卫阳失宣候**

　　└──＋血滞不行－经脉不利＋经气不利→**营卫郁滞候**

　└里传－＋气机失宣＋气机冲逆→**清阳郁闭候**

　　　└──－腠理不宣－清空不宣＋神志蒙闭＋津气蕴蒸→**清阳蒙闭候**

　　　　└──－阳气不行→**肺气郁闭候**

图2-4-18　卫阳郁闭候传变式示意图

卫阳郁闭候治疗得法，表开郁达而解，余邪未尽亦可转轻为卫阳失宣候；如失治误治，卫分之邪深入营分，则可转为营卫郁滞候。虽仍属表传，但病已加深。如邪渐入于里，则可转成表里郁闭的清阳郁闭候。或表邪虽解，里闭已深，蒙闭心神，则转重为清阳蒙闭候重证，或郁闭肺气的肺气郁闭候的重证。

辨证

定位： 肺：以腠理症象为主，恶风寒等；胃：以四肢经脉症象为主，战栗等。

定性： 风寒湿：恶风恶寒，战栗身重，舌苔润滑，舌淡暗，脉浮紧。挟热：兼见烦躁口干，烦渴尿赤，舌苔腻涩，舌暗红，脉紧兼数。

定量： ①轻：恶风，肢冷，发热无汗，腰背疼痛，头项强痛，筋脉不和，脉浮紧。②中：恶寒，肢厥，干热无汗，骨节疼痛，手足拘急，时有搐搦，脉紧数。③重：寒战，厥逆，壮热无汗，遍体疼痛，角弓反张，瘛疭不定，脉沉紧。

论治： 急投辛温发散以祛在表之阴寒，得汗出邪散，表阳通行，病即可解。若有失误则多内陷传变。

1.随机立法： 卫阳郁闭候系表分闭证，其病机本质为卫阳不能行达于表，以至于腠理不开，经脉不利，故其治则当以通阳宣发为主，阳气不通，则腠理无法宣开，汗无由而泄越，表寒不可以解。古人谓"发表"或"发汗"之法，是与"解肌"之桂枝汤法对比而言，桂枝虽亦通阳，但无宣发之力，故仲景告诫曰"桂枝本为解肌，若其人脉浮紧，发热汗不出者，不可与之也。常须识此，勿令误也（《伤寒论》16条）"。卫阳郁闭必得宣发，雷少逸云："其脉浮弦有力，或浮紧，头痛恶寒，身形拘急，肢节疼痛而心烦，肌肤大热而无汗，此为阴寒所逼，使周身阳气不得伸越，宜用辛温解表法减去防风，益以香薷、藿香治之。"[1]

2.随位立法：病在于肺，肺主卫，泄卫当兼宣肺，肺气一开，则周身之气皆行，腠理随之而开。病在于胃，胃为阳腑，当防阳气化热，辛温通阳宣发之内，可兼用辛凉透热之品，如石膏、芦根之属。

3.随因立法：卫阳郁闭候纯属阴邪，阴凝之气，当从辛温燥热之品如麻黄、桂枝，或后世之紫苏、香薷之属，尤以夏月感受阴寒，常兼辛香之品，如香薷、藿香、苏叶之类。挟湿者，羌活、苍术苦温燥烈之品亦可重用，但应汗出则止，不可过剂。如挟内热，常兼用辛凉透热之品，如葛根、石膏、芦根、黄连。

4.随症立法：通阳宣发为治疗总则，如经脉症象严重者，可加用通利经脉之药，如羌活、独活、秦艽、威灵仙之类，清空症象明显者，可加升阳散邪之品，如羌活、细辛、川芎、白芷之类，随经遣药，但不可与治则相悖。

方证：麻黄汤证、大青龙汤证、苏羌达表汤证、辛温解表法证、羌秦香薷饮证。

考证：卫阳郁闭候，古称：伤寒表寒实证，正伤寒，太阳伤寒，表实证。寒伤营，麻黄汤证，客寒包火，风寒闭暑。郁闭：阻塞不通。《医宗金鉴》："宜用按摩法，按其经络，以通郁闭之气。"[2]

吴坤安说："如无汗而脉浮紧，此营卫俱强而表实也，用麻黄汤以发表，使营卫之邪从皮毛而出，则诸症自除矣。"[3]**俞根初说**得更细致："凡头痛身热，恶寒怕风，项强腰痛，骨节烦疼者，皆表寒证，皆宜汗解，《内经》所谓体若燔炭、汗出而散者是也。但要辨无汗者，寒甚于风，为正伤寒，必须使周身大汗淋漓而解，苏羌达表汤为主，随症加减。""舌多无苔而润，即有亦白滑而薄，甚或舌苔淡白，脉左浮紧有力，右多浮滑，浮则为风，紧则为寒，有力而滑则为表寒实象，此太阳经表证标病也。""刚痉发热，无汗恶寒，小便反少，脉浮紧者，属中风，重感于寒，葛根汤，或加独活、防风。"[4]**姚国美说：**"头痛胸闷，无衣则凛凛，着衣则烦，……发热，恶风，溺赤，两手时或搐搦，此寒风闭暑，法宜疏解，羌秦香薷饮主之。"[5]

李洪成按：古人尝分表证为表实、表虚，以风重于寒者名风伤卫，即表虚症，桂枝汤证；寒重于风者名寒伤营，即表实证，麻黄汤证。然据临床所见，两症均系寒重之表实证，前者较轻，即卫阳失宣候用药以桂枝通阳解肌为主；后者则重，即本候用药以麻桂同用，通阳发表为主。后世怯用麻黄，常以苏叶、葱、姜、羌活之类代之，夏月则以香薷代之。

引用文献

［1］雷丰.时病论［M］.北京：人民卫生出版社，1964：56.

［2］吴谦.御纂医宗金鉴［M］.北京：人民卫生出版社，1963：1035.

［3］吴坤安.伤寒指掌［M］.上海：上海科学技术出版社，1959：卷一36.

［4］俞根初.重订通俗伤寒论［M］.上海：上海科学技术出版社，1959：110，181，421.

［5］姚国美.姚国美医学讲义合编［M］.北京：人民卫生出版社，2009：179.

八、卫阳郁蒸候

卫阳郁蒸候，系表分郁蒸证中之重证，与卫气郁蒸候同属外阴内阳之候。但卫气郁蒸候为外郁内蒸，而卫阳郁蒸候为外闭内灼，其病机形态实为卫阳郁闭兼有津气蕴灼之证，为郁闭蒸灼同见之候。先有热邪蕴灼于内，再感风寒湿阴邪郁闭于外，故病多暴发，病势急重，虽属表证，实为表里同病，偏重于表。

诊断

病名：［中医］伤寒，太阳病，夏月伤寒，伤暑，寒湿郁热。［西医］感冒，热射病，鼻炎。

证名：肺胃寒热证，肺胃风暑证，肺卫寒湿证。

病位：肺胃。

病因：寒热，风暑，寒湿。

病机状态：郁蒸。先感热邪，内蕴于胃，未曾发病，外受风、寒、湿阴邪，郁闭卫阳，腠理不得开泄，经脉不利，空窍不宣，内热不得宣达于外，郁而暴发。而成阴邪郁闭于外，阳邪蕴灼于内，外阴内阳，外闭内灼之候。

1.津气蕴灼＋卫阳郁闭候

2.阳气不行→腠理不宣＋津气蕴灼→经气不宣→清空不宣→清窍不宣

图2-4-19 卫阳郁蒸候病机结构式示意图

病形：郁蒸，外闭内灼；　　　病层：表中有里；　　　病态：静中有动；

病性：阴中阳证，外阴内阳；　病质：实；　　　　　　病势：重，深，急。

证象组合：阳滞＋表郁＋气灼

主症：【阳气不行】症象：①恶寒。②肢冷。③渐然厥起。④身重乍有轻时。舌象：苔白。脉象：脉浮缓，浮紧，细涩。

【腠理不宣】症象：①恶风恶寒。②发热无汗。③始终无汗。

【津气蕴灼】症象：①灼热。②烦躁。③口渴引饮。④尺肤热甚。⑤面赤昏谵。⑥小便短赤。舌象：苔黄。脉象：脉关洪数。

副症：【经脉不利】症象：①项背强。②骨节疼痛。

【清空失宣】症象：头痛如劈。

宾症：【清窍失宣】症象：鼻塞鼻鸣。

临床以腠理不宣与津气蕴灼为主，伤寒家常以"不汗出而烦躁"为认证标准，亦此意。然而阳气不行与经脉不利，也是表分阳闭的征象。故仲景不拘于脉浮紧，身疼痛或不痛但重，乍有轻时，均属阳气郁闭之象。

鉴别诊断

卫阳郁蒸候－津气蕴灼＋津气蕴炽＋营热蕴灼＝营卫郁炽候
　　└──津气蕴灼＋津气蕴蒸＋营热蕴蒸＝营卫郁蒸候
　　　　└──阳气不行－经脉不利＝卫气郁蒸候
　　└──津气蕴灼＝卫阳郁闭候

图2-4-20　卫阳郁蒸候鉴别式示意图

卫阳郁闭候内无热邪之蒸灼。卫气郁蒸候外无卫阳之郁闭，内热亦轻。营卫郁炽、郁蒸候可兼见营热内蕴之蒸灼，自易辨别。

传变预测

卫阳郁蒸候－津气蕴灼＋津气蕴炽＋营热蕴灼→营卫郁炽候
　　└──＋气机失宣、失降→清阳郁蒸候－津气蕴灼＋津气蕴炽→清阳郁炽候
　　　　　└──＋气机失宣、失降→清阳郁闭候
　　└──－腠理不宣＋神志蒙闭→清阳蒙闭候

图2-4-21　卫阳郁蒸候传变式示意图

卫阳郁蒸候治有失误，外闭不开，郁热转甚，内窜营分而转成营卫郁炽候。如表邪内陷，气机失于宣降，则转成清阳郁蒸候，郁热转炽则成清阳郁炽候，表里之气均闭，里热上冲则成清阳郁闭候。内热蒙闭心神而成清阳蒙闭候重证。

辨证

定位：肺：以腠理症象为主，如恶风寒，无汗；胃：以津气症象为主，如面赤发热，烦躁口渴。

定性：风：恶风，肢冷，身疼，舌苔薄白，脉浮缓。寒：恶寒战栗，肢厥，身痛，舌苔白厚，脉浮紧。湿：恶寒，身重，身痛，舌苔白腻，脉弦。热（暑）：面赤，烦躁，口渴，尿赤，灼热，舌红苔黄，脉洪数。

定量：①轻：恶风，指冷，头痛，身疼，发热，口干，心烦，尿短，苔薄，脉浮缓、滑。②中：恶寒，肢冷，头重痛，身痛，灼热，口渴，烦躁，尿黄，苔厚，脉浮弦、数。③重：寒战，厥冷，头痛如劈，身强痛，壮热，引饮，躁扰，尿赤，苔腻，脉浮紧、洪。

论治：当急急通阳宣发，开泄表分之郁闭，兼以清凉宣透，使郁蕴之热邪透达于外而解。不可妄投苦寒沉降，使表邪内陷入里，必多传变，若里热大重，往往表寒一解，里热转炽，不可轻视。

1.随机立法：卫阳郁蒸候为郁深蒸重之急证，外有阳气郁闭，内有蕴热蒸灼，外郁不解，内热无从透达，故其治则当外发表阳之郁闭为主，兼清透内热，使外郁之阴邪得以散发，即内蕴之郁热亦可随汗外达。所以发越阳气当重于清解。若外闭不开，徒有清凉，热无从泄，必致转炽、转闭、内陷等转变，故仲景曰"伤寒脉浮，发热无汗，其表不解，不可与白虎汤"（《伤寒论》170条）。俞根初曰："热病兼寒者，初起必先渐然厥起，微恶风寒，身热无汗或汗出而寒，头痛不堪，尺肤热甚，……舌苔初则黄白相兼，……脉左浮紧，右洪盛，紧为寒束于外，洪盛则热结于内，……先解其热以出其汗，轻则葱豉桔梗汤加益元散9g，青蒿脑6g，重则新加白虎汤加鲜葱白3枚，淡香豉

12g，使表里双解，或汗或痦或疹或斑，一齐俱出。"[1]

2.随位立法：病发于肺胃，邪偏于肺，表郁为重，当宣肺以助腠理开泄。邪偏于胃，里热为重当清透郁热，以救津液。

3.随因立法：风寒外闭，当用辛温发散，寒湿外闭则当用苦辛温燥，如感受风暑，正当夏月发泄之时，只宜轻剂，如香薷、苏叶、藿香、葱白、薄荷之类。内热当以辛凉甘寒清透为主，如石膏、芦根；热甚苔黄，可参苦降如黄芩、黄连、栀子之类，舌尖边红，当防热入营血，可入生地、丹皮凉血滋液。暑热常兼湿邪，可兼芳香淡渗之品，如佩兰、青蒿、通梗、滑石之类。

4.随症立法：卫阳郁蒸为外闭内灼，宣发为主，清透为辅，针对病机，临床症状，随之而解。如症状严重者，亦可酌加药味，如身痛甚者，酌加行经之味，如羌活、独活、秦艽、威灵仙之属，头痛甚者，随经加入升阳之品，如川芎、白芷、羌活、藁本、细辛之类。

方证：大青龙汤证、三黄石膏汤证、九味羌活汤证、新加香薷饮证、薷杏汤证、新加白虎汤合葱豉证。

考证：卫阳郁蒸候，古称：表寒里热证，两伤营卫，客寒包火，热病兼寒，寒湿郁热，寒郁暑热，手太阴暑温。**仲景**曰"太阳中风，脉浮紧，发热恶寒，身疼痛不汗出而烦躁者，大青龙汤主之。若脉微弱，汗出恶风者不可服之。服之则厥逆，筋惕肉𥆧，此为逆也"（《伤寒论》38条），"伤寒脉浮缓，身不疼，但重乍有轻时，无少阴证者，大青龙汤主之"（39条）。

吴坤安也说："如不汗出而烦躁，此内有伏火，为外寒所郁也，宜大青龙汤外散表寒，内清里热，则表里俱解矣。"[2] **吴鞠通**说："手太阴暑温，如上条证（形似伤寒，右脉洪大，左手反小，面赤口渴），但汗不出者，新加香薷饮主之。"[3]

李洪成按：卫阳郁蒸候为内有热邪蕴伏，外有寒湿郁闭，多见于伏气温热，触感暴寒而暴发之急重证候，是故多见外寒一解，里热随之转炽，病反增剧。然伏热不深，治之得法，亦可热随汗透，伏热随解，用药当视其寒郁与热蒸之孰重孰轻，外寒郁闭偏重者当重用发表开闭，如麻桂同用；若里热蒸灼偏重者，重用清透，若系湿火，可用苦降，而发表之药则宜从轻，以内热蒸腾，本有外越之势，仅需略有宣发之品，因势而利导之，借其蒸腾之势，自可冲开表分之郁闭，如过投辛温，反有助热耗津之弊。

引用文献

［1］俞根初.重订通俗伤寒论［M］.上海：上海科学技术出版社，1959：247~248.

［2］吴坤安.伤寒指掌［M］.上海：上海科学技术出版社，1959：卷一36.

［3］吴鞠通.温病条辨［M］.福州：福建科学技术出版社，2010：39.

九、卫阳不振候

卫阳不振候，通称表阳虚证，为表虚证中较为深重之候。虽谓表证，实由肺脾肾之阳虚弱所致。多见于病后，肺脾肾阳不足之人，或过投表药发散，以致汗出阳虚，浅者虚在肺卫，深则虚及脾肾，如一虚再虚，必致卫阳不固或虚及营分，而成损证。

诊断

病名：[**中医**] 表阳虚，卫阳虚，冷汗，风疹块。[**西医**] 亚健康状态，休克，荨麻疹。

证名：肺卫阳虚证，肺脾阳虚证，肺肾阳虚证。

病位：肺卫，肺脾，肺肾。

病因：阳虚。

病机状态：虚弱。病由阳气不足不能充实卫阳，卫阳空虚不能卫外以为固，致腠理不实，汗出过多，阳随汗泄，更虚卫阳，转辗循环，致经脉失其卫阳之温养而不荣。较卫气不振候更深一层。

1.卫气不振候 – 气虚不充 + 阳气不振

2.阳气不振 → 腠理不实 → 经脉不荣

图2-4-22　卫阳不振候病机结构式示意图

病形：虚弱；　　**病层**：表；　　**病态**：静；

病性：阴；　　　**病质**：虚；　　**病势**：重，深，缓。

证象组合：阳虚 + 表虚 + 经虚

主症：【阳气不振】症象：①恶寒。②指冷。③身冷如水。④身倦乏力。舌象：舌淡无苔。脉象：脉虚，浮迟，微迟，沉迟无力。

副症：【腠理不实】症象：①冷汗自出。②汗多恶风。③易感冒风寒。

宾症：【经脉不荣】症象：①肢体酸困。②关节不利。

临床以腠理不实而呈阳虚见象者，为卫阳不振的诊断依据。古人以表虚兼见寒象者称表阳虚。

鉴别诊断

鉴别式：卫阳不振候＋气虚失充－阳气不振＝卫气不振候

卫阳不振候＋营虚失荣＝营卫虚弱候

卫阳不振候＋津液不固＝卫阳不固候

卫阳不振候－经脉失养＋气机失宣、失降＝肺阳失布候

卫阳不振候虚及阳气为深，而卫气不振候仅表气虚为浅。卫阳虚而不能固护津液，即卫阳不固候，病机较之又深一层。卫阳不足又兼营分不足，即营卫虚弱候，为表阳虚证进一步发展之候，渐入损门矣。卫阳不振兼见气机失于宣降之咳喘、胸满，却无经脉表证，即为肺阳不足的肺阳失布候，已属里阳虚证。

传变预测

卫阳不振候＋津液不固→卫阳不固候

┣＋营虚失荣→营卫虚弱候

┗＋腠理不调－腠理不实＋经气失宣－经脉失荣＋清空不宣→卫阳虚郁候

图2-4-23　卫阳不振候传变式示意图

卫阳不振候如失治误治，卫阳空虚，不能固护腠理，津液外泄，即成卫阳不固候，如汗出伤阳，亦耗营阴，虚及营分，即成营卫虚弱候。卫阳空虚，最易招致外邪，以致卫虚受邪，虚实共见而成卫阳虚郁候，最为临床常见之证。

辨证

定位：肺：恶风，自汗，皮肤冷，少气懒言，舌淡红，脉虚。脾：恶寒，动则汗出肢冷，倦怠乏力，舌淡，脉濡缓。肾：恶寒，冷汗，足冷，舌淡胖，脉沉、细、迟。

定性：偏阳虚：恶寒肢冷，困倦少气；偏卫虚：多汗恶风易感。

定量：①轻：恶风，指冷，动则汗出，身倦，舌淡红，脉虚缓。②中：恶寒，肢冷，多汗自出，酸倦，舌淡白，脉细迟。③重：寒栗，足冷，冷汗自汗，酸重，舌淡胖，脉沉细。

论治：当从温补以助肺、脾、肾之阳气，使之通行卫阳，卫阳振则表自固。不可妄行疏散。

1.随机立法：卫阳不振，由于在里之阳气虚弱，不能充行于卫，致卫阳空虚，不得固护腠理经脉。故其治则当温补阳气为主，兼以通行卫阳，使阳气得补养而能外充于卫阳，则卫阳充实，自能固护腠理，营养经脉。与阳虚里证专事温补略有不同。又以营行脉中，卫行脉外，营卫相随并行不悖，故温养卫阳之中，略兼和营之品。

2.随位立法：肺主卫，卫为中焦水谷之精气，又卫出下焦，故卫阳不振，实与肺、脾、肾三脏阳气相关。欲振卫阳，必先温补肺、脾、肾之阳，病浅者温补肺阳，稍深则肺脾双补，最深者必温补肾中阳气，始克有济。

3.随因立法：卫阳不振总以温补阳气，与通行卫阳为法，阳虚症象显著者，以温补阳气为主。卫虚证象显重者，又当多兼通阳固卫之品，如桂枝、防风、芍药、大枣。

4.随症立法：如腠理不实多汗者，可兼用敛汗固表之品，如麻黄根、浮小麦、凤凰衣之类。如经脉失养，肢体酸痛者，又可参用营养筋脉之品，如木瓜、秦艽、当归、鸡血藤胶、白芍。

方证：桂枝加黄芪汤证、黄芪建中汤证、芪附汤证、玉屏风加附子汤证。

考证：卫阳不振候，通称：表虚证，表阳虚证，卫阳虚弱，表阳虚弱。在西医来说可能是一种亚健康状态，容易感冒；也会出现在过敏及过敏以后或输液反应以后，甚至是一种休克状态，血压低，冷汗淋漓。如吴鞠通说："温病解后，脉迟，身凉如水，冷汗自出者，桂枝汤主之。"[1]陈赞恒曾治谢某，男，30岁，自诉于6年前患皮肤病，每逢寒风细雨及下水干活，常发皮疹，奇痒难忍。前医多以消风散与四物消风饮化裁为治，均未获效。余观疹块，大小不一，其色淡白，遍布全身，搔后微有血痕。按其脉虚而稍浮，察其舌淡苔薄白，口不渴，略畏寒，二便如常。综合上述情况，断为气虚表弱，腠理稀疏。卫阳不固，风邪乘虚侵入所致，治以实表固卫，扶正御邪：北芪60g，附子（久煎）、防风15g。10帖，空腹日服1帖。第二次来诊，自诉疹块消失，痒亦缓解。效不更方。继服10帖，病告痊愈[2]。

李洪成按：卫阳不振候，为表虚深重之证。虽谓表虚，实关肺、脾、肾三脏，三脏阳气不足以充养卫阳，以致卫之阳气虚弱。欲振卫阳，必以培补内脏阳气为先，临床虽以皮毛表病为著，其根却在于里。此外，表阳虚弱虽易感外邪，却多不发热，常不在意，每致迁延，甚致诸多变幻，实由卫阳无力与病邪抗争，故不发热，亦无力祛邪外出，势必致遗邪为殃。

引用文献

［1］吴鞠通.温病条辨［M］.福州：福建科学技术出版社，2010：117.

［2］陈赞恒.加味芪附汤治疗风疹瘙痒［J］.上海中医药杂志，1983，（7）：34.

十、卫阳虚郁候

卫阳虚郁候，系虚实夹杂之表证，为卫阳虚弱，而外邪又郁遏于卫分，正虚邪实之候。由其人卫阳素弱感受风寒湿邪，留于卫分，卫阳托邪无力，或表证峻汗，汗出过多，损伤卫阳，外邪乘虚袭卫，皆能导致本候，通称"阳虚伤寒"，亦有属于伤寒坏证者。

诊断

病名：［中医］虚人感冒，阳虚伤寒，柔痉，鼻衄，痹证，瘾疹。［西医］过敏性鼻炎。

证名：**肺卫风寒证，肺卫寒湿证。**

病位：肺卫，脾肾。

病因：阳虚，风寒，寒湿。

病机状态：虚郁。由卫阳空虚不足以御表邪，表邪留滞腠理，使腠理开阖失度，卫阳不得通行于空窍、经气之间而致不宣，成为卫阳虚、卫邪实，虚实夹杂之表证。亦即卫阳不振与卫阳失宣之合并证候。

1.卫阳失宣候＋腠理不调－腠理不宣＋阳气不振－阳气不宣

2.阳气不振

＋↓

腠理不调→清空不宣→清窍不宣→经气不宣

图2-4-24　卫阳虚郁候病机结构式示意图

病形：虚郁，正虚邪郁；　　**病层**：表；　　　　**病态**：静；

病性：阴；　　　　　　　**病质**：虚实夹杂；　　**病势**：重，深，缓中有急。

证象组合：阳虚＋阳郁＋表郁

主症：【阳气不振】症象：①恶寒战栗。②手足冷。③倦怠乏力，神慢懒散。④口淡无味，四肢微急，难以屈伸。⑤小便难。**舌象**：舌淡苔白。**脉象**：脉浮大，沉迟，细弱。

【腠理不调】症象：①汗出恶风。②时而无汗发热。③半身汗出，头汗。④热汗骤至。⑤微热不扬。⑥寒热间作。**舌象**：舌淡红苔薄白。**脉象**：脉浮紧，浮缓。

副症：【清空不宣】症象：头痛。

【清窍不宣】症象：①鼻塞。②咽痒。

宾症：【阳气不宣】症象：①身疼痛。②关节不利。③项强。④遍体拘急而痛。⑤足挛急屈不伸。

有表证而兼见表阳虚证象，即为确立卫阳虚郁之诊断依据，临床以表虚表实同见为特征。

鉴别诊断

卫阳虚郁候－阳气不振＋气虚失充＝**卫气虚郁候**

└─＋腠理不宣－腠理不调＋阳气怫郁＋气机不宣、不降＝**清阳虚郁候**

└─＋阳气不宣＝**阳气虚郁候**

└─＋营虚失荣＝**营卫虚郁候**

图2-4-25　卫阳虚郁候鉴别式示意图

卫阳虚郁候为表阳虚、表邪郁之候，而卫气虚郁候，则系卫气虚、表邪郁，而卫阳未伤之候，有浅深轻重的不同。清阳虚郁候则系上焦阳气不足，表分邪实，渐入于里，即表邪郁遏，而兼上焦阳虚邪郁之候。阳气虚郁候指里阳不足，而兼表分邪实，即里虚表实之候。营卫虚郁候是卫阳与营阴两虚而邪郁于表，各自不同。

传变预测

卫阳虚郁候+营虚失荣+腠理不宣–腠理不调→**营卫虚郁候**

└──+阳气不宣–阳气不振+气虚失养→**营卫失调候**

└──+腠理不宣–腠理不调+气机不宣、不降+阳气怫郁→**清阳虚郁候**

图2-4-26　卫阳虚郁候传变式示意图

卫阳虚郁候如过投疏散，汗出伤营，而表郁不解，可转成营卫虚郁候。如过投温补，不兼宣散，温耗营气，阳气不宣，而转营卫失调候。如表邪不解，传入于里，郁于上焦，则可转成清阳虚郁之候。

辨证

定位：肺脾肾定位可参考卫阳不振候。

定性：风寒湿定性可参考卫阳失宣候。

定量：可参考卫阳不振候和卫阳失宣候。

论治：宜助阳御表，或扶阳救表，即温补阳气，通行卫阳，以托邪外出。然而助阳不可蛮补，恐其留邪，疏邪不可峻汗，恐更伤卫阳而犯虚虚实实之戒，必致变证。

1.随机立法：卫阳虚郁候为表阳不足，表邪郁遏之候，治则当助表阳以祛卫分郁遏之阴邪，古人称"助阳御表"或"扶阳救表"之法。然而卫阳之不足，实由于肺脾肾之阳气不充，欲助卫阳，必温补脏腑阳气，但为使阳气充行于卫，又必须兼以通行卫阳之品，即温补阳气兼行卫阳之法，然不宜蛮补留邪，疏散只可少用，以免重虚卫阳。

2.随位立法：肺脾肾之阳气与卫阳相关，浅则温补肺阳，如芪、附；深则温补脾肾，如白术、姜、附，务使脏阳充足，始可外达于卫。

3.随因立法：外郁阴邪，治当辛温疏散。风宜轻疏，如荆防；寒宜温散，如苏叶、葱白；湿应温燥，如苏梗、藿梗、苍术。然卫阳已形不足，疏散郁遏，务必适中，温通卫阳之品，如桂枝既行卫阳，兼散风寒湿邪。总之，卫阳一经通行，郁遏自行解散，毋须斤斤于疏泄为宜。

4.随症立法：温补兼温通之法，既复卫阳，亦祛阴邪，阳复邪退，症状自然冰释，如清空清窍症状显著者可兼用升阳散邪之品，如荆、防、芎、芷之类。经气失宣症状显著者，亦可参用行经之品，羌活、独活、灵仙、蚕沙之类。

方证：桂枝加附子汤证、桂枝姜附汤证、黄芪建中加附子汤证。

考证：卫阳虚郁候通称：表虚伤寒，阳虚伤寒，寒湿伤寒。**仲景**曰"太阳病，发汗遂漏不止，其人恶风，小便难，四肢微急难以屈伸者，桂枝加附子汤主之"（《伤寒论》20条），"风湿相搏，身体疼烦，不能自转侧，不呕不渴，脉浮虚而涩者，桂枝附子汤主之"（174条）。**吴鞠通**说："寒湿伤阳，形寒脉缓，舌淡或白滑不渴，经络拘束，桂枝姜附汤主之。"[1] **舒驰远**说："若真阳素亏，平日恶寒喜热，惯服辛温，大便溏滑者，宜加附子、炮姜、黄芪、白术助阳御表。"[2] **俞根初**说："柔痉则汗出不恶寒，脉沉细者属中风，重感于湿，瓜蒌桂枝汤，或桂枝加葛根独活防风汤（即桂枝汤、加葛根、独活、防风）。"[3]

李洪成按：卫阳虚郁候，为表阳不足，外邪郁滞，卫阳无力以驱外邪之候。其本在于卫阳之虚，因而其治，当求之其本。即助卫阳以驱外邪，绝不可祛邪而不顾其本，不然即有仲景所云"太阳病，发汗遂漏不止，其人恶风，小便难，四肢微急难以屈伸者（《伤寒论》20条）"之变。

引用文献

［1］吴鞠通.温病条辨［M］.福州：福建科学技术出版社，2010：47.

［2］舒驰远.伤寒集注［M］.北京：人民军医出版社，2009：139.

［3］俞根初.重订通俗伤寒论［M］.上海：上海科学技术出版社，1959：421.

十一、卫阳不固候

卫阳不固系表虚证中急重之候，为表证中的虚滑证候。常由卫气、卫阳不振或卫气、卫阳虚郁，过投疏散或误投峻汗发散之剂，以致重劫卫阳，卫阳空虚不能固护腠理、津液外泄，往往导致阳随汗泄，而成亡阳脱绝之变，所以为表虚证中之急证重证。

诊断

病名：[**中医**]阳虚感冒，阳虚伤寒，表虚盗汗，阳虚自汗，表虚盗汗，漏汗，产后多汗，亡阳，虚损。[**西医**]变应性亚败血症。

证名：肺卫阳虚证，脾肾阳虚证，肺肾气虚证，肺脾阳虚证，肺肾阳虚证。

病位：肺卫，肺脾，肺肾，脾肾。

病因：阳虚。

病机状态：虚滑。由素体阳气不足，或过投疏散，或误用峻汗发泄之剂，致重劫卫阳。卫阳空虚不能足以固护腠理，致腠理洞开，有开无合，津液走泄。然阳气虚弱亦不足以固摄津液，故阳气不振为主体病机。经脉不荣始由阳气不能温煦，继因津液走泄，不能濡养所致。

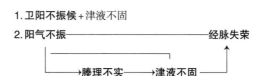

图2-4-27　卫阳不固候病机结构式示意图

病形：虚滑；　　**病层：**表；　　**病态：**静中动；

病性：阴；　　　**病质：**虚；　　**病势：**重，浅中深，缓中急。

证象组合：阳虚+表虚+津滑+经虚

主症：【阳气不振】症象：①恶寒。②振栗。③肢冷。④厥逆。⑤面㿠白。**舌象：**舌淡不荣。**脉象：**虚、濡。

　　　　【腠理不实】症象：①恶风。②自汗。③盗汗。

副症：【津液不固】症象：汗出不止。

宾症：【经脉不荣】症象：肢体酸困。

临床常以津液不固之自汗不止为主要认证特征。但必须与阳气不振、腠理不实同见，方可确定卫阳不固表虚滑之候。故二者仍为主症。

鉴别诊断

卫阳不固候-津液不固=**卫阳不振候**
　　　　└─+营虚失荣=**营卫虚弱候**
　　└─-腠理不实、经脉不荣+气虚失充+阴精不固=**阳虚不固候**
　　　　└─+阳气浮越+阳气脱绝=**阳气虚脱候**

图2-4-28　卫阳不固候鉴别式示意图

卫阳不振候无津液不固，营卫虚弱候更加营虚失荣，均属于虚，而未至于滑。阳虚不固候无表证见象，属于里之阳气虚不能固摄在里之津液，或阴精。阳气虚脱候亦属里证，阳虚不能固摄，且有阳气散脱之象，病重于滑。

传变预测

卫阳不固候-津液不固卫→**阳不振候**+营虚失荣→**营卫虚弱候**
　　└─-腠理不实、经脉不荣+阳气浮越+阳气脱绝→**阳气虚脱候**

图2-4-29　卫阳不固候传变式示意图

卫阳不固候治疗得法，阳气收摄，津液不泄，如阳气未复，仍可转为卫阳不振候。如汗出伤及营阴，失于调治，可缓转成损为营卫虚弱候。如失治误治、阳气散脱可急转成脱绝，所谓汗多亡阳，即阳气虚脱候。

辨证

定位、定性：可参照卫阳不振候辨证。

定量：①肺：面㿠，肢冷，恶风，易汗，脉虚。②脾：面黄，肢厥，恶寒，多汗，脉弱。③肾：面暗，肢逆，寒栗，汗不止，脉细。

论治：温补阳气，固摄腠理、津液，以防阳气外脱，即俞根初所谓"以固护腠理，实表固涩之法"。

1.随机立法：卫阳不固在于津液外泄，恐阳随汗脱，所以当急急固之，欲固津液，当实腠理；欲实腠理，则当温助阳气。故扶阳助卫，为治疗总则。然腠理不实，津液不固，仍当佐以固摄之法。病至虚滑，不可再行疏散，稍有不慎，阳气随汗而泄，则病必由滑而转脱绝。故俞根初提出"以固护腠理，实表固涩之法"，即助阳固表。

2.随位立法：卫阳与肺、脾、肾之阳气相关，欲助卫阳，必须先温补内脏阳气，浅则温补肺之阳气，稍深则肺脾双补，再深则当兼温补肾之元阳。内脏阳气一充，自能外行于卫，卫阳充实则可固护腠理而收摄津液。

3. 随因立法：卫阳不固，阳虚固属其病因所在，而气随汗泄，卫气亦虚，故助阳必兼以温补益气如黄芪、人参、白术、炙甘草、大枣等；且汗为营液，汗出不止，营分必伤，故温补阳气之外，更当兼以敛补营分之品，如古方中的白芍、红枣。

4. 随症立法：助阳固表虽为大法，然收固营液，可以收盗汗、自汗，如白芍、防风、桑叶、麻黄根、浮小麦、红枣之类；如汗出不止，更可兼用酸涩，如五味子、煅龙骨、煅牡蛎、五倍子之类，甚则可兼用粉剂外扑止汗。经脉失荣而身疼痛者，可兼用养血和脉之品，如秦艽、木瓜、当归、鸡血藤胶。

方证：卢氏桂枝参芪煎证、桂枝加龙牡汤加味证、玉屏风加附子汤证、固汗玉屏风散证、玉屏风散加味证。

考证：卫阳不固候，不固就难守，以阳虚为主要表现，古籍称为：表阳虚证，表虚失固，营卫不和，亡阳证。症见自汗、盗汗。**吴坤安**说："至于漏汗不止而恶风，及发汗后反恶寒者，此属表虚，宜温之，玉屏风加附子。"又说："无热恶寒而盗汗不止者，阳虚也，黄芪建中汤加减。自汗不止者阳虚也，玉屏风散加牡蛎、龙骨收之。"[1] **王雨三**说："阳虚而阴乘之，故盗汗。且心气入于肾中则寐，火入水中，水不能摄，则水气蒸腾，乘其卫虚而越出，故盗汗，法当固卫敛阴，宜用桂枝加龙骨牡蛎汤再加黄芪、五味子。"[2] **俞根初**说："凡过汗误汗，自汗不止者，宜卢氏桂枝参芪煎。若仍不止，几有亡阳者，宜固汗玉屏风散。"[3]

李洪成按：卫阳不固候，虽以阳虚为本，而失固为标，其势亦急；汗泄过多，阳气随之外泄，急则有晕厥、甚致亡阳脱绝之变；缓亦有耗伤阳气、与营阴，渐入损途之虞。是以温补内外阳气固为主旨，而固摄津液，止其虚滑，亦当为急务。古人在内服收涩止汗之外，更用收涩药粉外扑之法，是其亦重顾标，以救其急。

引用文献

［1］吴坤安.伤寒指掌［M］.上海：上海科学技术出版社，1959：卷一48，卷二57.

［2］王雨三.治病法轨［M］.北京：学苑出版社，2015：133.

［3］俞根初.重订通俗伤寒论［M］.上海：上海科学技术出版社，1959：448.

十二、营卫郁滞候

营卫郁滞候为外感杂病中之表证，系营卫同病之表实阴证。见于风寒湿痹，或外风直中经络，系由外感风寒湿等阴邪过盛，由卫阳郁滞，深及营血，古称"营卫凝泣"，病机深于卫分诸候。若治有失误，每多遗症，而难速已。

诊断

病名：［中医］风寒发痉，急惊风，中风中经络，寒痹症，寒湿痹症，行痹，着痹，痛痹，周痹，木风，历节风，痿躄。［西医］脑血栓，关节炎，类风湿关节炎，风湿结节，滑囊炎。

证名：肺卫风湿证，肺脾风湿证，肝脾风湿证，肝肾风湿证，肺卫寒湿证，肝脾寒湿证，肺卫风寒证。

病位：肺卫，肝脾，肝肾。

病因：风寒，寒湿，风湿。

病机状态：郁闭。阴邪太盛，郁滞卫阳，深入营血，以致表阳不得宣通，腠理合而不开，营血滞而不行，经络不得通利，而成表分重证。其病机与表分闭证卫阳郁闭候相同，且更兼营血郁滞，不唯经脉受困，络脉亦不利。

1. 卫阳郁闭候＋血滞不行＋络脉不利

2. 阳气不行 ──→ 腠理不宣 ──→ 经脉不利 ──→ 清空不宣
　　　　　　└──→ 血滞不行 ──→ 络脉不利

图2-4-30　营卫郁滞候病机结构式示意图

病形：郁（闭）滞；　　**病层：**表；　　**病态：**静；

病性：阴；　　　　　**病质：**实；　　**病势：**重，深，急中有缓。

证象组合：阳滞＋表滞＋血滞

主症：【阳气不行】症象：①恶寒。②肢冷。③肢厥。④身重。⑤腰脚木重。⑥四肢痿弱。**舌象：**苔白。**脉象：**脉弦紧，浮濡，弦缓。

【腠理不宣】症象：①发热。②恶风恶寒。③无汗。④汗出不畅。⑤遍体顽麻。

副症：【血滞不行】症象：①唇紫。②面青暗。③爪甲青紫。**舌象：**舌暗。

【经脉不利】症象：①手足强直。②肢体疼痛。③角弓反张。④筋脉拘挛。⑤腰肢不举。⑥历节作痛。⑦肩背木痛。

【络脉不利】症象：①麻痹。②麻木不仁。③口眼㖞斜，半身不遂。④痛有定处。⑤关节肿硬。

宾症：【清空不宣】症象：①头昏。②头痛。

营卫郁滞候虽属表证，然系外感杂病，临床以经络症象为主要特征。但要确诊，必须兼见阳气不行与腠理不宣，方属表分实证、阴证。

鉴别诊断

营卫郁滞候 − 血滞不行 − 络脉不利 = 卫阳郁闭候
     ├── + 津气蕴蒸 = 清阳不行候
     └── − 腠理不宣、清空不宣 + 气虚失养 + 营虚失养 = 营卫不行候
  └── + 阳气不和 − 阳气不行 ┬ − 腠理、清空不宣 + 血虚失荣 ┐
          └ + 气机不利 − 经脉、络脉不利 + 经脉、络脉不和 = **气血不调候**

图2-4-31 营卫郁滞候鉴别式示意图

卫阳郁闭候纯系外感表证，未涉营血，故无血络症象。清阳不行候虽以经络症象为主，亦未入营血，无血滞见象，且中挟阳邪蕴蒸，非纯阴证。营卫不行候属虚滞，可见营卫两虚的表虚见症，而无腠理、清空之表实证象。气血不调候纯属里虚且滞证候，以气血两虚，又见气血郁滞，与表证无涉。以上之证虽皆以经络症象为特征，但有表里虚实之分。

传变预测

营卫郁滞候 — 实传 − 血滞不行 + 津气蕴蒸 → 清阳不行候
  └── 虚传 − 腠理不宣、清空不宣 + 气虚失养 + 营虚失养 → 营卫不行候

图2-4-32 营卫郁滞候传变式示意图

卫阳郁闭候治法失宜，邪留经络，郁而化热，内蒸气分，外不得解而成清阳不行候。病在气分或过投疏散，伤及营卫，而经络之邪未净，则可变成虚实夹杂之经络病变，是为营卫不行候而迁延难愈。

辨证

定位：肺：肺主皮毛，故以皮肤症象为主，如麻痹、不仁；**肝**：肝主筋，故以筋脉症象为主，如拘挛、强直；**脾**：脾主肌肉，故以肌肉症象为主，如重着、肿痛、麻木、痿弱。

定性：风：疼痛麻痹，游走不定，多在上部，强直，脉浮濡弦缓；**寒**：痛甚有定处，拘急，脉沉濡弦迟；**湿**：疼痛重着，木重，肿痛，多在下部。

定量：①轻：麻痹，疼痛，拘急，不仁。②中：麻木，烦痛，强直，不遂。③重：木重，急痛，反张，不用。

论治：当急急宣泄营卫，通利经络，使营分之邪透出卫分，随汗外泄，不然邪留营血，深滞络脉之中，终成痼疾。

1.随机立法：营卫郁滞候主体病机在于阴邪太甚，郁滞卫阳，深入营血，故其治则当以辛温通阳为主，外以泄卫，内以通营，使营血流行，营分之邪得以透达于卫分，从汗而泄越，则腠理、经络之邪不致遗留为殃。以邪深病重，后世常参用参、芪，以助宣发之药力，亦扶正逐邪之法。

2.随位立法：病涉于肺，肺主一身之气，气为血帅，气行则血行，故当兼宣降肺气之品，如枳、桔、乌药、陈皮之类。仍病涉营血，血分郁滞，故又当兼以行血活血之品，如当归、川芎、赤芍、鸡血藤、桃仁、红花、五灵脂、乳没之类。气血流行，则经络之邪，无遗藏之所。气血郁滞，津液停痰，故常兼化痰之品，如半夏、南星、天麻、白芥子、白附子。

3.随因立法：风邪偏重宜疏风，如荆、防、羌、独、细辛、白芷，甚则祛风之品，如南星、白附子、川乌、草乌、蜈蚣、全蝎、僵蚕、天麻、虎骨之类。寒偏重宜重在温通，如麻黄、桂枝、附子、肉桂、干姜、细辛之类。湿偏重宜用苦温燥湿，兼以淡利，如苍术、白术、防己、茯苓、青松针、松节、桑枝、蚕沙、苡仁、泽泻。

4.随症立法：腠理不宣者，可用开腠发汗之药，如麻黄、桂枝，轻则荆芥、防风、羌活、苏叶。经脉不利，可用行经之品，如羌活、独活、威灵仙、秦艽、防己、木瓜、牛膝、萆薢、鸡血藤。络脉不利可用通络之品，如橘络、丝瓜络、路路通、地龙、桑枝、蚕沙、木通、海桐皮、五加皮，甚则蜈蚣、全蝎、僵蚕、乌梢蛇、蜣螂、露蜂房、穿山甲。

方证：小续命汤证、桂枝芍药知母汤证、麻黄加术汤证、秦艽天麻汤证、乌药顺气散证、全蝎散证、五积散证、桂枝附子汤证、甘草附子汤证、乌头桂枝汤证、加味桂枝汤证、宣痹汤证、舒筋饮证、如意通圣散证、地龙汤证、蠲痛活络丹证、龙蛇散证、肌萎散证、七雄丹证。

考证：郁滞：郁积阻滞，运行受阻。《医宗金鉴》："或因跌扑闪失，以致骨缝开错，气血郁滞。"[1] "营卫郁滞"一词现今多见文中。营卫郁滞候，通称：营卫凝泣，风湿行痹，寒实痹痛。历来对这方面的描述和治疗很多。**仲景**曰："湿家身烦疼，可与麻黄加术汤，发其汗为宜，慎不可以火攻之。……风湿相搏，一身尽疼痛，法当汗出而解，值天阴雨不止，医云此可发汗，汗之病不愈者，何也？盖发其汗，汗大出者，但风气去，湿气在，是故不愈也。若治风湿者，发其汗，但微微似欲出汗者，风湿俱去也。……伤寒八九日，风湿相搏，身体疼烦，不能转侧，不呕不渴，脉浮虚而涩者，桂枝附子汤主之；若大便坚，小便自利者，去桂加白术汤主之"（《金匮要略·痉湿暍病脉证》）。"盛人脉涩小，短气，自汗出，历节疼，不可屈伸，此皆饮酒汗出当风所致。诸肢节疼痛，身体魁羸，脚肿如脱，头眩短气，温温欲吐，桂枝芍药知母汤主之"（《金匮要略·中风历节病脉证并治》）。

俞根初说："风湿多伤在上，肩背麻木，手腕硬痛，头重鼻塞，恶风微汗，一身痛无定处，……舌多白薄而润，……脉浮濡弦缓，……行痹疏风为君，佐以散寒燥湿，桂枝橘皮汤加制川乌1.5g，制苍术3g。"[2] "寒湿多伤在下，腿脚木重，足膝痛酸，状如石坠，怕冷无汗，一身痛有定处，……舌多白滑而淡，……脉沉濡弦迟，……痛痹散寒为君，佐以祛风渗湿，苏羌达表汤如酒炒延胡、全当归4.5g。"[2] "刚痉发热，无汗恶寒，小便反少，脉浮紧者，属中风，重感于寒，葛根汤，或加独活、防风。……柔痉则汗出不恶寒，脉沉细者属中风，重感于湿，栝蒌桂枝汤，或桂枝加葛根独活防风汤（即桂枝汤、加葛根、独活、防风）。"[2] **何廉臣**说："肢节注痛，得捶摩而缓者，风湿在经也，法宜散风胜湿，灵仙除痛饮。"[2]

吴坤安说："表湿：关节疼痛，脉浮而濡，四肢痿弱，此湿邪在表也，小便利者，桂枝汤加川羌、白术等微汗之，小便不利者，五苓散加减。……风湿：脉浮身重，不能转侧，自汗，或额上多汗，此乃先伤于湿，又冒风所致，宜微汗之，渍渍然似欲汗者，风湿俱去矣，大羌活汤。"[3]

李洪成按：营卫郁滞候，其病势急中有缓，其发病多急，而迁延难以速起；贵在急病急治，速撤其营卫郁滞之邪，毋使遗留，久必致凝痰死瘀，留滞经络脉中，顽痰死血，则攻伐必待时日，必致气血渐衰，虚实错杂，则难以纠缠，故多成痼疾，难求速已。

引用文献

[1] 吴谦.御纂医宗金鉴 [M].北京：人民卫生出版社，1963：1035.

[2] 俞根初.重订通俗伤寒论 [M].上海：上海科学技术出版社，1959：234，238，421.

[3] 吴坤安.伤寒指掌 [M].上海：上海科学技术出版社，1959：卷四51.

十三、营卫郁蒸候

营卫郁蒸候系卫寒营热，同时发病之轻证。先感热邪，内蕴于营分，继触风寒，郁遏于卫阳，或素禀血热，或木火体质内热常重，偶感风寒，郁触而发，常见于春令温病，或小儿麻疹初潮，以及风疹诸病，病势较营卫郁炽候既轻且缓。

诊断

病名：[中医] 风温夹惊，春温兼寒，少阳伏温，营分伏温，麻疹初潮，发斑伤寒。[西医] 麻疹，斑疹伤寒。

证名：**肺卫风热证，心肝风热证**，胆胃风热证，肺卫寒热证。

病位：肺卫，肺胃，胆胃，心肝。

病因：风热，寒热。

病机状态：郁蒸。热邪蕴蒸于营分，风寒郁遏于卫阳，卫阳不得宣发，以致腠理、空窍、经气均失于宣通，营分之蕴热不得外透，欲出不出，郁蒸于内，而成卫寒营热，外郁内蒸之病机结构，但病势略轻于营卫郁炽候。

1.卫阳不宣候+营热蕴蒸

2.阳气不宣→腠理不宣→清空不宣、清窍不宣→经气不宣

└+营热蕴蒸

图2-4-33　营卫郁蒸候病机结构式示意图

病形：郁蒸，卫郁营蒸；　　**病层**：表中有里；　　**病态**：静中有动；

病性：外阴内阳；　　**病质**：实；　　**病势**：轻，浅，缓中有急。

证象组合：阳郁+表郁+营热

主症：【阳气不宣】症象：①恶寒。②肢冷。舌象：苔白。脉象：脉紧。

【腠理不宣】症象：①恶风发热。②恶寒无汗。舌象：苔薄。脉象：脉浮弦。

【营热蕴蒸】症象：①热以夜甚。②斑疹欲达不达。③衄血。**舌象**：舌红。**脉象**：脉洪滑数。

副症：【不清空宣】症象：①头昏。②头痛。

　　　　【清窍不宣】症象：①喉痒。②咳不畅。③胸闷。④耳聋。

宾症：【经气不宣】症象：①身酸。②身痛。

临床必须以卫郁表寒与营热内蒸同见，方为认证标准。腠理、空窍、经气均为表郁症象，均有诊断效价。

鉴别诊断

营卫郁蒸候＋阳气不行－阳气不宣＋津气蕴灼－营热蕴蒸＝卫阳郁蒸候

　　└──－阳气不宣＋津气蕴蒸－清窍不宣＋清窍不利＝营气郁蒸候

　　└──＋血热蕴蒸＋神志不宁＝营血郁蒸候

图2-4-34　营卫郁蒸候鉴别式示意图

营卫郁蒸候系外则卫阳失宣，内则营气蕴热，而卫阳郁蒸候则为外则卫阳郁闭，内则热灼津气，热不在营分。至营气、营血郁蒸候，均系卫气不宣于外，内有营分之热，而营气郁蒸候为气营均有蕴热，实为卫气郁蒸兼营分蕴热之候。营血郁蒸候为营血均有热蕴，二者卫分之郁均轻于营卫郁蒸候，仅郁遏卫气，未郁及卫阳，而内热又重于营卫郁蒸候。

传变预测

营卫郁蒸候－阳气不宣＋津气蕴蒸－清窍不宣＋清窍不利→**营气郁蒸候**

　　└──＋血热蕴蒸＋神志不宁→**营血郁蒸候**

└──－经气不宣、腠理不宣－清窍不宣＋清窍不利＋津气蕴蒸＋神志不宁、昏蒙→**气营蕴蒸候**

图2-4-35　营卫郁蒸候传变式示意图

营卫郁蒸候如治不得法，外郁渐解而内热转甚，如营热透出气分者，可转成营气郁蒸候，于病机仍属顺证。如营热内窜血分，则可转成营血郁蒸候，于病机为逆。如过投温散，外郁之寒邪虽解，而营分之热必然转甚，营热外透于气分，内蒙扰于心神，则可转重为气营蕴蒸候，为纯热阳证。

辨证

定位：肺：以卫分寒郁证象为主，恶风寒无汗，鼻塞流涕，疹出不透；胃：以热蒸证象为主，热甚无汗，斑不透发，鼻衄；胆：以营热木火内炽证象为主，发热夜甚，舌红苔黄；心：可见心神证象，惊跳不安，谵语，舌红；肝：可见营血证象，夜热自汗，斑发红紫，衄血，舌绛。

定性：风、寒、湿：参照卫阳失宣候。

定量：①轻：发热时退，入夜热甚，疹欲达不达，舌尖红，苔薄白。②中：发热不退，入夜加重，斑欲达不达，舌红，苔边白中微黄。③重：夜热烦躁，谵语。出血，舌绛，苔白中黄。

论治：当疏泄卫阳为主，兼以清透营热，使郁蒸之邪从汗，或从斑、疹、衄血而解。若有失误，亦可转重传变。治疗得法，亦不难速解。

1.**随机立法**：营卫郁蒸候，其病机外则为卫阳郁遏，内则为营热蕴蒸，故其治则应以宣发卫分之郁邪为主，兼清透营分之蕴热，使营热透达于卫，随卫宣发，随汗而解，或随斑疹外透，即如俞根初所云"速使斑与汗并达"，则营卫寒热之邪均解。但不可过投辛温，恐其内助营热，亦不可漫用寒凉，冰伏邪机，有碍透解。总宜宣透为法。

2.**随位立法**：在肺宜宣肺，如杏仁、橘红、紫菀、薄荷、牛蒡子、连翘，使从汗、从疹而解。在胃宜解肌透表，如葛根、淡豉，使从汗出，或斑疹而解，在胆宜以清降木火，如栀子、黄芩、丹皮、夏枯草；宣发少阳春升之气为主，如木贼、青蒿、牛蒡子，亦可使从疹汗而解。在心肝宜透营分之热，兼泄气分之邪，当用羚角、连翘、薄荷、黄芩、丹皮、玄参、栀子之类。

3.**随因立法**：外郁之邪，疏风如荆芥、防风、蝉衣、僵蚕、薄荷、桑叶；散寒如苏叶梗、木贼、葱白、淡豉、西河柳；散湿如羌活、苍术皮、佩兰叶，清透营热如大青叶、银花、紫草、连翘、丹皮、赤芍、羚角、玄参。

4.**随症立法**：发疹宜牛蒡子、连翘、银花、赤芍、西河柳、葛根、蝉衣；发斑宜大青叶、银花、紫草、玄参、生地；出血宜藕汁、童便、白茅根、黑荆芥、焦栀子。

方证：加减柴葛银翘汤证、透斑解毒汤证、泄卫安营汤（加减）证、新加木贼煎证。

考证：营卫郁蒸候，即指因气压低，湿度大，闷热蒸腾于营卫的状态，古称客寒包火。

吴坤安说："如舌苔红中兼白色，症见谵语咳嗽者，此风温入于心肺两经也，宜透营分之热，兼泄气分之邪，当用羚羊角、连翘、薄荷、黄芩、象贝母、杏仁、蒌皮、丹皮、元参、栀子之类，次用梨汁、蔗浆、金斛、麦冬、花粉、沙参之类，以养肺胃之阴。"[1]"痰挟痧疹：凡时感伤寒，初起胸中烦闷，气急痰喘，先用豁痰利气药，痰已行而喘减，但烦闷身热不除，反加耳聋足冷者，此痰挟痧疹也，急宜透之提之，如羚羊角、连翘、牛蒡、防风、干葛、薄荷、枳壳、桔梗、蝉蜕之类。"[1]

俞根初说："伤寒应汗失汗，其斑当欲出不出之际，证尚头痛体痛，壮热无汗，微恶风寒，胸闷不舒，舌苔黄白相兼，或白薄微燥，边尖已红，……脉左浮弦而急，右浮洪而滑者，此客寒包火，当汗不汗，热毒乘隙而发斑也。……宜与透斑解毒汤加生葛根，辛凉解肌以发表，速使斑与汗并达。"[2] 何秀山说："（春温兼寒）热从少阳胆经而出者，多发疹点，新加木贼煎加牛蒡子、连翘以透疹。"[2] 何廉臣说："因于痧疹者，陆氏蒡葛银翘汤加减。继则辨其在胃宜消者，会解神曲汤加减，或用枳实栀豉汤加生萝卜汁、淡竹叶、生姜汁。""素有血证，风寒犯肺而咳，震动血络而上溢者，证必兼头痛身热，形寒怕风，喉痒胸痛，治宜清疏营卫，吴氏泄卫安营汤加减，庶几营卫之邪解，自然咳止身凉，血不治而止矣。或用疏风止嗽汤加藕汁、童便，亦多奏效。"[2]

李洪成按：营卫郁蒸候，为表证中郁蒸之轻证。外郁内蒸之邪均轻，故其用药，亦当从轻，不可妄投峻剂重药，宣发太过，必伤津助热，清凉过重，则抑遏阳气，不得宣达。当如鞠通所云"上焦如羽，非轻不举"。当从轻、清、灵、活之则，立法选药。

引用文献

［1］吴坤安.伤寒指掌［M］.上海：上海科学技术出版社，1959：卷一67，卷四65.

［2］俞根初.重订通俗伤寒论［M］.上海：上海科学技术出版社，1959：245，282~283，307，323.

十四、营卫郁炽候

营卫郁炽候，系外闭内炽，表里寒热邪气俱重的实证。外郁阴邪郁闭卫阳，内有邪火炽灼营气，内外俱急的重证。多由其人感受阳邪，蕴伏于里，化热化火，炽灼于营气，未曾发病，偶感阴寒郁闭于表，内热不得发越于外，而内窜营分，致成本候。多见于伏气温热诸病的初期，病多急暴，证多凶险。

诊断

病名：[中医] 伏气温病，春温兼寒，暑风，风温时毒，赤膈伤寒，烂喉痧。[西医] 流脑重型。

证名：心肺寒火证，肺胃寒火证，心肝风暑证。

病位：肺胃，心肺，心肝。

病因：寒火，风暑。

病机状态：郁炽。营卫郁炽候，其病机形态为外闭内炽，外有阴邪郁闭于表，卫阳不行，致腠理不宣，清空不宣，经脉不利，为外闭之候。内有蕴热不得外达，郁而化火，内窜入营，致气营炽灼，而成内炽之候。

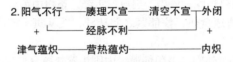

图2-4-36　营卫郁炽候病机结构式示意图

病形：郁炽，外闭内炽；　　**病层**：表兼里；　　**病态**：静中动；

病性：阴阳夹杂；　　**病质**：实；　　**病势**：重，深，危，急。

证象组合：阳滞+表郁+气炽+营灼

主症：【阳气不行】症象：①恶寒。②战栗。③肢冷。④厥逆。**舌象**：苔白。**脉象**：脉沉。

　　　　【津气蕴炽】症象：①发热不退。②壮热烦躁。③口苦口渴。④目赤多眵，咽痛耳痛。⑤便闭尿赤。**舌象**：苔黄干。**脉象**：脉数实。

　　　　【营热蕴灼】症象：①发热夜甚。②心烦不寐。③神昏谵语，痒如针刺。④时抽搐。⑤发红疹，斑疹紫赤。**舌象**：舌绛赤。

副症：【腠理不宣】症象：①恶风寒。②无汗。

　　　　【经脉不利】症象：①身疼痛。②强直反张。

宾症：【清空不宣】症象：头如劈痛。

临床以里热证急且重，而表证又明显存在，为诊断上依据，即外闭内炽并重，同时出现，方可成立。

鉴别诊断

营卫郁炽候 –阳气不行 +阳气不宣 –经脉不利 +经气不宣 –营热蕴灼 +营热蕴蒸 –津气蕴炽 = **营卫郁蒸候**
 └─ –阳气不行 –清窍不宣 –清窍不利 –营热蕴灼 +营热蕴蒸 –津气蕴炽 +津气蕴蒸 = **营气郁蒸候**
  └─ +神志不宁 –营热蕴灼 +营热蕴蒸 –津气蕴炽 +津气蕴蒸 = **营血郁蒸候**
  └─ +络血妄行 –营热蕴灼 +营热蕴蒸 –津气蕴炽 +津气蕴蒸 = **血液郁蒸候**

图2-4-37 营卫郁炽候鉴别式示意图

营卫郁蒸候轻于本候，外无表闭，营热蒸而未灼，且气分无火热蕴炽之象。营气郁蒸候表证轻微，而气分营分之蕴热，亦轻于本候。营血郁蒸候气分无蕴热，而血分有蕴热。血液郁蒸候热在血分，营气无热。

传变预测

营卫郁炽候 –阳气不行 –腠理不宣、经脉不利 +津液消灼 +神志昏蒙 → **气营蒸灼候**
 └─ +神志蒙闭 –阳气不和 –络脉不和 → **气营蕴闭候**
  └─ –营热蕴灼 +气机不宣 +气机冲逆 → **清阳郁闭候**
   └─ +神志蒙闭 –腠理不宣 → **清阳蒙闭候**

图2-4-38 营卫郁炽候传变式示意图

营卫郁炽候为表闭里炽之候，如治不得法，每多传变。如过投温散发表，表寒虽解，而营气之热内甚，则可转为气营蒸灼候，甚则蒙闭心神而成气营蕴闭候。如过投清营撤热，营热虽解，然表闭不开，气分热炽，气失宣降，则可转成清阳郁闭候。或表分略解，里热蒙闭上焦，而成清阳蒙闭候，均属转重转险之证。

辨证

定位：肺：以卫分寒闭证象为主，恶风寒无汗，战栗，肢冷，厥逆；胃：以气分热炽证象为主，发热不退，口苦口渴，目赤多眵，咽痛耳痛，便闭尿赤；心：以营分热灼证象为主，心烦不寐，神昏谵语；肝：以营血热灼证象，发热夜甚，时抽搦，发红疹，斑疹紫赤，舌绛赤。

定性：寒：恶寒，战栗，肢冷，厥逆，脉沉；火：发热不退，口苦口渴，便闭尿赤，苔黄干，脉数实；暑：壮热烦躁，口渴，尿赤，脉虚数。

定量：①轻：恶风寒，发热不退，入夜加重，舌红，苔边白中微黄。②中：战栗，肢冷，壮热烦躁，心烦不寐，舌赤。③重：厥逆，夜热昏沉，谵语，抽搦，舌绛。

论治：急急通阳发表以开外闭，透气清营，使郁火外达，不致内窜，治稍有差，则津液消尽，闭脱并臻，而莫能措手。

1.随机立法：营卫郁炽候，病机形态为外闭内炽，在外则卫阳郁闭，在内则气营炽灼，表寒里热均重而急，故其治则当表里寒热并重，在外则急急通阳开腠发表，以解在表之卫阳郁闭；在里则急清气营之热炽，使之透达于外，表里两解，不可偏废。通阳发表，可用辛温发散，清气营之热，当重用辛甘咸寒，略参苦寒。

2.随位立法：在肺当以宣发为主，使肺气宣展，外行于表，内降于里。在胃则宜清透为主，使胃气外达肌腠，下行大肠。在心宜清降，使心火下行，则不致有蒙闭之变。在肝宜清息肝风，则不致有痉厥之变。

3.随因立法：寒闭当用辛温发散，湿闭可兼苦温香燥。暑闭则以辛凉芳淡。气分之热，宜用甘寒苦降；营分之热，则宜咸寒甘凉。

4.随症立法：阳气不行宜侧重于通阳，如桂枝、羌活、葱白、细辛、苍术。腠理不开宜侧重于开表，如麻黄、苏叶、羌活、香薷、葱白。经脉不利可兼以通经和络，如羌活、秦艽、钩藤、蜈蚣、全蝎、地龙之类。

方证：通圣消毒散证、二香汤证。

考证：营卫郁炽候，指因郁而热炽，通称：客寒包火，暑风痉厥。

吴坤安说："如初起恶寒，即发热不已，目赤多眵，舌苔焦刺，口渴多饮，唇皱齿燥，脉来洪滑，此内有伏火，外感新邪而发，当以阳明为主，治宜凉解之，如犀角、连翘、黄芩、薄荷、栀子、豆豉、淡竹叶之类。如兼头痛恶寒，可加羌活以撤太阳之邪，自能得汗而解，若用风药发表，则液燥火炽，反无汗而加剧矣。"[1]

俞根初说："风温时毒，先犯少阳阳明，续被暴寒，搏动而发，乃三阳合病，状类伤寒，以其胸膈赤肿热痛，故见形定名曰：赤膈伤寒，病亦多发于春令。初起先发热恶寒，头疼身痛，继即胸膈掀赤肿疼，甚或外发紫疱，舌苔边红，中黄糙起刺，甚或黄中夹现黑点，脉左浮弦急数，右洪盛弦滑者，法当内外兼施。内治轻则荆防败毒散加减冲犀角汁一瓢，金汁30g；重则通圣消毒散加减，表里双解以逐毒。"[2]

李洪成按：营卫郁炽候，表里邪实，外闭内炽，内外俱急，但应以里热为主。以内热蕴伏已久，其势已炽，虽有外寒郁闭，亦属新邪，故其治则，应以急驱久蕴之里热为主，宣发外闭，亦为内热多一发泄之途径；内热一除，则可免传变。

引用文献

［1］吴坤安.伤寒指掌［M］.上海：上海科学技术出版社，1959：卷一41.

［2］俞根初.重订通俗伤寒论［M］.上海：上海科学技术出版社，1959：277.

十五、营卫虚弱候

营卫虚弱候，初病而轻浅者，属于虚弱；久病而深重者属于虚损。是表虚证中阴阳两虚之重证。已由卫阳虚弱，渐而损及营阴。营卫内关五脏，脏气阴阳不足，不能充养营卫，而致营卫虚弱。多见于劳伤，或病后失调，或久病不复。因于外感过于发散，累累伐表，耗损营卫，以致虚弱者，常属轻浅之候。

诊断

病名：[中医] 气虚劳复，虚热，低热，久热，脾虚发热，阳虚发热，少阴三疟，经行发热，自汗，盗汗，汗后恶寒，顽固性手足自汗症，久咳，身痛，虚损。[西医] 小儿肺炎，慢性子宫内膜炎，子宫内膜增生。

证名：肺卫气虚证，肺卫阳虚证，肝脾气虚证，肝脾血虚证，肝肾血虚证，肝肺阴虚证，脾肾阳虚证，心肝阳虚证。

病位：肺卫，肺脾，肝肺，心肝，肝脾，脾肾，肝肾。

病因：气虚，血虚，阳虚。

病机状态：虚损。由于卫阳不足以充固腠理，以致汗液常泄，汗多不唯重伤阳气，亦可耗伤营阴，致营卫阴阳两虚。营卫不能充养于脉之内外，必致经脉失于营养。内脏气血阴阳不足，均可以虚及营卫，而营卫之消散耗损，亦可累及脏气。

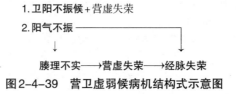

1.卫阳不振候＋营虚失荣

2.阳气不振 —————————————┐
　　　　　　　↓　　　　　　　　　↓
　　腠理不实——→营虚失荣——→经脉失荣

图2-4-39　营卫虚弱候病机结构式示意图

病形：虚（弱）损；	病层：表中里证；	病态：静；
病性：阴中有阳；	病质：虚；	病势：重，深，缓。

证象组合：阳虚＋表虚＋营虚＋经虚

主症：【阳气不振】**症象**：①面淡黄。②面惨淡。③形凛。④恶寒。⑤肢冷。⑥肢厥。⑦头晕如醉，卧床不起。**舌象**：舌淡苔白。**脉象**：脉虚浮，细迟弱。

　　　　【腠理不实】**症象**：①多汗。②易汗。③恶风。④盗汗。

副症：【营虚不荣】**症象**：①内热。②时潮热。③皮肤甲错。④爪甲干枯。⑤筋脉挛急。⑥烦热。**舌象**：舌淡红苔少。**脉象**：脉数无力，脉涩。

宾症：【经脉不荣】**症象**：①肢节酸软。②身酸痛。

营卫虚弱候，常以形寒内热、多汗身痛为主要症象。然临床轻证常以身痛、肢节疼痛等经脉失荣症象为主诉，但必须有卫阳营阴不足等表虚症象为依据，方可确立诊断，虚损重证则有卫阳营阴不足等症象，自然明显，诊断不难。

鉴别诊断

鉴别式：**营卫虚弱候**－营虚失养＝**卫阳不振候**＋气虚不充－阳气不振＝**卫气不振候**

　　　　营卫虚弱候－腠理不实＋腠理不宣－经脉不荣＋经气不宣＋清空不宣＝**营卫虚郁候**

　　　　营卫虚弱候－腠理不实＋腠理不调－阳气不振＋阳气不宣＋气虚失养＝**营卫失调候**

　　　　营卫虚弱候－腠理不实＋阳气不振＋阳气不行＋气虚失养－经脉不荣＋经脉不利＋络脉不利＝**营卫不行候**

营卫虚弱候系卫阳营阴俱虚之候，而卫阳、卫气不振候纯系卫虚，而未及营阴。营卫虚郁候为营卫虚弱候兼夹表邪实之候；营卫失调候系卫气营阴已虚而卫分邪实，营卫不行候则系卫气营阴不足，又邪留经络之候。

传变预测

营卫虚弱候−腠理不实+腠理不宣−经脉不荣+经气不宣+清空不宣=**营卫虚郁候**

└── +腠理不调−阳气不振+阳气不宣+气虚失养=**营卫失调候**

└── −阳气不振+阳气不行+气虚失养−经脉不荣+经脉不利+络脉不利=**营卫不行候**

图2-4-40　营卫虚弱候传变式示意图

营卫虚弱候系表虚重证，表虚则外邪易于乘虚而袭入，故其传变为虚实夹杂之候，如因虚感邪，邪郁于表，而营卫虚郁候。邪留卫分致邪少虚多的营卫失调候。邪留经络之脉，营卫虚而无力拒邪，致成慢性痼疾之营卫不行候。均属营卫虚弱候因虚致邪之传变所向。

辨证

定位：肺、脾、肾：多偏卫阳虚弱，可参照卫阳不振候。心、肝：多偏营血虚弱，参照营血失养候。

定性：气虚：多汗，动则汗出，面色淡黄，舌淡，脉虚大；血虚：盗汗，内热，面黄暗滞，皮肤甲错，爪甲干枯，舌淡红，脉数无力；阳虚：冷汗，恶寒，肢厥，面色惨淡，皮肤白嫩，舌淡白，脉细迟。

定量：①轻：恶风，自汗，手指冷，心烦，皮肤干燥，肢体酸软。②中：形凛，多汗，肢冷，烦热，皮肤甲错，肢体酸痛。③重：恶寒，自盗汗，肢厥，内热，爪甲干枯，肢体疼痛。

论治：当以调补内脏气血阴阳为主，兼以通卫阳，益营阴，从缓调治。

1.随机立法：营卫虚弱候的主体病机在于卫阳不能充实腠理，腠开汗泄，卫阳外散，营阴消耗，故其治则，首当扶阳固表，兼养营益阴。虽谓阴阳并调，而宜偏重于补益阳气，一则固表止汗，可以防止再损营液；再则阳能生阴，卫气充足自能布津生液，以充养营分。

2.随位立法：营卫内关五脏，脏气阴阳不足，不能充养营卫，而致营卫虚弱。而营卫耗散，亦可累及脏气，所以调补营卫，必须以调补脏气为主，卫阳与肺脾肾相关。扶卫阳浅则以益肺气为主，稍深则当兼补脾气，深则温补脾肾之阳。营阴与心肝脾相关，养营阴，必须滋养心肝脾的阴血为主。根本受益，则营卫虚损可以渐复。

3.随因立法：偏于内脏气虚，则以温补肺脾为主；偏血虚则以温养心肝为主；偏于阳虚，则以温壮脾肾为主。

4.随症立法：多汗自汗，可以参用固表止涩之品，如麻黄根、浮小麦、煅牡蛎、碧桃干之类。肢体疼痛可兼温养经脉之品，如当归、白芍、鸡血藤胶、木瓜之类，内热烦热可参以清养营热之品，如丹皮、地骨皮、生首乌、穞豆衣之类。

方证：黄芪建中汤证、归芪建中汤证、桂枝新加汤证、参归桂枝汤加陈皮证、芍药甘草附子汤证、桂枝加附子汤证、桂枝加龙牡汤证。

考证：营卫虚弱候，通称：营卫两虚，营卫虚损，表虚，阳维脉衰。

吴坤安说："气虚劳复，亦有瘥后，余火余邪已尽，止因正气大虚，因劳复热，微兼恶寒，四肢倦怠。无气以动，脉虚右大，舌润无苔，胸膈宽畅者，此真气虚劳复也，宜补中益气汤，甘温补之。升柴须蜜炙，汗多恶寒者，归芪建中汤妙。"又说："如劳役虚烦，身热骨疼，腿膝软无力，或兼自汗，舌润不渴者，当以归芪建中汤加川断、杜仲主之。"[1]

姚国美说："若久咳不已，不但中气受伤，营血亦随之不足，气偏伤者，见风则咳甚，得温则咳减，乍寒乍热，脉象虚弱，法当调其中气，和其营卫，治以归芪建中汤。"[2] **叶天士**曾治身体疼痛，大汗不止，六脉皆涩，桂枝汤倍白芍加白术，汗止身疼不愈，去白术加当归以养血。

李洪成按：营卫虚弱候，本系内伤证候，或因劳倦内伤，或由情志不遂，或房室劳伤，以致脏气耗损，不能充养营卫，发病有似外感头痛寒热，身痛脉浮，慎不可妄加发散，病必加剧。仲景云"发汗，病不解，反恶寒者，虚故也。芍药甘草附子汤主之"（《伤寒论》68条），"发汗后，身疼痛，脉沉迟者，桂枝加芍药、生姜各一两，人参三两，新加汤主之"（62条），即其例也。务在临证之时，审其发病之因，有无劳倦等内伤因素，其症虽似外感表证，但必有汗大出，少气懒言，倦怠乏力，脉虽浮大，按之无力，如或细或沉或迟，则尤为虚象之明证。至于用药，黄芪、桂枝、芍药必不可少，黄芪益气固表，桂枝鼓动卫阳，白芍滋敛营阴，姜枣调和营卫，炙甘草、饴糖调补中焦，即黄芪建中汤，气虚加人参，血虚加当归，阳虚加附子，此调补营卫之法，不同于滋补诸法。

引用文献

［1］吴坤安.伤寒指掌［M］.上海：上海科学技术出版社，1959：卷二60，卷四64.

［2］姚国美.姚国美医学讲义合编［M］.北京：人民卫生出版社，2009：217.

十六、营卫虚郁候

营卫虚郁候是表证中虚实夹杂之候，系营卫虚弱之人，重感外邪，郁于表分，为虚人感冒之一，多见于久病、大病之后，或素体虚弱之人，或表证反复发表，以致营卫虚弱，再感新邪而成本候。伤寒家尝称为"表虚证"。

诊断

病名：[中医] 虚人伤风，表虚伤风，血虚伤寒，失血伤风，风瘾疹，虚损。[西医] 感冒，慢性感冒，变应性亚败血症，荨麻疹，顽固性荨麻疹。

证名：**肺卫风寒证**，肺胃风寒证，肺脾风寒证，肝肺风寒证，肺脾风湿证，肺卫阳虚证。

病位：肺卫，肺脾，肺胃，肝肺。

病因：风寒，风湿，阳虚。

病机状态：虚郁。营卫虚郁候，本系营卫虚弱，外邪乘虚内袭，郁于卫分，以致腠理不宣，卫阳无力宣发，上则空窍郁遏，外则经气郁遏，而成本虚标实之候。其本质应属营卫虚弱候与卫气失宣候同见之证。

病机结构式：1.营卫虚弱候＋卫气失宣候－腠理不实—经脉失荣

                      2.阳气不振＋营虚失荣＋卫气失宣候

病形：虚郁；   **病层**：表中里；   **病态**：静；

病性：阴；   **病质**：虚中实；   **病势**：重，深，缓。

证象组合：阳虚＋营虚＋表郁。

主症：【阳气不振】**症象**：①形凛。②恶寒。③肢冷。④面白筋露。⑤汗出不止。⑥头晕如醉。⑦神疲少纳。⑧汗下后。⑨小便涩。**舌象**：舌淡。**脉象**：脉尺迟、细、沉、弱、大。

【腠理不宣】**症象**：①啬啬恶寒。②淅淅恶风。③翕翕发热。**舌象**：苔薄白。**脉象**：寸脉浮弦。

副症：【营虚不荣】**症象**：①时自汗出。②皮肤干涩。③虚烦。④发汗热更甚。⑤筋挛急。**舌象**：舌淡红无苔。**脉象**：脉浮数无力。

【清空不宣】**症象**：头痛。

宾症：【清窍不宣】**症象**：①鼻鸣流涕。②干呕。

【经气不宣】**症象**：①身疼痛。②筋脉挛急如痉。

临床以表证明显，而兼见虚象，为认证标准。即必备虚象，见一二表证，即使见副证、宾症，亦可成立诊断。

鉴别诊断

营卫虚郁候－腠理不宣＋腠理不调－营虚失荣＝**卫阳虚郁候**

       └－阳气不振＋气虚失养＋阳气不宣－腠理不宣＋腠理不调＝**营卫失调候**

         └－营虚失荣＋阳气不振＋阳气怫郁＝**阳气虚郁候**

           └－＋气机不宣、不降＋阳气怫郁＝**清阳虚郁候**

图2-4-41 营卫虚郁候鉴别式示意图

营卫虚郁候为营卫俱虚，兼邪郁于卫分之候，营卫失调候为营阴卫气俱虚而卫阳郁遏。卫阳虚郁候与阳气虚郁候、清阳虚郁候等为表里阳虚而营阴不虚。

传变预测

营卫虚郁候—实传——阳气不振＋气虚失养＋阳气不宣－腠理不宣＋腠理不调→**营卫失调候**

       └实传－腠理不宣＋清空不宣＋阳气不行－经气不宣＋经脉不利＋络脉不利→**营卫不行候**

     └虚传——腠理不宣＋腠理不实－经气不宣＋经脉失荣－清空、清窍不宣→**营卫虚弱候**

图2-4-42 营卫虚郁候传变式示意图

营卫虚郁候治疗得法，外邪渐散，表虚未复，余邪未净，可转成营卫失调候。如遗邪留滞经络，表证虽解，营卫未复则多成营卫不行候。均属余邪为病，仍属虚实夹杂之证。如疏散得法，邪去表解，而营卫之虚未复，可再现营卫虚弱候，多由只知解表，不知救表，治标而未固本所致，是为虚传。

辨证

参照营卫虚弱候与卫气失宣候。

论治：当标本兼顾，侧重培本，略见祛邪，古人所谓救表而不可伐表，从缓调治。

1.随机立法：营卫虚郁候系卫阳营阴两虚，外邪郁遏于表，虚实夹杂之证，并以虚为本，以实为标。其治则应以益营卫，宣散表邪，补虚祛邪，标本兼顾。以扶卫阳、益营阴、固表为主，略兼疏散，亦可先用此法，表虚得回，表邪不解者，再投发散之剂，使邪随汗出而解，或微汗或狂汗而散，但不可蛮补，恐邪无出路，亦忌峻汗，恐反伤营卫。

2.随位立法：营卫之虚必连累脏气，脏气先虚，则邪必凑之，所以补益营卫，当视脏气所虚，补益脏气。肺脾多偏气虚，宜兼益气；心肝多偏血虚，宜兼养血；脾肾多偏阳虚，宜兼扶阳，此又扶正固本深入一层。

3.随因立法：外邪袭表，多系风寒外受，治当以辛温疏散之品，桂枝既温助卫阳，又散风寒，为必用之品，余如紫苏、荆芥、防风、羌活、薄荷之类，亦当随证选用。表证重者，在营卫虚象稍退之后，古人亦有投麻黄汤取得狂汗而解之类。后世用参苏饮取微汗，似更平稳。风寒挟热，或风郁化热，亦当参用辛凉之品。

4.随症立法：在扶正固表为主，参以散邪解表为治则时，随症遣药，亦属重要，如表郁无汗干热，开腠发汗之品，如重则麻桂，轻则苏叶、葱白、羌活、防风之类，均可随症加入，足筋挛急，为营阴未复，芍药、甘草酸甘化阴，和营濡筋，亦可重用。

方证：桂枝汤证、归芪建中汤证、四物桂枝汤证、桂枝加附子汤证、补气养荣汤证、玉屏风散证。

考证：营卫虚郁候，营卫因虚而郁，古称：太阳表虚证，阳明表虚证，营弱卫强，营卫不和，太阳中风，阳明风寒，桂枝汤证，血虚感寒。

仲景曰"太阳中风，阳浮而阴弱，阳浮者热自发，阴弱者汗自出，啬啬恶寒，淅淅恶风，翕翕发热，鼻鸣干呕者，桂枝汤主之"（《伤寒论》12条），"太阳病，外证未解，脉浮弱者，当以汗解，宜桂枝汤"（42条），"太阳病，先发汗，不解，而复下之，脉浮者不愈。浮为在外，而反下之，故令不愈。今脉浮，故在外，当须解外则愈，宜桂枝汤"（45条），"太阳病，发热汗出者，此为营弱卫强，故使汗出，欲救邪风者，桂枝汤"（95条），"阳明病，脉迟，汗出多，微恶寒者，表未解也，可发汗，宜桂枝汤"（234条）。仲景解释说"脉浮紧者，法当身疼痛，宜以汗解。假令尺中迟者，不可发汗，何以知之？然以荣气不足，血少故也"（50条）。

吴坤安也说："风邪客于阳明营卫而表虚也，宜解肌，桂枝汤主之。"他说："有营虚卫弱之人挟感，恶寒发热，腰疼骨痛，不可峻汗，误用表药，汗大泄反加恶寒身痛，发热不止，当以归芪建中汤调和营卫，则诸症自解矣。"又说："凡遇外感表证，诊得两手脉寸软尺迟，舌润无苔者，营卫两虚之症也，当以黄芪建中汤加防风汗之。"[1]

万友生教授分析说：许叔微三例治验，都具有典型的太阳病表虚的主要脉症，故都用桂枝汤获得良效。尤其从所述脉象来看，一则曰"关以上浮，关以下弱"，二则曰"脉浮而微弱"，三则曰"脉浮而弱"，都提到了脉浮弱。并结合到许氏所谓"伤寒治法先要明表里虚实，……仲景麻黄汤类，为表实而设也；桂枝汤类，为表虚而设也；里实则承气之类；里虚则四逆、理中之类是也"来看，毫无疑问，上述桂枝汤所主治的太阳病发热恶风寒自汗而脉浮弱的表虚，确系表证中的虚证。[2]

李洪成按：古人治营卫虚郁候以调补营卫，固本为先，待营卫虚弱得复，如表郁未解者，再投通阳泄卫之法，即可汗解。如仲景云："今脉浮，故在外，当须解外则愈"（《伤寒论》45条），亦有于调补营卫之中，略参疏泄，即扶正祛邪之法。有初投发散，病反不解，如皮肤干涩，发热愈炽，系营卫虚不能作汗外达，即转调补法，待营卫得复，自然祛邪外出，微汗而解，若一味发散，再耗营卫，必先他变。

引用文献

[1] 吴坤安.伤寒指掌［M］.上海：上海科学技术出版社，1959：卷一44，卷二51，52.

[2] 万友生.略论太阳病中风表虚和伤寒表实［J］.新中医，1979，（5）：19.

十七、营卫失调候

营卫失调候，为虚多邪少，虚实夹杂之表证。仍属于表虚证之例。多见于虚弱之人或病后，营卫已虚，或表证误汗误下，耗伤营卫，无力驱散表邪，留滞卫分，致营卫不能和调运行，即仲景所谓"卫强荣弱""荣卫不相和谐"之候。与营卫虚郁候，虚深邪甚者略有分别。

诊断

病名：［中医］营虚身痛，自汗，风湿，风疟，劳疟，隐疹。［西医］低热，夏季热，自主神经功能紊乱。

证名：肺卫风寒证，肝脾血虚证，肺卫风湿证，肺卫气虚证，肝脾气虚证。

病位：肺卫，肝脾。

病因：气虚，血虚，风寒，风湿。

病机状态：虚郁。病由营卫素弱，邪气留滞卫分，致卫阳郁遏不宣，腠理开阖失调，时而邪郁卫阳，则腠理闭合，阳郁而发热，继而卫气不支。腠开而营液外泄。即仲景所谓"卫气不和""病常自汗出，此为荣气和，荣气和者外不谐，以卫气不共荣气谐和故尔"（《伤寒论》53条），以营行脉中，卫行脉外，营卫运行失调之候。

1.卫气虚郁候＋营虚失荣＋阳气不宣－清空、清窍、经气不宣

2.营虚失荣———　＋　———气虚失养

         ↓   ↓

    腠理不调←———阳气不宣

图2-4-43　营卫失调候病机结构式示意图

病形：虚郁，虚多邪少；　　**病层**：表中有里；　　**病态**：静；

病性：阴；　　　　　　　　**病质**：虚中夹实；　　**病势**：轻，浅，缓（虚浅邪轻）。

证象组合：营虚＋气虚＋表郁＋阳郁

主症：【营虚失营】症象：①自汗出。②心悸。脉象：脉浮虚。

      【腠理不调】症象：①时发热自汗出。②乍而形寒恶风，乍而面红汗出。③寒热往来。

副症：【阳气不宣】症象：①恶寒。②肢冷。③烦热汗出则解。舌象：苔白。脉象：脉浮洪滑数。

宾症：【气虚失养】症象：①身重。②少食。脉象：脉右虚大，尺微。

临床以腠理不调见象，为主要诊断依据，如兼见营虚、气虚，则更可确立营卫失调。如仲景云"病人脏无他病，时发热自汗出而不愈者，此卫气不和也"（《伤寒论》54条）。

鉴别诊断

营卫失调候－气虚失养＋阳虚不振＋清空不宣＋腠理不宣、经气不宣＝**营卫虚郁候**

      └—阳气不行＋气机不宣、气机不降＝**清阳失调候**

      └—营虚失荣＋清空、清窍不宣＋经气不宣＝**卫阳虚郁候**

└—阳气不宣—营虚失荣＋清空、清窍不宣＋经气不宣＝**卫气虚郁候**

图2-4-44　营卫失调候鉴别式示意图

营卫失调候，系虚多邪少，虚实夹杂之表证，营气卫气两虚，卫阳郁遏，为其病机结构。而营卫虚郁候，已虚及卫阳，且外感邪重，空、窍、腠、经之气皆郁遏不宣，系虚深邪重之表证。清阳失调虽营卫皆虚，但无表证，唯气机失于宣降，偏重于里证。卫阳、卫气虚郁候，营气未虚，且表证明显，自是不同。

传变预测

营卫失调候－气虚失养＋阳虚不振－腠理不调＋腠理不实＋阳气不宣＋经脉不荣→**营卫虚弱候**

      └—腠理不调＋腠理不宣＋阳气不宣＋清空不宣＋经气不宣→**营卫虚郁候**

└—腠理不调－阳气不宣＋阳气不行＋经脉不利、络脉不利→**营卫不行候**

图2-4-45　营卫失调候传变式示意图

营卫失调候，如过于用发汗剂，邪退正虚，由卫气虚及卫阳，可转成营卫虚弱候纯虚之证。如因虚再感外邪，又可转成营卫虚郁虚深邪重之候。或外邪不得宣散，留滞经络，可转成营卫不行，慢性病变之候。

辨证

定位　肺：以卫气虚症象为主，时发热自汗出，乍而形寒恶风，脉浮数；肝：以营虚症象为主，自汗出，心悸，烦热汗出则解，脉浮虚；脾：以气虚症象为主，恶寒，肢冷，身重。

定性　气虚：时而汗出恶风，短气，少食，脉右虚大；血虚：时而面赤躁热，日晡发热，烦热汗出则解，怔忡，脉浮虚；风寒：乍而形寒恶风，骨节疼痛；风湿：身重，畏冷。

定量　①轻：时而面赤躁热，时而汗出恶风，烦热得汗即解。②中：乍而无汗发热，乍而汗出恶寒，日晡发热。③先形寒、恶寒、战栗、肢冷，继发热面赤，烦躁汗出热退。

论治　助卫益营，略兼达邪，使营卫得充，余邪外达，然后营卫和调。

1.**随机立法**：营卫失调候，营气不足，外邪留滞于卫，以致卫阳失宣，腠理开阖失调，营卫运行不相谐和，故其治则宜助卫益营，兼以通阳达表，使卫分之邪随汗而散，邪去则营卫和调，故仲景云"时发热自汗出而不愈者，此卫气不和也，先其时发汗则愈"（《伤寒论》54条）。虚浅邪轻，补散均不宜专重，治则总宜调和。仲景虽谓发汗，其实只以桂枝汤调和取汗，并非发汗专剂，是取汗而不用发汗药。

2.**随位立法**：营卫来自五脏，所以助卫益营，仍当视其脏气所虚，于以调补，方为治本之法，然营卫失调虚之不深，又不可专事补养，且终属表分留邪，温补须有助表邪之宣散，不可胶固邪机，方为得法。

3.随因立法：内因以气虚血虚为主，外因以风寒、风湿为主，补益气血之品，务必兼温通，既有利于气血流行，又有助于风寒、风湿散发，但不可投疏泄，虽易得汗，必重虚营卫，反致邪出复入，甚至旧邪不尽，新邪又入，证必转重。

4.随症立法：营卫失调候，不可专事对症用药，务必从机、从位、从因立法遣药，纵有偏重症象，只可随症略参对症药品，且不可有悖治则，如汗出恶风可略参荆防疏风之味，汗出偏多，重用白芍敛营，黄芪固卫，不可以止涩。

方证：桂枝汤证、归芪建中汤证、三六神汤证、营卫双调法证。

考证：营卫失调候，古称：太阳表虚证，营卫不和，卫强营弱。《中医大辞典》："①卫弱营强，因卫气虚弱，汗液自行溢出，症见身不发热而时有自汗。②卫强营弱，因阳气郁于肌表，内迫营阴而汗自出，症见时发热而自汗，不发热则无汗。"[1]

如**仲景**曰"脉浮数者，法当汗出而愈，若下之，身重，心悸者，不可发汗，当自汗出乃解。所以然者，尺中脉微，此里虚，须表里实，津液自和，便自汗出愈"（《伤寒论》49条）。**庄虞卿**治伏风阴疟，寒热往来，汗多，三日一发，饮食少思，苔白，脉右寸虚大，右关弦缓，正《内经》所谓"秋成风疟"，只宜脾胃双补，不必治疟，俾营卫调而寒热自已：桂枝、炙甘草、生姜3g，生黄芪9g，当归、白芍、党参6g，大枣2枚，寒热解，以补中益气汤善其后[2]。王大增随**陈大年**治胎前汗出、咳嗽，产后自汗更多，怔忡短气，此营卫两伤之证，骨节疼痛，畏冷，胸膈积饮不化，带下淋漓不断，脉濡小，拟甘温益气和营，佐以镇逆：桂枝2.4g，饴糖1匙，黑大枣5枚，紫石英、酸枣仁、云茯神各9g，花龙骨12g，煅牡蛎15g，白芍、新会皮各4.5g[3]。

李洪成按：营卫失调候，为虚浅邪轻，表分虚实夹杂之轻证，其虚未及卫阳，其邪未致表郁，较营卫虚郁候虚深邪重者不同，其治则仅可调和，而不可强发其汗，止宜桂枝解肌，而不可投麻黄、紫苏宣发之类，如身重心悸，尺中脉微者，仲景云不可发汗，当自汗出乃解。桂枝汤取汗法，为温覆、啜热粥，取微似汗出，可见仲景所谓"先其时发汗则愈"（《伤寒论》54条），"病常自汗出者，此为荣气和，荣气和者，外不谐，以卫气不共荣气谐和故尔，以荣行脉中，卫行脉外，复发其汗，荣卫和则愈，宜桂枝汤"（53条），并非强令汗出之谓。仅借微汗出，以尽卫分之邪，则卫不强，即可与营气和谐矣。

引用文献

［1］李经纬.中医大辞典［M］.北京，人民卫生出版社，1965：1357.

［2］何廉臣.重印全国名医验案类编［M］.上海：上海科学技术出版社，1959：59.

［3］王大增.随师临诊中的一些体会［J］.上海中医药杂志，1965，（4）：14，15.

十八、营卫不行候

营卫不行候系表证中之慢性经络病变，属虚实夹杂之候，其病变主要在于经络，而不在腠理。《素问·逆调论》云："营气虚则不仁，卫气虚则不用。"以虚为主，与营卫郁滞候经络实证相对应，或由经络实证失治迁延，以致正虚邪恋，蕴于经络，或素体虚弱不足以资助营卫，营卫虚而腠理开，外邪直入经络脉中。邪留经络，不易外达，兼之营卫虚弱，运行不周，无力托邪外出。

诊断

病名：［**中医**］血痹，脉痹，骨痹，虚痹，风痹，寒痹，行痹症，着痹，周痹，痛痹，尪痹，湿痹，寒湿痹证，风寒湿痹，风湿热痹，历节痛风，木风，中经络，中风偏枯，瘫痪，痿躄，肉痿，骨痿，筋痿，截瘫，产后风，附骨疽，脱疽，脱发，松皮癣。［**西医**］脑动脉硬化症，脑溢血后遗症，脑血管痉挛，脑血栓形成，风湿性心脏病脑栓塞，乙脑后遗症：多发性神经炎，多发性末梢神经炎，坐骨神经痛，风湿性关节炎，风湿结节，类风湿关节炎，骨膜炎，股骨头无菌性坏死，产后破伤风，变态反应性亚败血症，进行性肌营养不良症，神经拘挛症，可逆性低温冷凝素症，闭塞性脉管炎，无脉症，（指）趾端营养性溃疡，心源性动脉栓塞性脱疽，背痈，系统性硬皮病，银屑病。

证名：肝脾风湿证，脾肾寒湿证，肝脾寒湿证，肝肾寒湿证，肝肾寒瘀证，肝脾寒瘀证，肺脾气虚证，肝脾血虚证，肝肾阳虚证，肝脾风寒证，肝肾虚风证，肺卫寒湿证，肺脾湿痰证，肺卫气虚证。

病位：肺卫，肺脾，肺肺，肝肺，肝脾，脾肾，肝肾。

病因：风寒，风湿，寒湿，虚风，湿痰，寒瘀，气虚，血虚，阳虚。

病机状态：虚滞。营卫不行候，由营卫虚弱，运行不周，无力驱除外邪，外邪深入经脉之中，阻滞阳气，经络气血不得宣通而成。

1.营卫虚郁候－腠理不宣、清空不宣－血滞不行＋营虚失养、气虚失养

2.气虚失养————＋————营虚失养

＋

阳气不行←——→经脉不利——→络脉不利

图2-4-46　营卫不行候病机结构式示意图

病形：虚滞；　　　　**病层：**表中有里；　　　　**病态：**静；

病性：阴；　　　　　**病质：**虚中夹实；　　　　**病势：**重，深，缓，顽。

证象组合：气虚＋营虚＋阳滞＋经络滞

主症：【气虚失养】症象：①自汗恶风。②小便频数或不禁。③面唇黄。④怠惰嗜卧。⑤缓纵不收。⑥骨痿不起。**脉象：**脉虚弱，浮大，细，濡，缓。

【阳气不行】症象：①浑身麻木。②身体沉重。③阴寒天病剧。

副症：【经脉不利】症象：①半身不遂。②口噤舌强。③腿膝拘痛。④屈伸不利。

【络脉不利】症象：①口眼㖞斜。②手足麻痹。③语言謇涩。④口角流涎。⑤头面麻木。⑥筋脉瞤动，唇口蠕动。

宾症：【营虚失养】症象：①皮肤搔之如隔布，麻木不仁。②隐疹风疮。③心烦不眠。**脉象：**脉弦长，重按无力。

临床常以经络症象明显，但必须以营卫虚象为主体，方可确定为虚中夹实之候，不然当属实证之经络病变。

鉴别诊断

营卫不行候－气、营虚失养＋腠理不宣＋血滞不行＋清空不宣＝**营卫郁滞候**

└——＋津气蕴蒸＝**清阳不行候**

└——＋血虚失荣－营虚失养＋阳气不和－阳气不行＋经脉不和－经脉不利＋气机不利、血滞不行＝**气血失调候**

图2-4-47　营卫不行候鉴别式示意图

营卫不行候，系虚实夹杂之经络病证，而营卫郁滞候则邪实之经络病证。清阳不行候亦属实证，且气分夹热邪，与营卫郁滞候又有阴阳之别。气血失调候，其病虽在经络，且属虚实夹杂，不同之点在于气血自病，不夹外邪，其势缓，其病浅。

传变预测

营卫不行候－营血虚失养－经络脉不利－阳气不行＋经络脉失和＋气机不利、血滞不行→**气血失调候**

└——＋络脉失荣＋清空失养→**肝血失养候**

└——＋经络脉不荣＋神气不振＋清空失养→**气血失养候**

图2-4-48　营卫不行候传变式示意图

营卫不行候，治稍失误，必酿成终身痼疾，如治疗偏重于祛邪，邪去正虚，营虚及血，邪虽去而气血尚不利者，可转成气血失调候。如邪去仅气血未复，不能濡养经脉、络脉者，偏于血虚则成肝血失养候，偏于气虚则成气血失养候。

辨证

定位：肺脾：多气虚，病偏右侧或上体；**肝脾：**多血虚，病偏左侧；**肝肾：**多阳虚，病在下肢，或腰以下。

定性：气虚：偏右侧或上体，痛甚于上午，亦或早起略好，劳动之后渐加重；**血虚：**偏左侧或下肢，痛甚于午后或入夜；**阳虚：**多在腰脚，痛甚于午后，或入夜；**风：**游走疼，麻痹，多见于上部；**寒：**痛痹，喜热，厥冷；**湿：**重着，肿疼，多见于下部；**痰：**重疼，肿块有形；**瘀：**木硬不移，痛甚于夜。

定量：①**轻：**隐痛，酸痛，酸软，麻痹，浮肿。②**中：**剧痛，不举，不仁，厥冷。③**重：**木痛，不用，麻木，瘦削。

论治：治疗非易，唯以补虚为主，兼以行经通络，从缓调治，如稍事延误，多成终身痼疾。

1.随机立法：营卫不行候，以营卫虚弱，邪滞经络，阳气不行，为其病机形态，以虚为本，邪实为标，故其治则以补益营卫之虚为主，兼以宣通阳气，阳气一行则经络脉中之邪自外达，刘河间曰：其治可补，去邪留正。叶天士亦云："当补正以逐邪，未可逐邪而不顾本元。"喻嘉言曰："补以促其运。"

2.随位立法：营卫与脏气相关，肺脾主气助卫，心肝主血资营。卫气出下焦，更关乎肾阳；营出中焦，又关乎脾。所以补养营卫，当视其脏气之虚，从根本补之。浅则补肺，深则补中焦脾胃，最深一层则当补养肝肾。

3.随因立法：本因在于气虚、血虚、阳虚，以营卫不行候属于慢性久病，气虚不能生血，可致血虚，且血生于气，补血必先补气，以无形生有形。气虚不能运行血脉，血滞成瘀，不能运化津液，停积生痰。当于补养之中，气虚者兼以逐痰，血虚者兼以化瘀。以上皆属内因。外邪留滞，多属风冷湿邪，故祛风逐冷燥湿，行经活络亦当兼而用之。

4.随症立法：筋脉拘急者当用舒筋活络之品，如木瓜、蚕沙、伸筋草、络石藤，以及乌梢蛇、蜈蚣、僵蚕、全蝎、蛴螂、路路通、露蜂房之类。筋骨痿弱者当用壮筋健骨之品，如虎骨、鹿筋、淫羊藿、千年健、狗脊、羊胫骨、牛髓、猪脊髓之类。关节不利可兼用通关利节之品，如油松节、桑枝节、牛膝、松针、杉节之类。

方证：黄芪桂枝五物汤证、黄芪九物汤证、补阳还五汤证、黄芪秦艽汤证、蠲痹防痿汤证、外伤性截瘫丸证、养血祛风汤证、和血息风汤证、生虎骨丸证、当归四逆汤加味证、黄芪胜痹汤证、乌头汤证、补肾祛寒治尪汤证、桂枝汤加味方证、叶案存真方证、定振丸证、大秦艽汤证。

考证：营卫不行候，通称：营卫痹阻，经脉痹阻，风寒痹阻，寒湿痛痹，寒凝血瘀阻络，气虚血瘀，痰湿阻滞。临床致病因素很多，虚实夹杂。**仲景**曰"血痹，阴阳俱微，寸口关上微，尺中小紧，外证身体不仁，如风痹状，黄芪桂枝五物汤主之"（《金匮要略·血痹虚劳病脉证并治》），"病历节不可屈伸，疼痛，乌头汤主之。乌头汤，治脚气疼痛，不可屈伸"（《金匮要略·中风历节病脉证并治》）。

陈士铎说："人有两手麻木而面亦麻者，人以为中风将现之症也，谁知乃气虚而不能运化夫血乎……法宜补其气之虚，通其阳之闭，方用助阳通气汤……亦可用助气解麻汤。""有人遍身麻木，而身又不颠仆，状似中风，然而风则有之，而非中也。……补气补血之中，而佐之祛风祛痰之品，则气血不伤，而风又易散也。方用解傅汤。……顺气和血汤亦大佳。"[1]

俞根初说："若留恋筋骨，久而不痛不仁，手足瘫痪者，必要壮筋健骨为君，佐以活血行气，蠲痹防痿汤调下一粒金丹，久服庶可收功。"**何秀山**说："若久而深重，血瘀化火，液郁化痰，皮肤不荣，经络时疏，大筋软短，小筋弛长，手足麻痹，骨痿于床者，最难奏效。俗谓痛风易治，木风难医，真阅历之谈也。唯有用外台竹沥汤，化下丹溪神效活络丹，生津涤痰，活血通络以渐取效，间服史国公酒养血祛风，舒筋活络。"**何廉臣**说："凡上截瘫，或右肢瘫，多属阳虚阴凝，每用清任补阳还五汤送下人参再造丸。"[2]

李洪成按：营卫不行候，系五脏气血阴阳不足以充营卫，致营卫运行无力，外邪留滞经络脉中，极难驱逐，且久病气虚生痰，血虚停瘀，痰瘀与外邪相搏，阻滞经络，经气络血，难以通行，似此表里虚实错杂之顽证，虽有治法方药，多难速起。古人以益气补血，通阳养阴，祛风逐冷，燥湿化痰，行气活血，错杂成方，如再造丸、大活络丹之类，从缓图治，以渐取效，如配合针灸、按摩、药浴等通利经络，则可加速康复。

引用文献

［1］柳长华.陈士铎医学全书［M］.北京：中国中医药出版社，1999：721，730.

［2］俞根初.重订通俗伤寒论［M］.上海：上海科学技术出版社，1959：235，237.

第二节 营分病候

营分诸候：其病机形层分为营气、营血、营阴（液）三类浅深不同之候，其病机性质则有表、里、阴、阳、虚、实之分，但以实证、阳证、里证为主。

实证概分为阴证、阳证。阴证为表证，必兼有卫分之候，实为营卫同病而偏于营分之候；营气失宣候是以卫阳怫郁候之症象组合为基础结构形式，增入络脉不宣；营血失宣候是以营卫郁滞候为基础症象组合，减除腠理症象，突出络脉症象而成，系较卫分更深一层之表证。阳证为里证，以营热与神志为中心之症象组合为基础结构形式，兼涉气热者为营气之候，兼涉血热者为营血之候，兼涉阴液者为营阴（液）之候。其中有表里阴阳寒热错杂之候，即营分诸郁蒸之候，是里中之表证，阴中之阳证，为里热表寒、营热卫寒之候。是以卫气失宣候之症象组合为基础，更加营血之热象组合而成。

营分虚证系里中之表证，亦表虚证之列，症象多反映在经络、皮毛，然其证象组合却以营虚与神志不宁为中心，兼血虚者为营血失养候，因涉及阳气，故为阳中之阴证。兼阴虚者为营阴失养候，因涉及津液，故钝属阳证。

表2-4-2　营分诸候系统表

层	性质	病态	候名	主证	副证	宾证
营气	实	寒 郁滞	营气失宣候	阳气不宣 络脉失宣	腠理不宣	阳气怫郁
		夹热 郁蒸	营气郁蒸候	腠理不宣 津气蕴蒸 营热蕴蒸	清空不宣	清窍不利
		热 蕴蒸	气营蕴蒸候	津气蕴蒸 营热蕴蒸	神志不宁	神志昏蒙
		蕴灼	气营蒸灼候	津气蕴灼 营热蕴灼	津液消灼 神志不宁	神志昏蒙 气机不降
		蕴闭	气营蕴闭候	津气蕴灼 营热蕴灼	神志蒙闭 络脉不和	神志不宁 阳气不和 气机冲逆
营血	实	寒 郁滞	营血失宣候	阳气不行 络脉不宣	血滞不行	络脉不利
		夹寒 郁蒸	营血郁蒸候	腠理不宣 营热蕴蒸 血热蕴蒸	清空不宣 神志不宁	经气不宣
		郁闭	营血郁闭候	腠理不宣 营热蕴蒸 血热蕴蒸	神志蒙闭 阳气不和	清空不宣 络脉不和
		热 蕴灼	营血蒸灼候	营热蕴灼 血热蕴蒸	津液消灼 神志不宁	神志昏蒙
		蕴闭	营血蕴闭候	营热蕴灼 血热蕴蒸 神志蒙闭	络脉不和 神志不宁	阳气不和
	虚	虚损	营血失养候	营虚失养 血虚失养	阳气不和 络脉不荣	络脉不和 神志不宁
营阴	实	热 蕴灼	营液蒸灼候	营热蕴灼 津液消灼	神志不宁 神志昏蒙	络脉不和 阳气不和
	虚	夹实 虚灼	营阴消灼候	营热蕴蒸 阴液蕴灼	阴液消灼 神志不宁	神志昏蒙 络脉不和
		纯虚 虚损	营阴失养候	营虚失荣 阴虚失养	阴液消灼 神志不宁	经脉失荣 络脉不和

实证：阴（表）营气失宣候＝卫阳怫郁候－空、窍、经不宣＋络脉不宣
└──营血失宣候＝营卫郁滞候—腠、空、经不宣＋络脉不利
└──阳（里）营气蕴蒸候＋腠理不宣＋清空不宣＝营气郁蒸候
└＋血热蕴蒸＝营血郁蒸候
└＋神志蒙闭＝营血郁闭候
└＋营热蕴灼＋津气蕴灼＝气营蒸灼候
└＋神志蒙闭＝营气蕴闭候
└＋血热蕴蒸＝营血蒸灼候
└＋神志蒙闭＝营血蕴闭候
└＋津液消灼＝营液蕴蒸候
└＋阴热蕴灼＋阴液消润＝营阴消灼候

虚证：营虚失荣＋神志不宁＋络脉失荣＋经气不和
└──＋血虚失养＋阳气不宣＝营血失养候
└──＋阴虚失养＋津液消灼＝营阴失养候

图2-4-49　营分诸候结构图

一、营气失宣候

营气失宣候为偏于营络之营卫表寒实证。营卫郁滞候病变偏重于经络，本候则偏重于营络。系由外感风、寒、湿阴邪，外郁卫阳，内滞营络而成。营分之邪多化作斑疹外达，故古人称之为伤寒夹斑夹疹，又确系阴邪郁滞营分，故可称为"寒伤营"，卫阳亦受郁遏，实为风寒两伤营卫之候。

诊断

病名：［中医］寒疫，伤寒，伤寒夹斑疹，发斑伤寒，风湿发斑，风疹，风肿，风丹，麻疹初潮，风寒湿痹。

[**西医**] 感冒，慢性风湿热，风心，麻疹，急性荨麻疹，皮肤瘙痒症，紫癜，变应性亚败血症，风湿性关节炎，类风湿关节炎，腰椎肥大性改变，坐骨神经痛，过敏性水肿，慢性湿疹，结节性痒疹，银屑病，风湿性环形红斑。

证名：肺卫风寒证，肺胃风寒证，肝脾风湿证，肝脾寒湿证。

病位：肺胃，肝脾。

病因：风寒，风湿，寒湿。

病机状态：郁滞。病由阴邪郁遏卫阳，深入营分，郁滞络脉，外则腠理失于宣开，表阳怫郁，欲达不达，而成偏于营分之营卫郁遏表证。

1.卫阳失宣候＋络脉不宣－经气不宣＋阳气怫郁－清空、清窍不宣

2.阳气不宣→腠理不宣→阳气怫郁
　　　　↓
络脉不宣←──────────

图2-4-50　营气失宣候病机结构式示意图

病形：郁滞；　　**病层**：表；　　**病态**：静；

病性：阴；　　**病质**：实；　　**病势**：重，浅中深，缓。

证象组合：阳郁＋表郁＋络郁

主症：【阳气不宣】症象：①恶寒。②形凛。③肢冷。④身重。

　　　　【络脉不宣】症象：①肢体疼痛。②筋脉疼痛。③红疹色淡欲出不出。④淡红白斑，或紫暗。⑤紫癜。

副症：【腠理不宣】症象：①恶风恶寒。②发热无汗。③皮肤瘙痒。

宾症：【阳气怫郁】症象：①手足乍冷乍温。②发热时抑时扬。③咽痛。④心烦。⑤手足心热。

临床常见络脉不宣症象，但必须与阳气怫郁、腠理不宣症象同见，方可确立为风、寒、湿阴邪郁滞营络之候。

鉴别诊断

营气失宣候－阳气怫郁－腠理不宣＋络脉不利＋血滞不行＝**营血失宣候**
　　└──＋经脉、络脉不利＋血滞不行－阳气不宣＋阳气不行＝**营卫郁滞候**
　　└──－络脉不宣－腠理不宣＋腠理不调＋经气不宣＋清空、清窍不宣＝**卫阳怫郁候**
　　　　└──＋气机不宣＋气机不降＋经气不宣＋清空、清窍不宣＝**清阳怫郁候**
　　　　└──＋气机不降＋络血妄行＋清空不宣＝**气血怫郁候**

图2-4-51　营气失宣候鉴别式示意图

营气失宣候为寒邪外郁卫阳，内滞营络，而卫阳失宣候仅郁遏卫阳，未及营络；营卫郁滞候病变在于经络脉滞不行，故有血滞之象。以下卫阳怫郁候、清阳怫郁候、气血怫郁候，虽均有阳气怫郁，欲达不达之象，但郁滞之邪均未及营络，气血怫郁候系怫郁之阳气逼血妄行，而非阴邪郁滞营络，故不同，应予鉴别。

传变预测

营气失宣候－络脉不宣－腠理不宣＋腠理不调＋经气不宣＋清空、清窍不宣→**卫阳怫郁候**
　　└──－阳气怫郁－络脉不宣＋经气不宣＋清空、清窍不宣→**营血失宣候**
　　　　└──＋经脉、络脉不利＋血滞不行－阳气不宣＋阳气不行→**营卫郁滞候**

图2-4-52　营气失宣候传变式示意图

营气失宣候，仅疏透营络而不通阳达表，营络之邪虽转出卫分而不能外达，怫郁于表，可转为卫阳怫郁候；如仅疏散卫分之邪，而不疏透营络，卫阳虽得宣发，而营络之邪留滞愈深，必然滞及营血而成营血失宣候。如失误不予通阳透表，或反与清凉，必然更加郁滞卫阳，表邪深滞经络而成营卫郁滞之候。

辨证

定位：肺：主皮毛，主卫，卫分症象明显，如恶风发热无汗，多发疹、瘙痒；胃：主肌腠，多发斑；脾：主肌腠，主营，多湿，多发斑，阳气多郁，如形寒，身重肢冷；肝：主血主营，多发斑，发紫癜。

定性：风：恶风，汗出不透，多发斑，发痒，多发于头面；寒：恶寒，身重肢冷，斑发色淡，甚则紫暗；湿：身重，肢节重痛，多发于下肢。

定量：①轻：恶风，指冷，发热不扬，肢体酸痛，红疹色淡。②中：形凛，肢冷，时热时冷，肢体重痛，斑疹

暗淡。③重：恶寒，肢厥，面赤烦躁咽痛，筋脉掣痛，淡白斑甚则反紫暗。

论治：以宣通阳气为主，使肌腠开达，营络之邪外达肌表而解。如迁延失误，而留滞经络而成痼疾。

1.随机立法：营气失宣候，其病机在于阴邪，过卫入营，阳气不得宣发，在外则卫阳怫郁，在内则营络郁滞，故其治则在于通阳达表，使卫阳宣发，营络透达，务使深滞营络之邪透达于表分而解。

2.随位立法：于肺以宣发肺气为主，于脾胃则宜疏解肌腠，深入于肝，则应疏利营络，甚则兼行营血，如桃仁、穿山甲之类，务使郁滞之邪外达。

3.随因立法：风宜疏散，寒宜温散，湿宜温燥，或兼淡利，总之重在宣发阳气，表散郁滞，使从外入之邪，仍从外出而解。

4.随症立法：邪滞营络，如以疼痛为主者，可用通经达络之品，如羌活、独活、秦艽、桂枝、威灵仙、橘络、葱管之类；发疹应用白蒺藜、西河柳、葱尖之类；发斑可用桃仁、红花、路路通、赤芍、穿山甲、山楂炭之类。瘙痒者在上则疏风，如荆芥、防风、白蒺藜、路路通；在下则利湿，如地肤子、白鲜皮、苦参。

方证：苏羌达表汤证、荆防败毒散证、托里举斑汤证。

考证：营气失宣候，通称：太阳表实证，寒伤营血，风寒两伤营卫，风湿发斑。

吴坤安说："春应温而反寒，夏应热而反凉，有病恶寒发热，咽痛，身上有淡红白斑，舌苔白而薄嫩者，此寒邪在表也，当以荆防败毒散温散之。"[1] **秦伯未**说："如已发不透，或受寒凉，斑色变成暗紫，为血瘀凝滞，当考虑佐赤芍、红花、穿山甲等药消散，切忌一派寒凉。"[2]

李洪成按：营气失宣候，系阴邪郁遏，阳气怫郁于血络，虽可见斑疹，不可误认为血热，而妄行清凉，加深阳气怫郁；即使麻疹初潮之际，亦不可早投寒凉，外郁不解，必致内陷生变；务必以辛温发越之剂，以宣达卫阳，使怫郁于血络之邪速达于外，则内外清澈矣。

引用文献

[1]吴坤安.伤寒指掌［M］.上海：上海科学技术出版社，1959：卷三35.

[2]秦伯未.秦伯未医学名著全书·临证备要［M］.北京：中医古籍出版社，2003：279.

二、营气郁蒸候

营气郁蒸候，是气营蕴蒸兼表郁之候，为卫、气、营同病，外有风、寒、湿邪郁遏于卫，内有蕴伏之温热蒸于气营，亦外郁内蒸，阴阳寒热夹杂之证，较营卫郁蒸候，外郁稍轻，内蒸则重。多由于先感温热之邪蕴伏于营分，继受风、寒、湿阴邪触发；营热外达于气分，而不得透发于卫。多见于伏气温病初起与麻疹初潮。

诊断

病名：［中医］伏温，伏暑，春温，秋温，湿温，风温失血，风温发疹，温燥伤肺，喉痧，风火喉症，麻疹初潮。［西医］麻疹。

证名：肺肝湿热证，肺胃风热证，胆胃风热证。

病位：肺胃，肺肝，胆胃。

病因：风热，湿热。

病机状态：郁蒸。营气郁蒸候由风、寒、湿阴邪外感，郁遏卫分，腠理不得宣泄，清空亦不宣发，触动内伏营分之温热外达气分，气营热邪上蒸，清窍不利，而成外郁内蒸之候。

1.卫气郁蒸候＋营热蕴蒸－清窍不宣＋清窍不利

2.腠理不宣——清空不宣

＋

营热蕴蒸——津气蕴蒸——清窍不利

图2-4-53 营气郁蒸候病机结构式示意图

病形：郁蒸，郁浅蒸重； **病层：**表郁里蒸； **病态：**静少动多；

病性：外阴内阳； **病质：**实； **病势：**轻，深，急。

证象组合：表郁＋气热＋营热

主症：【腠理不宣】症象：①微恶风寒。②无汗或汗出不透。③红疹隐隐不透。**舌象：**苔薄白，灰白。**脉象：**脉浮数，沉濡。

【津气蕴蒸】症象：①发热不已。②口渴。③小便短赤。④晡热转甚。**舌象：**苔黄。**脉象：**数。

【营热蕴蒸】症象：①发热夜甚。②唇红。③心烦。④谵语。⑤衄血。⑥红疹。**舌象**：舌绛。

副症：【清空不宣】症象：①头昏。②头痛。

宾症：【清窍不利】症象：①咽哑。②咽痛。③咳嗽不爽。④目赤。⑤涕黄。⑥咽阻。

临床以腠理不宣与气营之热蕴蒸，两象同见，方可确诊，古人常以舌红苔白为认证依据。

鉴别诊断

营气郁蒸候－津气蕴蒸＋阳气不宣－清窍不利＋清窍不宣＋经气不宣＝营卫郁蒸候
　　　└──＋血热蕴蒸＋神志不宁＝营血郁蒸候
　└──＋血热蕴蒸－营热蕴蒸＋津液消灼＝气血郁蒸候

图2-4-54　营气郁蒸候鉴别式示意图

营气郁蒸候，外郁较轻，内蒸较重，而营卫郁蒸候外郁及卫阳，营热未达气分，故外郁较重，内蒸较轻。营血郁蒸候外郁虽同是轻微，内蒸则是营热已内陷血分，而未透出气分。气血郁蒸候是气分、血分之热蒸，营分无热，各有不同。

传变预测

营气郁蒸候－津气蕴蒸＋血热蕴蒸＋神志不宁→营血郁蒸候
　　　└──＋神志蒙闭＋络脉不和＋阳气不和→营血郁闭候
　└──－清空、腠理不宣＋神志不宁、昏蒙→气营蕴蒸候
　　　└＋津气、营热蕴灼－津气、营热蕴蒸＋津液消灼→气营蒸灼候
　　　　└──＋神志蒙闭＋络脉不和→气营蕴闭候

图2-4-55　营气郁蒸候传变式示意图

营气郁蒸候治不得法，表郁不解，内热不得外达，而反内陷血分，而成营血郁蒸候。若再失误内陷之邪蒙闭神明，则成营血郁闭候之重证。如过投表散，外郁虽解，津伤热势仍蒸，扰乱神明，而成气营蕴蒸候。如热势转炽，则可转气营蒸灼候。剧者，热闭神明而成气营蕴闭候，仲景所谓"一逆尚引日，再逆促命期"（《伤寒论》6条）。

辨证

定位：肺：卫分证偏重，如恶风寒，苔薄白；胃：气分证偏重，如发热口渴，尿赤，苔黄；肝胆：营分证偏重，如夜热心烦，目赤谵语，舌红绛。

定性：风热：恶风，发热口渴，苔薄白；湿热：午后热甚，小便短赤，苔灰白，灰黄腻。

定量：①轻。外郁：恶风汗出不透；内蒸：发热时轻，神静，苔少舌尖绛。②中。恶寒无汗，发热不退，心烦，苔薄黄，舌边尖绛。③重。寒战身重，午后入夜热甚，谵语，苔厚黄燥，舌底绛。

论治：仅宜轻宣外郁，开伏热外达之路，清透气营，使伏邪从表分透解。不可浪用辛温大发大散，亦不宜苦寒重泄。治疗得法则传变多顺，不然必致内陷逆传。

1.**随机立法**：营气郁蒸候，外有卫气郁遏，内有气营之蕴蒸，表郁不解，伏热不得外透，则有内陷之虑。故其治则：外宜轻宣疏化以解卫气之郁，内宜清凉轻透，以泄气营之热，使之随汗疹外透。但不可漫投辛温发散，伤津助热。**吴坤安**曰："治宜辛凉清润之品，大忌升、葛、防风、蝉脱等药。""透营分之热"兼"散卫分之邪。"[1]亦不宜骤进苦寒甘腻，以冰伏邪机，使伏热愈不得以外透，反而内陷逆传。

2.**随位立法**：在肺当以轻宣肺气以达表，如桑、杏、蒡、桔、前胡、娄、贝、射干之类；在胃以辛凉疏利解肌，如芦根、通草、竹叶、滑石之类；在肝胆则兼降木火，清营为主，如羚角、犀角、丹皮、栀子、黄芩、银花、大青叶、鲜生地、钩藤之类。

3.**随因立法**：风热当用辛凉轻清，但不可过投风药，尤忌辛温疏泄，但荆芥、防风、蝉衣、薄荷、牛蒡子、连翘之类，仍在必用之例。湿热当用泄湿透热，仍以宣肺开郁如豆豉、青蒿、瓜蒌皮、郁金、杏仁、豆卷、苡仁、通草、滑石之类，不可漫用温燥。

4.**随症立法**：营气郁蒸候当分别表郁，气分热蒸，营分热蒸，三者之孰重孰轻，而分别用药，再随症参用对症之药，如咽窍不利可加入射干、甘草、桔梗、玄参、牛蒡子，甚则可加金锁匙、粉重楼、青果之类。如见鼻衄可加茅根、玄参、生地、黑栀、黑芥之类。如见红疹，则加用牛蒡子、连翘、银花、赤芍、薄荷，或少用西河柳之类以透发。

方证：微苦辛凉方证、丁甘仁方证、加味栀豉汤证。

考证：气营郁蒸候，营亦气也，邪热郁蒸于气营，通称：营分伏温，伏温在营，湿遏热伏。吴坤安说："凡遇发热身痛，口渴唇燥，或初起微寒，即发热不已，舌苔中黄边白，或黄燥如刺，脉来洪滑，此阳明内热为外感新邪引动而发也。宜犀角、连翘、牛蒡、薄荷、黄芩、葛根、防风、木通之类清解之。若见烦闷呕恶，足冷耳聋，脉沉伏，或浮躁者，此斑疹欲透也，亦用此方透斑解毒，渴而干呕者，加芦根一握。"[1]"如见舌苔白少红多，多初起微寒，即发热不已，此阳明轻而少阳重，气分少而营分多，宜犀角、连翘、丹皮、勾丁、黄芩、薄荷、黑栀之类，以清营分之热，大忌汗散"。[1]"如舌苔红中兼白色，症见谵语咳嗽者，此风温入于心肺两经也，宜透营分之热，兼泄气分之邪，当用羚羊角、连翘、薄荷、黄芩、象贝母、杏仁、蒌皮、丹皮、玄参、栀子之类，次用梨汁、蔗浆、金斛、麦冬、花粉、粉参之类，以养肺胃之阴。"[1]

曹炳章说："白中带红，外症初起，微寒继即发热不已，口渴者，此温邪之轻证也，宜芩、栀、翘、赤芍清解之。"[2]"凡舌苔白，而底色绛者，湿热自气分伤营也，及湿遏热伏也，当先泄湿透热，防其即干也。从里而透于表，则变润矣。"[2]"舌苔白腻底绛尖红者，湿遏热伏之征也。……深绛而苔白厚腻者，温邪入营而兼伏湿也。"[2]

李洪成按：气营郁蒸候，为外郁卫分之邪轻，内蒸气营之邪重，故其治则，当以清解气营之伏热为主，略兼轻宣透表之味即可，不必过多发散；即清凉解热之品，亦当以轻清凉透为宜；使伏热速达于外而解；不可妄投重剂寒降，以冰伏邪机，不得外达，反致内陷逆传。

引用文献

[1] 吴坤安.伤寒指掌[M].上海：上海科学技术出版社，1959：卷三40，卷一16，54，57，67.

[2] 曹炳章.彩图辨舌指南[M].南京：江苏人民出版社，1962：卷二25.

三、气营蕴蒸候

气营蕴蒸候，系营分热证中较为轻浅之候。常见于温热暑病，气分之邪不解，初入营分，或伏气温暑，营分之热，外达于气分，均可致气营热蒸。以其邪轻、位浅，其机尚顺，故在营热证中略为轻浅。然营气通于心，营热扰及心神，极易转成内闭，不可轻视，若能速速清透，可免内陷，亦不难热透神清。

诊断

病名：[中医]温热，春温，暑湿，伏暑，湿温，心经疟。

证名：心肺燥热证，**心营燥热证，心肺湿火证，心营湿火证。**

病位：心肺，心营。

病因：燥热，湿火。

病机状态：蕴蒸。气营蕴蒸候，由气分之热邪不得悉解，渐入于营分，或营分之热邪不甚，渐透出于气分，以致气营为温热所蒸，营气通于心，轻则扰乱心神，甚则可致心神昏蒙。

```
1.营气郁蒸候－清空、腠理不宜＋神志不宁、神志昏蒙

2.津气蕴蒸────────────┐
        ↑＋↓                    ↓
营热蕴蒸───→神志不宁───→神志昏蒙
```

图2-4-56　气营蕴蒸候病机结构式示意图

病形：蕴蒸；　**病层：**里；　**病态：**动。

病性：阳；　**病质：**实；　**病势：**重，深，急。

证象组合：气蒸＋营蒸＋神扰＋神蒙

主症：【津气蕴蒸】症象：①发热不退。②口渴饮水。③气粗。④不饥。舌象：苔白黄。脉象：脉数。

　　　　【营热蕴蒸】症象：①热甚于夜。②口反不渴。③目红面赤。④斑疹。⑤热起烦扰。舌象：舌绛。脉象：脉濡数。

副症：【神志不宁】症象：①心烦。②不眠。③多言。

宾症：【神志昏蒙】症象：①神呆。②神昏。③时有谵语。

临床以津气、营热共见蕴蒸之象为确诊标准，古人常从舌诊认证，**吴坤安**曰："温邪从口鼻吸入，上焦心肺先受，如舌苔先白后红者，邪先入气分，后入营分也；如初起舌即绛色者，邪不入气分，而入营分也。"[1]何秀山亦云："夫热邪传营，舌色必绛而无苔，其有舌绛中兼黄白苔者，及似苔非苔者，此气分郁遏之热，非血分也。"[2]

鉴别诊断

气营蕴蒸候 － 神志不宁、昏蒙 + 腠理不宣 + 清空不宣 = **营气郁蒸候**
　　　　├ + 血热蕴蒸 － 营热蕴蒸 + 津液消灼 + 络血妄行 = **气血蕴蒸候**
　　　　└ + 血热蕴蒸 － 津气蕴蒸 － 营热蕴蒸 + 营热蕴灼 + 津液消灼 = **营血蕴蒸候**

图 2-4-57　气营蕴蒸候鉴别式示意图

营气郁蒸候除兼见卫分表证之外，营热尚未蒙扰心神。气血蕴蒸候，是以气分血分之热，迫及血络，亦未扰蒙心神。营血蕴蒸候为营分之热，内陷入血，而未外透气分，较气营蕴蒸候尤为深重。

传变预测

气营蕴蒸候 － 营热蕴蒸 + 营热蕴灼 － 津气蕴蒸 + 津气蕴灼 + 津液消灼 → **气营蒸灼候**
　　　　　└ + 神志蒙闭 － 神志昏蒙 + 阳气、络脉不和 → **气营蕴闭候**
　└ 入血 — + 血热蕴蒸 － 津气蕴蒸 + 津液消灼 = **营血蕴蒸候**
　　　　　└ — + 神志蒙闭 － 神志昏蒙 + 阳气、络脉不和 → **营血蕴闭候**

图 2-4-58　气营蕴蒸候传变式示意图

气营蕴蒸候失于清解，热蒸转灼，消灼津液，而成气营蒸灼候，甚则蒙闭心神，引动肝风而成气营蕴闭候危重之证。若气分之热邪，尽陷入营入血，则成营血蕴蒸候，病势又深一层。如更内闭心神，徒动肝风，可致营血蕴闭候之危重凶证。病已至此，势难挽回。

辨证

定位：肺：气分热证偏重，壮热口渴；心：营分热证偏重，夜热不渴。

定性：燥火：壮热不退，口渴引饮，小便黄赤，苔黄白而干；湿火：午后热甚，渴不引饮，小便黄浊，苔灰白黄腻。

定量：①轻：发热不退，心烦面赤。②中：壮热不退，不寐，烦躁。③重：入夜热加，时有谵语，神呆。

论治：以轻清透热即可；不可投以苦降重剂，滋腻之品，腻滞邪机，亦在所当禁。

1.随机立法：热邪蕴蒸于气营，扰乱神明，治则当急急清透，一则使营热速透出气分，所谓"透热转气"。再则使气分之邪透达于肌表，里热外达，则不致内扰，神明自复精明之常。何秀山曰："宜用辛润达邪，轻清泄热法；最忌苦寒冰伏，阴柔滋腻，致气分之邪，遏伏内陷，反成纯绛无苔。"[2]

2.随位立法：病在于肺，仍当轻宣肺气，以展动气机，使伏热易于透达外出。病在于心当偏重于清营透热，予夺内闭之路。

3.随因立法：燥火宜从清而兼柔润，忌用苦寒助燥，湿火宜清而兼芳香化湿，淡渗利湿，以分解其势，所谓泄湿透热之法，不可涉及柔腻以滞邪机。热蒸湿浊多成痰，故常兼清化痰热之品，如川贝母、天竺黄、胆星、西黄之类。

4.随症立法：气分热重，大热渴引者，可用辛凉清透之品，如芦根、石膏、通草、竹叶之类，营热发斑疹者，可用大青叶、茅根、玄参之类，凉血透斑。口腻苔浊者，宜兼芳香化浊，如佩兰、石菖蒲、郁金、青蒿之类。口苦苔黄者，可略参苦寒，如芩连焦栀之类。神蒙不清者兼用芳香宣窍，如牛黄丸、至宝丹、神犀丹以防窍闭。

方证：轻清营热方证、叶氏犀地玄参汤证、清透方证。

考证：气营蕴蒸候，为热蒸气营之轻证，且伏热有向外透解之势，通称：过气入营，春温伏肺，暑邪入心。**吴坤安**说："绛舌上浮黏腻质，暑兼湿浊，欲蒸痰恐防内闭，芳香逐秽，犀、珀、菖、蒲、滑、郁含。暑蒸湿浊则成痰，暑湿兼秽，恐蒙闭心包，故用菖蒲、郁金，藉其芳香逐秽；犀角以透营分暑邪；琥珀、滑石清暑利湿。**邵仙根**评：'痰多可用西黄、天竺黄之属。舌苔白底绛者，热被湿遏，不得外透也，用犀角、滑石等药，泄湿透热，湿去则热自解矣。'"**吴坤安**又说："暑入营分，凡身热，心烦面赤，舌绛神呆，夜寐不安，此暑邪入心也，辰砂六一散如川郁金、黄连之类，或犀角尖、鲜生地、石菖蒲、川郁金、连翘、银花之类。"[1]

何廉臣说："邪热内闭，神昏谵语，必先辨其陷入之浅深，别其轻重以定方，如热初蒸及心之经，心烦多言，间有糊涂语，其邪虽陷，尚浅而轻，但须丹溪清心汤去硝黄，以泄卫透营可也。""乍入营分，神烦少寐，脉数舌红。犹可透营泄热，仍转气分而解，叶氏犀地玄参汤为主。"[2]

编者按：气营蕴蒸候，温邪由气分渐蒸及营分，但营分之热蒸及心之经，尚未入心之络，为营分轻浅之证。叶天士曰："虑其邪陷心包，有痉厥之变。"[3] 王九峰亦云："若投表散劫津，而痉厥至矣。"[4] 当以轻清透解，清心凉营，或兼滋其津液，以达其陷邪，叶天士谓："入营犹可透热转气。"[3]

引用文献

[1] 吴坤安.伤寒指掌［M］.上海：上海科学技术出版社，1959：卷一8，22，卷四38.

[2] 俞根初.重订通俗伤寒论［M］.上海：上海科学技术出版社，1959：245，442，443.

[3] 叶天士.临证指南医案［M］.上海：上海卫生出版社，1958：593，636.

[4] 秦伯未.清代名医医案精华［M］.北京：人民卫生出版社，2006：253.

四、气营蒸灼候

气营蒸灼候为营热证中之急重证，温热之邪燔于气分和营分，消灼津液，扰乱神明，若治疗稍有失误，内陷、闭厥立刻可至；热灼阴伤，邪热内闭，为内闭外脱之症，多由气营郁蒸候或气营蕴蒸候治有失误，内热转炽而成。

诊断

病名：［中医］温病，温热挟痰，伏温，温病发斑，温邪误火成毒发斑，暑风，暑温，湿温，温疫，疫喉痧，心疟。［西医］乙脑普通型，猩红热。

证名：肺胃风热证，心肺燥热证，心胃燥热证，心胆风火证，心胃湿火证，心营湿火证，心胃燥火证。

病位：心肺，心胃，心胆。

病因：风热，风火，燥火，湿火。

病机状态：蕴灼。气营蒸灼候或由气分热邪转炽，深入营分，或营分热邪转透出气分。气营同时燔灼，消灼津液，蒙扰神明。然多由气营蕴蒸候失误，热邪转炽而成。

1.气营蕴蒸候－津气蕴蒸＋津气蕴灼－营热蕴蒸＋营热蕴灼＋津液消灼

2.津气蕴灼→津液消灼、气机不降

↓＋

营热蕴灼→神志不宁→神志昏蒙

图2-4-59　气营蒸灼候病机结构式示意图

病形：蕴灼；　　**病层：**里；　　**病态：**动；

病性：阳；　　**病质：**实；　　**病势：**重，深，急。

证象组合：气灼＋营灼＋液灼＋神扰＋神蒙＋气逆

主症：【津气蒸灼】症象：①壮热有汗。②口渴引饮。③汗出。④恶热。⑤气秒。⑥便闭尿赤。**舌象：**苔白黄少津。

【营热蕴灼】症象：①热以夜甚。②面红唇赤。③目赤。④斑疹。⑤鼻衄。**舌象：**舌绛光。

副症：【津液消灼】症象：①唇焦，舌干咽燥。②喉哑咽痛。③口糜。④下利黄水。⑤鼻干齿黑。**脉象：**脉濡弱数。

【神志不宁】症象：①心烦。②不眠。③多言。

宾症：【神志昏蒙】症象：①神昏。②时时谵语。

【气机不降】症象：①咳嗽。②气喘。③呃逆。④胸闷气粗。

临床以气营均见热邪燔灼之象为主，前后常以舌诊为主要诊断依据，如吴鞠通以舌赤中黄，**吴坤安**以舌苔红中间白，或白中兼红。此外以热甚神昏而出现神志症象，也是重要佐证。吴鞠通以脉弱而数为热甚津伤之征。

鉴别诊断

气营蒸灼候－津气蕴灼＋血热蕴蒸＝**营血蕴蒸候**

└──－营热蕴灼＋血热蕴炽＝**气血两燔候**

图2-4-60　气营蒸灼候鉴别式示意图

三者同属蕴灼病机，气营蒸灼候系温热之邪燔灼于气分、营分。营血蕴蒸候则为温热之邪燔灼于营分、血分，病机尤深一层。气血两燔候则为温热之邪燔灼于气分、血分，病亦较深重。

传变预测

气营蒸灼候－神志昏蒙＋神志蒙闭＋阳气、络脉不和→**气营蕴闭候**

└入血＋血热蕴蒸－津气蕴灼→营血蕴蒸候＋神志昏蒙→**营血蕴闭候**

└──－营热蕴灼→气血两燔候＋神志蒙闭→**气血炽闭候**

图2-4-61　气营蒸灼候传变式示意图

气营蒸灼候，邪热失于清透，内陷蒙闭心包，陡动肝风而成气营蕴闭候之危证。或由营分内陷血分而成营血蕴蒸候，或由气分内陷血分而成气血两燔候。二者失治，均可以转成营血蕴闭候或气血炽闭候等危重险证。

辨证

定位：心肺：偏重于气分见症，多发疹，咳嗽气喘；心胃：偏重于营分见症，多发斑，口渴烦躁；心胆：更兼见木火内炽之口苦，目赤，烦闷躁扰。

定性：燥火湿火参照气营蕴蒸候；风火：多见神志昏乱。

定量：①轻：发热时高，渴喜冷饮，心烦神昏，舌绛少苔多。②中：壮热不退，口渴喜饮，烦躁时蒙，舌绛多苔少。③重：壮热夜甚，大渴引饮或反不饮，发狂时谵，舌绛干无津。

论治：当急急清透，兼顾津液，使营热转透出于气分，不致内陷入血，则望渐得透解。

1.随机立法：气营蒸灼候以温热燔灼于气营，消灼津液，蒙扰神明，立有阴伤邪陷内闭之势，故其治则当急急清透泄热为主，以救津液而醒神明，稍缓则有变坏之虞。邵仙根曰："当清热以开泄其邪，使邪从肺达为妥，否则热灼阴伤，邪入下焦血分，有阴涸邪陷之危，亦有逆传心包，邪热内闭，为内闭外脱之症矣。"[1]

2.随位立法：病在肺胃，邪偏于气，当以清泄气分为主，使邪从肌表汗、疹、斑、痦外达，即**吴坤安**云：使邪从肺达为妥。病在心，邪偏于营分，以清营透热为主，务使营热速透出气分而解。尚宜兼用苦寒以降君相之火。病兼胆，当兼降木火，清肝胆。

3.随因立法：燥火宜辛凉甘寒，轻清透达，不可妄行辛香，苦寒亦忌多用。湿火宜芳香化浊，甘淡渗利以泄湿透热，可兼苦寒燥湿泄火。火蒸痰动，故清泄之外，多兼参以清化热痰之品。风火，外风引动内风，必兼轻清凉透肝胆风热。

4.随症立法：清透泄热为其总则，如热邪有内闭之势，可先投清芳开窍醒神，如安宫牛黄丸、牛黄清心丸、紫雪丹之类，余如郁金、菖蒲、天竺黄、川贝母化痰开窍，亦可参用。发疹者可参以辛凉透表，如牛蒡子、连翘、银花之类，咽痛音哑，参用清热利窍之品，如射干、牛蒡子、人中黄之类。

方证：加减银翘散证、化斑汤证、加减清宫汤证、清宫汤证、清泄气营方证。

考证：气营蒸灼候，热灼气营如蒸，紫赤同见，汗出津津，通称：温邪入营，热灼气营，气营两炽，气营两燔，邪入心包。多见于素体阴亏者或内有积热者，常见于风温、春温、暑温、冬温、瘟疫等疾病中。如**吴坤安**说："若遇天时亢旱，热疫流行，毒蕴三焦，目赤舌绛，斑疹丹赤，汗出津津，阳明血热，便闭，宜凉膈散去芒硝加鲜生地、牛蒡子、人中黄清之。""疫邪入上焦，如口糜丹疹，喉哑咽痛，舌苔红中间白，或白中兼红，此邪在肺与包络也。""热因湿邪遏伏，宜泄湿以透热，如犀角、滑石、茯苓皮、猪苓、苡仁、茵陈、黄柏之类。""温毒，秋应凉而反热，冬应寒而反温，或天时亢旱久燥，温疫流行，发为赤斑丹疹，其毒弥满三焦，目赤舌绛，汗出津津，切忌风药升散，宜凉膈散去芒硝、大黄，加石膏、牛蒡、赤芍、人中黄，大便秘者去硝留黄。""伏邪：凡痧痘等症，外虽透达，易隐易回，而身热不除，渐加喘咳，腹胀咽痛，喉哑龈烂，神昏欲寐，或兼赤利等症者，此系失潮伏邪在内，危症也。急宜散邪解毒。"[1]

吴鞠通说："太阴温病，不可发汗，发汗而汗不出者，必发斑疹；汗出过多者，必神昏谵语。发斑者，化斑汤主之。发疹者，银翘散去豆豉加细生地、丹皮、大青叶，倍玄参主之。禁升麻、柴胡、当归、防风、羌活、白芷、葛根、三春柳。神昏谵语者，清宫汤主之，牛黄丸、紫雪丹、局方至宝丹亦主之。""暑温，蔓延三焦，舌滑微黄，邪在气分者，三石汤主之；邪气久留，舌绛苔少，热搏血分者，加味清宫汤主之。神识不清，热闭内窍者，先与紫雪丹，再与清宫汤。"[2]

董废翁说："血热者，犀角地黄汤，俱可入酒芩、连、桔梗、连翘、元参、薄荷、天花粉之类。热甚者，口干舌燥苔黄，合白虎汤，以斑尽为度。……斑已出而口干，脉洪者，竹叶石膏汤化之，或配凉药一二味，生地、丹皮之属，洪而无力，兼体虚烦渴者，加人参、麦冬、知母，令汗出自愈。"[3]

李洪成按：气营蒸灼候，内火燔灼，耗伤津液，是故清透之中，必兼甘凉之品，以生津滋液，一以护阴，一以垫托，使伏热不致内恋而尽达于外，即曹炳章说"心胃火燔，劫烁津液，宜鲜生地、犀角、黄连、石膏等以清营热而救胃津"[4]之意。与气营蕴蒸候伏热尚轻，津液未伤，滋润反致腻滞邪机者有别。

引用文献

［1］吴坤安.伤寒指掌［M］.上海：上海科学技术出版社，1959：卷四20，23，39，卷一22，卷三35，43.

［2］吴鞠通.温病条辨［M］.福州：福建科学技术出版社，2010：32，74.

［3］高鼓峰，董废翁.医宗己任编［M］.上海：上海科学技术出版社，1959：183.

［4］曹炳章.彩图辨舌指南［M］.南京：江苏人民出版社，1962：卷二29.

五、气营蕴闭候

气营蕴闭候为营热证中危重证候之一。即温病学家所谓"逆传心包""陡动肝风"之证。由于气分、营分之蕴热不得透泄，反而内陷，蒙闭心包，致神明内乱，肝风陡起，风火交煽，痉厥并臻之重笃证候。

诊断

病名：[中医] 风温病，春温病，冬温，暑温，暑热，中暑，暑风，伏暑，暑痫，暑厥，热厥，痰厥，肺痹，心疟。**[西医]** 中暑，乙脑。

证名：心肺燥热证，心胃燥热证，心营燥热证，心营湿火证，**心胃燥火证，心肺痰火证**。

病位： 心肺，心营，心胃。

病因： 燥火，湿火，痰火。

病机状态： 蕴闭。温暑之邪化热化火，蕴灼于气营，不得透解，内则蒙闭心包，扰乱神明，外则阳气不和，肝阳化风，走窜络脉，风火交煽，痉厥并臻。

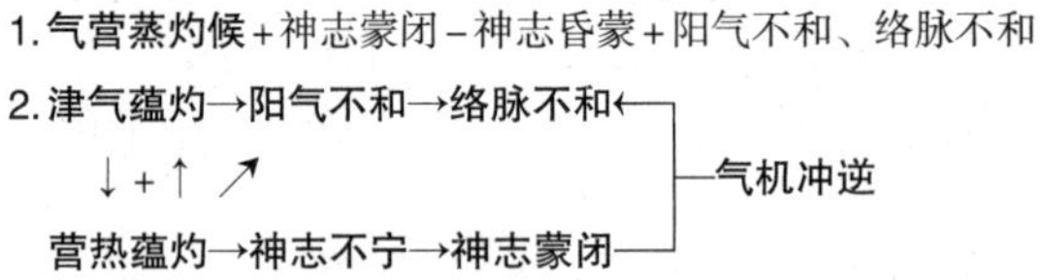

1.气营蒸灼候＋神志蒙闭－神志昏蒙＋阳气不和、络脉不和

2.津气蕴灼→阳气不和→络脉不和←

　　　↓＋↑↗　　　　　　　　　　├气机冲逆

营热蕴灼→神志不宁→神志蒙闭←

图2-4-62　气营蕴闭候病机结构式示意图

病形： 蕴闭；　　**病层：** 里；　　**病态：** 动；

病性： 阳；　　**病质：** 实；　　**病势：** 重，深，危，急。

证象组合： 津灼＋营灼＋神闭＋络滞＋阳滞＋气逆

主症：【津液蕴灼】症象： ①壮热不退，胸腹尤甚。②自汗恶热。③齿板，口渴引饮。④小便黄赤，便闭。**舌象：** 苔白干、黄、黑。**脉象：** 脉洪实数滑。

【营热蕴灼】症象： ①斑疹红赤。②目赤唇焦。③口干不饮。④面赤似醉。⑤呛血。**舌象：** 舌赤、绛，鲜红起刺。**脉象：** 脉弱而数。

副症：【神志蒙闭】症象： ①神昏。②时时谵语。③神呆不语。④如醉。⑤目睛微定。⑥摸床撮空。⑦痰潮。⑧昏狂。**脉象：** 脉伏。

【络脉不和】症象： ①舌蹇语涩。②口噤不开。③手足拘挛。④肌肉麻木。

宾症：【神志不宁】症象： ①心烦。②不寐。③躁扰。④心中极热。

【气机冲逆】症象： ①咳逆。②痰鸣气喘。③干呕。④呃逆。

【阳气不和】症象： ①肢冷。②肢厥。

临床常以神昏谵语，甚则神呆不语等神志蒙闭为认证标象。然必须结合气营并灼主症症象为依据，始可定为气营之闭证。

鉴别诊断

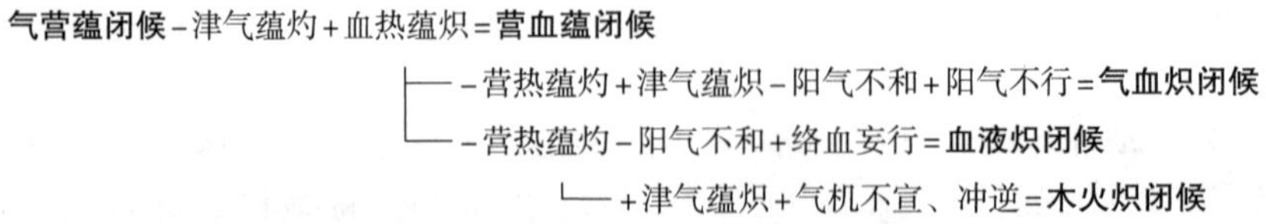

气营蕴闭候－津气蕴灼＋血热蕴炽＝营血蕴闭候

　　　　├－营热蕴灼＋津气蕴炽－阳气不和＋阳气不行＝气血炽闭候

　　　　├－营热蕴灼－阳气不和＋络血妄行＝血液炽闭候

　　　　└＋津气蕴炽＋气机不宣、冲逆＝木火炽闭候

图2-4-63　气营蕴闭候鉴别式示意图

气营蕴闭候系热邪蕴灼于气营内闭心包之候，营血蕴闭候为热邪蕴炽营血，内闭心包。气血炽闭候，邪不在营，而在气血，如再兼木火上逆则为木火炽闭候。血液炽闭候纯属血分火炽内闭神明之候。

传变预测

气营蕴闭候—退—－神志蒙闭＋神志昏蒙－阳气、络脉不和→**气营蒸灼候**

　　　　└──进—－津气蕴灼＋血热蕴炽→**营血蕴闭候**

　　　　　　　└──－营热蕴灼＋津气蕴炽－阳气不和＋阳气不行→**气血炽闭候**

图2-4-64　气营蕴闭候传变式示意图

气营蕴闭候治疗得法，救治及早，内闭得开，则可转退为气营蒸灼候。若失治，病机转进，热蒸及血，则成营血蕴闭候，病深一层。如热势炽盛，阳气不行，而成气血炽闭候，内外俱闭之极证。真所谓"再逆促命期"。

辨证

定位： 参照气营蒸灼候。

定性： 燥火湿火参照气营蒸灼候；痰火：以痰潮壅盛为特征，其他如神呆目定。

定量： ①轻：壮热有汗，口渴引饮，时有谵语，时昏蒙，筋脉拘急，指冷，舌鲜红刺。②中：大热，大渴饮水，时时谵语，昏迷，手足抽搐，肢冷，舌红赤。③重：热势不扬，口干不渴，不语如醉，不省人事，角弓反张，厥逆，舌绛干。

论治： 虽有清营透热，芳香开窍之法，往往有鞭长莫及之虑。然而较之"营血""气血""血液"等闭证，病位略浅，早投清透芳开，亦或十救一二。仲景云："一逆尚引日，再逆促命期。"

1.随机立法： 气营蕴闭候其主体病机在于气营蒸灼，内陷窍闭，故治则当清透蕴热为第一要义。**吴坤安**曰："邪干膻中，病在手经，不可妄用风药，以劫胃津；亦不可纯用苦寒，直入中焦。法当清疏营分，转透斑毒。"[1]然而心窍内闭，神明无主，每至一厥不返，故当急急开窍醒神。何秀山曰："清化之中，佐以辛润开闭。"[2]叶天士曰："邪结皆无形之热闭塞，渐有痉厥之状，……议芳香宣窍，通解在里蕴热。"[3]然而蕴热不除，闭开亦可复闭。故清透与芳开，必并行而不悖。

2.随位立法： 在肺仍当兼以宣肺，肺气得宣，使营分之热转出气分而解。在心仍当清心凉营为主。

3.随因立法： 燥火清透兼以甘润，湿火清透或佐苦降，或入甘淡。痰火宜兼清化涤痰，痰潮壅盛者可用吐痰一法急救，何廉臣用紫雪丹1.5g品三物白散0.3g取吐，亦急救一法。火炽生痰动风，故化痰如川贝母、天竺黄、牛黄、竹沥之类，息风如羚角、钩藤之类，均当参用。

4.随症立法： 神昏窍闭者，当以开闭为急务，如通关散或行军散搐鼻取嚏。或紫雪丹合行军散开闭。舌浊口气重者，安宫牛黄丸；搐搦参以息风通络如羚角、钩藤、蜈蚣、全蝎、竹沥、竹茹之类。

方证： 加味犀羚白虎汤证、犀地清络饮证、犀羚三汁饮证、玳瑁郁金汤证、加减银翘散证、琥珀抱龙丸证、安宫牛黄丸证、至宝丹证、紫雪丹证、导赤泻心汤证、祛热宣窍法证。

考证： 气营蕴闭候，气分之热不解，内窜入营而闭者，通称：气营两炽，逆传心包，邪干心包，逆传膻中，邪干膻中，手厥阴内闭，痰乘包络，痰火冲心，痰迷心窍，痰火冲心，阳证阴脉，阳极似阴，热极似寒，热深厥深，真热假寒。

吴鞠通说："热多昏狂，谵语烦渴，舌赤中黄，脉弱而数，名曰心疟，加减银翘散主之；兼秽，舌浊口气重者，安宫牛黄丸主之。""邪入心包，舌蹇肢厥，牛黄丸主之，紫雪丹亦主之。""手厥阴暑温，身热不恶寒，清神不了了，时时谵语者，安宫牛黄丸主之。""小儿暑温，身热，卒然痉厥，名曰暑痫，清营汤主之，亦可少与紫雪丹。""阳明发斑者，化斑汤主之。"[4]**吴坤安**说："疫邪入膻中，如见舌苔鲜红，神昏谵语，或发丹疹，或兼喉痛，疫邪逆传膻中也。非比伤寒客邪，无庸发散。亦非停滞里证，无庸消导。治当清血络，以防内闭。大宜解毒逐秽，宣窍开闭如犀角、连翘……琥珀之类，兼用至宝丹。"[1]"如伤寒神昏谵语，目睛微定，或舌蹇语涩，舌苔尖赤，中白而燥者，此热痰乘于包络也，宜犀角尖……瓜蒌霜之类主之；如舌绛神呆，痰潮语謇者，内闭也，加西黄。"[1]

俞根初说："（冬温伏暑）神识昏蒙，谵语或不语者，伏暑内陷手厥阴包络也，若痰迷清窍，玳瑁郁金汤以开透之。"**何秀山**说："其有不因冰伏，而舌纯绛鲜泽，神昏者，乃邪传包络。宜犀角、鲜生地、黄连、银花、连翘、郁金、鲜石菖蒲、竹沥、姜汁等味，清化之中，佐以辛润开闭。"**何廉臣**说："追陷入心包，妄言妄见，疑鬼疑神，其邪渐深而重，先以茶竹灯心汤调下万氏牛黄丸一二颗，每多奏效。"[2]

李洪成按： 气营蕴闭候，为内热上闭神明之候，叶天士称之为"逆传心包"之证，为温暑热病之危重险候。邪火内闭，阳气不得外达，而呈现厥逆脉伏等寒象，故亦有"阳证阴脉，阳极似阴，热极似寒，热深厥深。真热假寒"之称。其治则重在于通窍开闭，闭开神苏，则可望得救，不然则深恐内闭外脱而莫可措手。

引用文献

［1］吴坤安.伤寒指掌［M］.上海：上海科学技术出版社，1959：卷三34，卷四23，65.

［2］俞根初.重订通俗伤寒论［M］.上海：上海科学技术出版社，1959：268，442，443.

［3］叶天士.临证指南医案［M］.上海：上海卫生出版社，1958：410.

［4］吴鞠通.温病条辨［M］.福州：福建科学技术出版社，2010：36，42，49，69.

六、营血失宣候

营血失宣候系营血证中之阴证，或阴阳错杂之证。其病机层次，主要在于血络之间，属于杂病表证中最深重之候。病势缓慢，调治亦难。多由风寒湿之邪失于疏散，以致深入营血，留滞络脉，故临床多见经络病象。郁滞稍浅者，在于孙络，外症可见肌肤斑疹、麻木等标象。

诊断

病名：［**中医**］眩晕，昏仆，头痛，行痹，痛痹，寒痹，热痹，寒湿痹痛，风湿热痹，湿热痹，血虚风痹，血痹，皮痹，骨痹，肢痹，肩臂痛，顽痹，历节痛风，暴痿，湿痿，麻木，震颤，中络，中经络，截瘫，瘫痪，脐风，经行抽搐，痛经，虚斑，斑疹，隐疹，湿疹，血风疮，脱疽，痰注，猫眼疮。［**西医**］过敏性紫癜，变态反应性亚败血症，雷诺病（自主神经功能紊乱），颈椎综合征，脑血栓，面瘫，脑震荡后遗症，多发性神经炎，脂膜炎，风湿关节炎，类风湿关节炎，痛风（历节风），滑囊炎，坐骨神经痛，化脓性骨髓炎，横贯性脊髓炎，骨瘤，血栓闭塞性脉管炎，浅层静脉炎，下肢静脉曲张，耳廓血肿，皮下淤血（隔血症），髂股静脉血栓形成，荨麻疹，皮肤瘙痒症，多形红斑，限界性硬皮病，结节性痒疹。

证名：肝肺风寒证，肺肾风寒证，**心肝风热证**，肝肾风阳证，肝脾虚寒证，肝脾风湿证，肝肾风湿证，**脾肾寒湿证**，肝脾寒湿证，**肝脾湿热证**，**肝肾寒瘀证**，**心肝寒瘀证**，**心肝瘀热证**，**肝脾瘀热证**，肝肺瘀热证，肝脾痰瘀证，肝脾风痰证。

病位：肝肺，肝脾，肝肾，心肝，脾肾，肺肾。

病因：风寒，风热，风湿，寒湿，湿热，瘀热，寒瘀，痰瘀，风痰，风阳，虚寒。

病机状态：郁滞。风寒湿之邪留滞营血之分，郁遏阳气，久则生痰成瘀，流注经隧，以致络脉失于宣通，而成阳气、营血、络脉郁滞之候。

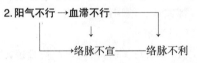

1.营气失宣候－腠理不宣－阳气不宣、怫郁＋阳气不行＋血滞不行＋络脉不利

2.阳气不行 →血滞不行 → 络脉不宣——络脉不利

图2-4-65　营血失宣候病机结构式示意图

病形：郁滞；　　　**病层：**表；　　**病态：**静；

病性：阴或阴中阳；　　**病质：**实；　　**病势：**重，深，缓。

证象组合：阳滞＋血滞＋络滞

主症：【阳气不行】症象：①筋脉酸楚。②洒洒恶风。③泛恶清涎。④肢指冰冷。⑤身肢沉重。**舌象：**舌淡苔白腻，苔薄白。**脉象：**脉浮紧，细数无力，沉细微。

【络脉不宣】症象：①身痒，风瘾疹，阴斑。②口唇颤动，唇紧。③目鼻相引，目跳。④筋惕肉瞤。⑤肌肤不仁。⑥唇舌麻木，麻木一处不移。⑦历节麻痛。⑧肩背掣痛。⑨筋脉时痛时止。⑩身强不能俯仰。

副症：【血滞不行】症象：①皮肤筋脉青紫。②目现紫点。③面青唇紫。④爪甲紫黑。**舌象：**舌暗紫苔净，苔白质红。**脉象：**脉细弦，脉弦涩。

宾症：【络脉不利】症象：①口眼㖞斜，手足麻痹。②颈项强痛。③骨骼作痛如刺如割如火燎，关节红肿。④筋脉拘挛疼痛。⑤左瘫右痪，半身麻木。⑥肢节刺痛，肢节木痛。⑦小儿撮口。⑧四肢抽搐，四肢拘挛。⑨腰髀痛痹连胯腹。⑩腿脚酸重，痿软不能步履。

临床常以络脉症象显著，而确诊为营血失宣候，必须有阳气、营血同时郁滞不行之象，前人即以邪入血分，或深入血络为诊断依据。

鉴别诊断

营血失宣候－阳气不行＋阳气不宣－血滞不行、络脉不利＋腠理不宣＋阳气怫郁＝**营气失宣候**

└─－血滞不行＋营虚失养、气虚失养－络脉不宣＋经脉不利＝**营卫不行候**

└─＋腠理不宣－络脉不宣＋经脉不利＋津气蕴蒸＝**清阳不行候**

└＋气虚失养、血虚失荣＋气机不利－阳气不行＋阳气不和－络脉不利、不宣＋经脉、络脉不和＝**气血失调候**

图2-4-66　营血失宣候鉴别式示意图

营血失宣候系邪滞于营血络脉之候，营气失宣候系邪偏于营分之营卫郁遏表证。清阳不行候则是表里同病之经络病变。营卫不行候是经络病兼营卫两虚之病。气血失调候则是气血虚实夹杂，引起的经络不和，病证各自不同。

传变预测

营血失宣候－血滞不行＋营虚失养、气虚失养－络脉不宣＋经脉不利→**营卫不行候**

└＋气虚失养、血虚失荣＋气机不利－阳气不行＋阳气不和┐

　　　　　　　　└－络脉不利、不宣＋经脉、络脉不和→**气血失调候**

图2-4-67　营血失宣候传变式示意图

营血失宣候虽系邪实，如过投发散通利，损耗营血卫气，而留滞之邪未去，则可转成营卫不行候的虚实夹杂之经络病证。或通利经络大过，以致损伤气血，外邪虽去，而气血已虚，经络失养，而成气血失调之候。

辨证

病位不离于肝，病因不离乎湿、风。

定位：肺：多见于皮肤、胸背、肩颈；脾：多见于口唇、四肢、腰脚；心：多见于血脉、舌；肝：多见于筋脉、腰、足；肾：多见于腰脊足膝。

定性：风：多以麻木、游走；湿：多以重着、痿软、肿胀；寒：多喜温，可见木、重；热：（风阳）多喜冷，可见红肿，如刺如割，如火燎；痰：多见于久病，症见一处肿硬；瘀：多见于久病，症见一处紫肿硬木痛。

定量：①轻：身如虫行，酸痛，微急，指冷，暗淡。②中：麻痹，剧痛，拘挛，肢冷，紫暗。③重：麻木，不痛，挛急，厥冷，黑暗。

论治：以宣通阳气，通利营血，疏通络脉为主，从缓调治。不可纯投寒凉冰伏，致邪不透，阳气愈闭，营血愈痹，而成终身痼疾。

1.随机立法：营血失宣候症象见于经络，而主体病机则在于阳气不行，以致血滞不行。故其治则应宣通阳气，以宣发营血之郁滞，兼以疏利血络，以宣经隧，使深陷血分之邪，透出阳分而解。选药多从辛温，虽有热邪，亦不可纯用寒凉滋腻，恐冰伏邪机，必兼辛通之品，方合通阳透营之旨。

2.随位立法：营血失宣候总关乎肝，以肝藏营血，邪入血分，必涉及于肝，故其治则总宜温肝阳，行肝血，如桂枝、当归、川芎、吴茱萸、细辛、防风、生黄芪；或清肝热，息肝风，如生地、首乌、赤芍、丹皮、蒺藜、胡麻仁、菊花、钩藤。病涉于肺者，仍当宣肺泄卫，如荆芥、防风、薄荷、羌活、蝉衣、苍耳子、僵蚕、桑叶辛散之品。病涉于脾者，当健脾燥湿，如苍术、白术、干姜、茯苓、炙甘草之类。病涉于心者，当以宣通血脉为主，如桂枝、桃仁、五灵脂、丹参之类。病涉及肾，仍当兼以助肾气，如杜仲、狗脊、川断、桑寄生、鹿角之类。

3.随因立法：以风与湿为主，或兼寒，或兼热，久则兼痰兼瘀，故疏风，如荆芥、防风、羌活、独活、薄荷、蝉衣、僵蚕、天麻、苍耳子、胡麻仁、桑叶枝之类，祛风如蜈蚣、全蝎、地龙、僵蚕、白附子、川乌、草乌、露蜂房、祁蛇、白花蛇之类，息风如白蒺藜、菊花、蚕沙、钩藤、络石藤、石决明之类。治湿在于通阳，如桂枝、白术、苍术、羌活、独活、秦艽、豨莶草之类燥之；湿兼热者，宜用淡利如防己、苡仁、茯苓、猪苓、泽泻、茵陈、苦参、地肤子之类。兼痰者除陈皮、法半夏、南星、白芥子、竹沥、荆沥之外，控涎丹峻逐痰饮，多用于顽症。兼瘀者，除桃仁、红花、赤芍、川芎、归尾常用活血化瘀之外，其他如丹参、茜根、益母草、丹皮、乳没、穿山甲、五灵脂、䗪虫、蛴螬之类峻逐瘀血。兼寒者不离附片、桂枝、吴茱萸、川椒之类，兼热者亦可兼用苦寒，如生地、黄芩、黄连、黄柏、苦参、白鲜皮之类。

4.随症立法：营血失宣候，病在于络，故宣经隧，通血络，为必用之法。宣透血络如桂枝、葱白、细辛、麻黄、白芥子、山楂炭之类。通利络脉如片姜黄、蚕沙、竹沥、清风藤、木通、络石藤、松针、桑枝，甚则蜈蚣、蛇、蝎、甲珠、地龙、蜂房、僵蚕、川乌、草乌、蛴螬之类。利关节者如牛膝、松节、杉节、桑枝节之类，其他如酒、童便亦和血入络之品。皮肤斑疹如地肤子、苍耳子、蝉衣、蛇蜕、白蒺藜、白鲜皮、土茯苓、路路通之类。

方证：四物消风饮证、羌防行痹汤证、当归拈痛汤证、身痛逐瘀汤证、加味牵正散证、秦艽牵正汤证、加味桂枝汤证、大活络丹证、当归䗪虫丸证、撮风散证、千金薏苡仁汤证、当归四逆汤加味证、通脉四逆加参茸汤证、生料四物汤加味证、加味苏羌达表汤证、龙鲤宣痹丸证、乌头汤加减证、桃仁䗪虫丸证、逐痰活络丹证、二妙散证、防己苡仁汤证、秦艽四物汤证、养阴通痹汤证、四妙通阳汤证、省风汤证、加味二陈汤证、秦艽天麻汤合指迷茯苓丸证、小续命汤合蠲痹饮加减证、阳和解凝汤证。

考证：营血失宣候，为营血因内外邪抑郁失于宣展。通称：风寒痹阻，寒伤肢络，风寒入络，风热入络，风湿入络，湿热入血，湿火下流，肝风入络，风阳入络，风中血脉，寒痹血凝，脉道痹阻，经络瘀阻，瘀结孙络，瘀留经隧，瘀血阻隧，血气痹阻经络。

俞根初说："若筋脉时痛时止，或愈或发者，宿瘀结在孙络也。四物绛覆汤调乳香定痛散以补血活络，络通瘀去，则筋络之内伤自愈矣。"[1]**何廉臣说：**"如已湿郁化热。留滞关节肢络，当用防己苡仁汤送下桃仁控涎丹；峻逐湿热痰瘀，宣经隧以通络脉。外用电气疗法，以催促血行，刺戟脑筋，屡收全功。"[1]肢节肿痛，遇雨雨更甚者，风湿入络也，法宜祛风活络，大羌活汤加小活络丹。……肢节刺痛，停着不移者，瘀血阻隧也；法宜消瘀活络，趁痛散加减。肢节热痛，夜间尤剧者，阴火灼筋也，法宜滋阴降火，四物合加味二妙丸。肢节木痛，身体重滞者，湿痰死血也，法宜豁痰活络，半夏苓术汤加小活络丹。……历节久痛者，邪毒停留也；法宜以毒攻毒，麝香丸与乳香停痛丸间服。历节麻痛者，气血凝涩也；法宜通气活络，千金防己汤加五灵散。[1]"如手足牵引，四肢麻木，骨节串疼，或肿而痛者，此湿痰挟瘀流注经络也，名曰痰注。法当搜涤络痰，轻则三因控涎丹；重则蠲痛活络丹，久则用圣济大活络丹并用芥子竹沥汤送服。"[1]

李用粹说："血瘀痿者，产后恶露未尽，流于腰膝，或跌打损伤，积血不消，四肢痛而不能运动，致脉涩而芤者，宜养血行瘀，加味四物汤。"[2]**王雨三说：**"（左手不举）瘀血。此症或由跌仆，或由持重而起，致瘀血凝滞于筋络间。其证筋络酸楚，皮肤筋络青紫，左脉弦涩者，是瘀血证也。"[3]

李洪成按：营血失宣候系风寒湿邪内陷血络之候，常见为皮肤、络脉两大类慢性顽疾，浅者发于皮肤孙络为斑、为疹、为疮，诸如风疹、隐疹、湿疹、虚斑、风丹之类；深者则在络脉为麻木、拘挛、痹痛、搐搦、喎斜，如中风中络、中血脉、痛痹、痛风、小儿脐风、妇女痛经等众多慢性疾患，故属于杂病范畴。其病因以阴邪为主，又以久滞生热，故亦常兼热邪，此外尚有肝阳化风，风阳入络者；且常有痰瘀阻滞，尤以络脉诸证，夹痰夹瘀者，势所必然，故其治则虽以通阳为主，以祛风寒湿邪，每常参以清热、祛风、涤痰、通瘀之品；病在血络者，常用以毒攻毒之品，不嫌其峻，然非此不足以愈顽疾。

引用文献

［1］俞根初.重订通俗伤寒论［M］.上海：上海科学技术出版社，1959：236，238，312，321.

［2］李用粹.中华医书集成·证治汇补［M］.北京：中医古籍出版社，1999：175.

［3］王雨三.治病法轨［M］.北京：学苑出版社，2015：156.

七、营血郁蒸候

营血郁蒸候，为外有风寒阴邪郁遏于卫分，内有温暑热邪蕴蒸营血，而成外寒内热，外郁内蒸之候。必先有热邪蕴伏于内，继感风寒郁而触发。轻者但发斑疹，如伏热深重，不得外达，往往有外郁未解，而营血伏热窜闭心包而成郁闭重证。

诊断

病名：[中医]伤寒夹斑疹，外寒引动伏温，冬温伏暑，麻疹初潮，风疹块，癣，皮肤玫瑰疹。[西医]神经性皮炎，皮肤瘙痒症。

证名：心肝风热证，肝脾风湿证，心肺寒火证。

病位：心肺，心肝，肝脾。

病因：风热，寒火，风湿。

病机状态：郁蒸。外感之邪郁于卫分，致卫气失于宣发，腠理、空窍、经气均呈郁遏，触动营血伏热，蕴蒸于内，欲达不能，营气通心，热邪必扰神明。

1.卫气失宣候＋营热蕴蒸＋血热蕴蒸＋神志不宁

2.腠理不宣———→清空不宣———→经气不宣
＋
营热蕴蒸———→神志不宁
↓＋↑
血热蕴蒸

图2-4-68 营血郁蒸候病机结构式示意图

病形：郁蒸，郁浅蒸深，郁轻蒸重；　　**病层**：表少里多，表轻里重；　　**病态**：动；

病性：外阴内阳，阳多阴少；　　　　　**病质**：实；　　　　　　　　　　**病势**：重，深，急。

证象组合：表郁＋营蒸＋血蒸

主症：【腠理不宣】**症象**：①恶风寒。②无汗。③汗出不透。④手指冷。⑤肢厥。**舌象**：苔薄白。**脉象**：脉浮弦，关尺沉弦。

【营热蕴蒸】**症象**：①发热日轻夜重。②面赤面垢。③口干不喜饮。**舌象**：舌绛。**脉象**：脉左弦数，两寸独数。

【血热蕴蒸】**症象**：①唇红目赤。②胸腹灼热。③斑疹红赤不透。**舌象**：舌鲜红深红。

副症：【清空不宣】**症象**：①头晕。②头痛。

【神志不宁】**症象**：①心烦。②不寐。③烦躁不宁。

宾症：【经气不宣】**症象**：肢节挛痛。

临床以营血热蒸与表郁同时并存为诊断依据，如恶风、指冷、无汗，但有一症便是。营血之热以舌红绛为主要依据。

鉴别诊断

营血郁蒸候－血热蕴蒸＋津气蕴蒸＝营气郁蒸候

└── －营热蕴蒸＋津气蕴蒸＋津液消灼＝气血郁蒸候

└── ＋络血妄行＋津液消灼＝血液郁蒸候

图2-4-69　营血郁蒸候鉴别式示意图

营血郁蒸候系表郁而热蒸营血，而营气郁蒸候表郁而营分与气分热蒸，尚未入血。气血郁蒸候是表郁而气血俱有热蒸，但营分无邪。血液郁蒸候，表虽郁遏，而热邪只在血液内蒸，自不相同。

传变预测

营血郁蒸候－经气不宣＋络脉不和＋神志蒙闭＋阳气不和→营血郁闭候

└── －经气不宣、清空不宣＋营热蕴灼－营热蕴蒸＋神志昏蒙＋津液消灼→营血蕴蒸候

└── ＋阳气不和＋络脉不和＋神志蒙闭→营血蕴闭候

图2-4-70　营血郁蒸候传变式示意图

营血郁蒸候如有失误，表郁不解，营血之热不得外达，上蒙心包，引动肝风，而成外郁内闭之营血郁闭候之重证。虽或治疗得法，内热过重，内热虽轻，或过投辛温发汗，重伤津液，转助伏热，表郁一解，内热转炽，蒙扰心神而成营血蕴蒸之候。甚则蒙闭心包，引动肝风，而成营血蕴闭重笃之候。

辨证

定位、定性：参卫气失宣候与营血蒸灼候。

定量：①轻：恶风有汗，指尖冷，身酸，发热，心烦，身痒，发疹，舌尖红。②中：恶风无汗，指冷，身疼，壮热，不寐，发斑、舌鲜红。③重：恶寒无汗，肢厥，身肢挛痛，灼热，烦躁，斑色紫暗，舌深红。

论治：当以清透营血伏热为主，兼以轻宣疏散表郁，使伏热有外达之机，方为得法。然邪伏深重，往往有外郁一开，伏热转炽，故营血郁蒸候多见于伏气温热病初起一二日，属于过渡证候。

1.随机立法：营血郁蒸候，病机为外郁内蒸，且郁浅蒸深，郁轻蒸重。故治则，解外郁之风寒，仅宜轻宣疏散，以宣泄卫气即可，不必重剂发汗，恐伤阴液，转助内热。然伏热外达，卫分之郁，即可自开，故略用宣散即可。热蒸营血，邪伏深重，最易内窜逆传，故必重在清营凉血，使伏热快速透解，庶不致有内陷之危。热伏深重，必然暗消阴液，必佐甘凉滋润之品以生阴液，有助于垫托伏热外透，故俞根初谓："滋阴宣气，使津液外达，微微汗出以解表。""使其阴气外溢，絷絷微汗以解表。"[1]亦滋汗源助汗之一法，切不可恋发其汗，反伤阴助热。

2.随位立法：在肺以宣肺气为主，以泄卫分之邪，有助营血之热外透肌表。病在心肝脾，以清营凉血为主，预夺逆传之路。

3.随因立法：风郁宜辛凉轻宣如荆芥、薄荷、防风、蝉衣之类；寒郁宜略用辛温，如葱、姜、苏叶、淡豉之类；热蒸仍可清凉之品，如银花、生地、赤芍、大青叶、白茅根、青蒿、竹叶心之类，火甚必重剂，如犀角、羚角、鲜生地、玄参、地丁草、丹皮、山栀、紫草之类。

4.随症立法：血热外透，化作斑疹，故古人常以透发为法，何秀山曰："总以凉血宣气，解毒透斑为首要。……

透斑如牛蒡子、连翘、蝉衣、僵蚕、皂角刺、钩藤钩、刺蒺藜、鲜西河柳叶之类。"并谓："蒺藜、河柳二味配入于清凉药中，善能循经速达，提斑最捷，切勿嫌其性温透，弃而不用。如斑伏而不出，嵌于肉里，非略佐升麻、细辛之升窜，斑毒终不得速透。"[1]

方证：七味葱白汤证、加减葳蕤汤证、风疹汤证。

考证：营血郁蒸候，通称：风热入血，风湿流入血络。**吴鞠通**说："太阴温病，血从上溢者，犀角地黄汤合银翘散主之；有中焦病者，以中焦法治之。"[2] **吴坤安**说："太阳失表，热瘀于经而（鼻）衄者，有头疼、目瞑之征，宜清解之，……清之降之。不可再汗也。"[3]

俞根初说："（伏暑）若邪舍于营，外寒激动而发者，一起即寒少热多，日轻夜重，头痛而晕，目赤唇红，面垢齿燥，心烦恶热，躁扰不宁，口干不喜饮，饮即干呕，咽燥如故，肢虽厥冷，而胸腹灼热如焚，……舌色鲜红起刺，别无苔垢，……脉左弦数，右弦软，……先与加减葳蕤汤加青蒿脑、粉丹皮，滋阴宣气，使津液外达，微微汗出以解表。""冬温伏暑，一起即头痛壮热，咳嗽烦渴，或无汗恶风，或自汗恶热。……舌多鲜红深红。……脉两寸独数，或两关尺沉弦小数者，此新感冬温，引发伏暑，《内经》所谓：阴气先伤，阳气独发，乃冬令温燥之重证也。……病较秋燥伏暑，尤为晚发而深重。初起无汗恶风者，先与辛凉透邪；血虚者，七味葱白汤；阴虚者，加减葳蕤汤，使其阴气外溢，漐漐微汗以解表。"[1]

李洪成按：营血郁蒸候，为外寒内热，外郁内蒸之候。初起往往只见表寒症象，如不与脉舌合参，最易妄投辛温，治寒遗热，一逆再逆。昔日笔者曾治一妇人，主诉恶寒，并不发热，一老中医先投辛温发汗，愈服愈寒，并无汗出，后增温补，恶寒尤甚，予接诊得脉数，舌红苔白燥，断其伏热在里，必发散达热，予轻剂疏泄，两剂果汗出壮热昏谵，大便下血，即转用清营凉血，犀角地黄汤加味，始渐热退，血止神清。但愈后常发两太阳头痛，烈日下尤甚，必得鼻衄之后始解，此妄用温补滞热所致。

引用文献

[1] 俞根初.重订通俗伤寒论[M].上海：上海科学技术出版社，1959：254，255，267，268，285.

[2] 吴鞠通.温病条辨[M].福州：福建科学技术出版社，2010：30.

[3] 吴坤安.伤寒指掌[M].上海：上海科学技术出版社，1959：卷三 1.

八、营血郁闭候

营血郁闭候，系外郁兼蕴闭之候，为郁闭证中危重之候。外有阴邪郁遏于表，内有伏火蕴闭于里。多由营血伏热，不得外透，郁而化火，内陷心包，蒙闭神明，引动肝风而成痉厥重证。或伏气温热，为外寒触发，或新感风热，内陷营血，在外失于疏透，或过投辛温发泄，外郁未解，内火转炽所致。

诊断

病名：[中医] 伏温，刚痉，麻疹内陷，丹毒致痉，肺闭，胎黄。[西医] 急性肺炎，生理性黄疸兼肺炎，急性播散性脑脊髓炎。

证名：心肝风火证，心肺寒火证，心肺湿火证。

病位：心肺，心肝。

病因：风火，湿火，寒火。

病机状态：郁闭。营血郁闭候，外有风寒湿阴邪郁遏于表，内有伏热蕴蒸于营血，外郁不解，伏热不得外达，反致内陷，上蒙心包，闭塞神明，引动肝风而成痉厥重证。

1.营血郁蒸候−神志不宁＋神志蒙闭−经气不宣＋络脉不和＋阳气不和

2.腠理不宣————————→清空不宣

　　　　＋

营热蕴蒸——→神志蒙闭——→络脉不和

↓＋↑

血热蕴蒸——→阳气不和

图2-4-71 营血郁闭候病机结构式示意图

病形：郁闭，外郁内闭，郁轻闭重，郁浅闭深；　　**病层**：表少里多，表轻里重；　　**病态**：动；

病性：外阴内阳，阴少阳多；　　**病质**：实；　　**病势**：重，深，危，急。

证象组合：表郁＋营灼＋血灼＋神蒙＋阳郁＋络滞

主症：【腠理不宣】症象：①恶风。②恶寒。③指冷。④无汗。

　　　　【营热蕴灼】症象：①热甚于夜。②环口燥裂。③面赤自汗。

　　　　【血热蕴灼】症象：①红疹不透。②斑疹紫红，深红，紧束有根。③目赤唇红。**舌象：**舌干绛。

副症：【神志蒙闭】症象：①神昏。②谵语。③烦躁。

　　　　【阳气不和】症象：肢冷时热。

宾症：【清空不宣】症象：头痛。

　　　　【络脉不和】症象：①肢搐。②角弓反张。

临床虽以神昏痉厥为闭证标准，但必须与表郁、血热等症象同见，方可确诊为本候，如皮肤隐隐见红，斑疹不透，疹色深红，舌质舌绛。

鉴别诊断

营血郁闭候－腠理、清空不宣－营热蕴蒸＋营热蕴灼＋神志不宁＝**营血蕴闭候**

　　　└─－营热、血热蕴蒸＋津气、血热蕴炽＋阳气不行－阳气不和＝**气血炽闭候**

　　　└─－营热、血热蕴蒸＋津气蕴蒸＋阳气不行－阳气不和＋气机不宣、不降＝**清阳蒙闭候**

图2-4-72　营血郁闭候鉴别式示意图

营血郁闭候，系表郁兼营血伏热蕴闭之候，其他三候闭证均无表郁，营血蕴闭候纯属营血伏热蕴闭，气血炽闭候亦纯火邪炽于气血之分炽甚内闭。清阳蒙闭候虽亦是外阴内阳，重在阳气闭塞，致郁热内闭之候，且其热不在营血，外阴亦非表郁，纯系里证。

传变预测

营血郁闭候－腠理、清空不宣－神志蒙闭＋神志昏蒙－络脉不和－营热蕴蒸＋营热蕴灼→**营血蒸灼候**

　　　└──－营热蕴蒸＋营热蕴灼＋津液消灼→**营血蕴闭候**

图2-4-73　营血郁闭候传变式示意图

营血郁闭候如外郁虽解，而内闭未开，营热转灼，可转为营血蕴闭候，仍属蕴闭险证。若外郁已解，内闭亦开，但营热转灼，消灼津液，可转为营血蒸灼候，虽出险地，未涉坦途，稍有疏忽，立可复闭，故吉凶仍未可卜。

辨证

定位、定性：可参照卫气失宣候与营血蕴闭候。

定量：①轻：恶风微汗，斑疹淡红，不透，神昏时有谵语，肢搐。②中：恶风无汗，斑疹深红，嵌于肉里，神昏时时谵语，拘挛。③重：恶寒无汗，斑疹紫红，一出即回，神昏不语，角弓反张。

论治：当清透营血之时，必兼宣散解表，以开伏热外出之路，则内闭自开。缓则深恐内闭外脱，一厥不返。

1.随机立法：营血郁闭候系由表郁营血伏热不得外透，反而内陷蒙闭，故其治则虽当以清透营血伏热为主，但必须兼用轻宣疏表，解表分之郁，以开伏热外透之路，伏热一透，内闭自开，神志可清，切不可一味纯投寒凉，总以清透为主。解表之郁亦只可轻宣，不可过投温散，反伤津助热。

2.随位立法：于肺仍当宣肺，清透气分为主，气机一宣，伏热自可转透出气分，达表而解。于心肝自当清营凉血，以救其焚。

3.随因立法：因风当用辛凉轻宣之品以疏风，如荆芥、防风、薄荷、淡豉之类。因于寒亦只可轻投辛温之品。于清凉之中，所谓重药轻投之法，如麻黄1.5~3g，不可过用温散。因于湿则芳香化湿，兼以淡利，如茵陈、茯苓、泽泻、猪苓、通草。内伏之火，唯用清凉透达之品，如犀角、羚羊、生地，必佐芦根、茅根、通草等透发之味。

4.随症立法：昏迷不省者，可兼用芳开，如郁金、石菖蒲、紫雪丹、牛黄丸之类，抽搐反张者可兼用息风和络之品，如蜈蚣、全蝎、地龙、僵蚕、钩藤、络石藤之类。

方证：加味麻杏石甘汤证、神犀丹证、茵陈地黄汤加味证、银翘浮萍汤证、五味化毒汤证。

考证：营血郁闭候，郁到了闭的阶段就比较严重，通称：风火入血，斑疹内陷。

何廉臣说："若身热如火，赤若丹砂，形似锦纹，其痛非常，项背反张，手足瘈疭，此因于丹毒致痉，即孙真人所谓丹毒皆风热恶毒所为，入腹则杀人也。……脉多浮数，舌多紫红，纹亦紫青。……初用银翘浮萍汤，药汤调下五福化毒丸，或用五味化毒汤调下犀角解毒丸。"[1]

如**谢映庐**治家满春之孙，吐泻交作，发热肢冷，误用辛温致发刚痉，舌刺唇裂，皮肤隐隐带红，此风火伏于血分，名为流丹，不达，内攻脏腑，告变最急，亦同前意加丹皮、荆芥，果得遍体红赤，更与疏风凉血而安[2]。

李洪成按：营血郁闭候，为外有风寒湿邪之郁，营血内热不得外达而内闭神明，法当外宣内清，使伏热外达，内闭自开；故不重于芳开，但亦不可一味清凉，而不兼宣表，使邪热无泄越之门，反而内陷，加深内闭。

引用文献

［1］俞根初.重订通俗伤寒论［M］.上海：上海科学技术出版社，1959：425~426.

［2］谢映庐.谢映庐医案［M］.上海：上海科学技术出版社，1962：192.

九、营血蒸灼候

营血蒸灼候系蕴灼证中深重之证。营分伏火深入血分，致营血同时蒸腾灼伤之候。多见于温暑热病误投辛温，伤津助热，化燥化火，从营分深陷血分。亦有伏气温热，邪蕴血分，治疗得法，血分之邪渐透出于营分。前者于病机为逆，后者为顺，但都必须急急清营凉血，使营血之邪速速清透，方有转机。

诊断

病名：［中医］少阳温病，温病发斑，暑热入营，伏暑，秋温，热痢。［西医］乙型脑炎（危重型），中毒性痢疾，败血症，毒血症早期，变亚败，急性弥漫性血管内凝血，过敏性紫癜，坏疽性舌炎。

证名：心营燥热证，肝肺燥热证，心胆风火证，心胃湿火证，心胃燥火证。

病位：心营，心胃，心胆，肝肺。

病因：湿火，燥热，燥火，风火。

病机状态：蕴灼。温暑热邪化燥化火由营入血，或由血转出营分，致营血同时燔灼，消灼津液，内则蒙扰心神，外则沸腾络血。

1.营血蒸灼候－津气蕴灼＋血热蕴蒸

2.营热蕴灼——→津液消灼

↑＋↓　　　↘

血热蕴蒸——→神志不宁——→神志昏蒙

图2-4-74　营血蒸灼候病机结构式示意图

病形：蕴灼；　　病层：里；　　病态：动；

病性：阳；　　　病质：实；　　病势：重，深，急。

证象组合：营灼＋血蒸＋液灼＋神扰＋神蒙

主症：【营热蕴灼】症象：①热以夜甚。②面赤唇红。③口燥但欲漱水不欲咽。舌象：舌绛干。

　　　【血热蕴蒸】症象：①斑疹红赤。②衄血。③经事早期。④目赤。舌象：鲜红起刺或白星红星。

副症：【津液消灼】症象：①唇干舌燥。舌象：舌干燥。

　　　【神志不宁】症象：①烦躁不宁。②心烦不寐。

宾症：【神志昏蒙】症象：①神时昏蒙。②夜有谵语。③语乱。④耳聋。

临床常以舌色鲜红起刺，或红星、白星，或干绛无津，为血分、营分燔灼之诊断依据，但仍需结合神志症象，吴坤安曰："舌现红星，此因热毒乘心，外证必神昏谵语。"[1] 张仲景曰："阳明病，口燥但欲漱水，不欲咽者，此必衄。"（《伤寒论》202条）外症必须结合。

鉴别诊断

营血蒸灼候＋津气蕴灼－血热蕴蒸＝气营蒸灼候

└─－营热蕴灼－血热蕴蒸＋血热蕴炽＝气血两燔候

└─－营热蕴灼－血热蕴蒸＋血热蕴炽＋络血妄行＝血液燔灼候

图2-4-75　营血蒸灼候鉴别式示意图

营血蒸灼候邪火燔灼于营分血分，而气营蒸灼候乃邪火燔灼于气分与营分，无血热之象。气血两燔候、血液燔灼候，邪火均不在营分。宜予鉴别。

传变预测

营血蒸灼候—出气——血热蕴蒸＋津气蕴灼→气营蒸灼候

├─内闭——＋神志蒙闭－神志昏蒙＋络脉不和＋阳气不和→营血蕴闭候

└─入血——－营热蕴灼－血热蕴蒸＋血热蕴炽＋络血妄行→血液燔灼候

图2-4-76　营血蒸灼候传变式示意图

营血蒸灼候，清透得法，血分之伏火，转出气分营分而成气营蒸灼候，于病机为顺。若稍失误，营血之热立可蒙闭心包，引动肝风而成营血蕴闭候之危重证。或营分之热邪尽入血分而成血液燔灼候之重证，二者于病机均为逆。

辨证

定位：肺：多发疹，鼻衄；胃：多发斑，鼻齿衄，吐血，唇红面赤，便秘；心：心烦不寐，神昏谵语。胆：耳聋目赤。

定性：燥火：津液伤灼明显，唇干裂，舌燥口干，小便短赤，大便秘结；湿火：口干不欲饮，舌红多白糜；风火：头晕目眩耳聋，发疹红赤。

定量：①轻：发热夜甚：唇红，神蒙不了了，斑疹色正红，舌红赤。②中：灼热：唇干，神时昏糊，色深红，舌鲜红起刺。③重：热势不扬：唇裂，时有谵语，色紫红，舌紫红，红星白星。

论治：可一味清凉透热，不可更加宣发，尤忌辛温助热伤津。

1.随机立法：营血蒸灼候其病机在于营血伏火互为燔灼，消灼津液，蒙扰神明，故其治则在于急急清营凉血，速速透热转气，以挫燔灼之势，则津液可保而神志自清。若有差误，必致内陷转闭。然邪蕴深重，难于一透即清，往往舌淡苔布，随即转红转绛转剥，故清透务必再三。所谓："炉烟虽熄，恐灰中有火。"

2.随位立法：在肺仍当轻清宣肺，以助伏热透达。在胃可行苦寒，釜底抽薪以减其势。在心急急清心降火，以防内闭。在胆宜兼降木火，以分消其焰。

3.随因立法：燥火清透必兼甘润生津增液，如麦冬、玄参、川斛、花粉以垫托之；湿火清透必兼微辛微淡以化湿，如通梗、茅根、郁金、青蒿之类。风火宜清透兼微苦微辛，如丹皮、焦栀、钩藤、薄荷、黄芩之类以降木火。

4.随症立法：出血者多用凉血止血之品，如生地、玄参、白茅根、血见愁之类，或制大黄、黑栀子引火下行。发疹仍当用连翘、牛蒡子、大青、紫草之类轻宣透发，发斑当用玄参、大青、生地、丹皮、赤芍之属凉血行血。神志昏蒙者可兼用菖蒲、郁金、连翘、竹叶心清芳醒神，发狂者，**吴坤安**谓非黄连、金汁不可。

方证：犀地清络饮证、羚角清营汤证、千金犀角地黄汤证、加减羚羊钩藤汤证、清营汤加减证、清心凉血汤证。

考证：营血蒸灼候，古时通称：邪入营血，邪干营血，营分血热，湿热入营，热灼营血，血分火烁，血分伏温，阳明营分，心火燔灼，逆传心包，邪灼心包，木火内炽。**仲景**曰"妇人伤寒发热，经水适来，昼日明了，暮则谵语，如见鬼状者，此为热入血室。无犯胃气及上二焦，必自愈"（《伤寒论》145条），"阳明病，口燥但欲漱水，不欲咽者，此必衄"（202条）。

何秀山说："（热病）血分火烁，烦躁谵语，脉数舌绛者，以千金犀角地黄汤为主。"[1] **何廉臣**说："若春夏秋感温热暑邪失血者，必兼身热心烦不卧等证，乃邪热扰营迫血所致。宜清营分之邪热为主，犀地清络饮去桃仁，以藕汁、广郁金汁易姜蒲二汁，轻则羚角清营汤。"[1] **王孟英**说："伏气温病，自里出表，乃先从血分而后达于气分。故起病之初，往往舌润而无苔垢，但察其脉软，而或弦或微数，口未渴而心烦恶热，即宜投以清解营阴之药，迨邪从气分而化，苔始渐布，然后再清其气分可也。伏邪重者，初起即舌绛咽干，甚有肢冷脉伏之假象，亟宜大清阴分伏邪，继必厚腻黄浊之苔渐生，此伏邪与新邪先后不同处。更有邪伏深沉，不能一齐外出者，纵治之得法，而苔退舌淡之后，逾一二日，舌复干绛，苔复黄燥，正如抽蕉剥茧，层出不穷，不比外感温暑，由卫及气，自营而血也。秋冬伏暑，证势轻浅者，邪伏募原，深沉者亦多如此，苟阅历不多，未必知其曲折乃尔也。"[1]

吴坤安说："凡温病热病，初起皆纯热无寒，热病发于阳明；温病发于少阳，当从何法断之？但看舌苔黄燥，为阳明热病；绛赤，为少阳温病。温病宜用犀角、栀、翘、鲜地、丹皮之类，以解木火之郁，大忌汗散。"[3] **叶霖**说："外感温邪，见大热大渴，目赤舌绛，气粗烦躁，甚至神昏谵语，下痢黄水者，乃风热之毒深入阳明营分，宜犀角、连翘、玄参、川贝母、赤芍、丹皮、鲜生地、人中黄之属，病虽危候，间有生理。"[2] **吴坤安**说："舌现红星者，此因热毒乘心，外证必神昏谵语，宜用苦寒急泻其阴，狂乱者非黄连、金汁不解。"[4] **石顽**云："红舌中起红星，心包火炎也，消膈散主之。若舌淡红，尖起紫色蓓蕾星点，乃热毒中心血也。时疫酒湿梅毒等证皆有之，宜犀角、大青、银、翘、金汁等解之。舌红而起白星点者，乃心火有邪也。若红舌上起白星点，如珍珠者，乃火极水化之象，较之紫赤黄苔上芒刺者更重，瘟疫多见此舌，即宜解毒清泄之。"[4]

李洪成按：营血蒸灼候，纯属内火燔灼于营血，外无郁遏之邪，故**吴坤安**有云"大忌风药劫液"[3]，何廉臣亦谓"因外寒束内热，药宜辛凉开透，误用辛温而动经血，亦多致衄"[1]，与营血郁闭候有别。若稍有差，营血之邪转瞬即可内闭心包，引动肝风转成蕴闭凶险重证。然而伏气温热，邪伏深重，虽治疗得法，往往亦不能一次清透。王孟英曾喻为："抽蕉剥茧，层出不穷。"[1]

引用文献

［1］俞根初.重订通俗伤寒论［M］.上海：上海科学技术出版社，1959：249，256，323，327.

［2］李顺保.温病条辨集注与新论［M］.北京：学苑出版社，2004：243.

［3］吴坤安.伤寒指掌［M］.上海：上海科学技术出版社，1959：卷一23，28，67.

［4］曹炳章.彩图辨舌指南［M］.南京：江苏人民出版社，1962：卷二8~9.

十、营血蕴闭候

营血蕴闭候，系蕴闭之重证险候，多由营血蒸灼候延误失治，伏火不得外透，内传膻中，闭塞心包，陡动肝风而成痉厥急证。但亦有夏月受暑，一起即过卫入营，而成内闭者，即程杏轩所云："暑喜伤心，……邪犯心包，神明为之紊乱。……且手足厥阴相表里，肝风痉厥，蝉联而至。"[1]

诊断

病名：［**中医**］温热，春温，血分伏温，湿热症，伏暑，冬温伏暑，湿温，中暑，暑热猝中，暑温，暑风，暑痫，暑厥，血崩并发暑厥，热闭，丹毒，血疳疮。［**西医**］急性播散性脑脊髓炎，脓毒血症，肾衰。

证名：心营燥热证，肝肺燥热证，**心肝风火证，心营湿火证，心肝瘀热证，心肝痰火证**。

病位：心营，心肝。

病因：燥热，湿火，风火，痰火，瘀热。

病机状态：蕴闭。营分血分之蕴热不解，化火逆传膻中，内陷心包，扰蒙神明，闭塞心窍。热蒸既久，阳气失和，肝阳化风，陡动肝风，走窜络脉，而成风动痉厥之候。

1.营血蒸灼候 − 神志昏蒙＋神志蒙闭＋阳气不和＋络脉不和

2.营热蕴灼——→神志不宁——→阳气不和

↓ ↓ ↓

血热蕴蒸——→神志蒙闭——→络脉不和

图2-4-77 营血蕴闭候病机结构式示意图

病形：蕴闭；　　**病层：**里之里；　　**病态：**动；

病性：阳；　　　**病质：**实；　　　**病势：**重，深，危，凶，急。

证象组合：营灼＋血蒸＋神闭＋络郁＋阳郁

主症：【**营热蕴灼**】**症象：**①灼热夜甚。②汗出不解。③面赤。④时欲漱水不欲咽。**舌象：**舌绛缩。**脉象：**脉虚细数。

【**血热蕴蒸**】**症象：**①斑疹深红。②潮热。③口沃血沫，鼻煤裂血。④身赤如丹似锦。⑤大便黑而易。**舌象：**舌鲜红燥刺。**脉象：**脉数左甚。

【**神志蒙闭**】**症象：**①神昏不省。②时时谵语。③耳聋。④不语。⑤狂乱。⑥精神不了了。⑦痰声辘辘。⑧遗尿。

副症：【**络脉不和**】**症象：**①手足抽搐。②角弓反张。③牙关紧闭。④目戴口张。⑤舌蹇。⑥斜视。⑦十指颤动。⑧四肢僵直。

【**神志不宁**】**症象：**①心烦不寐。②烦躁欲狂。

宾症：【**阳气不和**】**症象：**①身微热。②肢冷。③厥逆。④身反不热。**舌象：**舌绛望干扪湿，黏腻，薄苔。**脉象：**脉沉细。

临床虽以神志络脉病变之昏谵痉厥明显，但必须有营血热证为依据，始可定为本候。先人以舌诊绛赤鲜红为重点表象。

鉴别诊断

营血蕴闭候 − 血热蕴蒸＋津气蕴灼＝气营蕴闭候

└ − 营热蕴灼 − 血热蕴蒸＋血热蕴炽＋络血妄行＝血液炽闭候

└＋津气蕴炽 − 阳气不和＋阳气不行＝气血炽闭候

图2-4-78 营血蕴闭候鉴别式示意图

营血蕴闭候，系营分血分之邪火内闭心包，但气营蕴闭候邪未及于血，故无血热证象。气血炽闭候热未归营，故无营热证象，但气分之邪较气营蕴闭候为重，血液炽闭候乃营热尽入于血分，血分火炽致闭，各自有别。

传变预测

营血蕴闭候—转出—+神志蒙闭－神志昏蒙+阳气不和+络脉不和→**营血蒸灼候**

└──────────────────────────────────── +津气蕴灼－血热蕴蒸→**气营蒸灼候**

└──转入——－营热蕴灼－血热蕴蒸+血热转炽+络血妄行→**血液炽闭候**

图2-4-79 营血蕴闭候传变式示意图

营血蕴闭候治疗及时得法，闭开风定，转为营血蒸灼候，险情暂解，尚未及坦途，稍一差误，立可复闭，必须血分热邪外透，转出气分，而见气营蒸灼候，始有脱险之望。若热邪尽入于血分，血热转炽，内闭未解，络血外溢，而成血液炽闭候，病机加深，转瞬即有内闭外脱之势，故古人谓本候十难全一。

辨证

定位： 心：以神志症象为主，如烦躁不寐，神昏谵语；肝：以络脉症象为主，如舌蹇目斜，抽搐反张，颤动僵直。

定性： 燥火：以津液消灼症象明显，如唇燥舌干，鼻煤裂血；湿火：舌绛上有黏腻薄苔，或望干扪湿；风火：最易风动抽搐，筋脉动惕，舌蹇眼斜，角弓反张；痰火：舌望干扪湿，或有黏涎或舌心有白厚苔一块；瘀热：舌紫暗扪之湿，时欲漱水不欲咽，大便黑而易。

定量： ①轻：时昏蒙，时时谵语，舌蹇，壮热，肢温，肢颤，舌绛干。②中：昏蒙时有清时，多语妄言，筋惕，热势不扬，肢冷，抽搐，舌鲜红，望湿扪干。③重：昏迷不醒，不语，目斜，反不发热，厥逆，反张，拘挛，舌紫暗绛缩。

论治： 当急急清透营血，息风开窍，或可转危为安，然病势深重，古人谓十难全一，何廉臣曰："不应，必至内闭外脱而毙。"[2]程杏轩更谓："心肝为脏，脏者，藏也。邪已入脏，断难驱逐。"[1]可知本候为营分热证中最为深重、危急之候。

1.随机立法： 营血蕴闭候，病机在于营血之伏火不得外透，上传膻中，内陷心包，蒙闭心窍，陡动肝风，故其治则当急急清透营血伏火，兼用开窍息风。蕴热不除，闭开可以复闭，风定亦可复动。**邵仙根**曰："急用清心达邪，芳香开窍一法，……然亦十不救一。"[3]楼英曰"谵语妄言，身微热，脉浮大，手足温者生；逆冷，脉沉细者，不过一日死矣"[4]。吴坤安并谓："夫心主血，邪干血分，渐成内闭，风药燥血，固宜大禁，即苦寒直走肠胃，亦非温邪逆入膻中，心主所宜。"[3]

2.随位立法： 邪在于心，以清心火，开心窍为主，如犀角、竹叶心、麦冬心、莲子心、焦栀、黄连、石菖蒲、郁金、牛黄、天竺黄之类。邪在肝，以清肝火，息肝风为主，加羚角、钩藤、白芍、络石藤、丹皮、黄芩、焦栀、生地、石决明之类，它如蜈蚣、全蝎、地龙息风通络之品，亦可随证择用。

3.随因立法： 燥火清透，宜兼增液润燥之品，如麦冬、玄参、鲜地、梨汁、花粉之类，不可用苦寒之品，恐化燥反伤其津。湿火清透宜兼芳淡之品以化余湿，如郁金、石菖蒲、赤小豆、通草、滑石之类，不可用温燥。风火清透兼息风，如钩藤、络石藤、生石决明、蜈蚣、全蝎、地龙之类，不可用风药以燥血。痰火清透宜兼清化痰热，如川贝母、胆星、天竺黄、远志、石菖蒲、竹沥、荆沥、姜汁之类。瘀热清透宜兼清宣瘀热，如丹皮、丹参、郁金、甚则如桃仁、琥珀、赤芍、鲜茅根、茜根、参三七之类。

4.随症立法： 营分热甚者，清营以透热转气，如犀角、生地、银花、芦根、通草、牛蒡子、连翘之类。血分热甚宜凉血行血，如丹皮、赤芍、大青叶、玄参、紫草、白茅根、生蒲黄、鲜生地之类。神志蒙闭急用芳香开窍，如郁金、石菖蒲以及紫雪丹、牛黄清心丸、至宝丹等，风动痉厥反张者，宜息风和络，如羚角、钩藤、忍冬藤、络石藤、蜈蚣、地龙、全蝎、生石决明之类。

方证： 清营汤证、羚羊清营汤证、羚角钩藤汤证、石氏犀角地黄汤证、叶氏犀角地黄汤加味证、五福化毒丹证、犀地清络饮证、犀羚三汁饮证、加味犀角地黄汤证、加减清宫汤证、导赤清心汤证、紫雪丹证、牛黄清心丸、牛黄八宝丹证、安宫牛黄丸证、厥证返魂丹证。

考证： 营血蕴闭候，蕴：积聚，通"煴"：闷热。为病已热极生风，逆传心包，神明闭塞者。通称：温邪扰血，热陷血络，邪陷心包，逆传心包，邪干膻中，热陷心脏，痰蒙心包，痰蒙心窍，上焦蓄血，瘀塞心孔，热深厥深，内闭外脱。**叶天士**说："暑由上受，先入肺络，日期渐多，气分热邪逆传入营，遂逼心包络中，神昏欲躁，舌音缩，手足牵引，乃暑热深陷，谓之发痉。热闭在里，肢体反不发热，热邪内闭则外脱，岂非至急！考古人方法，清络热，必兼芳香开里窍，以清神识。若重药攻邪，直走肠胃，与胞络结闭，无干涉也。"[5]

吴鞠通说："小儿暑温，身热卒然痉厥，名曰暑痫，清营汤主之，亦可少与紫雪丹。"[6]"大人暑痫，亦同上法，热初入营，肝风内动，手足瘛疭，可于清营汤中加钩藤、丹皮、羚羊角。"[6]

俞根初说："少阴伏气温病，骤感春寒而发者，……如肝风内动，横窜筋脉，手足瘛疭者，急用羚角钩藤汤息肝风以定瘛疭。""（冬温伏暑）痉厥并臻，状如惊痫者，伏暑内陷，足厥阴肝脏也，羚角钩藤汤加紫雪息风开窍，以急救之。"[2] 何秀山说："夏令新受暑热，昏迷若惊，此为暑厥，即热气闭塞孔窍所致。其邪入络，以牛黄丸、至宝丹，芳香利窍可效，神苏以后，用清凉血分，如连翘心、竹叶心、玄参、鲜生地、银花、绿豆衣、麦冬之属，此症初起时大忌风药，暑火之邪，得风药而更炽矣。"[2] 何廉臣说："营热昏痉者，暑陷营分，舌必绛赤，痉而且厥，再夹乳汁酿痰蒙蔽心包，堵其神气出入之清窍，不论暑风、暑温、暑痉、暑厥，皆宜羚羊清营汤调下紫雪丹0.9g。"[2]

吴坤安说："邪传膻中，舌形绛缩，小便赤涩，鼻煤裂血，耳聋神昏，此邪由气分蔓延及血分，最怕内闭外脱，急用犀角尖、石菖蒲、川郁金、鲜生地、银花、连翘、元参、西黄之类。"[3] "风温之邪，入于营分不解，以致舌赤音低，神呆潮热，脉数左甚，或发丹疹，此邪过营，已及血分也。"[3] "邪入营分，如湿温之邪入于血络，舌苔中黄边赤，发为赤斑丹疹，神昏谵语，宜清疏血分以透斑，佐芳香逐秽以开闭。"[3]

李洪成按：营血蕴闭候，为温暑证中极重极险之候。古人谓十难全一，叶天士所谓"逆传心包"，后人更称之为"邪陷心脏"之证，邪陷深重者，可见肢厥，甚至体厥，故亦有"热深厥深、阳极似阴"之称。此厥不返，即有脱绝之虞，故邵仙根曰："邪热深入宫城，每多内闭外脱，急用清心达邪芳香开闭一法，如用牛黄清心丸、至宝丹、紫雪丹等，然亦十不救一矣。"[3]

引用文献

［1］程杏轩.杏轩医案并按［M］.合肥：安徽人民出版社，1986：170.

［2］俞根初.重订通俗伤寒论［M］.上海：上海科学技术出版社，1959：244，268，427，443.

［3］吴坤安.伤寒指掌［M］.上海：上海科学技术出版社，1959：卷四7，39，55.

［4］楼英.中华医书集成·医学纲目［M］.北京：中国古籍出版社，1999：867.

［5］叶天士.临证指南医案［M］.上海：上海卫生出版社，1958：410.

［6］吴鞠通.温病条辨［M］.福州：福建科学技术出版社，2010：42.

十一、营血失养候

营血失养候系营血虚损偏于虚寒之候，与偏于虚热之营阴失养候适成对比。多见于久病大病或亡血之后。或素体多郁多虑，由营气虚不能生化血液，以致营血两虚，近似气血失养候。又以营卫同行，由于营血不足，常致卫阳不和，故又近于营卫虚弱之候，但不关腠理，又略不同，是属于表分之里证。

诊断

病名：［中医］虚风，血痹，营虚身痛，虚痹，振摇，挛急，虚劳，脱力黄。［西医］贫血。

证名：肝脾血虚证，心脾血虚证，心肝血虚证。

病位：心脾，心肝，肝脾。

病因：血虚。

病机状态：虚损。病由营气不足以化赤生血，以致营血两虚，内不能营养心神，外不能荣养经络之脉，更不能与卫阳和谐，而成虚损之候。

1.阴血失养候－阴虚失养＋营虚失养－络脉不和＋经脉不和－经脉不荣＋阳气不和

2.营虚失养——→阳气不和——→经脉不和
     ↓
血虚失养——→络脉不荣——→神志不宁

图2-4-80 营血失养候病机结构式示意图

病形：虚损；　　**病层：**表之里；　　**病态：**静；

病性：阴；　　　**病质：**虚；　　　**病势：**重，深，缓。

证象组合：营虚＋血虚＋阳郁＋经络

主症：【营虚失养】症象：①面色㿠白。②烦倦不常。**舌象：**舌淡红。**脉象：**脉浮大。

　　　　【血虚失养】症象：①面色萎黄。②面黄而淡。③眩晕。④目眩。**舌象：**淡少荣。

副症：【阳气不和】症象：①肢末常冷。②手心常热。

　　　　【络脉不荣】症象：①肢体酸痛。②胸背作痛。③头痛自鱼尾上攻。

宾症：【经脉不和】症象：①筋脉挛急。

　　　　【神志不宁】症象：①心悸。②心烦。

临床常以血虚与经络症象明显，但本候是偏于虚寒之血虚证候，应以阳气不和症象同见为依据，如肢末常冷，手心常热，烦倦不常。

鉴别诊断

营血失养候＋阳气不振－阳气、经脉不和－血虚失养－络脉不荣－神志不宁＋经脉不荣＋腠理不实＝营卫虚弱候

└─－营虚失养＋气虚失养－神志不宁＋神气不振－经脉不和＋经脉不荣＋清空失养＝气血失养候

　　└──＋阴虚失养－阳气不振－经脉不和＋经脉不荣＋络脉不荣＝阴虚失养候

└──－血虚失养＋阴虚失养＋阳气不和＋津液消灼＝营阴失养候

图2-4-81　营血失养候鉴别式示意图

营血失养候为营气营血虚损，即营虚之偏于虚寒者。营卫虚弱候系营气与卫阳虚损之候。营阴失养候为营气和营阴虚损，即营虚之偏重于虚热者。气血失养候则为气虚兼血虚，阴虚失养候则为血虚兼阴虚，两者纯属里虚，营分不虚。五者当细加分别。

传变预测

营血失养候－营虚失养＋气虚失充＋神气不振－经脉不和－络脉不荣－阳气不和→心血失养候

└──＋清空失养－经脉不和＋络脉不荣→肝血失养候

图2-4-82　营血失养候传变式示意图

营血失养候虽偏表虚，而内与心肝相关，营血虚损不复，可渐损及心肝二脏之血，而成内脏虚损。

辨证

定位：心：心悸而烦；肝：筋脉挛急，目眩，头痛自鱼尾上攻；脾：肢末冷，手足心热。

定性：营虚：面色㿠白，烦倦不常，肢末常冷；血虚：面色淡黄，心悸，手足常热。

定量：①轻：面色淡黄，爪甲淡红，舌淡红。②中：面色㿠白，爪甲淡白，舌淡白。③重：面色暗淡，爪甲暗淡，舌暗淡。

论治：温养营血之中，兼以宣通阳气，使阳生阴长，运行不悖。

1.随机立法：营血失养候，病机在于营气不能生血，血虚不能养阳气，有云："血为气配，气之所丽，以血为荣。"然血生于气，阴生于阳，故其治则宜从温养，即于益气补血之时，兼用温通阳气，使表阳通行，营气入血，而有阳生阴长之妙。

2.随位立法：病偏于心，宜兼振心阳以生血；病偏于肝，宜兼养肝阴以生血；病偏于脾，宜兼益脾气以生血。

3.随因立法：偏于营气虚，宜重在通阳益气，养营如桂枝、肉桂、白芍、红枣之类。偏血虚，宜重在补血养阴，如当归、熟地、白芍。

4.随症立法：络脉不荣而现肢体酸痛，宜重在补血荣络，如当归、鸡血藤胶、秦艽、熟地之类。络脉不和而出现筋脉挛急，宜通阳养阴和之，如桂枝、白芍、甘草、木瓜、怀牛膝之类。血虚风动者，当兼用息风和络之品，如菊花、蒺藜、钩藤。

方证：小建中汤证、桂枝加黄芪汤证、当归补血汤证、补肝养荣汤证。

考证：营血失养候，失养，指不能滋养，营血失去滋养。古称：营气不足，血虚，虚风，血不营经，血不养筋，血虚生风。**仲景曰**"伤寒二三日，心中悸而烦者，小建中汤主之"（《伤寒论》102条）。《金匮要略·黄疸病脉证并治》："诸病黄家，但利其小便，假令脉浮，当以汗解之，宜桂枝加黄芪汤主之。……男子黄，小便自利，当与虚劳小建中汤"。

吴坤安说："若身痛尺脉迟，是血少营气不足，虽未经汗，不可发汗，宜建中汤加归芪，以补营血也。""若生于三法之后，则为气血两虚，不能荣养筋骨，故为之振摇，不能主持也，当大补气血，人参养荣汤主之。筋惕肉瞤，此症皆因发汗太过，邪热未解，血气已伤，筋肉失养所致，宜大补气血，人参养荣汤之类。"[1] **龚廷贤说**："血虚头痛者，夜作苦者是也。……当归补血汤，治血虚与风头痛。"[2] **秦伯未说**："小便利而肤色黄，黄色淡白不泽，目不发黄，系营养缺乏的脾虚血少症，常伴困倦、眩晕、心悸，俗称'脱力黄'，用小建中汤。""心脏虚弱者往往先觉心慌气短，胸闷窒塞，既而两臂挛急，必俟心气渐畅，始渐舒展，故阿胶、当归、桂枝亦为常用药。"[3]

李洪成按：营血失养候，因亡血过多，肝脾血虚，肝失所养，不能充养营血，致营血生化无源，经络之脉失养，虚风内起。**姚国美说**："头痛自鱼尾上攻，目眩，脉细或芤，此属营血不足，虚风作痛，产后亡血，多有此证。"

宜补血息风。"[4]伴见面色㿠白，手心觉热，脉细或芤，**李用粹**论血虚眩晕说："血为气配，气之所丽，以血为荣。凡吐衄崩漏产后亡阴，肝家不能收摄荣气，使诸血失道妄行。"[5]宜育阴息风，补肝养荣汤。东垣主当归补血汤，亦主四物加菊花、蒺藜。

引用文献

[1] 吴坤安.伤寒指掌[M].上海：上海科学技术出版社，1959：卷一40，卷三94.

[2] 龚廷贤.中华医书集成·万病回春[M].北京：中医古籍出版社，1999：151，152.

[3] 秦伯未.秦伯未医学名著全书[M].北京：中医古籍出版社，2003：281，341.

[4] 姚国美.姚国美医学讲义合编[M].北京：人民卫生出版社，2009：152.

[5] 李用粹.中华医书集成·证治汇补[M].北京：中医古籍出版社，1999：100.

十二、营液蒸灼候

营液蒸灼候系营热证中蒸灼深重之候。多由失治误治，或误进辛温发汗，或误投温燥之品，消耗津液，助邪化火，致营热不得透达，营液愈加消涸，火邪直逼膻中，而成邪火留恋，阴液不支，若有差误，必致有内闭外脱之变。仲景所谓："一逆尚引日，再逆促命期。"

诊断

病名：[中医]风温，风温坏证，暑温坏证，暑入手厥阴，伏温，血分伏暑，暑厥，湿温。

证名：**心肺燥热证，心营燥热证，心肺湿火证，心营湿火证。**

病位：心营，心肺。

病因：燥热，湿火。

病机状态：蕴灼。蕴热伏火，久恋营分，消灼营液，上逼膻中，扰乱神明，有塞闭内窍之势，营液不足以濡养络脉，致络脉失其柔和之性。而成邪火炽盛，阴液不支，有内闭外脱之虑。

```
1.气营蒸灼候—津气蕴灼+络脉不和

2.营热蕴灼——→神志不宁——→神志昏蒙
          ↓↑
   津液消灼————————→络脉不和、阳气不和
```

图2-4-83　营液蒸灼候病机结构式示意图

病形：蕴灼；	**病层**：里；	**病态**：动；
病性：阳；	**病质**：实中有虚；	**病势**：重，深，险，急。

证象组合：营灼+液灼+神扰+神蒙+络郁

主症：【**营热蕴灼**】**症象**：①灼热。②多汗。③面赤唇红。④身发黄。⑤目赤。⑥红疹。**舌象**：舌绛赤干，大红点。**脉象**：脉虚数，寸脉大。

【**津液消灼**】**症象**：①烦渴引饮。②唇茧舌强，齿干咽燥。③声哑不语。④咯痰浓厚。⑤大便闭，尿短赤。⑥白㾦枯燥。**舌象**：苔焦黑芒刺。**脉象**：脉细数无伦。

副症：【**神志不宁**】**症象**：①心烦。②不寐。

【**神志昏蒙**】**症象**：①神昏。②谵语。③狂乱。④目常开不闭，或喜闭不开。⑤身重。⑥多睡鼻鼾。⑦直视失溲。⑧神呆耳聋。

宾症：【**络脉不和**】**症象**：①时瘛疭。②肢挛。③舌强。④牙关紧闭。

【**阳气不和**】**症象**：①肢厥。②体渐冷厥。

临床营分热灼神昏明显易见，但必须具有津液消耗过甚之症象，如唇茧舌焦、齿燥咽干等为诊断依据。

鉴别诊断

```
营液蒸灼候–络脉不和+津气蕴灼=气营蒸灼候
        └──+血热蕴蒸=营血蒸灼候
      └─+阴热蕴灼–津液消灼+阴液消涸=营阴消灼候
```

图2-4-84　营液蒸灼候鉴别式示意图

营液蒸灼候以营热液耗为主症，气营蒸灼候、营血蒸灼候不仅气分，或血分热蒸，且津液消耗不甚，营阴消灼候，则又深一层，已灼及阴分，消耗阴液，正气更虚，病势更深。

传变预测

营液蒸灼候─转浅─ ─络脉不和+津气蕴灼→**气营蒸灼候**

　　　　转深　　　　　　　└ +津气蕴蒸─营热蕴灼+营热蕴蒸─津液消灼→**气营蕴蒸候**

　　　└ +阴热蕴灼─津液消灼+阴液消涸→**营阴消灼候**

　　└ +神志蒙闭─神志昏蒙+津液消灼+津液枯涸+阴液消涸+气虚脱绝→**气阴闭脱候**

图2-4-85　营液蒸灼候传变式示意图

营液蒸灼候治疗得法，营热渐达气分，可转轻为气营蒸灼候，如再津液得回，伏火得减，则可转成气营蕴蒸候，于病机为顺，可望脱险。如再有失误，营分火邪深入阴分，消灼阴液，则可转深为营阴消灼候，甚则热闭内窍，气阴消亡而成内闭外脱，气阴闭脱候而莫可措手。

辨证

定位、定性：参照气营蒸灼候。

定量：①轻：唇干，咽干，舌干，舌绛干，神时昏蒙，指蠕动。②中：唇燥，咽燥，舌焦，齿干，舌绛光，时有谵语，肢瘈。③重：唇焦，咽暗，舌强，齿焦如枯骨，舌苔焦黑，狂乱，瘈疭。

论治：当急急清营透热，兼以大剂甘寒增液，以垫托热邪外达，如有内窍欲闭之势，予以芳香开窍，以防内闭外脱之变。

1.**随机立法**：营液蒸灼候，其主体病机为邪火消灼营液，直逼膻中，内窍欲闭，故其治则在于急急清心凉营，兼以大剂甘润增液，垫托透邪，使其伏火速速转透气分而解。王孟英曰："阴气枯竭，甘凉濡润，不厌其多，……温热液涸神昏，有投犀角地黄等药至十余剂，始得神清液复者。"[1]并谓："有忽大汗如雨者一夜，人皆疑其虚脱，此阴气复而邪火解也。"[1]故增液垫托一法，予透热转气至关重要。

2.**随位立法**：于肺宜养肺津以助汗达，如麦冬、花粉、知母、梨汁、西洋参、石斛、蔗浆之类。于心宜增血液以资汗源，如鲜生地、玄参、竹叶心、银花、藕汁之类。

3.**随因立法**：燥火宜从甘凉濡润，入大剂清心凉营之中；湿火恐余湿未尽，宜甘凉咸寒之中，兼用芳淡之品，如郁金、石菖蒲、赤豆皮、通草、滑石之类，以防滋腻滞邪。

4.**随症立法**：内窍欲闭而神昏者，先予芳香开窍，如郁金、石菖蒲、远志、紫雪丹、安宫牛黄丸之类以防内闭，痰甚者加川贝母、天竺黄、胆星、牛黄、竹沥之类，以清化痰热，以防内蒙清窍。液不濡络而络脉失和者，除增液之外，兼用和络之品，如钩藤、络石藤、忍冬藤之类。

方证：清宫汤证、生脉散合犀角地黄汤证、晋三犀地汤加味证、清营汤证、加减清宫汤证。

考证：营气为无形，营液为有形，什么样子没见记载，但营液蒸灼病变时可见液伤，如发汗而汗不出，尿赤唇焦，舌必绛赤。营液蒸灼候，邪热化火，伤阴入营，蒸腾营液。古称：热在营中，热入心营，血液受劫，热搏血分，热闭内窍，暑入厥阴，逆传心包。仲景曰"若发汗已，身灼热者，名风温。风温为病，脉阴阳俱浮，自汗出，身重，多眠睡，鼻息必鼾，语言难出。若被下者，小便不利，直视失溲，若被火者，微发黄色，剧则如惊痫，时瘈疭，若火熏之：一逆尚引日，再逆促命期"（《伤寒论》6条）。

吴鞠通说："太阴温病，寸脉大，舌绛而干，法当渴，今反不渴者，热在营中也，清营汤去黄连主之。……太阴温病，不可发汗，发汗而汗不出者，必发斑疹；汗出过多者，必神昏谵语。……神昏谵语者，清宫汤主之，牛黄丸、紫雪丹、局方至宝丹亦主之。……热痰盛加竹沥、梨汁各5匙，略痰不清，加瓜蒌皮4.5g；热毒盛者加金汁、人中黄；渐欲神昏，加银花9g、荷叶6g、石菖蒲3g。"[2]"脉虚，夜寐不安，烦渴，舌赤，时有谵语，目常开不闭，或喜闭不开，暑入手厥阴也。手厥阴暑温，清营汤主之；舌白滑者，不可与也。"[2]**吴坤安说**："舌黑咽燥，烦渴不寐者，热入心营，而血液受劫也。"[3]"舌红而有大红点者，营热甚也。"[3]"温邪吸入，由卫及营者，其舌先白后绛也。或竟入营分，则舌必绛赤，或红中兼微白，夜烦不寐，神呆谵语，宜犀角尖、鲜生地……丹皮之类；兼痰者加川贝母、天竺黄之类。"[4]

李洪成按：营液蒸灼候，为热灼液伤，邪盛正虚，救治殊难，稍有失法，即有内闭外脱之虞；所谓"无粮之师，利在速战"，当急急增液清透，速解其营分之蒸灼。**何廉臣**主犀角地黄汤加减，以养阴清火，清神涤痰，昼夜并进。

引用文献

［1］王孟英.回春录新诠［M］.长沙湖南科学技术出版社，1982：58，60.

［2］吴鞠通.温病条辨［M］.福州：福建科学技术出版社，2010：32，41.

［3］曹炳章.彩图辨舌指南［M］.南京：江苏人民出版社，1962：卷二7，33.

［4］吴坤安.伤寒指掌［M］.上海：上海科学技术出版社，1959：卷四5.

十三、营阴消灼候

营阴消灼候，系营热证中最为深重之候，为正虚邪盛之证。多由蕴热久羁营分，不得透解，深入阴分，消灼阴液，最难透解。亦有阴分伏温外溃入营，则见于初病，均属正虚邪恋。

诊断

病名：［中医］温热发斑，失血，暑温，暑热挟湿，中暑坏证。［西医］流行性出血，原发性血小板减少性紫癜，急性粒细胞性白血病。

证名：心胃燥热证，心胆风火证，心胃湿火证，心胃燥火证。

病位：心胃，心胆。

病因：燥热，风火，湿火，燥火。

病机状态：虚灼。新感温暑，蕴热久羁营分不解，深入阴分；或伏气温暑，热自阴分外溃，透出营分，均可以致营阴热灼，消涸阴液，上逼膻中，蒙扰神明，阴液枯涸不能濡养络脉，以致络脉失其和柔之性，而成正虚邪恋之危重证候。

1.营液蒸灼候＋阴液蕴灼－津液消灼＋阴液消涸

2.营热蕴灼───→神志不宁───→神志昏蒙
　　　　　↓↑
阴热蕴灼───→阴液消涸───→络脉不和

图2-4-86　营阴消灼候病机结构式示意图

病形：虚灼；　　　**病层：**里之里；　　　**病态：**动；

病性：阳；　　　　**病质：**实中虚；　　　**病势：**重，深，危，急。

证象组合：营灼＋阴热＋阴涸＋神扰＋神蒙＋络郁

主症：【营热蕴灼】**症象：**①灼热不退。②面赤。③唇绛而干。**舌象：**舌绛干，或鲜红起刺。**脉象：**脉大无伦。

　　　　【阴热蕴灼】**症象：**①手足心热甚。②热以夜甚。**舌象：**舌暗红无津。

副症：【阴液消涸】**症象：**①耳聋。②溺时溺管痛。③口燥咽干。④小便短赤或无尿。⑤皮肤脱屑。⑥双目如盲。⑦茎缩。

　　　　【神志不宁】**症象：**①烦躁。②不寐。

宾症：【神志昏蒙】**症象：**①时清时昏。②夜多谵语。③不省人事。

　　　　【络脉不和】**症象：**①筋脉抽掣。②抽搐。③咬牙啮舌。④发痉。⑤头痛不止。⑥胁痛筋掣。

临床营热症象明显，但必须兼见阴分热炽与阴液消涸诸症象，为诊断依据。如手足心热，咽干舌燥。

鉴别诊断

营阴消灼候－阴热蕴灼－阴液消涸＋津液消灼＝**营液蒸灼候**
　　　└＋血热蕴蒸－－络脉不和＝**营血蒸灼候**
　　　　└＋津气蕴蒸－络脉不和＝**气营蒸灼候**

图2-4-87　营阴消灼候鉴别式示意图

营阴消灼候以营热兼阴热阴涸为主要特征。营液蒸灼候仅消灼津液，未及阴液。营血蒸灼候与气营蒸灼候必兼血热，或气分热灼，均未及阴分。

传变预测

营阴消灼候－阴热蕴灼－阴液消涸＋津液消灼→**营液蒸灼候**
　　　　　　　└──－络脉不和＋津气蕴灼→**气营蒸灼候**
　└＋神志蒙闭－神志昏蒙＋津液枯涸＋气虚脱绝→**气阴闭脱候**

图2-4-88　营阴消灼候传变式示意图

营阴消灼候如大剂清滋透热，阴液渐复，阴分之火得退，可转为营液蒸灼候，病势略轻，如营热转出气分，则可转气营蒸灼候，病势即有转危为安、出险入夷之兆。如治疗失当，邪火内闭，阴液消涸，即可转成内闭外脱之气阴闭脱候，而救治殊难。

辨证

定位：心：烦躁，不寐；胆：耳聋；胃：面赤，齿枯；肝：目盲，头痛，胁痛，茎缩。

定性：参照气营蒸灼候。

定量：①轻：口燥咽干，小便短赤，灼热自汗。②中：唇茧舌焦，小便如油，干热无汗。③重：齿枯耳聋，小便全无，夜热，手足心热。

论治：当大剂清滋阴液，垫托清透，使阴液回复，托营热外透，故王孟英曰："阴气枯涸，甘凉濡润，不厌其多。"阴液不复，营热难透，则有内闭外脱之虞。

1.随机立法：营阴消灼候病机在于温暑邪伏，消灼营分阴分，阴液消涸，邪不得外透，上蒙心包，有闭塞内窍之势，故其治则当急急清滋阴液，清营凉心，以助邪火外透，即叶天士所谓"存阴为主，清腑兼之""滋液以救燔燥"之法。**吴坤安**亦云："胆火炽而营分热，温邪伏于少阴，而发于少阳之表也，滋少阴之水，而少阳之火自解矣"之法。清滋阴液以垫托透邪，至关重要，但不可稍涉温燥，反伤阴液。

2.随位立法：于心宜养心阴为主，如麦冬、玄参心、生地之类；于胃宜养胃阴，如石斛、麦冬、沙参、玉竹之类；于胆亦当增液，如鲜生地、麦冬、玄参；于肝肾则当滋阴，如生地、玄参、女贞子、白芍、知母，甚则肉苁蓉、阿胶、三甲。

3.随因立法：燥火主以甘凉濡润，湿火当兼芳淡以防余湿未净，如通草、郁金、滑石、盐炒橘红之类。风火法同燥火，应忌风药。

4.随症立法：邪火上逼膻中，欲闭心包而神昏谵语者，仍当先于芳香开窍，如紫雪丹、至宝丹之类；如阴虚不能濡养，络脉不和而筋脉掣动者，可兼桑枝、竹沥、钩藤、络石藤、忍冬藤之类以和络，不可浪投风药。阴虚甚，三甲复脉汤亦可与羚犀合用。

方证：清营分滋胃汁方证、犀角地黄汤加味证、甘寒化解方证、养胃柔肝汤证、二甲复脉汤及犀角化斑汤证。

考证：蒸灼属蕴灼，是实证；消灼属虚证。营阴消灼候，通称：热伤营阴，湿热伤阴，营液暗伤，心营暗炽，胆火炽营。张景岳说："其有血气本虚，用补相便，然温补既多，而病日昏愦，且见烦热难愈者，此其阳邪独亢，阴气不至，而虚中有热也，但改滋阴，以犀角地黄汤加黄芩、麦冬，或一柴胡饮加知母之类。此十补一清之法，一剂即效，其妙如神。"[1] **何廉臣**说："其有燥热伤阴，邪闭心宫，舌绛无苔，神昏谵妄者，宜用清润开透，用药最要空灵，如犀角尖、鲜生地……梨汁、竹沥和姜汁少许之类，凉药热饮，取其流通。"[2]

吴坤安说："如纯红，鲜红起刺，如此胆火炽而营分热，急宜犀角、翘、丹等清解之，如不解，此温邪伏于少阴，而发于少阳之表也，症非轻渺，速宜重加鲜生地、麦冬、玄参之类，以滋少阴之水，而少阳之火自解矣，大忌风药。""舌赤无苔，其症神昏内闭，此系湿热伤阴，宜犀角、鲜生地、银花、连翘、石菖蒲、郁金、芦根、梨汁、竹沥、姜汁等。""舌尖独红绛者，心营暗炽也，宜犀、羚、鲜石斛、鲜生地等。"**曹炳章**说："平素舌多红赤者，其人必营虚。""舌绛而润者，虚热也。"[3]

李洪成按：营阴消灼候，虽亦正实邪盛，但较营液蒸灼候其正虚尤甚，由气液已耗及阴液，病势更深一层，故养阴增液，以助正达邪，尤为要务。故王孟英有云："阴气枯涸，甘凉濡润，不厌其多。"阴液不复，不唯营热难以外达，且有热恋阴枯，内闭外脱之虞。

引用文献

［1］张介宾.张景岳医学全书［M］.北京：中国中医药出版社，1999：1026.

［2］俞根初等.重订通俗伤寒论［M］.上海：上海科学技术出版社，1959：264.

［3］曹炳章.彩图辨舌指南［M］.南京：江苏人民出版社，1962：卷二28，29，30.

十四、营阴失养候

营阴失养候系阴虚证之偏于表者，是营虚证中偏于虚热之候，与营血失养候偏于虚寒者，一阴一阳之候。多见于热病久病之后，阳邪消灼既久，营阴暗耗而成。或素体多火少水，木火之体，阳火消灼既久，渐至营阴不足。亦虚损之类。

诊断

病名：［中医］营虚，虚热，热痿，虚痹。

证名：心脾阴虚证，**肝脾阴虚证**。

病位：心脾，肝脾。

病因：阴虚。

病机状态：虚损。阳火消灼营阴，渐至营气、阴液两虚，内则虚热内起，扰乱神明，外则失养于经络，失其和柔。

1.营血失养候－血虚失养＋阴虚失养－阳气不和＋津液消灼

2.营虚失荣──→神志不宁──→络脉不荣

＋

阴虚失养──→津液消灼──→经脉不和

图2-4-89　营阴失养候病机结构式示意图

病形：虚损；　　**病层**：表之里；　　**病态**：静；

病性：阳；　　　**病质**：虚；　　　**病势**：重，深，缓。

证象组合：营虚＋阴虚＋液灼＋神扰＋经络

主症：【**营虚失荣**】症象：①皮肤甲错。②毛发脱落。**舌象**：舌嫩红。

　　　　【**阴虚失养**】症象：身体枯瘦。

副症：【**津液消灼**】症象：①唇干。②舌燥。③多梦。**舌象**：舌少津。

　　　　【**神志不宁**】症象：①心烦。②不眠。③多梦。

宾症：【**络脉失养**】症象：筋脉掣痛。

　　　　【**经脉不和**】症象：筋脉拘挛。

临床常以副证、宾症明显，但必须查得营虚、阴虚等主症方可确诊。

鉴别诊断

营阴失养候＋血虚失养－阴虚失养－津液消灼＋阳气不和＝**营血失养候**

　　　└－营虚失养－津液消灼－经脉不和＋经脉不荣＋络脉不和＝**阴血失养候**

　└－营虚失养－津液消灼＋阳气不振－经脉不和＋经脉不荣－神志不宁＋络脉不和＝**阴虚失养候**

图2-4-90　营阴失养候鉴别式示意图

营阴失养候为阳火消耗营分、阴分所致，有津液消灼之象，营血失养候则偏于虚寒，有阳气不和之象；阴血失养候是阴虚与血虚，纯属里虚之证；阴虚失养候实为阴损及阳，有阳气不振之象，均属里证。

传变预测

营阴失养候－营虚失养－津液消灼－经脉不和＋经脉不荣＋络脉不和→**阴血失养候**

　└－营虚失养－津液消灼＋阳气不振－经脉不和＋经脉不荣－神志不宁＋络脉不和→**阴虚失养候**

　　└＋神气不振＋气虚失充－经脉不和－络脉不和→**心阴失养候**

　　　└→＋阴液消涸－津液消灼＋气虚失养＋清空失养－经脉不和－经脉不荣→**肝阴失养候**

图2-4-91　营阴失养候传变式示意图

营阴失养候经久不复，营虚及血，而成阴血失养候；如更虚及阳气，则成阴虚失养候。但均有经络表象，为里中表证。如表证象解除，而阴气未复者，而转成心阴或肝阴失养的纯里虚证。

辨证

定位：心：以神志不宁为多见，如心烦不眠多梦；肝：以经络症象为多见，如筋脉掣痛拘急；脾：以津液消灼为多见，如形瘦，嘈杂，口燥咽干。

定性：营虚：多见于皮毛、经络症象；阴虚：多见津液消灼症象。

定量：①轻：皮肤干燥，毛发纤细。②中：皮肤甲错，毛发焦黄。③重：皮肤干裂，毛发脱落。

论治：宜清滋养阴，切不可妄投温燥，反伤其阴，从缓调养，自能康复。

1.随机立法：营阴失养候由阳火消灼营阴，证属虚而内热之阳证，故其治则宜甘凉清养营阴为主，切不可稍涉温燥辛香之品，以耗阴助热，但亦不可漫用寒凉，反抑生机，总宜清淡和平调养。

2.随位立法：养心阴宜以柏子仁、麦冬、小麦、生地、当归之类；养肝阴宜熟地、枸杞、首乌、白芍、夜交藤、酸枣仁之类；养脾阴宜麦冬、沙参、石斛、玉竹、生白芍之类。

3.随因立法：养营宜酸甘化阴之品，如白芍、红枣、麦冬、炙甘草；养阴宜二地、首乌、女贞子、旱莲草、黄精、玉竹甘缓之品。

4.随症立法：营阴失养毛发者，宜二至丸、首乌、地黄、芝麻、黑豆之类；失养于经络者，宜白芍、当归、沙苑子、木瓜、蒺藜、夜交藤、忍冬藤、桑枝之类。

方证：人参养荣汤证、清燥养荣汤证、加减复脉汤证、滋阴养液汤证、滋营养液膏证。

考证：营阴失养候，热病久病，阳邪消灼阴津，营阴失其营养，古称：热伤营阴。

俞根初说："病后身体枯瘦，皮肤甲错者，乃热伤其阴，阴液不能滋润皮肤也，治法以养阴为主，吴氏人参养荣汤、清燥养荣汤均可酌用，叶氏加减复脉汤尤效。"[1]

章真如说："热痹无论是实热或虚热，在证候上具有某些共同点和不同点。共同点是热象明显，疼痛较剧烈，口苦，舌干，全身燥热，睡不安寐。不同点是：实热者关节红肿热痛，……虚热者，久治缠绵，痛处不红不肿，皮肤干燥，肌肉瘦削，痛如刀割，如虎咬，不能忍受，五心烦热，也有酸痛麻木者，脉多细数，舌红，苔薄黄。虚热者：用甘寒养阴、清营增液法，以滋阴养液汤为代表，本方为武汉已故老中医吴恒平先生经验方。吴是清凉学派名家、擅治热痹。本方为其代表作。本方重在滋阴润燥，养血通络，可使阴液得养，脉络自通。"[2]

编者按：营阴失养候，古人说，阳气易补，阴液难复，过用热药、燥药、劫夺阴液，亦可影响气机的升降、肺气的洒陈、肌肤腠理均失濡养，故而肌肤甲错；营阴失去肺的化生、肃降，火气外泄，口燥咽干，营阴内守功能亦减退，动则汗出津津，胃中嘈杂，懊侬消瘦，脾胃便不能吸收、运化水谷，中气亏虚，则生化无源，终将不起。

引用文献

［1］俞根初.重订通俗伤寒论［M］.上海：上海科学技术出版社，1959：470.

［2］单书健.古今名医临证金鉴·痹证卷（下）［M］.北京：中国中医药出版社，1999：123，124.

第五章 清气（阳）诸候

清气，指水谷精华的稀薄精微部分，与浊气相对。《灵枢·动输》云："胃为五脏六腑之海，其清气上注于肺。"清气失常诸候为上、中焦气机升降出入异常所致之里证。清阳之气虽居于上焦，但外发腠理，上达空窍，横实四肢，为外邪入里，或表邪传里之通道，古人称为半表半里之位，故多表里夹杂之证。依其病机形层可分为清气、清阳、枢机三大证候体系。清气较浅，清阳则涉及阳气为深，涉及清气升降出入之枢机失调，则为枢机诸候。其证象组合，三者均以"气机+空窍"为基本结构形式，加阳气即为清阳之候，加腠理开合失调即为枢机之候。

气机+空窍————清气诸候
└─+阳气————清阳诸候
└─+腠理失调————枢机诸候

图2-5-1 清阳之气失常诸候

第一节 清气病候

清气诸候，以里证为主，兼夹表证者亦不少，实证多于虚证，且实证中表里寒热错杂之候最为常见，虚证中则以虚实夹杂者为多。

表2-5-1 清气诸候系统表

性质		病态	候名	主证	副证	宾证
实	寒	郁遏	清气失宣候	气机不宣	清空不宣 清窍不宣	气机不降
			清气郁遏候	气机不宣 腠理不宣	清空不宣	清窍不宣
	夹热	郁蒸	清气郁蒸候	气机不宣 腠理不宣 津气蕴蒸	清空不宣 清窍不利	气机不降
		郁炽	清气郁炽候	腠理不宣 津气蕴炽	清空不宁 清窍不利	气机不宣 气机不降
		郁闭	清气郁闭候	腠理不宣 津气蕴蒸	气机不宣 气机冲逆	清窍不宣 清空不宣
		郁陷	清气郁陷候	腠理不宣 津气蕴蒸 气机下陷	气机不宣 气机不降	清窍不利 清空不宣
		郁滞	清气怫郁候	气机不宣 阳气怫郁	津气蕴蒸 气机不降	清窍不利 清空不宣
		郁蒸	清气蕴蒸候	气机不宣 津气蕴蒸	清窍不利 气机不降	清空不宁
		郁炽	清气蕴炽候	气机不宣 津气蕴炽	清窍不利 气机不降	清空不宁
		蕴逆	清气失宁候	津气蕴蒸	清空不宁	清窍不利
		郁滞	清气郁滞候	气机不宣 津气蕴蒸	气机不利	气机不降
			清气不化候	气机不宣 津气蕴蒸	津不化气 气化不行	气机不降
		郁逆	清气郁逆候	气机不宣 津气蕴蒸	气机不利 气机冲逆	清窍不宣
			清气逆乱候	气机不宣 津气蕴蒸	气机逆乱	气机不利
		郁结	清气郁结候	气机不宣 气机郁结 津气蕴蒸	气机不降	清窍不宣
		闭厥	清气闭厥候	气机不宣	气机闭塞	气机不降
虚	夹实	虚郁	清气虚郁候	气虚失充 气机不宣	腠理不宣 气机不降	清空不宣
		虚滞	清气虚滞候	气虚失充 气机不利	气机不宣	气机不降
		厥脱	清气厥脱候	气机闭塞 气机冲逆	神志昏蒙 阳气不行	气虚脱绝

528

续表

性质		病态	候名	主证	副证	宾证
虚	夹实	虚蒸	清气虚蒸候	气虚失充 津气蕴蒸	气机不宣	气机不降
		虚陷	清气虚陷候	气虚失充 津气蕴蒸 气机下陷	气机不宣	气机不降
	纯虚		清气不升候	气虚失充 气机不升	清空失养 清窍不利	阳气不和
			清气下陷候	气虚失充 气机不升 气机下陷	气机不宣	气机不降

　　清气诸候以清气失宣候之证象组合为基础结构，即以"气机宣降失常＋空窍不宣利"为基本形式，尤以气机失常为必备证象。唯阳证之清气失宁候、虚证之清气不升候，反映在空窍，不涉气机。

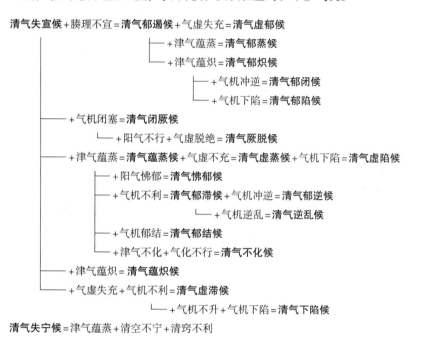

图2-5-2　清气诸候结构图

一、清气失宣候

　　清气失宣候是上焦气分郁遏之轻证，主要病机在于邪郁胸中清气，外不能上达空窍，内不能宣降气机，可见于外感之邪初冒上焦，或内邪痰、食、气、瘀等郁遏，以致清气失于宣展。
　　诊断
　　病名：[**中医**]风寒感冒，伤风，冒风，鼻伤风，风热，风温，伤暑，手太阴暑温，凉燥，伏暑，痰郁，伤食，咳嗽，喘咳，呃逆，痰湿头痛，眩晕，痰眩，吐涎沫，失音，暴喑，咽喑，耳鸣，耳聋，鼻渊，多寐。[**西医**]感冒，流感，慢性支气管炎，慢性肥厚性鼻炎，急性咽鼓管炎，中耳炎，神经纤维瘤，发作性睡病。
　　证名：肺卫风寒证，肺卫风热证，肺胃风热证，**肝肺风热证**，肺胃寒热证，**肺卫风湿证**，肺胃暑湿证，肺胃湿热证，**脾胃暑湿证**，肺卫风燥证，肝肺风痰证，肝肺气瘀证，**脾胃湿痰证，肺胃痰热证**，肺胃气痰证，肝肺寒瘀证，脾胃食滞证，肺胃食滞证。
　　病位：肺卫，肺胃，肝胃，脾胃，肝肺。
　　病因：风寒，风热，风燥，风湿，寒热，暑湿，湿热，风痰，湿痰，热痰，气痰，气瘀，食滞。
　　病机状态：郁遏。或外感风、寒、暑、湿、热邪，或内因痰、瘀、宿食之郁遏，以致清气失于宣展，肺、肝、脾、胃之气，升降失序，胸中清气不能上达于空窍，清空清窍不得宣利。病机总在上焦气分。

1.肺气失宣候+清空不宣

2.气机不宣──→清窍不宣──→清空不宣

└──→气机不降

图2-5-3　清气失宣候病机结构式示意图

病形：郁遏；　　**病层**：里之表；　　**病态**：静；

病性：阴；　　　**病质**：实；　　　**病势**：浅，轻，缓。

证象组合：气郁+窍郁

主症：【气机不宣】症象：①胸满胀闷。②脘痞闷满。③不饥不食，不渴不便。④咳逆不爽。⑤倦怠懒言。⑥身体沉重。

副症：【清窍不宣】症象：①鼻塞流涕。②咽阻失音。③耳聋，耳鸣，耳痒。④目不了了。⑤目黄。⑥唾吐涎沫。⑦咽中痰腻。

【清空不宣】症象：①头昏胀痛。②眩晕。③头重。④头如裹。⑤额独热。

宾症：【气机不降】症象：①咳逆。②多哕。③气喘。④呕恶。

临床以空窍症象明显易见，但亦常伴有气机宣降失常。有以气机失宣降症象为主诉者，空窍症象轻微，常不易发现。临床以单一症象出现时，如头痛、眩晕、目不了了、额痛、鼻塞、耳聋、失音等，当寻求佐证之舌脉，如苔腻，脉沉、缓、涩等，以提示郁遏病机。

鉴别诊断

清气失宣候－清空不宣＝肺气失宣候

├──＋腠理不宣＝清气郁遏候

└──＋阳气不宣＝清阳失宣候

图2-5-4　清气失宣候鉴别式示意图

肺气失宣候，无清空不宣症象，纯属肺气郁遏里证；清气郁遏候，有腠理不宣之明显表证症象；清阳失宣候，有阳气郁遏之明显症象。

传变预测

清气失宣候＋腠理不宣→清气郁遏候

├──＋阳气不宣→清阳失宣候

└入里──清空不宣→肺气失宣候

└─清窍不宣＋阳气不和→胃气不醒候

图2-5-5　清气失宣候传变式示意图

清气失宣候如重感外邪，表证加深，可转为清气郁遏候；如阴邪太甚，郁及阳分，可转为清阳失宣候；如空窍症象消退，邪入于里，可转为肺气失宣候或胃气不醒候。

辨证

定位　肺：鼻、咽、喉症象明显，胸闷咳喘；胃：咽、脘症象明显，嗳、噫、呕、呃，不食不便；脾：脘满，倦怠少食，眩晕，两颊青黄，身重；肝：耳、目症象明显，头晕目眩。

定性　风：鼻鸣，鼻塞，头痛，耳痒，吐涎沫，苔薄白，脉浮弦；寒：流清涕，痰稀白，苔白滑，脉弦紧；热：流浊涕，痰稠黄，头胀掣痛，咽干燥痛，苔黄舌红，脉数；暑：心烦倦怠，目不了了，苔黄腻，脉虚濡；湿：头重如裹如蒙，胀痛，脘闷痞满，目黄，身重倦怠，苔白厚腻，脉缓；痰：眩晕痰多，咽中痰腻，目神呆滞，苔滑腻，脉滑；气：耳内气满如塞，脉沉弦；食：脘闷胀满，嗳噫食臭，苔厚腻，脉滑寸沉；瘀：多见于久病迁延，如头痛、失音等。

定量　①轻：头昏，咽腻，耳痒，胸脘闷，恶心吐涎沫，咳。②中：头重如蒙，咽阻，耳鸣，痞满，呃逆，咳逆。③重：眩晕头痛，失音，耳聋，胀痛，呕恶，气喘。

论治　总以轻宣上焦气机为主，不可妄投重剂，尤忌苦泄沉降，反抑气机，病必不解。如妄加滋补，更滞邪机，必致迁延而成痼疾。病虽轻浅，不可小视。

1.随机立法：清气失宣候，以清气失于宣展为主体病机，故治则亦应以轻宣开畅，宣展气机为主。邵仙根曰："舌微黄薄滑，邪在肺卫，结于上焦气分，宜杏仁、蔻仁、桔梗、橘皮，轻苦微辛，开泄上焦气分以达邪，不可用陷胸、泻心苦泄之法。"[1]**吴坤安**亦云："病有外邪未解而里先结者，如舌苔黏腻微黄，口不渴饮，而胸中满闷是也，此湿邪结于气分，宜白蔻、橘红、杏仁、郁金、枳壳、桔梗之类，开泄气分，使邪仍从肺分而出，则解矣。"[1]**吴鞠通**曰："上焦清阳膹郁，亦能致哕，治法故以轻宣肺痹为主。"[2]其要不离乎宣展气机，清气一展，则上可以达空窍，内可以利宣降。

2.**随位立法**：宜展上焦气机以利宣降，又当视其病位。病在肺卫者，宜宣肺泄卫；病在肺胃者，宜宣肺降胃；病在肝肺者，宜升肝降肺；病在脾胃者，则宜升脾降胃。均可使胸中清气宣展。

3.**随因立法**：清气不宣，由于内外之邪郁遏，欲使清气宣展，首当开泄郁遏。因于风，宜宣之疏之，风寒宜辛温，如荆芥、防风、葱白、麻黄之类，风热宜辛凉，如桑叶、薄荷、僵蚕、葛根之类；因于湿，宜芳香宣化，如藿香、佩兰、郁金、石菖蒲之类，湿热宜佐凉淡，如滑石、通草、茯苓皮、防己之类，风湿宜兼疏散，如荆芥、防风、羌独活、藁本之类；因于暑，宜用轻清之品，如鲜荷叶边、西瓜翠衣、丝瓜皮、竹叶心、扁豆花之类，兼湿者，仍按湿热微辛微苦兼凉淡之法；因于痰，宜以化痰为主，湿痰宜温燥，如半夏、陈皮、天南星之类，热痰宜贝母、天花粉、前胡、瓜蒌仁之类，风痰宜息风，如天麻、蒺藜、钩藤、天南星、决明子之类，气痰宜兼调气，如枳壳、桔梗、香附、石菖蒲、乌药、青皮之类；因于食，急可用吐法以宣之，缓则当消化，如神曲、麦芽、谷芽、枳壳、厚朴、莱菔子之类；因于瘀阻，宜活血化瘀，如归尾、赤芍、川芎、桃仁、红花之类。

4.**随症立法**：清空失宣症象明显者，宜升浮之品，如荆芥、防风、菊花、桑叶、葛根、升麻、天麻、蒺藜、蔓荆子、僵蚕、钩藤之类；清窍不宣症象明显者，宜宣窍之品，如辛夷、白芷、射干、路路通、细辛、石菖蒲、川芎、苍耳子之类；气机不宣胸闷者，宣肺为主，如瓜蒌、桔梗、橘红、枳壳、郁金、石菖蒲、桔梗之类；脘闷者，宜降胃气为主，如白蔻、厚朴、藿梗、苏梗、陈皮之类；气机上逆者，略佐降逆之品，如半夏、枳壳、厚朴、枇杷叶、竹茹、苏子、葶苈子、前胡、旋覆花、柿蒂之类。

方证：加味葱豉汤证、六味汤证、桑菊愈风汤证、桑菊饮证、除湿汤证、清络饮证、辛凉解表法证、加味栀子豉汤证、不换金正气散证、三香汤证、除湿汤证、宣痹汤证、芳香化浊法证、麻菊二陈汤证、半夏白术天麻汤证、导痰汤证、玉蝴蝶汤证、瓜蒂散证、升通汤证。

考证：外邪郁胸中清气，水谷精华不得上输，为清气失宣候，通称：风邪上受，温邪上受，风温上受，上焦风温，上焦风火，湿伤于上，雾伤于上，湿浊上冒，湿热上受，暑气上受，秋暑上受，燥伤于上，肺气不宣，肺气郁闭，气分窒痹，气分痹郁，清气不升，清阳痹阻，湿痰凝聚，食停中脘，宿食积滞。

仲景曰："宿食在上脘，当吐之，宜瓜蒂散……不吐者，少加之，以快吐为度而止。"（《金匮要略·腹满寒疝宿食病脉证治》）"阳明病，但头眩，不恶寒，故能食而咳，其入咽必痛。若不咳者，咽不痛。"（《伤寒论》198条）

陈士铎说："人有口渴之极，快饮凉水，忽然喑哑，不能出声……夫肺主气，气通则声音响亮，气塞则声音喑哑……治法宣扬肺气，分消其水湿，不治喑哑，而喑哑自鸣矣。方用发声汤……亦可用冬茯苏贝汤。"[3]**吴鞠通**说："手太阴暑温，发汗后，暑证悉减，但头微胀，目不了了，余邪不解者，清络饮主之。"[2]"太阴湿温，气分痹郁而哕者，宣痹汤主之。"[2]"湿热受自口鼻，由募原直走中道，不饥不食，机窍不灵，三香汤主之。"[2]

徐荣斋说："如脘中痞闷而兼头胀目黄，脉象濡涩者，此暑湿伏邪凝滞胸中也，宜清疏中焦。"[4]**俞根初**说："因痰火上升，阻闭清窍，其耳亦聋，宜导痰汤去半夏、南星，加瓜蒌皮……鲜菖蒲之类，以轻宣肺气之郁。"[4]**王孟英**治外感误治致不食，不便，不渴，懒言，颧面时红，强饮即吐，脉涩而数，神呆静卧，溲少，苔黄。乃邪在气分，窒滞不行之象，投苇茎合葱豉，加栀子、羚羊角、瓜蒌、旋覆花、桔梗、黄芩以开肺。一剂而遍身赤斑，神气爽悟，继去芩、桔、羚、葱，加雪羹、天花粉、金银花、石斛、兰叶以清胃[5]。

李洪成按：清气失宣候多由外受风、寒、暑、湿之邪上冒清窍，即冒风、冒湿、冒暑之类，甚则为伤风、伤暑、伤湿等，但均系外邪上受之轻证。外邪不郁于表分，故不见表证，但郁于上焦，致使胸中清气不得宣展。由痰、食、气、瘀等内因郁遏，或因外邪引动痰湿者，亦属多见，故可见于外感，亦可见于杂病。由于症象轻，病势缓，每视为小疾，体强者虽亦可不药而愈，但如不明病机，妄投补涩，亦常小病致大，渐起变端。故**张景岳**云："有气强者，虽见痰嗽，或五六日，或十余日，肺气疏则顽痰利，风邪渐散而愈也。有气弱者，邪不易解而痰嗽日甚，或延绵数月，风邪尤在，非用辛温必不散也。有以衰老受邪而不慎起居，则旧邪未去，新邪继之，多致终身受其累，此治之尤不易也。"[6]此仅就外感风邪而言。如若伤湿、伤暑，或温邪上受，设有失误，传变尤速。若杂病之痰嗽、失音、耳聋、眩晕，如有失误，则可成缠身之顽疾，切不可以视为小恙而漫不经心。

引用文献

［1］吴坤安.伤寒指掌［M］.上海：上海科学技术出版社，1959：卷一18，19.

［2］吴鞠通.温病条辨［M］.福州：福建科学技术出版社，2010：41，47，85.

［3］柳长华.陈士铎医学全书［M］.北京：中国中医药出版社，1999：938.

［4］俞根初等.重订通俗伤寒论［M］.上海：上海科学技术出版社，1959：349，473.

［5］江瓘，魏之琇.名医类案（正续编）［M］.北京：中国中医药出版社，1996：320.

［6］张介宾.张景岳医学全书［M］.北京：中国中医药出版社，1999：1008.

二、清气郁遏候

清气郁遏候系常见表里同病证候。或外感风、寒、暑、湿、燥邪，郁于上焦气分，或内因痰、食郁于中、上二焦，致胸中清气失于宣展，外不能宣达腠理、空窍，内不司气机升降，而成表里同病之候。外感病仍属伤寒"太阳"，温热"肺卫"之证。内因多称"类伤寒证"，亦有外感挟痰、挟食之证。

诊断

病名：［**中医**］风寒感冒，冷伤风，重伤风，风寒挟湿，风湿，风热，风温，风燥，凉燥，湿温，湿温挟痰，伏暑，暑秽，麻疹初潮，痰饮类伤寒，伤食类伤寒，外感挟食，伤食，食复，痰疟。［**西医**］感冒，流感，病毒性肺炎，慢性胆囊炎。

证名：肺卫风寒证，肺卫风热证，肺胃风热证，肺卫寒热证，肺胃寒热证，肺卫风湿证，肺胃湿热证，肺卫风燥证，心胃郁火证，肺胃湿痰证，肺胃热痰证，肺胃食滞证。

病位：肺卫，肺胃。

病因：风寒，风热，风燥，风湿，寒热，湿热，湿痰，热痰，食滞。

病机状态：郁遏。外邪入于肺胃，内邪郁滞中焦，以致胸中清气失于宣展，外不能宣达腠理，上不能宣发于空窍，内则不能主气机之宣降，而成表里合病。

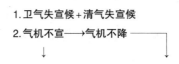

图2-5-6　清气郁遏候病机结构式示意图

病形：郁遏；	**病层：**里兼表；	**病态：**静中有动；
病性：阴中有阳；	**病质：**实；	**病势：**轻，浅，缓。

证象组合：气郁＋表郁＋空窍

主症：【气机不宣】症象：①胸闷痞满。②脘痞。③不食恶食。④干咳不爽。⑤胸胁串痛。⑥倦怠。**舌象：**苔白腻。**脉象：**脉沉滞。

【腠理不宣】症象：①恶风。②恶寒无汗。③发热。④皮肤干痛。⑤身痛。⑥寒热似疟。⑦午后潮热。

副症：【清空不宣】症象：①头痛。②头眩。③头项强痛。④面浮。⑤头重昏胀。⑥头蒙如裹。

【气机不降】症象：①咳逆。②嗳噫。③呕吐。

宾症：【清窍不宣】症象：①鼻鸣鼻塞。②咽阻。③咽干。④唇燥。

临床须气机不宣与腠理不宣同时出现，方可确诊。故其病机结构即"卫气失宣"加"清气失宣"，表里同见。

鉴别诊断

鉴别式：清气郁遏候－腠理不宣＝清气失宣候

清气郁遏候－气机不宣－气机不降＝卫气失宣候

清气郁遏候＋津气蕴蒸＝清气郁蒸候

清气郁遏候＋阳气不宣＋经气不宣＝清阳郁遏候

清气郁遏候系表里同病。无表证，即为清气失宣候；无里证，即为卫气失宣候；兼热证，为清气郁蒸候；兼阳气郁遏，则为清阳郁遏候。

传变预测

清气郁遏候—传里——腠理不宣——→**清气不宣候**

│　│　└——清空不宣——→**肺气不宣候**

│　火化　　　└－清窍不宣＋阳气不和——→**胃气不醒候**

水化　└＋津气蕴蒸－清窍不宣＋清窍不利——→**清气郁蒸候**

└＋阳气不宣＋经气不宣——→**清阳郁遏候**

图2-5-7　清气郁遏候传变式示意图

清气郁遏候，如表证得解而里气未宣，可转成清气不宣候，甚则出现脏腑气分证，如肺气不宣候，或胃气不醒候。但均属病机渐退之佳象。如邪郁不解，经久化热，可转成清气郁蒸候。如阴邪太盛，郁遏阳气，则可成清阳郁遏候。水化、火化都提示病机加深加重，预后难测。

辨证

定位： 肺：表证明显，里证如咳喘，胸闷，鼻塞咽阻，头项疼痛；胃：里证明显，如脘痞不食，嗳噫呕吐。

定性、定量： 参照卫气失宣候与清气失宣候。

论治：以轻宣上中气机为主，清气一展，表里皆宣。不然，郁久化热，多有传变。

1.随机立法： 清气郁遏候虽属表里同病，但其主体病机在于清气郁遏，失于宣展，故其治则应以轻宣上焦气机为主，清气一展，自可上达。虽有表证，不可单从表散。**仲景**有云："慎不可发汗，发汗则谵语。"（《伤寒论》142条）**叶霖**曰："若湿自外来，上焦气分受之，潮热自汗，表之不解，清之不应，宜宣通气分。"[1]

2.随位立法： 病在肺卫，宜以宣畅肺气为主，略兼泄卫；病在肺胃，仍当以宣肺为主；病在脾胃，则应以疏利中焦气机为主。

3.随因立法： 因于风邪郁遏，治当宣疏风邪，风寒宜辛温疏散，风热宜辛凉清疏，风湿宜苦辛疏泄，佐以温燥；风燥宜轻清宣泄，佐以凉润。暑湿宜辛凉透邪，佐以芳淡，但应兼以宣利上焦为治。**俞根初**曰："温润以开通上焦，上焦得通，凉燥自解。"[2]湿热之邪宜辛开淡泄。**吴坤安**曰："凡发热身痛，汗出则解，继而复热，脉来濡缓，舌苔白腻，此湿邪阻于气分，热自湿中来，徒用清热药不应，宜茯苓皮……猪苓之类，以逐气分之湿，热自除矣。"[3]因于痰，湿痰宜燥湿化痰，热痰宜清化痰热。因于食滞，宜疏化中焦，食滞化热者，宜用凉疏之法。

4.随症立法： 胸闷痞满者，当宣通上焦气机，如枳壳、桔梗、白蔻仁、郁金、瓜蒌、杏仁、陈皮、紫菀、前胡之类；中脘痞闷胀痛者，宜疏利中焦气机，如枳实、厚朴、苏梗、藿梗、陈皮、半夏、神曲、麦芽、谷芽、莱菔子之类；气机不降而咳喘呕哕者，宜用降气之品，如枇杷叶、苏子、竹茹、旋覆花之类。

方证：杏苏散证、加味香苏葱豉汤证、银翘麻黄汤证、葱豉桔梗汤证、加减桑杏蒌皮汤证、羌活除湿汤证、三仁汤证、调中饮加减证、麻杏甘石汤加味证、加减桑杏汤证、重伤风标准汤证。

考证：清气郁遏候，较清气失宣候为重，通称：暴寒外束，风热犯肺，风寒犯肺，风燥犯肺，凉燥犯肺，风湿上受，湿阻气分，湿阻气机，类伤寒，里证类表，食滞中脘。

仲景曰："太阳与少阳并病，头项强痛，或眩冒，时如结胸，心下痞硬者，当刺大椎第一间、肺俞、肝俞，慎不可发汗，发汗则谵语、脉弦，五日谵语不止，当刺期门。"（《伤寒论》142条）"太阳少阳并病，心下硬，颈项强而眩者，当刺大椎、肺俞、肝俞，慎勿下之。"（《伤寒论》171条）

吴鞠通说："燥伤本脏，头微痛，恶寒，咳嗽稀痰，鼻塞嗌塞，脉弦无汗，杏苏散主之。"[4]"头痛恶寒，身重疼痛，舌白不渴，脉弦细而濡，面色淡黄，胸闷不饥，午后身热，状若阴虚，病难速已，名曰湿温。汗之则神昏耳聋，甚则目瞑不欲言，下之则洞泄，润之则病深不解。长夏、深秋、冬日同法，三仁汤主之。"[4]**吴坤安**说："若二三日后，外症身热自汗出，不恶寒反恶热，身重鼻干不眠，内症咽干口苦，烦渴饮水，心中懊侬，胸满而喘，舌苔白刺，或兼微黄，脉象洪滑，此阳明内热欲出之表，为阳明半表半里之症。斯时汗下两忌，唯宜吐法以越胸中之邪，栀子豉汤主之。呕加半夏，腹满加枳实，身黄加黄柏、茵陈。"[3]"瘥后食复。伤寒热退之后，胃气尚虚，余邪未尽，若纳谷太骤，则运化不及，余邪假食滞而复作也。仍发热头痛，烦闷不纳，宜枳实栀子豉汤加生楂肉、麦芽、连翘、莱菔子等凉疏之。无火舌润不渴者，调中汤亦可。"[3]

薛生白说："恶寒发热，身重关节疼痛，湿在肌肉，不为汗解。"[5]**俞根初**说："自汗者，风重于寒，为冷伤风，必兼鼻塞声重，咳嗽喷嚏，但须微汗而解，苏羌达表汤去羌活、生姜，加荆芥、前胡、桔梗为主。"[2]"风伤肺而夹痰火者，头痛发热，恶风自汗，咳嗽气逆，甚则头眩胸痞，痰多黄浊稠黏，或凝结成块、成条，咳逆难出，渐成恶味，剧则带血，舌苔白滑而厚，或黄白相兼而糙……右寸浮滑，左手弦缓……轻则葱豉桔梗汤加杏仁、橘红，重则越婢加半夏汤。"[2]

徐荣斋说："重伤风如三四日后，恶风怕冷的情形已除，剩有发热头痛，或全身疼痛，鼻塞声重，咳嗽痰多者，聂云台先生有重伤风标准汤"[2]**何廉臣**云："如冒风邪而生痰，痰因肺津郁结而化……重则张氏银翘麻黄汤……若风已化热，热蒸胃液成痰，宜佐以清胃之品，知母、花粉（各9g）、萝卜汁、竹沥等是也。"[2]

李洪成按： 清气郁遏候系表里同病之轻证，多见于外感病之初期，故以外因为多。外因挟内因者亦不少，如外感挟痰、挟食之证。治则总以宣畅上焦气机为主，但临床又必审证求因，随因论治，外因之风、寒、暑、湿之相兼，与内因之痰、食、湿、热之相挟，务必细审，方能中的。因气郁之失于宣达，总由病邪之郁遏，邪不能除，郁遏总不能解，清气亦无由宣畅。但祛邪又应以宣畅上焦气机为原则。**叶天士**有云："可解上焦之郁。"[6]**邵新甫**说："大忌辛温消散，劫烁清津……苦寒沉降，损伤胃口。"[7]

引用文献

[1] 李顺保.温病条辨集注与新论［M］.北京：学苑出版社，2004：171.

[2] 俞根初等.重订通俗伤寒论［M］.上海：上海科学技术出版社，1959：110，206，259，308，309.

[3] 吴坤安.伤寒指掌［M］.上海：上海科学技术出版社，1959：卷一45，卷二59，卷四52.

[4] 吴鞠通.温病条辨［M］.福州：福建科学技术出版社，2010：45，53.

[5] 王士雄.温热经纬［M］.沈阳：辽宁科学技术出版社，1997：42.

[6] 徐衡之，姚若琴.宋元明清名医类案［M］.长沙：湖南科学技术出版社，2006：536.

[7] 叶天士.临证指南医案［M］.上海：上海卫生出版社，1958：243.

三、清气郁蒸候

清气郁蒸候，系上焦气分外郁内蒸，表里同病之候，是上焦气分热证中的轻证。多由风寒湿挟温热暑燥之邪上犯，蕴于上焦，或内伏温暑，由外邪触发，蕴于上焦，致胸中清气郁遏，失于宣展。

诊断

病名：[中医] 风热，风热挟湿，风温，伏气化热，风燥，风湿，风暑，伏温，春温，春温挟湿，伏湿，湿温，湿温发痦，夏热温疹，小儿夏季热，暑痧，湿浊，霉湿，暑湿，暑温，伏暑，伏暑兼寒，秋燥伏暑，劳复，虚烦，久热，温毒，大头瘟，痄腮，咽痛，乳蛾，耳痛，青盲，鼻衄，失音，烂喉痧，疹痧不透，瘀热发黄，阳黄，燥咳，哮喘，头汗，小儿夜汗。[西医] 感冒，急性扁桃体炎，慢性气管炎，急性支气管炎，大叶性肺炎，病毒性肺炎，急性腮腺炎，大疱性鼓膜炎，口炎，风湿热，流行性乙型脑炎，猩红热，登革热，病毒性肝炎，急性肾炎。

证名：肺卫风热证，**肺胃风热证**，**胆胃风热证**，肝肺风热证，肺卫寒热证，肺胃寒热证，**肺胃风火证**，**肺胃郁火证**，**肺卫风暑证**，肺胃风暑证，**肺胃暑湿证**，脾胃暑湿证，胆胃暑湿证，肺脾风湿证，**肺卫湿热证**，**肺胃湿热证**，**肺脾湿热证**，脾胃湿热证，肺卫风燥证，肺脾燥湿证。

病位：肺卫，肺胃，胆胃，脾胃，肺脾，肝肺。

病因：风热，风燥，风湿，风暑，风火，湿热，暑湿，燥湿，寒热，郁火。

病机状态：郁蒸。外邪蕴于上焦气分，致胸中清气失于宣展，外不能宣达腠理空窍，内不司气机宣降，致蕴热不得清透，蒸于津气，而成上焦气分外郁内蒸之候。

1.**清气郁遏候**+津气蕴蒸－清窍不宣+清窍不利

2.气机不宣————→气机不降

↓

腠理不宣————→清空不宣

+

津气蕴蒸————→清窍不利

图2-5-8　清气郁蒸候病机结构式示意图

病形：郁蒸，外郁内蒸；　　**病层**：里之表；　　**病态**：静中动；

病性：外阴内阳；　　　　　**病质**：实；　　　　　**病势**：轻中重，浅，缓中急。

证象组合：气郁+表郁+气蒸+空窍

主症：【气机不宣】**症象**：①胸闷。②脘痞。③胁痛。④腹胀。⑤咳嗽不爽。⑥干咳。⑦不饥不食。⑧口腻。**舌象**：苔白腻。**脉象**：寸脉独大，右滞。

【腠理不宣】**症象**：①淅淅恶风。②啬啬恶寒。③翕翕发热。④身热不扬。⑤汗出不畅。⑥疹痦不透。⑦风斑。⑧身痛拘急。**脉象**：脉浮弦紧。

【津气蕴蒸】**症象**：①发热汗出，尺肤热甚。②口渴口苦。③心烦不寐，恶热。④面赤。⑤懊恢。⑥头汗。⑦尿短赤。⑧便结或溏。⑨发黄。**舌象**：舌红苔黄。**脉象**：脉洪滑数。

副症：【清空不宣】**症象**：①头胀。②头昏。③头痛。④项强反张。⑤昏眩。

【清窍不利】**症象**：①咽干咽痛。②目赤。③牙痛。④鼻衄，鼻干涕浊。⑤耳聋。⑥耳前后肿。⑦头面肿。

宾症：【气机不降】**症象**：①气逆气喘。②呕恶。

临床应以气郁、表郁、气热为诊断标准。但临床亦常以清窍不利症象明显，故古人称为清窍不利或清气蒙闭之证。

鉴别诊断

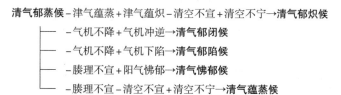

图2-5-9 清气郁蒸候鉴别式示意图

清气郁蒸候为"气郁+表郁+气热"。如更见液枯，则为气液郁蒸候。津气郁蒸候病变在津气之间而无表郁。枢机郁蒸候病变主要在于阳气不和。卫气郁蒸候病变在表，无气郁里证。

传变预测

图2-5-10 清气郁蒸候传变式示意图

清气郁蒸候如治疗失当，外郁不解，里热转炽，即成清气郁炽候。或气郁之极，上逆而成清气郁闭候，下陷而成清气郁陷候。如表郁虽解，而阳气怫郁，则可转为清气怫郁候。或表解而内热转盛，即成清气蕴蒸候，里热转炽，则成清气蕴炽候。

辨证

定位： 肺：胸闷，咳喘，鼻燥，咽痛；胃：脘闷，痞胀，不饥不食，齿痛咽肿，口渴面赤；脾：腹满，便溏，发黄；胆：寒热往来，口苦，脉弦。

定性： 风：恶风，微汗，身酸痛；寒：恶寒，无汗，身拘急；湿：形凛，午后热甚，脘闷口腻；暑：心烦口渴，小便短赤；燥：口燥咽干，干咳胸闷胸痛；热：发热午后热甚，尺肤热，口渴；火：面赤颊肿，咽喉肿痛，目痛齿痛。

定量： ①轻：恶风发汗，头昏，身酸痛，胸闷，咳嗽不爽，发热时退，口干，舌白，脉浮弦数。②中：形寒，汗出不透，头胀，肢节痛，胸烦闷，干咳，蕴热不退，口渴，舌白微黄，脉浮微紧滑数。③重：恶寒无汗，头痛，身痛拘急，胸痛痞塞，咳逆，壮热多汗，烦渴，舌苔黄厚腻，脉浮紧，脉洪数。

论治： 宜用轻剂以宣畅上焦气机为主，不可骤进苦寒，反抑邪机。亦忌妄进甘腻以滞气机，致郁遏不解，蒸邪不透，反致变端。吴坤安曰："病不能即解，即有昏痉之变。"[1]虽系轻证，不可小视。

1.随机立法： 清气郁蒸候上有气郁、外有表郁，内有蕴蒸，故其治则，外宣腠理，内透伏热，当属常法。然病机主体在于上焦清气失于宣展，其治疗主法，必须以宣畅上焦气机为主，使清气外达肌腠，内司宣降，然后可收表里双解之故，**吴坤安曰**："邪在上焦空虚之所，非苦寒直达胃中之药可以治。"[1]"必以辛散为主，不可骤用寒凉，反闭其邪。"[1]**俞根初亦云**："切忌骤用苦寒……亦禁浪用辛热。"[2]**吴坤安还说**："治法不宜药峻，峻则药过其病，所谓上热未除，中寒复起，其死尤速。"[1]

2.随位立法： 在肺，以轻宣肺气为主；在胃，宜宣降胃气；在脾，宜疏化中焦；在肝胆，宜疏利枢机，清降木火。总宜宣畅气机，不可妄投腻滞之品。

3.随因立法： 风热宜辛凉轻剂，轻清凉解肺经，如荆芥、薄荷、金银花、连翘、桑叶、菊花、牛蒡子、瓜蒌皮、芦根之类；风燥宜辛凉轻润，宣解上焦，如瓜蒌皮、牛蒡子、桑叶、薄荷之类；风暑宜轻清芳化，清理上焦，如瓜蒌皮、荷叶、佩兰、石菖蒲、牛蒡子、金银花之类；湿热宜轻清芳淡，宣畅气机，如大豆黄卷、藿香、佩兰、青蒿、石菖蒲、郁金、硝石之类；风火宜散风清火，如荆芥、僵蚕、连翘、牛蒡子、金银花、板蓝根、马勃、射干、酒军之类；风湿宜疏风化湿，如羌活、防风、苍术、紫萍、蝉衣、青蒿、秦艽、白鲜皮之类；暑湿宜清凉芳淡，以宣展上焦，如栀子、淡豆豉、白蔻仁、郁金、藿香、黄芩、滑石之类；郁火宜宣泄气分，以发之，如葛根、升麻、桂枝、赤芍、栀子、淡豆豉之类。

4.随症立法：胸闷宜宣肺气，如瓜蒌皮、牛蒡子、桔梗、前胡、郁金、石菖蒲、杏仁、白蔻仁之类；脘闷宜宣降胃气，如藿香、苏梗、白蔻仁、厚朴、枳实之类；腹满宜疏脾气，如厚朴、枳实、藿香、莱菔子之类；咽痛宜射干、马勃、板蓝根、桔梗、牛蒡子之类；齿痛宜石膏、细辛、白芷之类。

方证：银翘散证、加味葱豉桔梗汤证、加减清芬解疫汤证、清凉涤暑法证、五叶芦根汤证、氤氲汤证、甘露消毒丹证、普济消毒饮证、加味麻杏甘石汤证、升麻葛根汤证、麻黄连轺赤小豆汤证、豆卷连翘茵陈汤证、加减通圣消毒散证、清宣温化法证、升降开郁法证。

考证：清气郁蒸候，通称：外感风热，风热犯肺，手太阴温病，风温犯肺，新寒引动伏温，风暑犯肺，风燥犯肺，秋燥伏暑，客寒包火，湿遏热蒸，风湿化热，风热挟湿，瘀热在里。

仲景曰："阳明病，无汗，小便不利，心中懊憹者，身必发黄。"（《伤寒论》199条）"阳明病，被火，额上微汗出，而小便不利者，必发黄。"（《伤寒论》200条）"阳明病，面合色赤，不可攻之，必发热。色黄者，小便不利也。"（《伤寒论》206条）"伤寒，瘀热在里，身必黄，麻黄连轺赤小豆汤主之。"（《伤寒论》262条）

吴鞠通说："太阴温病，恶风寒，服桂枝汤已，恶寒解，余病不解者，银翘散主之。余证悉减者，减其制"[3]"咳者，加杏仁利肺气；二三日病犹在肺，热渐入里，加细生地、麦冬保津液；再不解，或小便短者，加知母、黄芩、栀子之苦寒，与麦、地之甘寒，合化阴气，而治热淫所胜。"[3]

吴坤安说："伤寒瘥后，元气未复，余邪未清，稍加劳动，其热复作，即多语、梳头、洗面、更衣之类，皆能致复。既经复热，必有余火、余邪结于中，所以仲景主以枳实栀子豉汤。盖豆豉撤表邪，栀子清里热，枳实开胸中余邪之结。凡治劳复，当以此方为主……不可妄投补中，以致闭邪增病。"[1]"暑湿兼秽气，都从口鼻触入，必由募原以走中道，踞募原则寒热交作，走中道则不食不饥，口渴舌黄，胸痞腹胀，治宜清热开郁，兼芳香逐秽。"[1]

俞根初说："湿热俱轻，身热自汗，胸脘微闷，知饥不食，口腻微渴，渴不喜饮，便溏溺热，舌苔黄白相兼，薄而黏腻，脉右滞左微，此湿热阻滞上焦清阳，胃气不舒，肠热不清之轻证也。但用轻清芳淡法，苇茎汤去桃仁……加藿香叶……宣畅气机，整肃三焦，自然肺胃清降，湿热去而胃开矣。"[2]**何廉臣**说："暑风初起……头痛壮热，项强无汗，角弓反张……有汗则用加减凉膈散……暑重加西瓜翠衣，兼咳则用桑菊饮。"[2]"如抬头屋转，眼常黑花，见物飞动，猝然晕倒者，此风痰上冲头脑也，名曰痰晕……因于外风者，麻菊二陈汤为主。"[2]

赵绍琴说："宣肺开郁，用于湿热证治救误。湿热证最多见，又最易误诊。湿热证多有高热稽留，医者往往一见热势甚高，便不详察舌、脉、色、证，偏执热者寒之一法，遽投大剂寒凉，以致凉遏其邪，遂成火郁，其热愈甚，或凛凛恶寒，其面色必暗滞，舌苔必水滑，脉象沉取躁动。此时须急开其郁，用升降开郁法，宜用蝉衣、僵蚕、片姜黄、杏仁之属，宣肺而流通气滞，开其郁结，使邪有外达之机。若兼便秘，可用大黄粉少许。凡湿热证过用凉药，赵老常以此法加减救治，疗效十分显著。"[4]

编者按：清气郁蒸候系气分郁蒸，兼表未解之外邪内蒸之证，内有温暑热燥之邪蕴蒸于上中气分，外有风寒湿邪郁遏表分与上焦气分。有外感由表初入于里者，亦有由外感引触内伏之邪而发者。临证见蕴热不退始终不得汗出，表证仍在，与卫气郁蒸候相似，但可见上中气机宣降失常之里郁证象。其治则虽当宣表，而又必须以宣畅上焦气机为主，上焦清气得宣，自可达表而解。**沈奉江**曰："轻宣气分之湿，使气畅湿开，邪达卫分而解。"[5]**雷少逸**曰："使其气分开，则新邪先解，而伏气亦随解也。"[6]**叶天士**曰："开上焦为主。"[7]此与卫气郁蒸候以宣表为主不同。

引用文献

[1]吴坤安.伤寒指掌［M］.上海：上海科学技术出版社，1959：卷二59，卷四17，18，53，55.

[2]俞根初等.重订通俗伤寒论［M］.上海：上海科学技术出版社，1959：193，272，312，427.

[3]吴鞠通.温病条辨［M］.福州：福建科学技术出版社，2010：27，28.

[4]彭建中.赵绍琴教授应用宣肺展气法治疗湿热证经验初探［J］.北京中医学院学报，1985，（2）：20.

[5]何廉臣.重印全国名医验案类编［M］.上海：上海科学技术出版社，1959：150.

[6]雷丰.时病论［M］.北京：人民卫生出版社，1964：86.

[7]叶天士.临证指南医案［M］.上海：上海卫生出版社，1958：221.

四、清气郁炽候

清气郁炽候系火热蕴炽于上焦气分之证。多由内蕴之火热，为外受之风寒所郁，不得泄越，上扰清空清窍，而成外郁内炽之急重证候。

诊断

病名：［中医］风温，风温挟湿，春温，冬温，暑温，伏温，温病兼寒，热病兼寒，暑风挟积，风热挟湿温时毒，黄耳伤寒，烂喉痧，风热喉痹，失下发斑，头风，风水。[西医]病毒性感冒，中耳炎，急性肾炎。

证名：肺胃风热证，**肺胃寒热证，**肺胃风火证，**脾胃风火证，**胆胃风火证，**胃肠寒火证，**肺胃燥火证。

病位：肺胃，脾胃，胆胃，胃肠。

病因：风热，风火，寒火，燥火。

病机状态：郁炽。郁火蕴炽于上焦气分，清气失于宣展，外则肌腠不宣，内则气失宣降，郁火无从发泄，上攻清空清窍。

```
        1.清气蕴炽候+腠理不宣

        2.腠理不宣←────────→气机不宣
             +                      ↓
        津气蕴炽──→清空不宁──→气机不降
             └────→清窍不利
```

图2-5-11　清气郁炽候病机结构式示意图

病形：郁炽，外郁内炽；	**病层：**里兼表，里重于表；	**病态：**动；
病性：外阴内阳；	**病质：**实；	**病势：**重，浅，急。

证象组合：表郁＋气炽＋气郁＋空窍

主症：【腠理不宣】症象：①恶风。②恶寒。③无汗。④痧疹不透，瘾疹红块。⑤体痛，周身拘急。⑥背脊拘挛串痛。**舌象：**苔白。**脉象：**脉浮弦紧。

【津气蕴炽】症象：①浑身大热。②面赤。③尿短赤涩。④便秘。⑤心烦口渴。⑥谵语。**舌象：**舌红苔黄。**脉象：**脉数。

副症：【清空不宁】症象：头脑大痛。

【清窍不利】症象：①目赤。②牙紧唇肿。③咽喉窒塞，咽干，咽肿痛。④耳中肿痛。⑤两腮红肿。⑥耳鸣。

宾症：【气机不宣】症象：①胸闷。②咳嗽。

【气机不降】症象：①恶心呕吐。②气逆喘促。

临床以空窍症象明显易见，但必须兼见火炽表郁，始可定论。

鉴别诊断

```
清气郁炽候+津气蕴蒸－津气蕴炽+清空不宁－清空不宁=清气郁蒸候
      ├─+阳气不宣－清空不宁－清窍不利+清空不宁+清窍不利=清阳郁炽候
      ├─+腠理不调－腠理不宣－清窍不利+阳气不和=枢机郁炽候
      └─－腠理不宣－清空不宁－气机不宣－气机不降+津液消灼+气机不利+阳气不宣=津气郁炽候
```

图2-5-12　清气郁炽候鉴别式示意图

清气郁炽候系表郁而郁火上扰清空清窍；而清气郁蒸候系郁热蕴蒸上焦，清气失于宣展；清阳郁炽候则系外有阴邪郁遏清阳，内有伏火郁炽；枢机郁炽候系邪郁上焦，枢机失转，邪郁化火；津气郁炽候系上中里热炽盛，以致阳气不宣，纯属阳邪为病，为阳证似阴之一。

传变预测

```
清气郁炽候－腠理不宣→清气蕴炽候+津气蕴蒸－津气蕴炽→清气蕴蒸候
      └── +津液消灼+气机不利+神志昏蒙+阳气不宣→津气郁炽候
```

图2-5-13　清气郁炽候传变式示意图

清气郁炽候如经治疗，表解而里热不减，可转为清气蕴炽候，蕴炽既久，结于中焦，实火消灼津液，郁遏阳气，可转为津气郁炽候，均系邪盛转重之变。如表解火退，唯余热蕴蒸，即可转成清气蕴蒸候之轻证。

辨证

定位：肺：胸闷，咳喘，气失宣降；胃：壮热渴引，多汗心烦；脾：口唇疮肿，口渴，腹胀；肠：腹胀，大便闭结；胆：清窍不利，尤以耳、咽为多。

定性：风火：多头面空窍之症；寒热：多气机宣降失常，咳嗽气喘；寒火：恶寒无汗，燥渴，烦闷；燥火：口渴饮冷，腹胀，大便闭结。

定量：①轻：痛，发热，溲赤，恶风。②中：急痛，壮热，溲短赤，恶寒。③重：肿痛，大热谵语，溲短便秘，壮热无汗。

论治：当急急泄越郁火，以挫其势，不可纯投苦降凉腻，反闭其邪。当表里双解，即**何廉臣**所谓"辛凉开达，疏风散表以发表，苦寒清利，解毒泻火以治里"[1]。

1.随机立法：清气郁炽候系火热蕴炽于上焦，不得宣泄，上扰空窍，内阻宣降，故其治则当以宣泄郁火为主，即**何廉臣**所谓"辛凉散风以泄热"[1]。**谢映庐**曰："攻其汗出，则邪可尽达，自然风静火平，合乎火郁发之之义。"[2]又云："风火交炽，势甚暴急，重用甘草，以缓火势。"[2]然不如何氏"辛凉开达""苦寒清利"[1]之法，参用苦降之品，以平火威，亦寓釜底抽薪之意，于病机急暴之证似更合拍。虽有表郁，不可过用发散。**何廉臣**曰："辛散过汗，激动风火，重伤血液。"[1]不可不知。

2.随位立法：于肝宜辛凉清疏以平肝火，如菊花、薄荷、桑叶、夏枯草、苦丁茶、荷叶边、决明子之类；于胆宜疏降木火，如柴胡、龙胆草、黄芩、栀子、丹皮、青黛、芦荟之类；于胃宜清降胃火，如石膏、黄芩、大青叶、芦根之类，甚则通降而用硝黄；于肺宜宣降肺气，如麻黄、杏仁、桑叶、牛蒡子、桔梗、射干、瓜蒌、贝母、黄芩之类。

3.随因立法：风热宜从疏泄，如荆芥、薄荷、桑叶、菊花、连翘、牛蒡子，更具暴寒，可参用葱、豉、木贼，甚则少用麻黄、杏仁、紫苏；火邪当用清降，如石膏、栀子、黄芩、丹皮，甚则硝黄、滑石。

4.随症立法：风火上犯清空，可用轻清之品，如菊花、薄荷、苦丁茶、夏枯草、荆芥、决明子之类；上犯清窍，轻则辛凉轻宣，如连翘、金银花、牛蒡子、射干，重则清凉解毒，如大青叶、赤小豆、绿豆，甚则黄芩、黄连、石膏、青黛，咳喘则如桑白皮、杏仁、苏子、前胡、瓜蒌仁、贝母。

方证：新加木贼煎证、菊花茶调散加减证、芎犀丸证、聪耳芦荟丸证、防风通圣散证、加味麻杏甘石汤证、柴芩清膈煎证、清咽利膈散证、泻黄散证。

考证：清气郁炽候，通称：上焦风火，风火壅盛，风火交炽，火郁，温病挟寒，热病兼寒，伏寒化燥，客寒包火，伏温兼风，伏气风温，气分伏温，胃中伏火，表里俱实。

俞根初说："膜原温邪，因春寒触动而发者，初起头身俱痛，恶寒无汗……舌苔初则糙白如粉，边尖俱红，或舌本红而苔薄白……左弦紧，右弦滑而数，此外寒搏内热……法当辛凉发表，葱豉桔梗汤，先解其外寒。外寒一解，即表里俱热。"[1]"应下失下，其斑当欲出未透之时，证必热壮脘闷，躁扰不安，头疼鼻干，咽干口燥，呻吟不寐，便闭溺涩，舌苔由白转黄，轻则嫩黄薄腻，重则深黄带灰……右洪盛滑数，数大过于左手者，此胃热大盛，当下不下，火毒外溃而发斑也……宜与柴芩清膈煎去柴胡，加生葛根3g，炒牛蒡9g，活水芦笋60g，鲜茅根30g……开上达下以清中，务使斑与便并出。"[1]

谢映庐治连日微觉恶寒，两耳痛引及脑，服川芎茶调散即浑身大热，面红目赤，牙紧唇肿，咽喉窒塞，瘾疹红块，原方仅一剂。此伏邪只到肌表，犹未透耳，乘机再剂，解肌败毒，攻其汗出，则邪可尽达，自然风静火平，合乎火郁发之之义。但风火交炽，势甚暴急，重用甘草五钱，以缓火势。"[2]**何廉臣**说："伏温自内发，风寒从外搏，而为内热外寒之证者，予治甚多，重则麻杏石甘汤加连翘、牛蒡子、桑叶、丹皮，轻则桑菊饮加麻黄，唯麻黄用量极轻，约0.6~0.9g为止，但取其轻扬之性，疏肺透表，效如桴鼓。"[1]

编著按：清气郁炽候，虽以内火为重，但因外有风寒郁遏，内火不得宣泄，故虽当清降内火，亦必兼宣发表分之郁遏，使郁火有外泄之途，亦内经"火郁发之"之法。不可一味清降攻下，致外郁之风寒内陷，而起变端。必以表里双解为法。

引用文献

［1］俞根初等.重订通俗伤寒论［M］.上海：上海科学技术出版社，1959：233，243，276，282，283，352.

［2］谢映庐.谢映庐医案［M］.上海：上海科学技术出版社，1962：111.

五、清气郁闭候

清气郁闭候系上焦气分郁热急重之变证，为郁闭证中较浅之候。多由郁蒸证失于宣泄，郁热不得发越而上逆所致。虽是冲逆之证，但其病机主要在于上焦之郁闭。

诊断

病名：[中医]风寒化热，暑厥，风温，湿温，瘀疹挟痰，肺痹，肺闭，肺胀，暑咳，痰喘，热喘，急惊风。

[西医]小儿支气管炎，支气管肺炎，急性肺炎，大叶性肺炎，大叶性肺炎后继发脓胸，腺病毒肺炎，麻疹病毒

肺炎。

证名：肺胃风热证，胆胃风热证，肺胃寒热证，肺胃风暑证，肺胃湿热证，**心胃郁火证，肺胃热痰证，肺胃痰火证。**

病位：肺胃，胆胃。

病因：风热，寒热，风暑，湿热，热痰。

病机状态：郁闭。热邪蕴于上焦气分，致清气失于宣展，外不能宣泄腠理，上不能通达空窍，致胸中之蕴热不得泄越而上逆，肺胃之气不能宣降而冲逆于上，成因郁闭而冲逆之候。

```
1.清气郁蒸候–清窍不利+清窍不宣+气机不降+气机冲逆

2.腠理不宣 ←——— 气机不宣 ——→ 清窍不宣
      +            ↓           ↓
   津气蕴蒸 ——→ 气机冲逆    清空不宣
```

图2-5-14　清气郁闭候病机结构式示意图

病形：郁闭；　　　**病层：**里重于表；　　　**病态：**动；

病性：阴中阳；　　**病质：**实；　　　　　**病势：**重，浅，险，急。

证候组合：表郁+气蒸+气郁+气逆

主症：【腠理不宣】症象：①恶寒。②指冷。③寒热似疟。④痧疹隐没。

　　　　【津气蕴蒸】症象：①发热。②烦渴。③溺短涩热。④便溏不爽。

副症：【气机不宣】症象：①胸闷。②咳痰不爽。③二便阻闭。④牙关不开。⑤痞满。

　　　　【气机冲逆】症象：①气逆而喘。②呕恶。③呃逆。

宾症：【清窍不宣】症象：①咽阻。②鼻塞。

　　　　【清空不宣】症象：头痛。

临床以气逆上冲症象明显易见，但必须与表郁、里热共见，方可确诊为因郁闭而致之冲逆。

鉴别诊断

```
清气郁闭候–津气蕴蒸+津气蕴炽+阳气不行=清阳郁闭候
    └─ –清空不宣–津气蕴蒸=肺气郁闭候–腠理不宣=肺失宣降候
                        └ +气机不利=清气郁逆候
         └ –腠理不宣+阳气不宣=清阳郁逆候
                  └ +阳气不和+清空不宁+热迫津泄=木火郁逆候
```

图2-5-15　清气郁闭候鉴别式示意图

清气郁闭候系气郁、表郁兼郁热冲逆之候；清阳郁闭候更兼阳气郁闭，郁火冲逆；肺气郁闭候与肺失宣降候纯属肺气本身失降之冲逆；清气郁逆候则系上中气机因郁滞不利而上逆之候；清阳郁逆候为胸中阳气因郁极而上逆之证；木火郁逆候为因气郁而肝胆木火不得发泄，冲逆于上下之候。应细审分别。

传变预测

```
清气郁闭候–清空不宣–津气蕴蒸→肺气郁闭候–腠理不宣→肺失宣降候
    └─ +阳气不行–津气蕴蒸+津气蕴炽→清阳郁闭候
```

图2-5-16　清气郁闭候传变式示意图

清气郁闭候如蕴热得清解而肺气仍失宣，腠理尚未宣达，可转成肺气郁闭候；如腠理得宣，气仍上逆，可转为肺失宣降候，病已归脏，当细心图治，免留后患；如误投寒凉滋腻，郁遏阳气，蕴热愈不能透，转而化火，则可转成清阳郁闭候，于病机为逆，病势转深转重。

辨证

定位：肺：以咳喘为主；胃：以恶心呕吐、呃逆为主。

定性：风：腠理不宣症象明显，如恶风，痧疹不透；热：津气蕴蒸症象明显，如发热烦渴；湿：胸闷，脘痞，不饮水，苔厚黄腻；暑：病发于夏，津气蕴蒸症象明显，如烦渴，尿短赤涩；痰：气机不畅症象明显，如胸脘痞闷，咳呕多痰，寸口脉沉迟滞，甚则脉伏。

定量：①轻：微热，微汗，咳嗽不爽，恶心欲吐，脉缓滞。②中：壮热，汗出不透，咳逆不畅，呃逆，脉沉迟。③重：发热不扬，无汗，气喘痰鸣，呃逆，脉伏。

论治：不在降逆而在于开之宣之，郁闭一解，冲逆自平。不可妄投沉降滋腻，反抑气机，加深郁闭，愈不得降矣。

1. 随机立法：清气郁闭候，其病机为外郁上闭，蕴热不得外达而冲逆于上，故其治则当以宣表开上为主。**吴坤安**曰："此伏邪在肺也，速宜开宣肺气，迟则不治。"[1]**谢映庐**曰："取微苦微辛之属，用以升降肺气，令其机化流通……轻可去实之义也。"[2]郁闭一开，蕴热外达，则气逆自平。不可妄投沉降或甘腻之品，反滞气机，郁热愈不透达，必然加深郁闭。

2. 随位立法：于肺宜轻宣肺气为主，如杏仁、牛蒡子、紫菀、瓜蒌皮、桔梗、枳壳、贝母、郁金之类，甚则少用麻黄；于胃宜降胃和胃为主，如枳实、厚朴、竹茹、枇杷叶、陈皮、半夏之类。

3. 随因立法：风热宜辛凉轻清，如荆芥、薄荷、连翘、金银花、牛蒡子、蝉衣、前胡之类；寒热宜辛温复辛凉，如麻黄、紫苏、石膏、陈皮之类；风暑宜苦辛凉淡，如石膏、半夏、郁金、通草、厚朴之类；湿热宜辛开芳淡，如杏仁、白蔻仁、薏苡仁、淡豆豉、石菖蒲、大豆黄卷、通草之类；痰热宜豁痰利气，如前胡、象贝、瓜蒌、橘红、海浮石、牛蒡子、竹沥、半夏之类，甚则参以下达，如玄明粉之类。

4. 随症立法：胸闷宜轻宣肺气，如瓜蒌、杏仁、牛蒡子、郁金、桔梗之类；脘痞宜枳实、厚朴、陈皮、半夏之类；气喘宜枳壳、桔梗、苏子、莱菔子、葶苈子之类；呃逆宜枇杷叶、竹茹、柿蒂之类；呕逆宜半夏、竹茹、枇杷叶、厚朴之类。

方证：越婢加半夏汤证、麻杏石甘汤加味证、三拗汤合三子养亲汤证、疏风解表方证、轻清疏降方证、泻肺汤证。

考证：郁闭：阻塞不通。《庄子·刻意》："水之性不杂则清，莫动则平，郁闭而不流，亦不能清。"清气郁闭候，通称：风温犯肺，暑热犯肺，肺气郁痹，上焦郁闭，痧疹内陷，痧疹内闭，痰火哮喘，痰气交阻，湿热郁闭。

吴坤安说："如膈闷心烦，痞满而喘急者，热痰内闭也，宜栀豉汤加川郁金、瓜蒌仁、枳实、杏仁之类开之宣之。"[1]"如痧瘄隐没太早，以致发热咳喘者，此伏邪在肺也，速宜开宣肺气，迟则不治，如栀、豉、桑、杏、羚羊、牛蒡、连翘、前胡、薄荷、桔梗、芦根之类主之。"[1]"若痧疹已透，仍然胸胁闷痛，咳嗽喘急者，此有伏痰也，其气口脉闭，是痰之验也，宜豁痰利气，如前胡、杏仁、瓜蒌、橘红、苏子、象贝、桔梗、枳壳、莱菔子、竹沥、姜汁之类投之，痰自出矣。"[1]

叶德铭说："痰与热互为因果，临床常见痰因热酿，热自痰生。王孟英有云：'欲清气道之邪，必先去其所依附之痰。'盖津液既为邪热灼烁以成痰，痰即为邪热之窝巢。近贤张山雷氏，对治温热以清热化痰，确有阅历之见，他说：'吴会泽国，土薄水浅，湿痰壅滞，最为常见，既感温邪，而胸中固有之痰浊，受其灼烁，闭塞亦甚，是以温病之人，胸闷喘促，气粗息高者，十有八九。斯时用药，全在开展泄降，通其壅闭，自可应手得效。'可见他们所见相同，清热化痰实为治疗温热的重要方法。痰热之证状变幻较多，王孟英云：'须知痰之为病，最顽且幻，益以风阳，性尤善变。'故其症状亦难枚举。如因痰热壅于肺胃，多见发热气促，胸闷不舒，咳嗽痰稠，脉数苔黄而腻，清热化痰为此证之必需；如因热甚生风，风生火，火生痰，痰热交相为虐，可见舌强语謇，涎沫频流，肢搐震动，而化痰清热，平肝泄风为此证扼要之法；如痰热蒙闭心包，机窍不灵，壅塞不通，则见神昏谵语，发热口渴，此为痰热中之重候，至宝丹为法中之宝。"[3]

编者按：清气郁闭候通称肺闭或肺痹之急重证候，以咳喘为主要见症，临证者常以化痰降气之药，而取效甚微，究其所因，系未明病机之故。其气逆咳喘，系由于肺气之郁痹，以致清气不得宣展于内外，热邪不得泄越而上逆，欲平其逆，当先开其痹，肺痹一开，清气自展，外发腠理，内降肺胃，郁热得以发泄，即无上冲之患。药不宜重，但以轻药开肺，化痰降气亦当参与其内，一宣一降，自然之章法。其痰火重甚者，更当兼以通降，通其腑，下其痰，肺气随之而降。但"宣之开之"一法，仍不失为其主导之法则。

引用文献

[1] 吴坤安. 伤寒指掌 [M]. 上海：上海科学技术出版社，1959：卷一57，卷三，14，43.

[2] 谢映庐. 谢映庐医案 [M]. 上海：上海科学技术出版社，1962：121.

[3] 叶德铭. 温病证治几种通变法的体会 [J]. 浙江中医学院学报，1983，(2)：33.

六、清气郁陷候

清气郁陷候，系上焦气分郁热变证之一，由清气失于宣展，郁热不得透达，随气机下陷，直趋大肠所致。其与清气郁闭候，一为蕴热下趋，一为蕴热上逆，适成对比。多由外感失治，或误投降泄，郁遏不解，郁热不得泄越，随气下陷而成。

诊断

病名:［**中医**］暑温挟风,暑热挟湿,春温挟湿,伏风,伏湿,丹疹,风泻,热泻,暑泻,湿泻,飧泄,肠风、洞泄,五更泄,挟表痢,湿热痢。［**西医**］急性胃肠炎,细菌性痢疾,流行性乙型脑炎,麻疹肺炎。

证名:肺胃风热证,肺胃暑湿证,胆胃暑湿证,**肺脾风湿证,脾胃湿热证,胃肠湿热证,**肝脾郁火证。

病位:肺胃,肺脾,脾胃,胃肠。

病因:风热,风湿,暑湿,湿热。

病机状态:郁陷。由于外邪内蕴,郁遏清气,致其不得宣展,外则肌腠不宣,内则气失宣降,郁热不得宣透,随气下陷,直趋大肠,而成外郁内陷,上郁下陷之候。

1. 清气郁蒸候 + 气机下陷

2. 腠理不宣 —— 气机不宣 —— 清空不宣
   $\qquad$ + $\qquad\qquad$ ↓
   津气蕴蒸 —— 气机不降 —— 清窍不利
   $\qquad\qquad\qquad\qquad$ ↓
   $\qquad\qquad\qquad$ 气机下陷

图2-5-17　清气郁陷候病机结构式示意图

病形:郁陷;　　　**病层:**里多于表;　　　**病态:**动;

病性:阳多于阴;　　　**病质:**实;　　　**病势:**重,浅,急。

证象组合:表郁+气郁+气蒸+气陷+空窍

主症:【腠理不宣】症象:①恶风有汗。②恶寒无汗。③背恶寒。④发热不扬。⑤身重身痛。**脉象:**脉浮紧弦大。

　　　　【津气蕴蒸】症象:①壮热。②蕴热有汗。③面赤。④唇红齿燥。⑤口渴。⑥烦躁。⑦小便赤涩。**舌象:**舌红苔黄。**脉象:**脉洪滑数。

　　　　【气机下陷】症象:①暴泄如注。②完谷不化。③痛泻后重。④便清血如箭。

副症:【气机不宣】症象:①脘闷。②胸闷。③倦怠。④不食。

　　　　【气机不降】症象:①恶心欲吐。②呕逆。③呃逆。④气喘。

宾症:【清空不宣】症象:①头重。②头晕。③头痛。

　　　　【清窍不利】症象:咽痛。

临床以气机下陷之暴注泻痢为显明症象,但必须与表郁、内热等主要症象同时出现,方可诊断为清气郁陷。

鉴别诊断

清气郁陷候−津气蕴蒸+阳气不宣=**清阳郁陷候**
　　　　　　└────+阳气不振+气机不利=**清阳虚陷候**
　└−腠理不宣−清空不宣+气虚失充=**清气虚陷候**

图2-5-18　清气郁陷候鉴别式示意图

清阳郁陷候、清阳虚陷候内无蕴热,系协寒下利,与协热下利之本候不同;清气虚陷候无表郁,与本候有别。

传变预测

清气郁陷候−气机下陷→**清气郁蒸候**
　　├───−腠理不宣−清空不宣→**清气蕴蒸候**
　　├───−津气蕴蒸+阳气不振+气机不利→**清阳虚陷候**
　　└───−腠理不宣−清空不宣+气虚失充→**清气虚陷候**

图2-5-19　清气郁陷候传变式示意图

清气郁陷候投以升提,下陷虽解,郁蒸尤在,可转为清气郁蒸候;或表郁已解,内热仍蒸,则可转为清气蕴蒸候;或过投苦寒清解,内热虽除,阳气亦伤,可转为清阳虚陷候;或过投发散,表郁虽解,气分受伤,则可转为清气虚陷候。

辨证

定位：肺：胸闷，咳喘；胃：脘痞，呕呃；脾：腹胀，呕泄。

定性：风：泻下青绿，清血鲜稀，肠鸣，苔薄；热：泻下完谷，肛门灼热，苔黄；暑：心烦口渴，小便赤涩，舌红苔黄；湿：水泻，小便短赤，苔腻。

定量：①轻：泄利清水完谷，清血如射。②中：暴注下迫。③重：泻利黄垢，或赤或黑，里急后重。

论治：当宣发郁遏，升扬清气，兼以清解蕴热，使郁开热透，气机自复升降之常。不可单行寒润，更忌漫用温涩。

1.随机立法：清气郁陷候，其病机由郁而陷，故其治则应以宣展清气为主，使清气宣发，表解气宣，则下陷之热自然宣透于外，不治利而利自止，即喻氏"逆流挽舟"之法。但若有蕴热在内，又须兼以清解蕴热，始合机宜。即俞根初所谓："先与清中解表以泄热，继与清热坚肠以止利。"

2.随位立法：在肺宜宣肺气；在胃宜升胃气；在脾宜清疏中焦；病涉大肠，可兼清肠之品。

3.随因立法：因风宜疏风，如荆芥、防风、葛根、柴胡；因热宜兼清降，如黄芩、黄连、黄柏；因暑宜清暑，如滑石、甘草、扁豆、荷叶，甚则石膏、寒水石；因湿宜燥湿分利，如二术、二苓、泽泻、木通、车前子。

4.随症立法：表郁恶寒无汗，可用温散之品，如桂枝，暑月用香薷，身痛加羌活；腹痛挟滞，当加神曲、山楂、麦芽、木香、厚朴之类；小便不利，可兼渗利，如泽泻、木通、车前子、茯苓之类；便血，可参以槐花、槐角、生地、地榆以止血。

方证：葛根黄芩黄连汤证、升麻葛根汤证、黄连香薷饮证、六和汤证、桂苓甘露饮证、胃风汤证、升阳除湿防风汤证、生姜泻心汤证、加味白头翁汤证。

考证：清气郁陷候，通称：协风自利，协热下利，暑湿内陷，丹疹内陷，少阳阳明合病。

仲景曰："太阳病，桂枝证，医反下之，利遂不止，脉促者，表未解也，喘而汗出者，葛根黄芩黄连汤主之。"（《伤寒论》34条）"太阳病二三日，不能卧，但欲起，心下必结，脉微弱者，此本有寒分也。反下之，若利止，必作结胸；未止者，四日复下之，此作协热利也。"（《伤寒论》139条）

俞根初说："协热自利者，一起即身发壮热，背微恶寒，面垢齿燥，口干渴饮，大便虽亦有完谷不化，而状如垢腻，色多黄赤黑，且皆热臭，气暖如汤，后重而滞，溺色黄赤，或涩或闭，脐下必热，舌苔黄腻而糙，中后截厚腐垢腻……数而有力，甚则洪弦而实者，王太仆谓大热内结，淫泻不止，陶节庵所云热邪不杀谷是也……先与葛根芩连汤加味……清中解表以泄热，继与加味白头翁汤清热坚肠以止利，终与三黄熟艾汤……酸苦泄热，芳淡利湿以善后。"[1]**何廉臣**说："夏月暴注水泻，脉虚细，口干烦闷，肠胃之暑湿也，宜五苓散加煨葛根。兼胀者，加厚朴、茅术。小便赤涩，加木通。兼烦，加山栀、淡竹叶。暑火泻者，去官桂，加川连、黄芩炭。暑食泻者，加神曲、木香。"[1]

董废翁说："（误下致）外热内烦，下利上渴，或痞，或痛，或呕，常法多用黄芩汤，不若生姜泻心汤之当。"[2]**王雨三**说："湿热内蕴，必泄泻无度，与洞泄寒中无异。须辨其脉之洪数，证之身热口渴，小便赤涩，肛门觉热者，用大橘皮汤。"[3]**梁右斋**说："凡春末夏秋之间，小儿患烧热泄泻，粪如泡成蛋花，或如菜绿色，泄出直射甚远，粪门焮红……腹痛呕哕，四肢逆冷，甚则目窜倦卧，气逆痰壅，均属太阴阳明，燥病居多，或兼暑风。初起治法，宜清凉兼微辛微苦之药，若热稍减，而舌苔淡薄，速宜清淡滋养之品，调补肺脾津液。若舌苔黄腻燥黑，急宜调胃承气汤下之，以救津液为要。"[4]

编者按：清气郁陷候系外邪郁遏表里，清气不司宣展，内热不得发越，随气下趋而成泻痢急迫之候，世医不明病机，见其势急，妄加止涩，不仅泻不能止，反更滞气机，愈增热利，甚则完谷不化，又以为虚寒，更行温补，不知协热下利，热邪不杀谷是也。仲景明训，协热利，表未解也，里热虽宜清解，表郁更当宣疏。故后人有"清凉兼微苦微辛"之法，解表清里。**谢映庐**曰："表里清而上下和，不治吐而吐自止，不治泄而泄自止。"[5]

引用文献

［1］俞根初.重订通俗伤寒论［M］.上海：上海科学技术出版社，1959：297，298，385.

［2］高鼓峰，董废翁.医宗己任编［M］.上海：上海科学技术出版社，1959：162.

［3］王雨三.治病法轨［M］.北京：学苑出版社，2015：132.

［4］何廉臣.重印全国名医验案类编［M］.上海：上海科学技术出版社，1959：27.

［5］谢映庐.谢映庐医案［M］.上海：上海科学技术出版社，1962：192.

七、清气怫郁候

清气怫郁候系上焦清阳之气怫郁不得宣达之候，为清气郁蒸候变证之一。多由外邪失于宣透，表邪内陷，或挟体内痰饮，或误投寒凉攻下，郁遏上焦清气，致阳气怫郁于中，郁火欲达不达。

诊断

病名：[中医] 懊憹，怫郁，虚烦症，痰躁，春温，风温犯肺，伏温兼寒，冬温挟痰，风热挟痰，湿热，斑疹不透，麻疹，瘀血头痛，肌痛，胸痹，肺疟，失音，呃逆。[西医] 神经官能症，成人斯蒂尔病，病毒性心肌炎，心肌梗死，麻疹合并肺炎。

证名：肺胃风热证，**肺胃寒热证**，**脾胃湿热证**，肺胃郁火证，**心胃郁火证**，**肝脾郁火证**，肺胃气郁证，肺胃热痰证，**肺胃痰火证**，**肺脾饮热证**，肝肺瘀热证。

病位：肺胃，肺肝，脾胃，肝脾。

病因：风热，寒热，湿热，痰热，痰火，郁火，饮热，瘀热。

病机状态：郁滞。郁热滞于上焦，清气不司宣展，阳气怫郁于里，郁邪欲达不达，气机不得宣降，空窍不得宣利。

1.清气郁蒸候－腠理不宣＋阳气怫郁

2.气机不宣──→气机不降──→清空不宣

　　　　↓

阳气怫郁──→津气蕴蒸──→清窍不利

图2-5-20 清气怫郁候病机结构式示意图

病形：郁滞； 病层：里； 病态：静中有动；

病性：阴中阳； 病质：实； 病势：浅，轻，急。

证象组合：气郁＋气蒸＋怫郁＋空窍

主症：【气机不宣】症象：①胸膈不利。②心下满。③胸中痞塞。④饥不能食。⑤咳嗽不爽。⑥心中结痛。⑦短气。⑧叹息。

【阳气怫郁】症象：①面赤汗出。②懊憹烦闷。③反复颠倒，卧起不安。④热多寒少。⑤畏食凉物。⑥夜不得眠。⑦心愦愦，怵惕不安。舌象：①舌淡红苔黄腻。②苔白中黄。脉象：①脉浮数无力。②脉虚。③郁数不扬。

副症：【津气蕴蒸】症象：①蕴热。②潮热。③壮热。④口燥渴。⑤大便结。⑥但头汗出。⑦口苦。⑧肌肉烦痛。⑨溺短赤涩。舌象：舌有瘀点。脉象：脉弦。

【气机不降】症象：①咳逆。②呕逆。③烦喘。④闻油烟则干呕。⑤兀兀欲吐。⑥痰涎壅盛。⑦食入即吐。

宾症：【清窍不利】症象：①耳聋。②鼻干。③咽燥。

【清空不宣】症象：①头痛。②眩晕不起。

临床所见酷似热证阳证，但必见气机郁遏等阴象，始为阳气怫郁，不然即为阳热之证。

鉴别诊断

清气怫郁候－津气蕴蒸＋腠理不宣＋阳气不宣＝清阳怫郁候

　　　　　└──－气机不宣－气机不降＋经气不宣＝卫阳怫郁候

　　　　　──＋络血妄行＝气血怫郁候

图2-5-21 清气怫郁候鉴别式示意图

清气怫郁候无表郁，有内热，余者皆有表郁，而无内热；清阳怫郁候表里阳气皆郁，而卫阳怫郁候仅郁及表阳；气血怫郁候怫郁由气分以及血分，怫郁之阳气鼓动血络之血液，以致妄行。

传变预测

清气怫郁候──过凉──－津气蕴蒸＋阳气不宣＋腠理不宣→**清阳怫郁候**

　　　　　　　　　　　└──＋络血妄行→**气血怫郁候**

　　　　　　　└－阳气怫郁－清空不宣＋清空不宁→**清气蕴蒸候**

　　　　　　　　　　└──－津气蕴蒸＋津气蕴炽→**清气蕴炽候**

图2-5-22 清气怫郁候传变式示意图

清气怫郁候若过投寒凉腻润，蕴热虽除，而阳气更郁，可转成清阳怫郁候，甚则鼓动络血而成气血怫郁候；如过投温散，阳气怫郁虽得宣解，而内热必然转甚，可转为清气蕴蒸候，甚则内热化火而成清气蕴炽候。

辨证

定位：肺：胸闷，烦喘；胃：脘痞，烦呕，不寐，懊侬；脾：腹满，少气；肝：虚烦谵语，卧起不安，反复颠倒，舌尖红。

定性：风：身如束痛，头痛，斑疹欲达不达；寒：憎寒，足冷，无汗；湿：胸满，腹满，头汗出，无衣则凛，着衣则烦；痰：胸膈痞塞，渴不喜凉，痰涎壅盛，闻油烟则干呕，兀兀欲吐；饮：嗽稀痰而不咳，烦呕；瘀：胸满，烦满，唇痿舌青，口燥，但欲漱水不欲咽，脉微大来迟。

定量：①轻：面赤无汗，烦闷，懊侬，似饥非饥，胸闷。②中：面赤汗出，烦躁，不得眠，心愦愦，怵惕不安，脘痞。③重：日晡潮热，起卧不安，反复颠倒，手足搐搦，间有谵语，结痛。

论治：以轻宣上焦清阳之气为主，兼清内蕴之热邪，则怫郁可解，郁热可达，但不可妄用寒凉滋腻，反抑邪机，更增怫郁。

1.随机立法：清气怫郁候，其病机为上焦清气郁遏，不得宣展，致阳气怫郁于里，欲达不达，故其治则当以轻宣上焦气机为主，但又有内热蕴蒸，故须佐以清解泄热。**俞根初**云："外邪初陷于心胃之间，乃包络热郁之闷证也。法当微苦微辛，轻清开透。"[1] **谢映庐**曰："法当疏利肺气，使淫气尽达于表，则内可宣通。"[2] 不可妄用寒凉清润，反抑阳气，或漫投温散，助热伤津，致郁怫不解，必多变端。

2.随位立法：在肺以轻宣肺气为主，如瓜蒌皮、枳实、桔梗、淡豆豉、苏叶，或少用麻黄之类；在心肝以轻清木火为主，如栀子、连翘、竹叶心、钩藤，甚则川连之类；在脾胃以疏利中焦为主，如枳实、厚朴、陈皮、生姜之类；在肠于轻宣之后，当下其燥屎，如大黄、枳实、玄明粉之类。

3.随因立法：因于风寒外郁，当宣散，如荆芥、苏叶、僵蚕，甚则少用麻黄、桂枝之类，风热用葛根、升麻、牛蒡子、薄荷、淡豆豉之类；因于湿，当用苦温，如厚朴、藿梗、苏梗、佩兰、半夏曲，或兼渗利，如二苓、茵陈、贯众、泽泻、薏苡仁、赤小豆；因于痰饮，可用温燥，如陈皮、半夏，佐以渗利，如茯苓、秫米、薏苡仁之类，或兼通阳，如桂枝；因于痰火，当豁痰降火，如瓜蒌仁、半夏、竹沥、海浮石、蛤壳、川贝、胆星、天竺黄之类，急则用涌吐法；因于瘀热，当活血化瘀，如生地、赤芍、桃仁、红花、酒军之类，蕴热轻者，轻清如栀子、连翘，重则清降，或芩、连，或石膏、知母，甚则大黄、朴硝之类。

4.随症立法：胸闷宜轻浮之品，如郁金、瓜蒌、石菖蒲、白蔻仁；脘痞宜疏利，如枳实、苏梗、藿梗；腹满宜厚朴、大黄之类；发黄当用茵陈、栀子、黄柏；胃逆而呕加生姜辛开；胃虚少气加甘草调中。

方证：升麻葛根汤证、柴葛解肌汤证、桂枝二越婢一汤证、栀子厚朴汤证、连翘栀豉汤证、陷胸泻心汤证、栀子解郁汤证、半夏桂枝汤证、加减桂枝汤证、瓜蒂散证、血府逐瘀汤证。

考证：清气怫郁候，**刘完素**说："所谓热甚则腠理闭密而郁结也。"[3] 通称：阳气怫郁，三阳合病，肺气膹郁，阻滞气分，窒滞不行，懊侬怫郁，虚烦症，郁热闷症，火郁症，湿遏热伏，湿热阻气，热邪上结，痰火内结。

仲景曰："太阳病，项背强几几，反汗出恶风者，桂枝加葛根汤主之。"（《伤寒论》14条）"太阳病，发热恶寒，热多寒少，脉微弱者，此无阳也，不可发汗，宜桂枝二越婢一汤。"（《伤寒论》27条）"发汗后，水药不得入口，为逆，若更发汗，必吐下不止。发汗、吐下后，虚烦不得眠，若剧者，必反复颠倒，心中懊侬，栀子豉汤主之；若少气者，栀子甘草豉汤主之；若呕者，栀子生姜豉汤主之。"（《伤寒论》76条）"伤寒下后，心烦腹满，卧起不安者，栀子厚朴汤主之。"（《伤寒论》79条）"病人胸满，唇痿舌青，口燥，但欲漱水不欲咽，无寒热，脉微大来迟，腹不满，其人言我满，为有瘀血。"（《金匮要略·惊悸吐衄下血胸满瘀血病脉证治》）

刘完素说："寒伤皮毛，则腠理闭密，阳气怫郁，不能通畅，则为热也。故伤寒身表热者，热在表也。"[3] "痞：与否同，不通泰也。谓精神荣卫，血气津液，出入流行之纹理闭塞而为痞也。"[3] "人之眼、耳、鼻、舌、身、意、神识，能为用者，皆由升降出入之通利也，有所闭塞者，不能为用也。"[3]

吴谦说："表实无汗，胸满而喘者，风寒之胸满也；里实便涩，胸满烦热者，热壅之胸满也；面目浮肿，胸满喘不得卧者，停饮之胸满也；呼吸不快，胸满太息而稍宽者，气滞之胸满也。今病人无寒热他病，唯胸满，唇痿，舌青，口燥，漱水不欲咽，乃瘀血之胸满也。"[4] **吴鞠通**说："太阴病，得之二三日，心烦不安，痰涎壅盛，胸中痞塞，欲呕者，无中焦证，瓜蒂散主之，虚者加参芦。"[5] "温病愈后，嗽稀痰而不咳，彻夜不寐者，半夏汤主之。"[5]

"饮退则寐，舌滑，食不进者，半夏桂枝汤主之。"[5] **吴坤安**说："有表证，不得汗而烦者，取汗即愈。若不得汗，心中烦闷不安，恐有痧疹。"[6] **董废翁**说："心烦不安，身痛如束，或足冷耳聋，或咳或呕，乃是发斑之候，升麻葛根汤。"[7]

俞根初说："若病势稍缓者，壮热口渴，饮多则呕，心烦脘闷，反复颠倒，卧起不安，四肢倦怠，肌肉烦疼，大便溏热，溺短赤涩，甚则两目欲闭，神昏谵语，舌苔黄腻，或灰腻，兼黄点，脉右洪数，左弦滞，此湿热蒙闭中上二焦，积滞郁结下焦也。法当三焦分消，先与连翘栀豉汤开其上，继与增减黄连泻心汤疏其中，终与枳实导滞汤逐其下，或用大橘皮汤去苍术、官桂加茵陈9g、贯仲12g利其溺，以肃清湿热，其病自愈。"[1] **何廉臣**说："咳嗽不爽，胸中气闷，夜不得眠，烦躁不宁者，此火痰郁遏胸膈也，名曰痰躁，法当豁痰降火，陷胸泻心汤加减，甚则吞服王氏四黄涤痰丸。"[1]

编者按：清气怫郁候系外郁内热之候，虽有面赤烦热懊侬，甚则壮热，或更兼自汗等阳热症象，不可一味寒凉，更增怫郁，必兼以微辛微温以升散发越，则怫郁可解，而郁热可达。虽见腹满痞闷，便闭无尿，脉弦长实大等大实症象，又不可漫投攻下，必先用轻清宣上之品。**谢映庐**曰："非与轻清之药，何以解上焦窒塞之邪，上焦不布，降令弗行。"[2] 前者即火郁发之，后者为轻可去实之法。怫郁解后，审得确有燥矢，再行承气下之，不为晚也。

引用文献

[1] 俞根初等.重订通俗伤寒论 [M].上海：上海科学技术出版社，1959：185，193，314.

[2] 谢映庐.谢映庐医案 [M].上海：上海科学技术出版社，1962：124，125.

[3] 刘完素，张从正，李杲，等.金元四大家医学全书 [M].天津：天津科学技术出版社，1994：19，22，26，30.

[4] 吴谦.御纂医宗金鉴 [M].北京：人民卫生出版社，1963：249.

[5] 吴鞠通.温病条辨 [M].福州：福建科学技术出版社，2010：31，116.

[6] 吴坤安.伤寒指掌 [M].上海：上海科学技术出版社，1959：卷三62.

[7] 高鼓峰，董废翁.医宗己任编 [M].上海：上海科学技术出版社，1959：183.

八、清气蕴蒸候

清气蕴蒸候，系上焦气分郁蒸之证，为上焦气分郁遏，蕴热不得宣透，而致气郁热蒸，多见于外感传里初期，邪蕴上焦，清气失展，化热内蒸，不得宣达。亦系清气郁蒸候之变证。

诊断

病名：[**中医**] 风温，冬温，冬温挟痰，春温挟痰，湿温，风燥，温燥，暑秽，湿浊，秽湿，霉湿，暑风，暑湿，暑温，伏暑，伏暑挟痰，秋燥伏暑，燥咳，肺疟，胸痹。[**西医**] 大叶性肺炎，病毒性心肌炎，伤寒，成人斯蒂尔病，慢性肝炎，糖尿病。

证名：肺胃风热证，肺卫风燥证，**肺胃温燥证，肺脾燥湿证，**肺胃风暑证，肺胃暑湿证，肺胃湿热证，**脾胃湿热证，**心肺湿火证，**肺胃热痰证**。

病位：肺卫，肺胃，心肺，脾胃，肺脾。

病因：风热，风暑，暑湿，湿热，湿火，风燥，温燥，热痰。

病机状态：郁蒸。邪蕴上焦，郁遏清气，气失宣降，热郁气分，不得宣透，上蒸空窍而成上焦气郁热蒸之候。

1.清气郁蒸候－腠理不宣－清空不宣＋清空不宁－清窍不宣＋清窍不利

2.气机不宣——→气机不降

＋

津气蕴蒸——→清窍不利——→清空不宁

图2-5-23　清气蕴蒸候病机结构式示意图

病形：郁蒸，上郁内蒸；　　**病层：**里；　　**病态：**动；

病性：阳中有阴；　　　　　**病质：**实；　　**病势：**浅，轻，缓。

证象组合：气郁＋气蒸＋空窍

主症：【气机不宣】症象：①胸闷。②脘痞。③胸胁不利，满痛。④胁痛。⑤烦闷懊侬。

　　　　【津气蕴蒸】症象：①发热。②口渴。③自汗。④心烦。⑤面赤颊赤。⑥尿赤。**舌象：**舌红苔黄。**脉象：**脉洪滑数。

副症：【清窍不利】症象：①咽痛痒。②目赤。③咽干咽阻。④目眩。⑤耳聋耳鸣。⑥口苦。⑦声哑。⑧鼻塞而干。⑨目黄。

　　　　【气机不降】症象：①欲呕。②嗳气。③痰声辘辘。④气逆。⑤气喘。⑥呕吐。

宾症：【清空不宁】症象：①头痛。②头眩。③头胀。

临床所见以气分热蒸，空窍不利等症象明显，但必须兼有气机郁遏，升降失司等症象，方为郁热内蒸之候。

鉴别诊断

清气蕴蒸候 −膜理不宣 −清空不宣 −清窍不宣 +清空不利 +清窍不利 **=清气郁蒸候**
     └─ −气机不宣 −气机不降 **=清气失宁候**
            └─ −清空不宁 +津液消灼 **=津气蕴蒸候**

图2-5-24　清气蕴蒸候鉴别式示意图

清气蕴蒸候为上焦气郁热蒸之候；清气郁蒸候则更兼表郁；清气失宁候为阳邪扰乱空窍，无关气机；津气蕴蒸候纯系热邪蕴蒸于气津，而气分无郁遏之象。

传变预测

清气蕴蒸候 −津气蕴蒸 +津气蕴炽 **→清气蕴炽候**
     ├─ +气虚失充 **→清气虚蒸候**
     └─ −气机不宣 −气机不降 −清空不宁 +津液消灼 **→津气蕴蒸候**

图2-5-25　清气蕴蒸候传变式示意图

清气蕴蒸候失于宣透，郁热化火，转蒸转炽，而成清气蕴炽候；若过投寒泻，或久病伤气，则可转成清气虚蒸候；若过投香散，气郁虽解而耗津助热，可成津气蕴蒸候。

辨证

定位　肺：胸闷，咳痰；胃：壮热，口渴，脘痞，心烦；脾：腹满，面黄，不食。

定性　风：咳嗽咽痛；火：头痛，目赤，口苦咽干，目眩；暑：心烦口渴尿赤；燥：咽干口燥，干咳；痰热：面赤，口渴不欲饮，痰稠胸闷；湿热：蕴热午后热甚，小便短赤。

定量　①轻：发热，口干，咽干。②中：蕴热，口渴不消水，咽痛。③重：壮热，渴引冷水，咽肿。

论治　当以宣畅气机，轻清透热为主，不可一味苦寒沉降，或甘腻滋润，反遏邪机，热不得透，病必不解。

1.随机立法：清气蕴蒸候，其病机为气郁热蒸，宣降失司，则蕴热不得透解，故其治则当以宣畅气机为主，兼以清透郁热。但不可过投辛温，或漫用寒凉，过温散则伤津助热，过寒凉则反遏邪机。

2.随位立法：病在肺卫，以宣肺为主，如桑叶、贝母、瓜蒌、杏仁之类；病在肺胃，以宣肺降胃为主，如枳壳、桔梗、瓜蒌、贝母、芦根、黄连、枇杷叶、竹茹之类；病在脾胃，以苦辛芳淡为主，如藿香、苏梗、厚朴、白蔻、茯苓、大豆黄卷、通草之类。

3.随因立法：风热宜清疏，如薄荷、牛蒡子、前胡、青蒿之类；湿热宜开透，如白蔻仁、杏仁、藿香、佩兰、芦根、滑石、木通、郁金、黄芩之类；痰热宜清化，如瓜蒌、贝母、杏仁、前胡、黄连、枳实、桔梗、枇杷叶之类；燥宜清润，如桑叶、杏仁、贝母、沙参、天花粉、麦冬之类；暑宜清解，如竹叶、滑石、木通之类。

4.随症立法：呃逆加半夏、枇杷叶、竹茹之类以降胃；咳逆加瓜蒌、杏仁、前胡、枳壳、桔梗以降肺；口苦加黄芩以清胆。

方证　五叶芦根汤证、蒿芩清胆汤证、加减桑菊饮证、清火宁肺汤证、加减清燥救肺汤证、芳香化浊法证、加减半夏泻心汤证、三仁汤加减证。

考证　清气蕴蒸候，通称：风热上受、燥气上受、温邪上伏、暑秽上受、风温化热、冬温入肺、温燥伤肺、暑风入肺、湿遏热蒸、湿遏热伏、燥包湿、湿伏中焦、湿热弥漫三焦。《中医大辞典》："湿遏热伏，亦称湿郁热伏。因湿邪阻遏而致热不能宣散透发的现象。"

吴鞠通说："脉洪滑，面赤身热，头晕，不恶寒，但恶热，舌上黄滑苔，渴欲凉饮，饮不解渴，得水则呕，按之胸下痛，小便短，大便闭者，阳明暑温，水结在胸也，小陷胸汤加枳实主之。"[1]**雷少逸**说："秽浊之气，交混于内，人受之，由口鼻而入，直犯膜原。初起头痛而胀，胸脘痞闷，肤热有汗，频欲恶心，右脉滞钝者是也……如偏于暑者，舌苔黄色，口渴心烦，为暑秽也……宜芳香化浊法治之，暑秽加滑石、甘草。"[2]

俞根初说："秋燥伏暑，当辨其挟湿、化火两端。如湿遏热郁者，浅则多肺燥脾湿，一起即洒淅恶寒，寒已发热，鼻唇先干，咽喉干痛，气逆干咳，肢懈身痛，渴不思饮，饮水即吐，烦闷不宁，胸胁胀疼，大腹满痛，便泄不爽，溺短赤热，舌苔粗如积粉，两边白滑……肺燥脾湿，先与辛凉解表，轻清化气。葱豉桔梗汤加紫菀、杏仁，辛润利肺以宣上。上焦得宣，气化湿开，则用加减半夏泻心汤去半夏，加川贝9g，芦笋60g，苦辛淡滑以去湿。湿去则暑无所依，其热自退。热退而津气两伤，液郁化痰者，则用二冬二母散加味……甘润佐辛润，化气生津以活痰。痰少咳减，终用加减玉竹饮子……气液双补，兼理余痰以善后。"[3]**何廉臣**说："暑为湿遏，初起邪在气分，即当分别湿多热多。湿多者，治以轻开肺气为主，肺主一身之气，气化则湿自化，即有兼邪，亦与之俱化。湿气弥漫，本无形质，宜用体轻而味辛淡者治之。"[3]

编者按：清气蕴蒸候，主要病机是邪蕴上焦，郁遏清气，气失宣降，皆因风热、风暑、暑湿、湿热、湿火、风燥、温燥、热痰等而致上焦清气蕴蒸，治疗比较多样。如**谢利恒**说："（湿邪）治疗原则，固以开泄腠理，通畅大便为要，但湿为阴邪，若纠缠于气分，则常不为汗衰，不为下解，其法兼表则宜轻宣，小便不利则宜淡渗，胃纳不馨则芳香以化湿，脾为湿困则宜辛温以燥湿。"[4]

引用文献

［1］吴鞠通.温病条辨［M］.福州：福建科学技术出版社，2010：73.

［2］雷丰.时病论［M］.北京：人民卫生出版社，1964：61.

［3］俞根初等.重订通俗伤寒论［M］.上海：上海科学技术出版社，1959：253，259，260.

［4］张赞臣.谢利恒先生的医学经验简介［J］.上海中医药杂志，1964，（10）：16.

九、清气蕴炽候

清气蕴炽候，系上焦气分之里热实证，由上焦郁热不得透泄，挟胃中水谷化燥化火而成气郁火炽之候。或过投温散，助热伤津，即**仲景**所谓"发汗则谵语，此属胃"。或如**雷少逸**所云："滋腻，益使气机闭塞，致邪不能达解。"[1] 多由清气郁蒸候、清气郁炽候失治误治转来。

诊断

病名：[中医] 感冒，伤寒，温病，风温，伏暑，湿温，暑湿。[西医] 流感，肺炎，流行性腮腺炎炎，颌下腺导管结石。

证名：肺胃风火证，**肺胃湿火证，肺肝湿火证**，肺胃燥火证，胆胃燥火证。

病位：肺胃，胆胃，肝肺。

病因：风火，湿火，燥火。

病机状态：郁炽。蕴热留于上焦，不得宣解，挟胃中水谷化燥化火，蕴炽于中上，上走空窍，阻碍宣降，而成气郁火炽之候。

1.清气郁炽候－腠理不宣

2.气机不宣──→气机不降

＋

津气蕴炽──→清窍不利──→清空不宁

图2-5-26　清气蕴炽候病机结构式示意图

病形：郁炽，上郁内炽；　　**病层**：里；　　**病态**：动；

病性：阳中有阴；　　**病质**：实；　　**病势**：重，深，急。

证象组合：气郁＋气炽＋空窍

主症：【气机不宣】症象：①胸膈痞痛。②胁痛。③心下满痛。④咳嗽不爽。

　　　　【津气蕴炽】症象：①壮热面赤汗出。②潮热无汗，汗出不畅。③口渴喜饮。④烦扰。⑤尿赤便闭，或自利、热溏。⑥神昏谵语。⑦腹满胀痛。⑧痰黄稠厚。

副症：【清窍不利】症象：①目痛。②鼾不得眠。

　　　　【气机不降】症象：①痰鸣壅盛。②喘胀闷乱。③鼻孔扇张。④恶心呕吐。⑤噫逆。

宾症：【清空不宁】症象：头痛。

临床以主症火炽症象明显而易见，加上气机宣降失常之症象，即可确诊为上焦郁炽之候。

鉴别诊断

清气蕴炽候＋腠理不宣＝清气郁炽候

├──＋腠理不调＋阳气不和－清窍不利＝**枢机郁炽候**

├──－清空不宁－清窍不利＋阳气不宣＋血热蕴炽＋络血妄行＝**气血郁炽候**

└──－气机不宣－气机不降＋气机不利＋神志昏蒙＋津液消灼＝**津气蒸炽候**

图2-5-27　清气蕴炽候鉴别式示意图

清气蕴炽候为气郁火炽之候；而清气郁炽候、枢机郁炽候均兼表郁，为表里同病；气血郁炽候则系火邪由气分炽及血分；津气蒸炽候病位不在上焦，故无气失宣降之象。

传变预测

清气蕴炽候－津气蕴炽＋津气蕴蒸→**清气蕴蒸候**

├─气机不宣－气机不降＋气机不利＋神志昏蒙＋津液消灼→**津气蒸炽候**

└─清空不宁－清窍不利＋阳气不宣＋血热蕴炽＋络血妄行→**气血郁炽候**

图2-5-28　清气蕴炽候传变式示意图

清气蕴炽候清下之后，火势顿退，郁热不清，可转成清气蕴蒸候；若延误失治，上焦之邪，转结中焦，而成津气蒸炽候；或火邪内窜入血，而转成气血郁炽候。均属转急转重转深之变。

辨证

定位： 肺：胸膈痞痛，痰鸣壅盛，喘胀闷乱，鼻孔扇张；胃：壮热面赤汗出；肝胆：胁痛，目痛。

定性： 风火：潮热无汗，汗出不畅，头痛，湿火：潮热，心下满痛，恶心呕吐；燥火：壮热面赤汗出，腹满胀痛，尿赤便闭。

定量： ①轻：胸膈满，便闭尿赤，烦扰不宁，痰鸣。②中：胸脘痞塞，腹满胀痛，壮热谵语，痰壅。③重：胸胁痛，胸腹坚如铁石，神昏谵语，喘胀闷乱。

论治： 当宣疏气机，兼以通降郁火为急务。但不可漫用寒凉，反抑气机。

1.随机立法： 清气蕴炽候为气郁火炽之急重证候，故其治则当疏利气机，并急急清降郁火，以防其下传中焦，或内陷入血。然清降通利，务必以疏利气机为先导，则可郁开火泄，不然则郁火愈下愈炽矣。

2.随位立法： 清气蕴炽候系热邪挟胃中水谷化火化燥所致，故病必涉胃，治则不离清降。病兼肺者，当兼以宣肺，如瓜蒌、桑白皮、枳壳之类；病兼胆者，当兼以疏利胆腑，如柴胡、黄芩、枳实之类。

3.随因立法： 燥火唯从清下；痰火必豁痰降气，如枳实、半夏、葶苈子、竹沥、风化硝；风火当宣疏兼以清解，如薄荷、竹叶、芦根；湿火宜芳淡轻宣，如青蒿、佩兰、滑石、通草、芦根，或兼苦降，如栀子、连翘、黄芩、黄连。

4.随症立法： 喘加瓜蒌、枳实、葶苈子、旋覆花之类；胸痞痛加瓜蒌、枳实、桔梗、郁金、橘络之类；痰黄稠加川贝、海浮石、蛤壳、竹沥之类；呕逆加枇杷叶、竹茹、代赭石。

方证： 辛凉解表法加味证、导热下行方证、大柴胡汤证、龙胆泻肝汤加减证、加味连朴饮证、增减黄连泻心汤证。

考证： 清气蕴炽候，通称：阳明少阳，少阳腑证，风温化火，湿遏热伏，邪热壅肺，肝火犯肺，时邪挟肝火。

阳明少阳合病，除阳明病身热不恶寒，反恶热，自汗，腹满便秘等症外，又有少阳病的口苦咽干、目眩等，且必见下利。另如**仲景**曰："伤寒五六日，呕而发热者，柴胡汤证具，而以他药下之，柴胡证仍在者，复与柴胡汤。此虽已下之，不为逆，必蒸蒸而振，却发热汗出而解。若心下满而硬痛者，此为结胸也，大陷胸汤主之。但满而不痛者，此为痞，柴胡不中与之，宜半夏泻心汤。"（《伤寒论》149条）**吴鞠通**说："温病三焦俱急，大热大渴，舌燥，脉不浮而躁甚，舌色金黄，痰涎壅甚，不可单行承气者，承气合小陷胸汤主之。"[2]"阳明温病，下之不通……喘促不宁，痰涎壅滞，右寸实大，肺气不降者，宣白承气汤主之……生石膏15g，生大黄9g，杏仁6g，瓜蒌皮4.5g。"[2]

俞根初说："太阳阳明，其证有二。一为肺胃合病。其人素有痰火，外感伤寒，一转阳明，肺气上逆，咯痰黄厚，或白而黏，胸膈满痛，神昏谵语，腹满胀疼，便闭溺涩，舌苔望之黄滑，扪之糙手，脉右滑数而实，甚或两寸沉伏，此肺中痰火与胃中热结而成下证也。法当肺与大肠并治，开降肺气以通大便，陷胸承气汤主之。"[3]"湿遏热伏者，法当芳透淡渗，温化清宣，大橘皮汤去官桂、槟榔，加焦山栀、青连翘各9g，活水芦笋60g，灯心1.5g，北细辛0.6g……湿开热透，继用增减黄连泻心汤，苦降辛通，甘淡渗湿以整肃之……终以香砂二陈汤加黄草川斛9g，鲜石菖蒲3g，拌炒生谷芽9g，金橘2枚，温健胃气以善后。"[3]

何廉臣说："病在中焦气分者，酌与王氏连朴饮加味……苦降辛通，以清胃气。"[3]

编者按： 清气蕴炽候，为内火已炽，故可用清凉与苦降重剂，直泻其火；甚则可以参用咸苦通降，以泄其实火。然终属气郁火炽之候，故宣畅上焦与疏利中焦气机之品，亦不可少，上郁得开，火自下行。

引用文献

［1］雷丰.时病论［M］.北京：人民卫生出版社，1964：13.

［2］吴鞠通.温病条辨［M］.福州：福建科学技术出版社，2010：63，66.

［3］俞根初等.重订通俗伤寒论［M］.上海：上海科学技术出版社，1959：184，257，269.

十、清气失宁候

清气失宁候系火热扰动上焦清气，上窜空窍之候，仍属上焦气分热证，以空窍症象明显为其特点。由火热阳邪内蕴脏腑，为风、寒、湿、痰等阴邪所郁遏，致郁火不得泄越，上扰清气，致空窍失其静之常。

诊断

病名：[中医] 头风，雷头风，偏头痛，头胀，厥阴头痛，肝火头痛，积热头痛，眉棱骨痛，眩晕，湿温，暑热，大头瘟，风温时毒，温毒，发颐，失音，耳鸣，耳衄，耳肿痛，耳溃疡，鼻衄，鼻渊，风火喉症，冬温喉痛，咽喉肿痛，烂乳蛾，温毒喉蛾，喉痹，白喉，烂白喉，口臭，口疮，鹅口疮，狐惑，风火牙痛，牙宣，舌痛，舌疮，舌衄，舌痒，目眦出血，天行赤眼，翼状胬肉，肝火外障，头汗，口眼㖞斜。[西医] 高血压，血管神经性头痛，三叉神经痛，面神经麻痹，梅尼埃病，颅骨骨瘤，经前期综合征，流行性腮腺炎，口腔溃疡，贝赫切特综合征，慢性鼻窦炎，急性鼻窦炎，急性上颌窦炎，鼻息肉，急性咽喉炎，慢性咽炎，急性扁桃体炎，扁桃体周围脓肿，牙龈炎，急性牙龈脓肿，牙周炎，急性中耳炎，外耳道炎，化脓性耳廓软骨膜炎，急性乳突炎，急性结膜炎。

证名：肺胃风热证，**肝肺风热证**，**肝胆虚风证**，**肝胆湿热证**，**肺胃温燥证**，**心肺燥热证**，**肺胃风火证**，**脾胃风火证**，**肝胃风火证**，**肝胆风火证**，肺胃湿火证，**肝胆湿火证**，肺胃燥火证，胃肠燥火证，**脾胃燥火证**，**肝胆燥火证**，**肝肺燥火证**，**肝胃燥火证**，肺胃郁火证，**脾胃郁火证**，**肝胃郁火证**，**心肾虚火证**，肺胃热痰证，肝胃痰火证，脾胃痰火证，**心肝痰火证**，**肝脾风痰证**，脾胃积热证，胃肠积热证。

病位：肺胃，心胃，脾胃，胃肠，肝胃，肾胃，心肺，心肝，心肾，肝肺，肝脾，肝胆，肝肾，肺肾。

病因：风热，风火，燥火，湿火，郁火，痰火，虚火，虚风，积热，风痰，热痰。

病机状态：蕴逆。火热阳邪内蕴，逆于上焦，扰动清气，上走空窍，以致空窍失其清静之常，而成火热蕴逆之候。

1.清气蕴蒸候–气机失宣–气机失降

2.津气蕴蒸──→清空不宁──→清窍不利

图2-5-29　清气失宁候病机结构式示意图

病形：郁逆，阳邪蕴逆；　　**病层：**里；　　**病态：**动；

病性：阳；　　　　　　　　**病质：**实；　　**病势：**浅，轻，缓。

证象组合：气蒸＋空窍不利

主症：【津气蕴蒸】症象：①面赤发热。②心烦口渴。③寐则头胸大汗。④便秘。⑤舌干唇红。**舌象：**舌红苔黄。**脉象：**脉弦数。

副症：【清空不宁】症象：①头昏。②头痛如锥如劈，近烟火尤甚。③头胀。④眩晕。⑤脑如雷鸣。⑥头筋扛起。

宾症：【清窍不利】症象：①咽干咽痛，咽阻失音。②耳鸣耳聋，耳痒耳痛。③龈肿齿痛，牙宣渗血。④鼻干，鼻流浊涕，鼻疮。⑤目赤目昏。⑥口舌生疮，唇裂。⑦舌衄，舌肿胀。⑧口苦。

临床以空窍症象明显，或见清空不宁，或见清窍不利，或同时并见，但均须与津气蕴蒸同见，方可诊断为火热上扰，清气失宁之候。

鉴别诊断

清气失宁候＋气机失宣＋气机失降＝**清气蕴蒸候**

　　└──＋气机冲逆–清窍不利＋热迫津泄＋阳气不和＝**木火郁逆候**

　　　　└──–津气蕴蒸＋津气蕴炽＋血热蕴炽＋神志不宁＝**木火升逆候**

　　└──–清窍不利＋气机冲逆＋神志不宁＋神志昏蒙＋络脉不和＝**阳气厥逆候**

　　　　└──＋阴虚失养＋阳气浮越＋络脉不和–津气蕴蒸＝**阴虚阳浮候**

图2-5-30　清气失宁候鉴别式示意图

清气失宁候为火热阳邪上扰清空清窍之候；清气蕴蒸候则系阳邪郁蒸于上焦气分，故有气机失于宣降之象；木火郁逆候、木火升逆候系肝胆木火上逆清空，证属本气自病；阳气厥逆候与阴虚阳浮候乃自身阳气上冲清空，也属本气自病。

传变预测

清气失宁候+气机失宣+气机失降→清气蕴蒸候−津气蕴蒸+津气蕴炽→**清气蕴炽候**

└─ −清窍不利+气机冲逆+热迫津泄+阳气不和→**木火郁逆候**

└─ +神志不宁+神志昏蒙+络脉不和→**阳气厥逆候**

图2-5-31　清气失宁候传变式示意图

清气失宁候若过投寒腻，郁遏上焦气机，蕴热内郁，不得宣透，可转为清气蕴蒸候，甚则郁热化火，转为清气蕴炽候；若过投辛散，激动肝胆木火上逆，则可转为木火郁逆候，或引动心肝阳气而亢逆，则成阳气厥逆候。

辨证

定位：肺：多见于咽、鼻；胃（肠）：多见于咽、齿，头痛在前额，口渴便结；脾：多见于唇口，口干便燥；心：多见于口、舌，心烦不眠；肝胆：多见于目、耳，头痛在两侧、颠顶；肾：多见于咽、齿、耳。

定性：风火：舌红苔薄白；湿火：舌红苔黄腻或灰腻；痰火：舌红苔薄白滑；燥火：舌红苔燥少津，溺短便秘；积热：舌红苔中根黄厚，大便干结；虚火：舌红苔少，脉虚，反复久病；虚风：舌赤苔少，脉细弦。

定量：①轻：咽干唇裂，鼻流浊涕，耳痒，头胀痛，头脑昏沉。②中：咽痛，口疮，鼻流臭浊，耳鸣，头掣痛，目昏眩。③重：咽肿，舌疮，舌肿流血，鼻流脓血，耳痛耳聋，头痛如锥如劈，眩晕欲吐。

论治：当宣疏与清降并用，不可一味沉降，总当使蕴逆之火热泄越，然后清气自复清静，病可立解。

1.**随机立法**：清气失宁候，病机在于阴邪外郁，阳邪火热不得宣泄而上逆，清气失宁，阳邪上走空窍，致空虚之所失其清静之常，故治则当清降其上逆之阳邪，泄越蕴蒸之火热，然后清气自宁，空窍自清。清降又必须兼以宣疏升散，以解阴邪之郁遏，使郁火得以泄越。

2.**随位立法**：在肺宜轻清凉润，如桔梗、麦冬、沙参、马勃之类；在心宜清泻心火，如生地、麦冬、竹叶，甚则山栀、川连之类；在胃宜清胃升清，如葛根、升麻、石膏、知母之类；在脾宜苦泄，如黄连、大黄、栀子之类；在肝胆宜疏降木火，如柴胡、黄芩，甚则龙胆草、黄连、黄柏，轻则清疏如桑叶、菊花、决明子、蒺藜、苦丁茶、夏枯草之类；在肾宜润肾泻火，如黄柏、知母、玄参、人中白之类。

3.**随因立法**：风火宜疏降，如荆芥、防风、羌活、细辛、葱白之类；湿火宜兼苦燥芳淡，如苍术、佩兰、厚朴，或兼清利，如滑石、通草、泽泻之类；痰火必兼化痰，如半夏、陈皮，或贝母、花粉、玄明粉、风化硝之类；燥火宜清降，如石膏、黄芩、黄连之类，甚则硝黄釜底抽薪；积热当清泄消导，如枳实、酒军、山楂炭、黄芩、石膏之类；虚火宜滋阴以降火，如生熟地、麦冬、玄参、知母、黄柏之类；虚风当养阴息风，如生地、白芍、麦冬、蒺藜、骨碎补之类。

4.**随症立法**：前额痛宜加白芷、升麻、葛根以引经，两侧痛宜加柴胡、川芎，后脑痛加羌活，头顶痛加藁本；鼻病、咽病宜加桔梗以载药上升；齿痛宜加石膏以清胃火，佐细辛以散火郁；大便秘结者宜加酒军，甚则同用玄明粉以通泄阳火。

方证：泻心汤证、清宣利窍法证、防风通圣散证、黄连上清丸证、银翘马勃散证、导赤散证、泻黄散证、凉膈散证、翘荷汤证、泻青丸证、龙胆泻肝汤证、加味升麻汤证、石膏散证、川芎茶调散证、竹叶石膏汤证、羚角荷翘汤证、聪耳达郁汤证、清肝透顶汤证、银翘散加减证、加减普济消毒饮证、加味两归汤证、养阴清肺汤加味证、清凉甘露饮证、生脉散加味证、三叉汤证。

考证：失宁：不安宁。清气失宁候，通称：风热上受，上焦风火，风火上蕴，风火上攻，风火入络，燥热上郁，燥火上郁，热冲头脑，肝阳上亢，肝风上翔，肝风上扰，肝火上炎，肝火上逆，肝火内燔，心火上炎，少阳风火，脾胃伏火，脾热内伏，痰火壅遏，痰火烁肝。

吴鞠通说："湿温喉阻咽痛，银翘马勃散主之……服如银翘散法。不痛，但阻甚者，加滑石18g，桔梗、苇根各15g。"[1]"温毒咽痛喉肿，耳前耳后肿，颊肿，面正赤，或喉不痛，但外肿，甚则耳聋，俗名大头温、虾蟆温者，普济消毒饮去柴胡、升麻主之。"[1] **吴坤安**说："伤寒身凉后，尚有耳鸣耳聋等症，乃余邪留于少阳故也。宜养阴药中加柴胡、菖蒲、钩丁、池菊、通草、荷叶之类，以清解少阳之郁。"[2] **邵仙根**说："邪伤上焦，蕴于肺胃，喉痹失音等象，较大头瘟之肿在肌表者，更深一层矣。此症邪干肺胃，当用射干以发肺邪，石膏以泻肺热，犀角以解胃毒，大黄以疏胃壅，方为正治。"[2]

俞根初说："（大头瘟）当内外并治……此毒先肿鼻，次肿耳，从耳至头，上络脑后，结块则止，不散必成脓。故必内外兼治，始能消散。切忌骤用苦寒，如东垣普济消毒饮之芩连并用，亦禁浪用辛热，如节庵荆防败毒散之羌独二活，贻误颇多。"[3] **何廉臣**说："痰火烁肝，肝藏相火而主筋，轻则头晕耳鸣，嘈杂不寐，手足躁扰，甚发瘛疭，法当清火镇肝，羚角钩藤汤加减。"[3]"头风一症，往往标寒而本热，况属风毒久踞，多从火化，当用轻清宣上，如羚角荷翘汤……成绩最多。外用一滴金……时时注入鼻孔，奏功尤捷。"[3]

曹炳章说："舌尖绛独干者，此心火上炎。其热在气分者必渴，以气热烁津也。热在血分，其津虽耗，其气不热，故口干而不渴也，宜导赤散加童便治之。"[4]"舌紫肿大而生大红点者，热毒乘心也，用导赤散加犀角、黄连、金汁治之，或稍加大黄。"[4]**姚国美**说："头痛而起疙瘩，或脑鸣如雷，此风湿两胜，上冒清窍，名曰雷头风。风偏胜者，必兼眩晕，先以二仙散（瓜蒂、茶叶）取吐，次用消风散调方。"[5]"血从耳孔中出，名曰耳衄，或抽掣作痛，或头昏耳聋，脉弦数者，乃少阳风火伤络，治以龙胆泻肝汤。"[5]

编者按：清气失宁候，系外感与内伤之火热上扰清空清窍，以实证居多，亦有因虚致实之证。故其治则总宜清降，使火热下行，即无上扰之患。然外邪多挟有风寒湿邪之郁遏，故必佐以宣发，使郁火外发，亦"火郁发之"之义。内火虽当清降，亦当视其有痰、食之郁滞，参以化痰消导之品。尤以因虚致实之虚火、虚风，清降更当佐以滋养，以收敛其虚火。

引用文献

［1］吴鞠通.温病条辨［M］.福州：福建科学技术出版社，2010：36，46.

［2］吴坤安.伤寒指掌［M］.上海：上海科学技术出版社，1959：卷二56，卷四31.

［3］俞根初等.重订通俗伤寒论［M］.上海：上海科学技术出版社，1959：272，311，352.

［4］曹炳章.彩图辨舌指南［M］.南京：江苏人民出版社，1962：卷二29，34.

［5］姚国美.姚国美医学讲义合编［M］.北京：人民卫生出版社，2009：151，212.

十一、清气郁滞候

清气郁滞候，系上焦气分郁热之变证，为上焦热邪不得宣降，挟湿、痰、食等有形之邪，渐及中焦，郁滞上中二焦气机，致气机失于通利之候。

诊断

病名：[中医] 湿热，秽浊，伤暑，暑湿挟滞，湿温，湿温挟食，伏暑，食滞发热，食复，湿热泻，暑泻，痢疾，湿热痢，白痢，阳黄，顽痰，老痰，结痰，痰浊，痰泻，食泻，胸痹，胃脘痛，胸胁痛，噎膈，风燥。[西医] 急性胃肠炎，慢性肠炎，肠梗阻，胃窦炎，肠痉挛，流行性乙型脑炎，肝炎，病毒性心肌炎，心绞痛，经前期综合征。

证名：肝脾风湿证，**肺脾暑湿证，脾胃暑湿证，**肺胃湿热证，脾胃湿热证，**胃肠湿热证，**肝肺气痰证，肝脾气痰证，胆脾痰瘀证，肺胃热痰证，肺脾痰火证，**脾胃食滞证，**肺胃食滞证，胃肠食滞证，脾胃积热证。

病位：肺胃，脾胃，胃肠，肺脾，肝脾，肝肺。

病因：风湿，湿热，暑湿，热痰，痰火，气痰，食滞，积热。

病机状态：郁滞。上焦蕴热，挟有形之邪，渐传中焦，致上中清气失其宣利之常，三焦气机郁滞不行。

1.**清气郁蒸候**–清空不宁–清窍不利＋气机不利

2.**气机不宣** ⟷ 气机不利 ⟷ 气机不降

＋

津气蕴蒸

图2-5-32 清气郁滞候病机结构式示意图

病形：郁滞（热）；　　**病层**：里；　　**病态**：动；

病性：阴中阳；　　**病质**：实；　　**病势**：重，浅，急。

证象组合：气郁＋气热＋气滞

主症：【气机不宣】**症象**：①胸膈饱闷。②脘中痞满饱闷。③不食倦怠，口腻。④咳嗽。⑥目神呆滞。

【津气蕴蒸】**症象**：①发热自汗。②心烦口渴。③面赤。④额热。⑤头胀。⑥目黄。⑦二便不利。⑧嘈杂。**舌象**：苔黄。**脉象**：脉数。

副症：【气机不利】**症象**：①腹中板痛。②胸脘胀闷硬痛。③腹胀。④水泻，滞泻。⑤胁下痛。⑥二便不行。

宾症：【气机不降】**症象**：①呕恶。②呕逆。③咳逆。④嗳气。⑤胸闭息贲。

临床以副、宾症象明显易见，为郁滞里气之常，但必须与主症同见，方为上中清气热滞之候。在上则胸膈满闷，咳喘息贲；在中则脘痞胀痛，呕恶嗳噫；在下则腹胀满痛，泻痢或闭结。

鉴别诊断

清气郁滞候－津气蕴蒸＋阳气不宜＋腠理不宜＋清空不宜＋清窍不宜＝**清阳郁滞候**
　　　└─＝**胃气失和候**＋水谷不分＝**脾胃郁滞候**
　　　└─＋清窍不宜＋络瘀血溢＝**肺气郁痹候**
　　└─－气机不宜－气机不降－津气蕴蒸＋津气蕴炽＋津液消灼＋神志昏蒙＝**津气蒸炽候**

图2-5-33　清气郁滞候鉴别式示意图

清气郁滞候系热滞于里，清阳郁滞候则为寒滞于表里，各自不同。肺、胃、脾气郁滞，皆无热象，且各自有专候，如肺之清空不宜，脾之水谷不分之象。津气蒸炽候为有形热滞化火，传于中焦之候，亦与本候有分别。

传变预测

清气郁滞候——化火下传－气机不宜－气机不降－津气蕴蒸＋津气蕴炽＋津液消灼＋神志昏蒙→**津气蒸炽候**
　└留邪——－津气蕴蒸→**胃气失和候**
　　　└─＋水谷不分→**脾胃郁滞候**
　　　└─＋清窍不宜＋络瘀血溢→**肺气郁痹候**

图2-5-34　清气郁滞候传变式示意图

清气郁滞候失于清解，热滞化火，下传中焦，可转重为津气蒸炽候；如经清疏，蕴热虽除而郁滞之邪未净，可留于胃而转胃气失和候，留于脾而为脾胃郁滞候，留于肺而为肺气郁痹候。

辨证

定位： 肺：胸闷，胸痛，胁痛，咳逆；胃：脘痞，脘痛，嘈杂，呕逆；脾：腹胀，腹痛，泄泻；肝：脘胀，胁痛，小腹痛；肠：腹痛，便秘，泻痢。

定性： 湿热：头胀，目黄，便溏尿赤，水泻尿短，脘腹痞满；痰热：胸膈满闷，胁痛胸痛，痰黄稠厚，甚则色黑而臭，咳逆息贲，胸闭，胸中肠中辘辘有声；食热：脘腹痞满，恶食不食，腹痛胀满，滞泻不畅；气火：脘胁胀痛，嗳噫。

定量： ①轻：痞满疼痛，恶呕，气短胸闷。②中：胀满作痛，呕吐，咳逆胸痞。③重：板实急痛，呕逆，喘逆胸闭。

论治： 当以宜疏上中气机为主，清化有形邪滞。如清疏失宜，必传至中下，或留邪于脏腑，终难净化，而成痼疾难起。

1.随机立法： 清气郁滞候为有形热滞，郁滞于上中二焦，致三焦气机失于通利，故其治则当以清疏上中郁滞为主，以除有形热滞一除，则气机通利，清气自复宜降之常。但亦当视其所滞何邪，予以疏导以通降之。

2.随位立法： 在肺当宜降肺气，如杏仁、瓜蒌、枳壳、桔梗之类；在胃则宜清疏，如黄连、白蔻仁、厚朴、枳壳、郁金之类；在脾则宜疏利中焦，如山楂、枳实、枳壳、厚朴、莱菔子、木香之类；在肠更宜疏导，如大黄、枳实、厚朴、木香、槟榔、莱菔子之类；在肝则疏降，如柴胡、枳实、青皮、吴茱萸、黄连之类。

3.随因立法： 湿热宜清热除湿，清热如黄连、黄芩，除湿或温燥如苍术、厚朴、半夏、陈皮、白蔻仁，或凉淡如滑石、通草、茯苓皮之类；痰热宜清化，如贝母、瓜蒌、胆星、蛤壳、海浮石，重则如竹沥、礞石、风化硝、葶苈子、桑白皮之类，或用黄芩、黄连清降，或用大黄、芒硝以导下；食滞化热宜清疏，如焦三仙、莱菔子、青木香之类。

4.随症立法： 口苦必用黄芩、黄连；口甜而腻加紫苏、佩兰；腹满而痛加枳实、厚朴、木香；大便秘结加大黄，甚则加芒硝；伤酒宜用葛根、葛花、枳椇子、乌梅之类；里急后重加槟榔、木香。

方证： 泻心汤证、加减调中饮证、增损胃苓法证、参连散证、节斋化痰丸证、礞石滚痰丸证、竹沥达痰丸证、楂曲胃苓汤证、蚕豆病方证、王太史治痢奇方证。

考证： 清气郁滞候，湿热郁滞上中气机，宜降失司，通称：湿热阻滞，湿热蕴郁，中宫郁滞，湿热伤中，阳明湿热，脾胃失调，暑伤太阴，湿温挟食，暑挟湿滞，湿遏热伏，痰火蕴结，食滞化热，食滞胃肠。

仲景曰： "太阳病，过经十余日，心下温温欲吐，而胸中痛，大便反溏，腹微满，郁郁微烦。先此时自极吐下者，与调胃承气汤。若不尔者，不可与。但欲呕，胸中痛，微溏者，此非柴胡汤证，以呕故知极吐下也。"（《伤寒论》123条）"阳明病，脉迟，食难用饱，饱则微烦头眩，必小便难，此欲作谷瘅。虽下之，腹满如故，所以然者，脉迟故也。"（《伤寒论》195条）

吴坤安说： "如热退后，额热未除，目神似觉呆钝，此胃中余滞未清，额属阳明，故独热，宜清疏之，二陈加连翘、黄芩、山楂、神曲之类清之和之。"[1]"若秽暑挟食，结于下焦，二便不通，胸腹胀满，痛楚难忍者，非枳实、大黄、承气辈不除。"[1]**雷少逸**说："冒暑者，偶然感冒暑邪……失治入里……如入于肠胃者，则有腹痛水泻，小便短赤，口渴欲饮，呕逆等证，宜以增损胃苓法佐黄连治之。"[2]

俞根初说："伏邪依附糟粕，即用枳实导滞汤苦辛通降，从大便而解……然每有迟一二日，热复作，苔复黄腻，伏邪层出不穷，往往经屡次缓下，再四清利，而伏邪始尽……枳实导滞丸、更衣丸等缓下之。必俟宿垢下至五六次或七八次，而伏邪始尽。"[3]"舌黄而厚，胸满腹痛，头痛身热，口黏而秽，为宿食化泻……身热，用楂曲平胃散加豆豉、藿香、薄荷、猪苓、茯苓、泽泻之类。"[3]**何秀山**说："若四五日右脉滑数，苔白转黄，宿食化火也，法当清化，小陷胸合栀朴枳实汤……如其人胃素强盛，宿食不久化热，右脉多洪盛滑数，身壮热而胸膈烦闷者，必兼清中疏滞，调中饮加减为主。"[3]**何廉臣**说："痰火蕴结胃肠……发现恶心呕吐，胸膈壅塞，嘈杂脘满，便溏腹泄，或胸中肠中辘辘有声，法当清化下泄，廓清肠胃，轻则节斋化痰丸……或豁痰丸……轻清润降以搜涤之，重则礞石滚痰丸或竹沥达痰丸……苦辛咸降以荡涤之。"[3]

彭建中说："宣化通腑法用于治疗中下焦湿热证，病属暑挟湿滞，互阻不化。证见小溲艰涩，大便不通，上则恶心呕吐，下则腹胀矢气，舌苔白腻，根部垢厚。药用鲜佩兰、鲜藿香……此法重在宣化降逆，宣肺展气以通二肠。全方治上焦者六，治中下焦者四。此病位偏于中下焦，而治疗却偏重于上焦者何也？盖湿滞中下焦，阻碍气机，不得流通，故使三焦不畅，二便涩滞，此非攻逐可愈，必调气机，畅三焦，始能湿化便畅，而肺主一身之气，又与大肠相表里，且为水之上源，故肺气降则大肠可通，肺气开则水道得利，肺气布则一身气机流通，三焦畅，二便通，暑热湿滞自可从二便导出。"[4]

编者按：清气郁滞候，可兼见气分热蒸之脉症。即**蒲辅周**所谓："脾胃失调，湿聚热郁，以致肝失疏泄，三焦不和。"[5]其治则当以疏利中焦气机为主，兼以化暑、利湿、导滞。**赵绍琴**说："又前贤有云，治湿不利小便，非其治也，此固名言至理，然亦不可偏执于利之一法，而忽视宣肺展气之法。且夫下焦湿热不可用车前、瞿麦之属利之，仍当宣展气机，使三焦畅，气化行，则小便自利，湿邪自去矣。"[4]

引用文献

[1]吴坤安.伤寒指掌[M].上海：上海科学技术出版社，1959：卷二55，卷三15.

[2]雷丰.时病论[M].北京：人民卫生出版社，1964：57.

[3]俞根初等.重订通俗伤寒论[M].上海：上海科学技术出版社，1959：255，306，312，381，382.

[4]彭建中.赵绍琴教授应用宣肺展气法治疗湿热证经验初探[J].北京中医学院学报，1985，（2）：20.

[5]中国中医研究院.蒲辅周医案[M].北京：人民卫生出版社，1972：48.

十二、清气不化候

清气不化候，系上焦气分郁热之变证，为津气郁滞之候。气郁不解，郁及津液，清气失于宣展，清气不升，浊气不降，津液郁滞，停而化水，水气不能下输水道，而外溢于上下。

诊断

病名：[**中医**]风温，风水，阳水，肺水，皮水，湿肿，肺痹，急黄，唇风，哮喘。[**西医**]急性肾炎，慢性肾炎，血管性水肿，急性黄疸型肝炎，肝脓肿，腹腔积液，胸腔积液。

证名：肺胃风热证，胆肺暑湿证，肺脾风湿证，肺脾湿热证，肺肾湿热证，肝肾湿火证，肺脾饮热证。

病位：肺胃，肺脾，肺肾，肝肾。

病因：风热，风湿，湿热，湿火，饮热。

病机状态：郁滞。邪郁上中二焦，郁滞清气，不得宣展，清不能升，浊不能降，津液停滞，不能化气而化水，水道不行，致水邪泛滥。

1.**清气郁滞候**－气机不利＋津不化气＋气化不行

2.**气机不宣**──→津不化气──→气机不降

＋　　　　↓

津气蕴蒸──→气化不行

图2-5-35　清气不化候病机结构式示意图

病形：郁滞（热）；　　**病层**：里；　　**病态**：静；

病性：阴中阳；　　**病质**：实；　　**病势**：重，浅，急。

证象组合：气郁+气蒸+津滞

主症：【气机不宣】症象：①恶风。②咳嗽不爽。③大便不爽。脉象：脉浮弦。

　　　　【津气蕴蒸】症象：①自汗。②心烦。③齿燥口干，唇舌赤。④口苦而渴。⑤小便黄浊赤涩，气秽。⑥大便坚燥或胶闭。舌象：苔黄。脉象：脉数。

副症：【津不化气】症象：①面浮。②肿及全身。③甚则脐突背平。④阴囊肿大。

　　　　【气化不行】症象：①尿少不利。②尿闭。③二便不通。

宾症：【气机不降】症象：气喘。

临床以副症明显易见，但必须与主症同时出现，方可诊断为郁热停水之候。不然，当属其他停水之候。

鉴别诊断

清气不化候 – 津气蕴蒸 + 阳气不宣 = 清阳不化候
　　　　　　└─ + 阳气不行 + 气机不利 = 津气郁滞候
　　　　　　　　└─ + 腠理不宣 – 气机不宣 – 气机不降 = 津气不化候
　　　　　　└─ + 津液枯涸 + 气机不利 = 气液不化候

图2-5-36　清气不化候鉴别式示意图

清气不化候系阳证停水，故有内热之象，余者均不挟内热，而为阳不化阴之阴证停水。气液不化候虽可见热象，但为津液枯涸之虚热，与实热有别，属实中虚证，与纯实不同。

传变预测

清气不化候 – 津气蕴蒸 + 阳气不宣 → 清阳不化候
　　　　　　├─ + 阳气不行 + 气机不利 → 津气郁滞候
　　　　　　├─ + 津液枯涸 + 气机不利 → 气液不化候
　　　　　　└─ + 阴液消涸 + 气虚失充 + 阴虚失养 → 气阴不化候

图2-5-37　清气不化候传变式示意图

清气不化候若过投寒凉滋腻凉润，抑遏阳气，可转为阴证停水之清阳不化候，或津气郁滞候；若过投通利泄水，伤及津液，可转为气液不化候，甚则伤及气阴而转气阴不化候。

辨证

定位：肺：面浮胸闷，气喘咳嗽；脾：肢肿腹满；肾：腰痛，小便涩少。

定性：风热：舌红苔薄黄，胸闷，咳嗽，咽痛；湿热：舌苔黄滑厚腻，小便短赤涩痛，便溏；饮热：舌红苔白水滑，小便不行。

定量：①轻：面浮，小便短少。②中：身肿，二便不行。③重：脐突背平，小便癃闭。

论治：当以清疏气机为主，兼以通调水道，使清升浊降，气机宣展，水自能下行。如有失误，水气愈积愈盛，则难速已。

1.随机立法：清气不化候，其病机在于气机不宣与热邪内蕴，气郁导致津液停滞，津不化气而化水，故其治则当以清宣气机为主，兼以清利水道，使上焦得宣，清升然后浊降，下行水道，停水自除。

2.随位立法：病在肺，当宣降肺气，使其下输膀胱，如桔梗、杏仁、枇杷叶、白蔻仁、通草之类；病关于脾，当健脾行湿，如薏苡仁、厚朴、赤小豆、白术、茯苓之类；病关于肾，当利湿行水，如二苓、泽泻、木通之类。

3.随因立法：风热郁滞，宜疏风宣肺，如麻黄、防风、苏叶、浮萍、杏仁、桔梗之类；湿热郁滞，宜清利湿热，如薏苡仁、茯苓皮、赤小豆、滑石、海金沙、通草、白茅根之类；水饮化热，当通阳行水，如桂枝、干姜、茯苓之类，佐清热，常用如石膏、滑石。

4.随症立法：古人治肿常用通络之品，如葱须、茅根、丝瓜络、细辛之类；咳喘甚者，常用宣降肺气之前胡、葶苈子、枇杷叶、旋覆花、紫菀、橘皮、桑白皮之类。

方证：五皮散证、越婢汤合小青龙汤证、枇杷叶煎证、茅根清络饮证、麻黄连翘赤小豆汤加减证、三仁汤证。

考证：不化，亦郁滞。清气不化候，指水气不能下输的状态。通称：阳水水肿，毒疮内陷。

俞根初说："阳水则面浮恶风，自汗心烦，先肿上焦，遍身尽肿，按之热而即起，口苦而渴，小便黄浊，或竟赤涩，大便坚燥，或多胶闭，甚则二便不通，阴囊肿大，舌苔黄滑，或深黄而厚腻……左浮弦，右沉数者，风寒夹阳水肿也……阳水肿，初用五皮饮加荷、翘、浮萍，宣上发汗以消肿；继用大橘皮汤去桂、术，加木通、车前、琥珀、灯心，通利小便以除根；终用百合茅根汤……清肺气以滋化源。"[1] **何廉臣**说："风热入肺，肺气肿盛，不能通调水道，致上身肿而喘息者，此中医所谓肺痹……风重热轻者，越婢加半夏汤，散风热以降肺气；热重风轻者，苇茎苈枣汤……或用荷杏甘石汤……送下清肺葶苈丸……泻火热以消肿痹。湿热壅肺，肺水肿满，不能下输膀胱，致小便闭而喘肿者，此中医所谓肺水，西医所谓肺积气与水也。湿郁热蒸者，枇杷叶煎……肃肺气以平喘肿；热重湿轻者，茅根清络饮……清三焦以定肿喘。"[1]

王九峰治脉沉，喘咳，浮肿，鼻窍黑，唇舌赤，渴饮，少腹胀急，大便解而不爽。此秋风化湿，上伤肺气，气壅不降。用仲景越婢、小青龙汤合方[2]。**张千里**治去岁疟疟，今交春则风木内动。风鼓湿动，则头面先肿，继则清阳升降窒滞，肿及周身，胀至于废食也。顷喉间呼吸有音，而颔下如垂，疟状反轻而微，时或便干而数圊，溺少而气秒，齿燥口干，舌质砂白，脉象左弦数，而右沉弦数实，脐突背平。是又脾肺大失通降之权，而肝气益横逆矣。急须缓剂以理气平逆为先，必得喘汗不至[2]。

蒋宝素说："《经》以肾乃胃之关，关门不利，故聚水而从其类。其本在肾，其末在肺，气水不顺，钟聚为肿，宜顺其势，上下分消为主。"[3]"面肿曰风，颈脉动，喘咳，足胫肿曰水，病名风水。不至入腹为妙。"[3]

编者按：清气不化候，为上中清气郁滞，失其宣降之常，致水液不行而泛溢于外，故其治则不在于行水，而在于利其气机之宣降。肺主一身之气，肺气得以宣降，自能敷布津液，行其水道，下输膀胱，水气自行，亦化气行水之法。若专事通利，则肺气愈陷，气愈不宣，水终不行。是故宣畅肺气，利其气机，则宣降自复其常，不利水而水自行。

引用文献

［1］俞根初等.重订通俗伤寒论［M］.上海：上海科学技术出版社，1959：361，362，369.

［2］秦伯未.清代名医医案精华［M］.北京：人民卫生出版社，2006：258，343.

［3］蒋宝素.问斋医案［M］.北京：人民卫生出版社，1989：64，66.

十三、清气郁逆候

清气郁逆候，系上中焦郁热上逆之候，为清气郁滞候之变证。火热阳邪郁滞既久，不得泄越，随气冲逆于上，而成上逆之证。多由郁热失于宣疏，气机郁滞，阳邪郁极而上逆所致。

诊断

病名：[**中医**] 温病挟痰，温病挟饮，风温挟痰挟食，风温喘促，冬温，湿温，秽浊，酒湿伤胃，伏饮，咳喘，火喘，痰喘，喘肿，肺胀，肺痹，马脾风，哮喘，呃逆，火呃，痰呃，呕吐，麻疹咳嗽。[**西医**] 支气管肺炎，腺病毒肺炎，麻疹病毒肺炎，肺源性心脏病，心力衰竭，肺气肿，哮喘，蛛网膜下腔出血，肾炎，尿毒症。

证名：肺胃寒热证，**肺胃湿热证，脾胃湿热证**，肺胃燥热证，**肺脾燥湿证**，胃肠寒火证，肺胃郁火证，肝肺郁火证，肺胃气痰证，肺胃痰火证，肺胃饮热证，肺脾饮热证。

病位：肺胃，脾胃，肺脾，肝肺。

病因：寒热，湿热，燥湿，燥热，郁火，痰火，气痰，饮热。

病机状态：郁逆。阳邪郁滞于上中二焦，清气失于宣降，不得发泄，阳邪郁极，冲逆于上，而成郁滞兼上逆之候。

1.清气郁滞候－气机不降＋气机冲逆＋清窍不宣

2.气机不宣⟷气机不利⟷清窍不宣

＋　　　　↓

津气蕴蒸──→气机冲逆

图2-5-38　清气郁逆候病机结构式示意图

病形：郁逆（热）；　　**病层**：里；　　**病态**：动；

病性：阴中阳；　　**病质**：实；　　**病势**：重，浅，急。

证象组合：气郁＋气蒸＋气滞＋气逆

主症：【**气机不宣**】**症象**：①胸满。②膈闷。③痞满。④咳嗽不爽。⑤面冷。**舌象**：舌滑。

【**津气蕴蒸**】**症象**：①发热有汗。②心烦。③口渴。**舌象**：舌红苔黄。**脉象**：脉促。

副症：【**气机不利**】**症象**：①胸膈刺痛。②胀满。③脘胁胀痛。

【**气机冲逆**】**症象**：①气喘。②噫气。③呃逆。④呕吐。⑤多痰。

宾症：【清窍不宣】症象：咽中不爽。

临床以气机冲逆症象明显易见，但必须兼有气郁与津气蕴蒸热象，方为郁热上逆之候。

鉴别诊断

清气郁逆候－气机不利＋阳气不和＋清空不宁＝木火郁逆候
　　　└──津气蕴蒸＋阳气不宣＝清阳郁逆候
　　　　　　└──＝肺失宣降候
　　　└──津气蕴蒸－清窍不宣＋阳气不和＝肝气横逆候
　　　　　　└──＝胃失和降候

图2-5-39　清气郁逆候鉴别式示意图

清气郁逆候为中上焦郁热冲逆之候；木火郁逆候则系肝胆木火上冲之候；而清阳郁逆候系阴浊之邪上逆。寒热有别，各自不同。脏腑气逆诸候，如肺失宣降候、肝气横逆候、胃失和降候，不挟内热，且各有专症可辨。

传变预测

清气郁逆候－气机不利＋阳气不和＋清空不宁→木火郁逆候
　　　└──津气蕴蒸＋阳气不宣→清阳郁逆候
　　　　→肺失宣降候
　　　└──清窍不宣→胃失和降候

图2-5-40　清气郁逆候传变式示意图

清气郁逆候如过投辛香理气温燥之品，可引动肝胆木火上逆而成木火郁逆候；如过投寒凉柔润，郁火抑遏，可转为清阳郁逆候；如治疗不能尽除，余邪可留滞脏腑而成肺胃之气失降之候。

辨证

定位：肺：胸闷痛，胁痛，咳逆气喘；胃：脘痞痛，呕吐，呃逆，嗳气；脾：腹胀，呕吐，便溏；肝：口苦呕吐。

定性：湿热：脘痞腹满，舌苔黄腻；饮热：咳呕痰声辘辘，二便不爽；郁火：烦热，口渴有汗，溺涩赤短；痰火：胸痞满闷，气喘呕呃；痰气：胸脘痞胀刺痛。

定量：①轻：咳逆，嗳气。②中：气喘，呃逆。③重：喘促，呕逆。

论治：当以轻清宣疏上中气机为主，兼以清降冲逆之气，使上焦宣畅，郁火发泄，然后气自下行矣。

1.随机立法：清气郁逆候系火热内郁，不得宣泄，郁极而冲逆之候，其治则当以宣畅气机为主，兼以清降郁火，不可过投寒润，亦忌浪用香燥。寒润更滞气机，香燥又助郁火。**吴坤安**说："肺郁气逆，面冷频呃，咽中不爽，此肺气膹郁，病在上焦，宜开气分之痹，俾清阳得舒，胸次方能开达，姜汁炙枇杷叶、川贝母、川郁金、香豉、桔梗、通草、竹茹之类主之。"[1]

2.随位立法：在肺宜轻清开提肺气，如瓜蒌、杏仁、贝母、紫菀、枳壳、桔梗之类；于胃宜疏降胃气，如枳实、郁金、枇杷叶、竹茹之类；于脾宜温燥脾湿，如苍术、藿香、干姜、神曲、厚朴之类；于肝宜疏降木火，如柴胡、黄芩之类。

3.随因立法：湿热宜化湿清热，如藿香、苍术、厚朴、干姜、黄芩、黄连之类；郁火宜升清降火，如葛根、黄芩、黄连之属；痰火宜豁痰降火，如橘皮、半夏、川连、旋覆花、枳壳、桔梗之类；饮热宜通阳降浊，如桂枝、石膏、半夏、泽泻、茯苓、麻黄之类；

4.随症立法：咳用瓜蒌、紫菀、桔梗、橘皮；喘用瓜蒌、枳实、旋覆花、代赭石；呕加丁香、竹茹、枇杷叶、代赭石、旋覆花；呃加柿蒂、丁香、代赭石。

方证：小青龙加石膏汤证、桂枝汤合越婢汤证、增减旋覆代赭汤证、橘皮竹茹汤证、温胆汤证、干姜黄芩黄连人参汤证、增减黄连泻心汤证、加减半夏泻心汤证、瓜蒌实丸证、四正散证、辛开苦降法证。

考证：郁逆：郁极而冲逆。清气郁逆候，通称：温热犯肺，风温犯肺，肺气郁逆，湿热，内著，湿热阻遏，湿热郁结，肺燥脾湿，痰热互结，支饮射肺。

仲景曰："伤寒本自寒下，医复吐下之，寒格，更逆吐下，若食入口即吐，干姜黄芩黄连人参汤主之。"（《伤寒论》359条）"心下痞硬，嗳气不除者，旋覆代赭汤主之。"（《伤寒论》161条）"肺胀，咳而上气，烦躁而喘，脉浮者，心下有水，小青龙加石膏汤主之。"（《金匮要略·肺痿肺痈咳嗽上气病脉证治》）。

薛生白说："湿热证，呕恶不止，昼夜不瘥欲死者，肺胃不和，胃热移肺，肺不受邪也。宜川连三四分，苏叶二三分，两味煎汤，呷下即止。"[2] **吴坤安**说："湿热相蒸，胃中有火，脾家有湿，湿热相蒸，以致呕吐不纳，时饱时饥，渴不多饮，舌苔微黄黏腻，此胃热蒸脾湿之验也，治宜寒热兼施。"[1] "吐蛔与饮，脘闷口渴，舌苔白中带黄，此湿热结于气分，胃中不和而蛔逆也，宜二陈加干姜、川连。"[1] "胃热蒸脾湿，则舌黄中带黑腻，中焦痞满，呕吐，小便不利，嗜酒人多此症。（邵仙根评：舌苔边黄，中心腻黑，是胃热蒸动脾湿，蕴结中宫，以致痞闷，呕吐，便闭，用泻心汤开泄中焦。）"[1] "阳明病，不大便，胸下硬满而呕。（尚在少阳部位）舌上白苔者，可与小柴胡汤。按白苔，属痰饮溢于上焦，与小柴胡，则痰饮化而津液行，胃气一和，则上焦仍得汗出而解矣。（邵仙根评：若痰饮溢于上中焦，症见少阳阳明，可用柴胡温胆汤。）"[1]

俞根初说："秋燥伏暑，当辨其挟湿、化火两端，如湿遏热郁者，浅则多肺燥脾湿，一起即洒淅恶寒，寒已发热，鼻唇先干，咽喉干痛，气逆干咳，肢懈身痛，渴不思饮，饮水即吐，烦闷不宁，胸胁胀疼，大腹满痛，便泄不爽，溺短赤热，舌苔粗如积粉，两边白滑……肺燥脾湿，先与辛凉解表，轻清化气，葱豉桔梗汤加紫菀、杏仁，辛润利肺以宣上。上焦得宣，气化湿开，则用加减半夏泻心汤去半夏，加川贝三钱，芦笋二两，苦辛淡滑以去湿，湿去则暑无所依，其热自退。"[3] **何秀山**说："若支饮射肺则肺胀，咳而上气，烦躁而喘，脉浮者，则当用小青龙加石膏汤发表利水，豁痰清热，始效。"[3] "因于痰与气搏者，气为痰腻而滞，痰为气激而上，必多喘满噫气，宜从气逆痰郁治，增减旋覆代赭汤调下（香砂宽中散）。"[3]

编者按：清气郁逆候，湿热郁阻肺脾胃，清气不得展舒，宣降失常，郁热不得外达，郁极而冲逆于上，必兼见上中气郁与内热蕴蒸之脉症。治疗以宣畅上焦气机为主，兼以苦辛开降之品，以宣化其湿热浊邪。湿开则热透，清气舒展，自复升降之常。如**黄叔承**说："此即所谓'虚中有实'症。若但顾其虚，不予除湿清热，则胃气有升无降，呕不能止。"[4]

引用文献

［1］吴坤安.伤寒指掌［M］.上海：上海科学技术出版社，1959：卷一25，61，卷三82，76，80.

［2］王士雄.温热经纬［M］.沈阳：辽宁科学技术出版社，1997：46.

［3］俞根初等.重订通俗伤寒论［M］.上海：上海科学技术出版社，1959：259，260，318，346.

［4］福建省中医研究所.福建中医医案医话选编（第一辑）［M］.福州：福建人民出版社，1960：130.

十四、清气逆乱候

清气逆乱候，系上中清气升降逆乱之候。多由感受不正之气，自口鼻吸入，直行中道，或暴饮暴食不洁之物，扰乱上中清气，以致清气宣降失司，清气不升，浊气不降，清气下陷，浊气上逆，而成清浊混淆，挥霍撩乱之急证。

诊断

病名：[**中医**] 湿热霍乱，暑湿霍乱，暑热霍乱，伏暑霍乱，伤食霍乱，中暑，痧秽。[**西医**] 中暑，急性胃肠炎。

证名：**脾胃暑湿证**，脾胃湿热证，肺胃燥热证，脾胃食滞证。

病位：肺胃，脾胃。

病因：暑湿，湿热，燥热，食滞。

病机状态：郁逆。清气逆乱候系由浊气犯清，以致清气失于宣降，清气不能宣行于上，而反下趋，浊气不能下降，而反上逆，遂成气机逆乱，清浊混淆之候。

1.**清气郁滞候**－气机不降＋气机逆乱

2.气机不宣──→气机逆乱──→气机不利

＋

津气蕴蒸───

图2-5-41　清气逆乱候病机结构式示意图

病形：郁逆（热）；　　**病层**：里；　　**病态**：动；

病性：阴阳错杂；　　**病质**：实；　　**病势**：重，浅，急。

证象组合：气郁＋气蒸＋气滞＋气乱

主症：【**气机不宣**】**症象**：①胸闷。②脘中痞闷。③恶食不食。

【**津气蕴蒸**】**症象**：①发热。②烦躁。③口渴引饮。④面赤。⑤小便短赤。⑥吐下臭腐。**舌象**：苔黄腻。

脉象：脉濡滑数。

副症：【气机逆乱】症象：①猝然上吐下利。②腹绞痛。③干呕不已。④噫败食臭。

宾症：【气机不利】症象：腹痛而胀。

临床以气机逆乱症象显明，但必须兼见气郁与气分热象，方为阴阳错乱，寒热夹杂之候，否则即为阴证逆乱。

鉴别诊断

清气逆乱候＋阳气不宣＋阳气怫郁＝清阳逆乱候

└─ －津气蕴蒸＋气机闭塞＝中气窒闭候

├─ ＋阳气闭塞＝中阳闭塞候

└─ －气机逆乱＋气机不降＋水谷不分＝脾胃郁滞候

图2-5-42　清气逆乱候鉴别式示意图

清气逆乱候系上中气机升降错乱之候；清阳逆乱候则系上中阴阳错乱之候，病势已较深重；中气窒闭候、中阳闭塞候纯系脾胃升降因实邪窒闭而错乱之候，多为阴证；脾胃郁滞候虽亦有升降失常，但非逆乱，其势缓，其证轻。各自不同。

传变预测

清气逆乱候＋阳气不宣＋阳气怫郁→清阳逆乱候

└─ －津气蕴蒸－气机不宣、逆乱＋阳气不振、脱绝→阳气闭脱候

└─ －津气蕴蒸－气机逆乱＋气机不降＋水谷不分→脾胃郁滞候

├─ ＋阳气不行→中阳郁滞候

└─ ＋阳气不振→中阳不和候

图2-5-43　清气逆乱候传变式示意图

清气逆乱候若延误失治，可由气机逆乱致阴阳错乱而转清阳逆乱候，甚则阳气外闭内脱而成阳气闭脱候；或经救治，余邪不净，气机虽顺而邪留脾胃，则可转为脾胃郁滞候，或伤及中阳而成中阳郁滞候，终至中阳不和候。

辨证

定位：肺胃：胸脘痞闷；脾胃：脘腹胀痛。

定性：暑：面赤面垢，心烦口渴，尿赤，舌红苔黄腻；湿：腹胀腹满，苔厚腻；燥热：面赤大热，喜冷烦渴，舌红苔黄燥；食：噫食臭，脘痞腹痛，大便酸臭，恶食。

定量：①轻：腹胀，吐后泻，尿短赤。②中：腹痛，干呕腹泻，尿少。③重：绞痛，吐泻交作，无尿。

论治：宣清降浊，使清升浊降，则清气自复升降之常。若有延误，必然郁及阳气，可转成清阳逆乱候之重证。

1.随机立法：清气逆乱候，其病机在于浊邪犯清，清气失其宣降之权，清气当升而反下趋，浊气当降而反上逆，酿成气机逆乱之候。故治则当宣清降浊，分其清浊，以使清气得以宣达于上，则浊气自然下行。不可妄行止涩，反抑病机。

2.随位立法：于肺仍宜宣肺，在胃仍当降胃，于脾则宜疏中醒脾，总则以轻清芳淡为主，切忌补涩。

3.随因立法：暑秽宜用芳淡，如苏梗、藿梗、香薷、佩兰、石菖蒲、通草、滑石之类；湿滞宜芳化淡利，如白蔻仁、半夏、厚朴、蚕沙、大豆黄卷、薏苡仁、赤苓、猪苓、泽泻之类；湿热可兼苦寒，如黄芩、黄连、栀子之类；暑热宜辛凉，如石膏、滑石、知母之类；食滞宜消导，如山楂肉、陈皮、半夏、厚朴、枳实之类。

4.随症立法：伤暑发热无汗者，可用香薷、葛根、苏梗之类辛温宣发腠理；腹胀痛者，宜用厚朴、郁金、石菖蒲、大腹皮、槟榔、木香之类疏利气机。

方证：燃照汤证、蚕矢汤证、薷苓汤证、楂曲胃苓汤证、萸连解毒汤证、白虎汤证、加减桂苓甘露饮证、解毒活血汤证、生姜泻心汤证。

考证：逆乱：气机逆反之乱。清气逆乱候，通称：浊邪犯清，热中厥阴，热深厥深。

吴坤安说："如见外热内烦，舌燥口渴，脘中痞闷，或痛或呕，而利不止者，中焦湿热也，当用泻心法，芩、连、半夏、干姜、枳实、木香、赤苓、泽泻之类。"[1]"面赤口渴，或干呕，或吐泻，舌苔微黄而燥，或白中兼红，胸闷腹痛，此口鼻吸入秽暑而成也，宜辰砂六一散加枳实、厚朴、川连、郁金之类……如触暑湿秽秽而成霍乱，腹中绞痛，呕恶吐泻，宜清暑湿兼芳香逐秽，如广藿梗、川郁金、厚朴、枳实、菖蒲、槟榔、赤苓、滑石、大腹皮、通草之类。"[1]

王雨三说："湿热之证，身重肢酸，骨节烦疼，口渴口甘，小溲赤涩，脉象缓滑，用六一散合四苓散。"[2]董废翁说："（误下致）外热内烦，下利上渴，或痞，或痛，或呕，常法多用黄芩汤，不若生姜泻心汤之当。"[3]

编者按：清气逆乱候，为阳热霍乱之证，不可误作阴寒霍乱，而妄行温热。然清浊混淆之时，当于清解之中，略佐温热之品，以驱降阴浊，尤以暑湿相混之际，非辛温不足以开湿，如少佐干姜、吴茱萸、细辛、姜汁之类。即使为燥热所致，亦可反佐香薷、细辛、姜汁、半夏、官桂等宣化湿浊之品，以分清浊而利宣降。

引用文献

［1］吴坤安.伤寒指掌［M］.上海：上海科学技术出版社，1959：卷三28，卷四57.

［2］王雨三.治病法轨［M］.北京：学苑出版社，2015：132.

［3］高鼓峰，董废翁.医宗己任编［M］.上海：上海科学技术出版社，1959：162.

十五、清气郁结候

清气郁结候，有形实邪蕴结于上中焦之候，为清气郁滞证之变证。由痰、饮、湿热、食、瘀等有形之邪，郁滞于上中二焦，不得疏解，与清气互结于胸胁脘，而成郁结中较浅之证。

诊断

病名：［**中医**］暑湿，伏暑，暑秽，湿温，悬饮，留饮，支饮，痞证，胸痹，心痛，痰结，水结胸，寒实结胸，痰热结胸，食结胸，血结胸，太阴脾疟，急黄，痰呃，梅核气，失音，阴虚喉痹，夹喉疳，重舌。［**西医**］急性黄疸型肝炎，肝昏迷，急性肺炎，肺气肿，肺源性心脏病，心包炎，梅毒性心脏病，结核性胸膜炎，胸腔积液，大叶性肺炎，脓胸，阻塞性下颌下腺炎，声带小结，声带息肉，甲状腺瘤，血管瘤。

证名：肺胃寒湿证，**肺胃湿热证，脾胃湿热证，胃肠湿热证，肺胃气痰证，**肝肺气痰证，肝胃气痰证，心肺气痰证，胆胃湿痰证，肝脾湿痰证，**肺胃热痰证，肺胃痰火证，**肝肺痰火证，心胃痰火证，**肺胃水饮证，**肺胃寒饮证，**肺脾饮热证，肺胃瘀热证，**肝肺痰瘀证，心肺气瘀证，**肺胃食滞证。**

病位：肺胃，脾胃，胃肠，肝胃，胆胃，肺脾，肝脾，肝肺。

病因：湿热，寒湿，水饮，饮热，气痰，热痰，痰火，湿痰，食滞，瘀热。

病机状态：郁结。有形实邪郁滞上中二焦，使清气不得宣展，失其宣降之权，与实邪搏结，而成郁结之候。

1.**清气郁滞候**－气机不利＋气机郁结＋清窍不宣

2.气机不宣─────────────┐

　　　　　　↓　　　　　　　　↓

气机郁结──→气机不降──→清窍不宣

图2-5-44　清气郁结候病机结构式示意图

病形：郁结；　　　**病层：**里；　　　**病态：**静；

病性：阳中阴；　　**病质：**实；　　　**病势：**重，浅，急。

证象组合：气郁＋气结＋气蒸

主症：【气机不宣】症象：①不食不饥不便。②胸满。③短气。④面浮。⑤头眩。⑥懊闷呻吟。⑦面黄如金。⑧神昏窍阻。

　　【气机郁结】症象：①心下痞，按之软。②心下坚如盘。③食入痞阻。④心下满，按之痛。⑤胸脘胀痛拒按。⑥小腹硬满。

　　副症：【气机不降】症象：①呕吐涎沫。②咳逆倚息不得卧。③喘不得息。④善噫。⑤欲吐欲泻。⑥二便不行。

　　【津气蕴蒸】症象：发热，口干，有汗。**舌象：**舌红。

　　宾症：【清窍不宣】症象：①咽中如有炙腐。②咽中如有物梗，吐之不出，咽之不下。

临床所见以气机郁结症象为主，结于上者在咽膈，结于中者在脘腹，结于下者在小腹，气机失于宣降诸象，必然伴随出现。

鉴别诊断

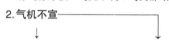

清气郁结候＋阳气不宣＋津气蕴炽＋热迫津泄－清窍不宣＝**清阳郁结候**

　　┌─＋阳气不和＋津气蕴炽＋腠理不调－清窍不宣＋清空不宁＝**枢机郁结候**

　　└─－清窍不宣＋气机不利＝中气郁结候－气机不降＋气机冲逆＝**胃气郁结候**

　　　　└─＋阳气不和＝**肝气郁结候**

　　　　　└─＋津气蕴蒸－气机不降＋气机冲逆＝**胆气郁结候**

图2-5-45　清气郁结候鉴别式示意图

清气郁结候系实邪郁结于上中气分之候，为轻浅之证；清阳郁结候则系郁滞化火，阳气郁结，为深重之候；枢机郁结候更有阳气不和，腠理不调等表里症象；至于诸脏腑郁结，均为久病反复不愈之候，各有专症可征。

传变预测

清气郁结候+阳气不宣+津气蕴炽+热迫津泄−清窍不宣→**清阳郁结候**

  └── −清窍不宣+气机不利→中气郁结候+阳气不和→**肝气郁结候**

    └── −气机不降+气机冲逆→**胃气郁结候**

      └── +津气蕴蒸→**胆气郁结候**

图2-5-46　清气郁结候传变式示意图

清气郁结候延误失治，郁结之邪化火，郁及阳气，可转重为清阳郁结候；如治疗失当，余邪留结脏腑，可转为脏腑气结之候，而成慢性疾病。

辨证

定位：肺：胸痞结痛，咳喘；胃：脘痞结痛，呕噫；脾：脘痞腹满；肝：胸胁满痛；肠：小腹硬满，二便不行。

定性：湿：痞满，按之濡；痰：痞闷满硬，呕痰；饮：痞结，咳喘，吐涎沫；食：脘痞胀满硬痛；瘀：痞硬，漱水不欲咽；气：噫气，咽阻。

定量：①轻：痞满，按之濡，咳嗽。②中：痞满，按之硬，咳逆倚息。③重：痞硬胀痛，喘息不得卧。

论治：当以疏导有形之实邪为主，辅以宣降气机，以助郁结之解散。如调治失误，郁结愈深，亦可成痼疾不起。

1.随机立法：清气郁结候系有形实邪滞结于上中焦，胸中清虚之地为实邪所盘踞，邪气与清气互结，以致三焦宣降失职，故其治则当以疏导结滞之邪为主，兼以宣降气机，实邪一除，则郁结自解。

2.随位立法：病关于肺，当以宣肺为主，如瓜蒌、杏仁、桔梗、枳壳之类；于胃宜降胃气，如半夏、大黄、黄芩、黄连、枳实之类；于脾宜疏脾气，如厚朴、山楂、莱菔子之类；于肝宜疏降肝气，如香附、苏梗、旋覆花、代赭石之类；于肠宜清化滑利，如蚕沙、皂荚子、滑石之类。

3.随因立法：湿热宜辛开苦降，如干姜、半夏、厚朴，伍以黄芩、黄连、大黄之类；痰热宜清化，如瓜蒌、半夏、黄连、贝母之类；寒饮宜温化，如桂枝、麻黄、细辛、干姜、茯苓之类；饮热宜清化，如石膏、半夏、木防己、茯苓、木通之类；食结多兼痰浊，宜疏化痰食，如枳实、二陈、莱菔子、山楂、神曲之类；瘀结宜化瘀清热，如桃仁、酒军、芒硝之类；气结宜疏利，如香附、苏梗、厚朴、枳实、陈皮、绿萼梅、香橼皮、佛手柑之类；水结宜攻逐，如甘遂、大戟、芫花、白芥子之类。

4.随症立法：胀硬急痛者，可用吐下之法，如三物白散、备急丸等，急除结滞之实邪。

方证：半夏泻心汤证、大黄黄连泻心汤证、增减黄连泻心汤证、宣清导浊汤证、大陷胸汤证、小陷胸汤证、小青龙汤证、葶苈大枣泻肺汤证、十枣汤证、蠲饮万灵汤证、半夏厚朴汤证、会厌逐瘀汤证、枇杷叶煎证、三物白散证、飞马金丹证。

考证：清气郁结候，有形之邪与清气互结之证。通称：湿阻气机，湿热伤脾，痰饮蕴结上焦，痰浊互结，痰热痹阻，痰火凝结。

仲景曰："伤寒十余日，热结在里，复往来寒热者，与大柴胡汤。但结胸，无大热者，此为水结在胸胁也。但头微汗出者，大陷胸汤主之。"（《伤寒论》136条）"小结胸病，正在心下，按之则痛，脉浮滑者，小陷胸汤主之。"（《伤寒论》138条）"若心下满而硬痛者，此为结胸也，大陷胸汤主之。但满而不痛者，此为痞，柴胡不中与之，宜半夏泻心汤。"（《伤寒论》149条）"伤寒大下后，复发汗，心下痞，恶寒者，表未解也。不可攻痞，当先解表，表解乃可攻痞。解表宜桂枝汤，攻痞宜大黄黄连泻心汤。"（《伤寒论》164条）"夫心下有留饮，其人背寒冷如手大。留饮者，胁下痛引缺盆，咳嗽则辄已。""脉沉而弦者，悬饮内痛。病悬饮者，十枣汤主之。""膈间支饮，其人喘满，心下痞坚，面色黧黑，其脉沉紧，得之数十日，医吐下之不愈，木防己汤主之。虚者即愈，实者三日复发，复与不愈者，宜木防己汤去石膏加茯苓芒硝汤主之。"（《金匮要略·痰饮咳嗽病脉证并治》）"妇人咽中如有炙脔，半夏厚朴汤主之。"（《金匮要略·妇人杂病脉证并治》）

尤在泾说："支饮上为喘满，而下为痞坚，则不特碍其肺，抑且滞其胃气。面色黧黑者，胃中成聚，营卫不行也。脉浮紧者为外寒，沉紧者为里实。里实可下，而饮气之实，非常法可下；痰饮可吐，而饮之在心下者，非吐可去。宜其得之数十日，医吐下之而不愈也。木防己、桂枝，一苦一辛，并能行水气而散结气。而痞坚之处，必有伏阳，吐下之余，定无完气，书不尽言，而意可会也。故又以石膏治热，人参益虚，于法可为密矣。"[1] **吴鞠通**说：

"疟伤胃阳，气逆不降，热劫胃液，不饥不饱，不食不便，渴不欲饮，味变酸浊，加减人参泻心汤主之。"[2]"太阴脾疟，寒起四末，不渴多呕，热聚心胸，黄连白芍汤主之；烦躁甚者，可另服牛黄丸一丸。"[2]

吴坤安说："发热后神识渐昏，小腹硬满，大便不下，此暑湿气蒸，弥漫三焦，乃诸窍阻塞之兆。气分结邪，忌用滋腻，须桂苓甘露饮法。"[3] **俞根初**说："若其人素有痰饮，适患伤寒，不先解表，或发汗不透，而反下之，阳气内陷，心下因硬，从脘至少腹坚痛拒按，申酉时小有潮热，但头上微汗出，不大便五六日，渴不引饮，舌燥苔白，脉右沉弦而紧，此水与郁热互结在胸脘胁肺胃之间也。法当急下停饮，蠲饮万灵汤主之。"[4] **何廉臣**说："（伏暑）病在下焦气分者，酌与桂苓甘露饮加减……辛淡降泄以清化肾气。"[4]"若湿郁成热，热重湿轻者，当用清热渗湿，俞氏增减黄连泻心汤。"[4]

蔡福养等治音哑：根据王清任《医林改错》因瘟毒烧炼会厌，血凝不能盖严气门，饮水即呛，用会厌逐瘀汤水煎服，化开会厌瘀血的记载，结合音哑患者声带检查所见，充血、肥厚、结节等病变，亦属热壅声带，血凝发声不灵，故音哑。按解剖部位看，会厌、声带二者，部位相近，亦能同病血凝。故试用会厌逐瘀汤化开声带瘀血。在临床实践中，观察31例，收到较满意疗效[5]。

编者按：清气郁结候，为实邪结于上焦气分之候，其病势虽属重、急，但多为新发之病，比之顽固之结聚，尚属浅显之候，不难一举驱散。然其中亦有轻重缓急之不同，如梅核气、痞气为轻而缓之证，其病较浅；痞结、结胸，为重而急之证；悬饮、支饮、留饮等则为重而缓之证，但其病则深。而其治则，总当宣利气机，逐散结聚。但用药亦有峻缓之分，轻而缓者，用药亦当缓和；重而急者，则多用峻利之品；病深证重，虽势稍缓，亦当以峻药攻之。

引用文献

［1］尤在泾.金匮要略心典［M］.上海：上海人民出版社，1963：83.

［2］吴鞠通.温病条辨［M］.福州：福建科学技术出版社，2010：94，95.

［3］吴坤安.伤寒指掌［M］.上海：上海科学技术出版社，1959：卷四54.

［4］俞根初等.重订通俗伤寒论［M］.上海：上海科学技术出版社，1959：184，257，310.

［5］蔡福养，卫淑华，孟庆莲.试用"会厌逐瘀汤"治疗音哑［J］.新中医，1978，（2）：38.

十六、清气闭厥候

清气闭厥候，系上中清气郁滞之重证，但却为闭厥证中较为轻浅之候。系由内外有形实邪，郁闭上中气机，致胸中清气不得宣通，猝然闭塞而成。若救治及时，不难气返而苏。

诊断

病名：［中医］风温，暑风，中暑，暑厥，暑秽，痧闭，中恶，气中，痰中，食中，阳中，燥中，闭厥，阳厥，肝厥，气厥，血厥，薄厥，食厥，痰厥，酒厥，虫痛，虫痉，虫厥，产厥，疟厥，阳痫，小儿惊痫。［西医］中暑，癔症，癫痫，症状性癫痫。

证名：肺胃风暑证，肺胃湿热证，肝胃郁火证，**肝胃气郁证，肝肺气郁证，心肝气瘀证**，肺胃气痰证，心肝气痰证，脾胃湿痰证，脾胃痰火证，**心肺痰火证**，肝脾风痰证，**心肝风痰证，肺胃食滞证**，胆胃虫积证。

病位：肺胃，脾胃，肝胃，胆胃，心肺，心肝，肝脾。

病因：风暑，湿热，郁火，湿痰，风痰，痰火，气郁，气痰，气瘀，食滞，虫积。

病机状态：闭厥。清气闭厥候系由实邪郁滞气机，致清气宣降失职，继而气机猝然闭塞而成闭厥之候。

1.清气郁滞候–气机不利–津气蕴蒸+气机闭塞

2.气机不宣——气机不降

└→气机闭塞←┘

图2-5-47　清气闭厥候病机结构式示意图

病形：闭厥；　　　**病层**：里；　　　**病态**：静中有动；

病性：阴中阳；　　　**病质**：实；　　　**病势**：重，深，急中有缓。

证象组合：气郁+气闭

主症：【气机不宣】**症象**：①眩晕。②愦然默默。③胸膈胀满或痛。④痞闷。⑤心下满而烦。⑥语涩失音。

副症：【气机闭塞】**症象**：①猝然昏厥不省。②口噤。③两手握固。④面青黑。⑤肢冷。⑥身硬。⑦目张。⑧舌陷。**脉象**：脉沉伏。

宾症：【气机不降】**症象**：①喘满。②呕逆。③痰涎壅盛。④口吐涎沫。⑤吐蛔。

临床病发之前常见气机不宣症象，可视为先兆，病发后则以气机闭塞症象为诊断依据。厥回之后，则气失宣降之症象亦为常见。

鉴别诊断

清气闭厥候＋阳气不行＝清阳闭厥候
　　　　　└＋神志蒙闭－气机闭塞－津气蕴炽－气机不宣－气机不降＋气机郁结＝津气闭厥候
　　　└－气机闭塞＋神志蒙闭＋神志不宁－津气蕴蒸－气机不宣－气机不降＋气机冲逆＝阳气闭厥候

图2-5-48　清气闭厥候鉴别式示意图

清气闭厥候为上焦气机骤闭之候，而清阳闭厥候为上焦阳气猝闭之候。津气闭厥候系阳极似阴，阳盛格阴之证，阳气闭厥候则为自身亢阳上逆之变证，二者皆系神志蒙闭，而非气机闭塞。

传变预测

清气闭厥候－气机闭塞＋气机不利＋津气蕴蒸→清气郁滞候
　　└──＋阳气不行→清阳闭厥候＋神志昏蒙＋气虚脱绝──→清气厥脱候

图2-5-49　清气闭厥候传变式示意图

清气闭厥候治疗得宜，闭开厥回，唯气机郁滞，则转为清气郁滞候；若延误失治，由气闭及阳，则可转重为清阳闭厥候；如正气不支，以致脱绝，则可转为清气厥脱候，而成内闭外脱之证。

辨证

定位　肺：胸闷气喘，失音；胃：脘痞气逆，呕吐；脾：眩晕，食少；心：语乱神糊昏蒙；肝：多怒眩晕。

定性　暑：头晕，口渴，心烦，尿赤；湿：胸脘痞塞，不食不饥；痰：痰涎壅盛，口吐痰沫；食：暴饮暴食，胸脘痞塞，欲吐不吐，欲泻不泻；气：暴怒或郁怒伤肝，气逆，气窜作痛；瘀：多发妇人，经事不调，或暴怒、郁怒之后；虫：脘疼，头摇如痉，吐涎沫，吐蛔。

定量　①轻：昏仆不语，时自苏醒，身温肢可冷。②中：昏厥不省，肢冷，时吐痰涎。③重：昏厥口噤，两手握固，面色青黑，四肢厥冷。

论治　当急急宣通上焦气机，开其闭塞，则清气自展。若救治不速，亦难免有气不返则死之险。

1.随机立法：清气闭厥候，其病机在于气郁，以致气机闭塞，故其治则当急急宣通上焦气机，以开其闭，气通闭开，即可望气返而生，不然则气不返而亡。故开通闭塞，为当务之急，用药不离芳香通窍，开关导痰。闭开厥回，再理其气郁。

2.随位立法：于肺宜宣肺，肺主一身之气，肺气宣则清气亦可得宣展；于胃宜降，胃气得降，则浊邪下行，而不致上闭胸中；于脾则宜疏利，中枢得转，清气自能宣降；于心则宜芳香以开心窍，醒心神，以防内闭；于肝则宜疏降肝气，肝气疏则清气得以宣展，肝气降则无血逆之患。

3.随因立法：因于暑，宜芳淡宣化为主；因于湿，宜辛香化浊为主；因于痰，宜燥湿化痰为主；因于食，宜消导疏利为主；因于气，宜辛香理气为主；因于瘀，宜行血通络为主；因于虫，宜苦辛酸以安蛔驱虫。此皆用于厥回闭开之后，为防其复闭之法。

4.随症立法：闭厥之时应急急通窍开闭，或用通关散搐鼻取嚏，或用导痰开关散以涌吐痰涎，绛雪点眼角以开泄其血络机窍之气。伤食闭厥者，或用姜盐汤，或瓜蒂散以探吐，继则灌服芳香醒神药以开内窍；暑闭常用紫金丹、红灵丹，鲜石菖蒲汁烊化灌服；热闭用牛黄清心丸；无热阴闭用苏合香丸，或还魂丹姜汁化服以开内闭，或针刺以通经络，如人中、十宣、曲池、委中等穴。

方证：紫金丹证、苏合香丸证、还魂丹证、四磨汤证、白附子丸证、导痰汤证、稀涎散证、三合绛覆汤证、连梅安蛔汤证、导痰开关散证、四逆散证、调气散证、调气平胃散证、加味二陈汤证。

考证：闭者，不通；厥者，阴阳之气不相顺接，四肢厥冷。清气闭厥候，通称：气郁结胸，血菀于上，痰阻气道，痰气壅塞，痰热内阻，蒙闭上焦气分。

仲景曰："病人手足厥冷，脉乍紧者，邪结在胸中，心下满而烦，饥不能食者，病在胸中，当须吐之，宜瓜蒂散。"（《伤寒论》355条）

陈士铎说："人有怒，辄饮酒以为常，不醉不休，一日发厥，不知人事，稍苏犹呼酒号叫，数次复昏晕，人以为饮酒太醉故也，谁知是胆经之火动乎……而胆之热非本于胆也，仍须泻肝之热，以解酒之热而已。方用逍遥散加味治之……佐之栀子以泻火，益之葛花以解酒，加之白芥子以消痰。"[1]

俞根初说："因醉得者为酒厥，宜葛花解醒汤。因饱得者为食厥，如饮食醉饱之后，或感风寒，或着恼怒，食填胸中，胃气不行，须臾厥逆，名曰食厥。证必昏迷不醒，肢不能举，气口脉形急大，或沉伏为辨。先以盐汤探吐，吐不出者危；再以和平消导治之，如二陈汤加枳、朴、楂、曲。"[2]"若吐蛔而昏厥者，此为蛔厥。厥回则卧起不安，脘疼烦躁，头摇手瘈，面目乍赤乍白乍黑，甚则面青目瞪，口流涎沫者，此为虫痉。舌绛而碎，生黄白点，点小如粟，或舌苔现槟榔纹，隐隐有点，脉乍数乍疏，忽隐忽现，此胃肠灼热如沸，蛔动扰乱之危候也。小儿最多，妇人亦有，速投连梅安蛔汤调下妙香丸，清肝驱虫以救之，羚角钩藤汤不可与也。"[2]何秀山说："若发自阴经，郁积伤中，形厥如尸者，用三合绛覆汤。"[2]何廉臣说："痰涎壅盛，语言謇涩，甚则暴喑，四肢厥冷者，此风痰挟火阻塞喉中也，名曰痰厥。治必先吐其痰，导痰开关散为主；继则豁痰降气，三子导痰汤加减。"[2]

编者按：清气闭厥候虽为闭厥证中较为轻浅之候，然而亦有一厥不返者，不可轻视。其中包含有真中、类中、厥证三大类，以真中最为深重，不易救治，即使气返厥回闭开，必留后遗瘫痪之患，常系中脏重证，故多一厥不返而逝者。类中则多为猝发疾病，较易救治，且不留后遗症，其中外邪中人如中湿、中暑、中恶以及食中等，救治得当，不难速醒，唯痰中、气中病属内发，常多反复。厥证虽轻浅，内因发病为多，救治较易，反复亦多，其中可能含有现代医学所称之"心肌梗死"之病，故仍属险候。

引用文献

［1］柳长华.陈士铎医学全书［M］.北京：中国中医药出版社，1999：805.

［2］俞根初等.重订通俗伤寒论［M］.上海：上海科学技术出版社，1959：190，312，346，437.

十七、清气虚郁候

清气虚郁候，为上中焦气虚兼气郁之候，系表里虚实夹杂之证，即清气郁遏候兼气虚。常见于虚人感冒外邪，病势较为轻浅，治疗得法，不难速解。

诊断

病名：［**中医**］伤风，伤寒，阴暑，寒湿，寒疫，小儿胎疟，中暑，太阳中暍，血虚发热，低烧，疰夏，眩晕，自汗，瘾疹，麻疹，疮疹。［**西医**］感冒，功能性发热，过敏性鼻炎，哮喘，支气管肺炎，麻疹病毒肺炎，席汉综合征，荨麻疹。

证名：**肺卫风寒证，肺脾风寒证**，肺胃风热证，肝肺风热证，**肺脾暑湿证**，肺脾风湿证，肺脾寒湿证。

病位：肺卫，肺脾，肝肺。

病因：气虚，风寒，风热，风湿，暑湿，寒湿。

病机状态：虚郁。本候系由素体气虚，感受外邪，或感邪之后过投发散，损耗清气，气虚而邪郁上焦，气失宣降，清气不能外达上宣，表郁不解，而成表里虚实夹杂之候。

1.**清气郁遏候**+气虚失充

2.气虚失充

　　　　＋

气机不宣──→腠理不宣──→清空不宣

　　　└──→气机不降

图2-5-50　清气虚郁候病机结构式示意图

病形：虚郁；	**病层**：里兼表；	**病态**：静；
病性：阴；	**病质**：虚兼实；	**病势**：浅，轻，缓。

证象组合：气虚+气郁+表郁

主症：【气虚失充】**症象**：①面色㿠白。②头晕。③易汗多汗。④人事昏惑，倦怠乏力，四肢酸楚。⑤不食便溏。⑥小有劳，身即热。⑦发汗热不减寒反增。⑧小便已，洒洒然毛耸。⑨肢逆。**舌象**：唇舌淡。**脉象**：①脉缓大而空。②脉虚细。③脉弦细芤迟。

【气机不宣】**症象**：①咳嗽多痰。②胸膈迷闷。③痰不易出。④二便艰涩。

副症：【腠理不宣】**症象**：①恶风，恶寒。②发热。③寒热似疟。④身痛。⑤疮疹伏陷。

【气机不降】**症象**：①气喘。②呕恶。

宾症：【清空不宣】**症象**：①头痛。②头昏。

临床以表郁或里郁症象明显易见，气虚症象虽不甚明显，但必须具有，方可诊断为本候。

鉴别诊断

清气虚郁候−气机不宣−气机不降−腠理不宣＋腠理不调＋经气不宣＝卫气虚郁候

　　　├　＋阳虚不振−气虚不充＋阳气怫郁＋经气不宣＝清阳虚郁候

　　　└　＋阳气不和−腠理不宣−腠理不调＝枢机虚郁候

图2-5-51　清气虚郁候鉴别式示意图

清气虚郁候系上焦气虚兼气郁、表郁之候；卫气虚郁候系表虚兼表郁之候；而清阳虚郁候则系上焦阳虚、阳郁兼表郁之候；枢机虚郁候虽亦系上焦气虚、气郁之候，但又兼表里阳气不和。各自有别。

传变预测

清气虚郁候−气虚不充→清气郁遏候

　　　├　−腠理不宣→清气失宣候

　　　└　−腠理不宣＋津气蕴蒸→清气虚蒸候

图2-5-52　清气虚郁候传变式示意图

清气虚郁候过投补气之品，气虚暂复，郁遏不解，可转为清气郁遏候，或表郁虽解，里郁依然，则转为清气失宣候；若过投温散，表解而里邪化热，气虚不复，则可转为清气虚蒸候。

辨证

定位： 肺卫：邪多虚少，实症偏重；脾胃：虚多邪少，虚症偏重。

定性： 参照清气郁遏候。

定量： ①轻：头昏，懒散，短气，面黄，脉濡。②中：头晕，倦怠，少气，面色㿠白，脉弱。③重：眩晕，倦卧，似喘，面暗滞，脉细或反虚大。

论治： 当扶正散邪，视其邪正虚实之偏重，而分别补气与宣散之主次。用药宜轻小，则不致散邪反伤正，或扶正反滞邪，反增变端。

1.随机立法： 清气虚郁候系气虚兼气郁、表郁之候，治则当虚实兼顾，表里合治，以扶正散邪为总法，邪多虚少者，以宣散为主，兼以益气，虚多邪少者，以补气为主，略兼宣散。用方宜小，用药宜轻，过于宣散则耗气伤正，过于温补则滞气闭邪，均多变端。

2.随位立法： 于肺补肺气当兼以宣降气机，如枳壳、桔梗、杏仁、紫菀、陈皮、半夏之类；于脾补脾气当兼以和降胃气，如紫苏、厚朴、陈皮、枳实之类。

3.随因立法： 风寒宜温散，如苏叶、桂枝、羌活、生姜之类；风热宜清散，如薄荷、前胡、蝉衣、僵蚕之类；风湿宜用苦温，如羌活、独活、防风、荆芥之类。

4.随症立法： 咳喘甚者，以宣降肺气为主，如枳实、桔梗、前胡、杏仁、紫菀之类，痰白者加陈皮、半夏，痰黄者加瓜蒌、贝母、海浮石、生蛤壳之类；身痛用羌活、独活、秦艽、威灵仙之类；头痛加川芎、白芍、葛根、羌活之类；呕恶加枳壳、竹茹、苏梗、藿梗、枇杷叶之类。

方证： 参苏饮证、人参败毒散证、清暑益气汤证、益气祛寒饮证、六和汤证、补中益气汤证、玉屏风散合桂枝汤加减证、破疟汤证、益气聪明汤证、升阳散火汤证。

考证： 清气虚郁候，通称：虚人感冒，虚人伤寒，气虚伤寒，气虚伤风。

仲景曰： "问曰：病有结胸，有脏结，其状何如？答曰：按之痛，寸脉浮，关脉沉，名曰结胸也。"（《伤寒论》128条）"风湿，脉浮，身重，汗出，恶风者，防己黄芪汤主之。""太阳中暍，发热恶寒，身重而疼痛，其脉弦细芤迟。小便已，洒洒然毛耸，手足逆冷，小有劳，身即热，口开前板齿燥。若发其汗，则恶寒甚；加温针，则发热甚；数下之，则淋甚。"（《金匮要略·痓湿暍病脉证》）

陈士铎说： "人有春月感冒风寒，咳嗽面白，鼻流清涕，人以为外邪之盛，而肺受之，谁知是脾肺气虚，而外邪乘之乎。夫肺主皮毛，邪从皮毛而入，必先伤肺，然而肺不自伤，邪实无隙可乘，又将安入？是邪之入肺乃肺自召之，非外邪之敢于入肺也。"[1]

薛立斋 治伤风，咳嗽，气喘，鼻塞流涕。用参苏饮一剂，以散寒邪，更用补中益气汤，以实腠理而愈[2]。**吴坤安说：** "凡遇疫症，诊得右关脉虚大，或软弱者，即中气虚也，当补以汗之，补中益气加羌活、紫苏。如诊得寸软尺迟者，此营卫两虚之症也，当以归芪建中汤加防风汗之。"[3]"疫邪发于岁荒之后，凡流离饥民，无不一病即死者，由于劳役饥寒，脾胃早伤，虽感微邪，亦不禁也，故治此者，须调补脾胃为主，补中益气、六君子之类，微加表药治之。"[3] "劳役辛苦之人，日间冒暑，夜间乘凉，而病头痛，寒热如疟者，六和汤加减和之。"[3] **吴鞠通**说：《金匮》谓太阳中暍，发热恶寒……数下，则淋甚，可与东垣清暑益气汤。"[4] **俞根初**说："（小儿胎疟）昼发而病在阳分气虚者，肢厥汗多，则以露姜饮（别直参0.9g，生姜0.6g，用阴阳水二盅，煎成一盅，露一宿服）温补阳气以截之。"[5]

　　编者按：清气虚郁候，为上中焦气虚兼气郁之候，外邪郁于肺卫或脾胃，清气无力宣行于内外，系表里虚实夹杂之证。《灵枢·百病始生》云："风雨寒热，不得虚，邪不能独伤人。卒然逢疾风暴雨而不病者，盖无虚，故邪不能独伤人。此必因虚邪之风，与其身形，两虚相得，乃客其形。"素体气虚，往往最易感邪，宜于宣散药中略参益气之品。

引用文献

［1］柳长华.陈士铎医学全书［M］.北京：中国中医药出版社，1999：817.

［2］江瓘，魏之琇.名医类案（正续编）［M］.北京：中国中医药出版社，1996：7.

［3］吴坤安.伤寒指掌［M］.上海：上海科学技术出版社，1959：卷四20，21，42.

［4］吴鞠通.温病条辨［M］.福州：福建科学技术出版社，2010：38.

［5］俞根初等.重订通俗伤寒论［M］.上海：上海科学技术出版社，1959：225.

十八、清气虚滞候

　　清气虚滞候系上中焦气虚兼实邪郁滞之候，为气分虚实夹杂之里证。多由素禀气虚，不能运化有形之湿、痰、食滞，或实证过投克削，损耗正气而成。

　　诊断

　　病名：[**中医**] 头痛，眩晕，咳嗽，气喘，胸痹，心痛，胁痛，痞满，胃脘痛，腹痛，便闭，气虚挟滞，湿痿。[**西医**] 高血压，小儿肺泡性蛋白沉积症，自发性气胸，化脓性扁桃体炎，冠状动脉粥样硬化性心脏病，心绞痛，急性心肌梗死，败血症，尿毒症，霍奇金淋巴瘤，原发性慢性肾上腺皮质功能减退症，食道裂孔疝。

　　证名：脾胃湿热证，胃肠燥火证，脾胃郁火证，肝脾湿痰证，肺脾水饮证，心肺气痰证，心肺痰瘀证，胆胃痰瘀证，肝肺痰瘀证，脾胃食滞证。

　　病位：心肺，肺脾，脾胃，胃肠，胆胃，肝脾。

　　病因：湿热，燥火，湿痰，水饮，气痰，痰瘀，食滞。

　　病机状态：虚滞。或素体气虚，不能运化有形实邪，致实邪郁滞；或实证过投克伐，耗伤元气，致正气已虚而又兼实邪郁滞。

1.清气郁滞候 – 津气蕴蒸 + 气虚不充

2.气虚不充

+

气机不宣──→气机不利──→气机不降

图2-5-53　清气虚滞候病机结构式示意图

　　病形：虚滞；　　　　**病层**：里；　　　　**病态**：静中有动；

　　病性：阴中有阳；　　**病质**：虚夹实；　　**病势**：重，浅，缓。

　　证象组合：气虚+气郁+气滞

　　主症：【**气虚失充**】症象：①手足软弱。②肌酸不仁。③肉瞤色黄。脉象：脉虚大。

　　　　　　【**气机不利**】症象：①腹膨胀痛。②胸脘胀痛。

　　副症：【**气机不宣**】症象：①不食。②胸闷。③咳嗽。

　　　　　　【**气机不降**】症象：①恶心。②噫嗳。

临床以气机郁滞症象明显，气虚症象虽不甚明显，但诊断常不可少，临床不容疏忽。

　　鉴别诊断

清气虚滞候 – 气虚不充 + 阳虚不振 + 阳气不行 + 津气蕴蒸 = **清阳虚滞候**

　　　├ + 津液枯涸 + 津液消灼 = **气液虚滞候**

　　　└ + 阴虚失养 = **气阴虚滞候**

图2-5-54　清气虚滞候鉴别式示意图

清气虚滞候系上中焦气虚兼气机郁滞之候，病势较为轻浅；而清阳虚滞候病势较为深重，为上中焦阳虚兼阳气郁滞，又兼挟内热，为虚实寒热错杂之候；至于气液、气阴虚滞，则兼液枯或阴虚，病情更为复杂。

传变预测

清气虚滞候+津液枯涸+津液消灼→气液虚滞候

└──+阴虚失养→气阴虚滞候

图2-5-55 清气虚滞候传变式示意图

清气虚滞候过投辛香疏利，耗伤津液，可转成气液虚滞候，甚则伤及阴液，可转成气阴虚滞候，均为实邪未除，正虚加深之变。

辨证：可参照清气郁滞候与清气虚郁候，前者辨证邪实郁滞，后者辨证气虚。

论治：当补气兼以疏利，虚实兼顾，但当视邪正之偏，斟酌补泻主次，庶免虚虚实实之患。

1.随机立法：清气虚滞候系上中焦气虚，兼有形实邪郁滞之候，故其治则当补气兼以疏利。邪实郁滞太甚，而正气尚可支持者，不妨先疏导其实邪，邪去再予扶正；虚甚而邪实不甚者，补虚、疏利可同时进行；正虚不堪攻导者，当先予扶正，待正气回复，再攻其郁滞，斟酌权衡以处置之。

2.随位立法：病关于肺，当以宣降肺气为主；病关于脾，则当以疏利中焦之气为主。

3.随因立法：因于湿热，宜化湿清热；因于痰滞，宜化痰降气；因于食滞，宜消化导下。

4.随症立法：胸满胀痛者，宜枳壳、桔梗、郁金、瓜蒌、薤白之类；脘腹胀痛者，宜枳实、厚朴、莱菔子、酒军、牵牛子、槟榔、木香之类。

方证：七味白术散证、消带汤证、加减达原饮证、苓桂术甘汤合葶苈大枣泻肺汤加味证、十味温胆汤加减证、大承气汤加味证、补中益气汤合凉膈散证、葛花解醒汤证。

考证：清气虚滞候，通称：气虚挟滞，秽浊郁闭，气虚火结，痰瘀交阻，支饮阻肺。

李用粹说："食积痿者，饮食太过，妨碍道路，升降失常，脾气不得运于四肢，手足软弱，或腹膨胀痛，或恶心嗳气，右手脉洪弦滑者，宜运脾消导，从食积治，俟食消积化，然后补脾。"[1] **吴仪洛**说："过饮无度，湿热之毒，积于肠胃。葛花独入阳明，令湿热从肌肉而解；豆蔻、砂仁皆辛散解酒，故以为君；神曲解酒而化食；木香、干姜调气而温中；青皮、陈皮除痰而疏滞；二苓、泽泻能祛湿热从小便出，乃内外分消之剂；饮多则中气伤，故又加参、术以补其气也。"[2]

李斯炽曰："《难经·六十难》说：'其五脏气相干，名厥心痛。'本案常自觉五脏有病，其在未发心痛之前而先见胃痛，并伴有胸闷腹胀、欲呕等消化道症状，其属胃气冲逆可知。《灵枢·厥病篇》说：'厥心痛，腹胀胸满，心尤痛甚，胃心痛也。'当为久患肝病，克制脾胃，使脾胃气虚，运化无力，故见胸闷、食少、腹胀、欲呕、舌淡、脉弱、小便微黄、苔微黄腻等脾虚胃滞症状。劳累则气耗，忧郁则气滞，劳累忧郁使脾胃愈虚愈滞而发为胃痛。胃络通心，胃气不降则上逆冲心。"[3] **邓铁涛**曰："（高血压病气虚痰浊型）眩晕，头脑欠清醒，胸闷，食少，怠倦乏力，或恶心，吐痰，舌胖嫩，舌边齿印，苔白厚或浊腻，脉弦滑，或脉虚大而滑……宜健脾益气。用赭决七味汤……重用黄芪合六君子汤补气以除痰浊，配以代赭石、草决明以降逆平肝。若兼肝肾阴虚者加首乌、桑椹、女贞子之属，若兼肾阳虚者加肉桂心、仙茅、淫羊藿之属，若兼血瘀者加川芎、丹参之属。"[4]

编者按：清气虚滞候，阴乘阳位，气滞血瘀，阻滞上中清气，胆胃通降失利，心肺之气暗耗。如**蒲辅周**治某患者心绞痛发作无规律，每日发作频繁，胸痛彻背，胸闷心慌。蒲老分析其症状及病情经过，结合脉涩唇紫，断为营卫不调，心气不足，痰湿阻滞。以心主营，营不调则卫亦滞，故重在通心气以调营卫。用十味温胆，通其心气，兼化痰湿，加川芎、丹参和营，营气和则卫亦利[5]。

引用文献

［1］李用粹.中华医书集成·证治汇补［M］.北京：中医古籍出版社，1999：175.

［2］吴仪洛.成方切用释义［M］.太原：山西科学技术出版社.2009：180.

［3］成都中医学院.李斯炽医案（第二辑）［M］.成都：四川人民出版社，1983：78.

［4］邓铁涛.邓铁涛医集［M］.北京：人民卫生出版社，1995：2.

［5］中国中医研究院.蒲辅周医案［M］.北京：人民卫生出版社，1972：10.

十九、清气厥脱候

清气厥脱候为实邪猝然闭塞上中气机，正气不支而脱绝，系先厥后脱之候，多见于中风实证，先闭后脱，或闭脱同见，其他杂病亦有此变，为危急之候，如救治失当，必致厥脱而逝。

诊断

病名：[**中医**] 厥脱，真中风，肺中风，痰厥，痰喘。[**西医**] 慢性肾炎，小儿肺炎，肺结核，心力衰竭，重症肌无力。

证名：脾胃风火证，心肺痰火证，肺脾风痰证，肝肺风痰证，肺脾虚痰证。

病位：心肺，心脾，肺脾，肝肺。

病因：风火，痰火，风火，风痰，虚痰。

病机状态：厥脱。病由实邪猝犯上中清气，致气机上冲，猝然闭塞，神明不清，阳气不行，渐致正气不支而脱绝，系由厥而脱之候。

1.清气闭厥候+气机不降+气机冲逆+神志昏蒙+阳气不行+气虚脱绝

2.气机闭塞──→神志昏蒙──→气虚脱绝

气机冲逆──→阳气不行──

图2-5-56　清气厥脱候病机结构式示意图

病形：厥脱；　　**病层**：里；　　**病态**：静中动；

病性：阴中阳；　　**病质**：实中虚；　　**病势**：重，浅，危，急。

证象组合：气闭+气逆+神蒙+阳滞+气脱

主症：【**气机闭塞**】**症象**：①昏冒。②痰涎壅盛。③口㖞语涩。④口噤。⑤抽搐。

　　　　【**气机冲逆**】**症象**：①头痛如破。②面肿流涎。③呃逆。④咳逆。⑤气喘痰鸣。**脉象**：脉浮大弦滑，右大于左。

副症：【**神志昏蒙**】**症象**：①烦躁不宁。②悲忧不已。③多怒。④恍惚错语。⑤不寐。

　　　　【**阳气不行**】**症象**：四肢不遂。

宾症：【**气虚脱绝**】**症象**：①口开眼合手撒。②喉如拽锯。③面赤汗出，汗出如油。④昏晕抽掣。**脉象**：脉大而软，重按豁然。

临床以闭厥症象明显，先见闭厥，然后可见脱象。

鉴别诊断

鉴别式：

清气厥脱候+血虚、气虚失养－气机冲逆－气机闭塞+阳气浮越－神志昏蒙+神气不振－阳气不行=**气血厥脱候**

清气厥脱候系气逆以致气机闭塞，正气不支而脱；气血厥脱候则为血虚阳浮而厥脱之证。但均为先厥后脱之候。

传变预测

传变式：

清气厥脱候－气机冲逆－气机闭塞－气虚脱绝+气虚、营虚失养－神志昏蒙+经脉、络脉不利→**营卫不行候**

清气厥脱候系闭脱同见之险证，多有一厥不返者，如能救治得宜，厥回可以不脱，余邪留滞于经络而成营卫不行候。

辨证

定位：肺脾：悲忧不已；心肺：面赤神糊，气喘，抽搐；肝肺：不寐多怒。

定性：风火：面肿流涎，烦躁不宁；风痰：口噤痰涌；痰火：面赤汗出，气喘痰鸣。

定量：①轻：昏冒，昏晕抽掣，脉大而软。②中：痰壅，烦躁，汗出不止，脉重按豁然。③重：口燥不语，口开眼合手撒，喉如拽锯，汗出如油。

论治：当急急祛邪治厥，兼以扶正防脱救脱，稍缓则难救治。

1.**随机立法**：清气厥脱候系实邪壅逆，以致气闭，正气不支，渐致厥脱之证，为由厥而脱，故其治则当以救厥为主，疏降实邪之壅逆，使气闭得开，则正不脱，然脱绝在即，故当参以大补元气之品以防脱救脱，如脱象显著，当先固其脱，再治其厥。

2.**随位立法**：病关肺脾者，当宣疏肺气以除厥，急扶中气以救脱；病关肝肺者，又当疏降肝逆以治厥，大补肺气以防脱；病关心肺者，宜宣降肺气与大补肺气同用，厥脱兼顾。

3.**随因立法**：因于风火者，当宣发外郁，兼清降内火；因于风痰者，当祛风兼以逐痰，宜降气机；因于痰火者，当清降化痰。

4.随症立法： 厥象显著时，虽当以开闭回厥为主，然亦当兼用参、芪补气之品以防脱；如脱象显著，则当急予参、附以回阳固脱。

方证： 小续命汤证、第一真黄风汤证、第二真黄风汤证、第三真黄风汤证、搜风汤证、肺风人参汤证、涤痰开窍扶正达邪方证、扶正救阴平肝散风清热化痰方证。

考证： 脱：阴阳相离，生命濒危。清气厥脱候，通称：内闭外脱，痰热动风，本虚标实。

王肯堂说： "卒仆偏枯之症，虽有多因，未有不因真气不周而病者，故黄芪为必用之君药，防风为必用之臣药。黄芪助真气者，防风载黄芪助真气以周于身者也，亦有治风之功焉……多怒加羚羊角。渴加葛根汁、秦艽。口噤口喎亦加秦艽。恍惚错语加茯神、远志。不得睡加炒酸枣仁。不能言加竹沥、荆沥、梨汁、陈酱汁、生葛汁、人乳汁。内热加梨汁、人乳、生地黄汁。痰多加竹沥、荆沥，少佐以姜汁。予每治此症，用诸汁以收奇功。"[1] **张锡纯说：** "逐风汤：治中风抽掣及破伤后受风抽掣者。生黄芪18g，当归12g，羌活、独活、全蝎各6g，大蜈蚣大者2条。蜈蚣最善搜风，贯串经络、脏腑无所不至，调安神经又具特长。而其性甚和平，从未有服之觉瞑眩者。"[2]

汪济美说： "持续发热一个月，咳嗽痰喘，体温每升到39℃，即见抽风作痉，乃属火旺刑金，痰热动风之候。病久气阴耗伤，造成'正不胜邪'的严重局面，故神昏气昏愦，面唇发青，晦暗无华，喉头痰声辘辘，苦不能啼，气息奄奄。按中医'治病必求其本'，急补气阴，'取本而得者'，必先平肝清热，'取标而得者'，应兼散风化痰，故投药见效迅速。候正气来复，再清邪热，末诊去西洋参，加栀、芩等苦寒之药，专主平肝泻火化痰，使'邪去则正安'，诸症悉除。"[3]

编者按： 清气厥脱候，系实邪郁闭上焦清气，以致阳气不行，渐进不支而转脱。是以实邪闭厥为本，阳气脱绝为标。因而其救治之则，亦当以祛邪开闭为主。驱其风邪，降其内火，开其痰闭，急救其厥，以治其本；恐其正气不支，又当参以益气扶正之品，以防其脱。唯有脱证显露之际，方可以大剂参、芪、术、附急固其脱，以急则治其标。脱回仍当以逐邪为主，亦祛邪以匡正之法。

引用文献

［1］陆拯.王肯堂医学全书［M］.北京：中国中医药出版社，1999：10.

［2］张锡纯.医学衷中参西录［M］.石家庄：河北人民出版社，1974：108.

［3］汪济美.小儿痰喘重症［J］.新中医，1979，（6）：27.

二十、清气虚蒸候

清气虚蒸候，系热蕴上焦兼气虚之候，亦上焦虚实夹杂之热证、里证。多系素体气虚，感受热邪，不能外达，郁蒸于上焦，或外感热邪，过用寒凉，重伤元气，而成气虚热郁之候。

诊断

病名： ［**中医**］虚人感冒，伤暑，中暑，煎厥，太阴脾疟，食复，劳复，虚热，久热，久咳，水痘，口疮。［**西医**］复发性阿弗他溃疡。

证名： 肺胃风热证，肺胃暑湿证，肺脾暑湿证，脾胃湿热证，肝脾郁火证。

病位： 肺胃，肺脾，肝脾，脾胃。

病因： 风热，暑湿，湿热，郁火。

病机状态： 虚蒸。素体气虚，感受热邪，郁于上焦，或气虚无力托邪外达，热邪蕴郁，不得外透，而成上焦虚实夹杂之热证。

1.**清气蕴蒸候**－清空不宁－清窍不利＋气虚不充

2.**气虚不充**

＋

津气蕴蒸──→气机不宣──→气机不降

图2-5-57 清气虚蒸候病机结构式示意图

病形： 虚（郁）蒸；　　**病层：** 表；　　**病态：** 动；

病性： 阳；　　**病质：** 实；　　**病势：** 轻，浅，缓。

证象组合： 气虚＋气蒸＋气郁

主症：【气虚失充】症象：①四肢困倦。②大便频溏。③晕仆。④短气。脉象：①脉虚大而濡。②脉迟。

【津气蕴蒸】症象：①头胀。②身热自汗。③口舌干燥。④心烦。⑤小便黄赤。⑥入夜错语。舌象：寸口脉滑数。脉象：苔薄黄。

副症：【气机不宣】症象：①胸痞。②胸闷。③饮食不下。

宾症：【气机不降】症象：①气促。②口吐血沫。

临床以蕴热症象为主，但必须兼见气虚症象，方为虚蒸之候。同时应有气郁症象，方为上焦清气郁热之证。

鉴别诊断

清气虚蒸候−气虚不充+阳虚不振+阳气不宣＝**清阳虚蒸候**

└──+阳气不和+腠理不调+清空不宣＝**枢机虚蒸候**

图2-5-58　清气虚蒸候鉴别式示意图

清气虚蒸候系上焦气虚兼郁热蕴蒸之候；而清阳虚蒸候为上焦阳虚、阳郁兼郁热蕴蒸之候；枢机虚蒸候除气虚郁热之里证外，更兼有表阳失调之候。

传变预测

清气虚蒸候+气机下陷→**清气虚陷候**

└──+津液消灼+津液枯涸→**气液虚郁候**

图2-5-59　清气虚蒸候传变式示意图

清气虚蒸候如过投寒凉，致清气下陷，则可转为清气虚陷候；如过投温补助热，伤津耗液，则可转为气液虚郁候。

辨证：参照清气蕴蒸候与清气虚郁候。

论治：当益气兼以清宣。徒用寒凉，反伤元气。亦不可过投温补，使热郁更甚。

1.随机立法：清气虚蒸候，病机为上中焦气虚，兼上焦热郁不得宣达，故其治则当扶补肺脾之气虚，兼以清宣郁热，同时略佐宣降气机之品。当视邪正虚实之所偏，斟酌补气清热之主次，既不可过补助邪，亦不能过凉伤正。宣降气机之品，尤宜斟酌，过多必耗伤元气。

2.随位立法：于肺宜补肺气，如人参、黄芪之类，兼宣降肺气，如陈皮、桔梗、枳壳之类；于脾宜补脾气，如党参、白术、茯苓、炙甘草之类，兼以疏利中焦，如厚朴、神曲、陈皮之类；于肝宜养肝兼疏肝理气，如柴胡、白芍、当归、香附之类。

3.随因立法：风热宜清疏，如防风、黄芩、薄荷、柴胡、葛根、升麻之类；湿热宜清热燥湿，如苍术、茯苓、黄芩、黄连、黄柏之类；郁火宜疏降，如柴胡、黄芩之类。

4.随症立法：烦渴者，当用芦根、竹叶、麦冬、焦栀之类；咳甚者，当宣降肺气，如枳壳、桔梗、陈皮、紫菀、白前之类；呕吐者宜和胃降气，如厚朴、枇杷叶之类。

方证：清暑益气汤证、助气走邪散证。

考证：清气虚蒸候，通称：暑伤元气，气虚伤暑，暑湿伤气，湿热伤气，气虚发热。

仲景曰："妇人在草蓐，自发露得风，四肢苦烦热。头痛者，与小柴胡汤；头不痛，但烦者，此汤（《千金》三物黄芩汤）主之。"（《金匮要略·妇人产后病脉证治》）**张璐**治大暑中患胸痞颅胀，脉虚大而濡，气口独显滑象，此湿热泛滥于膈上也。与清暑益气二剂，颅胀止而胸痞不除。与半夏泻心汤，减炮姜，去大枣，加枳实，一服而愈[1]。

俞根初说："劳神而复者，宜归脾汤。"[2] **吴鞠通**说："太阴脾疟，脉濡寒热，疟来日迟，腹微满，四肢不暖，露姜饮主之。此偏于太阴虚寒，故以甘温补正。其退邪之妙，全在用露，清肃能清邪热，甘润不伤正阴，又得气化之妙谛。"[3] **薛生白**说："湿热伤气，四肢困倦，精神减少，身热气高，心烦溺黄，口渴自汗，脉虚者，东垣用清暑益气汤主治。"[4]

编者按：清气虚蒸候，肺脾气虚，暑湿蕴蒸，清气失于宣展。**吴仪洛**说："暑湿蒸人，脾土受伤，故肢倦便溏；暑热伤肺，故气促心烦，口渴，便赤；浊气在上，则生膜胀，故胸满恶食；暑先入心，汗为心液，故自汗；湿盛，故身痛身重；寒伤形，表邪外盛，故脉大而有余；暑伤气，元气耗伤，故脉虚而不足。"[5]

引用文献

[1]江瓘，魏之琇.名医类案（正续编）[M].北京：中国中医药出版社，1996：339.

[2]俞根初等.重订通俗伤寒论[M].上海：上海科学技术出版社，1959：456.

［3］吴鞠通.温病条辨［M］.福州：福建科学技术出版社，2010：96.
［4］王士雄.温热经纬［M］.沈阳：辽宁科学技术出版社，1997：50.
［5］吴仪洛.成方切用释义［M］.太原：山西科学技术出版社，2009：309.

二十一、清气虚陷候

清气虚陷候为正虚邪陷之里热证，系上中气分虚、郁、蒸、陷夹杂之候。多为清气蕴蒸候、清气虚蒸候之变证。多由误投清降，以致上中清气挟郁热下陷而成。

诊断

病名：［中医］暑热，风暑，湿温，吐利，热泻，暑泻，飧泄，肠澼，久泻，五更泄，痢疾，疟转痢，久痢，休息痢，噤口痢，气虚淋，淋浊，癃闭，带下，风痉，湿痿，狐惑，阴阳毒。［西医］急性胃肠炎，慢性结肠炎，细菌性痢疾，泌尿系结石，前列腺增生，乳糜尿，尿潴留，宫颈炎，贝赫切特综合征。

证名：肺胃风暑证，**肺脾暑湿证，肝脾风湿证，**脾胃寒湿证，肺脾湿热证，**脾胃湿热证，肝脾湿热证，脾肾湿热证，**肺胃风火证，**脾胃虚火证，**肝肺气瘀证，**肺脾气虚证。**

病位：肺胃，脾胃，肺脾，肝脾，脾肾，肝肺。

病因：风暑，暑湿，湿热，风湿，寒湿，风火，虚火，气瘀。

病机状态：虚陷。或素禀上中焦气虚，或误投清降，损伤清气，致热邪内陷，随清气下趋，而成上中焦气分虚、郁、蒸、陷错杂之候。

病机结构式：1.清气虚蒸候+气机下陷

2.清气蕴蒸候−清空不宁−清窍不利+气虚不充+气机下陷

3.气虚不充+津气蕴蒸+气机下陷——→气机不宣——→气机不降

病形：虚陷（郁），正虚邪陷；　　**病层：**里；　　**病态：**动；

病性：阳；　　**病质：**实中夹虚；　　**病势：**浅中有深，轻中有重，急中有缓。

证象组合：气虚+气蒸+气郁+气陷

主症：【气虚失充】症象：①四肢疲困。②昏睡露睛。③精神疲惫，神形惊怖。④面色㿠白，面色如墨。⑤手足厥冷，气促自汗。**舌象：**舌胖有齿痕，色淡，苔薄白。**脉象：**①脉虚。②脉微。③脉芤细迟。

【津气蕴蒸】症象：①发热。②烦渴。③时静时扰。④唇红带皱。⑤小便短赤。

【气机下陷】症象：①四肢酸软肿痛，自觉足胫逆气上腾，两足觉热，足趾麻木顽痹。②吐泻肠鸣。③泄泻完谷。④痢下红白。⑤二便窘迫，里急肛坠。⑥下清血，泄利迸迫。⑦小便不禁，尿闭。

副症：【气机不宣】症象：①不食。②面浮。③腹膨。④胸闷。

宾症：【气机不降】症象：①呕吐。②嗳噫。③气促。

临床所见以气机下陷之泻痢症象为突出，但必须同时见到有热象的虚象，始为正虚郁热下陷之候。

鉴别诊断

清气虚陷候−气虚不充+腠理不宣+清空不宣+清窍不宣=清气郁陷候
└──+阳气不振−津气蕴蒸=清阳虚陷候

图2-5-60　清气虚陷候鉴别式示意图

清气虚陷候系上中气分虚、郁、热、陷夹杂之候；而清气郁陷候则系上中气分郁热，兼表邪内陷之候；清阳虚陷候为上中阳虚，表邪内陷之候。各自不同，宜加辨别。

传变预测

清气虚陷候−气机下陷→清气虚蒸候
├─+津液枯涸+津液消灼+气机不利→**气液虚滞候**
└─+阳气不振+水谷不分+气机不利→**中阳不和候**

图2-5-61　清气虚陷候传变式示意图

清气虚陷候如经治疗，清气得升，但内热未除，可转为清气虚蒸候，如津液已伤，则成气液虚滞候；如过投清凉，损伤中阳，虽下陷已除，而气机未畅，可转成中阳不和候。

辨证

定位： 肺：胸闷，小便不利，甚则癃闭；胃：脘痞，多呕；脾：腹痛肠鸣，下利完谷，或痢下赤白，或吐泻交作；肝：腹痛，下利色青；胆：寒热似疟，呕恶，下利色青；肾：五更肾泄，小便频数，精浊相混，白浊如膏，带下白稠。

定性： 暑：口渴心烦，尿赤，泻下黄赤，或完谷不化，或泄利迫迫，或疳痱平陷；湿：腹满泻利多水，小便短少；风：肠鸣，泄泻如喷直射，色青。

定量： ①轻：痛泻黄赤，小便不利，困倦嗜睡，时躁时静，手足时冷。②中：迫迫如箭，小便短赤，睡卧露睛，烦扰不宁，手足厥冷。③重：下利完谷，小便癃闭，神慢眼大，形神惊怖，手足厥逆。

论治：当以升透郁热为主，兼以益气扶正，务使内陷之邪一举托透而出，切不可见热投凉，或妄投补涩，以致留邪为患。

1.随机立法： 清气虚陷候为上焦气分虚、郁、热、陷错杂之候，故其治则应以益气举陷为主，兼宣透郁热，使郁陷之热邪，托透外出而解。切不可妄投温涩，禁锢郁热，亦不可漫投寒降，抑遏气机，使热郁不得透解。

2.随位立法： 于肺宜补肺兼清宣肺气，肺气宣展，则清气自升，如桔梗、防风、人参、黄芪之类；于脾胃宜补脾升举胃气，如茯苓、白术、升麻、葛根之类；于肝胆宜升疏肝胆之气，如柴胡、白芍、荷叶之类；于肾宜化气分利，如二苓、萆薢、益智仁、乌药之类。

3.随因立法： 暑风宜疏风清暑，如荆芥、防风、灯心、连翘、黄连之类；暑湿宜清暑化湿，如藿香、厚朴、黄芩、黄连、扁豆之类；因于湿热，宜健脾化湿清热，如茯苓、白术、藿香、黄芩、黄连之类；因于风湿，宜疏风除湿，如防风、羌活、苍术、白术、茯苓、泽泻之类。

4.随症立法： 腹痛甚者加吴茱萸、姜炭；有火更加川连；吞酸嗳腐者兼以消导，加山楂、厚朴；腹胀甚加木香、厚朴以调气。

方证：清暑益气汤证、连理汤证、七味白术散证、痛泻要方证、升阳除湿汤证、参芪升阳除湿汤证、升阳益胃汤证、加减小柴胡汤证、培中泻木法证、完带汤加味证。

考证：清气虚陷候，通称：湿热内陷，风暑内陷，气虚邪陷，肝邪侮脾化泻，火毒内攻，热盛生风。

李东垣说："故脾证始得，则气高而喘，身热而烦，其脉洪大而头痛，或渴不止，其皮肤不任风寒而生寒热。盖阴火上冲，则气高，喘而烦热，为头痛，为渴，而脉洪大。脾胃之气下流，使谷气不得升浮，是春生之令不行，则无阳以护其营卫，则不任风寒，乃生寒热，此皆脾胃之气不足所致也。"[1] **吴鞠通**说："疟邪热气，内陷变痢，久延时日，脾胃气衰，面浮腹膨，里急肛坠，中虚伏邪，加减小柴胡汤主之。"[2]

雷少逸说："盖因风木之邪，留连既久，木气克土，则仓廪不藏而为洞泄，可见是病，亦由伏气所致也。李士材曰：洞泄一名濡泄，濡泄因于湿胜。此病非但因伏气内留，中气失治，亦有湿气相兼致病也。考其脉象，软缓乏力，或关脉兼弦，身重神疲，肢体懈怠，下利清谷，小便短赤是也，宜乎培中泻木法加苍术、泽泻治之。"[3] "春令伤乎风邪，风木内干，损其胃气，则上升清阳之气，反内陷而为飧泄，久则传太阴而为肠澼，此分明因风而致，故谓之风痢也。夫风痢之证，先作泄而后作痢，脉象每见沉小而弦，腹微痛而有后重，似肠风而下清血，此由春令之伏气，至夏而发，是属木胜土亏之候。"[3]

俞根初云："脘闷腹满，鸣响作痛而泄泻，得泻则腹满痛、鸣响皆瘥，为肝邪侮脾化泻……脉左弦坚或弦劲，右软弱或沉缓，肝强脾弱，为肝邪侮脾……用扶土抑木煎……加豆豉、焦栀之类。"[4] **何廉臣**说："久风入中，令清气下降而不升，则风邪入胃，是木贼土也，故冲和之气不能化，能令腹鸣而痛，完谷出而为泻也，宜痛泻要方合四苓散……若飧泄脉弦，腹痛而渴，及头痛微汗，宜防风芍药汤（煨防风、炒黄芩各9g，炒白芍15g）。"[4]

姚国美云："食已即泄，完谷不化，或便带清血，脉弦迟者，此风入肠间，名曰飧泄……更有风木克土，绕脐作痛，痛即飧泄，宜调理肝脾，治以痛泻要方。"[5] **王雨三**曰："盖风入于肝，则肝木太盛，而横克脾土。脾土被克，则不能泌清别浊，而运化水湿，故作泻也。"[6]

编者按： 清气虚陷候，为上焦气分虚、郁、热、陷错杂之候，临床原以泻痢为常见病症，以外郁之邪乘虚内陷为其主体病机，后人由此推广，凡气虚邪陷之病如淋、浊、癃闭及妇人带下等，均当以益气升陷，清化郁滞之法施治，均符合清气郁陷之候，故临床所见有内外缓急之不同，以外感内陷之证多急而多新病，内邪下陷之证多缓而多久病。

引用文献

［1］李东垣.金元四大家医学全书·脾胃论［M］.天津：天津科学技术出版社，1994：574.

［2］吴鞠通.温病条辨［M］.福州：福建科学技术出版社，2010：102.

［3］雷丰.时病论［M］.北京：人民卫生出版社，1964：35，38.

［4］俞根初.重订通俗伤寒论［M］.上海：上海科学技术出版社，1959：381，382，384.

［5］姚国美.姚国美医学讲义合编［M］.北京：人民卫生出版社，2009：186.

［6］王雨三.治病法轨［M］.北京：学苑出版社，2015：132.

二十二、清气不升候

清气不升候，系清气不足以上升外达之候，为上中焦气分虚证之一。古人通称为劳倦伤气，或清气下陷之证。其实清气并未下陷，仅是因虚而无力升展，较之清气下陷候略轻一等。多由劳倦内伤，或病中过投清下沉降，或久病伤气等所致。

诊断

病名：[中医]劳伤，劳复，谷劳，气虚发热，劳伤发热，经期发热，眩晕，头痛，眉棱骨痛，虚聋，嗜眠，久暗，鼻痔，鼻渊，视物不清，口眼㖞斜，牙龈疼痛，中风，麻木，肉痿，虚痿，虚斑，子肿。[西医]排尿性晕厥，低血糖，重症肌无力，不明原因发热，神经官能症，面神经麻痹，鼻息肉，慢性鼻炎，牙周炎，复视，分泌性中耳炎，鼓膜内陷，原发性慢性肾上腺皮质功能减退症。

证名：肝脾虚风证，脾胃虚火证，肺脾风湿证，肺脾湿痰证，肺脾风痰证，肝脾风痰证，肺脾气虚证，肝脾气虚证。

病位：肺脾，肝脾，脾胃。

病因：气虚，风湿，湿痰，风痰，虚火，虚风。

病机状态：虚陷。清气不升候由肺脾肝胃气虚，不足以升举胸中之清气，致清气无力宣展，上不能升达空窍，外不能和调营卫而成。

1.脾气不健候−气机不宣−水谷不分＋气机不升＋清窍不利＋阳气不和

2.气虚失充——→阳气不和

＋

气机不升——→清空失养——→清窍不利

图2-5-62　清气不升候病机结构式示意图

病形：虚陷（不升）；　　**病层：**里；　　**病态：**静；

病性：阴；　　**病质：**实；　　**病势：**轻，浅，缓。

证象组合：气虚＋不升＋空窍＋阳郁

主症：【气虚失充】症象：①憔悴。②力疲。③少气懒言。④不食。⑤自汗。⑥身酸痛。⑦沉迷欲睡。**脉象：**脉虚大，或细弱。

【气机失升】症象：①少气。②懒于言动。

副症：【清空失养】症象：①昏昏愦愦。②头痛沉重，悠悠忽忽有空洞感。③头面麻。④眩晕。

【清窍不利】症象：耳聋，将息得宜，其聋即减。

宾症：【阳气不和】症象：①恶寒发热。②身热。③口渴。④心烦。⑤淡红斑点。

临床常以空窍症象或阳气不和症象突出，但必须与气虚症象并存，方可确诊。不然则系实证。

鉴别诊断

清气不升候−清窍不利＋阳气不振＋气机不降＝清阳失升候

└──−气机不升−阳气不和＋气机不宣＋水谷不分＝脾气不健候

└──＋血虚失荣＋神气不振＝肝气不振候

图2-5-63　清气不升候鉴别式示意图

清气不升候系清气不足以上升空窍，外和营卫之候；脾气不健候则为脾气不足以分清水谷；肝为藏血之脏，又藏魂，故肝气不振候必兼见血虚与神虚，故尔有别。

传变预测

清气不升候−清窍不利＋阳气不振＋气机不降→清阳失升候

└──−气机不升＋腠理不调＋气机不宣＋气机不降→枢机虚郁候

图2-5-64　清气不升候传变式示意图

清气不升候如迁延失治，或过投寒凉，虚及阳气，可转成清阳失升候；如略兼邪滞，无力转枢，枢机失转，可成枢机虚郁候。

辨证

定位：肺：短气胸闷，洒淅寒热，多见鼻部症状；胃：少纳，多见口齿症状；脾：便溏肢倦，多见面唇及肌肉症状；肝：潮热发热，多见耳目症状。

定性、定量：①轻：少气懒言，恶寒，身酸，头面麻。②中：憔悴力疲，恶寒发热，身痛，头空洞感。③重：沉迷欲睡，发热潮热，淡红斑点，头痛沉重。

论治：治则总以益气升清为主。

1.随机立法：清气不升候，病机在于气虚无力升举，致清气不足以上升外达，故其治则总以益气升清为法，补气为主，略兼升提之品，气充即可以上行外达，古人谓"甘温除大热"，即此。

2.随位立法：升肺中清气宜人参、桔梗、荆芥之属；升脾胃清气宜升麻、葛根、白芷、蔓荆子之类；升肝胆清气宜柴胡、防风、荷叶之类。

3.随因立法：肺气虚宜人参、黄芪以补之；脾胃气虚宜人参、白术、茯苓、甘草以补之；肝气虚宜兼当归、白芍、桂枝之类。此外挟有风、湿、痰、火者，亦当随症参以疏风、燥湿、化痰、清火之味。

4.随症立法：空窍症象明显宜加用川芎、白芷、荆芥、蔓荆子等；阳气不和症象明显宜加当归、白芍、桂枝之类以和之。

方证：补中益气汤证、益气聪明汤证、归芪建中汤证、柴胡三白汤证、升阳益胃汤证。

考证：清气不升，浊气不降，皆因脾胃虚弱所致。清气不升候通称：大气不升，清阳不升，清气下陷，元气下陷，中气下陷，脾虚气陷，阴火上乘，脾虚阴火证，气虚劳倦，劳倦内伤，劳倦发热，气虚头痛，气虚劳复。

吴坤安说："气虚劳复，亦有瘥后余火、余邪已尽，止因正气大虚，因劳复热，微兼恶寒，四肢倦怠，无气以动，脉虚右大，舌润无苔，胸膈宽畅者，此真气虚劳复也，宜补中益气汤，甘温补之。升、柴须蜜炙，汗多恶寒，归芪建中妙。"[1]"劳倦内伤，虚火游行于外，亦有淡红斑点，其身痛心烦，恶寒发热，与外感同，第脉虚大，或气口独大，倦怠懒于言动，自汗为异，投补中益气，熟睡汗止身凉而愈。"[1]"如劳役虚烦，身热头痛，气口脉虚大者，即劳倦内伤症也，补中益气汤主之。盖以甘温之品，补其中气，升其阳气，其热自止。或少加黄柏以滋肾阴，其效如神。"[1]

俞根初说："劳复……舌红淡，或微有白苔，身发热，肢体疲倦，懒于言语，或自汗出，神志虽清，沉迷欲睡，饮食无味……大凡热在表者，脉浮，宜汗解；热在里者，脉沉，宜下解。小柴胡汤，随证增损和解之。或潻然汗出而解，或战而汗解。气弱脉细而复者，补中益气汤……若身热食少无力，以柴胡三白汤……心烦不安者加麦冬、五味；口渴加花粉、知母；阴虚火动加黄柏、知母；走精加牡蛎；心烦口苦痞满加枳实、黄连；不眠加远志、竹茹、辰砂。"[2]**王雨三说**："劳乏伤元，元气下陷，亦有身热口渴之证，右寸关脉虚，宜用补中益气汤。"[3]**姚国美说**："头痛，或作或止，少气懒言，脉虚恶寒，不能食，乃脾肺气虚，清阳不升，法宜升阳补气，主以补中益气汤加细茶叶、蔓荆子之类。"[4]"皮肤急薄，色白毛落，甚则喘促胸满，或少气不足以息，名曰皮痿，乃肺热叶焦，不能润其所主，或气不布津，亦致外失其荣，治宜清金益气，与玉华煎、补中益气汤之类主之。"[4]

万友生说："脾虚阴火病证主要表现在两方面，即一方面是脾脏气虚下陷的气短神疲、肢倦嗜卧、大便泄泻等虚寒证，另一方面是心胃阴火上冲的身热烦渴、头痛面热、胃中灼热、脉洪大等虚热证。这种虚热的阴火证，虽身热而日晡反减，虽气喘而短少怯弱，虽头痛面热胃热而时作时止，虽渴欲冷饮而多饮则胀，虽脉洪大而按之无力，它和白虎汤所主治的阳明病实热证是似同实异的。所以李东垣在用当归补血汤治血虚发热证中指出：'证象白虎，唯脉不长实有辨耳，误服白虎汤必死。'但血虚发热和脾虚发热又同中有异，因为血虚发热是属血虚所致，故只需用当归补血汤以补气生血的甘温除热法；脾虚发热则是由于脾胃气虚导致血虚，同时升降失调，清浊混乱而成，故宜用补中益气汤在补气生血中升清降浊的甘温除热法。"[5]

编者按：清气不升候，其本质在于上中清气无力上升，清气不升则浊邪不降，故多见头面空窍诸症，其标多实象，其本则虚，故不可妄行攻邪，只可益气固本，使清气有力上升，则浊气自降。即使有兼挟之邪，仅可略兼疏化，而不可过用克伐，喧宾夺主。前人所谓之"阴火"，亦系阳气所化，故亦不可妄行清下，所以东垣有"误服白虎汤必死"之戒。

引用文献

［1］吴坤安.伤寒指掌［M］.上海：上海科学技术出版社，1959：卷二60，卷三37，卷四64.

［2］俞根初等.重订通俗伤寒论［M］.上海：上海科学技术出版社，1959：456.

［3］王雨三.治病法轨［M］.北京：学苑出版社，2015：145.

［4］姚国美.姚国美医学讲义合编［M］.北京：人民卫生出版社，2009：151，201.

［5］万友生.略谈脾虚阴火与甘温除热［J］.新医药学杂志，1978，（10）：10.

二十三、清气下陷候

清气下陷候系上中焦气虚之重证，为"至虚有盛候"之一，较清气不升候又深一层，清气不仅不足以上升，反而下陷于下焦，故古人亦称为"上虚下实"之候。多见于劳倦内伤，或久病伤气，或劳力负重之人，致清气不能升举而反陷于下。其发也渐，其治也难。

诊断

病名：［中医］眩晕，胃脘痛，虚泻，久泻，久痢，虚痞，虚胀，虚秘，癃闭，转胞，淋涩，小便不禁，遗尿，膏淋，交肠，白浊，白带，痛经，经漏，崩漏，恶露不净，便血，痔血，疝气，脱肛，乳悬，阴挺，阴吹，缺乳，无乳汁。［西医］慢性结肠炎，溃疡性结肠炎，胃黏膜脱垂，幽门梗阻，胃下垂，胃扭转，十二指肠淤积症，肠结核，膀胱结石，直肠阴道瘘，乳糜血尿，慢性前列腺炎，子宫脱垂，功能失调性子宫出血。

证名：肺脾气虚证，脾胃气虚证，肝脾气虚证，脾肾气虚证，肺脾风湿证。

病位：肺脾，脾胃，肝脾，脾肾。

病因：气虚，风湿。

病机状态：虚陷。由于气虚不能升举清气，清气不足以升展，久而下陷于下焦，气失宣降，而成虚证似实之候。

病机结构式：1.清气虚滞候－气机不利＋气机下陷

2.气虚不充──→气机不升──→气机下陷──→气机不宣──→气机不降

病形：虚陷；　　　**病层：**里；　　　**病态：**静；

病性：阴；　　　**病质：**虚；　　　**病势：**重，浅，缓。

证象组合：气虚＋失升＋气陷＋气郁

主症：【气虚失充】症象：①四肢倦怠。②百骸解散。**舌象：**舌淡白，胖嫩，有齿痕，苔薄白。**脉象：**右脉虚弱。

【气机失升】症象：①精神萎靡。②少气懒言。③眩晕耳鸣。④无气以动。

【气机下陷】症象：①脱肛。②小便不利。③癃闭。④大便欲行不行，无力下达。⑤下利不止。⑥偏坠。⑦阴挺。

副症：【气机不宣】症象：①中脘痞胀。②痞结按之空虚。

宾症：【气机不降】症象：①嗳噫。②呕恶。**舌象：**舌质淡红苔白。**脉象：**脉三部皆无神，上甚于下。

临床以下陷症象明显，兼见气郁症象，外似实证，但必兼有气虚症象，方为大虚似实之候。

鉴别诊断

清气下陷候－气机不升＋津气蕴蒸＝清气虚陷候

┌─气机不升－气机下陷＋气机不利＝清气虚滞候
└─＋阳气不振＋阳气不和＝清阳下陷候

图2-5-65　清气下陷候鉴别式示意图

清气下陷候系清气因虚而下陷之候；而清气虚陷候则系正虚邪陷之候；清阳下陷候系阳虚气陷。各自不同。清气虚滞候系气虚邪滞，为虚实夹杂之候，而本候为纯虚似实，应细加分别。

传变预测

传变式：清气下陷候＋阳气不振＋阳气不和→清阳下陷候

清气下陷候迁延失治，虚及阳气，可转重转深为清阳下陷候，为下陷多见之变证。

辨证

定位：肺：脱肛，癃闭，虚秘；脾：虚痞，下利不止；肝：偏坠，阴挺，乳垂。

定性、定量：①轻：小便不利，大便难，便时脱肛，用力偏坠，中脘痞闷，下利不止。②中：小便点滴，大便不行，行动脱肛，行动偏坠，中脘有形，久痢不止。③重：癃闭不通，便秘不通，脱肛手托不回，起身偏坠，中脘痞濡，劳动泻利。

论治：除补气升举外，还必须静养，从缓图治。

1.随机立法：清气下陷候系气虚无力托举清气，清气不仅不能上升，反而下陷于下焦，阻碍气机升降，故其治则当以益气升提为主，兼宣利气机，亦升清降浊之意，但以补为主，以疏为辅，不可倒置，更不可以虚作实治，而犯虚虚之戒。

2.随位立法：于肺当兼以宣降气机，如枳壳、桔梗、杏仁之类；于脾胃宜兼疏利中焦，如枳壳、丁香、白蔻仁之类；于肝宜兼养血疏肝，如柴胡、当归、白芍之类。

3.随因立法：肺气下陷宜以参、芪为主；中气下陷宜以参、术为主；肝气下陷宜以柴、芍为主。升提之品如柴胡、升麻、葛根、荷蒂、防风、桔梗之类。

4.随症立法：脱肛当加用槐米、五倍子；便秘当加火麻仁、肉苁蓉润滑；癃闭略兼淡利如木通、泽泻；疝气偏坠当加小茴香、肉桂子、橘核、荔核，重用柴胡；阴挺加用卷柏、白蔹、五倍子；中脘痞闷或虚结当加陈皮、枳实、白蔻仁之类。

方证：补中益气汤证、当归黄芪汤证、补气升肠汤证、提肠汤证、润泽汤证、逍遥散证、阴挺方证、三虫散证。

考证：《素问·阴阳应象大论》曰："清气在下，则生飧泄；浊气在上，则生䐜胀。"清气下陷候，通称：大气下陷，肺气下陷，中气下陷，脾阳下陷，清阳下陷，至虚有盛候，上虚下实。

陈士铎说："气虚下陷，饮食停住于脾胃之间而成块者，久则其形渐大，悠悠忽忽，似痛不痛，似动不动……其形外大而内歉，按之如空虚之状……方用补中益气汤……亦可用加减六君子汤。"[1] **叶天士**治食入不化，饮酒厚味即泻，而肠血未已，盖阳微健运失职，酒食气蒸，湿聚阳郁，脾伤清阳日陷矣，议用东垣升阳法[2]。

吴坤安说："如经攻里不当，以致下利不止，百骸解散，无气以动，用大剂补中益气汤加白炮姜，温之提。"[3] **王雨三**说："张仲景用当归生姜羊肉汤治寒疝之伤及血分者……霖每用补中益气汤，重用柴胡，加楝实、茴香、荔核，治气虚挟风寒两邪，扰动厥阴，其脉左弦右虚而右偏胀者。"[4] **洪钦国**治膏淋中气不足型：病因病理：《内经》云："中气不足，溲为之变。"由脾虚气陷，精微下注所致。症候：小便浑浊，久而不愈，面白神疲，短气乏力，甚则下肢浮肿，舌淡，脉虚。治则：益气升清。方药：补中益气汤[5]。

编者按：清气下陷候，为上中焦清气虚，不仅无力升举，而且已陷入下焦，故较清气不升候尤深一层。其治则亦当益气升清，但当佐以调气之品以利升降，使下陷之清气得以上升，或略参收涩之味，使清气下陷无门，不致重陷以致滑脱。

引用文献

［1］柳长华.陈士铎医学全书［M］.北京：中国中医药出版社，1999：865.

［2］叶天士.临证指南医案［M］.上海：上海卫生出版社，1958：377.

［3］吴坤安.伤寒指掌［M］.上海：上海科学技术出版社，1959：卷二52.

［4］王雨三.治病法轨［M］.北京：学苑出版社，2015：165.

［5］洪钦国.乳糜尿的中医辨证施治［J］.新中医，1978，（2）：35.

第二节　清阳病候

清阳诸候，以其病邪深入，已涉及阳气，所以其表现以实证、里证、阴证为主。然而清阳所居之地，亦为外邪入里之通道，是以常兼夹表邪（与清气诸候虽存在类似的病机状态，但比该类证候多见阳气不宣、不行、不振的症象），故表里夹杂之证亦不少。此外由于病因与体质不同，亦有寒热、阴阳、虚实错杂之证，纯虚之证则属内伤久病。

表2-5-2　清阳诸候系统表

性质		病态	候名	主证	副证	宾证
实	寒	郁遏	清阳失宣候	阳气不宣 气机不宣	清空不宣 清窍不宣	气机不降
			清阳郁遏候	阳气不宣 腠理不宣 气机不宣	清空不宣 气机不降	清窍不宣 经气不宣
		郁滞	清阳郁滞候	阳气不宣 腠理不宣 气机不利	清空不宣 气机不降	气机不降 清窍不宣
			清阳怫郁候	阳气不宣 阳气怫郁 腠理不宣	清空不宣 气机不宣	气机不降 清窍不宣

性质	病态	候名		主证	副证	宾证
实	夹热	郁蒸	清阳郁蒸候	阳气不宣 腠理不宣 津气蕴蒸	清空不宣 气机不宣	气机不降 清窍不宣
		郁炽	清阳郁炽候	阳气不宣 腠理不宣 津气蕴炽	清空不宣 气机不宣	气机不降 清窍不利
		郁闭	清阳郁闭候	阳气不行 腠理不宣 津气蕴炽	气机冲逆 经脉不利	气机不宣
		郁结	清阳郁结候	阳气不宣 津气蕴炽 气机郁结	气机冲逆 热迫津泄	气机不宣
	阴	郁逆	清阳郁逆候	阳气不宣 气机冲逆	腠理不宣 气机不宣	清空不宣
			清阳逆乱候	阳气不宣 气机逆乱	阳气怫郁	气机不宣
		郁陷	清阳郁陷候	阳气不宣 腠理不宣 气机下陷	气机不宣 清空不宣	气机不降
			清阳郁痹候	阳气不宣 络脉不宣	气机不宣	清窍不宣
		郁滞	清阳不行候	阳气不行 经脉不利 络脉不利	腠理不宣	津气蕴蒸 气机不降
			清阳不化候	阳气不宣 津气不化 腠理不宣	气机不宣 气化不行	气机不降
		郁逆	清阳失位候	阳气不行 清空不宣	气机冲逆	气机不宣
		郁闭	清阳蒙闭候	阳气不行 津气蕴炽 神志蒙闭	气机不宣 气机不降	经脉不利
		闭厥	清阳闭厥候	阳气不行 阳气闭塞	气机不宣 气机不降	经脉不利
虚	夹实	虚郁	清阳虚郁候	阳气不振 腠理不宣 气机不宣	清空不宣 气机不降	阳气怫郁 经脉不宣
		虚陷	清阳虚陷候	阳气不振 腠理不宣 气机下陷	气机不宣 气机不利	气机不降
		虚闭	清阳虚闭候	阳气不振 腠理不宣 津气蕴灼	神志蒙闭 经脉不利	气机不降 络脉不和
		虚郁	清阳失调候	阳气怫郁 营虚失荣	阳气不宣 气机不宣	气机不降
		虚滞	清阳虚滞候	阳气不振 气机不利	阳气怫郁 气机不降	气机不宣
		虚结	清阳虚结候	阳气不振 气机郁结	阳气怫郁 气机不降	气机不宣
		虚炽	清阳虚炽候	阳气不振 津气蕴炽	阳气不宣 气机不宣	气机不降
	虚	虚弱	清阳不升候	阳气不振 气机不升	清空失养 经脉失养	阳气不和 气机不降
		虚损	清阳下陷候	阳气不振 气机不升 气机下陷	阳气不和	气机不宣 气机不降

清阳诸候，以清阳失宣候之症象组合为基础结构，即以"阳气＋气机＋空窍"为基本形式，尤以阳气失常为必备症象，唯清阳不行候病在经络，不涉气机空窍。

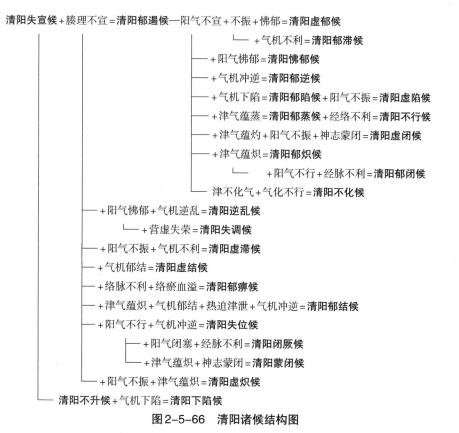

图2-5-66　清阳诸候结构图

一、清阳失宣候

清阳失宣候，系阴邪郁遏上中阳气之轻证，多由外感风、寒、湿、暑，或内因痰饮，郁遏胸中清阳之气，致其不得宣展，以致上则空窍不宣，内则气失宣降而成。外感多为时病，内因多系杂证，如外感失治，亦可转为杂证。

诊断

病名：［中医］伤寒挟湿，风湿，鼻伤风，伤暑，暑湿，湿疟，牡疟，湿咳，伤寒发黄，眩晕，风寒头痛，湿浊头痛，偏正头痛，眉棱骨痛，头风，脑风，鼻衄，鼻渊，失音，舌暗，口舌麻木，耳聋，中经络，撮口证，解颅，风水。［西医］感冒，流感，过敏性鼻炎，耳源性眩晕，面神经麻痹，先天性脑积水，小儿喉软化症，急性肾炎。

证名：肺卫风寒证，肝胃风寒证，肺卫风湿证，肺胃寒湿证，肺胃暑湿证，肺肾寒火证，脾胃湿痰证，肝肺风痰证，肺胃寒饮证，肺脾寒饮证，肝肺寒饮证，肝肺寒瘀证。

病位：肺卫，肺胃，肺脾，肝胃，肝肺。

病因：风寒，风湿，寒湿，暑湿，湿痰，风痰，寒饮，寒瘀。

病机状态：郁遏。清阳失宣候由风、寒、湿、痰等阴邪郁遏胸中清阳之气，致其不得宣展，外不能达周身百骸，内不能宣降气机，上不能宣通空窍，而成上焦清阳失宣之候。

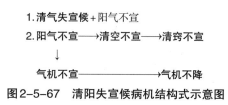

图2-5-67　清阳失宣候病机结构式示意图

病形：郁遏；　　**病层**：里；　　**病态**：静；

病性：阴；　　　**病质**：实；　　**病势**：轻，深，缓。

证象组合：阳郁+气郁

主症：【阳气不宣】**症象**：①恶寒无汗，寒起四末。②项背恶寒。③脑户觉冷。④起卧沉重。⑤行动懒惰。⑥骨节烦痛，身重。⑦烦扰。⑧发热不扬。⑨寒起四末。⑩寒热模糊。⑪身重。⑫眼下色黑。**舌象**：苔白滑腻。**脉象**：

脉沉、弦、缓、紧。

　　　　　　【气机不宣】症象：①胸闷。②胸满。③咳嗽。④不饥不食。⑤小便不利。⑥中焦痞满。⑦神钝目呆。

副症：【清空不宣】症象：①头痛。②头胀。③头重。④项强，颈筋酸痛。⑤头晕。

　　　　　　【清窍不宣】症象：①声音骤闭。②鼻塞流涕。③鼻流浊涕。④咽痒。⑤目黄。⑥舌本强硬，口舌麻木。

宾症：【气机不降】症象：①咳逆。②恶心。

　　新发病临床主症明显，久病杂证则常以空窍症象突出，但必兼有阳郁、气郁症象，方可确定为清阳失宣之候。

　　鉴别诊断

清阳失宣候－阳气不宣＝清气失宣候

　　　　　└──＋腠理不宣＋经气不宣＝清阳郁遏候

　　　　　└──－清空不宣＝肺阳失宣候

图2-5-68　清阳失宣候鉴别式示意图

　　清阳失宣候系上焦阳郁、气郁之候；清气失宣候为上焦气郁而阳不郁之候；清阳郁遏候阳郁更兼表郁；肺阳失宣候无清空症象，仅有肺阳郁、肺气失宣降之证，病在肺阳，不在胸中清阳。

　　传变预测

清阳失宣候＋腠理不宣＋经气不宣→清阳郁遏候

　　　　└──－清空不宣→肺阳失宣候

　　　　　　└──－清窍不宣＋气机不利－阳气不宣＋阳气不行→胃阳失和候

　　　　　　　　└──＋水谷不分→脾阳失运候

图2-5-69　清阳失宣候传变式示意图

　　清阳失宣候如失治误治，阳郁加深，或更感新邪，郁遏腠理，可转成清阳郁遏候；如阴邪入留脏腑，则可上传于肺，为肺阳失宣候；中传于脾胃，而为胃阳失和候或脾阳失运候。

　　辨证

　　定位：肺：胸闷，咳喘，失音，鼻塞流涕；胃：脘痞，呕恶，不饥不食；脾：腹满，腹痛，身重肢懈；肝：寒热模糊，脑户觉冷，麻木，撮口，耳聋。

　　定性：风：恶风，麻木，鼻塞，头痛，项强；寒：恶寒，肢厥，脑户觉冷，行动懒散；湿：身重，便泄，腹满，头胀沉重；暑：心烦尿赤，头晕且重，二便不爽；痰饮：胸闷多痰，神钝目呆，眼下色黑，舌本强硬；瘀：久病不愈，舌暗淡，有瘀点、瘀斑。

　　定量：①轻：恶风，行动懒惰，寒起四末，胸闷，苔白，脉缓。②中：形凛，起卧沉重，发热不扬，胸满，苔白腻，脉弦。③重：恶寒，身重不能转侧，寒热模糊，脘痞，苔白滑，脉沉或紧。

　　论治：急急宣通阳气，使清阳宣发，则郁邪尽除，可免留滞而成杂病。

　　1.随机立法：清阳失宣候，其主体病机是阳气失于宣展，不能外行上宣，气失宣降，故其治则应以宣畅上焦阳气为主，阳气一展，气自宣降，空窍自利，不可妄投凉润，反碍阳气，病必难解。

　　2.随位立法：病在肺，宜宣通肺阳，兼宣降气机；病在胃，宜宣和胃阳，佐以疏降胃气；病在脾，宜宣通脾阳，兼燥脾和中；病在肝，宜疏肝通阳，兼以和血。

　　3.随因立法：风寒宜温散，如麻黄、细辛、荆芥、防风、僵蚕、生姜、葱白之类；湿宜温燥，如羌活、苍术、白术、干姜、厚朴之类，或兼淡渗，如茯苓、薏苡仁、防己之类；暑湿宜芳淡清化，如藿梗、佩兰、石菖蒲、苏梗、滑石、通草之类；湿痰宜燥湿化痰，如半夏、陈皮、天南星、茯苓、白术之类；风痰宜祛风化痰，如白附子、白僵蚕、天南星、天麻、竹沥、姜汁、全蝎之类；瘀宜通阳化瘀，如桂枝、桃仁、当归、红花之类。

　　4.随症立法：病在清空，宜升阳散风之品，如荆芥、白芷、羌活、细辛、防风、川芎、藁本、蔓荆子之类；病在鼻窍，宜辛夷、白芷、葱白、苍耳子、细辛之类；咽痹失音，宜宣肺，如僵蚕、桔梗、麻黄、木蝴蝶之类；舌硬、口舌麻木，宜祛风化痰通络，如全蝎、僵蚕、天麻、天南星、白附子、羚角、细辛、竹沥、姜汁之类。

　　方证：葱白葛根汤证、苍耳散证、六味汤证、神圣散证、羌活胜湿汤证、麻黄加术汤证、资寿解语汤证、加减半夏泻心汤证、解语丹证、清暑益气汤证、导痰汤证、麻黄附子细辛汤证、杏仁薏苡汤证、加味二沥汤证、止麻消痰饮证、涤痰汤证、省风汤证、复方牵正散证。

　　考证：清阳失宣，即清阳不宣。如**姚国美**说："心下痞硬，短气善噫者，乃清阳不宣，浊阴阻于胸廓，法宜升清降浊。"[1]本候比清气失宣候多出阳气不宣的症象。清阳失宣候，古称：感冒风寒、暑湿郁遏、风湿上冒、湿伤于上、头中寒湿、湿浊上郁、湿浊内阻、气不主宣、外寒内饮、气血瘀凝、瘀阻脑络、经络闭阻。

仲景曰："湿家病，身疼发热，面黄而喘，头痛，鼻塞而烦，其脉大，自能饮食，腹中和无病，病在头中寒湿，故鼻塞，纳药鼻中则愈。"（《金匮要略·痉湿暍病脉证》）**张石顽**说："若暴哑声不出，咽痛异常，卒然而起，或欲咳而不能咳，或无痰，或清痰上溢，脉多弦紧，或数疾无伦，此大寒犯肾也，麻黄附子细辛汤温之，并以蜜制附子噙之，慎不可轻用寒凉之剂。"[2]

吴鞠通说："风暑寒湿，杂感混淆，气不主宣，咳嗽头胀，不饥，舌白，肢体若废，杏仁薏苡汤主之。"[3]**吴坤安**说："伤寒解表之后，热势稍退，但觉目钝神呆，身重或痛，胸满不畅者，此胃中有伏痰也，右关脉必沉伏，或沉滑，宜二陈汤加枳实、瓜蒌、姜汁、竹茹之类，豁之行之……伤寒胸闷，寒热模糊，恶心不渴者，中宫有湿痰也，二陈汤加枳实、厚朴、紫苏、茅术之类和之。"[4]

程国彭说："若因风痰聚于脾经，当导痰涎，二陈汤加竹沥、姜汁，并用（神仙）解语丹。"[5]**李用粹**说："痰症发热，向夜大作，天明渐止。必兼胸膈不快，恶心不食，肢倦体瘦。盖痰滞中宫，阻碍升降，故恶心痞闷，血无所滋，故夜分转甚。津液不化而体瘦，气血阻滞而倦怠。均宜健脾化痰，宽中清火，则痰利而热除矣。如果实痰为患，滚痰、化痰二丸，皆可选用。"[6]

编者按：清阳失宣候，系阴邪郁遏上中清阳之候，其见症虽以上部空窍症象多见，但由于阳气郁遏失宣，亦可见类似表证之象，如寒起四末，恶寒无汗，发热不扬，或寒热模糊等，与清气失宣候不尽相同，病机较为深重。因而用药亦当较为峻重，以尽逐实邪，不致有遗邪留滞为患。风湿上冒，头重身重，张景岳主冲和散，《病源辞典》主用苍术、藁本、白芷、川芎、羌活、细辛、甘草、生姜、葱白之属宣散风湿。

引用文献

［1］姚国美.姚国美医学讲义合编［M］.北京：人民卫生出版社，2009：235.

［2］张璐.中华医书集成·张氏医通［M］.北京：中医古籍出版社，1999：102.

［3］吴鞠通.温病条辨［M］.福州：福建科学技术出版社，2010：90.

［4］吴坤安.伤寒指掌［M］.上海：上海科学技术出版社，1959：卷四66.

［5］程国彭.医学心悟［M］.北京：人民卫生出版社，1963：98.

［6］李用粹.中华医书集成·证治汇补［M］.北京：中医古籍出版社，1999：68.

二、清阳郁遏候

清阳郁遏候，系表里夹杂之阴证，病在上中阳气之分，为实邪郁遏上中，致胸中清阳之气不得宣展于内外，而成表里同病。其中有外感风、寒、湿、暑之病，亦有痰、饮、水、食杂证类伤寒之证，亦有外感触发内邪之伤寒夹证。

诊断

病名：[中医] 伤寒，伤寒挟湿，风寒挟湿，风寒挟饮，伤寒挟食，重伤风，冷伤风，伤风挟痰，阴暑，寒疫，劳复，暑风挟秽浊，暑湿，暑湿兼寒，暑证兼表，伏暑新凉，伏湿挟寒，秽湿，霉湿，伤湿，阴痧，伤寒挟痧，湿热，湿温，湿温兼寒，寒湿，太阴风湿，凉燥，寒喘，伏饮，吼喘，胎疟，牝疟，发黄，湿痰类伤寒，伏痰，痰饮，漏风，劳风。[西医] 感冒，流感，大叶性肺炎，小儿重症肺炎。

证名：**肺卫风寒证**，肺胃风寒证，肺胃暑湿证，**肺脾暑湿证**，脾胃暑湿证，**肺卫风湿证**，肺脾风湿证，肺胃寒湿证，**肺脾寒湿证**，肺胃湿热证，**肺脾湿热证**，肺卫风燥证，**肺胃湿痰证**，肺脾风痰证，肺胃水饮证，肺胃寒饮证，**肺胃食滞证**。

病位：肺卫，肺胃，肺脾，脾胃。

病因：风寒，风湿，寒湿，湿热，暑湿，风燥，风痰，湿痰，寒饮，水饮，食滞。

病机状态：郁遏。病由阴邪郁遏上中二焦清阳之气，外则不得宣达于空窍、腠理、经络，内则不司气机之宣降，而成内外表里之证。

1.清阳失宣候+腠理不宣+经气不宣

2. 阳气不宣
↓
腠理不宣——→清空不宣——→经气不宣
气机不宣——→清窍不宣——→气机不降

图2-5-70　清阳郁遏候病机结构式示意图

病形：郁遏；　　**病层**：里兼表；　　**病态**：静；

病性：阴；　　**病质**：实；　　**病势**：重，深，急。

证象组合：阳郁＋表郁＋气郁

主症：【阳气不宣】症象：①恶寒。②肢懈，身重，沉困嗜睡。③手足厥，其人振振身瞤剧。④小便已，洒洒然毛耸。⑤便溏，泄泻。⑥口淡不渴。⑦唇面紫绀。**舌象**：苔白滑腻。**脉象**：浮紧。

　　【腠理不宣】症象：①恶寒发热无汗。②恶风无汗。③肌肉烦疼。④斑发隐瘆不透。⑤热势不扬于外。

　　【气机不宣】症象：①胸满短气。②咳嗽多痰。③胸痞胁痛。④不食。⑤大便窒闭，小便不利。⑥脘闷。⑦腹痛。⑧咽干口腻。⑨小腹胀痛。⑩烦满。

副症：【清空不宣】症象：①头痛。②眩晕。③头额目痛。④头胀。⑤头重如裹如蒙。⑥头项强痛。

　　【气机不降】症象：①呕逆。②气喘。③恶心干呕。④气逆。⑤气粗。⑥嗳腐吞酸。

宾症：【清窍不宣】症象：①鼻塞声重。②鼻干不得卧。③鼻内酸痛。④目泣自出。

　　【经气不宣】症象：①体痛。②腰痛。③骨节疼痛。④腰脊强。⑤四肢烦痛。⑥腿足酸痛。⑦背痛腰胀。

临床必须表里症象同见，且兼有阳郁症象和中上焦症象，始可诊断为清阳郁遏之候。

鉴别诊断

清阳郁遏候－阳气不宣－经气不宣＝清气郁遏候

　　├─ ＋津气蕴蒸＝**清阳郁蒸候**

　　├─ ＋气机不利＝**清阳郁滞候**

　　└─ ＋阳气怫郁＝**清阳怫郁候**

图2-5-71　清阳郁遏候鉴别式示意图

清阳郁遏候为表里阳气郁遏之候；清气郁遏候为表里气郁而阳不郁之候；清阳郁蒸候为阳郁兼气分热蒸之候；清阳郁滞候系兼有里气郁滞之候；清阳怫郁候则系兼表阳郁滞之候。

传变预测

清阳郁遏候＋阳气怫郁→**清阳怫郁候**

　　├─ ＋气机不利→**清阳郁滞候**

　　└─ ＋津气蕴蒸→**清阳郁蒸候**

图2-5-72　清阳郁遏候传变式示意图

清阳郁遏候失治，阳气郁滞于表，则可转成清阳怫郁候；气滞于里，则转成清阳郁滞候；如内热转蒸，则转成清阳郁蒸候。

辨证

定位：肺：恶风，咳嗽，胸痞，鼻塞；胃：恶寒发热，恶心呕吐，脘痞，肌肉烦痛；脾：恶寒身重，腹满泄泻，四肢烦痛。

定性：风：恶风，有汗不透，风疹瘙痒，鼻塞流涕；寒：恶寒无汗，身痛；湿：恶寒身重，头胀昏蒙，头重肢懈；暑：心烦口渴，小便不利；燥：胸满干咳，嗌干唇燥，肌肤干燥；痰：胸膈痞闷，咳嗽多痰，口腻；饮：咳喘呕吐，胸满短气，背冷，恶水不欲饮。水：胸中痞硬，多唾涎，小便不利；食：脘闷，吞酸嗳腐，恶食；气：胸膈痞满，气逆窜痛。

定量：①轻：恶风，汗出不透，形凛，口腻，胸脘满闷，咳嗽，嗳噫，便溏。②中：恶寒无汗，口淡，痞满，气逆，恶心呕吐，下利，肢懈。③重：憎寒壮热无汗，肢厥，恶水不饮，痞硬，喘不得卧，呕逆，泄泻，沉困嗜睡。

论治：总以通阳达邪为主，宣疏实邪郁遏，则不难解除。

1.随机立法：清阳郁遏候，其病机为"阳郁＋表郁＋气郁"，而阳郁为主体病机，故其治则当以宣通阳气为主，外兼宣解表郁，内兼宣降气机。阳气宣通，则外可达肌腠空窍，内可升降气机。

2.随位立法：在肺宜兼宣降肺气；在胃宜兼疏降胃气；在脾宜兼疏利脾气。总当宣通阳气。

3.随因立法：风宜疏散，如防风、荆芥、羌活之类；寒宜温散，如麻黄、桂枝、紫苏、生姜、葱白之类；燥宜温润，如杏仁、苏梗、桂枝、前胡、紫菀、陈皮之类；湿宜燥，如苍术、厚朴之类，宜利，如防己、茯苓、通草、薏苡仁之类；暑宜清散，如香薷、滑石、藿香、青蒿、连翘之类；痰宜豁痰，如陈皮、半夏、天南星、枳壳、前胡之类；水宜通阳行水，如桂枝、茯苓、白术、甘草之类，或涌吐，如瓜蒌、二陈之类；饮宜温散，如麻黄、桂枝、干姜、五味子、厚朴、半夏之类；食宜消导，如枳实、楂肉、神曲、麦芽、草果之类；气宜疏利气机，如苏梗、枳壳、香附、橘红、厚朴、木香、桔梗之类。

4.随症立法：无汗宜发汗，如轻则紫苏、羌活、葱白、生姜之类，重则麻黄、桂枝，夏月如香薷、藿香；有汗不利宜疏散，如荆芥、防风、葛根、薄荷之类。

方证：麻黄汤证、应验良方证、海藏神术散证、五苓散加味证、藿香正气汤加味证、苏羌达表汤证、三加减正气散证、二加减正气散证、活人豁痰汤证、十味流气饮证、瓜蒂二陈汤证、桂枝去桂加茯苓白术汤证、小青龙汤证、苦温平燥法证、六安煎证、藿朴夏苓汤证、大橘皮汤证、导痰汤证、香苏葱豉汤证、藿佩平胃散证、桂枝汤加味证。

考证：清阳郁遏候，通称：太阳伤寒，冬月正伤寒，夏令伤寒，阳明伤寒，太阳阳明合病，太阳寒湿，太阴伤风，太阴中风，太阴寒湿，太阴风湿，寒疫，凉燥犯卫，杂证类伤寒，痰饮类伤寒，痰伏膈上，中宫湿痰。

仲景曰："太阳病，或已发热，或未发热，必恶寒，体痛，呕逆，脉阴阳俱紧者，名为伤寒。"（《伤寒论》3条）"服桂枝汤，或下之，仍头项强痛，翕翕发热，无汗，心下满，微痛，小便不利者，桂枝去桂加茯苓白术汤主之。"（《伤寒论》28条）"太阳病，头痛发热，身疼腰痛，骨节疼痛，恶风无汗而喘者，麻黄汤主之。"（《伤寒论》35条）"膈上病痰，满喘咳吐，发则寒热，背痛腰疼，目泣自出，其人振振身瞤剧，必有伏饮。"（《金匮要略·痰饮咳嗽病脉证并治》）

吴谦说："伏饮者，乃饮留膈上，伏而不出，发作有时者也。即今之或值秋寒，或感春风，发则必喘满咳吐痰盛，寒热，背痛腰疼，咳剧则目泣自出，咳甚则振振身动，世俗所谓吼喘病也。"[1] **吴鞠通**说："湿郁三焦，脘闷便溏，身痛舌白，脉象模糊，二加减正气散主之。"[2] "秽湿着里，舌黄脘闷，气机不宣，久则酿热，三加减正气散主之。"[2]

吴坤安说："若表不解，咳而微喘，发热不渴者，此心下有水气，不得化汗，干肺而喘咳也，宜小青龙汤，以行水发汗。喘加杏仁以下气。如小便不利，小腹满，去麻黄，加茯苓以行水。"[3] "凡感外邪，头痛恶寒发热，而兼咳嗽者，此伤风之重症，伤寒之轻症也。盖肺主皮毛，太阳主一身之表，原相联属，但兼咳嗽，则邪外传于肺而解，不致传里，故为轻症。主治以手太阴为主。如寒邪重，则舌润不渴，宜六安煎，加羌活、苏叶之类汗之。如寒天兼喘，气口脉闭，加麻黄。"[3]

俞根初说："邪传太阴经证，体痛肢懈，手足微厥，肌肉烦疼，午后寒热，头胀身重，胸脘痞满，嗌干口腻，舌苔白腻浮滑，甚则灰腻满布……此太阳经邪，越传足太阴经标病也，法当芳淡温化，藿香正气汤主之。"[4] "风重于寒者，为冷伤风……由其人猝伤冷风，或先感于寒，续伤于风，较四时感冒为重，故俗称重伤风……头痛身热，恶风怕冷，鼻塞声重，咳嗽清涕，痰多白滑而稀，或自汗而咳，甚或无汗而喘息，舌苔白薄而滑，甚或白滑而腻……左手脉……今反浮缓，右手浮滑。"[4] "（伤寒兼痧）头胀晕痛，发热恶寒，胸闷气逆，腹痛胀满，轻现红点，重现青筋，甚有上下不通，吐泻不得，四肢厥逆……亦有一发即洞泄肢冷，腹胀无脉，舌苔白腻者，此为痧泻，证亦凶险。脉沉弦而滞，甚则沉伏者，此寒闭于外，痧郁于内，气郁血凝而不能外达也。若沉弦而数，甚则沉牢者，此冷食中阻，痧毒内伏，湿遏热结而不能外发也。初尚弦劲搏指，继则昏厥无脉者，《内经》所谓大气入于脏腑……继辨其因以去痧。寒湿凝滞脉络者，急用辛温流气以芳透，仁香汤加浙苓皮12g，生苡仁18g；湿热郁遏经隧者，急用苦辛凉淡以疏利，藿香正气汤加辰砂拌滑石15g，绵茵陈9g，焦山栀9g。"[4]

何廉臣说："湿多者，湿重于热也。其病发自太阴肺脾，多兼风寒。舌色：苔必白腻，或白滑而厚，或白苔带灰，兼黏腻浮滑，或白带黑点而黏腻，或兼黑纹而黏腻，或舌苔满布，厚如积粉，板贴不松。脉象：模糊不清，或沉细似伏，断续不匀。神色：多沉困嗜睡。症状：必凛凛恶寒，甚而足冷，头目胀痛昏重，如裹如蒙，身痛不能屈伸，身重不能转侧，肢节肌肉疼而且烦，腿足痛而且酸，胸膈痞满，渴不引饮，或竟不渴，午后寒热，状若阴虚，小便短涩黄热，大便溏而不爽，甚或水泻。治法：以轻开肺气为主。肺主一身之气，肺气化则脾湿自化，即有兼邪，亦与之俱化。宜用藿朴夏苓汤疏中解表，使风寒从皮腠而排泄；芳淡渗利，使湿邪从内肾膀胱而排泄。汗利兼行，自然湿开热透，表里双解矣。"[4]

王海藏治一人病伤寒，脉浮而长，喘而胸满，身热头痛，腰脊强，鼻干不得卧。许曰：太阳阳明合病，仲景法中有三症，下利者葛根，不下利呕逆者，加半夏，喘而胸满者，麻黄汤也。治以麻黄汤得解[5]。**姚国美**说："太阴伤风，恶风身重，发热，汗出不透，四肢烦疼，甚则泄泻，脉沉迟者，宜苦温疏解，神术散主之。"[6]

编者按：清阳郁遏候，为阴邪郁遏，表里夹杂之证，可见于多种外感新病，亦可见于多种内伤杂病。其病因虽以阴邪为主，但亦有兼挟热邪者，尤以暑湿、湿热之证，更属阴中挟阳，湿中挟热。然既属阴湿郁遏，虽明知内中有热，亦当以通阳化湿为主，待湿开热透，方可议进清凉之品，慎不可早投寒凉，以遏邪机，阳气不宣，邪不能达，势必内陷，必致变证蜂起。

引用文献

［1］吴谦.御纂医宗金鉴［M］.北京：人民卫生出版社，1963：252.

［2］吴鞠通.温病条辨［M］.福州：福建科学技术出版社，2010：86，87.

［3］吴坤安.伤寒指掌［M］.上海：上海科学技术出版社，1959：卷一37，42.

［4］俞根初.重订通俗伤寒论［M］.上海：上海科学技术出版社，1959：190，204，210，211，240.

［5］江瓘，魏之琇.名医类案（正续编）［M］.北京：中国中医药出版社，1996：12.

［4］姚国美.姚国美医学讲义合编［M］.北京：人民卫生出版社，2009：144.

三、清阳郁滞候

清阳郁滞候，系里邪偏重之表里同病，为寒、湿、痰、食等阴邪郁滞于上中二焦，致清阳失于宣达，里气不通，表阳不达之候。多为古人所称伤寒夹证、伤寒类证之类。

诊断

病名：[中医]伤寒挟食，风寒挟气，寒湿，春温挟食，伤暑，伤暑挟食，中暑挟食，暑秽，秽湿，痧秽，伤寒挟痧，冷痧挟食，暑湿，暑湿泄泻，暑湿痢，风湿痢，湿热痢，时毒疫疟，太阴湿疟，牡疟，宿食，食积发热，水饮，水结胸，瘾疹，痿证。[西医]感冒，胃肠型感冒，重症肌无力，肺嗜酸性粒细胞增多症，荨麻疹，化脓性扁桃体炎，胆囊炎，坏死性小肠炎，肠梗阻，败血症。

证名：**肝肺风寒证**，肺胃暑湿证，**肺脾暑湿证**，脾胃暑湿证，肺脾风湿证，**肺脾寒湿证，脾胃寒湿证，肺胃湿热证**，肺脾湿热证，**脾胃湿热证**，胃肠湿热证，肝胃风痰证，肺胃水饮证，肺胃食滞证，**肺脾食滞证**。

病位：肺胃，脾胃，胃肠，肺脾，胆胃，肝肺，肝胃。

病因：风寒，风湿，寒湿，暑湿，湿热，风痰，水饮，食滞。

病机状态：郁滞。实邪郁滞上中，致气机失于宣降，清阳之气不得宣达于内外，外则表气不宣，里则气机不利，而成表里相兼之实证。

```
1.清阳郁遏候+气机不利

2.阳气不宣
          ↓
  腠理不宣──→清空不宣──→清窍不宣
          +
  气机不利──→气机不宣──→气机不降
```

图2-5-73　清阳郁滞候病机结构式示意图

病形：郁滞；　　　**病层**：里重于表；　　　**病态**：静；

病性：阴；　　　　**病质**：实；　　　　　**病势**：重，深，急。

证象组合：阳郁+表郁+气郁+气滞

主症：【阳气不宣】**症象**：①背寒。②恶风寒。③身痛。④肢厥不宣。**舌象**：苔白如积粉，夹腻。**脉象**：①脉濡缓。②脉紧。

　　　　【腠理不宣】**症象**：①恶寒发热。②寒热交作。**舌象**：苔黄白腻。

　　　　【气机不利】**症象**：①脘痞满闷。②脘闷胀痛。③腹痛闷乱。④腹胀满。⑤便秘。

副症：【清空不宣】**症象**：①头痛。②头重。

　　　　【气机不宣】**症象**：①脘闷，恶食。②胸闷。③咳唾多涎，咳嗽。④二便不利。

宾症：【气机不降】**症象**：①恶心呕吐。②呕水。③腹满而喘。④呕逆上气。⑤咳逆。

　　　　【清窍不宣】**症象**：①鼻塞。②咽阻。

临床以表证兼有里气郁滞为主要诊断依据，尤以里滞症象突出为诊断要点。然而如不见表象，亦非本候。

鉴别诊断

清阳郁滞候－阳气不宣+阳气不和－腠理不宣+腠理不和=枢机郁滞候

└──－阳气不宣－腠理不宣－清空清窍不宣+津气蕴蒸=清气郁滞候

图2-5-74　清阳郁滞候鉴别式示意图

清阳郁滞候为阳郁、表郁加里滞之候；枢机郁滞候则为阳气不和、腠理不调加里滞之候；而清气郁滞候不兼见表证，仅为上中气郁热滞之候。各有不同。

传变预测

清阳郁滞候–气机不利–气机不降+气机下陷→清阳郁陷候

├──+津气蕴蒸→**清阳郁蒸候**

└──–阳气不宣–腠理不宣–清空清窍不宣+津气蕴蒸→**清气郁滞候**

图2-5-75　清阳郁滞候传变式示意图

清阳郁滞候若纯与疏导，太过则清气下陷，表郁不解，而转成清阳郁陷候；如郁滞化热，滞去而表郁未解，内热蕴蒸，则可转为清阳郁蒸候；如纯与疏表，表虽解而里滞未除，则可转成清气郁滞候。

辨证

定位：肺：胸闷，表证偏重，咳嗽多痰；胃：中脘痞满胀痛，呕恶噫气；脾：腹满胀痛，大便不畅或泻痢；肝胆：脘胁胀痛，呕吐酸苦。

定性：寒湿：舌苔白滑厚腻，腹胀满；湿热：舌苔黄厚腻浊，或白如积粉；水饮：舌苔白，脉弦，咳唾多涎，二便不利，腹满呕逆；痰：咳痰胸闷，胁痛背痛；食滞：胸闷恶食，呕吐酸水，脉紧或右滑。

定量：①轻：痞满。②中：胀满。③重：胀痛。

论治：总以宣疏通阳为主，以祛逐郁滞之邪，则清阳自然宣达于内外，表里自然清彻。切忌腻滞之品，胶固病邪。

1.随机立法：清阳郁滞候，其主体病机在于阳气不宣，而重点又在于实邪内滞，故其治则除宣通阳气外，更当通利气机，疏利实滞，气机一畅，阳气则通行于内外，表里俱解。

2.随位立法：在肺当宣降肺气，如杏仁、陈皮、枳壳之类；在胃以辛开和胃为主，如白蔻仁、干姜、枳实之类；在脾当疏利脾湿，如厚朴、白术、茯苓之类；在肝胆当疏利肝胆气机，如柴胡、枳实、青皮、郁金之类。

3.随因立法：疏利实滞至关重要，湿热宜辛开苦降，开湿泄热；寒湿当温燥疏散；水饮宜通阳利水；食滞宜消导；湿痰宜燥湿化痰；热痰宜清泻痰热。

4.随症立法：表证偏重者，当宣疏表郁，如桂枝、紫苏之类，夏月当用香薷；里滞偏重者，脘胀宜草果、白蔻仁，腹胀宜厚朴、枳实，其他如木香、槟榔、乌药、莱菔子、酒军之类，疏利气机，使郁滞之邪速去，均可随症选用。

方证：藿香正气散证、柴胡枳桔汤证、苓姜术桂汤证、加味五苓散证、甘草泻心汤证、胃苓汤加减证、平胃二陈加味汤证、达原饮证、香苏散证、香苏葱豉汤证、十味流气饮证、藿香正气散加味证、仁香汤证。

考证：清阳郁滞候，通称：挟气伤寒，寒包暑邪，湿着太阴，秽湿阻滞，湿热内阻，闭塞肠胃，痰气食交阻。

仲景曰："黄疸病，小便色不变，欲自利，腹满而喘，不可除热，热除必哕。哕者，小半夏汤主之。"（《金匮要略·黄疸病脉证并治》）"得病六七日，脉迟浮弱，恶风寒，手足温，医二三下之，不能食，而胁下满痛，面目及身黄，颈项强，小便难者，与柴胡汤，后必下重。本渴饮水而呕者，柴胡汤不中与也，食谷者哕。"（《伤寒论》98条）

吴坤安说："如发热不已，头重身痛，大便顺，小便涩，脘满不饥，舌苔白腻，脉象沉细而缓者，此湿邪内着，太阴受病也，宜二陈、茅术、厚朴、猪苓、泽泻、茵陈、米仁、姜皮之类，湿邪去，热自退矣。汗多加桂枝、秦艽，汗少加紫苏。"[1]"吸入暑秽，先走募原，募原是胃络分布，故上逆而为呕吐，脘闷而痛，寒热不解，舌黄而渴，宜泻心法。姜制川连、黄芩、半夏、枳实、藿香、滑石、通草、郁金。"[1]**邵仙根评**："舌白苔者，不宜陷胸、泻心，宜杏、蔻、桔、橘，苦辛开肺。如邪入募原，舌苔粉白，当用吴又可达原饮。舌黄腻厚者，非泻心不可。"[1]

吴鞠通说："太阴三疟，腹胀不渴，呕水，温脾汤主之。"[2]"寒湿伤脾胃两阳，寒热，不饥，吞酸，形寒，或脘中痞闷，或酒客湿聚，苓姜术桂汤主之。"[2]**郭右陶说**："痧之初发，必从外感，感于肌表，人不自知，则入于半表半里，故胸中作闷，或作呕吐，而腹痛生焉。此可以刮痧而愈。不愈，用荆芥汤、藿香汤之类而选用之。"[3]

俞根初说："素有痰结成痞，或有气聚为满，猝感风寒，引动宿疾而发……初起头痛身热，恶寒无汗，胸膈痞满，满而不痛，气从上逆……舌苔白滑，甚或白滑而厚，或前半无苔，中后白腻而厚，脉左浮紧，右沉弦或沉涩，或右关沉滑，或弦急而滑……先用理气发汗，香苏葱豉汤加枳、桔，或用十味流气饮……表散外邪，畅其气以宽痞。"[4]**何秀山说**："先由郁怒伤肝，后感风寒的夹气伤寒，妇女最多，男子亦间有之。初起香苏葱豉汤最为的对。若发入少阳经，寒热往来，胸胁串痛者，柴胡枳桔汤亦多取效。"[4]

编者按：清阳郁滞候，为外郁内滞之证，系表里同病，因而其治则自当表里两解。外感新邪，当以解表为主，疏利里气为辅；内伤杂病，虽有表郁，但以里分郁滞重，应以疏利郁滞之实邪为主，以宣透表郁为辅，甚至里滞急重者，可专事通里逐邪，邪去里气宣通，自可达表，而表郁自解，无须发表。

引用文献

［1］吴坤安.伤寒指掌［M］.上海：上海科学技术出版社，1959：卷二12，卷三75.

［2］吴鞠通.温病条辨［M］.福州：福建科学技术出版社，2010：79，132.

［3］郭志邃.痧胀玉衡［M］.北京：人民卫生出版社，1995：3.

［4］俞根初等.重订通俗伤寒论［M］.上海：上海科学技术出版社，1959：344，346.

四、清阳怫郁候

清阳怫郁候，系阴邪郁滞偏于阳分者，因阴邪太盛，或未经发散，或误投寒润，或误投补涩，以致清阳郁滞，不得泄越，怫郁于内外，有似阳证，为阴证似阳。治疗切不可见热投凉。

诊断

病名：［中医］伤寒，少阴伤寒，太阳中暍，少阴咽痛，风寒挟湿，湿温，伏暑，劳复，低热，漏风，战汗，狂汗，伤寒衄血，胸痛，瘾疹，狐惑，血痹。［西医］腺病毒肺炎，病毒性心肌炎，丝虫病急性发作，神经官能症，雷诺综合征，斑秃。

证名：肺卫风寒证，肺胃风寒证，胆胃风寒证，肺脾寒湿证，肺胃湿热证，**肺肾寒火证**，肺胃郁火证，**脾胃郁火证，肝肺瘀热证，肺脾水饮证**，肝胃寒饮证。

病位：肺卫，肺胃，肺脾，脾胃，胆胃，肝胃，肺脾，肺肾。

病因：风寒，寒火，郁火，寒湿，湿热，水饮，寒饮，瘀热。

病机状态：郁滞。阴邪郁滞，阳气怫郁，清阳不能宣达于表里，阳气怫郁而不得泄越，以致外则表分郁遏，里则上中气郁。

1.清阳郁遏候+阳气怫郁

2.阳气不宣——→阳气怫郁——→气机不宣——→气机不降

　　　　　　　　　　　↓

　　　　腠理不宣——→清空不宣——→清窍不宣

图2-5-76　清阳怫郁候病机结构式示意图

病形：郁滞；　　**病层：**表重于里；　　**病态：**动；

病性：阴；　　**病质：**实；　　**病势：**重，深，急。

证象组合：阳郁+怫郁+表郁+气郁+空窍

主症：【阳气不宣】症象：①恶寒怕冷。②手足厥冷。③沉困倦卧。④身重疼痛。⑤肉上粟起。**脉象：**脉浮紧或伏。

【阳气怫郁】症象：①身大寒反不欲近衣，服汗药发烦目瞑。②发散热势反增。③下后气上冲。④吐血，衄血。⑤躁扰不宁。⑥谵语狂笑。⑦面色缘缘正赤。⑧壮热郁冒。⑨汗多谵语。⑩大热烦渴。⑪咽痛。⑫阴蚀。**脉象：**脉浮数洪大，寸动。

【腠理不宣】症象：①发热无汗身痛。②脊痛。

副症：【清空不宣】症象：头痛。

【气机不宣】症象：①短气。②胸膈不舒，胸满。③心下烦满。④脘腹满。⑤饮食不进。**脉象：**脉模糊。

宾症：【气机不降】症象：①呕逆。②喘急。③恶心。

【清窍不宣】症象：咽喉不利。

阳气怫郁为临床易见之症象，但极似阳热症象，故必须与阳气不宣症象同见，细加辨别，方可确诊。

鉴别诊断

清阳怫郁候－腠理不宣+腠理不调－气机不宣－气机不降=**卫阳怫郁候**

└── －阳气不宣+津气蕴蒸=**清气怫郁候**

└── +络血妄行=**气血怫郁候**

图2-5-77　清阳怫郁候鉴别式示意图

清阳怫郁候系阳气怫郁于表里之候；卫阳怫郁候，阳气仅怫郁于表；清气怫郁候，阳气仅怫郁于里；气血怫郁候则由阳气怫郁而涉及于血络。各自不同。

传变预测

清阳怫郁候 – 腠理不宣 – 阳气不宣 + 津气蕴蒸 → **清气怫郁候**

└── + 络血妄行 → **气血怫郁候**

图2-5-78 清阳怫郁候传变式示意图

清阳怫郁候治不得法，仅与疏散，表郁虽解，而怫郁未得发越，可转为清气怫郁候，甚则郁滞血络，而成气血怫郁候。

辨证

定位：肺：表证偏重，胸闷，咳喘，鼻衄，气上冲；胃：里证偏重，脘闷，呕吐，烦躁，壮热郁冒；脾：腹满，汗出如雨，口渴饮水，胆：汗多谵语，心下烦满；肾：身大寒反不欲近衣，脊痛胸满。

定性：风寒：恶寒发热，无汗身痛；湿热：身重，面色乍黑乍白，默默欲眠；寒火：身大寒反不欲近衣，指末冷，烦乱口渴，烦躁狂热，脉沉伏，按之牢，脉紧数；水饮：汗多，口渴饮水，小便不利，口中流涎，饮水即吐；瘀：顽固性失眠，五心烦热，胸胁疼痛，低烧不退。

定量：①轻：目瞑发烦，烦满，身温身热，身大寒反不欲近衣，气上冲，脉浮数。②中：躁扰不宁，昏冒，身热无汗，凛凛恶寒肢冷，鼻衄，脉洪大。③重：谵语发狂，昏沉，壮热大汗，沉困倦卧，厥逆，吐血，脉伏牢坚。

论治：当宣通阳气，助其升越，使怫郁得以发泄，自然汗出而解，解时或有战汗、狂汗之象，即怫郁发泄之机。

1.随机立法：清阳怫郁候，其主体病机在于阳气不宣而怫郁，故其治则当以宣发阳气，泄越怫郁为主，兼以宣疏郁滞之阴邪，流利上中气机，使内外之郁滞一举而解，切不可见热投凉，妄行寒润。

2.随位立法：病关于肺，以宣发肺之阳气为主；病关于胃，以宣通胃阳为主；病关于脾，当兼温燥脾湿；病关于胆，当疏利胆气；病关于肾，当破散阴气，导达真火。

3.随因立法：因于风寒，当用辛温发散；因于湿热，当辛开苦降；因于郁火，当破阴达阳；因于水饮，当通阳利水；因于瘀滞，当行气逐瘀。

4.随症立法：通阳发郁为本候治疗总则。里气郁滞，脘腹痞满者，亦当兼以疏利，如青皮、陈皮、枳实之类；胸闷者，宜宣降肺气，如杏仁、枳壳之类；水停胸膈，痞胀满急者，古人有用涌吐之法。

方证：麻黄汤证、桂枝汤证、升阳散火汤证、火郁汤证、甘草泻心汤证、柴胡桂枝汤证、五苓散证、来复丹证、破阴丹证。

考证：怫郁，郁结不舒。清阳怫郁，如**仲景**云："二阳并病，太阳初得病时，发其汗，汗先出不彻，因转属阳明，续自微汗出，不恶寒……设面色缘缘正赤者，阳气怫郁在表，当解之熏之。"（《伤寒论》48条）通称：伤寒失表，太阳阳明合病，太少两阳合病，少阳兼表，二阳并病，太阳中暍，作汗发狂，失表失血，血汗，阴证似阳，真寒假热，阴中伏阳。

仲景曰："太阳病，下之后，其气上冲者，可与桂枝汤。方用前法。若不上冲者，不得与之。"（《伤寒论》15条）"伤寒，脉浮紧，不发汗，因致衄者，麻黄汤主之。"（《伤寒论》55条）"病在阳，应以汗解之，反以冷水潠之，若灌之，其热被劫不得去，弥更益烦，肉上粟起，意欲饮水，反不渴者，服文蛤散；若不瘥者，与五苓散。"（《伤寒论》141条）"伤寒六七日，发热，微恶寒，支节烦疼，微呕，心下支结，外证未去者，柴胡桂枝汤主之。"（《伤寒论》146条）"狐惑之为病，状如伤寒，默默欲眠，目不得闭，卧起不安，蚀于喉为惑，蚀于阴为狐，不欲饮食，恶闻食臭，其面目乍赤、乍黑、乍白。蚀于上部则声喝，甘草泻心汤主之。"（《金匮要略·百合狐惑阴阳毒病脉证治》）

吴鞠通说："此热少湿多，阳郁致病之方法也。瓜蒂涌吐其邪，暑湿俱解，而清阳复辟矣。一物瓜蒂汤方。"[1]"暑邪误治，胃口伤残，延及中下，气塞填胸，燥乱口渴，邪结内踞，清浊交混者，来复丹主之。"[1]**吴坤安说：**"夏应热而反凉，感之，邪伏于少阴之经，每多咽痛，或兼泄泻，舌润不渴，寸口脉沉而小，宜甘桔汤，加半夏、天虫、陈皮、桂枝、射干、防风、姜皮之类温散之，以助阳消阴。"[2]**邵仙根评：**"邪郁其阳，则脉沉小。"[2]

俞根初说："一因两肾之间有命门，其中虽藏阴精，而却含真火。火性热，伏气从阳化者多，故病多阴中伏阳……伏阳者，身虽大寒，反不欲近衣，胸满恶心，头痛脊疼，指末虽冷，而内热烦躁，舌苔绛，底浮白，甚或嫩红胖大……若六脉沉伏不见，深按至骨，却似牢而有力，此寒在皮肤，热在骨髓，许学士所谓阴中伏阳是也……伏阳证，当遵许氏破阴达阳法，使水升火降，得汗而解。重用破阴丹……服后，若烦躁狂热，手足躁扰，此伏阳外达也，不必惊慌，须臾神定而睡，汗出热退，而病除矣。或用来复丹……小便连解青黑色，其热亦退。盖少阴与太阳为表里，破阴丹使伏阳从足太阳经外泄，来复丹使伏阳从足太阳腑下泄，方虽不同，而交通阴阳之功则一。终以育阴养胃法调理收功。"[3]

李用粹说："郁火发热，左关弦数有力，或缓弱有力，肌肉如火，筋骨如烧，扪之烙手，或昼夜不减，或夜分即热，天明暂缓。其热必手足四肢更甚，缘脾主四末，热伏地中故也。此症亦有因血虚而得者，亦有胃虚过食生冷，阴覆乎阳，郁遏阳气于脾土之中者。宜用火郁发之之法，火郁汤主之。"[4]

编者按：清阳怫郁候，为阴邪郁滞于表里，阳气不得宣达，而怫郁于内外，见症有如阳火实证，故亦有阳证阴脉，或阴证似阳之称。但不可妄投燥热温补，使郁滞愈甚；亦不可妄行寒凉清泻，使阳气愈加怫郁，病必不解。必以宣通阳气为法，以解怫郁之邪。邪由外感者，当通阳达表，以宣泄其怫郁之邪。如系内邪，虽当疏导其郁滞之邪，然亦当参以宣通阳气之味，以宣利其怫郁之阳气。

引用文献

［1］吴鞠通.温病条辨［M］.福州：福建科学技术出版社，2010：47，119，

［2］吴坤安.伤寒指掌［M］.上海：上海科学技术出版社，1959：卷四17.

［3］俞根初等.重订通俗伤寒论［M］.上海：上海科学技术出版社，1959：199.

［4］李用粹.中华医书集成·证治汇补［M］.北京：中医古籍出版社，1999：67.

五、清阳郁蒸候

清阳郁蒸候，系上中二焦外阴内阳，寒热错杂，表里同病之候，外有风、寒、湿、痰、瘀郁遏，内有伏热蕴蒸，而成阳气郁遏，气分热蒸、郁蒸之证。病变多见于肺胃、胆胃。

诊断

病名：[**中医**] 湿热，中暑，手太阴暑温，伏暑，伏暑挟寒，伏暑挟湿，湿温，热病兼寒，暑湿，暑湿兼寒，春温挟湿，冬温伏湿，温疟，黄疸，肺胀，肺痈，自汗。[**西医**] 慢性支气管炎，肺气肿，肺脓肿，肾盂肾炎。

证名：**胆胃风热证**，**肺胃寒热证**，**肺胃风暑证**，**肺胃暑湿证**，肺脾暑湿证，脾胃暑湿证，**肺胃湿热证**，**肺脾湿热证**，**肺胃痰瘀证**，肺胃热痰证。

病位：肺胃，胆胃，肺脾，脾胃。

病因：寒热，风热，湿热，暑湿，风暑，痰瘀，热痰。

病机状态：郁蒸。先受阳邪，蕴伏于内，再感阴邪，郁遏于外，阳气不得宣泄，郁热无从透达，而成表里阳气均郁，里热内蒸之候。

1. 清阳郁遏候＋津气蕴蒸

2. 阳气不宣——→气机不宣——→气机不降
   ↓
   腠理不宣——→清空不宣——→清窍不宣
   ↓＋
   津气蕴蒸←

图2-5-79 清阳郁蒸候病机结构式示意图

病形：郁蒸；　　**病层**：表寒里热；　　**病态**：静中有动；

病性：外阴内阳；　　**病质**：实；　　**病势**：重，深，缓。

证象组合：阳郁＋表郁＋气蒸＋气郁

主症：【阳气不宣】**症象**：①形凛背寒。②肢冷肢凉。③两胫逆冷。④骨节烦痛。⑤倦怠嗜卧。⑥小便已，洒洒然毛耸。**脉象**：①脉浮弱。②脉沉细。

【腠理不宣】**症象**：①恶风恶寒。②发热无汗，或汗出不透。**脉象**：脉弦浮大。

【津气蕴蒸】**症象**：①发热自汗。②心烦口渴。③口鼻咽干。④手足温热，潮热尿赤。⑤口开前板齿燥。⑥骨节疼如割。**舌象**：舌红苔黄。**脉象**：脉弦数。

副症：【清空不宣】**症象**：①头昏头重。②头痛如裂。

【气机不宣】**症象**：①胸闷。②脘闷。③胁下满痛。④腹满。⑤短气。⑥咳嗽。⑦不食。

宾症：【气机不降】**症象**：①咳逆。②喘满。③恶呕。④哕逆。

【清窍不宣】**症象**：耳前后肿。

临床必须阳郁、气郁与表寒里热共见，方可确诊为本候。

鉴别诊断

清阳郁蒸候 − 阳气不宣 + 阳气不行 − 气机不宣 + 气机不降 = 卫阳郁蒸候
　　　　└── − 清空不宣 + 清空不利 = 清气郁蒸候
　　└── − 腠理不宣 − 津液消灼 − 清空不宣 + 清空不利 = 津气郁蒸候

图2-5-80　清阳郁蒸候鉴别式示意图

清阳郁蒸候为表里阳气郁遏，气分热蒸之候；卫阳郁蒸候仅为表阳郁遏而无气郁里证；清气郁蒸候仅有表郁与气分热蒸，阳气未郁；津气郁蒸候表分无郁，但气分之热蒸已达伤津之势。

传变预测

清阳郁蒸候 − 津气蕴蒸 + 津气蕴炽 → 清阳郁炽候
　　　　└── − 气机不降 + 气机冲逆 → 清阳郁闭候
　　└── − 腠理不宣 − 清空不宣 − 气机不降 + 气机冲逆 + 气机郁结 + 热迫津泄 → 清阳郁结候

图2-5-81　清阳郁蒸候传变式示意图

清阳郁蒸候失于宣透，内热转炽，而成清阳郁炽候，甚则内外俱闭，郁火冲逆，而成清阳郁闭候；如只顾升散，表郁虽解，而内热蕴结，郁热自寻出路而上逆下迫，则成清阳郁结候之急证。

辨证

定位： 肺胃：蕴热不退，口渴，胸脘痞满，咳嗽；胆胃：潮热起伏，口苦，胸胁痞满，呕吐。

定性：（风）寒热：恶风恶寒，身痛，头痛，口渴，舌红苔白；（暑）湿热：形寒，脘痞，蕴热，潮热，渴不欲饮，小便短赤，发黄，舌红苔白糙黄腻；痰瘀：咽干不渴，咳逆胸满，时出浊唾腥臭，久则如粥。

定量： ①轻：恶风，指冷，汗出不透，微热，口干。②中：形凛，背冷，无汗，蕴热，口渴。③重：恶寒，厥冷，纤毫无汗，灼热，引饮。

论治： 应着重宣通阳气，使郁热有外达之机，不可一味清凉，冰伏邪机，阳气愈形郁遏，郁热更难透泄，变端即起。

1.随机立法： 清阳郁蒸候，其病机在于阳气郁遏，伏热不得外透，欲解其热蒸，当先宣通阳气，阳气一宣，则外可达表，内可宣降，郁热自可由内而达外，故其治则首重通阳宣郁以透热，不可过投寒凉，更遏阳气，热愈不透，必转炽转甚，变证由生。

2.随位立法： 病在肺胃，以宣降为主；病在胆胃，以疏降为主。

3.随因立法： 因于风寒，当疏风散寒；因于湿热，可用辛苦温燥，通阳化湿；因于暑湿，宜芳香淡利；因于痰瘀，则当以清下痰瘀为主，兼以宣泄。

4.随症立法： 表郁甚者，当兼宣疏腠理，如桂枝、苏叶、薄荷、香薷、藿香之类；气郁甚者，当兼宣疏气机，如桔梗、白蔻仁、厚朴、郁金之类；气机失降者，当兼降逆，如苏梗、藿梗、枇杷叶、竹茹、陈皮、半夏之类。

方证： 大橘皮汤证、桂苓甘露饮证、薷杏汤证、陆氏青蒿二香汤证、白虎加桂枝汤证、麻黄杏仁甘草石膏汤证、二加减正气散证、柴苓双解汤证、升麻葛根汤证、白虎加苍术汤证、新加白虎汤合葱豉汤证、三物白散证。

考证： 清阳郁蒸候，通称：外寒内热、表寒里热、客寒包火、湿遏热伏、湿遏热蒸、湿郁热蒸、秽湿闭阻、三阳合病、少阳阳明并病、太阳阳明病。

仲景曰："寸口脉微而数，微则为风，数则为热；微则汗出，数则恶寒。风中于卫，呼气不入；热过于营，吸而不出。风伤皮毛，热伤血脉。风舍于肺，其人则咳，口干喘满，咽燥不渴，多唾浊沫，时时振寒。热之所过，血为之凝滞，蓄结痈脓，吐如米粥。始萌可救，脓成则死……咳而胸满，振寒脉数，咽干不渴，时出浊唾腥臭，久久吐脓如米粥者，为肺痈，桔梗汤主之。"（《金匮要略·肺痿肺痈咳嗽上气病脉证治》）

俞根初说："热病兼寒者，初必先渐然厥起，微恶风寒，身热无汗，或汗出而寒，头痛不堪，尺肤热甚……舌苔初则黄白相兼……脉左浮紧，右洪盛。紧为寒束于外，洪盛则热结于内……必先解其热出其汗，轻则葱豉桔梗汤加益元散9g（包煎），青蒿脑6g，重则新加白虎汤加鲜葱白3枚（切），淡香豉12g，使表里双解，或汗或痧，或疹或斑，一齐俱出。"[1] **何廉臣说：**"其人阴虚多火，暑即寓于火之中，纵感风寒，亦为客寒包火之证，初用益元散加葱、豉、薄荷，令其微汗，以解外束之新寒，继用叶氏薷杏汤……轻宜凉淡以清利之。余邪不解者，则以吴氏清络饮……辛凉芳香以肃清之。"[1] **姚国美说：**"发热恶寒，身重疼痛，小便已洒然毛耸，小有劳身即热，口开前板齿燥，乃暑湿过郁，宜桂苓甘露饮以清利之。"[2]

编者按：清阳郁蒸候，病机状态是阳气郁遏，伏热不得外透，有因于湿热、因于暑湿或因于痰瘀者，可于清凉解热之中，略兼辛凉透表之法，双解表里之邪。如果表寒未解，决不能继用寒凉，加重阳气郁遏，使郁热更难透泄。周小农说："设再冷遏，邪不外撤，必酿重症。"[3]

引用文献

[1] 俞根初等.重订通俗伤寒论[M].上海：上海科学技术出版社，1959：247，248，253.

[2] 姚国美.姚国美医学讲义合编[M].北京：人民卫生出版社，2009：179.

[3] 周小农.周小农医案[M].上海：上海科学技术出版社，1962：63.

六、清阳郁炽候

清阳郁炽候，系表寒里热之证，较清阳郁蒸候为重。外有阴邪郁遏，内有实热阳火燔炽，多为暴发之急证，但亦有渐发之候，且亦有由郁蒸失治转变而来者。多系先受暑温之邪，内蕴化火，再感风寒触发，亦有由内伤郁极化火而发者，其势稍缓。

诊断

病名：[**中医**] 三阳合病，瘟疫，阳毒发狂，阳毒发斑，失下发斑，伏暑，肺闭。[**西医**] 小儿肺炎。

证名：肺胃寒火证，胆胃湿火证，脾胃郁火证。

病位： 肺胃，胆胃，脾胃。

病因： 寒火，湿火，郁火。

病机状态： 郁炽。外因寒湿阴邪，内因气郁，郁遏清阳，致内蕴之邪火，不得发越，清阳不司宣降，郁火上冒清窍而成。

1.清阳郁遏候+津气蕴炽−清窍不宣+清窍不利

2.阳气不宣——→气机不宣——→气机不降

　　　　　↓

　　腠理不宣——→清空不宣

　　　　　+

　　津气蕴炽————————→清窍不利

图2-5-82　清阳郁炽候病机结构式示意图

病形： 郁炽；　　　　**病层：** 表里郁，里炽；　　　　**病态：** 静中有动；

病性： 外阴内阳；　　**病质：** 实；　　　　　　　　　**病势：** 重，深，急。

证象组合： 阳郁+表郁+气郁+气炽

主症：【阳气不宣】症象： ①形寒。②体痛。③肢懈。④战栗。⑤如丧神守。**脉象：** 脉缓弱无力。

【腠理不宣】症象： ①恶风。②无汗。③斑欲出未透。

【津气蕴炽】症象： ①壮热面赤。②烦躁不眠。③狂躁。④大渴。⑤便秘溺涩。⑥便溏如酱。⑦溺黄浊而热。⑧午后热炽。⑨肌肉如火，四肢特甚。⑩口苦。**舌象：** ①苔黄、灰、焦。②苔白如积粉。**脉象：** ①脉洪滑数，右甚。②脉弦数有力。

副症：【清空不宣】症象： 头痛。

【气机不宣】症象： ①脘闷。②胃不欲食。

宾症：【气机不降】症象： 恶心。

【清窍不利】症象： ①口干鼻干咽干。②目赤。③唇燥。

临床以津气蕴炽症象易见，常易误诊为阳证，故必须细察有无阴象，即阳郁、表郁、气郁等证象，若有，始可确诊为郁炽之候。

鉴别诊断

清阳郁炽候−阳气不宣+阳气不和+腠理不调−腠理不宣=枢机郁炽候

　　└──−腠理不宣−清空不宣−气机不宣+气机不利+津液消灼+神志昏蒙=津气郁炽候

　　　　└──+血热蕴炽+络血妄行=气血郁炽候

图2-5-83　清阳郁炽候鉴别式示意图

清阳郁炽候系表阳郁遏；而枢机郁炽候则系表阳不和；津气郁炽候系里热炽甚，火极水化，以致阳气不宣，并无表郁、气郁之象；气血郁炽候亦无表郁，系邪火蕴炽于气血之分，兼有阳郁、气郁之候。

传变预测

清阳郁炽候－津气蕴炽＋津气蕴蒸 →清阳郁蒸候

　　├　－阳气不宣＋阳气不行┐
　　│　　　　　　　　　　　　├→清阳郁闭候
　　└　－气机不降＋气机冲逆┘

　　　　　└　－腠理不宣－清空不宣＋气机郁结＋热迫津泄→清阳郁结候

　　　　　　　└　＋阳气怫郁＋气机逆乱→清阳逆乱候

图2-5-84　清阳郁炽候传变式示意图

清阳郁炽候纯投清降，郁火虽减，而内热不清，可转为清阳郁蒸候；若阳气反闭，邪火上逆，则转重为清阳郁闭候，甚则气机逆乱，上冲下迫，而转为清阳郁结候或清阳逆乱候等急重险证。

辨证

定位：肺胃：恶风无汗，壮热面赤，烦躁不眠，大渴便秘，溺涩，脉洪滑数右甚，甚则发斑发狂；胆胃：身热午后为重，脘闷恶心，苔白腻，脉左弦紧，右沉滞；脾胃：恶寒战栗，如丧神守，肌肉如火，四肢特甚，脉弦数左甚。

定性：寒火：恶风寒，无汗，烦躁，甚则发斑发狂；湿火：午后热甚，便秘，或溏如酱，溺黄浊而热，苔满布如积粉，体痛肢懈；郁火：口苦尿赤，脉左弦数有力。

定量：①轻：恶风，发热，烦渴，时有汗出，苔如积粉，脉弦数。②中：恶寒，灼热，烦躁，无汗，苔淡黄腻，脉弦滑数。③重：寒栗，大热，发斑，纤毫无汗，苔黄焦，脉洪滑大。

论治：当急急清泄郁火，兼以升发阳气，使伏火有透泄之机，亦火郁发之之义。

1. 随机立法：清阳郁炽候，其主体病机在于阳气不宣与津气蕴炽，为表里阴阳俱实之候，故其治则应宣发阳气与清降阳火并重。阳气不得宣发，则郁火无由而泄，《内经》所谓"火郁发之"，谓郁火不可专事寒凉，更郁遏其阳气，火必不除。

2. 随位立法：病关肺胃，以清宣透热为主，肺宜宣发，胃宜清降；病关胆胃，宜清疏木火，兼清降胃火；病在脾胃，宜升发清阳，兼以清降肝脾。

3. 随因立法：寒火宜辛温辛凉，或苦寒合法，散寒降火；湿火宜辛凉兼苦降，散湿泄火；郁火宜以升发为主，略兼寒降。

4. 随症立法：解郁宣火，总以透发为主，如郁火下行，便闭固当从清泄，即溏酱之粪，仍作不通论，亦当清泄，如更衣丸，或少用酒军、枳实，缓下之法；舌苔焦黄固然属火，然苔白如积粉，亦火郁之象，仍当兼以清泄。

方证：三黄石膏汤证、升阳散火汤证、火郁汤证、大顺汤证、柴芩清膈煎证、新加木贼煎证、枳实导滞丸证、狂证夺命丹证。

考证：清阳郁炽候，邪气外郁，里外俱热，或表寒里热，通称：客寒包火，表里俱实。

吴坤安说："瘟疫发于春夏之间，必热症为多，如初起即大热大渴，目赤唇焦，烦躁不宁，六脉洪滑，舌苔燥黄焦刺，急用三黄石膏汤去黄柏，加连翘汗之。取汗在于速，一服无汗，即再进之，得汗热退为愈。若延至四五日，毒遍三焦，表里俱病，用三黄石膏汤加连翘、银花，表里兼解之。其妙在麻黄、石膏二味不可去一，此方通解三焦表里，治疫最妙。"[1]

俞根初说："（伏暑）邪伏膜原而在气分者，病浅而轻……外寒搏束而发者，初起头痛身热，恶寒无汗，体痛肢懈，脘闷恶心，口或渴，或不渴，午后较重，胃不欲食，大便或秘或溏，色如红酱，溺黄浊而热。继则状如疟疾，但寒热模糊，不甚分明，或皮肤隐隐见疹，或红或白……舌苔初则白腻而厚，或满布如积粉……脉左弦紧，右沉滞……先以新加木贼煎，辛凉微散以解外。外邪从微汗而解，暂觉病退，而半日一日之间，寒虽轻而热忽转重。此蕴伏膜原之暑湿，从中而作。固当辨其所传而药之，尤必辨其暑与湿孰轻孰重。"[2]

李用粹说："郁火发热，左关弦数有力，或缓弱有力，肌肉如火，筋骨如烧，扪之烙手，或昼夜不减，或夜分即热，天明暂缓。其热必手足四肢更甚，缘脾主四末，热伏地中故也。此症亦有因血虚而得者，亦有胃虚过食生冷，阴覆乎阳，郁遏阳气于脾土之中者。宜用火郁发之之法，火郁汤主之。"[3] "郁火恶寒。有素病虚热，忽觉恶寒，须臾战栗，如丧神守。此火郁清道，抑遏阳气于脾土，不得外越，故手足厥冷。乃火极似水，热极反兼水化。自觉其寒，非真寒也。外症口苦溺赤脉数。宜升阳散火汤。"[3]

编者按：清阳郁蒸候与清阳郁炽候，均为外阴内阳，外郁内蒸，表里寒热错杂之证，均系表里俱实之候。但前者为内热蕴蒸，其病略轻；后者为内火蕴炽，其病急重。故其治则，前者以宣透清解为法，后者须以宣发外郁，清降内火为法。

引用文献

[1] 吴坤安.伤寒指掌［M］.上海：上海科学技术出版社，1959：卷四13.

[2] 俞根初等.重订通俗伤寒论［M］.上海：上海科学技术出版社，1959：253.

[3] 李用粹.中华医书集成·证治汇补［M］.北京：中医古籍出版社，1999：67，71.

七、清阳郁闭候

清阳郁闭候系外闭内炽之急重证候，亦表里同病，寒热夹杂之证。风、寒、湿、痰等阴邪郁闭清阳之气，内蕴火热，不得透达，冲逆于上，病势深、重、急，救治不当，可致外闭内脱而逝。暴发者多因感邪深重，渐发者多由郁蒸、郁炽失误、变逆而成。

诊断

病名：［中医］风火，风暑，伤暑，中暑，暑温，暑湿，暑痉，暑痫，痧秽，黄耳伤寒，风温，痉病，风寒发痉，痉厥，痰厥，肺风痰喘，破伤风。［西医］脊髓灰质炎，破伤风。

证名：肺胃风暑证，肺胃暑湿证，肺胃寒火证，**肺胃风火证，胆胃风火证，**肺胃痰火证，胃肠积热证，肺脾风痰证，**肝肺风痰证。**

病位：肺胃，胆胃，胃肠，肝肺。

病因：风暑，暑湿，寒火，风火，痰火，积热。

病机状态：郁闭。或先受阳邪内蕴，继感阴邪外郁而暴发；或阴邪郁遏既久，阳气化火而渐发。均系阳气郁闭，不司旋运，郁火无由发泄，而冲逆于上，阴邪内闭气机，外闭腠理而成深、重、急证。

1.清阳郁炽候－阳气不宣＋阳气不行－气机不降＋气机冲逆＋经脉不利

2.卫阳郁闭候＋津气蕴炽＋气机冲逆＋气机不宣

3.阳气不行——→腠理不宣——→经脉不利——→清空不宣

＋

津气蕴炽——→气机冲逆——→气机不宣

图2-5-85　清阳郁闭候病机结构式示意图

病形：郁闭，阳闭火逆；　　**病层：**表闭里炽；　　**病态：**静中有动；

病性：外阴内阳；　　**病质：**实；　　**病势：**重，深，急。

证象组合：阳闭＋表郁＋气炽＋气逆＋经脉

主症：【阳气不行】症象：①恶寒形凛。②肢厥，喜热。③觉冷气上冲。④疲惫不堪。**舌象：**苔灰白。

【腠理不宣】症象：发热恶寒无汗。

【津气蕴炽】症象：①烦热大作，汗出淋漓。②七窍干燥。③尿赤便溏。④潮热。⑤壮热口渴。⑥吐痰黏稠。

副症：【气机冲逆】症象：①胸紧气促。②咳痰惊啼。③呕逆。

【经脉不利】症象：①四肢疼痛，不能运动。②四肢不知痛痒。③脊强背直，角弓反张。④手足挛搐。

宾症：【气机不宣】症象：①黏涎满布。②胸腹痞闷。③小便不利。④大便泄泻。⑤谷食不进。

【清空不宣】症象：①头痛。②耳聋。

临床以气机冲逆或经脉不利症象明显而易见，但必须伴随阳闭、火炽症象，方可确诊。然而阳闭、火逆，临床常有偏重，偏重阳闭，则可出现阳证似阴之象，火逆偏重，又可有阴证似阳之象，易使人忽略其阴阳寒热错杂之本质，因此必须详加诊察。

鉴别诊断

清阳郁闭候－阳气不行－经脉不利－津气蕴炽＋津气蕴蒸＝**清气郁闭候**

└──－津气蕴炽－清空不宣＝**肺气郁闭候**

└──－阳气不行＋阳气不宣－经脉不利－清窍不宣－腠理不宣－津气蕴炽＝**清阳郁逆候**

└──＋气机郁结＋热迫津泄＝**清阳郁结候**

图2-5-86　清阳郁闭候鉴别式示意图

　　清阳郁闭候系阳闭火炽之候；清气郁闭候则系表郁热蒸之候；肺气郁闭候既无阳闭，又无火炽，唯肺气内闭；清阳郁逆候则为阳郁气逆，外无郁闭，内无火炽；清阳郁结候外无表证，唯邪气内结，郁火上逆下冲。各自不同。

　　传变预测

清阳郁闭候－阳气不行＋阳气不宣－经脉不利－清窍不宣－腠理不宣＋气机郁结＋热迫津泄→**清阳郁结候**

└──－津气蕴炽→**清阳郁逆候**

图2-5-87　清阳郁闭候传变式示意图

　　清阳郁闭候治疗得法，不难闭开火降，如过投温散，不及清降，阳闭虽开，然郁火内结，必上冲下迫，而成清阳郁结候；如过投清凉，不及通阳，邪火虽泄，清阳之气不司宣降，可转为清阳郁逆候。

　　辨证

　　定位　肺：胸紧气促；胃：气冲，呕吐；肝胆：口苦呕逆，耳痛目赤。

　　定性　寒火：恶寒无汗，烦躁，口渴；风火：烦热大作，汗出淋漓；风暑：壮热口渴，尿赤，便溏泄；暑湿：身热肢冷，躁渴腹痛呕逆，或吐泻不得；湿热：面黄，身热，烦躁，便溏，尿黄，苔黄秽腻；痰火：频吐痰沫稠黏，胸腹痞满；积热：腹满便闭溺短。

　　定量　①轻：四肢疼痛，不能运动，胸紧气促，形寒喜热。②中：脊强背直，气冲欲吐，恶寒战栗。③重：角弓反张，手足挛搐，气冲呕逆，四肢厥逆。

　　论治　当急急开其外闭，清降火逆，使郁火外达下行，方可邪去正安。

　　1.随机立法　清阳郁闭候主体病机为阳气不行与津气蕴炽，故其治则当以宣通阳气与清降郁火为主，寒温并投，表里两解，升降并用，外开阳气之郁闭，内泄邪火之炽逆，则气机自复宣降之常。

　　2.随位立法　肺胃宜升发阳气，兼以清泄胃火；肝胆则宜疏泄风木，兼以清降木火。总宜升降并用。

　　3.随因立法　风宜疏散，轻则薄荷、防风、荆芥、香薷、羌活，重则桂枝、麻黄亦可酌用；火宜清降，如石膏、黄芩、黄连，甚则硝、黄之类；有痰宜兼化痰；有食宜攻积；暑宜清芬解暑；湿宜芳淡渗利。

　　4.随症立法　经脉不利而见强直、挛急、搐搦者，当以疏散为主，如桂枝、防风、葛根、羌活之类通阳开闭；气冲上逆者，宜兼用沉降之品，如石膏、灶心土、槟榔、瓜蒌仁、枳壳、杏仁之类。

　　方证　防风通圣散证、荆防败毒散、加味香薷饮证、麻杏甘石汤加味证、三仁汤加味证、升降散加味证、异灵膏证。

　　考证　清阳郁闭候，通称：真热假寒，热深厥深，风寒发痉，寒郁暑热，暑风痉厥，风痰阻肺。

　　吴坤安说："暑月病人忽然手足搐挛者，暑风也，香薷饮加羌、防，呕恶加藿香、陈皮，小便不利加二苓、泽泻、滑石，有痰加半夏，渴易瓜蒌，泻不止加苍术，转筋加木瓜。势重者手足挛搐，角弓反张，如中恶状。"[1]

　　俞根初说："头胀晕痛，发热恶寒，胸闷气逆，腹痛胀满，轻现红点，重现青筋，甚有上下不通，吐泻不得，四肢厥逆，绞肠剧痛……面色紫浊而指甲亦紫，舌红苔白而糙者，热痧挟食也……若沉弦而数，甚则沉牢者，此冷食中阻，痧毒内伏，湿遏热结而不能外发也。"[2]"黄耳伤寒。风温时毒，先犯少阳，续感暴寒而发……发热恶寒，脊强背直，状如刚痉，两耳轮黄，耳中策策作痛……舌苔白中带红……脉左浮弦，右浮数者……法当内外兼施。内治以荆防败毒散加减……辛散风毒以解表。"[2]

　　何廉臣说："暑风初起……头痛壮热，项强无汗，角弓反张，咳痰惊啼，吴鞠通所谓暑兼风寒者也……苔白微黄，脉左浮紧，右浮滑，指纹浮红带青，或兼淡紫。无汗，宜用加味香薷饮（西香薷、制川朴、羌活、扁豆衣、秦艽、钩藤），或用新加香薷饮。"[2]

　　谢映庐治舌苔灰白，黏涎满布，舌尖略有红刺，胸紧气促，七窍干燥，小水短赤，大便通而不燥，潮热异常，四肢指尖微冷。乃风、热、痰三字合而为病，皆由在表失表，在里失里，延缠日久，风无出路，痰愈胶黏而热愈甚，考古唯防风通圣散，正为分清表里，兼能祛风泻热，使风仍从外解，热从下出，其痰不治自除，其风不截自止[3]。

　　编者按　清阳郁闭候，为外闭内炽之候，系表阳郁闭之闭证，与内闭诸证有别，不仅未涉营血，尤未内陷心包，故其救治之则，既不可浪用清营凉血，亦不必妄行清心醒神，只须外宣表阳以开其外闭，清降内火以平其冲逆，其闭证即可解除。唯暑湿秽浊之邪，兼有上焦气机骤闭者，可略兼芳香开窍，宣畅上焦气机，以逐秽浊之邪。虽有厥逆之象，既非阴证，不可妄行温燥助阳回厥，亦非燥火阳厥，故亦不可单行清下，临证者当细加审察。

　　引用文献

　　［1］吴坤安.伤寒指掌［M］.上海：上海科学技术出版社，1959：卷四48.

　　［2］俞根初等.重订通俗伤寒论［M］.上海：上海科学技术出版社，1959：210，211，274，275，427.

　　［3］谢映庐.谢映庐医案［M］.上海：上海科学技术出版社，1962：183.

八、清阳郁结候

清阳郁结候，系阴阳交结之上中里实证，为阴邪郁遏，阳火不得透发而渐结于上中清阳之所。多由表寒里热之证，误投寒下，抑遏阳气，致里热愈郁，愈不得宣发，渐结于上中二焦所致。

诊断

病名：［中医］伤寒挟食，痞结，寒实结胸，热实结胸，水结胸，痰热结胸，协热利，湿疟，疫疟，肠痈，哮喘，黄疸。［西医］中毒性肺炎，急性黄疸型肝炎，慢性阑尾炎。

证名：胃肠湿热证，胆胃痰瘀证，肺胃痰火证，肺胃寒饮证，肝脾饮热证。

病位：肺胃，肝脾，胆胃，胃肠。

病因：湿热，痰火，痰瘀，饮热，寒饮。

病机状态：郁结。多由延误失治，寒、湿、痰、饮等阴邪未得消散，与内热互结于上中二焦，以致外郁之阳气不得宣泄，内滞之火热不得下行而冲逆于上，成外郁内结之候。

1.清阳郁炽候－腠理不宣－清空不宣－气机不降＋气机郁结＋气机冲逆＋热迫津泄

2.阳气不宣＋津气蕴炽──→气机冲逆→热迫津泄

↓

气机郁结──→气机不宣

图2-5-88　清阳郁结候病机结构式示意图

病形：郁结，阳郁火结；　　**病层：**里；　　**病态：**静中动；

病性：外阴内阳；　　**病质：**实；　　**病势：**重，深，急。

证象组合：阳郁＋气炽＋气结＋气逆＋津泄

主症：【阳气不宣】症象：①恶寒。②面色青黄。③身痛。④项强如柔痉。⑤无大热。舌象：苔白。脉象：脉沉紧。

　　　　【津气蕴炽】症象：①心烦不安。②烦躁。③发热口渴。④神识昏乱。⑤热以暮甚，日晡潮热。⑥心中懊恼。⑦但头汗出。⑧便闭尿赤。

　　　　【气机郁结】症象：①心下痞硬而满。②心下痛。③腹痛。④膈内拒按。⑤心下至少腹硬满而痛不可近。⑥腹满便秘。

副症：【气机冲逆】症象：①水浆不入。②干噫食臭。③干呕。④喘胀躁乱。

　　　　【热迫津泄】症象：①腹中雷鸣，下利不止，完谷不化。②里急后重，积下不爽。

宾症：【气机不宣】症象：①脘满。②短气。

临床以气机郁结与气机冲逆症象明显而易见，然必须与阳郁、火炽症象同见，方可确诊为本候。

鉴别诊断

清阳郁结候－阳气不宣－津气蕴炽－气机冲逆－热迫津泄＋气机不降＋清窍不宣＝**清气郁结候**

└─ ＋阳气不和－腠理不调－气机冲逆＋气机不降－热迫津泄＋清空不宁＝**枢机郁结候**

图2-5-89　清阳郁结候鉴别式示意图

清阳郁结候为阳郁火炽之阴阳互结候；而清气郁结候仅为气分郁结，不涉及阳分，更无火逆之象；枢机郁结候则为转枢不利，表里失调，邪结半表半里之候。可见表象须加识别。

传变预测

清阳郁结候－热迫津泄－津气蕴炽－气机郁结＋清窍不宣→**清阳郁逆候**

└─ －阳气不宣＋气机不利→**胃气郁结候**

　　└─ －气机冲逆＋气机不降→**中气郁结候**

　　　　└─ ＋阳气不行→**脾阳郁结候**

图2-5-90　清阳郁结候传变式示意图

清阳郁结候，其病机为阳郁火结，故治法必温清兼用，如果徒用清降，内热虽除，而阳气愈郁，气机愈结，可转为脾胃阳气郁结诸候，或气结虽解，阳气郁逆，而转成清阳郁逆候，均由纯投寒凉，不予通阳所致。

辨证

定位：肺胃：心下痞满硬痛，膈内剧痛，喘胀躁乱；胆胃：心下硬，呕逆水浆不入；肝脾：胁下痞结作痛，寒热时作，肠胃：心下痛，腹痛肠鸣，下利完谷，里急后重，积下不爽，干呕，噫气。

定性：湿热：胸烦，下利；痰火：心下懊恼，但头汗出，日晡潮热；水饮：咳唾短气，胸胁痞痛，瘀血：漱水不欲咽，脐下结硬；食滞：热为暮甚，胸脘腹痛，噫气吞酸。

定量：①轻：心下满，干噫，下利，胸烦。②中：心下痞硬，干呕，下利完谷，烦躁。③重：心下痞硬，痛如铁石，水浆不入，积下不爽，里急后重，躁扰。

论治：以通阳泄火为主，宣解阴阳交结之邪。

1.随机立法：清阳郁结候，其主体病机在于阳气不宣，郁火不得宣泄而内结，故其治则当通阳与清降并用，以解寒热交阻，阴阳互结之变。常法辛开苦降，即以辛温开通阳气之郁，苦寒降泄郁火之结，二者不可偏废。若徒用温热，阳气虽通而郁火愈炽，或徒用苦泄，火邪虽解而阳气愈结，俱非善策。

2.随位立法：在肺应宣降肺气；在胃当开降胃气；在肝胆应疏利肝胆气机；在肠当兼通降。总以宣通清降为法。

3.随因立法：因于湿热，治当辛以宣开湿郁，兼苦以清解郁火，所谓辛开苦降之法；因于痰火，治当宣通气机，泄降痰火；因于水饮，宜通利逐饮；因于瘀热，宜逐瘀散结；因于食滞，宜消导通下。

4.随症立法：腹痛后重者，当兼通利气机，如木香、山楂炭、枳壳、槟榔之类；腹满便秘者，当兼咸苦通降，如大黄、芒硝之类，表证未除者，不可通下。

方证：生姜泻心汤证、甘草泻心汤证、决壅顺流汤证、加味凉膈煎证、大陷胸汤证、大陷胸丸证、温化丸证、桃核承气汤证、柴平汤证、苓术二陈煎证。

考证：清阳郁结候，系外郁内结之候，通称：痞结，结胸。

仲景曰："病发于阳，而反下之，热入因作结胸；病发于阴，而反下之，因作痞也。所以成结胸者，以下之太早故也。结胸者，项亦强，如柔痉状，下之则和，宜大陷胸丸。"（《伤寒论》131条）"伤寒五六日，呕而发热者，柴胡汤证具，而以他药下之……若心下满而硬痛者，此为结胸也，大陷胸汤主之。但满而不痛者，此为痞，柴胡不中与之，宜半夏泻心汤。"（《伤寒论》149条）"伤寒中风，医反下之，其人下利日数十行，谷不化，腹中雷鸣，心下痞硬而满，干呕心烦不得安，医见心下痞，谓病不尽，复下之，其痞益甚。此非热结，但以胃中虚，客气上逆，故使硬也。甘草泻心汤主之。"（《伤寒论》158条）

陈士铎说："人有热气入胃，火郁成痰，痰色黄秽，败浊不堪，人以为热痰作祟，谁知是胃火之未消乎……治法不必治痰，补胃气之虚，少加散火抒郁之味……方用疏土汤……亦可用玄石花粉散。"[1] **吴鞠通**说："湿甚为热，疟邪痞结心下，舌白口渴，烦躁自利，初身痛，继则心下亦痛，泻心汤主之。"[2] "滞下湿热内蕴，中焦痞结，神识昏乱，泻心汤主之。"[2] "湿热上焦未清，里虚内陷，神识如蒙，舌滑脉缓，人参泻心汤加白芍主之。"[2] **俞根初**说："夹痞伤寒……甚则胸膈痞闷，腹满便闭，喘胀躁乱，胸腹坚如铁石者，速用加味凉膈煎，下痰通便以宽胸腹。"[3]

费伯雄说："心下至少腹硬满，痛不可近，或潮热，或无大热，但头微汗出，脉沉，名水结胸，大陷胸汤主之……按此药过于峻猛，万不可轻投，予自制决壅顺流汤，颇能于平稳中取效。"[4] **周小农**治寒热旬余，脘腹痛拒按，热以暮盛而不口渴，溲黄便闭。脉濡不甚数，苔薄白。询因忍饥，于晨起九时乘船，下午四时方得大嚼而病起，是感邪轻而脾伤积滞不下。即疏郁金、川厚朴、广藿香、黑山栀……瓜蒌、滑石。另温化丸三钱[5]。

编者按：清阳郁结候，系实邪郁结于上中二焦，欲除其结，必解其郁，故用辛开苦降，以解其阴阳之郁结。若痰、饮、瘀、食等有形之内邪，与火热内结特甚者，又必以攻逐为快捷之一着。唯湿热无形之邪，不可与之，不然外郁之邪随攻下之药内陷，则阴阳之邪愈结愈甚，必致脏结而莫可救药。

引用文献

[1] 柳长华.陈士铎医学全书［M］.北京：中国中医药出版社，1999：914.

[2] 吴鞠通.温病条辨［M］.福州：福建科学技术出版社，2010：84，93，101.

[3] 俞根初等.重订通俗伤寒论［M］.上海：上海科学技术出版社，1959：344.

[4] 张元凯，时雨苍，杨伯棠，等.孟河四家医集［M］.南京：江苏科学技术出版社，1985：60.

[5] 周小农.周小农医案［M］.上海：上海科学技术出版社，1962：176.

九、清阳郁逆候

清阳郁逆候，系阴邪郁遏阳气，上中气机因郁而上逆之候，为里重于表之证。常见于外感触发宿邪之病，外感风寒内挟痰、饮、热、瘀而作。本候与清阳郁闭候极为相近，但病机较为轻浅，其势亦缓。

诊断

病名：[中医] 伤寒，湿浊，湿温，秋燥伏暑，凉燥，咳喘，哮喘，顿咳，肺痹，肺闭，水逆，泄泻，冲气，冲气腹痛，呕逆，呃逆，阳黄，脘胁痛。[西医] 慢性支气管炎，右下肺炎，右结核性胸膜炎，腺病毒肺炎，肺不张，支气管哮喘，胆囊炎，急性肾炎。

证名：肺卫风寒证，肺胃风寒证，肺胃寒火证，脾胃寒湿证，胆胃湿热证，脾胃湿热证，肺脾燥湿证，肝胃风痰证，肺脾水饮证，肝脾水饮证，肺胃寒饮证，肝胃寒饮证。

病位：肺胃，脾胃，肺脾，胆胃，肝胃，肝脾。

病因：风寒，寒火，寒湿，湿热，水饮，风痰，寒饮。

病机状态：郁逆。系由阴邪郁遏清阳，不得宣达于表里，浊阴之邪因郁而冲逆于上，而成郁逆之候。

1.清阳郁遏候–清窍不宣–经气不宣–气机不降+气机冲逆

2.阳气不宣──→腠理不宣──→清空不宣
　　　　　　　　↓
气机冲逆──→气机不宣

图2-5-91　清阳郁逆候病机结构式示意图

病形：郁逆；　　　病层：里重于表；　　　病态：静中有动；
病性：阴中有阳；　病质：实；　　　　　　病势：重，深，缓。

证象组合：阳郁+表郁+气逆

主症：【阳气不宣】症象：①恶寒。②身痛。③四肢冷。④口干不欲饮。⑤眩晕昏困。舌象：苔白腻，灰黑。

脉象：①脉沉伏。②脉弦紧。

【气机冲逆】症象：①气喘。②呕恶。③呃逆。④干呕。⑤咳逆。⑥气上冲咽不得息。⑦哮鸣。

副症：【腠理不宣】症象：①恶寒发热无汗。②恶风汗出。

【气机不宣】症象：①胸满。②脘闷。③胸痞痛。④胁痞。⑤咯吐不爽。⑥面浮。

宾症：【清空不宣】症象：①头痛。②鼻塞。

临床以冲逆症象明显易见，但必须与阳郁、表郁症象同见，方可确诊为本候。

鉴别诊断

清阳郁逆候–阳气不宣+阳气不行+津气蕴炽+经脉不利=清阳郁闭候
　　├─–腠理不宣+津气蕴蒸–清空不宣+清窍不宣+气机不利=清气郁逆候
　　├─+清窍不宣–清空不宣=肺气郁闭候
　　└─–腠理不宣–清空不宣+气机不利=胃失和降候

图2-5-92　清阳郁逆候鉴别式示意图

清阳郁逆候系阳郁而阴浊上逆之候；清阳郁闭候系阳闭而郁火上逆之候；清气郁逆候则为清气郁滞而上逆，且无表郁，纯属里证；肺气郁闭候、胃失和降候，阳气均无郁遏，纯属脏腑之气上逆之候。

传变预测

清阳郁逆候–阳气不宣–清空不宣+清窍不宣→肺气郁闭候
　　└─–腠理不宣→肺失宣降候
　　　　└─–清空不宣+气机不利→胃失和降候

图2-5-93　清阳郁逆候传变式示意图

清阳郁逆候若经温通，阳气得宣，肺气尚闭，则可转为肺气郁闭候；如表阳已宣，肺气尚逆，则可转为肺失宣降候；或胃气尚逆，则转为胃失和降候。均为邪已归脏腑之传。

辨证

定位：肺：咳逆，气喘，哮吼，胸闷，胁痞；胃：干呕，呕逆，呃逆，噫气，气上冲胸，气上冲咽不得息，脘闷；胆：脘痛，呕吐酸苦；肝：冲气若奔豚，恶露不畅；脾：昏困，腹满泄泻，腹痛，痰多。

定性：风寒：恶寒发热无汗，身痛头痛；寒湿：脘闷，呕恶，大便不实，口干不欲饮；湿热：胸痞，泛恶，不食，渴不欲饮，小便短赤；寒水：发热恶寒无汗，口渴下利，小便不利，小腹满，痰多清稀，苔白，灰黑；水饮：起则头眩，心下逆满，气上冲胸，或冲咽不得息，腹满泄泻，呕逆不能食，饮水即吐；风痰：胸闷，咳吐涩痰，苔滑厚腻，脉滑弦。

定量：①轻：气上冲胸，咳逆。②中：气上冲咽不得息，噫气，呃逆。③重：喘哮不得卧，呕逆。

论治：宜宣通阳气，略兼降逆，阳气一通，表里郁遏宣解，逆气自降。切不可妄投寒降，反抑阳气，病必不解。

1.随机立法：清阳郁逆候系阴邪郁遏清阳，阴浊上逆之候，故其治则当以温通阳气为主，以降阴浊之逆，不可妄投苦寒沉降，更抑阳气，阳气不得宣通，则浊阴不得下降，冲逆愈不得平。

2.随位立法：于肺宜宣降肺气；于胃宜温降胃气；于脾宜疏通脾气，兼以健脾行湿；于肝宜温通肝阳，兼以疏利；于胆宜疏利胆腑，清降木火。

3.随因立法：因于风寒，当以辛温散寒为主；因于寒湿，宜以苦温香燥为主；因于湿热，宜辛开苦降，兼芳淡，以扬之利之；因于寒水，宜散寒行水；因于水饮，宜通阳行水；因于风痰，宜祛风蠲痰。

4.随症立法：胸痞当以宣痹为主，如麻黄、杏仁之类；脘痞宜以和胃为主，如藿香、草果、枳实之类；腹满宜厚朴、枳实疏利中气；冲气上逆宜川椒、小茴香、当归、川芎以温肝阳，桂枝、茯苓以行水。

方证：麻黄汤证、藿香正气散证、小青龙汤证、新加三拗汤证、桂枝加厚朴杏子汤证、茯苓桂枝白术甘草汤证、定喘汤证、射干麻黄汤证、麻杏甘石汤证、大青龙汤证、五苓散证、冷哮丸证、人参养胃汤证、四正散证。

考证：清阳郁逆候，通称：太阳阳明合病，太阳两伤风寒，伤寒内陷，湿温内陷，湿遏热伏，肺燥脾湿，气逆痰阻，肺气窒痹，寒水射肺，水气上凌，寒包火哮。

仲景曰："太阳与阳明合病，喘而胸满者，不可下，宜麻黄汤。"（《伤寒论》36条）"太阳病，下之微喘者，表未解故也，桂枝加厚朴杏子汤主之。"（《伤寒论》43条）"伤寒表不解，心下有水气，干呕，发热而咳，或渴，或利，或噫，或小便不利，少腹满，或喘者，小青龙汤主之。"（《伤寒论》40条）"伤寒，若吐若下后，心下逆满，气上冲胸，起则头眩，脉沉紧，发汗则动经，身为振振摇者，茯苓桂枝白术甘草汤主之。"（《伤寒论》67条）"支饮亦喘而不能卧，加短气，其脉平也。病痰饮者，当以温药和之。"（《金匮要略·痰饮咳嗽病脉证并治》）

吴坤安说："身热无汗，口渴而喘者，此外寒束内热也，宜麻杏甘石汤，以解肺分之邪，其喘立止。"[1]"伤寒有暴感寒邪，恶寒无汗，头疼身痛，寸脉沉伏而喘急者，此寒邪郁于太阳，痰气交阻于肺也，法当开太阳之邪，用麻黄、川桂枝、半夏、杏仁、旋覆花、紫苏叶、橘红、生姜、白芥子之类辛温汗之。"[1]**俞根初**说："寒伤肺而夹痰饮者，头痛发热，恶寒无汗，鼻鸣气喘，咳嗽多痰，清白稀薄，气味亦淡，甚或咯吐不爽，呕逆眩晕，舌苔白滑而薄，或灰白相兼而滑……右脉弦滑，左手紧盛……轻则新加三拗汤增姜、夏、橘红，重则小青龙汤。"[2]

王雨三说："（吐涩）如脉左浮弦者，乃风邪激动其津液也，用二陈加荆芥、防风。"[3]**董废翁**说：病人剧饮水，致停饮心下，结满而喘者，五苓散。[4]**赵以德**说："痰饮由水停也，得寒则聚，得温则行，况水行从乎气，温药能发越阳气，开腠理，通水道也。"[5]"脉沉，病在里也。凡弦者，为痛，为饮，为癖。悬饮结积，在内作痛，故脉见沉弦。"[5]

编者按：清阳郁逆候，为因郁而逆之候。由阳气郁遏，阴浊之邪不得宣泄而上逆所致，故其治则不在于降逆一端，而在于通阳泄浊，阳气宣通，阴浊得以宣泄，气机畅利，逆气自降。

引用文献

[1]吴坤安.伤寒指掌［M］.上海：上海科学技术出版社，1959：卷一37，卷三87.

[2]俞根初等.重订通俗伤寒论［M］.上海：上海科学技术出版社，1959：308.

[3]王雨三.治病法轨［M］.北京：学苑出版社，2015：145.

[4]高鼓峰，董废翁.医宗己任编［M］.上海：上海科学技术出版社，1959：168.

[5]赵以德.金匮玉函经二注［M］.北京：人民卫生出版社，1990：183，186.

十、清阳逆乱候

清阳逆乱候系阴阳逆乱，清浊混淆之危急重证，多发于夏秋之间，为俗称的"霍乱"病种之一。多由天热贪凉，恣食生冷不洁之物，阴邪郁遏于内，清阳不得宣达，以致清阳不升，浊阴内泛而上冲下迫，气机猝然内乱，古人称之为挥霍撩乱之证。

诊断

病名：[中医] 阴暑，阴霍乱，湿霍乱，中暑霍乱，伤暑霍乱，暑湿霍乱，湿热霍乱，时毒疫疟，秽毒。[西医] 急性胃肠炎。

证名：**肺脾暑湿证，脾胃暑湿证**，肺脾寒湿证，**脾胃寒湿证**。

病位：脾胃，肺脾。

病因：寒湿，暑湿。

病机状态：郁逆。猝受暑秽、阴寒之邪，口贪生冷不洁之物，郁遏上中清阳之气，阳气怫郁，不得宣泄，阴浊之邪上冲下迫，以致气机逆乱，清浊混淆，而成挥霍撩乱之危重急证。

1.**清气逆乱候**－津气蕴蒸－气机不利＋阳气不宣＋阳气怫郁

2.阳气不宣──→阳气怫郁──→气机不宣

气机逆乱

图2-5-94　清阳逆乱候病机结构式示意图

病形：郁逆；　　　　　　**病层**：里；　　**病态**：动；

病性：阴中有阳，阴阳错乱；　**病质**：实；　**病势**：重，深，危，急。

证象组合：阳郁＋气乱＋气郁

主症：【阳气不宣】**症象**：①恶寒。②肢冷肢厥。③头身重痛。④不渴。⑤面垢。⑥两足抽筋。**舌象**：苔白腻滑。**脉象**：①脉沉伏。②脉微弱。

【气机逆乱】**症象**：①吐蛔，吐泻交作。②腹胀急痛。③暴泄洞泄。④吐泻不得。

副症：【阳气怫郁】**症象**：①发热恶寒无汗。②烦躁口渴，渴不喜饮，饮而即吐。③揭衣卧地，欲坐卧泥水中。④神昏壮热。⑤头热如火，足冷如冰。⑥音哑。**舌象**：苔黄白。**脉象**：脉洪数有力。

宾症：【气机不宣】**症象**：①胸脘痞闷。②气粗。③小便不利，甚则无尿。

临床以气机逆乱，急性吐泻为必见之主症，但必须与阳气不宣症象同见，方可确诊。尤其出现阳气怫郁症象时，当详细审别，认清其阴阳错乱，阴证似阳之本质，始不致误诊为真阳或虚阳之证。

鉴别诊断

清阳逆乱候－阳气怫郁－阳气不宣＋津气蕴蒸＋气机不利＝**清气逆乱候**

└──＋阳气闭塞＋气机不利＝**中阳闭塞候**

└──＋气机闭塞＋气机不利＝**中气窒闭候**

└──－气机逆乱＋气机冲逆＋热迫津泄＋津气蕴蒸＋阳气不和＝**木火郁逆候**

图2-5-95　清阳逆乱候鉴别式示意图

清气逆乱候与中气窒闭候病在气分，未涉阳气；而中阳闭塞候虽病在阳气，但与清阳逆乱候一为闭厥，一为郁逆，各自有别；木火郁逆候为郁气上冲，木火下迫，而非气机逆乱之上冲下迫，属脏腑自身之病变，与纯属外邪郁逆之清阳逆乱候不同。

传变预测

清阳逆乱候－阳气怫郁－阳气不宣＋阳气闭塞＋气机不利→**中阳闭塞候**

└──＋阳气不行－气机逆乱＋气机不降、不利＋水谷不分→**中阳郁滞候**

└──－气机逆乱＋气机不降、不利＋水谷不分→**脾胃郁滞候**

图2-5-96　清阳逆乱候传变式示意图

清阳逆乱候系阴证似阳，如误投寒凉，阳气由郁而塞闭，可转为中阳闭塞候，或中阳郁滞候；如治虽得法，怫郁已解，逆乱已除，而邪留中焦不净，则可转为脾胃郁滞候。总之，清阳逆乱候之传变不离中焦脾胃。

辨证

定位：肺脾：发热恶寒无汗，胸腹痞闷；脾胃：吐泻，腹痛明显。

定性：寒湿：舌淡红，苔白滑腻；暑湿：舌红，苔黄白腻。

定量：①轻：吐利交作，恶寒发热，口渴不欲饮，肢冷，脉细弦。②中：先呕后泻，发热烦躁不宁，口渴欲饮，肢厥，脉沉。③重：呕逆，洞泄不止，壮热神昏，欲卧水中，口渴饮不解，渴饮而即呕，厥逆，脉伏。

论治：当宣清降浊，以定撩乱，复其升降，切不可妄投止涩，使清阳愈郁而气机愈乱。

1.随机立法：清阳逆乱候为阴浊郁遏清阳，不得宣泄，气机猝然逆乱，清浊混淆之候。故其治则当宣通清阳，导降浊阴，使其恢复清升浊降之常，则逆乱之气机可平，切不可见热投凉，见泄妄补，尤忌乱投止涩，使邪气不得发泄，清阳愈郁，浊阴愈逆，而转成闭厥重证。古人分清阴阳，常用地浆水或阴阳水煎药。

2.随位立法：病在肺脾，当以宣肺疏脾为主，肺主一身之气，肺气宣则清气自升，脾气疏通则浊逆下降；病在脾胃，当宣通脾胃阳气，兼疏和中焦气机。

3.随因立法：病因寒湿，可纯用辛苦温燥，芳香逐秽之品，湿偏重者兼以淡渗利湿；病因暑湿，暑本阳邪，宜泄湿浊之外，当兼清凉以解暑热，仍不离辛开苦降。王孟英常以浊导浊，如用蚕沙等。

4.随症立法：恶寒发热无汗者，可用发散透表之品，如苏叶、藿叶、香薷、香豉、佩兰、桂枝之属；暑湿烦渴者，当兼清热解暑，如滑石、石膏、黄芩、黄连、焦栀之类；两足筋挛者，可加舒筋之品，如薏苡仁、木瓜、丝瓜络、吴茱萸，或白酒煎辣蓼擦摩以缓解筋挛。

方证：藿香正气散证、加减香薷饮证、燃照汤证、蚕矢汤证、解毒活血汤证、桂苓甘露饮证、五苓散证、理中汤证。

考证：清阳逆乱候，通称：太阴中寒，太阴阳明为病，阴证似阳。

仲景曰："霍乱，头痛发热，身疼痛，热多欲饮水者，五苓散主之；寒多不用水者，理中丸主之。"（《伤寒论》386条）如**罗谦甫**治一人，年近八十，六月，中暑霍乱，吐泻昏冒，终日不省人事。脉七八至，洪大有力，头热如火，足冷如冰，半身不遂，牙关紧急。盖年高气弱，当暑气极盛，阳明得令之际，中暑明矣。用桂苓甘露饮，加茯苓约一两以分阴阳，渐省[1]。

吴鞠通说："湿伤脾胃两阳，既吐且利，寒热身痛，或不寒热，但腹中痛，名曰霍乱，寒多不欲饮水者，理中汤主之；热多欲饮水者，五苓散主之；吐利汗出，发热恶寒，四肢拘急，手足厥冷，四逆汤主之；吐利止而身痛不休者，宜桂枝汤小和之。"[2]"五苓散方……腹满者，加厚朴、广皮各30g。渴甚面赤，脉大紧而急，搧扇不知凉，饮冰不知冷，腹痛甚，时时躁烦者，格阳也，加干姜45g。百沸汤和，每服15g，日三服。"[2]"霍乱兼转筋者，五苓散加防己、桂枝、薏仁主之；寒甚脉紧者，再加附子。"[2]**吴坤安**说："暑兼秽气，从口鼻吸入，亦头疼，恶寒发热，或手足指冷，脉沉伏，饱闷呕恶，或腹痛泄泻，治宜清暑兼逐秽。"[3]"六脉沉迟，口不渴，小便清利，吐泻并作，或兼腹痛，此名湿霍乱，寒邪重也，宜藿香正气散出入。"[3]

俞根初说："秽毒则头重腹痛，胸脘痞满，恶心欲呕，腹痛闷乱，寒热交作，不甚分明……两手弦细而缓……由于臭秽者，先与藿香正气汤加紫金片，芳香辟秽以解毒，毒解秽除，继与香砂二陈汤加炒谷麦芽，温和胃气以善后。"[4]**吴孚先**治董仁仲，当暑天纳凉饮冷，忽头疼发热，霍乱吐泻，烦躁口渴，舌苔白滑。此阴暑也，得之过于寒凉，致周身阳气为阴邪所遏，宜香薷之辛热，发越阳气，散水和脾，四剂而愈[5]。

编者按：清阳逆乱候，为阴浊之邪郁遏清阳之气，致清浊混淆，气机逆乱，故其治则当以通阳泄浊为法。虽为阴邪，不可妄行温补，尤禁止涩。于阳气怫郁之时，貌似阳热之证，慎不可妄进寒凉，致怫郁加深，亦不可误作虚阳外越，而误投燥热。暑湿内袭太阴，气湿交阻，清浊不司升降，恐其内闭，胸痞腹痛吐泻，薛生白主缩脾饮芳香涤秽，辛燥化湿；俞东挟主香薷饮加茯苓、半夏、苍术、木瓜等，黄连、石膏不可轻用，人参犹不可轻用。

引用文献

［1］徐衡之，姚若琴.宋元明清名医类案［M］.长沙：湖南科技出版社，2006：63.

［2］吴鞠通.温病条辨［M］.福州：福建科学技术出版社，2010：80，81.

［3］吴坤安.伤寒指掌［M］.上海：上海科学技术出版社，1959：卷四45，57.

［4］俞根初等.重订通俗伤寒论［M］.上海：上海科学技术出版社，1959：226，227.

［5］江瓘，魏之琇.名医类案（正续编）［M］.北京：中国中医药出版社，1996：338.

十一、清阳郁陷候

清阳郁陷候系表里夹杂，里重于表之候，由在表之阴邪内陷入里，挟胸中清阳之气下陷而成，可见于外感失治误治，或兼挟内邪，或早投清下，致清阳不得升越而下陷。

诊断

病名：［**中医**］中寒泄泻，暑湿兼内寒，湿温下利，寒泻，暑泻，湿泻，暑湿泻，风泻，挟表痢，风痢，湿热痢，疟痢并作，疫痢，噤口痢。[西医]急性胃肠炎，慢性结肠炎，细菌性痢疾。

证名：肺胃风寒证，肺脾风寒证，肺胃风暑证，肺胃暑湿证，肺脾风湿证，肝脾风湿证，肺脾寒湿证，脾胃寒湿证，脾胃湿热证。

病位：肺胃，肺脾，脾胃，肝脾。

病因：风寒，寒湿，湿热，风湿，暑湿。

病机状态：郁陷。寒湿阴邪，郁遏上中阳气，不得宣发于外，外邪内陷，清阳不得升越而下陷，浊阴不得下降而上逆。

1.清阳郁遏候−清窍不宣−经气不宣＋气机下陷

2.阳气不宣——→腠理不宣——→清空不宣
　　　　　　　　　　　↓
气机下陷——→气机不宣——→气机不降

图2-5-97　清阳郁陷候病机结构式示意图

病形：郁陷　　**病层：**表里同病；　　**病态：**静中动；

病性：阴；　　**病质：**实；　　**病势：**重，深，急。

证象组合：阳郁＋表郁＋气郁＋气陷

主症：【阳气不宣】症象：①恶寒肢冷。②肌肉烦疼。③头身无汗。④腰痛身痛。⑤面色暗滞。⑥目外眦如草滋。⑦身重。**舌象：**舌苔腻。**脉象：**脉浮迟沉缓。

【腠理不宣】症象：①发热无汗恶风。②自汗恶风。**脉象：**脉浮大、浮长。

【气机下陷】症象：①自利清谷。②腹痛。③利下白色黏液，或便脓血，或如豆汁。④腹满多气。⑤脱肛。

副症：【气机不宣】症象：①胸闷。②脘痞。③小便不利。④不饥不食。

【清空不宣】症象：①头痛。②目痛鼻干。③头重且晕。

宾症：【气机不降】症象：呕恶。

临床以气机下陷之腹痛泻痢为显著症象，但必须与阳郁、表郁等症象同见，方可确诊为本候。

鉴别诊断

清阳郁陷候−阳气不宣＋津气蕴蒸＝**清气郁陷候**

　　　┌−腠理不宣＋气虚不充−清窍不宣＝**清气虚陷候**

　　　└＋阳气不振＋气机不利＝**清阳虚陷候**

图2-5-98　清阳郁陷候鉴别式示意图

清阳郁陷候系阳郁而阴邪内陷之候；而清气郁陷候则系气郁而阳邪下陷之候；清气虚陷候为气虚阳邪下陷之候；清阳虚陷候又为阳虚而阴邪内陷之候。各自不同。

传变预测

清阳郁陷候−阳气不宣＋阳气不振＋气机不利→**清阳虚陷候**

　　　└−腠理不宣−清空不宣−气机不降＋气机不利−气机下陷＋水谷不分→**脾阳失运候**

　　　　　└＋阳气不振、不和−气机下陷＋气机不升−阳气、气机不宣→**清阳下陷候**

图2-5-99　清阳郁陷候传变式示意图

清阳郁陷候如宣发太过，或误投清凉，重伤阳气，则可转为清阳虚陷候；如表郁虽解，下陷已升，而余邪留滞中焦，则可转为脾阳失运候；如累投宣泄清降，郁遏虽解，而阳气已伤，气陷不能复升，则可转为清阳下陷候。

辨证

定位：肺胃：表郁症象显著，如发热恶风、恶寒无汗，尤以发热不退，或兼见咳、呕为多；肺脾：表里症象均急，如恶寒发热与腹痛泻利并重；脾胃：气郁症象显著，如腹鸣腹胀，腹痛呕恶；肝脾：腹痛，头痛。

定性：风寒：恶寒发热，或恶风发热，无汗，舌苔薄白，面色暗滞，或目外眦如草滋；风湿：恶风自汗，或汗出不透，腹痛肠鸣，飧泄完谷，或先泻后便脓血；寒湿：恶寒身重，头重且晕，泄泻或痢下白陈，腹满多气，小便短少；湿热：发热无汗，泄泻，下利如豆汁、鱼脑或红白；暑湿：发热无汗，渴不思饮，下利稀水，小便短黄。

定量：①轻：恶风恶寒微热，腹满泄泻。②中：恶风发热，汗出不透，腹痛下利。③重：恶寒发热，无汗身痛，下痢脓血，里急后重。

论治：当以宣通阳气，升举下陷为主，不可妄投止涩，反郁阳气，陷者愈不得升，利必不止。

1.随机立法：清阳郁陷候，其主体病机为清阳之气不得发越，而反下陷，故其治则当以发越阳气为主，阳气发越，则外可以解表分之郁，内可以宣郁陷之气，清阳升举，不治利而利自止，古人喻为"逆流挽舟"，即用宣发阳气之法以挽下陷逆行之清阳，不可漫投止涩，不仅不能举陷以断流，反致抑遏而留邪。

2.随位立法：病在肺胃，以宣肺发表为主，兼以升发胃中清气；病在肺脾，以宣肺和中为主；病在脾胃，当以升举中焦清阳为主；病在肝脾，宜兼和肝息风。

3.随因立法：因于风寒，宜辛温宣发为主；因于风湿，宜疏风燥湿为主；因于寒湿，宜燥湿渗淡为主；因于湿热，宜宣散湿郁兼甘淡清热；因于暑湿，宜芳淡兼苦辛。

4.随症立法：表郁发热，恶寒无汗，宜偏重宣散，如羌活、防风、苏叶、藿香、苍术、香薷之类，随因选用；里急后重，泻痢频频者，宜升举，如桔梗、葛根、防风之类，不可妄行通破，如木香、槟榔、山楂等。

方证：葛根汤证、桂枝橘皮汤证、活人败毒散证、回风外解汤证、加味刘氏肠风汤证、加味五苓散证、胃苓汤加味证、滑石藿香汤证、神术散证、五物香薷饮证、仓廪汤证。

考证：清阳郁陷候，中阳不得宣展，随气下陷，通称：太阳阳明合病，漏底伤寒，表邪内陷，挟表下利，挟表痢，协风自利，伤风作泻，湿热泻痢。

仲景曰："太阳阳明合病者，必自下利，葛根汤主之。"（《伤寒论》32条）吴鞠通说："暑湿风寒杂感，寒热迭作，表证正盛，里证复急，腹不和而滞下者，活人败毒散主之。"[1]"滞下红白，舌色灰黄，渴不多饮，小溲不利，滑石藿香汤主之……辛淡渗湿宣气，芳香利窍，治所以致积之因。"[1]

吴坤安说："凡人之胃阳充旺，则风寒之入，只在阳经盘旋，不致直入三阴。若胃阳一亏，则寒中太阳，而太阴脾经亦与之同时并受，如发热恶寒即兼泄泻者是也。必舌润不渴，脉来沉缓，法当温中散寒，宜羌活、紫苏、厚朴、焦曲、广皮、木香、茯苓、炙草之类，外散寒邪，内和脾胃，俾得微汗利止身凉而愈。如感之轻，则寒热泄泻，治法亦同。"[2]"有一种外感风寒，内伤饮食，其症头疼恶寒发热，恶心饱闷，肠胃窘迫而泻痢者，此表里俱病，法当外散表邪，内消积滞，不在伤寒变病之例。（邵仙根评：宜疏表和里，两解治之，如枳、桔、栀、豉加葛根、焦鸡金，最妙。）"[2]

俞根初说："太阳表证未罢，顺传阳明，表热里寒，肌肉烦疼，头身无汗，但手足濈然汗出，下利清谷，小便不利，舌苔白滑浮涨，脉浮而迟，此仲景所谓：胃中虚冷，水谷不别故也。先以桂枝橘皮汤解其表，即以香砂二陈汤，温其里，里温则水气化，而小便自利，下利自止，终以白术和中汤，温脾和胃而瘥。"[3]"协风自利者，初起头痛怕风，自汗腹疼，肠鸣飧泄，完谷不化，舌苔白薄而润，或淡白而嫩滑……脉左弦浮，右沉濡者，乃外风搏动肠风，《内经》所谓清气在下，则生飧泄是也……初与刘氏肠风汤加味疏表建中以止泻，继与补中益气汤去当归，加煨木香、带壳春砂各2.4g调中益气以善后。"[3]

熊家骥说："痢疾初起，微有寒热，脉见沉弦，口中和，无他故者，主以人参败毒散挽回肝陷，轻者一二剂即愈；若不愈，微热脉弦俱去，则以和肝为急，宜芍药甘草汤加生姜、吴萸、木香，痢当自止。设不止，反加里急后重，是肺气下降太甚，前方中以桔梗易木香，提升肺气，痢无不止。"[4]

编者按：清阳郁陷候，为阴浊之邪郁遏，清阳之气不得宣发而反下陷之候，故其治则当以宣发清阳为主，清阳得以上升，阴浊自然下降，陷邪自解，不治利而利自止，所谓"表解里自和"，不必妄行止涩。有云：感受寒暑，发热无汗，泄泻口渴，五物香薷饮。香薷、扁豆、厚朴、茯苓、甘草。心烦加川连，口渴加麦冬、花粉，小便频数加六一散。

引用文献

[1]吴鞠通.温病条辨[M].福州：福建科学技术出版社，2010：100，101.

[2]吴坤安.伤寒指掌[M].上海：上海科学技术出版社，1959：卷一43，卷三26.

[3]俞根初等.重订通俗伤寒论[M].上海：上海科学技术出版社，1959：190，297.

[4]胡兵.清江熊家骥"痢疾论"[J].江西中医药，1958，（7）：46.

十二、清阳郁痹候

清阳郁痹候，系阴邪郁于上中，阳气郁滞，阻痹血络之候。痰、水、气、瘀等郁滞肺、心、胃，留阻不去，清阳不司旋运，渐致血行迟滞而成气血痹证。病已由气入血，故难以速愈，多反复迁延。

诊断

病名：[中医]胸痹，心痛，心气痛，胃寒痛，胁痛，肩痹，痞结，血结胸，肺胀。[西医]胸背肌筋膜炎，支气管炎，冠状动脉粥样硬化性心脏病，心绞痛，急性心肌梗死，广泛性心肌缺血，室性期前收缩。

证名： 心肺气瘀证，肝胃气痰证，心肺气痰证，心肺痰瘀证，肝肺痰瘀证，肺胃湿痰证，肺胃痰热证，肺胃水饮证。

病位： 心肺，肺胃，肝肺，肝胃。

病因： 湿痰，热痰，气痰，痰瘀。

病机状态： 郁滞。系由痰、水、气、瘀等有形阴邪郁滞上中二焦，致清阳之气不司转运，渐致血络阻痹，血行迟涩，终致络瘀血溢。

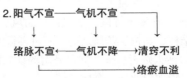

图2-5-100　清阳郁痹候病机结构式示意图

病形： 郁滞，阳郁络滞；　　**病层：** 里；　　**病态：** 静中有动；

病性： 阴；　　　　　　　　**病质：** 实；　　**病势：** 重，深，缓。

证象组合： 阳郁＋络滞＋气郁

主症：【阳气不宣】症象： ①心中寒。②指末冷。③恍恍衰倦。**脉象：** 脉阳微阴弦，寸紧。

【络脉不宣】症象： ①胸痹而痛。②心痛。③心痛彻背。④心悬痛。⑤心如啖蒜。⑥心痛如割。⑦胸胁肩背皆痛。**舌象：** 舌质暗淡，**脉象：** 脉寸沉迟。

副症：【气机不宣】症象： ①短气不足以息。②胸满。③胸中痞塞。④心中痞。⑤咳唾。⑥脘闷。

【气机不降】症象： ①喘息。②胁下逆抢心。③干呕吐涎沫。④或呕或噎。⑤时吐黄水。⑥饮汤则吐。

宾症：【络瘀血溢】症象： 咯呛紫血。

【清窍不宣】症象： 呼吸喉息有声。

临床以络脉不宣之胸胁肩背痛症象显著，兼见气失宣降等症象。如更加阳气不宣，即可确诊。然少数亦以络血瘀阻为主要见症，必与络脉不宣、气失宣降等症象同见，方可确诊，否则当属他证。

鉴别诊断

清阳郁痹候－阳气不宣－络脉不宣＋气机不利－清窍不利＋清窍不宣＝**肺气郁痹候**
　　　　　└－＋络脉不利＋血滞不行＝**肺络失宣候**
　　　　　　　　└－＋神志不宁－气机不降＝**心络失宣候**
　　　　　　　└－＋气机不利－清窍不利＝**胃络不和候**
　　　　　　　　└－－气机不降＝**肝络不和候**

图2-5-101　清阳郁痹候鉴别式示意图

清阳郁痹候主体病机在于阳气不宣，以致气血郁痹；清气郁痹候、肺络失宣候、心络失宣候、胃络不和候、肝络不和候均无阳郁症象，而血络阻滞尤甚于本候，且各有脏腑本证可资鉴别。

传变预测

清阳郁痹候－络脉不宣－络瘀血溢→**肺阳失宣候**
　　　　　└－－阳气不宣→**肺阳失宣候**
　　　　└－－阳气不宣＋气机不利→**肺气郁痹候**
　　　　　　└－＋络脉不利＋血滞不行→**肺络失宣候**
　　　　　　　└－＋气机不利－清窍不利→**胃络不和候**
　　　　　　　　└－－气机不降→**肝络不和候**
　　　　　　└－＋血滞不行＋神志不宁－气机不降→**心络失宣候**

图2-5-102　清阳郁痹候传变式示意图

清阳郁痹候虽经治疗，亦多转归为脏腑郁痹诸候，如络血得以运行而阳气尚未宣通，可转成肺阳或肺气之郁痹；或阳气虽宣，邪留血络，则可转为肺、胃、心、肝诸脏腑之络痹。

辨证

定位：心：心悸，心悬痛；肺：胸闷，咳唾气喘；胃：脘痞胸痛，呕吐，干呕吐涎沫，饮汤则吐；肝：胸胁痛。

定性：水：胸满，心中痞，咳唾，干呕吐涎沫，饮汤则吐，摇之作水声，脉沉迟、弦；痰：咳嗽气喘多痰，胸胁肩背痛酸麻痹，痛甚发厥；气：胸胁气窜作痛；瘀：胁肋窒板欲痛，咯呛紫血，发紫斑。

定量：①轻：胁肋窒板欲痛，短气。②中：胸痹心痛，心悬痛，咳唾。③重：心痛发厥，喘息。

论治：通阳宣痹，使阳气运转，则可鼓动络脉，而郁痹可解。

1.**随机立法**：清阳郁痹候主体病机在于阳气不宣，由于清阳郁滞，不司旋运，渐至血络郁痹，故其治则应以宣通阳气为主，阳气宣发，即可鼓动络血，则血行畅利而痹阻自解。亦可兼以疏利血络之法，则其效尤速。但应以宣发阳气为主，不可倒置。

2.**随位立法**：病关于肺，宜宣发肺气为主，如瓜蒌、薤白之类；病关于心，宜宣通心阳为主，如桂枝、附子之类；病关于胃，宜温通胃阳为主，如半夏、干姜之类；病关于肝，宜疏肝调气为主。

3.**随因立法**：因痰宜燥湿化燥，痰郁生热兼以清热；因水宜温通渗淡以行水，甚则以峻剂逐之；因于气宜疏利流气；因瘀宜化瘀通络。

4.**随症立法**：胸痞宜宣肺为主，如瓜蒌、薤白、郁金之类；脘痞宜通胃，如枳实、半夏等；络痛宜通络，如旋覆花、降香、葱管、片姜黄、蚕沙等。

方证：栝楼薤白半夏汤证、蒌薤绛覆汤证、乌头赤石脂丸证、加味温胆汤证、加味犀角地黄汤证、加味桂枝红花汤证、指迷茯苓丸加味证。

考证：郁痹，指阳郁络滞。清阳郁痹候又称：胸阳痹阻，胸阳郁痹，痰气交阻，痰饮流窜经络。

仲景曰："夫脉当取太过不及，阳微阴弦，即胸痹而痛，所以然者，责其极虚也。今阳虚知在上焦，所以胸痹、心痛者，以其阴弦故也。平人无寒热，短气不足以息者，实也。胸痹之病，喘息咳唾，胸背痛，短气，寸口脉沉而迟，关上小紧数，栝楼薤白白酒汤主之……胸痹不得卧，心痛彻背者，栝楼薤白半夏汤主之……胸痹心中痞，留气结在胸，胸满，胁下逆抢心，枳实薤白桂枝汤主之……胸痹，胸中气塞，短气，茯苓杏仁甘草汤主之……茯苓三两，杏仁五十个，甘草一两……橘枳姜汤亦主之。"（《金匮要略·胸痹心痛短气病脉证治》）

叶天士治自春入夏，大气开泄，日见恹恹衰倦，呼吸喉息有声，胁肋窒板欲痛，咯呛紫血，络脉不和，议以辛补通调，不致寒凝燥结，冀免关格上下交阻之累：柏子仁、细生地、当归须、桃仁、降香、茯神[1]。**吴坤安**说："如止在心下，不及胸腹，按之知痛，不甚硬者，为小结胸。其脉浮滑，是水与热邪凝结痰饮，留于胸膈脉络间也，故用小陷胸汤，以陷中焦脉络之邪，使之从无形之气而散。"[2] **王孟英**治患三疟于仲冬，过用温散，湿邪化热，痰热内阻，粒米不沾，疟至大吐，胸中痞结如桦，苔黄苦渴，溲热如汤，脉弦滑，右甚，带下如注，宜小陷胸合温胆加薤白。大吐胶痰，胸结始消，改甘凉，疟止，进参滋补[3]。

姚国美说："痰涎郁结，有挟湿流于经络以致肩臂酸痛者，治宜指迷茯苓丸合芥子、通草、香附之类，辛温通降，佐以软坚。"[4]"胸气膹郁，肩背作痛，咳嗽喘逆，宜香苏散加芥子、苏子之类。"[4] **秦伯未**说："（胸痹）久发不愈，多因气滞而致血瘀，其特征为痛时如刺，固定不移，宜栝楼薤白白酒汤加郁金、枳壳、归尾、桃仁等行气活血。"[5]

编者按：清阳郁痹候，因于气瘀、痰瘀、痰湿等瘀阻，使中上焦气机膹郁，气失宣降，上焦清阳失展，又称胸阳痹阻之证。如肺气不能宣通脉络，致络痹瘀滞，而成气失宣通，心脉瘀滞，这种状态治愈不易，且充满危险，一旦阳气阻塞，必有性命之忧。

引用文献

[1] 秦伯未.清代名医医案精华[M].北京：人民卫生出版社，2006：18.

[2] 吴坤安.伤寒指掌[M].上海：上海科学技术出版社，1959：卷三18.

[3] 徐衡之，姚若琴.宋元明清名医类案[M].长沙：湖南科学技术出版社，2006：374.

[4] 姚国美.姚国美医学讲义合编[M].北京：人民卫生出版社，2009：165，189.

[5] 秦伯未.秦伯未医学名著全书[M].北京：中医古籍出版社，2003：324.

十三、清阳不行候

清阳不行候系清阳不能外行表分，致实邪留滞经络之候，多为外感风、寒、湿邪失于宣发，致外邪留滞而成。亦有由痰、饮、气、瘀等内邪失于疏导，留窜经络所致。外邪发病多急骤，治疗亦易速解；内邪发病多缓慢，取效亦迟。然治不得法，每致遗邪迁延而成痼疾。

诊断

病名：[中医] 痉病，刚痉，柔痉，真中风，中经络，中脏腑，风痱，瘫痪，历节风，行痹，着痹，痛痹，风湿暑痹，热痹，湿痹，痰痹，留饮，风痿，湿痿，痰痿，血瘀痿，小儿五软。[西医] 脑血栓，脊髓炎，多发性末梢神经炎，吉兰-巴雷综合征，风湿热，风湿性关节炎，类风湿关节炎，成人斯蒂尔病，系统性红斑狼疮，垂体瘤。

证名：肺卫风寒证，肺脾风寒证，肝肺风寒证，肝肺风热证，肺胃寒热证，**肺卫风湿证，肺脾风湿证，**肝脾风湿证，**肺卫湿热证，**肝脾湿热证，肺脾燥湿证，**脾胃风火证，肝脾痰瘀证，脾胃湿痰证，**肺胃水饮证。

病位：肺卫，肺胃，脾胃，肺脾，肝肺，肝脾。

病因：风寒，风热，寒热，风湿，风火，燥湿，湿热，湿痰，水饮，痰瘀。

病机状态：郁滞。由外感风、寒、湿邪，或因痰、饮、瘀，郁遏清阳，使其不得宣行于肌腠、经络，致实邪留滞于经络之中，经气、络血不得流行而成。

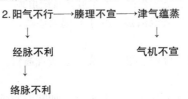

1.清阳郁蒸候−清空清窍不宣−气机不降−阳气、经气不宣+阳气不行+络脉经脉不利

2.阳气不行──→腠理不宣──→津气蕴蒸

经脉不利　　　　　气机不宣

络脉不利

图2-5-103　清阳不行候病机结构式示意图

病形：郁滞；　　**病层：**表中有里；**病态：**静中动；

病性：阴中有阳；**病质：**实；　　　**病势：**重，深，急。

证象组合：阳郁+经络滞+表郁+气蒸+气郁

主症：【阳气不行】症象：①恶寒。②肢冷。③面青气冷。④面色枯黑。⑤面目萎黄。脉象：脉沉迟。

【经脉不利】症象：①身体强几几。②项背强直反张。③拘急。④搐搦。⑤十指肿痛。⑥半身不遂。⑦手足颈项痿软。⑧四肢不举。⑨一身尽痛。⑩足痛，⑪臂痛，⑫历节肿痛。

【络脉不利】症象：①口噤。②口喎目斜。③麻木不仁。④皮肤瘙痒。⑤语言謇涩。⑥肌肉蠕动。

副症：【腠理不宣】症象：①恶寒发热。②恶风无汗或自汗。③寒战热炽。

宾症：【津气蕴蒸】症象：①口渴发热。②身热汗出。③肌肉烦疼。④口苦口干。⑤小便短赤。⑥面赤。

【气机不降】症象：①胸膈壅滞。②气上冲胸。③胸痹。④短气。⑤咳嗽气急。

临床以经络症象为主要见症，但当兼有阳气郁遏、腠理郁遏、内热蕴蒸等症象时，方可确诊为本候。

鉴别诊断

清阳不行候+清空不宣+血滞不行−气机不宣−津气蕴蒸=营卫郁滞候

└──−气机不宣−津气蕴蒸−腠理不宣+气虚失养+营虚失养=营卫不行候

图2-5-104　清阳不行候鉴别式示意图

清阳不行候为表里阴阳错杂之经络实证；而营卫郁滞候为经络之表寒实证；营卫不行候则为虚实夹杂之经络阴证。各有不同。

传变预测

清阳不行候−气机、腠理不宣−津气蕴蒸+气虚失养+营虚失养→营卫不行候

└+血虚失养+气机不利+血滞不行→气血失调候

图2-5-105　清阳不行候传变式示意图

清阳不行候病势较急，病邪较重，病位较深，虽治疗得法，往往因疏通而邪去正衰，以致正虚不能运邪，邪留难净而转为虚实夹杂之经络候，浅则为营卫虚弱之营卫不行候，深则为气血两虚的气血失调候，以致病难速已。

辨证

定位：肺：表证明显，多见皮肤麻木、瘙痒；**脾：**多见四肢痹痛、拘急、木硬、痿软；**胃：**多见于四肢疼痛、瘫软，便秘燥结，**肝：**多见筋脉掣痛、挛急。

定性：风：多为麻痹、瘙痒，走注不定；寒：多为疼痛甚剧，拘急、痉挛、反张；湿：多为肿痛，下肢为多，重着不举，或痿软；热：多为肿热红，痛甚；火：多为急痛，痛剧如割，午后为重；燥：多为皮肤燥痛，筋脉燥急，疼剧，发于秋令；痰：多为肿软不红，酸重，流注关节；饮：多见于四肢，历节疼痛；气：多疼胀走注，得嗳气则舒；瘀：多有留瘀病史，疼胀、肿、青紫，重着不移。

定量：①轻：强几几，麻痹，酸痛，挛掣，不遂，酸软。②中：强直，重痛，挛痛，不举，难举。③重：反张，麻木，急痛，拘急，瘫痪，痿弱。

论治：当急急祛邪通阳，使清阳宣行于肌腠经络，则邪气自无遗蕴。

1.随机立法：清阳不行候，其主体病机在于实邪郁遏清阳，不得宣行于表，致腠理、经络为实邪郁滞，故治则首当逐实邪以宣通阳气，清阳宣行于外，则郁滞腠理、经络之邪，自可发越而解。切忌妄投补涩滋腻，而胶固实滞，阻滞阳气，病必难解，遗邪为殃，必成痼疾。

2.随位立法：病在于肺，宜宣肺发表为主；病在于胃，宜通降；病在于脾，宜理脾燥湿为主；病在于肝，宜疏利肝之气血为主。

3.随因立法：因风宜疏散为主；因寒宜温散为主；因湿宜通阳燥湿渗湿为主；有热宜清透；有火当清降；兼燥宜兼清润；因痰因饮宜蠲痰逐饮；因于气郁宜顺气；因于瘀热宜清瘀。

4.随症立法：病在上肢宜加桂枝或桑枝，在下肢宜加川牛膝、防己，手臂宜加姜黄，肩背加羌活，颈项加葛根，腰足加独活；筋急加伸筋草、木瓜，痛甚加乌梢蛇、寻骨风；肿甚加海桐皮、紫金皮、生苡仁；日久当活血和络，加桃仁、红花、田七、鸡血藤；日久体弱或攻伐太过，可加黄芪、当归益气血以助疏通；关节痛加松节、松针。

方证：栝楼桂枝汤证、小续命汤证、不换金丹证、防风通圣散证、搜风顺气丸证、三化汤证、陈氏息风胜湿汤证、越婢加术汤证、加减木防己汤证、宣痹汤证、星香六君子汤合牵正散证、导痰汤加风化硝证、乌药顺气散证、清热涤痰方证、加味四物汤证、七味葱白汤证、控涎丹证、葛根汤证、五叶芦根汤证。

考证：清阳不行候，亦为郁滞证，通称：伤寒发痉，风中经络，风热伤筋，湿留关节，湿痰客于经脉。

仲景曰："太阳病，其证备，身体强，几几然，脉反沉迟，此为痉，栝楼桂枝汤主之……太阳病，无汗而小便反少，气上冲胸，口噤不欲语，欲作刚痉，葛根汤主之。"（《金匮要略·痉湿暍病脉证》）"《千金》三黄汤方。治中风手足拘急，百节疼痛，烦热心乱，恶寒，经日不欲饮食。""《千金》越婢加术汤方。治肉极热，则身体津脱，腠理开，汗大泄，厉风气，下焦脚弱。"（《金匮要略·中风历节病脉证并治》）"太阳病，项背强几几，反汗出恶风者，桂枝加葛根汤主之。"（《伤寒论》14条）

吴坤安说："若发热，一身尽痛，而兼四肢微肿者，此风湿流注手足也，宜二陈加苡仁、桂枝、秦艽、防己、羌活、木瓜、片姜黄之类，足胫红肿，合二妙。"[1]"如太阳未曾表汗而发痉……其证背反张，头摇口噤，项强拘急，转侧艰难，身热足冷……《金鉴》法均以小续命汤为主治，刚痉去附子，柔痉去麻黄，表实去参、附加二活，里实去参附加硝黄。"[1]**吴鞠通**说："暑湿痹者，加减木防己汤主之。此治痹之祖方也。"[2]**俞根初**说："发热恶寒，搐搦无汗为刚痉；不发热，但恶寒，厥冷汗出为柔痉，产后血虚，腠理不密……刚痉发热，无汗恶寒，小便反少，脉浮紧者，属中风，重感于寒，葛根汤，或加独活、防风……柔痉则汗出不恶寒，脉沉细者属中风，重感于湿，栝楼桂枝汤，或桂枝加葛根、独活、防风汤。"[3]**严绍歧**说："七味葱白汤，辛淡法以通络祛风，使风湿从微汗而解，继用辛凉淡法以利湿泄热，使已从热化之湿，从小便利，木防己汤加减，终以五叶芦根汤清芬甘凉，醒胃生津以清余热。"[4]

沈金鳌："风痹之病，有由脾实者，由膏粱过甚之故，故用疏风顺气丸以导之。"[5]**喻嘉言**说："四肢不举，有虚有实。阳明虚，则宗筋失润，不能束骨而利机关。阳明实，则肉理致密，加以风邪内淫，正气自不周流也。虚用六君子汤，实用三化汤合承气汤。"[6]

李用粹说："湿痰痿者，肥盛之人，血气不能运动其痰，致湿痰内停，客于经脉，使腰膝麻痹，四肢痿弱，脉来沉滑，此膏粱酒湿之故，所谓土太过，令人四肢不举是也，宜燥脾行痰……二陈二术汤加竹沥、姜汁。"[7]**王雨三**治瘫痪症，四肢酸痛，而不易活动，且又咳嗽气急。右关脉沉弦，知其痰饮伏于中焦，清阳之气不能实于四肢所致也。嘱晨服控涎丹五分，泻后，再日服附桂八味丸一两，嘱其须服至一斤可止[8]。

编者按：清阳不行候，为表里阴阳错杂之经络实证，外有阴邪之郁滞，内有郁热之蕴蒸，与营卫郁滞候纯属阴邪郁滞之证有别，而与营卫不行候，表里俱虚与实邪郁滞之虚实夹杂者亦有不同，虽皆为以经络病变为主之候，但寒热虚实各自不同，临证须当详审。

引用文献

［1］吴坤安.伤寒指掌［M］.上海：上海科学技术出版社，1959：卷二12，卷三54.

[2] 吴鞠通.温病条辨 [M].福州：福建科学技术出版社，2010：90.

[3] 俞根初等.重订通俗伤寒论 [M].上海：上海科学技术出版社，1959：420，421.

[4] 何廉臣.重印全国名医验案类编 [M].上海：上海科学技术出版社，1959：28.

[5] 沈金鳌.中华医书集成·杂病源流犀烛 [M].北京：中医古籍出版社，1999：262.

[6] 陈熠.喻嘉言医学全书 [M].北京：中国中医药出版社，1999：242.

[7] 李用粹.中华医书集成·证治汇补 [M].北京：中医古籍出版社，1999：174，175，176.

[8] 王雨三.治病法轨 [M].北京：学苑出版社，2015：77.

十四、清阳不化候

清阳不化候为阴邪郁遏上中清阳，不能宣布津液，致津液停滞而成水气。病因多为外感风邪，亦有内因水饮，郁滞肺脾，致肺不布津，脾不运化而成。

诊断

病名：[中医] 风水，皮水，里水，湿肿，气肿，肤胀，喘肿，溢饮，支饮，阴暑，湿疟，肺痹，癃闭。[西医] 急性肾炎，慢性肾炎，重症肝炎。

证名：**肺卫风寒证**，**肺脾风寒证**，**肺胃风热证**，肺胃寒热证，**肺脾风湿证**，肺脾寒湿证，肺肾虚寒证，肺脾湿痰证，肺胃水饮证，**肺肾水饮证**。

病位：肺卫，肺胃，肺脾，肺肾。

病因：风寒，风热，寒热，虚寒，风湿，寒湿，湿热，水饮。

病机状态：郁滞。由阴邪郁滞上中清阳，不得宣发，肺气失其宣降之权，脾气失其运化之职，则不能散布津液，通调水道，津液不能化气，蓄积而为水。

1.**清阳郁遏候**–清空、清窍不宣–经气不宣+津不化气+气化不行

2.**阳气不宣**——→**气机不宣**——→**气机不降**

↓

津不化气——→**气化不行**

↓

腠理不宣

图2-5-106　清阳不化候病机结构式示意图

| **病形**：郁滞，阳郁津滞； | **病层**：里中表； | **病态**：静； |
| **病性**：阴； | **病质**：实； | **病势**：重，深，急。 |

证象组合：阳郁+气郁+津滞

主症：【阳气不宣】症象：①形色苍赤。②神气困倦。③面黄。④唇舌爪甲皆白。⑤肢麻，肢厥。脉象：①脉浮大。②脉浮紧。③脉沉小。

　　　　【津不化气】症象：①遍体浮肿，肿势甚急。②面目浮肿。③先喘后肿。④四肢肿。

　　　　【腠理不宣】症象：①恶风。②头痛，骨节痛。③潮热。④发热无汗。

副症：【气机不宣】症象：①进利水消导，肿胀日甚。②饮食顿减。③时时咳。④胸膈痞闷。脉象：脉寸沉。

　　　　【气化不行】症象：小便不利。

宾症：【气机不降】症象：①气急不能着枕。②喘咳。

临床以浮肿急剧为突出见症，但必须兼有阳气郁遏等症象，方可确诊。

鉴别诊断

清阳不化候–阳气不宣–腠理不宣–气机不宣–气机不降+阳气不行=**津气不化候**

└──+津气蕴蒸=**清气不化候**

图2-5-107　清阳不化候鉴别式示意图

清阳不化候系阴邪郁滞上中清阳，致其不能宣行于表里，津液不得气化之候；津气不化候则系阴邪郁滞阳气，津液不化之候，但不兼表证；清气不化候则外无阳郁表证，内有热邪蕴蒸，纯属里证。各自不同。

传变预测

清阳不化候−阳气不宣−腠理不宣＋阳气不行−气机不宣−气机不降→**津气不化候**

　　　　　　├─＋气机不利→**津气郁滞候**

　　　　　　├─＋气机郁结→**津气郁结候**

　　　　　　└─＋阳气不振＋水谷不分→**阳虚不化候**

图2-5-108　清阳不化候传变式示意图

清阳不化候若表郁虽解，而里滞未除，津液不化，可转为津气不化候，甚则转为津气郁滞候，久则可转成津气郁结候，肿胀已成，终难速已；如发散、通利过多，损伤阳气，可转成阳虚不化候。

辨证

定位：肺：面目浮肿；脾：四肢浮肿，或全身浮肿；肾：足肿而冷。

定性：风：面目浮肿为主，或由上而下，肿势较急；湿：下肢浮肿为主，或由下而上，肿势较缓；水饮：四肢浮肿，或下肢肿，小便不利。

定量：①轻：面目浮肿，咳嗽，小便短少。②中：下肢浮肿，咳厥，小便不利。③重：全身浮肿，气喘，小便点滴。

论治：当以宣发阳气为主，清阳一展，则可外发腠理，内行水道，清升浊降，不难速已。如纯从渗利，则清阳愈下，浊阴愈不得化，病更难已。

1.随机立法：清阳不化候，系胸中清阳郁滞，不能发越，津液不能化气化水，故其治则应以宣发阳气为主，古人所谓"开鬼门"之法，兼以宣降气机，使清阳外发腠理，内行水道，津液随气升降，水气自然内外分消。不可一味渗利，使清阳愈形郁陷，津液愈不得行，而肿胀必然加重。

2.随位立法：病关于肺，以宣发为主；病关于脾，以渗利为主；病关于肾，宜兼以温化阳气。

3.随因立法：因于风，宜疏散；因于湿，宜温燥淡利；因于水饮，宜利水化饮，兼以温化通阳，以助气化。

4.随症立法：上肿宜以宣发为主，如荆芥、防风、薄荷，甚则麻黄、苏叶、浮萍之类；下肿宜以利水为主，如苍术皮、薏苡仁、防己、木通之类；浮肿势甚，当参以桑白皮、冬瓜皮、姜皮、五加皮、海桐皮之类。

方证：人参败毒散证、荆防败毒散证、越婢加半夏汤证、麻杏薏甘汤证、麻杏三皮汤证、麻附细辛汤合五皮饮证、小青龙汤证、防己黄芪汤证、五积散证。

考证：清阳不化候，不化指阳郁津滞，通称：风遏水阻，阴水。

仲景曰："饮水流行，归于四肢，当汗出而不汗出，身体疼痛，谓之溢饮……病溢饮者，当发其汗，大青龙汤主之，小青龙汤亦主之。"（《金匮要略·痰饮咳嗽病脉证并治》）"寸口脉沉滑者，中有水气，面目肿大，有热，名曰风水。视人之目窠上微拥，如蚕新卧起状，其颈脉动，时时咳，按其手足上陷而不起者，风水。太阳病，脉浮而紧，法当骨节疼痛，反不疼，身体反重而酸，其人不渴，汗出即愈，此为风水。恶寒者，此为极虚，发汗得之。""风水，脉浮身重，汗出恶风者，防己黄芪汤主之……风水恶风，一身悉肿，脉浮不渴，续自汗出，无大热，越婢汤主之。""里水，越婢加术汤主之，甘草麻黄汤亦主之……水之为病，其脉沉小，属少阴；浮者为风；无水虚胀者，为气；水，发其汗即已。脉沉者宜麻黄附子汤；浮者宜杏子汤。"（《金匮要略·水气病脉证并治》）

何廉臣说："气肿，皮厚色苍，一身尽肿，自上而下，按之不成凹而即起，四肢削瘦，胸膈痞满。"[1]"如因寒客皮肤而成气肿者，林氏所谓肤胀属肺是也，每用叶氏五皮饮，加生香附、紫苏旁枝、鲜葱须等，辛通络气以消肿……寒饮浸肺，肺气不化而先喘后肿者，《金匮》所谓溢饮肢肿，支饮咳逆是也。轻则用麻杏三皮饮，稍重用白果定喘汤，重则用小青龙汤加苓皮、石膏（生石膏、浙苓皮各30g，先煎代水），宣肺降气以行水。"[1]

编者按：清阳不化候，系阴邪郁遏上中清阳之气，致其失宣化津液之能，使津液不化气而化水，虽属阴水之类，但与阳虚不化候之阴水，有表里虚实之不同。阳虚不化候治应助阳化气以行水，而清阳不化候，则应宣通阳气以透表化气，外发腠理，内行水道，表里分消，而不可妄行温补。

引用文献

[1]俞根初等.重订通俗伤寒论[M].上海：上海科学技术出版社，1959：367，368，369.

十五、清阳失位候

清阳失位候系阴邪上逆，乘于清阳之位，为阴浊踞于上中阳位之候。由寒、湿、痰、水等浊阴之邪，不得下行，反而上逆，郁滞上中清阳而成。

诊断

病名：［中医］少阴中寒，风虚，支饮，痰饮，溢饮，厥阴头痛，少阴头痛，肾厥头痛，痰厥头痛，客寒犯脑，瘀血头痛，偏头痛，头风，眉棱骨痛，痰眩，眩晕，眩冒，解颅，耳鸣，耳聋，脱发。［西医］神经官能症，丛集性头痛，神经性头痛，三叉神经痛，眶上神经痛，神经性高血压，高血压，脑动脉硬化症，脑水肿，颅内压增高，先天性脑积水，脑蛛网膜炎，尿毒症，功能性发热，分泌性中耳炎，梅尼埃病，慢性上颌窦炎，神经性耳聋，肥胖症。

证名：肺肾风寒证，**肝胃风寒证**，**肝脾虚风证**，肝胃阴寒证，肝胃虚寒证，**肝脾虚寒证**，脾肾虚寒证，肝肾虚寒证，脾肾寒湿证，**脾胃湿痰证**，**肝脾湿痰证**，**肝脾风痰证**，肝胃风痰证，**脾胃水饮证**，**肝脾水饮证**，脾肾水饮证，肝胃寒饮证，脾肾寒饮证，肝肺寒饮证，**肝胃气痰证**，肝胃痰瘀证，**肝脾痰瘀证**。

病位：肺肾，肝肺，肝胃，肝脾，肝肾，脾肾，脾胃，心胃。

病因：风寒，阴寒，虚寒，虚风，寒湿，湿痰，气痰，风痰，痰瘀，寒饮，水饮。

病机状态：郁逆。系阴浊之邪郁滞上中阳气，浊阴不得下降，而上逆清空虚灵之地，清阳失其本位，清浊升降失常。

1.清阳郁闭候－腠理不宣－经脉不利－津气蕴炽

2.阳气不行←──气机冲逆←──气机不宣

↓

清空不宣

图2-5-109　清阳失位候病机结构式示意图

病形：郁逆；　　**病层：**里；　　**病态：**动；

病性：阴；　　　**病质：**实；　　**病势：**重，深，急中缓。

证象组合：阳滞＋气逆

主症：【阳气不行】症象：①手足厥冷。②口鼻气冷。③面色惨淡、青晦。④四肢无力。⑤背寒。**舌象：**舌淡苔白。**脉象：**①脉沉弦。②脉沉紧。③脉迟缓。

【清空不宣】症象：①脑痛连齿。②耳鸣飕飕。③头中冷痛畏风。④头重。⑤眩晕。⑥眉棱骨痛。

副症：【气机冲逆】症象：①干呕。②呕吐涎沫。③脐下悸。④气自少腹上冲。⑤咽喉不得息。

宾症：【气机不宣】症象：①胸痞。②食不知味。③胸胁支满。④短气。⑤心下痞。

临床以清空不宣见症明显，但必见有阳气不行症象，方为阴浊上乘阳位之候。

鉴别诊断

清阳失位候－阳气不行＋阳气不宣－腠理不宣＝**清阳郁逆候**

└──－腠理不宣－经脉不利－津气蕴炽＝**清阳郁闭候**

图2-5-110　清阳失位候鉴别式示意图

清阳失位候系阴邪上乘清阳之位之里证；清阳郁逆候为阴邪郁遏于表里之证；清阳郁闭候更兼郁火为阴邪所闭而上冲之候。本候纯系里证、阴证。

传变预测

清阳失位候－气机冲逆＋气机不降＋气机闭塞＋经脉不利→**清阳闭厥候**

├──＋阳气不宣－阳气不行→**清阳不宣候**

└──＋气机不利－清空不宣→**胃阳失和候**

图2-5-111　清阳失位候传变式示意图

清阳失位候若延误失治，阴浊内盛，阳气闭塞，可转为清阳闭厥之危重之候；如经治疗，阴浊减而不除，可转为清阳不宣候，或余邪内留于胃而成胃阳失和之候，均属转轻之变。

辨证

定位：肝：头顶重痛，面色青晦，背恶寒；肾：眩晕，手足厥冷，脑痛连齿，耳鸣飕飕，气从少腹上冲；脾：头重眩晕，四肢无力；胃：呕吐痰沫，眉棱骨痛。

定性：风：头痛不定；寒：头痛如破，头重，头中冷痛畏风，面色惨淡；湿：头重，食不知味，四肢无力；

痰：口吐涎沫，胸胁支满。水：脐下悸，振悸，身振摇，筋肉惕。

定量：①轻：头重，头痛畏风，肢冷，口吐涎沫。②中：头眩，头痛头重，肢厥，呕吐涎沫。③重：眩晕，头痛如破，肢厥烦躁，干呕吐涎。

论治：当急急驱阴行阳，使阴邪消散，阳光复治，古人所谓"离照当空，阴霾消散"，然后清阳得以上升，自然浊阴下行。

1.随机立法：清阳失位候为阴浊上逆，阳气闭塞，阴气冒明，故其治则当急急驱阴行阳，使阴邪消散，阳光复治，则清阳自复其升降之常，清阳归位，浊阴下行。

2.随因立法：病关于肝，宜温通肝阳为主；病关于肾，宜温壮肾阳为主；病关于脾，宜温壮脾阳为主；病关于胃，宜温通胃阳为主。

3.随位立法：因于寒，宜辛温苦温之品以驱阴除寒；因于风，宜辛温苦温温散之品；因于湿，宜辛苦温燥之品以燥湿；因于痰，宜燥湿除痰；因于水，宜通阳兼淡渗以行之，苦温以燥之。

4.随症立法：冲逆过甚者，可兼用镇降之品，如代赭石、枇杷叶、法半夏、枳实之类；疼痛甚者，兼用辛通之品，如细辛、羌活、桂枝之类。

方证：羌活附子汤证、吴茱萸汤证、《近效方》术附子汤证、半夏白术天麻汤证、青州白丸子证、《局方》玉壶丸证、越鞠丸证、苓桂术甘汤证、五苓散证、龙牡泽泻汤证、葶苈大枣泻肺汤合四苓散加味证、川芎茶调散加减证、头痛验方证、三生祛痛方证。

考证：清阳失位候，指清阳失其本位，清浊升降失常而郁逆，通称：浊邪僭上、浊阴踞上、浊邪犯清、阴乘阳位、清阳不展、清阳不升、浊阴不降、客寒犯脑、饮干清窍、清窍不利、痰瘀上蒙、痰浊上扰、肝气化风上逆、脉络瘀结、风痰阻经络。

仲景曰："《近效方》术附子汤。治风虚头重眩，苦极，不知食味，暖肌补中，益精气。"(《金匮要略·中风历节病脉证并治》)"心下有支饮，其人苦眩冒，泽泻汤主之。""假令瘦人脐下有悸，吐涎沫而癫眩，此水也，五苓散主之。"(《金匮要略·痰饮咳嗽病脉证并治》)"干呕，吐涎沫，头痛者，吴茱萸汤主之。"(《伤寒论》378条)"伤寒，若吐若下后，心下逆满，气上冲胸，起则头眩，脉沉紧，发汗则动经，身为振振摇者，茯苓桂枝白术甘草汤主之。"(《伤寒论》67条)

朱丹溪说："痰挟气虚与火，治痰为主，及补气降火药。此证属痰者多，无痰则不能作眩……挟气虚与相火者，亦治痰为主，兼补气降火，如半夏天麻白术汤之类。"[1]舒驰远说："少阴中寒，真阳不得上达，阴邪僭犯至高之处，则头痛如劈，重不可举，兼之腹痛作泄，体重恶寒，起则眩晕，其里证何等重也？里重于表，法当专主温里，虽有壮热不可兼表。"[2]吴坤安解释说："伤寒若吐若下后……茯苓桂枝白术甘草汤主之。此亦阳虚饮蓄，而致头身振摇，即真武之轻者。"[3]姚国美又说："头重且眩，口吐涎沫，脉象迟滑者，主有痰饮，与半夏天麻白术汤醒脾健运；甚则脾气困乏、四肢无力者，主理脾涤饮。"[4]王雨三说："若尺脉弦而耳鸣飕飕者，是风邪入于足少阴之证也，宜用独活、细辛、茯苓、甘草、附子。"[5]如刘渡舟治朱某，终日昏沉如在云雾中，两目懒睁，两手发颤，脉弦而软，舌肥大异常，苔白滑根部腻。《金匮》泽泻汤主之。泽泻18~24g，白术10~12g。服二煎，顿觉周身与胸背染染汗出，有黏感，如释重负，头清目亮[6]。

现代案例如甘肃省人民医院脑系科："为了科学地观察降颅压效果，本组病例除应用中药降颅压外，不用甘露醇、激素以及任何利尿剂。根据中医理论，本病是因积水聚于颠顶之内，欲使上行之水引导于下，宜用泻水、利尿之剂，故选用葶苈大枣泻肺汤合五苓散加减，再以羌活作为引经药，使脑水迅速排泄。具体处方为：茯苓、泽泻、桑白皮12g，猪苓、白术9g，木通6g，羌活、葶苈各3g，车前子24g，大枣5枚。临床应用时宜根据辨证、病情变化，随证加减，并注意药物禁忌，如月经期不用木通、红花，病人一般情况太差不用葶苈，对脑蛛网膜炎患者则在上述方剂内加用活血祛瘀、清热解毒中药。"[7]

编者按：清阳失位候与清气失宁候，均为实邪干扰上中清阳之气，以清空清窍见症为主要病变之证候，但有阴阳寒热之不同，前者系阴邪上干阳位，为阴寒之证，后者系阳邪上扰空窍，为清气失清之阳热证。虽均属实证，但阴阳寒热不可少混。

引用文献

[1] 朱丹溪.金元四大家医学全书·丹溪治法心要 [M].天津：天津科学技术出版社，1994：1368.

[2] 舒驰远.伤寒集注 [M].北京：人民军医出版社，2009：140.

[3] 吴坤安.伤寒指掌 [M].上海：上海科学技术出版社，1959：卷二 39.

[4] 姚国美.姚国美医学讲义合编 [M].北京：人民卫生出版社，2009：153.

[5] 王雨三.治病法轨 [M].北京：学苑出版社，2015：142.

［6］刘渡舟.谈谈《金匮》的泽泻汤证［J］.中医杂志，1980，（9）：17，18.

［7］甘肃省人民医院脑系科.颅内压增高的中药治疗［J］.新医药学杂志，1977，（6）：6.

十六、清阳蒙闭候

清阳蒙闭候，系上中焦阴阳错杂之危急重证。由风、湿、痰、气、食郁闭上焦清阳，内火不得发泄，内闭神明而成。以神昏谵狂为主要见症，但同时具有阳闭症象。

诊断

病名：[中医] 伤寒，结胸，伏温挟痰，伏温挟食，中风阳证，中风风痱，中风中脏腑之闭证，中痰，痰厥，阳厥，痰痫，食痫，中暑，暑风，暑温，湿温伏邪，瘴毒，疫疟，秽浊，风火症，急惊风，虫痉，急黄，阳黄内闭，霍乱神昏，发狂，失语，痊闭。[西医] 脑出血，病毒性脑炎，流行性乙型脑炎，呼吸衰竭，中暑，伤寒，肝性脑病，急性黄疸型肝炎，癫痫，前列腺炎。

证名：**肺胃暑湿证**，肺卫湿热证，**肺胃湿热证**，脾肾湿热证，肺脾燥湿证，**脾胃风火证**，脾胃湿火证，**脾胃燥火证**，胆胃燥火证，肺胃湿痰证，**肝肺风痰证**，**心肝风痰证**，**肺胃痰火证**，肝胃痰火证，**心肺痰火证**，脾胃痰火证，**肺脾痰火证**，**心胃痰火证**，**心肝痰火证**，脾胃积热证，胃肠虫积证。

病位：肺胃，肺脾，脾胃，胆胃，心胃，胃肠，心肺，心肝。

病因：湿热，燥湿，暑湿，湿痰，风痰，风火，湿火，燥火，痰火，积热，虫积。

病机状态：郁闭。阴浊之邪郁闭于外，火热阳邪郁炽于内，以致清阳不得宣发，气机失其宣降，阳邪内闭，神明内乱，内窍不宣，经脉不利而成诸窍郁闭重证。

1.清阳郁炽候－阳气不宣＋阳气不行－腠理不宣＋神志蒙闭＋经脉不利

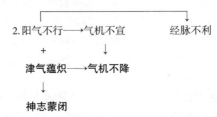

图2-5-112　清阳蒙闭候病机结构式示意图

病形：郁闭；　　　病层：表；　　病态：静中有动；

病性：阴中有阳；　　病质：实；　　病势：重，深，缓中有急。

证象组合：阳滞＋气炽＋神闭＋气郁＋络滞

主症：【阳气不行】症象：①面色青黄。②面色晦暗。③口舌唇吻青黑。④寒战。⑤畏寒发热无汗。⑥十指冷。⑦四肢逆冷。⑧身重。⑨嗜卧，懒动好向壁卧，不欲见光。舌象：苔浊腻。脉象：①脉沉涩。②脉细伏。③脉闷数不扬。④脉濡数。

【津气蕴炽】症象：①身炽热，大汗，额汗如蒸。②目赤颧红。③烦躁懊侬。④口渴。⑤小便短赤。⑥大便闭结。⑦潮热。舌象：苔黄灰。脉象：脉滑数。

【神志蒙闭】症象：①瞑目昏愦，不省人事。②谵语。③发狂。④直视失溲。⑤如醉如痴。⑥烦躁不知所苦。⑦闭目即有所见。

副症：【气机不宣】症象：①胸闷。②胸痞。③腹痛。④腹满。⑤不食。

【气机不降】症象：①痰壅喉鸣。②呕逆。③气升鼻动。④气粗似喘。⑤恶心嗳气。

宾症：【络脉不利】症象：①肢瘛。②抽搐，两手握固。③项强反张。④身痛。⑤牙关紧闭，语言謇涩。⑥两目上视。⑦全身僵硬。⑧遍体痿软，状若无骨。

临床以神志蒙闭为主要见症，但必须同时具有阳闭与热炽症象，方可确诊。

鉴别诊断

清阳蒙闭候＋腠理不宣－神志蒙闭＋清空不宣＝**清阳郁闭候**

└──－津气蕴炽－神志蒙闭＋气机闭塞＝**清阳闭厥候**

└──－气机不宣、不降＋津液消灼－津气蕴炽＋津气蕴灼＝**津气蒸闭候**

└──＋气机郁结＝**津气闭厥候**

图2-5-113　清阳蒙闭候鉴别式示意图

清阳蒙闭候为阴阳错杂之邪内闭之候；而清阳郁闭候为表闭之候；清阳闭厥候为阳气猝闭之候，而非神志蒙闭；津气蒸闭候、津气闭厥候均系阳极似阴之证，并非阴阳错杂之证。均宜细细识别。

传变预测

清阳蒙闭候–神志蒙闭–经脉不利–阳气不行–津气蕴炽+津气蕴蒸+清空不宁+清窍不利→**清气蕴蒸候**
　　　　　　　　　　　　　　　　　　　　　└──–阳气怫郁→**清气怫郁候**

图2-5-114　清阳蒙闭候传变式示意图

清阳蒙闭候治有失误，每有一厥不返者，如治疗得法，内闭得开，内火得降，而蕴热未清，犹蒸于上中气分，则可转为清气蕴蒸候；如余邪内扰，阳气未得宣发，亦可转为清气怫郁候。

辨证

定位： 肺：气喘痰鸣，胸痞；胃：壮热，潮热，烦躁懊恼，口渴，大便秘结，呕逆，嗳气恶心；脾：遍体痿软，状若无骨，全身僵硬，手足挛急，四肢搐搦；心：烦躁不知所苦，闭目即有所见，神昏谵语发狂，如醉如痴。胆：胸前板结，谵语耳聋，潮热大作；肝：昏迷，抽搐，谵狂。

定性： 暑：胸闷懊恼，烦躁，小便短赤，脉濡数；湿：胸脘痞闷，渴不多饮，或喜热汤；风：病发猝然，四肢搐搦，或手足挛急，全身僵硬或痿软；燥：大便干结；痰：痰鸣，口多胶痰，口流黏涎；食：吞酸嗳腐，大便酸臭；瘀：默默不语，谵妄如见鬼，胸胁少腹按痛。

定量： ①轻：烦躁不知所苦，懊恼，闭目即有所见，四肢拘挛。②中：昏蒙不爽，如醉如痴，间有谵语，四肢抽搐。③重：神昏不语，谵语发狂，项强反张。

论治： 当急除阴浊以宣通阳气，兼清降内火，宣窍开闭，冀其窍开神清，不然则一厥不返，莫可措手。

1.随机立法： 清阳蒙闭候，其病机特点为阴浊郁闭清阳，火热内炽，蒙闭神明，内外诸窍猝闭，神明内乱，故其治则应以宣通阳气，清降内火为主，兼以宣窍醒神，以解阴阳错杂之邪，邪去则郁解闭开。不可乱投清泄，更忌阴腻，均可抑遏阳气，胶固病邪，郁闭必然加深。

2.随位立法： 病关于肺者，宜宣降肺气；病关于胃者，宜宣通胃阳，清降胃火，以通为主；病关于脾者，疏通脾阳之外，清降仍须借胃腑为出路；病关于胆者，除疏利胆腑之外，亦须借胃腑为出路；病关于心者，除清心火，宣心窍外，亦可借胃腑以除上炽之邪；病关于肝者，宜清肝息风。总之，以通降胃腑为主要手段，急除郁闭之实邪。

3.随因立法： 因于暑邪，宜芳香化浊，兼以清暑利水；因于湿邪，宜辛开兼以苦降，佐以淡渗利湿；因于风邪，宜疏散兼以通降；因于痰邪，宜化痰开窍，急下痰浊；因于食积化热，宜消导通降为主；因于瘀者，宜化瘀通瘀为主。总之，阴邪郁闭，清阳失于宣展，津液化痰，热炽痰蒙，以致神明内乱，无论任何病因之郁闭，都必挟痰浊，故化痰宣窍为本候不可缺少的治法。

4.随症立法： 蒙闭浅者，但烦躁不知所苦，懊恼难言，或多梦，闭目即有所见，此时当急急化浊宣阳，清除郁炽之邪，以夺内闭之路。如已昏迷不省，或如醉如痴，或谵语狂乱，或昏厥不语，则为蒙闭已深，必急急宣窍醒神，阴邪偏重者，轻则玉枢丹，重则苏合香丸；阳邪偏重者，轻则牛黄清心丸、紫雪丹，重则牛黄至宝丹或安宫牛黄丸；湿热两盛者，轻则甘露消毒丹，重则神犀丹；痰壅气急，药不能下咽者，可用导痰开关散急吐稠痰，再予安神滚痰丸急下痰火；牙关紧闭者，可用卧龙丹搐鼻取嚏以通肺窍。针刺亦可开窍醒神，救急之时不可少。

方证： 加减香薷饮证、芳香逐秽汤证、清芳透邪汤证、宣化苦泄方证、茯苓皮汤证、加味茵陈蒿汤证、防风通圣散证、祛风至宝丹证、甄权防风汤证、三化汤证、承气汤加味证、加减四逆散证、加味小陷胸汤证、加味凉膈煎证、犀羚三汁饮证、薛生白方证、加味竹沥汤证、枳实导滞汤证、导滞汤证、温胆汤证、清热导痰汤证、宣窍导痰法证、安神滚痰丸证、白金丸证、卧龙丹证、炼雄丹证、太乙紫金丹证、苏合香丸证、神犀丹证、牛黄丸证。

考证： 清阳蒙闭候，郁闭证也，体内痰盛，上扰心神，造成意识不清，通称：气分窒塞，浊蒙心窍，热痰蒙蔽心窍，痰蒙清窍，痰迷清窍，灵机堵塞，暑湿蒙闭，湿蒙，痰火壅盛，湿热郁闭，湿热弥漫三焦，下焦湿热，阳极似阴，真热假寒。

如中风病，**刘河间**说："若风中腑者，先以加减续命汤，随证发其表；若忽中脏者，则大便多秘涩，宜以三化汤通其滞。"[1]

更多为湿邪。**吴鞠通**说："吸受秽湿，三焦分布，热蒸头胀，身痛呕逆，小便不通，神识昏迷，舌白，渴不多饮。先宜芳香，通神利窍，安宫牛黄丸，继用淡渗分消浊湿，茯苓皮汤。按：此证表里、经络、脏腑、三焦俱为湿热所困，最畏内闭外脱，故急以牛黄丸宣窍清热，而护神明。但牛黄丸不能利湿分消，故继以茯苓皮汤。"[2] **周澹**

然说："湿与浊最能昏人神智，往往温病初起，即能令人神识模糊，烦躁不知所苦，间有神清，而能自主者。梦寐亦多不安，或闭目即有所见。有所见即谵妄之起蒂。若湿热甚，则熏蒸膻中；蒙蔽心包，则神智昏沉，如醉如痴，嗜卧懒动，渴不多饮，好向壁卧，闭目不欲见光明。宜芳香化浊，辛淡宣气，使气行浊化，如拨去云雾，即见青天。此即湿蒙之治法也。"[3]

俞根初说："伤寒转闭……痰因火动，蒙蔽神明而闭者，面赤气粗，口噤目张，两手握固，语言謇涩，身热便闭，神志昏沉，舌苔黄腻胖短……脉必滑大……口闭不语如厥者，宜先用卧龙丹共研极细末，搐鼻取嚏，以通肺窍；次用导痰开关散开水调服2.4g以吐稠痰；再用雪羹汤煎汁，加萝卜汁、雅梨汁各一杯，鲜石菖蒲4.5g捣汁，合调牛黄清心丸，徐徐灌下，分作两次服。"[3] 何廉臣说："即或有邪传心经，神昏谵烦，亦须辨明舌苔，如舌苔黄腻，仍属气分湿热，内蒙包络清窍。宜用昌阳泻心汤加竹沥和姜汁少许。辛润以达之，苦寒以降之，清淡以泄之，使湿热浊邪，无地自容，其闭自开。极重者再加太乙紫金丹。如昏蒙而厥者，可用厥症返魂丹。"[3] 吴昆说："风热壅盛，表里三焦皆实，此方（防风通圣散）主之。"[4]

赵绍琴认为："上焦湿热，邪在肺卫，一般从浅病轻，然亦有重至昏迷抽搐者，此又不可不知。此等昏迷，非温邪逆传心包可比，乃湿热之邪，弥漫胸中，肺气闭而不宣，胸中清旷之地，遂如云雾之乡。此时切不可一见昏迷，便谓邪陷心包，而速投安宫、至宝。因其邪在肺卫，仍需宣肺疏卫，芳香化湿方法。"[5] 卓毓春说："下焦湿热，往往易于弥漫中上焦。在治疗中，除针对其病变中心部位进行治疗外，亦要适当兼顾其他部位，宜适当配伍燥湿健脾和芳香化湿之品，以分消走泄，通畅中上，以消除三焦弥漫之邪。"[6] 魏长春说："温经达邪开窍，热病昏厥多以凉开为法，但湿邪，痰浊蒙蔽清窍时所出现的阴闭之证，则须赖逐寒开窍、芳香泄浊之剂以奏效。又如湿温患者，若禀体不足，无力托邪外出，而致清阳不展、湿蒙神机，呈现神昏、肢冷、舌淡、脉迟之象，如用清热开窍之品则罔效，须投温经达邪开窍之方，俾使病邪由内达外，由逆转顺。此为昏厥治疗变法之。"[7]

薛中理说："'虫痉'一说，历代记载欠详，其致病原因为虫蛔久寄，虫毒内盛，元神被扰，经隧被阻，筋脉失养，拘急为痉，病情险恶。本症初起，智力骤减，眼目欠神，时现痴呆，渐致手足拘急，颈项强直，头摇口噤，两目上视，乍发乍止。急以驱虫，药用楝根皮、槟榔、鹤虱、榧子、大黄。便秘加芒硝，增强攻积之力。肢冷、脉浮大散乱，加人参、附片扶正救逆。病势趋愈，抽搐停止，脉虚无力，用六君子汤补脾益气，以善其后。"[8]

编者按：清阳蒙闭候，暑湿或湿热弥漫胸中，清阳不司旋运，津液郁蒸成痰，或风闭于外，火炽于中，不得泄越，蒙闭神机，为热痰蒙蔽心窍之重证。病势急剧，且多凶险，易成卒中闭厥之候。还有温病后期热邪势衰，余邪未清，表现为神识欠清、舌謇语涩、流涎、吞咽不利、喉中痰鸣之痰浊阻窍者。刘赤选常用温胆汤或涤痰汤治疗，效果良好[9]。

引用文献

［1］刘完素.金元四大家医学全书·素问病机气宜保命集［M］.天津：天津科学技术出版社，1994：128.

［2］吴鞠通.温病条辨［M］.福州：福建科学技术出版社，2010：85.

［3］俞根初等.重订通俗伤寒论［M］.上海：上海科学技术出版社，1959：241，441，442.

［4］吴昆.中华医书集成·医方考［M］.北京：中医古籍出版社，1999：6.

［5］彭建中.赵绍琴教授应用宣肺展气法治疗湿热证经验初探［J］.北京中医学院学报，1985，（2）：19.

［6］卓毓春.对"湿去热孤"治则的临床应用体会［J］.贵阳中医学院学报，1989，（2）：38.

［7］魏长春.昏厥诊治举隅［J］.浙江中医药，1982，17（10）：440.

［8］薛中理."虫痉"治验［J］.上海中医药杂志，1983，（8）：29.

［9］刘赤选.刘赤选医案医话［M］.广州：广东科技出版社，1979：28.

十七、清阳闭厥候

清阳闭厥候为阴邪猝然闭塞上中清阳之危重证候。由风、寒、湿邪及痰、饮、瘀等阴浊之气，猝闭上中阳气所致，以猝然昏厥，不知人事为主要见症。

诊断

病名：［中医］真中风，阴中，中风挟痰，中脏腑，类中风，痰中，中暑，中湿，乌痧，破伤湿，痉病，阳厥，暑厥，痰厥，气厥，血厥，肝厥，风厥，痰疟，惊痫。［西医］癔症，神经官能症，脑出血，中暑，肺性脑病，蛛网膜下腔出血，脑膜炎。

证名：肝肺风寒证，肺胃暑湿证，脾胃寒湿证，肺脾风痰证，脾胃湿痰证，肝脾湿痰证，心肝寒瘀证，肺胃瘀热证，肝胃寒饮证。

病位：肺胃，脾胃，肺脾，心肝，肝肺，肝脾，肝胃。

病因：风寒，寒湿，暑湿，风痰，湿痰，寒饮，寒瘀，瘀热。

病机状态：闭厥。系猝受风、寒、暑、湿，或痰、气、瘀，闭塞上中，清阳不司旋运，升降失其常度，窍苗不得宣通，而成闭厥急证。

1. 清气闭厥候 + 阳气闭塞 − 清空不宣 − 气机冲逆 + 气机不降 + 经脉不利

2. 阳气不行 —————————→ 经脉不利
　　　　　　↓
阳气闭塞 ——→ 气机不宣 ——→ 气机不降

图2-5-115　清阳闭厥候病机结构式示意图

病形：闭厥；　　　　**病层**：里；　　　　**病态**：静；

病性：阴中有阳；　　**病质**：实；　　　　**病势**：重，深，危，急。

证象组合：阳闭 + 气郁

主症：【阳气不行】症象：①肢厥。②体冷。③胸腹灼热，手足独冷。④摇头鼓颌。

　　　　【阳气闭塞】症象：①冒昧不识人。②奄奄忽忽，神情闷乱。③昏沉嗜睡。④僵直不语。⑤面青齿露。⑥口唇青紫，周身发紫。⑦直视。**脉象**：①脉沉细。②脉伏。

副症：【气机不宣】症象：①烦闷。②腹胀。③胸闷。④烦躁不安。⑤脘疼。⑥腹中绞痛，吐泻不得。

　　　　【气机不降】症象：①风痰壅盛。②喘满。③呕吐。④吐白沫。⑤呃逆。

宾症：【经脉不利】症象：①口噤。②搐搦。③手足拘急。④舌僵不能语。⑤口眼不正。⑥身体缓急不随。⑦四肢不仁。⑧反张。

临床以猝然暴发昏厥为主要见症，亦有渐厥者，然必须与阳气不行之厥冷、逆冷等症象同见，方可诊断为本候。

鉴别诊断

清阳闭厥候 − 阳气闭塞 − 阳气不行 + 气机闭塞 − 经脉不利 = **清气闭厥候**
　└── − 气机不降 − 经脉不利 + 神志蒙闭 + 神志不宁 = **心阳闭塞候**
　　　　└── + 气机逆乱 + 气机不利 = **中阳闭塞候**
　　　　└── + 气机冲逆 + 气机不利 + 阳气怫郁 = **肝阳闭塞候**
　　　　└── − 气机不宣 + 气机郁结 + 气机不利 + 气化不行 = **肾阳闭塞候**

图2-5-116　清阳闭厥候鉴别式示意图

清阳闭厥候系上中焦阳气猝闭之厥证；清气闭厥候则为实邪猝闭上中气机之厥证，略轻于前者；而阴浊闭塞脏腑阳气各证，则必具各脏闭象，如心阳闭塞候之神志不宁与蒙闭，中阳闭塞候之气机不利与逆乱，肝阳闭塞候之肝气不利与冲逆，肾阳闭塞候之气机不利、郁结与气化不行等。

传变预测

清阳闭厥候 − 阳气闭塞 + 清空不宣 − 气机不降 + 气机冲逆 → **清阳失位候**
　└── + 清窍不宣 − 阳气不行 + 阳气不宣 → **清阳失宣候**
　　　　└── + 络脉不宣 + 络瘀血溢 → **清阳郁痹候**
　└── − 气机不宣 − 气机不降 + 络脉不利 + 气虚失养 + 营虚失养 → **营卫不行候**

图2-5-117　清阳闭厥候传变式示意图

清阳闭厥候如救治得当，可阴消阳行，闭开厥回，如阴浊尚重，可转为清阳失位候；或闭开之后，阴浊仍占据清阳之位，浅则为清阳失宣候，深则入留血络而转为清阳郁痹候；如邪留滞不解，散而深入经络血脉，久而气营两虚，可转成营卫不行候，难以痊愈，甚则成终身痼疾。

辨证

定位：肺：气喘痰壅；心：闭目不语；肝：拘急，反张，搐搦；胃：呕吐脘疼；脾：腹满胀痛，关节重痛。

定性：阳厥：神昏口噤，面红颊赤，烦躁，脉浮洪滑，苔黄舌红；阴厥：暴仆口噤，静而不烦，脉沉缓，舌腻白滑，面青齿露；风：身体缓急不随，口眼不正，手足拘急，或不仁，搐搦；湿：腹胀烦闷，关节重痛；暑：面垢，烦躁不安；痰：痰壅流涎，痰结喉间；气：因怒猝倒，昏厥不知；瘀：产后经期，瘀血不下，或失血之后。

定量：①轻：奄奄忽忽，神情闷乱，四肢不仁，肢冷，脉沉缓。②中：昏冒不识人，四肢拘急，厥逆，脉沉细。③重：昏沉嗜睡，僵直不语，四肢搐搦，项强反张，通身厥冷，脉伏。

论治：急证急治，急驱阴邪以通窍行阳，阴邪消散，则阳气复位，闭塞可开，宣降复常。若有延误，每有一厥不返之虞。

1.随机立法：清阳闭厥候病机为阴浊之邪猝闭胸中清阳，以致窍苗闭塞，升降失序，神明骤堵，故其治则在于急急驱阴行阳，宣窍开闭，使阴浊消散，阳光即可复治，厥回神苏。故用芳香通窍化浊之品，阴厥用苏合香丸，阳厥用紫金丹、行军散、至宝丹。

2.随位立法：病在肺，当宣降肺气；病在心，当清心苏神；病在肝，当疏利肝气；病在胃，当宣通胃阳；病在脾，当兼健脾化痰。

3.随因立法：因于风，当疏散风邪；因于湿，当燥湿利水；因于暑，当清暑化湿；因于痰，急则涌吐，缓则化痰；因于气，当芳香理气；因于瘀，当活血行瘀。

4.随症立法：猝然昏厥，口噤不开者，可用通关散搐鼻取嚏，或更加乌梅擦牙，或针刺人中、十宣、膻中等穴；痰壅药难下咽，或痰结喉间者，可用稀涎散等涌吐之；大便不行者，当用通腑法通之。

方证：小续命汤证、乌药顺气散证、星附汤证、三生饮证、青州白丸子证、羌活胜湿汤证、升阳除湿汤证、祛风导痰汤证、回生至宝丹证、二仁绛覆汤证、苏合香丸证、太乙紫金丹证、紫金丹证、雷公救疫丹证、行军散证、飞马金丹证、妙香散证、黑神散证、七厘散证。

考证：清阳闭厥候，通称：中风阴证，寒湿相搏，痰浊蒙窍，痰迷清窍，瘀血凝结，瘀血攻心，血毒攻心。

陈师文说："三生饮。治卒中，昏不知人，口眼㖞斜，半身不遂，咽喉作声，痰气上壅。无问外感风寒，内伤喜怒，或六脉沉伏，或指下浮盛，并宜服之。兼治痰厥、气厥，及气虚眩晕，大有神效。"[1] **戴思恭**说："诸中，或未苏或已苏，或初病或久病……然未遽绝，治气药，小续命汤煎熟去滓，调苏合香丸一粒，或五积散加麝香少许，或星香散，或省风汤加木香3g，如服前药不效，其人顽涎愈盛，或前症不解，或增困重，宜星附汤或三生饮加全蝎3个，间磨沉香汤下养正丹。"[2] **李用粹**说："大概顺气化痰为主，二陈汤加乌药、枳壳、竹沥、姜汁。有六经症，再为加减。如无汗拘急，加羌活、防风；有汗体痛，加芍药、桂枝；恶寒身热，加柴胡、黄芩……属虚弱者，十全大补汤补之。"[3]

陈文治说："卒中之初，宜先开关窍，用通关等散以搐鼻，次通壅实，用独圣等散以吐痰。而后以星附汤、省风汤、防风通圣散、泻青丸之类，斟酌用之。痰涎昏冒者，镇坠以至宝丹。大势既杀，徐议治本。"[4]

陈士铎说："人有一过午时，吐酸水一二碗，至未时心前作痛，至申痛甚厥去，不省人事，至戌始苏，日日如是，太阳膀胱之经，有瘀血结住而不散，逐血丹。或破瘀丹。"[5]

俞根初说："危者热深厥深，胸腹灼热，手足独冷，剧则如惊痫，又时瘈疭，神迷发厥，终日昏睡不省，或谵语呻吟，面色青惨，摇头鼓颔，忽然起坐，吐泻不得，腹中绞痛，攒眉咬牙，疼剧难忍，二便俱闭，舌紫赤苔灰腻带青，六脉沉细数搏，甚或伏而不见，此由厥阴郁火，深伏于肝脏、血络之中，而不发露于大经大络，直透胃肠而外发也，往往气闭闷毙，顷刻云亡，治宜先刺要穴出血，如少商、中冲、舌下紫筋、曲池、委中等穴，以开泄其血毒，再灌以紫雪丹1.5g，品飞龙夺命丹2g，以开清窍而透伏邪，果能邪透痰泄，脉起而数。"[6] "痛不可按，按之却软，甚则痛极如狂，或至昏厥不省者，属瘀血凝结。轻则五仁橘皮汤合代抵当丸，滑利通瘀以止痛；重则桃仁承气汤，峻攻瘀热以除根。"[6]

编者按：清阳蒙闭候与清阳闭厥候，均为阴邪闭阻上中清阳所致之闭厥证候，但前者多为渐起昏蒙，后者多系猝然发厥，前者必有内火燔炽，后者必为阴浊猝闭，虽或兼有热邪，如暑热、瘀热之类，亦必在厥回之后，方能显现。故前者于宣通阳气之中必兼以清降内火，后者则直须通阳化浊，以速开其闭，闭开厥回，审其确有内热，再议清解。然而二者均为阴浊所闭，病在上中气分，与温暑内闭之阳闭有阴阳之别，只当温开，而不可用凉开。**张景岳**有云："中暑死者，不可使得冷，得冷便死，只宜以温暖之物，护其脐中，徐徐治之。"[7] 可以苏合香丸，或来复丹，或蒜水，或温姜汁灌之。

引用文献

[1] 陈师文.太平惠民和剂局方［M］.北京：人民卫生出版社，1985：17，36.

[2] 戴元礼.秘传证治要诀及类方［M］.上海：商务印书馆，1955：2.

[3] 李用粹.中华医书集成·证治汇补［M］.北京：中医古籍出版社，1999：4.

[4] 上海市中医文献研究馆.中风专辑［M］.上海：上海科学技术出版社，1963：99.

[5] 柳长华.陈士铎医学全书［M］.北京：中国中医药出版社，1999：805.

［6］俞根初等.重订通俗伤寒论［M］.上海：上海科学技术出版社，1959：186，350，322.

［7］张介宾.张景岳医学全书［M］.北京：中国中医药出版社，1999：1056.

十八、清阳虚郁候

清阳虚郁候为阳气虚弱之外感证候，系阳虚伤寒之一。上中阳气不足，兼感外邪，郁遏表里，而成表里虚实夹杂之候。

诊断

病名：［**中医**］阳虚伤寒，阳虚伤风，夹阴伤寒，伏寒，湿温阴证，产后伤风，阴暑，肺胀，水肿，风水，寒疟，痛痹，湿痹。［**西医**］功能性发热，腺病毒肺炎，急性肾炎。

证名：肺脾风寒证，肺肾风寒证，肺胃风热证，肺脾阴寒证，肺脾寒湿证，肺脾寒饮证，肺肾寒饮证。

病位：肺胃，肺脾，肺肾。

病因：风寒，风热，阴寒，寒湿，寒饮。

病机状态：虚郁。系上中阳气不足，感受外邪，郁遏表里，外则表阳不宣，里则气机失其宣降，阳虚不足以宣泄而怫郁于内外，成表里虚实夹杂之候。

```
1.清阳郁遏候－阳气不宣＋阳气不振＋阳气怫郁
2.阳气不振──────────→阳气怫郁
            ＋
   腠理不宣──→清空不宣──→经气不宣
      ↓＋↑
   气机不宣──→气机不降
```

图2-5-118　清阳虚郁候病机结构式示意图

病形：虚郁；　　**病层：**表兼里；　　**病态：**静中有动；

病性：阴；　　　**病质：**实兼虚；　　**病势：**轻，深，缓中有急。

证象组合：阳虚＋表郁＋气郁＋怫郁

主症：【阳气不振】症象：①寒盛热微。②惨戚振栗。③面色淡白。④身静蜷卧。⑤口淡喜热。⑥不能嚏。⑦便溏。⑧泻利不止。**舌象：**舌淡红润。**脉象：**脉沉迟细弱。

【腠理不宣】症象：①寒热交作。②少汗无汗。**舌象：**苔薄白。**脉象：**①脉弦紧。②脉浮。

【气机不宣】症象：胸闷咳嗽。

副症：【清空不宣】症象：①头痛。②鼻塞。

【气机不降】症象：①咳喘。②呕恶。

宾症：【阳气怫郁】症象：①发热面赤。②欲嚏不能。③面色晦滞。④时上热下寒，时下热上寒。

【经气不宣】症象：①颈项强。②腰痛。

临床以表里郁遏症象明显，但必须诊得阳虚症象，方可确诊。

鉴别诊断

```
清阳虚郁候－气机不降－气机不宣＋阳气不宣＝阳气虚郁候
      └──阳气怫郁－腠理不宣＋腠理不调＝卫阳虚郁候
```

图2-5-119　清阳虚郁候鉴别式示意图

清阳虚郁候系阳虚表郁，兼有上中气机郁遏之候；阳气虚郁候与卫阳虚郁候系阳虚表郁，而里气不郁之候，且卫阳虚郁候系表阳虚，表邪实，腠理开合失调，与另两里阳虚、腠理实不同。

传变预测

```
清阳虚郁候－阳气怫郁＋气机不利＋气机下陷→清阳虚陷候
      └──＋阳气不宣－腠理不宣＋营虚失养→清阳失调候
            └──＋气机不利→清阳虚滞候
```

图2-5-120　清阳虚郁候传变式示意图

清阳虚郁候如治不得法，郁遏之邪下陷，可转成清阳虚陷候；或表邪得解，里邪由郁而滞，则转成清阳失调候；如发泄太过，表邪虽去而未净，且伤及营分，虚多邪少，可转成清阳虚滞候。

辨证

定位：肺：面色淡白，咳嗽，鼻塞流涕；脾：惨戚振栗，口淡喜热饮，便溏或泻利不止，腹痛，脉弱；肾：恶寒，鼓栗，身静蜷卧，脉沉细。

定性：风寒：恶寒，苔薄白，脉弦紧；风热：发热口渴，舌红苔薄黄；寒湿：口淡不渴，舌苔白腻；寒饮：咳喘，浮肿，舌白脉弦。

定量：①轻：恶寒，肢凉，困倦，脉弱。②中：寒战，肢冷，蜷卧，脉沉迟。③重：寒栗，厥逆，欲寐，脉沉细。

论治：以宣疏郁遏为主，兼以扶助阳气，虚实兼顾，祛邪扶正。

1. 随机立法：清阳虚郁候，其病机为阳虚兼邪郁表里，故其治则当以宣疏表里郁遏之邪为主，兼以扶助阳气，虚实兼顾，扶正逐邪。若纯投温补，则邪无从泄，郁无由解，每致内闭；若纯投疏散，邪虽去，阳无由复；若误投寒凉清下，则邪随气陷。

2. 随位立法：肺脾、肺胃均以温助脾阳为主，肺肾则以温助肾阳为主，故温脾温肾，为随位立法之关键。

3. 随因立法：风寒宜从温散；风热则疏散兼以轻清；寒湿以温燥为主，略兼淡渗；寒饮宜温化行水。

4. 随症立法：症有咳喘，必兼宣降肺气，如桔梗、枳实；呕吐当温胃止呕，如半夏；颈项强当温经和络，如附子、葛根；浮肿当化气行水，如桂枝、茯苓、白术、干姜。

方证：宣阳透伏法证、竹叶汤证、桂枝附子汤证、大温中饮证、附子理中丸证、理阴煎证、桂枝人参汤合二陈汤证。

考证：清阳虚郁候，通称：太阳少阴两感，肝肾虚寒，戴阳重症，阳虚水肿。

仲景曰："形作伤寒，其脉不弦紧而弱。弱者必渴，被火必谵语。弱者，发热脉浮，解之当汗出愈。"（《伤寒论》113条）"产后中风发热，面正赤，喘而头痛，竹叶汤主之……温覆使汗出。颈项强，用大附子一枚，破之如豆大，煎药扬去沫。呕者，加半夏半升洗。"（《金匮要略·妇人产后病脉证治》）

张景岳云："若寒邪深入，而阴中阳气不足，或背恶寒者，必难散解，非理阴煎不可。若中气大虚大寒，身热恶寒，或大便溏泄，而表邪不能解者，非大温中饮不可。"[1]"伤寒发热，而命门阳虚，或恶寒，或身痛，或呕，或痢，脉弱气虚，而表不能解者，必用大温中饮、或理阴煎。"[1]"凡阳虚之人，因气虚也。阳气既虚，即不能嚏。仲景曰：欲嚏不能，此人肚中寒。故凡以阳虚之证，而忽见嚏者，便有回生之兆。"[1]

张路玉云："暴哑声不出，咽痛异常，猝然而起……此大寒犯肾也，麻黄附子细辛汤温之，并以蜜制附子噙之，慎不可轻用寒凉之剂。"[2]**雷少逸说**："故疟发时，寒盛热微，惨戚振栗，病以时作，其脉必沉而迟，面色必淡而白。宜以宣阳透伏法治之，因寒者姜、附为君，因湿者苍、果为主，日久不愈，温补之法为宜。"[3]

吴坤安说："胃阳为三阴之障，阳气一虚，则寒邪即能袭入三阴；然肾气不虚，则少阴不致受邪，若肾气一虚，则坎中之阳不足以御阴邪，即从太阳而入于肾。凡见太阳表证，而脉沉细，肩背恶寒，大便不实，小便清白者，此即太阳与少阴俱病，重症也。法当温里散寒，宜桂枝汤加当归（酒炒）、山药、干姜、独活、细辛、胡桃肉之类，温肾逐邪。"[4]

何廉臣说："房劳后得外感病，病适至行房……如辨其人真阳素虚者，阴寒为本，邪多挟水而动，除表寒证外，必兼呕为咳，或腹痛下利，甚或面青足冷等症，发表药中急宜加附子、桂枝等品，如参附再造汤，助阳破阴以发汗，庶免逼汗亡阳之患。"[5]

编者按：清阳虚郁候，寒湿郁滞脾胃，致清阳不得宣达于表里。如**雷少逸说**："患斯证（牝疟）者，真阳素虚之体为多，缘当盛夏之时，乘凉饮冷，感受阴邪，或受阴湿，其阳不能制阴邪之胜。"[3]故本候治疗以通阳化湿为主，或辛苦温燥以驱散寒湿，或兼渗利以分解其湿。

引用文献

[1]张介宾.张景岳医学全书[M].北京：中国中医药出版社，1999：1024，1025，1069.

[2]张璐.中华医书集成·张氏医通[M].北京：中医古籍出版社，1999：102.

[3]雷丰.时病论[M].北京：人民卫生出版社，1964：83.

[4]吴坤安.伤寒指掌[M].上海：上海科学技术出版社，1959：卷一43.

[5]俞根初等.重订通俗伤寒论[M].上海：上海科学技术出版社，1959：335.

十九、清阳虚陷候

清阳虚陷候为阳虚邪郁，邪气兼虚下陷，为表里虚实夹杂之候，多由阳气素虚，猝感阴寒之邪，阳虚不胜，阴邪乘虚下陷，或病中误投清凉寒下，重伤阳气，表邪随药下陷，而成虚陷之候。

诊断

病名：[**中医**] 伤寒，漏底伤寒，两感伤寒，夹阴伤寒，阳虚挟痰，寒积，寒泻，飧泄，虚寒痢，久泻，阴霍乱，吐泻，湿温，痢疾，风痢，湿热痢。[**西医**] 急性胃肠炎，慢性结肠炎，细菌性痢疾，腺病毒肺炎，流行性乙型脑炎。

证名：肺脾风寒证，脾胃阴寒证，脾胃寒湿证，脾胃湿热证，肝脾湿热证，肺脾暑湿证。

病位：肺脾，脾胃，肝脾。

病因：风寒，阴寒，寒湿，湿热，暑湿。

病机状态：虚陷。为阴邪郁伤阳虚之体，邪气乘虚内陷，清阳不上升，随邪下陷，而成邪郁虚陷之候。

1.清阳虚郁候 – 阳气怫郁 + 气机下陷 + 气机不利

2.阳气不振 + 腠理不宣——→气机下陷——→气机不宣——→气机不降

└——气机不利——┘

图2-5-121 清阳虚陷候病机结构式示意图

病形：虚郁陷；   **病层**：表兼里，里重于表；   **病态**：静中动；

病性：阴；   **病质**：虚实夹杂；   **病势**：重，深，急。

证象组合：阳虚 + 表郁 + 气陷 + 气滞

主症：【**阳气不振**】**症象**：①身重恶寒。②目瞑嗜卧。③少气懒言。④手足厥冷。⑤自汗出。⑥拘急。**舌象**：苔灰黑润。**脉象**：①脉沉弦缓。②脉沉迟。③脉沉微。

【**腠理不宣**】**症象**：①头痛。②身痛。③发热恶寒无汗。④筋急。**舌象**：苔白滑。

【**气机下陷**】**症象**：①下利不止。②吐利交作。③虚坐努责。

副症：【**气机不宣**】**症象**：①心下痞硬。②咽喉不利。

【**气机不利**】**症象**：①腹痛。②腹胀满。

宾症：【**气机不降**】**症象**：①咳唾脓血。②呕泻。

临床以气机下陷之泻利不止为主要见症，但必须见阳虚与表郁症象，方可诊断为本候。

鉴别诊断

清阳虚陷候 + 气虚不充 – 阳虚不振 – 腠理不宣 + 津气蕴蒸 = **清气虚陷候**

└—— – 阳气不振 + 阳气不宣 = **清阳郁陷候**

└—— + 津气蕴蒸 = **清气郁陷候**

图2-5-122 清阳虚陷候鉴别式示意图

清阳虚陷候为"阳虚 + 表郁 + 气陷"；而清气虚陷候则为"气虚 + 气热 + 气陷"，系表分无郁，里分有热之候；清阳郁陷候、清气郁陷候虽皆有"表郁 + 气陷"，但阳气不虚，且清阳郁陷候有阳郁特征，清气郁陷候有内热特征，应细加鉴别。

传变预测

清阳虚陷候 – 气机下陷 – 气机不利 + 阳气怫郁→**清阳虚郁候**

└—— – 腠理不宣 + 阳气不行→**清阳虚滞候**

└—— + 水谷不分→**中阳不和候**

图2-5-123 清阳虚陷候传变式示意图

清阳虚陷候若经治疗，气升陷举而阳虚未复，表郁不解，则可转成清阳虚郁候；或表郁亦解而里邪不除，则可转成清阳虚滞候。如延误缠绵，里邪未净，而脾胃阳虚，可成中阳不和候。

辨证

定位：肺：表郁症象显明，或兼咳喘，胸痞；脾：下陷症象显明，兼腹胀满，腹痛；胃：有脘闷，呕吐，不食。

定性：风：恶风发热，便泻色青，或便血转青；寒：恶寒发热，下利清谷；湿：身重腹满，小便不利。

定量：①轻：下利，恶风发热，脉沉弦缓。②中：下利不止，恶寒发热，脉沉迟。③重：吐利不止，身重恶寒，脉沉微。

论治：温升阳气为主，兼以温解阴邪，使阴去阳复，陷邪得解，阳气上升。

1.随机立法：清阳虚陷候病机为阳虚兼有阴邪，郁滞表里，致清阳下陷，故其治则当以温升阳气为主，以助阳气升举。然阴邪郁滞表里，又必须兼以宣疏透发，以解表里之郁滞，使内陷下陷之邪转透，出肌表而解，则可邪去阳复而愈。

2.随位立法：病在肺，当温宣肺气；病在脾，当以温中助阳为主；病在胃，当温胃和胃。

3.随因立法：因于风，当升阳散风为主；因于寒，当温散祛寒为主；因于湿，当通阳燥湿为主，或兼渗利分解。兼热邪者，仍当兼清解，寒温两投。

4.随症立法：风重而头身疼痛者，可随症加入羌活、防风；泄利重于表证者，当先温里助阳，使陷邪外达；泄泻止而表未解者，再行表散；如表里均急者，当助里阳气以解表，不可单行表散。下陷偏重，虚坐努责者，不可温下，当温其上，以升其阳，灸百会，加参、芪上行。

方证：桂枝人参汤证、藿香正气汤加味证、附子理中汤加味证、桂枝加附子汤证、麻黄升麻汤证、五苓散证、人参泻心汤证、六和汤证。

考证：清阳虚陷候，因虚而郁陷，通称：太阴两感伤寒，夹阴伤寒，漏底伤寒，挟热自利，挟寒自利，暑湿内陷，热病转寒中，阴盛格阳，真寒假热。

仲景曰："少阴病，下利，脉微涩，呕而汗出，必数更衣，反少者，当温其上，灸之。"（《伤寒论》325条）"伤寒六七日，大下后，寸脉沉而迟，手足厥逆，下部脉不至，喉咽不利，唾脓血，泄利不止者，为难治，麻黄升麻汤主之。"（《伤寒论》357条）"霍乱，头痛发热，身疼痛，热多欲饮水者，五苓散主之；寒多不用水者，理中丸主之。"（《伤寒论》386条）"吐利止而身痛不休者，当消息和解其外，宜桂枝汤小和之。"（《伤寒论》387条）

俞根初说："两感伤寒，身受阴寒之气，口食生冷之物，表里俱伤者为两感，其病多发于夏令夜间，因人多贪凉，喜食冰水瓜果故耳。头痛体痛，身重恶寒，目瞑嗜卧，少气懒言，手足微冷，虽身热亦不渴，下利清谷，甚则两脚筋吊，舌苔白而嫩滑，甚则灰而淡白，或灰黑腻苔，舌质嫩滑湿润，脉沉而迟，甚则沉微，沉为邪陷，迟为寒凝，微则阳气欲绝，此朱丹溪所谓表里皆寒，难分经络，无热可散，温补自解，不急治，去生甚远是也……法当先温其里，附子理中汤加公丁香20支，煨肉果4.5g……温通阳气以解表，表解而胃口不开者，则以香砂二陈汤温运中阳以健胃，其病自愈。"[1] "挟寒自利者，初起恶寒蜷卧，身虽发热，而手足厥冷，或吐清水，大便色青，完谷不变，形如鹜溏，小便清白，脐下必冷，腹多胀满，舌苔白嫩而滑，或灰滑而淡白……脉沉迟无力，甚则沉微似伏者，《伤寒论》所谓胃中虚冷，水谷不别故也……轻则胃苓汤，温胃利水以止泻；重则附子理中汤，热壮脾阳以住泄；终与白术和中汤，温和脾胃以善后。"[1]

吴坤安说："有一种表热里寒之症，初起头痛，恶寒发热，继即下利清谷，脉浮而迟，口不渴饮，俗名漏底伤寒是也。良由其人脾胃本虚，一感外邪，即得直入肠胃，不在太少留恋，速当温中散寒加紫苏、桂枝、羌活、厚朴、广皮、木香、茯苓、甘草之类，甚者加冬术、干姜。"[2] **曹炳章**说："从根至尖白，中直纹两条黑润者，夹阴寒证也。"[3] "中间一拇指大黑润浮苔，两边或黄或白者，两感症也。"[3] "中黑无苔而舌底湿嫩，尖滑无点纹者，胃经虚寒也，宜理中汤温之。"[3]

编者按：清阳虚陷候，因阴寒直犯中焦，脾胃阳气不得升降，致清阳下陷，兼见身重恶寒，头痛身疼，甚则肢冷厥逆，一派阴寒见象，称表里皆寒。其治则以温壮脾阳为主，参以开湿清热为法。如**黄奕甫**说："仲圣治久痢论方，悉明于厥阴篇。厥阴居六经之末，病则寒热虚实交错，治则温凉酸甘合参，观仲景用乌梅丸以治久痢，则知厥阴之气化矣。"[4]

引用文献

[1] 俞根初等.重订通俗伤寒论［M］.上海：上海科学技术出版社，1959：198，297.

[2] 吴坤安.伤寒指掌［M］.上海：上海科学技术出版社，1959：卷三26.

[3] 曹炳章.彩图辨舌指南［M］.南京：江苏人民出版社，1962：卷二25，26，32.

[4] 何廉臣.重印全国名医验案类编［M］.上海：上海科学技术出版社，1959：144.

二十、清阳虚闭候

清阳虚闭候为表里寒热虚实错杂之重证，因阳气素虚，内有伏热，外感寒邪，寒闭于外，热闭于内，肺失宣降，心神蒙闭，甚则肝风徒动，而成急暴危重之候。多见于伏邪深重，感寒触发。

诊断

病名：［中医］少阴伤寒，阳虚伏温，阴分伏温，麻疹。［西医］流行性脑脊髓膜炎，麻疹病毒肺炎。

证名：肺胃寒热证，**肺肾寒火证**，肺胃热痰证。

病位：肺胃，肺肾。

病因：寒热，热痰。

病机状态：虚闭。系由阳气素虚之人，内有伏热，外受阴邪，阴寒闭于外，伏热内动而不能外达，上蒙胸中，清阳不得旋运，肺失宣降，心主内乱，甚则徒动肝风而成危急重证，稍缓则内闭外脱立见，不可措手。

1.清阳郁闭候－阳气不行＋阳气不振＋神志蒙闭＋络脉不和

2.阳气不振＋腠理不宣──→经脉不利──→气机不降◀─┐
　　　　　　　　　　＋
　　津气蕴灼──→神志蒙闭──→络脉不和 ─┘

图2-5-124　清阳虚闭候病机结构式示意图

病形：虚闭；　　　　　**病层**：表里夹杂；　　　**病态**：静；

病性：外阴内阳，阴阳错杂；　**病质**：虚实夹杂；　　**病势**：重，深，危，凶，急。

证象组合：阳虚＋表闭＋热闭＋气郁

主症：【阳气不振】症象：①面淡或青。②振寒肢厥。③倦怠嗜卧。④欲寐神淡。**舌象**：舌淡。**脉象**：脉沉细。

　　　【腠理不宣】症象：①恶寒发热无汗。②头痛。

　　　【津气蕴灼】症象：①灼热。②口渴烦躁。

副症：【神志蒙闭】症象：①神志昏蒙。②神昏谵语。

　　　【经脉不利】症象：①拘急。②痉挛。③反张。

宾症：【气机不降】症象：①咳逆。②气喘。③呕吐。

　　　【络脉不和】症象：四肢抽搐。

临床以副、宾症等凶险症象明显，但必须细察三主症并存，方可诊断为本候。

鉴别诊断

清阳虚闭候＋阳气不行－阳气不振－神志蒙闭－络脉不和＝清阳郁闭候
　　　　　└──────－腠理不宣＝清阳蒙闭候
　└──－腠理不宣＋津液消灼＋阳气不行＝**阳气虚闭候**

图2-5-125　清阳虚闭候鉴别式示意图

清阳虚闭候为阳虚而又表闭、热闭同见之虚闭证候；清阳郁闭候、清阳蒙闭候均不见阳虚，纯系邪实而闭；阳气虚闭候则系阳虚兼热闭，而表分无寒闭，亦当区别。

传变预测

清阳虚闭候－阳气不振－腠理不宣＋津液消灼→津气蕴闭候
　　　　└──＋神志昏蒙－神志蒙闭－经脉不利－络脉不和→**津气蒸灼候**
　　　　└──＋阳气脱绝＋气机郁结→**津气闭脱候**

图2-5-126　清阳虚闭候传变式示意图

清阳虚闭候为深、重、危、急之凶候，虽治疗得法，阳回表开，往往内热仍蕴闭于内，转为津气蕴闭候，虽有转机，仍属险途，必得内热渐解，内闭渐开，转为津气蒸灼候，方可视为坦途。若有失误，每致内闭不开，阳气外脱而成津气闭脱候。

辨证

定位：肺：表闭症象显重，且有咳喘；胃：内热症象明显，如灼热烦渴；肾：阳虚症象明显，如肢厥振寒，蜷卧嗜睡，脉沉细。

定性：寒热：舌红苔薄白或舌淡苔淡黄；湿热：舌红苔白腻或淡黄厚腻。

定量：①轻：嗜睡昏蒙，筋脉瞤动，肢冷。②中：神志昏昧，时有抽搐，肢厥。③重：神昏谵语，不语，反张拘急抽搐，厥逆。

论治：当扶阳透表，清热开窍，攻补兼施，然主次轻重，不可稍偏，必恰中病情，方保无虞，稍有疏忽，势必闭脱立见，不可不慎。

1.随机立法：清阳虚闭候，病机为"阳虚+表闭+热闭+气郁"，故其治则应以助阳、开表、清透、开窍合法，又因其外阴内阳，故必寒热并用。正虚邪实，则当虚实兼顾。然病情错杂，治疗必须谨慎，分其主次缓急，方能对证，丝丝入扣，稍有疏忽，非内闭即外脱，莫可措手。

2.随位立法：病关于肺，宜宣透肺气，助其宣降；病关于胃，宜清降胃热；病关于肾，或温助肾阳，或清降龙相；热痰内闭，宜清化痰热。

3.随因立法：寒包内热，宜辛温散寒兼辛凉清透，寒温并用，表里兼顾；湿郁内热，宜苦辛温燥，兼甘寒淡利以除湿，苦寒化燥，除湿清降。

4.随症立法：本候病势深、重、危、急、凶、险，急则治标，救急为主。神志昏迷者，兼以清心开窍、醒神，选用牛黄清心丸、至宝丹之类；热炽风动，兼用清肝息风，如羚角、钩藤、全蝎、蜈蚣之类；痰壅喉鸣者，急当兼用豁痰开窍，如胆星、天竺黄、川贝、鲜竹沥之类。

方证：麻黄附子细辛汤证、附子泻心汤证、大青龙汤加附子证。

考证：清阳虚闭候，因虚而郁闭，通称：少阴伏温，太阳少阴同病，客寒包火，心阳衰竭，痰闭心窍，麻疹内陷。

吴坤安说："凡初起发热身痛，而头不痛，脉沉而微细，无里证，但欲寐者，此少阴感寒之表证也，麻黄附子细辛汤峻汗之。若发热在二三日后，麻黄附子细辛汤微汗之。"[1]如喻嘉言治金某，春月病温，误治二旬，壮热不退，谵语无伦，皮肤枯涩，胸膛板结，舌卷唇焦，身蜷足冷，二便略通，半渴不渴，面上一团黑气，以麻附细辛汤两解其在表阴阳之邪，透汗热退，再以附子泻心汤两解其在里阴阳之邪而愈[2]。

翟冷仙治流行性脑脊髓膜炎：突然发热畏寒，头痛项强甚剧，喷射性呕吐，咽喉红痛，口渴欲饮，饮则呕吐宿食、痰涎，无汗心烦，周身出现紫色瘀斑，神志时清时昧，体温40.1℃，肢冷，舌质赤，苔薄白，脉浮缓。证属太阳少阴两感，拟大青龙汤加附子。服2帖后，头痛项强、发热恶寒等症减退，但紫斑未消。原方中石膏加至75g。再服2剂诸症已基本消退，5帖而愈。体会：头痛项强，发热恶寒，为太阳中风，由风邪袭表，致上焦不通，玄府闭塞，卫气不得泄越。当此之时，唯取汗法。若误认为肝风内动或阳明积热而以牛黄丸或紫雪丹遏之，则反致邪热内陷而病更重。以大青龙汤加附子，一以解表清里，一以温少阴之寒[3]。

吴驭周等治梁某某，麻疹内陷，心阳衰竭，痰闭心窍。体温不升，四肢微冷，气促鼻扇（氧气吸入），痰出疏落，欲出不出，色紫暗，昏睡，喘咳痰鸣，口唇发绀，舌淡红苔白，脉沉细，重按无力。先用六神丸6粒分3次服，另红参6g煎水先服。参渣加入麻黄、桃仁、地骨、法夏、银花、胆星、炙甘草、海石、桑白、蝉衣，水煎分3次服。药后2小时转危为安，四肢温暖，除去氧气吸入。次日发热38℃，麻疹继出，疹遍全身，住院5天痊愈出院[4]。

编者按：清阳虚闭候，实为清阳郁闭候兼有阳虚，系寒热虚实夹杂之证。故其病机亦为外有阴邪之郁闭，内有火热之炽灼，唯更兼阳气不足。因而其治则，亦当外宣内清，但必兼以温补阳气以扶正祛邪。虽有神志内闭，通常亦不须清开，外闭一解，里热透达，内闭自开。与清阳郁闭候，大法略同，唯阳气已虚，不可大清大下。若确已内热蒙闭心窍，引动肝风，亦可略佐清心开窍，清肝息风之品，以救其急。

引用文献

[1]吴坤安.伤寒指掌[M].上海：上海科学技术出版社，1959：卷二15.

[2]徐衡之，姚若琴.宋元明清名医类案[M].长沙：湖南科学技术出版社，2006：249.

[3]翟冷仙.大青龙汤加附子治疗流行性脑脊髓膜炎[J].上海中医药杂志，1966，（3）：98.

[4]吴驭周，李加荣.治疗141例小儿麻疹肺炎的临床小结[J].新中医，1974，（1）：33.

二十一、清阳失调候

清阳失调候为表里虚实夹杂之候，为外邪郁遏清阳兼营虚之轻证。本系营阴不足，阳气虚弱，微邪郁遏，阳气不能宣达，怫郁于表里而成。见于虚劳之人外感初起，或表证失误之后。

诊断

病名：[中医] 伤寒，血虚感寒，湿温，斑疹，不寐。[西医] 急性风湿热，伤寒。

证名：肺卫风寒证，肺卫风热证，肺卫风湿证，肺胃湿痰证，肺胃水饮证。

病位：肺卫，肺胃。

病因：风寒，风热，风湿，湿痰，水饮。

病机状态：虚郁。由素禀阳气与营分不足，邪留上中，郁遏清阳，无力宣达于表里，阳气怫郁于内外，气机失其宣降而成。

1.营卫失调候－腠理不调－气虚失养＋阳气怫郁＋气机不宜＋气机不降

2.阳气怫郁——→阳气不宜

＋　　　　↓

营虚不荣　气机不宜——→气机不降

图2-5-127　清阳失调候病机结构式示意图

病形：虚郁；　　　**病层**：偏里，里重于表；　　　**病态**：静；

病性：阴；　　　**病质**：虚实夹杂；　　　**病势**：轻，浅，缓。

证象组合：阳郁＋营虚＋气郁

主症：【阳气怫郁】症象：①恶寒时有发热。②乍而面红汗出，乍而形寒肢冷。③口渴烦躁。④昏谵。

　　　　【营虚失荣】症象：①自汗。②身疼。**舌象**：舌光剥。**脉象**：脉乏神韵，虚涩。

副症：【阳气不宜】症象：①恶寒。②头痛。③形寒。④肢冷。

　　　　【气机不宜】症象：①心下闷。②咳嗽不爽。③胸满。④中痛。

宾症：【气机不降】症象：①干呕。②咳逆。

临床以阳气怫郁与气郁症象明显，但必须兼具营虚症象，方可诊断为本候。

鉴别诊断

清阳失调候－阳气怫郁－气机不宜－气机不降＋腠理不调＋气虚失养＝营卫失调候

└＋腠理不宜－阳气不宜＋阳气不振＝营卫虚郁候

└－营虚失荣＋腠理不宜＋清空不宜＋清窍不宜＝清阳怫郁候

└－阳气不宜＋津气蕴蒸＋清空不宜＋清窍不利＝清气怫郁候

图2-5-128　清阳失调候鉴别式示意图

清阳失调候为上焦阳气怫郁兼营虚之候，病偏于里；营卫失调候、营卫虚郁候系营卫两虚兼感外邪，病在于表，而未涉及里；清阳怫郁候、清气怫郁候都不兼营虚，且清阳怫郁候为表重于里，清气怫郁候系阳郁兼内热之纯里证。均当细别。

传变预测

清阳失调候－阳气怫郁－营虚失荣＋清空不宜＋清窍不宜→**清阳失宣候**

└－阳气不宜→**清气失宣候**

└－阳气不宜＋阳气不振＋腠理不实＋经脉失荣－气机不宜、不降→**营卫虚弱候**

└＋腠理不宜＋清空、清窍不宜－气机不宜、不降→**营卫虚郁候**

图2-5-129　清阳失调候传变式示意图

清阳失调候过投温补，虚复而留邪，可转为清阳失宣候；或阳郁虽解，邪留上焦，亦可转为清气失宣候。如过投宣散，重伤阳气，郁邪虽解，营卫更虚，可转为营卫虚弱候；如更感新邪，又可转为营卫虚郁候。

辨证

定位：肺：胸闷咳嗽；胃：不食不寐。

定性：风寒：阳郁症象显著，如恶寒，肢冷；风热：怫郁症象显著，如面赤口渴，热甚烦躁，甚则昏谵；风湿：身重，身疼，舌苔厚腻，痰饮：嗽稀痰而不咳。

定量：①轻：形寒，时时发热，自汗出，脉乏神韵。②中：乍而面赤汗出，乍而形寒肢冷，身疼痛，脉虚涩。③重：发热口渴烦躁，甚则昏谵。

论治：以调补阴阳，宣发怫郁，虚实兼顾，法从调和，不可孟浪。

1.随机立法：清阳失调候，其病机系阳气与营阴不足，而阴邪郁遏清阳，阴阳虚实不调，故其治则在于调补阴阳，宣发郁遏，虚实兼顾。虚而不深，实而不甚，故补不可蛮，发不可峻。法取和调，助阳不损阴，养营不滞阳，宣发不伤正，补虚不留邪，方为得法。

2.随位立法：病关于肺，宜温助肺气，兼以宣降；病关于脾，宜温补脾之阳气，兼以升发；营分之虚，除养营之外，当兼以益气。

3.随因立法： 风宜疏散，风寒宜温散，风热宜清疏；风湿宜辛苦温化。痰饮宜温燥行水。然疏散不可太过，过则反伤营卫阴阳。

4.随症立法： 阳气怫郁显著者，以宣发怫郁为主，如桂枝、防风、生姜之类；肺失宣降症象显著者，以宣降肺气为主；风寒宜温宣，如防风、前胡、陈皮、杏仁之类；风热宜清宣，如瓜蒌皮、贝母、麦冬之类；风湿宜苦燥，如苍术、桂枝、二活之类。

方证： 桂枝汤证、桂枝橘皮汤证、黄芪建中汤合玉屏风散加减证、半夏合桂枝汤证。

考证： 清阳失调候，虚郁，里重于表，通称：阳旦证，营卫不调，营卫乖和，营卫不和。

仲景曰： "产后风，续之数十日不解，头微痛，恶寒，时时有热，心下闷，干呕汗出，虽久，阳旦证续在耳，可与阳旦汤。"（《金匮要略·妇人产后病脉证治》）

吴鞠通说： "温病愈后，嗽稀痰而不咳，彻夜不寐者，半夏汤主之。此中焦阳气素虚之人，偶感温病，医以辛凉甘寒或苦寒清温热，不知十衰七八之戒，用药过剂，以致中焦反停寒饮，令胃不和，故不寐也。《素问》云：胃不和则卧不安，饮以半夏汤，覆杯则寐。盖阳气下交于阴则寐，胃居中焦，为阳气下交之道路，中寒饮聚，致令阳气欲下交而无路可循，故不寐也。半夏逐痰饮而和胃，秫米秉燥金之气而成，故能补阳明燥气之不及而渗其饮，饮退则胃和，寐可立至，故曰覆杯则寐也。饮退得寐，舌滑食不进者，半夏桂枝汤主之。此以胃腑虽和，营卫不和，阳未卒复，故以前半夏汤合桂枝汤，调其营卫，和其中阳，自能食也。"[1] **俞根初说：** "同一感受风寒，寒甚于风者为正伤寒，风重于寒者为冷伤风。冷伤风者，由其人猝伤冷风，或先感于寒，续伤于风，较四时感冒为重，故俗称重伤风。头痛身热，恶风怕冷，鼻塞声重，咳嗽清涕，痰多白滑而稀，或自汗而咳甚，或无汗而喘息，舌苔白薄而滑，甚或白滑而腻……自汗而咳者，先调营卫以治咳，桂枝橘皮汤加杏仁9g，前胡6g。"[2]

编者按： 清阳失调候，系风寒郁遏上焦清阳，兼营分虚弱之候。多由体弱营血不足之人，或失血、产后营血新亏之体，感冒风寒，或过投发散，营液耗损，均可致营血虚弱。而外寒郁滞，致卫阳怫郁，不得宣发，遂成卫强营弱之状态。治疗上虽以调和营卫虚实为法，但仍当以宣通阳气为主，宣泄卫分怫郁之风寒，并予以宣降气机。

引用文献

[1] 吴鞠通.温病条辨［M］.福州：福建科学技术出版社，2010：116.

[2] 俞根初等.重订通俗伤寒论［M］.上海：上海科学技术出版社，1959：204.

二十二、清阳虚滞候

清阳虚滞候为阳虚，阴邪郁滞清阳之候，为虚实夹杂之证。由素禀阳虚之体，或外感阴邪，或内伤生冷，或病中误投寒下，怫郁上中阳气，不得宣利，而成正虚邪滞之候。

诊断

病名： ［中医］伤寒，太阴头痛，伏湿，太阴脾疟，太阴寒疟，牡疟，久疟，虚胀，胸痹，心痛，呃逆。［西医］心绞痛，心肌梗死。

证名： 脾胃寒湿证，**脾胃虚寒证**，肝脾湿痰证，肺脾水饮证，心肺气痰证，**心肺痰瘀证**。

病位： 肺脾，脾胃，肝脾，心肺。

病因： 寒湿，虚寒，湿痰，水饮，气痰，痰瘀。

病机状态： 虚滞。阳气素虚，偶受阴邪，郁滞上中清阳之气，气机失通利之能，宣降失职。阳气怫郁于中上不得下行，郁怫于外不得宣泄，而成阴证似阳，虚实夹杂之候。

1.**清阳郁滞候**=阳气不宣+阳气怫郁+阳气不振-腠理不宣

2.**阳气不振 + 阳气怫郁**

气机不利——→气机不降——→气机不宣

图2-5-130　清阳虚滞候病机结构式示意图

病形： 虚滞；　　**病层：** 里；　　**病态：** 静；

病性： 阴；　　**病质：** 虚实夹杂；　　**病势：** 重，深，缓。

证象组合： 阳虚+气滞+怫郁

主症： 【阳气不振】症象：①面色㿠白。②汗出恶风。③寒战。④足冷。⑤困倦。⑥泄利。⑦大汗。⑧阳缩。

脉象：脉微弱。

　　　　【气机不利】症象：①腹胀。②胸腹闷痛。③脘腹胀痛拒按。④胀急不安。⑤肠鸣溏泄。舌象：苔白厚。脉象：脉弦滑，右涩滞结伏。

　　副症：【阳气怫郁】症象：①头痛如劈。②腰痛如折。③身大热。④恶寒发热无汗。⑤潮热。⑥身痛头痛。⑦面赤足冷。⑧心神烦躁。⑨口渴咽干。⑩唇焦而燥。舌象：舌边红，苔胶黄。脉象：①脉浮弦。②脉弦数有力。③脉浮数无力。

　　　　【气机不降】症象：①痰盛。②气喘逆。③恶呕。④呕逆。⑤清涎涌逆。⑥噫气。

　　宾症：【气机不宣】症象：①不食。②胸满。

　　临床以气滞、阳郁症象最为显著，但必须有阳虚见症同时出现，方可确诊。阳气怫郁症象酷似表象、热象，临床必须细加鉴别。

　　鉴别诊断

清阳虚滞候 − 阳气不振 + 阳气不宣 − 阳气怫郁 + 腠理不宣 + 空窍不宣 = **清阳郁滞候**
　　　　└── − 阳气怫郁 + 津气蕴蒸 = **清气郁滞候**
　　　　　　　└── + 气虚不充 = **清气虚滞候**
　　　　└── − 气机不利 + 阳气不宣 + 腠理不宣 + 空窍不宣 = **清阳怫郁候**

图 2-5-131　清阳虚滞候鉴别式示意图

　　清阳虚滞候系阳虚气滞之里郁证；清阳郁滞候为阳不虚而表郁里滞之候；清气郁滞候、清气虚滞候不关阳分，纯属气分之郁滞；清阳怫郁候为表里阳气郁而不滞，且阳气亦不虚。各自有别。

　　传变预测

清阳虚滞候 − 气机不利 + 气机郁结 → **清阳虚结候**
　　　　└── − 阳气不振 − 阳气怫郁 + 津气蕴蒸 → **清气郁滞候**
　　　　└── + 阳气不和 − 阳气怫郁 − 气机不利 − 气机不宣 + 清空失养 → **清阳不升候**

图 2-5-132　清阳虚滞候传变式示意图

　　清阳虚滞候延误失治，郁邪由滞而结，则转重为清阳虚结候；或过投温热，阳气虽复，滞邪化热，则可转为清气郁滞候；如过投通利，更损阳气，清阳无力上升，可转为清阳不升候，属纯虚证。

　　辨证

　　定位：脾：腹胀满痛，泄利；胃：胸脘胀痛，呕吐；肺：胸满咳喘，痰盛；心：胸痹，胸痛；肝：胁胀，脘胁痛。

　　定性：寒：寒战，下利清谷，舌苔白厚腻；湿：腹满，便泻。痰水：痰涎壅盛，气喘；瘀：胸痛，舌有瘀斑。

　　定量：①轻：满，烦躁。②中：胀痛，大热大汗如蒸。③重：胀痛拒按，胀急，上热下寒，面赤足冷。

　　论治：当温助阳气，以驱阴邪。扶正祛邪，虚实兼顾。不可轻投寒凉。

　　1.随机立法：清阳虚滞候以阳虚为本，阴滞为标，所以治则应以温补助阳为主，辅以宣疏郁滞，即助正祛邪之法，不可单行疏逐，更伤阳气。然亦不可全用温补闭邪，郁滞不除，得补化热，由滞而结，病情加深。

　　2.随位立法：病关于肺，宜温补肺之阳气为主；病关于脾，宜温中补脾为主；病关于胃，宜温通胃阳为主；病关于心，宜补心通阳为主；病关于肝，宜温肝理气为主。

　　3.随因立法：因于寒，宜温助阳气以祛寒；因于湿，宜湿燥兼渗利；因于痰，宜燥湿化痰；因于水饮，宜通阳行水；因于瘀血，宜化瘀活血。

　　4.随症立法：虚滞之候，以补虚为主，兼以宣疏。如郁滞既甚，胀急不安者，在温补之中，亦不妨略兼疏导，如大黄、枳实、厚朴、槟榔之类，急则治标，但当中病即止，不可过剂。如愈疏愈胀，急满反加者，又当停服，加重温补，以助其运化，常可收效。

　　方证：枳实理中丸证、理中合六君子汤证、壮阳降逆理中汤证、六和汤证、加味玉屏风散证、加减苍术二陈汤证、升阳益胃汤证、附子薤白汤证。

　　考证：清阳虚滞候，虚而郁滞，通称：寒滞，寒湿内伏，痰湿困于中宫，水液上泛，阴证似阳。

　　舒驰远说："太阴湿痰塞壅胸膈，如天之阳气蔽塞，地之阴气冒明。头之为痛，症兼腹痛自利，手足自温，法宜黄芪、白术、炮姜、附子、砂仁、半夏。"[1]

吴鞠通说："太阴脾疟，脉濡寒热，疟来日迟，腹微满，四肢不暖，露姜饮主之。此偏于太阴虚寒，故以甘温补正。其退邪之妙，全在用露，清肃能清邪热，甘润不伤正阴，又得气化之妙谛……太阴脾疟，脉弦而缓，寒战，甚则呕吐噫气，腹鸣溏泄，苦辛寒法不中与也；苦辛温法，加味露姜饮主之。上条纯是太阴虚寒，此条邪气更甚，脉兼弦则土中有木矣，故加温燥泄木退邪。"[2]

吴坤安说："伤暑口渴，恣食生冷瓜果，以致寒包暑邪，宜六和汤去人参、扁豆，加楂肉。"[3] **邵仙根评：**"暑为阳邪，热灼津亏，则多口渴，渴则饮冷，恣食瓜果生冷，伤脾胃中阳，郁遏阳气，以致暑不能外出，此因暑而自致之病，非暑伤也。盖冷物滞于中宫，阳气不得伸越。故胸腹闷痛，舌苔中白边红者，寒抑热邪也。中虚邪滞，则脉微弱。身大热者，暑也。"[3]

何秀山说："如其人胃素强盛，宿食不久化热，右脉多洪盛滑数，身壮热而胸膈烦闷者，必兼清中疏滞，调中饮加减为主。若过用消克伤胃，其证自利肢厥，胸膈痞满，按之不坚不痛，时胀时减，右脉始虽浮大，久按渐转虚小者，必兼温和脾胃，白术和中汤为主。总之右脉滑盛，手足温和者易治；右脉短涩，四肢逆冷者难疗。此为外感夹食之总诀。"[4]

姚国美说："头痛胸闷，无衣则凛凛，着衣则烦，甚则恶寒，发热无汗，而小便不利者，此感寒受暑，宜香薷饮辛香发散。若更身疼腹痛胀，舌淡溶溶，与藿香正气散芳香解暑。寒暑犯中，则呕泻并作，治当温中和胃，六和汤主之。"[5]

编者按：清阳虚滞候，为中焦脾胃阳气不足，或生冷阻滞，寒从中起，郁遏清阳，不司运转，怫郁于内外，脾胃气机，升降失常，可投以温中祛寒，助阳气而除冷滞，不可乱投发表通利，重伤阳气，而犯虚虚之戒，致冷滞凝结，而有阴结之变。

引用文献

[1] 舒驰远.伤寒集注[M].北京：人民军医出版社，2009：138.

[2] 吴鞠通.温病条辨[M].福州：福建科学技术出版社，2010：96.

[3] 吴坤安.伤寒指掌[M].上海：上海科学技术出版社，1959：卷四43.

[4] 俞根初.重订通俗伤寒论[M].上海：上海科学技术出版社，1959：306.

[5] 姚国美.姚国美医学讲义合编[M].北京：人民卫生出版社，2009：179.

二十三、清阳虚结候

清阳虚结候，系阳虚阴邪内结上中之证，多由素体阳气虚弱，或误投清下之剂，损伤上中阳气，阴邪凝结不解而成虚结之候。

诊断

病名：[中医]气痞，寒实结胸，脏结。[西医]胃痉挛，胃肠功能紊乱。

证名：脾胃虚寒证，**脾胃湿热证**。

病位：脾胃，肺脾。

病因：虚寒，湿热，食滞。

病机状态：虚结。由其人阳气素虚，感受阴邪，或误投寒凉清下，损伤阳气，致阴邪结聚上中，气机失其宣降，阳气怫郁不解，而成虚结之候。

```
1.清阳虚滞候—气机不利＋气机郁结
2.阳气不振      ＋    阳气怫郁←┐
          ＋                     │
   气机郁结——→气机不降——→气机不宣
```

图2-5-133 清阳虚结候病机结构式示意图

病形：虚结；　　**病层：**里；　　**病态：**静；

病性：阴；　　**病质：**虚实夹杂；　　**病势：**重，深，急。

证象组合：阳虚＋气结

主症：【阳气不振】症象：①恶寒汗出。②厥逆自汗。③舌缩入喉不能言。④下体冷。⑤腹鸣下利。⑥体倦。

脉象：脉右虚微，弦涩。

【气机郁结】**症象**：①心胸高起疼痛，手不得近。②胸中有块按之则痛。③胸中结硬如石。④胸满中痛。⑤中痛逆满。⑥心中痞按之濡。

副症：【阳气怫郁】**症象**：①口燥烦渴。②发热汗出。③神气昏冒。④躁扰不安。**舌象**：舌红刺，苔白中黄黑。

脉象：脉浮数。

【气机不降】**症象**：①气逆干呕。②痰涎涌出。

宾症：【气机不宣】**症象**：不食。

临床以郁结症象显著，但必须与阳虚症象同见，方可确诊为本候。

鉴别诊断

清阳虚结候－阳气不振、怫郁＋阳气不宣－气机不降＋气机冲逆＋津气蕴炽＋热迫津泄＝清阳郁结候
　　　　└──－阳气怫郁＋清窍不宣＝清气郁结候
　　　　└──－阳气怫郁＋阳气不和＋腠理不调＋津气蕴炽＋清空不宁＝枢机郁结候

图2-5-134 清阳虚结候鉴别式示意图

清阳虚结候为阳虚阴结之证；而清阳郁结候系阳郁热结之候；清气郁结候为上中气结之证，不涉及阳气。然前三者均系纯里证，而枢机郁结候则为半表半里，里结表郁之候，各自有别。

传变预测

清阳虚结候－气机郁结＋气机不利→清阳虚滞候
　　　　└──－阳气不振、怫郁＋津气蕴蒸→清气郁滞候
　　　　　　└──＋气虚不充→清气虚滞候

图2-5-135 清阳虚结候传变式示意图

清阳虚结候温补不及，而又疏利不净，阳气未复，结邪留滞，则可转为清阳虚滞候；如温补太过，阳气虽复，郁邪化热，滞于上中，则转为清气郁滞候；如疏导太过，气分转虚，又可转为清气虚滞候。

辨证

定位：肺：胸满高突结痛；脾：脘腹胀硬结痛；胃：中脘胀硬痞结痛。

定性：寒：痞结坚硬，舌淡苔白；湿：痞结按之软，苔厚腻；热：结痛拒按，舌红苔黄。

定量：①轻：痞结，按之濡。②中：胸满中痛，中痛逆满。③重：结硬高突，按之则痛，拒按。

论治：当以温助中阳为主，以疏利郁结为辅，亦扶正祛邪之法。

1.随机立法：清阳虚结候病机为阳虚气结，故其治则应以温补辛通，助阳通阳为主，兼以疏导郁结。以阳虚为本，邪结为标，温助阳气，可以助阴凝之邪消散，故以为主法。如疏导失当，结邪不去，阳气更虚。**马元仪**云："攻之既足以伤其气，补之又适以滞其邪。"[1]临床当细加斟酌。

2.随位立法：病在于脾，当以温补中阳为主；病在于胃，当以温通胃阳为主；病在于肺，当以益肺气、通肺阳为主。

3.随因立法：病由寒结，治以辛苦温热，通阳祛寒为法；由于湿结，治以辛苦燥热以除湿化湿；兼热结者，兼用苦寒清降，合成辛开苦降之法。

4.随症立法：阳虚邪结，攻补两难，标本兼顾，势缓者，以温补阳气救本为主；势急者，又当泻结通结，以治标为先。

方证：枳实理中丸证、黄连汤证、附子泻心汤证、生姜泻心汤证。

考证：清阳虚结候，通称：中虚邪结，虚证似实，至虚有盛候，上热下寒，阴盛格阳，阴证似阳，真寒假热。

仲景曰："太阳少阳并病，而反下之，成结胸，心下硬，下利不止，水浆不入，其人心烦。"（《伤寒论》150条）"脉浮而紧，而复下之，紧反入里，则作痞，按之自濡，但气痞耳。"（《伤寒论》151条）"心下痞，而复恶寒汗出者，附子泻心汤主之。"（《伤寒论》155条）

马元仪说："正气内伤，阴邪内结。攻之既足以伤其气，补之又适以滞其邪。"[1]"寒热不可独行，攻补难于偏任，治宜补正散邪，交通上下。"[1]**谢映庐**治发热恶寒，进表散泻下后，汗已大出，热仍不解，反增气逆干呕，胸前板结，腹中雷鸣，下利不止。此症头绪错杂，无非汗下伤胃，胃中不和，客气上逆，伏饮抟结聚膈。夫胸前板结，即心中痞硬也。胃虚火盛，中焦鼓激，以致腹中雷鸣。盖火走空窍，是以上呕下泄也。疏方生姜泻心汤，呕热顿止，但渴利不止。遂除人参再加甘草，名甘草泻心汤，更与之，呕利随止[2]。

编者按：清阳虚结候，因脾胃阳气不足，湿热内蕴，或误投清下，中寒内起，与湿邪凝结，致清阳不司旋运，中焦运转无权。**刘荣年**所谓："寒气凝结，上下不通，"[3]也如**马元仪**所云："元气素亏，邪气得以直入阳明，阻其上下。"[1]**方仁渊**说："肢冷汗出，发热不时，寐则呓语，醒则神清，脉弦细而迟，舌粉而腻，脾肾之元阳大虚，湿热蕴结，即胯下外疡，亦湿热之一端，尚不足虑，所虑汗出不止，阳气外越，不救即脱。古人谓正气虚而邪气微者，犹宜补正以祛邪，急急扶元温肾，佐以降湿开痞，冀其应手乃吉。"[4]

引用文献

[1] 徐衡之，姚若琴.宋元明清名医类案［M］.长沙：湖南科技出版社，2006：575，576，577.

[2] 谢映庐.谢映庐医案［M］.上海：上海科学技术出版社，1962：2.

[3] 何廉臣.重印全国名医验案类编［M］.上海：上海科学技术出版社，1959：74.

[4] 吴之谦.方耕霞先生医案摘要［J］.江苏中医，1965，（5）：31.

二十四、清阳虚炽候

清阳虚炽候，系阳气不足，阴邪郁遏，又兼阳邪内炽，为阴阳虚实夹杂之重证。多由素禀阳气虚弱之体，感受阴邪，或内热外寒之证，早投清下，反伤抑清阳之气，阳气不得宣发，内热郁而化火所致。

诊断

病名：[中医]夹阴伤寒，夹阴温病，少阴伏温，伏邪挟积，咳喘，多寐。[西医]慢性支气管炎，慢性扁桃体炎，发作性睡病。

证名：肺胃寒热证，**胃肠寒火证**，肺脾湿热证，肝肾痰瘀证，**肺肾饮热证**。

病位：肺胃，胃肠，肺脾，肺肾，肝肾。

病因：寒热，寒火，湿热，饮热，痰瘀。

病机状态：虚炽。由其人阳气虚弱，外受阴邪，内有郁热，或早投寒下，抑损清阳，不得宣达，蕴热化火，而成虚、郁、火炽之候。

1.清阳郁炽候–腠理不宣–清空、清窍不宣＋阳气不振

2.阳气不振——→阳气不宣

　　　　　　＋　　　↓

津气蕴炽＋气机不宣——→气机不降

图2-5-136　清阳虚炽候病机结构式示意图

病形：虚炽，虚郁炽；　　**病层：**里；　　　**病态：**静中动；

病性：阴中阳；　　　　　**病质：**虚实错杂；　**病势：**重，深，急。

证象组合：阳虚＋气炽＋阳郁＋气郁

主症：【阳气不振】症象：①身蜷足冷。②面色黑滞。③身重昏沉。④下体恶风。⑤寒战不禁。**舌象：**舌质淡暗。**脉象：**脉数大空虚，尺洪。

【津气蕴炽】症象：①发热昏沉。②壮热谵语。③上体发热汗出。④发热，神识如蒙。⑤烦渴。⑥舌卷唇焦。⑦痢下红白。

副症：【阳气不宣】症象：①恶寒恶风。②皮肤枯涩。

【气机不宣】症象：①胸满。②胸膛板结。

宾症：【气机不降】症象：①气短作呃。②饮水则呕。

临床以气分火炽，症象最为显著，但必须与阳虚、阳郁症象同时出现，方可确诊。

鉴别诊断

清阳虚炽候–阳气不振＋腠理不宣＋清空、清窍不宣＝清阳郁蒸候

└──–阳气不宣–气机不宣–气机不降＋热迫津泄＝阳气虚炽候

图2-5-137　清阳虚炽候鉴别式示意图

清阳虚炽候，其病机为"阳虚＋气炽＋阳郁"，纯属里证，仅有阳郁似表之象，与清阳郁蒸候，表里同病，但阳气不虚，纯属实证，有所不同。阳气虚炽候仅是阳虚与气分火炽，无阳气郁遏症象，亦有区别。

传变预测

清阳虚炽候−阳气不宣−气机不宣−气机不降+热迫津泄→**阳气虚炽候**
　　└─+阳气不行+津液消灼+神志蒙闭→**阳气虚闭候**
　　　└─+阳气怫郁+阳气脱绝→**阳气闭脱候**

图2-5-138　清阳虚炽候传变式示意图

清阳虚炽候系寒热虚实错杂之重证，治不得法，险变立至。如偏于宣发阳气，阳郁虽解，内热不得清泄，必下迫大肠而成阳气虚炽候；如过投温补，于阳虚不仅无益，反助阳伤津，内闭神明，阳气不行而成阳气虚闭候之危证；如过投清泄，内热虽除，阳气难支，必转成阳气闭脱候之重笃证。

辨证

定位：肺：恶风，胸满，胸膈痞结，上体发热；胃：壮热，汗出，烦渴；脾：恶寒，战栗不禁；肾：身蜷足冷，下体冷，昏沉欲寐，舌卷。

定性：寒热：灼热无汗，身重肢冷，烦躁口渴，舌淡红苔薄白，脉数大洪；湿热：胸满脘痞，尿赤短，身热不扬，肢冷，舌苔淡黄腻，脉缓弦数。

定量：①轻：发热昏沉，口渴，下体恶风。②中：发热不退，烦渴，身蜷足冷。③重：壮热谵语，舌卷唇焦，战栗不禁。

论治：当助阳温通，以回阳驱阴，兼以清降内火，以解错杂之邪。虚实兼顾，寒温并投。稍有偏差，每致内闭外脱。

1.随机立法：清阳虚炽候，其病机为"阳虚+气炽+阳郁"，阳郁不宣，里热不得泄越，故其治则应以温通助阳为主，兼以清降郁火，虚实寒热兼顾，稍有误差，必变险笃。如过投温补，不仅阳虚无益，反而助热伤津，抑闭阳气，必转闭厥；如过投清降，则重伤阳气，每致闭脱。

2.随位立法：病关于肺，宜宣发肺阳之郁为主；病关于脾，宜温壮中焦阳气为主；病关于肾，宜温通肾阳为主。

3.随因立法：因于寒郁，宜助阳散寒，如麻、附、细辛之类；因于湿郁，宜苦辛温燥，温阳化湿；火热总当清降或通降。

4.随症立法：阳郁偏重者，壮热无汗，皮肤枯涩，当先与宣发阳气，如喻嘉言之用麻附细辛汤，阳郁一发，再清里热，但当兼以扶阳，不然恐阳气发越，阳随汗脱；火炽偏重者，当偏重清降，但亦不用重剂，更须兼以扶阳，如仲景之附子泻心汤，煎附子，浸渍芩、连、大黄之法。

方证：麻黄附子细辛汤证、附子泻心汤证、人参泻心汤加白芍证、连理汤证、甘草干姜汤证、调胃承气汤证、黄连附子汤证、芪附四君子汤证。

考证：清阳虚炽候，虚而郁炽，通称：正虚邪陷，上热下寒。

仲景曰："伤寒脉浮，自汗出，小便数，心烦微恶寒，脚挛急，反与桂枝，欲攻其表，此误也，得之便厥，咽中干，烦躁吐逆者，作甘草干姜汤与之，以复其阳；若厥愈足温者，更作芍药汤主之，其脚即伸；若胃不和谵语者，少与调胃承气汤；若重发汗，复加烧针者，四逆汤主之。"（《伤寒论》29条）"问曰：证象阳旦，按法治之而增剧，厥逆，咽中干，两胫拘急而谵语。师曰：言夜半手足当温，两足当伸。后如师言，何以知此？答曰：寸口脉浮而大，浮为风，大为虚，风则生微热，虚则两胫挛，病形象桂枝，因加附子参其间，增桂令汗出，附子温经，亡阳故也。厥逆，咽中干，烦躁，阳明内结，谵语烦乱，更饮甘草干姜汤，夜半阳气还，两足当热，胫尚微拘急，重与芍药甘草汤，尔乃胫伸，以承气汤微溏，则止其谵语，故知病可愈。"（《伤寒论》30条）

吴鞠通说："湿热上焦未清，里虚内陷，神识如蒙，舌滑脉缓，人参泻心汤加白芍主之……或因中阳本虚，或因误伤于药，其势必致内陷。"[1]如**喻嘉言**治金某，春月病温，误治二旬，壮热不退，谵语无伦，皮肤枯涩，胸膛板结，舌卷唇焦，身蜷足冷，二便略通，半渴不渴，面上一团黑气，观其阴证阳证，两下混在一区，治阳则碍阴，治阴则碍阳，与两感证之病情符合。仲景原谓死证，不立治法。以麻附细辛汤两解其在表阴阳之邪，透汗热退，再以附子泻心汤两解其在里阴阳之邪而愈[2]。又如**肖琢如**治外感数月，清利不愈致胸满，上身热而汗出，腰以下恶风，六月以被围绕，苔淡黄，脉弦。此上热下寒，附子泻心汤清上温下[3]。

编者按：清阳虚炽候，肾阳亏虚于下，有寒水之上泛，上热下寒，上盛下虚。如**孙海龙**说："恙延多年，肾阳亏损，寒痰日久，郁而化热，痰热互结，肺失清肃，下寒上热，本虚标实。"[4]**喻嘉言**则有先助阳发表以散外寒，再温壮中阳以复其脾阳，然后参以苦降清火，两调其寒火之法。后世又有清泄燥火之中兼以驱阴回阳，或驱阴回阳之中佐以攻下燥火之法，当视其表、里、寒、热、缓、急、轻、重而施。

引用文献

[1] 吴鞠通.温病条辨 [M].福州：福建科学技术出版社，2010：84.

[2] 徐衡之，姚若琴.宋元明清名医类案 [M].长沙：湖南科学技术出版社，2006：249.

[3] 何廉臣.重印全国名医验案类编 [M].上海：上海科学技术出版社，1959：262.

[4] 孙海龙.升阳法治疗痰饮证 [J].中医药学报，1984，（6）：45.

二十五、清阳不升候

清阳不升候，系清阳之气虚弱，无力上行之候，为清阳虚证之初期证候。仅因其不足以上升，尚未至于下陷，故属轻浅之证。多因久病或过度劳力劳伤，上中清阳之气耗伤致虚，无力上行外达而成。

诊断

病名：[中医] 劳力伤寒，劳疟，久疟，气厥，气虚头痛，鼻渊。[西医] 鼻炎窦。

证名：肺脾阳虚证，脾肾阳虚证。

病位：肺脾，脾肾。

病因：阳虚。

病机状态：虚弱。久病或劳伤阳气，清阳之气虚弱，无力上行外达，以致清空、经脉失其涵养，表阳不和，清不升则浊不降而上逆。

1.清气不升候－气虚不充＋阳气不振－清窍不利＋经脉失养＋气机不降

2.阳气不振——→经脉失养——→阳气不和

　　　↓

气机不升——→清空失养　　气机不降

图2-5-139　清阳不升候病机结构式示意图

病形：虚弱；	**病层：**里；	**病态：**静；
病性：阴；	**病质：**虚；	**病势：**轻，深，缓。

证象组合：阳虚＋失升＋失养

主症：【阳气不振】症象：①肢冷。②恶寒。③自汗出。④便溏。⑤面青。**舌象：**苔白嫩。**脉象：**脉右关大无力，细软。

　　　　【气机不升】症象：①神倦嗜卧。②胸膈迷闷。③四肢倦怠，百骸解散，无气以动。④形气索然。⑤饭后嗜睡。⑥上午病剧。⑦下利不止。

副症：【清空失养】症象：①头痛异常。②晕厥不知。

　　　　【经脉失养】症象：①肩背痛重。②周身疼楚。

宾症：【阳气不和】症象：①手足独热。②寒热往来。③表散热不减，寒转增。

　　　　【气机不降】症象：二便艰涩。

临床常以副症、宾症显著，而且可以单独出现一二症象，故诊断很难确立，因此必须细察。若有主症伴随，方可确诊。

鉴别诊断

清阳不升候－阳气不振＋气虚不充＋清窍不利－经脉失养－气机不降＝**清气不升候**

└──－经脉失养－清空失养＋气机下陷＋气机不宣＝**清阳下陷候**

图2-5-140　清阳不升候鉴别式示意图

清阳不升候系阳虚不足以上升之候，而清气不升候系气虚不足以上升之候，有浅深之别；清阳不升候仅为阳虚无力上升，尚未下陷，而清阳下陷候不仅无力上升，而反陷于下焦，病势又深一层。

传变预测

清阳不升候－阳气不振＋气虚不充＋清窍不利－经脉失养－气机不降→**清气不升候**

└──－经脉失养－清空失养＋气机下陷＋气机不宣→**清阳下陷候**

图2-5-141　清阳不升候传变式示意图

清阳不升候治疗得宜，阳气渐复，唯气虚未充，可转轻为清气不升候；如延误失治，清阳之气不仅不能上举，反而下陷下焦，则可转深为清阳下陷候。

辨证

定位：肺：头晕，少气，胸闷，自汗；脾：食后倦怠肢冷，四肢无力，便溏，饭后嗜睡；肾：足冷，背寒，腰酸，嗜睡。

定性：阳虚。

定量：①轻：恶寒，倦怠，头痛，手足心热，右脉细弱。②中：肢冷，气短，头晕，寒热往来，右脉虚微。③重：足厥，嗜睡，晕厥，表散后热不减，寒转增，右脉虚大。

论治：温补上中阳气为主，兼以升提助其上行。然非一般虚弱可比，虽谓轻浅，亦难以速除其根。

1. 随机立法：清阳不升候病机在于阳气虚弱，无力上举，以致清阳之气不足以上升外达，故其治则当以温补阳气为主，佐以升举，使阳气充足，然后即可上升外达，清空、经脉得养，阳气自和，所谓"甘温可除大热"。不可妄行发散、清降。

2. 随位立法：病在肺，宜温补肺阳为主；病在脾，宜温补脾阳为主；病在肾，宜温壮肾阳为主。

3. 随因立法：病由劳伤阳气，应以补气为主，兼以助阳，始可渐复，如纯用辛热壮阳，回阳虽速，消沉亦快。

4. 随症立法：清阳不升，常致浊阴不降，浊气上逆，当兼以化浊降逆之品，如陈皮、半夏之类。

方证：补中益气汤证。

考证：清阳不升候，通称：劳倦内伤，清气不升。

吴鞠通说："中焦疟，寒热久不止，气虚邪留，补中益气汤主之。"[1] **吴坤安**说："如经攻里不当，以致下利不止，百骸解散，无力以动，用大剂补中益气汤加炮姜，温之提之。如兼汗出而喘急，急用参附汤加熟地，大温大补之。"[2]"有已汗而热不解，身渍渍汗出，右关脉无力，舌苔白嫩，四肢倦怠者，此中气素弱，汗后虚热，补中益气汤主之，汗止身凉而愈。升、柴须蜜炙。"[2]

俞根初说："劳疟：中气素虚，遇劳即发，或一二月而愈，或半年一年不愈……寒热往来，病以时作，轻则昼发，发时短而渐早；深则夜发，发时长而渐晏。或间一日而发，或间二日而发。肢冷自汗，神倦嗜卧，寒重热轻，食少便溏，舌苔白而嫩滑，或淡灰薄润，脉右细软而弱，或虚大无力。多由劳役过度，饮食失节，内伤脾阳而发疟也。法当补气升阳以和解之，先与补中益气汤加减，继则健脾和胃以敛补之，四兽饮为主。"[3]

李怀兹治一妇，素禀羸弱，产育过多，常患头痛，背上畏寒之极，初冬伤寒发热，头痛异常，周身痛楚，四肢不温，手心独热，或用表药，致热势不减，畏寒转增，胸膈迷闷，二便艰涩，投补中益气汤加蔓荆子，微汗而安。此妇素常阳气不升，头痛背寒，复与发散，伤其卫气，所以热不除而转加畏寒也。补中益气以升举清阳，卫得参、芪之力，自能祛邪外散[4]。

编者按：清阳不升候，肺脾阳气虚弱，无力升举清阳，致阳气失和于内外。其治则当以温补肺脾阳气为主，佐以升举清气之品，以温之提之。**俞根初**说："气厥之症有二，气虚气实，皆能为厥……虚则形气索然，色青脉弱，肢体微冷，治当大补元气，如补中益气汤、八珍汤皆可选用。"[3]

引用文献

[1]吴鞠通.温病条辨［M］.福州：福建科学技术出版社，2010：96.

[2]吴坤安.伤寒指掌［M］.上海：上海科学技术出版社，1959：卷二52，卷四19.

[3]俞根初等.重订通俗伤寒论［M］.上海：上海科学技术出版社，1959：223，436.

[4]江瓘，魏之琇.名医类案（正续编）［M］.北京：中国中医药出版社，1996：293.

二十六、清阳下陷候

清阳下陷候，系上中清阳之气由虚而损，陷于下焦之证，是清阳虚证中深重之候。多由清阳不升候延误失治，清阳由虚弱不足以上升，渐至下陷而成。由于清阳之气不能提挈升举，脏腑之气亦随之下陷，故难康复。

诊断

病名：[中医]虚胀，吐利，久泻，崩漏，便血，血痢，血淋，后重，癃闭。[西医]慢性结肠炎，功能失调性子宫出血，慢性肾盂肾炎。

证名：肺脾阳虚证，脾肾阳虚证。

病位：肺脾，脾肾。

病因：阳虚。

病机状态：虚损。常由清阳不升候延误失治，清阳之气虚弱不复，由虚致损，不唯不足升举，反而陷于下焦，清不升则浊不降，反而逆于上，而成虚损轻证。

1.清阳不升候＋气机下陷＋气机不宣－清空失养－经脉失养

2.阳气不振──→阳气不和──→气机不升──→气机不宣

　　　　　　　　　　　　　　　　↓　　　　　　　↓

　　　　　　　　　　　气机下陷──→气机不降

图2-5-142　清阳下陷候病机结构式示意图

病形：虚（陷）损；　　　**病层**：里；　　　**病态**：静；

病性：阴；　　　　　　　**病质**：虚；　　　**病势**：重，深，缓。

证象组合：阳虚＋气陷

主症：【阳气不振】症象：①面白。②恶寒。③畏食冷物。④日渐憔悴。舌象：舌质暗淡。脉象：脉虚细缓。

　　　　【气机不升】症象：①倦卧。②上午病剧，或午后病剧。

　　　　【气机下陷】症象：①肚腹喜按。②虚坐努责。③尿闭腹满。④阴脱、阴吹。⑤脱肛。⑥负重烦劳则病发。⑦卧则减，劳则甚。

副症：【阳气不和】症象：①潮热如瘵，日出气暄而热，天阴气凉则缓。②下体发热。③手心独热。

宾症：【气机不宣】症象：胸闷短气。

　　　　【气机不降】症象：①咳。②呕恶。

临床以下陷症象明显，为诊断主要依据，若能同时见到阳虚与不升等症象，即可确诊为本候。

鉴别诊断

清阳下陷候－气机下陷－气机不宣＋清空失养＋经脉失养＝清阳不升候

　　　　　├──－阳气不振＋气虚失充－阳气不和＝清气下陷候

　　　　　└──－气机不升－阳气不和＋腠理不宣＋气机不利＝清阳虚陷候

图2-5-143　清阳下陷候鉴别式示意图

清阳下陷候系阳气虚弱，陷于下焦之候；清阳不升候则为阳虚不足上举外达之证；清气下陷候为气虚下陷，尚未至阳虚；清阳虚陷候为阳虚表邪内陷之证，属虚实夹杂。

传变预测

清阳下陷候－气机下陷－气机不宣＋清空失养＋经脉失养→清阳不升候

　　　　　├──－阳气不振＋气虚失充－阳气不和→清气下陷候

　　　　　└──－气机下陷＋清空失养＋清窍不利→清气不升候

图2-5-144　清阳下陷候传变式示意图

清阳下陷候温补得法，下陷既举，但仍不能上升，可转轻为清阳不升候；或阳气虽复，下陷未除，则转为清气下陷候；或阳复陷除，而气未充，不足以上升，则转为清气不升候。然皆为转轻转浅之变。

辨证

定位：参照清阳不升候。

定性：阳虚。

定量：①轻：大泻，肚腹喜按。②中：虚坐努责，阴吹。③重：脱肛，阴脱。

论治：当温补阳气，兼以升提下陷，从缓调治。

1.**随机立法**：清阳下陷候，其病机为阳气虚弱，不足以升举而反下陷，故其治则应以温补阳气为主，兼以升提，使阳气回复，则下陷之气，可渐渐升举，清阳上行，然后浊阴自降。此其大法。然病入损门，难求速效。

2.**随位立法**：参照清阳不升候。

3.**随因立法**：参照清阳不升候。

4.**随症立法**：清阳之气下陷，久而不愈，每见下陷气结，如坠疝、阴吹、阴脱、脘腹胀满等，如纯从温升，每难见效，常于温补升举之外，兼以行气调气之品，如木香、枳壳、青皮、橘核、陈皮之类，使陷气行动，然后可以缓缓升举。

方证：补中益气汤加附子证。

考证：清阳下陷候，通称：中阳下陷，阳陷入阴，宗气下陷，清气下陷。

吴鞠通说："饮家阴吹，脉弦而迟，不得固执《金匮》法，当反用之，橘半桂苓枳姜汤主之……以愈为度。愈后，以温中补脾，使饮不聚为要。其下焦虚寒者，温下焦。肥人用温燥法；瘦人用温平法。"[1]**李用粹**说："阳郁发热，由劳役饥饱失宜，其潮热宛类瘵疾，日出气暄则热，天阴夜凉即缓，六脉弦数，宜补中益气汤加地骨皮，或逍遥散。"[2]

如**朱丹溪**治劳力感寒，服参苏饮，汗大出而热不退，脉洪数而左甚，谷道虚坐努责，进痛如痢，予参、芪、归、术、甘草、陈皮、附片，肉汁粥、苁蓉粥，浓煎椒葱汤浸下体。面白尿闭，腹满闷，但仰卧则点滴而出，此补药未至，倍参、芪，两日小便通，又服药半月而安[3]。亦如**齐有堂**治腹中急痛，恶寒厥逆，呕吐下利，脉微涩，以四逆汤，依然，作泄无度，然多空坐，胀异常，前阴出一物，大如柚子，想是尿脬。隔姜灸百会三壮，脬收，以四逆汤加黄芪、白术，二剂愈[3]。

又如**叶天士**治阳虚体质，食入不化，饮酒厚味即泻，而肠血未止。盖阳微健运失职，酒食气蒸湿聚，脾阳清阳日陷矣，当从谦甫先生法[4]。**雷少逸**治腹痛即坠，坠则欲便，下利皆赤，脉右缓怠而迟，左细小而涩，舌无荣，苔白薄，此脾土虚寒，寒湿窃据，阴络之血，得寒而凝，凝则气机不行，清气不升而陷，补中益气汤加炮姜、附片，二帖遂中病矣。后用皆参、芪、术、附为君，约半月而愈[5]。

编者按：清阳下陷候、清阳不升候，与清气下陷候、清气不升候，四者病机基本相同，均系上中阳气升举无力所致，但有浅深与上下不同。以气虚较浅，而阳虚则深。不升则上部失养，故以上部见症为主；下陷则气陷于下，故以下部见症为主。因而其治则，四者均当以温补上中阳气，助其升举为法。唯清气虚者，补益其气即可，而清阳虚者，补气更当兼助其阳。不升者，伍以升提，即可助其升举；下陷者必兼调气之品，以活泼气机，使下陷之气得以流动，以利其上升。如下陷既久，有滑脱之势者，亦可略佐收涩，以防其下流。此四候之所以同中有异。

引用文献

［1］吴鞠通.温病条辨［M］.福州：福建科学技术出版社，2010：127.

［2］李用粹.中华医书集成·证治汇补［M］.北京：中医古籍出版社，1999：67.

［3］徐衡之，姚若琴.宋元明清名医类案［M］.长沙：湖南科学技术出版社，2006：34，406.

［4］叶天士.临证指南医案［M］.上海：上海卫生出版社，1958：377.

［5］雷丰.时病论［M］.北京：人民卫生出版社，1964：51.

第三节　枢机病候

枢机为清阳之气升降出入之转枢的门户机栝，为外邪转入转出之要道，古人称为半表半里之处，所见证候亦统称为半表半里之证。仲景所谓半在外，半在里，既有表，复有里之证。故其所见皆为表里夹杂之候。又以其邪正混处，故多实证，或虚实夹杂之证，而无单纯虚证。邪未入里，有待化热，故仅有阴证与阴阳错杂之证，而无单纯阳证。

表2-5-3　枢机诸候系统表

性质		病态	候名	主证	副证	宾证
实	寒	郁遏	枢机郁遏候	阳气不和 腠理不调	清空不宣 气机失宣	气机失降
		郁滞	枢机郁滞候	阳气不和 腠理不调	气机失降 气机失宣	清空不宣
	夹热	郁蒸	枢机郁蒸候	阳气不和 腠理不调 津气蕴蒸	气机失宣 气机失降	清空不宁
		郁炽	枢机郁炽候	阳气不和 腠理不调 津气蕴炽	气机失降 气机失宣	清空不宁
		郁结	枢机郁结候	阳气不和 腠理不调 津气蕴炽	气机郁结 气机失降	清空不宁
虚	夹实	虚蒸	枢机虚蒸候	阳气不和 腠理不调	津气蕴蒸 气虚失充	气机失宣 气机失降
		虚郁	枢机虚郁候	阳气不和 腠理不调	气机失宣 气虚失充	气机失降

枢机诸候是以枢机郁遏候之症象组合为基础结构，即以"阳气不和+腠理不调+气机失宣降+空窍"为基本结构形式，尤以阳气不和与腠理不调为必具之主症。

枢机郁遏候+气虚失充=枢机虚郁候

└─ +气机不利=枢机郁滞候

├─ +津气蕴蒸=枢机郁蒸候+气虚失充=枢机虚蒸候

└─ +津气蕴炽=枢机郁炽候+气机郁结=枢机郁结候

图2-5-145　枢机诸候结构图

一、枢机郁遏候

枢机郁遏候，为邪气郁遏清阳转运之枢机，以致转枢失调之轻证，由外邪由表入里，引动里邪或内邪欲出表外达，郁遏枢机，致邪气欲入不入，或里邪欲达不达而成。

诊断

病名：[中医]太少合病，少阳经证，风伤厥阴，湿温，伏暑挟寒，牡疟，牝疟，风疟，湿疟，疟痢，痰疟。[西医]大叶性肺炎。

证名：胆胃风寒证，胆胃寒热证，胆胃寒湿证，胆胃湿热证，胆胃湿痰证。

病位：胆胃。

病因：风寒，寒热，寒湿，湿热，湿痰。

病机状态：郁遏。邪气郁遏清阳转运枢机，以致转枢失调，表邪欲入不入，里邪欲达不达，清阳升降失调。

1.清阳郁遏候－阳气不宣+阳气不和－腠理不宣+腠理不调－清窍不宣－经气不宣

2.阳气不和──→清空不宣──→气机不宣

　　　↓　　　　　↓

　　腠理不调　　　气机不降

图2-5-146　枢机郁遏候病机结构式示意图

病形：郁遏；　　**病层：**表重于里；　　**病态：**静；

病性：阴；　　　**病质：**实；　　　　　**病势：**轻，深，缓。

证象组合：不和+气郁+表郁

主症【阳气不和】症象：①微恶寒。②但寒。③手足温。④肢节烦痛。⑤头汗出。⑥口渴。⑦心烦。**舌象：**舌苔白滑。**脉象：**脉沉细。

**　　　　【腠理不调】症象：**①寒热往来。②身热恶风。

副症【清空不宣】症象：颈项强。

**　　　　【气机不宣】症象：**①心下支结。②胸胁满。

宾症【气机不降】症象：①微呕。②呕吐。

临床以主症显明，亦为诊断依据。

鉴别诊断

枢机郁遏候－阳气不和+阳气不宣－腠理不调+腠理不宣－清空不宣－经气不宣=清阳郁遏候

└─ +气机不利=枢机郁滞候

图2-5-147　枢机郁遏候鉴别式示意图

枢机郁遏候仅有为阳气与腠理不调和之象，而清阳郁遏候却有明显阳郁、表郁之象；枢机郁滞候病邪偏重于里，而本候偏重于表，故以气机郁滞为主要鉴别点。

传变预测

枢机郁遏候+气机不利→枢机郁滞候

├─ +津气蕴蒸→枢机郁蒸候

│　└─ +气虚不充→枢机虚蒸候

└─ +气虚不充→枢机虚郁候

图2-5-148　枢机郁遏候传变式示意图

枢机郁遏候延误失治，表邪入里，与里邪相搏，可转为枢机郁滞候；如里邪化热，则可转为枢机郁蒸候；如兼气分不足，又可转为枢机虚蒸候。枢机郁遏候如过投疏利，损伤元气，亦可转为枢机虚郁候。

辨证

定位：胆：胁痛呕苦；肝：头汗手足冷，呕吐，脉沉细；胃：心下支满，呕恶。

定性：风寒：恶寒无汗，身热恶风，颈项强，支节烦疼；寒湿：寒多热少，小便不利，但头汗出；湿热：午后寒热，口苦，舌苔黄腻，脉弦数；湿痰：脘闷胸痞，呕恶痰涎。

定量：①轻：微寒发热，身热恶风，脉浮弦。②中：恶寒发热往来，脉弦紧。③重：寒重热轻，寒多热少，但寒不热，脉沉细。

论治：疏利以助其转枢，使郁邪内外分解。然本候偏重于表，因而宜兼达表，使郁邪从表而解。

1. 随机立法：枢机郁遏候，其主体病机在于阴邪郁遏，枢机不调，内则清阳之气不和，外则腠理开合失调，故其治则在于宣疏郁遏，以和阳气，使郁邪转出于外，然后转枢自如，气自宣降，表里调和而解。

2. 随位立法：病在于胆，宜疏利胆气，兼清降胆中相火；病在于肝，宜疏利肝气，兼和肝阴；病在于胃，宜疏利胃气，兼以温和胃阳。

3. 随因立法：因于风寒者，宜疏利兼温通散邪；因于寒湿者，宜疏利兼温燥以散寒除湿；因于湿热者，宜和解宣化兼淡渗；因于湿痰者，宜燥湿化痰，宣降气机。

4. 随症立法：邪偏于表，表证显著者，当兼以宣通卫阳以解表，如桂枝、防风、羌活之类。

方证：柴胡桂枝汤证、小柴胡汤证、柴胡桂枝干姜汤证、柴胡枳桔汤证、加味胃苓散证、马鞭草汤证。

考证：《素问·六节藏象论》云："凡十一脏，取决于胆也。"少阳为人体阴阳气机升降出入开合的枢机，因"血弱气尽，腠理开，邪气因入，与正气相搏，结于胁下"（《伤寒论》97条），枢机不利，阳气郁遏。"枢机郁遏"一词可见于《王氏医案绎注》卷三。枢机郁遏候，通称：少阳偏表证，厥阴伤风，太少合病，太阳寒湿，邪留募原。

仲景曰："伤寒五六日中风，往来寒热，胸胁苦满，嘿嘿不欲饮食，心烦喜呕。"（《伤寒论》96条）"伤寒四五日，身热恶风，颈项强，胁下满，手足温而渴者，小柴胡汤主之。"（《伤寒论》99条）"伤寒六七日，发热，微恶寒，支节烦疼，微呕，心下支结，外证未去者，柴胡桂枝汤主之。"（《伤寒论》146条）"本太阳病不解，转入少阳者，胁下硬满，干呕不能食，往来寒热，尚未吐下，脉沉紧者，与小柴胡汤。"（《伤寒论》266条）"柴胡桂姜汤，治疟寒多微有热，或但寒不热。"（《金匮要略·疟病脉证并治》）

俞根初说："邪传少阳经证，寒热往来，而头角痛，耳聋目眩，胸胁满疼，舌苔白滑，或舌尖苔白，或单边白，或两边白，脉右弦滑，左弦而浮大，此邪郁腠理，逆于上焦，少阳经病偏于半表之证也，法当和解兼表，柴胡枳桔汤主之。"[1]"若伏暑重感冷风而发者，初起寒多热少，肢冷胁痛，渴喜热饮，饮即吐涎，继则寒热并重，或寒轻热重，舌苔白滑，略兼黄色，或灰腻色……若右浮缓而滑，左沉弦而迟，《金匮》所谓寒多者，名曰牡疟，《外台》改为牝疟是也……宜先与柴胡桂姜汤和解温透，服后表寒去，而伏暑外溃，热重寒轻者，则以新加木贼煎清泄之，或用蒿芩清胆汤凉解之。"[1] **姚国美说：**"厥阴伤风，发热而呕，证似少阳，但脉必沉细，仍以小柴胡汤导其由阴出阳。"[2]

编者按：枢机郁遏候，寒湿郁遏胆胃阳气，致上焦清阳失展，枢机转枢不利。如**仲景**云："伤寒五六日，已发汗而复下之，胸胁满微结，小便不利，渴而不呕，但头汗出，往来寒热，心烦者，此为未解也，柴胡桂枝干姜汤主之。"（《伤寒论》147条）当疏利枢机，清降木火，但更当佐以通阳达表，以和解表里。

引用文献

［1］俞根初等.重订通俗伤寒论［M］.上海：上海科学技术出版社，1959：182，219.

［2］姚国美.姚国美医学讲义合编［M］.北京：人民卫生出版社，2009：145.

二、枢机郁滞候

枢机郁滞候为里重于表之证，由外邪入里，或里邪出表，郁滞清阳之枢机，致转枢不利，升降出入之机失司，风寒湿痰饮气瘀等阴邪滞于里，不得外达，故难速效，甚至缠绵。

诊断

病名：［中医］夹气伤寒，温疫，湿温，暑湿，秽湿，寒疟，湿疟，暑疟，郁疟，痰疟，食疟，痎疟，间日疟，少腹痛，奔豚，热入血室，食积发热，虫痛。［西医］胆道感染，胆道蛔虫病，登革热，成人斯蒂尔病。

证名：胆胃风寒证，胆胃寒湿证，胆胃湿热证，肝胃湿热证，胆胃暑湿证，胆胃湿痰证，肺胃热痰证，胆胃热痰证，肝胃水饮证，胆胃食滞证，肝脾食滞证，胆胃虫积证，肝胆气瘀证，肝胃瘀热证。

病位：胆胃，肝胃，肝胆，肝脾，肺胃。

病因：风寒，寒湿，湿热，暑湿，湿痰，热痰，水饮，食滞，虫积，瘀热，气瘀。

病机状态：郁滞。由表邪入里，或里邪出表，郁滞枢机，致转枢不利，清阳升降出入之机失司，内则阳气不和，外则腠理不宣调，邪气欲达不达，迟滞于上中二焦。

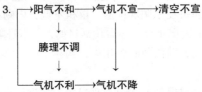

1.清阳郁滞候－阳气不宣＋阳气不和－腠理不宣＋腠理不调－清窍不宣

2.枢机郁遏候＋气机不利

图2-5-149　枢机郁滞候病机结构式示意图

病形：郁滞；　　**病层**：里重于表；　　**病态**：静；

病性：阴；　　**病质**：实；　　**病势**：重，深，缓。

证象组合：不和＋表郁＋气滞＋气郁

主症：【阳气不和】症象：①形神疲乏。②心下悸。③心烦。④身重嗜卧。⑤心中懊侬。⑥背寒。⑦口渴。⑧胸背拘束。⑨四肢麻痹。⑩谵语。脉象：①脉弦紧。②脉沉紧。③脉迟浮细。

【腠理不调】症象：①往来寒热如疟状，疟来日晏。②多汗。脉象：①脉浮滑。②脉弦滑。

【气机不利】症象：①胸胁满痛。②闷。③胁下硬满。④腹痛，小腹满痛。⑤便溏或泄。⑥如结胸状。

副症：【气机不降】症象：①得食则呕。②气喘而粗。③气上冲胸。④喜呕。⑤干呕。⑥吞酸嗳腐。⑦噫气。

【气机不宣】症象：①不思食。②默默不欲食。③咳痰不爽。④口中黏腻，脘闷。

宾症：【清空不宣】症象：①两头角痛。②目眩。③耳聋。

临床以腠理不调之寒热往来，与气机不利之胸胁、少腹满痛为主要见症，亦为诊断依据。

鉴别诊断

枢机郁滞候－阳气不和＋阳气不宣－腠理不调＋腠理不宣＋清窍不宣＝清阳郁滞候

└─－气机不利＝枢机郁遏候

└─＋气机郁结＋津气蕴炽＝枢机郁结候

图2-5-150　枢机郁滞候鉴别式示意图

枢机郁滞候仅为表里阳气不和，邪滞上中，而清阳郁滞候则为表里阳气郁滞。枢机郁滞候病邪偏于里滞，而枢机郁遏候偏于表郁，枢机郁结候则为郁滞之邪化火内结。各自不同。

传变预测

枢机郁滞候－气机不利→枢机郁遏候

├─＋津气蕴蒸→枢机郁蒸候

├─＋津气蕴炽＋气机郁结→枢机郁结候

└─＋气机不充→枢机虚郁候

图2-5-151　枢机郁滞候传变式示意图

枢机郁滞候若与疏利，郁滞虽除，邪渐达表，可转为枢机郁遏候；如郁邪化热，则可转为枢机郁蒸候；如延误失治，郁滞化火内结，则可转重为枢机郁结候；如疏利太过，损伤元气，则转为枢机虚郁候。

辨证

定位：胆：胸胁痛满，口苦；肝：胁胀满痛，少腹胀痛；胃：胸脘痞满；脾：腹满痛，便溏或泄；肺：胸满咳痰。

定性：风寒：头角痛，目眩耳聋，苔白灰，脉紧弦；湿热：口中黏腻，心中懊侬，胸痞，小便短赤，苔如积粉；寒湿：寒热往来，不渴，胁腹痛，苔白滑；痰：咳喘，气上冲胸，背寒，咯痰，呕恶多痰，苔白滑腻；饮：心下悸，喜呕，气上冲胸；瘀：经期发病，经水少涩，小腹满痛，胸胁满如结胸状；食：吞酸嗳腐，噫气恶食。

定量： ①轻：痞满，窜痛，饮食则呕。②中：满痛，喜呕。③重：结痛，呕逆。

论治： 疏利郁滞之邪，助其转枢，使清阳之气出入自如，然后托邪外出，或从表解，或从里除。

1. 随机立法： 枢机郁滞候为实邪郁滞清阳升降出入之枢机，以致转枢不利，邪不外达，故其治法应以疏利郁滞之邪为主，以利转枢，枢机一转，则蕴伏之邪，即可渐渐转出，由膜原走中道而解，或表里双解。

2. 随位立法： 病在于胆，宜疏利胆气为主；病在于肝，宜疏利肝气为主；病在于胃，兼疏利胃气；病在于脾，兼疏利中焦；病在于肺，宜宣降肺气为主。

3. 随因立法： 因于风寒，宜兼温散；因于湿热，宜苦辛开泄；因于湿痰，宜燥湿化痰；因于热痰，宜清热化痰；因于饮，宜温燥兼以淡渗；因于食，宜温和兼以消导；因于瘀，宜疏利兼以化瘀。

4. 随症立法： 疏利气机，以柴胡、枳壳、桔梗为主，胸痛加瓜蒌、郁金；胁痛加赤芍、青皮、片姜黄；脘疼加草果、枳实、青皮；少腹痛加川楝、橘核、延胡索。

方证： 柴胡枳桔汤证、柴胡陷胸汤证、柴胡达原饮证、奔豚汤证、椒桂汤证、柴胡温胆汤证、清脾饮证、柴平汤证、加减小柴胡汤证、柴芩双解汤证、清脾饮证、除疟胜金丸证、小柴胡汤合截疟七宝饮证。

考证： 枢机郁滞候，通称：少阳偏里证，膜原伏邪，邪遏膜原，痰阻膜原，痰踞肺胃，热入血室，厥气失疏，络瘀在肝。

仲景曰："奔豚，气上冲胸，腹痛，往来寒热，奔豚汤主之。"（《金匮要略·奔豚气病脉证治》）"太阳病，十日以去，脉浮细而嗜卧者，外已解也。设胸满胁痛者，与小柴胡汤。脉但浮者，与麻黄汤。"（《伤寒论》37条）"妇人中风，发热恶寒，经水适来，得之七八日，热除而脉迟身凉，胸胁下满，如结胸状，谵语者，此为热入血室也，当刺期门，随其实而取之。"（《伤寒论》143条）"妇人中风，七八日续得寒热，发作有时，经水适断者，此为热入血室，其血必结，故使如疟状，发作有时，小柴胡汤主之。"（《伤寒论》144条）

俞根初说："痰疟……痰阻膜原者，初起胸膈痞满，心烦懊侬，头眩口腻，咯痰不爽，间日发疟，舌苔粗如积粉，扪之糙涩，脉弦而滑……先与柴胡达原饮和解三焦，继与大柴胡汤加槟榔9g，和解兼下，痰除则疟自止。"[1]"食疟，饮食不节，饥饱不常，胃气受伤而成，恣食瓜果油腻者独多，胸满腹痛，嗳腐吞酸，噫气恶食，食即呕逆，寒热交作，舌苔白腻而厚，或黄厚而腻，脉右紧盛，或滑而有力……当分缓急轻重，势缓而轻者，只须柴平汤加莱菔子6g拌炒春砂仁2.4g，小青皮3g，和解兼消……疟仍不止，则用大橘皮汤温化之。湿已化热者，则用增减黄连泻心汤清泄之。"[1]"（郁疟）初病气郁，久必络瘀，甚则累及阳维，皆能酿变疟状。寒热如疟，发作有时，胸满胁痛，至夜尤甚，少腹胀满，便溏不爽，舌色紫暗而润，或舌边紫，而苔糙白，脉左弦而涩，弦为气郁，涩则血结，此络瘀在肝，肝病善作寒热也。初与清肝达郁汤疏其气，继以小柴胡汤通其瘀，气血调畅，寒热自除，终用四物绛覆汤养血濡络以善其后。"[1]

雷少逸说："湿疟之证，因于久受阴湿，湿气伏于太阴，偶有所触而发，发则恶寒而不甚热，脉象缓钝而不弦，一身尽痛而有汗，手足沉重，呕逆胀满者是也……宜宣透膜原法，使其邪化疟除……所有断截之法，不宜早用，用之则非变膨胀，即成疟母之疴。"[3] **吴鞠通说：**"暴感寒湿成疝，寒热往来，脉弦反数，舌白滑，或无苔，不渴，当脐痛，或胁下痛，椒桂汤主之。"[3]

编者按： 枢机郁滞候，系风寒由表入里，郁遏上焦，清阳之气不展，或直行中道，滞于募原，或饥饱失常，食滞中脘，郁遏清阳，或由血室直入于肝，挟血化热，致枢机转枢不利，外则阳气失和，腠理开合失度，内则血瘀气滞，宣降失常。**叶天士说：**"若本经血结自甚，必少腹满痛，身体亦重，身之侧旁气痹，及胸背拘束不遂，轻者刺期门，重者小柴胡汤去甘药，加延胡、归尾、桃仁，挟寒加肉桂心，气滞加香附、陈皮、枳壳等。"[4]

引用文献

[1] 俞根初等. 重订通俗伤寒论 [M]. 上海：上海科学技术出版社，1959：220，221，224.

[2] 雷丰. 时病论 [M]. 北京：人民卫生出版社，1964：80.

[3] 吴鞠通. 温病条辨 [M]. 福州：福建科学技术出版社，2010：128.

[4] 叶天士. 临证指南医案 [M]. 上海：上海卫生出版社，1958：642.

三、枢机郁蒸候

枢机郁蒸候，系阴邪郁遏枢机，兼有内热郁蒸，不得宣达之候，为枢机寒热错杂之轻证。或由外邪入里，或里邪郁遏，枢机失转，邪郁化热，不得透发而成。可由枢机郁遏候转来。

诊断

病名：[**中医**] 伤寒，少阳中风，伤寒少阳证，风温挟湿，伏邪挟痰，伏暑，湿温，少阳疟，温疟，暑疟，暑湿脾疟，间日疟，伏暑阴疟，伏暑胎疟，风疟，类疟。[**西医**] 流行性乙型脑炎，肝炎。

证名：**胆胃寒热证，胆胃湿热证，胆胃寒火证，肝胆郁火证**，肺胃热痰证，胆胃痰热证，**肝胃瘀热证**。

病位：胆胃，肝胃，肝胆，肺胃。

病因：寒热，寒火，郁火，湿热，热痰，瘀热。

病机状态：郁蒸。由邪郁清阳出入之枢机，致转枢不利，邪不得达，郁热内蒸，阳气不和，外则腠理不调，内则宣降失司而成。

1. 枢机郁遏候＋津气蕴蒸－清空不宣＋清空不宁
2. 阳气不和————气机不宣
      ↓   ↓
  腠理不调   气机不降
         ＋
 津气蕴蒸————→清空不宁

图 2-5-152　枢机郁蒸候病机结构式示意图

病形：郁蒸；　　　**病层**：里重于表；　　　**病态**：静中有动；

病性：阴中有阳；　　**病质**：实；　　　　　**病势**：深，轻，缓。

证象组合：不和＋表郁＋气郁＋气蒸

主症：【**阳气不和**】症象：①寒则霍乱。②一身筋挛。③指头冷。④手足乍温乍冷。⑤头项强。**脉象**：脉沉弦。

　　　　【**腠理不调**】症象：①往来寒热。②合目则汗。③恶风身热。

　　　　【**津气蕴蒸**】症象：①胸中烦。②心烦。③热则烦渴。④汗出气秒。⑤鼻干口燥。⑥小便短赤。⑦大便泻利。⑧下血谵语。

副症：【**气机不宣**】症象：①胸胁苦满。②默默不欲饮食。③咳。④胸闷。⑤胸胁痛。

　　　　【**气机不降**】症象：①喜呕。②恶心。

宾症：【**清空不宁**】症象：①头痛如破。②耳聋目赤。

临床以腠理不调、寒热往来与气失宣降等症象明显，但必须同见郁热内蒸之症象，方可确诊为郁蒸。

鉴别诊断

枢机郁蒸候－阳气不和－腠理不和＋腠理不宣－气机不宣＋清窍不利＝**清气郁蒸候**
└── －阳气不和＋阳气不宣－腠理不和＋腠理不宣－清空不宁＋清空、清窍不宣＝**清阳郁蒸候**
　　　└── ＋津液消灼＋清窍不利＝**津气郁蒸候**

图 2-5-153　枢机郁蒸候鉴别式示意图

枢机郁蒸候系由阳气失和致腠理开合失调，兼郁热内蒸；而清气郁蒸候系表郁、气郁，兼郁热内蒸之候；清阳郁蒸候为表里阳气郁遏兼郁热内蒸；津气郁蒸候则系热邪内蒸气分，消灼津液，兼有阳气郁遏之里热证。各自不同。

传变预测

枢机郁蒸候－津气蕴蒸＋津气蕴炽→**枢机郁炽候**
└── ＋气机郁结→**枢机郁结候**
　└── ＋气虚不充→**枢机虚蒸候**
　　└── －津气蕴蒸→**枢机虚郁候**

图 2-5-154　枢机郁蒸候传变式示意图

枢机郁蒸候延误失治，郁热化火，可转为枢机郁炽候；若更失治，热结在里，则转为枢机郁结候；如过投疏利，或其人素体气弱，可转成枢机虚蒸候；或过投苦寒，郁热虽退，而元气已虚，则可转成枢机虚郁候。

辨证

定位：胆：口苦耳聋，胸胁满痛；肝：目赤，胁满痛；胃：烦躁口渴，喜呕，脘闷。

定性：寒：寒则震战，头项强，恶风；湿：渴不喜饮，胸满；痰：胸闷呕恶；气：胸胁满痛；瘀：漱水不欲咽，经行涩少。

定量：①轻：恶风身热，耳聋，胸中烦。②中：寒热往来，目赤，烦渴。③重：寒则震战，热则烦渴，头痛如破，谵语。

论治：以疏利枢机为主，兼以清降郁热。

1. **随机立法**：枢机郁蒸候，其病机结构为"枢机郁遏"加"郁热内蒸"，故其治则应以疏利枢机为主，兼清降郁热，然其主体病机在于阳气不和，故调和阳气，即可通达表里，郁遏之邪，始得分解。

2. **随位立法**：病在于胆，宜疏利胆气，兼清降胆中相火；病在于肝，宜疏利肝气为主；病关于胃，宜和胃阳。

3. **随因立法**：郁热宜清透兼降；寒郁宜兼辛温；湿郁者宜兼苦燥、芳化淡渗；痰郁宜燥湿化痰；气郁宜疏利气机；瘀郁宜清热消瘀。

4. **随症立法**：仲景于小柴胡汤项下，随症加减，如咳加干姜、五味子，渴去半夏加栝楼根之类。

方证：小柴胡汤证、麻石抒阳汤证、柴芩双解汤证、小柴胡汤合达原饮证、大柴胡汤证、清肝达郁汤证、加味四逆散证、清室汤证、导热汤证。

考证：枢机郁蒸候，邪热凝聚和蒸腾于少阳，通称：少阳本病，厥阴经证，三阳合病，少阳阳明，少阳半表半里，邪在少阳，邪踞少阳，膜原伏暑，热入血室，痰湿内蕴。

仲景曰："伤寒五六日，中风，往来寒热，胸胁苦满，嘿嘿不欲饮食，心烦喜呕，或胸中烦而不呕，或渴，或腹中痛，或胁下痞硬，或心下悸，小便不利，或不渴，身有微热，或咳者，小柴胡汤主之。"（《伤寒论》96条）"少阳之为病，口苦，咽干，目眩也。"（《伤寒论》263条）"伤寒中风，有柴胡汤证，但见一症便是，不必悉具。凡柴胡汤病证而下之，若柴胡汤证不罢者，复与柴胡汤，必蒸蒸而振，却复发热汗出而解。"（《伤寒论》101条）"若心下满而硬痛者，此为结胸也，大陷胸汤主之。但满而不痛者，此为痞，柴胡不中与之，宜半夏泻心汤。"（《伤寒论》149条）"伤寒瘥以后，更发热，小柴胡汤主之。脉浮者，以汗解之；脉沉实者，以下解之。"（《伤寒论》394条）

吴坤安说："按往来寒热，虽为少阳本病，而所因有三：如少阳自受寒邪，阳气郁遏，初则不能发热恶寒，至五六日，郁热内发，与寒邪相争，则为往来寒热，一也；或太阳受寒，过五六日，余邪转属少阳，而为往来寒热，二也；或少阳自受风邪，即为往来寒热，三也。不得执定从太阳传来，其胸胁苦满，嘿嘿不欲饮食，心烦喜呕，此皆少阳本病也。"[1]"凡人腠理疏豁，风温之邪即能直入少阳，以少阳属木火，同气相感也。或由其人素有伏邪，因风寒外触，其邪直从内发，而出于少阳者，亦温病也。其症初起或见微寒，即发热不已，口苦目赤，胁痛胸满，渴而欲呕，脉来弦滑而数，舌苔白兼边红，或淡红色。此邪初发于少阳也，宜柴、芩、栀、丹、翘、薄清解之。"[1]

俞根初说："邪热传入厥阴经证。一身筋挛，寒热类疟，热重寒轻，头痛胁疼，耳聋目赤，轻则但指头冷，重则手足乍温乍冷，胸满而痛，舌紫苔黄，脉左弦滑，此阳经热邪传入足厥阴经标病也。法当清泄肝热，清肝达郁汤主之，或用四逆散加制香附6g，小川连2.4g，霜桑叶6g，童桑枝二尺（切寸酒炒），广郁金（磨汁两匙冲）等疏通之。"[2]

雷少逸说："暑疟者多因长夏纳凉，感受阴暑，暑汗不出，则邪遂伏于内，直达秋来，加冒凉气而发。先贤云：暑气内伏者，阳气也；秋凉外束者，阴邪也。新邪与卫气并居，则内合伏暑，故阴阳相搏而疟作矣。其证恶寒壮热，口渴引饮，脉来弦象，或洪或软，或着衣则烦，去衣则凛，肌肤无汗，必待汗出淋漓而热始退。治宜清营捍疟法……渴甚者，麦冬、花粉佐之。"[3]

编者按：枢机郁蒸候，属《伤寒论》之少阳本病。仲景明训："伤寒，脉弦细，头痛发热者，属少阳。少阳不可发汗，发汗则谵语。"（《伤寒论》265条）"少阳中风，两耳无所闻，目赤，胸中满而烦者，不可吐下，吐下则悸而惊。"（《伤寒论》264条）专主小柴胡汤和解兼清一法："伤寒五六日，呕而发热，柴胡汤证具，而以他药下之，柴胡证仍在者，复与柴胡汤，此虽已下之，不为逆，必蒸蒸而振，却发热汗出而解。"（《伤寒论》149条）即使"太阳病，过经十余日，反二三下之，后四五日，柴胡证仍在者，先与小柴胡。呕不止，心下急，郁郁微烦者，为未解也，与大柴胡汤，下之则愈。"（《伤寒论》103条）可见和解兼下之法，亦不可少，于和解清透之后，郁热仍不得除，渐结于里者，仍当借下法以除之。

引用文献

[1] 吴坤安. 伤寒指掌［M］. 上海：上海科学技术出版社，1959：卷一63，66.

[2] 俞根初等. 重订通俗伤寒论［M］. 上海：上海科学技术出版社，1959：189.

[3] 雷丰. 时病论［M］. 北京：人民卫生出版社，1964：78.

四、枢机郁炽候

枢机郁炽候，为阴邪郁遏枢机兼郁热化火之候，多由枢机郁蒸候失治，郁热不得宣透，久而化火所致。

诊断

病名：[中医]少阳阳明并病，春温，伏暑，间疟，暑疟，湿疟。[西医]流感，胃肠型感冒，鼻窦炎，急性胆囊炎，感染性休克。

证名：胆胃寒火证，胆胃湿火证，胆胃燥火证。

病位：胆胃。

病因：寒火，湿火，燥火，

病机状态：郁炽。由阴邪郁遏清阳出入之枢机，阳气不和，不得宣达于表里，郁热经久化火，郁炽于里，郁火上逆，气机失降，清空不宁而成。

1.枢机郁蒸候－津气蕴蒸＋津气蕴炽

2.阳气不和──→气机不降

   ↓   ↓

腠理不调   气机不宣

＋

津气蕴炽──→清空不宁

图2-5-155 枢机郁炽候病机结构式示意图

病形：郁炽；　　　**病层：**里重于表；　　　**病态：**静中动；

病性：阴中阳；　　**病质：**实；　　　**病势：**深，重，急。

证象组合：不和＋表郁＋气郁＋气炽

主症：【阳气不和】**症象：**恶寒无汗身痛。

　　　　【腠理不调】**症象：**①发热汗出。②往来寒热。

　　　　【津气蕴炽】**症象：**①发热汗出不解，日晡潮热。②口渴恶热。③心烦。④下利。⑤口苦。⑥神昏谵语。⑦尿赤。⑧便秘或溏臭。**脉象：**脉洪大而实。

副症：【气机不降】**症象：**①呕不止。②呕恶。

　　　　【气机不宣】**症象：**①心下痞硬。②胁痛。③膈闷。

宾症：【清空不宁】**症象：**①头痛。②耳聋。③目赤。

临床以津气蕴炽之火热症象明显，但必须同时有阳气不和、腠理开合失调之症象，方可确诊。

鉴别诊断

枢机郁炽候＋气机郁结＝**枢机郁结候**

└－阳气不和＋阳气不宣－腠理不调＋腠理不宣－清空不宁＋清空不宁＋清窍不利＝**清阳郁炽候**

└──－气机不宣、不降－清空不宁＋清窍不利＋津液消灼＋神志昏蒙＝**津气郁炽候**

图2-5-156 枢机郁炽候鉴别式示意图

枢机郁炽候为阳气不和，腠理不调，兼郁火内炽之候；清阳郁炽候则系表里阳气郁遏，兼郁火内炽之证；津气郁炽候为里热炽盛，致阳气郁遏之纯阳证。

传变预测

枢机郁炽候＋气机郁结→**枢机郁结候**

└──－津气蕴炽＋津气蕴蒸→**枢机郁蒸候**

│　　　　　└──＋气虚不充→**枢机虚蒸候**

└──＋气虚不充→**枢机虚郁候**

图2-5-157 枢机郁炽候传变式示意图

枢机郁炽候如延误失治，内火与糟粕互结，可转为枢机郁结候；如经治疗，火降而热不清，则可转轻为枢机郁蒸候；如清降损伤元气，则可转为枢机虚蒸候；如热虽清而气虚，则转为枢机虚郁候。

辨证

定位：胆：寒热往来，口苦，咽干；胃：发热，心烦，呕吐。

定性：寒火：恶寒无汗，壮热，心烦，舌红苔白；湿火：午后寒热，脘闷，腹满，便溏臭，苔黄厚腻；燥火：申酉热加，恶寒，汗出，便秘结，苔黄燥。

定量：①轻：寒热往来，心烦，下利。②中：恶寒无汗，口渴，溏臭。③重：身热汗出不解，恶热，便秘。

论治：当疏利枢机为主，兼以清降郁火，枢机得利，则郁火下行，炽热自清，表里调和，其病即解。

1.随机立法：枢机郁炽候病机为阴邪郁遏枢机，郁火内炽上逆，故其治则应以疏利枢机为主，兼以清降郁火，使转枢通利，则郁火自下，清阳之气自和，内外分解，表里调和而愈，不可一味清泄，致枢机愈郁，火愈不降。

2.随位立法：病在于胆，宜疏利胆气，兼以清降胆中相火；病在于胃，宜温和胃气，兼以降泄胃火。

3.随因立法：寒郁于外，宜兼辛温宣散；湿郁于外，宜兼苦辛温燥以开湿。然火炽于内，必以苦降清泄，方可解除内炽之势。

4.随症立法：郁火内炽，有便秘、便溏、便泄之象。下利泄泻是郁火自寻出路，郁火下行为顺候，只须用芩、连清解苦降，因势利导即可；便秘者，就必须用大黄清泄，使郁火下行；便溏而臭，虽通仍作不通论，清解不愈，仍当以泄热为宜。

方证：大柴胡汤证、柴芩双解汤证、柴芩清膈煎证、达原饮证、白虎承气陷胸汤合方证、加味栀子柏皮汤证。

考证：枢机郁炽候，通称：少阳阳明，三阳合病，邪伏膜原。

仲景曰："太阳病，过经十余日，反二三下之，后四五日，柴胡证仍在者，先与小柴胡。呕不止，心下急，郁郁微烦者，为未解也，与大柴胡汤，下之则愈。"（《伤寒论》103条）"伤寒发热，汗出不解，心中痞硬，呕吐而下利者，大柴胡主之。"（《伤寒论》165条）

俞根初说："若发热时，身痛无汗，发热时，口渴恶热，太阳表证未罢，阳明里证已急，则为少阳寒热之重证，柴芩双解汤主之。"[1]"膜原温邪，因春寒触动而发者……继即寒热类疟，口苦胁痛，甚则目赤耳聋，膈闷欲呕……舌红起刺，中黄薄腻，甚或边红中黄，间现黑点……外寒一解，即表里俱热，热结在里，法当苦辛开泄，柴芩清膈煎双解其表里之热。"[1]

《浙江中医学院学报》编辑部按："少阳阳明之春温症，昔人治春温热在少阳胆经，均以黄芩汤直清里热，但盛（循卿）师认为单用苦寒清热无透邪作用，且方中白芍不免有酸收之弊，故改用柴胡透邪泄热，加青蒿助柴胡透邪并清阴分伏热。午后壮热烦渴、尿赤汗出，为无形邪热充斥阳明胃肠，故以石膏清彻邪热，知母润燥养阴。"[2]

编者按：枢机郁炽候，其胆胃寒火多由外寒于外，火炽于内，胆胃湿火则为温暑蕴伏胆胃，湿邪郁遏，郁热化燥化火，木火不得发越，转枢不利，气失宣降，郁火内炽。其治则当宣疏胆胃之郁，清解其内炽之火，疏利枢机，开泄郁火，表里双解之法。**姚龙光**曰："极苦极辛之剂，以清降上焦，俾浊邪下行。"[3]**谢映庐**曰："表里两和，汗利热退身安。"[4]

引用文献

[1] 俞根初等.重订通俗伤寒论［M］.上海：上海科学技术出版社，1959：110，243.

[2] 本刊编辑部.壮心未与年俱老——访我院特邀顾问盛循卿主任医师［J］.浙江中医学院学报，1987，（2）：3.

[3] 徐衡之，姚若琴.宋元明清名医类案［M］.长沙：湖南科学技术出版社，2006：440.

[4] 谢映庐.谢映庐医案［M］.上海：上海科学技术出版社，1962：187.

五、枢机郁结候

枢机郁结候，为枢机郁遏兼火热结实于里之候，系枢机诸候中的里热实证。仍属外阴内阳之候，外有阴邪郁遏清阳出入之枢机，内有火热结于肠胃。多由枢机热证失治，由热化火，由火而结所致。

诊断

病名：[中医]少阳阳明并病，脘胁痛，太阴脾疟，食疟，疫痢，潮热，食积发热，悬饮。[西医]胆结石，胆囊炎，胆道蛔虫病，肝脓肿，细菌性痢疾，结核性胸膜炎。

证名：胆胃湿热证，**胆胃寒火证，胆胃湿火证，胆胃燥火证**，胆胃食滞证，**胆胃虫积证**，肝胃瘀热证，**胆胃痰瘀证**。

病位：胆胃，肝胃。

病因：湿热，寒火，湿火，燥火，食滞，虫积，瘀热，痰瘀。

病机状态：郁结。由阴邪郁遏清阳出入之枢机，致其失宣降转枢之常，郁火不得泄越，结于胃肠，与糟粕相搏而成燥结之证。

1.枢机郁炽候＋气机郁结

2.阳气不和──→腠理不调＋津气蕴炽──→气机郁结──┐
                                        ↓   ↓
                              气机不降──→清空不宁

图2-5-158　枢机郁结候病机结构式示意图

病形：郁结（燥结）；　　**病层：**里重于表；　　**病态：**静中动；
病性：阳重于阴；　　　　**病质：**实；　　　　　**病势：**深，重，急。
证象组合：不和＋表郁＋气郁＋气炽＋气结
主症：【阳气不和】**症象：**①冷时拥被犹寒。②两足厥冷。
　　　　【腠理不调】**症象：**往来寒热。
　　　　【津气蕴炽】**症象：**①身热谵语。②心烦懊恢。③口渴口苦。④下利。⑤便秘。⑥膈上如焚。⑦口臭，吐衄血。⑧尿赤。**舌象：**苔黄黑刺。**脉象：**脉洪、实、沉。
　　　　副症：【气机郁结】**症象：**①胸胁满痛。②日晡潮热。③心下痞硬。④腹满而痛。⑤大便不通。⑥小腹急结。
　　　　【气机不降】**症象：**呕吐。
　　　　宾症：【清空不宁】**症象：**①头痛。②耳聋。
临床以火炽郁结症象为主，但须同时有阳气不和与腠理失调之症象，始可定为本候。
鉴别诊断

枢机郁结候－腠理不调－阳气不和＋阳气不宣－气机不降＋气机冲逆＋热迫津泄＝**清阳郁结候**
　　　└─－阳气不和＋津液消灼＋神志昏蒙－气机不降＝**津气燥结候**
　　　　　└─－津气蕴炽＋津气蕴蒸＋清空不宁＋清窍不利＋气机不宣＝**津气蕴结候**

图2-5-159　枢机郁结候鉴别式示意图

枢机郁结候为阴邪郁遏机枢，火结于胃肠之候；而清阳郁结候则为阴邪与内热交结于上中之候；津气燥结候系阳火燥结于胃肠；津气蕴结候为燥热结于上焦。均系纯阳无阴之证。
传变预测

枢机郁结候－气机郁结－津气蕴炽＋津气蕴蒸→**枢机郁蒸候**
　　　　└────－气虚不充→**枢机虚蒸候**
　　└──－阳气不和－腠理不调＋津液消灼＋神志昏蒙－气机不降→**津气燥结候**

图2-5-160　枢机郁结候传变式示意图

枢机郁结候经过清泄之后，火结虽除，余热未清，可转为枢机郁蒸候；如因下而伤及元气，亦可转为枢机虚蒸候；如延误失治，火结内盛，伤及津液，蒙扰神明，系燥结而成津气燥结候，病传阳明胃肠。
辨证
定位：胆：胸胁胀满；肝：胁胀，小腹胀急痛；胃：脘腹胀痛。
定性：寒火：往来寒热，心下痞硬，胸脘郁闷；湿火：冷时拥被犹寒；燥火：热重寒轻，心烦懊恢，口苦口渴，腹满而痛，膈上如焚；食滞：脘腹刺痛，胀闷，脐腹痛；瘀热：寒热早轻暮重，漱水不欲咽，小腹急结。
定量：①轻：胸脘郁闷，泄泻，寒热往来，脉洪。②中：腹满而痛，便结，寒热夜甚，脉实。③重：脐腹胀痛，便闭，午后潮热，脉沉。
论治：应疏利枢机，兼以通结泄降，即和解兼下之法。稍缓灼伤津液，即可转入中焦，而成里实之证。
1.随机立法：枢机郁结候病机为"枢机郁遏＋郁火内结"，故其治则宜疏利枢机与通泄火结并用，枢机一转，郁遏可解，火结得通，则郁火可行。不可专行攻利。仲景论大柴胡证下利者，"知医以丸下之"，因下药不能疏利枢机，虽得通泄，郁遏无由而解。
2.随位立法：参照枢机郁炽候。
3.随因立法：寒火宜略兼温散；湿火宜兼温燥；燥火宜兼清凉；食滞宜兼消导；瘀热宜兼清导瘀热下行。
4.随症立法：郁火内结，总宜清泄通利，以导燥结。然有症见泻利者，古人称为热结旁流，虽"通"仍不通，仍当清热导结。如脐腹胀急作痛，则当急下。

方证：大柴胡汤证、柴胡加芒硝汤证、柴芩清膈煎证、和胃降逆消积方证、当归复元汤证、备急丸证、加味大柴胡汤证、清胆汤证、利胆汤证。

考证：**刘力红**说："太阳主开……不及则阳气郁而不达，内而不出，使少阳枢机郁结，转动不利，而发为少阳病变。"[1] 枢机郁结候，通称：少阳阳明，热结在里，阳明结热在里，热入血室，湿热蕴结肝胆，水饮痰瘀交阻，食疟化火。

仲景曰："伤寒十三日不解，胸胁满而呕，日晡所发潮热，已而微利，此本柴胡证，下之以不得利，今反利者，知医以丸药下之，此非其治也。潮热者，实也。先宜服小柴胡汤以解外，后以柴胡加芒硝汤主之。"（《伤寒论》104条）"伤寒十余日，热结在里，复往来寒热者，与大柴胡汤。但结胸，无大热者，此为水结在胸胁也。但头微汗出者，大陷胸汤主之。"（《伤寒论》136条）"伤寒瘥以后，更发热，小柴胡汤主之。脉浮者，以汗解之；脉沉实者，以下解之。"（《伤寒论》394条）

陈士铎说："两胁作痛，终年累月而不愈者，或时而少愈，时而作痛，病来之时，身发寒热，不思饮食，必须解其怒气，要在平肝。方用遣怒丹……或宣郁定痛汤。"[2] **吴坤安**说："伤寒汗出不解，十余日，结热在里，心下痞硬，呕吐下利，复往来寒热者，大柴胡汤主之。此热邪从少阳而结于阳明，故合治之。"[3] **姚国美**说："病有胁下胀满，难于转侧，甚则痛无定所，脉沉弦者，此三焦气郁，宜加味柴平汤助其转输。"[4]

俞根初说："少阳阳明，热结膈中，膈上如焚，寒热如疟，热重寒轻，心烦懊侬，口苦而渴，大便不通，腹满而痛，舌赤苔黄，脉右弦大而数，左弦数而搏。此仲景所谓误发汗而利小便，胃中燥烦而实，大便难是也。轻则和解，兼攻下法，大柴胡汤主之；重则攻里兼和解法，柴芩清膈煎主之。"[5]"（食疟）势急而重，脘腹刺痛胀闷者，必先用备急丸，或吐或泻以逐之，继与小柴胡汤益气以和解之。"[5]"若邪从火化，蒸痰壅气，轻则膈上如焚，心烦懊侬，寒热便闭者，用柴芩清膈煎攻其里以和解。"[5]

编者按：枢机郁结候与枢机郁炽候有轻重之不同，后者郁火内炽，尚未结实，前者则火热已结实于里，即吴坤安所云"结热在里，邪从少阳而结于阳明"。俞根初亦谓："少阳阳明，热结膈中。"故以攻下结热为主，亦即俞氏所主"轻则和解，兼攻下法，大柴胡汤主之；重则攻里兼和解法，柴芩清膈煎主之"之法。

引用文献

［1］刘力红.论开合枢机理在《伤寒论》中的运用［J］.广西中医药：1992，（2）：31.

［2］柳长华.陈士铎医学全书［M］.北京：中国中医药出版社，1999：738.

［3］吴坤安.伤寒指掌［M］.上海：上海科学技术出版社，1959：卷一60.

［4］姚国美.姚国美医学讲义合编［M］.北京：人民卫生出版社，2009：248.

［5］俞根初等.重订通俗伤寒论［M］.上海：上海科学技术出版社，1959：184，221，344.

六、枢机虚蒸候

枢机虚蒸候为枢机郁蒸兼气虚不足之证，为虚实夹杂之候，即仲景所谓"血弱气尽，腠理开，邪气因入"。或素禀气虚，或经汗下伤气，邪气仍郁于枢机，郁热仍蒸蕴于里，而成阴阳虚实错杂之证。

诊断

病名：[中医] 少阳半表半里证，伏暑挟湿，产后发热，经期发热，热入血室，脾阴虚疟。[西医] 不明原因发热。

证名：胆胃风热证，胆胃寒热证，胆胃湿热证，肝胃湿热证，肝脾湿热证，胆胃暑湿证。

病位：胆胃，肝脾，肝胃。

病因：风热，寒热，湿热，暑湿。

病机状态：虚蒸。由阴邪郁遏清阳之枢机，阳邪郁蒸于里，兼有元气不足，而成阴阳虚实夹杂之证。气虚无力转枢，枢机不利，郁热则无由而泄，三者相互关联。

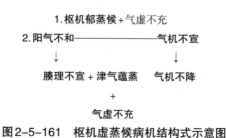

图2-5-161　枢机虚蒸候病机结构式示意图

病形：虚蒸（郁）；　　病层：里多于表；　　病态：静中有动；

病性：阴中有阳；　　病质：实中兼虚；　　病势：深，轻，缓。

证象组合：不和+气虚+表郁+气郁+气蒸

主症：【阳气不和】症象：①面青。②寒时欲热，饮反不渴。

【腠理不调】症象：寒热往来。

副症：【津气蕴蒸】症象：①头汗出。②口苦。③热时谵语。④口干。

【气虚不充】症象：①目眩。②神倦欲寐。③耳鸣。④倦怠懒言。⑤神气怯弱。⑥面白。⑦心悸。⑧肢软。舌象：舌淡苔少。脉象：脉虚细弱。

宾症：【气机不宣】症象：①胁痛。②腹痛肠鸣。

【气机不降】症象：①作呕。②呕吐清水或苦水。

临床以枢机郁遏之寒热往来、热蒸之象明显，但必须兼有气虚之象，方可确诊。

鉴别诊断

枢机虚蒸候−阳气不和−腠理不调=清气虚蒸候

└──+阳气不宣+阳气不振−津气蕴蒸+津气蕴炽=清阳郁炽候

图2-5-162　枢机虚蒸候鉴别式示意图

枢机虚蒸候系阴邪郁遏机枢兼气虚、郁热之证；而清气虚蒸候则系气郁热蒸兼气虚之证；清阳郁炽候则为阳郁热炽兼阳虚之候。各自不同。

传变预测

枢机虚蒸候−津气蕴蒸→枢机虚郁候

└──−气虚不充−津气蕴蒸+津气蕴炽→枢机郁炽候

图2-5-163　枢机虚蒸候传变式示意图

枢机虚蒸候过投清凉，内热虽除，郁遏不解，则转为枢机虚郁候；如过投温补，元气虽复，内热化火，则可转为枢机郁炽候。

辨证

定位、定性：参照枢机郁蒸候。

定量：①轻：倦怠懒言，肢软，寒热往来。②中：神气怯弱，欲寐，口苦口干。③重：目眩耳鸣，心悸，热时谵语。

论治：当以疏利枢机，清解郁热，补益元气，虚实寒热兼顾，所谓和解之法。

1.随机立法：枢机虚蒸候病机为"枢机郁遏+内热+气虚"，故其治则当以疏利枢机为主，兼以清热益气，虚实寒热兼顾。然补益元气，可助枢机以转枢，则郁遏可解，郁热可达，亦为关键一法。

2.随位立法、随因立法：参照枢机郁蒸候。

3.随症立法：如阴郁太甚，面青胁痛者，可倍柴胡，加吴茱萸通阳破阴，以疏利郁遏；如寒热发于夜，邪陷阴分，又当加首乌或鳖甲入阴垫托。

方证：小柴胡汤证、破假汤证、加味何人饮证、小柴胡汤合桂枝白虎汤证、逍遥散证、散疟汤证。

考证：枢机虚蒸候，虚而郁蒸，通称：少阳本病，少阳挟虚，少阳阳明合病。

仲景曰："血弱气尽，腠理开，邪气因入，与正气相搏，结于胁下。正邪分争，往来寒热，休作有时，嘿嘿不欲饮食。脏腑相连，其痛必下，邪高痛下，故使呕也。小柴胡汤主之。服柴胡汤已，渴者，属阳明，以法治之。"（《伤寒论》97条）

陈士铎说："冬月伤寒，发热口苦，头痛，饥不欲饮食，腹中时痛，人以为太阳之症也，谁知少阳之病乎……故太阳之症，往往多兼少阳同病者。然则，此症乃二经同感，而非传经之症也。治法似亦宜二经同治矣，而又不然，单治少阳而太阳之病自愈……此方即逍遥散之变方也。盖病在半表半里之间，逍遥散既解散表里之邪，而太阳膀胱之邪何能独留。"[1] 俞根初说："脾阴虚者，间日发疟，寒热自汗，发于未时者，至丑时而热退；发于丑时者，至未时而热退。面白神馁，声微气怯，心悸肢软，肌肉消瘦，口干不思饮，饮则呕水，腹痛肠鸣，舌质粗涩，苔灰而干，或舌心虽灰，无甚苔垢……右弦软细弱者，《内经》所谓病至善呕，呕已乃衰，足太阴之疟也……先与加味何人饮敛补法以截其疟，继与补阴益气煎滋补法，以复其阴。"[2]

编者按：枢机虚蒸候，系风热郁于胆胃，挟木火内蒸，更兼正气虚弱，为胆胃寒热证，即仲景所云"血弱气尽，腠理开，邪气因入，与正气相搏，结于胁下，正邪分争"。故亦称之为少阳本病。亦有因胆胃暑湿郁遏，枢机不利，日久化热伤气，熏蒸阳明所致者。故疏利枢机，以解其郁，清疏郁蒸，清解阳明，益气扶正，虚实兼顾是本候的治疗大法。

引用文献

［1］柳长华.陈士铎医学全书［M］.北京：中国中医药出版社，1999：701.

［2］俞根初等.重订通俗伤寒论［M］.上海：上海科学技术出版社，1959：222.

七、枢机虚郁候

枢机虚郁候系枢机郁遏兼气虚不足之候，常由枢机郁遏候或枢机虚蒸候转变而成。亦有因素体气虚不足，肝胆气郁而成者，常挟内伤之病。

诊断

病名：［**中医**］厥阴伤风，少阳发疹，劳复，风疹，隐疹，寒疟，如疟，暑疟，久热。［**西医**］荨麻疹。

证名：肝胃风寒证，胆胃风热证，胆胃寒湿证，胆胃湿热证，肝脾湿热证。

病位：胆胃，肝胃，肝脾。

病因：风寒，风热，寒湿，湿热。

病机状态：虚郁。由清阳郁遏，枢机不利，气失宣降，阳气不和，致腠理开合失调，更加气虚不足，无力以助转枢，而成虚实夹杂之证。

1.枢机郁遏候+气虚不充

2.阳气不和——气机不宣——气机不降

↓ ＋

腠理不调　气虚不充

图2-5-164　枢机虚郁候病机结构式示意图

病形：虚郁；　　**病层：**里证似表；　　**病态：**静；

病性：阴；　　　**病质：**实中虚；　　　**病势：**深，轻，缓。

证象组合：不和+表郁+气虚+气郁

主症：【阳气不和】症象：恶寒。

　　　【腠理不调】症象：潮热。**舌象：**舌红苔白。**脉象：**脉浮。

副症：【气机不宣】症象：①胸胁满。②胁下硬满。

　　　【气虚不充】症象：①大便溏薄。②神思不快，终日戚戚。③倦卧。④饮食不纳。

宾症：【气机不降】症象：呕吐。

临床以气郁与气虚症象明显，但必须兼有阳气不和与腠理不调之见症，方为枢机虚郁之候。

鉴别诊断

枢机虚郁候－阳气不和－腠理不和+腠理不宣=清气虚郁候

└─+阳气不振、怫郁+清空、经气不宣=清阳虚郁候

图2-5-165　枢机虚郁候鉴别式示意图

枢机虚郁候系阳气不和致腠理开合失调之候，以里证气郁为主要见症，而清气虚郁候与清阳虚郁候均有明显表郁症象，各自有别。

传变预测

枢机虚郁候+津气蕴蒸→枢机虚蒸候

├─－气虚不充→枢机郁遏候

└─－腠理不调－气虚失充+气机不利+络脉不宣→肝气失疏候

图2-5-166　枢机虚郁候传变式示意图

枢机虚郁候郁久失治，气郁生热，可转为枢机虚蒸候；如过投温补，气虚虽复，郁遏不解，则可转为枢机郁遏

候，甚则转为肝气失疏候，而为内伤缓证。

辨证

定位：肝胆：胸胁满，痞硬，潮热；脾胃：面白气馁，声微气怯，倦怠嗜卧，饮食不纳，神思不快，呕吐便溏。

定性：风寒：胸胁痞闷，神思戚戚；脉弦兼紧，舌苔白薄；湿热：痞满，便溏，潮热，呕吐。

定量：①轻：胸胁满，神思戚戚。②中：痞满，饮食不纳。③重：满硬，倦卧少气。

论治：当疏利枢机之郁遏，兼温补气分之不足。病关内伤，常难速除。

1.随机立法：枢机虚郁候，其病机为枢机郁遏兼气虚不足，故其治则当以疏利枢机之郁遏与温补元气之不足并重。不与疏利则郁遏不解，不与温补则无力转枢，病难以解。

2.随位立法：病在肝胆，宜疏利肝胆之气为主；病在脾胃，宜温补中焦之气为主，略兼疏利中焦。

3.随因立法：因于寒郁，宜通阳温化；因于湿郁，宜苦辛温燥以疏之；内热仍当兼以苦寒清解。

4.随症立法：郁滞偏重者，当以疏利为主，佐以益气之品；气虚显明者，可略重于补气，但仍当兼以疏利。

方证：小柴胡汤证、逍遥散证、加味何人饮证。

考证：枢机虚郁候，气失宣降，通称：风伤厥阴，风侵少阳，邪客少阳，肝脾郁结。

仲景曰："阳明病，发潮热，大便溏，小便自可，胸胁满不去者，与小柴胡汤。"（《伤寒论》229条）"阳明病，胁下硬满，不大便而呕，舌上白苔者，可与小柴胡汤。上焦得通，津液得下，胃气因和，身濈然汗出而解。"（《伤寒论》230条）"呕而发热者，小柴胡汤主之。"（《伤寒论》379条）

姚国美说："厥阴伤风，发热而呕，证似少阳，脉必沉细，仍从少阳以治，用小柴胡汤导其由阴出阳。"[1] 如**雷少逸**治孟秋寒热交作，肌肤汗少，投四味香薷饮加寒凉未效，脉弦兼紧，舌苔白薄，寒先热后，隔日而来，此寒疟，体质本寒，加感秋凉，附子理中汤加柴胡、草果、藿香、陈皮，二剂周身微汗，寒热略清，继服二帖而止[2]。又如**赵瑞蓉**治寒战高热，一日数发，或隔日一发，已一周，发时头痛欲裂，恶心欲呕，曾用发汗及抗疟不效，舌红苔白厚微黄，脉弦紧。为邪客少阳，表里不和，拟小柴胡汤加减二剂，诸症悉减，唯胃纳不开、头晕乏力，加党参、白术各10g，万应茶饼7.5g，减柴胡为5g，三剂愈[3]。

编者按：枢机虚郁候与枢机虚蒸候，均是枢机郁遏兼气虚不足，虚实夹杂之证。虽均当参以温补益气，但前者以郁滞为主，以疏利为法；后者以郁蒸为主，以清疏为法。然而皆属虚实同调之和解法。

引用文献

［1］姚国美.姚国美医学讲义合编［M］.北京：人民卫生出版社，2009：145.

［2］雷丰.时病论［M］.北京：人民卫生出版社，1964：97.

［3］赵瑞蓉.小柴胡汤加减在高热症中的应用［J］.浙江中医药，1982，17（10）：445.

第六章 气分诸候

气分诸候为病邪在里，干扰脏腑之气机所致，通称为里证。所见证候可概分为气阴、气阳两大体系。气阴是指由气分病变波及与气同行之阴柔物质，即津、液、血、阴，而形成津气、气液、气血、气阴同病证候；气阳是指阳刚之气，即通称之阳气，为阳气诸候。气阴诸候多阳证、实证，气阳诸候多阴证、虚证。

气阴诸候，按病机形层之浅深，可依次分为津气、气液、气血、气阴四大系统，多为里证、阳证，亦有少数里兼表证和阴证。阳证、实证均以"气热+津消"为基础结构，即津气诸阳证候之基础，加"血热"为气血阳证，加"阴热"为气阴阳证。阴证则均与阳气有关，虚证是以气虚为基础，加"液涸"为气液虚证，加"血虚"为气血虚证，加"阴虚"为气阴虚证。大概津气多实证，气液多虚证，气血多实证，气阴多虚证。

第一节 津气病候

津气诸候，以里、实、阳证为主，阴证、虚证甚少，无单纯表证，仅有少数里证夹表之证。阳证以"津气蒸、灼、炽+津液消灼"为基础结构形式；阴证以"阳气不行+津不化气"为基础结构形式；虚证以"气虚失充+津液不固"为基础结构形式。

表2-6-1 津气诸候系统表

性质		病态	候名	主证	副证	宾证
阴	实	郁滞	津气不化候	阳气不行 津不化气	气化不行 气机不宣	气机不降
			津气郁滞候	阳气不行 津不化气 气机不利	气化不行 气机不宣	气机不降
		郁结	津气郁结候	阳气不行 津不化气 气机郁结	气化不行 气机不宣	气机不降
	夹虚	虚滞	气虚不化候	气虚失充 津不化气	气化不行 气机不利	阳气不和
阳	夹阴	郁蒸	津气郁蒸候	阳气不宣 津气蕴蒸 津液消灼	清窍不利 气机不宣	气机不降
		郁炽	津气郁炽候	阳气不宣 津气蕴炽 津液消灼	清空不宁 气机不利	气机不降
	阳	蕴蒸	津气蕴蒸候	津气蕴蒸	津液消灼	清窍不利
		蕴灼	津气蕴灼候	津气蕴灼	津液消灼	神志昏蒙
		蕴闭	津气蒸闭候	津气蕴灼 神志蒙闭	络脉不和 津液消灼	气机不降
		闭厥	津气蕴闭候	津气蕴灼 阳气不行	神志蒙闭 津液消灼	气机不宣
		蕴炽	津气蒸炽候	津气蕴炽 津液消灼	清窍不利 气机不利	神志昏蒙
		蕴结	津气燥结候	津气蕴炽 气机郁结	津液消灼	神志昏蒙
		蕴炽	津气煎迫候	津气蕴炽 热迫津泄	津液消灼	气机不利
		蕴逆	津气炽逆候	津气蕴炽 气机冲逆	津液消灼	气机不利
		蕴闭	津气陷闭候	津气蕴炽 热迫津泄	津液消灼	气机不利 神志昏蒙
			津气炽闭候	津气蕴炽 神志蒙闭	津液消灼	络脉不和
		闭厥	津气闭厥候	津气蕴炽 阳气不行	津液消灼	气机郁结
虚	夹实	虚灼	津气虚灼候	津气蕴灼 气虚失充	津液消灼	神志昏蒙
		虚闭	津气虚闭候	津气蕴炽 神志蒙闭	津液消灼 气虚失充	气机郁结
		闭脱	津气闭脱候	津气蕴炽 神志蒙闭	津液消灼	气机郁结
	纯虚	虚滑	津气不布候	气虚失充 气不化津	津液不固	津液枯涸
			津气不固候	气虚失充 津液不固	气机下陷	神气不振

阴证：**津气不化候**+气机不利=**津气郁滞候**+气虚失充=**气虚不化候**

└ +气机郁结=**津气郁结候**

阳证：**津气蕴蒸候**+阳气不宣+气机不宣降=**津气郁蒸候**

├ +津气蕴灼=**津气蒸灼候**+气虚失充=**津气虚灼候**

│ └ +神志蒙闭+络脉不和=**津气蒸闭候**+阳气不行=**津气蕴闭候**

├ +津气蕴炽=**津气蒸炽候**+阳气不宣=**津气郁炽候**

│ ├ +气机郁结=**津气燥结候**+神志蒙闭=**津气炽闭候**

│ │ ├ +阳气不行=**津气闭厥候**

│ │ ├ +气虚失充=**津气虚闭候**

│ │ └ +阳气脱绝=**津气闭脱候**

├ +热迫津泄=**津气煎迫候**+阳气不行=**津气陷闭候**

└ +气机冲逆=**津气炽逆候**

虚证：**津气不布候**—气不化津+气机下陷=**津气不固候**

图2-6-1　津气诸候结构图

一、津气不化候

津气不化候系津液郁滞，不能化气而化水之初期证候，由阴邪郁遏阳气，不能蒸化津液，致津液郁滞而停蓄为水，属于水气病证"肿、胀、臌"之肿症阶段，治疗得法、及时，较易痊愈。

诊断

病名：[**中医**]风水，肺水，皮水，阳水，阴水，正水，石水，肿胀，血肿，子肿，黑疸，脚气，着痹。[**西医**]营养性水肿，急性肾炎，慢性肾炎，慢性肾功能不全，氮质血症，流行性乙型脑炎，风湿性心脏病，二尖瓣狭窄，慢性心衰，结核性心包炎，早期缩窄性心包炎，梗阻性黄疸，胆结石，胆囊积水，陈旧性肺结核，胸膜增厚，胸膜粘连，滑囊炎，类风湿关节炎。

证名：肺脾风湿证，**脾肾寒湿证，**肺脾湿热证，**脾肾湿热证，肝肺气瘀证。**

病位：肺脾，肝肺，脾肾。

病因：风湿，寒湿，湿热，气瘀，饮热。

病机状态：郁滞。由阴邪郁遏阳气，阳气郁滞，不能行其津液，致津液停滞而为蓄水，水气停蓄，阻滞气机，失其宣降之常，而成津气郁滞之初期证候。

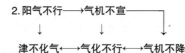

1.清阳不化候–阳气不宣+阳气不行–腠理不宣

2.阳气不行→气机不宣→

↓　　　↓　　　↓

津不化气←→气化不行←→气机不降

图2-6-2　津气不化候病机结构式示意图

病形：郁滞；　　　**病层：**里；　　　**病态：**静；

病性：阴；　　　　**病质：**实；　　　**病势：**浅，轻，急。

证象组合：阳滞+津滞+气郁

主症：【阳气不行】**症象：**①肢厥。②体重。③阴股间寒。④口淡不渴。⑤便溏。**脉象：**脉沉细弦。

　　　　【津不化气】**症象：**①足肿。②肌肤黄浮。③肢体肿满。④按之窅而不起。

副症：【气化不行】**症象：**①小便不利。②二便不行。③口渴。④溺不得出。

宾症：【气机不宣】**症象：**①咳嗽。②胸闷痛。③中脘痞满。

　　　　【气机不降】**症象：**①气升不能卧。②喘急。③颈项强。

临床以津气不化症象，即小便不行为主要见症，若更见阳气不行症象，即可确诊。

鉴别诊断

津气不化候–阳气不行+阳气不宣+腠理不宣=**清阳不化候**

└ +津气蕴蒸=**清气不化候**

+气不化津–津不化气+水谷不分+阳气怫郁=**阳气不化候**

图2-6-3　津气不化候鉴别式示意图

　　津气不化候为里证，不兼表之阴证；而清阳不化候则系表里同病之阴证；清气不化候虽系纯里证，但阴中有阳，为阴阳夹杂之候。但三者均为津不化气而化水之候。而阳气不化候则系气不化津，津液郁滞阳气，且津液外溢下泄，不行水道之证。

　　传变预测

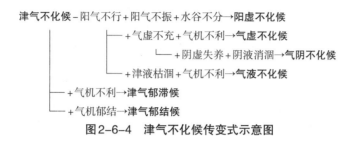

图2-6-4　津气不化候传变式示意图

　　津气不化候过投温散或渗利，损伤阳气，可转为阳虚不化候；损伤元气，可转为气虚不化候；更损阴液，则可转为气阴不化候；耗及津液，则可转为气液不化候。均属转虚之变，病尤难已，而损伤阴液者，预后更差。如延误失治，可转为津气郁滞候，甚则转为津气郁结候，鼓胀更难措手。

　　辨证

　　定位：肺：上身肿，咳喘胸满；脾：下体肿，便溏食少；肝：气肿，血肿，赤缕红丝；肾：下体肿，足冷。

　　定性：风湿：肿势多骤，由上及下；寒湿：肿势缓慢，由下及上；湿热：烦热口渴，小便短赤。饮热：咳喘，浮肿，小便不利，脉弦；气瘀：肿势骤起骤减，或皮下红丝赤缕满布，经行涩少。

　　定量：①轻：面浮，骤肿骤消，小便短少。②中：足肿，按之即起，小便不利。③重：肢体浮肿，按之不即起，小便不通。

　　论治：以宣通阳气为主，外散阴邪，内行水气。肿消之后，必须调补以防复发。如反复发作，必然延成肿胀，甚则成臌而难以治愈。

　　1.随机立法：津气不化候，其主体病机在于阴邪郁滞以致阳气不行，外不能达腠理，内不能化气行湿，故其治则应以宣通阳气为主，阳气宣发，外可以宣发腠理，内可以化气行水，内外分消，肿势随消，即《内经》所谓"开鬼门，洁净府"之法。

　　2.随位立法：病关于肺，宜宣发肺气为主；病关于脾，宜温脾燥湿，兼以渗利；病关于肾，宜温助肾阳，化气利水；病关于肝，宜疏利肝气，兼化瘀通络。

　　3.随因立法：因于风宜疏散，从汗而泄；因于湿宜渗利，从尿而利；因于寒宜温通；因于热宜兼苦寒；因于气宜芳香疏利；因于瘀宜活血通络；因于水饮宜通阳利水。

　　4.随症立法：古人有"上肿宜汗"，如荆芥、防风、羌活、苏叶、浮萍、麻黄之类；"下肿宜利"，如茯苓皮、冬瓜皮、生苡仁、赤小豆、生姜皮之类。

　　方证：疏凿饮子证、茯苓导水汤证、五皮饮证、麻附五皮饮证、消水圣愈汤证、加味香苏散证、通经丸证、葶苈大枣泻肺汤证、已椒苈黄丸合厚朴麻黄汤证、脚气汤证、三虫汤证。

　　考证：津气不化候，阴邪郁遏阳气，阳气郁滞，不能行其津液，通称：水肿，血瘀化水。

　　俞根初说："阴水则肢厥体重，先肿下焦，继则一身悉肿，阴股间寒，足胫肿甚，按之育而不起，口淡不渴，大便自调，或竟溏泄，小便虽少，却不赤涩，甚或不利，舌苔白滑，或淡白而胖滑……左浮弦，右沉小者，风寒夹阴水肿也……阴水肿，初用麻附五皮饮，温下发汗以消肿；继用胃苓汤，实脾利水以除根；终用香砂理中汤，健脾阳以培元气。"[1] **何廉臣**说："寒郁下焦而成水肿者，《金匮》所谓石水、正水是也，每用麻附五皮饮，重用泽兰梗15~18g，温通络气以退肿。"[1] **尤在泾**治浮肿咳喘，颈项强大，饮不得下，溺不得出。此肺病也，不下行而反上逆，治节之权废矣，虽有良剂，恐难奏效，葶苈大枣泻肺汤[2]。

　　沈金鳌说："有产后肿满，喘息而渴，小便不利者，宜大调经散。"[3] "血肿一症，尤为奇害，其为状，四肢浮肿，皮肉间必有红痕赤缕，皆由血溢离经，留滞于中，与水湿相化，因变为水也。"[3] **姚国美**云："脚肿渐成水状，中焦胀满，饮食不思，此脾肾阳虚，水湿不能运化，泛滥于中，宜半夏汤，温脾肾以祛寒湿。"[4] "脚肿，腹胀，肠间辘辘有声，心下悸，小便不利，脉沉弦且迟者，此属水积泛滥，法宜温肾实脾，复元丹主之。"[4]

　　编者按：津气不化候，因肝之气郁血瘀，上逆犯肺，肺气失宣降之权，不能通调水道，或因寒湿郁滞脾肾，中下二焦阳气不能运行，或肺脾肾湿滞阳郁，不能化气行水，下输膀胱，津液停滞为水，而成血瘀水气之病。**赵锡武**说："肾阳衰，火不胜水，水凌脾土，即出现脾阳不振。'脾为后天之本'，久病重病多损及脾肾，故曰'有胃气者生，无胃气者死'……此时当先温健中焦，以运四旁，宜理中汤、香砂六君、平胃散、苓桂术甘汤、春泽汤等，甚者附子理中汤加减。慎忌阴腻之品。此即孙思邈所谓'补肾不如补脾'之例。"[5]

引用文献

［1］俞根初等.重订通俗伤寒论［M］.上海：上海科学技术出版社，1959：360，368.

［2］柳宝诒等.增评柳选四家医案［M］.南京：江苏科学技术出版社，1983：25.

［3］沈金鳌.中华医书集成·杂病源流犀烛［M］.北京：中医古籍出版社，1999：94.

［4］姚国美.姚国美医学讲义合编［M］.北京：人民卫生出版社，2009：198，248.

［5］中医研究院西苑医院.赵锡武医疗经验［M］.北京：人民卫生出版社，2005：43.

二、津气郁滞候

津气郁滞候为津液郁滞，不能化气而化水之重证，系由津滞渐致气滞，津液气机互为阻滞之候。多由津气不化候失治误治，以致水气渐积于胸腹，阻滞气机而成。

诊断

病名：［**中医**］风水，阳水，阴水，浮肿，水肿，气肿，气臌，肿胀，胀满，脾胀，喘胀，疟胀，黄疸热胀，伏饮，痰阻经闭，伤食肿胀。［**西医**］风湿性心脏病，二尖瓣狭窄，慢性支气管炎，肺气肿，肺源性心脏病，心力衰竭，肝硬化，肝炎，腹腔积液，急性肾炎，慢性肾炎，肺炎，肾病综合征，慢性肾衰竭。

证名：脾胃寒湿证，**脾胃湿热证**，肝脾湿热证，脾肾湿热证，脾胃气郁证，脾肾湿痰证，脾胃水饮证，**肺脾水饮证，脾肾水饮证**，肝脾痰瘀证，脾胃食滞证。

病位：肺脾，脾胃，肝脾，脾肾，肝肾。

病因：寒湿，湿热，湿痰，水饮，食滞，气郁，痰瘀。

病机状态：郁滞。病由阴邪郁滞，阳气不得宣行，津液停滞，不能化气而化水，渐积于胸腹，阻滞气机之升降，而成外肿内胀之证。

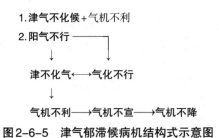

图2-6-5　津气郁滞候病机结构式示意图

病形：郁滞；　　　**病层**：里；　　　**病态**：静；

病性：阴；　　　　**病质**：实；　　　**病势**：深，重，缓。

证象组合：阳滞＋津滞＋气滞

主症：【**阳气不行**】症象：①身重。②洒淅恶寒。③起即头眩。④目黄。⑤大便不实。⑥心下悸。**舌象**：舌质暗淡。**脉象**：脉沉弦迟。

【**津不化气**】症象：①先肿后胀。②面浮肢肿。

【**气机不利**】症象：①腹胀满。②腹胀连胸脘。③肠间辘辘有声。④脐上按之硬痛。⑤腹大，叩之如空鼓。

副症：【**气化不行**】症象：①小便不利。②身目俱黄。③溺短赤热。

【**气机不宣**】症象：①二便不利。②咳嗽。③胸闷。

宾症：【**气机不降**】症象：①气喘。②泛泛呕恶。

临床以津气阻滞之外肿内胀为主要诊断依据，余者均属常见之兼症。

鉴别诊断

津气郁滞候＋阳气不振＋水谷不分＝阳虚不化候

┗━━＋阴虚失养＋气虚失充＋阴液消涸＝气阴不化候

图2-6-6　津气郁滞候鉴别式示意图

津气郁滞候为阴邪内盛之纯实证；而阳虚不化候系阴盛兼阳虚之候；气阴不化候则系阴邪郁滞而又有气阴两伤之证。均系虚实夹杂之候。

传变预测

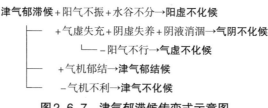

图2-6-7　津气郁滞候传变式示意图

津气郁滞候如治疗得当，气滞得行，可转轻为津气不化候；如延误失治，气机阻滞，渐致气水互结，则可转重为津气郁结候，如过投克伐，损伤阳气，则可转为阳虚不化候或虚不化候；如耗伤阴液，则可转为气阴不化候，预后最差。

辨证

定位：肝：胁胀目黄；脾：脘腹胀满，便溏；肾：下腹先胀，小便不行；肺：胸满咳喘。

定性：湿：目黄，便溏，先肿后喘，苔腻。水：按之陷不即起，肠间辘辘有声；食：脐上硬，按之痛；气：皮色不变，按之即起，腹大叩之如空鼓。

定量：①轻：面浮，脘腹满，小便不利。②中：足肿，脘腹胀连胸，小便涩少。③重：肢体肿，腹胀大，小便点滴。

论治：通阳化气之外，更当行气行水，使气利水行，则可渐愈。若再失误致气水互结，则多成鼓胀痼疾而难起。

1.随机立法：津气郁滞候，其病机在阳气郁滞，致气水互为阻滞，故其治则当以通阳化气为主，然通利气水亦不可少，气机通利则水随气行，而水气得行，阳气亦可随之宣发，温通阳气，亦有助于化气行水，故不可偏废。

2.随位立法：参照津气不化候。

3.随因立法：寒湿阻滞，药宜温燥；湿热阻滞，偏重渗利；水饮停蓄，温化更兼渗利，甚则可参以泄水；食滞所阻，宜兼消导；气机不行，宜偏重芳香行气。

4.随症立法：肿胀并见，总由气水互阻，通利气机，可宽胀，胀消水行，浮肿自退。然肿甚者，亦当兼行气消水之药，如茯苓皮、冬瓜皮、姜皮、桑白皮、海桐皮之类；胀急者，当于行水之内重用行气，如沉香、木香、槟榔、大腹皮之类，气行则水自行。

方证：杏苏胃苓汤证、加减实脾饮证、二金汤证、朴果四皮饮证、中满分消丸证、五子五皮饮证、逐水至神汤证、复元丹证、蠲饮万灵汤证、宽中汤证、己椒苈黄丸证、舟车丸证、神芎导水丸证、牡蛎泽泻散证。

考证：津气郁滞候，通称：肿胀，实肿，实胀，湿阻血海、痰湿壅阻、胞络闭塞。

仲景曰："大病瘥后，从腰以下有水气者，牡蛎泽泻散主之。"（《伤寒论》395条）"腹满口舌干燥，此肠间有水气，己椒苈黄丸主之。"（《金匮要略·痰饮咳嗽病脉证并治》）"妊娠有水气，身重，小便不利，洒淅恶寒，起即头眩，葵子茯苓散主之。"（《金匮要略·妇人妊娠病脉证并治》）

吴鞠通说："夏秋疸病，湿热气蒸，外干时令，内蕴水谷，必以宣通气分为要，失治为肿胀。由黄疸而肿胀者，用苦辛淡法，二金汤主之。"[1]

吴坤安说："若湿邪重，则脾阳受伤，目黄腹胀，小溲不利，或大便不实，又宜温中去湿，如茅术、厚朴、二苓、猪苓、泽泻、木香、木瓜之类，湿甚加干姜。"[2]

俞根初说："胀而兼喘者，属脾水久渍，逆行犯肺，始则腹胀浮肿，小便不利，继即咳嗽气喘，甚则坐不得卧，俯不得仰，舌苔灰白而滑，或黄白相兼而腻……初用五子五皮饮降其气以平喘；气降喘平，即用大橘皮汤加川朴、腹皮快脾利溺以消胀；胀消十之六七，终用香砂六君子汤去草，加朴，送下加减肾气丸，通补脾肾以善后。"[3]

何廉臣说："寒湿滞脾，脾气失运而先肿后喘者，《内经》所谓诸湿肿满，皆属于脾是也，轻则用大橘皮汤，稍重则用杏苏胃苓汤，重则用加减实脾饮，温脾利湿以降气。"[3]"若夫实肿，或由胸膈停饮，或由腹膜积水，或由胃肠积滞，忽然浮肿，肿必兼胀，停饮以蠲饮万灵汤为主，积水唯逐水至神汤最效，积滞以枳实导滞汤最稳。他如舟车神佑丸之逐饮，神芎导水丸之泄水，阴阳攻积丸之祛积，对证酌用，皆有捷效。"[3]

编者按：津气郁滞候，因津液郁滞，不能化气而化水，津滞渐致气滞，津液气机互为阻滞。**张聿青说：**"欲止其胀，当疏其气。欲疏其气，当运其脾。欲运其脾，当泄其湿，以脾为坤土，土恶湿也。"[4]当温通脾肾阳气，兼以宣肺逐饮，行气利水。势盛者，亦可借逐水泄水一法，以挫其势。

引用文献

[1] 吴鞠通.温病条辨 [M].福州：福建科学技术出版社，2010：92.

[2] 吴坤安.伤寒指掌 [M].上海：上海科学技术出版社，1959：卷四64.

[3] 俞根初等.重订通俗伤寒论 [M].上海：上海科学技术出版社，1959：363，369，371.

[4] 张聿青.张聿青医案 [M].上海：上海科学技术出版社，1963：401.

三、津气郁结候

津气郁结候为津液停蓄，气水互结之深重证候，系水气诸证中最为重笃难疗之痼疾。常由津气郁滞候失误迁延，转深转重所致。由气水互阻，渐致气水互结，且由气及血，成为气水瘀结之难治顽证。纵早期治疗，治疗得法，亦仅可十起三四，晚期虽古人云可望十救一二，然亦恐鞭长莫及。

诊断

病名：[中医] 喘胀，寒胀，鼓胀，食胀，酒臌，气臌，水臌，痰胀，脾肾胀。[西医] 肝硬化，腹腔积液，急性肾炎，慢性肾炎，结核性腹膜炎。

证名：脾胃寒湿证，肝脾湿热证，脾胃水饮证，**肺脾水饮证，肝脾水饮证，脾肾水饮证，脾胃食滞证。**

病位：脾胃，肝脾，脾肾。

病因：寒湿，湿热，水饮，食滞。

病机状态：郁结。由阴邪郁滞，阳气不行，不能化气行水，津液停滞而化水，水蓄既久，气机由阻滞而结，以致气水互结而成。

1.津气郁滞候－气机不利＋气机郁结

2.阳气不利 ┐

↓   ↓

津不化气 ←→ 气化不行

↓

气机郁结 ── 气机不宣 → 气机不降

图2-6-8　津气郁结候病机结构式示意图

病形：郁结； **病层：**里； **病态：**静；

病性：阴；   **病质：**实； **病势：**深，重，缓。

证象组合：阳滞＋津滞＋气结

主症：【阳气不行】**症象：**①体重。②肢懈。③便溏。④四肢瘦削。**舌象：**①苔白腻。②舌苔薄白。**脉象：**①脉濡。②脉弦濡。③脉细沉弦。

   【津不化气】**症象：**①足肿。②先胀后肿。③面肢肿。④便泄。⑤阴囊肿大。

   【气机郁结】**症象：**①腹胀如鼓。②胸膈痞塞。③腹满引背。

副症：【气化不行】**症象：**①尿涩，便艰。②癃闭。

   【气机不宣】**症象：**①恶闻食臭。②胸闷。③不能食。④胸满膈塞。

宾症：【气机不降】**症象：**①吞酸嗳气。②恶心呕逆，善哕。③上气喘逆。④气逆息粗。

临床以气水互结之腹胀如鼓为主要诊断依据。

鉴别诊断

   鉴别式：津气郁结候－气机郁结＋气机不利＝津气郁滞候

津气郁结候为气水互结之候，不仅胀满于内，且可鼓胀于外；而津气郁滞候则系气水阻滞，但胀满于内，而无臌形在外。二者轻重不同。

传变预测

津气郁结候－气机郁结＋气机不利→**津气郁滞候**

  └── －津不化气－气化不行＋血滞瘀结＋气机不利→**气血瘀结候**

       └── ＋气虚失养＋血虚失营→**气血虚结候**

图2-6-9　津气郁结候传变式示意图

津气郁结候系气水互结之重笃证候，虽治疗得法，亦难十全三四，如早期治疗及时，郁结消散，可渐转为津气郁滞候，可望缓慢得痊；如逐水之后，郁结不解，由气及血，可转为气血瘀结候；或因峻下，损及气血，则可转为气血虚结候。

辨证

定位：肝：胁胀，腹大青筋；脾：腹痛，便溏，腹大如瓮；肾：腰痛，小便癃闭。

定性：湿：胀满，尿涩，便溏。水：腹胀如鼓，按之呱呱有声；气：腹如鼓，外坚内空；食：脘腹胀满，恶闻食臭，吞酸嗳气，恶心呕逆；瘀：青筋红缕满腹。

定量：①轻：腹胀大按之软。②中：腹胀如鼓，按之呱呱有声。③重：腹胀如鼓，按之坚硬，脐突背平。

论治：除通阳化气之外，还当着重逐水、通气、化瘀，务在攻逐实邪，然而久病体虚，难堪攻伐，且正虚不能逐邪，故难望痊愈。

1.随机立法：津气郁结候为阳气不行，以致气水互结之候，然其治则虽当通阳，但气水之郁结不除，阳气一日不复，势必以破气泄水以解其结，为当务之急。唯阳气不通，亦难化气行水，故通阳与通结当并行而不悖。通阳之法，不单从温燥，虚甚者仍当温补以运通之，通结亦不唯破气泄水，久病必然入络，通络行血之品亦当兼用。

2.随位立法：病在于脾，宜温助中阳为主，兼以消导气水；病在于肝，宜疏利肝之气血为主，兼以泄水；病在于肾，宜温助肾阳为主，兼以化气行水。

3.随因立法：因于湿，总宜温燥渗利；因于水，总宜利水行水；因于食，宜兼消导；因于气，重用行气破气；因于瘀，总当行血逐瘀。但行气一法，无论湿水食瘀，均当兼用，气不行，邪结终不得解。

4.随症立法：通阳为治本之法，通结为治标之法，标本兼顾，固为上策，然胀急过甚之时，又当以通结暂治其标，不仅有利于胀急之缓解，亦有助于通阳，古方多种泄水之方，均为治标而设。阳气因克削攻下而衰败之时，又当以助阳通阳固本为主，不然正不运药，有鞭长莫及之虑。更有攻下过猛，阳随水脱，而莫可措手，故古人有"二补一攻""三补一攻"之法。

方证：苓术朴附汤证、小温中丸证、三霜散证、木香槟榔丸证、腊制消水丸证、巴漆丸证、舟车丸证、消水汤证、《千金》五香汤证、天真丹证、消水圣愈汤加味证、聚宝丹证、消臌蛛连丸证、枳实导滞丸证、扁鹊玉壶丸证、达郁宽中汤证、神芎导水丸证、五胀分消丸证、消胀万应汤证、解醒猪肚丸证、经验理中消胀丸证、木香塌气丸证、大圣浚川散证、王氏厚朴散证、加味控涎丹证、平气散证、卢氏肾炎散证、逐水外贴方证、柴胡舒肝汤证、《千金》大腹水肿方证、新方利尿丸证、积苍丸证、秘制五香丸证。

考证：水气郁结肺脾肝肾，食滞中焦，通称：鼓胀，单腹胀，气裹水胀。

俞根初说："气裹水胀，即脾肾胀，一名寒胀。肢懈体重，不能胜衣，气闷善哕，睡卧不安，甚则腹满引背，腰髀胀痛，小便癃闭，舌苔灰滑而腻。"[1]"胀病兼感风寒者，初用十味流气饮先散其表，兼通其里，使表气达，里气亦松；继治其胀，胀有食、痰、水、血、虫之别，虽是气阻，总属邪滞，统以五胀分消丸为主，通用消胀万应汤送下消臌万应丹分消其滞，以通逐之；一俟胀退十之七八，即用白术和中汤除其根以善后。"[1]"胀而变臌者，名曰气臌，俗称单腹胀，又称为膨，全属脾肾阳虚，故《内经》谓足太阴虚则膨胀，又曰脏寒生满病，《内经》鸡矢醴、东垣分消汤每不济事，予用神香圣术煎为主，朝送天真丹，夜送禹余粮丸，峻补其下，疏启其中，往往十全三四。"[1]**何秀山**说："酒毒伤胃，积成酒臌者，送下解醒猪肚丸，如有酒缸内不化之糯米团成一段者，焙干研细，加入9g，尤妙。"[1]

何廉臣说："若命门火衰，脾胃虚寒，不能克化水饮，致成寒水鼓胀者，必服神效虎肚丸，始克收温中宽膨之功。其他扁鹊玉壶丸……《局方》半硫丸……亦皆寒胀之要药。"[1]"如中满腹胀，上气喘逆，二便不利，甚或面肢俱肿者。此湿痰挟气阻滞胸腹也，名曰痰胀。先当去郁陈莝，经验理中消胀丸为主，继则视其喘肿胀之进退，酌量施治。若腹胀轻减，喘肿未除者，法当降气达膜，五子五皮饮加减。终则培元利水，七味枳术汤调服天一丸，善其后以杜复发。"[1]"积食，轻则送下木香槟榔丸，重则送下秘制五香丸。湿热陈积，轻则送下枳实导滞丸，重则送下三霜散……水胀……洄溪云，胀俱在肠外三焦膈膜之间，其为病虽是正虚，终属邪实，慎用补法。其言确有卓识也。由是改变方针，从疏达三焦，开泄隔膜着想，竟用修园消水圣愈汤加味，温凉并用，通补兼施。"[1]

邢锡波说："腹水为肝硬化晚期的主要症状，也是本病治疗中最困难阶段，如腹水不消，就不能进行肝功能改善的治疗。所以，消除腹水为第一要义。鼓胀丸：多用于体质壮实，脉象弦实或弦滑有力，而无剧烈呕吐之患者。消水丸：多用于体质一般，脉弦或弦滑之患者。加减浚川汤：多用于体质较弱，胃肠功能欠佳，脉象弦数或弦虚软之患者。在服逐水药后，由于从大便排出多量的水分，而小便当日反少，至2~3日后小便量则逐渐增多，既不似放腹水会失掉大量蛋白，又不似用西药后腹水继续增加。所以，一般肝硬化腹水的病人，如无慢性胃肠疾患及肝昏迷的危险症状，用泻水药是可以取得良好效果的。"[2]

编者按：津气郁结候，为壅阻既久，聚积难消，郁滞阳气，阻碍宣降，津液停蓄，气水互结之深重证候。当温通脾肾阳气，行气逐水，峻逐水饮，以攻其结聚，使水从二便而出。**张莘农**说："要分辨虚实，攻得得当，或先攻后补，或先补后攻，或攻多于补，或补多于攻，或寓攻于补，或审补于攻，随机应变，灵活掌握，才能收效。"[3]

引用文献

［1］俞根初等.重订通俗伤寒论［M］.上海：上海科学技术出版社，1959：313，361，362，363，365，372，374.

［2］栾克敏，阎金海.邢锡波老中医治疗肝硬化腹水的经验［J］.新中医，1981，（7）：4.

［2］张莘农.应用十枣丸治疗水肿病的体会［J］.新中医，1975，（1）：41.

四、气虚不化候

气虚不化候，系气虚兼津气不化之证，多由久病伤及肺脾之气，肺气虚则不能通调水道，脾气虚则不能运化水津，以致津液停蓄而为水气之病。

诊断

病名：[中医] 风水，皮水，虚肿，虚胀，鼓胀，疳肿胀，阴囊肿大，经行浮肿，子肿，关格，癃闭，闭经，黄汗，脓疮。[西医] 围绝经期综合征，肝硬化，腹腔积液，慢性肾炎，肾病综合征，尿毒症性心包炎，肾积水，急性尿潴留，羊水过多，子宫肌瘤，肥胖症。

证名：肺脾风湿证，脾胃寒湿证，**肺脾湿热证**，肝脾湿热证，**脾肾湿热证**，肝脾痰瘀证，**脾胃水饮证，肺脾水饮证**，肝脾水饮证，**脾肾水饮证**，肺肾水饮证，**肺脾气虚证**，心脾气虚证，**脾肾气虚证**。

病位：肺脾，肺肾，脾胃，心脾，肝脾，脾肾。

病因：湿热，寒湿，水饮，痰瘀，气虚。

病机状态：虚滞。由久病，肺脾气虚，不能运行津液，以致停蓄而成水，水气不行，阻滞气机，致气机不行，升降出入不利，而成虚实夹杂之证。

1.**津气不化候**+气虚失充–阳气不行+阳气不和–气机不宣–气机不降+气机不利

2.气虚失充──→气化不行──→气机不利

　　　↓

　　津不化气────────→阳气不和

图2-6-10　气虚不化候病机结构式示意图

病形：虚滞；　　**病层**：里；　　**病态**：静；

病性：阴；　　**病质**：虚中实；　　**病势**：浅，重，缓。

证象组合：气虚+津滞+气滞

主症：【**气虚失充**】症象：①面黄肌瘦。②神倦。③睡卧露睛。④汗出恶风。⑤身重。⑥气促。⑦少气懒言。**舌象**：舌淡胖。**脉象**：①脉沉涩。②脉缓弱。

　　【**津不化气**】症象：①四肢肿。②腰以下肿。③面浮足肿。④遍身肿。⑤腹臌。

副症：【**气化不行**】症象：①小便短涩。②尿闭。

宾症：【**气机不利**】症象：①胸腹痞满。②腹胀。③呕吐不食。④喘咳。

　　【**阳气不和**】症象：①上身潮热，下体常冷。②唇皱红。

临床以津气不化症象明显，但必须同时有气虚症象，方可确诊。

鉴别诊断

气虚不化候+津液消灼–阳气不和=**气液不化候**

└──+阴虚失养+阴液消涸–气机不利+气机不降–阳气不和气不和=**气阴不化候**

图2-6-11　气虚不化候鉴别式示意图

气虚不化候系气虚不能化气行水之证；气液不化候更有津液不足，且津液停滞；气阴不化候则阴液亦亏损矣。

传变预测

$$气虚不化候 - 阳气不和 + 津液消灼 = 气液不化候$$

$$\quad\quad + 阴虚失养 + 阴液消涸 - 气机不利 + 气机不降 = 气阴不化候$$

$$\quad\quad + 阳气不振 + 阳气不行 + 水谷不分 - 气机不利气虚不充 = 阳虚不化候$$

图2-6-12　气虚不化候传变式示意图

气虚不化候如渗利太过，更伤津液，可转为气液不化候，甚则伤及阴液，转为气阴不化候；或寒利太过，伤及阳气，则可转为阳虚不化候。

辨证

定位：肺脾：汗出恶风，短气气促，面浮足肿，腰以下肿；脾胃：便溏困倦少食，睡卧露睛，四肢肿，腹胀如鼓。

定性：气虚：早现面浮，晚现足肿。面黄肌瘦，便溏神倦，睡则露睛；寒湿：以下肢肿为甚，身重，足冷，舌暗苔白腻，脉沉缓；湿热：四肢肿，腰以下肿，舌红苔黄腻，脉弦数；水饮：水肿，腹鼓，小便不利。

定量：①轻：早现面浮，晚现足肿。②中：四肢肿，腰以下肿。③重：遍体肿，腹胀如鼓。

论治：当补肺脾之气为主，兼以化气行水，但不可过投渗利，尤忌攻逐。

1.随机立法：气虚不化候为气虚不足以行津液，致停蓄而为水之候，故其治则应以益气为主，兼以行气利水，不可过用壅补以滞气机，亦不可过投通利，更损津气，当从缓调治，不可操之过急。

2.随位立法：病在于肺脾，应以补益肺脾之气为主，兼以升提清阳之气；病在于脾胃，应以温补脾气，宣降胃气为主。

3.随因立法：因于气虚，宜以补气升提为主；因于寒湿，宜以温燥化湿为主；因于湿热，宜以升散淡渗以清化；因于水饮，以行气行水为主。

4.随症立法：古法上肿多风宜汗，下肿多湿宜利，然虚肿，**谢映庐**曰："病甚于下者，当从举之之义。"又有"轻宣肺气以去其上窍之壅，斯水自下流"之法。

方证：防己黄芪汤证、防己茯苓汤证、升阳益胃汤证、壮火温脾汤证、桂枝加黄芪汤证、水肿至神汤证、白术汤证、小温中丸证、消蛋白汤证、乌鳢鱼汤证。

考证：气虚不化候，不化即虚滞，虚中之实，通称：虚肿，至虚有盛候，气失运化。

仲景曰："风湿，脉浮身重，汗出恶风者，防己黄芪汤主之。"（《金匮要略·痉湿暍病脉证》）"风水，脉浮身重，汗出恶风者，防己黄芪汤主之。""皮水为病，四肢肿，水气在皮肤中，四肢聂聂动者，防己茯苓汤主之。""风水，脉浮为在表，其人或头汗出，表无他病，病者但下重，从腰以上为和，腰以下当肿及阴，难以屈伸。"（《金匮要略·水气病脉证并治》）

俞根初说："伤寒瘥后，脾虚不能制水，水溢于皮肤络脉间，肢体浮肿者，须实脾利水，宜焦冬术、茯苓皮、米仁、杜赤豆、扁豆、山药、木瓜、车前子、泽泻之属治之，或以糯米、米仁煮粥食最妙。"[1] **何秀山**说："黄胖水鼓，腹鼓肿满者，送下大温中丸。制苍术60g，炒山楂45g，川朴、广皮、青皮、云苓、炒白术、醋炒针砂各30g，生甘细稍6g，六神曲糊丸，每服6~9g，屡参效。脾虚肝旺，腹胀如鼓者，白术和中汤送下小温中丸……每服6~9g，服至溺利者即效，忌盐。"[1] **何廉臣**说："脾气虚不能为胃行津液，致水聚膜络而为肿者，乌鳢鱼汤不应，则水肿至神汤，用大补中气以消肿。"[1]

谢映庐治咳嗽气急，微有寒热，发散凉泻，致小水短涩，渐次遍身渐肿，与导湿利水，更加腹胀气促，脉弦数鼓指，唇皱红，舌灰白。此阳愈下陷，阴愈上冲。法当疏其肺，理其气，举其阳，降其阴。设使疏肺而不益气，则肺气重虚；益气而不疏其肺，则抑郁不开；举阳而不降阴，则阴火不服；降阴而不举阳，则阳愈下陷。升阳益胃汤加黄柏，服之小便倍常，10剂愈[2]。

张莘农治某女，3岁，呕吐不食，小便癃闭，导尿无效，通关、五苓亦无效，胸腹痞满，呕吐不食，时欲作恶，面浮足肿，舌苔白腻。断为痰滞壅遏，肺气痹郁所致，予轻宣肺气，以去其上窍之壅，斯水自下流。药后通而复闭，继进无效，面黄肌瘦，便溏神倦，睡则露睛。良由肺脾两虚，气化无权。补中益气汤加味，大获效益，小便通畅，面浮立消，两足仍肿，胸痞腹膨，肺脾两虚，痰滞蕴未化，拟保肺健脾，以善其后[3]。

编者按：气虚不化候，概由气虚、湿热、水饮等引起，因肺脾肾气虚，运化无力，不足以化气行水，致湿浊阻滞，津液不行，停蓄为水。其标为邪实，其本为气虚。当以补益脾肾之气为主，以助其运化之权，兼以化气行水，清利湿热，以除其郁滞之邪。如有人说："补虚仅用芪、术，益气可以化水，健脾可以化湿，均有助于去水，治疗方向是一致的。待其水去肿消，方可专力于补，这是虚缓宜后的治则。"[4]

引用文献

［1］俞根初.重订通俗伤寒论［M］.上海：上海科学技术出版社，1959：366，370，468.

［2］谢映庐.谢映庐医案［M］.上海：上海科学技术出版社，1962：126.

［3］张莘农.癃闭症一例治验［J］.中医杂志，1959，（6）：63.

［4］上海中医学院.程门雪医案［M］.上海：上海科学技术出版社，2002：202.

五、津气郁蒸候

津气郁蒸候，为阴邪郁遏于外，内热蕴蒸于里之证，系上中焦无形之热证。由风、寒、湿邪郁遏，内热不得宣达，蕴蒸于里，消灼津液而成，往往外郁一解，内热转炽，即转津气蕴蒸候，甚则为津气蒸灼、蒸炽之候。如郁遏既久，内热化火，亦可转为津气郁炽候。

诊断

病名：[中医] 风热，风温，风温挟湿，伏温兼寒，春温，冬温，热病发斑，风暑，暑湿，暑温，太阴伏暑，冬温伏暑，伏暑挟湿，伏湿，湿温，肺疰，阳黄，胎黄，谷疸，酒疸，带下，手足汗。[西医] 病毒性感冒，急性黄疸型肝炎，术后发热，败血症，肾盂肾炎。

证名：肺卫风热证，**肺胃风热证**，胆胃风热证，**肺胃寒热证，肺胃风暑证，肺胃暑湿证，胆胃暑湿证，肺胃湿热证，脾胃湿热证，肝脾湿热证**，脾胃湿热证。

病位：肺卫，肺胃，脾胃，肝脾，胆胃。

病因：风热，寒热，湿热，风暑，暑湿。

病机状态：郁蒸。外有风、寒、湿邪郁遏阳气，内热不得宣泄，蕴蒸于上中气分，消灼津液，而成阳郁热蒸之候。

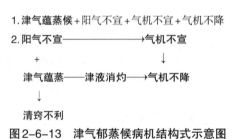

1.津气蕴蒸候＋阳气不宣＋气机不宣＋气机不降

2.阳气不宣 —————→ 气机不宣

　　　　＋　　　　　　　　↓

津气蕴蒸——津液消灼——→气机不降

　　　　　　　↓

清窍不利

图2-6-13　津气郁蒸候病机结构式示意图

病形：郁蒸；　　　病层：里；　　　病态：静中动；

病性：外阴内阳；　病质：实；　　　病势：浅，轻，缓。

证象组合：阳郁＋气郁＋气蒸＋液灼

主症：【阳气不宣】症象：①微寒。②恶风。③足冷。④无汗，汗出不畅。⑤头痛胀眩。⑥身痛。⑦疹痦不透。舌象：苔白灰暗。脉象：脉沉细。

【津气蕴蒸】症象：①发热不已。②头汗，多汗。③痰转黄。④寒热间作。⑤口苦口臭。⑥烦热懊恼。⑦潮热。⑧皮腠痛。⑨面如熏黄。舌象：苔黄。脉象：脉数。

副症：【津液消灼】症象：①口渴喜冷。②舌燥。③尿赤短。④大便结。舌象：苔燥白刺。

【清窍不利】症象：①喉燥。②咽喉肿痛。③耳聋。④目黄。⑤口内白疳。

宾症：【气机不宣】症象：①胸闷。②咳嗽。③烦闷。④不饥不食不便。⑤胸腹板闷。⑥脘痞。⑦自利。⑧腹满。

【气机不降】症象：①气喘。②呕恶。③时欲吐。④恶闻油腻。

临床以热蒸津气症象明显而易见，但必须与阳郁、气郁症象同见，方可确诊为本候。

鉴别诊断

津气郁蒸候－津液消灼－清窍不利＋清窍不宣＋腠理不宣＋清空不宣＝**清阳郁蒸候**

└──－阳气不宣＝**清气郁蒸候**

├──－阳气不宣－津液消灼＋津液枯涸＋腠理不宣＋清空不宣＝**气液郁蒸候**

└──－津气蕴蒸＋津气蕴炽－清窍不利＋清空不宁＝**津气郁炽候**

图2-6-14　津气郁蒸候鉴别式示意图

津气郁蒸候为热蒸津气，消灼津液，兼阳郁、气郁之候，无明显表证；而清阳郁蒸候系表里同郁，里热尚未伤津之候；清气郁蒸候虽亦无表郁，但阳分不郁，津液亦未伤；气液郁蒸候，津液已形枯涸，且兼表郁；津气郁炽候是郁热已转为郁火，轻重不同。

　　传变预测

$$津气郁蒸候-阳气不宣-气机不宣-气机不降\rightarrow\textbf{津气蕴蒸候}$$

```
津气郁蒸候-阳气不宣-气机不宣-气机不降→津气蕴蒸候
                        └─-津气蕴蒸+津气蕴灼→津气蒸灼候
        └─-津气蕴蒸+津气蕴炽-清窍不利+清空不宁→津气郁炽候
```

图2-6-15　津气郁蒸候传变式示意图

津气郁蒸候投以宣散或宣透，外郁之阴邪一解，内蕴之伏热转蒸，则转为津气蕴蒸候；若过投温散，或延误失治，内热转灼，即可转为津气蒸灼候；亦有阴邪郁遏过甚，内热转炽，转为津气郁炽候。

　　辨证

　　定位：肺胃：微寒发热，自汗口渴；胆胃：寒热交作，寒微热甚；肝脾：潮热黄疸。

　　定性：风：恶风自汗；寒：恶寒无汗；暑：自汗口渴，尿赤心烦；湿：潮热，午后加重，黄疸，如疟状，热势起伏，小便不利。

　　定量：①轻：恶风自汗，发热不退，口渴不多饮，苔黄腻，脉弦数。②中：微恶寒，汗不畅，发热汗出不解，心烦口渴，苔黄糙。③重：恶寒无汗，壮热自汗，口渴饮冷，苔白刺，黄燥，灰腻。

　　论治：当宣散郁遏与清透蕴热并用，使郁开热透而解。

　　1.随机立法：津气郁蒸候病机为阴邪外郁，阳气不宣，阳热内蒸，不得宣透，消灼津液，故其治则应宣发阳气以解外郁之阴邪，清透郁热以解津气之郁蒸，宣透互用，使郁开热透，郁热由里达表而解。若徒用温散，必助内热；单从清降，必致郁遏。故王孟英曰："清之无益，温之助桀。"

　　2.随位立法：病关肺胃，宜宣肺清胃；病关胆胃，宜疏利枢机，清透胃热；病关肝脾，宜清肝燥脾。

　　3.随因立法：外郁宜宣散，风郁宜轻疏风邪；寒郁宜兼温散；湿郁宜芳香化湿，甘淡利湿；暑郁宜清散兼渗利。郁热总宜清透，病在上焦，无形之热，药宜轻清透达，切忌苦寒重剂；病在中焦，有形之湿热，可用辛开兼苦降。

　　4.随症立法：外郁轻浅者，可以轻剂宣疏，如防风、荆芥、薄荷、蝉衣、佩兰、白蔻仁、香薷、藿叶之类；深重者，不妨用羌活、紫苏、桂枝、苍术之类温散。内热轻者，只宜芦根、金银花、栀皮、连翘、竹叶、通草、薏苡仁之类轻清之品；内热重者，则可选用石膏、黄芩、黄连等重剂。发疹者加牛蒡子、蝉衣；发斑者加大青叶、紫草根之类；咽痛可加金果榄、胖大海；发黄者，用茵陈、栀子、黄柏；小便短赤者，加通草、泽泻、茯苓、猪苓；大便闭结者，少加酒军以通降。

　　方证：加味荷杏石甘汤证、熏解汤证、蒿芩清胆汤证、清胃散证、平邪汤证、杏仁汤证、杏仁滑石汤证、薏苡竹叶散证、茵陈五苓散证、黄芩滑石汤证、栀子柏皮汤证、清芬解疫汤证、加减桂枝汤证、连翘栀豉汤加味证、化疸汤证。

　　考证：津气郁蒸候，即津气凝聚和蒸腾，通称：风温化热，风热袭表，肺卫失和，风热客肺，春温伏肺，阳明少阳证，太阳阳明病，客寒包火，暑热伤气，湿遏热伏，湿遏热蒸，湿浊中阻，湿阻中州，伏邪晚发，暑湿化热，湿热发黄，湿热下流。

　　仲景曰："黄疸病，茵陈五苓散主之。"（《金匮要略·黄疸病脉证并治》）"阳明病，无汗，小便不利，心中懊侬者，身必发黄。"（《伤寒热》199条）"阳明病，面合色赤，不可攻之，必发热，色黄者，小便不利也。"（《伤寒论》206条）"伤寒身黄，发热，栀子柏皮汤主之。"（《伤寒论》261条）

　　叶天士说："暑热必挟湿，吸气而受，先伤于上。故仲景伤寒，先分六经；河间温热，须究三焦。大凡暑热伤气，湿着阻气……上焦不解，漫延中下。此皆急清三焦，是第一章旨，故热病之瘀热，留络而为遗毒，注腑肠而为洞利，便为束手无策，再论湿乃重浊之邪，热为熏蒸之气，热处湿中，蒸淫之气，上迫清窍，耳为失聪，不与少阳耳聋同例。"[1]

　　吴坤安说："少阳以木火为用，温邪内发，必借少阳为出路，乃同气之应也。如淡红嫩红，白中带红，是温邪之轻者。初起微寒，即发热不已，口渴甚者是也。宜柴、芩、栀、翘等法解之。"[2]"如遇发热恶寒，咳嗽喉燥，渴饮，舌苔白中带黄，或白而燥刺，或边红中白，脉来浮数，此风温客于太阴手经，而内热发于阳明之表也。宜羚羊角、前胡、杏仁、连翘、薄荷、桔梗、黄芩、豆豉、淡竹叶之类，以解风热，如兼烦闷呕恶，脉沉足冷者，欲发瘀疹也，亦以此方加牛蒡子、防风透之。"[2]"太阴发黄，是脾家湿热，必小便不利，大便反快，茵陈五苓散。"[2]**邵**

仙根评："若发黄而小便不利，大便反快，乃太阴脾湿蒸热，故宜清利。"[2]

吴鞠通说："阳明温病，不甚渴，腹不满，无汗，小便不利，心中懊侬者，必发黄。黄者，栀子柏皮汤主之。受邪太重，邪热与胃阳相搏，不得发越，无汗，不能自通，热必发黄矣。"[3]"舌白渴饮，咳嗽频仍，寒从背起，伏暑所致，名曰肺疟，杏仁汤主之。（张志斌注：肺疟，疟之至浅者，肺疟虽云易解，稍缓则深，最忌用治疟印板俗例之小柴胡汤。盖肺去少阳之半表半里之界尚远，不得引邪深入也。故以杏仁汤轻宣肺气，无使邪聚则愈。）"[3]

叶霖说："伤寒阳明篇，发黄湿热郁于气分者，茵陈蒿汤；湿热不郁于里，而反越于外者，栀子柏皮汤；热蓄于内，迫其湿气蒸于外者，麻黄连轺赤小豆汤。"[4]

俞根初说："凡温暑证，始虽微恶风寒，一发热即不恶寒，反恶热，汗自出，口大渴，目痛鼻干，齿板燥，心烦不得眠者，虽皆为阳明表热，但要辨身干热，而无汗者，尚须辛凉解肌，使热从外达，葱豉桔梗汤为主，随证加减。身大热而自汗者，只宜甘寒存津，使热不劫阴，新加白虎汤主之。"[5]**徐荣斋**说："表里俱热，此时气分邪热郁遏灼津，尚未凝结血分，舌苔必黄腻……耳聋干呕，口秽喷人，胸腹热满，按之灼手，甚或按之作痛。治宜先用枳实栀豉合刘氏桔梗汤，再加茵陈、贯仲之清芬解毒，内通外达，表里两彻，使伏邪从汗利而双解。渐欲化燥，渴甚脉大，气粗逆者，重加石膏、知母、芦根汁等，清肺气而滋化源。"[5]

编者按：津气郁蒸候，因寒、湿郁于外，热蒸于内，消灼津液，郁遏升降，而成肺胃热灼津伤之证。治当宣散郁遏，清透蕴热，使郁开热透而解。**何廉臣**说："湿多热少，侧重太阴，用苦辛淡温法；热多湿少，侧重阳明，用苦辛淡凉法。"[5]**雷少逸**说："伤于里者，因于喜饮茶酒，多食瓜果，其湿从内而生，踞于脾脏，证见肌肉隐黄，脘中不畅，舌苔黄腻，口渴不欲饮水，身体倦怠，微热汗少，小便短赤，脉沉而缓者，此言湿气伤于里也……治里湿宜通利州都法，俾其在里之湿从小便而去也。"[6]

引用文献

［1］叶天士.临证指南医案［M］.上海：上海卫生出版社，1958：261.

［2］吴坤安.伤寒指掌［M］.上海：上海科学技术出版社，1959：卷一9，56，卷二10.

［3］吴鞠通.温病条辨［M］.福州：福建科学技术出版社，2010：70，49.

［4］李顺保.温病条辨集注与新论［M］.北京：学苑出版社，2004：260.

［5］俞根初等.重订通俗伤寒论［M］.上海：上海科学技术出版社，1959：112，239，241.

［6］雷丰.时病论［M］.北京：人民卫生出版社，1964：104.

六、津气郁炽候

津气郁炽候系内有实火燔炽，外为阴邪郁遏之候。多由内蕴火热阳邪，复为风、寒、湿邪郁遏而发，或由津气郁蒸候延误失治，郁热转变为郁火而成。

诊断

病名：[**中医**] 伤寒挟滞，太阳阳明为病，春温，伏温，伏热，温热挟湿，风温挟湿，湿热，伏暑，手太阴暑温，热病兼暑，湿温，痉病，暑疟，温疟，湿疟，肺疟，胎疟，脾瘅，阳黄，疫痢，麻疹，热淋。[**西医**] 流行性乙型脑炎，登革热，急性心包炎，慢性肾盂肾炎急性发作，精神分裂症。

证名：肺胃暑湿证，脾胃暑湿证，肺胃湿热证，脾肾湿热证，肺胃燥热证，肝胃风火证，肺胃寒火证，**胃肠寒火证，肺胃湿火证**，胆胃湿火证，脾胃湿火证，心胃郁火证。

病位：肺胃，胆胃，肝胃，心胃，胃肠，脾胃。

病因：风火，寒火，湿火，郁火，暑湿，湿热，燥热。

病机状态：郁炽。病由阳火内蕴，加感风、寒、湿等阴邪，触动而发，为阴邪郁遏于外，阳火燔炽于内，消灼津液，上逆冲激，欲达不达之候。

图2-6-16 津气郁炽候病机结构式示意图

病形：郁炽；　　　　　　　**病层**：里；　　　**病态**：动；

病性：阳内阴外，阳多阴少；　**病质**：实；　　　**病势**：深，重，急。

证象组合：阳郁＋气炽＋气滞＋液灼

主症：【阳气不宣】症象：①微恶风寒。②无汗。③身重。④斑疹不透。⑤背寒。⑥肢冷。⑦四肢沉重。⑧两胫逆冷。**舌象**：舌白边红。**脉象**：脉浮数有力。

【津气蕴炽】症象：①热多寒少。②发热恶热。③自汗。④心烦不眠。⑤壮热神昏，发狂。⑥蒸蒸发热。⑦日晡潮热。⑧发黄鲜明。⑨肌肉烦疼。

副症：【津液消灼】症象：①大渴引冷。②目痛鼻干，齿燥咽肿。③小便短赤。④大便秘结。⑤暴利。⑥口舌咽干。⑦便溏。

【清空不宁】症象：头痛。

宾症：【气机不利】症象：①胸膈烦闷。②腹满而痛。③大便不通。④心中热痛。⑤腹痞闷。

【气机不降】症象：①呕恶不纳。②气喘。

临床以火炽津气症象明显而易见，但必须与阳气郁遏症象同见，方为郁炽证候。

鉴别诊断

津气郁炽候－津液消灼－清空不宁＋清空不宣－气机不利＋气机不宣＋腠理不宣＝**清阳郁炽候**

└──＋腠理不宣－气机不利＋气机不宣－阳气不宣＝**清气郁炽候**

└──＋腠理不调－阳气不宣＋阳气不和＝**枢机郁炽候**

图2-6-17　津气郁炽候鉴别式示意图

津气郁炽候外无表证，内则有火炽津伤，而清阳郁炽候、清气郁炽候、枢机郁炽候外有明显表证，内无津伤，可资鉴别。

传变预测

津气郁炽候－津气蕴炽＋津气蕴蒸－清空不宁＋清窍不利→**津气郁蒸候**

└──－阳气不宣＋神志昏蒙→**津气蒸炽候**

└──－气机不利＋气机郁结→**津气燥结候**

└──－津气蕴炽＋津气蕴灼→**津气蒸灼候**

图2-6-18　津气郁炽候传变式示意图

津气郁炽候如清下不兼宣散，实火虽解，郁热尚蒸，可转为津气郁蒸候；如温散太过，清泄不足，阴郁虽解，火炽转甚，或延误失治，郁火转盛，阴郁自开，可转为津气蒸炽候；如再失于清下，邪火与肠中糟粕搏结，可转为津气燥结候；如清下得宜，实火虽去，而无形之热尚灼于内，亦可转为津气蒸灼候。

辨证

定位：肺胃：恶风寒，斑疹不透，热壮神昏，口渴；胃肠：腹满痛，大便不通，或暴利，日晡潮热；胆胃：寒热往来，寒微热甚；脾胃：足胫冷，身重，四肢沉重，壮热烦渴；肝脾：嘈杂腹满，发黄。

定性：寒火：恶寒无汗，手足冷；湿火：身重，四肢沉重，便溏；暑湿：脘腹痞满，多汗，口渴喜热饮，便溏不爽；湿热：烦懊，渴不喜饮，脘腹痞闷，汗出不畅；燥热：壮热，口渴喜冷，心烦，苔燥；郁火：脘闷，口渴喜热饮，欲呕，面赤。

定量：①轻：微恶风寒，热多，口渴。②中：足冷身重，汗出热不退，大渴引冷。③重：恶寒无汗，壮热神昏潮热，烦渴喜冷，恶热。

论治：当外宣郁遏，内降火炽，不可偏废。所谓"火郁发之"，若纯用苦泄，不兼宣发，外郁不解，火亦不泄，必然转重。

1.随机立法：津气郁炽候，系阳火内炽，兼阴邪外郁，以火炽津气为主，故其治则当以清下郁火为重，兼以宣透郁遏之阴邪。若纯从清下，郁遏不解，火亦不得而泄，若专事温散，反增火炽津伤，故常同用，即王孟英所谓"清之无益，温之助桀"[1]。然仲景主张斟酌阳郁、火炽之轻重缓急而分别汗下之先后。如："本发汗而复下之，此为逆也；若先发汗，治不为逆。本先下之而反汗之，为逆；若先下之，治不为逆。"（《伤寒论》90条）分别主次，亦在所紧要。

2.随位立法：病在肺胃，以清凉为主；病在胃肠，必须通下；病在胆胃，宜和解偏于清降；病在脾胃，宜清燥同用；病在肝脾，宜兼以芳香清肝醒脾。

3.随因立法：寒火宜清下兼以温散或凉散；湿火宜清下兼以温燥与淡渗，即辛开苦降之法；暑湿宜燥湿清暑；湿热宜化湿泄热；郁火宜清降兼燥湿蠲痰。

4.随症立法：恶风寒者，轻则加入薄荷、葱白、防风之类，重则参以紫苏、桂枝、羌活之类；斑疹不透者，加牛蒡子、蝉衣以凉疏；大便秘结者，必入大黄以通降；黄疸必用茵陈以清芬除湿。

方证：白虎加桂枝汤证、新加白虎汤证、三黄石膏汤证、厚朴七物汤证、桂枝加大黄汤证、加减香薷饮证、白虎加苍术汤证、桂苓甘露饮证、茵陈蒿汤证、栀子大黄汤证、栀子柏皮汤证、泻黄散加味证、柴胡白虎汤证。

考证：津气郁炽候，指热郁津气而炽，通称：表里两感，里实兼表，太阳阳明，阳明经湿热，湿遏热伏，湿遏热炽，热炽风动，暑动肝风。

仲景曰："发汗后，恶寒者，虚故也。不恶寒，但热者，实也。当和胃气，与调胃承气汤。"（《伤寒论》70条）"太阳病，先下而不愈，因复发汗，以此表里俱虚，其人因致冒，冒家汗出自愈，所以然者，汗出表和故也。里未和，然后复下之。"（《伤寒论》93条）"病人烦热，汗出则解，又如疟状，日晡所发热者，属阳明也。脉实者，宜下之；脉浮虚者，宜发汗。下之，与大承气汤；发汗，宜桂枝汤。"（《伤寒论》240条）"本太阳病，医反下之，因尔腹满时痛者，属太阴也，桂枝加芍药汤主之。大实痛者，桂枝加大黄汤主之。"（《伤寒论》279条）"病腹满，发热十日，脉浮而数，饮食如故，厚朴七物汤主之。"（《金匮要略·腹满寒疝宿食病脉证治》）"谷疸之为病，寒热不食，食即头眩，心胸不安，久久发黄，为谷疸，茵陈蒿汤主之。酒疸，心中懊侬，或热痛，栀子大黄汤主之。"（《金匮要略·黄疸病脉证并治》）

薛生白说："湿热证，壮热口渴，自汗身重，胸痞，脉洪大而长者，此太阴之湿与阳明之热相合，宜白虎加苍术汤。"[2]

吴鞠通说："手太阴暑温……汗不止，烦渴而喘，脉洪大有力……身重者，湿也，白虎加苍术汤主之。"[3]**吴坤安**说："太阴腹满而痛，自利不渴者，因于寒；咽干而渴者，因于热。因于寒，湿土自病，宜理中温之；因于热病，必关于阳明，或暴烦下利，或发黄便硬，此脾家热，即属胃家之热，为转属阳明之症，宜从阳明治。"[4]**邵仙根**说："舌苔边红，中心燥白，乃上焦气分无形之热，其邪不在血分，切勿妄投滋腻血分之药，宜轻清清凉解为治。凉膈散去芒硝、大黄，加石膏，能清膈上无形客热。其邪不在血分，妄投滋腻，必增病矣。"[5]

俞根初说："湿疟初起，寒热身重，四肢倦怠，肌肉烦疼，胸腹痞满，胃钝善呕，便溏溺涩，舌苔白滑厚腻，甚则灰而滑腻，或灰而糙腻，舌心滑润……脉若右弦滞，左沉弦细软者，疟因于湿，《金匮》所谓沉细者，湿痹是也……先与柴平汤燥其湿。湿去而热多寒少，胸膈满痛者，则以柴胡陷胸汤宽其胸。胸宽而热透口燥，溺短赤涩者，则以桂苓甘露饮辛通以清化之。"[5]**徐荣斋**说："热多者，热重于湿也，其病多发于阳明胃肠。虽或外兼风邪，总属热结在里，表里俱热。此时气分邪热郁遏灼津，尚未凝结血分……宜先用枳实栀豉合刘氏桔梗汤，再加茵陈、贯仲之清芬解毒，内通外达，表里两彻，使伏邪从汗利而双解。"[5]

曹炳章说："四边色红，中心干或白燥，外症烦渴烦热者，乃上焦气热烁津，宜急散无形之热。此非邪入血分，勿用血药。"[6]**彭玉林**说："（登革热极期）气分热盛（热入于胃）：主要脉症：壮热有汗不恶寒，或寒战高热，头痛身重或骨节烦疼，便秘溺赤，烦渴或不多饮，面红目赤，舌红苔黄干或黄腻，脉数或滑，或见斑疹隐隐。治法：清热利湿解毒。方药：白虎加苍术汤加减。"[7]

编者按：津气郁炽候，以火炽津气为主。因肺胃暑湿或寒火等郁遏阳气，火热之邪不能外达所致。**姚国美**说，外寒虽解，暑从热化，余湿未尽，不得纯用凉泻，宜甘寒佐以苦温，苍术白虎汤；若湿邪已化，唯暑热独亢，苔燥脉洪，则当从暑病清解。

引用文献

［1］王孟英.王孟英医案绎注［M］.北京：学苑出版社，2009：84.

［2］王士雄.温热经纬［M］.沈阳：辽宁科学技术出版社，1997：50.

［3］吴鞠通.温病条辨［M］.福州：福建科学技术出版社，2010：40.

［4］吴坤安.伤寒指掌［M］.上海：上海科学技术出版社，1959：卷一22，卷二5.

［5］俞根初等.重订通俗伤寒论［M］.上海：上海科学技术出版社，1959：220，241.

［6］曹炳章.彩图辨舌指南［M］.南京：江苏人民出版社，1962：卷二25.

［7］彭玉林，刘博仁.辨证治疗登革热484例［J］.新中医，1980，（3）：37.

七、津气蕴蒸候

津气蕴蒸候系热邪初传肺胃气分之轻证，即温热家所称热传气分之候。多见于外感病由表入里，由上焦渐传中焦之初期阶段。

诊断

病名：[中医]风温，风温挟湿，湿温，暑温，暑热，伏暑，食复。[西医]大叶性肺炎，感染性休克。

证名：肺胃风热证，肺胃风暑证，肺胃暑湿证，**肺胃湿热证**。

病位：肺胃。

病因：风热，风暑，暑湿，湿热。

病机状态：蕴蒸。

1.清气蕴蒸候–气机不宣–气机不降+津液消灼

2.津气蕴蒸──→津液消灼──→清窍不利

图2-6-19 津气蕴蒸候病机结构式示意图

病形：蕴蒸；　　**病层**：里；　　**病态**：动；

病性：阳；　　　**病质**：实；　　**病势**：浅，轻，缓。

证象组合：气热+伤津

主症：【津气蕴蒸】**症象**：①发热不退。②汗自出。**舌象**：舌红苔黄腻。**脉象**：①脉数。②脉洪数。

副症：【津液消灼】**症象**：①心烦口渴。②小便短赤。

宾症：【清窍不利】**症象**：咽痛。

临床以气分热蒸与津液灼伤症象为主要诊断依据。外无表郁，内无气郁，方为津气蕴蒸之候。

鉴别诊断

津气蕴蒸候–津液消灼+清空不宁=清气失宁候

└──+气机不宣、不降=清气蕴蒸候

└──+腠理不宣=清气郁蒸候

图2-6-20 津气蕴蒸候鉴别式示意图

津气蕴蒸候系表邪化热传里之证，热已伤津，与清气失宁候热邪内蕴，上蒸清空，未伤津液者不同；清气蕴蒸候热邪蒸于上焦，兼有气郁，清气郁蒸候更兼表郁，自可区别。

传变预测

津气蕴蒸候–津气蕴蒸+津气蕴灼+神志昏蒙→**津气蒸灼候**

└──+津气蕴炽+神志昏蒙+气机不利→**津气蒸炽候**

图2-6-21 津气蕴蒸候传变式示意图

津气蕴蒸候为里热轻证，治疗得法，不难一举清透，如稍失误，热甚津伤，即可转为津气蒸灼候；甚则热邪与肠中糟粕相搏而化火，则可转成津气蒸炽候之重证。

辨证

定位：肺：蕴热汗出，心烦，发疹痦；胃：发热不退，口渴，发斑。

定性：风热：发热不退，舌苔薄黄，脉弦数；风暑：蕴热不退，小便短赤；湿热：便溏溺赤，发热口渴，舌红苔白，脉虚。

定量：①轻：发热不退，口干。②中：发热午后热甚，口渴饮水。③重：壮热不退，口渴恶热。

论治：仅宜轻清气分之热，以保津液，切不可妄投重剂，使药过病所，反遏邪机，热愈不解。亦不可浪投滋润，生津反遏热伤津。总以轻清透达为贵。

1.随机立法：津气蕴蒸候，为热邪初蒸于上中气分之轻证，邪轻病浅，津伤不甚，故其治则当以轻清透热为主，轻扬轻透，使蕴热外达，或从汗解，或从痦疹而解，所谓轻清化气之法，不可妄投重剂，使药过病所，反遏邪机，热必不达，津液暗消，热邪转灼转炽，病必加重。

2.随位立法：病关于肺，药宜轻浮，轻宣肺气，肺气一展，蕴热自外达皮腠而解；病关于胃，胃主肌肉，药宜清透，使蕴热从肌腠而达。

3.随因立法：因于风热，宜辛凉轻透之剂，风热最易伤津，可略兼甘寒以保津；因于风暑，暑必挟湿，辛凉清透之外，可兼甘淡以渗湿；因于湿热，仍当轻清，佐以芳淡。

4.随症立法：热邪初传于里，伤津不甚，不可妄投滋腻；如热邪伤津，口渴，舌上少津者，亦当略参甘凉，如麦冬、花粉、芦根之类。暑热兼湿，小便短涩不利，可略佐甘淡以渗利，如滑石、甘草、木通、茯苓之类。

方证：五叶芦根汤证、荷杏石甘汤证、加减三仁汤证、竹叶石膏汤证。

考证：津气蕴蒸候，因风热、湿热、暑湿等久蒸，湿渐化燥，热炽伤津所致。通称：气分证，阳明证，风热化燥，湿竭化燥，暑热伤气，暑热伤津，燥热内伏。

陈平伯说："风温证，热久不愈，咳嗽唇肿，口渴胸闷，不知饥，身发白疹如寒粟状，自汗，脉数者，此风邪挟太阴脾湿，发为风疹。（杨云：白疹乃肺胃湿热也，与脾无涉，亦与风无涉）。用牛蒡、荆芥、防风、连翘、橘皮、甘草之属，凉解之。风温本留肺胃，若太阴旧有伏湿者，风热之邪，与湿热相合，流连不解，日数虽多，仍留气分，由肌肉而外达皮毛，发为白疹。盖风邪与阳明营热相并则发斑，与太阴湿邪相合则发疹也。又有病久中虚，气分大亏而发白疹者，必脉微弱而气倦怯，多成死候，不可不知。"[1] **王孟英按**："白疹即白㾦也，虽挟湿久不愈而从热化，且汗渴脉数，似非荆、防之可再表（杨云：此湿亦不必用橘皮之燥），宜易滑石、苇茎、通草，斯合凉解之法矣。"[1]

张聿青亦云："热恋不解，邪势留恋，若再缠绵，必生变局，治法唯有泄化邪湿，庶可保全元气耳。"[2] **何廉臣说**："（温热兼暑）势轻者，但先轻宣上焦，如桔梗汤加苦杏仁、青蒿露，或五叶芦根汤加西瓜翠衣、银花露之类；势重者，必清肃上中二焦，如荷杏石甘汤、竹叶石膏汤之类，甚则三黄石膏汤去麻黄加薄荷、青蒿。"[3]

编者按：津气蕴蒸候，怎么体现"蒸"字呢？蒲辅周形容说："自觉胃脘内阵发性烘热，热气外窜，随即汗出浸衣，日发数次，睡眠欲醒尤易发作，汗后畏冷，口干不渴。"[4] 自当以清热救津为法，不可再行温燥，助热邪而重伤其津液。

引用文献

［1］王士雄.温热经纬［M］.沈阳：辽宁科学技术出版社，1997：40.

［2］张聿青.张聿青医案［M］.上海：上海科学技术出版社，1963：35.

［3］何廉臣.重订广温热论［M］.福州：福建科学技术出版社，2010：30.

［4］中国中医研究院.蒲辅周医案［M］.北京：人民卫生出版社，2005：41.

八、津气蒸灼候

津气蒸灼候为热邪灼伤上中气分津液之重证，即温病家所称气分燥热证，伤寒家所称阳明证，通称白虎汤证。系由热邪传入中焦，灼伤肺胃津液，而成气分阳热重证。

诊断

病名：[**中医**]伤寒，温病，风暑，暑湿，暑温，伏暑，中暍，冬温，伏温，温疟，热病，自汗。[**西医**]肺部感染。

证名：肺胃燥热证，肺胃湿火证。

病位：肺胃。

病因：燥热，湿火。

病机状态：蕴灼。由里热不得透解，渐居于胃腑，伤津化燥，热甚上蒸，蒙闭心神，而成阳热重证。俞根初曰："此外而肌腠，内而肝胆，上则心肺，下则小肠、膀胱，无不受其蒸灼，但尚为散漫无形之燥热，未曾结实。"[1]

1.津气蕴蒸候 = 津气蕴蒸 + 津气蒸灼 + 神志昏蒙

2.津气蕴灼 ──→ 津液消灼 ──→ 神志昏蒙

图2-6-22　津气蒸灼候病机结构式示意图

病形：蕴灼；　　　**病层**：里；　　　**病态**：动；

病性：阳；　　　　**病质**：实；　　　**病势**：深，重，急。

证象组合：热灼+液灼+神蒙

主症：【津气蕴灼】**症象**：①大热汗出。②面赤。③大烦。④喜冷恶热。⑤尺肤热。⑥头汗如蒸。⑦热甚气喘。

舌象：舌黄燥。　**脉象**：脉洪大。

副症：【津液消灼】**症象**：①大渴引冷。②溺短赤热。③唇燥。**舌象**：舌干少津。

宾症：【神志昏蒙】症象：①谵语。②发狂。

临床以气分热灼津伤症象为诊断依据，即传统诊断之"四大"：大热、大汗、大渴、脉洪大。

鉴别诊断

津气蒸灼候＋血热蕴炽＝**气血两燔候**

└── －神志昏蒙＋气虚失充＝**津气虚灼候**

└── ＋津气蕴炽－津气蕴灼＋气机不利＋清窍不利＝**津气蒸炽候**

图2-6-23　津气蒸灼候鉴别式示意图

津气蒸灼候为气分燥热蒸灼之候；而气血两燔候系气分之燥热灼及血分之证；津气虚灼候则兼有气分不足之虚象；津气蒸炽候系无形燥热转成有形之实火，故有气机内滞之实象，可资鉴别。

传变预测

津气蒸灼候－神志昏蒙＋神志蒙闭＋络脉不和＋气机不降→**津气蒸闭候**

└── ＋阳气不行＋气机不宣→**津气蕴闭候**

└── ＋津气蕴炽－津气蕴灼＋气机不利＋清窍不利→**津气蒸炽候**

└── －神志昏蒙＋气虚失充→**津气虚灼候**

图2-6-24　津气蒸灼候传变式示意图

津气蒸灼候延误失治，热邪蒙闭神明，热极内动肝风，而转变成津气蒸闭候之重笃危证；如更失误，热极反兼寒，阳气郁滞，而成阳证似阴之津气蕴闭候；或热邪下传入肠，与糟粕相搏化为实火，而成津气蒸炽候；或热久耗伤元气，则可转成津气虚灼候。

辨证

定位：肺：热甚气喘；胃：壮热口渴，心烦多汗，发斑如锦纹。

定性：燥热：大渴喜饮，喜冷恶热，舌黄燥；湿火：渴甚不大饮，呕恶，舌酱灰。

定量：①轻：壮热，头汗如蒸，心烦。②中：壮热，大汗恶热，烦躁。③重：壮热，谵语，发狂。

论治：宜用辛凉重剂急清气分之热灼，以救津液之焚。若再失误，下传入肠，与肠中糟粕相搏，化燥化火，则可由无形之热邪，转成有形之实火。

1.随机立法：津气蒸灼候为气分燥热燔灼津液之重证，其主体病机在于热灼津伤，故其治疗当急用辛凉甘寒重剂，撤热救津，清透燔灼之邪热，而保其津液。但不可过用甘寒腻滞之品，恐滞邪机；亦不可早投攻下，反伤津液。**俞根初**曰："但尚为散漫无形之燥热，未曾结实，宜清透而不宜攻下之阳明外证也。"[1]

2.随位立法：参照津气蕴蒸候。

3.随因立法：病因燥热，宜辛凉透热，兼甘寒救燥，但不可用苦寒，恐化燥反伤津液；病因湿火，火从湿来，可兼苦寒以降火，甘淡以渗湿。

4.随症立法：津伤舌干者，可酌加天花粉、麦冬以增液；发疹者，可酌加牛蒡子、连翘、薄荷以透发；发斑者，可酌加大青叶、白茅根以凉血透斑。

方证：新加白虎汤证、三石汤证、白虎加人参汤证、黄连香薷饮证、益元散证、通利州都法证、加味白虎汤证、二鲜饮证。

考证：津气蒸灼候，通称：阳明经证，气分燥热证，手太阴温病，手太阴暑温，阳明温病，阳明暑病，阳明中暍，太阴伏暑，白虎汤证。

仲景曰："伤寒脉浮，发热无汗，其表不解，不可与白虎汤。渴欲饮水，无表证者，白虎加人参汤主之。"（《伤寒论》170条）"问曰：阳明病外证云何？答曰：身热，汗自出，不恶寒，反恶热也。"（《伤寒论》182条）

吴鞠通说："形似伤寒，但右脉洪大而数，左脉反小于右，口渴甚，面赤，汗大出者，名曰暑温，在手太阴，白虎汤主之；脉芤甚者，白虎加人参汤主之。"[2]"手太阴暑温，或已经发汗，或未发汗，而汗不止，烦渴而喘，脉洪大有力者，白虎汤主之；脉洪大而芤者，白虎加人参汤主之；身重者，湿也，白虎加苍术汤主之；汗多，脉散大，喘而欲脱者，生脉散主之。"[2]"暑温，蔓延三焦，舌滑微黄，邪在气分者，三石汤主之。"[2]

吴坤安说："暑入阳明，凡大热大渴，干呕唇燥，舌苔黄厚，六脉洪数，此暑邪入于阳明也，黄连香薷饮及益元散；大热大渴大汗者，白虎汤。"[3]"暑毒入肠，如冒暑饮酒，引暑毒于肠内，酒与暑并，大热大渴，小便不利，其色如血，宜五苓去桂、术加川连、银花、滑石。"[3]

俞根初说："冷风引发伏温者，初起必头疼身热，微恶风寒，继则灼热自汗，渴不恶寒，咳嗽心烦，尺肤热甚，剧则鼻鼾多眠，语言难出，状如惊痫，手足瘛疭，面若火熏，舌苔初则白薄，边尖红燥，继即舌赤苔黄，甚或深红无苔……脉寸尺浮洪，且盛而躁，乃外风引动内热……与新加白虎汤辛凉泄热以清里。"[1] 何秀山说："胃为十二经之海。邪热传入胃经，外而肌腠，内而肝胆，上则心肺，下则小肠膀胱，无不受其蒸灼。是以热汗烦渴，皮肤隐隐见疹，溺短赤热，甚则咳血昏狂。但尚为散漫之浮热，未曾结实，邪既离表，不可再汗。邪未入腑，不可早下，故以白虎汤法辛凉泄热，甘寒救液为君。外清肌腠，内清腑脏。"[1] 何廉臣说："湿遏化燥，热炽阳明，壮热汗时出，心烦大渴引饮，舌苔黄燥，脉洪大而长。盖湿热一症，肃清肺胃，如溽暑炎蒸，凉风骤起，顷刻湿收热退，如登清凉界中矣。"[4]

雷少逸说："温疟之证，先热后寒，其脉阳浮阴弱，或汗多，或汗少，口渴喜凉，宜清凉透邪法治之。如汗多者去淡豉，加麦冬、花粉。如舌苔化为焦黑者，宜清热保津法治之。嘉言云：治温疟，当知壮水以救其阴，恐十数发而阴精尽，尽则真火自焚，顷之死矣。"[5]

编者按：津气蒸灼候，湿遏于上，热郁于下，有因燥热，有因湿热，蒸灼肺胃，消烁津液而成，为内外皆热之候。雷少逸说："考湿热之见证，身热有汗，苔黄而泽，烦渴溺赤，脉来洪数是也，当用通利州都法治之。如大便秘结，加瓜蒌、薤白，开其上以润其下。如大便未下，脉形实大有力者，是湿热夹有积滞也，宜本法内加玄明粉、制大黄治之。"[5]

引用文献

［1］俞根初等.重订通俗伤寒论［M］.上海：上海科学技术出版社，1959：94，182，231，232.

［2］吴鞠通.温病条辨［M］.福州：福建科学技术出版社，2010：38，40，74.

［3］吴坤安.伤寒指掌［M］.上海：上海科学技术出版社，1959：卷四39，41.

［4］何廉臣.重订广温热论［M］.福州：福建科学技术出版社，2010：11.

［5］雷丰.时病论［M］.北京：人民卫生出版社，1964：81，106.

九、津气蒸闭候

津气蒸闭候，系肺胃气分热盛内闭之候，为邪热蒸灼，不得泄越，蒙闭心窍，陡动肝风，而成气分急重危证。伤寒家称热盛神昏，风温坏证；温热家称为逆传心包。

诊断

病名：[中医]风温，暑热，湿温，湿温化燥，冷风引发伏温，痉病，急惊风。[西医]肝性脑病。

证名：**肺胃燥热证，肝胃风火证。**

病位：肺胃，肝胃。

病因：燥热，湿热，风火。

病机状态：蕴闭。由热邪燔灼内盛，不得泄越，上则蒙闭心神，下则引动肝风，风火交煽，而成气分之阳热闭证。

1.津气蒸灼候–神志昏蒙+神志蒙闭+络脉不和+气机不降

2.津气蕴灼——→津液消灼——→气机不降

神志蒙闭——→络脉不和

图2-6-25 津气蒸闭候病机结构式示意图

病形：蕴闭；　　**病层**：里；　　**病态**：静中动；

病性：阳；　　**病质**：实；　　**病势**：深，重，危，急。

证象组合：热灼+神闭+液灼+络脉

主症：【津气蕴灼】**症象**：①壮热心烦。②面赤目赤。③自汗多汗。④面垢。⑤恶热。**舌象**：苔黄厚。**脉象**：脉弦滑数。

【神志蒙闭】**症象**：①神识昏迷。②双目直视。③妄言谵语。④遗尿。

副症：【津液消灼】**症象**：①口渴引饮。②无汗。③小便短赤。④齿燥。**舌象**：舌赤苔干刺。

【络脉不和】**症象**：①角弓反张。②手足瘛疭。③猝口噤。④摇头。⑤目瞤。⑥吮唇弄舌。

宾症：【气机不降】**症象**：①咳逆气促。②痰涌。

临床以窍闭风动症象明显，但必须与热灼津伤之症象同见，方可确诊。

鉴别诊断

$$津气蒸闭候+营热蕴灼+神志不宁+阳气不和=气营蕴闭候$$
$$\quad\quad\quad└─ +津气蕴炽-津气蕴灼+气机郁结=津气炽闭候$$

图2-6-26　津气蒸闭候鉴别式示意图

津气蒸闭候系气分燥热内闭之候；而气营蕴闭候则系气分燥热已燔灼营分之闭证；津气炽闭候为上中燥热，下传大肠，与糟粕结实而成实火之闭证。各自不同。

传变预测

$$津气蒸闭候+阳气不行→津气蕴闭候$$
$$├─ +营热蕴灼+神志不宁+阳气不和→气营蕴闭候$$
$$├─ +津气蕴炽-津气蕴灼+气机郁结→津气炽闭候$$
$$└─ -神志蒙闭-络脉不和+气虚不充→津气虚灼候$$

图2-6-27　津气蒸闭候传变式示意图

津气蒸闭候延误不解，热盛郁滞阳气，而成热深厥甚，阳证似阴之津气蕴闭候；如气分热邪不解，深入营分，则成气营蕴闭候；上中热邪不解，下传大肠，燥结化火，则成津气炽闭候。均为转重转急之变。如清透得法，窍开风息，但热蒸未解，元气已伤，又可转成津气虚灼候。

辨证

定位： 参照津气蒸灼候。

定性： 燥热：壮热，大渴引饮，小便短赤，昏迷谵妄发狂；风火：肌肉瞤动，四肢抽搐，角弓反张；湿热：发热不扬，午后热盛，口渴不喜饮，苔黄腻不燥，

定量： ①轻：神昏谵语，肌肉瞤动。②中：神昏发狂，四肢抽搐。③重：神昏不语，角弓反张。

论治： 当急急清透，兼以芳香开窍，使热撤窍开，神清风息。若有延误，病必加深。

1.随机立法： 津气蒸闭候系燥热燔灼不得透达，内闭神明，引动肝风之证，故其治则当急急辛凉甘寒，以重剂清透撤热为主，兼以芳香开窍，平肝息风，标本兼顾，以救其急，热退则闭开风息。

2.随位立法： 参照津气蒸灼候。

3.随因立法： 因于燥热，辛凉清透之外，更当兼以甘寒生津救燥；因于风火，辛凉清透之外，更当兼以疏风息风；因于湿热，宜苦辛淡渗，利湿清热，佐以宣通。

4.随症立法： 神昏轻者，但兼芳香化痰，如石菖蒲、天竺黄、川贝、郁金之类即可；昏迷甚者，应与牛黄清心丸、至宝丹、紫雪丹之类开窍醒神；抽搐反张者，应兼化痰息风，如竹沥、姜汁、白蒺藜、全蝎、钩藤、蜈蚣、络石藤之类。

方证： 加味人参白虎汤证、羚角钩藤汤证、竹叶石膏汤证、玉女煎证、清宫汤证、紫雪丹证、牛黄丸证、安宫牛黄丸证、新加白虎汤证、羚麻白虎汤证。

考证： 津气蒸闭候，多见于气分热甚之证，阴阳之气失去平衡，不能顺接而厥，热未结实者。通称：热盛神昏，逆传心包，热炽风动，热盛生风，风温坏证，暑动肝风。

俞根初说： "冷风引发伏温者……剧则鼻鼾多眠，语言难出，状如惊痫，手足瘛疭，面若火熏，舌苔初则白薄，边尖红燥，继即舌赤苔黄，甚或深红无苔……里热大盛，已见风动瘛疭者，速与羚角钩藤汤，甘咸静镇以息风，终与人参白虎汤加鲜石斛、梨汁、蔗浆等，甘寒救液以善后。"[1] "热病兼暑者，一起即发热身痛，背微恶寒，头痛且晕，面垢齿燥，大渴引饮，心烦恶热，斑疹隐隐，烦则喘喝，静则多言，甚则谵语遗溺，大便或闭或泻，泻而不爽，其余变症，与前相同，舌苔纯黄无白，或干黄起刺，或黄腐满布，或老黄带灰黑，甚或鲜红无苔，或紫红起刺，或绛而燥裂，或深紫而赤，或干而焦，或胖而嫩……脉左盛而躁，右洪盛而滑，躁则血被火逼，盛滑则伏热外溃。此《内经》所谓尺肤热甚。脉盛躁者，病温。盛而滑者，病且出也。亦即石顽所云后夏至日为热病，乃久伏之邪，随时气之暑热而勃发也……必先清其暑，以泄其热，初以新加白虎汤为主；继则清其余热，以保气液，竹叶石膏汤加减；终则均须实其阴，以补其不足。"[1]

何廉臣说： "（风温痉）宜用辛凉正法，轻者用辛凉轻剂，重者用辛凉重剂。如本论（荣斋按：本论二字，系指《温病条辨》）上焦篇银翘散、白虎汤之类。伤津液者加甘凉。如银翘散加鲜生地、麦冬，玉女煎，以白虎合冬、

地之类。神昏谵语，兼用芳香以开膻中。如清宫汤、牛黄丸、紫雪丹之类。愈后用六味、三才、复脉辈，以复其丧失之津液。风温咳嗽致痉者，用桑菊饮、银翘散辛凉例。"[1]"温痉……其症灼热自汗，渴不恶寒，面赤唇红，手足瘈疭，口噤鼻扇，此因于胃肠积热致痉。即《内经》所谓气上不下，搏阳而为巅疾也……便通者，羚麻白虎汤……或加减竹叶石膏汤（鲜竹叶、知母、瓜蒌仁、生石膏、天花粉、川连、竹沥半夏、鲜枇杷叶。淡海蜇、大地栗二味煎汤代水），临服药，调下紫雪丹0.6g。"[1]

编者按：津气蒸闭候，因风火、燥热入里化火，或外风触发伏热，不得外达，胃火炽盛，引动肝火，火旺生风，风火交煽，神机骤闭，而成痉厥并臻之危重大证。**何廉臣**说："暑风初起……面红灼热，目赤自汗，脊强肢瘈，此张寿甫所谓热动肝风，而脑筋妄行也……暑动肝风者，舌黄或赤，脉多弦数，甚或弦滑，指纹青紫，窜出气关。"[1]

引用文献

[1]俞根初等.重订通俗伤寒论[M].上海：上海科学技术出版社，1959：231，248，423，424，427.

十、津气蕴闭候

津气蕴闭候为上中燥热内盛，不得宣越而成的闭厥证候。即古人所谓阳厥、热厥，或阳证似阴之例。系由热邪内盛，失于宣透，热甚内闭，阳气郁滞而出现内阳外阴之象，即真热假寒之证。

诊断

病名：[中医] 暑厥，热厥。[西医] 流行性乙型脑炎。

证名：肺胃燥热证，肺胃暑湿证。

病位：肺胃。

病因：燥热，暑湿。

病机状态：闭厥。由阳热燔灼于肺胃气分，失于宣透，热邪不得泄越，闭塞内窍，郁滞阳气，不得运行于外，而成内阳外阴，内热外寒之闭厥证候。

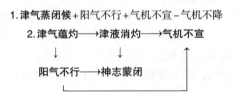

图2-6-28 津气蕴闭候病机结构式示意图

病形：闭厥；　　**病层**：里；　　**病态**：静；

病性：阳；　　**病质**：实；　　**病势**：深，重，危，急。

证象组合：热灼+阳滞+神闭

主症：【**津气蕴灼**】症象：①发热。②面赤。③面垢。④自汗。⑤心烦。⑥斑如锦纹。**脉象**：①脉滑。②脉洪大数。

【**阳气不行**】症象：①身重难以转侧。②口不仁。③四肢厥冷。**脉象**：①脉沉伏。②脉微弱。

副症：【**津液消灼**】症象：①大渴引饮。②尿短赤。③舌唇目裂。④唇口青紫。**舌象**：舌干黑起刺。

【**神志蒙闭**】症象：①神昏谵语。②遗尿。③神昏不语。

宾症：【**气机不宣**】症象：①胸满。②脘痛。③心下痞闷。

临床以阳气郁滞不行之假阴证象明显，但必须细察有热灼津伤症象并存，方能确诊为真热假寒。

鉴别诊断

津气蕴闭候－津气蕴灼+津气蕴炽+气机郁结=**津气闭厥候**

　　├─+津液枯涸－津液消灼=**气液炽闭候**

　　└─－血热蕴炽+络脉不和=**气血炽闭候**

图2-6-29 津气蕴闭候鉴别式示意图

津气蕴闭候系阳热内盛，阳气闭厥之真热假寒之证；而津气闭厥候系实火内结，以致阳气闭厥之证；气液炽闭候则系火炽液枯以致阳气闭厥之证；气血炽闭候则为气分之火燔炽血分，而致阳气闭厥之证。均系真热假寒之阳厥。

传变预测

津气蕴闭候－阳气不行－神志蒙闭＋神志昏蒙→**津气蒸灼候**
　　　└──神志蒙闭＋气虚失充→**津气虚灼候**
　　└─津气蕴灼＋津气蕴炽＋气机郁结→**津气闭厥候**
　　　　　├─＋津液枯涸－津液消灼→**气液炽闭候**
　　　　　└─血热蕴炽＋络脉不和→**气血炽闭候**

图2-6-30　津气蕴闭候传变式示意图

津气蕴闭候若经治疗，内闭已开，则可转轻为津气蒸灼候；或元气渐虚，可转为津气虚灼候。如延误失治，热邪下结大肠，则成津气闭厥候；或久热伤液，而转气液炽闭候；或气分之热邪，窜入血分，而成气血炽闭候。

辨证

定位：参照津气蒸灼候。

定性：参照津气蒸灼候。

定量：①轻：身重难以转侧，神昏谵语，脉虚弱。②中：四肢厥冷过膝，神昏，发狂，脉沉细。③重：体厥，神昏不语，脉伏。

论治：当急急撤热，热邪一退，则阳气自然通行，切不可见厥投温，必致阳盛阴涸而毙。

1.随机立法：津气蕴闭候为热邪燔灼于内，不得泄越，渐致阳气不能运行于外而成之闭厥，为内真热而外假寒之候，故其治疗宜用辛凉甘寒重剂，急撤燔灼之内热，热邪透解，则阳气自可流行，闭厥可解。

2.随位立法：参照津气蒸灼候。

3.随因立法：参照津气蒸灼候。

4.随症立法：神昏内闭者，当参以芳开醒神，如紫雪丹、牛黄丸、紫金锭之类；挟痰者，加竹沥、天竺黄、石菖蒲、川贝、白薇之类。

方证：新加竹叶石膏汤证、新加白虎汤证、紫雪丹证、白虎加人参汤证、白虎汤证、黄连香薷饮证、紫金锭证、牛黄至宝丹证。

考证：蕴闭，为神志蒙闭之候，为阳火内盛，生风动火，火乘风盛而成。津气蕴闭候，通称：阳厥，热厥，热深厥深，厥微热微，内热外寒，真热假寒，阳证似阴，三阳合病。

仲景曰："伤寒脉浮滑，此以表有热，里有寒，白虎汤主之。"（《伤寒论》176条）"三阳合病，腹满身重，难以转侧，口不仁，面垢，谵语，遗尿。发汗则谵语，下之则额上生汗，手足逆冷。若自汗出者，白虎汤主之。"（《伤寒论》219条）"伤寒脉滑而厥者，里有热，白虎汤主之。"（《伤寒论》350条）如**徐洄溪**治暑热服药既误，而楼小向西，楼下又香燥之气，薰烁津液，厥不知人，舌焦目裂。先进以至宝丹，随以黄连香薷饮，兼竹叶石膏汤加芦根，诸清凉滋润之品，徐徐灌之。一夕目赤退，有声，神气复而能转侧。二日能食稀粥，身和而愈[1]。如又治一人暑邪内结，厥逆如尸，唯身未冷，脉尚微存，所谓尸厥也。先磨服紫金锭，后用西瓜汁、芦根汁、萝卜汁、甘蔗汁时时灌之，一日二夜，纳两大碗渐苏[1]。

俞根初说："外寒内热，厥则但指头寒，热则微觉烦躁，默默不欲食，渴欲饮水，微热汗出，小便不利，舌苔浅黄薄腻，或正黄带微白，脉右沉滑搏指，左微弦而数。此外虽厥而里有热，仲景所谓厥微热少，数日小便利，色白者，热除，遂欲得食，而病愈是也。法当辛凉泄热以利溺，新加白虎汤主之"[2]**何廉臣**说："（温热）兼暑，病名暑温……若热深肢厥、神识昏迷者，热厥也，即热气闭塞空窍所致，必须辛凉重剂兼芳开窍，如白虎汤加鲜竹叶、童桑枝、瓜霜，紫雪丹之类；挟痰者，加竹沥、竺黄、石菖蒲、川贝、白薇，新定牛黄清心丸、犀珀至宝丹等选用。"[3]

编者按：津气蕴闭候，当急清透肺胃燥热，撤其内热而救其津液，内热一除，则内闭可解，阳气自能宣展于外，而厥寒自解。**马元仪**曰："以邪热抑遏，不得外达，非阳衰脉微之比，待清其壅，则脉自起耳。"[1]

引用文献

[1] 徐衡之，姚若琴.宋元明清名医类案［M］.长沙：湖南科学技术出版社，2006：321，572.

[2] 俞根初等.重订通俗伤寒论［M］.上海：上海科学技术出版社，1959：194.

[3] 何廉臣.重订广温热论［M］.福州：福建科学技术出版社，2010：30.

十一、津气蒸炽候

津气蒸炽候系实火蕴炽胃肠之气分证。多由上焦热邪不解，传及中焦，与胃肠糟粕相搏化燥化火，而成实火之候。

诊断

病名：[中医] 伤寒，伤寒挟食，温热，春温变症，风温，阳明伏温，伏温，湿热挟积，湿温，伏暑，阳明暑温，暑温挟食，膜原伏暑，暑疟，阳黄，谷疸，酒疸，口疮，食复。[西医] 大叶性肺炎，黄疸型肝炎，淤胆型肝炎。

证名：胆胃湿火证，脾胃湿火证，肝脾湿火证，肺胃燥火证，胃肠燥火证，胆胃燥火证，胃肠积热证。

病位：肺胃，胃肠，脾胃，胆胃，肝脾。

病因：燥火，湿火，积热。

病机状态：蕴炽。病由上焦热邪蒸灼不解，传入中焦胃肠，与糟粕相搏，化燥化火，无形散漫之燥热转成有形实火，上蒙神明，下滞气机，而成里实急证。

1.津气蒸灼候－津气蕴灼＋津气蕴炽＋气机不利＋清窍不利

2.津气蕴炽──→气机不利──→神志昏蒙

↓

津液消灼──→清窍不利

图2-6-31　津气蒸炽候病机结构式示意图

病形：蕴炽；　　**病层：**里；　　**病态：**动；

病性：阳；　　**病质：**实；　　**病势：**深，重，急。

证象组合：气炽＋液灼＋气滞＋神蒙

主症：【津气蕴炽】症象：①壮热汗出。②日晡益甚。③面赤唇赤。④潮热。⑤恶热，胸腹灼热。⑥手足汗出。⑦懊憹烦躁。⑧便酱溏。**舌象：**苔老黄。**脉象：**脉右滑实。

【津液消灼】症象：①烦渴。②唇焦齿燥，口燥咽干。③小便短赤涩。④大便闭结。**舌象：**舌苔黄燥刺。

副症：【清窍不利】症象：①目赤。②目中不了了，睛不和。③耳聋。④口舌生疮。

【气机不利】症象：①腹胀满。②转矢气。③脘闷。④胸满。⑤中脘按之痛，不硬。⑥喘胀。**脉象：**脉沉数有力，沉实。

宾症：【神志昏蒙】症象：①时时谵语。②目不识人。③郁冒。

临床以火炽津伤之症象明显而易见，但应与气滞症象同见，方可确诊。

鉴别诊断

津气蒸炽候－气机不利＋气机郁结＝**津气燥结候**

└──－清窍不利＋热迫津泄＝**津气煎迫候**

└──＋气机冲逆＝**津气炽逆候**

图2-6-32　津气蒸炽候鉴别式示意图

津气蒸炽候为实火内炽于胃肠之证；津气燥结候系实火燥结于内之候；津气煎迫候为胃肠实火煎迫津液下泄之证；津气炽逆候则系胃肠实火冲逆于上之候。皆为胃肠实火，病机不同，见症亦有差别。

传变预测

津气蒸炽候－气机不利＋津气蕴灼－津气蕴炽→**津气蒸灼候**

└──＋气机郁结→**津气燥结候**

└──－清窍不利＋热迫津泄→**津气煎迫候**

└──＋气机冲逆→**津气炽逆候**

图2-6-33　津气蒸炽候传变式示意图

津气蒸炽候投以通利清降，实火已去，而燥热尚存者，证转津气蒸灼候。如失治误治，实火燥结于内，则转为津气燥结候；或实火下迫，肠中津液外泄，而转为津气煎迫候；或实火上冲肺胃而成津气炽逆候。

辨证

定位： 肺胃：胸满气粗；胆胃：热有定时，或寒微热炽，寒热往来；胃肠：腹满脘痛，手足汗出；脾胃：脘腹满痛，便秘或溏。

定性： 燥火：大渴引饮，大便干结，秘结，舌黄黑干刺；湿火：渴不多饮，大便酱溏、胶闭，舌酱灰少津；积热：脘腹胀满，脐腹按痛。

定量： ①轻：炽热多汗，目赤，胸满，便结，苔黄少津，脉滑数。②中：微热多汗，目中不了了，脘痞，便溏，苔老黄干燥，脉数实。③重：潮热多汗，睛不和，腹胀痛，便秘，苔黑刺，脉沉实。

论治： 宜急下胃肠蕴炽之实火。若徒用清凉，必不可解。古人所谓"扬汤止沸，不如釜底抽薪"。如再延误，即可转成燥结之候。

1.**随机立法：** 津气蒸炽候系胃肠实火蕴炽之候，其病机以火炽为主，故其治则当急急通降胃肠实火，以救津液，所谓急下存阴之法。不可稍缓，缓则结实而转燥结之候。此时清透无益，生津亦滞邪，唯有通降一法，不可迟疑。

2.**随位立法：** 病在肠胃，自当急急通降。如病尚涉及上焦，及肺者，当兼以清宣肺气；及胆者，当兼以疏利枢机。但均当以通降胃肠为主。

3.**随因立法：** 燥火积热，下之宜峻；湿火来自黏腻之湿邪，下之宜缓，过急则湿不及化，下之必不可尽。**叶天士**云："伤寒邪热在里，劫烁津液，下之宜猛；此多湿邪内搏，下之宜轻。伤寒大便溏为邪已尽，不可再下；湿温病大便溏为邪未尽，必大便硬，慎不可再攻也，以粪燥为无湿矣。"[1]

4.**随症立法：** 大便秘结下之重，如生军、玄明粉，甚则芒硝亦可；大便溏酱或胶闭，下之宜缓，如酒军、枳实、厚朴之类；腹脘胀满者，宜兼行气之品，如枳实、厚朴；有积滞者，木香、槟榔、山楂炭、莱菔子之类，亦可选用。因冷食固结者，大黄必须姜炒，略加附子行经，庶免下稀水之弊。

方证： 凉膈散证、小承气汤证、大承气汤证、枳实导滞汤证、大柴胡汤证、陆氏润字丸证、茵陈蒿汤证、杏仁石膏汤证、大黄硝石汤证、栀子大黄汤证。

考证： 津气蒸炽候，热渐化火，津液渐炽，通称：阳明腑实证，少阳阳明，二阳并病，太阴阳明俱病，阳明经腑俱热，湿竭化燥，瘀热在里，积滞在里，邪伏募原。

仲景曰："若胃气不和，谵语者，少与调胃承气汤。"(《伤寒论》29条)"伤寒，脉浮而缓，手足自温者，是为系在太阴。太阴者，身当发黄，若小便自利者，不能发黄，至七八日，大便硬者，为阳明病也。"(《伤寒论》187条)"阳明病，潮热，大便微硬者，可与大承气汤，不硬者，不可与之。若不大便六七日，恐有燥屎，欲知之法，少与小承气汤，汤入腹中，转失气者，此有燥屎也，乃可攻。若不转失气者，此但初头硬，后必溏，不可攻之，攻之必胀满不能食也。欲饮水者，与水则哕。其后发热者，必大便复硬而少也，以小承气汤和之。不转失气者，慎不可攻也。"(《伤寒论》209条)"伤寒六七日，目中不了了，睛不和，无表里证，大便难，身微热者，此为实也，急下之，宜大承气汤。"(《伤寒论》252条)

又说："谷疸之为病，寒热不食，食即头眩，心胸不安，久久发黄，为谷疸，茵陈蒿汤主之。""酒黄疸，心中懊恼，或热痛，栀子大黄汤主之。""黄疸腹满，小便不利而赤，自汗出，此为表和里实，当下之，宜大黄硝石汤。"(《金匮要略·黄疸病脉证并治》)

吴鞠通说："面目俱赤，语声重浊，呼吸俱粗，大便闭，小便涩，舌苔老黄，甚则黑有芒刺，但恶热，不恶寒，日晡益甚者，传至中焦，阳明温病也。脉浮洪躁甚者，白虎汤主之；脉沉数有力，甚则脉体反小而实者，大承气汤主之。"[2]**薛生白**说："湿热证，发痉神昏笑妄，脉洪数有力，开泄不效者，湿热蕴结胸膈，宜仿凉膈散。若大便数日不通者，热邪闭结肠胃，宜仿承气微下之例。"[3]**吴坤安**说："阳经热邪传里，销烁肾液，以致胃中大实，病已转属阳明，故用承气急下。"[4]"如见目赤唇焦，舌黄燥刺，大热烦渴，汗出津津，此阳明血热火盛，切忌风药升散，宜凉膈散加石膏。"[4]

俞根初说："凡阳经表邪，传入太阴，往往脾湿与胃热相兼……热重于湿，始虽恶寒，后但热不寒，目黄而赤，唇焦齿燥，耳聋脘闷，胸腹灼热，午后尤重，心烦恶热，大便热泻，溲短赤涩，舌苔黄腻带灰，中见黑点，脉右洪数，甚或大坚而长。此由其人中气素实，故阳明证多，而太阴证少。苦降辛通为君，佐以凉淡，增减黄连泻心汤清解之。若始虽便泻，继即便闭，舌起芒刺者加更衣丸（钱半至二钱），极苦泄热，其便即通。"[5]"痉后不便……热闭者，热搏津液，肠胃燥结及肠胃素有积热者，多有此疾，其症面赤腹热，大腹胀满，四肢反冷，或口舌生疮是也，大黄饮子最妙，三黄枳术丸、枳实导滞丸、陆氏润字丸等，皆可酌用。"[5]**徐荣斋**说："（湿温伤寒）如舌苔黄厚而滑，脉息沉数，中脘按之微痛不硬，大便不解，此黏腻湿热，与有形渣滓相搏，按之不硬，多败浆色溏粪，宜用小陷胸汤合朴黄丸，或枳实导滞丸等，缓化而行，重者合神芎导水丸，或陆氏润字丸等，磨荡而行。设使大剂攻下，走而不守，则必宿垢不行，反行稀水，徒伤正气，变成坏症。"[5]

编者按：津气蒸炽候，因肺胃燥火、湿火渐传中焦，化热入肠中，或引动胃肠积热，与糟粕相搏，化燥化火，虽以大便燥结为标志，但仍有可能误判，所以要结合舌象、脉象。如曹炳章说："白苔渐退，而舌心反见裂纹者，此湿热已转燥矣。"[6]"四边色红，中心干或黄，并烦渴烦热者，乃上焦气热烁津，急用凉膈散，散其无形之热，勿用血药。"[6]

引用文献

［1］叶天士.临证指南医案［M］.上海：上海卫生出版社，1958：637.

［2］吴鞠通.温病条辨［M］.福州：福建科学技术出版社，2010：60.

［3］王士雄.温热经纬［M］.沈阳：辽宁科学技术出版社，1997：43.

［4］吴坤安.伤寒指掌［M］.上海：上海科学技术出版社，1959：卷二18，卷四14.

［5］俞根初等.重订通俗伤寒论［M］.上海：上海科学技术出版社，1959：192，242，474.

［6］曹炳章.彩图辨舌指南［M］.南京：江苏人民出版社，1962：卷二23，27.

十二、津气燥结候

津气燥结候系实火燥结于大肠之证，为大热大实之候，伤寒家称阳明腑实证，或承气汤证。由邪火依附肠中糟粕，伤津化燥，结实而成。

诊断

病名：［中医］阳明腑实证，阳明少阳合病，伏暑化燥，胃脘痛，腹痛，妊娠温病。［西医］麻痹性肠梗阻，急性胰腺炎，感染性休克。

证名：胃肠湿火证，胃肠燥火证，胃肠瘀热证。

病位：胃肠。

病因：燥火，湿火，积热，瘀热。

病机状态：蕴结。由邪火依附肠中糟粕，消灼津液，化燥内结于肠中，不得下达，邪火上蒙心神，而成阳火实证。

1.津气蒸炽候－气机不利＋气机郁结

2.津气蕴炽──→津液消灼──→神志昏蒙

↓

气机郁结

图2-6-34　津气燥结候病机结构式示意图

病形：蕴结；　　**病层：**里；　　**病态：**动；

病性：阳；　　**病质：**实；　　**病势：**深，重，急。

证象组合：气炽＋液灼＋气结＋神蒙

主症：【津气蕴炽】症象：①申酉潮热。②烦躁恶热。③手足汗出。④喘冒不得卧。**舌象：**苔黄。

　　　　【气机郁结】症象：①大便不通。②绕脐作痛。③腹胀转矢气。④大便胶闭。⑤心下满痛，坚硬拒按。**脉象：**脉沉实。

副症：【津液消灼】症象：①口渴引饮。②咽干。③小便不利。**舌象：**苔黄燥起刺。

宾症：【神志昏蒙】症象：①谵语。②发狂。③昏不识人。

临床以火炽气结等燥结症象为诊断依据，古人称之为"痞、满、实、燥、坚"五种特征。

鉴别诊断

津气燥结候＋血热蕴炽＋血滞不行＝气血燥结候

└──－津液消灼－神志昏蒙＋阳气不和＋腠理不调＝枢机郁结候

图2-6-35　津气燥结候鉴别式示意图

津气燥结候系胃肠气分邪火燥结之里证；而气血燥结候则系气分之邪火已窜入血分，血分亦同时燥结之候；枢机郁结候兼有表阳不和，腠理不调。各自有别。

传变预测

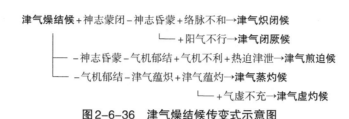

图2-6-36 津气燥结候传变式示意图

津气燥结候若延误失治，火邪内闭心神，引动肝风，则可转重为津气炽闭候，甚则郁滞阳气，使其不得宣行于外，而成为内真热而外假寒之津气闭厥候，均为闭厥重证；如清下之后，燥结下行，内火逼迫津液，则可转为津气煎迫候，虽亦属重证，但于病机为顺，邪火有下行之势；如清泻之后，燥结实火虽除，而无形之热尚灼，可转为津气蒸灼候，或因而气虚液伤，则转为津气虚灼候。

辨证

定位：参照津气蒸炽候。

定性：燥火：舌干口燥，硬满而痛；湿火：渴不能饮，腹满胀痛，不硬；瘀热：日晡烦躁，少腹坚痛。

定量：①轻：壮热有汗，腹满，舌黄燥，脉滑。②中：晡热潮热，腹胀痛，舌酱黄、老黄，脉实。③重：微热手足汗，脘腹胀满，硬痛拒按，舌黑灰干刺，脉沉。

论治：应急泻肠中之燥结，以泻其实火，而救消灼之津液，所谓急下存阴之法。若有延误，每致转闭、转厥。

1.随机立法：津气燥结候为实火燥结于肠中，消灼津液，上蒙神明之证，故其治则应急急苦辛通降，兼以咸寒泻燥，以除燥结之邪，燥结一去，邪火无依，亦随之而去，津液不受其灼烁，神明亦不受其蒙蔽，即古人急下存阴之正法。

2.随位立法：参照津液蒸炽候。

3.随因立法：参照津液蒸炽候。血瘀者兼祛瘀、导瘀之品。

4.随症立法：大便燥结者，重用芒硝，咸寒以除燥软坚；腹胀痛甚者，重用厚朴、枳实以通利气机。

方证：大承气汤证、调胃承气汤证、厚朴三物汤证、桃核承气汤证、大柴胡汤证、更衣丸证。

考证：津气燥结候，通称：阳明腑实证，阳明少阳合病，湿竭化燥，热结在里。

仲景曰："太阳病，若发汗，若下，若利小便，此亡津液，胃中干燥，因转属阳明。不更衣，内实，大便难者，此名阳明也。"（《伤寒论》181条）"病人不大便五六日，绕脐痛，烦躁，发作有时者，此有燥屎，故使不大便也。"（《伤寒论》239条）"大下后，六七日不大便，烦不解，腹满痛者，此有燥屎也。所以然者，本有宿食故也，宜大承气汤。"（《伤寒论》241条）"脉阳微而汗出少者，为自和也；汗出多者，为太过。阳脉实，因发其汗，出多者，亦为太过。大过者，为阳绝于里，亡津液，大便因硬也。"（《伤寒论》245条）"产后七八日，无太阳证，少腹坚痛，此恶露不尽，不大便，烦躁发热，切脉微实，再倍发热，日晡时烦躁者，不食，食则谵语，至夜即愈，宜大承气汤主之。热在里，结在膀胱也。"（《金匮要略·妇人产后病脉证治》）

吴坤安说："若潮热自汗，不恶寒，反恶热，六七日不大便，腹胀满，绕脐痛，烦躁谵语，喘冒不得卧，腹中转矢气，或自利纯清水，咽燥口渴，舌苔燥黄起刺，脉沉实滑数者，阳明实热里证，地道不通，燥矢为患也。其脉沉实滑数，心下痛满，坚硬及脐腹者，大承气汤急下之；如大便不甚坚燥，腹满硬痛不甚者，小承气汤微和之；如大便燥硬而证未剧，心下不甚胀满者，调胃承气汤润燥以和之。"[1]"如见痞满燥实，脐旁硬痛不可忍者，下症也，急以承气汤下之。此以提吐为逆，达下为顺也。"[1] **俞根初**说："太阳病，若发汗，若吐后，邪仍不解，蒸蒸发热，不吐不下，心烦，腹胀满，舌苔正黄，脉右滑大，此热已结胃，胃腑不和也。法当泻热润燥，佐以和胃，调胃承气汤微下之。"[2]"总以舌干口燥，大便不通，手按胸胁脐腹，硬满而痛，手不可近，频转矢气，方是急下之证。前哲谓发表未除，不可攻里；上盛未除，不可下夺，真先后缓急之定例也。"[2] **何秀山**说："若右脉坚大，重按沉滞有力，便秘已五六日，脐下按之痛甚者，此为大肠气郁而实也。当用大承气汤急下之。"[2]

本候的舌象变化，如**曹炳章**说："凡白苔变黄，由黄变黑，刮之不脱，湿之不润者，岁寒邪传里化火，热极伤阴也，甚则芒刺干焦鳞裂，宜用苦寒以泻阳，急下以救阴。由白渐黄而灰黑者，传经症也。或生刺点燥裂，不拘在根在尖，皆宜急下。"[3]"然舌苔虽黄，而未至焦老裂纹起刺，大便虽闭而未至痞满硬痛，尚属胃家热而未实，宜清不宜攻。必再验其舌形黄厚焦老，中心裂纹，或起刺，腹中硬满胀痛，方用承气下之则安。"[3]

叶德铭说："通下法是温病中运用最多的一种治疗方法。柳宝诒说："胃为五脏六腑之海，位居中土，最喜容纳，邪热入胃，则不复他传，故温热病热结胃腑，得攻下而解者，十居六七。"家父曾治一温热内结，腑气不通者，叠投承气诸方，大便虽通而不畅，热邪虽减而不撤，病势亦难瓦解，药病原属相符，何以缠绵难愈？盖此证服承气汤后，胃中有形之燥屎虽得荡涤，而无形之热结未能清除，邪无出路，非用大苦大寒，不能涤其胶固之邪。考更衣丸方，朱砂为汞体，性寒重坠下达，芦荟为树脂，味苦质润，二药合用，能润肠导下，即拟更衣丸二钱，开水缓缓吞服，次日大便畅通，状如胶漆，症情由此而好转。承气汤与更衣丸，均是苦泄之方，同为下法，前者能下有形之燥屎，后者长于清导无形之结热。"[4]

编者按：津气燥结候，系湿火、瘀热等实火燥结于肠中，津液消灼，上蒙神明。如**姚国美**说："满腹胀急，大便秘，小便赤，饮食如故，口干身热，脉大者，此热气壅满，名曰热胀。或以中满分消丸中下分消，或以推气丸行气泄热。"[5] **章虚谷**亦云："盖暑湿黏腻，须化气缓攻，不同伤寒化热而能结，须成苦峻下以行之也。"[6]

引用文献

[1] 吴坤安.伤寒指掌[M].上海：上海科学技术出版社，1959：卷一46，卷四61.

[2] 俞根初等.重订通俗伤寒论[M].上海：上海科学技术出版社，1959：183，305，306.

[3] 曹炳章.彩图辨舌指南[M].南京：江苏人民出版社，1962：卷二26，卷三7.

[4] 叶德铭.温病证治几种通变法的体会[J].浙江中医学院学报，1983，（2）：31.

[5] 姚国美.姚国美医学讲义合编[M].北京：人民卫生出版社，2009：244.

[6] 王士雄.温热经纬[M].沈阳：辽宁科学技术出版社，1997：43.

十三、津气煎迫候

津气煎迫候系胃肠火热下迫，津液走泄之候，火热下行，自寻出路，于病机为顺。然而津受火迫，虽通仍为不通。

诊断

病名：[中医]温病，冬温，暑湿，暑热，热泻，火泄，暑泻，痛泻，大瘕泻，宿食。[西医]急性胃肠炎，胃肠型感冒，慢性胃肠炎急性发作，消化不良，胃肠功能紊乱。

证名：肺胃燥热证，胃肠燥火证，胃肠积热证，肺胃湿火证，胃肠湿火证。

病位：肺胃，胃肠。

病因：燥热，燥火，湿火，积热。

病机状态：蕴炽。火热蕴炽于胃肠，下迫肠中津液，从下走泄，津液受其煎熬消灼，但其病势向下，火热随之下行，不致上逆蒙闭，故于病机为顺。然终由实邪煎迫，虽通仍属不通，故气机郁滞不利，与水谷不分有别。

1.津气蒸炽候－神志昏蒙＋热迫津泄

2.津气蕴炽──→津液消灼──→气机不利

↓

热迫津泄←

图2-6-37　津气煎迫候病机结构式示意图

病形：蕴炽；　**病层**：里；　**病态**：动；

病性：阳；　**病质**：实；　**病势**：深，重，急。

证象组合：气炽＋津泄＋气滞＋液灼

主症：【**津气蕴炽**】症象：①壮热有汗。②烦躁谵语。③潮热。④不得眠。⑤恶热。**舌象**：苔黄厚黑灰。**脉象**：脉滑数。

【**热迫津泄**】症象：①暴注下迫。②泻出黄稠黑黏。③完谷不化。④吃水泻水。⑤痛一阵，泻一阵。⑥纯清水色青恶臭。

副症：【**津液消灼**】症象：①口渴喜凉。②小便赤热。③舌干唇焦。④懊侬。**舌象**：苔黄黑干燥。

宾症：【**气机不利**】症象：①腹满阵痛。②胸痞。③脐腹按痛。④脘腹有硬处。⑤里急后重。**脉象**：脉沉数滑有力。

临床以火炽津泄症象明显而易见，但应与气机郁滞之痞满胀痛等症象同见，方为内实外泄之依据。

鉴别诊断

津气煎迫候＋血热蕴炽＋络血妄行＋神志昏蒙＝气血煎迫候

└──＋阳气不振＝阳气虚炽候

图2-6-38　津气煎迫候鉴别式示意图

津气煎迫候为胃肠火热之邪煎迫气分，津液下泄之候；而气血煎迫候系火热之邪由气分已炽及血分，为津液、血液同受煎迫下泄之候；如兼有阳虚症象，则为阳气虚炽候，为虚实夹杂之证。

传变预测

图2-6-39　津气煎迫候传变式示意图

津气煎迫候误投温涩，火热内陷，蒙闭心神，郁滞阳气，则转为津气陷闭候；或火邪由气入血，则成气血煎迫候；或火邪内结，转成津气燥结候；甚则燥火上闭心神，引动肝风，而转成津气炽闭候。均为逆变。如清泄之后，实火虽除，无形之热邪犹灼者，可转轻为津气蒸灼候；或因寒泄伤及元气，亦可转为津气虚灼候。均为顺传。

辨证

定位： 肺胃：壮热口渴，脘痞腹痛；胃肠：嘲热腹胀，硬痛拒按。

定性： 燥火：腹胀硬痛急，泻利稀水、青水、黄沫，稠黏黄黑，流溢，苔黄黑干刺；湿火：腹痛拘急，胸痞，泻利垢腻臭秽或如射，苔酱灰；积热：腹痛痞硬，不食，泻利黄水热臭，频转矢气，苔黄厚腐，脉滑。

定量： ①轻：壮热，口渴多汗，腹胀痛，泻黄沫稠黏黄黑。②中：潮热，手足汗出，腹满硬痛，泻垢腻、稀水。③重：微热烦懊，心至少腹硬痛，痛泻交作，暴注下迫，泻青水。

论治： 应因势利导，急急通降火热，使火热随通下而去，津液不受煎迫，其利自止，亦"通因通用"之法。切不可妄投止涩，闭锢邪火，火热反而有上逆之虞。

1.随机立法： 津气煎迫候系由火热内炽，煎熬津液，迫而下泄，于病机为顺，治则即当因势利导，虽通仍作不通论，急急清下火热，尚未结实者，急清之；已结实者，急下之。古人所谓通因通用之法。火热随下而解，津不受迫，不治利而利自止。切不可妄投止涩以锢热伤津，利必不止。

2.随位立法： 病在肺胃，以清解为主；病在胃肠者，以清下为主。前哲所谓"发表未除，不可攻里；上盛未除，不可下夺"。

3.随因立法： 火热内迫，总宜急急清下。燥热宜清，燥火、宜下；湿热、湿火宜苦寒清下，更可兼以淡渗，分利其湿，湿火宜下者，亦应缓下，更当兼以苦辛通利气机，气行则湿行；燥火宜苦泄通降，甚则可参以咸寒润燥软坚，如芒硝之下燥矢。

4.随症立法： 津伤口渴甚者，可兼用清热生津，如石膏、麦冬、天花粉、葛根之类；腹胀急痛拒按者，可用大黄、玄明粉急泻积热燥矢。

方证： 清凉涤暑法证、黄芩汤证、四苓合芩芍汤证、苦泄清凉汤证、通变白头翁汤证、东垣凉膈散证、调胃承气汤证、小承气汤证、大承气汤证、枳实导滞汤证。

考证： 津气煎迫候，蒸炽于气，症见下泄。通称：热结旁流，协热下利，协食下利，积热化泻，太阳少阳合病，热迫津泄，邪热内陷，暑热内陷。

仲景曰："寸口脉浮而大，按之反涩，尺中亦微而涩，故知有宿食，大承气汤主之。脉数而滑者，实也，此有宿食，下之愈，宜大承气汤。"（《金匮要略·腹满寒疝宿食病脉证治》）"伤寒十三日，过经谵语者，以有热也，当以汤下之。若小便利者，大便当硬，而反下利，脉调和者，知医以丸药下之，非其治也。若自下利者，脉当微厥，今反和者，此为内实也，调胃承气汤主之。"（《伤寒论》105条）"阳明少阳合病，必下利。其脉不负者，为顺也。负者，失也。互相克贼，名为负也。脉滑而数者，有宿食也，当下之，宜大承气汤。"（《伤寒论》256条）

吴坤安说："凡伤寒热邪正盛之时，必在阳明胃经，阳明以胃实为病，故大便不通。然火症往往下黄黑稠黏之物，此热邪下逼大肠，非痢也。虽通仍作不通论，只用清火解毒以治阳明，其利自止……有阳明火症，邪火不杀谷，吃汤下汤，吃水下水，此有阳明实症可据，非若脾肾俱败者比，此亦只清其火邪，其痢自止。"[1] **吴鞠通**说："阳明温病，下利谵语，阳明脉实或滑疾者，小承气汤主之。脉不实者，牛黄丸主之，紫雪丹亦主之。"[2] **叶霖**说："在伤寒阳明，谵语下利，为脾液不收，而气陷于下，多不治。在温疫，舌黄谵语而自利，可与小承气，或小陷胸酌用。若按其心下至少腹有硬痛处，则与大承气以下之。"[2]

俞根初说："重者少阴病，口燥咽干，心下痛，腹胀不大便，或自利清水，色纯青而气臭恶，舌深红，苔黑燥而厚，脉右沉数而实，左细坚数搏，此少阴邪从火化，合阳明燥化而成下证也。法当急下存阴，大承气汤加犀角3g，鲜生地30g，峻泻之。"[3]"总之证既自利，当先其所因以治利，利止内实，正气得复，邪气自解，往往微汗出而愈。盖下利为内虚里急，仲景所谓：里急者，即当救里也。若不救里，专发其汗以治表，则内外俱虚，变证蜂起。轻则气上逆而为呕哕，重则气内虚而成痞满。虚则误汗亡阳而转脱，实则误汗助火而转闭。临证者慎之。"[3]

雷少逸说："火泻，即热泻也。《经》云：暴注下迫，皆属于热。暴注者，猝暴注泻也；下迫者，后重里急也。其证泻出如射，粪出谷道，犹如汤热，肛门焦痛难禁，腹内鸣响而痛，痛一阵，泻一阵，泻复涩滞也，非食泻泻后觉宽之可比，脉必数至，舌必苔黄，溺必赤涩，口必作渴，此皆火泻之证也。张介宾曰：热胜则泻，而小水不利者，以火乘阴分，水道闭塞而然，宜用通利州都法去苍术，加芩、连治之。"[4]

编者按：津气煎迫候，燥火与肠中糟粕相搏结，或胃中湿热，下注大肠，化火煎迫，不得下行，迫其津液下泄，而成津气煎迫之候，伤寒家称为热结旁流之证，杂病家称为积热化泻，后世亦有混称为协热下利者。其因火热，而泻则同，但"热结"与"协热"则有区别。其见症以热迫津泄之泻利症象显明，但必兼见燥火内结肠中之脉症，并以之为凭。

引用文献

［1］吴坤安.伤寒指掌［M］.上海：上海科学技术出版社，1959：卷三25.

［2］李顺保.温病条辨集注与新论［M］.北京：学苑出版社，2004：241.

［3］俞根初等.重订通俗伤寒论［M］.上海：上海科学技术出版社，1959：185，297.

［4］雷丰.时病论［M］.北京：人民卫生出版社，1964：36.

十四、津气炽逆候

津气炽逆候，系胃肠火热实邪冲逆之证。火热内实，不得下行，反而冲逆于上，古人所谓阳火上逆，由于地道不通所致。

诊断

病名：[**中医**]温邪伏饮，温病兼冲气上冲，伤暑喘咳，伏暑，呕逆，火喘，火呃，腹痛。[**西医**]急性胰腺炎，麻疹病毒肺炎。

证名：肺胃湿热证，肺胃燥热证，**胃肠湿火证**，胃肠燥火证，**肝脾气火证**，肺胃饮热证。

病位：肺胃，胃肠。

病因：燥热，燥火，湿热，湿火，气火，饮热。

病机状态：蕴逆。胃肠火热，阳邪不得下行，反而上冲，于病机为逆。阳气上冲，实由于胃肠邪实，地道不通，不能下行，火性上炎，上逆是其本性。

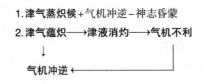

图2-6-40 津气炽逆候病机结构式示意图

病形：蕴逆； **病层**：里； **病态**：动；

病性：阳； **病质**：实； **病势**：深，重，急。

证象组合：气炽+气逆+液灼

主症：【**津气蕴炽**】症象：①身热谵语。②微热。③潮热。④手足汗出。⑤面赤烦躁。**舌象**：舌红苔黄少津。**脉象**：脉长实大。

【**气机冲逆**】症象：①连声呃逆。②喘冒不能卧。③呕逆。

副症：【**津液消灼**】症象：①大便不通。②小便不利。③口渴。

宾症：【**气机不降**】症象：①腹满。②二便不通。③小腹硬满。**脉象**：脉沉。

临床以火炽与气逆症象显见，但必须与津伤气滞之症象同见，方为阳火冲逆之确证。

鉴别诊断

津气炽逆候+血热蕴炽+清空不宁+神志不宁+阳气不和−津液消灼−气机不利=**木火升逆候**

　└──+津气蕴蒸−津气蕴炽+清空不宁+神志不宁┐

　　　└──+络脉不和−津液消灼−气机不利=**阳气厥逆候**

图2-6-41　津气炽逆候鉴别式示意图

津气炽逆候系胃肠火热结实上冲之候；而木火升逆候则为胆中相火蕴炽而上逆之证；阳气厥逆候是体中亢阳上逆之证。后二者皆自身之阳火，与邪火内实有别。

传变预测

津气炽逆候−气机不利+气机郁结−气机冲逆+神志昏蒙→**津气燥结候**

　└──−津气蕴炽−气机不利+气机不宣+气虚失充+津液枯涸→**气液虚逆候**

图2-6-42　津气炽逆候传变式示意图

津气炽逆候治当清降，如只知降气而不降火，必致化燥内结，而成津气燥结候，每致变证蜂起；如清降之后，伤及气液，而逆气未平者，则可转成气液虚逆候。

辨证

定位： 肺胃：胸脘痞满。肠胃：脘腹胀满，硬痛。

定性： 参照津气蒸炽候。

定量： ①轻：呕吐不纳。②中：喘冒不得卧。③重：连声呃逆。

论治： 当清降阳火，使之下行，则气亦无上冲之患。若徒降气不降火，则火愈炽而气愈上逆。

1.随机立法： 津气炽逆候系火热实邪内炽，地道不通，火无由泄，不得下行，反而冲逆于上，故其治则在于急急通降实火，未结实者清降之，已结实者攻下之。地道一通，阳火随之下行，逆气亦降，而无上逆之患。若徒降气而不降火，火邪不除，气亦不可平。

2.随位立法： 参照津气蒸炽候。邪在肺胃，以清降为主；邪在胃肠，以通降为主。

3.随因立法： 参照津气蒸炽候。

4.随症立法： 气逆由于火炽，清降内火，火降则气平，此治本之法。然逆气上冲，清降阳火之外，兼以重镇之品如代赭石、石膏之类，既有助降火，亦能速平冲逆。呃逆者亦不妨加入枇杷叶、柿蒂。

方证： 大承气汤证、加味白虎汤证、小陷胸合润字丸证。

考证： 炽逆是蕴伏在里之邪，冲逆于上，胃肠之火上冲为"津气炽逆"。津气炽逆候，通称：阳火上冲，燥火上逆，胃火冲逆，伏热阳结。

仲景曰： "阳明病，脉迟，虽汗出，不恶寒者，其身必重，短气，腹满而喘，有潮热者，此外欲解，可攻里也。手足濈然汗出者，此大便已硬也，大承气汤主之。若汗多，微发热恶寒者，外未解也，其热不潮，未可与承气汤。若腹大满不通者，可与小承气汤，微和胃气，勿令至大泄下。"（《伤寒论》208条）"伤寒四五日，脉沉而喘满，沉为在里，而反发其汗，津液越出，大便为难，表虚里实，久则谵语。"（《伤寒论》218条）"病人小便不利，大便乍难乍易，时有微热，喘冒不能卧者，有燥屎也，宜大承气汤。"（《伤寒论》242条）"伤寒哕而腹满，视其前后，知何部不利，利之即愈。"（《伤寒论》381条）

吴鞠通说： "阳明温病，实热壅塞为哕者，下之。连声哕者，中焦；声断续，时微时甚者，属下焦。"[1]**吴坤安说：** "伤寒表解之后，大小便不通，呃逆作呕，此糟粕未化，与邪结于幽门，幽门之气不化，则州都闭，传道失，二便不行，恶气上冲于胃，故作呃逆也。宜利幽门，利幽汤主之。若大便秘结，少腹硬痛而作呃逆者，承气汤主之。"[2]"如温邪上犯气分，以致伏饮内发，上扰乘肺，肺气不降，喘不得卧，发热无休，或见咳红，亦属络热，宜桂枝合越脾法以开太阳，使浊饮下趋，且桂枝得石膏辛凉，仍不碍于温邪之治。"[2]

何廉臣说： "通降腑塞，虽亦以承气为主，或间用当归龙荟丸以泻肝，或间佐礞石滚痰丸以坠痰，或间投更衣丸以通腑。"[3]

编者按： 津气炽逆候，因肝气内郁化火，横行犯脾，与脾中宿食化火，滞炽于内，或燥热内蕴不解，热邪转炽，肺胃失其肃降之权而成。冲逆于上而成。其见症以肺胃气机失降，里热上逆之症象显明，但必兼见里热津伤之脉症。如**吴坤安**所说："凡阳明热病，舌苔燥黄，烦渴呕恶，脉来洪滑，米饮入口即呕，唯凉水可纳者，宜白虎汤重加活水芦根主之。"[2]

引用文献

［1］吴鞠通.温病条辨［M］.福州：福建科学技术出版社，2010：62.

［2］吴坤安.伤寒指掌［M］.上海：上海科学技术出版社，1959：卷三73，85，卷四67.

［3］俞根初等.重订通俗伤寒论［M］.上海：上海科学技术出版社，1959：251.

十五、津气陷闭候

津气陷闭候为胃肠火热下迫，系误治坏证，多由津气煎迫候误投温补，以致实热阳火不得下泄，上蒙神明，外阻阳气，而成内热外寒，真热假寒之候，亦热深厥深，阳证似阴之例。

诊断

病名：［**中医**］阳明温热，伏热，暑热吐泻，风热挟积，热结旁流，湿温，温毒犯肺，积热泻。［**西医**］腺病毒肺炎，流行性乙型脑炎。

证名：肺胃燥热证，**胃肠燥火证。**

病位：肺胃，胃肠。

病因：燥热，燥火。

病机状态：蕴闭。胃肠火热实邪燔炽于内，下迫肠中津液，上蒙心主神明，外阻阳气运行，内滞气机通利，而成闭厥之候。

1.津气煎迫候＋阳气不行＋神志昏蒙

2.津气蕴炽──→津液消灼──→神志昏蒙
　　↓　　　　　　　↓
热迫津泄　　阳气不行──→气机不利

图2-6-43　津气陷闭候病机结构式示意图

病形：蕴闭；　　　**病层：**里；　　　**病态：**动中静；

病性：阳；　　　　**病质：**实；　　　**病势：**深，重，急，危。

证象组合：火炽＋津泄＋阳滞＋津伤

主症：【津气蕴炽】**症象：**①面赤唇红目赤。②身热。③烦躁。④上体热而汗出。⑤咽喉肿痛。**舌象：**舌紫苔黄。**脉象：**脉弦滑。

【热迫津泄】**症象：**①吐泻不止。②头汗淋漓。③水泻。④肛门红赤。⑤大便黏腻不爽。⑥自利纯青水极臭。

副症：【津液消灼】**症象：**①声嘶目陷。②两足抽筋。③口干舌燥。④渴欲冷饮。⑤口苦胶黏。⑥无尿。⑦咽干。**舌象：**苔黄燥。

【阳气不行】**症象：**①面黑。②指甲青紫。③肤冷。④肢厥。⑤目环青。⑥恶寒。⑦喜热汤。⑧目闭倦卧。**脉象：**脉微欲绝，沉伏。

宾症：【气机不利】**症象：**①腹痞胀。②腹满。③小腹痛。④腹胀按痛。

【神志昏蒙】**症象：**间有谵语。

临床以阳气不行与热迫津泄症象明显而易见，常误认为阴证，故必须细察火炽、津伤等真热症象，方可确诊。

鉴别诊断

津气陷闭候－热迫津泄－气机不利＋气机郁结＋神志蒙闭－神志昏蒙＝**津气闭厥候**
　　　　└──────－阳气不行＝**津气炽闭候**
　　└──－阳气不行＋阳气不振－津液消灼－神志昏蒙＝**阳气虚炽候**

图2-6-44　津气陷闭候鉴别式示意图

津气陷闭候系火炽下迫，内闭阳气之候，而津气闭厥候则为火炽内结，内闭阳气之候，均属阳极似阴之真热假寒证。津气炽闭候虽有实火内结，但未至郁闭阳气，无厥逆假寒之象；阳气虚炽候则为火炽下迫兼阳气真虚，属寒热虚实夹杂之候，极难辨识。同为火炽于内，唯阳闭与阳虚最当辨准。

传变预测

津气陷闭候－热迫津泄－气机不利＋气机郁结＋神志蒙闭－神志昏蒙→**津气闭厥候**

└──－津气蕴炽＋津气蕴灼－阳气不行→**津气蒸灼候**

└──＋气虚失充→**津气虚灼候**

图2-6-45 津气陷闭候传变式示意图

津气陷闭候为真热假寒之证，最难分辨，如认假作真，误投温补，火热内结，则可转变为津气闭厥候；如认证真切，投以清泻，实火虽除，无形之热犹灼，则可转为津气蒸灼候，或因泻气虚，则转为津气虚灼候。

辨证

定位、定性：参照津气煎迫候。

定量：①轻：面赤，肢冷，口燥咽干，脉沉。②中：面惨淡，厥逆，声嘶目陷，脉微欲绝。③重：面黑，指甲青紫，肢冷，两足抽筋，脉伏。

论治：当急急清泻火热实邪，以除燔炽，则内闭可开，阳气通行，泻止厥回。如见厥投温，见泻投补，一误再误，则难以救治。

1.随机立法：津气陷闭候为火热内盛，下迫内闭之候，故其治则应急急清泻火热之燔炽，实邪一去，则闭厥自开，下迫亦除。切不可妄投温热，助火锢邪，若其化燥内结，则痉厥立至，更难措手。津液因火热内迫，立见消亡，清泻当兼甘寒以救津液。

2.随位立法、随因立法：参照津气煎迫候。

3.随症立法：津液太甚，目陷声嘶者，当加甘寒之品以生津养液，如西洋参、麦冬、沙参之类；泻利黏腻者，参用苦寒，如芩、连之类；呕吐甚者，兼用竹茹、半夏、枇杷叶之类以降逆。

方证：竹叶石膏汤加味证、葛根芩连合白虎汤证、调胃承气汤加减证、桃仁承气汤证。

考证：津气陷闭候，火热内陷，蒙闭心神，郁滞阳气，通称：热结旁流，阳证似阴，热深厥深，阳盛格阴，内热外寒，真热假寒。

俞根初说："凡口燥舌干，苔起芒刺，咽喉肿痛，脘满腹胀，按之痛甚，渴思冰水，小便赤涩，得涓滴则痛甚，大便胶闭，或自利纯青水，臭气极重，此皆里真热之证据。唯通身肌表如冰，指甲青黑，或红而温，六脉细小如丝，寻之则有，按之则无，吴又可所谓体厥、脉厥是也。但必辨其手足自热而至温，从四逆而至厥，上肢则冷不过肘，下肢则冷不过膝，按其胸腹久之又久则灼手，始为阳盛格阴之真候。其血必瘀，营卫不通，故脉道闭塞而肌肤如冰。治宜先用烧酒浸葱白、紫苏汁出，用软帛浸擦胸部、四肢，以温助血脉之运行。内治宜桃仁承气汤急下之，通血脉以存阴液。然病势危笃如斯，亦十难救一矣。"[1]

蒲辅周治流行性乙型脑炎：梁某，男，28岁，体温40.3℃，脉象沉数有力，腹满微硬，哕声连续，目赤不闭，无汗，手足妄动，烦躁不宁，有欲狂之势，神昏谵语，四肢微厥，昨日下利纯青黑水。此虽病邪羁踞阳明、热结旁流之象，但未至大实满，而且舌苔秽腻，色不老黄，未可与大承气汤，乃用小承气汤法微和之。服药后，哕止便通，汗出厥回，神清热退，诸症豁然，再以养阴和胃之剂调理而愈[2]。**高辉远按："**腹满微硬，谵语欲狂，热结旁流，目赤肢厥，身热无汗，脉沉数有力，乃里闭表郁之征，虽屡用清热解毒养阴而表不解，必须下之，下之则里通而表自和。若泥于温病忌下之禁，当下不下，里愈结，表愈闭，热结精伤，可造成内闭外脱。说明脑炎治疗并非绝对禁用下法；惟非下证而误下，酿成内陷则属非是。"[2]

吴宗让治下利真热假寒：二岁童病下利，目闭，身冷。前医投以理中、四逆之剂，势转危笃。诊脉寻按均不可得，舌苔黄燥，肛门周围红赤异常，大便甚黏腻，下利频，量极少，与少阴之下利清谷大相悬殊。此系伏热，热深厥深，故见身冷脉伏，内真热而外呈寒象也。遂依"热淫于内，治以咸寒，佐以苦甘"之旨，与调胃承气汤加味。服后数小时，下黑粪甚多，脉出，肢温，知渴索饮。次日按原方续服一剂，竟告获愈[3]。

编者按：津气陷闭候，由肺胃湿热、燥热或肠胃燥火而起，火内蕴胃肠，与肠中糟粕搏结，不得下行，逼迫津液下泄，或更因失治误治，致燥火愈炽，上蒙神明，外阻阳气，而有"体厥""脉厥"之象，成闭厥重笃之证。

引用文献

[1]俞根初等.重订通俗伤寒论［M］.上海：上海科学技术出版社，1959：114.

[2]中国中医研究院.蒲辅周医案［M］.北京：人民卫生出版社，2005：75，76.

[3]福建省中医研究所.福建中医医案医话选编（第二辑）［M］.福州：福建人民出版社，1963：235.

十六、津气炽闭候

津气炽闭候，系胃肠实火内闭发痉之候，由阳火内盛，火旺生风，风助火势，火借风威，而成蒙闭心神之危候。

诊断

病名：[中医] 中风闭证，中腑实证，阳明腑证，阳明痉病，暑温挟湿，风温变证，冬温，膜原伏温。[西医]中毒性肺炎，病毒性脑膜炎，蛛网膜下腔出血，脊髓灰质炎，急性肝炎，破伤风，肠梗阻。

证名：肝胃风火证，**胃肠湿火证，肺胃燥火证，**胃肠燥火证，**肺胃痰火证，**脾胃痰火证，肺脾痰火证。

病位：肺胃，胃肠，脾胃，肝胃。

病因：燥火，湿火，风火，痰火。

病机状态：蕴闭。多由胃肠实火，失治误治，实火内盛，不得清泄，上蒙心神，陡动肝风，风火交煽而成昏痉险候。

1.津气燥结候－神志昏蒙＋神志蒙闭＋络脉不和

2.津气蕴炽 ⟶ 津液消灼 ⟶ 络脉不和

神志蒙闭　　气机郁结

图2-6-46　津气炽闭候病机结构式示意图

病形：蕴闭；　　　**病层：**里；　　　**病态：**静中动；

病性：阳；　　　　**病质：**实；　　　**病势：**深，重，危，急，险。

证象组合：气炽＋神闭＋液灼＋气结＋络滞

主症：【津气蕴炽】症象：①壮热大汗。②申酉潮热。③面赤恶热。④手足汗出。⑤斑如锦纹。⑥胸闷心烦。**脉象：**脉长大而实。

【神志蒙闭】症象：①昏不知人。②谵语。③发狂。④循衣摸床。⑤撮空理线。

副症：【津液消灼】症象：①烦渴。②咽干鼻煤。③无汗。④小便短涩。⑤大便不通。**舌象：**舌苔黄黑，焦刺干裂。

【气机郁结】症象：①胸满气喘。②腹满胀痛。③频转矢气。**脉象：**右沉弦数实。

宾症：【络脉不和】症象：①口噤。②反张。③筋挛。④龂齿。⑤舌短言謇。⑥头摇手痉。⑦两目直视。

临床以火炽内闭症象明显，但必须兼有燥结症象，方可确诊。

鉴别诊断

津气炽闭候－络脉不和＋阳气不行＝**津气闭厥候**

　　├─津气蕴炽＋津气蕴灼－气机郁结＋气机不降＝**津气蒸闭候**

　　├─＋血热蕴炽＋阳气不和＝**气血蕴闭候**

　　└─－气机郁结＋气机不宣＋津液消灼＝**木火蕴闭候**

图2-6-47　津气炽闭候鉴别式示意图

津气炽闭候为胃肠实火内闭发痉之候；而津气闭厥候则为胃肠实火内闭发厥之候；津气蒸闭候虽亦为火热内闭发痉，但邪未结实，在胃而未入肠。皆气分火热之证。气血蕴闭候则为气分之火已燔及血分之昏痉；木火蕴闭候则系自身之阳火燔炽，不在胃肠，未伤胃肠之津液。各自不同。

传变预测

津气炽闭候－津气蕴炽＋津气蕴灼－神志蒙闭＋神志昏蒙－络脉不和－气机郁结→**津气蒸灼候**

　　├─－络脉不和＋阳气不行→**津气闭厥候**

　　├─＋气虚失充→**津气虚闭候**

　　└─＋阳气脱绝→**津气闭脱候**

图2-6-48　津气炽闭候传变式示意图

津气炽闭候经通下、宣开，结去、闭开、风息，而余热尚灼者，可转为津气蒸灼候；如延误失下，郁滞阳气，则可转深为津气闭厥候，所谓热深厥亦深；如清下失当，燥结未除，反伤正气，可转为津气虚闭候，甚则阳气脱散，而成内闭外脱之津气闭脱候，终至不救。

辨证

定位：参照津气燥结候。

定性：参照津气燥结候。痰火：目闭鼻塞耳聋，舌白滑或黄而不燥；瘀热：大便色黑如漆，舌黑润，脉按之芤。

定量：参照津气燥结候与津气蒸闭候。

论治：宜急急清泻内炽之火为主，兼以宣窍醒神，火降风息，尚可救治。本证多由延误而成，若再延误，必致痉厥并臻而莫可措手。

1.随机立法：津气炽闭候系火邪炽盛，内闭神明，引动肝风之候，故其治则应以通降胃肠，急泻燔炽之实火为主，兼以开窍醒神，火降则风息，神明自安。切不可妄投风药，反助火势，劫伤津液；亦不可概用清凉，必无济于事。古人云："扬汤止沸，不如釜底抽薪。"必须急急通下，以存津液，方可救困。

2.随位立法：参照津气燥结候。

3.随因立法：参照津气燥结候。

4.随症立法：热盛神昏者，酌加水牛角以清心胃之火；昏闭特甚者，必兼用开宣内窍之品，如紫雪丹、安宫牛黄丸、至宝丹之类；发痉搐搦反张者，可酌加羚角、钩藤、络石藤之类以息风和络；痰涎特甚者，川贝、天竺黄、胆星、竹沥等开痰之品亦可先用。

方证：白虎承气汤证、加味大承气汤证、小承气汤加味证、陷胸承气汤证、小陷胸汤合蠲饮六神汤证、牛黄泻心汤证、紫雪丹证、至宝丹证、犀连承气汤证、桃仁承气汤证。

考证：津气炽闭候，阳火内盛，火动生风，风助火势，火乘风盛，实火闭结者，通称：热盛神昏，火旺生风，阳明痉病，风温犯肺，逆传心包，痰热内蕴。

仲景曰："痉为病，胸满口噤，卧不着席，脚挛急，必齘齿，可与大承气汤。"（《金匮要略·痉湿暍病脉证》）

吴鞠通说："阳明温病，无汗，小便不利，谵语者，先与牛黄丸；不大便，再与调胃承气汤。"[1]"温病三焦俱急，大热大渴，舌燥，脉不浮而躁甚，舌色金黄，痰涎壅甚，不可单行承气者，承气合小陷胸汤主之。"[1]"阳明温病，下之不通……邪闭心包，神昏舌短，内窍不通，饮不解渴者，牛黄承气汤主之……安宫牛黄丸二丸，化开，调生大黄末9g，先服一半，不知再服。"[1]

俞根初说："危者阳明病，不大便五六日，至十余日，申酉时发潮热，不恶寒，独恶热，身重短气，腹满而喘，频转矢气，手足濈然汗出，躁扰头摇手痉，谵语发狂，静则独语，如见鬼状，循衣摸床，剧则昏厥不识人，目睛不了了，甚则两目直视，舌苔焦黄起刺，兼有裂纹，甚或焦黑燥裂，或如沉香色苔，苔中后截生芒刺黑点，脉右沉弦数实，左弦数而劲。此胃、小肠热结，上蒸心脑，下移大肠也。急急峻下存阴为君，佐以息风开窍，大承气汤加犀角6g，羚角9g，紫雪2.4~3g，急救之，脉弦者生，涩者死。"[2]"（赤膈伤寒）内火尚盛，神昏谵语，便闭溺涩者，急用解毒承气汤加紫雪，泻火逐毒以清神。"[2]

何廉臣说："若壮热惊啼，面红目赤，上视齘齿，便闭溺涩，角弓反张，手足瘛疭，此因积热致痉，即陈无择所谓小儿积热者，表里俱热也。脉：胎热发痉，脉多沉数，舌多深红，指纹多青……便闭者，凉膈加羚羊汤……便通者，四物镇痉汤……善后之法，或用鞠通五汁饮……和匀凉服，重汤炖温。"[2]"其症灼热自汗，渴不恶寒，面赤唇红，手足瘛疭，口噤鼻扇，此因于胃肠积热致痉，即《内经》所谓气上不下，搏阳而为巅疾也……便闭者，三黄五色丸……乳子服五粒，小儿服十五粒，余视年龄酌加，通用竹叶灯心汤调下。"[2]

魏长春说："《伤寒论》'津液外出，胃中燥，大便必硬，硬则谵语''若剧者，发则不识人，循衣摸床，惕而不安，微喘直视''但发潮热，手足漐漐汗出，大便难而谵语者，下之则愈，宜大承气汤'，既阐明了阳明腑实有昏迷之变，又明示了治则，足供后世绳墨。仲景制订的三承气汤及后世增订的增液承气、宣白承气等，均为'釜底抽薪，急下存阴'之代表方剂，用于热结阳明，上扰心神之昏厥证疗效卓著。"[3]

编者按：津气炽闭候，为燥火、痰火蕴炽肺胃，通降失职，或燥火、湿火蕴于胃肠，火邪与肠中糟粕搏结，不得下行，垢浊熏蒸，腐肠烁液，反而上逆，蒙闭内窍而成之内闭重证。其见症以神闭风动之症象显明，但以火炽燥结之脉症为主：凛寒肢冷，头晕且重，直卧床上，面红耳赤，喘气如火，舌全肿厚，苔深黄，语声不清，张目直视，昏蒙失知[4]。

引用文献

[1]吴鞠通.温病条辨［M］.福州：福建科学技术出版社，2010：62，63，66.

[2]俞根初等.重订通俗伤寒论［M］.上海：上海科学技术出版社，1959：183，277，424，425.

[3]魏长春.昏厥诊治举隅［J］.浙江中医药，1982，17（10）：438，439.

[4]李洪成，李新平，李新晔.中医证候学［M］.北京：中国医药科技出版社，2008：1625.

十七、津气闭厥候

津气闭厥候，为胃肠实火炽盛，以致内闭发厥之候。系由邪火炽盛，久则郁滞阳气而发厥。古人称之为阳厥，或火极反兼水化，阳极似阴之证。其外厥实由于内热，热深则厥甚。

诊断

病名：[**中医**] 阳厥，中暑，热闭。[**西医**] 病毒性脑膜炎。

证名：胃肠湿火证，**胃肠燥火证**，胃肠积热证。

病位：胃肠。

病因：燥火，湿火，积热。

病机状态：闭厥。由胃肠实火延误失治，火邪内盛，内闭心神，外滞阳气，神明不能主持于内，阳气不能运行于外，而成闭厥之险候。

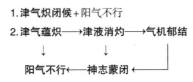

图2-6-49　津气闭厥候病机结构式示意图

病形：闭厥；　　　**病层**：里；　　　**病态**：静；

病性：阳；　　　　**病质**：实；　　　**病势**：深，重，危，急，险。

证象组合：气炽＋阳滞＋神闭＋液灼＋气结

主症：【**津气蕴炽**】**症象**：①发热不退。②面赤恶热。③手足躁扰。④目赤唇红。⑤气粗。**舌象**：舌红、紫，苔黄黑。**脉象**：脉沉数有力，趺阳脉大。

　　　　【**阳气不行**】**症象**：①手足厥冷。②周身冷。③寒栗。④面青白。⑤面晦。⑥软弱困倦。**脉象**：脉沉、细、伏、绝。

副症：【**津液消灼**】**症象**：①烦渴。②唇燥舌焦。③鼻干咽干声哑。④便闭。⑤小便短赤。

　　　　【**神志蒙闭**】**症象**：①谵语发狂。②不知人事。③目珠上视。④昏厥如尸。

宾症：【**气机郁结**】**症象**：①胸闷。②胸腹满坚拒按。③腹中不硬而板。

临床以昏厥症象明显而易见，极似阴证，往往只有一二火炽、燥结症象，疑似之间，最难决断，必须有胆有识，细心辨认，生死反掌，最要谨慎从事。

鉴别诊断

津气闭厥候＋热迫津泄－气机郁结＋气机不利－神志蒙闭＋神志昏蒙＝**津气陷闭候**
　　├─气机郁结＋气机不宣－津气蕴炽＋津气蕴灼＝**津气蕴闭候**
　　└─津液消灼＋津液枯涸＋气虚失充＝**气液闭厥候**

图2-6-50　津气闭厥候鉴别式示意图

津气闭厥候为火邪内结而闭厥；津气陷闭候为火邪未结，热迫上下而厥；津气蕴闭候则为无形之热邪内盛而厥。均无肠中结实之症。而气液闭厥候虽有肠中火结，但兼气液两伤，亦有区别。

传变预测

津气闭厥候－阳气不行－津气蕴炽＋津气蕴灼－气机郁结－神志蒙闭＋神志昏蒙→**津气蒸灼候**
　　├─＋阳气脱绝→**津气闭脱候**
　　└─津液消灼＋津液枯涸＋气虚失充→**气液闭厥候**

图2-6-51　津气闭厥候传变式示意图

津气闭厥候如立时通降，燥实一去，则闭开厥回，若内火虽除，蕴热尚灼，可转为津气蒸灼候，病机已属坦途，无足为虑。如有延误，每致内闭外脱，转津气闭脱候而莫可救；或不致于脱，亦每致耗伤气液，而转为气液闭厥候，亦为棘手险证。

辨证

定位、定性： 参照津气燥结候。

定量： ①轻：手足厥冷，神昏谵语，面赤，脉沉细。②中：寒栗，时有谵语，面白，脉伏。③重：周身冷甚，昏厥如尸，面晦，脉绝。

论治： 当急急通降实火，阳火一去，则阳气通行，闭开厥回。然阴阳疑似最难辨别，如误认阴证，错投温热，无异火上浇油，必致内闭外脱而不可救。

1.随机立法： 津气闭厥候，为阳火炽盛，燥结于内，内闭神明，外滞阳气，而成闭厥险候，故其治则应急急通降，以清泻肠内燥结之火，实火一除，立可闭开厥回。然古人有"失下热极，若急下之，则残阴暴绝而死"之训。故宜用养阴退陷一法，亦清下缓下之意。然真假寒热，疑似之间，最难下手，若误认阴证，错投温热，古人喻为抱薪救火，必致热愈深而厥愈甚，直至内闭外脱而亡。务必认证准确，才能下手无误。

2.随位立法、随因立法： 参照津气燥结候。

3.随症立法： 内窍闭塞，神昏不省者，可参用芳香开窍醒神之品，如紫雪丹、安宫牛黄丸、至宝丹之类。

方证： 白虎承气汤证、调胃承气汤证、大柴胡汤证、大承气汤证、凉膈散证、木香槟榔丸证、黄连解毒汤证。

考证： 津气闭厥候，阳邪内盛，消灼阴液，阴阳失衡，不能顺接而厥，邪火结实者，通称：肠胃结热，热盛惊厥，热深厥深，阳盛格阳，阳极似阴，内热外寒，真热假寒。

喻嘉言说： "凡伤寒病初得发热，煎熬津液，鼻干，口渴，便秘，渐至发厥者，不问而知为热也。"[1] **吴鞠通**说："阳明温病，面目俱赤，肢厥，甚则通体皆厥，不瘛疭，但神昏，不大便七八日以外，小便赤，脉沉伏，或并脉亦厥，胸腹满坚，甚则拒按，喜凉饮者，大承气汤主之。"[2]

俞根初说： "厥阴阳明……重者热陷尤深，四肢虽厥，指甲紫赤，胸胁烦满，神昏谵语，消渴恶热，大汗心烦，大便燥结，溲赤涩痛，舌苔老黄，甚则芒刺黑点，脉右滑大躁甚，左弦坚搏数，此厥阴火亢，合阳明热结而成下证，仲景所谓脉滑而厥，厥深热亦深也。法当清燥泻火，散结泄热，四逆散缓不济急，白虎承气汤加广郁金9g（磨汁冲）润下之。"[1] **吴云峯说：** "阳厥者，外感六淫初起，头疼身热，口干脉数，或变乍凉乍冷，有似阴证，但寒不过肘膝，冷不过一时，大便闭结，目红溺赤，此热邪入里，气血不得宣通，所谓阳极发厥，火极似水也。"[1]

王肯堂治热病，肢体不甚热，时或扬手掷足，如躁扰状，昏愦不知人事，时发一二语不了了，而非谵语也，脉微细如欲绝。是阳病见阴脉，法在不治。然素禀如此，又值酷暑外炽，过啖酒醴肉炙，宜狂热如焚，不大便七日矣。姑以大柴胡汤下之，大便即行，脉已出，手足温矣。继以黄连解毒数剂而平[3]。

李念莪治伤寒九日以来，口不能言，目不能视，体不能动，四肢俱冷，六脉皆无，以手按腹，两手护之，眉皱作楚，趺阳大而有力，知腹有燥矢，与大承气汤，得燥矢六七枚，口能言，体能动矣[4]。**谢映庐**治发热头昏，目珠上视，四肢逆冷，软弱困倦，唇燥溺短。因食停胃中，新寒外入，致胃气抑郁，不能四达，此先热后厥，明是热深厥深。以槟榔丸一剂，下胶黏之物一团，而人事遂醒。但厥回复厥，更以四逆散升散表邪，推泄里热，复微热微汗而诸逆悉解[5]。

编者按： 津气闭厥候，系燥火或积热内炽肠胃，失于清下，燥结于里，内闭神明，外闭阳气，阳火不得下泄，渐至阳气郁滞不通，为阳邪内闭之危笃之证。**王肯堂**曰："失下热极，以致身冷脉微而昏冒将死者，若急下之，则残阴暴绝而死，盖阳气竭而然也，不下亦死。宜凉膈散，或黄连解毒汤养阴退阳。积热渐以宣散，则心胸再暖，脉渐以生。下与不下，大下与微下，死生在呼吸间不容发。呜呼！可不慎哉。宜表而出之，以为世鉴。"[3]

引用文献

[1] 俞根初等.重订通俗伤寒论[M].上海：上海科学技术出版社，1959：186，435，440.

[2] 吴鞠通.温病条辨[M].福州：福建科学技术出版社，2010：62.

[3] 江瓘，魏之琇.名医类案（正续编）[M].北京：中国中医药出版社，1996：348.

[4] 徐衡之，姚若琴.宋元明清名医类案[M].长沙：湖南科学技术出版社，2006：202.

[5] 谢映庐.谢映庐医案[M].上海：上海科学技术出版社，1962：183.

十八、津气虚灼候

津气虚灼候，为热邪燔灼上中，兼元气不足，正虚邪实之候。由热甚伤气，或汗、清、下之后，损伤元气，或素体气虚，不耐热灼所致。此时阳邪内盛，正气不支。

诊断

病名：[**中医**]伤寒，风温挟痰，伤暑，伏暑，暑温，太阳中暍，阳明暑疟，瘅疟，咽痛。[**西医**]流行性乙型脑炎，慢性咽炎。

证名：肺胃风热证，**肺胃湿热证，肺胃燥热证，肺胃热痰证。**

病位：肺胃。

病因：风热，燥热，湿热，痰热。

病机状态：虚灼。或素体气虚之人，或内热太盛，灼伤元气，或上中热灼之证，误投汗下，损伤元气，而成热盛气虚之证。

1. 津气蒸灼候 + 气虚不充

2. 津气蕴灼——→津液消灼——→神志昏蒙

↓

气虚不充←——

图2-6-52　津气虚灼候病机结构式示意图

病形：虚灼；	**病层：**里；	**病态：**动；
病性：阳；	**病质：**实夹虚；	**病势：**深，重，急。

证象组合：热灼 + 液灼 + 气虚 + 神蒙

主症：【津气蕴灼】症象：①灼热。②烦躁。③恶热。④头痛如破。⑤面赤目赤。⑥申酉寒热或但热。⑦手足热甚。**脉象：**脉洪大有力。

【气虚不充】症象：①汗出不止。②喘喝鼻扇。③晕眩仆倒，下利遗尿。④昏睡懒言，无气以动。⑤吐泻不止。⑥肢厥。⑦恶风寒。**脉象：**脉虚大而芤，微细缓，躁疾不软。

副症：【津液消灼】症象：①烦渴饮冷。②口干舌燥。③鼻煤咽干声吓。④面垢。⑤小便不利。⑥肌肉消烁。**舌象：**苔干燥。

宾症：【神志昏蒙】症象：①神昏。②语言颠倒。

临床以热灼津伤症象明显而易见，但必须细察有气虚症象同时存在，方可确诊为本候。

鉴别诊断

津气虚灼候－津气蕴灼＋津液枯涸＝**气液消灼候**

└──＋津气蕴炽＋热蒸津泄＝**气液煎迫候**

图2-6-53　津气虚灼候鉴别式示意图

津气虚灼候为热盛伤气，邪多虚少之证；而气液消灼候为热邪渐退而气液两伤，虚多邪少之候；气液煎迫候则为内火炽盛，气液两伤，邪盛虚甚之证。务当详细分辨。

传变预测

津气虚灼候－津气蕴灼＋津液枯涸→**气液消灼候**

├──＋气虚脱绝＋津液脱竭→**气液脱绝候**

└──＋津气蕴炽＋热蒸津泄→**气液煎迫候**

图2-6-54　津气虚灼候传变式示意图

津气虚灼候如徒用清泄，邪热虽退，气液已伤，可转成气液消灼候，甚则气液暴脱而成气液脱绝候；如失于清泄，邪热化火，蒸迫气液，则可转为气液煎迫候，病势更加急险。

辨证

定位、定性：参照津气蒸灼候。

定量：①轻：汗出不止，短气倦怠，恶风，脉虚大。②中：吐泻不止，胸满短气，无气以动，背微恶寒，脉芤。③重：昏睡不语，喘喝鼻扇，恶寒，脉微细缓，躁疾不软。

论治：当急急清泄燔灼之邪热，以救不支之气津，兼以益气扶元，标本兼顾，虚实同治。如有失误，亦难免脱竭之变。

1.随机立法：津气虚灼候为热邪内盛，耗伤元气，而成邪实正虚之证，以其邪多虚少，故其治则应急急清泄燔灼之热邪，以救气液，然正气已虚，亦当兼顾元气，标本同治。如只清热而不补益，正气难支，恐有转虚转脱之虑；徒补气而不清泄，又有助邪化火之虞。

2.随位立法、随因立法：参照津气蒸灼候。

3.随症立法：气虚甚而汗出太多者，可兼用黄芪、桑叶以益气固表；气虚甚而泄利不止者，可参用白术、干姜以温脾。

方证：人参白虎汤证、黄连人参白虎汤证、加味竹叶石膏汤证。

考证：津气虚灼候，蕴灼之证，为邪火耗气以致气虚而成，通称：暑伤元气，热伤元气，劳倦中暑，湿竭化燥，虚火挟痰，痰热熏蒸。

仲景曰："服桂枝汤，大汗出后，大烦渴不解，脉洪大者，白虎加人参汤主之。"（《伤寒论》26条）"伤寒，若吐若下后，七八日不解，热结在里，表里俱热，时时恶风，大渴，舌上干燥而烦，欲饮水数升者，白虎加人参汤主之……此方立夏后、立秋前乃可服，立秋后不可服。正月、二月、三月尚凛冷，亦不可与服之，与之则呕利而腹痛。诸亡血虚家，亦不可与，得之则腹痛。利者，但可温之，当愈。"（《伤寒论》168条）"师曰：阴气孤绝，阳气独发，则热而少气烦冤，手足热而欲呕，名曰瘅疟。若但热不寒者，邪气内藏于心，外舍于分肉之间，令人消铄脱肉。"（《金匮要略·疟病脉证并治》）

吴鞠通说："手太阴暑温，或已经发汗，或未发汗，而汗不止，烦渴而喘，脉洪大有力者，白虎汤主之；脉洪大而芤者，白虎加人参汤主之。"[1]

吴坤安说："行人农夫，于日中劳役得之，为中暍。暍即暑也，其证头痛发躁恶热，扪之肌肤大热，大渴引饮，汗大泄，无气亦动，乃天热外伤元气，宜益气清暑为治。按仲景云，太阳中热，暍是也。汗出恶寒，身热而渴，白虎汤加人参主之。夫元气为热邪所伤，以致大热大渴，汗出不已，故以人参益气，石膏清暑，乃至精至当之法。"[2]

俞根初说："（邪热传入胃经）身热不退，口燥渴，汗大出，脉见虚芤者，胃汁枯涸，肺津将亡也，急宜甘凉救液为君，大生肺津，人参白虎汤。"[3] "胃阴虚者，申酉时寒热交作，寒轻热重，甚则但热不寒，少气烦郁，手足热甚，气逆欲呕，肌肉消铄，口渴自汗，舌苔黄燥起刺，中有直裂……脉右弦大而数者，《内经》所谓阴气先伤，阳气独发，名曰瘅疟是也……胃阴虚疟，先与人参白虎汤加鲜石斛12g，蔗浆梨汁（冲）各一瓢，甘寒法以退其热。继与麦门冬汤加减，甘润法以救胃阴。"[3] 如**杜勉之**治炎夏小儿高热，口渴尿多，无汗或少汗，可持续2~3月。清热保津汤，随症可加桑叶、北沙参、怀山药、扁豆、滑石[4]。

编者按：津气虚灼候，系湿火、燥热、痰热久蕴肺胃，耗伤肺气胃液，津气既伤，而痰热内灼，时病家称为热伤元气，暑伤元气，虚火挟痰，或痰热熏蒸之证。均以肺胃热灼脉症显明，如咳嗽痰稠，身热而渴，渴欲饮水，但必兼气虚之脉症。

引用文献

[1] 吴鞠通.温病条辨［M］.福州：福建科学技术出版社，2010：40.

[2] 吴坤安.伤寒指掌［M］.上海：上海科学技术出版社，1959：卷四46.

[3] 俞根初等.重订通俗伤寒论［M］.上海：上海科学技术出版社，1959：182，222.

[4] 杜勉之.以清热保津汤为主治愈小儿夏季热3例［J］.上海中医药杂志，1964，（8）：11.

十九、津气虚闭候

津气虚闭候，为实火内闭，正气不支之候，多由燥结内实之证失于清下，邪火猖獗，内闭神明，消耗元气，以致邪实正虚，最难救治，攻邪则元气不支，补气则内闭难开。

诊断

病名：［**中医**］中脏腑，中暑，伤暑，热厥，关格，肠结，癃闭。［**西医**］脑出血，急性糜烂性胃炎，中枢性呃逆，肺部感染，感染性休克，急性胆囊炎，肠梗阻。

证名：胃肠湿火证，胆胃湿火证，**胃肠燥火证，**心肝痰火证。

病位：胃肠，胆胃，心肝。

病因：燥火，湿火，痰火。

病机状态：虚闭。由胃肠燥结失于清下，邪火猖獗，消耗津液，损伤元气，而成邪盛正虚，神明被迫，元气将夺之危急险候。古人谓证实脉虚，法在不治。

1. 津气炽闭候＋气虚失充
2. 津气蕴炽──→气虚不充

↓　　　↑

神志蒙闭──→津液消灼──→气机郁结

图2-6-55　津气虚闭候病机结构式示意图

病形：虚闭，气虚热闭；　　　**病层**：里；　　　**病态**：静；

病性：阳；　　　　　　　　**病质**：实夹虚；　　　**病势**：深，重，危，急，险。

证象组合：气炽＋神闭＋气虚＋液灼＋气结

主症：【津气蕴炽】症象：①身热不退。②烦躁。③头痛。

【神志蒙闭】症象：①昏愦。②不眠，妄见，谵语，妄哭，妄笑。

副症：【气虚不充】症象：①下利。②肢逆。③静则郑声重语，喃喃不休。④躁则惊惕不安。脉象：脉散大，寸沉。

【津液消灼】症象：①小便不通。②溺赤涓滴。舌象：苔芒刺干涩。

宾症：【气机郁结】症象：中脘坚硬高突，拒按作痛。脉象：脉沉按细数有力。

临床以火炽神闭症象明显而易见，但应细察气虚与燥结症象，方可确诊。

鉴别诊断

津气虚闭候－津液消灼＋津液枯涸＋阳气不行＝**气液闭厥候**

┣──＋阳气不振－气虚不充＝**阳气虚闭候**

┗──＋阴液消涸－津液消灼＝**阴枯火闭候**

图2-6-56　津气虚闭候鉴别式示意图

津气虚闭候为胃肠实火内闭神明，兼元气不足之候；气液闭厥候更兼津液枯涸；阳气虚闭候则兼阳气不振；阴枯火闭候则兼阴液枯涸。各自有别。

传变预测

津气虚闭候－津气蕴炽－神志蒙闭－气机郁结＋津液枯涸→**气液消灼候**

┣──＋阳气不振－气虚不充→**阳气虚闭候**

┗──＋阳气脱绝→**津气闭脱候**

图2-6-57　津气虚闭候传变式示意图

津气虚闭候如救治得当，实火得除，内闭可开，气液不复，则可转为气液消灼候；如延误，治稍失策，伤及阳气，轻则转阳气虚闭候，重则转津气闭脱候，立见困危，十难救一二。

辨证

定位：参照津气燥结候。

定性：参照津气燥结候。

定量：①轻：下利不止，右脉虚微。②中：昏愦肢逆。③重：静则郑声重语，喃喃不休，躁则惊惕不安，脉浮按散大而数。

论治：当于清下燥结之中，佐以清滋气液之品，扶正以逐邪，虚实兼顾。

1.随机立法：津气虚闭候系实火内盛，蒙闭神明，邪势猖獗，而正气不支。正气夺而邪气盛，证实脉虚，古人谓法在不治。马元仪主先补后攻。费伯雄则谓："不下则胀满而死，下之则元气随脱。须一面攻下，一面保真。"[1]然病势至此，不下亦死，当以下为主，辅以扶正固元。古人有先补后攻或随攻随补之法。总之，所谓"无粮之师，利在速战"，如迁延致脱，则攻补两难，而莫可措手矣。

2.随位立法、随因立法：参照津气燥结候。

3.随症立法：如迁延日久，元气将脱，不得竟下者，可用人参9~15g煎汤送服清宁丸、润字丸之类缓下之。

方证：大承气汤证、黄龙汤证、保真汤证、人参润字丸证、复脉汤调妙香丸证。

考证：津气虚闭候，蕴闭兼虚，即气分邪火炽闭，兼气虚者，通称：暑热伤津。

俞根初说："精神衰弱，而邪实者，应下失下，邪热未除，静则郑声重语，喃喃不休，躁则惊惕不安，心神昏乱，妄笑妄哭，如见神灵，大便不通，溺赤涓滴，舌苔黄刺干涩，脉两寸陷下，关尺细坚而结。此由邪盛正虚，神明被迫，故多瞀乱之象也。急急大补阴气以提神，幽香开窍以清心，复脉汤调下妙香丸……标本兼顾，庶可挽救于什一。"[2]

费伯雄说："结胸失下，以致胸中大实，元气大亏，不下则胀满而死，下之则元气随脱……须一面攻下，一面保真。如黄龙汤一法，人参、大黄并用，用意虽佳，然究竟互相牵制，不若先服攻下之剂，俟药力已达病所，随后即服保纳元气之剂，以收摄之。因自制承气保真汤，十中可救三四。"[1]如**陆养愚**治汤二老病伤寒，已发汗矣，后忽下利身热，头痛昏愦，误汗误温，致不眠妄见，烦躁谵语，四肢厥逆，脉浮按散大而数，沉按细数有力。宜用调胃承气汤。日数已久，元气将脱，不得竟下，用人参二钱，浓煎送润字丸五钱，下燥屎[3]。

编者按：津气虚闭候，多由延误失治，燥火内蕴胃肠，耗伤气液，燥结不得下泄，反而上闭神明，正虚邪盛，深恐邪闭正脱。其见症虽以火炽胃肠与内闭神志之脉症为主，但必兼见气虚与液枯之脉症。**李翼农**说："暑邪闭塞腠理，故无汗……一旦暑清热解，腠理以开，则汗自出了。高热谵语，恐邪入心包，投以紫雪，冀安未受邪之地。舌光绛无苔，用增液汤生津护液。阴已受伤，以'三甲'潜阳育阴，以退阴中余热。"[4]

引用文献

［1］张元凯，时雨苍，杨伯棠，等.孟河四家医集［M］.南京：江苏科学技术出版社，1985：59.

［2］俞根初等.重订通俗伤寒论［M］.上海：上海科学技术出版社，1959：188，189.

［3］江瓘，魏之琇.名医类案（正续编）［M］.北京：中国中医药出版社，1996：289.

［4］李翼农.暑热伤津［J］.新中医，1977，增刊（1）：20.

二十、津气闭脱候

津气闭脱候为实火炽闭于内，阳气脱绝于外，为内闭外脱险恶证候之一，属阳热证中最为危急之凶证。

诊断

病名：[**中医**]伤风挟食，瘟疫证，春温，结胸转脱，热闭包络，热厥，疫痢闭脱。[**西医**]腺病毒肺炎，麻疹合并支气管肺炎，心力衰竭，呼吸衰竭，胆囊炎，感染性休克，腹膜炎，败血症，细菌性痢疾。

证名：肺胃燥热证，胃肠湿火证，肺胃燥火证，胃肠燥火证。

病位：肺胃，胃肠。

病因：燥热，燥火，湿火。

病机状态：闭脱。由胃肠实火迁延失治，阳火猖獗，内闭神明，转辗失误，伤残阳气，以致阳气渐渐外脱，而成内闭外脱之候。

1.津气虚闭候 – 气虚不充 + 阳气脱绝

2.津气蕴炽──→津液消灼──→气机郁结
　　　　　↓
神志蒙闭──→阳气脱绝

图2-6-58　津气闭脱候病机结构式示意图

病形：闭脱，内闭外脱；　　**病层**：里；　　**病态**：静中动；

病性：阳；　　**病质**：实兼虚；　　**病势**：深，重，危，急，凶。

证象组合：气炽 + 神闭 + 阳脱 + 液灼 + 气结

主症：【**津气蕴炽**】症象：日晡潮热。脉象：脉弦。

　　【**神志蒙闭**】症象：①谵语直视。②独语如见鬼。③不知人。④手足瘛疭，拘挛。

　　【**阳气脱绝**】症象：①喘满。②下利。③循衣摸床，撮空理线。④惕而不安。⑤短气息促。⑥四肢冷，汗出肤冷。⑦遗尿。脉象：脉涩、微、躁。

副症：【**津液消灼**】症象：大便不通。

宾症：【**气机郁结**】症象：①腹满不舒。②矢气频转。脉象：尺脉坚。

临床闭、脱症象明显，诊得火炽燥结症象并存，即可确诊。

鉴别诊断

津气闭脱候 + 血热蕴炽 + 阳气不行 – 阳虚脱绝 + 气虚脱绝 = 气血闭脱候
　　└──── – 阳气脱绝 + 阳气不振 = 阳气虚闭候

图2-6-59　津气闭脱候鉴别式示意图

津气闭脱候系胃肠气分实火内闭神明，阳气外脱之候；气血闭脱候系气分之火邪并炽于血分之候；阳气虚闭候是肠胃实火内闭，兼阳气不足，尚未致脱之候。

传变预测

津气闭脱候–阳气脱绝＋阳气不振→**阳气虚闭候**

└── –神志蒙闭–气机郁结→**阳气虚炽候**

图2-6-60　津气闭脱候传变式示意图

津气闭脱候如救治有效，外脱已回，阳气未复，即转阳气虚闭候；再经通降，燥结已除，内闭即开，可转为阳气虚炽候，系本证最佳之坦途。不然，内闭外脱，一厥即逝，别无他变。

辨证

定位、定性：参照津气炽闭候。

定量：①轻：短气，谵语，躁则惕然不安。②中：息促，独语，不识人，瘛疭，脉弦。③重：喘满，郑声重语，循衣摸床，撮空理线，下利，脉涩。

论治：吴坤安曰："循衣摸床，此为危恶之候，阳明里热之极，脉弦者生，脉涩者死。以弦长胃气尚存，可下承气故也。然亦危极矣，盖生者未必尽生，而死者断无可生之理。"[1]

1.随机立法：津气闭脱候为实火内闭，阳气外脱。证实脉虚，古人谓法在不治。故于邪实正脱，尤当视为不救死证。张仲景有"喘满者死，下利者亦死""脉涩者死，弦者生"。弦者为胃气尚存。所以救治之法，首先在于固脱，脱回再议通下开闭，然病势至此，诚恐鞭长莫及。仲景谓"微者，大承气汤主之，若一服利，则止后服"，然亦险矣。许叔微与小承气汤，诸疾渐退。后世与固脱之时，兼以蜜煎导法。

2.随位立法、随因立法：参照津气炽闭候。

3.随症立法：脱证在即，急服参附汤以固脱救急，脱象稍回，再议攻下；若脱象未急，可于下药中佐以参附以兼固其脱，如恐攻补共汤，相互牵制，可另备参附汤，于攻下药后缓缓与之，以挽其脱。

方证：小承气汤证、参草姜枣汤证、蜜煎导法证、参附汤证、调胃承气汤证。

考证：津气闭脱候，系气分邪火炽闭兼阳脱者，通称：内闭外脱，热深厥深。

仲景曰："夫实则谵语，虚则郑声。郑声者，重语也。直视谵语，喘满者死，下利者亦死。"（《伤寒论》210条）"伤寒，若吐若下后不解，不大便五六日，上至十余日，日晡所发潮热，不恶寒，独语如见鬼状。若剧者，发则不识人，循衣摸床，惕而不安，微喘直视，脉弦者生，涩者死，微者，但发热谵语者，大承气汤主之。若一服利，则止后服。"（《伤寒论》212条）

吴坤安说：目眩耳聋，少阳本病，病退自复，若三法后，目眩兼神昏语乱者，乃神散气脱之候，不治。"[1]

俞根初说："气虚甚而邪实者，气短息促，四末微冷，大便至十余日不通，矢气频转，腹满不舒，躁则惕而不安，手足瘛疭，静则独语如见鬼，循衣摸床，舌淡红，苔前中截娇嫩而薄，后根灰腻而腐，脉寸虽微，两尺沉部反坚。此仲景所谓微涩者里虚，最为难治，不可更与承气汤也。法当培元养正，参草姜枣汤提补之，外用蜜煎导而通之。"[2] **何廉臣**说："伏气温病，其邪始终在气分流连者，多从战汗而解。唯将欲战汗之时，其人或四肢厥冷，或爪甲青紫，脉象忽然双伏，或单伏……且汗解之后，胃气空虚，当肤冷一昼夜，待气还，自温暖如常矣。盖战汗而解，邪退正虚，阳从汗泄，故肤渐冷，未必即成脱症。此时宜令病者安舒静卧，以养阳气来复。若脉急疾，躁扰不卧，肤冷汗出，便为气脱之症矣。"[3]

魏长春说："固脱开闭：临床上除单纯闭证或脱证外，犹有内闭外脱之证。《证治心得》曾指出：'乃缘脏腑之窒塞，而不尽关乎元气之虚脱耳。'邪实内壅，清窍昏蒙为闭；元气耗散，神明失用成脱。此时病邪猖獗，正不胜邪，为至急之候，常须开闭固脱，齐头并进。"[4]如**许叔微**治一人病伤寒，大便不利，日晡潮热，两手撮空，直视喘急，此诚恶候，得此者，十中九死。仲景云，脉弦者生，涩者死。与小承气汤，大便利，诸疾渐退，半月愈[5]。

编者按：津气闭脱候，邪热内盛，壅闭神机，耗伤津气，元气难支，故闭脱同见。**吴又可**在《温疫论·补泻兼施》中说："邪热一毫未除，元神将脱，补之则邪毒愈甚，攻之则几微之气不胜其攻。攻不可，补不可，补泻不及，两无生理。不得已勉用陶氏黄龙汤。"[6]

引用文献

［1］吴坤安.伤寒指掌［M］.上海：上海科学技术出版社，1959：卷一52，62.

［2］俞根初等.重订通俗伤寒论［M］.上海：上海科学技术出版社，1959：188.

［3］何廉臣.重印全国名医验案类编［M］.上海：上海科学技术出版社，1959：214.

［4］魏长春.昏厥诊治举隅［J］.浙江中医药，1982，17（10）：440.

［5］江瓘，魏之琇.名医类案（正续编）［M］.北京：中国中医药出版社，1996：11.

［6］吴又可.温疫论［M］.北京：人民卫生出版社，1990：34.

二十一、津气不布候

津气不布候系气虚不能输布津液之候，由气虚不能蒸化津液以上腾，又不能固摄津液，以致上则津液干枯，下则津液流失，皆因气虚不能分布之故。

诊断

病名：［中医］消渴。［西医］糖尿病，尿崩症。

证名：**肺胃燥热证**，肺脾气虚证，肺肾气虚证，**脾肾气虚证**。

病位：肺胃，肺脾，肺肾，脾肾。

病因：燥热，气虚。

病机状态：虚滑。病由气虚不能分布津液于上下，即气虚不能蒸腾津液于上，又不能固摄津液于下，渐致津液枯涸。

1.津气不固候＋气不化津－气机下陷＋津液枯涸

2.气虚失充──→津液不固──→津液枯涸

↓

气不化津

图2-6-61　津气不布候病机结构式示意图

病形：虚滑；　　　**病层**：里；　　　**病态**：静；

病性：阳；　　　　**病质**：虚；　　　**病势**：浅，重，缓。

证象组合：气虚＋津滑＋液枯

主症：【**气虚不充**】**症象**：①食入汗出。②小便清利。**脉象**：脉虚弱。

　　　　【**气不化津**】**症象**：①口燥舌干。②烦渴引饮。③消渴。

副症：【**津液不固**】**症象**：小便频数。

宾症：【**津液枯涸**】**症象**：①苗窍干燥，皮肤枯涩。②嘈杂易饥。③大便燥结。**舌象**：舌红少津。

临床以气不化津之消渴症象显著，有气虚症象同见，即可确诊。

鉴别诊断

津气不布候－气不化津－津液不固＋神气不振＝气液消涸候

└──－津液枯草＋津液消灼＝气液不固候

图2-6-62　津气不布候鉴别式示意图

津气不布候系气虚不能蒸腾和固摄津液之证；而气液不固候仅是气虚不能固摄津液之候；气液消涸候则系气液两伤之证。

传变预测

津气不布候－气不化津－津液不固＋神气不振津→**气液消涸候**

└──＋阴虚失养＋阴精不固＋阴液消涸→**气阴不固候**

图2-6-63　津气不布候传变式示意图

津气不布候如治疗得当，元气渐复，津液得固，可渐转为气液消涸候；如延误失治，则可伤及阴分，即转为气阴不固候，渐入损门。

辨证

定位：肺：以烦渴，多汗，多尿；胃：以口渴多饮，多食易饥；脾：多食，羸瘦，便溏；肾：尿频尿多。

定性：燥热：口燥，渴饮喜冷，心烦，舌红少津，脉洪大；气虚：倦怠，少气，头晕，乏力，脉虚。

定量：①轻：口干喜饮，多尿。②中：口渴引饮，嘈杂，多食，尿频尿多，饮一溲一。③重：饮不解渴，食已即饥，饮一溲二。

论治：以补气为主，或兼升提，提津液以上升，或兼酸收，固摄津液不下流，从缓调治，可收全功。不愈则步入损门。

1.随机立法：津气不布候，其病机为气虚不能蒸腾与固摄津液，致津液失于输布，故其治则应以补气为主，或兼以升提，使津液蒸腾于上，或兼以酸摄，使津液固摄于下，则可渐入坦途。

2.随位立法：于肺宜益肺气兼以升举；于脾宜益气补中，兼滋脾阴；于胃宜滋养胃阴，升清润燥；于肾宜温养肾气，滋水收摄。

3.随因立法：燥热尚盛者，宜润燥清热为主；气虚显明者，宜益气生津为主。

4.随症立法：口渴甚者，生津滋液，如麦冬、沙参、花粉、生地、石斛、玉竹、五味子、乌梅之类，更佐以葛根升腾阳明津气；小便频多者，当益肾气，如枸杞、菟丝子、覆盆子、山茱肉、黄精、怀山药、芡实之类，更兼以收摄，如桑螵蛸、益智仁、金樱子、莲须等。

方证：黄芪六一散证、安胃散证、加味四君子汤证、芪冬汤证、芪淮汤证、补脾养阴方证。

考证：津气不布候，气虚不能蒸腾与固摄津液，致津液失于布输，通称：天干地漏。

董废翁说："伤寒食少而渴者，当以和胃之药主之，白术、茯苓是也。如用凉药，胃愈损矣。（四君或补中，然必合生脉，其效乃捷）又有得之劳倦内伤者，乃脾胃元气大虚而渴也。舌虽干烦，以阳药为主，四君重加炙芪，更佐以归、杞、熟地、五味，有守服至二三十剂，大汗而解者。"[1]

卜庆贞等说："用张锡纯玉液汤加减方，治疗有气虚表现的新发成年型糖尿病：黄芪、葛根、知母、怀山药、天花粉、五味子、生鸡内金，有胃火加黄连、黄芩；脾虚加党参；血瘀加丹参；肺热加桑白皮；有湿加苍术。疗程1年，最长随访至1年半。不用其他西药。如气虚不能输布津液，口燥舌干，烦渴引饮，小便清利，脉虚弱，主益气生津，黄芪六一散。正气空虚，反为饮食慓悍之气所胜，久不已则心气耗散，令人消渴偏枯，食入汗出，主安胃散敛之：生黄芪、五味子、乌梅、生甘草、升麻梢。"[2]如**杜连澎**治消渴（糖尿病并发白内障）：李某某，女，24岁，空腹尿糖（++），血糖128mg/dl，口渴多饮，咽干舌燥，小便频多，五心烦热，饥而欲食，周身乏力，右眼白内障，只有光感，舌红苔薄黄，脉滑数。证属肺肾阴虚，拟甘寒养阴，生津止渴，50天后，尿糖（－），改健脾补肾以巩固，又50天临床痊愈出院[3]。

编者按：津气不布候，或因燥热久蕴肺胃，伤残肺胃气液，肺胃无力运化，或因脾肾两脏气虚，脾气虚则不能升腾津液于上，肾气虚则不能封固津液于下。以津液不能运化之上渴与津液不固之尿不已症象同见，可兼见脾肾气虚与津液枯涸之脉症。

引用文献

［1］高鼓峰，董废翁.医宗己任编［M］.上海：上海科学技术出版社，1959：159.

［2］卜庆贞，张林根.玉液汤加减治疗糖尿病4例［J］.上海中医药杂志，1983，（12）：22.

［3］杜连澎.辨证治疗糖尿病的体会［J］.中医杂志，1981，（4）：18.

二十二、津气不固候

津气不固候，系气虚不能固摄津液，以致津液下滑之候，为滑脱证之一。多由久病，或素体虚弱之人，过投清下，损伤元气，以致无力固摄所致。

诊断

病名：[中医]飧泄，滑泄，小儿泄泻，休息痢，噤口痢，带下，白浊，膏淋，小便不禁，经期遗尿，产后小便失禁，下消，痰涎壅盛，流涎，产后多汗。[西医]慢性结肠炎，围绝经期综合征，乳糜尿。

证名：脾胃湿热证，肝脾湿热证，脾肾湿热证，**肺脾气虚证，肺肾气虚证，脾胃气虚证，胃肠气虚证**，肝脾气虚证，**脾肾气虚证**。

病位：肺脾，肝脾，脾肾，肺肾，胃肠，脾胃。

病因：气虚，湿热。

病机状态：虚滑。病因久病虚弱之体，过投清下，以致大损元气，不能固摄津液，使其随清气下趋，滑脱不禁。

> 1.**清气下陷候**+津液不固－气机不宣－气机不降－气机不升
>
> 2.气虚失充──→气机下陷──→神气不振
>
> ↓
>
> 津液不固←──┘

图2-6-64　津气不固候病机结构式示意图

病形：虚滑；　　　**病层**：里；　　　**病态**：静中动；

病性：阴；　　　　**病质**：虚；　　　**病势**：浅，重，缓。

　　证象组合：气虚＋津滑＋气陷

　　主症：【**气虚失充**】症象：①疲倦乏力。②面黄肌瘦。③头晕。④食少乏味。**脉象**：脉虚弱。

　　　　　　【**津液不固**】症象：①久泻不禁。②大泻如竹筒，直下不禁。③完谷不化。④谷道不合。⑤小便不禁。⑥多汗。⑦痰涎壅盛，流涎。⑧带下清频，白浊。⑨膏淋。

　　副症：【**气机下陷**】症象：①腹痛喜按，至圊不减。②后重反甚。③脱肛。④足跗浮肿。⑤肛门大脱。⑥少腹气结似瘕。

　　宾症：【**神气不振**】症象：①倦怠少神。②行动懒散。

　　临床以津液下脱不固症象明显，但有气虚症象同见，即可确诊。

　　鉴别诊断

$$津气不固候 - 津液不固 + 气机不升、不宣、不降 = 清气下陷候$$
$$\llcorner + 阳虚不振 - 气虚不充 + 阳气不和 = 清阳下陷候$$

图2-6-65　津气不固候鉴别式示意图

　　津气不固候为气虚不能固摄津液而下行滑脱之候；而清气下陷候则为气虚不能升提而下陷之证；清阳下陷候则系阳虚不能提举而下陷之证。各自有别。

　　传变预测

$$津气不固候 - 津液不固 - 气机下陷 + 清空失养 + 水谷不分 \rightarrow 脾气不健候$$
$$\llcorner + 气机不升 + 阳气不和 \rightarrow 清气不升候$$
$$\llcorner + 阳气不振 \rightarrow 阳虚不固候$$

图2-6-66　津气不固候传变式示意图

　　津气不固候如治疗得法，津液得固，而气虚不复，可转变脾气不健候；如气虚仍无力上升，亦可转为清气不升候；如延误失治，可渐伤及阳气而转为阳虚不固候。

　　辨证

　　定位：肺脾：大泻如竹筒，直下不禁，多汗易汗；胃肠：下利完谷，日数十行，谷道不合，肛门大脱；脾肾：小便不禁，带多清稀，白浊，膏淋。

　　定性：气虚：面黄肌瘦，倦怠乏力，少气不足以息；湿热：腹胀，尿黄，带浊色黄，膏淋成块，尿急。

　　定量：①轻：久泻不禁，后重，腹痛喜按，至圊不减，尿频。②中：下利不止日数十行，完谷不化，脱肛，小便不禁。③重：大泻如竹筒直下不禁，谷道不合，肛门大脱，小腹气结似癥瘕，遗尿不禁。

　　论治：当以大补元气，升提固脱为法。

　　1.随机立法：津气不固候，其病机为气虚大甚，不能固摄津液，随气下趋，而滑脱不禁，故其治则当以大补元气为主，兼以升提、固摄，使气能上举，提摄津液，则津液自固。但不可一味温补，必兼收涩固下，方可取效。

　　2.随位立法：病关肺脾，以益气升提为主，兼以固涩；病关胃肠，以固涩大肠为主，兼以益气；病关脾肾，以固涩大肠，补脾益气为主，兼以温肾固涩。

　　3.随因立法：纯虚不兼邪者，当以补涩固脱即可；如兼有余邪者，仍当以清化之药兼之，固涩不能止者，**仲景**云："复不止者，当利其小便。"即分利其湿之意。

　　4.随症立法：泄泻直下不宁者，兼固涩大肠之品，如罂粟壳、诃子、肉豆蔻、石榴皮、没食子、乌梅、赤石脂之类；脱肛或后重用升提之品，如升麻、柴胡、柴胡、黄芪；腹痛加吴茱萸、白芍、木香。

　　方证：固肠丸证、桃花粥证、双补汤证、补中益气汤证、扶脾丸证、赤石脂禹余粮汤证、诃梨勒散证、双补汤证、补中收脱法证、止泻汤证、萆薢分清饮加减证、完带汤证、补肾固摄汤证。

　　考证：津气不固候，不固为虚滑，因肺脾元气虚而下陷，通称：大肠滑泄，久痢滑脱，湿热下注，带脉不固，气虚下陷，表虚证。

　　仲景曰："伤寒服汤药，下利不止，心下痞硬，服泻心汤已，复以他药下之，利不止，医以理中与之，利益甚。理中者，理中焦，此利在下焦，赤石脂禹余粮汤主之。复不止者，当利其小便。"（《伤寒论》159条）"气利，诃黎勒散主之。"（《金匮要略·呕吐哕下利病脉证治》）

陈士铎说："人有腹中大痛，手不可按，一时大泻，饮食下喉即出，完谷不化，势如奔马，不可止抑，顷刻之间，泻数十次，一日一夜约至百次，死亡呼吸，此肝经风木挟邪而大泻也……方用逆挽汤。"[1] **虞抟**说："如久泄，谷道不合，或脱肛，此元气下陷，及大肠不行收令而然。用白术、芍药、神曲、陈皮、肉豆蔻、诃子肉、五倍子、乌梅为丸，以四君子汤加防风、升麻，煎汤送下。"[2]

吴鞠通说："温病七八日以后，脉虚数，舌绛苔少，下利日数十行，完谷不化，身水虽热者，桃花粥主之。"[3] "久痢阳明不阖，人参石脂汤主之。九窍不和，皆属胃病，久痢胃虚，虚则寒，胃气下溜，故以堵截阳明为法。"[3] "休息痢经年不愈，下焦阴阳皆虚，不能收摄，少腹气结，有似癥瘕，参芍汤主之。"[3]

李用粹说："虚滑而复重者，至圊不减，后反加甚，此肺脾气降不能发升也。"[4]

雷少逸说："良由春伤于风，风气通于肝，肝木之邪，不能条达，郁伏于脾土之中，中土虚寒，则风木更胜，而脾土更不主升，反下陷而为泄也……倘日久谷道不合，或肛门下脱，乃元气下陷也，急以补中收脱法治之。"[5]

王雨三说："脱肛一症，都属气虚。缘肺与大肠相为表里，肺主气，气虚则大肠无摄纳之力故也。宜内服补中益气汤。外用五倍子末，口津调敷之，托入坐定不可动。如此五七次不复脱，又内服诃子、龙骨各9g，没石子2个，粟壳、赤石脂各6g，为末米饮下3g。外用鳖头灰敷上，托入坐定甚效。"[6]

编者按：津气不固候，多因久泻或过用消伐，损伤肺脾元气，气虚下陷，肾气不足以固摄，致津液不固而下溢，滑脱于下的症象显明，但必兼见肺脾气虚与气陷于下的脉症，并以之为主。如古人说，泻下纠缠日久，血日以衰，气无所附，终因不守而病变，累及肾气，致使幽阑洞辟，发为飧泻。

引用文献

［1］柳长华.陈士铎医学全书［M］.北京：中国中医药出版社，1999：855.
［2］虞抟.医学正传［M］.北京：人民卫生出版社，1965：114.
［3］吴鞠通.温病条辨［M］.福州：福建科学技术出版社，2010：101，112，137.
［4］李用粹.中华医书集成·证治汇补［M］.北京：中医古籍出版社，1999：194.
［5］雷丰.时病论［M］.北京：人民卫生出版社，1964：34.
［6］王雨三.治病法轨［M］.北京：学苑出版社，2015：174.

第二节　气液病候

气液诸候，以里证、虚证、阳证为主，又以虚实夹杂之证为多，仅有极少数兼表、夹阴之证。纯虚之证，以气液消涸候为基本结构，以"气虚+液涸"为基础结构形式；夹实诸候则以气液虚郁候为基本结构，以"气虚+液灼"为基础结构形式。

表2-6-1　气液诸候系统表

性质	病态		候名	主证	副证	宾证
虚	偏虚	虚灼	气液消灼候	津液消灼	津液枯涸 气虚失充	神志昏蒙
			气液消涸候	津液枯涸 气虚失充	神气不振	经脉失养
	偏脱	虚脱	气液脱绝候	津液枯涸 津液脱竭	气虚脱绝	神气散脱
			液竭阳脱候	津液枯涸	气虚脱绝	阳气脱绝
	夹实	郁蒸	气液郁蒸候	津液消灼 气虚失充 腠理不宣	清窍不利 气机不宣	气机不降
		虚郁	液竭阳郁候	津液消灼 津气蕴蒸 阳气怫郁	阳气不振	气虚失充
		虚滞	气液津滞候	津液消灼 络脉不利	络脉不和	气虚失充
		虚灼	气液煎迫候	津气蕴灼 津液消灼 热迫液泄	气机不利	气虚失充
		闭厥	气液闭厥候	津气蕴炽 神志昏蒙 阳气不行	津液枯涸	络脉不和
		虚郁	气液虚郁候	津液消灼 气机不宣	气机不降	气虚失充

续表

性质		病态	候名	主证	副证	宾证
虚	夹实	虚逆	气液虚逆候	津液消灼 气机冲逆	气机不宣	气虚失充
		虚滞	气液虚滞候	津液消灼 气机不利	气机不宣	气虚失充
			气液不化候	津液消灼 津不化气	气化不行 气机不利	气虚失充
		虚结	气液虚燥候	津液消灼 津液枯涸	气机郁结	气虚失充
		虚闭	气液虚闭候	津液消灼 气机闭塞	气机不宣	气虚失充
	纯虚	虚滑	气液不固候	气虚失充 津液不固	津液消灼	神气不振

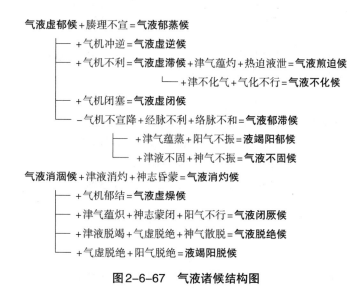

气液虚郁候+腠理不宣=**气液郁蒸候**
　　　　　━ +气机冲逆=**气液虚逆候**
　　　　　━ +气机不利=**气液虚滞候**+津气蕴灼+热迫液泄=**气液煎迫候**
　　　　　　　　　　┗ +津不化气+气化不行=**气液不化候**
　　　　　━ +气机闭塞=**气液虚闭候**
　　　　　━ -气机不宣降+经脉不利+络脉不和=**气液郁滞候**
　　　　　　　　　┣ +津气蕴蒸+阳气不振=**液竭阳郁候**
　　　　　　　　　┗ +津液不固+神气不振=**气液不固候**

气液消涸候+津液消灼+神志昏蒙=**气液消灼候**
　　　━ +气机郁结=**气液虚燥候**
　　　━ +津气蕴炽+神志蒙闭+阳气不行=**气液闭厥候**
　　　━ +津液脱竭+气虚脱绝+神气散脱=**气液脱绝候**
　　　━ +气虚脱绝+阳气脱绝=**液竭阳脱候**

图2-6-67 气液诸候结构图

一、气液消灼候

气液消灼候为热邪耗伤元气与津液之证，多见于温热病后期，余热不尽，消灼肺胃气液，或伏温因津枯不能外达，皆为虚中夹实之候。

诊断

病名：[中医]温病，伏温，春温症，暑温，新产伤暑，湿温，湿温化燥，热病伤阴，瘅疟，呕逆，久泻，小儿疰夏，食复，消渴，上消，烂喉痧，肺痈。[西医]流行性出血热，败血症，糖尿病，急性淋巴细胞白血病，咽白喉。

证名：肝肺风热证，肺胃暑湿证，**肺胃湿热证**，**肺胃燥热证**，**肾胃燥热证**，肺胃燥火证，胃肠燥火证，肺脾燥湿证，**脾胃燥湿证**，脾胃气虚证。

病位：肺胃，肺脾，肝肺，脾胃，胃肠，肾胃。

病因：风热，燥热，燥火，燥湿，湿热，暑湿，气虚。

病机状态：虚灼。

1.**津气蒸灼候**–津气蕴灼+津液枯涸+气虚失充
2.**津液消灼**──→**津液枯涸**──→**神志昏蒙**
　　　　　　　　　　　　　　　↓
　　　┗────→**气虚失充**

图2-6-68 气液消灼候病机结构式示意图

病形：虚灼；　　**病层**：里；　　**病态**：静中动；

病性：阳；　　**病质**：虚中夹实；　　**病势**：深，重，缓。

证象组合：液灼+液枯+气虚+神蒙

主症：【津液消灼】症象：①身热如炽。②昼热烦渴。③头痛如劈，目赤颧红。④口糜气秽，咽痛腐白。⑤大便闭。⑥小便赤热。⑦红斑。⑧烦懊。**舌象：**舌红苔薄而干。**脉象：**脉濡数。

副症：【津液枯涸】症象：①形瘦面垢。②口干唇裂。③干燥无汗。④咳嗽不爽。⑤津干不渴。**脉象：**脉长。

　　　　【气虚不充】症象：①自汗淋漓。②呕吐下利。③气促。④多尿。⑤手指战振。**脉象：**脉紧小而急。

宾症：【神志昏蒙】症象：①入夜呓语。②谵语。③昏沉。④肢搐引动。

　　临床以津灼液枯症象明显而易见，但气虚症象一定要同时存在，方可确诊。如灼热之象不显，唯津枯气虚，则为气液消涸候。

　　鉴别诊断

气液消灼候－津液消灼－神志昏蒙＋神气不振＋筋脉失养＝气液消涸候

　　　└──　　＋津气蕴灼－津液枯涸＝津气虚灼候

图2-6-69　气液消灼候鉴别式示意图

　　气液消灼候为余热蒸灼津液，以致液枯气虚；而气液消涸候为热邪已撤，气液已枯，液涸化燥；津气虚灼候则为大热来去，津气已伤，但未至于枯涸，为邪多虚少之候。

　　传变预测

气液消灼候－津液消灼－神志昏蒙＋神气不振＋筋脉失养→气液消涸候

　　　　　　└──　　＋津液脱竭↓气虚脱绝↓神气散脱→**气液脱绝候**

　　　└──　　＋津气蕴灼－津液枯涸→**津气虚灼候**

图2-6-70　气液消灼候传变式示意图

　　气液消灼候宜以清滋为法，如过投清泄，余热虽除而气液更伤，轻则转为气液消涸候，重则转为气液脱绝候；如误投温补，余热转壮，可转为津气虚灼候。

　　辨证

　　定位：肺：咳嗽不爽，胸闷烦懊，自汗淋漓，气促多尿；**胃：**身热如炽，烦渴，便闭；**脾：**腹满，短气，食少乏味，口渴少饮。

　　定性：燥热：烦渴喜饮，便闭，口糜，口干唇裂；**湿热：**烦懊不宁，津干不渴，下利，舌黄罩灰，根黑霉；**燥火：**面赤烦躁，手足搐搦，口渴便结，唇糜。

　　定量：①**轻：**咳嗽不爽，昼热烦渴，入夜呓语，自汗淋漓。②**中：**口糜气秽，灼热时退，时有谵语，多尿。③**重：**咽痛腐白，身如炽炭，昏沉肢搐，气促下利。

　　论治：当以清滋为主，即清透内热，滋养气液。不可妄投温补，或过用苦寒，更伤其气液。

　　1.随机立法：气液消灼候病机为蕴热消灼元气津液，以致气虚津枯，其治疗除益气生津增液之外，必须兼以清透蕴热，内热不除，津液难复。但不可过投清泄，反损气津。叶天士谓："凝寒苦清，侵伐元气。"亦不可妄投补涩，胶锢邪热。

　　2.随位立法：于肺宜清肺热，益肺气，润肺燥，生肺津；于胃宜清胃热，增胃液，和胃气；于脾宜清化湿热，益气养阴，同步进行。张仲华有云："非陷里之神糊，如何香开，致使内传？欲其府滞能通，必俟津回液复……均勿因滞而遽投荡涤。"[1]

　　3.随因立法：因于燥热，以甘寒生津增液为主，兼以辛凉清透；因于湿热，甘寒之外略用苦寒以燥湿清热，略兼清芬之品以化余湿；因于燥火，清降兼养气液。

　　4.随症立法：燥热不甚者，略用芦根、茅根、西瓜、石斛之类甘寒清热；燥热仍甚者，必用辛凉重剂，如石膏、知母、竹叶之类。

　　方证：如神白虎汤证、甘露饮证、清暑益气汤证、五汁饮证、玉女煎证、清热保津法证、加味白虎汤证、增液白虎汤证、顾氏八仙玉液证、消渴汤证、降糖汤证。

　　考证：气液消灼候，热邪消灼，久致津液消耗，元气虚弱，热势虽减，气液已衰。通称：热极津枯，热伤气液，温邪劫液，暑热伤气，暑伤气津，风热化燥，热病化燥，湿温伤阴。

　　喻嘉言治钱某，患时气外感三五日，发热头疼，服表汗药，疼止热不清，口干唇裂，因而下之，遍身红斑，神昏谵语，食饮不入，大便复秘，小便热赤，脉见紧小而急。谓曰：此症全因误治所致，阳明胃经表里不清，邪热在内，如火燎原，津液内涸，以致神昏谵语，若斑转紫黑，则不可救矣。目今本是难救，但面色不枯，声音尚朗，乃平日保养，肾水有余，如旱田之侧，有下泉未竭。故神虽昏乱，而小水仍通，乃阴气未绝之征，尚可治之。不用表里诸方，单单只一和法，取七方中小方，而气味甘寒者宜之，唯如神白虎汤足以疗此。盖中州元气已离，大剂、急剂、复剂，俱不敢用，虚热内炽，必甘寒气味方可和之耳[1]。

吴坤安说："有身热已退，独额热未除者，此胃中余邪也，宜清疏阳明……如已身凉，独腹热未退，此脾家有火也，加生白芍清之。"[2]"如发热，口糜气秽者，此温邪劫伤肺胃之津也，宜生地、石膏、知母、麦冬、花粉、钗斛、梨皮之类主之。"[2]"温邪劫液：如发热不退，烁干胃中津液，以致口糜气秽，当用甘露饮、玉女煎之类。"[2]

张仲华说："非陷里之神糊，如何香开，致使内传? 欲其府滞能通，必俟津回液复……均勿因滞而遽投荡涤。"[1]

何廉臣说："液燥烦渴者，重则用张氏竹叶石膏汤，轻则用顾氏八仙玉液，清虚热以生津液。"[3]

如张聿青治素有痰喘旧证，前以辛温开饮，极著成效。又以劳勚感邪，于九日前忽先寒后热，继但热不寒。刻今热势虽衰，而淋淋汗出，欲寐未寐之际，谵语如梦，肢搐引动，咽中作痛，喉关偏右白糜星布。脉数濡滑，舌绛赤，苔黄罩灰。此由邪湿内蒸，所有浊痰，悉化为火，致肺胃之阴津消灼。阴分愈亏，则火热愈炽，有虚脱之虞。勉拟泄热和阴一法[4]。

编者按：气液消灼候，因肺脾肾胃湿热、燥热久稽，伤津化燥，气液伤残，内热尚灼。张聿青曰："邪湿浊痰化火，肺胃津液消灼。"[4]亦正虚邪实之候。除元气与津液伤残之脉症外，尚有内热燔灼之脉症。

引用文献

[1] 徐衡之，姚若琴. 宋元明清名医类案[M]. 长沙：湖南科学技术出版社，2006：244，725.

[2] 吴坤安. 伤寒指掌[M]. 上海：上海科学技术出版社，1959：卷一56，卷四2，6.

[3] 俞根初等. 重订通俗伤寒论[M]. 上海：上海科学技术出版社，1959：246.

[4] 张聿青. 张聿青医案[M]. 上海：上海科学技术出版社，1963：302.

二、气液消涸候

气液消涸候，为津液枯竭，兼气神虚弱之候，古人称"亡津液"之证，多见于温热病后期，或大汗、大吐、大泻之后，或过服香燥之药，致津液消亡，元气亦随之而虚，神失所舍。本系大虚之候，以其来自阳证，又有余热不尽。

诊断

病名：[中医] 春温，风温，中暑，暑温，暑热，瘅疟，干咳，鼻衄，消渴，噎膈，口疮，乳蛾，痿躄，热痿，肉痿，虚痹，鹤膝风。[西医] 糖尿病，肾盂肾炎，多发性肌炎，重症肌无力，真性红细胞增多症，脑血栓形成，系统性红斑狼疮，败血症后期，口腔溃疡，干燥综合征。

证名：**肺胃燥热证，肺脾燥湿证，脾胃燥湿证，肺胃虚燥证**，心肺虚燥证，肾胃虚火证，**肺胃气虚证，脾胃气虚证**，肺胃阴虚证。

病位：肺胃，脾胃，肾胃，肺脾，心肺。

病因：燥热，燥湿，虚燥，虚火，气虚，阴虚。

病机状态：虚灼。阳邪久羁，消灼津液，或大汗、大吐、大泻之后，津液消亡，元气随之消耗，气液两虚，神无所舍，经脉无以濡养，为气液两伤之候。

1.气液消灼候 – 津液消灼 – 神志昏蒙 + 神气不振 + 经脉失养

2.津液枯涸 ————————→ 经脉失养
　　　↓
气虚失充 —— → 神气不振

图2-6-71　气液消涸候病机结构式示意图

病形：虚灼；　　　**病层**：里；　　　**病态**：静中动；

病性：阳；　　　**病质**：虚；　　　**病势**：深，重，缓。

证象组合：液涸＋气虚＋神衰＋经脉

主症：【津液枯涸】症象：①面红耳赤。②口渴咽干。③吐白沫黏滞。④无汗，皮中如虫行。⑤小便不利。⑥吞咽艰涩。⑦咳嗽不爽。⑧嘈杂易饥。

【气虚失充】症象：①皮毛急薄，色白毛落。②胸满喘促。③倦怠。④多汗。⑤短气而咳。⑥肢冷。**脉象**：脉濡。

副症：【神气不振】症象：①怔忡惊悸。②神识不清。③神思大瘁。④寝不安。

宾症：【经脉失养】症象：足膝无力，不能任地。

临床以主症液枯、气虚同见为诊断依据，然副、宾症象，常常以主诉出现，必须审得气液两虚症象，方可确诊。

鉴别诊断

气液消涸候－筋脉失养－津液枯涸、消灼＋阴虚失养＝心阴失养候
    └─＋气机不宣－神气不振＋气机不降＋清窍不利＝肺阴失养候
  └─－神气不振＋气机不宣＋气机不降＝胃阴消涸候

图2-6-72　气液消涸候鉴别式示意图

气液消涸候为津液、神气均虚之候，且气液不能濡养筋脉；胃阴消涸候与神无关，有胃气不主宣降之象；心阴失养候、肺阴失养候不仅气液两伤，且伤及阴液，是气、阴、液不足之候，或心神失养，或肺失宣降，各自主症不同。

传变预测

气液消涸候＋津液脱竭－气虚不充＋气虚脱绝－神气不振＋神气散脱→气液脱绝候
    └─－神气不振＋气机不宣＋气机不降→胃阴消涸候
       └─＋阴虚失养＋清窍不利→肺阴失养候
   └─－津液枯涸＋津液消灼＋阴虚失养→心阴失养候

图2-6-73　气液消涸候传变式示意图

气液消涸候为气、液、神大虚之候，如有延误，可立转气液脱绝候，亦可缓转脏腑之证。

辨证

定位：肺：无汗，皮中如虫行，咽干，咳嗽不爽，短气而咳，多汗，皮毛急薄，色白毛落；胃：口渴，吐白沫胶黏，吞咽艰涩，面红耳赤，嘈杂易饥，足不任地；脾：倦怠乏力，食少，腹满，短气；心：心烦不寐，神思不清，怔忡惊悸。

定性：燥热：热病之后，神识不清，神思大瘁，懒倦多汗，善食而瘦；虚燥：汗吐下，大病久病之后，皮聚毛落，足痿不任地。

定量：①轻：口渴，吐白沫，倦怠多汗，短气而咳，嘈杂。②中：咽干，咳呛，神思大瘁，胸满而喘，易饥。③重：吞咽艰涩，神识不清，皮聚毛落，足痿不能任地，善食而瘦。

论治：总宜甘凉以生津液，益气养神，以防脱竭。

1.随机立法：气液消涸候为气液两虚，不能养神、养经之候，故其治则当以益气增液为主，兼以养神，津液得复，元气回升，则神有所养，经脉有所濡。但证由阳证而来，仅宜甘凉、清滋、清养，不可妄投温燥，香散更耗津气，必生他变。

2.随位立法：参照气液消灼候。病关于心，宜甘缓以养心神。

3.随因立法：燥热应偏重于清润，不可稍涉温燥；虚燥应偏重于滋补，可略兼温养柔养和补之法；挟湿可稍兼燥脾清利。

4.随症立法：嘈杂以养胃液为主，如石斛、玉竹、麦冬、北沙参、黄精之类；咳喘短气者以生肺津为主，如南北沙参、麦冬、天冬、贝母、瓜蒌之类；经脉失养，足痿不能任地，可参入人参、黄芪、怀山药、芡实等温补之品，甚则可少用附子以行经气；神烦不寐者，当用甘缓之品，如甘草、大麦、大枣、茯神等以养之。

方证：三才汤证、益胃散证、玉华煎证、加味甘麦大枣汤证、五汁饮证、生脉散证、噎膈膏证、黄连消渴方证、门冬清肺饮证、布精起痿汤证。

考证：气液消涸候，阳邪消灼既久，津液、气、神均伤者，通称：亡津液，津枯，气液两虚，温暑伤液，暑伤气津，暑伤元气，阴虚内燥。

仲景曰："凡病，若发汗，若吐，若下，若亡血、亡津液，阴阳自和者，必自愈。"（《伤寒论》58条）"大下之后，复发汗，小便不利者，亡津液故也。勿治之，得小便利，必自愈。"（《伤寒论》59条）"阳明病，法多汗，反无汗，其身如虫行皮中状者，此以久虚故也。"（《伤寒论》196条）

陈士铎说："小便不出，中满作胀，口中甚渴，投以利水之药不应，人以为膀胱之火旺也，谁知是肺气之干燥乎……治法当益其肺气，助其秋令，水自生焉。方用生脉散治之。"[1] "烦躁口渴，面红而热，时索饮食，饮后仍

渴，食后仍饥，两足乏力，不能起立，吐痰甚多，人以为阳明之实火也，谁知是阳明之虚火乎……方用散余汤。"[1] "人有胃火熏蒸，日冲肺金，遂至痿弱不能起立，欲嗽不能，欲咳不敢，及至咳嗽又连声不止，肺中大痛，非肺痈之毒，乃肺痿之病也……方用生津起痿汤。"[1]

吴鞠通说："但热不寒，或微寒多热，舌干口渴，此乃阴气先伤，阳气独发，名曰瘅疟，五汁饮主之……此甘寒救胃阴之方也，欲清表热，则加竹叶、连翘；欲泻阳明独胜之热，而保肺之化源，则加知母；欲救阴血，则加生地、玄参；欲宣肺气，则加杏仁；欲行三焦，开邪出路，则加滑石。制阳土燥金之偏胜，配孤阳之独亢，非甘寒柔润而何。"[2] "暑邪久热，寝不安，食不甘，神识不清，阴液元气两伤者，三才汤主之……欲复阴加麦冬、五味子；欲复阳加茯苓、炙甘草。"[2] **费伯雄**说："躁急热中，肺受熏蒸，叶焦成痿，不能散精于他脏，故痿起于肺也……《经》曰：肺热叶焦，则皮毛虚弱急薄，着则生痿也。其下又曰：所求不得，则发肺鸣，鸣则肺热叶焦。则此症全因肺阴耗散，肺气空虚所致。盖肺为主气之脏，肺伤则元气薄弱而不能下行，故足膝无力而不能任地，是肺痿即气痿也，玉华煎主之。"[3]

薛生白说："湿热证，曾开泄下夺，恶候皆平，独神思不清，倦语不思食，溺数，唇齿干，胃气不输，肺气不布，元神大亏，宜人参、麦冬、石斛、木瓜、生甘草、生谷芽、鲜莲子等味。"[4] **曹炳章**说："凡疫症苔如积粉，此火极水化，若误认为寒，妄投温燥，其苔愈厚，津液愈耗，水不上升，二火煎熬，变白为黑，其坚硬似铁，其厚似甲，敲之嘎嘎有声，语言不清，非舌卷也，专用甘寒以充津液，如五汁饮、增液汤之类。"[5] **姚国美**说："咽喉干燥，甚则痛，食物滞涩难下，此阳结于上，燥伤津液，法宜生津润燥，五汁饮主之。若食难下咽，隔间梗痛，大便秘，脉涩者，乃津枯失润，贲门难纳，宜噎膈膏滋润导。"[6]

编者按：气液消涸候，热邪耗伤肺胃气液，或脾胃气液不足，胃燥偏胜，消涸津液，不能濡润于内外，气液立有枯涸之虑，神气失其所养，经脉亦致失荣。其见症虽以经脉失养之症象显明，但必兼见津液枯涸与脾气虚弱之脉症，并以之为主。如古之解㑊，"㑊"即困倦，指困倦无力，肢体骨节懈怠，抑郁不欢的症状。可见于虚损、消渴或热性病后，是肝肾虚损、精血不足所致。**郝文轩**说："解㑊一证，今已罕讲，古人多从肝肾虚损立论。然脾主四肢，执中央以运四旁，由脾论治，也无不可。"[7]

引用文献

［1］柳长华.陈士铎医学全书［M］.北京：中国中医药出版社，1999：897，836，839.

［2］吴鞠通.温病条辨［M］.福州：福建科学技术出版社，2010：48，119.

［3］张元凯，时雨苍，杨伯棠，等.孟河四家医集［M］.南京：江苏科学技术出版社，1985：70.

［4］王士雄.温热经纬［M］.沈阳：辽宁科学技术出版社，1997：48.

［5］曹炳章.彩图辨舌指南［M］.南京：江苏人民出版社，1962：卷二3.

［6］姚国美.姚国美医学讲义合编［M］.北京：人民卫生出版社，2009：241.

［7］郝文轩.七味白术散的临床应用［J］.浙江中医药，1982，（8）：379.

三、气液脱绝候

气液脱绝候，为津液与元气暴脱之危急证候。津液暴脱，元气随之亦脱，神气亦随之散脱，为津、气、神俱脱，化源欲绝之候。多见于热病后期。久病失调，暴吐暴泻，或发汗太过等，亦可导致气随液脱。

诊断

病名：[中医] 风温，暑温伤阴，湿温暴脱，阴脱，气脱，戴阳。[西医] 重症肺炎，中毒性肺炎，伤寒，败血症，再生障碍性贫血，呼吸衰竭。

证名：肺胃燥热证，肺胃湿热证，脾胃湿火证。

病位：肺胃，脾胃。

病因：燥热，湿热，湿火，热痰。

病机状态：虚脱。热病消亡津液，或过汗，或暴吐暴泻，津液外泄，元气亦随之外脱，神无气液依舍，亦随之而散脱，为津液、元气、神气脱绝之候。

1.**气液消涸候**＋津液脱竭－气虚不充＋气虚脱绝－神气不振＋神气散脱－经脉失养

2.**津液枯涸**

↓

津液脱竭——→气虚脱绝——→神气散脱

图2-6-74　气液脱绝候病机结构式示意图

病形：虚脱；　　　病层：里；　　　病态：静中动；

病性：阳：　　　病质：虚；　　　病势：深，重，危，急。

证象组合：液枯＋液脱＋气脱＋神脱

主症：【津液枯涸】症象：①口渴。②口干舌燥。③灼热无汗。④声哑。⑤鼻煤。舌象：舌绛苔焦。

【津液脱竭】症象：①汗出如油。②痰出如泉。③汗出肤冷。④吐泻交作。⑤连泻冷沫。⑥泻下如注。
脉象：①脉沉伏。②脉微弱。

副症：【气虚脱绝】症象：①大汗出。②大喘喝鼻扇。③短气息促。④喉声如鼾。⑤肢末冷。⑥目不明，晕眩
不省。⑦昏沉息微。脉象：①脉浮大而芤。②脉散大。

宾症：【神气散脱】症象：①神疲心悸。②面赤多言。③心神烦躁。④神糊。⑤昏沉如痴。⑥懊忄农不安。脉象：
①脉豁大无伦。②脉急疾。

临床以气液两脱症象明显，但应有液枯症象同见，方可确诊为本候。

鉴别诊断

气液脱绝候－津液消涸＋阴液消涸＋阴精脱绝＝气阴竭绝候
└──－津液消涸－津液脱竭＝气虚脱绝候

图2-6-75　气液脱绝候鉴别式示意图

气液脱绝候为津液、元气、神气脱绝之候；而气阴竭绝候更兼阴竭、精脱；气虚脱绝候则无液涸液脱。三者各
自不同。

传变预测

气液脱绝候－津液脱竭－气虚脱绝＋气虚不充－神气散脱＋神气不振→气液消涸候
└──－津液消涸→气虚脱绝候

图2-6-76　气液脱绝候传变式示意图

气液脱绝候延误失治，每致竭绝莫救，如救治得当，脱回而虚尚未复，可转为气液消涸候；如津液虽得渐复，
元气未充，稍有差误，仍可至气虚脱绝候，不可不慎。

辨证

定位：肺胃：汗出如油，痰涌如泉，息促喘喝；脾胃：连泻冷沫，下利如注，吐泻交作，肢冷晡甚。

定性：液枯：灼热烦躁，鼻煤咽干声哑，眶陷；气虚：晕眩不省，少气息促，睡卧露睛；燥热：舌绛苔焦；湿
火：脉浮大空虚。

定量：①轻：烦渴引饮，汗出肤冷，息短而咳，脉浮大而芤，散大。②中：咽干唇焦，汗出如油，息促如鼾，
脉弦细芤迟，微弱。③重：鼻燥音哑，下利注湿，喘喝鼻扇，痰出如涌，脉豁大无伦，沉伏。

论治：急当大补元气，兼以生津敛液，以救其脱绝。本证为脱证中较为轻浅之候，救治得当，不难回苏。若有
延误，亦有汗利而逝者。

1.随机立法：气液脱绝候为津液消亡而致津液、元气、元神俱脱之危急证候，其主体病机为津枯液脱，故其
治则当急急益气增液以固脱。有形之津液不能速生，无形之元气所当急固，故当以大补元气为主，敛液增液，始
可固脱。但不可妄行温燥，如姜、附之类，反耗津液，速其涸绝。如脱及阳气者，可略兼回阳，但当遵守阴留阳
之法。

2.随位立法：肺胃宜甘凉益气生津，兼酸敛气液；肺脾可略兼甘温以补脾肺之气，如黄芪、白术之类。

3.随因立法：气脱显见者，多用大补元气之品，如参、芪、术、草；液涸显见者，多用增液敛液，如冬、地、
五味。

4.随症立法：汗多者，可用麻黄根、黄芪皮、浮小麦以敛汗；泄利者，可兼用西党、白术、怀山药、茯苓以止
泻；神浮躁扰，面赤灼热者，可兼用龙、牡以镇潜；虚及阳分，面灰肢冷身凉者，可加附子以回阳。

方证：生脉散证、生脉饮合二加龙牡汤证、生脉饮合保元汤证、人参固本丸证、人参白虎汤证、举陷参芪
煎证。

考证：气液脱绝，为虚脱，气随津脱，又称：化源欲绝，亡津液，津脱，气脱，暑热伤气。

吴鞠通说："太阴温病，脉浮大而芤，汗大出，微喘，甚至鼻孔扇者，白虎加人参汤主之。脉若散大者，急用
之，倍人参。"[1]**俞根初**说："虚羸少气，气短息促，口干舌燥，汗出肤冷，心神烦躁，脉虚而急疾者，胃液将亡，

肺气欲脱也。急急益气固脱，增液宁神，孙氏生脉散参许氏二加龙牡汤法，力图急救，希冀侥幸于什一。"[2] **何秀山**说："津脱者，腠理开，汗大泄，宜人参固本汤合生脉散。"[2]

董废翁治季冬劳碌感冒，医峻用寒剂，遂致大喘，汗出如油，脉浮软，重用生脉散乃定。又治病伤寒咳嗽，喉中声如齄，与独参汤，服二三斤，病始痊[3]。**王香岩**说："（风燥化热，久恋）不解，则肺津胃液被夺，清肃不行，化源欲绝，咳嗽，气逆，肌肤消烁，口渴欲饮，甚则汗出不摄，肺气欲脱，脉象促数，舌苔光脱，宜用：吉林人参须、整川贝、叭哒杏仁、原笕麦冬、甘蔗汁、栝楼根、藿山石斛、秋梨汁、生蛤壳、北沙参、官燕根。此宗参麦合五汁饮加减者也。病至此极，非甘润平淡，佐微咸以益气生津，不足以希冀万一。"[4]

马玉川论治乙脑呼吸衰竭：因暑热过盛而致的呼吸衰竭，多见于气营两燔型的患者，证见高热神昏，时有抽搐，突然出现呼吸不规或叹气样呼吸，喉间尚无痰鸣，舌红少津，脉细数或微细欲绝。治以补气养阴，挽救虚脱。方用生脉散加味，水煎400ml，频频鼻饲灌入。同时可配以针刺涌泉、太冲、内关等穴[5]。

编者按：气液脱绝候，燥热蒸灼于肺胃，或误进温散，耗伤津液，或过投寒凉，克伐脾胃，以致元气与津液暴脱，时病学家亦称暑热伤气，气脱，阴脱，或化源欲绝之证。**谢映庐**曰："全因克伐，过伤脾胃，中土困惫……遂使津液下陷，不能上升……亟宜大固中州，兼保肺生津……若妄用苦寒，定然神机寂灭。"[6]

引用文献

[1] 吴鞠通.温病条辨[M].福州：福建科学技术出版社，2010：29.

[2] 俞根初等.重订通俗伤寒论[M].上海：上海科学技术出版社，1959：182，453.

[3] 高鼓峰，董废翁.医宗己任编[M].上海：上海科学技术出版社，1959：168，169.

[4] 王香岩.医学体用[M].南京：江苏人民出版社，1957：15.

[5] 马玉川.中医抢救"乙脑"呼吸衰竭[J].上海中医药杂志，1983，（9）：14.

[6] 谢映庐.谢映庐医案[M].上海：上海科学技术出版社，1962：199.

四、液竭阳脱候

液竭阳脱候为津液枯竭而阳气欲脱之候，系热病极期之危急重证。多由热邪耗伤肺胃津液，或更加失治误治，以致津液枯竭，阳气亦受伤残，渐欲脱绝，而为热病坏证。斯时邪热尚未清除，而正气将脱，是内闭外脱之例，又津液为阴，津液枯竭而阳气将脱，故亦有阴阳闭脱之称。邪盛正脱，故救治殊非易事，为外感之险证。

诊断

病名：[中医] 热病，风温，肺闭，亡阳，湿温阳脱，暑热坏证，麻疹坏证。[西医] 大叶性肺炎，腺病毒肺炎，支气管肺炎，心力衰竭，肺性脑病，呼吸衰竭，麻疹病毒肺炎，麻痹性肠梗阻。

证名：肺胃湿热证，**肺胃燥热证**，心肺燥热证，肺胃热痰证，胃肠燥火证，肺肾气虚证。

病位：肺胃，心肺，胃肠，肺肾。

病因：燥热，燥火，湿热，热痰，气虚。

病机状态：虚脱。由热盛耗伤津液，或误投发散，致汗出过多，或清伐攻下太过，下泻不止，以致津液枯竭，而阳气随汗、下而散脱，成津枯、气脱、阳脱之危候。

病机结构式：1.气液脱绝候—津液脱竭—神气散脱+阳气脱绝

        2.津液枯涸⟶气虚脱绝⟶阳气脱绝

病形：虚脱；   **病层**：里；   **病态**：动；

病性：阳中阴；   **病质**：虚；   **病势**：深，重，急，险。

证象组合：液涸+气脱+阳脱

主症：【津液枯涸】症象：①高热无汗。②口唇干燥，口渴，虽渴欲饮不多，有时喜热饮。③烦躁不安，心中懊恼，起卧不安。④忽手足拘挛，呻吟不断，抽搐。⑤疹色紫暗。⑥腹泻，水样有块，色绿。⑦胸高腹胀，三天无大便。⑧小便短少而黄。**舌象**：①舌红少津，苔薄白而干。②舌红无苔，舌边有溃疡。**脉**：①脉左沉数，右浮大。②脉沉弦细无力。**指纹**：粗大而黯，直透三关。

副症：【气虚脱绝】症象：①嗜睡，精神萎靡，形体倦怠，神志昏沉，语不接续，如痴如迷，目不明。②面部色泽苍白。③气冷息微，语声低沉无力。④喘促气短，咳声不扬。**舌象**：舌色淡红，苔糙腻略带灰。**脉象**：脉细数而促。

宾症：【阳气脱绝】症象：①体温突然急剧下降，体温不升，见风寒凛凛感，欲盖衣被。②呼吸微弱，突然呼吸停止，心跳微弱。③面灰，四肢肤色苍白，末端轻度青紫。④汗多淋漓。肤冷冷汗出。⑤下泻不止。⑥两足发凉，四肢按之不温，冷过肘膝。⑦瞀乱昏迷。深度昏迷，遗尿谵语，寻衣摸床，全身发绀。**舌象**：舌色淡晦。**脉象**：

①脉沉微细，按之无力，一息脉来七八至。②脉微而躁。③脉微欲绝。④脉沉伏。

临床以热炽津枯之症象显见，渐见气虚欲脱之脉症，最终方出现阳气欲脱之脉症。

鉴别诊断

鉴别式：液竭阳脱候－阳气脱绝＋津液脱竭＋神气散脱＝气液脱绝候

液竭阳脱候，为津液枯竭而阳气暴脱之候，为阳中阴证；而气液脱绝候，系津液枯竭以致津、气、神散脱，而无阳气暴脱，故纯属阳证。

传变预测

液竭阳脱候－气虚脱绝－阳气脱绝＋气虚不充＋津液消灼＋神志昏蒙＝气液消灼候

├＋津气蕴蒸＋热迫液泄＝气液煎迫候

├＋津气蕴炽＋神志蒙闭＋阳气不行＝气液闭厥候

└＋神气不振＋经脉失养＝气液消涸候

图2-6-77 　液竭阳脱候传变式示意图

液竭阳脱候若救治得当，阳气回复，脱绝得救，但津液未复而内热尚盛，可转为气液消灼候，斯时虽脱险境，尚未可许其已入坦途；如内热重，蒸迫津液，即可转为气液煎迫候；尤有甚者，内热转炽，内闭神明，外阻阳气，则成气液闭厥候，又将重坠危殆；唯脱回而内热已除，但元气、津液未复者，可转为气液消涸候，则属已涉坦途矣。

辨证

定位：肺：以气脱症象为主；胃：以液涸症象为主；肾：以阳脱症象为主。

定性：燥热：舌红少津，苔薄白而干；湿热：舌色淡红，苔糙腻略带灰。

定量：①轻：面部色泽苍白，精神萎靡，嗜睡，烦躁不安，高热无汗，四肢按之不温，语声低沉，脉沉细无力；2.四肢肤色苍白，神志昏沉，如痴如迷，肤冷汗出，两足发凉，喘促气短，咳声不扬，脉沉细数。③重：面灰，末端轻度青紫，全身发绀，瞀乱昏迷，遗尿谵语，寻衣摸床，气冷息微，冷过肘膝，脉微欲绝，或脉微而躁。

论治

1. 随机立法：液竭阳脱候，为内热伤津，津液枯竭，阳气欲脱之危重证候。内热尚盛，欲救其津，当清其热，故应急急清热救津，以挽其枯竭，然阳气欲脱，又当急急回阳固脱，是以救津回阳，二者不可或缺。

2. 随位立法：在肺以益气生津为主；在胃以清热增液为主；在肾以助阳固脱为主。

3. 随因立法：因于燥热，当甘寒清透，以撤热救津，如石膏、麦冬、知母、芦根、石斛之类；因于湿热，当清化或略参苦寒，如滑石、茯苓、大豆黄卷、通草、黄芩、焦栀之类；挟热痰者，当佐以清热化痰之品，如贝母、天竺黄、菖蒲之类；燥火内结者，当佐以通下，如大黄、枳实之类。

4. 随症立法：救津液宜酸甘化阴之品，如麦冬、沙参、生地、石斛、五味子等；救气脱宜甘温益气之人参、党参、黄芪、炙甘草，或甘凉益气生津之西洋参等；回阳固脱，则唯甘苦辛热之附子，于津枯热炽之际，虽谓于病机有左，但又不得不用，弃之则阳回无望，当于阳回之后，即便撤下。**徐洄溪**说："阳已回，火复炽，阴欲竭矣。附子入咽即危命。"[1]

方证：回阳救逆固本防脱方证、参附龙牡救逆汤合生脉散证、附翘汤证、参附汤加味证、参附生脉散合六神丸证、承气加附子方证。

考证：液竭阳脱候，因津液大量急剧耗失，以致阴亏脉陷，气阴欲脱，通称：阴竭阳脱，亡阳，阴阳闭脱，内闭外脱，邪入少阴，阳病见阴。

叶治范等说："血压下降，面色苍白，四肢厥冷，脉搏细弱等中毒性休克的症状，无疑是属于中医之亡阳虚寒证……病史中有高热、口渴、汗多、咳痰黄稠厚黏，这些属实热证表现，现出现手足厥冷等症，是否由热深厥深，或内有真热外有假寒的存在。从临床观察分析，内有真热而外见假寒的病证，虽见手足逆冷、脉沉等症，但肢冷而身热不恶寒，反恶热，脉沉数而有力，更见烦渴，喜冷饮，咽干、口臭、谵语，小便短赤，大便结或热痢下重，舌色深红，苔黄而干等症。本例患者，属于阳气衰亡虚寒之证。治疗上应急用大剂扶阳益气，回阳救逆。"[2]

如**徐洄溪**治暑热坏证，脉微欲绝，遗尿谵语，寻衣摸床，此阳越之证，将大汗出而脱。急以参附加童便饮之，少苏而未识人也。阳已回，火复炽，阴欲竭矣，附子入咽即危命。以西瓜啖之，病者大喜，连日啖数枚，更饮以清暑养胃而愈[1]。又治热病，忽手足拘挛，呻吟不断，瞀乱昏迷。脉微而躁，肤冷汗出，阳将脱矣。急处以参附方，服之身稍安，明日更进一剂，渐苏能言。乃处以消暑养阴之方而愈[1]。

阳贯之治夏月病热，妄用表散，使伏火上逼，鼻血长流不止，复用犀角、羚羊、黄连等药以清热，将阳邪引入少阴心经，变症尤恶。又更医，投承气汤亦不效。舌生芒刺，谵语不休，发热燥渴，白昼稍轻，晚间加剧。服承气汤数剂，大便亦不通。迁延十余日，仅存一息于床褥矣。其脉两寸俱无，两关之脉，时而紧疾，时而迟细，有不可捉摸之状，此热邪陷入三阴者也。当善下之，庶可转危为安。阳邪传入阳分，则芒硝、大黄可以破其坚垒，阳邪陷入阴分，则芒硝不能为力。盖芒硝咸寒凝血，反使阴经之瘀热，不能转出阳分而下泄也，法当佐热药下之。凡病在阳分，以寒药下之；在阴分，以热药下之。借阳药为导引，直入阴分，非用阳药以去病也。通利之后，急与养阴退阳，扶脾助胃，即稍带辛燥之药亦不可用也。生大黄15g，枳实9g，鲜生地18g，生甘草2.4g，黑附片1.5g，一剂即通利，随用人参白虎汤出入加减，即能起床。迨舌苔退尽，改用清补之药，四剂愈[3]。

章次公治体弱之人，而病极严重之温邪，缠绵时日，正气更伤。今两候终了，转入极期，高热不退，耳聋，谵语，脉微欲绝，此生死之关键系焉。夫正气旺盛则生，衰竭则死。纯用清温开泄，祸不旋踵。昔张景岳治京师一少年，舌焦神愦，以大剂温补回生，其书犹在[4]。

编者按：液竭阳脱候，肺胃燥热、热痰久蕴肺胃，或胃肠燥火，伤残肺胃气液，津液枯竭，阳气无所依附，而散脱于外，久则耗散阳气，其见症以津液枯涸与阳气脱绝之脉症同见。其救治之法，亦当兼顾其液竭与阳脱。然病势至此，诚恐鞭长莫及。

引用文献

[1] 徐衡之，姚若琴.宋元明清名医类案 [M].长沙：湖南科学技术出版社，2006：321，322.

[2] 叶治范，顾继昌等.对一气促汗多、脉微肢厥、血压下降病例的讨论 [J].上海中医药杂志，1983，(7)：14.

[3] 何廉臣.重印全国名医验案类编 [M].上海：上海科学技术出版社，1959：243.

[4] 朱良春.章次公医案 [M].南京：江苏科学技术出版社，1980：43.

五、气液郁蒸候

气液郁蒸候，系津伤内热之体感受外邪，而成表里虚实错杂之证。即气液不足兼表证。由于气液两虚，不足以化汗外达，故不可强发其汗。

诊断

病名：[中医] 劳倦伤风，气虚感冒挟热，风热，温燥，风温挟痰，春温，温病晚发，温疫，气虚伤暑，风暑，伏暑晚发，浮肿，风水，战汗，气虚麻疹。[西医] 过敏性鼻炎，大叶性肺炎，腺病毒肺炎，麻疹病毒肺炎，急性肾炎，白细胞减少症，荨麻疹，无汗症。

证名：肺卫风寒证，肺卫风热证，肺胃风热证，肝肺风热证，肺胃寒热证，肺卫风暑证，肺脾风湿证，肺卫风燥证，肺胃燥热证。

病位：肺卫，肺胃，肺脾，肝肺。

病因：风寒，风热，寒热，暑风，风湿，风燥，燥热。

病机状态：郁蒸。气液两虚，津伤内热之体，感受外邪，郁遏上焦，清气不能宣达，腠理不宣，气失宣降，而成表里阴阳虚实夹杂之候。

1.**清气郁遏候**+津液消灼+气虚不充

2.**津液消灼**——→清窍不利

$+$

气虚不充+腠理不宣——→气机不宣——→气机不降

图2-6-78　气液郁蒸候病机结构式示意图

病形：虚（郁）蒸；　　**病层：**表兼里；　　**病态：**静中动；

病性：内阳外阴；　　**病质：**实夹虚；　　**病势：**浅，轻，缓。

证象组合：液灼+气虚+表郁+气郁

主症：【津液消灼】症象：①口燥。②小便短赤数。③灼热无汗。④烦渴。⑤气粗口臭。⑥干咳无痰，痰稀黏。**舌象：**舌红苔白干。**脉象：**脉细数。

　　【气虚不充】症象：精神昏倦。**脉象：**脉虚。

【腠理不宣】症象：①头痛恶风。②发热无汗。脉象：脉浮弦。

副症：【清窍不利】症象：①咽干。②鼻干唇燥。

【气机不宣】症象：①胸满。②胁痛。

宾症：【气机不降】症象：①气逆而喘。②呕逆。

临床以液灼表郁症象明显而易见，可作为诊断依据。

鉴别诊断

气液郁蒸候－津液消灼－气虚不充＋津气蕴蒸＝清气郁蒸候

┌─＋清空不宣＝清气虚郁候

└─＋津气蕴蒸－腠理不宣＝清气虚蒸候

图2-6-79　气液郁蒸候鉴别式示意图

气液郁蒸候系气液两虚，津伤内热，兼表郁、气郁之候；清气郁蒸候，气液不虚；清气虚郁候，津液未伤；清气虚蒸候，无表郁，有内热而津液未伤。各自不同。

传变预测

气液郁蒸候－腠理不宣＋津液枯涸→气液虚郁候

└─－气机不宣－气机不降→气液消灼候

图2-6-80　气液郁蒸候传变式示意图

气液郁蒸候过投温散，表郁虽解，液伤更甚，可转为气液虚郁候；或过投辛香宣散，气机虽畅，液伤热灼，可转为气液消灼候。

辨证

定位：参照气液消灼候。

定性：风寒：四时皆有，初起发热恶寒，继则亢热无汗，苔底绛浮白，虽湿而干；风热：发于春冬；风暑：发于夏月；风燥：发于初秋。

定量：①轻：发热微汗，口燥咽干，舌红苔薄少津。②中：发热无汗，鼻干唇燥，舌绛苔干。③重：灼热无汗，烦渴引饮，舌绛干。

论治：宜重用甘寒、甘凉之品，清养气液，略兼疏散，使气液回复，化汗达邪。

1.随机立法：气液郁蒸候为气液两虚，津枯内热，兼表郁、气郁之候，其治则当益气增液，以退热助汗，参以宣疏表里之郁遏，则津复而热清邪达。切不可妄行辛温发散，亦忌纯投滋腻。

2.随位立法：病在肺卫，自当宣肺散卫，但气液两虚，又关肺胃，故除益肺气外，更当生肺津，增胃液。

3.随因立法：因于风寒，宜辛温宣发以透表散寒；因于风热，宜辛凉透热；因于风暑，宜辛香凉淡，以散暑利湿；因于风燥，宜辛凉甘润，以宣肺润燥。

4.随症立法：灼热无汗，风寒可选用淡豆豉、羌活、葛根、葱白，风热可选用荆芥、防风、薄荷，风暑可用香薷、青蒿、藿叶、薄荷，风燥宜用桑叶、薄荷；咳加麦冬、沙参、紫菀、贝母；喘加蜜炙苏子、炙枇杷叶；痰多加川贝、竹沥、瓜蒌仁；呕逆加芦根、竹茹、枇杷叶。

方证：加减金水六君煎证、加减葳蕤汤证、加味生脉饮证、加减清燥救肺汤证、银翘汤证。

考证：气液郁蒸候，表郁更兼气郁，热蒸于上焦，兼气热伤津者，通称：气虚伤暑，阴虚感冒，阴虚伤寒，阴虚温病，风热内陷。

吴鞠通说："下后无汗，脉浮者，银翘汤主之。"[1]吴坤安说："若初起恶寒发热，口渴唇燥，舌苔嫩红而干，或绛底浮白，或兼咳嗽，或兼烦躁，六脉弦数无力，或浮洪无力。此阴虚水亏而挟外感也。阴虚于下，则阳亢于上，故见躁烦。勿以阳明火症治之，亦宜金水六君。去半夏，用生地，加川斛、丹皮、豆豉、羌活之类，滋养阴液以汗之。如兼呕恶，当留半夏，加竹茹以和胃。如兼咳嗽，加旋覆花、甜杏仁以降气。"[2]又说："因口燥渴而食生冷，遂致泄泻，舌苔微白兼淡红，舌形虽湿而干，此脾本虚寒。因津液少而渴，故一食生冷即见泄泻，治宜和脾以益少阴，如生地、丹皮、茯苓、山药、广皮、钗斛、苡仁、甘草、莲肉等主之。兼表症者，加葱白、豆豉，或羌活、葛根亦可。如表症已除，而但发热口渴，兼便溏者，前药加糯米炒麦冬、沙参以生津液，自然渴解热止。"[2]

俞根初说："若久晴无雨，秋阳以曝，感之者多病温燥。此属燥热，较暮春风温为重。然间有夹暑湿内伏而发……温燥伤肺者，初起头疼身热，干咳无痰，即咯痰多稀而黏，气逆而喘，咽喉干痛，鼻干唇燥，胸膈胁疼，心烦口渴，舌苔白薄而燥，边尖俱红……以辛凉为君，佐以苦甘，清燥救肺汤加减。气喘者加蜜炙苏子6g，鲜柏子仁9g，鲜茅根15g；痰多者加川贝9g，淡竹沥两瓢（冲），瓜蒌仁15g（杵）；胸闷者加梨汁两瓢，广郁金汁四匙；呕逆者加芦根汁两瓢，鲜淡竹茹12g，炒黄枇杷叶30g，凉润以清肃上焦。"[3]**舒驰远**说："燥胜者，心烦尿短，身燠燥而神气衰，宜加玉竹、萎仁、天冬、麦冬润燥除烦。"[4]

编者按：气液郁蒸候，因风寒、风热、风燥、燥热延误失治，邪热耗损气液，或因素体气阴不足，无力托邪，化汗外达，以致表郁不得解，内热留恋，正气不支，邪气内陷，而成表里虚实夹杂之候。虽灼热无汗，不可强发其汗，宜于解表中兼顾阴液，以助汗达邪。如程国彭说："夫病不可汗，而又不可不汗……一切阴虚者，皆宜养阴发汗。"[5]

引用文献

［1］吴鞠通.温病条辨［M］.福州：福建科学技术出版社，2010：65.

［2］吴坤安.伤寒指掌［M］.上海：上海科学技术出版社，1959：卷二24，25.

［3］俞根初等.重订通俗伤寒论［M］.上海：上海科学技术出版社，1959：258.

［4］舒驰远.伤寒集注［M］.北京：人民军医出版社，2009：139.

［5］程国彭.医学心悟［M］.北京：人民卫生出版社，1963：13，14.

六、液竭阳郁候

液竭阳郁候为气、液、阳均虚，而又兼有寒、热、阴、阳之邪，表里、阴阳、寒热、虚实错杂之候。多系外感失误之坏证，治疗最难措手。

诊断

病名：［中医］虚人感冒，气虚伤风，伤湿兼风，少阴伏温，伏暑，暑热证，戴阳证，战汗，虚喘，虚烦，阴斑，如疟，阳水。［西医］夏季热，先天性心脏病并发肺炎，房室传导阻滞，慢性肾炎，流行性乙型脑炎，肺结核，风湿性关节炎。

证名：肺胃风寒证，肺脾风寒证，肺肾风寒证，**肺胃寒热证，**肺胃风暑证，肺肾湿热证，肺胃燥热证，肺脾燥湿证，脾肾湿火证，心肺虚火证，心肺痰瘀证，肺胃寒饮证。

病位：肺胃，肺肾，心肺，肺脾，脾肾。

病因：风寒，寒热，风暑，湿热，湿火，燥湿，燥热，寒饮，痰瘀，虚火。

病机状态：虚郁。多由素体虚弱，过投发汗，或泻下，或清凉，以致阳、气、津液损伤，外邪入里，内陷留滞，阳气怫郁，不得宣泄，而成错杂坏证。

1.**气液消灼候**+阳气不振+阳气怫郁+津气蕴蒸-神气不振-经脉不养

2.津液消灼+阳气不振+气虚不充

↓

津气蕴蒸+阳气怫郁

图2-6-81　液竭阳郁候病机结构式示意图

病形：虚郁；	**病层：**里兼表；	**病态：**静中动；
病性：阳夹阴；	**病质：**虚夹实；	**病势：**深，重，急。

证象组合：液灼+气蒸+怫郁+阳虚+气虚

主症：【津液消灼】**症象：**①小便难、不利、数。②大便不通。③遍体干燥。④四肢难屈伸。⑤心烦咽干。**舌象：**①舌干如刺。②舌心燥。③舌绛干。**脉象：**脉沉数。

【津气蕴蒸】**症象：**①壮热。②面赤。③目赤。④小便赤。⑤红疹满布。

【阳气怫郁】**症象：**①潮热。②面赤。③目闭谵语不知人。④恶风恶寒发热。⑤躁不能寐。⑥不渴。**脉象：**①脉洪大，按之寂然。②脉浮数。

副症：【阳气不振】**症象：**①大汗如雨。②覆被昏睡。③肢厥。**脉象：**脉极细微。

宾症：【气虚不充】**症象：**①神志昏惑。②言语轻微。③昏昏如醉，卧床不起。**脉象：**脉寸短弱。

临床见象错杂，真假疑似之间，更难辨别，故认证甚难，必须细心审察表里、阴阳、寒热、虚实诸症象，方可斟得真谛。

鉴别诊断

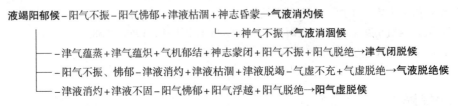

液竭阳郁候－津液消灼－津气蕴蒸＋津气蕴炽－阳气怫郁＋阳气不宣＋气机不宣、不降＝**清阳虚炽候**

├─－津气蕴蒸＋津气蕴灼－阳气怫郁＋腠理不宣＋神志蒙闭＋经脉不利＋络脉不和＝**清阳虚闭候**

└─－津气蕴蒸＋阴热蕴蒸＋阴虚失养－阳气怫郁＋阳气不宣＝**阴虚阳郁候**

图2-6-82　液竭阳郁候鉴别式示意图

液竭阳郁候为气、液、阳虚兼内热、阳郁之候；清阳虚炽候为阳气不足，兼火炽于内，且又有阳郁、气郁之证；清阳虚闭候系阳气不足，热闭神明，寒闭于表。三者各自有别，但均为表里、阴阳、寒热、虚实夹杂之候。阴虚阳郁候是阴阳两虚，阴分有热，阳分有寒之错杂证，与上述证候之热在气分不同。

传变预测

液竭阳郁候－阳气不振－阳气怫郁＋津液枯涸＋神志昏蒙→**气液消灼候**

├─　　　　　　　　　　　　　　　　└─＋神气不振→**气液消涸候**

├─－津气蕴蒸＋津气蕴炽＋气机郁结＋神志蒙闭＋阳气不振＋阳气脱绝→**津气闭脱候**

├─－阳气不振、怫郁－津液消灼＋津液枯涸＋津液脱竭－气虚不充＋气虚脱绝→**气液脱绝候**

└─－津液消灼＋津液不固－阳气怫郁＋阳气浮越＋阳气脱绝→**阳气虚脱候**

图2-6-83　液竭阳郁候传变式示意图

液竭阳郁候本系失误坏证，救治得当，阳回郁宣，唯气液不复，可转轻为气液消灼候或气液消涸候；如救治不当，过投温燥助阳，内热化火，阳气不支，可转为津气闭脱候，或耗散气液，转成气液脱绝候；如过投凉泻，重伤阳气，可急转阳气虚脱候。

辨证

定位：肺：恶风，四肢微急，咽干；胃：壮热面赤，大便不通，舌心干燥；心：神志昏惑，闭目谵语，小便不利；肾：下肢厥冷，脉细。

定性：风寒：恶风微恶寒，肢厥；寒热：面赤潮热，闭目谵语不识人；风暑：发于夏月；寒饮：发热无汗，喘促，心下满，面浮色暗。虚火：虚烦躁渴，身利肢冷。

定量：①轻：小便不利，四肢微急，昏昏如醉，恶风，咽干，恶风发热，脉数无力。②中：小便数，足挛急，覆被昏睡，微恶寒，心烦，恶寒热，脉洪大，按之豁然。③重：小便难，神志昏惑，肢厥，躁不能寐，壮热潮热，脉极细微。

论治：既要益气增液，还要助阳宣郁，并参清解。温、清、滋、补、宣、散，必须各得其宜，标本、先后、缓急处置必须得当，否则最难痊愈。甚至愈治愈坏，陡变脱绝，不可收拾。

1.随机立法：液竭阳郁候，病情错杂，变症急剧险恶，治疗棘手，稍有不当，即可转致脱竭而不救。仲景于此证以救阳为主，桂枝加附子汤，全不顾及气液；干姜甘草汤，仍是救阳，阳复再议酸甘养阴复液。余听鸿主桂枝加干姜人参汤，重用甘草，再饮米汤、蔗糖，兼顾气液，仍重阳气。阳复则可免致脱绝，且能解其怫郁之邪。谢映庐主益元汤，容温补、滋润、清降、宣发于一方，仍偏重于阳气、津液。可知古人是以防脱为要着，又以防阳脱为首要。然亦当审察其标本缓急，斟酌从事。

2.随位立法：肺卫以宣通卫阳为主，兼温脾肾阳气；肺胃以温助脾阳为主，更当兼固元气津液；心肾则着重于养心阴，温肾阳，以防脱绝。

3.随因立法：本候为失误而成之坏证，病机错杂，故其治则常不必针对原发病因。

4.随症立法：脉细微者，当防阳脱，重用姜、附助阳回阳；脉浮数，甚则洪大，按之豁然者，阳气怫郁，欲达不达，当兼以通阳宣发，如桂枝、葱白、生姜之类。

方证：黄芪建中汤合玉屏风散加味证、桂枝附子汤证、益元汤证、栝楼桂枝汤证、既济汤证、加减桂枝汤证、麻黄升麻汤证、加味桂甘汤证、马氏清暑保元汤证。

考证：液竭阳郁候，除气液两伤外，阳气亦不足，且阴邪又郁于阳分，通称：伤寒坏病，阴分伏温，表虚液竭，燥湿互胜，阴证似阳，虚证似实，热深厥深。

仲景曰："太阳病，发汗，遂漏不止，其人恶风，小便难，四肢微急，难以屈伸者，桂枝加附子汤主之。"（《伤寒论》20条）"伤寒脉浮，自汗出，小便数，心烦，微恶寒，脚挛急，反与桂枝，欲攻其表，此误也。得之便厥，咽中干，烦躁吐逆者，作甘草干姜汤与之，以复其阳。若厥愈足温者，更作芍药甘草汤与之，其脚即伸。若胃气不和，谵语者，少与调胃承气汤。若重发汗，复加烧针者，四逆汤主之。"（《伤寒论》29条）"伤寒六七日，大下后，寸脉沉而迟，手足厥冷，下部脉不至，咽喉不利，唾脓血，泄利不止者，为难治。麻黄升麻汤主之。"（《伤寒论》357条）

舒驰远说："因误下而脾胃大伤，不能传布，则血蓄痰停，协阳邪上逆，浑浊而唾也。复有虚寒在下，而泄利不止，此为阴阳错杂之邪，治法仍宜理脾健胃，宣畅胸膈，兼以养阴清燥，解热豁痰，更兼温经止泄，而病自愈。"[1]

何秀山说："《伤寒秘旨》治夹阴伤寒……若尺中弦数而多虚火，面赤戴阳者，但于小建中汤内用党参汁炒甘草以助胃气，丹皮、酒炒白芍以降阴火。不应，加连、附汁炒黄芪，略加葱豉以摄之。方药较俞君所用虽轻，而稳健则过之。亦其人阳气虽虚，本无大寒伤犯，阴邪尚轻，犹可收敛。"[2]

谢映庐治劳力之人，得伤风小病，头身作痛，发热畏寒，服败毒散二服，大汗如雨，舌干如刺，满面赤色，神志昏惑，小便不利，大便不通，似极热之症，脉洪大，按之寂然。汗多则津液将涸，阳无阴则孤阳失所，而飞越戴出矣，必得扶阳之药，而兼济阴可也。唯津液内竭，难受辛温之亢味，而酸甘之药，其何以回垂绝之元阳，处古益元汤回阳生阴，药一下咽，果获熟睡，舌刺少减。再剂，热退身凉，汗收食进，与理阴煎数服而康[3]。

编者按：液竭阳郁候，为风寒未除，表有阳气之郁滞，郁阳易化热，热甚津枯，或肺胃津液不足之人，里有津伤化热，或素体阳虚，阳虚生寒之寒热，而成表里、阴阳、寒热、虚实错杂之候。液涸则无力助汗，汗下不仅伤阴助热，阳气亦可随之消亡。

引用文献

［1］舒驰远.伤寒集注［M］.北京：人民军医出版社，2009：124.

［2］俞根初等.重订通俗伤寒论［M］.上海：上海科学技术出版社，1959：335.

［3］谢映庐.谢映庐医案［M］.上海：上海科学技术出版社，1962：49.

七、气液郁滞候

气液郁滞候系气液两虚而经络郁滞之候。多为虚实、燥湿夹杂之证。素体气液不足，或过投温燥之药，损耗气液，致热极生风，外窒经络。治疗亦难措手。

诊断

病名：[中医]伏热，暑风，刚痉，风痉，风湿痹，热痹，历节痛风，湿痿。[西医]坐骨神经痛，急性脊髓炎，慢性肾盂肾炎，突发性耳聋，系统性红斑狼疮。

证名：肺胃风火证，肝胃风火证，肾胃燥热证，肺脾燥湿证，**脾肾燥湿证**，肝肾瘀热证。

病位：肺胃，肺脾，肝胃，肾胃，脾肾，肝肾。

病因：风火，燥热，燥湿，瘀热。

病机状态：虚滞。由素禀气液不足，或过投辛香温燥之品，耗伤气液，致气液两虚，不能托邪外达，留滞经络，而成顽疾。

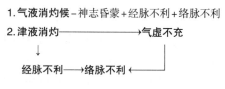

图2-6-84 气液郁滞候病机结构式示意图

病形：虚滞；　　**病层：**里中表；　　**病态：**静；

病性：阳；　　　**病质：**虚中实；　　**病势：**深，重，急中缓。

证象组合：液灼+气虚+经络郁滞

主症：【津液消灼】症象：①口干不渴，饮不滋干。②小便赤涩不利。③烦渴。④不寐。⑤潮热。

　　　　【络脉不利】症象：①手足搐搦。②角弓反张。③手足麻木。

副症：【经脉不和】症象：①骨节隐痛。②四肢串痛，不可屈伸。

宾症：【气虚不充】症象：①倦怠。②消瘦。**舌象：**舌体瘦小。**脉象：**脉虚细。

临床以经络实证见象明显，而气液虚象常不易见，由于燥湿互胜，湿象显著，燥象常隐，故必须细加辨别，有一二燥象即可确诊。

鉴别诊断

气液郁滞候 − 气虚不充 + 血热蕴蒸 + 血滞不行 = **血液郁滞炽候**
└── − 津液消灼 + 营虚失养 + 阳气不行 = **营卫不行候**
└── + 阴虚失养 + 阳气不振 − 经络不利 + 经络不荣 + 络脉不和 = **阴虚失养候**

图2-6-85　气液郁滞候鉴别式示意图

气液郁滞候为气液两虚而湿滞经络之候；血液郁滞候系血热液伤而血滞经络之候，与前者有在气在血之分；而营卫不行候则为营卫两虚，邪滞经络之证；阴虚失养候则系阴中阳虚濡养经络之证，纯属虚损，不挟实邪。

传变预测

气液郁滞候 − 津液消灼 + 营虚失养 + 阳气不行 → **营卫不行候**
└── + 血虚失荣 + 血滞不行、瘀结 + 气机不利 + 阳气不和 → **气血虚结候**

图2-6-86　气液郁滞候传变式示意图

气液郁滞候本系经络顽疾，稍有延误，轻则损伤营卫，而成营卫不行候；甚则损伤气血，邪滞搏结，而成气血虚结候，为终身痼疾。

辨证

定位：肺脾：以上肢为主；脾肾：以下肢为主；肺胃：烦渴。

定性：燥：红热较重，剧痛，舌红光干；湿：肿胀较重，木痛，舌淡苔白；风火：麻木，串痛，反张，搐搦。

定量：①轻：掣痛：肌肉肿痛。②中：割痛：关节肿痛。③重：木痛，关节肿硬。

论治：当以清滋气液为主，兼以行经通络。若单行辛燥，势必更耗气液，欲疏邪而邪愈不达，病终不解，每每延成痼疾。

1.随机立法：气液郁滞候，其病机为"气液不足 + 经络郁滞"，属燥湿互胜之候，故其治则应以清养气液为主，兼以行经通络，不可再行风药以耗气液，更不可妄投辛燥以劫阴助火，即使通行经络之品，亦当选用辛凉、苦凉之味，方能除湿而不助燥。

2.随位立法：病在肺脾、肺胃者，以滋养肺胃气液为主，生肺津，增胃液；病在脾肾者，因滋养肺肾阴液为主，因肺为水之上源，滋肺津即所以生肾液。

3.随因立法：燥热风火偏重者，以清凉清润为主，即使益气之品，亦应以甘凉不温为宜，如西洋参、生晒参、北沙参、太子参之类；湿偏重者，当以辛凉苦凉清芬之品为主，如桑枝、大豆黄卷、佩兰、建兰、漂白术、茵陈之类。

4.随症立法：上肢用桑枝为引；下肢用川牛膝、防己为主；浮肿者参用紫金皮、海桐皮、五加皮、茯苓皮、冬瓜皮之类；通经络以忍冬藤、竹茹、地龙、丝瓜络、秦艽、钩藤。

方证：清燥汤证、元米煎合参斛冬瓜汤证、滋阴养液汤证。

考证：气液郁滞候，系气液不足，以致经络郁滞，通称：风火入络，热窜隧络，内热灼筋，热极生风，阴虚湿滞，气虚血瘀。

薛生白说："湿热证，十余日，大势已退，惟口渴，汗出，骨节痛，余邪留滞经络，宜元米汤泡于术，隔一宿，去术煎饮。"[1] **李用粹**说："湿热痿者，雨湿浸淫，邪气蒸脾，流于四肢，自觉足胫逆气上腾，或四肢酸软肿痛，或足指麻木顽痒，小便赤涩，脉来沉濡而数，此皆湿热在下之故。所谓湿热不攘，大筋软短，小筋弛长，软短为拘，弛长为痿也。宜升阳燥湿，禁用填补之剂……清燥汤（东垣），治湿热成痿。"[2]

何廉臣说："脾湿肾燥一证，外感夹内伤者居多，外感多由于湿热未尽，阴液先伤；内伤多由于酒湿伤脾，色欲伤肾。外感已为难治，其证口干不渴，饮亦不能滋干，骨节隐痛不舒，溺亦赤涩不利。此时渗湿则劫阴，救阴则助湿。治必养阴逐湿，润燥合宜。予每参用薛、王两法，以元米煎合参斛冬瓜汤，尚多应手。"[3]

编者按：气液郁滞候，多系肺燥脾湿、脾湿肾燥，湿热上蒸下流，耗伤肾阴，气液消灼而燥生，湿滞经隧，时病学家通称阴虚湿滞之证。如**郁文骏**说："盖因肾藏精，主髓，开窍于耳，生化不足，气血耗伤，穷必及肾，所以耳鸣耳聋，阴虚火旺，上扰精室清空，故头昏目眩，腰膝酸软，脉细而数。"[4] 治当甘凉大滋气液，以濡润其枯燥；佐以芳淡化湿通络，以除其郁滞。

引用文献

［1］王士雄.温热经纬［M］.沈阳：辽宁科学技术出版社，1997：46.

［2］李用粹.中华医书集成·证治汇补［M］.北京：中医古籍出版社，1999：174.

［3］俞根初等.重订通俗伤寒论［M］.上海：上海科学技术出版社，1959：265.

［4］郁文骏.六味地黄汤加减治愈突发性耳聋两例［J］.新中医，1977，（2）：27.

八、气液煎迫候

气液煎迫候为火热消灼津液，阳邪内迫，津液走泄之候，系邪盛正虚之证。阳邪消灼，更兼迫其外泄，津液有立竭之危，较津气煎迫候尤为深重危急。

诊断

病名：［**中医**］暑泻，热泻，暑热痢，暑热挟湿，暑热霍乱，燥泻，秋燥伏暑，噤口痢。［**西医**］急性胃肠炎，中毒性消化不良。

证名：肺胃燥热证，肺脾燥湿证，脾胃暑湿证，肺胃湿热证，肺胃湿火证，胃肠燥火证。

病位：肺胃，肺脾，脾胃，胃肠。

病因：燥热，燥湿，暑湿，湿火，燥火。

病机状态：虚灼。为火热内盛，灼伤津液，耗伤元气，迫其津液外泄。与热结旁流相似，但其热未结，而气液已伤，为正虚邪盛之候。

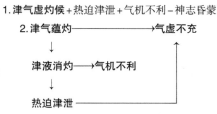

图2-6-87 气液煎迫候病机结构式示意图

病形：虚灼； **病层：**里； **病态：**动；

病性：阳； **病质：**实兼虚； **病势：**深，重，急，危。

证象组合：气灼＋液伤＋液泄＋气滞

主症：【津气蕴蒸】症象：①灼热自汗。②心烦口渴。③面赤唇红。④昼夜烦躁。⑤头部火热。⑥腹热如焚。**舌象：**舌赤苔黄。**脉象：**脉洪滑。

【津液消灼】症象：①眼睛失神。②目眶凹陷。③齿板燥黑。④眼不合。⑤喉痒干咳。⑥口燥咽干。**舌象：**苔黄燥起刺裂纹。

【热迫液泄】症象：①泄泻如注不止。②痢下稠黏。③吐泻交作。④泻黄色水。⑤肛门热痛。⑥泻利艰涩。⑦下痢白滞、胶滑。

副症：【气机不利】症象：①腹痛。②后重。③胸腹胀满。④胸胁串痛。

宾症：【气虚不充】症象：①四肢厥冷。②面色灰败。③奄奄一息。④鼻扇。⑤吮乳无力。

临床主症诸象明显，即可确诊。若更见气虚诸象，尤易认定。

鉴别诊断

气液煎迫候－津气蕴灼＋津气蕴炽－热迫液泄＋热迫津泄－气虚不充＝**津气煎迫候**

└─ ＋血热蕴炽＋络血妄行＋阳气不行－气虚不充＝**气血煎迫候**

├─ ＋血热、阴热蕴炽＋络血妄行－气虚不充＋神志昏蒙＝**阴血煎迫候**

└─ ＋津气蕴炽－津液消灼＋阴液消涸－气机不利＝**阴液煎迫候**

图2-6-88 气液煎迫候鉴别式示意图

气液煎迫候系气液两虚兼热迫液泄，虚实夹杂之候；而津气煎迫候为火邪迫津外泄之纯实证；气血煎迫候系火邪燔炽于气血，迫其津液、血液下泄之候；阴血煎迫候为火邪燔炽于血分、阴分，逼其血液下泄之候；阴液煎迫候为气分之火煎迫阴液外泄之候。病机层次浅深有别。

传变预测

气液煎迫候－津气蕴灼－热迫液泄－气机不利＋津液枯涸→**气液消灼候**

└─ ＋津液枯涸＋神气不振→**气液消涸候**

├─ －津气蕴灼－津液消灼＋津液枯涸、脱竭－热迫液泄－气虚失充＋气虚脱绝＋神气散脱→**气液脱绝候**

└─ －津气蕴灼－热迫液泄＋神志蒙闭＋阳气不行＋络脉不和→**气液闭厥候**

图2-6-89 气液煎迫候传变式示意图

气液煎迫候若经治疗，热除而气液未复，可转为气液消灼候或气液消涸候；如延误失治，气液由虚而脱竭，或转成气液脱绝候，或内火反炽，蒙闭内窍，郁滞阳气，引动肝风，即有气液闭厥候，内闭痉厥之变。

辨证

定位：肺胃：灼热自汗，心烦口渴，唇红齿燥，面赤；肺脾：喉痒干咳，咽干，腹痛按之痛甚，腹热如焚；胃肠：腹胀硬痛，按之尤甚；肝脾：腹痛异常。

定性：燥热：灼热自汗，心烦口渴，面赤唇红，咽干咳血，泻利艰涩，苔黄燥，脉洪滑；湿热：胸腹胀满，头部火热，舌滑润；燥火：腹胀硬痛拒按，利下胶滑，苔焦黑；湿火：腹痛滞下，口渴溺涩。

定量：①轻：泄泻如注，色黄臭秽，目不合目，口燥咽干。②中：吐泻交作，齿板燥黑。③重：泻利艰涩，下胶滑，痢下稠黏，痢下白滞，里急后重，目陷脑脑，面色灰暗，奄奄一息。

论治：当急撤煎迫之阳火，以救欲竭之津液，更当参以益气增液，以防脱竭之变。

1.随机立法：气液煎迫候病机为火热消灼，煎迫津液，而成正虚邪实之候，故其治则当急泻消灼之火邪，以救煎迫之津液。然津液已有立涸之虞，元气有散脱之险，清泻邪火之外，又当兼以甘凉益气，生津增液以防脱竭。但不可妄行温补，温补于气虚无益，而反壅闭邪火。清泻亦不可过峻，恐邪去而气液随脱。

2.随位立法：病在肺胃，当于清凉清透之外，兼以甘凉益肺气，增液；病在肺脾，当于清泻脾火之外，以甘润滋生脾胃之阴液，甘淡益肺脾之元气；病在胃肠，当于清泻肠中燥火燥结之外，兼甘润以滋生胃肠之阴液；病在肝脾，宜兼清疏肝气。

3.随因立法：燥热宜辛凉甘寒，清透无形之热，生有形之津液；湿热除甘凉甘寒，生津清热之外，可兼用苦寒清热燥湿，或甘淡利湿；燥火内结宜苦寒咸寒，清泻燥结之邪，兼用甘寒增液润燥。

4.随症立法：泻痢艰涩，或里急后重，为阴邪内迫，津液枯涩难行，当重用甘寒增液，如玄参、生地、麦冬、瓜蒌、阿胶、石斛、沙参之类，润而行之，与气滞后重者不同，忌投辛香破气，如木香、槟榔、厚朴、枳壳之类。

方证：竹叶石膏汤证、阿胶黄芩汤证、金玉保和汤证、阿胶黄连汤证、育金煎证。

考证：气液煎迫候，火炽于气分，迫伤津液，通称：暑泻伤津，肺燥肠热，热结旁流。

俞根初说："秋燥伏暑……若暑从火化者，浅则多肺燥肠热，上则喉痒干咳，咳甚则痰黏带血，血色鲜红，胸胁串痰，下则腹热如焚，大便水泄如注，肛门热痛，甚或腹痛泄泻，泻必艰涩难行，似痢非痢，肠中切痛，有似硬梗，按之痛甚，舌苔干燥起刺，兼有裂纹……用阿胶黄芩汤，甘凉复酸苦寒，清润肺肠以坚肠。"[1] **费伯雄说**："感燥下痢，咽干作渴，腹痛，下痢白滞，金玉保和汤主之。"[2] "肺热移于大肠，口燥微咳，下痢白滞，育金煎主之。"[2]

何廉臣说："肺为时令燥气所伤，初但身热微咳，消散疏利，劫伤肺气，已为非法，温补升提，更谬，反使肺气闭锢，则肺中之燥热，无处可宣，势必下移于大肠，肠胃之津液，随泻而泄，故形容惨晦，焦急不堪。今以清金润燥之剂，洁流清源，上下兼治，不止泻而泻反自止。"[3] **何志雄**认为："泄泻其源在脾，脾主湿也。其本在肾，肾主水，司二便也。久泻不止，有由于中虚下陷，或寒湿偏盛，有由于命火不足，肾虚不能主水，肾上连肺，肺与大肠相表里，故亦有因肺之津气受伤，以致洞泄不止者。"[4]

编者按：气液煎迫候，因燥热蕴灼于肺胃，不得外达，或肺燥脾湿，燥湿互蒸，或燥火久留胃肠，燥结不去，煎迫其津液，下走大肠而成。临床以热灼与津泄之脉症为主，亦可兼见气虚不足之症象。**钱苏斋**曰："非甘寒急救其津液，不足以挽兹危局，若误认为脾病，与以温燥升补之药，必阴下竭而阳上厥矣。"[3]

引用文献

[1] 俞根初等.重订通俗伤寒论［M］.上海：上海科学技术出版社，1959：259.

[2] 张元凯，时雨苍，杨伯棠，等.孟河四家医集［M］.南京：江苏科学技术出版社，1985：81，82.

[3] 何廉臣.重印全国名医验案类编［M］.上海：上海科学技术出版社，1959：14，195.

[4] 何志雄.课余医话［J］.新中医，1977，增刊（2）：55.

九、气液闭厥候

气液闭厥候，为实火炽闭兼气液两伤之候，系正虚邪实，阳极似阴之坏证，多由热证失治，壮火未除，气液已伤所致。如再失误，立有内闭外脱之危。故亦属急险危证。

诊断

病名：［中医］伤寒，阳明温病，春温，温疫，风温，暑温伤阴，湿温内陷，阳厥，热厥，暑厥，肺痹。［西医］流行性出血热，支气管肺炎。

证名：**肺胃燥热证**，肺胃湿火证，心肺湿火证，胃肠湿火证，**胃肠燥火证**。

病位：肺胃，心肺，胃肠。

病因：燥热，燥火，湿火。

病机状态：闭厥，多由热证失治误治，火邪内蕴，不得下泄，反而上闭心神，外滞阳气，引动肝风，消涸津液，而成虚实夹杂之痉厥重证。

1.津气闭厥候 - 津液消灼 + 津液枯涸 - 气机郁结 + 络脉不和

2.津气蕴炽 ⟶ 津液枯涸 ⟶ 络脉不和
↓
神志蒙闭
↓
阳气不行 ─────

图2-6-90　气液闭厥候病机结构式示意图

病形：闭厥（夹虚）；　　**病层**：里；　　**病态**：静中动；

病性：阳；　　**病质**：实夹虚；　　**病势**：深，重，危，急。

证象组合：气炽 + 神闭 + 阳滞 + 液枯 + 络滞

主症：【**津气蕴炽**】症象：①壮热不退。②头痛。③大便燥结。舌象：苔黄。脉象：①脉沉数。②脉浮弦数。

【**神志蒙闭**】症象：①谵语。②烦躁。③神糊不语。

【**阳气不行**】症象：①四肢厥冷。②体渐厥冷。脉象：脉数不振。

副症：【**津液枯涸**】症象：①无汗。②大便不通。③口渴。④涕泪俱无。⑤唇干齿黑。⑥白痦干枯。舌象：舌赤焦无津。

宾症：【**络脉不和**】症象：①筋脉动惕。②项背反张。③四肢挛急。

临床必先见热炽神闭，然后渐见阳滞厥冷，方为真热假寒。但必须兼有津液枯涸症象，方为本候。

鉴别诊断

气液闭厥候 - 津液枯涸 + 津液消灼 = **津气闭厥候**
┌─ + 血热蕴炽 = **气血炽闭候**
└─ + 津液消灼 - 津气蕴炽 + 津气蕴灼 = **津气蕴闭候**

图2-6-91　气液闭厥候鉴别式示意图

气液闭厥候系胃肠实火炽闭兼津液枯涸之虚实夹杂之闭厥证；而津气闭厥候系津液未至枯涸之纯实证；气血炽闭候则系火炽气分、血分之闭厥证；津气蕴闭候则为无形之热邪蕴蒸于内之闭厥轻证。各自不同。

传变预测

气液闭厥候 - 津气蕴炽 - 阳气不行 - 神志昏蒙 - 络脉不和 + 气虚不充 + 神气不振 → **气液消涸候**
┌─ - 神志昏蒙 + 神志散脱 + 津液脱竭 + 气虚脱绝 = **气液脱绝候**
└─ + 阳气脱绝 → **津气闭脱候**

图2-6-92　气液闭厥候传变式示意图

气液闭厥候如救治得当，实火下行，闭开厥回，而气液未复，可转为气液消涸候；如过投清下，邪火既去，气液随脱，可转为气液脱绝候；如误认为阴证，妄投温热，更助火势，神明内闭，阳气不支，可成津气闭脱候，内闭外脱而逝。

辨证

定位：心肺：面赤昏谵，鼻煤唇焦，舌干齿燥，咳喘痰鸣，舌绛赤；胃肠：壮热潮热，便闭尿涩，秽气喷人，苔黄黑焦燥无津。

定性：参照津气闭厥候。

定量：①轻：四肢厥冷，纤毫无汗，大便不通，舌红绛少津。②中：四肢逆冷，涕泪俱无，苔干燥刺裂。③重：渐渐肤冷，唇干齿黑鼻煤，苔焦黑。

论治：当益气增液，通降实火，扶正逐邪以急救之。

1.随机立法：气液闭厥候为实火内闭，气液不足之候，邪盛正虚，虚实夹杂，治疗必须扶正祛邪，虚实兼顾。然因实至虚，以治实为急，故当急驱内炽之实火，以救欲绝之气液，所谓"无粮之师，利在速战"。然又必兼顾气液，益气生津增液，在所必需。体虚邪实，虽当急急清泻，然过峻猛，亦难胜任，气液不支，必致外脱。不可误认阴证，妄行温补，壅闭内火，逼迫阳气，必至内闭未开，而阳气外脱。

2.随位立法、随因立法：参照津气闭厥候。

3.随症立法：内窍猝闭，神昏不语者，可用芳香开窍以醒神，如紫雪丹、牛黄清心丸之类，随症参用。

方证：加味白虎汤证、安宫牛黄丸加减证、增液清透方证、承气汤加味证。

考证：气液闭厥候，阳邪内盛，消灼阴液，气液不足者，通称：热盛神昏，热闭包络，湿温内陷，热陷少厥，热深厥深，阳证似阴，阳极似阴，阳盛格阴，真热假寒。

张聿青云："肺胃之阴津消灼，阴分愈亏，则火热愈炽，有虚脱之虞。勉拟泄热和阴一法，谋事在人，成事在天。"[1]如**王孟英**治春温，始则谵语发狂，连服清解大剂，遂昏沉不语，肢冷如冰，目闭不开，遗溺不饮，脉弦大而缓滑，黄腻之苔满布，秽气直喷。投承气汤加银花、石斛、黄芩、竹茹、玄参、石菖蒲，下胶黑矢甚多，而神稍清，略进汤饮。次日去硝、黄加海蜇、芦藕、黄连、石膏，二剂而战解肢和，苔退进粥，不劳余力而愈[2]。

丁甘仁治伤寒两候，壮热无汗，谵语烦躁，舌焦无津，脉沉数，肢反逆冷，五六日不更衣，此邪已化热，由阳明而传厥阴，阴液已伤，风动痉厥，恐在目前，急拟生津清热，下则存阴[2]。

周小农治暑厥，不啼不乳已三日。暑气交蒸，咳嗽身热，热甚昏闭不苏，目干无涕。脉伏，舌红。稚体患此，极为危险，以暑厥兼肺痹也。连翘、黑山栀、薄荷、银花、益元散、杏仁、葶苈、粉沙参、鲜石斛、豆豉、鲜青蒿、鲜石菖蒲、鲜竹叶、紫雪丹。外治方：山栀仁、生矾、桃仁、蓖麻子、回春丹，研细，用干面、鸡子白、葱根捣和，敷脐。一剂药连哺二日方毕，目始活动，有呻吟声。又化服琥珀抱龙丸一粒。越数日方出哭声，渐愈[3]。

编者按：气液闭厥候，燥热、湿火内炽于肺胃肠中，消烁津液，内闭神机，郁滞阳气。当清热增液为主，以救其内炽，兼以开窍醒神，以解其内闭。先祖李泰用清热养阴豁痰，张聿青主泄热和阴，董廷瑶用清燥救肺汤兼清胃热。但肺胃津液已枯，恐化源竭绝难救。胃肠燥火内结者，犹可"急拟生津清热，下则存阴"[2]。

引用文献

［1］张聿青.张聿青医案［M］.上海：上海科学技术出版社，1963：302.

［2］徐衡之，姚若琴.宋元明清名医类案［M］.长沙：湖南科学技术出版社，2006：366，887.

［3］周小农.周小农医案［M］.上海：上海科学技术出版社，1962：23.

十、气液虚郁候

气液虚郁候，系肺胃热伤气液且气失宣降之候。由热邪蕴蒸肺胃，消灼气液，郁遏气机，而成虚实错杂之证。

诊断

病名：[中医]伏暑败证，湿温伤气，小儿夜汗，鼻渊，失音，癃闭。[西医]过敏性鼻炎，声带麻痹。

证名：肺胃风热证，**肺胃湿热证**，肺胃燥热证，肺胃瘀热证。

病位：肺胃。

病因：风热，湿热，燥热，瘀热。

病机状态：虚郁，由热邪久蕴肺胃，灼伤肺津胃液，郁遏上中气机，致气液两虚与气机宣降失常，而成虚实并存之证。

1.气液消灼候−神志昏蒙＋气机不宣＋气机不降

2.津液消灼————————→气虚不充

＋

气机不宣——→气机不降

图2-6-93　气液虚郁候病机结构式示意图

病形：虚郁；　　　**病层**：里；　　　**病态**：动；

病性：阳中有阴；　**病质**：虚中夹实；　**病势**：深，轻，缓。

证象组合：液灼＋气郁＋气虚

主症：【津液消灼】症象：①午后发热。②胸膈热尤甚。③口燥。④溲热。⑤嘈杂不寐。舌象：舌光起糜，苔薄黄。**脉象：**脉弦细。

　　　　【气机不宣】**症象：**①胸闷不舒。②胁痛。③鼻塞。④失音。

副症：【气机不降】**症象：**①咳喘。②呕恶。

宾症：【气虚失充】**症象：**多汗。**舌象：**舌裂。**脉象：**脉右濡大。

临床以气失宣降之症象显见，但必须兼见气液虚象，方为本候。尤应注重分辨气液虚热与实热，方不致错认。

　　鉴别诊断

气液虚郁候 + 阴虚失养 + 清窍不利 = **肺阴失养候**

　　└ − 气虚不充 + 津气蕴蒸 + 清窍不利 + 络血妄行 = **肺失清肃候**

　　└ − 津液消灼 + 津液枯涸 = **胃阴消涸候**

图2-6-94　气液虚郁候鉴别式示意图

　　气液虚郁候系肺胃气液有伤，而兼气失宣降之候，尚未归于脏腑，故无脏腑专症可见，故可与脏腑专症之肺阴失养候、肺失清肃候、胃阴消涸候相鉴别。

　　传变预测

气液虚郁候 − 气虚不充 + 津气蕴蒸 + 清窍不利 + 络血妄行 → **肺失清肃候**

　　├ + 阴虚失养 + 清窍不利 → **肺阴失养候**

　　├ − 津液消灼 + 津液枯涸 → **胃阴消涸候**

　　└ − 气机不降 + 气机冲逆 → **气液虚逆候**

图2-6-95　气液虚郁候传变式示意图

　　气液虚郁候延误失治，邪居脏腑，归于肺，轻则转为肺失清肃候，重则转成肺阴失养候，步入损门，难期全功；归于胃，则可转为胃阴消涸候，亦多迁延。如过投辛香理气，致气机上逆，则可转为气液虚逆候。

　　辨证

定位：肺：胸闷咳喘，失音，鼻塞；胃：脘闷痞满，嗳气恶心。

定性：风：鼻塞，失音，咳喘；湿：脘闷，痞满，呕恶，燥：口燥，咽干，咽痛。

定量：①轻：唇红，口燥，闷，咳。②中：口干，咽燥，满，噎。③重：口渴，唇焦，痞，恶呕气喘，舌糜。

论治：当清养气液兼宣降气机，调气不可伤津，滋液应防滞气。如有失误，每多内归脏腑而转成肺胃阴虚之证。

　　1.随机立法：气液虚郁候为气液不足兼气失宣降之候，故其治则当益气增液，兼以宣降气机，虚实兼顾。若徒疏利气机，必重耗气液；若纯用滋腻，则更滞气机。故务必润燥适中。不然则转归脏腑，而成脏腑病变。

　　2.随位立法：病关于肺，宜益肺气，生肺津，宣降肺气；病关于胃宜滋胃液，清胃热，和胃气，疏降胃腑。

　　3.随因立法：因于风热者，宜轻清化上焦，不可妄行疏散；因于湿热者，宜清芬芳化，微辛微苦，不可更行燥利；因于燥热，宜甘寒清解肺胃。

　　4.随症立法：胸闷宜轻清芳香，调气开郁，如郁金、佩兰、瓜蒌皮、石菖蒲之类；痰热内滞宜兼清宣化痰，如川贝、桔梗、前胡、紫菀之类。

　　方证：加味玉屏风散证、辛黄汤证、轻清开化上焦方证、青蒿鳖甲汤加减证、养阴升阳开肺泄下证、益气和血，清理咽喉方证。

　　考证：气液虚郁候，气液不足，更兼气机郁遏者，通称：湿温伤气。

　　袁桂生治马姓女，20岁，暑湿，清下便通，而病不退，午后发热，胸闷不舒，口燥溲热，胸膈间热尤甚（何廉臣按：此暑湿未净之伏邪，留在上焦），脉滑数，苔薄黄，有裂痕，暑湿蕴伏肺经，病在上焦，攻下只通肠胃，与肺无涉也。宜轻清开化上焦。一剂热退闷除，知饥欲食，原方加天花粉、丝瓜络各9g，两剂而安[1]。

　　夏治平等治徐某某，71岁，高热病后小便不利，继则涓滴不通，胸闷，气短，舌红而干，齿燥无津。始以增液之剂滋水开源，小便未利；投五苓、八正等方，但仍未效，腹胀加重。思病起于温热病后，由于津枯液少，且高年中气虚弱，气陷不升，不能使脾气散精，上归于肺，通调水道，下输膀胱。拟方养阴升阳，开肺泄下。上方连服二剂，小便畅行。本例患者系热病伤津，肺阴受损，清肃之令不行，化源告绝，加之高年中气不足，膀胱气化失司。初虽投以滋润，但未顾及气化，故小便未利，后予通利，仍未获效。盖肺为水之上源，方中一则以沙参、麦冬滋水开源，配以桔梗、紫菀宣肺气，黄芩清肺热，一则用升麻、柴胡以升其气，提壶揭盖，开上泄下，上窍开则下窍自通，复加冬葵滑利通窍，药后小溲得通[2]。

肖维贤治蓝某，男，38岁，发热恶寒，咳喘气紧，日渐消瘦，胸痛引胁，气紧更甚。胸片显示右侧胸腔积液。诊其面黄暗晦，消瘦，气紧，咳喘不止，胸痛引胁，下肢疲乏无力，精神萎靡，时吐稀沫，不欲食但欲饮，舌质淡红，苔微黄腻，脉浮滑，重按弦数。此为风邪侵肺，化热成饮，停于胸胁，三焦气运受阻，升降失常所致。治宜辛通苦泄，以清痰热，甘寒咸润，以护肺阴。两剂。二诊：咳喘胸痛均减，原方加北沙参30g，两剂。三诊：精神好，食欲增加，胸胁引痛轻微，下肢举步有力，上半夜睡眠烦闷，日解黏液便3次，而无腹痛感，舌质淡红，苔白，脉滑，重按略弦。前方去黄芩，加薤白12g，以通胸阳。五剂后各症消失[3]。

编者按：气液虚郁候，系风热、湿热郁滞肺胃，久则耗伤肺胃气液，正虚不能托邪外达，留滞上中气分，而成正虚邪郁之候。其见症以气液不足与气机郁遏之脉症共见，因而其治则当以益气养液为主，兼以轻宣余邪。

引用文献

[1] 何廉臣.重印全国名医验案类编[M].上海：上海科学技术出版社，1959：135.

[2] 夏治平，王琦.癃闭治验二例[J].新中医，1976，增刊（2）：11.

[3] 肖维贤.胸积液[J].新中医，1979，（6）：27.

十一、气液虚逆候

气液虚逆候，系阳邪消灼肺胃气液，且阳邪上冲之候。是气液不足，阳火逆冲，虚实夹杂之证，多见于外感热病后期。

诊断

病名：[中医]春温，暑热，湿温，湿热吐泻，慢惊，温燥，燥咳，干咳，火咳，气喘，哮喘，麻后喘急，噯噫，呃逆，呕逆，干呕，恶阻，悬饮，肺痿，眩晕。[西医]支气管哮喘，腺病毒肺炎，心包炎，麻疹病毒肺炎，肺不张，空洞型肺结核，肺气肿，支气管扩张症，胸腔积液，神经官能症，胃肠功能紊乱，习惯性便秘，胃窦炎，胃痉挛，妊娠呕吐，继发性腹膜炎，不完全性肠梗阻，机械性肠梗阻，感染性休克。

证名：肺胃湿热证，脾胃湿热证，**肺胃温燥证**，**肺胃燥热证**，肺胃虚燥证，肺胃湿火证，**胃肠燥火证**，肝胃郁火证，脾胃气郁证，肝胃气痰证，**肝胃气火证**，**肺胃热痰证**，肺胃痰火证，肺胃寒饮证，肝胃寒饮证，**肺胃饮热证**，肝肺饮热证，肺胃气虚证，肝脾气虚证，脾胃阴虚证，**肝胃阴虚证**。

病位：肺胃，肝胃，肝肺，肝脾，脾胃，胃肠。

病因：温燥，燥热，燥火，虚燥，湿热，湿火，气痰，气郁，气火，郁火，热痰，痰火，饮热，气虚，阴虚。

病机状态：虚逆。阳邪内蕴，消灼肺胃气液，邪火不得宣泄，郁而上冲，成气液两虚，阳邪冲逆，虚实相兼之证。

1.气液消灼候+气机不宣+气机冲逆

2.津液消灼————————→气虚不充
↓
气机冲逆——→气机不宣

图2-6-96　气液虚逆候病机结构式示意图

病形：郁蒸，上郁内蒸；　　**病层：**里；　　**病态：**动；

病性：阳中有阴；　　**病质：**实；　　**病势：**浅，轻，缓。

证象组合：液灼+气逆+气郁+气虚

主症：【津液消灼】**症象：**①灼热无汗。②热甚神昏。③面赤烦扰。④烦渴。⑤唇齿干燥。⑥便秘。**舌象：**舌红鲜绛，苔黄。**脉象：**脉滑数。

　　【气机冲逆】**症象：**①气逆欲呕。②呕逆不止，哕逆。③食入即呕。④气喘咳逆。

副症：【气机不宣】**症象：**①胸闷，胸痛。②咳痰微黄，咳嗽痰少。③气粗。④身热不已。

宾症：【气虚不充】**症象：**①虚赢少气。②大汗出。**脉象：**脉浮而促。

临床以冲逆症象明显易见，且为急重，但必须有气液两伤之症象，尤其与热灼液伤之症象同见，方可确诊为本候。

鉴别诊断

气液虚逆候－津液消灼－气虚不充＋清窍不宣＝肺失宣降候
　　　　　└─＋气机不利＝胃失和降候

图2-6-97　气液虚逆候鉴别式示意图

气液虚逆候系气液不足，阳邪挟肺胃之气上逆之候，而肺失宣降候、胃失和降候虽同为肺胃气逆，但无气液两虚之象。

传变预测

气液虚逆候－气机冲逆＋气机不降→**气液虚郁候**
　　　　　├─＋气机不利→**气液虚滞候**
　　　　　├─－气机不宣＋津液枯涸→**气液消灼候**
　　　　　└─－津液消灼＋神气不振→**气液消涸候**

图2-6-98　气液虚逆候传变式示意图

气液虚逆候降逆而不增液调气，逆气虽降，而气郁不宣，可转为气液虚郁候；或气机郁滞不行，则可转为气液虚滞候；或气机已调而气液未复，可转为气液消灼候。如过用辛香苦燥之品，气机虽调，津液更伤，则可转为气液消涸候。

辨证

定位：肺：咳逆，气喘，胸闷；胃：脘痞，呕逆，哕逆，呃逆；肝：脘胁胀痛，呕逆，嗳噫；脾：腹满泄泻；肠：大便不通，腹满。

定性：燥热：灼热无汗，烦渴，苔黄燥；湿热：脘闷腹满，小便短赤，苔黄酱腻；痰饮：胸闷多痰，气喘痰鸣，舌绛罩涎；燥火：大便不通，腹满，脉沉滑数实。

定量：①轻：微热，欲呕。②中：灼热无汗，得食即呕。③重：热甚神昏，呕逆，哕逆，呕逆不止。

论治：当清养气液，兼清降上逆之阳火，虚实兼顾，扶正逐邪。

1.随机立法：气液虚逆候，系气液两虚而又有阳邪挟肺胃之气冲逆于上，故其治应以清为主，清养气液，清降阳火。气逆由于火逆，故降气而不降火，逆气必不得平，但降其火，火平则气自平。切忌妄行辛香苦燥降气之品，适足以再残气液。

2.随位立法：病关于肺，宜清肺降火，以保肺中之津气；病关于胃，宜清胃降逆，以存胃液；病关于肠，宜急急通降，以存津液，更参以生津增液，以润肠枯；病关于肝，宜兼镇肝降逆。

3.随因立法：燥热宜辛凉清透，兼甘寒保津；湿热宜甘寒养津，兼清芬达邪，微苦微辛以化湿热；燥火宜咸苦通降而不伤液；痰热宜清化而不伤津；饮热宜兼温化逐饮；气虚宜偏重益气生津；阴虚宜偏重增液养阴。

4.随症立法：呕哕宜清降之品，如芦根、竹茹、枇杷叶之类；呕逆宜橘皮、竹茹、柿蒂、代赭石之类，忌用丁香等辛燥之品；气喘宜葶苈子、白前、桑白皮、川贝、天竺黄、蛤壳之类。

方证：竹叶石膏汤加味证、宣痹汤加减证、金水六君煎证、加味调胃承气汤证、安胃法证、五汁安中饮证、降逆汤证、石斛沉香方证、芦根汤化裁证、小青龙汤加减证、养阴清肺蠲化伏饮证、生脉五花汤证、芝麻饮证。

考证：气液虚逆候，郁逆兼气液两虚者，通称：阴虚气逆，胃火上逆，肝胃不和，燥伤肺胃，邪热犯肺。

仲景曰："伤寒解后，虚羸少气，气逆欲吐，竹叶石膏汤主之。"（《伤寒论》397条）

吴鞠通说："阳明温病，脉浮而促者，减味竹叶石膏汤主之。"[1] **吴坤安**说："伤寒解后，虚羸少气，气逆欲吐者，竹叶石膏汤主之。此津液不足，故虚羸少气，虚火上炎，故气逆欲吐，宜养肺胃之阴，则津液复，诸症自除矣。（邵仙根评：肺胃津亏气馁，余热挟胃火上升，竹叶石膏汤却是正法，唯竹叶宜易竹茹。）"[2] "凡霍乱大吐后，暑湿秽邪已去，胸中通泰，而干呕大渴，舌心绛燥无苔，此津液消耗也，急宜鲜生地、钗石斛、麦冬、花粉、北沙参、绿豆衣之类养之。"[2] **俞根初**说："伤寒解后，肺胃津亏气馁，余热挟胃火上升，致虚羸少气，气逆欲吐者，胃有虚热，气不下降，竹叶石膏汤加竹茹、白薇主之。"[3] "上焦既清，若犹烦渴，气逆欲呕者，则用竹叶石膏汤去半夏，加蔗浆、梨汁各两瓢（冲），生姜汁两滴（冲），甘寒以滋养气液。终用清燥养荣汤加霍石斛9g，营阴双补以善后。"[3]

董废翁说："阳证新瘥，见呕，别无所因，此余热在胃脘也，竹叶石膏汤……如胃气既虚，邪热未退者，人参汤或葛根汤。"[4] **王雨三**说："有声无物为哕。此症都由五脏津液亏极，五志火炎，金被火克，脾胃枯槁所致，宜用甘寒清润之药，如五汁安中饮加生地汁、麦冬汁、石斛汁、竹沥之类。如右关脉滑数者，是胃火上冲而致也，宜用调胃承气汤加石斛汁、生地汁、麦冬汁、茅根汁、梨汁、蔗汁、竹沥、牛乳之类。"[5]

黄文东说："患者呕吐已一年余，由于胃虚气逆……以致形瘦色萎，全身乏力，不能劳动。据病情分析，既有食入反出，谷食不化，属于脾胃虚寒之症；又有舌红、口干、饥嘈，属于胃热伤阴，胃中不和之象。故用药避免香燥，而以顺气降逆为主，且偏重于滋养胃阴，兼养胃气。乃以旋覆代赭汤、麦门冬汤、黄连温胆汤合为一方，并根据朱丹溪'上逆之气，从肝而出'的论点，加入金铃子以泄肝利气。这种病例，大都寒热夹杂，先实后虚，故病情比较复杂。当呕吐不止的时候，服药不易接受，故先用和胃降逆略佐苦降之法，较为适宜。从药能入胃以至气顺而吐止，因而取得疗效。"[6]

叶秉仁说："阴虚气逆，石斛、沉香可制。阴虚指胃阴之虚，气逆指肝气之逆。盖病人久呕，胃津必伤，胃虚则肝气更为亢逆而呕吐不止。症状每见干呕频频，心烦面红，胸脘痞闷，口干苔剥起裂或苔薄少津，脉细而弦，治当滋阴清热、平降逆气。我常用石斛配沉香为主。酌情选用北沙参、麦冬、绿萼梅、制半夏、陈皮、竹茹等。石斛性味甘寒，功专滋养胃阴，如用鲜品，清热之力尤胜，沉香性味苦辛，功能泄降逆气，两药配合，滋胃阴而顺气，泄肝逆而护阴。刚柔相济，疗效较好。"[7]

编者按：气液虚逆候，温燥内蕴，耗伤气液，肺、胃、肝气机失降，为实中夹虚之证，稍有不慎，即有虚脱之虑。其见症虽以肺失宣降之症象显明，但必兼见气虚与液灼之脉症。蔡中慧曰："下既不通，势必上逆，喘厥之险，迫在眉睫……急当攻之，然高年气阴已伤，虽胀不宜枳、朴之推逐，亦不宜大黄之攻下，虑其苦寒伤胃也，拟润燥解结之法，加重以镇逆之品，为去实而不伤正之计。"[8]

引用文献

［1］吴鞠通.温病条辨［M］.福州：福建科学技术出版社，2010：61.

［2］吴坤安.伤寒指掌［M］.上海：上海科学技术出版社，1959：卷二53，卷四59.

［3］俞根初等.重订通俗伤寒论［M］.上海：上海科学技术出版社，1959：260，469.

［4］高鼓峰，董废翁.医宗己任编［M］.上海：上海科学技术出版社，1959：173.

［5］王雨三.治病法轨［M］.北京：学苑出版社，2015：155.

［6］上海中医学院附属龙华医院.黄文东医案［M］.上海：上海人民出版社，1977：155.

［7］叶秉仁.治呕经验谈［J］.新医药学杂志，1977，（6）：34.

［8］蔡中慧.治愈高年肠梗阻一例报告［J］.中医杂志，1963，（10）：20.

十二、气液虚滞候

气液虚滞候为气液两虚，邪滞气机之候，亦为虚中夹实之证。气液不足，气机不利，余邪因而留滞。

诊断

病名：[中医]凉燥犯肺，久咳，心痛，阴虚胃痛，胁痛，腹胀，便秘，烦热，心悸，脾瘅，消渴，噤口痢，疳积，狐惑。[西医]功能性发热，萎缩性胃炎，胃肠功能紊乱，冠状动脉粥样硬化性心脏病，心绞痛，支气管炎，败血症，急性白血病，化脓性扁桃体炎，贝赫切特综合征，慢性肝炎，糖尿病。

证名：脾胃湿热证，肝脾湿热证，**脾胃燥湿证**，胃肠湿火证，脾胃气郁证，心肺气瘀证，**肝脾食滞证，肺胃虚燥证**，脾胃阴虚证。

病位：肺胃，脾胃，胃肠，肝脾，心肺。

病因：湿热，湿火，燥湿，虚燥，气郁，气瘀，食滞，阴虚。

病机状态：虚滞。由热邪久羁，消耗肺气胃液，气液既虚，不足以助气机之流利，余邪留滞，而成虚中夹实之证。

1.气液消灼候＋气机不利＋气机不宣

2.津液消灼————————→气虚不充

↓

气机不利——→气机不宣

图2-6-99　气液虚滞候病机结构式示意图

病形：虚滞；　　　　**病层**：里；　　　　**病态**：静中动；

病性：阳；　　　　　**病质**：虚夹实；　　**病势**：深，轻，缓。

证象组合：液伤+气滞

主症：【津液消灼】症象：大便干结不行。

**　　　【气机不利】症象：**腹痛。

副症：【气机不宣】症象：咳嗽多痰。

宾症：【气虚失充】症象：①倦怠。②短气。③食少。**脉象：**脉虚濡。

临床以气机郁滞之症象最为突出，但必须与津液消灼之症象同见，方可认定为本候，否则当属纯实之证。

鉴别诊断

气液虚滞候－气机不宣－气机不利＋津液枯涸＝**气液虚燥候**

　　　　　　　　　　　　　　　　└──＋阴液消涸＝**阴液消涸候**

　　└──－气机不利＋气机郁结－津液消灼＋阴液消涸＋阴虚失养＝**气阴虚燥候**

图2-6-100　气液虚滞候鉴别式示意图

气液虚滞候系气液不足兼气机郁滞之证；气液虚燥候系气液虚而致燥，不关气机；阴液消涸候是阴液枯燥之证；气阴虚燥候为气阴两虚兼气机郁结之证，浅深不同。

传变预测

气液虚滞候－气机不宣－气机不利＋津液枯涸→**气液虚燥候**

　　　　└──－气机不利＋津液枯涸＋气机不降→**胃阴消涸候**

　　　　　　　└──－气机不宣＋阴虚失养→**脾阴消涸候**

图2-6-101　气液虚滞候传变式示意图

气液虚滞候过投辛香通利，郁滞虽除，消涸津液，可转为气液虚燥候；或消竭胃液、脾阴，则转为胃阴消涸候或脾阴消涸候。

辨证

定位：肺胃：咳嗽痰多，腹痛便秘结；脾胃：腹胀痛，大便闭结。肠胃：脘腹胀痛，得便与矢气则舒。

定性：虚燥：咳嗽痰多，大便闭结；湿热：泄泻，腹满而痛；气：脘腹胀满，气窜作痛；瘀：疼有定处，舌有瘀点瘀斑；食：脘腹胀疼，嗳腐吞酸，不食恶食。

定量：①轻：腹满，便干结。②中：腹胀，便闭。③重：腹痛，数日不通。

论治：当益气增液，兼以行气疏滞，切不可单行香燥疏利，重伤气液，滞邪更不得行，应滋而不腻，行而不燥，方为合拍。

1.随机立法：气液虚滞候病机为气液不足，不能行气，致邪滞气机，气滞液伤，故其治则当行滞与增液并重，虚实兼顾。宜滋液而不滞气，行气而不伤液，刚柔适中，润燥得宜，方能得全，不然则成脾胃阴液消涸之候。

2.随位立法：病关肺胃，宜增胃液，生肺津，兼以宣降肺胃之气；病关肠胃，宜生胃液，增肠液，兼以疏利中焦之气。

3.随因立法：病因虚燥，因虚致燥，当以滋润为主；病因湿热，宜兼苦燥淡利；有食滞当消导行滞；有瘀滞当活血行瘀。

4.随症立法：大便秘结，滋润不行者，当酌用酒制大黄，中小量，微微行之，切不可用大量，以致大泻伤津。

方证：五仁橘皮汤加味证、运肠汤证、香砂益胃汤证、百合汤证。

考证：气液虚滞候，津液已伤，气机不能宣通者，通称：久病津枯，脾胃不和。

俞根初说："凉燥犯肺……若犹痰多，便闭腹痛者，则用五仁橘皮汤加全瓜蒌（生姜1.2g，拌捣极烂），紫菀12g，干薤白4枚（白酒洗捣），前胡6g，辛温以流利气机，终用归芎异功散加减，气血双补以善后。"[1]

疳积，古称儿科四大症之一，疗程长。谷老（谷振声）根据祖传治疗疳积验方，加以增删，制成"疳积方"。按吴瑭在《解儿难》中说："疳者干也，人所共知。不知干生于湿，湿生于土虚，土虚生于饮食不节。"治疗重在健脾利湿，平肝清热，本方正合此宗旨。此方屡投屡效。一般15剂可愈[2]。

贝润浦说："结肠癌晚期术后转移，一度出现恶病质，化疗不能耐受，白细胞下降。（姜春华）老师组方着重后天之本，脾胃并重，用参芪益气扶中，姜半夏、陈皮、砂仁香燥健脾化痰，石斛、麦冬、柏子仁滋养胃液，润燥兼施，刚柔并用，使脾健胃安，营血有源。老师说，此证苔虽灰白厚而干，不是腻，且舌质红，故可用养阴药而不碍脾；若苔厚腻，滋阴药就非所宜。"[3] **章真如说："**萎缩性胃炎的特点是胃脘闷痛，干哕不适，不思饮食，甚至无食欲感。由于不能进食，形体必然消瘦，是慢性胃炎中最顽固的一种，胃酸缺乏，严重影响了胃的纳食能力，还有皮肤枯皱，肌肉萎缩，舌瘦瘪带赤，唇干齿枯，中医认为是"阴虚胃痛"。仲景立麦门冬汤，叶天士立养胃方，吴鞠通立益胃汤，皆为养胃阴而设，对本病均有效果。我在临床上发现此病除有上述症状外，还有大便燥结，腹部胀气。如用通便的承气汤等，则越通越结；如用消导理气的平胃散等，则越导越胀；如用止痛通瘀的金铃子散、失笑散则越止越痛；如用健脾的六君子汤等，则越健越不思食。只有用养阴益胃，使阴气复，津液生，则胃气自复矣。"[4]

编者按：气液虚滞候，为脾胃气液两虚，运化无力，中气郁滞，虚以致实，虚实夹杂，或食滞脾胃，日久化热，内动肝火，耗伤气液，实中夹虚。当清滋胃液以润其燥，益气补脾兼燥其湿，或清疏肝脾，消食导滞，兼以益气养液，兼顾其虚实。慎不可妄行香燥通气，尤忌攻破通利，否则，必犯虚虚之戒。

引用文献

［1］俞根初等.重订通俗伤寒论［M］.上海：上海科学技术出版社，1959：259.

［2］钭定国，金玉莲，蔡文华，等.谷振声老中医儿科经验举隅［J］.浙江中医学院学报，1983，（3）：37.

［3］贝润浦.老中医姜春华治疗某些疑难杂症的经验［J］.上海中医药杂志，1983，（12）：2.

［4］章真如.滋阴疗法及其有关问题［J］.中医杂志，1980，（11）：22.

十三、气液不化候

气液不化候，系气液不足而又兼津不化气而化水之证，气液两虚而又有水气内蓄，津液亦虚亦实，虚实并存。多由水气病过投导泄，损耗气液所致。

诊断

病名：［中医］水肿，虚肿，脾瘅，鼓胀，咳喘，产后癃闭。［西医］慢性支气管炎，肺气肿，肺源性心脏病，慢性肾炎，肝硬化，渗出性胸膜炎。

证名：肺肾湿热证，脾胃湿热证，**肝脾湿热证，肺脾燥湿证**，肝肺瘀热证，肺胃热痰证。

病位：肺胃，脾胃，肝脾，肺脾，肺肾，肝肺。

病因：湿热，燥湿，热痰，瘀热。

病机状态：虚滞。水气病，津气郁滞，过投导泄逐水，致气液伤残，而成气液既虚，又有水津郁滞，津液又虚又实之证。

1. 津气郁滞候－阳气不行＋津液消涸＋气虚不充

2. 气虚不化候＋津液消灼

3. 津液消灼 ⟶ 气虚不充

＋

津不化气 ⟶ 气化不行 ⟶ 气机不利

图2-6-102 气液不化候病机结构式示意图

病形：虚滞；	**病层：**里；	**病态：**静；
病性：阳中有阴；	**病质：**实夹虚；	**病势：**深，重，缓。

证象组合：气虚＋液灼＋津滞＋气滞

主症：【津液消灼】**症象：**口干渴。**舌象：**①舌尖红。②舌红绛少津。

　　　　【津不化气】**症象：**①单腹胀大。②下肢肿甚。

副症：【气化不行】**症象：**尿少，点滴不行。

　　　　【气机不利】**症象：**腹胀甚，腹胀满痛，不能平卧。

宾症：【气虚失充】**症象：**①气短无力。②食欲更差。**脉象：**脉细如丝。

临床以津气郁滞症象明显，但必须有液伤内热症象同见，方可确诊。

鉴别诊断

气液不化候－津液消灼＝气虚不化候

├ ＋阴液消涸＋阴虚失养＝**气阴不化候**

└ ＋阳气不行＋阳气不振＋水谷不分＝**阳虚不化候**

图2-6-103 气液不化候鉴别式示意图

气液不化候为水气积蓄，郁滞不行，而兼气液两虚之候；而气阴不化候则系兼气阴不足；阳虚不化候则兼阳气虚滞。

传变预测

气液不化候 - 气化不行 - 津不化气 + 气机不宣 → **气液虚滞候**

└── - 津液消灼 + 阴液消涸 + 阴虚失养 → **气阴不化候**

图2-6-104　气液不化候传变式示意图

气液不化候为气液已伤而津气又郁滞不行，补泻均难措手，如得水气外泄，则可转为气液虚滞候，从缓调理，可望痊愈；如缠绵日久，伤及阴液，而转为气阴不化候，更难望痊，损及元阴，邪实正虚，每致竭绝不救。

辨证

定位： 肺：咳喘，头面浮肿，以上半身为重，气短无力；胃：口干渴。食欲更差；脾：肢肿，腹胀甚，腹胀满痛；肝：单腹胀，肚腹青筋；肾：下体肿甚，尿少，点滴不行。

定性： 湿热：浮肿，腹胀；热痰：咳喘，胸闷，脘痞；瘀热：红丝赤缕，肚腹青筋，舌有瘀斑瘀点。

定量： ①轻：面浮，肢肿。②中：身肿，腹胀。③重：肤肿，单腹胀，再参气液消涸候定虚象。

论治： 津液又虚又实，治疗最难措手，逐水必更伤气液，滋液则助水气，每致深及气阴，水邪不除而正气竭绝。

1.随机立法： 气液不化候，系液不足而津气郁滞，液枯水停之证，气液又虚又实，治则当滋养气液，兼化气行水，务必得邪水尽除，正水方可渐增，泄水则伤液，滋液则助水，必须补泻适中，从缓调治，然病势至此，补泻两难，每致耗及元阴，正虚邪实，而竭绝莫救。

2.随位立法： 病关于肺，宜益气生津，轻宣肺气为主；病关于胃，宜清养胃液，醒胃调气为主；病关于脾，宜益气健脾，疏利中宫为主；病关于肝，宜养阴柔肝，疏肝解郁为主；病关于肾，宜养阴益肾，化气行水为主。

3.随因立法： 水病总由于湿，久必化热，虽当以化湿分利为法，然气液伤残，不可浪行消逐，唯当益气养液以扶其正，轻宣疏导以拨动其气机，气行则水湿俱行，故只须略佐清渗之品以通利即可。兼挟痰热者，参以清化痰热以肃肺；兼挟瘀热者，参以活血通络以化瘀。

4.随症立法： 气液虚甚者，以清养气液为主，如西洋参、北沙参、太子参、麦冬、石斛之类；水气盛者，以清渗利水为重，如带皮苓、冬瓜皮、防己、生苡仁、赤小豆、白通草、白茅根之类；瘀热内阻者，参以活血通络，如益母草、泽兰叶、红花、桃仁、茜草、白茅根、路路通之类。

方证： 益胃利水汤证、补清汤证、木防己汤证、猪苓汤加减证、育阴泄热方证。

考证： 气液不化候，气液已伤，热邪蕴伏，气不化津，水气内停。通称：单腹胀，阳水。

何廉臣说："王孟英曰：水胀初起，虽有寒有热，久则寒少而热多。每因肝气不疏，则郁而为火，肺气不肃，则液郁为痰。脾气不达，则滞其枢机。胃气不通，则废其容纳，四气皆怨。怨则邪留着而为胀，不怨则气健运而渐消。前哲治胀，多用温补，反阻气机。是不调其怨而反锢其疾。疾日锢，腹愈胀；气日怨，血愈枯。此酿成单腹胀之由来也。治法首重调怨，展以轻清。每用北沙参、淡竹茹、丝瓜络、银花、川楝子、枇杷叶、冬瓜皮、川柏、归须、生白芍等，以气蒸水煮芦根、生藕汤煎药。继参以西洋参、细生地、川连、花粉、生苡仁、焦山栀等，出入为方。服至匝月，忽然汗出涔涔，肿胀皆退。予每仿其法，而治此症，参以行血通络之品，如鲜茅根、杜赤豆、绛通草、马鞭草、念篸须、鲜葱须、天仙藤、络石藤等，随症加减，每多获效。"[1] **何任**说："热病后余邪未清，往往出现脉微数，口苦，尿赤，行动乏力，眠食欠安等自觉证。《金匮要略》有所谓'百合病'的论述，并提出治以百合地黄汤，口渴者加栝楼根，有热加滑石……本案用药，较《金匮》有所增益，如加沙参，麦冬以养阴生津，加地骨皮以清虚热，加赤苓、冬瓜子利尿去湿以消浮肿。古方通过合理增减而更获疗效，可从本案中得到启发。"[2]

秦伯未治浴后受凉，下肢浮肿，劳累后逐渐加重九个月，全身浮肿，按之有坑，手麻，心慌，口干引饮，腹中知饥，食量增加，小便量多色清，大便偏干，脉弦大而数，舌光红有裂纹，面色萎黄不泽。根据以上虚实夹杂症状，首先从脾虚不能化湿考虑，《内经》所谓"诸湿肿满，皆属于脾。"但是除了面色萎黄、手麻、心悸为脾虚生化不足的现象外，口渴能饮、腹饥食增、小便清长，均不符合于湿阻。相反在脉舌方面，表现为脾胃津液极虚。为此，依据华岫云所说"脾阳不足，胃有寒湿，一脏一腑皆宜于温燥升运者，自当恪遵东垣之法；若脾阳不亏，胃有燥火，则当遵叶氏养胃之法"，用了益胃生津为主的方剂。三剂后，浮肿渐退；六剂后，舌红亦淡，布生薄苔。这是一个比较特殊的病例[3]。

郭庆虹等治肝硬化腹水：活血利水，攻补兼施无效，病情加重，腹胀甚，气短无力，不能平卧，尿少，下肢肿甚，口干渴，食欲更差，脉细如丝，舌尖红。乃攻伐太过，阴虚已极，改养阴肃肺活血之法。25剂腹水消净，月余痊愈[4]。

编者按：气液不化候，因湿热久蕴肝脾，耗化肝脾气液，不能运化水湿，或肺燥耗伤气液，湿滞津停为水，正虚邪盛，以津气不化之肿胀症象明显，但必兼见气液不足之脉症。其治则当以滋养气液为主，兼甘淡利湿以行其水，亦助正逐水之法。

引用文献

［1］俞根初等.重订通俗伤寒论［M］.上海：上海科学技术出版社，1959：375.

［2］何任.热病余邪［J］.新中医，1979，（4）：22.

［3］秦伯未.秦伯未医学名著全书［M］.北京：中医古籍出版社，2003：84.

［4］郭庆虹，马连珍.2例肝硬化腹水的辨证施治［J］.新中医，1965，（6）：22.

十四、气液虚燥候

气液虚燥候，为气液不足以致内热燥结之候。燥由虚起，结因燥致，并非实邪滞结，故无胀满硬痛等象，仲景称之为"其脾为约"，吴鞠通谓之为无水行舟之证。

诊断

病名：［中医］凉燥，燥结，脾约，虚秘，痞满，噎膈，消渴，口疮。［西医］流行性出血热，口腔念珠菌病，糖尿病酮症酸中毒。

证名：肺胃虚燥证，脾胃燥湿证，胃肠湿火证，心胃湿火证，肺胃燥火证，**胃肠燥火证**，肝脾气火证，脾胃痰瘀证。

病位：肺胃，脾胃，胃肠，肝脾。

病因：燥火，湿火，气火，虚燥，痰瘀。

病机状态：虚结。由气液不足，以致燥热内起，更耗气液，不能上滋苗窍，下润胃肠，糟粕不行，与燥热搏结而成。即燥因虚起，结由燥成。

1.气液消灼候－神志昏蒙＋气机不降

2.津液消灼————————→气虚不充

↓

津液枯涸——→气机不降

图2-6-105　气液虚燥候病机结构式示意图

病形：虚结（燥结）；　　**病层：**里；　　**病态：**静；

病性：阳；　　　　　　　**病质：**虚；　　**病势：**深，轻，缓。

证象组合：液灼＋液涸＋气结＋气虚

主症：【津液消灼】症象：①身微热。②口微渴。③面微赤。④微烦。⑤腹独热。**舌象：**①苔黄未净。②苔黄燥。③苔灰黑。**脉象：**脉微数。

【津液枯涸】症象：①大便干结，燥结不通。②小便数。

副症：【气机郁结】症象：①腹满胀不安。②腹中板实，大痛难忍。③二便不通。

宾症：【气虚失充】症象：①倦怠乏力。②短气懒言。③食少无味。**脉象：**脉虚微无力。

临床以津液枯涸之便结便闭为主要症象，但必须有津液消灼之内热症象与之同见，且无胀满硬痛等实象，方可确诊。

鉴别诊断

气液虚燥候－气机郁结＋气机不利－津液枯涸＋气机不宣＝气液虚滞候

├──－津液消灼－津液枯涸＋阴虚失养＋阴液消涸＝气阴虚燥候

└──＋阴液消涸－气虚不充＝阴液消涸候

图2-6-106　气液虚燥候鉴别式示意图

气液虚燥候系气液两虚，燥从虚起，结由燥成之虚证，无实邪郁滞；而气液虚滞候则是气液两虚而兼实邪郁滞之候；气阴虚燥候则系气阴两虚所致的燥结；阴液消涸候纯系阴液枯涸之证。

传变预测

气液虚燥候 — 气机郁结 + 神志昏蒙 → **气液消灼候**
　　　└── + 神气不振 + 经脉失养 → **气液消涸候**
　　　├── + 津气蕴蒸 + 气机不宣 + 络血妄行 → **肺失清肃候**
　　　├── + 气机不宣 → **胃阴消涸候**
　　　└── − 气机不降 + 阴虚失养 → **脾阴消涸候**

图2-6-107　气液虚燥候传变式示意图

气液虚燥候如妄投温补，内热反增，则转气液消灼候；或过投清泄，更损津液，可转为气液消涸候；如延误失治，内热伤肺，可转为肺失清肃候，或消涸脾胃之阴液，则致胃阴消涸候或脾阴消涸候。

辨证

定位：胃：微烦微渴；肠：大便干结，不通；脾：大腹胀满，四肢倦怠，无力以动。

定性：虚燥：身微热，面微赤，口微渴，大便闭结不行，舌鲜红苔少；燥火：腹独热，大便硬，苔黄燥，灰黑，极黄瓣裂；湿火：大便硬，小便数。

定量：①轻：大便干结，腹满。②中：大便不通，腹胀不安。③重：十数日不大便，面赤微烦口渴，腹中板实，大痛难忍，二便不通。

论治：以滋养气液为主，轻易不可通利，否则即有吴氏所谓"肺燥而咳，脾滑而泄"之变。

1. 随机立法：气液虚燥候病机为气液不足，燥从内起，因燥而结，是虚为本，燥结为标，故其治则当以滋养气液之虚为主，以治其本，略参通肠结除以除其标，即吴鞠通所谓增水以行舟之法。

2. 随位立法：由于胃液不足者，宜清滋胃液为主，如生地、麦冬、玄参、石斛之类；由于肠液不足者，宜润肠为主，如火麻仁、郁李仁、松子仁、白蜜之类。

3. 随因立法：病因于虚燥者，滋养气液以治燥，不可轻与苦泄；病因于燥火者，增液之中可以略兼通降；病因于湿火者，苦泄之中可以略兼辛通。

4. 随症立法：大便十数日不行，增液通便仍不行者，可略参通降，如酒制大黄、青宁丸，甚则蜜煎玄明粉，或加用蜜煎导法、葱白熨法等外冶法。

方证：增液汤证、增液承气汤证、麻子仁丸证、陆氏润字丸证、雪羹合更衣丸证、甘露饮证、三仁承气汤证、硝蜜煎证、加减异功散证、《千金》地黄汤证、松柏通幽法证、加减五汁饮证、蜜煎导法证、葱白熨法证。

考证：气液虚燥候，蕴结既久，伤及气血阴液，气液不足，燥结兼虚者，通称：虚秘，液枯便秘，肠液枯燥，肠燥便秘。

仲景曰："阳明病，本自汗出，医更重发汗，病已瘥，尚微烦不了了者，此必大便硬故也。以亡津液，胃中干燥，故令大便硬。当问其小便日几行，若本小便日三四行，今日再行，故知大便不久出。今为小便数少，以津液当还入胃中，故知不久必大便也。"（《伤寒论》203条）"阳明病，自汗出，若发汗，小便自利者，此为津液内竭，虽硬不可攻之，当须自欲大便，宜蜜煎导而通之。若土瓜根及大猪胆汁，皆可为导。"（《伤寒论》233条）"跌阳脉浮而涩，浮则胃气强，涩则小便数，浮涩相搏，大便则硬，其脾为约，麻子仁丸主之。"（《伤寒论》247条）

张石顽说："极黄而瓣裂者，为胃液干枯，宜增液汤即下之。"[1] **吴鞠通**说："阳明温病，下后脉静，身不热，舌上津回，十数日不大便，可与益胃、增液辈，断不可再与承气也。下后，舌苔未尽退，口微渴，面微赤，脉微数，身微热，日浅者，亦与增液辈；日深，舌微干者，属下焦复脉法也……勿得轻与承气。轻与者，肺燥而咳，脾滑而泄，热反不除，渴反甚也，百日死。"[2] **吴坤安**说："舌中有黄燥苔者，肠中有燥矢也，然腹无硬痛之状，只宜养阴润燥，不可妄用下法。"[1] "又有累经汗下，而灰黑不退，或滋润，或不润，亦不燥者，脉必虚微无力，此因汗下太过，伤阴使然，急宜救阴津，因不得用硝、黄，亦不可用姜、附。"[1]

俞根初说："若再失下，其脾必约。盖脾与胃以膜相连，任其熏蒸灼烁，则胃液告竭，脾阴亦枯，脾上脂膜遂干燥而收缩，腹坚而胀，矢如羊粪，仲景麻仁脾约丸，缓不济急，速投三仁承气汤加硝蜜煎……润下之，庶可转危为安。"[3] "凡热病后，身大凉，独腹热未除，此脾火内甚也。养阴药中加生白芍自除。但此症，唯伏暑晚发最多，多属肠胃积热，雪羹汤送服陆氏润字丸最妙。"[3]

编者按：气液虚燥候，因热邪灼伤肺胃气液，液枯则生燥，津液不能润滑大肠，致肠道干燥，不能行其糟粕，而成燥结之候，是燥由液枯起起。**王雨三**认为："胃火太盛，则食物易消，故食后即饥。"[4] 又曰："右关脉洪数者，用泻胃散。"[4] "汗多口渴。胃火内燃，津液外越，见身热口渴之证。脉右关沉实且滑者，用调胃承气汤。"[4]

引用文献

［1］曹炳章.彩图辨舌指南［M］.南京：江苏人民出版社，1962：卷二8，27，30.

［2］吴鞠通.温病条辨［M］.福州：福建科学技术出版社，2010：72.

［3］俞根初等.重订通俗伤寒论［M］.上海：上海科学技术出版社，1959：185，473.

［4］王雨三.治病法轨［M］.北京：学苑出版社，2015：161，145.

十五、气液虚闭候

气液虚闭候系气液不足兼上焦气机闭塞之候，由热病伤耗气液，或素禀气液不足，内火偏胜，阳邪蒙闭上焦气分，气机猝然闭塞，而成闭厥之证，其病机为本虚标实。

诊断

病名：［中医］气虚中暑，肺热痹，阴火，煎厥。［西医］中暑，急性左心衰竭。

证名：肺胃风热证，**心肺虚火证**。

病位：肺胃，心肺。

病因：风热，虚火。

病机状态：虚闭。气液不足，阳邪猝然郁闭上焦气机，而成清气由郁而闭的气分实证，同时有气液不足之气虚并存，为本虚标实之候。

1.清气闭厥候－气机不降＋津液消灼＋气虚不充

2.津液消灼————————→气虚不充

＋

气机闭塞————→气机不宣

图2-6-108 气液虚闭候病机结构式示意图

病形：虚闭；   **病层：**里；   **病态：**静中动；

病性：阳；   **病质：**虚中实；   **病势：**浅，重，急。

证象组合：液灼＋气虚＋气郁＋气闭

主症：【津液消灼】症象：①灼热。②口渴饮水。③小便全无。④身热自汗。舌象：舌白干刺。脉象：脉浮数。

      【气机闭塞】症象：①昏迷不省。②奄奄一息。③耳目如废。

副症：【气机不宣】症象：胸闷太息。舌象：舌白。

宾症：【气虚失充】症象：①昏昧。②心中愦愦。脉象：脉濡。

临床以闭厥症象显明，但必须有津液消灼与气虚症象同见，方为本候确证。

鉴别诊断

气液虚闭候－气机闭塞＋神志蒙闭＋津气蕴炽＝**津气虚闭候**

└─－气虚不充－津液消灼＋气机不降＝**清气闭厥候**

    └─－气机闭塞＋阳气闭塞＝**清阳闭厥候**

图2-6-109 气液虚闭候鉴别式示意图

气液虚闭候系气液两虚而上焦气机闭塞之候；而津气虚闭候则系气液两伤而热盛神闭之候；清气闭厥候虽亦有上焦气机闭塞，但气液未伤，无热伤气液之象；而清阳闭厥候则系阳气闭塞之候。各自不同。

传变预测

气液虚闭候＋气机冲逆＋神志昏蒙＋阳气不行＋气虚脱绝→**清气厥脱候**

└─－津液消灼＋津液枯涸＋津液脱竭＋气虚脱绝＋神气散脱→**气液脱绝候**

└─－气机闭塞＋津液枯涸＋神气不振＋经脉失养→**气液消涸候**

    ├─＋气机不利→**气液虚滞候**

    └─＋气机冲逆→**气液虚逆候**

图2-6-110 气液虚闭候传变式示意图

气液虚闭候虚实夹杂，救治不当，热闭神明，气虚渐脱，可转为清气厥脱候，内闭外脱，措手不及；或实火已除，正气不支，亦可转为气液脱绝候而不救。如救治得当，气闭已开而气机不顺，或上冲而成气液虚逆候，或内滞而成气液虚滞候；或闭开气顺，气液伤残，亦可转成气液消涸候。

辨证

定位：肺胃：灼热，口渴饮水，小便全无；心肺：昏愦，心中愦愦。

定性：风热：灼热口渴。虚火：身热自汗，口吐血沫。

定量：①轻：心中愦愦，耳目如废，身热自汗。②中：昏昧，灼热无汗。③重：神识昏迷，奄奄一息，热炽无尿。

论治：当以滋补气液为主，以固其本，兼清降火热，以开其闭，标本兼顾，虚实同治，以防脱之变。

1.随机立法：气液虚闭候，其病机为元气津液两虚，阳邪猝闭上焦，气机骤然闭塞，正虚邪实，正不胜邪，最易厥脱，故其治则当益气养液以固其本，兼轻清宣降以开其闭，虚实兼顾。

2.随位立法：病关肺胃者，以清养气液，宣降气机为主，以解上焦窒塞之邪；病关心肺者，以补养气液为主，兼降其阳火。

3.随因立法：因于风热者，轻清宣降；因于虚火者，补养寓以清降。

4.随症立法：胸闷太息者，宜轻清之药以解上焦窒塞之邪，如杏仁、紫菀、通草、枇杷叶之类；灼热口渴者，宜酸甘化阴以生津敛液，如麦冬、五味子、天冬、石斛之类。

方证：黄芪人参汤证、清暑益气汤加减证。

考证：气液虚闭候，气机郁闭兼气液两虚之候。通称：热炽津枯，上焦郁闭。

俞根初说："因于元气虚衰，不能收摄阴火，而昏昧卒仆发厥，脉软数者，宜黄芪人参汤。"[1]

如**张锡纯**治伤寒挟痰，清解愈后，隔两日陡然反复，痰涎壅盛，连连咳吐不竭，精神恍惚，语言错乱，身体颤动，脉平和，微嫌胃气不甚畅舒。因过戒饮食而复也，勿药，饱食即愈[2]。又如**龙范之**治盛夏贩货，负重太多，行至中途，猝然倒卧，身热自汗，耳目如废，心中愦愦，口吐血沫，此煎厥症也。因负重远行，汗出表疏，外热煎迫，气不相续所致。拟用东垣清暑益气加减，二剂效[3]。

编者按：气液虚闭候，因肺胃风热，或延误、误治，导致肺气心液不足，虚火内动，若更受暑热，内外之火合煎，则气机猝闭，昏昧猝仆而发厥，非实邪闭厥可比。不可行香开苦泄，更伤其气，当补肺气，滋心液，略佐以清降，气液得回，其闭自开。

引用文献

[1] 俞根初等.重订通俗伤寒论 [M].上海：上海科学技术出版社，1959：436.

[2] 何廉臣.重印全国名医验案类编 [M].上海：上海科学技术出版社，1959：83.

[3] 萧龙友等.现代医案选 [M].北京：人民卫生出版社，1960：27.

十六、气液不固候

气液不固候为气虚不能固摄津液之证。系五脏气虚不能收摄五液，以致五液易泄于外。

诊断

病名：[中医] 小儿暑热症，飧泄，久泻，五更泻，消渴，多尿，膏淋，肾消，自汗，盗汗，乳泣，漏乳，带下。[西医] 神经官能症，植物神经紊乱，精神性多尿症，尿崩症，糖尿病，慢性前列腺炎。

证名：肺脾气虚证，肺肾气虚证，**心脾气虚证**，肝脾气虚证，脾肾气虚证，**脾胃阴虚证，肾胃阴虚证**，肺胃燥热证，肝肺瘀热证。

病位：肺胃，肺脾，脾胃，心脾，肝脾，肝肺，肺肾，脾肾，肾胃。

病因：气虚，阴虚，燥热，瘀热。

病机状态：虚滑。由五脏气虚不足，无力固摄五液，以致五液易泄难禁，渐致气液两虚，神气不振。

1.津气不固候－气机下陷＋津液消灼

2.气虚不充──→津液消灼──→神气不振

↓

津液不固──→津液消灼

图2-6-111　气液不固候病机结构式示意图

病形： 虚滑；   **病层：** 里；   **病态：** 静中动；

病性： 阴；   **病质：** 虚；   **病势：** 浅，轻，缓。

证象组合： 气虚＋液滑＋液灼＋神弱

主症： 【气虚失充】**症象：** ①倦怠。②少气。③乏力。**脉象：** 脉沉细弱。

    【津液不固】**症象：** ①小便不禁。②咳则尿出。③惊恐遗尿。④汗出淋漓。⑤唾吐涎沫。

副症： 【津液消灼】**症象：** ①口渴引饮。②唇干鼻燥。③肌热无汗。④心烦躁扰。**舌象：** 舌红而少津。

宾症： 【神气不振】**症象：** ①神衰懒散。②昏沉欲睡。

临床以五液不禁症象显见，但须有气虚与液灼之症象同见，方为本候。

鉴别诊断

气液不固候＋气机下陷－津液消灼＝**津气不固候**

    ├─ －津液不固－津液消灼＋腠理不实＋经脉不荣＝**卫气不振候**

    └─ ＋络脉不荣＝**肾气不充候**

图2-6-112　气液不固候鉴别式示意图

气液不固候系气虚不能固摄五液，以致易泄难禁之证；津气不固候为气虚不能提摄津液，而下行滑脱之证；卫气不振候则系表虚，腠理不实之证；肾气不充候为肾气不足之证，非滑脱之例。

传变预测

气液不固候－津液不固－津液消灼＋腠理不实＋经脉不荣→**卫气不振候**

    ├─ ＋络脉不荣→**肾气不充候**

    │   └─ ＋阳气不振＋阴精不固＋清空失养→**肾阳不振候**

    └─ －津液不固＋水谷不分＋清空失养→**脾气不健候**

图2-6-113　气液不固候传变式示意图

气液不固候经久不愈，可转成脏腑虚证，或汗出过多，表分不实，转成卫气不振候；或尿液过频，渐成肾气不充候，甚则为肾气不振候；或唾液过多，转成脾气不健候。均已伤及内脏。

辨证

定位： 心脾：惊恐遗尿；肺脾：汗出淋漓，动作多汗，久痢不止；脾胃：口吐涎沫；肺肾：小便不禁，咳则尿出；肝肾：产后尿出无时。

定性： 气虚：倦怠懒散，少气懒言，声低息短，舌淡苔少，脉虚细；阴虚：心烦，口干咽燥，午后入夜五心烦热，舌红苔净，脉弦细数。

定量： ①轻：动作多汗，尿出无时。②中：汗出淋漓，咳则尿出。③重：汗出昏倒，小便不禁，遗尿。

论治： 当大补五脏之气，以收摄五脏之液，温补与收敛同用，标本同治，可渐收效。

1. **随机立法：** 气液不固候系气虚不能固摄五液，以致五液易泄难禁，故其治则当以大补脏腑之气为主，兼以收摄固敛，标本同治，可渐收效。若任补益，不加收敛，或仅与收敛而不补其虚，均难奏效。

2. **随位立法：** 病关心肝，补气宜兼养其血；病关肺脾，大补其气即可；病关脾胃，益气更当温中；病关于肾，仍当养阴。

3. **随因立法：** 病属气虚，补气自是正法，然气虚之体，往往极易藏奸，大虚微邪自难避免，故当详察有无挟邪，于补益之中兼以除邪，应不致补而留邪。挟燥热者，当兼以清热生津滋液以解之；挟瘀热者，当活血清瘀以除之。

4. **随症立法：** 收汗液常用麻黄根、浮小麦、糯稻根之类；收尿液常用桑螵蛸、益智仁、补骨脂、沙苑子之类；收唾液常用益智仁。

方证： 固脬汤证、桑螵蛸散证、加减牡蛎散证、理脾涤饮方证、归脾汤证、补中益气汤合缩泉丸证、补脬饮证、脬损饮证、解渴缩尿饮证、加味缩尿丸证、尿崩汤证。

考证： 气液不固候，气虚不能固摄五液，通称：暑热伤津，燥热伤津，津伤液耗。

林珮琴说："有因恐惧辄遗者，此心气不足，下及肝肾而然，宜归脾汤或五君子煎。"[1]"产后小便不禁，或脬损，固脬丸、八珍汤，补脬饮加参、术，或猪羊脬煎。俟饥时大剂饮之，令气血骤长，迟则难效。产育不顺，致伤膀胱，或收生不谨，损破尿脬，皆能致小水失禁也。或由膀胱气虚，加味补中汤。"[1]

王雨三说："小便不禁之症……二、气虚。肺主气，为肾之母。肺气虚弱，则母不生子而肾亦虚，且气虚必下陷，而无升提之力，右手脉必沉细，宜用补中益气汤吞缩泉丸。三、风邪：风善行而性速，可以激水扬波者也。膀胱受风邪以鼓荡之，则水气激扬，不能留存于膀胱，且溺孔不能闭，犹太阳经伤风必多汗……左脉浮弦者是也，用消风散除藿、朴加芪、术煎汤，吞缩泉丸……五、膀胱不约……其津液不藏而遗溺者，皆由气阴交亏，而失固摄之权，左脉虚弱者是也，宜用桑螵蛸散与缩泉丸并服之。"[2]

邓铁涛说："汗出而兼有心悸，两手寸脉细弱，其自汗之因于心虚者可见。《证治汇补》亦谓：'心虚自汗，怔忡恍惚。'前服玉屏风散合牡蛎散加减未能取效，皆因未有注意特殊规律，进一步辨别汗出之液是属何经何脏之故。今改用甘麦大枣汤合参、芪、糯稻根、白芍等有效，是取甘麦大枣补虚养心，参、芪益气固表，糯根、白芍敛阴止汗。其治刚用药，与单纯阳虚表不固者之自汗用玉屏风散有别。"[3]

叶孝礼说："由于小儿肠胃嫩弱，在外因作用下极易引起脾胃功能失调而发病。暴泻伤阴，久泻伤阳……若阴津亏损，阴伤及阳，阳气亦陷，可迅速出现阴竭阳绝的阴阳俱伤证候。这种因津液亏损引起的伤阴伤阳的证候，现在认为与腹泻引起水分及电解质损失所呈现的脱水、酸中毒、循环障碍有密切关系。"[4]

编者按：气液不固候，为心脾气虚，或脾胃气液两虚，气虚无力固摄，津液滑泄不禁之证。如黄文东说："病起于胃火偏旺，肺胃之阴俱伤，肾虚不能摄纳，以致多饮多尿。又因脾不健运，以致形瘦神疲。"[5]其见症以津液不固之症象显明，但必兼见脾胃气液两伤之脉症，并以之为主。高哲睿说："根据张凤逵'暑病首用辛凉，继用甘寒，再用酸泄酸敛'之暑病治则而订。小儿夏季热，病起初夏，与暑热熏蒸关系密切，热邪羁留，津液枯焦……此时若专恃养阴生津，恐小便频频，气化不利而缓不济急，故亟须酸甘敛阴之法为治。"[6]

引用文献

［1］林珮琴.类证治裁［M］.北京：中国中医药出版社，1997：486，487.

［2］王雨三.治病法轨［M］.北京：学苑出版社，2015：170，171，

［3］邓铁涛.汗证（植物神经功能紊乱）［J］.新中医，1977，（4）：26.

［4］叶孝礼.婴幼儿泄泻的中医治疗探讨［J］.中医杂志，1981，（1）：18.

［5］广州中医学院《新中医》编辑室.老中医医案医话选［M］.广州：广州中医学院，1977：88.

［6］高哲睿.小儿夏季热治疗四法［J］.新中医，1981，（4）：31.

第三节　气血病候

气血同病证候，以里证为主，但亦有兼表之证，而阴、阳、虚、实悉具。实证以阳证为多，虚证以阴证为多。实证以气血郁滞候为基本结构，以"气滞＋血滞"为基础结构形式；虚证以气血失养候为基本结构，以"气虚＋血虚"为基础结构形式；阳证以气血蕴蒸候为基本结构，以"气热＋血热"为基础结构形式；阴证一般以气血郁遏候为基本结构，以"气郁＋血瘀"为基础结构形式，尚存在气机不和等变化。

表2-6-2　气血诸候系统表

性质	病态	候名	主证	副证	宾证
实	阴 郁滞	气血郁滞候	气机不利	血滞不行	阳气不和
		气血郁遏候	腠理不宣 气机不利	血滞不行	阳气不和 清空不宣
		气血怫郁候	腠理不宣 阳气怫郁 络血妄行	气机不宣 气机不降	清空不宣
	郁逆	气血郁逆候	气机冲逆 络瘀血溢	气机不利	血滞不行
	郁结	气血瘀结候	气机郁结 血滞瘀结	气机不利	阳气不和
	阳 郁蒸	气血郁蒸候	腠理不宣 津气蕴蒸 血热蕴蒸	清空不宣	津液消灼
	郁炽	气血郁炽候	腠理不宣 津气蕴炽 血热蕴炽	津液消灼	清空不宣
	蕴蒸	气血蕴蒸候	津气蕴蒸 血热蕴蒸	津液消灼	清窍不利
		气血蕴炽候	津气蕴炽 血热蕴蒸	气机不利 气机不宣	气机不降
	蕴灼	气血两燔候	津气蕴灼 血热蕴炽	津液消灼	神志昏蒙

性质	病态	候名	主证	副证	宾证
实	阳	蕴炽 气血蒸炽候	津气蕴炽 血热蕴炽	津液消灼 络血妄行	神志昏蒙 阳气不行
		蕴结 气血燥结候	津气蕴炽 血热蕴炽	气机郁结 津液消灼	神志昏蒙 阳气不行
		蕴炽 气血煎迫候	津气蕴炽 血热蕴炽	热迫津泄 络血妄行	神志昏蒙 阳气不行 气机不利
		闭厥 气血炽闭候	津气蕴炽 血热蕴炽	神志蒙闭 络脉不和	津液消灼 阳气不行
		闭脱 气血闭脱候	津气蕴炽 血热蕴炽	神志蒙闭 气虚脱绝	络脉不和 阳气不行
虚	虚	虚弱 气血失养候	气虚失养 血虚失荣	神气不振 清空失养	络脉不荣 经脉不荣
	夹实	虚滞 气血失调候	气虚失养 血虚失荣	气机不利 血滞不行	络脉不和 经脉不和 阳气不和
		虚结 气血虚结候	血滞瘀结 气机郁结	气虚失养 血虚失荣	阳气不和
		虚郁 气血虚郁候	腠理不宣 气虚失荣 血虚失荣	清空不宣	经气不宣 神气不振
		虚蒸 气血虚蒸候	气虚失养 血虚失荣 津气蕴蒸	神气不振	津液消灼
		虚炽 气血虚炽候	气虚失养 血虚失荣 津气蕴炽	神志昏蒙	津液消灼
	纯虚	虚滑 **气虚失摄候**	气虚失充 络血不固	血虚失荣	神气不振
		血虚阳浮候	血虚失荣 阳气浮越	气虚失养 络脉不和	神气不振
		厥脱 气血厥脱候	血虚失荣 阳气浮越	气虚失养 神气不振	气虚脱绝
		虚脱 气血脱绝候	络血不固	气虚脱绝	神气散脱

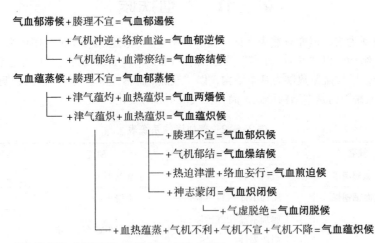

气血郁滞候+腠理不宣=气血郁遏候
　　└─+气机冲逆+络瘀血溢=气血郁逆候
　　└─+气机郁结+血滞瘀结=气血瘀结候
气血蕴蒸候+腠理不宣=气血郁蒸候
　　└─+津气蕴灼+血热蕴炽=气血两燔候
　　└─+津气蕴炽+血热蕴炽=气血蕴炽候
　　　　　　└─+腠理不宣=气血郁炽候
　　　　　　└─+气机郁结=气血燥结候
　　　　　　└─+热迫津泄+络血妄行=气血煎迫候
　　　　　　└─+神志蒙闭=气血炽闭候
　　　　　　　　　└─+气虚脱绝=气血闭脱候
　　└─+血热蕴蒸+气机不利+气机不宣+气机不降=气血蕴炽候
气血失养候+气机不利+血滞不行=气血失调候
　　└─+气机郁结+血滞瘀结=气血虚结候
　　└─+腠理不宣=气血虚郁候
　　└─+津气蕴蒸=气血虚蒸候
　　└─+津气蕴炽=气血虚炽候
　　└─+络血不固=气虚失摄候
　　　　└─+气虚脱绝+神气散脱=气血脱绝候
　　└─+阳气浮越+气虚失养+神气不振+络脉不和=血虚阳浮候
　　　　└─+气虚脱绝=气血厥脱候
气血怫郁候=腠理不宣+阳气怫郁+络血妄行+气机不宣降

图2-6-114　气血诸候结构图

一、气血郁滞候

气血郁滞候系气滞血瘀之轻证，或由气机郁滞，久则滞及血络，或因血瘀阻滞气机，而成气血同滞之实证。

诊断

病名：［中医］腹痛，瘀痛，血气痛，脾胀，郁痧，经期发热，血渴，久泻，不寐，痛经，经闭，难产，恶露不行，崩漏，赤白带下，不孕，不育，儿枕痛，小儿疳积。［西医］肝性腹胀，小儿肠套迭，血卟啉病，痛经，闭经，慢性盆腔炎，子宫内膜异位症，异位妊娠，不孕症，性功能障碍，海绵状血管瘤。

证名：肝胆气瘀证，肝脾气瘀证，肝肾气瘀证，肝肾寒瘀证，**肝肺寒瘀证，心肺瘀热证，肝肾瘀热证，肝脾瘀热证，肝胃气痰证，肝脾寒湿证。

病位：心肺，肝肺，肝胃，肝脾，肝肾，肝胆。

病因：气瘀，瘀热，寒瘀，气痰，寒湿。

病机状态：郁滞。或由气机郁滞，久滞不解，滞及血络，血行亦随之瘀滞，或先由血行瘀滞，阻碍气机，致气机不利，而成气血同滞之实证。

病机结构式：1.肝络失宣候－络脉不利

2.气机不利⟷血滞不行⟷阳气不和

病形：郁滞；　　**病层：**里；　　**病态：**静；

病性：阴；　　**病质：**实；　　**病势：**深，轻，缓。

证象组合：气滞＋血滞＋阳郁

主症：【气机不利】症象：①脘痛串胁。②胸满胁痛。③便溏不爽。④腹满。**舌象：**唇痿舌青。

副症：【血滞不行】症象：①胀痛刺痛不移。②经前少腹胀痛。③经血不利。④产后腹痛，恶露不下。**舌象：**舌紫暗。**脉象：**脉涩。

宾症：【阳气不和】症象：①肢厥。②寒热如疟，至夜尤甚。③痛甚昏厥。④口燥但欲漱水不欲饮。

临床以气血郁滞，不行不利之症象显见，但必须与痛定不移等血滞症象同见，方可确诊。

鉴别诊断

气血郁滞候＋络脉不利＝**肝络失宣候**
　├─＋络瘀血溢＋气机不宣降－气机不利－阳气不和＝**肺络失宣候**
　├─ 血滞不行－阳气不和＝**胃络失和候**
　└─＋血虚失养－气机不利－血滞不行＝**肝络失和候**

图2-6-115　气血郁滞候鉴别式示意图

气血郁滞候为气滞血瘀之初起轻证，尚未深入脏腑之络脉，故与肝络失宣候、肺络失宣候、胃络失和候、肝络失和候有浅深之别。

传变预测

气血郁滞候＋气机冲逆＋络瘀血溢→**气血郁逆候**
　├─＋气机郁结－血滞不行＋血滞瘀结→**气血瘀结候**
　├─＋络脉不利＋络瘀血溢＋气机不宣降－气机不利－阳气不和→**肺络失宣候**
　　├─－血滞不行－阳气不和→**胃络失和候**
　　└─＋血虚失养－气机不利－血滞不行→**肝络失和候**

图2-6-116　气血郁滞候传变式示意图

气血郁滞候失于疏利，或滞郁不解，转为冲逆血溢之气血郁逆候，或转深内结，转为气血瘀结候；如疏利不尽，留滞脏腑之络中，可转成肺络失宣候、胃络失和候、肝络失和候等。

辨证

定位：心肺：胸闷，胸痛，唇痿舌青；肝：胁痛，少腹痛；胆：右胁痛，寒热似疟，胸满；胃：中脘胀痛；脾：脘痛串胁，腹痛烦满，肢厥；肾：小腹胀痛。

定性：气瘀：气窜胀痛；瘀热：刺痛，胀痛，呆痛不移；寒瘀：经色紫黑。

定量：①轻：窜痛，经色紫黑。②中：呆痛不移，经行涩少。③重：痛甚昏厥，闭经不行。

论治：当以疏利气机为主，兼以活血行血，气血同治，方可奏效。

1．随机立法：气血郁滞病病机为气滞血瘀，血瘀由于气滞，且气为血帅，气行则血行，故其治则应以疏利气机为主，兼以活血行瘀，不可纯用血药，宜气血同治。

2．随位立法：心肺郁滞，宜宣降肺气为主，兼以开心窍，通心气，活心血；肝脾郁滞，宜疏肝利脾；肝胆郁滞，宜疏肝利胆；肝胃郁滞，宜疏肝和胃；肝肾郁滞，宜疏肝利肾。气血郁滞，病关乎肝者居多，肝主藏血，肝气易郁，肝郁气滞，则多致血瘀不行，故疏利肝气，适足以助血行瘀去。

3．随因立法：气瘀因于气滞，宜疏利气机之郁滞；瘀热宜清热凉血，凉而行之；寒瘀，瘀因于寒，宜温而行之。

4．随症立法：上部胀痛甚者，宜轻剂如郁金、桔梗、川芎之类；中部胀痛，宜香附、厚朴、枳实、木香之类；下部胀痛，宜乌药、延胡索、莪术、橘核、荔枝核、山楂炭之类。

方证：和血逐邪汤证、疏肝理气饮证、清肝活络汤证、膈下逐瘀汤证、泽兰汤证、疏肝解郁汤证、黑神散证、红花当归散证、琥珀散证、五积散加减证、和营调经法证、理气去瘀法证、丹参泽兰汤加减证、五枝松针汤证、红花当归散证。

考证：气血郁滞候，血瘀而滞气，气血同病者，通称：蓄血，血气痛，肝气郁滞，肝气郁结。

《灵枢·大惑论》 云："卫气不得入于阴，常留于阳。留于阳则阳气满，阳气满则阳跷盛，不得入于阴则阴气虚，故目不瞑矣"。**仲景** 曰："病人胸满，唇痿舌青，口燥，但欲漱水不欲咽，无寒热，脉微大来迟，腹不满，其人言我满，为有瘀血。"（《金匮要略·惊悸吐衄下血胸满瘀血病脉证治》）"产后腹痛，烦满不得卧，枳实芍药散主之。"（《金匮要略·妇人产后病脉证治》）"带下经水不利，少腹满痛，经一月再见者，土瓜根散主之。"（《金匮要略·妇人杂病脉证并治》）

林珮琴 说："如吐衄停瘀，属上部，必漱水不欲咽。"[1] **俞根初** 说："初病气郁，久必络瘀，甚则累及阳维，皆能酿变疟疾，发作有时，胸满胁痛，至夜尤甚，少腹胀满，便溏不爽，舌色紫暗而润，或舌边紫而苔糙白，脉左弦而涩，弦为气郁，涩则血结，此络瘀在肝，肝病善作寒热也。初与清肝达郁汤疏其气，继以小柴胡汤通其瘀，气血调畅，寒热自除，终以四物绛覆汤养血濡络以善后。"[2] **何廉臣** 说："蓄血在中焦者，属脾络，证必脘痛串胁，脉涩，肢厥，痛在左胁者居多，故名脾胀，和血逐邪汤甚效，五枝松针汤亦验，重则加《金匮》鳖甲煎丸12~15g，或加宽膨散（叶氏验方）3g，奏效最捷。"[2]

唐容川 说："瘀血在里则口渴，所以然者，血与气本不相离，内有瘀血，故气不得通，不能载水津上升，是以发渴，名曰血渴，瘀血去则不渴矣。"[3] **颜德馨** 说："失眠原因虽多，但基本均系阳不入阴，心肾不交所引起。前医重以养血安神罔效。《医林改错》指出：'夜不能睡，用安神养血药治之不效者，此方若神。'该患者面部色素沉着，舌紫，脉细涩，皆为瘀滞窍络之征。此方调畅气血，祛瘀生新，即'衡法'之治，加磁朱丸，相得益彰。此方启示对色素沉着亦有效果，用之多有验者。"[4]

钟华 等治血卟啉病，右上腹疼痛，疼痛时非常剧烈，多呈间歇性，夜间尤甚。治则：理气开郁，活血逐瘀。处方：膈下逐瘀汤。气滞血瘀是阻塞脏腑不通，而致"不通则痛"。刺痛定着不移，是血瘀偏重之证。脉弦涩，皆为肝郁气滞血瘀之象。痛有常处而不移动者，死血也。祖国医学认为："六腑以通为用"，"血气疏通，通则不痛"。[5]

编者按：气血郁滞候，肝气郁滞，疏泄失职，或肝郁血瘀，阻滞于脾，或肝之寒瘀，上犯于肺，或肾失气化，或瘀热郁滞心肺，致血瘀气滞不行，气瘀交阻。临床以心肝脾肾气郁与血瘀之脉症为主。治则当行气活血，清热祛瘀。**沈又彭** 云："后人但知彼血枯为血虚，而不知血得热则瘀，反用温补，岂能愈此血枯之病？"[6]

引用文献

［1］林珮琴.中华医书集成·类证治裁［M］.北京：中医古籍出版社，1999：317.

［2］俞根初等.重订通俗伤寒论［M］.上海：上海科学技术出版社，1959：224，444.

［3］唐宗海.中华医书集成·血证论［M］.北京：中医古籍出版社，1999：45.

［4］胡泉林，王宇峰.颜德馨医案医话集［M］.北京：中国中医药出版社，2010：28.

［5］钟华，庞世模.应用"膈下逐瘀汤"治疗血卟啉病［J］.新中医，1976，（4）：35.

［6］沈又彭.沈氏女科辑要［M］.南京：江苏科学技术出版社，1983：12.

二、气血郁遏候

气血郁遏候为气滞血瘀，兼外邪郁表之证，系气血表里同病，为宿病新邪合病之证。故其治则应表里同治，新旧兼顾，还当气血互利。

诊断

病名：［**中医**］阳郁外感，产后伤寒，经期伤寒，伤寒挟瘀，温热挟瘀，暑热挟瘀，产后伤暑，热入血室。［**西医**］产后感冒，恶露不下。

证名：肝肺风寒证，肺胃风热证，心肝风暑证。

病位：肺胃，肝肺，心肝。

病因：风寒，风热，风暑。

病机状态：郁滞。素有宿疾，气滞血瘀，更感外邪，郁遏于表，外则腠理不宣，表邪不解，内则气血郁滞，里分阳气不和，而成表里、气血同病之候。

1.气血郁滞候＋腠理不宣＋清空不宣

2.腠理不宣————————→清空不宣

＋

气机不利——→血滞不行——→阳气不和

图2-6-117　气血郁遏候病机结构式示意图

病形：郁滞（表郁里滞）；　　**病层：**表兼里；　　**病态：**静；

病性：阴；　　　　　　　　　**病质：**实；　　　　**病势：**深，轻，缓。

证象组合：表郁＋气滞＋血瘀

主症：【**腠理不宣**】**症象：**①发热恶寒，日轻夜重。②无汗。

　　　　【**气机不利**】**症象：**①胸胁串痛。②烦闷。

副症：【**血滞不行**】**症象：**①腹有痛处不移。②少腹痛甚，手不可按。③胸胁刺痛。④面紫，渗血。⑤舌抵齿不收。⑥恶露不下。**舌象：**①舌紫暗。②舌青紫。**脉象：**①脉左紧涩。②脉芤。

　　　　【**阳气不和**】**症象：**①寒热似疟。②烦渴。③入夜谵语。**脉象：**脉右沉弦。

宾症：【**清空不宣**】**症象：**头痛。

临床所见以表证明显，但必须见有气滞、血瘀等症象，方可确诊为本候，不然，当属其他表证。

鉴别诊断

气血郁遏候－气机不利＋气机不宣降－血滞不行＋络血妄行－阳气不和＋阳气怫郁＝**气血怫郁候**

　　└──－血滞不行＋气机不宣降－阳气不和＋阳气不宣＝**清阳郁滞候**

图2-6-118　气血郁遏候鉴别式示意图

气血郁遏候系气血郁滞兼表郁不宣之证；而气血怫郁候则系表郁气滞，阳气怫郁血络，致络血外溢之证；清阳郁滞候则为清阳郁遏，表郁气滞之候。后二者均无血瘀之象。

传变预测

气血郁遏候－腠理不宣－清空不宣→**气血郁滞候**

　　└──－气机不利＋气机不宣降－血滞不行＋络血妄行－阳气不和＋阳气怫郁→**气血怫郁候**

图2-6-119　气血郁遏候传变式示意图

气血郁遏候若经治疗，表郁易解，郁滞难除，表解后即可转为气血郁滞候；如有失误，表郁不解，阳气怫郁于血络，络血妄行，则可转为气血怫郁候。

辨证

定位：肺：恶寒发热，胸痛；肝：寒热往来，胁痛，少腹痛，入夜谵语；胃：烦渴，壮热，多汗；心：心烦，口渴，多汗，尿赤。

定性：风寒：寒重热轻，不渴；风热：热重寒轻，口渴引饮；风暑：壮热大汗，烦渴引饮。

定量：①轻：恶风发热，胸胁串痛，舌紫暗，脉沉弦。②中：恶寒发热，腹痛不移，入夜热炽，舌深紫赤，脉紧涩。③重：寒热往来，少腹痛不可按，入夜谵语，舌青紫，脉芤涩。

论治：以通阳为主，阳气得以宣通，内可以通调气血，外可以宣达表邪，实为标本兼顾之法。

1.随机立法：气血郁遏候病机为气滞血瘀兼外邪郁遏于表，故其治则当于宣散解表之外，兼以疏利气机，祛瘀活血。表里气血同治，重在通阳宣表，阳气宣通则表邪可解，气利瘀行。

2.**随位立法**：病关肝肺，于肝宜疏肝气、行血和络，于肺宜宣肺气、开腠达邪，视其所偏，法亦当有所偏重。涉于胃者，宜兼和胃；涉及于心者，宜兼清心降火。

3.**随因立法**：外感风寒，当辛温通阳宣表，疏风散寒；外感风热，当辛凉疏风散热；外感风暑，则当散暑清热。

4.**随症立法**：里证胀痛甚者，以疏通气血为主，如全当归、酒炒荆芥、川芎、五灵脂、莪术、天台乌药、延胡索、丹参、山楂炭、漆渣、乳香、没药、益母草、童便、香附之类；瘀血不下者，势急可用五仁橘皮汤合代抵当汤，重则桃仁承气汤逐之。

方证：桂枝桃仁汤证、香苏葱豉汤去香附加枳芎归须证、二香饮加味证、加减小柴胡汤证。

考证：气血郁遏候，卫阳郁滞，兼气滞血瘀者，通称：伤寒挟瘀，温病挟瘀，风热挟瘀，热结血室，阳郁外感。

吴坤安说："妇人伤寒，当经水适来适断之时，热邪乘虚而入血室，其证昼日明了，夜则谵语，如见鬼状。若发热恶寒，日轻夜重，小腹胀满者，血为热瘀也，当用柴、芩、紫苏、荆芥、当归、川芎、益母草、香附、楂肉、丹参、丹皮等和血散邪药，下咽即得汗而解。有汗者为表虚，前方去紫苏加桂枝和解之。寒热如疟者，前方亦加桂枝和解之。若厥而下利者，此非热邪，乃为寒邪所袭也，前方去黄芩加桂枝、干姜温散之。烦渴者属里热，去紫苏、香附加黑栀子清之。若小腹硬满作痛，当以逐瘀为急，前方去紫苏加桃仁、红花、延胡、牛膝等，攻以行之。"[1]

俞根初说："内伤血郁，外感风寒……头痛身热，恶寒烦渴，胸胁串痛，腹有痛处不移，或少腹痛甚，手不可按……舌色紫暗，扪之滑润，或深紫而赤，甚或青紫。脉左紧而涩，右多沉弦，总宜弦强，最忌细涩……活血解表为先，轻则香苏葱豉汤去香附加枳、芎、归须，重则桂枝桃仁汤加味；次下瘀血，轻则五仁橘皮汤合代抵当丸，重则桃仁承气汤，俟瘀降便黑，痛热轻减者，可用四物绛覆汤滋血活络以善后，或用新加酒沥汤滋阴调气以芟根。"[2]"若少腹痛剧，寒热如疟，夜则谵语，如见鬼者，热结血室也，加减小柴胡汤以去邪通络。"[2] **何廉臣说**："若温热伏邪夹瘀，初起一二日，病之表证悉具，而脉或芤或涩，颇类阳症阴脉，但须细询其胸腹胁肋四肢，有痛不可按而拒手者，即为瘀血，确知其非阳症见阴脉，则是表症见里脉矣。治法必兼消瘀，如红花、桃仁、归尾、赤芍、元胡、山楂之类，量加一二味，重则加炒穿甲、酒炒活䗪虫等，则表邪易解，而芤涩之脉亦易起。若误认芤涩为阴，而投温剂，轻则变剧，重则危矣。"[2]"若旧有闪挫等伤，其胸膈胁肋间，必向有一定痛痹之处，凡感邪热内攻，冲动宿瘀，瘀血从上或从下出者，乃宿疾乘势欲除之机，慎勿止涩。如去之不快，身有结痛者，孙络之瘀行而不尽也，犹需行血和络之药，如生蒲黄、生荷叶、蜜炙延胡、生藕汁之类，加入散邪清热方中，以除其宿瘀。"[2]

编者按：气血郁遏候，或宿有肝郁瘀滞之人，或妇女适遇月经之期，或逢新产，外寒直入，郁滞肝之气血，或风暑之邪直犯心肝，郁滞气血，而成表里气血并发之证。治当宣散解表，疏利气机，祛瘀活血，总宜温通阳气为主。**张聿青说**："疏通而宣通营卫。"[3]气血亦宜温通。

引用文献

[1]吴坤安.伤寒指掌［M］.上海：上海科学技术出版社，1959：卷三9.

[2]俞根初等.重订通俗伤寒论［M］.上海：上海科学技术出版社，1959：320，321，322，327.

[3]张聿青.张聿青医案［M］.上海：上海科学技术出版社，1963：608.

三、气血怫郁候

气血怫郁候，系外感不解，阳气怫郁于血络，而成气郁血逆之证。多系外感失于宣解，阳气内郁，不得泄越，怫郁于内，扰动络血，以致血溢于外。

诊断

病名：[中医]风寒失血，风热，风温，阴阳毒，咳血，吐血，衄血，心痛，瘀血发热，久热不退，肾痈。[西医]上呼吸道感染并出血，支气管扩张。

证名：**肺卫风寒证**，肺卫风热证，**肺胃寒热证**，肺胃风暑证，肝肺郁火证，心肝郁火证，**心肝瘀热证**。

病位：肺卫，肺胃，肝肺，心肝。

病因：风寒，风热，风暑，寒热，郁火，瘀热。

病机状态：郁遏。外邪郁遏，阳气不得宣泄，怫郁于血络，以致络血逆乱，上中气机亦失其宣降之常。

1.清阳怫郁候+络血妄行

2.腠理不宣——气机不宣——清空不宣

↓　　　　　　↓

阳气怫郁　气机不降

↓

络血妄行

图2-6-120　气血怫郁候病机结构式示意图

病形：郁逆；　　**病层**：表兼里；　　**病态**：静中动；

病性：阴；　　　**病质**：实；　　　**病势**：深，轻，缓中急。

证象组合：表郁+阳郁+血溢+气郁

主症：【**腠理不宣**】**症象**：①身热形寒怕风。②无汗或汗出不透。③面目青。④身痛如被杖。**脉象**：脉浮紧。

【**阳气怫郁**】**症象**：①申酉潮热。②面色苍黑。③面赤斑斑如锦纹。④咽喉痛。**脉象**：①脉细数。②脉浮洪而数。

【**络血妄行**】**症象**：①咳血。②吐血。③衄血。④唾脓血。

副症：【**气机不宣**】**症象**：①咳嗽。②喉痒。③胸痛。④胸膈壅塞。⑤痰不易出。

【**气机不降**】**症象**：①气逆。②咳逆不已。③作呕。

宾症：【**清空不宣**】**症象**：头痛。

临床以血溢症象明显而易见，但当见有表证，尤其与阳气怫郁症象同见，方可确诊为本候，不然即是热证、阳证。

鉴别诊断

气血怫郁候–腠理不宣–清空不宣–阳气怫郁–络血妄行+络瘀血溢+气机不利、冲逆+血滞不行=**气血郁逆候**

└──+津气蕴蒸+清窍不利–络瘀血溢=**清气怫郁候**

└── –络血妄行+阳气不宣=**清阳怫郁候**

└── –气机不宣降–腠理不宣+腠理不调=**卫阳怫郁候**

图2-6-121　气血怫郁候鉴别式示意图

气血怫郁候为阳气怫郁于血络，扰动络血外溢之证；而气血郁逆候则系气滞血瘀，气逆瘀溢之候；清气怫郁候、清阳怫郁候仅有阳气怫郁，未扰血络，故无血溢之症；卫阳怫郁候阳气仅怫郁于表，纯属表证。

传变预测

气血怫郁候–阳气怫郁–络血妄行–气机不宣降+气机不利+血滞不行+阳气不和→**气血郁遏候**

└── –清空、腠理不宣→**气血郁滞候**

图2-6-122　气血怫郁候传变式示意图

气血怫郁候如宣发之中过投清凉，怫郁虽除，但气滞血瘀，必留后患，如表尚未解，则转为气血郁遏候；如表已解，可转为气血郁滞候。

辨证

定位：肺卫：表证偏重；肺胃：发热烦渴。肝心：身痛如被杖，面赤发斑如锦纹。

定性：风寒：形寒恶风无汗；风热：恶风身热，汗出不透；风暑：恶风发热，烦渴尿赤；寒热：恶寒发热，无汗烦渴，脉浮洪滑数；郁火：面赤斑斑如锦纹，咽痛，唾脓血，身痛如被杖；瘀热：入夜潮热，口干不欲饮，舌暗红，有瘀斑、瘀点。

定量：①轻：咳血，衄血。②中：吐血。③重：唾脓血。

论治：当宣发阳气之怫郁，使郁邪达表，阳气不郁，络血自宁，切不可妄投寒凉止涩，必留后患。

1.随机立法：气血怫郁候病机为表邪不解，阳气怫郁于里，扰动血络，致络血外溢，故其治则当以宣泄表郁为主，以发其怫郁，略兼宣降气机，和血宁络之品，怫郁一除，血络自宁，血溢自止。切不可见血投凉，或妄进滋腻，更郁阳气，胶滞气血，必留后患。

2.随位立法：病在肺卫，以宣肺泄卫为主；病在肺胃，以宣肺降胃为主；病在肝心，则以和肝清心为主，宁肝血而降心火。

3.随因立法：风寒，当以辛温宣散为主；风热，以辛凉疏散为主；风暑，当以散暑清暑为主；寒热，当寒温凉并用，以宣泄郁热为主；郁火，当以升发为主；瘀热，宜行气消瘀。

4.随症立法：出血甚者，可兼用止血消瘀之品，如黑荆芥、藕节、茅根、藕汁、童便之类。

方证：泄卫安营汤（加减）证、枇杷叶散证、麻黄人参芍药汤证、升麻鳖甲汤证、疏风止嗽汤加藕汁童便证。

考证：气血怫郁候，卫阳郁滞，兼阳气郁于血络而动血者，通称：失表出血，失表动血，风热动血，暑伤血络，瘀血类伤寒。

仲景曰："阳毒之为病，面赤斑斑如锦纹，咽喉痛，唾脓血。五日可治，七日不可治，升麻鳖甲汤主之。阴毒之为病，面目青，身痛如被杖，咽喉痛。五日可治，七日不可治，升麻鳖甲汤，去雄黄、蜀椒主之。"（《金匮要略·百合狐惑阴阳毒病脉证治》）

吴坤安说："若失于表散，阳气不得外泄，则逆走阳络，络血妄行，则致吐血。或由其人素有血症，寒邪犯肺而咳，震伤血络，亦致咳血。均当以清疏营卫，表散寒邪为治。古人皆以麻黄、桂枝等汤治血症是也。然未免大峻，当小其制，用羌活、苏叶、荆芥、薄荷等，以去风散寒，橘红、杏仁以降气，芍药、甘草以安营，微兼渴者，少佐黄芩以清热，则营卫之邪解散，自然嗽止身凉，血不治自止矣。"[1] **何廉臣**说："因素有血证，风寒犯肺而咳，震伤血络而上溢者，证必兼头痛身热，形寒怕风，喉痒胸痛，治宜清疏营卫，吴氏泄卫安营汤加减……庶几营卫之邪解，自然咳止身凉，血不治自止矣。或用疏风止嗽汤加藕汁、童便，亦多奏效。"[2] **董废翁**说："有一种严冬感寒，脉浮而紧，外寒束内热，阳气不得发泄，致咳嗽、吐血、衄血者（亦有不吐衄者），此麻黄症也。而其人素虚，不禁此汤峻险，又非他药可愈。宜麻黄人参芍药汤。"[3]

陆肖愚治素有脾泄之症，三月间患咳嗽吐血，痰多而咯之不易出，日晡潮热，胸膈支结，不能就枕，畏风寒。脉左寸关浮洪，右寸关滑数，两尺弱。此表邪不清，盖脾泄乃宿疾，吐血乃表气之郁矣。询之，果受风数日后而病作。用炒黑麻黄、苏叶、前胡解表为君，杏仁、苏子、陈皮利气为臣，桑皮、片芩、花粉、石膏清热为佐，甘草、桔梗散膈和中为使[4]。

章真如说："小儿瘀血发热用血府逐瘀汤，常起到立竿见影之妙。不知有多少小孩，因久热不退，经各种治疗无效，先生首先询问是否曾跌跤，用药一剂则应手而愈。即或没有跌跤，或突然受惊后发热，或无故发热，按照先生经验仍然是瘀血内阻，亦可用血府逐瘀汤治愈。先生治瘀的经验，将症状归纳为六点：（一）一、二、三天内突然高烧，但其他之热之兼证不明显；（二）夜睡时，头往上耸，或惊悸不安，并略有咳嗽；（三）烦躁不安，有时甚至角弓反张；（四）面色黄，但其他如常人；（五）指纹沉而不现；（六）热度稽留不退，用任何解热药无效者。以上症状不必悉具，凡因跌跤而引起发热，用解热药无效时，即可诊断为瘀血症。"[5]

编者按：气血怫郁候，系肺卫风寒失于表散，风寒之邪不得宣泄，或肺胃寒热延误失治，外寒不解，妄进寒凉滋补，内热不得泄越，或瘀热郁滞心肝，气郁血滞，扰动血络，而成阳气怫郁于内外之证。前两种因素，必有表寒郁遏之脉症为凭，方可行通阳发表之法，使汗泄表解，里热外达，怫郁可解，庶不复内扰血络矣。本候的发病及症状，除前面提到的上感、支扩外，还有鼻及鼻窦感染、过敏、某些急性传染病或寄生虫病，只能具体分析。

引用文献

[1] 吴坤安.伤寒指掌［M］.上海：上海科学技术出版社，1959：卷三3.

[2] 俞根初等.重订通俗伤寒论［M］.上海：上海科学技术出版社，1959：323.

[3] 高鼓峰，董废翁.医宗己任编［M］.上海：上海科学技术出版社，1959：156.

[4] 江瓘，魏之琇.名医类案（正续编）［M］.北京：中国中医药出版社，1996：335.

[5] 章真如.许寿仁先生的学术思想及其贡献［J］.新中医，1979，（5）：12.

四、气血郁逆候

气血郁逆候，为气滞血瘀而致气逆瘀溢之证。系由气血郁滞过久，郁极而暴发，逆气冲动，络瘀外溢所致，为积瘀自寻出路。

诊断

病名：[中医] 温病挟瘀，呕血，唾血，呃逆，关格，倒经，经期便血，经行吐衄，痛经，产后恶血上冲，血崩，漏血，血瘀崩漏。[西医] 肺源性心脏病，弥散性血管内凝血，胃十二指肠溃疡出血，幽门梗阻，功能失调性子宫出血，子宫内膜异位症，子宫内膜增生，输卵管妊娠。

证名：肝胃湿热证，肝胃郁火证，**肝胆气瘀证，肝肾气瘀证，肝胃气火证**，肝肾寒瘀证，心肝瘀热证，**肺胃瘀热证，肝肾瘀热证。

病位：肺胃，肝胃，心肝，肝脾，肝肾。

病因：湿热，郁火，气瘀，瘀热，寒瘀。

病机状态：郁逆。由素体气血郁滞之人，气滞血瘀既久，气机由滞而冲逆，逆气冲动血络之积瘀，以致络损瘀溢，而成气逆血溢之候。

1.气血郁滞候＋气机冲逆＋络瘀血溢

2.气机冲逆←－气机不利┐

络瘀血溢←─────血滞不行

图2-6-123 气血郁逆候病机结构式示意图

病形：郁（滞）逆；　　**病层**：里；　　**病态**：动；

病性：阴；　　　　　　**病质**：实；　　**病势**：深，重，急。

证象组合：气滞＋血滞＋气逆＋血溢

主症：【**气机冲逆**】症象：①咳嗽气逆。②呃逆。③胸中气塞。④嗳气。**脉象**：脉弦急。

【**络瘀血溢**】症象：①口鼻出血。②吐血，便血。③齿衄。④咯血紫黑，呕血紫黑。⑤痰血。⑥口中血腥。

副症：【**气机不利**】症象：①烦躁闷乱。②胸满而痛。③胸胁作痛。④痞满。⑤腹痛。

宾症：【**血滞不行**】症象：①月经不行。②胸膈胁肋有一定痛痹处。③胸胁胀刺痛。**舌象**：舌紫暗，有瘀斑、瘀点。**脉象**：①脉芤沉涩。②脉细迟。

临床以气逆瘀逆症象显明，但见血出紫黑成块，血出反适，即属瘀溢之血，但仍当有气滞血瘀之症象，则更为确切。

鉴别诊断

气血郁逆候－血滞不行－气机冲逆＋气机不宣降＋络脉不利＝**胃络不和候**

└──－气机不利＝**肺络失宣候**

　　　└──＋神志不宁＝**心络失宣候**

图2-6-124 气血郁逆候鉴别式示意图

气血郁逆候系气血郁滞既久，以致气逆瘀溢之候，血溢由于气逆冲激所致，与胃络不和候、肺络失宣候、心络失宣候的络瘀血溢不同。

传变预测

气血郁逆候－气机冲逆－络瘀血溢→**气血郁滞候**

└──＋气机郁结－血滞不行＋血滞瘀结→**气血瘀结候**

图2-6-125 气血郁逆候传变式示意图

气血郁逆候虽治得其法，逆平血止，若余瘀未净，仍可转为气血郁滞候；如过投凉涩，瘀血内蓄，气滞而结，久则可转为气血瘀结候。

辨证

定位：肺胃：胸闷胸痛，咯血，痰血，鼻衄；肝胃：脘胁胀痛，吐血呕血；心肝：胸胁串痛，咯血。

定性：郁火：烦躁闷乱；瘀热：刺痛，舌红紫；寒瘀：钝痛，形寒，舌淡紫暗；气瘀：胀痛，窜痛。

定量：①轻：鼻衄，咳逆，痞满。②中：咳血，呃逆，胀满。③重：吐血呕血，呕逆，胀痛。

论治：以疏导气瘀为主，兼降逆和络，切不可妄行止涩，更滞气血，血必不止。

1.随机立法：气血郁逆候系由气滞血瘀，以致气逆冲激血络，致络损瘀溢，故其治则应以疏利气机，消导瘀滞为主，兼以降逆和络，使郁滞宣通，则气逆自平，瘀除络宁。绝不可妄行止涩，使气愈滞，血愈瘀，虽或可暂止，终必留瘀为患。

2.随位立法：病在肺胃，宜宣降肺气，和胃降逆为主；病在肝胃，宜疏肝气，降胃火为主；病在心肝，宜宣心络，疏肝气。

3.随因立法：因于郁火冲逆者，宜宣郁降火为主；因于瘀热者，宜清降瘀热为主；因于寒瘀者，消瘀宜兼以温通阳气；因于气瘀者，宜疏利气滞，去瘀行血。

4.随症立法：呕吐瘀紫不止者，急猝难进药饵者，取热童便一碗顿服，可挫其势，消瘀止血。

方证：加味犀角地黄汤证、回澜饮证、苏子降香汤证、瘀热汤证、四生地黄汤证、红花散证、七厘散证、冬花散证、立止吐血膏证、桂枝茯苓丸合乌贼芦茹丸加味证、桂枝茯苓丸合失笑散加味证、生化汤合失笑散加减证。

考证：气血郁逆候，因气滞血瘀，气机冲逆，致络瘀外溢者，通称：气逆瘀溢，络瘀血溢，瘀血阻络。

陈士铎说："大怒吐血，色紫气逆，两胁胀满作痛，此怒气伤血……平肝止血散。"[1] **吴坤安**说："若兼胸满而痛者，血瘀于络也，当攻之，犀角、生地、归尾、桃仁、赤芍、楂肉、青皮、降香、大黄之属，行之清之。"[2] **李用粹**说："《经》云：怒则气逆，甚则呕血……若六脉弦急，血菀于上，名曰薄厥。六郁汤治之。"[3]

俞根初说："伤寒瘥后，因事触怒，相火爆发，因而余热复作，身热胸闷，心烦懊恼，气逆喘呼，甚则胁痛，呕血……脉多弦浮躁盛，或弦劲，或弦涩，或沉弦搏坚，先宜苏子降香汤加桑叶、丹皮、银柴胡、地骨皮平其气以清泄之。"[4] "大怒者，其志愤激，则气血易于奔迫而无所节制，《经》所谓怒则伤志也，脉多浮弦躁盛，症多失血，甚则痛厥，仍宜苏子降香汤加蜜炙玄胡、醋炒锦纹、盐水炒川连等以降泄之。"[4]

何秀山说："因于大怒气盛者，口中多血腥气，甚则气逆血溢，更或痰中见血，宜从气郁血瘀治，苏子降香汤调下。"[4]

何廉臣说："（衄血因于表）如表邪虽解，血尚不止者，则以止血为第一法。庶血复其道，不致奔脱，轻则四生地黄汤……最稳而效，重则犀地清络饮去桃仁，姜、蒲二汁，冲下立止吐血膏……血止之后，其离经而未吐出者，则为瘀血，必亟为清除，以免后患，故以消瘀为第二法。上焦之瘀，多属阳热，五汁一枝煎加陈酒、童便，最为轻稳，重则俞氏桃仁承气汤加减。下焦之瘀，多属阴凝，少腹逐瘀汤加减……其他广郁金、参三七、生川牛膝、醋炒生军等，皆有迅扫之功，而为去瘀之要药，均可随证酌加。"[4]

姚国美说："血来热涌，其出有声如蛙，名曰呕血。或因暴怒血随气逆，证兼胸胁作痛，宜旋覆代赭汤加香附、青黛、栀子、沉香之类平其肝气，其血自宁……唾血频频，其出无声，胸胁胀痛，嘈杂似饥，唾血有块，触事易怒者，乃肝郁生热，木土不舒，宜加味丹栀逍遥散加花蕊石、紫降香、合欢花、绿萼梅之类，以条达之。"[5]

编者按：气血郁逆候与气血怫郁候均可见以失血为主之症象，均不可妄行止涩。而二者又各有不同：前者由于气逆血瘀，其出血为络瘀血溢，系瘀血自寻出路，于病机为顺，纯属里证，故其治则不在于止血，而在于理气消瘀，气平瘀除，不止血而血自止，且无留瘀之后患；后者为表郁不解，阳气怫郁于血络，致络血妄行，于病机为逆，属表证内陷，因而其治则亦不在于止血，而在于宣发阳气，以解其怫郁，怫郁得解，血络自宁，即无妄行之患。此二候即古人所谓"见血休治血"之例。

引用文献

［1］柳长华.陈士铎医学全书［M］.北京：中国中医药出版社，1999：764.

［2］吴坤安.伤寒指掌［M］.上海：上海科学技术出版社，1959：卷三4.

［3］李用粹.证治汇补［M］.北京：中医古籍出版社，1999：131.

［4］俞根初等.重订通俗伤寒论［M］.上海：上海科学技术出版社，1959：325，345，462，463.

［5］姚国美.姚国美医学讲义合编［M］.北京：人民卫生出版社，2009：212.

五、气血瘀结候

气血瘀结候为气聚血积，结实不散之证。由气血郁滞既久，不得疏散，以致渐积渐聚，搏结不散，而成痼疾。

诊断

病名：［中医］痞证，痞气，积聚，血积，蓄血，血癥，血瘕，疝瘕，痰癖，胁痛，疟母，痃癖，疟臌，肥气，伏梁，肠覃，石瘕，少腹癖块，腹胀，气胀，鼓胀，气臌，血臌，痰臌类孕，黑疸，女劳疸，胸胁痛，产后腹痛，干血痨，痰火痨，血痹，瘀秘，瘿瘤，瘿病，石瘿，肉瘿，痰核，乳核，瘰疬，阴疽。［西医］胆石症，重型肝炎，慢性肝炎，肝硬化，肝脾肿大，肝包虫病，脂肪肝，肋软骨炎，胸腹壁血栓性静脉炎，慢性阑尾炎，喉结核，淋巴结结核，结核瘤，神经纤维瘤，寻常疣，跖疣，异位妊娠，卵巢囊肿，子宫肌瘤，乳腺纤维腺瘤，脂肪肉瘤，血管瘤，结节性甲状腺肿，甲状腺腺瘤，真性红细胞增多症，血栓闭塞性脉管炎，下肢静脉曲张，硬皮病，丝虫病。

证名：肝脾湿热证，肝脾气瘀证，肝肾寒瘀证，肝脾寒瘀证，胃肠瘀热证，肝肾瘀热证，肝肾痰瘀证，肝脾痰瘀证，肝肺痰瘀证，肝肺痰火证，脾胃湿热证，肝胆湿热证，肝肾气瘀证，心肝瘀热证，肝脾痰热证，肝肺瘀热证，脾胃痰瘀证，肺胃痰瘀证。

病位：肺胃，脾胃，胃肠，心肝，肝肺，肝脾，肝胆，肝肾。

病因： 湿热，痰瘀，瘀热，寒瘀，气瘀，痰火。

病机状态： 郁结。由气滞血瘀失于消散疏利，渐积渐聚，搏结不散，邪正混聚，正气渐衰，邪气愈盛，以致邪结大盛，正气衰竭而亡。

1.**气血郁滞候**＋气机郁结＋血滞瘀结－血滞不行

2.**气机郁结**←──→气机不利──→阳气不和

↓　　　　　　　↑

血滞瘀结 ─────────────┘

图2-6-126　气血瘀结候病机结构式示意图

病形： 郁结；　　**病层：** 里；　　**病态：** 静；

病性： 阴；　　**病质：** 实；　　**病势：** 深，重，缓。

证象组合： 气结＋血结＋气滞＋阳郁

主症：【气机郁结】症象： ①腹胀如鼓。②二便癃闭。③腹大如孕。

【血滞瘀结】症象： ①胁下痞连脐旁，痛引少腹入筋。②右胁有块坚硬，大如覆杯。③脐腹结硬坚冷。④小腹坚满。⑤月经不行。⑥结如鸡卵。

副症：【气机不利】症象： ①痛引少腹。②痞塞不舒。③胸背痛。④腹满。⑤小腹急痛。⑥胸胁痞满。⑦肠间抽疼。

宾症：【阳气不和】症象： ①寒热往来。②足冷转筋。③黄疸。④额上黑。⑤手足心热。⑥呕恶。⑦面色青黄。⑧夜热昼凉。

临床以气血郁结之痞块为主要见症，亦为诊断依据。古人常以气聚有形，气散无形，为瘕为聚；结而不散，为癥为积。本候当属于癥、积。

鉴别诊断

气血瘀结候－气机郁结＋气虚失养＋血虚失养＝**气血虚结候**

└── ＋津不化气＋气化不行＋络脉不利＝**血液郁结候**

图2-6-127　气血瘀结候鉴别式示意图

气血瘀结候系气聚瘀积的纯实证；而气血虚结候则兼气血两虚；血液郁结候兼津液郁滞，亦属纯实证。

传变预测

气血瘀结候＋津不化气＋气化不行＋络脉不利→**血液郁结候**

└── －气机郁结＋气虚失养＋血虚失养→**气血虚结候**

图2-6-128　气血瘀结候传变式示意图

气血瘀结候，气血结聚既久，津液郁滞不行，可转成血液郁结候；或气聚瘀积既久，气血生化无源而日渐虚衰，转为气血虚结候。

辨证

定位： 肺：胸痛，胸腹按之有块，痰中见血；胃：中脘痞硬有块；脾：左胁痞结；肠：脐腹痞结；肝：右胁痞结，黄疸，少腹痞结；胆：右胁胀硬痛，黄疸，黑疸；肾：小腹痞结。

定性： 湿热：面黄，小便黄赤，心烦口干；痰瘀：寒热往来；瘀热：小腹急痛，大便色黑，舌红紫，脉弦数；寒瘀：结块觉冷，疼处喜暖，舌淡紫暗，脉沉迟缓。

定量： ①轻：痞硬满。②中：痞硬胀，推之可移。③重：痞结胀痛，推之不移。

论治： 以疏利气瘀，消磨积聚为主，从缓调治。然病势至此，调治亦多难，每致邪气愈结，正气衰竭而亡。即仲景所谓"脏结者死"。

1.随机立法： 气血瘀结候系由气郁血滞，渐至气积瘀聚，结聚不散，故其治则应以疏利气机为主，兼以消瘀磨积，破气破血，从缓渐渐消磨。然病至癥结，消磨并非易事。邪盛则正气日渐衰减，难胜大攻太破，癥结未除，诚恐正气先竭，最为棘手。

2.随位立法： 结于肺，当宣降肺气；结于胃，当通降胃腑；结于脾，当助其健运；结于大肠，当通降大肠；结于肝，当疏利肝气；结于胆，当疏利胆气；结于肾，当助其气化，利其小便。

3.**随因立法**：因于湿热，宜燥湿清热；因于痰瘀，宜消痰化瘀，甚则逐痰蠲瘀；因于瘀热，宜清化热瘀；因于寒瘀，宜温通破坚。

4.**随症立法**：轻则软坚散结，如海藻、昆布、浮石、牡蛎、山慈菇、黄药子、白芥子之类；重则破坚之药，如三棱、莪术、鳖甲、桃仁、血竭、红花，甚则虻虫、水蛭、䗪虫、蜣螂之类。

方证：散聚汤证、消聚散证、鳖甲煎丸证、平肝消瘕汤证、伏梁丸证、抵当汤证、大黄䗪虫丸证、硝石矾石散证、化坚丸证、桃仁承气汤证、下瘀血汤证、桂枝茯苓丸证、天台乌药散证、大黄甘遂汤证、大七气汤证、逐血破瘀汤证、导气丸证、达郁宽中汤证、三仁绛覆汤证、香壳散证、伸筋草洗方证、聚宝丹证、消臌蛛连丸证、绿萼梅花丸证、新方积癥丸证、消痞茴香丸证、五香丸证。

考证：气血瘀结候，郁滞不解，渐致血液结聚者，通称：瘀血凝结，气血瘀阻，脉络不通，肝脾积聚，热结膀胱，肠胃蓄血，顽痰败血结聚，血水并结，血裹痰饮。

仲景曰："病胁下素有痞，连在脐傍，痛引少腹，入阴筋者，此名脏结，死。"（《伤寒论》167条）"黄家日晡所发热而反恶寒，此为女劳得之。膀胱急，少腹满，身尽黄，额上黑，足下热，因作黑疸。其腹胀如水状，大便必黑时溏，此女劳之病，非水也。腹满者难治。硝石矾石散主之……病随大小便去，小便正黄，大便正黑，是候也。"（《金匮要略·黄疸病脉证并治》）"妇人宿有癥病，经断未及三月，而得漏下不止，胎动在脐上者，为癥痼害。妊娠六月动者，前三月经水利时，胎也；下血者，后断三月，衃也。所以血不止者，其癥不去故也，当下其癥，桂枝茯苓丸主之。"（《金匮要略·妇人妊娠病脉证并治》）"产妇腹痛，法当以枳实芍药散，假令不愈者，此为腹中有干血着脐下，宜下瘀血汤主之。亦主经水不利。"（《金匮要略·妇人产后病脉证治》）"妇人少腹满如敦状，小便微难而不渴，生后者，此为水与血俱结在血室也，大黄甘遂汤主之。"（《金匮要略·妇人杂病脉证并治》）

陈士铎说："人有大便闭结不通，手按之痛甚欲死，心中烦躁，坐卧不宁，似乎有火，然小便又复清长，人以为有硬屎留于肠中也，谁知有蓄血不散乎……盖蓄血之病，小便必利，以血不能入于膀胱之中，故膀胱之气能行能化，无害其下出之水道耳。故见小便利而大便结者，用抵当汤万无差谬耳。此症用大黄散瘀汤亦神。"[1]**吴鞠通**说："少腹坚满，小便自利，夜热昼凉，大便闭，脉沉实者，蓄血也，桃仁承气汤主之，甚则抵当汤。"[2]

俞根初说："有块者，脾脏败血与陈莝也，先与十将平疟汤送下鳖甲煎丸，开豁痰结，攻利营血，以消疟母，疟母清，疟自除。"[3]"若瘀血结聚，少腹急痛者，代抵当汤加杜牛膝主之，香壳散加白薇、玄胡索、炒穿甲，尤捷。"[3]**何秀山**说："因于痰与气搏者，气为痰腻而滞，痰为气激而上，必多喘满噫气，宜从气逆痰郁治，增减旋覆代赭汤调下（香砂宽中散）。"[3]**何廉臣**说："气胀，多因于七情郁结，气道壅隔，上不得降，下不得升，胸腹痞满，四肢瘦削，《内经》所谓浊气在上，则生䐜胀是也。治宜升清降浊，达郁宽中汤磨冲聚宝丹一丸，先通其气以宽胀，继用宣清导浊汤加减，降浊分清以除根。"[3]"若失治及病人不能戒怒，势必肝横乘脾，脾失健运，腹胀减食，食益腹胀，按之如鼓，形瘦肢削，溺涩而急，《内经》所谓之诸病有声，鼓之如鼓，皆属于热，叶天士所谓久必入络是也，每用三仁绛覆汤送下消臌蛛连丸，泄肝运脾以消臌。俾腹胀转软而宽，用五汁一枝煎送下绿萼梅花丸，辛润通补以除根。似此治法，亦可十全一二。"[3]"疟臌，即疟母成臌，多因于疟邪未净，截之太早，误服甘肥滋补，留邪入络，腹胀如鼓，按之左边尤坚。此中医所谓疟母，西医所谓脾胀也。治以活血通络，叶氏二仁绛覆汤送下鳖甲煎丸，外贴鳖苊膏以消块。"[3]

姚国美说："小腹坠胀，或硬满作痛，按之有块，大便色黑，小便自利者，主有蓄血，化瘀行气，轻则失笑散，重则桃仁承气汤。"[4]"小腹有块，锥痛难忍，日轻夜甚，面色不泽，其脉沉涩，此属血积，妇人产后不月多有是证，或以鳖甲桃仁煎丸，或与和血通经汤。"[4]"胸胁痞满，少腹作痛，痛有定所，按之有块者，此属癥结，拈痛丸：五灵脂、莪术、木香、当归，加乳香、没药、橘皮。"[4]

秦伯未说："妇女小腹有块，为冲任受寒，血脉凝滞，名为'疝瘕'，用当归丸（当归、赤芍、川芎、熟地、三棱、莪术、神曲、百草霜）。又有'石瘕'证，为胞中伤损，瘀血结成，久则坚硬如石，堵塞子门，腹大如怀孕，月经不至，用石英散。"[5]

印会河说："治肝性腹胀，从多次失败中找到的一条出路，证明这种气胀，只有从三焦这条'元气之所终始'的'气道'中加以驱除。考三焦这一'孤府'，它上通于肺，下达膀胱，而肺乃是主周身之气的，故欲治三焦，使气道通畅，势不能舍开理肺气他求。"[6]

编者按：气血瘀结候，因湿热、气瘀、寒瘀、瘀热、痰瘀、痰火致肝郁血瘀，横行而犯肺、脾、肾，痰湿气瘀郁滞气血，久则成瘀结。如《灵枢·水胀篇》曰："石瘕生于胞中，寒气客于子门，子门闭塞，气不得通，恶血当泻不泻，衃以留止，日以益大，状如怀子，月事不以时下。皆生于女子，可导而下"。

引用文献

[1]柳长华.陈士铎医学全书［M］.北京：中国中医药出版社，1999：895.

［2］吴鞠通.温病条辨［M］.福州：福建科学技术出版社，2010：112.

［3］俞根初等.重订通俗伤寒论［M］.上海：上海科学技术出版社，1959：218，346，371，377，378，463.

［4］姚国美.姚国美医学讲义合编［M］.北京：人民卫生出版社，2009：166，168，248.

［5］秦伯未.秦伯未医学名著全书［M］.北京：中医古籍出版社，2003：337.

［6］印会河.论肝性腹胀［J］.北京中医学院学报，1984，（5）：17.

六、气血郁蒸候

气血郁蒸候为内热外寒，外郁内蒸之候。系气血之热，蕴蒸于内，又新感风寒，郁遏于肌表，而成本候。如系伏邪温热等病，郁蒸极为短暂，外郁一解，伏邪即可转炽。

诊断

病名：［**中医**］伏温，暑风，暑风挟湿，湿温，时毒，风水，风温发疹，风疹，斑疹，风斑，瘾疹，麻疹，游风，血风疮，暑疖，天疱疮，丹毒，疮肿，牙龈肿胀，风癣，顽癣。［**西医**］流行性腮腺炎，过敏性鼻炎，麻疹病毒肺炎，急性肾炎，伤寒，登革热，败血症，过敏性紫癜，荨麻疹，结节性痒疹，结节性红斑，血管性水肿，带状疱疹，湿疹，神经性皮炎，银屑病。

证名：肺胃风热证，肝肺风热证，肺胃寒热证，心肝风暑证，肺脾风湿证，肝脾风湿证，胆胃湿热证，肝脾湿热证。

病位：肺胃，肺脾，肺肝，肝脾，胆胃，心肝。

病因：风热，寒热，风暑，风湿，湿热。

病机状态：郁蒸。外有风、寒、湿邪之郁，内有暑、热之蒸，外郁在腠理，内蒸在气血，为表里同病。

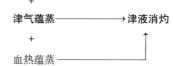

图2-6-129　气血郁蒸候病机结构式示意图

病形：郁蒸，外郁内蒸；　　　**病层：**里兼表；　　　**病态：**静中动；

病性：阴中阳，外阴内阳；　　**病质：**实；　　　　　**病势：**深，轻，缓中急。

证象组合：表郁+气蒸+血蒸+液灼

主症：【**腠理不宣**】症象：①发热恶风恶寒。②无汗。③身痒。④体痛。**舌象：**苔白。**脉象：**脉浮。

　　　　【**津气蕴蒸**】症象：①发热自汗。②咽痛白腐。**舌象：**苔黄。**脉象：**数右寸独大。

　　　　【**血热蕴蒸**】症象：①遍体红紫躁热。②隐疹红赤。③斑疹欲透未透。④鼻衄咳血。**舌象：**舌赤边红。

副症：【**清空不宣**】症象：①头痛。②目眩。

宾症：【**津液消灼**】症象：口渴舌干。

临床见表寒兼有内热，即可认证，然斑、疹、丹、痧，未必可见，但有身痒恶风，身痛，苔白脉浮，即为腠理郁遏之征。

鉴别诊断

气血郁蒸候－血热蕴蒸－腠理不宣+阳气不宣+气机不宣降－清空不宣+清窍不利=**津气郁蒸候**

　　　└──－津气蕴蒸－气虚不充+气机不宣降+清窍不利=**气液郁蒸候**

　└──－津气蕴蒸+络血妄行=**血液郁蒸候**

图2-6-130　气血郁蒸候鉴别式示意图

气血郁蒸候系热蒸于气血之分，兼风寒外郁肌表之候；津气郁蒸候则为阴邪郁遏阳气，而热邪蕴蒸于气分之证；气液郁蒸候为气液不足兼有表郁之证；血液郁蒸候则为表郁兼血热之证。各自不同。

传变预测

气血郁蒸候－腠理、清空不宣→气血蕴蒸候

└──－津气、血热蕴蒸＋津气蕴灼＋血热蕴炽＋神志昏蒙→气血两燔候

图2-6-131　气血郁蒸候传变式示意图

气血郁蒸候治疗得法，外郁一解，内热不甚者，即转为气血蕴蒸候；内热太甚者，可转为气血两燔候之重证。

辨证

定位：肺：表郁偏重，多发疹痱，咳喘；胃：气分里热偏重，发斑；脾：多发疮疹；肝：血分热证偏重，多见紫斑、疱疹、隐疹、风痒；心：血分热重，心烦、不寐，多发疮疡、丹毒。

定性：风热：恶风发热，汗出不透；风暑：灼热无汗，或大汗出，烦渴唇干，尿黄；寒热：恶寒无汗，身痛；湿热：午后身热，脘痞，食少，苔黄腻。

定量：①轻：无热，恶风，汗出不透，口干，红疹。②中：发热，恶寒，微有汗，口渴，红斑。③重：壮热，寒战，无汗，喜饮，紫斑暗红。

论治：当轻清宣透，内外兼顾，寒热合治。不可妄行大温大散，致伤津助热。

1.随机立法：气血郁蒸候系外郁内蒸之候，故其治则当外宣内透，表里兼顾，寒湿并治，内清气血之蕴蒸，外宣表邪之郁遏，但宣散不可助热，清透不可遏表邪，宜清透而不宜凉遏，宜轻宣而不可温散，最忌大温大发之品，反助热伤津，亦忌大苦大寒，遏伏邪机。

2.随位立法：病偏于肺，以轻宣肺气为主；病偏于胃，以凉透郁热为主，病关于脾，宜化湿渗利；病关于肝，宜凉血清肝；病关于心，宜清心凉血。总宜以轻剂宣透上焦气机。

3.随因立法：风邪郁热宜疏散；寒邪郁热宜温散；风暑宜宣散兼以清利；湿热宜苦燥兼以淡渗。然宣散之品，宜轻宜少，而轻清透热之品，则应倍于宣散。

4.随症立法：发疹宜牛蒡子、连翘、金银花、西河柳、蝉衣、薄荷之类；发斑宜大青叶、生地、芦根之类；隐疹宜荆芥、防风、白蒺藜、路路通之类。

方证：透斑解毒汤证、七味葱白汤证、加味二香汤证、消风散证、消疹汤证、银翘麻黄汤证、麻黄连翘赤小豆汤加味证、银佩六一汤证、荆防方证、脱敏汤证。

考证：气血郁蒸候，表分郁遏，热蒸入血，通称：风热入血。

王肯堂说："夫风邪客热在于皮肤，遇风寒所伤则起瘾疹，热多则色赤，风多则色白，甚者痒痛，搔之则成疮也。"[1] **吴谦**说："汗出受风，或露卧乘凉，风邪多中表虚之人。初起皮肤作痒，次发扁疙瘩，形如豆瓣，堆累成片。"[1] **吴鞠通**说："太阴伏暑，舌赤口渴，无汗者，银翘散加生地、丹皮、赤芍、麦冬主之。"[2] **吴坤安**说："若内有伏火，外感寒邪，热被寒束，火逼络血，而致衄血、咳血者，外症亦恶寒发热，但兼口渴舌干为异，治宜辛凉清解营卫，须用川芎、桂枝、石膏、羚羊角、黑栀、丹皮、黄芩、桑、杏之属散之清之，次用和血清络之品调之。"[3]

"如痧疹虽透，而咳嗽声哑喉痛者，此痧毒不能尽发，郁于气分也。亦宜宣通肺气，如羚羊角、前胡、桑、杏、连翘、牛蒡子、射干、薄荷、银花、甘桔、通草、黄芩、芦根之类选用。"[3] **叶天士**治凉风外袭，伏热内蒸，秋金主令，内应乎肺，喘咳身热，始而昼热，继而暮热，自气分渐及血分，龈肉紫而肌垒发疹，辛寒清散为是（外寒内热）。薄荷、连翘、石膏、淡竹叶、杏仁、桑白皮、薏苡仁[4]。

俞根初说："斑痧尚未尽透者，急与透斑解毒汤，窜经透络以提斑。斑痧透净，津气受伤者，则以人参白虎汤加鲜生地30g，鲜石斛12g，鲜茅根24g，大生津液以善后。"[5] "伤寒应汗失汗，其斑当欲出未出之际，证尚头痛体痛，壮热无汗，微恶风寒，胸闷不舒，舌苔黄白相兼，或白薄微燥，边尖已红……脉左浮弦而急，右浮洪而滑者，此客寒包火，当汗不汗，热毒乘隙而发斑也……宜与透斑解毒汤加生葛根辛凉解肌以发表，速使斑与汗并达。"[5]

何秀山说："春温虚证，伏于少阴血分、阴分者，其阴血既伤，肝风易动，切忌妄用柴、葛、荆、防，升发其阳以劫阴，阴虚则内风窜动，上窜脑户，则头摇晕厥，横窜筋脉，则手足瘛疭。如初起热因寒郁而不宣，宜用连翘栀豉汤去蔻末，加鲜葱白、苏薄荷，轻清透发以宣泄。"[5] **何廉臣**说："治清解营卫，银翘麻黄汤去麻黄、桔梗，加桑叶、丹皮、藕汁、童便，次用和血清络，五汁一枝煎去姜，加梨汁、童便、参甘咸以安宁之。"[5]

秦伯未说："风疹，古称'痞瘤''瘾疹'，皮肤出现疙瘩，初起如蚕豆瓣，渐渐成片成块……时隐时现，反复发作，多因汗出受风，风热逆于肌表，亦与血热有关，宜消风散，酌加鲜首乌、紫浮萍效果尤好。"[6]

编者按：气血郁蒸候，风邪郁于肌表，热邪内蕴，气分热邪不能外达，深入血分，致热蒸于气血之分。**高辉远**说："由于受暑兼风，过食冷食，冰伏其热，冷热相搏，三焦失调，表闭里郁，营卫不利，故突然出现高热下利等

症。"[7]治以清疏风热为主，佐以清气凉血之品。药宜轻宣，切忌重剂，务使气血郁热透达于外，方可速解。

引用文献

［1］单书健，陈子华.古今名医临证金鉴·外科卷［M］.北京：中国中医药出版社，1999：54，62.

［2］吴鞠通.温病条辨［M］.福州：福建科学技术出版社，2010：44.

［3］吴坤安.伤寒指掌［M］.上海：上海科学技术出版社，1959：卷三3，41.

［4］叶天士.临证指南医案［M］.上海：上海卫生出版社，1958：279.

［5］俞根初等.重订通俗伤寒论［M］.上海：上海科学技术出版社，1959：227，245，282，324.

［6］秦伯未.秦伯未医学名著全书［M］.北京：中医古籍出版社，2003：280.

［7］中国中医研究院.蒲辅周医案［M］.北京：人民卫生出版社，2005：163.

七、气血郁炽候

气血郁炽候为外郁内炽之候，火邪蕴炽于气血之分，风寒湿郁遏于肌腠皮毛，而成郁火暴炽之急重证，如稍有延误，必致内闭外脱之变。

诊断

病名：［**中医**］赤膈伤寒，胃热发斑，风温丹疹，感寒咳血，风温衄血，伏暑，麻疹喘，喉痧，喉痹，瘾疹，疖毒，头皮湿毒疮，脓疱疮。［**西医**］流感，麻疹病毒肺炎，猩红热，中毒性红斑，急性荨麻疹，瘙痒症，扁平苔藓，带状疱疹，药疹，湿疹。

证名：肺胃风火证，肝胃风火证，肺胃寒火证，心肝湿火证，肺胃燥火证。

病位：肺胃，心肝，肝胃，肝肺。

病因：风热，寒火，风火，湿火，燥火。

病机状态：郁炽。外有风寒湿邪，郁于表而腠理不宣，内有火热炽于气血之分，而成表里郁炽之重证。

1.气血郁蒸候 － 津气蕴蒸 ＋ 津气蕴炽 － 血热蕴蒸 ＋ 血热蕴炽

2.腠理不宣 ───────→ 清空不宣

＋

津气蕴炽 ┐

＋   │

血热蕴炽 ──→ 津液消灼

图2-6-132　气血郁炽候病机结构式示意图

病形：郁炽，外郁内炽；　　**病层：**里兼表；　　**病态：**静中动；

病性：阳兼阴，外阴内阳；　　**病质：**实；　　**病势：**深，重，急。

证象组合：表郁＋气炽＋血炽＋液灼

主症：【腠理不宣】症象：①发热恶寒。②身痛。③足冷。④斑疹不透。**舌象：**苔白。**脉象：**脉浮弦。

【津气蕴炽】症象：①发热不已。②目赤多眵。③口臭牙疳龈腐。④咽痛声哑。⑤烦闷呕喘。**舌象：**苔黄糙起刺，有黑点。**脉象：**脉急数洪滑。

【血热蕴炽】症象：①胸膈燃赤肿痛。②外发紫泡。③斑疹红赤。④咳血衄血。⑤赤痢。⑥不寐。**舌象：**①舌边红。②舌绛。**脉象：**脉洪盛。

副症：【津液消灼】症象：①口渴多饮。②唇焦齿燥。③唇舌焦裂。④鼻干咽干。⑤便闭尿涩。

宾症：【清空不宣】症象：①头痛。②耳聋。

临床以气血热炽之症象明显，兼有表郁症象，即为郁炽之候。

鉴别诊断

气血郁炽候 － 腠理不宣 － 清空不宣 ＋ 络血妄行 ＋ 阳气不行 ＋ 神志昏蒙 ＝ **气血蒸炽候**

└─ ＋ 气机不宣 ＋ 阳气不和 ＋ 神志昏蒙 ＝ **木火郁炽候**

└─ － 津气蕴炽 ＋ 津气蕴蒸 － 血热蕴炽 ＋ 血热蕴蒸 ＝ **气血郁蒸候**

图2-6-133　气血郁炽候病机结构式示意图

气血郁炽候为外郁肌腠，内炽气血之候；而气血蒸炽候外无表郁；木火郁炽候则为气郁火炽之证；气血郁蒸候虽亦有外郁，但内蒸轻于内炽，自当别论。

传变预测

气血郁炽候－腠理、清空不宣－津气蕴炽＋津气蕴蒸－血热蕴炽＋血热蕴蒸→**气血蕴蒸候**

└─－津气蕴炽＋津气蕴蒸＋神志昏蒙→**气血两燔候**

└─＋络血妄行＋阳气不行＋神志昏蒙→**气血蒸炽候**

└─＋神志蒙闭＋络脉不和→**气血炽闭候**

└─＋气虚脱绝→**气血闭脱候**

图2-6-134　气血郁炽候传变式示意图

气血郁炽候如内火不甚，治疗得法，表解而火炽转轻，可转轻为气血蕴蒸候；如内火不减，轻则转为气血两燔候，重则转为气血蒸炽候；若内火特甚，或治不得法，过投温散，表邪虽解，而邪已内闭，可转为气血炽闭候之重证，甚则转为内闭外脱之气血闭脱候而不救。

辨证

定位：肺胃：丹疹，斑疹，吐衄，壮热恶寒无汗身痛，口渴引饮，咽干唇燥，咳喘；心肝：发黄，发斑。

定性：风火：微寒身痛，斑疹欲不出；寒火：恶寒无汗，身痛头痛；湿火：发黄，发斑。

定量：①轻：发疹，恶风，衄血，烦闷，舌绛苔白。②中：发斑，微恶寒，咳血，烦躁，舌绛苔黄燥。③重：焮赤肿痛，起紫斑，恶寒无汗，吐血，神昏欲寐，舌绛苔黑刺。

论治：当急泻气血之火以除燔炽，略兼宣疏外郁，使郁火内外分消，以挫其势。

1.随机立法：气血郁炽候，火邪燔炽于气血之分，而阴邪郁遏于肌腠，其病机为外郁内炽，故其治则应以急泻气血之火为主，兼以疏透郁遏之风寒湿邪，亦"火郁发之"之法，既不可泻火而遗郁，亦不可过多发散，燥液助火。

2.随位立法：病在肺胃，治法当以宣肺清胃，清透气分之火为主；病在心肝，治法当以清心疏肝，清泻血分之火为主。但均当以疏透清降为法。

3.随因立法：风邪郁火者，应疏风透表兼清降；寒邪郁火者，应温散兼清降，寒温并用；湿邪火炽者，应芳淡清化湿热。

4.随症立法：表郁恶风者，宜加荆芥、防风、薄荷、牛蒡子以疏风；恶寒身痛者，轻则用葱、豉，重则可加羌活，表解即止；发疹，加牛蒡子、人中黄；疹不透用蚕沙、西河柳、桑枝、生葱煎水洗足；发斑用芦根、大青叶。

方证：通圣消毒散证、加减凉膈散证、（秦皇士）升麻清胃汤证、加味栀子柏皮汤证、银翘大青汤证、解毒活血汤化裁证、龙胆泻肝汤合五味消毒饮证、凉血祛风汤证、乌蛇散证。

考证：气血郁炽候，气郁、阳郁兼火炽气分、血分者，通称：胃热发斑，伏暑入营。

吴鞠通说："太阴温病，血从上溢者，犀角地黄汤合银翘散主之。有中焦病者，以中焦法治之。"[1] **吴坤安**说："凡遇发热身痛，口渴唇燥，或初起微寒，即发热不已，舌苔中黄边白，或黄燥如刺，脉来洪滑，此阳明内热为外感新邪引动而发也。宜犀角、连翘、牛蒡、薄荷、黄芩、葛根、防风、木通之类清解之。若见烦闷呕恶，足冷耳聋，脉沉伏，或浮躁者，此斑疹欲透也，亦用此方透斑解毒。渴而干呕者，加芦根一握。"[2] "若见舌绛如朱，目赤如火，口燥唇裂，汗出津津，此阳明血热，邪从内发，已遍三焦，即阳明热病也。切忌风药升散，宜凉膈散去芒硝、大黄，加石膏、牛蒡、赤芍、鲜生地、牡丹皮主之。大便秘者，去硝留黄。"[2] "若见舌苔黄中现出黑点，烦闷恶心，身痛足冷，此胃中热毒欲发斑也。宜透斑解毒。"[2] "若遇天时亢旱，热疫流行，毒蕴三焦，目赤舌绛，斑疹丹赤，汗出津津，阳明血热，便闭，宜凉膈散去芒硝，加鲜生地、牛蒡子、人中黄清之。"[2]

俞根初说："应下失下，其斑当欲出未透之时，证必壮热脘闷，躁扰不安，头疼鼻干，咽干口燥，呻吟不寐，便闭溺涩，舌苔由白转黄。轻则嫩黄薄腻，重则深黄带灰……脉右洪盛滑数，数大过于左手者，此胃热大盛，当下不下，火毒外溃而发斑也……宜与柴芩清膈煎去柴胡，加生葛根、炒牛蒡、活水芦笋、鲜茅根，开上达下以清中，务使斑与便并出。"[3]

何廉臣说："若因肝火甚而热结不下者，另吞更衣丸3g，最效。唯荤腥油腻，与邪热斑毒，纽结不解，唇舌焦裂，口臭牙疳，烦热昏沉，与以寻常消导，病必不解，徒用清里，其热愈甚，设用下夺，共死更速。唯用秦皇士升麻清胃汤（升麻1.5g，丹皮4.5g，鲜生地15g，小川连2.4g，细木通3g，生甘细梢2.1g，生枳壳4.5g，炒楂肉6g），庶能清理肠胃血分中之膏粱积热，多获生全。"[3]

徐宜厚说："毒性红斑是急性感染所致过敏的一种急性皮肤病，其临床表现为起病急、高热、大片红色风团，伴有上呼吸道感染或毛囊炎等，这些症状与祖国医学温病中的'肺热发疹'十分接近。我们采用宣肺泄热、清营透疹的法则，自拟银翘大青汤治疗10例，收效迅捷……服药后2~3天体温均恢复正常。9例于1周内痊愈，1例服药10天风团才消退。"[4]

编者按：气血郁炽候，或因风寒外郁，或因风热、燥火郁陷于营血之分，或如张聿青所说，"时令之邪与湿相合，致一阴一阳之火，俱结于上"[5]，内火不得外达，由气入血，交炽于气血而成，其见症以表郁不宣与气血交炽之脉症为主。治当于清解气血之伏火之中，略佐宣散透表之品，以透热外达。

引用文献

［1］吴鞠通.温病条辨［M］.福州：福建科学技术出版社，2010：30.

［2］吴坤安.伤寒指掌［M］.上海：上海科学技术出版社，1959：卷一54，55，69，卷四20.

［3］俞根初等.重订通俗伤寒论［M］.上海：上海科学技术出版社，1959：282，308

［4］徐宜厚.银翘大青汤治疗毒性红斑10例［J］.新医药学杂志，1979，（4）：39.

［5］张聿青.张聿青医案［M］.上海：上海科学技术出版社，1963：31.

八、气血蕴蒸候

气血蕴蒸候系气血俱热之轻证，或热邪由气分渐入于血分，或血分热邪渐透出于气分，均可致气血俱热，属里热之轻候。

诊断

病名：［中医］温疫，温热挟秽浊，温热发斑疹，温热发痘，风温犯肺，风温衄血，产后伏温，伏暑，瘅疟，热入血室，痛经，失音，发颐，喉蛾，口疮，狐惑，小儿夜汗，热淋，血尿，遗精，黄带，赤白带，阴痒，不孕，肌痹，脚湿气，赤疹，丹毒，缠腰火丹，疮疖，痈症初起，乳痈，肾囊风。［西医］成人斯蒂尔病，猩红热，登革热，真性红细胞增多症，风湿性心脏病，尿路感染，急性肾炎，慢性肝炎，慢性前列腺炎，腮腺炎，声带小结，口腔溃疡，贝赫切特综合征，宫颈炎，盆腔炎，不孕症，带状疱疹，急性湿疹，结节性红斑，脓疱疮，过敏性皮肤病，下肢溃疡合并感染，疖病，蜂窝织炎，急性乳腺炎，毛囊炎，阴囊湿疹，急性女阴溃疡。

证名：**肺胃风热证**，肝肺风热证，**肺胃湿热证**，肝胃湿热证，肝脾湿热证，脾肾湿热证，**肝肾湿热证，肺胃燥热证，心肝湿火证**，心胃燥火证，心肾燥火证，肝肺痰瘀证。

病位：肺胃，肺肝，肝胃，肝脾，心胃，心肝，心肾，肝肾，脾肾。

病因：风热，湿热，湿火，燥热，燥火，痰瘀。

病机状态：蕴蒸。热邪内蕴，由气入血，或由血达气，以致气血俱热，蕴蒸于里，不能透达于外，而消灼津液。

1.津气蕴蒸候+血热蕴蒸

2.津气蕴蒸——→津液消灼——→清窍不利

↑↓

血热蕴蒸

图2-6-135 气血蕴蒸候病机结构式示意图

病形：蕴蒸；　　病层：里；　　病态：动中静；

病性：阳；　　病质：实；　　病势：深，轻，缓。

证象组合：气蒸+血蒸+液灼+清窍

主症：【津气蕴蒸】症象：发热。舌象：苔黄厚。脉象：脉浮。

　　　【血热蕴蒸】症象：①斑疹红赤。②衄血。③心烦不安。舌象：舌绛。

副症：【津液消灼】症象：①口鼻干燥。②口渴引饮。③小便赤涩。

宾症：【清窍不利】症象：咽痛。

临床以血热症象明显，但必须有气分热象，如口渴，苔黄，小便短赤，清窍不利等，方可认定为气血俱热之候。

鉴别诊断

气血蕴蒸候–血热蕴蒸=**津气蕴蒸候**

└──–津气蕴蒸–清窍不利+络血妄行=**血液蕴蒸候**

图2-6-136 气血蕴蒸候鉴别式示意图

气血蕴蒸候为气血俱热之候；津气蕴蒸候唯气分有热，而血分无热；血液蕴蒸候纯系血热，而气分无热。

传变预测

气血蕴蒸候－血热蕴蒸→津气蕴蒸候

└── ＋津气蕴灼－津气蕴蒸－血热蕴蒸＋血热蕴炽＋神志昏蒙→**气血两燔候**

图2-6-137 气血蕴蒸候传变式示意图

气血蕴蒸候如血热透出气分，即转轻为津气蕴蒸候；如延误失治，气血之热转炽转盛，即可转重为气血两燔候。

辨证

定位：肺：发疹，鼻衄，发热烦闷；胃：发斑，吐血，壮热口渴；肝：午后发热，经少腹痛；心：心烦，不寐。

定性：风热：口鼻干燥；湿热：小便赤涩不利；瘀热：午后发热，经少腹痛。

定量：①轻：不热，发疹。②中：微热，发痘，疮疖。③重：大热，发斑，脓肿。

论治：以轻清气血，透热外达为法，不可以重剂清泄，遏伏邪机，使热不外达，反生他变。

1.随机立法：气血蕴蒸候，其病机为气血均有热蒸，故其治则当两清气血之热，以清透为法，使蕴伏之热透出气分而解，选药当以轻清灵活为主，不可妄行重剂凉遏，反使热不得透达，更忌升发、壅补。

2.随位立法：病在于肺，以清宣肺气为主；病在于胃，以清透胃热为主；病在于肝，以清降肝火为主；病在于心，以清心降火为主。但均当兼以凉血透热。

3.随因立法：风热之邪内蕴，宜辛凉清透为法，兼以甘凉保津；湿热之邪内蕴，宜甘淡清利为法，亦当兼以甘凉；瘀热之邪内蕴，宜于凉血清降外，兼以行瘀。

4.随症立法：发疹宜用金银花、连翘、牛蒡子、紫草之类；发斑宜用生地、大青叶、玄参、人中黄之类。

方证：加减银翘散证、连翘栀豉汤证、导赤泻心汤证、龙胆泻肝汤合五味消毒饮证。

考证：气血蕴蒸候，阳热消灼津液，渐入血分，通称：阳明温病，由血转气，气血交蒸。

仲景曰："脉浮，发热，口干鼻燥，能食者则衄。"（《伤寒论》227条）

吴鞠通说："太阴温病，不可发汗，发汗而汗不出者，必发斑疹……发疹者，银翘散去豆豉加细生地、丹皮、大青叶，倍玄参主之。禁用升麻、柴胡、当归、防风、羌活、白芷、葛根、三春柳。"[1]"阳明温病，下后疹续出者，银翘散去豆豉，加细生地大青叶玄参丹皮汤主之。斑疹，用升提则衄，或厥，或呛咳，或昏痉，用壅补则瞀乱。"[1]"阳明温毒发痘者，如斑疹法，随其所在而攻之。脉浮则用银翘散，加生地、玄参，渴加花粉，毒重加金汁、人中黄，小便黄加芩、连之类，脉沉内壅者，酌轻重下之。"[1]

叶天士治风温衄血：丹皮、玄参、连翘、赤芍、茅花、黑栀皮[2]。又治温邪衄血：连翘、玄参、淡黄芩、黑山栀皮、杏仁、郁金[2]。**何廉臣**说："其有燥热窜入肌肉皮肤，发斑发疹，隐隐不现者，宜用辛凉开达，轻清芳透，如牛蒡、连翘、银花、丹皮、瓜蒌皮、青蒿脑、紫草尖、鲜大青、鲜茅根、活水芦笋、鲜卷心竹叶、灯心、青箬叶之类。"[3]

周慕丹说："湿热不但可致带下，其对月经不调亦有一定影响。湿热之邪，其性黏腻重浊，胶滞难化，若湿重于热，壅滞胞宫，阻遏冲任，使肝血难以下注，则月事不能按期而至，致成月经后期，甚至经闭不行；若热重于湿，熏蒸胞宫，冲任受灼，则血热妄行，又可导致月经先期，血量反常而多。湿热所致的月经不调，血色多深红或紫黑，并有臭气，或经期时阴痒，平时可兼有湿热带下的证候。治疗时，应重在清理湿热，湿热去则经自调。因为湿热为病之本，月经不调为病之标，若舍本逐末，一味以惯用的四物汤等方法调经理血，是难以获效的。正如《女科经纶》所说：'妇人有先病而后致经不调者，有因经不调而后生诸病者。如先因病而后经不调，当先治病，病去则经自调，若因经不调而后生病，当先调经，经调则病自除。'"[4]

编者按：气血蕴蒸候，由新感风温、风热，延误失治，致热邪由气入血，或伏温由血透气，或感湿热、暑湿之邪，气分不解，由气入血，或湿热下注肝肾，或湿火内蕴心肝，交蒸于下焦气血之分，而成气血蕴蒸之候，治当以清宣气分为主，或清利肝肾湿热，兼以凉血清透，使血分之热透出气分而解。

引用文献

［1］吴鞠通.温病条辨［M］.福州：福建科学技术出版社，2010：32，69，70.

［2］叶天士.临证指南医案［M］.上海：上海卫生出版社，1958：425.

［3］俞根初等.重订通俗伤寒论［M］.上海：上海科学技术出版社，1959：264.

［4］周慕丹.清理湿热在妇科临床中的意义［J］.新医药学杂志，1974，（7）：15.

九、气血蕴炽候

气血蕴炽候，为气血俱热，邪火炽盛于气分之候，略重于气血蕴蒸候，多由气分火炽，内迫于血，或气血蕴蒸候未得清解，化火炽于气分，内迫血络而成。

诊断

病名：[中医] 暑瘵，咯血，鼻衄，吐血，痢疾，暑毒赤痢，血尿，赤白浊，血精，阴汗，阴肿，热疝，肝疝，囊痈，悬痈，下疳，便毒，前阴臊臭，滑胎，阴疮肿，阴痒 阴挺。[西医] 特发性血小板减少性紫癜，血尿，习惯性流产，子宫脱垂。

证名：**肺胃燥火证**，胃肠湿热证，**肝肾湿火证**。

病位：肺胃，胃肠，肝肾。

病因：湿热，湿火，燥火。

病机状态：蕴炽。气分火热炽盛，内迫于血，致血分蕴热不得外达，而成气血蕴炽之候。

1.**清气蕴炽候**—空窍不利＋血热蕴蒸＋气机不利

2.**津气蕴炽**──→气机不利──→气机不宣

↓

血热蕴蒸──→气机不降

图2-6-138　气血蕴炽候病机结构式示意图

病形：蕴炽；　　病层：里；　　病态：动；

病性：阳　　病质：实；　　病势：深，重，缓中有急。

证象组合：气炽＋血蒸＋气滞＋气郁

主症：【津气蕴炽】症象：①面色赤如火燎，目赤，呼吸气粗。②口臭，口渴，大渴喜饮冷水。③汗出如雨。④头痛如破。⑤烦热，胸中闷热如焚，狂叫。⑥神疲肢厥。⑦便秘。⑧小便黄短。⑨咽痛。**舌象**：①苔薄黄。②苔黄而干。**脉象**：①脉弦大略数。②脉数洪有力，右盛。

【血热蕴蒸】症象：①面红晦滞。②膈中烦扰不宁，形瘦烦躁，心烦易怒，不得卧。③吐血衄血，吐血盈口而来，鼻衄如注，咳嗽痰血，大量咯血不止，咯血如泉涌，狂吐血块不止。④四肢散发性青紫瘀点。⑤全身红疹瘙痒。⑥口腔黏膜充血起疱疹，唇肿。⑦痢下赤白。⑧血尿，紫红色血性精液。**舌象**：①舌红绛。②舌鲜红。**脉象**：脉弦细数。

副症：【气机不利】症象：①胸痛。②腹痛。③胁肋刺痛。④腰痛。⑤少腹痞胀，少腹胀痛。⑥里急后重，瀒瀒不爽。

【气机不宣】症象：①胸闷。②胁胀。③头目不清。

宾症：【气机不降】症象：①咳逆上气。②气喘。

临床以气分火炽脉症显明，但必兼见血热与气滞脉症，方可确诊。

鉴别诊断

气血蕴炽候－气机不利－气机不宣降＋津液消灼－津气蕴炽＋津气蕴蒸＝**气血蕴蒸候**

└＋血热蕴炽＋神志昏蒙＋津气蕴灼＝**气血两燔候**

└＋津气蕴炽＋阳气不行＝**气血蒸炽候**

图2-6-139　气血蕴炽候鉴别式示意图

气血蕴炽候系气分火炽偏盛，内迫于血之候；而气血蕴蒸候则为气血两蒸之候，病势亦轻于前者；气血两燔候则以血分火炽偏重；气血蒸炽候则为气血火炽均盛，且为热极阻滞阳气，而成热深厥甚之候。

传变预测

气血蕴炽候－气机不利＋津液消灼－津气蕴炽＋津气蕴蒸＝**气血蕴蒸候**

└＋血热蕴炽＋神志昏蒙＋津气蕴灼＝**气血两燔候**

└＋津气蕴炽＋络血妄行＋阳气不行＝**气血蒸炽候**

└＋神志蒙闭＋络脉不和＝**气血炽闭候**

图2-6-140　气血蕴炽候传变式示意图

气血蕴炽候治疗得法，气分之火渐解，可转轻为气血蕴蒸候。若失治误治，血分火热转炽，消灼津液，蒙蔽心神，可转重为气血两燔候；甚至气血之火均炽，阻滞阳气，而成气血蒸炽候；剧者内闭神明，外阻阳气而成闭厥重证，气血炽闭候。

辨证

定位：肺胃：大渴喜饮冷水，心烦易怒，不得卧，吐血衄血；胃肠：口臭，口渴，腹痛，痢下赤白，便秘；肝肾：胁肋刺痛，腰痛，少腹痞胀，少腹胀痛，血尿，血精，赤白浊，赤白带下。

定性：湿火：午后蕴热，胸脘痞闷，腹满，少腹胀痛，淋浊，带下，苔黄厚腻；燥火：午后壮热，口渴，大渴喜饮冷水，心烦不寐，便秘尿短，舌苔黄燥，

定量：①轻：蕴热，口干不渴，心烦，多梦，腹满；2.潮热，口渴，烦躁，不寐，腹胀；3.壮热，大渴喜饮冷水，躁狂，腹痛。

论治：当清泻气分之火炽，兼清血分之蕴热。不然则气分之火内陷入血，燔炽于血分，消灼津液而成气血两燔之候。

1.随机立法：气血蕴炽候为气分火炽偏盛，内迫于血，致血分热蒸，故其治则当以清泻气分之火炽为主，兼清热凉血，即两清气血之法。

2.随位立法：病在肺胃，当以甘凉清肺凉胃为主；病在胃肠，当以苦寒清利降火为主；病在肝肾，当以泻肝凉肾以清利为主。

3.随因立法：因于湿火，可从苦寒清降佐以淡渗，以分解之；因干燥火，宜从甘凉咸寒，以清解之。

4.随症立法：吐衄当从清降，如黑栀、黄芩、黄连、酒军之类；舌绛血分热甚者，当参以甘凉咸寒以凉血，如生地、丹皮、赤芍、白茅根、藕汁之类；下部出血，或淋、带、浊，宜清解兼以淡渗，如龙胆草、黄柏、黄连、生苡仁、败酱草、萆薢、赤苓、丹皮、泽泻、滑石、通草之类。

方证：龙胆泻肝汤加味证、萆薢渗湿汤证、清肝饮证、治痢疾方证、犀角地黄汤加味证、银酱汤证、蝼蛄疖方证、除湿解毒汤证。

考证：气血蕴炽候，热炽气分，兼炽血分者，通称：暑伤阳络，湿热下注。

仲景曰："夫吐血，咳逆上气，其脉数而有热，不得卧者，死。"（《金匮要略·惊悸吐血下血胸满瘀血病脉证治》）

陈士铎说："人有感触暑气，一时气不得转，狂呕血块不止者，此暑邪犯胃也。其症必头痛如破，汗出如雨，口必大渴，发狂乱叫，解暑止血汤、散暑止血汤甚神。"[1] **吴坤安**说："暑瘵，盛暑之月，火能烁金，不禁辛酒，脾火暴甚，劳热躁扰，火动心脾，令人咳嗽气喘，骤然吐血衄血，头目不清，膈中烦扰不宁。即童稚老夫，闻有此病，昧者以为劳瘵，不知火载血上，非真阴亏损，而为虚劳者比也。宜清暑凉血。"[2] **雷少逸**说："暑瘵者，骤然吐血衄血，头目不清，烦热口渴，咳嗽气喘，脉象浮取则洪，中取则空，沉取复有。此因盛暑之月，相火用事，火烁肺金，复燃阳络，络血上溢所致。"[3] "当清暑热以保肺，清络热以止血。如初起体实者，宜以清宣金脏法加枯芩、黑栀治之。体弱者，宜以却暑调元法去石膏、半夏、粳米，加鲜地、鲜斛、鲜藕节治之。如未止，再加丹皮、旱莲草可也。"[3]

何廉臣说："若失血后热退身凉，神清气静者，邪热已去也。审无别疾他故，只以生藕汁，或童便，日服二一杯，以济其阴可也，不必穷治。或服玉露饮（大白萝卜一个……善治邪热伤肺胃营分而吐血者，并治烟酒过度，致咳血失血久不愈，均验），尤多收效。"[4] **秦伯未**说："平时阳事易举，多因相火偏旺，用龙胆泻肝汤。"[5] "阴长不收，《医学纲目》称为'阴纵'，系肝经蕴热，用小柴胡汤加黄连、黄柏，外用丝瓜汁调五倍子末涂之。"[5]

《医宗金鉴》云："妇人阴挺，或因胞络损伤，或因分娩用力太过，或因气虚下陷，湿热下注。阴中突出一物如蛇，或如菌如鸡冠者，即古之癫疝类也。属热者，必肿痛小便赤数，宜龙胆泻肝汤。"[6] **王雨三**说："中此梅毒，都由狎妓宿娼而来，间有遗传之毒而致此赤白浊之患者，其证腰足筋骨均酸痛，茎中痛如锥刺刀割，溺孔流浊而觉灼热者是也"。[7]

编者按：气血蕴炽候，因肝肾湿火内蕴，交炽于下焦气血之分，或燥火内蕴，炽灼于肺胃气分，火势内逼血络，气血交炽而成。当清泄肺胃之火，凉血降火，肃清络热，则血络自宁。如**何廉臣**说："若热盛烁肺、络伤咯血者，必须凉血降火，肃清络热，如白虎汤重加鲜竹茹、鲜茅根、童便等之类；血再不止，加鲜生地、犀角汁。"[8]

引用文献

[1]柳长华.陈士铎医学全书[M].北京：中国中医药出版社，1999：763.

[2]吴坤安.伤寒指掌[M].上海：上海科学技术出版社，1959：卷四48.

[3] 雷丰. 时病论 [M].北京：人民卫生出版社，1964：59.

[4] 俞根初等.重订通俗伤寒论 [M].上海：上海科学技术出版社，1959：327.

[5] 秦伯未.秦伯未医学名著全书 [M].北京：中医古籍出版社，2003：350.

[6] 吴谦.御纂医宗金鉴 [M].北京：人民卫生出版社，1963：560.

[7] 王雨三.治病法轨 [M].北京：学苑出版社，2015：172.

[8] 何廉臣.重订广温热论 [M].福州：福建科学技术出版社，2010：31.

十、气血两燔候

气血两燔候，为气分与血分均受热邪燔灼，而血热偏盛之候，或由气分之热邪不解，内窜血分，或由血分伏热外溃气分，亦有由气血热蒸不解，转盛转炽而成。由气分深入血分者，于病机为逆；由血分转透气分者，于病机为顺。

诊断

病名：[中医] 太阴温病，斑疹，温毒发斑，齿衄，热入血室，暑温，湿温化燥，伏暑，伏暑化燥，暑疟，温疟致厥，麻后喘急，丹毒，疔毒走黄。[西医] 过敏性紫癜，血小板减少性紫癜，伤寒，白喉，猩红热，登革热，麻疹病毒肺炎，白血病，败血症，再生障碍性贫血，肺炎，感染性心内膜炎，血友病，结节性红斑，子宫内膜炎。

证名：肺胃燥热证，心胃燥热证，心胃燥火证，肝胃燥火证，**心胃湿火证**。

病位：肺胃，心胃，肝胃。

病因：燥火，湿火。

病机状态：蕴灼。由气血热蒸不解，转盛转炽，而成气血两燔；或由气分热邪深陷入血，于病机为逆；由血分转透气分者，于病机为顺。

1.津气蒸灼候+血热蕴炽

2.津气蕴灼——→津液消灼

↓↑

血热蕴炽————————→神志昏蒙

图2-6-141　气血两燔候病机结构式示意图

病形：蕴灼；　　　**病层：**里；　　　**病态：**动；

病性：阳；　　　**病质：**实；　　　**病势：**深，重，急。

证象组合：气灼+血炽+液灼+神蒙

主症：【津气蕴灼】症象：①灼热。②面目俱赤。③头面手背有汗。④干呕烦渴。⑤头痛如裂。⑥气粗似喘。**舌象：**苔黄。**脉象：**脉洪大。

　　　　【血热蕴炽】症象：①烦扰不寐。②血涌。③斑赤。④皮肤发赤。⑤水泡剧痛。⑥汛不当期而至。**舌象：**舌绛干。**脉象：**脉数。

副症：【津液消灼】症象：①口渴及口糜。②唇焦齿燥。③小便短赤痛。④环口燥裂。**舌象：**苔黑燥。

宾症：【神志昏蒙】症象：①耳聋。②神昏。③谵语。

临床以气分热象明显而易见，但必须有血分热炽见症，方可认定。

鉴别诊断

气血两燔候−津气蕴灼+津气蕴炽+络血妄行+阳气不行=**气血蒸炽候**

└−血热蕴炽−神志昏蒙+血热蕴蒸+气机不利不宣降=**气血蕴炽候**

├−血热蕴炽=津气蒸灼候

└−津气蕴灼+络血妄行=**血液燔灼候**

图2-6-142　气血两燔候鉴别式示意图

气血两燔候为热邪燔炽于气血之分，而血热偏盛；气血蕴炽候则系气分火炽偏盛；而气血蒸炽候系气血火热均盛，且热极已阻遏阳气，病势较重；津气蒸灼候系气分热灼，而血分无火；而血液燔灼候则系血分火炽，气分无热。各自不同。

传变预测

气血两燔候－津气蕴灼＋津气蕴蒸－血热蕴炽＋血热蕴蒸→**气血蕴蒸候**

└──血热蕴炽→**津气蒸灼候**

└──津气蕴灼＋络血妄行→**血液燔灼候**

└──＋津气蕴炽＋阳气不行→**气血蒸炽候**

图2-6-143　气血两燔候传变式示意图

气血两燔候治疗得法，可以转轻为气血蕴蒸候；或血分之热转出气分，可转为津气蒸灼候，于病机为顺；如气分之热尽入血分，则可转重为血液燔灼候，于病机为逆；或气分之热转甚转炽，亦可转重为气血蒸炽候。

辨证

定位：肺胃：灼热烦渴；心胃：神昏谵语；肝胃：口苦口臭，齿衄，瘀斑紫红。

定性：燥火：口渴口糜，唇焦齿燥；湿火：小便涩少不利。

定量：①轻：发热，神时蒙，发斑。②中：壮热，神蒙，发斑。③重：灼热，神昏谵语，发泡。

论治：均当以两清气血，透热转气为法。

1.随机立法：气血两燔候，其病机为热邪燔灼于气分血分，而血分之火偏盛，故其治则当两清气血，尤当以清透为主，务使血分之热邪，转透出于气分，气分之热邪透出于肌表而解。切不可妄行升提，或壅补，古人已有明训。

2.随位立法：病关肺胃者，应甘辛凉，以清肃肺胃为主；病关心胃者，应甘寒兼咸寒，以清胃凉心为主；病关肝胃，更当以凉血活血为主。

3.随因立法：燥火之证，清透尤当兼以甘寒保津解燥；湿火之证，甘咸寒清透保津之外，宜兼甘淡以利湿。

4.随症立法：出血者宜清热凉血以止血，如生地、白茅根、蒲黄、藕节之类；瘀斑宜凉血活血，如生地、赤芍、紫草、茜草、丹参之类。

方证：化斑汤证、加减玉女煎证、犀角地黄汤加味证、解毒凉血汤证。

考证：气血两燔候，通称：气营两燔，气血交炽，火热入血，火迫血络，热入血室，温病发斑，阳明血热，暑扰阳明，燔炽阳明，暑温伤阴。

吴鞠通说："太阴温病，气血两燔者，玉女煎去牛膝加玄参主之。"[1]"太阴温病，不可发汗，发汗而汗不出者，必发斑疹；汗出过多者，必神昏谵语。发斑者，化斑汤主之。"[1]"妇女温病，经水适来，脉数耳聋，干呕烦渴，辛凉退热，兼清血分，甚至十数日不解，邪陷发痉者，竹叶玉女煎主之……煮成二杯，先服一杯，候六时复之，病解停后服，不解再服。"[1]

吴坤安说："若感温邪，治不中綮，热毒内燔，必至气血两伤。如脉左数右大，烦渴口糜，舌赤唇焦是也，宜玉女煎。"[2]"凡暑必挟湿，湿为重浊之邪，暑乃熏蒸之气。热处湿中，湿热相蒸，阻于气分，当治在手太阴。若治不中綮，其邪无处发泄，则渐走营分，侵入血中，其症神昏谵语，舌绛赤，或咯痰带血。若上蒙清窍，则耳聋无闻。上焦不解，蔓延中下，则胸腹板闷，二便不利，即为湿温重症。治当急清三焦，如滑石、石膏……之类。嗣用犀角、连翘、银花……绿豆皮之类，清营分以养胃阴。"[2]"舌苔中黄边绛，齿燥唇焦，脉左数右大，此暑邪内燔，气血两伤也，玉女煎。"[2]如叶天士治某，脉数右大，烦渴舌绛。温邪，气血两伤，与玉女煎[3]。

雷少逸说："暑咳之为病，独在暑月也。良由暑热下逼，先伤乎上……倘不知辨，以暑为湿，误用温药，扰动其络，络中血沸，而成吐血之疴。然则宜用却暑调元法去东参、半夏，加杏仁、天花粉、旱莲草、生地治之。大概总宜清暑保金，庶不至蔓延虚损耳。"[4]

姚国美说："血液冲口而出，重则辟辟弹指，其出无声，病关于胃，名曰吐血……若脉大而虚，烦渴自汗，气粗似喘者，多因暑热内扰，耗胃津而伤血络，或与枇杷叶散清暑降逆，或与清络饮凉血和络。"[5]**彭玉林说：**"（登革热极期）气血两燔：主要脉症：高热，甚于午后，多汗，汗出热不退，口渴，头痛如劈，骨节烦疼，斑疹稠密，或出血，面红目赤，舌红或绛，苔黄燥，脉滑数或沉数。治法：清热凉血解毒。方药：加减清瘟败毒饮……高热加新雪丹，便秘加大黄。"[6]

编者按：气血两燔候，因燥热、湿火蕴于肺胃，气分不解，渐入血分，或内犯心包，气血两燔，消灼津液，剧者上蒙心神。治当急清心胃，凉血泻火。如**金子久**曰："热症以津液为注重，治法以甘凉为扼要，加轻清之品，以宣肺气；参灵介之类，以潜肝阳。"[7]

引用文献

[1]吴鞠通.温病条辨[M].福州：福建科学技术出版社，2010：30，32，114.

[2] 吴坤安.伤寒指掌 [M].上海：上海科学技术出版社，1959：卷四7，44，62.

[3] 叶天士.临证指南医案 [M].上海：上海卫生出版社，1958：249.

[4] 雷丰.时病论 [M].北京：人民卫生出版社，1964：59.

[5] 姚国美.姚国美医学讲义合编 [M].北京：人民卫生出版社，2009：212.

[6] 彭玉林，刘博仁.辨证治疗登革热484例 [J].新中医，1980，（3）：37.

[7] 秦伯未.清代名医医案精华 [M].北京：人民卫生出版社，2006：488.

十一、气血蒸炽候

气血蒸炽候，系伏火交炽于气血之分，不得透达之重证，多由温热病火毒特甚，失于清透，转重转炽，内蒙心神，外阻阳气而成。

诊断

病名：[**中医**] 瘟疫，时毒，风温，冬温，温病动血，鼻衄，暑热，湿温化火，急黄，疫黄，肺痈，麻后喘急，温毒痧疹，温毒发斑，温毒发痘，伏斑，内斑，五色斑，热厥，上焦蓄血，蓄血发狂，热结血室，胃肠蓄血，下焦蓄血，热入血室，膏淋，风热白喉，产后腹胀。[**西医**] 伤寒，麻疹病毒肺炎，肺脓肿，流行性出血热，白喉，败血症，特发性血小板减少性紫癜，多形红斑，乳糜尿，重型肝炎，急性黄疸型肝炎，肝昏迷，胆道感染，原发性腹膜炎，急性心肌炎，伪膜性肠炎，红皮病。

证名：脾肾湿热证，肺胃湿火证，**心胃燥热证**，**心肾湿火证**，**脾胃湿火证**，肝脾湿火证，肝肺湿火证，**肺胃燥火证**，**胃肠燥火证**，心胃燥火证，肝胃燥火证，肝脾燥火证，肺胃郁火证，**心肝瘀热证**，**胃肠瘀热证**。

病位：肺胃，脾胃，胃肠，心胃，心肝，心肾，肝胃，肝脾，肝肺，脾肾。

病因：湿热，燥热，燥火，湿火，郁火，瘀热。

病机状态：蕴炽。邪火蕴伏，不得透达，交炽于气血，或气血两燔候失治误治，以致邪火交炽，内蒙心神，外阻阳气，致成危重之证。

1.气血两燔候－津气蕴灼＋津气蕴炽＋络血妄行＋阳气不行

2.津气蕴炽──→津液消灼──→阳气不行

　　　　　　　　＋

血热蕴炽──→络血妄行──→神志昏蒙

图2-6-144　气血蒸炽候病机结构式示意图

病形：蕴炽；　　**病层**：里；　　**病态**：动；

病性：阳；　　**病质**：实；　　**病势**：深，重，急，危。

证象组合：气炽＋血炽＋液灼＋血溢＋阳滞＋神蒙

主症：【**津气蕴炽**】**症象**：①面红目赤。②发热无汗。③大汗。④头痛如破。⑤气急。⑥口秽喷人。⑦咽痛龈肿。**舌象**：舌苔黄黑干刺。**脉象**：①脉洪大。②脉沉数。

【**血热蕴炽**】**症象**：①五心烦灼。②斑发紫赤。③唇红。④皮肤出血点。⑤烦躁。⑥唇舌赤肿。**舌象**：舌质红绛赤。

副症：【**津液消灼**】**症象**：①烦渴欲死。②鼻干唇焦，齿干咽燥。③少尿便秘，尿赤涩痛。④消谷善饥。

【**络血妄行**】**症象**：①狂吐。②鼻衄。③二便血。④毛孔出血箭。⑤齿衄。⑥大便色黑。

宾症：【**阳气不行**】**症象**：①身重不能转侧。②肢冷。③寒战寒噤。④手足指冷。⑤身热不扬。**脉象**：脉细沉短数。

【**神志昏蒙**】**症象**：①神昏谵语。②狂乱。③合目鼾睡如醉。④循衣摸床，郑声作笑。⑤昏厥如尸。⑥头摇目瞪，手足躁扰。⑦神呆。⑧恍惚善忘。

临床以气血火炽症象为诊断依据，副症亦可作为重要诊断依据，均可反证宾症。

鉴别诊断

气血蒸炽候＋气机不宣＋气机冲逆－阳气不行＋阳气不和＝**木火蕴炽候**

├──血热蕴炽－络血妄行－阳气不行＋清窍不利＝**津气蒸炽候**

└──津气蕴炽＝**血液燔灼候**

图2-6-145　气血蒸炽候鉴别式示意图

气血蒸炽候为气分与血分之火邪交炽之候；而木火蕴炽候系木火蕴炽于气血之中，兼有木火上逆之证；津气蒸炽候则血分无火；血液燔灼候为气分不炽。各自有别。

传变预测

气血蒸炽候－津气蕴炽＋津气蕴蒸－血热蕴炽＋血热蕴蒸－阳气不行－神志昏蒙→**气血蕴蒸候**
　　　　　├─＋气机郁结→**气血燥结候**
　　　　　├─＋热迫津泄→**气血煎迫候**
　　　　　└─－神志昏蒙＋神志蒙闭＋络脉不和→**气血炽闭候**
　　　　　　　　　└─＋气虚脱绝→**气血闭脱候**

图2-6-146　气血蒸炽候传变式示意图

气血蒸炽候，急泻交炽之火，火热得挫，可转轻为气血蕴蒸候。如延误失治，邪火内结，可转为气血燥结候，病势更深；如火邪自寻出路而转气血煎迫候，于病机虽顺，亦恐邪火不衰，内闭神明而转气血炽闭候，甚则邪盛正衰，成内闭外脱之气血闭脱候。

辨证

定位：肺胃：面红目赤，五心灼热，燥渴饮水，吐衄血；心胃：神昏躁扰，神呆，昏狂，或昏厥不语；胃肠：口渴，尿赤，便闭，消谷善饥，大便黑而反易；心肝：发躁欲狂，头摇目瞪；心肾：唇舌赤肿，小便赤涩，点滴如稠。

定性：郁火：身重不能转侧，发热无汗；燥热：面红目赤，不欲见火，恶闻人声；燥火：舌苔黑刺，大渴烦躁，面赤唇红，汗出如雨，尿赤便闭；湿火：腹热，晡热，手足不欲暖盖，苔纯黄纯黑，小便赤涩，点滴如稠；瘀热：舌痿欲冷，大便色黑反易，大便血水，头汗至颈，舌紫暗扪之湿润，漱水不欲咽。

定量：①轻：神昏谵语，斑疹红赤，鼻衄，肢冷，壮热潮热，语言颠倒，时昏不语，忽清忽乱。②中：神呆，合目鼾睡如醉状，斑发紫赤，吐便血，足冷，身热不扬，精神恍惚，似寐非寐，善忘。③重：如狂，狂乱，昏厥如尸，五色斑，狂吐，寒战寒噤，郑声作笑，循衣摸床，头摇目瞪。

论治：当急急清泻交炽之火，以救其焚，稍缓则致内闭痉厥，甚至内闭外脱而逝。

1.随机立法：气血蒸炽候，其主体病机为气血之火交炽，内蒙神明，外格阳气，迫血妄行，故其治则在于急泻气血交炽之火，以救其燔炽，则神自清，阳自和，血亦可止，切不可滥用香开，或见血止血，更忌见寒投温，犯虚虚实实之戒。

2.随位立法：病关肺胃者，当清肺凉胃；病关心胃者，当清心泻胃；病关胃肠者，当清泻胃肠；病关心肾者，当清心泻肾；病关心肝者，当清心泻肝。总当以急急清泻为法。

3.随因立法：外寒郁火，当遵火郁发之之法，清泻略兼宣发；病因燥热，宜辛凉甘寒以清热救燥；病因燥火，宜辛凉兼苦甘寒；病因湿火，则当以清下为主。

4.随症立法：发疹当兼清宣透发，如薄荷、荆芥、蝉衣、西河柳、牛蒡子、葛根之类；发斑与出血均当凉血清气，如生地、玄参、丹皮、赤芍、石膏、大青叶之类。

方证：杨氏增损三黄石膏汤证、加味清宫汤证、加减清瘟败毒饮证、加味玉女煎证、犀羚竹石汤证、解毒承气汤证、犀连承气汤证、吴氏养营承气汤加减证、导赤泻心汤证、加减桃仁承气汤证、桃核承气汤证、缪氏竹叶石膏汤证、凉血地黄汤证、犀羚三汁饮证、凉膈散证、茵银汤证、荷包草汤证、泻肝汤证、加味大黄黄连泻心汤证。

考证：气血蒸炽候，津气、血热蕴炽如蒸者，通称：内陷营血，温毒入营血，阳毒发斑，斑毒内伏，温热入血，温毒入营血，气血两燔，溺毒入血，风温逆传心包，火邪逆乘心包，阳极似阴，阳证似阴，热深厥深。

仲景曰："太阳病，以火熏之，不得汗，其人必躁，到经不解，必清血，名为火邪。"（《伤寒论》114条）"脉浮热甚，而反灸之，此为实，实以虚治，因火而动，必咽燥吐血。"（《伤寒论》115条）"病者如热状，烦满，口干燥而渴，其脉反无热，此为阴伏，是瘀血也，当下之。"（《金匮要略·惊悸吐血下血胸满瘀血病脉证治》）

吴鞠通说："斑疹阳明证悉具，外出不快，内壅特甚者，调胃承气汤微和之，得通则已，不可令大泄，大泄则内陷……阳明温毒发痘者，如斑疹法，随其所在而攻之。温毒发痘，如小儿痘疮，或多或少，紫黑色，皆秽浊太甚，疗治失宜而然也。虽不多见，闻亦有之。随其所在而攻，谓脉浮则用银翘散加生地、玄参，渴加花粉，毒重加金汁、人中黄，小便短加芩、连之类。脉沉内壅者，酌轻重下之。"[1] **俞根初**说："若表里三焦大热，五心烦灼，两目如火，鼻干面赤，舌黄唇焦，形如涂朱，燥渴引饮，神昏谵语，宜杨氏增损三黄石膏汤。如热郁腠理，能内外分消，若胸腹胀满，痛而拒按，大便不通者，宜斟酌下之。"[3] "大便虽通，发痉虽除，而神识昏厥如尸，手足躁扰身热不扬，脉似沉缓，甚则沉伏，但舌仍灰黑，红点隐隐。此热陷太阴，防有伏斑内发，郁于阴络之中，而欲达不达也。急与犀羚三汁饮加大青叶15g，凉血解毒，通络透斑，果能伏斑外达，自然毒透神清。"[3]

吴坤安说："若邪从阳经传入太阴，则热愈深，毒愈甚，舌见纯黄纯黑，唇齿焦燥，目黄面赤，腹大热，或晡热，手足不欲暖盖，小便赤涩，舌无芒刺者，热毒暴下也。舌起芒刺者，大便不通也。三阴无窍，俱借阳明为出路，故兼见阳明证者为轻。大便通者，只宜清里解毒；大便不通者，兼导之清之。清里解毒，如犀角……人中黄之类；导下，如枳实、厚朴、槟榔、大黄之类（阳邪传入太阴热症）。"[3]"上焦蓄血，因不得汗，不能发斑而蓄血也，其脉人迎必紧。紧者，数而有力之象也。外症面红舌燥，发躁欲狂，或摇头目瞪，大便下血水，两手除食指之外，其余各指皆抽掣是也，宜犀角……郁金之类，清之行之。"[3]

何秀山说："若毒蕴便闭，又当以解毒承气、犀连承气等汤速下之，必里气通而伏斑随出。如果内伤脾阳，气虚下陷，脉虚大无力者，则以补中益气汤、人参三白汤等，升补中气以提透之。内伤肾阳，阳被阴遏，脉沉细或沉微者，则以真武汤加高丽参、鹿角尖，通脉四逆汤加人参、鹿茸，温化阴凝以补托之，二者必阳气通而虚斑乃出。盖温毒证内邪壅结，得凉泻药，疏通其里而斑出，与虚寒证阴气寒凝，得温补药，鼓舞其阳而斑出，其法虽殊，其理则一。若脾肾阴虚，冲任阴虚，则以张氏补阴益气煎，陶氏逍遥汤二方为主，随证加减。一则峻补其下，疏启其中；一则清补其阴，疏启其气。得屡次补托滋垫，而虚斑始出。又与阴证发斑，得温补以鼓舞而出，同一理也。"[2]

何廉臣说："齿血，血从牙龈流出也，故一名牙宣。甚有盈碗成盆，如线索拽而出。症见身热口渴，龈肿溺赤便闭者，胃有实火也，治以咸苦泄降，犀连承气汤加藕节、童便。"[3]"溺毒入血，血毒攻心，甚则血毒上脑，其症极危，急宜通窍开闭，利溺逐毒，导赤泻心汤调入犀珀至宝丹。或导赤合加味虎杖散调入《局方》来复丹二三钱，尚能幸全一二，此皆治实闭之开透法也。"[3]

编者按：气血蒸炽候，其见症除气血燥热内炽之脉症外，更可兼见阳气不行与神志昏蒙之闭厥脉症。当以急急清降气血为主，以撤气分之火热，防其闭厥。如**姚国美**说："（鼻衄）若潮热便秘，心烦而渴者，此阳明燥火，逼而上行，宜大黄黄连泻心汤加黄芩、生地、花粉、茅根之类苦泄凉血。"[4]

引用文献

[1] 吴鞠通.温病条辨［M］.福州：福建科学技术出版社，2010：70.
[2] 俞根初等.重订通俗伤寒论［M］.上海：上海科学技术出版社，1959：192，285，328，445，452.
[3] 吴坤安.伤寒指掌［M］.上海：上海科学技术出版社，1959：卷二13，卷三8.
[4] 姚国美.姚国美医学讲义合编［M］.北京：人民卫生出版社，2009：211.

十二、气血燥结候

气血燥结候系气血之火与肠中糟粕相搏，灼伤津液而成燥结之候。多由气血之火邪蕴炽既久，失于清下所致，若再延误，必致内闭，邪火搏结，不得下行，于病机为逆。

诊断

病名：［中医］温疫，疫毒发黄，阳毒，湿温，阳厥，大结胸证，蓄血发狂，肺痈，肠痈，肾痈，阳黄，癃闭，产后腹痛，恶露不下，热毒带下。［西医］流行性出血热，急性胰腺炎，胆囊炎，胆石症，机械性肠梗阻，结肠炎，急性阑尾炎，慢性阑尾炎，阑尾周围脓肿，弥漫性腹膜炎，肺结核，肺脓肿，前列腺增生，急性盆腔炎，气性坏疽。

证名：胃肠湿火证，胃肠燥火证，胆胃燥火证，胃肠瘀热证，肺胃痰瘀证。

病位：胃肠，胆胃，肺胃。

病因：燥火，湿火，瘀热，痰瘀。

病机状态：蕴结。交炽于气血之邪火，失于清泻，不得清解，蕴炽于中，与肠中糟粕相搏，消灼津液，而成燥结实火之证。

1.气血蒸炽候＋气机郁结

2.津气蕴炽──→津液消灼──→阳气不行

＋　　　↓

血热蕴炽──→气机郁结──→神志昏蒙

图2-6-147 气血燥结候病机结构式示意图

病形：蕴结；　　**病层**：里；　　**病态**：静中动；

病性：阳；　　**病质**：实；　　**病势**：深，重，急，危。

证象组合：气炽＋血炽＋液灼＋气结＋阳滞＋神蒙

主症：【津气蕴炽】症象：①亢热灼手。②不恶寒但恶热。舌象：舌黄黑燥。脉象：脉实大有力。

【血热蕴炽】症象：①心烦。②躁扰。③不得卧。④咳吐血。⑤赤斑。舌象：舌赤。脉象：脉洪数。

副症：【气机郁结】症象：①腹痛拒按。②痞满燥实坚。③睾丸偏坠肿痛。④小腹里急绞痛。脉象：脉沉结。

【津液消灼】症象：①无汗。②便闭。③小便赤涩。

宾症：【阳气不行】症象：①四肢厥冷。②渴喜热饮。③恶寒。④头重眼花。⑤腰脊痛。脉象：脉沉小似伏。

【神志昏蒙】症象：①神昏谵妄。②手足躁扰。③舌卷囊缩。④昏厥不省。

临床以气机郁结症象为主要诊断依据，但必须兼有气血俱炽之症象，方可认定。

鉴别诊断

鉴别式：**气血燥结候**－血热蕴炽－阳气不行＝**津气燥结候**

气血燥结候系气血交炽之火与肠中糟粕相搏而成；而津气燥结候却是气分之火与肠中糟粕相搏之证，血分无火炽。

传变预测

气血燥结候＋津气蕴蒸－津气蕴炽＋血热蕴蒸－血热蕴炽－气机郁结－阳气不行－神志昏蒙→**气血蕴蒸候**

└──－气机郁结＋热迫津泄→**气血煎迫候**

└──－神志昏蒙＋神志蒙闭＋络脉不和→**气血炽闭候**

图2-6-148　气血燥结候传变式示意图

气血燥结候清泻得宜，燥结一去，炽火顿熄，即可转轻为气血蕴蒸候；如延误失治，或邪火下行，而成热结旁流之气血煎迫候，虽为顺候，然亦多险恶；如邪上壅，闭塞心神，陡动肝风，而成为气血炽闭候，更为险恶。

辨证

定位：胃肠：脘腹痞满结痛；胆胃：脘胁胀痛，身目发黄；肺胃：咳喘胸痛，咳血，咳唾脓血。

定性：燥火：痞满实燥坚悉具，舌苔黄黑焦刺；湿火：小便赤涩作痛；瘀热：小腹急结，少腹肿痞按之痛，脐下坚硬拒痛，睾丸肿痛，舌紫暗滑润。

定量：①轻：痞满，按之痛，神昏谵语，恶寒肢冷，苔黄燥。②中：胀满疼痛，神昏躁扰，四肢厥冷，苔黄黑燥。③重：坚硬拒痛，昏厥不省，厥逆，苔黑燥刺。

论治：当急急通降燥结之火，以防内闭。

1. 随机立法：气血燥结候主体病机是气血交炽，邪火结实，故其治则当急泻气血交炽之火，而速攻其燥结，结去则火无所附，可随结下行，不致有上犯神明之危。然病势急重，不可迟疑，缓则正气难支，有鞭长莫及之虞。

2. 随位立法：病在胃肠，以清泻胃肠为急；病在胆胃，当清利肝胆，兼以通降，使肝胆之火，随肠中燥结而去；病在肺胃，当肃肺清胃，清下痰瘀。

3. 随因立法：燥火内结，宜甘寒咸寒，急急清泻救津；病由湿火，治宜苦寒咸寒兼以淡利，泻火除湿；病因瘀热内结，凉血逐瘀之外，亦当兼通肠除结。

4. 随症立法：壮热神昏谵妄者，当参以凉血清心，如黄连、丹皮、栀子之类；腹胀急痛者，当急下其燥结，如生大黄、芒硝、枳实等。

方证：犀连承气汤证、导赤承气汤证、桃仁承气汤证、加减桃仁承气汤证、代抵当丸证、加减大黄牡丹汤证。

考证：气血燥结候，阳邪入血，血热瘀结者，通称：气血俱实，瘀痰热壅滞，阳极似阴。

仲景曰："太阳病不解，热结膀胱，其人如狂，血自下，下者愈。其外不解者，尚未可攻，当先解其外。外解已，但少腹急结者，乃可攻之，宜桃核承气汤。"（《伤寒论》106条）"肠痈者，少腹肿痞，按之即痛如淋，小便自调，时时发热，自汗出，复恶寒。其脉迟紧者，脓未成，可下之，当有血。脉洪数者，脓已成，不可下也，大黄牡丹汤主之……有脓当下，如无脓，当下血。"（《金匮要略·疮痈肠痈浸淫病脉证并治》）

吴鞠通说："（阳明温病）左尺牢坚，小便赤痛，时烦渴甚，或下不通者，宜导赤承气汤。"[1]

俞根初说："蓄血如狂，轻则犀角地黄汤加味，重则代抵当汤加减，搜逐瘀积以消之，瘀消血行，如狂自止，终与四物绛覆汤养血活络以善后。"[2]"危者少阴病，热陷神昏，似寐如醉，谵语妄笑，甚则不语如尸，六七日至十余日，大便不通，腹热灼手，小便赤涩涓滴，脉沉弦而涩，按之牢坚，左小数坚搏，此少阴少火悉成壮火，合并阳明燥热而成下证也。亟亟开泄下夺，泻燎原之邪火，以救垂竭之真阴，犀连承气汤加西黄、麝香急拯之。"[2]**何廉臣**说："若舌苔黄如沉香色，或黄黑而燥，脉沉实而小，甚者沉微似伏，或四肢发厥，或渴喜热饮，脘腹按痛，痞、满、燥、实、坚悉具。痞满者湿热气结，燥实坚为燥矢，甚则上蒸心脑，下烁肝肾，烦躁谵语，舌卷囊缩，宜犀连承气汤急下之。阴伤者，加鲜生地、玄参、知母、川柏之类足矣。盖速下其邪，即所以存津液也。"[2]"热入血室，少腹痛硬，大便闭，或通而色黑，脉沉实，夜热甚时，则脉洪数，昏狂谵语，加减桃仁承气汤主之。"[2]

王雨三曰："胃为多气多血之海，又为统血之脏，胃火内燃，则血液沸腾而吐血。右关脉必滑数，用调胃承气汤加生地、墨旱莲、石斛、知母等。"[3]

秦伯未说："少腹痛偏着右侧，按之更剧，常欲蜷足而卧，寒热，恶心，大便欲解不利，为'肠痈'证……此证由于湿热瘀滞壅遏于肠，初起宜清化逐瘀。病势缓和者亦可用清肠饮。"[4]

编者按：气血燥结候，燥火内蕴胃肠，或瘀热留滞胃肠化火，与肠中糟粕相搏，燥结于中，气分不解，深逼血分，气血交炽，甚则内闭神明，外闭阳气，蒙蔽神明。其见症以肠中燥结之脉症为主，可兼见气血两炽之脉症。当急下肠中瘀热，以逐其燥结。即何廉臣所谓"凉血逐瘀"之法。俞根初谓："搜逐瘀积以清之。"[2]

引用文献

[1] 吴鞠通.温病条辨[M].福州：福建科学技术出版社，2010：66.
[2] 俞根初等.重订通俗伤寒论[M].上海：上海科学技术出版社，1959：185，242，291，408.
[3] 王雨三.治病法轨[M].北京：学苑出版社，2015：151.
[4] 秦伯未.秦伯未医学名著全书[M].北京：中医古籍出版社，2003：333.

十三、气血煎迫候

气血煎迫候，系邪火交炽于气血，煎迫其津液外泄之候，为气血蒸炽失于清泻，邪火下行，随津血而下，故于病机为顺，亦可谓邪火自寻出路，但终属火邪炽烈所致。喻嘉言曰："其势如焚，救焚便在顷刻，若二三日外，肠胃枯腐。"

诊断

病名：[中医]伤寒，赤膈伤寒，温热病，阳毒，火泻，疫痢，湿热痢疾，热痢，伏暑痢，暑毒赤痢，暑湿痢，伏热赤痢，伏热五色痢，奇恒痢，血痢，噤口痢，脏毒下血，内痔下血，血痔，便血，带下。[西医]细菌性痢疾，急性出血性坏死性肠炎，麻痹性肠梗阻，伪膜性肠炎，重型肝炎。

证名：胃肠湿火证，胃肠燥火证，心胃燥火证，肝脾燥火证，**肺胃郁火证，胃肠积热证**。

病位：肺胃，胃肠，心胃，肝脾。

病因：燥火，湿火，郁火，积热。

病机状态：蕴炽。由交炽于气血分之邪火，不得清泻，煎迫津液、血液下行，邪火亦随津血下出，虽为邪火自寻出路，而炽烈之势不减，仍有内闭之险，津血下溢，亦恐正气难支，仍属危急重证。

1.气血蒸炽候＋热迫津泄＋气机不利

2.津气蕴炽——→热迫津泄——→阳气不行

＋　　　　　＋

血热蕴炽——→络血妄行——→神志昏蒙

＋

气机不利

图2-6-149　气血煎迫候病机结构式示意图

病形：蕴炽；　　**病层：**里；　　**病态：**动；
病性：阳；　　**病质：**实；　　**病势：**深，重，急，危。

证象组合：气炽＋血炽＋津泄＋血溢＋气滞＋阳滞＋神闭

主症：【津气蕴炽】症象：①身热口渴，胸至少腹灼手。②口臭气粗。③鼻煤唇咽痛。④面赤目赤。⑤小便黄赤涩痛。**舌象：**苔黄黑焦刺。

　　【血热蕴炽】症象：①烦躁。②斑如锦纹。③唇红燥。④不寐。⑤斑紫赤。**舌象：**舌红刺，无苔而绛。

副症：【热迫津泄】症象：①下利肠垢。②肛门似烙。③下利黄水。④下黄黑稠黏。⑤溏泄极臭。⑥暴注下迫。

　　【络血妄行】症象：①下鲜血。②下脓血。③下如烂肉汁。④下紫血块。

　　【气机不利】症象：①脐腹大痛。②里急后重。

宾症：【神志昏蒙】症象：①狂言妄言叫骂。②神昏。③发痉。④呓语。

【**阳气不行**】症象：①肌表不热，或微热。②恶寒无汗，拥被向火。③四肢厥冷。④指甲青紫。
临床以邪火煎迫津血之症象最为显明，但必须兼有气血火炽之症，方可确认。

鉴别诊断

气血煎迫候－血热蕴炽－络血妄行－阳气不行－神志昏蒙 = **津气煎迫候**
　　├─ +阴液消涸 = **阴液煎迫候**
　　└─ －津气蕴炽 + 阴热蕴炽 = **阴血煎迫候**

图2-6-150　气血煎迫候鉴别式示意图

气血煎迫候系交炽于气血之邪火煎迫津液、血液下泄之候；而津气煎迫候系气血之火炽煎迫津液下泄之候；如气分邪火更伤阴液，则为阴液煎迫候。血分均无火炽。阴血煎迫候则系血分、阴分之邪火煎迫阴液、血液之候，气分无火。

传变预测

气血煎迫候－热迫津泄┬─络血妄行－气机不利－津气、血热蕴炽┐
　　　　　　　　　　├─神志昏蒙－阳气不行 + 津气、血热蕴蒸 ┘→**气血蕴蒸候**
　　　　　　　　　　└─ －神志昏蒙 + 神志蒙闭 + 络脉不和 →**气血炽闭候**
　　　　　　　　　　　　└─ +气虚脱绝 →**气血闭脱候**

图2-6-151　气血煎迫候传变式示意图

气血煎迫候虽为危重之证，然救治得当，火去痢止，可转为气血蕴蒸候，即出险入夷；如或延误，邪火上闭心神，则可转为气血炽闭候，或更正气不支，而转为气血闭脱候，均属险恶之候。

辨证

定位：肺胃：胸至少腹灼热，唇红鼻干，口渴喜冷；心胃：神昏呓语，发痉，心烦不寐；胃肠：脐腹大痛，口臭气粗，肛门肿痛。

定性：燥火：唇焦鼻煤咽干，苔黄黑焦刺；湿火：舌苔黄糙，小便短赤涩痛；郁火：恶寒无汗，拥被向火；积热：腹痛甚拒按。

定量：①轻：溏泄极臭，下利肠垢，下鲜血，神昏沉。②中：下利黄水，黄黑稠黏，下紫黑血块，呓语。③重：暴注下迫，下利脓血，下如烂肉汁，发痉。

论治：当急泻交炽之火，因势利导，稍缓则恐正气不支，而致内闭外脱，更不可妄行止涩，胶固病邪，火不下行，必致上闭。

1.随机立法：气血煎迫候病机为气血交炽之火，煎迫津液、血液下泄。火邪以下行为顺，故其治则当因势利导，急泻交炽之火以解津血煎迫。邪火下行，则津血不受其迫，不治利而利自止，亦通因通用之法。切不可妄行止涩，反锢病邪，必生脱之变。

2.随位立法：病在肺胃者，当以清泻肺胃为主；病在心胃者，当以清泻心胃为主；病在胃肠者，当廓清胃肠，务使邪火下行。

3.随因立法：因于燥火，以清下为急务；因于湿火，可偏重苦寒，兼以淡利；因于郁火，清下之中必兼宣疏郁遏，使郁火透解；因于积热，以清导积滞为主。

4.随症立法：腹痛甚者，当通下，亦因势利导之法，轻则如酒军、枳实，重则生军、玄明粉；里急后重者，当加槟榔、木香、枳壳，以通利大肠之气。

方证：白头翁汤加味证、消炎化毒汤证、加减黄连解毒汤证、木香槟榔丸证、三黄石膏汤证、犀角大青汤证、犀羚竹石汤证、地榆散证、邵氏热郁汤证、地柏清肠汤证。

考证：气血煎迫候，热炽于里，迫及津血者，通称：暴注下迫，燥火迫血，火热迫注，外闭内脱，热深阳郁，阳极似阴，热深厥深，外闭内脱。

仲景曰："若脉数不解，而下不止，必协热便脓血也。"（《伤寒论》258条）"下利，寸脉反浮数，尺中自涩者，必清脓血。"（《伤寒论》363条）"下利，脉数而渴者，今自愈。设不瘥，必清脓血，以有热故也。"（《伤寒论》367条）"热利下重者，白头翁汤主之。"（《伤寒论》371条）"下利欲饮水者，以有热故也，白头翁汤主之。"（《伤寒论》373条）

吴鞠通说："内虚下陷，热利下重，腹痛，脉左小右大，加味白头翁汤主之……水八杯，煮取三杯，分三次服。"[1]"噤口痢，热气上冲，肠中逆阻似闭，腹痛在下尤甚者，白头翁汤主之。"[1] **吴坤安说**："疫邪传里，毒攻肠胃，脐腹大痛，下利鲜血，或黑臭水，小便不利，身热大渴，六脉洪数，舌苔黄燥如刺，或红刺如杨梅状，当急治之。宜鲜生地60g，生大黄、净银花各15g，黄连3g，黄芩、丹皮、赤芍各4.5g，生甘草1.5g，清之下之。继用鲜生地数两代大黄与之，以养阴解毒。势稍缓者，黄芩汤加川连、银花、丹皮，血痢加丹皮、槐花、川断清之。（邵仙根评：此火毒热邪直入肠胃而伤血络之正法。）"[2]

俞根初说："若厥而兼呕，胸胁烦满，热利下重，继即便血，甚或圊脓血，舌紫苔黄，脉寸浮数尺弦涩，此包络挟胆火而肆虐，仲景所谓厥深热亦深，《内经》所谓暴注下迫，皆属于热，阴络伤则血下溢是也。法当凉血清肝以坚肠，加味白头翁汤主之。"[3]"冬温伏暑……目赤唇红，咳血便脓者，加味白头翁汤加竹茹、地锦各15g，大青叶、滁菊花各9g，白茅根60g，清肝坚肠以并治之。"[3]何廉臣说："若下血色如烟尘，沉晦瘀浊，便溏不畅，胃气不健，肢体倦怠者，此由膏粱积热，酒酪聚湿，而为脏毒下血。宜以苦辛淡泄，芩连二陈汤去姜、沥二汁，加炒槐米6g，大黑木耳9g，茅根、藕节各30g。重则清肠解毒汤。继用木耳豆腐煎每服9g，朝晚空肚服，清涤肠浊以除根。"[3]"至于赤痢为血分之邪，湿热多者，以行湿清热为主，如炒黄芩、炒银花、滑石、木香、楂炭之类，兼见紫块或稠黏，用黄芩、延胡索、桃仁、赤芍行瘀治之。若血色鲜浓紫厚者，则为热盛，宜用白头翁汤，或初起势盛，里急后重，脉有力者，加制大黄下之。"[3]

雷少逸说："《准绳》云，暑气成痢者，其人自汗发热，面垢呕逆，渴欲引饮，腹内攻痛，小便不通，痢血频迸者是也。拟以清凉涤暑法去青蒿、瓜翠，加黄连、荷叶治之。"[4]

叶霖说："奇恒利者，阳并于阴，薄为肠澼，其脉缓小沉涩，血温身热者死，热见七日者死。盖因阳气偏剧，阴气受伤，是以脉小沉涩。此证急宜大承气汤泻阳养阴，缓则遂成不救。若不知奇恒之因，见脉气和缓，而用平和之剂，多见偾事。"[5]姚国美亦云："若下利纯赤，脉象弦数，后重而腹不痛者，乃肝风夹热下行，宜白头翁汤苦泄疏风。"[6]

编者按：气血煎迫候，燥火、湿火、郁火、积热不得宣越，内燔于气血之分，直逼肠中，津液、血液下泄，虽邪火亦由此下行，然胃肠则难堪邪火之煎熬。钱苏斋曰："夏秋暑热，留于肠胃，得油腻积滞，或瓜果生冷，酝酿遏抑而成。"[7]其治则当急急清下，因势利导，急驱其毒火，以保其津血。丁佑之曰："唯釜底抽薪一法，以冀秽毒下行，或可挽回。"[7]

引用文献

［1］吴鞠通.温病条辨［M］.福州：福建科学技术出版社，2010：103，137.
［2］吴坤安.伤寒指掌［M］.上海：上海科学技术出版社，1959：卷四19.
［3］俞根初等.重订通俗伤寒论［M］.上海：上海科学技术出版社，1959：195，268，329，391.
［4］雷丰.时病论［M］.北京：人民卫生出版社，1964：40.
［5］李顺保.温病条辨集注与新论［M］.北京：学苑出版社，2004：324.
［6］姚国美.姚国美医学讲义合编［M］.北京：人民卫生出版社，2009：184.
［7］何廉臣.重印全国名医验案类编［M］.上海：上海科学技术出版社，1959：370，371.

十四、气血炽闭候

气血炽闭候为气血交炽之火，不得清泄，上闭心神，激动肝风之痉厥闭证。由于邪火炽烈，正气难支，稍有延误，每至内闭外脱。

诊断

病名：[中医]温疫，春温，热传心包，秋温，风温发疹，温病发斑，伏暑热痉，暑热，暑风，暑温，湿温化燥，蓄血发狂，热入血室，胎毒欲痉，麻闭伤肺，急黄，湿蒙，薄厥，热厥，血厥，疔疮走黄。[西医]流行性乙型脑炎，流行性出血热，重型肝炎，肝昏迷，急性胆道感染，感染性休克，麻疹病毒肺炎，脓毒症，败血症，肾病综合征，肾衰竭，白血病。

证名：**肺胃燥热证，心胃燥热证，心胃湿火证，肝脾湿火证，胃肠燥火证，胆胃燥火证，心胃燥火证，心肝瘀热证，胃肠瘀热证。**

病位：肺胃，心胃，心肝，肝脾，胆胃，胃肠。

病因：燥热，燥火，湿火，瘀热。

病机状态：闭厥。邪火交炽于气血之分，失于清泄，邪火不得下行，内必上逆蒙闭心神，激动肝风，外则阻滞阳气，而成痉厥重证。

1.气血蒸炽候－神志昏蒙＋神志蒙闭＋络脉不和

2.津气蕴炽──→神志蒙闭──→津液消灼

＋　　　　　　↓　　　　　　↓

血热蕴炽──→络脉不和──→阳气不行

图2-6-152　气血炽闭候病机结构式示意图

病形：蕴闭；　　　**病层：**里；　　　**病态：**静中动；

病性：阳；　　　**病质：**实；　　　**病势：**深，重，急，危，险。

证象组合：气炽＋血炽＋神闭＋络郁＋液灼＋阳滞

主症：【津气蕴炽】症象：①头部灼热。②面赤壮热无汗。③烦渴。④腹热灼手。⑤申酉潮热。⑥口臭气粗，恶热烦扰。**舌象：**苔黄黑燥裂干刺。**脉象：**脉沉弦数实。

【血热蕴炽】症象：①胸闷心烦，起卧不安。②斑点隐隐。③大便色黑反易。④经行即止。**舌象：**舌绛。

副症：【神志蒙闭】症象：①神识昏迷。②目张不语。③循衣摸床，撮空理线。④瞳孔散大。⑤谵语发狂。⑥不语如尸。⑦耳聋目闭。

【络脉不和】症象：①肢摇。②颈项强直。③牙关紧闭。④两目上视。⑤头摇手瘛。⑥手指抽掣。

宾症：【津液消灼】症象：①无汗灼热。②便闭。③小便黄臭，短少。④大渴饮冷。⑤齿槁。

【阳气不行】症象：①厥冷。②遍体如冰。③身凉有汗。**脉象：**①脉伏。②脉沉结。

临床以痉厥闭象明显而易见，但必须有气血热炽见症，方为本证。

鉴别诊断

气血炽闭候－血热蕴炽－阳气不行＋气机郁结＝**津气炽闭候**

└──＋气机郁结＝**津气闭厥候**

└──－津气蕴炽＋络血妄行＝**血液炽闭候**

图2-6-153　气血炽闭候鉴别式示意图

气血炽闭候为气、血分均火邪炽烈，以致内闭痉厥之证；而津气炽闭候与津气闭厥候仅为气分火炽，以致内闭痉厥，血分无火；血液炽闭候则为血分火炽，气分无火之闭证。各自不同。

传变预测

气血炽闭候－神志蒙闭＋神志昏蒙－络脉不和→**气血蒸炽候**

└──－津气、血热蕴炽＋津气、血热蕴蒸－阳气不行→**气血蕴蒸候**

└──＋气虚脱绝→**气血闭脱候**

图2-6-154　气血炽闭候传变式示意图

气血炽闭候清泻得宜，闭开风息，可转气血蒸炽候，渐转气血蕴蒸候，即可渐解；若稍有延误，正气不支，每至气血闭脱候内闭外脱而逝。

辨证

定位：心肝：神昏谵语，斜目弄舌，手足瘛疭；**心胃：**面赤壮热，自汗，昏迷目闭，头部灼热，脉洪数；**胃肠：**申酉潮热，腹满便秘，短气而喘，手足漐然汗出，频转矢气，胶腹热灼手，脉沉弦数实。

定性：燥火：舌焦黄、焦黑，燥裂起刺，灼热无汗，咽干唇焦鼻煤；**湿火：**小便红黄不利；**瘀热：**屎虽硬，大便反易，色黑如漆，小腹胀痛，或经行即止，舌深绛，紫暗滑润。

定量：①**轻：**神识昏迷，烦躁不安，张目不语，头摇手瘛，手指抽掣，肢厥，壮热多汗。②**中：**谵语狂言，发狂，耳聋目闭，颈项强直，搐搦，身凉有汗，腹热灼手。③**重：**不语如尸，循衣摸床，撮空理线，牙关紧闭，两目上视，遍体如冰，头热灼手。

论治：当急急清泻气血之火，兼以开窍息风，救治及时，或可幸痊。病势至此，每有鞭长莫及之虑。

1.随机立法：气血炽闭候为气血交炽不得清泻，上蒙心神，激动肝风，外阻阳气之内闭痉厥，其主体病机在于气血之火交炽，故其治则应急泻交炽之火，兼开窍息风，标本同治以急救之。稍缓则正气不支而内闭外脱矣。

2.随位立法：病在心胃者，宜清心泻胃为主；病在胃肠者，宜通降大肠为主，然亦当兼清心开窍息风以救其急；病在心肝者，宜清心凉肝为主。

3.**随因立法**：因于燥火者，宜咸苦清降，佐以甘寒救燥；因于湿火者，宜苦降咸寒，略佐芳淡化湿；因于瘀热者，当急急通降瘀热之搏结。

4.**随症立法**：神昏者当参以芳香开窍，湿火选用神犀丹；燥热用紫雪丹；燥火用牛黄清心丸，甚则安宫丸、至宝丹。便闭者，当急急通下，如生大黄、玄明粉，甚则芒硝、枳实、厚朴之类。

方证：犀角白虎汤加味证、犀连承气汤证、加味犀角地黄汤证、加减抵当汤证、清瘟败毒饮证、解毒承气汤证、桃仁承气汤证、白虎承气汤证、张震夏乙脑清气汤证、三黄泻心丸证、疔疮走黄膏证、紫雪丹证、安宫牛黄丸证、牛黄至宝丹证、神犀丹证。

考证：气血炽闭候，热炽津液，不得外达，通称：温邪扰血，暑热内闭血分，温病火郁，湿火闭厥，燔灼厥阴，瘀热蓄血，阳证似阴，阳极似阴，热极似寒，真热假寒，热深厥深。

薛雪说："湿热证，经水适来，壮热口渴，谵语神昏，胸腹痛，或舌无苔，脉滑数。邪陷营分，宜大剂犀角、紫草、茜根、贯众、连翘、鲜菖蒲、银花露等味。"[1]

俞根初说："危者少阴病，热陷神昏，似寐如醉，谵语妄笑，甚则不语如尸，六七日至十余日，大便不通，腹热灼手，小便赤涩涓滴，脉沉弦而涩，按之牢坚，左小数坚搏，此少阴少火悉成壮火，合并阳明燥热而成下证也，亟亟开泄下夺，泻燎原之邪火，以救垂竭之真阴，犀连承气汤加西黄1.5g，麝香0.15g急拯之。"[2]"热极动风，则手足瘛疭，口噤齿龂，由痉而厥，溺赤涩痛，大便燥结……如犹谵语发狂，烦渴大汗，大便燥结，小便赤涩，咽干腹满，昏不识人者，急与白虎承气汤加至宝丹，开上攻下以峻逐。如已风动痉厥者，急与犀连承气汤加羚角、紫雪，息风宣窍以开逐之。"[2]

何廉臣说："若舌色黑润，少腹按痛，大便色黑如漆，反觉易行，其人喜笑如狂，小便色黑自利，是胃肠蓄血，累及膀胱，宜桃仁承气汤急下之。或合犀角鲜地黄汤，以凉血逐瘀。"[2]"蓄血在下焦者，属肝络冲脉，证必左脉弦涩，手足厥冷，大便溏黑，小便自利，神昏如狂，治宜宣气解结，透络通瘀。叶氏加减小柴胡汤，或舒氏增损小柴胡汤，随证酌用。"[2]

董废翁说："伤寒五六日，渐变神昏不语，或睡中独语一二句，目赤，唇焦，口干，不饮水，稀粥与之则咽，不与则不思，六脉细数而不洪大，心下无痞，腹中不满，大小便如常。或传至十日以来，形貌如醉。此热传手少阴心经也，不可下，宜栀子黄连黄芩汤。若脉浮者，病在丙，导赤散。脉沉者，病在丁，泻心汤。若脉浮沉俱有力者，是丙丁俱有热，可以导赤、泻心各半服之。或有用犀角地黄汤者，此解阳明经血中热，近于是也。"[3]

编者按：气血炽闭候，因燥热、湿火、瘀热蕴于胃肠肝胆，由气入血，气血交炽，消灼津液，不得外达，必致内闭神机，当清芬开窍，开闭醒神，以救其急；清热凉血，以撤其邪；佐以生津增液，以和其络。**叶天士**有"入营犹可透热转气，入血直须凉血散血"[4]之训，参入活血散瘀之品，对开闭通络，亦在所必需。**宋鹤年**曰："伏暑，阴液亏竭，症颇危殆。治法宜润燥救液，加以清热化湿为主。"[5]

引用文献

［1］王士雄.温热经纬［M］.沈阳：辽宁科学技术出版社，1997：48.

［2］俞根初等.重订通俗伤寒论［M］.上海：上海科学技术出版社，1959：185，242，248，444.

［3］高鼓峰，董废翁.医宗己任编［M］.上海：上海科学技术出版社，1959：175.

［4］叶天士.临证指南医案［M］.上海：上海卫生出版社，1958：636.

［5］福建省中医研究所.福建中医医案医话选编（第一辑）［M］.福州：福建人民出版社，1960：24.

十五、气血闭脱候

气血闭脱候，系气血交炽，以致内闭，邪火炽烈，正气不支，而成邪闭正脱之证，集痉、厥、闭、脱四大坏证于一候，为至危至险之恶候。病势至此，难救一二。即**仲景**所谓"一逆尚引日，再逆促命期"。

诊断

病名：[中医] 暑厥，闭脱，血脱，气血暴脱。[西医] 血栓性血小板减少性紫癜，胆汁性腹膜炎，上消化道出血，败血症，再生障碍性贫血，流行性乙型脑炎，脑水肿，呼吸衰竭，异位妊娠。

证名：心肺湿火证，心营湿火证，肝胃燥火证，肝肾瘀热证。

病位：心肺，心营，肝胃，肝肾。

病因：湿火，燥火，瘀热。

病机状态：闭脱。病由气血交炽失于清泻，邪火上闭心神，激动肝风，再有失误，邪火炽烈，正气不支，以致外脱，而成痉、厥、闭、脱同时出现的险候。

1.气血炽闭候+气虚脱绝

2.津气蕴炽──→神志蒙闭──→络脉不和

$+$ $\downarrow$

血热蕴炽　　气虚脱绝←──阳气不行

图2-6-155　气血闭脱候病机结构式示意图

病形：内闭外脱；　　　**病层**：里；　　　**病态**：静中动；

病性：阳；　　　　　**病质**：实中虚；　　**病势**：深，重，急，危，险。

证象组合：气炽+血炽+神闭+络郁+阳滞+气脱

主症：【津气蕴炽】**症象**：①壮热。②面赤，目赤。③二便不通。④泻不爽。**舌象**：苔黄。

　　　　【血热蕴炽】**症象**：①面红。②目赤。③烦躁。**舌象**：舌质红绛少苔。**指纹**：紫赤不鲜。

副症：【神志蒙闭】**症象**：神识昏迷。

　　　　【气虚脱绝】**症象**：①气喘息促。②大汗。**指纹**：青黑出命关。**脉象**：脉芤。

宾症：【络脉不和】**症象**：①上视。②龅齿弄舌。③瘛疭。

　　　　【阳气不行】**症象**：四肢厥逆。**脉象**：脉沉伏。

临床以热炽神闭症象显明，脱象每每不显，如脱象一显，则难以措手，然无脱象，本候又难成立，故临床务必细察有无脱象。

鉴别诊断

气血闭脱候−血热蕴炽−气虚脱绝+阳气脱绝+气机郁结=**津气闭脱候**

└──−津气蕴炽+津液枯涸+络血妄行=**血液闭脱候**

图2-6-156　气血闭脱候鉴别式示意图

气血闭脱候为气血交炽而先闭后脱之证；而津气闭脱候系气分火炽，以致内闭外脱之候；血液闭脱候则纯系血分火炽，而致内闭外脱。

传变预测

气血闭脱候−气虚脱绝−神志蒙闭+神志昏蒙−络脉不和→**气血蒸炽候**

└──−津气、血液蕴炽+津气、血液蕴蒸→**气血蕴蒸候**

图2-6-157　气血闭脱候传变式示意图

气血闭脱候病势险恶，稍有失误，必致一脱而逝。若救治得当，脱回闭开风息，转为气血蒸炽候、气血蕴蒸候，即可再作清泻，或有生机，然必得火退之后，方可步入坦途。

辨证

定位、定性：参照气血炽闭候。

定量：闭象参照气血炽闭候，脱象参照气液脱绝候。

论治：开闭固脱，当斟酌其缓急轻重，或先开其闭，或先固其脱，或闭脱同治。

1.随机立法：气血闭脱候为邪盛内闭，正虚致脱之候，其治则应视其闭脱之缓急轻重而斟酌之。脱象显明者，虽闭厥尚在，均当急急益气固脱，急固其正气，不然则一脱不返，虽有良策，亦恐鞭长莫及。脱势稍缓者，当以开闭为主，因脱由邪火炽烈，正气不支所致，当急泻交炽之火，先开其闭，邪去则正安，必不致脱绝；或略兼一二味扶正之品，以防芳开之品耗气助脱，亦是正法。总宜邪正兼顾，闭脱并治，然病势至此，诚恐药难两全。

2.随位立法、随因立法：参照气血炽闭候，

3.随症立法：开闭参照气血炽闭候，固脱参照气液脱绝候。

方证：清芬辟疫汤证、清芬解疫汤证、太乙玉枢丹证、扶正固脱清热解毒凉血活血方证、益气存阴清热凉血方证、导赤宣肺汤证。

考证：气血闭脱候，阴邪郁闭，阳气脱绝，通称：内闭外脱，温毒内陷，暑热深陷。

叶天士说："暑由上受，先入肺络，日期渐多，气分热邪逆传入营，遂逼心包络中，神昏欲躁，舌音缩，手足牵引。乃暑热深陷，谓之发痉。热闭在里，肢体反不发热。热邪内闭则外脱，岂非至急！考古人方法，清络热必兼

芳香，开里窍以清神识。若重药攻邪，直走肠胃，与胞络结闭无干涉也。"[1]可见：眼戴口张，痰声辘辘，身热肢冷，脉如丝，有云：邪已入脏不可为矣。

何廉臣说："暑秽初起，壮热面红，目赤上视，龄齿弄舌，手足瘛疭，神识昏迷，四肢厥逆，二便不通，或泻不爽，此叶天士所谓热气闭塞孔窍，昏迷若惊，是为暑厥也……暑秽闭窍者，舌多黄赤浊腻，脉多沉伏，指纹紫赤不鲜。若脉芤而喘，大汗息促，指纹青黑，直出命关者，此内闭外脱之危候，治宜清芬宣窍为主，舌苔垢腻者，清芬辟疫汤调下玉枢丹2粒，或至宝丹1粒。"[2]**马玉川**说："心肺同居胸中，邪热过盛，热毒内陷心包，心火亢盛则煎灼肺阴，致使肺之气阴两虚，宗气不足，肺络闭阻而呼吸失司。应投以清心泻火，宣通肺络之剂，使邪热从小便排出，心火得泻，肺气得宣。"[3]

施惠君等说："血证多兼瘀，瘀血阻滞，血脉流行不畅，致血不循经，亦可发生出血，故活血化瘀也为治血证之要点……血栓性血小板减少性紫癜是一种以微血管病性溶血性贫血、血小板减少性紫癜、神经系统症状、肾脏损害以及发热为主要特征的一种罕见的病证。"[4]

编者按：气血闭脱候，湿火、瘀热内蕴心肺，内陷心营，渐深入血，内闭清窍，神闭风动，正气欲脱，时病学家通称为内闭外脱之危重险证。其见症虽以内闭与外脱之脉症显明，但必兼见湿火气血交炽之脉症，并以之为主。治宜宣化湿邪，清降火炽以开闭。祛邪开闭，虽迫在眉睫，然气脱在即，益气救液，固脱之法亦不可缓。

引用文献

［1］叶天士.临证指南医案［M］.上海：上海卫生出版社，1958：410.

［2］俞根初等.重订通俗伤寒论［M］.上海：上海科学技术出版社，1959：427.

［3］马玉川.中医抢救"乙脑"呼吸衰竭［J］.上海中医药杂志，1983，（9）：14.

［4］施惠君，罗仁夏.丁济南治疗血证经验介绍［J］.贵阳中医学院学报，1989，（1）：19.

十六、气血失养候

气血失养候，为气血两虚之弱证。由失血过多，气随血虚，或劳役过度，或汗吐下后气虚不能生血，或产后，或疮疡流脓水之后等，均可致气血两虚。

诊断

病名：[中医] 虚劳，血虚眩晕，脱力黄，心悸，失血，月经不调，月经后期，血枯经闭，闭经，虚痉，血虚发痉，同房发痉，鸡爪风，振栗，筋弛，偏瘫，半身不遂，痛症破溃期，小儿五软，产后脱发。[西医] 胃十二指肠溃疡出血，肾结核，贫血，白细胞减少症，不孕症，产褥感染，系统性红斑狼疮。

证名：**肝脾虚风证**，心脾气虚证，**肝脾气虚证**，脾肾气虚证，肝脾血虚证，**心脾血虚证**，**肝肾血虚证**，**肝脾阳虚证**。

病位：心脾，肝脾，肝肾，脾肾。

病因：血虚，气虚，虚风。

病机状态：虚弱。或气虚不能生血，或血去而气随血去，或久病大病之后，或胎产、疮疡之后，以致气血两虚，不能上养清空，内不能涵养神气，外不能荣养经络，而成本证。

1.**阴血失养候**－阴虚失养＋气虚失养－神志不宁＋神气不振

2.**气虚失养**——**神气不振**——经脉不荣

↑↓

血虚失养——清空失养——络脉不荣

图2-6-158　气血失养候病机结构式示意图

病形：虚弱；　　　**病层**：里；　　　**病态**：静；

病性：阴；　　　**病质**：虚；　　　**病势**：深，轻，缓。

证象组合：气虚＋血虚＋神衰＋清空＋经络不荣

主症：【**气虚失养**】症象：①面黄淡白不泽。②困倦。③手足无力。④目珠下垂，白睛暴露。⑤少气懒言。⑥食少。

　　【**血虚失荣**】症象：①色白夭然不泽。②皮肤发黄。③面色萎黄。④头现青筋。⑤身洒淅。⑥体枯瘠。

舌象：舌淡。**脉象**：尺脉迟，空虚。

副症：【**神气不振**】症象：①心悸。②神情呆纯。

【清空失养】症象：①眩晕。②小儿颅缝分裂，前囟扩大。

宾症：【络脉不荣】症象：①身痛。②振摇不能主持。③筋惕肉瞤。④发痓。⑤筋纵。⑥腰间绵绵作痛。⑦手不能握，足不能步。⑧项软头倾。⑨不遂偏废。

【经脉不荣】症象：①搐搦。②反张。③口眼㖞斜。④摇头项强。⑤手足抽掣。⑥筋挛。

临床以副症、宾症明显而易见，但必须有气血两虚之症，方可确认。

鉴别诊断

气血失养候—气虚失养+阴虚失养—神气不振+神志不宁—清空失养=阴血失养候

—清空失养—经脉不荣—络脉不荣+神志不宁=心血失养候

—经脉不荣+络脉不和+阳气不和=肝血失养候

图2-6-159　气血失养候鉴别式示意图

气血失养候为气血不足，内不能养神气，外不能荣经络，偏于外虚之候；而心血失养候系气血不足以养心神，偏于内虚之候；肝血失养候则为气血不能荣养肝络之证；阴血失养候则气分不虚。

传变预测

气血失养候—清空失养—经脉不荣—络脉不荣+神志不宁→心血失养候

—经脉不荣+络脉不和+阳气不和→肝血失养候

+阳气不振→阳气虚损候

图2-6-160　气血失养候传变式示意图

气血失养候本属轻缓之证，若延误失治，可转致内脏血虚之候，如心神失养，或肝络失养，而转为心血失养候、肝血失养候，甚则虚及阳气，而成阳气虚损候。

辨证

定位：心：多表现为神气不振，少神，心悸；肝：多表现为经络失荣，筋脉拘挛，或缓纵，或疼痛；脾：多表现为气虚之象，倦怠乏力；肾：多表现为神呆，项软头倾。

定性：血虚：面黄，皮肤发黄，毛发发黄，头现青筋；气虚：短气倦怠，头晕，手足无力。

定量：①轻：面色淡黄，困倦，身痛，筋惕肉瞤。②中：面色萎黄晦暗，手足无力，振摇不能主持。③重：面色㿠白不泽，手不能握，足不能步，项强反张，搐搦筋挛，筋纵。

论治：以补气为主，兼以养血，即据古人"血生于气""气能生血"之理，从缓图治。

1.随机立法：气血失养候为气血两虚之证，毋拘气虚及血，或血虚及气，其治则均当遵"气能生血"与"血生于气"之训，以补气为主，补血兼之，补气以生血，气血双补之法，病势缓慢，治法亦当缓调。

2.随位立法：病关于心，宜补血养神；病关于肝，宜补血调气；病关于脾，宜补气助运；病关于肾，宜温养肾精。

3.随因立法：血虚及气者，虽多用补血养血之品，亦当以补气为重；气虚及血者，更当以补气为主，略参养血之品。

4.随症立法：眩晕，兼以息风，如天麻、白蒺藜、菊花、钩藤之类；经络拘急，兼以息风通络，如钩藤、络石藤、鸡血藤、木瓜、白蒺藜、桑枝之类；抽搐，可加全蝎、蜈蚣、乌梢蛇之类以逐风。

方证：人参养荣汤证、归脾汤加味证、十全大补汤证、益气生精饮证、扶正散证、补气生肌汤证、止痓散证、当归芍药散加味证、益气养心汤证、冬草汤证、菟丝汤证。

考证：气血失养候，气虚日久而及血者，通称：气血两虚，血虚生风，血虚肝燥，血不养筋，血虚证，血枯证，脱血。

仲景曰："疮家，虽身疼痛，不可发汗，发汗则痓。"（《伤寒论》85条）

王肯堂说：《经》云：邪之所凑，其气必虚。但治其虚，不理其邪，而邪自去也。此等语最误后人。此人因多服顺气化痰药，致虚本元，故以十全大补取效。若不论邪之有无，但以纯补为祛邪妙法，则大谬矣。"[1]

吴坤安说："若身痛尺脉迟，是血少营气不足，虽未经汗，不可发汗，宜建中汤加归、芪以补营血也。"[2]"若生于三法之后，则为气血两虚，不能荣养筋骨，故为之振摇，不能主持也，当大补气血，人参养荣汤主之……筋惕肉瞤，此症皆因发汗太过，邪热未解，血气已伤，筋肉失养所致，宜大补气血，人参养荣汤之类。"[2]"如伤寒十余日，曾三四次发汗过多，遂变肉𥆧身振，筋脉动惕，此由汗多伤其气血，加味人参养荣汤主之。"[2] **邵仙根**按："过汗表虚成痉，汗出不止者，桂枝汤加归、芪、人参；产后血虚成痉，归芪建中汤；溃疡去脓血过多，为风所袭成痉者，八珍汤加黄芪、桂枝、川羌、防风。"[2]

俞根初说："凡呼吸微弱，语言懒，饮食少，身洒淅，体枯瘠，头眩晕，面㿠白，皆真虚纯虚之候，前哲所谓气血两亏，急用八珍汤、十全大补汤等峻补之是也。"[3] "若汗下太过，亡失血液，致筋脉失养，不柔和而痉，无外邪可解者，唯宜补养气血为主，以八珍汤加减，或十全大补汤加竹沥、姜汁。气虚筋纵者，加参、芪以补之；血虚筋挛者，加归、地以润之；脉小虚甚者，加熟附子，或大建中汤加羌活、防风；产后去血过多，筋无血养，挛急发痉，脉浮软者，加味当归补血汤主之；新产亡血，腠理疏豁，风邪乘虚袭伤筋脉，遽尔发痉，脉浮者，举轻古拜散……每服9g，酒淋大豆黄卷净汁调下。"[3] **何秀山**说："血脱者色白，夭然不泽，其脉空虚，宜归脾汤、人参养荣汤之类。"[3]

吴孚先治左半身不遂，发散下痰，致精神困惫，左脉沉细弱。此非湿痰死血，乃血虚也。左属血，然非气以统之则不流，法当从阳引阴。上午服四君加桂枝、黄芪、首乌、附片；下午服四物加秦艽、续断、炮姜、新绛[1]。

姚国美说："关节之处，如枢纽之折，不能提挈，胫纵而不任地，此热伤心血，脉为之痿，治以调营通脉汤。若亡血之人，或新产之后，纯因营血不足，脉络空虚，以致手不能握，足不能步者，宜补血汤加鹿茸、鸡血藤胶、桑寄生以充养之。"[4]

编者按：气血失养候，由其人素体虚弱，或久病之后，或失血过多，致肝脾阳气阴血两虚，内不能濡养肝木，致木枯生风，上不能荣养清空，外不能涵养经络，治则当以温补脾之阳气，滋补肝之阴血为主，略佐行经通络之品，标本兼顾。补益脾气，脾气一健，肺气尤充，气足则血生，血行则风自息。

引用文献

[1] 江瓘，魏之琇.名医类案（正续编）[M].北京：中国中医药出版社，1996：491.

[2] 吴坤安.伤寒指掌[M].上海：上海科学技术出版社，1959：卷一40，卷三56，94，95.

[3] 俞根初等.重订通俗伤寒论[M].上海：上海科学技术出版社，1959：119，422，453.

[4] 姚国美.姚国美医学讲义合编[M].北京：人民卫生出版社，2009：201.

十七、气血失调候

气血失调候，为气血虚实夹杂之候，系气血两虚兼气滞血瘀之证。既有胸腹之内症，又有经络之外症。

诊断

病名：[中医]中经络，唇风，头风痛，偏头痛，面额痛，瘕疝，瘀痛，胁痛，腰膝痛，臂疼，风痹，产后血痹，虚胀，闭经，痛经，崩漏，恶露不净，痞积，脱疽。[西医]脑震荡后遗症，脑栓塞，风湿性心脏病，颅后窝占位性病变，十二指肠溃疡，黏多糖贮积症，肝糖原贮积病，肝炎，肝硬化，髂股静脉血栓，坐骨神经痛，三叉神经痛，红斑性肢痛病，系统性红斑狼疮，真性红细胞增多症，痛经，多囊卵巢综合征。

证名：肝肾风湿证，肝脾虚风证，肝脾风痰证，**肝脾瘀热证**，肝肺瘀热证，肝脾气瘀证，**肝脾气虚证**，脾肾气虚证，**肝脾血虚证**，心肝血虚证。

病位：肝肺，肝脾，心肝，肝肾，脾肾。

病因：风湿，虚风，风痰，气瘀，瘀热，气虚，血虚。

病机状态：虚滞。病由气血不足，渐至气滞血瘀，或瘀滞于胸腹，或瘀滞于经络。气血无力以行瘀滞，而瘀滞又致气血无从以生，互为因果。

1.**气血失养候**＋气机不利＋血滞不行−经脉不荣＋经脉不和−络脉不荣＋络脉不和＋阳气不和

2.**气虚失养**＋气机不利——→经脉不和

↓ ↑

血虚失养＋血滞不行——→络脉不和

└——→阳气不和

图2-6-161 气血失调候病机结构式示意图

病形：虚滞；　　　**病层：**里；　　　**病态：**静；

病性：阴；　　　　**病质：**虚中实；　　**病势：**深，轻，缓。

证象组合：气虚+血虚+气滞+血滞+经络+阳郁

主症：【气虚失养】症象：①面黄淡白不泽。②困倦。③手足无力。④目珠下垂，白睛暴露。⑤少气懒言。⑥食少。

　　　　【血虚失荣】症象：①色白夭然不泽。②皮肤发黄。③面色萎黄。④头现青筋。⑤身洒淅。⑥体枯瘠。

舌象：舌淡，　**脉象：**尺脉迟，空虚。

副症：【气机不利】症象：腹中时胀时热。

　　　　【血滞不行】症象：①腹痛不移。②麻木终日不除。③腹中疙痛。

宾症：【经脉不和】症象：①遍身疼痛，时痛时止。②腰痛难以屈伸。③牵引两足。④上连背脊。

　　　　【络脉不和】症象：①手指挛急。②睡后腰背酸痛，起床即减。③痛多抽掣拘急。

　　　　【阳气不和】症象：①畏冷。②手足心热。

临床副症、宾症最易并见，但必须与气血两虚之象同见，方可确定。

鉴别诊断

气血失调候 −血虚失养+营虚失养−经络不荣−血滞不行+阳气不行+经络不和−气机不利=**营卫不行候**

└── −气虚失养−血滞不行−经络不和+络脉不利+阳气不和=**肝络失和候**

图2-6-162　气血失调候鉴别式示意图

气血失调候是气血既虚且实之候，病在于里，可见于表；而营卫不行候则系表虚又兼表实之候，纯属表分不调；肝络失和候为纯里证，即肝血不足，兼肝气郁滞之候。

传变预测

气血失调候 −气机不利−血滞不行−经络不和+经络不荣+神气不振→**气血失养候**

└── −气机不利+气机郁结−血滞不行+血滞瘀结−经络不和→**气血虚结候**

图2-6-163　气血失调候传变式示意图

气血失调候如过予疏利，虽气滞血瘀可除，但气血更虚，可转为气血失养候；如过投腻补，于气血无益，反更增滞结，而转为气血虚结候。

辨证

定位： 肝肺：肢体筋脉疼痛，时痛时止；肝脾：腹痛不移，麻木，身疼，拘急，腰背痛，活动可止；肝肾：腰痛不能屈伸。

定性： 气瘀：痛麻不移，活动可减，腹时胀时减；风湿：阴雨痛甚病加；风痰：四肢麻木，舌强语謇；气虚：血虚：参照气血失养候。

定量： ①轻：时痛时止，痛难屈伸。②中：痛多牵引，痛多抽掣。③重：痛麻不移，腹中疙痛。

论治： 既要补养气血，又要疏利气血，虚实兼顾，即所谓调和气血之法，从缓调治。

1.随机立法： 气血失调候病机为气血不足，兼气血郁滞，故其治则当通补兼用，虚实同治。由虚致滞者，当以补养气血为主，兼以疏利气血；由滞致虚者，应以疏利郁滞为主，兼以温养气血，或先消瘀滞，再补气血。

2.随位立法： 病关肝肺，宜益肺气，养肝血，兼以疏利气血。病关肝脾，当补养脾气肝血，兼以疏利肝脾；病关肝肾，当于温养气血之中，兼以疏利肝肾。

3.随因立法： 病因气瘀，当疏利气机，消瘀活血；病因风湿，当疏散风湿；病因风痰，当祛风涤痰通络。但均当补养气血。

4.随症立法： 筋脉疼痛加用片姜黄、鸡血藤、路路通，秦艽、伸筋草之类以和络；骨节疼痛加羌独活、威灵仙、桂枝、桑枝、赤白芍以通经；腹痛加木香、厚朴、枳壳、赤芍以调气；少腹痛加川楝子、青皮、小茴香、乌药、延胡索以和肝肾气血。

方证： 柴胡疏肝汤证、加味玉屏风散证、独活寄生汤证、当归芍药散证、活血调经汤证、还原汤证、滋补气血膏方证、参归汤证、通经汤证、尖花汤证。

考证： 气血失调候，通称：气血不和，肝脾不和，气虚血瘀，虚证类实，至虚有盛候。

仲景曰： "妇人怀娠，腹中疙痛，当归芍药散主之。"（《金匮要略·妇人妊娠病脉证并治》）"妇人腹中诸疾痛，

当归芍药散主之。"（《金匮要略·妇人杂病脉证并治》）

陈士铎说："人有遍身疼痛，殆不可忍，然有时止而不疼，是气血亏损，凝滞而不通，方用忘痛汤。化凝汤亦妙。"[1] **俞根初**说："痰阻脾络，肝风内扰，则语言謇涩不清，多是虚风痰火为病，宜加味逍遥散去白术，加生姜、钩藤、鲜菖蒲、刺蒺藜、僵蚕之类，以息风豁痰。痰多者，宜导痰汤加菊花、钩藤、白蒺藜、鲜菖蒲、姜汁、竹沥等，息虚风而清痰火。"[2] "唯屡经通逐而痛甚者，属虚痛……偏热者，四物绛覆汤，濡润血络以缓和之。"[2]

沈金鳌说："若经年累月，无一日不木，乃死血凝滞于内，而外挟风寒，阳气虚败，不能运动，先用桂、附为向导，乌药、木香行气，当归、阿胶、桃仁、红花活血，木通、牙皂、穿山甲通经络，待病减，用八珍汤大补气血，无不验。"[3]

姚国美云："腰痛难以屈伸，痛无定处，甚者牵引两足，乃风湿流注，当与独活寄生汤，和营卫以祛风湿。"[4]

施今墨说："六脉沉涩，舌质暗红，是有瘀血之象。但形体瘦弱，不宜峻攻，拟先活血通经，后再调养，使气血充盈，月事即可以时而下。"[5] **祝谌予等**按："若不去其瘀，纵然大补气血亦不能使之经通。但又因形体瘦弱，不宜用峻攻之法，故先用行血活瘀之剂，使瘀血得活，再予八宝坤顺丸，则冲任和调，气血渐充，月经可及时而至。方用两头尖，为入厥阴之血分药，行血活瘀，且能治痈肿。凌霄花去瘀血，除癥积，可通月经。"[5]

秦伯未说："手指挛急不能伸直，腕部以上活动如常，俗呼'鸡爪风'。血不养筋，复受风寒收引，用加味姜黄散。"[6] **钱伯煊**治闭经：症见心烦、神疲、纳差，病因由于心营虚，心阳亢，冲任失调，根据中医理论，心主血，血虚则血海无余而不下，以致经闭。治法以养血宁心，活血调经。复诊时，心烦已除，胃纳亦增，根据脉象左细右软，左属血，细为虚，右属气，软为虚，故治以补气血，调冲任。继后症见自觉烘热，清晨自汗，此系阴虚阳亢，故治法改用养阴清热，和中调经。此后，月经得通，量始初较多，症见少腹作痛，泛恶，故治以健脾和胃，疏肝清热。最后月经自然来潮，恢复正常[7]。

编者按：气血失调候，因风湿、气瘀、瘀热、气虚等，致肝脾血虚及气，气血运行无力，以致气血郁滞，内则通行不利，外则经络失和，甚则阳气亦不和。当温补肝脾气血，兼以行气化瘀，以调其虚实。如**秦伯未**说："睡后腰背酸痛，起床活动后，即渐轻减，属气血凝滞，络脉不和，用舒筋汤，配合按摩疗法。"[6]

引用文献

［1］柳长华.陈士铎医学全书［M］.北京：中国中医药出版社，1999：771.

［2］俞根初等.重订通俗伤寒论［M］.上海：上海科学技术出版社，1959：351，472.

［3］沈金鳌.中华医书集成·杂病源流犀烛［M］.北京：中医古籍出版社，1999：284.

［4］姚国美.姚国美医学讲义合编［M］.北京：人民卫生出版社，2009：254.

［5］祝谌予，翟济生，施如瑜，等.施今墨临床经验集［M］.北京：人民卫生出版社，1982：233.

［6］秦伯未.秦伯未医学名著全书［M］.北京：中医古籍出版社，2003：321，345.

［7］钱伯煊.妇科治验三则［J］.新医药学杂志，1977，（6）：31.

十八、气血虚结候

气血虚结候，系气血瘀结，而又兼气血不足之候，为虚实夹杂之重证。常由气血先有瘀结，以致气血生化无源，渐渐致虚，系由实至虚之候。

诊断

病名：［中医］痹证，风湿痹，蓄血，黑疸，女劳疸，痞证，鼓胀，虚胀，癥瘕，石瘕，疟母，崩漏，胎坠，胞衣不净，死胎，不孕，肝痈，背痈，气虚发热，血虚发热。［西医］病毒性肝炎，肝脓肿，肝硬化，多囊肝，多囊肾，慢性肾炎，慢性前列腺炎，流行性出血热，猩红热，毒血症，贫血，脾功能亢进，十二指肠球部溃疡，上消化道出血，肠结核，结核性腹膜炎，肠粘连，不完全性梗阻，类风湿关节炎，血栓性静脉炎，慢性骨髓炎，附件炎，输卵管堵塞，子宫肌瘤，宫颈癌，卵巢囊肿，异位妊娠。

证名：肝脾风湿证，肝肾风湿证，肺脾湿热证，肝脾湿热证，肝肾湿热证，**肝脾气瘀证**，肝肾气瘀证，**肝肾寒瘀证**，肝脾寒瘀证，心肝瘀热证，胃肠瘀热证，**肝肾瘀热证，肝脾瘀热证**，肝脾水饮证，肝脾气虚证，脾肾气虚证。

病位：肝脾，肺脾，肝肾，心肝，胃肠，脾肾。

病因：风湿，湿热，寒瘀，瘀热，气瘀，水饮，血虚，气虚。

病机状态：虚结。病由气血瘀结，经久不消，以致气血生化无源，渐渐虚衰，而成邪盛正虚，虚实夹杂之候。

1. 气血瘀结候＋气虚失养＋血虚失荣

2. 血滞瘀结——→血虚失荣——→阳气不和

　　↑↓　　　　　↑

气机郁结——→气虚失养

图2-6-164　气血虚结候病机结构式示意图

病形：虚结；　　　**病层：**里；　　　**病态：**静；

病性：阴；　　　**病质：**实夹虚；　　　**病势：**深，重，缓。

证象组合：血结＋气结＋血虚＋气虚＋阳郁

主症：【血滞瘀结】症象：①胁腹包块。②面色黧黑。③结节肿痛，先红后紫。④四肢关节呈显著梭状畸形。⑤脊柱竹节状。**舌象：**①苔薄腻边有瘀斑。②舌边青。**脉象：**脉细涩。

【气机郁结】症象：①胸脘胀闷，中脘胀痛拒按。②腹急疼胀。**脉象：**脉沉弦数。

副症：【气虚失养】症象：①眩晕耳鸣。②疲乏无力。③气短。④胃纳呆滞。⑤气息短促。⑥语言低弱。

【血虚失荣】症象：①头晕眼花。②面色萎黄。③消瘦和贫血。④心悸。⑤五心烦热。**舌象：**舌质胖淡润，苔白腻厚。

宾症：【阳气不和】症象：①四肢厥冷。②寒冷季节则疼痛更甚。**舌象：**舌质胖淡润，苔白腻厚。

临床以气血瘀结症象显明易见，但必须见有气血不足之象，方为本候。

鉴别诊断

气血虚结候－气虚失养－血虚失荣＝**气血瘀结候**

　└─ ＋阴虚失养＋阴液消涸－阳气不和＋阴热蕴蒸＝**阴血虚结候**

图2-6-165　气血虚结候鉴别式示意图

气血虚结候为气血瘀结而气血两虚之候；气血瘀结候则系但结不虚；阴血虚结候是瘀结兼血虚与阴虚内热之证。

传变预测

气血虚结候－气虚失养＋阴虚失养＋阴液消涸－阳气不和＋阴热蕴蒸→**阴血虚结候**

　└─ －气机郁结＋气机不利－血滞瘀结＋血滞不行＋经络不和→**气血失调候**

图2-6-166　气血虚结候传变式示意图

气血虚结候如疏导气血，瘀结渐去，可转气血失调候；如过投温燥，伤及阴液，热从内起，则可转为阴血虚结候，尤为深重。

辨证

定位：肝：右胁，少腹有包块；脾：左胁或四肢关节肿硬；胃肠：脘腹有包块；肾：小腹有包块，下肢关节肿硬，脊柱变形。

定性：瘀热：舌红暗；寒瘀：舌淡紫。

定量：参照气血瘀结候与气血失养候。

论治：以消导瘀结，疏利气机为主，兼以益气养血，虚实同治，标本兼顾，从缓调治。

1. 随机立法：气血虚结候，其病机为气血瘀结，渐致气血两虚，故其治则当虚实兼顾。因实致虚，重在其实，故当以疏导气血为主，瘀结不除，则气血生化无源。然气血已虚，又难堪消导，故必须兼养气血，如虚弱特甚者，不耐攻伐，更当先养其气血，待气血稍和，再补中寓攻，始克有济。《内经》云："衰其大半而止。"攻伐当谨慎从事。

2. 随位立法：病关于肝者，当疏肝行瘀；病关于脾者，当以疏利脾气为主，兼以消瘀；病关于肾者，当以温化肾气为主，兼以消瘀。

3. 随因立法：瘀分寒热。寒瘀自当温以行之；热瘀则当凉以导之。寒瘀当助阳气；热瘀则清血热。

4. 随症立法：脏腑瘀结用三棱、莪术、鳖甲、土鳖虫、水蛭、虻虫之类；经络瘀结用蕲蛇、蜂房、蛴螬、全蝎、蜈蚣之类。

方证：八珍蠲痹汤证、五虎蠲痹散证、十全大补汤合阳和汤加减证、宫外孕方证。

考证：气血虚结候，血分瘀结而兼气血虚者，通称：积聚，气虚瘀结。

　　杨守仁说："祖国医籍中虽无子宫外孕之名，但本病临床症状，与经停腹痛、癥瘕积聚、崩漏等病症颇相类似。用中药治疗本病，必先由妇产科检查确诊，适宜于保守疗法者，治之往往有一定的效果；倘病势急剧，输卵管破裂较大，出血过多，或腹腔宿瘀，腹疼持续，或白细胞增高，有感染倾向者，应及时作手术治疗。"[1]

　　关幼波说："见'水'不能单纯利水。水湿内停，主要由于正虚（气虚、脾虚，阴虚）肝郁血滞，中州不运，湿热凝聚结痰，瘀阻血络，更由于肝、脾、肾三脏实质性损害导致功能的失调，三焦气化不利，气血运行不畅，水湿不化，聚而成水。若水蓄日久，或本病湿热未清，蕴毒化热，湿热熏蒸，或见发热，或并发黄疸。严重时痰热互结，蒙闭心包，也可出现神昏、谵妄等肝昏迷之危候。根据'治病必求其本'的原则，所以，以补虚扶正为常法，逐水攻邪为权变。"[2]

　　江杨清说："病在肝，而从脾胃论治，正合仲景'见肝之病，知肝传脾，当先实脾'之旨，土实木不能侮，而肝体得养，遂其柔顺之性。张（泽生）老对不少慢性肝炎、肝硬化腹水，重在辨证，从肝脾两经入手，扶土抑木，使症状逐步获得改善，肝功能恢复。"[3]

　　易林初治高龄初产妇胞衣不下：元气素虚，复因产后气血亏损，分娩后无力将胞衣娩出，又几经胎盘剥离术，晕厥数次，出血过多，致使气血愈虚，精神疲惫。胞衣残留达半月之久，与瘀血凝滞于胞宫，化热腐烂。《产育宝庆集》云："临产莫重于催产，既产莫甚于胞衣不下。"拟益气养血，活血祛瘀，以桃红四物汤加味[4]。**何少山**治胎坠胞衣不净：停经75天，上月漏红，量少色鲜，淋漓不断20余天。昨腹痛阵作，血量骤增，下肉状物一块，今血如崩。《经》云："人有所堕坠，恶血内留。"（《灵枢·邪气脏腑病形》）该女漏下日久，奇经内损，冲任气虚，故胎堕且胞衣残留，瘀阻胞宫，血难归经故外溢。佛手散，《女科正宗》言其"胎动服之即安，胎损服之即下"，具双向调节功能。盖因"子未下，补则益于子；子已下，补则益于母。益子而胞衣之气连，益母而胞衣之气脱"。加黄芪、胶艾等通盛各经之气血，以推送残余胞衣及瘀污，一经排除，血自归经[5]。

　　编者按：气血虚结候，湿热久蕴肝脾，或寒瘀结于下焦，气滞血瘀，瘀热久留下焦，与肝肾之气搏结，日久必耗伤气血，以气血瘀结与气血两虚之脉症同见。本候多见于西医肝硬化、异位妊娠、胎盘滞留等病，虚实夹杂，古书早有记载。如**龚子夫**说："脱花煎出《景岳全书·新方八阵》，治'凡临盆将产者，宜先服此药，催生最佳，并治产难经日或死胎不下俱妙'。"[6]

引用文献

［1］杨守仁.中医药治疗子宫外孕2例［J］.上海中医药杂志，1964，（9）：21.

［2］北京中医医院.关幼波临床经验选［M］.北京：人民卫生出版社，2006：141.

［3］江杨清.学习名老中医张泽生调治脾胃的学术经验［J］.新中医，1981，（11）：7.

［4］易林初.胞衣不下（胎盘残留）［J］.新中医，1980，（5）：21.

［5］何少山，何嘉琅，何嘉琳.妇科常见急症论治举要［J］.上海中医药杂志，1983，（9）：18.

［6］龚子夫.脱花煎下死胎［J］.浙江中医药，1978，4（5）：43.

十九、气血虚郁候

　　气血虚郁候，为气血虚弱兼外邪郁遏于表，表里虚实夹杂，系虚证外感之一，由久病大病之后，或产后，或亡血之后，气血虚弱，偶感外寒，郁于肌表而成，正虚邪实，里虚表实。

　　诊断

　　病名：［中医］血虚感寒，皮肤瘙痒，破伤风。［西医］破伤风。

　　证名：肝肺风寒证，肝肺风痰证。

　　病位：肝肺。

　　病因：风寒，寒湿，风痰。

　　病机状态：虚郁。气血虚弱之体，最易感受外邪，一感外邪，郁遏于肌腠，气血虚弱，不足以御邪外出，而成本候。

　　1.**气血失养候**＋腠理不宣－清空失养＋清空失宣－经脉不荣＋经气不宣－络脉不荣

　　2.腠理不宣——→清空失宣——→经气不宣

＋

气虚失宣————————→神气不振

↓

血虚失荣

图2-6-167　气血虚郁候病机结构式示意图

病形：虚郁，里虚表郁；　　　　**病层**：表兼里；　　　　　**病态**：静；

病性：阴；　　　　　　　　　　**病质**：实夹虚，表实里虚；　　**病势**：浅，轻，缓。

证象组合：气虚＋血虚＋表郁

主症：【**腠理不宣**】症象：①身大热。②恶寒无汗。

　　　　【**气虚失养**】症象：①倦怠。②不思饮食。③振振动摇，无以自主。

　　　　【**血虚失荣**】症象：①手背、面色紫黑。②体痛如被杖。**舌象**：舌黑，苔淡。**脉象**：脉涩不调，左浮大，重按虚豁。

副症：【**清空不宣**】症象：①头痛。②鼻塞流涕。

宾症：【**经气不宣**】症象：①身痛。②腰痛。

　　　　【**神气不振**】症象：①昏仆时醒。②妄语。③不眠。

临床表证明显，但当细审有虚象，即为本候。

鉴别诊断

気血虚郁候－血虚失养－神气不振－腠理不宣＋腠理不调＝**卫气虚郁候**

　　　　　└──＋营虚失荣－气虚失养＋阳气不振＝**营卫虚郁候**

　　　　　└──＋气机不宣＋气机不降＝**清气虚郁候**

图2-6-168　气血虚郁候鉴别式示意图

气血虚郁候系气血两虚兼表郁之候；卫气虚郁候系表虚与表郁共存之候；而营卫虚郁候则为卫阳营阴两虚而兼表郁之证；清气虚郁候则为上焦气虚兼表郁、气郁之证。各自不同。

传变预测

気血虚郁候－腠理不宣－清空不宣＋清空失养－经气不宣＋经脉失荣＋络脉失荣→**气血失养候**

　　　　　└──－清空不宣－经气不宣＋津气蕴蒸＋津液消灼→**气血虚蒸候**

图2-6-169　气血虚郁候传变式示意图

气血虚郁候治疗得法，表邪不难疏解，但气血之虚不能速复，故表解即转为气血失养候；如表解而余邪入里化热，则可转为气血虚蒸候。

辨证

定位：肝肺：倦怠，体痛如被杖，振振动摇无以自主；肝脾：面白筋露，皮肤干涩，胸胁痛胀。

定性：风寒：鼻流清涕，身痛无汗，恶寒，苔白薄；寒湿：恶寒，身重，骨节胀痛，苔白厚滑。

定量：①轻：倦怠，体酸。②中：昏晕，体痛。③重：振振动摇无以自主，倦怠，体痛如被杖。

论治：当温补气血，兼以疏散表郁，虚实兼顾，不难速愈。如徒用疏散，不顾正气，每致随汗随感，外邪留恋反复。

1.随机立法：气血虚郁候病机为在里之气血不足，兼表邪郁遏，里虚表实，故其治则当标本兼顾，扶正祛邪，表里同治，即益气养血以顾其本，疏散表邪以救其标，切不可偏行补散，以犯虚虚实实之戒。

2.随位立法：病在肝肺者，当以养肝血，益肺气为主，兼以宣肺疏邪；病在肝脾者，当以养肝血，益脾气为主，兼以温肝疏邪。

3.随因立法：病由风郁，治宜轻宣疏散；病由寒郁，治宜温通发散；病由湿郁，宜苦燥兼以温散。

4.随症立法：虚象显明者，重在补虚，虚复表未解者，再行表散；外邪偏重，而正虚不甚者，可重在祛邪，略佐补益之品以祛邪扶正。

方证：五积散证、归芪建中汤证、当归建中汤证、人参养荣汤证、当归补血汤证。

考证：气血虚郁候，气血不足之人外受邪郁，通称：血虚伤寒。

仲景曰："脉浮紧者，法当身疼痛，宜以汗解之。假令尺中迟者，不可发汗。何以知然？以荣气不足，血少故也。"（《伤寒论》50条）

许叔微治伤寒发热，头痛烦渴，脉虽浮数而无力，尺以下迟而弱。仲景云，尺中迟者，荣气不足，未可发汗，用建中汤加当归、黄芪，至五日，尺部方应，遂投麻黄汤二服，发狂，须臾稍定，略睡，已得汗矣[1]。**陆养愚**治发热，头痛腰痛，烦躁口渴，无汗，脉阳部浮数而不甚有力，阴部沉弱而涩。与冲和汤，前症俱剧，乃用补气养荣汤二剂，两尺稍有神，再二剂，以参苏饮微汗之，诸症悉退[2]。

邵仙根说："若汗吐下之后，正气已虚，不能送邪外出，营血衰耗，不能滋养筋脉，故但振振动摇，无以自主，而不能作战也，宜补气养营治之。"[3] 董废翁说："凡伤寒似神清而时发一二语昏愦者，多属虚，须主以人参，或当归补血汤，后看兼症用药。"[4]

谢映庐治同道长子，患伤寒，畏寒头痛，发热无汗，屡服发散，汗不能出，热不能止，变痉而逝。次子旋得此症，连进发表，皮肤干涩，发热愈炽，脉关弦尺迟，面白筋露，乃中气虚而血不足，非滋其血液，何能作汗，汗既不出，热何由解，宜与当归建中汤，如法服之，果微汗热退而安[5]。

编者按：气血虚郁候，因机体气血不足，外感风寒，郁于营卫，肝血肺气无力祛邪外出而成。即"正气已虚，不能送邪外出；营血衰耗，不能滋养筋脉"[3]之候。当以温补气血为主，略兼疏散风寒以解表。不汗则风寒无由而解；不兼温补气血，则托送无力，疏散必难取效，甚则反生他变。

引用文献

［1］徐衡之，姚若琴.宋元明清名医类案［M］.长沙：湖南科学技术出版社，2006：3.

［2］江瓘，魏之琇.名医类案（正续编）［M］.北京：中国中医药出版社，1996：288.

［3］吴坤安.伤寒指掌［M］.上海：上海科学技术出版社，1959：卷三94.

［4］高鼓峰，董废翁.医宗己任编［M］.上海：上海科学技术出版社，1959：176.

［5］谢映庐.谢映庐医案［M］.上海：上海科学技术出版社，1962：8.

二十、气血虚蒸候

气血虚蒸候，为气血两虚兼有内热蕴蒸之候。或外感热邪不尽，或因虚生热，热从内起，总属虚热之候。

诊断

病名：［**中医**］虚热，内伤发热，气虚发热，血虚发热，虚斑，风疹，鼻衄，齿衄，血淋，崩漏，带下，干血痨，阴痒。［**西医**］慢性荨麻疹，猩红热，毒血症，肺结核，过敏性紫癜，血小板减少性紫癜，宫颈糜烂。

证名：肝肺风热证，肝脾风湿证，肝脾湿热证，脾肾湿热证，肝肾湿热证，心肝燥火证，肝脾虚火证，肝肺气虚证，心脾气虚证，肝脾气虚证，肝脾血虚证，心脾血虚证。

病位：心脾，心肝，肝肺，肝脾，肺肾，脾肾，肝肾。

病因：血虚，气虚，虚火，燥火，风热，风湿，湿热。

病机状态：虚蒸。由气血不足，热自内生，多为内伤之病。外感之病，气血已虚，余热不净，或虚人热邪入里，均可以致气血虚而兼蕴热内蒸之候。

1.气血失养候+津气蕴蒸+津液消灼–阳气不和

2.气虚失养——津气蕴蒸——津液消灼

↓↑

血虚失荣——血热蕴蒸——神气不振

图2-6-170　气血虚蒸候病机结构式示意图

病形：虚蒸；　　　**病层：**里；　　　**病态：**静中动；

病性：阳；　　　　**病质：**虚中兼实；　　**病势：**深，轻，缓。

证象组合：气虚+血虚+气蒸+血蒸+液灼

主症：【气虚失养】症象：①头目昏晕。②四肢瘦楚。**脉象：**脉右濡。脉浮小而缓。

【血虚失荣】症象：①头晕目花。②心悸少寐。③面黄虚肿。**脉象：**①脉虚滑而数。②脉按之虚豁。

【津气蕴蒸】症象：①身热汗出。②黄带臭秽。③经期前后，带下淋漓。④溲热。**舌象：**舌苔黄腻。**脉象：**脉滑数。

副症：【血热蕴蒸】症象：①虚热不止。②夜寐盗汗。③血尿。④月经提前，月经每来如崩，色深黏稠，量多。**脉象：**左滑。**舌象：**舌边尖红。

【神气不振】症象：少神。

宾症：【津液消灼】症象：口燥咽干。

临床以热象显著，但必须有气血虚象同见，方为本候。

鉴别诊断

气血虚蒸候－血虚失养＋阴虚失养－津液消灼＋阴液消涸－津气蕴蒸＋血热蕴蒸＋阴热蕴蒸＝**气阴虚蒸候**
└──－气虚失养－津气蕴蒸－津液消灼＋阴液消涸＝**血液虚灼候**
└──＋阴虚失养＋阴热蕴蒸＝**阴血虚蒸候**

图2-6-171　气血虚蒸候鉴别式示意图

气血虚蒸候为气血两虚，兼气血热蒸灼津之候；气阴虚蒸候系气阴两虚，阴分热蒸灼液，无气血热蒸之证；血液虚灼候则系血虚血热之证；阴血虚蒸候则为阴血不足，兼阴血内热之候。层次不同，宜加分别。

传变预测

气血虚蒸候－气虚失养－津液消灼＋阴液消涸－津气蕴蒸＋血热蕴蒸→**血液虚灼候**
└──＋阴虚失养＋阴热蕴蒸＋血热蕴蒸→**阴血虚蒸候**
└──－血虚失养＋阴虚失养－津液消灼＋阴液消涸－津气蕴蒸＋阴热蕴蒸→**气阴虚蒸候**

图2-6-172　气血虚蒸候传变式示意图

气血虚蒸候过投益气之品，气虚虽复，热邪迫入血分，可转为血液虚灼候，甚则伤及阴液，阴血均热而为阴血虚蒸候；或过投补血之品，亦可逼热入阴，而转为气阴虚蒸候。均为入损之途。

辨证

定位：参照气血失养候。

定性：参照气血蕴蒸候。

定量：参照气血失养候、气血蕴蒸候。

论治：当于补养气血之中，略佐清解之品，补正以清邪，切不可妄行苦泄重剂，亦不可求速效，不解即可步入损门。

1.随机立法：气血虚蒸候病机为气血两虚而兼内热伤津，其治则应以补养气血为主，兼以两清气血，清热生津，标本兼顾，虚实并调，既不可漫投寒凉，以抑气血之生化，又不可过投温补，以助热伤阴，当从缓调治，不可逼热入血入阴，转入损门。

2.随位立法：病在心脾，应以补脾气，养心血为主；病在肝肺，应以补肺气，养肝血为主。均当兼以清热养津。

3.随因立法：血虚内热，血虚应益气以生血，内热在气分，应清热养津。虚实兼顾，补不可过蛮，清不可过凉。

4.随症立法：午后、入夜潮热，用当归、白芍、青蒿、鳖甲、秦艽、生地、银柴胡养血清透为主；下夜、上午发热，用黄芪、党参、麦冬、五味子、柴胡益气增液为主；昏愦语乱加麦冬、栀子以清心；咳剧加桔梗、五味子、杏仁以宣降肺气，兼收耗散之气。

方证：《千金》麦门冬汤证、八物汤证、麦门冬汤证、参芪四物汤证、芪术龙牡汤证、益气止血汤证、圣愈汤加减证。

考证：气血虚蒸候，气血虚热，血分如蒸，通称：气血两蒸，气虚血热，湿热下迫冲任。

高鼓峰说："又肝藏血，血少则肝叶硬，不肯下垂，将叶抵胃，胃受肝抵，得食则满，愈与肝相逼，殷殷而痛者，久之变成燥症，而为膈症矣……肝虚燥痛者，亦不思食，交阴分，外按之不热，病人自言热，口渴，逍遥散加生地、丹皮、山栀。"[1]

蒲辅周说："低烧偏于血分者，体虚，脉细无力，月经量少色淡，男、妇、老、幼均可用圣愈汤加地骨皮，消化不好加神曲、荷叶。荷叶能平肝胆热，而升脾胃清气。脉弦细数，胁下痞，烦热甚，口苦，用丹栀逍遥散加香附、神曲、荷叶，胁痛加川芎，香附、川芎同用，肝胆郁气才能推得动，这就套了越鞠丸，胁痛甚可再加郁金，胁下有块用姜黄。低烧病人，苦寒药不宜多用，不仅伤脾败胃，苦寒太过亦化燥伤阴。另外慢性病尤其要重视胃气为本，内伤低烧，脾胃已弱，药量亦宜轻，宁可再剂，勿用重剂。用之欲速不达，反伤中气。这是临床用药原则，必须重视，要善于掌握。"[2]

何其林说："因为湿热久聚膀胱，日久致虚。治则中既不可独执清利湿热一法，否则，越利越虚，血不得止；又不可尽然补益，湿热之邪，无从可去，尿血亦不能归经。缘患者尿血5月之久，伴头昏，乏力，夜寐盗汗，舌淡脉虚之证。取'攻补兼施'之法，使气阴得复，心火宁清，湿热分利，血尿自止矣。"[3]

孙静如说："患儿已达五疳并具，元伤大虚，津液枯竭，气息奄奄的地步。对于这种多病集结，病情复杂的病儿，在治疗上既不能顾此失彼，又不能简单从事，应当多管齐下，急其所急而又有所侧重进行治疗，疳积虽重，也不宜破积攻疳。在治疗过程中，基本上以清骨散为基础加减化裁，泻甚者加怀山药、芡实，热渴均甚者加生石膏。"[4]

编者按：气血虚蒸候，因风湿、湿热久郁化热，而肝脾血虚，失于濡养，虚热内起，不足以托邪外达，所谓"血虚生内热"，虚热蕴蒸气血之分，既可逼血妄行，亦能消灼津液。治当以清养肝脾气阴为主，兼以清解阴分之热。如何其林说："取'攻补兼施'之法，使气阴得复，心火宁清，湿热分利。"[3]

引用文献

［1］高鼓峰等.医宗己任编［M］.上海：上海科学技术出版社，1959：76.

［2］中国中医研究院.蒲辅周医疗经验［M］.北京：人民卫生出版社，2005：47.

［3］何其林.中药治愈尿道衍生物——血尿一例报告［J］.新中医，1980，（3）：51.

［4］孙静如.夏季热的临症体会［J］.新中医，1981，（4）：35.

二十一、气血虚炽候

气血虚炽候，系气血虚弱而兼邪火内炽之候，为正虚邪实证之一。多由久病气血已伤，邪火内炽，失于清下所致。

诊断

病名：［中医］鼻衄，赤痢。［西医］系统性红斑狼疮，门静脉高压症，结核性胸膜炎，肝昏迷。

证名：肝脾湿热证，肝脾湿火证，**胃肠燥火证**。

病位：心肺，肝脾，胃肠。

病因：燥火，湿火，湿热。

病机状态：虚炽。由气血两虚兼邪火内炽，消灼津液，而成正虚邪实之证，多见于伤寒、温病应下失下，或久病失于清解，或过早投补，气血未复而余热转炽。

1.气血虚蒸候–血热蕴蒸+血热蕴炽–津气蕴蒸+津气蕴炽

2.气虚失养──→津气蕴炽──→津液消灼

↓↑

血虚失荣──→神志昏蒙

图2-6-173　气血虚炽候病机结构式示意图

病形：虚炽；　　　**病层：**里；　　　**病态：**动中静；

病性：阳；　　　　**病质：**虚夹实；　　**病势：**深，重，急。

证象组合：气虚+血虚+气炽+血炽+神蒙+液灼

主症：【气虚失养】症象：①精神萎靡。②疲倦乏力。③头晕。④食欲不振。⑤盗汗自汗。**脉象：**脉右弦涩。

　　　【血虚失荣】症象：①面色㿠白。②消瘦。③心慌头晕。④四肢酸痛。**舌象：**舌质淡无华。**脉象：**脉右细数。

　　　【津气蕴炽】症象：①发热。②口渴，烦渴引饮。③心下硬满，脐周剧痛。④腹痛腹泻。⑤腹胀。便闭十余日，或数十日。⑥下利纯清水。**舌象：**苔黄干，起刺，根黑。**脉象：**①脉滑数。②脉弦数。③脉尺细，坚而搏。

　　　副症：【血热蕴炽】症象：①烦躁。②鼻衄。③下血，血水样大便，腥臭。④两小腿瘀血斑点。**舌象：**舌暗红。**脉象：**①脉左细数。②脉搏细速。

　　　【神志昏蒙】症象：①昏谵妄笑。②两目斜视。③循衣摸床，撮空理线。

　　　宾症：【津液消灼】症象：①口干。②口鼻干燥。**舌象：**苔黄干，起刺，根黑。

临床以火炽症象显明易见，但必须有气血不足之虚象同见，方可确认。

鉴别诊断

　　　　鉴别式：气血虚炽候+阴虚失养–津气蕴炽+阴热蕴炽+热蒸液泄=**阴血虚炽候**

气血虚炽候为气血两虚兼气分邪火内炽之候，而阴血虚炽候则为阴虚内热，火在阴分内炽之候，浅深不同。

传变预测

气血虚炽候–血热蕴炽—津气蕴炽+津气蕴蒸→**气血虚蒸候**

└─+清空失养+经脉不荣+络脉不荣→**气血失养候**

└─+阴虚失养+阴热蕴炽+热蒸液泄→**阴血虚炽候**

图2-6-174　气血虚炽候传变式示意图

气血虚炽候若经治疗，火退之后，余热尚蒸，可转为气血虚蒸候，或火热全消而气血未复，转为气血失养候；如失治误治，火邪入阴，则可转为阴血虚炽候，步入损门。

辨证

定位：胃肠：便闭热炽；肝脾：脘腹胀满，夜不能眠，烦躁易怒。

定性：参照气血蕴炽候。

定量：①轻：夜眠，烦躁易怒。烦热昏愦。②中：昏谵妄笑。③重：循衣摸床，撮空理线，两目斜视。

论治：当扶正祛邪，即补养气血与清泻内火并重，虚实兼顾。

1.随机立法：气血虚炽候为正虚邪实之候，其病机为气血两虚而又有邪火内炽，故其治则虽当扶正祛邪，但应以清降内火为主，兼养气血，或先除其火，再议补养。如徒用补养，足资邪火，而于气血无补。

2.随位立法：病在胃肠，可以通下以荡涤之；病在肝脾，当清脾凉肝，以泻其气血交炽之火。但均应配以益气养血之品以扶其正。

3.随因立法：因于燥火，不难一举清下，而湿火则当以苦寒泻火燥湿，湿浊尚盛者，应参以芳香化浊之品以除其湿，则内蕴之火易于下泄。

4.随症立法：血分火炽者，可用生地、丹皮、焦栀、苦参、黄柏之类以凉血；神志昏蒙者，可用羚角、琥珀、菖蒲、郁金之类清开之；湿浊尚盛者，当参以藿香、佩兰、橘红、菖蒲之类以芳化之。

方证：黄龙汤证、三黄汤证、益气止血汤证、肝醒汤证。

考证：气血虚炽候，燥火内炽，消灼津液，上蒙神明者，通称：燥火夹虚。

俞根初说："气血两亏而邪实者，证本应下，耽误失下，邪火壅闭，耗气烁血，以致循衣摸床，撮空理线，两目斜视，昏谵妄笑，便闭已十余日，甚或有数十日不通，舌苔干黄起刺，根带黑色，脉右弦涩，左细数，两尺细坚而搏。证虽气消血枯，而邪热独存，补之则邪火愈甚，攻之则气血不胜，补泻不能，两无生理。"[1]"证虽气消血枯，而邪热独存，而邪热独存，补之则邪火愈甚，攻之则气血不胜，补泻不能，两无生理。然与其坐以待毙，莫若含药而亡。勉用陶氏黄龙汤（组方见方证），或可回生于万一。"[1]

关幼波治斑替氏综合征，结核性胸膜炎：患者病程日久，且以鼻衄、肌衄为主症，伴有心慌头晕，疲倦乏力，睡眠不安，自汗，乃气虚之象，食欲不振，腹胀、浮肿，乃脾虚运化失司之征，气虚不能摄血，脾虚不能统血，气虚无力催动血行，则血滞瘀塞，又因脾不运湿，凝结生痰，蕴积生热，以致痰湿阻络，热伤血络，血不循经，渗溢决络而出，故见皮肤发斑、鼻衄，由于湿热久羁，灼伤阴分，故见盗汗。所以在治疗时，以益气养血为主，辅以滋阴凉血活血，佐以清利血分湿热，化痰通络[2]。

陈芝高治腹痛腹泻，脐周剧痛，呕吐两次，吐出食物残渣，大便20余次，解血水样大便，腥臭，烦渴引饮，发热，心翳，尿短赤。患者平素不能任受寒凉之品。舌质淡无华，脉弦数。发热，口渴，脉数，下血，均属于热，舌淡是失血太多所致。病属热毒炽盛，迫血下行，宜去邪安正，不可畏虚用补，采用"通因通用"法，用小承气汤加凉血解毒之品，但病者素体阳虚，加以失血太多，故加党参扶元益气，仿陶节庵黄龙汤意[3]。

编者按：气血虚炽候，燥火久炽于胃肠，气血伤残，或湿热久蕴肝脾气血之分，燥火内结，消灼津液，上蒙神明，邪气正盛，而脾气肝血伤残，正虚邪盛，自当以祛邪为主，清化湿热以防其内闭，兼以扶正，益气养血以防其脱。

引用文献

[1]俞根初等.重订通俗伤寒论[M].上海：上海科学技术出版社，1959：188，189.

[2]北京中医医院.关幼波临床经验选[M].北京：人民卫生出版社，2006：337.

[3]陈芝高.通因通用法治愈大便下血[J].新中医，1977，(5)：19.

二十二、气虚失摄候

气虚失摄候，系气虚无力以摄血，以致络血妄行之候，为虚证失血之一。失血过多，气随血去，或劳倦伤气，或虚劳体弱，均可致气虚无力固摄血络。

诊断

病名：[中医]血虚失血，劳倦失血，虚劳失血，痰血，呕血，大衄，舌衄，齿衄，血痢，休息痢，便血，脱肛，痔血，虚斑，月经过多，崩漏，经崩，暴崩，老妇血崩，恶露不净，赤带下，尿血。[西医]上消化道出血，十二指肠球部溃疡，结肠炎，维生素C缺乏症，血小板减少症，原发性血小板减少性紫癜，过敏性紫癜，宫颈糜烂，功能失调性子宫出血，先兆流产。

证名：脾肾湿热证，肺脾气虚证，心肺气虚证，肝肺气虚证，脾胃气虚证，心脾气虚证，肝脾气虚证，脾肾气虚证。

病位：肺脾，心肺，心脾，脾胃，肝脾，肝肺，脾肾。

病因：气虚，湿热。

病机状态：虚滑。病由气虚之体，或失血过多，或劳倦伤气，元气大虚，无力固摄血络，以致络血外溢，气随血去，更为虚弱，反复循环，血更难以摄固。

1.气血失养候 + 络血不固 − 经脉不荣 − 络脉不荣

2.气虚失充 ⟵ 血虚失荣 ⟶ 神气不振

↓

络血不固

图2-6-175　气虚失摄候病机结构式示意图

病形：虚滑；　　**病层**：里；　　**病态**：静中动；

病性：阴；　　　**病质**：虚；　　**病势**：浅，重，缓中急。

证象组合：气虚 + 血虚 + 血滑 + 神衰

主症：【气虚失充】**症象**：①面黄。②倦怠。③食不知味。④声细气怯。⑤自汗肢厥。**脉象**：脉细弱右虚。

　　　　【络血不固】**症象**：①吐咯血不止。②舌下渗血。③月经过多，淋漓不断。④便血。⑤鼻衄，齿衄。

副症：【血虚不荣】**症象**：形色憔悴。**舌象**：舌淡。

宾症：【神气不振】**症象**：①少寐不安。②惊悸怔忡。③神倦。

临床以出血反复不愈，络血不固症象显明，但必须与气虚症象同见，方可确诊。

鉴别诊断

气虚失摄候 + 阳虚不振 = 阳虚不摄候

└── + 阴虚失养 + 阴液消涸 = 阴虚不摄候

图2-6-176　气虚失摄候鉴别式示意图

气虚失摄候为气虚不能固摄络血之候；阳虚不摄候则系阳气不足以摄阴血之证；阴虚不摄候则为气阴两伤，无力固血之候。各自深浅层次不同。

传变预测

气虚失摄候 + 气虚脱绝 + 神气散脱 → 气血脱绝候

├── + 阳虚不振 → 阳虚不摄候

├── + 阴虚失养 + 阴液消涸 → 气阴不摄候 − 气虚失充 → 阴虚不摄候

└── − 络血不固 + 阳气浮越 + 气虚脱绝 → 气血厥脱候

　　├── + 气虚脱绝 + 神气散脱 → 气虚脱绝候

　　└── + 经脉不荣 + 络脉不荣 + 清空失养 → 气虚失养候

图2-6-177　气虚失摄候传变式示意图

气虚失摄候如误治失治，急则气随血脱，可转为气血脱绝候；缓则损及阳气与阴液，伤及阳气，可转为阳虚不摄候，伤及阴液，则转为气阴不摄候，或阴虚不摄候，虽未至于厥脱，然均已转深转重矣；或血虽已止，而阳失血养，阳气浮越，元气随脱，则可转为气血厥脱候，或虽阳气未至浮越，而元气难支，亦可急转为气虚脱绝候。如治疗得法，络血得固，唯气血未复，则可转轻为气虚失养候。

辨证

定位：肺脾：短气，声低，懒言，乏力，食少乏味，便溏；心脾：少寐不安，怔忡惊悸；肝肺：烦躁易怒，自汗，肢厥，短气，头晕。

定性：气虚：倦怠乏力，声低，懒言短气，头晕，食少乏味，便溏。

定量：①轻：出血反复，经血过多。②中：时断时发，经漏淋漓。③重：咯吐不止，经行如崩。

论治：不可更投寒凉，重伤其气，宜以大补元气为主，兼以固络摄血，不然则有厥脱之变。

1.随机立法：气虚失摄候病机为元气不足以固摄血络，致血不循经而妄行，故其治则当以补气为主，兼以固络摄血。必得元气渐复，则气能帅血，血行归经，而不妄行。切不可妄行寒凉，反伤元气，则血无止期。

2.随位立法：肺脾气虚者，当以补肺脾之气为主；心脾气虚者，宜补脾气，益心血为主，使脾能统血，心能主血，则血自可止；病关肝肺者，宜补肺气，敛肝血，使肺主气，肝能藏，气能摄血。

3.随因立法：病总由于气虚，治总当固其元气，气固则血循经络，不止血而血自止，然补肺气应兼顾脾气，补脾气应兼顾心气，补肝气应兼顾肾气，所谓虚则补其母之法。

4.随症立法：血溢既久，止涩亦当参用，如棕榈炭、血余炭、地榆炭、莲房炭、煅龙骨、鹿角霜。便血可用赤石脂、禹余粮，日久虚寒，可加炮姜炭。

方证：归脾汤证、益气固摄法证、固元汤证、养心汤证。

考证：气虚失摄候，通称：气不摄血，脾不统血，血不归脾，血不归经。

沈金鳌说："有思虑伤心，致心神不足，而不能寐者，宜养心汤……有因思劳伤心脾，致健忘失事，言语颠倒如痴者，宜归脾汤。"[1] **高鼓峰**说："瘀血而吐，必先胸痛……伤寒必骤涌出……其余俱属七情、饥饱、劳力等因，必见恶心，一味固元汤主之。倪漱山曰：七情内伤，脾胃先病。固元之后，即继补中益气、归脾等饮，寒凉断不可用，若治以童便、秋石等，工之粗而庸甚者也。"[2]

何幼廉说："鼓峰固元汤加五味子，亦治阳虚阴走之失血，其因多属内伤情志，饥饱失时，脾胃先病，必见恶心、神倦、自汗、肢厥等症，故用参、芪为君，固其元气，气固则血循经络，不止血而血自止。"[3] **胡慎柔**说："脾土一损，杂病多端，潮热似痢似疟，且脾虚不能统血，而吐血之症成矣。若因火盛，脾阴不足，血枯之症，亦不可用滋阴剂，当用救阴之法。阴从阳生，阳从阴长之义。"[4] **王雨三**说："鼻为肺之窍，肺主气，气为血之帅，气不摄血，而血即逆上，由鼻而出。宜用补血汤加沉香末、墨旱莲。"[5]"吐血……气不摄血。肺主气，气为血之帅，肺气虚极，不能摄血……右手脉虚微，大剂补血汤加人参、甘草、炮姜、血余炭。"[5] **姚国美**云："若睡卧不宁，饮食少思，怔忡倦怠，脉象沉细而弱者，多因思虑伤脾，统摄失职，宜归脾汤以补养之。"[6]"若舌下殷殷渗血，舌质色淡，面黄脉弱者，乃脾虚不能摄血，法宜培养心脾，归脾汤主之，阿胶散亦主之。"[6]

柯雪帆按："本案（月经过多伴低热）第一阶段，辨证一般化；用药上，偏重于补，偏重于升，还没有掌握好补泻升降之间的联系，因此，效果不大。第二阶段，在辨证方面，运用'火与元气不两立'的理论，注意到了邪正两个方面；在用药方面，有补有泻，有升有降，益气养血升阳气，利水化湿降阴火，效果就比较明显。"[7]

孔庆洛说："《景岳全书·血证》云：'脾统血，脾气虚则不能收摄；脾化血，脾气虚则不能运化，是皆血无所主因而脱陷妄行。'本例虽为胃痛出血，纯属脾气虚衰而致，故从本而治，举脾清阳之气，以统摄妄行之血，同时又滋生血之源，故相得益彰。"[8]

编者按：气虚失摄候，因湿热久恋，耗伤脾肾气血，或肺脾气虚不足，气虚不能收摄，肝血不藏所致，以血溢血滑之症象明显，必兼见气血两虚之脉症。故当以补养心脾为主，益气以摄血，养血以安神，引血以归经。

引用文献

［1］沈金鳌.中华医书集成·杂病源流犀烛［M］.北京：中医古籍出版社，1999：119.

［2］高鼓峰等.医宗己任编［M］.上海：上海科学技术出版社，1959：72.

［3］俞根初等.重订通俗伤寒论［M］.上海：上海科学技术出版社，1959：332.

［4］胡慎柔.慎柔五书［M］.上海：上海卫生出版社，1958：卷三13.

［5］王雨三.治病法轨［M］.北京：学苑出版社，2015：143，150.

［6］姚国美.姚国美医学讲义合编［M］.北京：人民卫生出版社，2009：211，213.

［7］柯雪帆.对脾胃内伤学说的认识用于临床的体会［J］.上海中医药杂志，1979，（4）：11.

［8］孔庆洛.溃疡病呕血吐血治验及粗浅体会［J］.江西中医药，1983，（4）：37.

二十三、血虚阳浮候

血虚阳浮候，系气血两虚之体，血不足以涵养阳气，以致阳气浮越，虚风内动之候，通常称之为血虚阳亢，或血虚生风之证，风阳由虚而起，其病机以虚为本，以风阳为标。

诊断

病名：[**中医**]血虚发热，头痛，目痛，摇头，怔忡，呓语，癫狂，梦交，子肿。[**西医**]流行性乙型脑炎，血管硬化，脑膜瘤，神经炎。

证名：肝脾虚风证，肝脾虚寒证，心肝气虚证，肝脾血虚证，心脾血虚证，肝肾血虚证。

病位：肝肾，心脾，肝脾，心肝。

病因：血虚，气虚，虚风，虚寒。

病机状态：虚逆。气血两虚，血虚不能涵养，阳气失其所蔽，以致亢盛而浮越于上，阳亢则风动，虚风入络，致络脉不和。

1.气血失养候＋阳气浮越＋络脉不和

2.气虚失养──→神气不振

↓

血虚失荣──→络脉不和

↓

阳气浮越

图2-6-178　血虚阳浮候病机结构式示意图

病形：虚逆，血虚阳逆，　　**病层：**里；　　**病态：**动；
病性：阳中有阴；　　**病质：**虚；　　**病势：**深，重，缓中有急。

证象组合：血虚＋气虚＋阳浮＋神衰＋络郁

主症：【血虚失荣】症象：①面萎无华。②日渐消瘦。③头昏头痛。④手足清冷。⑤经期延后质稀，量甚少，色甚淡。⑥发枯脱发。**舌象：**苔薄白，唇舌淡。**脉象：**脉缓无力。

【阳气浮越】症象：①气逆恶心。②喘咳自汗。③口渴烦躁。④睡眠短少。**舌象：**舌中见黑苔。**脉象：**脉浮弱。

副症：【气虚失养】症象：①精神倦怠难支。②声低息微。③食少。④带多而清稀，色白无臭。

【络脉不和】症象：全身麻木，由手背渐及四肢、面、舌。

宾症：【神气不振】症象：①精神萎靡。②精神恍惚。

临床以阳气上浮与络脉不和症象显明，但必须与血虚、气虚脉症同见，方可认定。

鉴别诊断

血虚阳浮候－气虚失养－血虚失荣＋气机冲逆＋清空不宁＋清窍不利＝**阳气亢逆候**

└─＋阴虚失养＋阴液消涸＝**阴虚阳浮候**

└─＋阳气不振＋阳气不行＋阳气脱绝＝**虚阳浮越候**

图2-6-179　血虚阳浮候鉴别式示意图

血虚阳浮候，为气血两虚以致阳亢风动之候；若气血不虚，而阳气自亢者，为阳气亢逆候；阴虚不足以致阳亢风动者，为阴虚阳浮候；而阳气不振，阴邪内盛，逼其虚阳上浮者，则为虚阳浮越候。各自有别。

传变预测

血虚阳浮候－阳气浮越－络脉不和＋清空失养＋经络不荣→**气血失养候**

└─＋气虚脱绝→**气血厥脱候**

图2-6-180　血虚阳浮候传变式示意图

血虚阳浮候，如治疗得当，阳平风息，唯气血未复，则可转轻为气血失养候；如失治误治，过投清降，以致正气不支而脱绝，即可转为气血厥脱候，为危急重证。

辨证

定位、定量：参照气血失养候。

定性：气虚、血虚参照气血失养候。阳亢：面红，目赤，烦躁，头痛，头晕，不寐，心悸；风动：眩晕，头摇，磨牙，肢振，麻痹疼痛。

论治：当以补养气血为主，兼以潜阳息风，以兼顾其标本。

1.随机立法：血虚阳浮候，系血虚不能涵养阳气，阳无所依而浮越于外。阳浮由于血虚，血虚为本。故其治则当以补血为主，略佐镇潜息风之品。绝不可本末倒置，一味镇降，重伤气血而犯虚虚之戒。

2.随位立法：病关于脾，宜补脾以生血；病关于肝，宜养血以补肝；病关于心，宜补血以养心；病关于肾，宜温养肾阳以生血。

3.随因立法：血虚多由于气虚，以血生于气，故补血必补其气，且重在于补气，当归补血汤，黄芪五倍于当归，可知补气以生血之要旨；风阳由于虚起，阳亢风动虽当镇潜息风，而清凉之品不适应于虚，当略偏温和。**吴蒙**

斋曰："产后凡有发热，宜四物为君，加柴胡、人参、炮姜最效。盖干姜辛热，能引血药入血分，气药入气分，且能去瘀生新，有阳生阴长之道，以热治热，深合《内经》之旨。故丹溪见产后阴虚内热，必以补阴药大剂中加干姜、五味子。王节斋亦以产后阴虚阳无所依，浮散于外，发热必用四物补血，以炮姜之苦温从治，收其浮散之阳以归于阴也。"[1]

4.随症立法：阳气上亢，可兼镇潜之味，如石决明、龙、牡、紫石英、龟板之类；虚阳外浮者，可少佐炮姜、肉桂、五味子引阳以入阴，而收纳之；风阳入络者，兼用天麻、地龙、钩藤、蝉蜕、僵蚕之类以息风和络。

方证：宣痹活络汤证、平肝息风方证、养血息风方证、养脉汤证、养心汤证、当归补血汤证、加味生化汤证、归脾汤与仲景桂枝加龙骨牡蛎汤二方化裁方证、引火归原益肾和营方证、温补肝肾方证。

考证：血虚阳浮候，血虚失荣，阳气浮越之证，通称：血虚风动，血虚阳亢，血虚阳越，神不守舍，阴证似阳，真寒假热，下虚上盛，大虚似实，至虚有盛候。

李用粹说："内伤饥饿劳倦发热，六脉微弱，或右手大三倍于左手，按之无力，懒言自汗，浑身酸软，甚至肌肤壮热，目赤面红，谵语烦渴，日夜不息，身不恶寒，为血虚发热，虽像白虎汤症，而脉不长实，宜当归补血汤。"[2]

王雨三说："正气亏极，精神散失，心经不能自主，亦有谵言，此即郑声。郑重而言无伦次，时断时续，脉必微细，或浮濡且数，此属正气竭，而阳欲亡之证也，用人参养荣汤，甚者加附子炮姜……正元虚极，神不守舍，合目即呓语喃喃，毫无次序，脉沉微，或浮散且数者，用养心汤加龙齿、牡蛎。"[3]"又有元气不足，心神无主，脉微细。虽有殴人毁物，其力过人，不可作实证治，宜用六君子汤"[3]

李斯炽治血管硬化、神经炎：如痹病长期不已，寒温久蕴，亦可化为湿热，再加风阳相煽，其阴液自然亏耗，阴愈亏则阳愈亢，故形成心痹之症状。观其舌中微有黄腻苔，显系湿热之象。心与肝肾两脏关系至为密切，心病波及肝脏，即出现头目昏晕，手指发麻，脉象浮弦等肝阴不足，肝阳上亢症状，波及肾脏，即出现腰腿酸痛，小便量少等肾阴不足症状。本案应属心肝肾三脏之阴液亏损，心肝之阳上亢，并兼挟湿热之候[4]。

吴仰松按："本例主证摇头，属于风证。其病在肝，为胎惊所致，属痫症范畴。古谓'诸风掉弦，皆属于肝'。肝主筋脉，筋脉失濡，内风易动，头为诸阳之首，邪气上扰颠顶，风动则摇，故病作矣。本病例虽见于头，其本实在于肝。因此，取当归、白芍养血柔肝，龙骨、牡蛎平肝，安神潜阳，钩藤、金蝉衣、僵蚕解痉息风，甘草和中。综合本方，用以调节神经系统，使失调之阴阳趋于平衡，故病得愈。"[5]

李元聪治拔牙后，时隔半月即发生白天磨牙，不能自行控制，情绪激动可使症状加重。头痛目涩，面时潮红，心烦不宁，寐少梦多，咽干口苦，有高血压史，舌质红，苔薄黄，脉弦数。属肝阴不足，肝阳偏亢所致。治宜平肝泻火，养血息风[6]。

编者按：血虚阳浮候，血虚不能濡养肝木，致肝阳生风内动，阳无所附，而浮越于外，上扰外窍，古人所谓"失血阴虚，阳气乘之"之证。通常称之为血虚风动，或血虚阳亢。治疗则如**李斯炽**所说："加意培养阴血，使阴血充足，筋脉得养，则心肌缺血、动脉硬化短缩等症可望缓解。方以育阴潜阳，兼除湿热。"[4]

引用文献

[1]俞根初等.重订通俗伤寒论[M].上海：上海科学技术出版社，1959：418.

[2]李用粹.中华医书集成·证治汇补[M].北京：中医古籍出版社，1999：67.

[3]王雨三.治病法轨[M].北京：学苑出版社，2015：148.

[4]成都中医学院.李斯炽医案（第二辑）[M].成都：四川科学技术出版社，1983：72.

[5]吴仰松.摇头症[J].新中医，1977，增刊（2）：49.

[6]李元聪.逍遥散治疗白天磨牙症二例[J].浙江中医药，1982，17（6）：369.

二十四、气血厥脱候

气血厥脱候，为血虚气脱之候，系由失血血虚，不能涵养阳气，以致阳气浮越于外，气随汗脱。较气血脱绝候，其势稍缓，而病亦凶险，救治不当，亦可致一厥而脱。

诊断

病名：[中医] 戴阳，厥脱，厥症，血脱或脱血，血虚发热，阴盛格阳，虚劳咯血，咯血，呕血，下血，崩漏。
[西医] 浸润型肺结核伴空洞形成，肺结核大咯血并发窒息，支气管扩张症合并大咯血，上消化道出血，功能失调性子宫出血。

证名：肝脾虚寒证，肝胃虚火证，肝肺虚火证，肝肺气虚证，**肺肾气虚证**，肝脾气虚证，肝脾血虚证，**心肝血虚证**。
病位：心肝，肝脾，肝胃，肝肺，肺肾。

病因：气虚，血虚，虚寒，虚火。

病机状态：厥脱。病由大出血后，血分大虚，不能涵养阳气，以致阳气浮越于上于外，气随血虚，渐致气随阳脱，而成因厥而脱之候。

1.血虚阳浮候＋气虚脱绝

2.气虚失摄候—血络不固＋阳气浮越＋气虚脱绝

3.血虚失荣——气虚失养——气虚脱绝

↓　　　　↓　　　　↑

阳气浮越　神气不振

图2-6-181　气血厥脱候病机结构式示意图

病形：厥脱；　　**病层：**里；　　**病态：**动；

病性：阴中阳；　**病质：**虚；　　**病势：**深，重，危，急。

证象组合：血虚＋阳浮＋气虚＋神衰＋气脱

主症：【血虚失荣】症象：面色㿠白。**舌象：**舌淡。**脉象：**脉细弱。

**　　　【阳气浮越】症象：**①眩晕目闭不能开。②面赤目赤。③昏厥不省。④手足搐搦。⑤肌肤壮热。⑥烦渴。⑦谵语。**脉象：**脉大。

副症：【气虚失养】症象：①自汗出。②懒言。③浑身酸软。**脉象：**脉右大于左。

**　　　【神气不振】症象：**①神思似清而时昏愦。②语次间急作鼾声。

宾症：【气虚脱绝】症象：①汗出不止。②肢冷。**脉象：**脉伏。

临床以阳浮与气脱之象最为明显，然系大虚似实之象，必须细加辨认，如兼见气血虚象，即可确认为本候。

鉴别诊断

气血厥脱候－气虚脱绝＝**血虚阳浮候**

└－气虚失养－血虚失荣＋阴液消涸＋气机冲逆＝**阴竭阳厥候**

└＋阳气不行＋阳气不振＋阳气脱绝＝**虚阳浮越候**

└＋阴液消涸＋阴虚失养＝**阴竭阳越候**

图2-6-182　气血厥脱候鉴别式示意图

气血厥脱候为血虚阳浮，以致气虚阳脱之候，如未致气脱，即为血虚阳浮候；如无气血两虚，唯阴液消涸而阳浮气脱，即为阴竭阳厥候。而虚阳浮越候则为阳气因虚而浮越致脱之证，如更兼阴虚液涸，即为阴竭阳越候。但均系厥脱之例，宜详加分别。

传变预测

传变式：气血厥脱候－阳气浮越－气虚脱绝＋清空失养＋经脉不荣＋络脉不荣→**气血失养候**

气血厥脱候如救治得宜，厥脱得回，即可转为气血失养候；如稍有延误，即可一厥而脱绝不返。

辨证

定位：心肝：面赤，眩晕，语言错乱，神志不定，甚则搐搦；肝脾：面赤壮热烦渴，谵语懒言，自汗，浑身酸软。

定性：参照气血失养候。

定量：①轻：神思似清，而时昏愦，语次间急作鼾声，颧红，自汗，脉右大于左。②中：眩晕目闭不能开，肌肤壮热，烦渴，面目红赤，脉大。③重：昏厥不语，手足搐搦，谵语，面色㿠白，汗出不止，肢冷，脉伏。

论治：当大补气血，以涵阳回厥，厥回则不脱矣。

1.随机立法：气血厥脱候，病机为血虚太甚，以致阳越气脱。厥脱由于虚起，故其治则应以大补气血为主，兼以收摄浮阳。气血得复，阳气自敛，厥可回，脱亦可救。绝不可误认为实证，妄进寒凉，或错认为窍闭而进香开，必立脱绝。

2.随位立法：病关心肝，当以补血为主；病关肝脾，当以温补肺脾之气为主，甚则温壮脾阳以暖肝。

3.随因立法：血虚自当以补血为主，然血生于气，补血必兼补气，且脱绝在即，益气固脱在所急需，所谓"有形之血不能速生，无形之气所当急固"。

4.随症立法：汗出不止，肢冷脉伏以致虚脱者，重用人参浓煎灌服；发热不退者，补血药内加炮姜苦温从治，收浮散之阳以归于阴。

方证：白薇汤证、当归补血汤证、人参养荣汤证、养心汤证、清魂散证、芎归养荣汤证。

考证：气血厥脱候，血虚而致阳厥气脱者，通称：虚阳浮越，阳气独上，阳欲飞腾，血厥血脱，气随血脱，失血致脱，气血暴脱，大虚似实，真寒假热。

张景岳云："暴吐暴衄，失血如涌，多致血脱气亦脱，危在顷刻者，此其内伤败剧而然。当此之际，速宜以气为主。盖有形之血不能即生，无形之气所当急固，但使气不尽脱，则命犹可保，血渐可生。宜急用人参一二两为细末，加飞罗面一钱许，或温水，或井花冷水，随其所好，调如稀糊，徐徐服之，或浓煎独参汤徐服亦可。此正血脱益气，阳生阴长之大法也。"[1]**叶天士**说："伤寒蓄血，都是邪入于里。《内经》谓'阴络伤，血乃下溢'。阴为脏病，阴气从下走泄，阳气失恋上冒，遂令神识昏狂，乃脱症也……虽急急收拾散越，恐未稳追返耳。"[2]

谢映庐治吴元东之妇，形瘦多火，患风热病，头疼身痛，发热畏寒。误用辛温发汗，致汗出昏厥，不省人事。面红脉大，知为火气焚灼，以血液衰弱之体，汗出过多，今阳失阴守，是以阳气独上而不下，而为厥逆之证，当生阴以维阳，处用白薇汤。切庵先生云：阴虚火旺，则内生热风，火气焚灼，故身热支满，痰随火涌，故不知人。又曰：汗出过多，血少，阳气独上，气塞不下而厥，妇人尤多此症，宜白薇汤[3]。

朱颜治微寒发热，许某诊为秋温证，投剂数次，寒热不已，面黄乏力，脉弱苔腻，此溽暑燠蒸，长途跋涉所致，暑湿证也。切脉豁大，按之无力，唇燥舌枯，苔白，神昏发热，卧床如尸，谵语遗尿，唤之两目炯炯转盼，似有知觉，此阴虚之证，心阳过扰，阴液既枯，阳欲飞腾，与少阴病但欲寐同例。与养阴摄阳为治[4]。何少山治崩漏：阴道出血时断时续已70余天，2天前始血量多如崩，色红有块，动辄更甚，曾晕厥倒地。血象：血红蛋白59g/L，红细胞240万/mm^3，面色㿠白滞黯，精神萎靡不振，头晕耳鸣，心悸肉瞤，腹中疼痛，腰酸腿软，舌淡苔少，脉芤无力。血去阴伤，气乏血涵，血无气护，气血有涣散之象，阴阳有离脱之险。急拟独参汤补气摄血，以塞其流，加减胶艾汤辅之，涵阴固阳。2剂后崩止，但仍淋漓不绝，治从前法。三诊出血渐止，精神略振，遂以双疗气血，固益冲任为治。此案急病急治，独参汤量大力专，能"回阳气于垂危，却虚邪于俄顷"（《本草经疏》）。气不脱则血不奔，气充固则新血生，配胶艾之辈正本澄源，调理阴阳[5]。

编者按：气血厥脱候，为肺肾气阴两虚，不能固摄血络，致络损血溢，血溢过多，气随血脱，有厥脱之变，杂病家称为血脱或脱血之证，症以血溢不止与气虚脱绝之脉症为主。即**谢映庐**所谓"阳气独上而不下"之候。他说："盖人身阴阳相抱乃能动静有常，今阳失阴守，是以阳气独上而不下，而为厥逆之证，与亡阳证有别。"[2]

引用文献

［1］张介宾.张景岳医学全书［M］.北京：中国中医药出版社，1999：1250.

［2］秦伯未.清代名医医案精华［M］.北京：人民卫生出版社，2006：24.

［3］谢映庐.谢映庐医案［M］.上海：上海科学技术出版社，1962：82.

［4］朱不远.朱颜医案医话选（续）［J］.中医杂志，1980，（2）：14.

［5］何少山，何嘉琅，何嘉琳.妇科常见急症论治举要［J］.上海中医药杂志，1983，（9）：17.

二十五、气血脱绝候

气血脱绝候，系失血太甚，元气随血脱而脱绝之险候，为暴脱之一。古人常称为气血两脱，其实为血脱。

诊断

病名：[中医] 血脱，咯血，便血，血崩，血厥。[西医] 胃、十二指肠溃疡出血，肺结核。

证名：肝胃虚火证，脾胃气虚证，**肝脾气虚证，肝脾血虚证**，肺肾阴虚证。

病位：脾胃，肝胃，肝脾，肺肾。

病因：血虚，气虚，阴虚，虚寒，虚火。

病机状态：虚脱。病因失血太多，血络不固，以致血脱而元气亦随之脱，元神失气血之涵养亦随气血而散脱。

病机结构式：1.气虚失摄候+气虚脱绝+神气散脱

2.络血不固——→气虚脱绝——→神气散脱

病形：虚脱；　　　病层：里；　　　病态：静中动；

病性：阴；　　　病质：虚；　　　病势：深，重，危，急，险。

证象组合：血滑+气脱+神脱

主症：【络血不固】症象：①大吐不止。②大崩。③大衄。脉象：脉濡而数。

副症：【气虚脱绝】症象：①昏晕。②汗出。③厥冷。脉象：①脉微细。②脉微欲绝。

宾症：【神气散脱】症象：①邪重而语无伦次，时断时续。②神识昏蒙。

临床病势急暴，主、副、宾症均可接连出现，故临床如见大出血不止，昏晕、汗出、厥冷，或神思错乱者，脱绝在即，即可确认本候。

鉴别诊断

鉴别式：气血脱绝候－络血不固－神气散脱＋血虚失荣＝气血厥脱候

气血脱绝候系由血脱以致气脱之坏证；气血厥脱候亦系血虚以致阳浮气脱，可见阳气浮越之症象，因未大涌，其势稍缓，为渐脱之证，稍有不慎，亦可致暴脱。

传变预测

气血脱绝候＋阳气浮越＋气虚失充＋血虚失荣－神气散脱＋神气不振──→气血厥脱候
　　　　　　　　　　　　　　　　　└＋清空失养＋经络不荣──→**气血失养候**

图2-6-183　气血脱绝候传变式示意图

气血脱绝候病势急暴多险，救治失当，每致暴脱而逝。如救治得宜，暴脱虽回，仍当防气血厥脱候；如能厥脱均回，即可转为气血失养候。

辨证

定位：心脾：郑声，神识昏狂；心肝：昏晕；肝肾：汗出厥冷，浮肿。

定性：参照气血失养候。

定量：①轻：出血反复，昏晕，无力以动。②中：出血不止，神识昏蒙，肢冷。③重：暴吐暴下，昏厥不语，汗出厥逆。

论治：古有"血脱益气"之明训，所谓"有形之血不能速生，无形之气所当急固"。故当以急固气脱为主，脱回再议补血。

1.随机立法：气血脱绝候，由血脱以致气脱神散，故其治则首当救血脱，使血不外脱，则神气亦可得固，然古人云，"血脱益气""有形之血不能速生，无形之气所当急固"。所以当以补气固脱为法，固气以摄血。现代输血法，直补其血，虽可暂缓一时，终不能固其脱，若能与固气法同用，救脱当更有捷效。

2.随位立法、随因立法：参照气虚失摄候与气血厥脱候。

3.随症立法：气随血散，卒无所知者，势急先掐人中，或烧醋炭以收其气，急服独参大剂以固其脱，随用止涩药，如花蕊石、禹余粮、赤石脂、煅龙牡、海螵蛸、阿胶珠、蒲黄炭、血余炭、三七末、炮姜炭、荆芥炭、侧柏炭、地榆炭、棕榈炭、荷叶炭等入大补药内。亦有用炒黑干姜末，童便调服急救之法。

方证：人参养荣汤证、加味生脉饮证、加味当归补血汤证、参附汤证、独参汤证、花蕊石散证。

考证：气血脱绝候，通称：气随血脱，失血致脱，气血两脱，气血暴脱，血溢气脱。

仲景曰："伤寒五六日，不结胸，腹濡，脉虚，复厥者，不可下，此亡血，下之死。"（《伤寒论》347条）**陈士铎**说："人有九窍流血者，其症气息奄奄，欲卧不欲见日，头晕身困，此乃热血妄行，方用当归补血汤加味治之。可用掩窍丹。"[1]**赵献可**说："因劳怒忽吐紫血块。先用花蕊石散，化其紫血，又用独参汤渐愈。后劳则咳血一二口，脾肺肾三脉皆洪数，用归脾汤、六味丸而全愈。"[2]

俞根初说："血厥之证亦有二，血逆、血脱皆为厥……血脱如大吐大崩，或产后恶露过多不止，则气随血散，卒仆无知，宜先掐人中，或烧醋炭以收其气，急服独参大剂，血脱益气之法也。"[3]**李用粹**说："势急从治：凡吐血太甚，势难遏止，此火性急速，如泛用凉药，反增搏击，宜辛味从治，用炒黑干姜末，童便调服之。"[4]"若暴吐不止，当用参、术以急固元阳，血脱益气，阳生阴长之理也。"[4]**王雨三**说："正气亏极，精神散失，心经不能自主，亦有谵言，此即郑声。正气竭而欲亡之症，郑重而言无伦次，时断时续，脉必微细，或浮濡而数，此属正气竭，而阳欲亡之证也，用人参养荣汤，甚者加附子、炮姜。"[5]

陈逸民治林某，男，50余岁，平时体弱，有胃痛和吐血史，因饮食不慎，初起胃痛，腹部胀满，继则吐血盈盂，并下黑色稀粪，每日三四次，烦躁不安，渴不引饮，面赤唇焦，饮食不进，渐至神昏欲脱。两脉浮芤带数，舌苔微黄。年老失血过多，须防暴脱。所谓"有形之血，不能骤生，无形之气，必须巩固"。先进独参汤，古港参18g先煎顿服。继与止血和血药[6]。

黄芝芳等治郑某某，男，49岁，患肺结核15年，反复咯血不止，入院后又因大咯血并发窒息，失血约3000ml。反复咯血，咳呛胸痛，神疲自汗，怕冷，面容苍白，舌淡无华，脉细数。出血过多，心无主宰。夫气为血帅，故补气应在补血之先。亟宜益气摄血：移山参、炙黄芪、大麦冬、五味子等。服1帖后，咯血控制，10帖后痰血停，因阴虚营亏，乃转用滋阴养血法[7]。

编者按：气血脱绝候，系由肝脾气虚，不能固摄血络，络血外溢过多，出血不止，气随血去而脱，杂病家通称为气血两脱之证。其见症以络血滑脱不固，血脱不禁，渐见元气脱绝之脉症为主。血溢气脱，救治当急用大剂益气，"有形之血不能速生，无形之气所当急固"。别直参末用童便送下。如汗多肢冷，元阳将脱者，用参附汤或保元汤加龙骨、牡蛎，固摄肾气；如舌红口燥，用生脉散、真元饮急固气阴。

引用文献

［1］柳长华.陈士铎医学全书［M］.北京：中国中医药出版社，1999：767.

［2］赵献可.中华医书集成·医贯［M］.北京：中医古籍出版社，1999：26.

［3］俞根初等.重订通俗伤寒论［M］.上海：上海科学技术出版社，1959：436.

［4］李用粹.中华医书集成·证治汇补［M］.北京：中医古籍出版社，1999：130.

［5］王雨三.治病法轨［M］.北京：学苑出版社，2015：148.

［6］福建省中医研究所.福建中医医案医话选编（第二辑）［M］.福州：福建人民出版社，1963：114.

［7］黄芝芳，汪钟贤，徐惠方.肺结核大咯血的辨证论治（附35例临床资料分析）［J］.上海中医药杂志，1964，（1）：28.

第四节　气阴病候

气阴诸候，尽属阳证、里证，极少数兼夹表证。虚证中夹实者尤多，但无阴证。实证以气阴蕴蒸候为基本结构，以"气热＋阴热"为基础结构形式；虚证以气阴两虚候为基本结构，以"气虚＋阴虚"为基础结构形式。

表2-6-3　气阴诸候系统表

性质		病态	候名	主证	副证	宾证
实	实	郁蒸	气阴郁蒸候	腠理不宣 阴液消涸	阴热蕴蒸 气机不宣	气机不降 清空不宣
		蕴蒸	气阴蕴蒸候	津气蕴蒸	阴热蕴蒸	阴液消涸
	夹虚	虚灼	气阴消灼候	津气蕴灼 阴热蕴灼	阴液消涸 气虚失充	神志昏蒙
虚	虚	虚弱	气阴两虚候	气虚失充 阴虚失养	阴液消涸	经脉失养
	夹实	虚郁	气阴虚郁候	腠理不宣 清空不宣	气虚失充 阴虚失养	气机不宣
		虚滞	气阴虚滞候	气虚失充 气机不利	阴虚失养 气机不宣	气机不降
			气阴不化候	气虚失充 阴虚失养	津不化气 气化不行	气机不利 阳气不和
		虚结	气阴虚燥候	阴液消涸 气机郁结	阴虚失养	气虚失充
		虚蒸	气阴虚蒸候	阴热蕴蒸 阴液消涸	阴虚失养	气虚失充
			气阴不摄候	络血不固	气虚失充	
	虚	虚滑	气阴不固候	气虚失充 阴虚失养	阴虚失养 阴液消涸	阴精不固 津液不固
		闭脱	气阴闭脱候	阴液消涸 神志昏蒙	气阴脱绝	阴精脱竭
		虚脱	气阴竭绝候	阴液消涸 气虚脱绝	津液脱竭	阴精脱竭

气阴蕴蒸候＋腠理不宣＝**气阴郁蒸候**
└──＋津气蕴灼＋阴热蕴灼＝**气阴消灼候**
气阴两虚候＋腠理不宣＝**气阴虚郁候**
├──＋气机不利＝**气阴虚滞候**
│　　└──＋津不化气＝**气阴不化候**
├──阴液消涸＋气机郁结＝**气阴虚燥候**
│　　├──＋阴热蕴蒸＝**气阴虚蒸候**
│　　└──＋气虚脱绝＋阴精脱竭＋津液脱竭＝**气阴竭绝候**
│　　　　　└──＋神志蒙闭＝**气阴闭脱候**
├──＋络血不固＋阴液消涸＝**气阴不摄候**
└──＋阴精不固＋津液不固＋血络不固＝**气阴不固候**

图2-6-184　气阴诸候结构图

一、气阴郁蒸候

气阴郁蒸候系阴虚内热之体兼感外邪，表寒里热之候。病由外感阴邪，遏于肌表，而又兼阴虚内热，而成表里寒热虚实夹杂之证。

诊断

病名：［中医］阴虚伤寒，阴虚伤风，房劳外感，阴虚劳复，房劳复，久咳。［西医］感冒。

证名：肺胃风寒证，肺肾风寒证。

病位：肺胃，肺肾。

病因：风寒，阴虚。

病机状态：郁蒸。病由阴虚内热之体，更感阴邪，外郁肌表，内郁气机，而成表里寒热虚实夹杂之候。

> 1.清气郁遏候＋阴液消涸＋阴热蕴蒸
>
> 2.阴液消涸＋腠理不宣
>
> 　　↓　　　　↓
>
> 阴热蕴蒸　气机不宣
>
> 　　　　　↓
>
> 清空不宣──→气机不降

图2-6-185　气阴郁蒸候病机结构式示意图

病形：郁蒸（虚）；　　**病层**：里兼表；　　**病态**：静中动；

病性：阳中阴；　　**病质**：实中虚；　　**病势**：深，轻，缓。

证象组合：表郁＋阴热＋阴涸＋气郁

主症：【腠理不宣】症象：①恶寒发热。②身痛。③无汗。④恶风。⑤肢厥。⑥斑疹不透。舌象：苔薄白。脉象：脉浮数。

【阴液消涸】症象：①口渴唇燥。②溏泄。③舌燥，口燥咽干。舌象：①舌紫而干。②舌嫩红而干。脉象：①脉浮洪有力。②脉沉细。

副症：【阴热蕴蒸】症象：①面赤烦躁。②午后烦热如蒸。③晡热潮热。④独语如见鬼。⑤手足心热甚。⑥欲寐不寐。舌象：舌底绛。脉象：①脉弦数无力。②脉左洪。

【气机不宣】症象：咳嗽。

宾症：【气机不降】症象：呕恶。

【清空不宣】症象：①头胀。②头痛。

临床以表郁、气郁症象明显，但必须有阴虚内热症象同见，方可认定为本候。

鉴别诊断

> 气阴郁蒸候－阴液消涸＋津液消灼－阴热蕴蒸＋气虚不充－清空失宣＋清窍不利＝气液郁蒸候
>
> └─＋津气蕴蒸＋血热蕴蒸＝气血郁蒸候

图2-6-186　气阴郁蒸候鉴别式示意图

气阴郁蒸候系阴虚内热兼表郁、气郁之候；气液郁蒸候为气液两伤兼表郁、气郁之证；气血郁蒸候则为表郁兼气血内热之证。

传变预测

> 气阴郁蒸候－腠理不宣－清空失宣－气机不宣、不降＋津气蕴蒸→气阴蕴蒸候
>
> └─＋津气、阴热蕴灼－阴热蕴蒸＋气虚不充＋神志昏蒙→气阴消灼候

图2-6-187　气阴郁蒸候传变式示意图

气阴郁蒸候治疗得法，表解而遗留阴伤内热，可转为气阴蕴蒸候；如过投温散，助热伤阴，则可转重为气阴消灼候。

辨证

定位：肺胃：口渴烦躁，咳嗽呕恶，舌嫩红而干，脉浮洪无力；肺脾：口渴溏泄；肝肺：日晡潮热，独语如见鬼，手足心热，脉左甚于右；肝肾：舌燥咽干，欲寐不寐，舌紫而干，脉沉细数。

定性：阴虚：午后烦热，日晡潮热，手足心热甚于手背。表郁参照清气郁遏候。

定量：①轻：手足心热甚于手背，舌嫩红而干，脉浮数，浮洪。②中：午后烦热如蒸，舌绛而干，脉弦数无力。③重：晡热潮热，独语如见鬼，舌紫而干，脉沉细数。

论治：当表里寒热同治，以养阴清热为主，略兼宣透表郁，切不可大温大散，反助热伤阴，致生变幻。

1.随机立法：气阴郁蒸候病机在于阴虚内热而兼表邪外郁，以内热为本，外寒为标，其治则虽当标本兼顾，但当以清养阴液治本为主，轻宣表郁救标为辅，阴液一复，自然汗出表解，若徒用发表温散，重耗阴液，更助内热，势必传变增重。**仲景**有"少阴病，脉细沉数，病为在里，不可发汗"之训。

2.随位立法：病在肺胃，当清养肺胃阴液，兼以宣降气机；病在肺脾，当以清肺养脾为主；病在肝肺，当清养肝肺之阴，兼降肝火；病在肺肾，当以清滋肾阴为主，兼养肺津。

3.随因立法：阴虚液涸，宜养阴增液以清内热；风寒外郁，宜辛温疏散以解表邪。

4.随症立法：兼呕恶用半夏、竹茹以和胃；兼咳嗽加旋覆花、甜杏仁以降气；兼泻者，和脾以益少阴，如生地、丹皮、茯苓、山药、广陈皮、金钗石斛、薏苡仁、甘草、莲子。表证已除，口渴便溏，加糯米炒麦冬、沙参以生津液。

方证：加减金水六君煎证、清火养肺汤证、七味葱白汤证。

考证：气阴郁蒸候，表分郁遏，热蒸于阴者，通称：风寒夹虚。

仲景曰："少阴病，脉细沉数，病为在里，不可发汗。"（《伤寒论》285条）

陈士铎说："春月伤风，日晡发潮热，不恶寒，独语如见鬼状……火引肝魂而外游，魄不守于肺宅……方用清火养肺汤……栀子清肝饮亦效。"[1]

吴坤安说："若初起恶寒发热，口渴唇燥，舌苔嫩红而干，或绛底浮白，或兼咳嗽，或兼烦躁，六脉弦数无力，或浮洪无力，此阴虚水亏而挟外感也。阴虚于下，则阳亢于上，故见躁烦，勿以阳明火症治之，亦宜金水六君去半夏，用生地加川石斛、丹皮、豆豉、羌活之类，滋养阴液以汗之。如兼呕恶，当留半夏，加竹茹以和胃；如兼咳嗽，加旋覆花、甜杏仁以降气。"[2]"如阴虚有火而挟外感，以致头疼恶寒，发热不止，因口燥而渴而食生冷，遂致泄泻，舌苔微白兼淡红，舌形虽湿而干，此脾本虚寒，因津液少而渴，故一食生冷，即现泄泻。治宜和脾以益少阴，如生地……莲肉等主之。兼表症者，加葱白、豆豉，或羌活、葛根亦可；如表症已除，而但发热口渴，兼便溏者，加糯米炒麦冬、沙参以生津液，自然渴解热止。"[2]"阴虚劳复，热病伤阴，肾气已亏，稍加劳动，微挟风寒，其病复作，症仍头痛，发热恶风，舌燥口渴，六脉浮数者，此阴虚劳复也。凡复症，必挟风寒外邪，仍宜栀子豉汤加葱白、薄荷、鲜生地、淡竹叶、麦冬、骨皮之类，微汗之。如兼太阳，加羌活；阳明加葛根；少阳加柴胡。"[2]

何廉臣说："房劳后得外感病，病适至行房，不过比他人略重……如辨其人真阴素虚者，阳亢为本，邪多挟火而动，除新感证外，必兼口燥咽干，或心烦不寐，或面赤肢厥等症。发表药中宜加生地、麦冬。如七味葱白汤，养血滋阴以发汗，始能津津汗出而解。"[3]

编者按：气阴郁蒸候，因肺胃阴液不足，外感风寒，或其人肾阴素虚，或热病伤阴、房劳伤肾之后，阴液消涸，偶感风寒，而成风寒郁遏于外，阴虚内热郁蒸于内，里虚表实，内蒸外郁之证。当于疏解表郁之中，兼以滋养阴液，表里寒热虚实均当兼顾。

引用文献

[1]柳长华.陈士铎医学全书[M].北京：中国中医药出版社，1999：812.

[2]吴坤安.伤寒指掌[M].上海：上海科学技术出版社，1959：卷二24，25，60.

[3]俞根初等.重订通俗伤寒论[M].上海：上海科学技术出版社，1959：335.

二、气阴蕴蒸候

气阴蕴蒸候，为热邪蕴蒸于气分、阴分之候，虽有虚热蕴蒸，但为邪多虚少之证。多由气分热蒸既久，深入阴分，消灼阴液，或阴分伏热，蕴蒸既久，渐透出于气分而成。

诊断

病名：[中医]伏暑、瘅疟、瘴疟、热入血室、麻后喘急、温燥、阴虚咽痛、烂白喉、虚斑、梦遗。[西医]急性扁桃体炎、慢性咽炎、腺病毒肺炎、麻疹病毒肺炎、白喉、血小板减少性紫癜。

证名：肺胃湿热证，脾肾湿热证，肺胃温燥证，肝肺虚火证，肾胃虚火证。

病位：肺胃，肝肺，脾肾，肾胃。

病因：温燥，湿热，虚火。

病机状态：蕴蒸。病由气分之热不解，深入阴分，或阴分伏热，蕴蒸既久，渐透出气分，而成气阴共热，热消阴液，邪多虚少之候。

病机结构式：1.**津气蕴蒸候**+**阴热蕴蒸**−津液消灼+阴液消涸

2.**津气蕴蒸**←→**阴热蕴蒸**——→阴液消涸

病形：虚蒸，邪多虚少；　　**病层**：里；　　**病态**：动；

病性：阳；　　　　　　　**病质**：实中虚；　**病势**：深，轻，缓。

证象组合：气蒸+阴蒸+阴涸

主症：【津气蕴蒸】症象：①发热。②小便不利。③口渴。

副症：【阴热蕴蒸】症象：①午后与上夜潮热。②咽喉白腐。

宾症：【阴液消涸】症象：①渴欲饮水。②面黄肌瘦。**舌象**：红而干。**脉象**：脉虚数无力。

临床以热蒸症象明显而易见，但应有阴液枯涸症象同见，方可确诊。

鉴别诊断

气阴蕴蒸候−津气蕴蒸+气虚失充+阴虚失养=**气阴虚蒸候**

└──+血热蕴蒸−阴液消涸+津液消灼+阴虚失养+血虚失养=**阴血虚蒸候**

图2-6-188　气阴蕴蒸候鉴别式示意图

气阴蕴蒸候为气分、阴分之热蒸伤阴，邪多虚少之候；而气阴虚蒸候则为气阴两虚，阴分热蒸，虚多邪少之候；阴血虚蒸候系阴血两虚且阴分、血分均有热蒸之候。各自有别。

传变预测

气阴蕴蒸候−阴热、津气蕴蒸+气虚失充+阴虚失养→**气阴两虚候**

└──+阴热蕴蒸→**气阴虚蒸候**

└──+阴热、津气蕴蒸+神志昏蒙→**气阴消灼候**

图2-6-189　气阴蕴蒸候传变式示意图

气阴蕴蒸候治疗得法，热蒸已除，而气阴未复，则转为气阴两虚候之纯虚证，或气分热除，阴伤内热尤在，可转为气阴虚蒸候；如有失误，内热转灼，即可转重为气阴消灼候。

辨证

定位：肺胃：口燥咽干，咽痛白腐；肝肺：午后潮热，夜热，咽干，独语如见鬼；脾肾：汗多，遗泄。

定性：温燥：口燥咽痛白腐；湿热：发热渴饮，小便不利，多汗；虚火：面黄肌瘦，脉虚数无力。

定量：参照气阴郁蒸候。

论治：当以清养阴液为主，兼以清透气分之热，使阴液得复，热邪透出气分而解，但不可过投滋腻，反助邪热。

1.随机立法：气阴蕴蒸候病机为热邪蕴蒸于气分、阴分，消灼阴液，故其治则当以清养阴液为主，兼以清透气分之热，使阴分之邪转透出气分而解，治应着重于清解，热邪清解，则阴液不受其消灼。

2.随位立法：病在肺胃，其病较浅，清养气阴即可；病在肝胃，其病较深，清养肝胃之中，更当兼以养肝血，清相火；病在脾肾，其病尤深，清养之中，多兼清利，使热从水道而解。

3.随因立法：因于燥热，甘凉清养之中，更当着重辛凉清透气分；因于湿热，清养阴液之外，尤当兼淡渗利湿；因于虚火，则以淡渗滋养为主，寓清于养。

4.随症立法：气分热盛，口渴饮水者，当以清热生津为主，如芦根、麦冬、天花粉、石膏之类；阴分热盛，午后潮热，咽干咽痛者，当以养阴清热为主，如生地、玄参、白芍、丹皮之类。

方证：养阴清肺汤证、猪苓汤证、护阳和阴汤证、加减生脉散证、清燥救肺汤证。

考证：气阴蕴蒸候，通称：气阴两蒸，火炽阴枯，太阴伏暑，伏暑内陷。

仲景曰："若脉浮，发热，渴欲饮水，小便不利者，猪苓汤主之。"（《伤寒论》223条）"阳明病，汗出多而渴者，不可与猪苓汤。以汗多胃中燥，猪苓汤复利其小便故也。"（《伤寒论》224条）

吴鞠通说："热入血室，医与两清气血，邪去其半，脉数，余邪不解者，护阳和阴汤主之。"[1]"太阴伏暑，舌赤，口渴，汗多，加减生脉散主之。"[1]"诸气膹郁，诸痿喘呕之因于燥者，喻氏清燥救肺汤主之。"[1]

何廉臣说："重者患烂白喉症，养阴清肺汤加冬雪水煎药。加制月石1.8g至2.4g，鸡子白2枚，辛凉甘润以防腐。外吹烂喉锡类散，亦皆治肺以清喉之法。"[2]

王允中治阴虚咽痛14日，用吹喉及内服药，均罔效。见身热未退，面颧如朱，舌紫液干，白满喉咙，白中有微微带黄，皆无润色，脉洪大无力。大便14日尚未解，小便亦少。查当起病二三日时，适经水来潮，色亦似墨，次日即断。昼夜烦躁，时咳吐白涎沫，刻不少停，言口渴又不多饮。按此脉症似阴虚之极，亦危殆矣。遂仿吕氏治阴虚法，姑用十味地黄汤，加川贝母，一试其效。次日复诊，患者热退身凉，乃改用七味地黄汤加味[3]。

陈伯英说："关于衄血的成因，中医认为属火者居多。如邵新甫说：'衄之为患，总由乎火，外为六淫之变化，内因五志之掀腾。'本案无外感'六淫'见证，故只能考虑'五志掀腾'。患者'经前烦躁易怒，两乳作胀，经期更甚'，这是肝气郁结的主要征象；而'月经错后一周至一月不等'，亦可从肝气郁结求得解释，即所谓'经水过期不至，血气凝滞'。根据中医理论，'郁则少火而成壮火'，故凡肝气郁结者，久必化火。火性炎上，灼伤阳络，'阳络伤则血外溢，血外溢则衄血'。张聿青说：'天下无倒行之水，故人身无逆上之血。水有时而倒行，风激之也；血无端而逆上，火激之也。体无端而有火，木所生也，木何以生火，郁则生火也。'这对解释肝郁化火、火炎失血的整个病理过程，颇为形象、得体。"[4]

编者按：气阴蕴蒸候，湿热久蕴脾肾，或温燥久蕴肺胃，由气分蒸及阴分，或胃中蕴热，久羁不解，或失治误治，胃火炽盛，下吸肾阴，烁伤肾水，消涸阴液，而成阴枯火炽之证。以火蒸胃津与肾阴之脉症同见为主，但必兼有肾胃阴液枯涸之症象。当清利湿热，大滋肾胃阴液，清降肾胃内火，以虚实兼治为法。

引用文献

［1］吴鞠通.温病条辨［M］.福州：福建科学技术出版社，2010：45，50，114.

［2］俞根初等.重订通俗伤寒论［M］.上海：上海科学技术出版社，1959：270.

［3］福建省中医研究所.福建中医医案医话选编（第二辑）［M］.福州：福建人民出版社，1963：325.

［4］陈伯英.血小板减少性紫癜［J］.新中医，1976，总34（增刊1）：16.

三、气阴消灼候

气阴消灼候，系火热燔灼于气分、阴分，气阴两伤之候，亦系虚实相兼之证，但仍为邪多虚少之候，病机较气阴蕴蒸候尤重尤深。

诊断

病名：［中医］阳明腑实证，太阴伏暑，温病后期，温病战汗，战汗，小儿疰夏，消渴，肺热喘嗽，久咳，气喘，虚热。［西医］肺炎，流行性乙型脑炎，糖尿病，肾盂肾炎，急性肾衰竭，急性肾炎。

证名：肺肾湿热证，肺胃温燥证，**肺胃燥热证**，肾胃燥热证，胃肠燥火证，肺肾燥火证，**肝肺虚火证**，肺肾气虚证。

病位：肺胃，胃肠，肾胃，肺肾，肝肺。

病因：燥热，燥火，湿热。

病机状态：虚灼。由气分、阴分之热邪不解，转炽转甚，燔灼于气阴之分，消灼阴液，耗损元气，甚则邪火上蒸，蒙蔽神明，而成虚实夹杂深重之候。

1.气阴蕴蒸候－津气、阴热蕴蒸＋津气、阴热蕴灼＋气虚不充＋神志昏蒙

2.津气蕴灼──→气虚不充

↑↓

阴热蕴灼──→阴液消涸──→神志昏蒙

图2-6-190 气阴消灼候病机结构式示意图

病形：虚灼，邪多虚少；　　**病层：**里；　　**病态：**动；

病性：阳；　　　　　　　**病质：**实中虚；　　**病势：**深，重，急。

证象组合：气灼＋阴灼＋阴涸＋气虚＋神蒙

主症：【**津气蕴灼**】症象：①口渴多汗。②喘，呕。③口糜气秒。④烦渴气粗。⑤龈腐。⑥额、腹热。⑦便秘。**舌象：**①舌苔黄。②舌苔灰黑。**脉象：**脉右洪。

【**阴热蕴灼**】症象：①晡热潮热。②齿衄。③面色潮红。④溲浑臭。**舌象：**舌边紫。**脉象：**①脉左数。②脉细数。

副症：【**阴液消涸**】症象：①舌燥，齿枯，唇焦。②色苍不泽。③形容枯削。④尿短。⑤便燥结。⑥肌肤甲错。**舌象：**①舌赤苔黑而坚敛焦刺。②舌光绛。

【**气虚失充**】症象：①气短。②汗出发润。③肢体振掉。④乏力语微。**脉象：**脉虚。

宾症:【神志昏蒙】症象:①神识不清。②神昏沉。

临床以热灼之症象明显,但必有气虚与阴枯症象同见,方可确诊。

鉴别诊断

气阴消灼候－阴热蕴灼+津液消灼=**阴液消灼候**

└─ －阴液消涸+津液枯涸－津气蕴灼=**气液消灼候**

图2-6-191 气阴消灼候鉴别式示意图

气阴消灼候系热燔气阴,消灼阴液之候;而阴液消灼候则系气分之热消灼津液、阴液之证;气液消灼候则为邪退而气液两伤之候。

传变预测

气阴消灼候－津气、阴热蕴灼+津气、阴热蕴蒸－神志昏蒙→**气阴蕴蒸候**

└─ +阴虚失养→**气阴虚蒸候**

├─ －神志昏蒙+阴虚失养→**气阴两虚候**

└─ －神志昏蒙+神志蒙闭+津液枯涸+气虚脱绝→**气阴闭脱候**

图2-6-192 气阴消灼候传变式示意图

气阴消灼候治疗得宜,内火渐退,则可转轻为气阴蕴蒸候;如气阴已伤,则转为气阴虚蒸候;或火退遗虚,则转为气阴两虚候。如有失误,邪火内闭,正气不支,则转气阴闭脱候之危重险证。

辨证

定位: 肺胃:口渴多汗,或喘或呕;胃肠:大便不通;肾胃:潮热口糜,龈腐齿衄,舌燥唇焦。

定性: 燥热:口渴多汗,口糜龈腐,舌燥唇焦;燥火:大便闭结不通。

定量: ①轻:舌燥唇焦,苔黄舌赤,脉右洪。②中:口糜气秽,舌边紫,脉左细数。③重:龈腐牙衄,舌苔黑而坚敛焦刺,舌光绛。

论治: 当急急清解燔灼之邪火,以救消涸之气阴,稍有失误,即有闭脱之变。

1. 随机立法: 气阴消灼候病机为火热燔灼于气阴,消灼阴液,耗伤元气,故其治则当急泻燔炽之邪火,以救消涸之气阴。虽虚实相兼,但因实致虚,虚少邪多,故以治邪为主,急退火邪,即所以存阴,而清养气阴亦当兼用。

2. 随位立法: 病在肺胃,以清降兼养阴为法;病在胃肠,则当通降兼清养为宜;病在肾胃,则宜清养兼以清降。

3. 随因立法: 病因燥热,宜甘寒养阴液,辛凉清燥热;病因燥火,宜苦咸泻燥结,兼甘咸养阴液。

4. 随症立法: 参照气阴蕴蒸候。

方证: 清燥救肺汤证、新加黄龙汤证、甘露饮证、玉女煎证、加味生脉饮证、石斛汤证。

考证: 气阴消灼候,阴分之邪火消耗气阴者,通称:阴虚伏热,热劫阴液,温邪化燥。

吴鞠通说:"阳明温病,下之不通,其证有五:应下失之,正虚不能运药,不运药者死,新加黄龙汤主之……如腹中有响声,或转矢气者,为欲便也。候一二时不便,再如前法服一杯;候二十四刻不便,再服第三杯。如服一杯即得便,止后服,酌服益胃汤一剂,余参或可加入。"[1] "诸气膹郁,诸痿喘呕之因于燥者,喻氏法清燥救肺汤……痰多加贝母、瓜蒌;血枯加生地黄;热甚加犀角、羚羊角,或加牛黄。"[1] **吴坤安**说:"凡见舌苔中黄边紫,前半黄后半紫,或前半白后半红,脉左数右洪,外症潮热,舌燥唇焦,口糜气秽,齿衄烦渴,此景岳所谓阳明有余,少阴不足之证也,宜大小甘露、玉女煎之类,随症加减,无不应手。"[2]

薛生白治偶感风寒,误投麻黄,汗出不止,语音短怯,神气不收,面色白枯,时有寒热,脉微涩而虚,虚则气少,涩则阴伤,此元气津液两伤之候也。当阴阳两补[3]。**马元仪**治发热半月,神昏错语,面色青中带黑。诊其脉浮之虚,沉之涩,乃津液元气两亏之候。法宜补气则阴火自敛,养阴则神气自爽。但津液元气枯竭之极,所恐者,药之假不能济其真水火也[3]。

何炎燊按: "肺炎本是病在上焦。而此例高年患者,平素脏阴不足,阳气独亢,由于机体的内在因素起主要作用,故温邪上受,易化燥火,重劫其阴,阴竭于下,则上燥愈甚,同时孤阳上冒为厥(与邪陷心包不同),故用三甲复脉汤育阴潜阳,清燥救肺汤沃焦救焚,双管齐下。虽高年重病,亦能获愈。"[4]

编者按：气阴消灼候，多由素体气阴不足，外感温暑化热内陷，或肺肾胃肠燥热，内陷入阴，或外邪久羁肝肺，耗伤气阴，挟虚火内动，消灼气阴，邪不外达，正气不支而成，因而其治则当以清养气阴为主，兼以清透内热。蒲辅周曰："津枯液竭，热邪深陷，除益气生津，扶阴救液，别无良法。"[5]

引用文献

［1］吴鞠通.温病条辨［M］.福州：福建科学技术出版社，2010：50，66.

［2］吴坤安.伤寒指掌［M］.上海：上海科学技术出版社，1959：卷一58.

［3］徐衡之，姚若琴.宋元明清名医类案［M］.长沙：湖南科学技术出版社，2006：573，589.

［4］何炎燊.论育阴潜阳法的运用［J］.新中医，1977，（4）：13.

［5］中国中医研究院.蒲辅周医案［M］.北京：人民卫生出版社，2005：81.

四、气阴两虚候

气阴两虚候为元气与阴液两不足之候，是最为常见的虚证。常由久病大病之后，气阴未复，或内伤虚火消耗所致，最难纠正，故气阴两虚又为常见体质类型之一。虽非禀赋，亦系素质。

诊断

病名：［**中医**］虚痨，血痹虚劳，消渴，多尿，肺痿，热痿，肉痿，上肢痿废，瘫痪，头痛，眩晕，不寐，心悸，耳聋，暴盲，慢惊风，闭经，溢乳，胎萎不长。［**西医**］颈椎病，脑外伤后综合征，重症肌无力，脊髓性肌萎缩症，吉兰–巴雷综合征，脊髓灰质炎，风湿性心脏病，糖尿病，慢性肝炎，甲状腺功能亢进症，慢性白血病，失眠，神经衰弱，神经官能症，急性球后视神经炎，神经性耳聋。

证名：肝脾虚风证，脾肾虚风证，心肝气虚证，肝脾气虚证，**脾肾气虚证，肺胃阴虚证，**脾胃阴虚证，**肝脾阴虚证，脾肾阴虚证，**心肝阴虚证。

病位：肺胃，脾胃，肝脾，脾肾，心肝。

病因：阴虚，气虚，虚风。

病机状态：虚损。多由温热久病，阳邪消耗气液，或内伤内热，消耗气液，渐至元气、阴液两伤不能复原，经脉失其所养，而渐入损门。

1.气阴虚燥候+经脉失养–气机郁结

2.气虚失充————————清空失养
　　　　　　　　+　　　　　　　↓
　　阴虚失养←→阴液消涸——→经脉失养

图2-6-193　气阴两虚候病机结构式示意图

病形：虚损；　　　**病层：**里；　　　**病态：**静；

病性：阳；　　　**病质：**虚；　　　**病势：**深，重中轻，缓。

证象组合：气虚+阴虚+阴涸+神扰+经脉+空窍

主症：【**气虚失充**】症象：①眩晕昏仆。②少气不食。③肌肉不仁，**脉象：**脉虚濡。

　　　　【**阴虚失养**】症象：①脱发。②头红面热。

副症：【**阴液消涸**】症象：①口干口苦。②口渴思饮。③消渴善饥。④咳逆便秘。

　　　　【**神志不宁**】症象：①心烦。②不寐。③惊悸，

宾症：【**经脉失养**】症象：①筋急而挛。②宗筋弛缓。③两腿酸麻。④足痿乏力，不能行走。

　　　　【**清空失养**】症象：①头晕。②目眩。

临床以虚象易见，不难确认。但有时宾症反而为明显易见的症象，必须有气阴两虚同见，方能确诊。

鉴别诊断

气阴两虚候–气虚失充+血虚失养–阴液消涸+络脉不荣=**阴血失养候**
　　　　　　└——–阴虚失养–经脉不荣+络脉不荣=**血液消涸候**
　　└—+津液枯涸=**阴液枯涸候**

图2-6-194　气阴两虚候鉴别式示意图

气阴两虚候系元气与阴液两虚之候；而阴血失养候则是血液与阴液两虚之候；血液消涸候为血与液两虚之候，阴液消涸候是阴液与津液枯涸之证。

传变预测

气阴两虚候－阴液消涸＋阳气不振→**阴虚失养候**

└──＋络血不固＋阴精不固＋阴热蕴蒸→**真阴虚损候**

└──＋阳气不振＋津液不固→**阴损及阳候**

图2-6-195　气阴两虚候传变式示意图

气阴两虚候滋养平调，可逐渐向愈，若迁延失治，轻则转成阴虚失养候，甚则转入损门而成真阴虚损候、阴损及阳候。

辨证

定位：肺胃：短气烦渴；脾胃：消渴善饥；肝脾：眩晕，筋急而挛；心肝：眩晕，心悸，寐多惊恐；肺肾：消渴，多尿；脾肾：宗筋弛缓，足痿乏力。

定性：气虚：面黄，少神，眩晕，短气，乏力，食少，倦怠；阴虚：面色苍黄，形体枯瘦，颧红，唇燥，五心烦热，少寐，多梦。

定量：①轻：昏倦，口干口苦，筋急而挛。2.眩晕，口渴思饮，足痿乏力。3.昏仆，消渴善饥，宗筋弛缓。

论治：不外益气养阴。常可迁延成损，甚易转痨，所以重者应该认定是损证。

1.随机立法：气阴两虚候病机为元气、阴液两虚，故其治则应益气养阴增液。病属阳证，药宜清养，不可过投温热，尤忌辛燥，重伤阴液，耗损元气，病必加深，甚则转损成痨，更难望痊。

2.随位立法：病关肺胃，宜益肺气，滋养肺胃之阴液；病关脾胃，宜益脾气，清滋脾胃之阴；病关肝脾，则宜益脾气，养肝阴；病关肺肾，则宜益肺气，滋肺津，补肾阴。

3.随因立法：阴虚自当滋养阴液为主，上焦心肺之阴当清滋；中焦脾胃之阴当清滋略参温养；下焦肝肾之阴当滋补，甚则滋填。阴虚多生热，可兼清降，慎用温补。阴虚能致风动，故又当潜阳息风。

4.随症立法：口渴多饮选用麦冬、天花粉、葛根、五味子之类以生津升津；嘈杂易饥选用石斛、玉竹、黄精、天冬之类以增液。

方证：坤顺汤证、八宝坤顺丹证、益气温脾汤证、固本丸证、守中丸证、加减连梅汤证、水木华滋汤证、滋阴健脾汤证、健脾柔肝汤证、补肾调经汤证、左归丸证、补中益气汤加味证、甲亢方证、滋膵饮化裁证、气阴固本汤证。

考证：气阴两虚候，通称：阴虚风动，液涸动风，脾肾虚损，阴虚劳损，阴虚肝旺。

吴谦说："钟乳补肺汤：补肺虚寒喘嗽血，皮毛焦枯有多年。"[1] **何廉臣**说："而去血（衄血）既多，阴液必虚，阴虚则阳无所附，故终以补虚为善后收功之法。补肺如辛字润肺膏、三参冬燕汤、参麦阿胶汤、清燥救肺汤之类。"[2]

费伯雄说："《经》曰：脾气热则胃干而渴，肌肉不仁，发为肉痿。脾与胃皆属土，而分燥湿。湿土既热，则燥土更烈，故胃干而渴。热郁于内，则脾阴耗损，故肉不仁、而为痿也。坤顺汤主之。"[3] **陶志达**按："《内经》说，'阳明主润宗筋，束骨而利机关'，'治痿独取阳明'，此证为湿热伤筋而致下肢不用。湿热易伤脾胃之阴，足阳明胃之津液不足，则宗筋失用，骨节弛松，此证口渴不食，大便难，舌质红而苔干，为脾胃之阴受伤之证。故用养胃救津之品，佐以通络除瘀取效。"[4]

蒲辅周治血痹虚劳按语："白血病不是单纯的虚弱证，而是因病致虚，虚实夹杂，病情严重。治病必求其本，病邪去，虚象方可恢复。白血病病因尚待研究。本例根据《金匮·血痹虚劳》所立黄芪建中汤的补法、大黄䗪虫丸的攻法，灵活运用。在调补气血的同时，兼用通络消瘀之品。出血明显时，用犀角地黄汤合童便。"[5]

李志铭说："（崩漏）其发病机理，肾虚是致病之本，若肾阴不足，则水不涵木，以致肝阴不足，肝阳偏亢。因而导致肝不藏血。肾阴不足，则水不济火，心火亢盛以致血热妄行，均可使冲任不固而致崩漏。但阴损可以及阳，或者由于体质关系或久病，亦可导致肾阳虚，肾火不足则不能温煦脾阳，致使脾虚不能统血而成崩漏……从根本上来讲，宜补肾。但出血期间，须着重补气健脾以固气摄血。待出血缓止后，则宜着重补肾，兼理肝脾气血。以巩固疗效，调整周期。"[6]

徐有玲说："糖尿病发病机理，多为阴虚燥热。阴虚重点在肾，是其本；燥热表现在胃，是其标。燥热可以伤津，虚火又能耗液。况津伤则气耗，气耗则液更伤，两者互为因果。临床所见，糖尿病病人多见精神倦息，少气懒言，腰酸，心悸失眠，形体消瘦等一派虚弱证候……治疗重点在益气养阴。益气者，益脾气助运化之功，以固后天之本；养阴者，养肾之阴，滋下焦之水源，以降妄炎之火，使水升火降，中焦健运，从而达到降血糖的目的。"[7]

编者按：气阴两虚候，因肝脾、肺胃气阴不足，或脾肾气虚或气阴两虚，虚久不复，肝木失其濡养，肝燥而动风，上不能荣养清空，外不能濡润经脉，风阳乘虚而上扰外窜，而成液涸风动之证。**李洪成**治眩晕症（颈椎病）阴虚内热型常从肝脾气阴两虚，风阳上扰论治，主用清养气阴，兼镇降风阳之法[8]。

引用文献

［1］吴谦.御纂医宗金鉴［M］.北京：人民卫生出版社，2003：493.

［2］俞根初等.重订通俗伤寒论［M］.上海：上海科学技术出版社，1959：326.

［3］张元凯，时雨苍，杨伯棠，等.孟河四家医集［M］.南京：江苏科学技术出版社，1985：70.

［4］陶志达.脾阴虚的初步探讨［J］.新中医，1978，（6）：7.

［5］中国中医研究院.蒲辅周医疗经验［M］.北京：人民卫生出版社，2005：205，206.

［6］李志铭.罗元恺教授妇科经验拾贝［J］.新中医，1978，（3）：7，8.

［7］祝谌予，刘仕昌，徐有玲，等.糖尿病证治［J］.中医杂志，1986，（6）：10.

［8］李洪成，李新平，李新晔.中医证候学［M］.北京：中国医药科技出版社，2008：204.

五、气阴虚郁候

气阴虚郁候是气阴不足之体，感受外邪，郁于肌表，而成表实里虚，表里夹杂之证。虽属外感轻证，但气阴已虚，难堪辛温发散，滋补气阴又恐腻滞邪机，故难期速效。

诊断

病名：［**中医**］阴虚伤风，产后伤寒，暑热症。［**西医**］感冒，夏季热，败血症。

证名：肺肾风寒证，肝肺风寒证。

病位：肝肺，肺肾，肺脾。

病因：风寒，风湿。

病机状态：虚郁。由气阴两虚之体，外感新邪，郁遏于肌表，而成表实里虚之证。

1.**气阴两虚候**+腠理不宣+清空不宣+气机不宣

2.**清气郁遏候**+气虚失充+阴虚失养

3.
气虚失充+腠理不宣　气机不宣

阴虚失养+清空不宣

图2-6-196　气阴虚郁候病机结构式示意图

病形：虚郁，里虚表郁；　　**病层：**表兼里；　　**病态：**静中动；

病性：阴兼阳；　　**病质：**实夹虚，表实里虚；　　**病势：**深中浅，轻，缓。

证象组合：表郁+气虚+里虚

主症：【**腠理不宣**】**症象：**恶寒发热。**舌象：**苔微白。

　　　　【**清空不宣**】**症象：**头痛。

副症：【**气虚失充**】**症象：**①面白。②其热忽有忽无。③身静蜷卧。④短气。**舌象：**舌淡红润。**脉象：**①脉虚大。②脉沉细。

　　　　【**阴虚失养**】**症象：**①唇燥。②腰膝酸软。③心悸不眠。④口干不渴。

宾症：【**气机不宣**】**症象：**①咳嗽痰多。②痰有不活。

临床以表郁之症象显明，但必须有气阴两虚症象同见，方为本候。

鉴别诊断

气阴虚郁候－气虚失充－阴虚失养+阴热蕴蒸+阴液消涸=**气阴郁蒸候**

└──－阴虚失养+血虚失养=**气血虚郁候**

图2-6-197　气阴虚郁候鉴别式示意图

气阴虚郁候为气阴两虚兼表郁之证；气阴郁蒸候则系阴虚内热兼表郁之证；气血虚郁候为气血两虚兼表郁之候。各自不同。

传变预测

气阴虚郁候 –腠理不宣 – 清空不宣 + 阴液消涸 →**气阴两虚候**
　　　　　　　　　　　　　└─ + 阴热蕴蒸 →**气阴虚蒸候**
　　　　└─ –气虚失充 – 阴虚失养 + 阴热蕴蒸 + 阴液消涸 →**气阴郁蒸候**

图2-6-198　气阴虚郁候传变式示意图

气阴虚郁候治疗得宜，可表为解而气阴不复，可转为气阴两虚候；如过投温散，表邪虽解，伤阴助热，可转为气阴虚蒸候；如失治误治，表不解而内热渐起，亦可转为气阴郁蒸候。

辨证

定位：肺肾：痰有不活，气有不充，腰膝酸软；肺肝：咽干，心悸不眠；肺脾：面白唇燥，气短，倦怠。

定性：风寒：恶风畏寒，鼻塞，咳嗽，咽痒；风湿：身重，身疼。

定量：参照气阴两虚候与清气郁遏候。

论治：当以益气滋阴为主，略兼疏散，使气阴得充，自可托邪外出而散。绝不可强夺其汗，必待其气阴渐复，自然汗出而解。

1.**随机立法：**气阴虚郁候病机为气阴两虚兼外邪郁表，表里虚实相兼，以里虚为本，表实为标。表郁重以治标解表为主，表证轻则轻清宣郁，佐以滋养气阴，标本兼顾。但不可过投温散，重伤气阴，亦忌漫投滋补，郁滞邪机。

2.**随位立法：**病关肝肺，治以益肺气、养肝阴为主；病关肺肾，治以益肺气、滋肾阴为主。然宣降肺气以达表，均当参用。

3.**随因立法：**病因风寒，总当疏散，风重者疏风宣肺，寒重者则当通阳散寒。风寒犯肺，肺中津液必被鼓动为痰，所以化痰涤饮，亦当佐用。

4.**随症立法：**恶风加荆芥、防风以疏风；恶寒无汗加紫苏、羌活、桂枝、葱白、淡豆豉以散寒；身疼加羌独活、秦艽、薏苡仁、防己以除湿；头痛加川芎、藁本、白芷等以升散止痛。

方证：金水六君煎证、加味桂枝汤证、补中益气汤加熟地姜炭证、助阳化阴法证。

考证：气阴虚郁候，气阴虚而外邪郁者，通称：阴虚伤风。

吴坤安说："凡诊伤寒热病，微见恶寒，而发热不已，咳嗽不渴，六脉沉细，身静蜷卧，舌苔微白兼红，或淡红而润，此肺肾虚寒而感外邪也。宜桂枝汤加陈皮、杏仁、川羌活、半夏、山药、茯苓之类微汗之。如不应，急当以金水六君煎加杏仁、生姜、胡桃、苏叶之类投之。"[1]"此阴虚水亏而挟外感也。阴虚于下，则阳亢于上，故见躁烦。"[1]"勿以阳明火症治之，亦宜金水六君去半夏，用生地，加川斛、丹皮、豆豉、羌活之类，滋养阴液以汗之。如兼呕恶，当留半夏，加竹茹以和胃。如兼咳嗽，加旋覆花、甜杏仁以降气。"[1]"如阴虚有火而挟外感，以致头疼恶寒，发热不止，因口燥而渴，而食生冷，遂致泄泻，舌苔微白兼淡红，舌形虽湿而干，此脾本虚寒，因津液少而渴，故一食生冷，即见泄泻。治宜和脾以益少阴，如生地、丹皮、茯苓、山药、广陈皮、钗斛、薏苡仁、甘草、莲肉等主之。兼表症者，加葱白、豆豉，或羌活、葛根亦可。如表症已除，而但发热口渴，兼便溏者，前药加糯米炒麦冬、沙参以生津液，自然渴解热止。"[1]

谢映庐治小产后感冒，寒热咳嗽，面白唇燥，脉来虚大，其热忽有忽无。此产后血虚感寒，与补中益气加熟地、姜炭。其家咸议恐补住寒邪瘀血，更医进发表一剂，即变气促大汗，面红目赤，耳聋谵语，脉来如汤沸腾。此阴虚阳越，势在险笃，疏与八味地黄，重附子加五味，嘱其急服，尚可挽回。岂知延一医相商，称热入血室，用四物柴胡一剂，大汗发痉而逝[2]。

高哲睿治2岁童夏刚临，又复发热，辄用清暑益气，助阳益气，潜阳滋阴等法具罔效。现体温38.8℃，掌心烦热，四末欠暖，皮肤极度干燥，面唇无华，神疲纳呆，大便不实，小便奇长，舌淡苔少，脉细数而无力。气阴两虚，拟助阳化阴法。连服三剂，体温37.5℃，烦热稍轻，舌面较润，有薄苔生起。阴津渐复，病有转机，去地骨，倍黄芪，再服三剂。三诊体温36.7℃，二便正常，食欲增进。处以黄芪、龟板、山药各15g，白术10g，红枣5枚，党参、茯苓各12g，甘草8g，共研细末，每服2g，日三次，以资巩固。患孩次年因他病来诊，发育正常，夏季热未再发。按：本例为夏季热变症，阴阳具虚，阳虚尤甚，故助阳之中，辅以育阴，三剂之后，阴津已复，则倍加黄芪充实卫阳，毛孔启开复其常态，其热自愈[3]。

编者按：气阴虚郁候，系肺气肾阴两虚之体，感受风寒，邪郁于外，气阴不足，虚存于内，表实里虚。虽以表证见著，但必兼见肺气与肾阴不足之脉症。不可投辛温峻汗，重伤气阴，汗必不出，病终不解。**吴坤安**曰："阳盛阴虚之人，作汗将解之时，奄然发狂，然汗出而解者，当须识之，不可与药也。"[1]

引用文献

[1] 吴坤安.伤寒指掌［M］.上海：上海科学技术出版社，1959：卷二24，25，卷一52.

[2] 谢映庐.谢映庐医案［M］.上海：上海科学技术出版社，1962：53.

[3] 高哲睿.小儿夏季热治疗四法［J］.新中医，1981，（4）：32.

六、气阴虚滞候

气阴虚滞候，为气阴不足，而又有气机郁滞之证，为虚实相兼之里证。多见于内伤久病，或虚劳挟邪之病。或由郁滞之证，过投辛香疏泄，耗气伤阴而成。

诊断

病名：[中医]胸痹，胃脘痛，胁痛，痛经，劳嗽，肺痈，气喘，哮喘，泻泄，久泻，噤口痢，休息痢，痈积发热。[西医]高血压，冠状动脉粥样硬化性心脏病，心绞痛，二尖瓣脱垂，急性心肌梗死，房性期前收缩，支气管肺炎，肺脓肿，萎缩性胃炎，十二指肠溃疡，结肠过敏症，细菌性痢疾，慢性肝炎，不孕症。

证名：脾胃湿热证，肝脾湿热证，脾肾燥湿证，肝脾气郁证，肝胆气瘀证，**肺胃痰瘀证**，脾胃湿痰证，**肝脾食滞证**，脾肾气虚证，**心肺阴虚证，肝脾阴虚证**。

病位：心肺，肺胃，脾胃，肝脾，肝胆，脾肾。

病因：湿热，燥湿，湿痰，痰瘀，气郁，气瘀，食滞，气虚，阴虚。

病机状态：虚滞。由气机郁滞，过投疏利，耗气伤阴，或内伤气阴两虚，兼挟实邪，郁滞气机，而成气阴不足，又兼气机郁滞之证。

1.气阴两虚候+气机不利+气机不宣+气机不降

2.清气虚滞候+阴虚失养

3.气虚不充——阴虚失养

\+

气机不利←→气机不宣——→气机不降

图2-6-199　气阴虚滞候病机结构式示意图

病形：虚滞；　　　病层：里；　　　病态：静；

病性：阳中阴；　　病质：虚夹实；　　病势：深，重，缓。

证象组合：气虚+阴虚+气滞+气郁

主症：【气虚失充】症象：①食少。②便溏。③气弱。④肢软。⑤面白。⑥手足冷。⑦面浮。脉象：脉沉细。

　　　【气机不利】症象：①泄而腹满。②痛泄。

副症：【阴虚失养】症象：①溺涩。②便血。③发热。④舌燥口渴。⑤羸瘦。⑥潮热。舌象：舌紫绛无苔。

　　　【气机不宣】症象：①咳嗽。②痰多。

宾症：【气机不降】症象：气促。

临床以气机郁滞症象明显，但必须与气阴两虚症象同见，方可确认。

鉴别诊断

气阴虚滞候+津不化气+气化不行+阳气不和=气阴不化候

└—–阴虚失养=清气虚滞候

└—+津液消灼=气液虚滞候

图2-6-200　气阴虚滞候鉴别式示意图

气阴虚滞候为气阴不足兼气机郁滞之候；气阴不化候则为气阴不足兼津气俱滞之候；清气虚滞候系气虚兼气滞之证；气液虚滞候则更兼津液耗伤。

传变预测

气阴虚滞候–气机不利–气机不宣–气机不降→气阴两虚候

└—+津不化气+气化不行+阳气不和→气阴不化候

图2-6-201　气阴虚滞候传变式示意图

气阴虚滞候如治疗得宜，郁滞已除而气阴未复，可转为气阴两虚候；如有失误，气滞及津，致津液停滞，则可转为气阴不化候。

辨证

定位：心肺：胸闷，胸痛彻背；肺脾：食少便溏，咳嗽痰多；肝脾：少气肢软，泄而腹满，溺涩便血；脾胃：脉沉细，手足冷，舌紫绛无苔；肝胆：胁胀，胁痛。

定性：湿热：头胀，目黄，便溏尿赤，水泻尿短，脘腹痞满；湿痰：咳嗽痰多，呕吐；瘀滞：胀痛不移，舌有瘀点瘀斑；气郁：腹满，气窜作痛；食滞：脘痞，腹胀，嗳腐，吞酸。

定量：参照气阴失养候与清气郁滞候。

论治：当虚实兼顾，补养气阴，疏利郁滞。

1.随机立法：气阴虚滞候病机为气阴不足，而又有气机郁滞，故其治则当补养气阴与疏利气机并用，虚实兼顾。然补养不可过投温补，恐反滞邪伤阴，疏利亦不可过用辛燥，以防耗伤气阴。

2.随位立法：病在肺脾，补益之外，当宣肺气，疏脾气；病在肝脾，补脾养肝之外，宜兼疏肝利气；病在脾肾，补脾滋肾之外，宜疏利中气；病在肝胆，宜疏肝利胆；病在心肺，宜宣肺气，宣通心阳。

3.随因立法：兼湿热者，宜燥湿清热；兼气郁者，宜疏利郁滞；兼湿痰者，宜辛苦燥痰，甘淡利湿；兼瘀滞者，参以活血化瘀者；兼食滞者，参以消食化气。

4.随症立法：胸闷可加桔梗、枳实、郁金、瓜蒌之类以宽胸；脘痞可加枳壳、白蔻仁、砂仁、广陈皮、半夏之类以和胃；腹胀可加厚朴、草果、广木香、大腹皮、莱菔子之类以宽胀。气阴已虚，难免虚火内起，若见舌燥口渴，宜加山栀、天花粉、麦冬、北沙参之类，以清热生津。

方证：清宁膏证、补阴益气煎证、戊己丸证、金水六君煎证。

考证：气阴虚滞候，气阴两虚而气机郁滞者，通称：阴虚湿滞，胸阳闭阻，肝脾不和。

吴坤安说："如初起吐利，止后发热，脉沉细，手足冷，舌形紫绛无苔者，此少阴症也，勿以霍乱治之。舌润不渴，当以金水六君煎加丁、沉温以和之。舌燥口渴，亦以金水六君加麦冬（糯米粉炒）、北参益阴和中以生津液。如吐泻伤津，口大渴，而小水不利者，急以左归饮加参、麦、归、芍敛阴生津，自然渴解便利。若妄利小便，则死矣。"[1]**俞根初说**："脾阴既虚，累及脾阳，气弱肢软，泄而腹满，或便血面白者，补阴益气煎加煨木香、春砂仁各1.8g盐水炒香。"[2]"肺脾兼病，邪郁劳嗽，食少痰多，便溏溺涩，清宁膏。"[2]

周仲瑛说："酸甘温润法，此为在酸甘柔润法的基础上，配合甘温补气类药物，以益气养阴。用于津虚不能化气，或气虚不能生津，而致气阴两虚，津气俱伤，生气薄弱，或肝阴与胃气交亏。既有阴津不足的症状，同时又见神疲、气短、音低、头昏、肢软、口淡，大便不畅或欠实，舌质淡红而光，脉虚细涩等气虚诸候。这类情况，虽见胃津和肝阴不足之象，但一般多未至胃燥阴伤，虚火内灼的严重程度，加之又有气虚的一面，故养阴当取上述酸甘柔润之法，不用或少用酸甘凉润的纯阴厚腻药，同时还当配伍补气的太子参、党参、黄芪、白术等，使酸与甘温相合，通过补气以化阴生津，对于津因气而虚者尤为要著。此外，即使单纯表现胃阴虚症，用酸甘柔润法而阴不复者，只要没有虚火现象，亦可根据'阳生阴长'之义，参以甘温补气之品。"[3]

贾镜环说："疳积发热：午后发热，掌心尤甚，形体羸瘦，毛发枯槁，乳食懒进，腹部胀大，青筋暴露，大便不调，小便浊或如米泔，舌苔厚腻，脉滑数，指纹沉滞……患儿素饮食失节，损伤脾胃，宿食停滞，日久化热而成疳积。古人曰：'无积不成疳。'故用消积理脾法。方中焦三仙、内金、榔片以消积，鳖甲、青蒿以清热，乳食伤脾，脾弱则运化无权，故方中又以白术、陈皮补脾健胃，虚实兼顾，此谓消积不伤脾，补正不助邪。"[4]

编者按：气阴虚滞候，因痰瘀郁滞肺胃，或食积日久化热，或心肺气阴两虚，或肝脾气机已虚等，阻滞气机，宣降失司，化热日久，耗伤气阴，而成虚实夹杂之证。**陈继明说**："肝为厥阴风木之脏，内寄相火，肝阴耗伤，相火上亢，犯胃为呕，侮脾则泻，内风鼓动，眩晕不寐，诸症因以丛生。法宜敛肝理脾，降逆和胃，禁用耗阴升散之剂，亦忌滋阴柔润。"[5]

引用文献

［1］吴坤安.伤寒指掌［M］.上海：上海科学技术出版社，1959：卷二25.

［2］俞根初等.重订通俗伤寒论［M］.上海：上海科学技术出版社，1959：249，399.

［3］周仲瑛.漫谈"酸甘化阴"法——治疗胃脘痛［J］.新中医，1975，（6）：18.

［4］贾迎春.贾镜环老中医对小儿内伤发热病的治疗［J］.新中医，1981，（5）：16.

［5］陈继明.治疗慢性腹泻的临床经验体会［J］.新医药学杂志，1978，（12）：12.

七、气阴不化候

气阴不化候，为气阴不足兼津气郁滞之候，为水饮夹虚证之一。多由水气为病，过投渗利泄水，耗气伤阴而成。或由久病阴伤气虚，不能运行津气，停滞而成本候。

诊断

病名：[**中医**] 虚肿，阴虚肿胀，病后水肿，子肿，虚淋，鼓胀，疟臌，疟劳，产后癃闭。[**西医**] 水肿，慢性前列腺炎，肾结石，肾盂肾炎，肾病综合征，慢性肾炎，急性肾衰竭，高血压，动脉硬化，冠状动脉供血不足，冠状动脉粥样硬化性心脏病，肝脾肿大，腹腔积液，肝硬化，急性尿潴留。

证名：肺肾湿热证，脾肾湿热证，肺脾水饮证，肝脾水饮证，脾肾水饮证，肺肾水饮证，肺肾气虚证，肝脾气虚证，脾肾气虚证，**肺脾阴虚证**，肝脾阴虚证，脾肾阴虚证。

病位：肺脾，肝脾，肺肾，脾肾。

病因：气虚，阴虚，湿热，水饮。

病机状态：虚滞。由水气为病，过投渗利，耗气伤阴，或久病气阴不足，运化无力，气滞津停，蓄而为水，而成气阴两虚兼津气郁滞之证。

1.气阴两虚候＋津不化气＋气化不行＋气机不利＋阳气不和

2.气虚不化候＋阴虚失养

3.气虚不充──→津不化气──→气机不利

＋   ↓

阴虚失养   气化不行──→阳气不和

图2-6-202　气阴不化候病机结构式示意图

病形：虚滞；　　**病层**：里；　　**病态**：静；

病性：阳中阴；　**病质**：虚夹实；　**病势**：深，重，缓。

证象组合：气虚＋阴虚＋气滞＋津滞＋阳郁

主症：【**气虚失充**】症象：①面色㿠白。②颜面虚浮。③气短倦怠。④肢软。⑤食少。⑥手足冷。⑦便溏。**脉象**：脉细弱。

【**阴虚失养**】症象：①内热。②口燥咽干。③心烦不寐。**舌象**：舌红绛少苔。

副症：【**津不化气**】症象：浮肿。**舌象**：苔厚滑腻。**脉象**：脉弦缓。

【**气化不行**】症象：小便不利。

宾症：【**气机不利**】症象：①腹胀。②气撑有形。

【**阳气不和**】症象：早晨寒热。

临床以津气郁滞之症象明显而易见，但必须有气阴两虚之象同具，方可确认。

鉴别诊断

气阴不化候－阴虚失养＝气虚不化候

└──＋津液消灼＝气液不化候

图2-6-203　气阴不化候鉴别式示意图

气阴不化候为气阴两虚兼津气郁滞之证；而气虚不化候为津气郁滞兼气虚而阴未虚之证；气液不化候是水证兼气虚液伤之证。

传变预测

气阴不化候－津不化气－气化不行－气机不利→气阴两虚候

└──→气阴虚滞候

图2-6-204　气阴不化候传变式示意图

气阴不化候如治疗得宜，水去滞行，唯气阴未复，可转为气阴两虚候；如水气仍滞，则可转为气阴虚滞候。

辨证

定位：肺脾：面浮足肿，腹满；肝脾：内热气撑，早晨寒热；脾肾：下肢肿，小便短少，腰痛。

定性、定量：参照气虚不化候与气阴两虚候。

论治：当益正水而泄邪水，补气阴兼行津气之郁滞，然滋阴必腻，泄水伤阴，药难两全，故病多难起。

1.随机立法：气阴不化候，其病机为气阴两虚兼津气郁滞不化，而成水证，故其治则当以益气养阴为主，兼以行气利水。古人谓正水长一分，则邪水自退一分。然滋腻太过，反滞气机，渗利太过，又伤气阴，正虚邪实，必当斟酌从事。

2.随位、随因、随症立法：参照气虚不化候与气阴两虚候。

方证：复脉汤证、一贯煎合归芍六君子汤加减证。

考证：气阴不化候，气阴两虚兼津液郁滞成水者，通称：阴虚水肿。

《素问·水热穴论》云："肾者胃之关也，关门不利，故聚水而从其类也。"

张景岳谓："塞因塞用者，如下气虚乏，中焦气壅，欲散满则更虚其下，欲补下则满甚于中。治不知本而先攻其满，药入或减，药过依然，气必更虚，病必渐甚。乃不知少服则资壅，多服则宣通，峻补其下以疏启其中，则下虚自实，中满自除，此塞因塞用之法也。"[1]

俞根初说："亦有气复未归者。热病大伤阴气之后，由阴精损及阳气，愈后阳气暴复，阴尚亏歉之至，切忌消利。吴又可所谓病后气复血未复，气无所归，故暂浮肿，不可治肿，调其饮食，节其劳役，静养自愈。吴鞠通曰：余见世人，每遇浮肿，便与渗利小便方法，岂不畏津液消亡而成三消证，快利津液为肺痈与阴虚咳嗽身热之痨损证哉。余治是证，悉用复脉汤，重加甘草，只补其未足之阴，以配其已复之阳，而肿自消。"[2]

周小农治伏暑疟：都凤堃，向有损症，遗泄内热。中秋患热病，三发三截，腹大足肿，内热更甚，脉数不清，苔薄白，早晨寒热，气撑有形，溲少。拟清厥阴退热除胀6剂，胀势轰热十愈其八，腹中腰部尚觉灼热，肝肾内炎未熄，进和脾理肝，益肾利水。经夏过秋，恃此清理寒热，鼓胀癖块均愈[3]。

刘志明治功能性水肿：患者头面四肢浮肿已三四年，各项检查均无异常，西医诊断为功能性水肿。近1年来病情加重，两下肢可见中度凹陷性水肿，伴有气短、乏力、失眠，月经量少，脉象弦细，舌苔薄白。证属脾虚气血不调，当以健脾调气血为治，稍佐利湿之品：生黄芪、白茅根各15g，太子参、阿胶、苡仁、云苓各12g，当归、白芍、枣仁各9g，白术、陈皮各9g。服上方15剂后，浮肿全消，续以原方化裁，调理善后，随访半年余，未见复发[4]。

编者按：气阴不化候，系由肺脾肝肾气阴已虚，气虚不能运化，而水饮内盛，泛溢于肌腠四肢，或气水壅结肝脾，而成实邪夹虚之证。当滋养脾肾阴液，以固其本，兼以益气健脾行水，以治其标。**张景岳**曰："少服则资壅，多服则宣通，峻补其下以疏启其中，则下虚自实，中满自除，此塞因塞用之法也。"[1]

引用文献

［1］张介宾.张景岳医学全书［M］.北京：中国中医药出版社，1999：194.

［2］俞根初等.重订通俗伤寒论［M］.上海：上海科学技术出版社，1959：468.

［3］周小农.周小农医案［M］.上海：上海科学技术出版社，1962：92.

［4］刘志明，孙学东，虞胜清.功能性水肿与胃扭转治验［J］.中医杂志，1981，（4）：19.

八、气阴虚燥候

气阴虚燥候，系气虚无力，阴液不足，以致大肠燥结之证，为因虚致燥，因燥致结，本虚标实，虚实夹杂之证。

诊断

病名：[中医] 伤寒坏病，虚燥，虚秘，脱肛，产后大便难。[西医] 习惯性便秘。

证名：肺胃痰火证，脾肾气虚证，**脾肾阴虚证**。

病位：肺胃，脾肾。

病因：阴虚，气虚，痰火。

病机状态：虚结。病由久病耗伤阴液，致气阴两虚，或老年阴虚阳亢，或中风下虚，燥从虚起，结由燥生，而成因虚而致的燥结证。

1.气阴两虚候+气机郁结

2.阴液消涸——→阴虚失养——→气虚失充

气机郁结←

图2-6-205　气阴虚燥候病机结构式示意图

病形：虚结；　　　**病层**：里；　　　**病态**：静；

病性：阳；　　　　**病质**：虚中实；　　　**病势**：深，轻，缓。

证象组合：气虚+阴虚+燥结

主症：【**阴液消涸**】**症象**：①大便干结。②口燥咽干。**舌象**：舌红暗。**脉象**：脉弦涩。

　　　　【**气机郁结**】**症象**：①胸腹结痛。②大便不通。

副症：【**阴虚失养**】**症象**：面色枯瘁。

宾症：【**气虚失充**】**症象**：倦怠嗜卧。

临床以燥结症象明显而易见，但必须具有气阴两虚的症象，方可确诊。

鉴别诊断

　　　鉴别式：**气阴虚燥候**–阴虚失养–阴液消涸+津液枯涸–气机郁结+气机不降=**气液虚燥候**

气阴虚燥候系气虚而兼阴液枯燥致结之候；气液虚燥候是气虚兼津液枯燥之候，病机较浅。

传变预测

气阴虚燥候–气机郁结→**气阴两虚候**

└──+阴热蕴蒸→**气阴虚蒸候**

图2-6-206　气阴虚燥候传变式示意图

气阴虚燥候滋补得当，燥解结除，而气液未复，可转为气阴两虚候；如因燥生热，热从内起，燥去热不除，则可转为气阴虚蒸候。

辨证

定位：肺胃：胸满咳喘；脾肾：腰膝酸软。

定性：参照气阴两虚候。

定量：①轻：大便难行，腹满，不欲食。②中：大便干结不行，腹胀痛。③重：便如羊粪，榨胀异常，腹胀下重。

论治：其病势缓慢，当以治本为主，只宜滋养气阴，以润其燥，燥除其结自解。切不可妄投通下，更伤气阴。

1.随机立法：气阴虚燥候，病机系气阴不足，阴枯致燥，因燥而结。欲除其结，先解其燥，解燥之法，当大滋阴液，兼以益气，以助其运行，切不可妄行攻下，反伤气液，更耗阴气，必致燥结愈甚。

2.随位立法：病在肺胃，当兼宣肺气，润肺燥，滋胃液；病在脾肾，当补脾气，滋肾阴，润肾燥。

3.随因立法：参照气阴两虚候。

4.随症立法：大便干燥难行，当滋其阴液以润其燥，润上焦如麦冬、瓜蒌仁、杏仁、玄参等；润中焦如石斛、玉竹、火麻仁、郁李仁、柏子仁之类；润下焦如生熟地、肉苁蓉、锁阳、油当归之类。燥结甚，腹胀痛者，可略参通降行气之品，如酒军、枳壳、油木香、薤白之类。

方证：开结滋燥法证、新加黄龙汤证、济川煎证、益气滋肾汤证。

考证：气阴虚燥候，气阴不足而致燥者，通称：阴虚燥结，虚燥虚秘。

吴鞠通说："阳明温病，下之不通，其证有五：应下失之，正虚不能运药，不运药者死……其因正虚不运药者，正气既虚，邪气复实，勉拟黄龙法。以人参补正，以大黄逐邪，以冬、地增液。邪退正存一线，即可以大队补阴而生。此邪正合治法也。"[1]

何廉臣说："阴虚便结者，于辛润剂中，酌加鲜生地、玄参心、鲜柏子仁、火麻仁、黑芝麻、净白蜜、淡海蜇之类养阴润肠。"[2]

张元泰治产后大便难：张某某，女，24岁，生第二胎后，腰腿酸困，气短无力，有下坠感，胸脘满闷，不思饮食，头痛眩晕，大便经常燥结，形体瘦弱，面色苍白，肌肤枯燥，语声低微，苔薄白，脉沉缓细弱。此症似属《金匮要略》中产后亡血伤津的大便难一症。此例之病因，生第一胎后气血初复，又怀第二胎，既要供给婴儿吮乳，又要营养体内胎儿发育，至二产，其精血损耗过度，以致损伤脾肾。脾虚不运，则胸脘满闷而纳呆；中气下陷，则气短眩晕而下坠；肾气虚弱，则腰膝酸软而倦怠；精血亏损，则形枯面萎而便秘。宜补肾养血，健脾益气。5剂后，诸症均减，大便时仍有下坠感，仍感疲乏头晕。守原方10剂，巩固疗效[3]。

编者按：气阴虚燥候，脾肾气阴两虚，阴液不足，则虚燥内起，燥结于中，气虚不足，则运行无力，燥结不行，而成因虚而燥，因虚而秘结之证。必当补脾气佐以升举，以助其运行，或以滋养脾肾阴液为主，以润其燥，而行其结，佐以益气健脾，以助其推动，则燥结可去，虚闭自通。

引用文献

［1］吴鞠通.温病条辨［M］.福州：福建科学技术出版社，2010：66，67.

［2］俞根初等.重订通俗伤寒论［M］.上海：上海科学技术出版社，1959：264.

［3］张元泰.医案两则［J］.新中医，1979，（5）：31.

九、气阴虚蒸候

气阴虚蒸候，为阴虚内热之证，系劳热之一。由气阴两虚，热从内起，阴虚生热，热蒸液伤，转辗循环，病机加深，由虚而损，由损成劳，病势缠绵，最难调治。

诊断

病名：［中医］暑热证，虚热，久热，潮热，阴虚劳热，虚劳，产后发热，麻后喘急，麻疹，自汗，盗汗，无汗，心悸，怔忡，女劳疸，唾血，消渴，膏淋，带下，瘀露不断，风疹，脱发，口疮，五瘖。**［西医］**肺炎，肺结核，肺不张，功能性发热，麻疹，尿路感染，慢性肾盂肾炎，乳糜尿，慢性肝炎，心肌炎，白细胞减少症，慢性粒细胞白血病，甲状腺功能亢进症，慢性咽炎，口腔溃疡，贝赫切特综合征，系统性红斑狼疮，慢性宫颈炎，脂溢性脱发。

证名：肝肺风热证，肺肝湿热证，**脾肾湿热证，**心肺虚燥证，肝脾虚火证，肝肺虚火证，肺肾虚火证，心肺气虚证，肝肺气虚证，肺肾气虚证，脾肾气虚证，心肺阴虚证，**肺肾阴虚证，**肺脾阴虚证，心脾阴虚证，**脾肾阴虚证。**

病位：心肺，心脾，心胃，肺脾，肺肾，脾肾，肝肺，肝脾。

病因：阴虚，气虚，虚火，湿热，虚燥。

病机状态：虚蒸。由久病气阴两伤，阴虚生内热，热从内起，消涸阴液，阴气更虚，辗转往复，病机加深，最难速已。

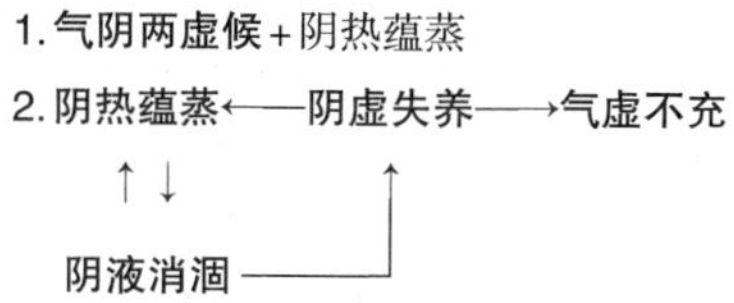

图2-6-207　气阴虚蒸候病机结构式示意图

病形：虚蒸；　　**病层：**里；　　**病态：**静中动；

病性：阳；　　**病质：**虚；　　**病势：**深，重，缓。

证象组合：阴蒸+阴涸+阴虚+气虚

主症：【阴热蕴蒸】症象：①久热。②盗汗遗精。③手足中热。④唾血。**脉象：**脉细数。

【阴液消涸】症象：①毛枯。②肌肉消瘦。③形槁神呆。④舌燥口渴。⑤二便艰涩。⑥微汗。**舌象：**舌红无苔。**脉象：**脉短涩。

副症：【阴虚失养】症象：面色青中带黑，额上黑。

宾症：【气虚失充】症象：①咳嗽。②小便自利。③精神困倦。④举动无力。

临床以阴枯内热症象显明，但应有气虚、阴虚见象，方可确诊。

鉴别诊断

气阴虚蒸候－气虚不充＋血虚失养＋血热蕴蒸＝**阴血虚蒸候**

└── －阴虚失养－阴热蕴蒸＋津气蕴蒸－阴液消涸＋津液消灼＝**气血虚蒸候**

图2-6-208　气阴虚蒸候鉴别式示意图

气阴虚蒸候为气阴两虚，阴虚内热之候；阴血虚蒸候则更兼血虚生热；而气血虚蒸候则为气血两虚，气分热蒸之证，病势轻浅。

传变预测

气阴虚蒸候－阴热蕴蒸→气阴两虚候

└──＋血络不固→阴虚失摄候

└──＋阳气不振→阴损及阳候

图2-6-209　气阴虚蒸候传变式示意图

气阴虚蒸候调治得宜，内热渐退，而气阴未复，可转为气阴两虚候；如进一步见血络不固，则可转为阴虚失摄候；如再失误，损及阳气，则可转为阴损及阳候。

辨证

定位： 肺肾：盗汗，咳嗽，遗精，毛枯；脾肾：精神困倦，举动无力，手足中热，薄暮即发，唾血；肝肺：久热，面色青中带黑；心肺：心烦，不寐，心悸，舌干咽燥。

定性： 虚火：面红唇赤，口苦，口干咽燥，心烦不寐，舌红燥苔薄黄；湿热：午后低热，困倦，口腻不渴，小便短黄，舌苔黄腻；虚燥：肌肤悍燥，口鼻干燥，渴不欲饮，小便短涩，大便干燥，舌绛少津。

定量： ①轻：五心烦热，盗汗。②中：骨蒸，午后潮热。③重：蕴热无汗，失血，遗精。

论治： 宜滋养气阴为主，参以清热退蒸，既不可过投滋补，亦忌多进寒凉，唯缓剂调理，方为得法。

1.随机立法： 气阴虚蒸候病机为气阴两虚，阴虚生热，热伤阴液，故其治则当以滋养气阴为主，兼以清热退蒸，则阴气渐复，内热渐退。从缓调治，不可过投寒凉，反伤阳气。马元仪谓："补气则阴火自敛，养阴则神气自爽。"

2.随位立法： 于肺宜益气润燥；于心宜滋液养心；于脾宜健脾养阴；于肝宜养阴柔肝；于肾宜滋阴补肾。

3.随因立法： 因于虚火，当于滋阴之中，略佐清降；因于虚燥，于益气之中，亦当大滋津液，补阴滋水；兼挟湿热，滋补之中当参以清化之品。

4.随症立法： 骨蒸潮热加地骨皮、胡黄连、银柴胡、鳖甲、青蒿、白薇以退之；汗多加浮小麦、麻黄根、凤凰衣、煅龙牡，五味子以敛之。

方证： 当归六黄汤证、三才封髓丹证、叶氏加减复脉汤证、清骨散加减证、甘露饮证、加减济川煎证、二甲黄芪建中汤证、止汗汤证、红斑滋肾汤证、膏淋汤证、当归麦冬汤证、小菟丝丸证。

考证： 气阴虚蒸候，气阴不足致热起阴分者，通称：阴虚火动，阴虚劳热。

陈士铎说："人有唾血不止者，然止唾一口而不多唾，人以为所唾者不多，其病似轻，而不知实重。盖此血出于脾，而不出于胃也……方用滋脾饮……同归汤亦神效。"[1] **姚国美**说："发黄，额上黑，微汗出，手足心热，薄暮即发者，为女劳疸。瘀热偏实，则小腹急满，宜硝石矾石散泄其瘀浊；偏虚则小便自利，精神困倦，举动无力，宜《宝鉴》小菟丝子丸以培补之。"[2]

秦伯未治慢性粒细胞白血病：患者每天傍晚开始发热达40℃，下半夜自汗身凉，大起大落，已有半年。平时手心微热，两足不温，腰以下特别酸痛，大便数日一次。舌苔厚腻，脉沉细无力。诊断为下焦阴阳并虚，中气不振，用加减济川煎等甘温除热，次日晚上热即平静[3]。

李聪甫说："产后伤寒，脉应浮紧，即使汗出，脉亦应浮缓，何以脉现濡数？显然血舍空虚，营卫不足而表现阳浮不收，乍寒乍热。前人经验，姜炭、茯苓同用，治产后血虚阳浮不收的发热。在此不用姜而用桂，正以助芍药和营而收虚热；症兼咳嗽上气，故加桔梗、贝母于六味地黄之中，滋养阴血而收浮阳，俾肺肾相生，金水相承；不用泽泻而用苁蓉，正以助当归滋血而润大肠。倘误作风寒或实热论治，产后亡血复汗出不止，必致痉。"[4]

孟如等说："系统性红斑性狼疮为一结缔组织疾病。除有皮肤损害外，尚可累及肾、心、肝、脾等内脏器官，其症状表现多种多样，但在整个病程演进中，常有心悸头眩、潮热盗汗、耳鸣失眠、五心烦热、腰膝酸软、足跟疼痛、月经失调、小便短赤、大便干结、舌红少苔、脉象细数等肾阴亏损的见症。治疗原则似以滋阴补肾为宜。"[5]

周凤梧按："膏淋属祖国医学五淋之一，其病理机制，一为湿热蕴结于下，以致气化不利，不能制约脂液，则小便如膏如脂；一为肾虚火动，扰动精室，以致水液浑浊如膏。朱丹溪说：淋虽有五，总属于热。又说：五淋之别，虽有气砂血膏劳之异，然皆肾虚而膀胱生热也。予程钟龄之萆薢饮加减，清化湿热，通利膀胱，兼补肾固摄，实寓分清降浊，化湿行水，清热即达滋肾之意。"[6]

编者按： 气阴虚蒸候，因湿热久蕴脾肾，由气蒸及阴分，或肝脾虚火内起，耗伤肺脾肝肾气阴，消涸阴液而成。临床以阴虚与内热之脉症为主，可兼见气虚与阴枯之症象。当以益肺之气，滋养脾肾之阴液为主，以固其本，兼以增液退蒸，以治其标，标本同治。如**邓启源**说："皆因久服戕利削肾之剂，以致肾阴耗伤，故见是症。治当益肾阴，固肾气，俾正气得复，残邪自却。"[7]

引用文献

[1] 柳长华.陈士铎医学全书 [M].北京：中国中医药出版社，1999：768.

[2] 姚国美.姚国美医学讲义合编 [M].北京：人民卫生出版社，2009：194.

[3] 秦伯未.秦伯未医文选 [M].长沙：湖南科学技术出版社，1983：462.

[4] 李聪甫.李聪甫医案 [M].长沙：湖南科学技术出版社，1979：150.

[5] 孟如，詹文涛.对异病同治的初步探讨 [J].新医药学杂志，1977，（1）：10.

[6] 周凤梧.乳糜尿 [J].新中医，1977，增刊（2）：8.

[7] 邓启源.拯阴理劳汤的临床运用 [J].上海中医药杂志，1983，（8）：6.

十、气阴不摄候

气阴不摄候，为气阴两虚，气虚无力摄血，致络血失固而外溢之候。亦可由气虚失摄候日久伤及阴液，致气阴两虚，而成本候。

诊断

病名：[中医] 失血，虚劳失血，咳血，唾血，齿衄，鼻血，肌衄，大衄，久衄，紫斑，尿血，崩漏，月经过多，产后恶露不绝，胎动，滑胎。[西医] 慢性肾炎，乳糜血尿，重型肝炎，胆道出血，血小板减少性紫癜，再生障碍性贫血，血友病，功能失调性子宫出血，子宫内膜增生，先兆流产，习惯性流产。

证名：肺肾气虚证，心脾气虚证，**肝脾气虚证，脾肾气虚证，肺胃阴虚证，脾肾阴虚证，**心肝阴虚证。

病位：肺胃，肺肾，脾肾，心脾，心肝，肝脾。

病因：气虚，阴虚。

病机状态：虚滑。气阴不足，气虚不能固摄络血，阴虚不能滋养血络，以致血络失固，络血滑溢。

1.气阴两虚候 – 清空失养 – 经脉失养 + 络血不固

2.气虚失摄候 – 血虚失荣 + 阴虚失养 + 阴液消涸

3.气虚失充 ——→ 阴虚失养

↓　　　　　↓

络血不固　　阴液消涸

图2-6-210　气阴不摄候病机结构式示意图

病形：虚滑；　　　**病层：**里；　　　**病态：**动；

病性：阳；　　　　**病质：**虚；　　　**病势：**深，重，急。

证象组合：血滑 + 气虚 + 阴虚 + 阴涸

主症：【络血不固】症象：①咳血。②鼻龈衄血不止。③呕血。④便血。⑤经行量多。⑥紫癜。

副症：【气虚不充】症象：①面色㿠白无华，面色苍白。②倦怠少气乏力。③头晕头疼。④纳少。⑤四肢不温。⑥手指麻木。**舌象：**①舌淡苔净。②舌质淡胖。③舌淡少苔。**脉象：**①脉细无力。②脉细软。③脉细微。④脉沉细。

宾症：【阴虚失养】症象：①虚烦不眠。②睡眠不佳，夜寐多梦。③心悸。**舌象：**舌红而胖。**脉象：**脉细弦。

　　　　【阴液消涸】症象：①口渴，咽干，喉干，舌干，鼻燥。②气粗似喘。③痰白如银丝。④嘈杂似饥。⑤身热胸痞。⑥小溲黄赤。**舌象：**舌红少苔。

临床以主症血溢症象显明，但必兼有气阴两虚之脉症，方可认定。

鉴别诊断

气阴不摄候 + 血虚失荣 – 阴虚失养 – 阴液消涸 = 气虚失摄候

└── + 阳气浮越 – 气虚失充 = 阴虚失摄候

└── – 阴虚失养 – 阴液消涸 = 阳虚失摄候

图2-6-211　气阴不摄候鉴别式示意图

气阴不摄候，系气阴两虚而气不摄血之候；而气虚失摄候，唯气虚不能摄血，而阴分不虚；阴虚失摄候，则系阴虚阳浮以致血络失固，但气分不虚；阳虚失摄候，系阳虚而虚阳扰络，但阴分不虚。虽均为虚证失血，但各自有别。

传变预测

气阴不摄候－血络不固＋清空失养＋经脉失养——→ 气阴两虚候
　　　├＋阳气浮越－气虚失充——→阴虚失摄候
　　　└＋气虚脱绝＋神气散脱——→气血脱绝候

图2-6-212　气阴不摄候传变式示意图

气阴不摄候治疗得当，血络已固，而气阴未复，可转为气阴两虚候；如治疗失当，或过投温升，致阴虚阳浮，即可转为阴虚失摄候，或过投克伐，重挫气血，元气不支，血出过多，则气随血脱，亦可转为气血脱绝候，而成暴脱险证。

辨证

定位、定性：参照气阴两虚候。

定量：参照气阴两虚候与气虚失摄候。

论治：当以补气摄血为主，但不可偏用温燥，当辅以滋阴增液之品，以和养其血络。

1.随机立法：气阴不摄候为气阴两虚，气虚不足以固摄血络，致络血外溢。因而其治则当以补气为主，使气能摄血，则血自止。但由于阴虚液涸，补气不可过投温燥，以免耗液伤阴，且必兼以滋阴养液之品，以补阴和络。

2.随位、随因立法：参照气阴两虚候。

3.随症立法：气阴不摄候，以血溢主症为急，虽为标症，当遵急则治其标之旨，以补气滋阴固本为法，参以止涩固络之品，如荆芥炭、防风炭、阿胶珠、艾炭、生地炭、血余炭、藕节炭、贯众炭、仙鹤草、赤石脂、龙骨、牡蛎、牛角鰓炭、海螵蛸之类。

方证：滋阴固气汤证、肝脾双补汤证、加减胶艾汤证、固漏汤证、调经汤证、参芪八炭汤证、益母八珍汤证、加味归脾汤证、收露汤证、六炭止血汤证、二稔汤证、芪胶汤证、归芪敛血汤证。

考证：气阴不摄候，气虚不能固摄而伤及阴液者，通称：气不摄血，冲任不固。

陈士铎说："下利纯血，色如陈腐屋漏之状，肛门大开，不能收闭，面色反觉红润，唇似朱涂……以其症虽见死象，而气犹未绝，有可续之机也……急救其阴，以引其阳气之下降；兼补其阳，以提其阴气之上升，未必非死里求生之法也。方用补阴升提汤……倘服之仍如前之痢也，则阴已绝而阳不能交，不必再服。"[1]

戴元礼说："有因虚致衄，此为下虚上盛，不宜过用凉剂，宜养正丹，及紫霞丹，仍佐以四物、芎归汤，磨沉香服……衄后头晕，四物汤，或芎归汤、十全大补汤。"[2] **秦昌遇说：**"若身无表邪，牙龈时或出血，来血不多，久而不愈，肌肉消瘦，此少阴肾经齿衄之症也……若肾阴不足，水中之火上炎，亦令牙龈出血，久而不愈……两尺洪数，肾经之血……左尺脉数，龙火上冲者，知柏肝肾丸，加玄武胶。"[3]

姚国美说："齿衄……肾虚火动，牙根酸软，血出点滴，或睡则流血，醒则血止者，宜六味地黄汤加牛膝、二冬、骨碎补、蒲黄之类，滋阴凉血。"[4]"鼻衄……若肺火壅盛，鼻燥喉干，气粗似喘者，则宜清燥救肺汤加茅根、柿饼主之。"[4]"咳血……若渐渐恶风，唇红有汗，脉微数者，此属风邪夹热，宜前法佐以辛凉，鸡苏散主之。"[4]

张赞臣说："益气养阴法：本法是治疗气阴两虚的主要治则。其主要见证为头晕，倦怠乏力，口干不思饮，汗出咽干，气短、鼻衄，血色淡红，虚烦不眠，舌红而燥，苔薄，脉濡细或细软数等。故用本法治之，常用药物如沙参、女贞子、阿胶、生地、孩儿参等。"[5] **郑昌雄按：**"鼻腔大量出血，面色苍白，舌干焦，脉细弱，辨证为气阴同病，因此治疗上不纯用寒凉摄血之品，而主甘凉滋润，冀期气阴得复而鼻衄自已。"[5]

朱金凤治肾气虚型崩漏：郑某某，女，17岁，阴道出血51天未净，色鲜红，有大血块，性情急躁，易于发怒，双侧小腿转筋，下肢麻木，头晕目眩，冷汗淋漓，心慌心悸，腰骶酸痛，少气不足以息，神疲乏力，口干饮而不多，睡眠欠佳，面色㿠白，唇色苍白，肌肤甲错，纳差便溏，脉象虚弱略数，舌质淡，苔薄白。肛查：妇科未见器质性病变。西医诊断为青春期功血。中医辨证为肾气虚弱，封藏失职，冲任不固，拟固肾益气，安冲止血，方选安冲汤加味。服药8剂，血止，嗣后以安冲汤、归脾汤及活血调经之品，分别于经期、经后及经前交替应用，崩除经调[6]。

编者按：气阴不摄候，系肺气肾阴两虚，或肝脾气血、阴液已伤，不能固摄血络，以致络血滑溢不禁。如气不摄血，阴虚内热，冲任不固，常见为崩漏、月经周期紊乱，也可见为浮肿、高血压、肉眼血尿。当以温补脾气，滋补肾阴为主，略佐清热与固涩之品，标本兼治。

引用文献

[1] 柳长华.陈士铎医学全书 [M].北京：中国中医药出版社，1999：861.

[2] 戴元礼.证治要诀及类方 [M].上海：商务印书馆，1955：47，48.

[3] 秦昌遇.中华医书集成·症因脉治 [M].北京：中医古籍出版社，1999：69.

[4] 姚国美.姚国美医学讲义合编 [M].北京：人民卫生出版社，2009：211，213.

[5] 郑昌雄.著名老中医张赞臣在五官科临床运用养阴法的经验 [J].上海中医药杂志，1979，（5）：18.

[6] 朱金凤.补肾法在调经种子安胎中的运用 [J].江西中医药，1983，（6）：18.

十一、气阴不固候

气阴不固候，为气阴两虚，不能收固阴精之证，为滑脱证之偏于阳者，但与阴虚阳亢以致阴精不固者，略有不同，前者由于不能固摄而滑脱，后者由于阳亢而阴走。

诊断

病名：[**中医**] 消渴，久泻，小肠泄，赤痢，久痢滑脱，大便不禁，膏淋，白淫，滑精，赤白带，遗尿，失血，便血，衄血，鼻衄，紫癜，崩漏，胎动，小产，滑胎，病后自汗，寝汗。[**西医**] 溃疡性结肠炎，阿米巴痢疾，糖尿病，高血压，慢性肾炎，乳糜尿，血小板减少性紫癜，血友病，动脉硬化，子宫内膜炎，先兆流产，习惯性流产。

证名：脾肾气虚证，胃肠气虚证，肝肺阴虚证，肺肾阴虚证，肝脾阴虚证，脾肾阴虚证，脾胃湿热证，脾肾湿热证，肺肾虚火证。

病位：肺肾，肺肝，心脾，脾肾，脾胃，肝脾，胃肠。

病因：气虚，阴虚，虚火，湿热。

病机状态：虚滑。由久病劳伤，气阴两虚，无力固摄津液、精、血，以致滑泄，重伤真阴，更虚其元气，循环往复，愈转深重，而成损成劳。

1.气阴不摄候+阴精不固+津液不固

2.气虚失充←——阴虚失养←——阴液消涸

↓

津液不固——→络血不固——→阴精不固

图2-6-213　气阴不固候病机结构式示意图

病形：虚滑；　　**病层：**里；　　**病态：**静中动；

病性：阳；　　**病质：**虚；　　**病势：**深，重，缓。

证象组合：气虚+阴虚+阴涸+津泄+精滑+血滑

主症：【气虚不充】症象：①面色苍白，萎黄，憔悴。②精神委顿。③短气少言。④头昏晕。⑤不思饮食。⑥四肢乏力。⑦遇劳则甚。**舌象：**①舌淡苔薄。②舌淡胖，苔白腻。**脉象：**脉细弱。

　　【阴虚失养】症象：①消瘦。②眩晕，耳鸣。③失眠，夜卧梦扰。④虚热。⑤腰酸腿软，腰痛如折，俯仰艰难。⑥脱发。

副症：【阴液消涸】症象：①盗汗。②口渴。③小便色黄。**舌象：**舌淡苔薄黄。**脉象：**脉细数。

宾症：【络血不固】症象：①突衄如注。②出血断续，色淡。③劳则大便下血，色鲜红。④便脓血。⑤阴道流血。

　　【津液不固】症象：①大便溏薄，泄泻。②久泻黏液。③尿频。④失禁，遗尿。⑤谷道不合，闭目即遗。

　　【阴精不固】症象：①滑精。②白淫。③白浊。

临床以津液、络血、阴精不固症象显明，但必须诊得气阴两虚，方属本候。

鉴别诊断

气阴不固候–津液不固–阴精不固=气阴不摄候

└──–气虚失充+阳气浮越–络血不固–阴精不固=**阴虚不固候**

　　　　└──–津液不固=**阴精不固候**

　　　　└──–阴精不固–津液不固=**阴虚失摄候**

└──–津液不固+阴热蕴炽+神志不宁=**君相失宁候**

图2-6-214　气阴不固候鉴别式示意图

气阴不固候为气阴两虚致津液、精、血失固之候；而气阴不摄候则系气阴两虚而气不摄血之候，与津液、阴精无关；阴虚不固候、阴精不固候与阴虚失摄候，皆系阴虚阳浮，阳动津液、精、血之候，与气虚无关；君相失宁候亦不关气虚，且非阳动而是阴分火炽，扰动精血之候。六者各自有别。

传变预测

气阴不固候＋清空失养＋经脉失养＋阴热蕴蒸→真阴虚损候

　　　　　　└─＋阳气不振→阴损及阳候

　　　　　　└─－津液不固－阴精不固－络血不固→气阴两虚候

图2-6-215　气阴不固候传变式示意图

气阴不固候，因津液、精、血走泄，虚热起于阴分，消灼真阴、而成真阴虚损候，甚则损及阳气，而转阴损及阳候，均属转深转重之变。若治疗得法，津液、精、血得固，可转为气阴两虚候，缓调可望渐渐康复。

辨证

定位：参照气阴两虚候。

定性：参照气阴两虚候与气阴虚蒸候。

定量：①轻：大便溏薄，尿频，梦遗，浊带，出血断续。②中：泄泻，久泻黏液，失禁，不梦精泄，赤白浊带，突衄如注。③重：谷道不合，闭目即遗，遗尿，滑精，血带浊。

论治：气阴两虚，不能固摄，治当固涩；阳亢而阴走，治当济阳。

1.随机立法：气阴不固候病机为气阴两虚，无力固摄津液、精、血，以致滑脱，其治则当标本兼顾，阴气不足为本，滑泄为标，故滋养气阴以治本，固涩津液、精、血以治标。切忌妄投温补，更禁燥热，恐其动阳耗阴，致火从内生，变证蜂起。

2.随位立法：参照气阴两虚候。

3.随因立法：参照气阴两虚候与气阴虚蒸候。

4.随症立法：收固津液如五味子、乌梅、五倍子、诃子肉、罂粟壳、煅龙牡、赤石脂、桑螵蛸、益智仁之类；固涩精液如芡实、金樱子、莲须、菟丝子、覆盆子、鱼鳔胶之类；固涩血络除诸炭外，海螵蛸、阿胶珠、椿白皮亦可选用。

方证：参芩白术散加减证、健脾助运收敛止泻方证、除痢汤证、半补半清方证、固精丸证、金锁固精丸证、秘精丸证、益肾止遗汤证、芡实合剂证、玉锁丹证、岗稔止带汤证、双仁止带汤证、加减寿胎丸证、固胎汤证、制糖汤证、蒺藜两地汤证、新加梅花取香汤证。

考证：气阴不固候，通称：阴虚不固，气虚不固，冲任不固，气虚滑脱，虚滑，滑脱。

吴鞠通说："久痢伤阴，口渴舌干，微热微咳，人参乌梅汤主之。"[1] **姚国美**说："日间偶有所触，有动于中，精即淋漓而下，或大小便后，精随滑泄，二者统名滑精，多因淫欲太过，玉关不固，或与约精丸助肾封藏，或与金樱丸、玉锁丹之类固涩精窍。"[2]

肖惠俦治春间小受感冒，不耐服药，越旬余病变溏泄，绵缠至秋初，气亏色白，瞑卧小安，匙水下咽，须臾泄去，泄时必欠而呕，呕而晕，脉沉细如蛛丝，或有或无。《经》云："以春甲乙伤于风者为肝风。""久风入中，则为肠风飧泄。"当以补摄为主，一昼夜二剂，诸症悉退，饮食略进。台党12g，于术、附子各9g，多服莫间[3]。

王雨三说："肾为水脏，主五液者也。真水枯涸，则肾无水养故作痛。见证必口燥舌干，目涩少寐，脉象细涩，宜用元麦地黄汤。"[4]

洪钦国说："肾虚不固，肾虚则下元不固，封藏失职以致脂液下流。症候：小便浑浊，日久不愈，形体日渐消瘦，头昏耳鸣，腰膝酸软，舌淡，脉细弱。治则：补肾固摄。方药：补肾固摄汤。"[5] **李兰舫**说："运用脾肾双补时如辨证见有食欲不振，纳少运迟，补益脾肾侧重在脾，只有脾胃的运化功能正常，才能吸收营养来维持机体的活动和接受药物的治疗。否则徒进补益，反致滞腻不化。如患者食欲正常，运化有权，则不妨补脾益肾同时进行，且药物亦可量大、味厚之品。"[6]

周龙治糖尿病：滋膵饮是张锡纯用以治疗糖尿病的经验方，原方由生山药、生黄芪、生地、山萸肉和生猪胰共五味药组成。曾将原处方适当加减，治疗27例糖尿病患者，疗效比较满意。基本处方及用法：生山药30g，生黄芪24g，生地、天花粉、枸杞子各18g，五味子6g，水煎，每天2次分服，连服30天为一疗程[7]。

编者按：气阴不固候，因脾肾气虚，损及阴液，或脾胃气虚，久不得复，气虚下陷大肠，不能固摄津液阴血，以致滑泄不禁，杂病家称为久痢滑脱之证。虚久致损，气损无力固摄，致津液、阴精、络血泄泄难禁。当固涩大肠，滋补肾阴，以助其封藏与固密。**施今墨**说："健脾用黄芪配山药，苍术配玄参……苍术性辛燥，但伍玄参可以制其偏而展其才。"[8]

引用文献

[1] 吴鞠通.温病条辨 [M].福州：福建科学技术出版社，2010：136.

[2] 姚国美.姚国美医学讲义合编 [M].北京：人民卫生出版社，2009：259.

[3] 何廉臣.重印全国名医验案类编 [M].上海：上海科学技术出版社，1959：33.

[4] 王雨三.治病法轨 [M].北京：学苑出版社，2015：163.

[5] 洪钦国.乳糜尿的中医辨证施治 [J].新中医，1978，（2）：35.

[6] 李兰舫.乳糜尿治疗八法 [J].浙江中医药，1978，4（4）：20.

[7] 周龙.滋膵饮加减治疗糖尿病疗效观察 [J].新中医，1974，（5）：45.

[8] 祝谌予，翟济生，施如瑜，等.施今墨临床经验集 [M].北京：人民卫生出版社，1982：169.

十二、气阴闭脱候

气阴闭脱候为阳邪消灼，内闭心窍，气阴不支而外脱之候，多见于温热病，气阴伤残，正虚邪实，系至于危急之险证。

诊断

病名：[中医]中脏腑重证，劳力感寒，暑热，暑温挟毒挟痰挟浊，麻后喘急，慢惊风。[西医]脑出血，流行性乙型脑炎，肺性脑病，小儿肺炎合并心衰。

证名：心肝风暑证，肺胃燥热证，胃肠燥火证，心肺痰火证，**心肝痰火证**，脾肾虚风证。

病位：心肺，心肝，肺胃，胃肠，脾肾。

病因：风暑，燥热，燥火，痰火，虚风。

病机状态：闭脱。病因温热阳邪过盛，消灼元气、阴液，上闭心窍，神明内乱，气阴伤残不支而脱竭，遂成内闭外脱之候。

病机结构式：1.气阴竭绝候 + 神志蒙闭 – 津液脱竭

2.神志蒙闭 + 阴液消涸——→气虚脱绝——→阴精脱竭

病形：闭脱，内闭外脱；　　　**病层：**里；　　　**病态：**静中动；

病性：阳；　　　　　　　　　**病质：**虚夹实；　　**病势：**深，重，危，急，险。

证象组合：神闭 + 阴涸 + 气脱 + 阴脱

主症：【神志蒙闭】症象：①神昏。②上视。③项强。④反张。⑤谵语，郑声重语。⑥虽醒似睡，心神昏乱。⑦不语如尸。⑧妄笑妄哭。

【阴液消涸】症象：①齿垢干枯，齿黑耳焦舌焦。②午后发热，渴不引饮。③大便不通，溺赤涓涓。**舌象：**①舌红，中有黑点。②舌紫，苔芒刺干涩。

副症：【气虚脱绝】症象：①语言颠倒。②面青息高鼻扇。③肤冷汗出。④惊惕不安，躁扰不卧。⑤撮空理线，鱼目鸦口。⑥气短息促，手足厥冷。**脉象：**脉沉细而急疾。

宾症：【阴精脱竭】症象：①时作鼾声。②耳聋。③舌卷，囊缩，乳缩。④扬手掷足。**脉象：**脉硬如弦。

临床以闭象先显露，而脱象则随闭象而逐渐显露。

鉴别诊断

气阴闭脱候 –阴精脱竭 –阴液消涸 + 津液枯涸 + 血热蕴炽 + 络血妄行 = **血液闭脱候**

└+ 血热蕴炽 –气虚脱绝 + 阳气脱绝 = **阴血闭脱候**

└ –气虚脱绝 + 津气蕴炽 = **阴液闭脱候**

图2-6-216　气阴闭脱候鉴别式示意图

气阴闭脱候为气分阳邪内闭，元气阴液脱绝之候；而阴液闭脱候则系热闭阴脱之证；血液闭脱候为血热内闭，元气脱绝之候；阴血闭脱候为阴分、血分热炽内闭，阳气脱绝之候。

传变预测

气阴闭脱候 –神志蒙闭 –气虚脱绝 + 气虚不充 –阴精脱竭 + 阴虚失养→**气阴两虚候**

└—+ 津液脱竭→**气阴竭绝候**

图2-6-217　气阴闭脱候传变式示意图

气阴闭脱候如救治得宜，亦可闭开脱回，而转为气阴两虚候；如救治不当，每致气阴竭绝候而不可救。

辨证

定位：心胃：午后身热，项强反张，齿垢干枯，神昏谵语，躁扰不安；心肺：气短息促，烦躁不得卧；肝脾：面青头摇，拘挛抽搐，便泄腥酸，囊缩，乳缩；胃肠：心神昏乱，妄笑妄哭，大便不通，溺赤涓涓。

定性：痰热：神昏谵语，面青，息高鼻扇；痰火：神昏谵语，扬手掷足，不语如尸；燥火：妄笑妄哭，大便不通，溺赤涓涓；虚风：面青头摇，拘挛抽搐，项强反张。

定量：①轻：神昏谵语，气短息促，惊惕不安，手足厥冷，时作鼾声。②中：项强反张，妄笑妄哭，躁扰不卧，肤冷汗出，郑声重语，撮空理线。③重：不语如尸，虽醒似睡，面青息高鼻扇，扬手掷足，舌卷，囊缩，乳缩，鱼目鸦口。

论治：脱势尚缓者，当先开其闭；脱势已显，必兼固脱，或固脱之中，兼开其闭，或可希冀于什一。然病势至此，亦不过背城借一，所谓尽人事以挽天机。

1.随机立法：气阴闭脱候病机为阳邪内闭，气阴竭绝，系内闭外脱之险候，邪实正虚，开固两难。救治之则：在其脱象未显露之时，当以开闭为先，一见脱象即当兼以固脱；如脱象大显，则当先固其脱，或略兼开闭。然开闭之药，多耗气伤阴，速其脱绝，固脱之品又易禁锢邪火，药难两全，虽有法则，亦恐鞭长莫及。

2.随位立法：病在心胃者，当凉胃清心，化痰开窍；病在心肺者，当清心开窍，益气滋肺；病在胃肠者，当大补气阴，兼通肠开闭；病在肝脾者，当补脾养肝，息风开窍。

3.随因立法：气阴闭脱候，病势急险，仓促之间，难辨病因，总当益气滋阴以固其脱，清热化痰以开其闭，以救其急，脱回闭开，再审因论治。

4.随症立法：脱势急者，总宜参、芪、冬、地、味、萸以救其脱；闭症常以芳香开窍为主，王氏牛黄清心丸、妙香丸，均可暂用。气阴闭脱候以虚为本，本虚标实，有痰火内闭者，不得已暂予攻邪，闭开当止，不然正气难支，此亦"无粮之师，利在速战"。

方证：加减复脉汤证、加减黄龙汤证、双参汤证、复脉汤调妙香丸证、牛黄清心丸证。

考证：气阴闭脱候，阴邪郁闭阳气，阴枯以致气脱者，通称：内闭外脱。

吴坤安说："若是阳经热邪，传至太阴，已多危候，至入少阴，生者少，死者多矣。凡神气昏沉，言语颠倒，齿枯龈黑，午后身热，目精上视，舌苔红中有黑点，黑中有红点，头项强，小便涩，虽醒似睡，虽渴不知消水，时作鼾睡声，形似死证，然舌不卷，囊不缩，面不青，息不高，喉颡不直，四肢不厥，鼻不扇，耳不焦，不鱼目，不鸦口，尚有可治之理。如舌苔燥刺而便秘者，宜兼阳明之治，方用犀角、生地、丹皮、麦冬、花粉、川斛、茯神、钩藤、川贝、胆星之类以养阴退阳，阴液复，外可得汗而解，内可得便而解，即寒中亦有散邪之义也。若大便不实，舌无燥刺，此阴不兼阳，即属虚症，为难治，宜右归、六味出人为当。"[1]"凡少阴症，六脉沉细，似寐非寐，其舌紫色是也，然紫而鲜润者可治，紫而枯晦如猪肝色者不治，或紫色而间微白苔者方佳。"[1]"若邪从三阳经传入，即在太阴，已多危候，再入少阴，生者少，死者多矣，至传厥阴，内风已盛，九窍热极将闭，无庸议治。凡见面青目白，面黄目青，面白目紫，筋急直视，角弓反张，舌焦耳聋，皆厥阴将败形色。舌卷囊缩，鸦口喝嘴，昏不知人，醒作睡声，跷足喉直，撮空直视，跃跃欲起，脉硬如弦，此皆厥阴死证。"[1]

俞根初说："邪陷正虚，内闭外脱……伤寒温热，已经汗下清透后，内伤气血精神，其人由倦而渐昏，由昏而渐沉，乃大虚将脱，邪热乘虚内陷之兆，舌红燥起刺，欲伸无力，神昏谵语，或不语如尸，气短息促，手足厥冷，烦躁不得卧，扬手掷足，大便闭，在男子则囊缩，在妇人则乳缩。叶天士云：平时心虚有痰，外热一陷，里络就闭，人即昏厥发痉，若不急开其闭，或开闭不得其法，必致心气与肺气不相顺接，而其人肤冷汗出，躁扰不卧，脉细而急疾，便为气脱之证矣。内闭外脱之证，脉细而急疾，或沉细而数，急救之法，先宜开其内闭，固其外脱，如叶氏加减复脉汤去米仁、枇杷叶，加芪皮、五味子方，调入王氏牛黄清心丸。或神犀丹亦可酌用。"[2]"精神衰弱而邪实者，应下失下，邪热未除，静则郑声重语，喃喃不休，躁则惊惕不安，心神昏乱，妄笑妄哭，如见神灵，大便不通，溺赤涓涓，舌苔芒刺干涩，脉两寸陷下，关尺细坚而结，此由邪盛正虚，神明被迫，故多瞀乱之象也，急急大补阴阳气以提神，幽香开窍以清心，复脉汤调下妙香丸……标本兼顾，庶可挽救于什一。"[2]

编者按：气阴闭脱候，风邪外郁，热窜心肝，或脾肾阳气素弱，不能生血养肝，致肝风内起，或痰火、燥热久灼心肺肝脾，伤残气阴，痰火内炽，蒙闭心窍，正气不支，气阴将脱，而成内闭外脱之危候。于脱象未显之时，当化痰息风，开窍醒神，以开闭为主，随机参以益气增液之品，以扶其正；如脱象显露，又当益气养阴，以救脱为先。**徐荣斋说**："徐晓岑经验，谓应当'急清络热以开其闭'……到了'肤冷汗出，躁扰不卧，脉细而急疾，便为气脱之证矣'的一个阶段，徐晓岑认为是'亡阳脱证'。"[2]

引用文献

［1］吴坤安.伤寒指掌［M］.上海：上海科学技术出版社，1959：卷二26，27，36.

［2］俞根初等.重订通俗伤寒论［M］.上海：上海科学技术出版社，1959：189，450，451.

十三、气阴竭绝候

气阴竭绝候系通称之阴脱证，系由阴液枯涸以致元气、津液、阴精无所依附而竭绝之脱证。多见于虚劳久病，或温热病后期，或大吐大泻之证。

诊断

病名：［**中医**］亡阴，阴脱，阴阳交，虚脱，中风脱证，温病伤阴，慢惊风，哮喘，久泻，滑脱，吐利暴脱。［**西医**］脑出血，心力衰竭，溶血性贫血，小儿肺炎，麻疹病毒肺炎。

证名：肺肝风寒证，肺胃燥热证，肺肾气虚证，脾肾气虚证，胃肠气虚证，肺肾阴虚证，脾胃阴虚证，脾肾阴虚证。

病位：肺肾，脾肾，肺肝，胃肠，肺胃，脾胃。

病因：气虚，阴虚，风寒，燥热。

病机状态：虚脱。由阴液枯涸，元气无依，不能固摄津液、阴津、阴精，致元气、津液、阴精一并竭绝而脱。

1.气阴闭脱候——神志蒙闭＋津液脱竭

2.阴液消涸

↓

气虚脱绝——→津液脱竭——→阴精脱绝

图2-6-218　气阴竭绝候病机结构式示意图

病形：虚脱；　　**病层：**里；　　**病态：**静中动；

病性：阳；　　　**病质：**虚；　　**病势：**深，重，危，急，险，恶。

证象组合：阴涸＋气脱＋津脱＋阴脱

主症：【阴液消涸】**症象：**①小便不利或无尿。②口大渴。③唇赤。④壮热。⑤顶门下陷。⑥烦躁。**舌象：**①舌燥无津。②舌干瘦红绛无苔。

【气虚脱绝】**症象：**①身肉瞤动。②头眩不起，昏睡露睛。③振振欲擗地。④面黑大喘，鼻扇痰鸣。⑤气短似喘。⑥足冷，冷过肘膝。**舌象：**舌淡红少苔。**脉象：**脉数空虚，脉沉伏。

副症：【津液脱竭】**症象：**①大汗不止。②吐泻不止。③饮而即吐。

宾症：【阴精脱竭】**症象：**①舌卷直视。②谵语。③循衣摸床，撮空理线。④神烦体躁。⑤项强，角弓反张，上视口噤。⑥四肢抽搐，搐搦握固。⑦头倾。

临床气脱症象先露，继则津脱，终见阴脱，病已不可为矣。

鉴别诊断

气阴竭绝候－阴精脱绝＋阳气浮越＋阳气脱绝＝阴竭阳脱候

└──－阴液消涸＋津液枯涸－阴精脱竭＋神气散脱＝**气液脱绝候**

图2-6-219　气阴竭绝候鉴别式示意图

气阴竭绝候为元气、津液、阴精枯竭而脱之证；气液脱绝候则为元气、津液、神气脱绝之证；阴竭阳脱候则为阴枯而致阳气浮脱之证。

传变预测

气阴竭绝候－津液脱竭－气虚脱绝＋气虚不充－阴精脱竭＋阴虚失养→**气阴两虚候**

└──＋阳气浮越＋阳气脱绝→**阴竭阳脱候**

图2-6-220　气阴竭绝候传变式示意图

气阴竭绝候如经救治，脱回而气阴未复，可转为气阴两虚候；如救治不及，或一脱不回，或更致阳气一并脱绝，而为阴竭阳脱候。

辨证

定位： 肺肾：面黑大喘，大汗不止，舌卷直视；脾肾：吐泻不止，神烦体躁。

定性： 气虚：头眩不起，昏睡露睛，身肉𬌗动，振振欲擗地，气短似喘，面黑大喘，鼻扇痰鸣，足冷，冷过肘膝；阴虚：舌卷直视，谵语，循衣摸床，撮空理线，神烦体躁，项强，角弓反张，上视口噤，撮搦握固，头倾。

定量： ①轻：头眩不起，昏睡露睛，气短似喘，神烦体躁，谵语。②中：身肉𬌗动，振振欲擗地，鼻扇痰鸣，四肢抽搐，上视口噤。③重：项强，角弓反张，面黑大喘，舌卷直视，循衣摸床，撮空理线。

论治： 当急固元气，兼以养阴增液，或有可救。然病势深重危急之至，恐有鞭长莫及之虑。

1. 随机立法： 气阴竭绝候病机为阴液枯涸，致元气无依而脱，气脱则不能固摄津液、阴精，以致气、液、精俱竭绝而脱，填补阴液，已鞭长莫及，救治之法在于急固元气，气脱得固，即可议填补，势稍缓者，可气阴并固，即于大剂滋填之中，大补元气以固脱，不然，元气一逝，虽有良药，莫可为矣。

2. 随位立法： 病关肺肾，当益肺气，滋肾阴，敛肺津，补肾纳气；病关脾肾，当补脾气，滋肾水以固脱；病关肺肝，当益肺气，敛肝阴以救脱。

3. 随因立法： 暴脱仓促，急难辨因，急以益气敛阴救脱为先，脱回再审因议治。

4. 随症立法： 救脱唯人参独任，而前人有因真参一时难得，以大剂山茱萸肉，或桂圆肉浓煎，亦可应急以救阴脱。

方证： 两仪生脉散证、生脉地黄汤证、可保立苏汤证、生脉饮合二加龙牡汤证、救逆汤加减证、左归饮合生脉饮证、独参汤合都气丸证。

考证： 气阴竭绝候，阴津枯竭，气随阴脱者，通称：化源告竭，化源竭绝，胃液耗竭，亡阴，阴脱，气阴两脱，五绝。

吴坤安说："伤寒过表，二候三候不解，大汗不止，舌卷而黑，气促似喘，六脉洪数无根者，已成败症也，当以大剂左归合生脉投之，汗止喘定，有得生者……伤寒如遇过表，大汗不止，身肉𬌗动，头眩不起，振振欲擗地者，此阳津阴液俱脱也，急以左归合参、麦、五味挽之。（邵仙根评：表汗过多，阴伤而虚阳浮越，阴阳两脱之候也，用左归合参、麦救阴扶元固是，但当参用和阳镇逆之品，如龙、蛎、龟板、白芍之类，更妥。）"[1]"太阳火劫取汗，阳盛阴伤，而致循衣摸床，阴若未竭，则小便利，可生；阴若已竭，则小便不利，多死。"[1]"循衣摸床撮空，三者皆大虚之候，乃精神耗散，不能主持也，当以独参汤、左归饮大剂与之，每有获生者。"[1]

俞根初说："虚羸少气，气短息促，口干舌燥，汗出肤冷，心神烦躁，脉虚而急疾者，胃液将亡，肺气欲脱也，急急益气固脱，增液宁神，孙氏生脉散参许氏二加龙蛎汤法，力图急救，希冀侥幸于什一。"[2]"若露睛天吊，不食不哭，痰鸣气喘，病虽沉重，乃可治之证；若天庭灰黑，肾子收缩，或脉微细，或脉全无，外形虽轻，乃不治之证。可治者，宜可保立苏汤主之……余治此证，一日之间，用至二三剂者，服至不抽，必告知病家，不可因不抽遂不服药，必多服数剂，气足方妥。"[2]**董废翁**说："如病人素虚，又发表攻里之未当，六七日后，面黑大喘，舌卷，直视谵语，舌滑而苔，脉软无力，按之空虚者，以独参汤一两与之。次用大剂疏肝益肾汤，汗大出而解。"[3]

王季儒说："卒然昏仆不语，口开眼合，鼾声，手撒遗尿，或四肢清冷，汗出如油，或面赤如妆，脉浮大无根，或沉细欲绝。按口开为心绝，鼾声为肺绝，眼合为肝绝，手撒为脾绝，遗尿为肾绝，汗出如油、四肢清冷为阳绝，面赤如妆为阴绝。脉浮大无根为阳气外越，脉沉细欲绝为阴阳俱竭。五绝中之心肺两绝俱见，最为严重，虽仅二绝，亦不易治。对五绝俱全及四肢逆冷，汗出如油者可用参附汤（人参30g，附子15g）以回阳救逆，扶正固脱。对五绝中仅出现肝、肾、脾三绝者，我常用固脱保元汤（自拟方）补气固脱。"[4]

张琪按："温热劫阴，伤及厥、少二经，即《温病条辨》温热伤及下焦之证。由于热邪炽盛，心、肝、肾受累，出现神识不清，舌强语謇，手足瘛疭，心中憺憺大动，脉虚数等，热邪劫烁真阴，阴液被劫有欲脱之势，故急以复脉滋阴、清热息风之法，以挽救欲竭之阴，药仅二剂，即转危为安，继以滋阴复脉善后至愈。"[5]

编者按：气阴竭绝候，风寒化火或燥热久羁肺胃，由津气而深陷阴分，渐至阴液枯涸，元气难支，津液与阴精枯竭，而成化源竭绝之危殆之证，肺气耗散，肾阴枯竭，气阴暴脱之重笃证候，时病家通称为亡阴或阴脱之证。当急予大剂滋阴增液以救其本，大补元气以固其脱。

引用文献

［1］吴坤安.伤寒指掌［M］.上海：上海科学技术出版社，1959：卷二50，卷三96.

［2］俞根初等.重订通俗伤寒论［M］.上海：上海科学技术出版社，1959：182，433.

［3］曹洪欣.温病大成·第三部［M］.福州：福建科学技术出版社，2008：335.

［4］王季儒.脑血管意外（中风）的辨证论治［J］.新医药学杂志，1977，（9）：19.

［5］张琪.急症治验四则［J］.上海中医药杂志，1983，（10）：23.

第五节　阳气病候

　　阳气诸候，较清阳诸候为深，以中下焦阳气病变为主，阴证居多，仅有少数阳证，且虚证多，虚中夹实者尤多，全属里证，唯一兼表之证。阳证以阳气亢逆候为基本结构，以"阳浮＋空窍不利"为基础结构形式；阴证以阳郁不化候为基本结构，以"阳气不宣＋气不化津"为基础结构形式；虚中夹实者，以阳气虚滞候为基本结构，以"阳气不振＋阳气不行"为基础结构形式；纯虚之证则以"阳虚＋气虚"为基础结构形式。

表2-6-4　阳气诸候系统表

性质		病态	候名	主证	副证	宾证
实	阳	蕴逆	阳气亢逆候	阳气浮越 清空不宁	清窍不利 气机冲逆	神志不宁 络脉不和
		闭厥	阳气厥逆候	阳气浮越 清空不宁 神志蒙闭	清窍不利 气机冲逆	神志不宁 络脉不和
	阴	郁滞	阳郁不化候	阳气不宣 气不化津	气化不行 阳气怫郁	气机不宣 气机不利
虚	夹实	虚滞	阳滞不化候	阳气不振 阳气不行	气不化津 阳气怫郁	气机不利
			阳虚不化候	阳气不振 津不化气	气化不行 气机不宣	气机不利
			阳气虚滞候	阳气不振 气机不利	阳气不行	气机不降
		虚结	阳气虚结候	阳气不振 气机郁结	气机不降	阳气不行
		虚郁	阳气虚郁候	阳气不振 腠理不宣	阳气不行	气机不利 阳气怫郁
			阳气虚炽候	阳气不振 津气蕴炽	血热蕴炽	阳气不行
	纯虚	虚逆	阳气虚逆候	阳气不振 气机冲逆	阳气不行 气机不利	阳气浮越
			阳虚失纳候	阳气不振 气机冲逆	阴虚失养	阳气浮越
		虚滑	阳虚失固候	阳气不振 津液不固	气虚失充	阴精不固
			阳虚失摄候	阳气不振 血络不固	气虚失充	阳气浮越
		虚损	阳气虚损候	阳气不振 气虚失充	血虚不荣 神气不振	经脉不荣 络脉不荣
			阳损及阴候	阳气不振 阴虚失养	气虚失充 神气不振	经脉不荣 清空失养
		闭脱	阳气闭脱候	阳气不振 阳气不行	阳气怫郁	阳气脱绝
		厥脱	阳气厥脱候	阳气不振 阳气闭塞	阳气不行	阳气脱绝
			虚阳浮越候	阳气不振 阳气浮越	阳气不行	阳气脱绝
		虚脱	阳气虚脱候	阳气不振 阳气脱绝	阳气不行	津液不固

　　阳证：阳气亢逆候＋神志蒙闭＝阳气厥逆候

　　阴证：阳郁不化候＝阳气不宣＋气不化津＋气机不利＋阳气怫郁

　　　　　└─＋阳气不行＋阳气不振＝阳滞不化候

　　阳气虚滞候＋津不化气＝阳虚不化候

　　　　　├─＋气机冲逆＝阳气虚逆候

　　　　　├─＋腠理不宣＝阳气虚郁候

　　　　　├─＋津气蕴炽＋血热蕴炽＝阳气虚炽候

　　　　　├─＋气机郁结＝阳气虚结候

　　　　　└─＋阳气脱绝＝阳气闭脱候

　　　　　　　├─＋阳气闭塞＝阳气厥脱候

　　　　　　　├─＋阳气浮越＝虚阳浮越候

　　　　　　　└─＋津液不固＝阳气虚脱候

　　虚证：阳气虚损候－血虚失荣＋津液不固＋阴精不固＝阳虚失固候

　　　　　├─＋血络失固＝阳虚失摄候

　　　　　├─＋阴虚失养＝阳损及阴候

　　　　　└─＋气机冲逆＝阳虚失纳候

图2-6-221　阳气诸候结构图

一、阳气亢逆候

阳气亢逆候为体内脏腑阳气偏亢之候，以心肝肾阳气亢盛为多。阳亢则风动，故常风阳并称。以其症象有类风证，故称内风以别于外风，张景岳称为"类风""非风"，其实为本身阳气所化，非外来之风。

诊断

病名：[中医] 眩晕，头痛，偏头痛，失眠，脏躁，中风，舌喑，暴盲。[西医] 高血压，偏头痛，三叉神经痛，神经官能症，视神经乳头炎，脑血栓形成，蛛网膜下腔出血，亨特综合征，梅尼埃病，精神分裂症。

证名：肝胆风阳证，心肝风阳证，肝肾风阳证。

病位：肝胆，肝肾，心肝。

病因：风阳。

病机状态：蕴逆。由其人阳气素旺，多火少水，或过食辛热，或七情偏激，以致阳气偏亢，上扰清空，内扰神明，外入络脉，而成风阳亢盛之候。

1. 肝阳亢盛候 + 气机冲逆 - 津液消灼
2. 阳气浮越 ——→ 清窍不利 ——→ 神志不宁
　　　　　　↓
　清空不宁 ——→ 气机冲逆 ——→ 络脉不和

图 2-6-222　阳气亢逆候病机结构式示意图

病形：蕴逆；　　**病层**：里；　　**病态**：动；

病性：阳；　　**病质**：实；　　**病势**：深，重，缓。

证象组合：阳浮 + 气逆 + 空窍 + 神扰 + 络郁

主症：【阳气浮越】症象：①面赤。②头重足轻。③额汗肢冷，足冷。④舌干唇紫。⑤眼皮酸重，怕见阳光。⑥喜静恶烦，自觉内热。⑦手足躁扰。舌象：舌红赤无苔。脉象：脉弦紧有力。

　　　　【清空不宁】症象：①颠顶痛彻目。②头痛胀重，眩晕。③目眶痛。④头顶麻木。

副症：【清窍不利】症象：①耳鸣。②目眩。

　　　　【气机冲逆】症象：①泛恶。②呕吐。

宾症：【神志不宁】症象：①不眠。②嘈杂。③烦躁不静。

　　　　【络脉不和】症象：①肢体拘急。②麻木。③项背痛如割。④肩膊至项强痛如刺。⑤瘛疭。

临床以主症阳气上扰清空之症象显明，亦为诊断依据，但亦有宾症络脉不和症象显见者，则必须与阳浮阳亢症象同见，方为本候。

鉴别诊断

阳气亢逆候 + 神志蒙闭 = **阳气厥逆候**
　├─ + 阴虚失养 + 阴液消涸 = **阴虚阳亢候**
　└─ - 阳气浮越 + 津气蕴炽 + 血热蕴炽 + 气机不宣 + 阳气不和 = **木火升逆候**

图 2-6-223　阳气亢逆候鉴别式示意图

阳气亢逆候为自身阳气偏亢上扰之候；而阳气厥逆候则为阳气猝然上逆，已成闭厥之证；阴虚阳亢候系由阴虚以致阳亢于上之证；而木火升逆候为内火内炽而上逆之候。

传变预测

阳气亢逆候 - 气机冲逆 + 津液消灼 → **肝阳亢盛候**
　　　　　　　　└─ - 清空不宁 - 清窍不利 → **心阳亢盛候**
　├─ + 阴虚失养 + 阴液消涸 → **阴虚阳亢候**
　└─ + 神志蒙闭 → **阳气厥逆候**

图 2-6-224　阳气亢逆候传变式示意图

阳气亢逆候经治后，上逆之气得降，而津液已伤，亢阳未平，可转为肝阳亢盛候；或亢阳不扰空窍，唯内扰心神，即为心阳亢盛候。如阳气亢逆候经久失治或误投升散，助阳伤阴，可转为阴虚阳亢候，甚则可致阳气猝然上逆，而成阳气厥逆候。

辨证

定位　肝：头痛眩晕，肢体拘急麻木，瘛疭；心：心烦不寐，嘈杂，多梦心悸；肾：面赤足冷，腰酸，耳鸣。

定性　风阳：面赤，怕见阳光，喜静恶烦，舌红赤无苔；风火：舌干唇紫，痛如割如刺，苔黄；痰火：额汗肢麻，肢冷，舌红苔薄腻。

定量　①轻：头痛肢麻木，内热，心烦不寐。②中：眩晕，足冷，手足躁扰。③重：头重足轻，额汗肢冷，瘛疭。

论治　以镇潜风阳为主，不可滥用风药升散，使阳气更加亢盛，每致厥逆变幻。

1.随机立法：阳气亢逆候为体内阳气偏亢，上扰清空，内扰神明，外窜络脉，主要病机在于阳亢，阳亢则风动，故其治则宜急急清降亢阳，镇潜上逆，兼以息风安神，切不可妄行风药升散，反助阳耗阴，病必生变。

2.随位立法：病关于肝，宜平肝、清肝、泻肝以潜肝阳；病关于心，宜镇心、清心以敛心阳；病关于肾，宜潜纳肾阳。

3.随因立法：因于风阳者，宜潜阳兼以息风；因于风火者，宜泻火息风以镇潜之；因于痰火者，宜清镇阳火兼以化痰。

4.随症立法：头目昏胀痛可加用羚羊角、菊花、夏枯草、决明子、石决明、苦丁茶之类以清头目；心烦不寐可用朱茯神、珍珠母、生龙牡、合欢皮、夜交藤之类以安神。

方证：镇风汤证、驯龙汤证、加味羚角钩藤汤证、建瓴汤证、镇肝熄风汤证、羚羊角汤证、降肝汤证、清热息风方证、新方天麻钩藤饮证。

考证：阳气亢逆候，蕴逆之证也，气血不虚，而阳气自亢者，通称：风阳上亢，风阳入络，肝阳上亢，肝火上逆，肝风上翔，心阳上扰。

程门雪说："肝阳之升扰于上者，投石类、介类以重镇、潜降，不能完全使之下降，常须加入辛凉清泄之品如薄荷、钩藤、桑叶、菊花、蔓荆子之类，使之从上而散，具有'在上者因而越之'（这个'越'字不作吐字解）之意，是为'从治'之法。肝火既旺，重镇、潜降之外，常须加入清肝药如丹皮、山栀、苦丁茶、龙胆草、黄芩之类，清其气火，使之从下而泄．是为'逆治'之法。"[1]

黄文东说："本例以高年血虚为主因。血不上养于目则目病；不养于心则心不宁；不润于大肠则便艰；不涵于肝，则阳亢而偏头痛。病出一源，而见征于上下。但养血之药，缓不济急，程（门雪）老采取柔肝、养心，轻剂以治本；平肝泄风、安神明目、润约通肠，复方以治标。肠通则肝阳可降，有'釜底抽薪'之义，桑麻丸用于此症，有此两重作用。"[1]

张伯臾治风阳头痛（蛛网膜下腔出血）：金某某，女，63岁，头痛反复发作2年余，昨起头部突然作痛如劈，颈项板滞，不能转侧，伴呕吐两次，口干，尿频量少，脉弦小，舌光红。年逾花甲，肝阴已亏，肝阳上扰颠顶，拟平肝潜阳，滋阴息风，2剂痛减[2]。

李美麟治肝风眩晕：李某某，女，35岁，发作性眩晕，头痛10年，加重1周。独头摇动，面色发红，目紧闭，舌体颤抖，心慌气短，舌尖红苔薄腻，脉细弦。着重平肝息风：生地、白蒺藜各9g……全蝎1.5g。3剂症大减，唯不易入睡。去全蝎加枣仁，20剂，症状消失[3]。

编者按：阳气亢逆候，系肝阳挟胆中木火，风雷相激，上冲空窍之急症。肝阳化风，冲逆于上，外则扰于清空清窍，致空窍不得宁静，内则扰乱心神，致神明无主。发病较为急迫，病情较危重，故见症以剧眩、剧痛、剧呕等冲逆急迫症象为主。**陈嘉栋**说："络脉痹阻，而风阳未靖，决堤之波，势犹汹涌。"[4]

引用文献

［1］上海中医学院.程门雪医案［M］.上海：上海科学技术出版社，2002：111，112.

［2］严世芸，郑平东，何立人.张伯臾医案［M］.上海：上海科学技术出版社，1979：104.

［3］李英麟.中医肝病理论在临床上的运用［J］.江苏中医，1965，（5）：1.

［4］陈嘉栋.眩晕十则［J］.中医杂志，1980，（7）：18.

二、阳气厥逆候

阳气厥逆候，系自身阳气亢盛，猝然上逆以致闭厥之候。由于素体肝、心、肾阳偏亢，失于调治，或因于劳倦，或因于七情激动，以致亢阳上逆而致急重危证，多有一厥不返之虞。

诊断

病名：［**中医**］内中风，中风闭症，昏厥，肝厥，气厥，大厥，薄厥，小儿痉厥，子痫，间疟。［**西医**］脑出血，癔症，子痫。

证名：肝胆风阳证，**心肝风阳证，肝肾风阳证，心肝痰火证。**

病位：肝胆，心肝，肝肾。

病因：风阳，痰火。

病机状态：闭厥。因素体阳气偏亢，或因劳倦过度，或因七情偏激，以致亢阳猝然上逆，上扰清空，内闭神明，外窜络脉，而成闭厥重证。

1.阳气亢逆候＋神志蒙闭

2.阳气浮越——→清窍不利——→神志不宁

　　　　　　　↓

清空不宁——→气机冲逆——→络脉不和

　　　　　　　↓

神志蒙闭

图2-6-225　阳气厥逆候病机结构式示意图

病形：闭厥；　　**病层：**里；　　**病态：**动；

病性：阳；　　**病质：**实；　　**病势：**深，重，危，急，险。

证象组合：阳浮＋神闭＋气逆＋神扰＋络郁＋空窍

主症：【阳气浮越】症象：①面赤。②自汗。③手足躁扰。④大汗大渴。⑤足冷。**舌象：**舌赤无苔。**脉象：**①脉弦洪豁大。②脉弦而数。

【清空不宁】症象：①头晕、胀、痛、重。②目闭不开。

【神志蒙闭】症象：①神昏狂乱。②昏厥不省。③能食妄言。④猝然仆倒。

副症：【清窍不利】症象：①耳鸣。②痰鸣不出声。

【气机冲逆】症象：①胸胁气逆。②吐涎沫。③呕吐。

宾症：【神志不宁】症象：①心悸。②多惊。③多怒。④彻夜不眠。⑤烦躁。

【络脉不和】症象：①瘈疭。②痉厥。③两腿强直，搐搦。④骨节动摇，人不能持。⑤脊强反张。⑥头摇口噤。⑦手指痉动。

临床以阳亢痉厥症象显明，有阳亢于上之症象同现，即可确诊。

鉴别诊断

鉴别式：阳气厥逆候＋阴液消涸＋阴精脱绝＋神气散脱－神志蒙闭＝阴竭阳厥候

阳气厥逆候系亢阳猝然上逆而成闭厥之证，阴竭阳厥候则为阴虚阳亢而致上厥下竭的厥脱证，一闭一脱，各自不同。

传变预测

阳气厥逆候－神志蒙闭→阳气亢逆候

└─＋阴液消涸＋阴精脱绝＋神气散脱→**阴竭阳厥候**

└─＋阳气不振＋阳气脱绝→**阴竭阳脱候**

图2-6-226　阳气厥逆候传变式示意图

阳气厥逆候如救治得宜，闭开厥回，则可转为阳气亢逆候；如因循失治，阴液渐消，可转为上厥下竭之阴竭阳厥候，或阴不恋阳而致虚阳散脱之阴竭阳脱候，均可致脱而逝。

辨证

定位：肝：瘈疭，痉厥，多怒；心：多惊，心悸，昏不知人；肾：脊强反张。

定性：风阳：面赤眩晕，胀痛，搐搦，发痉；痰火：痰鸣吐涎沫。

定量：①轻：猝然倒仆，能食妄言，骨节动摇不能持。②中：神昏狂乱，两腿强直搐搦，手指痉动。③重：昏厥不省，头摇口噤上视，脊强反张。

论治：当急急开闭镇逆，以冀闭开厥回。

1.**随机立法**：阳气厥逆候为亢阳猝然上逆，上扰清空，内闭神明，外窜络脉之痉厥闭证，其治则当急急开闭通窍，镇潜亢阳，可望闭开厥回。然病势深重，往往有鞭长莫及之虑。

2.**随位立法**：病关于肝，着重平肝潜阳息风；病关于心，着重清心开窍醒神；病关于肾，着重清镇肾阳。

3.**随因立法**：因于风阳，宜以镇潜亢阳为主，兼以息风开窍；因于痰火，潜阳息风之外，宜兼消痰降火。

4.**随症立法**：闭症急重，古有通关、开关、涌吐等宣窍之法，现代多已不用，代之以气管插管、吸痰等。急救开闭，阳闭用安宫牛黄丸，阴闭用苏合香丸，痰涎壅盛者用紫金锭，鼻饲灌服，多能取效。

方证：羚角钩藤汤证、龙牡潜镇汤证、羚羊角汤证、生铁落饮证、肝风天麻散证、宣窍导痰法证、清心饮证、至宝丹证、紫金锭证、菊花天麻散证、猴马二宝散证。

考证：阳气厥逆候，阳气蕴伏在里而内亢，冲逆于上者，通称：厥阳上逆，肝厥，肝阳生风，肝风内动，阴虚阳越，虚阳浮越，戴阳，痰热内闭。

俞根初曰："甚则冲咳、冲呃、冲厥者，伏暑挟冲气上逆也，新加玉女煎（组方见方证）清肝镇冲以降纳之。冲平气纳，终用清肝益肾汤以滋潜之。"[1]

何廉臣说："若初起脊强头摇，腰背反张，手足搐搦，昏厥不语，牙关紧急，啼声不出，此因于热伏冲督，即《内经》所谓诸热督瘛，皆属于火也……心肝壮火者，脉必弦劲，舌多紫赤，苔或焦黄，指纹多青紫而黯滞……热伏冲督症，冲动者，加味青铅镇冲汤。"[1]

王香岩曰："外风引动内风，所以猝然肢体废弛，遍身筋络拘急，神识不清。缘肝阳夹动外风，乘隙袭凑空窍，痰热无从宣泄，以致涎沫上壅，不能语言……口面㖞斜，痰涎壅塞，……脉象左三部弦急而长，右寸关郁滑不调……拟息风宣窍，涤痰通络一法。"[2]

王季儒说："闭证：突然倒仆，不省人事，牙关紧闭，两手握固，面赤气粗，痰涎壅盛，口眼歪斜，半身瘫痪，脉弦滑而数，或沉弦而缓。此系阴虚肝热，热极风动，风起痰壅，肝风夹痰上逆，故猝然发生昏仆。痰阻络道，血脉阻滞，故半身不遂。其面赤气粗，皆是肝热上冲之象。热灼筋急，故牙关紧闭，两手握固。脉弦滑而数，弦为肝旺，滑为有痰，数为热盛，证属邪正俱实，治宜清热镇肝，豁痰开窍，我常用镇肝益阴汤（自拟方）治疗。"[3]

周长发按："中风一症，唐宋以前均以外风为因，金元以后偏以内风为主。而李东垣以气虚，喻嘉言以正虚立论。奚（凤霖）老对于治疗中风一症，兼收并蓄，随证而用，颇有心得。临证之时，尤其重视舌象。本例舌绛无津，结合临床症状，断定为阴虚风动之证，立法从阴着眼。急当救标，一俟神志转清，即养阴以息风，祛痰以清心，火熄风静而阴自复，痰除心清而神自苏。"[4]

编者按：阳气厥逆候，如《素问》所云"血之与气，并走于上，则为大厥""血菀于上，使人薄厥"，或因其人真阴素亏，肝阳易动，或久伤思虑，心阳外越，心肝阳亢，内风鸱张，多挟痰挟火，上冲则蒙蔽清窍，上乘心包，闭塞神明，横窜经隧，而成痉厥重证。**姚国美说**："风中于腑，昏不知人，乃风痰上壅，阻塞包络。实者，脉必滑数，宜加味竹沥汤，息风清热化痰。"[5]"在肝则头眩，瘰疚，胸胁气逆，多惊多怒，宜肝风天麻散。"[5]

引用文献

[1]俞根初等.重订通俗伤寒论［M］.上海：上海科学技术出版社，1959：269，424，425.

[2]王香岩.医学体用［M］.南京：江苏人民出版社，1957：24.

[3]王季儒.脑血管意外（中风）的辨证论治［J］.新医药学杂志，1977，（9）：18.

[4]周长发.老中医奚凤霖治疗神昏谵安案四则［J］.上海中医药杂志，1983，（12）：14.

[5]姚国美.姚国美医学讲义合编［M］.北京：人民卫生出版社，2009：157.

三、阳郁不化候

阳郁不化候，系阴邪郁遏，阳气不能布化津液，以致津液郁滞之候，为蓄水轻证。多见于外感病证。

诊断

病名：［中医］暑秽，阴黄，水毒疫疟，水逆，自汗，头汗，湿郁盗汗，饮泻，溢饮，水疝，胸背冷，咽痛，气淋，白带。［西医］急性尿路感染，鞘膜积液。

证名：肺胃寒湿证，**脾胃寒湿证**，**脾肾湿热证**，肝脾水饮证，**脾肾水饮证**，脾胃气虚证。

病位：肺胃，脾胃，脾肾，肝脾。

病因：寒湿，湿热，水饮，气虚。

病机状态：郁滞。由阴邪郁遏阳气，阳气不能宣化与布散津液，致津液停滞，阻碍气机之宣利，而成蓄水轻证。

1.清阳怫郁候—腠理不宣+气化不行+气不化津+气机不利

2.阳气不宣──→气化不行──→气机不宣

   ↓   ↓   ↓

气不化津──→阳气怫郁──→气机不利

图2-6-227　阳郁不化候病机结构式示意图

病形：郁滞；　　　**病层**：里；　　　**病态**：静；

病性：阴；　　　**病质**：实；　　　**病势**：浅，轻，缓。

证象组合：阳郁+津滞+气滞

主症：【阳气不宣】症象：①恶寒发热。②肢厥。③身重。④黄色如晦。**舌象**：苔白滑。**脉象**：脉浮。

【气不化津】症象：①口渴饮水。②水入即吐。③渴而汗出。④干呕呕吐。⑤汗出如雨。⑥喘呕。⑦便泻。**舌象**：苔白厚。**脉象**：脉右浮弦而滑。

副症：【气化不行】症象：①小便不利。②茎痛。③小便短涩淋沥。

【阳气怫郁】症象：①微热。②烦躁不得眠。③欲得饮水，不解而烦。④满面红赤。⑤咽痛。**脉象**：①脉来冲指。②脉浮数。

宾症：【气机不宣】症象：心下痞。

【气机不利】症象：①胸膈闷痛。②腹脘饱满。

临床以津液不化，阳气怫郁症象显明，但必须有阳郁症象同见，方可确诊。

鉴别诊断

阳郁不化候+阳气不振–阳气不宣+阳气不行=阳滞不化候

                   └──–阳气怫郁–气机不利=肾阳不化候

   └──–阳气怫郁–阳气不宣=阳虚不化候

图2-6-228　阳郁不化候鉴别式示意图

阳郁不化候为阳气怫郁，不能化气布津，津液停滞于内而上逆外溢之候；阳滞不化候则为阴盛阳衰，阳气无力化气布津，津液走泄之候；肾阳不化候为肾阳虚弱，不能气化膀胱以利水之证；阳虚不化候为阳气虚弱，不足以化气行水，致津液停蓄而为水。

传变预测

阳郁不化候–阳气不宣+阳气不振+阳气不行–气机不宣→**阳滞不化候**

       └──–阳气怫郁–气不化津–气化不行+气机不降→**清气郁滞候**

           └──–阳气不宣+津不化气→**阳虚不化候**

图2-6-229　阳郁不化候传变式示意图

阳郁不化候治疗得法，阳气宣化，津液流行，则可转为清气郁滞候；如误投寒润，更损阳气，以致阴盛阳衰，津液走泄，则可转为阳滞不化候，或阳虚无力行水，津液停蓄为水，则可转为阳虚不化候，病尤深重。

辨证

定位：脾：口渴饮水，水入即吐，便泻；肺：咽痛；肾：小便短涩淋沥。

定性：寒湿：恶寒肢厥，汗出如雨，小便不利，苔白滑；湿热：口渴茎痛，或洞泄，小便不通，苔黄腻；寒饮：腹痛便泄；水饮：口渴饮水，水入即吐，小便不行。

定量：①轻：恶寒微热，汗出而渴，小便不利。②中：恶寒，水入即吐，咽痛。③重：肢厥，汗出如雨，小便短涩淋沥，满面红赤，喘呕。

论治：当以通阳利水为主，阳气不郁，则能化气布津，蓄水自除。

1.随机立法：阳郁不化候病机为阳气郁遏，不能化气布津，致津液停蓄，故其治则应辛甘通阳以解郁遏，兼以甘淡渗利，行其蓄水，则可化气布津，使津液行其常道，切不可见渴投凉或滋润，反滞阳气，渴必更甚，病必难解。

2.随位立法：病关于肺，当宣降肺气，使其敷布；病关于脾，则当健脾燥湿；病关于肾，则当助阳化气，淡利行水。

3.随因立法：因于寒湿，自当温燥兼以淡利；因于湿热，当辛甘凉淡以清利；因于水饮，当通阳利水；因于寒饮，当以温化为主。

4.**随症立法**：阳气怫郁见症皆似阳证，如面赤烘热，口渴引饮，咽痛咽干，汗出如雨，胸腹胀满等，酷似阳热之证，切不可妄投寒凉清润，病必不解，只可以辛甘苦热之品，如桂枝、半夏、干姜、附子之类，宣通阳气而解其怫郁，佐以淡渗如二苓、泽泻、白术、滑石之类以行其津液而利水，则诸症可解。

方证：五苓散证、加减桂苓甘露饮证、茵陈五苓散证、加味甘桔汤证、半夏散证、苓术二陈煎证、姜附五苓散证。

考证：阳郁不化候，阳气不宣而至气不化津者，通称：膀胱蓄水，水逆，湿热结于下焦气分，阳气怫郁。

仲景曰："太阳病，发汗后，大汗出，胃中干，烦躁不得眠，欲得饮水者，少少与饮之，令胃气和则愈。若脉浮，小便不利，微热消渴者，五苓散主之。"（《伤寒论》71条）"伤寒，汗出而渴者，五苓散主之；不渴者，茯苓甘草汤主之。"（《伤寒论》73条）"太阳病，寸缓、关浮、尺弱，其人发热汗出，复恶寒，不呕，但心下痞者，此以医下之也。如其不下者，病人不恶寒而渴者，此转属阳明也。小便数者，大便必硬，不更衣十日，无所苦也。渴欲饮水，少少与之，但以法救之。渴者，宜五苓散。"（《伤寒论》244条）"呕吐而病在膈上，后思水者，解，急与之。思水者，猪苓汤主之。"（《金匮要略·呕吐哕下利病脉证治》）

吴鞠通说："饮家反渴，必重用辛，上焦加干姜、桂枝，中焦加枳实、橘皮，下焦加附子、生姜。"[1] **吴坤安**说："如汗后，表热未解，脉浮数，烦渴饮水，而小便不利者，此热结膀胱，水停下焦也，五苓散微汗之利之。"[2] "太阳之渴，用五苓散者，以水停下焦，小便不便也。"[2] "伤寒发汗，啬啬恶寒，大渴欲饮水，其腹必满，此肝乘肺也，名曰横，刺期门。自汗出，小便利，其病欲解……得汗，则发热恶寒之表证自解，得小便利，则腹满之里证自除。"[2] **薛生白**说："湿热证，四五日忽大汗出，手足冷，脉细如丝，或绝，口渴茎痛，而起坐自如，神清语亮，乃汗出过多，卫外之阳暂亡，湿热之邪仍结，一时表里不通，脉故伏，非真阳外脱也。宜五苓散去术加滑石、酒炒川连、生地、芪皮等味。"[3]

俞根初说："水毒初起，寒重热轻，胸膈满痛，揉按则辘辘有声，干呕短气，或吐清水，甚则腹痛便泄，肢冷足肿，腰重溺少，舌苔白润，或舌尖边俱黄，中夹一段白色……脉双弦而缓，甚则弦迟者。此由水气郁遏，阳气受困，内伤阴凝之毒也……先与苓术二陈煎，化气利水，以解阴毒；继与柴平汤加炒常山6g，草果仁2.4g，温中涤涎，以截其疟；终与香砂二陈汤，芳淡温化，以和胃气。"[4] "若发汗不彻，表寒虽散，而水郁在里，渴欲饮水，水入则吐，小便不利，甚或短数淋沥，舌苔纯白而厚，脉左弦滞，右浮弦而滑，此水蓄膀胱，太阳经传里证本病也。法当化气利水，苓术二陈煎治之。张氏五苓散……亦可收效。"[4]

董废翁说："黄如熏黄而暗者，湿多，脉必沉缓，一身尽痛，渗湿为主。初起脉有力，能食，不大便，茵陈大黄汤微利之；次用茵陈五苓散，以渗湿解热……发黄，小便不利，烦躁而渴，茵陈汤加茯苓、猪苓、滑石、当归、官桂主之（韩氏名茵陈茯苓汤）。发黄，烦躁，喘呕，不渴，茵陈汤加陈皮、白术、生姜、半夏、茯苓主之（韩氏名茵陈陈皮汤）。"[5] **曹炳章**说："舌苔白腻，胸膈闷痛，心烦干呕，时欲饮水，水入则吐，此热因饮郁，宜辛淡化饮。"[6]

编者按：阳郁不化候，系寒湿郁遏中阳，或湿热内蕴脾肾，不能运化水津，致水液停滞，郁滞阳气，不能化气行水，怫郁于内外，而成阳郁水滞之证。以阳郁不能蒸化津液之脉症显明，可兼见阳气怫郁与中下气机郁滞症象。当宣通阳气，鼓舞脾肾之阳，化气于膀胱，兼清利湿热，通行水道除其郁滞。**叶天士**曰："芳香辟秽，分利渗热，必要小溲通为主。"[7]

引用文献

［1］吴鞠通.温病条辨［M］.福州：福建科学技术出版社，2010：126.

［2］吴坤安.伤寒指掌［M］.上海：上海科学技术出版社，1959：卷一37，53，卷二30，31.

［3］王士雄.温热经纬［M］.沈阳：辽宁科学技术出版社，1997：48.

［4］俞根初等.重订通俗伤寒论［M］.上海：上海科学技术出版社，1959：181，226.

［5］高鼓峰，董废翁.医宗己任编［M］.上海：上海科学技术出版社，1959：184，185.

［6］曹炳章.彩图辨舌指南［M］.南京：江苏人民出版社，1962：卷二22.

［7］叶天士.临证指南医案［M］.上海：上海卫生出版社，1958：216.

四、阳滞不化候

阳滞不化候为阴邪郁滞，阳气不振，不能布化津液，以致津液走泄之候，为阴盛以致阳衰之证。古人称为三阴证，或少阴寒水证。

诊断

病名：[**中医**] 中寒，阴厥，虚寒泄利，阴霍乱，阴黄，寒湿发黄，胆黄，下消，大汗，手足汗，结阴便血，寒湿脚气。[西医]急性肾炎，慢性脓胸，甲状腺功能减退症，阵发性冷性血红蛋白尿症，尿崩症。

证名：**脾肾阴寒证**，脾胃寒湿证，肝脾寒湿证，肝肾寒湿证，**脾肾湿热证**，**脾肾水饮证**。

病位：脾胃，肝脾，脾肾，肝肾。

病因：阴寒，寒湿，水饮，湿热。

病机状态：虚滞。由阴邪内盛，致阳气不振，不能行津化气，以致津液不能循水道，而溢出谷道走泄，为阴盛阳衰之水气证。

1.阳郁不化候+阳气不振−阳气不宣+阳气不行

2.阳气不振──气不化津──阳气怫郁

阳气不行──────气机不利

图2-6-230　阳滞不化候病机结构式示意图

病形：虚滞；　　　**病层**：里；　　　**病态**：静中动；

病性：阳中有阴；　**病质**：实中虚；　**病势**：深，重，急。

证象组合：阳虚+阳滞+津滞

主症：【阳气不振】**症象**：①恶寒汗出。②蜷卧欲寐。③战栗不渴。④唇青面白。⑤声微息促。⑥不食。**舌象**：舌形胖嫩。**脉象**：脉微沉弱。

【阳气不行】**症象**：①四肢拘急。②厥冷。③项背强。④身如被杖，身重痛。⑤四肢沉重疼痛。⑥色黄而晦。**舌象**：舌形胖嫩而色黑滑。**脉象**：①脉沉弦伏。②脉迟。

副症：【气不化津】**症象**：①下利清谷。②吐利不止。③口渴。④小便不利。⑤或咳或呕。⑥四肢冷而汗出。

【阳气怫郁】**症象**：①发热恶寒。②烦躁。③咽痛。④肌肤微热。⑤头身疼痛。**舌象**：苔白滑。**脉象**：脉紧。

宾症：【气机不利】**症象**：①腹痛。②心腹痛。

临床以阴胜阳衰症象显明，但必须有津液不布而走泄的症象同见，方为本候。

鉴别诊断

阳滞不化候−阳气怫郁−气不化津−阳气不行+津不化气+气机不宣=阳虚不化候

　　　　　　　　　+水谷不分+气机不宣=脾阳虚滞候

　　　　　　−阳气不振−阳气不行+气机不宣+气机不宣=阳郁不化候

图2-6-231　阳滞不化候鉴别式示意图

阳滞不化候为阴盛阳衰，无力化气布津，津液走泄之候；阳虚不化候乃阳气虚弱，无力化气行水，致津液化水之候；阳郁不化候为阳气怫郁，不能化气布津，致津液内蓄外溢之候；脾阳虚滞候纯系脾阳不振，不能温化水谷之证。

传变预测

阳滞不化候−阳气怫郁−气不化津+水谷不分+气机不宣→脾阳虚滞候

　　　　−气不化津−气机不利+阳气脱绝→阳气闭脱候

　　　　　　　　　+阳气闭塞→阳气厥脱候

　　　　　　　　　+阳气浮越+津液不固→阳气虚脱候

图2-6-232　阳滞不化候传变式示意图

阳滞不化候急急温化，阳气通复，津液不溢，可转为脾阳虚滞候，其病势转缓矣。如因循失治，阴盛内闭，阳气转脱，即可转为阳气闭脱候，或阳气厥脱候，甚则为阳气虚脱候，均为危急险证。

辨证

定位：脾：声微息促，吐利交作，四肢沉重疼痛；肝：呕吐，色黄而晦，小便不利；肾：下利清谷，蜷卧欲寐，恶寒战栗，手足厥逆。

定性：阴寒：恶寒战栗，唇青面白，身如被杖，下利清谷；寒湿：色黄而晦，小便不利，身重便溏，四肢厥冷；水饮：自利，或咳或呕，四肢沉重疼痛。

定量：①轻：大便先硬后溏，恶寒汗出，四肢厥冷，拘急。②中：下利清谷，战栗不渴，项背强，厥逆。③重：吐利不止，蜷卧欲寐，声微息促。

论治：当急急温通、温补并用，以扶阳驱阴，使阳气复明，则气化津布矣。缓则阳气随津液而脱绝。

1.随机立法：阳滞不化候，其病机为阴邪太盛，阳气不振，不能化气布津，致津液走泄，其治则在于温通阳气，温补助阳，以驱逐阴邪，所谓驱阴回阳，阳光回复，则阴霾可散，而津液自能行其常道。如有失误，阳气随津液而脱绝，则转闭转脱矣。

2.随位立法：病关于脾，宜温中助阳，鼓舞脾阳为主；病关于肝，宜温通肝阳为主；病关于肾，宜温振元阳为主。

3.随因立法：因于阴寒者，宜大辛大热之品，急急驱阴救阳；因于寒湿者，宜辛温苦热之品，燥湿祛寒；因于水饮者，宜温化为主，兼以淡利行水。

4.随症立法：阳滞不化候，所见诸症，皆为阴盛阳衰之证，故无须对症立法，总以辛甘苦热之品，如干姜、附子、肉桂、吴茱萸之类，以驱阴回阳，则诸症可解。唯少数见症，须加用专药，如黄疸之加茵陈，腹胀加厚朴之类。

方证：四逆汤证、加味附子理中汤证、真武汤证、茵陈附子汤证、厚朴生姜半夏甘草人参汤证、理中丸证、理阴煎证、茵陈术附汤证、茵陈吴茱萸汤证。

考证：阳滞不化候，阴盛阳衰，阳气无力化气布津，津液走泄者，通称：少阴中寒，少阴虚寒证，太阴证，厥阴证，阳虚蓄水。

仲景曰："伤寒，医下之，续得下利清谷不止，身疼痛者，急当救里；后身疼痛，清便自调者，急当救表。救里宜四逆汤，救表宜桂枝汤。"（《伤寒论》91条）"少阴病，欲吐不吐，心烦，但欲寐，五六日自利而渴者，属少阴也，虚故引水自救。若小便色白者，少阴病形悉具。小便白者，以下焦虚，有寒，不能制水，故令色白也。"（《伤寒论》282条）"少阴病，二三日不已，至四五日，腹痛，小便不利，四肢沉重疼痛，自下利者，此为有水气，其人或咳，或小便利，或下利，或呕者，真武汤主之。"（《伤寒论》316条）"吐利汗出，发热恶寒，四肢拘急，手足厥冷者，四逆汤主之。"（《伤寒论》388条）"恶寒，脉微而复利，利止，亡血也，四逆加人参汤主之。"（《伤寒论》385条）

张景岳曰："阳不化气则水精不布，水不得火则有降无升。"[1] **喻嘉言**说："盖阴厥得之阴证，一起便直中阴经，唇青面白，遍体冷汗，便利不渴，身倦多睡，醒则人事了了，与伤寒传经之热邪，转入转深，人事昏厥者，万万不同。"[2]

吴坤安说："若腹痛下利，四肢沉重疼痛，小便不利者，此坎中阳虚，不能以制阴水，致阴浊停蓄，宜真武汤壮元阳以清阴翳，培阳土以泄阴水，则开阖得宜，小便自利，腹痛诸症自除矣。"[3]"如舌苔灰黑而滑者，此寒水侮土，太阴中寒症也，外症腹痛吐利，手足指冷，六脉沉细，宜理中汤主之，甚加附子。"[3]"阴霍乱者，乃少阴症，初起吐利，脉沉伏，手足冷，其舌形胖嫩，淡红不渴是也。四逆汤、理阴煎之类，察其宜刚宜柔，投之。如见舌形胖嫩而色黑滑者，是太阴中寒，理中证也，不可认作少阴。凡治太阴，药宜刚燥；治少阴，药宜温润。"[3] **俞根初**说："太阳寒邪，内陷少阴脏证，上吐下利，恶寒蜷卧，但欲寐，或微烦，身重痛，口中和，手足冷，小便白，舌苔白滑胖嫩，脉沉弱，甚则沉微欲绝，此仲景所谓下焦虚寒，不能制水故也。先以附子理中汤加肉桂1.5g，云苓18g，壮肾阳以化水。服药后，吐利止，而手足转温，或时自烦，欲去衣被者，此水去而阳气回复也，可治。"[2]"若变腹痛自利，四肢重痛，咳而兼呕者，即当通阳利水，真武汤加减为主。势轻者，但用苓术二陈煎温中利水可也。"[2]

曹炳章说："少阴寒证，亦见灰色，见在一二日无苔而冷滑是也，四逆汤主之，下利者理中汤。"[4]"舌黑湿滑无苔，无朱点，无芒刺，无皲裂，刮之明净，如水浸猪腰，有淡淡融融之形，外证口不苦，唇不燥者，为脏腑极寒也。"[4]

滑伯仁治一人病恶寒发热，头体微痛，苦呕，下泄，五日矣。其亲亦知医，以小柴胡汤治之，不解。招滑诊视，脉弦而迟，曰：是在阴，当温之。为制真武汤[5]。

编者按：阳滞不化候，系由脾肾阳气虚弱，阴寒、湿热、水饮内盛，阳气不能化气制水，致津液下趋中下二焦而成，仲景称为少阴病。当以温助脾肾阳气为主，兼湿热者当清利湿热，以除其壅滞。如**张伯臾**说："观其形……标实可知；听其声……又属虚候。故用越婢汤、五苓散合滋肾通关丸，助气化而泄水湿，生大黄导湿滞而清郁热，治其标也；用二仙汤调补肾脏阴阳，以图其本。"[6]

引用文献

［1］张介宾.张景岳医学全书［M］.北京：中国中医药出版社，1999：1105.

［2］俞根初等.重订通俗伤寒论［M］.上海：上海科学技术出版社，1959：191，318，337.

［3］吴坤安.伤寒指掌［M］.上海：上海科学技术出版社，1959：卷一10，卷二16，卷四59.

［4］曹炳章.彩图辨舌指南［M］.南京：江苏人民出版社，1962：卷二30，33.

［5］江瓘，魏之琇.名医类案（正续编）［M］.北京：中国中医药出版社，1996：17.

［6］严世芸，郑平东，何立人等.张伯臾医案［M］.上海：上海科学技术出版社，1979：155.

五、阳虚不化候

阳虚不化候，系阳气虚弱，不能化气行水，致津液停滞而成水，为蓄水之重证。常见于病后阳气虚弱之人，或原有水气，过投峻利，损耗阳气，亦可致阳虚停水之候。

诊断

病名：［中医］阴水，正水，浮肿，虚肿，阳虚水肿，阳虚肿胀，鼓胀，单腹鼓胀，虚胀，疳泻肿胀，黄疸，阴黄，牡疟，痿证，虚喘，梅核气，癃闭。［西医］慢性肝炎，肝硬化，高血压性心脏病，冠状动脉粥样硬化性心脏病，肺源性心脏病，风湿性心脏病，二尖瓣狭窄，二尖瓣关闭不全，心房纤颤，心力衰竭，慢性肾小球肾炎，肾病综合征，慢性肾盂肾炎，急性肾炎，急性肾衰竭，酸中毒，慢性脓胸，高泌乳素血症。

证名：脾胃寒湿证，**脾肾寒湿证**，肝脾寒湿证，肝脾湿热证，脾肾湿热证，**肝脾瘀热证**，肺脾水饮证，**脾肾水饮证**，心肾水饮证，**肺肾水饮证**，脾肾虚痰证，**心脾阳虚证**，肝脾阳虚证，**脾肾阳虚证**。

病位：脾胃，脾肾，肝脾，心脾，肺脾，肺肾，心肾。

病因：阳虚，寒湿，湿热，水饮，瘀热，虚痰。

病机状态：虚滞。由阳气素弱，或水气病过投通利，损伤阳气，以致阳气虚弱，不足以化气行水，致津液停滞而成水，为蓄水之重证。

1.气虚不化候−气虚不充＋阳虚不振−阳气不和＋气机不宣

2.阳虚不振──→气化不行──→气机不宣
↓
津不化气──────────→气机不利

图2-6-233　阳虚不化候病机结构式示意图

病形：虚滞；　　病层：里；　　病态：静；

病性：阴；　　病质：虚中实；　　病势：深，重，缓。

证象组合：阳虚＋津滞＋气滞

主症：【阳气不振】症象：①口不渴。②小便清白。③不思饮食，且食不能暮食。④形肉顿瘦。⑤大便稀溏。⑥气色枯白。⑦气短喘息。⑧腰酸足软。⑨语言低怯。舌象：舌白。脉象：①脉沉迟。②脉细微无力。

【津不化气】症象：①肢体肿满，皮色光薄。②足跗浮肿，胀及于腹。③太溪穴水流如注。④单腹鼓胀。舌象：舌苔厚腻而润。

副症：【气化不行】症象：①小便不利。②小便淡黄。③小便癃闭。④肠间辘辘有声。脉象：脉沉弦且迟。

【气机不宣】症象：①胸闷。②胸痞。③多痰。④咳吐涎沫。

宾症：【气机不利】症象：①腹胀。②中焦胀满。③腹大如鼓。

临床以津不化气之蓄水症象如浮肿、鼓胀等显见，但必须有阳虚症象同见，方为本候。

鉴别诊断

阳虚不化候−阳虚不振＋气虚不充＋阳气不和＝气虚不化候
└──＋阴虚失养＝气阴不化候

图2-6-234　阳虚不化候鉴别式示意图

阳虚不化候为阳虚不能化气行水之证；气虚不化候则为津气不化兼气虚之候；气阴不化候则系津气不化兼气阴两虚之候。

传变预测

阳虚不化候−阳气不振＋阳气不行＋气机不宣、降→津气郁滞候
└──＋气机不利→津气不化候
└─＋阳气闭塞＋阳气怫郁＋阳气脱绝→阳气厥脱候

图2-6-235　阳虚不化候传变式示意图

阳虚不化候如救治得宜，阳气回复，可转为津气郁滞候或津气不化候，可望获痊；如病势已深，虽有治法方药，终难获救，逐渐转为阳气厥脱候而逝。

辨证

定位：脾：肢体肿满，皮色光薄，腹胀；肾：足跗浮肿，腹大如鼓，太溪穴水流如注。

定性：寒湿：肿满，胸闷腹胀，小便淡黄；水饮：太溪穴水流如注，皮色光薄。

定量：①轻：足跗浮肿，腹胀，小便不利，气色枯白。②中：肢体肿满，腹大如鼓，小便淡黄，气短喘息。③重：足股先肿，渐渐胀及于腹，鼓胀坚硬，小便癃闭，形肉顿瘦。

论治：助阳行水，然病势深重者，常难奏效。

1.随机立法：阳虚不化候病机为阳气不足以化气行水，致水蓄于中，或外泛于四肢，或蓄积于肚腹，其治则当温补阳气以化气行水，唯阳气回复，可望水气渐行。如单行峻逐攻利，更损阳气，阳气一惫，虽有仙方，亦无济于事。古人有虚证难医，百补无功之说。

2.随位立法：病关于脾，宜温补脾阳为主，其病略浅；病关于肾，宜温壮肾阳为主，其病已深。

3.随因立法：因于寒湿，宜燥湿渗湿，从小便以行其水；因于水饮，化气行水之外，间亦可参入泄水缓剂；肾阳虚惫只可温补，切忌过多通利。病已至此，虽有方药，恐亦鞭长莫及。

4.随症立法：阳虚不化候见症以肿胀为主，行气行水之法，势不可缓，然取效甚微，故有主专事温补以固其正，谓阳气回复，水气即可潜消，然亦却有百补无功之说，古今医家多主攻补兼施，偏补偏攻，孰轻孰重，全在医家之经验料理。

方证：实脾散证、实脾汤证、复元丹证、林氏肾气汤证、理阴煎证、《金匮》肾气丸证、补肾健脾丸证、白术和中汤证、参芪真武汤证、温肾补脾汤证、真武汤证、真武汤合五苓散证、参附汤合肾气汤加减证、附桂汤证、党参汤证、消臌汤证、温肝汤证、壮火温脾汤证、温脾汤加减证、商陆合剂证。

考证：阳虚不化候，阳气虚弱，不足以化气行水，致津液停蓄而为水者，通称：阳虚停水，阳虚水泛，阴水，上盛下虚。

吴鞠通说："湿久不治，伏足少阴，舌白，身痛，足跗浮肿，鹿附汤主之。"[1] "湿久，脾阳消乏，肾阳亦惫者，安肾汤主之……大便溏者，加赤石脂。"[1]

何秀山说："审其成于积渐，先肿于外，后胀于内，小便淡黄，大便稀溏，气色枯白，语言低怯，脉细微无力者，虚胀也。每用白术和中汤，取其补而不滞，随症佐丸、散以缓消之。气喘，冲下四磨饮……不应，吞下《局方》黑锡丹……有痰，原方去神曲，加姜汁炒霞天曲烊冲戈制半夏，继即调下理中化痰丸……惟酒客好色，脾肾大虚，病由足股先肿，渐渐胀及于腹，按之如鼓，坚而且硬，咳吐涎沫，气短喘息，脉虽浮大，重按即空，两手脉皆不及于寸口。初用白术和中汤加霞天曲、戈半夏，服二剂，少腹愈胀，痰涎愈多，二便不利，不能睡卧。继用薛氏加减肾气汤，服两剂，虽无所碍，亦不见效。遂仿景岳大剂温补法，用理阴煎加参、术、附子，五剂后足肿渐消，十剂后腹胀大退。终以六君子煎（即异功散加干姜）善其后以除根。益信《内经》久塞其空，塞因塞用之法，以治病起于经年累月，膨胀全属虚寒者，为精确不磨也。"[2] **何廉臣**说："肾气虚不能下输膀胱，致水积肾盂而为肿者，先用林氏肾气汤……温化肾水以通溺道；继用加减金匮肾气汤，补化肾气以消水肿。"[2]

丁甘仁曰："肺气不能下降，脾弱不能运化，水湿易聚，灌浸腠理，泛滥横溢，无所不到，三焦决渎无权，症势危险。"[3] "震动肾阳，温化水湿，千钧一发，唯此一举。"[3]

刘渡舟说："上盛下虚，出现小溲不利，小腹胀满，及下肢浮肿等证，盖因肺气郁逆，肾气虚衰，气化之合不行所致，用本方（苏子降气汤）加桔梗、白蔻仁各6g，以开提肺气（俗称提壶揭盖法）；茯苓、泽泻各9g，以利水道；少加人参3g许，佐肉桂以行气化，卑上焦得通，下焦得温，小溲通畅，肿胀自消。"[4]

唐祖宣说："仲景在《金匮·水气篇》中说：'大气一转，其气乃散。'今阳衰不能蒸水化气，留滞而为水肿。而气机的转动全凭着阳气的鼓动，用真武汤取效，也就在于既能温阳又能利水。气机转动，其肿自消。此案四肢厥冷，脉象沉细，是由于外周血流灌注欠佳所形成；高血压由于肾素的分泌过多，外周小血管收缩所引起。真武汤的取效，可能是具有扩张外周血管，促进循环，抑制了肾素的分泌的功能。"[5]

赵锡武说："《内经》始提出去菀陈莝法，其意大致为日久为陈，淤积为菀，腐浊为莝。去菀陈莝应指为散瘀通络，活血化瘀之意。作用部位在脉……充血性心力衰竭的治疗，必须在真武汤强心扶阳基础上佐以去菀陈莝，宜桃红四物汤去生地加藕节、苏木等药。"[6]

编者按：阳虚不化候，心脾肾阳气衰微，无力运化津液，阴浊水气内盛，正虚邪实，而有脱绝之变。**朱师**

墨云："为脾肾阳虚，气化无权，渗泄失职，不能通调水道。"[7]其治则当温助脾肾阳气，以化气行水，助阳驱阴，固本逐邪。**赵纪生按**："董（德懋）老认为，腹水甚者，一泻为快，然则正气易伤，腹水反增，不可不视对象妄加滥用，否则易犯虚虚实实之戒。利即利小便，源源缓流，不罹复发，尤对病久正气虚者，安全可行，是为常法。"[8]

引用文献

[1] 吴鞠通.温病条辨［M］.福州：福建科学技术出版社，2010：122，123.

[2] 俞根初等.重订通俗伤寒论［M］.上海：上海科学技术出版社，1959：366，371.

[3] 丁甘仁.丁甘仁医案［M］.上海：上海科学技术出版社，1960：51，87.

[4] 刘渡舟，王世民，朱进忠.关于苏子降气汤加减运用［J］.中医杂志，1964，（10）：34.

[5] 唐祖宣.真武汤临床运用探讨［J］.新中医，1980，（5）：33.

[6] 中医研究院西苑医院.赵锡武医疗经验［M］.北京：人民卫生出版社，2005：28.

[7] 朱师墨.我治疗闭经的经验［J］.中医杂志，1979，（11）：32.

[8] 赵纪生.董德懋医案四则［J］.江西中医药，1983，（1）：14.

六、阳气虚滞候

阳气虚滞候为阳气不足，阴邪内滞之候，即古人所称"阴盛阳衰"之证，亦中寒证之例。然亦有阳气不足，寒自内生者。

诊断

病名：［中医］夹阴伤寒，中寒，脾厥，湿痹，寒痹，久泻，寒疝，阴水，痿证，胆黄证，脱疽，鹅口疮。［西医］风湿性关节炎，血栓闭塞性脉管炎，重症肌无力，多发性末梢神经炎。

证名：脾肾阴寒证，**肝肾阴寒证**，脾肾虚寒证，脾肾寒湿证，脾肾湿热证，心脾阳虚证。

病位：脾肾，肝肾，心脾。

病因：阴寒，寒湿，湿热，虚寒，阳虚。

病机状态：虚滞。由阳气虚弱，或受外寒，或寒从内起，阴邪内盛，阳气不振，阴浊内壅，阳气不行，浊阴上逆，而成阴盛阳衰之急证。

1.阳滞不化候–阳气怫郁–气不化津＋气机不降

2.阳气不振——→阳气不行——→气机不降

↓
气机不利←——┘

图2-6-236　阳气虚滞候病机结构式示意图

病形：虚滞；　　**病层**：里；　　**病态**：静；

病性：阴；　　**病质**：实；　　**病势**：深，重，急。

证象组合：阳虚＋气滞＋阳滞

主症：【阳气不振】症象：①冷汗遍体。②面白。③便溏。④畏食。**舌象**：苔白滑。**脉象**：两尺脉沉细迟无力。

　　　　【气机不利】症象：①少腹痛极。②腰痛而坠。③脐腹隐痛。

副症：【阳气不行】症象：①大寒不止。②腰胫拘急。③睾丸缩入。④肢麻指凉。

宾症：【气机不降】症象：①口吐冷涎。

临床以阳滞、气滞症象显明，但必须有阳虚见症，方可确诊。

鉴别诊断

阳气虚滞候–气机不降＋气不化津＋阳气怫郁＝阳滞不化候

└——–阳气不行＋气机不宣＋水谷不分＝中阳不和候

　　　└——＋阳气不和＝肝阳失和候

图2-6-237　阳气虚滞候鉴别式示意图

阳气虚滞候为阳虚阴邪内滞之候；阳滞不化候为阴盛阳衰，津液不化而外溢之候；中阳不和候为脾胃阳虚，阴邪滞于中焦之候；肝阳失和候则系肝阳不足，肝寒内盛之候。各自有别。

传变预测

$$阳气虚滞候-阳气不行+气机不宣+水谷不分\rightarrow 中阳不和候$$

　　　　　└──+阳气不和→肝阳失和候

　　└──气机不降+阳气怫郁+气不化津→阳滞不化候

　　　　　└──+阳气脱绝→阳气闭脱候

　　　　　　　　└──+阳气闭塞→阳气厥脱候

图2-6-238　阳气虚滞候传变式示意图

阳气虚滞候如驱阴救阳，阳回阴消，即可转安，或有余邪，留于中焦，可转为中阳不和候，留于肝，则可转为肝阳失和候，病势即大为转短转缓；如因循失治，阴邪内盛，阳气不能布津，致津液外溢，则可转为阳滞不化候，甚则阴邪内闭，阳气不支，而转为阳气闭脱候或阳气厥脱候，则难措手。

辨证

定位：脾：脐腹痛，畏食便溏，恶寒，手足寒；肝：少腹痛极，睾丸缩入；肾：小腹痛，腰痛而坠，腰胫拘急，腰膝疼痛，背恶寒。

定性：阴寒：恶寒，手足寒，身体关节疼痛；寒湿：畏寒便泻。

定量：①轻：面白，恶寒不热，脐腹隐痛。②中：便溏，大寒不止，少腹痛极。③重：冷汗遍体，四肢厥逆，睾丸缩入。

论治：宜助阳驱阴，即古人驱阴回阳之法，不然则有厥脱之危。此外尚有湿热久羁，湿滞伤阳，而热蕴其中者，又当别论。

1.随机立法：阳气虚滞候病机为阳虚阴盛于内，郁滞阳气，浊阴内盛，阳气不支，故其治则当急急驱阴救阳，或称驱阴回阳。如阳气大虚者，则助阳驱阴，总当大辛大热之品，以驱阴浊而救助阳气。

2.随位立法：病关于脾者，以温中散寒为法；病关于肝者，以温肝祛寒为法；病关于肾者，以热壮肾阳为法。

3.随因立法：阳气虚滞候，本属阳虚阴滞，辛苦燥热以祛寒除湿，皆驱除阴滞之法；然亦有湿热，过投苦寒，损伤阳气，而成阳虚热滞者，当于温补助阳之中，兼以清解，如芩、连、栀、柏之类，甚则兼以通降，如大黄、枳、朴等，虚实寒热兼顾之法。

4.随症立法：滞于里者以脘腹疼胀为多，宜用干姜、附子、厚朴、白术、荜澄茄以温中焦，下腹痛胀宜肉桂、吴茱萸、川椒、胡芦巴、小茴香以温下焦；滞于经脉，筋骨疼痛，宜桂枝、附子、麻黄、羌独活、细辛、乌梢蛇之类以温通之。

方证：附子汤证、金液丹证、真武汤加减证、壮原汤加味证、茵陈术附汤合定志丸加减证、消胀汤证、祛痹汤证、寒痹汤证。

考证：阳气虚滞候，阳气不振且不行者，通称：阴盛阳衰，少阴虚寒，伏寒凝泣。

仲景曰："少阴病，得之一二日，口中和，其背恶寒者，当灸之，附子汤主之。"（《伤寒论》304条）"少阴病，身体痛，手足寒，骨节痛，脉沉者，附子汤主之。"（《伤寒论》305条）

滑伯仁治一人冒雪进凉食，病内外伤，恶寒头疼，腹心痛而呕，诊之脉沉且紧，时伏而不见。曰：在法下利清谷，当急救里，清便自调，当急救表。今所患内伤冷饮食，外受寒疹，清便自调，急救里，以桂枝汤力微，遂为变法，与四逆汤服之，晬时服附子一两。明日则脉在肌肉，唯紧自若，外症已去，内伤独存，乃以丸药下去宿食，后调中气数日即安[1]。

叶天士治某，左脉如刃，右脉缓涩，阴亏本质，暑热为疟，水谷湿气下坠，肢末遂成挛痹，今已便泻减食畏冷，阳明气衰极矣，当缓调，勿使成疾[2]。

燕庆祥治姜孔进，近四旬，冒寒邪微热未除，入房耗精，使寒邪乘虚直入前阴，大寒不止，少腹极痛，腰痛而坠，睾丸缩小，冷汗遍体，腰胫拘急，两尺非常沉细，按至骨乃有一毛之延，寸关稍和。黑附子4.5g，黑姜3g，肉桂、艾叶各2.4g，甘草1.8g，妇人裤裆灰，二剂愈。继用桂附八味丸加龟板四剂[3]。

秦伯未治一女，20多岁，因久坐水泥地，腰部觉凉，起立稍感酸痛，逐渐向上发展，两三天后，整个背部板滞不舒，1周后又觉下肢行走沉重。用熟地、鹿角胶、麻黄、羌独活、细辛从肾脏来透发足少阴、太阳的寒邪，佐以杜仲、狗脊、续断等。5剂后背部得微汗，仍持原意，半月后遂见好转[4]。

吕承全等治肠道霉菌感染：苏某某，男，58岁，发热、腹泻已8天，大便由每日3~4次增至10余次，经抗菌及输液，逐渐消瘦。大便发现霉菌孢子，体温36.5℃，表情淡漠，精神不振，声低言微，腹胀，脐周隐痛，食欲差，四肢发凉，脉沉细无力，苔白腻。由湿热下注，久泻，致脾肾阳衰，急温中回阳，健脾化湿，3剂减，9剂愈[5]。

编者按：阳气虚滞候，因脾肾阳虚，阴寒凝滞，阳气不得通行于内外，内则阻滞于胸腹，外则阻滞于血脉筋骨，而成阳虚阴滞之证。治疗当温阳祛寒。如**唐祖宣等**说："以本方（附子汤）加减治疗外周血管疾病（如血栓闭塞性脉管炎，动脉栓塞，雷诺氏现象，冻疮）见手足寒和脉沉之症者。在治疗雷诺氏现象时加水蛭、蜈蚣、全蝎等；栓塞性病变加水蛭、桃仁、红花等；年老体弱者酌加当归、黄芪；肢寒甚加细辛、桂枝。"[6]

引用文献

［1］江瓘，魏之琇.名医类案（正续编）［M］.北京：中国中医药出版社，1996：17.

［2］叶天士.临证指南医案［M］.上海：上海卫生出版社，1958：396.

［3］何廉臣.重印全国名医验案类编［M］.上海：上海科学技术出版社，1959：84.

［4］秦伯未.秦伯未医学名著全书［M］.北京：中医古籍出版社，2003：102.

［5］吕承全，王自敏，吕宏生.温阳化湿法治疗霉菌病［J］.上海中医药杂志，1983，（10）：24.

［6］唐祖宣，许保华，冀文鹏，等.附子汤的临床辨证新用［J］.中医杂志，1981，（11）：39.

七、阳气虚结候

阳气虚结候，系阳气不足兼气机郁结之候。由阳气不足，运行无权，致气机由迟滞而郁结，通称阴结，常见于老年命门火衰，不能蒸化，或阴邪内盛，误投寒凉，此外尚有湿热或食积化热，过投凉泻，均可致阳伤气结。

诊断

病名：[**中医**] 阴结，虚闭，癃闭，腹痛，胁痛，虚胀，鼓胀，癥块，积聚，白痢，久痢，关格，阴疝，乳癖。

[**西医**] 习惯性便秘，肠麻痹，结核性腹膜炎，慢性肾炎，高血压脑病，乳腺增生症，乳腺纤维腺瘤，结节性血管炎。

证名：脾肾阴寒证，脾肾湿热证，肝脾食滞证，脾胃积热证，肝肺气痰证，**肝脾痰瘀证**，胃肠阳虚证，**脾肾阳虚证**。

病位：脾胃，脾肾，肝脾，肝肺。

病因：阳虚，湿热，食滞，积热，水饮，气痰，痰瘀。

病机状态：虚结。阳气虚弱，不足以运行津气，致气机由迟滞而渐郁结，或过投寒凉，使阴凝愈甚，阳气不行，浊阴不降，而成阳虚气结之候。

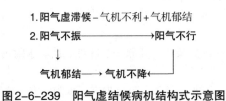

1.阳气虚滞候 - 气机不利 + 气机郁结

2.阳气不振————→阳气不行

↓

气机郁结——→气机不降←——

图2-6-239　阳气虚结候病机结构式示意图

病形：虚结；　　　病层：里；　　　病态：静；

病性：阴；　　　病质：虚中实；　　病势：深，重，缓。

证象组合：阳虚 + 气结 + 阳滞

主症：【**阳气不振**】症象：①恶寒。②唇淡口和。舌象：舌淡暗。脉象：脉细缓迟。

　　　【**气机郁结**】症象：①腹满胀，腹时痛。②大便闭结。③小腹结块。

副症：【**气机不降**】症象：①胸中嗳气。②恶呕。

宾症：【**阳气不行**】症象：①喜热。②肢冷。

临床以气结、便闭为显见症象，但必须与阳虚、阳滞同见，方可确认。

鉴别诊断

阳气虚结候 - 气机郁结 + 气机不利→**阳气虚滞候**

└── - 阳气不振 - 阳气不行 - 气机不降 + 气虚失充 + 阴液消涸 + 阴虚失养 = **气阴虚燥候**

图2-6-240　阳气虚结候鉴别式示意图

阳气虚结候系阳虚不足以运化津气，以致郁结，是为冷结阴结，而气阴虚燥候则系气阴不足以濡润，而致燥结，是为热结阳结，但均系虚结虚闭之证。阳气虚滞候系阳虚邪滞，尚未结实，病机深浅有别。

传变预测

阳气虚结候−气机郁结+气机不利→阳气虚滞候

└─−阳气不行−气机不降+气虚不充+阴虚失养→阳损及阴候

图2-6-241 阳气虚结候传变式示意图

阳气虚结候若得温通，阴结虽解，阴浊尚盛者，可转为阳气虚滞候；如过投温燥，或通利，损及阴液者，可转为阳损及阴候，病势即加深矣。

辨证

定位：脾：恶寒，唇淡口和，腹时痛；肾：小腹结块。

定性：邪结：腹痛作胀；阳虚：满而不胀，胀而不痛。

定量：①轻：便结，腹不胀。②中：便闭，腹胀痛。③重：小腹结块。

论治：当温补阳气，温通阴结。切不可妄行寒泻，徒伤阳气，更增阴凝，结必不解。

1.随机立法：阳气虚结候，病机为阳气虚弱，阴邪内结，阳气不行，浊阴上逆，故其治则当以温补阳气为主，兼以温通阴结，从缓调治，切不可妄行通利，尤忌攻下，重伤阳气，必致延入损门。

2.随位立法：病关于脾，治宜温燥以助其健运；病关于肾，宜补肾阳，益其火，则阴凝自化。

3.随因立法：阴寒者，治宜温热之剂祛寒解凝，所谓温通之法；阳虚者，但当助阳补虚，所谓但益其火，则阴凝自化。挟热者当参以清解；积热内结者可参以通利。

4.随症立法：腹满便秘者，以通便为主，势缓者但用温补助阳，助脾阳以附子、白术为主，助肾阳以熟地、苁蓉、肉桂为主；阴结腹疼者，以攻结通利为法，阴结常用半硫丸，或大黄、附子、细辛、枳实、厚朴温通之，痰结以皂角、白芥子、橘红、枳壳等通化之。

方证：大黄附子汤证、温下法证、半硫丸证、苁蓉润肠丸证、温肠开闭汤证、皂角丸证、回阳软坚汤证。

考证：阳气虚结候，阳气不足，气机郁滞，渐致结聚者，通称：阴结，冷积大肠，命火虚衰，脾失健运，阳虚冷秘，虚证似实，大虚似实。

陈士铎说："脾气虚寒，又食寒物，结于小腹之间，久不能消，遂成硬块，已而能动，人以为癥结而生瘕也，谁知是命门火衰不能化物乎……方用温土消瘕汤……此症亦可用化块丹治之。"[1]"大便闭结，小腹作痛，胸中嗳气，畏寒畏冷，喜饮热汤，治法必须补肾中之火，不必通大肠之结也。方用温肠开闭汤……用暖阳汤亦效。"[1]

吴鞠通说："湿凝气阻，三焦俱闭，二便不通，半硫丸主之。"[2] **俞根初**说："凡下焦阳虚，则阳气不行，不能传送而阴凝于下……但益其火，则阴凝自化，苁蓉润肠丸主之。老年者，黄芪汤送服半硫丸。"[3]

叶天士治痢将两月，目微黄，舌白，口干，唇燥赤，腹满，按之软，竟日小便不通。病者自述，肛门室塞，努挣不已，仅得进出黏积点滴。若有稀粪，自必倾肠而多。思夏秋间暑湿内着为痢，轩、岐称曰"滞下"，谓滞著气血，不独食滞一因。凡六腑属阳，以通为用，五脏为阴，藏蓄为体。先泻后痢，脾传肾则逆，即土克水意。然必究其何以传克之由。盖伏邪垢滞，从中不清，因而下注矣。迁延日久，正气因虚。仲景论列三阴，至《太阴篇》中，始挈出"腹满"字样。脾为柔脏，唯刚药可以宣扬驱浊。但今二肠室痹，气不流行，理中等法，决难通腑。考《内经》"二虚一实者治其实"，开其一面也。然必温其阳，佐以导气逐滞，欲图扭转机关，舍此更无他法。制附子、生厚朴、木香、制大黄、炒黑大茴[4]。

王雨三说："大便秘……五、阴寒。《内经》谓无阴则阳无以化，无阳则阴无以生。阴主静，阳主动。其独阴无阳，则阴寒凝结，犹寒天河水冰冻，舟楫何能行驶，其脉迟细者是也。用熟地、归身、麻仁、杞子、苁蓉、肉桂。"[5]

魏长生曰："病由长夏内饮生冷，外感暑湿，克伐中阳，脾失健运，郁滞不通，聚而成痰，日久渐成积聚。法当振奋中阳以健脾运湿，通其血脉以化积聚。方选回阳三建汤化裁……本病机理乃中阳不运，气血失和，郁滞不通，痰凝瘀阻。"[6]

编者按：阳气虚结候，因阴寒、痰瘀、食滞阻滞，脾肾胃肠阳气不足，则阳气不行，不能传送，致阴凝于下，为阳虚阴结。其治则当温补阳气，化痰通瘀，以散其聚结。**余听鸿**曰："阳气虚不能运行阴寒之气，燔结于中，结聚不消，况下焦阴气上升，非温不纳，中宫虚馁，非补不行。"[7]

引用文献

［1］柳长华.陈士铎医学全书［M］.北京：中国中医药出版社，1999：864，892.

［2］吴鞠通.温病条辨［M］.福州：福建科学技术出版社，2010：130.

［3］俞根初等.重订通俗伤寒论［M］.上海：上海科学技术出版社，1959：474.

［4］秦伯未.清代名医医案精华［M］.北京：人民卫生出版社，2006：76.

［5］王雨三.治病法轨［M］.北京：学苑出版社，2015：173.

［6］魏长生.陈氏回阳三建汤治验［J］.中医杂志，1986，（6）：20.

［7］徐衡之，姚若琴.宋元明清名医类案［M］.长沙：湖南科学技术出版社，2006：454.

八、阳气虚郁候

阳气虚郁候，为阳虚阴盛兼表郁之候，系阳虚外感证之一。由其人阳气素虚，一感风寒即由表而陷入于里，而成表郁证中危重之候，稍有失误，即有亡阳脱绝之变。

诊断

病名：［**中医**］夹阴伤寒，伤寒戴阳，阳虚战汗，房劳复，嗜眠，暴哑，咽痛。［**西医**］变应性皮肤血管炎。

证名：肺肾风寒证，肝肺风热证，**脾肾阴寒证。**

病位：肺肾，脾肾。

病因：风寒，阴寒，风热。

病机状态：虚郁。由其人脾肾阳气素虚，风寒外袭，即可由表而内陷入里，以致在表则表分郁遏，在里则阴盛阳衰，而成表里皆寒之候。

1.阳滞不化候－气不化津+腠理不宣

2.阳气不振──→阳气不行──→气机不利

+

腠理不宣──────────→阳气怫郁

图2-6-242　阳气虚郁候病机结构式示意图

病形：虚郁，阳虚表郁；　　**病层：**里兼表；　　**病态：**静中动；

病性：阴；　　　　　　　　**病质：**虚兼实；　　**病势：**深，重，急，危。

证象组合：阳虚+气炽+血炽+阳滞

主症：【阳气不振】症象：①大便不实，小便清白。②神静倦卧，目闭欲寐。③面色晦淡。④肩背恶寒。⑤寒战鼓栗。⑥热汗骤至。**舌象：**舌白嫩或淡红。**脉象：**脉沉细迟弱。

　　　　【腠理不宣】症象：①发热。②身痛。③恶风怕冷。④头痛。

副症：【阳气不行】症象：①腰脊坠痛，痛如被杖。②四肢拘急。③四肢厥逆。④恶寒甚剧。⑤面青足冷。⑥洞泄完谷。**舌象：**舌苔白腻，黑润。**脉象：**脉沉紧。

宾症：【气机不利】症象：①腹痛下利。②或呕或咳。③胸闷。④腹痛拒按。

　　　　【阳气怫郁】症象：①骨节烦痛。②手足躁动。③神志不清。④龂齿发痉。⑤两手抽掣。

临床以阳虚阴盛与表郁症象同具为诊断依据。

鉴别诊断

阳气虚郁候－腠理不宣+气不化津=阳滞不化候

└－阳气不行－气机不利+气机不宣、降+清空、经气不宣=**清阳虚郁候**

└－腠理不宣+腠理不调+清空、清窍不宣=**卫阳虚郁候**

图2-6-243　阳气虚郁候鉴别式示意图

阳气虚郁候为阳虚阴盛兼表寒外郁之证；而阳滞不化候系里寒而表不寒之候；清阳虚郁候系阳气不足而兼表里郁遏之候；卫阳虚郁候则纯属表阳虚兼表郁之证。

传变预测

阳气虚郁候－腠理不宣－阳气怫郁+气机不降→**阳气虚滞候**

└－阳气脱绝→**阳气闭脱候**

└－阳气怫郁+阳气浮越→**虚阳浮越候**

图2-6-244　阳气虚郁候传变式示意图

阳气虚郁候如表郁得解，而阴邪未尽除，可转为阳气虚滞候；如过投发散，阳气不支，可转为阳气闭脱候，甚则为虚阳浮越候等亡阳脱绝之变。

辨证

定位：肺肾：发热，但欲寐，脉沉细；脾肾：腹痛，泄利，呕吐。

定性：阴寒：面青足冷，痛如被杖；风寒：恶风畏寒，骨节烦痛。

定量：①轻：肩背恶寒，骨节烦痛，腹痛便溏，面青足冷，脉沉。②中：目闭欲寐，手足躁动，腹痛下利，四肢厥冷，脉沉细。③重：寒战鼓栗，龂齿发痉，洞泄完谷，四肢厥逆，脉沉迟弱。

论治：当急急扶阳驱阴，兼以宣发表郁，使外入之邪，仍从表泄而解。

1.随机立法：阳气虚郁候系阳气不足，感受阴邪，表里皆寒之证。其病机为阳衰阴盛，兼表寒郁遏，其治则当助阳驱阴兼以温散表寒，使从表入之邪，仍从表解。但以助阳通阳为主，不可过投发散，以免阳气随汗而脱，切不可强迫其汗出，必得阳气回复，自行宣通，或自汗出而解，甚则战汗而解，亦有从下利而解者，皆阳回阴走之兆。

2.随位立法：病总关乎肾阳，故治必以温壮肾阳，宣通肾阳为主。兼乎肺者，兼以温宣肺气；兼乎脾者，兼以温通脾阳。

3.随因立法：因于阴寒者，以助阳温通为主；因于风寒者，兼以温散；因于风热者，当参以疏风清热。

4.随症立法：肢厥脉沉当用附子、炮姜以助阳气；无汗当用麻黄以发表散邪，亦有用桂枝、防风、荆芥以疏风散寒者；身疼常用桂枝、羌活以通经。

方证：麻黄附子细辛汤证、桂枝附子汤证、参附再造汤证、六味回阳饮证、附子理中丸证、人参固肌汤证。

考证：阳气虚郁候，阴中阳虚之人受邪，通称：表里皆寒，两感伤寒，太少两感，阳虚伤寒，阳虚战汗，阴盛格阳，真寒假热。因寒邪已入肾经，古人称为少阴病，后世伤寒家又称为太阳少阴两感之证。又谓多起于房劳感寒，故俗称夹阴伤寒。因脾肾阳虚阴盛兼有表证，亦称其为阳虚伤寒，尤为贴切。

仲景曰："脉浮数者，法当汗出而愈。若下之，身重心悸者，不可发汗，当自汗出乃解。所以然者，尺中脉微，此里虚，须表里实，津液自和，便自汗出愈。"（《伤寒论》49条）"病发热头痛，脉反沉，若不瘥，身体疼痛，当救其里，四逆汤方。"（《伤寒论》92条）"少阴之为病，脉微细，但欲寐也。"（《伤寒论》281条）"少阴病，脉微，不可发汗，亡阳故也。阳已虚，尺脉弱涩者，复不可下也。"（《伤寒论》286条）"少阴病，始得之，反发热，脉沉者，麻黄细辛附子汤主之。"（《伤寒论》301条）"少阴病，得之二三日，麻黄附子甘草汤微发汗。以二三日无证，故微发汗也。"（《伤寒论》302条）

张景岳说："若寒邪深入，而阴中阳气不足，或背恶寒者，必难散解，非理阴煎不可。若中气大虚大寒，身热恶寒，或大便溏泄，而表邪不能解者，非大温中饮不可。"[1]

吴坤安说："凡初起发热身痛，而头不痛，脉沉而微细，无里证，但欲寐者，此少阴感寒之表症也，宜麻黄附子细辛汤峻汗之。若发热在二三日后，麻黄附子甘草汤微汗之。盖少阴与太阳为表里，故发热即可发汗，是假太阳为出路也。"[2]

俞根初说："太阳寒邪，内陷少阴经证，初起发热身痛，而头不痛，唯腰脊堕痛，痛如被杖，大便不实，小便清白，恶风怕冷，神静倦卧，四肢微急，舌苔淡红而润，或白而胖嫩，脉沉而缓。此太阳未解，少阴先溃，必其人肾阳素虚，故邪从太阳中络，直入足少阴肾经也。温调营卫为君，佐以扶阳，桂枝加附子汤治之。服药后，即啜热稀粥以微汗之，仍假太阳为出路者，以少阴与太阳为表里，故发热即可发汗，微汗出，即止服。仲景麻附细辛峻汗法，究嫌冒险，不可轻与。若脉沉紧，反发热，手足冷，是少阴合太阳之表邪，为中见寒水实证，可与麻附甘草汤微发其汗即愈。若服药后汗不出，反自下利，手足转温，脉紧去而转暴微烦者，为少阴病欲解也。其寒水不从表出，反从下泄，暂虽发烦，下利必自愈。"[3]

何秀山说："至若曾犯房室，而遭风溺水，最忌热酒火烘，但宜温暖覆盖。原其溺水之时，必多惊恐，心肾受伤，虽有发热头痛，骨节烦痛等症，治必解表药中兼通心肾。在冬月用麻附细辛汤，以麻黄发汗通心，附子温经通肾，细辛通彻表里之邪，更加苓、半以开豁惊痰。"[3]**何廉臣**说："房劳后得外感病，病适至行房……如辨其人真阳素虚者，阴寒为本，邪多挟水而动，除表寒症外，必兼为呕为咳，腹痛下利，甚或面青足冷等症，发表药中急宜加附子、桂枝等品，如参附再造汤，助阳破阴以发汗，庶免逼汗亡阳之患。"[3]

姚国美说："少阴伤风，恶寒，脉沉微，但欲寐，反发热者，宜温经解表，麻黄附子细辛汤主之。"[4]

编者按：阳气虚郁候，因肾阳素亏，外感寒邪由皮毛入于肺，乘虚直入少阴，即伤寒家所谓"太阳未解，少阴先溃"之候。或脾肾阳虚，阴寒由表直入三阴，阴盛于内，格阳于外，亦称为阴盛格阳。当以温补脾肾阳气为主，以助其汗源，叠进温补，以待阳气来复。**马元仪**谓："阴盛格阳，外显假热，内伏真寒也。用参附理中汤。"[5]

引用文献

[1]张介宾.张景岳医学全书［M］.北京：中国中医药出版社，1999：1024.

［2］吴坤安.伤寒指掌［M］.上海：上海科学技术出版社，1959：卷二.15.

［3］俞根初等.重订通俗伤寒论［M］.上海：上海科学技术出版社，1959：191，335.

［4］姚国美.姚国美医学讲义合编［M］.北京：人民卫生出版社，2009：144.

［5］徐衡之，姚若琴.宋元明清名医类案［M］.长沙：湖南科学技术出版社，2006：575.

九、阳气虚炽候

阳气虚炽候，为阳虚兼内蕴火热之候，多由其人脾肾阳气已虚，而内蕴之邪化热化火内炽所致，为阴阳寒热错杂之证。

诊断

病名：［中医］夹阴温病，少阴伏温，头痛，久痢，白带，鹅口疮，狐惑。［西医］神经性头痛，肝脓肿，贝赫切特综合征，鹅口疮。

证名：肝脾湿热证，**肺肾寒火证**，脾肾湿火证，肝脾瘀热证。

病位：肺肾，脾肾，肝脾。

病因：寒火，湿热，湿火。

病机状态：虚炽。脾肾阳气已虚，内蕴之邪化热化火，外则阳气滞而不行，内则邪火炽于气血之分，而成阴阳寒热虚实错杂之证。

```
1.气血蒸炽候－络血妄行＋阳气不振

2.阳气不振——→津气蕴炽
        ↓          ↓
    阳气不行    血热蕴炽
```

图2-6-245　阳气虚炽候病机结构式示意图

病形：虚炽；　　　**病层**：里；　　　**病态**：动；

病性：阳夹阴；　　**病质**：虚中实；　　**病势**：深，重，急。

证象组合：阳虚＋气炽＋血炽＋阳滞

主症：【阳气不振】症象：①身软无力，汗多。②肢冷。③嗜寐神迷。④谵语郑声。⑤大便溏泄。⑥咳有痰声。**舌象**：舌淡胖。**脉象**：脉已沉细。

【津气蕴炽】症象：①身热有汗不解。②气急胸闷，烦躁汗出。③头痛如击。④大便秘结。⑤小便短少。⑥神识模糊。**舌象**：苔晦黄厚腻而润。

副症：【血热蕴炽】症象：①夜热神昏。②筋肉抽搐。③咳嗽痰多，夹红点。**舌象**：舌暗红。**脉象**：脉濡数。

宾症：【阳气不行】症象：①面色青黑。②四肢冰冷。③渴喜热饮。

临床以气血交炽之症象显明，但必兼见阳虚阴盛之脉症，方可认定。

鉴别诊断

```
阳气虚炽候－阳气不振＋津液消灼＋神志昏蒙＋络血妄行＝气血蒸炽候
        └──－阳气不行－血热蕴炽＋气虚失养＋血虚失荣＝气血虚炽候
```

图2-6-246　阳气虚炽候鉴别式示意图

阳气虚炽候，为气血交炽兼挟阳虚之候；而气血蒸炽候不兼夹阳虚，唯气血交炽，纯系火热实证，其可见阳气不行症象，为阳极似阴之象，与本候阳虚阴盛不同；气血虚炽候为气血两虚，而无阳虚阴盛之象，且血分无热，唯气分火炽津伤，虽同为虚炽，亦有浅深之别。

传变预测

```
阳气虚炽候－阳气不振＋津液消灼＋神志昏蒙＋络血妄行→气血蒸炽候
        ├──＋神志蒙闭＋气虚脱绝→气血闭脱候
        └──－津气蕴炽－血热蕴炽＋阳气脱绝＋津液不固→阳气虚脱候
```

图2-6-247　阳气虚炽候传变式示意图

阳气虚炽候，为阳虚阴盛与气血交炽并存之候，治疗殊难措手；如过用温补助阳驱阴，阳气虽回，而气血之火更炽，可转为气血蒸炽候；甚则邪火内闭，正气不支而转重为气血闭脱候；如过投清泻，火势虽遏，而阳气更加伤残，可转为阳气虚脱候。

辨证

定位：脾：身软无力，汗多，肢冷，大便溏泄；肾：面色青黑，四肢冰冷，嗜寐神迷。

定性：寒火：身热有汗不解，烦躁汗出，头痛如击，大便秘结，神识模糊；湿火：气急胸闷，渴喜热饮，大便溏泄，小便短少。

定量：①轻：嗜寐神迷，肢冷。②中：夜热神昏，筋肉抽搐。③重：面色青黑，四肢冰冷，神识模糊，谵语郑声。

论治：当一面助阳以固其正，一面清凉以解其邪，寒热补泻并用，以扶正祛邪；稍缓则火热内闭，阳气不支，即有内闭外脱之变。

1.随机立法：阳气虚炽候为脾肾阳虚与气血交炽并存，阴阳寒热错杂之证，故其治疗当兼顾之，温助脾肾阳气，清降气血交炽，寒温并用，以扶正祛邪。然阳虚与火炽，孰轻孰重，偏温偏凉，临证须加斟酌。过温有助于回阳，必有碍于火炽；过凉有利于降火，必有损于阳气。利弊得失，务必权衡。

2.随位立法：病关于脾，当温助脾阳，兼清降胃火，偏于清解气分之火炽；病关于肾，宜温壮肾阳，兼清降肝火，偏于清凉血分之蕴热。

3.随因立法：寒火宜兼辛温发散以祛外郁之寒；湿火当予辛开苦降，苦寒亦有利于化燥胜湿；如火已燔灼于血分，咸寒凉血亦不可少。

4.随症立法：气分燥火烦躁渴饮者，当参用辛凉甘寒之石膏以清透之；湿火则当参用苦寒之芩、连、甚则大黄以清降之；邪火入血，心肝火旺，神昏肢搐者，当参用咸寒甘凉如犀、羚、地、芍以凉血。

方证：加味麻附细辛汤证、附子泻心汤证、大青龙汤加附子证、石膏理中汤证。

考证：阳气虚炽候，阳气虚不能祛邪而至火炽于气分者，通称：邪陷少阴。

郑重光曰："少阴发热脉沉，是病为在表，以无里证，故可发汗。若脉浮而迟，表热里寒，下利清谷，是迟为无阳，病为在里，又不得以浮为在表而发汗也。要知阴中有阳，沉亦可汗；阳中有阴，浮亦当温。此条脉细沉数，数则为热，沉为在里，此阳邪入里，故以发汗而示戒也。"[1]

丁甘仁治身热有汗不解，咳嗽痰多，夹有红点，气急胸闷，渴喜热饮，大便溏泄。前师叠投辛凉清解，润肺化痰之剂，似亦近理。然汗多不忌豆豉，泄泻不忌山栀，汗多伤阳，泻多伤脾，致邪陷少阴，神不守舍，痰浊用事，蒙蔽清阳，气机堵塞。今见神识模糊，谵语郑声，汗多肢冷，脉已沉细，喉有痰声，嗜寐神迷，与邪热逆传厥阴者迥然不同。急拟回阳敛阳，肃肺涤痰，冀望真阳内返，痰浊下降[2]。

柳宝诒说："伏温之邪……设其人肾阳虚馁，则邪机冰伏，每有半化半伏、欲达不达之症。如外面热象炽盛，或已见昏谵、痉厥之候，而少阴之伏邪尚有未经化热，仍留滞于阴分者。此时就热象论，已有热扰厥阴之险，清泄之药不容缓。而内伏之邪，又以肾气内馁，不能化达。设专用凉泄，则邪机愈滞；设用温化，又属抱薪救火。展转之间，内则阴液干涸，外则邪热蒙烟。迟之一二日，即不可挽救矣。此等症情，在温病中，为最险重之候。即使竭力挽回，亦属冒险图功……此证邪伏少阴，喻氏仿仲景少阴病治例，用麻黄附子细辛汤及麻黄附子甘草汤两方以透邪，增入生地以育阴扶正，其用意颇为切当。唯温邪既动，必有热象外现，其甚者邪热蒙陷，已有痉厥之象。此时麻附细辛，断难遽进。然非此大力之药，则少阴之沉寒，安能鼓动？治当师其意而变其制，如用麻黄汁制豆豉，附子汁制生地，至凉肝息风治标之药，仍宜随症参入。"[3]

雷臻璧治夏月吐泻未效，神昏肢厥，两目微赤，苔微黄，右脉如无，左微数，理中加石膏12g，一剂吐泻止，但觉精神疲困，食欲不振，偶吞酸，乃脾土未强，肝火未达，以四君、左金丸调理而安[4]。

袁尊山治感冒后忽然头痛，烦躁汗出，身软无力，纳差，无呕恶，诊断神经性头痛，面色青黑，四肢冰冷，头痛如棒击，前额苦闷昏蒙蒙然，大便秘结，小便短少，脉濡数，舌淡胖，苔晦黄厚腻而润。属肾阳虚而湿热中阻，清阳不升，浊阴不降，阳气虚衰，阴邪独盛，上攻于头，故头痛如劈。宜温肾阳，清热除湿，寒热并用，附子泻心汤加味，三剂。药后，第一日大便六次，二日五次，三日四次，头痛显减，苔退略有腹痛，加广木香9g，枳壳10g，头痛消失，脉转沉弱，苔转薄白，仍多汗怕冷，手足不温，改金匮肾气丸调理[5]。

编者按：阳气虚炽候，因外寒、湿邪引动肾中伏火，肾阳已虚，而内火又炽，阳虚不能鼓动，阴邪郁滞于外，内火不得外达，炽灼于气血之分，甚则有上蒙痉厥之变。总当助阳祛寒与清降内火同进，以温壮脾阳为主，兼清化湿热，兼顾寒热虚实。**李兰舫**说："脾运正常，则浊病除。"[6]

引用文献

[1] 吴谦.御纂医宗金鉴［M］.北京：人民卫生出版社，1963：109.

［2］秦伯未.清代名医医案精华［M］.北京：人民卫生出版社，2006：524.

［3］曹洪欣.温病大成·第二部［M］.福州：福建科学技术出版社，2007：1315.

［4］福建省中医研究所.福建中医医案医话选编（第一辑）［M］.福州：福建人民出版社，1960：51.

［5］袁尊山.附子泻心汤的临床应用［J］.中医杂志，1979，（11）：46.

［6］李兰舫.乳糜尿治疗八法［J］.浙江中医药，1978，4（4）：20.

十、阳气虚逆候

阳气虚逆候为阳虚阴盛，阴浊上逆之候，为阴盛阳衰证之一。由其人素体阳虚，阴邪内盛，以致阳气郁滞，阴浊冲逆而成，有急有缓，病势急者多危重之证。

诊断

病名：［**中医**］夹阴伤寒，中寒，肾厥，戴阳，阴呃，奔豚，头痛，头眩，心悸，心痛，寒吐，呕吐，呕恶，吐利，痰喘，虚喘，哮喘，麻后喘急，喘肿，水肿，阴水，正水，噤口痢，虚劳发热，湿温少腹胀痛。［**西医**］慢性气管炎，喘息性支气管炎，小儿支气管肺炎，阻塞性肺气肿，肺源性心脏病，心力衰竭，冠状动脉粥样硬化性心脏病，高血压性心脏病，风湿性心脏病，二尖瓣狭窄，二尖瓣关闭不全，心脏肥大，病毒性心肌炎，肝硬化，慢性肝炎，慢性肾炎，氮质血症，肾衰竭，尿毒症，酸中毒，咽肌痉挛，甲状腺腺瘤。

证名：心脾阳虚证，**脾胃阴寒证，脾肾阴寒证，肝肾阴寒证**，肝脾阴寒证，脾肾虚寒证，肝肾虚寒证，**肺肾虚寒证，脾肾湿火证**，肺胃热痰证，脾肾湿痰证，脾肾水饮证，心肾水饮证，肺肾水饮证，肺脾寒饮证，**脾肾寒饮证，肺肾寒饮证，肝肺饮热证**，肺肾饮热证，肝胃寒瘀证。

病位：肝脾，肝肾，肝肺，肝胃，脾胃，肺胃，肺脾，肺肾，脾肾，心脾，心肾。

病因：阳虚，阴寒，虚寒，水饮，寒饮，饮热，湿痰，热痰，寒瘀，湿火。

病机状态：虚逆。由其人平素阳气虚弱，猝受阴邪，或阳虚生内寒，阴邪渐积渐盛，均可致阴盛阳衰，阳气不行，浊阴上逆，甚则逼其阳气浮越，而成上盛下虚之候。

1.阳气虚滞候－气机不降＋气机冲逆＋阳气浮越

2.阳气不振——→阳气不行——→阳气浮越

气机冲逆←——气机不利

图2-6-248　阳气虚逆候病机结构式示意图

病形：虚逆；　　　**病层：**里；　　　**病态：**动；

病性：阴；　　　**病质：**虚中实；　　　**病势：**深，重，急中有缓。

证象组合：阳虚＋气逆＋阳滞＋气滞＋阳浮

主症：【阳气不振】症象：①蜷卧，畏寒，战栗。②身为振振摇。③肢振身汗。④大便不实。⑤起则头眩。⑥时昏冒。⑦身热不扬。**脉象：**①脉迟无力。②脉沉弱。

　　　【气机冲逆】症象：①干呕不止。②饮食入口则吐。③咳逆。④心中愠愠欲吐。⑤脐下悸。⑥气从少腹上冲。⑦气上冲胸咽。⑧呃逆。**脉象：**脉迟缓。

副症：【阳气不行】症象：①面青唇缩。②四肢逆冷。③四肢沉重疼痛。④手足痹。**脉象：**①脉沉紧。②脉弦迟。

　　　【气机不利】症象：①腹痛。②胸中满。③心下逆满。**舌象：**舌苔腻。

宾症：【阳气浮越】症象：①多唾口燥。②面赤如醉。③咽痛淡红不肿。④颧红。⑤发热口渴。⑥头痛。

临床以冲逆症象显明，但必须与阴盛阳衰症象同具，方可认定。

鉴别诊断

阳气虚逆候－阳气不振－气机不利－阳气浮越＋清空不宣＋气机不宣＝**清阳失位候**

└──－阳气不行－气机不利＋阴虚失养＝**阳虚失纳候**

└──＋清空不宁＋清窍不利＝**肾阳虚逆候**

└──－阳气浮越－气机冲逆＋气机不降＝**阳气虚滞候**

图2-6-249　阳气虚逆候鉴别式示意图

阳气虚逆候为阴盛阳虚，浊阴上逆之候；清阳失位候则系阴盛而阳不虚，浊阴上泛清空之位；阳气虚滞候虽亦有气机不降，但未致于冲逆；阳虚失纳候则为阳虚及阴，肾不纳气之证；肾阳虚逆候为阴中阳虚，虚阳上逆之证。

传变预测

阳气虚逆候–阳气浮越–气机冲逆+气机不降→**阳气虚滞候**
└─–阳气不行–气机不利+阴虚失养→**阳虚失纳候**
  └──–气机冲逆+阳气脱绝→**虚阳浮越候**
    └──+津液不固→**阳气虚脱候**

图2-6-250 阳气虚逆候传变式示意图

阳气虚逆候予驱阴救阳，阴浊得降而未净者，可转为阳气虚滞候；如过用温燥，伤及阴液，可转为阳虚失纳候；如延误失治，可致虚阳浮越候，甚则立致阳气虚脱候而不救。

辨证

定位：肝脾：面青唇缩，腹痛，干呕不止；肝胃：呕吐，不食，胸闷；肺肾：咳逆不得卧，咽痛；脾肾：四肢沉重疼痛，干呕咳逆，大便自利；肝肾：气从少腹上冲。

定性：阴寒：自汗恶寒，大便自利；虚寒：蜷卧，畏寒，战栗；寒饮：饮食入口则吐，心中愠愠欲吐，咳逆胸满，四肢沉重疼痛；水饮：脐下悸，气从少腹上冲胸咽；寒瘀：小腹痛拒按。

定量：①轻：起则头眩，恶寒，四肢沉重，脐下悸，欲吐，胸满，颧红，口燥。②中：时昏冒，四肢厥冷，气上冲胸咽，心下逆满，面赤如醉。③重：肢振身振，战栗，四肢逆冷，咳逆，呕逆，呃逆，腹痛，发热口渴，头痛。

论治：破阴救阳，阳气回复，可望速愈。病势急重者，亦有转脱之险。

1. 随机立法：阳气虚逆候病机为阴盛阳虚，浊阴上逆，阳气不行，甚则阳气浮越，故其治则总宜驱阴救阳为主，兼以降逆镇摄，阳气回复，则浊阴潜消，逆气自降，虚阳自归原位，不可妄行腻补，反滞气机。

2. 随位立法：病关于肝，宜温通肝阳；病关于脾，宜温壮脾阳；病关于胃，宜温通胃阳；病关于肺，宜温通肺阳；病关于肾，宜热壮肾阳，兼收摄元阳。

3. 随因立法：因于阴寒，宜辛甘大热，驱阴以回阳；因于虚寒，宜甘温辛热，回阳以驱阴；因于寒饮，当温化辛开；因于水饮，当温阳行水；因于湿痰，宜燥湿化痰；兼有热痰，当佐以清热化痰；因于寒瘀，宜温经化瘀。

4. 随症立法：呕加半夏、姜汁；呃逆加代赭石、柿蒂、丁香、沉香；腹痛加吴茱萸、肉桂；脘痞加干姜、白蔻仁。

方证：加减回阳救急汤证、加减四逆汤证、加味理中六君汤证、苓桂术甘汤证、摄纳冲气方证、加减旋覆代赭汤证、真武汤证、龙牡真武汤证、附子理中丸证、二加龙牡汤证、麻附细辛汤合真武汤证、附子汤加味证、消水圣愈汤加味证、温肾解毒汤证。

考证：阳气虚逆候，阳虚阴盛，阴浊上逆者，通称：少阴中寒，厥阴证，纯阴无阳证，伤寒内陷，上盛下虚，上热下寒，戴阳证，浊阴上逆，阳虚水逆，阳虚风动，冲脉虚寒，下虚痰饮，饮邪射肺凌心，阴盛格阳，阴证似阳。

仲景曰："发汗后，其人脐下悸者，欲作奔豚，茯苓桂枝甘草大枣汤主之。"（《伤寒论》65条）"伤寒，若吐，若下后，心下逆满，气上冲胸，起则头眩，脉沉紧，发汗则动经，身为振振摇者，茯苓桂枝白术甘草汤主之。"（《伤寒论》67条）"烧针令其汗，针处被寒，核起而赤者，必发奔豚。气从少腹上冲心者，灸其核上各一壮，与桂枝加桂汤，更加桂二两也。"（《伤寒论》117条）"少阴病，饮食入口则吐，心中愠愠欲吐，复不能吐。始得之，手足寒，脉弦迟者，此胸中实，不可下也，当吐之。若膈上有寒饮，干呕者，不可吐也，当温之，宜四逆汤。"（《伤寒论》324条）"腹中寒气，雷鸣切痛，胸胁逆满，呕吐，附子粳米汤主之。"（《金匮要略·腹满寒疝宿食病脉证治》）

孙思邈说："趺阳脉微弦，法当腹满不满者，必下部闭塞，大便难，两胠下疼痛，此虚寒，气从下向上，当以温药服之取瘥。"[1] **张景岳**说："《良方》温胃汤：治忧思结聚，脾肺气凝，元阳受损，大肠与胃气不平，胀满上冲，饮食不下，脉虚而紧满。"[2]

吴鞠通说："自利不渴者，属太阴，甚则哕，冲气逆，急救土败，附子粳米汤主之。"[3] "噤口痢，胃关不开，由于肾关不开者，肉苁蓉汤主之。"[3] **吴坤安**说："伤寒若吐若下后，心下逆满，气上冲胸，起则头眩，脉沉紧，复发汗动经，身为振振摇者，茯苓桂枝白术甘草汤主之。此亦阳虚饮蓄，而致头身振摇，即真武之轻者。（邵仙根评：尤在泾曰：此伤寒邪发饮发之症，逆发气冲，寒饮上搏于膈也，故令头眩。）"[4] **董废翁**曰："有手足逆冷（上过乎肘，下过乎膝），脉沉细而咳者，阴证也，四逆汤加五味子。"[5]

姚国美说："腹满而胀，遇寒则甚，食入反出，四肢厥逆，脉沉紧，此阴寒凝聚，久而不散，名曰寒胀，宜温胃汤以化阴霾。"[6]"咳嗽，背恶寒，四肢不温，甚则咳时伛偻，腰痛不可俯仰者，此皆肾阳不足，寒饮内凝，轻则与橘附汤，重则宜真武汤加干姜、细辛、五味子之类壮其元阳。"[6]

杨宗孟说："麻后喘，脾肾虚败，阳气下陷，除肺闭症状外，更现肢冷，腹胀便泄，小便清长，面色灰滞，舌白质淡不干，脉细促，治法温补脾肾之阳，附子理中汤或煨益智仁、白术、茯苓等以治下，用三拗汤开肺以治上。"[7]

吴镜明说："患者上半身热，下半身厥冷如冰，且冷汗淋漓不休，此乃阴寒下盛，其上真阳假热可知。盖上热之症，下必极寒，实属阴盛于内，阳虚不能通达于下故也。其食入即吐，亦并非火热灼胃之故，冷汗淋漓，乃阳虚外脱，而津液不固之征亦可当知。脉舌之征，亦属寒象。因此遂诊为'阴盛格阳'之症。治宜通阳救逆，方拟四逆汤加味，故方中用附之生阳，姜之温中，辛、桂、麻黄之温经暖脏，使阴阳调和，炙甘草以调和诸药之性。今热药凉服，足以顺其性而下行。经服1剂后，阳气通而下肢即温，汗止，食而不呕，脉亦起。再投服轻剂之通脉四逆汤，1剂而愈。后以香砂六君子汤数剂，以善其后。"[8]

编者按：阳气虚逆候，因脾肾胃阳虚，阴寒内犯，寒饮、饮热内盛，中阳不振，运化无力，而致阴邪内滞，浊阴上逆，为阳虚阴逆之证。如董廷瑶所云："阴盛于内，阳亡于外，正虚欲脱。"[9]俞长荣亦谓："肾阳虚衰，命火式微，气不归根，火不归位，乃上盛下虚，真寒假热之象。"[10]当以温壮脾胃阳气为主，佐以驱阴降浊之品。高玉麟说："庶冰熔土燠，中宫自无疼痛之虞。"[11]

引用文献

[1]孙思邈.中华医书集成·千金要方[M].北京：中医古籍出版社，1999：320.

[2]张介宾.张景岳医学全书[M].北京：中国中医药出版社，1999：1700.

[3]吴鞠通.温病条辨[M].福州：福建科学技术出版社，2010：102，139.

[4]吴坤安.伤寒指掌[M].上海：上海科学技术出版社，1959：卷二39.

[5]高鼓峰，董废翁.医宗己任编[M].上海：上海科学技术出版社，1959：189.

[6]姚国美.姚国美医学讲义合编[M].北京：人民卫生出版社，2009：217，244.

[7]杨宗孟.中医对麻疹并发肺炎的认识和治疗[J].中医杂志，1959.（11）：26.

[8]吴镜明.医案二则[J].新中医，1978，（1）：22.

[9]董廷瑶.小儿肺炎的辨证论治[J].上海中医药杂志，1964，（12）：34.

[10]俞长荣.俞长荣伤寒论研究与临床带教[M].北京：人民军医出版社，2009：113.

[11]何廉臣.重印全国名医验案类编[M].上海：上海科学技术出版社，1959：80.

十一、阳虚失纳候

阳虚失纳候，系中下焦阳气虚弱，无力收纳，以致冲气上逆之候。多见于久病，或病后体虚，或虚劳之人，或过投升散，阳虚及阴，冲气无依而冲逆于上。

诊断

病名：[中医]虚损，戴阳，呃逆，咳逆，关格，虚痰，哮喘，肾虚咳喘，虚寒肾喘。[西医]慢性支气管炎，慢性气管炎，支气管哮喘，肺气肿，肺源性心脏病，呼吸衰竭，心力衰竭，高血压性心脏病，心力衰竭，风湿性心脏病，急性心肌梗死。

证名：脾肾湿痰证，肺肾虚痰证，**脾肾虚痰证**，脾肾水饮证，**脾肾寒饮证**，肺肾寒饮证，**肺肾阳虚证**，**脾肾阳虚证**，**肝肾阳虚证**，肾胃阳虚证。

病位：脾肾，肾胃，肝肾，肺肾，脾肾，肝肺。

病因：阳虚，水饮，寒饮，湿痰，虚痰。

病机状态：虚逆。由阳气素虚或病后体弱，阳虚及阴，不能收纳，冲气无根而冲逆于上，虚阳亦随之浮越，而成上实下虚的急重之候。

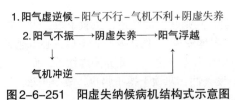

图2-6-251 阳虚失纳候病机结构式示意图

病形：虚逆；　　　**病层**：里；　　　**病态**：动；

病性：阴；　　　　**病质**：虚；　　　**病势**：深，重，急，危。

证象组合：阳虚+气逆+阴虚+阳浮

主症：【阳气不振】症象：①面黑形寒畏冷。②足寒而逆。③脐腹冷如冰。④肢懈无力。⑤呼吸气短。⑥心多恐怖。⑦痿厥。**舌象**：舌圆胖嫩。**脉象**：①脉迟软。②脉沉细。

　　　　【气机冲逆】症象：①脐旁动气。②浑身振动。③气从少腹上冲胸咽。④窒闷欲死。⑤咳痰咸有黑点。⑥呛咳，气喘，呃逆，食入即呕。

副症：【阴虚失养】症象：①足心热。②腰痛。③大便秘结。

宾症：【阳气浮越】症象：①颧赤足冷。②面赤戴阳。③口干唇干鼻塞。④饥不能食。**脉象**：①脉浮洪数大。②脉寸关大尺小。

临床以冲逆症象显见，但必须有阳虚阴弱之症象同具，方能确诊。

鉴别诊断

阳虚失纳候－阴虚失养+阳气不行+气机不利=阳气虚逆候

└──－阳气不振+阴液消涸=阴虚失纳候

图2-6-252　阳虚失纳候鉴别式示意图

阳虚失纳候为阳虚阴弱，不能收纳，而冲气上逆之候；阳气虚逆候则系阳虚阴盛，阴浊上逆之候；阴虚失纳候则系阴液枯竭，冲气不纳之证。

传变预测

阳虚失纳候－气机冲逆－阳气浮越+气虚不充+神气不振→阳损及阴候

└──+阳气脱绝+津液不固→阳气虚脱候

└──+阴液消涸+阴精脱绝+神气散脱→阴竭阳厥候

图2-6-253　阳虚失纳候传变式示意图

阳虚失纳候治疗得宜，冲逆得平，而阴阳不复，可转成阳损及阴候，而入损门；如有失误，或转为阳气虚脱候，或厥脱不救而致阴竭阳厥候。

辨证

定位　脾肾：脐腹冷如冰，肢懈无力，足寒而逆，面黑下利；肾胃：食入即呕，早食暮吐或暮食朝吐，大便秘结；肝肾：颧赤足冷，腰痛，气从少腹上冲而呃。

定性　水饮：脐旁动气，着枕就呛，呕咳，气从少腹上冲胸咽，窒闷欲死，气喘息短；阳虚：呃逆，从少腹上冲，浑身振动，或若断若续，喘喝不休，脉微细。

定量　①轻：脐旁动气，浑身振动，呕咳，肢懈无力，颧赤足冷，脉迟濡。②中：气从少腹上冲胸咽，窒闷欲死，呛咳，呼吸气短，足寒而逆，脉沉细。③重：呃逆，气冲，喘喝不休，面黑痿厥，脉寸关大尺小。

论治　宜温补、滋填，兼以重镇收纳，使冲气仍归于下，则冲逆自平。然古人谓元海无根，病机深重，若有失误，可立致厥脱。

1.随机立法：阳虚失纳候病机为阳虚阴弱，不能收纳冲气，以致冲逆于上，而成上盛下虚之候，其治则古人谓"实不可攻，姑治其虚，中不可燥，姑温其下""当治其下，勿清其上"，宜温补阳气，滋养真阴，兼以收纳、重镇，使上冲之气下降归原，则逆气自平。切不可妄行宣发、清降，必致阳气随冲气而浮脱，厥脱立至，不可为矣。

2.随位立法：病位总不离乎肾，故古人谓"当治其下""姑温其下"，即以温补肾之阴阳为主，兼脾则兼温补中焦阳气，兼胃宜佐降胃气，兼肝宜温肝降肝。

3.随因立法：病因总属阳虚，然病势至此，阳虚渐及于阴，古人谓用阴中阳药，阴阳两补，然当以温补阳气为主，尤其兼水饮的患者，更忌杂投阴柔滋腻之品，当用温燥助阳，略佐和阴之品即可。

4.随症立法：气喘常用补骨脂、胡桃、五味子、冬虫夏草、蛤蚧尾之类以收固肾气；呃逆常用丁香、胡桃、沉香以降逆气；腹中动气，常用桂枝、茯苓、甘草、肉桂、大枣以制冲逆。

方证：加味八味饮证、加味理阴煎证、加味都气丸证、《金匮》肾气丸证、黑锡丹证、旋覆代赭汤证、自拟扶阳汤证、紫参汤证、人传方证、补肺汤合都气丸加减证、纳气丸证、鹿茸丸证、归附汤证。

考证：阳虚失纳候，阴中阳虚而不受纳者，通称：肾不纳气，肾虚不纳，气不归原，肾气上冲，肾虚咳喘，阳虚饮泛，水泛为痰，格阳呃逆，上实下虚，上盛下虚，戴阳，格阳，虚阳浮越，虚阳上逆，阳气暴脱。

吴坤安说："凡呃逆起自下焦，浑身振动者，乃属下焦虚寒，阳气竭而呃也，宜理阴煎加丁香、五味、胡桃肉以纳之，或都气饮加熟附、胡桃、丁香以纳之。不已则死。（邵仙根评：呃逆自下焦而来，肝肾大虚，气不摄纳，由丹田而冲逆，故浑身振动。此元海无根，虚脱之候，宜摄纳下焦肝肾治之。）"[1]"若高年命门火衰，虚阳上逆而呃者，必面赤戴阳，足冷下利，六脉微弱，宜熟附都气饮加人参、丁香、胡桃肉、紫石英之类，纳以镇之。（以上三症五味须重用）"[1]"如年高脾肾阳虚，气不收纳，痰饮上泛，以致呕咳，或着枕就呛，乃痰饮伏于下焦肾络之中，至阴之界。阳气衰微，则形寒畏冷；下气上逆，则着枕就呛。治法当以温药和之，宜桂苓术甘汤以和脾，都气饮加熟附、胡桃以治肾。"[1]

俞根初说："凉燥犯肺者……深则多脾湿肾燥，肢懈无力，周身疼重，咳痰咸而稀黏，气喘息短，颧红足冷，脚心反热，甚则痿厥，后则便泄，泄而后重，前则精滑，溺后余沥，妇女则带多腰酸。舌圆胖嫩，上罩一层黏苔，边滑根燥……较肺燥脾湿，病尤深而难疗，必须润燥合宜，始克有济。但须辨其阳虚多湿，湿伤肾气而燥者，阴凝则燥也，治宜温润，每用《金匮》肾气汤加减，温化肾气以流湿润燥，肾气化则阴凝自解，终与黑地黄丸脾肾双补以善后。"[2]**何廉臣**说："若平时气弱，呼吸不调，呼气短者，酌用苓桂术甘汤，吸气短者，酌用《金匮》肾气丸，则分补中、纳下以治之。"[2]"若因根本素亏，肾虚气逆，阴火上冲而喘者，此不过一二日之间，势必危笃，但有精伤气脱之分，填精以浓厚之剂，必兼镇摄，《济生》肾气汤加铁落、沉香。"[2]

高鼓峰说："如年高筋骨作痛，气喘有痰，腰痛，用熟地、山药、当归、白芍、杜仲、枸杞、黄芪、酸枣仁、麦冬、五味、甘草；喘甚去黄芪。"[3]**董废翁**说："又有其气自脐下直冲于咽嗌间呃逆者，此阴症也，其病不在胃也，用加味附子汤急温其下，真阳一回，火降呃逆自止。"[3]**王雨三**说："呼吸不利，故气急……五、肾虚。下元虚极，气不归元，脉尺虚者，轻则用附桂八味汤加磁石、青铅，甚则加二味黑锡丹并服。"[4]

姚国美说："久病呃逆，若断若续，尺脉微细，此元阳虚脱之象，急与黑锡丹以镇摄之。迟则元气耗散，喘汗不休，神色骤变，主不治。"[5]**程门雪**说："我曾借用外科'阳和汤'法治一儿童色㿠体弱，阳虚哮症数年，亦获良好效果，可见活法的运用。借用方意，用熟地、麻黄、鹿角霜、甘草、白芥子，再加紫菀、冬花、白前、苏子、杏仁等也有效果。"[6]

方仁渊说："实喘治肺，须兼治胃；虚喘治肾，兼宜治肺。如肾气丸、黑锡丹治肾，人参蛤蚧汤治肺，人参胡桃汤肺肾兼治也。大抵痰多，脉空弦者，以肾为主；痰少，脉虚不甚大者，以肺为主；痰稀多沫者宜温纳；痰少色黄厚者宜平降。一则肾阳虚，一则肾阴虚，而肺有火也。夫熟地最能消虚痰，以其能填补肾气，而化无形之痰也，勿嫌腻膈而畏之。"[7]

沈仲圭说："孟河丁氏治肺肾两虚，气不摄纳，而成喘咳，用党参、都气丸、胡桃肉、补骨脂、牡蛎补肺肾之虚，仍佐半夏、橘红、茯苓、杏仁、苏子、旋覆花、川贝母、枇杷叶、干姜、五味子降气化痰，这样，既不壅气，亦不伤正，配合得当，每多良效；若喘而无痰，病属大虚者，亦可纯用补法，如方仁渊氏所举的肾气丸、人参蛤蚧汤、人参胡桃汤等。他说：'熟地最能消虚痰。'即张景岳的贞元饮，乃滋填肾阴，甘以缓急之法，凡微劳饥饿即喘，脉微弱无力者，用之甚效。"[8]

编者按：阳虚失纳候，因肾阴中阳虚，肾阳挟肾水上泛，或寒饮内停，甚者阳虚不复，损及肾阴，肾阴不足以配阳，致虚阳浮越，肾气失纳而冲逆于肺，致肺失失降，其标在肺，其本在肾，上实下虚，故其治则当以滋养肾阴，摄纳肾阳，即补肾纳气为主，以补其下虚，使肾气归根，而固其本，兼以益肺气，敛肺液，肺肾同治，更佐化痰降气，除其上实，而治其标，标本兼顾，上下虚实同治。**王忠民等**说："补益肾元，阳气有根，佐以敛收，散乱之气可固。既治肾虚之本，又除危脱之标。"[9]

引用文献

［1］吴坤安. 伤寒指掌［M］. 上海：上海科学技术出版社，1959：卷三84，卷四68.

［2］俞根初等. 重订通俗伤寒论［M］. 上海：上海科学技术出版社，1959：259，260，343.

［3］高鼓峰，董废翁. 医宗己任编［M］. 上海：上海科学技术出版社，1959：70，171.

［4］王雨三. 治病法轨［M］. 北京：学苑出版社，2015：146.

［5］姚国美. 姚国美医学讲义合编［M］. 北京：人民卫生出版社，2009：239.

［6］程门雪. 漫谈咳、喘、哮、痰饮的症治［J］. 中医杂志，1982，（2）：13.

［7］王旭高. 王旭高医案［M］. 上海：上海科学技术出版社，1965：221.

［8］沈仲圭. 临诊笔记［J］. 上海中医药杂志，1964，（7）：24.

［9］王忠民，刘茜.儿科重症运用补肾敛涩法的经验［J］.贵阳中医学院学报，1989，（2）：36.

十二、阳虚失固候

阳虚失固候，系阳气虚弱，不足以固摄津液与阴精之候，为阳虚滑脱之证，多见于久病或大病之后，或虚损劳伤，阳气亏损，以津液不固为轻，阴精不固为重。

诊断

病名：[中医]飧泄，五更泄，鹜溏，经行便泄，滑泄，久泻，久痢，多唾，鼻衄，多涕，下消，遗尿，小便不禁，膏淋，白浊，白带，漏乳，滑胎，遗精，早泄。[西医]慢性腹泻，慢性结肠炎，胃肠功能紊乱，吸收不良综合征，小儿消化不良，乳糜尿，糖尿病，围绝经期综合征，流产，过敏性鼻炎，口腔溃疡。

证名：脾胃虚寒证，脾肾虚寒证，脾胃湿热证，肝脾湿热证，肺脾阳虚证，肺肾阳虚证，脾胃阳虚证，**胃肠阳虚证，脾肾阳虚证，肝肾阳虚证**。

病位：脾胃，胃肠，脾肾，肝肾，肺肾。

病因：阳虚，虚寒，湿热。

病机状态：虚滑。由大病或久病之后，或虚损劳伤之人，阳气亏损，无力收固津液，以致津液滑脱，甚则阴精亦滑脱，而成虚寒滑脱之证。

1.津气失固候－气机下陷＋阳气不振＋阴精不固

2.阳气不振←——气虚不充——→阴精不固

↓

津液不固

图2-6-254　阳虚失固候病机结构式示意图

病形：虚滑；　　　病层：里；　　　病态：动；

病性：阴；　　　病质：虚；　　　病势：深，重，缓中急。

证象组合：阳虚＋气虚＋津滑＋精滑

主症：【阳气不振】症象：①肠鸣腹冷。②肢体厥冷。③面黑体瘦。④面色淡白。⑤脚腰乏力。⑥动则汗出。⑦喜向里卧。⑧似寐非寐。舌象：舌色少荣。脉象：①脉濡小。②脉微细。③脉沉伏。

　　　【津液不固】症象：①喜唾流涎。②涕如涌泉。③吐痰如涌。④鸭溏。⑤尿频，遗尿，遗溺不禁。⑥饮一溲二。⑦下利稀水或完谷。⑧大泻如竹筒直下不止。⑨久痢滑脱。

副症：【气虚失充】症象：①声颤无力。②独语如见鬼。③泻时欠而呕。④呕而晕。⑤精神萎靡。⑥盗汗。

宾症：【阴精不固】症象：尿如胶脂。

临床以津液或阴精不固为显见症象，但必须有阳气虚象同见，方为虚寒滑脱之候。

鉴别诊断

阳虚失固候－阳气不振－阴精不固＋气机下陷＋神气不振＝**津气不固候**

　　　　　└──＋津液消灼＋神气不振＝**气液不固候**

　　　　　└──－津液不固＋阴虚失养＝**气阴不固候**

　└──－气虚失充＋阴虚失养＋阴液消涸＝**阴虚失固候**

图2-6-255　阳虚失固候鉴别式示意图

阳虚失固候为阳气不足以固摄津液或阴精之候；而津气不固候、气液不固候则为气虚不能固摄津液之证；气阴不固候为气阴两虚，不足以固摄阴精之证；阴虚失固候则系阴中阳虚，不能固摄津液与阴精之候。

传变预测

阳虚失固候－气虚失充＋阴虚失养＋阴液消涸→**阴虚失固候**

　└──＋阴虚失养＋神气不振→**阳损及阴候**

图2-6-256　阳虚失固候传变式示意图

阳虚失固候从缓调治，可渐康复，如因循失治，阴虚及阳，可转为阴虚失固候，纵津液、阴精得固，亦易坠入损门而成阳损及阴候而难起。

辨证

定位：脾胃：肠鸣腹冷，喜唾流涎，或下如鱼脑，或胶胨，滑脱不禁，或下如鸭溏；胃肠：下利稀水，大泻如竹筒直下不止，下利完谷，直漏直泄，脱肛，久痢；脾肾：肠鸣辘辘，直倾无度，五更泄泻，大便常溏，或吐痰如涌；肝肾：涩如清水，或涕如涌泉，饮一溲一，或如胶脂，或尿频，遗尿，尿后遗溺不禁。

定性：阳虚：面色淡白，大便常溏，久泻而不已，不思饮食，食不消化，腹痛，肢体厥冷，尺脉沉迟，按之无力；虚寒：面黑体瘦，肠鸣腹冷，肢体厥冷。

定量：①轻：便溏，鸭溏，涩如清水，涕如涌泉，尿频，遗溺不禁，肢体厥冷，面黑体瘦。②中：下利稀水，或完谷，吐痰如涌，遗尿，腹冷，面色淡白。③重：倾泻无度，直下不止，久痢滑脱，饮一溲一，体厥，精神萎靡。

论治：以温补阳气为主，兼用收敛固涩之品，然病势已深，唯从缓调治，方可收效。

1.随机立法：阳虚失固候病机为阳气虚弱，不足以固摄津液与阴精，以致滑脱不禁，故其治则当以温补阳气为主，使提挈有力，更兼收敛固涩之品，以治其标，标本同治，然病机已深，当从缓调治。

2.随位立法：总关脾肾，尤以肾主五液与阴精，故宜温补脾肾阳气，使脾气从上升以挈提之，肾阳从下以固摄之，在肠兼以涩肠。

3.随因立法：总以阳虚为主，治法亦当以温补阳气为先，虚寒者佐以辛甘温热之品以驱阴寒；挟湿热者可略佐燥湿清热之品。

4.随症立法：泻痢总宜温补脾阳，如西党参、炒白术、肉豆蔻、炒怀山药、干姜、芡实之类；精浊总宜温补肾阳，如补骨脂、益智仁、菟丝子、覆盆子、巴戟天、胡桃之类；涩肠仍须赤石脂、禹余粮、罂粟壳、石榴皮、乌梅之类。

方证：理中汤加味证、止脱救痢汤证、补火生土法证、四神丸证、理诃散证、桃花汤证、胃关煎证、助老丹证、真人养脏汤证、固下人参煎证、五神汤证、赤石脂汤证、参芪三仙汤证、固脱汤证、缩泉丸证。

考证：阳虚失固候，气虚失充而至津液、阴精不固者，通称：阳虚滑脱，虚寒滑脱，摄纳无权，阳明不阖，关闸不藏，肾失封藏，肾虚不固，带脉失固，冲任不固。

仲景曰："少阴病，下利便脓血者，桃花汤主之。"（《伤寒论》306条）"少阴病，二三日至四五日腹痛，小便不利，下利不止，便脓血者，桃花汤主之。"（《伤寒论》307条）**朱丹溪**说："下痢不治之症，下如鱼脑者，半死半生；下如尘腐色者，死；下纯血者，死；下如屋漏水者，死；下如竹筒注者，不治。"[1]**陈士铎**说："人有肠胃之间，沥沥有声，饮水更甚，吐痰如涌，人以为痰饮之病，谁知是胃气之虚乎……补胃土必须补心包之火耳。方用散痰汤。"[2]"人有少气身重，日吐清水、清痰，人以为水在脾也，谁知是脾气之寒乎……方用燥土汤。"[2]

俞根初说："病后喜唾，久不了了，中土阳虚，胃中有寒，不能收摄津液，而冷涎上泛也，宜理中丸加益智仁温纳之……若其稠饮自下焦漾漾而起，溢出口中者，此肾气不纳，浊阴上泛也，宜都气饮加胡桃肉、补骨脂以纳之，或少加淡附片以收之，或佐白术以制之。"[3]**何秀山**说："若久痢寒滑脱肛，宜诃子皮散：诃子、粟壳、炮姜、橘红。一法以磁石末，食前米饮下，外以铁锈汤洗肛门。"[3]**张三锡**说："诸痢坏证，久下脓血，或如死猪肝色，或五色杂下，俗称刮肠痢，乃脏腑俱虚，脾气下脱，再投痢药则误矣。宜用真人养脏汤。"[3]

林珮琴说："睡中自遗，多属下元虚冷，宜螵蛸丸。然遗失不知，必交通心肾，寇氏桑螵蛸散。小儿自遗多属热，沈氏闭泉丸。间或因寒，闭泉丸去栀子，加山萸、补骨脂……老人不禁，多虚寒，大菟丝子丸加减……戴氏云：老人溺多者，由下元虚寒、肾不摄水，以致渗泄，宜八味丸、生料鹿茸丸。"[4]**李梃**说："气虚色白，如鼻涕冻胶，四君子汤、理中汤，俱补中益气加木香、肉桂、厚朴、茯苓，散风邪，分水道，开胃脘……气分，真人养脏汤、大断下丸、灵砂苍榆汤。"[5]**费伯雄**说："肾咳不已，则膀胱受之。膀胱咳状，咳而遗溺。膀胱为津液之腑，咳则气不能禁而遗溺也。加味茯菟汤主之。"[6]

雷少逸说："《经》曰：肾脉小甚为洞泄。盖肾为胃关，因肾虚失闭藏之职，伏邪乘虚而深陷也，宜乎补火生土法加煨葛、荷叶治之。总之脾虚以补中为先，肾虚以固下为亟，风胜佐之疏透，湿胜佐之渗利，临证之顷，神而明之，则旋踵之祸，庶几免焉。"[7]**王雨三**曰："吐涎……如尺脉虚微者，是肾虚水泛也，用附桂八味汤加磁石、牛膝。"[8]"失音……如脉浮虚或微细者，是肺虚证也，宜黄芪建中汤。"[8]"淫欲过度，玉关不闭，败精流出，脉虚弱者，用人参养荣汤吞附桂八味丸……真火素虚，强力行房，致真火随精而泄尽，精关开而不阖，浊精封于溺孔之口，脉迟涩者，用附桂八味丸。"[8]

秦伯未说："命门火衰，不能温脾化湿，因而引起腹泻，称为'肾泄'，主证为黎明时肠鸣作痛泻下稀水，泻后即安，故亦称'五更泻''鸡鸣泻'，常伴下肢畏寒，腹部不耐寒冷，脉象沉细无力。治宜温肾厚肠，用四神丸加味，处方如肉果……炮姜。凡虚证腹泻，久泻不止，均可结合固涩法，如诃子……禹余粮等。"[9]**蔡纯臣**说："肾虚型：白带清稀，淋漓不止，腰膝酸痛，头晕耳鸣，精力疲乏……如肾阳虚兼肢冷，溺清长，大便溏泄，舌苔淡白，脉沉迟，或尺细弱，多与产育过多，肾气亏损有关。若肾阳虚者，宜温补元阳，益肾止带，自拟暖肾固真丸。"[10]

编者按：阳虚失固候，因久病或过投清利克削之品，寒邪郁滞，损伤脾肺胃肠阳气，无力固摄，以致津液、阴精滑泄难禁。当以温补肝肾阳气为主，兼用收涩固纳之品，以兼顾其标本。**姚国美**说："病有大便常溏，或五更泄泻、久而不已者……一因肾脏阳虚，不能健闭，法宜温固下元，四神丸主之。"[11]

引用文献

［1］朱震亨.丹溪心法［M］.北京：中国书店，1986：59.

［2］柳长华.陈士铎医学全书［M］.北京：中国中医药出版社，1999：910，912.

［3］俞根初等.重订通俗伤寒论［M］.上海：上海科学技术出版社，1959：391，390，470.

［4］林珮琴.类证治裁［M］.北京：中国中医药出版社，1997：486.

［5］李梴.医学入门［M］.天津：天津科学技术出版社，1999：852.

［6］张元凯，时雨苍，杨伯棠，等.孟河四家医集［M］.南京：江苏科学技术出版社，1985：52.

［7］雷丰.时病论［M］.北京：人民卫生出版社，1964：35.

［8］王雨三.治病法轨［M］.北京：学苑出版社，2015：145，146，172.

［9］秦伯未.秦伯未医学名著全书［M］.北京：中医古籍出版社，2003：88.

［10］蔡纯臣.谈谈中医治疗带下及过敏性鼻炎的经验［J］.新中医，1981，（6）：12.

［11］姚国美.姚国美医学讲义合编［M］.北京：人民卫生出版社，2009：187.

十三、阳虚失摄候

阳虚失摄候，为阳气不足，虚寒内起，以致血络不固，络血外溢不止之候，亦虚寒滑脱证之例，多见于虚损劳伤之人，或失血后，反复投用寒凉，损伤阳气，致阳气虚弱，不能固摄所致。

诊断

病名：［中医］胃痛，失血，衄血，咯血，吐血，尿血，便血，痔血，月经先期，月经后期，月经过多，血崩，漏血，经漏，小产。［西医］上消化道出血，十二指肠球部溃疡，失血性休克，风湿性心脏病，二尖瓣关闭不全，二尖瓣狭窄，心脏扩大，心力衰竭，高血压，血小板减少性紫癜，再生障碍性贫血，先兆流产，功能失调性子宫出血。

证名：脾胃虚寒证，肝脾虚寒证，脾肾虚寒证，肝肾虚寒证，**脾胃寒湿证，**肝脾湿热证，肺脾阳虚证，心肺阳虚证，胃肠阳虚证，心脾阳虚证，**肝脾阳虚证，**阳虚失血证，脾肾阳虚证，肾胃阳虚证，**肝脾血虚证。**

病位：脾胃，肝脾，脾肾，肺脾，心脾，心肺，肝肾，胃肠。

病因：阳虚，血虚，虚寒，阴寒，寒湿，湿热。

病机状态：虚滑。由虚损劳伤，阳气亏损，或失血反复，过投寒凉，损伤阳气，寒从内生，阳气虚则不能固摄血络，血寒则不能归经，以致血络不固，络血外溢，阳气亦随血外越，而成失血危急重证。

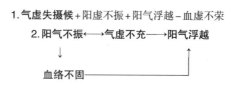

图2-6-257　阳虚失摄候病机结构式示意图

病形：虚滑；　　　**病层：**里；　　　**病态：**动；

病性：阴；　　　　**病质：**虚；　　　**病势：**深，重，急，危。

证象组合：阳虚＋气虚＋血滑＋阳浮

主症：【阳气不振】症象：①面色萎黄淡暗。②痿弱不振。③四肢麻痹。④便溏，腹痛。⑤肢冷，怯寒。**舌象：**舌淡白。**脉象：**脉细，弱，涩，沉，迟。

【血络不固】症象：①吐血不止，吐血成块紫黑。②便血，尿血，痔血。③粪前下血，散而紫暗。④血色淡红。⑤血色黑暗如稀豆汁。

副症：【气虚失充】症象：①食少。②头晕心慌。③面黄少神。④气短自汗。⑤肠鸣鼓动。⑥便溏。**脉象：**脉右虚弱细小。

宾症：【阳气浮越】症象：①肢冷畏热。②欲饮不能饮。③语言或蒙或清。脉象：脉虚数芤大。

临床以反复出血不止为主要见象，但必须有阳气虚象同见，方为本候。古人以进寒凉血不止，或出血更甚为诊断依据，现当以查病史为妥，不可轻试投凉验证。

鉴别诊断

阳虚失摄候−阳气不振−阳气浮越+血虚失荣+神气不振=**气虚失摄候**
　　　　　└──+阴虚失养+阴液消涸=**气阴不摄候**
　　　　　└──−气虚失充+阴虚失养+阴液消涸=**阴虚失摄候**

图2-6-258　阳虚失摄候鉴别式示意图

阳虚失摄候为阳虚不能固血之证；气虚失摄候则为单纯气虚而阳未伤；气阴不摄候为气阴两虚，不能摄血之证；阴虚失摄候则系阴虚阳浮，扰动血络之证。后三者均未损及阳气。

传变预测

阳虚失摄候−阳气不振−阳气浮越+血虚失荣+神气不振→**气虚失摄候**
　　　　├──−阳气浮越+血虚失荣+神气不振−血络不固→**阳气虚损候**
　　　　└──+阳气脱绝→**阳气虚脱候**

图2-6-259　阳虚失摄候传变式示意图

阳虚失摄候，如阳回而气未复，血尚不固，可转为气虚失摄候；或血止而阳气未复，遗留血虚，即入转阳气虚损候；如一误再误，阳气不支，每可转至阳气虚脱候。

辨证

定位： 脾胃：吐血成块紫黑，下血紫暗；胃肠：吐、便血，先便后血；肝脾：肢厥，腹痛，少腹痛，便血；脾肾：便血，尿血，面黄少神，四肢清冷；肝肾：腰脚痿弱，便血，尿血。

定性： 阴寒：血色紫暗，紫黑成块或稀淡；虚寒：面色淡暗，自汗肢厥，或腹痛，舌淡，脉迟细涩；寒湿：血色散而紫暗或淡红，或黑暗如稀豆汁。

定量： ①轻：血色紫暗，面色淡黄，脉右虚弱细小。②中：血色稀淡，面色萎黄，脉沉迟细弱涩。③重：紫黑成块，面色淡暗，脉虚数芤大。

论治： 切不可见血投凉，当以温补阳气为主，阳气固摄，则血自归经，不止血而血自止，若一误再误，阳气随血外溢，每致厥脱之变。

1.随机立法： 阳虚失摄候，其病机为阳气不足，寒从虚起，阳气虚弱，不能固摄血络，寒入于血，则血不循经，以致血络不固，络血滑脱，故切不可见血投凉，逼其虚阳外越，则有厥脱之变，宜温补阳气，尤当以补气为主，阳气回复，则能固摄血络，虚寒自解，而血亦循经矣。

2.随位立法： 阳虚以致血滑，治在脾、肝、肾，尤以温补脾阳脾气为主，脾之阳气充足，则能统血归经；温补肝血，使血有所藏而归经；病势深重者，则当温助肾阳以摄纳之，不仅血络得固，浮阳亦归原位，可免厥脱之虞。

3.随因立法： 病因虚寒，当温补阳气，兼以养血，起虚除寒；因于阴寒，则当辛热以驱阴寒；因于寒湿，则当用辛热苦燥之品，以祛寒燥湿。

4.随症立法： 失血日久，阴血必伤，故亦常参以养血补血之品如当归、熟地、阿胶、白芍之类，以和血止血；久病将坠损门者，常参用血肉有情之品如鹿胶、鹿茸、紫河车之类以温养之。

方证： 加味理中汤证、黄土汤证、固元汤证、黑地黄丸证、当归四逆汤证、肉苁蓉汤证、术附姜苓汤证、温阳益气汤证、参芪桂附汤证、附子理中汤加味证、加味参附龙牡汤证、固冲止血汤证、十灰温宫汤证、温阳摄血汤证、断红丸证。

考证： 阳虚失摄候，阳气虚弱不能固摄者，通称：下厥上竭，格阳失血，阳虚失血，阳气虚弱，摄血无权，虚寒失血，脱血亡阳，阳虚滑脱，虚劳亡血，冲任不固。

仲景曰："吐血不止者，柏叶汤主之。""下血，先便后血，此远血也，黄土汤主之。"（《金匮要略·惊悸吐血下血胸满瘀血病脉证治》）"少阴病，但厥无汗，而强发之，必动其血，未知从何道出，或从口鼻，或从目出者，是名下厥上竭，为难治。"（《伤寒论》294条）

吴鞠通说："先便后血，小肠寒湿，黄土汤主之。"[1]

何廉臣说:"若粪前下血,散而紫黯,或血色淡红,胃弱便溏,素无痔漏证者,此为小肠寒湿下血。治以温补敛肠为主,加减黄土汤……继用加味石脂禹粮汤……填窍补络以善后。"[2]"赤痢……血色紫黯,屡服凉药,而血愈多者,寒湿也,宜理中汤加芎、归、木香。或如猪肝,如苋菜汁者,皆寒也,非炮姜不治。若血色稀淡,或如玛瑙色者,为阳虚不能制阴而下,非温理其气,则血不清也。"[2]何幼廉说:"唯杨仁斋谓失血一证,有阳虚阴必走者,百中常见三四,故舒驰远于虚损失血,极斥滋阴之谬,陈修园亦主此说,皆属此等因证。治以陕西丁雁峰先生秘传血证二方……其次鼓峰固元汤加五味……亦治阳虚阴走之失血。其因多属内伤情志,饥饱失时,脾胃先病,必见恶心神倦,自汗肢厥等症,故用参、芪为君,固其元气,气固则血循经络,不止血而血自止。但阴走血必虚,臣以归、芍、甘草补血养胃。僧柔慎云:凡欲止吐血,必须炒黑干姜、五味子二物。"[2]

王旭高治脾虚不能摄血,便后见红;脾虚不能化湿,腹膨足肿。病根日久,肾阴亦伤,肾司二便,故小便不利,法以温摄双调[3]。又治肠痔脱肛便血,其根已久,有时举发。脉细数,营阴大伤;面黄少神,脾气大困,腹内鸣响,脾气大困;腹内鸣响,脾阳不运。苦寒止血药恐少效碍脾,拟东垣黑地黄丸法[3]。

谢映庐治大便下血半载,以平素嗜酒,利湿清热止血,补中、胃风、四神之属,投亦罔效。诊脉小弦,大便或溏或泄,不及至圊,每多自遗,其血清淡,间有鲜色,更有奇者,腹中无痛,但觉愊愊有声鼓动,因悟此必虚风内扰,因与玉屏风,重防风,加白术、葛根、荷叶,叠投多剂,其症一日或减,越日复增,轻重无常。《经》有虚风邪害空窍之语,盖风居肠间,尽是空窍之地,非补填窍隧,旧风虽出,新风复入,无所底止,故暂退而复进。乃从《金匮》侯氏黑散,祛风堵截之义,悟出治法,填塞空窍,将原方加入龙骨、石脂,兼吞景岳玉关丸。不数日,果获全瘳[4]。

王雨三曰:"大便下血,其类甚多,有风寒气虚瘀血等症……血逢寒则凝结不行,积于脾胃之内,得孔而出,其色紫而成块。脉象迟细,舌白,用补血汤加炮姜、韭菜汁。"[5]

蒲辅周说:"由产后流血过多过久,气血两虚,兼之损伤冲任,八脉无力统驭,升降失和,营卫不偕,气无能以帅血,血不足以固气,已成危候。"[6]邹云翔云:"自汗乃阳虚为主,已阳伤及阴,咳由脾弱,土不生金所致,出血亦由气虚不能摄血所致。"[7]萧熙说:"面色苍白,唇甲无华,神疲肢倦,萎靡不振,饮食不思,心悸,失眠,眩晕,夜晚口干,大便黯黑如柏油……舌淡苔白燥,脉弦大无力,乃气虚血失统摄之征,便血而胃痛不甚,乃邪少虚多之候。拟益气补血,养血止血为法,方以参芪四物汤加减。"[8]

编者按:阳虚失摄候,因平素体质虚寒或屡服寒凉,致脾胃阳气不振,寒从内起,脾阳不能统血,以致阴血走散,不得归经;血逢寒则凝,积聚于胃肠之内,脾胃不能运输其血,而成阳虚不能制阴,致血滑失固。当以温补肝脾阳气为主,以助其统藏之职,兼以养阴潜阳,以摄其浮阳,略佐止涩之品,以固其血络。

引用文献

[1]吴鞠通.温病条辨[M].福州:福建科学技术出版社,2010:123.

[2]俞根初等.重订通俗伤寒论[M].上海:上海科学技术出版社,1959:329,331,391.

[3]柳宝诒等.增评柳选四家医案[M].南京:江苏科学技术出版社,1983:318,320.

[4]谢映庐.谢映庐医案[M].上海:上海科学技术出版社,1962:31.

[5]王雨三.治病法轨[M].北京:学苑出版社,2015:174.

[6]中国中医研究院.蒲辅周医案[M].北京:人民卫生出版社,1972:117.

[7]邹云翔.邹云翔医案选[M].南京:江苏科学技术出版社,1981:187.

[8]萧熙.胃出血治案[J].新中医,1978,(2):18.

十四、阳气虚损候

阳气虚损候,系阳气亏损,损及血分之候,为损证较重之证。或由阳气亏损不能生血,久则损及于血,或由气血亏损,渐耗及阳气,均可致阳、气、血俱损之候。

诊断

病名:[中医]阳损,劳伤,虚劳,阳虚发热,慢惊风,阴斑,喘咳,失语,痿躄,虚痹,血痹,历节,五软,月经不调,闭经,不孕,滑胎,阳痿。[西医]慢性气管炎,肺气肿,肺结核,重症肌无力,进行性假肥大性肌营养不良,多发性末梢神经炎,坐骨神经痛,类风湿关节炎,股骨头坏死,脑挫裂伤,枕骨骨折,先天性脑积水,麻疹后脑炎,不明原因发热,成人斯蒂尔病,再生障碍性贫血,席汉综合征,珠蛋白生成障碍性贫血,肾盂肾炎,慢性肾炎,肾病综合征,慢性肾衰竭,糖尿病,慢性细菌性痢疾,垂体前叶功能减退症,不孕症,习惯性流产。

证名： **肝肾虚风证**，肺肾阳虚证，**脾肾阳虚证，肝肾阳虚证，**心肾阳虚证。

病位： 肺肾，脾肾，心肾，肝肾。

病因： 阳虚，虚风。

病机状态： 虚损。由久病大病或素体阳虚，虚久不复，损及血分，或气血虚弱不复，损及阳气，渐成阳气虚损之候。

1.气血失养候+阳气不振

2.阳气不振——→血虚不荣——→经脉不荣

气虚不充——→神气不振——→络脉不荣

图2-6-260 阳气虚损候病机结构式示意图

病形： 虚损；　　　**病层：** 里；　　　**病态：** 静；

病性： 阴；　　　**病质：** 虚；　　　**病势：** 深，重，缓。

证象组合： 阳虚+气虚+血虚+神虚+经络

主症： 【阳气不振】**症象：** ①肢体倦怠。②面白、青白肤冷。③神色惨淡。④四肢不温。**舌象：** 舌淡暗。**脉象：** 脉沉微细迟。

　　　　　【气虚失充】**症象：** ①昏眩欲绝。②自汗盗汗。**脉象：** 脉浮洪。

副症： 【血虚失荣】**症象：** ①皮肤青紫成团。②斑纹现于胸背手足点稀色淡。③面色萎黄。④朝寒暮热。

　　　　　【神气不振】**症象：** ①神志昏沉。②心悸。

宾症： 【经脉不荣】**症象：** ①颈痛腰酸腿软，腰痛，腰尻酸痛，腰胯脊髀酸痛，小腿发胀。②双下肢无力，走路有时摔跤。③下肢痿躄，不能站立，肌肤麻木不仁，针刺无痛感，髋膝踝关节能动不能用，腿肌对称性疲软。④颈项强直，四肢瘫软。

　　　　　【络脉不荣】**症象：** ①肌肉跳动。②吞咽困难，发音不利，进食易呛，饮水有时易从鼻腔喷出。③不语。

临床以诸虚象显现为临床依据，然有时以经络症象或阴斑等症象显明，则必须有诸症象同见，方可确诊。

鉴别诊断

阳气虚损候–阳虚不振=气血失养候

└── –血虚失养+阴虚失养=阳损及阴候

图2-6-261 阳气虚损候鉴别式示意图

阳气虚损候为阳、气、血俱虚之损证；气血失养候则为气血两虚之候；阳损及阴候则为阳、气、阴虚之损证。

传变预测

阳气虚损候–阳虚不振→气血失养候

└── –血虚失养+阴虚失养→阳损及阴候

图2-6-262 阳气虚损候传变式示意图

阳气虚损候若经调治，阳气渐复而气血仍虚，可转为气血失养候；如调治失宜，阴气渐伤，则可转深为阳损及阴候。

辨证

定位： 肺肾：咳喘为主；脾肾：面色萎黄，自汗盗汗，经络症象为多；心肾：皮肤青紫成团，斑纹点稀色淡；肝肾：神色惨淡，面白、青白肤冷，四肢不温。

定性： 阳虚：面白带晦，眼圈黧黑，双目无神，嗜睡，怕冷畏寒，四肢厥冷，小便清长，大便溏薄；气虚：面色憔悴虚浮，神疲乏力，短气懒言，语声低沉，口淡，食少；血虚：人形消瘦，面色苍白而灰黯，面色萎黄，唇淡，心悸，月经后期，色淡水样，闭经，时有低热。

定量： ①轻：面色萎黄，肢体倦怠，自汗盗汗。②中：面白肤冷，神色惨淡，朝寒暮热。③重：面色青白，神志昏沉，昏眩欲绝。

论治： 当以温补阳气为主，兼以养血，以其能受温补，故康复较易。然亦不可过用辛燥，恐更耗阴液，转成阳损及阴之候，则难以措手。

1.**随机立法**：阳气虚损候，其病机为阳气亏损，渐及血分，系阳、气、血俱损之证，故其治则当以温补阳气为主，兼以养血，以阳气足则能生血。故古人谓虚损能受温补者，康复较易。

2.**随位立法**：阳气虚损，以温补脾肾阳气为主，二者分别为先、后天之本，浅则以温补脾气为主，深则温补肾元。

3.**随因立法**：阳气虚损，全在于阳气，总当以温补阳气为主，尤以温补肺脾之气为先，益气可以生血，亦能助阳，故宜大补元气，参以温壮脾肾之阳，佐以生血养血。

4.**随症立法**：腰足经络见症，以温养肾阳为主，如仙茅、淫羊藿、狗脊、巴戟天、鹿角胶、紫河车、附子、肉桂之类。

方证：十全大补汤证、二仙十全汤证、参归鹿茸汤证、参茸养荣汤、归芪建中汤证、十四味建中汤证、大建中汤证、固本固真汤、复亨丹证、温肾助阳汤证、温肾汤证、兴阳丸证、健脾温心汤证、益脾强肾汤证、滋肾壮阳汤证。

考证：阳气虚损候，阳气不足而兼气血虚弱者，通称：阳损，精血亏损，气血亏损，上损及下，肺损及肾，八脉空虚，心肾阳损。

吴鞠通说："燥气久伏下焦，不与血搏，老年八脉空虚，不可与化癥回生丹者，复亨丹主之。"[1]"少阴三疟，久而不愈，形寒嗜卧，舌淡脉微，发时不渴，气血两虚，扶阳汤主之。"[1]"痢久阴阳两伤，少腹肛坠，腰胯脊髀酸痛，由脏腑伤及奇经，参茸汤主之。"[1]

董废翁说："内伤发斑者，胃气极虚，一身之火，游行于外，宜补以降之，大建中汤。"[2]

何秀山说："内伤肾阳，阳被阴遏，脉沉细或沉微者，则以真武汤加高丽参、鹿角尖，通脉四逆汤加人参、鹿茸，温化阴凝以补托之。"[3]

何廉臣说："伤寒温病，已经汗下后，内伤气血精神，故其人常多肢体倦怠，神志昏沉，乃元气精神大虚欲脱之兆……一为强壮心脑，如参归鹿茸汤……人参养荣汤……冲鹿茸酒1瓢，补中益气汤加鹿茸血片0.9g之类。"[3]"阴斑白斑，主温补气血，如复脉汤……人参养荣汤……之类；甚则主扶阳暖血，如参附养荣汤……归芪建中汤之类。"[4]

秦伯未说："头项软弱倾斜，不能抬举，口软唇弛，咀嚼无力，手软下垂，不能握举，足软不能站立，肌肉松软不坚，皮宽肉削，同时智力也迟钝。此证主要由于脾肾脏气虚弱，不能滋养骨肉所致，扶元散加鹿角胶。"[5]"小儿囟门显著下陷，甚则如坑，伴见面色萎黄，神气惨淡，四肢不温，指纹淡滞，称为'囟陷'。系先天亏损，用固真汤。"[5]"小儿大病后颈项软弱，为气血大虚，由于后项为督脉所循行，应在补剂中佐以扶阳，用斑龙丸。"[5]

张近三说："（重症肌无力）脾肾阳虚证：本证每可见于全身型或球型，但比较少。有显著的憎寒怕冷，腰酸，舌质淡，舌边有齿痕，苔薄白，脉细软等阳虚者，治法以左归丸合益气温阳法主之。"[6]

张盛光说："变应性亚败血症，以发热、皮疹及关节疼痛三大症状为特征。另有白细胞增多，血沉加速，以及抗生素治疗无效，而激素的应用可以缓解症状……本例先按'血痹'论治，效果不佳。后改用从肾论治，乃肾为先天之本，主骨，生髓。肾阳虚损，不能温煦脾阳，致寒湿内盛，运化失司，故纳差，形寒肢冷；寒湿流注经络，气血凝滞，络道不适，则关节不利，四肢关节冷痛剧烈，腰腿酸软无力；面浮足肿，脉沉细，此属一派肾阳虚衰的症候。故采用温补肾阳之右归丸合二仙汤复方加减治疗而取效。"[7]

编者按：阳气虚损候，因劳伤过度，损及肝肾阳气，或先天不足，后天失调，久病或大病不复，损伤脾肾阳气，不能化生精血，以致阳气阴血，内不能荣神气，外不能养经络，虚风暗动，乘虚入络，出现阴斑、血痹、痿证，而成本虚标实之况。当以温补脾肾阳气为主，略佐滋补阴血之品，固其根本，阳气阴血共调补。

引用文献

［1］吴鞠通.温病条辨［M］.福州：福建科学技术出版社，2010：57，133，136.

［2］高鼓峰，董废翁.医宗己任编［M］.上海：上海科学技术出版社，1959：183.

［3］俞根初等.重订通俗伤寒论［M］.上海：上海科学技术出版社，1959：285，454.

［4］何廉臣.重订广温热论［M］.福州：福建科学技术出版社，2010：121.

［5］秦伯未.秦伯未医学名著全书［M］.北京：中医古籍出版社，2003：284，289，317.

［6］张近三.重症肌无力症中医辨证施治探讨［J］.新医药学杂志，1977，（5）：25.

［7］张盛光.变应性亚败血症一例［J］.新中医，1981，（7）：31.

十五、阳损及阴候

阳损及阴候，系由阳气虚损，损久不复，不能化精生阴，阴精渐亏，而成阳损及阴，阴阳俱损之候。为阳损之深重证候。

诊断

病名：[中医] 劳损，虚损，阳虚发热，眩晕，哮喘，惊悸，消渴，肾泄，震颤，骨痿，黑疸，闭经，崩漏，亦白带下，不孕，阳痿，遗精，解颅，慢惊风，肺痿。[西医] 慢性气管炎，肺炎，肺脓肿，肺结核，高血压，糖尿病，肾性糖尿，心动过缓，营养不良，胃肠功能紊乱，原发性慢性肾上腺皮质功能减退症，再生障碍性贫血，溶血性贫血，白细胞减少症，多发性末梢神经炎，麻疹后脑炎，小脑性共济失调，子宫肌瘤。

证名：脾肾虚风证，**肺肾阳虚证**，心脾阳虚证，**脾肾阳虚证，肝肾阳虚证，心肾阳虚证**。

病位：肺肾，心脾，肝肾，脾肾，心肾。

病因：阳虚，虚风。

病机状态：虚损。由阳气亏损不复，不能化精生阴，以致阴精渐亏，而成阳损及阴，阴阳两损之候。

1.阳气虚损候－血虚失养＋阴虚失养－络脉不荣＋清空失养

2.阳气不振←——气虚不充——→清空失养

↓　　　　↓

阴虚失养——→神气不振——→经脉不荣

图2-6-263　阳损及阴候病机结构式示意图

病形：虚损；　　**病层**：里；　　**病态**：静；

病性：阴；　　　**病质**：虚；　　**病势**：深，重，缓。

证象组合：阳虚＋阴虚＋气虚＋神虚＋清空＋经脉

主症：【阳气不振】症象：①面部黎黑。②神色㿠白。③口唇齿龈灰褐。④五更泄。⑤小便频数。⑥阳痿。⑦足冷。⑧腿软沉重。**舌象**：舌淡暗。**脉象**：①脉沉细迟。②脉两尺弱。

　　　　【阴虚失养】症象：①夜发内热。②颧红。③溺少。④腰酸痛。**脉象**：脉虚数。

副症：【气虚失充】症象：①肢懈气坠。②食欲减退。③肠鸣。④倦怠。

　　　　【神气不振】症象：①精神萎靡。②心慌。③虚烦懊恼。④寐少梦多。

宾症：【清空失养】症象：①头脑空痛。②头晕目眩。③耳鸣。

　　　　【经脉失荣】症象：①腰酸。②腰脊不举。③腰脚痿弱。④脚膝无力。⑤天柱酸软。⑥足跟疼。⑦俯偻。

临床以虚象为诊断依据，但临床常以宾症症象显明，则必须有阴阳两虚症象同见，方可认定。

鉴别诊断

阳损及阴候＋血虚失养－阴虚失养＋络脉不荣＝阳气虚损候

└——＋阴精不固＋血络不固＝阴损及阳候

图2-6-264　阳损及阴候鉴别式示意图

阳损及阴候为阳气先损，损及阴精；阳气虚损候则系阳气损及血分之候；而阴损及阳候为阴精先损，然后损及阳分。各自不同。

传变预测

阳损及阴候＋血虚失养－阴虚失养＋络脉不荣→阳气虚损候

└——＋阴精不固＋血络不固→阴损及阳候

图2-6-265　阳损及阴候传变式示意图

阳损及阴候损之轻者，阴气渐复，可转为阳气虚损候；如调治失宜，亦可转为阴损及阳候，更加阴阳竭绝。

辨证

定位：脾肾：五更泄，夜发内热，肢懈气坠，腰酸；肝肾：面黑足冷，阳痿，头脑空痛，腰脚痿弱，天柱酸软；肺肾：痰出不爽，或痰杂血点，喘息胸闷，脊背恶寒。

定性：阳虚：神色㿠白，面部黧黑，背寒足冷；阴虚：颧红，夜发内热，

定量：①轻：面色㿠白，五更泄。②中：颧红，足冷。③重：面黑，夜发内热，阳痿。

论治：本当温补，而阴精已损，又不堪温燥，故调治较难，康复亦不易。唯以柔剂温补阳气，兼以清淡滋养阴精，平调缓治，可望渐愈。

1.随机立法：阳损及阴候，其病机为阳气损伤不复，渐损及阴精，为阴阳两损之证，调治非易，温补阳气，宜柔不宜刚，刚则更耗阴精，滋填阴精，宜清淡而不宜腻浊，腻浊则滞伤阳气，必以柔补阳气为主，兼清淡养阴，从缓调治。

2.随位立法：阳损及阴候，病已损及先天之根本，因而其治则总以温补肾中阴阳为主，涉及于脾者，兼补脾肺之气，以助后天之本；涉及于肝者，兼养肝血，尤其妇人以肝为先天，故必差重于补养肝肾。

3.随因立法：阳损及阴候，阳虚不能化阴，致阴阳两虚，虽当偏重于温补阳气，更当滋填其真阴；助阳当时刻顾及其阴，所谓无阴则阳无以化。

4.随症立法：头目晕眩者，为虚风内动，当参用白蒺藜、山茱萸、枸杞子、天麻以息其内风；下肢痿躄者，当参用鹿筋、羊脊骨、牛膝、木瓜以强筋壮骨；精浊不止者，当参用莲子、芡实、怀山药、白果、五味子、沙苑子、五倍子、煅龙牡之类以固涩之。

方证：龟鹿二仙胶证、加味四斤丸证、纳肾通督丸证、脾肾双补法证、鹿角胶丸证、无比山药丸证、乌鸡丸证、青娥丸证、参茸汤证、补肾汤证、加味黄土汤证、加味八珍汤证、补中汤证、填精丸证、滋肾丸证、滋肾壮骨汤证、龟甲鹿角汤证、白果汤证。

考证：阳损及阴候，阳气虚弱而累及阴精化生不足，通称：阴阳两损，阴阳两亏，阴阳亏损，精血亏损。

何廉臣说："唯脾湿肾燥一证，外感夹内伤者居多，外感多由湿热未尽，阴液先伤。内伤多由于酒湿伤脾，色欲伤肾……内伤尤为难治，有脾湿下流，阳损及阴者，其症肢懈气堕，肠鸣肾泄，夜发内热，腰酸溺少，每用仲淳脾肾双补法奏功。"[1]"督脉症与肺常相因，多起于太阳经受风寒，内伤冷冻饮料水果，积成冷痰，日久浸淫于肺脏，乃成哮喘，遇冷即发，脊背恶寒，喘息不得着枕，日夜俯几而坐。初起虽用小青龙汤加减，辛散太阳以温肺，继用金匮肾气汤加减，温通肾阳以煦督，亦多时止时发。盖因伏饮久踞，始则阳衰浊泛，继则阴亦渐损，每见咳痰不出，上气郁闷，勉强咳出一二口，痰中稍杂以血点，此哮喘属于虚寒，而阳伤略及阴分也。用药偏刚偏柔，两难措置，予仿吴门缪松心治范某哮喘案法，初用金水六君煎加减；继则晨用通补肺肾督丸，以治病之本，晚用加味苓桂术甘丸，以治病之标；终用纳肾通督丸摄纳肾阳，温通督脉，疏刷肺气，开豁痰浊，标本兼顾，每多宿疾全瘳。病势稍轻者，酌用新加金水六君丸……以治积虚哮喘，效亦如神。"[1]

尤在泾说："脉数、耳鸣、吐痰，天柱与腰膝酸痛，两足常冷。病属阴亏阳升。法当填补实下。熟地、鹿角霜、菟丝子、山药、萸肉、杞子、龟板胶。"[2]**王雨三曰：**"腰痛……六、肾虚。淫欲过度，肾精枯竭。见证精神疲倦，足膝痿弱，腰酸且痛者是也。用六味地黄汤加杜仲、苁蓉。"[3]

姚国美说："脚膝无力，腰脊不举，名曰骨痿，脉数而渴者，乃虚热暗伤阴精，宜大造丸，补精益肾，佐以苦坚。若两尺脉弱，神色㿠白，毫无热象者，此肝肾精血两亏，健步虎潜丸主之，加味四斤丸亦主之。"[4]"精气两虚，头脑空痛，腰脚痿弱，脉微细者，宜填补精气，主以龟鹿二仙胶与鹿茸之类。"[4]"腰痛酸软，脚亦痿弱，行则偻俯者，此肾之精气空虚，法宜填补，可与青娥丸加巴戟天、大茴，或补髓丹。"[4]"虚久不复，精髓益空，骨痿不能起于床，势已成损，法当填补，茸珠丸主之。"[4]

秦伯未说："腰为肾的外候，凡因房事过度，遗精滑泄，妇女崩漏带下，以及老年精气虚弱引起的腰痛，都属肾虚腰痛范围。这种腰痛逐渐形成，初起只觉酸软无力，痛时绵绵隐隐并不剧烈，常伴脊骨腿足酸痿，行立不支，坐卧稍减，劳动加甚，脉象细弱或虚微……前人治肾虚腰痛的方剂，还有青娥丸、补髓丹、壮本丸和羊肾丸等，这些方剂的配合都很周密，除主要目的是补肾外，结合到主证和标证。"[5]"足跟疼痛，不肿不红，不能多立、多走，属肝肾阴血不足。虽系小病，治宜峻补，用鹿角胶丸、立安丸。"[5]

编者按：阳损及阴候，肺肾阳气虚损，虚久不复，渐损及阴。**何廉臣曰：**"始则阳衰浊泛，继则阴亦渐损。"[1]阳虚生内寒，阴虚生内热，而成肺肾阳、气、阴、液俱损之证。当阴阳两补，但助阳不可温燥，恐耗其真阴，重在温养柔养，温而不燥；滋阴亦忌寒凉，恐伐真阳，重在滋补其真阴，于阴中求阳。

引用文献

[1]俞根初等.重订通俗伤寒论［M］.上海：上海科学技术出版社，1959：265，266，342.

[2]柳宝诒等.增评柳选四家医案［M］.南京：江苏科学技术出版社，1983：64.

[3]王雨三.治病法轨［M］.北京：学苑出版社，2015：163.

[4]姚国美.姚国美医学讲义合编［M］.北京：人民卫生出版社，2009：152，202，226，255.

［5］秦伯未.秦伯未医学名著全书［M］.北京：中医古籍出版社，2003：330，347.

十六、阳气闭脱候

阳气闭脱候为阴盛阳衰证候之一，为阴邪内盛而闭，阳气不支而脱，闭脱同见之证。亦属真寒假热之列，但系阳气怫郁，初虽为假热，若怫郁日久，阳回之后，亦有转为真热者。

诊断

病名：［中医］中寒，寒中少阴，寒中厥阴，夹阴伤寒，阳虚伤风，阴毒内陷，阴厥，阳脱，阴躁，阴狂，阴霍乱，真心痛，阴阳易，房劳复。［西医］支气管肺炎合并心力衰竭，心绞痛，流行性乙型脑炎。

证名：脾胃阴寒证，肺脾阴寒证，**脾肾阴寒证，**肝脾阴寒证，**肺肾虚寒证，**肝脾寒湿证，肺肾寒饮证。

病位：脾胃，脾肾，肝脾，肺脾，肺肾。

病因：阴寒，虚寒，寒湿，寒饮。

病机状态：闭脱。由其人阳气素虚，猝中阴寒，阴邪内盛，郁闭阳气，渐至阴盛阳衰，以致阳气不支而脱绝。

```
1.阳气虚滞候－气机不利、不降＋阳气怫郁＋阳气脱绝

    2.阳气不振————————→阳气脱绝

         ↑↓                      ↑
      阳气不行——→阳气怫郁———
```

图2-6-265　阳气闭脱候病机结构式示意图

病形：闭脱；　　　　**病层：**里；　　　　**病态：**静中动；

病性：阴；　　　**病质：**实中虚；　　　**病势：**深，重，急，危。

证象组合：阳虚＋阳滞＋阳郁＋阳脱

主症：【阳气不振】症象：①羞明畏火，目闭不开。②露齿。③汗出。④神昏嗜卧。⑤昏沉不语。⑥头重目眩。⑦恶寒战栗。⑧足冷蜷卧。**舌象：**①舌胖嫩。②舌淡白而滑。**脉象：**①脉沉细微。②脉迟。

【阳气不行】症象：①胸痹。②腹痛下利，小腹绞痛，下利清谷。③吐利交作，呕吐不食，干呕吐涎沫。④身重。⑤四肢厥冷，四肢拘急。⑥面青白灰滞，唇紫。⑦心下胀满。⑧阴肿。⑨头痛身痛。⑩手足指甲皆青。**舌象：**①舌青紫而滑。②舌苔白而滑。③舌灰刺。**脉象：**①脉沉。②无脉。③脉紧。④脉伏。

副症：【阳气怫郁】症象：①烦躁不眠。②渴不欲饮。③口舌干燥。④颊赤面赤目赤。⑤唇焦咽痛。⑥肌热，久按冷如冰，反不恶寒。⑦裸体发狂。⑧心中烦热。⑨口鼻出火气。⑩鼻衄，咳血。⑪舌吐唇外。**舌象：**舌苔白黑刺。**脉象：**①脉寸洪大而空。②脉浮数。

宾症：【阳气脱绝】症象：①神昏嗜卧。②汗出不止。③气促神绀。④人事不省。⑤神识昏沉，默默不语。⑥舌卷囊缩。⑦筋惕肉𥆧。⑧目珠上瞪。⑨四肢抽搐。⑩小便不禁。**脉象：**①脉数大，沉按豁然。②脉微细欲绝。③脉细促。

临床以阴盛阳衰症象显明，但亦有阳郁假热症象突出者，故须细审。脱象初起不显，但亦有随阳衰症象而出现脱象者。

鉴别诊断

```
阳气闭脱候－阳气怫郁＋阳气闭塞＝阳气厥脱候

         ├—＋津液不固＝阳气虚脱候

         └—＋阳气浮越＝虚阳浮越候
```

图2-6-267　阳气闭脱候鉴别式示意图

四证皆为阴盛阳衰而致之脱证。阳气闭脱候系阴邪郁滞阳气，以致阳气不支而脱；阳气厥脱候则为阴邪猝然闭塞阳气，以致阳气不支而脱；阳气虚脱候系阳虚不耐阴邪而暴脱之证；虚阳浮越候系阴邪内逼，阳气浮越而散脱之证。闭脱有假热之象，厥脱为纯阴之证，浮越亦有假热之象，但前者为阳郁，后者为阳浮，当细加鉴别，阳郁当从通散，阳浮则宜温镇，治有不同，不可混淆。

传变预测

```
阳气闭脱候－阳气怫郁－阳气脱绝＋气机不利、不降→阳气虚滞候

         └—＋津液不固→阳气虚脱候
```

图2-6-268　阳气闭脱候传变式示意图

阳气闭脱候如经治疗，阳回郁解，而阴邪未尽，可转为阳气虚滞候；如有失误，可致暴脱而为阳气虚脱候。

辨证

定位：脾胃：腹痛下利，呕吐不食，或吐利交作，身重；脾肾：下利清谷，大吐大泻，四肢拘急，烦躁发狂；肺肾：汗多，厥逆，鼻衄，咳血；肝脾：面青唇紫，上吐涎沫，下利清水，厥逆筋急，舌卷囊缩。

定性：阴寒：病势急重；虚寒：病势略缓。

定量：①轻：烦躁，口舌干燥，渴不欲饮，昏沉不语，筋惕肉𥆧，舌苔淡白，脉沉迟，沉紧，浮数。②中：不眠，唇焦咽痛，渴喜热饮，神昏嗜卧，四肢拘急，抽掣，脉沉细，洪大而空。③重：裸体发狂，鼻衄咳血，渴欲饮水，人事不省，舌卷囊缩，脉沉微欲绝，伏。

论治：以急急通阳驱阴为主，所谓阳光一照，阴霾自除，闭证一解，即不至于脱绝，然脱象显明者，亦当兼以回阳固脱。

1.随机立法：阳气闭脱候病机为阴邪内盛，郁滞阳气，以致阳气不支而脱绝，故其治则当通阳驱阴以急除阴邪之郁滞，则闭可开而阳可回，脱亦可免。当于大辛大热，驱阴回阳之中兼用宣通阳气之品，以解其怫郁之阳。脱象已显者，固脱之品亦当参用。阳气怫郁于上，常格拒温热之药味，又当冷服或略参凉味如胆汁、童便，后世有用川、连从治者，以反佐之法破格通阳，使温热之药直入中下。

2.随位立法：阴盛阳衰之证，总当热壮脾肾之阳，以驱中下之阴邪，兼乎肺者，参以大补肺气；兼乎肝者，兼以温肝养血。

3.随因立法：阴寒邪实，当用大辛大热之品，直驱阴邪。如属虚寒，必以温补阳气之甘温甘热为主，以扶正祛邪。

4.随症立法：阴盛格阳于上，阳药拒格不纳，药入即吐者，加童便、胆汁，或黄连，或冷服以清上焦浮热，亦反佐通阳破格之法，或热药冷探法。

方证：通脉四逆汤（加味）证、白通汤（加味）证、当归四逆加吴茱萸生姜汤证、当归四逆汤证、附子理中汤证、麻黄附子细辛汤证、桂枝附子汤证、六味回阳饮证、益元汤证、参附再造汤证、冷香饮子证、真武汤证。

考证：阳气闭脱候，阴邪郁闭阳气，以致阳气脱绝，为阴盛阳脱之阴证，通称：直中三阴，太少两感证，太阳少阴厥阴合病，戴阳，亡阳，寒入精室，内闭外脱，阴盛格阳，阴证似阳，真寒假热，内寒外热，下寒上热。

仲景曰："少阴病，下利，白通汤主之。"（《伤寒论》314条）"少阴病，下利，脉微者，与白通汤。利不止，厥逆无脉，干呕烦者，白通加猪胆汁汤主之。服汤脉暴出者死，微续者生。"（《伤寒论》315条）"少阴病，下利清谷，里寒外热，手足厥逆，脉微欲绝，身反不恶寒，其人面色赤，或腹痛，或干呕，或咽痛，或利止脉不出者，通脉四逆汤主之……其脉即出者愈。面色赤者，加葱九茎；腹中痛者，去葱，加芍药二两；呕者，加生姜二两；咽痛者，去芍药，加桔梗一两；利止脉不出者，去桔梗，加人参二两。病皆与方相应者，乃服之。"（《伤寒论》317条）"下利，脉沉而迟，其人面少赤，身有微热，下利清谷者，必郁冒汗出而解，病人必微厥。所以然者，其面戴阳，下虚故也。"（《伤寒论》366条）

吴坤安说："凡舌苔青滑，乃阴寒之象，急宜四逆吴茱萸辈温之，外症若见面青唇紫，囊缩厥逆，筋急直视等症者，厥阴败症也，不治。"[1]"若反不恶寒，或咽痛，干呕，腹痛，面赤，或利止，脉不出，此下元虚极，阴症似阳也，通脉四逆加人参汤主之。（邵仙根评：寒中少阴，阴盛格阳，阳被寒郁，故见此假热之症，用通阳散寒之法。）"[1]

俞根初说："寒中厥阴，初起即手足厥冷，上吐涎沫，下利清水有生腥气……轻则当归四逆汤加吴茱萸2.4g，生姜汁一匙（分冲），重则通脉四逆汤加吴茱萸3g（盐水炒），紫猺桂3g（研冲），极重则回阳救急汤主之。"[2]"房劳伤精而后骤感风寒，或夏月行房后，恣意乘凉，触犯风露……皆为色欲内伤，猝受寒邪，阴气独盛，阳气以衰是也。外则先灸关元、气海，以回元汤，内则先用参附再造汤助阳发表，或用麻附细辛汤加人参、干姜温经散寒。"[2]

何秀山说："故《伤寒秘旨》治夹阴伤寒，凡诊尺脉迟弱，而足冷阳缩者，但于黄芪建中汤内，用附子汁炒黄芪，以温卫气，肉桂、酒炒白芍以调营卫。不应，改麻黄附子细辛汤汁炒甘草以汗之。若尺中弦数而多虚火，面赤戴阳者，但于小建中汤内，用党参汁炒甘草以助胃气，丹皮、酒炒白芍以降阴火。不应，加连附汁炒黄芪，略加葱豉以摄之。方药较俞君所用虽轻，而稳健则过之。亦其人阳气虽虚，本无大寒伤犯，阴邪尚轻，犹可收敛。"[2]

何廉臣说："寒入精室，其症阴肿足冷，小腹绞痛，面赤阳缩，筋惕肉𥆧，犹可用真武汤加两头尖、韭白等，或用当归四逆汤加烧裈散，回阳摄阴，兼通阴浊，以救济之。外罨通阴达阳法：来复丹6g研末，放入脐中，上罨活杀白鹁鸽，对剖半只，内去肠杂，外不去毛，再加软绵扎紧，约三小时即去之。或用生姜汁1碗，浸肾囊，汁渐收干，肾茎即出。或回阳散0.6~0.9g放入脐中，外贴阳和解凝膏，即痛除而茎出。"[2]

薛生白说："肠痛，下利，胸痞，烦躁，口渴，脉数大，按之豁然空者，宜冷香饮子（组方见方证）。此不特温邪伤脾，抑且寒邪伤肾，烦躁热渴，极似阳邪为病，唯数大之脉按之豁然而空，知其躁渴等证，为虚阳外越，而非热邪内扰。"[3]董废翁说："又有阴虚烦躁而渴者，不能饮水也，宜冷服四逆汤……口欲饮水，但饮下少顷即吐，吐出少顷复求饮，药食毫不能下，此是阴盛格阳，肾经伤寒之症。仲景以白通汤加入尿、胆汁，热药冷探之法，一服即愈。"[4]

章虚谷说："白滑灰刺如湿润，刮之即净，为真寒假热……白苔黑刺满舌者，如刮之黑刺即净，光润不干，渴不多饮，在杂病为真寒假热。"[5]

编者按：阳气闭脱候，因中阳素弱，阴寒直中，阳气猝闭，残阳难支，怫郁于外。丁甘仁说："阴盛于内，格阳于外……内真寒而外假热……阴邪方盛，真阳欲亡，危在旦夕。"[6]"此阴邪无退散之期，阳气有脱离之险。"[6]当驱阴回阳，参以通阳，以解阳气之怫郁；略兼苦寒以从治，反佐以通格拒。费绳甫曰："若用清解温散，真阳即有飞越之虞。"[7]

引用文献

［1］吴坤安.伤寒指掌［M］.上海：上海科学技术出版社，1959：卷一13，卷二16.

［2］俞根初等.重订通俗伤寒论［M］.上海：上海科学技术出版社，1959：201，202，334，335，336.

［3］王士雄.温热经纬［M］.沈阳：辽宁科学技术出版社，1997：52.

［4］高鼓峰，董废翁.医宗己任编［M］.上海：上海科学技术出版社，1959：159，160.

［5］曹炳章.彩图辨舌指南［M］.南京：江苏人民出版社，1962：卷二7.

［6］秦伯未.清代名医医案精华［M］.北京：人民卫生出版社，2006：530，531.

［7］张元凯，时雨苍，杨伯棠，等.孟河四家医集［M］.南京：江苏科学技术出版社，1985：295.

十七、阳气厥脱候

阳气厥脱候，系阴邪猝然闭厥，致阳气不支而骤脱之证。为阴盛阳衰证候中之危重证，亦阴证中至重至危之候。多由其人阳气素虚，猝受阴邪，以致阳气骤闭骤脱。

诊断

病名：[中医]中寒，寒中少阴，夹阴伤寒，阴证蓄血，阴厥，寒厥，亡阳，阴中，中风中脏腑，脱症，厥脱，中暑，痧泄，真头痛，慢脾风，慢惊风，产后三急，产后恶露上冲，缩阳证。[西医]脑血栓形成，病毒性脑炎，急性心肌梗死，心源性休克，风湿性心脏病。

证名：**脾肾虚风证**，**脾肾阴寒证**，肝脾阴寒证，**脾肾虚寒证**，肝肾虚寒证，脾胃暑湿证，肝肾寒瘀证，心肺痰瘀证，**肺脾风痰证**，心肝风痰证，脾肾虚痰证。

病位：脾肾，肝肾，心肝，肝脾，肺脾，心肺，脾胃。

病因：阴寒，虚寒，暑湿，虚风，虚痰，风痰，痰瘀，寒瘀。

病机状态：厥脱。由其人阳气素虚，阴邪猝然闭塞，阳气骤厥，渐渐不支而致于暴脱，系由实而虚，由厥致脱之证。

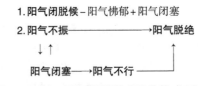

图2-6-269　阳气厥脱候病机结构式示意图

病形：厥脱；　　　**病层**：里；　　　**病态**：静中动；

病性：阴；　　　　**病质**：实中虚；　　**病势**：深，重，急，危，险。

证象组合：阳虚+阳闭+阳脱+阳滞

主症：【阳气不振】**症象**：①蜷卧。②恶寒战栗。③静而不烦。④面色苍白。⑤昏睡露睛。**舌象**：舌苔白滑。**脉象**：脉沉迟。

【阳气闭塞】**症象**：①牙关紧闭。②不省人事。③面唇手指青黑。④目闭不语如尸。⑤肢厥体厥，身僵直。⑥筋急握固。⑦喉中痰响，痰涎壅盛。⑧眉皱目瞪。⑨手指抽掣。

副症：【阳气不行】**症象**：①头痛如劈。②脐腹绞痛。③吐利不止。④四肢麻木。⑤胸满。⑥足筋挛缩。⑦面青唇白。⑧通身黑斑。⑨翳膜遮睛。⑩呕吐胶痰，⑪自利肠鸣，⑫胁痛。**舌象**：苔中白边黑，灰滑。**脉象**：脉弦紧。

宾症：【阳气脱绝】症象：①神昏谵语，时昏愦。②汗出如珠，冷汗不止，寒战口噤。③鼻冷肢厥，口鼻气冷，气息微细。④气促如喘，喉如曳锯。⑤目直口干。⑥手撒鼾睡。⑦二便失禁。⑧时忽抽搐。⑨肌肤消削。⑩阳缩入腹。**脉象**：脉沉伏欲绝，细如丝。

临床以闭象显见，脱象随之渐渐显现，但必须细察，如无脱象，则非本候。

鉴别诊断

阳气厥脱候－阳气闭塞＋津液不固＝**阳气虚脱候**

└─ －阳气不振－阳气脱绝＋气机不宣＋气机不降＋经脉不利＝**清阳闭厥候**

图2-6-270 阳气厥脱候鉴别式示意图

阳气厥脱候为阴邪猝然闭塞，阳气不支而渐脱之候；阳气虚脱候则系阳虚阴盛而暴脱之证，是脱不兼闭之候；清阳闭厥候为阴邪猝闭上中阳气之证，是闭不兼脱之证。

传变预测

阳气厥脱候－阳气闭塞－阳气脱绝＋气机不宣＋气机不降→**阳气虚滞候**

└─ ＋津液不固→**阳气虚脱候**

图2-6-271 阳气厥脱候传变式示意图

阳气厥脱候治疗得宜，闭开厥回，则可转为阳气虚滞候；如稍有失误，必致阳气暴脱而为阳气虚脱候。

辨证

定位：脾肾：头痛如劈，脐腹绞痛，吐利不止，通身黑斑；肝肾：小腹急痛，两胁作痛，身僵直，面黑喘急，外肾搐缩，手指抽掣；肝脾：腹痛益甚，吐泻并作，昏沉，抽搐。

定性：阴寒：面唇手指青黑，吐利不止，脐腹绞痛，虚寒：通身黑斑，自利肠鸣，二便长流；虚风：昏睡露睛，闭目摇头，抽搐；风痰：痰涎壅盛，闭目鼾睡；寒瘀：大便下血水，寒战口噤，眉皱目瞪，指背抽掣；阳虚：蜷曲而卧，肉瞤多汗。

定量：①轻：蜷卧恶寒，不省人事，眉皱目瞪，寒战口噤，冷汗不止，脉沉迟。②中：恶寒肢厥，目闭不语，指背抽掣，寒战口噤，气促如喘，二便失禁，脉沉细。③重：恶寒战栗，肢厥体厥，身僵直，牙关紧闭，汗出如珠，痰涎壅盛，阳缩入腹，脉沉伏。

论治：当先开其闭以回其厥，兼顾其脱，如脱证显重者，回阳固脱亦当急急立用，不然则一脱不返，然脱回又当开闭救厥。病势至此，常有鞭长莫及之虞。

1. **随机立法**：阳气厥脱候的病机为阴邪猝闭，阳气不支而脱绝，是由闭而脱之候，其治则当急急驱阴回阳，以开闭通厥为主，回阳即可以固脱。故宜用大辛大热之品，驱除阴霾，救阳气于顷刻，尚可兼芳香通窍之品以开闭，脱象显明者，仍当兼甘温益气之品以固脱。然证属邪盛正衰，固本扶正之品亦必不可少。

2. **随位立法**：邪盛正衰，阳气危急，治则当以温壮脾肾阳气为主。兼乎肝，宜兼温肝养血之品。

3. **随因立法**：阴寒太盛，宜用大辛大热之品，急驱阴邪以回阳；虚而寒者，补虚为主，兼以祛寒；因于风痰，当助阳豁痰；因于寒瘀，当助阳通瘀。

4. **随症立法**：开闭固脱救急之后，仍须调治，于助阳驱阴中，如见抽搐，仍当参以钩藤、全蝎、僵蚕以祛风定搐；面黑喘急者，亦可兼服黑锡丹以镇纳元阳。

方证：回阳救急汤证、六味回阳饮加味证、三生饮证、加味回阳散证、生化汤合四逆汤证、附桂理中汤证、理中四逆汤证、人参三白汤证、大回生汤证、扶阳丹证、二建二香汤证、参附汤证。

考证：阳气厥脱候，阴邪内盛，逼其阳气怫郁于外，酷似阳证之热、赤、渴、烦，是为邪实所致。通称：阴盛阳厥，寒邪直中太阴，寒中厥少，厥阴纯阴无阳之证，中脏，下焦阴证，阴证蓄血，真阳上越，心阳衰微，内闭外脱，外闭内脱，寒极似热。

薛己说："夫前饮（三生饮），乃行经络，治寒痰之药，有斩关夺旗之功，每服必用人参两许，驾驭其邪而补助真气，否则不唯无益，适足以取败矣。"[1] **陈士铎**说："有人一时猝倒，痰涎壅塞，汗如雨出，手足懈弛不收，口不能言，囊缩，小便自遗……是阴阳两脱……必须用三生饮救之……唯是关门既开，而前药又不可再用，另用人参……方名济急丹。"[2]

吴坤安说："若下焦阴证蓄血，乃因误下，阳气下陷，阴血受伤，血因寒而凝也。其见症面白目青，眉皱目瞪，寒战口噤，舌苔白滑，大便下血水，两手除食指之外，其余各指背抽掣是也。宜温补之，如人参、附子、白术、当归、肉桂、桃仁、升麻、炙草之类，温补以升阳气。如服药后寒噤稍止，一二时复作者，此药力不及，再进之，以续阳气。寒噤得止者生，不已则死。"[3]

俞根初说："甚或猝然腹痛昏倒，面色黑胀，不呼不叫，舌苔灰腻者，此为痧闭，证最危急，亦有一发即洞泄肢冷，腹胀无脉，舌苔白腻者，此为痧泻，证亦凶险……若其人泻利无脉，当辨阴阳。阴痧急用正阳四逆汤，以回阳通脉。"[4] **何廉臣**说："若吐泻脱元，六脉沉微似伏，甚则脉绝者，急用姜汁磨木香一小匙，调当门子0.15g，和入别直参9g，重汤炖温服之，脉至者生，不出者死。"[4]

董废翁曰："有寒气乘虚中上者。《经》曰：诸虚乘寒则为厥。郁冒不仁，附子汤倍人参、川芎、天麻（天麻性平，活血脉，通九窍）、干姜之类主之。或以人参三白汤加川芎、天麻。如下虚脉微者，须加附子。"[5] **谢映庐**说："凡小儿病久，忽闭目摇头，面唇青暗，频吐清水，四肢厥者，慢脾风也，由吐泻日久，脾土太伤，不能生金制木，木本强旺，唯脾是克，祛风则无风可祛，治痰复无痰可治，唯宜大补脾土，生胃回阳，庶可望生，方用条参、白术、砂仁、白芍、甘草3g，附子、肉桂1.5g，灶心土为引。"[6]

高鼓云治气虚多痰，感寒风而猝发。猝然痰涎壅塞，牙关紧闭，两手握固，屈而不伸，四肢厥冷，六脉沉弦而紧，舌苔滑白淡黑。确为中风挟寒，寒痰壅塞气机之闭证。以冰片2.1g，麝香0.15g，皂角1.2g，附子1.5g研末搐鼻先开闭，继进汤药：生南星、生川乌、生附子各3g，苏扎参15g，生姜9g，广木香、戈制半夏各1.5g[7]。**冯丞承**说："凡面青肢冷，昏睡露睛，发时抽搐，忽作忽止者，慢惊风也。由儿先天不足，禀赋亏虚，土衰木旺者有之，或由急惊时过服峻利之药者转变者亦有之，均宜固本为主。"[8]

编者按：阳气厥脱候，病多由误治迁延，以致脾肾阳气耗伤，肝风乘虚内动，阳气不支，而成厥脱之势。当以大补脾肾阳气为主，以固其脱，略佐息风之品，以定其痉。绝不可见痰治痰，见风祛风，必速其脱绝而难回矣。如**吴谦**说："虚极将脱者，大倍人参，始可用之，而无倒戈之害也。"[9]

引用文献

［1］江瓘，魏之琇.名医类案（正续编）［M］.北京：中国中医药出版社，1996：5.

［2］柳长华.陈士铎医学全书［M］.北京：中国中医药出版社，1999：725.

［3］吴坤安.伤寒指掌［M］.上海：上海科学技术出版社，1959：卷三8.

［4］俞根初等.重订通俗伤寒论［M］.上海：上海科学技术出版社，1959：203，211.

［5］高鼓峰，董废翁.医宗己任编［M］.上海：上海科学技术出版社，1959：176.

［6］谢映庐.谢映庐医案［M］.上海：上海科学技术出版社，1962：206.

［7］何廉臣.重印全国名医验案类编［M］.上海：上海科学技术出版社，1959：8.

［8］编辑部.安徽省泗县冯丞承老中医——论治小儿惊、痫经验五条［J］.中医杂志，1959，（1）：67.

［9］吴谦.御纂医宗金鉴［M］.北京：人民卫生出版社，1963：471.

十八、虚阳浮越候

虚阳浮越候，系阴盛阳衰，阴邪逼其阳气浮越于上于外，以致散脱之候，亦为阳气渐脱之候，真寒假热证候之一，与阳气闭脱候相近似，但一为阳气浮越，一为阳气怫郁。

诊断

病名：[**中医**] 两感伤寒，夹阴伤寒，少阴吐利，少阴中寒，阳虚伤寒，伤寒坏病，伤寒戴阳，戴阳，格阳，亡阳，脏厥，阴躁，阴狂，亡阳发狂，麻后伤阳，暴喘，阳虚发热，血虚发热，产后发热，阴斑，白斑，虚寒泄泻，泄泻，虚胀，胃脘痛，慢脾风，心悸，不寐，呃逆，眩晕，耳鸣目眩，口疮，口疳，口糜，舌尖疼痛，产后三急，血崩。[**西医**] 高血压，肠麻痹，不明原因发热，夏季热，子宫切除术后发热，神经衰弱，肺源性心脏病，心房颤动，心力衰竭，口腔溃疡。

证名：**脾胃阴寒证**，**脾肾阴寒证**，**肝脾阴寒证**，脾胃虚寒证，脾肾虚寒证，肝肾虚寒证，肺肾虚寒证，**脾胃虚火证**，脾肾水饮证，心肾水饮证，**肝脾血虚证**，**肝肾血虚证**，**肺肾阳虚证**，**脾胃阳虚证**，**肝脾阳虚证**，脾肾阳虚证，肝肾阳虚证，心肾阳虚证。

病位：脾胃，肝脾，脾肾，肺肾，肝肾，心肾，肝胃。

病因：阳虚，血虚，阴寒，虚寒，虚火，水饮。

病机状态：厥脱。由平素阳气不足，或误汗、误下，耗伤阳气，阳不胜阴，阴邪内盛，逼其阳气浮越于上，渐致散脱。

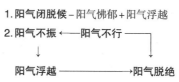

图2-6-272 虚阳浮越候病机结构式示意图

病形：厥脱；   **病层**：里；   **病态**：动；

病性：阴；   **病质**：虚；   **病势**：深，重，急，危，险。

证象组合：阳虚＋阳浮＋阳滞＋阳脱

主症：【阳气不振】症象：①背冷恶寒。②身蜷但欲卧。③语言无力。④面色枯白、浮白。⑤两目无神。⑥喜向里卧。**舌象**：舌胖嫩淡白。**脉象**：①脉沉细迟。②脉虚微。

    【阳气浮越】症象：①身大热反欲得衣，重按反冷。②烦躁不寐，昼躁夜静，裸形如狂，谵语不识人。③唇焦口燥，渴不喜饮。④咽痛。⑤舌燥裂血。⑥面赤目红。⑦欲坐冷处。⑧头中觉热气上升。⑨斑点隐隐。⑩气上冲咽。**舌象**：舌淡黄黑刺，苔灰滑。**脉象**：①脉浮数、浮大、洪大，按之欲散。②脉豁大无力。

副症：【阳气不行】症象：①下利清谷，腹痛吐利。②面青面黑。③脘满。④呃逆。⑤身痛，身僵硬，舌强。⑧胸痛。⑥小腹痛。⑦呕吐痰水。⑨心下痞。⑩胁下痛。**舌象**：苔心黑滑。

宾症：【阳气脱绝】症象：①胸腹冷汗，大汗出，头汗如油、如珠。②肉𬐚筋惕，四肢厥逆，肢冷。③神昏谵语。④目眩心悸。⑤振振欲擗地。⑥喘促。⑦昏迷似睡。⑧战栗。⑨目合口开手撒。⑩鼾睡遗尿。**脉象**：①脉沉微。②脉虚散。③无脉。

临床以阳浮假热症象显见，必须详加辨认：①必须有阳虚阴盛见象。②必须与阳气怫郁之假热症象区别，方可确诊。脱象常随阳浮症象而逐渐显明，但一见脱象，势已危殆，务必在脱象出现之前确定为佳。

鉴别诊断

虚阳浮越候－阳气浮越＋阳气怫郁＝**阳气郁闭候**

└── －阳气不行＋阴虚失养＋阴液消涸＝**阴竭阳越候**

图2-6-273 虚阳浮越候鉴别式示意图

虚阳浮越候之阳气浮越与阳气郁闭候之阳气怫郁，均为假热之象，必须详加识别，阳浮为虚，其势必外盛而内虚，如大热而欲近衣，久按不热，而反冷透如冰，躁狂必无力，谵妄必少气等，怫郁为实，内外一致，其发热躁狂，必不甚凶盛。阴竭阳越候为阴竭而阳浮，无阴盛症象，鉴别尚易。

传变预测

虚阳浮越候－阳气浮越－阳气脱绝＋气机不利＋气机不降→**阳气虚滞候**

└── ＋津液不固→**阳气虚脱候**

图2-6-274 虚阳浮越候传变式示意图

虚阳浮越候救治得宜，阳回脱回，可转为阳气虚滞候，尚属阴盛阳衰之候；如稍有失误，每致阳气暴脱而为阳气虚脱候。

辨证

定位：脾肾：腹痛吐利，颧赤面红，烦躁身热，背冷恶寒，身蜷但欲卧；肝肾：胸前斑点隐隐，惊狂，起卧不安；肺肾：面色枯白，喘促咳嗽，梦泄不禁，大汗不止；脾胃：心下痞，下利清谷，吐逆，声低息短，少气懒言，便溏；肝脾：胸胁痛胀，下利，呕逆。

定性：阴寒：面色青黑，下利清谷；虚寒：手足逆冷，身蜷但欲卧；阳虚：面色枯白，畏寒多汗。

定量：①轻：颧赤游移，身大热反欲得衣，昼躁夜静，渴不喜饮，咽干口燥，脉浮数。②中：面赤如妆，身大热，反恶热，烦躁无暂安时，渴喜热饮，唇焦口燥，脉浮大，按之欲散。③重：面目红赤，身大热，裸形躁扰，烦躁如狂，渴喜冰水，咽痛，舌燥裂血，脉洪大无力豁大。

论治：宜驱阴回阳，而非通阳驱阴，前者在于宣发怫郁之阳，后者在于收摄浮越之阳，以防暴脱。

1.随机立法：虚阳浮越候的病机为阳虚阴盛，逼其已虚之阳气浮越于上于外，渐致散脱，故其治则在于驱阴回阳，兼以镇摄浮阳，所谓引火归原，导龙入海，引阳归宅，古人称本候为龙雷之火不藏，而上升飞越，故有诸治法之称谓。浮阳得以下潜，则脱绝可免，稍有疏忽，则难免暴脱。

2.随位立法：古人立法，着重于脾肾阳气，以热壮脾肾为主，温摄镇纳肾阳，使浮阳下潜。涉于肝者，兼以温肝养血；涉于肺者，兼以益气补肺；涉于胃者，兼以温胃降逆。

3.随因立法：因于阴寒者，当以大辛大热之品驱阴回阳为主；因虚致寒者，当以温补为主，兼以祛寒；因于阳虚者，当温补少佐驱散。

4.随症立法：虚阳浮越候病多急剧，而亦有势缓者，如虚寒口疮，一派火热见象，实亦阴盛阳浮，阴火上乘之候，故仍需理中汤以驱阴回阳，王肯堂独推干姜，谓非干姜不能愈。

方证：附子理中丸证、通脉四逆汤证、吴茱萸汤证、甘草干姜汤（加味）证、畜鱼置介法证、加味参附汤证、真武汤证、回阳救急汤证、桂枝甘草龙骨牡蛎汤证、六味回阳饮证、茯苓四逆汤合生脉散加味证、参附三白汤证、黑锡丹证。

考证：虚阳浮越候，阴盛阳虚致虚阳浮越于外，通称：戴阳，格阳，亡阳，有阴无阳，下元虚寒，脾胃阳衰，虚阳外浮，阳气浮越，虚阳无根，虚阳欲脱，阳气欲脱，真阳式微，阴火上炎，龙雷上升，龙雷升腾，龙雷火越，上盛下虚，心肾不交，阴盛格阳，真寒假热，内寒外热，阴证似阳，阴极发燥，大虚似实，至虚有盛候，寒水侮土，亡阳惊狂，虚寒口疮。

仲景曰："发汗，若下之，病仍不解，烦躁者，茯苓四逆汤主之。"（《伤寒论》69条）"太阳病发汗，汗出不解，其人仍发热，心下悸，头眩，身瞤动，振振欲擗地者，真武汤主之。"（《伤寒论》82条）"伤寒脉浮，医以火迫劫之，亡阳必惊狂，卧起不安者，桂枝去芍药加蜀漆龙骨牡蛎救逆汤主之。"（《伤寒论》112条）"脉浮而迟，表热里寒，下利清谷者，四逆汤主之。"（《伤寒论》225条）"少阴病，吐利，手足逆冷，烦躁欲死者，吴茱萸汤主之。"（《伤寒论》309条）"下之后，复发汗，昼日烦躁不得眠，夜而安静，不呕，不渴，无表证，脉沉微，身无大热者，干姜附子汤主之。"（《伤寒论》61条）"伤寒六七日，无大热，其人烦躁者，此为阳去入阴故也。"（《伤寒论》269条）"伤寒脉微而厥，至七八日肤冷，其人躁，无暂安时者，此为脏厥，非蛔厥也。"（《伤寒论》338条）

朱丹溪说："口疮服凉药不愈者，因中焦土虚，且不能食，相火冲上无制，用理中汤。人参、白术、甘草补土之虚，干姜散火之标，甚则加附子，或噙官桂亦妙。"[1] **喻嘉言**："阳欲暴脱，外显假热，内有真寒，以姜、附投之，尚恐不胜回阳之任，况敢以纯阴重劫其阳乎……唯用姜、附，所谓补中有散，并可以散邪退热，一举两得，至稳至当之法。"[2]

吴坤安说："阴斑者，因内有伏寒，或误进寒凉，逼其虚阳浮散于外，其斑点隐隐而微，脉虽洪大，按之无力，或六脉沉微，手足逆冷，舌苔白滑，或黑苔胖滑，此阴斑无疑也，先用炮姜理中汤以复其阳，次随症治。"[3] "病发于少阴，不当正汗，医见恶寒发热，误以太阳法强汗之，汗遂漏不止，其人亡阳，故狂，与阴极发狂相同，当与建中汤，去饴糖、生姜，加人参、黄芪、熟附、龙骨收之。"[3]

俞根初说："寒水侮土证，吐泻腹痛，手足厥逆，冷汗自出，肉瞤筋惕，语言无力，纳少脘满，两足尤冷，小便清白，舌肉胖嫩，苔黑而滑，黑色止见于舌中，脉沉微欲绝，此皆里真寒之证据。唯肌表浮热，重按则不热，烦躁而渴，欲饮水，饮亦不多，口燥咽痛，索水至前，复不能饮，此为无根之阴火，乃阴盛于内，逼阳于外，外假热而内真寒，格阳证也。法宜热壮脾阳，附子理中汤救之。"[4] "内寒外热，下利清谷，汗出肢厥，身有微热，面少赤，或郁冒，舌苔青滑，脉沉而迟，此阴多阳少，所谓肝挟肾水之寒而肆发，仲景所谓面戴阳，下虚故也。急急温通回阳，通脉四逆汤主之。"[4] "若下利虽止，反自汗大出，筋惕肉瞤，目眩心悸，振振欲擗地者，下多伤阴，孤阳从外而亡也，急与真武汤回阳摄阴。"[4] **吴云峰说**："阴厥者，素有内寒，或食凉物，或中寒邪，或因病后自汗自利，变而身寒厥冷，倦卧不渴，面青溺白，脉沉细迟，忽然烦躁不宁，欲坐卧泥水井中，此阴极发躁，阴竭似阳也。"[4]

王雨三说："阴盛格阳……大都由外感证误治，多服凉表攻伐药，或由体质虚弱，或过于劳动，并淫欲过度，致伤真元者。其证面目俱赤，身热如烙，唇焦口燥。而舌必白润，或足冷。亦有喜饮冷水者，唯饮必不多。甚且起坐不安，谵语发狂而不识人者。又有口噤不语者。若服寒凉攻伐药，必毙。脉象浮散而数，中候即空，或沉细沉微，或短促无根，宜用人参养荣汤加附子、炮姜，甚者用十四味建中汤，加炮姜冷服之。"[5] **董废翁说**："阴盛格阳……令人发热，大渴引饮，欲去盖覆，病人独觉，他人按之，身体、肌肉、骨髓、血脉俱寒。此火即无根之火也，用理中汤加丁香以温其胃，其火自下。"[6] "神思似清，而时昏聩，或语次间忽作鼾声，此大危候也，急进归脾、养荣等药，参、芪须用至两许方可，甚者加附子。"[6]

曹炳章说："黑苔望之虽燥而生刺，但渴不多饮，或不渴，或边有白苔，其舌本淡红而润者，假热也，治宜温补。全黑由淡白忽然转色，其间无变黄之一境，望之似焦黑芒刺干裂，刮之必净，湿之必润，外症唇白不红，为寒结在脏，真寒假热也。"[7] "凡舌苔由白而黄，由黄而焦，或枯黑燥裂，其舌边胖大，舌底滑润者，甚有舌底亦燥，而绝无津液，其糙刺如沙皮，敛束如荔子者，皆因劳伤脾肺，气虚发热，误用发散，益虚益热，复用寒冷，重阴内逼，以致虚火上炎，所以白上加黄，黄上加焦，而枯黑燥裂也，大剂参附养荣汤，不时灌服，多有得生者。"[7] **杨云峰**说："盖寒水侮土者，其黑色正聚于舌中，系阴甚于内，逼阳于外，外假热而内真寒，格阳证也，宜附子理中汤。"[7]

朱颜说："曾现黑苔，寒热虚实一时莫辨，今窃思之，舌苔黑色，咸谓伤寒危证，然亦有辨也。其应急下者脉必伏或实而有力，舌色必正赤，其黑苔刮之颇硬或如刺，兼之神昏谵语，或四逆而厥。如脉微细或弦硬，或浮大按之豁然而空，神识颇清，时有汗，腹中或背上自觉阵热，或面赤而不热，或渴而饮热，舌色淡白或粉红，其黑苔在舌根似浮润而实干枯，此阴证也，切忌泄下。宜四逆理中辈，放胆投之。当须识此，勿失病机。"[8]

编者按：虚阳浮越候，因脾肾阳虚，阴寒直犯中焦，或误投发散清下，再损阳气，阴邪内盛，逼其中阳浮越于外，呈现壮热不退、烦躁惊狂等一派实热火证假象，甚至浮阳外脱，而成亡阳之证。必须审得其阳虚阴盛，始可认定为假热之象，而遂投以温补。**舒驰远**曰："阴病难于得热，热则阳回，在里之积寒积滞，从兹蒸化易易耳。"[9]

引用文献

［1］朱震亨.丹溪心法［M］.北京：中国书店，1986：319.

［2］徐衡之，姚若琴.宋元明清名医类案［M］.长沙：湖南科技出版社，2006：244.

［3］吴坤安.伤寒指掌［M］.上海：上海科学技术出版社，1959：卷三37，60.

［4］俞根初等.重订通俗伤寒论［M］.上海：上海科学技术出版社，1959：115，191，195，435.

［5］王雨三.治病法轨［M］.北京：学苑出版社，2015：125.

［6］高鼓峰，董废翁.医宗己任编［M］.上海：上海科学技术出版社，1959：171，176.

［7］曹炳章.彩图辨舌指南［M］.南京：江苏人民出版社，1962：卷二25，31，32.

［8］朱不远.朱颜医案医话选（续）［J］.中医杂志，1980，（2）：14.

［9］舒驰远.伤寒集注［M］.北京：人民军医出版社，2009：140.

十九、阳气虚脱候

阳气虚脱候系阴邪内盛、阳气暴脱之证，为阴盛阳虚证中至重至险之候，常因救治不及而暴脱不返，亦有虽救亦不返者，古人常称之为死证。

诊断

病名：[中医]中寒，夹阴伤寒，伤寒脱阳，中风脱证，阳脱，亡阳，夹阴亡阳，误汗亡阳，大汗亡阳，阴霍乱，霍乱亡阳，泄利亡阳，痢疾转脱，滑泄，虚喘，麻后喘急。[西医]病毒性心肌炎，心力衰竭，急性心肌梗死，支气管哮喘，急性肠炎，伪膜性肠炎，霍乱。

证名：肺卫风寒证，**脾胃阴寒证**，**脾肾阴寒证**，**脾胃虚寒证**，脾肾虚寒证，肺卫阳虚证，**肺肾阳虚证**，脾胃阳虚证，心脾阳虚证，脾肾阳虚证，**心肾阳虚证**。

病位：肺卫，脾胃，脾肾，心脾，心肾，肺肾。

病因：阳虚，阴寒，虚寒，风寒。

病机状态：虚脱。由阳气素虚，或阴邪内盛，或误汗、误下、误吐，更伤其阳，以致阳气暴虚而暴脱、暴绝。

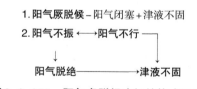

图2-6-275　阳气虚脱候病机结构式示意图

病形：虚脱；　　　**病层**：里；　　　**病态**：动；

病性：阴；　　　　**病质**：虚；　　　**病势**：深，重，急，危，险。

证象组合：阳虚+阳脱+阳滞+津滑

主症：【阳气不振】**症象**：①恶寒。②战栗。③身蜷嗜卧。④精神恍惚。⑤头重晕倒。⑥张口不能言。⑦面色苍白，唇白。⑧爪甲㿠白。**脉象**：脉沉细迟。

【阳气脱绝】**症象**：①厥逆，冷汗淋漓，肤冷。②神识模糊。③怔忡，舌短言謇，时昏愦。④倏然昏倒。⑤抽搐无力。⑥戴眼反折。⑦气喘息高，痰鸣。⑧呼吸微绝。⑨口鼻气冷。⑩舌卷囊缩，精滑如水，阴缩。**脉象**：脉微、促、空、伏。

副症：【阳气不行】症象：①面黑唇白。②手足指甲皆青。③腹痛。④足挛急。⑤下体如冰。**舌象：**苔白腻，中心黑润。

宾症：【津液不固】症象：①下利不止。②吐利不止。③吐下白沫。④目眶下陷。⑤自汗不止。

临床以阳虚阳脱症象显明，不难确认，如能在脱象未显之前，以阳虚阴盛症象认定阳气将脱，预为回阳固脱，则可免于脱绝。

鉴别诊断

阳气虚脱候－津液不固＋阳气闭塞＝**阳气厥脱候**
└─────────→＋阳气浮越＝**虚阳浮越候**
└─－阳气不行＋阴虚失养＋阳气浮越＋阴液消涸＋神气散脱＝**阴竭阳脱候**

图2-6-276　阳气虚脱候鉴别式示意图

阳气虚脱候为阳气因虚而暴脱之候；阳气厥脱候系阳气猝闭而暴厥致脱之证；虚阳浮越候为阴逼阳浮，渐致散脱之证；阴竭阳脱候则为阴液先竭，阳无所附而浮散致脱之证。

传变预测

阳气虚脱候－津液不固－阳气脱绝＋气机不利＋气机不降→**阳气虚滞候**
└─────────→＋阳气浮越→**虚阳浮越候**

图2-6-277　阳气虚脱候传变式示意图

阳气虚脱候救治失宜，往往一脱而逝，无复他传。如救治得宜，阳回脱固，阴邪未净，可转为阳气虚滞候；如脱象略固，而虚阳又见浮越者，可转为虚阳浮越候，仍有脱绝之虞。

辨证

定位： 脾肾：恶寒战栗，吐利不止，下体如冰；肺肾：气促而喘，痰鸣，气从少腹上冲；心肾：怔忡恍惚，汗出如油，舌短言謇。

定性： 阴寒：面黑唇白，指甲青，腹痛吐利；阳虚：寒栗而振，自汗不止。

定量： ①轻：恶寒，冷汗淋漓，神识模糊，口鼻气冷，舌卷囊缩，泻利清谷，脉微欲绝。②中：厥逆，汗出如珠，时昏愦，气喘息高，抽搐无力，吐泻不止，脉促空大。③重：肤冷，头汗如油，倏然昏倒，呼吸微绝，戴眼反折，吐下白沫，脉绝。

论治： 急急扶阳固脱，亦有生还者。如能于脱象未显著之前，预为回阳固脱，多能免于脱绝。

1.随机立法： 阳气虚脱候的病机为阳虚阴盛，阳气不支而暴脱，故其治则当急急回阳固脱，然病势至此，诚恐鞭长莫及，每有一脱不返者，或虽予回阳固脱而脱不得回者，当在未脱之前，预为扶阳救脱，则多有回生者。

2.随位立法： 古来救脱总从脾肾着手，以大剂参、附为主，益脾气，壮肾阳，而获回阳固脱之效。兼肺者，兼益肺气；兼心者，急救心阳。

3.随因立法： 阳虚所致者，以大剂甘温辛热，助阳固脱即可；如阴寒内盛，当多与辛温辛热之品，以驱阴邪。

4.随症立法： 急救阳气暴脱，参附汤为古今医家必用之方，五脏气绝，速宜大料参、芪煎浓汤灌之，及脐下大艾灸之，亦可转死回生。李中梓主理中汤大剂；沈金鳌主大剂参术附汤进之；程国彭主用参一两余。若用苏合、牛黄、至宝之类，即不救矣。汗大出不止，仍可加用黄芪、五味子、麻黄根以固表敛汗；泄利不止者，重用党参、炒白术、炮姜、肉豆蔻以补脾固脱；喘急大汗可加蛤蚧尾、坎炁、黑锡丹等以收固元阳。

方证： 参附汤证、回阳正气饮证、真武汤证、加味附子理中汤证、四逆汤证、人参四逆汤证、茯苓四逆汤证、挽正回阳法证、人参养荣汤证、黑锡丹证。

考证： 阳气虚脱候，通称：阳脱，亡阳，真阳上脱，阳气散脱，阳气衰竭，阳气暴脱，亡阳虚脱，肺气虚脱，心阳暴脱，心阳虚衰，中阳暴脱，脾阳下脱，表里俱竭，元阳暴脱。

仲景曰："下之后，复发汗，必振寒，脉微细。所以然者，内外俱虚故也。"（《伤寒论》60条）"亡血家，不可发汗，发汗则寒栗而振。"（《伤寒论》87条）"发汗多，若重发汗者，亡其阳。谵语，脉短者死；脉自和者不死。"（《伤寒论》211条）"少阴病，下利止而头眩，时时自冒者，死。"（《伤寒论》297条）"少阴病，脉沉者，急温之，宜四逆汤。"（《伤寒论》323条）"下利，手足厥冷，无脉者，灸之不温，若脉不还，反微喘者，死。少阴负趺阳者，为顺也。"（《伤寒论》362条）

叶天士说："盖因汗下过多，表里虚竭，以致阳脱阴胜，其人正气衰而本音失，精神夺而语句重，手足并冷，神昏舌短，音响糊涂，与谵语迥不相同。此症十无一治，不得已，姑用独参汤或白通汤。"[1]**吴坤安**说："恶寒脉微而复利，四逆加人参汤主之。"[2]

俞根初说："因过汗误汗，以致自汗不止，几有亡阳气脱之虞……误汗气脱者，自汗不止，四肢厥冷，面色苍白，气少息促，二便通利，神识困倦而昏，似寐非寐，呼之不应……脉必沉细而软弱……阳虚自汗，脉沉细者，以回阳正气饮。"[3]"凉泻太过，其人面白唇淡，肢厥便泄，气促自汗，脉沉细或沉微，舌淡红而无苔，气脱亡阳者，宜温补，附子理中汤加原麦冬、五味子救之。"[3]"如脉沉微，手足指甲皆青，四肢冷过肘膝，舌卷囊缩者，速用附子理中汤加吴茱萸、坎气、肉桂、姜汁温补命门，热壮脾肾。一俟阳气将回，病势已有转机者，但用附姜归桂参甘汤双补气血，调和阴阳，次用理阴煎加砂仁、红枣滋补肾阴，温运脾阳，终用左归饮峻补肾阴以善后。"[3]

李中梓说："若口开心绝，手撒脾绝，眼合肝绝，遗尿肾绝，声如鼾肺绝，即是脱证，更有吐沫直视，肉脱，筋骨痛，发直、摇头，上窜面赤如妆，汗出如珠，皆脱绝之证，宜大剂理中汤灌之，及灸脐下，虽曰不治，亦可救十中之一。若误服苏合香丸、牛黄、至宝之类，即不可救矣。"[4]**雷少逸**说："倘吐泻不已，损伤中焦之气，以致阴阳间隔，手足厥冷，脉微欲绝，不多饮水者，无分风、寒、暑、热，急以挽正回阳法救之。"[5]**董废翁**说："凡阴证厥逆，脉沉细而微，气促而喘，无汗者，宜四逆汤加五味、杏仁。"[6]**程杏轩**说："《本草》言，人参能回元气于无何有之乡，附子为斩关夺门之将。潭底日红阴怪灭，分阳未尽则不死。（安波按：此症亡阳也，急用附片垫气海、关元灸数百壮，或可挽。）"[7]

编者按：阳气虚脱候，心肾阳气虚弱，阴浊内盛，或阴寒直犯脾胃，逼其中阳，阳气不固，随津液而下脱，或心肾虚阳外脱，杂病家通称为阳气暴脱，元阳暴脱。宜温补心肾脾胃阳气，回阳固脱；或兼温镇元阳，以固其根本，而挽其脱绝。**林珮琴**说："若烦而足冷脉沉微者，此阴证之烦也，急用参附热剂温之。"[8]**楼英**曰："五脏气绝，速宜大料参、芪煎浓汤灌之，及脐下大艾灸之，亦可转死回生也。"[9]

引用文献

［1］黄英志.叶天士医学全书［M］.北京：中国中医药出版社，1999：699.

［2］吴坤安.伤寒指掌［M］.上海：上海科学技术出版社，1959：卷二6.

［3］俞根初等.重订通俗伤寒论［M］.上海：上海科学技术出版社，1959：256，334，448.

［4］李中梓.中华医书集成·医宗必读［M］.北京：中医古籍出版社，1999：110.

［5］雷丰.时病论［M］.北京：人民卫生出版社，1964：60.

［6］高鼓峰，董废翁.医宗己任编［M］.上海：上海科学技术出版社，1959：169.

［7］程杏轩.杏轩医案并按［M］.合肥：安徽人民出版社，1986：266.

［8］林珮琴.类证治裁［M］.北京：中国中医药出版社，1997：256.

［9］楼英.中华医书集成·医学纲目［M］.北京：中医古籍出版社，1999：194.

第七章　阴血诸候

阴血为人体重要生命物质，亦为维持生命活动之物质基础。疾病深重，即可伤及阴血，故阴血证候多见于疾病之中后期。然而血之与阴，亦有浅深之别，即血浅而阴深，伤血之病势较伤阴者稍浅。所以阴血诸候，可概分为血分与阴分两种体系，但两者均为体液，故皆以阳证为主。

第一节　血分病候

血分诸候，有本身自病之血液证候，与深涉阴分，阴血同病之阴血证候。血液证候多实证，阴血证候多虚证，但均以阳证为主，仅阴血证候有夹阴的阴证。血液证候，阳证、实证以血液蕴蒸候为基本结构，以"血热＋液灼"为基础结构形式；虚证以血液消涸候为基本结构，以"血虚＋液涸"为基础结构形式。阴血证候，实证以阴血蕴炽候为基本结构，以"血热＋阴热＋液涸"为基础结构形式；虚证以阴血失养候为基本结构，以"血虚＋阴虚"为基础结构形式。

表 2-7-1　血分诸候系统表

层	性质		病态	候名	主证	副证	宾证
血液	实证	阴	郁结	血液郁结候	血滞瘀结 津不化气	气机郁结 气化不行	络脉不利
		阳	蕴蒸	血液蕴蒸候	血热蕴蒸	津液消灼	络血妄行
			郁蒸	血液郁蒸候	腠理不宣 血热蕴蒸	气机不宣 络血妄行	津液消灼
			蕴炽	血液燔灼候	血热蕴炽 津液消灼	络血妄行	神志昏蒙
			闭厥	血液闭厥候	血热蕴炽 神志蒙闭	络脉不和 阳气不行	络血妄行 津液消灼
			闭脱	血液闭脱候	血热蕴炽 神志蒙闭	津液枯涸 气虚脱绝	络血妄行 络脉不和
			郁滞	血液郁滞候	血热蕴蒸 血滞不行	络脉不利 络脉不和	津液消灼
	虚证	夹实	虚结	血液虚燥候	血虚失荣	阴液消涸	气机郁结
			虚蒸	血液消灼候	血虚失荣	血热蕴蒸	阴液消涸
		虚	虚损	血液消涸候	血虚失荣	阴液消涸	络脉不荣 经脉不荣
阴血	实证		蕴炽	阴血蕴炽候	血热蕴炽 阴热蕴炽	阴液消涸	神志昏蒙
				阴血煎迫候	血热蕴炽 阴热蕴炽	络血妄行 气化不利	阴液消涸
			闭厥	阴血闭厥候	血热蕴炽 阴热蕴炽	阴液消涸 神志蒙闭	阳气不行 络脉不和
			闭脱	阴血闭脱候	血热蕴炽 阴热蕴炽	阴液消涸 神志蒙闭	气虚脱绝 络脉不和
	虚证	虚	虚弱	阴血失养候	血虚失养 阴虚失养	经脉不荣 络脉不荣	络脉不和
		夹阴	虚郁	阴血虚郁候	血虚失养 腠理不宣	阴虚失养	血滞不行
			虚滞	阴血虚滞候	血虚失养 血滞不行	阴虚失养 气化不利	阳气不和 络脉不和
		夹阳	虚蒸	阴血虚蒸候	阴虚失养 血热蕴蒸	血虚失荣 血热蕴蒸	阴液消涸
			虚炽	阴血消灼候	阴虚失养 阴热蕴炽	血虚失荣 阴液消涸	络血妄行 热蒸液泄
			虚结	阴血虚燥候	阴虚失养 阴液消涸	血虚失荣	气机郁结
			虚损	阴血虚损候	阴虚失养 阴液消涸	血虚失荣 血络不固	阴热蕴炽 血热蕴蒸

血液郁结候 = 血滞瘀结 + 气机郁结 + 津不化气 + 气化不行

血液蕴蒸候 + 腠理不宣 = 血液郁蒸候
└─ + 血滞不行 + 络脉不和不利 = 血液郁滞候
└─ + 血热蕴炽 = 血液燔灼候
└─ + 神志蒙闭 = 血液闭厥候
└─ + 气虚脱绝 = 血液闭脱候

血液消涸候 + 气机郁结 = 血液虚燥候
└─ + 血热蕴蒸 = 血液消灼候

阴血蕴炽候 + 络血妄行 + 气机不利 = 阴血煎迫候
└─ + 神志蒙闭 + 阳气不行 = 阴血闭厥候
└─ + 气虚脱绝 = 阴血闭脱候

阴血失养候 + 血滞不行 + 腠理不宣 = 阴血虚郁候
└─ + 气机不利 = 阴血虚滞候
└─ + 阴液消涸 + 血热蕴蒸 + 阴热蕴蒸 = 阴血虚蒸候
　　　　└─ 络血不固 = 阴血虚损候
└─ + 阴热蕴炽 + 络血妄行 = 阴血消灼候
└─ + 气机郁结 = 阴血虚燥候

图2-7-1　血分诸候结构图

一、血液郁结候

血液郁结候，为气血与津液郁结瘀滞之候，系气、瘀、水互结之证，为肿胀证候中最深重难治之证。常见于肿胀日久，气病及血，或妇人停经，产后血瘀化水。前者已涉晚期，最难望痊，古人亦只望十全三四；后者初期，治疗得当，尚可速愈。

诊断

病名：[中医] 鼓胀，血肿，血胀，血蛊，热胀，肝胀，脾胀，心肝胀。[西医] 门脉性肝硬化，肝硬化腹水，慢性肾炎。

证名：肝脾气瘀证，肝脾瘀热证。

病位：肝脾。

病因：气瘀，瘀热。

病机状态：郁结。由气病及血致血瘀气结，津液运化失常，停滞而为水，气化不及州都，血与水、气互结而成。

1.气血瘀结候 + 津不化气 + 气化不行 + 络脉不利 – 气机不利 – 阳气不和

2.津气郁结候 + 血滞瘀结 + 络脉不利 – 气机不宣 – 气机不降 – 阳气不行

3.血滞瘀结 ⟷ 气机郁结 ⟶ 络脉不利
　　　↓　　　　　　　　　　　↑
　津不化气 ⟶ 气化不行 ─────

图2-7-2　血液郁结候病机结构式示意图

病形：郁结；　　病层：里；　　病态：静；

病性：阴中阳；　病质：实；　　病势：深，重，顽，缓。

证象组合：血结 + 津滞 + 气结 + 络滞

主症：【血滞瘀结】症象：①痞结胁下。②痞结少腹。③爪甲青紫。④大便黑。⑤月经闭止。舌象：舌深紫赤暗。②舌青紫。脉象：脉沉涩。

　　　【津不化气】症象：①腹胀如鼓。②水肿。

副症：【气机郁结】症象：①胁下满痛引少腹。②腹胀硬。

　　　【气化不行】症象：①小便点滴不行。②溺赤便艰。

宾症：【络脉不利】症象：①腹起红丝。②青筋暴露，手足红缕赤痕。

临床以津气郁结之肿胀症象显明，但必须与血滞、络瘀等瘀结之象同见，方可确诊。有时络瘀不利之宾症常为鉴别特征，不可忽视。

鉴别诊断

$$血液郁结候 - 血滞瘀结 - 络脉不利 + 气机不宣、不降 + 阳气不行 = 津气郁结候$$
$$\llcorner - 气机郁结 = 津气不化候$$

图2-7-3　血液郁结候鉴别式示意图

血液郁结候系气、血、津液互结之候，而津气郁结候与津气不化候则为阳气与津液郁结之证，不涉及血分。

传变预测

$$血液郁结候 - 津不化气 - 气化不行 - 络脉不利 + 阳气不和 + 气机不利 \rightarrow 气血瘀结候$$
$$\llcorner + 气虚不养 + 血虚不营 \rightarrow 气血虚结候$$

图2-7-4　血液郁结候传变式示意图

血液郁结候为深重顽证，难望获痊，如经治疗，水气得去，而气血瘀结不除，可转为气血瘀结候；若累经通利，损伤气血，可转为气血虚结候。

辨证

定位：肝：右胁胀；脾：左胁胀。

定性：气瘀：舌深紫，青紫，苔薄白；瘀热：舌紫赤，或红暗苔黄；蛊胀：肚大筋青，痞散为者，腹起红丝，重则或手足有红缕赤痕，小便利，大便黑，少左胁聚气，口苦不饥，甚则溺赤便艰，形瘦肢冷。

定量：①轻：浮肿，红缕赤痕，腹胀满痛，小便黄赤。②中：腹胀，青筋暴露，腹胀坚，小便短少。③重：鼓胀，爪甲青紫，痞结作痛，小便滴点。

论治：不外化瘀调气，兼以行水，然病势深重，当及早救治，或可望有济。

1.随机立法：血液郁结候，其病机为气血津液互结，其治则应以行气、化瘀为主，兼以逐水。其中行气最为重要，气行则血行，津液亦行，故当以宣郁调气为主，然血已瘀结，非消化不除，如积水太盛，则当先行其水以治其标，水去再调气血，可望十全三四；若一味攻伐，恐郁结不除，而正气难支，尤难望起。

2.随位立法：古人以调肝为主，疏利肝气，即可以行全身之血滞，血瘀渐除，气机之郁结亦可渐解，津液自行其道。何廉臣曰："医者见水行水，不审水由肝血燥结所致，所以不效……余于临证实验上，每用辛润通络，以行肝血，久服收功。"[1]

3.随因立法：因于气瘀者，以行气消瘀为主，可兼以温化，以助其气化；因于瘀热者，宜清肝润燥以行血。

4.随症立法：肿胀外现红丝赤缕者，为瘀阻血络不通，常加用泽兰叶、益母草、白茅根、红花、茜草根、鬼箭羽、路路通之类，以活血通络，有利于瘀水共行；腹内痞结，外现青筋者，常用三棱、莪术、鳖甲、山甲以消磨瘀结。

方证：加减消瘀汤证、三仁绛覆汤证、龙荟绛覆汤证、下瘀血汤证、消瘀荡涤汤证、茵陈柴犀汤证、当归活血汤证、木香槟榔丸证、二仁通幽汤证、当归大戟汤证、诸蛊保命丹证、麝香木香丸证、良方桃奴丸证。

考证：血液郁结候，郁滞不解，瘀水互结者，通称：血分，气裹血胀。

仲景曰："病人胸满，唇痿舌青，口燥，但欲漱水不欲咽，无寒热，脉微大来迟，腹不满，其人言我满，为有瘀血。"（《金匮要略·惊悸吐血下血胸满瘀血病脉证治》）"妇人少腹满如敦状，小便微难而不渴，生后者，此为水与血俱结在血室也，大黄甘遂汤主之。"（《金匮要略·妇人杂病脉证并治》）

俞根初说："气裹血胀，即心肝胀，一名血胀，烦心短气，卧寐不安，甚则胁下满痛，痛引少腹，腹起红丝，重则青筋亦露，舌色深紫而赤。"[1]"血蛊则腹胀如鼓，青筋横绊腹上，或手足有红缕赤痕，甚则爪甲青紫，小便利，大便黑，舌色紫赤而暗，甚或青紫。"[1]"郁怒……成蛊，当归活血汤……服之不应，再加炙穿甲1.5g，又不应，加附子0.9g，有实热者禁用，须加大黄3g亦可。"[1]**何秀山**说："血胀，木香槟榔丸送下琥珀人参丸，每服4.5~6g，早晚各一。张石顽曰：此方人参与灵脂并用，最能浚血，为血蛊之的方也。"[1]

何廉臣说："血胀，多因络瘀，或早服截疟药，胀在右边者为肝胀，在左边者为脾胀，或妇人寒郁子宫，子宫积瘀，胀在少腹者为石瘕，《内经》所谓恶血不泻，衃以留止，日以益大，可导而下之是也。治宜行血通络，二仁通幽汤……磨冲《良方》桃奴丸……先通其瘀以消胀，继用四物绛覆汤，养营活络以善后。"[1]"热胀，多因于肝郁络瘀，或湿热盘踞中焦，少腹坚胀，左胁聚气，口苦不饥，溺赤便艰，形瘦肢冷，舌赤苔黄。《内经》所谓诸胀腹大，皆属于热是也。治宜通络泻肝，龙荟绛覆汤……吞送当归龙荟丸二三钱。极苦泄热，略佐微辛以通络。"[1]"唯石芾南谓郁怒伤肝，肝热血燥，经络凝滞不通，下部回血壅胀，即有水血溢于膈之里，渐渍渐深，终成蛊胀。实由肝叶撑张则胀也，肚大筋青不治。夫青筋，非筋也，血络也。青者，血燥而结也，血结则不独血滞于中，即水饮亦无由吸摄，不能循其常道，下输膀胱，故蛊胀多水。医者见水行水，不审水由肝血燥结所致，所以不效。其说中西合参，言之成理，语甚精当，惜未对证立方耳。余于临证实验上，每用辛润通络，以行肝血，自制三仁降覆汤……送下诸蛊保命丹……及通络消蛊丸，遵叶氏络瘀则胀之法，往往十全二三，久服收功。"[1]

杨安时说："内伤肝脾，疏泄及运化失职，升降失利，清浊相混，气滞湿壅，脉络瘀阻，隧道不利，水湿潴留，渐成鼓胀，治宜疏肝理脾，去湿导滞。由于肝郁脾滞，日久导致血瘀，血瘀不去，气机难复，必须加以消瘀散结，故病情即渐缓解，而见消退。腹胀腹水既消，正虚未复，继宜补益气血，调理肝脾，以善其后，而防复发。"[2]

编者按：血液郁结候，因瘀热郁结肝脾，肝气失其疏泄之能，脾气不能运化水液，通利三焦，下输膀胱，致气化失职，而成水液与瘀热互结之证。其治则当以疏利肝脾气血，消瘀散结为主。如徐嵩年说："气虚阳衰，水湿泛滥……冀脾旺清升，阳运阴消……气虚无力运行，血液凝涩成瘀，改用益气活血化瘀法。"[3]

引用文献

［1］俞根初等.重订通俗伤寒论［M］.上海：上海科学技术出版社，1959：361，362，365，372，373，377，464.

［2］杨安时.鼓胀［J］.新中医，1981，（8）：15.

［3］田元祥，赵建新，杨倩，等.内科疾病名家验案评析（上册）［M］.北京：中国中医药出版社，2000：389.

二、血液蕴蒸候

血液蕴蒸候，系热邪蕴于血分之候，为常见的血热、失血证候，或外受六淫之热邪，或内蕴七情、饮食之火，均可蕴蒸于血分而成本候。

诊断

病名：[中医]湿温化热，伤暑，失血，咯血，唾血，肌衄，便血，倒经，斑疹，热毒发斑，热毒疔疮，丹毒，瓜藤缠，风癣，血风疮。[西医]过敏性紫癜，风湿性心脏病，二尖瓣狭窄，多形红斑，结节性红斑，红斑狼疮，玫瑰糠疹，红皮病。

证名：肝脾湿热证，**心营燥热证，肝肺燥热证，心肝燥火证**。

病位：心营，心肝，肝肺，肝脾。

病因：燥热，湿热，燥火。

病机状态：蕴蒸。由外感六淫之热邪，或内伤情志、饮食之内热，蕴蒸于血分，消灼津液，致络血不宁而妄行于外。

1.**气血蕴蒸候**－津气蕴蒸－清窍不利＋络血妄行

2.**血热蕴蒸**——→津液消灼←——络血妄行

图2-7-5　血液蕴蒸候病机结构式示意图

病形：蕴蒸；　**病层**：里；　**病态**：动；

病性：阳；　**病质**：实；　**病势**：深，轻，缓。

证象组合：血蒸＋液灼＋血溢

主症：【血热蕴蒸】**症象**：①身热。②心烦不得卧。③红疹赤丹，斑，疔。**舌象**：舌质红赤。

副症：【津液消灼】**症象**：①口燥咽干。②鼻干。**舌象**：舌干少津。

宾症：【络血妄行】**症象**：①鼻衄。②咳唾血。③便血。

临床以失血症象或皮肤红疹赤丹、斑、疔等血热外症显著，但必以血热症象为诊断依据。

鉴别诊断

血液蕴蒸候－络血妄行＋津气蕴蒸＋清窍不利＝**气血蕴蒸候**

├──＋营热蕴灼＋神志不宁＋神志昏蒙＝**营血蒸灼候**

├──＋血虚失荣＋阴液消涸－津液消灼＝**血液消灼候**

图2-7-6　血液蕴蒸候鉴别式示意图

血液蕴蒸候系血热轻证；气血蕴蒸候则兼有气分之热；营血蒸灼候兼有心营之热灼；血液消灼候为血虚阴伤兼血热之虚证。

传变预测

血液蕴蒸候＋腠理不宣＋气机不宣→**血液郁蒸候**
├─ ＋血热蕴炽－血热蕴蒸＋神志昏蒙→**血液燔灼候**
└─ ＋血虚失荣＋阴液消涸－津液消灼→**血液消灼候**

图2-7-7　血液蕴蒸候传变式示意图

血液蕴蒸候为血热轻证，不难清解，少有传变。如兼受外邪，可见血液郁蒸候；如误投温燥，血热加重，亦可转为血液燔灼候；如失治迁延，血阴两伤，可转为血液消灼候之虚证。

辨证

定位：心肺：鼻干鼻衄，便血；心肝：身热，心烦不得卧；肝脾：口干唇燥，唾血，便血，大便闭结。

定性：燥火：身热，心烦不得卧，舌质红赤少津；湿热：唾血，便血，舌质红赤，苔黄腻。

定量：①轻：红疹，鼻衄，唾血，齿衄。②中：红斑，赤丹，疮疖。心烦、咳血，咯血。③重：斑点深赤，紫斑，身热，肌衄，便血。

论治：当以清热凉血为主，使蕴伏之热邪转透于气分，即可渐渐而解。

1.随机立法：血液蕴蒸候的病机为热邪蕴于血分，消灼津液，迫血妄行，其治则当以清热凉血为主，兼以生津轻透，使血分蕴伏之热邪，转透出气分而解，但不可过投宣发温燥，亦忌滋腻板滞，使热反不透。

2.随位立法：心主血，属火，故对血热之证，以清心火为主，兼肺宜清润肺燥；兼肝则兼清肝达热；兼脾宜清利湿热。

3.随因立法：因于燥火，清热凉血，兼甘凉润燥之品，使血热得以流动而透达；因于湿热，宜于清热凉血之外，兼以淡利行湿，或兼苦燥化湿。

4.随症立法：发疹多用轻清之品，如生地、赤芍、连翘、金银花、紫草之类；斑、丹则常用生地、玄参、丹皮、大青叶、青黛之类；疮疖常用金银花、蒲公英、紫花地丁、紫草、野菊花、土茯苓之类。

方证：犀角地黄汤（加味）证、羚角清营汤证、犀地清络饮证、赤小豆当归散证、地柏清肠汤证、新定湿温方证、五福消毒饮证、梦隐解毒活血汤证。

考证：血液蕴蒸候，通称：血分证，血热内蕴，血热，热伤阴络，失血，湿热失血。

仲景曰："下血，先血后便，此近血也，赤小豆当归散主之。"（《金匮要略·惊悸吐血下血胸满瘀血病脉证治》）

吴谦说："血箭……一名肌衄，由心肺火盛，逼血从毛孔中射出如箭。宜服凉血地黄汤。外用桃花散，以凉水调敷，或用金墨研末，醋调凉涂，其血即止。"[1]

吴鞠通说："太阴伏暑，舌赤，口渴，汗多，加减生脉散主之。此邪在血分而表虚之证也。"[2] **吴坤安**说："伤寒解后，复有下血者，乃失汗之余邪也，当清之，治之自愈。（邵仙根评：病解下血，由于初起失汗，邪不外达而内入，阳邪热盛，热伤阴络，而血下溢也。治以清营凉血和络之法。）"[3]"温热之症，药宜凉解，误用辛温，而动经血，亦能致衄，宜清血分。犀角、连翘、赤芍、丹皮、玄参、生地、牛膝、茜根、茅根之属，清之解之。"[3]

张路玉说："斑点深赤，毒在血分者，浓煎益母草两许，少投生蜜，冲入生莱菔汁半杯，放温恣服，散其恶血，取效最捷，此皆使毒从表化。"[4] **俞根初**说："温热新瘥，或十日，或半月，忽然下血者，由于初起失汗，邪不外达而内入，阳邪热甚，热伤阴络，而血下溢也。治以清营凉血和络之法，如生地……白茅根、脏连丸，治之自愈。阴虚火旺者，脏连六味丸尤捷。"[4] **何廉臣**说："若春夏秋感温热暑邪失血者，必兼身热心烦不卧等证，乃邪热扰营迫血所致。宜清营分之邪热为主，犀地清络饮去桃仁，以藕汁、广郁金汁易姜、蒲二汁，轻则羚角清营汤……若失血后热退身凉，神清气静者，邪热已去也。审无别疾他故，只以生藕汁，或童便，日服一二杯，以济其阴可也，不必穷治。或服玉露饮……尤多收效。"[4]

编者按：血液蕴蒸候，多由感受温暑之邪，化热内伏血分，其邪势虽不重，但燥热留于血分，蕴蒸于内，不得透达，消灼津液，扰动络血，甚则上扰心神，是为血分温暑之轻证。治宜清泻心肝之燥火为主，兼凉血止血以和阴络。**何廉臣**说："轻则大便通利者，不必凉泻，但用清解，犀地清络饮：去桃仁，姜、蒲二汁，加藕汁、童便……若粪后下血，鲜红光泽，或色深紫，或有凝块紫亮者，此为肠热下血，宜以凉血泄热。"[4]

引用文献

[1] 吴谦.御纂医宗金鉴［M］.北京：人民卫生出版社，1963：896.

［2］吴鞠通.温病条辨［M］.福州：福建科学技术出版社，2010：45.

［3］吴坤安.伤寒指掌［M］.上海：上海科学技术出版社，1959：卷二58，卷三2.

［4］俞根初等.重订通俗伤寒论［M］.上海：上海科学技术出版社，1959：213，327，328，474.

三、血液郁蒸候

血液郁蒸候，系素禀血热之体，加感外邪，而成外郁内蒸之候。或感于风寒，或感于暑湿，郁遏于外，引动血分蕴伏之热邪，合而为病。

诊断

病名：[**中医**] 暑温，暑瘵，太阴伏暑，营血伏温，丹毒，赤白游风。[**西医**] 猩红热。

证名：肺胃风热证，**肺胃暑湿证**。

病位：肺胃。

病因：风热，暑湿。

病机状态：郁蒸。由素体血热，加感外邪，郁遏于外，激动血中伏热，而成外郁内蒸之候，为表里同病。

1.血液蕴蒸候＋腠理不宣＋气机不宣

2.腠理不宣——→气机不宣——→津液消灼

＋

血热蕴蒸——→络血妄行——

图2-7-8　血液郁蒸候病机结构式示意图

病形：郁蒸；　　**病层**：里兼表；　　**病态**：动；

病性：阳兼阴；　**病质**：实；　　　**病势**：深中浅，轻，缓。

证象组合：血热＋表郁＋气郁

主症：【**腠理不宣**】**症象**：①恶寒发热。②无汗。③周身抽掣疼痛。**舌象**：舌白。

　　　　【**血热蕴蒸**】**症象**：①身发红疹。②入夜烦躁不安。**舌象**：舌红赤。**脉象**：脉细数。

副症：【**气机不宣**】**症象**：①不渴。②不饥。

　　　　【**络血妄行**】**症象**：①咳血。②咳血。③鼻衄。

宾症：【**津液消灼**】**症象**：①口干。**舌象**：舌少津。

临床以表证症象显明，但必须有血热液伤见症同见，方为本候。

鉴别诊断

　　　　鉴别式：血液郁蒸候＋津气蕴蒸＋清空不宣－气机不宣－络血妄行＝**气血郁蒸候**

血液郁蒸候为血热兼表郁、气郁之候，而气血郁蒸候则系表郁而兼气血均热之候，略有不同。

传变预测

血液郁蒸候－腠理不宣－气机不宣→**血液蕴蒸候**

　　　┗——＋津气蕴蒸→**气血蕴蒸候**

　　　┗——－血热蕴蒸＋血热蕴炽＋神志昏蒙→**血液燔灼候**

　　　　　　┗——＋津气蕴灼→**气血两燔候**

图2-7-9　血液郁蒸候传变式示意图

血液郁蒸候外郁得解，血热犹存者，可转为血液蕴蒸候；如过投温散，气分化热，可转为气血蕴蒸候；或伏热化火，则转重为血液燔灼候；如血分之火转透气分，则为气血两燔候，亦系转重之变。

辨证

定位：肺：头痛，鼻塞，咳嗽，咽痛，咳血，鼻衄，红疹；胃：夜热，心烦，不寐，吐血，丹斑红赤。

定性：风热：发热无汗，恶风，舌红苔薄白；暑湿：发热自汗，不渴不饥不便，尿赤不利，苔黄腻舌红。

定量：①轻：发热无汗，恶风，红疹。②中：发热自汗，恶热。③重：夜热，心烦，不寐，丹斑红赤。

论治：以宣透外郁为主，兼以凉血透热，使表里双彻而解。

1.随机立法：血液郁蒸候，其病机为外有风寒暑湿之邪郁遏，内有血分伏热，蒸灼津液，故其治则宜宣疏郁遏，兼以凉血增液，药以轻清透达为法，使蕴伏之邪得透达，随外郁之新邪而透解，切忌过投温散刚燥，重伤津助热，亦忌滋腻，胶滞伏热。

2.随位立法：宣解外郁，在于宣达肺气，肺气一达，外可以达腠理，内可以畅气机；清透伏热，在于清解胃气，以清解阳明。

3.随因立法：风热郁遏，宜微辛微散之轻剂，轻宣外郁之新邪；暑湿郁遏，当以微辛芳淡之品，清化暑湿。

4.随症立法：红疹常以轻清透解之品如金银花、连翘、薄荷、牛蒡子、竹叶、荆芥穗；丹斑则稍重，当凉解，如生地、丹皮、人中黄、升麻、石膏、大青叶、玄参、赤芍、荆芥、天花粉之类。

方证：加味清络饮证、银翘散加味证、清火消丹汤证、化斑解毒汤证、清上焦方证、清凉涤暑方证。

考证：血液郁蒸候，外邪郁表而热蒸于血分者，通称：风热入血。

陈士铎："身热之后，其身不凉，遍体俱红紫之色，名曰火丹……盖发斑者，红白相间也；火丹者，一身尽红也。发斑，热郁于内而发于外；火丹，热郁于外而趋于内……方用消丹饮……赤白游风，往来不定，小儿最多此症，似乎发斑，但发斑有一定之根，赤白游风无一定之色，人以为三焦之实火，谁知是胃火之郁热乎……方用清火消丹汤。"[1]

姚龙光治夏间忽患温症，一发寒热，则抽掣难堪，通身疼痛，头痛如锥，心中烦躁，不饥不渴不便，舌深紫无苔，脉右弦数无力，左弦数有力。用鲜生地、麦冬……莲子心[2]。

吴鞠通说："暑温寒热，舌白不渴，吐血者，名曰暑瘵，为难治，清络饮加杏仁、苡仁、滑石汤主之。清络饮清血络中之热，而不犯手；加杏仁利气，气为血帅故也；苡仁、滑石利在里之湿。冀邪退气宁而血可止也。"[3] "太阴伏暑，舌赤口渴无汗者，银翘散加生地、丹皮、赤芍、麦冬主之。"[3]

吴鞠通治暑温：舌苔满布，色微黄，脉洪弦而刚甚，左反大于右，不渴。初起即现此等脉症，恐下焦精血之热，远甚于上焦气分之热也。且旧有血溢，故手心热，又甚于手背，究竟初起，且清上焦[4]。

编者按：血液郁蒸候，外受风热、暑湿之邪，失于清疏透解，湿郁于表，热陷入血，灼伤血液，扰动血络，络血妄行，而成表郁血热之候。当于疏风清热或宣泄暑湿之中，兼以大剂凉血增液，以垫托之，使内陷之热、湿得以外解。如**吴菊方**治发热汗出，遍身红疹，心烦尿赤，此暑热为病，宜清凉涤暑[5]。

引用文献

［1］柳长华.陈士铎医学全书［M］.北京：中国中医药出版社，1999：923.

［2］徐衡之，姚若琴.宋元明清名医类案［M］.长沙：湖南科学技术出版社，2006：437.

［3］吴鞠通.温病条辨［M］.福州：福建科学技术出版社，2010：42，44.

［4］秦伯未.清代名医医案精华［M］.北京：人民卫生出版社，2006：106.

［5］景德镇市中医院.吴菊方医案［M］.景德镇：景德镇人民出版社，1960：34.

四、血液燔灼候

血液燔灼候，为血分邪火炽盛之候，系血热重证。或新感温热，失误化火入血，或血分伏温化火燔炽，不得外达；若再有失误，每致痉厥，甚则转为闭脱。

诊断

病名：[**中医**] 风温，热病，伏气，春温，血分伏温，少阴伏温，伏暑入营，温病发斑，急黄，瓜瓤瘟，囟门突起，肌衄，大衄。[**西医**] 血小板减少性紫癜，过敏性紫癜，成人斯蒂尔病，系统性红斑狼疮，急性黄疸型肝炎，肺结核。

证名：心营燥热证，**心肝湿火证，心肝燥火证，心肝瘀热证**。

病位：心营，心肝。

病因：燥热，燥火，湿火，瘀热。

病机状态：蕴炽。由气分营分之温热不解，化火深陷入血，或血分伏温化火，欲达不达，蕴伏于血液之中，消灼津液，蒙蔽神明，而成血分重证。

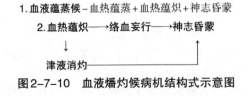

1.**血液蕴蒸候**－血热蕴蒸＋血热蕴炽＋神志昏蒙

2.**血热蕴炽**——络血妄行——神志昏蒙

津液消灼

图2-7-10　血液燔灼候病机结构式示意图

病形：蕴炽；　**病层**：里；　**病态**：动；

病性：阳；　　**病质**：实；　　**病势**：深，重，急，危。

证象组合：血炽+液灼+血溢+神蒙

主症：【血热蕴炽】症象：①面赤唇红。②心烦不寐。③手足躁扰。④目赤。⑤赤斑丹疹，或转紫色。⑥大便反黑。**脉象**：脉左弦细搏数。**舌象**：①舌鲜红紫绛。②舌紫暗。③舌根黑，中黑，黑点。

　　　　【津液消灼】症象：①灼热自汗。②口干不饮水。③唇焦齿枯。**舌象**：舌少津芒刺。**脉象**：脉右洪盛。

副症：【络血妄行】症象：①齿缝出血。②鼻衄。③吐血，呕血。④便血。

宾症：【神志昏蒙】症象：①似寐非寐。②神昏谵语或不语，或睡中独语。③其人如狂。

临床以血分火炽，津液消灼症象显明，亦为诊断依据，神识虽蒙而未闭，方为本候。

鉴别诊断

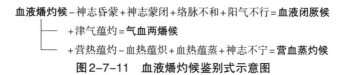

图2-7-11　血液燔灼候鉴别式示意图

血液燔灼候为血分火炽、燔灼之候；血液闭厥候则为血分火炽，已内闭外厥之证；气血两燔候气分亦有火灼；营血蒸灼候则为营中火灼，渐及血分，血中热轻之候。

传变预测

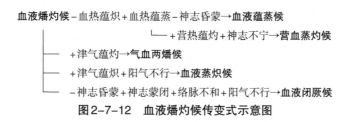

图2-7-12　血液燔灼候传变式示意图

血液燔灼候如经治疗，火去而热仍存，可转轻为血液蕴蒸候；或血分之火转出营分，血中火势得减，转为营血蒸灼候，虽仍属重证，总当视为转出之佳兆；或血分之火转出气分而为气血两燔候或血液蒸炽候，虽仍为重证，亦属转出之佳兆；唯血分之火不减，上闷心神，外闭阳气，内动肝风，则转为血液闭厥候，即为转凶转险之危象。

辨证

定位：心肺：灼热自汗，口干不饮水，赤斑丹疹，或转紫色；心肝：面赤唇红，出血；胃肠：小腹硬满而痛，其人如狂。

定性：燥火：灼热自汗，口干烦躁，心烦不寐，斑疹紫赤，脉弦细搏数，舌鲜红紫绛，少津芒刺带黑；湿火：赤斑丹疹，齿缝出血，鼻衄，吐血，呕血，便血，脉弦数急疾，舌光绛根黑，或中黑边赤；瘀热：口干不饮水，小腹硬满而痛，大便反黑，舌紫暗扪之滑润，尺脉弦数。

定量：①轻：斑疹红，似寐非寐，心烦不寐，齿缝出血，鼻衄，舌鲜红。②中：斑疹赤，神昏谵语，睡中独语，烦躁，吐血，舌绛。③重：斑疹紫，神昏不语，手足躁扰，呕血，便血，舌紫，芒刺。

论治：当急急凉血散血，直泻血中伏火，使燔炽之火透达而解。

1.随机立法：血液燔灼候的病机为火邪燔炽于血分，不得外达，消灼津液，逼动络血，蒙蔽神明，立有闭厥之变，故其治则当急泻血中之伏火，以救津液，而清神志，安络血。叶天士云："入血直须凉血散血。"凉泻血分之火炽，必须佐以散血活血，使血不瘀，则热无所附，而透出营分或气分而解，故选药当轻清灵活，不然则内闭转脱，不可措手。

2.随位立法：心主血，肝藏血，血分之火，必以清心为主，涉及于肝者，亦当兼以凉肝；涉及于肺者，当清肺；唯胃肠瘀热，必借通下，以釜底抽薪而下夺之。

3.随因立法：燥火者，津液消灼，清热凉血之中，必兼用甘寒生津增液之品，以解其燥，津液足则血不瘀而热易达；湿火则当佐芳香逐秽以化湿；瘀热者，瘀由热成，热邪附瘀，故清解必兼通瘀，瘀去则热除，瘀不去，徒清解，必不效。

4.随症立法：邪尚在上焦轻浅者，轻扬理上为治，如金银花露、白金汁、西瓜翠衣、瓜蒌皮、黑玄参之类；渐传中焦深重者，宜下解之：生地、赤芍、丹皮、牛膝、山楂、桃仁、大黄之属下之清之，此釜底抽薪，大黄不妨重用也。

方证：犀角地黄汤（加味）证、犀地清络饮证、导赤清心汤证、加减导赤泻心汤证、生犀饮证、代抵当丸证。

考证：血液燔灼候，温热内陷，致使血热液灼者，通称：营热入血，温邪入血，血分伏温，热陷血分，血分火烁，热伤血络，热入血络，热蒸血瘀。

薛生白云："湿热症，上下失血，或汗血，毒邪深入营分，走窜欲泄。宜大剂犀角、生地、赤芍、丹皮、连翘、紫草、茜根、银花等味。热逼而上下失血、汗血，势极危，而犹不即坏者，以毒从血出，生机在是。大进凉血解毒之剂，以救阴而泄邪，邪解而血自止矣。血止后，须进参、芪善后乃得。"[1] **吴坤安**说："凡见舌苔尖红根黑，或边红中黑，或红中带黑点，面红目赤，唇燥口渴，齿缝出血，或鼻流衄血，此少阳毒盛火抑，斑不得透，腠理闭塞，以致阳邪陷入太阴。此病由于失表失清，急宜清解，用犀角、连翘……之类，以化斑解毒。"[2]"有因风温之邪，误汗动血，有因三阳热盛，沸腾经血，皆致吐衄。凡见眼闭目红，神昏语乱，烦躁漱水，皆热伤血络之症也。"[2]"疫疠秽邪，从口鼻吸入，分布三焦，久则血分渐瘀，其邪愈深，其热愈结，当以苦咸之制，仍是轻扬理上为治。"[2]

"邪入营分，如湿温之邪入于血络，舌苔中黄边赤，发为赤斑丹疹，神昏谵语，宜清疏血分以透斑，佐芳香逐秽以开闭。"[2]

俞根初说："温邪伏于少阴，新感春寒引发者，在血分，初虽微恶风寒，身痛无汗，继即灼热自汗，心烦不寐，或似寐非寐，面赤唇红，手足躁扰，神昏谵语，或神迷不语，或郑声作笑，内陷厥阴肝脏，状如惊痫，时时瘛疭，四肢厥逆，胸腹按之灼手，舌苔初则底红浮白，继即舌色鲜红，甚则紫绛少津……若右洪盛而躁，左反细弦搏数，此《内经》所谓冬不藏精，春必病温，病温虚甚，死。亦即喻西昌所谓既伤于寒，且不藏精，至春同时并发是也……进甘寒复苦泄法，酌用犀角清络饮、导赤清心汤二方，以清内伏之血热。"[3]

何秀山说："若内舍于营，证较膜原伏邪为尤急，初用葱豉桔梗汤，辛凉发汗后，表邪虽解，暂时热退身凉，而胸腹之热不除，继即灼热自汗，烦躁不寐，神识时清时昏，夜多谵语，脉数舌绛，甚则肢厥脉陷，急宜清透营热，使伏热转出气分，气宣卫泄，或从疹斑而解，或从狂汗而解。轻则玳瑁郁金汤，重则犀地清络饮，皆可选用。剧则紫雪品行军散，历验如神。"[3] **何廉臣**说："春温兼寒……入血，即舌深绛，目赤唇焦，烦躁不寐，夜多谵语，甚或神昏不语，就恐耗血伤心，直须凉血泻火，陶氏导赤泻心汤加减。"[3]

赵炳南说："系统性红斑狼疮（毒热炽盛），高烧不退，面部或其他部位红斑，或出血瘀，全身无力，肌肉酸痛，关节疼痛，烦热不眠，精神恍惚，或时神昏，谵语抽搐，或吐、衄、便血，口渴思凉饮，舌红或紫暗，苔黄白腻，或光面舌，脉数而软。法宜清热解毒，凉血护阴。"[4]

编者按：血液燔灼候，多因气营之热，不得透达，内陷入血；或伏邪不得外溃，尽炽于心肝血液之分，上蒙心包，外郁血络，煎迫血溢，络血妄行。**范春如**曰："热毒内陷心包，扰乱神明，津液被灼，肝风惊厥堪虞。"[5]当以清透血热为主，凉血活血增液，以解血分之伏火。

引用文献

［1］王士雄.温热经纬［M］.沈阳：辽宁科学技术出版社，1997：48.

［2］吴坤安.伤寒指掌［M］.上海：上海科学技术出版社，1959：卷一69，卷三4，卷四23，55.

［3］俞根初等.重订通俗伤寒论［M］.上海：上海科学技术出版社，1959：233，243，245.

［4］北京中医医院.赵炳南临床经验集［M］.北京：人民卫生出版社，2006：311.

［5］姜达歧，蔡丽乔.老中医范春如治疗黄疸的经验［J］.上海中医药杂志，1983，（8）：4.

五、血液闭厥候

血液闭厥候系血分之火不得透达，而成闭厥之候，为血分危重险证之一，立有一厥不返，或内闭外脱之变。由血分伏火上闭心神，外格阳气，内动肝风，而成血分痉厥闭证。

诊断

病名：[中医]伏暑，暑厥，少阴伏气，暑温，冬温，颐肿。[西医]流行性乙型脑炎，败血症。

证名：**心肝燥火证，心肺痰火证**。

病位：心肺，心肝。

病因：燥火，痰火。

病机状态：闭厥。由血中伏火，燔炽不得透解，上闭心神，心窍猝闭，外滞阳气，阳气骤厥，内动肝风，风邪扰络，而成痉厥闭证，属危重凶险之候。

1.血液煿灼候－神志昏蒙＋神志蒙闭＋络脉不和＋阳气不行

2.　　┌血热蕴炽──→络脉不和──→络血妄行
　　　　　　　　　│
　　　　　　　　　↓
　　　神志蒙闭──→阳气不行──→津液消灼

图2-7-13　血液闭厥候病机结构式示意图

病形：闭厥；　　**病层**：里；　　**病态**：静中动；

病性：阳；　　　**病质**：实；　　**病势**：深，重，急，危，险。

证象组合：血炽＋神闭＋阳滞＋血溢＋液灼

主症：【血热蕴炽】症象：壮热面红，目赤。舌象：①舌紫干。②舌纯绛。③舌圆硬。

　　　　【神志蒙闭】症象：神昏谵语，或笑或闭目不语，烦则狂言乱语，静则郑声独语。

副症：【络脉不和】症象：痉挛，上视龄齿，瘛疭。

　　　　【阳气不行】症象：肢厥逆冷。舌象：舌苔灰润。脉象：脉濡似伏。

宾症：【络血妄行】症象：鼻衄不止。

　　　　【津液消灼】症象：二便不通，泻不爽。舌象：舌苔黑。

临床以神闭、痉厥症象显明，但必须与血分火炽症象同见，方可确诊。

鉴别诊断

血液闭厥候＋津气蕴炽＝气血炽闭候

　　└──＋营热蕴灼－血热蕴炽＋血热蕴蒸－阳气不行＋阳气不和＋神志不宁＝**营血蕴闭候**

图2-7-14　血液闭厥候鉴别式示意图

血液闭厥候系血中火炽而成痉厥之闭证；气血炽闭候则系气血并炽而致痉厥之闭证；营血蕴闭候为营分之火内闭心神之候。各自有别。

传变预测

血液闭厥候＋神志昏蒙－神志蒙闭－络脉不和－阳气不行→**血液煿灼候**

　　└──－津液消灼＋津液枯涸＋气虚脱绝→**血液闭脱候**

图2-7-15　血液闭厥候传变式示意图

血液闭厥候病已凶险，如能救治得宜，闭开风定厥回，即可转为血液煿灼候，虽属脱险，仍未入坦途；如救治失当，即可成内闭外脱，致血液闭脱候而不救。

辨证

定位：心肺：昏厥不语；心肝：神昏谵语，或笑，或闭目不语，烦则狂言乱语，静则郑声独语，瘛疭，痉厥。

定性：燥火：壮热面红，目赤，二便不通，泻不爽；痰火：神志昏蒙，昏厥不语。

定量：①轻：神昏谵语，痉挛，四肢厥冷。②中：烦则狂言乱语，静则郑声独语，瘛疭，四肢厥逆。③重：昏厥不语，上视龄齿。

论治：当以急急清泻血中伏火为主，兼以开窍息风，或可挽回于什一。

1.随机立法：血液闭厥候，其病机为血中伏火蕴炽，不得透达，消灼津液，上闷心神，内动肝风，外滞阳气，故其治则当急泻血中伏火，兼以增液开窍息风，火邪得以清透，则窍开风息，厥亦可回，不然则一厥不回，或内闭而外脱，不可救矣。

2.随位立法：以治心肝为主，清心火、凉心血、开心窍、息肝风、和肝络为本证大法，兼肺当宣肺清肺。

3.随因立法：病因燥火，火灼津伤致燥，故清热凉血，必兼甘寒增液生津，以解其燥；火炼津液成痰，血滞成瘀，故化痰消瘀亦不可少，尤以昏厥不语，芳开少效之时，尤当兼以化痰消瘀，则窍闭可开。

4.随症立法：证为闭厥，自当以开闭为先，凡芳香开窍，清热醒神之成品丹药，均在救急优选之列。燥热偏盛者，当选紫雪丹；燥火偏盛者，选用神犀丹；痰火盛者，选用牛黄丸；开窍醒神，以至宝丹最佳。

方证：犀角地黄汤证、犀羚三汁饮证、犀地清络饮证、玳瑁郁金汤证、神犀丹证、牛黄丸证、至宝丹证、紫雪丹证、牛黄膏证。

考证：血液闭厥候，血分火炽，内闭外厥者，通称：热蔓延血分，阳证似阴，热厥，痰热蔽阻心宫。

俞根初说："少阴伏气温病……如兼痰迷清窍，神识昏蒙者，急与玳瑁郁金汤以清宣包络痰火，服后如犹昏厥不语，急用犀羚三汁饮以清宣心窍络痰瘀热，调下至宝丹，或冲入牛黄膏，其闭自开。"[1] "邪舍于营，剧则手足瘛疭，昏厥不语，或烦则狂言乱语，静则郑声独语，舌色鲜红起刺，别无苔垢。若已痉厥并发者，速与犀羚三汁饮，清火息风，开窍透络，定其痉以清神识。若神识虽清，而夜热间有谵语，舌红渐布黄腻，包络痰热未净者，宜清肃，玳瑁郁金汤去紫金片，加万氏牛黄丸。"[1]

徐荣斋说："如舌色紫干，或纯绛，或圆硬，或黑苔，神唇谵语，或笑或痉，甚则晕厥，闭目不语，此由湿温化火，窜经入络，内陷心脏，陡动肝风也。治宜大剂犀地清神汤，重加瓜霜、紫雪，清心透络，泻肝息风，或用加减神犀汤合犀珀至宝丹，清营解毒，通血宣窍。急救得法，尚可十全三四。"[1] 何廉臣说："暑秽初起，壮热面红，目赤上视，龀齿弄舌，手足瘛疭，神识昏迷，四肢厥逆，二便不通，或泻不爽。此叶天士所谓热气闭塞，孔窍昏迷若惊，是为暑厥也……舌上无苔者，石氏犀角地黄汤调下……或用陆氏犀羚镇痉汤……痉定神苏以后，或用清肺轻剂，清络饮……或用清凉血分，四汁二心汤。"[1]

王孟英治积劳久虚之体，肝阳内动，烁液成痰，逆升而厥，俨似温邪内陷之候。神气虽清，苔色将黑，予肃肺蠲痰，息风充液之剂，热退而苔色松浮[2]。

编者按：血液闭厥候，温暑化燥化火，内陷心肝血分，不得外达，或鼓动肺中痰热，上闭心窍，内动肝风，外滞阳气而成闭厥重证。当急清心肝之火，兼以芳香开窍以醒神。魏长春说："'温邪上受，首先犯肺，逆传心包'，邪热灼津为痰，无形之热与有形之痰相搏，包络闭阻则神昏。故初用安宫牛黄丸开闭通窍，竹沥清化热痰，继用雪羹汤泄热下痰。"[3]

引用文献

[1] 俞根初等.重订通俗伤寒论 [M].上海：上海科学技术出版社，1959：241，244，254，428.

[2] 徐衡之，姚若琴.宋元明清名医类案 [M].长沙：湖南科学技术出版社，2006：368.

[3] 魏长春.昏厥诊治举隅 [J].浙江中医药，1982，17（10）：439.

六、血液闭脱候

血液闭脱候，系火邪蕴炽血液，内闭不开，正气不支而外脱之候，为血分至重至危之凶证，古人称十不救一。

诊断

病名：[中医] 湿热闭脱，温毒，暑风。[西医] 中毒性肺炎，感染性休克，弥散性血管内凝血，败血症，颅内多发性脓肿并败血症，急性肝炎，肝昏迷，急性肾衰竭。

证名：肝脾湿热证，**心营燥热证**，心肝燥火证。

病位：心营，心肝，肝脾。

病因：燥热，湿热，燥火。

病机状态：闭脱。由血分伏火蕴炽，消涸津液，内闭不开，正气不支，渐渐外脱，而成邪盛正衰，正不胜邪，邪内闭而正外脱之候。

1.**血液闭厥候**—津液消灼＋津液枯涸＋气虚脱绝

2.血热蕴炽──→津液枯涸──→络血妄行

↓

神志蒙闭──→气虚脱绝──→络脉不和

图2-7-16 血液闭脱候病机结构式示意图

病形：闭脱，内闭外脱；　**病层：**里；　**病态：**动；

病性：阳；　　　　　　　**病质：**实；　**病势：**深，重，急，险，危，。

证象组合：血炽＋神闭＋液枯＋气脱＋血溢＋络郁

主症：【血热蕴炽】**症象：**①发热口渴。②斑色紫黯。③烦躁不安，**舌象：**舌绛干。

　　　　【神志蒙闭】**症象：**①耳聋神昏。②烦则多言。③静则郑声。

副症：【津液枯涸】**症象：**①舌缩。②小便赤涩。③鼻煤裂血。

　　　　【气虚脱绝】**症象：**①汗出如珠。②气急喘促。**脉象：**脉浮大急促。

宾症：【络血妄行】**症象：**①鼻煤裂血。②鼻衄或齿衄。

【络脉不和】症象：①抽搐。②反张。

临床以热闭症象明显而易见，脱象开始并不显露，一旦喘汗骤至，立有危殆，但要认定本证，还须有血分火炽症象，方为准确。

鉴别诊断

　　　　鉴别式：**血液闭脱候**+津气蕴炽+阳气不行=**气血闭脱候**

血液闭脱候系血分火炽内闭，正气不支而脱之候；气血闭脱候则系气血两炽，内闭致脱之证。

传变预测

血液闭脱候−气虚脱绝−津液枯涸+津液消灼→**血液闭厥候**

└── −神志蒙闭+神志昏蒙−络脉不和→**血液燔灼候**

图2-7-17　血液闭脱候传变式示意图

血液闭脱候本系凶险绝证，如能预为防范，不致脱绝，可转为血液闭厥候，仍属凶险危证，必得闭开厥回，转为血液燔灼候，方有转机，但虽逾险岭，仍未入坦途，还须救治得当，方可化险为夷。

辨证

定位：心营：烦则多言，静则郑声，舌缩，小便赤涩，鼻煤裂血；心肝：耳聋神昏，烦躁不安，斑色紫黯，抽搐，反张；肝脾：周身发黄，小便赤涩。

定性：燥火：发热口渴，斑色紫黯，烦躁不安，舌绛干；湿热：周身发黄，小便赤涩。

定量：①轻：耳聋神昏，烦躁不安。②中：神志昏迷，抽搐，反张。③重：烦则多言，静则郑声，舌缩，汗出如珠，气急喘促。

论治：在脱象未显之前，急急开闭，以安正气，或可幸免脱绝。不脱象一露，必一脱不救。然邪盛正衰，病势至此，开补两难，已有鞭长莫及之虑。

1.随机立法：血液闭脱候，其病机为血分火炽，消涸津液，内闭不开，正气不支，渐致气虚脱绝。当在脱象未曾显露之时，预为防范，闭厥甚者，先开其闭，以安其正；闭厥不甚者，先救气液，以防其脱，脱回再开其闭。然病势至此，亦背城借一计，古人谓十难救一，亦尽人事以挽天机而已。

2.随位立法：本候治在心肺，清心火，开心窍，为开闭之法，而防脱救脱，必须益肺气，以救脱。

3.随因立法：病因多为燥火，血分火炽，津液枯涸，故清泻伏火，必兼大救津液，津液回则火邪有望外达。因于湿热，当参以芳化淡渗与辛开苦降，使湿开热达，以开其闭。

4.随症立法：开闭选药，可参照血液闭厥候。多与固脱方药合用，以防脱固脱。由于火热内炽，津液已伤，故多用生脉饮以固气液。固脱可参照气液脱绝候与气阴竭绝候。

方证：生脉散加味证、扶正祛邪汤证、增液救阴凉血解毒方证、紫雪丹证、牛黄清心丸证、至宝丹证。

考证：血液闭脱候，血分邪火炽闭兼气脱者，通称：内闭外脱，邪闭膻中。

叶天士说："暑风上受，首先犯肺，执蕴不解，逆传心包，肝阳化风，盘旋舞动，神昏谵语，脉虚。急宜辛凉，开热疏痰。"[1]"病久阴阳两伤，神迷微笑，厥逆便泄，正虚大著。若治病攻邪，头绪纷纭，何以顾其根本。莫如养正，以冀寇解。"[1]**楼英说**："谵语妄言，身微热，脉浮大，手足温者生；逆冷，脉沉细者，不过一日死矣。"[2]

吴坤安说："如暑邪初伤气分，发热口渴，失治则邪传膻中，舌形绛缩，小便赤涩，鼻煤裂血，耳聋神昏。此邪由气分蔓延及血分，最怕内闭外脱，急用犀角尖、石菖蒲、川郁金、鲜生地、银花、连翘、玄参、西黄之类。"[3]**邵仙根评**："邪热深入宫城，每多内闭外脱。急用清心达邪，芳香开闭一法，如用牛黄清心丸、至宝丹、紫雪丹等，然亦十不救一矣。"[3]

朱敬修谓："温毒险症，火炽热盛，营血焦灼，津液大伤，即将阴竭，危在旦夕。"[4]

关幼波治大肠杆菌致败血症：高热肢凉，烦躁不安，并有幻视，口干咽痛，心慌胸闷，舌红绛无苔，脉细数无力，血压下降。扶正祛邪汤[5]。

毕维德等治中毒性肺炎，感染性休克，弥散性血管内凝血，中毒性肠麻痹：近1天来，神志不清，谵妄躁动，无尿，牙龈出血，腹胀，体温38℃，血压测不到，重病容，昏迷，气喘，发绀，躯干散在出血点和瘀斑，四肢厥冷，舌绛苔黄，脉微细欲绝，腹胀如鼓，肠鸣音消失。毒热内炽，邪陷心营则神昏，瘀热郁于肌肤则发瘀斑，络伤血溢则齿衄，热邪熏肺则气喘，为正气将脱之危候，宜益气固脱，凉血化瘀，方用生脉散加味[6]。

编者按：血液闭脱候，因燥热由气入血，消烁津液，闭塞心窍，正气不支而外脱。当以清心开闭为主，兼固气液以挽其脱。**邵仙根**云："邪热深入宫城，每多内闭外脱，急用清心达邪，芳香开闭一法，如用牛黄清心丸、至宝丹、紫雪丹等，然亦十不救一矣。"[3]

引用文献

[1] 潘华信.未刻本叶氏医案发微［M］.上海：上海中医学院出版社.1992：177，178.

[2] 楼英.中华医书集成·医学纲目［M］.北京：中医古籍出版社，1999：867.

[3] 吴坤安.伤寒指掌［M］.上海：上海科学技术出版社，1959：卷四39.

[4] 蔡妙珊.朱敬修老中医的学术经验［J］.新中医，1981，（10）：14.

[5] 北京中医医院.关幼波临床经验选［M］.北京：人民卫生出版社，2006：283.

[6] 毕维德，彭述宪，贾风来.小儿感染性休克合并急性弥漫性血管内凝血3例治验［J］.中医杂志，1982，（12）：24.

七、血液郁滞候

血液郁滞候，为热邪蕴蒸血络，以致络脉瘀滞之证，为痿痹证中急重证候。如初期治疗得宜，不难速愈，如有失误，瘀热阻塞经隧，则多迁延难愈，甚则成痼疾。

诊断

病名：［中医］血瘀发热，类中风，中经络，热痛，热痹，湿热痹，血痹，络痹，脉痹，风湿痹，痛痹，阴虚痹痛，口眼歪斜，项强臂痛，足跟痛，脉痿，湿痿，历节风，舌痛，脱疽，腿游风，腿烧如火燎。［西医］脑血栓形成，下肢深静脉血栓形成，血栓性静脉炎，血栓闭塞性脉管炎，面神经麻痹，三叉神经痛，病毒性脑炎，高血压，败血症，感染性休克，弥散性血管内凝血，干性坏疽，血友病，真性红细胞增多症，系统性红斑狼疮，红斑性肢痛症，结节性红斑，吉兰-巴雷综合征，周围神经炎，坐骨神经痛，风湿性关节炎，类风湿关节炎，痛风，颈椎病，肩周炎，滑囊炎，皮肌炎，急性骨髓炎。

证名：肝肺风热证，心肝风热证，心肝风阳证，肝肾风阳证，肝肾风湿证，**肝脾湿热证，**肺胃燥热证，**肝肺燥热证，**肝胆风火证，**脾胃湿火证，**心肝痰火证，心肺瘀热证，**心肝瘀热证，肝肺瘀热证，**肝脾痰瘀证，肝肺风痰证。

病位：肝胆，肝脾，肝肺，肝肾，心肝，心肺，肺胃，脾胃。

病因：风热，燥热，风湿，湿热，湿火，痰火，风痰，痰瘀，瘀热，风阳。

病机状态：郁滞。由热邪蕴蒸血分，热入血络，以致络血瘀滞，津液暗消，络脉不利、不和，而成血络痹证。

1.血液蕴蒸候－络血妄行＋血滞不行＋络脉不利＋络脉不和

2.血热蕴蒸——→络脉不利←——津液消灼

血滞不行——→络脉不和←

图2-7-18 血液郁滞候病机结构式示意图

病形：郁滞；　　**病层：**里之表；　　**病态：**静中动；

病性：阳；　　　**病质：**实；　　　**病势：**深，重，急中缓。

证象组合：血蒸＋血滞＋络滞＋液灼

主症：【血热蕴蒸】症象：①两足奇热。②目眩。③口苦。**舌象：**舌红赤。**脉象：**①脉浮洪大。②脉滑。

【血滞不行】症象：①痛处不移。②痛汗如珠。**舌象：**舌红暗。**脉象：**脉涩弦。

副症：【络脉不利】症象：①臂痛。②肩背痛。③指胀痛。

【络脉不和】症象：①项强。②四肢无力。③足痿弱。

宾症：【津液消灼】症象：唇红而干。

临床以络脉症象显明易见，与各经络证候无异，故必须有血热液伤之象同见，方可确认为本候。

鉴别诊断

血液郁滞候－血热蕴蒸－血滞不行＋气虚不充＋经脉不利＝**气液郁滞候**

└──＋津气蕴蒸＋腠理不宣＋阳气不行＋经脉不利＝**清阳不行候**

图2-7-19 血液郁滞候鉴别式示意图

血液郁滞候为血热瘀滞络脉之证；气液郁滞候则系气液不足，以致经络郁滞之候，与本候有在气在血之不同；清阳不行候则为阳郁内热，寒热之邪郁滞经络之证。各自不同。

传变预测

血液郁滞候–血滞不行–络脉不利–络脉不和→血热蕴蒸候

└─血热蕴蒸–血滞不行+血、营虚失养–络脉不利+络脉不荣+阳气不和→营血失养候

└─+气虚不充+经脉不利→气液郁滞候

图2-7-20　血液郁滞候传变式示意图

血液郁滞候如经治疗，络瘀得行，络脉自和，而余热仍在血分者，可转为血热蕴蒸候；若过投凉通，血热虽除，血滞亦行，而损伤营血者，可转为营血失养候；如误投辛散燥烈，损液耗气，亦可转为气液郁滞候。

辨证

定位：肝肺：肢节挛痛，或热痛，痛汗如珠，以上部多；肝脾：肢节胀痛，足肿赤痛，以下肢为主。

定性：燥热：舌暗，筋挛，痛处不移，心烦自汗；湿热：弛缓无力，头眩口苦，以下肢为主。

定量：①轻：肢节挛痛，疼如针刺，时痛时止。②中：肢节胀痛，痛时抽掣，入夜加剧。③重：痛汗如珠，痛如刀割，长痛不息。

论治：当凉血通痹以和络脉，凡辛散燥烈治痹行经之药，皆在所忌。

1. 随机立法：血液郁滞候，其病机为血热入络，致络血瘀滞，络脉不利而失和，故其治则当以清疏血络为主，即凉血通瘀、和络通络合用，病证属阳热为患，津液已伤，故切忌辛散燥热等治痹通络之药，助热伤液，病必不解，甚则遗热迁延而成痼疾不起。

2. 随位立法：肝主筋、主藏血，故以治肝为主，清肝、滋肝、凉肝、润肝，则血不致燥热，筋不致枯槁。兼肺则当清润肺津，使水津四布；兼脾则当和脾利湿，使四肢通利。

3. 随因立法：血液郁滞候，总当以凉血活血，增液通络为法。因于燥热者，清热凉血之外，宜着重滋养津液；因于湿热者，则着重清热利湿，而凉血活血亦不可少；有瘀者必兼化瘀逐瘀；有痰者必兼化痰导痰；挟风阳当参以祛风潜阳。

4. 随症立法：上肢加桂枝、桑枝；肩臂加姜黄；颈项加羌活、葛根；背痛加羌活、桂枝、片姜黄；胁下痛加郁金、降香；腰痛加桑寄生、青木香、荔枝核；足膝痛加牛膝、木瓜；经脉痛加丝瓜络、络石藤、青风藤、白茅根、路路通。

方证：白虎汤加味证、加味桂枝白虎汤证、五汁一枝煎合清宣瘀热汤证、五叶芦根汤证、舒筋通络汤证、活血祛风法证、辛凉润燥法证、通络定痛饮证、加减木防己汤证、二妙四物汤证、加味二妙散证、血府逐瘀汤证、四妙勇安汤证、活络通脉汤证、加味牵正散证、消风返正汤证。

考证：血液郁滞候，血热液伤而血滞经络之候，通称：风热入络，风阳入络，燥热入络，湿热下注，瘀热入络，瘀结脉络，风痰阻络，痰火窜阻经络。

吴坤安说："如火邪既退之后，身体不能转侧，而兼胁痛者，此必有入络之痰也。宜天虫、全蝎、钩藤、桂枝、瓜蒌、泽兰、竹沥、姜汁之类追之。"[1]

何廉臣说："失治则风寒外邪，络瘀内伤，均从热化，凡辛散风寒燥烈药皆忌，曾用俞氏五汁一枝煎合清宣瘀热汤，历治多验。"[2] **姚国美说**："口眼㖞斜，甚则手足麻痹，肌肤不仁，此乃风中经络……偏热者，烦热而渴，脉浮大，与独活、竹沥、生地黄汁。"[3]

姜天叙说："中风……若内因痰火虚风，当消痰清火清风，仲纯法最妙，如菊花、沙参、栝楼根、贝母、天麦冬、天麻、寸麦冬、苏子、橘红、白芍、玄参、秦艽、连翘是也。"[4]

严绍岐说："此《巢源》所谓历节风之状，由风历关节与血气相搏，交击历节，痛不可忍，屈伸不得是也。凡风搏血络瘀筋痹肢节挛痛者，当专以舒节活络为主。"[5]

叶德铭曰："湿热蕴于阳明，阳明经腑之气不通，经隧壅塞不利，湿盛则肿，火盛则痛，况阳明束筋骨而利机关，宜流利，不宜壅塞，壅塞不通则痛。阳明束筋骨而利机关，宜流利，不宜壅塞，壅塞不通则痛，其治法以承气荡涤阳明之腑实，以白虎清除阳明之经热。"[6] "治热结湿盛肌痛之下法：'痛则不通，通则不痛'，乃痛之病机与治法。痛之因颇多，如气阻不通则痛，血瘀不通则痛，寒闭亦可致痛，热壅能为痛等。故其治亦不可拘于一法。"[6]

宗言顺治结节性红斑（脾虚失司，湿热下注型）：主要表现为结节红斑尽见于下肢，色红较软，边缘不清，按之不痛或其痛较轻，关节酸痛，下肢沉重无力，足踝浮肿而肤热，甚则下肢皆肿，按之凹陷不起，小便黄浊，

苔白腻滑润，或白厚，亦兼有黄苔者，脉象沉濡而数，或沉细而数。治宜健脾清利下焦湿热为主，加味四妙散[7]。

沈丕安说："历节的治疗原则：甘寒清热。'风淫于内，治以甘寒'，这是《临证》上提出的治疗历节的一个重要方法。又载：'风邪入络而成痹者，以宣通经脉，甘寒去热为主。'采用的方剂主要为《金匮》木防己汤、防己地黄汤。"[8]

编者按：血液郁滞候，因风热之邪失于疏散，或湿热郁滞肝脾，不得外达，或燥热内蕴血分，内陷血络，蒸灼血液，致络血瘀滞不行，络脉不利。当以凉血祛瘀，疏通络脉为主，佐以清疏风热、清利湿热之品，使瘀热去而络血通畅，陷入之热亦易于疏透外达，切不可过投温燥疏散，更耗血助热，病必不解。**周小农**说："升散阳明之风，通络和营，诸恙循愈。唯素体肥伟皮宽，气虚血弱，肌肉不实，尚防复中。"[9]

引用文献

［1］吴坤安.伤寒指掌［M］.上海：上海科学技术出版社，1959：卷一68.

［2］俞根初等.重订通俗伤寒论［M］.上海：上海科学技术出版社，1959：236.

［3］姚国美.姚国美医学讲义合编［M］.北京：人民卫生出版社，2009：156.

［4］姜礼.中华医书集成·风劳臌膈四大证治［M］.北京：中医古籍出版社，1999：9.

［5］何廉臣.重印全国名医验案类编［M］.上海：上海科学技术出版社，1959：62.

［6］叶德铭.温病证治几种通变法的体会［J］.浙江中医学院学报，1983，（2）：32.

［7］宗言顺.62例结节性红斑临床治疗的初步探讨［J］.中医杂志，1964，（9）：14.

［8］沈丕安.历节的探讨［J］.北京中医学院学报，1985，（2）：24.

［9］周小农.周小农医案［M］.上海：上海科学技术出版社，1962：1.

八、血液虚燥候

血液虚燥候为血液不足以濡润大肠，而致燥结之候，为虚秘之一，多见于病后，尤其是中风之后与新产之后，血虚液涸不能濡润，大肠传导失职。

诊断

病名：[中医]虚秘，风秘，风燥，血燥，肠燥，噎膈，闭经。[西医]食管狭窄。

证名：**肝胃虚燥证，肝脾虚燥证**，肝肾痰瘀证。

病位：肝胃，肝脾，肝肾。

病因：虚燥。

病机状态：虚结。由素体血虚液涸不能濡养大肠，致大肠传导失职，糟粕停蓄不行而化燥，为因燥而结之候。

病机结构式：1.**血液消灼候**－血热蕴蒸＋气机郁结

　　　　　　　2.**血虚失荣**──→**阴液消涸**──→**气机郁结**

病形：虚结；　　**病层**：里；　　**病态**：静；

病性：阳，　　**病质**：虚；　　**病势**：深，轻，缓。

证象组合：血虚＋阴枯＋气结

主症：【**血虚失荣**】**症象**：①面黄唇淡。②形瘦。③精神委顿。④夜寐多梦。⑤闭经。**脉象**：脉涩。

副症：【**阴液枯涸**】**症象**：①大便干结，艰涩难行。②心中烦热。③消渴善饥，口干，不思饮。④小便频数。

舌象：舌绛。

宾症：【**气机郁结**】**症象**：①大便数日或十数日不行。②小腹满结。

临床以液涸气结症象明显而易见，尤以便结艰涩难行多见，甚则有大便数日或十数日不行，而腹无所苦，特甚者方有胀满之患。但必须有血虚见象方为本候。

鉴别诊断

血液虚燥候－血虚不荣－阴液消涸＋津液枯涸＋津液消灼＋气虚不充－气机郁结＋气机不降＝**气液虚燥候**

　　└──＋阴虚失养＋气虚失充＝**气阴虚燥候**

图2-7-21　血液虚燥候鉴别示意图

血液虚燥候为血液枯涸而成燥结之候；气液虚燥候则系气液枯涸而成燥结之证；气阴虚燥候则为气虚与阴枯而成之燥结。各自不同。

传变预测

血液虚燥候+血热蕴蒸→血液消灼候

└── +经脉不荣+络脉不荣→血液消涸候

图2-7-22　血液虚燥候传变式示意图

血液虚燥候本系轻微之证，然若迁延失治，热从内起，因虚致燥，因燥生热，消灼血液，则可转为血液消灼候；甚则血液不复，不能濡养经络，即可步入血液消涸候，渐入损门。

辨证

定位：肝胃：心中烦热，消渴善饥；肝脾：胸腹灼热，大便燥结；肝肾：口干，不思饮，小便频数。

定性：血虚：面黄唇淡，精神委顿，夜寐多梦；虚燥：形瘦色苍，小便频数。

定量：①轻：大便燥结，心中烦热。②中：便如羊粪，胸腹灼热。③重：便闭不行，小腹满结。

论治：不可强行通泄，反伤津液，当养血增液，濡润肠燥，从缓调治。

1.**随机立法**：血液虚燥候，其病机为血虚阴涸，不能濡润大肠，致传导失职，糟粕因燥而结，是燥由虚起，结因燥致，故其治则不在于通结泻下，而在于滋养血液，以润其燥，燥解其结自行。

2.**随位立法**：血虚总关乎肝，故以补血养肝之法为主。病关乎胃，宜兼增液养胃；病关乎脾，宜兼理气清脾；病关乎肾，宜兼滋阴补肾。

3.**随因立法**：血虚甚者，以补血养肝为主；阴液枯燥者，以滋阴增液润燥为主。

4.**随症立法**：干燥甚，便涩难行者，以滋润为法，如油当归、桃仁、火麻仁、玉竹、生地、熟地、生首乌之类；气结甚，腹满胀者，当兼以行气破结，如枳实、厚朴、大腹皮、槟榔之类；燥久生热，胸腹灼热，或腹胀痛者，当参以清热通降，如黄芩、生大黄之类。

方证：通幽汤证、通幽润燥汤证、麻子仁丸证、润肠丸证、养荣承气汤证、滋燥养荣汤证。

考证：血液虚燥候，即血液不足而致燥者，通称：血虚燥结，热结液枯，阴亏邪实。

俞根初说："若胸腹灼热，便闭溲赤者，伏暑里结胃肠也，养荣承气汤，润燥泄热以微下之。阴液已枯者，张氏济川煎去升麻，加雪羹，增液润肠以滑降之。"[1]"风闭者，风胜则干也。由风热搏激肺脏，传于大肠，津液燥烁，传化则难。或其人素有风病者，亦多风闭；或肠胃积热，久而风从内生，亦能成闭。东垣润肠丸主之，加味皂角丸亦主之。"[1] **何廉臣**说："阴亏甚而邪实宜下者，《千金》生地黄汤去芒硝，或养荣承气汤缓下之。即极虚不任下者，宜用雪羹加鲜生地汁、鲜冬瓜汁、玄参、瓜蒌仁、蜂蜜等汁，稍加姜汁之类，咸滑以去著，辛润以清燥，慎勿当下不下，徒用滋腻，俾邪无出路，转致伤阴。"[1]

林珮琴说："气秘者，气不升降，谷气不行，善噫……由津液枯涸者，苁蓉丸，五仁丸。由幽门不通者，通幽汤。由素有风病而便秘者，皂角丸。"[2] **王雨三曰**："风为燥血之物，血燥则津液枯涸，而大肠燥结，左脉浮弦者是也，用滋燥养荣汤。"[3] **姚国美**说："便闭，消渴善饥，小便频数，脉弦大，乃风邪传于大肠，消耗津液，以致传导失职，较之燥结略殊，法当搜风润导，如麻仁丸或皂角丸。"[4]

祝谌予等说："何梦瑶氏云：'酒客多噎膈，食热酒者尤多，以热伤津液，咽管干涩，食不得入也。'中医无食道狭窄病名，综观脉证，是属噎膈之证。施师治疗此病常用润养之剂屡屡奏效，以旋覆代赭汤、栝楼薤白半夏汤加减为主，佐以桃杏仁、油当归滑润之药，二冬滋阴养津，郁金、枳实、茜草、陈皮等开郁顺气。"[5]

曹炳章治温暑之病，初误芳淡淡渗，大便不下，身热增剧，舌黑燥无津，继用甘寒阴柔，热退身凉，脉沉弱无力，舌仍干燥，硬如栗壳一层，口燥不喜饮，大便始终不下已十余日，小便清长，人体不能动。用熟地、麦冬、淡苁蓉以益肾阴，盐炒党参以立中气，炮姜、肉桂以温脾壮命火，大黄、玄明粉以消润导下，服一剂，大便即下盈斗[6]。

编者按：血液虚燥候，因燥热耗伤肝脾阴血，虚燥内起，血虚阴枯，内风消烁则血燥，血燥则津液枯涸，而大肠燥结，而成血虚燥结之证。当滋阴养血，兼以润下通降，濡润其燥结，不可妄行通下。**尤在泾**云："未可概与通下，宜以养阴顺气之剂治之。"[7]

引用文献

[1] 俞根初等.重订通俗伤寒论［M］.上海：上海科学技术出版社，1959：242，269，474.

[2] 林珮琴.类证治裁［M］.北京：中国中医药出版社，1997：479

[3] 王雨三.治病法轨［M］.北京：学苑出版社，2015：174.

[4] 姚国美.姚国美医学讲义合编［M］.北京：人民卫生出版社，2009：200.

[5] 祝谌予，翟济生，施如瑜，等.施今墨临床经验集［M］.北京：人民卫生出版社，1982：65.

［6］曹炳章.彩图辨舌指南［M］.南京：江苏人民出版社，1962：卷一19.

［7］柳宝诒等.增评柳选四家医案［M］.南京：江苏科学技术出版社，1983：70.

九、血液消灼候

血液消灼候系血液枯涸，热从内生之证，为虚热证，多见于热病之后或产后、失血之后，血虚不复，津液渐枯，不能配阳而化热生火，消灼于内，重伤血液，转辗循环，故难速已。

诊断

病名：［**中医**］暑热，伏暑赤痢，温病发斑，失血，大衄，月经先期，崩漏，内热骨蒸，久热，病后虚热。［**西医**］血小板减少性紫癜，肝硬化。

证名：肝脾虚燥证，心肝燥火证，肝胆湿热证，肝胆虚火证，**肝胃虚火证**。

病位：心肝，肝脾，肝胃，肝胆。

病因：虚燥，虚火，湿热，燥火。

病机状态：虚蒸。由血虚阴液消涸，血液不足，阴不配阳，阳化为热，热从内起，热由虚生，而热蒸重耗血液，形益不足，故多辗转难愈。

1.**血液虚燥候**－气机郁结＋血热蕴蒸——阴液消涸＋津液枯涸

2.**血虚失荣**——→**血热蕴蒸**←——→**津液枯涸**

图2-7-23　血液消灼候病机结构式示意图

病形：虚蒸；　**病层：**里；　**病态：**静中动；

病性：阳；　　**病质：**虚；　**病势：**深，重，缓。

证象组合：血虚＋血热＋津枯

主症：【血虚失荣】症象：①面黄肌瘦，神疲气怯，肢倦无力。②头晕眼花。③烦躁易惊。④神气昏倦。**脉象：**脉沉弦细数。

副症：【血热蕴蒸】症象：①身热，潮热起于晡后，热甚于暮。②骨蒸。③手足心热。④烦躁，寐不安。⑤鼻舌时时衄血，常有衄血，大衄不止。⑥便血色鲜。⑦月经量多。⑧全身皮肤瘀斑，色暗红，色赤带紫。**舌象：**①舌红。②舌质紫绛。**脉象：**①脉洪。②脉弦细数。

宾症：【津液枯涸】症象：①皮肤甲错，身体枯瘦。②面色黯黑。③口渴，口干口苦。④唇舌干焦。⑤小便赤涩，便秘溲赤。**舌象：**舌光绛干裂。

临床以内热蕴蒸之象明显而易见，但必须有血虚液涸症象，方可认定为本候。

鉴别诊断

血液消灼候－津液枯涸＋津液消灼＋津气蕴蒸＋气虚失养＝**气血虚蒸候**

└——阴液消涸＋阴热蕴蒸＋阴虚失养＝**阴血虚蒸候**

图2-7-24　血液消灼候鉴别式示意图

血液消灼候为血虚液涸，热从内起之候；而气血虚蒸候则系气血两虚而气血热蒸之候；阴血虚蒸候为阴血不足，而阴分血分均有热蒸之证。

传变预测

血液消灼候－血热蕴蒸＋气机郁结→**血液虚燥候**

　└———＋络脉不荣＋经脉不荣→**血液消涸候**

　└——－津液枯涸＋阴液消涸＋阴虚失养＋阴热蕴蒸→**阴血虚蒸候**

　　└——＋络脉不荣→**阴血虚损候**

图2-7-25　血液消灼候传变式示意图

血液消灼候如经治疗，内热虽除，而血液未复，可转为血液虚燥候；如迁延失治，即可步入虚损而为血液消涸候；或更损及阴分，而转深为阴血虚蒸候，甚则转为阴血虚损候。

辨证

定位：肝：神气昏倦，烦躁易惊，寐不安，手足心热，常有衄血；**肝胃：**身体枯瘦，皮肤甲错，身热，潮热起于晡后，热甚于暮，骨蒸，烦躁，鼻舌衄血，皮肤瘀斑；肝脾：面黄肌瘦，神疲气怯，肢倦无力，头晕眼花，骨蒸。

定性：燥火：发热不止，口渴，便秘溲赤，大衄不止，便血色鲜；虚火：身体枯瘦，皮肤甲错，面色黯黑，骨蒸潮热起于晡后，热甚于暮，唇舌干焦；湿热：口干口苦，小便赤涩。

定量：①轻：身体枯瘦，手足心热，寐不安，常有衄血，皮肤瘀斑。②中：皮肤甲错，潮热起于晡后，热甚于暮，烦躁，瘀斑，色暗红。③重：面色黯黑，发热不止，大衄不止，瘀斑色赤带紫。

论治：当以滋养血液为主，兼以凉血退热，从缓调治。然难以速愈，多致转成虚劳虚损。

1.随机立法：血液消灼候，其病机为血虚、津液枯涸，热从内起，热由虚生，而内热蒸灼，重消血液，故其治则不在于清热，而在于滋养血液。血液得复，热不再起，故只须佐凉血退蒸之剂，不可过投寒凉，亦不可妄行温补。

2.随位立法：肝能藏血，治血当先治肝，法当滋肝、润肝、补肝、凉肝，则血虚可复，血热可清，内热潜消。兼心宜清心凉血；兼胃宜增液养胃；兼脾宜补脾或清脾，缓中补虚。

3.随因立法：血虚者，以补血为主，兼以清凉；燥火者，宜甘寒清解，兼以清滋血液；虚火者，宜甘凉清养，以滋生血液为主；病由湿热而来，宜兼以健脾利湿。

4.随症立法：血热特甚，失血发斑者，当凉血清热，如生地、丹皮、赤芍；骨蒸潮热者，当凉血退蒸，如青蒿、地骨皮、丹皮、银柴胡、胡黄连、知母之类。

方证：养阴透热汤证、犀角地黄汤加味证、逍遥散合四物汤证。

考证：血液消灼候，血分火邪蒸灼而虚者，通称：血虚火炽，血虚肝燥，热久伤阴。

叶天士治热伤元气，血后咳逆，舌赤，脉寸大，鲜生地、麦冬、玉竹……竹叶心[1]。又治心眩不饥，热灼气升，鲜生地、玄参、丹参、郁金汁、银花、竹叶心、绿豆皮[1]。

俞根初说："凡人身天真之气，全在胃口，津液不足即是虚，生津液即是补虚，故以生津之药，合甘寒泻热之药，以治感后之虚热，如麦冬、生地、丹皮、北沙参、西洋参、鲜石斛、梨汁、蔗浆、竹沥、鲜茅根之类，皆为合法。"[2]"病后身体枯瘦，皮肤甲错者……又有热毒为病，气血被其煎熬，瘥后饮食渐进，气血滋生，润皮肤而滋筋骸，或痛或痒，宛如虫行，最是佳境，不过数日，气血通畅而自愈矣。"[2]

程杏轩治夏月病逾两旬，诸药罔效，发热不退，汗多口渴，色白肌瘦，切脉虚数无力。阅前方悉皆清散之属。曰：暑病也，初治甚易，医不如法，热久伤阴，元气被伐，犹幸肝风未动，急宜养阴，保金生水，尚有生机。方用首乌……丹皮，令取稻露煎药，守服四剂，汗止热退。更进麦味地黄汤，神采渐转，唯饮食欠旺，参用六神散，餐加无复[3]。

关幼波治肝硬化，脾功能亢进，门脉高压症，食管静脉曲张破裂出血，合并上呼吸道感染：体瘦面黄，精神不支，体温38.9℃，心烦不宁，夜间盗汗，胸胀闷不舒，纳呆，大便稍干，小溲色黄，舌苔黄，质红，脉弦滑，沉取无力。辨证肝郁血滞，湿热不清，兼受外感，又因失血，以致阴血大伤，郁热燔灼，正气不支。治法：清热解肌，养阴凉血。3剂后，体温开始下降，但仍有波动。5剂后体温正常，精神转佳，食纳增进，盗汗已，夜卧安。按：本例原有肝硬化、脾功能亢进，时而衄血，平素即有肝郁血滞，湿热不清，血热伤阴。初秋感邪，恶寒发热，值此暑气未消，秋燥又起，况且又过用表散之剂，以致营阴亏耗，血热益炽，因而发生呕血，其症至危，所幸抢救及时，出血停止，但发热不退。用银翘散辛凉解表不应，用安宫牛黄清心开窍无济，又用小柴胡解其半表半里之邪也无效。究其原因，主要是没有抓住血热耗阴之本，复因失血后阴血大伤。由于阴血内虚，邪羁气营，必须养阴清营，解肌透邪方可奏效[4]。

编者按：血液消灼候，多由素体血虚，或产后、失血之后，血液本虚，或燥火内炽，热病余热内陷入血，消灼津液，或木火内动，与虚火共炽于血分，消灼津液，渐至血液枯涸。其治则当以大滋其气液为主，兼以凉血清热，虽血虚慎不可贸然温补，故以生津之药，合甘寒泻热之药。

引用文献

［1］叶天士.临证指南医案［M］.上海：上海卫生出版社，1958：74.

［2］俞根初等.重订通俗伤寒论［M］.上海：上海科学技术出版社，1959：470，475.

［3］程杏轩.杏轩医案并按［M］.合肥：安徽人民出版社，1986：42.

［4］北京中医医院.关幼波临床经验选［M］.北京：人民卫生出版社，2006：270，271.

十、血液消涸候

血液消涸候为血虚液涸，不能滋养脉络之候，为虚损证候中之阳证。由于血虚不复，更兼阴液枯涸，迁延不愈，已步入损门。

诊断

病名：[**中医**]中经络，虚痹，筋痿，血枯经闭。[**西医**]面神经麻痹，颈椎病。

证名：**肝脾虚燥证，肝肾虚燥证**，肝肾虚火证。

病位：肝脾，肝肾。

病因：虚燥，虚火。

病机状态：虚损。由血虚不复，更加阴液枯涸，以致血液不能濡养经络之脉，而成痿躄难起之痼疾。

1.血液消灼候－血热蕴蒸—津液枯涸＋阴液消涸＋络脉不荣＋经脉不荣

2.血虚失荣——→阴液消涸——→络脉不荣

→经脉不荣

图2-7-26 血液消涸候病机结构式示意图

病形：虚损；　**病层**：里；　**病态**：静；

病性：阳；　**病质**：虚；　**病势**：深，重，缓。

证象组合：血虚＋阴涸＋经络不荣

主症：【**血虚失荣**】症象：①体形消瘦。②头眩，头目昏瞀。头昏耳鸣。③饮食日少。⑤情志抑郁不舒。**舌象**：舌体瘦小。**脉象**：脉浮弦。

副症：【**阴液消涸**】症象：①口苦咽干舌燥。②二便艰涩。③午后潮热。④两颧发赤。**舌象**：①舌红无苔。②舌红朱点，苔燥黄。**脉象**：脉弦数。

宾症：【**络脉不荣**】症象：①筋急而挛。②口眼㖞斜，腰膝酸软。

【**经脉不荣**】症象：①手足挛痛。②肢节挛痛，伸缩不利。③肢体麻木疼痛。

临床以经脉、络脉症象显明，但必须有血虚液涸见象，方可认定本候。

鉴别诊断

血液消涸候－阴液消涸＋气虚失养＋神气不振＋清空失养＝**气血失养候**

└＋阴虚失养＋络脉不和＝**阴血失养候**

图2-7-27 血液消涸候鉴别式示意图

血液消涸候为血虚而兼阴液枯涸之候；气血失养候则为气血两虚之证；阴血失养候是血虚与阴虚不足之证。

传变预测

血液消涸候－阴液消涸＋气虚失养＋神气不振＋清空失养→**气血失养候**

└＋阴虚失养＋络脉不和→**阴血失养候**

└──→**阴血虚损候**

图2-7-28 血液消涸候传变式示意图

血液消涸候如治疗得宜，可渐渐望痊。如损及元气，即可转为气血失养候；损及真阴，即可转为阴血失养候，甚则转为阴血虚损候。

辨证

定位：肝脾：头眩口苦，肢节挛痛；肝肾：午后潮热，两颧发赤，腰膝酸软，二便艰涩，筋急而挛。

定性：虚燥：腰膝酸软，二便艰涩，咽干舌燥，舌红无苔；虚火：头眩口苦，午后潮热，两颧发赤，舌红朱点，苔燥黄。

定量：①轻：肢体麻木疼痛，腰膝酸软。②中：筋急而挛，伸缩不利。③重：肢节挛痛。

论治：当滋补血液，但忌温补、蛮补，唯滋补填补，从缓调治，可望渐渐康复，不然则损及阴阳，病多难起。

1.随机立法：血液消涸候，其病机为血虚兼阴液枯涸，久而不复，不能濡养经络，故其治则当以滋养血液为主，尤当重在滋养阴液，阴液复自能化血入络，故忌用温补燥补，只须柔养润补。

2.随位立法：血液虚损不复，以滋养肝肾之阴为主，以肝能藏血，肝血充足自能荣养周身；肾主阴液，为先天之本，滋补肾阴，以养肝生血；兼涉于脾者，当参以补脾，以滋其后天之本，培其生血之源。

3.随因立法：因于虚燥，燥从虚起，燥不得复，虚必不起，故补虚当以滋燥为先，滋血以润燥；虚而有火者，滋养之中，仍须佐以清降。

4.**随症立法**：肝主乎筋，滋养肝肾，虽能养筋，但仍应佐以清肝舒筋之品，如羚羊角、木瓜、桑枝、秦艽、蒺藜、钩藤、丝瓜络之类，取效当更捷。

方证：水木华滋证、加味四物汤证、加味逍遥散证、清火息风通络法证、滋养肝肾方证。

考证：血液消涸候，血虚兼阴液枯燥之候，通称：血虚生风，风阳入络，血不荣筋，血燥经枯，血虚液燥，燥伤血脉。

张石顽说："燥在血脉，多见风证，木无所畏也。燥本火气之余，故以滋燥养荣汤治外，大补地黄汤治内，润燥养阴为第一义。"[1] 何廉臣说："如肢节挛痛，伸缩不利者，血虚液燥也，法宜滋血润燥，四物汤加首乌、木瓜、杞子、甘菊。"[2] 吴坤安说："伤寒如经发表多者，则津液内竭，血不荣筋，以致手足挛疼，二便艰涩，常加味逍遥散加熟地、枸杞、钩藤。（邵仙根评：养血荣筋，兼以疏利，的是正法。）"[3]

姚国美说："头眩口苦，或筋急而挛，或宗筋弛缓，此名筋痿。一以风热伤营，肝血不足，治以水木华滋汤。"[4]

赖良蒲治头目昏瞀，口苦咽干，口眼㖞斜，左侧肩臂麻木疼痛不可举，脉象浮弦，舌苔黄燥有朱点。阳明络虚，阴亏挟热，内热生风，风热窜扰所致。自按："初用清火息风通络，继以补血营筋和络，后进柔肝养血填窍，以致风静木恬，自无掉眩麻木掣痛之患。"[5]

王渭川治某女，16岁，经闭半年，饮食日少，体形消瘦，午后潮热，两颧发赤，情志抑郁不舒，容易发怒。咽干舌燥，头昏耳鸣，腰膝酸软，卧床骨痛，脉弦数，舌红无苔。报考中学未取，病情加剧。辨证肝肾阴虚，冲任虚损。治法：滋养肝肾，兼防木火刑金。连服4剂，潮热已退，精神好转，能进饮食，舌转淡红，起薄白苔，脉弦细。余证仍重，防干血成痨，原方加减。连服半月后，已见津津自润之生理白带，继见少量月经。宜育阴清肺，轻疏肝络为治。另服化癥回生丹3g。连服两月，略有增损，月经按时而至。精神复原，诸症获愈。按：《内经》谓"二阳之病发心脾，有不得隐曲，女子不月"。细释经义，明确指出，女子二阳之病，发于心脾，情志不遂，有隐曲而不得发泄，忧愁思虑，从而造成经闭。此即点明经闭之因。本证从全部证候及脉舌观察，阴虚火旺，冲任虚损，逐步酿成血枯经闭，迹象极为明显。于此对照经文，二阳之病，损及心脾，亦为促成本证恶化主要原因之一。对证治疗，自以滋养肝肾，培阴熄火为主，前后处方，于滋养肝肾之中，不得不时时顾及心脾，即体会《内经》阐述之旨[6]。

编者按：血液消涸候，因肝脾肾阴血虚弱，虚燥、虚火从内而起，耗损营血，消涸阴液，肝失柔润，致肝燥生风，风阳入络，经络之脉失养，而成血燥经枯之证。当以滋养肝脾阴血为主，以济其枯燥，兼以息风通络。

引用文献

［1］张璐.张氏医通［M］.北京：中国中医药出版社，1995：22.

［2］俞根初等.重订通俗伤寒论［M］.上海：上海科学技术出版社，1959：238.

［3］吴坤安.伤寒指掌［M］.上海：上海科学技术出版社，1959：卷二49.

［4］姚国美.姚国美医学讲义合编［M］.北京：人民卫生出版社，2009：202.

［5］赖良蒲.蒲园医案［M］.南昌：江西人民出版社，1965：4.

［6］王渭川.血枯经闭［J］.新中医，1977，增刊（2）：37.

十一、阴血蕴炽候

阴血蕴炽候系火邪燔炽于血分，消灼阴液之证。古人仍称为血分之证，为血分深重之候，邪火已由血分而深入阴分，立有阴竭之虞，预后极恶，故谓多凶少吉，转瞬阴竭即死。

诊断

病名：[中医] 风温，冬温，冬温兼寒，伏寒化火，温热失血，温病发斑，伏暑，夜热，白喉，尿血，血精。[西医] 过敏性紫癜，肺结核，白喉，慢性精囊炎。

证名：肝肾湿热证，心肾湿火证，**心肾燥火证，肝肺燥火证**。

病位：心肾，肝肾，肝肺。

病因：燥火，湿火，湿热。

病机状态：蕴炽。由血分邪火久羁，深入阴分，二火交炽，消涸阴液，邪盛正衰，立有阴竭而致厥脱之险。

1.血液燔灼候＋阴热蕴炽－津液消灼＋阴液消涸

2.血热蕴炽 —————————→神志昏蒙

阴热蕴炽——→阴液消涸

图2-7-29　阴血蕴炽候病机结构式示意图

病形：蕴炽；　　**病层**：里；　　**病态**：动；

病性：阳；　　**病质**：实中虚；　　**病势**：深，重，急，危。

证象组合：血炽＋阴炽＋阴涸＋神蒙

主症：【血热蕴炽】**症象**：①目赤唇红，面垢。②心烦恶热。③口干不喜饮。④胸腹灼热如焚。④经水骤至，溺短赤涩。**舌象**：舌紫燥，鲜红起刺，或深红起裂。**脉象**：脉弦数。

　　【阴热蕴炽】**症象**：①脐间动气震手。②男则腰痛如折，遗精。③女则少腹酸痛，带下如注。④夜热。

副症：【阴液消涸】**症象**：①唇焦齿黑。②二便俱秘。③咽干。④肢厥。⑤咽关白腐。**舌象**：舌燥，嫩红干光。

宾症：【神志昏蒙】**症象**：①躁扰不宁。②谵语。

临床以血分火炽症象显明，但必须有火炽阴液之象，方为本候。

鉴别诊断

阴血蕴炽候－血热蕴炽＋阴虚失养－阴液消涸－神志昏蒙＋神志不宁＝木火虚炽候
　　　　└──－阴热蕴炽＋津气蕴炽－神志昏蒙＋神志不宁＝阴枯火炽候

图2-7-30　阴血蕴炽候鉴别式示意图

阴血蕴炽候为血分与阴分火炽，消涸阴液之急证；木火虚炽候则系阴虚而木火炽于阴分之证；阴枯火炽候为阴分已枯，而气分火炽之候。各自不同。

传变预测

阴血蕴炽候－阴热蕴炽－血热蕴炽＋血热蕴蒸＋血虚不荣→**血液消灼候**
　　　　├──＋血虚不荣－经脉不荣－络脉不荣→**血液消涸候**
　　　　├──－阴热蕴炽－神志昏蒙＋津液消灼＋津液枯涸→**阴液消涸候**
　　　　└──神志昏蒙＋神志蒙闭＋阳气不行＋络脉不和→**阴血闭厥候**
　　　　　　　└──＋气虚脱绝→**阴血闭脱候**

图2-7-31　阴血蕴炽候传变式示意图

阴血蕴炽候如能救治得宜，阴分火熄，血分火势已减，即可转为血液消灼候；或二火均悉，但血分与阴液已伤，则可转为血液消涸候，或阴液、津液枯涸，转为阴液消涸候。如稍有失当，火邪内闭，可转痉厥而成阴血闭厥候，甚则阴竭气脱而为阴血闭脱候，而无可措手矣。

辨证

定位：心肾：目赤，心烦恶热，齿燥咽干，先有梦遗，或躁扰不宁，溺短赤涩；肝肺：咽关白腐，目赤唇红，面垢，口干不喜饮；肝肾：夜热谵语，唇焦齿黑，脐间动气震手，经水骤至，临病泄精，带下如注。

定性：燥火：唇焦齿黑，二便俱秘，舌形紫燥；湿火：大便多秘，或解而不多，或溏而不爽，肛门如灼，溺短赤涩。

定量：①轻：目赤唇红，心烦恶热，舌色鲜红起刺。②中：齿燥咽干，躁扰不宁，胸腹灼热如焚，深红起裂。③重：唇焦齿黑，夜热谵语，嫩红干光。

论治：当急泻血、阴交炽之火，以救垂绝之阴，不然则阴竭厥脱而逝，不可为矣。

1.随机立法：阴血蕴炽候，其病机为血分、阴分之火交炽，消涸阴液，转瞬即有阴竭之危，故其治则当急泻血、阴交炽之火，以救将绝之阴，所谓存得一分阴液，即有一分生机，稍有失当，即有邪闭痉厥，甚则阴竭气脱之险。

2.随位立法：泻血分之火，在于清泻心火；泻阴分之火，即在于清泻肾火，故清泻心肾，为本候救阴之大法。病关于肝肺，又当清肝滋肺；病关肝肾之邪火，则滋肝肾之阴液。

3.随因立法：燥火宜兼甘寒咸寒以增液滋燥，湿火虽亦当甘咸滋润，但可兼苦寒淡利，以分解其湿。

4.随症立法：血分火炽盛而有出血者，以丹皮、生地、赤芍、白茅根等凉血止血，湿火当参以苦寒清降，如焦栀、黄芩、黄连、大黄之类；阴分火炽而失血者，又当兼用女贞子、旱莲草、知母、黄柏、牛膝、龟板之类以养阴清降。

方证：导赤泻心汤证、养阴清肺汤证、犀角地黄汤证、犀地清络饮证、甘露饮证、青蒿鳖甲汤加减证。

考证：阴血蕴炽候，血液木火内郁更炽及阴分者，通称：热入营血，血分湿热，热留阴分，阴虚火旺。

吴坤安说："舌形紫燥，唇焦齿黑，二便俱秘，此为阴中兼阳，可兼阳明以治，犀角地黄、甘露饮之类。"[1]

俞根初说："邪舍于营，外寒激动而发者，一起即寒少热多，日轻夜重，头痛而晕，目赤唇红，面垢齿燥，心烦恶热，躁扰不宁，口干不喜饮，饮即干呕，咽燥如故，肢虽厥冷，而胸腹灼热如焚，脐间动气跃跃，按之震手。男则腰痛如折，先有梦遗，或临病泄精；女则少腹酸痛，带下如注，或经水不应期而骤至。大便多秘，或解而不多，或溏而不爽，肛门如灼，溺短赤涩。剧则手足瘛疭，昏厥不语，或烦则狂言乱语，静则郑声独语，舌色鲜红起刺，别无苔垢，甚则深红起裂，或嫩红而干光，必俟其血分转出气分，苔始渐布薄黄，及上罩薄苔黏腻，或红中起白点，或红中夹黑苔，或红中夹黄黑起刺，此为伏暑之虚证，多凶少吉……左弦数，右弦软，此《内经》所谓逆夏气则伤心，内舍于营，奉收者少，冬至重病是也……凉血清营以透邪，轻则导赤清心汤，重则犀地清络饮，二方随证加减。"[2]"冬温兼寒……表解寒除，胁痛咳血者，桑丹泻白汤加地锦15g，竹沥、梨汁各两瓢，泻火清金以保肺……终与七鲜育阴汤滋养津液以善后。"[2]

何廉臣说："寒伏肺中，久亦都从火化，即上焦血滞痰凝，亦属因火所致，便当专清其火，佐以消痰宁络，人参泻肺汤加减，送下葛氏保和丸。"[2]

丁甘仁曰："由阴分大伤，肝火内炽，蓄瘀留恋，复感新邪，蕴袭肺胃，引动木火上炎，损伤血络，血不归经，邪不外达。书云：'夺血者，不可汗。'然不汗，则邪无出路……此阴分素亏，君相之火内炽，逼冲任之血妄行，假肺胃为出路。肺受火刑，肺炎叶举，清肃之令不得下行，颇虑血涌暴脱之险。亟拟养阴凉荣，清肺降气，冀水来制火，火降气平。气为血帅，气平则血自易下行。"[3]

朱良春治陆某某，男，9岁，高热后臀部及两下肢透发紫癜，伴见酱油状血尿。时有烘热，口干欲饮，大便干结，苔少舌红，脉数。此内热炽盛，迫血妄行，外溢肌肤，内渗肾脏。法当清热解毒，凉血消瘀[4]。

编者按：阴血蕴炽候，常由温热失治，燥火内陷心肾，蒸炽于心之营血与肾之阴液之中，消灼阴液，扰动营血，甚则蒙其心神。马培之云："阴分已伤，虑有痉厥之变。"[5]当清解心肝肺肾之火，凉血滋阴，虚实兼顾。丁甘仁曰："亟拟养阴凉荣，清肺降气。"[3]

引用文献

［1］吴坤安.伤寒指掌［M］.上海：上海科学技术出版社，1959：卷一12.

［2］俞根初等.重订通俗伤寒论［M］.上海：上海科学技术出版社，1959：254，268，324.

［3］秦伯未.清代名医医案精华［M］.北京：人民卫生出版社，2006：539.

［4］朱良春.医学微言［M］.北京：人民卫生出版社，1995：293，294.

［5］徐衡之，姚若琴.宋元明清名医类案［M］.长沙：湖南科学技术出版社，2006：784.

十二、阴血煎迫候

阴血煎迫候系血分、阴分之火交炽，煎迫血液、阴液之候，邪火蕴炽既久，自寻出路，虽较蕴炽不透略有松动之机，然阴血均系泄越过度，亦有阴竭致脱之变，蕴伏之火不减，仍难免内闭痉厥。

诊断

病名：[中医]春温内陷，伏暑，湿热痢，热痢，燥痢，赤痢，热毒赤痢，血痢，五色痢，阴虚痢，脏毒，便血，吐血，脐血，尿血，崩漏，血精，赤带，淋浊。[西医]溃疡性结肠炎，乳糜尿，霉菌性阴道炎。

证名：**心肾湿火证**，**肝脾湿火证**，**肝脾燥火证**，肝肾燥火证，肝脾瘀热证。

病位：心肾，肝胃，肝脾，肝肾。

病因：燥火，湿火，瘀热。

病机状态：蕴炽。由血分、阴分之火交炽，蕴炽既久，迫其血液、阴液外泄，虽可以使火随血去，以减其势，但阴血既去，气亦随之，最易厥脱。

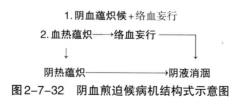

图2-7-32　阴血煎迫候病机结构式示意图

病形：蕴炽；　**病层**：里；　**病态**：动；

病性：阳；　**病质**：实中虚；　**病势**：深，重，急，危。

证象组合：血炽+阴炽+血溢+阴涸

主症：【血热蕴炽】症象：①面赤，目赤唇红。②心中灼热。③虚烦不寐。④怔忡懊憹。⑤胸胁烦满。⑥一身手足尽热。**舌象**：①舌质绛。②舌深红。③舌尖芒刺。④舌苔薄黄。**脉象**：①脉沉细数。②脉弦长洪滑。

【**阴热蕴炽**】**症象**：①昏睡不省。②舌咽作痛。③小便如泔。④小便尿黄，灼热，溲时刺痛。⑤小腹热。⑥腰疼伴下腹会阴部疼。⑦外阴奇痒灼痛。**舌象**：苔少舌红。**脉象**：①脉细数，左尺有力。②脉七八至以上。

副症：【**络血妄行**】**症象**：①尿血，咳血，吐粉红血水，便血。②圊脓血，下重，痢下五色。

宾症：【**阴液消涸**】**症象**：①口燥，咽干口苦口渴。②头晕。③腰腿酸重。④肢厥。**舌象**：舌紫干。**脉象**：尺脉弦涩。

临床以血液症象明显，但必须与血阴火炽症象同见，方为本候。

鉴别诊断

阴血煎迫候＋津气蕴炽－阴热蕴炽－阴液消涸＋热迫津泄＋气机不利＝**气血煎迫候**
└── －阴热蕴炽－血热蕴炽＋热蒸液泄＋津液消灼－络血妄行＝**阴液煎迫候**

图2-7-33　阴血煎迫候鉴别式示意图

阴血煎迫候为血分阴分之火煎迫血液、阴液外泄之候；而气血煎迫候则系气分、血分之火煎迫血液、津液外泄之候；阴液煎迫候则为气分之火煎迫阴液之证。各自不同。

传变预测

阴血煎迫候－阴热蕴炽－血热蕴炽＋血热蕴蒸＋血虚失荣→**血液消灼候**
└── －血热蕴炽－络血妄行＋血虚失荣＋经脉、络脉不荣→**血液消涸候**
└── ＋神志蒙闭＋络脉不和＋阳气不行→**阴血闭厥候**
└── ＋气虚脱绝→**阴血闭脱候**

图2-7-34　阴血煎迫候传变式示意图

阴血煎迫候如救治得当，阴分之火已熄，血分之火亦减，即可转为血液消灼候，如血分之火亦熄，则可转为血液消涸候，均属出险入夷之机；如稍有失当，则可致邪火内闭，立变痉厥，甚则气随血脱而成阴血闭厥候，或阴竭气脱之阴血闭脱候。

辨证

定位：心肾：虚烦不寐，怔忡懊憹，昏睡不省，尿血；肺肾：面黑，咳吐血，肢厥；肝脾：目赤唇红，胸胁烦满，咳血便血，便脓血；肝胃：大渴无尿，不饥不食，少腹结痛；肝肾：腰腿酸重，小腹热，腰疼伴下腹会阴部疼，尿血。

定性：湿火：胸胁烦满，怔忡懊憹，一身手足尽热，小便如泔；燥火：面赤，目赤唇红，口燥，咽干口苦口渴，舌咽作痛，心中灼热，小便黄，灼热，溲时刺痛。

定量：①轻：虚烦不寐，咳血，舌质绛，舌尖芒刺。②中：心中灼热，便血，圊脓血，下重，舌深红。③重：昏睡不省，吐粉红血水，痢下五色，舌紫干。

论治：当急急清泻交炽之火，以救将竭之阴血。古人谓最易厥脱，属凶险之候。

1.随机立法：阴血煎迫候的病机为血分、阴分之火交炽，煎迫其血液、阴液外泄，虽然于病机为顺，然邪气内盛，难免内闭，正气随阴血外去，亦难免脱绝，故其治则在于急泻交炽之火，以救其将绝之阴血，但切不可妄行止涩，反胶固邪火，必致火邪内闭，速其厥脱之变。

2.随位立法：泻血分之火，在于清心凉肝；泻阴分之火，在于泻肝凉肾。兼脾者，当泻脾；兼肺者，则当润肺滋燥；兼胃者，养胃降逆。

3.随因立法：参照阴血蕴炽候。

4.随症立法：内火煎迫阴血下走，无拘湿火燥火，其治皆当参以苦降清泻之品如黄芩、黄柏、黄连、滑石、淡竹叶、木通之类，甚则加用大黄，以速其火邪下泄。为逐邪救正之法，亦因势利导之意。

方证：导赤清心汤证、白头翁汤合黄连阿胶汤证、小蓟饮子加减证、滋阴利湿汤证、黄连导赤散证、清肠解毒汤证、四顺清凉饮证、清络育阴法证、加味白头翁汤证。

考证：阴血煎迫候，火邪燔炽于血分、阴分，逼其血液下泄者，通称：湿邪迫血，火伤阴络。

仲景曰："少阴病，八九日，一身手足尽热者，以热在膀胱，必便血也。"（《伤寒论》293条）"下利，寸脉反浮数，尺中自涩者，必清脓血。"（《伤寒论》363条）"热利下重者，白头翁汤主之。"（《伤寒论》371条）"下利欲饮水者，以有热故也，白头翁汤主之。"（《伤寒论》373条）"产后下利虚极，白头翁加甘草阿胶汤主之。"（《金匮要

略·妇人产后病脉证治》）

陈士铎说："人有脐中流血者，其血不十分多，夹水流出……乃大小肠之火也……以肾经干燥无水以润之也。故治大小肠之火，仍须以治肾为主。方用两止汤……障脐汤亦甚神。"[1] **吴鞠通**说："太阴温病，血从上溢者，犀角地黄汤合银翘散主之。有中焦病者，以中焦法治之。若吐粉红血水者，死不治。血从上溢，脉七八至以上，面反黑者，死不治。可用清络育阴法。"[2]

吴坤安说："风中厥阴本经，脉微浮，风邪外出，故欲愈也，不浮而沉，则风邪入里，木郁不舒，则下克脾土，必变热利下重，渴欲饮水之症，宜白头翁汤主之。"[3] **薛雪**说："痢久伤阴，虚坐努责者，宜用熟地炭、炒当归、炒白芍、炙甘草、广皮之属。"[4]

俞根初说："若厥而兼呕，胸胁烦满，热利下重，继即便血，甚或圊脓血，舌紫苔黄，脉寸浮数，尺弦涩，此包络挟胆火而肆虐，仲景所谓厥深热亦深，《内经》所谓暴注下迫，皆属于热，阴络伤则血下溢是也。法当凉血清肝以坚肠，加味白头翁汤主之。"[5] "冬温伏暑……甚则目赤唇红，咳血便脓……加味白头翁汤加竹茹……清肝坚肠以并治之。"[5]

何廉臣说："心经遗热于膀胱，膀胱热结则尿血，症见虚烦不寐，或昏睡不省，或舌咽作痛，或怔忡懊忱，治宜凉血泄热，导赤清心汤去茯、麦，加焦栀、瞿麦、琥珀。"[5]

雷丰说："阴虚患痢，里急欲便，坐久而仍不得便者，谓之虚坐努责，不可偏言乎湿，而投渗利，利之益伤其阴，如当归、白芍、生地、丹皮、阿胶、泽泻及石莲等品。"[6]

张子久等按："湿热成痢，法当清热化湿、导滞和血为先……患者热毒炽盛，内壅肠胃，伤及血分，且正虚邪陷，亟当标本兼顾。方用白头翁汤，以清热凉血解毒，其加阿胶珠者，取其滋阴清热、止血除烦之功。因用药对的，药后渐见起色。唯邪热见挫，津液耗伤，正气虚甚，故复加人参、麦冬、石斛等益气养阴生津之品。终以生脉散等甘柔和营之药以善其后，以奏全功。"[7]

编者按：阴血煎迫候，湿火内蕴于心，下迫于肾，内炽肝脾，交炽于血分与阴分，煎迫血液与阴精，消涸阴液。当以清心凉血为主，佐以甘淡清利，分利其湿，亦可导心火下行。阴伤者佐以清养阴血，祛邪兼复其阴。如**张聿青**说："育阴泄热……养血育阴，而固阴络。"[8]

引用文献

［1］柳长华.陈士铎医学全书［M］.北京：中国中医药出版社，1999：767.

［2］吴鞠通.温病条辨［M］.福州：福建科学技术出版社，2010：30.

［3］吴坤安.伤寒指掌［M］.上海：上海科学技术出版社，1959：卷二 29.

［4］王士雄.温热经纬［M］.沈阳：辽宁科学技术出版社，1997：52.

［5］俞根初等.重订通俗伤寒论［M］.上海：上海科学技术出版社，1959：195，268，330.

［6］雷丰.时病论［M］.北京：人民卫生出版社，1964：40.

［7］张子久，贝时英，张迪蛟.著名老中医范文虎治疗痢疾的经验［J］.上海中医药杂志，1983，（7）：7.

［8］张聿青.张聿青医案［M］.上海：上海科学技术出版社，1963：220.

十三、阴血闭厥候

阴血闭厥候系血分阴分之火蕴炽，不能外达，内闭发厥之候，为闭厥证中深重凶险之候。以其邪盛正衰，立有阴竭脱绝之变，故虽救治得当，亦凶多吉少。

诊断

病名：[中医] 阳厥。[西医] 脑膜炎。

证名：心肾燥火证，肝肾燥火证。

病位：心肾，肝肾。

病因：燥火。

病机状态：闭厥。由血分、阴分之火蕴炽，不得泄越，上闭心神，内动肝风，外滞阳气，消涸阴液，而成痉厥闭证，且立有阴竭脱绝之虞。

1.**阴血蕴炽候** – 神志昏蒙 + 神志蒙闭 + 阳气不行 + 络脉不和

2.**血热蕴炽**——→神志蒙闭——→阳气不行

↓

阴热蕴炽——→阴液消涸——→络脉不和

图2-7-35　阴血闭厥候病机结构式示意图

病形：闭厥；　　**病层**：里；　　　**病态**：静中动；

病性：阳；　　**病质**：实中虚；　　**病势**：深，重，急，危，险，凶。

证象组合：血炽+阴炽+阴涸+神闭+阳滞+络滞

主症：【血热蕴炽】症象：渴不喜饮。舌象：舌红胖嫩。

　　　　【阴热蕴炽】症象：①暮热朝凉。②颧红。舌象：舌焦紫。脉象：脉沉数。

副症：【阴液消涸】症象：①齿槁。②溺短或闭，便结。

　　　　【神志蒙闭】症象：神气昏愦。

宾症：【阳气不行】症象：手足厥冷。

　　　　【络脉不和】症象：脊强反折。

临床以神闭风动、阳厥等症象明显而易见，但必须有血分、阴分火炽阴枯症象同见，方可确认为本候。

鉴别诊断

阴血闭厥候−阴热蕴炽−阴液消涸+津液消灼+络血妄行=**血液闭厥候**

　　　　　　　└──+津气蕴炽=**气血炽闭候**

图2-7-36　阴血闭厥候鉴别式示意图

阴血闭厥候为血分、阴分之火交炽，而成神闭阴枯之证；血液闭厥候则系血分火炽内闭之证；气血炽闭候则为气、血分均有火炽而成内闭之证。各自有别。

传变预测

阴血闭厥候−阴热蕴炽−神志蒙闭−络脉不和−阳气不行−血热蕴炽+血热蕴蒸+血虚不荣→**血液消灼候**

　　└──+气虚脱绝→**阴血闭脱候**

图2-7-37　阴血闭厥候传变式示意图

阴血闭厥候若救治得宜，阴分之火熄，血分之火得减而闭开风息，出险入夷，可转为血液消灼候；如稍有失当，则可立致阴血闭脱候而阴竭气脱，不救。

辨证

定位　肝肾：暮热朝凉，颧红；心肾：神气昏愦，手足厥冷。

定性　燥火：齿槁，溺短或闭，便结，舌焦紫。

定量　①轻：暮热朝凉，渴不喜饮，舌红胖嫩。②中：神气昏愦，手足厥冷，舌焦紫。③重：脊强反折，齿槁，溺短或闭。

论治　当急泻交炽之火，以开其闭，救垂绝之阴液，防其脱绝之变。然病势至此，诚有鞭长莫及之虑。

1.随机立法：阴血闭厥候，其病机为血分、阴分之火交炽，不得泄越，消涸阴液，上闭心神，内动肝风，外滞阳气，而成痉厥闭证，故其治则当急泻交炽之火，火降而闭开风息，阳气通行，而厥亦可回。然阴液已枯涸，凉泻太过，诚恐正气不支，而致阴竭气脱。但又不可不泻其火以救其阴，故救治非易。

2.随位立法：病发心肾，清心凉血以泻心火为主；病发肝肾，以滋阴降火救肾水为主。

3.随因立法：病因总属燥火伤阴伤血，故其治则当泻火救阴，滋养阴液，以济其燥。

4.随症立法：火盛便燥者，只宜白蜜、玄明粉，仿硝蜜煎以润而通之，不得强行攻下，更伤其正；阴虚溺塞者，用三汁饮（鲜生地汁2瓢，雅梨汁1瓢，解晕草根汁1瓢，重汤滚数沸）调下知柏地黄丸10粒，滋阴增液以行之，不可妄行渗利，耗其阴液。

方证：犀角地黄汤证、知柏地黄丸证、青蒿地骨皮汤证、一柴胡饮证。

考证：阴血闭厥候，邪火炽烈于阴血之分而厥者，通称：阳证似阴，热深厥深。

张景岳说："其有血气本虚，用补相便，然温补既多，而病日昏愦，且见烦热难愈者，此其阳邪独亢，阴气不至，而虚中有热也。但改滋阴，以犀角地黄汤加黄芩、麦冬，或一柴胡饮加知母之类。此十补一清法，一剂即效，其妙如神。"[1]

吴鞠通说："议甘润益下，以治虚热，少佐苦味，以治不尽之实邪。且甘苦合化阴气而利小便也。按：甘苦合化阴气利小便法，举世不知，在温热门中诚为利小便之上上妙法。"[2]

何廉臣说："若初起暮热朝凉，渴不喜饮，颧红齿槁，脊强反折，手足厥冷，溺短或闭，此因于热烁肾阴，即《内经》所谓病藏于肾，阴虚阳盛也……脉多沉数，舌红胖嫩，苔或焦紫……火盛便燥者，青蒿地骨皮汤。阴虚溺塞者，用三汁饮调下知柏六味丸10粒。"[3]

编者按：阴血闭厥候，因燥火久炽，深陷下焦，炽灼肝血肾阴，消涸阴液，上闭心神，内动肝风，外阻阳气，而成闭厥重证。当清泻肝肾燥火，清滋肝肾阴液。**吴鞠通**说："盖热伤阴液，小便无由而生，故以甘润益水之源。小肠火腑，非苦不通，为邪热所阻，故以苦药泻小肠而退邪热。甘得苦则不呆滞，苦得甘则不刚燥，合而成功也。"[2]慎不可误认阴证而妄行温补。

引用文献

［1］张介宾.张景岳医学全书［M］.北京：中国中医药出版社，1999：1026.
［2］吴鞠通.吴鞠通医案［M］.北京：人民卫生出版社.1960：79.
［3］俞根初等.重订通俗伤寒论［M］.上海：上海科学技术出版社，1959：424.

十四、阴血闭脱候

阴血闭脱候系血分、阴分之火内闭动风而阴竭不支，正气暴脱之候，亦内闭外脱之证。邪火内炽而闭，阴液竭绝而脱，古人谓十难救一，然又不可不救。

诊断

病名：［**中医**］少阴伏温，夹阴温病，湿温化燥。［**西医**］伤寒，消化道出血。

证名：胃肠燥火证，**心肾燥火证**。

病位：肝肾，胃肠。

病因：燥火。

病机状态：闭脱。由血分、阴分之火，蕴炽不得透泄，内闭心神，陡动肝风，消涸阴液，正气不支，致阴竭气脱，而成内闭外脱之候。

```
1.阴血闭厥候－阳气不行＋气虚脱绝

2.血热蕴炽──→神志蒙闭──→络脉不和
         ↓
阴热蕴炽──→阴液消涸──→气虚脱绝
```

图2-7-38　阴血闭脱候病机结构式示意图

病形：闭脱，内闭外脱；　**病层：**里；　　**病态：**静中动；

病性：阳；　　　　　**病质：**实中虚；**病势：**深，重，危，险，急，凶。

证象组合：血炽＋阴炽＋阴涸＋神闭＋气脱

主症：【血热蕴炽】症象：①身热无汗。②红斑隐隐。**舌象：**①舌紫绛而圆。②舌头深紫而赤。**脉象：**脉右洪盛而躁。

【阴热蕴炽】症象：①面多油光。②尺肤热甚。③腰疼如折，男则梦泄遗精，女则带下如注。**舌象：**舌紫而干晦，色如猪腰。**脉象：**脉左细弦搏数。

副症：【阴液消涸】症象：①口干齿燥，耳聋，唇焦。②囊缩，小便赤涩稠黏，状如血淋。**舌象：**舌胖嫩根黄黑，或干或焦。

【神志蒙闭】症象：①神昏谵妄。②烦躁狂言。③昏厥不省。

宾症：【气虚脱绝】症象：①闭目，面如白纸，呼之不应。②手足厥冷，全身微战。③病人张目，魄汗淋漓。**脉象：**脉细如丝。

【络脉不和】症象：①筋惕肉𥆧，时时欲厥，厥回则痉，痉后复厥。②两目上视或斜视，舌卷肢搐。

临床以闭象显明，如同见脱象，则难为矣。仍必须有血分、阴分火炽阴竭之象同见，方可认定为本候。

鉴别诊断

　　　　鉴别式：阴血闭脱候－阴热蕴炽－阴液消涸＋津气蕴炽＋阳气不行＝气血闭脱候

阴血闭脱候为血分、阴分之火交炽而闭，阴液枯竭而脱；而气血闭脱候则为气血之火交炽而闭，正气不支而脱。

传变预测

　　　阴血闭脱候－血热蕴炽－阴热蕴炽－神志蒙闭－气虚脱绝＋血虚失荣→血液消灼候

　　　　　　　　　　　　　　　　　　└＋经脉、络脉不荣→**血液消涸候**

图2-7-39　阴血闭脱候传变式示意图

阴血闭脱候病势已极，每致一脱而逝，如能救治得宜，或闭脱不甚，火炽得平，闭开脱回，余热留于血分，可转为血液消灼候；日久迁延，可转为血液消涸候，方为出险入夷。

辨证

定位：心肾：神气昏厥，烦躁狂言；肝肾：耳聋，唇焦，囊缩肢搐。

定性：燥火：口干齿燥，耳聋，唇焦，舌胖嫩根黄黑，或干或焦。

定量：①轻：神昏谵妄。口干齿燥，手足厥冷，全身微战。②中：烦躁狂言，耳聋，唇焦，病人张目，魄汗淋漓。③重：昏厥不省，闭目，面如白纸，呼之不应，囊缩。

论治：当急泻交炽之火，兼固正气之脱，如尚有阴气一线，脱象未显，或可挽救于什一，然亦不过背水之计。留得一分阴液，便留得一分生机。

1.随机立法：阴血闭脱候，其病机为邪火交炽于血分、阴分，消涸阴液，火炽而闭，阴竭而脱。欲救其闭脱，当急泻交炽之邪火，以保其阴液，火熄则闭开脱定，阴液不竭，则气不致脱，然脱绝在即，清泻之中当兼以大剂甘寒益气增液，以固脱，窍闭昏厥不省时，仍当用香开，如恐香开耗气，可用何廉臣通窍透邪外罨一法。

2.随位立法、随因立法：参照阴血闭厥候。

3.随症立法：病由火炽阴血，以致气阴不支而脱，故救脱在于救其气阴，前人有急以别直参汤冲童便灌之之法，有别于救阳气之参附汤。

方证：陶氏逍遥汤证、黄连阿胶鸡子黄合犀角地黄汤加西洋参童便方证、加味知柏地黄丸证、滋任益阴煎证。

考证：阴血闭脱候，阳邪内闭阴血，致正气不支而脱者，通称：内闭外脱，热入精室。

俞根初说："膜原温邪，由春寒触动而发者……在阴分，初起微微恶寒，身痛无汗相同，唯面多油光，尺肤热甚，口干齿燥，烦躁狂言，腰疼如折，小腹重痛，男则梦泄遗精，女则带下如注，小便赤涩稠黏，状如血淋，兼厥阴肝病，气上撞心，时时欲厥，厥回则痉，痉后复厥，筋惕肉瞤，甚则两目上视，或斜视，舌卷囊缩，舌苔初则紫绛而圆，继即胖嫩，根黄黑，终则深紫而赤，或干或焦，甚则紫而干晦，色如猪腰……若脉右洪盛而躁，左反细弦搏数，此《内经》所谓冬不藏精，春必病温，病温虚甚死。亦即喻西昌所谓既伤于寒，且不藏精，至春同时并发是也……热入精室较热入血室为尤深，欲火与伏火交蒸，转瞬间阴竭则死，俗称夹阴温病，即属此证。切忌妄与发表，亟亟清里救阴，陶氏逍遥汤……急泻其交蒸之火，以存阴液，继与加味知柏地黄汤滋阴降火，以交济心肾。后与甘露饮加减，继与坎气潜龙汤滋填任阴，以镇摄浮阳。"[1]

何廉臣说："如热入精室，即俗称夹阴温病，较夹阴伤寒尤险。由欲火与伏火交蒸，深恐转瞬阴竭，急宜救阴泄浊，峻泻其交蒸之火，以存真阴，如陶氏逍遥汤及滋任益阴煎加减（本方去砂仁、熟地、炙草，加烧裈散、槐米、白薇、生甘细梢，熟地露代水煎药）。神气昏厥者，外用通窍透邪法……犹可十救三四。"[1]

何任治湿温病：西医诊为肠伤寒，除身热不除外，大便秘结不下，口中气秽，胸部见红疹隐现，烦躁，夜寐妄语，苔厚燥，脉数无力。已近3周余。午前身热稍有下降，入暮又高，红疹见退，颈下胸前见有白㾦。舌苔渐化，舌质露红，唇口干裂，脉缓无力。唯神识时清时昏，喂以炒米汤时感腹胀，思大便而终不能得。乃以竹叶石膏汤、增液汤、安宫牛黄丸辨证进服，又二三日。至第3天午后，突然急呼欲大便，即泻鲜血小半桶并挟稀粪。随即闭目，手足厥冷，全身微战，面如白纸，呼之不应。按脉细如丝，急以别直参汤冲童便灌之。约经1小时后，病人张目，魄汗淋漓。遂继以黄连阿胶鸡子黄合犀角地黄汤加西洋参、童便进服，以后连续2天均有血便。三四日以后，便血止，神志渐转清，唯闭目少语，唇干，手足抖动，苔少舌质红，脉虚细，乃以三甲复脉汤加鸡子黄、五味子加减进出，共服3日。身热渐退，神识转清，疲顿甚极，脉缓弱，舌苔微干，随以养阴生津之西洋参、炙甘草、天花粉、五味子、石菖蒲、麦冬、生地、石斛、玉竹、茯神、白芍等善后。病入坦途后，胃纳渐展，乃以健脾益气血，防其食复[2]。

编者按：阴血闭脱候，系燥火蒸灼于心肾阴血之分，消烁阴液，上闭心神，内动肝风，阴液消涸，正气不支。欲火与伏火交蒸，转瞬间阴竭则死。当急泻心肾阴血之火，以救其气阴，而挽其厥脱。何任说："湿热完全化燥化火，即以化燥化火论治。至于热炽气分，腑实燥结，络伤便血，气随血脱等症，则分别以清热生津、通腑清热、凉血止血、补气固脱施治。"[2]

引用文献

[1]俞根初等.重订通俗伤寒论［M］.上海：上海科学技术出版社，1959：243，244，336.

[2]何任.湿温证治述要［J］.浙江中医学院学报，1983，（2）：45，46.

十五、阴血失养候

阴血失养候系肝肾阴血不足，不能荣养经脉、络脉，而成痿、痹、偏枯之候。多见于久病之后，或热病之后，老年或妇人产后失调，亦常有之。

诊断

病名：[中医] 瘅后发痿，湿痿，燥痿，虚痿，舌暗，偏枯，截瘫，拘挛，麻木，手颤，痹痛，多梦易惊，脱疽，脱发。[西医] 缺铁性贫血，帕金森病，多发性末梢神经炎，周期性瘫痪，血栓闭塞性脉管炎，脂溢性脱发。

证名：心肝血虚证，肝肾血虚证，肝肺阴虚证，肝肾阴虚证，肝肾虚风证，**肝肾湿热证**。

病位：心肝，肝肾，肺肝。

病因：血虚，阴虚，虚风，湿热。

病机状态：虚弱。系病后，或产后，或老年，阴血两亏，久而不复，不能荣养经脉、络脉，渐至经络失养之证。

1.阴血消涸候–阴液消涸＋阴虚失荣＋络脉不和

2.血虚失养──→经脉不荣

↓

阴虚失荣──→络脉不荣──→络脉不和

图2-7-40　阴血失养候病机结构式示意图

病形：虚弱；　　**病层**：里；　　**病态**：静；

病性：阳中阴；　　**病质**：虚；　　**病势**：深，重，缓。

证象组合：血虚＋阴虚

主症：【血虚失养】症象：①面色憔悴。②唇甲淡白。③心慌气短。**舌象**：舌质淡。**脉象**：①脉细而芤。②脉缓涩。

【阴虚失荣】症象：①形容枯槁，大肉尽削，偏枯。②毛发脱落。③夜多梦寐。**舌象**：舌红光无苔。

副症：【经脉不荣】症象：①腰屈不伸。②肢体掣强，伸缩不利。③左手足筋络不舒，左肢不遂。④痿躄，发痉，四肢不能移动。⑤下截瘫。

【络脉不荣】症象：①麻木不仁。②筋急拘挛，筋痛不能屈伸。

宾症：【络脉不和】症象：①两臂挛急。②四肢拘挛。③舌转动不灵，语言謇涩不清。

临床以经络症象显明，但必兼有阴血两虚脉症，方可确认。

鉴别诊断

阴血失养候–阴虚失养–络脉不和＋阴液消涸＝**血液消涸候**

└──＋气虚失养＋神气不振＋清空失养＝**气血失养候**

图2-7-41　阴血失养候鉴别式示意图

阴血失养候为下焦肝肾阴血两亏，不能濡养经络之候；血液消涸候系血液、阴液不足以濡润经络之候。前者阳中有阴，后者纯属阳证。而气血失养候则为气血两亏不能上荣清空，外养经络之候。

传变预测

阴血失养候–经脉不荣–络脉不荣–络脉不和＋阴液消涸＋气机郁结→**阴血虚燥候**

└──＋阴热蕴炽→**阴血消灼候**

图2-7-42　阴血失养候传变式示意图

阴血失养候病势已深，如经治疗，经络复苏，而阴血未复，则燥从内起而转为阴血虚燥候，或热从内生而转阴血消灼候。

辨证

定位：心肝：心慌气短，舌淡不荣；肝肺：形容枯槁，毛发脱落，筋痛不能屈伸；肝肾：下肢或左肢不遂，偏枯，筋急拘挛，舌暗。

定性：血虚：面色憔悴，挛急，麻木，左肢不遂，唇甲淡白，心慌气短，舌淡不荣；阴虚：形容枯槁，大肉尽削，偏枯，痿躄，偏枯，舌红无苔。

定量：①轻：麻木不仁，肢体掣强，伸缩不利。②中：四肢拘挛，左肢不遂。③重：痿躄，偏枯，截瘫。

论治：以滋阴养血为主，佐以壮筋强骨，略兼通经活络，从缓调治，然病势已深，病多迁延缠绵难愈，故贵在早期调治。

1.随机立法：阴血失养候的病机为阴血两亏，不能濡养经络，而成经络病证，故其治则当以滋阴养血为主，阴血充足，自能灌养经络，兼以强筋壮骨，以助经络，少佐通经活络之品，以为引导，从缓图治，绝不可妄投通破，或刚燥痹证套药，反耗阴血，病必不起。

2.随位立法：补血多从心肝着手，以心主血，肝藏血；滋阴多从肝肾入手，下焦精血为人身之根本，故滋阴补血，必从肝肾，且肝主筋，肾主骨，肝肾阴血充足，自能强筋壮骨。

3.随因立法：偏于血虚，当从心肝治，补血当略佐温通以和血；偏于阴虚，当从肝肾治，滋阴仅宜滋润，少用温燥，大忌燥烈。

4.随症立法：上肢见症，宜参用舒筋和络之品，如秦艽、桑枝、独活、钩藤、白蒺藜之类；下肢见症，多参用壮筋健骨之品，如木瓜、牛膝、狗脊、萆薢、龟板之类。

方证：地黄饮子证、吴氏人参养荣汤证、舒筋通络汤证、补阴清肺方证、虎潜丸证、加减养血地黄丸证、仲淳集灵膏证、加味四物汤证、加减逍遥散证、滋补肝肾丸证、专翕大生膏证、芪乌生发汤证、巨胜子丸证、芝麻汤证。

考证：阴血失养候，阴液不足而兼血虚之虚弱证，通称：血虚液燥，血虚生风，血虚肝燥，血虚液燥，血不养筋，筋骨失养，虚风入络。

吴坤安说："伤寒热退之后，其舌转动不灵，语言謇涩不清者，亦系邪留肝脾所致，宜加味逍遥散去白术，加生地、钩藤、菖蒲、天虫之类。"[1]"若未经过表，由其人素禀血少，邪热传于血脉之中，火性动惕而然，当作血虚火燥生风治，宜加味逍遥散去白术，加生地、钩藤。"[1] **费伯雄**说："（半身不遂）血虚者，筋节拘挛，手指屈而不伸，不能步履，舒筋通络汤主之。"[2]

俞根初说："瘥后发痿，四肢不能动移者，热伤筋脉也。吴氏诸养荣汤酌用。轻者粥食调理自愈。"[3] **何廉臣**说："下截瘫，左肢瘫者，多属阴虚络热，每用仲淳集灵膏，或用四物绛覆汤送下顾氏加味虎潜丸，间用河间地黄饮子去萸、味、桂，或用鞠通专翕大生膏。"[3] **姚国美**云："头眩口苦……若湿热窜筋，筋为之弛，以致手足无力者，宜二妙四物汤，养血兼除湿热。"[4]"腰脚麻木兼肿，宜二妙散加牛膝、五加皮。十指麻木，宜沈氏桑尖汤或健步虎潜丸之类。"[4]

谢映庐治燥气焚金：初起咳嗽，筋痛，步履艰难，两腿尤痛，并无红肿。燥湿利水益剧，归脾养心初微效，继无益。渐腰屈不伸，面色憔悴，形容枯槁，夜多梦寐，毛发脱落，大肉尽削，腿膝筋浮于外。投燥湿利水之药，焚肺劫阴，加以芪、术叠进，壅塞机关，虽曰补气生血，而实助火耗津。清火为先，补阴清肺：葳蕤、首乌、当归、狗脊、苡仁、石斛、麦冬、丹皮、芝麻、阿胶。或加早米、茅根补助阳明；或加竹沥、桑枝通经达络。日3剂。20剂，筋痛除，50剂，肌肤充盛，面容泽润矣[5]。

秦伯未说："心脏虚弱者往往先觉心慌气短，胸闷窒塞，既而两臂挛急，必俟心气渐畅，始渐舒展，故阿胶、当归、桂枝亦为常用药。"[6]

编者按：阴血失养候，因湿热久羁下焦，耗伤肾阴肝血，致心失血养，心神失护；且肝主筋，肾主骨，肝肾阴血亏损，则不能濡养经络，而荣筋骨，遂成经络筋骨不荣之证。当以补养肝肾阴血为主，养经络而壮筋骨，兼以清热燥湿以驱其邪。

引用文献

［1］吴坤安.伤寒指掌［M］.上海：上海科学技术出版社，1959：卷二56，卷三95.

［2］张元凯，时雨苍，杨伯棠，等.孟河四家医集·医醇賸义［M］.南京：江苏科学技术出版社，1985：17.

［3］俞根初等.重订通俗伤寒论［M］.上海：上海科学技术出版社，1959：237，470.

［4］姚国美.姚国美医学讲义合编［M］.北京：人民卫生出版社，2009：161，202.

［5］谢映庐.谢映庐医案［M］.上海：上海科学技术出版社，1962：81.

［6］秦伯未.秦伯未医学名著全书［M］.北京：中医古籍出版社，2003：341.

十六、阴血虚郁候

阴血虚郁候为阴血虚弱兼表郁血滞之证，是阴血虚弱之人感受外邪，郁于肌腠，阻滞血行，或发为外感表证，或发为风疹丹斑。

诊断

病名：[中医]新产伤寒，风痒，油风。[西医]感冒，荨麻疹，接触性皮炎，红皮病型银屑病。

证名：肺卫风寒证，肝肺风热证。

病位：肺卫，肝肺。

病因：风寒，风热。

病机状态：虚郁。因阴血不足，加感外邪，无力驱泄，留滞肌腠，阻滞血行，而成里虚表实之证。

1.**阴血失养候**—经脉失荣→络脉失荣+腠理不宣+清空不宜

2.**阴血虚滞候**—阳气不和—气机不利+腠理不宣+清空不宜

3.血虚失养──→阴虚失养──→血滞不行

+

腠理不宣──→清空不宜

图2-7-43　阴血虚郁候病机结构式示意图

病形：虚郁；　**病层：**里兼表；　**病态：**静中动；

病性：阳兼阴；　**病质：**虚兼实；　**病势：**深中浅，轻，缓。

证象组合：阴虚+血虚+表郁+血滞

主症：【血虚失荣】症象：①面色㿠白。②头晕疼。③乏力。**舌象：**舌淡。**脉象：**①沉按则涩，左部尤甚。②脉浮无力。

【腠理不宣】症象：①发热无汗。②头痛项强。③遍身拘急。④皮肤瘙痒，时痛如针刺。**舌象：**苔白。**脉象：**脉浮紧。

副症：【阴虚失养】症象：①大便常结。②大便数日未下。③便秘不欲临圊。④皮痒，搔后起白屑，头发干枯脱落。**舌象：**舌红少津。

【清空不宣】症象：头疼。

宾症：【血滞不行】症象：恶露未净，少腹微痛。

临床以肌腠郁滞症象，或表郁、皮肤斑疹症象明显而易见，但必须有阴血虚象同见，方为本候。

鉴别诊断

阴血虚郁候－血滞不行+气虚失养+经气不宣+清空不宜－阴虚失养=**气血虚郁候**

└─－血虚失养=**气阴虚郁候**

图2-7-44　阴血虚郁候鉴别式示意图

阴血虚郁候为阴血不足，外邪留滞肌腠，阻滞血行之证，而气血虚郁候、气阴虚郁候则分别为气血两虚，或气阴两虚，兼外感表证之候。

传变预测

阴血虚郁候－腠理不宣+气机不利+阳气不和→**阴血虚滞候**

└─－血滞不行+阴液消涸+气机郁结→**阴血虚燥候**

└─+阴热内炽→**阴血消灼候**

图2-7-45　阴血虚郁候传变式示意图

阴血虚郁候表分得解，邪滞于里，则可转变为阴血虚滞候；如过投疏泄，损伤阴液，而致燥结，则转为阴血虚燥候，或更热自内起，转为阴血消灼候。

辨证

定位：肺卫：恶寒，发热，头痛，身疼；肝肺：皮肤燥痒，时痛如针刺，或发斑疹瘙痒，头发干枯脱落。

定性：风寒：恶寒，发热，头痛，身疼，舌红苔白；风热：皮肤燥痒，时痛如针刺，或发斑疹瘙痒，舌红苔薄黄。

定量：①轻：恶风寒，头痛，脉浮缓。②中：发热，头痛项强，脉弦数。③重：身疼，遍身拘急，脉浮紧。

论治：既要滋养阴血，又必疏解肌腠，更当参以疏利血滞。

1.**随机立法：**阴血虚郁候，其病机为阴血两虚，外邪郁滞肌腠，阻滞血行，故其治则当以滋养阴血为主，阴血充则能垫托有力，兼以宣疏肌腠，使外入之邪，仍从外泄而解，略佐活血和血之品，以疏利血行，使入血之邪转而外出。

2. 随位立法：本候总以治肝为主，滋肝阴，养肝血，疏肝风，和肝血，兼肺者兼以宣肺解表，兼肾者兼以补肾填阴。

3. 随因立法：滋阴养血之外，以疏风为第一要法，风寒宜辛温疏散为主，风热宜辛凉轻透，清热以疏风。

4. 随症立法：头痛可选用川芎、白芷、蔓荆子、葛根、荆芥之类，以疏风止痛；身疼拘急，可选用桂枝、羌活、秦艽、威灵仙之类，以散邪行经；皮肤斑疹瘙痒，可选用荆芥、苍耳子、蒺藜、地肤子、胡麻仁、僵蚕、蝉衣、路路通之类，以散肤腠之风。

方证：麻桂饮证、养血解表方证、养血定风汤证、养血润肤饮证、滋燥养荣汤证、神犀养真丹证。

考证：阴血虚郁候，阴血虚弱兼表郁血滞者，通称：血虚伤寒。

仲景曰："脉浮紧者，法当身疼痛，宜以汗解之。假令尺中迟者，不可发汗。何以知之，以荣气不足，血少故也。"（《伤寒论》50条）舒驰远说："若真阴素亏，平日不服辛热，大便常结者，宜加当归、生地、阿胶滋阴助汗。"[1]

吴孚先治感冒发热，头痛项强，遍身拘急，脉浮紧。医用羌、防、芎、苏等发散，毫无汗意。曰：浮则紧矣，独不按其沉则涩乎，且左部尤甚，灼见阴虚血不足，不能作汗也。即以前方加当归、熟地血药，使云蒸而雨自降。一剂汗如雨，表证悉除[2]。

蒲辅周治斑疹（荨麻疹）：1个多月前开始出风疹块，成片而痒，遇风痒甚，以头面、颈部为显，局部皮肤红肿、发热，搔破流水，皮肤干燥，饮食尚佳，大便常秘结，心烦尤以肤痒时显，无汗出，脉浮弦细数，舌红无苔。属血热兼风，宜清血祛风，5剂，另用牙皂30g煮水洗。遇风或热时尚有成片皮疹发痒，仍宜祛风兼清血热，7剂，另用益母草、地肤子各100g煎水洗。痒疹大减，加赤芍、地肤子各6g，知母4.5g，红花3g，5剂，基本消失。但皮肤干燥，眠不佳，宜养阴润燥：稀莶丸300g，早晚各服9g；桑椹膏一瓶，早晚各服9g[3]。

王少华治新产血虚的表寒证：予辛温解表之剂，本无不合，奈何药后不汗？盖得汗之机理，需阴津为材料，阳气为运用，腠理之开泄。汗血同源，血亏则无汗。故初、二诊投发汗之剂而不汗，三诊时养血与发散同用，标本兼顾，得汗而解。或曰，表寒外束，投以归、地，有无恋邪之弊？盖补散兼施之剂，自古有之，如益气解表之用人参败毒散，养血解表之用葱白七味散，及加减葳蕤汤滋阴发汗，再造散助阳发汗等皆是。补散兼施，既补不留邪，又散不伤正[4]。

编者按：阴血虚郁候，系阴血虚弱兼风寒、风热郁遏于表分之候，或因于素体阴血不足，或大病、久病之不复，或新产失血、吐衄便血之后阴虚血弱，感冒风寒、风热郁于外，阴血亏于内，而成内虚外郁之候。宣泄郁遏之风寒热邪时，兼以滋养阴血，以滋其汗源，且不犯禁汗之戒，标本兼顾，以助其汗，始有云蒸而雨自降之妙。

引用文献

［1］舒驰远.伤寒集注［M］.北京：人民军医出版社，2009：139.

［2］江瓘，魏之琇.名医类案（正续编）［M］.北京：中国中医药出版社，1996：325.

［3］中国中医研究院.蒲辅周医案［M］.北京：人民卫生出版社，1972：185.

［4］王少华.前事不忘后事之师——记时病误治病例［J］.浙江中医药，1982，（7）：289.

十七、阴血虚滞候

阴血虚滞候为阴血不足，兼气血郁滞之候，亦虚实失调之例，实邪与气血留滞腹胁，或留滞关节，常见于妇科诸疾，尤以痛经、月经不调及产后病多见，或内科虚证夹郁夹滞，以及痿痹等证。

诊断

病名：[中医] 胁痛，腹胀，痛经，闭经，血瘕，产后儿枕，尿血，崩漏，偏瘫，风隐疹，紫癜，腰脊痛，足肿痛，痛痹，顽痹，痿证，无汗，翻甲，附骨痰。[西医] 慢性肝炎，肝硬化，脑血栓形成，脑萎缩，腔隙性脑梗死，帕金森病，坐骨神经痛，风湿性关节炎，腰椎骨质增生，增生性脊椎炎，类风湿关节炎，关节结核，吉兰-巴雷综合征，丝虫病，特发性血小板减少性紫癜，经前期综合征，子宫发育不全，月经失调，硬皮病。

证名：肝肾风湿证，肝脾湿热证，脾肾燥湿证，肝脾气瘀证，肝肾气瘀证，肝肾瘀热证，肝肾阴虚证，肝肾虚风证，肝肾虚寒证。

病位：肝脾，肝肾，脾肾。

病因：血虚，阴虚，虚风，虚寒，风湿，湿热，燥湿，气瘀，瘀热。

病机状态：虚滞。由阴血素亏，邪气郁滞，以致气滞血瘀，虚实夹杂，渐致阳气失于调和而成。

1.阴血虚郁候–腠理不宣+气机不利+阳气不和

2.血虚失荣——→阴虚失养——→阳气不和

↓   ↓

血滞不行——→气机不利   络脉不和

图2-7-46 阴血虚滞候病机结构式示意图

病形：虚滞；　　**病层**：里；　　**病态**：静中动；

病性：阳中阴；　　**病质**：虚中实；　　**病势**：深，重，缓。

证象组合：血虚+阴虚+气滞+血滞

主症：【血虚失荣】**症象**：①身体消瘦，疲乏无力。②头晕。③心悸，怔忡，睡眠易惊。**舌象**：舌淡红。**脉象**：①脉细。②脉虚弦数。

【血滞不行】**症象**：①月经停止，小腹痛，产后恶露不行。②少腹肿块，痛胀拒按。**舌象**：苔薄白。**脉象**：脉沉滞。

副症：【气机不利】**症象**：①小腹痛胀。②少腹里急腹满。

【阴虚失养】**症象**：①肌肉瘦削。②颧红，唇干燥。③盗汗。④失眠，夜多噩梦。⑤耳鸣。⑥午后低热，暮热，手掌烦热。⑦眼周黑圈。⑧腰膝痛。**舌象**：①舌光无苔。②舌尖红点，无苔或薄黄苔。**脉象**：脉弦细略数。

宾症：【阳气不和】**症象**：①怕冷，潮热。②纳呆。③肢体酸麻沉重，得按摩则舒。④少腹寒。

【络脉不和】**症象**：①腰腿酸痛，腰疼弯曲，痛无定处，缠绵不愈。②掣及两腿疼痛。③两足肿痛，行履不能，日夜呻吟痛苦。④手指关节亦见变形。

临床以气滞血瘀症象或腹胁胀痛、腰脊手足痹痛等症象明显而易见，但必须有阴血两亏见象，方可认定。

鉴别诊断

　　鉴别式：**阴血虚滞候**–阴虚失养+气虚失养+经脉不和+络脉不和=**气血失调候**

阴血虚滞候为阴血两亏兼气滞血瘀之候，而气血失调候则为气血两虚兼气滞血瘀之候。

传变预测

阴血虚滞候–气机不利–血滞不行–阳气不和+阴液消涸+气机郁结→**阴血虚燥候**

└——+阴热蕴炽→**阴血消灼候**

图2-7-47 阴血虚滞候传变式示意图

阴血虚滞候如经治疗，气血畅利而阴血未复，或燥由虚起，可转为阴血虚燥候；或因虚生热，而转为阴血消灼候。

辨证

定位：肝：身体消瘦，头晕，心悸，怔忡，失眠，夜多噩梦，睡眠易惊，小腹痛；肾：颧红，盗汗，耳鸣，午后低热，暮热，手掌烦热，眼周黑圈，腰膝痛；脾：肌肉瘦削，疲乏无力，纳呆，肢体酸麻沉重，得按摩则舒。

定性：寒：怕冷，小腹寒；湿：肢体酸麻沉重；热：潮热，唇干燥，舌尖红点，苔或薄黄苔；气：小腹痛胀，少腹里急腹满；瘀：月经停止，小腹痛，产后恶露不行，少腹肿块，痛胀拒按。

定量：①轻：里急腹满，腰腿酸痛，痛无定处，缠绵不愈。②中：腹痛胀，两腿掣痛，日夜呻吟。③重：痛胀拒按，腰疼弯曲，关节变形。

论治：当补泻兼施，滋阴补血之中兼以疏利气血，从缓调治。补养不可过腻，疏利不可过峻，和调适中，不然则难免步入损途。

1.随机立法：阴血虚滞候，其病机为阴血两亏，兼气滞血瘀，故其治则当以滋阴补血为主，兼以疏利气血，然滋补不宜过腻，反滞气血，疏利亦忌刚烈，反耗阴血，必须从缓调治。

2.随位立法：在肝，宜兼疏肝理气以和血；在脾，宜兼健脾行湿以调气；在肾，宜兼疏利肾气以行滞。

3.随因立法：寒滞宜温而行之；热滞宜清而行之；湿滞宜燥之利之；气滞宜疏利气机；瘀滞宜活血行瘀。

4.随症立法：腹胀痛宜加厚朴、枳实、木香以行脾气；小腹痛宜加青皮、天台乌药、小茴香、吴茱萸、川楝子、艾叶以行肝气；胁胀痛宜加柴胡、香附、郁金以疏肝利气；腰胀痛宜加橘核、荔枝核、刀豆壳以疏利肾气。

方证：温经汤证、生化汤证、养血温经法证、橘核温经汤证、抑气散证、宣郁通经汤证、加味四物汤证、归胶汤证、龟板汤证、益肾蠲痹丸证。

考证：阴血虚滞候，邪滞于营卫而阴血不足者，通称：营血虚寒，阴虚肝横，肝旺侮脾。

仲景曰："妇人年五十所，病下利数十日不止，暮即发热，少腹里急，腹满，手掌烦热，唇口干燥，何也？师曰：此病属带下。何以故？曾经半产，瘀血在少腹不去。何以知之？其证唇口干燥，故知之。当以温经汤主之。"（《金匮要略·妇人杂病脉证并治》）

王雨三说："妇人产后，恶露凝滞，少腹有形作痛，用生化汤加失笑散。"[1]

李伯鸿治风湿脚气夹肾虚：两足肿痛，行履不能，日夜呻吟痛苦，食入即呕，卧病月余，心闷气促，脉左尺滑而细数，右尺浮而涩弱。此风湿中于下肢，肾气更亏于内。先以加减三痹汤，去风湿而止痛，继以加减六味补肾，三方用龟桑膏。外治以野葛膏[2]。

施今墨治风湿性关节炎：关节游走疼痛，腰腿酸痛，月经少，色黑暗，头晕心悸，苔薄白，脉沉滞。风邪重于寒湿，拟祛风湿，通经络，和气血，4剂疼痛稍减。二诊：羌活、砂仁、细辛各3g，独活4.5g，生地、熟地、秦艽各6g，千年健、追地风、蔓荆子、杜仲、川断、酒炒当归各10g，油松节24g，狗脊、桑枝、桑寄生各15g，白芍12g，川芎4.5g。3剂，大为好转，本方炼蜜为丸，每丸10g，早晚各服1丸[3]。

许履和说："附骨痰，一名流痰，古人常与流注、附骨痰混为一谈，今人习以骨痨名之。亦即现代医学所称的骨与关节结核病。其临床特征历代外科医书均有记载，为医者所熟知，故不复赘。关于它的成因，都承认是肾阴不足，风寒袭人，久之寒化为热而成。一般采用阳和汤温经通络治疗。《马培之外科医案·龟背驼》曾提出'肝肾虚热，阴精被耗，骨枯髓减，宜以地黄汤合二至丸'，我们宗马氏之说，治此病获得一定疗效。"[4]

黎济民治自幼就有汗闭症，热天活动时也只背心有点汗，近4年以来症状加重，每到春天即感胸闷、憋气、心慌，随之即咳嗽频作，痰少不畅，虽无外感症状，却伴身痒阵阵，时出风团，如此可持续达半年之久，迭经中西药物治疗，效果不显。经汛尚准，经行腹痛不畅，经量多，色暗红，挟有血块，约1周净，纳、便尚调，今年发病已近3个月。脉细，舌苔少，舌质暗红。此乃内伤咳嗽，由汗闭不出所致，证属气阴两虚，兼有瘀滞，治以益气滋阴活血为主，兼以解毒，服5剂，全身汗出而松，余症亦十去八九，仍用前方，略有加减，继服5剂而愈，同年八、十月份咳嗽复发，每次均服前方5剂即愈，且经行未再腹痛，经期短缩，经量亦随之明显减少。翌年春天身痒出风团又发，但咳嗽未作，仍用前方又服4剂即愈。1年后随访，未再复发[5]。

编者按：阴血虚滞候，因风湿久恋肝肾，耗损肝血肾阴，而郁滞之风湿，留滞于血络之中，以致血瘀络滞，陷邪不易外达，终成顽疾。即**王肯堂**所云："痹证有风有湿，有寒有热，有挫闪，有瘀血，有滞气，有痰积，皆标也，肾虚其本也。"[6] **朱良春**说："因其病邪深入经隧骨骱，必须选用具有较强的钻透搜剔之功的药物，始能奏效，所以在选用药品时……侧重于虫类药物。"[6]

引用文献

［1］王雨三.治病法轨［M］.北京：学苑出版社，2015：164.

［2］何廉臣.重印全国名医验案类编［M］.上海：上海科学技术出版社，1959：32.

［3］祝谌予，翟济生，施如瑜，等.施今墨临床经验集［M］.北京：人民卫生出版社，1982：129，130.

［4］许履和.六味地黄汤运用于外科临床的经验体会［J］.江苏中医，1966，（7）：35.

［5］黎济民.无汗证治偶得［J］.贵阳中医学院学报，1989，（2）：53.

［6］朱良春.医学微言［M］.北京：人民卫生出版社，1995：73.

十八、阴血虚蒸候

阴血虚蒸候系阴血两亏，兼内热蕴蒸之候，多由蕴热不退，消灼阴血，阴血不足，不能配阳，热从内起，转辗循环而成，阴血难复，内热亦难除，故治疗非易。

诊断

病名：[**中医**] 厥阴温病，阴虚发热，久热，夜热，骨蒸劳热，阴虚发热，热入血室，经期发热，月经先期，肝阴虚疟，阴疟，痨疟，虚黄，鼓胀，脱发。[**西医**] 神经官能症，肺结核，结核性腹膜炎，成人斯蒂尔病，慢性粒细胞白血病，急性淋巴细胞白血病，组织胞浆菌病，红斑狼疮，结节性红斑，肝硬化。

证名：肝脾湿热证，肝肺燥热证，**脾肾燥湿证，肝胆虚火证，肝肺虚火证**，肝肾虚火证，**肝肾阴虚证**，心肾阴虚证。

病位：肝肺，肝脾，肝胆，肝肾，肺肾，脾肾，心肾。

病因：阴虚，虚火，湿热，燥湿，燥热。

病机状态：虚蒸。由阴血两亏，热从内起，或由热邪久蒸阴血之分，消耗阴血，热由虚起，转辗反复，而成深重难愈之候。

1.**血液消灼候**+阴虚失养+阴热蕴蒸

2.阴虚失养──→血虚失荣

↓

阴热蕴蒸──→血热蕴蒸──→阴液消涸

图2-7-48　阴血虚蒸候病机结构式示意图

病形：虚蒸；　**病层**：里；　　**病态**：静中动；

病性：阳；　　**病质**：虚中实；　**病势**：深，重，缓。

证象组合：阴虚+血虚+阴蒸+血蒸+阴涸

主症：【**阴虚失养**】症象：①身体枯瘦。②腰痛。

【**阴热蕴蒸**】症象：①低热。②手足心热。③暮热早凉，申酉发寒热，寅卯微汗而退。**舌象**：舌紫赤。**脉象**：脉左弦细搏数。

副症：【**血虚失荣**】症象：①头晕目眩。②肢节酸痛，满身疼痛。③筋脉拘挛，

【**血热蕴蒸**】症象：①日晡潮热。②唇红衄血。③心烦不安。④午后高热。⑤骨蒸发热。⑥皮肤红疹，**舌象**：舌红。

宾症：【**阴液消涸**】症象：①无汗。②纳少口黏。③心烦寐少。④便结，尿少。**舌象**：舌质鲜红少津。

临床以热蒸症象明显而易见，但必须有阴血两亏见象，方为本候。

鉴别诊断

阴血虚蒸候–血虚失养–阴热蕴蒸+气虚失充=**气阴虚蒸候**

└──–阴虚失养–阴热蕴蒸=**血液消灼候**

图2-7-49　阴血虚蒸候鉴别式示意图

阴血虚蒸候为阴血两亏而热蒸阴血之分；气阴虚蒸候则为气阴两虚而阴分热蒸；血液消灼候系血虚液涸而血分热蒸。各有不同。

传变预测

阴血虚蒸候–血热蕴蒸–阴热蕴蒸+气机郁结→**阴血虚燥候**

└──–阴热蕴蒸+阴热蕴炽+络血妄行+热蒸液泄→**阴血消灼候**

└──–阴热蕴蒸+阴热蕴炽+血络不固→**阴血虚损候**

图2-7-50　阴血虚蒸候传变式示意图

阴血虚蒸候如阴血中之热得退，而阴血之虚不复，燥从内生，可转为阴血虚燥候；如血热虽除，而阴分之火转炽，每蒸迫血液，而为阴血消灼候，病机加深，已渐入损门，久则血络不固，而转阴血虚损候，则劳瘵成矣。

辨证

定位：肝：暮热早凉，或寒热类疟，头晕目眩，肢节酸痛，筋脉拘挛；肾：夜热昼凉。身体枯瘦，腰痛；脾：日晡潮热，午后高热，满身疼痛。

定性：虚火：手足心热，骨蒸夜热；湿热：日晡潮热；燥热：午后高热。

定量：①轻：低热，手足心热，骨蒸夜热。②中：暮热早凉，夜热昼凉。③重：日晡潮热，午后高热。

论治：当滋养阴血与清热退蒸并重，从缓调治，如有失误，终将步入损途。

1.**随机立法**：阴血虚蒸候的病机为阴血两亏，而虚火蕴蒸于阴分、血分，故其治则当滋阴补血与清热退蒸并重，徒清凉，热必不除，而阴血愈亏；徒滋补，则内蕴愈蒸，而阴血更受其耗伤。

2.**随位立法**：病在肝胆者，滋补清凉之中，当兼疏利肝胆木气，清降木火；病在肝肾者，当以滋养为主；病在脾肾者，宜兼益脾利湿。

3.**随因立法**：虚火总当滋养阴血兼以清解；挟湿热者，当参以清热渗湿；挟燥热者，宜清凉兼顾津液。

4.**随症立法**：耳聋口苦，宜加柴胡、黄芩、栀子以清疏胆中木火；头目昏眩，宜加蒺藜、钩藤以息肝风；阴虚以致阳亢者，当参以潜阳之品，如生龟板、生牡蛎之类。

方证：清骨散证、青蒿鳖甲汤证、补夜丹证、滋燥养荣汤、柴蒿鳖甲汤证、首乌鳖甲汤证、加减追疟饮证、补阴散邪汤证、滋阴除蒸汤证。

考证：阴血虚蒸候，阴血不足致热起于血分、阴分如蒸者，通称：热伤阴血，余热伤阴，阳陷入阴，邪留阴分，阴虚劳热，阴虚骨蒸。

陈士铎说："春温之症，满身疼痛，夜间发热，日间则凉，人以为伤寒少阳之症也，谁知是肾肝之阴气大虚，气行阳分则病轻，气行阴分则病重乎……治法补其肝肾之阴，则阴与阳平，内外两旺，而后佐之以攻风邪，则风邪自出矣。方用补夜丹……用补阴散邪汤亦妙。"[1]

吴鞠通说："脉左弦，暮热早凉，汗解渴饮，少阳疟偏于热重者，青蒿鳖甲汤主之。"[2]"夜热早凉，热退无汗，热自阴来者，青蒿鳖甲汤主之。"[2]

俞根初说："肝阴虚者，疟发间日，日暮时寒轻热重，发于申酉时者，每至寅卯时微汗而热退，身体枯瘦，头目晕眩，肢节酸痛，筋脉拘挛，腰痛溺涩，少腹胀满，舌紫而赤，甚或红如胭脂……左关尺弦小搏数……先与加减追疟饮……清敛法以截其疟，继与四物绛覆汤加陈阿胶6g，炙鳖甲15g，清滋法以濡络。"[3]"小儿胎疟……病在阴分血虚者，夜热神烦，则以首乌鳖甲汤清滋阴血以截之。"[3]"邪既尽，而身犹暮热早凉者，阳陷入阴，阴分尚有伏热也，可用清燥养荣汤加鳖血柴胡2.4g、生鳖甲15g、青蒿脑4.5g、地骨皮15g清透阴分郁热，使转出阳分而解。解后则以七鲜育阴汤滋养阴液以善后。"[3]

何廉臣说："若在下焦阴分血室者，酌与章氏青蒿鳖甲汤加减……透络热以清镇血海。"[3]**朱瑞生**说："妇人病温，经水适来或适断，热入血室，耳聋口苦，昼则脉静身凉，夜则发热脉数。柴蒿鳖甲汤。"[3]

刘仕昌曰："邪伏阴分，不能纯用滋阴，更不能苦寒直折，因滋阴则愈恋邪，苦寒能化燥伤阴，皆与病情不合。今患者午后发热之前有短时恶寒之感，此为正气渐复，欲与邪争，治宜因势利导，一面扶正养阴，一面透邪，使阳匡阴复则气津自足，邪去则其热自退。"[4]

编者按：阴血虚蒸候，因肾阴脾血两亏，燥从内起，与脾湿相蒸于阴血之分，或外感温暑之邪，内陷肝胆阴血之分，阴血交蒸，消灼阴血，郁火不得外透，消涸阴液，而致阴液枯涸。当以滋阴养血为主，兼以清解湿热，凉透内热。**吴鞠通**云："邪气深伏阴分，混处气血之中，不能纯用养阴，又非壮火，更不得任用苦燥。"[2]

引用文献

[1]柳长华.陈士铎医学全书[M].北京：中国中医药出版社，1999：816.

[2]吴鞠通.温病条辨[M].福州：福建科学技术出版社，2010：96，109.

[3]俞根初等.重订通俗伤寒论[M].上海：上海科学技术出版社，1959：222，225，255，257，408.

[4]刘仕昌.低热两年余治验[J].新中医，1981，（9）：29.

十九、阴血消灼候

阴血消灼候为阴血两亏，而阴分火炽之候，亦阴虚火旺证候之例。阴分之火在内蒸迫血液、阴液外泄，重伤阴血，转辗循环，故极易步入损门。

诊断

病名：[**中医**]冬温咳嗽，温病发斑，斑疹，自汗，盗汗，阴虚筋急，皮肤枯燥，痢疾，肠风便血，鼻衄，目衄，咳血，痰血，吐血，唾血，咯血，便血，尿血，月经过多，倒经，崩漏，痿证。[**西医**]流行性乙型脑炎，肺结核，血小板减少性紫癜，胃、十二指肠溃疡出血，过敏性紫癜性肾炎，再生障碍性贫血，子宫内膜炎，子宫肌瘤，肌肉萎缩。

证名：肝胆风阳证，**肝脾湿热证**，肝肺燥热证，肝肾虚燥证，肝脾燥火证，**肝肾燥火证**，心肝虚火证，**肝肺虚火证，肝肾虚火证**，肺肾虚火证，肝肾阴虚证。

病位：肝脾，肝肾，肝肺，肺肾，心肝，肝胆。

病因：阴虚，湿热，燥热，燥火，虚火，虚燥，风阳。

病机状态：虚炽。由阴血两亏，邪火蕴伏于阴分，火由虚起，虚火蒸迫，络血妄行，阴液走泄，重耗阴血而成。

1.阴血虚蒸候－血热蕴蒸－阴热蕴蒸＋阴热蕴炽＋络血妄行＋热蒸液泄

2.阴虚失养 ←——— 血虚失荣

↓ ↑

阴热蕴炽 ——→ 阴液消涸 ——→ 络血妄行

——————————→ 热蒸液泄

图2-7-51　阴血消灼候病机结构式示意图

病形：虚炽；　　**病层**：里；　　**病态**：动；

病性：阳；　　**病质**：虚中实；　**病势**：深，重，缓中急。

证象组合：阴虚＋阴热＋血虚＋阴枯＋血溢＋液泄

主症：【阴虚失养】**症象**：①形体虚羸。②耳鸣不寐。③腰酸痛，甚则不能伸腰。④下肢乏力。

【阴热蕴炽】**症象**：①颜面潮红，颧红，唇口殷红。②夜热，经期低热，手心灼热。③心中烦热，睡多噩梦。④经色紫红有血块，并有灼热感。⑤小腹隐痛。⑥遗精。⑦带下，色黄稠。**舌象**：①舌质深红，苔光薄，舌边青。②舌红苔薄白。**脉象**：脉细数。

副症：【阴液消涸】**症象**：①口苦，口干，舌燥。②心烦口渴。③溲黄。④肌肤干涩粗糙。**舌象**：舌干绛。**脉象**：①脉弦涩。②脉沉细弦。

【血虚失荣】**症象**：①颜面苍白，精神委顿。②头昏身倦。③心悸。④经期不准，淋漓不断，血色淡且生异味。**舌象**：①舌苔净少。②苔薄白。**脉象**：①脉象涩弱。②脉缓弦。

宾症：【络血妄行】**症象**：①口鼻出血，目眦出血。②唾血，咳血，或痰带血丝。③吐血。④脐血。⑤便血，便血如箭。⑥溺血。⑦突然崩中暴发。⑧由崩转漏，时作时止，绵绵不绝，血色深褐。⑨月经先期，量多，迁延时日。

【热蒸液泄】**症象**：①小便频数。②盗汗淋漓。③便难尿赤。

临床以宾症血溢或液泄症象明显易见，但必须有主症阴虚火炽症象同见，方可认定。

鉴别诊断

阴血消灼候－阴虚不养－血虚不营＋血热蕴炽＝阴血煎迫候

└——— －络血妄行＋血络不固＝阴血虚损候

└——— －阴虚不养－阴热蕴炽－血虚不营－血热蕴炽＋津气蕴炽＋神志不宁＝阴枯火炽候

图2-7-52　阴血消灼候鉴别式示意图

阴血消灼候系阴血两亏且阴分火炽之候；而阴血煎迫候为阴血未亏而血分、阴分之火内炽之候，为纯实无虚之证；阴血虚损候则为阴血亏而内热既久，致血络不固之候，为虚多邪少之损证；阴枯火炽候则系阴液枯涸而气分火炽之候。各自不同。

传变预测

阴血消灼候－阴热蕴炽－络血妄行－热蒸液泄＋气机郁结→阴血虚燥候

└——— －络血妄行＋血络不固→阴血虚损候

图2-7-53　阴血消灼候传变式示意图

阴血消灼候如阴分之火得以清降，而阴血之虚未复，燥从内起，可转为阴血虚燥候；如内火不得清降，致血络不固，血出过多，阴血愈不复，即已登劳损之门，而为阴血虚损候。

辨证

定位：肝脾：便血肠鸣；肝肾：颧红，颜面潮红，夜则发热，口鼻出血，溺血，目眦出血，夜多盗汗，舌干绛；肝肺：咳血，便血，鼻衄；肺肾：唾血鼻衄。

定性：燥火：颧红面赤，心烦多梦，舌干绛；湿火：便血如箭，舌红苔薄白。

定量：①轻：血色鲜红，夜多盗汗，舌红苔薄白。②中：血色深褐，内热盗汗，舌质深红，苔光薄。③重：便血如箭，下血如崩，盗汗淋漓，舌干绛。

论治：当以滋养阴血为主，兼以清降蕴伏之火。火降则可再图阴血复原。

1.随机立法：阴血消灼候的病机为阴血两亏兼阴分火炽，煎迫血液、阴液，而致血溢液泄，其治则宜于滋养阴血之中，着重清降阴中伏火，使蕴伏之火得熄，则不致上冲而煎迫阴血，然后再图阴血复原，则不复有坠入劳损之虞。

2.随位立法：本证治法是侧重于治肝，滋养阴血以缓肝，清降木火以泻肝，使肝之阴血复而木火归位，则火可降而阴血不再受其煎熬。涉及于脾者，兼清泻脾中湿火；涉及肺者，兼清肃燥金。

3.随因立法：病属消灼，为燥火之候，治法总宜滋润，即湿火之证，亦当滋润，但可重佐苦寒。

4.随症立法：阴血消灼候所见之失血与盗汗，皆系内火煎迫所至，故其治法均当清降内火，如用芩、连、栀、柏之类入滋补阴血方内，血与汗均可得止。

方证：加味黄连阿胶汤证、滋阴降火汤证、阿胶连梅丸证、当归六黄汤证、生地黄饮子证、驻车丸证、温清饮证、黄连汤证、地榆丸证。

考证：阴血消灼候，阴血失养，热从内生而伤津灼血者，通称：阴虚火旺，阴虚内热，木火刑金，热燔阴血，血不养筋，风阳入络，热迫阴泄，热迫冲任，冲任不固。

陈士铎说："人有肠澼下血，另作一派喷唧而出，且有力而射远，四散如筛，腹中大痛……是气血下陷之极……治法升其阳气，泻其湿热之毒……方用升和汤……升陷汤亦神。"[1]

吴坤安说："伤寒瘥后，余热渗利不止者，阴虚有火也，当归六黄汤加减。"[2]

俞根初说："瘥后自汗、盗汗，虽皆属虚，然温热瘥后，多由余热未清，心阳内炽，以致蒸蒸燔灼，津液外泄而汗出，为阴虚有火，慎勿骤补、峻补，苦坚清养为宜。苦坚如当归六黄汤加减，以育阴泻火，固表清养，如西洋参、生地……竹叶、茯苓、莲心之类。"[3]"如肝阴大亏，血不养筋，筋脉拘挛，甚则手足瘛疭，头目晕眩者，阿胶鸡子黄汤主之。"[3]

何廉臣说："若纯下清血，其疾如箭，肛门不肿痛，而肠中鸣响者，此肠风下血，治以清火疏风为主，清肝达郁汤去归、菊，送下保元槐角丸……继用加味白头翁汤去贯众、茉莉，加阿胶、炙甘草，清肝坚肠，凉血滋阴以善后。"[3]

程钟龄说："心主血，心气热，则遗热于膀胱，阴血妄行而溺出焉。又肝主疏泄，肝火盛，亦令尿血。清心，阿胶散主之。平肝，加味逍遥丸主之……凡治尿血，不可轻用止涩药，恐积瘀于阴茎，痛楚难当也。"[4]姚国美说："目衄……风偏盛者，目眩，常流血泪，宜生地黄饮子加蚕沙、蒺藜、蛇胆、陈皮之类清火息风。"[5]

秦伯未说："肌肤干枯粗糙，多由血虚生燥。《内经》称为'索泽'，刘河间所谓'诸涩枯涸，干劲皴揭，皆属干燥'。用生血润肤饮，方内少佐桃仁、红花，取其润燥和血，不同于祛瘀：生熟地、天麦冬、当归、黄芪、黄芩、桃仁、红花、瓜蒌、五味子。"[6]王大增说："中医治疗月经不调，很重视血分药与气分药的配合应用，认为调经之法，固然要重视奇经八脉的关系，但亦不能忽视调肝。因肝喜条达，不宜拂郁，郁则气滞血亦滞。夫气主煦之，血主濡之；气为血帅，气行则血行，气滞则血凝。故主张调经必先理气，以行气开郁配合血分药，治月经不调。用药以香附、乌药、木香、肉桂等加入养血药中，达到行气开郁、逐寒祛瘀，以改善局部经血之运行，使'旧血散而新血生'，就不致有经血凝滞之患。"[7]

编者按：阴血消灼候，因湿热蕴蒸不解，深陷肝脾阴血之分，或燥火久恋，深入肝肾，或素体阴虚多火，或外热内陷阴分，炽灼阴血，伤残阴液，耗伤血液，逼迫血液外泄，为热迫阴泄之证。养阴清热，滋养阴血，与清降内火并用，佐以酸收之法，祛邪扶正，虚实兼顾。

引用文献

[1]柳长华.陈士铎医学全书［M］.北京：中国中医药出版社，1999：862.

[2]吴坤安.伤寒指掌［M］.上海：上海科学技术出版社，1959：卷二57.

[3]俞根初等.重订通俗伤寒论［M］.上海：上海科学技术出版社，1959：329，249，469.

[4]程国彭.医学心悟［M］.北京：人民卫生出版社，1963：157.

[5]姚国美.姚国美医学讲义合编［M］.北京：人民卫生出版社，2009：212.

[6]秦伯未.秦伯未医学名著全书［M］.北京：中医古籍出版社，2003：283.

[7]王大增.随师临诊中的一些体会［J］.上海中医药杂志，1965，（4）：12.

二十、阴血虚燥候

阴血虚燥候系阴血两亏，阴液不能濡润大肠而成的燥结证，多见于老年下焦精血不足，或新产血去过多，或虚劳之人，阴血枯燥，燥从内起，燥久而结。

诊断

病名：[中医]便秘，风闭，虚闭，虚燥，产后便秘。[西医]习惯性便秘。

证名：肝肺阴虚证，**肝肾虚燥证**，肝脾气郁证。

病位：肝肾，肝脾，肝肺。

病因：阴虚，血虚，虚燥，气郁。

病机状态：虚结。由阴血亏损，阴液枯燥，不能濡润大肠，至糟粕不行，渐燥渐结，终至不通，是燥由虚起，结由燥致。

1.血液虚燥候＋阴虚失养

2.阴虚失养←——血虚失荣——

阴液消涸————————气机郁结

图2-7-54　阴血虚燥候病机结构式示意图

病形：虚结；　**病层**：里；　**病态**：静；

病性：阳；　　**病质**：虚；　**病势**：深，重，缓。

证象组合：阴虚＋血虚＋阴涸＋气结

主症：【阴虚失养】**症象**：①眩晕。②耳鸣。**脉象**：脉细弦。

　　　　【阴液消涸】**症象**：①口燥津干，口干舌燥。②潮热。③汗出不止。④小便短赤。**舌象**：舌红，舌深红。

副症：【血虚失养】**症象**：①心悸。②精神困惫。③食欲锐减。④痔血甚多。**脉象**：脉虚濡无力。

宾症：【气机郁结】**症象**：①脘腹胀满。②大便燥结，大便干结如弹丸。③产后便秘。

临床以阴液枯燥，大便燥结症象显明，但必须与阴血虚象同见，方可确认。

鉴别诊断

阴血虚燥候－阴虚失养＝**血液虚燥候**

　　└──－血虚失养＋气虚不充＝**气阴虚燥候**

图2-7-55　阴血虚燥候鉴别式示意图

阴血虚燥候为阴血两亏，不能濡润之候；血液虚燥候系血液枯燥，不能濡润之证；气阴虚燥候为气阴不足，不能濡润之证。各有不同。

传变预测

阴血虚燥候－气机郁结＋血热蕴蒸＋阴热蕴蒸→**阴血虚蒸候**

　　└──＋阴热蕴炽＋络血妄行＋热蒸液泄→**阴血消灼候**

图2-7-56　阴血虚燥候传变式示意图

阴血虚燥候如过投通利，重伤阴血，热从内起，轻则转为阴血虚蒸候，甚则转为阴血消灼候，至此距损不远矣。

辨证

定位：肝肾：眩晕，耳鸣，潮热；肝脾：心悸，精神困惫，食欲锐减，脘腹胀满；肝肺：口燥津干，口干舌燥，汗出不止，小便短赤。

定性：阴虚：参照阴血失养候；血虚：参照阴血失养候；虚燥：口燥津干，口干舌燥，汗出不止，小便短赤，脉虚濡无力。

定量：①轻：便秘，脘腹胀满。②中：大便燥结。③重：大便干结如弹丸。

论治：不在于通结，而在于填补阴血，阴血足自能润燥通结，若徒用泻下，虽可暂缓于一时，终损阴血，反生他故。

1.随机立法：阴血虚燥候病机为阴血不足以濡润大肠而成燥结不行之候，故其治则当以滋养阴血，填补阴精为主，阴血充足，自能润燥通结。如专事通利，必更伤其阴液，阴不配阳，燥起生热，必致虚热虚火内起，终至成损。

2.随位立法：阴血虚燥，总关肝肾，因而其治则总当以滋补肝肾阴血为主，病关肺脾者，当兼以生津润肺，或增液滋脾。

3.随因立法：病起于阴枯血虚，自当滋填阴液，养血润燥。病由虚燥，则可兼以生津增液，以解其燥，使津液流通，自能润下。

4.随症立法：燥结甚者，可参用润肠之品，如油当归、桃仁、瓜蒌仁、火麻仁、鲜首乌、淡苁蓉、锁阳之类；脘腹胀满，病势稍急者，可暂时参用利气通肠之品，如枳实、厚朴、生大黄之类，便通结除即止。

方证：加减六味汤证、济川煎证、通幽润燥汤证、益血润肠汤证、苁蓉润肠丸证、吴氏六成汤证、滋养阴血增液润肠方证、当归麦冬汤证、养荣承气汤证。

考证：阴血虚燥候，阴血未复而燥从内起者，通称：阴虚血燥，阴血枯燥，血虚肠燥，阴枯肠燥，大肠虚燥。

张景岳说："凡病涉虚损，而大便闭结不通，则硝、黄攻击等剂必不可用。若势有不得不通者，宜此（济川煎）主之。此用通于补之剂也，最妙最妙。"[1] 陈士铎说："大便闭结者，其症口干舌燥，咽喉肿痛，头目昏晕，面红烦躁……是肾水之涸……方用濡肠饮……濡肠汤亦效。"[2]

俞根初说："阴亏甚而邪实者，口干舌燥，心烦不寐，便闭已十余日，频转矢气，液枯肠燥，欲下不下，舌前半绛嫩，后根黑腻，脉细而涩，此景岳所谓便虽不通，必不可用硝黄，而势有不得不通者，宜用通于补之剂也。法当滋阴润肠，张氏济州煎润利之，或用吴氏六成汤，使其津液流通，自能润下。"[3] "下焦阴闭，则阴血枯燥，津液不到，而肠脏干槁……阴虚者但壮其水，则泾渭自通，六味地黄汤加淡苁蓉、白蜜主之，益血润肠丸、五仁丸等亦效。"[3] 何廉臣说："阴亏甚而邪实宜下者，《千金》生地黄汤去芒硝，或养荣承气汤缓之。即极虚不任下者，宜用雪羹加鲜生地汁、鲜冬瓜汁、玄参、瓜蒌仁、蜂蜜等汁，稍加姜汁之类。咸滑以去著，辛润以清燥，慎勿当下不下，徒用滋腻，俾邪无出路。"[3]

王正公治宿有眩晕、耳鸣、痔血、风湿、肺结核等病，去年因肺结核服用黄连素，数月之后，大便秘结异常，如弹丸，必以手挖，肛门破裂，痔血甚多，痛苦不堪，脉结细，舌偏红，口燥津干。忌用攻下，宜滋养阴血，增液润肠，当期一月，或可奏功：当归、赤芍、生地、玄参……瓜蒌仁，佐女贞子、旱莲草、槐花、槐米、地榆柔肝止血。十余剂后大便渐润，月余，基本痊复[4]。

编者按：阴血虚燥候，阴虚血燥，糟粕难以通畅，高年精血不足，新产妇人去血过多，下焦阴虚，则精血枯燥，而津液不润，致肠胃干枯，便秘时时欲解，肛门坠胀，必得解而后快，腰脚乏力，脉芤涩，或头目昏晕，面红烦躁，口干舌燥，但壮其水，则秘结自通。

引用文献

[1] 张介宾.张景岳医学全书 [M].北京：中国中医药出版社，1999：1582.

[2] 柳长华.陈士铎医学全书 [M].北京：中国中医药出版社，1999：892.

[3] 俞根初等.重订通俗伤寒论 [M].上海：上海科学技术出版社，1959：188，242，474.

[4] 王正公.诊治心得——肠燥血枯便秘治验 [J].上海中医药杂志，1963，（10）：29.

二十一、阴血虚损候

阴血虚损候系阴血虚极而成劳损之候，多由阴血两虚，热从虚起，内热重耗阴血，往复循环，终至坠入损门。病已致损，调治非易。

诊断

病名：[中医] 虚劳，亡血，咯血，崩漏。[西医] 再生障碍性贫血，肺结核，原发性慢性肾上腺皮质功能减退症，宫颈癌。

证名：肝肾血虚证，**肝肺阴虚证**，肝肾阴虚证。

病位：肝肺，肝肾。

病因：阴虚，血虚。

病机状态：虚损。由阴血两亏，久而不复，热从内起，内热消灼，重伤阴血，转辗循环，终至阴血损伤而不能复，渐渐衰竭。

1.阴血消灼候＋血热蕴蒸－络血妄行＋血络不固

2.阴虚失养——→血虚失荣——→血热蕴蒸
　　　　　　　　　　　　　　　↓
阴液消涸←——络血不固←——阴热蕴炽

图2-7-57　阴血虚损候病机结构式示意图

病形：虚损；　**病层：**里；　**病态：**静中动；

病性：阳；　**病质：**虚；　**病势：**深，重，危，缓。

证象组合：阴虚＋血虚＋阴炽＋血蒸＋阴涸＋血滑

主症:【阴虚失养】症象:①肌肉瘦削。②腰膝酸软,腰酸痛。③眼胀耳鸣。④心烦不寐,长期失眠。⑤头发易落。**舌象:**①舌瘦尖红。②舌嫩红光剥。**脉象:**尺脉不显。

【阴液枯涸】症象:①口舌干燥,咽干胸痛。口渴渴饮不多。②皮肤干燥。③面色黯黑,上下牙龈及手中纹路均带黑色。**舌象:**①舌质干而暗晦。②苔薄糙质红。③舌红赤苔少。

副症:【血虚失荣】症象:①面色苍白,精神萎靡,形容疲怯,肌肤少华。②少气懒言,食欲不振。③心慌,心悸乏力,行动气急。④头晕目眩,头昏痛,头痛忽有忽无。⑤骨节酸软。⑥肌肉瞤,足肚抽筋。⑦两手微颤动。**舌象:**①舌淡无苔。②舌淡而润。**脉象:**①脉沉细。②脉左沉细,右数大。

【血络不固】症象:①咯血,鼻龈出血。②皮肤及黏膜下广泛出血。③骤然血崩,崩漏。

宾症:【阴热蕴炽】症象:①身热时作,潮热,颊赤。②盗汗,合目即汗。③昏沉欲睡。④小便黄少。⑤带下。**脉象:**脉细数无力,两尺尤甚。

【血热蕴蒸】症象:①骨蒸潮热,潮热汗多。②五心烦热。③月经先期,经血不调,或月水渐少。**脉象:**脉濡数。

临床以内热失血为显明见象,但必须是反复多发,且有阴血两虚见象同现,方可确认。

鉴别诊断

鉴别式:阴血虚损候 − 血络不固 + 络血妄行 = 阴血消灼候

阴血虚损候为阴血两亏,内热消灼,反复不愈,而成劳损之证;阴血消灼候则为虚损之渐。

传变预测

阴血虚损候 − 血络不固 − 阴热蕴炽 + 阴热蕴蒸 + 血热蕴蒸 → **阴血虚蒸候**

└── + 气虚不充 + 阳气不振 + 神气不振 + 阴精不固 → **阴损及阳候**

图2-7-58 阴血虚损候传变式示意图

阴血虚损候如阴血渐复,虚火得降,转为阴血虚蒸候,可望渐复;如有失误,损及阳气,则可转为阴损及阳候,渐至阴阳衰竭而逝。

辨证

定位:肝肺:口舌干燥,咽干胸痛,口渴不多饮,皮肤干燥;肝肾:肌肉瘦削,腰膝酸软,腰酸痛,眼胀耳鸣,心烦不寐,长期失眠,头发易落。

定性:阴虚:面色黯黑,腰膝酸软,眼胀耳鸣;血虚:面色苍白,精神萎靡,形容疲怯,肌肤少华,心慌,心悸乏力,行动气急,头晕目眩。

定量:①轻:面色苍白,头胀耳鸣,鼻龈出血,舌淡无苔,舌淡而润。②中:头昏痛,心慌,心悸乏力,咯血,舌瘦尖红,舌嫩红光剥。③重:面色黯黑,头晕目眩,舌质干而暗晦,皮肤及黏膜下广泛出血,骤然血崩。

论治:滋补不可蛮补,清降亦忌峻猛,唯缓剂调养,或可渐图康复。然病已至此,终有鞭长莫及之感。

1.随机立法:阴血虚损候,其病机为阴血两虚,虚热内起,重耗阴血,其本在于虚,火热为其标。故其治则当以滋补阴血为主,以固其本,佐以清润之品,以解其虚热而顾其标。但不可妄行苦寒清下,更损其阴血。病已至损,只可以行“王道”,从缓调养,可望渐渐康复。

2.随位立法:病至于损,其治总在乎肝肾,滋填肝肾之阴,补养肝肾之血,是为不二法门。病涉于肺者,当参以益肺气,生肺津,养肺阴,滋润肺燥。

3.随因立法:病因阴血两虚,滋阴补血实为不易之法。阴血虽属同类,然阴深而血浅,血统于阴,故当以滋填阴精为主,古人谓生精方能生血,是以滋阴实为滋其生血之源,且滋阴即能降火,阴液充沛,虚火自熄,此一举而三得之法。

4.随症立法:阴血虚损候,已损及根本,纯施草木之品,难望速起,故多采用血肉有情之属,如龟板胶、鳖甲胶、阿胶、鸡子黄、獭肝、紫河车、黄鱼鳔、鹿角霜之类。又以肾主骨生髓,故多用猪、牛、羊之骨髓,以髓补髓,精髓得充,则化生于血,其效必著。

方证:清热养荣丸证、理阴汤证、当归补血汤加味证、补血入奇汤证、二胶七炭汤证、养阴柔肝汤证、月华丸证、延年益髓丹证。

考证:阴血虚损候,血阴两虚而血液损耗者,通称:阴虚劳损,血虚劳损。

李斯炽治头昏痛,骨节酸软,长期失眠,肌肉瞤动,足肚抽筋,眼胀耳鸣,腰部酸痛,小便黄少,皮肤干燥,头发易落,口渴心慌,色素沉着,月经提前七八天,肌肉瘦削,面色黯黑,上下牙龈及手中纹路均带黑色,两手微颤动,舌质干而暗晦,脉沉细。滋阴通络汤[1]。**黄芝芳等**治肺结核,左肺切除,右肺病灶恶化,身热咯血,咳嗽,气急，咳痰不爽，胃纳呆钝，合目即汗，精神疲倦，昏沉欲睡，舌嫩红光剥，脉濡数，久病元虚，络伤血溢，治从益气养阴，保肺止血[2]。

孟如等说："再生障碍性贫血（以下简称'再障'），系红骨髓显著减少，造血功能衰竭而引起的一组综合病症。它以进行性全血细胞减少，体表及内脏出血和反复感染为主要临床表现。祖国医学中无"再障"病名，但从其临床表现和病程演进来看，属虚劳亡血范畴。其病理变化以肾虚为主。肾主骨，骨生髓。本病的产生和发展，源于肾阴虚，骨不生髓，进而阴损及阳，阴阳两虚，最终的结局是阴绝阳离。因此，滋肾益阴、补骨生髓，应当是治疗本病的基本法则。本病的中、晚期，阴损及阳，应兼补肾阳。"[3]

田乃庚说："再生障碍性贫血，是由于骨髓造血功能低下所致的以全血细胞减少为特点的血液系统疾病。属于祖国医学'虚劳''血证'范畴。本病发生发展及病机传变上与脾、肾关系极为密切。脾统血、主运化，为后天之本，肾主骨生髓，为先天之本。脾虚不能健运，则谷精来源不足；肾虚不能作强，则精血生机减弱，故出现贫血。本例治疗始终采用补气血、健脾肾的法则，选用当归补血汤、河车大造丸等方剂加减化裁，从一诊到四诊，症状有所好转，血象亦缓缓上升，但一感冒，血象就突然下跌，故在五诊于补气血、健脾肾的处方中，加入雄黄、重楼以清热解毒，防止感冒。六诊、七诊加入河车粉冲服，血象稳步上升。经一年零三个月的治疗，竟收到满意之效果。"[4]

编者按：阴血虚损候，肺气、肝血、肾阴亏虚，历久不复，不足以濡养于内，虚火起自阴分，炽及阴血，消涸阴液，损伤血络，而成虚损重证。病入损门，草木难以独当，总宜怡情养性，加餐血肉有情之品，从缓调养以图之。

引用文献

[1] 成都中医学院.李斯炽医案（第二辑）[M].成都：四川人民出版社，1978：141.

[2] 黄芝芳，汪钟贤，徐惠方.肺结核大咯血的辨证论治（附35例临床资料分析）[J].上海中医药杂志，1964，（1）：28.

[3] 孟如，詹文涛.对异病同治的初步探讨[J].新医药学杂志，1977，（1）：9.

[4] 田乃庚.虚劳（再生障碍性贫血）[J].新中医，1980，（4）：24.

第二节 阴分病候

阴分诸候，依病势轻重浅深，可分为阴液证候与真阴证候两大体系。病势较轻而伤之较浅者为阴液证候，病势较重而伤之较深则为真阴证候。前者病起急骤，多见于热病之后期，余热未净；后者多见于大病、大欲，或由情志内火消耗所致，总属虚证。

阴液虚证，以阴液枯涸候为基本结构，以"阴液消涸＋津液枯涸"为基础结构形式；夹实证，以阴枯火炽候为基本结构，以"阴液消涸＋津气蕴炽"为基础结构形式。

真阴证候，真阴虚证，以"阴虚＋阴涸"为基础结构形式；阴虚兼阳亢者，以阴虚阳浮候为基本结构，以"阴虚＋阳浮"为基础结构形式；阴虚兼阳弱者以阴虚失养候为基本结构，以"阴虚＋阳虚"为基础结构形式。

表2-7-2 阴分诸候系统表

层	性	病态	候名	主证	副证	宾证
阴	虚夹实	虚炽	阴枯火炽候	阴液消涸	津气蕴蒸	神志不宁
			阴液煎迫候	津气蕴炽 热迫液泄	阴液消涸	神志昏蒙
		虚结	阴液虚燥候	阴液消涸	津液枯涸	气机郁结
		闭厥	阴液闭厥候	津气蕴炽 神志蒙闭	阴液消涸 络脉不和	气机冲逆
		厥脱	阴液厥脱候	津气蕴炽 阴液消涸	神志蒙闭 络脉不和	阳气浮越 气虚脱绝
		虚炽	阴液消灼候	津气蕴炽 阴液消涸	津液消灼	
液	纯虚	虚弱	阴液枯涸候	津液枯涸 阴液消涸	神气不振	阳气浮越
		虚逆	阴虚阳浮候	阴液消涸	阳气浮越 清空不宁	清窍不利 神志不宁
		厥脱	阴竭阳厥候	阳气浮越 阴液消涸 清空不宁	络脉不和 气机冲逆	神志不宁 气虚脱绝
			阴竭阳越候	阳气浮越 阴液消涸	清空不宁 神志昏蒙	阳气脱绝
			阴竭阳脱候	阳气浮越 阴液消涸	清空不宁 阳气脱绝	气机冲逆 津液脱竭

层	性	病态	候名	主证	副证	宾证
真 阴	阴 中 阳 虚	虚弱	阴虚失养候	阴虚失养 阳气不振	经脉不荣 络脉不荣	清空失养
		虚弱	阴虚阳弱候	阴液消涸 阳气不振	神气不振	气机冲逆 津液不固
		虚郁	阴虚阳郁候	阴液消涸 阳气不振	腠理不宣 神气不振	阳气浮越
		虚滞	阴虚不化候	阴虚失养 阳气不振	气化不行	
	纯 虚	虚 逆	阴虚失纳候	阴虚失养 气机冲逆	阴液消涸	阳气浮越
			阴虚失摄候	阴虚失养 络血不固	阴液消涸	阳气浮越
			阴虚不固候	阴虚失养 津液不固	阴液消涸	阳气浮越
		虚滑	阴精不固候	阴虚失养 阴精不固	阴液消涸	阳气浮越
		虚 损	真阴虚损候	阴虚失养 阴热蕴蒸 气机冲逆	清空失养 清窍不利	络血不固 阴精不固
			阴损及阳候	阴虚失养 阳气不振	清空失养 清窍不利	络血不固 阴精不固

阴液枯涸候 + 气机郁结 = 阴液虚燥候
　　　└─ + 阳气不振 = 阴虚阳弱候
　　　　　　└─ + 腠理不宣 = 阴虚阳郁候
　　　└─ + 阳气浮越 + 气机冲逆 + 气虚脱绝 = 阴竭阳厥候
　　　　　　└─ + 神志昏蒙 + 阳气脱绝 = 阴竭阳越候
　　　　　　　　└─ + 津液脱竭 = 阴竭阳脱候
阴枯火炽候 + 津液消灼 = 阴液消灼候
　　　└─ + 热迫液泄 = 阴液煎迫候
　　　└─ + 神志蒙闭 = 阴液闭厥候
　　　　　　└─ + 阳气浮越 + 气虚脱绝 = 阴液厥脱候
真阴虚损候 ─ 阴热蕴蒸 + 阳气不振 + 津液不固 = 阴损及阳候
阴虚阳浮候 + 气机冲逆 = 阴虚失纳候
　　　├─ + 血络不固 = 阴虚失摄候
　　　├─ + 津液不固 = 阴虚不固候
　　　└─ + 阴精不固 = 阴精不固候
阴虚失养候 + 津不化气 + 气化不行 = 阴虚不化候

图2-7-59　阴分诸候结构图

一、阴枯火炽候

阴枯火炽候系阴液枯涸，邪火内炽之候，为正虚邪实，虚实夹杂之候。多见于温热病后期，或伤寒化火之后，热伤阴液，或内伤情志之火，灼伤阴液，均可致阴枯火炽。

诊断

病名：[中医] 房劳伤寒，瘟疫，阴虚潮热，肾阴虚疟，狐惑，滑胎，口疮，牙痛，暴盲。[西医] 流行性出血热，甲状腺功能亢进症，冠状动脉粥样硬化性心脏病，三叉神经痛，急性球后视神经炎，贝赫切特综合征，慢性前列腺炎。

证名：肝肾阴虚证，肝胃风火证，**心肾燥火证**，**肝肾燥火证**，**肝肾虚火证**，肺胃痰火证。

病位：肝肾，肝胃，心肾，肺胃。

病因：阴虚，燥火，风火，痰火，虚火。

病机状态：虚炽。邪火蕴炽既久，消灼阴液，以致阴液渐消渐涸，而成阴枯火炽，虚实夹杂之候。

病机结构式：1.**阴液消灼候** – 津液消灼 + 神志不宁

　　　　　　　2.**阴液消涸** ←── 津气蕴炽 ──→ 神志不宁

病形：虚炽；　　**病层**：里；　　　**病态**：动中静；

病性：阳；　　　**病质**：虚夹实；　　**病势**：深，重，缓中急。

证象组合：阴涸＋气炽＋神扰

主症：【阴液消涸】症象：①肌肤枯燥，颧红。②神气衰弱。③口燥咽干，口干舌焦，渴不欲饮。④溺短，遗精。⑤腰脊酸痛。⑥足腿痿软，足后跟痛。**舌象**：舌绛胖嫩。**脉象**：①脉左细数，按之搏指。②脉洪数无力。

副症：【津气蕴炽】症象：①发热不退，壮热无汗。②头痛面赤，头面一阵觉热，颊红耳赤。③眼红。④盗汗，或伴汗出，汗出如油。⑤喘声如雷。⑥小便短赤。**舌象**：舌红尖绛，苔黑燥刺。**脉象**：右反大。

宾症：【神志不宁】症象：①心烦不寐，睡眠不稳，昼夜不寐。②扬手掷足。④或时惊悸发狂。

临床以火炽症象明显而易见，尤多见于外感热病，邪火尚炽，内伤病则常以神志不宁症象突出，但均须与阴枯症象同见，方可确诊。

鉴别诊断

阴枯火炽候＋津液消灼－神志不宁＝阴液消灼候

└──＋热迫津泄－神志不宁＋神志昏蒙＝阴液煎迫候

图2-7-60　阴枯火炽候鉴别式示意图

阴枯火炽候等三候均系阴伤火炽之候，唯本候阴伤与火炽并重，而阴液消灼候阴伤重于火炽，阴液煎迫候则为火炽重于阴伤。

传变预测

阴枯火炽候＋津液消灼－神志不宁→阴液消灼候

└──＋津液枯涸－神志不宁＋神气不振－津气蕴炽＋阳气浮越→阴液枯涸候

图2-7-61　阴枯火炽候传变式示意图

阴枯火炽候如迁延日久，火势虽减而津液、阴液均伤，可转为虚多邪少之阴液消灼候；或火势虽退，阴液、津液均形枯涸，则可转为纯虚的阴液枯涸候。

辨证

定位：心：心烦不寐，神气衰弱，时惊悸发狂；肺胃：喘促，烦躁，发热唇紫；肝：发热入夜尤甚，颊红耳赤，眼红，盗汗；肾：小便短赤，颧红，跟痛，腰脊酸痛，足腿痿软。

定性：燥：肌肤枯燥，口干舌焦，咽干溺短，渴不欲饮；火：头面一阵觉热，颊红耳赤，眼红，汗出如油，喘声如雷，小便短赤，苔黑燥刺；痰：咳嗽多痰，喘促，烦躁。

定量：①轻：头面一阵觉热，颊红耳赤，颧红，口燥咽干，溺短，心烦不寐。②中：盗汗，或伴汗出，口干舌焦，昼夜不寐，扬手掷足。③重：灼热，壮热无汗，头痛面赤，汗出如油，喘声如雷，惊悸发狂。

论治：当滋阴、降火并重，虚实兼顾。

1.随机立法：阴枯火炽候，其病机为阴液枯涸而气分火炽，阴伤与火炽并重，故其治则当滋阴与泻火并用，甘咸以滋养阴液，苦寒以降泻火炽，使阴复火降，而收全效。

2.随位立法：滋养阴液以滋肝肾为主，而清泻火炽则当以泻心肝为主。病在心肾，宜滋肾泻心；病在肝肾，宜滋肾泻肝；病在肺胃，宜清滋肺胃。

3.随因立法：阴枯火炽候，其因唯阴虚与火炽。阴虚自当滋阴，而火则有燥火、风火、痰火、虚火之分。泻火不离苦寒清降，而燥火多兼增液滋燥；风火宜兼潜阳息风；痰火宜兼清化热痰；至于虚火，自当以滋养阴液为主，少佐苦寒即可。

4.随症立法：阴枯火炽候，阴虚与火炽并重，故滋阴、降火，理当并重。然火炽势急者，古人亦有先降其火，火降再滋其阴之法。亦有先滋阴降火，如火势不衰，再行清泻之法。此亦在医者之权衡。

方证：大补阴丸证、黄连阿胶汤证、知柏地黄丸证、养阴润肺方证。

考证：阴枯火炽候，气分火炽而阴液亏虚者，通称：阴虚火旺，水亏火亢，少阴火化证，阴火上乘。

仲景曰："少阴病，得之二三日以上，心中烦，不得卧，黄连阿胶汤主之。"（《伤寒论》303条）

吴坤安说："绛舌者，因实热症误补、温补，灼伤真阴，或误服滋补，腻涩酸敛胶黏，实热引入阴分，俾郁火耗烁真阴，致现此舌，而为阴虚难疗矣。"[1]

俞根初说："水为火烁，心烦不寐，肌肤枯燥，神气衰弱，咽干溺短，舌红尖绛，脉左细数，按之搏指，右反大而虚软，此外邪挟火而动，阴虚而水液不能上济也，治宜壮水制火，阿胶黄连汤主之。"[2]"肾阴虚者，间日发疟，先热后寒，寒短热长，发于子时者，每至午时而热方退净，腰脊酸痛，心烦口燥，两颧微红，足后跟痛，甚或梦泄遗精，两腿痿软，舌绛胖嫩，或舌黑燥而无刺……左关尺沉细虚数者，《内经》所谓病藏于肾，因遇大暑，或有所用力，邪气与汗皆出，名曰温疟是也……先与阿胶黄连汤加制首乌12g，炙鳖甲15g，清敛法以截其疟，继与坎气潜龙汤，滋潜法以复真阴。"[2]

郭雍治房后入水，得伤寒证，过服热药，汗出如油，喘声如雷，昼夜不寐，凡数日，或时惊悸发狂，口中气自外出。六脉虽沉无力，然昼夜不得安卧，人倦则脉无力耳。宜用黄连解毒汤。二剂病减半，喘定汗止而愈[3]。**王雨三**说："邪火烁干肾水，故腰亦作痛。见证身热口渴，小便涩赤，脉象洪数者是也。用知柏八味丸。"[4]**姚国美**说："失血后眩晕，怔忡，夜不能寐者，因亡血过多，肝脏失养，法宜育阴息风，补肝养荣汤主之，黄连阿胶汤亦主之。"[5]

秦伯未说："肾虚湿热下注，足心热，足胫亦热，小便黄赤，用知柏地黄丸加秦艽。"[6]

胡友梅治房事受寒，发热不退，头痛面赤，口干舌焦，睡眠不稳，渴不欲饮，小水短赤，脉沉细，耳不听聪，前曾服温发温补，症系阴火上乘，以滋阴补肾为主，大补阴丸：知母、黄柏、熟地、龟板。症减后惟阴部微痛，小便甚顺利，改龙胆泻肝汤告愈[7]。

编者按：阴枯火炽候，多由伤寒失治，或温热、瘟疫失治，内陷心肾，致心肾燥火内盛，耗伤阴液，肾水不足以济心火，而成水竭于下，火亢于上之证。当滋养阴液与清降燥火并用，虚实兼顾。**吴鞠通**谓："少阴温病，真阴欲竭，壮火复炽，心中烦，不得卧者，黄连阿胶汤主之。"[8]

引用文献

［1］曹炳章.彩图辨舌指南［M］.南京：江苏人民出版社，1962：卷二30.

［2］俞根初等.重订通俗伤寒论［M］.上海：上海科学技术出版社，1959：193，222

［3］江瓘，魏之琇.名医类案（正续编）［M］.北京：中国中医药出版社，1996：22.

［4］王雨三.治病法轨［M］.北京：学苑出版社，2015：163.

［5］姚国美.姚国美医学讲义合编［M］.北京：人民卫生出版社，2009：155.

［6］秦伯未.秦伯未医学名著全书［M］.北京：中医古籍出版社，2003：348.

［7］福建省中医研究所.福建中医医案医话选编（第二辑）［M］.福州：福建人民出版社，1963：303.

［8］吴鞠通.温病条辨［M］.福州：福建科学技术出版社，2010：107.

二、阴液煎迫候

阴液煎迫候为阴枯火炽危重之候，系邪火内炽太盛，煎迫阴液，以致阴液外泄，虽邪火可随阴液外泄而退减，但阴液亦随外泄而枯涸，正虚邪盛，正气难支，每致内闭厥脱。

诊断

病名：[中医]春温内陷，暑热，暑湿化燥，伏暑内陷，少阴下利，阴虚泄泻，湿热泄泻，痢疾，燥泻，噤口痢。[西医]肠炎。

证名：脾胃湿热证，脾肾湿热证，心肾湿火证，胃肠燥火证，心肾燥火证，**肺肾燥火证**，肝胃燥火证，**肝脾燥火证**。

病位：脾胃，胃肠，肝脾，肝胃，脾肾，心肾，肺肾。

病因：湿热，湿火，燥火。

病机状态：虚炽。由火邪内盛，煎迫阴液，以致阴液外泄，耗伤阴液，渐至阴枯，邪火上蒙，以致心神昏乱，而成火迫阴泄之证。

1.阴枯火炽候＋热迫津泄－神志不宁＋神志蒙闭

2.津气蕴炽──→阴液消涸──→神志昏蒙

热迫液泄

图2-7-62　阴液煎迫候病机结构式示意图

病形：虚炽；　　**病层**：里；　　**病态**：动；

病性：阳；　　**病质**：实夹虚；　　**病势**：深，重，急，危。

证象组合：阴涸＋气炽＋液泄＋神蒙

主症：【津气蕴炽】症象：①大热躁扰，心烦不得眠。②颠痛，头痛如破。③小便不利。④肛门热痛，肠中切痛，有似硬梗，泻必艰涩难行。**舌象**：舌苔黄刺。**脉象**：脉数甚。

【热迫液泄】症象：①下利迸迫如箭，白沫甚多。②烦渴吐泻，腹痛下痢。③里急后重，大泻完谷。**脉象**：脉细数弦。

副症：【阴液消涸】症象：①面色青白，两目深陷，四肢虚软。②口渴不止，口渴饮水。③肌削。④溺短，小便不行。**舌象**：舌干绛无津。

宾症：【神志昏蒙】症象：①时忽惊叫。②神昏气急。③龅齿咬牙。④谵语。

临床以液泄症象明显而易见，但必须与阴枯火炽症象同具，方可确认。

鉴别诊断

阴液煎迫候－津气蕴炽＋血热蕴炽＋阴热蕴炽＋络血妄行－热迫液泄＝**阴血煎迫候**

└－津气蕴炽＋津气蕴灼－阴液消涸＋津液消灼＋气虚不充＋气机不利－神志昏蒙＝**气液煎迫候**

图2-7-63　阴液煎迫候鉴别式示意图

阴液煎迫候为气分火迫阴液外泄之候；而阴血煎迫候则为阴分、血分之火煎迫血液外溢，消灼阴液之候；气液煎迫候则系气分之热煎迫津液之候。三者浅深有别。

传变预测

阴液煎迫候－热迫液泄－神志昏蒙＋神志不宁→**阴枯火炽候**

├－津气蕴炽＋津液枯涸＋气机郁结→**阴液虚燥候**

├－神志昏蒙＋神志蒙闭＋络脉不和＋气机冲逆→**阴液闭厥候**

└＋阳气浮越＋气虚脱绝→**阴液厥脱候**

图2-7-64　阴液煎迫候传变式示意图

阴液煎迫候如治疗得宜，火势渐减，液不外泄，可转为阴枯火炽候，若火炽虽除，而津液已枯，则转为阴液虚燥候；如延误失治，邪火内闭神明，可立转阴液闭厥候，甚则转为阴液厥脱候，内闭外脱而亡。

辨证

定位：脾肾：下利迸迫如箭，多白沫，吐泻频渴；肝脾：腹痛下痢，里急后重；肺肾：咳甚口燥，下利频并，肛门热痛，艰涩难行；肝肾：面色青白，两目深陷，心肾：心烦不得眠，大泻完谷，直下无留。

定性：湿火：面色青白，咳而呕渴，舌绛苔白；燥火：泻必艰涩难行，心烦不得眠，口渴饮水，舌干绛无津。

定量：①轻：肌削，小便不利，大泻完谷。②中：目陷，溺短，吐泻频渴，时忽惊叫。③重：面色青白，无尿，下利迸迫如箭，谵语。

论治：当急急清泻内炽之火，以救欲竭之阴液，但阴液已伤，滋养阴液亦在所必需，扶正逐邪，虚实兼顾，但不可妄行止涩，反闭火伤阴。

1.随机立法：阴液煎迫候病机为气分火炽太盛，煎迫阴液外泄。其治则当泻火救阴。欲救其阴，当急泻其煎迫之火，然阴液已虚，阴虚阳盛，清泻之时当兼滋养阴液以扶其正。不可妄行止涩，更忌温补，不然则邪火愈炽，阴液愈清，立致内闭或厥脱。

2.随位立法：泻火当侧重于清泻心脾之火，而滋阴当侧重于滋养肝肾之阴。病在脾肾，则当泻脾滋肾；病在肝脾，则当泻脾滋肝；病在心肾，则当清心滋肾。

3.随因立法：火烁阴液，滋养自不可少，而欲救将竭之阴液，必清降燔灼之邪火。燥火宜清润之中兼以苦降；湿火则当渗利以分解未尽之湿邪。

4.随症立法：泻多致津液大伤，所谓亡津液者，滋阴之中，当参以大剂甘寒之品以救其津液，如鲜沙参、鲜石斛、麦冬、鲜生地汁、芦根汁、藕汁等。

方证：甘露饮证、加减黄连阿胶汤证、阿胶黄芩汤证、加味猪肤汤证、猪苓汤证、一甲复脉汤加味证、连梅汤证。

考证：阴液煎迫候，火炽于气分，迫及阴液者，通称：阴枯火炽，邪伏厥阴，少阴病，少阴热化下利，湿热伤阴，肺燥肠热，燥邪内陷，厥阳犯胃。

仲景曰："少阴病，咳而下利谵语者，被火气劫故也，小便必难，以强责少阴汗也。"（《伤寒论》284条）"少阴病，下利六七日，咳而呕渴，心烦不得眠者，猪苓汤主之。"（《伤寒论》319条）

叶天士治消渴干呕，口吐清涎，舌光赤，泄泻，热病四十日不愈。热邪入阴，厥阳犯胃，吞酸不思食，久延为病伤成劳（肝犯胃）。川连、乌梅、黄芩、白芍、人参、诃子皮[1]。**吴鞠通**说："春温内陷下痢，最易厥脱，加减黄连阿胶汤主之。"[2]

俞根初说："水火互结，下利口渴，小便不利，咳逆干呕，心烦不得眠，舌本绛而苔白薄，脉左沉细，按之搏数，右反浮大虚软，此水阴随热下注，郁火反从上冲，仲景所谓少阴病，脉细沉数，病为在里，不可发汗是也。治宜滋水泄火，猪苓汤等主之。"[3]"若暑从火化者，浅则多肺燥肠热，上则喉痒干咳，咳甚则痰黏带血，血色鲜红，胸胁窜痛，下则腹热如焚，大便水泄如注，肛门热痛，甚或腹痛泄泻，泻必艰涩难行，似痢非痢，肠中切痛有似硬梗，按之痛甚，舌苔干燥起刺，兼有裂纹……宜用阿胶黄芩汤，甘凉复酸苦寒，清润肺燥以坚肠。"[3]

魏之琇曰："其内燔之火尽入于肺，若伤寒传里然。肺热甚则下迫大肠而为痢矣。其中白脓乃燥金壅热所化，与痢疾正同。兹但养其荣气，润燥清热，病自愈也。"[4]

林和斋治身细极瘦（瘦多阴证），7月患吐泻，经进六和、桂、五苓、附子理中、八味之类，4日后现症肢清（不甚冷而和，谓之清），饮汤水见热汗花，腹尾轻痛，水泻后肛见微热，小便点滴不通，呕吐涎沫，舌黑如墨（舌黑属寒，质地舌边红紫，未可概以寒论），口渴咽干，喜饮滚水（热因虚而非实，故喜欢滚水。且热极亦有喜饮滚水者，同气相求也），辗转不宁，不得眠三昼夜（少阴证但欲寐，面如刀刮，脉微。本症心烦躁躁，脉细有力，非阴证之此也），前医曾用火灸，脉三四动一少歇，两手沉弦细，右尺似有似无，重按虽细如丝，却有挺然之象，左关沉细中有力，右关间有滑象，目眦有眵泪，两脸映红，舌虽黑润，质地红，边紫。此伏暑阳陷，误温所致。多有愈投燥药愈厥，脉愈细涩者，《脉诀》所谓热极细涩是也。投猪苓汤加竹茹、枇叶，小便即通半碗，带热急微痛，脉转弦滑。用竹茹汤呕止，热渴转增，是伏阳得升。取白虎、犀角地黄，滋阴清火，舌色渐退。用黄连阿胶汤得睡。继以清补而瘳[5]。

编者按：阴液煎迫候，或因燥邪内陷，或暑湿化燥，或过投温散，助其燔燎，伤其阴液，迫灼阴液下泄，而成阴枯火炽之证。**俞根初**曰："燥邪与暑湿困遏，化燥伤津之象。"当滋养阴液，清润肺肾，解其火炽，以救阴液。**俞根初**曰："甘凉复酸苦寒，清润肺燥以坚肠。"[3]

引用文献

[1] 叶天士.临证指南医案［M］.上海：上海卫生出版社，1958：349.

[2] 吴鞠通.温病条辨［M］.福州：福建科学技术出版社，2010：102.

[3] 俞根初等.重订通俗伤寒论［M］.上海：上海科学技术出版社，1959：194，259，261.

[4] 徐衡之，姚若琴.宋元明清名医类案［M］.长沙：湖南科学技术出版社，2006：294.

[5] 福建省中医研究所.福建中医医案医话选编（第二辑）［M］.福州：福建人民出版社，1963：348.

三、阴液虚燥候

阴液虚燥候系阴液枯涸而成之燥结证，为阴枯燥结之候。由久病热耗阴液，或内伤生热，内热耗阴，以致阴枯不能濡润胃肠，使糟粕化燥化结。

诊断

病名：[中医] 便秘，虚燥，虚秘。[西医] 便秘。

证名：**肾胃燥热证**，肺肾虚燥证，肝胃虚燥证，肝肾虚燥证，脾胃气郁证。

病位：肺肾，肝肾，肝胃，肾胃，脾胃。

病因：虚燥，燥热，气郁。

病机状态：虚结。由内热久羁，耗伤阴液，渐致津液枯涸，不能濡润胃肠，糟粕由燥而结，而成阴枯燥结之候。

病机结构式：1.阴液消涸候－津气蕴炽＋气机郁结－津液消灼＋津液枯涸

　　　　　　　2.阴液消涸──→津液枯涸──→气机郁结

病形：虚结；　　**病层**：里；　　**病态**：静；

病性：阳；　　**病质**：虚夹实；　　**病势**：深，重，缓。

证象组合：阴涸＋液涸＋气结

主症：【阴液消涸】**症象**：①唇焦齿黑，口燥咽干。②二便不通。**舌象**：①舌紫如猪肝，枯晦无津。②舌紫燥。**脉象**：脉细涩。

副症：【津液枯涸】**症象**：①舌燥口渴。②大便不通，二便艰涩。**舌象**：舌苔黑燥。**脉象**：脉沉无力。

宾症：【气机郁结】**症象**：胸满不能饮食。

临床以大便秘结为明显而易见的症象，但必须有阴枯液涸症象同见，方为本候。

鉴别诊断

阴液虚燥候－津液枯涸+阴虚失养+血虚失荣=**阴血虚燥候**

　　└──────────── +气虚失充=**气阴虚燥候**

　　└──阴液消涸+津液消灼+气虚失充=**气液虚燥候**

图2-7-65　阴液虚燥候鉴别式示意图

　　阴液虚燥候为阴枯燥结之候；阴血虚燥候则为阴血两虚而成之燥结；而气阴虚燥候则系气阴两虚而成的燥结；气液虚燥候系气液两虚而燥结。各自有别，不可混淆。

传变预测

阴液虚燥候－气机郁结+神气不振+阳气浮越→**阴液枯涸候**

　　└──津液枯涸+津液消灼+津气蕴炽→**阴液消灼候**

图2-7-66　阴液虚燥候传变式示意图

　　阴液虚燥候病势缓慢，故传变亦缓而少，或枯竭不复，渐成阴液枯涸候，病机尤深一层；或热从内起，消灼津液而转阴液消灼候。

辨证

　　定位：肾胃：舌燥口渴，二便艰涩，脘腹痞满硬痛，脉沉细无力；肝胃：潮热，不饥不饱不便，得食则烦热愈加；肝肾：唇焦齿黑，舌紫如猪肝，枯晦无津，紫燥。

　　定性：阴虚：潮热，舌淡红光无津，脉细涩；虚燥：舌苔黑燥，枯晦无津，紫燥；燥热：舌燥口渴，二便艰涩，黑而燥刺。

　　定量：①轻：舌燥口渴，舌淡红光无津。②中：口燥咽干，舌苔黑燥。③重：唇焦齿黑，黑而燥刺，舌紫如猪肝，枯晦无津，紫燥。

　　论治：以大剂滋养阴液为主，阴液充足，自能濡润燥结，不可妄行承气攻下，徒伤阴液，轻则转为虚损，甚则阴竭而死。

　　1.随机立法：阴液虚燥候病机为阴液、津液枯涸而成燥结，故其治则当以大剂滋养阴液为主，阴液充沛，燥结自解。古人谓本候肾水不支，胃液已干，肾水已涸，故不胜苦寒通降之承气攻下，反重伤其阴液，必致胃液、肾阴竭绝而不救。

　　2.随位立法：阴液虚燥候，或肾液已涸，或胃液已竭，救肾液宜甘咸滋补，救胃液宜甘凉清养。

　　3.随因立法：虚燥宜甘咸滋补肾水以救其燥；燥热宜甘寒滋液以清热润燥。

　　4.随症立法：阴液虚燥候之见症虽以燥结为主，而其治却不在于通利燥结，而在于增液润燥，古人喻为"增水行舟"，增水其舟自行，阴液充裕，燥结自解。

　　方证：麦冬麻仁汤证、小甘露饮证、大甘露饮证、增液汤证、还少丹证、左归饮合生脉散证、叶氏养胃汤加减证、润肠丸证。

　　考证：阴液虚燥候，阴液、津液枯涸而成的燥结，通称：阴虚肠燥。

　　吴鞠通说："疟伤胃阴，不饥不饱，不便，潮热，得食则烦热愈加，津液不复者，麦冬麻仁汤主之。"[1]**吴坤安**说："不拘伤寒杂症，如见舌色紫如猪肝，枯晦绝无津液者，此肾液已涸，不治。痢疾见此苔，胃阴已竭，必死。伤寒更衣后，舌苔顿去，而见紫色如猪肝者，此元气下泄，胃阴已绝，不治。如舌苔去，而见淡红有神者佳。"[2]

　　"黑燥为阳明之热，腹无痞满硬痛，非承气症，只宜清解。若清之不应，是肠中燥矢与热邪固结，胃土过燥，肾水不支，胃中阴液已干，宜大小甘露饮，以救胃汁，阴液充溢，阳邪自解，二便自通。"[2]

　　俞根初说："冬温伏暑……若胸腹灼热，便闭溲赤者，伏暑里结胃肠也，养荣承气汤润燥泄热以微下之。阴液已枯者，张氏济川煎去升麻，加雪羹增液润肠以滑降之。"[3]"如其人阴分虚者，必有余邪未尽，舌燥口渴，二便艰涩，脉兼微数等症，宜小甘露饮、叶氏养胃汤等清养之。"[3]

　　曹炳章说："若黑而燥刺……如屡清不解，腹无痞满硬痛之症者，不可妄投承气，是胃中津液干涸，少阴肾水不支，宜大小甘露饮主之。"[4]

　　姚国美说："风中于腑，昏不知人，乃风痰上壅，阻塞包络……脉细涩，便秘而无所苦，乃津阴不足，法宜滋润，还少丹主之。"[5]

　　编者按：阴液虚燥候，因燥热久羁阳明，灼伤胃中津液，耗伤肾中阴液，致肠内枯燥，余邪内结，系因虚致结之证。滋养阴液，以润肠燥，其结自解，所谓"增水行舟"之法。慎不可妄行攻下，再耗其阴液。**吴鞠通**说："阳明温病，下后二三日，下证复现，脉下甚沉，或沉而无力，止可与增液，不可与承气。"[1]

引用文献

［1］吴鞠通.温病条辨［M］.福州：福建科学技术出版社，2010：66，95.

［2］吴坤安.伤寒指掌［M］.上海：上海科学技术出版社，1959：卷一12，25.

［3］俞根初等.重订通俗伤寒论［M］.上海：上海科学技术出版社，1959：268，269，475.

［4］曹炳章.彩图辨舌指南［M］.南京：江苏人民出版社，1962：卷二31.

［5］姚国美.姚国美医学讲义合编［M］.北京：人民卫生出版社，2009：157.

四、阴液闭厥候

阴液闭厥候系阴枯火炽之危重险证，为邪火内盛，不得外透，上闭心神，引动肝风，而成阴枯火盛之痉厥闭证，是为正虚邪盛之危候。

诊断

病名：［中医］春温，风温传少阴，暑伏阴分，少阴伏暑，暑入少阴，暑入厥阴。［西医］流行性乙型脑炎，大叶性肺炎。

证名：胃肠燥火证，心肝燥火证，**心肾燥火证**，心肺痰火证。

病位：心肝，心肾，心肺，胃肠。

病因：燥火，痰火。

病机状态：闭厥。由邪火炽盛，久羁不解，消灼阴液，而成阴枯火炽之候。火势不得外泄，以致上蒙心神，引动肝风，而成正虚邪实的痉厥闭证。

1.阴枯火炽候－神志不宁＋神志蒙闭＋络脉不和＋气机冲逆

2.津气蕴炽──→阴液消涸──→气机冲逆

神志蒙闭──→络脉不和

图2-7-67　阴液闭厥候病机结构式示意图

病形：闭厥；　　**病层：**里；　　**病态：**动中静；

病性：阳；　　**病质：**实夹虚；　**病势：**深，重，急，危，险。

证象组合：气炽＋神闭＋阴涸＋气逆＋络滞

主症：【**津气蕴炽**】症象：①壮热，烦热。②颧赤目红。③午间烦躁，心中如焚。

　　　　【**神志蒙闭**】症象：①神昏谵语，昏愦，神迷如寐，欲寐不寐。②语音不出。③痉厥。④郑声。⑤悸动不安。

副症：【**阴液消涸**】症象：消渴。　舌象：舌绛燥裂，苔黑燥。　脉象：脉细数。

　　　　【**络脉不和**】症象：①麻痹。②直视。③舌缩舌短，音涩。④角弓反张，手足瘛疭，足拘挛。

宾症：【**气机冲逆**】症象：咳嗽气逆，呼吸似喘，喘促痰鸣。

临床以神闭风动症象明显，但必须有阴枯火炽症象，方为本候。

鉴别诊断

阴液闭厥候＋阳气浮越＋气虚脱绝＝**阴液厥脱候**

└──－津气蕴炽＋血热蕴炽＋阴热蕴炽＋阳气不行＝**阴血闭厥候**

图2-7-68　**阴液闭厥候鉴别式示意图**

阴液闭厥候为阴枯火炽，邪火炽盛之痉厥闭证；而阴液厥脱候则更兼阳浮气脱；阴血闭厥候系阴分、血分火炽，而成痉厥闭证。

传变预测

阴液闭厥候－神志蒙闭－络脉不和＋神志不宁→**阴枯火炽候**

　　　├──＋津液消灼→**阴液消灼候**

　　　├──－津气蕴炽＋津液枯涸＋阳气浮越→**阴液枯涸候**

└──＋阳气浮越＋气虚脱绝→**阴液厥脱候**

图2-7-69　**阴液闭厥候传变式示意图**

阴液闭厥候如经救治，闭开风息，但内热未除，可转为阴枯火炽候，如津液亦伤，则可转为阴液消灼候，或内火已熄，而阴液、津液已枯，则可转为阴液枯涸候；如救治失当，内闭未开，正气不支，则成内闭外脱之阴液厥脱候。

辨证

定位：心肝：麻痹，拘挛，舌短语音不出；心肺：心热烦躁，神昏谵语，咳嗽气逆，喘促痰鸣；心肾：神迷如寐，颧赤目红，谵语，躁扰；胃肠：壮热，午间烦躁，口渴，便闭不通，二便不通。

定性：燥火：壮热，烦热，颧赤目红，午间烦躁，心中如焚，舌绛燥裂；痰火：咳嗽气逆，喘促痰鸣。

定量：①轻：但欲寐，音涩，神昏，谵语。②中：昏愦厥逆，手足躁扰，甚则瘈疭。③重：昏不知人，郑声，舌缩拘挛，捻衣摸床。

论治：当先开其闭，急泻其火，兼顾其阴液，以祛邪为主，以保阴液，然病势至此，诚恐阴枯不耐开泻，正气不支，阴竭而厥脱。

1.**随机立法：**阴液闭厥候为阴枯火炽，邪火炽盛而神闭风动之险候，故其治则当急驱其邪，以保其阴，当以开闭为急，与芳香、开窍、醒神以开其闭，继以清降内炽之火为主，兼以滋养已枯之阴液，以保其阴气。先开其闭，再救焚复阴。**吴鞠通**谓："临证细参，勿致倒乱。"[1]

2.**随位立法：**开闭在于清心火，开心窍，息风在于泻肝火，滋阴液，或滋肾阴，或滋肝阴，或肝肾同滋。病在于肺，宜兼清肺化痰；病在胃肠，宜兼清利，甚则通降其燥火。

3.**随因立法：**因于燥火，以苦寒甘凉之品以清解之，甚则通降以除之；因于痰火，清降必兼清化痰热之品，一并驱之。

4.**随症立法：**神昏谵语或不语者，先与牛黄丸、至宝丹、紫雪丹之类，芳香开窍以醒神；燥火内盛者，可先予增液通便，下其燥结以开其闭厥，闭开厥回，再予滋养阴液，亦权衡缓急先后之法。

方证：加减清燥救肺汤证、连梅汤证、三甲复脉汤证、黄连阿胶汤证、犀角地黄汤加味证、紫雪丹证、牛黄丸证。

考证：阴液闭厥候，邪火不透，上闭心神，引动肝风者：暑入厥少，热深厥深。

仲景曰："太阳病中风，以火劫发汗，邪风被火热，血气流溢，失其常度。两阳相熏灼，其身发黄。阳盛则欲衄，阴虚小便难。阴阳俱虚竭，身体则枯燥，但头汗出，剂颈而还，腹满微喘，口干咽烂，或不大便，久则谵语，甚者至哕，手足躁扰，捻衣摸床。小便利者，其人可治。"（《伤寒论》111条）

吴鞠通说："暑邪深入少阴消渴者，连梅汤主之；入厥阴麻痹者，连梅汤主之；心热烦躁神迷甚者，先与紫雪丹，再与连梅汤。"[1].

叶天士说："舌缩，语音不出，呼吸似喘，二便不通，神迷如寐，此少阴肾液先亏，温邪深陷阴中，厥阳内风上冒，本质素怯，邪伏殊甚，实为棘手。议护下焦之阴，清解温热之深藏，以冀万一（此病宜大剂填肾阴，宣心阳，使阴阳俱活，乃有生理。能将邪气提出阳分，里证转为表证，便是转机）。阿胶、鲜生地、玄参、鲜石菖蒲、川黄连、童便。"[2]

吴坤安说："若温邪误治，邪必深入厥阴，神昏音涩，舌绛裂纹，欲寐不寐，午间烦躁，形象畏冷，心中如焚。此正气久虚，阴液已涸，宜复脉汤加减。"[3]

李竹溪治伏暑晚发：夏伤于暑，潜伏阴分，复感新邪触发，已逾两候，汗出半身，热退复起，耳聋妄语，神志似明似昧，唇茧苔焦，齿燥龈血，口臭喷人，便闭溲赤，子午二时躁扰不安，躁时自言心痛，需人按摩，过此渐安，安则不痛而寐，寐则惊惕，两脉数大。此《己任篇》所云："秋时晚发，感症似疟。"即伏暑之症候也。此病年稚质薄，元阴未充，先天不足，伏邪深入重围，根深蒂固，所以汗难骤达，邪难骤退，已延两候，邪从火化，累及阴维，水虚火炎，胃成焦土，恐犯温病虚甚死之危候。幸脉尚不弱，尚可希冀邪溃。新邪当先达表，伏邪当先清里，里清表自解也[4]。

陈作仁治春温误治案：房事过劳，时届春令，无以应生发之气，致发春温重症。误服辛温发表等剂，病日加重，延误旬日。壮热不退，汗多口渴，大便旬余不通，舌黑而生芒刺，病势危险已极。脉左右俱洪数鼓指，合参病势现象，察其前服各方，知系春温误药所致。症已至此，非大剂滋阴，兼涤肠，不及挽救。议以增液承气法，重用玄参、生地、麦冬为君，以滋水养阴，合大承气汤，以急下存津，此亦破釜沉舟之意也[4]。

编者按：阴液闭厥候，常由温暑之邪失治，内陷心肾阴分，燥火内炽阴中，厥阳风动，上蒙神明，神机闭塞，虚中邪实，当开窍醒神与清热存阴并进，虚实兼顾。**吴鞠通**说："痉厥神昏，舌短烦躁，手少阴证未罢者（如寸脉大，口气重，颧赤，白睛赤，壮热之类），先与牛黄、紫雪辈，开窍搜邪，再与复脉汤存阴，三甲潜阳。临证细参，勿致倒乱。"[1]

引用文献

[1] 吴鞠通.温病条辨［M］.福州：福建科学技术出版社，2010：111，118.

［2］徐衡之，姚若琴.宋元明清名医类案［M］.长沙：湖南科学技术出版社，2006：534.

［3］吴坤安.伤寒指掌［M］.上海：上海科学技术出版社，1959：卷四6.

［4］何廉臣.重印全国名医验案类编［M］.上海：上海科学技术出版社，1959：117，230.

五、阴液厥脱候

阴液厥脱候系阴枯火炽最为凶险之证。由火炽阴枯，邪火内闭，阴枯致脱，而成内闭外脱之证。由于阴液先枯，根本动摇，故较其他闭脱诸候，尤为难救。

诊断

病名：［**中医**］厥脱。［**西医**］肺性脑病，肝昏迷。

证名：心肾燥火证，肺肾燥火证，**肝肾燥火证**。

病位：肺肾，心肾，肝肾。

病因：燥火。

病机状态：厥脱。火炽既久，阴液枯涸，邪火不解，上闭心神，引动肝风，阴枯不能配阳，阳气浮越，气随阳脱而成内闭外脱之候。

1.阴液闭厥候＋阳气浮越＋气虚脱绝

2.津气蕴炽──→神志蒙闭──→气虚脱绝

　　　↓　　　　　　　　　　↑

阴液消涸──→络脉不和　　阳气浮越

图2-7-70　阴液厥脱候病机结构式示意图

病形：厥脱；　　**病层：**里；　　**病态：**动；

病性：阳；　　**病质：**虚中实；　　**病势：**深，重，急，危，险，凶。

证象组合：气炽＋阴涸＋神闭＋阳浮＋气脱

主症：【津气蕴炽】症象：大热大汗。

　　　【阴液消涸】症象：①小便不利，茎中痛。②双目如盲。**舌象：**舌紫绛而圆，虽干无刺。

副症：【神志蒙闭】症象：如痴如狂，神昏谵语，人事不省。

　　　【络脉不和】症象：①舌强语謇，目眼上视，咬牙啮舌。②手足瘛疭，抽搐，掣动。

宾症：【阳气浮越】症象：①面赤目赤。②心中嘈杂，胸痞。③吐血。④扬手掷足，躁扰不宁。⑤发热仍欲暖盖。

　　　【气虚脱绝】症象：①口唇青。②大便不实。③神魂不能自立。**脉象：**①脉沉细。②脉微弱而迟。③脉大无伦，时促。

临床以神闭风动症象明显而易见，阳浮气脱见象外现较迟，但都必须与阴枯火炽之象同见，方为本候。

鉴别诊断

阴液厥脱候－津气蕴炽＋血热蕴炽＋阴热蕴炽－阳气浮越＝**阴血闭脱候**

　　　└──－阳气浮越＋阴精脱竭＝**气阴闭脱候**

图2-7-71　阴液厥脱候鉴别式示意图

阴液厥脱候为阴枯火炽，神闭风动，阳浮气脱之候；阴血闭脱候则血分、阴分之火内闭而阴枯气脱之证；气阴闭脱候为气阴由闭而脱之证。

传变预测

阴液厥脱候－阳气浮越－气虚脱绝＋神志不宁－神志蒙闭－络脉不和→**阴枯火炽候**

　　　└──＋津液消灼→**阴液消灼候**

图2-7-72　阴液厥脱候传变式示意图

阴液厥脱候如治疗得宜，脱势不深，闭开脱回，只余内热未清，可转为阴枯火炽候，或阴液、津液伤涸，则转为阴液消灼候；如治疗失当，或脱势已盛，药不及救，每每一厥不返。

辨证

定位：肺肾：大热大汗，气逆咳吐黏痰，口干；心肾：神昏谵语，躁扰，耳聋；肝肾：面赤壮热，双目如盲。

定性：燥火：面赤大热大汗，口干，舌紫绛而圆，虽干无刺。

定量：①轻：神昏谵语，舌强语謇，心中嘈杂，神魂不能自立，脉沉细。②中：如痴如狂，手足瘛疭，面赤目赤，脉微弱而迟。③重：人事不省，目眼上视，咬牙啮舌，躁扰不宁，口唇青，汗大泄，脉大无伦时促。

论治：以救阴为急，以固其脱，然泻火亦可救阴，故清泻邪火，顿挫其火势，亦为必要，然病势至此，诚有鞭长莫及之虑。

1.随机立法：阴液厥脱候，其病机为火炽阴枯，而致内闭风动，阳浮气脱，故为邪盛正衰，救治甚难。当急急救阴固脱，泻火存阴亦开闭固脱之要著，是以急泻燔炽之火，配以养阴潜阳，益气固脱，务使火降阴存，则可免厥脱不返之虞，仍病势至此，十难救一二。

2.随位立法：救阴在于滋养肝肾，尤以肾阴为主，肾阴得存，则可免于脱绝；开闭在于清泻心肝，则可窍开风息。

3.随因立法：总属燥火为患，故其治则不离滋燥清火一法。

4.随症立法：阴液厥脱候，亦在内闭外脱之例，但虽闭切忌芳开，固脱亦不可行参、附。以其闭由于火，泻火即可开闭，若用芳香开闭，必更耗阴液；气脱在于阴枯，参、附只固阳气，且倍伤阴液，唯大滋其阴液，一则可恋气固脱，一则可以配阳抑火，内闭亦当自开。

方证：加味人参白虎汤证、左归丸证、六味地黄丸证、定风珠加减证、峻补真阴方证。

考证：阴液厥脱候，邪火损耗阴液而内闭外脱，通称：阴竭厥脱，厥阳暴脱，阴竭阳脱。

万密斋治六月得暑病，服九味羌活一剂，汗出不解。谓药剂少，发汗不透，复作大剂服之，汗大泄而热转甚。连进三剂，病益亟。如痴如狂，舌强，言语謇涩，手足掣动，小便不利，茎中痛，以手捏之，才下一二滴。不食，唯能饮水，微弱而迟。万曰：心恶热，壮火食气，方今盛夏，火气正壮，而重发其汗，汗之过多，则伤心。心藏神，如狂如痴者，神气乱也（非蓄血）。舌内应乎心，汗多则血虚不能荣舌，故强不能言也。手中掣动者，汗多筋惕肉瞤也（非中风）。渴饮水，汗多津液涸也（非阳明发渴）。小便不利者，心移热于小肠，小肠移热于膀胱，津液少而气不化，故茎中痛。连五剂而愈。[1]

吴坤安说："邪在心肾之间……若神昏谵语，发热仍欲暖盖，目眼上视，大便不实，舌色紫绛而圆，虽干无刺，外虽躁扰，此阴不兼阳，忌用寒凉，不可误认阳明，妄投犀角，宜左归、六味等汤，微加清心之品，钩藤、川贝、麦冬之类，治之为当。"[2]

王孟英治患温，连进轻清凉解，而病不减，气逆无痰，咳吐黏痰，舌绛咽干，耳聋谵语。旬日外，体瘦，脉细数，尺中更乱。竟是阴气先伤，阳气独发，所谓伤寒偏死下虚人。再四研诘，乃知发热前一日，陡然带下如崩，是真液早经漏泄矣。否则药治不讹，胡勿燎原益炽？痉厥之变，不须旋踵，勉以西洋参……服两剂，果不能减。后服签方温药，四肢拘挛而逝。[3]

张锡纯说："两目清白，竟无所见，循衣摸床，乱动不休，谵语不省人事，其大便滑泻或溏，脉浮数，因此证目清白无见者，肾阴将竭也。手循衣摸床者，肝风已动也。病势之危，已至极点。幸喜脉浮，为病还太阳。右寸浮尤甚，为将汗之势。其所以将汗而不汗者，天地阴阳和而后雨，人身亦阴阳和而后汗。此证尺脉甚弱，阳升而阴不能应，汗何由作？当用大润之剂，峻补真阴，济阴以应其阳，必能自汗。"[4]

编者按：阴液厥脱候，因燥火久羁肝肾，耗伤阴液，邪火内炽，上蒙心神，陡动肝风，而阴液已枯，阴不恋阳，孤阳无依，而见浮越飞腾将脱之象。当滋填阴液，以救其竭绝，所谓养阴退阳之法，阴液复则阳邪自退，而内闭可开。

引用文献

[1] 江瓘，魏之琇.名医类案（正续编）[M].北京：中国中医药出版社，1996：338.

[2] 吴坤安.伤寒指掌[M].上海：上海科学技术出版社，1959：卷二26.

[3] 徐衡之，姚若琴.宋元明清名医类案[M].长沙：湖南科学技术出版社，2006：360.

[4] 张锡纯.医学衷中参西录[M].石家庄：河北人民出版社，1974：191.

六、阴液消灼候

阴液消灼候系邪火消灼，阴液、津液渐形枯涸之候，为阴枯火炽，虚多邪少之证，多见于温热暑病之后期，邪火渐退，阴液将涸。

诊断

病名：[中医]阳明温病，春温两感，冬温，风热挟痰，伏暑，暑热，久热，食复，消渴，黑疸，咽痛，虚劳喉痹，口疮，口疳，齿血，狐惑。[西医]慢性肾盂肾炎，重型肝炎，慢性咽炎，口腔溃疡，贝赫切特综合征，舌炎。

证名：肺胃风热证，肝肺风热证，肺胃湿热证，**肺胃温燥证**，肝肺燥热证，**肾胃燥热证**，肺肾虚燥证，肝胃湿火证，肝肾湿火证，**胃肠燥火证**，脾胃燥火证，**肺肾燥火证**，肺肾虚火证，**肾胃虚火证**。

病位：肺胃，肺肾，肝肺，肝肾，脾胃，胃肠，肾胃，肝胃。

病因：风热，湿热，燥热，温燥，燥火，湿火，虚火。

病机状态：虚炽。由邪火久炽，消灼阴液，燔炽津液，或经汗下，重伤阴液、津液，邪火虽渐退减，而阴液、津液日形枯涸，为虚多邪少之候。

1.阴枯火炽候 – 神志不宁 + 津液消灼

2.津气蕴炽 ⟶ 津液消灼
↓
阴液消涸

图2-7-73　阴液消灼候病机结构式示意图

病形：虚炽；　**病层**：里；　　**病态**：动；

病性：阳；　**病质**：虚多实少；　**病势**：深，重，缓中急。

证象组合：气炽 + 阴涸 + 液灼

主症：【津气蕴炽】**症象**：①发热不退，热蒸汗泄。②胸高息促，喉中痰鸣。③烦渴。④腹胀。⑤小腹宽热。**舌象**：舌金黄色。**脉象**：脉沉有力。

副症：【阴液消涸】**症象**：①久热消瘦虚赢，两腿渐细，睡卧露睛。②口燥咽干，口干不欲饮。③两颧深紫如胭脂。④耳聋。⑤腰痛。⑥便闭结。⑦饮一溲一，尿若膏脂。**舌象**：舌红绛，舌苔干黑。**脉象**：脉弦大涩。

宾症：【津液消灼】**症象**：①口渴唇焦。②大便不通。③小便不利。④咳痰胶黏。⑤无汗。⑥善饥。**脉象**：脉沉数。

临床以阴枯液热见症显明，认证不难。

鉴别诊断

阴液消灼候 – 津液消灼 + 神志不宁 = 阴枯火炽候
└─ + 神志昏蒙 + 热迫液泄 = 阴液煎迫候
└─ + 津液枯涸 – 津气蕴炽 + 神气不振 + 阳气浮越 = 阴液枯涸候
└── + 气机郁结 = 阴液虚燥候

图2-7-74　阴液消灼候鉴别式示意图

阴液消灼候为阴液、津液消涸而火邪未熄，虚多邪少之候；阴枯火炽候系阴枯未甚，邪火尚炽之候；阴液煎迫候则为邪火内迫，阴液外泄之候。以上均为邪多虚少之候。阴液枯涸候则为邪火已退，阴液不足，已近于损之候。阴液虚燥候为阴液内燥渐结之证。各自有别，当细心体察。

传变预测

阴液消灼候 – 津液消灼 + 津液枯涸 – 津气蕴炽 + 气机郁结 → **阴液虚燥候**
└── + 神气不振 + 阳气浮越 → **阴液枯涸候**
└─ + 神志不宁 → **阴枯火炽候**
└─ + 神志昏蒙 + 热迫液泄 → **阴液煎迫候**

图2-7-75　阴液消灼候传变式示意图

阴液消灼候如经治疗，内火消退，阴液不复，浅则转阴液虚燥候，深则转阴液枯涸候；如妄行温补，内火复炽，轻则转阴枯火炽候，重则转阴液煎迫候。

辨证

定位：胃肠：舌口燥咽干，大便不通，腹胀，苔干黑，或金黄色，脉沉有力；肺肾：两颧深紫如胭脂，腰痛，口干不欲饮，脉沉数；脾胃：烦渴善饥，小便频数如泔；肝肾：小腹宽热，饮一溲一，尿若膏脂，两腿渐细。

定性：燥火：舌口燥咽干，大便不通，苔干黑，或金黄色，脉沉有力；湿火：小腹宽热，小便不利，小便频数如泔；虚火：久热消瘦虚赢，烦渴善饥。

定量：①轻：发热汗泄，烦渴，舌红绛。②中：发热不退，口干不欲饮，金黄色。③重：亢热无汗，饮一溲一，苔干黑。

论治：急急滋养阴液为主，兼以清泻内炽之火，但不可妄行温补，尤忌渗利、泻下，重伤津液。

1. 随机立法：阴液消灼候，其病机为阴液、津液渐消渐涸，邪火退而未尽，系邪少虚多之候，故其治则当大剂滋养阴液，生津增液，以救阴为主，兼以清泻内火。**吴鞠通**谓："欲解燥者，先滋其干，不可纯用苦寒也，服之反燥甚。"[3]但亦不可妄行腻补，更禁温补。

2. 随位立法：滋养阴液在于滋肝肾之阴，尤以补肾阴为主；增津液以滋肺胃之液为主，尤以肺津为要。

3. 随因立法：阴液消灼候系阴枯而火灼之候，总属虚而有火，因而其治则自当滋阴清火。如确系燥火，当以甘寒清火增液；如系湿火，则当以苦寒清降。

4. 随症立法：阴液消灼候见灼热无汗，皮肤干燥者，系液涸而汗源已竭，绝不可再发其汗，发汗必汗不得泄而热反甚，当急与甘寒滋液而润泽之，以救阴济阳，然后自汗或战汗而解；大便不通而腹胀满者，不可遽下，当先滋其津液，仍不行者可略参大黄、玄明粉以缓行之。

方证：增液汤证、甘露饮证、玉女煎证、冬地三黄汤证、大补阴丸证、消渴方证、护胃承气汤证、增液承气汤证、滋阴清咽汤证。

考证：阴液消灼候，邪火耗损津气，灼伤阴液者，通称：阴枯热炽，阴枯火炽，气热灼阴，阴伤热炽，阴虚火旺，阳明有余，少阴不足，厥阴风热，阴虚伏热，热劫阴液。

吴谦说："若胃经虚火，牙龈腐烂，淡血渗流不已，宜服二参汤及补中益气汤，加黄连、丹皮。"[1]**薛生白**说："津枯邪滞，宜鲜生地、芦根、生首乌、鲜稻根等味，若脉有力，大便不通者，大黄亦可加入。"[2]

吴鞠通说："阳明温病，无上焦证，数日不大便，当下之。若其人阴素虚，不可行承气者，增液汤主之。服增液汤已，周十二时观之，若大便不下者，合调胃承气汤微和之。"[3]"下后无汗，脉不浮而数，清燥汤主之。"[3]"下后数日，热不退，或退不尽，口燥咽干，舌苔干黑，或金黄色，脉沉而有力者，护胃承气汤微和之；脉沉而弱者，增液汤主之。"[3]"阳明温病，下之不通……津液不足，无水舟停者，间服增液，再不下者，增液承气汤主之。"[3]"阳明温病，无汗，实证未剧，不可下，小便不利者，甘苦合化，冬地三黄汤主之。"[3]"温病燥热，欲解燥者，先滋其干，不可纯用苦寒也，服之反燥甚。"[3]

吴坤安说："凡见舌苔中黄边紫，前半黄，后半紫；或前半白，后半红，脉左数，右洪，外症潮热，舌燥唇焦，口糜气秽，齿龀烦渴。此景岳所谓阳明有余，少阴不足之症也。宜大小甘露、玉女煎之类，随症如减，无不应手。"[4]"白苔干硬如砂皮者（俗名水晶苔），此邪热在表时，津液已干燥，后虽入胃，不能变黄，宜增液承气汤下之。下后白苔润泽者生。"[5]"伤寒更衣后，舌苔顿去，而见紫色如猪肝者，此元气下泄，胃阴已绝，不治。如舌苔去而见淡红有神者佳。"[5]

何廉臣说："若虚甚而神气消索，一无实热现象者，甘凉犹不中的，宜用甘平温润之剂，如参麦、六味、加减复脉之类。频进垫托，切勿见其无速效而中途易法，致令不救。余每见伏邪，因中无砥柱，内含空虚，乘虚而陷，得育阴垫托从中下焦血分，复还气分，于胸、腹、缺盆、肩、颈、肘、臂等部位发瘄而解。若枯白无水，则又为阴涸之象，证多不治……大势退后，一以育阴潜阳为主，三甲复脉汤加减，或以叶氏加减复脉汤育阴垫托，往往有从里达表，舌起白苔，伏邪由汗而解。将欲汗时，脉必浮缓，苔必宣松。汗解后，白舌苔有即退者，有迟一二日始退者，必得苔净、脉静、身凉，舌之两旁，再生薄白新苔，方为邪尽。"[6]"齿血，血从牙龈流出也。故一名牙宣……如脉细数，舌光绛，口烂龈糜者，胃中虚火也。宜清热兼滋阴，新加玉女煎去石英、磁石，加骨碎补、黑蒲黄，外用冷醋水漱口，十灰散掺，内外并治，奏功更速。"[7]

唐容川说："胃中虚火，口燥龈糜，其脉细数，血不足者，宜甘露饮，加蒲黄以止龀；玉女煎，引胃火以下行，兼滋其阴。"[8]**谢映庐**说："况下利奔迫，胸中不实，身体和温，即五心潮热，尚未至于大热躁扰……此因肺火肆虐，奔迫大肠。故取甘寒之味，端清肺火而存阴；壮水保金，乃母子相生，象乎地也；佐以梨汁、蔗浆、蜂蜜、竹沥，除肠胃激烈之燥，济经络津液之枯。"[9]

编者按：阴液消灼候，因燥热久蕴肺胃，消灼津液，久则由气深陷入阴，消烁肾阴，渐至阴液消涸，而成正虚邪盛，阴枯热炽之危重坏证。当大剂清滋肺肾脾胃阴液，以解其燥，而救其焚。**蒲辅周**曰："邪陷正却而气液两伤，非持续性养阴生津之剂，使正气有可能与病邪一战而复，不能奏功。"[10]

引用文献

［1］吴谦. 御纂医宗金鉴［M］. 北京：人民卫生出版社，1963：790.

［2］王士雄. 温热经纬［M］. 沈阳：辽宁科学技术出版社，1997：49.

［3］吴鞠通. 温病条辨［M］. 福州：福建科学技术出版社，2010：63，65，66，67，71，72.

［4］吴坤安. 伤寒指掌［M］. 上海：上海科学技术出版社，1959：卷一11.

［5］曹炳章.彩图辨舌指南［M］.南京：江苏人民出版社，1962：卷二3，34.

［6］何廉臣.重订广温热论［M］.福州：福建科学技术出版社，2010：13，14.

［7］俞根初等.重订通俗伤寒论［M］.上海：上海科学技术出版社，1959：112，328.

［8］唐容川.唐容川医学全书［M］.北京：中国中医药出版社，1999：97.

［9］谢映庐.谢映庐医案［M］.上海：上海科学技术出版社，1962：56.

［10］中国中医研究院.蒲辅周医案［M］.北京：人民卫生出版社，2005：82.

七、阴液枯涸候

阴液枯涸候系火炽阴枯之候，邪火已退，阴液、津液均形枯涸，为纯虚无邪之证，古人所谓"邪退八九，正存一二"之候。

诊断

病名：［中医］少阴温病，风温热伏，温病伤阴，热厥，虚热，呃逆，久暗，肝厥胃痛，消渴，五更泄。［西医］糖尿病，肺结核。

证名：**肾胃燥热证**，**肺肾虚燥证**，肝胃虚燥证，**肝肾虚燥证**，肺胃阴虚证，肺肾阴虚证，**肝胃阴虚证**，肝肾阴虚证，肾胃阴虚证。

病位：肺胃，肺肾，肝胃，肾胃，肝肾。

病因：阴虚，虚燥，燥热。

病机状态：虚损。由邪火久羁，消灼阴液，耗损津液，邪火虽退，而阴液、津液已枯，阴枯不能配阳，渐至阳气浮越。

1.**阴液消灼候**－津气蕴炽－津液消灼＋津液枯涸＋神气不振＋阳气浮越

2.**阴液消涸**──→神气不振

↓

津液枯涸────────→阳气浮越

图2-7-76　阴液枯涸候病机结构式示意图

病形：虚弱；　病层：里；　病态：静；

病性：阳；　　病质：虚；　病势：深，重，缓。

证象组合：阴涸＋液涸＋神衰＋阳浮

主症：【阴液消涸】症象：①五心潮热，心中温温液液。②肌肉消瘦，面额黧黑，肌肤甲错。③齿黑唇裂，耳聋。④尿频数。⑤足冷。舌象：①舌紫绛而干。②舌绛萎。脉象：①脉沉细而数。②脉结代细涩。

【津液枯涸】症象：①发热不止。②舌燥唇燥，口燥咽干，口渴。③不饥不纳。④二便燥结。舌象：①舌干绛起裂。②舌赤苔黑。脉象：①脉细涩。②脉沉滑。

副症：【神气不振】症象：①错语。②神倦欲眠，昏冒。

宾症：【阳气浮越】症象：①颧赤目红，舌疮，咽干火冲。②躁扰躁狂。③灼热。④痰涌喘急。脉象：①脉洪大而空。②脉洪数无伦。

临床以阴枯液涸症象明显而易见，诊断不难，唯阳浮症象不可误认实火。

鉴别诊断

阴液枯涸候－神气不振－阳气浮越＋气机郁结＝**阴液虚燥候**

└──－津液枯涸＋阴虚失养＋清空不宁＋清窍不利＋神志不宁＝**阴虚阳浮候**

图2-7-77　阴液枯涸候鉴别式示意图

阴液枯涸候为阴枯液涸，阴不配阳，阳已浮动之候；阴液虚燥候系阴枯液涸，内燥渐结之候；而阴虚阳浮候则系阴枯，阳气升浮于上之证。

传变预测

阴液枯涸候－神气不振－阳气浮越＋气机郁结──→**阴液虚燥候**

└──－津液枯涸＋阴虚失养＋清空不宁＋清窍不利＋神志不宁──→**阴虚阳浮候**

└──＋阴热蕴蒸──→**真阴虚损候**

图2-7-78　阴液枯涸候传变式示意图

阴液枯涸候如经治疗，阳气得潜，而阴液不复，燥从内起，可转为阴液虚燥候；如虚而不复，或误投温燥，急则阳气上浮，可转为阴虚阳浮候，缓则虚热内起，可转为真阴虚损候。

辨证

定位：肺胃：发热不止，咽痛咳喘，面赤声哑；肺肾：颧赤目红，额黑，五心潮热，痰壅喘咳；肾胃：口燥咽干，心中温温液液；肝肾：身热面赤，齿黑唇裂，耳聋，肌肤甲错；肝胃：不饥不饱不便，得食则烦热愈加。

定性：虚燥：口燥咽干，肌肤甲错；燥热：身热面赤，齿黑唇裂。

定量：①轻：口燥咽干，咽干火冲，神倦欲眠，舌干绛起裂，舌赤苔黑，脉沉细而数。②中：肌肤甲错，颧赤目红，错语，舌紫绛而干，脉结代细涩。③重：齿黑唇裂，躁扰躁狂，昏冒，舌绛萎，脉洪大而空，洪数无伦。

论治：急滋填阴液为主，若有失误，缓则转为虚损，急则转为厥脱。

1. 随机立法：阴液枯涸候的病机为阴液、津液枯涸，阴不配阳，阳气浮越，故其治则当以滋填阴液为主，养阴以配阳。不可妄行清泻，尤忌杂投温补。

2. 随位立法：滋填阴液，重在肝肾，尤以肾阴为主，肾水充足则可以滋生肝阴；滋养津液，重在肺胃，尤重肺津，肺津四布，则可充于全身。

3. 随因立法：虚燥，因虚而燥，自当滋养以润其燥；燥热，燥而兼热，滋燥仍当兼以清解。

4. 随症立法：阴液枯涸候所见之舌苔焦黑，虽多为阳亢阴竭，然亦有燥火未撤者，可略参通下之品，虽不得谓为急下存阴之法，实乃借下以救阴之举；故吴鞠通曰："身热面赤，口干舌燥，甚则齿黑唇裂，脉沉实者，仍可下之；脉虚大，手足心热，甚于手足背者，加减复脉汤主之。"

方证：增液汤证、甘露饮证、《千金》甘露饮证、玉女煎证、冬地三黄汤证、大补阴丸证、黄连消渴方证、护胃承气汤证、增液承气汤证、滋阴清咽汤证。

考证：阴液枯涸候，阴虚或火旺所致，通称：津液枯竭，阴液枯竭，真水衰竭，虚火上冒，阳逼阴泄，阴竭阳亢，阴枯，热厥，足厥阴液涸。

吴鞠通说："邪在阳明久羁，或已下，或未下，身热面赤，口干舌燥，甚则齿黑唇裂，脉沉实者，仍可下之。脉虚大，手足心热甚于手足背者，加减复脉汤主之。"[1]"温病已汗而不得汗，已下而热不退，六七日以外，脉尚躁盛者，重与复脉汤。温病误用升散，脉结代，甚则脉两至者，重与复脉，虽有他证，后治之。汗下后，口燥咽干，神倦欲眠，舌赤苔老，与复脉汤。"[1]

吴坤安说："（舌苔）若黑而坚敛，焦刺如荔枝形者，乃阳亢阴竭，胃汁肾液俱涸也，不治。若诸书但以黑苔为肾气凌心，水来克火，百无一治，庸有未验。（邵仙根评：此系肾阴胃液俱竭，热阳亢极，阴涸而死，故曰不治，不得已用大剂滋阴清热之法，药勿间断，希救万一。又有以舌之五色分五脏，乃五行之死法，不足以测伤寒之变。）"[2]"有阴虚挟感，微见躁烦，医误认为阳明，用犀角、葛根等升提药，以致虚火上冒，目赤颧红，唇燥口渴，反发躁狂，有似阳证，但两足厥冷，舌形紫色，六脉洪大而空，或细而数，当以左归饮，或六味参麦之类主之。（邵仙根评：壮水制火之法治之，阴旺则浮火自平。）"[2]

俞根初说："口燥咽干，舌干绛而起裂，热劫液枯者，宜清滋，清燥养荣汤去新会皮，加鲜石斛、熟地露、甘蔗汁。"[3] **何秀山**说："阴气衰于下则为热厥，必先多热，脉沉滑而数，畏热喜冷，或烦躁便闭，形证多昏冒。因乘醉入房，湿热下陷，酒气慓悍，肾水日衰，阳气独盛，阴水渐涸，令人发厥，宜壮水之主，六味地黄汤。以足三阳起于足趾之端，足三阴聚于足心之下，故热厥必从足下始，而阴虚之病，足心多热也。"[3]

何廉臣说："（伏暑）善后之法，则一以滋养阴液，肃清余热为主，如叶氏加减复脉汤，及甘露饮加西洋参、蔗浆汁，往往得育阴垫托，从中下焦血分复还气分，阴分转出阳分，少腹部及两腰部发白㾦黑疹而解。"[3] **周学海**说："又有面赤烦躁，遍舌生疮生刺，敛缩如荔枝状，或痰涎涌盛，喘急，小便频数，口干引饮，两唇焦裂，喉间如烟火上冲，两足心如烙，脉洪数无伦，按之有力，扪其身烙手，此肾虚火不归原所致，证最难解，但病由内伤，其来以渐，是乃干柴烈火，不戬自焚者也。"[4]

曹炳章说："（舌）红嫩如新生，望之似润而燥涸殆甚者，为妄行汗下，以致津液内竭也，多不治。"[5]"舌虽绛而不鲜，干枯而痿者，肾阴涸也，急以阿胶、鸡子黄、生地、天冬等救之。缓则恐涸极无救矣。"[5]"舌灰齿煤，其脉细涩若无，身已不热者，此火灼呈炭，须大剂补阴，宜熟地、西洋参、寸麦冬、阿胶、龟板、鸡子黄等，不必寒凉，以其病已无热也。"[5] **林慎庵**说："黑苔舌，有水竭津枯一候，不宜凉药，宜重用壮水之剂，世多习而不察，率投苦寒，遗人夭殃，殊不知脉虽数或微细，胸腹无胀满，日多错语，舌虽焦黑干枯，肿而生刺，乃真水衰竭，水不制火使然，大禁凉剂，以大剂生料六味地黄汤饮之。虚寒者，苔黑而松，加桂、附、五味子，则焦、黑、刺、肿，涣若冰释，此余所验。"[5]

编者按：阴液枯涸候，因燥热烁伤肺肾肝脾胃阴液，肾为水脏，肺为水之上源，肺肾阴液枯涸，水源竭绝，生化无由，水竭津枯，阴枯不能恋阳，则孤阳无依，必浮越于外，立有脱绝之虞。当大滋阴液，肃清余热，以济其枯竭，而挽其厥脱。**张聿青**曰："存阴救津，兼清龙相，以平其冲逆之威，能否应手，非所敢知也。"[6]

引用文献

[1] 吴鞠通.温病条辨［M］.福州：福建科学技术出版社，2010：105，106.

[2] 吴坤安.伤寒指掌［M］.上海：上海科学技术出版社，1959：卷一11，卷三58，59.

[3] 俞根初等.重订通俗伤寒论［M］.上海：上海科学技术出版社，1959：255，437，257.

[4] 郑洪新.周学海医学全书［M］.北京：中国中医药出版社，1999：370.

[5] 曹炳章.彩图辨舌指南［M］.南京：江苏人民出版社，1962：卷二28，30，31，32.

[6] 徐衡之，姚若琴.宋元明清名医类案［M］.长沙：湖南科学技术出版社，2006：828.

八、阴虚阳浮候

阴虚阳浮候系阴虚不能配阳，阳气上浮之候，为阳气上亢的虚证。病由阴液素虚，不足以涵养阳气，而成阴虚阳亢之势。

诊断

病名：[**中医**] 肝火眩晕，肝阳眩晕，阴虚眩晕，偏头痛，经期头痛，失眠，耳鸣，耳聋，暴盲，心悸，心痛，阴虚发热，自汗，久咳，虚斑，痴呆，头风，震颤，麻痹，风痹，痿证，脱发，瘿瘤。[**西医**] 神经官能症，神经衰弱，植物神经紊乱，神经性头痛，梅尼埃病，高血压，脑动脉硬化症，脑炎后遗症，脑外伤后综合征，一氧化碳中毒性脑病，脑萎缩，围绝经期综合征，甲状腺功能亢进症，甲状腺囊肿，冠状动脉粥样硬化性心脏病，心绞痛，肾病综合征，肝豆状核变性，肝硬化，帕金森病，注意缺陷多动障碍，血小板减少性紫癜，白细胞减少症，血栓闭塞性脉管炎。

证名：**肝胆风阳证**，**心肝风阳证**，**肝肾风阳证**，心肾风阳证，肝肾虚风证，肝胃风痰证，**肺肾阴虚证**，**肝肾阴虚证**，**心肝阴虚证**，心肾阴虚证。

病位：肝胆，肺肾，肝肾，心肝，心肾，肝胃。

病因：阴虚，风阳，虚风，风痰。

病机状态：虚逆。由阴分素亏，不能涵养阳气，阳不潜藏，浮越于上，上扰清空，内扰神志，而成阴虚阳亢之候。

1.**阴液枯涸候**－津液枯涸＋阴虚失养－神气不振＋神志不宁＋清空不宁＋清空不利

2.**阴虚失养**——**阳气浮越**——**清窍不利**

↑　　　　　↓

阴液消涸　**清空不宁**——**神志不宁**

图2-7-79　阴虚阳浮候病机结构式示意图

病形：虚逆；　　**病层**：里；　　**病态**：动；

病性：阳；　　**病质**：虚夹实；　　**病势**：深，重，缓。

证象组合：阴虚＋阴涸＋阳浮＋空窍＋神扰＋经脉

主症：【**阴虚失养**】症象：腰痛脚软，身形倦怠。**脉象**：脉虚弦缓。

【**阴液消涸**】症象：①唇红鼻干。②骨蒸，五心烦热。③小便短赤。④痰白如银丝。**舌象**：舌红枯萎。**脉象**：脉弦细而数。

【**阳气浮越**】症象：①面赤，畏见阳光，午后唇红颧赤。②或痰带血丝血点。**脉象**：①脉虚弦数，尺脉动数。②脉弦大亢。

副症：【**清空不宁**】症象：头晕胀痛，颠顶胀痛，眩晕。

【**清窍不利**】症象：①耳鸣而聋。②目胀，迎风流泪。

宾症：【**神志不宁**】症象：①烦躁不寐。②心悸。

【**经脉不和**】症象：①腰痛膝酸软。②发痉发厥，抽掣。

临床以阳亢与空窍等副、宾症象明显，但必须与阴虚症象同见，方可确认为阴虚阳亢。

鉴别诊断

阴虚阳浮候－津液枯涸＋神气不振－神志不宁－清窍不利－清空不宁＝**阴液枯涸候**

└──－阴虚失养－阴液消涸＋气机冲逆＋络脉不和＝**阳气亢逆候**

图2-7-80　阴虚阳浮候鉴别式示意图

阴虚阳浮候为阴枯以致阳亢；阴液枯涸候为阴枯不能配阳，阳虽浮动，而未致上亢；阳气亢逆候则为阳气上亢，而阴液未枯。各自不同。

传变预测

阴虚阳浮候－津液枯涸＋神气不振－神志不宁－清窍不利－清空不宁→**阴液枯涸候**

　　　┌─ ＋气机冲逆＋络脉不和＋气虚脱绝→**阴竭阳厥候**

　　　└─ ＋神志昏蒙＋阳气脱绝→**阴竭阳越候**

图2-7-81　阴虚阳浮候传变式示意图

阴虚阳浮候如治疗得当，亢阳得以潜藏，唯阴液未复，可转为阴液枯涸候；如有失误，阳亢风动上逆而厥，即可转为阴竭阳厥候，甚则内蒙外脱而为阴竭阳越候。

辨证

定位：肝肺：面赤，咳逆，小便短赤；心肝：面赤，惊悸心慌自汗，烦躁不寐，失眠多梦；肝肾：腰痛膝酸，耳鸣而聋，眩晕抽掣，颠顶胀痛。

定性：风阳：头晕胀痛，烦躁不寐，心悸，健忘；虚风：头目眩晕，头晕胀痛，目眩目昏，流泪；风痰：头晕胀痛，呕吐多痰，脉弦硬而长。

定量：①轻：头晕耳鸣，烦躁不寐，五心烦热。②中：眩晕抽掣，目眩目昏，骨蒸，唇红颧赤。③重：颠顶胀痛，手不可近，畏见阳光，耳鸣耳聋，甚则如狂，发痉发厥。

论治：当以滋阴为主，兼以镇潜亢阳。不可妄行风药疏散，亦禁温燥，以免厥脱之变。

1.随机立法：阴虚阳浮候，其病机为阴液亏虚不能涵养阳气，以致阳气不藏而亢逆于上，系阴不配阳，阴枯阳亢之候，故其治则当以滋养阴液为主，所谓养阴以配阳，辅以镇潜亢阳，使上亢之浮阳得下潜，即滋阴潜阳之法。切不可妄行风药疏散，以免阳亢化风，而致厥脱。

2.随位立法：阴虚阳亢之候，治在肝、心、肾，滋阴尤重于肾，肾阴足，一则可以涵养肝阴，二则可上济心阴；潜阳则重在于肝，肝阳得潜则相火安位，不扰于心肾。

3.随因立法：阴虚则阳亢，滋阴即所以涵阳，则阳不亢，然阳亢则伤阴，故当察其偏虚者，则以滋阴为主；偏亢者，则以镇潜为主。风动者，则佐以息风。

4.随症立法：常言阳浮，多指肝阳上亢，常用镇潜肝阳之品如石决明、牡蛎、紫贝齿、代赭石、铁落之类；心阳内亢者，镇心安神常用龙骨、龙齿、牡蛎、珍珠母、朱砂之类；肾阳上浮者，常用血肉有情之品以育阴潜阳，如鳖甲、龟板之类，此外如磁石、紫石英、沉香等，亦为重镇肾阳上浮之佳品。

方证：顾氏保阴煎证、建瓴汤证、三甲复脉汤证、大定风珠证、阿胶鸡子黄汤证、珍珠母丸证、龟柏地黄汤加味证、滋肾养肝汤证、冲和汤证、莲椹汤证、甲亢丸证、甲亢汤证、聪耳汤证。

考证：阴虚阳浮候，阴虚而阳气浮越，上扰于清空者，通称：阴虚阳亢，肝阳上亢，肝风内动，肝风上翔，阴虚风动，血虚肝燥，肝升太过。

林珮琴："凡肝阳有余，必需介属以潜之，柔静以摄之，味取酸收，或佐酸降，务清其营络之热，则升者伏矣。"[1]

王孟英治久患痰嗽，食减形消，夜不能眠，寝汗舌绛，广服补剂，病日以增。孟英视之曰：固虚证之当补者，想未分经辨证，而囫囵颟顸，翻与证悖，是以无功。投以熟地、苁蓉、龟板、胡桃、百合、石英、茯苓、冬虫夏草等药，一剂知，旬日愈。以其左脉弦细而虚，右尺寸皆数，为阴亏气不潜纳之候[2]。

俞根初说："肾虚精脱，则耳鸣耳聋，宜常服耳聋左慈丸，或磁朱丸等，以滋阴镇逆。"[3] **何廉臣**说："呕血吐血……若血出虽少，已见头晕耳鸣、腰痛脚酸等症者，肾阴虚而肝阳不藏也。宜多服阿胶鸡子黄汤及龟柏地黄汤等，育阴潜阳以善后。"[3]"顾氏保阴煎甘咸滋肾、甘淡养胃，专治真阴虚衰，相火炽盛，发热在于午子前后，或但皮里骨蒸，五心常热，鼻中干燥，唇红颧赤，口苦舌干，耳鸣目眩，腰膝酸软，四肢无力，倦怠思卧，大便燥结，小便黄赤，六脉弦数，或虚数无力。若病日久，饮食少思，大便溏泄，午后洒淅发寒，少顷发热，热至鸡鸣寅卯时分，盗汗出而身凉，均以此方加减治之。"[4]

程门雪说："烦躁不宁、夜寐不安等精神恍惚之症，颇似《金匮》所谓'百合病'，是肺阴心营两虚之故，所以用百合补肺阴，地黄滋心营，再配合甘麦大枣汤养心安神，介类药潜降，颇有效果。本例用百合补肺以助其右降，又用珍珠母、牡蛎平肝以制其左升，相辅相成，而达到两脏的相对平衡。方中的贝母有两种作用，一是同夜合花配伍以解郁，二是清肺虚有热之痰，对治疗精神烦躁也起作用。"[5]

秦伯未说："痛在颠顶，正当百会穴，为相火偏旺，循督脉上扰。不可辛散，用三才汤加牡蛎、龟板，并针百会、通天、昆仑、至阴、太冲等穴。"[6] 张菊人说："前人对内伤风症，理论上虽各有所主，其实是异途同归，没有冲突。试举各家之说如下：刘河间：主火，火能生风；李东垣：主气，气化火，火生风；朱丹溪：主湿，湿生热，热生风。可见火热皆能化风，有火热便有生风的可能。至于生火、生热的原因却不止于火、气、湿，还有其他的可能。如生火原因：水不养肝、肝气怫郁（二者木生火），五志过极（尤能生火）。由于火灼津液则伤血，血被煎熬则化为痰；同时血液愈伤，卫气也就愈耗。血气伤耗，日甚一日，则气血无所依附，于是风生痰涌，终于大汗出而所谓中风症就发生了。"[7]

刘保尚等说："多因劳累或恼怒引起，或高血压病日久，内热燔灼肝肾津液，致肝失涵养，风阳上扰，临床表现为头晕耳鸣，腰腿酸痛，心动悸，五心烦热，失眠多梦，舌光红或黯红，脉弦细数，此型大多患病日久，血压以舒张压高为主，治以育阴潜阳，方用增液汤合镇肝熄风汤加减方，便秘加苁蓉、柏子仁，胸痛脉结代者加三七、丹参、桃仁，肢麻加地龙、桑枝。"[8]

吴静芝治更年期综合征肝肾阴虚型：精神抑郁，烦躁易怒，头晕胀痛，耳鸣，面红，轰热汗出，口干咽燥，腰背酸痛，失眠健忘，手足心热，肢体麻木，或月经先期，量少色红或紫红，舌红苔光，脉细数或弦数。治宜补益肝肾，平肝潜阳。用仙菟汤选加女贞子、墨旱莲、枸杞子、珍珠母、煅牡蛎、决明子、夏枯草、豨莶草等。治疗本型，仙、菟的用量宜轻，而重用知、柏[9]。

编者按：阴虚阳浮候，因心肝阴液不足以配阳气，阳不入阴，阴不制阳，以致心肝阳气偏亢，内扰心神，上逆空窍，而成阴虚阳浮之证。当以滋阴潜阳为大法，参以息风和络，使阴液得复，而阳潜风息。如林佩琴说："阴虚火炎，一切溺血血淋，保阴煎。"[1] 又说："恶露不止，淋沥太多，血热者，保阴煎。"[1]

引用文献

［1］林佩琴.类证治裁［M］.北京：中国中医药出版社，1997：188，473，545.

［2］王孟英，石念祖.王孟英医案绎注［M］.北京：学苑出版社.2009：171.

［3］俞根初等.重订通俗伤寒论［M］.上海：上海科学技术出版社，1959：328，473.

［4］何廉臣.重订广温热论［M］.福州：福建科学技术出版社，2010：77.

［5］上海中医学院.程门雪医案［M］.上海：上海科学技术出版社，2002：78.

［6］秦伯未.秦伯未医学名著全书［M］.北京：中医古籍出版社，2003：171，287

［7］张菊人.菊人医话［M］.北京：人民卫生出版社，2005：38.

［8］刘保尚，黄敬行，刘珉，等.高血压脑病医案一则［J］.新医药学杂志，1976，（10）：46.

［9］储水鑫，吴静芝.从肾论治更年期综合征［J］.新中医，1981，（10）：18.

九、阴竭阳厥候

阴竭阳厥候为阴枯阳亢，风阳厥逆之候，系亢阳化风，以致风阳上逆，甚至气随阳脱，为阴枯阳亢之危重之证。

诊断

病名：［中医］少阴伤寒，阴分伏温，中风，类中风，风痱，喑痱，大厥，暴厥，厥脱，虚躁，失心癫狂，久泻，久痢，慢脾风，风痫，阳痫，子痫。［西医］流行性乙型脑炎，脑血栓形成，一氧化碳中毒性脑病，高血压，重症肺炎，慢性肾衰竭，癫痫大发作，子痫。

证名：肝胆风阳证，心肝风阳证，肝肾风阳证，肝肾虚风证，心肝虚火证，肝肾血虚证，肝肺阴虚证，肝肾阴虚证，脾肾阴虚证，心肾阴虚证。

病位：肝胆，心肝，心肾，肝肾，脾肾，肝肺。

病因：阴虚，血虚，虚风，风阳，虚火。

病机状态：厥脱。由阴枯阳亢，亢极化风，风阳上翔，扰动清空，外窜入络，阳气冲逆，气随阳脱，而成厥脱危候。

1.**阴虚阳浮候**＋气机冲逆＋络脉不和＋气虚脱绝

2.阴液消涸——络脉不和

↓

阳气浮越——清空不宁——神志不宁

└──→ 气机冲逆——→气虚脱绝

图2-7-82　阴竭阳厥候病机结构式示意图

病形：厥脱；　　**病层**：里；　　**病态**：静中动；

病性：阳；　　　**病质**：虚；　　**病势**：深，重，急，危。

证象组合：阴涸+阳浮+清空+络脉+气逆+神扰+气脱

主症：【**阴液消涸**】症象：①昼凉夜热。②口干舌燥，舌干齿黑。③面黑憔悴。④腰痛如折。**舌象**：舌绛干。**脉象**：①脉左细劲，右浮大。②脉沉数。

　　　　　【**阳气浮越**】症象：①猝厥面赤，颧红面赤，目赤肢厥。②时时欲厥，厥回则痉，痉后复厥。③神昏谵语。④口鼻目出血，咽痛声嘶。⑤口苦不渴。⑥手足躁动。**脉象**：①左脉浮大。②脉洪大而空。

　　　　　【**清空不宁**】症象：①头目眩晕。②耳鸣耳聋。③时欲晕厥。

副症：【**络脉不和**】症象：①筋脉拘急，手足蠕动，手足瘛疭，手战肢麻。②目窜斜视、上视，眼皮跳。③项背强直，角弓反张，筋惕肉瞤。④口噤，舌卷囊缩，语言謇涩。⑤口舌麻木，口角流涎。

　　　　　【**气机冲逆**】症象：①呃，气上撞心，动气上冲。②干咳。③咯痰流涎。④心中痛，膈闷，呕吐，不纳。

宾症：【**神志不宁**】症象：①心悸。②躁扰，言无伦次，神烦不寐，噩梦。

　　　　　【**气虚脱绝**】症象：①心中憺憺大动。②神倦瘛疭。③喘而汗出，时时欲脱，时身重。④心口发空，气不接续。**脉象**：脉虚弱细促，寸关微散乱。

临床以阳亢风动症象明显而易见，气逆气脱症象必在极重之时，方能得见，但均当有阴枯症象同见，方可确定。

鉴别诊断

阴竭阳厥候－阴液消涸－气虚脱绝+神志蒙闭=**阳气厥逆候**

　　└──　－络脉不和－气虚脱绝－阳气脱绝－气机冲逆+神志昏蒙=**阴竭阳越候**

　　　　　└──　+津液脱竭=**阴竭阳脱候**

图2-7-83　阴竭阳厥候鉴别式示意图

阴竭阳厥候为阴枯阳亢，动风厥逆之候；阳气厥逆候为阴不虚，但阳亢风动厥逆之证；阴竭阳越候则为阴枯而阳气越脱之证；阴竭阳脱候为阴阳两脱之候。

传变预测

阴竭阳厥候－气机冲逆－络脉不和－气虚脱绝→**阴虚阳浮候**

　　└──　+阳气脱绝+神志昏蒙→**阴竭阳越候**

　　　　　└──　+津液脱竭→**阴竭阳脱候**

图2-7-84　阴竭阳厥候传变式示意图

阴竭阳厥候救治得当，冲平风息，可转为阴虚阳浮候；如救治失当，神蒙阳脱，即可转为阴竭阳越候，甚则为阴竭阳脱候。

辨证

定位：肝肾：头目眩晕，抽掣瘛疭，筋惕肉瞤，痉厥并臻，腰痛足痿，面黑憔悴，言謇；心肝：颧红目赤，烦躁不宁；心肾：面赤颧红，神昏谵语。

定性：风阳：眩晕耳鸣，猝厥面赤，厥回则痉，痉后复厥；虚风：筋脉拘急，手足但觉蠕动，口舌麻木；虚火：面黑憔悴，腰痛足痿。

定量：①轻：时时欲厥，颧红目赤，筋脉拘急，手足但觉蠕动，口舌麻木，心中憺大动，脉细而劲。②中：猝厥面赤，口鼻目出血，手足瘛疭，筋惕肉瞤，语言謇涩，心口发空，气不接续，浮大洪大而空。③重：痉厥并臻，手足躁动，强直反张，手战肢麻，舌卷囊缩，时时欲脱，喘而汗出，脉细促。

论治：当急急填阴救阴为主，兼以潜阳息风，以防厥脱。然根本已动，诚有鞭长莫及之虑，每有一厥而脱者。

1.随机立法：阴竭阳厥候的病机为阴枯阳亢风动，厥逆气脱，阴枯阳亢在前，风动厥逆在后，厥逆太甚则致气脱，故救治之则，当以滋填阴液为主，镇潜息风为辅，以救其厥。如已见脱象，当兼以益气固脱，或在脱象未显之前，参入益气之品，亦可防脱。不可误行升散，耗阴动阳，必致阳无所附而散脱。

2.随位立法：滋填阴液重在肝肾，尤以滋填肾阴为主；潜阳息风在于肝；病涉于心者，宜养心阴，安心神。

3.随因立法：阴虚者，以滋填为主，兼以镇潜。因于风阳者，当以潜阳息风为重；挟痰者，宜兼开痰化痰。

4.随症立法：阴竭阳厥候以阴枯阳气厥逆为主，虽见脱象，仍当以滋填阴液，镇纳浮阳为主；或参以益气之品如人参、西洋参之类，以防脱固脱。**吴鞠通**有云："喘加人参，自汗加龙骨、人参、小麦，悸加茯神、人参、小麦……脉虚大欲散者，加人参6g。"[1]

　　方证：阿胶鸡子黄汤证、加减阿胶黄连汤证、柔筋息风汤证、滋液救焚汤证、加味青铅镇冲汤证、加味集灵膏证、贞元饮证、坎气潜龙汤证、二甲复脉汤证、三甲复脉汤证、大定风珠证、龙牡复脉汤证、柔肝息风煎证、救逆汤证、鸡子黄煎证、首乌汤证。

　　考证：阴竭阳厥候，阴虚已极不能恋阳，阳气浮越于上，以致下体无阳而下体冷厥者，通称：厥阳上冒，虚阳上冒，虚阳上浮，虚火上冒，龙雷飞腾，虚阳外越，上盛下虚，下厥上竭，液涸风动，内风暗动，肝风上翔，阴虚液涸，阴气竭绝，阴虚阳脱。

　　仲景曰："少阴病，但厥无汗，而强发之，必动其血，未知从何道出，或从口鼻，或从目出者，是名下厥上竭，为难治。"（《伤寒论》294条）

　　吴鞠通说："温病误表，津液被劫，心中震震，舌强神昏，宜复脉法复其津液，舌上津回则生。汗自出，中无所主者，救逆汤主之。"[1]"热邪深入下焦，脉沉数，舌干齿黑，手足但觉蠕动，急防痉厥，二甲复脉汤主之。下焦温病，热深厥甚，脉细促，心中憺憺大动，甚则心中痛者，三甲复脉汤主之。"[1]"既厥且哕，脉细而劲，小定风珠主之。"[1]"热邪久羁，吸烁真阴，或因误表，或因妄攻，神倦瘛疭，脉气虚弱，舌绛苔少，时时欲脱者，大定风珠主之。"[1]

　　俞根初说："厥阴肝病，气上撞心，时时欲厥，厥回则痉，痉后复厥，筋惕肉瞤，甚则两目上视，或斜视，舌卷囊缩……液涸动风，急用阿胶鸡子黄汤，育阴息风，以平其瘛疭。然虚惫至此，亦多不及救。即幸而获救，不过十救一二而已。"[2]"如心肾两亏，颧赤，耳聋，舌绛，心悸，神烦不寐，腰痛如折，前阴出汗，时欲晕厥者，坎气潜龙汤主之。阴复则生，阴竭则死。"[2]"若声颤无力，语不接续，名曰郑声，乃元气虚而无根也，宜贞元饮合集灵膏峻补之。"[2]

　　何廉臣说："因五气化火，火必就燥，液涸风动，每致痉瘈……舌绛且干，口干齿燥，手指蠕动，继则目窜斜视，手足瘛疭，或厥或呃，却无痰涎，脉左细劲，右浮大，指纹淡红带青，或兼淡紫，此胡在兹所谓阴虚阳亢，肝风上翔，猝发痉厥也，初用阿胶鸡子黄汤，并治妇女血虚生风，见有头晕心悸，耳鸣躁扰，或发痉，或猝厥者，屡投辄效，或小定风珠，或鸡子黄煎……若肝络尚有伏热者，用加减阿胶黄连汤……肺经有黏痰者，用青铅镇冲汤加竹沥、梨汁，终用五汁饮以善后。"[2]

　　沈又彭说："《经》言内夺，病发于肾，肾脏藏精，即真阴也，而真阳亦寓矣。肾络上挟舌本，阳喜升浮，借阴涵吸，若内夺其精，则阳气无所依，升浮于上，涩随气逆，填塞舌络，故舌喑不能言，阳气既升，而下焦存阳必微，故足痱不能履，倘能绝欲戒怒，犹至大厥。大怒病发于肝也，肝为风木之脏，性最喜升，其络循喉咙之后，上至颠顶，精血足则肝阳有所附，虽怒亦不致大厥，唯精血衰少之人，失于涵蓄，肝阳本自易动，怒则勃然而上，通身之气血随之，则下焦之气脱矣，故摔倒，上焦之气壅实，故不言，是名大厥，又名暴厥。"[2]

　　华岫云说："今叶氏发明内风，乃身中阳气之变动。肝为风脏，因精血衰耗，水不涵木，木少滋养，故肝阳偏亢，内风时起，治以滋液息风，濡养营络，补阴潜阳。"[3]**黄文东**说："肝阳上升，故头痛时作，且痛处不移，有重压感，日久不愈。"[4]**岳美中**说："因肝失条达，郁久生热，邪热循经至额至颠，遂致头重高摇，情绪波动则加剧，舌红无苔，即为的候。"[5]

　　编者按：阴竭阳厥候，因肝阳内盛，挟胆中木火，或阴液枯竭，肝阳亢盛，或心肝脾肾阴亏，阴不摄阳，厥阳上逆则扰清空，壅塞清窍，内则伤津灼液，扰乱神明，外则可上浮头面，窜入络脉，均系肝阳亢盛，甚则阴竭致脱。**俞根初**说："然虚惫至此，亦多不及救。即幸而获救，不过十救一二而已。"[2]

引用文献

[1] 吴鞠通.温病条辨［M］.福州：福建科学技术出版社，2010：105，107，109，110.

[2] 俞根初等.重订通俗伤寒论［M］.上海：上海科学技术出版社，1959：243，244，245，249，429，437，472.

[3] 叶天士.临证指南医案［M］.上海：上海卫生出版社，1958：14.

[4] 上海中医学院附属龙华医院.黄文东医案［M］.上海：上海人民出版社，1977：87.

[5] 中国中医研究院.岳美中医案集［M］.北京：人民卫生出版社，2005：73.

十、阴竭阳越候

　　阴竭阳越候系阴枯阳气浮越之候。为下焦阴液枯竭，阳无所依，阳气浮越于上，渐致散脱，其阳浮为真阳或肾中元阳浮越，与阳亢浮越有别。

诊断

病名：[中医] 伏气伤寒，肾伤寒，温病极期，暑热坏症，类中风，色厥，格阳躁狂，阴狂，阴躁，慢惊风，阳脱，阴阳两脱，眩晕，虚喘。[西医] 肺源性心脏病，高血压性心脏病，动脉硬化，子痫，原发性血小板减少性紫癜。

证名：**肝肾风阳证**，脾肾虚寒证，**肺肾虚寒证**，肾胃燥热证，**肺肾阴虚证**，**肝肾阴虚证**，**心肾阴虚证**。

病位：心肾，肝肾，脾肾，肺肾，肾胃。

病因：阴虚，风阳，燥热，虚寒。

病机状态：厥脱。由其人下焦阴亏，或寒邪深入下焦，扰动亢阳，或误投凉泻，重伤其阳而成。本系阴枯阳无所附，阴不恋阳，一经扰动，阳气即浮越于上，渐致散脱，而成无根之浮阳脱证。

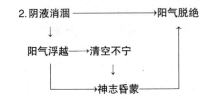

1.阴竭阳厥候 −神志不宁 +神志昏蒙 −气虚脱绝 +阳气脱绝 −络脉不和 −气机冲逆

2.阴液消涸 ————→阳气脱绝
　　↓
阳气浮越 ——→清空不宁
　　↓
　　→神志昏蒙

图2-7-85　阴竭阳越候病机结构式示意图

病形：厥脱；　　**病层**：里；　　**病态**：动；

病性：阳中阴；　**病质**：虚；　**病势**：深，重，急，危。

证象组合：阴涸+阳浮+清空+神蒙+阳脱

主症：【阴液消涸】症象：①亢热无汗。②渴汗齐来。③两唇黑裂。④便结。**舌象**：舌紫少神，芒刺干裂，苔焦黑。**脉象**：脉细数躁动，无力。

【阳气浮越】症象：①烦躁不得眠，烦乱如狂。②裸体欲坐卧水中。③手足躁扰，躁扰不宁。④面赤目红。⑤口鼻出血，口燥齿浮，咽痛。⑥烦渴引饮，饮水即吐。⑦身热足冷，两足如烙。⑧肌热扪冷。⑨肩背胸胁红斑。⑩交午寒热，膈间有火。**脉象**：①脉洪大而空。②脉如沸汤，无力。

副症：【清空不宁】症象：①头晕。②耳聋。

【神志昏蒙】症象：①谵语无次。②神志昏沉，昏乱。

宾症：【阳气脱绝】症象：①手足厥冷，足冷蜷卧。②气短息促。③心悸汗出。④唇舌淡白，爪甲转青。⑤背腹畏寒。⑥下利。⑦惊惶惧怯。⑧撮空理线，循衣摸床。**舌象**：舌胖大娇嫩。**脉象**：①脉短促。②脉沉细微。③脉浮散无力。

临床以阳气浮越症象明显而易见，而阳脱症象出现较晚，故诊断必须有阴枯症象同见，方可确认。

鉴别诊断

阴竭阳越候 +津气蕴炽 −神志昏蒙 +神志蒙闭 −阳气脱绝 +气虚脱绝 +络脉不和 =**阴液厥脱候**
　　　├ −神志昏蒙 +气机冲逆 +津液脱绝 =**阴竭阳脱候**
　　　└ −阴液消涸 +阳气不振 +阳气不行 −神志昏蒙 −清空不宁 =**虚阳浮越候**

图2-7-86　阴竭阳越候鉴别式示意图

阴竭阳越候为阴枯阳无所依，而浮散致脱之证；阴液厥脱候为火炽阴枯，火闭气脱之证；阴竭阳脱候则系阴枯阳气暴脱，津液随脱之候；虚阳浮越候则为阴盛阳虚，虚阳散脱之证。阴阳寒热虚实各不相同，当细心体察。

传变预测

阴竭阳越候 −神志昏蒙 −清空不宁 −阳气脱绝 +津液枯涸 →**阴液枯涸候**
　　　└ +气机冲逆 +津液脱绝 →**阴竭阳脱候**

图2-7-87　阴竭阳越候传变式示意图

阴竭阳越候救治得当，阳气渐得潜藏，可转轻为阴液枯涸候；如有失误，阳气一脱即莫救，或转为阳气津液暴脱之阴竭阳脱候。

辨证

定位：心肾：躁扰不宁，烦乱如狂，神志昏沉，谵语无次；肝肾：头晕耳鸣，两足如烙，交午寒热；脾肾：肩背胸胁红斑十数点，烦喘，短气似喘；肺肾：膈闷有火，烦渴引饮，不能下咽，两唇黑裂，口渴唇焦。

定性：虚寒：面色夭白，唇舌淡白，背腹畏寒，爪甲转青，手足厥冷，蜷卧，寒来如冰，脉沉微细；阴虚：口渴唇焦，面红娇嫩带白。

定量：①轻：烦躁不得眠，身热足冷蜷卧，面赤目红，心悸汗出，脉极沉细微，浮取洪大，细数躁动。②中：躁扰不宁，交午寒热，口燥齿浮，惊惶惧怯，脉洪大而空，无力，短气。③重：烦乱如狂，肌热扪冷，口鼻时或夹血，气短息促，气促大汗，撮空理线，脉如沸汤，浮散带数。

论治：当于滋填真阴之中，兼以温镇，引其上浮之阳入于阴中，则不致脱绝。古人常将之与虚阳浮越候混称，然阴虚阳越与阴盛阳越，亦有邪正虚实之不同。

1. 随机立法：阴竭阳越候病机为阴枯，阴不恋阳，阳无所附，以致阳气浮越而散脱，故其救治之法，当以大剂滋填阴液为主，辅以温镇，收摄浮越之阳气，下归潜藏，则可不致散脱。

2. 随位立法：阴竭阳越候病位不离乎肾，故其治则当以滋肾阴，温肾阳为主，使肾阳下纳于肾阴之中，所谓引火归原，导龙入海。

3. 随因立法：阴竭阳越自当滋阴以纳阳，病本阴虚，当于大剂滋填之中，少佐温热之品，以引火归原，或更参酸敛，以摄浮阳。唯虚寒本由阴虚，因误治损阳耗阴，致阴不恋阳，虚阳浮越，则当回阳生阴，从阳引阴，即于温补阳气之中辅以大剂滋补真阴之品，以填阴回阳。

4. 随症立法：药入拒格者加童便，或猪胆汁，或黄连，或用热药冷服法。

方证：六味回阳饮证、全真一气汤证、人参八味饮证、加味金匮肾气汤证、桂附八味汤合生脉饮证、地黄饮子证、益元汤证、理阴煎证、大温中饮证、理中地黄汤加减证、桂附理阴煎证。

考证：阴竭阳越候，阴液枯竭，阴不恋阳致阳气厥脱者，通称：虚阳外越，阴火上浮，无根之火，虚火上冒，虚阳上冒，戴阳，格阳，阴竭阳脱，阴阳两脱，脱阳脱元，下厥上竭，下寒上热，肾气凌心。

仲景曰："少阴病，但厥无汗，而强发之，必动其血，未知从何道出，或从口鼻，或从目出者，是名下厥上竭，为难治。"（《伤寒论》294 条）

陈士铎说："中暑热之气，两足冰冷，上身火热，烦躁不安，饮水则吐……暑散而肾火不能下归……龙雷之火下不可归，乃留于上焦而作热矣……方用八味地黄汤……还肾汤亦效。"[1] **吴鞠通**曰："下焦温病，热深厥甚，脉细促，心中憺憺大动，甚则心中痛者，三甲复脉汤主之。"[2]"热邪久羁，吸烁真阴，或因误表，或因妄攻，神倦瘛疭，肺气虚弱，舌绛苔少，时时欲脱者，大定风珠主之……喘加人参，自汗加人参、小麦、龙骨，悸加茯苓、人参、小麦。"[2]

吴坤安说："阴虚夹感之症，误用柴、葛、犀角升提之药发表，以致虚阳上冒，膈闷呕恶，烦躁不宁，六脉洪大，按之无力者，亦宜金水六君煎合参麦加代赭，和中以益少阴，则阴阳和，熟睡而解矣。（邵仙根评：阴虚受邪，误用升散，阴伤而阳不附阴，呕恶烦躁，脉大无根，当加育阴潜阳为是。）"[3]"躁者，身体手足躁扰，或裸体不欲近衣，或欲坐卧水中，此阴极发躁，为外热内寒，病属少阴，其舌不拘何色，必胖大娇嫩，其脉必细数躁动，或洪大而空；或手足厥冷，六脉沉微。古人用四逆理中冷服，不若八味饮，或参、附、熟地浓煎冷服。"[3]

俞根初说："肾气凌心证，气短息促，头晕心悸，足冷溺清，大便或溏或泻，气少不能言，强言则上气不接下气，舌虽黑色直抵舌尖，而舌肉浮胖而嫩，此皆里真虚寒之证据，唯口鼻时或失血，口燥齿浮，面红娇嫩带白，或烦躁欲裸形，或欲坐卧泥水中，脉则浮数，按之欲散；或浮大满指，按之豁豁然空，虽亦为无根之阴火，乃阴竭于下，阳越于上，上假热，而下真虚寒，戴阳证也，治宜滋阴纳阳，加味金匮肾气汤救之。"[4]"又有男女交接而厥脱者，多致不救，男子名脱阳，宜参附汤加鹿茸，其死后阳事不倒；女子名脱阴，宜参附汤合龟鹿二仙胶。或梦中遗泄而脱者，名脱元，其阳必举，精必遗泄，形容犹带喜笑，体温者，宜参附汤加熟地，急煎灌服救之，体冷则不治矣。"[4] **何廉臣**说："气脱则元海无根，阴竭阳越，全真益气汤、参麦散加河车、紫石英、坎气，急续真元以挽之。"[4]

徐荣斋说："各家医书认为这是精去于频，而脱于渐，每多于房欲两三日之后，方见此证。但因其病不在即，故不以为此病，兼人多讳此，而不知中年之后，多有因此而病者，是即所谓色厥也。奈时师不能察，而每以中风毙之耳。凡治此者，单以培养命门，或水或火，当以参芪峻补元气，熟地、当归、苁蓉、枸杞填补真阴。"[4]

杨云峰说："肾气凌心者，其黑色直抵于舌尖，然未有不胖而且嫩者，干燥滑润在所不拘，系阴盛于下，逼阳于上，上假热而下真寒，戴阳证也，宜人参八味汤。若是实火证，则其形必坚敛，其色必苍老，而万无胖嫩者耳。"[5]

编者按：阴竭阳越候，因过投疏散、寒下，损阳耗阴，或因久病，阴液亏损，阳无阴血涵养，阳亢浮越于上，阴液枯竭于下，而成张仲景所称之"是名下厥上竭，为难治"。当急滋养阴液，镇纳浮阳，参以回阳固脱，温暖肾命，以益火之源，而救其急，脱回再图复阴固本。然病势至此，尤恐鞭长莫及。

引用文献

［1］柳长华.陈士铎医学全书［M］.北京：中国中医药出版社，1999：829.

［2］吴鞠通.温病条辨［M］.福州：福建科学技术出版社，2010：109，110.

［3］吴坤安.伤寒指掌［M］.上海：上海科学技术出版社，1959：卷二51，卷三62.

［4］俞根初等.重订通俗伤寒论［M］.上海：上海科学技术出版社，1959：115，343，437，440.

［5］曹炳章.彩图辨舌指南［M］.南京：江苏人民出版社，1962：卷二32.

十一、阴竭阳脱候

阴竭阳脱候为阴枯阳气暴脱之候，由真阴素亏，阴不恋阳，阳无所附，真阳飞越而上脱，较阴竭阳越候更为急暴凶险。多见于疾病后期，阴阳虚竭之时。

诊断

病名：［**中医**］阳气暴脱，格阳，戴阳，格阳失血，血脱，中风阳脱，麻后喘急，阴阳交，慢惊风，阴霍乱。
［**西医**］脑血栓形成，结核性脑膜炎。

证名：肝肾虚风证，**脾肾虚寒证，肺肾阴虚证**，**肝肾阴虚证**，心肾阴虚证，肝肾阳虚证。

病位：肺肾，脾肾，肝肾，心肾。

病因：阴虚，虚寒。

病机状态：厥脱。由下焦真阴素亏，阴阳不合，阴不恋阳，阳无所附，而浮起散脱于上，津液失于固摄而脱竭于下、于外，而成阴阳暴脱之候。

1.阴竭阳越候－神志昏蒙＋津液脱竭＋气机冲逆

2.阴液消涸
↓
阳气浮越——→清空不宁——→气机冲逆
└——— 阳气脱绝——→津液脱竭

图2-7-88　阴竭阳脱候病机结构式示意图

病形：厥脱；　　**病层：**里；　**病态：**动；

病性：阳中阴；　**病质：**虚；　**病势：**深，重，急，危，险，凶。

证象组合：阴涸＋阳浮＋气逆＋阳脱＋津脱

主症：【阴液消涸】症象：①形羸色晦。②眼陷囟沉。③口辣舌燥。④小便不利。**舌象：**①舌红短，苔黄黑。②舌光干燥，深红干刺。**脉象：**脉左尺伏。

【阳气浮越】症象：①发热足冷，遍体如火。②面嫩红，颧独红。③烦冤莫耐，烦渴烦躁。④唇红唇肿，渴不多饮，目赤。⑤角弓反张，目珠眴动，手足抽掣。**舌象：**①舌干白无华。②舌黑润。**脉象：**脉尺大而空，急数无伦，关浮大弦数。

副症：【清空不宁】症象：①头目眩晕。②时时自冒，甚则仆倒。

【阳气脱绝】症象：①两足冰冷，四肢厥冷。②神昏不语，面青目合，气息俱微，声颤无力，语不接续，言謇声低。③额汗微喘，头汗如油，气急神扬。④面唇淡白无华，甚则青黯。⑤目合口开，手不握固。**脉象：**①脉来冲指，散如羹沸。②脉伏。③脉沉细。④脉浮细。

宾症：【气机冲逆】症象：①痰涌喘息，气道噎塞，黏涎满口，入口即吐。②呃逆。

【津液脱竭】症象：①冷汗淋漓。②二便自遗，吐泻不止，下利不止。

临床以阳越、阳脱症象显明，但必兼有阴枯见象，方为本候。

鉴别诊断

阴竭阳脱候－气机冲逆－津液脱绝＋神志昏蒙＝阴竭阳越候

└── －阳气浮越－阳气脱绝－气机冲逆－清空不宁＋气虚脱绝＋阴精脱竭＝**气阴竭绝候**

图2-7-89　阴竭阳脱候鉴别式示意图

阴竭阳脱候为阴枯而阳气、津液暴脱之候；阴竭阳越候则系阴枯阳越而渐脱之候；气阴竭绝候则为气阴两脱之候。

传变预测

传变式：阴竭阳脱候 – 阳气脱绝 – 津液脱绝 – 气机冲逆 + 津液枯涸 + 神气不振 → 阴液枯涸候

阴竭阳脱候救治有失，必致暴脱而逝；如经救治，脱回而阴液、津液不复，则可转为阴液枯涸候。

辨证

定位：肺肾：痰涌喘息，头汗如油；脾肾：食入即吐，下利不止；肝肾：气短似喘，呼吸急促，气道噎塞；心肾：面青目合，口开手撒，舌紫绛光。

定性：阴虚：烦冤莫耐，烦渴烦躁，颧独红，身热足冷，头目眩晕，时时自冒，痰涌喘息，两足冰冷；虚寒：面色唇色多淡白无华，甚则青黯，必不红润，亦有四肢清冷，吐泻不止，肌肉青紫。

定量：①轻：身热足冷，手足抽掣，额汗微喘，目赤，言謇声低，舌深红干燥，脉尺大而空，沉细，浮细。②中：颧独红，眼皮连劄，目珠眴动，大汗淋漓，气急神扬，舌紫绛燥刺，脉散如羹沸，浮大弦数。③重：遍体如火，面赤，角弓反张，头汗如油，面青目合，口开手撒，舌紫绛光，脉急数无伦，脉左尺伏。

论治：当阴阳两补，于大剂滋填真阴之中，兼以温镇回阳，急挽浮散之元阳，或可阴复阳回。如阳脱势急，重阴用事，又当以急救阳气为先，不可加滋阴药，阳回再议填阴。然病势急暴，救阴碍阳，救阳碍阴，幸救者甚少。

1.随机立法：阴竭阳脱候病机为阴枯不能恋阳，孤阳无附，浮越上脱，津液失于固摄，脱于下、于外，故其治则当以滋填阴液为主，兼以温镇回阳，使阴复阳回，脱绝可免。然当阳脱急暴之际，重阴用事，又当以驱阴回阳为急，急挽其元阳，不可加滋阴药，反牵制雄入之势。古人于此谓："须取单骑突入重围，搴旗树帜，使既散之阳，望帜争趋。"[4]此为权宜之计，阳回则当议滋填以回阴。

2.随位立法：阴竭阳脱，均在于肾，肾水枯竭则肾阳无附，而浮越外脱，故滋填肾水，引火归原，皆在于肾。兼肺脾者，则当参以大补元气之品；兼肝心者，则当参以滋养心肝阴血之法。

3.随因立法：病起于阴虚者，当以滋填真阴为主；病起于阳虚者，则当于滋阴之中参入温热之品，一以祛寒，一以引浮游之火归于肾；阴寒尚重者，急当驱阴回阳，先救其阳，阳回再议滋阴。

4.随症立法：若痰塞喉间，欲吐无力，药不能下，用猴枣1.2g，煎鲜石菖蒲汤先服，暂时平其上逆之痰，继续服药，再用局方黑锡丹9g，以镇纳浮阳，温养下元。如兼汗出如油，四肢清冷，脉微欲绝，加附子（先煎）15g，干姜6g。

方证：冯氏全真一气汤证、黑锡丹证、加减理中地黄汤证、六味回阳饮证、胃关煎证、理阴煎证、可保立苏汤证、新加八味地黄汤证、归杞肾气丸证、龙牡复脉汤证。

考证：阴竭阳脱候，阴虚不能恋阳，以致孤阳浮脱于外，亦似阳证者，通称：孤阳上脱，阳气暴脱，龙雷暴脱，龙火上升，元海无根，真阳失守，格阳于上，格阳失血，气随血脱，阴阳两脱，阴阳交脱，阴阳虚竭，阴阳竭绝。

吴坤安说："湿家误下，额上汗出微喘，小便不利者死。（邵仙根评：微喘额汗，阳从上脱，小便不利，阴已下竭，阴阳绝离，安得不死。）"[1]"如经攻里不当，以致下利不止，百骸解散，无气以动，用大剂补中益气汤加炮姜，温之提之，如兼汗出而喘，急用参附汤加熟地，大温大补之。）"[1]俞根初说："若下利既止，而头目晕眩，时时自冒，痰涌喘息，两足冰冷者，下多阴竭，孤阳从上而脱也，急与新加八味地黄汤，镇元纳阳。"[2]

王汝谦说："有一种气短似喘，呼吸促急，提不能升，咽不能降，气道噎塞，势剧垂危者，人但知为气急，其病在上，而不知元海无根，亏因肝肾，此子午不交，气脱症也。凡妇人血海常亏者，最多此症，宜急用熟地二两、当归一两、甘草五钱，以济之缓之，堪云神剂。如兼呕恶加生姜，气虚加人参，肝肾阴虚加肉桂。"[3]

王勋臣说："此证多由于伤寒温疫，或痘疹吐泻等证，病久而抽，则名慢惊风……其所以言风者，因见其病发作之时，项背反张，两目天吊，口噤不开，口流涎沫，咽喉痰声，昏沉不省人事，以为中风无疑，殊不知项背反张，四肢抽搐，手指固握，乃气虚不固肢体也；两目天吊，口噤不开，乃气虚不上升也；口流涎沫，乃气虚不归原也……凡将欲抽风之前，必先见抽风之证，如见顶门下陷，昏睡露睛，口中摇舌，不能啼哭，哭无眼泪，鼻孔扇动，咽喉痰声，头低不抬，口噤无声，四肢冰冷，口吐白沫，胸高如碗，喘息气粗，面色青白，汗出如水，不能裹乳，大便绿色，腹内空鸣，下泻上嗽，肌肉跳动，俱是抽风先兆。前二十症，不必全见，但见一二症，则知将来必抽，其中有可治者，有不可治者，若露睛天吊，不食不哭，痰鸣气喘，病虽沉重，乃可治之证；若天庭灰黑，肾子收缩，或脉微细，或脉全无，外症虽轻，乃不可治之证。可治者，宜可保立苏汤主之。余治此证，一日之间，用至二三剂者，服至不抽，必告知病家，不可因不抽，遂不服药，必多服数剂，气足方妥。"[2]

俞根初说："真阴下竭，虚阳上脱例：凡阴虚人病伤寒温热，误用刚燥汗下过量，缠绵日久，以致真阴虚极于下，致无根之火，仓猝飞腾，气壅痰升，上蒙清窍，忽然痉厥，此属元阴告匮，真气不续，若厥而不回，其命遂倾。舌红短，面青，目合口开，手不握固，音嘶气促，甚则冷汗淋漓，手足逆冷，二便自遗，气息俱微，是为龙雷暴动之脱证。若兼有虚寒者，面色唇色多淡白无华，甚则青黯，必不红润，亦有四肢清冷，而两颧独红者，是为虚火上炎之戴阳证，非温补不可。真元或微，龙雷暴动欲脱之际，脉必沉浮不见，或微弱无神，或不应指，急宜固扶元气，敛阴益液，摄纳真阴，镇潜虚阳，宜龙牡复脉汤。若肢冷脉伏，自汗头汗，汗出如油者，则阴亡而阳亦随亡，吉林参易别直参6g，加淡附片4.5g。若痰塞喉间，欲吐无力，药不能下者，先用猴枣末1.2g，煎鲜石菖蒲汤先服，暂时平其上逆之痰，继续服药，再用局方黑锡丹9g煎服，以镇纳浮阳，温养下元，苟能痰涎一开，神醒气续，则育阴潜阳，固元摄纳之药，急急续进，不可间断，必能元气渐回，形神渐振，神志清明，唯倦怠嗜卧，尤须照前方大剂投之，以固根基而扶阳气。若确是热痰上涌之闭证，此方切不可用，反能阻凝痰涎于喉间，更速其死矣。"[2]

程杏轩谓："真阳飞越，重阴用事，须取单骑突入重围，搴旗树帜，使既散之阳，望帜争趋。若加合阴药，反牵制其雄入之势。"[4]

编者按：阴竭阳脱候，因虚风虚寒，阳气已伤，若加失误或汗利伤其阴，致阴虚不能恋阳，阳虚不能摄阴，阴竭于下，虚阳无根而散脱于上，是为阴竭阳亡之变，以虚阳飞越之亡阳脱症尤急。急救之法，在于阴阳两固，以挽其脱绝。**谢映庐**曰："元阴亦损，但救阴无速功，回阳宜急治。"[5]

引用文献

［1］吴坤安.伤寒指掌［M］.上海：上海科学技术出版社，1959：卷一49，卷二52.

［2］俞根初等.重订通俗伤寒论［M］.上海：上海科学技术出版社，1959：191，432，433，452.

［3］高鼓峰等.医宗己任编［M］.上海：上海科学技术出版社，1959：70.

［4］程杏轩.杏轩医案并按［M］.合肥：安徽人民出版社，1986：71.

［5］谢映庐.谢映庐医案［M］.上海：上海科学技术出版社，1962：203.

十二、阴虚失养候

阴虚失养候系下焦肝肾阴虚，不能濡养筋骨之候，为虚弱中之深重证候。肾为水火之脏，肝体阴而用阳，阴虚必然渐渐累及于阳，古人称为阴中阳虚。

诊断

病名：［中医］头痛，眩晕，发热，老年腰痛，颈脊酸痛，痿证，肾痿，喑痱，骨痹，骨痿，筋痿，风中肾，下截瘫，左肢瘫，白癜风。［西医］脊髓灰质炎，运动障碍，骨质疏松症，多发性末梢神经炎，一氧化碳中毒性脑病，肝豆状核变性，肝硬化，前列腺增生。

证名：肝肾虚风证，**肝肾阴虚证**。

病位：肝肾。

病因：阴虚，虚风。

病机状态：虚弱。由下焦阴虚，虚久不复，累及于阳，阴中阳虚，不能温养于经络之脉，筋骨失于濡养，而成筋骨痿弱之证。

1.**阴血失养候** – 血虚失荣 + 阳气不振 + 清空失养

2.**阴虚失养** —— 经脉不荣 —— 清空失养

↓

阳气不振 —— 络脉不荣

图2-7-90　阴虚失养候病机结构式示意图

病形：虚弱；　**病层**：里；　**病态**：静；

病性：阳中阴；　**病质**：虚；　**病势**：深，重，缓，顽。

证象组合：阴虚 + 阳虚 + 经络 + 清空

主症：【**阴虚失养**】症象：①口渴。②腰脊酸痛。脉象：脉数。

　　　　【**阳气不振**】症象：①腰腹如束。②喜暖畏寒，足冷。

副症：【**经脉不荣**】症象：①腰脚无力，腰脊不举。②足热上冲股膝。③筋骨窜痛，颈脊酸痛，腰脊髀腿酸痛。④脚膝拘疼，两足痿弱难行，似瘫非瘫。

　　　　【**络脉不荣**】症象：麻木窜痛，肌肉麻木，麻如蚁行。

宾症：【清空失养】症象：头晕，耳鸣。

临床以经络症象显明，但必须有阴中阳虚之象同见，方为本候。

鉴别诊断

阴虚失养候－阳气不振＋血虚失养＝**阴血失养候**
　　　└───＋气虚失充＋阴液消涸＝**气阴两虚候**
　　　└──－阴虚失养＋气虚失充＋血虚失荣＝**阳气虚损候**

图2-7-91　阴虚失养候鉴别式示意图

阴虚失养候为下焦阴中阳虚，不能荣养经络之候；阴血失养候则为阴血两亏不能荣养经络之证；气阴两虚候为气阴两虚不能荣养经络之候；阳气虚损候则为阳、气、血均虚之证。各自层次不同。

传变预测

阴虚失养候－阳气不振＋气虚失充＋阴液消涸→**气阴两虚候**
　　　└──－阴虚失养＋气虚失充＋血虚失荣→**阳气虚损候**

图2-7-92　阴虚失养候传变式示意图

阴虚失养候调治得当，可渐渐康复。如投药有偏，或过投温燥，阳虚虽复，阴液更伤，则可转为气阴两虚候；或妄行凉腻，阴虚虽复，阳气更损，则转为阳气虚损候。

辨证

定位：肝：头晕，耳鸣，脚膝无力，拘挛而痛；肾：腰脊不举，男子精热自流，女子带多稠黏。

定性：阴虚：热痛如火，足热上冲股膝，脉数；阳虚：冷痛如冰；虚风：麻如蚁行，麻木窜痛，筋骨窜痛，拘挛而痛。

定量：①轻：麻如蚁行，筋骨酸痛。②中：麻木窜痛，筋骨窜痛。③重：不知疼痒，重着无力，拘痛。

论治：当于大剂滋填真阴之中，兼柔剂温养其阳，缓缓调治。不可单行滋腻，更忌妄行刚燥，更损阴阳，而成痼疾不起。

1.随机立法：阴虚失养候病机为下焦阴中阳虚，不能荣养经络之脉，濡养腰足之筋骨，故其治则当于滋填真阴之中，兼以温养之剂，以柔养阴阳，参以壮筋健骨之品，从缓调治，使阴阳渐复，经络筋骨得养，然后可起。不可妄行疏散攻削之剂，亦忌凉或热，偏腻偏刚，总当与病情相适，方可调治。

2.随位立法：病偏于肝，宜养阴柔肝，息风通络以舒筋，用药多偏于凉润；病偏于肾，宜滋阴生精，温养肾阳以壮骨，用药多偏于温柔。

3.随因立法：病由阴中阳虚，自当以滋补阴液为主，兼以温养肾阳之品，于阴中取阳。虚而风动者，其阳必亢，当兼以潜阳息风。

4.随症立法：阳虚症象显明者，可于大队滋阴之中，略佐温热之品，如附子、官桂、干姜之类，一则化解阴药之凝滞，一则可引阴药入阳。

方证：虎潜丸证、大补阴丸证、大造丸证、四斤丸证、加味四斤丸证、虎骨木瓜酒证、加味金刚丸证、地黄饮子证、安肾丸证、柴芍地黄汤证、滋阴补髓汤证、白癜风方证。

考证：阴虚失养候，阳邪消耗阴血，热自内生者，通称：阴中阳虚，肝肾亏损，督任虚损。

吴鞠通说："痹久阴阳两伤，少腹肛坠，腰胯脊髀酸痛，由脏腑伤及奇经，参茸汤主之。"[1] **何秀山**说："《经》言内夺，病发于肾，肾脏藏精，即真阴也，而真阳亦寓矣。肾络上挟舌本，阳喜升浮，借阴涵吸，若内夺其精，则阳气无所依，升浮于上，涎随气逆，填塞舌络，故舌暗不能言，阳气既升，而下焦存阳必微，故足痱不能履，倘能绝欲戒怒，犹不至大厥也。"[2] **吴谦**等云："风痱，谓四肢不收，身无痛处。偏枯，谓半身不遂，身有痛处。其言不变，志不乱，乃邪微浅，病在分腠荣卫之间……甚者不能言，志乱神昏，则为暗痱，乃肾虚内夺，少阴不至而厥，其邪已入于脏，故曰病多凶也。地黄饮子是治肾虚内夺之方。"[3]

何廉臣说："下截瘫，左肢瘫者，多属阴虚络热，每用仲淳集灵膏；或用四物绛覆汤送下顾氏加味虎潜丸，间用河间地黄饮子去萸、味、桂；或用鞠通专翕大生膏。"[2] "湿袭精窍，阴虚多火者，其证腰酸背热，脚跟热痛，两足痿弱难行，男子精热自遗，女子带多稠黏，每用虎潜丸及加味二妙丸，以渐图功。"[2] "虎骨木瓜丸（虎骨炙、淡附子、木瓜……专治肝肾两亏，腰腿酸疼，脚膝拘痛，或热痛如火，或冷痛如冰，加当归90g，秦艽60g，名虎骨四斤丸，治症同前，更加步履艰难，似瘫非瘫，多由酒色所伤，寒湿所袭。）"[2]

程杏轩治本质虚寒，常多疾病，风寒乘虚袭络，颈脊酸痛，喜暖畏寒，欲人揉打，纠缠两月。理当养血为君，佐以温通脉络，非祛风理气所能治也。方定当归、枸杞、杜仲……，四剂痊愈[4]。

姚国美云："口舌麻木，偏实如止麻消痰饮，偏虚如地黄饮子。"[5]

许履和说："脱疽一名脱痈，它包括现代医学所称的血栓闭塞性脉管炎在内，外科医书大都载有此病。四妙勇安汤（加减）已为一致公认的有效方剂，而用六味地黄汤治疗本病，则尚少报导。临床上对用过四妙勇安汤的无效病例，单用或加用六味地黄汤后，效果尚称满意。"[6]

编者按：阴虚失养候，多由肾阴不足以资生肝阴，致肝阴亏损，不能上养空窍，外荣络脉，甚则肝阳偏亢，虚火内起，消涸阴液而成。当滋补之阴血，兼补肾阴以资肝，所谓"乙癸同源""虚则补其母"，滋水生木之法，略佐清镇肝阳之品，以潜降之。

引用文献

［1］吴鞠通.温病条辨［M］.福州：福建科学技术出版社，2010：136.

［2］俞根初等.重订通俗伤寒论［M］.上海：上海科学技术出版社，1959：237，266，359，437.

［3］吴谦.御纂医宗金鉴［M］.北京：人民卫生出版社，2003：472.

［4］程杏轩.杏轩医案并按［M］.合肥：安徽人民出版社，1986：249.

［5］姚国美.姚国美医学讲义合编［M］.北京：人民卫生出版社，2009：161.

［6］许履和.六味地黄汤运用于外科临床的经验体会［J］.江苏中医，1966，（7）：37.

十三、阴虚阳弱候

阴虚阳弱候为阴枯阳弱之候，系阴液本亏，尚未恢复，又感受阴邪，或因误投寒凉、汗下失当，更伤其阳，而成阴阳并虚之证。

诊断

病名：[**中医**]虚喘，心悸，怔忡，心慌，心痛，不寐，冲咳，冲呃，虚肿，久泻。[**西医**]神经官能症，冠状动脉粥样硬化性心脏病，病态窦房结综合征，二尖瓣狭窄，二尖瓣关闭不全，心脏肥大，心功能不全。

证名：心肾水饮证，脾胃阴虚证，心脾阴虚证，**心肝阴虚证**，心肾阴虚证。

病位：心脾，脾胃，心肝，心肾。

病因：阴虚，水饮。

病机状态：虚弱。由其人阴液素亏，又感受阴邪，或因误投寒凉、汗下失当、久病等伤其阳气，以致阳气不振，而成阴枯兼阳弱之候。

1.阴液枯涸候－津液枯涸＋津液不固－阳气浮越＋阳气不振＋气机冲逆

2.阴液消涸————————→气机冲逆

＋

阳气不振——→神气不振——→津液不固

图2-7-93　阴虚阳弱候病机结构式示意图

病形：虚弱；　　**病层**：里；　**病态**：静；

病性：阳中阴；　**病质**：虚；　**病势**：深，重，缓中急。

证象组合：液涸＋阳虚＋神虚＋气逆＋液滑

主症：【**阴液消涸**】症象：①毛发枯槁，囟陷枕沉。②发热日轻夜重，五心发热。③唇舌干燥，口渴。④小便不通，小便已阴疼。**舌象**：舌紫干绛。**脉象**：脉弦。

【**阳气不振**】症象：①手足厥冷。②似寐非寐。③面色青黄。④目闭不欲开。⑤蜷卧恶人语。**舌象**：舌嫩红。**脉象**：六脉沉细，沉伏。

副症：【**神气不振**】症象：①气短神倦，声短语促。②恍惚心乱，时昏愦，心中战栗，心乱悸。**脉象**：脉动而中止。

宾症：【**气机冲逆**】症象：①干呕。②气喘夜不得卧，干咳咯痰清稀而不爽。③口干纳呆。④心悸胸闷，太息。**舌象**：舌淡苔白。**脉象**：脉沉迟结代。

【**津液不固**】症象：吐利不止，泻利日多夜少，吐泻交作。

临床以阳虚神衰症象显明，但宾症津液不固，时又为显明主导症象，然均当有阴枯症象同见，方可认定。

鉴别诊断

阴虚阳弱候 − 阴液消涸 + 阴虚失养 − 气机冲逆 − 津液不固 + 经脉不荣 + 络脉不荣 = **阴虚失养候**

　　　└── + 络血不固 + 阴精不固 = **阴损及阳候**

　　　└── + 气虚不充 − 津液不固 = **阳损及阴候**

图2-7-94　阴虚阳弱候鉴别式示意图

阴虚阳弱候为阴枯不复，阳气又弱之候；阴虚失养候则为下焦阴中阳虚，不能濡养经络之候；阴损及阳候系阴损渐及于阳气之候；阳损及阴候系阳气虚损渐及阴分之候。

传变预测

阴虚阳弱候 − 阳气不振 − 气机冲逆 − 津液不固 + 津液枯涸 + 阳气浮越 → **阴液枯涸候**

　　└── − 阴液消涸 + 阴虚失养 − 气机冲逆 − 津液不固 + 经脉不荣 + 络脉不荣 → **阴虚失养候**

　　　　└── + 络血不固 + 阴精不固 → **阴损及阳候**

图2-7-95　阴虚阳弱候传变式示意图

阴虚阳弱候如经治疗，阳虚得复而津液已伤，可转为阴液枯涸候；如阴阳均未复元，浅则不荣于经络而为阴虚失养候，深则损及精血而为阴损及阳候。

辨证

定位：脾胃：吐利不止，泻利日多夜少，似寐非寐，舌紫干绛；心肝：恍惚心乱，心乱悸，时昏愦；心肾：五心烦热，夜寐多梦，视力减退。

定性：阴虚：五心烦热，毛发枯槁，唇舌干燥，舌紫干绛；水饮：气喘，干咳咯痰清稀而不爽，口干纳呆，胸闷，太息，脉沉迟结代，舌淡苔白。

定量：①轻：似寐非寐，泻利日多夜少，五心发热。②中：蜷卧恶人语，干呕，发热日轻夜重。③重：目闭不欲开，吐泻交作，气喘夜不得卧。

论治：当刚柔并用，滋阴液兼温补阳气。但当以柔养阴液为主，以顾其本，温补阳气以兼其标。

1.随机立法：阴虚阳弱候以阴液枯涸为本，阳气虚弱为标，为素本阴液不足，更伤阳气，而成阴枯阳弱之证，故其治则虽当补阴助阳，刚柔并进，但应以滋填阴液为主以顾本，温通助阳以顾标，决不可本末倒置。

2.随位立法：阴虚阳弱候，病以阴液枯涸为本，因而其治则自当以滋养阴液为主，以固其本。病关脾胃，当兼补中阳；病关于心，当兼温通心阳；病关肝肾，当兼温助肝肾之阳。

3.随因立法：病本阴虚，总宜滋阴增液，在上则养心阴，中则滋养脾阴胃液，在下则滋补肝肾阴液。兼水饮者兼以温化与淡利。

4.随症立法：胸闷憋气，以瓜蒌仁、薤白、桂枝、法半夏等通阳宣痹；吐泻不止，以人参、附子、干姜、白术、甘草等温补中阳，或再参乌梅、石榴皮、龙骨、五味子、牡蛎、赤石脂等以固涩津液；水饮上逆喘咳，以桂枝、半夏、茯苓、细辛、五味子、干姜等温化逐饮。但均当在滋阴增液大法之中。

方证：加减理阴煎证、二甲复脉汤证、炙甘草汤（加减）证、金水六君煎证、回阳温脾合育阴养胃法证、参蒌薤白汤证。

考证：阴虚阳弱候，阴液枯涸，阳气虚弱者，通称：阴阳两虚，阴损及阳，阴阳两损，痰饮射肺凌心。

仲景曰："汗家，重发汗，必恍惚心乱，小便已阴疼，与禹余粮丸。"（《伤寒论》88条）

罗谦甫治中气本弱，六月伤寒，八九日，以凉剂下之，又食梨三四枚，痛伤脾胃，四肢冷，时时昏聩，心悸动，呃噫不绝，色变青黄，精神减少，脉动而中止，有时自还，目不欲开，蜷卧恶人语，炙甘草汤，一剂不效，三服始愈[1]。

吴坤安说"阴霍乱者，乃少阴证，初起吐利，脉沉伏，手足冷，其舌形胖嫩，淡红不渴者，是也，四逆汤、理阴煎之类，察其宜刚宜柔，投之。如见舌苔紫色而干，口渴干呕者，当以金水六君煎和之。"[2]"有少阴伤寒，先从吐泻而起，但看舌形紫色无苔；或舌中微白，而四畔色绛，六脉沉细，似寐非寐者，既是少阴伤寒，治当益阴和中，不可作霍乱治。凡病起吐泻，而舌上有苔，或黄或白者，方是霍乱，否则斑疹未透也。缘二症有湿热之邪，故生苔。少阴乃虚症所发，故舌但紫绛，或淡红而无苔，临症者辨之。"[2]

董廷瑶治5个月女婴，中毒性消化不良，便利不畅，次多量少，日约10次，腹满胀气，形神委倦，纳差，恶心，小便短少，体温稍高，舌光红而干。乃阴液干涸，元气虚惫之象，用救阴扶元法，2剂，泄泻次数虽减，但仍下稀水，腹仍胀满，舌光红略转淡，体温亦低，汗出较多，阴损及阳之证。此时不宜单救其阴，或单扶其阳，乃用回阳温脾合育阴养胃之法，5剂泻渐止，胃动腹软，阳回阴复，终得全效[3]。

曹永康治陈某某，男，26岁，风湿性心脏病，二尖瓣狭窄及闭锁不全，全心肥大，心功能2~3级，怔忡较甚，心脐跳动显著，舌尖红点，脉结代，尤以胸宇闷热，呼吸不畅为苦。心阴不足，虚阳亢盛，拟扶正养心，平冲潜阳为法，心悸较平，5帖，红参易党参9g，怔忡渐平，脉转正，胸膺闷热，手颤自汗，面跗浮肿，关节窜疼，诸症次第好转。膏丸相间调治年余，心功能1~2级[4]。

赵绍琴治病态窦房结综合征：张某某，男，43岁，阵阵心慌，胸闷憋气，心烦，夜寐多梦，舌红体瘦，脉沉迟，按之弦细且滑，心率46次/分。心虚气弱，肝肾两亏，须养其心阴，助其心阳，滋补肝肾，泄其虚热，调理阴阳，平衡升降。6剂，自觉症状明显好转，胸闷憋气未见发作。后因换医生，投辛温，壮阳益气，升药过多，缺少育阴药，又出现发作。加白芍15g，10剂，心率上升到50~60次/分。连服30剂，病情稳定，后出现心烦多梦，小便色黄，脉弦滑，舌红苔薄黄腻，为阴分不足，虚热上扰，湿热积滞，互阻不化，改滋肾水以制虚火，补下元，佐泄热。服药月余，病情稳定，停药观察一月未发[5]。

编者按：阴虚阳弱候，因心肾水饮及心肝脾肾阴液不足，久虚不复，累及阳气，致阴液消涸，虚热内起，阳气亦衰，冲气上逆，甚则津液失固，为心肝阴涸阳衰之变。当以滋养心肝阴液为主，佐以通阳之品，以振心肝之阳，即阴阳同调之法。

引用文献

［1］江瓘，魏之琇.名医类案（正续编）［M］.北京：中国中医药出版社，1996：14.

［2］吴坤安.伤寒指掌［M］.上海：上海科学技术出版社，1959：卷四59，60.

［3］董廷瑶.婴儿泄泻的治疗经验［J］.中医杂志，1980，（4）：16.

［4］曹永康.用"二加龙牡汤加减"治疗风湿性心脏病［J］.江苏中医，1965，（9）：40.

［5］赵绍琴.中医中药治疗病态窦房结综合征［J］.中医杂志，1979，（12）：14.

十四、阴虚阳郁候

阴虚阳郁候系阴中阳虚之体，感受外寒，表阳郁遏而成。为虚人感冒，外感挟虚证之一，以其虚及根本，兼有外邪表郁，故为虚实夹杂之候。

诊断

病名：［**中医**］阴虚伤寒，夹阴伤寒，肾虚伤寒，春温两感，阴暑，暑热，湿温，产后发热，牝疟，寒痹。［**西医**］感冒，感染性休克。

证名：肝肺风寒证，肺肾风寒证，**脾肾虚寒证**，脾肾湿热证。

病位：肺肾，脾肾，肝肺。

病因：风寒，虚寒，湿热。

病机状态：虚郁。由阴中阳虚之体，感受外寒，郁遏表阳，腠理不宣，阴枯阳弱，神气不振，阳气外浮，而成表里虚实夹杂之候。

1.阴虚阳弱候－气机冲逆－津液不固＋腠理不宣＋阳气浮越

2.阴液消涸←＋→腠理不宣

↓

阳气不振——神气不振——阳气浮越

图2-7-96　阴虚阳郁候病机结构式示意图

病形：虚郁；　　**病层**：里兼表；　**病态**：静中动；

病性：阳中阴；　**病质**：虚夹实；　**病势**：深，重，缓。

证象组合：阴涸＋阳虚＋表郁＋神虚＋阳浮

主症：【**阴液消涸**】症象：①渴不欲饮，舌干。②肌肤甲错。③腰痛。④小便少。**舌象**：舌紫绛苔黑。**脉象**：脉细数。

【**阳气不振**】症象：①热淡形寒，畏寒。②手足逆冷。③面黄或萎黄。**舌象**：舌苔淡红，胖嫩圆大。**脉象**：脉沉细无力。

副症：【**腠理不宣**】症象：①表热不扬，无汗，肌肤淡红隐隐不透。②头痛。③肌肤浮肿。

【神气不振】症象：①神情呆钝。②似寐非寐。③神识乍清乍昧。④神气昏倦，精神恍惚。

宾症：【阳气浮越】症象：①红疹，面赤，颧红冒热。②烦躁，昼夜不寐，时而谵语，时而悲哀。③胸膈胀闷，干呕。④大汗淋漓，衣衫湿透。舌象：苔黑。脉象：脉大无力。

临床以表证明显，但必须有阴枯阳虚症象同见，方可认定。

鉴别诊断

阴虚阳郁候–阴液消涸–神气不振–阳气浮越+阳气怫郁+阳气不行+气机不利=**阳气虚郁候**
└–阳气不振–阴液消涸+阴虚失养+气机失充–阳气浮越+清空、气机不宜=**气阴虚郁候**

图2-7-97　阴虚阳郁候鉴别式示意图

阴虚阳郁候系阴中阳虚兼表郁之候；阳气虚郁候为阳虚阴盛兼表郁之候；气阴虚郁候则系气阴不足兼表郁之候。各自不同。

传变预测

阴虚阳郁候–腠理不宣–阳气浮越→**阴虚阳弱候**
└–阴液消涸+阴虚失养+经脉失养+络脉失养+清空失养→**阴虚失养候**
+阳气脱绝+气机冲逆+津液脱竭→**阴竭阳脱候**

图2-7-98　阴虚阳郁候传变式示意图

阴虚阳郁候如经治疗，表解而虚未复，即转为阴虚阳弱候，日久不复，则可转为阴虚失养候；如妄行发散，阴愈竭，阳愈虚而致阳气浮越而脱，即转为阴竭阳脱候。

辨证

定位：肺肾：神情呆钝，似寐非寐，表热不扬，热淡形寒，无汗；脾肾：肢冷畏寒，胸膈胀闷干呕；肝肺：面赤，颧红冒热，烦躁，昼夜不寐。

定性：风寒：表热不扬，无汗，肌肤淡红隐隐不透，头痛；虚寒：热淡形寒，手足逆冷，畏寒，面黄或萎黄；湿热：胸膈胀闷干呕。

定量：①轻：表热不扬，无汗，神情呆钝，似寐非寐。②中：热淡形寒，手足逆冷。③重：肢冷畏寒，面赤，烦躁，昼夜不寐，大汗淋漓。

论治：当以温补阴阳为主以固本，略兼通阳宣表以解外邪，切不可妄行汗下，重虚其里，致变证迭出，甚至厥脱莫可救。

1.随机立法：阴虚阳郁候，其病机为阴液阳气两亏，兼表阳郁遏，虚重邪轻，虚多邪少，虚及根本。其治法当以固本扶正为主，滋阴垫托，温化助阳，略兼轻散以解表，必待阴阳渐复，托邪外出，则汗出邪达，如虚深邪重，必待阴复阳回，或战汗而解，或邪从少阳转枢化疟而解。切不可强行发散，重伤阴阳，甚则厥脱立至。

2.随位立法：滋阴助阳，以脾肾为主，冀其云蒸雨化。病在肺肾者，汗出即解，或战汗而解；病在脾肾者，多从少阳转枢化疟而解。

3.随因立法：因于虚寒，只宜温补助阳，即可通阳达表；因于风寒，略佐辛温宣散以达邪；因于湿热，通阳化湿略佐苦寒以清解之。

4.随症立法：阴虚多致阳浮，予滋阴增液之品，即可配阳而不致外浮。如见大汗淋漓，致阴阳俱虚，阴不维阳，孤阳浮越，即当加用龙牡止汗而敛摄浮阳。

方证：理阴煎证、大温中饮证、阳和汤证、补阴益气煎证、左归饮证、一阴煎证、复脉汤证、玉屏风散合桂枝龙骨牡蛎汤加味证。

考证：阴虚阳郁候，邪郁肺阳、清阳，阴虚阳郁，兼阴虚内热，虚实夹杂者，通称：阴虚邪陷，寒陷少阴，湿流少阴，肾虚挟感，邪流少阴，孤阳浮越。

张景岳说："如平居偶感阴寒，邪未深入，但见发热身痛，脉数不洪，内无火证，素禀不足者，即当用理阴煎加柴胡，或加麻黄，连进一二服，其效如神，此常用第一方也……其有阴盛阳衰之证，身虽发热，而畏寒不已，或呕恶，或泄泻，或背凉如水，或手足厥冷，是皆阳虚之极，必用大温中饮，或理阴煎，不可疑也……若邪实正虚，原有主客不敌之势，使但能保定根本，不令决裂，则邪将不战而自解。此中大有玄妙，余常借此而存活者，五十年来若干人矣。谨书之以为普济者之则。"[1]"伤寒精血素弱，或阴中阳气不足，脉细弱而恶寒者，必须大助真阴，则阳从阴出，而表邪自可速解，唯理阴煎加柴胡、麻黄之类，或随证加减用之为最妙。若伤寒于七日八日之后，脉数无力，神昏气倦，或躁扰不宁，散之不可，清之不可，而邪不能解者，只宜理阴煎大剂与之，真回生神剂也。"[1]

"凡阴盛隔阳，内真寒而外假热者，其证必头红面赤，或干渴舌焦，或口疮喉痛，或烦喘狂躁，或身热如火，或见虚斑而蚊迹遍身，或发阴黄而溺如金汁。虽其外有此证，而脉则微弱不鼓，且或为呕恶，或为泄泻，或背腹畏寒，或气短似喘，或昏睡无知，或惊惶惧怯，或虽热不渴，或言虽谵妄而气促声微，或身虽躁狂而举动无力，禁之则止，是皆内虚外实，真寒假热之证。须用理阴煎、或六味回阳饮、大温中饮、八味地黄汤之类、大剂与之，庶可保全。"[1]

吴鞠通说："邪气久羁，肌肤甲错，或因下后邪欲溃，或因存阴得液蒸汗，正气已虚，不能即出，阴阳互争而战者，欲作战汗也，复脉汤热饮之。虚盛者加人参。肌肉尚盛者，但令静，勿妄动也。"[2] **吴坤安**说："凡肾虚挟感，斑疹无力透达，肌肤中微现淡红隐隐之点，脉象沉细无力，舌苔淡红，或紫色，舌形胖嫩圆大，似寐非寐，神识乍清乍昧，此少阴精不化气，斑不得透也。当以左归饮加人参进之，精气充溢，斑自外达矣。若兼右尺迟微，手足逆冷，渴不欲饮，此少阴水火俱亏也。当以人参八味投之，肾气一充，其斑自透。"[3]

谢映庐治小产后，感冒寒热咳嗽，其热忽有忽无，面白唇燥，脉来虚大。此产后血虚感寒，与补中益气汤加熟地、姜炭[4]。

黄锦芳治患风温，汗出倦怠，鼻鼾语难，嗜卧不休，微恶寒而不甚，或欲用清暑益气汤。此热扰肾之症，幸胃气尚存，可用滋阴之药以救之。若误用清暑益气，则热得参、芪而益盛，火得升、柴而益炽，直视失溲与瘛疭等症，必相继而出矣。用熟地9g，山药、桂枝各6g，丹皮、龟板、防风、阿胶各3g，1剂而神清，4剂而诸症悉除[5]。

编者按：阴虚阳郁候，系肾阴素虚之体，感受风寒，由肺卫而直犯于肾，挫伤肾中阳气；或因脾肾阳气不足，表郁未解，外寒内陷，以肾为水火之脏，阴阳同宅，阳虚常累及于阴，故常见阴阳两虚、内外皆寒之候，下元不足，阴寒直陷少阴，逼其虚阳浮越于外，甚为危急。当于滋补肾阴之中，兼以温补脾肾阳气，即阴中求阳之法，以扶正托透，而解表阳之郁。

引用文献

[1] 张介宾.张景岳医学全书［M］.北京：中国中医药出版社，1999：961，1025，1026.

[2] 吴鞠通.温病条辨［M］.福州：福建科学技术出版社，2010：111.

[3] 吴坤安.伤寒指掌［M］.上海：上海科学技术出版社，1959：卷三38.

[4] 谢映庐.谢映庐医案［M］.上海：上海科学技术出版社，1962：53.

[5] 江瓘，魏之琇.名医类案（正续编）［M］.北京：中国中医药出版社，1996：332.

十五、阴虚不化候

阴虚不化候系肾之阴中阳虚，不能化气行水之候，多由久病、大病伤及肾中之阴阳，肾虚不能化气，水液停蓄而成。

诊断

病名：［中医］虚肿，虚胀，阴虚水肿，洞泄，解颅，眩晕。［西医］慢性肾炎，高血压性心脏病，心力衰竭，脑积水。

证名：**脾肾寒湿证**，脾肾湿热证，肝肾湿热证，心肺瘀热证，心肾水饮证，肝肾阴虚证。

病位：脾肾，肝肾，心肺，心肾。

病因：阴虚，寒湿，湿热，水饮，瘀热。

病机状态：虚滞。由久病损伤肾中阴阳，肾虚不能化气行水，以致津液不能化气，不能泄越于外而停蓄于里，遂成因虚致水之证。

1.阴虚失养候－经脉不荣－络脉不荣＋气化不行＋津不化气

2.阴虚失养

↓

阳气不振──→气化不行──→津不化气

图2-7-99　阴虚不化候病机结构式示意图

病形：虚滞；　　**病层**：里；　　**病态**：静；

病性：阳中阴；　**病质**：虚中实；　**病势**：深，重，缓。

证象组合：阴虚＋阳虚＋气化＋津滞

主症：【阴虚失养】症象：①面赤口渴。②腰痛足硬。③大便反燥。**舌象**：舌红绛。**脉象**：脉细弦数。

【阳气不振】症象：①面色㿠白。②神困嗜睡。③睡卧露睛。**舌象**：舌胖嫩有齿印。

副症:【气化不行】症象:小便点滴不畅,小便不通。

宾症:【津不化气】症象:①口渴饮水。②忽然大泻,喷射水液。③水肿。④腹胀如鼓,足肿坚硬,皮肤欲裂。⑤囟凸颅缝裂开,头皮光洁。

临床以气化不行,津液停滞症象明显而易见,但必须与阴阳两虚症象同见,方可确认。

鉴别诊断

阴虚不化候−阴虚失养+气机不宣+气机不利=**阳虚不化候**

└─ −阳气不振+气虚失充+气机不利+阳气不和=**气阴不化候**

图2-7-100　阴虚不化候鉴别式示意图

阴虚不化候为阴中之阳虚,不能化气行水之候;阳虚不化候为阳虚不能化气行水,而阴未虚之候;气阴不化候则为阳气不虚,唯气阴不足,而水停津蓄之证。各自不同。

传变预测

阴虚不化候−气化不行−津不化气+经脉不荣+络脉不荣+清空失宣→**阴虚失养候**

├─ −阴虚失养+阴液消涸−阳气不振+阳气脱绝+津液脱竭→**阴竭阳脱候**

└─ +津液不固+络脉不固+阴精不固+清空失宣→**阴损及阳候**

图2-7-101　阴虚不化候传变式示意图

阴虚不化候治疗得当,气化水行,唯阴虚不复,可转为阴虚失养候;如用峻剂攻逐,重伤阴阳,水气虽或可去,而阴液、阳气难支,难免转成阴竭阳脱候而难救,或水气虽去,阴伤及阳,亦可转成阴损及阳候,而入损门。

辨证

定位:脾肾:畏寒面黄,食少乏味;肝肾:腰痛足硬;心肺:面赤口渴,喘咳烦悸,不能平卧。

定性:寒湿:面色㿠白,神困嗜睡,睡卧露睛,舌胖嫩有齿印;湿热:面赤口渴,腰痛足硬,大便反燥,舌红绛,脉细弦数;水饮:口渴饮水,忽然大泻,喷射水液。

定量:①轻:小便点滴不畅,水肿。②中:口渴饮水,忽然大泻,喷射水液,足肿坚硬,囟凸颅缝裂开,头皮光洁。③重:小便不通,腹胀如鼓,皮肤欲裂。

论治:当以温补肾中阴阳为主,略参行湿利水,然病势已深,仅可缓图,不可攻逐,取快一时,必生他变。

1.随机立法:阴虚不化候病机为阴中阳虚,不能化气行水,以致津液停蓄于里。其治则当以滋阴为主,参以助阳化气,兼以行湿利水,使水气外泄。切不可单行渗利,更禁峻剂攻逐,重伤阴阳,虽或水气暂得外泄,得快一时,而阴液、阳气已伤,必生他变。

2.随位立法:阴虚不化,病机总关乎肾之阴阳,故滋肾阴,温肾阳,是为总则。病关心肺,当兼养心肺之气阴;关乎脾,当参以健脾利湿。

3.随因立法:因于寒湿,宜偏重于助阳化气以行水;因于湿热,则当于清利之中,略佐温化以行水。

4.随症立法:阴虚不化,水气停蓄,故渗湿利水之品,必不可少,如茯苓、泽泻、车前子、猪苓、滑石、石韦之类,均可随症加用;而化气行水之品,如官桂、桂枝、附子、干姜之类,亦当小量选用,但不可喧宾夺主,反伤阴液。

方证:加减金匮肾气汤证、济生肾气丸加减证、龟鹿补肾汤证、纯阴化阳汤证、滋阴利水方证、真武汤合生脉散证、猪苓汤证。

考证:阴虚不化候,阴中阳虚不能化气行水者,通称:阴虚水溢,阴虚蓄水,阴虚不能化阳,阴中阳虚。

陈士铎说:"肾水不足以制火,口渴饮水,忽然大泻,一日或十余行,或数十行,昼夜之间,泻至数百次,完谷不化,直下无留……肾水不足以制火……方用生阴止泻汤……此症用存阴汤亦效。"[1]"小便不通,目睛突出,腹胀如鼓,膝以上坚硬,皮肤欲裂,饮食不下,独口不渴,服甘淡渗泄之药皆无功效……方用纯阴化阳汤……此症用加生化肾汤亦神。"[1]

赵羽皇曰:"仲景制猪苓一汤,以行阳明、少阴二经水热。然其旨全在益阴,不专利水。盖伤寒表虚,最忌亡阳,而里虚又患亡阴。亡阴者,亡肾中之阴,与胃家之津液也。故阴虚之人,不但大便不可轻动,即小水亦忌下通,倘阴虚过于渗利,则津液反致耗竭。方中阿胶质膏,养阴而滋燥;滑石性滑,去热而利水;佐以二苓之涌泻,既疏泄热而不留其壅瘀,亦润真阴而不苦其枯燥,是利水而不伤阴之善剂。故利水之法,于太阳用五苓者,以太阳职司寒水,故加桂以温之,是暖肾以行水也;于阳明、少阴用猪苓者,以二经两关津液,特用阿胶、滑石以润之,是滋养无形以行有形也。"[2]

何廉臣说:"加减《金匮》肾气汤,治阴虚不能化阳,致溺闭积成水肿。"[3]

雷少逸治腰如两截，带下淋漓，时值中秋，炎蒸如夏，或当风而纳凉，或因渴而饮冷，其阴邪乘虚而陷少阴，发为牝疟。脉来沉小之象，畏寒而不甚热，肌肤浮肿，面色萎黄，饮食减少而乏味，小水淡黄而欠舒，此阴虚邪陷之证，显而易见。用金匮肾气去萸肉、丹皮，加干姜、苍术，连服十余剂，诸羔全安[4]。**李泰**治脉左细右革，头痛眼花，肢体困倦，漏病最甚。此体虚挟寒湿之证，宜温补脾肾，兼以除湿[5]。

于天星等说："阳虚导致阴虚的问题。一些充血性心力衰竭病人，有时会出现心肺阴虚，如少气、干咳之肺阴虚和心血亏耗之虚烦而悸、舌红少津者，其治疗应当在以真武汤配合'治水三法'的基础上再配用养阴药，加生脉散、一贯煎之类……另外，由于水肿系机体水液分布代谢失调的征象，从而往往在机体某些部位出现水分潴留，而在另一部位又可表现津液不足，在治疗水肿过程中，如果不能很好地掌握温、润方药的运用，就会出现过用温药伤阴，或过用阴药而不利于治肿的情况。因此，在临床中正确辨证，恰当掌握温阳利水法与育阴利水法的配合及交替运用，使温阳之品不伤阴，育阴之剂不助水湿之患是很重要的。"[6]

季明昌按："脾阳虚衰，运化无权而湿聚为带，故见带下色黄，面色萎黄，畏寒，腹满，便溏等症。张老提出'理同阴黄'，用治'阴黄'之法而收功。此法妙在健脾化湿之中，主以姜、附、茵陈，仿茵陈术附汤治疗阴黄方法，实有其别开生面之处。"[7]

张镜人说："阴虚水溢，多由阴液耗伤，相火溢水所致……《证治汇补》：'肾者胃之关，关门不利，聚水生病。故水肿有属阴虚者，肺金不降而浮肿，其症腹大脐肿，腰痛足硬，小水短涩，咳嗽有痰，不得卧倒，面赤口渴，但饮食知味，大便反燥，此水附龙起，相火溢水故也。'……舌质红绛，示液涸阴亏；脉细弦数，示肝虚热灼。治法：滋阴利水。"[8]

编者按：阴虚不化候，因寒湿、湿热、水饮、瘀热久病，伤及肾中阴阳，以致脾肾阳气郁滞而不振，不司健运之权，不能泌清别浊，水谷不得运化，而成阳虚滞之证。当以温补脾肾阳气为主，以祛寒而助其运化，兼以祛邪调气，渗利化湿。**刘渡舟**说："泽泻汤药量大而力专，利水行饮，下走水道为捷，叶香岩说：'通阳不在温，而在利小便'，今小便一利，在水湿有路可去，而三焦阳气同时得达，故表里通畅出微汗使病得解。"[9]

引用文献

［1］柳长华.陈士铎医学全书［M］.北京：中国中医药出版社，1999：856，896.

［2］吴谦.医宗金鉴［M］.沈阳：辽宁科学技术出版社，1997：57.

［3］俞根初等.重订通俗伤寒论［M］.上海：上海科学技术出版社，1959：371.

［4］雷丰.时病论［M］.北京：人民卫生出版社，1964：98.

［5］李洪成，李新平，李新晔.中医证候学［M］.北京：中国医药科技出版社，2008：525.

［6］于天星，李祥国.赵锡武老中医治疗慢性充血性心力衰竭的经验［J］.新医药学杂志，1978，（11）：10.

［7］季明昌.张又良治带经验［J］.中医杂志，1981，（11）：15.

［8］张镜人.水肿的辨证和治疗［J］.中医杂志，1982，（10）：59.

［9］刘渡舟.谈谈《金匮》的泽泻汤证［J］.中医杂志，1980，（9）：18.

十六、阴虚失纳候

阴虚失纳候系下焦肝肾之阴不足以涵养阳气，以致阳气失纳而上冲肺胃之证。故古人有阴虚阳浮，阴竭阳厥，或阴火上冲等称，多见于大病、久病之后，或身体素虚，根本先亏，虚损劳伤之人。

诊断

病名：[**中医**]冲咳，冲呕，冲呃，虚咳，虚喘，虚痰，虚呃，哮喘。[**西医**]支气管哮喘，肺气肿，高血压，冠状动脉粥样硬化性心脏病。

证名：肝肾虚火证，脾肾湿痰证，**肺胃热痰证，肺肾寒饮证，肺肾阴虚证，肝肾阴虚证，肾胃阴虚证**。

病位：肺肾，肝肾，脾肾，肾胃，肺胃。

病因：阴虚，虚火，湿痰，热痰，寒饮。

病机状态：虚逆。由肾阴素亏，或大病、久病之后，或妄行汗下，重伤真阴，阴虚不能恋阳纳气，以致阳气升越上冲，而成肾不纳气之候。

1.**阴液枯涸候**－津液枯涸＋阴虚失养＋气机冲逆

2.**阴虚失养**——→**阴液消涸**——→**阳气浮越**

气机冲逆←

图2-7-102　阴虚失纳候病机结构式示意图

病形：虚逆；　**病层**：里；　**病态**：动；

病性：阳；　**病质**：虚；　**病势**：深，重，急，危。

证候组合：阴虚+气逆+阴涸+阳浮

主症：【阴虚失养】**症象**：周身酸痛，腰足尤疼，甚则痿厥。**脉象**：①脉两尺洪盛。②脉虚细数。

　　　　【气机冲逆】**症象**：①咳逆痰多白黏，或有黑花，咳呕清涎。②动则气喘，喘促短气。③胸胁虚痞，气自小腹上冲，气冲呃逆，干呕。

副症：【阴液消涸】**症象**：①舌干咽燥，口渴，音嘶。②潮热盗汗。③小腹烦冤。**舌象**：舌紫而干。**脉象**：脉细数促。

宾症：【阳气浮越】**症象**：①大汗出。②咳呛火升。③心烦。④头晕面赤。**脉象**：①脉洪盛。②脉微。

临床以冲逆症象显明，但必须有阴枯阳浮症象同见，方可确认。

鉴别诊断

阴虚失纳候－阴液消涸+阳气不振=阳虚失纳候

└──　+清空不宁+络脉不和+神志不宁+气虚脱绝=阴竭阳厥候

　　　└──+阳气脱绝+津液脱竭=阴竭阳脱候

图2-7-103　阴虚失纳候鉴别式示意图

阴虚失纳候为阴枯而不能收纳阳气，致阳气冲逆之候；阳虚失纳候为阴中阳虚，虚阳上逆之候，然与本候同属肾不纳气之证；阴竭阳厥候则系阴枯阳亢化风上逆之证，而非肾不纳气；阴竭阳脱候则为阴枯而阳气厥逆上脱之证，多为肾不纳气之坏证。

传变预测

阴虚失纳候－气机冲逆+津液枯涸+神气不振→**阴液枯涸候**

└──　+清空不宁+阳气脱绝+津液脱竭→阴竭阳脱候

图2-7-104　阴虚失纳候传变式示意图

阴虚失纳候治疗得当，肾气下纳，冲逆已平，唯阴液未复，可转为阴液枯涸候；如有失误，阳气上越而脱，则为阴竭阳脱候。

辨证

定位：肺肾：咳逆痰多白黏，或有黑花，喘促短气，咳呕清涎；肾胃：干呕，呃逆，呕咳上气；肝肾：腰足酸痛，下肢痿厥，胸胁虚痞，痰嗽喘逆，气冲呃逆。

定性：阴虚：面色娇红，潮热盗汗，腰足酸痛，下肢痿厥，脉细数促；虚火：舌干咽燥，口渴，音嘶，舌紫而干，小腹烦冤；痰饮：咳逆痰多，咳呕清涎。

定量：①轻：咳逆痰多白咸，咳呕清涎。②中：动则气喘，干呕。③重：喘促气短，呃逆，水浆难入。

论治：以滋阴为主，镇摄阳气；以收固上逆之肾气为辅，使虚复而冲气归根。切不可妄行疏散，致阳气升越而脱绝。

1.随机立法：阴虚失纳候，其病机为阴液枯涸，不能摄纳阳气，以致阳气升逆于上，故其治则当以大剂滋填阴液为主，兼镇纳阳气，使上浮之阳气归纳于肾。古人谓，填精以浓厚之剂必兼镇摄，不可妄行疏散宣发。

2.随位立法：总当以滋肾之阴精为主，兼以收纳肾之阳气。兼肝则当镇潜肝阳之亢逆；兼肺宜益肺之气液，降肺之逆气；兼胃宜养胃阴，降胃气。

3.随因立法：阴虚失纳候总由肝肾阴虚，阳气上逆所致，故其治则总不离滋阴镇阳以纳气归肾。兼虚火者，略佐苦降；兼痰者，参以化痰；兼水饮者，兼以温化逐饮。

4.随症立法：虚咳，酌加沙苑子、天冬、百合、柿霜之类；虚喘，酌加磁石、五味子、枸杞子、沉香之类；虚痰，酌加竹沥、核桃仁、沙苑子之类；虚呃，酌加铁落、刀豆、银杏、怀牛膝之类；虚热，酌加金银花、地骨皮、青蒿、鳖甲之类。

方证：加味都气丸证、生脉散证、左归饮证、金水六君煎证、坎气潜龙汤证、贞元饮证、三子贞元饮证、人参蛤蚧散证、人参胡桃汤证、五味子汤证、鸡苏七味汤证、滋肾肃肺汤证、益肾纳气汤证、山虎汤证。

考证：阴虚失纳候，阴虚而失于摄纳者，通称：肾不纳气，肾虚气逆，相火上逆，阴火上逆，阴火上冲，冲脉气逆，冲气上逆，上实下虚，阴枯阳亢，阳气暴逆，阴虚阳浮，阴竭阳越，阴竭阳厥。

陈士铎说："痰气上冲于咽喉，气塞肺管作喘，而不能取息，其息不粗，而无抬肩之状者，此气虚……方用定喘神奇丹……亦可用参熟桃苏汤。"[1]

吴坤安说："若止少阴水亏，动气亦不甚，必有舌干口渴脉数可凭，宜都气饮加胡桃肉以纳之，或左归饮加减亦可。"[2]"若因汗下之后，发喘者，乃真气不能接续，气短似喘也，病源在下，其症呼吸喘促，自丹田以上，气道阻塞不通，提之不能升，咽之不能降，呼吸不能接续，主治在肾，以肾主纳气也，当以景岳真元饮主之。气虚脉微，汗大出者，合参、麦、五味，受之纳之，或生脉合左归亦可。足冷脉微者，熟附都气饮加胡桃肉以纳之。"[2] "如见舌苔紫色而干，口渴干呕者，当以金水六君煎和之。"[2]

俞根初说："冲气上逆，或呕或厥，或顿咳气促，冲任脉搏，舌胖嫩圆大，阴竭阳厥者，宜滋潜，坎气潜龙汤主之。"[3] 何秀山说："精枯髓热，腰脊酸痛，遗精带下，骨蒸跟疼，冲任脉动，两颧嫩红，耳聋眼花，脉左关尺细弦数，舌质胖嫩，根或灰黑淡薄者，以二加龙蛎汤去姜附，加大补阴丸为主。虚咳，酌加沙苑子、天冬、野百合、真柿霜之类。虚喘，酌加灵磁石、北五味、秋石拌捣甘杞子、玄精石泡水磨沉香汁之类。虚痰，酌加淡竹盐拌炒胡桃肉、秋石水拌炒沙苑子之类。虚呃，酌加青铅、铁落、盐水炒银杏、刀豆子、沉香水炒怀牛膝之类。虚热，酌加银胡、地骨皮、青蒿，炙鳖甲之类。"[3]

何廉臣说："唯屡下后及病久，与夫老人虚体，妇人产后，阴气大亏，阳气暴逆，肝肾阴虚，相火上逆，自脐下直冲至胸嗌间而呃者，《内经》所谓病深者其声哕是也。急用六味地黄汤加大补阴丸、紫石英、沉香汁，或可挽救一二。"[3]

李用粹说："诸阳气浮，无所依从，呕咳上气，此阴虚成呕，不独胃家为病，所谓无阴则呕也，地黄汤加石斛、沉香治之。"[4] 董废翁说："如病久口干舌燥，呕者，胃阴虚也（必有面色娇红，脉虚细数等证），都气饮主之（左归饮去茯苓，加生地、归身尤妙）。"[5]

姚国美说："气从小腹上冲而呃，发声迟缓，病关于肾。头眩耳鸣，骨蒸盗汗，小便短，脉细数者，此肾阴亏损，虚阳上浮，宜大补阴丸或都气丸加磁石、刀豆子之类以助其收纳。"[6] "喘息少气……若气自小腹上冲，劳动则喘甚，静坐则喘息，乃肾虚不纳，治以都气丸加核桃肉、沉香之类……阴虚甚者，嗌干脉数，心烦盗汗，宜前法加蛤蚧、磁石，纳气镇逆。"[6]

秦伯未说："耳鸣……肾亏阴火上炎，或用脑过度，《内经》所谓'髓海不足则脑转耳鸣'，多伴有头晕目眩，心悸腰酸，脉象细弱。脑为髓海，髓属于肾，治疗皆主滋补，用补肾丸，亦可加磁石镇静。"[7]

编者按：阴虚失纳候，系肝肾阴亏，水不济火，龙雷之火内动，阴不纳阳，阳亢不入于阴，而成阴气大亏，阳气暴逆之证。当滋填肝肾之阴，镇降冲逆之火，使阴能纳阳，阳入于阴，则冲逆可平。然病势至此，精枯髓热，根本动摇，有阴阳离决之虞。金子久云："未能汲汲于滋腻，又难急急乎温养，调治为难，已见一斑，舍保津存液外，别无方法可采。"[8]

引用文献

［1］柳长华.陈士铎医学全书［M］.北京：中国中医药出版社，1999：778.

［2］吴坤安.伤寒指掌［M］.上海：上海科学技术出版社，1959：卷三89，92，卷四60.

［3］俞根初等.重订通俗伤寒论［M］.上海：上海科学技术出版社，1959：249，250，256.

［4］李用粹.中华医书集成·证治汇补［M］.北京：中医古籍出版社，1999：136.

［5］高鼓峰等.医宗己任编［M］.上海：上海科学技术出版社，1959：173.

［6］姚国美.姚国美医学讲义合编［M］.北京：人民卫生出版社，2009：219，239.

［7］秦伯未.秦伯未医学名著全书［M］.北京：中医古籍出版社，2003：219，297.

［8］徐衡之，姚若琴.宋元明清名医类案［M］.长沙：湖南科学技术出版社，2006：867.

十七、阴虚失摄候

阴虚失摄候系阴液枯涸，阴不配阳，阳扰血络，致血络不固之候。常由其人阴分素亏，或误进辛燥，或劳伤动阳，以致阴虚不能摄纳阳气，扰动血络而成。

诊断

病名：[中医]鼻衄，牙宣，咯血，吐血，尿血，便血，脐血，紫癜，崩漏。[西医]支气管扩张症，慢性肾炎，直肠息肉，功能失调性子宫出血。

证名：**肺肾阴虚证**，肝胃阴虚证，肝脾阴虚证，**肝肾阴虚证**，心肝阴虚证。

病位：肺肾，肝肾，肝胃，肝心，肝脾。

病因：阴虚。

病机状态：虚逆。真阴素亏，不能配阳，阳失摄纳，上浮内动，扰动血络，致血络不固，络血外溢。

1.阴虚失纳候－气机冲逆＋血络不固

2.阴虚失养──→阴液消涸──→阳气浮越

血络不固 ←────────

图2-7-105　阴虚失摄候病机结构式示意图

病形：虚逆；　**病层**：里；　**病态**：动；

病性：阳；　　**病质**：虚；　**病势**：深，重，缓中急。

证象组合：阴虚＋阴涸＋血滑＋阳浮

主症：【**阴虚失养**】**症象**：①潮热盗汗。②腰酸，腰尻酸楚，腰痛。③面色不华。④眼前发黑。⑤头晕目蒙。**舌象**：①舌淡红。②舌嫩红。③苔薄白。**脉象**：①脉弦。②脉弦细。③脉弦数。④脉细濡。⑤脉软。

【**络血不固**】**症象**：①鼻衄如注，牙龈渗血，咯血，痰血。②皮肤出血，脐中出血，下肢经常出现紫癜。③尿血，便血如喷。④漏下，胎漏，经行常提前。

副症：【**阴液消涸**】**症象**：①口苦咽干。②口渴口干，口渴喜冷饮。③烦躁。④烘热。⑤手足心热。⑥大便干燥。⑦带多质稀。**舌象**：①舌质红绛。②中有裂纹。③少苔，苔薄。④舌根黑。**脉象**：①脉细数。②脉弦劲。

宾症：【**阳气浮越**】**症象**：①头晕头痛。②耳鸣目蒙，目赤。③面色红润，唇似涂朱。④面现油光，烘热汗出，或怕冷或怕热。⑤咽痛。⑥齿痛，悸忡。⑦心烦易怒。⑧寐欠安，失眠，膈热不眠。**舌象**：舌质红。**脉象**：脉洪数。

临床以出血反复为显明见症，但必须有阴液枯涸见症，方为本候。

鉴别诊断

阴虚失摄候－阴虚失养－阴液消涸＋阳气不振＋气虚失充＝**阳虚失摄候**

└─ －阴液消涸－血络不固＋血络不宁＋清空不宁＋清窍不利＋气机冲逆＝**龙雷不藏候**

└── ＋阳气不振＋清空不宁＋清窍不利＝**火不归原候**

图2-7-106　阴虚失摄候鉴别式示意图

阴虚失摄候为阴虚不能摄纳阳气，以致阳气浮动扰血，血络不固之候；阳虚失摄候则为阳气不足以统摄络血，致络血不固之候；龙雷不藏候系肾阴不足，肾火冲逆于上，致血络失宁之证；火不归原候则系肾阴中阳虚，致龙火不藏而上逆，亦可扰动血络，致血络不固，务必细心识别。

传变预测

阴虚失摄候－血络不固＋津液枯涸＋神气不振→**阴液枯涸候**

└── －阴液消涸＋血络不宁＋清空不宁＋清窍不利＋气机冲逆→**龙雷不藏候**

└── ＋阳气不振＋清空不宁＋清窍不利→**火不归原候**

├─ ＋气机冲逆＋清空不宁＋阳气脱绝＋津液脱竭→**阴竭阳脱候**

└── －阳气浮越＋阴热蕴蒸＋气机冲逆＋清空不养＋阴精不固→**真阴虚损候**

图2-7-107　阴虚失摄候传变式示意图

阴虚失摄候如救治得当，络固血止，唯阴液未复，可转为阴液枯涸候；如误进温燥升发，激动龙雷之火，沸腾于上，则转为龙雷不藏候；如过投寒凉，损伤肾中之阳，以致龙火上腾，即为火不归原候；甚则延误失治，阴竭而阳越，转成阴竭阳脱候，或热从中起，转为真阴虚损候，而入劳损之途。

辨证

定位：肺肾：咳血，咯血，尿血，便血，皮肤出血；肝肾：尿血，便血，经漏，胎漏；肝胃：吐血，呕血，脘疼，嘈杂；肝心：心悸，烦躁不眠，咯血；肝脾：便血，脐血，肌衄。

定性：阴虚：面色不华，头晕目蒙，眼前发黑，潮热盗汗，腰酸，腰尻酸楚，腰痛；阳亢：面现油光，烘热汗出，头晕头痛，耳鸣目蒙，目赤，唇似涂朱，咽痛，齿痛，悸忡，失眠。

定量：①轻：面色红润，心烦易怒，寐欠安，口苦咽干。②中：唇似涂朱，膈热不眠，口渴口干。③重：面现油光，烘热汗出，口渴喜冷饮。

论治：当大剂滋阴以配阳，兼以收摄镇降，使浮阳居位，血络自宁。不可见血投凉，反损阳气，致虚劳不起，甚则厥脱而逝。

1.随机立法：阴虚失摄候，其病机为真阴枯涸，阴不配阳，阴虚不能摄纳阳气，阳气浮动，扰动血络，致血络不固，而外溢不止，故其治在于大剂滋填阴液，养阴以配阳，使阳气归摄，血络自固，不止血而血自止。绝不可妄行寒凉，更损阳气，或进温燥，重伤阴液，急则厥脱立至，缓则转入劳损。

2.随位立法：阴虚阳亢失血，总宜滋养肾阴，镇潜肝阳以固血络。涉及心者，宜兼清心安神；涉及肺者，宜兼益肺生津；涉及脾者，宜兼顾脾气；涉及胃者，宜兼清养胃液。

3.随因立法：阴虚失摄，总由阴虚阳亢，扰动血络。阳亢由于阴虚不能配阳所致。欲制亢阳，必滋养其阴液，阴液充裕，亢阳自当潜敛。

4.随症立法：阳亢由于阴虚，故滋阴即可敛阳，然阳亢盛者，又必兼以镇潜之品，如龟板、鳖甲、牡蛎、珍珠母之类；失血休止血，滋阴潜阳，阳敛血亦自敛，然血出太甚者，仍当参以止血之品，如白茅根、藕汁、藕节、地榆、女贞子、旱莲草、小蓟炭、石耳、牛角鳃炭、海螵蛸、童便之类。瘀重者，可加花蕊石。潜阳与止血之药，宜取凉忌燥，选用有利于阴液之品。

方证：一阴煎证、麦味地黄丸证、三甲复脉汤加减证、胶艾汤证、三地汤证、固气汤证、敛肺止血膏证、山药汤证、参地汤证、生脉地黄汤证。

考证：阴虚失摄候，阴虚不配阳，气虚不能提摄者，通称：阴虚失血，冲任不固。

仲景曰："妇人有漏下者，有半产后因续下血都不绝者，有妊娠下血者。假令妊娠腹中痛，为胞阻，胶艾汤主之。"（《金匮要略·妇人妊娠病脉证并治》）

缪仲淳"吐血三要法"："宜行血，不宜止血：血不行经络者，气逆上壅也。行血则血循经络，不止自止。止之则血凝，血凝则发热、恶食，病日痼矣。宜补肝，不宜伐肝：《经》曰：五脏者，藏精气而不泻者也。肝为将军之官，主藏血。吐血者，肝失其职也。养肝则肝气平而血有所归，伐之则肝虚不能藏血，血愈不止矣。宜降气，不宜降火：气有余便是火，气降即火降，火降则气不上升，血随气行，无溢出上窍之患矣。"[1]

陈士铎说："人有痰中吐血如血丝者，日间则少，夜间则多，咳嗽不已，多不能眠，此乃肾中之火，冲入咽喉，而火不得下归于命门，故火沸为痰而上升，而心火又欺肺金之弱，复来相刑，是水之中，兼有火之气，所以痰中见血丝也。方用化丝汤……唯是既愈之后，不可仍服此方，宜服益阴地黄丸。"[2]"人有咯血者，血不骤出，必先咳嗽不已，觉喉下气不能止，必咯出其血而后快……是肾气之逆……方用六味地黄汤。"[2]"人有皮毛中出血者，或标出如一线，或渗出如一丝，或出于头上，或出于身中，或出于两胫之间，皆肺肾两经之亏，火乘隙而外越也，补肾之功缓，必须急补其气，气旺则肺金自旺，而皮毛自固矣。方用肺肾两益汤……一剂而血即止矣。再用六味地黄汤加麦冬、五味调服一月，不再发……芪归敛血汤亦神效。"[2]"人有大便出血者，或粪前而先便，或粪后而始来，人以为粪前来者属大肠之火，粪后来者属小肠之火，其实皆大肠之火也……方用三地汤……荸荠熟地汤亦神。"[2]

傅青主说："恰值经前一日，大便先下血者，顺经两安汤。"[3] **唐容川**说："从毛孔中流出一条血来，有似箭之射出，故名血箭。由心肺火盛，逼血从毛孔中出，治宜清心火，以除血出之源……心肺兼治，宜用生地黄散。"[4]

秦伯未说："脐内出血，多因肾火外越，用六味地黄汤加骨碎补。"[5] **朱良春**说："素质阴虚，因虚火内扰而致失血，复因失血而更伤真阴。欲止其血，当制虚火；欲制虚火，当益真阴。养阴在斯，止血亦在斯。大凡虚火宜养不宜戕。阴虚内热，只宜养阴配阳。"[6]

编者按：阴虚失摄候，为肝肾阴液枯涸，阴不配阳，阳气内动，迫伤血络，以致络血妄行。当以滋养肝肾阴液为主，以固其本，兼以清热凉血，镇阳敛阴，以固其血络。秦伯未说："咯血多因肾虚火炎，兼有膈热颧红，咽喉干燥，舌质绛，脉象细数，先用清咽太平丸，接用七味都气丸加麦冬、牛膝。"[5]

引用文献

[1]缪希雍.先醒斋医学广笔记[M].上海：上海科学技术出版社，1985：73，74，75.

[2]柳长华.陈士铎医学全书[M].北京：中国中医药出版社，1999：763，764，767，768.

[3]傅山.傅青主男女科[M].北京：学苑出版社，2006：129.

[4]唐容川.中华医书集成·血证论[M].北京：中医古籍出版社，1999：29.

[5]秦伯未.秦伯未医学名著全书[M].北京：中医古籍出版社，2003：338，358.

[6]朱良春.中国百年百名中医临床家丛书·朱良春[M].北京：中国中医药出版社.2001：146.

十八、阴虚不固候

阴虚不固候系阴液枯涸，不足以固摄阳气，阳气浮动，迫及津液，致津液不固而外泄之候，亦阳逼阴走之例，多见于大病、久病之后，亦有素体阴液不足，阳气易动，或劳伤动阳所致。

诊断

病名：[中医] 久泻，久痢，消渴，尿崩，尿频，遗尿，产后失禁，盗汗，多汗，新产汗出，白浊。[西医] 神经性尿频，糖尿病，尿崩症，乳糜尿，高血压，直肠息肉。

证名：肺肾阴虚证，**肝胃阴虚证，肝脾阴虚证**，肝肾阴虚证，**脾肾阴虚证**，心肾阴虚证。

病位：肺肾，肝肾，脾肾，心肾，肝脾，肝胃。

病因：阴虚，虚火。

病机状态：虚逆。由素体阴虚或大病、久病、热病伤阴，或劳伤动阳，或汗下温燥失当，以致阴枯不能固摄阳气，阳气浮动，迫其津液，致津液不固而外泄。

1. 阴虚失摄候 – 络血不固 + 津液不固
2. 阴虚失养 ⟶ 阴液消涸 ⟶ 阳气浮越
　　津液不固 ⟵─────────────┘

图2-7-108　阴虚不固候病机结构式示意图

病形：虚逆；　　**病层：**里；　　**病态：**动；

病性：阳；　　**病质：**虚；　　**病势：**深，重，缓。

证象组合：阴虚 + 津滑 + 阴涸 + 阳浮

主症：【阴虚失养】症象：①尻酸。②腰酸，腰膝无力。③口燥咽干。④消谷善饥。⑤精神疲惫。⑥日渐消瘦。**舌象：**①舌淡红。②舌嫩红。**脉象：**①脉软。②脉弦细数。③脉弦小数。

【津液不固】症象：①频吐白沫。②多痰，食后多汗，日轻夜重，自汗，盗汗淋漓。③下利夜泄腹痛，便溏，久痢，脱肛。④小便频数，夜尿，饮一溲二，遗尿，老年滴沥不禁，或清长不禁。⑤白带清稀，淋漓不止。⑥遗精，尿后带黏液。

副症：【阴液消涸】症象：①手足心热，指甲枯槁，皮肤皱揭，头发脱落。②内热口干，口干舌燥，口渴引饮，口唇燥裂，烦渴。③颧红，唇红。④大便干涩，大便艰结。⑤小便短。**舌象：**①舌红少苔。②苔黄。③舌起白花。**脉象：**①脉沉细数。②脉弦滑。

宾症：【阳气浮越】症象：①面赤。②头痛，眩晕。③耳鸣，咽痛，胸满。④心烦躁，心悸不寐，五心烦热。**舌象：**舌红苔黄。**脉象：**①脉细滑鼓指。②脉大虚数。③两尺独大。④脉虚大而滑。

临床以津液不固症象明显而易见，但必须与阴枯阳浮症象同见，方为本候。

鉴别诊断

鉴别式：阴虚不固候 – 阴虚失养 – 阴液消涸 – 阳气浮越 + 阳气不振 + 气虚不充 = **阳虚不固候**

阴虚不固候为阴虚阳浮逼其津液，致津液不固而外泄；阳虚不固候则为阳气不足以固摄津液，致津液泄越于外。

传变预测

阴虚不固候 – 津液不固 + 津液枯涸 + 神气不振 ⟶ **阴液枯涸候**
└── + 阳气不振 – 阳气浮越 + 清空失养 + 清窍不利 + 络血不固 + 阴精不固 ⟶ **阴损及阳候**

图2-7-109　阴虚不固候传变式示意图

阴虚不固候如经治疗，津液得固而阴液未复，可转为阴液枯涸候；如迁延失治，阳气渐衰，可转入损门，而为阴损及阳候。

辨证

定位：心肾：半身汗出，发热；肺肾：频吐白沫，小便频数，下利，咽痛，胸满；肝脾：下利夜泄腹痛，便溏，多痰；肝胃：喜唾，食后多汗，面赤，口渴；脾肾：食滑便溏，久痢肛坠，肠腻滑下；肝肾：潮热，盗汗淋漓。

定性：阴虚：潮热，颧红，内热口干，咽干，盗汗淋漓，尻酸，腰酸，腰膝无力，头发脱落；虚火：口干舌燥，口渴引饮，烦渴，唇红，口唇燥裂，小便短，消谷善饥。

定量：①轻：口干舌燥，颧红，唇红，头发脱落，便溏，小便频数。②中：口渴引饮，口唇燥裂，夜尿频数，多饮多尿，久痢脱肛，肠腻滑下，老年滴沥不禁，或清长不禁，烦渴，指甲枯槁，皮肤皱揭，痢下五色，频频虚努，饮一溲二。

论治：滋阴以配阳，阴液足则浮阳自潜而不迫津液，则津液自固。不可妄行止涩，更忌温补。

1.随机立法：阴虚不固候的病机为阴虚不能配阳，阳气浮动，迫及津液，致津液不固而外泄，故其治则在于滋阴以配阳，以大剂滋填阴液为主，或略兼镇摄，阴复则浮动之阳收敛，津液自固，不可妄行收涩，更忌温补。

2.随位立法：阴虚不固，总当以滋补肾阴为主。病涉于肝，宜兼滋养肝阴；病涉于肺胃，宜兼生肺津、滋胃液以养肺胃之阴；病涉于脾，当参以益气滋液以健脾；病涉于心，宜兼养心阴。

3.随因立法：阴虚不固，自当以滋养阴液为主；虚而有火，滋养之中，略佐清润清降之品即可。

4.随症立法：阴虚阳亢，迫其津液走泄，自当以滋阴潜阳为主，或兼清降，以解其煎迫，自无走泄之患。然常参用收敛之品，如五味子、五倍子、乌梅、木瓜、生牡蛎、山茱萸、补骨脂、金樱子、沙苑子、莲子、芡实之类，其效尤速。

方证：麦味地黄丸证、一甲复脉汤证、酸甘化阴方证、乌梅北枣丸证、气阴固本汤加减证、定沸汤证、加味甘麦大枣汤证、肝肾双补汤证、养阴止泻方证、双补汤证、猪肤汤证、地黄余粮汤证、三神丸证、养阴固肾法证、止遗汤证、五倍缩尿汤证、补肾固精汤证。

考证：阴虚不固候，阴虚不能固摄阳气者，通称：阳迫阴泄，肝阳乘胃，肝风扰胃，肾气不固。

仲景曰："少阴病，下利，咽痛，胸满，心烦，猪肤汤主之。"（《伤寒论》310条）

吴鞠通说："下后大便溏甚，周十二时，三四行，脉仍数者，未可与复脉汤，一甲煎主之。服一二日，大便不溏者，可与一甲复脉汤。下焦温病，但大便溏者，即与一甲复脉汤。"[1]"温病少阴下利，咽痛，胸满，心烦者，猪肤汤主之。"[1]"老年久痢，脾阳受伤，食滑便溏，肾阳亦衰，双补汤主之。"[1]"治久痢伤肾，下焦不固，肠腻滑下，纳谷运迟，三神丸主之。"[1]

俞根初说："表解而伏暑内溃，咽痛下利，口干舌燥者，伏暑内陷少阴心肾也，猪肤汤加鸡子白2枚，鲜茅根30g，茄楠沉香汁4匙，甘咸救阴以清热。"[2]"病后喜唾……亦有胃虚而有余热者，宜用乌梅北枣丸。"[2]

王雨三说："下元水火衰微，盖膀胱之窍，非自为之开阖也，全赖肾中水火以开阖之。水火一衰，则膀胱之开阖失常，故不约而为遗溺也。是以患此症者，老人为多，宜用还少丹吞缩泉丸。"[3]**姚国美**说："小便清长不禁，或因少年禀赋虚弱，兼现体疲神倦，盗汗脉虚，或因年老命火衰，兼现腰膝无力，便溏少食，二者均宜温固下元，《济生》菟丝子丸主之，巩堤丸亦主之。"[4]

章真如治消渴重症，常觉口燥咽干，渴而欲饮，食已辄饥，及晚饥饿更甚，始则饮一溲一，继而饮一溲二，大便反硬，数日一行，逐渐消瘦，精神疲惫，五心躁热，睡不安寐，头昏目眩，心悸不安，卧床不起，脉沉数无力，舌暗淡，苔薄黄，口唇干裂，指甲枯槁，面无华色，皮肤皱揭，头发稀疏脱落，神态黯然，语声低微。三焦俱病，始则阳盛，继之阴虚，再而气阴两虚，应以益气养阴，扶正培本，气阴固本汤出入60余剂，诸症消失[5]。

严世芸等说："《内经》曰：'膀胱不约为遗溺。'但膀胱仅主藏溺，主出溺者，三焦之气化耳。故尿液之正常排泄，有赖于膀胱、三焦功能之健全。所谓三焦者，肺、脾、肾也。本例小便不禁，病于产后体虚，肾亏则下元不固，气虚则下陷，固摄无权，以致膀胱无能约束水液，且遗溺日久，耗伤津液，而兼有化热之象，故方用滋肾清热，补气摄尿之剂。"[6]

杨少华按："中医无尿崩症，当入消渴症范围，消渴亦不专指糖尿一病，本例多饮多尿而阴虚，证似上消下消为患，故拟肺肾同治，以'金水相生'，威灵仙能通行十二经脉，辛入肺，咸入肾，借以通行肺肾，但尿崩症一般治疗难显效，今仅一个病例，尚须待今后在实践中摸索研究。"[7]

编者按：阴虚不固候，因肝脾肾胃阴液不足，渐致枯涸，阴不配阳，肝胃阳气自亢，逼迫胃中津液外泄，以致津液失固。当以滋养阴液为主，以配其阳，略佐酸收之品，以敛其津，则津液可固。**李梴**说："二甘汤：生甘草、炙甘草、五味子、乌梅各等分，姜枣煎服。治胃热，食后复助其火，汗出如雨。"[8]

引用文献

［1］吴鞠通.温病条辨［M］.福州：福建科学技术出版社，2010：107，113，134，135.

［2］俞根初等.重订通俗伤寒论［M］.上海：上海科学技术出版社，1959：268，470.

［3］王雨三.治病法轨［M］.北京：学苑出版社，2015：170.

［4］姚国美.姚国美医学讲义合编［M］.北京：人民卫生出版社，2009：257.

［5］章真如.诊余医话［J］.中医杂志，1982，（7）：27.

［6］严世芸，郑平东，何立人.张伯臾医案［M］.上海：上海科学技术出版社，1979：96.

［7］杨少华.消渴（尿崩症）［J］.新中医，1977，增刊（2）：12.

［8］李梴.医学入门［M］.天津：天津科学技术出版社，1999：1290.

十九、阴精不固候

阴精不固候系阴虚阳动，扰及阴精，致阴精不固而外溢之候。多由素体阴虚，或劳伤、思虑，扰动阳气，以致阴不配阳，阳动于内，扰动阴精而成。

诊断

病名：［**中医**］遗精，滑精，白浊，阴虚带下。［**西医**］乳糜尿。

证名：肝肾虚火证，**肝肾阴虚证**，脾肾阴虚证，心肾阴虚证。

病位：心肾，肝肾，脾肾。

病因：阴虚，虚火。

病机状态：虚滑。由阴分素亏，不能配阳，阳气易动，偶有感触，阳气即浮动于内，扰其阴精，致阴精不固而走泄。

病机结构式：1.**阴虚不固候**－津液不固＋阴精不固

           2.**阴虚失养**——→阴液消涸——→阳气浮越——→阴精不固

病形：虚滑；　**病层**：里；　**病态**：动；

病性：阳；　　**病质**：虚；　**病势**：深，重，缓。

证象组合：阴虚＋精滑＋阴涸＋阳浮

主症：【**阴虚失养**】症象：①腰酸。②面清瘦无华。③视物模糊。脉象：①脉细。②脉小数。

      【**阴精不固**】症象：①遗精梦泄，遗精惶恐之际加甚。②白浊。③带下如注，白带淋漓。

副症：【**阴液消涸**】症象：①便坚。②溲赤。脉象：脉弦细而略数。舌象：①舌偏红而少苔。②舌干绛。③舌质红，苔黄。

宾症：【**阳气浮越**】症象：①眩晕。②胸痞。③颧红唇赤。舌象：苔薄白根腻。

临床以精滑症象显著，但必须与阴枯阳浮症象同见，方可确认。

鉴别诊断

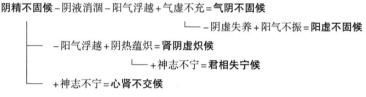

图2-7-110　阴精不固候鉴别式示意图

阴精不固候为阴虚不能配阳，阳动扰精之候；气阴不固候则系气阴不足以固摄阴精之候；阳虚不固候为阳气不足以固摄阴精之候；肾阴虚炽候为肾阴虚，肾火内扰阴精之证；君相失宁候系君相火动，伤阴动精之证；心肾不交候为肾阴不足，心火扰动阴精之证。各自有别。

传变预测

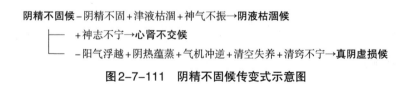

图2-7-111　阴精不固候传变式示意图

阴精不固候治疗得当，阴精得固，唯阴液未复，可转为阴液枯涸候；如迁延失治，心火内动，以致心肾不交，可转为心肾不交候，甚则热从内起，延致真阴虚损候，而为劳损不起。

辨证

定位：心肾：腰酸，颧红唇赤，遗精梦泄；肝肾：眩晕，视物模糊，遗精；脾肾：面清瘦无华，胸痞，白浊，带下如注，白带淋漓。

定性：阴虚：眩晕，视物模糊，腰酸；虚火：颧红唇赤，梦泄，赤白带下，赤白浊。

定量：①轻：梦泄，赤白带下，赤白浊。②中：遗精，白带淋漓。③重：滑精，带下如注。

论治：当大剂滋阴以配阳，参以固摄阴精，则阴精自固。若迁延失治，或误行温补，每致延及损途。

1.随机立法：阴精不固候，其病机为真阴虚涸，阴不配阳，阳气易动，阳动扰精，致阴精不固，故其治则当大补肾阴，兼以镇摄阳气，收固阴精，阴复阳藏，阴精自固，但不可妄行温补，凡动火之品均当禁用。

2.随位立法：阴精不固，总宜滋养肝肾之阴，清镇心肝之阳。病涉于脾者，兼健脾固脾。

3.随因立法：病由阴虚阳扰，自当滋阴以敛阳。兼虚而有火者，宜兼以苦降清泄。

4.随症立法：阴精不固，于滋阴清潜之中，当兼以固涩，如牡蛎、龙骨、龟板、鱼鳔、海螵蛸、椿白皮、怀山药、芡实、山茱萸、沙苑子、金樱子、莲须、银杏、莲子之类，取效尤速。

方证：鱼菟固精丸证、加味滋任益阴煎证、调经止带丸证、滋肾止带汤证、六味丸加味证、《直指》固精丸证、知柏地黄汤加减证、固肾涩精法证。

考证：阴精不固候，阴不能配阳，阳动扰精者，通称：精液失固，封藏失职，肾阴亏损。

叶天士治温邪劫阴，带下火升，胸痞，脉小数（温邪伤阴）：生地、阿胶、牡蛎、川石斛、小麦、茯苓[1]。**俞根初**说："脾湿肾燥……后则便泄，泄而后重，前则精滑，溺后余沥，妇女则带多腰酸……阴虚多火，湿热耗肾而燥者，阴竭则燥也，治宜清润，每用知柏地黄汤加减，滋养阴液，以坚肾燥脾，肾阴坚则液竭可回，终与补阴益气煎去升柴，加春砂仁1.5g，甜石莲4.5g，补中填下以善后。"[2]"新感冬温引发伏暑，《内经》所谓阴气先伤，阳气独发，乃冬令温燥之重证也……男子遗精梦泄，女子带多血崩者，伏暑下陷冲任也。滋任益阴煎加醋炒白芍12g，东白薇15g，陈阿胶9g，清童便1杯（冲），清滋冲任以封固之。"[2]

周兰若治素嗜辛辣，房事不节，形肉日削，易怒，咽痒干咳，少寐多梦，心悸惊惕，赤白带下，头晕腰酸，便艰溲赤，舌红苔白糙，脉寸关弦数，尺沉细。女贞子、墨旱莲、麦冬、远志、金樱子各9g，阿胶、茯神、生地、枸杞子各12g，黄连1.8g，莲肉15g，鸡子黄1枚，5剂，带净。去黄连，加川断9g，6剂，愈[3]。

李兰舫说："乳糜尿后期往往见到肾虚的病机，肾司二阴，职司封藏，与膀胱相表里，为先天之根本。肾气充沛，蒸腾气化，下司膀胱之开合，上助脾胃之运输。可制约精气的收藏敷布。如肾气虚弱，封藏失职，肾的藏精功能失去制约，久延会导致肾气日衰，蒸腾气化少权，对后天脾胃所吸收的水谷精微，亦不能封藏固摄分清泌浊，则遗精溺浊，诸证丛生，此时固肾涩精，法在必备。"[4]**章永红**等说："遗精一症，多属肝肾病变。精之藏蓄虽在于肾，而精之主宰实由于心，心神安定，则精液自固。若思虑过度，精神紧张，君火一动，则相火亦随之而动，君相妄动，精舍不宁，精亦随之外泄。本例病后真阴伤无疑，故用二至丸补肝肾之阴，以固根本，同时必配莲子养心不可。"[5]

编者按：阴精不固候，为肝肾阴虚不足，阴不配阳，阳气内动，扰于精室，乱其冲任，杂病家称为精关不固，妇科亦称冲任不固之证。当大滋肝肾阴液，以配其阳，而固其本，兼以固涩，以固其标。**蔡纯臣**说："若肾阴虚见手足心热，大便干涩，舌红少苔，脉沉细数……宜滋肾益阴，固精止带，拟用滋肾止带汤。"[6]

引用文献

[1]叶天士.临证指南医案[M].上海：上海卫生出版社，1958：499.

[2]俞根初等.重订通俗伤寒论[M].上海：上海科学技术出版社，1959：259，261，268.

[3]陈予舟.周兰若治疗带下经验介绍[J].江苏中医，1965，（8）：31.

[4]李兰舫.乳糜尿治疗八法[J].浙江中医药，1978，4（4）：22.

[5]章永红，王美霞.二至丸的临床运用[J].上海中医药杂志，1983，（12）：23.

[6]蔡纯臣.谈谈中医治疗带下及过敏性鼻炎的经验[J].新中医，1981，（6）：12.

二十、真阴虚损候

真阴虚损候系下焦肝肾阴亏不复，损及精血之候，为真阴之损，已损及根本，为阴虚证中至深至重之候，系劳损之证，最难望康复，每致衰竭而逝。

诊断

病名：[中医]虚损，虚劳，蓐劳，亡血，肾痿，骨痿。[西医]再生障碍性贫血，肾结核。

证名：肝肾虚火证，肝肾阴虚证。

病位：肝肾。

　　病因：阴虚，虚火。

　　病机状态：虚损。由肝肾阴亏不复，阳气易动，阴火易升，热从内起，阳气扰动，上则清空、清窍，下则血络、精室，精血既去，阴亏又深一层，辗转往复，愈虚愈损，渐致衰竭而逝。

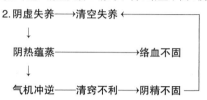

　　1.阴枯火炽候－阴液消涸＋阴虚失养－阴热蕴炽＋阴热蕴蒸＋┐
　　　　　　　　　└气机冲逆＋清空失养＋清窍不利＋络血不固＋阴精不固

图2-7-112　真阴虚损候病机结构式示意图

　　病形：虚损；　　**病层**：里；　　**病态**：静中动；

　　病性：阳；　　**病质**：虚；　　**病势**：深，重，缓，危。

　　证象组合：阴虚＋阴蒸＋气逆＋血滑＋精滑

　　主症：【**阴虚失养**】症象：①股肉尽脱，枯瘠如柴。②腰膝痿弱，足跟痛。③小便短少。舌象：舌胖嫩。脉象：脉虚。

　　　　　　【**阴热蕴蒸**】症象：①往来寒热，蒸蒸内热，骨蒸，晡时热升。②两颧嫩红，汗出盗汗。③烦躁。④龈痛。脉象：脉弦细数。

　　　　　　【**气机冲逆**】症象：①咳甚吐食，虚咳，虚喘，虚痰。②不食。③脐下按之筑筑振手，气从少腹上冲而呃。④冲任脉动。

　　副症：【**清空失养**】症象：①头目昏眩。②畏见阳光。

　　　　　　【**清窍不利**】症象：耳鸣，耳聋。

　　宾症：【**血络不固**】症象：咳血，冲血，骤然崩漏。

　　　　　　【**阴精不固**】症象：①男子遗精梦泄。②女子带多。

　　临床以阴虚内热症象显明，如同见气逆或精血不固，即已入损。

　　鉴别诊断

　　真阴虚损候－阴精不固－气机冲逆＋血虚不荣＋血热蕴蒸＝**阴血虚损候**
　　　　　└－阴热蕴蒸－气机冲逆＋阳气不振＋津液不固＝**阴损及阳候**

图2-7-113　真阴虚损候鉴别式示意图

　　真阴虚损候为阴虚内热，扰及精血之证；阴血虚损候则系阴精未损，而以血虚内热为主之证；阴损及阳候则为阴精虚损，渐及阳气，而成阴阳两虚之候。

　　传变预测

　　真阴虚损候－血络不固－阴精不固－气机冲逆－阴热蕴蒸＋阳气浮越＋神志不宁→**阴虚阳浮候**
　　　　　└－阴热蕴蒸－气机冲逆＋阳气不振＋津液不固→**阴损及阳候**
　　　　　　　└＋气虚脱绝－阴虚失养＋阴液消涸－血络阴精不固＋津液阴精脱竭→**气阴竭绝候**

图2-7-114　真阴虚损候传变式示意图

　　真阴虚损候调养得宜，精血得固，内热渐退，冲逆已平，可转为阴虚阳浮候；如迁延失治，损及阳气，则可转为阴损及阳候，或精血枯竭，渐致气阴枯绝，而为气阴竭绝候。

　　辨证

　　定位：肝：头晕颧红，冲任脉动，眼花，头目昏眩，畏见阳光，耳鸣，耳聋；肾：两颧嫩红，汗出盗汗，烦躁，男子遗精梦泄，女子带多，脉弦细数。

　　定性：阴虚：枯瘠如柴，骨蒸内热；虚火：两颧嫩红，汗出盗汗，烦躁。

　　定量：①轻：足跟痛，往来寒热，虚咳，虚痰，冲血。②中：腰脊酸痛，枯瘠如柴，骨蒸内热，虚喘，遗精带下。③重：腰膝痿弱，股肉尽脱，晡时热升，虚喘，崩漏。

论治：大剂滋填之中当用大量血肉有情之品补其精血，静养调理，可望渐渐康复，不然则阳气易动，阴火易起，扰及精血，精血一去，则难措手。

1.随机立法：真阴虚损候，其病机为肝肾阴虚，虚久不复，损及阴血，亏及根本，故其治则当以滋填阴精为主，尤当以血肉有情之品填补精血，静养怡情，美其食味，从缓调养，切不可妄行温燥，亦禁滥用寒凉。

2.随位立法：真阴亏损，总以滋填肝肾精血为主，尤当滋补肾水，以济其日益消烁之龙相，所谓"壮水之主，以制阳光"。

3.随因立法：同随位立法。

4.随症立法：真阴虚损候，总以滋阴济火为法，不必见症投药。古人早有明言："见痰休治痰，见血休治血。"总以固本为先。

方证：知柏地黄丸证、加味麦味地黄丸证、大补阴丸证、都气丸证、首乌延寿丹证、滋任益阴煎证、延年益髓丹证、二加龙牡汤证、五味子汤证、大造丸证、加味固本丸证、滋阴补髓汤证、滋阴通络汤证、滋阴益肾方证。

考证：真阴虚损候，真阴虚不能复者，通称：阴损，阴虚劳损，精枯髓热，下损痿厥。

陈士铎说："素常贪色，加之行役劳瘁，伤骨动火，复又行房鼓勇大战，遂至两足痿弱，立则腿颤，行则膝痛，卧床不起，然颇能健饭易消，人以为食消之症也，谁知是肾火之盛，引动胃火以成肾痿乎……急宜大补肾水，以制阳光。方用起痿降火汤……此症用充髓汤亦妙。"[1]

费伯雄说："或外感之热，或内蕴之热，皆消阴耗髓，故骨枯而痿也。滋阴补髓汤主之。"[2] **李用粹**说："阴虚痿者，酒色过度，下焦肝肾之火，燔灼筋骨，自觉两足极热，上冲腿膝，酸弱痿软，行步艰难，不能久立，脉来涩弱，或左脉虽大，按之无力，宜峻补精血，以扶肝肾。"[3] **林珮琴**说："肝肾阴虚，足热枯痿者，填精髓……或滋阴大补丸。"[4]

何廉臣说："湿袭精窍，阴虚多火者，其证腰酸背热，脚跟热痛，两足痿弱难行，男子精热自遗，女子带多稠黏，每用虎潜丸及加味二妙丸，以渐图功……唯阴虚挟湿，因燥利太过，湿竭化燥，肾水亏而肝火鸱张，上则烁肺咳血，下则逼动冲任，男子遗精梦泄，女子带多髓枯，酿成下损痿厥重证，数见不鲜，多由外感而做成内伤，非柔润静药，及血肉有情之品，大剂滋填不可。"[5]"因外感既久，陈寒入肺，久咳喘满，因而失血者，乃咳嗽气逆，牵动诸经之火以烁肺，肺气亦能牵动胸背脉络之血，随咳而出，是病虽生于寒，而实因寒动火，火中伏寒，寒中包火，治宜清火之中，佐以搜剔陈寒，用《千金》麦门冬汤。虽然寒伏肺中，久亦都从火化，即上焦血滞痰凝，亦属因火所致，便当专清其火，佐以消痰宁络，人参泻肺汤加减送下葛氏保和丸。"[5]

姚国美说："饮一溲一，面黑体瘦，腰脚乏力者，此肾阳亏损，不能蒸化水气，故在上则津不升而消渴，在下则气不固而溺多，名曰下消……若溺浊如膏脂，少腹冤热，两腿渐细，乃热逼精泄，真阴枯竭，宜大补阴丸封蛰下元。"[6]"脚膝无力，腰脊不举，名曰骨痿，脉数而渴者，乃虚热暗伤阴精，宜大造丸补精益肾，佐以苦坚。"[6]"腰脚萎弱，蒸蒸内热，头昏耳鸣，尺脉细数，滋阴清火，当归六黄汤主之，六味地黄汤加麦冬、五味、地骨皮、生白芍之类亦主之。"[6]

编者按：真阴虚损候，因肝肾阴亏火旺，水不制火，或更加外感之热，或内蕴之热，挟火而动，火热蒸灼，久病不复，或产褥失调，或房室失节，耗伤肝肾精血，真水日耗，上扰空窍，下逼精血，伤精耗髓，致真阴枯竭，骨枯而萎。当滋阴补肾，不可用热药灼伤其阴，然虽滋填真阴，清降内火，生精填髓，亦难急切图功。

引用文献

［1］柳长华.陈士铎医学全书［M］.北京：中国中医药出版社，1999：838.

［2］张元凯，时雨苍，杨伯棠，等.孟河四家医集［M］.南京：江苏科学技术出版社，1985：71.

［3］李用粹.中华医书集成·证治汇补［M］.北京：中医古籍出版社，1999：175.

［4］林珮琴.类证治裁［M］.北京：中国中医药出版社，1997：336.

［5］俞根初等.重订通俗伤寒论［M］.上海：上海科学技术出版社，1959：266，324.

［6］姚国美.姚国美医学讲义合编［M］.北京：人民卫生出版社，2009：199，202，230.

二十一、阴损及阳候

阴损及阳候系阴损不复，渐渐损及阳气之候，为阴阳两损之证，亦称为阴中阳损。如下损过中，已属难起之候。

诊断

病名：［**中医**］虚损，虚劳，内伤发热，肺痿，眩晕，消渴，虚斑，痿证，闭经，血枯经闭，崩漏，附骨痰。

［**西医**］重症肌无力，溶血性贫血，再生障碍性贫血，成人斯蒂尔病，血小板减少性紫癜，白细胞减少症，糖尿病，尿崩症，原发性慢性肾上腺皮质功能减退症，席汉综合征，肺结核，肺不张，不孕症，习惯性流产，围绝经期综合征，腰椎结核。

证名：肝肾虚风证，**脾肾气虚证**，肺肾阴虚证，肝肺阴虚证，**肝脾阴虚证，肝肾阴虚证，脾肾阴虚证**。

病位：肝肾，肺肾，脾肾，肝脾，肝肺。

病因：阴虚，虚风。

病机状态：虚损。由肝肾阴损，损久不复，渐及阳气，上过中焦，生化无源，而成阴阳水火精血俱损之候。

<pre>
        1.真阴虚损候－阴热蕴蒸－气机冲逆＋阳气不振＋津液不固
           2.阴虚失养──→清空失养←──络血不固
                ↓   ↑
        阳气不振──→清窍不利←──阴精不固
                ↓
           津液不固
</pre>

图2-7-115　阴损及阳候病机结构式示意图

病形：虚损；　　**病层**：里；　**病态**：虚；

病性：阳中阴；　**病质**：虚；　**病势**：深，重，危，极，缓。

证象组合：阴虚＋阳虚＋液滑＋血滑＋精滑

主症：【**阴虚失养**】症象：①胫酸，腰酸，腰膝无力。②心悸。③手足烦热。④咽干口燥。⑤面色萎黄。**舌象**：舌干。**脉象**：脉极虚芤迟。

【**阳气不振**】症象：①懈怠嗜卧，四肢酸痛。②气促。③便溏食少。④少腹弦急，阴头寒。**舌象**：舌淡红。**脉象**：①脉弦迟。②两尺弱而无神。

【**津液不固**】症象：①便泄下重，泄利如注。②老年溺沥不禁，尿清长不禁。

副症：【**清空失养**】症象：①眼生空花，目眩脑转，视物旋转，眩冒目无所见。②发落。

【**清窍不利**】症象：耳鸣。

宾症：【**络血不固**】症象：衄血，咳血，咯血，吐血。

【**阴精不固**】症象：①滑精。②带多。

临床以津液、精、血不固症象明显，或以空窍症象显明，然均当以阴阳症象同见，方为损证。古人以食少便溏为阴损及阳，下损及中之征象。

鉴别诊断

<pre>
阴损及阳候－津液不固－血络不固－阴精不固＋气虚不充＋神气不振＋经脉不荣＝阳损及阴候
   └── －阴精不固＋阴液消涸＋血虚失荣＋阴热蕴蒸＋血热蕴蒸＝阴血虚损候
</pre>

图2-7-116　阴损及阳候鉴别式示意图

阴损及阳候为中下焦阴阳水火精血俱损之候；阳损及阴候为中下焦阳气损及阴液之证；阴血虚损候则为阴血虚损，内热消灼之证。

传变预测

<pre>
阴损及阳候－津液不固－血络不固－阴精不固＋经脉不荣＋络脉不荣→阴虚失养候
   └── －阴虚失养＋阴液消涸＋阳气不振＋阳气脱绝、浮越－津液不固＋津液脱竭＋气机冲逆→阴竭阳脱候
</pre>

图2-7-117　阴损及阳候传变式示意图

阴损及阳候为已损及根本之极证，调治得宜，津液、精血得固，可缓缓康复，转为阴虚失养候；如调治失宜，阴阳竭绝而为阴竭阳脱候，往往衰竭而逝。

辨证

定位：肾：骨蒸潮热，颧红足冷，腰背酸疼，胫酸，腰酸，腰膝无力，溺沥不禁，遗精带多；肝：眼生空花，

目眩脑转，视物旋转，眩冒目无所见，发落，耳鸣，衄血；脾：面色萎黄。头晕气促，懈怠嗜卧，肢懈，虚劳里急，泄利如注，四肢酸痛。

定性：阴虚：骨蒸潮热，手足烦热，咽干口燥，舌干，梦遗；阳虚：面色萎黄，虚劳里急，泄利如注，气促，少腹痛弦急，足冷尿频，尿清长不禁，阴头寒，舌淡红，脉弦迟。

定量：①轻：手足烦热，懈怠嗜卧，咳血，梦遗。②中：骨蒸潮热，食少便溏，吐血，失精。③重：气促，足冷尿频，泄利如注，咯血，滑精。

论治：当阴阳两补，然滋腻碍阳，温燥碍阴，是以调治非易，只宜柔药温养，从缓调治，慎其情志，美其食味，借血肉有情之品以填补其精血，养其阴阳，或可康复。

1.随机立法：阴损及阳候，其病机为肝肾阴损不复，损及脾肾阳气，而成阴阳水火精血并损之极证，调治甚为不易，滋腻则碍阳，温补则碍阴，唯以柔剂温养，从缓图治，更当怡精神，调饮食，适寒温，或可康复。

2.随位立法：阴损及阳候，重在调补肝肾阴阳。如病涉于脾，宜偏重于通阳健脾，先建其中气，以固后天之本，然后再行调补阴阳之法。

3.随因立法：阴损及阳，其损本在于阴精，其治亦在于滋填其下焦之阴，虽有阳虚，法当助阳，但不可有损于阴，当于阴中取阳，用血肉有情之品，温补柔养即可。若肾火衰微，亦仅可少佐桂、附于大队滋养之中。唯下损过中，脾阳不振者，可兼益气补脾。然仲景仅以建中之法，以胶饴、芍药配佐桂枝，小小建立中气，亦阴中引阳之意。

4.随症立法：阴阳俱损，见症纷繁，绝不可以症凑合，仅从其标，胡乱投药，当谨守调补阴阳之大法，以固其根本。

方证：龟鹿二仙胶证、河车大造丸证、八味肾气丸加减证、黄芪建中汤证、小建中汤证、还少丹证、黑地黄丸证、滋阴益肾养肺扶阳方证、一阴煎加味证、洋参附子汤证、七子丸证、桑麻丸证、六味汤合斑龙丸加减证、左归丸右归丸合方证、生脉散合龟鹿二仙胶加味证、补血入奇汤证、补肾固冲丸证、健脾益肾补血填精方证、补养脾肾助阳生阴方证。

考证：阴损及阳候，中下焦肝肾阴虚损及脾肾阳气，水火精血俱损者，通称：阴阳两虚，阴阳两损，阴阳虚损，阳不生阴，髓海空虚，冲任不固，督阳损伤，脾湿肾燥。

仲景曰："夫失精家，少腹弦急，阴头寒，目眩，发落，脉极虚芤迟，为清谷，亡血，失精。脉得诸芤动微紧，男子失精，女子梦交，桂枝加龙骨牡蛎汤主之。""虚劳里急，悸，衄，腹中痛，梦失精，四肢酸疼，手足烦热，咽干口燥，小建中汤主之。""虚劳里急，诸不足，黄芪建中汤主之。"（《金匮要略·血痹虚劳病脉证并治》）

吴鞠通说："温病愈后，面色萎黄，舌淡，不欲饮水，脉迟而弦，不食者，小建中汤主之。"[1] **俞根初**说："脾湿肾燥……后则便泄，泄而后重，前则精滑，溺后余沥，妇女则带多腰酸……终与黑地黄丸……脾肾双补以善后。阴虚多火，湿热耗肾而燥者，阴竭则燥也，治宜清润，每用知柏地黄汤加减……滋养阴液以坚肾燥脾，肾阴坚则液竭可回，终与补阴益气煎去升、柴，加春砂仁1.5g，甜石莲4.5g，补中填下以善后。"[2]

何廉臣说："有肾燥不合，阴损及阳者，其症泄泻如注，里急后重，头晕气促，六脉两尺弱而无神，舌色淡红而干，每用慎斋润肾固气法取效。"[2] "抬头屋转，眼常黑花，见物飞动，猝然晕倒者，此风痰上冲头脑也……因于内风者，香茸六味丸加减。"[2] **姚国美**说："眼生空华，如有物飞动，或视屋旋转，见物为二，两寸脉虚者，属髓海空虚，宜龟鹿二仙胶合磁朱丸，填补精髓佐以镇摄。"[3]

施今墨说："时届更年之期，忽呈崩下之症，血气大伤，统摄无力。血不达于四肢则酸软倦怠，上不荣于头脑则头晕耳鸣，心血不足则气短心跳。肝不藏血，脾不统血，经期延绵二十余日。心、肝、脾皆为掌管阴血之脏，治此三脏，当可恢复。"[4]

董振华按："重症肌无力颇似中医之痿证。祝老认为，本病病机多属脾肾亏损，卫阳不足，每易为风邪外干加重病情。脾主四肢肌肉，为气血生化之源。肾藏精主骨，为作强之官。脾肾不足，精气无以充养筋骨肌肉则动作乏力，痿软如瘫。卫阳不固，风邪外干则汗出溱溱。故用参、芪、术、苓、菟丝子、女贞子、巴戟天、仙灵脾等温补脾肾，强壮筋骨以治本，合桂枝汤调和营卫，祛风固表。辨证立法确当，坚持守方治疗，效果较为理想。"[5]

编者按：阴损及阳候，因肝脾肾气阴两虚，虚久不复，损及脾肾之阳，阳气不振，一则空窍失养，二则更不能固摄津液、络血与阴精，致阴分更伤。**甘均权**曰："为阴血先亏，阳失固密之候。"[6] 故损复殊难。当以滋补脾肾气阴为主，兼温养脾肾阳气，阴阳并调之。

引用文献

[1] 吴鞠通.温病条辨［M］.福州：福建科学技术出版社，2010：117.

[2] 俞根初等.重订通俗伤寒论［M］.上海：上海科学技术出版社，1959：259，261，266，312.

［3］姚国美.姚国美医学讲义合编［M］.北京：人民卫生出版社，2009：155.

［4］祝谌予，翟济生，施如瑜，等.施今墨临床经验集［M］.北京：人民卫生出版社，1982：231.

［5］董振华.祝谌予医案五则［J］.北京中医学院学报，1984，（6）：32.

［6］甘均权.桂枝加龙骨牡蛎汤的临床运用经验［J］.新医药学杂志，1979，（6）：11.

第八章　脏腑诸候

脏腑证候，系由脏腑气、血、阴、阳失调所致之功能改变。所见证象以本脏本腑功能失常为主，不牵涉全身者，定为脏腑证候，多见于杂病。脏腑证候除五脏各有专证外，六腑仅胃与胆各有专证。另以心包归于心脏，大肠联系于脾，小肠、膀胱联系于肾，三焦则分别联系于肺、脾、肾与胆，故不另立专条。

第一节　肺脏病候

肺脏主气，故肺脏诸候以阳气证候为主，所以阴证、实证多于阳证、虚证。肺主气，司呼吸，通于口鼻清窍，故肺脏诸候以肺气失宣候为基本结构，以"气机＋清窍"为基础结构形式。

表2-8-1　肺脏诸候系统表

层	性质	病态	候名	主证	副证	宾证
气	实	郁遏	肺气失宣候	气机不宣	气机不降	清窍不宣
		郁逆	肺失宣降候	气机冲逆	气机不宣	清窍不宣
		郁闭	肺气郁闭候	气机不宣 气机闭塞	气机冲逆	清窍不宣
		郁滞	肺气郁痹候	气机不宣 气机不利	气机不降 络瘀血溢	清窍不宣
	虚	虚弱	肺气失充候	气虚失充 气机不宣	腠理不实	气机不降
阳	实	郁遏	肺阳失宣候	阳气不宣 气机不宣	气机不降	清窍不宣
	虚	虚弱	肺阳不布候	阳气不振 气机不宣	气机不降 腠理不实	清窍不宣
血	实	郁滞	肺络失宣候	气机不宣 络脉不利	络瘀血溢	清窍不宣 气机不降
阴	虚实	蕴蒸	肺失清肃候	津液消灼 气机不宣	清窍不利 津气蕴蒸	络血妄行 气机不降
	纯虚	虚损	肺阴失养候	阴虚失养 气虚失充 气机不宣	津液消灼 络血妄行	清窍不利 气机不降

肺气失宣候＋气机冲逆＝肺失宣降候
　　　　　　└─＋气机闭塞＝肺气郁闭候
　　─＋络瘀血溢＋气机不利＝肺气郁痹候
　　　　└─＋络脉不利＝肺络失宣候
　　─＋阳气不宣＝肺阳失宣候
　　─＋津液消灼＋津气蕴蒸＝肺失清肃候
　　└─＋气虚失充＋腠理不实＝肺气失充候
　　　　　　　└─＋阳气不振＝肺阳不布候
　　　　└─＋阴虚失养＋津液消灼＋络血妄行＝肺阴失养候

图2-8-1　肺脏诸候结构图

一、肺气失宣候

肺气失宣候系肺气不得宣发以致气失宣降之候，为最常见之外感轻证，亦有内伤之病，痰饮亦多致之。
诊断
病名：[中医] 风寒咳嗽，风热咳嗽，湿痰咳嗽，痰饮咳嗽，顿咳，暑咳，燥咳，凉燥挟伏暑，痰饮挟燥火失音。[西医] 感冒，急性气管炎，慢性支气管炎，哮喘性支气管炎，百日咳。
证名：肺卫风寒证，肺卫风热证，肺卫风暑证，肺卫风燥证，肺胃寒热证，肺脾湿痰证，肺胃热痰证，肺胃饮热证。

病位：肺卫，肺胃，肺脾。

病因：风寒，风热，寒热，风燥，风暑，湿痰，热痰，饮热。

病机状态：郁遏。由感受外邪，先犯肺气，或内蕴痰饮，郁遏肺气，不得宣发，肺气无由而降，致肺失其宣降之常。

1.清气失宣候－清空不宣

2.气机不宣——→气机不降——→清窍不宣

图2-8-2　肺气失宣候病机结构式示意图

病形：郁遏；　　**病层**：里；　**病态**：静；

病性：阴中有阳；　**病质**：实；　**病势**：浅，轻，缓。

证象组合：气郁＋清窍。

主症：【气机不宣】**症象**：①咳痰不爽，干咳无痰，咳声清高。②胸膈痞闷。**舌象**：舌干苔白。**脉象**：①右脉数大。②脉浮数。

副症：【气机不降】**症象**：①气粗似喘。②五更咳甚，痰多，呛咳。

宾症：【清窍不宣】**症象**：①咽痛。②喉痒干燥。③干咳声哑，声不出。

临床以咳逆胸闷或咳而不爽为主要见症与诊断依据。

鉴别诊断

肺气失宣候＋清空失宣＝清气失宣候

└── －气机不降＋气机冲逆＝肺失宣降候

图2-8-3　肺气失宣候鉴别式示意图

肺气失宣候由肺气失于宣发，以致宣降失常，清气失宣候则为肺气上逆不降，而致宣降失常之证，病皆在肺。而肺失宣降候则为上焦清气不能宣发于空窍之证，三者各有不同。

传变预测

肺气失宣候－气机不降＋气机冲逆→**肺失宣降候**

└──　＋气机闭塞→**肺气郁闭候**

├──　＋气机不利＋络瘀血溢→**肺气郁痹候**

├──　＋气虚不充＋腠理不实→**肺气失充候**

└──　＋津气蕴蒸＋津液消灼＋络血妄行→**肺失清肃候**

图2-8-4　肺气失宣候传变式示意图

肺气失宣候本属轻浅之候，不难宣解，然若失治误治，致肺气上逆，则转为肺失宣降候，甚则出现肺气猝闭而成肺气郁闭候。如迁延日久，气虚血瘀，亦可转为肺气郁痹候。或累投宣发，耗伤肺气，则可转为肺气失充之虚候。若郁邪化热伤津，甚则动血，可转重为肺失清肃候。

辨证

定位：肺：咽阻喉痒，声音嘶哑；脾：痰多；胃：咳而呕；肝：胸胁满闷。

定性：风：痰多泡沫；寒：咽痒痰白；暑：咳声清高，心烦尿赤；燥：干咳无痰，痰黏难出；热：痰稠色黄；湿痰：痰白灰易出；热痰：痰黄厚浊；饮：痰出如水；气：胸胁满闷。

定量：①轻：咳痰不爽，胸闷。②中：呛咳，胸满。③重：咳逆气粗，胸痞。

论治：以轻剂为贵，助其宣发，切不可妄投重剂，尤忌腻滞之品，反遏气机，轻证转重，迁延难解。古有"伤风不醒便成痨"之说，虽谓轻证，不可轻视。又云："伤风咳嗽，郎中对头。"可见治疗非易。

1.随机立法：肺气失宣候，病机系由实邪郁遏肺气，失其宣发之性，致肺失宣降之常，其治则当以轻剂宣发肺气之郁遏，使肺气宣发，则自复其宣降之常，故切忌重剂，更禁腻滞。雷少逸曰："治必辛散轻开，宣肺豁痰，使病从表入者，仍从表出，则肺气自复清肃之常，而咳嗽自愈。"

2.随位立法：病在于肺，自当以宣发肺气为主，如兼胃兼肝，则当兼以降胃疏肝，兼脾亦当燥脾。

3.随因立法：疏风、散寒、清暑、润燥、清热、化痰、逐饮、疏利气机，当视其病因而施，然均不离轻宣肺气，方为合法。

4.随症立法：鼻塞加葱白，喉痒加麻黄或细辛，声嘶加诃子，胸闷加枳实、桔梗、瓜蒌，灰白痰加法半夏、陈皮、厚朴燥湿化痰，黄稠痰加贝母、天花粉、瓜蒌仁以清热痰，痰清如水加干姜、细辛、桂枝、茯苓以化寒饮，挟热者可更加石膏以清透郁热。

方证：止嗽散证、疏风止嗽汤证、重伤风标准汤证、辛凉宣肺汤证、杏苏散证、桑菊饮证、加减桑菊饮证、桑杏清肺汤证、桑杏汤证、加味清络饮证、麻杏石甘汤证、六安煎证、小半夏汤加茯苓证、厚朴麻黄汤证、金沸草散证、五麻汤证、加味二陈汤证。

考证：姚国美说："风寒之邪，首先相犯。轻者肺气不宣，鼻塞声重，洒淅恶寒。"[1]肺气失宣候，肺气不能宣展，清窍肺络不利者，通称：风伤肺，肺伤风，伤风咳嗽，风寒咳嗽，风温犯肺，风燥犯肺，风暑犯肺，客寒包火，伏湿生痰，痰热内蕴，痰热上痹。

仲景曰："咳而脉浮者，厚朴麻黄汤主之。脉沉者，泽漆汤主之。"（《金匮要略·肺痿肺痈咳嗽上气病脉证治》）

张景岳说："外感之嗽，无论四时，必皆因于寒邪。盖寒随时气，入客肺中，所以治嗽，但治以辛温，其邪自散，唯六安煎加生姜为最妙。"[2]**李梴**："风乘肺，咳则鼻塞声重，口干咽痒，语未竟而咳，参苏饮加桑白皮、杏仁。"[3]**程国彭**说："若内伤饮食，口干痞闷，五更咳甚者，乃食积之火，至此时流入肺经，用止嗽散加连翘、山楂、麦芽、卜子。"[4]

吴鞠通说："太阴风温，但咳，身不甚热，微渴者，辛凉轻剂桑菊饮主之。二三日不解，气粗似喘，燥在气分者，加石膏、知母；舌绛暮热，甚躁，邪初入营，加玄参6g、犀角3g；在血分者，去薄荷、苇根加麦冬、细生地、玉竹、丹皮各6g。肺热甚加黄芩，渴甚加天花粉。"[5]**吴坤安**说："痧透后，痰多气急，咳嗽者，余热郁于肺也。宜宣宣之开之，如栀豉、桑杏、桔梗、枯芩、薄荷、象贝、蒌皮、通草、芦根之类。"[6]"如舌苔白燥，口渴者，肺家津液少也，宜泻白散加前胡、杏仁、橘红、茯苓、象贝、川石斛、薄荷、枯黄芩之类。"[6]

何廉臣说："故谚云伤风咳嗽，郎中对头，又云伤风不醒便成痨。前哲如徐灵胎，尚著《伤风难治论》，谓伤风由皮毛以入于肺，肺为娇脏，太寒则风气凝而不出，太热则火烁肺而动血，太润则生痰饮，太燥则耗津液，太泄则汗出而阳虚，太涩则气闭而邪结……自制疏风止嗽汤……屡投辄验，既不太热、太燥、太泄，又不太寒、太润、太涩……方虽平淡，收效殊多。"[7]

雷少逸说："秋初伤湿不即发者，湿气内酿成痰，痰袭于肺而作嗽，名曰痰嗽……其脉必见弦滑，或见微紧，右寸关必较余部不调，舌苔白润，胸次不舒，痰白而稀，口不作渴，理当治脾为主，渗湿化痰为佐，宜以加味二陈法治之。如有恶寒发热者，再加苏梗、前胡，气喘者，加旋覆花、苏子，当随其证而损益之。"[8]"秋分之后，先伤乎燥，燥气内侵乎肺，当时未发，交闭藏之令乃发，斯为金寒水冷之咳也。前论秋燥条中，是为燥之新邪，此论干咳，是为燥之伏气。其证咳逆乏痰，即有痰亦清稀而少，喉间干痒，咳甚则胸胁引疼，脉沉而劲，舌苔白薄而少津，当用温润辛金法治之。"[8]**朱良春**云："干咳，故用较多的镇咳药。至于五味子虽是敛肺药，也有止咳作用；麻黄可解气管痉挛，前人认为有开肺作用。两药一开一阖，正符合于制方的原则。投药数剂，干咳大减。"[9]

编者按：肺气失宣候，因风寒燥诸实邪郁遏肺气，肺脏失其宣发之性，宣降失常，肺络不通则咳嗽气喘，恶寒发热；清窍不利则鼻塞流涕，咽痛有痰。治疗上宜用疏风、散寒等轻宣肺气，疏利气机之法。如**蒲辅周**说："伏寒化燥，肺气失宣，宜辛凉疏泄。"[10]

引用文献

［1］姚国美.姚国美医学讲义合编［M］.北京：人民卫生出版社，2009：133.

［2］张介宾.张景岳医学全书［M］.北京：中国中医药出版社，1999：1110.

［3］李梴.医学入门［M］.天津：天津科学技术出版社，1999：834.

［4］程国彭.医学心悟［M］.北京：人民卫生出版社，1963：117.

［5］吴鞠通.温病条辨［M］.福州：福建科学技术出版社，2010：28.

［6］吴坤安.伤寒指掌［M］.上海：上海科学技术出版社，1959：卷三41，卷四64.

［7］俞根初等.重订通俗伤寒论［M］.上海：上海科学技术出版社，1959：205.

［8］雷丰.时病论［M］.北京：人民卫生出版社，1964：118，119.

［9］朱良春.章次公医案［M］.南京：江苏科学技术出版社，1980：52.

［10］中国中医研究院.蒲辅周医案［M］.北京：人民卫生出版社，2005：53.

二、肺失宣降候

肺失宣降候是肺气上逆不降之候，由肺气暴逆不降，致肺气失其宣降之常，多见于宿病，亦见于新病失治误治。新病易愈，宿病难以除根。

诊断

病名：[中医] 伤风咳嗽，湿温，暑咳，暑喘，燥咳，咳逆，顿咳，久咳，虚咳，咳喘，虚喘，寒喘，热喘，痰喘，产后气喘，哮吼，热哮，痰哮，肺胀，肺痈，癃闭，痰饮，支饮，伏饮。[西医] 急性气管炎、支气管炎，慢性支气管炎，支气管哮喘，支气管肺炎，百日咳，肺气肿，慢性肺源性心脏病，肺结核。

证名：**肺卫风寒证**，肺卫风热证，**肺胃寒热证**，肺胃湿热证，肺胃温燥证，**肺脾湿痰证**，**肺胃热痰证**，肝肺热痰证，**肺脾痰火证**，肺脾虚痰证，肺肾虚痰证，脾肾虚痰证，**肺脾水饮证**，肺胃寒饮证，肺胃饮热证，**肺肾饮热证**，肝肺痰瘀证，肺胃瘀热证，**肝肺瘀热证**。

病位：肺卫，肺胃，肺肝，肺脾，肺肾，脾肾。

病因：风寒，风热，寒热，湿热，温燥，湿痰，热痰，痰火，虚痰，水饮，饮热，寒饮，瘀热，痰瘀。

病机状态：郁逆。由实邪郁滞于肺，致肺气不降而反冲逆于上，使肺气失其宣降之常，而成肺气因郁而逆之证。

1.肺气失宣候 – 气机不降 + 气机冲逆

2.气机冲逆 ── 气机不宣 ── 清窍不宣

图2-8-5　肺失宣降候病机结构式示意图

病形：郁逆；　　**病层**：里；　**病态**：动；

病性：阴中有阳；　**病质**：实；　**病势**：深，重，急。

证象组合：气郁 + 气逆 + 清窍

主症：【气机冲逆】**症象**：①气喘痰多，暴喘。②面浮。③咳剧则呕，甚则见红。**舌象**：①舌边红，苔薄少津。②苔白。**脉象**：①脉数。②脉滑。③脉细滑。④脉促而滑。

副症：【气机不宣】**症象**：①咳甚，咳呛，痰不易出。②无汗。③胸膈痞闷，胸痞胀。**舌象**：舌淡红，苔白。**脉象**：脉浮滑。

宾症：【清窍不宣】**症象**：①喉中呀呷有声，痰结喉间，喉间辘辘有声，声音不出。②鼻塞。

临床以气逆、气冲、喘满等见症显明，但必有气郁痞闷、咳痰不爽等同见，方为本候。

鉴别诊断

肺失宣降候 + 气机闭塞 = **肺气郁闭候**

└── + 气机不利 + 津气蕴蒸 = **清气郁逆候**

图2-8-6　肺失宣降候鉴别式示意图

肺失宣降候系实邪郁滞，肺气上逆之候；肺气郁闭候为实邪闭塞，肺气暴逆之证；而清气郁逆候则是上中气机郁滞，里气上逆之候。

传变预测

肺失宣降候 – 气机冲逆 + 气机不降 → **肺气失宣候**

├── + 气机闭塞 → **肺气郁闭候**

└── – 气机冲逆 + 气机不降 + 气机不利 + 络瘀血溢 → **肺气郁痹候**

图2-8-7　肺失宣降候传变式示意图

肺失宣降候如逆气得降，可转为肺气失宣候，而渐平复。如失治误治，肺气骤闭，则可转为肺气郁闭候。或迁延日久，气滞血瘀，亦可转为肺气郁痹候。

辨证

定位：肺：胸膈痞闷，气喘，呛咳，面浮，哮吼，声音不出，鼻塞；胃：不得眠，气粗；肝：胸闷，气喘，暴喘；脾：痰多。

定性：风：痰多泡沫；寒：痰白稀，咳甚，无汗；湿：痰稠厚；燥：痰不易出；湿痰：痰白稠厚；热痰：痰黄稠厚；痰火：痰黄带红；饮：痰清如水，心下结满；瘀：胸胁满痛，痰带瘀血紫块，舌有瘀点瘀斑。

定量：①轻：胸膈痞闷，呛咳。②中：喉中呀呷有声，痰结喉间，喉间辘辘有声。③重：胸膈痞胀，气喘，面浮。

论治：宣肺降气，以降为主，略佐轻宣，使肺气升降得宜，而病即可解。如系宿病发作，解后仍当治本以除根。

1. **随机立法**：肺失宣降候，病机为实邪内滞，肺气由郁而冲逆于上，以致宣降失常，故其治则虽当急降冲逆之肺气，但亦当兼宣发郁遏以利肺气之下降，药宜轻重并用，以降为主，以宣为辅，切不可妄投滋腻以滞气机。

2. **随位立法**：在肺以宣降肺气为主，涉胃兼降胃气，涉肝兼疏肝降逆，涉脾兼燥脾化痰。

3. **随因立法**：疏风、散寒、清暑、润燥、清热、化痰、逐饮、利气、化瘀，均当宣降肺气。

4. **随症立法**：降肺气如苏子、葶苈子、白芥子、杏仁、瓜蒌仁、橘红、法半夏之类；降胃气如苏梗、厚朴、枳实、枇杷叶之类；降肝气如旋覆花、生代赭之类；降脾气如厚朴、枳壳、莱菔子、广木香之类。

方证：苏子降气汤证、加味三拗汤证、厚朴麻黄汤证、射干麻黄汤证、华盖散证、小青龙汤证、小青龙汤合三子养亲汤加减证、加减小青龙汤证、小青龙汤加半贝丸证、姜桂二陈汤证、六安煎证、加减苏陈九宝汤证、五虎汤证、定喘汤证、加味麻杏甘石汤证、玉竹饮子证、加味葶苈汤证、竹沥涤痰汤证、竹沥达痰丸证、三子导痰汤证、当归导气散证、鹅梨汤证、加减金水六君煎证、健脾化痰丸证、降气和络饮证。

考证：肺失宣降候，肺气郁滞而失肃降之权，反而上逆者，通称：寒包火哮，湿热郁肺，暑入肺络，燥痰上逆，痰热壅肺，痰热闭肺，湿聚成痰，瘀血上冲，瘀血上壅，恶血入肺，肝风及肺，木气犯金，上实下虚，肾水上泛。

仲景曰："咳而上气，喉中水鸡声，射干麻黄汤主之。咳逆上气，时时吐浊，但坐不得眠，皂荚丸主之。""肺痈，喘不得卧，葶苈大枣泻肺汤主之。""肺痈，胸满胀，一身面目浮肿，鼻塞清涕出，不闻香臭酸辛，咳逆上气，喘鸣迫塞，葶苈大枣泻肺汤主之。"（《金匮要略·肺痿肺痈咳嗽上气病脉证治》）"咳逆倚息，短气不得卧，其形如肿，谓之支饮。""支饮胸满者，厚朴大黄汤主之。支饮不得息，葶苈大枣泻肺汤主之。"（《金匮要略·痰饮咳嗽病脉证并治》）"喘家，作桂枝汤加厚朴、杏子佳。"（《伤寒论》18条）

张景岳说："凡伤风咳嗽多痰，或喘急呕恶者，宜六安煎加减治之为最妙，二陈汤多加生姜亦可……若时行风邪在肺，咳嗽喘急多痰，而阴寒气甚，邪不易解者，宜小青龙汤，或消风百解散，或金沸草散。"[1] **陈士铎**说："人有春暖夏热，则安然不嗽，一遇秋凉，即咳嗽不宁，甚至气喘难卧……是郁热难通，方用当归五钱……水煎服。此症用郁金丹亦甚效。"[2]

叶天士说："脉右弦左濡，秋凉宿饮，上泛咳呛，入夜着枕欲寐，气冲胃脘，心悸震动，必欲起坐。仲景《论脉篇》：'弦为饮，背寒为饮，当治饮，不当治咳。'饮属阴邪，乘暮夜窃发，《金匮》法中每以通阳涤饮，与世俗仅以肺药疏降迥异，用小青龙减麻辛法。"[3]

张璐说："支饮留结，气塞胸中，故不得息。葶苈破结和饮，大枣通肺和中，以其气壅则液聚，液聚则热结，所以与肺痈同治也。"[4] **吴坤安**说："若秋候凉风外袭，伏热内蒸，以致咳嗽或喘者，亦宜麻杏石甘汤，加桑皮、象贝、枯芩、苏子之类，麻黄须蜜炙，或水炒。"[5] "若气逆咳喘，胸膈凝闷，气口脉闭，喘咳有痰声者，痰喘也，治痰为主。"[5] "伤寒表解之后而胸闷喘急者，亦痰也，急当治其痰。盖外感表邪虽去，而内痰复发，故喘，必寸脉沉闭，胸膈闭塞可证，不可因表解后，作虚治也。"[5] "若饮邪犯肺作喘，当以温药和之，二陈汤加桂枝、姜汁。"[5]

俞根初说："无汗而喘者，先疏肺气以定喘，新加三拗汤加减。此后痰稀咳甚者，小青龙汤去麻黄加杏仁、橘红，消痰止咳；痰多咳甚，越婢加半夏汤宣肺定喘。"[6] "总之哮喘一症，寒包火为最多，遇寒即发，饮冷亦发，虽亦有感温暑而发，初治必兼辛散，开发肺气，切不可纯用寒凉，使痰壅肺闭，猝致闷毙。唯见胸突背驼者，必为痼疾，不可救药。"[6]

费伯雄说："肺实而咳，胸脘喘满，时吐稠痰，降气和中汤主之。"[7] "实之甚者，痰气闭结，语音不出，此为塞金不鸣，金牛汤主之……风痰入肺，久经吼咳者，鹅梨汤主之。"[7] "肝咳不已，则胆受之。胆咳之状，咳呕胆汁。胆为清净之腑，肝邪中之，则胆不安，而汁内沸，故所呕皆苦水。西清汤主之。"[7]

何廉臣说："胃症多起于痰积，内兼湿热，唯脾有积湿，胃有蕴热，湿与热交蒸，脾胃中先有顽痰，胶黏不解，然后入胃之水遇痰而停，化为浊痰热饮，不能疾趋于下，渐滋暗长，绵延日久，致肺气呼吸不利，因之呀呷有声而为哮。遇风遇劳皆发，秋冬以后，日夜如此，痰虽因引而潮上，而其气较肺症稍缓，必待郁闷之极，咳出一二点宿痰，如鱼脑髓之形，而气始宽，哮渐减。予治此症，审其湿痰上泛，窒滞中气者，初用香苏二陈汤……审其痰随火升，上壅胸膈者，初用竹沥涤痰汤……送下节斋化痰丸，以蠲痰而降火，继用费氏鹅梨汤……缓通肺窍，除其积痰以芟根。"[6]

王雨三说："肺胀，饮邪入肺，肺气壅塞，其证喘急胸胀，用葶苈泻肺汤加甘遂末一分吞。"[8] **祝谌予等**按："百日咳小儿罹之最为痛苦，咳嗽、气急、面红、目努、流泪，常迁延不愈。施师屡用麻杏石甘汤合三子养亲汤，再加西洋参或南北沙参之类效果良好，服药后阵咳次数逐渐减少，乃至痊愈。"[9] **朱曾柏**说："本病初起，仅系一般之风寒客肺，由于强行制喘，没有及时宣散肺经之风寒，致使风寒之邪残存，肺气郁闭。肺主一身之气而朝百脉，因此肺失肃降，病涉气血两端，而患者十多年间中西药尝遍，对一般药物已多适应，制方遣药既要有肃肺平肝之功，又要药简力宏。"[10] **沈雄伟等**曰："正气虽虚，却有邪恋于肺，单用宣肺止嗽诸药固不济事，滥用扶正之法也非所宜。因而从引起咳嗽不止的本质——肺气上逆，血行不畅着手，以活血解痉为主，宣肺化痰次之。"[11]

编者按：肺失宣降候，因寒热、痰饮互阻肺窍，肺气失其宣发，郁热不得外达，而冲逆于上，肺气不得下降，实为寒闭热逆之候。当外散风寒以宣肺气之郁，内泻痰火以平冲逆之气。**吴谦**说："喘咳不能卧，短气不得息，皆水在肺之急症也，故以葶苈大枣汤，直泻肺水也"。[12]

引用文献

［1］张介宾.张景岳医学全书［M］.北京：中国中医药出版社，1999：1008.

［2］柳长华.陈士铎医学全书［M］.北京：中国中医药出版社，1999：777.

［3］秦伯未.清代名医医案精华［M］.北京：人民卫生出版社，2006：21.

［4］张璐.张氏医通［M］.北京：中国中医药出版社，1995：67.

［5］吴坤安.伤寒指掌［M］.上海：上海科学技术出版社，1959：卷三39，88，89.

［6］俞根初等.重订通俗伤寒论［M］.上海：上海科学技术出版社，1959：204，339，341，342.

［7］张元凯，时雨苍，杨伯棠，等.孟河四家医集［M］.南京：江苏科学技术出版社，1985：50，51，52.

［8］王雨三.治病法轨［M］.北京：学苑出版社，2015：158.

［9］祝谌予，翟济生，施如瑜，等.施今墨临床经验集［M］.北京：人民卫生出版社，1982：273.

［10］朱曾柏.顽固性哮喘及阳虚高热治验二则［J］.中医杂志，1980，（8）：20.

［11］沈雄伟，朱抗美，蒋浩庆.随师刘树农教授临证偶得［J］.上海中医药杂志，1983，（12）：16.

［12］吴谦.御纂医宗金鉴［M］.北京：人民卫生出版社，1963：255.

三、肺气郁闭候

肺气郁闭候是实邪猝闭肺窍，致肺气郁而暴逆之候，古称肺闭、肺胀或暴喘之证，多由外邪引动宿邪，内外合邪而猝发。

诊断

病名：［中医］暴喘，肺胀，肺闭，哮吼，痰喘，寒包火哮。［西医］肺炎，肺源性心脏病，喉阻塞。

证名：肺卫风寒证，肺脾湿痰证，**肺胃热痰证**。

病位：肺卫，肺胃，肺脾。

病因：风寒，寒饮，湿痰，痰热。

病机状态：郁闭。由实邪郁滞，猝闭肺窍，以致肺气失其宣降，而暴逆于上，成闭、喘、暴证。

1.肺失宣降候＋气机闭塞

2.气机不宣

↓

气机闭塞——→气机冲逆——→清窍不宣

图2-8-8　肺气郁闭候病机结构式示意图

病形：郁闭；　　**病层：**里；　**病态：**静中动；

病性：阴有阳；　**病质：**实；　**病势：**深，重，急，危。

证象组合：气郁＋气闭＋气逆

主症：【气机不宣】症象：①呷呀不休。②咳嗽不爽，痰白而稀。③咳喘胸满。**舌象：**①舌淡红苔白。②苔薄白。**脉象：**脉浮滑。

　　　【气机闭塞】症象：①胸高，闭闷欲死。②咳嗽顿止。③面色苍白。④环口青黯。⑤目合。⑥二便俱闭。**舌象：**舌灰暗。**脉象：**脉伏，寸沉。**指纹：**青浮。

副症：【气机冲逆】症象：①气促。②口张鼻扇。③胸高气筑，呷呀不休，闭闷欲死。④喉中有痰吼声，张口抬肩，入夜端坐倚息。**脉象：**脉促而滑。

宾症：【清窍不宣】症象：①声音不出。②嚏声如鸦。

临床以气逆、气喘易见，但必须有气闭不能出入之象作为诊断依据。

鉴别诊断

肺气郁闭候－气机闭塞＝肺失宣降候

－气机冲逆＋气机不降－清窍不宣＝清气闭厥候

－气机闭塞－腠理不宣＋清空不宣＋津气蕴蒸＝清气郁闭候

图2-8-9　肺气郁闭候鉴别式示意图

肺气郁闭候是肺气猝闭而致暴逆之候；肺失宣降候则系肺气郁，甚而上逆之候；清气闭厥候为上中气机猝闭之候，无暴逆之象；清气郁闭候则为表闭而内热上逆之候。四者各有不同。

传变预测

肺气郁闭候－气机闭塞－气机冲逆＋气机不降→肺气失宣候

＋神志昏蒙＋阳气不行＋气虚脱绝→清气厥脱候

图2-8-10　肺气郁闭候传变式示意图

肺气郁闭候为暴发之急症，救治得当，则内外宣解，闭开逆平，转肺气失宣候而愈。如稍有失误，则可立致清气脱候而不可救，尤以小儿为甚。

辨证

定位：肺卫：恶寒无汗，胸紧，咳逆，咳嗽痰少，鼻塞而鸣，咽痒，声哑；肺胃：咳逆多呕，胸中苦热，烦闷不舒，烦躁不宁，夜不得眠，面赤自汗，口干；肺脾：腹满，不食，痰多，不便。

定性：风寒：恶寒无汗，脉弦紧，舌白薄；寒饮：痰多清稀如水，喉中有水鸡声；湿痰：咳嗽痰多灰浊，脉浮弦，苔可见白厚；热痰：面赤自汗，口干，胸中苦热，烦闷不舒，烦躁不眠。

定量：①轻：胸紧，咳逆，咳嗽痰少。②中：胸膈痞塞，气喘鼻扇，喉中水鸡声。③重：胸满胸高，闭闷欲死，口唇、指端微绀。

论治：宣开其闭，疏降冲逆，使外入之邪仍从外解，内逆之邪仍从里降。病虽急暴，缓解亦易。然救治失当，转厥转脱亦速，故不可轻视。

1.随机立法：肺气郁闭候，病机为外邪引动内邪，猝然闭塞肺窍，以致暴逆于上，出入不得。欲降其逆，先开其闭，故其治则当宣开其上闭，兼以疏降其暴逆，使闭塞得开，冲逆自平。绝忌酸敛、腻滞。

2.随位立法：邪在肺卫，宜宣肺透表；邪在肺胃，宜宣肺降胃；邪在肺脾，宜健脾化痰。但总当以宣肺降气为主。

3.随因立法：风寒，以辛温宣发为主；挟湿痰者，兼以燥湿化痰；因于寒饮，兼以温化蠲饮；因于热痰者，宜以清热化痰为主。

4.随症立法：痰壅气逆，宜加半夏、川贝、竹沥、苏子、葶苈子、白芥子、莱菔子之类，以化痰降气；痰火内结，当加礞石滚痰丸以逐痰降逆；兼腹泻腹满，加苍术、厚朴以燥湿；热甚加石膏、黄芩以清解之。

方证：杏苏散证、金沸草散证、华盖散证、麻黄二陈汤证、加味麻杏甘石汤证、三子导痰汤加荆防汤证、小青龙汤证、麻芥汤证、白果定喘汤证、定喘五虎汤证、泻白散证、清肺化痰法证、宣肺降逆方证、清热宣肺化痰平喘方证、王氏痰喘丸证。

考证：肺气郁闭候，表里阳气闭塞者，通称：痰浊壅肺。

张景岳："凡风寒外感，邪实于肺，而咳喘并行者，宜六安煎加细辛或苏叶主之。若冬月风寒感甚者，于本方加麻黄亦可，或用小青龙汤、华盖散、三拗汤之类主之。"[1]

喻嘉言说："风寒外束，华盖散、参苏饮。如声音不出，风邪，人参荆芥汤；寒邪，三拗汤。遇冷咳发者，橘皮半夏汤。"[2] **李梴**说："寒乘肺，咳则胸紧声哑，二陈汤加麻黄、杏仁，或苏沉九宝饮、华盖散、单生姜丸。"[3] **吴坤安**说："如舌苔白燥，口渴者，肺家津液少也，宜泻白散加前胡、杏仁、橘红、茯苓、象贝、川斛、薄荷、枯芩之类。"[4]

俞根初说："素有痰火热哮，猝被风寒外束者，一起即头疼发热，畏风恶寒，喘咳浓痰，喉中有痰吼声，日夜坐不得卧，面浮睛突，胸前痞塞，舌苔黄滑，中后满布厚腻……脉左浮弦，右滑数……先用白果定喘汤，以宣气豁痰为主，口嚼清金丹，除热哮以平喘。若表邪去而喘未平，继用导痰汤加旋覆、海石、苏子、白前肃肺气以除痰，终用加减玉竹饮子以保肺。"[5] **何秀山**说："因积火熏蒸，遇风而发，用五虎汤加竹沥达痰丸，上宣肺气，下逐痰火，再避风寒，节厚味，自能奏效。"[5]

何廉臣说："感寒邪而生痰，势必毛窍外闭，肺气逆满，邪气无从发泄……当用辛温宣剂，轻则三子导痰汤加荆、防……重则麻黄二陈汤。"[5]"咳逆气粗，咯痰稠黏，甚则目突如脱，喉间辘辘有声者，此寒痰遏热，壅塞气管也，名曰痰喘。法当豁痰下气，白果定喘汤为主……重则小青龙汤加石膏汤……或用定喘五虎汤……久则口噙王氏痰喘丸。"[5]"素有痰火热哮，猝被风寒外束者，一起即为头痛，发热畏风恶寒，喘咳脓痰，喉中痰吼声，日夜不得卧，面浮睛突，胸前痞塞，舌苔黄滑，中后满布厚腻……脉左浮弦，右滑数……先用白果定喘汤，以宣气豁痰为主，口噙清金丹，除热哮以平喘。若表邪去而喘未平，继用导痰汤加旋覆、海石、苏子、白前，肃肺气以除痰，终用加减玉竹饮子以保肺。"[5]

李聪甫治风寒闭肺，肺失清宣：陈某某，男，半岁，面色苍白，环口青黯，目合鼻扇，咳喘胸满，额上冷汗，便溏色青，神气困惫，指纹青浮，舌苔薄白。曾服辛轻疏表剂，额汗出而痰闭，寒邪遏肺，肺失清宣，法当温肺化痰，不能过表以伤肺气[6]。

严绍歧治潘四鸠，38岁，受暑夹湿，湿热未清，投生地、石斛致湿热胶滞，先腹胀满，继咳呕多痰，胸闷口渴，溺短涩热，便溏不爽，脉右软滞，左沉弦数，舌苔黄腻边白滑，先治上焦，越婢加半夏汤增损，3剂，痰嗽气逆大减，胸闷口渴亦除，后治其下焦，桂苓甘露饮加减，4剂，小便畅利，腹胀顿消，唯痰尚未除，胸膈气滞，香砂二陈加鸡内金、佛手，调理7日而愈[7]。

编者按：肺气郁闭候，因外感风寒，由卫入肺，凝津生痰，或因失治，或投滋腻，或投寒敛，致寒闭痰阻；或因肺胃热痰，由外寒触动，肺窍猝闭。当急以宣发肺气为主，兼以化痰降气，切不可稍投凉润，致肺气愈加闭塞。

引用文献

［1］张介宾.张景岳医学全书［M］.北京：中国中医药出版社，1999：1116.

［2］陈熠.喻嘉言医学全书［M］.北京：中国中医药出版社，2000：314.

［3］李梴.医学入门［M］.天津：天津科学技术出版社，1999：834.

［4］吴坤安.伤寒指掌［M］.上海：上海科学技术出版社，1959：卷四64.

［5］俞根初等.重订通俗伤寒论［M］.上海：上海科学技术出版社，1959：310，314，339，340.

［6］李聪甫.李聪甫医案［M］.长沙：湖南科学技术出版社，1979：173.

［7］何廉臣.重印全国名医验案类编［M］.上海：上海科学技术出版社，1959：145.

四、肺气郁痹候

肺气郁痹候系肺失敷布之权，津液郁滞成痰，气痰交阻于肺络，痰、瘀、水、饮等实邪留滞过久，以致气滞血瘀而成郁痹之证，为邪恋络痹之候。

诊断

病名： [中医]肺痹，肺胀，肺痈，支饮，留饮，悬饮，胸痹，心痛，胸痛，胸胁痛，风温，咳喘，咳喘失血，肝火咳嗽，哮喘，咳血，咯血，胸蓄血，梅核气。[西医]慢性支气管炎急性发作，肺气肿，渗出性胸膜炎，纵隔肿瘤，心绞痛，慢性风湿性心脏病，心房颤动。

证名：肝肺气痰证，心肺痰瘀证，**肺胃痰瘀证，肺胃热痰证，肝肺痰火证，肺胃寒饮证，肺胃饮热证，**肝肺饮热证。

病位： 肺胃，肺肝，心肺。

病因： 痰热，痰火，痰瘀，气痰，水饮，寒饮，饮热。

病机状态： 郁滞。由痰、瘀、水、饮实邪郁滞于肺，以致肺气郁滞，久则滞及肺络，而成邪恋络痹之候。

1.肺气不宣候+气机不利+络瘀血溢

2.气机不宣——气机不降——清窍不宣

↓

气机不利——络瘀血溢

图2-8-11 肺气郁痹候病机结构式示意图

病形： 郁滞； **病层：** 里； **病态：** 静；

病性： 阴中有阳； **病质：** 实； **病势：** 深，重，缓。

证象组合： 气郁+气滞+血溢+清窍

主症：【气机不宣】症象： ①发热恶寒。②咳痰不爽，痰结，咳呛不扬。③胸闷。④虽口渴引饮，而饮不喜凉。

舌象： 暗晦。**脉象：** 脉弦涩。

【气机不利】症象：①胸胁胀痛，胸痛引背，胸中痞痛。②咳引胁痛。③左胁不时攻痛，甚则厥逆，喜热汤。④右胸胁突然剧痛。⑤二便俱闭。舌象：①苔薄白。②舌质淡红。③苔黄腻兼黑，少津。④舌苔黄糙。脉象：左关沉小带弦，右弦滑。

副症：【气机不降】症象：①喘满，气逆。②痞塞痰壅。脉象：①脉滑数而浮。②脉寸浮滑，关、尺沉滑微数。

【络瘀血溢】症象：①吐血。②咳血，痰中带血。②咯血，或紫或鲜。

宾症：【清窍不宣】症象：①音暗，喉痹。②饮水则呛。③咯痰随出随阻，喉中痰阻如梅核、破絮。

临床以肺失宣降之咳喘症象明显而易见，但必须与气滞血瘀之痞痛、咯血等症象同见，方可确认。

鉴别诊断

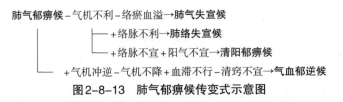

肺气郁痹候+气机冲逆-气机不降+血滞不行-清窍不宣=气血郁逆候
└── -气机不利+络脉不宣+阳气不宣=清阳郁痹候

图2-8-12　肺气郁痹候鉴别式示意图

肺气郁痹候为邪滞肺气，渐瘀血络之候；清阳郁痹候则为邪郁清阳，渐致络滞之证；气血郁逆候为气滞血瘀，以致气逆瘀溢之候。

传变预测

肺气郁痹候-气机不利-络瘀血溢→肺气失宣候
　　　├── +络脉不利→肺络失宣候
　　　├── +络脉不宣+阳气不宣→清阳郁痹候
　　　└── +气机冲逆-气机不降+血滞不行-清窍不宣→气血郁逆候

图2-8-13　肺气郁痹候传变式示意图

肺气郁痹候经治得宜，气滞络痹渐除，即可转轻为肺气失宣候。如治疗失当，则深入血络而为肺络失宣候，或可滞及阳气、血络而转为清阳郁痹候。甚则郁滞既久，以致气冲血溢而转为气血郁逆候。

辨证

定位：肺胃：咳逆喘满，胸痛引背；肝肺：胸胁痞满，胁胀，胁痛；心肺：胸痛彻背，心悸，气短。

定性：痰：痰多浓厚，痰白如银丝，水：咳烦胸中痛，咳唾清稀如水；饮：咳逆不爽；气：喉中痰阻如梅核、破絮；瘀：咳痰腥臭，甚则如脓血。

定量：①轻：咳呛不扬，痰带红，喉中痰阻。②中：咳逆不爽，咳血，喉痹。③重：气逆喘满，咯吐瘀紫，暗不出声。

论治：当急急疏利留滞之邪，以通气血之郁痹，然病势深重，难以求速效，久则延成络痹，甚至劳损。

1.随机立法：肺气郁痹候的病机为实邪郁滞于肺，久而不除，以致气滞络瘀而成郁痹之候。其治则当以疏利郁滞之邪为主，宜疏气血之痹，留滞之邪一去，即痹除气利，宣降自如。

2.随位立法：肺气郁痹，其病位不离乎肺，故治法总当以宣肺利气为主；涉及于胃，宜兼疏导胃气；病涉于肝，宜兼疏肝理气；病涉于心，宜兼宣通心阳。

3.随因立法：郁痹之候，总宜行气和络以宣行之；挟痰者参以化痰，挟饮者参以蠲饮，挟水者参以行水，挟瘀者参以行瘀，总以逐邪为法。

4.随症立法：胸痛宜用瓜蒌、薤白、郁金、丹参等；胁胀痛宜用旋覆花、降香、赤芍、橘络、香附、片姜黄之类。咯血咳血，不宜止涩，宜用藕节、白茅根、生蒲黄、三七之类以行瘀止血。

方证：小青龙合瓜蒌薤白汤证、《千金》麦门冬汤证、加味麻杏甘石汤证、加味葶苈汤证、十枣汤证、四七汤证、葛氏保和丸证、人参泻肺汤加减证、泻肺汤证。

考证：肺气郁痹候，肺气不宣或清窍失于宣通者，通称：胸阳不振，肺窍阻闭，清肃失司，寒伏肺俞，痰瘀交阻，痰气胶结，痰热互结，心痹瘀阻，木火刑金。

仲景曰："口中辟辟燥，咳即胸中隐隐痛，脉反滑数，此为肺痈，咳唾脓血。脉数虚者为肺痿，数实者为肺痈。"《外台》桔梗白散方。治咳而胸满，振寒脉数，咽干不渴，时出浊唾腥臭，久久吐脓如米粥者，为肺痈。桔梗、贝母各三分，巴豆一分（去皮，熬，研如脂）。上三味，为散，强人饮服半钱匕，羸者减之。病在膈上者吐脓血，在膈下者泻出，若下多不止，饮冷水一杯则定。"（《金匮要略·肺痿肺痈咳嗽上气病脉证治》）

严用和说："瓜蒌实丸，治胸痹，胸中痛彻背，喘急妨闷：瓜蒌实、枳壳、半夏、桔梗（炒）各一两，上为细末，姜汁打糊为丸，如梧桐子大。每服五十丸，食后，用淡姜汤送下。"[1] **沈金鳌**说："气痰，七情郁结，痰滞咽喉，形如败絮，或如梅核，咯不出咽不下，胸膈痞闷，宜清火豁痰丸。"[2] **李用粹**说："凡胁痛年久不已者，乃痰瘀结成积块，肝积肥气在左，肺积息贲在右，发作有时，虽皆肝木有余，肺积膹郁，不可峻攻……主以二陈汤，加柴胡、青皮，气加香附、枳壳，火加胆草、芍药，痰加南星、苍术。"[3]

吴坤安说："如肺胀喘急，胸痛气秽者，此温邪伤肺，欲酿内痈也，急用活水芦根、桃仁、苡仁、瓜蒌皮、冬瓜子、空沙参、黑玄参、连翘之类清之。"[4]"如发热胸闷，咳嗽气急，痰多浓厚者，中宫积痰也，宜燥润并用，如南星、半夏、瓜蒌、海石、枳实、陈皮、茯苓之类，或导痰汤亦可。"[4]"如胸胁刺痛，时吐酸饮，脉沉弦而口不渴者，此伏饮在络也，宜桂枝、茯苓加姜汁、炒蒺藜、半夏、旋覆花主之。"[4]

俞根初说："表解寒除，胁痛咳血者，主桑丹泻白汤加地锦15g，竹沥、梨汁各2瓢，泻火清金以保肺。"[5] **何廉臣**说："因外感既久，陈寒入肺，久咳喘满，因而失血者，乃咳嗽气逆，牵动诸经之火以烁肺，肺气亦能牵动胸背脉络之血，随咳而出，是病虽生于寒，而实因寒动火，火中伏寒，寒中包火，治宜清火之中，佐以搜剔陈寒，用《千金》麦门冬汤。虽然，寒伏肺中，久亦都从火化，即上焦血滞痰凝，亦属因火所致，便当专清其火，佐以消痰宁络，人参泻肺汤加减送下葛氏保和丸。"[5]

费伯雄说："肝经之咳，痰少胁痛，易怒头眩，丹青饮主之。"[6]"营卫不调，肺气满则肺叶皆举，微喘胁痛，泻肺汤主之。"[6] **姚国美**说："喉间痰涎稠黏，状如破絮，或结如梅核，吸门为之不利，食不得入，此痰壅气阻，宜《和剂》四七汤顺气化痰。"[7]"痰中带血，或白如银丝，此火灼津阴，多成痨嗽。火偏亢者，唇红脉数，宜丹溪咳血方，咸寒苦降。"[7]

编者按：肺气郁痹候，因肝气内郁，痰滞于肺，宣降失利，肝气挟肺气上逆，甚则瘀滞肺络；或由外寒触动宿饮，上逆犯肺，未予宣化；或更误投滋腻，寒饮内痹血络，肺络阻痹，肺气失其宣降。当化痰降逆，肃而降之，或以温宣肺气，逐饮降逆，通逐痰瘀为法。**张聿青**曰："太阴伏寒，非温不化也。"[8] 慎不可见血投凉，反资阴凝。

引用文献

［1］王道瑞.严用和医学全书［M］.北京：中国中医药出版社，2006：36.

［2］沈金鳌.中华医书集成·杂病源流犀烛［M］.北京：中医古籍出版社，1999：354.

［3］李用粹.中华医书集成·证治汇补［M］.北京：中医古籍出版社，1999：170.

［4］吴坤安.伤寒指掌［M］.上海：上海科学技术出版社，1959：卷四2，66，68.

［5］俞根初等.重订通俗伤寒论［M］.上海：上海科学技术出版社，1959：268，324.

［6］张元凯，时雨苍，杨伯棠，等.孟河四家医集［M］.南京：江苏科学技术出版社，1985：51，85.

［7］姚国美.姚国美医学讲义合编［M］.北京：人民卫生出版社，2009：189，241.

［8］张聿青.张聿青医案［M］.上海：上海科学技术出版社，1963：534.

五、肺气失充候

肺气失充候为肺气虚弱之候，由肺虚之浅证，或久病伤气，或久咳伤肺，或累经发散宣疏，致肺气不足，无力宣降，痰饮内郁，耗伤肺气而成。

诊断

病名：［中医］气虚咳嗽，虚咳，虚喘。［西医］小儿气管炎，慢性支气管炎。

证名：肺脾湿痰证，**肺脾气虚证**，肺肾气虚证。

病位：肺脾，肺肝，脾肾。

病因：气虚。

病机状态：虚弱。由久病耗伤肺气，肺气虚弱，内不能宣降自如，外不能充实肌腠，以致内则肺气宣降失常，外则腠理不实。

1.**肺失宣降候**–清窍不宣＋气虚失充＋腠理不实

2.**气虚失充**——▶腠理不实

↓

气机不宣————————▶气机不降

图2-8-14　肺气失充候病机结构式示意图

病形：虚弱；　**病层**：里；　**病态**：静；

病性：阴； **病质**：虚； **病势**：浅，轻，缓。

证象组合：气虚＋气郁＋表虚

主症：【气虚不充】症象：①少气声低，短气不续，提之若不能升，吞之若不能续。②倦怠少食，懒言少神。③面色㿠白或黄白。④鼻流清涕。⑤形寒肢冷。⑥便溏。**舌象**：舌淡。**脉象**：脉右无力，或豁大。

【气机不宣】症象：①咳嗽，痰凝喉间，咯吐不爽。②失音。**舌象**：舌体无荣，苔根白腻。

副症：【腠理不实】症象：①皮毛急薄，色白毛落。②汗多，稍一活动便自汗淋漓。③乍寒乍热。④得风则咳甚。

宾症：【气机不降】症象：①声如鼽，喘急。②频吐痰涎。③睡时喉中痰声辘辘。

临床以气机宣降失常症象显见，然必须与气虚见症同见，方可确认。

鉴别诊断

肺气失充候＋阳气不振＝肺阳不布候

└─ ＋腠理不宣＋清空不宣＝清气虚郁候

图2-8-15 肺气失充候鉴别式示意图

肺气失充候为肺气虚弱，以致宣降失常之候；肺阳不布候则为肺阳虚弱而致宣降失常；清气虚郁候系气虚受邪，以致宣降失常之证。

传变预测

肺气失充候＋腠理不宣＋清空不宣→清气虚郁候

└─ ＋阴虚失养＋津液消灼＋络血妄行＋清窍不利→肺阴失养候

图2-8-16 肺气失充候传变式示意图

肺气失充候虽为肺虚证中轻浅之候，但如虚而不复，腠理空虚，则极易受邪，故多发清气虚郁候。久而伤及肺阳，可转为肺阳不布候，甚则耗及肺阴，而转肺阴失养候，则已坠损门。

辨证

定位：肺：短气不续；脾：食少便溏；肾：动则气喘。

定性：气虚：面色黄白，短气不续，咳痰无力托送，舌淡苔薄；湿痰：胸闷气急，咳嗽多痰，舌苔厚滑腻。

定量：①轻：多汗，短气不续，咳痰无力托送，面色黄白，脉右无力。②中：恶风，见风则咳甚，声低不能言，喉中如鼽，面色㿠白，右脉虚微。③重：皮毛急薄，色白毛落，提之不能升，咽之不能降，喘息，右脉豁大无伦。

论治：补肺益气为主，或略佐宣降气机以调之，或兼酸敛以收耗散，或兼升提以举下陷，从缓调治，即可免坠损门。

1.随机立法：肺气失充候病机为肺气虚弱，内不司宣降，外不能充腠理，故其治则当以补肺益气为主，兼以调其宣降。或少佐宣疏以除余邪，或佐酸敛以收耗散，或佐升提以举下陷，然总属辅佐之法。切忌妄行疏泄，更伤肺气，或妄行腻补，滞其宣降，则病渐渐康复。

2.随位立法：肺脾母子之脏，古人补肺必兼补脾，即所谓补土以生金之法。"虚则补其母"，故必兼补脾。兼肾虚者，亦当滋补肾气。肺肾同源，肺肾同补，较肺脾尤深一层。

3.随因立法：肺气不足，自当以补气为主，挟湿痰者，佐以补脾化痰，标本兼顾。

4.随症立法：肺气虚弱，气短不续，用人参、黄芪等温补肺气足矣。如兼倦怠少食便溏者，当加党参、白术、茯苓、甘草以补脾气；动则气喘者，肾气已虚，宜加菟丝子、枸杞、补骨脂、紫河车、青娥丸兼补肾气。

方证：黄芪四君子汤证、归芪建中汤证、补中益气汤证、黄芪建中汤证、归芪异功散证、固本丸证、保肺汤证。

考证：肺气失充候，肺气虚则宣降失职者，通称：肺气虚弱，肺虚，肺气虚，肺不宣化。

董废翁说："有病后气虚，不能接续，非喘也，乃气短也，方书用大剂生脉散，少佐陈皮、二母主之。然此乃急症，须大剂八味，加人参两许，方效。"[1] **林珮琴**说："肉伤嗽，脉虚气乏，补中益气汤去升、柴加麦、味……肾虚肺燥喘咳，都气丸加麦冬。"[2]

姚国美说："四肢倦怠，痰如鸡子清……一属脾气不运，津停成饮，宜归芪异功散助其温化。"[3] "喘息少气，提之若不能升，吞之若不相及，惶惶然若气欲断，此属虚气上逆……脾气虚者，倦怠少食，频吐痰饮，关脉无力，宜理脾涤饮。"[3]

李聪甫治阴虚火旺，咳嗽吐血：深秋，咳嗽吐血，痰绿如脓，喉咙燥痒，两颧泛赤，腰背疼胀，胃纳锐减，午后潮热，精神萎弱，确诊为肺结核病。诊视脉象虚芤而数，舌干少津。证见真阴亏损，虚火炎亢，肺受煎熬，水精被灼，结聚成痰，咳无宁息，血随痰上。法当壮水制火以滋肺阴，化痰止咳以缓肺急。按：本例"肺痨病"所表现的脉证，属于肾精亏损，肺阴被燥，金水不能相承，水亏无以制心火之亢，心火又灼肺，造成恶性循环。在治则上，应以壮肾水为主，一是制心火之灼肺，一是助肺阴以清燥。当热清血止以后，必须考虑肺之化源，"补土生金"问题。故用药取脾肾双治，气阴两培之法[4]。

钟良海治感冒，咳喘，发热，体温39℃。诊断：感冒合并气管感染。服西药、打针治愈。但日后每遇风寒便发作，咳喘一次比一次严重，平日睡时喉中痰声辘辘，白天每稍一活动便自汗淋漓，食欲减退。患儿面色萎黄，形寒肢冷，舌淡，苔薄白，脉弱。此系肺气虚弱、脾阳不振而致卫气不固。乃予以加味玉屏风散。服1剂后，自汗愈，食欲大增，面色红润。3剂后，诸症悉除。至今3年未见复发[5]。

编者按：肺气失充候，多由久患咳喘，伤残脾肺阳气，脾气健运无力，肺弱敷布无权，致津聚成饮，液聚为痰，痰饮内郁，宣降不利，是因虚致邪，虚证夹实之证。当以温补肺脾阳气为主，即所谓"补土生金"之法。略佐化痰理气之品，补中寓消之法。

引用文献

［1］高鼓峰等.医宗己任编［M］.上海：上海科学技术出版社，1959：169.

［2］林珮琴.类证治裁［M］.北京：中国中医药出版社，1997：97.

［3］姚国美.姚国美医学讲义合编［M］.北京：人民卫生出版社，2009：217，219.

［4］李聪甫.李聪甫医案［M］.长沙：湖南科学技术出版社，1979：87.

［5］钟良海.加味玉屏风散防治小儿气管炎［J］.新中医，1975，（6）：8.

六、肺阳失宣候

肺阳失宣候系阴邪郁遏肺阳，而到宣降失常之候，或外感阴邪，或内停痰饮，或内外合邪，均可致肺阳郁遏失宣。

诊断

病名：[**中医**]支饮证，寒咳，外感咳嗽，痰饮咳嗽，久嗽，哮喘，寒哮，太阴暑湿。[**西医**]哮喘性支气管炎，支气管哮喘，嗜酸性粒细胞增多性哮喘，支气管扩张。

证名：**肺卫风寒证，肺卫寒热证，肺脾湿痰证**，脾肾湿痰证，**肺脾水饮证，肺胃寒饮证**，肺脾寒饮证，肺肾寒饮证。

病位：肺卫，肺胃，肺脾，肺肾，脾肾。

病因：风寒，寒热，水饮，寒饮，湿痰。

病机状态：郁遏。由阴邪郁遏肺阳，不得宣发，以致肺气失其宣降之常而成。

1.肺失宣降候＋阳气不宣

2.阳气不宣
↓
气机不宣——→气机不降——→清窍不宣

图2-8-17　肺阳失宣候病机结构式示意图

病形：郁遏；　**病层**：里；　**病态**：静；

病性：阴；　**病质**：实；　**病势**：深，轻，缓。

证象组合：阳郁＋气郁

主症：【阳气不宣】**症象**：①恶寒无汗。②痰白清稀，咳声沉重。③背脊恶寒。④身重嗜卧。⑤面黄，日渐消瘦。⑥腹痛便溏。**舌象**：①舌淡苔白滑。②苔薄白腻。③舌苔白垢。**脉象**：①脉缓。②脉细滑。③脉弦缓。

【气机不宣】**症象**：①咳嗽痰少，咳嗽痰多声少，痰滑易出，痰随嗽出。②口干。③纳少。④胸膈满闷，胸膈引痛。

副症：【气机不降】**症象**：①咳而呕，气促而喘。②哮喘不能着枕。

宾症：【清窍不宣】**症象**：①鼻塞而鸣。②音哑喉痛。

临床以气机宣降失常之症象易见，但必与阳郁现象同见，方可确认。

鉴别诊断

肺阳失宣候+清空不宣＝清阳失宣候

└──－阳气不宣＋阳气不振＋腠理不实＝肺阳失布候

图2-8-18　肺阳失宣候鉴别式示意图

肺阳失宣候仅为肺阳郁遏之候，以肺失宣降为主；清阳失宣候则系清阳不能宣发于上之证；肺阳失布候为肺阳不足而致气失宣降之候。

传变预测

肺阳失宣候－阳气不宣──→肺失宣降候

├──＋气机闭塞－气机不降＋气机冲逆──→**肺气郁闭候**

└──－阳气不宣＋阳气不振＋腠理不实──→**肺阳失布候**

图2-8-19　肺阳失宣候传变式示意图

肺阳失宣候如经宣阳，可转轻为肺失宣降候；如误投寒凉，可致肺气骤闭而转肺气郁闭候；如累经疏散，伤及肺阳，可渐转为肺阳失布候之虚弱证。

辨证

定位：肺：恶寒无汗；胃：咳而呕，胸膈痞满；脾：食少，便溏，面黄，咳声沉重，脉缓；肾：身重嗜卧，脉沉细。

定性：风寒：恶寒无汗；寒饮：痰白清稀；湿痰：痰滑易出，胸膈满闷，面黄，咳声沉重。

定量：①轻：咳痰。②中：咳而呕。③重：气促而喘，哮喘不能着枕。

论治：以宣发肺阳为主，疏利郁滞之阴邪，阴邪一去，肺阳宣发，则肺气自复其宣降之常。

1.随机立法：肺阳失宣候，其病机为阴邪郁遏，肺阳失其宣发，以致肺气失其宣降之常。其治则在于宣发肺阳，疏利阴邪，阴凝一去，则阳气宣发，肺气自复其宣降之常。切不可妄行寒凉腻滞，反遏阳气。

2.随位立法：总以温宣肺阳为法，涉及卫分者兼以辛温疏散，涉及胃阳者参以温胃阳，涉及于脾者兼以理脾阳，涉及肾者兼温肾阳。

3.随因立法：因于风寒者，当以辛温宣散为法；因于寒水者，当以通阳逐饮为法；因于湿痰者，当燥湿化痰。

4.随症立法：倦怠脉缓者，脾为湿困，当加二术、茯苓以燥湿健脾；嗜卧脉沉细者，肾阳不振，当加附子以温肾阳；气急而喘者，加苏子、葶苈子、白芥子、白果等以降肺气；痰壅喉间者，加射干、细辛、牙皂以开窍。

方证：杏苏散证、姜桂二陈汤证、二术二陈汤证、小青龙汤证、小青龙汤化裁证、辛平宣肺汤证、紫苏姜苓汤证、千缗汤加味证、麻附果汤证。

考证：肺阳失宣候，肺阳郁遏，肺失宣降者，通称：风寒咳嗽，肺寒咳嗽，外感咳喘，寒痰犯肺，水邪凌肺，痰饮潴积。

仲景曰："喘家，作桂枝汤，加厚朴、杏子佳。"（《伤寒论》18条）"太阳病，下之微喘者，表未解故也，桂枝加厚朴杏子汤主之。"（《伤寒论》43条）"上气喘而躁者，属肺胀，欲作风水，发汗则愈……咳而上气，喉中水鸡声，射干麻黄汤主之。"（《金匮要略·肺痿肺痈咳嗽上气病脉证治》）

张景岳说："外感之嗽，无论四时，必皆因于寒邪。盖寒随时气，入客肺中，所以治嗽，但治以辛温，其邪自散，唯六安煎加生姜最为妙。"[1]

吴鞠通说："两太阴暑温，咳而且嗽，咳声重浊，痰多，不甚渴，渴不多饮者，小半夏加茯苓汤再加厚朴、杏仁主之。"[2]"燥伤本脏，头微痛，恶寒，咳嗽稀痰，鼻塞，嗌塞，脉弦，无汗，杏苏散主之……无汗，脉弦甚或紧者，加羌活，微透汗。汗后咳不止，去苏叶、羌活，加苏梗。兼泄泻腹满者，加苍术、厚朴。头痛兼眉棱骨痛者，加白芷。热甚加黄芩，泄泻腹满者不用。"[2]

俞根初说："素有痰饮寒哮，猝受风寒大发者，一起即头痛身热，恶寒无汗，喘咳稀痰，喉中作水鸡声，日夜俯几而坐，不得着枕，胸膈痞满，舌苔白滑，中后满布而厚……左弦紧，右弦滑……冷哮痰喘。先用射干麻黄汤，以发表散寒为主，送下冷哮丸……除寒哮以定喘，俟表邪去而哮喘平，即用六君子汤扶正气以涤饮，外用冷哮涂法以除根。"[3]

何秀山说："哮症与喘不同，盖哮症多有兼喘，而喘有不兼哮者，因哮症似喘而非，呼吸有声，呀呷不已，良由痰火郁于内，风寒束其外，古方如厚朴麻黄汤、越婢加半夏汤，时方如白果定喘汤、五虎汤加节斋化痰丸，表散寒邪，肃清痰火，此四方最为的对。或由初感寒邪，失于表散，邪伏于里，留于肺俞，此即冷哮痰喘。若因遇冷即发，顽痰结聚者，宜用小青龙汤，送下立除冷哮散……如因病根深久，难以猝除，频发频止，淹缠岁月者，即当口噙钟乳丸……逐渐以缓消之……或因酸盐过食，遇冷饮食而发者，宜用三白饼子……搜涤淤积以涌痰，继用异功散加细辛，补助宗气以保肺，三涌三补，屡建奇功。"[3]

何廉臣说："痰结喉间，咳而上气，或呷或呀，喉中作水鸡声者，此寒痰包热，阻塞喉管也，名曰痰哮，法当开肺豁痰，射干麻黄汤……口噙清金丸（牙皂9g，拌炒莱菔子30g，研细，姜汁少许，和竹沥捣丸，如芡实大，每用一丸含化）。"[3]

王雨三说："痰塞于肺，肺气阻碍而不宣，故气为之急，脉若浮弦者，是风痰也，用千缗汤……若遇寒而发，夜间为甚，其痰薄白，脉细且迟者，是寒痰也，用三生饮加姜汁、甘草。"[4] 姚国美说："痰随嗽出，胸膈满闷，其色灰滑，身重脉缓者，此痰因湿生，治宜二术二陈丸苦温兼燥。"[5] "咳嗽，痰多声少，滑而易出，面黄身重，胸闷，脉缓者，此属湿痰，治以加味二陈汤（加苏梗、杏仁、桔梗）理气化浊。"[5]

编者按：肺阳失宣候，系由寒邪偏重，直犯于肺，或热郁于内，或因痰湿、水饮久恋肺窍，肺失清肃，郁遏肺阳而成。当通阳温肺脾，化痰逐饮降逆，则肺气自复其宣降之常。如秦伯未说："发热无汗，咳嗽频繁，故取麻黄既能发汗又能宣肺为主药，牛蒡、杏仁、蝉衣等轻扬宣化为佐，肺气宣畅，证情自平。"[6]

引用文献

［1］张介宾.张景岳医学全书［M］.北京：中国中医药出版社，1999：1110.

［2］吴鞠通.温病条辨［M］.福州：福建科学技术出版社，2010：41，53.

［3］俞根初等.重订通俗伤寒论［M］.上海：上海科学技术出版社，1959：314，339，340.

［4］王雨三.治病法轨［M］.北京：学苑出版社，2015：146.

［5］姚国美.姚国美医学讲义合编［M］.北京：人民卫生出版社，2009：188，216.

［6］秦伯未.秦伯未医学名著全书［M］.北京：中医古籍出版社，2003：74.

七、肺阳不布候

肺阳不布候是肺阳虚弱，不足以敷布之肺虚证，较气虚证又深一层。常由久病久咳，或过投疏散宣发，耗散肺阳，以致宣降失常。

诊断

病名：[**中医**] 阳损，阳虚久咳，肺痿，咳喘，哮喘，失音，少阴咽痛，鼻衄。[**西医**] 慢性支气管炎，支气管哮喘，嗜酸性粒细胞增多性哮喘，肺不张，过敏性鼻炎。

证名：肺脾阴寒证，肺肾虚寒证，肺脾湿痰证，**肺脾寒饮证**，**脾肾寒饮证**，肺肾寒饮证，**肺脾阳虚证**，肺肾阳虚证。

病位：肺脾，肺肾，脾肾。

病因：阳虚，阴寒，虚寒，寒饮。

病机状态：虚弱。由久病，或过投疏散宣发，耗伤肺阳，渐致肺阳虚弱，不能敷布，致气失其宣降之常，而成肺虚证候。

1.肺气失充候＋阳气不振

2.阳气不振——→腠理不实

↓

气机不宣——→气机不降——→清窍不宣

图2-8-20　肺阳不布候病机结构式示意图

病形：虚弱；　　**病层：**里；　　**病态：**静；

病性：阴；　　**病质：**虚；　　**病势：**深，重，缓。

证象组合：阳虚＋表虚＋气郁＋清窍

主症：【阳气不振】症象：①面色㿠白或淡白。②形体消瘦，颜面虚浮。③背恶寒，四肢不温。④头眩。⑤鼻涕多而清稀似水，多涎唾。⑥少气，⑦遗尿，小便数。**舌象：**①舌淡暗。②舌淡白苔润。**脉象：**①脉迟弱。②脉缓。③脉沉迟细微。

【气机不宣】症象：①胸胁逆满。②牵引背痛。③咳嗽。④胸胁逆满牵引背痛。**舌象：**苔白而滑。

副症：【气机不降】症象：①气急。②气喘，哮喘发作频繁。③气逆难于平卧。

【腠理不实】症象：①低烧。②汗出恶寒。脉象：脉虚浮。

宾症：【清窍不宣】症象：鼻流清涕，渐渐失音。

临床以气失宣降之症象显见，但必须与阳气虚象同见，方可确认。

鉴别诊断

肺阳不布候－阳气不振＋阳气不宣－腠理不实＝肺阳失宣候

└─ －腠理不实＋腠理不宣＋清空不宣＋经气不宣＋阳气怫郁＝清阳虚郁候

图2-8-21　肺阳不布候鉴别式示意图

肺阳不布候为肺阳不足而致宣降失常；肺阳失宣候则系肺阳郁遏而致宣降失常；清阳虚郁候则为阳虚外郁，以致气失宣降。

传变预测

肺阳不布候－阳气不振－腠理不实→肺失宣降候

└─ －腠理不实＋腠理不宣＋清空不宣＋经气不宣＋阳气怫郁→清阳虚郁候

图2-8-22　肺阳不布候传变式示意图

肺阳不布候温补得宜，肺阳渐布，可转为肺失宣降候；如虚而不复，腠理空虚，易受外邪，则可成清阳虚郁候。

辨证

定位：肺：胸胁逆满，少气；脾：心腹冷痛；肾：遗尿，小便数，咳则伛偻，腰痛不可俯仰。

定性：阳虚：面色㿠白或淡白，四肢不温，头眩，鼻涕多而清稀似水，多涎唾，少气，遗尿，小便数；寒：背恶寒，四肢厥冷，心腹冷痛；饮：气急，气喘。

定量：①轻：汗出恶寒，四肢不温，少气。②中：背恶寒，小便数。③重：四肢厥冷，遗尿。

论治：以宣补肺气为主，兼以温通阳气，使肺阳得以敷布，则肺气自复宣降之常。

1.**随机立法**：肺阳不布候，病机为肺阳虚弱，不能敷布，致肺气失其宣降之常，故其治则当以温补肺阳为主，兼以温通，助其敷布，使肺阳回复，敷布正常，而肺气自复其升降之常。

2.**随位立法**：肺、脾、肾为母子相关之脏，温补肺阳，当兼温脾阳，亦土能生金，虚则补其母之法；如病深则更当兼温助肾阳，所谓水冷则金寒，使水不寒，则金自温，亦温肾阳以助肺阳之法。

3.**随因立法**：阳虚自当温补阳气，而挟有内寒者，宜兼辛甘温热以驱阴回阳；兼挟寒饮者，宜兼温化寒饮以通阳气。皆虚而夹实，虚实兼顾之法。

4.**随症立法**：肺阳虚弱，多兼见脾肾阳虚症象，故温补肺阳，必兼温脾肾。浅则温中助阳，如白术、干姜、炙甘草等；深则必温壮肾阳，如附子、肉桂、巴戟天、枸杞子之类，均有助参、芪温补肺气之力。

方证：加味理中汤证、理中合六君子汤证、加味真武汤证、温肾蠲饮汤证、温肺汤证、甘草干姜汤证、麻黄附子细辛汤合二陈丸加味证、通脉四逆汤加桔梗证、拯阳理劳汤证。

考证：肺阳不布候，肺阳不足，气机不能敷布者，通称：肺阳清冷，肺阳虚，肺中冷，肺脾阳虚，寒饮克肺，水冷金寒。

仲景曰："肺痿吐涎沫而不咳者，其人不渴，必遗尿，小便数。所以然者，以上虚不能制下故也。此为肺中冷，必眩，多涎唾，甘草干姜汤以温之。若服汤已渴者，属消渴……甘草（四两，炙），干姜（二两，炮）"《千金》桂枝去芍药加皂荚汤方。治肺痿吐涎沫。桂枝（三两），生姜（三两），甘草（二两），大枣（十枚），皂荚（一枚，去皮子，炙焦）。"（《金匮要略·肺痿肺痈咳嗽上气病脉证治》）

陈士铎说："人有久嗽不愈，用补肾滋阴不效，反饮食少思，食之不化，吐痰不已，乃脾胃虚寒不能生肺，邪留中脘作嗽也，补母止嗽汤。助金汤亦佳。"[1]**张璐**说："若胸胁逆满，牵引背痛，心腹冷痛，饮食即吐者，温肺汤。"[2]**王雨三**说："鼻塞，鼻流清涕，用桂枝汤。若脉浮虚者，用黄芪五物汤。"[3]"失音……风寒外束于肺……脉虚浮或微细者，是肺虚证也，宜用黄芪建中汤。"[3]

朱秀峰说："支气管哮喘病是一种慢性顽固性反复发作的呼吸道疾病。从临床症状表现来说，发作期有喘息、呼吸困难、胸闷、张口抬肩、不得平卧等症。主要是由痰气壅遏，闭塞气道，肺失宣降而致的肺实证。我们采用宣肺化痰的方法，以'鸭掌散'为主方，再结合患者具体情况，辨证加减，有便于临床掌握使用，疗效也比较好。"[4]

萧曙明按："失音虽属喉咙、声道局部疾患，但声音之发，实气为之动。肺为气主，肾为气根，故其病机，与肺、肾两经有密切关系……本例患者素有肺结核，本不宜用麻、附，但因感冒失治，寒邪内陷，侵犯少阴，舌脉可为明证。邪从表入，仍当从表以解之。故用麻黄以解外，附子以温里，细辛直入少阴，由内向外，温散寒邪。《张氏医通》谓：'暴哑声不出，咽痛异常，卒然而起……此大寒犯肾也，麻黄附子细辛汤温之，并以蜜制附子噙之，慎不可轻用寒凉之剂。'其意就在于此。方药中石菖蒲取其宣窍，用二陈取其化痰。同时，患者素有肺痨旧疾，肺肾早虚，故又用巴戟、枸杞益肾润肺。用玄参者，一面润肺以利咽，一面监制麻、附之热，自无燥热伤津之弊。如此配伍，庶可各尽其能，两全其美。愈后追踪观察，至今未见复发。"[5] 黎炳南曰："病属中气衰馁，健运无权，食不化精，反为痰浊，上干于肺，肺气膹郁，肃降失职，发为哮喘。"[6]

陈振智说："过敏性鼻炎属于中医鼻鼽范畴。鼻鼽主要因肺中冷，风寒之邪侵袭皮毛或鼻窍，肺气为抗邪外出，故时时喷嚏。肺中冷，其窍温煦式微，复外邪之袭，不能温化水液，则清涕流溢外出似水。《素问·至真要大论》曰：'诸病水液，澄澈清冷，皆属于寒。'方取炮干姜以减辛散，增其温性，去脏腑沉寒固冷。炙甘草甘温，益气补中。肺主气，益气则补其脏。补中，手太阴肺经起中焦，绕胃口行入肺。中焦脾土为肺金之母。《难经·六十九难》言：'虚者补其母。'此正合经意。药味虽简，其力独专，取其治疗鼻鼽殊为合拍。"[7]

编者按：肺阳不布候，因肺脾阳气素虚，肾阳不振，寒饮上逆犯肺，肺阳失其敷布之职，阴浊内盛，不能敷布于表里，宣降失司。张仲景有云："以上虚不能制下故也。"而成表里虚寒之证。当温补肺脾，使肺阳复其敷布之常；温化停滞之寒饮，以降其阴浊之上逆。柯新桥曰："证属肺脾气虚，宣降失常，痰饮内停……补益脾肺之气，温散肺中寒气，降气平喘，兼可行气开胃。"[8]

引用文献

［1］柳长华.陈士铎医学全书［M］.北京：中国中医药出版社，1999：775.

［2］张璐.张氏医通［M］.北京：中国中医药出版社，1995：77.

［3］王雨三.治病法轨［M］.北京：学苑出版社，2015：143，146.

［4］朱秀峰.鸭掌散加味治疗支气管哮喘50例的临床观察［J］.江苏中医，1966，（7）：29.

［5］萧曙明.失音［J］.新中医，1975，（4）：26.

［6］曾德寰.黎炳南老师治哮喘经验［J］.新中医，1978，（6）：19.

［7］陈振智.甘草干姜汤治疗过敏性鼻炎［J］.上海中医药杂志，1983，（8）：28.

［8］柯新桥.肺阳虚证治初探［J］.浙江中医药，1982，17（11-12）：494.

八、肺络失宣候

肺络失宣候为痰瘀入络之脉证，为久病迁延，痰浊入属肺络而成气滞血瘀之候，久而不愈，则有成痈成损之变。

诊断

病名：[**中医**] 胸肋骨痹，胁痛，久咳，咯血，咳血，燥咳似痨。[**西医**] 胸肋关节肋软骨炎，肺结核，结核性胸腔积液。

证名：肝肺热痰证，肝肺痰瘀证，肝肺气瘀证，**肺胃瘀热证**，肝肺瘀热证，**肺胃水饮证**。

病位：肺胃，肺肝。

病因：水饮，热痰，气瘀，痰瘀，瘀热。

病机状态：郁滞。由水饮痰瘀久恋，渐入于肺络，以致肺络瘀滞，肺气宣降失常，而成肺病之血络证候。

```
1.肺失宣降候+络脉不利+络瘀血溢

2.气机不宣————————气机不降
      ↓               ↓
络脉不利——络瘀血溢    清空不宣
```

图2-8-23　肺络失宣候病机结构式示意图

病形：郁滞；　　**病层**：里；　**病态**：静；

病性：阴中有阳；　**病质**：实；　**病势**：深，重，缓。

证象组合：气郁+络滞+血溢+清窍

主症：【**气机不宣**】**症象**：①咳声不扬，干咳。②咳烦，恹恹衰倦。③潮热。④寒热如疟状。**舌象**：苔白腻。

脉象：①脉浮而数。②脉沉弦。③脉弦滑。

【络脉不利】症象：①右胁隐痛，胸胁板痛，窒塞不通，甚则呼吸亦痛。②胁下痛引缺盆。③肢冷。舌象：舌暗晦，有瘀点、瘀斑。脉象：脉沉小弦。

副症：【络瘀血溢】症象：①咳血，痰血。②脓痰浊血。脉象：脉浮芤。

宾症：【清窍不宣】症象：咽痛，声嘶。

【气机不降】症象：①颧红气促，微喘，喘急，喘咳夜甚。②呼吸喉息有声。③时吐酸饮。

临床以气失宣降症象显明易见，但必须与络瘀症象同见，方为本候。

鉴别诊断

鉴别式：**肺络失宣候+气机不利-络脉不利=肺气郁痹候**

肺络失宣候为瘀痰阻滞肺络之候，而肺气郁痹候则为肺气郁滞，渐及肺络之证，前者以血络瘀滞为主，后者以肺气郁痹为主。

传变预测

肺络失宣候-络脉不利-络瘀血溢→**肺失宣降候**

└──　-气机不降+气机冲逆-络脉不利+血滞不行+气机不利→**气血郁逆候**

图2-8-24　肺络失宣候传变式示意图

肺络失宣候如治疗得宜，络瘀一除，即可转为肺失宣降候；若迁延失治，以致气逆络损，则可成气血郁逆候。

辨证

定位：肺：咳逆胸痛，甚则引胁；胃：胸痞；肝：胸胁板痛。

定性：痰：痰多，咳逆胸痛；水饮：喘急，肢冷，脉沉小弦；瘀：胸胁板痛，窒塞不通，脉浮芤；气：痛窜游走。

定量：①轻：咳声不扬，胸胁隐痛，痰血。②中：干咳，胸胁板痛，咳血。③重：窒塞不通，脓痰浊血。

论治：以疏利为主，宣通络脉，兼以宣降肺气，使入络之邪尽除，则肺气自复其宣降。

1.随机立法：肺络失宣候的病机为痰瘀阻滞肺络，以致络瘀血溢，肺气失其宣降之常，故治则在于疏利肺络，以除其痰瘀，而兼以宣降肺气，不可专事止涩。古人谓："不止血而血自止。"不然则留瘀为患，急则成痈，缓则延损。

2.随位立法：肺络瘀滞，治当以治肺为主，宣降肺气，疏利肺络，是为主法，兼肝则当疏肝气，和肝血，降肝逆，兼胃则当参以清胃和胃。

3.随因立法：因于痰饮，自当以化痰蠲饮为主，但湿痰仍当燥湿化痰，热痰则当清热化痰，水饮则当行水；因于气滞，则宜兼疏利气机；因于瘀滞，自当化瘀通络。

4.随症立法：胸胁痛当以行气活血为主，以通肺络，如生香附、旋覆花、降香、沉香、桃仁、红花、苏木、枳壳之类。虽见咳血，不可妄行止涩，必用丹参、郁金、三七、藕节、蒲黄、茜草之类行瘀止血。

方证：香附旋覆花汤证、降气和络饮证、苏子降香汤证、泻肺汤证、二味参苏饮证、清宣瘀热汤证。

考证：肺络失宣候，肺气郁痹，气滞络痹，深入血络者，通称：肝气犯肺，木火刑金，伏饮在络。

叶天士曰："络脉不和，议以辛补通调，不致寒凝燥结，冀免关格上下交阻之累。"[1]

吴鞠通说："伏暑、湿温胁痛，或咳，或不咳，无寒，但潮热，或竟寒热如疟状，不可误认柴胡证，香附旋覆花汤主之。久不解者，间用控涎丹……腹满者，加厚朴。痛甚者，加降香末。"[2]

吴坤安说："络中伏饮，如胸胁刺痛，时吐酸饮，脉沉弦而口不渴者，此伏饮在络也，宜桂枝、茯苓加姜汁、炒蒺藜、半夏、旋覆花主之。"[3]

李用粹说："妇人产后，及跌扑损伤，瘀血入肺喘者，二味参苏饮。"[4]

俞根初说："伤寒怒复：伤寒瘥后，因事触怒，相火暴发，因而余热复作，身热胸闷，心烦懊恼，气逆喘呼，甚则胁痛呕血……脉多弦浮躁盛……先宜苏子降香汤，加桑叶、丹皮、银胡、地骨皮，平其气以清泄之。"[5] **何廉臣说**："消上焦肺络之瘀，如仁伯清宣瘀热汤。"[5]"若因远行负重，劳伤失血，气逆于上，胸胁闷痛，甚则呼吸亦痛，咳嗽带红，此等劳力伤气，宜用'结者散之'之法。初用降气和络饮轻降辛润以疏化之，继用藕汁木耳煎和血宁络以除根。"[5]

编者按：肺络失宣候，或因外邪化热，热蒸血瘀，或劳伤失血，瘀滞化热，瘀热郁滞肺胃；或胃中水饮上犯于肺，上阻肺之络脉，络脉不利，肺气失其宣降之常，甚则络瘀血溢。当清宣瘀热，以通络脉，兼以宣降肺气；通阳行水，行气通络，以去其郁滞。

引用文献

［1］秦伯未.清代名医医案精华［M］.北京：人民卫生出版社，2006：18.

［2］吴鞠通.温病条辨［M］.福州：福建科学技术出版社，2010：120.

［3］吴坤安.伤寒指掌［M］.上海：上海科学技术出版社，1959：卷四68.

［4］李用粹.中华医书集成·证治汇补［M］.北京：中医古籍出版社，1999：126.

［5］俞根初等.重订通俗伤寒论［M］.上海：上海科学技术出版社，1959：322，328，462.

九、肺失清肃候

肺失清肃候系燥热阳邪犯肺，致肺失清肃之候，为肺之气热伤及肺津之证。或外受燥热、内蕴火热，上犯肺津，致气热液伤。本证极易深损肺阴而成劳损之证。

诊断

病名：[**中医**]风热咳嗽，伤风挟湿，风温，阴虚风温，冬温，劳伤挟暑，暑瘵，咯血，咳血，痰血，燥咳，咳呛，痧后咳嗽，热喘，咳喘，哮喘，肺痿，肺痈，痿证，癃闭，阴虚喉痹，久喑。[**西医**]上呼吸道感染，肺炎，小儿急性支气管炎，肺气肿，支气管扩张，肺脓肿，气胸，脓血胸，肺结核，胸腔积液，慢性咽喉炎。

证名：肺卫风热证，肺胃风热证，**肺卫寒热证**，**肺胃暑湿证**，肺胃湿热证，肺卫风燥证，**肺胃温燥证**，**肺胃燥热证**，肺肾虚燥证，肺胃燥火证，**肺胃热痰证**，**肝肺热痰证**，肺胃痰火证，**肝肺痰火证**，肺胃痰瘀证，**肝肺痰瘀证**，肺肾虚痰证，**肺肾阴虚证**。

病位：肺卫，肺胃，肺肝，肺肾。

病因：风热，寒热，风燥，温燥，燥热，燥火，暑湿，湿热，热痰，痰火，虚痰，痰瘀，阴虚。

病机状态：蕴蒸。由外受燥热之邪，内蕴火热之气，上犯于肺，耗伤肺津，热从内起，致肺失清肃之令、宣降之常，而成气热液伤之候。

1.**肺气失宣候**+津液消灼+津气蕴蒸+络血妄行－清窍不宣+清窍不利

2.津液消灼——→清窍不利——→气机不降

　　　　　↓　　　　　　↑

气机不宣——→津气蕴蒸——→络血妄行

图2-8-25　肺失清肃候病机结构式示意图

病形：蕴蒸；　**病层：**里；　**病态：**动；

病性：阳；　　**病质：**实；　**病势：**深，轻，急。

证象组合：液灼+气蒸+气郁+血溢+清窍

主症：【津液消灼】症象：①痰黏稠，艰涩难出，痰白如银丝。②目赤浊。③口渴。④面黯唇黑，唇红唇燥。⑤溺短赤热。**舌象：**舌质红。**脉象：**脉弦细数。

【气机不宣】症象：①干咳，声多痰少，咳声清高。②咳呕频并，胸闷胁痛。③略有恶寒发热。④口甜，不渴，不饥。**舌象：**苔灰白。**脉象：**脉浮滑数。

副症：【清窍不利】症象：①咽干，咽痛。②声嘶。③眦赤。

【津气蕴蒸】症象：①发热，身热。②口苦。③心烦面赤。④自汗潮热，内热。⑤便血，泄血。**舌象：**舌红苔黄。

宾症：【络血妄行】症象：①咳血。②吐脓血腥臭。

【气机不降】症象：咳逆，咳剧则呕，声高迫涌，上气喘逆、喘促，咳呕频并。

临床以气失宣降症象明显而易见，但必与气热液伤症象同见，方可确诊。

鉴别诊断

肺失清肃候－津气蕴蒸+阴虚失养+气虚失充=**肺阴失养候**

　　　　　├──－津液消灼－络血妄行+清空不宁=**清气蕴蒸候**

　　　　　└──－络血妄行－津气蕴蒸+气虚失充+腠理不宣=**气液郁蒸候**

图2-8-26　肺失清肃候鉴别式示意图

肺失清肃候为燥热伤肺，气热液伤之候；肺阴失养候为肺气、肺阴损伤之证；清气蕴蒸候为热邪蕴蒸于上中气分之证；气液郁蒸候则系气液不足，兼感外邪，表里同病之证。

传变预测

肺失清肃候－津液消灼－津气蕴蒸－络血妄行→**肺气失宣候**

└── －津气蕴蒸＋阴虚失养＋气虚失充→**肺阴失养候**

图2-8-27　肺失清肃候传变式示意图

肺失清肃候本系轻证，治疗得宜，不难液回热减，清肃自复，转为肺气失宣候；如迁延失误，伤及气阴，则可转为肺阴失养候而成劳损之证。

辨证

定位：肺：干咳，痰黏稠；胃：咽干发热，口渴，心烦面赤；肝：胁痛。

定性：风燥：干咳咽干，声嘶痰黏不爽，胸胁引痛，甚则咳血；风热：发热恶风；温燥：咽干舌燥，咳逆，痰黄稠如脓，声嘶痰血；燥热：痰白如米粒，痰多浓厚；燥火：身热面赤，口渴，自汗；湿热：咳呕频并，内热；痰火：痰黄稠厚，痰白如银丝。

定量：①轻：痰血，痰黏稠艰涩难出。②中：咳血，痰黄稠厚。③重：咳吐脓血，痰白如米粒，白如银丝。

论治：当急急清热润燥，以复其清肃之常。

1.随机立法　肺失清肃候，病机为燥热阳邪上干于肺，液伤津热，致其失清肃之令，宣降失常，故治则当清润肺燥，清热生津，使肺复其清肃之令，则肺气自复其宣降之常。

2.随位立法　肺失清肃，治当清肃肺气，增液润肺，以治肺为主；兼胃者，当参以清胃；兼肝者，当参以清肝平肝。

3.随因立法　阳邪犯肺，致清肃失司，故总当以清泻火热为要。兼风者，参以清疏宣散；兼燥者，又当以甘寒清润为主；兼湿者，更当导湿下行；兼痰者，总当清化，不可温燥，亦忌辛散，恐更伤肺津。

4.随症立法　咳血加白茅根、藕节、蒲黄，降痰加川贝、竹沥，降气加白前、炙苏子、瓜蒌仁，胸痛加瓜蒌、郁金，久痛不已加桃仁以活血和络。

方证：清宣金脏法证、辛润宣肺汤证、止咳汤证、桑杏汤证、桑杏蒌贝汤加减证、润肺饮证、沙参麦冬汤证、加减清燥救肺汤证、燥痰汤证、加减玉竹饮子证、二冬二母汤证、清火宁肺汤证、加味《千金》苇茎汤证、苇茎汤合泻白散证、葶苈大枣合苇茎汤合泻白散证、丹青饮证、咳血方证、节斋化痰丸证、立止咳血膏证。

考证：肺失清肃候，指肺气下降和清肃呼吸道的功能失职者，通称：邪烁肺阴，肺燥伤阴，燥热伤肺，燥热耗液，燥伤肺胃，风热化燥，风温化热，风温化火，风温化燥，风燥犯肺，燥热犯肺，暑热犯肺，肺热咳嗽，木火刑金，肝火冲肺，火郁伤肺。

仲景曰："《千金》苇茎汤方。治咳有微热，烦满，胸中甲错，是为肺痈。"（《金匮要略·肺痿肺痈咳嗽上气病脉证治》）**戴元礼说：**"热嗽，咽喉干痛，鼻出热气，其痰嗽而难出，色黄且浓，或带血缕，或带血腥臭，或坚如蛎肉，不若风寒之嗽，痰清而白，宜金沸草散，仍以辰砂化痰丸或薄荷煎、八风丹含化。热嗽，于金沸草散中加五味、杏仁、茯苓，足成十品，入枣子一个同煎，功效尤胜，名旋覆汤。"[1]

吴鞠通说："暑温寒热，舌白不渴，吐血者，名曰暑瘵，为难治，清络饮加杏仁、薏仁、滑石汤主之……此证纯清则碍虚，纯补则碍邪，故以清络饮清血络中之热，而不犯手；加杏仁利气，气为血帅故也；薏仁、滑石，利在里之湿，冀邪退气宁而血可止也……即于清络饮内加杏仁6g，滑石末9g，薏仁9g。"[2]"燥伤肺胃阴分，或热或咳者，沙参麦冬汤主之……久热久咳者，加地骨皮9g。"[2]"手太阴暑温，但咳无痰，咳声清高者，清络饮加甘草、桔梗、甜杏仁、麦冬、知母主之。"[2]**程国彭说：**"咳嗽吐脓血，咳引胸中痛，此肺内生毒也，名曰肺痈，加味桔梗汤主之。"[3]

吴坤安说："如热退之后，尚有咳嗽未除，此余热在肺也，宜滋养肺胃之阴，其嗽自止，如南沙参、麦冬、地骨皮、知母、象贝、川斛、花粉、茯苓、杏仁、桑皮、蔗汁、梨汁之类，或加生地、玉竹之类。"[4]"咳嗽口干，气逆而喘，而不头痛恶寒者，火邪在肺也，当以泻白散加二母、枯芩、羚羊角之类，以泻肺火。"[4]"如肺胀喘急，胸痛气秽者，此温邪伤肺，欲酿内痈也。急用活水芦根、桃仁、苡仁、瓜蒌皮、冬瓜子、空沙参、黑玄参、连翘之类清之。"[4]

费伯雄说："肺虚而咳，肌表微热，神倦气短，不时火升，失血咽痛者，保肺济生丹主之。"[5]"肺热而咳，上焦微喘，肌表漫热，口燥咽干者，玉环煎主之。"[5]

俞根初说："胁痛咳血者，桑丹泻白汤加地锦15g，竹沥、梨汁各2瓢（冲），泻火清金以保肺"[6]"燥脾湿，先与辛凉解表，轻清化气，葱豉桔梗汤加紫菀、杏仁辛润利肺以宣上，上焦得宣，气化湿开，则用加减半夏泻心汤去半夏加川贝9g，芦笋60g，苦辛淡滑以去湿，湿去则暑无所依，其热自退。热退而津气两伤，液郁化痰者，则用二冬二母散加味……甘润佐辛润，化气生津以活痰，痰少咳减，终用加减玉竹饮子……气液双补，兼理余痰以善后。"[6]

何廉臣说："如暑邪由口鼻吸受，伤肺犯胃，津液郁结而化痰，痰因火动，当用辛凉重剂，竹叶石膏汤加枳实汁、竹沥……感秋燥而伤肺，烁津液而化黏痰，当用辛凉润剂，陆氏桑杏蒌贝汤加减，或用五汁饮……六淫中唯火最能生痰，石顽老人名曰痰火，其证痰涎壅盛，咳嗽喘满，甚则屡咳而痰不得出，咳剧则呕，创立玉竹饮子。"[6] "因素饮烧酒及吸水旱烟过多，一经风燥犯肺，干咳失血者，治宜祛风润燥，清燥救肺汤、桑杏蒌贝汤二方增减，继用胡氏保肺雪梨膏，终用参燕麦冬汤清补肺脏以善后。"[6]

雷少逸说："暑瘵者，骤然吐血、衄血，头目不清，烦热口渴，咳嗽气喘，脉象浮取则洪，中取则空，沉取复有。此因盛夏之月，相火用事，火烁肺金，复燃阳络，络血上溢所致。昧者以为痨瘵，殊不知火载血上，非真阴亏损而为虚痨者比也。当清暑热以保肺，清络热以止血。"[7] "其脉濡滑而数，两寸有力而强，咳逆乏痰，即有亦少，或身热口渴，或胸闷胁痛，此皆暑热入肺之脉证也，宜用清宣金脏法加滑石、甘草治之……大概总宜清暑保金，庶不至蔓延虚损耳。"[7]

姚国美说："若虚热上蒸，口燥咽干，渴不多饮，脉象虚软者，宜玉女煎加胆星、柿霜之类滋阴清化。"[8] "咳嗽，痰黄而浓，口渴气促，胸膈不利，脉洪数者，此属热邪逼迫，肺不主降，竹叶石膏汤主之，兼表者宜越婢汤。若胸高气粗，目如脱状，不得卧，此属热气上壅，名曰肺胀，轻则泻白散，重则葶苈泻白散主之。"[8] "喘促，脉数，咳嗽，心烦，得食则减，食已乃作者，此燥火灼金，肺不主降，法宜苦降清润，泻火清肺汤主之。"[8]

编者按：肺失清肃候，有因湿热内蕴，肺气受戕，蒸痰动血，肺失清肃，而又湿滞胃中，气失宣降，而成热蒸湿滞之证。当以清肃上中气机为主，轻清肺热，兼养肺阴，佐以芳淡化湿，宣降气机。不可见血止血，当轻清血络之热，邪退气宁，血络自宁。**叶天士**有"当以甘寒润降，以肃肺金"[9]"用清养胃阴，是土旺生金意"[9]之说，并谓"不可概以辛散"[9]。

引用文献

［1］戴元礼.秘传证治要诀及类方［M］.上海：商务印书馆，1955：62.

［2］吴鞠通.温病条辨［M］.福州：福建科学技术出版社，2010：41，42，50.

［3］程国彭.医学心悟［M］.北京：人民卫生出版社，1963：113.

［4］吴坤安.伤寒指掌［M］.上海：上海科学技术出版社，1959：卷二57，卷三88，卷四2.

［5］张元凯，时雨苍，杨伯棠，等.孟河四家医集［M］.南京：江苏科学技术出版社，1985：50.

［6］俞根初等.重订通俗伤寒论［M］.上海：上海科学技术出版社，1959：260，268，310，324.

［7］雷丰.时病论［M］.北京：人民卫生出版社，1964：59.

［8］姚国美.姚国美医学讲义合编［M］.北京：人民卫生出版社，2009：188，216，218.

［9］叶天士.临证指南医案［M］.上海：上海卫生出版社，1958：53，74.

十、肺阴失养候

肺阴失养候为肺气肺阴损伤之候，是肺病中极深极重之证，通称肺痿、肺痨、肺损，总由内伤外感，伤及于肺，经久不复，耗损肺之气阴，渐成难复之证。

诊断

病名：［中医］虚损，肺损，肺痨，肺痿，久咳，心咳，虚痨干咳，劳嗽，咳喘，咳血，咯血，咽痛，虚劳咽痛，阴虚喉痹，久喑。［西医］气管炎，支气管扩张，肺气肿，肺炎，肺脓肿，肺源性心脏病，肺结核，硅肺，慢性咽炎。

证名：肺肾虚燥证，**肺脾虚痰证**，心肺痰瘀证，肺脾湿痰证，肺胃气虚证，**心肺气虚证**，肺肾气虚证，**肺胃阴虚证**，心肺阴虚证，**肝肺阴虚证，肺肾阴虚证**，肺脾阴虚证。

病位：肺胃，肺肝，肺肾，肺脾，心肺。

病因：阴虚，气虚，虚燥，虚痰，湿痰，痰瘀

病机状态：虚损。由内伤外感，伤及于肺，经久不复，耗损肺气肺阴，热从内起，消灼津液，扰动络血，无力宣降。

1.肺失清肃候－津气蕴蒸＋阴虚失养＋气虚不充

2.阴虚失养——→津液消灼——→清窍不利

气虚不充——→络血妄行

气机不宣————————→气机不降

图2-8-28　肺阴失养候病机结构式示意图

病形：虚损； **病层**：里； **病态**：静；

病性：阳； **病质**：虚； **病势**：深，重，缓，顽，危。

证象组合：阴虚＋气虚＋液灼＋气郁＋血液＋清窍

主症：【**阴虚失养**】症象：①日晡发热。②盗汗不寐。③五心烦热。④肌削。⑤痰如银丝。⑥颧赤。⑦不时火升，内热。**舌象**：舌质红干少津。**脉象**：脉沉细数无力。

【**气虚失充**】症象：①少气。②倦怠。③自汗。④怯弱。⑤食欲不振，食少纳呆。**舌象**：舌质淡红。**脉象**：右脉沉细无力。

【**气机不宣**】症象：①咳嗽胸满，胸闷。②干咳无痰。

副症：【**津液消灼**】症象：①皮毛焦枯。②心烦不寐。③灼热唇红。④舌燥，口燥咽干。⑤时吐白沫如米粥。⑥嘈杂易饥。⑧溺涩。**舌象**：苔薄黄干。

【**络血妄行**】症象：①咯血。②鼻衄。

宾症：【**清窍不利**】症象：①咽干咽痛，声嘶。②鼻燥。

【**气机不降**】症象：咳嗽气喘。

临床以气失宣降症象显明，但必以气阴两虚症象为主，方可确认。

鉴别诊断

肺阴失养候－阴虚失养－气虚不充＋津气蕴蒸＝**肺失清肃候**

└── －津液消灼－络血妄行－清窍不利＋气机不利＝**气阴虚滞候**

└── －阴虚失养－络血妄行－清窍不利＝**气液虚郁候**

图2-8-29 肺阴失养候鉴别式示意图

肺阴失养候为肺之气阴两损之候；肺失清肃候为肺之液伤气热之候；气阴虚滞候则系气阴两虚而兼气郁气滞之证；气液虚郁候系气液两伤而兼气郁之证。四者症象虽相似，而病机有别。

传变预测

肺阴失养候－阴虚失养－气虚不充＋津气蕴蒸→**肺失清肃候**

└── －阴虚失养＋阴精、津液脱竭－气虚不充＋气虚脱绝－津液消灼＋阴液消涸→**气阴竭绝候**

图2-8-30 肺阴失养候传变式示意图

肺阴失养候已是损证，调治得当，气阴渐复，可转为肺失清肃候，可望渐起；如迁延失误，气阴渐竭，最终可成气阴竭绝候而不可救。

辨证

定位：肺胃：气短，有汗，皮毛焦枯，口燥咽干，嘈杂易饥，灼热唇红，苔薄黄干，咯血，鼻衄；肺脾：怯弱少气，食少倦怠，食减肌瘦，咳逆气短，甚则有汗，右脉沉细无力；心肺：心烦不寐，惊悸怔忡；肺肝：颧赤潮热，盗汗不寐，五心烦热，嘈杂易饥；肺肾：不时火升，内热，咽干舌嫩红。

定性：阴虚：日晡发热，潮热盗汗，五心烦热，痰血音哑，咳痰黏着难出；气虚：怯弱少气，食少倦怠，食减肌瘦，咳逆气短，甚则有汗；虚燥：干咳无痰，唾如胶漆，或痰血音哑，咳痰黏着难出，其色粉红，或带血丝；虚痰：痰如银丝，肌削，舌质红干少津；湿痰：咳嗽胸满。

定量：①轻：怯弱，食少倦怠，咳痰黏着难出，咽干咽痛，声嘶。②中：食减肌瘦，五心烦热，痰色粉红，或带血丝。③重：皮毛焦枯，颧赤潮热，盗汗不寐，痰血音哑，痰如银丝。

论治：以清养气阴为主，切忌蛮补，从缓调治，更当怡情养神，调其饮食，适其寒温。

1.随机立法：肺阴失养候，病机为邪伤肺之气阴，积虚成损，故其治则当清养气阴以补肺损，虽有内热，不可妄用寒凉，虽已虚极，亦忌蛮补，至于温燥发散，尤当绝禁，唯清淡调养，从缓填补为宜，更当怡情养性，绝戒嗔怒忧伤。

2.随位立法：肺阴虚损，治当以滋养肺阴为主，兼脾气虚者，当兼以益气补脾；兼胃阴虚者，当参以养胃，亦培土生金之意；兼肾阴虚者，尤当大滋肾阴，即金水相生之义；兼肝阴虚者，当参以滋阴柔肝，以免木火刑金之患；兼心阴虚者，参以养心之血，泻心之火。

3.随因立法：肺阴虚损，自当以补益肺气、滋养肺阴为主；挟虚燥者，兼以清润；挟虚痰者，但当滋阴降火，不可攻痰，尤忌温燥；唯挟有湿痰者，可略参燥湿化痰。

4.随症立法：损证症象纷繁，但总由阴虚内燥所致，滋阴益气以润其燥，则诸症悉解，不必见症治症，以免杂乱无章。

方证：保肺汤证、玄妙散证、加味保金丸证、人参固本丸证、养阴清肺汤证、琼玉膏证、百合固金汤证、滋阴降火汤证、补肺阿胶汤证、清金保肺汤证、生脉地黄汤证、缪仲淳验方证、养阴柔肝汤证、月华丸证、肺痨咳嗽咯血方证、清肝养肺汤证、胶蛤汤证、及珠汤证、白海汤证、三合散证、宣补止咳汤证、补肺丸证、肺血膏证、保肺汤证、人参清肺汤证、紫菀散证、生地黄散证。

考证：肺阴失养候，指肺之气阴不足，肺失宣降者，通称：肺失濡养，肺阴虚损，肺气劳损，燥气伤肺，水涸金枯，金破不鸣。

喻嘉言说："此方名清燥救肺，大约以胃为主，胃土为金之母也。其天冬、知母能清金滋水，以苦寒而不用，至如苦寒降火之药，尤在所忌。盖肺金自至于燥，所存阴气不过一线耳，倘更以苦寒下其气、伤其胃，其人尚有生理乎？诚仿此增损，以救肺燥变生诸症，庶克有济耳。"[1] **费伯雄**说："虚之甚者，火升体羸，咳嗽失血，咽破失音。此为碎金不鸣，症极危险，金水济生丹主之。"[2]

俞根初说："肺脾兼病，邪郁劳嗽，食少痰多，便溏溺涩，清宁膏。"[3]"如因余热耗伤肺肾之阴，不能上接于阳者，宜清燥救肺汤加岩制川贝、雅梨汁以清养之。"[3] **何廉臣**说："如暑邪由口鼻吸受，伤肺犯胃，津液郁结而化痰，痰因火动，当用辛凉重剂，竹叶石膏汤加枳实、竹沥。"[3]"补肺如辛字润肺膏、三参冬燕汤、参麦阿胶汤、清燥救肺汤之类。"[3] **张聿青**曰："久咳损肺，阴阳之二气有偏，气即为火，液即为痰。"[4]

雷少逸说："干咳者，乏痰而咳逆也。此因秋分之后，先伤乎燥，燥气内侵乎肺，当时未发，交闭藏之令乃发，斯为金寒水冷之咳也……如咳逆气短，甚则有汗，咽喉干燥者，当用金水相生法治之。蹉跎失治，最易延为痨损。"[5]"真阴虚损，伏燥化火刑金之候。思金为水之母，水为金之子，金既被刑，则水愈亏，而火愈炽。制火者，莫如水也，今水既亏，不能为母复仇，必须大补肾水，以平其火，而保其金。金得清，则水有源，水有源，则金可保，金水相生，自乏燎原之患。"[5]

唐容川说："虚咳，肺为娇脏，无论外感内伤，但一伤其津液，则阴虚火动，肺中被刑，金失清肃下降之令，其气上逆，嗽痰咳血，变为肺痿重病，吐白沫如米粥，咽痛声哑，皮毛洒淅，恶寒憎热，皆金损之证，不易治也，此病无论寒久变火，火郁似寒，总以《十药神书》保和汤治之。"[6] **姚国美**说："咳嗽，痰稠，甚则带血，脉数，此火刑肺金，兼伤血络，宜咳血方。若喉痛便秘，小便短赤，乃肺火劫阴，治以养阴清肺汤加清宁丸之类。"[7]"若久咳不已，不但中气受伤，营血亦随之不足……血偏伤者，干咳无痰，咳则嘈杂似饥，法当养血益肺，四物汤加阿胶、枇杷叶、紫菀之类主之。"[7]

蔡福养治久喑脾阴虚型：声音低沉，甚则语音难出，唇咽干燥，饥不欲食，体倦乏力，脉细数。喉镜检示：声带松弛无力，闭合不全。此属脾阴不足，肺失濡养所致。治宜滋养脾肺，益气开音，方用益胃散加味，六剂。服药后诸症大减，连诊四诊，进药二十四剂告愈。按：本例用益胃散治其本，俾脾气足，则肺气充。加太子参等味，益气保肺开音，治其标，共凑标本同治之功。若症见腰酸下肢乏力，属肾阴亏损，加石斛、制首乌、萸肉，以滋阴补肾；声带麻痹，属肺气不足，升运失调，加诃子、炒山药补脾固肺，益气开音；声带色红肥厚，属热郁血络，气血凝滞，加当归、赤芍、怀牛膝，活血化瘀，通络散结[8]。

编者按：肺阴失养候，因外感风寒温暑等邪，脾气素虚，脾虚生痰，或肝之阴血虚弱，虚燥内起，或肾阴素亏，火从下起，上犯于肺，肺失宣降，或日久化热，耗伤肺胃阴液，不能濡养心液，损及血络，而为劳损之源。当大滋肺、肝、肾气阴，尤当滋补肾水，"金水相生，自乏燎原之患"。

引用文献

［1］罗美.古今名医方论［M］.天津：天津科学技术出版社，2000：22.

［2］张元凯，时雨苍，杨伯棠，等.孟河四家医集［M］.南京：江苏科学技术出版社，1985：50.

［3］俞根初等.重订通俗伤寒论［M］.上海：上海科学技术出版社，1959：310，326，399，472.

［4］张聿青.张聿青医案［M］.上海：上海科学技术出版社，1963：612.

［5］雷丰.时病论［M］.北京：人民卫生出版社，1964：119，124.

［6］唐容川.中华医书集成·血证论［M］.北京：中医古籍出版社，1999：21.

［7］姚国美.姚国美医学讲义合编［M］.北京：人民卫生出版社，2009：217.

［8］蔡福养.久喑病论治经验［J］.浙江中医学院学报，1983，（6）：28.

第二节 心脏病候

心脏为阳属火，实证或因自身之阳火自亢，或多为阴邪所干，故实证以阴证为多。心虽阳脏，功能又以藏血为主，是故虚证属阳气不足之阴证固多，而属阴血不足之阳证亦不少。心藏神，故心脏诸候莫不关乎心神。实证以心神失宁候为基本结构，以神志不宁为基本证象；虚证以心气不振候为基本结构，以神气不振为基础证象。

表2-8-2　心脏诸候系统表

层	性质	病态	候名	主证	副证	宾证
气	实	蕴蒸	心神失宁候	神志不宁	津气蕴蒸	津液消灼
	虚	虚	心气不振候	神气不振	气虚失充	神志不宁
		弱	心阳亢盛候	阴虚失养 神志不宁	阳气浮越	津液消灼
阳	实	郁滞	心阳失宣候	阳气不行	神志不宁	气机不宜
		闭厥	心阳闭塞候	阳气闭塞 气机不宜	神志不宁	神志蒙闭
	虚	虚损	心阳不振候	神气不振 阳气不振	气虚失充	神志不宁
血	实	郁滞	心络失宣候	络脉不利 气机不宜	血滞不行 神志不宁	络瘀血溢
	虚	虚	心血失养候	血虚失养 神气不振	气虚失充	神志不宁
		损	心阴失养候	阴虚失养 神气不振	神志不宁 津液消灼	气虚失充
阴	虚	虚滞	心阴虚滞候	阴虚失养 气虚失充 气机不宜	神志不宁 络脉不利	阳气不和

心神失宁候＝神志不宁＋津气蕴蒸＋津液消灼
　　　　┗━＋阴虚失养＋阳气浮越＝心阳亢盛候
　　　　┗━＋气机不宜＋阳气不行＝心阳失宣候
　　　　　　┗━＋阳气闭塞＋神志蒙闭＝心阳闭塞候
　　　　　　┗━＋血滞不行＋络脉不利＋络瘀血溢＝心络失宣候
心气不振候＋阳气不振＝心阳不振候
　　　　┗━＋血虚失养＝心血失养候
　　　　┗━＋阴虚失养＋津液消灼＝心阴失养候
　　　　　　┗━＋气机不宜＋络脉不利＋阳气不和＝心阴虚滞候

图2-8-31　心脏诸候结构图

一、心神失宁候

心神失宁候系阳邪内扰心神之候，邪火或挟痰上扰于心，或自身阳气亢盛，或七情感触，均可致心神失其宁静之常，甚则错乱。

诊断

病名：［**中医**］中暑伤神，类中风，脏躁，百合病，心烦，心悸，不寐，客忤，小儿夜啼，喜笑症，狂病，心风。［**西医**］失眠，脑震荡，癔症，经前期综合征，冠状动脉粥样硬化性心脏病，高脂血症，阵发性心动过速，病毒性心肌炎。

证名：心肝风阳证，心肺燥热证，心肺虚燥证，心肺湿火证，心胃燥火证，**心肝燥火证，**心肾燥火证，**心肺虚火证，**心肝虚火证，**心肺痰火证，心肝痰火证，心肺阴虚证。**

病位：心肺，心肝，心肾，心胃。

病因：燥热，燥火，湿火，痰火，虚火，风阳，阴虚，虚燥。

病机状态：蕴蒸。由火热阳邪内扰，或自身阴虚阳亢，阳火内蒸，津液消灼，扰动心神所致。

1.津气蕴蒸候－清窍不利＋神志不宁

2.神志不宁◄━━津气蕴蒸━━►津液消灼
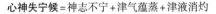

图2-8-32　心神失宁候病机结构式示意图

病形：蕴蒸；　　**病层：**里；　　**病态：**动；

病性：阳；　　**病质：**实；　　**病势：**深，重，缓。

证象组合：神扰＋气蒸＋液灼

主症：【神志不宁】症象：①心烦怔忡。②夜不成寐，多梦易醒，梦魂飞扬。③虚烦无耐，起卧不安。④神识如迷，昏昏默默，自言自语，多言妄语，神识昏乱。⑤恐怯惊悸，神思恍惚，手舞足蹈。⑥梦中呓语，悲伤欲哭。⑦狂笑。⑧口鼻牵引。脉象：脉左寸躁动。

副症：【津气蕴蒸】症象：①微热，易出汗。②心内烦热。③面时青时赤。④唇红，口苦，口鼻觉热。⑤溺赤。舌象：舌尖红。脉象：脉数，洪大。

宾症：【津液消灼】症象：①口渴，口干舌燥。②心中不舒，愦愦无奈。③间吐黏涎。舌象：舌燥。

临床以神志扰乱为显见症象，但应有热象同见，方为本候。

鉴别诊断

心神失宁候 －津液消灼＋气机不宣＋气机不降＋阳气不和＝**木火郁蒸候**
└── －津气蕴蒸＋阴虚失养＋气虚失充＋神气不振＝**心阴失养候**

图2-8-33　心神失宁候鉴别式示意图

心神失宁候系阳邪内扰心神之候；而木火郁蒸候系木火内郁，扰乱神志之候；心阴失养候则为心阴不足，内热扰动之证。

传变预测

心神失宁候 －津气蕴蒸＋津气、血热蕴炽＋气机不宣、冲逆－神志不宁＋神志昏蒙＋阳气不和→**木火蕴炽候**
└── －津气蕴蒸＋阴虚失养＋气虚失充＋神气不振→**心阴失养候**

图2-8-34　心神失宁候传变式示意图

心神失宁候如调治得当，可自复宁静之常，如迁延失误，内火转炽，引动肝胆木火，可转为木火蕴炽候，或日久耗伤心气心阴，亦可转为心阴失养候。

辨证

定位：心：心烦怔忡，夜不成寐，多梦易醒，多言妄语，狂笑，自言自语，梦中呓语；肺：悲伤欲哭，起卧不安，溺赤；胃：口渴，口干舌燥，心内烦热，溺赤，手舞足蹈；肝：梦魂飞扬，口鼻牵引，神识昏乱，狂言；肾：恐怯惊悸，神思恍惚。

定性：燥火：口渴，口干舌燥，心内烦热，溺赤；痰火：神识如迷，心中不舒，愦愦无奈，间吐黏涎；风阳：不寐心悸，梦魂飞扬。

定量：①轻：寐少梦多，心内烦热，恐怯，神识如迷，梦中呓语，多笑，悲伤欲哭，四肢蠕动。②中：夜不成寐，虚烦无奈，惊悸，昏昏默默，自言自语，妄笑，哭泣，口鼻牵引。③重：通宵不寐，起卧不安，神思恍惚，神识昏乱，多言妄语，狂笑，大哭不禁，手舞足蹈。

论治：急除内扰之阳邪，以宁心神，兼以镇摄以安心神。然病关情志，调治非易。

1.随机立法：心神失宁候的病机为阳邪扰乱心神，以致心神失其宁静之常，故其治则当急清泻扰动之阳邪，以宁心神，兼以重镇酸敛以安心神。然病起于情志，更当怡情养神，方可免除后患。

2.随位立法：心神失宁，系由阳邪扰动心神，故总以清心安神为法。病涉于肺，宜兼清金润肺；病涉于胃，更宜兼以清降胃火；病涉于肝，宜兼清降木火；病涉于肾，宜兼以滋阴降火。

3.随因立法：心神不宁，或因邪火内扰，总当以清降为主；或因自身阳气内亢，则以镇潜为主；兼有痰火者，更当参以涤痰化痰，甚则以坠痰为主。

4.随症立法：多言多笑者，宜以清降心火为主，如栀子、黄连、莲子心、竹叶、麦冬、朱灯心，甚则水牛角、丹皮之类；神躁不寐者，应以安神为主，如酸枣仁、茯神、琥珀、龙齿、珍珠母、朱砂之类；昏沉不语者，宜以化痰开窍为主，如半夏、远志、菖蒲、郁金、天竺黄之类。

方证：加味导赤散证、朱砂安神丸证、止笑丹证、甘麦大枣汤加味证、生脉散加味证、百合地黄汤证、百合知母汤证、黄连阿胶汤证、珍珠母丸证、天王补心丹证、益阴定悸汤证、养心定悸汤证、磁朱丸证、加味导痰汤证、清心丹证、加味清心汤证、安神滚痰丸证、加味栀豉汤证、犀角六味汤证、琥珀多寐丸证。

考证：心神失宁候，阳邪内扰于心，心神失其宁静之常者，通称：心火内动，心火内扰，火蹶心包，热扰于心，心神不安，六神无主，痰火入心。

仲景曰："百合病者，百脉一宗，悉致其病也。意欲食，复不能食，常默默，欲卧不能卧，欲行不能行，饮食或有美时，或有不用闻食臭时，如寒无寒，如热无热，口苦，小便赤，诸药不能治，得药则剧吐利，如有神灵者，身形如和，其脉微数。每溺时头痛者，六十日乃愈；若溺时头不痛，淅然者，四十日愈；若溺快然，但头眩者，二十日愈。其证或未病而预见，或病四五日而出，或病二十日或一月微见者，各随证治之。""百合病，发汗后者，百合知母汤主之。""百合病，下之后者，滑石代赭汤主之。""百合病，吐之后者，百合鸡子汤主之。""百合病，不经吐、下、发汗，病形如初者，百合地黄汤主之……分温再服，中病，勿更服，大便当如漆。""百合病，渴不瘥者，栝楼牡蛎散主之。栝楼牡蛎散方。栝楼根、牡蛎（熬）等分。上为细末，饮服方寸匕，日三服。""百合病，变发热者，百合滑石散主之。"（《金匮要略·百合狐惑阴阳毒病脉证治》）

陈士铎说："人有易喜易笑，狂妄谵语，心神散乱，目有所见……乃心热耳……方用清心丹……解妄汤亦效。"[1]又说："人有无端大笑不止，或背人处自笑，异于平素者……治法唯泻心包之火，笑自止矣。方用止笑丹……蒲柏饮亦效。"[1]

吴坤安说："有劳心过度，曲运神思，以致神昏狂乱，语言谬妄，外无表里实症见者，当治其心与包络之火，如川连、辰砂、菖蒲、钩藤、茯神……半夏、竹茹之类酌用。"[2]"如火踞心包，上焦不清而烦者……当以栀子豉汤加川连、翘心、淡竹叶、钩藤钩之类主之。"[2]

俞根初说："开透后，心包血液被热邪劫伤，往往血虚生烦，心中不舒，愦愦无奈，间吐黏涎，呻吟错语，舌底绛而苔白薄，扪之糙手，脉右寸浮滑，左寸搏动，急急濡液涤涎，五汁一枝煎清润之。"[3]"亦有余热未尽，热扰于心，则多言谵妄者，宜导赤散加麦冬、莲心、朱砂拌灯心等，熄余焰而清心神。"[3]

李用粹说："若抚掌大笑，言出不伦，左顾右盼，如见神鬼，片时正性复明，深为赧悔，少顷态状如故者，此膈上顽痰，汛滥洋溢，塞其道路，心为之碍，痰少降则正性复明，痰盛升则又举发，名之曰癫，法当利肺安心，安神滚痰丸主之。"[4]"癫因心火：有心经蓄热，发作不常，或时烦躁，鼻眼觉有热气，不能自由。有类心风，稍定复作，宜清心汤加菖蒲，或芩、连……牛黄之类。"[4]**苏文海**说："百合病发生后经过一段时间未曾误治，则百合地黄汤就是治疗此病的主方。方中百合甘寒，清气分之热；地黄汁甘润，泄血分之热，二者兼能养阴，共成泄热救阴之良剂，故可用以治疗阴虚内热之百合病。"[5]

编者按：心神失宁候，因烦劳过度，心火内动，激动肝火，或心肺阴液虚弱，不足以涵养心阳，扰乱于内，耗伤津液，致君火不明，相火失位，阳火内动，蒙蔽神明，心神不得安宁。当以滋养心肺阴液为主，兼以镇心安神。更当怡情静养，宽怀修性，以得其痊。

引用文献

[1] 柳长华.陈士铎医学全书［M］.北京：中国中医药出版社，1999：788，937.

[2] 吴坤安.伤寒指掌［M］.上海：上海科学技术出版社，1959：卷三58，61.

[3] 俞根初等.重订通俗伤寒论［M］.上海：上海科学技术出版社，1959：185，471.

[4] 李用粹.中华医书集成·证治汇补［M］.北京：中医古籍出版社，1999：147，148.

[5] 苏文海.金匮方临床妙用［M］.西安：陕西科学技术出版社，1994：20.

二、心气不振候

心气不振候为心之神气不足之证，通称心虚、心气虚，为心虚证中之轻证，多见于病后或体弱之人，心气不足，神无所依。

诊断

病名：［中医］失眠，心悸，怔忡，惊悸，健忘，痴呆，多笑，虚狂，心痛，虚喘。［西医］频发性室性期前收缩，房室传导阻滞，心肌炎，心绞痛。

证名：**心脾气虚证，心肝气虚证**，心胆湿痰证。

病位：心肝，心脾，心胆。

病因：气虚，湿痰。

病机状态：虚弱。素体气虚或久病之后，耗伤心气，或偶受惊恐，或劳心过度，均可虚及心之神气，心气一虚，则神无所依而不得安宁。

1.心神不宁候－津气蕴蒸－津液消灼＋气虚失充＋神气不振

2.神气不振←——气虚失充——→神志不宁

图2-8-35　心气不振候病机结构式示意图

病形：虚弱；　**病层**：里；　**病态**：静；

病性：阴；　**病质**：虚；　**病势**：浅，轻，缓。

证象组合：气虚＋神虚

主症：【**神气不振**】症象：①神思恍惚，神思不清如痴。②闻声即惊，惊悸，惊惕悲怯。③合目即呓语喃喃，默默少神。⑤心中空虚，惕惕而动。**脉象**：①左寸虚小。②脉沉微。③脉沉结。

副症：【**气虚失充**】症象：①心汗，自汗。②倦卧。③食少纳呆，不思食，心下空豁。④遇事或多言则心烦。⑤面白少气，面色苍黄，面唇青紫。⑥心慌，胸闷短气，气憋气喘。⑦头晕，头眩眼花。⑧胸痛彻背。⑨月经前期，经少带下多。**舌象**：①舌淡红。②舌质黯有瘀斑。③苔黄。④舌质青淡无苔。**脉象**：①脉濡细弱。②脉细滑而数。③脉虚而促。④脉大无力。⑤脉浮散且数。

宾症：【**神志不宁**】症象：①心悸怔忡，不寐。②烦躁不宁。③多疑。④烦躁。

临床以神志症象明显而易见，但必须与气虚症象同见，方可确认。

鉴别诊断

心气不振候＋津气蕴蒸＋津液消灼－气虚失充＋神气不振＝**心神失宁候**

├　＋血虚失养＝**心血失养候**

├　＋阴虚失养＋津液消灼＝**心阴失养候**

└　＋阳气不振＝**心阳不振候**

图2-8-36　心气不振候鉴别式示意图

心气不振候是心气不足，神无所依之候；而心神失宁候系阳邪扰心，心气未虚之证；至于心血失养候、心阴失养候、心阳不振候，则必更有血虚、阴虚或阳虚之象，各自不同。

传变预测

心气不振候＋阳气不振→**心阳不振候**

├　＋血虚失养→**心血失养候**

└　＋阴虚失养＋津液消灼→**心阴失养候**

图2-8-37　心气不振候传变式示意图

心气不振候为心虚之浅证，调治得宜，不难康复，如迁延失治，损及阳气、阴血，则可转为心阳不振候、心血失养候、心阴失养候。

辨证

定位：心肝：烦躁不寐，心汗，心下空豁，闻声即惊，遇事或多言则心烦；心脾：面白少气，倦卧，不思食，汗多，便溏，惊悸；心胆：惊惕恐怯。

定性：气虚：面白少气，自汗，倦卧，不思食；湿痰：惊惕恐怯，神思恍惚，神思不清如痴，合目即呓语喃喃，默默少神。

定量：①轻：默默少神，闻声即惊，不寐，常戏笑。②中：神思恍惚，惊悸，烦躁，言语无伦。③重：神思不清如痴，惊惕恐怯，殴人毁物。

论治：以补养心气为主，兼以镇摄心神，即补心安神之法，从缓图治。

1.随机立法：心气不振候，其病机为心气不足，以致神无所依而不宁，故其治则以当补养心气为主，兼以镇摄心神，心气足则心神自振，神有所依，而自得安宁，然病及于心，自当安心静养，怡情悦性，则不难自复。

2.随位立法：心气虚弱，当以补养心神为主；涉及于脾者，宜兼补脾气；涉及于肝者，宜兼养肝血；涉及于胆者，宜兼以温胆。

3.随因立法：气虚自当以补气为主，然心为主血之脏，心血虚则不足以涵养心气，故补益心气当与补养心血并行，既可以血涵气，又可以血养神；兼挟湿痰者，宜兼以燥湿化痰。

4.随症立法：心悸怔忡，宜兼用酸枣仁、柏子仁、茯神、白茯苓、龙眼肉、辰砂、龙齿之类以养心安神；惊惕恐惧，神思恍惚，宜兼以化痰温胆，如半夏、竹茹、橘红、枳实、远志之类。

方证：养心汤证、归脾汤证、柏子养心丸证、安神定志丸证、人参荣汤证、安神养血汤证、参麦茯神汤证、黄芪消肿汤证、远志丸证。

考证：心气不振候，气虚不足以养心神者，通称：心气虚，心神虚散，气阴两虚。

朱丹溪说："八味定志丸：补益心神，安定魂魄，治痰，去胸中邪热，理肺肾……蜜丸梧子大。米饮下三十丸，无时。"[1] **李用粹**说："定志丸：治恍惚多忘……蜜丸，辰砂为衣，如梧子大。每服三十丸，米汤下。"[2]

吴坤安说："若病后心气虚，而怔忡不宁，闻声即惊者，宜镇心神以补心气，如茯神、枣仁、远志……辰砂、金箔之类。"[3] "如心气虚，而烦躁不宁、不寐者，左寸脉必虚小，当以茯神、远志、丹参之类以补心气，甚者加辰砂、金箔之类以镇心神，虚甚加人参。"[3]

俞根初说："凡伤寒温热病，每有热退身凉之后，其人如痴，神思不清，言语谬妄，或倦怠不思食者，此心神虚散不复所致，但当调养气血，兼治其心可也，神复妄言自止，吴氏安神养血汤主之，薛氏参麦茯神汤亦主之。"[4] **王雨三**说："正元虚极，神不守舍，合目即吃语喃喃，毫无次序，脉沉微或浮散且数者，用养心汤加龙齿、牡蛎……元气不足，心神无主，脉微细，虽有殴人毁物，其力过人，不可作实证治，宜用六君子汤（参、术务须一两），加九节菖蒲3g，归身、茯神各12g，龙齿18g，附片0.9g，加姜、枣煎，神效。"[5]

姚国美说："默默少神，脉沉而结者，乃忧思过度，心脾气郁，法宜舒心脾，兼开窍道，孔圣枕中丹主之，归脾丸亦主之。"[6]

施今墨说："心阳不振之症状有面白，少气，形寒肢冷，自觉心中空虚，惕惕而动，食减体倦，头眩易汗，时见胸闷长叹息。"[7]

郭洁宗治虚喘：素有心悸不寐症及咳喘病，偶发心胸闷极，呼吸困难，阵性发作，晚上病重，过后即感无大痛苦，食欲无碍，发时口唇面色青紫，精神萎靡，目神呆钝，脉虚而促，舌质青淡无苔，为心血虚衰，中气不足，归脾汤加减。3剂，闷喘顿除，心悸不寐轻减。又3剂，身心舒适，停药调养[8]。

编者按：心气不振候，多由脾气素虚，不足以养心神，或久病，伤及元气，或劳倦、忧思过度，心脾气伤，致心气虚弱，心神失养，心神不宁。当以温补心脾，补养心肝气血为主，参以镇心安神。有痰者，兼以化痰；心火内动者，兼以清心除热。

引用文献

［1］朱丹溪.金元四大家医学全书·丹溪心法［M］.天津：天津科学技术出版社，1994：1181.

［2］李用粹.中华医书集成·证治汇补［M］.北京：中医古籍出版社，1999：154.

［3］吴坤安.伤寒指掌［M］.上海：上海科学技术出版社，1959：卷三72，卷四64.

［4］俞根初等.重订通俗伤寒论［M］.上海：上海科学技术出版社，1959：471.

［5］王雨三.治病法轨［M］.北京：学苑出版社，2015：148.

［6］姚国美.姚国美医学讲义合编［M］.北京：人民卫生出版社，2009：231.

［7］祝谌予，翟济生，施如瑜，等.施今墨临床经验集［M］.北京：人民卫生出版社，1982：104.

［8］郭洁宗.归脾汤的临床应用经验［J］.中医杂志，1964，（5）：33.

三、心阳亢盛候

心阳亢盛候，系心阳自亢，内动扰神之候。多由思虑内伤气阴，阴不配阳，致心阳自亢，或由情志激动心阳，或由痰火内盛，内动心阳所致。

诊断

病名：[中医] 心悸，惊悸，不眠，梦扰，健忘，烦躁，郁证，多言，脏躁，癫证，行经发狂，悲喜狂，虚劳，胸痹。[西医] 癔症，冠状动脉粥样硬化性心脏病，房室传导阻滞，室性期前收缩，围绝经期综合征。

证名：**心肝风阳证**，心肾风阳证，心肺痰火证，心脾气虚证，心肝阴虚证，**心肾阴虚证**。

病位：心肝，心肾，心肺，心脾。

病因：气虚，阴虚，风阳，痰火。

病机状态：虚逆。由心阳自亢，浮越于上，扰动心神，烁伤阴液，致心神失宁。

1.心神失宁候－津气蕴蒸＋阴虚失养＋阳气浮越

2.阴虚失养────→阳气浮越────→津液消灼

↓

神志不宁

图2-8-38　心阳亢盛候病机结构式示意图

病形：虚逆；　　**病层**：里；　　**病态**：动；

病性：阳； **病质**：实； **病势**：浅，轻，缓。

证象组合：神虚+气虚+神扰

证象组合：阴虚+阳浮+神扰+液灼

主症：【阴虚失养】**症象**：①消瘦，神气衰减。②头晕目眩。③盗汗。**舌象**：舌淡而带青。**脉象**：①脉虚弦。②脉弦细。③脉弦细带数。

【神志不宁】**症象**：①心悸。②心神不能自主，善惊易恐，坐卧不安。③善哭易怒，无故自悲，涕泣不止，如神灵所作，半夜哭叫不休。④噩梦萦绕，多梦易醒。⑤失眠，虚烦不寐。⑥烦躁不安。⑦夜半忽烦躁如狂。⑧行经神志不清，胡言乱动，狂笑喊叫。**脉象**：脉弦数。

副症：【阳气浮越】**症象**：①头晕，耳鸣。②两颧微赤，头面轰热。③心悸，心神恍惚，忽忽如有所失，健忘。④沉默不语，如痴如呆，不欲饮食。⑤时吐涎沫，呕吐痰涎。⑥肉跳。⑦潮热盗汗。

宾症：【津液消灼】**症象**：①咽干口燥。②溺赤。**舌象**：①舌质鲜红。②舌呈绛色。③边、尖红，根部乳头突起。④苔微黄而糙。**脉象**：①脉弦细带数。②脉数急。

临床以心神不宁症象显明，但必兼有阴虚阳浮之脉症，方可确认。

鉴别诊断

心阳亢盛候－阴虚失养+清空不宁+清窍不利+络脉不和=**肝阳亢盛候**

└──────────── └───津液消灼+气机冲逆=**阳气亢逆候**

└──－津液消灼+阴液消涸+清空不宁+清窍不利=**阴虚阳浮候**

图2-8-39 心阳亢盛候鉴别式示意图

心阳亢盛候为心阴不足，心阳自亢，内扰心神之候；而肝阳亢盛候与阳气亢逆候，系阴液未虚，阳气独亢之候；阴虚阳浮候，虽亦为阴液已虚，但系亢阳上扰空窍之候，各自有别。

传变预测

心阳亢盛候－阳气浮越+气虚失充+神气不振→**心阴失养候**

└──────────── └──+气机不宣+络脉不利+阳气不和→**心阴虚滞候**

└──－津液消灼+阴液消涸+清空不宁+清窍不利→**阴虚阳浮候**

图2-8-40 心阳亢盛候传变式示意图

心阳亢盛候经治，阳亢得制，而气阴已伤，可转成心阴失养候；或挟痰瘀，阻滞心络，则可转成心阴虚滞候。如失治误治，亢阳耗伤阴液，上扰空窍，则可转成阴虚阳浮候。

辨证

定位：心肝：头晕目眩，盗汗，噩梦萦绕，多梦易醒，善哭易怒，烦躁如狂；心肾：两颧微赤，失眠，虚烦不寐，心悸，心神不能自主，善惊易恐，坐卧不安；心肺：烦躁不安，无故自悲，哭叫不休，涕泣不止，如神灵所作；心脾：沉默不语，如痴如呆，不欲饮食，心神恍惚，忽忽如有所失，健忘。

定性：阴虚：消瘦，神气衰减，头晕目眩，盗汗；风阳：头晕目眩，两颧微赤，虚烦不寐，心悸，心神不能自主，善哭易怒，烦躁如狂；痰火：咽干口燥，溺赤，时吐涎沫，呕吐痰涎，神志不清，胡言乱动，狂笑喊叫。

定量：①轻：烦躁不安，无故自悲，哭叫不休。②中：善哭易怒，烦躁如狂。③重：神志不清，胡言乱动，狂笑喊叫。

论治：当以养阴镇潜为主，使心阴得复，心阳得以自潜，心神自安；更当怡情养神，慎其起居，从缓调养，使心阳不复再动，可望康复。

1.随机立法：心阳亢盛候为心阴不足以配阳，致心阳自亢，内扰心神，故其治则当滋养心阴，镇潜心阳，使阴复能涵阳，亢阳能纳入阴中，自无扰动心神之患。

2.随位立法：总宜以滋心阴、镇心阳为法。涉及于肝，宜兼镇降肝阳；涉及于肾，亦当兼镇肾阳；涉及于脾，当兼甘润缓脾；涉及于肺，当兼益气润肺。

3.随因立法：阴虚甚者，以滋养阴液为主；风阳亢盛者，以镇潜亢阳为主；痰火内盛者，以清化痰火为主。

4.随症立法：养心阴如麦冬、百合、鲜生地、阿胶、山萸肉之类；缓心急如淮小麦、大枣、西洋参、炙甘草之类；镇心阳如珍珠母、紫石英、白石英、玄精石、龙齿、琥珀、朱砂之类。均可随症选用。

方证：新加甘麦大枣汤证、滋液救焚汤证、珍珠母丸证、酸枣仁汤加味证、化痰清热方证。

考证：心阳亢盛候，内外之邪化热化火，内扰心神者，通称：心火内动，虚火上炎，心神不宁，心肾不交。

仲景曰："妇人脏躁，喜悲伤欲哭，象如神灵所作，数欠伸，甘麦大枣汤主之。"（《金匮要略·妇人杂病脉证并治》）**陈士铎**说："人有无故自悲，涕泣不止，人以为魅凭之也，谁知为脏躁之故乎。夫脏躁者，肺燥也。《内经》曰：悲属肺。肺之志为悲。肺经虚则肺气干燥，无所滋润，哀伤欲哭之象生。虚则补母，正善于补肺耳。方用转愉汤……用加味参术汤妙。"[1]

林珮琴说："健忘，精神短乏，兼补气血，人参养荣汤下远志丸……或劳心诵读，精神恍惚，安神定志丸……或禀赋不足，神志虚扰，定志丸、孔圣枕中丹。"[2]

王孟英治夏初患感，清解不解，脉至弦洪豁大，左手为甚，大汗大渴，能食妄言，面赤足冷，彻夜不瞑，此真阴素亏，久伤思虑，心阳外越，内风鸱张，予龙骨、牡蛎、犀角、珍珠母……麦冬为大剂投之，外以烧铁淬醋，令吸其气，牡蛎粉扑止其汗，捣生附子贴于涌泉穴，渐愈。阴不易复，频灌甘柔滋镇，月余始能起榻，唯情志不怡，易生惊恐，予人参、麦冬、熟地……三甲等善后[3]。

吴静芝治心肾不交型更年期综合征：心悸肉跳，虚烦失眠，多梦易惊，头晕耳鸣，或精神不易集中，腰腿酸软，咽干口燥，潮热盗汗，小便短赤，月经量少，舌红无苔，脉细数或沉。治宜滋补肾阴，养心安神。拟仙苋汤合甘麦大枣汤加减，选加合欢皮、夜交藤等[4]。

潘澄濂治癔病：素性静默寡言，婚后三日晚，突发哭笑无常，继则沉默不语，如痴如呆，不欲饮食，唯欲溲便，自知解带登厕，苔微黄而糙，边尖红，根部乳头突起，脉弦细带数。婚前三日行经已净，忙于备嫁，深夜不寐，系营阴亏损，坎离不交，心神躁乱，拟大剂养血宁心。二剂哭笑发作消失，能入寐四五小时，原方加减调理，二十余日而愈[5]。

吴德熙说："有更年期综合征时，证见经期紊乱，精神抑郁或兴奋，心悸头晕，失眠多梦，纳差，腰酸，此乃心、肝、脾、肾及冲、任二脉相继衰败之故。治疗方法：补肾之外，配合甘麦大枣汤以养心、健脾、缓肝，疗效显著。"[6]**魏长春**说："神经官能症，其所现之证甚多，但与《金匮要略》所述之百合病颇有相似之处。本案宗仲景之法，亦以百合为主药。百合味甘平，能安心定神，治腹胀心痛，利大小便，润肺止咳；夏枯草味甘辛寒，清热散结，有补肝、明目、安神之效。清·张隐庵说：'百合与夏枯草同用，有安眠之效。'临床应用，确有疗效。"[7]

编者按：心阳亢盛候，因操劳或思虑过度，或因惊恐，渐致心阴不足，心阳偏亢，内扰心神，以致神志不得宁静。当以清养阴液为主，兼以镇心安神。养阴以配阳，则阳气自潜，不复有亢扰之虑。有云：宜以镇心安神为主，佐以补心养血之品。磁朱丸。寐中惊醒加龙齿、牡蛎等重镇之品。

引用文献

[1]柳长华.陈士铎医学全书［M］.北京：中国中医药出版社，1999：937.

[2]林珮琴.类证治裁［M］.北京：中国中医药出版社，1997：259，260.

[3]徐衡之，姚若琴.宋元明清名医类案［M］.长沙：湖南科学技术出版社，2006：363.

[4]储水鑫，吴静芝.从肾论治更年期综合征［J］.新中医，1981，（10）：18.

[5]潘澄濂.论"热入血室"——兼谈癔病的证治［J］.浙江中医药，1982，17（10）：436.

[6]吴品琮.吴德熙运用甘麦大枣汤治妇科疾病的经验［J］.浙江中医药，1982，17（11-12）：485.

[7]浙江省中医院.魏长春临床经验选辑［M］.杭州：浙江科学技术出版社，1984：130.

四、心阳失宣候

心阳失宣候系阴邪郁滞，心阳失其宣达之候，为心阳内郁之轻证。素有阴寒，或停蓄水饮等阴邪，直犯于心，郁滞心阳，是病在别脏，累及于心之证。

诊断

病名：[**中医**]胸痹，心痛，心慌心悸，怔忡，支饮。[**西医**]冠状动脉粥样硬化性心脏病，病毒性心肌炎，二尖瓣狭窄，慢性风湿性心脏病，心房颤动，窦性心律不齐，心绞痛。

证名：肺脾阴寒证，**心胆湿痰证**，心肺痰瘀证，**心肾水饮证**，心肺阳虚证，心肝阳虚证。

病位：肺脾，心肺，心胆，心肾，心肝。

病因：阴寒，湿痰，水饮，痰瘀，阳虚。

病机状态：郁滞。由阴浊之邪内盛，直犯心阳，以致心阳郁滞，不得宣达，清阳之气不能宣利于上，心神不能安宁于内。

1. 清阳失宣候－清空不宣－气机冲逆＋神气不宁

2. 阳气不行──→神志不宁←──气机不宣

图2-8-41　心阳失宣候病机结构式示意图

病形：郁滞；　　**病层**：里；　　**病态**：静；

病性：阴；　　　**病质**：实；　　**病势**：深，轻，缓。

证象组合：阳滞＋气郁＋神扰

主症：【**阳气不行**】**症象**：①面色苍白。②形寒。③起则头眩。④身为振振摇，肢厥。⑤指甲发青。⑥胸痛彻背，牵引肩背。⑦上腹掣痛，痛时大汗。**舌象**：舌略淡，晦暗，后根苔薄秽腻。**脉象**：①寸、尺沉弱。②右关动数，左关弦细。③脉迟沉紧。

副症：【**神志不宁**】**症象**：①心悸，心下悸。②睡眠差。

宾症：【**气机不宣**】**症象**：①头晕。②胸闷发憋气短，少气不足以息。③心下逆满，气上冲胸。④胸中隐隐作痛。⑤咳嗽，恶心有痰。⑥口苦。⑦厌油腻。⑧大便干燥。**舌象**：舌淡，苔中心黄腻。**脉象**：脉滑。

临床以神志或气郁症象明显而易见，但必须与阳气郁滞症象同见，方为本候。

鉴别诊断

心阳失宣候－阳气不行＋阳气闭塞＋神志蒙闭＝**心阳闭塞候**

└──－神志不宁＋清空不宣＋气机冲逆＝**清阳失位候**

图2-8-42　心阳失宣候鉴别式示意图

心阳失宣候为阴浊之邪郁滞心阳之候；而心阳闭塞候为阴浊之邪直闭心阳之候；清阳失位候则系阴浊之邪上逆清阳之位。

传变预测

心阳失宣候－阳气不行＋阳气闭塞＋神志蒙闭→**心阳闭塞候**

└──＋阳气不振＋神气不振－气机不宣＋气虚不充→**心阳不振候**

图2-8-43　心阳失宣候传变式示意图

心阳失宣候为心阳郁滞之轻证，调治得当，不难宣通，如失治误治，则可转为心阳闭塞候，久则成心阳不振候。

辨证

定位：心肺：心悸，心慌，气怯，胸痛彻背，牵引肩背；肺脾：胸中隐隐作痛，少气不足以息，上腹掣痛，痛时大汗；心肾：心下逆满，少腹气上冲胸；心肝：面色苍白，形寒，起则头眩，身为振振摇，肢厥，指甲发青。

定性：阴寒：面色苍白，形寒，肢厥，指甲发青，胸中隐痛，脉迟沉紧；湿痰：胸脘气闷，咳嗽，恶心有痰，厌油腻，苔白滑；痰瘀：胸痛彻背，牵引肩背，舌黯，脉沉细弦；水饮：形寒，心下悸，心下逆满，少腹气上冲胸。

定量：①轻：胸闷发憋气短，少气不足以息，咳嗽，恶心有痰，厌油腻。②中：心下逆满，胸中隐隐作痛。③重：气上冲胸，胸痛彻背，牵引肩背，痛时大汗。

论治：急驱他脏之阴邪，则心阳不受其郁滞而自宣达。

1. 随机立法：心阳失宣候，病机为阴浊之邪上犯于心，郁滞心阳，致阳气不得宣达，故其治则在于通阳驱阴，急驱阴浊之邪以通心阳，阴浊一除，心阳自然宣达。

2. 随位立法：心阳失宣，多由他脏阴浊之邪上犯心阳，故其治则当驱他脏之阴浊，则心阳自然宣畅。病由肺、脾而来者，当补中土以暖肺金；病由脾、肾而得者，当温通肾阳以振中土；病由心、肝而起者，当温通肝阳以助心火。

3. 随因立法：阴寒内盛，宜用辛甘大热之品以驱阴通阳；挟湿痰者，宜参以燥湿化痰；挟水饮者，宜通阳行水；挟瘀者，佐以活血消瘀。

4. 随症立法：兼气虚，少气不足以息者，加人参、炙甘草以益气；兼阳虚，恶寒厥逆者，加附子、干姜以助阳；胸闷呕痰者，加半夏、陈皮、枳实、竹茹以化痰；隐痛不已者，加丹参、郁金、桃仁、红花、鸡血藤以化瘀。

方证：大建中汤证、苓桂术甘汤证、菖蔚温胆汤证、桂甘龙牡汤加减证、桂枝救逆汤加减证。

考证：心阳失宣候，心阳不足，血流失宣，心脉涩阻者，通称：胸阳不振，心阳不足，心脉不畅，宗气阻塞，心痹瘀阻，寒水凌心，肾水凌心。

仲景曰："伤寒厥而心下悸，宜先治水，当服茯苓甘草汤，却治其厥。不尔，水渍入胃，必作利也。"（《伤寒论》356条）"水在心，心下坚筑，短气，恶水不欲饮。""卒呕吐，心下痞，膈间有水，眩悸者，小半夏加茯苓汤主之。"（《金匮要略·痰饮咳嗽病脉证并治》）**王雨三**说："寒悸：心属火，寒属水，寒气逼心，犹火被水克。故形寒心悸，脉沉迟，用姜桂汤。"[1]

蒲辅周治窦性心律不齐：心慌不适，头晕，有痰，恶心，厌油腻，睡眠尚可，舌正苔中心黄腻，脉滑。属痰湿，治宜温化，菖志温胆汤[2]。又治：心绞痛，慢性胆囊炎，胆绞痛，慢性肾盂肾炎，肾绞痛。心前区阵发绞痛，胸痛彻背，牵引肩背，及上腹掣痛，胸闷发憋气短，指甲发青，略有咳嗽，疼剧时大汗，右胁下绞痛及肾绞痛，亦常伴发恶心，口苦，大便干燥，睡眠差，形体胖，面色苍白，腹不满，卧床不起已年余，脉寸尺沉弱，右关动数，左关弦细，舌略淡，后根苔薄秽腻。肝胃失调，心脾不和，阳气不宣，宗气阻滞，致胸痹绞痛作窜。先宜通阳宣闭，降逆和中。3剂，心绞痛次数减少[3]。

张沛虬治心悸，胸脘隐痛、窒闷已1年多，7年前曾因风湿性心脏病（二尖瓣狭窄）手术。一直以来自觉尚好。去年因高烧引起心悸，胸闷难受，晚上更剧。脉结代，舌质灰暗，唇紫。下午两腿轻度浮肿。心电图提示：心房颤动。证属胸阳不振，气滞瘀阻。治以活血化瘀，宽中养心。服7剂，心悸减轻，短气改善，下肢浮肿消退，但有口干。前方去桂枝、红花、夹竹桃叶，加红参6g，麦冬15g，续服30剂，上述症状明显改善，能参加轻便劳动。最后以活血化瘀法与益气养血法交替服用，脉象结代减少，病情渐趋稳定。本例系心脏功能代偿不全，导致血液动力学的改变，属于"心痹瘀阻"，先活血化瘀，续以扶正佐活血化瘀收功[4]。

编者按：心阳失宣候，因胆胃湿痰，上泛心胸，致心阳失宣，胸阳闭阻，或因肾阳不振，不能化气行水，水饮内蓄，上逆犯心，致心火郁遏，即蒲辅周所谓"阳气不得宣，宗气阻塞，致胸痹绞痛作窜"之证。当以温通心肾阳气为主，如蒲辅周所说，"先通阳开闭，降逆和中，续以理心气和胆胃"[3]。

引用文献

[1] 王雨三.治病法轨[M].北京：学苑出版社，2015：158.

[2] 中国中医研究院.蒲辅周医疗经验[M].北京：人民卫生出版社，2005：183.

[3] 中国中医研究院.蒲辅周医案[M].北京：人民卫生出版社，1972：13.

[4] 张沛虬.瘀血的辨证和治疗的体会[J].浙江中医药，1978，4（4）：4.

五、心阳闭塞候

心阳闭塞候为阴浊之邪猝然闭塞心阳之候，为心病中之危急险证，往往有一厥不返之险，或因猝中阴浊之邪，或由体中痰气，因感触而动，上闭心窍，致心阳、心神猝闭而成。

诊断

病名：[中医]中寒，中恶，尸厥，真心痛。[西医]心肌梗死。

证名：心脾阴寒证，心肝痰气证。

病位：心肝，肺脾。

病因：阴寒，痰气。

病机状态：闭厥。由猝受阴浊之邪，或七情感触，痰气上犯，猝然闭塞心窍，致心阳、心神猝闭。亦有渐闭，即先气机不宣，神志不宁，然后闭塞者。

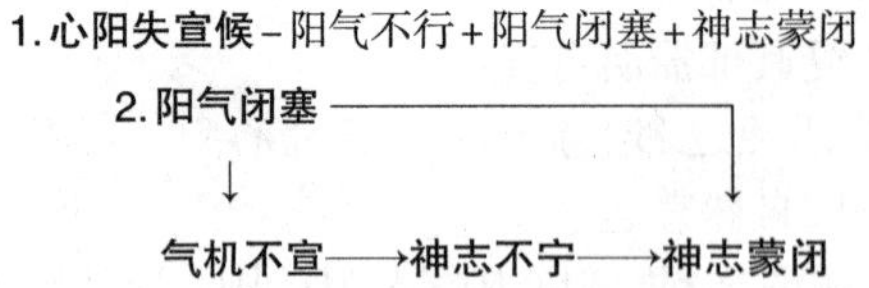

1.心阳失宣候－阳气不行＋阳气闭塞＋神志蒙闭

2.阳气闭塞————

气机不宣——→神志不宁——→神志蒙闭

图2-8-44　心阳闭塞候病机结构式示意图

病形：闭厥；　**病层：**里；　**病态：**静；

病性：阴；　**病质：**实；　**病势：**深，重，危，急，险，恶。

证象组合：阳闭＋气郁＋神闭

主症：【阳气闭塞】症象：①面目青黑。②口噤。③口鼻气冷，身冷自汗，手足厥冷。④手足青至节。**舌象：**①舌淡白，苔白薄。②舌质暗晦。**脉象：**①脉沉迟。②脉沉细无力。③脉细涩。④脉沉微。

**　　　　【气机不宣】症象：**①心痛。②心痛彻背，背痛彻心。

副症：【神志不宁】症象：①烦懊。②怔忡。③昼夜不安。

宾症：【神志蒙闭】症象：①昏晕妄言。②昏厥不省。

临床以阳气猝闭症象明显而易见。亦有渐闭者，即先见心烦、心悸、心痛，然后阳气猝厥者。

鉴别诊断

心阳闭塞候 − 神志不宁 − 神志蒙闭 + 气机不降 + 经脉不利 = **清阳闭厥候**

└── + 阳气不振 + 阳气脱绝 = **阳气厥脱候**

图2-8-45　心阳闭塞候鉴别式示意图

心阳闭塞候为阴浊闭塞心阳、心神之候；而清阳闭厥候则系阴浊闭塞上焦阳气之证；阳气厥脱候为阴盛内闭，阳衰外脱之证。

传变预测

心阳闭塞候 − 神志蒙闭 − 阳气闭塞 + 阳气不行 → **心阳失宣候**

└── − 神志不宁 + 阳气不振 + 阳气脱绝 → **阳气厥脱候**

图2-8-46　心阳闭塞候传变式示意图

心阳闭塞候往往一厥不返，如救治得当，闭开厥回，阴浊未净，可转为心阳失宣候；如迁延反复，阳气渐衰，亦可致阳气厥脱候。

辨证

定位：心肝：面目青黑，昏晕妄言；肺脾：身冷自汗，手足厥逆，手足青至节。

定性：阴寒：口鼻气冷，身冷厥逆，手足青至节，脉沉迟，或细微；痰气：口噤，面目青黑，或昏晕妄言，脉乍大乍小。

定量：①轻：身冷自汗，昏晕妄言。②中：手足厥逆，口噤。③重：手足青至节，口鼻气冷，面目青黑。

论治：当驱阴开窍，以回阳醒神。厥回神苏，仍当怡情静养，不然则有窍开复闭之变。

1.随机立法：心阳闭塞候的病机为阴浊之邪猝然闭塞心阳，致心窍、心神骤然闭塞，故其治则当急急驱阴，开窍通阳，以救心阳。如能窍开阳回，神苏气返则生，不然则一厥而逝。然苏后，仍要怡情静养，以免反复。

2.随位立法：病发于心肝，宜以温通心肝阳气为主，兼疏利肝气；病发于肺脾，宜温壮脾阳，兼益肺气。

3.随因立法：因于阴寒者，以辛甘温热之品，急驱阴寒，以救其心阳；因于气痰者，宜化痰利气，以开其闭厥。

4.随症立法：病发仓促，难辨脏腑，当以芳香通窍以开其闭塞。体尚壮实者，宜用苏合香丸急开其闭；体弱者，以妙香丸益气通闭。闭甚欲脱者，当急固其脱。烦而足冷，脉沉微者，参附汤；甚则散乱，脉无数象，当助气温阳，参附汤、黑锡丹以急救之。

方证：苏合香丸证、妙香散证、加味四逆汤证、加味白术附子汤证、术附汤证、乌头赤石脂丸证。

考证：心阳闭塞候，心阳猝闭，神志不宁，甚则神志蒙闭者，通称：寒犯心包，客寒犯心。

陈士铎说："人有一时心痛，倏痛倏已，一日而十数遍者，饮食无碍，昼夜不安，人以为此虫也……或曰此火也……然则为何痛乎？非火、非虫，乃气虚而微感寒湿之邪，邪冲心包而作痛……即古人所云去来痛也。痛无补法，而独去来痛，必须用补，不补虚而痛不能止。然徒用补药，而不加入祛寒祛痰之味，亦不能定痛也。方用去来汤……苍乌参苓散亦甚效。"[1]

喻嘉言说："发明《金匮》心痛彻背，背痛彻心，用乌头赤石脂丸。夫心痛彻背，背痛彻心，乃阴寒之气，厥逆而上干者，横格于胸背经脉之间，牵连痛楚，乱其气血，紊其疆界。此而用气分诸药，则转益其痛，势必危殆。仲景用蜀椒、乌头一派辛辣，以温散其阴邪，然恐胸背既乱之气难安，而即于温药队中，取用干姜之泥、赤石脂之涩，以填塞厥气所横冲之新隧，俾胸之气自行于胸，背之气自行于背，各不相犯，其患乃除，此炼石补天之精义也。"[2]"乌头赤石脂丸……蜜丸如桐子大。先食服一丸，日三服。不知，稍加服。"[2]

俞根初说："尸厥：因冒犯不正之气，如登冢入庙，吊死问丧，猝中恶气，忽然肢冷口噤，昏晕妄言，则为尸厥。治以苏合香丸，姜汁调灌之，更宜醋炭熏鼻即醒。"[3]

费伯雄说："厥心痛者，中寒发厥而心痛也。虽在包络，然已是心之外府，故手足厥逆，身冷汗出，便溺清利，甚亦朝发夕死，白术四逆汤主之。"[4]"甚则大剂四逆汤加桂心12~15g，方可挽回。"[4] **何廉臣**说："然因痰而晕厥者多兼气厥，轻则用苏合香丸，姜汁二滴，童便二瓢磨服；重则用《局方》妙香丸，鲜石菖蒲汁二小匙、竹沥三瓢送服。"[3]

编者按：心阳闭塞候，因肺脾阴寒内盛，直犯心包，骤闭心阳，阳气不得内伏而走泄，甚则朝发夕死，危在旦夕。水来克火，寒邪直犯君主，心痛，胸背彻痛，身冷自汗，手足厥冷，便利溺清，不渴，口鼻气冷，喜热畏冷，甚则手足青至节，脉沉细微，或沉迟，或沉细无力，或涩细。当急驱阴寒之气，以通上中之阳，阳气得通，则心阳可复。

引用文献

［1］柳长华.陈士铎医学全书［M］.北京：中国中医药出版社，1999：735，736.

［2］陈熠.喻嘉言医学全书［M］.北京：中国中医药出版社，2000：227，233.

［3］俞根初等.重订通俗伤寒论［M］.上海：上海科学技术出版社，1959：312，436.

［4］张元凯，时雨苍，杨伯棠，等.孟河四家医集［M］.南京：江苏科学技术出版社，1985：21

六、心阳不振候

心阳不振候系心之阳气损伤之候，为心虚证中之深重之候。由积劳积郁而致渐虚渐损。或过投发散、寒泻，亦可致心阳猝虚，若尚未成损，回复亦较易，如已成损，则回复为艰。

诊断

病名：［**中医**］心劳，心痛，心悸，怔忡，失眠，目瞤，眩晕。［**西医**］高血压，神经官能症，冠状动脉粥样硬化性心脏病，心房纤颤，心力衰竭，风湿性心脏病，期前收缩。

证名：心肾水饮证，心肺阳虚证，心脾阳虚证，心肝阳虚证，心肾阳虚证。

病位：心肺，心脾，心肝，心肾。

病因：阳虚，水饮。

病机状态：虚损。素体阳虚，或过投发散、寒泻致心阳猝虚，或虚劳积郁伤及心阳，虚久不复则渐成损。心之阳气虚损则神气不振，神无所依而不安宁。

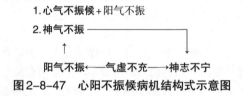

图2-8-47　心阳不振候病机结构式示意图

病形：虚损；**病层：**里；**病态：**静；

病性：阴；　**病质：**虚；**病势：**深，重，缓中急。

证象组合：阳虚＋神虚＋气虚＋神扰

主症：【阳气不振】症象：①精神委顿，梦寐惊悸，目睛无神，心战胆寒。②沉默痴呆，两目仰视。③肢冷，四肢厥冷。**舌象：**舌淡，苔白而腻，舌质淡暗。**脉象：**①脉沉细。②脉沉微。③脉左寸浮数。

【神气不振】症象：①神思恍惚。②闭目不开。③易惊，心下悸，欲得安。④汗出淋漓。⑤唇舌淡白。⑥心痛喜按。⑦足冷。⑧便滑。**舌象：**舌白多津。**脉象：**脉散乱无力。

副症：【气虚失充】症象：①眩晕面浮。②胸闷，纳呆。③气怯倦怠，四肢无力。**舌象：**苔白而腻。**脉象：**脉大而虚缓无力。

宾症：【神志不宁】症象：①时怔忡，欲睡而不得，心烦。②语无伦次，时喜时悲。③心悸难寐。

临床以神志症象显明，但必须与阳气虚象同见，方可确诊。或以阳虚之象显见，亦必须有神志症象同见。

鉴别诊断

心阳不振候－阳气不振＝心气不振候

└──＋血虚失养＝心血失养候

图2-8-48　心阳不振候鉴别式示意图

心阳不振候为心之阳气虚损之候；心气不振候则为心气虚弱，未损及阳；心血失养候为心之气血虚损之候。

传变预测

心阳不振候－阳气不振→心气不振候

├──＋阳气脱绝＋津气不固→阳气虚脱候

├──＋血虚不荣＋经脉不荣＋络脉不荣→阳气虚损候

└──＋阴虚失养＋清空不养＋经脉不荣→阳损及阴候

图2-8-49　心阳不振候传变式示意图

心阳不振候如阳气渐复，可转为心气不振候；如阳气暴脱，可转为阳气虚脱候；如损久不复，损及心血，或损及阴液，则可转为阳气虚损候或阳损及阴候，即成全身性的虚损证。

辨证

定位：心肺：心悸怔忡，头晕如旋，胸闷憋气，心烦难寐，喘促，舌淡白，汗出淋漓；心肾：心痛彻背引腰，日轻夜重，心烦足冷；心肝：心战胆寒，眼光散漫，睡中自醒；心脾：唇舌淡白，精神委顿，梦寐惊悸，汗出淋漓。

定性：阳虚：精神委顿，唇舌淡白，梦寐惊悸，目睛无神，心战胆寒，汗出淋漓，足冷，便滑；水饮：心下悸，欲得按，胸闷憋气，喘促，心痛彻背。

定量：①轻：心下悸，欲得按，精神委顿。②中：心悸怔忡，梦寐惊悸，目睛无神。③重：心战胆寒，眼光散漫，汗出淋漓。

论治：以温补心之阳气为主，兼以养神，从缓调治。

1.随机立法：心阳不振候，病机为心之阳气渐虚渐损，其治则以温补心阳为主，兼以养神益志。初起势急者，可直接通壮心阳；渐虚成损者，温补阳气兼养血益阴，以防损及阴血。从缓调治。

2.随位立法：病关心肺，宜兼补肺气以助心气；病关心脾，宜兼补脾阳以助心阳；病关心肾，宜温补肾阳以鼓心阳；病关心肝，宜兼养肝血以资心血。

3.随因立法：因于水饮上凌心火者，宜温通心阳以化气行水；病因阳虚者，自当以温补阳气为主，当随病位立法。

4.随症立法：汗出淋漓者，加黄芪、浮小麦、生牡蛎以止汗；脉散无神者，加人参、黄芪、附子以救阳气；心下悸，欲得按者，用桂枝、茯苓、炙甘草以通阳行水；惊悸怔忡，用人参、肉桂、酸枣仁、远志、五味子以调补心神。

方证：保元汤证、远志饮子证、人参养荣汤证、桂枝甘草汤证、建中复脉汤证、桂枝加龙骨牡蛎汤合济生归脾丸证、理中汤证、振奋心阳方证、温通心阳益气养阴方证、香茸丸证、《金匮》肾气丸证、益气温阳和血宁神证、温通脉络活血养心方证。

考证：心阳不振候，心之阳气不振，不能推动血脉正常运行，血瘀心脉，通称：心阳虚衰，君火失明，心劳虚寒，火衰风动，神气浮越。

仲景曰："发汗过多，其人叉手自冒心，心下悸，欲得按者，桂枝甘草汤主之。"（《伤寒论》64条）**陈士铎**说："人有心痛不能忍，气息奄奄，服姜汤而少安，手按之而能忍，日轻夜重，痛阵至时，几不欲生……此治心必须治肾，而补肾中之火以救心，犹必须补肾中之水以救肾也。方用补水救火汤……交济汤亦佳。"[1] **尤在泾**治肾厥："心痛背胀，引及腰中，议用许学士香茸丸：鹿茸、杞子、沙苑、大茴香、麝香。"[2]

秦昌遇说："二便时滑，目漫神清，气怯倦息，心战胆寒，时时欲睡，睡中自醒，喜热恶冷，此心气虚不得卧之症也。左寸浮散，按之无神，左关无力，木不生火。肝肾脉迟，水中无火。肝肾脉浮，真阳无根。脉散无神，人参养荣汤、归脾汤。肝肾脉迟者，八味丸。"[3] **张琦**《素问释义》："七阳数，八阴数，七八犹言阴阳也。中年以后，阳渐衰而阴渐长。七曰损而八曰益，知其损益而抑阴扶阳，则两者可调，不然乃早衰矣。"

姚国美说："汗出淋漓，唇舌淡白，精神委顿不振，时有怔忡，舌润无苔，脉大而虚缓无力，乃阳虚不能摄液，宜保元汤加浮小麦、牡蛎、棉子温固敛涩。"[4]

施德勤等说："周老观察到某些单纯型精神分裂症患者表现为淡漠、孤独、呆滞、嗜卧，不见幻觉、妄想、紊乱、躁动。根据《内经》'阴静阳躁'的理论，并得到《伤寒论》'少阴之为病，脉微细，但欲寐'的启发，用四逆汤加肉桂，并重用附子（最大剂量达每日120g，不先煎），取得了明显的疗效。"[5] **连建伟**曰："温心阳而重镇……益心气而助脾……壮子益母，鼓动少火。"[6] "重在壮心阳益心气，俟心之阳气来复，则诸证渐除。"[6]

编者按：心阳不振候，肾阳不振，不能化气行水，水气停蓄，上犯心阳，或久病肺气虚弱，肺失其相傅之能，不能温养于心，君火失明，心肾阳气日衰，神气不振，水气内扰，心神不宁。当益肺气，温心阳。温补阳气固其本，兼以养心安神调其标，标本兼顾以调养之。**武维屏等**说："禀赋素弱，时值盛夏，汗液大泄，阳气暴伤，故心失温养。治宜益气温阳，和血宁神。"[7]

引用文献

[1] 柳长华.陈士铎医学全书［M］.北京：中国中医药出版社，1999：737.

[2] 柳宝诒等.增评柳选四家医案［M］.南京：江苏科学技术出版社，1983：51.

[3] 秦昌遇.中华医书集成·症因脉治［M］.北京：中医古籍出版社，1999：133.

[4] 姚国美.姚国美医学讲义合编［M］.北京：人民卫生出版社，2009：229.

[5] 施德勤，韩钟博.周康治疗精神病经验简介［J］.浙江中医药，1982，17（9）：395.

［6］连建伟.临床运用桂枝加龙骨牡蛎汤的体验［J］.浙江中医学院学报，1983，（5）：36.

［7］武维屏，田德录.治疗心悸四法［J］.北京中医学院学报，1984，（2）：24.

七、心络失宣候

心络失宣候为气痰瘀血郁滞心之血络，以致心络不得宣通之候。多由七情失调，气郁痰滞，久则瘀及血络而成。

诊断

病名：［中医］心痛，心悸，胸痹，血结胸。［西医］冠状动脉粥样硬化性心脏病，心绞痛，风湿性心脏病，心肌梗死，心律失常。

证名：心肝气瘀证，心肝寒瘀证，心肺瘀热证，心肺痰瘀证。

病位：心肺，心肝。

病因：气瘀，瘀热，寒瘀，痰瘀。

病机状态：郁滞。七情失调，气郁痰滞，久则深入血络，以致瘀滞心络，而成心之气郁血瘀之证。

1.心阳失宣候－阳气不宣＋络脉不利＋血滞不行＋络瘀血溢

2.络脉不利──→血滞不行──→络瘀血溢

↑　　　　　↓

气机不宣──→神志不宁

图2-8-50　心络失宣候病机结构式示意图

病形：郁滞；　　**病层：**里；**病态：**静中动；

病性：阴中阳；**病质：**实；**病势：**深，重，急。

证象组合：血滞＋气郁＋络滞＋血溢＋神扰

主症：【络脉不利】症象：①心痛时痛时止，胸中攻刺作痛，痛有定处不移，转侧若刀锥之刺。②痛汗。③左肩臂痛，臂内肘腕一线痛。**舌象：**舌苔薄白质暗。**脉象：**①脉细弦滑。②脉弦、促、结代交替。

【气机不宣】症象：①烦满短气。②胸闷隐痛，窒闷。③呼吸困难。④两胁胀痛，清晨发作。⑤抑郁不乐，纳呆，嗳气。⑥下肢浮肿怕冷。

副症：【血滞不行】症象：①面目青红，面色略暗，乍红乍白。②目干羞明。③唇紫。④畏冷。⑤手足冰冷，身热足冷。**舌象：**舌质紫晦，有瘀点、瘀斑。**脉象：**脉沉细涩。

【神志不宁】症象：①烦躁。②卧不安。③心悸（夜间尤甚）。

宾症：【络瘀血溢】症象：咯血紫暗，或有瘀块。

临床以络滞血瘀心痛为主要症象，但必须与神志症象同具，方可确诊。

鉴别诊断

心络失宣候－络脉不利－血滞不行－络瘀血溢＋阳气不行＝**心阳失宣候**

└──＋阳气不宣－络脉不利＋络脉不宣－血滞不行＋气机不降＋清窍不利－神志不宁＝**清阳郁痹候**

图2-8-51　心络失宣候鉴别式示意图

心络失宣候为实邪瘀滞心络之候；心阳失宣候则为阴邪郁滞心阳之候；清阳郁痹候系阴邪郁滞胸中清阳，渐痹及血络，各自不同。

传变预测

心络失宣候－络脉不利－血滞不行－络瘀血溢＋阳气不行→**心阳失宣候**

└──＋气虚不充＋血虚失养→**心血失养候**

图2-8-52　心络失宣候传变式示意图

心络失宣候调治得宜，瘀去络利，如阳气尚郁滞，可转为心阳失宣候；如疏导太过，瘀滞虽除，但损及心血、心气，亦可转为心血失养候。

辨证

定位：心肺：胸满，短气；心肝：烦躁，卧不安，心慌心跳。

定性：瘀热：痛甚如蛇钻虫咬，痛汗如珠，身热足冷，烦躁，脉洪大；寒瘀：痛有定处，转侧如刀锥之刺，面色乍红乍白，脉沉涩，结代；痰瘀：心痛常欲蹈压，捶击减轻；气瘀：胸满，短气。

定量：①轻：心痛常欲蹈压，捶击减轻。②中：痛有定处，转侧如刀锥之刺。③重：痛甚如蛇钻虫咬，痛汗如珠。

论治：以调气行血为主，兼宣窍通络。然病机已深，根治非易。病关情志，更当怡情自养。

1.随机立法：病机为实邪郁滞心之血络而成气郁血瘀之证，故其治则应以调气行血为主。气为血帅，气行则血行，故又当以通调气滞为主，行血通络为辅。且行气可以开窍，开窍常用芳香，香辛之品又是调气之药，是故调气又可行血开窍，为宣通血络郁滞之要药。

2.随位立法：以调心气、通心络为主。兼涉于肺者，参以宣肺；兼涉于肝者，参以疏肝。均以宣疏气机为主。

3.随因立法：心络失宣以消瘀通络为主，兼热则参以清热疏利；兼寒参以温通；挟痰宜兼化痰；兼气宜兼疏降；久病正气不足，营卫失调，又当参以调营卫，补心气，扶正祛瘀。

4.随症立法：胸闷背痛，用桂枝、瓜蒌、薤白、郁金之类以通阳宣痹；胸胁痛甚，用三七、降香、延胡索、灵脂、生蒲黄、泽兰、九香虫、西红花之类以活血通络。

方证：清热达郁汤证、加味失笑散证、加味栝楼薤白白酒汤证、离照汤证、补肝汤证、旋覆花汤证、血府逐瘀汤证、膈下逐瘀汤化裁证、加味桂枝红花汤证、双解泻心汤证、通梗汤证、补气活血化瘀法证、心痛汤证、通心汤证。

考证：心络失宣候，实邪瘀滞心络者，通称：血脉瘀阻，脉络痹阻，上焦蓄血。

王清任说："心跳心慌，用归脾安神等方不效，用此方（指血府逐瘀汤）百发百中。"[1] **费伯雄**说："《经》曰：心胀者，烦心短气，卧不安。心本纯阳，寒邪来犯，阴阳相战，故烦满短气而卧不安也。治之之法，但须发其神明，摧荡邪气，使浮云不能蔽日，自然离照当空，太阳之火不烦补助也。离照汤主之。"[2]

何廉臣说："蓄血在上焦者，属心包络，证必脉细肢厥，胸痹痛厥，故曰血结胸，法宜横开旁达，加味桂枝红花汤（桂枝汤加红花、桃仁、蛤壳）。若舌红燥，脉弦数者，陶氏用犀角地黄汤加大黄、桃仁、红花、枳实最为合法。"[3]"痛有定处而不移，转侧若刀锥之刺，遇夜则甚，甚则神思如狂，面色暗黑，或吐紫血，或便如黑漆。"[4]

唐容川说："血虚，则神不安而怔忡；有瘀血，亦怔忡。"[5] **姚国美**说："若胸中攻刺作痛，势不可忍，面色乍红乍白，脉沉而涩，乃瘀血上冲，名曰杀血心痛，治以失笑散。"[6]

秦伯未说："胸痛中有属于心脏病引起的，痛时偏在左侧，有如针刺，重者牵及肩臂内侧作痛，常有胸闷气窒，呼吸不畅，稍有劳动即觉心慌心悸，脉象或数或迟或代，多不规律。"[7]"胸痛偏左，骤然发作如针刺，伴有气闷窒塞，或牵及左肩与左臂亦痛，每次时间极暂……胸痛常欲蹈压，或用手捶击减轻，在将痛前思饮热水，饮后亦较舒适，病名肝着，用旋覆花汤加红花、郁金。"[7]

祝谌予等说："古人论胸痹心痛，多为阳虚，施（今墨）师认为，'阳虚固有之，阴虚者尤多见'。以理气活血，养心和肝为法，气血和谐，血行流畅，通则不痛也。化裁养心汤、瓜蒌薤白汤、四逆散、生脉散诸方，加用三七、丹参、琥珀，活血化瘀，养心安神。"[8]

编者按：心络失宣候，肝气瘀滞，或寒瘀郁滞，或瘀热郁滞心肺，阻滞心包之络，络脉瘀滞，或痰瘀互阻心络，血液滞而不行，气郁不宣。其治则当以宣利心肝气血，行气消瘀为法，或宣通胸中阳气，流利气机，活血化瘀，消痰通络，皆以宣通心之血络为要。

引用文献

［1］王清任.医林改错［M］.北京：人民卫生出版社，1991：28.

［2］张元凯，时雨苍，杨伯棠，等.孟河四家医集［M］.南京：江苏科学技术出版社，1985：75.

［3］俞根初等.重订通俗伤寒论［M］.上海：上海科学技术出版社，1959：444.

［4］何廉臣.重订广温热论［M］.福州：福建科学技术出版社，2010：155.

［5］唐宗海.中华医书集成·血证论［M］.北京：中医古籍出版社，1999：4.

［6］姚国美.姚国美医学讲义合编［M］.北京：人民卫生出版社，2009：164.

［7］秦伯未.秦伯未医学名著全书［M］.北京：中医古籍出版社，2003：96，324.

［8］祝谌予，翟济生，施如瑜，等.施今墨临床经验集［M］.北京：人民卫生出版社，1982：123.

八、心血失养候

心血失养候为久病伤及心血，致心之气血损伤之证。多由久病气虚不复，不能生血，渐致气血两虚，虚久不复，即入损门。

诊断

病名：[**中医**]心痛，心悸，怔忡，惊悸，晕厥，不寐。[**西医**]心绞痛，风湿性心脏病，白细胞减少症。

证名：心脾血虚证，心肝血虚证。

病位：心肝，心脾。

病因：血虚。

病机状态：虚损。劳伤气虚或久病伤气，心气不足，不能生血，渐致气血两虚，虚而不复，即成损证。

1.心气不振候＋血虚失养

2.血虚失养 ◀──── 气虚失充 ────▶ 神志不宁

                ↓

神气不振

图2-8-53　心血失养候病机结构式示意图

病形：虚损；　　　**病层：**里；　　**病态：**静中动；

病性：阴中阳；　　**病质：**虚；　　**病势：**深，重，缓。

证象组合：血虚＋气虚＋神虚＋神扰

主症：【血虚失养】症象：①唇舌淡白。②面色无华。③头晕，眩晕。④心慌，惊悸。⑤五更嘈杂，胸中嘈杂作痛，手按痛止。⑥饥渴消瘦。⑦月汛愆期量少，经色淡而不畅，经行腹痛懒言。**舌象：**①舌淡红，苔薄白。②苔薄糙。③舌淡不荣。**脉象：**①脉弦细。②脉细无力。③脉象濡细带数。

【神气不振】症象：①体瘦神疲，神怠困惫，嗜卧。②触惊心跳，神思恍惚。③健忘多梦，恍惚，闻声易惊。④如痴，言语妄谬。

副症：【气虚失充】症象：①寐中汗出，体倦神疲。②头眩目重。③少气懒言。④食少。⑤便溏。⑥带下赤白相兼。⑦阳痿。**舌象：**舌质淡，边有齿印，苔薄白。**脉象：**①脉细弱。②脉右虚微。

宾症：【神志不宁】症象：①失眠多梦，寐中惊醒，忽寐忽醒，有时彻夜不寐，少寐。②心烦，怔忡。

临床以神志症象显明，但必须与血虚、气虚症象同见，方为本候。

鉴别诊断

鉴别式：心血失养候－神志不宁＋清空失养＋经脉不荣＋络脉不荣＝**气血失养候**

心血失养候系心气、心血虚损之候，以心神之症象为主；而气血失养候则为气血不足以营养经脉、络脉之候，以经络症象为主。

传变预测

心血失养候－神志不宁＋清空失养＋经脉不荣＋络脉不荣→**气血失养候**

└── ＋阳气不振＋经脉不荣＋络脉不荣→**阳气虚损候**

图2-8-54　心血失养候传变式示意图

心血失养候如治疗得宜，心之气血渐复，而全身气血尚弱，仍可转为气血失养候；如迁延失治，损及阳气，则可转为阳气虚损候。

辨证

定位：心肝：易惊少寐，多梦，入寐汗出；**心脾：**食少，体倦神疲，便溏，多汗。

定性：血虚：唇舌淡白，面色无华，五更嘈杂，胸中嘈杂作痛，手按痛止，饥渴消瘦；**气虚：**食少，体倦神疲，便溏，多汗。

定量：①轻：少寐，心烦，饥则怔忡，健忘多梦。②中：神思恍惚，寐中惊醒，触惊心跳，怔忡。③重：闻声易惊，嗜卧，如痴，言语妄谬。

论治：当以补养心血为主，然血生于气，补血尤当补气，气复则能生血。从缓调治，即可渐复。

1.随机立法：心血失养候，病机为气虚不复渐损及心血，而成心之气血两损之证。其治则当以温补心血为主，血生于气，当以补气为先，气旺自能生血，然后心血自旺。于补养气血之外，尤当养神安神，所谓补心之体，助心之用。然病入损门，调治非易，药饵之外，尤当以饮食调补，更应怡情养性。

2.随位立法：病涉于肝，宜兼补肝之阴血以资心血；病涉于脾，宜兼补脾气以生心血。

3.随因立法：血虚自当以补血养心为主，由气虚而致血虚者，更当补气为主，补气以生血，所谓"有形之血不能速生，无形之气所当急固"。

4.随症立法：心悸怔忡者，宜用酸枣仁、柏子仁、茯神、远志以养心安神；惊悸不眠者，宜用人参、龙齿、五味子、琥珀、朱砂以镇心安神。

方证：加味四物汤证、归脾汤证、当归补血汤证、人参养荣汤证、柏子养心丸证、辰砂妙香丸证、琥珀养心丹证。

考证：心血失养候，心血不足，心神失养者，通称：心血虚，血不养心。

戴元礼云："惊悸眠多异梦，随即惊觉者，宜温胆汤加酸枣仁、莲子肉各一钱，以金银煎下十四友丸，或镇心丹、远志丸，酒调妙香散。健忘者，所过之事，转盼遗忘，此乃思虑过度，病在心脾，宜归脾汤（或人参养荣汤、柏子养心汤）。"[1]

陈士铎说："人有神气不安，卧则魂梦飞扬，身虽在床，而神若远离，闻声则惊醒而不寐，通宵不能闭目，人以为心气之虚也，谁知是肝经之受邪乎……方用引寐汤……用濯枝汤亦效。"[2]

沈金鳌说："不寐，心血虚而有热病也。然主病之经，虽专属心，其实五脏皆兼及也。盖由心血不足者，或神不守舍，故不寐，宜归脾汤、琥珀养心丹。"[3]

吴坤安说："凡伤寒热病，每有身凉热退之后，其人如痴，言语谬妄者，此心神虚散不复所致，但当调养气血，兼治其心，可也，神复，妄言自止。"[4]

高鼓峰云："归脾汤治脾经失血，少寐，发热，盗汗，或思虑伤脾，不能摄血，以致妄行，或健忘怔忡，惊悸不寐，或心脾伤痛，嗜卧，少食，或忧思伤脾，血虚发热，或肢体作痛，大便不调。"[5]"怔忡，心血少也。其原起于肾水不足，不能上升，以致心火不能下降，大剂归脾汤，去木香，加麦冬、五味、枸杞，吞都气丸。"[5]董废翁说："若血液耗散，心神不安者，猛进独参汤。（如因力艰不能服者，浓煎当归补血汤代之）"[5]

姚国美说："其有忧思过度，心脾郁结，气血暗伤，亦致饥渴消瘦，但不似阳消之能食善饮者，乃二阳之病发心脾，传为风消……正偏虚者，少气懒言，饥则怔忡，宜归脾汤养血扶脾。"[6]"五更嘈杂，夜寐不甘，发时如饥，甚难忍者，多因思虑伤血，或与归脾汤调补心脾，或与归芍六君子加竹茹、黄连养阴清火。"[6]

编者按：心血失养候，多由忧思过度，内损心脾，肝血不足以养心。或有系恋，或有妄想，或劳倦过度，或病后，或妇人产后，气血虚弱，失血过多，血虚不能内养于心；或用心太过，耗损营血，以致血虚不能养心，心神怯弱不振，失于安宁。当补养心、脾、肝之气血，以固其本，兼以养神安神，以标本兼顾。

引用文献

［1］戴元礼.秘传证治要诀及类方［M］.上海：商务印书馆，1955：96.

［2］柳长华.陈士铎医学全书［M］.北京：中国中医药出版社，1999：783.

［3］沈金鳌.中华医书集成·杂病源流犀烛［M］.北京：中医古籍出版社，1999：125.

［4］吴坤安.伤寒指掌［M］.上海：上海科学技术出版社，1959：卷二57.

［5］高鼓峰，董废翁.医宗己任编［M］.上海：上海科学技术出版社，1959：33，71，177.

［6］姚国美.姚国美医学讲义合编［M］.北京：人民卫生出版社，2009：199，240.

九、心阴失养候

心阴失养候是心之气阴两损之候。或由七情之火内耗气阴，或温热病后气阴不复，渐致心之气阴虚损。

诊断

病名：[中医] 心悸，心痛，怔忡，不寐，健忘。[西医] 心律不齐，病毒性心肌炎，风湿性心脏病，二尖瓣狭窄，冠状动脉粥样硬化性心脏病，心绞痛，不完全性右束支传导阻滞，房室传导阻滞。

证名：心肺气虚证，**心肺阴虚证**，心脾阴虚证，**心肝阴虚证**，心肾阴虚证。

病位：心肺，心脾，心肝，心肾。

病因：阴虚，气虚。

病机状态：虚损。七情失调，情志之火内耗气阴，或温热病后，气阴不复，渐渐损伤心之气阴，热从内起，神无所依，内热扰动，心神虚而不宁。

1.心气不振候＋阴虚失养＋津液消灼

2.阴虚失养 ⟶ 津液消灼 ⟶ 气虚失充

　　　↓　　　　　↓

神气不振 ⟶ 神志不宁

图2-8-55　心阴失养候病机结构式示意图

病形：虚损；　　**病层**：里；　　**病态**：静中动；

病性：阳；　　　**病质**：虚；　　**病势**：深，重，缓。

证象组合：阴虚+液灼+气虚+神扰+神虚

主症：【阴虚失养】症象：①内热，五心烦热。②心烦夜甚，夜难成寐。③关节痛。**舌象**：舌苔薄净，质淡红。**脉象**：①脉数。②脉细数而涩促。

　　　　【神气不振】症象：①心神恍惚，惊悸，怔忡。②善忘，遇事答应不周。③心情不定。④或可记忆，或不可记忆。

副症：【神志不宁】症象：①不寐，多梦，失眠少眠。②心悸怔忡，心烦神乱，心烦夜甚。③性躁易怒。④气紧。

　　　　【津液消灼】症象：①口燥咽干，口舌干燥。②咯血。③口苦。**舌象**：①舌尖红，苔淡。②舌淡红而干光。**脉象**：①脉数。②脉弦有力。

宾症：【气虚失充】症象：①心汗，自汗。②疲乏无力。③胸闷气短，胸口压迫感。④惊悸。**舌象**：舌质淡，有裂纹，边有瘀点，舌苔白稍剥。**脉象**：①脉弦细迟。②脉虚细，偶见结代。③脉虚大或微细。

临床以神志症象显明，但必与阴虚内热症象同见，方为本证。

鉴别诊断

鉴别式：**心阴失养候**－神气不振－神志不宁－津液消灼+阴液消涸+经脉不养=**气阴两虚候**

心阴失养候为心之气阴虚损之候，而气阴两虚候则系全身气阴两虚，不能营养经脉之证。

传变预测

心阴失养候－神气不振－神志不宁－津液消灼+阴液消涸+经脉不荣→**气阴两虚候**

　　├－阴虚失养－津液消灼→**心气不振候**

　　└－津液消灼+阳气不振+清空失养+经脉不荣→**阳损及阴候**

图2-8-56　心阴失养候传变式示意图

心阴失养候为心之气阴两损之候，如调治得当，心之气阴渐复，而全身之气液仍虚者，可转为气阴两虚候；或阴复而气未复，亦可转为心气不振候；如调治失当，亦可渐渐损及阳气，转为阳损及阴候，更难以恢复。

辨证

定位：心肺：口舌干燥，口燥咽干，口苦，咯血，自汗；心脾：疲乏无力，胸闷气短，心汗，自汗，心烦神乱，脉虚大；心肝：心悸怔忡，脉结代，多梦，心烦夜甚，失眠少眠，性躁易怒；心肾：不寐，多梦，遗精，心神恍惚，善忘，怔忡，惊悸。

定性：阴虚：内热，五心烦热，心烦夜甚，夜难成寐。气虚：心汗，自汗，疲乏无力，胸闷气短。

定量：①轻：心烦夜甚，失眠少眠，心悸。②中：心烦神乱，善忘，多梦，遗精。③重：心神恍惚，不寐，惊悸，怔忡。

论治：当以滋养心阴为主，兼以益气养神，从缓调治，尤当怡情养性，以熄情志之火，又当慎饮食之热，避寒暑之邪，然后可望渐复。

1.**随机立法**：心阴失养候的病机为气阴两损，热从内起，神无所依，热扰神明，故其治则当以益气滋阴为主，兼以养心安神，从缓调治，切不可蛮补，所谓欲速则不达，宜怡情养性以熄情志之火。

2.**随位立法**：病本于心，自当以滋心阴、益心气、安心神为主；病涉肺脾者，宜兼补肺脾之气液；病涉肝肾者，宜兼养肝肾之阴血。

3.**随因立法**：心之气阴不足，治法自当以滋阴增液为主，兼以益气生津；气分偏虚者，可多佐补气之品。

4.**随症立法**：阴虚易生内热，故有火者加凉药一二味，如麦冬、玄参、栀子、竹茹、天花粉之类；烦甚加麦冬、竹叶、知母。

方证：加减复脉汤证、天王补心丹证、补心汤证、加味生脉散证、八仙玉液汤证、滋阴养心汤证、麦冬养荣汤证、柏莲汤证、助思汤证、补气育阴交通心肾法证。

考证：心阴失养候，气阴不足，神气不振者，通称：心阴虚，心阴亏损，心营亏损，心火内动，心肾不交。

仲景曰："伤寒脉结代，心动悸，炙甘草汤主之。"（《伤寒论》177条）

陈士铎说："人有气郁不舒，忽忽如有所失，目前之事竟不记忆，一如老人之善忘。此乃肝气之滞，非心肾之虚耗也……方用通郁汤……可用存注丹。"[1]**俞根初**说："心动而悸，脉见结代，舌淡红而干光，血枯气怯者，宜双补，复脉汤加减。"[2]

董废翁说："（虚烦）无饮，远志饮子……脉虚大或微细，心烦不眠，为虚烦，生脉散加柏子仁、茯神、当归。有火，加凉药一二味，玄参、炒栀子、竹茹、花粉。"[3]

姚国美说："咯血乃咳多血少，痰带血丝，或夹血点，心烦脉数，甚则怔忡自汗，多因劳欲过度，病关心肾，治心则以天王补心丹加柿霜、人乳之类。"[4]

陈继明治发作性心动过速，发作时心率182~210次/分，律齐。顷诊怔忡甫平，心悸未已，胸闷气短，手足心热，易自汗出，口燥咽干，夜难成寐，脉虚细，偶见结代，舌苔薄净，质淡红。此心营亏损，心阳偏亢之候，宜养营复脉为治：炙甘草、麦冬、酸枣仁、柏子仁各12g……阿胶6g（烊化）。4剂症减，唯胸闷不畅，气短乏力。予原方去阿胶、龙骨、牡蛎，加玉竹、丹参各12g，五味子3g。5剂，诸症已平，心悸未作，嘱服天王补心丹以巩固[5]。

邓铁涛治关节痛七八年，目前出现心悸、胸口压迫感。心电图示：窦性心动过速，不完全性右束支传导阻滞，一度房室传导阻滞。就诊时症见：心悸，胸口压迫感，关节痛，面肿，疲乏无力，睡眠只有二三个小时，纳食一般，舌淡嫩，苔白，脉细数而涩促。由风湿病引起的心悸，除按痹证辨证外，还应重视心悸的辨证，注意邪与正的矛盾关系。此属标实而本虚之证，治以攻补兼施，以攻为补，寓补于攻，是治疗本病的关键。本虚为气阴亏虚，标实是风湿夹瘀。治宜以益气养阴为主，兼以祛湿活血。方以生脉散加味[6]。

编者按：心阴失养候，心、肝、肺阴液不足，心火内扰，气阴两伤，心神不宁。当以补养心肺气阴为主，兼以养心安神。有云：心烦夜甚者，生脉散加生地、酸枣仁、茯神。又云：健忘口舌干燥，遇事答应不周，心情不定，或可记忆，或不可记忆，或心烦神乱，夜不安寐，补心丹主之。

引用文献

［1］柳长华.陈士铎医学全书［M］.北京：中国中医药出版社，1999：784.

［2］俞根初等.重订通俗伤寒论［M］.上海：上海科学技术出版社，1959：255.

［3］高鼓峰，董废翁.医宗己任编［M］.上海：上海科学技术出版社，1959：177，178.

［4］姚国美.姚国美医学讲义合编［M］.北京：人民卫生出版社，2009：214.

［5］朱步先.陈继明运用柔剂的经验［J］.中医杂志，1982，（4）：17.

［6］邓铁涛.邓铁涛医集［M］.北京：人民卫生出版社，1995：20.

十、心阴虚滞候

心阴虚滞候系心之气阴两虚，兼挟痰瘀郁滞，虚中夹实之证。或由外邪内陷，耗伤气阴，或久病气阴伤残，痰瘀留滞，郁遏心阳，而成心之阴阳气血失调，虚实夹杂之证。

诊断

病名：［**中医**］心悸，怔忡，胸痹，虚喘，心痛，中风失语。［**西医**］风湿性心脏病，二尖瓣狭窄，二尖瓣脱垂，心律不齐，病毒性心肌炎，冠状动脉粥样硬化性心脏病，心绞痛，慢性心力衰竭，脑栓塞。

证名：心肝风热证，心肝虚火证，心肺气瘀证，心肝气瘀证，心肺瘀热证，**心肺痰瘀证**，心肺气虚证，心肺阴虚证，心脾阴虚证，**心肝阴虚证**。

病位：心肝，心肺，心脾。

病因：阴虚，气虚，气瘀，痰瘀，瘀热，风热，虚火。

病机状态：虚滞。心之气阴两虚，内有痰瘀留滞，郁遏气机，阻滞血络，以致阳气失和，而成心之阴阳、气血、虚实失调之证。

1.**心阴失养候**—津液消灼—神气不振+气机不宣+络脉不利+阳气不和

2.**阴虚失养**——气虚失充——神志不宁

↓

气机不宣——络脉不利——阳气不和

图2-8-57 心阴虚滞候病机结构式示意图

病形：虚滞；　　**病层：**里；　　**病态：**动；

病性：阳中有阴；　　**病质：**实；　　**病势：**深，重，缓。

证象组合：阴虚+气虚+络滞+气郁+扰神+阳郁

主症：【阴虚失养】症象：①头晕。②五心烦热，手足心热。③午后微有潮热，少寐，夜寐不宁。④形体消瘦。⑤面红唇红。⑥腰酸胀，腿膝疼。**舌象：**①舌红少津。②舌苔白微黄。③苔黄舌赤。④苔薄，质暗红。**脉象：**①脉细弱。②脉弦细。③脉浮弦有力。

【气虚不充】**症象**：①头晕心慌，头昏花，容易出汗。②神疲，气短，乏力，食欲不振。③面色苍白，大汗淋漓。④心中慌乱。⑤喘息而不得平卧。**舌象**：①舌淡红润。②舌质暗淡，上有白苔。③舌体胖大，舌嫩红。**脉象**：脉象结代，良久始得一至。

【气机不宣】**症象**：①胸闷，心前区隐痛。②气憋。③两胁不舒。④咳痰不利。⑤痰中带血。**舌象**：苔薄黄。**脉象**：脉细弱。

副症：【神志不宁】**症象**：①心悸怔忡，间歇发作。②失眠多梦。

【络脉不利】**症象**：①心前区翳闷，痛彻肩背。②心悸作绞痛，额汗不止。③胸部呈阵发性疼痛，难以忍受。④口唇青紫。⑤醒后手指麻，手振。**舌象**：舌暗。**脉象**：①脉弦滑。②脉时结。③脉代。

宾症：【阳气不和】**症象**：①嘴唇青紫。②腹内胀气。③面目及肢体浮肿。④阴雨天气压低，胸闷更甚。⑤口干欲饮。⑥小便黄少。**舌象**：舌淡红润，舌糙。**脉象**：①脉芤带滑。②脉见结代。

临床虽以心神失宁之症象显明，但必兼气阴两虚与心阳郁滞之脉症，并以之为主。

鉴别诊断

心阴虚滞候–阴虚失养–气虚失充–阳气不和+血滞不行+络瘀血溢=**心络失宣候**

└── –气机不宣–络脉不利–阳气不和+津液消灼+神气不振=**心阴失养候**

图2-8-58　心阴虚滞候鉴别式示意图

心阴虚滞候为心之气阴两虚，而痰瘀郁滞之候；心络失宣候则系气阴未虚，唯痰瘀郁滞心络之候；心阴失养候系心之气阴亏虚，而无实邪郁滞之候。三者虚实有别。

传变预测

心阴虚滞候–阴虚失养–气虚失充–阳气不和+血滞不行+络瘀血溢=**心络失宣候**

└── –气机不宣–络脉不利–阳气不和+津液消灼+神气不振=**心阴失养候**

图2-8-59　心阴虚滞候传变式示意图

心阴虚滞候如仅从滋补，心之气阴得复，而痰瘀郁滞未除，留滞心络，则可转成心络失宣候；或单从疏化，郁滞虽除，心之气阴更伤，则可转成心阴失养候，而步入损途。

辨证

定位：心肝：头晕，五心烦热，手足心热，午后微有潮热，少寐；心肺：面色苍白，大汗淋漓，心中慌乱，喘息而不得平卧；心脾：神疲，气短，乏力，食欲不振。

定性：阴虚：头晕，五心烦热，手足心热，午后微有潮热，少寐；气虚：面色苍白，头晕心慌，容易出汗，神疲，气短，乏力，食欲不振，心中慌乱；气瘀：胸部呈阵发性疼痛，难以忍受；痰瘀：心前区翳闷，痛彻肩背，口唇青紫；瘀热：心悸作绞痛，额汗不止。

定量：①轻：容易出汗，心前区翳闷，痛彻肩背，心悸。②中：胸部呈阵发性疼痛，难以忍受。③重：心悸作绞痛，额汗不止，口唇青紫，喘息而不得平卧，大汗淋漓。

论治：调其阴阳，补中兼以疏导，虚实标本兼顾之法，从缓调治，以免迁延成损。

1.随机立法：心阴虚滞候为心之气阴两虚，而痰瘀内滞，郁遏气机，阻滞血络，郁滞心阳，而成心之阴阳气血虚实失调之证，故其治法亦当虚实兼顾，滋养心阴，补益心气，化痰化瘀，宣通阳气与血络，综合调理，从缓图治。

2.随位立法：心阴虚滞候除调治心之阴阳气血之外，病涉于肺者，当兼以宣补肺气，以调肺之虚实；病涉于肝者，当兼疏养肝血，以调肝之虚实；病涉于脾者，宜兼健脾化痰，以调脾之虚实。

3.随因立法：心阴虚滞候除养阴益气之外，更当视其兼挟以疏利其郁滞。挟气郁者，宜兼宣利上中气机；挟痰滞者，宜兼以化痰；挟瘀滞者，宜兼以化瘀通络；挟热者，当佐以清解；挟寒者，当佐以温通。

4.随症立法：胸闷痛彻背者，当宣通胸阳，如用桂枝、瓜蒌、薤白、枳实、白檀香之类；胸胁痛者，当宣通血络，如用丹参、郁金、延胡索、桃仁、降香之类；咳呕多痰者，宜兼以化痰和胃，如用半夏、厚朴、橘红、生姜、砂仁壳之类。

方证：炙甘草汤证、温阳益气养阴活血方证、滋阴平肝养心安神方证、养阴益气行气活血方证、生脉散合丹参饮加减证、参附汤合丹参饮证。

考证：心阴虚滞候，气阴不足，痰瘀留滞，郁遏心阳者，通称：心阴心阳失调，心血瘀阻。

仲景曰："伤寒，脉结代，心动悸，炙甘草汤主之。"（《伤寒论》177条）

李斯炽说："从其病机分析，脉浮有力，舌质干红，显系阴亏阳亢之象；其心慌心累，睡眠欠佳，应为心阴不足，心阳偏亢所致。但《素问·痹论》中说：'风、寒、湿三气杂至，合而为痹也。'而本案心痹却反呈阴亏阳亢症状，其理由安在？《素问·痹论》亦有答复：'以夏遇此者，为脉痹……脉痹不已，复感于邪，内舍于心。'即使夏日气温反常，骤然变冷而形成风、寒、湿三气杂至，未必就不兼有暑热之邪，何况开始由于风、寒、湿三气杂至合而为痹，如痹病长期不已，寒温久蕴亦可化为湿热，再加风阳相煽，其阴液自然亏耗，阴愈亏则阳愈亢，故形成本案心痹之症状。观其舌中微有黄腻苔，显系湿热之象。"[1]

黄寿人说："怔忡病，心悸时作绞痛，头昏闷胀疼痛，失眠健忘，神疲乏力，咳嗽痰难咯出，大便秘结，行走但感不便，旧有胆囊炎、慢性结肠炎、慢性气管炎等疾。舌赤苔黄，脉象弦滑，显系痰热瘀血阻滞脉络……本证为虚实寒热错杂之候，虚寒为本，痰热瘀血为标。治时总以顾本为主，或佐清化痰热，或佐通络活血，视其兼症的轻重，而灵活用药。如痛甚而有虚脱现象时，急补元气，佐以化痰通络，疼痛缓解后，用补心健脾，养肝通络之法以善其后，则病情日趋稳定。"[2]

邓铁涛治心悸怔忡间歇发作已2年余，常感胸闷，气短，心前区翳闷，间有疼痛，痛彻肩背，容易出汗，面红，夜寐不宁，食欲不振，大便干结，两日一解。诊为冠心病，心律不齐。初诊时唇红，舌嫩红，舌苔白微黄，脉弦滑时结。听诊：心律不齐。心电图检查：房颤，心动过速（心率110~150次/分），室性早搏。辨证：病由营卫不调，心气心阴不足，痰湿阻滞，致使心失所养、胸阳不宣、脉络瘀塞。宜调和营卫，益气养阴，除痰通瘀，用温胆汤合生脉散加减。服药后自觉心悸减轻，睡眠好，但时仍有胸翳闷不适，口干，大便仍干结，舌嫩红，苔薄黄，脉缓偶结。继续服以下药方：党参15g，麦冬9g，五味子6g，玉竹30g，橘红、炙甘草各4.5g，天花粉、白芍、云苓、丹参各12g。经4个多月治疗，诸症好转，心电图复查正常。但间仍有胸痛阵阵，有时则在上方基础上合用失笑散。现病者一般情况良好，能恢复半天或全天工作[3]。

编者按：心阴虚滞候，因痰瘀郁滞心肺，阻滞络脉，郁遏胸阳，日久化热，耗伤阴液，伤残肺气，或心肝阴虚，日久不复，虚及心之阳气，致心气日损，或痰或饮或瘀滞，心阳郁滞，络脉不和，而成虚实夹杂之证。当滋养心、肝、肺之气阴，以培其本，化痰祛瘀，以宣胸阳而通络脉，虚实兼顾，标本同治。

引用文献

[1] 成都中医学院.李斯炽医案（第二辑）[M].成都：四川人民出版社，1983：71.

[2] 黄寿人.怔忡[J].新中医，1977，增刊（2）：3.

[3] 赵立诚，李贵芬.邓铁涛老师治疗冠心病经验[J].新中医，1978，（6）：14.

第三节　脾胃病候

脾脏与胃腑均主乎中焦，为气机升降之中枢，主受纳、运化水谷之功能。胃主受纳而脾司运化，故胃腑多实证而脾脏多虚证。脾胃均主阳气，是以多阳气之病变，而少阴血之病变；又胃腑与脾脏同主中焦，共司受纳与运化水谷之职，故多脏腑同病之证候。胃腑证候，是以胃气不醒候为基本结构，以气机不宣+气机不降为基础结构形式；脾脏证候，则以脾气失运候为基本结构，以水谷不分+气机不利为基础结构形式。

表2-8-3　脾胃诸候系统表

层	性	病态	候名	主证	副证	宾证
胃气	实	郁遏	胃气不醒候	气机不宣	气机不降	阳气不和
		郁滞	胃气失和候	气机不宣	气机不利	气机不降
		郁逆	胃失和降候	气机冲逆	气机不宣	气机不利
		郁结	胃气郁结候	气机郁结 气机不宣	气机不降	气机不利
	虚	虚弱	胃气不振候	气虚失充	气机不宣	气机不降
胃阳	实	郁滞	胃阳失和候	阳气不宣 气机不利	气机不宣	气机不降
	虚	虚逆	胃阳虚逆候	阳气不振 气机冲逆	气机不利	气机不宣
		虚弱	胃阳不振候	阳气不振 气机不利	气机不宣	气机不宣
胃血	实	郁滞	胃络失和候	络脉不利 气机不利	络瘀血溢 气机不宣	气机不降

续表

层	性	病态	候名	主证	副证	宾证
胃阴	虚	虚弱	胃阴消涸候	津液枯涸 气机不宣	气虚失充	气机不降
脾 气	实	郁滞	脾气失运候	水谷不分	气机不利	气机不宣
		郁滞	脾胃郁滞候	气机不宣 气机不利	气机不降	水谷不分
		郁结	中气郁结候	气机郁结	气机不利	气机冲逆
		郁闭	中气窒闭候	气机不宣 气机不利	气机逆乱	气机闭塞
	虚	虚结	脾气不健候	气虚失充 水谷不分	气机不宣	气机不降
	虚夹实	虚滞	脾气虚滞候	气虚失充 水谷不分	气机不利	气机不降 气机不宣
		虚结	脾气虚结候	气虚失充 气机郁结	气机不利	气机不降 气机不宣
		虚滞	脾胃不和候	气虚失充 气机不利	津液消灼 水谷不分	气机不降 气机不宣
脾 阳	实	郁滞	脾阳失运候	阳气不行 气机不利	气机不宣	水谷不分
		郁闭	脾阳郁闭候	气机闭塞	气机不利	气机不宣
		郁结	脾阳郁结候	阳气不行 气机郁结	气机不利	气机不降
		郁滞	中阳郁滞候	阳气不行 气机不利	水谷不分 气机不降	气机不宣
		郁闭	中阳闭塞候	阳气闭塞 气机逆乱	气机不利	气机不宣
	夹实	虚滞	中阳不和候	阳气不振 气机不利	水谷不分	气机不降
			脾阳虚滞候	阳气不振 气机不利	水谷不分	气机不宣
	虚	虚	脾阳不振候	阳气不振	水谷不分	阳气不行
脾阴	虚	弱	脾阴消涸候	津液消涸	气虚失充	阴虚失养

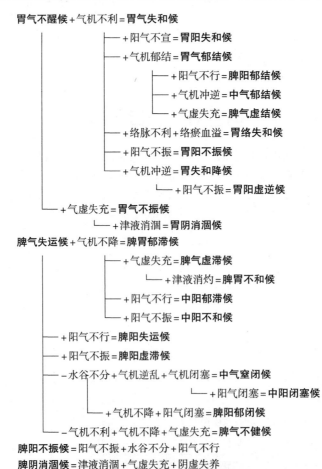

图2-8-60　脾胃诸候结构图

一、胃气不醒候

胃气不醒候系实邪郁遏，胃气失宣降之权，胃不主纳之候。为胃病中之轻证，调治得当，不难速愈。

诊断

病名：[中医] 秽湿，湿热，不食，恶食，食积。[西医] 小儿厌食症。

证名：肺胃湿热证，脾胃湿热证，**脾胃湿痰证**，肺胃热痰证，肝胃气痰证，脾胃食滞证。

病位：肺胃，脾胃，肝胃。

病因：湿热，热痰，湿痰，气痰，食滞。

病机状态：郁遏。由实邪留于胃腑，郁遏胃气，胃气失宣，胃浊不降，而致胃纳无权，水谷不分之候。

1.清气失宣候－清空不宣－清窍不宣＋阳气不和

2.气机不宣──→气机不降

↓

阳气不和

图2-8-61　胃气不醒候病机结构式示意图

病形：郁遏；　　　**病层**：里；　**病态**：静；

病性：阴中有阳；　**病质**：实；　**病势**：浅，轻，缓。

证象组合：气郁＋阳郁

主症：【气机不宣】**症象**：①不饥不纳，恶食。②食下则胀，食则胀满，痞满胀闷。③中脘不快。④四肢倦怠。**舌象**：苔腻。**脉象**：脉弦。

副症：【气机不降】**症象**：①嗳腐吞酸，澹澹欲吐，呕吐。②不便。

宾症：【阳气不和】**症象**：①懒言神呆，目神似觉呆钝。②额独热。③静卧颧红。④溲少。⑤口渴。**舌象**：舌体偏白。**脉象**：脉濡缓。

临床以胃不主纳之症象显明，可兼见阳气失和之脉症。

鉴别诊断

胃气不醒候－阳气不和＋清空不宣＋清窍不宣＝**清气失宣候**

└──＋气虚失充＝**胃气不振候**

图2-8-62　胃气不醒候鉴别式示意图

胃气不醒候为实邪郁遏胃气，致胃不主纳之证；清气失宣候亦为实邪郁遏上中清气，使其不得宣发于上；胃气不振候则为胃气不足以宣降，致胃纳无权之证。三者有邪正虚实之分。

传变预测

胃气不醒候－阳气不和＋气机不利→**胃气失和候**

└──＋气虚失充→**胃气不振候**

图2-8-63　胃气不醒候传变式示意图

胃气不醒候本系轻证，调治不难，如因循失治，亦致由郁而滞，转为胃气失和候；或过投消伐，损伤胃气，而转为胃气不振候。

辨证

定位：肺胃：胸脘痞闷，干咳连连；脾胃：胸腹胀满，呕吐；肝胃：脘胁满闷，嗳噫连声。

定性：热痰：味变酸浊，咽干口渴；湿痰：中脘不快，舌白滑；气痰：脘闷，嗳噫；食滞：嗳腐吞酸，痞满胀闷；寒湿：中脘痞满，四肢倦怠，不思食，食后胀满益甚，澹澹欲吐；湿热：中脘痞满，舌苔黄腻；燥火：胸满腹胀，便结，脉洪。

定量：①轻：不饥不纳，脘闷。②中：饥不能食，痞满。③重：恶食，满胀。

论治：宣畅胃气，通降实邪，郁遏一除，宣降自如，胃纳之权可复，切不可妄行温补，更忌滋腻，以滞胃气。

1.随机立法：胃气不醒候，其病机为实邪郁遏，胃气失宣，浊气不降，胃不主纳，故其治则当宣发胃气，通降郁滞，以解其郁遏，然后浊气得以下降，胃始能纳水谷。其证虽轻，亦不可误认为虚，妄行温补，更禁腻滞，以钝胃气。

2.随位立法：病本于胃，自当以和胃气为主；病涉于肺者，当兼轻宣肺气；病涉于脾者，宜兼燥湿健脾；病涉于肝者，宜兼疏肝理气。

3.随因立法：因于湿热，当清热化湿以和胃；因于寒湿，当温中化湿以暖胃；因于痰者，宜化痰和胃；因于食者，宜消食和胃；因于气者，宜疏肝和胃；因胃肠燥火，不能杀谷，致胃气不醒者，亦可暂行清下之法，使燥火得除，则胃气自醒。

4.随症立法：痞闷宜从轻宣疏，如枳实、栀子、豆豉、杏仁、郁金、橘红、白蔻仁之类；满闷宜从疏利，如苍术、厚朴、莱菔子、枳壳、鸡内金、砂仁、麦芽之类；胀满宜从导下，如广木香、槟榔、大黄之类。

方证：加味枳实栀子豉汤证、祛寒平胃散证、半苓汤证、保和丸证、消导二陈汤证、悦脾汤证、化滞汤证、消食散证、三棱丸证。

考证：胃气不醒候，湿温等病后仍有余邪困胃，气运不健者，通称：胃气不和，肝胃不和，秽湿著里，湿热伤胃，痰湿交阻，肝气郁结，气阻痰凝。

叶天士治脉濡而缓，不饥不食，但体质阳微，开泄宜轻。炒半夏、茯苓、杏仁、郁金、橘红、白蔻仁[1]。又治不饥不食不便，此属胃病，乃暑热伤气所致，味变酸浊，热痰聚脘，苦辛自能泄降，非无据也。（暑热阻气，中痞不运）半夏泻心汤去甘草、干姜，加杏仁、枳实[1]。又治时令湿热之气，触自口鼻，由募原以走中道，遂致清肃不行，不饥不食。但温乃化热之渐，致机窍不为灵动，与形质滞浊有别，此清热开郁，必佐芳香以逐秽为法。（湿热秽气阻窍）瓜蒌皮、桔梗、黑山栀、香豉、枳壳、郁金、降香末[1]。

薛雪曰："湿热证，舌遍体白，口渴，湿滞阳明，宜用辛开，如厚朴、草果、半夏、干菖蒲等味。舌白者言其苔，若苔滑而口不渴者，即属太阴证，宜温之。"[2] **王士雄**按："苔白不渴，须询其便溺，不热者，始为宜温之的证也。"[2]又按："此与第十条证相似，吴本无此条。（杨云：湿盛热微之证，初起原可暂用此等药开之，一见湿开化热，便即转手清热，若执此为常用之法，则误矣。注内补出审便溺一层，尤为周到。）"[2]

吴鞠通说："疟伤胃阳，气逆不降，热劫胃液，不饥不饱，不食不便，渴不欲饮，味变酸浊，加减人参泻心汤主之。"[3]"足太阴寒湿，痞结胸满，不饥不食，半苓汤主之。"[3] **吴坤安**说："若热退后，不饥不纳者，此胃气不和也，宜香豉、山栀、半夏、枳实、陈皮等和之。"[4]

俞根初说："凡热病热退后，胃中痰湿邪热逗留，额属阳明，故额独热，目神似觉呆钝，宜清疏之，二陈汤加连翘、黄芩、山楂、神曲之类，清之和之。"[5] **何廉臣**说："在胃宜消者，会解神曲汤加减……或用枳实栀豉汤加生萝卜汁、淡竹沥各二瓢，生姜汁四滴，和匀同冲。"[5]

王雨三说："食积阴滞于中宫，脾不运化其食，而食味变酸，故泛出酸味。右关脉必沉实且滑，轻者保和丸加瓜蒌、玄明粉、白芍、炙鸡金，重者大承气汤。"[6]"胃火不能杀谷，脉必洪数，或沉实。如脉洪数，用白虎汤；脉沉实而胸腹胀满者，用大承气汤……食积阻于胃脘之中，或吞酸，或呕吐，或吐泻交作而恶食，食则胀痛，右关脉沉实、沉滑者，即此证也。"[6]

编者按：胃气不醒候，因湿热、湿痰、食积郁滞脾胃，阴浊郁遏胃气，兼肺失宣降，或肝气失疏，胃浊成痰，气痰交阻于胃，胃阳因而失和，而成气阻痰凝之证。当轻清宣泄其湿热，辛开痰浊，利气燥湿，疏利肝胃气机，化痰以醒胃气。

引用文献

[1]叶天士.临证指南医案［M］.上海：上海卫生出版社，1958：182，257，266.

[2]王士雄.温热经纬［M］.沈阳：辽宁科学技术出版社，1997：45.

[3]吴鞠通.温病条辨［M］.福州：福建科学技术出版社，2010：76，94.

[4]吴坤安.伤寒指掌［M］.上海：上海科学技术出版社，1959：卷四8.

[5]俞根初等.重订通俗伤寒论［M］.上海：上海科学技术出版社，1959：307，472.

[6]王雨三.治病法轨［M］.北京：学苑出版社，2015：144，160.

二、胃气失和候

胃气失和候系实邪郁滞胃腑，致胃气失其通降之候，为胃脘痛之实证之一。多由邪滞不除，久则胃气失其通利所致。

诊断

病名：［中医］痞满，胃脘痛，胃气痛，气滞胃痛，肝胃气痛，郁火胃痛，食痛，虫痛，脘胁痛，腹胀疼。［西医］急性胃炎，慢性胃炎，十二指肠溃疡，不完全性幽门梗阻，胃下垂，胆道蛔虫病合并胆道感染。

证名：脾胃寒湿证，脾胃湿热证，肝胃湿热证，**脾胃气郁证，肝胃气郁证**，肝胃气瘀证，肝胃郁火证，**肝胃气火证**，脾胃痰火证，脾胃食滞证，**胃肠虫积证**。

病位：肝胃，脾胃，胃肠。

病因：寒湿，湿热，气郁，气瘀，郁火，气火，痰火，食滞，虫积。

病机状态：郁滞。多由实邪久留，因郁而滞，胃气失于通利，清气不能宣发，浊气不得下降，中气不得旋运，而成胃气失和之候。

1.胃气不醒候＋气机不利

2.气机不宣←——气机不利——→气机不降

图2-8-64　胃气失和候病机结构式示意图

病形：郁滞；　　**病层**：里；　　**病态**：静；

病性：阴中阳；　　**病质**：实；　　**病势**：浅，重，缓。

证象组合：气郁＋气滞

主症：【气机不宣】**症象**：①胸脘痞闷，胸中气塞。②脘胁痞满。③纳呆不思饮食，不欲饮食，食则膜胀。④心下痞满，时欲太息。⑤唇内或面上有白点。**舌象**：苔腻滑、薄腻。**脉象**：①脉涩。②脉缓。③脉弦。

副症：【气机不利】**症象**：①胸脘作痛，胃多气，隐隐作痛，食后更甚。②胃脘胀痛，上下作痛，走窜不定，嗳噫矢气则痛稍快，痛时隆起作胀，痛止则平而无迹，饱则痛缓，饥则痛甚，有压痛，喜暖熨。③脘腹胀痛，脘胁作痛，胀闷作痛，甚则攻刺胀痛，痛连胁肋背脊，痛引手臂，肩背俱如穿透。④口燥唇焦，喜冷畏热。⑤便秘溺赤，便秘、腹泻交替出现。⑥形寒肢冷。**舌象**：①苔黄。②苔白腻。**脉象**：①脉弦。②脉涩或结。③脉数实。

宾症：【气化不降】**症象**：①吞酸嘈杂，恶心泛酸。②吐酸烧心。③泛吐清水，吐涎沫。④反胃嗳气。**脉象**：脉滑实。

临床以胃气郁滞，痞、满、痛、胀为易见症象，可作为认证依据。

鉴别诊断

胃气失和候－气机不利＝**胃气不醒候**

├　＋气机郁结＝**胃气郁结候**

├　＋阳气不宣＝**胃阳失和候**

└　＋阳气不振＝**胃阳不振候**

图2-8-65　胃气失和候鉴别式示意图

胃气失和候为实邪郁滞，胃气不得通降之候；胃气不醒候系胃气郁而未滞之候；胃气郁结候系实邪与胃气互结不散之候；胃阳失和候为阴邪郁滞胃阳，失其通降之候；胃阳不振候则为胃阳不足，通降无权之候。虽皆为通降不利，但有浅深、阴阳、虚实之不同。

传变预测

胃气失和候治疗得宜，郁滞一除，通降得利，可转为胃气不醒候；如因循失治，邪正互结，则可转重为胃气郁结候；或有失误，滞及胃阳，则转为胃阳失和候；如过投寒利，损及胃阳，即转为胃阳不振候，而成虚证。

辨证

定位：脾胃：脘腹胀痛；肝胃：脘痛连胁；胃肠：脘腹作痛。

定性：寒湿：不欲饮食，食则膜胀，苔白滑；湿热：痞闷胀痛，泛酸，苔黄腻；痰火：有形作痛，时升时降，或大或小，或痛或不痛，恶心泛酸；气郁：攻刺而痛，游走不定，得嗳则宽；郁火：吞酸嘈杂，口苦口干；食滞：脘腹胀痛，嗳腐吞酸，得食则痛甚，其痛拒按；虫积：陡然而痛，戛然而止，吐涎沫，或成虫团，往来上下，痛剧时呕吐清水或吐蛔。

定量：①轻：胸脘作痛，脘胁作痛，胀闷作痛，吞酸嘈杂。②中：有形作痛，有升有降，恶心泛酸，吐涎沫。③重：攻刺作痛，脘腹胀痛，呕吐酸水或清水。

论治：以通降胃腑为主，先除其郁滞之邪，使胃气通利，则宣降自如矣。

1.**随机立法**：胃气失和候，其病机为实邪郁滞，胃气失其通降，故其治则在于急急通降郁滞之邪，郁滞一除，则通利、宣降有权。古人云："痛则不通，通则不痛。"又云："六腑以通为用。"

2.**随位立法**：病涉及脾者，宜兼疏利中焦；病涉及肝者，宜兼疏利肝气；病涉及肠者，宜参以通利大肠。

3.**随因立法**：病因湿滞者，寒湿宜温化燥湿，湿热宜苦辛开降，化湿清热；因于气滞者，当以疏利、通降滞气为主；挟痰滞者，参以燥湿化痰；挟郁火者，参以宣疏清降；因食滞者，以消导为主；因虫滞者，以驱虫为法。

4.**随症立法**：脘胀气滞甚加佛手、香橼皮、鸡内金、广木香；大便稀软加神曲、茯苓；嗳气泛酸加左金丸、瓦楞子；口多涎沫加吴茱萸、草果；口苦苔黄加黄连、黄芩；脘痛特甚加郁金、香附、川楝子、沉香或延胡索、乳香、没药；食少纳差加神曲、麦芽、鸡内金；胁肋胀痛、口苦泛恶加柴胡、青皮、郁金、焦栀子、绿萼梅、川楝子舒肝解郁；腹胀便秘加酒军、枳实、厚朴或瓜蒌、莱菔子导滞通腑。

方证：化肝煎证、左金丸证、悦脾汤证、厚朴温中汤证、平胃散合越鞠丸证、四逆散合小陷胸汤加味证、统旨清中汤证、加味二陈汤证、沉香降气散证、三消饮证、保和丸证、调气散证、十香丸证、四佐汤证、胀痛方证、乌梅丸证、化虫丸证、下虫丸证、安东散证。

考证：胃气失和候，胃气运行不畅，气机升降失常，阴阳不能相交者，通称：湿阻气分，火郁中焦，肝气犯胃，肝火犯胃，肝胃不和，肝胃气痛。

仲景曰："蛔虫之为病，令人吐涎心痛，发作有时，毒药不止，甘草粉蜜汤主之。甘草二两，粉一两，蜜四两。上三味，以水三升，先煮甘草，取二升，去滓，纳粉、蜜，搅令和，煎如薄粥，温服一升，瘥即止。"（《金匮要略·跌蹶手指臂肿转筋阴狐疝蛔虫病脉证治》）

叶天士治舌白脘痛，呕恶肠鸣，此湿阻气分，胃痹成痛，是不通之象。炒半夏9g，高良姜、藿香、橘红、乌药各3g，香附4.5g[1]。**程国彭**说："（心痛）热痛者，舌燥唇焦，溺赤便闭，喜冷畏热，其痛或作或止，脉洪大有力，（《统旨》）清中汤主之。"[2]

费伯雄说："肝为将军之官，其体阴，其用阳，故为刚脏，一有郁结，气火俱升，上犯胃经，痛连胁肋，加味左金丸主之。（本方治肝实法也，不但连、萸之苦降辛开，为肝家正药，如柴胡之疏肝，瓦楞之柔肝，乃至郁金、蒺藜、青陈皮、香砂、佛手，何一不是肝家利气之药，肝气和而脾胃无贼克之虞矣。祖怡注。）"[3] "胃中虫痛：胃气反逆，长虫不安，其作痛也，陡然而来，戛然而止，返蛰汤主之。（本方以归、术补脾，苓、苡去湿以顾正，以花椒、雷丸、鹤虱杀虫，以厚朴、乌药、砂仁运中枢，乃攻补兼施之正法也。祖怡注。）"[3]

尤在泾说："吐涎，吐出清水也。心痛，痛如咬啮，时时上下是也。发作有时者，蛔饱而静则痛立止，蛔饥求食则痛复发也。毒药，即锡粉、雷丸等杀虫之药。毒药者，折之以其所恶也。甘草粉蜜汤者，诱之以其所喜也。白粉即铅白粉，能杀三虫，而杂于甘草、白蜜之中，诱使虫食，甘味既尽，毒性旋发，而虫患乃除，此医药之变诈也。"[4]

何秀山说："（痞）因于饮食阻滞者，必兼嗳腐吞酸，恶心腹痛，用消导二陈汤，调下香砂宽中散。"[5] **何廉臣**说："（风寒挟诸痛证）上逆者使之下行，如苏子降气汤……苏子降香汤……沉香降气散……安东散。"[5]"清中蠲痛汤，专治中脘火郁，痛作即发寒热。"[5]

王雨三说："肝气，见证胸脘作痛，呕逆清水，或酸水，脉左弦右虚，用逍遥散掺入瓜蒌薤白半夏汤加川连。"[6] "虫痛，其证饱则痛缓，饥则痛甚，唇内有白点，或面上有白点者是也，用化虫丸。若吐蛔虫者，用乌梅丸。"[6] "在胸脘间，有形作胀，时升时降，或大或小，或痛或不痛。此症都属于脾不运化其气所致，不可因其痞塞，而用破气攻利之药，以再损其脾，致成鼓胀，而为不治之证。霖每用香砂六君子汤，掺和瓜蒌薤白白酒汤，稍加姜川连、酒炒白芍，合成小陷胸汤及戊己丸等。"[6]

编者按：胃气失和候，因寒湿、湿热、气郁、气火、气瘀、郁火、虫积等郁滞脾气，不能为胃运化，致胃气郁滞不行，或素有肝郁，气瘀阻滞胃络，上不能宣纳，下不能通降流气，而成胃气壅滞之证。如**章庆云**曰："此乃肝气犯胃，病久致气滞血瘀，阻塞络道。"[7]

引用文献

[1]叶天士.临证指南医案[M].上海：上海卫生出版社，1958：182.

[2]程国彭.医学心悟[M].北京：人民卫生出版社，1963：124.

[3]张元凯，时雨苍，杨伯棠，等.孟河四家医集[M].南京：江苏科学技术出版社，1985：86，87.

[4]尤在泾.金匮要略心典[M].上海：上海人民出版社，1963：140.

[5]俞根初等.重订通俗伤寒论[M].上海：上海科学技术出版社，1959：345，354，357.

[6]王雨三.治病法轨[M].北京：学苑出版社，2015：154，162，168.

［7］陆同天，金月琴.老中医章庆云运用香苏散治疗脘腹痛的经验［J］.上海中医药杂志，1983，（9）：10.

三、胃失和降候

胃失和降候为实邪郁滞于胃，胃气失和，邪气冲逆于上之候。为胃腑实证之急重证候，有寒有火。

诊断

病名：[中医] 阳明湿温，暑湿，湿浊，噫嗳，呕逆，呕哕，哕厥，恶阻，吐乳，噎膈，反胃，呃逆，热呃，火呃，血逆，胎毒积热，胁痛，胸背胀痛，胃脘痛，支饮，伏饮，留饮。[西医] 神经性呕吐，急性胃扩张，胃扭转，急性胃炎，萎缩性胃炎，胃溃疡，十二指肠溃疡，幽门痉挛，贲门痉挛，幽门梗阻，食道狭窄，肠梗阻，胃肠功能紊乱。

证名：脾胃寒湿证，**脾胃湿热证**，肺胃燥热证，胃肠燥火证，肝胃燥火证，肝胃郁火证，**肺胃痰火证，肝胃痰火证，脾胃痰火证**，肺胃气郁证，脾胃气郁证，肝胃气郁证，**肝胃气瘀证**，肝胃痰气证，**肝胃气火证，脾胃痰瘀证**，肝胃痰瘀证，**脾胃湿痰证，脾胃水饮证，脾胃食滞证**，脾胃气虚证。

病位：肺胃，肝胃，脾胃，胃肠。

病因：寒湿，湿热，燥热，燥火，气郁，气火，痰火，湿痰，痰气，气瘀，痰瘀，水饮，寒饮，食滞。

病机状态：郁逆。因实邪郁滞于胃，致胃气失其通降之常，使胃气不得下行而反冲逆于上。

1. 胃气失和候－气机不降＋气机冲逆

2. 气机冲逆◄——气机不宣——►气机不利

图2-8-66　胃失和降候病机结构式示意图

病形：郁逆；　　**病层**：里；　　**病态**：动；

病性：阴中阳；　**病质**：实；　　**病势**：浅，重，急。

证象组合：气逆＋气郁＋气滞

主症：【气机冲逆】**症象**：①呕吐酸水或苦水，胸中泛泛欲吐，吐涎沫，咳呕。②食入即吐，饮食格拒不纳。③硬食不下，咽下困难，渐至进食作噎。④吐蛔与饮。⑤嗳气频作，呕逆不已。⑥呃逆，干呕，哕逆，哕极则厥。**舌象**：苔腻，苔白带黄。**脉象**：左脉沉弦、弦数，右寸、关洪数。

副症：【气机不宣】**症象**：①食后胃脘不舒。②胸胁苦满。③胸膈满闷，脘闷痞胀。④头晕。⑤咽中不适。⑥口苦黏腻，恶食纳呆，饮食减少。⑦口干不思饮。⑧大便干燥干结。**舌象**：苔黄腻。**脉象**：脉弦滑。

宾症：【气机不利】**症象**：①胸脘作痛，脘腹作痛胀闷，胃腑胀痛，上腹痞满。②脘胁作痛。③食后心下胀满。④进干食则噎。**舌象**：①舌青紫，苔黄腻。②舌苔白燥。③苔灰黄而浮。**脉象**：①脉沉弦细。②脉沉涩。③脉滑。

临床以冲逆之吐、呕、哕、噫、呃等症象显明，但必与胃气郁滞之痞、满、胀、痛等症象同见，方可确认。

鉴别诊断

胃失和降候－气机冲逆＋气机不降＝**胃气失和候**

└── ＋阳气不振＝**胃阳虚逆候**

图2-8-67　胃失和降候鉴别式示意图

胃失和降候系实邪郁滞，胃失通降而上逆之候；胃气失和候为实邪滞于胃，胃失通降而未致上逆之证；胃阳虚逆候则为阴邪损伤胃阳，通降无权而阴浊上逆之证。

传变预测

胃失和降候－气机冲逆＋气机不降→**胃气失和候**

├── ＋阳气不振→**胃阳虚逆候**

└── －气机不利－气机冲逆＋气机不降＋气虚不充→**胃气不振候**

图2-8-68　胃失和降候传变式示意图

胃失和降候治疗得当，逆气得降，即可转为胃气失和候；如过投克伐，损伤胃阳，亦可转为胃阳虚逆候；如过投疏泄，逆气虽降，郁滞亦除，而胃气偏虚，可转为胃气不振候。

辨证

定位：肺胃：胸膈满闷，频呃而速；肝胃：呕吐酸苦，脉弦；脾胃：心下痞，胸腹胀满；胃肠：烦渴，腹胀便闭，舌黄，脉右关滑数。

定性：痰：胸膈满闷，泛泛不宁，时时欲吐，痰水杂出，舌滑；饮：先呕后渴，或先渴后呕，呕吐涎沫，朝食暮吐，咳而呕，小便不利，舌滑，左脉沉弦；气：脘胁胀疼，气窜，嗳气则舒；瘀：痛有定处，呕吐瘀紫，舌有瘀点瘀斑；食：嗳腐吞酸，恶食，得吐而后快，胸脘痞闷，右关脉滑盛；湿：胃脘胀闷，呕吐酸苦；火：呃声大作，烦渴呕恶，唯凉水可纳，舌苔黄燥，脉右关滑数。

定量：①轻：嗳腐吞酸，噫气不已，胸中泛泛欲吐，吐涎沫，吐蛔。②中：呃逆，干呕，哕逆，咳呕。③重：呕逆不已，饮食格拒不纳。

论治：不外通降胃腑郁滞之实邪，以降冲逆。胃气不难速解，但忌投壅补与滋腻，碍其气机。

1.随机立法：胃失和降候的病机为实邪郁滞胃腑，致胃气失其通降之权，郁滞之邪挟胃气冲逆于上，其治则在于急急疏利郁滞之实邪，通降冲逆之胃气，使郁滞随胃气下行，则病可解。切忌妄投壅补，更禁腻滞。

2.随位立法：病涉于肺，当参以宣降肺气；病涉于肝，当参以疏降肝气；病涉于脾，当参以疏利中焦；病连及于肠，当参以通利导下。

3.随因立法：因于湿，寒湿宜从温化，湿热宜从清化；因于痰饮，宜化痰逐饮；因于气滞，宜从疏降；兼有瘀滞，宜参以化瘀；因食滞者，仍当以消导为主；因于火热者，宜以清泻为主。

4.随症立法：有痰火，加竹沥、瓜蒌霜；有瘀血，加桃仁；呕恶，加竹茹、枇叶；呃逆，加柿蒂、丁香；噫气不已，加代赭石、旋覆花；气虚者，当加人参、白术、炙甘草以益气补虚；便闭腹胀，加大黄、枳实、芒硝急予通降。

方证：旋覆代赭汤证、加味竹叶石膏汤证、疏肝降逆方证、加味二陈汤证、半夏泻心汤证、小半夏加茯苓汤证、温胆汤证、加味温胆汤证、大和中饮证、橘皮竹茹汤证、丁香柿蒂汤证、五磨饮子证、保和丸证、大承气汤证、茅术汤证。

考证：胃失和降候，胃气通降受阻，通称：胃气上逆，胃火冲逆，冲气上逆，肝气上逆，肝气横逆，肝火上逆，肝火犯胃，肝逆犯胃，肝胃失和，痰浊中阻，痰湿交阻，水停心下。

仲景曰："呕家本渴，渴者为欲解，今反不渴，心下有支饮故也。小半夏汤主之……卒呕吐，心下痞，膈间有水，眩悸者，小半夏加茯苓汤主之。""先渴后呕，为水停心下，此属饮家，小半夏加茯苓汤主之。"（《金匮要略·痰饮咳嗽病脉证并治》）"胃反呕吐者，大半夏汤主之……胃反，吐而渴，欲饮水者，茯苓泽泻汤主之。""干呕，吐逆，吐涎沫，半夏干姜散主之……病人胸中似喘非喘，似呕非呕，似哕非哕，彻心中愦愦然无奈者，生姜半夏汤主之……干呕哕，若手足厥者，橘皮汤主之……哕逆者，橘皮竹茹汤主之。"（《金匮要略·呕吐哕下利病脉证治》）

吴鞠通说："阳明湿温，气壅为哕者，新制橘皮竹茹汤主之……有痰火者，加竹沥、瓜蒌霜。有瘀血者，加桃仁。"[1] **吴坤安**说："凡痞胀，食入即吐，并呕酸水，口渴舌黄，此肝火犯胃，恒因恼怒而得，宜吴萸、川连、半夏、茯苓、厚朴、枳实、姜汁、竹茹之类主之。"[2]"痰饮兼火：呕吐微渴，兼见咳嗽，舌苔淡红而鲜，或带微白者，此痰饮兼胃火也，温胆汤加枇杷叶（姜汁炙）、黑栀子（姜汁炒）。（邵仙根评：和胃化痰，宣肺清热，此方极效。）"[2]"邪结气分：如吐蛔与饮，脘闷口渴，舌苔白中带黄，此湿热结于气分，胃中不和而蛔逆也。宜二陈加干姜、川连。"[2]"如呃逆而渴，舌苔微黄，此胃虚有火，虚火上逆而呃也，宜橘皮竹茹汤，或温胆汤去枳实加姜汁炙枇杷叶。"[2]"中脘食滞：凡呃逆脘痛，胸中胀满者，食滞为呃也。宜二陈加楂肉、厚朴、枳实、麦芽、木香汁、莱菔子之类，疏之和之。"[2]

李用粹说："饮痛：水停心下，心火畏水，不能自安，惕惕然引痛，或如针刺，恶心烦闷，时吐黄水，按之有声。"[3] **李中梓**说："七情内郁，呕必胸脘不舒，主舒肝和胃，二陈加苏梗、厚朴、枳壳。"[4]"心痛有停饮，则恶心烦闷，时吐黄水，甚则摇之作水声，小胃丹或胃苓汤。"[4] **程国彭**说："饮痛者，水饮停积也，干呕吐涎，或咳或噎，甚则摇之作水声，脉弦滑，小半夏加茯苓汤主之。"[5]

何廉臣说："如因胃中热壅气郁而呃者，以清胃热降逆气为主，竹叶石膏汤加竹茹、芦根，或加枳实、瓜蒌。因胃中痰饮阻气而呃者，以消痰降气为主，二陈汤加旋覆花、代赭石。因胃中饮食阻气而呃者，食不消而胸脘痞满，以消食降气为主，如沉香、砂仁、枳实、橘红、青皮、槟榔之类。便不通而脉来有力，酌用大小承气汤下之……清降热呃，多用竹叶石膏汤加紫菀、白前、旋覆、枇叶，与顾氏法同。"[6]

董废翁曰："凡呕不止，挟虚者，旋覆代赭石汤妙。不虚者，旋覆花一味煎汤，调下代赭石一二钱。"[7]"先呕却渴者，猪苓汤。先渴却呕者，宜治膈间之水，大半夏汤。"[7]

王雨三说："食不消化……心肝火旺，其证呕吐酸水，或苦水，食入即出，脉左寸关洪数者，用半夏泻心汤。"

[8]"治痰饮之在中焦，或呕吐，或胸胁胀痛，或四肢历节痛，或四肢瘫痪，或胸间如冰块，左脉沉弦者，用五苓散。右脉沉弦者，轻则用小半夏加茯苓汤或苓桂术甘汤，重则用控涎丹或十枣汤……治痰饮之在下焦者，或脐下悸，或下利而心下坚满，或肠间辘辘有声，脉象左沉弦者，轻则用泽泻汤，重则用五苓散。"[8]

姚国美说："呕逆，饮食格格不纳，胸膈痞满，善噫，乃邪循冲脉上逆，法宜理气降浊，旋覆代赭石汤主之。"[9]"胸中泛泛不宁，时时欲吐，吐则痰水杂出，舌滑脉弦，乃痰水上泛，土不能制，法宜理脾健胃，二术二陈汤主之。"[9]

编者按：胃失和降候，因寒湿、湿热郁滞胃腑，或肝气郁滞，血脉瘀阻，气瘀阻滞胃腑，或肝气逆于胃，挟胃中痰浊上逆，或外邪引动肺胃痰浊，与火热交阻于胃，胃气失于通利，胃不主降，反而上逆，而成胃气上逆不降之候。宜辛苦开降，以除其寒湿、湿热，疏利气滞，兼以导滞降逆，以和其胃腑，则腑气自复其通降之常。如姚国美说："呃逆，胸膈满闷，噫气不舒者，此冲脉不降，清浊相干，宜旋覆代赭汤，或丁香柿蒂散之类以宣降之。"[9]

引用文献

［1］吴鞠通.温病条辨［M］.福州：福建科学技术出版社，2010：86.

［2］吴坤安.伤寒指掌［M］.上海：上海科学技术出版社，1959：卷三73，77，80，83，85.

［3］李用粹.中华医书集成·证治汇补［M］.北京：中医古籍出版社，1999：136，156.

［4］李中梓.中华医书集成·医宗必读［M］.北京：中医古籍出版社，1999：160.

［5］程国彭.医学心悟［M］.北京：人民卫生出版社，1963：124.

［6］俞根初等.重订通俗伤寒论［M］.上海：上海科学技术出版社，1959：250.

［7］高鼓峰等.医宗己任编［M］.上海：上海科学技术出版社，1959：172，173.

［8］王雨三.治病法轨［M］.北京：学苑出版社，2015：135，160.

［9］姚国美.姚国美医学讲义合编［M］.北京：人民卫生出版社，2009：236，237，238.

四、胃气郁结候

胃气郁结候系实邪与胃气搏结，致胃气不得宣降之候，为胃病中最难治之证。初则似膈非膈，久则噎膈、反胃，多由实邪郁滞过久，渐渐搏结而成。

诊断

病名：[**中医**] 胃脘痛，胃脘食痛，食积，痞结，痞痛，噎膈，血膈，反胃。[**西医**] 慢性浅表性胃炎，炎性肿块，十二指肠溃疡伴肥厚性胃炎，胃柿石，胃毛粪石，食道癌。

证名：脾胃湿热证，**脾胃湿痰证**，肝胃气瘀证，胃肠瘀热证，**脾胃痰瘀证**，肝胃痰瘀证，**胃肠水饮证，脾胃食滞证**，胃肠食滞证。

病位：肝胃，脾胃，胃肠。

病因：湿热，湿痰，水饮，气瘀，痰瘀，瘀热，食滞。

病机状态：郁结。由实邪郁滞胃腑，久失疏利，邪气与胃气搏结，致胃气失其通降之权，浊气不降，胃不能纳。

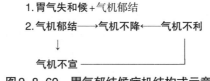

1.胃气失和候＋气机郁结

2.气机郁结──→气机不降←──气机不利

　　　　　↓

气机不宣──────

图2-8-69　胃气郁结候病机结构式示意图

病形：郁结；　**病层**：里；　**病态**：静；

病性：阴；　**病质**：实；　**病势**：深，重，缓，顽。

证象组合：气结＋气郁＋气滞

主症：【**气机郁结**】**症象**：①胸膈痞结，似膈非膈，胸脘有形，胸中有形如盘，四围有旋边。②食后膈间格痛，膈塞不通。③脘腹多满痛，按之呱呱有声。④便如羊粪。**舌象**：①舌晦暗苔腻。②舌润多津。**脉象**：①脉细弦涩。②脉沉弱。③脉弦滑。④脉沉伏。

【**气机不宣**】**症象**：①周身乏力，头晕身倦，精神欠佳。②胃钝，食欲不振，纳谷大减。③咳嗽。④呼吸短促。⑤尿涩。⑥肢懈。**舌象**：舌淡苔薄。

副症：【气机不降】症象：①反酸嗳气。②恶心呕吐，进食与饮水即吐。③呕吐涎沫及血沫，痰多。④连声呃逆。⑤吞咽困难，梗阻。

宾症：【气机不利】症象：①心胸满，胸痛胀满。②胃脘疼痛。③上腹胀满，纳食减少。③食后腹胀，肠间抽疼。④消化不良。⑤大便不行。**舌象：**苔黄腻。**脉象：**脉滑数有力。

临床以胸脘痞结，食不能下等郁结症象多见，不难确认。

鉴别诊断

胃气郁结候—气机不利＋清空不宣＝**清气郁结候**

    └── —气机不宣＝**中气郁结候**

    └── —气机不降＋气机冲逆＋津气蕴蒸＝**胆气郁结候**

图2-8-70 胃气郁结候鉴别式示意图

胃气郁结候系实邪与胃气相搏结之候；清气郁结候为上焦清气与实邪郁结之候；中气郁结候为实邪结滞于中焦之证；胆气郁结候为实邪郁结，胆中木火冲逆之候。病位、病机各自有别。

传变预测

胃气郁结候—气机郁结→**胃气失和候**

    └── ＋血滞瘀结＋气虚失养＋血虚失荣＋阳气不和→**气血虚结候**

图2-8-71 胃气郁结候传变式示意图

胃气郁结候本系深重难疗之证，如调治得当，病情稍浅者，结邪一解，可转轻为胃气失和候；如迁延病深，可由气结及于血，耗伤气血，转为气血虚结候，每致正气衰竭而逝。

辨证

定位：脾胃：胸膈痞结，嘈杂，膈间格痛；**胃肠：**大便闭结，便如羊粪；**肝胃：**脘胁胀痛，嗳气不舒。

定性：湿热：胸脘痞结，口苦不食，渴不欲饮，舌苔黄腻；**痰饮：**时呕涎沫、白沫；**气：**脘胁胀结，嗳噫不已；**瘀：**结块不移，舌有瘀斑瘀点；**食：**胃脘坚痛有块，不可按。

定量：①轻：胸脘痞结，饮食难下。②中：食后膈间格痛，膈塞不通，便如羊粪。③重：胸脘有形，胃脘坚痛有块，不可按。

论治：初病体实，可用峻剂通降，速战速决；久病正气已虚，反不宜过峻克削，当从缓剂磨消；如日久病机已深，正气难支，则十难痊一。

1.随机立法：胃气郁结候，病机系实邪郁滞日久，与胃气搏结，致胃气失其通降，故其治则当以通降郁结为主。初病正气未衰者，疏导可略重，不嫌其峻，速战速决；病久邪实正衰，当兼扶正，攻逐亦忌峻利。

2.随位立法：病涉于脾者，当以疏利中焦为主；病涉于肠者，可以峻逐之，使结邪从下而去，但于久病液枯气衰者，则仅可润而行之；病涉于肝者，当佐以疏肝理气。

3.随因立法：湿热无形之邪，当以辛苦开降以清化之；气结者，当以疏利破降之品以速导之；有形之痰、饮、瘀、食，必以消导之品以攻逐之。

4.随症立法：新病当速攻其结聚，如三棱、莪术、桃仁、藏红花、三七、鸡内金、阿魏、海藻、水蛭、土鳖虫、蜣螂、沉香、槟榔、大黄、枳壳、千金霜、控涎丹之类；日久体衰，当兼以滋补扶正，如人参、当归、肉苁蓉之类；津液枯燥，膈间梗涩，便结不通者，慎不可攻，当滋润以行之，如牛乳、蔗汁、梨汁、芦根汁、龙眼汁、姜汁、人乳、蜂蜜之类。

方证：加味启膈散证、新加瓜蒌薤白汤证、枳术二陈汤证、枳实导滞丸证、滋血润肠汤证、升降散证、《千金》五香汤证、六磨饮子证、噎膈膏证、软坚汤加味证。

考证：胃气郁结候，实邪与胃气搏结不得宣降者，通称：胃气瘀结，痰瘀成囊，冷积。

仲景曰："心下坚，大如盘，边如旋盘，水饮所作，枳术汤主之。"（《金匮要略·水气病脉证并治》）

俞根初说："胃脘坚痛，甚或有块，痛不可按者，属宿食阻气，初用神术汤加乳、没，温中疏滞以缓痛，继则枳实导滞汤加延胡，逐下宿滞以除根，不应，即用六磨饮子调下当归导气散，下气攻滞。"[1] **何秀山**说："因于湿热挟痰者，必兼胃钝肢懈，痰多尿涩，用小陷胸合四苓汤调下（香砂宽中散）。"[1] "因于痰瘀成囊者，脘腹虽多满痛，按之呱呱有声，甚则肠间抽疼，宜从痰凝血郁治，新加瓜蒌薤白汤调下（香砂宽中散）。"[1]

何廉臣说："饮食入胃，便吐黏涎，膈塞不通，便结而粪如羊矢者，此气郁挟痰阻塞胃脘也，名曰痰膈，法当辛润涤痰，五汁饮加狗宝为主……或用程氏启膈饮加味……调下玉鼠散……剧则云岐人参散……尽人事以挽天机。"[1]"若夹宿饮而气郁成痞，甚则成窠囊者，许氏神术丸，每多不效。予仿薛生白先生法，用《千金》五香汤，效亦如神。"[1]王雨三说："（胃气痛）胸中有形如盘，四围有旋边，亦痰饮症也，用枳术丸掺和二陈汤。"[2]

高辉远按："蒲老认为，'脾胃以膜相连，久痛不移，多属于积'。本例患者过伤生冷，寒凝附着于脾胃膈膜之间，运化失职，气机郁滞，致成冷积。非温不通，非攻不破，故先行散剂。"[3]

海虹说："胃痛一症……先师（王任之）认为该症实多虚少，病因多歧，表现各异。然挈其辨证要领，则胃阳与胃气郁遏是各证候的共同病理基础，而痰聚瘀阻、寒凝热郁、湿滞食积等只是其发展过程中的病理变化，故胃痛的治疗贵在于'通'。他对叶天士'痛则不通'之说至为推崇，指出，'通之一法，各有不同，胃痛之通，贵在通阳，实则通而削之，虚则通而补之，寒则通而温之，热则通而清之。'因而临证恒取瓜蒌薤白半夏汤加枳壳作为基本方，以通胃阳，泄胃浊，使气血调畅，纳运复常，则其痛自已。痛之较甚者，加佛手柑、九香虫、甘松、煨川楝子、炒延胡索、红花、制乳香、制没药、五灵脂等行气活血以止痛。"[4]

刘家虞说："太阳病发汗，本是正治方法，太阳表证发汗不愈，应当消息以取汗，使邪外解，今又重发汗伤其津液，复加攻下，里气重伤，邪气蕴蓄化热，与痰水互结于胸中，津液不能上布，故口燥而渴。燥热内结则便秘。邪热痰水虽结于胸中，而燥热波及于阳明，故日晡所小有潮热。柯韵伯云：'心下者太阳之位，少腹者膀胱之室，从心下至少腹硬满而痛不可近者，是下后热入水结所致，而非胃家实，故不名为阳明病也。'"[5]

编者按：胃气郁结候，因湿热、水饮、痰瘀、瘀热、食滞郁滞胃腑，失于消散，不得宣转，久必痰饮热瘀互结，阻塞胃气，致胃气通降失利，冲逆于上。当消痰逐瘀，利气消结，以利通降，破气逐水，消食行气，软坚散结，以消其积聚。若由寒滞内凝，又当温中助化。

引用文献
［1］俞根初等.重订通俗伤寒论［M］.上海：上海科学技术出版社，1959：316，345，346，347，350.
［2］王雨三.治病法轨［M］.北京：学苑出版社，2015：161.
［3］中国中医研究院.蒲辅周医案［M］.北京：人民卫生出版社，1972：34.
［4］单书健，陈子华，徐杰.古今名医临证金鉴·胃痛痞满卷（下）［M］.北京：中国中医药出版社，1999：173.
［5］刘家虞.伤寒论类方识［M］.成都：四川出版集团·四川科学技术出版社，2006：117.

五、胃气不振候

胃气不振候系胃气虚弱以致胃气宣降失常之候，为胃虚之轻证。多由久病，或过用消导、苦寒通利等品耗伤胃气所致。

诊断

病名：[中医]不食，胃脘痛，呕吐，呃逆，妊娠恶阻。[西医]胃炎，妊娠呕吐。

证名：**脾胃湿痰证**，肺胃气虚证，脾胃气虚证，肝脾气虚证。

病位：肺胃，脾胃，肝脾。

病因：气虚，湿痰。

病机状态：虚弱。由久病，或过投疏导通利，耗伤胃气，致胃气不振，无力宣降，而通降无权。

病机结构式：1.胃气不醒候＋气虚不充

2.气虚不充──→气机不宣──→气机不降

病形：虚弱；　**病层**：里；　**病态**：静；

病性：阴中阳；　**病质**：虚；　**病势**：浅，轻，缓。

证象组合：气虚＋气郁

主症：【气虚失充】症象：①头晕神倦，语音低微。②面色黄白。③四肢倦怠，神情困顿。④纳谷少，运化迟，胃痛得暖得食则缓。⑤心胸间虚。⑥腰酸。⑦二便清利，或大便不实，便溏。舌象：质淡，白嫩，苔薄腻。脉象：①脉皆缓大。②脉微弱。③脉虚软。

副症：【气机不宣】症象：①胸中不快，胸脘痞胀。②脘闷，不思食，气满不能食，食后胀满益甚。舌象：舌苔薄白滑，白腻。脉象：①脉弦缓而濡。②脉弦细而滑。③脉细带弦。

宾症：【气机不降】症象：①呕恶痰涎。②呃逆不止，呃逆时作时止。③食久则吐出。④大便不解。

临床以胃气失其宣降之症象显明，但必须与气虚症象同见，方为本候，不然当从实证辨治。

鉴别诊断

$$胃气不振候 - 气虚不振 = 胃气不醒候$$

$$\ \ - 气机不降 + 水谷不分 + 清空失养 = 脾气不健候$$

图2-8-72　胃气不振候鉴别式示意图

胃气不振候为胃气虚弱，不足以主宣降之候；胃气不醒候系邪气郁滞，胃气失其宣降之证；脾气不健候则为脾气失其健运之权，而成水谷不分之证。

传变预测

$$胃气不振候 - 气虚不振 \rightarrow 胃气不醒候$$

$$\ \ + 阳气不振 + 气机不利 \rightarrow 胃阳不振候$$

$$\ \ - 气机不降 + 水谷不分 + 清空失养 \rightarrow 脾气不健候$$

图2-8-73　胃气不振候传变式示意图

胃气不振候如调治得宜，胃气虚已复，而宣降尚失调者，可转为胃气不醒候；如妄行消伐，伤及胃阳，可转为胃阳不振候；损及脾气者，可转为脾气不健候。

辨证

定位：脾胃：四肢倦怠，便溏，食后胀满益甚；肺胃：胸中不快，面色黄白；肝脾：乏力，头昏痛，食少纳呆。

定性：气虚：面色黄白，四肢倦怠，神情困顿，纳谷少，运化迟，便溏；湿痰：脘闷，胸中不快，恶心吐涎，不思食，食后胀满益甚。

定量：①轻：四肢倦怠，胸中不快，纳谷少，运化迟。②中：脘闷，恶心吐涎，不思食，食后胀满益甚。③重：神情困顿，食久则吐出。

论治：当以益胃气之不足为主，兼调胃气之宣降，不可以呆补，尤忌燥烈。

1.随机立法：胃气不振候，其病机为胃气虚弱，通降无权，以致胃气宣降不调，故其治则当以补益胃气为主，略兼宣降调气，亦"六腑以通为补"之法。胃气得复，宣降有权，则胃气自调。

2.随位立法：病涉于肺，宜兼补肺气；病涉于脾，宜兼补脾气；病涉于肝，宜兼养肝血。

3.随因立法：病由气虚，自当以补气为主；兼挟湿痰者，参以健脾化痰。

4.随症立法：中脘闷胀者，当参以疏利胃气之品，如木香、砂仁、陈皮、苏梗之类；恶心作呕吐者，当佐以和胃降逆，如半夏、砂仁、陈皮、苏梗、生姜之类。

方证：养胃汤证、加味黄芪建中汤证、茅术汤证。

考证：胃气不振候，胃气虚弱，气运不畅者，通称：胃气虚，中气弱虚。

"《外台》茯苓饮。治心胸中有停痰宿水，自吐出水后，心胸间虚，气满不能食，消痰气，令能食。"（《金匮要略·痰饮咳嗽病脉证并治》）**陈士铎**说："人有忽然呃逆不止，为是寒气相感，谁知是气逆而寒入之也……方用定呃汤……加味六君子汤亦妙。"[1]

吴坤安说："伤寒热退之后……如其人中气虚者，病退后必纳谷少，运化迟，或大便不实，或恶心吐涎，宜六君子加减和中，形寒畏冷，宜黄芪建中温补之。凡此症，脉皆缓大，舌皆白嫩，可辨。"[2] **董废翁**说："脉虚软，四肢倦怠，食少，或久病过服克伐之药，致呃逆者，属中虚，六君子加减。"[3]

缪仲淳治伤寒，愈而复，复而愈，愈而再复，不知其几。诊之，病人面色黄白（有胃色），六脉微弱（有胃气），大便不通，胸中不快，亦不思食。曰：此为伤寒百合（无经络，百脉一齐致病，谓之百合病）坏症（正气已虚，邪气留滞，及过经不解；瘥后，或虚羸少气，皆谓之坏病）之余，邪且退矣。（以色脉断）胸中不快，虚而气壅，非实邪；不大便者，久病津液枯，气弱不能送也。投以人参五钱，麦冬一两，枳壳炒八钱，尽剂立解而瘥[4]。

李聪甫治冬初病呃，胸脘痞胀，目睛黄，呃逆不止，精神困乏，语音低微，脉弦缓而濡，舌苔薄白滑。真邪相攻，故为呃。老年胃气就衰，脾机不利，法当温胃化浊，运脾和中，柿蒂汤。呃止胸舒，胃膈宽降[5]。

汪明德按："孕后冲气上道，胃失和降，致令中脘壅塞，停痰滞气。二陈汤和胃化痰，其中半夏为降逆止呕之主药。前人有'半夏能动胎'之说，为妊娠慎用药物，但经临床反复验证，一般剂量绝无流弊。半夏合茯苓、生姜，实即《金匮》小半夏加茯苓汤，蠲饮止呕之力颇宏。藿香梗、陈皮、砂仁、苏梗、川厚朴花芳香醒胃，下气止吐。二诊呕减纳振，因乏力腰酸，故入党参、白术健脾以治本，川续断、寄生固肾而安胎。"[6]

编者按：胃气不振候，因湿痰郁滞中焦，日久耗伤中气，或过服克伐，损伤脾胃，致中气虚弱，不能运输精气于胃，致胃失所养，胃气不振，通降无力，宣降不利，气机郁滞，为虚中夹实或因虚以致实之证。当培补脾胃，益气化痰，以助其通降，兼以疏利气机，即"六腑以通为补"之通补法。

引用文献

［1］柳长华.陈士铎医学全书［M］.北京：中国中医药出版社，1999：792.

［2］吴坤安.伤寒指掌［M］.上海：上海科学技术出版社，1959：卷二61，62.

［3］高鼓峰等.医宗己任编［M］.上海：上海科学技术出版社，1959：171.

［4］江瓘，魏之琇.名医类案（正续编）［M］.北京：中国中医药出版社，1996：282.

［5］李聪甫.李聪甫医案［M］.长沙：湖南科学技术出版社，1979：75.

［6］汪明德.宋光济副教授恶阻治验［J］.浙江中医学院学报，1983，（3）：32.

六、胃阳失和候

胃阳失和候系阴邪郁滞于胃，致胃失其和降之候，为胃寒之实证。或外受寒湿之邪，或内伤生冷之物，郁滞胃阳。

诊断

病名：［**中医**］胃痛，肝胃寒痛，寒湿胃痛，虚寒胃痛，瘀血胃痛，痞满，呕吐，呃逆，不寐。［**西医**］慢性胃炎，胃溃疡，十二指肠溃疡，幽门梗阻，胃下垂。

证名：**脾胃阴寒证**，**脾胃寒湿证**，脾胃湿痰证，**肝胃气痰证**，**肝胃痰瘀证**，脾胃水饮证，**胃肠水饮证**，**肝胃水饮证**，**脾胃寒饮证**，肺胃寒饮证，**肝胃寒饮证**，肝胃阳虚证。

病位：脾胃，肝胃，肺胃，胃肠。

病因：寒湿，湿痰，气痰，痰瘀，水饮，寒饮。

病机状态：郁滞。外受寒湿之邪，或内伤生冷之物，致阴浊内盛，郁滞胃阳，使胃失和降之性，气机不得通利。

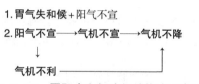

图2-8-74　胃阳失和候病机结构式示意图

病形：郁滞；　**病层**：里；　**病态**：静；

病性：阴；　　**病质**：实；　**病势**：深，重，急。

证象组合：阳郁＋气滞＋气郁

主症：【**阳气不宣**】**症象**：①恶寒。②胸中觉冷，肢厥，冷汗。③形容憔悴，面色萎黄。④神清疲乏，倦怠少气。⑤脘腹胀痛，喜热恶寒，得辛热而痛止。⑥口微干，不欲饮，口渴不能饮，饮水即呕。⑦发热无汗。⑧厥逆。**舌象**：①舌暗淡，边有齿痕。②质淡，苔薄白腻。③苔薄白。**脉象**：①脉弱或伏。②脉微弦。③脉沉迟。④脉沉细。⑤脉迟紧。

　　【**气机不利**】**症象**：①中脘痞满，食后益胀，胸腹胀痛，或脘胁胀痛。②胃脘剧痛。③食则胀痛。④上腹常有水声辘辘，有震水音，腹部胀满。**舌象**：舌质嫩红，苔中厚浊而黄。**脉象**：独右关表弦而中滑。

副症：【**气机不宣**】**症象**：①不思食，不能进食。②胸满，胸脘痞闷，胸窒。

宾症：【**气化不降**】**症象**：①澹澹欲吐，微呕。②唾液津津，泛吐清水，泛呕痰涎，吐涎沫。③呕吐酸水，吐黄水。④呕吐不止，始则大量清水，继为黄绿色苦水。⑤气冲偏左，欲呕，呕尽方适。

临床以气机郁滞症象显见，但必须兼有阳郁症象，方可确诊。

鉴别诊断

胃阳失和候－阳气不宣＝胃气失和候

└─＋阳气不振＝**胃阳不振候**

└─－气机不降＋气机冲逆＝**胃阳虚逆候**

图2-8-75　胃阳失和候鉴别式示意图

胃阳失和候系阴邪郁滞胃阳之候；胃气失和候仅为实邪郁滞胃气之证；而胃阳不振候为胃阳不足以通降之虚证；胃阳虚逆候则系胃阳不足而阴浊上逆，虚实夹杂之证。

传变预测

胃阳失和候－阳气不宣－气机不利→**胃气不醒候**
　　　└──＋阳气不振→**胃阳不振候**
　　　　　└──－气机不降＋气机冲逆→**胃阳虚逆候**

图2-8-76　胃阳失和候传变式示意图

胃阳失和候治疗得当，阳气宣通，胃阳已和，可转为胃气不醒候；如过投疏利，或误进寒凉，损伤胃阳，则可转为胃阳不振候，如阴浊尚盛，又可转为胃阳虚逆候。

辨证

定位：脾胃：四肢倦怠，冷汗，肢厥，便溏恶寒；肝胃：脘胁胀痛，呕吐酸水。

定性：寒湿：四肢倦怠，便溏恶寒，肢冷，胸腹胀痛；寒饮：胸满，呕吐酸水，动作水声，或腹中辘辘有声，吐涎沫，舌灰白，脉弦；湿痰：胸脘痞闷，心中澹澹欲吐；痰瘀：脘腹胀痛，喜热恶寒，得辛热而痛止；痰气：脘胁胀痛，嗳噫，吞酸。

定量：①轻：澹澹欲吐，微呕，中脘痞满，食后益胀，恶寒。②中：吐涎沫，吐黄水，脘胁胀痛，冷汗。③重：呕吐酸水，胸腹胀痛，肢厥。

论治：以温通胃阳为主，兼以疏利郁滞，阴浊一除，通降自复，胃阳即和。

1.随机立法：胃阳失和候，病机为阴浊之邪郁滞胃阳，致胃失和降之候。其治则当急急通降胃阳，疏利郁滞，使阴浊之邪得降，则胃自复其宣降之常。既不可妄行寒凉，亦禁滋腻，唯辛温宣通之品为宜。

2.随位立法：病本于胃，自当以温胃通阳为主。病涉于脾者，当兼以温中暖脾；病涉于肝者，当兼以温肝通阳。

3.随因立法：因于寒湿，当以辛甘苦热之品，以祛寒燥湿；因于痰饮，宜温化逐饮为主；因于气瘀，宜行气化瘀为主。

4.随症立法：呕吐不止者，用葛根、半夏、吴茱萸急煎缓服。脉沉细，冷汗时出，气微力弱者，术附汤温之。吐清涎，心下悸动作水声，或腹中辘辘有声，宜以白术、肉桂、泽泻、猪苓、茯苓之类通利行水，体气健壮者，尚可与控涎丹峻逐之。

方证：祛寒平胃散证、辛温蠲饮方证、炮姜二陈汤证、胃苓汤证、乌附椒姜汤证、大建中汤证、吴茱萸汤证、高良姜汤证、香砂理中汤证、干姜人参半夏汤加附子证、黄芪建中汤加味证、绀珠正气天香散证、驱寇饮证、温降汤证、控涎丹证。

考证：胃阳失和候，阴邪滞胃，气失通降者，通称：胃寒，脾胃虚寒，肝胃不和，肝胃失调，肝强胃弱，肝寒犯胃，肝胃阴寒，肝胃虚寒，虚寒痞满，胃腑血瘀，痰瘀互结，水饮停胃，水停心下。

仲景曰："食谷欲呕，属阳明也，吴茱萸汤主之，得汤反剧者，属上焦也。"（《伤寒论》243条）"干呕，吐涎沫，头痛者，吴茱萸汤主之。"（《伤寒论》378条）"心中痞，诸逆，心悬痛，桂枝生姜枳实汤主之。""心痛彻背，背痛彻心，乌头赤石脂丸主之。""（九痛丸）治九种心痛。"（《金匮要略·胸痹心痛短气病脉证治》）"心中寒者，其人苦病心如啖蒜状，剧者心痛彻背，背痛彻心，譬如蛊注。其脉浮者，自吐乃愈。"（《金匮要略·五脏风寒积聚病脉证并治》）

吴坤安说："凡气冲偏左，厥逆欲呕，呕尽方适，此伏饮在于肝络也，宜辛以通之。淡吴萸（盐水炒）、半夏、茯苓、姜汁、旋覆花、代赭石主之。"[1]"痰饮兼寒，呕吐不渴，舌苔白滑，或兼咳嗽者，此痰饮兼寒邪也，二陈汤加桂枝、干姜、姜汁。"[1]"咳嗽，呕出涎沫，面色鲜明，不得饮食者，非中虚也，作饮邪治，宜小半夏汤加茯苓、桂枝、杏仁。"[1]

俞根初说："若痞满虽解，而胃脘胀痛者，则用香砂理中汤加炒猬皮、蜜炙延胡，疏畅中气以除痛，终用木香理中汤……调和中气以除根。"[2]**费伯雄说**："脾本湿土，寒邪乘之，寒与湿凝，是为重阴。脘下至当脐胀满作痛，悦脾汤主之。"[3]**王雨三说**："痰饮之在上焦，或咳，或呕吐，或悸，或喘，或眩冒。左脉沉弦者，轻则用泽泻汤，重则用五苓散；右脉沉弦者，轻则用小半夏加茯苓汤，重则用控涎丹或十枣汤。"[4]

林善星说："干姜人参半夏汤是仲师用治妊娠呕吐之方，但必须掌握其呕吐系由胃虚有寒饮所致者，方能合拍。推而广之，本方用治由于胃虚有寒饮所致的其他病症，如腹痛、吐逆、眩晕、痞满等，亦皆有效。但必须认定虚寒二字，以呕吐物稀薄澄清或口内清涎上泛，唾液津津，舌苔白滑，舌质淡白为应用标准。于此更体现了中医'异病同治'的特点，同时也说明了'治病必求其本'的重要意义。因中医治病，全凭辨证论治，而辨证论治，又必须建立在'审证求因'的基础上，才能做到'辨证'明确，'论治'精当。"[5]

蔡会元说："中气虚弱，肝气横逆，胃病及脾，脾失健运，升降失调，胃浊不化，气逆而上，日久及肾，气阴两虚。"[6]**单书健说**："洪（哲明）老认为，胃脘久痛，痰瘀胶结者居多。肝气犯胃，气郁生痰；胃火灼津，则生热痰；食滞胃脘，有碍运化，亦可聚浊成痰。此皆实证。其缘于虚者，多为中焦阳气不足，水谷精微，化失其正，亦聚饮成痰。痰湿阻遏，胃络气滞，瘀血内阻，势必致痰瘀胶结。对于胃脘久痛，无论虚实，有痰瘀之见证者，洪老皆用控涎丹攻逐。六腑以通为补，胃气得畅，则精微得化，痰病得愈。"[7]

编者按：胃阳失和候，因寒、湿、痰、瘀、水饮内盛，内犯胃阳，致胃气郁滞，宣降失常。**张聿青**曰："胃腑失其通降之权，宜温运和中，使脾胃之气旋运鼓舞，则不治其满，而满自退也。"[8]温通中阳，驱其寒、湿、痰、瘀、水饮，利其通降，气机运化，则清浊分明，胀痛自消。

引用文献

［1］吴坤安.伤寒指掌［M］.上海：上海科学技术出版社，1959：卷三75，76，卷四68.
［2］俞根初等.重订通俗伤寒论［M］.上海：上海科学技术出版社，1959：345.
［3］张元凯，时雨苍，杨伯棠，等.孟河四家医集［M］.南京：江苏科学技术出版社，1985：86.
［4］王雨三.治病法轨［M］.北京：学苑出版社，2015：135.
［5］林善星.应用干姜人参半夏汤的一些经验［J］.中医杂志，1964，（9）：32.
［6］蔡会元.治疗胃脘痛的体会［J］.新中医，1979，（6）：41.
［7］单书健.洪哲明先生运用控涎丹经验介绍［J］.中医杂志，1982，（6）：17.
［8］张聿青.张聿青医案［M］.上海：上海科学技术出版社，1963：147.

七、胃阳虚逆候

胃阳虚逆候系胃阳不足，阴浊上逆之候，为胃之阳虚阴盛之证。多由阴邪郁滞不解，久则伤及胃阳，或误进寒凉，伤残胃阳，致通降无权，阴浊上逆。

诊断

病名：[**中医**] 蛔厥心痛，脏寒腹痛，胃脘痛，呕吐，寒吐，妊娠呕吐，经行呕吐，呕逆，反胃，痰呃，眩晕。[**西医**] 神经性呕吐，幽门梗阻，蛔虫病，慢性胆囊炎，胆石症，慢性胃炎，梅尼埃病。

证名：肝胃阴寒证，**脾胃虚寒证**，**肝脾虚寒证**，**肝脾虚寒证**，**脾肾虚寒证**，脾胃湿热证，肝胃湿热证，肝胃气痰证，**脾胃湿痰证**，脾胃寒饮证，**肝胃寒饮证**，肝脾虫积证。

病位：脾胃，肝脾，肝胃，脾肾。

病因：阴寒，虚寒，湿热，湿痰，气痰，寒饮，虫积。

病机状态：虚逆。阴邪郁滞日久，伤及胃阳，或过进寒凉、生冷伤残胃阳，渐致阳虚阴盛，胃阳不足，通降无权，阴浊上逆。

1.胃失和降候＋阳气不振

2.阳气不振──→气机不利──→气机不宣

气机冲逆 ◄────────────

图2-8-77　胃阳虚逆候病机结构式示意图

病形：虚逆；　**病层**：里；　**病态**：动；

病性：阴；　**病质**：虚中实；　**病势**：深，重，急。

证象组合：阳虚＋气逆＋气滞＋气郁

主症：【阳气不振】**症象**：①形体消瘦，神色晦暗。②喜暖畏冷。③厥冷。④唇淡。⑤语音低微。⑥食欲不振。⑦神靡，神倦乏力。⑧寒战。**舌象**：舌苔薄白，质润滑。**脉象**：①脉弱。②脉濡缓。③脉微细。④脉沉迟。⑤脉沉细无力。

【气机冲逆】**症象**：①饮水则哕。②气逆呃逆。③食后倒饱、嗳气、噫气。④自觉逆气上冲，恶心呕吐，朝轻暮重。⑤食后半日又吐出，或朝食暮吐，吐出物为不化之宿谷，量多，带有酸臭味，吐后即觉舒适，或吐出不臭。⑥吞噫酸水。⑦呕逆，呕清水酸冷，入口即吐，吐蛔。**舌象**：苔白。

副症：【气机不利】**症象**：①心下痞硬，胀闷不舒。②胸脘作痛。③上腹膨隆。④脘胁攻痛。⑤大便欲通不通。⑥腹痛下利。

宾症：【气机不宣】**症象**：①不食。②胸脘不爽。③不饥不饱，不食不便，畏食。③大便干燥异常，状如羊矢。临床以冲逆与胃气郁滞症象显明易见，但必须与阳虚症象同见，方可确诊。

鉴别诊断

胃阳虚逆候 − 阳气不振 = **胃失和降候**
└── + 气机不降 − 气机冲逆 = **胃阳不振候**

图2-8-78　胃阳虚逆候鉴别式示意图

胃阳虚逆候为胃之阳虚阴逆证；胃失和降候则为胃阳未虚而胃气上逆之候；胃阳不振候仅有胃阳不足，而无阴浊上逆。

传变预测

胃阳虚逆候 − 气机冲逆 + 气机不降 → **胃阳不振候**
└── − 气机不利 − 阳气不振 → **胃气不醒候**

图2-8-79　胃阳虚逆候传变式示意图

胃阳虚逆候治疗得当，阴浊得降，而胃阳未复，则转为胃阳不振候；如胃阳亦复，而可转为胃气不醒候。

辨证

定位：脾胃：神靡，唇淡，厥冷，腹满，脘腹满痛，少纳，不思食；肝胃：胸脘作痛，呕清水酸冷；脾肾：腹痛下利，厥冷，寒战，朝食暮吐，暮食朝吐；肝脾：吞噎酸水，污浊涌吐，吐蛔。

定性：虚寒：神靡，唇淡，喜暖畏冷，厥冷，寒战；湿热：味变酸浊，手心独热，不饥不饱，不食不便；湿痰：时呕涎沫，胸脘怏怏不快，兀兀欲吐；寒饮：呕清水酸冷；虫积：吐蛔。

定量：①轻：胸脘不爽，噫气，呕吐。②中：心下痞硬，胸脘作痛，呕清水酸冷，呃逆，呕逆。③重：脘腹满痛，入口即吐，饮水则哕，朝食暮吐，暮食朝吐。

论治：以温通胃阳为主，通降阴浊，使胃阳得复，宣降如常。

1.随机立法：胃阳虚逆候，其病机为胃阳不足，通降无权，而阴邪郁滞，阴浊上逆，其治则当以温通胃阳为主，兼以通降阴浊，使胃阳得复，阴浊消散，冲逆自降。药宜辛温燥热，不可寒凉，亦禁滋腻。

2.随位立法：病本发自于胃，总当温胃阳以降阴浊。病涉于脾者，当兼以温壮脾阳；病涉于肝者，宜兼以温振肝阳；病涉于肾者，宜兼以温壮肾阳。

3.随因立法：因于寒者，宜用辛甘温热之品以助阳驱阴；因于湿热者，宜辛燥除湿，佐以苦寒清热；因于湿痰者，宜以燥湿化痰为主；因于寒饮者，宜以温化寒饮为主；因于虫积者，宜佐辛酸苦味以驱虫。

4.随症立法：呕涎沫者，加益智仁摄之；有痰饮者，加桂枝、姜皮和之；呃逆，加丁香、柿蒂以降之；吐黄绿苦水，加蜀椒、乌梅、黄连、代赭石以镇之。

方证：丁蔻理中汤证、加减人参泻心汤证、理中化痰丸证、椒梅理中汤证、乌梅安胃丸证、连理汤证、半夏泻心汤证、吴茱萸汤证、干姜人参半夏汤证、桂朴汤证。

考证：胃阳虚逆候，胃阳不足导致气机郁逆者，通称：胃中虚冷，中焦虚冷，肝寒犯胃，胃寒呕吐，阳虚饮逆。

仲景曰："病人有寒，复发汗，胃中冷，必吐蛔。"（《伤寒论》89条）"伤寒发汗，若吐，若下，解后心下痞硬，噫气不除者，旋覆代赭汤主之。"（《伤寒论》161条）"若胃中虚冷，不能食者，饮水则哕。"（《伤寒论》226条）"伤寒，大吐大下之，极虚，复极汗者，其人外气怫郁，复与之水，以发其汗，因得哕，所以然者，胃中寒冷故也。"（《伤寒论》380条）"妊娠呕吐不止，干姜人参半夏丸主之。"（《金匮要略·妇人妊娠病脉证并治》）

吴坤安说："凡食入呕吐，或纳少不变，脉细小而弦，或右脉弦大，脘中满痛，大便欲通未通，此胃脘阳虚，肝木未亢，治宜专益胃阳，人参、半夏、茯苓、陈皮、干姜、吴萸主之。"[1]"胃气不降，夫脾主升，胃主降，若因怫怒动肝，肝木犯胃，胃阳受伤，不能传及小肠，变化失司，大便不解，纳谷不饥，吞噎酸水，甚至胃底酿积之物上涌为吐，此胃气不主下行故也。法当温胃阳，制肝逆为治。宜熟附、干姜、白芍、吴萸、枳实、炒白粳米主之。"[1]"攻伐太过，胃中阳虚，饮浊上逆为呃，舌苔白润，治宜温通，半夏、茯苓、丁香、柿蒂、吴萸、姜汁之类，如生姜半夏汤、丁香柿蒂汤、茱萸理中汤皆可选用，温胃阳以散寒饮。"[1]"中焦虚冷，如脾胃虚寒，寒气格逆而呃者，脉来濡缓，右关软大，舌嫩不渴，宜理中汤加丁香温之。"[1]**邹滋九**说："夫反胃乃胃中无阳，不能容受食物，命门火衰，不能熏蒸脾土，以致饮食入胃，不能运化，而为朝食暮吐，暮食朝吐。"[2]

董废翁说："饮食入口即吐，心下温温欲吐，复不能吐，手足寒，脉沉微者，少阴也，四逆汤加二陈、生姜主之。"[3]**何廉臣**说："若过服寒药伤胃，冷气逆上而呃者，以温中降痰为主，宜用丁香、柿蒂、沉香、砂仁、吴茱萸诸品，寒甚者加桂、附，气虚者加人参。"[4]

姚国美说："（痰饮）若阳虚中寒，胸脘怏悒不快，兀兀欲吐，舌白脉迟者，理中化痰丸主之。"[5]"呕逆，不思饮食，腹中隐隐作痛，喜按，得温稍缓，脉沉迟者，此寒淫于内，宜半夏干姜汤（半夏、干姜）以温和之。"[5]"胸中泛泛，时吐酸水，唇舌淡白，脉沉弦而迟者，乃中寒积饮，随气上逆，宜和胃饮，或丁香茯苓汤以温涤之……食后胸膈饱闷，不待腐熟，吐出作酸，便溏，脉迟者，此脾虚不能化谷，法宜温中理脾，丁蔻理中丸主之，香砂六君子汤亦主之。"[5]

编者按：胃阳虚逆候，因中焦阳虚，或过食生冷，或汗、吐、下，寒凉太过，或湿痰郁滞脾胃，致胃中虚冷，阴浊聚胃，阴气上逆，转为"阳气式微，浊阴上逆"之候。当温补阳气，化痰降逆，虚实兼顾。李中梓说："寒吐者，喜热恶寒，肢冷，脉细而滑，用理中汤，水冷服之。冷遇冷，相入不致吐出。如用理中汤到口即吐，去白术、甘草之壅，加沉香、木香、丁香（丁香既温，佐木香、沉香则通，理中、白术则壅耳），立止。"[6]

引用文献

［1］吴坤安．伤寒指掌［M］．上海：上海科学技术出版社，1959：卷三73，74，82，83.

［2］叶天士．临证指南医案［M］．上海：上海卫生出版社，1958：191.

［3］高鼓峰，董废翁．医宗己任编［M］．上海：上海科学技术出版社，1959：173.

［4］俞根初等．重订通俗伤寒论［M］．上海：上海科学技术出版社，1959：250.

［5］姚国美．姚国美医学讲义合编［M］．北京：人民卫生出版社，2009：188，237，252.

［6］李中梓．中华医书集成·增补病机沙篆［M］．北京：中医古籍出版社，1999：15.

八、胃阳不振候

胃阳不振候为胃阳不足，通降无权之候，多由久病或过投寒凉，伤残胃阳所致，杂病家通称为虚寒胃痛之证。

诊断

病名：[中医] 虚胀，痞满，胃脘痛。[西医] 慢性胃炎，胃溃疡。

证名：脾胃虚寒证，肝胃虚寒证，肝胃寒饮证，**脾胃阳虚证**，肝胃阳虚证，肾胃阳虚证。

病位：脾胃，肝胃，肾胃。

病因：阳虚，虚寒，寒饮。

病机状态：虚弱。由阴邪久羁于胃，伤及胃阳，或过投寒凉清利，伤残胃阳，致胃阳不足，通降无权，胃气失和。

1.**胃气失和候**+阳气不振

2.阳气不振

↓

气机不利——→气机不降——→气机不宣

图2-8-80　胃阳不振候病机结构式示意图

病形：虚弱；　　**病层**：里；　　**病态**：静；

病性：阴；　　　**病质**：虚；　　**病势**：深，重，缓。

证象组合：阳虚+气滞+气郁

主症：【阳气不振】症象：①面色㿠白，神倦乏力。②恶寒，肢厥，喜热畏寒。③筋惕肉瞤。④口多清涎。⑤胃脘痛，得食即止，手按痛缓。⑥大便溏泄。舌象：舌淡苔白滑。脉象：①脉细弱无力。②脉迟弱虚软。③脉沉细。

【气机不利】症象：①中脘胀满。②脘腹痛，得食则止。③腹中呱呱有声。④脘腹胀满，午后尤甚。⑤晚饭后饱胀气壅不得卧。舌象：苔白腻。

副症：【气机不宣】症象：①脘闷。②胃痛绵绵不绝。③不食，胃不喜食。

宾症：【气机不降】症象：①呕吐清水。②时吐酸水。

临床以胃气郁滞症象明显而易见，但必须与阳虚症象同见，方可确诊。

鉴别诊断

胃阳不振候–阳气不振=**胃气失和候**

└── –气机不降+气机冲逆=**胃阳虚逆候**

└── –阳气不振+阳气不宣=**胃阳失和候**

图2-8-81　胃阳不振候鉴别式示意图

胃阳不振候系胃阳不足，通降无权之候；胃气失和候为胃阳不足而阴浊上逆之候；胃阳虚逆候则系阴邪郁滞，胃阳不宣之候；胃阳失和候为实邪郁滞，胃气失和之候。

传变预测

$$胃阳不振候 - 阳气不振 - 气机不利 \rightarrow 胃气不醒候$$

$$\llcorner \; - 气机不降 + 气机冲逆 \rightarrow 胃阳虚逆候$$

图2-8-82　胃阳不振候传变式示意图

胃阳不振候如调治得当，胃阳得复，可转为胃气不醒候；如更受阴浊之邪，以致浊邪上逆，则可转为胃阳虚逆候。

辨证

定位：脾胃：恶寒，肢厥，中脘满痛，得食则止；肝胃：脘闷，不食；肾胃：朝食则安，暮食则滞，卧则筋惕肉𥇦。

定性：阳虚：恶寒，肢厥，喜热畏寒，筋惕肉𥇦，脉迟弱虚软，沉细；虚寒：喜热畏寒，筋惕肉𥇦，口多清涎，大便溏泄，中脘胀满，脘腹痛，得食则止；寒饮：呕吐清水，时吐酸水，腹中呱呱有声。

定量：①轻：脘腹痛，得食则止，口多清涎，恶寒，脉细弱无力。②中：中脘胀满，大便溏泄，肢厥，脉迟弱虚软。③重：中脘满痛，卧则筋惕肉𥇦，脉沉细。

论治：以温通胃阳为主，略兼宣降和胃，胃阳得复，通降有权，胃气自和。

1.随机立法：胃阳不振候，其病机为胃阳不足，通降无权，胃气不和，宣降失调，故其治则应以温通胃阳为主，兼以宣利气机。胃为六腑之一，"六腑以通为补"，故温补之中必兼用宣通之品，不可蛮补、腻滞。

2.随位立法：温补胃阳，必以温壮脾阳为主，脾胃以膜相连，脏腑相依，壮脾阳即可振胃阳。病深者，必温壮肾阳以助胃阳，即补火以生土之法；病涉于肝者，更当兼以温振肝阳，以肝木生生之气以助胃阳。

3.随因立法：胃阳不振，故总以温振阳气为主。兼寒者，重用辛甘苦热之品以驱阴寒；挟饮者，参以温化渗利之品以行其水。

4.随症立法：胃脘胀痛者，宜兼用荜茇、砂仁、草果、益智仁、沉香之类以调胃气；呕吐酸水者，宜佐以吴茱萸、川椒之类以温肝阳；朝食则安，暮食则滞，卧则筋惕肉𥇦者，加附子、白术、茯苓以温壮肾阳而行水饮。

方证：附桂理中汤证、附子理中汤加减证、安胃丸证、良附丸证、小建中汤证、黄芪建中汤合枳实薤白桂枝汤证。

考证：胃阳不振候，阴邪郁滞胃阳，气机运行不畅，通降无权者，通称：胃阳虚，胃气虚寒，虚寒胃痛，肝寒犯胃，肝胃虚寒，脾胃虚寒，火不煖土。

吴鞠通说："温病愈后，面色萎黄，舌淡，不欲饮水，脉迟而弦，不食者，小建中汤主之。此亦阳虚之质也。故以小建中小建其中焦之阳气，中阳复则能食，能食则诸阳皆可复也。"[1] **程国彭**说："凡人暴中于寒，卒然口鼻气冷，手足厥冷，或腹痛，下利清谷，或身体强硬，口噤不语，四肢战摇，此寒邪直中于里也。宜用姜附汤（干姜、熟附子各三钱），或附子理中汤加桂主之。"[2]"寒痛者，其痛暴发，手足厥冷，口鼻喜冷，喜热畏寒，其痛绵绵不休，脉沉细无力，姜附汤加肉桂主之。"[2]

高鼓峰说："胃脘虚痛者，得食即止（以手按之必稍缓），食多又痛，食过又痛，理中汤主之。（此即中气虚痛也）"[3] **王雨三**说："胃气作痛，或呕吐，脉二关见中弦者，乃肝木犯胃之证也。用小建中汤。"[4]"胃寒不能消化，脉必迟弱，用理中汤。"[4]

胡安邦说："凡久病胃痛，喜暖恶冷而见脉细者，笔者常仿黄芪建中汤意，用黄芪、白芍、桂枝三味以扶养气血而通阳。若脉细而弱，重用黄芪以补中益气；若脉细而弦，则重用白芍以养血柔肝。再配合枳实薤白桂枝汤，往往能取得满意的止痛效果。《本草纲目》谓瓦楞子'走血而软坚'，故能消血块，散瘀结，又有制酸止痛作用，故本例用作主药。"[5]

徐正奎治胃脘痛2年余，近半年胃痛绵绵不绝，脘腹胀满，下午尤甚，纳减，晚饭后饱胀气壅不得卧，口多清涎，大便溏泄，日三四次，神倦乏力，面色㿠白，轻度浮肿，舌淡白滑少华，脉细弱无力。此饮食失调，胃寒脾虚，中阳不振之证，予附子理中汤加肉桂、荜茇、砂仁、草果等，温中散寒。辨证分析：面白体肥，素禀阳虚，加之平时饮食失调，中阳受损，以致胃脘痛胀，便溏脉细，而成胃寒脾虚之证。唯其脾胃虚寒，则肝木乘之，故始用温中散寒泄木升阳而疼痛解，继以补气健脾而便溏止，胀满除[6]。

编者按：胃阳不振候，寒饮郁滞肝胃，久则伤残阳气，或过服寒凉克伐、生冷之物，损伤脾胃阳气，脾阳不足以温煦胃腑，胃阳不振，无力腐熟水谷，致胃气郁滞，通行不利。当益气通阳，以助其通降，兼以温胃调气，以除其郁滞，行气逐饮，标本兼顾，补中兼行。

引用文献

［1］吴鞠通.温病条辨［M］.福州：福建科学技术出版社，2010：117.

［2］程国彭.医学心悟［M］.北京：人民卫生出版社，1963：102，124.

［3］高鼓峰等.医宗己任编［M］.上海：上海科学技术出版社，1959：77.

［4］王雨三.治病法轨［M］.北京：学苑出版社，2015：160.

［5］胡安邦.止痛一得［J］.浙江中医药，1982，17（9）：394.

［6］徐正奎.胃脘痛7例的辨证体会［J］.江苏中医，1965，（4）：21，23.

九、胃络失和候

胃络失和候为实邪瘀滞胃络，致胃之气血不和之候，为胃病之血分证候。多由胃腑邪滞久不得除，深入胃腑之血络，以致络瘀气滞。

诊断

病名：［**中医**］胃脘痛，瘀痛，便血，吐血，呕血。［**西医**］慢性胃炎，十二指肠球部溃疡，胃溃疡，幽门不完全性梗阻。

证名：**肝胃气瘀证**，肝胃气痰证，**肝胃寒瘀证**，**胃肠瘀热证**，肝胃瘀热证，**脾胃痰瘀证**，肝胃痰瘀证，脾胃湿热证，**脾胃积热证**。

病位：脾胃，胃肠，肝胃。

病因：瘀热，寒瘀，气瘀，痰瘀，气痰，湿热，积热。

病机状态：郁滞。因胃中实邪郁滞既久，深入胃之血络，以致络脉不利，甚则络瘀血溢，而成气滞血瘀之候。

1.**胃气失和候**+络脉不利+络瘀血溢

2.络脉不利——→络瘀血溢

↑

气机不利——→气机不宣——→气机不降

图2-8-83　胃络失和候病机结构式示意图

病形：郁滞；　　　**病层**：里；　　**病态**：静；

病性：阴中有阳；　**病质**：实；　　**病势**：深，重，缓中急。

证象组合：络滞+气滞+血溢+气郁

主症：【**络脉不利**】**症象**：①痛有定处，至晚心腹刺、酸，如刀割，刺痛，痛极如狂。②脘胁作痛，发冷喜按。③喜热饮。④发厥。⑤懊侬。**舌象**：舌质紫暗，少苔。**脉象**：①脉涩数。②脉沉涩。③脉迟细短。

【**气机不利**】**症象**：①胸腹嘈痛，至晚心腹刺、酸。②胃脘胀痛，胃脘痛有定处，按之痛剧，或痛如刀割，食后痛甚。③久痛部位不移，午后则剧，黄昏则甚，子夜痛甚。④胃脘部闷结胀痛，不泛酸。⑤腹胀。**舌象**：苔白腻，质暗有瘀斑。**脉象**：脉弦。

副症：【**络瘀血溢**】**症象**：①有积块。②吐血瘀，吐如苏木汁，吐黑水。③大便色黑。**舌象**：①舌质紫暗。②舌边有瘀点。**脉象**：脉象缓涩。

【**气机不宣**】**症象**：①但欲漱水不欲咽。②食后阻塞。③胸满。

宾症：【**气机不降**】**症象**：①饮下作呕，食辣、热即呕。②吐酸。③食不得入。④嗳气频作。⑤血后呃逆，作止不常。

临床以络瘀血溢之疼痛、出血症象为依据，不难确认。

鉴别诊断

胃络失和候–络脉不利–络瘀血溢=**胃气失和候**

├──–气机不利+阳气不宣+清窍不利=**清阳郁痹候**

└──–气机不宣–气机不降+气机冲逆+络脉不利+血滞不行=**气血郁逆候**

图2-8-84　胃络失和候鉴别式示意图

胃络失和候为胃腑之气滞血瘀证；而胃气失和候仅为胃气郁滞，未致络瘀；清阳郁痹候则系实邪郁痹上焦清阳之证；气血郁逆候为气逆血溢之候。各自不同。

传变预测

胃络失和候–络脉不利–络瘀血溢→**胃气失和候**

　　　　　└─　+阳气不振→**胃阳不振候**

　　└─–气机不宣–气机不降+气机冲逆–络脉不利+血阴不行→**气血郁逆候**

图2-8-85　胃络失和候传变式示意图

胃络失和候如调治得当，瘀去络和，而气机未畅，可转为胃气失和候；如过投寒凉，伤及胃阳，亦可转为胃阳不振候；如延误失治，致气逆血溢，则可转为气血郁逆候。

辨证

定位：胃肠：有积块，大便色黑，痛极如狂，甚则昏厥；脾胃：腹胀，胸满；肝胃：脘胁痛，吞酸，食不得入；肝脾：脘腹痛。

定性：瘀热：胸腹嘈痛，痛有定处，如刀割，刺痛，呕鲜血，或鲜瘀相杂，便黑，痛极如狂，甚则昏厥；寒瘀：得温则减；气瘀：脘胁作痛，食不得入，食后阻塞；痰瘀：胸胁刺痛，懊憹难忍，呃逆；积热：腹胀，嘈痛，苔黄，脉弦滑数；湿热：吐血色淡。

定量：①轻：胸腹嘈痛，至晚心腹刺、酸、懊憹。②中：胃脘胀痛，痛有定处，如刀割，刺痛。③重：痛极如狂，发厥，有积块，大便色黑，吐血瘀，吐如苏木汁，吐黑水。

论治：当以疏利胃之气血为主，气血通调，则胃络自和。

1.随机立法：胃络失和候的病机为胃腑郁滞之邪深入血络，以致络瘀血溢，而成胃之气滞血瘀之候，故其治则当急急疏利气血之郁滞，气机通利，则络瘀亦行，瘀行则血溢自止。

2.随位立法：瘀滞胃络，自当以利气祛瘀，和胃通络为法。病连及肠者，更可兼以通降大肠；病涉于脾者，当参以健脾；病涉于肝者，当参以疏肝。

3.随因立法：挟寒者，宜以温中助阳为主；挟热者，宜以清肝凉血为主；若由肠中积热所致，当以通降清下为主；兼痰滞者，参以化痰；兼气滞者，参以行气；挟湿者，参以清热化湿。

4.随症立法：络瘀血溢者，慎不可过于止涩，宜用当归、桃仁、红花、蒲黄、五灵脂、生荷叶、生艾叶、生柏叶、生地黄、牡丹皮、赤芍药、血竭、三七粉、金铃炭、炙刺猬皮、海螵蛸之类，行瘀以止血；郁久化火，烧心吐酸，配左金丸、煅瓦楞子；如喜暖畏寒，加高良姜、甘松散寒止痛；心烦喜呕，舌红苔黄，加栀子、竹茹；头身困重，胸脘痞闷，苔黄腻，脉濡缓，加藿香、佩兰、芦根、滑石、黄芩清化湿热。

方证：加味理中汤证、膈下逐瘀汤证、加味萸连丸证、大黄黄连泻心汤合四生丸证、泻肝补脾汤证、疏肝和脾汤证、黄土汤证、代抵当丸证、失笑散加味证、肝胃二气丹证、活血化瘀通络证、清热和中方证。

考证：胃络失和候，通称：瘀阻胃络，瘀血阻滞胃络，痰瘀互阻，肝气犯胃。

俞根初说："（夹血伤寒）内伤血郁，外感风寒……头痛身热，恶寒烦渴，胸胁串疼，腹有痛处不移，或少腹痛甚，手不可按，乍寒乍热，夜有谵语，甚至昏厥不省，少顷复苏，苏后或变如狂，剧则疼极发狂，舌色紫暗，扪之滑润，或深紫而赤，甚或青紫。脉左紧而涩，右多沉弦……次下瘀血，轻则五仁橘皮汤合代抵当丸，重则桃仁承气汤，俟瘀降便黑，痛势轻减者，可用四物绛覆汤，滋血活络以善后，或用新加酒沥汤，滋阴调气以芟根。"[1]

高鼓峰说："血痛者，胸膈刺痛（脉必濡涩），食可进，四物汤加大黄、桃仁、红花主之（亦有宜用理中汤加肉桂、桃仁、红花者，须因症施之）。"[2]"景岳曰：呃逆症，谓其呃之连声，无不由于气逆……张石顽曰：平人饮热汤及食椒、姜即呃者，为胃中有寒痰死血，死血用韭汁、童便下越鞠丸，虚人用理中汤加蓬术、桃仁，痰加茯苓、半夏。"[3]

姚国美说："喉间噫气，即有酸水，咯之不出，咽之不下，胸中泛泛不宁，是为吞酸；时时呕恶，所吐皆酸，甚则令上下牙酸涩不能相对，是为吐酸。二者均属肝郁不达，胃气上逆，有以致之。"[4]"吞酸，甚则吐水如苏木汁，胸胁刺痛，懊憹难忍，脉沉弦而涩者，此痰火夹瘀浊为患，宜四味茱连丸，化痰浊以和肝胃。"[4]**秦伯未说**："肠胃热盛，大便秘结，口渴咽干，舌苔黄糙，当用泻下法来清热存津，称为'急下存阴'，亦叫'釜底抽薪'法。"[5]

朱良春按："此为溃疡病，中医认为饥饿则痛，得食则减，为中虚。其痛由渐加剧，乃至食前食后皆痛，并曾呕吐紫黑色物，是久痛胃络受损，瘀血内停。嘈杂、饱闷、腹泻，为脾胃虚弱，水谷失运，进而生痰，即古人所谓'属诸痰火'。"[6]

陈瑞春说："肝胃血瘀：1.症候与病机：胃脘痛有定处，按之痛剧，或痛如刀割，食后痛甚，大便色黑，经常隐血，甚或吐血，舌质紫暗，舌边有瘀点，脉象缓涩。本症多因久痛入络，胃络损伤，肝血瘀滞，故经常便血。血瘀气滞，阻而不通，故痛处不移而拒按。舌质瘀点是瘀血阻滞之征。2.治疗大法：活血化瘀，理气止痛。气血畅利，通则不痛。但应视病者的虚实寒热而伍佐运用。3.常用方药：失笑散、丹参饮等。气虚者加黄芪、党参；营血不足加阿胶、赤白芍、当归；阴虚舌红脉数加生地、玄参、丹参、丹皮；出血不止可加田三七、白及，或炮姜炭、侧柏炭温以止血，或赤芍、桃仁、红花化瘀止血。"[7]

编者按：胃络失和候，因气瘀、瘀热、痰瘀留滞胃肠，阻塞胃络，致络瘀血溢，气失通降。当化痰消瘀，以通其血络，兼以通降胃气，以利其机气。秦伯未说："呕血因胃有积热，吐出之血，鲜瘀相杂，兼见胸闷作痛，嘈杂便秘，舌苔黄腻，脉象滑数，用大黄黄连泻心汤合四生丸。此证往往大便紫黑，乃瘀血下行，不用止涩。"[5]

引用文献

［1］俞根初等.重订通俗伤寒论［M］.上海：上海科学技术出版社，1959：320.

［2］高鼓峰等.医宗己任编［M］.上海：上海科学技术出版社，1959：76.

［3］陈修园.陈修园医学全书［M］.北京：中国中医药出版社.1999：674.

［4］姚国美.姚国美医学讲义合编［M］.北京：人民卫生出版社，2009：251.

［5］秦伯未.秦伯未医学名著全书［M］.北京：中医古籍出版社，2003：303，358.

［6］朱良春.章次公医案［M］.南京：江苏科学技术出版社，1980：136.

［7］陈瑞春.略论胃痛从肝论治［J］.新中医，1979，（3）：22.

十、胃阴消涸候

胃阴消涸候系胃之气液两虚之候，为胃阴虚之证。多系久病、热病伤阴，或过服辛热、温燥、香窜之品，耗伤胃液，损伤胃气而成。

诊断

病名：[中医] 脘胀，胃脘痛，阴虚胃痛，嘈杂，消渴，久吐，呃逆，呕恶，关格，痞积，酒伤。[西医] 慢性胃炎，十二指肠球炎，胃溃疡，胃下垂，糖尿病，小儿厌食症，干燥综合征。

证名：**脾胃湿热证，肝胃虚燥证，脾胃燥火证**，肺胃热痰证，脾胃痰火证，肝胃气瘀证，**脾胃食滞证，脾胃阴虚证**，肝胃阴虚证，肾胃阴虚证。

病位：肺胃，脾胃，肝胃，肾胃。

病因：阴虚，虚燥，燥火，痰火，热痰，气瘀，湿热，食滞。

病机状态：虚弱。由久病、热病之后，耗伤胃阴，或过服辛热、香燥、香窜之品，耗伤胃液，损伤胃气，而致胃之宣降失常。

1.胃气不振候+津液枯涸

2.津液枯涸——→气虚失充
　　　　↓
气机不宣————————→气机不降

图2-8-86　胃阴消涸候病机结构式示意图

病形：虚弱；　　**病层**：里；　　**病态**：静；

病性：阳；　　**病质**：虚；　　**病势**：深，重，缓。

证象组合：液涸+气虚+气郁

主症：【津液枯涸】**症象**：①渴欲饮水，欲饮凉。②饥仍不能进食，食则胀满益甚。③嘈杂得食则已，能食不便。④大便燥结。⑤心烦不眠。⑥唇红舌燥，肌肤枯燥。⑦面赤，内热。⑧情绪急躁易怒。**舌象**：①舌红鲜泽。②舌燥绛。③舌红糙有细裂纹。**脉象**：①脉濡数。②脉细弦。

　　　　【气机不宣】**症象**：①减食，不饥，不食不便。②脘中常闷。③胃脘胀满。**舌象**：苔白嫩，苔如烟煤隐隐。

副症：【气虚失充】**症象**：①倦怠，神倦嗜卧。②头晕，坐起即头眩难支。③心悸。④不食。**舌象**：苔薄质淡。**脉象**：脉来皆沉细无力。

宾症：【气机不降】**症象**：①吐涎沫，食入即呕，饥则干呕益甚，久吐不止。②粒米不能下咽。③呃逆。④燥咳。

临床以液涸症象显明，与胃气宣降失常症象同见，即可确认。

鉴别诊断

胃阴消涸候－津液枯涸＝**胃气不振候**
　　└──－气机不宣－气机不降＋神气不振＋经脉失养＝**气液消涸候**
　　　└──－津液枯涸＋津液消灼＝**气液虚郁候**

图2-8-87　胃阴消涸候鉴别式示意图

胃阴消涸候系胃之气虚液涸之候；胃气不振候则为胃液未伤，仅胃气已虚之证；气液消涸候为全身性气液不足之证，未有气郁；气液虚郁候是气虚液热而气郁之候。

传变预测

胃阴消涸候－津液枯涸－气虚失充→**胃气不醒候**
　　└──＋津液消灼→**气液虚郁候**
　　　└──－气机不宣－气机不降＋神气不振＋经脉失养→**气液消涸候**

图2-8-88　胃阴消涸候传变式示意图

胃阴消涸候如气液得复，可转为胃气不醒候；如误投辛香温燥，火从内起，可转为气液虚郁候；或气郁虽解，而气液愈涸，则可转为气液消涸候。

辨证

定位：肺胃：面微赤，大渴，肌肤枯燥，小便溺管痛，常思饮不欲食，燥咳，干呕；脾胃：杂得食则已，唇红舌燥，能食不便。肝胃：不饥不饱，潮热；肾胃：面如蒙尘。

定性：阴虚：肌肤枯燥，嘈杂易饥，潮热；痰火：吐涎沫，饥则干呕，食入即呕，渴欲饮水，又不多饮，心烦不眠；燥火：吐涎沫，色黄气秽，败浊不堪。

定量：①轻：嘈杂易饥，渴欲饮水，燥咳，唇红舌燥，能食不便。②中：面赤，潮热，肌肤枯燥，心烦不眠，干呕。③重：面如蒙尘，饥则干呕，食入即呕。

论治：当以滋养胃之气液为主，略佐宣降胃气，切不可与辛香耗气伤液之品。

1.随机立法：胃阴消涸候，其病机为胃之气液两伤，致气机失其宣降之常。故其治则当以滋养胃之气液为主，略兼宣降胃之气机，助其气液之流通，但不可过用辛香疏泄，耗气伤液，亦忌温补，唯清淡甘润濡养之品为宜。

2.随位立法：胃之气阴两虚，自当以滋养胃液以助胃阴为主。病涉于肺者，兼以益肺气、生肺津；病涉于脾者，兼益脾气、养脾阴；病涉于肝者，兼以滋养肝之阴血；病涉于肾者，兼滋肾阴。

3.随因立法：病本气阴两虚，自当以益气养阴为法。兼有燥火者，参以甘寒清解；挟有痰火者，当佐以清化痰火之品。

4.随症立法：气滞胀满，佐以疏利气滞，如香附、川楝子、降香、沉香、延胡索、枳壳之类；气上逆者，佐以降逆之品，如枳壳、枇杷叶、竹茹、刀豆、代赭石、沉香、丁香、柿蒂之类。

方证：益胃散证、益胃汤加减证、叶氏养胃汤加减证、五汁饮证、玉竹麦门冬汤证、大清饮证、玄石花粉散证、育阴柔肝方证、甘露饮证、加味金水六君煎证、疏肝养胃汤证、益胃和肝汤证。

考证：胃阴消涸候，阴液耗损，胃气不主宣降者，通称：胃阴不足，胃阴虚，胃液干涸，胃虚液涸，燥伤胃阴，脾胃阴虚，肝胃不和。

陈士铎说："人有热气入胃，火郁成痰，痰色黄秽，败浊不堪，人以为热痰作祟，谁知是胃火之未消乎。治法不必治痰，补胃气之虚，少加散火抒郁之味……方用疏土汤……亦可用玄石花粉散。"[1] **吴鞠通**说："燥伤胃阴，五汁饮主之，玉竹麦门冬汤亦主之。土虚加生扁豆，气虚加人参。胃液干燥，外感已净者，牛乳饮主之。"[2] "温病愈后，或一月，至一年，面微赤，脉数暮热，常思饮，不欲食者，五汁饮主之，牛乳饮亦主之。病后肌肤枯燥，小便溺管痛，或微燥咳，或不思食，皆胃阴虚也，与益胃、五汁辈。"[2]

吴坤安说："若舌色红泽而光，其色鲜明者，属胃液干涸，犹可滋养胃阴，甘凉纯静之品主之，如鲜生地、鲜石斛、蔗浆、梨汁之类。"[3] "伤寒误表，大汗不止，津液外泄，胃阴虚馁，以致呕恶不已，食入即吐者，宜金水六君煎加麦冬、沙参，和中以复津液，自然呕止而纳谷矣。（邵仙根评：此误表汗多，阴液耗而有痰热，胃气上逆之救误法。）"[3]

何廉臣说："阴虚气滞，脾湿肝火，酿痰上壅者，其证嗽痰白黏，气逆胸闷，口渴善呕，四肢倦懒，舌绛似干，上罩垢浊薄苔，脉左细数，每用自制七汁饮：人乳、梨汁、竹沥、广郁金汁、甜酱油、茄楠香汁、解瘟草根子捣汁（其根下子形似麦冬，色白味甘，性凉质润，滋养肺胃，较麦冬为优）。"[4] **费绳甫**说："此肝阳疏泄太过，精不藏而下泄。固涩精气，肝阳转逆升而上，销烁胃阴，胃阴虚，而气不下降，势将阴涸阳越。"[5]

曹炳章说："无苔而有如烟煤隐隐，口渴烦热者，平时胃气燥也，宜甘寒益胃。久病舌起烟煤者，胃虚液涸也。"[6]**姚国美**说："烦渴善饥，饮食虽倍，不为肌肉，甚则小便频数如泔，此阳明燥火偏亢，消灼胃液，名曰中消，宜黄连消渴方苦降柔润。"[7]"胸中嘈杂，似痛非痛，食已即饥，虽食不饱，大便难，此脾阴不足，胃土偏燥，宜黄精、石斛、陈仓米、麦冬、怀山药、栀子之类滋阴清胃。"[7]

宋善安说："（萎缩性胃炎气滞血瘀型）主要表现：食后作胀，上腹满闷，嗳气不舒，上腹隐疼、刺疼，有灼热感，大便溏薄，日二三次，舌质红绛，苔白中心略黄，脉弦数。治则：疏肝养胃。处方：疏肝养胃汤……方中丹参、降香和血化瘀，川楝、元胡、沉香疏肝理气止疼，扁豆、莲子、甘草健脾止泻，沙参、石斛、黄连清热养胃阴，肝气疏畅，气行血行，胃气得降，胃阴得复，脾津得升。"[8]

编者按：胃阴消涸候，或因外邪，如湿热、燥火等久恋脾胃，耗伤胃中气液，销烁胃阴，或因食滞、痰热等内犯胃阴，均可致胃阴枯涸，胃气宣降失职，逆上而不能纳，成为本候。当滋养胃液，兼清化湿热，化痰降逆。**金子久**说："处方养津养液，借以润肺润胃；用药唯宜甘凉。"[9]

引用文献

［1］柳长华.陈士铎医学全书［M］.北京：中国中医药出版社，1999：914.

［2］吴鞠通.温病条辨［M］.福州：福建科学技术出版社，2010：104，117.

［3］吴坤安.伤寒指掌［M］.上海：上海科学技术出版社，1959：卷一24，卷二51.

［4］俞根初等.重订通俗伤寒论［M］.上海：上海科学技术出版社，1959：266.

［5］费赞臣，费季翔.费绳甫的治疗经验［J］.新中医，1981，（12）：6.

［6］曹炳章.彩图辨舌指南［M］.南京：江苏人民出版社，1962：卷二31.

［7］姚国美.姚国美医学讲义合编［M］.北京：人民卫生出版社，2009：199，240.

［8］宋善安.萎缩性胃炎的辨证论治［J］.新中医，1978，（3）：29.

［9］秦伯未.清代名医医案精华［M］.北京：人民卫生出版社，2006：485.

十一、脾气失运候

脾气失运候为实邪郁滞于脾，致脾失健运，水谷不分，清浊混淆，气机失其宣利之候。或外伤寒湿之邪，或内停饮食之滞，均可致之。

诊断

病名：［中医］湿泻，濡泻，火泻，食泻，虫泻，久泻，五更泻，湿痢，湿热痢疾，秽湿。［西医］急性肠炎，慢性结肠炎，肠功能紊乱，肠毛滴虫病，蓝氏贾第鞭毛虫病。

证名：脾胃寒湿证，脾胃湿热证，肝脾气郁证，脾胃食滞证，胃肠虫积证。

病位：脾胃，肝脾，胃肠。

病因：寒湿，湿热，气郁，食滞，虫积。

病机状态：郁滞。由外受寒湿之邪，内停饮食之滞，郁滞中焦，脾气不得健行，运化无权，以致气机失于宣利，水谷不分，清浊混淆。

病机结构式：1.脾胃郁滞候－气机不降

　　　　　　　　2.水谷不分→气机不利→气机不宣

病形：郁滞；　**病层：**里；　**病态：**静中动；

病性：阴；　　**病质：**实；　**病势：**浅，轻，缓中急。

证象组合：水泄＋气郁＋气滞

主症：【水谷不分】症象：①大便泻水，泻利黄水。②食后作泻，大便稀溏。③先泻后痢。④下利脓血，红多白少。⑤粪少而黏。⑥小便不利，赤短涩痛。

副症：【气机不利】症象：①腹微痛。②不痛而鸣。③腹胀。④大便稀，便溏不爽。⑤痢下白胨甚多，或如豆汁。⑥后重，腹中拘急。⑦便前腹部坠痛。**舌象：**①舌红，苔黄浊厚腻。②舌苔白腻、白滑。**脉象：**①脉滑数。②脉濡滑。③脉小弦滑。④脉沉弦滑。⑤脉缓涩。⑥脉濡迟。⑦脉细。

宾症：【气机不宣】症象：①形寒身重。②面色暗黄。③胸前痞闷。④脘闷，嗳腐吞酸。⑤不思食。⑥口苦而干。⑦渴喜热饮。⑧神疲乏力。**舌象：**苔薄腻。**脉象：**脉濡滑。

临床以水谷不分之泻利为主要症象，但必须与气滞、气郁症象同见，方为本候。

鉴别诊断

脾气失运候+气机不降=脾胃郁滞候

　　　　├──　+阳气不行=脾阳失运候

　　　　└──　-气机不利+气虚失充+气机不降=脾气不健候

图2-8-89　脾气失运候鉴别式示意图

脾气失运候为脾气郁滞，水谷不分之候；脾胃郁滞候更兼胃气失降；脾阳失运候则系脾阳郁滞，致水谷不分之证；脾气不健候为脾气虚弱不足以运化水谷，而非郁滞之候。

传变预测

脾气失运候+气机不降→脾胃郁滞候

　　　　├──　+阳气不行→脾阳失运候

　　　　└──　-气机不利+气虚失充+气机不降→脾气不健候

图2-8-90　脾气失运候传变式示意图

脾气失运候予以疏泄不能速解，如误行温涩，滞及于胃，则可转为脾胃郁滞候；或误进寒凉滋腻，滞及脾阳，又可转为脾阳失运候；如过投疏利，郁滞虽除，而脾气先伤，则可转为脾气不健候。

辨证

定位：脾胃：胸痞，脘闷，腹鸣，腹痛，便溏不爽；肝脾：下利，胁痛腹痛，嗳气食少，甚则呕逆，脉弦；胃肠：腹痛，痢下，后重里急。

定性：寒湿：大便稀溏，或泻水，痢下白多，面色暗黄，身重，脘闷腹胀，舌白，脉迟或细濡；湿热：泻利黄水，小便涩痛，苔白黄，脉弦数；食滞：泻下臭腐，痢下红白如败卵，腹痛得泻则减，嗳腐吞酸，苔厚腻滑；气郁：胁痛腹痛，嗳气食少，甚则呕逆，脉弦；虫积：腹部胀痛，便如水样。

定量：①轻：大便稀溏，小便不利。②中：便溏不爽，腹痛得泻则减。③重：腹部胀痛，大便泻水，痢下红白如败卵。

论治：以疏利郁滞为主，邪去则脾气自可复其运化之常。切忌妄行止涩，反滞脾气之运化。

1.随机立法：脾气失运候，其病机为实邪郁滞于脾，致脾失运化之权，而水谷不分，气机不利，故其治则在于疏利郁滞之邪，邪去则脾气自复健运之常，切忌妄行止涩，或投温补滋腻，更滞脾气，阻碍运化，病必不解。

2.随位立法：病发在脾，自当以疏利脾气为主，以助其运化。涉于胃，兼和胃气；涉于肠，兼通利大肠之气；涉于肝，兼以疏利肝气。

3.随因立法：因于湿滞，当化湿运脾，寒湿宜从温化，湿热宜从清化；因于食滞，宜以消导食积为主；因于气滞，宜以疏利气机为主；因于虫积，宜以驱虫为主。

4.随症立法：小便不利者，宜兼通利水道以分消之，如二苓、泽泻、车前子、木通之类；腹胀者，宜兼疏利气滞，如木香、厚朴、枳实、炒莱菔子、槟榔之类；脘胀者，宜兼宣疏胃气，如苏梗、藿梗、草果之类。

方证：五苓散证、香苏平胃散证、香连平胃散证、香连丸证、胃苓汤证、香砂胃苓汤证、芍药汤证、加减苓芍汤证、大顺汤证、加减正气散证、痛泻要方证、加减和中化浊汤证、保和丸证、乌雷汤证。

考证：脾气失运候，脾气不能健运，升清降浊受阻者，通称：足太阴寒湿，风木犯脾，肝木乘脾，木郁土中。

陈士铎说："人有夏秋之间，先泻后痢，腹中疼痛，后重之极，不痢不可，欲痢不得，口渴饮水，小便艰涩，小肠作胀……盖夏伤于热，必饮水过多……治法分解其湿热……方用分解湿热汤。"[1]

吴鞠通说："足太阴寒湿，腹胀，小便不利，大便溏而不爽，若欲作滞下者，四苓加厚朴秦皮汤主之，五苓散亦主之。"[2]"秽湿着里，邪阻气分，舌白滑，脉右缓，四加减正气散主之……秽湿着里，脘闷便泄，五加减正气散主之。"[2]"轻者但自利不爽，欲作滞下，腹中拘急，小便短者，四苓合芩芍汤……滞下已成，腹胀痛，加减芩芍汤主之……如积未净，当减其制，红积加当归尾4.5g，红花3g，桃仁6g。舌浊脉实有食积者，加神曲6g，山楂肉、枳壳各4.5g。湿重者，目黄舌白不渴，加茵陈9g，白通草、滑石各3g。"[2]

雷少逸说："湿侵于脾，脾失健运，不能渗化，致阑门不克泌清别浊，水谷并入大肠而成泄泻矣。湿泻之为病，脉象缓涩而来，泻水而不腹痛，胸前痞闷，口不作渴，小便黄赤，亦或有腹中微痛，大便稀溏之证……当渗利膀胱，宜用通利州都法，则泻自得止矣。"[3]"盖夫寒湿之为痢也，腹绵痛而后坠，胸痞闷而不渴，不思谷食，小便清白，或微黄，痢下色白，或如豆汁，脉缓近迟之象，宜用温化湿邪法加木香治之。"[3]

何廉臣说："濡泄者（一名洞泄），身重脉软，湿自胜也，由脾虚不能制湿，湿反胜而成病，故腹不痛而肠鸣，溺少，利下多水，宜五苓散主之。"[4]"有因食而泻者，泻下臭腐，噫气作酸，腹痛，泻后痛减，宜香砂胃苓汤（即胃苓汤加木香、砂仁）或保和丸。"[4]

王雨三说："盖风入于肝，则肝木太盛，而横克脾土。脾土被克，则不能泌清别浊，而运化水湿，故作泻也。其证形寒腹痛，泄泻清水，左脉浮弦者，用痛泻要方，甚效。"[5]

姚国美说："腹中奔响作痛，痛即泄泻，色青，脉弦者，乃木土不舒，宜肝脾两治，痛泻要方主之。"[6]

编者按：脾气失运候，因寒湿侵入脾胃，或湿热郁滞中焦，脾气郁滞，或肝气内郁于脾，脾气郁滞，运化无权，致水谷不分，中气通行不利之证。当温化寒湿，兼以分利，李念莪曰："渗利，使湿从小便而去……《经》曰：治泻不利小便非其治也。"[7]肝气得疏，湿邪得去，则脾气自复其健运之常。

引用文献

[1] 柳长华.陈士铎医学全书［M］.北京：中国中医药出版社，1999：859.
[2] 吴鞠通.温病条辨［M］.福州：福建科学技术出版社，2010：77，87，99，100.
[3] 雷丰.时病论［M］.北京：人民卫生出版社，1964：37，40.
[4] 俞根初等.重订通俗伤寒论［M］.上海：上海科学技术出版社，1959：384，385.
[5] 王雨三.治病法轨［M］.北京：学苑出版社，2015：132.
[6] 姚国美.姚国美医学讲义合编［M］.北京：人民卫生出版社，2009：166.
[7] 李中梓.李中梓医学全书［M］.北京：中国中医药出版社，1999：221.

十二、脾胃郁滞候

脾胃郁滞候系实邪郁滞中焦，脾胃升降失常之候。或外有暑湿之伤，或内有痰食之滞，均可滞及脾胃，致脾气不升，胃气不降。

诊断

病名：［中医］湿浊，暑秽，霉湿，秽浊，暑湿，呕吐，胃脘痛，胀满，腹痛，胁满，泄泻，湿泻，痰泻，伤食泻，湿热痢，噤口痢，痢疾，寒痢，痰痢，久痢，阴黄。［西医］胃肠功能紊乱，慢性结肠炎，慢性痢疾，慢性胃炎，十二指肠溃疡，再生障碍性贫血。

证名：**脾胃寒湿证，肝脾寒湿证，脾胃湿热证**，肝脾湿热证，脾胃暑湿证，脾胃气郁证，**脾胃湿痰证**，脾胃痰火证，脾胃食滞证。

病位：脾胃，肝脾。

病因：寒湿，湿热，暑湿，湿痰，痰火，气郁，食滞。

病机状态：郁滞。由外受暑湿之邪，或内停痰食之滞，郁滞于中焦，脾胃失其升降之常，脾气不升，胃气失降，水谷不别，清浊混淆。

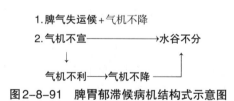

图2-8-91　脾胃郁滞候病机结构式示意图

病形：郁滞；　　　**病层**：里；　　　**病态**：静中动；

病性：阴中有阳；　**病质**：实；　　　**病势**：浅，轻，缓。

证象组合：气滞+气郁+水泄

主症：【气机不宣】症象：①面唇淡白无华，面色黄滞。②口腻，口淡无味，纳呆，不思饮食，不能食。③胸脘痞闷。④小便不利，大便反快。⑤四肢沉困。⑥怕冷。

　　　【气机不利】症象：①脘腹闷胀，时有隐疼，满闷。②肠鸣腹痛。③食后饱闷。④左胁气窜塞脘，得矢气较舒，两胁疼痛。⑤小腹痛。⑥滞下不爽，腹痛得泻痛减。⑦痢下肛坠。舌象：①舌质淡红。②苔白滑厚腻。③舌苔灰滑。④苔白而黏腻。脉象：①脉弦滑。②脉沉滑。

副症：【气机不降】症象：①嗳气呕酸。②恶心，呕吐，呕涩。③咳而频呕。

宾症：【水谷不分】症象：①大便不调，溏泄。②便下痰涩脂膏。③小便短少。

临床以水谷不分之泄泻，气机郁滞之痛胀痞满为显见症象，但必须与气机失降之呕恶症象同见，方为脾胃俱病。

鉴别诊断

脾胃郁滞候+气虚不充+津液消灼＝脾胃不和候
　　　　　├─ +阳气不行＝中阳郁滞候
　　　　　└─ +阳气不振＝中阳不和候

图2-8-92　脾胃郁滞候鉴别式示意图

脾胃郁滞候为实邪郁滞于脾胃之候；脾胃不和候则系中气虚而夹滞，燥湿互胜之证；中阳郁滞候为阴邪郁滞脾胃之阳；而中阳不和候则为中阳不足兼邪滞之候。各自不同。

传变预测

脾胃郁滞候+气虚不充+津液消灼→脾胃不和候
　　　　　├─ +阳气不行→中阳郁滞候
　　　　　└─ +阳气不振→中阳不和候

图2-8-93　脾胃郁滞候传变式示意图

脾胃郁滞候症本轻浅，治疗得当，不难速解。如消导太过，损伤中气，可转为脾胃不和候；如妄行寒凉清下，郁滞中阳，则可转中阳郁滞候；如伤及中阳，亦可转为中阳不和候。

辨证

定位　脾胃：胸脘痞闷，不思饮食，腹痛肠鸣，四肢沉困；肝脾：脘腹胀满，滞下不爽，腹痛，得泻痛减。

定性　寒湿：脘腹胀满，四肢沉困，不思饮食，苔白滑厚腻，灰滑；湿热：腹痛，滞下不爽，小便短少，舌苔黄黑黏腻；食滞：恶食，嗳气呕酸，腹满而痛，痛则欲便，得泻痛减；湿痰：呕吐痰涎，大便泻沫，便下痰涎，便下如脂膏。

定量　①轻：嗳气呕酸，恶心，大便不调。②中：呕吐，泄泻，腹满而痛，痛则欲便，得泻痛减。③重：大便泻沫，滞下不爽，小便短少，便下如脂膏。

论治　以疏利脾胃郁滞之邪为主，郁滞一除，气机畅利，则升降自如。

1.随机立法：脾胃郁滞候，其病机为实邪郁滞中焦，脾胃失其升降之常，脾失其升，胃失其降，致清浊混淆，水谷不分，治之之则，当以疏利中焦之郁滞为主，以利其升降，不可妄行补涩，或投滋腻以滞气机。

2.随位立法：病本于脾胃，法宜以疏利脾胃，运化中焦为主。病涉于肝者，兼以疏肝理气，调和肝脾。

3.随因立法：参照脾气失运候。

4.随症立法：食滞不消加神曲、麦芽；小便短少加泽泻、车前子；呕加半夏、生姜；腹痛甚加广木香、白芍；有表证加粉葛、藿香或苏叶；有热加芩、连；有寒加炮姜、砂仁；滞下不爽，酌加制大黄；便闭不泻加枳实、大黄行之。

方证：不换金正气散证、厚朴二陈汤证、排气饮证、加减排气饮证、沉香饮证、加味楂曲平胃散证、楂曲胃苓汤证、平胃散证、大和中饮证、和中化浊汤证、三宜汤证、星半安中汤证。

考证：脾胃郁滞候，气机不能宣通，脾气不升，胃气不降者，通称：中气郁滞，暑湿夹滞，足太阴寒湿，太阴湿热内结，痰积不化，顽痰结中焦，气滞食积。

张景岳云："胃脘痛证，多有因食因寒，因气不顺者，然因食因寒，亦无不皆关于气，盖食停则气滞，寒留则气凝，所以治痛之要，但察其果属实邪，皆当以理气为主，宜排气饮加减主之。"[1] **吴鞠通**说："三焦湿郁，升降失司，脘连腹胀，大便不爽，一加减正气散主之。"[2] "噤口痢，左脉细数，右手脉弦，干呕腹痛，里急后重，积下不爽，宜加减泻心汤主之。"[2] "滞下红白，舌色灰黄，渴不多饮，小溲不利，滑石藿香汤主之……辛淡渗湿宣气，芳香利窍。"[2]

吴坤安说："白而黏腻者，寒湿……更验其小便不利，大便反快，为湿邪痞满，乃湿邪结于中焦，宜厚朴、苍术、二苓、二陈之类，苦温以开泄之。"[3] "有腹痛痞满，呕吐不纳，舌燥渴饮，或大便泄泻，小水不利，或二便俱秘，此湿热内结于太阴，急宜开之，须半夏、赤苓、厚朴、草豆蔻、川连、通草、广皮、滑石之类。如便秘不泻，加枳实、大黄行之，此即转属阳明也。"[3] "若触秽暑兼挟食滞，脘中痞满，饱闷呕恶，腹中板痛，亦宜清疏中宫，如广藿梗、川郁金、川连、枳实、白蔻仁、厚朴、木香汁、生楂肉、莱菔子之类……若秽暑挟食，结于下焦，二便不通，胸腹胀满，痛楚难忍者，非枳实、大黄、承气辈不除。"[3]

雷少逸说："痰泻者，因痰而致泻也……寒湿所侵，（脾）遂困顿矣……水谷之精微，悉变为痰，痰气上袭于肺，肺与大肠相为表里，其大肠固者，肺经自病，而为痰嗽，其不固者，则肺病移于大肠，而成痰泻矣。其脉弦滑之象，胸腹迷闷，头晕恶心，神色不瘁，或时泻，或时不泻是也。宜以化痰顺气法治之，俾其气顺痰消，痰消则泻自止矣。"[4]

何廉臣说："湿郁于中，脾胃气滞，壅结为痰，治必运脾清胃，藿朴二陈汤加减。"[5]"有因痰而泻者，胸满泻沫，右脉弦滑，甚则呕吐，腹中觉冷，隐隐作痛，宜厚朴二陈汤……肥人滑泻，多属于痰，不饥不食，亦责之痰，宜青州白丸子。"[5]

姚国美说："腹痛头眩，甚则呕冷涩，下白积，脾湿生痰，此痰积内阻，清不升而浊不化（有如痰涎脂膏之物，脉弦滑，宜逐痰行气），与星半安中汤。"[6]"呃逆，嗳腐吞酸，胸脘胀痛拒按者，乃滞停中焦，阻胃之降，治以大和中饮。"[6]"嘈杂痞满，大便稀则胸稍快，大便坚则胸中难安，不思饮食，此脾胃失调，燥湿互胜，治以交泰丸。"[6]

编者按：脾胃郁滞候，因寒湿、湿热、湿痰郁滞中焦，脾胃气机失利，升降之机失序，脾不能运化，痰涎下走肠间。当以疏利中焦为主，化其湿邪，流利其气机，即**吴鞠通**所谓"辛淡渗湿宣气，芳香利窍"[2]。

引用文献

［1］张介宾.张景岳医学全书［M］.北京：中国中医药出版社，1999：1188.

［2］吴鞠通.温病条辨［M］.福州：福建科学技术出版社，2010：86，101，137.

［3］吴坤安.伤寒指掌［M］.上海：上海科学技术出版社，1959：卷一19，卷二12，卷三15.

［4］雷丰.时病论［M］.北京：人民卫生出版社，1964：37.

［5］俞根初等.重订通俗伤寒论［M］.上海：上海科学技术出版社，1959：310，385.

［6］姚国美.姚国美医学讲义合编［M］.北京：人民卫生出版社，2009：167，239，240.

十三、中气郁结候

中气郁结候系邪气与中焦之气搏结，阻其通降之候。或猝受外邪，或内停宿滞，与中气搏结，阻其宣降。

诊断

病名：［中医］中恶，气闭，瘀闭，寒疝，便秘，恶食，虫胀，留饮，胃脘痛，脘腹痛，腹痛，肠结，关格，盘肠气痛，气喘，蛔厥，痰阻闭经。［西医］肠梗阻，绦虫病，肠套叠，先天性巨结肠，胎粪性腹膜炎，胃炎，胆囊炎，胃肠功能紊乱，小儿厌食症，小儿肺炎合并心衰。

证名：脾胃阴寒证，肝脾湿火证，**脾胃气郁证**，肝脾气痰证，肝脾气火证，胃肠水饮证，**胃肠食滞证，脾胃积热证，胃肠积热证，胃肠虫积证**。

病位：脾胃，胃肠，肝脾。

病因：阴寒，湿火，积热，食滞，虫积，气郁，气痰，气火，水饮。

病机状态：郁结。实邪与中焦之气搏结，致脾胃失其通降之常，地道不通，浊邪上逆。

病机结构式：1.脾胃郁滞候–水谷不分–气机不宣＋气机郁结–气机不降＋气机冲逆

　　　　　　　2.气机郁结──→气机不利──→气机冲逆

病形：郁结；　　　　**病层**：里；　　**病态**：静中动；

病性：阴中有阳；　　**病质**：实；　　**病势**：深，重，急。

证象组合：气结＋气滞＋气逆

主症：【气机郁结】症象：①面唇青暗。②昏睡气喘。③胸腹痞胀，痞满，心下坚满。④脘痛，腹痛拒按，腹胀如鼓，腹大而硬，扪按有积块。⑤便秘，无矢气，大便不通。⑥肢冷自汗，四肢清凉。**舌象**：①舌淡红，苔白腻。②舌质略淡，淡黄腻苔。③舌质暗晦。**脉象**：①脉来乍大乍小。②脉伏。③脉沉。④六脉沉实有力。**指纹**：①浮紫，沉暗，青粗。②指纹郁滞，透过气关。

副症：【气机不利】症象：①腹痛不可忍，胀满不矢气，饱满拒按。②心腹痞闷。③胁肋膨胀，肠间辘辘有声，得矢气见减。④腹胀而坚，肚皮绷急，青筋露布，脐心突起。⑤腹胀如鼓，满如球，鼓气如蛇盘绞结状，按之软。⑥面色青紫，唇干色紫红，昏睡气粗。**舌象**：舌苔薄白。**脉象**：脉弦。**指纹**：红。

宾症：【气机冲逆】症象：①气逆，气喘，胸高喘促，喘息不得卧。②呃逆频作。③多噫，饮食不思，食后恶心。④呕逆，恶心呕吐，呕吐不止，呕吐黄色稀水。⑤泛吐酸馊，痞胀嗳酸，吐出蛔虫且有粪便臭味。⑥夜啼吐乳。⑦入夜烦躁呕吐。

临床以猝然胀痛结硬等气机郁结症象显明，更兼气机冲逆之象，即可确认。

鉴别诊断

中气郁结候 +气虚失充 +气机不宣 −气机冲逆 −气机不降 = **脾气虚结候**

└─── +阳气不行 −气机冲逆 +气机不降 = **脾阳郁结候**

图2-8-94　中气郁结候鉴别式示意图

中气郁结候为实邪搏结，阻滞中气通降，浊气上逆之候；脾气虚结候属中虚邪结，其势稍缓，为虚实夹杂之候；脾阳郁结候为阴邪郁结中阳之证。各自不同。

传变预测

中气郁结候 −气机冲逆 +气机不降 −气机郁结 +气机不宣 +水谷不分 → **脾胃郁滞候**

└─── +气机逆乱 +气机窒塞 → **中气窒闭候**

图2-8-95　中气郁结候传变式示意图

中气郁结候如救治得当，通降一复，病即可痊，若余邪未净，尚滞升降，则可转为脾胃郁滞候；如迁延失误，则可转为中气窒闭候而致厥脱莫救。

辨证

定位：脾胃：脘腹胀痛，痛多绕脐；胃肠：腹痞胀，痛得矢气见减，满腹走注疼痛；肝脾：腹胀满痛，痛支腰胁。

定性：阴寒：痛多绕脐，气聚则痛作有形，散则痛止无形，甚则腹痛拒按不支，脉迟数不一，三至一止；积热：胃脘急痛，阵发拒按，发则剧痛胀满，得食反甚，大便闭结，脉实苔黄，脉数实；食滞：恶心嗳酸，胸脘满闷，恶心腹痛，大便不通，苔黄厚；水饮：腹胀，肠间辘辘有声，自利反快，心下悸，喘息不得卧，脉伏；气郁：腹胀支腰胁，满腹走注疼痛，痛得矢气见减，气喘，气逆，多噫，脉沉弦；瘀热：少腹硬满，小便自利，大便易而色黑，脉沉结；虫积：面生白斑，唇红能食，口流清水，腹大而硬，腹痛休作不定，舌苔现槟榔纹，隐隐有点如粟。

定量：①轻：气聚则痛作有形，散则痛止无形，气逆，多噫。②中：脘腹痛胀满，恶心呕吐。③重：腹大而硬，腹痛拒按，大便不通，喘息不得卧，呕逆不止。

论治：急急通降其搏结之邪，以复其宣降之权，稍有迟延，恐致厥脱之变。以下行为顺。

1.随机立法：中气郁结候，其病机为实邪与中焦搏结，阻其通降，致脾胃猝失升降之常，故其治则当急急通降其郁结之邪，以下行为顺。结邪下行，通降有权，则脾胃自复升降之常。

2.随位立法：病在脾胃，法以疏利中焦，助其通降为主。病连于肠者，必兼以通利大肠为法；病涉及肝者，兼以疏肝利气为法。

3.随因立法：因于寒者，宜辛甘大热以温而通之；因于热者，宜苦咸寒降以清利之；因于食滞者，宜消而导之；因于停水者，宜逐水以泻之；因气滞者，宜辛香通利之；因瘀滞者，宜消化而逐之；因虫积者，宜杀虫以驱之。

4.随症立法：腹痛胀满，大便不行，当急予通利。阴寒内阻者，常配以辛苦大热之巴豆霜；内热搏结者，必配以大黄、芒硝；泻水宜用甘遂、牵牛子、千金霜之类；通气宜用木香、沉香、枳实、槟榔、乌药、莱菔子之类；导瘀宜用桃仁、酒军，甚则水蛭、虻虫之类。

方证：大建中汤证、木香槟榔丸证、枳实导滞丸证、六磨饮子证、沉香至珍丸证、调气散证、调气汤证、天台乌药散证、外台走马汤证、甘遂通结汤证、三花神佑丸证、《千金》五香汤证、大黄散瘀汤证、抵当汤证、消积汤证、加减苦参椒梅汤证。

考证：中气郁结候，实邪结滞于中焦之证，通称：气郁结聚，肠痹，滞塞上逆，食结肠腑，积热内壅，食滞中焦，胎热壅结，气裹虫胀，大小肠胀，腑胀。

仲景曰："病者脉伏，其人欲自利，利反快，虽利，心下续坚满，此为留饮欲去故也，甘遂半夏汤主之。"（《金匮要略·痰饮咳嗽病脉证并治》）

俞根初说："若郁火伤中，气逆痞满，腹痛便秘者，即用六磨饮子，下气通便以畅胸腹，必俟里热清，痞满解，始可用白术和中汤，温和脾胃以善后。"[1]"气裹虫胀，即大小肠胀，一名腑胀，腹大而硬，以指久按，其硬即移他处，又就所移者按之，其硬又移他处，或大腹，或脐旁，或小腹，无定处，或有物如蚯蚓蠢动，隐然指下，或凝结如筋而耕痛，起伏聚散，上下往来，浮沉出没，变幻多端，舌苔现槟榔纹，隐隐有点如粟。"[1]"气闭者，气内滞而污物不能行也，其脉沉，其人多噫，心腹痞闷，胁肋膨胀，若用攻药通之，虽或暂通，而其闭益甚矣。或迫之使通，因而下血者，唯当顺气，气顺则便自通矣，苏子降气汤加枳壳、杏仁主之，重则六磨汤主之。"[1]

何廉臣说："虫胀，多因于脾胃虚弱，恣食甘肥生冷，留而为积，积久生虫。如扁虫（即姜片虫）、线虫（即钩虫、蛔虫）、圆虫（即鳖瘕）等，其证腹虽胀大，时发攻痛，以手摸之，腹内有块，或一条埂起，痛有来去。乍作乍止。痛止即能饮食，甚至一痛即厥，呕恶吐涎，口流清水，面白唇红，口馋好甜，或喜食泥土、茶叶、火炭等物。《内经》所谓肠中有虫瘕蛟蛔，虫动则胃缓，胃缓则涎出是也。治宜攻积驱虫，轻则使君子汤送下蒋氏遇仙丹，或单服鸡肝药，重则必须蒋氏珍珠丹及沉香至珍丸。"[1]

姚国美说："腹胀有因失饥伤饱，痞满嗳酸，朝能食，暮不能食，得食则胀满益甚者，此饮食不节，太阴受之而为谷胀，偏实与枳实导滞丸泻之于内。"[2]"若腹作胀痛，泄泻臭秽，泻后胀痛稍减者，乃滞气盘踞大肠，治以木香槟榔丸乘势利导。"[2]

康良石说："治喘人多用降气药。不知喘病复杂，首先当辨虚实，而虚实治法又各有不同。如实证有用汗、用吐或用下，虚证有补脾、补肾、补心肺等法。余治吴某喘病，前服消痰降气等药不效，诊其脉沉实，询其便闭 4 天，余思脉沉实、大便不通，必有积于下，下气不通则气上升而作喘。用搜风顺气丸，便通气降，2 服而痊。"[3]

杨守昌说："盘肠气痛，古人称盘肠内吊，是初生婴儿常见的急性胃肠道疾患。其发病突然，证情险恶，演变迅速，严重者，短期内可导致死亡……按：祖国医学认为，盘肠气痛，系冷气搏结小肠，凝滞气机，盘结肠间，发而为痛。《幼幼集成》说：'因胎气郁积，壅结营卫，五脏六腑无一舒畅，其气不能升降，筑隘肠胃之间，抵心而痛。'此患儿为胎毒气郁，郁而化热，气热互结于中焦，壅滞肠胃，气机阻塞之患。因此，治以理气，清热泄滞，润导通肠。其药用剂量颇大，是因证急病危，须在短暂间收取速效，非用大剂不能达此目的也。"[4]

编者按：中气郁结候，因脾气郁滞，运化失职，渐致中焦气机郁结，或中焦食积化热，结于胃肠，或肠中虫积与糟粕搏结，阻滞中气，不得通降，治则当以疏利中焦气机为主，以通降其郁结，或清导中焦积热，行气消食，以除其结聚，但不可妄行攻下。

引用文献

［1］俞根初等.重订通俗伤寒论［M］.上海：上海科学技术出版社，1959：344，361，474，376.

［2］姚国美.姚国美医学讲义合编［M］.北京：人民卫生出版社，2009：245，249.

［3］福建省中医研究所.福建中医医案医话选编（第二辑）［M］.福州：福建人民出版社，1963：316.

［4］杨守昌.盘肠气痛［J］.新中医，1981，（11）：16.

十四、中气窒闭候

中气窒闭候为实邪猝然闭塞中焦，致脾胃升降逆乱之候。或猝受暑湿秽浊之气，或内动痰食之滞，猝然闭塞脾胃之气机，清浊混淆，升降逆乱。

诊断

病名：[**中医**] 中恶，中暑，痧秽，闷痧，阳痧，暑秽，瘟疫，干霍乱，绞肠痧。[**西医**] 霍乱，胃肠型感冒，中暑。

证名：**脾胃暑湿证，胃肠食滞证**。

病位：脾胃，胃肠。

病因：暑湿，食滞。

病机状态：郁闭。猝受暑湿秽浊之气，或内动痰食之滞，猝然闭塞脾胃气机，以致清不得升，浊不得降，升降逆乱，清浊混淆。

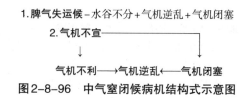

图2-8-96　中气窒闭候病机结构式示意图

病形：郁闭；　　**病层**：里；　**病态**：静中动；
病性：阴中阳；　**病质**：实；　**病势**：深，重，急。
证象组合：气滞＋气闭＋气乱

主症：【气机不宣】症象：①饱闷。②中脘不通，胸膈烦闷，头晕倦怠，心中懊恼。**舌象**：苔腻。**脉象**：脉沉伏。

【气机不利】症象：①腹中猝痛。②绞肠大痛。③腹中板实，大痛难忍。④二便不通，便闭。**舌象**：①舌苔黄腻。②苔黄燥厚。③舌苔中黄尖红。④甚则灰腻满布，中见红点黑刺。**脉象**：①关尺沉弦而涩。②右关滑实。

副症：【气机逆乱】症象：①欲吐不吐，呕逆不入。②欲泻不泻，吐泻不得。③吐泻交作。**脉象**：①脉洪大。②脉结促代。

宾症：【气机闭塞】症象：①神昏谵语，烦闷欲死，神识瞀乱，昏不知人。②烦躁懊恼。③厥逆。④面色青黑，指冷甲紫。⑤足膝拘挛。**脉象**：①脉微细。②脉两寸陷下。③脉伏。④无脉。

临床以气滞气乱症象显明，若见气闭，则病已极重。

鉴别诊断

中气窒闭候−气机闭塞＋阳气闭塞＝中阳闭塞候

└── ＋津气蕴蒸＝清气逆乱候

图2-8-97　中气窒闭候鉴别式示意图

中气窒闭候为中气猝然闭塞，气失升降之候；中阳闭塞候为阴邪猝闭中阳，升降逆乱之候；清气逆乱候为邪扰清气，浊邪上逆之候。各自不同。

传变预测

中气窒闭候＋气机不降−气机逆乱−气机闭塞＋水谷不分→脾胃郁滞候

└── −气机闭塞＋阳气闭塞→中阳闭塞候

图2-8-98　中气窒闭候传变式示意图

中气窒闭候病起仓猝，救治得当，闭塞一开，逆乱自平，虽有郁滞，可转为脾胃郁滞候；如延误失治，闭及中阳，可转为中阳闭塞候。

辨证

定位：脾胃：胸膈烦闷，腹中大痛；胃肠：腹中板实，大痛难忍，二便不通。

定性：暑湿：苔黄厚腻；食滞：苔灰腻满布；气痰：心中懊恼，胸膈满闷，头晕倦怠，脉弦涩或伏。

定量：①轻：呕恶便泻，胸膈烦闷。②中：呕泻不畅，烦躁懊恼，大痛难忍。③重：吐泻不得，神昏谵语，烦闷欲死，昏不知人，指冷甲紫，六脉俱伏。

论治：当急急通其闭塞，务使气机通调，则逆乱可平。

1.随机立法：中气窒闭候，病机为实邪猝然闭塞中气，脾胃升降逆乱，清浊混淆，故其治则当急急开通其闭塞，使气机得以通利，则升降自复其常。古法常用涌吐，先宣其上，上焦得通，则浊气自降，闭塞自开，逆乱自平。

2.随位立法：病关脾胃，急以疏利中焦为主；病涉于肠者，必佐以通利大肠。

3.随因立法：病因暑湿秽浊之气，以芳香化浊，辛开苦降为法；因于食滞者，以导滞通便为法；因于气痰者，以利气化痰为法。

4.随症立法：病发仓促，当以芳香辛通之品以救其急，如红灵丹、紫金丹、行军散、雷击散之类；腹痛甚剧者，当急予通下，如备急丸之类，外用针刺，或放痧、提痧、刮痧等法。

方证：黄连解毒汤证、枳实导滞汤证、连翘栀豉汤证、三物备急丸证、行军散证、治霍乱方证、紫金丹证、红灵丹证、雷击散证。

考证：中气窒闭候，为中焦气机郁闭，通称：闷痧，阳痧，食积壅塞中气。

吴坤安说："有触暑秽，腹痛，误饮姜糖汤而成霍乱，吐泻不得，六脉俱伏，绞肠痛欲死者，此内闭也，外用放痧、提痧、刮痧等法，内急以川郁金、石菖蒲、西黄（另冲）、川连、草豆蔻、藿香、木香、滑石、通草等投之，以开闭逐秽。"[1]"干霍乱，欲吐不吐，欲泻不泻，腹痛欲死，俗名绞肠痧是也，急用淡盐水或葱矾水用鹅羽探吐，得吐则生，不吐则死，吐后方用理气和中清疏之剂，随症治之。如已成闭症，神昏不语，放痧、刮痧等法俱不效者，急以盐填满脐孔灸之，不计壮数。"[1]"凡干霍乱，神昏不语，而形脉不脱者可治，脉伏而形神不失者亦可治，或探穴放痧，或背心刮痧，再以川郁金、石菖蒲、广藿梗、滑石粉、通草等煎汤，冲入西黄0.6g投之。"[1]"干霍乱，大痛难忍，大汗大渴，舌黄燥刺，用黄连绞水服之，汗止者生，汗不止者死。霍乱发躁，地浆水冷服之。绞肠痛，荞麦汤冷服之。"[1]

俞根初说："热霍乱最为夏月之急证，急进调剂阴阳药，阴阳水磨紫金锭一二锭和中气以解暑秽，继用分利清浊药，地浆水澄清，调来复丹灌服3~6g，解暑毒以定涌乱。"[2]"若干霍乱证，其人吐泻不得，腹痛昏闷，俗名绞肠痧，病虽险急而易愈，急用涌吐法，川椒五七粒和食盐拌炒微黄，开水泡汤，调入飞马金丹十四五粒，作速灌服，使其上吐下泻，急祛其邪以安正，历验如神。"[2]"食积壅塞中气者，若其人吐泻不得，急用涌吐法，炒盐汤冲生萝卜汁，继用理气法，香砂二陈汤冲紫金锭汁。若其人泻利无脉，当辨阴阳……阳痧急用红灵丹（0.3~0.6g 凉开水调下）或行军散（0.6~0.9g 鲜石菖蒲汤调下）以开关通脉。"[2]

王雨三说："夏秋之间，最多痧症。痧气内伏，脐腹绞痛，头晕倦怠，脉象弦涩，此系绞肠痧之证也，宜用青皮、陈皮、丹皮、赤芍、泽泻、川芎、红花、半夏、云苓……干霍乱。其证脐腹绞痛，欲吐不吐，胸膈满闷，心中懊恼，此干霍乱之证也，宜用藿香正气散。"[3]

姚国美说："腹中绞痛，欲吐不吐，欲泻不泻，此寒热骤闭，气机暴阻。夏月多有此症，名干霍乱。急用烧盐汤探吐，以开其闭；或用白芷、腹皮为散冲服，以利升降之机。烧盐汤：烧盐、热童便，三饮而三吐之。"[4]

编者按：中气窒闭候，多系食滞兼挟暑秽湿热所致，痧气食滞，猝闭中焦，脾胃升降逆乱，甚则气机骤闭。当以宣开通闭为急务，闭开再与清疏中宫食滞，以清澈之。吴坤安说："凡霍乱腹痛吐泻，脉见结促代，或隐伏，或洪大，皆不可断为死。果脉来微细欲绝，少气不语，舌卷囊缩者，不治。"[1]

引用文献

［1］吴坤安.伤寒指掌［M］.上海：上海科学技术出版社，1959：卷四45，56，60，61.

［2］俞根初等.重订通俗伤寒论［M］.上海：上海科学技术出版社，1959：31，211.

［3］王雨三.治病法轨［M］.北京：学苑出版社，2015：164.

［4］姚国美.姚国美医学讲义合编［M］.北京：人民卫生出版社，2009：167.

十五、脾气不健候

脾气不健候为脾气虚弱，健运无权之候，即脾气虚证。见于大病久病之后，或过用消伐损伤脾气。

诊断

病名：[**中医**] 虚泻，小儿泄泻，久泻，产后泄泻，久咳，虚咳，虚肿，月经后期，经前浮肿。[**西医**] 腹泻，肺结核，贫血。

证名：**脾胃气虚证，肺脾气虚证，心脾气虚证**，脾肾气虚证。

病位：脾胃，肺脾，脾肾。

病因：气虚。

病机状态：虚弱。由久病大病之后，或过投消伐之品，损伤脾气，脾气虚弱，无力健运，致水谷运化无力，升降失常。

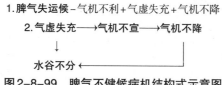

图2-8-99　脾气不健候病机结构式示意图

病形：虚弱；　**病层**：里；　**病态**：静；

病性：阴；　**病质**：虚；　**病势**：浅，轻，缓。

证象组合：气虚＋气郁

主症：**【气虚失充】症象**：①精神萎靡，终日戚戚，夜寐不安，失眠多梦。②虚羸少气，短气，呼吸短促，语声低细。③形体消瘦，四肢倦怠，嗜卧，食少运迟，食后困倦，思睡，饮食并废。④面色㿠白，面色萎黄，面目浮肿，痰如鸡子清。⑤畏寒，自汗，盗汗。⑥头晕头眩，眼花。⑦心悸。⑧腹鸣喜按，咳嗽食后则减。⑨腰痛腿酸。⑩月经少而带下多，有特殊腥味。**舌象**：舌体无荣，苔根白腻，白嫩。**脉象**：①脉沉弱而滑。②脉虚而数。③脉缓大。

【水谷不分】症象：①便频粪稀，泻次无度，泻物青绿，质稀如水，且量多势暴如注。②泄泻，久泻，泻下完谷。③泻如蚕豆花色绿。④久嗽便溏。

副症：【气机不宣】症象：①痰浓而白，痰随嗽出。②饮食少思，不食，乳食不思。③腹满。**舌象：**苔白滞，极腻不化。

宾症：【气机不降】症象：①吐食。②恶心吐涎。③呕恶不食。

临床以气虚症象显明，但必须与水谷不分症象同见，方为本候。

鉴别诊断

脾气不健候 + 气机不利 – 气机不降 – 气虚不充 = 脾气失运候

└── = 脾气虚滞候

图2-8-100 脾气不健候鉴别式示意图

脾气不健候为脾气不足，运化无力之候；脾气失运候系实邪郁滞，脾失运化之证；脾气虚滞候则系脾虚兼邪滞之候。一虚一实，一为虚实相兼之候，各自不同。

传变预测

脾气不健候 + 气机不利 → 脾气虚滞候

└── + 津液消灼 → 脾胃不和候

图2-8-101 脾气不健候传变式示意图

脾气不健候为虚弱之证，调补从缓，传变亦少，唯健运无力，最易因虚致滞，而转为脾气虚滞候；若伤及胃液，可转为脾胃不和候。

辨证

定位：肺脾：终日戚戚，倦怠不食，面色萎黄；**脾胃：**倦怠嗜卧，虚羸少气，食少运迟，便频粪稀，或泄泻，或恶心吐涎吐食，腹鸣喜按；**脾肾：**少神嗜卧，鹜溏。

定性：气虚：面色㿠白，虚羸少气，食少运迟，苔白嫩。

定量：①轻：倦怠不食，食少运迟，便频粪稀。②中：面色萎黄，倦怠嗜卧，便溏。③重：面色㿠白，虚羸少气，泄泻，鹜溏。

论治：当直补脾气，以助其健运，从缓调治，更当调饮食，慎起居，节劳欲，不难康复。

1.随机立法：脾气不健候，其病机为脾气虚弱，无力运化水谷，升降无权，因虚致郁，郁由虚致，故其治则当以补益脾气为主，略佐宣降之品以助运化，标本兼顾，脾气足则健运有权，更当调其饮食，慎其起居，节制劳欲。

2.随位立法：病本于脾胃，故法当以补脾健胃为主。病涉于肺者，兼补其肺气；病涉于肾者，兼益其肾气。

3.随因立法：同"随位立法"。

4.随症立法：食少味钝者，当兼醒其胃气，如砂仁、广陈皮、草豆蔻、谷芽、神曲之类；便泄如鹜溏者，当兼固其肾气，如芡实、山药、益智仁、肉豆蔻之类。

方证：参苓白术散证、八珍散证、一志汤证。

考证：脾气不健候，通称：脾气虚，中气虚馁，气分不充，脾虚不运，肝郁脾虚。

巢元方说："脾胃虚弱，不能传消谷食，使腑脏气痞塞，其状令人食已则卧，肢体烦重而嗜眠是也。"[1] **李东垣**说："若饮食不节，损其胃气，不能克化，散于肝，归于心，溢于肺，食入则昏冒欲睡。"[2] **陈士铎**说："饥饿之后，腹中肠鸣，手按之鸣少止者……谁知胃气之虚乎……方用实肠汤，加味四君汤亦妙。"[3] **沈金鳌**说："食方已，即困倦欲卧，脾气弱，不胜食气也，俗名饭醉（宜六君子汤加山楂、神曲、麦芽）"。[4]

叶天士治初起无寒热，即泻痢呕恶不食，乃噤口痢重病。四十日来，积少痛缓，食不下咽，不知饥饱，脉弦形衰，舌白不渴，日泻数行，全是胃倒气夺，中宫损极，下关不摄。上脘宜通其清阳，下焦当固其滑脱。人参、茯苓、焦术、炙草、炒扁豆、苡仁、桔梗、砂仁、炮姜炭、肉蔻为末，米饮下[5]。**吴坤安**说："伤寒热退之后……如其人中气虚者，病退后必纳谷少，运化迟，或大便不实，或恶心吐涎，宜六君子加减和中。形寒畏冷，宜黄芪建中温补之。凡此症，脉皆缓大，舌皆白嫩可辨。"[6]

薛生白说："湿热证，按法治之，数日后，或吐下一时并至者，中气亏损，升降悖逆，宜生谷芽、莲心（雄按：当是莲子）、扁豆、米仁、半夏、甘草、茯苓等味，甚者用理中法（雄按：吴本无此条，若可用理中法者，必是过服寒凉所致）。升降悖逆，法当和中，犹之霍乱之用六和汤也。若太阴愈甚，中气不支，非理中不可（忽然吐下，更当细审脉证，有无重感别邪，或伤饮食。雄按：亦有因忿怒而致者，须和肝胃）。"[7]

雷少逸治患嗽月余，交冬未愈，脉沉弱而滑，舌体无荣，苔根白腻，神气疲倦，饮食并废。此赋禀素弱，湿袭于脾，脾湿为本，脾不运化，酿痰入肺，肺痰为标，当补脾为主，六君加苏子、薏苡仁。5 剂，神气稍畅，痰嗽渐疏，10 余剂愈[8]。**姚国美**说："四肢倦怠，痰如鸡子清……一属脾气不运，津停成饮，宜归芪异功散助其温化。"[3]"病者终日戚戚，倦怠少食，面色萎黄，多因忧虑过度，脾气受伤，宜舒气醒脾，予一志汤。"[9]

编者按：脾气不健候，或其人心脾素虚，或忧思过度，脾气受伤，脾气虚弱，不能运化精微，上以养心，则心气亦不能煦脾，致脾气益虚，健运无权，中气升降乏力，不能分利水谷。致病之因不外脾虚与湿困，皆因脾病而起。脾气虚引起的困倦，因饮食失调，脾胃虚弱，运化无力，食后谷气不消，脾阳益困，清阳不升，神气不爽，故困顿欲睡。

引用文献

［1］巢元方.诸病源候论校释［M］.北京：人民卫生出版社，1980：634.

［2］刘完素，张从正，李杲，等.金元四大家医学全书［M］.天津：天津科学技术出版社，1994：566.

［3］柳长华.陈士铎医学全书［M］.北京：中国中医药出版社，1999：936.

［4］沈金鳌.中华医书集成·杂病源流犀烛［M］.北京：中医古籍出版社，1999：126.

［5］秦伯未.清代名医医案精华［M］.北京：人民卫生出版社，2006：78.

［6］吴坤安.伤寒指掌［M］.上海：上海科学技术出版社，1959：卷二61.

［7］王士雄.温热经纬［M］.沈阳：辽宁科学技术出版社，1997：47.

［8］雷丰.时病论［M］.北京：人民卫生出版社，1964：123.

［9］姚国美.姚国美医学讲义合编［M］.北京：人民卫生出版社，2009：217，225.

十六、脾气虚滞候

脾气虚滞候为脾气虚弱兼实邪郁滞之候，为虚实夹杂之证。由素禀脾气虚弱，运化无力，以致实邪留滞中焦而成。

诊断

病名：[中医] 虚胀，腹痛，胃脘痛，胁痛，肠澼，食泻，酒泄，久泻，虚泻，小肠泄，经行泄泻，休息痢，吐食，恶阻，疳积。[西医] 十二指肠溃疡病，胃溃疡，十二指肠憩室，慢性肠炎，胃肠功能紊乱，肠结核，慢性肝炎，妊娠呕吐，小儿厌食症。

证名：**脾胃寒湿证**，脾胃湿热证，脾胃气郁证，**肝脾气郁证**，脾胃食滞证，脾胃积热证，脾胃气虚证，**肝脾气虚证**。

病位：脾胃，肝脾。

病因：气虚，寒湿，湿热，气郁，食滞，积热。

病机状态：虚滞。由素体脾气不足，运化无力，以致实邪留滞于脾，脾更失健运之权、升降之常，不能运化水谷，分别清浊。

1.脾气不健候+气机不利

2.气虚失充——气机不利——气机不宣

↓　　　　　　　　↓

水谷不分　　　　气机不降

图2-8-102　脾气虚滞候病机结构式示意图

病形：虚滞；　　　**病层**：里；　　　**病态**：静；

病性：阴中阳；　　**病质**：虚中实；　　**病势**：浅，轻，缓。

证象组合：气虚+气滞+气郁+水泄

主症：【**气虚失充**】**症象**：①短气少续。②五更肠鸣，或终日肠鸣。②午后形寒。③面色浮黄，面部四肢浮肿。④神情疲惫，乏力。⑤纳减，便溏，月经量少色淡。⑥白带多，质清稀。**舌象**：舌尖红质淡，苔薄白腻。**脉象**：①脉软无力。②脉小缓。③脉两寸沉濡，脉右关沉迟。

　　【**水谷不分**】**症象**：①泄泻，晨泻，便溏，痛泄。②泻稀水。③完谷不化。

副症：【**气机不利**】**症象**：①腹中不和，痞满胀闷，时胀时减，中空无物，喜手按摩，胁痛腹痛。②食后腹痛，左下腹按之痛。③脘腹及两乳房发胀，乳头疼痛。④腹中奔响作痛，痛即泄青。⑤痢下赤白，大便有黏液而不爽，里急后重。**舌象**：①舌苔白。②苔滑腻，厚。③苔秽腻。**脉象**：左关沉弦，两尺沉滑有力。

宾症：**【气机不宣】症象**：①胸闷叹息。②胃纳不香，不思食。③恶闻食臭。

【气机不降】症象：①泛泛欲恶。②呕吐。③嗳腐吞酸。④嗳气，呕逆。

临床以水谷不化之泄泻与气滞之胀满显见，但必须与气虚症象同见，方为虚实夹杂之证。

鉴别诊断

脾气虚滞候－气机不利＝脾气不健候

＋津液消灼＝脾胃不和候

＋阳气不振＝脾阳虚滞候

图2-8-103　脾气虚滞候鉴别式示意图

脾气虚滞候为脾气虚兼脾气滞之候；脾气不健候为单纯脾气不足，而不兼实邪之虚证；脾胃不和候系脾气虚滞又兼胃液不足之候；脾阳虚滞候则为脾阳不足，兼脾气郁滞之虚实夹杂之证。

传变预测

脾气虚滞候－气机不利→脾气不健候

＋津液消灼→脾胃不和候

＋阳气不振→脾阳虚滞候

图2-8-104　脾气虚滞候传变式示意图

脾气虚滞候如郁滞虽去，而脾虚不复，则可转为纯虚证的脾气不健候；如妄投温热，耗伤胃液，则可转为燥湿互胜的脾胃不和候；如妄行凉泻，伤及脾阳，又可转为脾阳虚滞候。

辨证

定位：脾胃：短气少续，胀喜按摩；肝脾：腹胀痛连胁，腹中奔响作痛，痛即泄青，嗳气，呕逆。

定性：寒湿：时胀时减，中空无物，喜手按摩，舌苔白滑；湿热：痞满胀闷，腹中不和，晨泻黄赤，舌苔黄腻；气郁：腹中奔响作痛，痛即泄青，嗳气，呕逆；食滞：痞满胀闷，嗳腐吞酸，舌苔白糙。

定量：①轻：腹中不和，嗳腐吞酸，晨泻，便溏。②中：时胀时减，嗳气，痛泄。③重：腹胀满痛，呕逆，泄泻。

论治：以补益脾气为主，兼以疏利郁滞。但补不可过壅，疏不可过削。

1.随机立法：脾气虚滞候的病机为脾气虚弱，运化无力，以致实邪郁滞而成虚实夹杂之证，故其治则当虚实兼顾，补益脾气与疏利郁滞并重，但补不宜过壅以滞邪，疏不可过削，重伤脾气，更忌腻滞，以碍运化。

2.随位立法：病本于脾胃，其治法当健脾和胃，疏利中焦，虚实兼顾。病涉于肝者，宜兼以疏肝理脾，调其虚实。

3.随因立法：本自脾气虚弱，法当以补益脾气为主。兼湿滞者，寒湿宜兼温化，湿热宜兼清化；挟气滞者，参以疏利气机；挟食滞者，参以消导积滞。

4.随症立法：挟热，便溏不爽者，加芩、连、煨葛；挟湿，胸闷溺赤者，佐赤苓、泽泻；挟食，嗳腐吞酸者，宜佐山楂、厚朴；挟气，气窜肠鸣胀痛者，宜佐青皮、广木香；气下陷者，加川柴胡，升麻；血虚，加归身、生白芍；痰盛者，加姜夏、远志。

方证：参术健脾汤证、葛花解醒汤证、香砂左金汤证、大顺汤证、香砂宽中散证、解肝煎证、逍遥散证、痛泻要方加味证、治中汤证、健脾制肝汤证、黄芪建中汤加味证。

考证：脾气虚滞候，脾气虚弱以致脾之健运受阻者，通称：中虚气滞，气虚中满，脾虚肝郁，木郁土中，肝气犯脾，肝气犯胃，肝胃气痛，中虚挟瘀。

仲景曰："发汗后，腹胀满者，厚朴生姜半夏甘草人参汤主之。"（《伤寒论》66条）

陈士铎说："人有肠中自鸣，终日不已，嗳气吞酸，无有休歇，人以为脾气之虚也，谁知是肝气之旺乎。故治肠鸣之病，不必治肠，治脾土而已。亦不必专治脾土，治肝木而已。肝木之风静，脾土之气自静也。方用安土汤，香栀平肝饮亦佳。"[1]

何秀山说："因于克削伤中者，必兼时胀时减，中空无物，用六君子汤去甘草调下（香砂宽中散）。因于中气久虚者，必兼或宽或急，喜于按摩，用补中益气汤调下（香砂宽中散）。"[2] **何廉臣**说："气虚中满症，亦属难治，每仿陆肖愚先生法，进退调补，酌用补气养荣汤……调下宽膨散3g。"[2]

何廉臣又云："虚胀，多因于脾胃衰弱，气虚中满，腹虽膨胀，按之不痛，便溏肠鸣，舌白脉软。暮宽朝急，气虚；朝宽暮急，血虚；朝暮急，气血俱虚。《内经》所谓足太阴虚则膜胀也。治宜温养阳气，初用参术健脾汤……继投健脾制肝汤……气下陷者，加川柴胡1.5g，升麻0.9g；血虚，加归身、生白芍各4.5g；痰盛者，加姜半夏9g，远志肉4.5g……补中理气以宽胀，胀消十之七八，则用香砂理中汤温健脾胃以善后。"[2] "有伤酒而泄，晨起必泄，素嗜饮，经年不愈者，宜葛花解醒汤，或理中汤加葛根，吞酒煮川连丸（酒煮黄连一味为丸）。"[2]

编者按：脾气虚滞候，或因肝气郁滞中焦，脾气运化乏力，气机失其通降，胃脘痛不舒，左胸胁痛反复发作，或大便间行而溏，或反复吐血、便血，当补其脾兼疏利肝脾之气，以行其滞。**叶天士**有云："东垣每调和脾胃，疏泄肝木，最属近理。若守中之补，及腻滞血药皆左。"[3]

引用文献

[1] 柳长华.陈士铎医学全书［M］.北京：中国中医药出版社，1999：936.

[2] 俞根初等.重订通俗伤寒论［M］.上海：上海科学技术出版社，1959：345，349，373，385.

[3] 叶天士.临证指南医案［M］.上海：上海卫生出版社，1958：452.

十七、脾气虚结候

脾气虚结候为脾气虚弱兼实邪郁结之候，为邪滞郁结，经久不愈，脾气渐致虚弱而成虚实夹杂之候。

诊断

病名：[**中医**] 腹痛，肿胀，虫蛊，虫泻，疳积，疳膨，湿热痢。[**西医**] 急性机械性肠梗阻，慢性肾炎，肾病综合征。

证名：脾肾湿热证，脾胃食滞证，肝脾食滞证，**胃肠虫积证**。

病位：脾胃，胃肠，脾肾，肝脾。

病因：湿热，食滞，虫积。

病机状态：虚结。多由中气结滞既久，脾气渐虚，或曾经反复消导疏利，耗伤脾气，以致中气结滞与脾气虚弱并存。

1.中气郁结候 – 气机冲逆 + 气机不降 + 气机不宣 + 气虚不充

2.气虚不充 ⟶ 气机不利 ⟶ 气机不宣

气机郁结 　　　　气机不降

图2-8-105　脾气虚结候病机结构式示意图

病形：虚结；　　**病层**：里；　　**病态**：静；

病性：阴中阳；　**病质**：实中虚；　**病势**：深，重，缓。

证象组合：气虚 + 气结 + 气滞 + 气郁

主症：【气虚失充】症象：①毛发焦枯，面黄肌瘦，四肢瘦削，皮毛憔悴，肌瘦骨立。②表情呆滞。③面部花白色斑。④口唇润红，内有白点。②嘈杂难忍。**舌象**：①舌质淡，苔薄白。②苔有点如粟。**脉象**：①脉虚细。②脉细弱。**指纹**：淡。

　　　　【气机郁结】症象：①腹大如箕，肚大青筋。②脐周扪及蛔虫缠结之条索状物。③脘腹胀满疼痛。④二便不通。**脉象**：脉沉弦。

副症：【气机不利】症象：①腹部膨大。②时或胀痛。

宾症：【气机不宣】症象：①面色或红或白。②饮食乍进乍退。③不思饮食，食后脘满。

　　　　【气机不降】症象：饥即口吐涎沫。

临床以气机结滞症象明显而易见，但必须与气虚症象同见，方可认定为本候。

鉴别诊断

脾气虚结候 – 气虚不充 – 气机不宣 – 气机不降 + 气机冲逆 = **中气郁结候**

└── + 阳气不行 = **脾阳郁结候**

图2-8-106　脾气虚结候鉴别式示意图

脾气虚结候为脾气虚而兼脾气结滞之候；中气郁结候为邪结中焦，纯实无虚之证；脾阳郁结候为阴邪郁结中焦，亦属纯实之证。

传变预测

脾气虚结候–气机郁结–气机不利＋水谷不分→脾气不健候

└──–气虚不充–气机不宣＋阳气不行→脾阳郁结候

图2-8-107　脾气虚结候传变式示意图

脾气虚结候如经消补并施，结滞虽除，脾气未复，可转为脾气不健候；如过投寒泻，滞及脾阳，亦可转为脾阳郁结候。

辨证

定位：脾胃：面黄，皮毛憔悴，四肢瘦削，肌瘦骨立，嘈杂；胃肠：脘腹胀满疼痛，二便不通，腹大如箕，食后脘满，饥即吐沫，大便溏滞不化；肝脾：嘈杂难忍，肚大青筋，目赤目劄。

定性：湿热：脘痞腹胀，口腻不食，便溏尿赤；食滞：食后脘满，饮食乍进乍退，饱则腹虽不痛，脘满难受；虫积：面色或红或白，口唇润红，内有白点，多嗜肥甘，饥即口吐涎沫，嘈杂难忍，舌苔有点如粟。

定量：①轻：面黄，四肢瘦削，食后脘满，溏滞不化。②中：皮毛憔悴，脘痞腹胀，口腻不食，自利不爽。③重：肌瘦骨立，腹大如箕，肚大青筋，脘腹胀满疼痛，二便不通。

论治：当消补并重，补益脾气，兼消导结滞，亦扶正逐邪之法，但当权衡邪正偏盛偏衰，而消补亦有所侧重。

1.随机立法：脾气虚结候为脾气虚弱，而又有实邪滞结于中，为虚实夹杂之候，故其治则当一面补脾益气以助其正，一面疏导消磨以攻其结，虚实兼顾，尤重在攻邪。滞结一除，邪去正安，再理其虚，其病可起。

2.随位立法：病在于脾气虚弱，故法当以补脾为主。病涉于胃，宜调其胃气；病涉及肠，宜参以疏导大肠，使结邪有下出之路；病涉于肝，宜兼调其肝气，使肝脾调和。

3.随因立法：病由湿热滞结者，宜辛开苦降以解其结滞；病由食滞内结者，宜消而导之；病由虫积而滞结者，宜杀而驱之；总之结滞不除，则正气难复。

4.随症立法：脘腹胀满疼痛，二便不通，势急者，须通利大肠，如厚朴、松子仁、郁李仁、生大黄之类；腹胀青筋，势缓者，当消磨以缓下之，如槟榔、酒军、山楂、鸡内金、牵牛子之类。

方证：加味泻心汤证、补气消导润肠通便方证、言氏疳积药粉方证、加味五香汤证、消疳金蟾丸证、灶马散证、加味一捻金证。

考证：脾气虚结候，脾气虚致气机郁滞，渐致结聚者，通称：气虚伤食，湿热痞结。

俞根初说："虫蛊则腹大如箕，时或胀痛，重按则痛始缓，四肢瘦削，饮食乍进乍退，面色或红或白，口唇独红，内有白点，多嗜肥甘，饥即口吐涎沫，饱则腹虽不痛，脘满难受，舌苔有点如粟。"[1]"初起通用五胀分消丸。虫蛊，用槟榔大枣汤送下。"[1]

何秀山说："蛊胀，送下消疳金蟾丸……善治小儿疳胀，面黄胀大，肌瘦骨立，奇效。"[1] **何廉臣说**："疳臌，多因于失饥伤饱，鱼肉中误服虫子，虫吸血液，生长繁殖，积久而成臌。形如蜘蛛，故俗称蜘蛛胀。《万氏全书》谓之疳臌。治以驱虫消疳，轻则七味保婴汤调下癞蛤散，重则加味五香汤调下灶马散，屡奏捷效。"[1]

姚兴华治腹泻3天，日下3~4次，别无不适感。昨晚因食粽子3枚，玉米面饼1个，于当晚12时许腹痛、腹胀突然发作，随即恶心呕吐，水谷不能入。患者呈衰老病容，消瘦，面黄，不能平卧，神志清楚，精神不振。X线透视：肠管扩张充气。诊断为急性机械性肠梗阻，转中医治疗。初诊：脘腹胀满疼痛，二便不通，脉沉弦，舌苔薄白。脾胃虚弱，无力运化。证属气虚伤食，治以补气消导，润肠通便。药后呕吐渐止，二便皆下，大便中未消化食物甚多，秽臭，时放屁，腹胀、腹痛除，舌苔微腻。积滞已除，气机已经通畅，唯胃气稍虚，予六君子汤1剂，以资调养[2]。

编者按：脾气虚结候，因湿热、食滞、虫积于胃肠，阻滞小肠，致其失受盛之能，不能转输水谷精微于脾，以致脾气渐衰，运化无力，积滞内结，正虚邪实。当益气健脾，兼以清热利湿、消食导滞、驱虫攻积，扶正逐结，补泻并施。

引用文献

［1］俞根初等.重订通俗伤寒论［M］.上海：上海科学技术出版社，1959：362，364，365，380.

［2］姚兴华，王益敏，姚树锦，等.治验急性肠梗阻3例［J］.上海中医药杂志，1966，（2）：62.

十八、脾胃不和候

脾胃不和候为中焦脾胃不调，寒热、虚实、燥湿、升降失调之候。脾气虚而胃家实，脾寒而湿胜，胃热而燥胜，以致脾升胃降失常。

诊断

病名：[中医]痞满，嘈杂，恶阻，消渴，久泻，噤口痢，疳积，虫泻，夜盲。[西医]萎缩性胃炎，十二指肠溃疡，胃下垂，糖尿病，小儿厌食症。

证名：脾胃气虚证，**脾胃湿热证，脾胃虚火证，**脾胃气郁证，脾胃食滞证，**肝脾虫积证。**

病位：脾胃，肝脾。

病因：气虚，湿热，虚火，气郁，食滞，虫积。

病机状态：虚滞。由脾胃气液两伤，实邪留滞，迁延日久，以致脾胃寒热、燥湿、虚实失调，中焦升降失司，胃不主纳，脾不主运，而成中焦脾胃不调之候。

1.脾气虚滞候＋津液消灼

2.气虚失充＋津液消灼——→气机不宣┐

＋

气机不利——→水谷不分 ——→气机不降

图2-8-108　脾胃不和候病机结构式示意图

病形：虚滞；　　**病层：**里；　　**病态：**静；

病性：阴中阳；　**病质：**虚中实；　**病势：**浅，轻，缓。

证象组合：气虚＋气滞＋液灼＋气郁

主症：【气虚失充】症象：①面色萎黄，面色青黄，皮毛憔悴。②素体瘦弱，形瘦神疲，精神萎靡，周身倦怠，语言无力。③头晕。④口馋欲纳，但纳不多。⑤稀溏软便，大便稀溏，一日数次。⑥月经先期，量多，十日方净。⑦白带多淋漓。**舌象：**①舌淡嫩微红，苔薄白。②舌淡，边有齿印，苔白欠润。**脉象：**①脉微弱。②脉缓怠无力。③右脉浮濡沉细。④脉细无力。

【气机不利】症象：①脘腹痞满，晨起胃脘有气包突起。②脘腹胀满，入暮较甚，至下半夜尤甚，从心下用手向左肋下按之则痛，伴有肠鸣。**脉象：**缓而带弦。

副症：【津液消灼】症象：①胸膈烦满。②嘈杂，善饥。③口苦，烦渴，唇口作干，口干欲饮，食量大增。④尿色淡黄。⑤潮热，通身皮肤灼热，手足心热。⑥便结，结如羊矢，小便黄热。**舌象：**质偏红，干，苔薄黄，根部厚腻。**脉象：**脉细数而虚弱。

【水谷不分】症象：①腹泻，便稀溏。②稍嗜寒凉食物则肠鸣下利。

宾症：【气机不宣】症象：①面黄肌瘦，表情呆滞。②胸闷。③食纳减少，不思食。

【气机不降】症象：①食则呕恶。②嗳气。③干咳息促。

临床以郁滞症象显明，但必须与气虚、液伤症象同见，方可确诊。

鉴别诊断

脾胃不和候–津液消灼＝脾气虚滞候

└── –气虚不充＋阳气不振–气机不宣＝**中阳不和候**

图2-8-109　脾胃不和候鉴别式示意图

脾胃不和候为中焦脾胃虚实、寒热、燥湿不调之候；脾气虚滞候仅为脾气虚弱兼脾气郁滞之证；中阳不和候则为脾胃阳虚兼郁滞之证。

传变预测

脾胃不和候–津液消灼→脾气虚滞候

├── –气机不利→**脾气不健候**

├── –气虚不充＋阳气不振–气机不宣→**中阳不和候**

└── ＋津液枯涸＋阴虚失养–气失宣降–气机不利–水谷不分→**脾阴消涸候**

图2-8-110　脾胃不和候传变式示意图

脾胃不和候从缓调治得当，胃液已复，胃热已除，可转为脾气虚滞候；如郁滞亦除，唯脾气未复，则可转为脾气不健候；如过投寒凉，脾阳已伤，则可转为中阳不和候；如过投温燥疏利，虽气滞得除，而阴液受其伤残，亦可转成脾阴消涸候。

辨证

定位：脾胃：面色萎黄，语言无力，口馋欲纳，但纳不多，形瘦神疲，皮毛憔悴；肝脾：面色青黄，不思食，便溏。

定性：气虚：面色萎黄，语言无力，形瘦神疲，毛发焦枯，面黄肌瘦；湿热：胸闷，不思食，食则呕恶。便溏，泻利；虚火：嘈杂，善饥，烦渴，唇口作干，潮热，便结，舌红干；虫积：颜面花白色斑块，早期嗜食无度，晚期不思饮食，肚腹膨大，下腹部可扪及条索状物。

定量：①轻：胸闷，嘈杂，善饥，不思食，食则饱胀。②中：唇口作干，痞满，便溏。③重：烦渴，腹胀，泻利，潮热。

论治：当从调和之法，视其虚实、燥湿所偏而调之，不可偏执。

1.随机立法：脾胃不和候，其病机为脾胃虚滞，寒热燥湿互胜，升降失调，运化无权，故其治则，当察其邪正虚实，寒热、燥湿之偏胜偏衰而调之，补消、温清、燥润、升降当斟酌而合用，面面兼顾，方为得法。

2.随位立法：病关脾胃，脾为湿土，喜燥恶湿，胃为燥土，喜湿恶燥，故其治法当温燥健脾，清润滋胃，以调和其燥湿。如病涉及肝者，更当养肝血，疏肝气，以调和肝脾。

3.随因立法：因于气虚者，当以温补脾气为主；因于虚火者，当以滋养胃液为主；挟湿热者，宜辛开苦降，以宣泄之；挟气滞者，兼以疏利，以调其气；挟食挟虫者，当兼以消导驱虫，虚实兼顾。

4.随症立法：补脾忌温燥，宜平补，如莲子、薏苡仁、茯苓、白扁豆、山药之类；清胃忌苦寒，宜清润，如南北沙参、玉竹、石斛、麦冬、生地、黄精之类。

方证：参苓白术散证、六神汤合消食丸化裁证、石斛资生汤证、清心养胃汤证、交泰丸证、驱虫四苓汤证、明目鸡肝散证。

考证：脾胃不和候，脾气虚，胃液伤，更兼中气郁滞者，通称：脾胃失调，脾胃不调，燥湿互胜。

叶霖说："(噤口痢)丹溪用人参黄连呷法，亦清热养胃之义。孔以立以藕汁煮熟，稍加砂糖频服，兼进多年陈米稀糜，似较人参、石莲、黄连为稳。究不若黄履素《折肱漫录》中所载鳗骨煅炭研细，白砂糖调服之，尤效也。学者鉴诸。"[1]**董废翁说**："凡胃虚内热，烦渴泻利，脉微弱者，七味人参白术散。若发热者，人参三白汤加炒黄连。"[2]

何秀山说："若久痢而致噤口，是胃气虚愈，独参、理中尚难为力也。若脉细弱者宜参苓白术散加菖蒲末，米饮调下。沈金鳌云：石菖蒲治噤口痢，屡试屡效。"[3]

雷少逸说："倘或绝不思食，下痢无度，不可治也，唯独参汤合陈仓米浓煎频服……若久痢口噤不食，此胃气告匮，非比初痢噤口，尚有浊气可破，积滞可驱，唯大剂参、术，佐以茯苓、甘草、藿香、木香、煨葛之属，大补胃气，兼行津液乃可耳。但得胃气一复，饮食稍进，便宜独参汤，略加陈皮，或制香附，缓缓调补，兼行气滞，方为合剂。加茯苓之淡渗，木香之耗气，干葛根之行津，皆当屏除也。"[4]

"虫泻，是儿科常见病之一，发病率较高……临床经常遇到虫泻迁延不愈来诊者，究其原因有二。一是'见泻治泻'。由于本病表现为腹泻，而虫泻症象早期常不明显，故往往作消化不良论治，而忽略了寄生虫的存在，致虫毒得不到及时治疗。二是'只见正虚，不见邪实'。明知虫毒为患，又恐腹泻日久，体质虚弱，不耐攻伐，不以驱虫排毒为要务，姑息因循，专事助脾，甚者滥用温补、收涩，将虫毒、宿食、湿邪一概补住，无路可出……本病主要是虫毒壅聚，阻碍运化之机。脾主运化，喜燥恶湿。虫毒内扰，脾阳受伤，运化无权，则水易为湿，谷易成滞，不能化水谷、生津液以输布周身，清浊不分，合污下降，并走大肠而成泻。故本病治疗首当驱虫排毒，佐以渗湿健脾。"[5]

宋善安治（萎缩性胃炎）胃阴虚：主要表现是食欲不振，口干口渴，上腹隐疼，食后腹胀，喜食酸物，大便溏泄，面色萎黄，身体消瘦，舌质红绛，无苔，舌边、尖烂疼，脉象细数。治则：清心养胃。处方：清心养胃汤（自拟）。本方有清心火，养胃阴，生脾津作用。因心火得清，胃阴得复，津液得行，诸症自愈。如枯苗得雨则勃然兴之矣[6]。

编者按：脾胃不和候，因湿热久蕴中焦，耗伤脾气胃液，或脾气不足，运化无力，胃气郁滞，阳气不得宣泄，而生热化燥，消灼津液，或因肠中虫积而致肝脾郁滞，脾失运化，而成脾虚胃燥，脾胃失和，肝脾失调之证。治当温补脾气，健脾燥湿，或清化湿热，清肝泻火，驱虫逐积，清润胃燥，调和脾胃。

引用文献

［1］李顺保.温病条辨集注与新论［M］.北京：学苑出版社，2004：435.

［2］高鼓峰，董废翁.医宗己任编［M］.上海：上海科学技术出版社，1959：162.

［3］俞根初等.重订通俗伤寒论［M］.上海：上海科学技术出版社，1959：390.

［4］雷丰.时病论［M］.北京：人民卫生出版社，1964：41.

［5］梁曼华，高百坚.高哲睿老中医治疗虫泻经验［J］.新中医，1978，（1）：18.

［6］宋善安.萎缩性胃炎的辨证论治［J］.新中医，1978，（3）：29.

十九、脾阳失运候

脾阳失运候为阴邪郁滞脾阳，致运化失常之候，为中焦阴证之一。常见于慢性疾患。或外受寒湿之邪，或内停冷食之滞，均可致脾阳郁滞。

诊断

病名：［中医］溢饮，寒湿泄泻，洞泄，飧泄，饮泻，久泻，寒痢，湿热痢，伏湿，阴黄，胀满。［西医］慢性结肠炎。

证名：肝脾风湿证，**脾胃寒湿证**，脾胃湿热证，脾胃水饮证，肝脾水饮证，脾肾水饮证，**脾胃食滞证**。

病位：脾胃，肝脾，脾肾。

病因：寒湿，风湿，湿热，食滞，水饮。

病机状态：郁滞。由外受寒湿之邪，内伤生冷之物，郁滞中焦，困怠脾阳，致健运无权，运化不及，水谷不化，气机不利。

1.**脾气失运候**+阳气不行

2.阳气不行

↓

气机不利──→气机不宣──→水谷不分

图2-8-111　脾阳失运候病机结构式示意图

病形：郁滞；　**病层**：里；　**病态**：静；

病性：阴；　**病质**：实；　**病势**：深，重，缓。

证象组合：阳滞+气滞+气郁+水泄

主症：【阳气不行】症象：①面色㿠白，身目黄晦。②身重肢倦，神倦贪睡，气息微弱而凉。③身冷背恶寒，四肢不温，身凉如冰。④懒言自汗。⑤舌蹇语重。⑥脐腹冷痛。⑦食少不饮。⑧痢下赤而暗晦。⑨小便清短。**舌象**：①舌苔白腻。②苔白灰滑。③舌苔厚腻。**脉象**：沉、迟、涩、濡、细、软、缓。**指纹**：淡白。

【气机不利】症象：①腹胀，腹满肠鸣而痛。②腹胀气攻胸胁。③腹痛后重。④心腹胀满，痛泻不已，痛则欲便，便则痛减。⑤腹胀大如鼓，不硬。⑥大便了而不了。**舌象**：①舌白如粉。②苔淡黄腻。**脉象**：①脉紧细，按之空虚。②脉细数。

副症：【气机不宣】症象：①脘痞。②心下痞硬。③恶心。④恶食少食，不欲饮食，食则嗳腐吞酸。

宾症：【水谷不分】症象：①自利，便溏，晨泻。②泻下量少，色白带沫，或泄泻流连，自利白滑胶黏。③痢下色白清稀而腥，飧泄不化。④小便短赤。⑤小便全无。

临床以郁滞症象显明，但必须与阳滞症象同见，方可确认。

鉴别诊断

脾阳失运候 – 阳气不行 = **脾气失运候**

├── +气机不降 = 中阳郁滞候

└── –阳气不行+阳气不振 = **脾阳虚滞候**

图2-8-112　脾阳失运候鉴别式示意图

脾阳失运候为阴邪郁滞脾阳之候；脾气失运候病势较浅，仅郁滞气分，未伤脾阳；中阳郁滞候则为脾阳与胃阳均见郁滞之候；脾阳虚滞候为脾阳虚兼邪滞之候，为虚实夹杂之证。

传变预测

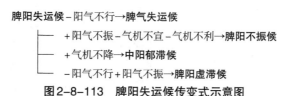

脾阳失运候 – 阳气不行 → **脾气失运候**

├── +阳气不振 – 气机不宣 – 气机不利 → **脾阳不振候**

├── +气机不降 → **中阳郁滞候**

└── –阳气不行+阳气不振 → **脾阳虚滞候**

图2-8-113　脾阳失运候传变式示意图

脾阳失运候如进温通，阳气已行，而郁滞未除，可转为脾气失运候；如过投疏利，郁滞虽除，脾阳已伤，则转为脾阳不振候；如误进寒凉，滞及胃阳，则可转中阳郁滞候；或伤及脾阳，又可转为脾阳虚滞候。

辨证

定位：脾胃：脘腹冷痛，腹胀，肠鸣；肝脾：腹痛欲泻，泻后痛减不止，腹中辘辘，手足发冷，神情默然，舌苔薄腻，脉来迟缓而兼弦象；脾肾：面色㿠白，神情黯然，身重肢冷，脐腹冷痛。

定性：寒湿：身重肢冷，面色㿠白，或泻或痢，痢下色白清稀而腥，或赤而晦暗，腹痛，身目黄晦，脉迟涩；湿热：腹痛绵绵，口苦咽干，泻利黄沫，小便赤痛，苔淡黄腻；风湿：身重肢懈，肠鸣辘辘，腹痛欲泻，下利清谷；食滞：恶心少食，嗳腐吞酸，腹满肠鸣而痛，飧泄不化，泄泻流连；水饮：渴能饮水，水下复泻，泻时腹中隐痛，日益消瘦，四肢不温，畏寒，脉细，舌淡苔白滑。

定量：①轻：腹胀，肠鸣，腹痛欲泻，泻后痛减不止。②中：手足发冷，神情黯然，腹满肠鸣而痛，飧泄不化。③重：身重肢冷，面色㿠白，脐腹冷痛，泄泻流连。

论治：急急温通脾阳，疏利郁滞。

1.随机立法：脾阳失运候，其病机为阴邪郁滞脾阳，致脾阳失其运化之常，故其治则当以温通脾阳为主，兼以疏利郁滞，阳气一通，则郁滞可行，运化可复，切不可稍涉寒凉，更忌滋腻。

2.随位立法：邪滞脾阳，于法当以温通脾阳为主。涉及于胃，宜兼和胃气；病涉及肝，当兼以疏肝理气；病涉及肾，宜兼以温通肾阳。

3.随因立法：因于湿滞，寒湿宜从温化，湿热宜参以清解，风湿更当参以疏散；因于食滞，当以温燥消导为主；因于水停，宜从温化分利以行其水。

4.随症立法：上焦有暑湿或呕者，反佐姜、连少许；瓜果积可加丁香、草果；身目俱黄，当重用茵陈蒿以退黄。

方证：炮姜胃苓散证、培中泻木法加味证、理脏汤证、附子理中丸证、连理汤加味证、温脾汤证、温中平胃散证、茵陈术附汤证、茵陈附子汤证、四逆散合苓桂术甘汤证、温阳逐饮方证。

考证：脾阳失运候，脾阳虚兼邪滞者，通称：脾胃寒滞，足太阴寒湿，伏风作泻，肝脾不和，水饮潴留。

仲景曰："伤寒发汗已，身目为黄，所以然者，以寒湿在里，不解故也，以为不可下也，于寒湿中求之。"（《伤寒论》259条）

吴鞠通说："自利腹满，小便清长，脉濡而小，病在太阴，法当温脏，勿事通腑，加减附子理中汤主之……附子理中汤去甘守之人参、甘草，加通运之茯苓、厚朴……瓜果积加丁香、草果；下利滞涩加当归；其有误用克伐者，则人参又当倍用矣；上焦有暑湿，或呕者，反佐姜、连少许。"[1] "足太阴寒湿，四肢乍冷，自利，目黄，舌白滑，甚则灰，神倦不语，邪阻脾窍，舌謇语重，四苓加木瓜草果厚朴汤主之……阳素虚者，加附子6g。"[1]

吴坤安说："若发黄，汗出身冷，脉沉迟者，阴黄也，茵陈五苓加干姜。"[2] "阴证发黄者，宜茵陈四逆汤温之，环口黧黑，冷汗者，阴黄死症也。"[2] "发黄，汗出身冷，脉沉迟，小便不利，口不渴者，阴黄症也，五苓散加干姜、茵陈。二便俱利者，理中汤加茵陈。伤寒遇辰、戌、丑、未年，太阳太阴司天，医用寒凉太过，往往有阴黄之症，脉沉迟，肢体冷而发黄者，宜理中汤加茵陈主之。小水不利，理中加二苓、官桂。呕者，理中合二陈、生姜。若天久淫雨，湿令大行，又当理中汤合平胃散为当，甚则加附子。"[2]

费伯雄说："胃胀者，腹满，胃脘痛，鼻闻焦臭，妨于食，大便难。胃为水谷之腑，职司出纳。阴寒之气上逆，水谷不能营运，故腹满而胃痛。水谷之气腐于胃中，故鼻闻焦臭，而妨食便难也。当平胃祛寒，温中平胃散主之……大肠胀者，肠鸣而痛濯濯，冬日重感于寒，则飧泄不化。大肠为传导之官，居小肠之下，司变化而出糟粕。寒气上逆，变化失度，故肠鸣腹痛而有水声。重感于寒，故完谷不化也。当温通肠胃，上下兼顾，未可徒治大肠也。顾母理脏汤主之。"[3] **雷少逸说**："食泻者，即胃泻也。缘于脾为湿困，不能健运，阳明胃腑，失其消化，是以食积太仓，遂成便泻。其脉气口紧盛，或右关沉滑，其证咽酸嗳臭，胸脘痞闷，恶闻食气，腹痛甚而不泻，得泻则腹痛遂松，当用楂曲平胃法治之。"[4] "寒痢之证，实因炎热贪凉，过食生冷，冷则凝滞，中州之阳，不能运化，清气不升，脾气下陷，以致腹痛后重，痢下白色，稀而清腥，脉迟苔白者，当去其寒，兼扶脾土，则痢自止，宜用暖培卑监法佐以楂炭、木香治之。"[4]

俞根初说："若湿流肌肉，发为阴黄，黄而昏暗，如熏黄色，而无烦渴热象者，前方（藿香正气汤）送下矾硫丸，燥湿除疸以退之。"[5] **何廉臣说**："伤寒变痢……或如鱼脑及鼻涕、冻胶者，脾虚冷痢也，宜二术、炮姜等味。"[5] **王雨三说**："寒湿之证，身重肢冷，面色㿠白，小便清，饮食少，脉迟涩者，用胃苓汤以炮姜。"[6] **姚国美说**："若泄泻流连，经年累月，脐腹冷痛，休作无时者，此肠间痼冷，宜温脾汤以温通之。"[7]

编者按：脾阳失运候，系寒湿内侵中焦，或伤于生冷之物，脾阳郁滞，旋运无力，失其通利，不能运化水谷，以致传导失常。**雷少逸**云："冷则凝滞，中州之阳，不能运化，清气不升，脾气下陷。盖清阳下陷则利，冷食内凝则滞。"[4]

引用文献

［1］吴鞠通.温病条辨［M］.福州：福建科学技术出版社，2010：77，101.

［2］吴坤安.伤寒指掌［M］.上海：上海科学技术出版社，1959：卷二10，11，卷三49.

［3］张元凯，时雨苍，杨伯棠，等.孟河四家医集［M］.南京：江苏科学技术出版社，1985：76.

［4］雷丰.时病论［M］.北京：人民卫生出版社，1964：38，39.

［5］俞根初等.重订通俗伤寒论［M］.上海：上海科学技术出版社，1959：190，391.

［6］王雨三.治病法轨［M］.北京：学苑出版社，2015：132.

［7］姚国美.姚国美医学讲义合编［M］.北京：人民卫生出版社，2009：186.

二十、脾阳郁闭候

脾阳郁闭候为阴邪猝闭脾阳，以致中焦阳气骤然失其升降之候。为中焦阴证中之急证。或外受阴寒之邪，或内停生冷之物，致脾中阳气由滞而闭。

诊断

病名：［中医］中寒，腹痛，腹胀，寒积，寒疝。［西医］肠痉挛，肠梗阻，阴囊炎症。

证名：肝脾阴寒证，胃肠食滞证。

病位：肝脾，胃肠。

病因：阴寒，食滞。

病机状态：郁闭。由猝受阴寒之气，或内停生冷之物，阴邪猝然滞闭脾阳，致脾阳失其升降之能，不得宣通上下。

1.**脾阳失运候**＋气机不降－水谷不分－阳气不行＋阳气闭塞

2.**阳气闭塞**——→气机不利——→气机不宣

└———→气机不降

图2-8-114　脾阳郁闭候病机结构式示意图

病形：郁闭；　　**病层：**里；　　**病态：**静中动；

病性：阴；　　**病质：**实；　　**病势：**深，重，急。

证象组合：阳闭＋气滞＋气郁

主症：【阳气闭塞】症象：①面青唇白，面目及唇皆无色泽。②自汗如雨，恶寒。③肢厥冷逆，手足逆冷。④手足拘急不仁。⑤痛喜按，得热则缓。**舌象：**①舌白滑。②甚则灰。**脉象：**①脉迟细微。②脉沉弦伏。③脉迟小涩。④脉沉迟或沉微。⑤脉沉紧。⑥脉沉细。

副症：【气机不利】症象：①脐中痛不可忍。②胸腹胀痛，似拳头突出，手不能触。③腹中痛，腹痛绵绵，绞痛。④小腹卒痛。⑤便溏，大便窒塞。⑥二便不通。**脉象：**①脉浮大缓。②脉沉实。

宾症：【气机不宣】症象：①心下痞，胸膈膜满。②不欲食。③不食不寐。

　　　　【气机不降】症象：呕吐，食入反出。

临床以气滞之胀满绞痛，二便闭塞症象显明，但必须与阳闭症象同见，方可确诊。

鉴别诊断

脾阳郁闭候－阳气闭塞＋阳气不行－气机不宣＋气机郁结＝**脾阳郁结候**

└————————└—＋水谷不分－气机不降＝**脾阳失运候**

└————＋气机逆乱－气机不降＝**中阳闭塞候**

图2-8-115　脾阳郁闭候鉴别式示意图

脾阳郁闭候系阴邪郁闭脾阳之候；脾阳郁结候系阴邪郁结于脾之候，一急一缓，病势不同；脾阳失运候为阴邪郁滞脾阳，不能运化水谷之候，一闭一通不同；中阳闭塞候亦系阴邪猝闭，唯中阳升降逆乱，一静一动不同。

传变预测

脾阳郁闭候－阳气闭塞＋阳气不振＋水谷不分－气机不宣→**中阳不和候**

└————————└－气机不利－气机不降＋阳气不行→**脾阳不振候**

└————＋气机逆乱－气机不降→**中阳闭塞候**

图2-8-116　脾阳郁闭候传变式示意图

脾阳郁闭候调治得当，郁闭得开，而阳气已虚，郁滞未除，则转为中阳不和候；或郁滞虽除，脾阳已虚，则可转为脾阳不振候；如延误失治，闭塞加深，致中气逆乱，可转为中阳闭塞候。

辨证

定位：胃肠：绕脐痛，腹胀满痛闭塞，大便不通；肝脾：腹胀满痛，遇寒则甚，食入反出，四肢厥逆，脉沉紧；脾肾：下利清谷，四肢厥逆，脉微欲绝，身反不恶寒，其人面色赤，或腹痛，或干呕，或咽痛，或利止脉不出。

定性：阴寒：恶寒厥逆，舌白滑，甚则灰；食滞：腹胀满痛闭塞，脉沉实。

定量：①轻：胸腹痞满，腹胀满痛，遇寒则甚，食入反出，四肢厥逆，脉沉紧。②中：腹痛拒按，自汗如雨，大便不通，手足冷，脉沉实。③重：胸膈膜满，腹胀闭塞，面目及唇皆无色泽，手足厥逆，下利清谷，脉沉细，脉微欲绝。

论治：急急温通中阳为主，兼用通降之品，以开其闭，脾阳自然通行。

1.随机立法：脾阳郁闭候，其病机为阴邪猝然郁闭脾阳，脾阳不得升降，上下失其宣通，故其治则当以温通脾阳为主，兼以通降阴浊，以解其阴凝，阴凝一开，脾阳宣通，则脾能健运，升降自复，但不可妄行攻下，更损脾阳。俞根初有云："若误投巴霜急下，必愈不快，甚或吐利一二日后，遂致不救。盖不知寒中太阴及损动胃气而成也。"[1]

2.随位立法：病本于脾胃，故当以驱阴邪以急救脾阳为主。病涉及肝者，兼温通肝阳；病涉及肾者，宜急救肾阳以振中阳；病连及肠，腹痛拒按，大便不通，脉沉实者，可暂与温下以通肠。

3.随因立法：病本阴寒，总当温通阳气，以驱阴救阳。如因冷食阻闭，亦当温而下之。

4.随症立法：阴盛格阳者，身反不恶寒，其人面色赤，或利止脉不出者，加葱九茎以通阳；格拒而药不得入者，可反佐苦寒之品，如黄连、猪胆汁之类以破格通阳；冷食阻格，腹痛拒按，自汗如雨，大便不通，手足冷，脉沉实者，以桂、附、干姜入承气汤温下以通之。

方证：许叔微温下法证、枳实理中汤证、治中汤证、附子四逆汤证、通脉四逆汤证、白通汤证、椒附白通汤证、乌附椒姜汤证、温胃汤证。

考证：脾阳郁闭候，阳气闭塞也，通称：寒中太阴，寒中少阴，寒气厥逆，至虚有盛候。

仲景曰："夫瘦人绕脐痛，必有风冷，谷气不行，而反下之，其气必冲，不冲者，心下则痞也。""寒气厥逆，赤丸主之。""腹痛，脉弦而紧，弦则卫气不行，即恶寒，紧则不欲食，邪正相搏，即为寒疝。绕脐痛，若发则白汗出，手足厥冷，其脉沉弦者，大乌头煎主之。""寒疝腹中痛，逆冷，手足不仁，若身疼痛，灸刺诸药不能治，抵当乌头桂枝汤主之。""（《外台》乌头汤）治寒疝，腹中绞痛，贼风入攻五脏，拘急不得转侧，发作有时，使人阴缩，手足厥逆。"（《金匮要略·腹满寒疝宿食病脉证治》）

吴鞠通说："足太阴寒湿，舌白滑，甚则灰，脉迟，不食，不寐，大便窒塞，阴浊凝聚，阳伤腹痛，痛甚则肢逆，椒附白通汤主之。"[2] **吴坤安**说："厥阴身痛，厥逆汗出不止，下利清谷，宜四逆汤。"[3] **王雨三**说："（胃寒）再胸腹胀痛，似拳突出，手不能触近，脉虚微者，此系胃虚且寒，即至虚有盛候之证也，用大建中汤。"[4]

俞根初说："刚刚感冒风寒，而误食冷物，或先食冷物，而又感冒风寒，此冷物入于胃，邪传于脾，而为寒中太阴之证。其证胸膈膜满，腹胀闭塞，面目及唇皆无色泽，手足冷，脉沉细，或腹痛少神，治宜理中汤加青皮、陈皮，或枳实理中丸（即理中丸加枳实）及五积散之类。若误投巴霜急下，必愈不快，甚或吐利一二日后，遂致不救。盖不知寒中太阴及损动胃气而成也。"[1]

编者按：脾阳郁闭候，因寒邪直中太阴，中阳不司转运，阴浊凝聚，阳气骤闭，中下二焦气机不得宣通，其见症以中、下焦气机猝闭之腹痛为主要见症，但必同时兼见阴盛阳闭脉症。故其治则当以急温中、下阳气为主，以驱阴通阳，切不可妄行攻下，以免伤阳致脱。

引用文献

［1］俞根初等.重订通俗伤寒论［M］.上海：上海科学技术出版社，1959：305.

［2］吴鞠通.温病条辨［M］.福州：福建科学技术出版社，2010：78.

［3］吴坤安.伤寒指掌［M］.上海：上海科学技术出版社，1959：卷一40.

［4］王雨三.治病法轨［M］.北京：学苑出版社，2015：161.

二十一、脾阳郁结候

脾阳郁结候系阴邪郁结中焦，脾阳不得宣通之候，为中焦阴证之一。或因外受阴寒之气，或由内停生冷之物，郁滞中焦，日久渐结而成，较之脾阳郁闭候，其势稍缓，而病机则更深重。

诊断

病名：[中医] 夹阴伤寒，寒疝，阴结，胃脘痛，腹冷痛，寒实腹痛，肠结腹痛，蛔厥。[西医] 胃扭转，十二指肠球部溃疡，肠梗阻。

证名：脾胃阴寒证，**脾胃食滞证，胃肠食滞证，胃肠虫积证。**

病位：脾胃，胃肠。

病因：阴寒，食滞，虫积。

病机状态：郁结。由外受阴寒之气，或内停生冷之物，郁滞中焦，既久则渐结渐聚，郁滞脾中阳气，致其失升降运化之权。

1.脾阳失运候－气机不宣－水谷不分＋气机郁结＋气机不降

2.阳气不行──→气机不利──→气机不降

↓

气机郁结────

图2-8-117　脾阳郁结候病机结构式示意图

病形：郁结；　　**病层：**里；　　**病态：**静；

病性：阴；　　　**病质：**实；　　**病势：**深，重，缓中急。

证象组合：阳滞＋气结＋气滞＋气郁

主症：【阳气不行】症象：①面色㿠白，面色苍白无泽，面白唇青。②恶寒肢冷，四肢逆冷。③精神不振，神疲不欲言，神倦好寐。④气短乏力。⑤胃痛阵作，喜暖。**舌象：**舌淡暗晦，苔白厚腻湿润。**脉象：**①脉沉弦滑。②脉迟而滑。③脉濡不甚数。

【气机郁结】症象：①胸膈高起，手不可近。②中脘板痛拒按，脘中坚硬，按之痛。③腹痛久不愈，绕脐硬痛拒按。④热以暮盛而不口渴。⑤大便秘结，七日未解。

副症：【气机不利】症象：①胃痛拒按。②脘腹胀满，食后更甚。③腹痛阵作，愈痛愈胀，愈胀愈痛。④脘腹疼痛，时痛时止。⑤大便干结。**舌象：**①舌垢腻。②舌苔白厚腻。**脉象：**①脉沉实有力。②脉沉弦。③脉滑。

宾症：【气机不宣】症象：①胸脘满闷。②不饥不食。**舌象：**舌苔薄白。**脉象：**脉弦细。

【气机不降】症象：①恶心，口出淡水。②微干呕，呕恶，呕吐不止。③呕而不能食，食已即吐。④噫气吞酸。

临床以郁结症象为显见之主症，但必须与阳滞症象同见，方可确认。

鉴别诊断

脾阳郁结候－阳气不行－气机不降＋气机冲逆＝中气郁结候

└──＋气虚不充＋气机不宣＝脾气虚结候

图2-8-118　脾阳郁结候鉴别式示意图

脾阳郁结候为阴邪郁结，脾阳失于宣通之候；中气郁结候则系邪结中焦，脾胃升降失常之候；脾气虚结候为脾气虚弱，兼邪气郁结之候。

传变预测

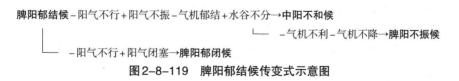

脾阳郁结候－阳气不行＋阳气不振－气机郁结＋水谷不分→中阳不和候

　　　　　　　　　　　　└──－气机不利－气机不降→脾阳不振候

└──－阳气不行＋阳气闭塞→脾阳郁闭候

图2-8-119　脾阳郁结候传变式示意图

脾阳郁结候如予温通，结邪虽解，阳气已伤，郁滞未除，可转中阳不和候；如郁滞已除，则可转为脾阳不振候；如延误失治，阴邪闭塞，则可转为脾阳郁闭候。

辨证

定位：脾胃：胸前饱闷，或胀或痛，手不可按，蒸蒸发热；胃肠：绕脐硬痛，手不可按。

定性：阴寒：脘中坚硬，按之痛，肢冷如冰，神倦好寐；食滞：绕脐硬痛，胸膈高起，手不可近；虫积：腹痛梗起，呕吐蛔虫。

定量：①轻：胸前饱闷，或胀或痛，脘中坚硬，按之痛。②中：腹中胀满，绕脐硬痛，手不可按。③重：胸膈高起，手不可近，肢冷如冰，身热如火。

论治：当以温化郁结之邪为主，不可妄行通下，愈下则愈结。

1.随机立法：脾阳郁结候，其病机为阴邪郁滞中焦，既久渐结渐聚，致脾阳失其宣降运化之常，故其治则当温化郁结之邪，以解阴凝，结滞一除，脾阳自能健运，升降如常，通利有权。若妄行寒下，则愈下愈结，终莫能除。

2.随位立法：病起脾胃，法在温通中焦，以逐其阴结。病连及肠者，亦当温下以通肠逐结。

3.随因立法：本自阴寒内结，法当用辛甘大热之品，以驱其阴结。挟冷食内结者，当温通兼以消导；挟虫积内结者，宜温通兼以逐下驱虫。

4.随症立法：阴邪内结，温化疏利不除者，当参用攻下一法，使结实之邪，从大肠而下。或于温热之中，佐以大黄、芒硝、玄明粉、炒枳实、厚朴、槟榔之类，或与丑牛粉、巴豆霜之类温而下之。

方证：枳实理中汤加厚朴证、附子理中丸证、丁附治中汤证、阿魏香槟丸证、温化丸证、温脾汤证、温脾汤加乌梅方证。

考证：脾阳郁结候，阴邪郁结中焦，脾阳不得宣通，通称：冷积中焦，寒实结胸，阴结。

吴坤安说："有胃中谷食未化，误下之，食为寒凝，以致胸膈高起，手不可近者，治宜温胃和中，二陈汤加炮姜、枳实、厚朴、楂肉之类，温以化之。"[1] **何秀山说**："若因误下而热邪内陷，中气受伤，愈加胀满，热虽不止，而右脉虚小者，小陷胸汤合枳实理中汤。"[2]

王雨三说："（食积发热）脉象右关见沉实且滑，此乃热积，宜用保和丸加玄明粉、炙鸡金、全瓜蒌。如脉见迟弦且滑实，此系寒积，亦用保和丸加牵牛、巴豆霜（至多五厘）吞。"[3] **张仲华曰**："脾肾之阳素亏，醉饱之日偏多，腹痛拒按，自汗如雨，大便三日未行，舌垢腻，脉沉实。湿痰食滞，团结于内，非下不通，而涉及阳虚之体，又非温不动，许学士温下之法，原从仲圣大实痛之例化出，今当宗之。"[4]

徐正奎说："食滞所致之胃脘痛，法当导滞攻下，去其食滞而痛自止，所谓'不通则痛，通则不痛'者是也。但病有寒滞热滞之别，药有温下寒下之异，如果下不如法，亦难奏效。观本例由于老年中阳素虚，又食冷物，以致寒滞阻于胃腑，虽病经八天而不从热化燥化，却仍见胃痛便秘、苔腻湿润、脉迟而滑等一派寒湿滞见症，适宜使用温。缘此等症不下固病不愈，即下不如法而用苦寒之剂，戕伐中阳生生之气，亦必不愈也。所以治疗食滞胃痛，虽然看似平淡，但证候则不可不辨也。"[5]

张慧中说："肠梗阻病所表现的一系列临床症状与中医典籍所描述的'腹满寒疝宿食'病的记载颇相类似，其发病机制，似为寒食虫积，积滞肠胃，闭而不通，以致运化失调，阻碍了六腑以通为用的功能所致。是以寒愈盛则闭愈深，闭久则津枯血燥，肠失润滑，大便干涩秘秸，无力自下，而且不通则痛，故导致剧烈的脐腹绞痛，治宜祛寒为主，润燥通幽为辅，用花椒祛寒缓痛，得香油润燥以导积滞于体外，可谓相得益彰。"[6]

编者按：脾阳郁结候，过啖生冷不化之物，或受阴冷之气，郁滞脾阳，脾阳不行，失其运化之能，冷积渐甚，聚结不散，或有虫积与肠中糟粕搏结，阻塞气机通降，致传导失司。当以温通脾阳为主，消食导积，或兼驱虫攻积，利气下结，虚实兼顾，温而下之。

引用文献

［1］吴坤安.伤寒指掌［M］.上海：上海科学技术出版社，1959：卷二52.

［2］俞根初等.重订通俗伤寒论［M］.上海：上海科学技术出版社，1959：306.

［3］王雨三.治病法轨［M］.北京：学苑出版社，2015：125.

［4］柳宝诒等.增评柳选四家医案［M］.南京：江苏科学技术出版社，1983：371.

［5］徐正奎.胃脘痛7例的辨证体会［J］.江苏中医，1965，（4）：24.

［6］张慧中.花椒油治疗8例儿童蛔虫团肠梗阻的临床观察［J］.中医杂志，1966，（4）：21.

二十二、中阳郁滞候

中阳郁滞候系阴邪郁滞中焦，脾胃阳气失其宣降之候，为中焦升降失常之阴证。系由外受寒湿之邪，或内伤生冷之物，郁滞中阳，致脾胃升降失常。

诊断

病名：［中医］两感伤寒，太阴中寒，吐泻，寒湿泄泻，痞满，湿泻。［西医］胃肠型感冒，急性胃肠炎。

证名：脾胃寒湿证。

病位：脾胃，肺脾。

病因：阴寒，寒湿。

病机状态：郁滞。由外受寒湿之邪，或内伤生冷之物，郁滞中焦，致中阳受困，脾胃升降失序，清浊不分，水谷不化。

1.脾阳郁滞候+阳气不行

2.阳气不行——→水谷不分←——

↓

气机不利——→气机不降——→气机不宣

图2-8-120　中阳郁滞候病机结构式示意图

病形：郁滞；　　**病层**：里；　　**病态**：静；

病性：阴；　　　**病质**：实；　　**病势**：深，轻，缓。

证象组合：阳滞+气滞+气郁

主症：【阳气不行】**症象**：①肢厥。②恶寒战栗。③身痛重着。④小水清利。**舌象**：①舌苔淡白。②舌嫩，苔白滑。③苔灰滑。**脉象**：①脉沉弦而迟。②脉沉迟而濡。

　　　　【气机不利】**症象**：①腹痛。②腹胀痛。③腹满。④中脘不畅。

副症：【水谷不分】**症象**：①下利完谷。②小便不利。**舌象**：苔白滑。

　　　　【气机不降】**症象**：①吐水。②呕逆。③呃逆。

宾症：【气机不宣】**症象**：①脘满闷。②腹满。③不食。

临床以气机郁滞与水谷不分症象明显而易见，但必须与阳气郁滞症象同见，方可确认。

鉴别诊断

中阳郁滞候－阳气不行=**脾胃郁滞候**

　　└──－气机不降=**脾阳失运候**

　　└──－阳气不行+阳气不振=**中阳不和候**

图2-8-121　中阳郁滞候鉴别式示意图

中阳郁滞候为阴邪郁滞中焦阳气之候；脾胃郁滞候则系实邪郁滞脾胃之气，未及阳分之证；脾阳失运候为阴邪仅郁滞脾阳，未及胃阳；中阳不和候为阴邪郁滞兼中阳不足，为虚实相兼之候。

传变预测

中阳郁滞候－阳气不行+阳气不振→**中阳不和候**

　　└──－气机不利－气机不降→**脾阳不振候**

　　└──+阳气闭塞－水谷不分－气机不降+气机逆乱→**中阳闭塞候**

图2-8-122　中阳郁滞候传变式示意图

中阳郁滞候通利之后，脾阳受伤，如郁滞不净，则可转为中阳不和候；如郁滞已净，则可转为脾阳不振候；如失治，郁滞不除，可致中阳闭塞候。

辨证

定位：脾胃：脘满闷，不食，腹满，腹胀，腹痛，下利完谷，小便不利，吐水，呕逆，呃逆；肺脾：恶寒发热，身痛重着，胸脘满闷，腹痛，呕泻。

定性：阴寒：陡然腹痛吐泻，肢厥脉沉；寒湿：身痛重着，恶寒战栗，苔灰滑，脉沉迟濡。

定量：①轻：脘腹满闷，脘满腹疼，吐水，下利完谷。②中：腹胀，腹痛，上吐下利，呕逆，脉沉迟濡。③重：陡然腹痛吐泻，肢厥，脉沉濡而微。

论治：当温化以除郁滞之邪而复中阳，则升降自复其常。

1.随机立法：中阳郁滞候的病机为阴邪郁滞中阳，脾胃阳气失其宣降之常，清浊不分，水谷不化，故其治则当以温化郁滞之阴邪为主，不可过投疏利，更伤脾胃阳气。郁滞一除，中阳自复，宣降如常。

2.随位立法：病起于脾胃，法当温化以驱阴浊而调中阳。病涉于肺者，当兼宣散，使阴邪从外而散。

3.随因立法：病由阴寒，法当以辛甘大温大热之品以驱阴寒而救中阳。兼湿者，参以苦温燥湿之品，以除寒湿。

4.随症立法：腹胀，加厚朴；腹胀痛甚，加川朴、吴茱萸；足转筋，加木瓜、吴茱萸；腹痛不止，加炒白芍、肉桂、木香；兼外感，加苏叶；有食，加青皮、陈皮、山楂、神曲之类；吐多，加丁香、藿梗；呕甚或兼呃逆，加姜半夏、丁香、沉香、柿蒂；泻多，加木香、木瓜；泻多不止，加煨肉豆蔻、灶心土；小便不利者，加白术、二苓、泽泻以分利其水湿。

方证：胃苓汤加味证、理中汤加味证、附子理中汤证、香砂理中汤证、神香圣术煎证、神术散证、大顺汤证。

考证：中阳郁滞候，阴邪郁滞脾胃之阳者，通称：寒中太阴，两感伤寒，太阴寒湿，寒中太阴。

俞根初说："凡身受寒邪，口食冷物，陡然腹痛吐泻，肢厥脉沉，此为两感寒证。轻则神术汤加干姜、肉桂，重则附子理中汤加姜汁、半夏。"[1]"太阳表寒虽解，而阳明中有水气，胃中寒，不能食，食谷欲呕，饮水即哕，脘腹满，小便难，大便自利，甚则吐水肢厥，下利完谷不止，舌苔淡白，白滑而嫩，脉沉弦而迟，此由胃阳素虚，猝为表寒所侵，触动里结之水气，累及脾阳，不能健运也。呕多者，先与吴茱萸汤……止其呕。利多者，与胃苓汤温中化水，水气化则小便利，下利自止。继以香砂理中汤温健脾阳，升发胃气，其病即愈。"[1]

曹炳章说："舌白滑灰者，寒湿也，灰白不浊者，寒兼痰湿也，为阳气不化，阴邪壅滞，不可乱投苦寒滑泄以伤阳。"[2]"凡白苔带黑点，或苔见黑纹而黏腻者，太阴气分之湿也，宜行湿和脾。"[2]"苔黑而口黏淡者，当从太阴脾湿治，不可便泥肾气凌心也。"[2]吴坤安说："腹痛吐利交作，脘闷不食，六脉沉细或伏，舌苔黑滑或白滑，口不渴饮，此太阴感寒本病也，当以理中汤为主治。兼外感加苏叶，腹胀加厚朴，有食加青皮、陈皮、山楂、神曲之类，吐多加丁香、藿梗，泻多加木香、木瓜。"[3]"脉沉迟而濡，身无热，但吐泻，口不渴，小水清利，身痛重着，或手足肿痛者，为寒湿，宜分渗兼温中，胃苓汤加炮姜、木瓜，重者加附子。"[3]

薛生白说："暑月病初起，但恶寒，面黄，口不渴，神倦，四肢懒，脉沉弱，腹痛下利，湿困太阴之阳，宜仿缩脾饮，甚则大顺散、来复丹等法。"[4]董废翁说："凡胃虚内热，烦渴泻利……如腹满，小便不利者，五苓散合理中汤。若呕者，加藿香、半夏、陈皮、生姜。如湿多而泻不止者，加苍术、白术。如腹胀者，加厚朴。腹痛不止，加炒白芍、肉桂、木香温之。"[5]

编者按：中阳郁滞候，因寒湿之邪郁滞中阳，脾胃升降失司，以致气机不利，清浊不分，水谷不别，阳气不行，为脾胃阳气郁滞之证。当苦辛温燥，以温通中阳为主，以祛寒燥湿，或佐淡渗以利水行湿，或参辛香以调其升降。

引用文献

［1］俞根初等.重订通俗伤寒论［M］.上海：上海科学技术出版社，1959：111，190.

［2］曹炳章.彩图辨舌指南［M］.南京：江苏人民出版社，1962：卷二25，32.

［3］吴坤安.伤寒指掌［M］.上海：上海科学技术出版社，1959：卷二12，卷四51.

［4］王士雄.温热经纬［M］.沈阳：辽宁科学技术出版社，1997：47.

［5］高鼓峰，董废翁.医宗己任编［M］.上海：上海科学技术出版社，1959：162.

二十三、中阳闭塞候

中阳闭塞候为阴邪猝闭中阳，以致脾胃升降逆乱之候，古人称为挥霍撩乱之证，俗称霍乱。以能吐利者为湿霍乱，不能吐利者为干霍乱。或外受阴寒之邪，或吸受不正之气，或内伤生冷之物，致中阳猝然闭塞。

诊断

病名：[中医] 中寒，太阴中寒，阴痧，阴霍乱，寒食霍乱，干霍乱。[西医] 胃肠型感冒，肠套叠，肠梗阻。

证名：**脾胃阴寒证，脾胃寒湿证**，脾胃湿热证。

病位：脾胃。

病因：阴寒，寒湿，湿热。

病机状态：郁闭。由外受阴寒之邪，或吸受不正之气，更兼内伤生冷之物，猝然闭塞中阳，致脾胃升降逆乱。

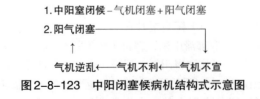

图2-8-123 中阳闭塞候病机结构式示意图

病形：郁闭；　**病层**：里；　**病态**：静中动；

病性：阴；　**病质**：实；　**病势**：深，重，急，险。

证象组合：阳闭＋气乱＋气滞＋气郁

主症：【阳气闭塞】**症象**：①面黄，神倦肢软。②恶寒战栗。③汗出，额中与鼻尖冷汗如珠。④手足逆冷。⑤肢麻肢厥，身痛。⑥手足抽掣，转筋。⑦烦躁。⑧眩冒欲绝，昏迷不醒。**舌象**：舌黑滑。**脉象**：脉沉迟微伏，脉伏。

【气机逆乱】**症象**：①吐泻交作，吐泻不得，腹内雷鸣，或疼痛如绞。②呃逆不已。③恶心呕吐。④肠鸣洞泄，下利清水。**脉象**：脉沉紧而迟。

副症：【气机不利】**症象**：①腹微痛。②脘腹满痛。③胸脘猝痛，心痛欲死。

宾症：【气机不宣】**症象**：胸脘满闷。

临床以气机逆乱症象明显而易见，但必须与阳气闭塞症象同见，方为本候。

鉴别诊断

中阳闭塞候－阳气闭塞＋气机闭塞＝**中阳窒闭候**

└──＋阳气不行－气机逆乱＋水谷不分＋气机不降＝**中阳郁滞候**

图2-8-124　中阳闭塞候鉴别式示意图

中阳闭塞候系阴邪猝闭中阳，以致中气逆乱之候；中阳窒闭候为实邪猝闭中气而致逆乱之候；中阳郁滞候为阴邪郁滞中阳，致升降失常，而未致逆乱。各有浅深缓急不同。

传变预测

中阳闭塞候－阳气闭塞－气机逆乱＋阳气不振＋水谷不分＋气机不降→**中阳不和候**

└──－气机不宣－气机不利→**脾阳不振候**

└──＋阳气不振＋阳气脱绝→**阳气厥脱候**

图2-8-125　中阳闭塞候传变式示意图

中阳闭塞候救治得当，闭塞得开，逆乱得平，如郁滞未净，可转为中阳不和候；如郁滞已净，则可转为脾阳不振候。若延误失治，致阴浊内闭，而阳气外脱，即可转为阳气厥脱候之危急险证。

辨证

定位：脾胃：脘腹满痛，吐泻交作，吐泻不得。

定性：阴寒：恶寒战栗，肢麻肢厥，手足抽掣，昏迷不醒，眩冒欲绝，转筋；寒湿：脘腹满痛，小便清利，舌淡苔灰白滑；湿热：胸脘满闷，频渴欲饮，尿短赤涩，舌苔黄腻。

定量：①轻：胸脘满闷，腹内雷鸣。②中：脘腹满痛，或疼痛如绞，吐泻不得。③重：胸脘猝痛，吐泻交作，肢麻肢厥，手足抽掣，额中与鼻尖冷汗如珠，昏迷不醒，眩冒欲绝。

论治：当用温热辛香之品急急通阳开闭，以驱其阴浊之邪，中阳得复，则升降有序。若有失误，每致阴盛阳脱，而措手不及。

1. **随机立法**：中阳闭塞候，其病机为阴邪猝然闭塞中阳，以致脾胃升降逆乱，故其治则在于急急温通阳气，以开其闭塞，驱其阴浊。阴霾一开，中阳顿复，则逆乱自平，升降自复其常。

2. **随位立法**：病发于脾胃，治法自当以温通脾胃阳气为主。脾主升，胃主降，中阳为阴浊闭塞，阳光不治，阴霾四起，故予驱阴通阳，使中阳复治，则升降不乱矣。

3. **随因立法**：病由阴寒，治当以辛温大热之品，以驱阴浊，而复中阳。兼寒湿者，佐以温燥化湿；兼湿热者，略佐苦寒清化。

4. **随症立法**：呕甚，加母丁香、砂仁、半夏、吴茱萸；转筋，加桂枝、木瓜、吴茱萸；厥逆，加附子；阳气欲脱者，加参、附、肉桂以固其阳。

方证：加味理中汤证、蜀椒救中汤证、正阳四逆汤证、冷香饮子证、吴茱萸汤证、黄连汤加味证、霹雳散证。

考证：中阳闭塞候，中阳猝闭，脾胃升降错乱者，通称：太阴中寒，卒中寒湿，阴寒直中少阴。**吴鞠通**说："卒中寒湿，内挟秽浊，眩冒欲绝，腹中绞痛，脉沉紧而迟，甚则伏，欲吐不得吐，欲利不得利，甚则转筋，四肢欲厥，俗名发痧，又名干霍乱，转筋者，俗名转筋火……蜀椒救中汤主之，九痛丸亦可服。"[1] **吴坤安**说："舌苔灰黑而滑者，此寒水侮土，太阴中寒证也，外症腹痛吐利，手足指冷，六脉沉细，宜理中汤。"[2] "若大吐大泻，六脉俱伏，手足厥冷，舌苔黑滑者，太阴中寒也，作阴霍乱治，理中汤加附子。"[2]"凡三阴证，吐泻并作，后即转筋，未泻时腹不痛，泻后腹微痛，唯颞中与鼻尖冷汗如珠，又指尖罗顶有直缝，罗顶低凹者，邪即下陷，不可救药。初起时宜饮以姜汁，切忌茶汤甜物，下咽即死，再进附子回阳汤，外治用挑痧法、缩脚法，灸脐用雷公散，俱有救死回生之妙。"[2]

俞根初说："寒中太阴者，初起即怕寒战栗，头不痛，身不热，口不渴，便四肢厥。上吐下利，脘满腹疼，小便不利，舌苔白滑带灰，甚或灰而滑腻，灰而淡白……脉沉濡而迟，甚或沉濡而微……极重则附子理中汤为主，呕甚兼呃，加姜半夏12g，上沉香2.4g，真柿蒂30枚。"[3]"若其人泻利无脉，当辨阴阳。阴痧，急用正阳四逆汤，以回阳通脉。"[3]李梴说："干霍乱者，气痞于中，欲吐不得吐，欲泄不得泄，所伤之物壅闭正气，关格阴阳，烦躁喘胀者必死，急以盐汤一盏入童便、姜汁顿服，探吐令透，未吐再服。外用盐炒吴萸熨脐下。即以理中汤加陈皮调之，或藿香正气散加官桂、倍枳壳、茯苓、木瓜，吞苏合香丸。"[4]

何廉臣说："初起先解其阴毒，以止吐利腹痛，用鲜生姜120g，胡椒10粒，紫金片3g，共捣取汁，冷饮一二盏，即将其渣和入黑白芥子各3g，鲜葱白10枚，共捣成饼，先用麝香0.15g，紫猺桂0.3g，填入脐中，将饼罨在胸腹脐间上下，以小熨斗盛炭火烫之，以行其气血，干则和葱姜汁、烧酒、松节油等再熨之，熨至手足温和，吐利均止者生。另用烧酒糟捣艾叶包擦两手足湾，以肢温筋宽为度。"[3]"猝中阴性恶毒者，莫妙于苏合香丸及太乙紫金丹，外贴回阳膏。"[3]

编者按：中阳闭塞候，因夏月贪凉饮冷，过吃生冷之物，内停寒湿，或由其人阴浊素重，清阳不振，中阳伤残，以致阴寒直中中焦，脾胃阳气猝闭，挥霍撩乱，升降失职，甚则阳气骤脱，病势危急。当以驱阴救阳为主，温中阳以逐阴寒，通阳闭以救厥脱。病势危急，故后世常用挑痧、刮痧、针刺、艾灸、温脐等法以救其急，确有救死回生之用。

引用文献

［1］吴鞠通.温病条辨［M］.福州：福建科学技术出版社，2010：81.

［2］吴坤安.伤寒指掌［M］.上海：上海科学技术出版社，1959：卷一10，卷四57，59.

［3］俞根初等.重订通俗伤寒论［M］.上海：上海科学技术出版社，1959：201，203，211，215.

［4］李梴.医学入门［M］.天津：天津科学技术出版社，1999：651.

二十四、中阳不和候

中阳不和候系脾胃阳虚兼实邪郁滞之候，为虚实夹杂之证。常见于脾胃阳气素虚之人。或感外邪传里，或内伤饮食生冷之滞，致中阳不足，运化不及，或因实而过投寒凉克削，邪未尽去，而中阳已伤，均可致虚实夹杂之证。

诊断

病名：[中医]阳明中寒，胃中寒，胃痛，固瘕，太阴病，飧泄，久泻，噤口痢，阴霍乱，阴黄，阴疸，虚胀。

[西医]急性胃肠炎，十二指肠球部溃疡，胃肠功能紊乱，急性黄疸型肝炎，慢性肝炎，肝硬化。

证名：脾胃阴寒证，脾胃寒湿证，肝脾寒湿证，**脾胃湿热证，**脾胃气郁证，**脾胃寒饮证，脾胃阳虚证。**

病位：脾胃，肝脾。

病因：阳虚，阴寒，寒湿，湿热，寒饮，气郁。

病机状态：虚滞。由脾胃阳气素虚，或外感阴邪，或内伤生冷，或过投寒伐，中阳不振，阴邪郁滞，致脾胃失升降之常、泌清别浊之能。

1.脾阳失运候－阳气不行＋阳气不振－气机不宣＋气机不降

2.脾阳虚滞候＋气机不降－气机不宣

3.阳气不振──→水谷不分

＋

气机不利────────→气机不降

图2-8-126　中阳不和候病机结构式示意图

病形：虚滞；　**病层：**里；　　**病态：**静；

病性：阴；　**病质：**虚中实；　**病势：**深，重，缓。

证象组合：阳虚＋气滞＋水泄＋气郁

主症：**【阳气不振】症象**：①形衰神倦，气怯乏力。②头晕。③思睡。④自汗。⑤手足厥冷。⑥口干不欲饮，口渴喜热饮。⑦胃脘痛，喜温喜按。⑧口淡胃钝，不思饮食。⑨饭后即欲便。**舌象**：①舌苔腐白，白厚。②舌淡苔薄黄。③舌边暗，苔腻。④苔黑滑，黏腻浮胖。**脉象**：①脉细。②脉沉细无力。③脉沉伏，沉微似伏。

【气机不利】症象：①积少痛缓。②中脘挟脐引腰疼痛。③胸脘痞闷。④脘腹痞满胀痛。⑤腹时痛，雷鸣切痛，大腹痞满。⑥大便黏腻，肛门沉坠。**舌象**：①舌红苔薄黄。②根厚腻。**脉象**：脉弦缓。

副症：**【水谷不分】症象**：①自利，便溏，大便初硬后溏。②肠鸣腹泻。③小便短少而白。④手足濈然汗出。

宾症：**【气机不降】症象**：①呕恶不饥，食不下。②胸痞，不饥不食。③呕吐清水。④呕吐酸水，吞酸。⑤哕冲气逆，食谷欲呕，饮水即哕。

临床以气滞之满痛、水谷不分之自利等症象显见，但必须兼见阳虚症象，方为本候。

鉴别诊断

中阳不和候 – 气机不降 + 气机不宣 = **脾阳虚滞候**
└── – 阳气不振 + 阳气不行 = **中阳郁滞候**

图2-8-127　中阳不和候鉴别式示意图

中阳不和候为中阳不足，阴邪郁滞，致脾胃升降失常，虚实相兼之候；脾阳虚滞候为脾阳不足，而邪滞于脾，未及于胃之证；中阳郁滞候则为阴邪郁滞脾胃之纯实证。

传变预测

中阳不和候 – 气机不降 + 气机不宣 → **脾阳虚滞候**
└── – 气机不利 + 阳气不行 → **脾阳不振候**

图2-8-128　中阳不和候传变式示意图

中阳不和候调治得当，胃阳已和，可转为脾阳虚滞候；如郁滞之邪已除，而脾阳未复，可转为脾阳不振候。

辨证

定位 脾胃：呕吐清水，自利完谷，腹满时痛，食不下；肝脾：胸胁逆满，呕吐，哕冲气逆。

定性 阳虚：神倦气怯，自汗，口淡胃钝，便溏，大便初硬后溏。阴寒：口淡胃钝，肢厥，腹满时痛，雷鸣切痛；湿热：胸膈烦满，食少口苦，呕恶不饥，苔薄黄根厚腻；寒湿：胃不喜食，食不下，舌苔腐白；寒饮：小便短少，手足濈然汗出，食谷欲呕，饮水即哕。

定量 ①轻：脘腹满，腹痛绵绵，喜热喜按，胃不喜食，时时泛恶，大便溏薄。②中：大腹痞满，腹时痛，食谷欲呕，脉迟。③重：腹满，雷鸣切痛，呕恶不饥，脉沉微似伏。

论治 当扶中阳兼疏中气，虚实兼顾以调和之。

1.随机立法：中阳不和候，其病机为脾胃阳气虚弱，而阴邪郁滞，中焦升降纳运失常，故其治则当虚实兼顾，温补中阳，兼疏利郁滞，消补同用以和中焦，但不可妄用寒凉克伐，更损中阳。

2.随位立法：病本发自脾胃，治法当以温中助阳，疏利郁滞，调和脾胃为主。病涉于肝者，兼以温肝和脾。

3.随因立法：病由阳虚阴滞，法当助阳驱阴。因于阴寒者，宜辛甘温热之品，直驱其阴邪；因于湿者，寒湿兼以苦温燥湿，湿热兼以辛开苦降；因于寒饮，自当温以燥之化之。

4.随症立法：胀满，加厚朴、广木香、青陈皮、香橼皮、沉香之类以行气宽中；挟有食滞者，须参用楂、曲、二芽、鸡内金之类以消化之；呕逆，加砂仁、吴茱萸、法半夏、生姜之类以逐饮和胃。

方证 附子理中汤证、桂附理中汤证、桂附温脾汤证、温中止痛汤证、术附汤证、黄连汤证、附子粳米汤证、姜术二仁汤证、加味半夏泻心汤证、桂枝薤白五皮汤证。

考证 中阳不和候，中阳损伤，气机不畅者，通称：中焦虚寒，阳虚寒滞，太阴证，寒中少阴，中虚热滞，寒饮阻中。

仲景曰："阳明病，若中寒者，不能食，小便不利，手足濈然汗出，此欲作固瘕，必大便初硬后溏。所以然者，以胃中冷，水谷不别故也。"（《伤寒论》191条）"阳明病，不能食，攻其热必哕，所以然者，胃中虚冷故也。以其人本虚，攻其热必哕。"（《伤寒论》194条）"太阴之为病，腹满而吐，食不下，自利益甚，时腹自痛，若下之，必胸下结硬。"（《伤寒论》273条）

吴鞠通说："浊湿久留，下注于肛，气闭，肛门坠痛，胃不喜食，舌苔腐白，术附汤主之。"[1] "噤口痢，呕恶不饥，积少痛缓，形衰脉弦，舌白不渴，加味参苓白术散主之……共为极细末，每服4.5g，香粳米汤调服，日二次。"[1]

吴坤安说："若阳明胃土中寒，脾不约束，津液横溢四肢，犹如阴盛霹雨滂沱，故汗出而冷也。阳虚失运，中寒不化，故不能食，而小便不利也，大便必先硬后溏。今虽便硬，手足汗出，非阳明实热者比，此不可攻，攻之必作固瘕，宜厚朴甘草生姜半夏人参汤"[2]

俞根初说："太阳表寒虽解，而阳明中有水气，胃中寒不能食，食谷欲呕，饮水即哕，脘腹满，小便难，大便自利，甚则吐水肢厥，下利完谷不止，舌苔淡白，白滑而嫩，脉沉弦而迟，此由阳阳素虚，猝为表寒所侵，触动里结之水气，累及脾阳不能健运也。呕多者，先与吴茱萸汤止其呕。利多者，与胃苓汤温中化水，水气化则小便利，下利自止。继以香砂理中汤温健脾阳，升发胃气，其病即愈。"[3]"邪传太阴脏证，口淡胃钝，呕吐清水，大腹痞满，满而时痛，自利不渴，渴不喜饮，小便短少色白，甚则肢厥自汗，神倦气怯，舌苔黑滑，黏腻浮胖，或白带黑纹而黏腻，脉沉濡无力，甚则沉微似伏。此太阳寒邪直入足太阴脏证也，法当温健脾阳，香砂理中汤主之。重则热壮脾肾，附子理中汤主之。"[3]

董废翁说："初起腹满而吐，食不下，自利益甚，时腹自痛者，太阴也，理中汤加二陈、生姜、藿香主之。"[4]

编者按：中阳不和候，系中阳素虚，外感阴寒之气，内伤生冷之物，致阴冷直犯中焦，或湿热郁滞中焦，湿浊偏重，伤残中阳，阳虚无力运化，以致脾胃失升降之常，运化无权而成。**张仲华**曰："此证中阳先馁，不能托化，邪滞未动，虚波已至，诚属棘手，姑拟温清并进，宗泻心汤意，参以疏邪化滞。"[5]

引用文献

[1] 吴鞠通.温病条辨[M].福州：福建科学技术出版社，2010：130，138.

[2] 吴坤安.伤寒指掌[M].上海：上海科学技术出版社，1959：卷一50.

[3] 俞根初等.重订通俗伤寒论[M].上海：上海科学技术出版社，1959：190，191.

[4] 高鼓峰，董废翁.医宗己任编[M].上海：上海科学技术出版社，1959：173.

[5] 秦伯未.清代名医医案精华[M].北京：人民卫生出版社，2006：192.

二十五、脾阳虚滞候

脾阳虚滞候系脾阳不足，实邪郁滞，虚实相兼之候。脾阳素虚之人，外感寒湿，内伤饮食，或郁滞之证过投寒下，耗伤脾阳而滞邪未净，均可致此虚实夹杂之候。

诊断

病名：[**中医**] 胃脘痛，腹痛，虫痛，虚胀，胎胀，虚满，寒泻，湿泻，痛泻，虫泻，久泻，鹜溏，休息痢，白痢，虚痢，黄带下，脾厥，阴黄，疳积。[**西医**] 消化不良，小儿厌食症，肠痉挛，慢性腹泻，胃肠功能紊乱，溃疡性结肠炎，结肠过敏症，肠结核，十二指肠溃疡，细菌性痢疾，黄疸型肝炎，急性无黄疸型肝炎，乳糜尿，胆道蛔虫病，再生障碍性贫血。

证名：脾胃阴寒证，脾胃虚寒证，肝脾虚寒证，**脾肾虚寒证**，脾胃暑湿证，**脾胃寒湿证**，**脾肾寒湿证**，肝脾寒湿证，**脾胃湿热证**，**肝脾湿热证**，**脾胃食滞证**，胃肠虫积证，脾胃阳虚证，肝脾阳虚证，**脾肾阳虚证**。

病位：脾胃，胃肠，肝脾，脾肾。

病因：阳虚，阴寒，虚寒，寒湿，湿热，暑湿，食滞，虫积。

病机状态：虚滞。由脾阳素虚，感受外邪，或内伤饮食，或过投寒下，耗伤脾阳，无力运化，邪因虚滞，致升降失调，水谷不化。

1. 脾阳失运候 – 阳气不行 + 阳气不振

2. 阳气不振 ┐

\+

气机不利 —→ 水谷不分 —→ 气机不宣

图2-8-129　脾阳虚滞候病机结构式示意图

病形：虚滞；　　**病层**：里；　　**病态**：静；

病性：阴；　　　**病质**：虚中实；　**病势**：深，轻，缓。

证象组合：阳虚＋气滞＋气郁＋水泄

主症：【**阳气不振**】症象：①面色青黄，面容清癯，面色晦暗，面黄体瘦，肌肉忽脱。②凛凛恶寒，身倦乏力，四肢清冷，肢厥。③口淡纳差。④口吐清水，唇生白点。⑤有如冰球在胃内凝滞，捧腹弯腰，进热食则舒，逢寒饮冷则发，入夜加重。⑥下腹冷痛。⑦肠鸣便泻，大便溏薄。⑧小便清长。⑨带多清稀。⑩腰脊酸楚，腰膝酸软乏力。**舌象**：①舌淡苔薄。②苔白滑。③质胖嫩有齿印。**脉象**：①脉沉弦细。②脉沉细小。③脉沉迟而细弱无力。

【气机不利】症象：①腹胀肠鸣。②食后腹胀。③胃脘绵痛不休，脐腹胀痛，按之则轻，得食则减。④肠鸣而痛，朝宽暮急。⑤肛坠痛，便不爽。⑥小腹胀满。**脉象**：脉弦。

副症：【水谷不分】症象：①大便溏薄，便溏不爽。②腹泻便稀夹有黏液，腹痛作泻，泻后痛减。③完谷不化。④下痢纯白，如水晶鱼脑。

宾症：【气机不宣】症象：①胸腹满闷。②胃纳呆钝，食后不适，脘痞纳少，食欲不佳。③嗳气吞酸。④二便不畅。

临床以气滞之胀满鸣痛与水谷不化之泻痢显见，但必须与阳虚症象同见，方可确诊。

鉴别诊断

脾阳虚滞候 – 阳气不振 + 阳气不行 = 脾阳失运候
└── – 气机不宣 + 气机不降 = 中阳不和候
　　└── – 气机不利 + 阳气不行 = 脾阳不振候

图2-8-130　脾阳虚滞候鉴别式示意图

脾阳虚滞候系脾阳不足兼郁滞之候；中阳不和候更涉胃阳虚滞，但均为虚实夹杂；而脾阳失运候则为纯实不虚；脾阳不振候为纯虚无实。各自有别。

传变预测

脾阳虚滞候 – 气机不宣 + 气机不降 → 中阳不和候
└── – 气机不利 + 阳气不行 → 脾阳不振候

图2-8-131　脾阳虚滞候传变式示意图

脾阳虚滞候如过投寒下，涉及胃阳，则可转为中阳不和候；或郁滞虽除，而脾阳未复，可转为脾阳不振候。

辨证

定位：脾胃：凛凛恶寒，肢厥，口吐清水，唇生白点，面黄体瘦，肌肉忽脱；胃肠：腹痛耕起，往来上下，按之不见；肝脾：便前腹痛，食入作胀，纳谷不香，苔薄腻，脉弦；脾肾：畏寒肢冷，腰酸腿软，倦怠嗜卧，手足厥冷，小便清长，饮食不思，食后脘腹胀满，大便稀溏。

定性：阳虚：面色无华，精神困惫，恶寒，舌淡；阴寒：凛凛恶寒，肢厥，口吐清水；寒湿：朝宽暮急，䐜胀难忍，下痢纯白，苔白腐；湿热：脐腹胀痛，肛坠痛，便不爽，舌红苔黄，脉弦数；食滞：腹痛作泻，泻后痛减，痛泻不已，痛泻完谷；虫积：腹痛耕起，往来上下，按之不见，口吐清水，唇生白点，面黄体瘦。

定量：①轻：胸腹满闷，纳少，脘痞，便溏不爽。②中：脐腹胀痛，按之则轻，得食则减，泄泻。③重：肠鸣而痛，小腹胀满，朝宽暮急，完谷不化，下痢纯白。

论治：温助脾阳，兼以疏利，助正疏邪。

1.随机立法：脾阳虚滞候，其病机为脾阳不足，无力运化，致实邪停滞，而成虚实夹杂之候，故其治则当以温补脾阳为主，以助运化之力，兼以疏利，以除郁滞之邪，但不可过投寒下克伐重伤中阳。

2.随位立法：病本起于脾胃，法当以温补脾阳，温调胃阳为主。病涉及于肠，亦不可通腑，仍当以温中为法；病涉及肝者，宜兼以温通肝阳；病涉及于肾者，当兼温壮肾阳，补命门之火以助脾阳之运化。

3.随因立法：病由阳虚阴盛，法当助阳驱阴。因于阴寒者，宜辛甘温热之品以驱之；因于寒湿者，兼以苦温之品以燥之；因于湿热者，兼佐苦寒之品以清之；挟食者，兼以消导；挟虫者，兼以驱蛔。

4.随症立法：腹满加厚朴，呕吐加木香、砂仁，肢厥加附子，挟食加山楂、神曲，挟虫加川椒、乌梅、芜荑、雷丸、使君子、榧子之类。

方证：加减附子理中汤证、八味理中丸证、暖培卑监法证、加味治中汤证、理中安蛔汤证、连理汤证、大建中汤证、白术和中汤证、益肾健脾温暖下元方证、健脾温胃熏补命门方证、黄芪建中汤加味证。

考证：脾阳虚滞候，脾阳不振，不能温化水谷者，通称：中焦虚寒，虚寒夹滞，脾阳不振，运化无权，中虚伏热，肝强脾弱，肝脾不和，肝脾失调，命门阳衰，脾失温养。

仲景曰："伤寒四五日，腹中痛，若转气下趣少腹者，此欲自利也。"（《伤寒论》358条）"腹满时减，复如故，此为寒，当与温药。"（《金匮要略·腹满寒疝宿食病脉证治》）"妇人怀娠六七月，脉弦发热，其胎愈胀，腹痛恶寒者，少腹如扇，所以然者，子脏开故也，当以附子汤温其脏。"（《金匮要略·妇人妊娠病脉证并治》）

吴鞠通说："自利腹满，小便清长，脉濡而小，病在太阴，法当温脏，勿事通腑，加减附子理中汤主之。附子理中汤去甘守之人参、甘草，加通运之茯苓、厚朴。"[1]"阳明寒湿，舌白腐，肛坠痛，便不爽，不喜食，附子理中汤去甘草加广皮厚朴汤主之。"[1]

薛生白说："湿热证，身冷脉细，汗泄胸痞，口渴舌白，湿中少阴之阳，宜人参、白术、附子、茯苓、益智等味。此条湿邪伤阳，理合扶阳逐湿。"[2] **何秀山**说："过用消克伤胃，其证自利肢厥，胸膈痞满，按之不坚不痛，时胀时减，右脉始虽浮大，久按渐转虚小者，必兼温和脾胃，白术和中汤为主。"[3]"因于阳气素亏者，必兼朝宽暮急，膜胀难忍，用附子理中汤去甘草调下（香砂宽中散）。"[3] **何廉臣**说："若伤暑又伤生冷而化泻者，宜连理汤。"[3]

王雨三说："肾为胃之关，肾中之水火两亏，即土无水润，而食不能进，火不生土，故饥而不欲食，脉必沉微，用附桂八味丸。"[4]

姚国美说："腹痛则泻，泻后痛减，嗳气如败卵臭，此乃滞气为患，宜治中汤加砂仁、楂炭、枳壳之类以助运化。"[5]"脾偏虚而兼夹滞气，腹作胀痛，便溏脉迟者，主消补互用，治以八味理中丸助其温化。"[5]

魏长春说："休息痢，多因初起未予根治，病邪潜伏，留恋肠道，正气日虚而成。其所现之症，为中阳不足，阴虚内盛。故于温补佐导下去积，以《千金》温脾汤加苦参清余热，祛伏湿，山楂消食导滞化瘀。三诊病瘥痢止，继用升麻葛根汤加味治之。其中升麻、葛根合用，能升发清阳，制止泻痢。"[6] **陈瑞春**说："本病属脾胃气虚，肝郁气滞，故选择黄连汤调和寒热，加郁金、瓜蒌壳理气解郁。笔者在临床上运用此方，治疗慢性胆囊炎，而见寒热夹杂、虚实并存的病例，均有一定的疗效。"[7]

李兰舫说："脾主运化，如脾气虚弱，水湿困顿，运化失健，水谷精微不能正常输布，下法则成浊病（乳糜尿）。本法以四苓、六一、糯稻根、萆薢利湿分清，并以四君、山药、莲肉、薏苡仁、鸡内金健补脾气，脾运正常，则浊病除。"[8]

姚尊华说："初为脾虚泄泻，脾阳不足导致肾阳虚衰，命门火衰又影响脾腐熟水谷功能，二者相互影响，泄泻缠绵难愈而达2年之久，遂在健脾温胃基础上，加入附子、补骨脂等药以温补肾阳，脾肾同补，得收良效。2年后随访，未见复发。"[9]

编者按：脾阳虚滞候，脾肾阳虚，阴浊内滞，或过食生冷寒凉之物，重伤脾阳，或湿热久蕴中焦，湿浊伤残脾阳，脾阳失运，水谷不分，气机不利，而成阳虚阴滞之候。当以温补脾肾阳气为主，略佐疏导，以利气机。虚实兼顾，侧重于补，即补虚扶阳，以祛阴邪。

引用文献

[1]吴鞠通.温病条辨［M］.福州：福建科学技术出版社，2010：79，101.

[2]王士雄.温热经纬［M］.沈阳：辽宁科学技术出版社，1997：47.

[3]俞根初等.重订通俗伤寒论［M］.上海：上海科学技术出版社，1959：306，345，385.

[4]王雨三.治病法轨［M］.北京：学苑出版社，2015：161.

[5]姚国美.姚国美医学讲义合编［M］.北京：人民卫生出版社，2009：187，236.

[6]魏长春.痢疾证治琐言［M］.浙江中医学院学报，1983，（4）：32.

[7]陈瑞春.泻心汤类方的探讨［J］.新医药学杂志，1977，（6）：38.

[8]李兰舫.乳糜尿治疗八法［J］.浙江中医药，1978，4（4）：20.

[9]姚尊华.小儿脾肾阳虚腹泻［J］.新中医，1981，（2）：27.

二十六、脾阳不振候

脾阳不振候系脾阳虚弱，无力运化之候，为脾虚之深重证候。多由阴邪内盛，伤残脾阳，或过投寒凉克伐，损伤脾阳，亦有由于肾之阳虚而致脾阳不足者。

诊断

病名：[**中医**]中寒，寒泻，飧泄，洞泄，久泻，鹜溏，经行泄泻。[**西医**]胃肠功能紊乱，慢性结肠炎，风湿性心脏病。

证名：**脾胃阴寒证**，脾胃阳虚证，**肝脾阳虚证**，脾肾阳虚证。

病位：脾胃，脾肾，肝脾。

病因：阳虚，阴寒。

病机状态：虚弱。由阴邪伤残，或清下克削，损伤脾阳，或肾火衰微，不能温煦脾土，渐至脾阳不足，脾中阳虚则健运无力，阴浊内聚，水谷难化。

1.脾阳失运候－气机不宣－气机不利＋阳气不振

2.阳气不振──→水谷不分←──阳气不行

图2-8-132　脾阳不振候病机结构式示意图

病形：虚弱；　**病层**：里；　**病态**：静；

病性：阴；　　**病质**：虚；　**病势**：深，重，缓。

证象组合：阳虚＋阳滞＋水泄

主症：【阳气不振】**症象**：①汗出不止，冷汗淋漓。②恶寒身倦，身冷畏寒。③肢冷，足蹠寒，两足微肿。④昏睡，神困乏力，蜷卧床上。⑤气短息微。⑥心悸不宁。⑦呃逆。⑧不渴，饮食减少。⑨形体消瘦，面色萎黄。**舌象**：舌白润，灰润。**脉象**：脉沉迟细弱，沉微。

副症：【水谷不分】**症象**：①自利，水粪杂下。②便多稀水，色白无臭。③完谷不化，下利清谷，直倾无度。④如鸭溏。

宾症：【阳气不行】**症象**：①全身疼痛。②厥逆，下肢麻木，四肢逆冷。③面唇青黯。④腹中绵绵作痛，肠鸣切痛，喜按喜温。⑤脐腹冷痛，食入辄胀。

临床常以水谷不分之泄利或阳气不行之胀痛症象显见，但必须与阳虚症象同见，方可确诊。

鉴别诊断

脾阳不振候－阳气不行＋气机不利＋气机不宣＝脾阳虚滞候

└──＋气机不降＝**中阳不和候**

图2-8-133　脾阳不振候鉴别式示意图

同为脾阳不足之证，脾阳不振候为纯虚不兼邪，而脾阳虚滞候是脾阳不足，兼有实邪郁滞于脾；中阳不和候则更兼胃阳虚滞。

传变预测

脾阳不振候－阳气不行＋气机不利＋气机不宣→脾阳虚滞候

└──＋气机不降→**中阳不和候**

图2-8-134　脾阳不振候传变式示意图

脾阳不振候温补得当，可逐渐恢复，如因循失治，或更受外邪，或内停食滞，则可转为脾阳虚滞候，甚则涉及胃阳而致中阳不和候。

辨证

定位：脾胃：下利完谷，或水粪杂下，或清冷如鸭粪，腹中绵绵作痛，脉之神门小弱；肝脾：肠鸣切痛，喜按喜温；脾肾：昏睡，泻利日久，直倾无度。

定性：阳虚：身冷畏寒，食入辄胀，食不化，手足俱冷；阴寒：面唇青黯，身痛，厥逆，下利完谷；寒湿：脐腹冷痛，便多稀水，色白无臭。

定量：①轻：足蹠寒，微汗，腹中绵绵作痛，便多稀水，色白无臭，舌白润。②中：冷汗淋漓，肢冷，肠鸣切痛，喜按喜温，大便清冷如鸭粪，苔灰润，脉沉迟细弱。③重：汗出不止，厥逆，昏睡，脐腹冷痛，下利完谷，脉沉微。

论治：总当以温补为主，振阳气而祛阴浊。

1.随机立法：脾阳不振候，病机为脾阳不足，运化无力，阴浊内聚，水谷难化，其治则当回阳以驱阴，温补脾阳以助其运化而驱阴浊，不可妄行克伐，更禁寒凉阴腻，唯温燥为宜。

2.随位立法：总当以温补脾阳为主。病关于胃，则兼以温胃；病涉于肝，则兼以温肝；肾阳衰微，不能温煦脾土，以致脾失温养而阳虚者，又当以温补肾阳为主，所谓补火以生土之法。

3.随因立法：病本由阳虚，致阴寒内乘，故温壮脾阳，以驱阴浊，是为不二法门。挟阴寒者，当参用辛甘大热之品以驱阴寒；挟寒湿者，宜参以苦温之品以燥其湿。

4.随症立法：脾阳不振，总宜参、附、干姜、白术、炙甘草以温补之。兼肝阳不振者，加桂枝、吴茱萸以温振肝阳；兼肾阳不振者，加菟丝子、巴戟天、补骨脂、益智仁、附、桂以温振肾阳。

方证：附子理中汤证、桂附理中汤加味证、暖培卑监法证、补火生土法加味证、温补脾肾方证、《金匮》肾气丸证、立命开阳汤证、椒附丸证。

考证：脾阳不振候，通称：脾阳虚，中焦虚寒，中阳不足，统摄无权，太阴中寒，夹阴伤寒，漏底伤寒，火土不足，肾气虚寒，火不生土。

仲景曰："自利不渴者属太阴，以其脏有寒故也，当温之，宜服四逆辈。"（《伤寒论》277条）**陈士铎**说："人有饥渴思饮食，饮食下腹便觉饱闷，必大泻后快，或早或晚，一昼夜数次以为常，面色黄瘦，肢肉减削，此非胃气之虚，乃脾气之困也……宜治脾……兼宜治肾中之火。方用奠土汤……加味四君汤亦效。"[1]

喻嘉言说："下利清谷，即谓之清便，以脾胃无阳，而饮食不能腐化也。身体疼痛者，在里之阴邪盛，而经脉为其阻滞也。阳微阴盛，凶危立至，当急救其在里之微阳，俾利与痛而俱止。救后清便自调，则在里之阳已复，而身痛不止，是表邪未尽，当急救其表，俾外邪仍从外解，而表里之辨，始为明且尽耳。"[2]

费伯雄说："肾气虚寒，腹痛下利，完谷不化，手足俱冷者，立命开阳汤主之。"[3]

雷少逸说："（飧泄）倘脉细小而迟，手足寒者，不易治也，勉以暖培卑监法治之。"[4]《经》曰：肾脉小甚为洞泄。盖肾为胃关，因肾虚失闭藏之职，伏邪乘虚而深陷也，宜乎补火生土法加煨葛、荷叶治之。"[4]"若耶倪某，患泻不瘳……服芩、连、芦、葛等药，未获中机。脉之，神门小弱，余皆弦缓，舌色少荣，苔白而薄，直倾无度，腹痛溺黄……是先天素弱，伏气深陷之征。余部弦缓，腹痛频频，木乘土位之候。溺黄者，夹湿也……当补先后二天，兼以平肝渗湿。"[4]

何廉臣说："鹜溏者，澄清溺白，湿兼寒也，其证大便如水，其中稍有结粪者是也。若清冷如鸭粪，脉见沉迟，小溲清白，理中汤加橘红、茯苓治之。若泄不已，更加附子。"[5]

邹云翔治肠神经官能症：慢性泄泻十余年，日三四次，稍受凉，或食油腻荤菜，则泄泻增多，舌淡苔白满布，脉右关两尺虚细，重按则空。当补火生土[6]。

陈大年治王某，经行便泄，稀如水样，日行数次，经色不鲜，量多，面色萎黄，舌淡胖，脉濡细。乃火土不足也，治拟温补。按：本案乃肾阳不足，釜底无薪，故用附片、巴戟肉以温肾，是釜底添薪之意；土炒白术以健脾[7]。

编者按：脾阳不振候，脾阳素弱，阴寒直犯中焦，或久泻伤残脾阳，久虚不复，损及肾阳，或由其人肾阳素虚，肾火不能温煦脾土，脾阳更形不振，无力腐熟水谷，以致水谷不分，阴浊内盛。当以温补脾之阳气为主，兼以温补肾阳，脾肾双补，始克有济。

引用文献

[1] 柳长华.陈士铎医学全书［M］.北京：中国中医药出版社，1999：854.

[2] 舒驰远.伤寒集注［M］.北京：人民军医出版社，2009：40.

[3] 张元凯，时雨苍，杨伯棠，等.孟河四家医集［M］.南京：江苏科学技术出版社，1985：81.

[4] 雷丰.时病论［M］.北京：人民卫生出版社，1964：34，35，50.

[5] 俞根初等.重订通俗伤寒论［M］.上海：上海科学技术出版社，1959：384.

[6] 邹云翔.邹云翔医案选［M］.南京：江苏科学技术出版社，1981：177.

[7] 王大增.著名中医妇科专家陈大年的临床经验［J］.上海中医药杂志，1983，（11）：12.

二十七、脾阴消涸候

脾阴消涸候系脾之气阴两虚之候，为脾之阴虚证。脾为湿土，性喜燥恶湿，故多脾湿阳虚之证。然温热病后，或过服温燥，耗伤脾气津液，亦可致脾阴不足之证。

诊断

病名：[中医]脾约，嘈杂，脘痛，消渴，久泻，久痢伤阴，虚热。[西医]浅表性胃炎，萎缩性胃炎，病毒性肝炎，巨脾症手术后低热。

证名：脾胃阴虚证，**肺脾阴虚证**，肝脾阴虚证。

病位：脾胃，肺脾，肝脾。

病因：阴虚。

病机状态：虚弱。由热病日久，或过服温燥辛香之品，或素嗜炙煿醇酒辛辣之物，耗伤脾中津液元气，渐至阴虚。

1.胃阴消涸候 - 气机不宣 - 气机不降 + 阴虚失养

2.津液枯涸 ——→ 气虚失充 ——→ 阴虚失养

图2-8-135 脾阴消涸候病机结构式示意图

病形：虚弱； **病层：**里； **病态：**静；

病性：阳； **病质：**虚； **病势：**深，重，缓。

证象组合：液涸 + 气虚 + 阴虚

主症：【津液消涸】症象：①口燥咽干，口干口渴，舌边尖烂疼。②胸中嘈杂，似痛非痛。③腹中空空无一物，嘈杂似饥，得食暂止，戚戚食已即饥，虽食不饱。④上腹隐疼，食后腹胀。⑤喜食酸物。⑥大便难。**舌象：**①舌偏红，苔少。②舌质光绛裂痕。③舌质红绛无苔，舌光红而干。**脉象：**①脉细数。②脉虚数无力。

副症：【气虚失充】症象：①面色萎黄，面色无华。②神疲倦怠无力，终日嗜睡。③劳动多汗，饥渴消瘦，饥则头眩，饱则胀满。④食欲逐渐减退，纳少。⑤汗自出。⑥大便溏泄。**脉象：**脉细弱。

宾症：【阴虚失养】症象：①肌热，身体消瘦，肌瘦不仁。②头发干枯。③夜烦少寐。

临床以津液枯涸症象显著，如与气虚、阴虚症象同见，即可确认。

鉴别诊断

脾阴消涸候 + 气机不宣 + 气机不降 - 阴虚失养 = 胃阴消涸候

└── - 津液枯涸 + 阴液消涸 + 经脉失养 = 气阴两虚候

图2-8-136 脾阴消涸候鉴别式示意图

脾阴消涸候为脾之气阴两虚证；胃阴消涸候则系胃之气液两虚证；气阴两虚候为气阴不足以濡养经脉之候。

传变预测

传变式：脾阴消涸候 - 津液枯涸 + 阴液消涸 + 经脉失养 = 气阴两虚候

脾阴消涸候调治得当，气阴不难恢复，如迁延失治，再损及阴液，可致气阴两虚候而累及全身。

辨证

定位：肺脾：面色萎黄，肌热善饥，大便秘结，遇劳则汗愈多，脉细弱；脾胃：消渴嘈杂，善饥，大便难，肌瘦不仁；肝脾：肌热消瘦，头发干枯，夜烦少寐，多梦。

定性：阴虚：肌热，身体消瘦，肌瘦不仁，头发干枯，夜烦少寐，饥渴消瘦；气虚：面色无华，四肢倦怠无力，大便溏泄，劳动多汗，饥则头眩，饱则胀满。

定量：①轻：面色无华，口燥咽干，腹中空空无一物，嘈杂似饥，得食暂止。②中：口干口渴，胸中嘈杂，似痛非痛，大便难。③重：面色萎黄，戚戚食已即饥，虽食不饱，上腹隐疼，食后腹胀。

论治：以甘润滋养阴液为主，切忌香燥辛苦之品，更耗津液，重伤脾阴。

1.随机立法：脾阴消涸候，其病机为脾之津液、气、阴俱受伤残之候，属于阳亢内燥，当用甘润濡养之品，益气、增液、养阴，从缓调治，可渐渐恢复，切不可妄投辛香温燥之品，寒下伤津，亦非所宜。

2.随位立法：病本于脾，益脾气、养脾阴是其正治大法，滋养胃液，有助于脾阴。病涉于肺者，更当益肺气，生肺津以助脾；病涉于肝者，又当滋养肝阴，以济于脾。

3.随因立法：总由脾之气阴两虚，燥从内起，故当益气养阴，药宜滋润，以制其燥，不可过投温补，更忌燥烈，重耗气阴。

4.随症立法：嘈杂易饥者，宜以滋润为主，如怀山药、花粉、石斛、生地、白芍、麦冬、黄精、玉竹之类；口燥口渴者，宜加五味子、麦冬、乌梅、木瓜、葛根、花粉之类，酸甘化阴以生津。

方证：养真汤证、坤顺汤证、八宝坤顺丹证、益阴汤证、拯阴理劳汤证、参燕异功散证、补阴益气煎证、理脾益营汤证、清心养胃汤证、乌梅木瓜汤证。

考证：脾阴消涸候，气虚兼阴虚者，通称：脾阴虚，脾阴不足，脾阴枯槁，脾约。

吴鞠通说："久痢伤阴，口渴舌干，微热微咳，人参乌梅丸主之……若液亏甚而土无他病，则去山药、莲子，加生地、麦冬。"[1]**何廉臣说："**（衄血脾虚）补脾如加味归脾汤，养真汤，参燕异功煎，补阴益气煎之类。"[2]

姚国美说："烦渴善饥，饮食虽倍，不为肌肉，甚则小便频数如淋，此阳明燥火偏亢，消灼胃液，名曰中消……风偏胜者，饥则头眩，饱则胀满，宜乌梅木瓜汤醒脾敛肝。"[3]"口燥咽干，消谷善饥，大便难，右关细弱，乃脾阴不足，中土枯燥，法当培养，予归芍六君子汤加麻仁、饴糖之类。"[3]"胸中嘈杂，似痛非痛，食已即饥，虽食不饱，大便难，此脾阴不足，胃土偏燥，宜黄精、石斛、陈仓米、麦冬、怀山药、栀子之类滋阴养胃。"[3]

邓启源治脾手术后低热：巨脾症手术后，刀口已愈合，惟低热不除，神疲倦怠，口苦纳差，汗自出，夜烦少寐，尿少，大便干结难下，曾用抗生素治疗，热终不退。证见神志清晰，面色无华，舌质光绛裂痕，脉虚数无力。诊为疾病久羁，气阴已伤，加之手术，气血两亏，虚阳外越，故低热不退。治当益气养阴，拯阴理劳汤去薏苡仁，加黄芪以益气，玄参增液通便。药后热趋降，夜眠转佳，汗出已止，大便已畅，遂以前方再进6剂收功[4]。

邓铁涛治患传染性肝炎半年多，初起微有黄疸，曾住院治疗，谷丙转氨酶一直不降。来诊时谷丙转氨酶700单位，证见面色稍黑少华，怠倦，不欲食，口干苦，多梦，舌红苔浊，脉弦滑数。此脾虚肝阴不足所致，治拟健脾养肝为主。加减服30剂，谷丙转氨酶降至150单位。又加太子参12g，服21剂，谷丙转氨酶降至正常[5]。

编者按：脾阴消涸候，肺脾气阴不足，脾不输精，肺不布津，阴津不足，虚热内起，消灼津液，渐形枯涸。其调治之则当以滋补肺脾气阴为主，益肺生津，养阴滋液，以清补调养之，慎不可过投温补，以助内热，反伤气液。

引用文献

［1］吴鞠通.温病条辨［M］.福州：福建科学技术出版社，2010：136.

［2］俞根初等.重订通俗伤寒论［M］.上海：上海科学技术出版社，1959：326.

［3］姚国美.姚国美医学讲义合编［M］.北京：人民卫生出版社，2009：199，225，240.

［4］邓启源.拯阴理劳汤的临床运用［J］.上海中医药杂志，1983，（8）：6.

［5］邓铁涛.脾胃学说对消化系统疾病的应用初探［J］.新医药学杂志，1979，（3）：8.

第四节　胆腑病候

胆腑为上中焦清阳之气出入之转枢机括，内寄相火，胆腑诸候皆由相火失位所致，故以实证、阳证为主，而虚证、阴证甚少，但有阴中之阳证与虚中之实证。胆腑诸候，可分为两类：其一为转枢不利，致上中气机之升降出入失调，其证候以胆气郁滞候为基本结构，以"气失宣降＋津气蕴蒸"为基础结构形式；其二为失位相火不能助君火而主神明，以木火郁遏候为基本结构，以"气机不宣＋神志不宁"为基础结构形式。

表2-8-4　胆腑诸候系统表

层	质	病态	候名	主证			副证		宾证		
气	实证	郁滞	胆气郁滞候	气机不利	津气蕴蒸		气机不宣	气机不降	阳气不和		
		郁结	胆气郁结候	气机郁结	气机不利		气机不宣		津气蕴蒸	气机冲逆	
	虚证	虚弱	胆气不振候	气虚失充	神志不宁		阳气不和		神气不振		
木火	实证夹阴	郁滞	木火郁遏候	气机不宣	神志不清		神志不宁		阳气不和		
			木火郁滞候	气机不宣			神志昏蒙	津气蕴蒸	气机不利		
		郁闭	木火郁闭候	气机不宣			神志不宁		津气蕴炽		
		郁逆	木火郁逆候	气机不宣	津气蕴蒸	气机冲逆	清空不宁	热迫津泄	阳气不和		
	实阳证	郁蒸	木火郁蒸候	气机不宣	津气蕴蒸	血热蕴蒸	清空不宁	气机不降	阳气不和		
		郁炽	木火郁炽候	气机不利	津气蕴炽		血热蕴炽	神志昏蒙	阳气不和	清空不宁	
		蕴炽	木火蕴炽候	津气蕴炽	血热蕴炽		神志不宁		神志昏蒙	阳气不和	
		蕴逆	木火升逆候	津气蕴炽	血热蕴炽		络血妄行		气机不行	神志不宁	清空不宁
			木火炽逆候	津气蕴炽	清空不宁		气机冲逆	气机不利	神志不宁	阳气不和	
		蕴闭	木火蕴闭候	津气蕴炽	血热蕴炽		神志蒙闭	络脉不和	气机冲逆	气机不利	
		闭厥	木火闭厥候	津气蕴炽	神志蒙闭		阳气不行	络脉不和	气机不宣	气机不降	
	夹虚	虚蒸	木火虚蒸候	气虚失充	津气蕴炽		神志不宁	清空不宁	阳气不和		
		虚炽	木火虚炽候	津气蕴炽	血热蕴炽		阴虚失养	神志昏蒙	阳气不和	气机不利	
		虚逆	木火虚逆候	阴虚失养	气机冲逆		津气蕴炽	清空不宁	阳气不和	气机不利	

胆气郁滞候+气机冲逆+气机郁结=**胆气郁结候**
　　　└──+清空不宁+热迫津泄=**木火郁逆候**
　　　　　└──+津气蕴炽=**木火炽逆候**
　　　　　　　├─+血热蕴炽+络血妄行=**木火升逆候**
　　　　　　　└─+阴虚失养=**木火虚逆候**
木火郁遏候+津气蕴蒸+神志昏蒙=**木火郁滞候**
　　　└──+津气蕴炽+神志蒙闭=**木火郁闭候**
木火郁蒸候─气失宣降+气虚失充=**木火虚蒸候**
　　　└──+气机不利+津气蕴炽+血热蕴炽=**木火郁炽候**
　　　　　└──+阴虚失养=**木火虚炽候**
　　　　　├─+神志昏蒙=**木火蕴炽候**
　　　　　├─+神志蒙闭+络脉不和=**木火蕴闭候**
　　　　　└─+阳气不行=**木火闭厥候**
胆气不振候=气虚失充+神志不宁+阳气不和

图2-8-137　胆腑诸候结构图

一、胆气郁滞候

胆气郁滞候系实邪郁滞胆腑，致腑气失其通降之候。或外邪入传，或里邪郁滞，胆气不能通降于胃肠，以致气机不利，木火失其宣越。

诊断

病名：[中医] 脘胁痛，胁痛，虫痛。[西医] 慢性肝炎，间质性肝炎，胆囊炎，原发性硬化性胆管炎，胆道蛔虫病，胆石症。

证名：**胆胃湿火证，肝胆气火证，胆胃虫积证。**

病位：肝胆，胆胃。

病因：湿火，气火，虫积。

病机状态：郁滞。由实邪郁滞胆腑，或外感寒湿，或内聚痰、食、虫，渐入于胆，致胆失中清之性，木火不得宣越，不能通降胃肠，气机失其宣降而成。

1.**胃气失和候**+津气蕴蒸+阳气不和
2.气机不利──→气机不宣──┐
　　　↓　　　　　↓　　　　↓
津气蕴蒸──→气机不降──→阳气不和

图2-8-138　胆气郁滞候病机结构式示意图

病形：郁滞；　　**病层**：里；　**病态**：静中动；

病性：阴中阳；　**病质**：实；　**病势**：深，轻，缓中急。

证象组合：气滞+气郁+气蒸+阳郁

主症：**【气机不利】症象**：①右胁部痛，牵及右肩酸痛，脘胁痛或作或止。②腹胀，腹部膨满，鼓肠。③食后作胀。**舌象**：①舌苔白腻微黄。②苔黄厚。**脉象**：①脉左关浮弦。②脉弦大。

　　　　【津气蕴蒸】症象：①面赤身热，午后低热。②口干且苦，目赤，口燥唇焦，喜冷畏热。③黄疸，身面目黑黄。④小便色黄，尿黄黑，便闭溺赤。⑤大便燥结。⑥常鼻衄。**舌象**：①舌红苔黄，黄腻。②舌中有干黄苔。**脉象**：①脉弦数实。②右脉滑大。

　　副症：**【气机不宣】症象**：①心下痞满。②胸闷纳呆，胸脘痞闷，胸中懊侬。③不思食。

　　　　【气机不降】症象：①恶心。②嗳气。③呕吐酸苦臭秽，呕吐蛔虫。

　　宾症：**【阳气不和】症象**：①寒热往来。②面色萎黄。③大便溏薄。**舌象**：苔薄。**脉象**：①脉弦细而濡数。②脉弦细。

　　临床以气机郁蒸易见，但当有木火内郁之阳气不和与津气蕴蒸症象交相出现时，方可确定为本候。

鉴别诊断

$$胆气郁滞候 - 津气蕴蒸 - 阳气不和 = 胃气失和候$$
$$ - 气机不利 + 清空不宁 = 木火郁蒸候$$

图2-8-139　胆气郁滞候鉴别式示意图

胆气郁滞候为气机郁滞兼木火内郁之候；胃气失和候仅为胃腑气机郁滞，而无木火内郁之象；木火郁蒸候则仅为木火内郁，而无气机郁滞。各自不同。

传变预测

$$胆气郁滞候 - 津气蕴蒸 - 阳气不和 \rightarrow 胃气失和候$$
$$ - 气机不利 + 清空不宁 \rightarrow 木火郁蒸候$$
$$ - 阳气不和 + 气机郁结 - 气机不降 + 气机冲逆 \rightarrow 胆气郁结候$$

图2-8-140　胆气郁滞候传变式示意图

胆气郁滞候如木火之郁解，唯气机郁滞，则可转为胃气失和候；如气机已利，而木火尚郁，则可转为木火郁蒸候；如迁延失治，郁滞不除，则可转为胆气郁结候。

辨证

定位：胆胃：脘胁痛或作或止；肝胆：胸脘痞闷，不思食，胸中懊侬。

定性：气火：脘胁痛或作或止，呕吐酸苦，口苦目赤，口燥唇焦，喜冷畏热，口渴，便闭溺赤；湿火：右胁肋疼痛，发热恶心，食欲不振，面目发黄，小便黄浊；虫积：呕吐蛔虫。

定量：①轻：口苦目赤，胸脘痞闷。②中：寒热往来，脘胁痛或作或止。③重：面赤身热，口燥唇焦，手足厥冷，右上腹绞痛，发烦呕吐。

论治：以疏利胆气为主，兼清降其木火。然胆为中清之腑，郁滞不除，则失其清净之性，渐至郁结难解。

1.随机立法：胆气郁滞候，其病机为实邪郁滞胆腑，气机失其通降，木火不得宣越，故其治则当疏利胆腑之郁滞，通利其气机，宣降其木火，则胆腑自复其清净之常，通降有权，而无阻滞之患。

2.随位立法：病起于胆，肝胆相连，疏利胆气，必从疏肝。病涉及于胃者，宜兼以和胃。

3.随因立法：因于湿火，宜苦辛开降兼以清利，以化湿泄火；因于气火，宜疏利兼以苦泄以理气降火；因于虫积，宜疏利兼以驱虫。

4.随症立法：脘胁胀痛必兼以利气，如木香、青皮、枳实、香附、郁金、姜黄、合欢花、佛手之类；大便闭结必加大黄、玄明粉以通利之；小便黄浊宜加二苓、栀子、黄柏、滑石以渗利之。

方证：金铃子散加味证、越鞠丸证、当归龙荟丸证、柴金汤证、泻肝汤证、后辛汤证、乌梅丸证、温中利胆驱虫汤证、清中利胆驱虫汤证、调温利胆驱虫汤证。

考证：胆气郁滞候，气失宣降，津气蕴蒸，通称：胆气不利，湿热郁结肝胆，肝火犯胃。

吴坤安说："若怒动肝火，或怒后加餐，而成痞满，或结于左胁之下，舌黄口渴，脉弦数，或兼胁痛吞酸，左金丸加川郁金、枳实主之。"[1] **费伯雄**说："胆胀者，胁下痛胀，口中苦，善太息。胆为中正之官，决断出焉。肝虽强，非胆不能断。但胆气血皆少，为清静之府，寒气干之，故胁痛口苦，气郁不舒，故善太息也。当轻扬和解，后辛汤主之。"[2]

李用粹说："吞酸，小疾也，然可暂不可久，久而不愈，为膈噎、反胃之渐也……主以二陈汤，加吴萸、黄连，顺其性而抑之，佐以山栀、苍术、茯苓，以行湿热……如朝食甘美，至晚心腹酸痛吐出者，此血虚火盛，宜加归、芎。"[3] **李梴**曰："当归龙荟丸，治肝蕴风热，时发惊悸，筋惕肉瞤、瘰疬搐搦，头目昏眩，神志不宁，狂越骂詈，胸膈咽嗌不利。又治湿热胁病及食积，因大饱、劳力、行房胁痛，肠胃燥涩，一切火热等证。"[4]

黄文东治胆囊炎：右胁疼痛，牵及右肩酸痛，纳呆，食后作胀，面色萎黄，口干且苦，大便燥结，尿黄，苔薄，脉弦细，清胆汤主之[5]。

顾介山说："盖蛔虫的孳生，大都先由脾失健运，则湿自内生，肝失条达，则郁而化热，湿热相互成因，则为蛔虫繁殖生长的良好环境……从临床观察证明，不论是偏寒偏热，或寒热错杂，必先在酸辛苦三味俱备的前提下，然后再配以温热或寒凉之品以调燮阴阳，纠正偏胜，始能获效。川椒、黄连，一热一寒，其性皆偏，阳证得热药有助火之弊，阴证得凉药有抑阳之虞，所以使用时必须配以适当的监制药物，抑其气而存其味，使其达到制蛔之目的，而不使其助邪为虚。"[6]

《岳美中医案集》编者按："大柴胡汤为治'少阳证少，阳明证多'者，能消除严重性胸胁心下郁窒感，舌多干燥有黄苔，易便秘，腹肌紧张。因少阳证少，阳明证多，故去小柴胡中之参、草，以免助阳窒胃。大黄与芍药配合使用，可以治腹中实痛；枳实、芍药配合使用，可以治腹痛烦满不得已。本方有解热、泻实、除烦、缓痛诸作用。关于小陷胸汤，程知云：'以半夏之辛散之，黄连之苦泻之，瓜蒌之寒润涤之，皆所以除热散结于胸中也。'何廉臣谓：'此汤是苦辛开泄法，治伏火熏蒸津液，液郁为痰者。此法与苦寒清泄有别，清泄是直降，一意肃清伏火；开泄是横开，兼能清化痰浊，分际最宜斟酌。叶天士所谓舌白不燥，或黄白相间，或灰白不渴，慎不可乱投苦泄，虽有脘中痞痛，宜从苦辛开泄是也。'"[7]

编者按：胆气郁滞候，因湿火内蕴，郁滞胆胃气机，或因肝胆气郁化火，郁滞胆腑，或肠中宿有虫积，上胃窜胆，阻滞胆气之通利，内不利于气机之宣降，外不利阳气之运行，湿火、木火不得泄越，蒸灼津液，久则凝滞而成结石，肝气挟木火上逆，胃气亦失其通降，木火内炽，阳气失和。当疏利肝胆之气，清降肝胆之火，兼和其胆胃、驱虫行气。

引用文献

［1］吴坤安.伤寒指掌［M］.上海：上海科学技术出版社，1959：卷三15.

［2］张元凯，时雨苍，杨伯棠，等.孟河四家医集［M］.南京：江苏科学技术出版社，1985：77.

［3］李用粹.中华医书集成·证治汇补［M］.北京：中医古籍出版社，1999：143.

［4］李梴.医学入门［M］.天津：天津科学技术出版社，1999：1222.

［5］上海中医学院附属龙华医院.黄文东医案［M］.上海：上海人民出版社，1977：150.

［6］顾介山.胆道蛔虫病的辨证论治［J］.江苏中医，1965，（4）：13，14.

［7］中国中医研究院.岳美中医案集［M］.北京：人民卫生出版社，2005：61.

二、胆气郁结候

胆气郁结候为胆气郁滞既久，胆中精汁结聚之候，多系胆气郁滞失治，久而失于疏利，胆中气液渐渐结聚而成。

诊断

病名：［中医］胁痛，脘胁痛，阳黄。［西医］胆结石，胆结石引起胆囊炎。

证名： 肝胆湿热证，肝胆气瘀证。

病位： 肝胆。

病因： 湿热，气瘀。

病机状态： 郁结。由胆气郁滞既久，不得疏通，渐至胆中精汁与胆气邪气搏结，气机愈失其通降，木火愈郁，则势必冲逆于上。

1.胆气郁滞候＋气机郁结－气机不降＋气机冲逆－阳气不和

2.气机郁结──→气机不宣──→津气蕴蒸

↓ ↓

气机不利──────────→气机冲逆

图2-8-141 胆气郁结候病机结构式示意图

病形： 郁结； **病层：** 里； **病态：** 静；

病性： 阴中阳； **病质：** 实； **病势：** 深，重，缓中急。

证象组合： 气结＋气逆＋气蒸＋气滞

主症：【气机郁结】症象： ①胁下胀满难于转侧，结于胁下。②右上腹部阵发性剧烈绞痛，有时放射至肩背。③右上腹按之有块状。

【气机不利】症象： ①脘胁痛不可忍。②痛牵肩背。

副症：【气机不宣】症象： 不思饮食。

宾症：【津气蕴蒸】症象： ①寒热往来。②畏寒高热。③发热口苦，喜冷饮。④巩膜黄染。⑤小便黄如橘色。⑥大便秘结，大便未解。**舌象：** ①舌质红。②舌尖红。③苔薄黄。④苔黄腻。⑤苔根腻。**脉象：** ①脉弦数。②脉滑数。

【气机冲逆】症象： ①恶心。②呕吐酸苦，呕吐黄苦水，呕吐绿苦水。③不能进食，食入即吐。

临床以气机郁结不利症象为主，如右胁脘胀满、痞硬，甚则绞痛，呕逆，即为诊断依据。

鉴别诊断

胆气郁结候－气机郁结－气机冲逆＋气机不降＋阳气不和＝胆气郁滞候

└──－津气蕴蒸＋阳气不和－气机冲逆＋气机不降＝肝气郁结候

图2-8-142 胆气郁结候鉴别式示意图

胆气郁结候为胆气与胆汁互结，阻滞气机，木火郁而上逆之候；而胆气郁滞候则仅为气机郁滞，通降失常之候，无结聚之变；肝气郁结候则仅为肝气因郁而结，无木火冲逆之变。

传变预测

胆气郁结候－气机郁结－气机冲逆＋气机不降＋阳气不和→胆气郁滞候

└──－津气蕴蒸＋阳气不和－气机冲逆＋气机不降→肝气郁结候

图2-8-143 胆气郁结候传变式示意图

胆气郁结候如治疗得当，结聚得去，而郁滞未除，可转为胆气郁滞候；如经久失治，则可渐至肝气郁结，而转为肝气郁结候。

辨证

定位：肝胆：胁下胀满难于转侧，结于胁下，右上腹按之有块状；胆胃：脘胁痛不可忍，牵引肩背。

定性：湿热：畏寒高热，口苦，喜冷饮，巩膜黄染，小便黄如橘色，大便秘结；气瘀：寒热往来，胁下胀满难于转侧，结于胁下，右上腹按之有块状。

定量：①轻：恶心，脘胁痞胀，偶发胀痛。②中：胁下胀满难于转侧，时痛时止，呕吐酸苦，大便秘结。③重：脘胁痛不可忍，呕吐黄苦水，呕吐绿苦水，不能进食，食入即吐，大便未解。

论治：以峻剂疏导消化其聚结之邪，疏利其结滞之腑，渐渐消降，可获痊愈。

1.随机立法：胆气郁结候，病机为实邪郁滞既久，胆气与胆汁互结，渐积渐聚，致胆失其通降之性，木火郁而上逆，故其治则当以峻剂疏导结聚为主，通利其气机，通降其木火，则结聚渐渐消散。

2.随位立法：病发于肝胆，总宜疏利肝胆为主。病涉及胃者，兼以和降逆。

3.随因立法：病因于湿热者，以清利湿热为主；病因于气瘀者，则当利气攻瘀以导其聚结。

4.随症立法：病机为郁结，总当以攻其结为法。常用攻结之品，有广郁金、金钱草、鸡内金、山楂、神曲、三棱、莪术、鳖甲之类。然结石之外排，必经肠道，故通利大肠之品如大黄、芒硝、玄明粉之类，必随症选用。

方证：加味柴平汤证、胆道排石汤加减证、四逆散加味证、排石汤加味证、肝胆郁结胁痛方证。

考证：胆气郁结候，实邪郁结，胆中木火冲逆者，通称：肝胆气结，肝气郁结，胆胃气结。

孙一奎说："或问治气郁胁痛，有谓达之者，有谓泻之者……《经》曰'上者抑之'，为其当下而不下，故用此辛酸苦寒之剂以泄其冲逆沸腾之势，使之降下，以致于平而已，此正治法也，群皆识其为泻也。至若柴胡、川芎之所以为泻者，则异乎是也。盖柴胡、川芎，升发肝胆之清气者也，《经》曰'下者举之'，为其当升而不升，故用此辛甘苦平之味于阴中提阳，以扶其直遂不屈之性，使之上升以复其常，是清阳升而浊阴降也，正前所谓'木郁则达之'之意，此从治法也，群皆未识其所以为泻也。《经》曰：'轻者正治，重者从治。'又曰：'轻者可降，重者从其性而升。'又曰：'过者折之，以其畏也，所谓泻之。'过者谓郁实而为火也，折之者为裁之也，畏者如木郁之病用辛散属金之药，而排阃其纷伙，剪伐其猖獗，以致于中和，乃拨乱反正之意也。此皆识阴阳升降之理，顺逆之势，有如是耳。"[1]

朱秋琴说："张（志雄）老以二金茵枳黄汤治疗多种胆道疾病，一方面多用，灵活变通，确有独到之处。临床实践证实，凡右上腹、右胁疼痛，黄疸或超声提示胆囊炎、胆石症、胆囊息肉、胆道蛔虫等，中医辨证属肝郁气滞，湿热交阻者，用该方均能收到良好的效果，而且重复使用同样有效。二金茵枳黄汤：金钱草、郁金、茵陈、枳壳各15g，生大黄9g。随症加减：疼痛剧烈者加制香附6g，炙延胡9g；发热重者加丹皮6g，土茯苓15g；呕吐者加姜半夏、苏梗各9g；湿重者加苍术、白术各9g，厚朴6g；谷丙转氨酶升高者加白花蛇舌草15g。张老认为，胆为中清之腑，喜疏泄，恶壅滞，故凡治胆道疾病，必不离疏泄清利之品。同时还认为，山栀虽能清热利胆，但其性苦寒，易伤胃引起呕吐，而胆道疾病已有胃中空虚，客气动膈之象，故多不用。"[2]

顾介山治胆结石：胁痛阵作，牵引肩背，呕吐纳呆，舌质红，苔薄黄，脉弦数。湿热蕴结，肝胆疏泄失职。用排石汤加味：柴胡、木香各4.5g，片姜黄、炒枳壳、大黄、玄明粉各9g，广郁金12g，金钱草30g，黄连3g。5剂。每剂药后大便泄泻二三次。在服前3剂药后，每次大便中均有如米粒样大小的结石排出，前后共排出数十枚。后2

剂服后，未见结石排出，疼痛随之消失，但尚感胸胁苦闷。继以疏肝理气剂调理。随访1年，未复发[3]。

编者按：胆气郁结候，因湿热、瘀热壅阻肝胆既久，肝气失疏，胆失通降，致肝气胆汁与湿热蕴结，胆道不得通利，阻滞气机，气不得降，反从上逆。当以疏利肝胆之郁结为主，兼以清利湿热，活血祛瘀，通降胆道，以排逐其结石。肝胆结石一般有两种，大家都认为取出了结石就是治愈了，其实手术取石或切除胆囊后，仍然复发，是什么原因呢？原因是手术不能改变体内结石产生的状态，但中药治疗却少有复发，因为内环境改变了。

引用文献

［1］单书健，陈子华.古今名医临证金鉴·黄疸胁痛膨胀卷（上）［M］.北京：中国中医药出版社，1999：65，66.

［2］单书健，陈子华.古今名医临证金鉴.黄疸胁痛膨胀卷（下）［M］.北京：中国中医药出版社，1999：212.

［3］顾锡才，顾介山.排石汤加味治疗胆石症3例［J］.上海中医药杂志，1966，（3）：108.

三、胆气不振候

胆气不振候系胆气不足的虚弱之候，为神志失常之证，多由情志内伤所致，或忧虑过度，或惊吓，或恐怯，累耗胆气，致其渐失中正、决断之能，而为神志失常。

诊断

病名：[**中医**] 虚烦，惊烦，惊骇，惊悸，善忘，不寐，梦魇，痴呆，热入血室，胆黄，疫疟，客忤。[**西医**] 神经衰弱，焦虑症，恐怖症，抑郁性神经症。

证名：心胆湿痰证，**心胆痰火证，心肝气虚证**，肝脾气虚证。

病位：心胆，心肝，肝脾。

病因：气虚，湿痰，痰火。

病机状态：虚弱。七情内伤，或忧思过度，或偶受惊吓，或恐怯，累耗胆气，或病中误下，或病后失调，均可致胆气虚弱，木火不振，而失其中正、决断之性。

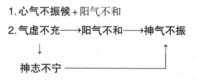

1.心气不振候+阳气不和

2.气虚不充──→阳气不和──→神气不振

神志不宁

图2-8-144 胆气不振候病机结构式示意图

病形：虚弱；   **病层：**里；   **病态：**静中动；

病性：阴中阳；   **病质：**虚中实；   **病势：**浅，轻，缓。

证象组合：气虚+神虚+神扰+阳郁

主症：【气虚失充】症象：①头昏。②气短似喘。③目无所见，耳无所闻。④身摇，筋惕肉瞤。**舌象：**舌淡苔薄。**脉象：**脉虚细。

【神志不宁】症象：①心常怦怦不安，如人欲捕状，卧则惊魇，夜来大魇。②怔忡。③心乱烦热。④烦惊，夜不能寐，彻夜不眠，梦扰纷纭，惊怖。⑤神思不安，时狂时静，性急，坐立不安，甚至东奔西跑。⑥性急，多思多虑，惶恐多疑，妄闻妄见。⑦终日不思饮食，间有干呕。**舌象：**舌黄浊腻。**脉象：**①脉滑数。②脉弦滑。

副症：【阳气不和】症象：①一身尽重，不可转侧。②身目骤黄。③口苦想呕，兀兀欲吐，吐痰。④咽喉若塞，语言謇涩。⑤胸满。⑥小便不利。

宾症：【神气不振】症象：①触事易惊，恐怯多疑，时疑时怯。②神志昏沉，梦中恍惚，失语如魔。③惊悸善忘，目闭则惊悸梦惕。④默默不语，出语无伦，似痴若呆。⑤惊骇，心跳欲厥。⑥见人作羞，心颤神慑。⑦目瞑则梦惕。⑧目定振栗。

临床以神志不宁与神气不振症象显见，亦为诊断之依据，但当察其有虚象与阳气不和，即可断为胆气虚弱不振之候。

鉴别诊断

胆气不振候 - 阳气不和 = **心气不振候**

└── - 神志不宁 + 血虚失荣 + 清空失养 = **肝气不振候**

图2-8-145 胆气不振候鉴别式示意图

胆气不振候为胆气虚弱，木火不振之候；心气不振候为心神不振之候；肝气不振候则为肝之气血不足以养神之候。

传变预测

胆气不振候－阳气不和→**心气不振候**
 └── －神志不宁＋血虚失荣＋清空失养→**肝气不振候**
 └── －神气不振＋神志不清－气虚失充＋气机不宣→**木火郁遏候**

图2-8-146　胆气不振候传变式示意图

胆气不振候，如木火之气已振，而气虚不复，可转为心气不振候；若迁延失治，致肝之气血不足，可转为肝气不振候；如过投温补，木火虽振，胆气郁遏，则可转为木火郁遏候。然均关神志之变。

辨证

定位：心胆：多梦少寐，惊怖，怔忡；心肝：胸满烦惊，一身尽重，或不寐恐怯，默默不语，或出语无伦，见人作羞；肝脾：目无所见，耳无所闻，身摇，筋惕肉眴。

定性：气虚：恐怯，少言，易惊多梦；湿痰：胸脘痞闷，吐痰，咽喉若塞；痰火：烦躁不寐，梦中恍惚，心中时而动悸，苔黄脉滑。

定量：①轻：多梦少寐，惊怖，怔忡。②中：不寐恐怯，默默不语，或出语无伦，见人作羞。③重：烦躁不寐，梦中恍惚，心中时而动悸。

论治：当以壮胆益气为主，兼以温和木火，则胆气自振。

1.随机立法：胆气不振候，其病机为胆气虚弱，木火不振，故其治则当以益气壮胆，温壮木火为主，兼以安神疏利。腑以通为补，故每于补益之余，当兼以疏利，使腑气通降有权，则自复中正决断之常。

2.随位立法：胆气虚弱，法当以益气壮胆为主。病涉于心者，宜兼养心安神；病涉及肝者，宜兼养肝血；病涉于脾者，宜兼补脾气。

3.随因立法：胆为六腑之一，腑以通为补，故于益气壮胆之中，参以疏利胆气。挟湿痰者，兼以燥湿化痰；兼痰火者，兼以清化痰热。胆气通利，其气自壮。

4.随症立法：易惊者，当重用镇惊安神之品，如酸枣仁、龙骨、龙齿、牡蛎、珍珠母、朱砂、琥珀、紫石英之类；易恐者，当重用化痰醒神之品，如制半夏、胆星、竹茹、菖蒲、远志之类；心火旺盛者，佐以栀子、川连、连翘。

方证：柴胡加龙骨牡蛎汤证、十味温胆汤证、加味酸枣仁汤证、半夏汤证、琥珀定志丸证、龙齿壮胆汤证、竹茹汤证。

考证：胆气不振候，胆气偏虚者，通称：胆气不足，心胆气虚，心肾不交。

仲景曰："虚劳虚烦不得眠，酸枣仁汤主之。"（《金匮要略·血痹虚劳病脉证并治》）"伤寒八九日，下之，胸满烦惊，小便不利，谵语，一身尽重，不可转侧者，柴胡加龙骨牡蛎汤主之。"（《伤寒论》107条）

陈士铎说："人有夜不能寐，恐鬼祟来侵，睡卧反侧，辗转不安，或少睡而即惊醒，或再睡而恍如捉拿……乃胆气之怯也……补厥阴之肝，正补少阳之胆耳。方用肝胆两益汤……无忧汤亦甚妙"[1]"人有心颤神摄，如处孤垒，而四面受敌，达旦不能寐，目眵眵无所见，耳聩聩无所闻，欲少闭睫而不可得……是胆虚而风袭之……必补助其胆气，佐以祛风荡邪……方用祛风益胆汤……亦可用助勇汤"[1]**薛雪**说："湿热证，按法治之，诸证皆退，唯目瞑则惊悸梦惕。余邪内留，胆气未舒，宜酒浸郁李仁、姜汁炒枣仁、猪胆皮等味。"[2]

吴坤安说："因惊而得怔忡者，亦由心虚有痰也，宜茯神、枣仁、川贝、天竺黄、钩藤、丹参、竹茹、半夏、辰砂、金箔之类，镇心神以去惊痰。（邵仙根评：其人心气素虚，内有伏痰，肝胆木火，乘虚凌心，而怔忡心悸也。）"[3]"伤寒热退之后，夜不欲寐者，胃不和也，温胆汤和之；惊悸不宁者，心气虚也，加枣仁、远志。"[3]"身摇不得眠，十味温胆汤，倍人参。"[3]

俞根初说："客忤初起，寒热日作，间有谵语，夜多恶梦，时或躁扰，心悸胆怯，多生恐怖，舌苔淡白，间挟淡灰……（脉）乍大乍小，乍数乍疏者，此由素性属阴，胆气不壮，猝被客忤，俗称夜发为鬼疰者是也……先与苏合香丸……辛香开发以除邪，继与温胆汤加减……辛通镇摄以壮胆。"[4]"惊悸不寐者，心气虚也，前方（温胆汤）合酸枣仁汤去川芎清敛之。触事易惊，梦寐不安者，乃有余热挟痰也，宜用竹茹、黄连、石菖蒲、半夏、胆星……旋覆花、橘红等味。若终夜清醒，目不得瞑，或目瞑则惊悸梦惕者，余邪内留肝胆，胆气未舒，肝魂不安也，宜酒浸郁李仁、炒枣仁、猪胆皮、黄连、焦栀、淡竹茹、桑叶等，滑以去着，苦以泄热。"[4]

高鼓峰说："怔忡，心血少也。其原起于肾水不足，不能上升，以致心火不能下降，大剂归脾汤去木香，加麦冬、五味、枸杞，吞都气丸。如怔忡而实挟包络一种有余之火兼痰者，则加生地、黄连、川贝之类以清之。"[5] 董废翁说："有病后血气未复，精神未全，多于梦寐中，不觉失声如魇。此不系谵语、郑声，宜六君子汤、温胆汤去竹茹，加人参半钱。"[5]

姚国美说："心乱烦热，兀兀欲吐，卧则惊魇，醒则怔忡，此痰火上扰心包，主以温胆汤送下远志丸。"[6]"若因大惊之后，神舍空虚，痰涎乘隙而入，以致恐怯异常，语言謇涩，轻则治以指迷茯苓丸加菖蒲、远志之类，重则与安神滚痰丸主之。"[6]

编者按：胆气不振候，或胃中素有湿痰，或病后体弱，心胆气怯，或大惊之后，神舍空虚，痰涎乘隙而入，尚有心胆素弱之人，或感受惊吓，或因忧思过度，耗伤心肝之气，或大病之后，或过投清下，重伤心肝气血，不能资养胆气，致胆气不振，君火不明。当以益气养血，清化心胆痰火，镇惊安神为主，但必兼顾其木火，参以清降。

引用文献

［1］柳长华.陈士铎医学全书［M］.北京：中国中医药出版社，1999：782，783.

［2］王士雄.温热经纬［M］.沈阳：辽宁科学技术出版社，1997：47.

［3］吴坤安.伤寒指掌［M］.上海：上海科学技术出版社，1959：卷一72，卷二56，卷三94.

［4］俞根初等.重订通俗伤寒论［M］.上海：上海科学技术出版社，1959：226，470，471.

［6］姚国美.姚国美医学讲义合编［M］.北京：人民卫生出版社，2009：229，231.

［5］高鼓峰等.医宗己任编［M］.上海：上海科学技术出版社，1959：71，160.

四、木火郁遏候

木火郁遏候为阴邪郁滞，木火不明，胆失中正决断，神明失常之候。总由七情失调，痰湿内盛，郁滞于胆，以致君相之火失明。

诊断

病名：［**中医**］客忤，疫疟，心风，癫狂，脏躁，痴呆，郁证，不寐，嗜睡，振掉，摇头，产后风，晕厥。［**西医**］流行性脑脊髓膜炎，周期性精神障碍，癔病，精神分裂症，神经官能症。

证名：心肝风阳证，肝胃气痰证，心肝气痰证，肝脾痰瘀证，**心肝痰瘀证，心胆湿痰证**，肝脾湿痰证，肝肺热痰证，心肝痰火证，肝脾风痰证，**心肝风痰证**，肝胃寒饮证，肝脾饮热证。

病位：胆胃，心胆，心肝，肝胃，肝脾，肝肺。

病因：湿痰，风痰，热痰，痰火，气痰，痰瘀，寒饮，饮热，风阳。

病机状态：郁滞。由七情失调，郁遏胆气，以致木火不能宣发，君相之火失明而成神志不清之候。

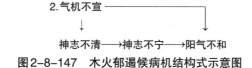

1.胆气不振候–气虚失充–神气不振+气机不宣+神志不清

2.气机不宣

神志不清——神志不宁——阳气不和

图2-8-147 木火郁遏候病机结构式示意图

病形：郁滞；　　**病层：**里；　　**病态：**静；

病性：阴中阳；　**病质：**实；　**病势：**深，重，缓。

证象组合：气郁+神蒙+神扰+阳郁

主症：【气机不宣】症象：①胸胁满闷，嗳气频。②咽中似物堵塞。③有时觉气向下行，呼吸困难，腹部左侧动悸亢进，腹直肌拘挛紧张。④少食不食。**舌象：**舌质润，苔薄白。**脉象：**①脉沉弦涩。②脉沉细不畅。③脉弦缓无力。

【神气不清】症象：①抑郁不乐，神智迷蒙，精神恍惚，多疑善虑，意识反应迟钝。②健忘殊甚，精神呆板，行为拙笨，目神昏钝。③神呆语乱，哭笑无常，终日不语，闭户独居，口中喃喃。④四肢动作失灵。⑤不语不寐，悲伤欲哭，独处房中，怕见外人，心惊胆怯，时疑时怯。⑥耳中时闻语言声，听后更增烦闷。⑦喜阴恶阳，秽浊不知。

副症：【神志不宁】症象：①心悸怔忡。②夜寐不安，失眠，夜多噩梦。③急躁易怒。④噩梦引起惊恐。⑤虚烦不眠，心思不安。⑥忽歌忽笑。**舌象：**舌红苔腻。**脉象：**脉弦滑。

宾症：【阳气不和】症象：①面色无华，面青，神疲乏力。②耳鸣头昏。③头痛不已，剧痛时引起泛恶。④口吐涎沫色青，伸舌颤动。⑤两手平伸振颤。⑥身热，或寒热日作。⑦周身走窜疼痛。⑧腰酸，两腿活动无力。⑨白带甚多。**舌象**：①苔白。②舌苔薄腻。**脉象**：①脉弦有力。②脉细数。

临床以神志不清症象为主要见症，但当兼有气郁症象时方可确认。以静为主，或略兼动象，方为郁遏之候。

鉴别诊断

木火郁遏候＋气虚失充＋神气不振－气机不宣－神志不清＝**胆气不振候**

└─＋气机不利－神志不清＋神气昏蒙－阳气不和－津气蕴蒸＝**木火郁滞候**

图2-8-148　木火郁遏候鉴别式示意图

木火郁遏候为木火不明之候；胆气不振候为木火不振之候，虚实不同；木火郁滞候为外阴内阳，木火郁滞而兼内焚之候，阴阳有别。

传变预测

木火郁遏候＋气虚失充＋神气不振－气机不宣－神志不清→**胆气不振候**

└─－阳气不和＋气机不利－神志不清＋神志昏蒙＋津气蕴蒸→**木火郁滞候**

　　└─－神志不清＋神志蒙闭＋津气蕴蒸→**木火郁闭候**

图2-8-149　木火郁遏候传变式示意图

木火郁遏候经治合法，实邪渐去而胆气渐虚，可转为胆气不振候；如延误失治，木火内蒸，则可转为木火郁滞候，甚则转为木火郁闭候。

辨证

定位：胆胃：间有谵语，夜多噩梦，时或躁扰；肝胃：面青，头痛，躁怒，胸胁满闷；心胆：心惊胆怯，时疑时怯，终日不语，喜阴恶阳，闭户独居，口中喃喃，秽浊不知，善忘；肝脾：目神昏钝，精神恍惚，少食不食；心肝：心悸不寐，或笑或哭。

定性：痰火：语无伦次，时狂时静，心烦躁扰；痰瘀：胸胁满闷，少食不食，舌有瘀点瘀斑；风痰：面青，口吐涎沫色青；湿痰：心惊胆怯，时疑时怯，善忘，目神昏钝，精神恍惚；水饮：口唾清水，小便短少，终日不语不食；风阳：时躁怒，虚烦不眠，忽歌忽笑，夜多噩梦，神思不安，心悸。

定量：①轻：心惊胆怯，时疑时怯，善忘，目神昏钝，精神恍惚，夜多噩梦，神思不安。②中：终日不语，喜阴恶阳，闭户独居，口中喃喃，秽浊不知。③重：语无伦次，时狂时静，忽歌忽笑。

论治：当温化痰湿，疏利郁滞以畅木火，使君相复明则愈。

1.随机立法：木火郁遏候的病机为痰湿郁遏，木火失明，胆气郁滞，气机失于宣畅，君相失其明静。治则当温化湿痰，疏利胆气，以畅其木之性，则君相之火自能明静，各安其位。

2.随位立法：病在于胆，法当以疏利胆气为主。病涉于胃者，参以和胃；病涉于心者，参以开心窍、安心神；病涉于肝者，兼以疏利肝气，清降木火；病涉于脾者，宜兼以运脾醒脾。

3.随因立法：总由于痰阻气滞，故涤痰利气，是其大法。风痰兼以疏风祛风；湿痰自当燥湿化痰；痰火宜兼清下；痰瘀宜兼化瘀；因于水饮，寒饮宜从温化，热饮宜从淡利；因于风阳，则宜清镇兼以除痰。

4.随症立法：痰浊郁遏，神迷不清，总宜化痰宣窍，如半夏、竹茹、天竺黄、石菖蒲、细辛、胆星、茯苓、橘红、远志、白金丸、紫金片、苏合香丸之类，兼用安神之品，如龙齿、牡蛎、朱砂、琥珀、磁朱丸之类，随症选用。

方证：独活汤证、参胡温胆汤证、加味黄连温胆汤证、十味导痰汤证、平肝温胆化痰安神方证、宣郁开窍理气豁痰方证、温胆汤合甘麦大枣汤加减证、防风散证、寿星丸证、礞石滚痰丸证、苏合香丸证、远志丸证、乌梅丸加减证、宣热通窍汤证、补肾清心方证。

考证：木火郁遏候，木火内焚，蒙及神明者，通称：木火不明，失志心风，痰蒙心窍，痰阻心络，气郁痰滞，湿困肝郁，风痰交阻。

赵绍琴说："风邪挟痰，走窜经络，阻滞血行，头痛眩晕，肢体麻木拘挛，或半身不遂，口眼㖞斜，恶寒身热，舌苔白腻，脉多滑濡，沉取略弦。必当疏风祛痰，活血通络为治：秦艽、当归各9g，羌独活各4g，防风6g，半夏、菖蒲、炒地龙各10g，黄芩、赤芍各12g，生牡蛎30g（先煎）。加减法：若体丰痰湿较重者，方中可加橘红、制南星各10g；若痰湿胶滞者，方中可加苏子、莱菔子各10g，白芥子、皂角各6g；若素嗜肥甘者，嘱其切忌荤腥，控制食量，加强活动，增加体力锻炼，以促进功能恢复。"[1]

胡瑞林治产后血虚风乘案：血虚风乘，瘀凝不去。产后五六日，头痛发热无汗，语言失常，心神昏愦，如见鬼状。脉浮细，舌无苔。此欲作风痉也。祛风活血，宁心安神，开心利窍，破血和血。二剂头痛发热止，神气清[2]。

张风郊治始因惊恐，继则幻想，多疑，有异象惑，时时恐惧胆怯，纳谷呆钝，大便三四天一行，脉弦，苔白腻。由肝阳素旺，复因惊恐，致胆涎沃心，神不归舍。拟平肝温胆，化痰安神。6剂多疑、幻想减少，再4剂，善恐亦见改善[3]。

张墨溪治精神失常十余年，时轻时重，春季较频，轻则闭门独坐，不欲见人，坐卧不宁，剧则出外游走，指天画地，或独言独语，或跪卧伏地，顷刻之间，变态百出。近日来不食不寐，问之目直口呆，不能作答，面色萎黄，肌体瘦弱，脉沉弦有力，苔白腻。系气痰郁闭，上蒙清窍，宜宣郁开窍，理气豁痰[4]。

黄文东说："属'脏躁''郁症'范畴。患者情志抑郁，思虑进度，以致心气亏耗，脏阴不足。《金匮要略》说：'妇人脏躁，喜悲伤欲哭，象如神灵所作，数欠伸，甘麦大枣汤主之。'即指此症。所谓'象如神灵所作'，非真有'神灵'，说明病人可以出现各种幻觉，如本例出现耳中闻人语声之类。"[5]

朱南孙治产后冲任亏损，肾元消耗，元阳真阴不足，正气营血匮乏，再加精神刺激，心肾虚损益甚，故以补肾养血为治，使真元得养，心肾交通[6]。

编者按：木火郁遏候，因素怀悒郁，痰自内生，或产后受风，或大病之后，触动痰瘀，痰气郁遏，心肝阳气不得发越，而偏亢于中，挟气痰蒙蔽心神，致心火不明而神蒙，相火失位而游移，气机不宣，阳气失和。当平肝潜阳，镇心安神，清火息风之外，佐以涤痰宣窍以解其郁蔽，则君火自明，而相火归位矣。

引用文献

［1］赵绍琴.赵绍琴临证400法［M］.北京：人民卫生出版社，2006：109.

［2］何廉臣.重印全国名医验案类编［M］.上海：上海科学技术出版社，1959：69.

［3］张凤郊，龚文德.温胆汤的临床应用经验［J］.中医杂志，1964，（10）：27.

［4］张墨溪.加味温胆汤治疗癫狂的临床经验［J］.中医杂志，1964，（10）：31.

［5］上海中医学院附属龙华医院.黄文东医案［M］.上海：上海人民出版社，1977：203.

［6］朱南孙，乐秀珍.妇科四期神经精神症状治疗体会［J］.浙江中医药，1978，4（5）：7.

五、木火郁滞候

木火郁滞候为湿痰郁滞，木火内蒸，君相蒙蔽之候，为痰蒙火炽之证。多系内伤气郁生痰，蒙蔽木火，使其不得宣越而内蒸，系阴中有阳，静中有动之证。

诊断

病名：[中医]痰躁，脏躁，癫疾，癫狂，狂证，不寐，多寐，嗜睡，眩晕，健忘，痴呆，伏暑。[西医]流行性脑脊髓膜炎，癔病，发作性睡病，精神分裂症，周期性精神障碍，小儿点头运动症，舞蹈病，癫痫。

证名：心胆湿痰证，**心胆痰火证**，**心肝痰火证**，心肝风痰证，心肝气痰证，心肝瘀热证，**心肝痰瘀证**。

病位：心胆，心肝。

病因：湿痰，风痰，痰火，气痰，痰瘀，瘀热。

病机状态：郁滞。由七情失节，气郁生痰，痰湿瘀滞，胆气失于通降，木火内郁而炽，君相蒙蔽而昏。

1.木火郁遏候－阳气不和－神志不清＋神志昏蒙＋气机不利＋津气蕴蒸

2.气机不宣——→神志昏蒙——→气机不利

　　　↓　　　　　↑

　神志不宁——→津气蕴蒸

图2-8-150　木火郁滞候病机结构式示意图

病形：郁滞；　　**病层**：里；　　**病态**：静中动；

病性：阴中阳；　**病质**：实；　　**病势**：深，重，缓。

证象组合：气郁＋气滞＋神扰＋神蒙＋气蒸

主症：【气机不宣】症象：①肢体无力，倦怠嗜卧。②舌根和全身发麻。③不饥不食。④胸闷太息。⑤胸满欲恶，觉有物上冲咽喉。⑥不停地吐痰涎，喉间痰声如曳锯。舌象：①舌红苔腻。②苔薄腻。③舌边隐有紫斑。脉象：①脉沉弦滑。②两脉沉细而涩滞。

【神志不宁】症象：①躁扰不安，时如狂。②彻夜不寐，多噩梦。③常于梦中惊吓而醒。④口中喋喋不休，滔滔万言，舌锋机辩，与平时判若两人。

副症：【神志昏蒙】症象：①神志昏瞀，妄言日常之事，神思不清，语言妄谬。②终日昏睡，错语呻吟，独语如见鬼，善忘。③面色板钝，目神滞顿，迷妄少语。④喜阴恶阳，忧郁寡言，悲观恐惧。⑤多疑难寐。⑥或呆若木鸡，或屹如泥塑，或数日不食。⑦恒数夜不眠，呢喃不休，有时昏迷，语无伦次。⑧或嗷然扑地，扭曲伸伏，状若蛇行，忽舞蹈雀跃，捷如猿猴，数尺之墙，翩然而越。⑨唇䐃舌摇，四肢震动。

【津气蕴蒸】症象：①发热口渴，口干喜饮。②腹微痛。③口气酸腐袭人。④便秘结，大便数日不行。

舌象：①苔厚腻。②苔白腻尖赤。③苔腻滑。④苔黄厚。脉象：①脉弦滑搏指。②脉弦滑而数。

宾症：【气机不利】症象：①腹胀而满。②便溏。

临床以神志症象明显而易见，但必须有气郁热蒸之象，方为本候。

鉴别诊断

木火郁滞候＋阳气不和＋神志不清－神志昏蒙－气机不利－津气蕴蒸＝木火郁遏候

└──－神志昏蒙＋神志蒙闭＝木火郁闭候

图2-8-151　木火郁滞候鉴别式示意图

木火郁滞候为胆气郁滞，木火内蒸，君相蒙蔽之候；而木火郁遏候则为木火内郁而未蒸，君相不明而不蒙之证；木火郁闭候则更加深一层，为君相由蒙而闭之重证。各有浅深轻重不同。

传变预测

木火郁滞候＋阳气不和＋神志不清－神志昏蒙－气机不利－津气蕴蒸→**木火郁遏候**

├──－神志昏蒙＋神志蒙闭→**木火郁闭候**

└──－津气蕴蒸＋津气蕴炽＋血热蕴炽－气机不宣＋阳气不和→**木火蕴炽候**

图2-8-152　木火郁滞候传变式示意图

木火郁滞候如木火得降，郁滞未除，可转为木火郁遏候；如因循失治，可转重为木火郁闭候；或过投温燥，致木火转炽而为木火蕴炽候。均为神志失常之变。

辨证

定位：心胆：发热口渴，独语妄言，错语呻吟，终日昏睡；心肝：昏愦，躁扰不安，时如狂；肝脾：肢体无力，倦怠嗜卧，唇䐃舌摇，四肢震动。

定性：痰火：胸中气闷，夜不得眠，烦躁不宁，发热口渴，独语妄言，错语呻吟，谵语狂乱，发则掷物，弃衣而走，直视不语；痰瘀：心神昏愦，躁扰不安，或时如狂，善忘；气痰：不饥不食，胸闷太息，神蒙善忘，面色板钝，目神滞顿，精神恍惚，如醉如痴。

定量：①轻：终日昏睡，静则痴呆，神思不清，神情忧郁，目光呆滞，行动迟缓，语声低微，语言吞吐，喜怒不常，迷妄少语，喜阴恶阳，忧郁寡言，悲观恐惧，多疑难寐。②中：面色板钝，目神滞顿，精神恍惚，如醉如痴，喜悲啼哭，或笑或泣，妄言日常之事，言语妄谬，语失伦次，秽浊不知。③重：神志昏瞀，呢喃不休，舞蹈雀跃，捷如猿猴，有时昏迷，谵语狂乱，发则掷物，弃衣而走，直视不语。

论治：于温化湿痰，疏利郁滞之中，必兼清降木火以醒神明，不可纯用温燥，必兼苦降，不然则木火更炽，必致狂躁。

1.随机立法：木火郁滞候，其病机为痰滞气郁，胆气失于通降，木火郁炽，君相昏蒙，故其治则当化痰利气，以疏利胆气，兼以清降木火而宁君相，使气机通利，木火清宁，切不可失其寒温，致遗痰郁火而生他变。

2.随位立法：病发于胆，治法自当以疏利胆气，清降木火为主。病涉于心，当兼以清心醒神；病涉于肝，更当清降肝火；病涉于脾，宜兼醒脾运脾。

3.随因立法：病总由于痰阻气郁，故其治法当以化痰理气为主，痰火宜从清降，痰气宜从疏化，痰瘀更宜清化。

4.随症立法：病发于胆，更关乎心，故清降木火，尤当清降心火，如川连、栀子、麦冬、淡竹叶、天竺黄、辰砂、牛黄之类，开痰醒神以通心窍，如天竺黄、川贝、竹沥、半夏、胆星、礞石、万氏牛黄清心丸、苏合香丸之类，随症选用。

方证：加味黄连温胆汤证、温胆汤加减证、加味柴胡龙骨牡蛎汤证、陷胸泻心汤证、加味柴胡汤证、癫狂梦醒汤证、四黄涤痰丸证、桃仁承气汤证、万氏牛黄清心丸证、牛黄丸证、甘遂散证。

考证：木火郁滞候，痰滞气郁，胆失通降者，通称：痰蒙心窍，痰浊蒙蔽，痰火内伏包络，风痰阻塞清窍，因惊气乱。

吴坤安说："若伤寒，烦躁发热，舌燥口渴，妄言日常之事，俗名劳倦，实非也，乃心包络之火。宜清之，温胆汤加川连、钩藤、淡竹叶。兼痰者，加天竺黄、川贝母。"[1]

俞根初说："痰火内伏包络者，亦见昏沉，其人终日昏睡不醒，或错语呻吟，或独语如见鬼，宜丹参、白薇、麦冬、焦栀子、黄连、竹叶、辰砂染灯心、细芽茶、天竺黄、石菖蒲、川贝母、广郁金等味，再加厥症返魂丹，轻清以开达之，甚或万氏牛黄清心丸、叶氏神犀丹皆可采用……其人如痴，神思不清，言语谬妄……但痰火余邪，内伏包络，亦有此症，当用鲜石菖蒲、天竺黄、川贝母、连翘、钩藤、丹皮、竹茹、辰砂之类，以凉开热痰，则神自清而不妄言矣。若犹不应，加万氏牛黄清心丸清宣之。"[2]

何廉臣说："面色板钝，目神滞顿，迷妄少语，喜阴恶阳，饮食起居若无病者，多从屈郁不伸，而为失志痴呆，宜癫狂霹雳散……再令食面糕饼等少许，当吐。如一时未吐，以硬鹅毛蘸桐油搅喉探吐。吐后人倦，安卧半日，欲食，少少进微温米饮，切勿多，亦勿热。越日方进米粥。吐后每多口渴，不可饮茶，即取清童便饮之，或服自己小便，名轮回酒，皆能洗涤余浊，兼解毒药。此方较龙虎丸稍烈，比张天池红白断狂丸稍轻，方用生白砒、巴豆霜、朱砂各3g，面糊为丸，如芥菜子大，每服七八丸……以吐顽痰浊涎。"[2]"咳嗽不爽，胸中气闷，夜不得眠，烦躁不宁者，此痰火郁遏胸膈也，名曰痰躁，法当豁痰降火，陷胸泻心汤加减，甚则吞服王氏四黄涤痰丸。"[2]

姚国美说："精神恍惚，或笑或泣，如醉如痴，语失伦次，秽洁不知，其名曰癫，喜怒不常，脉沉而滑者，此痰火互郁，神明为之不清，宜琥珀抱龙丸，泻痰火而宁心神。"[3]

张墨溪治因汽车肇祸，昏倒醒后，情绪郁闷，意识迟钝，懒于言语，继则举动失常，语言失次，不食不寐，直视目赤，问之不答，状如痴醉，脉洪大而数，舌赤绛，苔黄厚腻。因惊气乱，火扰心包，治宜清心泻火，镇摄安神，共服8剂痊愈[4]。

赵建东说："桃核承气汤，原是《伤寒论》蓄血证治之方，今用来治疗'癫狂'证候，而却应手奏效，这是受《伤寒论》原文'其人如狂，血自下，下者愈'的启示而施用的。《内经》谓：'诸躁狂越，皆属于火。'《丹溪心法》以为，'狂证多痰'。痰火之来源，每由于血热瘀滞，故凉血逐瘀，痰火自得下降。《素问·宣明五气篇》云：'阳病发于血。'又云：'邪入于阳则狂。'《素问·调经论》云：'血并于阴，气并于阳，故为惊狂。'可知血热并居，即能发为狂疾。但在治法上，一般多于治气，而少于治血，多于治痰火，而略于泻血热，故治之不能获速效。盖桃核承气汤，是由调胃承气加入桃仁、桂枝组成，在调胃承气本身，就有荡涤肠胃邪热的作用，加入桃仁以逐瘀，协同大黄泻血热，桂枝少许通入心营，待血热净，意志渐能恢复，最后又加礞石化痰，沉香调气，使痰火无凭借之地，邪去而正不伤。"[5]

编者按：木火郁滞候，痰瘀内动，郁滞心肝木火，不得宣泄，或痰湿郁遏心胆，痰浊郁滞心肝，痰浊滞结胸膈，木火不得宣泄，内滞神机，君火失明，神明内乱。当峻逐胸中痰结，胸膈开则木火宣畅，自无蒙蔽之患；或涌吐于上，或峻逐于下，或吐泻并行，务速抉其结痰。

引用文献

［1］吴坤安.伤寒指掌［M］.上海：上海科学技术出版社，1959：卷四64.

［2］俞根初等.重订通俗伤寒论［M］.上海：上海科学技术出版社，1959：294，314，471.

［3］姚国美.姚国美医学讲义合编［M］.北京：人民卫生出版社，2009：231.

［4］张墨溪.加味温胆汤治疗癫狂的临床经验［J］.中医杂志，1964，（10）：30.

［5］赵建东.桃核承气汤治愈"癫狂"一例体会［J］.江苏中医，1965，（7）：37.

六、木火郁闭候

木火郁闭候系痰蒙君相，木火内焚而成神志蒙闭之候，为癫狂重证。多由七情失调，气郁生痰，或外感温暑病后，遗火蒸痰，均可致痰蒙火炽，君相蒙闭。

诊断

病名：[中医]湿温，暑病，暑湿，湿热，癫狂，产后狂躁，狂病，触惊发狂，痰躁，阳痫，痰痫。[西医]精神分裂症，反应性精神病，运动性癫痫。

证名：**心胃痰火证**，心胆痰火证，心肝痰火证，**肝胃痰火证**，**心肝瘀热证**。

病位：心肝，心胃，心胆，肝胃。

病因：痰火，瘀热。

病机状态：郁闭。由七情失调，气郁生痰化火，或温暑余热蒸痰，痰火蒙闭，木火内焚，致君相不宁，神志昏乱。

1.木火郁滞候–神志昏蒙＋神志蒙闭–津气蕴蒸＋津气蕴炽

2.气机不宣──→神志不宁←──津气蕴炽

↓

神志蒙闭←──────

图2-8-153　木火郁滞候病机结构式示意图

病形：郁闭；　　**病层**：里；　**病态**：静中动；

病性：阴中阳；　**病质**：实；　**病势**：深，重，缓中急，顽。

证象组合：气郁＋神闭＋神扰＋气炽

主症：【**气机不宣**】症象：①面色浊闷。②胸闷太息，痰多口黏，口吐涎沫，痰涎壅塞。③静则短气心悸，神识如痴，两目直视，坐而不语，问而不答。④疲乏无力。⑤不食但饮。舌象：苔垢腻。脉象：脉沉而滑。

　　【**神志蒙闭**】症象：①神识昏迷，牙关紧急，痰涎上塞，迷闷恍惚，神识如痴，卧起不安，作息无定，发则掷物，或弃衣外走。②静则痴呆，多言，喃喃独语，语无伦次，叨叨不休。③多疑善恐，躁则狂言多惊，甚则发狂，妄见妄言，骂詈歌笑，逾垣上屋，喜怒不常，打骂别人。④突然昏倒，痰涎壅塞，牙关紧急。

副症：【**神志不宁**】症象：①夜不得眠。②烦躁不安，易怒啼哭。③心悸。

宾症：【**津气蕴炽**】症象：①大便不通，数十日不大便。②壮热。③口干饮冷，心中烧灼，大渴大饮，饮不解渴。④气粗面赤。⑤夜睡流涎，臭秽难闻。⑥满腹胀痛，按之坚硬。舌象：①舌纯绛鲜泽，苔黄滑。②舌红苔白腻，中心略黄。③舌苔多黄而滑，或夹红星。④舌红苔黄厚而腻，舌红苔黄厚糙。⑤舌鲜红，苔黑黄而厚，燥起芒刺。脉象：①脉弦数。②脉弦滑而数。③脉滑急。④脉数有力。⑤六脉沉实滑数。

临床以神志蒙闭与神志不宁症象明显而易见，亦为认证依据，但必须与神闭与神乱同见，方为郁闭之候。

鉴别诊断

木火郁闭候–神志蒙闭＋神志昏蒙–津气蕴炽＋津气蕴蒸＝木火郁滞候

└──＋血热蕴炽–气机不宣＋阳气不和＝木火郁炽候

图2-8-154　木火郁滞候鉴别式示意图

木火郁闭候为痰闭火炽，神志昏乱之候；而木火郁滞候为痰郁火蒸，神志昏蒙，其势较轻；木火郁炽候则纯属木火内焚，气血俱热之阳证。

传变预测

木火郁闭候–神志蒙闭＋神志昏蒙–津气蕴炽＋津气蕴蒸→木火郁滞候

└──＋血热蕴炽–气机不宣＋阳气不和→木火郁炽候

└──＋神志不清–津气蕴炽＋阳气不和→木火郁遏候

图2-8-155　木火郁滞候传变式示意图

木火郁闭候治疗得法，火势渐减，可转为木火郁滞候；如内火已除，亦可转为木火郁遏候；如痰开而木火转炽，则可转为木火郁炽候。

辨证

定位：心肝：烦躁不安，易怒啼哭，夜不得眠；心胃：静则短气心悸，迷闷恍惚，卧起不安，作息无定，发则掷物，或弃衣外走，静则痴呆，多言，喃喃独语，语无伦次，满腹胀痛，按之坚硬；心胆：面色浊闷，胸闷太息，痰多口黏，口吐涎沫，痰涎壅塞，神识如痴，多疑善恐，两目直视；肝胃：烦躁不安，易怒啼哭，夜不得眠，躁则狂言多惊，甚则喜怒不常，卧起不安，打骂别人。

定性：痰火：气粗面赤，口干饮冷，心中烧灼，大渴大饮，饮不解渴；瘀热：胸闷腹满，少腹硬满，发狂，妄见妄言，骂詈歌笑。

定量：①轻：烦躁不安，易怒啼哭，夜不得眠，神识如痴，两目直视，坐而不语，问而不答，舌纯绛鲜泽，苔黄滑，脉弦滑而数。②中：神识昏迷，牙关紧急，痰涎上塞，发则掷物，或弃衣外走，静则痴呆，多言，喃喃独语，语无伦次，躁则狂言多惊，甚则喜怒不常，卧起不安，打骂别人，舌苔多黄而滑，或夹红星，舌红苔黄厚而腻，脉滑急。③重：突然昏倒，痰涎壅塞，牙关紧急，发狂，妄见妄言，骂詈歌笑，逾垣上屋，大便不通，壮热，满腹胀痛，按之坚硬，舌红苔黄厚糙，苔黑黄而厚，燥起芒刺，六脉沉实滑数。

论治：当以开痰泻火为主。然病关情志者，难以卒除。

1.随机立法：木火郁闭候的病机为痰闭君相，木火内焚，致神明昏乱，故其治则当急急开痰以醒神，泻火以安神，甚则可予涌吐、峻泻之法，急泻痰火以开郁闭。然病关情志，草木仅可解其痰火，不能调其情志，故当以疏导胸怀之法辅之。古人谓："心病仍当心药医。"情怀不开，病终不除。

2.随位立法：病发于胆，实关乎心肝，故当以清降木火，即清泻心肝为主。病涉于胃者，更当兼以清泻阳明胃火。

3.随因立法：总由痰火为患，故其治法总以清化痰火为主，甚则以峻剂攻逐，以荡涤其顽痰，痰去则火无所依，亦当随之而去。夹瘀热者，亦当攻其瘀结而荡涤之。

4.随症立法：其神志蒙闭，实由有形之痰火，故芳香开窍之品，已如扬汤止沸，轻不着实，莫若釜底抽薪，涌吐、攻下，直抉其痰火，其效更捷，如大承气诸方、滚痰丸、龙虎丸、遂心丸之类，可随症选用。

方证：加减大承气汤证、陷胸承气汤证、清热通腑化痰开窍方证、泻狂汤证、蒿芩清胆汤证、玳瑁郁金汤证、安神滚痰丸证、温胆汤加味证、泻实清胆汤证、柴胡加龙骨牡蛎汤证、《金匮》风引汤证、龙虎丸证、遂心丸证、许氏惊气丸证。

考证：木火郁闭候，胆气郁闭，木火内焚而成神志蒙闭者，通称：痰蒙，痰蒙心窍，蒙蔽清窍，痰火郁遏胸膈，胃热蒸心，心风，惊狂，邪入厥阴，瘀血攻心。

胡在兹说："面色浊闷，二便结涩者，多从醇酒厚味，种热蒸痰，或乘天气极热，盛怒不释，而为狂妄，骂詈歌笑，甚则逾垣上屋，宜加减大承气汤以下浊秽。"[1]**俞根初**说："夹痰火者，痰壅气逆，胸闷呕吐，静则迷蒙昏厥，躁则狂妄舞蹈，舌苔黄厚而滑，或黄白相兼，或夹灰腻，扪之湿润……痰火发狂，轻则陷胸承气汤，重则加味凉膈煎调下安神滚痰丸……峻下痰火以除狂，狂除而神识迷蒙者，玳瑁郁金汤去紫金片，调下《局方》妙香丸，清凉芳烈以开窍，肃清痰火以醒神。"[1]"夹受惊者，痰涎壅塞，牙关紧急，躁则狂言多惊，卧起不安，静则短气心悸，神识如痴，舌苔多黄而滑，或夹红星……触惊发狂，先与蒿芩清胆汤调下许氏惊气丸……镇肝清胆以定狂，终与十味温胆汤……补虚壮胆以善后。"[1]"往往有痰迷清窍，口吐黏涎，发狂如祟，妄言妄见，神识昏迷，俗称痰蒙，当用玳瑁郁金汤开透之。"[1]

何秀山说："热结在胃，胃热蒸心，窜入阳络则发狂，窜入阴络则发厥，多兼痰气郁结，治以辛凉清胃，芳香开结为首要。予治狂证，每用内外兼施。外治以芒硝一斤，用开水一盆烊化，将青布方圆一尺许三五块，浸于硝水中，俟冷，微搅半干，搭在病人胸膛并后心上，频易冷者搭之。如得睡汗，狂势即轻。内治以陶氏解结汤……开窍透络，两清心胃之热，以解其痰结、气结。服后作寒战汗出，狂势即定。陶氏谓发狂得汗出者生，不得汗出者死，诚心得之言也。但此就伤寒失汗，病转阳狂而言。"[1]

俞东扶说："发狂实证十居八九。故予治狂，多用吐、下、清、镇四法。吐法以紫雪2.7g品三物白散0.3g，通神明以涌痰涎。下法，以尤氏泻狂汤……泻实火以劫惊痰……吐下并治法，轻则遂心丸……重则龙虎丸……吐尽胸膈之痰浊，攻下肠胃之宿垢。此治实狂之方法也，历治多验。"[1]

唐容川说："瘀血攻心，心痛头晕，神气昏迷，不省人事，无论产妇及吐衄家，有此证者，乃为危候。急降其血，而保其心，用归芎失笑散，加琥珀、朱砂、麝香治之。或归芎汤，调血竭、乳香末，亦佳。"[2]

项叔和治暑病未愈，大进归脾，始觉胸膈不爽，继而神经错乱，静则喜暗羞明，喃喃自语，狂则手舞足踏，胡言乱语，夜睡流涎，臭秽难闻，饮食日减，大便秘结。问其所苦，但言胸中似压。脉左弦滑，右略涩，舌红苔微黄。误服温药，火郁为狂。用峻攻之剂，直捣巢穴，便下5次，神志大清，脉转和缓，转清热养胃[3]。

李聪甫按："产后恶露不净，败血攻心，症状极似阳明热证之谵狂。但不同于阳明热证，口渴不欲多饮，小便则见清长。它的症状特征为惊狂幻见，于产后一二日发生。须考虑其恶血未净，不可擅用寒凉，轻则生化汤，重则本方（安心汤加味）图治，不致偾事。"[4]

编者按：木火郁闭候，因瘀热郁滞，心肝气郁血滞，木火不得宣越，瘀热内炽，或因肝火宿痰，肝胃痰火内炽，腑气失降，上蒙心神，神明内乱，而成火结痰闭之证。当泻肝胃之火，逐痰通腑，以泻内结。**张墨溪**说："气结痰壅，更兼阳明实热，治宜破气逐痰，通肠涤热。"[5]

引用文献

［1］俞根初等.重订通俗伤寒论［M］.上海：上海科学技术出版社，1959：289，290，292，293，294，308.

［2］唐宗海.中华医书集成·血证论［M］.北京：中医古籍出版社，1999：44.

［3］福建省中医研究所.福建中医医案医话选编（第一辑）［M］.福州：福建人民出版社，1960：64.

［4］李聪甫.李聪甫医案［M］.长沙：湖南科学技术出版社，1979：153.

［5］张墨溪.加味温胆汤治疗癫狂的临床经验［J］.中医杂志，1964，（10）：31.

七、木火郁逆候

木火郁逆候系痰湿郁遏，木火之气上下冲逆之候，为阴阳错杂之证，或外邪入里，触动痰饮，或情志不调，气郁生痰停饮，郁遏木火，郁极而暴发。

诊断

病名：[中医]厥阴病，厥阴阴阳错杂证，厥阴寒热错杂之病，阳明温病，湿温，伏暑晚发，伏暑挟痰，虫痛，胃脘痛，蛔厥，痛厥，肝厥，呕逆，吐蛔，经行呕吐，恶阻，膈症，呃逆，热泻，暑泻，痢疾，五更泄，噤口痢，吐泻，悬饮，眩晕，肝火头痛，不眠，厥阴之疟，振掉，黄疸，带下，崩漏。[西医]急性胃炎，胃扭转，高血压，胆囊炎，胆道蛔虫病，胸膜炎，慢性盆腔炎，流行性乙型脑炎，梅尼埃病，颈椎病，颅骨肿瘤。

证名：肝脾虚风证，肝脾阴寒证，脾胃暑湿证，胆胃暑湿证，肝胃湿热证，肝脾湿热证，**肝胃寒火证，**胆胃寒火证，**胆胃湿火证，肝胃湿火证，**肝胆郁火证，**肝胃郁火证，**肝胃气痰证，肝胃气火证，**胆胃湿痰证，胆胃热痰证，**肝胃痰火证，**肝脾水饮证，肝胃寒饮证，**肝肺饮热证，胆胃虫积证，**肝脾虫积证。**

病位：肝胆，胆胃，肝胃，肝脾，脾胃。

病因：阴寒，寒火，郁火，暑湿，湿热，湿火，气火，气痰，湿痰，热痰，痰火，饮热，寒饮，虫积。

病机状态：郁逆。由素有气郁痰滞，或外邪入里，触动痰湿，或七情失节，引动痰湿，郁遏胆气，木火郁极而上下冲逆。

1.胆气郁滞候－气机不利－气机不降＋气机冲逆＋清空不宁＋热迫津泄

2.气机不宣——清空不宁——→阳气不和

　　　　↓　　　　↑　　　　↑

气机冲逆——→热迫津泄←——津气蕴蒸

图2-8-156　木火郁逆候病机结构式示意图

病形：郁逆；　　**病层：**里；　　**病态：**动；

病性：阴中阳；　　**病质：**实；　　**病势：**深，重，急中缓。

证象组合：气郁＋气逆＋气蒸＋清空＋津泄＋阳郁

主症：【气机不宣】症象：①胸闷痞硬，胸膈胀痛，胸中窒闷，善太息，心下急。②猝倒无知，猝然眩晕倒地。③呕逆，水谷不能下咽，不饥不寐，饥不欲食，纳呆乏力，泛恶呕吐时作。④胁满抽痛，腹胀。⑤郁郁微烦，声音不出。⑥上呕下泄，并下迫欲作泻利之状，大便不畅。**舌象：**①舌淡苔白腻中灰。②苔薄白带腻，滑腻。**脉象：**①脉沉。②脉弦。③脉弦滑。

【气机冲逆】症象：①善呕，气从小腹上冲，气冲偏左，气冲呕吐，水食入口即吐，呕酸，吐黑绿苦水，呕黄涎而黏，呕尽方适，干呕，吐蛔。②呛咳不已。③口干口苦。**舌象：**①苔多白糙。②或白中淡黄。③或黄腻厚滑。**脉象：**脉弦数。

【津气蕴蒸】症象：①口苦口渴。②心烦，心中疼热，心中如焚。③潮热，身热如焚，不寐，面红目赤，汗出如雨，合目自汗，劳则发热，入暮谵语，静而时烦。**舌象：**舌燥刺红，苔黄黑。**脉象：**脉弦数。

副症：【清空不宁】症象：①突发眩晕，目不能开，张目则呕吐。②头目均不可转动，动则晕眩即至。③或卧床即晕，或起床即晕。④猝然眩晕倒地，上呕下泄，神昏蒙，昏愦不能语言。⑤耳聋。

【热迫津泄】症象：①泄泻迸迫，下蛔，下泄后重，下利血水，便脓血，里急后重。②腹中雷鸣，腹痛。

宾症：【阳气不和】症象：①面色青黄。②四肢厥冷，先厥后热。③脐下少腹痛。④寒热似疟，惊悸不寐，冷汗。**舌象：**舌质多淡红，或淡白。**脉象：**①脉弦而涩。②脉多弦细或缓。

临床以冲逆症象显著，但必兼见阳郁与内热等寒热错杂脉症，方为本候。

鉴别诊断

木火郁逆候－气机不宣－津气蕴蒸＋津气蕴炽＋气机不利＋神志不宁－热迫津泄＝木火炽逆候

├＋血热蕴炽＋络血妄行＝木火升逆候

└＋阴虚失养＝木火虚逆候

图2-8-157　木火郁逆候鉴别式示意图

木火郁逆候为痰湿外郁，木火冲逆之候；木火炽逆候则无痰湿之郁，唯木火冲逆；木火升逆候血分亦有火炽，为气血两炽而木火冲逆之候；木火虚逆候则为阴虚而木火冲逆之候，无阴邪外郁之象。

传变预测

木火郁逆候－气机不宣－津气蕴蒸－津气蕴炽＋气机不利＋神志不宁－热迫津泄→**木火炽逆候**

　　　　　　　　　　　　　　　├＋血热蕴炽＋络血妄行→**木火升逆候**

　　　　　　　　　　　　　　　└＋阴虚失养→**木火虚逆候**

图2-8-158　木火郁逆候传变式示意图

木火郁逆候如痰湿已开，而木火转炽，可转为木火炽逆候；或更气血两炽，则转为木火升逆候；如过投温燥，热炽阴伤，亦可转为木火虚逆候。

辨证

定位：肝胆：自觉气从左上升，脘胀，呕吐不纳；肝肺：胸闷懊恼，咳嗽多痰；胆胃：胸膈胀痛，口苦干呕，呕黄涎而黏，或呃逆；肝胃：胸脘阻格，心下板实，呕吐哕逆，气上冲心；肝脾：腹胀满痛，下利，或便脓血。

定性：痰火：气升呕逆，勺水不入，舌燥刺，脉弦数；痰热：胸膈胀闷，干呕，或呕黄涎，舌红，苔白根黄中黑，脉弦滑；湿火：心下痞硬，腹鸣下利，呕吐不纳，舌苔黄白相兼，脉弦而涩；暑湿：寒热起伏，热以晡发，泻痢腹满；水饮：气冲呕吐清水，或吐黄黑浊饮，心悸，泄泻迸迫；虫积：脘胁痛，呕泄蛔虫。

定量：①轻：胸闷懊恼，气上冲心，干呕，眩晕。②中：胸脘阻格，呕吐哕逆，呕黄涎，腹鸣下利，耳聋。③重：胸膈胀痛，呕吐不纳，吐黄黑浊饮，泄泻迸迫，神昏蒙。

论治：当温开痰饮之郁遏，清解木火之冲逆，则不难速解。

1.随机立法：木火郁逆候，病机为痰饮湿邪郁遏胆气，木火之气内郁，郁极而上下冲逆，故治则当寒热互投，温开痰饮，以解其郁遏，清降木火，以收其冲逆，不可过投温燥，伤阴助热，亦忌过投苦寒、滋腻，反助其郁遏。

2.随位立法：病发于肝胆，阴阳错杂，其治当温肝清胆，寒温互投。病涉于胃者，宜兼温胃降逆；病涉于脾者，宜兼益气扶脾；病涉于肺者，宜兼清肺逐饮。

3.随因立法：总由湿、痰、饮、虫郁遏，木火冲逆，故燥湿、化痰、逐饮、驱虫之法，当随证而施，但必兼以清降，以平其木火。

4.随症立法：心烦加姜、连或姜、栀；心下痞加枳实；吐蛔加椒、梅；寒热似疟加柴胡引出少阳；呕逆不止加代赭石以镇降之；药入即吐者，可以待凉、频饮、缓服。

方证：乌梅丸证、减味乌梅丸法证、加味椒梅汤证、左金椒梅二陈汤加减证、减味椒梅汤证、止吐汤证、加减生姜泻心汤证、蒿芩清胆汤证、温胆汤证、加味黄芩汤证、连苏饮证。

考证：木火郁逆候，痰湿外郁，胆火上冲者，通称：木火冲逆，犯土侮金，木火刑金，厥阴病，真厥阴证，脏寒，上热下寒证，厥阴陷邪，暑陷厥阴，厥阴中暑，厥阴冲气，浊阴上逆，厥阴化火犯胃，肝火乘胃，热病转寒中，肝火上冲，胆经虚火上逆，胆胃不和，肝胃失和。

仲景曰："厥阴之为病，消渴，气上撞心，心中疼热，饥而不欲食，食则吐蛔，下之利不止。"（《伤寒论》326条）"伤寒脉微而厥，至七八日肤冷，其人躁无暂安时者，此为脏厥，非蛔厥也。蛔厥者，其人当吐蛔。今病者静，而复时烦者，此为脏寒。蛔上入其膈，故烦，须臾复止，得食而呕，又烦者，蛔闻食臭出，其人常自吐蛔。蛔厥者，乌梅丸主之。又主久利。"（《伤寒论》338条）**叶天士**云："今上下格拒，当以桂枝黄连汤为法，参以厥阴引经，为通理之使，俾冲得缓，继进通补阳明，此为治厥阴章旨也。"[1]

吴坤安说："按厥阴气撞热疼，知饥不纳，食则吐蛔等症，总属肝胃之病，因胃中虚寒，肝风袭胃，相火挟浊阴上冲，故致斯症。治法当以苦辛酸寒热并用，如川连、吴萸、黄芩、干姜、茯苓、半夏、川椒、乌梅之类。"[2]"凡痞胀，食入即吐，并呕酸水，口渴舌黄，此肝火犯胃，恒因恼怒而得，宜吴萸、川连、半夏、茯苓、厚朴、枳实、姜汁、竹茹之类主之。"[2]"凡气冲偏左，厥逆欲呕，呕尽方适，此伏饮在于肝络也，宜辛以通之，淡吴萸（盐水炒）、半夏、茯苓、姜汁、旋覆花、代赭石主之。"[2]**吴鞠通**说："阳明温病，干呕，口苦而渴，尚未可下者，黄连黄芩汤主之。不渴而舌滑者，属湿温……黄连、黄芩、香豆豉各6g，郁金4.5g，水五杯，煮取二杯，分二次服。"[3]"厥阴三疟，日久不已，劳则发热，或有痞结，气逆欲呕，减味乌梅丸法主之。"[3]

俞根初说："邪传少阳腑证，寒轻热重，口苦膈闷，吐酸苦水，或呕黄涎而黏，甚则干呕呃逆，胸胁胀疼，舌红苔白，间现杂色，或尖白中红，或边白中红，或尖红中白，或尖白根灰，或根黄中黑，脉右弦滑，左弦数，此相火上逆，少阳腑病偏于半里证也，法当和解兼清，蒿芩清胆汤主之。"[4]"上寒下热，水结胸胁，热结在肠，呕吐清水，或吐黄黑浊饮，饥不欲食，食则吐蛔，肢厥心悸，腹痛热泻，泻而不畅，或便脓血，里急后重，溲短赤热，舌苔前半白滑，后根黄腻而厚，脉右独迟，左沉弦数，此寒格于上，热结于下，水逆火郁之错杂证也。法当先逐其水，蠲饮万灵汤主之。继则清肝泄热，加味白头翁汤主之。"[4]

张卿子说："尝见厥阴消渴数证，舌尽红赤，厥冷脉微，渴甚，服白虎、黄连等汤，皆不能救，盖厥阴消渴，皆寒热错杂之邪，非纯阳亢热之证可比也。"[5]舒驰远说："此条阴阳错杂之证也……此证上热下寒，若因上热而误下之，则上热未必即去，而下寒必更加甚，故利不止也。"[6]姚国美说："眩晕，口苦，耳聋，善呕，脉象弦数者，此肝胆风火，法宜清火息风，黄芩汤加菊花、竹茹、蛇胆陈皮之类治之。"[7]"吞酸，胸中兀兀欲吐而不得吐，恶闻油烟，脉弦滑者，此热为痰郁，法宜清化，温胆汤主之。"[7]

编者按：木火郁逆候，本证候致病原因复杂，风寒暑湿、痰湿水饮均可郁逆肝胆，蒸动胆中木火，上冲下迫，而成湿郁火逆之证。吴坤安曰："肝火犯胃，恒因恼怒而得。"当以辛开苦泄为法，辛以开其湿郁，苦以泄其郁火，然后木火自宁，而无冲逆之患。

引用文献

［1］秦伯未.清代名医医案精华［M］.北京：人民卫生出版社，2006：56.

［2］吴坤安.伤寒指掌［M］.上海：上海科学技术出版社，1959：卷二32，卷三73，75.

［3］吴鞠通.温病条辨［M］.福州：福建科学技术出版社，2010：69，133.

［4］俞根初等.重订通俗伤寒论［M］.上海：上海科学技术出版社，1959：182，195.

［5］吴谦.医宗金鉴［M］.沈阳：辽宁科学技术出版社，1962：98.

［6］舒驰远.伤寒集注［M］.北京：人民军医出版社，2009：117.

［7］姚国美.姚国美医学讲义合编［M］.北京：人民卫生出版社，2009：153，251.

八、木火郁蒸候

木火郁蒸候为阴邪郁遏于外，木火郁蒸于内，外阴内阳之候，伤寒家称半表半里之少阳经证，其实纯属里证。或外邪入里，触动痰湿，或内伤气郁血瘀，均可以郁遏胆气。

诊断

病名：［中医］少阳中风，湿温，瘅疟，劳风，虚热，热入血室，经水先期，经行发热，头痛，眩晕，耳聋，目睏，筋惕，癫痫，瘥后昏沉，虫积。［西医］慢性肝炎，脑震荡后遗症，颅脑损伤后遗症，癫痫，颅内占位性病变，慢性粒细胞白血病急性发作，大疱性鼓膜炎，癔病，精神分裂症，脑型肺吸虫病。

证名：胆胃风热证，**胆胃湿热证**，肝脾湿热证，肝胆湿热证，肝胆郁火证，**心肝郁火证**，心肝痰瘀证，**胆胃热痰证**，肝肺痰火证，胆胃食滞证，**肝脾虫积证**。

病位：胆胃，肝胆，肝脾，心肝，肝肺。

病因：风热，湿热，郁火，热痰，痰火，痰瘀，食滞，虫积。

病机状态：郁蒸。由素体气郁痰滞，或外邪传里，触动痰湿，或情志不节，引动痰、气、血瘀，郁遏胆气，木火不得发泄而内蒸。

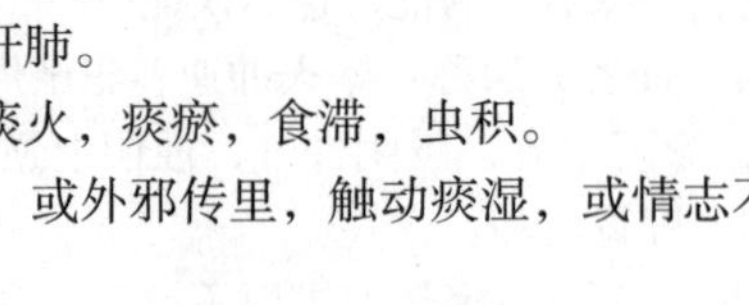

图2-8-159　木火郁蒸候病机结构式示意图

病形：郁蒸；　　**病层：**里；　**病态：**静中动；

病性：阴中阳；　**病质：**实；　**病势：**浅，轻，缓。

证象组合：阳郁+清空+气郁+气蒸+血蒸

主症：【气机不宣】症象：①胸满，心下满，不欲食。②音烁，咳嗽。③胸胁苦闷，胸满胁痛，双乳作胀。**舌象：**①苔腻。②苔灰白腻。**脉象：**①脉浮弦数。②脉弦滑。

【津气蕴蒸】症象：①发热，壮热汗出，潮热，头汗出。②烦躁。③面赤如朱，目赤。④痰青黄稠浊或带血。⑤口苦口干。⑥大便结。**舌象：**①苔微黄。②舌苔中黄。③苔黄腻。**脉象：**脉弦数。

　　【血热蕴蒸】症象：①夜热，手足心热。②错语谵语。③耳内剧痛。④经应净而反量多不净。⑤月经按期量少。舌象：①舌质红。②舌尖红赤，边赤。③舌红无苔。脉象：①脉细数。②脉象弦细。

　　副症：【清空不宁】症象：①头痛如劈。②头目昏重。③耳聋，目眩。

　　【气机不降】症象：①作呕，呕吐，呕吐苦水。②咳呕。

　　宾症：【阳气不和】症象：①微恶寒，厥少热微，寒热似疟，不得汗，热势壮。②昏沉。③项强，时角弓反张。④手足冷，指头寒，肢酸。⑤面色青黄。⑥睡中惊悸或惊醒。舌象：苔腻。脉象：①脉弦细。②脉沉紧。③脉浮弦数。

　　【神志不宁】症象：①心烦易怒，烦躁不安。②不寐，梦寐失宁，多梦。③神思恍惚，有"身长""腿短"诸般幻觉。④寐时惊哭，时欲悲哭，如有神灵状。⑤心悸气短。

　　临床以气郁热蒸症象明显，然阳气不和亦为诊断必不可少的依据。

鉴别诊断

木火郁蒸候＋气机不利－清空不宁＝胆气郁滞候
　　　└─－气机不宣－气机不降＋气虚失充＋神志不宁＝木火虚蒸候
　　　└─＋腠理不调＝枢机郁蒸候

图2-8-160　木火郁蒸候鉴别式示意图

　　木火郁蒸候为气郁与木火内蒸之候；胆气郁滞候为胆气不利，木火内郁之候；木火虚蒸候则系气虚兼木火内蒸之证；枢机郁蒸候则为枢机不和，气郁热蒸之候。

传变预测

木火郁蒸候＋腠理不调→枢机郁蒸候
　　　├─＋气机不利－清空不宁→胆气郁滞候
　　　├─－气机不宣－气机不降＋气虚失充＋神志不宁→木火虚蒸候
　　　└─－津气蕴蒸＋津气蕴炽＋血热蕴蒸＋神志昏蒙→木火郁炽候

图2-8-161　木火郁蒸候传变式示意图

　　木火郁蒸候本系轻浅之证，治疗得当，不难速解。亦或转出腠理，为枢机郁蒸候，从表而解；如迁延失治，邪滞于胆，则可转为胆气郁滞候；或过投疏利，渐致气虚，而为木火虚蒸候；或误投温热，木火转炽而为木火郁炽候。

辨证

　　定位：胆胃：不欲食，呕吐，目赤，耳聋；心肝：寒热似疟，昏沉；肝肺：咳嗽，呕恶，项强，恶风，音烁，寅卯气逆；肝脾：形寒发热肢冷，关节烦痛，面色㿠白，浮肿，大便溏泄失禁。

　　定性：风热：微恶寒，发热而呕，胸满不欲饮食，头痛，或头汗出，或手足冷，或心下痞闷，或心烦目赤；湿热：汗出不恶寒，发热午后为重，头重目眩，胸满胁痛，呕吐苦水，脉弦滑；痰热：胸满，心下满，呕吐；郁火：潮热，神烦不寐，多汗；痰瘀：面色青黄，睡中惊醒，胸胁窜痛。

　　定量：①轻：寒热似疟，胸满，咳呕，不欲食。②中：神烦不寐，胸胁窜痛，目赤，耳聋，指头寒，厥少热微。③重：昏沉，发热午后为重，错语谵语，头重目眩，胸满胁痛，呕吐苦水。

　　论治：当疏利郁遏，兼以清降木火，所谓调和之法。

　　1.随机立法：木火郁蒸候，其病机为痰湿气瘀郁遏气机，木火不得泄越而内蒸，故其治则当疏利郁遏以利气机之宣降，兼以清降木火以解其内蒸，为和解兼清之法，即疏利与清降合法。

　　2.随位立法：病发于肝胆，法当以疏利肝胆气机，清降肝胆木火为主。病涉于胃，兼和胃降逆；病涉于脾，佐以益气理脾；病涉于肺，参以宣降肺气。

　　3.随因立法：因于风热，当参以疏风清热；因于湿热，宜清热利湿；因于痰火，当清化痰热；挟瘀者，更当活血化瘀。

　　4.随症立法：呕吐加半夏、生姜、竹茹、藿梗以和胃；心烦加栀子、连翘、川连以清心火；口苦加黄芩以清胆火；小便不利加赤苓、碧玉散以清利之。

　　方证：小柴胡汤证、蒿芩清胆汤证、宣湿透表汤证、柴胡青蒿汤证、连翘栀豉汤证、柴前连梅煎证、血府逐瘀汤证。

　　考证：木火郁蒸候，气郁心肝，木火内蒸者，通称：半表半里，少阳经证，少阳腑证，脑络瘀阻，清窍不灵，热痰恋肺，食热搏结。

仲景曰："伤寒，腹满谵语，寸口脉浮而紧，此肝乘脾也，名曰纵，刺期门。"（《伤寒论》108条）"伤寒五六日，头汗出，微恶寒，手足冷，心下满，口不欲食，大便硬，脉细者，此为阳微结，必有表，复有里也。脉沉，亦在里也。汗出为阳微，假令纯阴结，不得复有外证，悉入在里，此为半在里半在外也。脉虽沉紧，不得为少阴病。所以然者，阴不得有汗，今头汗出，故知非少阴也，可与小柴胡汤。设不了了者，得屎而解。"（《伤寒论》148条）"若已吐下、发汗、温针、谵语，柴胡汤证罢，此为坏病。知犯何逆，以法治之。"（《伤寒论》267条）

吴坤安说："凡遇伤寒初起，头痛发热，而脉弦细者，此少阳初感寒邪，故头痛发热与太阳同，而脉则现少阳本象也。少阳少血多火，虽有表邪，不可发汗，当以小柴胡汤和之。"[1]"往来寒热，头汗出者，火邪熏灼上炎也。（邵仙根评：少阳木火上炎而头汗，亦屡见之。）"[1]"如见舌起红刺，或黑中有红点，外症发热恶寒如疟状，手足乍温乍冷，烦满消渴，谵语，二便不通，脉弦而数，方用柴、芩、川连、鲜地、丹皮、栀子、钩藤、薄荷等以散风木之郁，使邪复出少阳而解。"[1]

俞根初说："邪伏膜原而在气分……解后，暂用蒿芩清胆汤清利三焦，使余邪从小便而解。然每有迟一二日，热复作，苔复黄腻，伏邪层出不穷，往往经屡次缓下，再四清利，而伏邪始尽。"[2]**何秀山**说："若受湿遏热郁，则三焦之气机不畅，胆中之相火乃炽，故以蒿、芩、竹茹为君，以清泄胆火。胆火炽，必犯胃而液郁为痰，故臣以枳壳、二陈，和胃化痰。然必下焦之气机通畅，斯胆中之相火清和，故又佐以碧玉，引相火下泄，使以赤苓，俾湿热下出，均从膀胱而去。"[2]**何廉臣**说："汗下后，余热未尽，烦不得眠，口干渴而身微热者，《小品》茅根汤合益元散，清利以和解之，甚则用加味导赤散，其功尤捷。"[3]

《**李斯炽医案**》编者按："初诊时头痛等症状仍然存在，同时又出现肝区疼痛，心烦、咳嗽等症。就其症状分析，应属肝气郁热犯肺兼挟外风之证，但据西医检查，又确属肺吸虫为患。初诊时按中医辨证施治，症状只得暂时缓解，说明本病如纯按中医传统治法，只能缓解由肺吸虫引起的某些症状，如不采取中西医结合配合杀虫进行治疗，则难以彻底根治。在这一思想指导下，拟在辨证论治的基础上，加入杀虫药物。故在新法中加入疏肝止咳药，再加榧子、使君子、金铃子、百部以杀虫，其中金铃子兼能疏肝，百部兼能止咳。"[4]

编者按：木火郁蒸候，系风热、湿热、食滞等外邪挟热痰，郁滞于胆胃，胆中木火不得宣泄，火郁心肝，郁蒸于内，腑气失其宣降，外则阳气失和，内则木火蕴蒸。当清疏胆胃痰热，疏利枢机，以宣泄湿热，兼以清降胆中木火，更当养心安神，或内外合法。

引用文献

[1] 吴坤安.伤寒指掌 [M].上海：上海科学技术出版社，1959：卷一49，60，70.

[2] 俞根初等.重订通俗伤寒论 [M].上海：上海科学技术出版社，1959：55，254，255.

[3] 何廉臣.重订广温热论 [M].福州：福建科学技术出版社，2010：130.

[4] 成都中医学院.李斯炽医案（第二辑）[M].成都：四川人民出版社，1978：41.

九、木火郁炽候

木火郁炽候为阴邪郁遏于外，木火转炽于内，为木火自焚证候之一。多由内外合邪，不得宣解，木火郁极而转炽于气血之分，为急重之候。

诊断

病名：[**中医**] 湿温，痴呆，烦躁惊狂，头痛，阳黄，胆黄证，热入血室，月经不调，经漏。[**西医**] 神经性头痛，脑炎后遗症，胆石症，胆道出血，胆囊炎，肝硬化，功能失调性子宫出血，经前期综合征。

证名：**肺肝湿热证，胆胃风火证**，胆胃寒火证，**肝胆湿火证，肝肾湿火证**，肝胆气火证，肝胃痰火证，心肝痰火证，心肝瘀热证，胆胃痰瘀证。

病位：肝胆，胆胃，肝胃，肝肺，肝肾，心肝。

病因：湿热，风火，寒火，湿火，痰火，气火，瘀热。

病机状态：郁炽。由风、湿、痰、瘀郁遏于外，木火不得宣发，而转炽于内，致气血两炽，君相不明，阳气失和。

1.**木火郁蒸候**−津气蕴蒸−血热蕴蒸+津气蕴炽+血热蕴炽+神志昏蒙−气机不宣+气机不利

2.气机不利——血热蕴炽
　　　　↓　　　　↓
津气蕴炽——神志昏蒙——阳气不和

图2-8-162　木火郁炽候病机结构式示意图

病形：郁炽；　　**病层**：里；　　**病态**：动中静；

病性：阳中阴；　　**病质**：实；　　**病势**：深，重，急。

证象组合：气郁＋气炽＋血炽＋神蒙＋阳郁＋清空

主症：【**气机不利**】**症象**：①烦满。②默默不欲食，时时呕逆。③胸胁胀满刺痛，右侧胁肋胀痛。④上腹部胀满，上腹绞痛，右脘部压痛拒按，食油腻物品则胀痛加剧，牵引右肩背部亦痛。⑤恶心呕吐，呕吐绿水，不饥不食。⑥腹满，少腹满。

【**津气蕴炽**】**症象**：①发热，壮热自汗，头汗出。②消渴，口苦咽干，烦渴，口燥渴饮。③发痞。④双目巩膜及全身皮肤发黄。⑤二便不通，溺多赤淋。⑥白带淋漓。**舌象**：舌黑中有红点，舌灰燥黄。**脉象**：①脉右滑大。②脉弦滑数，脉弦数。

副症：【**血热蕴炽**】**症象**：①鼻衄，下血，便血。②烦热，烦躁不眠。③红疹。④大便溏黑，小便自利。⑤月经量少不利。**舌象**：①舌鲜红起刺。②舌绛。

【**神志昏蒙**】**症象**：①梦呓。②手指引动，手足瘛疭，角弓反张，目瞪昏厥。③卒然口噤，耳聋。④谵语，妄言，似狂非狂。

宾症：【**阳气不和**】**症象**：①发热恶寒如疟状，寒热往来，汗出淋漓。②面色㿠白，精神疲倦，无力。③腹疼痛。④手足乍温乍冷，厥冷，指头寒。**舌象**：①舌多白滑。②或白而糙。③舌光剥无苔呈镜面舌，质淡红少津。**脉象**：①脉多浮弦。②甚或弦急。

【**清空不宁**】**症象**：①头痛，眩晕。②耳聋，耳鸣耳闭。

临床以火炽气血之分为显见症象，但必须有气滞、阳气不和等症象，共为诊断依据。

鉴别诊断

木火郁炽候－气机不利＋神志不宁＝**木火蕴炽候**

　　　　└──＋腠理不宣＋津液消灼＋清空不宣－神志昏蒙－阳气不和＝**气血郁炽候**

　　└──＋阴虚失养＝**木火虚炽候**

图2-8-163　木火郁炽候鉴别式示意图

木火郁炽候为气机郁滞，木火内炽之候；而木火蕴炽候则系单纯的木火内焚；气血郁炽候则为表郁而气血内炽之证；木火虚炽候系阴分已虚而气滞火炽之证。

传变预测

木火郁炽候－气机不利＋神志不宁→**木火蕴炽候**

　　　　├──＋阴虚失养→**木火虚炽候**

　　　　└──－气机不利－阳气不和＋阳气不行＋津液消灼＋络血妄行→**气血蒸炽候**

图2-8-164　木火郁炽候传变式示意图

木火郁炽候治疗得当，气机疏利，则木火不炽而解。如气机虽利，木火尚炽，则可转为木火蕴炽候，甚则转为木火虚炽候。如治疗不当，阴分已伤，则可转为气血蒸炽候。

辨证

定位：肝胆：口苦，耳聋；胆胃：消渴，烦渴，谵语；肝胃：口苦咽干，烦渴，下血，呕，不食，似狂非狂；肝肾：口苦，耳聋，溺多赤淋，筋痿茎痛。

定性：风热：发热恶寒如疟状，头汗出；湿热：红疹，白痞，耳聋；湿火：溺多赤淋，筋痿茎痛；痰火：呕吐，默默不欲食；瘀热：大便溏黑，小便自利，神昏如狂。

定量：①轻：谵语，烦躁不眠，发热恶寒如疟状，手足乍温乍冷。②中：胸满烦惊，谵语，妄言，似狂非狂，一身尽重，不能转侧，厥冷。③重：神昏如狂，卒然口噤，角弓反张，壮热自汗，口燥渴饮，手足瘛疭，目瞪昏厥。

论治：当疏利郁遏，清降木火之炽盛，以清解气血之热。

1.随机立法：木火郁炽候，其病机为阴邪外郁，木火内炽，气机不利，气血并炽，故其治则当疏利郁滞，以畅气机，清降木火，以凉泻气血，则郁解火熄，君相自宁。不可单用寒泻，致郁滞不疏，木火愈炽，必疏利与清降并用，方为得法。

2.随位立法：病起于肝胆，治法自当以疏利肝胆郁滞，清泄肝胆木火为主。病涉于胃者，当参以清降胃火；病涉于肾者，宜参以清泄肾火。

3.随因立法：因于风热，宜参以清疏风热；因于湿热，宜参以清利湿热；因于痰火，宜参以化痰降火；因于瘀热，宜参以清化瘀热。

4.随症立法：胸满烦惊，似狂非狂，宜佐以重镇之品以安神，如龙骨、牡蛎、紫石英、代赭石、朱砂之类；痉厥瘛疭，宜佐以息风之品以解痉，如羚羊角、竹茹、秦艽、钩藤、丝瓜络、鲜桑枝之类。

方证： 导热汤证、叶氏小柴胡汤证、小柴胡汤加减证、龙胆泻肝汤加味证、黄连温胆汤证、柴胡加龙骨牡蛎汤证、清室汤证、清肝达郁汤证、陈氏息风胜湿汤证。

考证： 木火郁炽候，木火内郁，气郁内炽者，通称：少阳木火上炎，肝胆实火，湿热动风，下焦蓄血，痰火干扰心肝。

仲景曰： "伤寒八九日，下之，胸满烦惊，小便不利，谵语，一身尽重，不可转侧者，柴胡加龙骨牡蛎汤主之。"（《伤寒论》107条）"伤寒，热少微厥，指头寒，嘿嘿不欲食，烦躁，数日小便利，色白者，此热除也，欲得食，其病为愈。若厥而呕，胸胁烦满者，其后必便血。"（《伤寒论》339条）

陈士铎说： "春月伤风，下血谵语，头汗出……热入血室，似狂而非狂……头有汗，至颈而止……治法散其气，引热外出……方用导热汤……清室汤亦效。"[1]

吴坤安说： "若伤寒，烦躁发热，舌燥口渴，妄言日常之事……乃心包络之火也，宜清之，温胆汤加川连、钩藤、淡竹叶，兼痰加天竺黄、川贝母。"[2]

何廉臣说： "湿热动风而发痉瘛者，卒然口噤，角弓反张，壮热自汗，口燥渴饮，手足瘛疭，目瞪昏厥，此《内经》所谓诸热瞀瘛，皆属于火是也。陈平伯所谓湿热化火，火动则风生，风煽则火炽，外窜督脉则成痉，上窜脑中则为厥。正《素问》所谓血之与气并走于上，则为大厥，厥则暴死是也。凡痉挛，脉多浮弦，甚或弦急，舌多白滑，或白而糙，首当活络舒筋为君，佐以息风化湿。古方观音散加减。时方陈氏息风胜湿汤。痉瘛，脉多弦数，甚则弦劲，舌多黄腻，甚或焦黄，指纹色多青紫而显明。若天庭青黯，目瞪直观，脉细劲，或伏坚，纹则粗硬如露青筋，推之血不流利，昏厥过二十四小时不醒者，则必其气不复返而死矣。初起时，首当息风定瘛为君，佐以豁痰泄热。古方竹叶石膏汤加减。时方羚麻白虎汤加减。"[3]

姚国美说： "头如锥刺作痛，甚则如劈，烦热脉数，于肝胆则兼眩晕口苦，龙胆泻肝汤主之。"[4]"血从耳孔中出，名曰耳衄，或抽掣作痛，或头昏耳聋，脉弦数者，乃少阳风火伤络，治以龙胆泻肝汤。"[4]"血随小便而出，痛者为血淋，不痛者为溺血……其证少腹胀满，胸胁刺痛，或寒热往来，宜龙胆泻肝汤加郁金、青黛之类。"[4] **蒲辅周说：** "由湿热郁闭三焦，络脉阻塞，肝失疏泄，胆火上蒸，以致月经不利。"[5]

编者按： 木火郁炽候，因湿热郁蒸肝肺，肺主气，肝主血，气血交炽，肝热则动木火。如**陈平伯**所说："湿热化火，火动则风生，风煽则火炽，外窜督脉则成痉，上窜脑中则为厥。"[3]当清疏肝肾，泻火凉血，佐以渗利以分解其湿邪。**蒲辅周说：** "治宜清热利湿，解郁活络，消瘀行滞。"[5]

引用文献

［1］柳长华.陈士铎医学全书［M］.北京：中国中医药出版社，1999：811.

［2］吴坤安.伤寒指掌［M］.上海：上海科学技术出版社，1959：卷四64.

［3］俞根初等.重订通俗伤寒论［M］.上海：上海科学技术出版社，1959：428，429.

［4］姚国美.姚国美医学讲义合编［M］.北京：人民卫生出版社，2009：151，212，214.

［5］中国中医研究院.蒲辅周医案［M］.北京：人民卫生出版社，2005：91.

十、木火蕴炽候

木火蕴炽候系木火自焚，君相昏蒙之候，多为内伤神志之病。由情志不遂，郁极生火，致木火自焚，亦有因药误所致。气血俱炽，神志昏蒙。

诊断

病名： ［中医］中风中脏腑，急黄，癫狂，蓄血发狂，阳毒发斑，茧唇风，狐惑，带下。［西医］蛛网膜下腔出血，高血压脑病，急性肝坏死，肝昏迷，贝赫切特综合征。

证名： 心肝湿火证，心肝燥火证，**肝胃燥火证，心肝痰火证。**

病位： 肝胆，心肝，肝胃。

病因： 湿火，燥火，痰火。

病机状态： 蕴炽。由情志不遂，木火内郁，郁极生火，致木火自焚，亦有因误投燥热刚烈之品所致，均致气血两炽，君相昏蒙，神志昏乱。

1. 木火郁炽候-气机不利+神志不宁

2. 津气蕴炽──→神志不宁──→阳气不和
   ↓   ↑
   血热蕴炽──→神志昏蒙

图2-8-165　木火蕴炽候病机结构式示意图

病形：蕴炽；　**病层**：里；　**病态**：动；

病性：阳，　**病质**：实；　**病势**：深，重，急。

证象组合：气炽+血炽+神扰+神蒙+阳郁

主症：【**津气蕴炽**】**症象**：①高热面赤，午后身热，汗出不彻。②头晕头痛，头痛如劈。③面色赤亮，汗出如油。④舌燥口渴，咽痛渴饮。⑤目中不了了，睛不和。⑥喘声如雷。⑦腹胀气粗，腹满便秘，频转矢气。⑧大便秘结，小便赤涩，短赤。**舌象**：①舌苔黄腻。②苔黄厚。③苔焦黄。**脉象**：①脉象数实洪滑。②脉弦劲，重按实。③脉弦滑实。

　　　　【**血热蕴炽**】**症象**：①面红目赤。②肤目均黄。③烦躁。④大便血水，大便色黑。**舌象**：①舌红，鲜红起刺。②质深红。③舌绛苔裂。④舌焦紫。**脉象**：脉左弦数。

副症：【**神志不宁**】**症象**：①心烦失眠。②烦躁不宁。③狂躁。④或怒或笑，昼夜不寐，惊悸发狂，狂躁哭笑，发躁欲狂。

宾症：【**神志昏蒙**】**症象**：①神志昏迷，谵语。②昏睡抽搐，喉中痰鸣，舌强语謇。③昏厥，甚则发狂。④舌塞不语，摇头目瞪，语言无伦，如见鬼状。

　　　　【**阳气不和**】**症象**：①体温不甚高。②面瘫，手足不遂。③四肢拘挛，手指抽掣，肢厥。④面色清皎，色青赤不常。**脉象**：脉沉无力。

临床以神志症象为显易见症，但必须与气血两炽之症象同见，方为本候。当与津气内炽，而血分无火者区别。

鉴别诊断

木火蕴炽候-神志不宁-阳气不和+阳气不行+津液消灼+络血妄行=**气血蒸炽候**

　　　　　└──血热蕴炽+津液消灼+清窍不利=**津气蒸炽候**

└──血热蕴炽-神志昏蒙+神志蒙闭+气机不宣-阳气不和=**木火郁闭候**

图2-8-166　木火蕴炽候鉴别式示意图

木火蕴炽候为木火自焚，气血俱炽之神志证候；气血蒸炽候则系气血火炽之热证，非为神志失常之候；津气蒸炽候为气分火炽之证；木火郁闭候则为阴邪外闭，木火内炽之候，亦为神志之证。

传变预测

木火蕴炽候-血热蕴炽-津气蕴炽+津气蕴蒸+气机不宣+气机不利→**木火郁滞候**

　　└──津气蕴炽+气机不宣-神志昏蒙+神志不清→**木火郁遏候**

图2-8-167　木火蕴炽候传变式示意图

木火蕴炽候如经治疗，火虽熄而气郁未畅，则可转为木火郁滞候，或木火郁遏候。

辨证

定位：肝胆：胁肋胀痛，狂暴难制，打人毁物，水火不避，目赤苔黄，脉必弦滑；心肝：昼夜不寐，或怒或笑，目赤，舌红起刺；肝胃：面色赤亮，高热，腹胀，大便秘结，脉右洪滑，左弦数。

定性：痰火：面色青赤不常，汗出如油；燥火：高热，面赤，腹胀便秘，气粗；湿火：膈塞不利，胁肋胀痛，或心烦躁扰，恍惚不安，甚或目黄，或彻夜不寐，口苦；瘀热：胸腹胁肋结痛，大便血水，大便色黑，小便自利，手指抽掣。

定量：①轻：高热，腹胀气粗，舌燥口渴，大便秘结，小便赤涩，舌塞不语，摇头目瞪。②中：面色赤亮，汗出如油，喘声如雷，语言无伦，如见鬼状，发躁欲狂。③重：或怒或笑，昼夜不寐，惊悸发狂，狂躁哭笑。

论治：以清降木火为主，以解其内焚。然自身之病，情志攸关，多难速效，更难除根。如系药误所致，则可望速愈，另当别论。

1.随机立法：木火蕴炽候，病机为木火自焚，气血俱炽，君相昏蒙，神志昏乱，故其治则当急急清降木火，以解其内焚，清泻气血，以清醒君相，如病关情志，又当怡情养神，以宽怀为重。

2.随位立法：病发肝胆，治法自当清泻肝胆之火，以解气血之炽。病涉于心者，兼清解其心火；病涉于胃者，当急通降其胃火。

3.随因立法：总属火炽气血，当急清其气血，以解木火之内焚。因于燥火者，宜清宜下以速撤之；因于湿火者，宜清宜利以分解之；挟痰者，兼逐其痰；挟瘀者，兼行其瘀。

4.随症立法：病重势甚者加羚角；狂笑或多言者加水牛角；苔燥便秘者加大黄、玄明粉。

方证：冬温汤证、白虎承气汤证、羚熊清狂汤证、加味生铁落饮证、《千金》犀角地黄丸加味证、龙胆泻肝汤证、泻青丸证、三黄石膏汤证、养阴清热方证。

考证：木火蕴炽候，气血俱炽，君相昏蒙，神志昏乱者，通称：木火通明，热盛神昏。

喻嘉言说："俾内不召风，外无从入之路。且甘寒一可息风，二可补虚，三可久服。"[1]

吴坤安说："蓄血，但发热口渴，语言无伦，小便利，大便黑，或胸胁间有痛处，或因血郁心脾，如见鬼状，药不宜凉，亦不宜热，当用川郁金、参三七、生楂肉、红花、全当归、桃仁、延胡、香附、丹参、泽兰之类和之行之。如舌润不渴者，加肉桂温之。舌燥便闭，加酒制大黄行之。"[2] **程钟龄**说："《经》云：重阴为癫，重阳为狂……狂者，发作刚暴，骂詈不避亲疏，甚则登高而歌，弃衣而走，逾垣上屋，此痰火结聚所致，或伤寒阳明邪热所发。痰火，生铁落饮，滚痰丸，并治之。伤寒邪热，大承气汤下之。"[3]

胡在兹说："面色清皎者，多从忿郁暴怒上逆而为狂躁笑哭。若大便通调者，宜加味铁落饮以泄肝阳。"[4]又说："面色赤亮，或色青赤不常，日夜不寐，月余遂发狂言，逾垣上屋，经闭三月，脉搏长大有力，多从心火炽盛，燔胃烧肝，而为狂惑哭詈，宜犀羚三黄汤，以清心而泻肝。"[4]

俞根初说："夹触怒者，两目斜视，势欲杀人，见人欲啮，切牙龁齿，发则怒狂骂詈，醒则歌哭呼叹，舌多焦紫，或鲜红起刺……便通而痰气上逆者，生铁落饮加减，坠痰镇肝以定狂。便闭而火势大盛者，白虎承气汤去粳米加川连3g，铁粉9g，泻火解结以除狂。"[4] **俞东扶**说："发狂实证十居八九。故予治狂，多用吐、下、清、镇四法……清法以羚熊清狂汤，消痰热以息风火；镇法以生铁落饮，平肝火以坠痰涎。"[4]

王雨三说："（癫狂）若脉左手旺盛者，乃心肝火旺，其证或怒或笑，木被火焚而心烦，用龙胆泻肝汤加朱砂连翘。"[5]

编者按：木火蕴炽候，或由外感温暑之邪入胃化热，或胃腑素有积热，胃热化火，激动肝火，二火交炽于胃气与肝血，不得外泄，必内蒙神机，或心肝痰火内盛，挟木火燔炽于内。**董廷瑶**说："化火传里，热结阳明，胃脉通心，灵窍被堵。"[6]如救治失宜，立有闭厥之虞。当以急泻肝胃燥火为主，凉血息风，芳香醒神，或坠痰镇肝安神，以防痉厥之变。

引用文献

［1］陈熠.喻嘉言医学全书［M］.北京：中国中医药出版社，2000：243.

［2］吴坤安.伤寒指掌［M］.上海：上海科学技术出版社，1959：卷四69.

［3］程国彭.医学心悟［M］.北京：人民卫生出版社，1963：162.

［4］俞根初等.重订通俗伤寒论［M］.上海：上海科学技术出版社，1959：289，290，291，293，294，295.

［5］王雨三.治病法轨［M］.北京：学苑出版社，2015：148.

［6］董廷瑶，萧子佛，朱树德.中西医综合治疗"急黄"1例［J］.上海中医药杂志，1964，（11）：20.

十一、木火升逆候

木火升逆候系木火郁极而化火冲逆之候，为木火炽逆于气血之证。或受外邪化火，或内伤气血化热，助木火以内焚，火性炽烈，冲逆上下气血。

诊断

病名：[中医]温病，暑瘵，湿温，呃逆，鼻衄，乳衄，咯血，咳血，吐血，呕血，吐衄，便血，倒经，热淋，胆瘅，腹痛，胁痛。[西医]支气管扩张症，慢性支气管炎，肺结核，上消化道出血，幽门梗阻，围绝经期综合征，乳头状瘤。

证名：肝肺湿热证，**肝胃湿火证**，**心肝燥火证**，肝胆燥火证，**肝肺燥火证**，肝胃燥火证，**肝胆郁火证**，心肝郁火证，肝脾郁火证，**肝胆气火证**，肝胃气火证，肝肺气火证，**肝胃瘀热证**。

病位：肝胆，心肝，肝肺，肝胃，肝脾。

病因：湿热，湿火，燥火，郁火，气火，瘀热。

病机状态：蕴逆。因外感热邪入里，或内伤情志，气郁血瘀，木火郁极而自焚，火气炽烈于气血，冲逆于上下。

1.**木火炽逆候**+血热蕴炽+络血妄行－阳气不和

2.**津气蕴炽**──→气机冲逆──→气机不利
↓
血热蕴炽──→络血妄行──→神志不宁
└─────────────────→清空不宁

图2-8-168 木火升逆候病机结构式示意图

病形：蕴逆； **病层**：里； **病态**：动；

病性：阳； **病质**：实； **病势**：深，重，急。

证象组合：气炽+血炽+气逆+血溢+气滞+神扰+清空

主症：【津气蕴炽】**症象**：①烦热口渴，欲冷饮。②口苦，口臭喷人。③易汗，面赤，潮热，身热。④心中懊侬。⑤嘈杂。⑥大便未行，小便黄，二便俱热。**舌象**：①苔黄腻。②苔黄厚燥。**脉象**：①脉洪数。②脉弦数。③脉滑数。

【血热蕴炽】**症象**：①面色暗红。②火升颧红，颊赤。③唇舌红赤。④月经量少色红。**舌象**：①舌质稍红，舌赤。②舌尖红紫，边尖红。**脉象**：①心脉独大。②脉来小弦。

副症：【气机冲逆】**症象**：①咳逆上气，咳嗽，气喘。②呕恶，呃逆，吞酸，咳呕频并。

【络血妄行】**症象**：①吐血，呕血，衄血，咳血，痰血，便血，泄血。②大便漆黑，气秽量多。**脉象**：脉芤数。

【气机不利】**症象**：①胸痛，胸胁烦满。②胃脘不适，胃胀腹满。③痛厥。

宾症：【神志不宁】**症象**：①不得卧，手足躁扰。②心烦，善怒，烦躁不眠。③心悸。

【清空不宁】**症象**：①头目不清。②眩晕，晕厥。③头胀。

临床以火逆上冲气血症象明显而易见，但必须与气血两炽症象同见，方为本候。

鉴别诊断

木火升逆候－气机冲逆－清空不宁－神志不宁+神志昏蒙=**气血煎迫候**
└─ －血热蕴炽－络血妄行+阳气不和=**木火炽逆候**

图2-8-169 木火升逆候鉴别式示意图

木火升逆候为木火内焚，气血俱炽，火逆冲上下气血之候；气血煎迫候则系邪火炽烈，迫煎气血，而无冲逆之证；木火炽逆候系木火热炽，冲逆于气分而未涉血络之候。

传变预测

木火升逆候－血热蕴炽－络血妄行+阳气不和──→**木火炽逆候**
├──津气蕴炽+津气蕴蒸－气机冲逆、不利+气虚不充──→**木火虚蒸候**
└──+阴虚失养──→**木火虚逆候**

图2-8-170 木火升逆候传变式示意图

木火升逆候如血分之火虽除，而气分尚炽逆，则可转为木火炽逆候；如阴分已虚，则可转为木火虚蒸候；如气分之炽亦减而气已虚，则可转为木火虚逆候。

辨证

定位：肝胆：胸胁满痛，口苦，目赤，耳聋，耳肿；心肝：心烦，呕恶，呃逆，胸胁烦满，心中懊侬；肝肺：咳逆气喘，胸痛痰血，胁痛，咳血，烦躁头胀；肝胃：烦热口渴，吐血，呕血，衄血。

定性：燥火：烦热口渴，易汗，二便俱热，面赤；湿火：咳呕频并。气火：胸胁满痛，烦躁不安；瘀热：胸胁满痛，呕血紫黑成块，潮热。

定量：①轻：咳逆上气，衄血，痰血，呕恶。②中：咳呕频并，呃逆，吐血，咳血。③重：气喘，呕血，便血，泄血。

论治：当急清降木火，以宁气血。

1.随机立法：木火升逆候，病机为木火郁极而自焚，气血俱炽，火气炽烈，冲逆于上下气血之分。故其治则当急急清降木火，以解其内焚，清凉气血，以降其冲逆，则气血可宁。切不可妄行止涩，必不可解，反生他变。

2.**随位立法**：病发肝胆，法当清降肝胆木火，两解其气血之燔炽。病涉于心者，当兼清心凉血以泻火；病涉于肺者，当兼清肃肺气以降逆；病涉于胃者，当甘凉以清胃滋燥。

3.**随因立法**：燥火宜甘寒凉润以清解之；湿火宜苦寒清降以直折之；气火兼以疏降逆气；瘀热宜从清化瘀滞。

4.**随症立法**：血溢不止，当用清凉行血止血之品，如鲜地、鲜石斛、鲜藕节、鲜茅根、鲜竹茹、童便、黑栀子、丹皮之类；逆气不降者，宜疏而降之，如苏子、香附、降香、川贝、郁金、旋覆花、竹茹、代赭石之类。均可随症选用。

方证：加味白虎汤证、三黄犀角汤证、菀贝茅根汤证、鹙龙汤证、苏子降香汤证、加味四物汤证、泻心汤证、加味泻心汤证、龙胆泻肝汤证、犀角地黄汤证、桑丹泻白汤证、人参泻肺汤加减证、清宣金脏法证、桃红四物汤证、加味金铃子散证。

考证：木火升逆候，气血火炽，心肝之火上逆者，通称：肝火上逆，肝火逆冲，肝气横逆，胃不和降，木火刑金，木火犯肺，火载血上，血逆，瘀火上冲。

仲景曰："心气不足，吐血衄血，泻心汤主之。"（《金匮要略·惊悸吐血下血胸满瘀血病脉证治》）**陈士铎**说："人有横逆骤加，一时大怒，叫号骂詈，致两胁大痛而声哑者，必素有火性，肝脉必洪大而无伦次，眼珠必红，口必大渴呼水，舌必干燥而开裂，当急用平肝泻火之药……急用平怒汤……平怒散亦妙。"[1] **吴坤安**说："若兼胸满而痛者，血瘀于络也，当攻之。犀角、生地、归尾、桃仁、赤芍、楂肉、青皮、降香、大黄之品，行之清之。"[2]

俞根初说："血虚火旺者，拔萃犀角地黄汤加白芍、白薇、童便、金汁等以通降之。"[3]

费伯雄说："鼻衄之证，其平日肺气未伤，只因一时肝火蕴结，骤犯肺穴，火性炎上，逼血上行，故血从鼻出，而不从口出……予自制鹙龙汤一方，专治鼻衄，无不应手而效。"[4] **何廉臣**说："胃中瘀血阻气而呃者，以通瘀降气为主，犀角地黄汤加桃仁、羚角、降香、郁金。"[3] "唯外感温热，内夹愤怒，怒则气逆，血从上溢而大吐者，必见胸胁热痛，口燥心烦，二便赤热，手足躁扰等症。宜用龙胆泻肝汤去柴、归、车、泽，加醋炒川连、广郁金、川楝子、代赭石等，以清肝火而止血。血失仍多，而精神声色，起居如常，唇舌红赤者，尚属热逼血溢，宜三黄犀角汤大剂以泄降之，外用清盐卤一盆，令病患坐浸两足。"[3]

姚国美说："血液冲口而出，重则辟辟弹指，其出无声，病关于胃，名曰吐血。胃热偏胜，血溢于上者，胸膈烦满，大便秘，不得卧，脉实大有力，宜犀角地黄汤加大黄、黄连之类咸寒苦泄。"[5] "（呕血）若头眩口苦，躁扰不安，脉象弦数者，此肝胆风火内炽，血液随之上行，法宜苦降，当归芦荟丸主之。"[5] **张海清**说："胃中积热，灼伤络脉，血外溢而吐，兼见一派胃热证候。"[6] 按："本例为饮酒过多，湿热内蕴，热伤胃络，迫血上行。胃主受纳，喜润恶燥，胃中热甚，则失和降而上逆，急宜苦寒泻火，折其上炎之势。吐血止后，即宜减去大黄等苦寒之品，若过用苦寒，反使胃中气阴难复。"[6]

张春余说："高年气虚，痰热瘀浊互相兼夹，姜老用百合片益气养阴，清热化痰，并加生大黄一味'斡旋虚实，通和气血'，消瘀通络，竟奏止血之功。百合片是姜老治疗咳喘、支气管扩张症的经验方。方中百合、黄芪、白及、五味子益气养阴、补益肺肾，蛤粉、半夏、小蓟、百部既能清热化痰、止咳定喘，又能化瘀、止血、补肺。此方适用于久咳、咯血、痰多、喘促者，亦可制成片剂，每日3次，每次3g，临床应用多在5~7天见效。"[7]

编者按：木火升逆候，因湿火内蕴，胃火引动肝火，邪火与木火交炽，由气入血，两炽于气血之分，上冲于胃，或肝火内炽，上逆犯肺，交炽气血，激伤血络，致络血妄行。其治则当急急清降肝胃，清降木火，以折其冲逆之势，则可气降而血止，或火降则其血自宁，切不可妄投止涩，反锢其邪。

引用文献

[1] 柳长华.陈士铎医学全书［M］.北京：中国中医药出版社，1999：738.

[2] 吴坤安.伤寒指掌［M］.上海：上海科学技术出版社，1959：卷三4.

[3] 俞根初等.重订通俗伤寒论［M］.上海：上海科学技术出版社，1959：250，328，463.

[4] 张元凯，时雨苍，杨伯棠，等.孟河四家医集［M］.南京：江苏科学技术出版社，1985：46.

[5] 姚国美.姚国美医学讲义合编［M］.北京：人民卫生出版社，2009：212，213.

[6] 湖南省中医药研究所.湖南省老中医医案选（二）［M］.长沙：湖南科技出版社.1980：26.

[7] 张春余.姜春华教授治疗咳喘的经验［J］.中医药学报，1983，（5）：41.

十二、木火炽逆候

木火炽逆候系木火郁极自焚，气火冲逆之候，为气分火炽，未及血分之冲逆证候。或由外邪入里化火，或内伤气郁化火，均可以致木火自焚。

诊断

病名：[**中医**] 膜原伏温，冬温，暑湿，湿温，肝火头痛，瘀血头痛，不寐，眩晕，风痱，胁痛，胃脘痛，脘腹痛，呕恶，悬饮，癫证，胆黄。[**西医**] 流行性脑脊髓膜炎，急性肺炎，胸膜炎，急性胰腺炎，胆囊炎，高血压，偏头痛，耳源性脑积水，颅内压增高，颅内血肿，蛛网膜下腔出血，失眠，脑外伤，脑震荡后遗症，假性脑瘤，脑额叶肿瘤，Hunt综合征，梅尼埃病，子痫前期。

证名：肝胃风火证，**肝胆风火证，肝胃湿火证**，心肝湿火证，**肝胆湿火证**，肝肺湿火证，**心肝燥火证，肝胃燥火证，心肝郁火证，肝胃气火证**，心肝瘀热证，**肝胃痰火证**。

病位：肝胆，肝胃，心肝，肝肺。

病因：风火，湿火，燥火，郁火，气火，痰火，瘀热。

病机状态：蕴逆。由外感之邪入里化火，或内伤气郁化火，均可以助木火自焚，致气火炽烈，上冲不息。

1.木火升逆候－血热蕴炽－络血妄行＋阳气不和

2.津气蕴炽───→气机冲逆───→神志不宁

    ↓   ↓

清空不宁 气机不利───→阳气不和

图2-8-171　木火炽逆候病机结构式示意图

病形：蕴逆；**病层**：里；**病态**：动；

病性：阳；　**病质**：实；**病势**：深，重，急。

证象组合：津炽＋气逆＋扰空＋扰神＋气滞＋阳郁

主症：【**津气蕴炽**】症象：①发热不退，颜面发红，面红唇焦。②口干舌焦，口苦咽干舌干，口渴不欲饮，消渴，唇紫而肿。③胸中嘈杂，口苦，懊恼。④小便短赤，溺血赤淋，后阴痛，大便秘结。**舌象**：①舌红，苔黄。②舌边尖红而多刺，苔薄，舌紫赤。**脉象**：①脉弦紧有力，沉取尤甚。②脉弦疾，弦数。③脉弦劲。④脉数有力。⑤脉弦滑而实。

【**清空不宁**】症象：①颠顶痛彻目。②头痛眩晕，昏晕欲仆，头重足轻。③耳鸣，右耳如塞，耳聋。④目眩，眼花，目痛。⑤脱发。

副症：【**气机冲逆**】症象：①干呕嗳气，恶心呕吐，气上冲心，食则吐蛔，呕逆。②气逆而喘。③气冲欲厥，冲血，冲咳，冲呃，冲厥。

【**气机不利**】症象：①心中疼热，饥不欲食，脘痛。②泄利下重，或便脓血。

宾症：【**神志不宁**】症象：①烦躁不寐，失眠。②急躁易怒，心烦。③心悸。④多梦。

【**阳气不和**】症象：①两足易冷。②肢体拘急。③肢麻，四肢微厥微寒。④项强。

临床以火炽气逆症象明显而易见，但亦有以上冲清空，神志不宁症象显见者。必以气逆火炽见症为依据。

鉴别诊断

木火炽逆候＋血热蕴炽＋络血妄行－阳气不和＝**木火升逆候**

└──＋阴虚失养＝**木火虚逆候**

└──－津气蕴炽＋津气蕴蒸－气机不利＋气机不宣＋热迫津泄＝**木火郁逆候**

图2-8-172　木火炽逆候鉴别式示意图

木火炽逆候为木火内焚，气火冲逆之候；木火升逆候、木火郁逆候则为气火炽逆于气血之分，病尤深重；木火虚逆候则更兼阴虚。

传变预测

木火炽逆候＋血热蕴炽＋络血妄行－阳气不和→**木火升逆候**

└──＋阴虚失养→**木火虚逆候**

图2-8-173　木火炽逆候传变式示意图

木火炽逆候如延误失治，气火由气分而炽逆于血分，则转重为木火升逆候；如过投温燥疏利，伤及阴分，则可转为木火虚逆候。

辨证

定位：肝胆：头痛，耳聋，眩晕；心肝：虚烦，心悸，不寐；肝肺：胸膈烦闷，气逆而喘；肝胃：嘈杂，呕逆，发热口渴，腹满，便闭。

定性：燥火：发热面赤，口干舌焦，消渴，口苦；湿火：胸膈烦闷，腹满；气火：气上撞心，心中疼热，呕吐黄绿苦水，胸膈烦闷，气逆而喘，四肢微厥；痰火：虚烦，心悸，不寐；瘀热：少腹灼热，两胁窜痛，舌紫暗。

定量：①轻：胸膈烦闷，心中疼热，干呕嗳气。②中：两胁窜痛，气逆而喘，气上冲心，呕吐黄绿苦水，食则吐蛔。③重：呕逆，气冲欲厥，冲血，冲咳，冲呃，冲厥。

论治：当急急清降木火，火降则冲逆自平。

1.随机立法：木火炽逆候，其病机为木火内焚，气分炽热，气火冲逆，故其治则当急急清泻木火，以救其内焚，兼以清除气火，以平其冲逆。

2.随位立法：病起肝胆，法当清降肝胆之火，以平厥气之逆。病涉于心者，兼清降心火；病涉于胃者，当兼以清泄胃火；病涉于肺者，当兼以清降肺气。

3.随因立法：燥火宜清而降之；湿火宜清而利之；气火宜疏降其气；痰火宜逐痰泻火；瘀热宜清化逐瘀。

4.随症立法：便结，加玄明粉、瓜蒌仁、西军；欲作痉搐，加羚角、石决明；泄利下重，虽泄不爽，或便脓血，加白头翁、川连、川柏。

方证：龙胆泻肝汤证、加减六磨饮子证、清宣瘀热汤加减证、加味温胆汤证、新加玉女煎证、蒿芩清膈煎加减证、疏风羚犀钩藤汤证、降压调肝汤证、清热安脑汤证。

考证：木火炽逆候，木火炽烈，冲逆于气分者，通称：阳火上逆，肝火上逆，肝火上冲，肝火犯肺，肝阳上亢，肝郁化火，少阳胆火，胆火上逆，肝胆湿热，风阳入络，风火上炎，三阳风热证，厥阴脏证，厥阴气结。

王清任说："查患头痛者，无表证，无里证，无气虚、痰饮等症，忽犯忽好，百方不效，用此方（按：即血府逐瘀汤）一剂而愈。"[1]

俞根初说："其人素有肝气，病伤寒六七日，热陷在里，气上撞心，心中疼热，呕吐黄绿苦水，胸膈烦闷，气逆而喘，四肢微厥，腹满便闭，舌边紫，苔黄浊，脉右滑，左弦数。此厥阴气结合阳明热结而成下证，仲景所谓厥应下之是也。法当苦辛通降，下气散结，六磨饮子去木香加广郁金（三钱磨汁）主之。"[2]"邪热传入厥阴脏证，口苦，消渴，气上冲心，心中疼热，饥不欲食，食则吐蛔，或泄利下重，虽泄不爽，或便脓血，或溺血赤淋，舌紫赤，脉弦数，此阳经热邪传入足厥阴脏本病也。法当大泻肝火，龙胆泻肝汤去柴胡加白头翁9g、胡连3g主之。"[2]"冬温伏暑……甚则冲咳、冲呃、冲厥者，伏暑挟冲气上逆也，新加玉女煎清肝镇冲以降纳之。冲平气纳，终用清肝益肾汤以滋潜之。"[2]

金子久说："肝胆之风火，盘旋于上，肺胃之暑湿，占据于中，清阳窒阻，浊痰蟠踞，气机通降更形妨碍。"[3]久必耗伤津液，故**金氏**又云："阳动风升，阴虚火生。风胜则燥，火炎则干。风从肝胆而出，火从心肾而来。燥在于津，干在于液。木火上炎，风从于络，阴愈延愈耗，阳益胜益炽。"[3]当清降木火，以挫其上炎之势。滋养阴液，镇潜风阳。即"咸寒入阴，介类潜阳，所谓壮水之主，以制阳光也"[3]。然湿浊尚重者，当如**金子久**所云，用"羚犀灵介，泻肝胆之风火，以利清窍，芩连沉降，泄肺胃之暑湿，以宣气机"[3]。

何廉臣说："湿热郁遏肝胆经脉，耳聋干呕者，宜用连茹橘半汤加条芩、胆草、石菖蒲等苦辛开泄。胁痛及欲痉者，重加羚角、石决明、海蛤壳、童便等以咸降之，既能泄肝，又能化湿，两不相悖。"[4] **姚国美**说："呕逆吞酸，胸胁胀满，善太息，甚则食入即呕，脉弦者，此木郁夹热，横中扰胃，宜左金丸，佐金伐木。或越鞠丸，解郁和中。"[5]"若胸中嘈杂似饥，心烦干呕，嗳气作酸者，乃木郁化火，宜左金丸和肝泄热。"[5]

易珍瑜说："（头痛肝病型）头痛如劈，头昏脑胀，口渴烦躁，恶心呕吐，或血压、脑压升高，舌苔黄，脉弦或兼数者，属肝火，治宜清肝泻火，方用龙胆泻肝汤加石决明。若病延日久，精神抑郁，多疑善虑，悲喜失常者，属肝郁，治宜疏肝解郁，方用逍遥散合甘麦大枣汤加减。"[6] **尤逸林**说："惊恐过度，惊则气乱，恐则气下，肝胆疏泄失职，胆汁外溢……《景岳全书》云：'胆黄证，凡大惊、大恐及斗殴伤者皆有之。尝见有虎狼之惊，突然丧胆而病黄者，其病则骤。有酷吏之遭，或祸害之虑，恐怖不已而病黄者，其病则徐。'"[7]

编者按：木火炽逆候，因风火、湿火、燥火、郁火、气火、痰火、瘀热等，引动木火交炽，亢逆于上，上扰空窍，内扰心神，外窜络脉，而成风阳上逆、气火冲逆之证。当清降肝胆风火、气火，清泻湿火、燥火，疏利肝气之郁，凉血祛瘀，以降木火之上亢。

引用文献

［1］王清任.医林改错［M］.北京：人民卫生出版社，1991：26.

［2］俞根初等.重订通俗伤寒论［M］.上海：上海科学技术出版社，1959：186，189，269.

［3］秦伯未.清代名医医案精华［M］.北京：人民卫生出版社，2006：490.

［4］何廉臣.重订广温热论［M］.福州：福建科学技术出版社，2010：12.

［5］姚国美.姚国美医学讲义合编［M］.北京：人民卫生出版社，2009：236，251.

［6］易珍瑜.辨证分型治疗闭合性颅脑损伤［J］.浙江中医药，1982，17（9）：418.

［7］尤逸林.胆黄证［J］.浙江中医药，1982，17（10）：447.

十三、木火蕴闭候

木火蕴闭候系木火内焚，君相蒙闭之急重证候，为气血火炽之风动痉痫证候。多系外邪入里，引动木火而成。或风阳内动，激动木火。

诊断

病名：[**中医**]春温，温热动风，暑湿，暑温，暑热，暑风，暑痫，伏暑，热厥，中风，痰厥，痉证，柔痉，急惊风，子痫，产后发痉。[**西医**]高血压脑病，肺性脑病，脑出血，脑血栓形成，流行性脑脊髓膜炎，脑炎，急性黄疸型肝炎，肝昏迷，急性胆道感染，血小板减少性紫癜。

证名：肝脾风湿证，**心肝风火证**，肝胃湿火证，心肝湿火证，**心肝燥火证**，**肝胆燥火证**，**肝胃燥火证**，肝肺郁火证，肝胆风阳证，肝胃瘀热证，**心肝痰火证，心肝风痰证**。

病位：肝胆，心肝，肝胃，肝脾，肝肺。

病因：湿火，燥火，风火，痰火，风痰，风阳，风湿，瘀热。

病机状态：蕴闭。由外邪猝然入里，或风阳内动，引动木火而成自焚，炽烈于气血之分，蒙闭君相，神明猝闭，风动入络而成风动痉急之证。

1.木火郁炽候 – 神志昏蒙 + 神志蒙闭 + 络脉不和 + 气机冲逆

2.津气蕴炽————神志蒙闭————→气机冲逆

↓　　　　　↓　　　　　↓

血热蕴炽————络脉不和　　气机不利

图2-8-174　木火蕴闭候病机结构式示意图

病形：蕴闭；　**病层**：里；　**病态**：静中动；

病性：阳；　　**病质**：实；　**病势**：深，重，急，险。

证象组合：气炽 + 血炽 + 神闭 + 络脉 + 气逆 + 气滞

主症：【津气蕴炽】症象：①发热多汗，高热，壮热面赤，大汗。②唇焦口燥，口渴口苦。③便闭溺涩。**舌象**：苔深黄，苔腻。**脉象**：①脉弦洪数。②脉沉。③脉细滑而数。

【血热蕴炽】症象：①目赤唇红，面色深红，颧赤。②便脓血。③烦躁哭闹，神烦。**舌象**：苔焦紫起刺，舌红绛。**脉象**：①脉弦数。②脉沉数。③脉洪大左甚。④脉左浮数。

副症：【神志蒙闭】症象：①面青。②神气昏瞀，昏睡昏迷，神志恍惚。③谵语狂妄，烦躁。④神呆不语，惊啼。⑤大小便不能自控。

【络脉不和】症象：①颈项强直，角弓反张，上视斜视，搐搦摇头，牙关紧闭，龂齿，舌斜舌缩，舌强不能言。②筋脉拘痛，手足瘈疭。③四肢瘫痪，手足麻木。**舌象**：①舌多白滑。②或白而糙。**脉象**：脉弦缓。

宾症：【气机冲逆】症象：①痰涎壅盛，咽干喉塞，气喘。②气逆作呕，恶心呕吐。③头痛。

【气机不利】症象：①中脘膨胀，滞泄后重。②男子睾丸疝痛，妇人少腹连腰痹痛，脐间动气，按之坚而震手。③胸胁胀痛，气胀。④腹满痛。

临床以神闭风动为显见之象，但必须与气血两炽症象同具，方为本候。

鉴别诊断

木火蕴闭候 – 气机冲逆 – 气机不利 + 津液消灼 + 阳气不行 = **气血炽闭候**

└── + 气机不宣 + 气机不降 – 血热蕴炽 + 阳气不行 = **木火闭厥候**

图2-8-175　木火蕴闭候鉴别式示意图

木火蕴闭候为木火内焚，神闭风动之候，系痉急之证；气血炽闭候为气血内炽，神闭阳滞之候，为闭厥之证；木火闭厥候虽有木火内焚，但为闭厥之证。各自不同。

传变预测

木火蕴闭候－气机冲逆－气机不利＋津液消灼＋阳气不行→**气血炽闭候**

┌ －气机冲逆－气机不利＋气机不宣＋气机不降－血热蕴炽＋阳气不行→**木火闭厥候**

└ －神志蒙闭＋神志昏蒙－气机冲逆－络脉不和＋阴虚失养→**木火虚炽候**

图2-8-176　木火蕴闭候传变式示意图

木火蕴闭候救治得当，不难速解。如因循失治，津液内消，阳滞不行，则可转为气血炽闭候；或纯用血药，血热虽除，阳气郁滞，亦可转为木火闭厥候；或清泻不当，木火未熄，而阴分已亏，则可转为木火虚炽候。

辨证

定位　肝胆：头晕目眩，目赤唇红，胸胁胀痛，神烦；心肝：面青昏睡，搐搦摇头，反张；肝胃：神气昏瞀，语言无伦，二便阻隔，腹满胀痛，龄齿磨牙。

定性　燥火：唇焦口燥，壮热面赤，目赤唇红，便闭溺涩，舌紫绛，苔深黄；湿火：脘腹胀满，溺短赤涩，便泄不爽，便脓血；痰火：神气昏瞀，痰涎壅盛，语言无伦，颈项强直，呕恶；风火：龄齿磨牙，颈项强直；风阳：头晕目眩；瘀热：舌紫绛，边青紫。

定量　①轻：面青，烦躁，神呆不语，惊啼。筋脉拘痛，手足麻木。②中：神气昏瞀，谵语狂妄，舌斜舌缩，搐搦摇头，龄齿。③重：昏睡昏迷，颈项强直，角弓反张，上视斜视，牙关紧闭，手足瘛疭。

论治　当急急清泻木火，降火息风，以定痉痫。然病势急暴，救治失宜，预后险恶。

1.随机立法：木火蕴闭候的病机为木火内焚，气血交炽，君相蒙闭，肝风内动，故其治则当急泻木火之炽，以解气血之燔，兼以开窍醒神，息风定痉。急救之，以防厥脱之变。然病势急暴，不可错乱。

2.随位立法：病起肝胆，当以清泻肝胆之火，镇阳息风为主。病涉于心者，参以清心开窍以醒神；病涉及胃者，参以清利通降以泄火。

3.随因立法：燥火宜从清镇而降之；湿火宜从苦泄以利之；因于痰火者，宜清导以坠降之；因于风火者，宜兼以疏风泻火；因于风阳者，宜镇潜息风；因于瘀热者，宜清热化瘀。

4.随症立法：牙关紧闭用乌梅擦之；昏睡不省用卧龙丹取嚏；舌赤干绛加生地15g；谵语加牛黄0.6g；痰甚加竹沥30g，或胆星、天竺黄；苔黄厚不大便加生大黄、玄明粉各4.5g；壮热无汗加淡豆豉9g、水牛角2.4g；抽搐加羚角、钩藤；昏愦不省加远志、石菖蒲，或先服至宝丹。

方证　加减犀羚二鲜汤证、羚角钩藤汤证、龙胆泻肝汤证、清离定巽汤证、《千金》龙胆汤证、宣窍导痰法证、竹沥汤证、加味竹沥汤证。

考证　木火蕴闭候，君相蒙闭者，通称：木火通明，暑入厥阴，热动肝风，肝火惊风。

薛生白说："湿热证，三四日即口噤，四肢牵引拘急，甚则角弓反张，此湿热侵入经络脉隧中。宜鲜地龙、秦艽……酒炒黄连等味。此条乃湿邪挟风者，风为木之气，风动则木张，乘入阳明之络则口噤，走窜太阴之经则拘挛。故药不独胜湿，重用息风。一则风药能胜湿，一则风药能疏肝也。选用地龙、诸藤者，欲其宣通脉络耳。"[1]

吴坤安说："如初起发热，神呆不语，六脉沉细短数，似寐非寐，或烦躁狂言，此邪在心肾之间，或因受惊，痰乘包络，治宜清心豁痰，如茯神、小草、菖蒲、天竺黄、川贝、丹参、麦冬、钩藤、薄荷、辰砂之类，以清包络之痰……如舌形绛燥，口渴唇干，六脉沉数，前方宜加生地、丹皮、淡竹叶之类，以清心包之火。如大便秘结，不妨加犀角数分。"[2]

俞根初说："秋燥伏暑……暑从火化者……深则多胃燥肝热，大渴引饮，饮不解渴，灼热自汗，四肢虽厥，而心烦恶热，时而气逆干呕，时而气冲脘痛，筋脉拘疼，不能转侧，甚则手足瘛疭，状如惊痫，男子睾丸疝痛，妇人少腹连腰牵疼，脐间动气，按之坚而震手，便多燥结，或便脓血，或里急欲便而不得，或后重欲圊，欲了而不了……用清燥养营汤去归、橘，加龙胆草2.4g，生川柏1.8g，东白薇12g，甘寒复咸苦寒，清润胃燥以泄肝。风动瘛疭者，加羚角4.5g（先煎），莹白童便1杯（冲）。大便燥结者，加风化硝9g，净白蜜30g（二味煎汤代水）。"[3]

雷少逸说："暑风之病，良由暑热极盛，金被火刑，木无所畏，则风从内而生，此与外感风邪之治法，相悬霄壤，若误汗之，变证百出矣。夫木既化乎风，而脾土未尝不受其所制者，是以卒然昏倒，四肢搐搦，内扰神舍，志识不清，脉多弦劲或洪大，或滑数。总当去时令之火，火去则金自清，而木自平，兼开郁闷之痰，痰开则神自安，而气自宁也，拟用清离定巽法佐以郁金、川贝治之。倘有角弓反张，牙关紧闭者，宜加犀角、羚羊；痰塞喉间有声者，宜加胆星、天竺；服药之后，依然昏愦者，宜加远志、菖蒲。然而证候至此，亦难治矣。"[4] **何廉臣**说："目赤唇红，上视惊啼，角弓反张，手足发搐，咽干喉塞，甚或头摇。此因于心肝壮火致痉，即《内经》所谓诸风眩掉，皆属于肝也……脉必弦数，舌必紫赤，苔多深黄，指纹皆青紫浮红……便闭热盛者，用当归龙荟丸。挟痰上涌者，用何氏小红丸。"[3]"燥热动风者，舌干苔焦，唇焦齿干，头痛身热，继则脊强肢瘫，气升痰壅，或喘或厥，神烦惊啼，脉左弦数，右滑搏，指纹青紫，直窜命关，此吴鞠通所谓燥气化火，消烁津液，亦能致痉也。便通者，用清离定巽汤。便闭者，用元蜜煎调下瓜霜紫雪丹0.6g，终用四汁二心汤以善后。"[3]

魏长春说："平肝凉血泻火：厥阴禀风木而内寄相火，其合在筋。若邪热炽盛，内陷厥阴，耗灼阴津，则木失所养，动而生风，风火相煽，筋脉失濡，如是则瘛疭昏愦，抽搐惊痫在所难免。此时唯以平肝泄邪，清热救阴为先务，俟其肝热清，肝阳平，木得柔和，则风息痉止，神识聪慧。"[5]

编者按：木火蕴闭候，因湿伤于脾，风入于肝，风湿化热，或火燔心肝，或燥火内陷厥阴，内动木火，鼓动痰热，交蒸于气血之分，湿邪郁闭，肝风内动，而成热窜经络脉隧，肢体痉厥之重证。当以清泻心肝胆胃之火为主，解其内炽之势，化痰开窍以醒神，平肝息风以宁络。

引用文献

［1］王士雄.温热经纬［M］.沈阳：辽宁科学技术出版社，1997：42.

［2］吴坤安.伤寒指掌［M］.上海：上海科学技术出版社，1959：卷二 25.

［3］俞根初等.重订通俗伤寒论［M］.上海：上海科学技术出版社，1959：259，260，261，424，430.

［4］雷丰.时病论［M］.北京：人民卫生出版社，1964：58.

［5］魏长春.昏厥诊治举隅［J］.浙江中医药，1982，17（10）：439.

十四、木火闭厥候

木火闭厥候为木火内焚，阳气郁滞而成之痉厥证候，为阳盛致厥证之一。由木火内炽，蒸动痰气，郁滞阳气而成厥证。

诊断

病名：[**中医**] 中风，风温，伏热，温热，温燥，暑风，暑温，暑厥，伏暑挟痰，闭厥，湿温，厥阴证，阳厥，肝火厥逆，痰闭，急惊风，惊痫，阳痫，子痫，四宣风，天钓，产后风，脏躁，心风。[**西医**] 支气管肺炎，脑型疟疾，间日疟，流行性乙型脑炎，流行性脑脊髓膜炎，散发性病毒性脑炎（单纯疱疹病毒），脑血栓形成，脑出血，癫痫，脑囊虫病，颅内占位性病变。

证名：心肝风阳证，**心肝风暑证**，心肝风火证，肝胃燥火证，**肝脾郁火证**，肝肺热痰证，心肝气痰证，**心肝瘀热证**，**心肝痰瘀证**，**肝胃痰火证**，**心肝痰火证**。

病位：心肝，肝胃，肝脾，肝肺。

病因：暑风，风火，风阳，燥火，郁火，痰火，热痰，瘀热，痰瘀。

病机状态：闭厥。由素有气郁痰滞，偶有外感，或情志失调，致木火内动，触动痰气，闭塞窍隧而成痉厥急证。

1.木火蕴闭候－血热蕴炽－气机不利－气机冲逆＋气机不宣＋气机不降＋阳气不行

2.津气蕴炽──→阳气不行←──气机不宣

神志蒙闭──→络脉不和──气机不降

图2-8-177 木火闭厥候病机结构式示意图

病形：闭厥； **病层**：里； **病态**：静中动；

病性：阳； **病质**：实； **病势**：深，重，急，险。

证象组合：气炽＋神闭＋阳滞＋络滞＋气郁

主症：【**津气蕴炽**】症象：①面红色滞，唇红目赤，发热不退，身热如焚，夜间热盛。②午后潮热，额前多汗，烦扰，自汗，颧红目赤。③烦渴，咽痛口烂。④唇干鼻燥。⑤大便不行，便泄臭水。⑥小便短赤，小便热痛。**舌象**：①舌绛苔黄厚少津，舌尖绛苔黄。②舌质红绛，苔淡黄而腻。③舌红兼紫。**脉象**：①脉洪质实。②六脉弦大而濡。③脉浮数。④脉弦数。**指纹**：紫红透过命关。

【**神志蒙闭**】症象：①忽头晕仆地，神迷，嗜睡，躁动不安。②不啼不食，音低神倦。③不省人事，昏不识人，喉间痰声辘辘，日暮烦躁，谵语，时昏时醒。④时时欲厥。⑤失溲，二便失禁。

副症：【阳气不行】症象：①面色青黄，口唇青紫，唇目皆青，口唇微黑，面色乍红乍白。②头微汗，肌肤干燥无汗。③体僵，肢体废弛。④壮热无汗，四肢厥冷，内热外厥，肢冷，先厥后热，厥热进退，厥而下利。⑤谵妄不安。舌象：苔滑腻。脉象：脉濡数。

　　【络脉不和】症象：①手足麻木，甚则瘛疭，肢搐，手足掣动。②口噤，目斜口喎，牙关紧闭，口角喎斜，吐舌，一热即惊。③头仰，反张，直视，头倾项强，项背强硬，形如张弓，经脉拘急。④口歪痰壅。⑤摇头，言语不清。⑥两眼上翻，呼吸闭止。

　　宾症：【气机不宣】症象：①心胸窒闷。②呼吸短促。

　　【气机不降】症象：①气粗，痰壅气促。②呕吐。

　　临床以神闭阳滞之闭厥症象显见，但必须与热炽气郁同见，方为本候。

　　鉴别诊断

木火闭厥候－络脉不和＋经脉不利＝清阳蒙闭候

└── －气机不宣－气机不降＋气机郁结－络脉不和＋津液消灼＝津气闭厥候

图2-8-178　木火闭厥候鉴别式示意图

　　木火闭厥候为木火内焚，痰气闭厥之候；清阳蒙闭候为外阴内阳郁闭之候；津气闭厥候则系气分火炽而成阳极似阴之证。

　　传变预测

木火闭厥候＋血热蕴炽＋气机不利＋气机冲逆－气机不宣－气机不降－阳气不行→**木火蕴闭候**

└－阳气不行＋阳气不和＋络脉不和－神志蒙闭＋神志昏蒙＋血热蕴炽＋阴虚失养→**木火虚炽候**

图2-8-179　木火闭厥候传变式示意图

　　木火闭厥候病势深重，救治非易。或阳郁得通，厥回而火入血分，又可转变为木火蕴闭候；如伤及阴分，亦可转为木火虚炽候。

　　辨证

　　定位：肝胃：心胸窒闷，呼吸有出无入；肝脾：先厥后热，厥热进退，厥而下利；心肝：昏不识人，面色乍红乍白，肢体废弛，口噤，抽搐，反张；肝肺：心胸窒闷，气粗，痰壅气促。

　　定性：痰火：胸闷，烦躁；郁火：先厥后热，厥热进退；暑风：壮热不退，渴饮尿赤，小便热痛；风阳：惊痫瘛疭，口角喎斜；瘀热：唇舌青紫，舌有瘀斑瘀点，浮肿伴见赤缕红丝，腹痛，肢体疼痛，心悸烦热，口渴不欲饮。

　　定量：①轻：面色乍红乍白，胸闷，烦躁，肢冷，先厥后热，厥热进退，音低神倦。②中：日暮烦躁，谵语，经脉拘急，一热即惊，时昏时醒，时时欲厥，厥而下利。③重：唇目皆青，昏不识人，口噤，抽搐直视，角弓反张，吐舌，头仰上视。

　　论治：当以清泻木火为主，兼以宣通郁滞，则闭开厥回，不可误认阴证而妄行温燥。

　　1. 随机立法：木火闭厥候，为木火内焚，蒸动痰气，蒙闭窍隧，阳气不行而成痉厥。其治则当以清泻木火，以救其内焚为主，兼以宣窍开闭，疏通郁滞，以救其闭厥。

　　2. 随位立法：病起于肝胆，治法以清泻肝胆之火为主。病涉于心者，宜兼以清心开窍以醒神；病涉于脾胃者，宜兼以清降中焦之火，以挫其内焚之势；病涉于肺者，宜参以宣肺化痰以开上窍。

　　3. 随因立法：因于暑热者，宜以清暑利湿为主；因于内火者，郁火宜宣而降之，痰火宜触而泄之；因于风阳者，当以潜阳息风为主；因于瘀热者，宜以清化瘀热为主。

　　4. 随症立法：昏厥不省，以卧龙丹取嚏。或藜香散，搐鼻取嚏。次用导痰开关散，涌吐痰涎。痰涎虽吐，而神识时清时昏者，当用四汁饮调下《局方》妙香丸，肃清痰火以醒神。

　　方证：羚角钩藤汤证、清泄化痰方证、清化下夺方证、清热化痰方证、加减红锦丹证、加减风引汤证、通痫汤证。

　　考证：木火闭厥候，木火内焚，阳气郁滞而成炽热痉厥者，通称：厥阴厥热，内热外厥，热深厥深，阳证似阴，厥阴厥热进退，湿热传入厥阴，痰蒙火郁，

　　仲景曰："伤寒，先厥后发热而利者，必自止，见厥复利。"（《伤寒论》331条）"伤寒，先厥后发热，下利必自止，而反汗出，咽中痛者，其喉为痹。发热无汗，而利必自止，若不止，必便脓血，便脓血者，其喉不痹。"（《伤

寒论》334条）"伤寒，一二日至四五日厥者，必发热。前热者，后必厥；厥深者，热亦深；厥微者，热亦微。厥应下之，而反发汗者，必口伤烂赤。"（《伤寒论》335条）"伤寒病，厥五日，热亦五日，设六日，当复厥，不厥者自愈。厥终不过五日，以热五日，故知自愈。"（《伤寒论》336条）"凡厥者，阴阳气不相顺接，便为厥。厥者，手足逆冷者是也。"（《伤寒论》337条）**陈士铎**说："人有日间忽然发热，一时厥去，手足冰凉，语言惶惑，痰迷心窍，头晕眼昏，此阳厥也。乃阴血不归于阳气之中，而内热如焚，外反现假寒之象……治法泻其在内之火，则内热自除而外寒自散……方用安厥汤……黄连定厥汤亦效。"[1]又说："人有日间发厥，而夜间又厥，夜间既厥，而日间又复再厥，身热如火，痰涎作声，此乃阴阳相并之厥也……宜于泻阳之中，而用补阴之药，于抑阴之内，而用补阳之剂……提阳出于阴……升阴入于阳……方用旋转阴阳汤……息争汤亦甚效。"[1]

何廉臣说："痰火烁肝，肝藏相火而主筋……重则昏狂痉厥，癫痫痴呆，直上颠顶，冲激神经。法当先通脑气，藜香散，搐鼻取嚏。次用导痰开关散，涌吐痰涎。痰涎虽吐，而神识时清时昏者，当用四汁饮调下《局方》妙香丸，肃清痰火以醒神。俟神识清醒，再用柔肝息风煎，善其后以防微。终用坎气潜龙汤，滋阴潜阳以除根。"[2]

程杏轩治方玉堂孙女年四龄，夏间感受暑风，热发不退，肢搐体僵，目斜口喎。曰：此暑风急惊也。令挑黄土一石，槌细摊于凉地，上铺荷叶，再用蒲席与儿垫卧，慎勿姑息，俟热退惊定，方可抱起，以十二朝为期。届期上床安卧，不复热矣。此证小儿夏间患者甚多，治不如法，往往不救。特其惊之作，必由热盛而成。然有一热即作者，有热二三日而作者。轻者时昏时醒，重者七日方醒，极重者至十二朝始转[3]。又治汪孚占翁乃孙，一热即搐，幼科呼为急惊。证由夏伏暑邪，兼感秋燥之气，两邪相并，一热即惊。初病邪热炽甚，治宜清解，急驱其邪，不使陷伏，中治则和阳息风，末治惟有养阴存津，缓肝之急而已[3]。

哈荔田说："子痫病人应用活血化瘀药物，目的只在于通经活络，畅运血行，不可峻利攻破，以损胎元……尚须掌握以下指征：如素性多郁，既往月经不畅，经期腹痛，下血夹块等，发病后见有唇舌青紫，舌有瘀斑瘀点，浮肿伴见赤缕红丝，以及腹痛，肢体疼痛，心悸烦热，口渴不欲饮，产后恶露不下、不畅等。"[4]

编者按：木火闭厥候，因风暑内陷心肝，内窍猝闭，或有宿瘀化热，瘀热、痰瘀郁滞心肝，木火内盛，瘀热、痰火蒙闭心神，肝火化风入络，窍闭风动，阳气不行，而成痉厥重证。急当清暑解肌，清降心肝木火，祛瘀息风，活血通络，以解其窍闭风动，救其闭厥。

引用文献

［1］柳长华.陈士铎医学全书［M］.北京：中国中医药出版社，1999：803，804.
［2］俞根初等.重订通俗伤寒论［M］.上海：上海科学技术出版社，1959：311.
［3］程杏轩.杏轩医案并按［M］.合肥：安徽人民出版社，1986：15，342，343.
［4］哈荔田.漫谈子痫及其治疗［J］.中医杂志，1982，（4）：20.

十五、木火虚蒸候

木火虚蒸候为元气不足而木火内动之候，为虚中兼实之证。由其人元气已虚，偶有触动，君相木火不安其位而成内蒸之候。

诊断

病名：[中医]少阳证，阴虚外感，伏暑，湿温，血虚发热，热入血室，劳复，食复，色复，劳风，阴阳易，眩晕，颠顶痛，嘈杂，懊侬，心悸，不寐，盗汗，阴汗，脏躁，茧唇风，喉痹，乳泣。[西医]伤寒，高血压性心脏病，甲状腺功能亢进症，围绝经期综合征，神经官能症，精神分裂症，红皮病。

证名：胆胃风热证，胆胃湿热证，**肝肺郁火证**，**肝脾郁火证**，肝胃痰火证，**心肝虚火证**，肝胆虚火证，**肝脾虚火证**，肝肾虚火证，肝脾虚燥证。

病位：肝胆，胆胃，心肝，肝脾，肝肾，肝胃，肝肺。

病因：郁火，痰火，虚火，虚燥，风热，湿热。

病机状态：虚蒸。由素体气虚，或病后元气不足，偶有感触，木火内动，而成虚蒸之候，为气虚内热之证。

1.木火郁蒸候－气机不宣－气机不降＋气虚不充＋神志不宁

2.气虚不充————阳气不和
＋
津气蕴蒸—神志不宁
↓
清空不宁

图2-8-180　木火虚蒸候病机结构式示意图

病形：虚蒸；　　**病层**：里；　　　**病态**：动；

病性：阳；　　　**病质**：虚中实；　　**病势**：浅，轻，缓。

证象组合：气虚+气蒸+液灼+神扰+清空+阳郁

主症：【**气虚失充**】症象：①自汗，形瘦骨立。②身重少气，头重不欲举，头晕，倦怠，眼中生花，胸闷短气，四肢无力，百节解散。③面容憔悴，形体消瘦。④纳呆。⑤筋惕肉瞤。

【**津气蕴蒸**】症象：①发热，热退复热，头面烘热，四肢苦烦热。②胸腹烙手，热上冲胸。③所见之痰，或薄或浓，或带粉红，或带血，但痰色必有青黄稠浊如涕。**舌象**：舌质暗红，舌苔黄厚。**脉象**：脉左关独见浮弦且数，脉象浮。

【**津液消灼**】症象：①口干欲饮，饮而不多。②音烁。③面部有色素沉着。④乳汁滴沥，自行外溢清稀乳汁，淋漓不断。**舌象**：舌质暗红，苔薄。**脉象**：脉沉细带数。

副症：【**神志不宁**】症象：①心烦不宁，谵妄，呼笑不识人。

【**清空不宁**】症象：①头痛，眩晕，头胀痛。②头目昏眩。③耳鸣，耳聋，眼红。

宾症：【**阳气不和**】症象：①恶风。②项强。③口干不渴饮。④寒热分争，憎寒发热，手足冷。⑤少腹里急，或引阴中，膝胫拘急，卵缩，里急，痛连腰胯。

【**气机不宣**】症象：①胸闷善太息。②咳嗽呕恶。③胸满胁胀，胁肋胀痛。④食饮无味，胃纳呆钝，二便失畅。

临床以热蒸神烦症象明显，但当与气虚症象同见，方可确认。

鉴别诊断

木火虚蒸候－神志不宁+气机不宣+气机不降－气虚不充=**木火郁蒸候**

└── －清空不宁－阳气不和=**清气虚蒸候**

　　└── +腠理不调=**枢机虚蒸候**

图2-8-181　木火虚蒸候鉴别式示意图

木火虚蒸候为气虚兼木火内动之候；木火郁蒸候为气郁兼木火内动之候；清气虚蒸候有升降失调之气郁症象；枢机虚蒸候更有腠理开合失常之象。

传变预测

传变式：木火虚蒸候+血热蕴炽+阴虚失养－神志不宁+神志昏蒙+气机不利→**木火虚炽候**

木火虚蒸候本系轻浅之证，治疗得当，不难速已，绝少传变。然若救治失宜，致木火转炽，伤及阴分，可转为木火虚炽候。

辨证

定位：胆胃：头痛，耳聋，口苦咽干；肝脾：身重少气，四肢苦烦热，胸腹烙手；心肝：心悸怔忡，胸闷短气，心烦不宁；肝肺：咳嗽呕恶，痰青黄稠浊如涕，或薄或浓，或带粉红，或带血，音烁，项强；肝肾：热气上冲，少腹里急，或引阴中，膝胫拘急，里急，痛连腰胯。

定性：虚火：肌肉消瘦，唇红颊赤，四肢困倦，自汗，盗汗，咳嗽，脉细数；郁火：恶风，寒热分争，四肢苦烦热，胸腹烙手。

定量：①轻：头面烘热，胸中烦闷，唇红颊赤，自汗，盗汗，四肢苦烦热。②中：寒热分争，热退复热，心烦不宁。③重：胸腹烙手，谵妄，呼笑不识人。

论治：当益气扶正，清疏木火，使君相安宁即愈，不必妄行凉泻，或妄施温补。

1.**随机立法**：木火虚蒸候，病机为气虚质弱之人，偶有感触，以致木火内动，热从内起。故其治则宜以清疏木火为主，兼以益气扶正，务使君相之火各安其位，则内热自除，切忌妄行凉泻，亦不可妄施温补，致生他变。

2.**随位立法**：病发于肝胆，法当疏利肝胆气机，益气清热。病涉于心者，兼清其心火；病涉于肺者，兼清肃其肺气；病涉于胃者，兼清胃滋液；病涉于脾者，兼益其中气；病涉于肾者，兼滋其肾阴。

3.**随因立法**：病由虚火者，宜益气增液，佐以清解；病由郁火者，当视其郁邪，或兼疏风，或兼化湿，或参以化痰，以宣疏其郁遏。

4.**随症立法**：口苦咽干加黄芩；骨蒸加青蒿、鳖甲、地骨皮、秦艽；渴去半夏加花粉。

方证：加减小柴胡汤证、加减逍遥散证、柴前连梅煎证、秦艽鳖甲散证、二参三黄汤证、柴芍地黄汤证、四逆散加人参方证、育阴清热法证、养阴清心饮证、酸枣仁汤化裁证、甘润养胃方证、六味饮加味证。

考证：木火虚蒸候，气血热蒸致气血不足者，通称：君相偏亢，血虚肝燥，阴虚外感，痰热上蒸清窍。

仲景曰："妇人在草蓐，自发露得风，四肢苦烦热。头痛者，与小柴胡汤；头不痛，但烦者，此汤主之（《千金》三物黄芩汤）。"（《金匮要略·妇人产后病脉证治》）"伤寒阴阳易之为病，其人身体重，少气，少腹里急，或引阴中拘挛，热上冲胸，头重不欲举，眼中生花，膝胫拘急者，烧裈散主之……妇人中裈，近隐处，取烧作灰。上一味，水服方寸匕，日三服，小便即利，阴头微肿，此为愈矣。妇人病取男子裈烧服。"（《伤寒论》392条）

朱丹溪治黑瘦人，肾水亏少，肝枯木动，复挟相火，上踞高颠而眩晕，谓风胜则地动，火得风而旋焰也。相火妄动，遇劳必眩者，加减逍遥散[1]。

吴坤安说："瘥后色复：伤寒瘥后，气血未充，早犯房事，则内损真气，外触邪气，而复作也。其症头重不举，目中生花，腰胁痛，小腹里急绞痛，憎寒发热，或阴火上冲，头面烘热，胸中烦闷是也。若卵缩入腹，脉离经者，死。舌伸出数寸者，亦死。宜六味饮加麦冬、豆豉、栀子，煎汤调下烧裈散。若小腹急痛，脉沉足冷，须用当归四逆加吴茱萸汤，煎成调下烧裈散。"[2]"阴阳易：男女新愈交接，病男传不病之女，曰阳易，病女传不病之男，曰阴易。此感其余邪而生疾也。其症身重气乏，百节解散，头重不举，目中生花，热上冲胸，憎寒壮热，头面大热，在男子则阴肿，痛引小腹，在妇人则里急，痛连腰胯。甚者手足冷挛蜷，男子卵陷入腹，妇人痛引阴中，皆难治也。"[2]

曹仁伯说："劳风一门，咳吐浊涕青黄之痰，由劳碌伤风，恋而不化，最为难治。浅者，秦艽鳖甲；表虚汗多者，黄芪鳖甲；深则柴前连梅煎，《千金》法也。此皆劳风之治也。至于芎、枳二味，以治寒郁化火之咳；合二母以泻肺之母；泻白散，以清泄肺脏；四物桔梗汤，以引清血分，皆在所常用也。"[3]

中医研究院东直门医院内科冠心组："心肝君相二火，亢则害，容易伤其心阴肝阴，其主要证征：脉弦滑或细数，舌绛或深红、暗红、紫红，心悸怔忡，胸闷短气，汗出不寐，多郁易怒，头晕头痛，血压高居多（72%）……治冠状动脉硬化性心脏病72例，平均治疗11.3月。"[4]

陶志达说："思虑劳神过度，暗耗心脾阴血，症见食饮无味，胃纳渐减，大便干结，舌质红无苔，为脾阴受伤。脾阴既伤，一不能上济心火，二不能滋填脑髓，治宜以养脾为主，佐以养血宁心安神之品。"[5] **刘可成**说："妇人妊娠，乳汁先下，症名'乳泣'，妇科医籍有此证记载，但未提出治法。如清·沈金鳌《妇科玉尺》云：'有未产前而乳汁自出者，谓之乳泣，生子多不育，此无药可服。'"[6]

编者按：木火虚蒸候，因外邪郁遏肝肺，久恋不解，或脾气已虚，肝郁失疏，气郁化热，郁火内动木火，郁蒸于内，消灼津液，或心肝肺脾阴液不足，虚火内起，消灼气液，致火热上扰清空，阳气失和。当清疏肝肺之郁，以泄其郁热，滋养气液、和其阴、补其虚，清降木火，以制其亢，虚实兼顾，从容调治。

引用文献

［1］李用粹.中华医书集成·证治汇补［M］.北京：中医古籍出版社，1999：100.

［2］吴坤安.伤寒指掌［M］.上海：上海科学技术出版社，1959：卷二61.

［3］柳宝诒等.增评柳选四家医案［M］.南京：江苏科学技术出版社，1983：111.

［4］中医研究院东直门医院内科冠心组.辨证施治冠心病——养阴清心饮组72例分析［J］.新医药学杂志，1977，（11）：16.

［5］陶志达.脾阴虚的初步探讨［J］.新中医，1978，（6）：7.

［6］刘可成.丹栀逍遥散治疗乳泣［J］.浙江中医药，1982，17（8）：369.

十六、木火虚炽候

木火虚炽候为阴虚不能涵养，以致木火自炽之候，为虚火证之一。或由外感热病失治误治，致伤阴动火，或由内伤阴虚之人，木火自炽而成。

诊断

病名：[中医] 热病，中暑，伏暑，暑温，暑风，温热，温疟，痎疟，客忤痉，久热，虚热，阴虚发热，肺痨，骨蒸，劳热，虚劳，咯血，干血痨，胃脘痛，脏躁，心风发狂，失志惊狂。[西医] 支气管扩张，肺结核，肝硬化，成人斯蒂尔病，菌血症，偏执性精神障碍。

证名：胆胃燥火证，**心肝燥火证，肝胃燥火证，心肝郁火证，心肝虚火证，肝胆虚火证**，肝肾虚火证，肝肺痰热证，心肝痰火证，肝脾瘀热证，肝肺阴虚证。

病位：肝胆，胆胃，肝胃，肝脾，肝肺，心肝，肝肾。

病因：阴虚，燥火，虚火，痰热，痰火，瘀热。

病机状态：虚炽。由素体阴虚，或外感热病失治，或内伤，阴虚不能涵养，以致木火内炽而成。

1.木火郁炽候+阴虚失养

2.津气蕴炽 + 阴虚失养——气机不利

↓

血热蕴炽 →神志昏蒙——→阳气不和

图2-8-182　木火虚炽候病机结构式示意图

病形：虚炽；　　**病层**：里；　　**病态**：动；

病性：阳；　　**病质**：虚中实；　**病势**：深，重，急。

证象组合：气炽+血炽+阴虚+气滞+阳郁+神蒙

主症：【津气蕴炽】**症象**：①发热，口渴喜冷，头汗至颈，身热如火，汗出热不除。②口干口苦。③忽头痛不止。④便多燥结，或便脓血，或里急欲便而不得，或后重欲圊，欲了而不了。**舌象**：苔黑刺。**脉象**：脉大无伦，时有促象。

　　【血热蕴炽】**症象**：①心烦，热则五心烦躁，骨蒸，午后发热，内热如焚，面赤。②吐血，下血。③梦中呓语。**舌象**：舌红刺，舌质紫绛。**脉象**：①脉左弦。②脉弦细数。

副症：【阴虚失养】**症象**：①面色枯槁，耳聋齿枯，舌燥唇焦。②午后低热，两颧微红，盗汗，发热无汗。③两目忽然不见，双目如盲。④失眠多梦。⑤腰酸。**舌象**：舌红紫。**脉象**：脉细弦数。

　　【气机不利】**症象**：①胸胁胀满，胸痞。②腹痛。

宾症：【阳气不和】**症象**：①微寒。②面色时青时赤，青中带黑。③手足冰凉。**舌象**：舌青。

　　【神志昏蒙】**症象**：①神昏谵语，焦躁不宁，神气不清，似狂非狂，郑声作笑，不省人事。②手足抽搐。③咬牙嚼舌。④手足蠕动，或痉，一时厥去。

　　临床以热炽神昏为显见症象，但必须与阴虚症象同见，方为本候。

鉴别诊断

木火虚炽候－阴虚失养+气虚不充+血虚失荣－血热蕴炽+津液消灼－阳气不和=**气血虚炽候**

└──+阴液消涸－血热蕴炽+神志不宁－神志昏蒙－阳气不和=**阴枯火炽候**

图2-8-183　木火虚炽候鉴别式示意图

　　木火虚炽候为阴虚而木火内炽于气血之证；气血虚炽候为气血两虚，兼津气内炽之候；阴枯火炽候为阴液枯涸，而气分火炽之证。各自不同。

传变预测

木火虚炽候－阴虚失养+阴液消涸－血热蕴炽+神志不宁－神志昏蒙－阳气不和→**阴枯火炽候**

└──────　－神志昏蒙+神志蒙闭+络脉不和+气机冲逆→**木火蕴闭候**

图2-8-184　木火虚炽候传变式示意图

　　木火虚炽候病本急重，救治不当，可立至风动痉厥，而转为木火蕴闭候；若虽经救治，但阴液枯涸，内火不熄，则可转为阴枯火炽候。

辨证

　　定位：肝胆：胸胁胀满，先热后寒，热多寒少；肝肾：午后低热，两颧微红，盗汗，失眠多梦，腰酸；心肝：神烦不寐，心悸胆怯，恍惚不安，躁则语言错乱，静则独语如见鬼，交睫则惊恐非常；肝胃：大渴引饮，饮不解渴，灼热自汗，四肢虽厥，而心烦恶热，时而气逆干呕，时而气冲脘痛。

　　定性：虚火：骨蒸，午后发热，内热如焚，麻痹，神迷，烦躁，脉空大或小芤；燥火：大渴引饮，饮不解渴，灼热自汗，耳聋齿枯，舌燥唇焦，午后发热；痰火：寒热，发则牙关紧闭，痰涎上塞，口吐白沫，迷闷恍惚，醒则狂言多惊，喜怒不常，或歌或哭；瘀热：面黧形瘦，五心烦热，失眠惊悸，胸胁胀痛，而时一太息，经水涩少，色晦不泽。

　　定量：①轻：骨蒸，午后低热，两颧微红，盗汗，神烦不寐，心悸胆怯，恍惚不安。②中：午后发热，内热如焚，热则五心烦躁，躁则语言错乱，静则独语如见鬼。③重：灼热自汗，心烦恶热，大渴引饮，神昏不语，或郑声作笑，手足瘛疭，状如惊痫。

　　论治：当养阴兼以清降，扶正逐邪之法。

　　1.随机立法：木火虚炽候，其病机为阴分已虚，而木火内炽，系虚实相兼之证，故其治则当滋养阴分，兼清降木火，扶正逐邪，补虚救焚，不可偏废。**吴坤安**曰："少阳木火大炽，反逼少阴，二少失司，病匪轻浅，急宜解木火之郁，以救少阴之水……如不应，急当滋少阴之水，以济少阳之火。"[1]

2.随位立法：病起于肝胆，治法自宜清泻肝胆之火，滋养肝阴，虚实兼顾。病涉及肾者，宜兼滋肾水以养肝木；病涉于心者，宜兼泻心火，养心神；病涉于胃者，宜兼清胃火，滋胃液。

3.随因立法：虚火自当滋阴泻火；燥火宜甘润滋燥；痰火宜兼以化痰；瘀热宜清化瘀热。

4.随症立法：盗汗，加芪皮、竹茹、淮小麦之类；怔忡，加朱砂、西黄、玳瑁、珠粉之类；挟痰，加竹沥、竺黄、胆星、川贝之类；血厥，加白薇、归身、龙齿、牡蛎之类；昼夜不得交睡者，加桂与川连；神识近于痴癫者，加《局方》妙香丸、至宝丹之类。

方证：连梅汤证、柴胡人参汤证、清骨散证、何人饮证、青蒿鳖甲汤加减证、柴胡鳖甲汤证、加味秦艽鳖甲汤证、滋阴清热方证、阿胶黄连汤加味证、心风犀角丸证、参茯安神丸证、益肝凉血汤证、干血痨方证。

考证：木火虚炽候，火炽气阴，而气阴不足者，通称：阴枯火炽，阴虚火炽，二少失司，虚火扰神，胃燥肝热。

喻嘉言曰："治温疟，当知壮水以救其阴，恐十数发而阴精尽，尽则真火自焚，顷之死矣。"[1]

陈士铎说："人有夜间发热，一时厥逆昏晕如死人状，唯手足温和，喉中痰响，不能出声。此阴厥也，乃阳气虚而不能入于阴血之中，以致鬼神凭之，往往厥逆也。直中阴寒之症，多有一时发厥者，但彼乃阴寒而猝中，此乃阴热而暴亡，各有不同……方用补阴助阳汤……此症用解晕神丹亦效。"[2] **薛生白**说："温热症，数日后，忽汗出热不除，或痉，忽头痛不止者，营液大亏，厥阳风火上升，宜羚羊角、蔓荆子、钩藤、玄参、生地、女贞子等味。"[3]

俞根初说："心风发狂，发则牙关紧急，痰涎上塞，口吐白沫，迷闷恍惚，醒则狂言多惊，喜怒不常，甚则或歌或哭，舌色纯绛鲜泽，略有垢浊薄苔，或红而上罩黏腻，似苔非苔……参珀茯神汤，调下金箔镇心丸，镇心宣窍，以安神，神安则如狂自止。"[4] **何秀山**说："（热病）神烦不寐，心悸胆怯，恍惚不安，躁则语言错乱，静则独语如见鬼，交睫则惊恐非常，倏醒则叫呼不宁，脉左寸浮洪，两尺沉细数搏，舌形圆大嫩红者，以阿胶黄连汤加半夏、秫米、枣仁、茯神为主。盗汗，加芪皮、竹茹、淮小麦之类；怔忡，加朱砂、西黄、玳瑁、珠粉之类；挟痰，加竹沥、竺黄、胆星、川贝之类；血厥，加白薇、归身、龙齿、牡蛎之类；昼夜不得交睡者，加桂与川连同研糊丸吞下；神识近于痴癫者，加《局方》妙香丸、至宝丹之类。"[4] **何廉臣**说："客忤痉（俗谓惊吓）。按小儿神怯气弱，或见非常之物、听非常之响，或失足落空跌仆之类，百证中或有一二，非小儿所有痉病，皆因于惊吓也。证现发热，或有汗，或无汗，面时青时赤，梦中呓语，手足蠕动，宜复脉汤去参、桂、姜、枣，加丹参、丹皮、犀角，补心之体，以配心之用。大便结者，加玄参。溏者，加牡蛎。汗多神不宁，有恐惧之象者，加龙骨、整琥珀、整朱砂块（取其气而不取其质）。"[4]

吴坤安说："少阳之邪不解，则包络热而肺门闭。肺窍不通，则传濡之液流入少阴，脉象弦细而数，舌苔尖红根紫，或纯红起刺，耳聋齿枯，舌燥唇焦，午后发热，神昏不语，或郑声作笑。此少阳木火大炽，反逼少阴，二少失司，病匪轻浅，急宜解木火之郁，以救少阴之水。用柴、芩、鲜地、丹皮、黑栀、连翘、川连、鲜菖蒲之类，以清之解之。如不应，急当滋少阴之水，以济少阳之火，如六味饮、一阴煎之类，加减投之。服后，舌转微红，神清齿润，则木火之郁解，而少阴亦治矣。"[5]

张以章说："凉风外袭，郁火内发，表里交争，故往来寒热。缠绵日久，正气已虚，其邪由少阳渐及厥阴。热迫心包，故神昏谵语烦躁。热劫真阴，则舌绛而津干。"[6]

马荫笃按："本例之变应性亚败血症，颇似祖国医学中记载的虚劳骨蒸，阴虚发热。临床见病儿面色苍白，唇红舌绛，脉象细数，困倦无力，皆阴虚骨蒸之象。"[7]

编者按：木火虚炽候，因温暑热邪蕴蒸营阴，或误投温热，或延久失治，或平素阴亏，肝阳易动，致营阴大亏，引动肝阳，风火上升，而成阴亏风动，厥脱堪危之证。当清泻心肝燥火，滋养阴液，以镇潜风阳，标本兼顾。

引用文献

[1]雷丰.时病论［M］.北京：人民卫生出版社，1964：81.

[2]柳长华.陈士铎医学全书［M］.北京：中国中医药出版社，1999：804.

[3]王士雄.温热经纬［M］.沈阳：辽宁科学技术出版社，1997：46.

[4]俞根初等.重订通俗伤寒论［M］.上海：上海科学技术出版社，1959：249，289，290，291，430.

[5]吴坤安.伤寒指掌［M］.上海：上海科学技术出版社，1959：卷一69.

[6]福建省中医研究所.福建中医医案医话选编（第二辑）［M］.福州：福建人民出版社，1963：38.

[7]马荫笃.变应性亚败血症1例治验［J］.新医药学杂志，1977，（6）：17.

十七、木火虚逆候

木火虚逆候系阴虚不足，木火炽逆之候，或木火耗伤阴液，或阴虚不能涵养，木火自焚，均能致气火冲逆而成本证。

诊断

病名：[中医]温病，暑热，伏暑，吐泻，吐利，呕逆，呃逆，恶阻，子烦，虚劳，劳风，肺痿，咳逆，咯血，咳血，呕血，倒经，咽痛，心悸，眩晕，偏头痛，脏躁，中风中脏腑，疟疾，胃脘痛，脘腹痛。[西医]支气管炎，肺结核，急性胃炎，胃小弯溃疡，胆道出血，肺不张，神经性头痛，三叉神经痛，神经官能症，脑出血，顽固性呃逆，子宫内膜异位症，多囊肾。

证名：脾胃暑湿证，胆胃暑湿证，肝胃虚燥证，肝胃燥火证，**肝肺郁火证**，心肝郁火证，肝脾郁火证，**肝胃虚火证，肝肺虚火证**，肝胃气痰证，肝胃气火证，**肝肺气火证**，**肝胃痰火证**，肝肾瘀热证，**肝脾瘀热证**，**肝肺阴虚证**，肝胃阴虚证。

病位：肝胃，胆胃，肝脾，脾胃，心肝，肝肺，肝肾。

病因：阴虚，虚火，虚燥，燥火，痰火，气火，郁火，暑湿，气痰，瘀热。

病机状态：虚逆。病由木火炽逆，耗伤阴液，或素体阴虚，不能涵养，木火自焚，致火炽气逆，气火上冲而成。

1.木火炽逆候+阴虚失养

2.阴虚失养——津气蕴炽——气机不利
↓
气机冲逆——清空不宁——阳气不和

图2-8-185　木火虚逆候病机结构式示意图

病形：虚逆；　病层：里；　病态：动；

病性：阳；　病质：虚中实；　病势：深，重，急。

证象组合：气虚+阴虚+气逆+气炽+清空+气滞+阳郁

主症：【气虚失养】症象：①倦怠乏力，眼睑疲乏，牙齿无力。②心悸短气。③食欲不振。④发麻。⑤下肢轻度凹陷性水肿。舌象：舌苔薄白，舌质暗，边有齿痕。脉象：①脉弦细而涩。②脉象沉细。

【阴虚失养】症象：①黑瘦。②头晕眼花。③五心烦热，卧不能寐，颊赤，盗汗，情绪焦躁。④腰脊酸痛。⑤不任烦劳。舌象：舌光赤。脉象：脉弦而尺弱。

【气机冲逆】症象：①面浮气促。②咳嗽咯血，动则气促。③呕吐泄泻，欲吐不吐，善呕干呕，吐涎沫。④少腹气冲咽。

副症：【津气蕴炽】症象：①潮热，发热，身热连绵，凛凛畏风，汗出不止，烦躁。②口渴，嘈杂，不寐，消渴。③口苦。④痰色黄稠，带青绿，而其气甚秽。舌象：苔心霉黑。脉象：①右寸关微浮。②脉数，两关滑大，不能重按。③脉洪大搏指。

【清空失宁】症象：①眩晕。②头痛。③眉棱骨痛。

宾症：【气机不利】症象：①痛泻不爽。②腰连少腹，痛不可忍。③胸胁刺痛。④腹满。

【阳气不和】症象：①寒热，周身寒冷，片刻即内外皆热，满面青白。②不思食。③少腹气冲则心中战栗。

临床以热炽冲逆症象明显，但必须与气阴两虚症象同见，方可确认。

鉴别诊断

木火虚逆候－阴虚失养＝木火炽逆候
└──+阴液消涸+阳气浮越－津气蕴炽－气机不利－阳气不和＝木火虚逆候

图2-8-186　木火虚逆候鉴别式示意图

木火虚逆候系阴虚而木火炽逆之候，而木火炽逆候阴分尚不见虚，木火虚逆候阴虚阳浮而无火炽之变。

传变预测

木火虚逆候－气机冲逆+津气蕴蒸－津气蕴炽－气机不利－阴虚失养+气虚不充→**木火虚蒸候**
└──+血热蕴炽+络血妄行+神志不宁－阴虚失养→**木火升逆候**

图2-8-187　木火虚逆候传变式示意图

木火虚逆候若经治疗，气火虽熄，而蕴热不清，可转为木火虚蒸候；如因循失治，或误进温燥，逼火入血，则可转重为木火升逆候。

辨证

定位：肝胃：嘈杂，善呕干呕，吐涎沫，消渴；肝肺：声短气促，满面青白，痰红，或巨口咯出紫鲜不一，或劳怒即吐血，呛咳，胸胁刺痛；心肝：颊赤，烦躁，卧不能寐，盗汗咯血，口苦；肝脾：呕吐泄泻，痛泻不爽，潮热；肝肾：黑瘦，眩晕，少腹气冲咽。

定性：燥火：口燥，消渴，干呕；郁火：面浮气促，咳嗽，潮热，汗出不止，寒热如疟；虚火：黑瘦，眩晕，动则气促，痰中带血，声短语促；暑湿：烦渴吐泻，遍身如火；瘀热：目珠有红筋，唇黑，牙龈有暗紫色，经行先期，色紫且夹瘀块，舌质暗红。

定量：①轻：面浮气促，咳嗽咯血，欲吐不吐，吐涎沫。②中：善呕干呕。③重：呕吐泄泻，少腹气冲咽。

论治：当滋养阴液与清降木火并重，标本兼顾，阴复而火熄气平。

1.随机立法：木火虚逆候，其病机为阴虚不足，而木火内焚，气火冲逆。故其治则当滋阴益气与清降并重，滋养阴液涵养木火，而清降木火解其内焚，木火不炽则冲逆之气自平。

2.随位立法：病起于肝胆，故治当滋养肝阴，清降木火。病涉于胃，当参以滋液养胃；病涉于脾，宜参以益气扶脾；病涉于肺，宜兼生津肃肺；病涉于肾，兼滋肾阴以济肝燥。

3.随因立法：因于暑湿者，以清化暑湿为主；因于虚火者，宜益气滋阴兼以清降；因于燥火者，宜甘寒清润以降其火；因于郁火者，或兼疏利气机，或兼化痰，或兼逐瘀，以宣降之。

4.随症立法：冲气上逆，宜以重镇为法，如紫石英、灵磁石、代赭石、石决明之类；阴液不足，宜酸甘化阴，如生地、麦冬、甘草、沙参、石斛、五味子、乌梅之类。

方证：新加玉女煎证、加减连梅汤证、沙参益胃汤加味证、一贯煎加味证、竹叶石膏汤证、和胃汤证、黄土稻花汤证、安胃理脾法证、补络补管汤证、仙花汤证、加减咽醋丸证。

考证：木火虚逆候，木火蕴逆，而气阴两虚者，通称：阴虚火逆，厥阴伤寒，阴虚肝燥，阴虚肝横，肝气化火，厥阳犯胃，肝胃不和，肝胃失降，肝木横逆，阳升灼胃，肝火凌金，木火刑金，瘀阻脑络，痰热内扰，木扣金鸣。

俞根初说："甚则冲咳、冲呃、冲厥者，伏暑挟冲气上逆也，新加玉女煎，清肝镇冲以降纳之，冲平气纳，终用清肝益肾汤以滋潜之。"[1] **张聿青**说："痰色仍带青绿，心中空豁，脉象虚细，舌红苔心霉黑，痰热上盛，真水下虚……风热痰郁于肺胃，遂有火烁金伤之势。"[2]"清化不应，勉拟壮水以制阳光，以希造化。"[2]

周仲瑛说："因火盛伤津而胃热内炽，脘中烧灼，热辣疼痛，痛势急迫，心中懊憹，口苦口燥，渴而多饮，唇赤，苔黄质红绛，脉细数者，可在大队酸甘凉润的滋阴药中，酌情少佐黄连、黄芩、山栀等苦寒之品清胃泄肝，取酸苦相伍，泄热存阴，苦甘合化，泄热润燥之意……但不能过予苦寒清火之品，必须采取滋阴制火，以润胜燥的原则，因苦药有劫伤胃阴之弊，对胃阴不足的虚火症尤当慎用、少用，叶天士即曾提出'慎勿用苦燥劫伤胃汁'的告诫。"[3]

陈瑞春治肝胃火郁："1.症候与病机：胃脘部疼热，痛势急迫，心中烦躁易怒，嘈杂泛酸烧灼，口干味苦，大便不畅，舌苔薄黄或舌红少苔，脉象弦数。本症因于肝气郁结，火热犯胃。肝胃火郁故胃脘疼热刺痛，烦躁易怒，嘈杂烧灼。肝火胃热上乘则口干口苦，苔黄，脉弦。如肝火胃热伤阴，则大便不畅，舌红少苔，脉弦细而数，此为热已伤阴之征。2.治疗大法：疏肝泄热，益胃养阴。慎勿用香燥，忌刚用柔。3.常用方药：一贯煎、滋水清肝饮、龙胆泻肝汤加减。前二方重在滋养肝阴，为治本之法；后一方直折肝胆之火，只宜治标。"[4]

傅宗翰说："气之为病，导致出血，大体不越气迫、气虚两类。所谓气迫者，大多为气逆或气盛而血动，常由精神刺激所致，其中尤以郁怒伤肝为最多见。气逆血奔可致呕血、咯血；血随火升，从清窍而出则为鼻衄。古云'气有余，便是火'，故气能化火，火能耗气，二者都能动血见红，唯其症情则同中有异，演变有别。火性炎上，若气之冲和有偏，则清者化浊，顺者反逆，流者反滞。是以咳血者，气呛胸满；呕血者，嗳噫呃逆，夹食吞酸；咯血者，喉中常窒。而且此类患者多禀赋刚强，情绪偏激，常有心烦懊憹之诉。"[5]

编者按：木火虚逆候，多由外感风热，延误失治，外邪内陷，郁遏肝肺，或肝肺胃阴虚，或瘀热、痰火、木火上逆犯肺脾胃，郁滞气机，木火内动，消灼气阴，挟肺气上逆，而成虚逆，火载血上，故多失血之证。当以滋养肝肺胃阴液为主，略佐清降木火为法，活血化瘀，以通其郁滞，养肝益脾，以培其气阴，虚实共调。

引用文献

［1］俞根初等.重订通俗伤寒论［M］.上海：上海科学技术出版社，1959：269.

［2］张聿青.张聿青医案［M］.上海：上海科学技术出版社，1963：157，170.

［3］周仲瑛.漫谈"酸甘化阴"法——治疗胃脘痛［J］.新中医，1975，（6）：18.

［4］陈瑞春.略论胃痛从肝论治［J］.新中医，1979，（3）：21.

［5］单书健，陈子华.古今名医临证金鉴·血证卷［M］.北京：中国中医药出版社，1999：185.

第五节　肝脏病候

肝脏为刚脏，体阴而用阳，故肝之阳气多有郁滞之患，易形成阴证、实证。而肝之阴血易伤，故肝之阴血虚证多于肝之阳气虚证。肝脏实证，以肝气失疏候为基本结构，以"气机不利＋阳气不和"为基础结构形式，唯阳证之肝阳亢盛候例外。虚证则以肝血失养候为基本结构，以"气血失充失养＋清空、络脉失养失荣"为基础结构形式。

表2-8-5　肝脏诸候系统表

层	性质		病态	候名	主证	副证	宾证
肝气	实证		郁滞	肝气失疏候	气机不宣 气机不利	络脉不和 气机不降	阳气不和
			郁结	肝气郁结候	气机不宣 气机郁结	气机不利 气机不降	阳气不和
			郁逆	肝气横逆候	气机不利 气机冲逆	气机不宣	阳气不和
	虚证	纯虚	虚弱	肝气不振候	气虚失充 清空失养	血虚失养 络脉不荣	神气不振
		夹实	虚滞	肝气失调候	气虚失充 气机不宣	气机不利 血虚失养	阳气不和
肝阳	实证	阳	蕴逆	肝阳亢盛候	阳气浮越 清空失宁	清窍不利 神志不宁	络脉不和 津液消灼
		阴	郁滞	肝阳失宣候	阳气不振 气机不利	气机不宣	阳气怫郁
			郁闭	肝阳闭塞候	阳气闭塞 气机不利	气机冲逆 气机不宣	阳气怫郁
	虚证	夹实	虚滞	肝阳失和候	阳气不振 气机不利	血虚失养 气机不宣	阳气不和
		纯虚	虚损	肝阳不振候	阳气不振 清空失养	络脉不荣 血虚失荣	阳气不和
肝血	实证		郁滞	肝络失宣候	血滞不行 络脉不利	气机不利	阳气不和
	虚证	夹实	虚滞	肝络失和候	阴虚失养 气机不利	络脉不和	阳气不和
		纯虚	虚损	肝血失养候	血虚失养 清空失养	气虚失养 络脉不荣	阳气不和 络脉不和
肝阴	虚证	夹实	虚逆	肝阴虚滞候	阴虚失养 气机不利	阴液消涸	气机冲逆 清空失宁
		纯虚	虚损	肝阴失养候	阴虚失养 清空失养	阴液消涸 清窍不利	络脉不和 神志不宁

```
肝气失疏候＋气机郁结＝肝气郁结候
        ＋气机冲逆＝肝气横逆候
              ＋阳气闭塞＝肝阳闭塞候
              ＋阴虚失养＋阴液消涸＝肝阴虚滞候
        ＋阳气不行＝肝阳失宣候
              ＋气虚失充＋血虚失养＝肝气失调候
                    ＋阳气不振＝肝阳失和候
        ＋血滞不行＋络脉不利＝肝络失宣候
        ＋血虚失养＝肝络失和候
肝阳亢盛候＝肝气浮越＋空窍不利＋神志不宁
肝血失养候＋阳气不振＝肝阳不振候
        ＋神气不振＝肝气不振候
        －气血虚＋阴虚失养＋阴液消涸＝肝阴失养候
```

图2-8-188　肝脏诸候结构图

一、肝气失疏候

肝气失疏候系肝气郁滞，失于疏泄之候，通称肝郁证，肝气证。由情怀恺郁，肝不条达，以致肝气抑郁于内，直犯脏腑而成肝与他脏不和之证。

诊断

病名：［**中医**］胁痛，胸胁痛，脘腹痛，腹痛，腹胀，气痞，鼓胀，慢性痢疾，久咳，痛经，乳胀痛，乳衄，乳核，经行发热，阳痿，肝痈。［**西医**］肋间神经痛，胃肠功能紊乱，消化不良，肝硬化，经前期综合征。

证名：**肝胆气郁证**，**肝脾气郁证**，肝肺气郁证，肝肾气郁证，肝胆湿火证，**肝脾气火证**。

病位：肝胆，肝胃，肝脾，肝肺，肝肾。

病因：气郁，湿火，气火。

病机状态：郁滞。由情怀不遂，致肝失条达之性，肝气因而抑郁于内，气机升降受滞，清阳之气失和而成肝气郁滞，直犯其他脏腑。

1. **胆气郁滞候**－津气蕴蒸＋络脉不和

2. **气机不宣⟶络脉不和⟶阳气不和**

↓

气机不利⟶气机不降

图2-8-189　肝气失疏候病机结构式示意图

病形：郁滞；　**病层**：里；　**病态**：静；

病性：阴；　　**病质**：实；　**病势**：深，轻，缓。

证象组合：气郁＋气滞＋络滞＋阳郁

主症：**【气机不宣】症象**：①身心不快。②善太息，胸脘痞闷，胸胁痞满。③咳嗽，呼吸不利。④脘闷，食纳欠馨。④精神悒悒。**舌象**：苔薄白。**脉象**：脉左弦。

【气机不利】症象：①脘腹隐痛，有时作胀，上下走窜无定，引及肩背，痛不可按。②小腹隐隐胀痛不舒。③胸痛，胁肋时胀。④少腹胀痛，上下无定。⑤胃脘痛胀。⑥腹中胀痛，泄利下重。⑦经前则小腹胀痛，痛而下坠，胸胁亦感胀痛，经后则痛止。⑧经将临期，乳房作胀，牵引及胁部、腋下疼痛。**舌象**：苔腻。**脉象**：①脉左弦。②脉弦数。③脉弦滑。④脉细弦。⑤脉象沉弦。

副症：**【络脉不和】症象**：①胁肋胀痛，不能转侧。②少腹、季肋牵引作痛，痛连阴器。**舌象**：舌紫。

【气机不降】症象：①泛恶。②嗳气。③气逆咽嗌。④吞酸吐涎。

宾症：**【阳气不和】症象**：①夜卧惊慌，性躁多怒。②头痛。③心悸。④四肢逆冷。⑤行经量少，色红而微紫。**舌象**：舌质晦暗。**脉象**：脉弦滑数。

临床以气机郁滞症象显见，但必须与肝络不和之见症同现，方可认定为肝气为患。

鉴别诊断

肝气失疏候－络脉不和＋津气蕴蒸＝**胆气郁滞候**

└──－阳气不和＝**胃气失和候**

└──－气机不降＋水谷不分＝**脾气失运候**

图2-8-190　肝气失疏候鉴别式示意图

肝气失疏候为肝气郁滞，肝络、阳气失和之候；胆气郁滞候未涉肝络，且有木火内郁之象；胃气失和候仅为胃气失其宣降，郁滞于里之证；脾气失运候有水谷不分之症象。各有不同。

传变预测

肝气失疏候－络脉不和＋气机郁结→**肝气郁结候**

└──－气机不降＋气机冲逆→**肝气横逆候**

└──＋气虚不充＋血虚失荣→**肝气失调候**

图2-8-191　肝气失疏候传变式示意图

肝气失疏候病关情志，根治非易，如迁延失治，由滞而结，则可转为肝气郁结候；或郁极而冲逆于上，则为肝气横逆候；如经久气血渐虚，而郁滞未解，则可转为肝气失调候。

辨证

定位：肝胆：胁肋胀痛，少腹胀痛，不能转侧，善太息，脉左弦；肝胃：脘胁胀痛，嗳气，嘈杂吞酸，或食后作痛，或胀满不舒；肝脾：腹胁胀痛，泄利下重；肝肺：胸胁胀痛，咳逆；肝肾：腰痛，阳痿。

定性：气郁：胁肋疼痛，寒热往来，或牵引少腹，或痛连阴器，或上下无定；气火：腹中急痛，时作时止，热手按之不减而益剧，心烦尿赤，脉洪数或沉数；湿火：盘脐作痛，痛不耐按，喜寒恶热，小便赤涩，左关脉洪数。

定量：①轻：精神不悦，胸闷不舒，胸膈痞闷。②中：胸脘痞闷，脘腹疼痛，饮食不化，嗳气呕吐。③重：手足厥逆，身热，脘腹胀痛，泄利下重。

论治：以疏利肝气为主，条达肝气，疏解郁滞，即可向愈。如欲除根，还当怡情养性，保持肝气之条达。

1.随机立法：肝气失疏候的病机为肝不条达，失于疏泄，致肝气郁滞，碍其升降，而成肝郁之候，其治则当以疏利肝气之郁滞为主，肝气疏泄正常，则肝性自复其条达，而肝郁可解。然病关情志，仍当怡情养性，以养其肝木。

2.随位立法：病在于肝，法当以疏利肝气为主。病涉于胃，宜兼疏其胃气；病涉于脾，宜兼利其中气；病涉于肺，宜兼宣降其肺气；病涉于肾，宜兼利其肾气。

3.随因立法：病由于气郁，自当以疏利气机之郁滞为主。气郁化火者，宜兼以清降；挟湿滞化火者，宜兼以苦泄。

4.随症立法：胁胀痛宜加柴胡、青皮、香附、川楝子以疏利肝气；胸闷宜加枳实、郁金、桔梗、橘皮以宣降肺气；腹胀痛宜加厚朴、枳壳、木香以疏利脾气；胃脘胀痛宜加炒二芽、香橼皮、佛手片、绿萼梅以疏胃气；腰胀痛宜加橘核、荔枝核、刀豆、小茴香以利肾气。

方证：柴胡疏肝散证、疏肝理气饮证、沈氏达郁汤证、四逆散证、加味四逆散证、越鞠丸证、芍药黄芩汤证、枳壳散证。

考证：肝气失疏候，肝气运行不畅者，通称：肝气郁滞，肝郁，气郁，肝气郁结，肝气聚结，肝胃不和，肝气犯脾，肝脾不和，肝脾不调，肝气犯肺。

仲景曰："少阴病，四逆，其人或咳，或悸，或小便不利，或腹中痛，或泄利下重者，四逆散主之……咳者，加五味子、干姜各五分，并主下利。悸者，加桂枝五分。小便不利者，加茯苓五分。腹中痛者，加附子一枚，炮令坼。泄利下重者，先以水五升，煮薤白三升，煮取三升，去滓，以散三方寸匕，纳汤中，煮取一升半，分温再服。"（《伤寒论》318条）

吴坤安说："发热口渴，脉弦洪而腹痛者，属脾热，芍药黄芩汤。腹痛欲吐利，烦躁饱闷者，防痧毒，当刺委中、少商等穴。"[1] **王雨三**说："肝郁不舒，其气上逆而胁痛，左脉弦而痛在左者，用柴胡疏肝散掺入失笑散。"[2] "肝木挟火以犯脾胃，亦有盘脐作痛之症。痛不耐按，喜寒恶热，小便赤涩，左关脉洪数者是也，用龙胆泻肝汤加青皮、白芍。"[2]

姚国美说："肝气痛者，痛引少腹，上下无定，溲便难，宜逍遥散加降香、金铃子、橘核以疏肝调气。若胁痛不能转侧，善太息，为病兼少阳，主以柴胡疏肝散。偏左者多属血分，宜疏肝和血，如枳芎散加当归；偏右者则与肺气有关，宜辛温理气，如推气散。"[3] "腹中急痛，时作时止，热手按之不减，脉洪数者，此火热之气郁于小肠，法宜苦温宣泄，可与栀子、乌药、黄连、木香、香附之类治之。"[3] "腹中急痛，心烦溺赤，脉沉数者，此小肠寒火互郁，宜栀子、乌药、黄连、木香、香附之类苦温宣泄。"[3]

蒲辅周治腹胀，消化不好，自觉上下气不通，大便干燥如球状，有时隔日一次，矢气少，口干，小便正常。脉沉细涩，舌红无苔少津。属肝胃不和，气郁所致，治宜疏肝和胃，散郁结。用四逆散配用三棱、莪术甚效[4]。

施今墨治胃肠型神经官能症，以四七汤、小乌附汤、旋覆花代赭石汤、瓜蒌薤白散等方综合化裁，用瓦楞子、牡蛎等以为软坚化积之用。据患者云，服第一方后矢气极多，腹胀顿消，极为畅快。然胀满并未根除。服第二诊方，腹胀消后，亦不再起，遂告痊可[5]。

编者按：肝气失疏候，因肝气抑郁，失于疏泄，肝气横逆犯脾，脾气亦因之而郁滞，升降失利，甚则阳气与络脉不和。或郁滞于内，致气机不利，甚则肝络失和，肝阳内郁。若郁久化火，内乘于脾，致脾气郁滞，升降失常，阳气失和。当以疏利肝气为主，通利其气机，兼以利气和脾，清解肝脾之火，以除其热。慎不可妄行滋腻以滞气，或温补助火。

引用文献

［1］吴坤安.伤寒指掌［M］.上海：上海科学技术出版社，1959：卷二 9.

［2］王雨三.治病法轨［M］.北京：学苑出版社，2015：162，164.

［3］姚国美.姚国美医学讲义合编［M］.北京：人民卫生出版社，2009：164，167，248.

［4］中国中医研究院.蒲辅周医疗经验［M］.北京：人民卫生出版社，2005：174.

［5］祝谌予，翟济生，施如瑜，等.施今墨临床经验集［M］.北京：人民卫生出版社，1982：317.

二、肝气郁结候

肝气郁结候系肝郁之重证，为肝气郁滞不解，渐致结聚，而成肝气郁结之候，较郁滞尤深一层，多兼挟湿痰、瘀血等有形实邪。

诊断

病名：[中医] 胁痛，肝痛，腹痛，癥瘕，悬饮，癃闭，奔豚，狐疝，瘕疝，疝气，寒疝，疝肿，气瘿，乳胀痛，乳衄，乳癖，乳核，瘿瘤，石瘿，痰阻经闭，痛经。[西医] 单纯性甲状腺肿，甲状腺功能亢进症，甲状腺瘤，睾丸炎，乳腺增生症，乳房纤维腺瘤，黑色素瘤，围绝经期综合征。

证名：肝胆气郁证，肝胆气瘀证，**肝肾气瘀证**，**肝肺气痰证**，肝胆气火证，**肝肾瘀热证**，**肝胃痰瘀证**，肝脾湿热证，肝肾湿热证，肝胃寒火证。

病位：肝胆，肝胃，肝肺，肝脾，肝肾。

病因：气郁，气痰，气瘀，痰瘀，瘀热，湿热，寒火。

病机状态：郁结。肝气抑郁不解，由滞而结，必挟湿、痰、瘀血等有形之邪，结聚不散，而成郁结之候。

1.肝气失疏候－络脉不和＋气机郁结

2.气机不宣──→气机不利──→阳气不和
　　　　　　　　　　　　　　↓
　　　　　气机郁结←──气机不降

图2-8-192　肝气郁结候病机结构式示意图

病形：郁结；　**病层**：里；　**病态**：静；

病性：阴；　　**病质**：实；　　**病势**：深，重，缓。

证象组合：气郁＋气结＋气滞＋阳郁

主症：【气机不宣】症象：①胸胁痞满，满闷。②胸中郁闷，胸闷口苦。

【气机郁结】症象：①胁满而痛，小腹胀大如孕。②少腹满及脘腹，少腹有形作痛，或聚或散，疝瘕坚结。③阴囊偏坠，时上时下。④小腹有形如卵，上下来去。⑤聚则塞痛，高突攻冲，散则鸣响。⑥肛门胀痛。**舌象**：舌质紫暗。**脉象**：①脉沉弦涩。②脉来弦滑。

副症：【气机不利】症象：①胸引两胁串疼，左胁隐痛，食入攻撑。②腹满，绕脐绞结攻痛，痛不可忍。③少腹或脐旁，下引睾丸，或掣胁下，或掣腰，痛不可忍。

【气机不降】症象：①恶心呕吐，阵发呕吐。②微咳。

宾症：【阳气不和】症象：①寒热似疟，肉瞤筋惕。②面色苍白。③头痛，头眩，耳鸣。④不寐，恍惚。⑤发热，口苦，咽喉焦痛。⑥触事善怒，急躁易怒，口干烦怒。⑦周身酸楚，倦怠不适。**脉象**：①脉弦缓。②脉细弦。

临床以气机滞结症象显见，亦为诊断之主要依据，但必须据其原发部位，如胁、少腹，为肝所属，方可确认为本候。

鉴别诊断

肝气郁结候－阳气不和－气机不降＋津气蕴蒸＋气机冲逆＝胆气郁结候
　　　　├──────────────────────＝胃气郁结候
　　　　└──－气机不宣－气机不降＋气机冲逆＝中气郁结候

图2-8-193　肝气郁结候鉴别式示意图

肝气郁结候以阳气不和为特征；胆气郁结候以木火冲逆为特征；而胃气郁结候以胃气失其宣降为特点；中气郁结候则以浊气上冲为特点。

传变预测

肝气郁结候－气机郁结＋络脉不和→**肝气失疏候**
　　　　└──－气机不降＋气机冲逆→**肝气横逆候**
　　　　　　　└──＋气虚失充＋血虚失荣→**肝气失调候**

图2-8-194　肝气郁结候传变式示意图

肝气郁结候如郁结得解，即可转轻为肝气失疏候；或冲气上逆，则转为肝气横逆候；如久经疏导，气血已伤，则可转为肝气失调候。

辨证

定位：肝胆：胁满而痛，少腹有形作痛，或聚或散；肝胃：左胁隐痛，食入攻撑，恶心呕哕；肝肺：胸痛引胁；肝脾：腹大腹满；肝肾：偏坠上下，小腹有形攻冲，疝瘕坚结。

定性：气郁：少腹作痛，上下无定，结聚不散，或聚或散，呕逆满闷；湿热：胸胁痞满，寒热往来；气痰：恶心呕哕，痰唾稠黏，夜间喉中痰鸣，多流涎唾；气瘀：结坚攻冲。

定量：①轻：胁满而痛，少腹满及脘腹，少腹有形作痛，或聚或散。②中：胸引两胁串疼，腹满，绕脐绞结攻痛。③重：小腹胀大如孕，疝瘕坚结。

论治：于疏利肝气之外，尤当兼以攻逐实邪，则结聚可解。

1.随机立法：肝气郁结候，病机为肝气郁滞不解，扶有形之邪，渐结聚不散，故其治则当疏利肝气之郁滞，兼以疏导实邪之结聚，甚则以峻剂消导而攻之。病势急重，可先行攻逐，结去再转疏利以调之。

2.随位立法：病在肝胆，治以疏利肝之滞结为主。病涉脾胃者，宜兼以疏利中焦之结滞；病涉于肺，宜参以宣降肺气；病涉及肾，宜兼以疏利肾气。

3.随因立法：病因于气郁而滞结，治法宜以疏导气机之滞结为主。兼痰者，宜攻其痰结；兼瘀者，宜逐其瘀结；挟湿热者，宜兼以辛苦开降以化其滞结。

4.随症立法：势缓者，宜缓而化之，如柴胡陷胸汤、青木香散、茴香橘核丸之类；势急者，当急攻之，如天台乌药散、控涎丹、蠲饮万灵汤之类。

方证：柴胡陷胸汤加龙牡证、青木香散证、天台乌药散证、茴香橘核丸证、复元活血汤证、散瘀汤证、控涎丹证、蠲饮万灵汤证、礞石滚痰丸证、蜘蛛散证、疏肝散结法证、治瘿方证、四海舒郁丸证、消瘿汤证、黄药脂海藻汤证、乳癖内消丸证、六神丸合棱术逐瘀汤证、胡芦巴丸证、新定吴茱萸汤证。

考证：肝气郁结候，肝失疏泄，气机郁滞，情志抑郁，气血不畅者，通称：肝气郁结，肝气聚结。

仲景曰："阴狐疝气者，偏有小大，时时上下，蜘蛛散主之。"（《金匮要略·跌蹶手指臂肿转筋阴狐疝蛔虫病脉证治》）

陈士铎说："肝一恼怒，则肝叶张开，肝气即逆。大怒之后，肝叶空胀，未易平复。且怒必动火，怒愈多而火愈盛，火盛必烁干肝血，烁干则肝气大燥，无血养肝，更易发怒。怒气频伤，欲不郁结而成痛，乌可得乎。"[1] **吴谦**说："肝痈……始发期门穴，必隐痛微肿，令人两胠胀满，胁痛，侧卧则惊，便溺艰难，由愤郁气逆而成。初服复元通气散，次服柴胡清肝汤。"[2] **吴鞠通**说："寒疝，少腹或脐旁，下引睾丸，或掣胁下，或掣腰，痛不可忍者，天台乌药散主之……黄酒和服3g。不能饮者，姜汤代之。重者日再服。痛不可忍者，日三服。"[3]

俞根初说："胸引两胁串疼者，属痰气互结，初用柴胡陷胸汤加乳香、没药，和解郁结以住痛，继用大柴胡汤送下控涎丹，缓下痰饮以除根。不应，即用蠲饮万灵汤调下紫金片，速除痰饮。"[4] "瘕疝，宜开郁正元散，茴香橘核丸。"[4] **曹炳章**说："疝气初病在气分之间，聚则塞痛，高突攻冲，散则鸣响，上嗳气，下泄气而休，宜青木香散。"[4]

姚国美说："肝气痛者，痛引少腹，上下无定，溲便难，宜逍遥散加降香、金铃子、橘核以疏肝调气。甚则色苍苍如死状，触事善怒，宜加味六郁汤。"[5] "疝有气聚则痛作有形，气散则痛止无形，名曰瘕疝，证兼满闷呕逆，为病属肝，多得于忿怒啼哭，与立效散。"[5] "睾丸肿痛，小腹胀急，尺脉滑数，出脓血者，为痈疝，主以桃仁当归汤，调气和血。"[5]

王雨三说："（胁痛经年）瘀血之痛，在一处如刀割，且恍惚多忘，即许叔微谓上焦蓄血如狂，其脉必弦涩，宜用玉烛散加红花、桃仁。"[6]

编者按：肝气郁结候，肝肾气滞血瘀，肝气内郁，久则结聚不散，攻冲于内，不得泄散，或因肝气内郁，致肺失敷布，津液成痰，气痰交阻，郁结不散，即**蒲辅周**所谓"情志不舒，肝失条达，痰气凝结"[7] 之证。当以疏利肝气之郁滞，消瘀攻结为法，理气化痰散结，甚则可攻逐而通下之。

引用文献

［1］柳长华.陈士铎医学全书［M］.北京：中国中医药出版社，1999：980.

［2］吴谦.御纂医宗金鉴［M］.北京：人民卫生出版社，2003：818.

［3］吴鞠通.温病条辨［M］.福州：福建科学技术出版社，2010：128.

［4］俞根初等.重订通俗伤寒论［M］.上海：上海科学技术出版社，1959：350，396，463.

［5］姚国美.姚国美医学讲义合编［M］.北京：人民卫生出版社，2009：164，172，173.

［6］王雨三.治病法轨［M］.北京：学苑出版社，2015：162.

［7］中国中医研究院.蒲辅周医疗经验［M］.北京：人民卫生出版社，2005：129.

三、肝气横逆候

肝气横逆候为肝气因郁滞而暴逆之候，多系肝郁不解，久则郁极而暴发，或上逆，或横逆。

诊断

病名：［**中医**］胸痛，胃脘疼，胀满，腹胀痛，少腹痛，痛泻，奔豚，久咳，月经不调，经前乳胀，阴吹，眩晕。［**西医**］十二指肠溃疡，胃下垂，胃肠功能紊乱，肠系膜上动脉综合征，过敏性结肠炎，慢性附件炎，经前期综合征，原发不孕，左穹隆增厚，耳源性眩晕。

证名：**肝胆气郁证**，**肝脾气郁证**，肝肺气郁证，**肝脾气瘀证**，**肝脾气痰证**，肝肺气火证，**肝胃寒瘀证**，肝脾痰瘀证，肝脾湿热证，肝肾湿热证。

病位：肝胆，肝胃，肝脾，肝肺，肝肾。

病因：气郁，气火，气痰，痰瘀，寒瘀，湿热。

病机状态：郁逆。肝郁不解，郁滞之气，滞极而暴发，或冲于上，或横逆四旁，犯及其他脏腑，而成肝郁之急证。

1.肝气失疏候－络脉不和－气机不降＋气机冲逆

2.气机不利←——气机不宣——→阳气不和
↓
气机冲逆

图2-8-195 肝气横逆候病机结构式示意图

病形：郁逆；　**病层**：里；　**病态**：动；

病性：阴；　**病质**：实；　**病势**：深，重，急。

证象组合：气郁＋气滞＋气逆＋阳郁

主症：【**气机不利**】症象：①胸胁胀满或作痛，脘腹作胀。②腹中痛，脐腹痛，少腹痛。③右胁下肿块，按之软而有气鼓之感，左侧腹部发现小块，不坚，重按则有酸痛感。舌象：苔少，苔浊腻。脉象：①脉弦紧数实。②脉沉弦，重取有力。

【**气机冲逆**】症象：①发则由少腹上冲胸痛。②嗳气吞酸，呃逆声高而长，气自少腹上冲于心，上吐涎沫，下泄腹痛，吐食呕逆，呕吐。③或咳。④或悸。⑤或小便不利，小便时多时少。⑥大便欠畅，泄下利重。⑦伴黑便。⑧午前胸腹如常，午后腹胀，膨大如鼓，扣之有声，坐卧不安，痛苦万状。

副症：【**气机不宣**】症象：①胸闷嗳气。②纳呆，脘闷少食，食欲不振。③太息。

宾症：【**阳气不和**】症象：①形神委顿，语声低微，表情淡漠，寡言。②面晦无泽，面白无华，眉宇色青。③头痛，头胀。④口中干苦。⑤溺赤。⑥四肢欠温，四肢逆冷。⑦平素心烦易怒。⑧夜不得寐。舌象：①舌质红，有瘀斑。②舌尖、边现青紫。③苔薄白，苔薄白而干。④苔白腻。脉象：①脉弦细。②脉虚弦。③脉沉细而涩。④脉细弱无力。

临床以气机郁滞之胀痛与气机冲逆之呕吐、呃逆，或泄利下重等症象显见，亦为认证依据，但必见阳气不和，方可认定为肝气横逆之候。

鉴别诊断

肝气横逆候－气机不利＋津气蕴蒸＋清空不宁＋热迫津泄＝木火郁逆候
└──－阳气不和＝**胃失和降候**
　　└──＋阳气闭塞＋阳气怫郁＝**肝阳闭塞候**

图2-8-196 肝气横逆候鉴别式示意图

肝气横逆候为肝气因郁滞而冲逆之候；木火郁逆候则系胆中木火因郁而冲逆之候；胃失和降候为胃气因滞而上逆之证；肝阳闭塞候为阴邪闭塞肝阳，浊阴上逆之证。

传变预测

肝气横逆候＋络脉不和＋气机不降－气机冲逆→**肝气失疏候**
└──－阳气不和＋阳气闭塞＋阳气怫郁→**肝阳闭塞候**
　　└──＋阴虚失养＋阴液消涸＋清空不宁－气机不宣→**肝阴虚滞候**

图2-8-197 肝气横逆候传变式示意图

肝气横逆候如肝之逆气得降，可转轻为肝气失疏候；如误投寒凉，郁滞肝阳，则可转为肝阳闭塞候；如过投温燥，耗伤肝阴，则可转为肝阴虚滞候。

辨证

定位：肝胆：胸胁胀满或作痛，少腹痛；肝胃：气冲胃痛，呃逆，呕逆；肝脾：上吐涎沫，下泄腹痛；肝肺：胸闷，久咳，气逆，胁痛；肝肾：腰膝酸楚，屈而不伸。

定性：气郁：气自少腹上冲于心，下泄腹痛；气火：胁痛胀满，烦热吐衄，口苦尿赤；痰瘀：头胀胸闷，泛酸，吐痰涎，腹胀，大便不实；寒瘀：脐腹胀痛难忍，食不能下，得吐方适，泛吐猪肝色涎沫，右少腹隆起，舌边暗；湿热：头胀，溺赤，口干口苦，苔浊腻。

定量：①轻：胸闷，胁痛，嗳气频作，气逆，呃逆声高而长。②中：胃脘痞硬，或反胃呕恶，或吐涎沫。③重：脐腹胀痛难忍，吐食呕逆，上吐涎沫，下泄腹痛。

论治：宜疏利与镇降并用，疏其郁滞，降其冲逆，必须先使郁开，然后冲逆可平。

1.随机立法：肝气横逆候的病机为肝气郁滞，久而不解，郁极而暴逆，而成肝气冲逆之证。故其治则当疏肝气之郁滞，镇降肝气之冲逆，即古人所谓平肝降逆之法，郁滞除则冲逆之根解除。

2.随位立法：病发肝胆，法当以疏降肝胆逆气为主。病涉于胃者，宜兼和胃降逆；病涉于脾者，宜兼疏利中焦；病涉于肺者，宜兼宣降肺气；病涉于肾者，宜兼疏利肾气。

3.随因立法：病因气郁，自当以疏利郁滞以降其逆气为主。气郁化火者，兼以清降；挟痰者，兼以化痰；挟瘀者，兼以化瘀，寒瘀宜兼温其肝肾；挟湿热者，宜兼清利其肝肾。

4.随症立法：逆气上冲，总宜降其冲逆，如旋覆花、代赭石、沉香、降香、苏子、苏梗之类；胀痛以利气为主，如木香、沉香、槟榔、枳壳、香橼皮、佛手、川楝子、乌药之类。均可随症使用。

方证：五磨饮加味证、制肝益脾汤证、旋覆代赭汤证、化肝煎证、金铃子散证、疏肝气方证、调理肝胃方证、肃降肺气方证、乌梅汤证、理气祛瘀和胃止痛方证、胀痛汤证、椒梅汤加减证。

考证：肝气横逆候，肝胆郁滞，春阳之气失和，致肝气上逆者，通称：肝气失疏，肝气郁结，肝气上逆，肝热犯中，肝寒犯中，脾虚肝逆，肝脾失和，肝气犯肺，木扣金鸣。

仲景曰："少阴病，四逆，其人或咳，或悸，或小便不利，或腹中痛，或泄利下重者，四逆散主之……咳者，加五味子、干姜各五分，并主下利。悸者，加桂枝五分。小便不利者，加茯苓五分。腹中痛者，加附子一枚，炮令坼。泄利下重者，先以水五升，煮薤白三升，煮取三升，去滓，以散三方寸匕，纳汤中，煮取一升半，分温再服。"（《伤寒论》318条）

王清任说："肠胃之外，无论何处，皆有气血。气有气管，血有血管，气无形不能结块，结块者必有形之血也。血受寒则凝结成块，血受热则煎熬成块。竖血管凝结则成竖条，横血管凝结则成横条，横、竖血管皆凝结，必接连成片，片凝日久，厚而成块。既是血块，当发烧。要知血府血瘀必发烧。血府，血之根本，瘀则殒命。肚腹血瘀不发烧。肚腹，血之稍末，虽瘀不致伤生。无论积聚成块在左肋、右肋、脐左、脐右、脐上、脐下，或按之跳动，皆以此方（即膈下逐瘀汤）治之，无不应手取效。病轻者少服，病重者多服。总是病去药止，不可多服。倘病人气弱，不任克消，原方加党参三五钱皆可，不必拘泥。"[1]

何廉臣说："疏降肝逆，多用萸、连、旋、赭、延、铃、五磨饮子等品。"[2] **王雨三**说："肝木犯胃，土虚木旺，木犯中土，中土失运化之机，致胸膈胀满，或作痛，或呕逆，左脉盛而右脉虚，宜用黄芪建中汤加川连、代赭石。"[3] **姚国美**说："呕逆，饮食格格不纳，胸膈痞满，善噫，甚则食入即呕，乃邪循冲脉上逆，法宜理气降浊，旋覆代赭汤主之……呕逆吞酸，胸胁胀满，善太息，甚则食入即呕，脉弦者，此木郁挟热，横中扰胃，宜左金丸佐金伐木，或越鞠丸解郁和中。"[4]

《**黄文东医案**》编者按："本例情志不舒，肝郁气滞，引起肝气犯胃，胃肠不和，故重点用乌梅、芍药酸以制肝，肉桂辛以入血，炙甘草以和胃，并配理气化瘀降逆之品加以调治。黄医师常用乌梅丸方治疗肝胃不和而见脘闷、胸胁疼痛、走窜不定、口苦、泛恶等症。其认为乌梅丸是苦辛酸同用的代表方，既可治蛔虫病，亦可应用于肝胃不和、寒热错杂等症。"[5]

编者按：肝气横逆候，因气瘀、寒瘀郁滞，肝气失疏，久必横行，或横逆于脾胃，脾胃失其升降之权，肝气冲逆于上，气机郁滞，阳气失和。当疏利肝气，以通泄其滞结，或温通肝胃阳气，镇降肝胃逆气，兼以理气消瘀，或扶脾疏滞，和调中焦，或镇逆降气以平冲逆。

引用文献

[1]王清任.医林改错［M］.北京：人民卫生出版社，1991：30.

[2]俞根初等.重订通俗伤寒论［M］.上海：上海科学技术出版社，1959：250，251.

［3］王雨三.治病法轨［M］.北京：学苑出版社，2015：157.

［4］姚国美.姚国美医学讲义合编［M］.北京：人民卫生出版社，2009：236.

［5］上海中医学院附属龙华医院.黄文东医案［M］.上海：上海人民出版社，1977：186.

四、肝气不振候

肝气不振候系肝脏气血不足之候，为肝虚证之偏于气虚者。多由郁怒伤肝，或情怀恺郁，致肝之气血暗耗，或肝郁过投克削，耗伤肝之气血，均足以致之。

诊断

病名：［**中医**］虚劳，劳伤胁痛，经闭，痴呆。［**西医**］功能性发热。

证名：心肝气虚证，**肝脾气虚证**。

病位：心肝，肝脾。

病因：气虚。

病机状态：虚弱。由肝气暗耗，以致肝气不足以生肝血，而成肝之气血两虚之候，肝之气血不足，则血不能养清空，且内不能养神气，外不能荣络脉。

1.肝血失养候－络脉不和－阳气不和＋神气不振

2.气虚失充──→血虚失养──→神气不振

    ↓   ↓

清空不养←──络脉不荣

图2-8-198　肝气不振候病机结构式示意图

病形：虚弱； **病层**：里； **病态**：静；

病性：阴； **病质**：虚； **病势**：浅，轻，缓。

证象组合：气虚＋血虚＋神虚

主症：【**气虚不充**】症象：①形瘦神衰，面色萎黄，面色淡黄，全身乏力。②胸闷心悸，气短善太息。③口淡无味，饮食减少，不思饮食，纳呆，腹胀。④四肢不温，甚则浮肿。⑤便溏。**舌象**：舌质淡嫩，苔白。**脉象**：①脉沉细。②脉虚细。③脉缓而弱。

 【**清空失养**】症象：头脑昏沉，头晕头痛。

副症：【**血虚失养**】症象：①形色淡白，日益羸瘦。②心悸胆怯，少寐多梦。③低热。④月经后期，量少色暗。**舌象**：①舌淡苔少。②苔微黄，薄腻。**脉象**：脉细弱而弦数。

 【**络脉失荣**】症象：①胁痛，胁胀隐痛。②腰痛乏力。③右胁下有一块皮肤变暗变硬，不知痛痒，往内萎缩凹陷，日益加宽。

宾症：【**神气不振**】症象：①神衰，默默不语。②失眠多梦。

临床以清空、络脉失养症象显见，然神气不振亦常为显见症象，但均须与气血两虚症象同现，方可确认。

鉴别诊断

肝气不振候－神气不振＋络脉不和＋阳气不和＝**肝血失养候**

  └──－气虚不充＋阳气不振＋阳气不和＝**肝阳不振候**

图2-8-199　肝气不振候鉴别式示意图

肝气不振候为肝气不足，多表现为神气不振；肝血失养候系肝血不足，多表现为络脉不和；而肝阳不振候则系肝之阳气不足。

传变预测

肝气不振候－神气不振＋络脉不和＋阳气不和→**肝血失养候**

  ├──－气虚不充＋阳气不振＋阳气不和→**肝阳不振候**

  └──＋气机不宣＋气机不利＋阳气不和→**肝气失调候**

图2-8-200　肝气不振候传变式示意图

肝气不振候如迁延失治，肝气不足以生肝血，可转为肝血失养候；如过投凉泄，损耗肝阳，则可转为肝阴不振候；如更加郁抑，致肝气内郁，又可转为肝气失调候，为虚实夹杂之证。

辨证

定位：肝脾：面色萎黄，全身乏力，不思饮食，心悸气短，食少便溏，腹胀，口淡无味；心肝：表情抑郁，心悸胆怯，少寐多梦，神衰，默默不语，失眠多梦。

定性：气虚：面色萎黄，表情抑郁，精神不佳，全身乏力，不思饮食，睡眠不佳，舌淡苔少；血虚：形色淡白。日益羸瘦，心悸胆怯，少寐多梦，低热。

定量：①轻：面色萎黄，表情抑郁，精神不佳。②中：面色淡黄，少寐多梦，默默不语。③重：形色淡白，日益羸瘦，心悸胆怯。

论治：当益肝气，兼养肝血，从缓图治，更当怡情舒怀以自养。

1.随机立法：肝气不振候，病机为肝气暗耗，以致肝气不足以生肝血，而成肝之气血两虚之证，故其治则当补养肝气以生肝血，以益气为主，养血为辅。然不可过投滋腻，反滞肝气，亦不可妄行寒凉，反挫肝之生气。

2.随位立法：病关肝、心、脾。肝之气血两虚，自当以补肝之气血为主，然补脾气，即可以助肝气，养心血，亦有助于肝血，三者虽有侧重，而调补无不关联。

3.随因立法：肝之气虚，气虚不能生血，故肝血亦随之而虚，故补肝气亦可以生肝血，补肝血亦有助于肝气，虽当以补肝气为主，亦当参以补养肝血之味，两者相得益彰。

4.随症立法：肝藏魂，为肝之神气，肝气不振，神气亦衰，当加养神安魂之品，如龙齿、茯神、朱砂、柏子仁、酸枣仁之类。

方证：加减逍遥散证、疏肝健脾汤证、补中益气汤加白芍证、加味八珍汤证。

考证：肝气不振候，气虚久而及血者，通称：肝气虚，脾虚肝郁。

李用粹说："（胁痛）劳役太过，肝伤乘脾者，补中益气汤加芍药。或建中汤与六君子合用。"[1] **王雨三**说："癫属阴证，或默默不语，或出言无伦，见人作羞。此乃情志不舒之证，用逍遥散加人参、半夏、龙齿、辰砂、茯神、枣仁、石菖蒲、胆星、珍珠母。"[2]

广东中医学院脾胃研究组等治低热4年多，体温37.2~38℃，经各项检查未见异常变化，患者自觉头晕头痛，腰痛乏力，失眠多梦，胃纳一般，喜饮凉水，二便正常，右颈一淋巴结肿大，有时痛，舌质淡嫩，苔白，脉沉细。中医辨为脾虚肝郁，西医诊为功能性低热，右颈部慢性淋巴结炎[3]。**陈粹吾**治虚劳：因学习用功太过，情志不遂，形瘦神衰，面色萎黄，胁胀隐痛，胸闷气短，善太息，头昏难寐，纳呆，口干而不欲饮，大便干燥，3日始得一解，小便短黄，经讯后期，量少色暗，舌暗红，苔微黄薄腻，脉细弱而弦数，此思虑劳伤心脾，气血两虚，肝失条达，气郁化热，拟调养心脾，疏肝泄热[4]。

钟嘉熙等说："历代医家多把功能性低热归于中医内伤发热范畴，认为本病是由气血阴精亏虚，脏腑功能失调引起……刘（仕昌）老在长期的临床实践中，结合岭南地区的气候及人的体质特点，认为本病常表现为虚实夹杂，治疗上常采用攻补兼施，扶正祛邪的治疗原则……湿热或暑湿之邪侵入人体，若平素人体虚弱，不足以抗邪外出，则邪气常滞留不退，下午或晚上热增，伴有短阵恶寒，晨起发热稍退，腹胀，纳可，大便干结，舌淡红，苔微腻，脉细。刘老认为此为暑湿之邪郁阻少阳所致。治宜清暑化湿，疏通少阳气机。方予蒿芩清胆汤合小柴胡汤加减。若患者见头痛头晕则加菊花、苍耳子、白蒺藜等；若腹胀则加郁金、川厚朴等；纳差苔腻加茵陈、苡仁、麦芽等；睡眠不佳加酸枣仁、柏子仁等。"[5]

编者按：肝气不振候，多由劳倦悒郁，劳伤肝脾，气虚不能生血，气血不足以养心肝，或因忧思过度，耗伤心肝之气，致心血不足，神气不宁。肝气失荣，上不能养清空，外不能荣络脉，神气亦为之不振。当以补脾气，养心肝之血为主，以壮其胆气，兼以疏畅肝气。

引用文献

［1］李用粹.中华医书集成·证治汇补［M］.北京：中医古籍出版社，1999：170.

［2］王雨三.治病法轨［M］.北京：学苑出版社，2015：148.

［3］广东中医学院脾胃研究组，广州绢麻纺织厂卫生所.运用脾胃学说治疗慢性低热70例初步报告［J］.新中医，1977，（2）：22.

［4］王锡光.陈粹吾杂病医案三则［J］.中医杂志，1981，（12）：20.

［5］钟嘉熙，刘亚敏.刘仕昌教授治疗功能性低热的经验［J］.新中医，1994，（11）：9，10.

五、肝气失调候

肝气失调候为肝气虚而又兼肝气郁，虚实失调之候，为常见之肝郁证候。多由于肝郁既久，肝之气血暗耗，或肝气先虚，失其条达之性，以致因虚致郁。

诊断

病名：[**中医**]失眠，眩晕，胸胁胀满，乳胀，腹痛，胀满，胁痛，胃脘痛，泄泻，痛泻，虚泻，干咳，久咳，气喘，月经先后无定期，月经过多，痛经，闭经。[**西医**]神经衰弱，贫血，功能性发热，食道裂孔疝，慢性浅表性胃炎，食管炎，慢性结肠炎，肠结核，慢性胆囊炎，急性无黄疸型肝炎，慢性肝炎，肝病恢复期，慢性丙肝，肝硬化，不孕症，附件炎，经前期综合征，围绝经期综合征，乳房纤维腺瘤。

证名：肝脾湿热证，肝胆气郁证，肝脾气郁证，肝胃气痰证，肝脾气痰证，肝脾气火证，肝脾虫积证，肝肺气虚证，肝脾气虚证，肝脾血虚证。

病位：肝胆，肝脾，肝肺，肝胃。

病因：气虚，血虚，气郁，气痰，气火，湿热，虫积。

病机状态：虚滞。肝气郁滞既久，肝之气血暗耗，或肝气先虚，致肝失其条达之性，因虚而致肝气郁滞。

1.肝气失疏候＋气虚失充＋血虚失养－络脉不和－气机不降

2.气虚失充──→血虚失养──→阳气不和

↓

气机不宣──→气机不利

图2-8-201　肝气失调候病机结构式示意图

病形：虚滞；　　**病层：**里；　　**病态：**静；

病性：阴；　　**病质：**虚夹实；　**病势：**浅，重，缓。

证象组合：气虚＋血虚＋气郁＋气滞＋阳郁

主症：【气虚失充】症象：①形色淡白，面色黄滞，唇淡。②神倦，怠倦乏力。③胃纳差。④有时大便溏软，腹泻稀溏，大便干稀不调。**舌象：**①舌质淡红，胖嫩有齿印。②苔白中心有裂纹。③舌淡嫩，苔薄白。**脉象：**脉弦细。

【气机不宣】症象：①胃脘满闷。②恶心厌油腻，呕吐。③食纳不香。④咳嗽。

副症：【气机不利】症象：①胸胁胀满作痛，乳房胀痛。②两胁刺痛，肝区疼，肝区隐痛，时作时止，胁痛连少腹，少腹气窜作痛且胀，上下无定，气撑不和。③胃疼，疼痛牵引右胁下，痞满不舒，呕吐酸水。④腹胀，食后腹胀，矢气可减。⑤经前乳胀，或少腹胀。**舌象：**①苔白黄腻。②苔黏滞。③苔白厚。**脉象：**①脉弦缓。②脉弦细。③脉沉弦。④脉沉滑。⑤脉左弦长。

【血虚失养】症象：①头晕。②鼻衄。③形色淡白。④心悸胆怯，少寐多梦。⑤手心热，颧潮红。⑥月经量少。⑦肝掌。⑧腰疼。**舌象：**舌质稍红。**脉象：**脉弦涩。

宾症：【阳气不和】症象：①头痛，时有寒热，下午低热。②口苦纳差。③尿黄。④大便溏结不调。⑤皮肤瘙痒，夜卧不安。**舌象：**舌质红，苔薄黄微腻。**脉象：**①脉弦。②脉沉滑。

临床以肝气郁滞症象显明易见，然又必须与气血虚弱之肝虚症象同见，方可诊断为本候。

鉴别诊断

肝气失调候－气虚失充＋阳气不振＝**肝阳失和候**

└──－气机不宣＋络脉不和＝**肝络失和候**

图2-8-202　肝气失调候鉴别式示意图

肝气失调候为肝气偏虚与肝气郁滞共存之候；而肝阳失和候系肝阳偏虚兼肝气郁滞之候；肝络失和候则系肝血不足兼肝之气血郁滞之证。

传变预测

肝气失调候－气机不宣－气机不利＋清空失养＋络脉失养＋神气不振→**肝气不振候**

└──－气虚失充－血虚失养＋络脉不和＋气机不降→**肝气失疏候**

├──＋阳气不振→**肝阳失和候**

└──－气机不宣＋络脉不和→**肝络失和候**

图2-8-203　肝气失调候传变式示意图

肝气失调候如过投疏利，郁滞虽除，气血更虚，则可转为肝气不振候；或偏投补养，肝虚虽复而肝气更郁，则可转为肝气失疏候；如过投寒凉，耗伤肝阳，则可转为肝阳失和候；过投温燥，更耗肝血，可转为肝络失和候。

辨证

定位：肝胆：两胁及乳房胀痛，胸胁胀满作痛，时有寒热；肝脾：胸胁胀满，不思饮食，胁痛连少腹，少腹痛，上下无定；肝胃：胃脘满闷，呕吐酸水；肝肺：咳逆不止，气撑不和。

定性：气郁：气撑胀痛，上下无定。气火：胁痛胀满，烦热吐衄。湿热：面目皆黄，如橘皮色，两胁刺痛，脘胀恶心厌油腻，食欲不振，头晕口苦，小便短赤，大便不爽；气虚：面色萎黄，表情抑郁，精神不佳，全身乏力，不思饮食，睡眠不佳，舌淡苔少；血虚：形色淡白，头胀形瘦，心悸失眠，手心热，颧潮红，月经量少。

定量：①轻：面色萎黄，精神倦怠，胃脘满闷，两胁及乳房胀痛，气撑胀痛。②中：形色淡白，胁痛胀满。③重：形体消瘦，少气，两胁刺痛。

论治：应补养肝之气血，兼以疏利肝气之郁滞，虚实并调。

1.随机立法：肝气失调候，病机为肝气偏虚而又有肝气郁滞，为虚实并存之候，故其治则当补养肝之气血，兼以疏利肝气郁滞，虚实共调，不可偏废，从缓调治，不可重剂，更忌峻剂，又当怡情养性。

2.随位立法：病起于肝，法当以补肝之气血，疏肝之郁滞为主。病涉于脾胃者，宜兼补中气，疏利脾胃；病涉于肺者，亦当参以宣降肺气。

3.随因立法：补肝之气血，疏肝之郁滞，为调和肝气虚实之法。气郁化火者，当兼以清降；挟湿热者，当参以清热利湿。

4.随症立法：气虚泄泻者，当以补脾气为主，如党参、白术、怀山药、扁豆、莲子之类；气滞胀满者，当参以疏利肝气，如柴胡、枳实、青皮、川楝子、香橼皮、佛手之类。

方证：逍遥散证、化肝煎证、异功散证、健疏汤证、茵陈瞿麦汤证、健脾舒肝丸证、佛手丸证、阴阳和合汤证、健脾和肝汤证、扶正和胃汤证、痛泻要方加减证。

考证：肝气失调候，气血不足与肝气怫郁相因为患者，通称：肝郁不和，肝气郁逆，肝气郁结，肝脾不和，肝脾失调，脾虚肝郁，肝脾郁结，肝强脾弱，脾虚肝旺，肝郁侮脾，血虚肝郁，木郁土中，土木不舒，肝胃不和。

陈士铎说："人有腹痛至急，两胁亦觉胀满，口苦作呕，吞酸欲泻，而又不可得，此乃气痛也……方用逍遥散加减最妙……人有腹痛，从右手指冷起，渐上至头，如冷水浇灌，由上而下，而腹乃大痛，既而遍身大热，热退则痛止，或食或不食，或过于食而皆痛也。初则一年一发，久则一月一发，发久则旬日一发也……是阳气大虚……方用独参汤……阴阳和合汤亦效。"[1]"人有咳嗽，长年不愈，吐痰色黄，结成顽块，凝滞喉间，肺气不清，用尽气力始得吐出于口者，此乃老痰之病也……六君子汤加减治之……化老汤亦佳。"[1]

王雨三说："郁怒伤肝，肝气上逆而作痛，或呕吐清水致胸膈胀满，脉左关弦长者，是肝气证也。用逍遥散掺入瓜蒌薤白半夏汤。"[2]**姚国美说："肝气痛者，痛引少腹，上下无定，溲便难，逍遥散加降香、金铃子、橘核以疏肝调气。"[3]**

秦伯未说："肝旺脾弱，亦能形成腹泻。主证为腹痛作胀，泻下溏薄，挟有矢气，常因情志不和反复发作，脉象多弦。治宜抑木扶土，用痛泻要方加味。经久不愈，能使肝火偏旺伤阴，泻下如酱，黏滞不畅，口干口苦，胸膈烦闷，舌质红，脉细弦数，可加石斛、黄芩、竹茹、乌梅。木土不和而久利，寒热错杂，亦可用乌梅丸止之。"[4]

关幼波说："在实践中体会到，'无黄'湿热较轻，而'阳黄'湿热较重。湿热内侵，阻于上中焦或中下焦，或弥漫三焦，症状表现虽然各有特点，但是肝病犯脾是一致的，故均以中州失运为主证。若湿热瘀阻偏于气分，胆汁尚能循其常道而泄利，可以不出现黄疸。若湿热入于血分瘀阻血脉，则胆汁外溢就会出现黄疸。概括地说，两者湿热程度轻重有别，无黄轻而阳黄重，湿热浸渍瘀阻的深浅也有别，无黄偏于气分，阳黄偏于血分。所以在治疗上，无黄清利宜轻而偏于治气，阳黄清利宜重而偏于治血。"[5]

陈瑞春说："脾虚闭经的特点是：面色淡黄，精神疲倦，四肢不温，甚则浮肿，心悸气短，食少便溏，腹胀，口淡无味，脉缓而弱，舌淡苔白腻等。治疗当以补脾益气养血为主。方用四君子汤加当归、川芎之类。"[6]

姜达歧等说："本病例为黄疸日久，肝虚而郁，脾虚不运，在开始时湿热未清，故用丹栀逍遥散加解毒利尿之品。后湿热之邪渐去，肝气尚欠调畅，脾运未复，改用气血两调，疏肝理脾为主。所选方药，补而不滞，疏而不伐，使肝脾得调，疾病向愈。"[7]

编者按：肝气失调候，因湿热久恋肝脾，湿热郁滞，致肝气不得疏泄，久必耗伤气血，为正虚邪滞之证。于清化湿热、疏利肝脾之中，必兼以益肺气、补脾气、养肝血之品，以调肝肺脾邪正之虚实。

引用文献

[1] 柳长华.陈士铎医学全书［M］.北京：中国中医药出版社，1999：743，744，776.

［2］王雨三.治病法轨［M］.北京：学苑出版社，2015：157.

［3］姚国美.姚国美医学讲义合编［M］.北京：人民卫生出版社，2009：164.

［4］秦伯未.秦伯未医学名著全书［M］.北京：中医古籍出版社，2003：88.

［5］北京中医医院.关幼波临床经验选［M］.北京：人民卫生出版社，2006：5.

［6］陈瑞春.脾胃学说在妇科临床上的运用［J］.新中医，1976，增刊（1）：23.

［7］姜达歧，蔡丽乔.老中医范春如治疗黄疸的经验［J］.上海中医药杂志，1983，（8）：5.

六、肝阳亢盛候

肝阳亢盛候为肝之阳气过盛，亢逆于上之候，为肝阳证之一。肝之阳气因激动而亢盛。大怒或忧思过度，及饮酒、食肥甘太过等，均足以激动肝阳。

诊断

病名：［**中医**］肝阳头痛，肝火眩晕，风火头痛，偏头痛，眩晕，类中风，中经络，血痹，头摇，手颤，失眠，耳聋，自汗。［**西医**］高血压，偏头痛，脑血栓，脑震荡后遗症，癔病性耳聋，帕金森综合征，经前期综合征，围绝经期综合征。

证名：**肝胆风阳证**，心肝风阳证，**肝肾风阳证**，心肝痰火证，肝胃风痰证。

病位：肝胆，肝胃，心肝，肝肾。

病因：风阳，痰火，风痰。

病机状态：蕴逆。病由大怒或忧思过度，或饮酒、食肥甘过度等，资助肝阳，使肝阳过盛，亢逆于上，扰及空窍，乱及神志，甚则窜扰络脉。

1.阳气亢逆候－气机冲逆＋津液消灼

2.阳气浮越——→神志不宁——→津液消灼

清空不宁——→清窍不利——→络脉不和

图2-8-204　肝阳亢盛候病机结构式示意图

病形：蕴逆；　**病层**：里；　**病态**：动；

病性：阳，　**病质**：实；　**病势**：深，重，缓。

证象组合：阳浮＋液灼＋空窍＋神扰＋络郁

主症：【**阳气浮越**】症象：①性情急躁。②烦躁。③面部烘热。④午后潮热。⑤面色潮红，目红。⑥畏热自汗。⑦下肢觉冷。**舌象**：①舌红苔薄白。②舌红有碎纹。**脉象**：①脉弦尺弱。②脉弦数，弦实，弦长有力。③脉弦细带数。

【**清空失宁**】症象：①头晕胀痛发热，颠顶痛彻目，头摇不能自主。②头晕，如坐舟车之中。③昏晕欲仆。④头胀。⑤偏头痛。⑥头重脚轻。⑦头晕目眩。**舌象**：舌红少津苔黄。**脉象**：①脉浮弦数。②脉弦数。③脉象弦滑而数，中指脉搏跳动。

副症：【**清窍失利**】症象：①目眩目赤，目糊，目胀痛失明。②耳鸣耳聋。③言謇。④龈浮齿痛。

【**神志不宁**】症象：①心中烦热。②失眠多梦。③心悸，欲卧而不安。④易怒。

宾症：【**络脉不和**】症象：①两腿抽掣挛痛。②两太阳筋脉抽掣搏动，筋惕肉瞤。③手麻，肢麻手颤。④头右侧麻至舌尖，口眼歪斜。⑤胁背酸痛。⑥足酸痛。⑦肢体浮肿。

【**津液消灼**】症象：①口干不欲饮。②口燥咽干。③口苦，口渴。④大便干结。⑤小便黄。**舌象**：①舌红中剥，舌质绛。②舌边、尖红绛。③苔中剥，边薄黄。**脉象**：①脉细弦。②脉浮取微浮弦劲，沉取弦细有力。

临床以空窍与神志症象显见，但必须与阳亢液灼症象同见，方可确认。

鉴别诊断

肝阳亢盛候－津液消灼＋气机冲逆＝阳气亢逆候

└─ ＋阴虚失养＋络血妄行－络脉不和＝龙雷不藏候

　　└─ ＋阳气不振＋络血不固＝火不归原候

└─ ＋阴虚失养＋阴液消涸－络脉不和＝阴虚阳浮候

图2-8-205　肝阳亢盛候鉴别式示意图

肝阳亢盛候为肝阳过盛，消灼津液之候；阳气亢逆候则系亢阳上冲之证；龙雷不藏候为阴虚而龙雷火亢之候；火不归原候则系阴虚而虚阳上浮之证；阴虚阳浮候为阴虚阳亢而上浮之证。各自不同。

传变预测

肝阳亢盛候－津液消灼＋气机冲逆→阳气亢逆候

└──＋神志蒙闭→阳气厥逆候

└──＋阴虚失养＋阴液消涸－络脉不和→阴虚阳浮候

图2-8-206　肝阳亢盛候传变式示意图

肝阳亢盛候如失于镇潜，每致阳亢冲逆而为阳气亢逆候，甚则内闭心神而为阳气厥逆候，或阳亢阴伤而转为阴虚阳浮候。

辨证

定位：肝胆：头痛，头晕，目眩，耳鸣，脉弦实；心肝：烦躁，失眠，心悸；肝胃：多汗，口干喜饮；肝肾：头痛眩晕，耳鸣眼花，夜不安寐。

定性：风阳：头痛，头晕，头胀，心烦，小便黄；痰火：头晕，耳鸣，健忘，头脑发胀，口干欲饮；风痰：舌强语謇，四肢麻木，半身不遂。

定量：①轻：头痛，头晕，头胀。②中：昏晕欲仆，四肢麻木。③重：舌强语謇，半身不遂。

论治：除平肝镇潜之外，更当淡其饮食，慎其情志。

1.随机立法：肝阳亢盛候，病机为肝阳亢盛太过，浮越于上，扰乱空窍，消灼津液，治法当以清肝为主，辅以镇肝潜阳，使肝阳不亢，归潜于下，则不致上浮，亦为损其有余，补其不足之法。

2.随位立法：肝阳亢盛，病在肝胆，法当以清镇肝阳为主。病涉于心者，兼以清镇心阳；病涉于胃者，宜佐以清胃和胃；病涉于肾者，宜兼以益肾镇阳。

3.随因立法：因于风阳，以潜阳息风为主。兼痰火者，参以化痰降火；兼风痰者，参以息风化痰。

4.随症立法：肝阳上亢，宜用重镇之品，如石决明、珍珠母、生牡蛎、代赭石、紫石英、磁石、玳瑁之类；头痛甚剧，宜兼息风之品，如天麻、钩藤、白蒺藜、僵蚕、全蝎、蜈蚣、羚角之类；肝火内盛，宜兼以清泻肝火，如谷精草、青葙子、黄芩、龙胆草、青黛、夏枯草、菊花、决明子、羚角之类。均可随症选用。

方证：新方天麻钩藤饮证、清热息风方证、镇风汤证、清肝汤证、降压调肝汤证、僵夏汤证、石决牡蛎汤证、滋阴镇阳息风方证、紫石汤证、养阴化痰汤证、决明化痰汤证。

考证：肝阳亢盛候，肝肾阴虚，水不涵木，肝阳亢逆无所制，气火上扰者，通称：肝阳上亢，肝风上翔，风火上盛。

林珮琴说："厥阳升逆，鼓煽痰火，入窍入络，轻为麻瞀，甚则口眼㖞僻，手足不随，偏枯类中"[1]"（耳痛）凡来势骤者莫如火，老人真阴涸，故相火易炎，权用镇摄法（评：珮琴此论意味深长。盖火为热极，势剧炎上，一般取寒凉直折其火。但老年多属虚火，若用寒凉，以势铸大错，唯用镇摄，方中肯綮。）。"[1]

蒲辅周治经常头痛，目眩，心烦，已数年之久，性情急躁，记忆力显著减退，小便微黄，大便如常，食纳尚佳，脉浮取微浮，沉取弦细有力，舌红，边缘不齐，苔黄微腻，属肝胆火旺兼外感风邪，宜清热降火为主，佐养阴祛风。3剂，脉转弦细缓已不浮，舌苔减少，拟滋阴养血，兼调肠胃，以丸药缓图。嘱其颐养性情，勿使肝胆相火再炽[2]。

黄文东说："肝阳上升，故头痛时作，且痛处不移，有重压感，日久不愈。"治头痛偏左已1年，发作时痛甚剧，兼有重压感，血压有时偏高，舌红苔薄黄，脉弦。平时多用脑，夜寐短。肝阳扰动，络有宿瘀。平肝潜阳，活血通络[3]。

岳美中说："因肝失条达，郁久生热，邪热循经上额至颠，遂致头重高摇，情绪波动则加剧，舌红无苔，即为的候。"治高血压，头晕胀痛7年，每因劳累或情绪波动加重，偶有心悸耳鸣，宿有咳嗽，舌红无苔，脉左寸盛尺弱，余部沉牢。凉肝法。3剂头晕大减[4]。

董建华治左侧偏头痛，眩晕阵发3年，心烦急躁，月经量多，色红，经期尚准，舌红苔薄黄，舌体胖有齿印，脉弦细数。镇肝清火息风，兼以气血两调[5]。

陈沛嘉治左侧偏头痛已20年左右，每周阵发1次，经五官科、眼科检查，未有异常发现，血压正常。近日来，头痛甚剧，胃纳不振，精神较差，欲卧而不安，舌质红绛，脉弦数。此乃肝阴不足，肝胆阳亢所致。治以平肝息风，滋水涵木。3剂。另：全蝎8只、蜈蚣3条共研细末，分6包，早晚各吞服1包。服上方后，头痛次日即止，至今未发，胃纳日增，精神逐渐好转，夜寐甚安。仍以原方加减调治，头痛未见复发[6]。

编者按：肝阳亢盛候，因肝阳内盛，挟胆中木火，上逆则扰清空，壅塞清窍，内则伤津灼液，扰乱神明，外则可上浮头面，窜入络脉，均系肝阳亢盛之候。当以镇潜肝阳为主，参以清养肝肾阴液之品，摄纳肾阳，务使阴液得复，浮阳下潜，方保无虞。不可误作火象，而予寒凉直折，则"势铸大错"，"唯用镇摄，方中肯綮"。

引用文献

［1］林珮琴.类证治裁［M］.北京：中国中医药出版社，1997：347，378.

［2］中国中医研究院.蒲辅周医案［M］.北京：人民卫生出版社，2005：25.

［3］上海中医学院附属龙华医院.黄文东医案［M］.上海：上海人民出版社，1977：85，87.

［4］中国中医研究院.岳美中医案集［M］.北京：人民卫生出版社，2005：72.

［5］董建华.临证治验［M］.北京：中国友谊出版公司，1986：271.

［6］陈沛嘉.中医药治疗21例偏头痛［J］.上海中医药杂志，1966，（1）：22.

七、肝阳失宣候

肝阳失宣候为阴邪郁滞肝阳，不得宣发之候，为肝病阴证中之轻证。或外受阴寒湿邪，或虚寒内起，均足以郁滞肝阳。

诊断

病名：[中医] 心痛，胁痛，寒疝，寒湿疝，奔豚气，痛经，房劳伤寒，产后血气痛，色复，阴缩，阴厥，阴吹。[西医] 心绞痛，结肠炎，肠梗阻，过敏性紫癜，多形红斑，角膜溃疡伴前房积脓。

证名：**肝肾阴寒证**，肝胃阴寒证，**肝肾虚寒证，肝脾寒湿证，肝肾寒瘀证**，心肝寒瘀证，肝肺寒瘀证。

病位：肝胃，肝脾，心肝，肝肺，肝肾。

病因：阴寒，寒湿，虚寒，寒瘀。

病机状态：郁滞。由阴邪犯肝，郁滞肝之阳气，致其不得宣发通行，而成肝阳郁滞之候，气机失其宣通，阳气怫郁不得发越。

1.肝气失疏候－络脉不和－气机不降－阳气不和＋阳气不行＋阳气怫郁

2.阳气不行——气机不宣——阳气怫郁

↓

气机不利

图2-8-207　肝阳失宣候病机结构式示意图

病形：郁滞；　　**病层**：里；　　**病态**：静；

病性：阴；　　**病质**：实；　　**病势**：深，轻，缓。

证象组合：阳滞＋气滞＋气郁＋阳郁

主症：【阳气不行】**症象**：①两臂不举，手足挛急，四肢厥逆。②形寒怕冷，面色不华，啬啬恶寒。③得酒腻则寒战，手足厥冷。④流冷泪。**舌象**：①舌质淡苔白。②舌紫暗。**脉象**：①脉左沉弦滑。②脉弦紧。③脉细微。

　　　　【气机不利】**症象**：①胸胁痛。②食行则吐，心痛吐食，呕吐黄涎。③疝瘕痛。④少腹硬块，疼痛难当。⑤腹痛下利后重，腹满泄泻。⑥胁下偏痛，小腹痛。⑦冲气若奔豚。⑧气从尿管出。**舌象**：苔白腻滑。**脉象**：脉右弦急。

副症：【气机不宣】**症象**：①善太息。②干咳。

宾症：【阳气怫郁】**症象**：①头痛，头顶胀闷疼痛。②身寒热，发热如焚，寒热往来。③心悸。④舌本燥，口渴。⑤目痛不甚。**舌象**：苔白底绛。

临床以气机郁滞症象显明易见，但必须与阳气郁滞症象同见，方为肝阳郁滞不得宣通之候。

鉴别诊断

肝阳失宣候－阳气不行＋阳气闭塞＋气机冲逆＝**肝阳闭塞候**

└──＋阳气不振＋血虚失养－阳气怫郁＋阳气不和＝**肝阳失和候**

图2-8-208　肝阳失宣候鉴别式示意图

肝阳失宣候为阴邪郁滞，肝阳不得宣发之候；而肝阳闭塞候系阴邪闭塞肝阳，阴浊上逆之证；肝阳失和候则为肝阳不足，而又失于宣通之证，为虚实夹杂之候。

传变预测

肝阳失宣候－阳气不行＋阳气闭塞＋气机冲逆→**肝阳闭塞候**

└──＋阳气不振＋血虚失养－阳气怫郁＋阳气不和→**肝阳失和候**

图2-8-209　肝阳失宣候传变式示意图

肝阳失宣候如误投寒凉，更使阴邪内闭肝阳，即可转为肝阳闭塞候；如过投克伐，耗伤肝阳肝血，亦可转为肝阳失和候。

辨证

定位：肝胆：胸胁痛，疝瘕痛，头痛，身寒热；肝胃：气自少腹上冲，心痛吐食，脐痛；肝脾：腹痛下利后重，胁下偏痛，少腹痛，冲气若奔豚；肝肾：少腹厥痛，小腹急痛。

定性：阴寒：四肢厥冷，手足挛急而痛；寒湿：头痛，身寒热，胸胁痛甚，疝瘕痛，腹满泄泻；虚寒：小腹急痛，手足厥冷，脉细欲绝；寒瘀：面色晦滞，精神萎颓，脸色苍黑，有瘀斑，面色紫印，齿龈紫黑，经血紫暗成块，产后恶露不行。

定量：①轻：胸胁痛，小腹痛。②中：心痛吐食，疝瘕痛。③重：小腹急痛，手足厥冷，脉细欲绝。

论治：以温通肝之阳气为主，兼以疏利气机郁滞，使肝阳复其生发之常。

1.随机立法：肝阳失宣候，病机为阴邪郁滞肝阳，致肝之阳气失于宣发通利，其治则当以温通肝阳，驱逐阴邪之郁滞为主，兼以疏利气机，使阴邪开泄，则肝之阳气自复其宣通条达之常，然后气机自利。

2.随位立法：病发自于肝，法当以温肝兼疏肝为主。病涉于脾胃者，兼以温中调气；病涉于肾者，兼以温肾化气。

3.随因立法：病本于阴寒，法当以大辛大热之品以驱逐之。虚寒者，宜参以温补助阳；挟湿者，宜兼以温燥化湿；挟瘀者，兼以温化寒瘀。

4.随症立法：病发于妇人经产之时，宜兼温和肝血，如当归、桂心、赤芍、炮姜、五灵脂、艾叶、蒲黄、延胡索之类，随症选用。

方证：加味桂枝柴胡各半汤证、椒桂汤证、当归四逆汤证、当归四逆加吴茱萸生姜汤证、推气散证、开阳汤证、加味四逆散证、暖肝汤证、黑神散证、少腹逐瘀汤加味证、和营温经法证。

考证：肝阳失宣候，阴邪郁滞肝阳，不得宣发者，通称：肝中寒，下焦虚冷，下元虚寒，冷结膀胱，肝寒瘀凝，冲任寒凝，胞宫寒冷，寒凝经脉，瘀滞肝络。

仲景曰："寸口脉弦者，即胁下拘急而痛，其人啬啬恶寒也。""胁下偏痛，发热，其脉紧弦，此寒也，以温药下之，宜大黄附子汤。"（《金匮要略·腹满寒疝宿食病脉证治》）"肝中寒者，两臂不举，舌本燥，善太息，胸中痛，不得转侧，食则吐而汗出也。"（《金匮要略·五脏风寒积聚病脉证并治》）

吴鞠通说："燥金司令，头痛，身寒热，胸胁痛，甚则疝瘕痛者，桂枝柴胡各半汤加吴茱萸、川楝子、茴香、木香汤主之。"[1]"暴感寒湿成疝，寒热往来，脉弦反数，舌白滑，或无苔不渴，当脐痛，或胁下痛，椒桂汤主之。"[1]

吴坤安说："少腹痛属厥阴界分，四肢厥冷，小便清白，是冷结膀胱，宜当归四逆加吴茱萸生姜汤温之。"[2]"瘥后色复……若小腹急痛，脉沉足冷，须用当归四逆加吴茱萸汤，煎成调下烧裈散。"[2]

俞根初说："火为水遏，四肢厥逆，干咳心悸，便泄溺涩，腹痛下重，舌苔白而底绛，脉左沉弦而滑，右弦急，此阳气内郁，不得外达，水气上冲而下注也。治宜达郁通阳，加味四逆散主之。"[3] **费伯雄**说："胁下乃肝之本位，痛引小腹，则壅极而决矣。当疏肝化浊，青阳汤主之。"[4] **王雨三**说："肝郁不舒，其气上逆而胁痛……右脉弦而则痛在右者，用推气散掺入甘芍汤。"[5]

李正东按："冲为血海，为'十二经之海'，能调节十二经之气血，任主胞胎。《灵枢·五音五味》篇云：'冲脉任脉，皆起于胞中，上循背里，为经络之海，其浮而外者，循腹右上行，会于咽喉，别而络唇口。'《素问·骨空论》：'任脉者……上颐循面入目。'冲任寒凝，瘀血内阻。血瘀于口唇而致环唇青紫肿痛。血瘀肌肤则皮肤发生紫印。故有'血瘀牙床紫''血瘀紫印脸'之说。《医林改错》用少腹逐瘀汤以温之疏之，'疏其气血，令其条达而致和平'。'血和则经脉流行。'故任脉通，冲脉盛，则月事行，诸证悉除矣。"[6]

编者按：肝阳失宣候，因肝肾阳虚，阴寒内起，或更受外寒，如房事或经产受寒，直陷下焦，或寒凝血瘀，郁滞肝阳，肝气失疏，阳气怫郁，而成肝阳失于宣通之候。**谢映庐**曰："血得寒则凝泣而不行，非温不通。"[7] 当以温通肝阳，祛寒行瘀为主，兼以疏肝理气，疏利肝肾气机，气血共调。

引用文献

［1］吴鞠通.温病条辨［M］.福州：福建科学技术出版社，2010：54，128.

［2］吴坤安.伤寒指掌［M］.上海：上海科学技术出版社，1959：卷二9，61.

［3］俞根初等.重订通俗伤寒论［M］.上海：上海科学技术出版社，1959：194.

［4］张元凯，时雨苍，杨伯棠，等.孟河四家医集［M］.南京：江苏科学技术出版社，1985：76.

［5］王雨三.治病法轨［M］.北京：学苑出版社，2015：162.

［6］李正东.经期口唇紫肿验案［J］.新中医，1981，（10）：29.

［7］谢映庐.谢映庐医案［M］.上海：上海科学技术出版社，1962：169.

八、肝阳闭塞候

肝阳闭塞候为阴寒内盛，闭塞肝阳之候，为阴寒厥逆之急重证候，或外受阴寒之气，或内伤生冷之物，阴寒内盛，猝然闭塞肝之阳气，而成阴盛阳闭之证。

诊断

病名：［**中医**］少阴吐利，蛔厥，寒疝，行经中寒，经期痛厥，产后腹痛，血晕。［**西医**］肠梗阻，胆道蛔虫病，肠痉挛。

证名：肝肾阴寒证，肝胃阴寒证，肝肾寒瘀证。

病位：肝肾。

病因：阴寒，寒瘀。

病机状态：闭厥。由阴寒内盛，闭塞肝阳，阳气不得宣通，怫郁于内，阴浊上逆，而成阴盛阳闭之候。

1.肝阳失宣候－阳气不行＋阳气闭塞＋气机冲逆

2.阳气闭塞——→气机冲逆——→阳气怫郁

↓

气机不利——→气机不宣

图2-8-210　肝阳闭塞候病机结构式示意图

病形：郁闭；　　**病层：**里；　　**病态：**动；

病性：阴；　　　**病质：**实；　　**病势：**深，重，急。

证象组合：阳闭＋气滞＋气逆＋怫郁

主症：【阳气闭塞】症象：①目珠上瞪，寒栗面青。②头痛如破，昏倒不省人事。③肢搐，手足厥冷，肢痉挛急。④畏寒。⑤腰脊麻木沉重。**舌象：**舌淡白，苔白滑。**脉象：**①脉沉细紧。②脉微欲绝。**指纹：**射甲。

【气机不利】症象：①猝然胸腹大痛，夜发腹痛，喜热手按。②心胸大寒痛。③左胁痛，少腹胀痛，少腹拘急，气攻脘腹及少腹。④小腹痛，疼连腿、胁、会阴。⑤二便不利。

副症：【气机冲逆】症象：①气从少腹上冲。②呕吐清水，呕不饮食，得食则呕。③吐蛔，上冲有形，吐涎沫。④头晕欲呕。⑤便泄。

【气机不宣】症象：①胸中窒塞。②饥不欲食。

宾症：【阳气怫郁】症象：①面赤带青。②厥回而热，微汗热退。③心神不安，烦躁昏乱，烦躁不宁，昏狂。④呕渴烦躁，舌干口燥。⑤漱水不欲咽，饥不欲食。⑥额汗淋漓。

临床以气机郁滞、冲逆等症象显明易见，但病重者，阳闭症象亦可显见，有时阳气怫郁症象亦明显，但必有阳闭与气机滞逆同见，方可认定为本候。

鉴别诊断

肝阳闭塞候－气机冲逆－气机不宣－阳气怫郁＋气机郁结＋气化不行＝**肾阳闭塞候**

└──　－阳气怫郁－气机冲逆＋气机逆乱＝**中阳闭塞候**

图2-8-211　肝阳闭塞候鉴别式示意图

肝阳闭塞候为阴邪闭塞肝阳，阴浊上逆之候；肾阳闭塞候系阴邪闭塞肾阳，气化不行之证；中阳闭塞候为阴邪闭塞中焦阳气，升降逆乱之候。各自不同。

传变预测

肝阳闭塞候－阳气闭塞＋阳气不行－气机冲逆→**肝阳失宣候**

└──　－阳气怫郁－气机冲逆＋阳气不和＋阳气不振＋血虚失养→**肝阳不和候**

└──　－阳气怫郁＋阳气不振＋阳气不行＋阳气脱绝－气机不利－气机冲逆→**阳气厥脱候**

图2-8-212　肝阳闭塞候传变式示意图

肝阳闭塞候如治疗得当，阴浊得开，可转轻为肝阳失宣候；若肝阳肝血渐衰，则可转为肝阳不和候；如过投疏泄，肝阳骤衰，以致暴脱，则可转为阳气厥脱候。

辨证

定位：肝肾：寒栗肢厥，夜发腹痛，或气从少腹上冲则厥；肝胃：心胸大寒痛，或胸腹大痛，或腹胀，气攻脘腹及少腹。

定性：阴寒：四肢厥逆，舌白，脉沉迟，脉细微欲绝；寒瘀：经行黑紫，少腹胀痛拒按，痛甚晕厥。

定量：①轻：腹胀，气攻脘腹及少腹。②中：心胸中大寒痛，呕不能饮食，气从少腹上冲则厥，脉沉迟。③重：面青寒栗，肢厥，腹中绞痛，痛甚晕厥，脉细微欲绝。

论治：当急急驱阴通阳，使阴浊消散，则肝阳始得复位。

1.随机立法：肝阳闭塞候，其病机为阴邪内盛，猝然闭塞肝阳，以致阳气失于宣通，怫郁不得发越，阴浊之邪上逆攻冲，故其治则当以驱除阴浊之邪，温通肝阳之闭塞为主，或兼以镇降冲逆之气。

2.随位立法：病发于肝，当急急温通肝阳，以驱阴浊。病涉于胃者，兼温通胃阳；病涉于肾者，当兼温通肾阳。

3.随因立法：病由阴寒，法宜大辛大热之品，急驱其阴浊，开其闭塞，以通阳气。挟寒瘀者，兼以温化逐瘀。

4.随症立法：厥回而现寒热者，寒欲外达，宜加柴胡、桂枝因势利导以疏之。

方证：当归四逆加吴茱萸生姜汤证、加味附子理中汤证、吴茱萸汤证、大建中汤证、失笑散加味证、生化汤合四逆汤加味证、温经散寒行血调冲方证。

考证：肝阳闭塞候，阴邪闭塞肝阳，阴浊上逆者，通称：寒中厥阴，肝阳阴寒，痛厥，寒伏厥少，阴盛格阳，阴证似阳，真寒假热。

仲景曰："手足厥寒，脉细欲绝者，当归四逆汤主之。"（《伤寒论》351条）"若其人内有久寒者，宜当归四逆汤加吴茱萸生姜汤。"（《伤寒论》352条）"心胸中大寒痛，呕不能饮食，腹中寒，上冲皮起，出见有头足，上下痛而不可触近，大建中汤主之。"（《金匮要略·腹满寒疝宿食病脉证治》）

吴坤安说："少腹痛属厥阴界分，四肢厥冷，小便清白，是冷结膀胱，宜当归四逆加吴茱萸生姜汤温之。"[1]"此寒伤厥阴之经，但当温散其表，不可遽温其里……表邪散而营卫行，手足温而脉自不绝矣。"[1]

吴云峰说："蛔厥者，其人素有食，蛔在胃，又犯寒伤胃，或饥不得食，蛔求食而上攻，或外感证不应发汗而妄发汗，以致胃气虚寒，虫上入膈，舌干口燥，漱水不欲咽，烦躁昏乱，手足厥冷，不省人事，甚至吐蛔，宜理中安蛔汤治之。勿用甘草，勿食甜物，盖蛔虫得甘则动，得苦则安，得酸则静，得辛则伏故也。亦有食填太阴，脘腹痛而吐蛔者，温中化滞为宜。"[2] **何秀山**说："唯有厥无热，甚则一厥不复热，及大汗大下利，厥逆而恶寒者，呕而小便利，身无热而见厥者，其厥也方是寒厥，方可用当归四逆汤以温经，而脏厥吐沫之用吴茱萸汤，蛔厥吐蛔之用乌梅丸，胥准此耳。"[2]

徐荣斋说："热入血室，夏令为甚，寒入血室，亦夏令为多。因妇人之性，多喜凉而恶热，虽或经水适来适止，平时尚知小心，夏令则不甚措意，或贪受凉风，或饮食生冷，或坐卧凉地，皆能乘虚袭入。故寒入血室以后，有经阻不行者，有经来腹痛者，有小腹胀满者，有泄泻不止者。虽不尽然，而因此者颇多。待病势已成而欲治之，患者已忘其受病之原，医者何从知其得病之本，故或指为气郁，或指为血虚，或疑为宿瘀，或疑为蓄水，从无一人能确立病名者。余谓此皆可以寒入血室名之。况以上诸病，其现症多往来寒热，与热入血室相类，不妨以小柴胡汤治之。"[2]

谢映庐治产后两月，忽然战栗，左胁微痛，胸中窒塞，屡进发表，战栗愈盛，呕吐清水，时天炎热，面红中带青，脉甚微，久按觉弦。此久寒在血，肝气郁而不伸，宜发表温经兼养血。温经最忌助阳，与当归四逆加吴萸、生姜，药下立安[3]。**姚国美**说："积气自少腹上逆，心痛，吐食，脉大而虚。此肝木上犯脾土，名曰厥疝，宜《宝鉴》当归四逆汤。"[4]

编者按：肝阳闭塞候，因肝阳不足，阴寒直中，或经产之期，血海空虚，感受阴寒之邪，寒凝血瘀，郁滞肝气，猝闭肝阳，而成先痛后厥之闭厥证。当急急温通阳气，以驱阴回阳，活血祛瘀，以通其闭厥，犹恐鞭长莫及。倘误认为阳盛格阴，而妄行清下，则两者冰炭不相容，所谓差之毫厘，谬以千里矣。

引用文献

［1］吴坤安.伤寒指掌［M］.上海：上海科学技术出版社，1959：卷二9，28，29.

［2］俞根初等.重订通俗伤寒论［M］.上海：上海科学技术出版社，1959：13，411，438.

［3］谢映庐.谢映庐医案［M］.上海：上海科学技术出版社，1962：172.

［4］姚国美.姚国美医学讲义合编［M］.北京：人民卫生出版社，2009：172.

九、肝阳失和候

肝阳失和候系肝阳不足，而寒邪郁滞之候，为肝阳虚弱与肝阳郁滞同见，虚实并存之证。故病因多为虚寒，或因虚致寒，所谓阳虚则内寒，或阳虚受寒，阴寒郁滞，而肝阳又无力疏泄。

诊断

病名：[中医] 眩晕，呕吐，胁痛，心痛，胃痛，腹痛，寒疝，缩阳证，虚胀，久泻，久热，虚寒经闭，临产中寒，痛经，崩漏，血气痛，乳病。[西医] 慢性胃炎，十二指肠溃疡，胃溃疡，胃下垂，慢性阑尾炎，慢性结肠炎，肠粘连，血卟啉病，慢性粒细胞白血病，功能性发热，慢性肝炎，肝硬化，男子乳腺发育症，男性不育症。

证名：**肝胃虚寒证**，**肝脾虚寒证**，**肝肾虚寒证**，**肝肾寒湿证**，肝肾寒瘀证，**肝脾寒瘀证**，肝肾瘀热证，肝胃寒饮证，肝脾气虚证，**肝脾阳虚证**，肝肾阳虚证。

病位：肝脾，肝肾，肝胃。

病因：气虚，阳虚，虚寒，寒湿，寒饮，寒瘀，瘀热。

病机状态：虚滞。由肝阳不足，渐致肝血亦衰，或因阳虚而生内寒，或因阳虚而受外寒，阴寒郁滞肝阳，肝阳虚弱，无力疏泄，而成虚实夹杂之证。

1.肝阳失宣候－阳气不行＋阳气不振－阳气怫郁＋阳气不和＋血虚失养

2.阳气不振——→血虚失养——→阳气不和

＋

气机不利——→气机不宣 ——↑

图2-8-213　肝阳失和候病机结构式示意图

病形：虚滞；　　**病层**：里；　　**病态**：静；

病性：阴；　　**病质**：虚夹实；　**病势**：深，轻，缓。

证象组合：阳虚＋血虚＋气滞＋气郁＋阳郁

主症：【阳气不振】**症象**：①精神疲乏，难以支持。②腹中冷痛，有拘急感，痛绵绵不绝，轻按反痛，重按则缓，痛时得暖食则减，遇寒冷气候疼痛加剧。③食量减少。④便溏，大便软。⑤自汗漏汗。⑥脐下冷，阴中冷。⑦怯寒，四肢厥逆。**舌象**：①舌淡苔白。②舌淡苔润。**脉象**：①脉沉而弦。②脉左沉缓，右滑数。③脉象虚弱带弦。④脉沉细。⑤脉弦细迟。

【气机不利】**症象**：①腹痛，少腹急痛引腰背，疝痛，脐下冷痛，便溺不利。①心腹卒痛。②胃脘部疼痛。③脘胁疼痛。④嗳气频作。⑤胁肋胀，胁痛里急。⑥腹中急痛。⑦腹部作胀，食后更甚。⑧经行腹痛。**舌象**：①舌苔白腻。②舌苔黄腻。**脉象**：脉弦滑。

副症：【血虚失养】**症象**：①消瘦，虚羸少气，周身疼痛。②心悸。③面色潮红。③盗汗。④经闭，经行延期，经血色黑，质稀如水。**舌象**：舌淡红有齿痕。**脉象**：①脉虚细而数。②阳脉涩，阴脉弦。

【气机不宣】**症象**：①脘闷。②不能饮食。③肠鸣。

宾症：【阳气不和】**症象**：①心悸。②皮肤瘙痒。

临床以气机郁滞症象显明易见，然必须与阳虚、血虚症象同见，方可确认为本候。

鉴别诊断

肝阳失和候－阳气不振＋阳气不行－阳气不和＋阳气怫郁－血虚失养＝**肝阳失宣候**

└──－阳气不振－气机不宣＋络脉不和＝**肝络失和候**

图2-8-214　肝阳失和候鉴别式示意图

肝阳失和候为肝阳不足，而又有肝阳郁滞，虚实同见之候；肝阳失宣候则为肝阳郁滞之实证；肝络失和候为肝气郁滞之证，阳气未虚。各自不同。

传变预测

肝阳失和候－气机不利－气机不宣＋清空失养＋络脉失荣→**肝阳不振候**

└──－阳气不振－气机不宣＋络脉不和→**肝络失和候**

图2-8-215　肝阳失和候传变式示意图

肝阳失和候如过投疏利，郁滞虽除，而阳气更虚，可转为肝阳不振候，为纯虚之证；若过投温补，肝阳虽复，而肝血更虚，可转为肝络失和候。

辨证

定位：肝脾：腹痛连胁，少腹急痛，心腹卒痛，不能饮食；肝胃：胃脘隐痛，腹部挛急，喜暖，得温则减，精神疲乏，肢体乏力，四肢欠温；肝肾：脐下冷，阴中冷，疝痛，脐下冷痛，当脐痛。

定性：虚寒：面色苍白，面色白而浮肿，恶寒畏寒，四肢不温，四末厥冷；寒湿：体倦神疲，形寒畏冷，晚间尤甚，口渴喜热饮，舌苔黄白微腻，脉沉弦；寒瘀：腹痛，小腹冷痛，得热则痛减，喜温喜按，经行腹痛，色紫黑，成块状，块下痛减。

定量：①轻：怯寒，腹痛，胁痛里急，疝痛，脐下冷痛，便溺不利。②中：心腹卒痛，四肢欠温，自汗漏汗，便溏。③重：少腹急痛引腰背，脐下冷，阴中冷，四肢厥逆。

论治：当温补与温通并用，通调虚实。

1.随机立法：肝阳失和候，病机为肝阳不足，渐致肝血亦虚，寒因虚起，虚寒郁滞，肝阳亦郁，故其治则当温养肝之阳气、阴血，兼以温通肝阳，疏利肝气，虚实同治，方可奏效。

2.随位立法：病发于肝，法当温养肝之气血，温化阴浊，以助肝阳。病涉脾胃者，宜兼以温通中阳，调补中气；病涉于肾者，宜兼温通肾阳。

3.随因立法：病由虚寒，法当助阳以驱阴寒。挟湿者，兼以温燥化湿；挟瘀者，兼以温化寒瘀。

4.随症立法：气血虚加黄芪、当归；呕哕吐酸加木香、砂仁；脘腹胀痞加佛手、厚朴；大便溏软加白术、茯苓；小腹痛加吴茱萸、川椒。

方证：内补当归建中汤证、黄芪建中汤证、归芪建中汤证、暖肝煎证、暖肝煎合二陈汤加减证、地黄双桂汤证、当归生姜羊肉汤证、乌梅丸证、胶归四逆汤证、胶艾四物汤化裁证、香桂六味丸证、延胡川楝汤证、石英汤证、建中汤证、阳和汤证、艾附暖宫丸证、补肝汤证。

考证：肝阳失和候，肝阳不足，又失于宣通，虚实夹杂者，通称：肝强脾弱，木乘土位，肝木犯脾，太阴虚寒，冲脉虚寒，寒凝血瘀，肝气失疏，大虚似实。

仲景曰："伤寒，阳脉涩，阴脉弦，法当腹中急痛，先与小建中汤，不瘥者，小柴胡汤主之。"（《伤寒论》100条）"寒疝腹中痛，及胁痛里急者，当归生姜羊肉汤主之。"（《金匮要略·腹满寒疝宿食病脉证治》）"产后腹中疞痛，当归生姜羊肉汤主之。"（《金匮要略·妇人产后病脉证治》）

俞根初说："唯屡经通逐而痛益甚者，属虚痛。偏寒者，加味小建中汤倍当归，温和肝脾以调补之。"[1] **何廉臣**说："胶归四逆汤（即当归四逆汤加陈阿胶4.5g，专治肝脏虚寒，四肢厥逆，两旁季胁串痛，吞下乌梅丸10粒，尤效。若当脐左右而痛，此属冲脉虚寒，加吴茱萸1.5g，蜜炙生姜3g，水酒各半煎服）……疏肝益肾汤（即六味地黄丸加川柴胡2.1g，酒炒白芍9g，加肉桂、沉香各1.5g，名香桂六味汤。加当归身、白芍各9g，名归芍六味汤。皆能疏肝益肾，善治虚寒疼痛）。"[1] **吴鞠通**治太阳中风漏汗，兼肾水上凌心，心悸腹痛。用桂枝加附子汤。诸症悉退，唯脉左沉缓，右滑数。表虽清而浊阴未退。议苓、桂伐肾邪，归、茴温冲脉，吴萸、半夏、生姜两和肝胃，白芍以收阴气，合桂枝而调营卫，加黄芩清风化之热，合诸药为苦辛通法[2]。

严世芸等按："本例早期肝硬化为辨证属于肝气肝阴虚者。古人谓肝脏体阴而用阳，在病理表现上，肝阴肝血可虚，肝气肝阳其用总属太过。张老医生（张伯臾）以为，此说片面。五脏皆有阴阳，皆可有阴阳之虚，为何唯独肝气肝阳无虚之有？据张老医生的体会，在肝炎、肝硬化的病例中，肝气虚、肝阳虚并非少见，症可见肝区隐痛或胀痛绵绵，劳累则加剧，神疲乏力，腹胀纳呆，面色萎黄或灰滞，悒悒不乐，甚或畏寒肢冷，舌质淡红胖，苔白或腻，脉虚细弦或沉细无力，并常与脾气弱、脾阳虚同见。治疗当以益气、温阳、补肝、健脾为原则，用参、芪、附子、白术、茯苓、白芍、枣仁、乌梅、木瓜之类。若对此类病人，反用疏肝泄肝，投以大量理气活血之品，必致戕伐太过，更虚其虚。"[3]

陈瑞春治胃痛肝强脾弱：1.症候与病机：胃脘隐痛，腹部挛急，喜暖，得温则减，精神疲乏，肢体乏力，四肢欠温，食纳减少，大便软而不爽，舌质淡，苔白润，脉象虚软或细软。本症脾胃虚弱，肝木横急，故胃脘隐痛而腹中挛急，因其脾阳虚弱，故四肢欠温，精神疲乏而疼痛得温则减。2.治疗方法：柔肝补脾为主。补虚建中，扶脾抑肝，即肝胃同治的意思。3.常用方药：小建中汤加味。若气血虚加黄芪、当归；呕哕吐酸加木香、砂仁；脘腹胀痞加佛手、厚朴；大便溏软加白术、茯苓[4]。

编者按：肝阳失和候，寒湿、寒瘀郁滞下焦，或久病伤残肝脾阳气，或妇人经期、胎、产，耗其肝血，肝失所养，疏泄无力，以致肝气郁滞，气失通利，虚证似实。当以温补肝脾阳气为主，兼以养肝之血，略佐疏肝理气之品，以调和之。

引用文献

［1］俞根初等.重订通俗伤寒论［M］.上海：上海科学技术出版社，1959：351，357.

［2］吴鞠通.吴鞠通医案［M］.北京：人民卫生出版社.1960：149.

［3］严世芸，郑平东，何立人.张伯臾医案［M］.上海：上海科学技术出版社，1979：49.

［4］陈瑞春.略论胃痛从肝论治［J］.新中医，1979，（3）：21.

十、肝阳不振候

肝阳不振候为肝阳虚弱不振之候，因阳虚，生气不振，渐至肝血亦亏，病涉损证。故较肝气虚弱之候，深而且重。

诊断

病名：[**中医**]头晕，眩晕，痰厥头痛，痿软，劳疟，少阴虚疟，噎膈，虚劳，寒栗，劳伤胁痛，痛经，带下，阳痿，遗精，梦交。[**西医**]原发性高血压，冠状动脉粥样硬化性心脏病，慢性肠炎，食管憩室，十二指肠憩室，慢性肝炎，重症肌无力，功能性发热，硬皮病。

证名：肝脾虚风证，肝胃寒饮证，肝脾气虚证，肝脾阳虚证，肝肾阳虚证，**心肝阳虚证**。

病位：肝脾，肝胃，心肝，肝肾。

病因：阳虚，气虚，虚寒，虚风，寒饮。

病机状态：虚损。由肝阳不足，渐至肝之生气不振，肝血暗损，上不能养空窍，外不能荣络脉，而成肝之虚损证候。

1.肝气不振候－气虚失充＋阳气不振－神气不振＋阳气不和

2.阳气不振──→血虚失荣──→阳气不和

↓　　　　　↓

清空失养　　络脉失养

图2-8-216　肝阳不振候病机结构式示意图

病形：虚损；　**病层**：里；　**病态**：静；

病性：阴；　　**病质**：虚；　**病势**：深，重，缓。

证象组合：阳虚＋血虚＋络虚＋清空＋阳郁

主症：【**阳气不振**】**症象**：①面色黧黑，口唇紫黯，唇淡或紫。②精神萎靡，神疲肢软。③形寒怯冷，寒在骨髓，夜晚更甚，冷剧时，浑身战栗，厥冷，形寒嗜卧。④汗出。⑤阴头寒。**舌象**：舌淡不荣。**脉象**：①脉细迟。②脉极虚芤迟。

【**清空失养**】**症象**：①头晕，头痛。②目眩。

副症：【**络脉失荣**】**症象**：①胁痛。②少腹弦急。③腰膝软弱。

【**血虚失养**】**症象**：发落。**脉象**：脉芤动微紧。

宾症：【**阳气不和**】**症象**：①寒热似疟。②咽阻心热，得嗳气略爽。③腹胀。④男子失精，女子梦交。**脉象**：脉坚。

临床以阳虚症象明显而易见，或以阳气不和症象显明，但必须与肝血虚症象同见，方为本候。

鉴别诊断

肝阳不振候－清空失养－络脉失荣＋气机不利＋气机不宣＝肝阳失和候

└──－阳气不振＋气虚失养＋络脉不和＝肝阳失养候

图2-8-217　肝阳不振候鉴别式示意图

肝阳不振候为肝阳、肝血两虚，不能荣养络脉之证；而肝阳失和候则系肝阳不足，兼肝阳郁滞之证；肝阳失养候为肝之气血两损之证，不涉肝阳。

传变预测

肝阳不振候－阳气不振＋气虚失充－阳气不和＋神气不振→肝气不振候

└──＋阴虚失养＋气虚失充＋神气不振→阳损及阴候

图2-8-218　肝阳不振候传变式示意图

肝阳不振候为肝损证中之浅证，调治得当，肝阳渐复，可转为肝气不振候；如调治失当，损及阴气，即可转为阳损及阴候，为阴阳两损，调治非易，康复则难。

辨证

定位：肝脾：头顶胀痛，头晕欲呕，耳鸣耳聋，身热不扬，汗出厥冷，困倦乏力，口干不渴，腹胀；肝肾：面色青白，形寒嗜卧，寒热似疟，眩晕，头痛，腰亦酸痛，阳痿，脉沉细无力；心肝：少腹弦急，男子失精，女子梦交，目眩发落。

定性：阳虚：面色黧黑，口唇紫黯，唇淡或紫，精神萎靡，神疲肢软，形寒怯冷，寒在骨髓；虚寒：面色青白，汗出厥冷；虚风：头晕而痛，左肩、肘、股关节酸痛，手指麻。

定量：①轻：形寒怯冷，面色青白。②中：形寒嗜卧，面色黧黑，寒在骨髓，夜晚更甚。③重：浑身战栗，汗出厥冷。

论治：当以温养肝阳为主，兼以滋养肝血，亦阴阳平调之法，但偏重于温养，从缓图治。

1.随机立法：肝阳不振候，其病机为肝阳虚弱，损及肝血，生气不振，为虚损之证。故其治法宜温养肝阳，更当兼养肝血，阴阳平调，切忌温阳过燥，反耗阴血，养血过腻，反滞肝阳。唯平剂从缓图治，为治损之法。

2.随位立法：病发于肝，法当以温补肝阳，滋养肝血为主。病涉于脾者，宜兼温补脾阳；病涉于肾者，宜兼温补肾阳；病涉于心者，宜兼以温振心阳。

3.随因立法：病因阳虚，自当温补。兼寒者，当参以温热之品以驱阴寒；兼风者，宜参以息风之品以除虚风。

4.随症立法：肝阳不振，生气失荣，多致木郁不达，故有见胀痛者，当参以疏利肝气之品，如青皮、肉桂、木香之类，以条达其肝气。

方证：加味异功散证、加味温肝煎证、桂枝龙骨牡蛎汤证、黄芪建中汤证、理中汤加味证、温脾滋肝汤证、《金匮》肾气丸加味证、自拟扶阳汤证。

考证：肝阳不振候，肝阳虚也，通称：土不安木，脾虚肝郁，督脉虚寒。

仲景曰："干呕，吐涎沫，头痛者，吴茱萸汤主之。"（《伤寒论》378条）"夫失精家，少腹弦急，阴头寒，目眩，发落，脉极虚芤迟，为清谷，亡血，失精。脉得诸芤动微紧，男子失精，女子梦交，桂枝加龙骨牡蛎汤主之。"（《金匮要略·血痹虚劳病脉证并治》）

吴鞠通说："疟邪久羁，因疟成劳，谓之劳疟。络虚而痛，阳虚而胀，胁有疟母，邪留正伤，加味异功散主之。"[1]"少阴三疟，久而不愈，形寒嗜卧，舌淡脉微，发时不渴，气血两虚，扶阳汤主之。"[1] **李用粹**说："如气血俱虚，脉细紧，或弦大，多从劳役怒气得者，用八珍汤加木香、青皮、桂心少许。"[2]

王占玺说："在治疗上，以桂枝加龙骨牡蛎汤主治。桂枝汤用于外感可解肌发表，调和营卫，用于内伤则可通气血以和调阴阳，有补虚之功。加龙骨、牡蛎在于潜镇入阴，交通心肾，收敛浮越之阳，固涩走泄之阴。天雄散一方缺主治证，据《方药考》称：'此为补阳摄阴之方，治男子失精，腰膝冷痛。'"[3]

王树谦治原发性高血压已数年，血压经常波动在200~140/98~110mmHg，眩晕，头痛，腰亦酸痛，阳痿，入夜阴部如入冰水之中。诊其脉沉细无力，舌苔薄白，质较暗，痛苦异常，精神萎靡，伏桌潜然泪下。自诉曾服中西药未效，且病情逐年加重。观其所服之方，皆育阴潜阳、镇肝息风诸如石决明、磁石、菊花之类。再细察其病，虽为高血压病，乃非肝阳上亢，实属肝肾阳虚，治宜温阳。景岳云："善补阳者，必于阴中求阳。"遂用《金匮》肾气丸加味。三服而症减大半，精神显著好转，血压非但不升高，反而有所下降。又服三剂，诸症若失。类似此等病案，在临床上并非罕见[4]。

编者按：肝阳不振候，多由肝肾阳气素虚，肝之阳气不足，生气不振，不能化生营血，以致内则肝魂心神失养而内动，上则清空失养，外则络脉失荣。**叶天士**说："伤及肝肾，下虚则厥阳冲逆而上。法宜镇逆和阳，继当填下。"[5]当以温振肝阳为主，兼以和血养营，安神固涩，以共调之。

引用文献

[1]吴鞠通.温病条辨[M].福州：福建科学技术出版社，2010：131，133.

[2]李用粹.中华医书集成·证治汇补[M].北京：中医古籍出版社，1999：170.

[3]王占玺.金匮要略临床研究[M].北京：科学技术文献出版社.1960：162.

[4]王树谦.也谈"肝气、肝阳虚"[J].新中医，1981，（4）：25.

[5]叶天士.临证指南医案[M].上海：上海卫生出版社，1958：33.

十一、肝络失宣候

肝络失宣候为瘀滞肝络，络脉失于宣通之候，为肝之实证。多由肝郁日久不解，气病及血，气滞渐致血瘀，而成肝络失宣之候。

诊断

病名：[中医] 胁痛，肝痈，热入血室，带下，少腹痛，痛经。[西医] 慢性肝炎，肝囊肿。

证名：肝脾湿热证，肝胆气瘀证，**肝肾瘀热证**。

病位：肝胆，肝脾，肝肾。

病因：湿热，气瘀，瘀热。

病机状态：郁滞。由肝气郁滞，既久不解，气病及血，渐致肝血瘀滞，以致肝络失于宣通，肝气更失通利。

1.**肝气失疏候**－气机不宣－气机不降－络脉不和＋络脉不利＋血滞不行

2.血滞不行──→气机不利──→阳气不和

↓

络脉不利

图2-8-219　肝络失宣候病机结构式示意图

病形：郁滞；　**病层**：里；　**病态**：静；

病性：阴；　　**病质**：实；　**病势**：深，重，缓。

证象组合：血滞＋气滞＋络滞＋阳郁

主症：【**血滞不行**】症象：①久痛不移。②面容晦滞。③唇色暗褐。④月事中断，月经提前，血色紫黑，有小块。舌象：①舌淡紫，苔薄白。②边有瘀点。脉象：①脉迟涩。②脉弦革。

【**络脉不利**】症象：①两侧胁胀不适，时有疼痛，连及脘腹，嗳气后稍减。②右胁疼痛较甚，晚上加剧，不喜揉按，痛在一处，如刀割，胁肋掣痛久不愈。③少腹偏左痛牵引小腹，手不可近。④少腹及胁下疼痛如被杖。⑤四肢拘挛。舌象：舌质暗晦。脉象：脉弦涩。

副症：【**气机不利**】症象：①小腹胀痛拒按。②两胁胀痛。③少腹痛而小便热痛。④食后作胀，脘胀映背，胀痛不可按。⑤时有恶心呕吐。⑥大便燥结。舌象：舌苔两边淡黄，中间一线无苔。

宾症：【**阳气不和**】症象：①往来寒热。②左侧头痛，眼睛发胀。③食欲锐减。④肢体倦怠乏力。⑤大便秘结，小便黄，灼热赤涩。⑥带下，阴道频流浊液。舌象：舌质红赤，舌苔白而暗。脉象：脉弦数。

临床以络瘀气滞症象明显而易见，亦为诊断之主要依据，但必须与血滞症象同见，方可确认。

鉴别诊断

肝络失宣候－血滞不行＋血虚失养－络脉不利＋络脉不和＝**肝络失和候**

└──－气机不利＋络脉失荣＝**肝血失养候**

图2-8-220　肝络失宣候鉴别式示意图

肝络失宣候为瘀滞肝络，络脉失于宣通之证；肝络失和候为肝血不足，兼肝络不和之候，为虚实夹杂之证；肝血失养候则纯系虚证，为肝络失养之候。三者虚实有别。

传变预测

肝络失宣候－血滞不行＋血虚失养－络脉不利＋络脉不和→**肝络失和候**

└──－气机不利＋络脉失荣→**肝血失养候**

图2-8-221　肝络失宣候传变式示意图

肝络失宣候如疏利太过，则多耗伤肝血，瘀滞虽除，而肝血已虚，可转为肝络失和候，甚则转为肝血失养候，均系由实转虚之变。

辨证

定位：肝胆：右胁疼痛较甚，晚上加剧，不喜揉按，痛在一处，如刀割；肝肺：久咳，胁痛；肝脾：胁胀疼痛，连及脘腹，食后作胀，脘胀映背，胀痛不可按，时有恶心呕吐；肝肾：面容晦滞，唇色暗褐，少腹痛。

定性：瘀热：痛如刀割，小便热痛；寒瘀：食欲锐减，肢体倦怠乏力，面容晦滞，唇色暗褐，舌苔薄白腻，舌质淡紫，脉迟涩；气瘀：胁部胀痛，连及脘腹，嗳气后稍减；湿热：胸胁掣痛，脘胀映背，周身痒痛，溲黄，苔腻，脉细。

定量：①轻：胁胀不适，时有疼痛，连及脘腹，嗳气后稍减，晚上加剧，不喜揉按。②中：胁肋掣痛久不愈。

③重：胁痛在一处，如刀割。

论治：当以疏利血瘀为主，辅以疏通气滞，气行则血瘀亦行。

1.随机立法：肝络失宣候，病机为肝气郁滞，渐致肝血瘀滞，肝络因而失于宣通。故其治则当以行气消瘀为主，疏化肝络之瘀滞，兼疏利肝气之郁滞，气行然后瘀亦随去，瘀去然后肝络自得宣通。

2.随位立法：病发于肝，治法自当以疏利肝气、肝络为主。病涉于肺者，宜兼以宣降肺气；病涉于脾者，宜兼以疏利中焦之气；病涉于肾者，宜兼疏利下焦之气。

3.随因立法：病由于血瘀，总宜活血化瘀以宣通肝络。寒瘀宜从温化；瘀热宜从清化；气滞偏盛者，宜参以疏利气机之品；兼湿热者，宜参以清化湿热之品。

4.随症立法：脘腹胀痛者，当参以疏利中焦之品，如厚朴、枳壳、大腹皮、香橼皮之类；小腹胀痛者，当参以疏利下焦气机之品，如乌药、青皮、川楝子、荔枝核、橘核、小茴香之类。

方证：复元活血汤证、复元通气散证、活血化瘀汤证、和营温经法证、和营调经法证、当归四逆汤证、疏肝理气饮证、疏肝汤证、清肝活络汤证、血府逐瘀汤证。

考证：肝络失宣候，瘀滞肝络，络脉失宣者，通称：肝络郁滞，肝络瘀阻，风中血脉。

吴坤安说："如火邪既退之后，身体不能转侧，而兼胁痛者，此必有入络之痰也，宜天虫、全蝎、钩藤、桂枝、瓜蒌、泽兰、竹沥、姜汁之类追之。"[1]**何廉臣按：**"叶氏谓热邪陷入血室，与血相结，必少腹满痛，身体亦重，身之侧旁气痹，及胸背皆拘束不遂，轻者刺期门，重者小柴胡汤去甘药，加延胡、归尾、桃仁，挟寒加肉桂心，气滞者加香附、陈皮、枳壳等，去邪通络，正合其病。此案对症处方，虽从经方加减，而却与叶法大旨相同。"[2]

王旭高云："便血之后，余瘀凝于肝络，余热留于小肠，故少腹疼而小便热痛也。化瘀泄热为治。"[3]**王雨三说：**"（臂痛）气滞。大肠经气血俱盛，气滞则血凝。大肠经之气血不和，故臂为之痛，脉象沉弦带涩，用乌药顺气汤加片姜黄、当归。"[4]

程门雪治右胁肋隐痛，神疲肢倦，胃纳不香，心悸不安。拟和肝胃，养心神。按：本例是肝病善后的治疗。以参、术、苓、草实脾补气；四物汤去地黄加丹参、片姜黄、枳壳以补肝活血，理气止痛；用丹皮、山栀以清肝胆。方中芍药、甘草两味为主药，调和脾胃，柔肝抑肝，乃《金匮》"见肝之病，知肝传脾，当先实脾"之意[5]。

李聪甫治寒湿入胞，下注成带，少腹偏左痛牵引小腹，手不可近，阴道频流浊液，小便灼热赤涩，大便燥结，脉弦革，舌苔两边淡黄，中间一线无苔。弦脉为饮，革脉为寒，寒饮互结，瘀阻作痛。法当和血化瘀，宣湿温经[6]。

钱元龙治慢性肝炎：肝胁部胀痛，食欲锐减，肢体倦怠乏力，面容晦滞，唇色暗褐，舌苔薄白腻，舌质淡紫，脉迟涩。属肝郁气滞，久病入络，气滞血凝，肝络积痹阻。血府逐瘀汤加减，10剂痛止[7]。

编者按：肝络失宣候，因湿邪内蕴于脾，或肝气久郁，或瘀热郁滞下焦，肝气失其疏泄之权，木火内蒸，致肝之络脉瘀滞，肝之阳气失和。见症以肝气、肝络郁滞之症象为主，可兼见阳气不和之脉症。当辛苦开湿郁，凉淡清利湿热，且以疏导肝之气血为主，活血通络以治之。

引用文献

［1］吴坤安.伤寒指掌［M］.上海：上海科学技术出版社，1959：卷一68.

［2］何廉臣.重印全国名医验案类编［M］.上海：上海科学技术出版社，1959：255.

［3］柳宝诒等.增评柳选四家医案［M］.南京：江苏科学技术出版社，1983：283.

［4］王雨三.治病法轨［M］.北京：学苑出版社，2015：157.

［5］上海中医学院.程门雪医案［M］.上海：上海科学技术出版社，2002：146.

［6］李聪甫.李聪甫医案［M］.长沙：湖南科学技术出版社，1979：135.

［7］钱元龙.血府逐瘀汤的临床应用［J］.江苏中医，1965，（5）：17.

十二、肝络失和候

肝络失和候系肝血不足，致肝失柔和之性，而肝气郁滞之候，为肝脏血虚气滞，虚实夹杂之证。多由素体多劳多郁，肝血渐损，肝气渐横而成。

诊断

病名：［中医］胁痛，痛泻，气痢，休息痢，月经不调，痛经，崩漏，臂痛。［西医］胸壁静脉炎，神经官能症，慢性结肠炎，结肠过敏。

证名：肝脾湿热证，肝胆气郁证，肝肺瘀热证，**肝肾血虚证**，肝脾血虚证。

病位：肝脾，肝肾，肝胆，肝肺。

病因：血虚，湿热，气郁，瘀热。

病机状态：虚滞。由平素多劳多郁，致肝血暗耗，肝失血养，肝体失其柔和之性，肝气横逆，郁滞不得宣通，而成血虚气滞之候。

1.肝络失宣候－血滞不行＋血虚失养－络脉不利＋络脉不和

2.血虚失养——→络脉不和——→阳气不和

↓

气机不利

图2-8-222　肝络失和候病机结构式示意图

病形：虚滞；　　**病层**：里；　　**病态**：静；

病性：阴中阳；　**病质**：虚夹实；　**病势**：深，轻，缓。

证象组合：血虚＋络郁＋气滞＋阳郁

主症：【血虚失养】**症象**：①形体虚羸，颜面苍白。②内热口渴。③经血量少色黑，甚至一现辄净。④经行错乱，或提前或落后，一月一行，或二月一行，量较多。**舌象**：①舌苔净少。②苔薄。③舌红苔少而干。**脉象**：①脉虚弦。②脉涩弱。

　　【气机不利】**症象**：①得食则满，不思食。②胁胀痛，腰腹胀痛，小腹胀痛。③月经初期，腹痛甚剧。**脉象**：①脉弦。②脉沉迟。

副症：【络脉不和】**症象**：①痛在两胁，胸胁痛喜按。②小腹痛。③腰酸。

宾症：【阳气不和】**症象**：①口干唇红，目赤，舌燥，声哑。②心烦口渴。③大便燥结。**脉象**：脉弦数。

临床以气滞之胀痛与络脉不和之痛而喜按等症象显明易见，但必须与血虚与阳气不和症象同见，方可确诊。

鉴别诊断

肝络失和候－络脉不和＋气机不宣＋气虚失充＝肝气失调候

└──＋阳气不振＝肝阳失和候

图2-8-223　肝络失和候鉴别式示意图

肝络失和候系肝血虚、肝气滞、肝络不和之证；肝气失调候为肝之气血两虚，且肝气郁滞之候；肝阳失和候则系肝阳虚且血虚气滞之证。

传变预测

肝络失和候＋血滞不行－血虚失养＋络脉不利－络脉不和→**肝络失宣候**

└──＋气虚失养－气机不利＋络脉失荣＋清空失养→**肝血失养候**

图2-8-224　肝络失和候传变式示意图

肝络失和候如过投补养，失于疏利，肝血虽复，气滞不行，可由虚转实而成肝络失宣候；如疏利太过，更耗肝气，则可转为纯虚证之肝血失养候。

辨证

定位：肝胆：两胁痛，胸胁痛喜按，晡剧春发；肝肺：久咳，胁痛；肝脾：痛在两胁，不思食，得食则满，交阴分内热口渴，口干唇红，大便燥结；肝肾：小腹胀痛，腰腹胀痛连胁。

定性：血虚：多疑易怒，夜寐不安，多梦，交阴分内热口渴，舌红苔少而干，脉虚弦；瘀热：内热口渴，经血量少，色黑；气郁：胁肋作疼，腹胀，大便或坚或溏，苔薄白，脉弦；湿热：目赤，声哑，口干舌燥。

定量：①轻：胸胁痛喜按。②中：腰腹胀痛连胁。③重：小腹胀痛。

论治：当养肝之血，疏肝之滞，虚实兼顾。

1.随机立法：肝络失和候，病机为肝血不足，肝体失其柔和之性，不能条达气机而畅发生气，致肝气郁滞而横逆，故其治则当以滋养肝血、肝体为主，兼以疏利肝气，和养肝络，虚实共调。

2.随位立法：病发于肝，法当养肝血，疏肝气，以和肝络。病涉于肺者，兼以宣降肺气；病涉于脾者，兼以益气扶脾；病涉于肾者，宜兼滋肾阴，调肾气。

3.随因立法：病本肝血不足，治当以补养肝血为法。挟瘀热者，兼以清化瘀热；挟气郁者，参以疏利肝气；挟湿热者，参以清利湿热。

4.随症立法：参照肝络失宣候。

方证：调营敛肝饮证、宣郁通经汤证、丹栀逍遥散证、归胶汤证、舒肝肾方证、橘核温经汤证、抑气散证、加味四物汤证。

考证：肝络失和候，肝血不足，络失柔和之性，通称：血虚肝燥，血虚肝横，气血失调，冲任失调。

何廉臣说："调血以和气……四物加兰香汤（加泽兰、制香附6g，乌贼骨9g，茜根2.4g）。"[1] **费伯雄**说："肝主藏血，故为血海。操烦太过，营血大亏，虚气无归，横逆胀痛，调营敛肝饮主之。"[2]

高鼓峰说："又肝藏血，血少则肝叶硬，不肯下垂，将叶抵胃，胃受肝抵，得食则满，愈与肝相逼，殷殷而痛者，久之变成燥症，而为膈症矣。（此一种当入膈症中同看）……肝虚燥痛者，亦不思食，交阴分，外按之不热，病患自言热，口渴。（大便必燥结）逍遥散加生地、丹皮、山栀，甚者疏肝益肾汤加当归主之。"[3]

施今墨治痛经，月经初期，腹痛甚剧，量少色黑，舌苔正常，脉象沉迟。调冲散寒湿为宜[4]。

何任说："余治月经不调，尝以四物汤为基本方，且兼采益母胜金丹，视辨治需要而随证用之。逍遥散加减亦为常用。于经水先后无定期，先用定经汤以定经并舒肝肾之气，往往有明显之效果。傅青主论定经汤，谓：'此方舒肝肾之气，非通经之药也，补肝肾之精，非利水之品也。肝肾之气舒而精通，肝肾之精旺而水利，不治之治，正妙于治也。'"[5]

何任治月经不调，多疑易怒，夜寐不安，多梦，胁肋作疼，腹胀，大便或坚或溏，苔白薄，脉弦。宜和营散郁，疏肝理气。5剂。服药后睡眠较好，神情亦安，腹胀已减，大便调达，唯胁肋痛尚偶见，苔薄脉弦。原方加减。5剂。按：本例病人，原有神经官能症，又值更年期，故出现气血不调，肝郁胁痛腹胀各症，以四逆散合甘麦大枣汤合方投之，复诊服药后即告痊愈[5]。

张学能治慢性腹泻，反复缠延已4年，其发与饮食、寒热、情志等失调有关。曾做大便培养、乙状结肠镜及X线胃肠摄片等检查，诊断为慢性结肠炎、结肠过敏。近1月来，因家庭琐事，情志不畅，旧恙复发，脘胁作胀，肠鸣攻痛，痛则泻下，日3~4次，心烦不寐，寐则梦多，舌淡红苔薄白，脉小弦。大便化验无异常。此乃肝郁侮脾。《经》曰："肝欲散，急食辛以散之。""肝苦急，急食甘以缓之。"（《素问·脏气法时论》）"损其肝者，缓其中。"（《难经·十四难》）治宜辛散甘缓，拟四逆散、甘麦大枣汤、桂枝龙牡汤等方出入。7剂。二诊：胁胀腹痛大减，腹泻减至日1~2次，夜寐仍差，舌脉同前。予原方加酸枣仁9g。7剂。三诊：胁胀腹痛均除，大便软而成形，日行1次，夜能安寐。嘱原方再服7剂后停药[6]。

编者按：肝络失和候，因湿热久恋肝脾，耗伤脾气肝血，或肝肺瘀热郁滞，或情怀不遂，耗伤肝血，郁滞肝气。肝血虚，则不能和养肝肾之络，肝气滞，不得疏泄，则可致肝阳失和，而成肝之气血虚实不调之证。当补肝之血，疏肝之气，解肝之郁，清热凉血，虚实共调。如为妇科之病，又当和其气血，调其冲任。

引用文献

［1］俞根初等.重订通俗伤寒论［M］.上海：上海科学技术出版社，1959：354.

［2］张元凯，时雨苍，杨伯棠，等.孟河四家医集［M］.南京：江苏科学技术出版社，1985：86.

［3］高鼓峰等.医宗己任编［M］.上海：上海科学技术出版社，1959：76，77.

［4］祝谌予，翟济生，施如瑜，等.施今墨临床经验集［M］.北京：人民卫生出版社，1982：226.

［5］何任.四逆散辨略［J］.北京中医学院学报，1985，（2）：36.

［6］张学能.李中梓九个泄泻治法的临床运用［J］.中医杂志，1980，（6）：53.

十三、肝血失养候

肝血失养候为肝血耗损之候，为虚损证中常见之候。由于肝血不足，久则肝体失其生气，渐渐损及阳气，而成气血两损之证。

诊断

病名：［中医］血虚胁痛，血虚腰痛，月经涩少，产后发痉。

证名：**心肝血虚证**，肝肾血虚证。

病位：心肝，肝肾。

病因：血虚。

病机状态：虚损。由多劳多郁，损耗肝血，致肝之生气不振，肝气亦虚，阳气失和，上不能养清空，外不能荣络脉。

1.**肝气不振候**–神气不振+络脉不和+阳气不和

2.**血虚失养**——气虚失充——阳气不和

↓

清空失养——络脉失荣——络脉不和

图2-8-225 肝血失养候病机结构式示意图

病形：虚损；　**病层**：里；**病态**：静；

病性：阴中阳；**病质**：虚；**病势**：深，重，缓。

证象组合：血虚+气虚

主症：【血虚失养】**症象**：①形体虚羸，颜面苍白。②心悸怔忡。③月经涩少，甚至一现辄净。**舌象**：舌淡苔净少。**脉象**：①脉弦细。②脉象涩弱。③脉浮软。④脉弦无力。

　　【清空失养】**症象**：①头眩。②目涩，目昏不明。

副症：【气虚失养】**症象**：①精神委顿。②声低息短。③少气懒言。④食欲不振。⑤自汗。**脉象**：脉浮软。

　　【络脉失荣】**症象**：①挛急，腰痛抽掣，屈伸不利。②腰间酸软痛楚。

宾症：【阳气不和】**症象**：①寒热。②身痛。③心烦口渴。④指冷。

　　【络脉不和】**症象**：①发痉，痉挛不止。②胁下筋急，不得太息。

临床以络脉症象显见，但必须与气血两虚，尤其是血虚、阳气不和症象同见，方可确认为本证。

鉴别诊断

肝血失养候–阳气不和+神气不振–络脉不和=**肝气不振候**

└──–络脉失荣–气虚失养–血虚失养+阴虚失养+阴液消涸=**肝阴失养候**

图2-8-226 肝血失养候鉴别式示意图

肝血失养候偏重于血虚、络脉不和；肝气不振候偏重于气虚、神气不振；肝阴失养候则为阴虚液涸之损证。

传变预测

肝血失养候–气虚失养–清空失养–络脉失荣+气机不利→**肝络不和候**

└──–络脉失荣–络脉失和+气机不宣+气机不利→**肝气失调候**

└──–气虚失养–血虚失养+阴虚失养+阴液消涸→**肝阴失养候**

图2-8-227 肝血失养候传变式示意图

肝血失养候为虚损之证，治当缓调，如过投温补，反滞气机，可转为肝络不和候，或转为肝气失调候，均为因虚致实之变；如妄行温燥，消伐肝阴，亦可转为肝阴失养候。

辨证

定位：心肝：心悸怔忡，挛急，发痉；肝肾：头眩，目昏不明，胁下筋急，腰痛抽掣，屈伸不利，腰间酸软痛楚。

定性：血虚：面色萎黄，神倦乏力，低热，脉虚无力；气虚：精神委顿，声低息短，少气懒言，食欲不振，胁胀作痛，头眩，月经不调。

定量：①轻：面色萎黄，精神委顿，声低息短，筋脉挛痛，怔忡，月经涩少。②中：颜面苍白，头眩，目昏，胁痛抽掣，屈伸不利。③重：形体虚羸，寒热，身痛，挛急，发痉。

论治：补肝之血，尤当补肝之气，使气旺则能生血，则虚损可复。

1.**随机立法**：肝血失养候，其病机为肝血不足，渐损及肝气，致肝之生气不荣，肝之阳气失和，而成虚损之候。其治则当以温养肝血，温补肝气为主，血生于气，故补气尤重于养血，更当兼以和肝之阳，以畅发其生气，从缓图治。

2.**随位立法**：病本于肝，法当以补养肝之气血为主。病涉于心者，兼补其心血；病涉于肾者，兼滋其肾阴。

3.**随因立法**：原本肝血不足，渐至肝气亦虚，故滋补肝血，必兼以温补肝气，以气能生血，欲补其血，必补其气，如气虚症象显著，必大补其气，以生其血。

4.**随症立法**：肝主筋，肝血不足以养筋，多致筋挛筋痛，甚则发痉，当于补血之中，兼以柔筋养筋之品，如桑寄生、秦艽、木瓜之类，若发痉急，尚可加用风药如防风、羌活、独活、钩藤之类，行经通络，以缓解其痉急。

方证：加味当归补血汤证、加味当归地黄饮证、唐氏补肝寄生汤证、补肝散证、清燥养荣汤证、当归补血汤证、胶艾四物汤化裁证。

考证：肝血失养候，肝血虚者，通称：肝血亏损，血虚肝燥，血虚生风，血不养筋。

俞根初说："产后去血过多，筋无血养，挛急，发痉，脉浮软者，加味当归补血汤。"[1] **何廉臣说**："补肝如地骨皮饮、唐氏补肝寄生汤、三甲复脉汤、清燥养荣汤、四物绛覆汤之类。"[1] **李用粹说**："血为气配，气之所丽，以血为荣。凡吐衄崩漏，产后亡阴，肝家不能收摄荣气，使诸血失道妄行，此眩晕生于血虚也。"[2]

尤在泾说："肝虚者，肝阴虚也，阴虚则脉细急，肝之脉贯膈布胁肋，阴虚血燥，则经脉失养而痛，其症胁下筋急，不得太息，目昏不明，爪枯色青，遇劳即甚，或忍饥即发者是也，滑氏补肝散。"[3] **姚国美说**："失血后眩晕，怔忡，夜不能寐者，因亡血过多，肝脏失养，法宜育阴息风，补肝养荣汤主之，黄连阿胶汤亦主之。"[4]

赖良蒲治月经涩少：精神委顿，形体虚羸，声低息短，少气懒言，食欲不振。频年以来，经血量少，甚至一现辄净，颜面苍白，脉象涩弱，舌苔净少，心烦口渴。诊断七情郁结，气虚血少，脾胃亏损，化源衰竭。疗法：议用补阴养血法。服药8剂，精神好转，食欲增进，再予圣愈汤10剂而愈[5]。

李英麟治血虚肝郁（神经衰弱，缺铁性贫血）：睡眠不佳，多梦易惊，头晕，目涩，食欲不振，大便干燥。从心肝两经，养血安神。加麻仁滋脾丸。服8剂药后，已能入睡，血红蛋白上升为11g/dl[6]。

编者按：肝血失养候，多由吐衄崩漏，或新产亡血过多，以致血虚不能养肝。肝脾气血虚弱，久虚不复，必累及肾之阴阳，不能上养清空清窍，外荣络脉。且气随血去，气亦不足。因而补养肝血，必兼以益气，补气即可生血。气血双补，以固其本，略佐行经和络之品，以和其标。

引用文献

［1］俞根初等.重订通俗伤寒论［M］.上海：上海科学技术出版社，1959：326，422.

［2］李用粹.中华医书集成·证治汇补［M］.北京：中医古籍出版社，1999：100.

［3］尤在泾.金匮翼［M］.上海：上海卫生出版社，1957：卷六31.

［4］姚国美.姚国美医学讲义合编［M］.北京：人民卫生出版社，2009：155.

［5］赖良蒲.蒲园医案［M］.南昌：江西人民出版社，1965：200.

［6］李英麟.中医肝病理论在临床上的运用［J］.江苏中医，1965，（5）：2.

十四、肝阴虚滞候

肝阴虚滞候系肝阴不足，肝气郁滞之候。肝体阴而用阳，肝阴不足，致肝体虚燥，失其柔和条达之性，肝气因而横逆，成虚实夹杂之候。多由肝郁过投温燥，耗伤阴气所致。

诊断

病名：[中医] 胃脘痛，厥阳胃痛，胸痹，心痛，胁痛，久泻，月经不调，不孕，痛经，闭经，乳病。[西医] 甲状腺功能亢进症，慢性肝炎，慢性迁延性肝炎，慢性胆囊炎，胆石症，肝硬化，心绞痛，心肌梗死，十二指肠溃疡，结肠过敏症，多囊肝，多囊肾，男子乳腺发育症，原发性闭经，子宫发育不良，经前期综合征，原发不孕。

证名：肝胆湿火证，肝胆气郁证，心肝气瘀证，肝胃气痰证，肝胃气火证，心肝瘀热证，肝肾瘀热证，肝肾痰瘀证，**肝胃阴虚证，肝肾阴虚证**，心肝阴虚证。

病位：肝胃，心肝，肝肾，肝肺，肝胆。

病因：阴虚，气郁，气痰，气瘀，气火，湿火，瘀热，痰瘀。

病机状态：虚滞。由肝郁过投刚燥疏利，或忧郁太过，暗耗肝阴，肝阴不足，肝体刚燥，气失条达，郁滞不行，而成虚实夹杂之候。

1.肝气横逆候－气机不宣－阳气不和＋阴虚失养＋阴液消涸＋清空不宁

2.阴虚失养——阴液消涸——清空不宁

气机不利————————气机冲逆

图2-8-228　肝阴虚滞候病机结构式示意图

病形：虚滞；　　**病层**：里；　　**病态**：静；

病性:阳; **病质:**虚夹实; **病势:**深,重,缓。

证象组合:阴虚+气滞+阴涸+气逆+神扰+清空

主症:【阴虚失养】症象:①神疲形瘦色萎。②不寐,多梦。③低热逗留,午后潮热。④盗汗。⑤倦怠无力。⑥耳鸣。**舌象:**①舌尖红,苔薄,少苔。②舌裂。**脉象:**脉左弦细。

【气机不利】症象:①胸胁满闷。②胸脘胁痛,胸腹䐜胀,满闷痞胀,食后脘腹作胀。③肝脾肿大且疼,胁肋攻痛,胁腹疼痛,腹胀。④睾丸刺痛。**舌象:**舌红苔腻。**脉象:**脉弦细,右则弦滑。

副症:【阴液消涸】症象:①形体消瘦。②唇红发皱。③口干口苦。④时有衄血。⑤月汛参差,经量少而色鲜。⑥带下缠绵,色白而质黏稠。⑦自汗。⑧小便短黄,小便赤黄尿频。⑨便结,大便先坚后溏。**舌象:**①舌光红无苔,苔剥,苔薄黄。②苔薄黄糙。③舌红绛,无苔无津。**脉象:**①脉弦。②脉弦细数。

【神志不宁】症象:①心悸不宁。②心烦,失眠。

宾症:【气机冲逆】症象:①吞酸吐苦,嗳气频频。②微咳,咳逆。

【清空不宁】症象:①耳鸣。②头晕。③眩晕。

临床以气机郁逆之肝横症象明显而易见,但必须与肝阳不足之症同见,方为本候。

鉴别诊断

肝阴虚滞候–阴虚失养–阴液消涸–清空不宁+气机不宣+阳气不和=**肝气横逆候**

└──+血虚失养+络脉不和+阳气不和=**肝络失和候**

图2-8-229 肝阴虚滞候鉴别式示意图

肝阴虚滞候为肝阴虚而肝气横逆之候;肝气横逆候为肝阴未虚而唯肝气自逆之证;肝络失和候则系血虚肝横气滞之证。

传变预测

肝阴虚滞候–阴虚失养–阴液消涸–清空不宁–气机冲逆+气机不降+气机不宣+阳气不和→**肝气失疏候**

└── –气机不利–气机冲逆–清空不宁+清空失养+清窍不利+神志不宁→**肝阴失养候**

图2-8-230 肝阴虚滞候传变式示意图

肝阴虚滞候如过投滋阴腻滞,阴虚虽复而肝气未疏,可转为肝气失疏候;若过投疏利,肝阴更伤,则可转为肝阴失养候。

辨证

定位:肝胃:胸脘胁痛,胃痛引胁背,口苦燥渴,吞酸吐苦,嘈杂;肝脾:泄泻,下痢后重;心肝:烦闷,心烦;肝肺:微咳,咳逆;肝肾:胁肋攻痛,睾丸刺痛。

定性:阴虚:神疲形瘦色萎,不寐,多梦,低热逗留,午后潮热,盗汗,倦怠无力,耳鸣;气:胸脘胁痛,胸腹䐜胀,胁肋攻痛,胁腹疼痛,腹胀,食后脘腹作胀;痰:胸胁满闷;瘀:肝脾肿大且疼,睾丸刺痛;火:口咽发干,口苦,燥渴,嘈杂,小便赤黄,尿频,便结,大便先坚后溏。

定量:①轻:胸脘胁痛。②中:满闷痞胀。③重:胸腹䐜胀,胁肋攻痛。

论治:柔养肝阴,疏利肝气,虚实并调。

1.随机立法:肝阴虚滞候,病机为肝阴不足,肝体燥而失柔和之性,肝气失于条达而横逆,故其治则当滋养肝阴,以复其肝体之柔和,兼以疏利肝气,以平其肝之横逆,虚实兼顾。

2.随位立法:病在于肝,法当以滋养肝阴,疏利肝气为主。病涉于脾胃者,宜兼养脾胃之阴;病涉于心肺者,宜兼养其心肺之阴;病涉于肾者,宜兼滋其肾阴。

3.随因立法:病本于阴虚,自当以滋养肝阴为主。兼气滞者,参以疏利肝气;挟痰者,佐以清化痰热;挟瘀者,兼以清热化瘀;兼火者,必佐以清降。

4.随症立法:胸咽堵塞加贝母、郁金、枇杷叶、射干;作呕加枇杷叶、竹茹、荷蒂、生牡蛎;胃不开、食不振加生扁豆、生谷芽、川石斛;作泻加生牡蛎、山药。

方证:一贯煎证、一贯煎加味证、乙癸同源饮加减证、人参乌梅汤证、疏肝益肾汤证、胶艾绛覆汤证、胶地寄生汤证、柔肝滋胃饮证。

考证:肝阴虚滞候,肝阴虚,肝气横,气冲横逆者,通称:阴虚肝燥,阴虚肝郁,阴虚肝旺,阴虚肝横,血虚肝燥,厥阳犯胃,肝胃不和。

叶天士治病后阴伤作泻：乌梅、白芍、炙草、广皮、茯苓、荷叶[1]。**吴鞠通**说："久痢伤阴，口渴舌干，微热微咳，人参乌梅丸主之……若液亏甚而土无他病者，则去山药、莲子，加生地、麦冬。"[2] **沈又彭**说："魏玉璜一贯煎方，治肝肾阴虚，气滞不运，胁肋攻痛，胸腹膜胀，脉反细弱，或虚弦，舌无津液，喉干燥者。沙参、麦冬、生地、当归、枸杞子、川楝子。口苦燥者，加酒炒川连。"[3] **何廉臣**说："胶地寄生汤……专治血虚络空，肝厥胃痛，痛引背胁，头晕嘈杂，两膝胫冷，多效……魏氏一贯煎……善治胸脘胁痛，吞酸吐苦，疝气瘕聚，一切肝病……胶艾绛覆汤……善治虚体郁结伤中，脘胁串痛。"[4]

高鼓峰说："肝虚燥痛者，亦不思食，交阴分，外按之不热，病人自言热，口渴。（大便必燥结）逍遥散加生地、丹皮、山栀，甚者疏肝益肾汤加当归主之。"[5]

刘渡舟说："据个人经验，此方治慢性肝炎晚期，出现蛋白倒置，或乙型肝炎"澳抗"阳性的，或亚急性肝坏死，而出现上述脉证时，不妨加以使用，有较好的功效。（软坚活络，柔肝滋胃法）"[6] **章真如**治突患黄疸型肝炎，中西医抢救3个月，逐渐恢复。出院不到一个月，肝区疼痛加剧，脘腹胀满，口干口苦，食欲减退，精神不振，睡不安寐，谷丙转氨酶300单位，脉弦细，舌红苔薄黄，面色黎黑，肝大2cm，脾可触及。大病未复，生活失调，情志忧郁，郁久阴血更耗。治法养阴疏肝，一贯煎加味。5剂疼减，唯腹胀未减，难以入寐，加鸡内金10g，珍珠母30g，30剂。去广木香，加知母10g，30剂。舌转淡红，有薄白苔，阴气已复。按原方10剂，制成丸剂，长期服用[7]。

周兰若治蛊毒痹络，伐损肝脏，肝阴不足，胁下痞满肿痛。产育频密，暗耗肾元，肾真亏虚。耳鸣，头晕，腰酸。月汛参差，经量少而色鲜，带下缠绵，色白而质黏稠。汛期少腹隐痛，得按稍缓，经后渐瘥。神疲肢软，时有衄血。脉弦细数，苔薄黄糙。拟育肾涵肝，投自订乙癸同源饮加减。服5剂，带净，腹和，汛期准行，色量如常，再予原方调治3月[8]。

编者按：肝阴虚滞候，因肝肾胃阴虚，不足以养肝，致肝燥气滞，肝燥生内热，而消涸阴液，或肝失疏泄，则肝气郁滞而上逆，胃失和降，而成阴虚肝燥之证。当以滋补肝肾之阴血为主，以柔肝和胃，兼以疏利肝气，以除其郁滞。

引用文献

［1］叶天士.临证指南医案［M］.上海：上海卫生出版社，1958：350.

［2］吴鞠通.温病条辨［M］.福州：福建科学技术出版社，2010：136.

［3］沈又彭.沈氏女科辑要［M］.南京：江苏科学技术出版社，1983：10.

［4］俞根初等.重订通俗伤寒论［M］.上海：上海科学技术出版社，1959：358.

［5］高鼓峰等.医宗己任编［M］.上海：上海科学技术出版社，1959：77.

［6］刘渡舟.阴虚性的肝胃不和证治［J］.新中医，1978，（1）：17.

［7］章真如.滋阴疗法及其有关问题［J］.中医杂志，1980，（11）：21.

［8］陆文彬.周兰若先生治疗痛经的经验［J］.浙江中医药，1978，4（5）：13.

十五、肝阴失养候

肝阴失养候为肝阴虚损之候，系肝虚证中深重之候。多由久病内热伤阴，或郁劳过度，耗损肝阴，或肝郁过投温燥克削，劫伤阴液，致肝阴渐虚，而终入损门。

诊断

病名：[中医]眩晕，头痛，胁痛，心悸，惊悸，不寐，脱发。[西医]神经官能症，高血压，高血压性心脏病，慢性肝炎，肝病恢复期，慢性粒细胞白血病。

证名：**肝脾阴虚证，肝肾阴虚证，心肝阴虚证**。

病位：肝肾，肝脾，心肝。

病因：阴虚。

病机状态：虚损。由积劳积郁，暗耗肝阴，或久病内热伤阴，或肝郁过投温燥疏利，耗伤阴液，致肝阴渐虚，终致虚久不复而入损门。

1.肝阴虚滞候−气机不利−气机冲逆−清空不宁＋清空失养＋清窍不利＋神志不宁＋络脉不和

2.阴虚失养⟶⟶阴液消涸⟶络脉不和

↓　　　　↓

清空失养⟶清窍不利⟶神志不宁

图2-8-231 肝阴失养候病机结构式示意图

病形：虚损； **病层**：里； **病态**：静；

病性：阴； **病质**：虚； **病势**：深、重、缓。

证象组合：阴虚+阴涸+空窍+络脉+神扰

主症：【阴虚失养】症象：①形瘦色苍，须发早白，脱发。②爪甲色淡。③牙齿松浮，难于咀嚼。④腰膝无力，腰腿酸软。⑤精神不振，身倦乏力，心慌，气短。⑥尿后余沥不尽。⑦时有遗精。**舌象**：舌淡红无苔。**脉象**：①脉细弱，脉软弱。②脉两寸关有力，两尺弱不应指。

【清空失养】症象：①眩晕目暗。②目眩耳鸣。③头晕头痛。④头昏而胀。⑤健忘。

副症：【阴液消涸】症象：①舌无津液。②咽喉干燥，口干不饮。③火升面热，红光满面。④夜尿频数。⑤带下绵绵。⑥便燥，大便时溏。**舌象**：①舌红苔薄黄。②苔根部微黄。**脉象**：①脉虚弦。②脉细数。③脉细弦带数。④脉沉弦细数。

【清窍不利】症象：①咽干。②两目干涩。③夜盲。④耳鸣。

宾症：【络脉不和】症象：①两胁隐痛，连腰胯。②胸胁攻痛。③四肢酸麻，手指麻木。④颈转动困难。⑤腰胁引痛，腰酸，腰痛腿酸。

【神志不宁】症象：①夜不得眠。②多梦。③性躁易怒。

临床以空窍症象常见，络脉、神志症象亦常见，然诊断仍当以阴虚液涸症象为依据。

鉴别诊断

肝阴失养候 – 阴虚失养 – 阴液消涸 – 清窍不利 – 神志不宁 + 络脉失荣 + 阳气不和 = **肝血失养候**

└ – 清空失养 + 清空不宁 – 清窍不利 – 络脉不和 + 经脉失荣 – 神志不宁 + 阴热蕴蒸 = **肾阴失养候**

图2-8-232 肝阴失养候鉴别式示意图

肝阴失养候为肝之阴液虚损之证；肝血失养候系肝之血气虚损之证；肾阴失养候则为肾阴虚损之候。

传变预测

肝阴失养候 – 清空失养 + 清空不宁 + 阳气浮越 – 络脉不和 → **阴虚阳浮候**

└── + 阳气不振 + 津液不固 + 阴精不固 + 络血不固 → **阴损及阳候**

图2-8-233 肝阴失养候传变式示意图

肝阴失养候如调治失当，阴虚则阳亢，肝阴虚损而肝阳独亢，则可转为阴虚阳浮候；如损久不复，亦可损及阳气，而成阴损及阳候。

辨证

定位：肝肾：眩晕目暗，夜不得眠，两胁隐隐微痛，连及腰胯，或胁肋攻痛，腰腿酸软，喉咽干燥；肝脾：面红，唇红发皲，口干，口苦，大便干结，小便短黄，神倦体困，纳谷不馨，纳少神疲，肢体无力；心肝：眩晕，头痛，心慌，气短，失眠，健忘，烦躁易怒。

定性：阴虚：形瘦色苍，须发早白，爪甲色淡，精神不振，身倦乏力，尿后余沥不尽，时有遗精。

定量：①轻：发白脱发，眩晕目暗。②中：面红，唇红发皲，口干，口苦。③重：牙齿松浮，腰膝无力，心慌，气短。

论治：当大剂滋养阴液，以柔肝救燥，从缓调治，以图渐复。

1.随机立法：肝阴失养候，其病机为肝之阴液亏损，不能荣养空窍与络脉，阴不配阳，有蠢动之势。故其治则当以大剂滋阴增液为主，柔养肝体，以配肝阳，不可过投寒滞，有损肝阳。

2.随位立法：肝阴不足，自当以滋补肝阴为主。病涉于肾，更应兼滋其肾阴，滋水以生木，所谓"乙癸同源"；病涉于心者，当兼以滋养心阴。

3.随因立法：肝肾同源，为母子之脏，补肝阴，必兼补其肾阴，所谓滋水以涵木之法。

4.随症立法：有心悸怔忡，失眠健忘者，当兼养其心神，如酸枣仁、朱茯神、丹参、远志之类；肝阴虚以致肝阳亢者，当兼以镇潜，如石决明、珍珠母、磁石、生龙牡之类；有滑精者，当兼以收固肾精，如菟丝子、金樱子、山茱萸之类。

方证：首乌延寿丹证、唐氏补肝寄生汤证、拯阴理劳方加减证、填精益血汤证、水土两滋汤证、补肝汤证、杞菊地黄丸证、滋阴平肝养心安神方证、补脑汤证。

考证：肝阴失养候，肝之阴液枯燥，是为气阴不足的阴损证，通称：肝阴虚弱，肝阴亏损，阴虚肝燥，阴虚肝旺，阴虚风动，下虚上实。

陈士铎说："人有贪色房劳，又兼恼怒，因而风府胀闷，两胁作痛，人以为色欲损肾，怒气伤肝，理当兼治，而不知兼治之中尤当治肾也……方用填精益血汤……此症亦可用水木两滋汤。"[1]"人有忧愁之后，终日困倦，至夜而双目不闭，欲求一闭目而不得者……是肝气之太燥……方用润燥交心汤……安睡丹亦妙。"[1]"大怒之后，两胁胀满，胸间两旁时常作痛，遂至饭食不思，口渴索饮，久则两腿酸痛，后则遍身亦痛，或痛在两臂之间，或痛在十指之际，痛来时可卧而不可行，足软筋麻，不可行动……必须泻阳明之火……方用伐木汤……二石汤亦佳。"[1]

费伯雄说："《经》曰：肝气热则胆泄口苦，筋膜干，筋膜干则筋急而挛，发为筋痿。肝胆相连，肝热则胆亦热，胆汁内沸，故发为口苦。血为火劫，不能养筋，筋急而挛，故为筋痿也。水木华滋汤主之。"[2]**尤在泾**说："房劳过度，肾气虚弱，赢怯之人，胸胁之间，多有隐隐微痛，此肾虚不能纳气，气虚不能生血之故。气与血，犹水也，盛则流畅，少则壅滞。故气血不虚则不滞，既虚则鲜有不滞者，所以作痛。宜用熟地、破故纸之类补肾，阿胶、芎、归之类和血。若作寻常胁痛治，即殆矣。"[3]

蒲辅周治头痛头晕（神经官能症）：一年多卧床不起，目眩，耳鸣，心慌，气短，颈转动困难，身倦乏力，精神不振，腰痛腿酸，大便时溏，食纳不振，月经不调，口干不饮，舌淡红无苔，脉沉弦细数。属肝肾不足，阴虚阳亢之征，宜壮水之主，以制阳光。桑椹膏每早9g，杞菊地黄丸每晚6g，连服一月，每日能起坐四五次，起坐时周身发抖，睡眠不佳。加生熟枣仁各4.5g，远志2.1g，夏枯草3g，水煎取汁冲膏丸，继服一月，能起床下地活动。改养阴健脾兼治，早服人参养荣丸9g，晚服杞菊地黄丸9g，一月，已能出户外散步。脉左寸微感不足，余脉弦缓，肝阴与心气仍感不足，宜养阴潜阳并益心气，仍住小剂缓图[4]。

李英麟说："肝阳上逆的产生原因，主要由肝血不足或肝阴虚，肝阳相对偏亢所致。而肝阴虚常见原因除血虚引起者外，肾阴不足，水不涵木亦为主要原因。也反映了根本上有肝血亏损，肝阴虚或肾阴不足的病变存在。所以，应将肝阳上逆作'本虚标实'症看待，不能误认为纯实症。"[5]**王华明等**说："患者口干，舌质红，胁肋疼痛，下肢酸软，为肝阴不足，气滞血瘀所致。又因肝木克土，故纳谷不馨，食欲不振。周（光英）老认为患者症情虽然复杂，但肝阴亏虚是其主要方面，故以一阴煎养阴柔肝。方中生地、熟地、麦冬、白芍为滋阴养肝要药，但性多黏腻呆滞，故加苍术以防生地、熟地泥膈之弊。且'苍术能总解诸郁……气味辛烈，强胃健脾，发谷之气'（朱丹溪语），故肝郁渐解，纳谷渐增。龙葵、虎杖合丹参、牛膝，共奏活血散结之功，故治疗两月后，胁痛完全消失。后患者食欲既振，虑苍术久用伤阴，故去苍术加酸枣仁、茯苓，以养心安神，调理善后。"[6]

编者按：肝阴失养候，常由肾阴不足以资生肝阴，或久病耗伤肝之阴液，肝失其柔和之性，虚燥内起，上不能荣养空窍，又内扰心神，肝风内动，外不能濡润肝络，肝燥犯脾，更可伤残脾气，成肝脾失和之证。当以补肾阴、滋养肝阴为主，兼以益气健脾，养心安神。

引用文献

［1］柳长华.陈士铎医学全书［M］.北京：中国中医药出版社，1999：739，782，838.

［2］张元凯，时雨苍，杨伯棠，等.孟河四家医集［M］.南京：江苏科学技术出版社，1985：70.

［3］尤在泾.金匮翼［M］.上海：上海卫生出版社，1957：卷六 32.

［4］中国中医研究院.蒲辅周医案［M］.北京：人民卫生出版社，1972：20.

［5］李英麟.中医肝病理论在临床上的运用［J］.江苏中医，1965，（5）：4.

［6］王华明，周荣根.老中医周光英运用一阴煎的经验［J］.上海中医药杂志，1983，（8）：7.

第六节　肾脏病候

肾主藏精，为水火之脏，先天之本，多所耗损，故肾脏诸候以虚证为多而实证少，虚中夹实之候亦不少见。实证以肾气失宣候为基本结构，以"气化不行＋气机不利＋络脉不和"为基础结构形式。肾虚证有阴阳之分，阴证伤在肾气、肾阳，以肾气不充候为基本结构，以"经脉失养＋津液不固"为基础结构形式；阳证伤在肾阴、肾精，以肾阴失养候为基本结构，以"阴虚失养＋阴液消涸"为基础结构形式。

表2-8-6　肾脏诸候系统表

病态	候名	主证	副证	宾证
郁滞	肾气失宣候	气化不行	气机不利	络脉不和
郁结	肾气郁结候	气机郁结	气机不利	气化不行

续表

病态	候名	主证		副证		宾证	
虚弱	肾气失充候	气虚失充		经脉失养		津液不固	
郁滞	肾阳失宣候	阳气不行		络脉不利		气化不行	
郁闭	肾阳闭塞候	阳气闭塞	气机郁结	气机不利		气化不行	
虚损	肾阳不振候	阳气不振	清空失养	经脉失养	神气不振	津液不固	阴精不固
虚滞	肾阳不化候	阳气不振		气化不行		气机不利	经脉失养
虚结	肾阳虚结候	阳气不振		气机郁结		阳气不行	
虚逆	肾阳虚逆候	阳气不振	阴虚失养	阳气浮越	清空不宁	清窍不利	气机冲逆
郁滞	肾络失宣候	络脉不利		血滞不行		气机不利	
蕴炽	肾阴消灼候	津气蕴炽	血热蕴炽	气化不行	阴液消涸	络脉不和	络血妄行
虚炽	肾阴虚炽候	阴虚失养	阴热蕴炽	阴精不固	经脉失养	气化不行	络血妄行
虚滞	肾阴虚滞候	阴虚失养	气机不利	络脉不和		气化不行	
虚损	肾阴失养候	阴虚失养	清空不宁	经脉失养	阴液消涸	阴热蕴蒸	
虚炽	君相失宁候	阴虚失养	阴热蕴炽	神志不宁	阴精不固	络血妄行	
虚逆	心肾不交候	阴虚失养	阳气浮越	神志不宁	阴液消涸	阴精不固	
	龙雷不藏候	阴虚失养	阳气浮越	清空不宁	清窍不利	络血妄行	气机冲逆
	火不归原候	阴虚失养	阳气浮越	阳气不振	清空不宁	清窍不利	络血不固

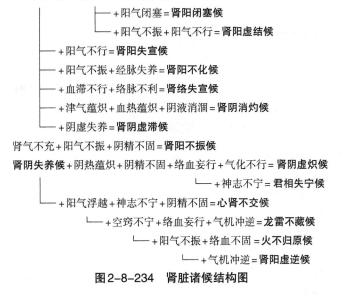

图2-8-234 肾脏诸候结构图

一、肾气失宣候

肾气失宣候系肾气郁滞，不得宣化之候。多由湿邪郁滞，肾气不得宣利，气化失司，为肾腑气分之实证。

诊断

病名：[中医] 腰痛，热淋，膏淋，气淋，劳淋，癃闭，风湿痹证，疝气。[西医] 慢性前列腺炎，前列腺增生，乳糜尿，膀胱结石。

证名：肝肾风湿证，**脾肾湿热证，肝肾湿热证，肺胃气郁证**，肝肺气郁证，**肝肾气郁证**，脾肾气虚证。

病位：肝肾，脾肾，肺肾，肺胃，肝肺。

病因：湿热，风湿，气郁，气虚。

病机状态：郁滞。由湿邪郁滞，或外受湿邪，湿从下受，或中焦之湿下流，郁滞肾气，以致肾气不得宣利，或由肝肺气郁，亦可致气化不及膀胱，肾气不行于肾络而成。

病机结构式：1.肾气郁结候－气机郁结＋络脉不和

2.气化不行←──气机不利──→络脉不和

病形：郁滞；　　　**病层**：里；　**病态**：静；

病性：阴中有阳；　**病质**：实；　**病势**：浅，轻，缓中有急。

证象组合：气化＋气滞＋络郁

主症：【气化不行】**症象**：①小便不利而赤。②小溲不爽，努撑始出，小便癃不出，涓涓不通，小便频数窘急。③小便浑浊，如泔如乳，荤食后尤甚。④尿道热涩疼痛。**舌象**：①舌红苔黄。②舌苔白薄。**脉象**：①脉滑数。②脉象小滑。③脉弦，脉弦迟。

副症：【气机不利】**症象**：①小腹急痛，胀满拒按。②少腹胀痛。③睾丸肿大。④腰间重着作痛。⑤腹满引背。**舌象**：舌苔黄厚。**脉象**：①脉沉数。②脉弦数。③脉细数，左关弦。

宾症：【络脉不和】**症象**：①腰痛，腰间发热，腰髀痛，形神困苦。②两膝疼痛。③痿弱无力，筋挛难以屈伸，筋胀甚苦。④少腹酸楚。**脉象**：①脉濡数。②脉弦且革。

临床以肾之气化不行症象明显而易见，肾络不和亦为显见症象，但必须与气机郁滞症象同见，方可确诊。

鉴别诊断

肾气失宣候－络脉不和＋气机郁结＝肾气郁结候

└──－气机不利＋阳气不行＝肾阳失宣候

图2-8-235　肾气失宣候鉴别式示意图

肾气失宣候系肾气郁滞，宣化不行之候；肾气郁结候则为实邪内结，肾气失于宣化之证；肾阳失宣候则系阴邪郁滞肾阳，阳气不化之证。各自浅深轻重不同。

传变预测

肾气失宣候－络脉不和＋气机郁结──→肾气郁结候

└──－气机不利＋阳气不行──→肾阳失宣候

├──络脉不和＋络脉不利＋血滞不行──→肾络失宣候

├──气机不利＋津气蕴炽＋血热蕴炽＋阴液消涸──→肾阴消灼候

└──＋阳气不振＋经脉失养──→肾阳不化候

图2-8-236　肾气失宣候传变式示意图

肾气失宣候本系轻浅之证，治疗得当，不难速已。如迁延失治，实邪内结，可转为肾气郁结候；如过投寒淡渗利，郁及肾阳，可转为肾阳失宣候；如失治邪深入络，则可转为肾络失宣候；如过投温燥，邪气化火，伤及肾阴，又可转为肾阴消灼候；如过投寒利，损及肾阳，亦可转为肾阳不化候。

辨证

定位：肺肾：小便癃不出，涓涓不通，小腹急痛；脾肾：腰间重着作痛，痿弱无力；肝肺：小腹胀满，引腰而痛；肝肾：腹满引背，腰髀痛。

定性：湿热：小便不利，色赤，腰间发热，脉沉弦数；气郁：小腹胀满，引腰而痛。

定量：①轻：小便不利，腰间重着作痛。②中：小便频数窘急，小腹胀满，腹满引背。③重：小便癃不出，涓涓不通，小腹急痛。

论治：当以疏利肾气为主，肾气得以宣行，则气化自及膀胱，湿滞自行。

1.随机立法：肾气失宣候，其病机为湿邪郁滞，肾气失于宣化通利，故其治则当以宣化湿邪，疏利肾气为主，使肾气通利，气化下及膀胱，湿邪自行，而气机亦畅，肾络自和。

2.随位立法：病发于肾，法当以疏利肾气为主。病涉于脾者，当兼以健脾化湿；病涉于肝者，当兼以疏利肝气，如肝气郁结不能疏泄，妇人小便频数，量少窘急，腹部觉胀，宜舒气微利，逍遥散加车前子；病涉于肺者，当兼以宣降肺气，朱丹溪云："肺为上焦，膀胱为下焦，上焦闭，则下焦塞。如滴水之器，必上窍通而下窍之水出焉。"

3.随因立法：病由于湿热，总以清化渗利为主。兼气郁者，或疏利肝气，或宣降肺气。

4.随症立法：癃闭尿不得出者，常兼用外治法，如敷脐腹法，用麝香、石螺蛳捣敷脐或关元穴；或涌吐法，如用黄芩、焦山栀，热服探吐，不应加香豉一撮。

方证：五苓通关散证、海金沙散加减证、萆薢分清饮加减证、阳达散证、苍柏散证、通幽化浊汤证、既济汤证、知柏肉桂汤证、滋肾丸证、黄芩清肺饮证。

考证：肾气失宣候，湿邪郁滞，肾气不得宣利，通称：下焦湿热。

朱丹溪说："肺为上焦，而膀胱为下焦，上焦闭，则下焦塞。譬如滴水之器，必上窍通，而后下窍之水出焉。"[1]舒驰远云："有为蓄尿过多，膀胱满甚，胀翻出窍，尿不得出，榨胀异常者，名为癃闭，不可用五苓，愈从下利，其胀愈加，而窍愈塞，尿愈不得出。法宜白蔻宣畅胸膈，砂仁、半夏醒脾开胃，肉桂化气，桔梗开提，生姜升散。此提壶揭盖之法，使上焦得通，中枢得运，而后膀胱之气方能转运，斯窍自顺，而尿得出。"[2]

林珮琴说："癃为滴沥不爽……治分在气在血，以渴与不渴辨之。渴而不利，或黄或涩，热在上焦气分也。宜清肺气而滋水源，黄芩清肺饮。"[3]

费伯雄说："肾胀者，腹满引背，央央然腰髀痛。肾本属水，寒气乘之，水寒则成冰，气益坚凝，坎中之真阳不能外达，故腹满引背，时形困苦。腰髀痛则下元虚寒，营血不能流灌也。当温肾祛寒。温泉汤主之。"[4]"膀胱胀者，少腹满而气癃。膀胱主藏津液，气化则出。盖水气循下焦而渗入膀胱……津液之藏，皆由气化渗入，然后能出。寒气上逆，则水气窒塞不通，故少腹满而小便癃也。当理气行水，俾寒水得真阳而通利。既济汤主之。"[4]"小肠胀者，小腹䐜胀，引腰而痛。小肠为受盛之官，居胃之下，受盛水谷而分清浊，水液渗于前，糟粕归于后。寒气上逆，则化物不出，故小腹䐜胀，引腰而痛也。当分理水谷，俾二便通行，则胀满自解。通幽化浊汤主之。"[4]

姚国美说："病有寒热，深入胞中，或强忍小便，水气迫于胞中，小腹急痛，不得小便者，名曰转胞……寒水偏胜者，与畅达散宣疏开提。"[5]秦伯未说："妇人小溲频数，量少窘急，腹部觉胀，多因肝气郁结，不能疏泄，宜舒气微利，不可止涩，用逍遥散加车前子。"[6]

蔡华说："少腹部属肝经循行部位，如情志郁怒，肝失疏泄，波及下焦，则可致少腹胀满疼痛，会阴部不适，便意频作，小溲不利等诸症杂现。服逍遥散后，肝复条达，上下诸症自然恢复。"[7]逍遥散为《和剂局方》名方，临床多用于血虚肝郁引起的月经不调，胸胁胀痛，头晕目眩，食欲减退等症。虽治病繁多，但鲜见论及溲溺不利等证。唯清代赵羽皇对逍遥散解释时云：'肝苦急，急食甘以缓之。肝性急善怒，其气上行则顺，下行则郁，郁则火动而诸病生矣……发于下则少腹疼疝而或溲溺不利……凡此诸证，何莫非肝郁之象乎？'"[7]

李聪甫按："本例属于'筋疝'。肝气抑郁，筋脉引急，右睾痛胀而内缩，湿热下注，左睾肿大而下垂。一为腹内痛胀，一为腹外肿坠，升降失职。用辛升，则增剧小腹痛胀，用苦降，则迫使左睾下坠。故议协调升降法，仿滋肾通关方意。主用知柏以清湿热，反佐肉桂以助气化，加桑螵蛸益肾，治肾即所以治肝；金铃、芍药、荔枝疏达厥阴，丹皮清泄肝火，甘草梢泻火以缓其急，则淋沥可净；杏仁、紫菀助肺气以制肝木，则小便有节。"[8]

编者按：肾气失宣候，因肝脾肾湿热郁滞，下注膀胱，或因肺气郁于上，脾气不能分清别浊，肾气不能化气行水，致湿热留滞，水道不利，肝气失于疏泄，肾络失和，均系肾气失其宣化之能所致。当宣肺气，清利湿热之留滞，温肝以助疏泄，宣通肾气，通利水道。

引用文献

［1］朱震亨.丹溪心法［M］.北京：中国书店，1986：436.

［2］舒驰远.伤寒集注［M］.北京：人民军医出版社，2009：135.

［3］林珮琴.中华医书集成·类证治裁［M］.北京：中医古籍出版社，1999：327.

［4］张元凯，时雨苍，杨伯棠，等.孟河四家医集［M］.南京：江苏科学技术出版社，1985：76，77.

［5］姚国美.姚国美医学讲义合编［M］.北京：人民卫生出版社，2009：208.

［6］秦伯未.秦伯未医学名著全书［M］.北京：中医古籍出版社，2003：371.

［7］蔡华.加减逍遥散治女性尿道综合征［N］.中国中医药报，2014-06-25.

［8］李聪甫.李聪甫医案［M］.长沙：湖南科学技术出版社，1979：115.

二、肾气郁结候

肾气郁结候为湿、痰、瘀、滞与肾气互结之候。多由感受实邪，失于疏利，留滞不去，渐结而成。

诊断

病名：[中医]石淋，砂淋，热淋，血淋，癃闭，寒疝，癫疝，水疝，疝痛偏坠，狐疝，肝疝。[西医]肾结石，尿路结石，肾盂积水，前列腺增生，睾丸炎，附睾结核，鞘膜积液，急性肾衰竭。

证名：肝肾寒湿证，**脾肾湿热证**，肝肾湿热证，**肝肾气郁证**，肝肾气瘀证，**肝肾瘀热证**，**脾肾水饮证**。

病位：肝肾，脾肾。

病因：寒湿，湿热，水饮，气郁，瘀热，气瘀。

病机状态：郁结。由感受湿热之邪，失于疏利，痰饮、停瘀与肾气互结不散，使膀胱气化不行，结滞不除。

```
1.肾气失宣候 - 络脉不和 + 气机郁结
2.气机郁结 ←──→ 气机不利 ──→ 气化不行
        └────────────────────┘
```

图2-8-237　肾气郁结候病机结构式示意图

病形：郁结；　　**病层**：里；　　**病态**：静；

病性：阴中阳；　**病质**：实；　**病势**：深，重，缓中急。

证象组合：气滞+气结+气化不行

主症：【气机郁结】**症象**：①腰部阵发性锐痛，双侧腰部胀痛如刀割，呈阵发性绞痛，腰间有块肿痛，腹坚痛。②旋起恶心呕吐，不欲食。③小腹气聚则作痛有形，阴囊胀大，麻木灼痛，偏坠，睾丸肿痛流脓。④下腹痛，反复发作，痛则难忍汗出，尿时茎中砂涩作痛。**舌象**：①舌淡红，苔薄白。②苔薄黄干，舌尖红。③舌质紫暗少苔，舌边有明显紫斑。④舌质稍紫，有瘀点，苔灰腻而干。**脉象**：①脉小弦。②脉细弦涩。③脉细滑带涩。④脉沉弦。

副症：【气机不利】**症象**：①小腹胀急，少腹满急。②小腹胀痛难忍，小腹急疼，气从小腹上冲而痛。③脐腹痛不可忍。④腰腹胀痛，时有刺痛。⑤恶心呕吐，气短喘促。**舌象**：①苔薄白。②舌淡红而苔腻。**脉象**：①脉细数。②脉来沉弦。

宾症：【气化不行】**症象**：①尿频、尿急及尿道刺痛感，小便不行，小便不利。②小便沥痛，溺时茎中砂涩作痛，上引小腹，或溺后似有细砂，沉于缸底或与尿同出，痛不可忍。③尿时灼痛伴血尿。④癃闭而渴。⑤全身浮肿，两腿肿势按之没指。

临床以气机郁结与气化不行之症象明显而易见，亦为临床诊断之主要依据。

鉴别诊断

```
肾气郁结候 - 气机郁结 + 络脉不和 = 肾气失宣候
        └── + 阳气不振 + 经脉失养 = 肾阳不化候
     └── - 气机不利 - 气化不行 + 阳气不振 + 阳气不行 = 肾阳虚结候
```

图2-8-238　肾气郁结候鉴别式示意图

肾气郁结候为实邪与肾气结滞之候；肾气失宣候仅为郁滞而未至于结；肾阳不化候为肾阳不足，气化无力之证；肾阳虚结候则系肾阳虚而兼肾气结之证。均为虚实夹杂之证。

传变预测

```
肾气郁结候 - 气机郁结 + 络脉不和 = 肾气失宣候
        └── + 阳气不振 + 经脉失养 = 肾阳不化候
     └── - 气机不利 - 气化不行 + 阳气不振 + 阳气不行 = 肾阳虚结候
```

图2-8-239　肾气郁结候传变式示意图

肾气郁结候如经治疗，结聚虽除，而尚有郁滞，可转为肾气失宣候；或过用通利，损伤肾阳，则可转为肾阳不化候；如肾阳已虚，而结滞未除，则可转为肾阳虚结候。

辨证

定位：脾肾：气从小腹上冲而痛，状若奔豚，大便闭结，虽饮水而渴不止；肝肾：小腹攻冲作痛，疝气偏坠，小腹急痛。

定性：寒湿：睾丸持续肿痛，质硬，坠胀，皮肤紧张光亮，舌苔白厚腻；湿热：纳少口干，大便闭结，尿赤短涩，脉数实；水饮：腰间有块肿痛，阴囊胀大，麻木灼痛，虽饮水而渴不止，小便不行；气郁：小腹攻冲作痛，疝气偏坠，痛或不痛，聚则塞痛，高突攻冲，散则鸣响，上嗳气，下泄气而休；瘀热：腹坚痛，大便色黑，睾丸肿痛或流脓血。

定量：①轻：疝气偏坠，痛或不痛，聚则塞痛，高突攻冲，散则鸣响，小便不利。②中：小腹攻冲作痛，腰部阵发性锐痛，尿时茎中砂涩作痛。③重：腹坚痛，大便色黑，睾丸肿痛或流脓血，双侧腰部胀痛如刀割，小便不行，癃闭不通。

论治：当以疏利化结为主，肾气通利，然后结滞可缓缓消散。然病势已深，难求速效。

1.随机立法：肾气郁结候，病机为实邪郁滞既久，与肾气互结不散，其治则当疏利肾气，通化结聚。肾气不通，则结聚难除，然结邪不除，肾气亦难通利，故疏利与通化当相互为用。

2.随位立法：病发于肾，治法当以疏利肾气之结聚为主。病涉于脾者。兼以通利中焦；病涉于肝者，兼以疏利肝气。

3.随因立法：因于湿者，寒湿宜从温化，湿热宜从清利；因于水饮，宜攻而逐之；因于气郁，宜疏利攻导；因于瘀热，宜逐瘀破结。

4.随症立法：疝结疼痛，必用利气破结之品，如小茴香、川楝子、乌药、青皮、荔枝核、橘核、槟榔之类；结石绞痛，必用化石排石之品，如金钱草、海金沙、木通、萹蓄、滑石、瞿麦、冬葵子、石韦之类。

方证：八正散证、加味五苓散证、天台乌药散证、木香散证、青木香散证、海金沙散证、石燕丸证、煨肾散证、七制金铃子丸证、牛膝汤证、加味导赤散证、泌尿道排石汤证、益肾排石汤证。

考证：肾气郁结候，实邪郁滞与肾气互结者，通称：下焦湿热郁结，肝肾郁结。

何秀山说："气疝者，其证上连肾俞，下及阴囊，偏坠而痛，或不痛，此得之忿怒号哭，气郁而胀，悒郁不泄故也。内服辛香利气，如气疝饮……聚香饮子……外治以微针出气，而愈更速。"[1] 曹炳章说："疝气初病在气分之间，聚则塞痛，高突攻冲，散则鸣响，上嗳气，下泄气而休，宜青木香散……最效。若癫疝、水疝，因败精恶血结气凝湿，伏风积在阴囊所致，延及胀大、麻木、钓痛、奔突等候。宜七制金铃子丸。"[1]

林珮琴说："《经》云：从少腹上冲心而痛，不得前后，为冲疝。言气上冲心，二便不通，能上而不能下。木香散。"[2] "别有小肠气，名曰气痞。痛引腰脐，天台乌药散。"[2]

姚国美说："气从少腹上冲而痛，状若奔豚，名曰冲疝，乃下焦阴寒上逆，法宜温散，佐以苦降，与木香散。"[3] "疝有气聚则作痛有形，气散则痛止无形，名曰瘕疝……若寒凝小肠，痛多绕脐，寒凝膀胱，小腹胀满，有时作痛不得小便，均宜温化，以天台乌药散、加味五苓散分治之。"[3] "寒盛则气化不行，小腹攻冲作痛，小便不利，宜天台乌药散以温化之。"[3]

邓铁涛说："对于肾绞痛或腹痛甚者，可当即用拔火罐法治疗，其效如桴鼓。痛在腰背者，罐口放在腰背部痛点处（罐口余部偏于下方）；痛在腹部者，罐放腹部。此法不仅能止痛，而且能使结石往下滑。"[4] 陈增铨说："睾丸鞘膜积液，是小儿常见疾病之一，中医称为'偏坠'。我业师刘竹林遗授一验方，以疏肝理气为主，经临床验证10多例，效果良好。药物组成：柴胡2.4g，荔枝核、黄皮果核、川楝子各6g，橘核4.5g，青皮、草果、木香、枳壳各1.8g，小茴香1.5g。"[5]

朱曾柏说："此例患者腹部刺痛，合并血尿、尿痛，脉涩，舌有瘀点，曾行手术，刀刃所伤，脉络受阻，伤及血络。综合上症，气滞血瘀无疑。理气活血法对结石长时间刺激输尿管壁等处，造成局部充血水肿、炎症、粘连有效。据报道，活血化瘀药能促进输尿管蠕动，对输尿管平滑肌有直接作用，使输尿管蠕动频率和幅度增大，而推挤结石下移，故而收效。"[6]

张长生治睾丸持续肿痛，伴有下坠胀感，已有1周。曾诊断为急性睾丸炎，并先后使用庆大霉素、青霉素，均无效。阴囊红肿，右侧更为明显，压痛明显，皮肤紧张光亮，舌苔白厚腻，脉细数。系寒湿客于厥阴所致，故药用祛湿逐寒、消坚散结为主。服药3剂，阴囊红肿明显改善，皮肤开始松宽，质稍软，压痛也明显减轻。再服3剂，症状消失[7]。

编者按：肾气郁结候，病有因湿热、寒湿、气郁、气瘀、瘀热、水饮等而致者，如湿热与津液互结，多见于尿路结石；气机郁滞，日久不得疏泄，多为疝气；气瘀互结，多见于膀胱水道闭塞；脾肾阳气郁滞，不能运化行水，致水饮停蓄下焦，肠外膜内，与肾气搏结，日久结聚不散，而成癫疝、水疝，可为生殖系统炎症。

引用文献

［1］俞根初等.重订通俗伤寒论［M］.上海：上海科学技术出版社，1959：395，396.

［2］林珮琴.中华医书集成·类证治裁［M］.北京：中医古籍出版社，1999：445，447.

［3］姚国美.姚国美医学讲义合编［M］.北京：人民卫生出版社，2009：171，172，248.

［4］邓铁涛.邓铁涛医集［J］.北京：人民卫生出版社，1995：30.

［5］陈增铨.小儿鞘膜积液验方［J］.新中医，1975，（3）：32.

［6］田元祥，赵建新，杨倩，等.内科疾病名家验案评析（上册）［M］.北京：中国中医药出版社，2000：444.

［7］张长生.中药治疗急性睾丸炎［J］.中医杂志，1982，（9）：44.

三、肾气不充候

肾气不充候系肾气虚弱，不能充养肾之府络之候，为肾虚不固之轻浅证候。多见于病后，或房事过度，损耗肾气，或过服渗利，均可致肾气虚弱。

诊断

病名：[**中医**]白浊，白淫，膏淋，阳痿，遗精，尿频。[**西医**]阴道炎，宫颈炎，乳糜尿，神经衰弱。

证名：脾肾气虚证。

病位：脾肾，肝肾。

病因：气虚，湿热。

病机状态：虚弱。由大病久病，或房事过度，或过服渗利之品，耗伤肾气，以致肾气虚弱，不能固摄津液，荣养肾络。

1.津气不固候－气机下陷－神气不振＋络脉失荣

2.气虚失充——→络脉失荣

　　　　└——→津液不固

图2-8-240　肾气不充候病机结构式示意图

病形：虚弱；　**病层：**里；　**病态：**静；

病性：阴；　　**病质：**虚；　**病势：**浅，轻，缓。

证象组合：气虚＋津滑＋络虚

主症：【**气虚不充**】**症象：**①神疲短气，血色不华，腰腿痿软，遇劳即发。②目暗耳鸣。③失眠多梦，夜梦惊恐。④食欲不佳。⑤四肢酸疼。⑥记忆力锐减。⑦阳痿。**舌象：**①舌淡苔白。②舌胖苔薄。**脉象：**①脉虚软无力。②脉细无力。

副症：【**络脉失荣**】**症象：**①小腹拘急，小腹时痛。②腰膝痿软，不耐远行久立。③腰背酸痛，腰痛悠悠。④尾骶骨痛连腰，背难挺直，喜温手摩。

宾症：【**津液不固**】**症象：**①小便频多，色白且长，白昼尤甚。②小便后流出精丝，尿后遗精。③时有余沥，小便淋漓不绝，或小便失禁。④白淫如清水，白浊凝为膏糊，精浊相混，小腹冤热，白津自下。

临床以络脉失荣与津液不固症象明显而易见，但必须与气虚见症同现，方可确诊。

鉴别诊断

肾气不充候－气虚失充＋阳气不振＋清空失养＋神气不振＋阴精不固＝**肾阳不振候**

└── －络脉不荣＋气机下陷＋神气不振＝**津气不固候**

图2-8-241　肾气不充候鉴别式示意图

肾气不充候为肾气虚弱不固之证，为肾虚中之轻浅证候；而肾阳不振候则系肾阳虚损之候，较本候既深又重；津气不固候更有气虚下陷，非止于肾。

传变预测

肾气不充候－气虚失充＋阳气不振＋清空失养＋神气不振＋阴精不固→**肾阳不振候**

└── －络脉不荣＋气机下陷＋神气不振→**津气不固候**

图2-8-242　肾气不充候传变式示意图

肾气不充候虽属肾虚浅轻之候，治疗得当，不难康复，但若迁延失误，亦可损及肾阳而转为肾阳不振候，或久则清气下陷，而成津气不固候。

辨证

定位：肝肾：腰痛，尾骶骨痛，背难挺立；脾肾：白浊凝为膏糊，白淫如清水，遇劳即发，白昼尤甚。

定性：气虚：遇劳即发，白昼尤甚；湿热：小腹冤热，白津自下。

定量：①轻：小腹拘急，腰膝痿软，不耐远行久立，小便频多，色白且长，白昼尤甚。②中：小腹时痛，腰背酸痛，腰痛悠悠，时有余沥，小便淋漓不绝，白淫如清水，白浊凝为膏糊。③重：尾骶骨痛连腰，背难挺直，喜温手摩，小便失禁，小便后流出精丝，尿后遗精，精浊相混。

论治：以温固肾气为主，兼以益气和络。

1.随机立法：肾气不充候，病机为肾气暗耗，以致肾气虚弱，不能固摄膀胱津液，充养肾之络脉，故其治则当以温固肾气为主，温补其气，固摄其津液，肾气复，津液固，则肾络自能得养。

2.随位立法：病发于肝肾，当以温补肝肾之气为主，气充自能固摄。病涉于脾者，更当兼补其脾气，以壮肾气。

3.随因立法：病本气虚，自当以补肾气为主。兼湿热者，佐以化湿渗湿之品。

4.随症立法：小便频多且长，加补骨脂、益智仁、覆盆子、桑螵蛸之类；精浊不固者，加怀山药、莲子、芡实、沙苑子、菟丝子、金樱子、鱼鳔胶之类。

方证：小菟丝子丸证、菟丝子丸证、煨肾丸证、补肾汤证、缩泉丸证、鹿角霜丸证、清心莲子饮证、聚精丸证。

考证：肾气不充候，即肾气虚也，通称：肾虚不固。

吴昆说："脬气者，太阳膀胱之气也。膀胱之气，贵于冲和，邪气热之则便涩，邪气实之则不出，正气寒之则遗尿，正气虚之则不禁。是方也（缩泉丸），乌药辛温而质重，重者坠下，故能疗肾间之冷气；益智仁辛热而色白，白者入气，故能壮下焦之脬气。脬气复其元，则禁固复其常矣。"[1] **林珮琴**说："膏淋便有脂腻如膏，浮于溺面，此肾虚不能约制脂液而下流也。海金沙散、鹿角霜丸、菟丝子丸、大沉香丸。膏淋溺不痛者，须固精，六味合聚精丸。"[2]

姚国美说："溺出不觉，谓之遗；觉而不能固，谓之不禁。二者证象似同实异，原因治法，亦不一致……若醒时亦小便频多，甚或小腹常痛，乃膀胱虚寒较甚，法宜温固，缩泉丸加覆盆子、补骨脂之类主之。"[3] "小便清长不禁，或因少年禀赋虚弱，兼现体疲神倦，盗汗脉虚，或因年老命火衰，兼现腰膝无力，便溏少食，二者均宜温固下元，《济生》菟丝子丸主之，巩堤丸亦主之。"[3]

施今墨说："遗尿、多尿及老人尿频，均是肾气不足，山萸肉、金狗脊、石菖蒲、益智仁、桑螵蛸、韭菜子、覆盆子均可用。然柿蒂、内金、香菇、木瓜亦可治频尿及小便失禁。"[4] **王智贤**治工作劳思多日，昼夜冥想，突然出现阳痿，至此每因思虑劳作，过于疲倦时，总要出现阳痿，适当休息后，又恢复正常。常觉精神疲倦，记忆力锐减，失眠多梦，食欲不佳，血色不华，脉细无力，舌淡苔白。证见一派心脾不足之象，虽有阳痿，乃其标也，故拟补益心脾之方[5]。

编者按：肾气不充候，因脾肾气虚，病偏于肾，肾气不足以荣肾络，失其封藏固密之职，脾气亦弱，亦乏其固摄之能，致津液不固而下溢。当以温补肾气为主，以复其封固之能，兼补脾气，以助其固摄。

引用文献

［1］吴昆.中华医书集成·医方考［M］.北京：中医古籍出版社，1999：117.

［2］林珮琴.类证治裁［M］.北京：中国中医药出版社，1997：453.

［3］姚国美.姚国美医学讲义合编［M］.北京：人民卫生出版社，2009：256，257.

［4］祝谌予，翟济生，施如瑜，等.施今墨临床经验集［M］.北京：人民卫生出版社，1982：143.

［5］王智贤.三十种病治验录［M］.太原：山西科学教育出版社，1987：93.

四、肾阳失宣候

肾阳失宣候为阴邪郁滞，肾阳不得宣化之候。或外受寒湿之邪，或内有寒水之滞，郁滞肾阳所致。

诊断

病名：[中医] 痛痹，虚痹，肾着，白浊，冷淋，癃闭，肾虚腰痛，血瘀腰痛，阳痿。[西医] 风湿性关节炎，腰背肌筋膜炎，腰骶神经根炎，坐骨神经痛，致密性骶骨炎。

证名：肝肾虚寒证，肝肾风湿证，**脾肾寒湿证**，脾肾湿热证，肝肾寒瘀证，脾肾水饮证，心肾水饮证。

病位：肝肾，脾肾，心肾。

病因：虚寒，寒湿，风湿，湿热，水饮，寒瘀。

病机状态：郁滞。因外受寒湿之邪，或内有寒水之滞，郁滞肾阳，致其不得宣化，外不能温通肾络，内不能化气膀胱。

1.肾气失宣候−气机不利+阳气不行−络脉不和+络脉不利

2.阳气不行 ——→络脉不利

└——→气化不行

图2-8-243　肾阳失宣候病机结构式示意图

病形：郁滞； **病层**：里； **病态**：静；

病性：阴； **病质**：实； **病势**：深，轻，缓。

证象组合：阳滞＋络滞＋气化不行

主症：【阳气不行】**症象**：①恶寒发热，背畏寒，背脊恶寒而痛，面白，面色微黄，寒栗，不汗出。②身重，肢体困重，四肢不温。③腰脊强痛，腰部酸楚，腰冷如冰，腰以下冷痛，腰痛如折，腰背拘急，腰背沉重酸痛。④下肢困重，下肢无力畏寒。⑤少腹部胀坠不适，阳事不举。**舌象**：①舌淡红。②苔白薄腻。③苔白厚腻。**脉象**：①脉紧沉迟。②脉沉实。③脉多沉缓。④脉沉细涩。⑤脉沉而小滑。

副症：【络脉不利】**症象**：①腰重。②腰痛乏力。③腰以下冷痛。④夜间尤甚，阴雨则甚。⑤腰痛如折，伛偻。⑥腰背拘急。⑦骶尻酸楚，⑧腰髋部冷痛重着，不能转侧，活动不利。**脉象**：①脉濡细。②脉濡微弦。

宾症：【气化不行】**症象**：①小便淋涩，甚则癃闭，茎中涩痛。②小腹胀满。③渴呕。④寒战后溲便，溺时洒洒然毛耸。⑤小便不利，小便浑浊如米泔，尿时不痛。

临床以络脉不利与气化不行症象明显而易见，但必须有阳气不行的症象同时出现，方可确诊为本候。

鉴别诊断

肾阳失宣候－阳气不行＋气机不利＋络脉不和－络脉不利＝**肾气失宣候**

┣━＋阳气闭塞＋气机郁结＝**肾阳闭塞候**

┗━＋阳气不振－络脉不利＋经脉失养＝**肾阳不化候**

图2-8-244　肾阳失宣候鉴别式示意图

肾阳失宣候为阴邪郁滞肾阳之候；而肾气失宣候则系实邪郁滞肾气之证；肾阳闭塞候为阴邪骤闭肾阳之证；肾阳不化候系肾阳不足，致气化不行之候。

传变预测

肾阳失宣候－阳气不行＋气机不利＋阳气闭塞＋气机郁结→**肾阳闭塞候**

┣━＋阳气不振－络脉不利＋经脉失养→**肾阳不化候**

┗━＋阳气不振＋气机郁结－络脉不和→**肾阳虚结候**

图2-8-245　肾阳失宣候传变式示意图

肾阳失宣候如治疗得当，不难得解，如误投寒凉，阴邪更甚，可致肾阳闭塞候；如过投寒利，损伤肾阳，则可转为肾阳不化候，为虚实夹杂之证；甚则肾阳已虚，而郁滞之邪内结，则转为肾阳虚结候。

辨证

定位：肝肾：背脊恶寒而痛，下肢无力、畏寒，少腹部胀坠不适，阳事不举；脾肾：身重恶寒，腹冷，渴呕，小便不利。

定性：寒湿：腰背拘急，腰重身重，腰以下冷痛；水饮：渴呕恶寒，小便不行，小腹胀满；虚寒：恶寒，四肢不温，腰部酸楚，腰痛乏力，腰冷如冰。

定量：①轻：身重，肢体困重，四肢不温，腰重，腰部酸楚，腰痛乏力，腰冷如冰，小便不利。②中：腰脊强痛，腰以下冷痛，小腹胀满，小便浑浊如米泔。③重：腰痛如折，腰背拘急，腰痛如折，伛偻，小便淋涩，甚则癃闭，茎中涩痛。

论治：以温化阴邪，宣通肾阳为主，略佐淡利，但不可过投通利，恐反伤肾阳。

1.随机立法：肾阳失宣候，其病机为阴邪郁滞，肾阳不得宣化，外不能通行肾络，内不能气化膀胱，故其治则当温化阴邪，以宣通肾阳为主，肾阳一通，则外可通行络脉，内可以气化州都。切忌过投寒利，反损肾阳。

2.随位立法：病发肝肾，治以温通肝肾阳气为主。病涉于脾者，兼以温燥健脾以除湿滞。

3.随因立法：病由寒湿，治法当以温燥通阳化湿为主。挟热者，可略佐苦寒以清解；挟风者，可佐以辛苦温散以祛风；病由水饮者，以温热通阳行水为主；因于虚寒者，当以温壮肾阳为主而驱其寒；挟瘀者，兼以温化行瘀。

4.随症立法：肾阳不宣，总由水湿郁滞，故温通助阳之外，必兼通利水道以行其水湿，如白术、茯苓、瞿麦、木通、防己之类。

方证：加味肾着汤证、栝楼瞿麦丸证、麻黄附子细辛汤证、生附散证、甘姜苓术汤证、五苓散证、二妙散加味证。

考证：肾阳失宣候，阴邪郁滞，肾阳不宣通者，通称：寒滞督阳，瘀积督脉，寒湿下注。

　　仲景曰："肾着之病，其人身体重，腰中冷，如坐水中，形如水状，反不渴，小便自利，饮食如故，病属下焦，身劳汗出，表里冷湿，久久得之，腰以下冷痛，腹重如带五千钱，甘姜苓术汤主之。"（《金匮要略·五脏风寒积聚病脉证并治》）"小便不利者，有水气，其人若渴，栝楼瞿麦丸主之。"（《金匮要略·消渴小便不利淋病脉证并治》）

　　朱丹溪曰："腰者，肾之外候，一身所恃以转移阖辟者也。盖诸经皆贯于肾而络于腰脊，肾气一虚，凡冲寒受湿，伤冷蓄热，血涩气滞，水积坠伤，与失志作劳，种种腰疼，叠见而层出矣。脉若弦而沉者为虚，沉者为滞，涩者瘀血，缓者为湿，滑与伏者是痰……若湿腰痛，如坐水中，或为风湿雨露所著，湿流入肾经，以致腰痛，宜渗湿汤。不效，宜肾着汤。"[1]

　　陈士铎说："人有腰痛，日重夜轻，小水艰涩，饮食如故者，人以为肾经之虚，谁知是膀胱之水闭乎？膀胱为肾之府，火盛则水不能化，而水反转入于肾之中。膀胱太阳之经也，水火虽犯肾阴，而病终在阳而不在阴。若不治膀胱，而唯治肾，用补精填水，或用添薪益火，适足以增其肾气之旺。阴旺而阳亦旺，肾热而膀胱益热，致水不流而火愈炽。膀胱之火愈炽，必更犯于肾宫，而腰之痛何能痊乎。方用宽腰汤治之……此症用术桂加泽泻汤亦神。"[2]

　　"人有露宿于星月之下，感犯寒湿之气，腰痛不能转侧，人以为血凝于少阳胆经也，谁知是邪入于骨髓之内乎。夫腰乃肾堂至阴之宫也，霜露寒湿之气，乃至阴之邪也。以至阴之邪，而入至阴之络，故搐急而作痛。唯是至阴之邪，易入而难散。盖肾宜补而不宜泻，散至阴之邪，必泻至阴之真矣。然而得其法，亦正无难也。方用转腰汤……此病用术桂防稀汤亦佳。"[2]

　　吴坤安说："少腹痛属厥阴界分，四肢厥冷，小便清白，是冷结膀胱，宜当归四逆加吴茱萸生姜汤温之。"[3] "瘥后色复……若小腹急痛，脉沉足冷，须用当归四逆加吴茱萸汤，煎成调下烧裈散。"[3] **王雨三**说："（腰痛）寒痛者，痛在一处不移，按之稍止，夜间尤甚，脉迟细者是也。用青娥丸……湿气伤肾，则肾脉不行，腰重如带五千钱而作痛。痛在一处，能俯不能仰，脉象沉细且涩，宜用五苓散加杜仲、毛脊。"[4]

　　奚九一治骶尻挫伤，愈而复发，骶尻酸楚不堪，拘急阵作，酸掣感沿大腿外侧而下，所过之处，麻木不仁，步履牵掣如跛，骶区无红肿，有叩痛，自云受凉则痛剧，舌胖苔薄白腻，脉右关弦滑，左脉较沉。寒湿窜于经络而为痹也，宗甘草附子汤意，加通络祛湿法为治。白昼酸楚大减，入暮犹麻木。加炙黄芪、当归、狗脊各9g，除木瓜、威灵仙，5剂愈[5]。

　　编者按：肾阳失宣候，因外受寒湿之邪，或内有寒水之滞，脾湿下流，注于肾络，郁滞肾阳，失其宣通化气之权，而致寒湿阴邪留着不去，即如**尤在泾**所云："肾受冷湿，着而不去，则为肾着。"[6] 当以温通脾阳，燥湿祛寒为主。**尤在泾**曰："然其病不在肾之中脏，而在肾之外腑。故其治法，不在温肾以散寒，而在燠土以胜水。"[6]

引用文献

［1］刘完素，张从正，李杲，等.金元四大家医学全书［M］.天津：天津科学技术出版社，1994：1203.

［2］柳长华.陈士铎医学全书［M］.北京：中国中医药出版社，1999：745，746.

［3］吴坤安.伤寒指掌［M］.上海：上海科学技术出版社，1959：卷二9，61.

［4］王雨三.治病法轨［M］.北京：学苑出版社，2015：163.

［5］奚九一.寒痹2例治验［J］.上海中医药杂志，1965，（6）：26.

［6］尤在泾.金匮要略心典［M］.上海：上海人民出版社，1975：75.

五、肾阳闭塞候

　　肾阳闭塞候为阴寒内盛，猝闭肾阳之候，系肾寒急重之证。或由外寒直犯下焦，或素有积寒，闭塞肾阳，而成阴浊内结，阳光不治之证。

诊断

病名：[中医] 少阴中寒，寒疝，腹痛，癃闭。[西医] 急性前列腺炎。

证名：脾肾阴寒证，**肝肾阴寒证**，脾肾寒湿证。

病位：肝肾，脾肾。

病因：阴寒，寒湿。

病机状态：闭厥。由阴寒直犯下焦，或下焦沉寒，猝闭肾阳，以致阴浊凝结，肾阳不通，而成阴结阳闭之候。

　　1.**肾阳失宣候** − 阳气不行 + 阳气闭塞 + 气机郁结 + 气机不利 − 络脉不利

　　2.**阳气闭塞** ⟶ 气机不利 ⟶ 气化不行

　　　　　↓　　　　　　　　　　　　　　　　↑

　　气机郁结

图2-8-246　肾阳闭塞候病机结构式示意图

病形：郁闭；　　**病层**：里；　　**病态**：静；

病性：阴；　　**病质**：实；　　**病势**：深，重，急，危。

证象组合：阳闭＋气结＋阳滞＋气滞

主症：【阳气闭塞】**症象**：①神疲头晕。②面色萎黄暗黑，皮色青紫。③四肢厥冷，手足皆青。④肢体痿软，身冷汗出，恶寒蜷卧。⑤小便清白。⑥阳痿。**舌象**：舌淡白，苔白。**脉象**：①脉沉微细。②脉沉涩。③脉沉伏无力。

　　【气机郁结】**症象**：①腹痛不可忍。②小腹满，按之痛，甚则如覆碗。③小腹卒痛。

副症：【阳气不利】**症象**：①呕吐。②小腹痛引腰脐。③腰胀痛引阴囊。④睾丸坠胀，牵引少腹，凉麻疼痛。

宾症：【气机不行】**症象**：①小便浑浊频数。②或小便卒闭。

临床以气机结滞症象最为显见，但必须与阳气闭塞症象同具，方可确认为本候。

鉴别诊断

肾阳闭塞候－气机郁结－气化不行＋气机冲逆＋气机不宣＋阳气怫郁＝**肝阳闭塞候**

　　└──　－气机不利＋阳气不行－阳气闭塞＋阳气不振＝**肾阳虚结候**

图2-8-247　肾阳闭塞候鉴别式示意图

肾阳闭塞候系下焦阴凝阳闭之急证；而肝阳闭塞候系肝阳内闭，阴浊上逆之候；肾阳虚结候为阳虚阴结之缓证。

传变预测

肾阳闭塞候＋阳气不行－阳气闭塞－气机郁结－气机不利＋络脉不利→**肾阳失宣候**

　　└──　－气机不利＋阳气不行－阳气闭塞＋阳气不振→**肾阳虚结候**

图2-8-248　肾阳闭塞候传变式示意图

肾阳闭塞候病虽急重，然治疗得宜，阴凝顿开，可转轻为肾阳失宣候；或病势减缓，但阴结未除，阳气已虚，则可转为肾阳虚结候。

辨证

定位：肝肾：皮色青紫，小腹满痛，痛引腰脐，睾丸坠胀，牵引少腹；脾肾：腹胀痛不可忍，腰腹痛引腰脐，呕吐，口唇青紫。

定性：阴寒：皮色青紫，四肢厥冷，肢体痿软，手足皆青，小便清白，身冷汗出，恶寒蜷卧；寒湿：面色萎黄暗黑，小腹满痛。

定量：①轻：小腹满，按之痛，甚则如覆碗，小便浑浊频数。②中：小腹痛引腰脐，腰胀痛引阴囊，呕吐，睾丸坠胀，牵引少腹，凉麻疼痛。③重：小腹卒痛，腹痛不可忍，小便卒闭，皮色青紫，四肢厥冷，手足皆青。

论治：当急急驱阴通阳，温壮元阳以化阴凝，阴去阳回，则肾阳自复气化之常。

1.随机立法：肾阳闭塞候，病机为阴寒太盛，肾阳闭塞，而成阴浊凝结，阳气不通之候，故其治则当急急驱散阴浊，温壮元阳，俟阴凝得开，肾阳通行，则阳光复治，闭塞顿开。

2.随位立法：病发肝肾，治宜以温通下焦阳气为主。病涉于脾者，又当温通脾肾阳气。

3.随因立法：病由阴寒，宜以辛苦大热之品，驱阴寒而振阳光；病由寒湿，宜以苦温燥热之品，驱浊阴而除寒湿。

4.随症立法：腹痛宜兼温补中阳，如白术、干姜、党参、炙甘草；小腹痛宜温通肝肾阳气，如附子、肉桂、吴茱萸、川椒、胡芦巴之类。

方证：桂附理中汤加味证、当归四逆加吴茱萸生姜汤证、《金匮》寒疝法证、化气行水方证。

考证：肾阳闭塞候，阴邪闭塞肾阳，气化不行者，通称：少阴中寒，冷结膀胱。

陈士铎说："人有一时关格，大小便闭结不通，渴饮凉水，少顷即吐，又饮之又吐，面赤唇焦，粒米不能下胃，饮一杯吐出杯半，脉亦沉伏，人以为脉绝也，谁知是格阳不宣，肾经寒邪太盛之故乎。夫肾属少阴，喜温而不喜寒也。寒邪入肾，则阳无所附，阳欲杜阴而不能，阴且格阳而愈胜，于是阳不敢居于下焦，而尽逆冲于上焦咽喉之间，难于容物而作吐矣。夫阳宜阴折，热宜寒折，似乎阳热在上，宜用阴寒之药以治之。然而阳热在上，而下正阴寒也，用阴寒以折阴寒，正投其所恶也，不特无功，而反有大害。盖上假热而下真寒，非用真热假寒之法从治之，断不能顺其性而开其关也。方用白通汤治之。"[1]

吴坤安说："若四肢厥冷，小便清白，而小腹满痛者，为冷结膀胱，宜当归四逆加吴茱萸生姜汤治之。"[2] **尤在泾**

说："有下焦阳虚不化者，夫肾开窍于二阴，肾中阳虚，则二阴之窍闭，闭则大小便俱不得出，如重阴沍寒，地道闭塞，唯与白通汤多加葱白，阳气一至，二便立通矣。"[3] **江应宿**治小腹卒痛，四肢厥冷。江诊得六脉沉伏，此中寒阴证，投附子理中汤，一匕而愈[4]。**齐有堂**治腹中痛极，手足皆青，乃寒邪直中肾经，急与人参6g，白术、黄芪、熟地各15g，附子、肉桂各6g，吴茱萸、干姜各4.5g。煎服即安。此方妙在急温命门之火，而佐热其心包之冷，故痛立止，不致上犯心而中犯肝也[5]。

　　李庭玉治先由情志抑郁，继又感受风寒，忽然少腹坠痛，小便点滴不通，伴有胸闷气短，腹喜温喜按，口干不欲饮水等。舌苔白腻，脉细弱，此为阳虚不能化水，寒结膀胱。治法：扶阳益肾，化气行水。服二剂，腹痛稍瘥，小便仍不通，原方加荜澄茄15g，琥珀粉2.4g（冲）。又服二剂，小便通利，自觉正常[6]。**朱颜**治四逆身冷，汗出如雨，扬扇不已，左腰胀痛，引入阴囊，日必四五度发，发则胀痛欲死。前医与橘核丸改汤不应，西医与止痛片，药过仍发。脉沉涩，苔黄腻。殆盛暑贪凉，卧寐当风，或房后冷浴，寒伤阴筋所致。《金匮》寒疝法。投药瞑眩，腹痛初反加剧，乃用盐炒鲜葱及橘叶外敷腰间，原药再煎一服，即得大便如黏痰，小溲出如蜘蛛丝状，胀痛遂定。（自注：此殆今之急性前列腺炎也）[7]

　　编者按：肾阳闭塞候，因外寒直犯下焦，或素有积寒，闭塞肾阳，浊阴内盛，结滞下焦，致阳气不得通行，而成闭厥重证。当以温通肝肾阳气为主，兼以疏通肝肾气结，以驱阴浊而散寒邪。如**王雨三**说："寒邪直中阴经，真阳逃亡，下元寒极而小腹疼痛，四肢厥冷，皮色青紫，脉象沉微，用四逆汤。"[8]

引用文献

［1］柳长华.陈士铎医学全书［M］.北京：中国中医药出版社，1999：795.

［2］吴坤安.伤寒指掌［M］.上海：上海科学技术出版社，1959：卷二34.

［3］尤在泾.金匮翼［M］.上海：上海卫生出版社，1957：卷八19.

［4］江瓘，魏之琇.名医类案（正续编）［M］.北京：中国中医药出版社，1996：9.

［5］徐衡之，姚若琴.宋元明清名医类案［M］.长沙：湖南科学技术出版社，2006：410.

［6］李庭玉."气化"探讨［J］.新中医，1977，（2）：48.

［7］朱不远.朱颜医案医话选［J］.中医杂志，1980，（1）：15.

［8］王雨三.治病法轨［M］.北京：学苑出版社，2015：163.

六、肾阳不振候

　　肾阳不振候系肾阳虚损之候，为下元亏损，肾阳不振，命火式微之候。或大病久病之后，或先天禀赋不足，或房事过度，均足以致之。病属虚损重证。

诊断

病名：[**中医**]骨痹，痿证，齿寒，腰痛，小便不禁，痴呆，遗精，精少，精浊，阳痿，月经不调，阴冷。[**西医**]神经衰弱，多发性末梢神经炎，坐骨神经痛，肥大性脊椎炎，肾下垂，幼稚子宫，原发不孕，精神分裂症。

证名：**脾肾阳虚证，肝肾阳虚证，心肾阳虚证**。

病位：肝肾，脾肾，心肾。

病因：阳虚。

病机状态：虚损。由先天禀赋不足，或大病久病之后，或房事过度，耗损肾之精血，肾阳衰微，命火不振，而成虚损之证。

　　1.肾气不充候－气虚不充＋阳气不振＋清空失养＋神气不振＋阴精不固

　　　2.阳气不振──→经脉失养──→津液不固

　　　　　　　　　　　↓

　　　清空失养──→神气不振──→阴精不固

图2-8-249　肾阳不振候病机结构式示意图

病形：虚损；　　**病层**：里；　　**病态**：静；

病性：阴，　　**病质**：虚，　　**病势**：深，重，缓。

证象组合：阳虚＋津滑＋精滑＋清空＋经脉＋神衰

主症：【**阳气不振**】症象：①形胖色㿠，神疲气短，虚软无力，怯怯少气，语言低微，体力日衰。②周身酸楚，腰膝酸软，腿足痿软无力，不能久立，更不耐远行。③畏寒，四肢欠温，腰以下怕冷，足冷，小腹冷痛。④阴茎或阴囊冷而不温。⑤性欲淡薄，阳痿。⑥精子减少，精薄清冷。⑦月经错乱，色淡量少。⑧带下清淡。⑨小便清利。**舌象**：①舌淡胖嫩，苔白稍滑。②舌偏淡，苔薄白。**脉象**：①脉来迟弱。②脉微弱无力。③脉沉弱。④脉沉软，两尺尤甚。⑤脉沉细，尺尤弱。⑥脉细弱。⑦尺脉沉迟。⑧脉虚大无力。

【清空失养】症象：①头晕脑胀。②眩晕。③耳鸣耳聋，目暗，失音不语。

副症：【经脉失养】症象：①头项软弱倾斜，腰酸背痛，腰痛腿软，或腰间冷痛，其痛悠悠，痛时喜手按摩。②脊痛起于骶部，连背，不能挺直，甚则脊中一线觉冷，腰亦冷，常如风寒侵入。③腰脊强痛不运，不耐远行久立，喜手按摩。④右侧臀部、下肢疼痛，沉重难以言状，步履艰难，沉重乏力，麻木。

【神气不振】症象：①精神疲倦，神衰力弱。②健忘，记忆力减退。③心悸气短，善恐易惊。④神疲欲寐寐不得，失眠多梦，夜不能寐。

宾症：【津液不固】症象：①五更久泄，溏泄，滑脱不禁。②阴湿多汗。③小便频数清长，饮一溲一，夜尿频多。④溺后遗沥不禁。

【阴精不固】症象：①遗精，阳痿滑精，不梦而遗，精薄精冷。②早泄。③白淫白浊。

临床以清空与经脉失养症象明显而易见，津液、阴精不固症象亦常见，但应以阳虚症象为主要诊断依据。

鉴别诊断

肾阳不振候－神虚不振＋血虚失养＋阳气不和－津液不固－阴液不固＝**肝阳不振候**

└── －津液不固－阴液不固＋气虚不充＋血虚不荣＝**阳气虚损候**

图2-8-250　肾阳不振候鉴别式示意图

肾阳不振候为肾阳亏损，不能固摄阴精之候；而肝阳不振候则系肝阳兼肝血虚损之证；阳气虚损候系阳气阴血俱损之候，非独肾阳。

传变预测

肾阳不振候－津液不固－阴液不固＋气虚不充＋血虚不荣→**阳气虚损候**

└── ＋阴虚失养→**阳损及阴候**

图2-8-251　肾阳不振候传变式示意图

肾阳不振候病机已深，本属难起，如迁延失治，损及元气营血，则可转为阳气虚损候，或损及气阴，则可转为阳损及阴候，均为阴阳两损之证，尤为难治。

辨证

定位：肝肾：腰以下冷，脊中冷，阴囊阴茎冷，阳痿足冷，精薄精冷；脾肾：胃虚食少，腹痛，五更溏泄；心肾：神疲欲寐寐不得，惊怯心悸，善恐易惊。

定性：阳虚：形胖色㿠，神疲气短，虚软无力，怯怯少气，语言低微，体力日衰，周身酸楚，畏寒，四肢欠温，腰以下怕冷，足冷。

定量：①轻：腰酸背痛，腰痛腿软，或腰间冷痛，五更久泄，溺后遗沥不禁，遗精。②中：脊痛起于骶部，连背，不能挺直，夜尿频多，不梦而遗，早泄，白淫白浊。③重：头项软弱倾斜，步履艰难，沉重乏力，麻木，滑脱不禁，小便频数清长，饮一溲一，阳痿滑精，精薄精冷。

论治：以温补肾阳，填补精血为主。

1.**随机立法**：肾阳不振候，其病机为精血阳气耗损，下元亏虚，命火式微，肾阳不振。病入损门，调治非易，治当温壮元阳，填补精血，尤宜以血肉有情之品，填补下焦，可望康复，但不可过用温燥，有损肾阴，故只当柔补，而切忌刚剂，不然必损及阴血，而为阴阳两损之候。

2.**随位立法**：病在于肾，自当以温补肾阳为主，肝肾同源，精血同源，故必兼以温肝养血。病涉于心者，兼养其心血；病涉于脾者，兼补其脾气。

3.**随因立法**：病本阳虚，自当以温补肾阳为法，然肾为水火之脏，阴阳同宅，故补肾阳必兼顾肾阴，古人有"善补阳者，当于阴中求阳"之说，是以温补肾阳，不可过用燥烈之味，以免伤残肾阴。

4.**随症立法**：滑泄不禁者，当佐以收涩之品，如莲子、山药、山茱萸、五味子、菟丝子、巴戟天、肉豆蔻、补骨脂之类，均可随症选用。

方证：火土既济丹证、右归丸证、心肾丸证、《金匮》肾气丸证、四神丸证、斑龙丸证、香茸丸证、增精汤证、内补鹿茸丸证、起阳汤证、补肾丸证、双补脾肾丸证。

考证：肾阳不振候，肾阳虚损不能振奋者，通称：命门火衰，下元虚弱，下元不足，精气虚寒，精髓空虚，冲任空虚。

陈士铎说："人有精薄精冷，虽能交接，然半途而废，或临门即泄，人以为命门之火衰，谁知是脾胃之阳气不旺乎……方用火土既济丹……旺土丹亦甚佳。"[1] "人有中年之时阳事不举，虽妇女扪弄而如故，即或振兴，旋即衰败，此心包之火气大衰也。夫心包之火，相火也。心包火旺，力能代君行事……治法温其心包，不必温其命门也……此方名为救相汤，专治心包虚寒之症，不止振举其阳也……用辅相振阳丸亦佳。"[1]

林珮琴说："如心脾气血本虚，而致怔忡惊恐，或因大惊猝恐，神志昏乱者，七福饮，甚者大补元煎。"[2] "（阳痿）胃虚食少者，水谷不充，精髓失旺，脾肾双补丸。"[2]

李梴说："加减内固丸……蜜丸梧子大。每五十丸，空心温酒盐汤任下，治命门火衰，肾寒阴痿，元阳虚惫，阴溺于下，阳浮于上，水火不能既济。补阳无燥，冷补能明耳目。"[3]

何秀山说："精脱者耳聋，宜龟鹿二仙胶……液脱者，骨属屈伸不利，色夭，脑髓消，胫酸，耳数鸣，宜保阴煎、斑龙丸之类。"[4] **姚国美**说："遗精，阳道痿弱，阴湿多汗，腰痛脚冷，脉芤而迟，此元阳不固，风湿得以留恋。有梦则与百补交精丸，无梦则与内补鹿茸丸温肾固精。"[5] "病者面色㿠白，语言轻微，腰痛足冷，其脉右尺独弱，多因房劳过度，肾元虚寒，宜温固丹田，与巴戟丸。"[5] "腰痛酸软，脚亦痿弱，行则偻俯者，此肾之精气空虚，法宜填补，可与青娥丸加巴戟、大茴，或补髓丹。若阳气不足，则怯怯少气，小便清利，脉沉而弱，宜附桂八味丸加鹿茸、羊肾，或麋茸丸以温补之。"[5]

王雨三说："肝藏魂，肾藏志，肝肾虚，则魂与志皆不安，且肾气不得上交于心，故不寐。左脉沉细而涩者，老人最多此证，用斑龙丸。"[6] "又治遗精过多，以损其肾，致骨痿不能步履，左脉微细者，用斑龙丸。"[6] "泄泻一症，有寒泻、热泻、虚泻、湿泻、食泻、风泻之别……肾虚者，腰足酸软，五更时甚，尺脉虚者，用四神丸加制首乌、山药、茯苓。"[6]

秦伯未说："脊痛多起于腰部，牵连及背，不能挺直，偶尔挺直较舒，亦不能久持。严重的脊中一线觉冷，腰部亦冷，常如风寒侵入，脉象微弱，或伴见小便频数清长，下肢酸软，肾阳不足，宜温补下元，用右归丸加鹿角胶、狗脊，或温肾散，兼灸肾俞。"[7] "阴冷，包括阴茎或阴囊冷而不温，多因命门火衰，或寒气凝滞于肾，用十补丸。"[7]

周康等治精神分裂症：壮阳汤每天服1剂，每剂煎服2次。服30剂为1个疗程。为不影响疗效观察，在服药期间，不合并用其他中西药。适应对象：患者临床表现以面色苍白，无神，神情孤独退缩，呆滞少动，终日嗜卧，音低语简，欲言又止，思维贫乏，情感淡漠，生活懒散，饮食被动等为主要症状，无幻觉妄想和痴笑怪僻等症[8]。

编者按：肾阳不振候，因脾肾阳气两亏，或肝肾阳气不足，命火衰微，内不能振奋神气，外不能荣经脉，上不能养空窍，下不能固肾关，尤其是冲、任、督脉失养，以致津液与阴精失固。当以温补肾阳为主，兼以温补肝脾之阳气，脾肾双补，以固其本。

引用文献

[1] 柳长华.陈士铎医学全书［M］.北京：中国中医药出版社，1999：908，909.

[2] 林珮琴.类证治裁［M］.北京：中国中医药出版社，1997：249，468.

[3] 李梴.医学入门［M］.天津：天津科学技术出版社，1999：1279.

[4] 俞根初等.重订通俗伤寒论［M］.上海：上海科学技术出版社，1959：453.

[5] 姚国美.姚国美医学讲义合编［M］.北京：人民卫生出版社，2009：226，255，258.

[6] 王雨三.治病法轨［M］.北京：学苑出版社，2015：132，159，173.

[7] 秦伯未.秦伯未医学名著全书［M］.北京：中医古籍出版社，2003：322，350.

[8] 周康，徐声汉.以桂附壮阳药为主，治疗精神分裂症的临床体会与讨论［J］.上海中医药杂志，1966，（2）：51.

七、肾阳不化候

肾阳不化候系肾阳不足，不能化气行水之候，为因虚致实之证。或素禀肾阳不足，或久病伤及肾阳，或过投寒凉渗利，耗伤肾阳，不能化气。

诊断

病名：[中医] 冷淋，虚淋，脚气入腹，转胞，癃闭，白淫。[西医] 前列腺增生，慢性前列腺炎，尿潴留，输尿管结石，慢性肾炎，尿毒症，心源性水肿，男性不育症。

证名：肝肾湿热证，脾肾阳虚证，**肝肾阳虚证**。

病位：肝肾，脾肾。

病因：阳虚，寒湿，湿热。

病机状态：虚滞。由素禀肾阳不足，或久病伤及肾阳，或过服寒凉渗利，或平素房劳过度，损其精血，耗其阳气，以致肾阳不足以化气行水，而成虚中夹实之候。

1.肾气失宣候＋阳气不振－络脉不和＋经脉失养

2.阳气不振——→气化不行——→气机不行
　　　　　　　　　　　　└————————→经脉失养

图2-8-252　肾阳不化候病机结构式示意图

病形：虚滞；　**病层**：里；　　**病态**：静；

病性：阴；　　**病质**：虚中实；　**病势**：深，重，缓。

证象组合：阳虚＋气滞＋气化＋经脉

主症：【阳气不振】症象：①面白无华，面容憔悴，卧床不起，声音微弱。②形寒怯冷，恶寒怕风。③膝以下欠温，四肢厥冷。④口淡无味，纳食不馨。⑤小便清冷。⑥大便稀溏并兼鸡鸣泻。**舌象**：①舌质淡胖，苔白。②舌苔淡黄而湿润，舌淡红。**脉象**：①脉细数而弱。②脉沉缓细微。③脉象沉细迟弱。④脉沉迟。

副症：【气化不行】症象：①癃闭，小便点滴，小便艰涩，小便涓滴难出，尿频不多。②下腹胀满疼痛。③浮肿。④口微渴，不欲饮。**舌象**：苔白而干。

宾症：【气机不利】症象：①腹部膨胀，小腹作胀。②气喘。③呕吐。

　　　　【经脉失养】症象：①少腹拘急或麻痹不仁。②腰部酸软冷痛，腰背板滞酸凉，腰痛或足痛，腰痛连腿酸楚。③下肢行走沉重。

临床以气化不行等气滞水停症象明显而易见，但当以阳虚症象为主要诊断依据。

鉴别诊断

肾阳不化候－经脉失养＋津不化气＋气机不宣＝**阳虚不化候**
　　└——－气机不利＋气机郁结＝**肾阳虚结候**
　　　　└——－阳气不振＋阳气不行－气机不利＋络脉不和－经脉失养＝**肾气失宣候**

图2-8-253　肾阳不化候鉴别式示意图

肾阳不化候系肾阳虚弱，不足以化气行水之证，但水气尚未泛滥；而阳虚不化候则系阳虚水泛之证；肾阳虚结候为肾阳不足，阴邪内结之候；肾气失宣候为阴邪郁滞，肾阳不得宣化之证。

传变预测

肾阳不化候－经脉失养＋津不化气＋气机不宣＝**阳虚不化候**
　　└——－气机不利＋气机郁结→**肾阳虚结候**
　　　　└——－气化不行＋清空失养＋神气不振＋络脉不和－经脉失养→**肾阳不振候**

图2-8-254　肾阳不化候传变式示意图

肾阳不化候如迁延失治，水邪泛滥，即可转为阳虚不化候；或阴邪内结，则可转为肾阳虚结候；如过投渗利，损耗肾阳，亦可步入损门而成肾阳不振候。

辨证

定位：肝肾：腰痛或足痛，身半以下常有冷感，腰酸脚软，小便不利，或小便反多，癃闭，脉沉迟；脾肾：腰背板滞酸凉，腰痛连腿酸楚，少腹拘急或麻痹不仁，下肢行走沉重，小腹作胀，大便稀溏。

定性：阳虚：身半以下常有冷感，或小便反多，舌淡苔白，脉虚弱；寒湿：腰背板滞酸凉，少腹拘急或麻痹不仁，下肢行走沉重；湿热：小腹冤热，发则白津自下而出。

定量：①轻：小便艰涩，腰背板滞酸凉，腰痛连腿酸楚，下肢行走沉重。②中：小便点滴，腰部酸软冷痛，腰痛或足痛。③重：癃闭，二便突然不通，下腹胀满疼痛，浮肿，少腹拘急或麻痹不仁。

论治：当以温壮肾阳为主，兼以温化行水。

1.随机立法：肾阳不化候，病机为肾阳虚弱，不足以化气行水，因虚致实，为虚实夹杂之候，治当以温补肾阳为主，略兼化气行水，肾阳复则可气化州都。如过投渗利，反损肾阳。

2.随位立法：病本于肾阳不足，治法当以温补肾阳为主，以助气化。病涉于肝，肝肾同源，补肾自当兼温养其肝；病涉于脾，又当兼温其脾。

3.随因立法：病本阳虚，治法自当以温补阳气为主。兼湿者，寒湿宜从温化，湿热可兼清利。

4.随症立法：肾阳不足，不能固摄津液，则小便反多；不能化气行水，则小便不利，甚至癃闭不通。然治则总当温补肾阳，以助其气化于州都，则滑者可固，闭者可行。

方证：《金匮》肾气丸证、壮肾利湿汤证、加味济生肾气丸证、瞿附通阳汤证、温阳利水法证、温阳化气方证。

考证：肾阳不化候，阳虚不能气化行水，通称：命门火衰，下元火衰，气化无权。

仲景曰："崔氏八味丸，治脚气上入，少腹不仁。"（《金匮要略·中风历节病脉证并治》）"虚劳腰痛，少腹拘急，小便不利者，八味肾气丸主之。"（《金匮要略·血痹虚劳病脉证并治》）"问曰：妇人病，饮食如故，烦热不得卧，而反倚息者，何也？师曰：此名转胞，不得溺也，以胞系了戾，故致此病。但利小便则愈，宜肾气丸主之。"（《金匮要略·妇人杂病脉证并治》）

陈士铎说："人有小便闭结，点滴不通，小腹作胀，然而不痛，上焦无烦躁之形，胸中无闷乱之状，口不渴，舌不干……是命门之火塞乎……方用八味地黄汤……行水汤亦甚效。"[1]

王旭高治淋浊，茎中作痛连毛际。分清渗利后，淋痛俱减，但觉少腹中央，下连毛际，时时隐痛，后或大痛，或微痛，或不痛，用川楝、延胡，或吴萸、乌药，或韭根、两头尖，皆不效。一医用肉桂五苓散，痛止，两日而复作，又用补中益气汤，其痛加甚。此子肾气素亏，竭力使内，斫伤肾气；过用渗利寒药，再伤肾脏之阳，用《金匮》肾气丸，补阴中之阳，据其宅窟而招安之。服下果痛定，连服十余帖，后改肾气丸，每朝服9g，一月痊愈[2]。

秦伯未说："小便涩滞，仅下点滴，小腹胀坠不舒，称为'小便不利'……有因下焦之气不化的，伴见神衰怯冷，腰背酸痛等命门阳虚证，用香茸丸。"[3]

杨伍根治肾阳亏虚，脾运失司：小便艰涩10余天，大便4天未解，无腹痛腹胀。两下肢每至下午开始浮肿。四肢厥冷，口淡无味，纳食不馨。舌质淡胖，苔白，脉沉缓细微。西医诊断为前列腺肥大。拟滋肾健脾，温阳利水法。并加外治法。服3剂后解少许结便，至5剂大便通畅，小便渐利。原方去肉桂，再进7剂，疾病完全缓解。[4]

汪正聪治小便不利，经常反复发作，历时2年余未愈。经西医诊断为"慢性前列腺炎"，多方治疗，病不为减。现症除小便涓滴难出外，常感形寒肢冷，腰膝无力，终日神疲欲寐，面色㿠白，纳少便溏。舌质淡而少苔，脉沉细而迟。诊为肾阳不振，命火衰微，不能化气行水。治宜温补肾阳，化气利水。方用《金匮》肾气丸，倍茯苓、泽泻，加牛膝、车前子。先服2剂，病无进退，知是病久邪深，药力未达所致，复诊证如前。宗原方再服3剂，小便渐利，神气好转，肢体回温，病渐向愈。最后嘱服用《金匮》肾气丸（早晚各服9g），以防反复[5]。

编者按：肾阳不化候，因肝脾阳气不足，或湿热郁滞下焦，肾气不司宣化，肾阳不振，命门火衰，无力化气于膀胱，致水道不行，下焦气机郁滞。治则当温补肝脾，助肾阳，补命火，助其化气于膀胱，而行水道。慎不可妄行渗利，重伤肾阳。

引用文献

[1] 柳长华.陈士铎医学全书［M］.北京：中国中医药出版社，1999：896.

[2] 王旭高，褚玄仁，李顺保.王旭高医书全集［M］.北京：学苑出版社，2001：77.

[3] 秦伯未.秦伯未医学名著全书［M］.北京：中医古籍出版社，2003：372.

[4] 杨伍根.脾肾双补治愈七例癃闭［J］.江西中医药，1983，（2）：40.

[5] 汪正聪.治小便不利九法［J］.江西中医药，1983，（1）：28.

八、肾阳虚结候

肾阳虚结候系肾阳不足，不能蒸化阴邪，致阴浊凝结下焦之证。或由素禀肾阳虚弱，或久病过用苦寒渗利，以伤肾阳，致肾阳不能蒸化，阴浊渐积渐聚而成下焦阳虚阴结之候。

诊断

病名：［中医］腰痛，虚疝，寒疝，阴疝，木肾，冷淋，闭经。［西医］肾结石，前列腺增生。

证名：肝肾阴寒证，肝肾虚寒证，脾肾寒湿证，肝肾寒瘀证，**肝肾痰瘀证**。

病位：肝肾，脾肾。

病因：阴寒，寒湿，虚寒，寒瘀，痰瘀。

病机状态：虚结。由素体肾阳不足，或久病伤及肾阳，或过投苦寒渗利，耗损肾阳，均可致肾阳虚弱，不能蒸化，阴浊凝结下焦而成阳虚阴结之证。

病机结构式：1.**肾阳失宣候**–络脉不利–气化不行＋阳气不振＋气机郁结

2.**阳气不振**→**气机郁结**→**阳气不行**

病形：虚结；　　**病层**：里；　　　　**病态**：静；

病性：阴；　　　**病质**：虚中实；　**病势**：深，重，缓。

证象组合：阳虚＋气结＋阳滞

主症：【**阳气不振**】**症象**：①头昏。②月经推后，色淡，质薄。③阴茎不举，小便清频。④寒天更甚。**舌象**：①舌体胖嫩。②舌润苔薄白。**脉象**：脉沉细滑，左脉虚微。

副症：【**气机郁结**】**症象**：①睾丸冷、肿痛，冷即发痛不可忍，或先痛后变不痛，控睾而痛，阴囊冷，结硬如石，偏坠作痛，卧入起坠。②小腹胀痛，腰隐痛或绞痛。③闭经不行。

宾症：【**阳气不行**】**症象**：①面浮颧黑。②腰髀酸楚疼痛，不能转侧，动则痛不可忍。③手足清冷。④咳嗽，痰多。**舌象**：苔白。**脉象**：脉滑。

临床以下焦阴结症象明显而易见，但必须与阳虚阳滞症象同见，方可确诊为本候。

鉴别诊断

肾阳虚结候–气机郁结–阳气不行＋气化不行＋气机不利＝**肾阳不化候**

└─–阳气不振＋阳气闭塞＋气机不利＋气化不行＝**肾阳闭塞候**

图2-8-255　肾阳虚结候鉴别式示意图

肾阳虚结候为肾阳虚弱，阴邪内结之候；肾阳不化候则系肾阳虚弱，不能化气行水之证；肾阳闭塞候为阴寒闭塞肾阳之急重证候。

传变预测

肾阳虚结候–气机郁结–阳气不行＋气化不行＋气机不利→**肾阳不化候**

└─＋清空失养＋络脉失养＋津液不固＋阴精不固→**肾阳不振候**

图2-8-256　肾阳虚结候传变式示意图

肾阳虚结候如阴结得以驱散，而肾阳未复，不能化气行水，则可转为肾阳不化候；如肾阳损伤太过，虽阴结已除，但转为损证，为肾阳不振候。

辨证

定位：肝肾：睾丸肿痛，偏坠，小腹胀痛；脾肾：面浮颧黑，手足清冷，腰髀酸楚疼痛，不能转侧，动则痛不可忍。

定性：阴寒：腰髀酸楚疼痛，不能转侧，阴囊清冷，结硬如石；虚寒：面浮颧黑，手足清冷，小便清频，脉虚微；寒湿：睾丸冷即发痛不可忍，或先痛后变不痛。

定量：①轻：小腹胀痛，睾丸冷，控睾而痛。②中：腰隐痛或绞痛，偏坠作痛，卧入起坠。③重：睾丸肿痛，冷即发痛不可忍，先痛后变不痛，阴囊冷，结硬如石。

论治：以温补肾阳为主，兼以温化阴凝，标本兼顾。

1.**随机立法**：肾阳虚结候，其病机为肾阳不足，不能蒸化阴浊之邪，阴邪凝结，而成阳虚阴结之候，故其治则当以温壮肾阳为主，兼以温化阴凝，虚实兼顾，标本同治。

2.**随位立法**：病发于肾，治法当以温补肾阳，驱阴散结为主。病涉于肝者，兼以疏利肝气；病涉于脾者，兼温助脾阳。

3.**随因立法**：总由于寒，治则当温。阴寒宜驱阴助阳，虚寒宜助阳驱阴，寒湿宜温燥除湿，挟瘀宜温化寒瘀，挟痰宜兼燥湿化痰。

4.**随症立法**：冷结疝肿，当疏散其气以散其结，宜加川楝子、肉桂、小茴香、胡芦巴、乌药、荔枝核、橘核之类。

方证：小安肾丸证、吴茱萸汤加味证、救丸汤证、木肾避寒丹证、复阳汤证、栝楼瞿麦丸加味证、鹿茸煎证、苍附导痰丸加味证。

考证：肾阳虚结候，肾阳不足，气机郁滞，渐致结聚者，通称：冷结下元。

张子和云：“寒疝，阴囊冰冷，结硬如石，阴茎不举，控睾而痛。得于坐卧寒湿之处，或冬月涉水，或遇风雨，畏热贪凉，使内过劳，无子多欲，宜温剂下之。”[1]

陈士铎说：“人有感浸寒湿，睾丸作痛者，冷即发痛不可忍，此湿气之入于肾经也。夫湿侵于肾，宜病在腰，何以腰不痛而痛在睾丸乎？不知睾属肾，肾气不至睾丸，则外势不能振兴。盖因肾得湿则寒，寒在肾即寒在睾丸，而气结于腰肾之中，宜睾丸之不应矣。其睾丸作痛者，因疝气之成，虽成于肾气之寒，亦成于睾丸之湿也。当日泄精之后，人坐于寒湿之区，内外两感，睾丸独受之矣。治法温其肾中之寒，消其睾丸之湿，病去如扫矣。方用救丸汤……此症亦可用桂荔汤。”[2]“人有睾丸作痛，后变为不痛不疼者，名曰木肾，乃寒极而气不通也。此症初起，必感寒湿，因而行房，又感寒湿，则湿入于睾丸之中，寒结于睾丸之外，遂至不痛不疼。此种疝气，非用桂附不能直入睾丸，以通其气。然无散邪之药，虽用桂附，止可兴阳，而睾丸之邪终久难散。且散邪之药甚多，而能散睾丸之药甚少，此世人所以治木肾之病，不能多效耳。方用化木汤……水煎服。即拥被而卧，身必发汗，必至双肾之外，汗出如雨而后止。一剂即愈也……此症用卫睾丹亦妙。”[2]

王雨三说：“疝气者，俗名小肠气，小腹痛引腰脊，其气下坠，睾丸作胀是也。即《内经》谓小肠病者，少腹痛，腰脊控睾丸而痛之证也。又云任脉为病，男子内结七疝，女子带下瘕聚……治气虚挟风寒两邪，扰动厥阴。其脉左弦右虚而右偏胀者，再用附桂八味丸加楝子、茴香。治寒湿两邪，伤及阴分之精血，其脉左虚微而左偏胀者，无不效如桴鼓。”[3]

冯显逊说：“闭经之症，《金匮要略》指出虚、冷、结气为闭经三种病因，朱丹溪提出经闭因于痰阻。本案病人素体形肥，内本有痰，溯其远因，于下乡经行之际，常冒雨涉水，复感外湿，内外相招，阻滞冲任为病。前服芎归二陈加味祛痰去瘀，虽近3年时间维持月月经行，但周期始终推迟7至10天，表明痰瘀虽去，而阳气未复，不能化津为气，致津聚为湿，湿凝为痰，而致月经再闭。这次首诊用苍附导痰丸加味，方中法夏、茯苓、南星、苡仁、苍术祛痰除湿，陈皮、枳壳、香附行气，当归、川芎活血，鹿角片、杭巴戟、淫羊藿、肉桂温肾中之阳，振奋阳气，化气布津，故而收功。”[4]

编者按：肾阳虚结候，因阴寒、寒湿、寒瘀、痰瘀内滞肝肾，气机渐形郁结，久必伤残肝肾阳气，而成肝肾阳虚阴结之证。当温养肝肾阳气，导痰化瘀以通其结。如姚国美说：“睾丸偏有大小，卧则收而囊缩，起则坠而囊大，时上时下，如狐狸之出入莫测，名曰狐疝，宜逐气散结，蜘蛛散主之。”[6]

引用文献

[1] 李中梓.中华医书集成·增补病机沙篆 [M].北京：中医古籍出版社，1999：62.

[2] 柳长华.陈士铎医学全书 [M].北京：中国中医药出版社，1999：905，906.

[3] 王雨三.治病法轨 [M].北京：学苑出版社，2015：165.

[4] 冯显逊.妇科验案四则 [J].北京中医学院学报，1985，（3）：33.

[5] 姚国美.姚国美医学讲义合编 [M].北京：人民卫生出版社，2009：171.

九、肾阳虚逆候

肾阳虚逆候，为肾之阴中阳虚，虚阳上逆之候。肾中阴阳两虚，阴虚不能恋阳，虚阳失其依存而浮越于上，故亦称之为虚阳上越之证。

诊断

病名：[中医] 眩晕，痴呆，心痛，头痛，鼻衄。[西医] 梅尼埃病，心绞痛，动脉硬化性精神病。

证名：心肾风阳证，**脾肾虚风证**。

病位：心肾，脾肾。

病因：风阳，虚风。

病机状态：虚逆。肾之阴阳两虚，阳失阴恋，致虚阳无依，失其根本，浮越于上，而成冲逆之候。

1.阳虚失纳候+清空不宁+清窍不利

2.阳气不振 ⟶ 阴虚失养　气机冲逆

　　↓　　　　　↓　　　　　↑

阳气浮越　　清空不宁 ⟶ 清窍不利

图2-8-257　肾阳虚逆候病机结构式示意图

病形：虚逆；　　**病层**：里；　**病态**：动；

病性：阴中阳；　**病质**：虚；　**病势**：深，重，缓。

证象组合：阳虚＋阴虚＋阳浮＋空窍＋气逆

主症：【**阳气不振**】症象：①面色苍萎，面色㿠白，精神委顿，嗜睡乏力。②全身乏力。③汗出恶风。④腰酸乏力，腰痛如断。⑤四肢酸楚。⑥饮食少思。⑦大便急迫溏薄。⑧小溲时有迟缓。**舌象**：舌淡净，少苔，苔薄白。**脉象**：①脉濡。②脉沉细而濡。③脉沉细，尺尤弱。④脉沉迟。

【**阴虚失养**】症象：①腰酸乏力，腰酸膝软。②腰痛如断。③内热夜热，午后头面及周身均感发热，时或夜晚亦觉烧热。**脉象**：①脉弦细。②脉细数。

【**阳气浮越**】症象：①心烦梦多，夜不安寐。②急躁易怒。③精神恍惚，健忘之甚，言行谵妄。④突然仆倒，自觉热气从背上冲头顶，下注鼻中即衄。⑤晨吐黄稠痰，头昏胀。**舌象**：①舌红苔薄。②舌边缘燥，中有裂纹。**脉象**：①脉浮弦。②脉略数。

副症：【**清空不宁**】症象：①头晕而疼。②头晕目眩，视物如旋，闭目则稍缓。③额痛，头痛而且胀，以头后为甚。

【**清窍不利**】症象：①两耳鸣。②眼鼻咽干燥疼痛。

宾症：【**气机冲逆**】症象：①胸闷隐痛。②泛酸。③腹胀，欲呕。④时泛清水如涌泉。

鉴别诊断

肾阳虚逆候－清空失宁－清窍不利＝**阳虚失纳候**

└──－阴虚失养＋阳气不行＋气机不利＝**阳气虚逆候**

└──＋阳气脱绝＝**虚阳浮越候**

└──－气机冲逆＋络血失固＝**火不归原候**

图2-8-258　肾阳虚逆候鉴别式示意图

肾阳虚逆候系肾之阴中阳虚，阴不恋阳，虚阳上逆空窍之候；而阳虚失纳候则系肾不纳气，肾气上逆之候；火不归原候为虚火上犯空窍，内扰络血之候。但三者均属肾中阴阳两虚之证。而阳气虚逆候与虚阳浮越候，均为阳虚阴盛，阴邪上逆之证，肾阴不虚，须加分别。

传变预测

肾阳虚逆候－清窍失宁－清窍不利→**阳虚失纳候**

└──－气机冲逆＋络血失固→**火不归原候**

图2-8-259　肾阳虚逆候传变式示意图

肾阳虚逆候如经治疗，虚阳得降，不上扰空窍，而逆气未平，肾气摄纳失常，可转为阳虚失纳候；或治不得法，或过投寒凉，肾中龙火上腾，病机加深，则可转为火不归原候。

辨证

定位：心肾：心烦梦多，夜不安寐，急躁易怒，精神恍惚，健忘之甚，言行谵妄；脾肾：面色苍萎，全身乏力，汗出恶风，四肢酸楚，饮食少思，大便急迫溏薄，小溲时有迟缓。

定性：风：头晕目眩，视物如旋，闭目则稍缓，以头后为甚；阳：头痛而且胀，额痛。

定量：①轻：头晕而疼，头后为甚，心烦梦多。②中：头痛而且胀，急躁易怒，夜不安寐。③重：头晕目眩，视物如旋，精神恍惚，健忘之甚，言行谵妄。

论治：当阴阳两补，宜阴中取阳，或阳中取阴，阴阳兼顾，并佐以镇潜浮阳之品，亦导龙入海之法。

1.随机立法：肾阳虚逆候系肾中阴阳两虚，阴不恋阳，虚阳浮越，上扰空窍之证，故其治则当阴阳两补，兼以镇潜浮阳。然肾为水火之脏，且系阴中阳虚，故须以滋阴为先，但不可过于滋腻以滞阳。虽当助阳，亦不可过投温燥以耗阴。当以滋柔温养，于阴中取阳，是为得法。

2.随位立法：肾阳虚逆候，总关乎肾阳，故其治则总当以温补肾阳为主。病连于肝，宜兼柔肝潜阳以息内风；连及于心，宜兼养心潜镇以交通心肾；连及于脾，兼益气补脾以充肾阳。

3.随因立法：肾阳虚逆候总因于阴中阳虚，肾阳不振，故总当滋阴养阳以填充其虚。兼虚风，宜滋填虚兼以息风降逆；兼阳亢，宜滋补填虚兼以潜阳镇逆。

4.随症立法：阳虚症象显明，但系阴中阳虚，助肾阳不在温热，当用温滋柔养如肉苁蓉、锁阳、巴戟天、仙茅、淫羊藿、鹿角胶之类，少佐附子、肉桂于阴中取阳；阳亢虽当以龙牡、石决明、磁石之类镇潜，但更当兼以血肉有情之品如鳖甲、龟板以滋阴潜阳；降逆虽可用重镇之品如代赭石、磁石之类，亦可用牛膝、沙苑子以收纳肾气。

方证：六甲鹿角汤证、玉屏风散加味证、大补肾汤证。

考证：肾阳虚逆候，阴不恋阳，虚阳上逆空窍者，通称：虚阳上越，虚火上冒。

蒲辅周治冠心病：心前区绞痛频发，睡眠不好，只能睡三四个小时，梦多心烦，醒后疲劳头痛，心悸气短，不能久视，稍劳则胸闷隐痛。脉沉迟，舌边缘燥，中有裂纹。由操劳过甚，治宜调理心肝：酸枣仁15g、川芎、知母各4.5g、炙甘草3g，茯神、天麻、桑寄生、枸杞子各9g，菊花3g，苁蓉12g。按：本例冠心病，属内伤虚损，先用酸枣仁汤加味调理心肝，病情显著好转。因尺脉虚弱，复诊时，原方加苁蓉、枸杞滋补肝肾，病情基本稳定后，以丸药徐服巩固。若不辨证，认为气滞血瘀，而用活血化瘀之剂，则犯虚虚之弊[1]。

王大经说："余将治疗颈椎骨刺作为温通阳气的一个重要方面。对于骨刺，可从痹症论治。痹者闭阻不通之谓。《素问·痹论》认为：'风寒湿三气杂至，合而为痹。'并说：'凡痹之类，逢寒刚急，逢热则纵。'痹症多为寒邪侵袭，虽有热痹之说，但究其实，还是感受寒邪，不过是入里化热而已。因此，治疗痹症仍须以温阳通阳为主，驱逐寒邪，疏利经脉，畅行气血，则痹可通。可以看出，温通阳气，使其畅达，尤以使项后诸络道之阳气循行畅达为要，是治疗椎-基底动脉系统供血不全（即本文所指厥症）的主要法则。当然，这是讲大法。临症还须根据病情兼用益气、活血、化瘀、逐痰诸法。"[2]

张寿杰治梅尼埃病：上午眩晕而旋，卧床不能起，转侧即吐黏沫约半面盆，耳鸣，不敢启目，脉濡，苔薄，面色苍委。平时有晕车史。治以温补肾阳而息内风。服4帖。右耳鸣，目眩，头晕，脉迟，舌淡苔薄。肾不足则上窍乃病。当予益气、壮火、补肾、平肝。服4帖。夜间睡眠较增，大便干燥，小溲带黄。此为下焦热郁。原方去肉桂，加滋肾通关丸（吞服），服6帖，诸恙即平[3]。

黄仕沛说："此病（动脉硬化性精神病）亦见于老年人，是由于脑动脉硬化致使脑供血供氧不足而产生精神症状，临床上治不及时，可因脑神经细胞崩溃，脑萎缩而终身不能恢复。古人称脑为"元神之府"，《灵枢·本神》篇及《素问·宣明五气篇》等均有述及肾与神志证状有关，故脑病之虚者，亦责于肾。"[4]治易某某，男，年约70岁，素有四肢指端麻木，西医诊为高血压动脉硬化及多发性神经炎。眩晕心悸，精神恍惚，健忘之甚，如钱包拿着而找钱包，且言行谵妄，如穿着睡裤在街上行走，状若痴呆。疑为动脉硬化性精神病，即拟温柔补肾法佐以潜镇养心。守方缓补一月而愈，至今神态如常[4]。

编者按：肾阳虚逆候，因脾肾阳气虚弱，不能化血养肝，致肝风内动，挟虚阳上逆，为因虚致邪之证。当以温补脾肾阳气为主，佐以养血柔肝，以息内风，虚复则风自息，逆自降，毋须借重镇之药以降逆。

引用文献

[1]中国中医研究院.蒲辅周医疗经验［M］.北京：人民卫生出版社，2005：180.

[2]《北京市老中医经验选编》编委会.北京市老中医经验选编·第二集［M］.北京：北京出版社，1986：12.

[3]张寿杰.中医药治疗34例美尼攸氏病［J］.上海中医药杂志，1966，（4）：146.

[4]黄仕沛.温柔补肾法及其在临床上的运用［J］.新中医，1981，（5）：11.

十、肾络失宣候

肾络失宣候系瘀滞肾络，失于宣通之候，为肾脏血分之实证。由久病入络，或外伤跌仆，气滞血瘀，阻滞于肾之血络而成。

诊断

病名：［中医］腰痛，淋证，癃闭，顽痹，房复。［西医］神经官能症，前列腺增生，无尿，血尿，肥大性脊椎炎。

证名：**肝肾湿热证**，肝肾气郁证，**肝肾寒瘀证**，**肝肾瘀热证**，肝肾痰瘀证。

病位：肝肾。

病因：湿热，气郁，寒瘀，瘀热，痰瘀。

病机状态：郁滞。由久病不解，邪滞入络，或因跌仆闪挫，以致气滞血瘀，阻滞肾之血络，致气血不得宣行。

1.肾气不宣候+血滞不行-络脉不和+络脉不利

2.络脉不利——血滞不行——气机不利——气化不行

图2-8-260　肾络失宣候病机结构式示意图

病形：郁滞；　　　**病层**：里；　　**病态**：静；

病性：阴中阳；　　**病质**：实；　　**病势**：深，重，缓。

证象组合：络滞＋血滞＋气滞＋气化

主症：【络脉不利】**症象**：①腰髀酸楚疼痛，痛楚呻吟，腰间走注疼痛，忽聚忽散，或动作痛甚。②腰痛如锥刺，腰脊痛不可忍，难于转侧，日轻夜重。③步行维艰。**舌象**：舌质淡红，苔薄白。**脉象**：脉平稍细。

副症：【血滞不行】**症象**：①面容憔悴。②虽烦躁但不欲饮水。③腰板硬，不能起立。④两腰偻废，卧床彻夜痛叫，痛如刀刺。⑤日晡烦躁，微有潮热。⑥血尿。**舌象**：①舌质红而少苔。②舌红苔白腻。**脉象**：①脉弦小。②脉沉涩。

宾症：【气化不行】**症象**：①口干欲饮。②尿痛尿少，余沥不尽。③小溲艰涩不爽，滴沥难下。④小便点滴不通，疲劳则发。⑤尿频尿急。**脉象**：①脉弦大。②脉弦滑尺弱。**舌象**：①舌净苔糙白。②苔白腻，根部稍带黄腻。③苔薄黄少津。

【气机不利】**症象**：①胸闷，心胸烦闷。②少腹胀满作痛，小腹急痛。③腹胀，下腹胀满。④身热。⑤便闭溲短。**舌象**：舌尖偏红，苔白腻。**脉象**：①脉沉细而数。②脉象细数，左尺细涩。

临床以络脉不利，腰脊疼痛为显见症象，亦为诊断之主要依据，但必须与血滞症象同具，诊断更为确切。

鉴别诊断

肾络失宣候＋气化不行－血滞不行＋络脉不和－络脉不利＝**肾气不宣候**

└─＋阳气不行－气机不利＝**肾阳不宣候**

图2-8-261　肾络失宣候鉴别式示意图

肾络失宣候为气滞血瘀，阻滞肾络之证，多不关气化；而肾气不宣候为实邪郁滞，肾气失于宣化之候；肾阳不宣候为阴邪郁滞，肾阳不主宣化之候。均可致气化不行。

传变预测

肾络失宣候＋气化不行－血滞不行＋络脉不和－络脉不利→**肾气不宣候**

└─＋阳气不振＋经脉失养→**肾阳不化候**

图2-8-262　肾络失宣候传变式示意图

肾络失宣候如经治瘀行，而气滞未除，可转为肾气不宣候；如过投疏利寒凉，损伤肾阳，亦可转为肾阳不化候。

辨证

定位：肝肾：腰部酸痛，痛楚呻吟，腰间走注疼痛，忽聚忽散，或动作痛甚，腰脊痛不可忍。

定性：湿热：腰痛，少腹胀坠，小便减少，渐至全身微觉浮肿；气郁：腰间走注疼痛，忽聚忽散，或动作痛甚，脉弦急；瘀热：腰痛如锥刺，难于转侧，日轻夜重，脉涩芤；寒瘀：腰脊痛不可忍。

定量：①轻：腰部酸痛，痛楚呻吟。②中：腰间走注疼痛，忽聚忽散，或动作痛甚。③重：腰痛如锥刺，难于转侧，日轻夜重。

论治：当行气化瘀以宣通肾络，不可妄行渗利，徒伤肾气。

1.随机立法：肾络失宣候，病机为气滞血瘀，阻滞肾之血络，致其失于宣通。因而其治则当急行气活血，以宣通肾络之瘀滞为主，气行则血行。消瘀而不行气，则瘀滞亦无由而祛。

2.随位立法：病在肾络，治法自当以疏通肾络为主。病涉于肝者，更当兼以疏利肝气，气行则血行，亦有助于肾络之宣通。

3.随因立法：因于湿热者，当以清利湿热为主；因于气滞者，当以疏利气机为主；因于瘀滞者，当以化瘀通络为主，寒瘀宜兼温化通阳，热瘀宜兼清下通瘀；挟痰者，兼化痰通络。

4.随症立法：小便不利，当参以渗利之品，如木通、车前子、萹蓄、瞿麦、石韦之类。

方证：橘核丸证、加味调营活络饮证、地龙汤证、复元通气散证、桃仁承气汤加味证、身痛逐瘀汤合活络效灵丹证、滋肾通关丸加味证、鹿甲汤证。

考证：肾络失宣候，气滞血瘀，阻滞于肾之血络者，通称：瘀积督脉，瘀热下阻，瘀积肾络。

喻嘉言治伤寒坏证：两腰偻废，卧床彻夜痛叫，百治不效，求诊于余。其脉亦平顺无患，其痛则比前大减。余曰：病非死证，但恐成废人矣。此症之可以转移处，全在痛如刀刺，尚有邪正互争之象，若全然不痛，则邪正混为一家，相安于无事矣。今痛觉大减，实有可虑，宜速治之。病者曰：此身既废，命安从活，不如速死。余蹩额欲为救全，而无治法。谛思良久，谓热邪深入两腰，血脉久闭，不能复出，止有攻散一法。而邪入既久，正气全虚，攻之必不应，乃以桃仁承气汤多加肉桂、附子二大剂与服。服后即能强起，再仿前意为丸，服至旬余全安。此非昔人之已试，乃一时之权宜也，然有自来矣。仲景于结胸证，有附子泻心汤一法，原是附子与大黄同用。但在上之证气多，故以此法泻心。然则在下之证血多，独不可仿其意，而合桃仁、肉桂以散腰间之血结乎[1]。

谢映庐治腰痛屈曲难行：以肾虚治，渐次沉困，转侧不能，日晡烦躁，微有潮热，瘤征益甚，脉沉涩。此误在用补，以桃仁承气汤加附子、玄参、乳香，下恶血而愈[2]。**曹炳章**治温热瘥后房复：头重眼花，腰背痛，小腹里急绞痛，串胯筋挛，身热，心胸烦闷，便闭溲短，用鼠屎6g，人中白、晚蚕沙、冬葵子各9g，鲜生地15g，捣生锦纹、蜣螂虫、川黄柏各3g，桃仁、木通各4.5g，甘草梢2.4g，取其以浊导浊，效如桴鼓，经治验多人，而不用烧裈散亦能取效[3]。**王士雄**云：竹茹、花粉、韭白、滑石、白薇、川楝子、槐米、绿豆、甘草梢、土茯苓等药，亦可采用[3]。**姚国美**说："腰间痛如锥刺，难于转侧，日轻夜重，甚或大便色黑，小便自利，脉涩者，乃瘀血阻塞经脉，法宜行瘀通经，与调营活络饮，或如神汤加乳没、鹿角霜之类。"[4]

严世芸等按："前列腺肥大所致淋沥者，张（伯臾）老医生认为以虚实错杂者多，因本病患者多有下焦湿热，瘀血内停，且年高病延日久之故，治疗上应宗'毋虚毋实'的原则，权衡轻重缓急而顾标本。在临床中，对于湿热下注，膀胱气化失司，日久而致瘀血阻滞，张老常以宣通清利之品与滋肾通关丸同用，取知母、黄柏清下焦之热，用肉桂以助气化。亦常用红藤、败酱草以清热活血消肿。并每入生升麻、虎杖两味，既能清热解毒，又能升降气机，使气机通调而小便自利，且古有虎杖散一方治淋病，独用虎杖一味，有散精而使通利之效。对其虚，未可开始即补，宜先清化湿热，俟湿热得减，方可补泻同用，标本兼顾，若一味补益或一味清利，必有'虚虚实实'之弊。"[5]

编者按：肾络失宣候，因湿热郁滞既久，或寒凝血瘀，或外伤蓄瘀，或败精污浊阻滞，肾气肝血瘀滞，气化不行，气机不利，肾络失和，或肾络瘀积。其治则当于清利湿热之中，参以行气活血或温通肾阳之品，以通瘀热之阻滞。

引用文献

[1] 陈熠.喻嘉言医学全书[M].北京：中国中医药出版社，2000：382.

[2] 谢映庐.谢映庐医案[M].上海：上海科学技术出版社，1962：149.

[3] 俞根初等.重订通俗伤寒论[M].上海：上海科学技术出版社，1959：461.

[4] 姚国美.姚国美医学讲义合编[M].北京：人民卫生出版社，2009：254.

[5] 严世芸，郑平东，何立人.张伯臾医案[M].上海：上海科学技术出版社，1979：92.

十一、肾阴消灼候

肾阴消灼候系邪火蕴炽于肾，消灼肾之阴血，为肾病中之阳热实证。多由阳热之邪化火，燔炽于肾，致气血两炽，肾阴消损。

诊断

病名：[中医]冬温，腰痛，浮肿，癃闭，热淋，膏淋，血淋，溺血，血精，赤浊，白浊，黄带，热疝，阳强，阳痿。[西医]急性尿路感染，慢性肾盂肾炎，输尿管结石，肾盂积水，肾下垂，急性膀胱炎，前列腺肥大，乳糜血尿，肾萎缩，宫颈糜烂，习惯性流产。

证名：肺肾湿热证，**脾肾湿热证**，肝肾湿热证，心肺燥热证，**心肾湿火证**，脾肾湿火证，**肝肾湿火证**。

病位：肝肾，脾肾，肺肾，心肾，心肺。

病因：湿热，湿火，燥热。

病机状态：蕴炽。由外受阳热之邪，或内伤燥热之物，阳热化火，燔炽于肾，由气及血，消灼肾之阴液，迫损肾之血络。

1.气血蒸炽候－津液消灼＋阴液消涸－阳气不行＋气化不行－神志昏蒙＋络脉不和

2.津气蕴炽——→气化不行——→络脉不和

↓

血热蕴炽——→阴液消涸——→络血妄行

图2-8-263　肾阴消灼候病机结构式示意图

病形：蕴炽； 病层：里； 病态：动；

病性：阳； 病质：实； 病势：深，重，急中缓。

证象组合：气炽＋血炽＋阴灼＋气化＋络滞＋血溢

主症：【津气蕴炽】症象：①畏寒高热，寒热往来，头痛身热。②面白唇热，面赤。③口渴喜饮，口苦耳聋。④纳呆，神疲体倦。⑤饥不能食，食多即胀。⑥时恶心泛吐。⑦少腹冤热，下腹弦急。⑧溲热而赤，尿频尿急有灼热感，小便黄赤，小便浑浊。⑨溺时赤涩作痛。⑩阴痒。舌象：①苔薄黄。②苔黄厚腻。脉象：①脉沉弦数。②脉沉数有力。③脉细滑。

【血热蕴炽】症象：①心烦意躁，怔忡懊侬。②不寐，昏睡不省。③夜间发热。④手足心灼热。⑤溺时尿道热涩疼痛。舌象：①舌红。②舌暗紫。③苔白腻。脉象：①脉沉细滑。②脉左关尺弦数。

副症：【气化不行】症象：①小便赤涩痛，小便点滴不畅，淋漓割痛，短赤涩痛，如刀割火灼。②小便频数，尿意窘迫不禁，排尿少，有不快与疼痛感，一劳累发作更频。③颜面浮肿。舌象：舌苔白腻。

【阴液消灼】症象：①头晕倦怠。②舌干咽痛。③腰酸耳鸣，手足心灼热，足胫热。④下腹有热感，下腹弦急，少腹冤热。⑤小便浑浊，便后余沥，红白相混，精血杂下，溺窍时有秽物，如疮之脓，如眼之眵，淋漓不断。⑥白浊淋漓。⑦带下黄稠如脓。⑧遗泄频来。⑨阴汗津润，阳强。舌象：舌质红，无苔。脉象：①脉虚弱。②脉虚数。③脉细滑。

宾症：【络脉不和】症象：①腰痛绵绵，筋骨酸痛，腰腿酸软，筋痿。②小腹胀满，胁肋刺痛。③阳痿，睾丸冷。舌象：舌质紫暗。

【络血妄行】症象：①乳糜血尿，浊色发赤，尿鲜血。②小便浑浊，红白相兼。舌象：舌质淡。

临床以气化不行与阴液消涸症象明显，宾症亦常见，但必须与气血热炽症象同见，方为本候确证。

鉴别诊断

鉴别式：

肾阴消灼候－津气、血热蕴炽＋阴热蕴炽＋阴虚、络脉失养－络脉不和－阴液消涸＋阴精不固＝**肾阴虚炽候**

肾阴消灼候系实火燔炽肾之气血，消灼肾阴之阳实热证；而肾阴虚炽候则系肾阴不足，阴分火炽，虚实夹杂之候。

传变预测

肾阴消灼候＋津液消灼－阴液消涸＋阳气不行－气化不行＋神志昏蒙－络脉不和→**气血蒸炽候**

└─－津气、血热蕴炽＋阴虚、络脉失养＋阴热蕴炽－络脉不和－阴液消涸＋阴精不固→**肾阴虚炽候**

└──＋阴虚失养＋气机不利→**肾阴虚滞候**

图2-8-264 肾阴消灼候传变式示意图

肾阴消灼候如治疗失误，邪火转炽，蒙闭神明，可转为气血蒸炽候；如清利后，气血之炽虽熄，而肾阴已亏，可转为肾阴虚炽候；或清利虽解除实火燔炽，而阴虚气滞，可转为肾阴虚滞候。

辨证

定位：心肾：心烦意躁，不寐，昏睡不省，怔忡懊侬；脾肾：小便浑浊，口渴喜饮，溺赤；肺肾：干咳无痰，气逆而喘，咽喉干燥，鼻燥；肝肾：筋骨酸痛，阴汗，足心足胫热，腹胀，口苦耳聋。

定性：湿火：溲热而赤，少腹冤热，腹胀，足胫热；燥火：口渴喜饮，舌干咽痛。

定量：①轻：小便赤涩痛，颜面浮肿，排尿少，白浊，小便浑浊，红白相兼，遗泄频来。②中：小便频数，尿意窘迫不禁，乳糜血尿，赤浊，带下黄稠如脓。③重：小便点滴不畅，淋漓割痛，短赤涩痛，如刀割火灼，尿鲜血，精血杂下。

论治：如不急急清利，速除其阳火，则肾阴亏耗，即可坠入损途。

1.随机立法：肾阴消灼候，病机为邪火燔炽于肾之气血，消灼肾之阴液，故其治则当急急清泻燔炽之火，以救消涸之肾阴，使邪火从水道而去，则肾气自能气化州都。切不可妄行补涩以滞邪。

2.随位立法：病发于肾，治法自当清利肾之火，以救肾之阴。病涉于心者，兼以清降心火；病涉于肺者，宜兼清肃肺气，以澄水之上源；病涉于肝者，兼泻其肝火；病涉于脾者，更当清利中焦之火。

3.随因立法：总由于火，自当清解。湿火宜以苦寒通利为主；燥火宜甘寒清凉以存阴液。

4.随症立法：血溢于下，当兼以凉血止血，如鲜生地、小蓟、藕节、蒲黄炭、贯众炭、焦山栀、仙鹤草、平地木、茜草根之类，但忌用止涩之品。

方证：导赤八珍散加味证、八正散证、导赤清心汤证、导赤散证、丹栀导赤散证、龙胆泻肝汤证、当归龙荟丸证、小蓟饮子证、清心莲子饮症、封髓丹证、鸡苏散证、加味虎杖散证、加味三才汤证。

考证：肾阴消灼候，阴血并炽者，通称：湿热下注，湿火下注，湿热带下，心热移于小肠，膀胱湿热。

陈士铎说："人有小便不通，点滴不能出，急闷欲死，心烦意躁，口渴索饮，饮而愈急，治法泻心中之火，兼利其膀胱，则心肾气通，小便亦通矣。方用凉心利水汤。"[1]吴鞠通说："小便淋浊，茎管痛不可忍……由房事不遂而成……溺管与精管异途，此症当治精管为是，用虎杖散法。现无虎杖草，以杜牛膝代之。"[2]李梴说："敛脾精以石莲猪肚。石莲散……每二钱，空心米饮调服。治梦遗泄精，小便白浊等证。猪肚丸：白术五两，苦参三两，牡蛎四两，为末，用猪肚一具煮烂，和前末捣匀，再加肚汁捣半日，为丸小豆大。每四十丸，日三次，米饮下。久服自觉身肥而梦遗立止。又能进饮食，健肢体。"[3]

林珮琴说："浊在便者，色白如泔，乃湿热内蕴，由过食肥甘辛热炙爆所致。苓术二陈煎，或徙薪饮。"[4]"至赤白浊，由心动于欲，肾伤于色，强忍不泄，败精流溢窍端，时有秽物，如疮之脓，如眼之眵，淋沥不断，由精败而腐居多，亦有湿热流注而成者，须分便浊精浊……当分精瘀精滑，精瘀者先理其离宫腐浊，古方用虎杖散。"[4]"有阴虚不摄，湿热下注而遗者，宜泄热导湿。萆薢、黄连、黄柏、茯苓、泽泻、薏苡，或秘精丸。"[4]"溺血与血淋异，痛为血淋，出精窍，不痛为溺血，出溺窍……小溲自利，后沥血点，痛如血淋，小蓟饮子。小水不利，赤浊淋闭，大分清饮。"[4]李中梓说："患浊者，茎中如刀割火灼，而溺自清，唯窍端时有秽物，如疮之脓，如目之眵，淋漓不断，与便溺绝不相混。大抵由精败而腐者十之六七，由湿热流注与虚者十之二三。"[5]

何廉臣说："病中遗滑，湿热袭入精窍，小便涩痛者，导赤散合加味虎杖散，一面养阴通窍，一面化湿泄热，其症自愈。"[6]"如证见淋漓割痛，小便点滴不畅者，此为染毒赤淋。治宜去毒通淋，导赤八珍散加味……心经遗热于膀胱，膀胱热结则尿血，症见虚烦不寐，或昏睡不省，或舌咽作痛，或怔忡懊侬，治宜凉血泄热，导赤清心汤去茯、麦，加焦栀、瞿麦、琥珀。"[7]王雨三说："肝经之脉，绕阴器而行，主疏泄者也。且火性急速，以助肝之疏泄，故有小便不禁之证，左关脉滑数是也，宜用泻青丸。"[8]"（赤白浊）热证。茎中流浊，热痛如刀刺，脉洪实者，用小蓟饮子，吞疗肾滋本丸。"[8]"（赤白浊）湿证。湿热下注，扰动精府，致窍端时流秽浊，脉沉弦带数者，用八正散。"[8]

姚国美说："溺时赤涩作痛，甚则间有鲜血同下，小腹弦急，口渴脉数，此热邪下传，名曰热淋，法宜淡渗泄热，八正散主之。"[9]"白浊淋漓，少腹冤热，溺时虽如刀割火灼，但不与溺相混，此肾经湿热下注，法宜苦泄，治浊固本丸主之。若虚滑较甚者，宜前法佐以涩精，与珍珠粉丸。"[9]"病有劳伤心脾，或少年天癸未足，强力入房，或壮年施泄无度，精不及化，以致精血杂下，名曰赤浊。心虚挟热者，则心烦不寐，治以莲子清心饮。肾虚挟热者，茎中滞涩，宜琥珀散。"[9]"若素嗜茶酒，其证饮食不思，小便浑浊者，此湿热下扰，慎勿填涩，当以封髓丹合威喜丸，分清浊以宁精室。"[9]"夏月受暑，邪传小肠，以致心烦口渴，小便赤涩者，法宜益元散、西瓜汁之类甘寒清解。"[9]"火伤血络，血液流溢，与溺俱下，痛不可忍，脉沉数有力，名曰血淋，法宜凉血泄热，鸡苏饮主之，甚则加黄连、黄柏之类。"[8]

秦伯未说："淋证挟血者，为'血淋'。初起血色红紫，脉数有力者属实热，宜清热凉血，用小蓟饮子。延久血色淡红，疼痛不甚，脉虚带数者，宜养阴止血，用茜根散。"[10]

编者按：肾阴消灼候，因脾肾湿热内盛，交炽于气血之分，消灼脾肾阴液，伤残肾之络脉，气化不及州都，为邪盛伤正之候。当急驱其邪，以护其正。清利交炽之湿热，速除其炽灼之邪，佐以清滋脾肾阴液，以固其本，标本兼顾之法。

引用文献

［1］柳长华.陈士铎医学全书［M］.北京：中国中医药出版社，1999：895.

［2］吴鞠通.吴鞠通医案［M］.北京：人民卫生出版社.1960：256.

［3］李梴.医学入门［M］.天津：天津科学技术出版社，1999：1229.

［4］林珮琴.类证治裁［M］.北京：中国中医药出版社，1997：453，464，472.

［5］李中梓.李中梓医学全书［M］.北京：中国中医药出版社，1999：251.

［6］何廉臣.重订广温热论［M］.福州：福建科学技术出版社，2010：13.

［7］俞根初等.重订通俗伤寒论［M］.上海：上海科学技术出版社，1959：330.

［8］王雨三.治病法轨［M］.北京：学苑出版社，2015：170，171，172.

［9］姚国美.姚国美医学讲义合编［M］.北京：人民卫生出版社，2009：207，208，209，210，259.

［10］秦伯未.秦伯未医学名著全书［M］.北京：中医古籍出版社，2003：371.

十二、肾阴虚炽候

肾阴虚炽候为肾阴虚弱而阴分火炽之候，为肾脏阴虚火旺证候之一。或湿热内袭，过投清利，损伤肾阴，或肾阴本虚，火从内起，均可致之。

诊断

病名：[中医]消渴，腰痛，劳淋，膏淋，虚淋，热淋，血淋，赤浊，血精，遗精，痿躄，疳疮。[西医]过敏性紫癜肾炎，急性膀胱炎，肾盂肾炎，乳糜尿，乳糜血尿，丝虫病，精囊炎，前列腺炎，慢性前列腺炎，肾萎缩，骨膜炎，阴茎结核。

证名：**脾肾湿热证**，**肝肾湿热证**，脾肾湿火证，**肝肾湿火证**，肝肾燥火证，**肝肾虚火证**。

病位：肝肾，脾肾。

病因：湿热，湿火，燥火，虚火。

病机状态：虚炽。由邪火消灼肾阴，肾阴暗耗，热陷阴分，肾阴虚而难以固养，肾火亢而迫及精血。

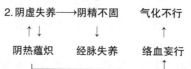

1.肾阴消灼候–津气蕴炽–血热蕴炽+阴虚失养+阴热蕴炽+阴精不固+经脉失养

图2-8-265　肾阴虚炽候病机结构式示意图

病形：虚炽；　病层：里；　病态：动；

病性：阳；　病质：虚夹实；　病势：深，重，缓。

证象组合：阴虚+阴炽+精滑+血溢+经脉+气化

主症：【阴虚失养】症象：①头晕倦怠，形瘦神疲，短气乏力。②口干喜饮，唇腮赤色微肿，舌面嫩红，满布针头大小黄白色溃烂点。③腹痛下痢红白，肛脱疼痛异常。④带下黄白，稠而气秽，白带甚多，偶见赤色，其气不臭。⑤阴部痒感。⑥尿道烧灼样疼痛，小便刺痛不爽，尿中赤白相杂，甚则如膏。⑦两足渐细，下肢无力。**舌象：**舌红，苔薄黄。**脉象：**①脉弦。②脉细濡而数。③脉尺浮大而虚。

【阴热蕴炽】症象：①脊热，脚跟热痛。②小腹冤热。③口燥咽干，渴欲饮水。④心烦不得眠，内热心烦，手心热。⑤阴汗，小便赤热，小便黄赤涩痛，小便涩痛，淋漓不尽，尿道刺痛。⑥小便频数，有窘迫感。⑦尿中有血块，时阻塞尿道。**舌象：**①舌质红，薄黄苔。②舌红苔少。③苔薄黄微腻，质淡。**脉象：**①脉沉细数，左濡数。②脉细数无力。

副症：【阴精不固】症象：①热精自遗，不梦自遗，带多稠黏。②饮一溲一，尿若膏脂。③小便浑浊，小劳即发。**舌象：**舌淡红。**脉象：**①脉弦细尺弱。②脉虚弦。

【经脉失养】症象：腰酸，腰脊痿弱不举，腰足痿弱难行。

宾症：【气化不行】症象：①小便频数不利，时欲小便而不利。②少腹气坠。③尿意窘迫，排尿少，有不快与疼痛感。④小腹胀满。

【络血妄行】症象：①尿血，血淋。②小便浑浊，红白相兼。

临床以阴精不固症象明显而易见，宾症亦常见，但必须与阴虚内热症象同见，方为本候确证。

鉴别诊断

肾阴虚炽候+津气、血热蕴炽–阴虚、经脉失养+络脉不固–阴热蕴炽–阴精不固–经脉失养=**肾阴消灼候**
　└──–气化不行–经脉失养+神志不宁=**君相失宁候**
图2-8-266　肾阴虚炽候鉴别式示意图

肾阴虚炽候为肾阴不足而肾火内炽之候；肾阴消灼候为肾阴被实火消灼之实证；君相失宁候则为阴虚而君相之火亢盛之虚证。

传变预测

肾阴虚炽候–气化不行–经脉失养+神志不宁→**君相失宁候**
　└──–阴热蕴炽+阴热蕴蒸–络血妄行+阴液消涸→**肾阴失养候**
图2-8-267　肾阴虚炽候传变式示意图

肾阴虚炽候如邪火得熄，但阴虚不复，君相之火内亢，可转为君相失宁候；或邪火虽除，而阴虚不复，内热渐起，亦可坠入损门，而为肾阴失养候。

辨证

定位：肝肾：头晕耳鸣，两足渐细，腰酸，腰足痿弱难行，阴汗；脾肾：口燥咽干，内热心烦，手心热，小便赤热。

定性：湿火：小便频数不利，小腹胀满冤热，脚跟热痛，阴汗；燥火：脊热，脚跟热痛，小腹冤热，口燥咽干，内热心烦，手心热，小便赤热；虚火：腰脊痿弱不举，内热心烦。

定量：①轻：小便频数不利，小腹胀满冤热，小便浑浊。②中：带多稠黏，尿若膏脂，精热自遗。③重：饮一溲一，赤浊，尿血，不梦自遗。

论治：应以滋阴为主，兼以清利，虚实兼顾。

1.随机立法：肾阴虚炽候，其病机为肾阴虚弱，邪火内炽，肾虚则不能固养，火炽则迫及精血，故其治则当滋养肾阴与清利邪火并用，虚实兼顾，固摄与通利合法，相辅相成。

2.随位立法：病发于肾，治法当滋肾阴，泄肾火，虚实兼顾。病涉于肝者，当兼养肝血，泻肝火；病涉于脾者，当兼清利中焦。

3.随因立法：病总由于火，故治法总当清解。湿火宜从苦淡清利；燥火宜从甘寒凉解；虚火则重在滋阴以降火。

4.随症立法：见血仍当止血，如生地炭、小蓟、白茅根、藕节、阿胶（蒲黄炒）、大黄（醋炒成炭）、血余炭之类；精滑亦当固涩，如菟丝子、山药、沙苑子、牡蛎、海螵蛸之类。均可随症选用。

方证：大补阴丸证、加味知柏八味丸证、加味地黄丸证、补肾菟丝子丸证、滋肾丸证、猪苓汤证、理血汤加减证、虎潜丸证、加味二妙丸证。

考证：肾阴虚炽候，阴虚以致火起，通称：阴虚火炽，阴虚火旺，湿热下注。

何廉臣说："湿袭精窍，阴虚多火者，其证腰酸背热，脚跟热痛，两足痿弱难行，男子精热自遗，女子带多稠黏，每用虎潜丸及加味二妙丸，以渐图功。"[1]

姚国美说："小便频数不利，小腹胀满不渴，腰脚痿弱者，乃阴虚夹热，膀胱气化不行，宜滋肾丸益阴清热，佐以化气。"[2]

李兰舫说："乳糜血尿，多由湿热内蕴，伤营动血所致，湿性黏腻，多阻滞气分，唯热邪易于入营伤络，故欲治其血，必须明辨其因，详审湿热盛衰。本例血尿屡进清利之法，湿去热留，阴伤络损，如更进清利，徒伤其阴，营络损伤益甚，正犯《内经》'毋虚虚，毋实实'之戒。初治投以清营养阴，和络止血，继以养阴生津，滋水以熄余焰，后期复入填精益肾之品，培其本元，辨证求因，药随证转，获效颇如理想。"[3]治患血尿经年，时止时发，经南京医院检查，诊断为乳糜血尿，服"海群生"血尿暂停。后复病，血尿晨轻暮重，行动则血块增多，尿道有灼热感，头晕，心悸，口干，脉象细数，苔光薄舌质红。辨证为湿热伤营，热重于湿，营阴暗耗，阴伤络血不守，治从清营养阴止血。服药旬日，血尿渐轻，唯见口干，舌红，前半光绛。更方以养阴生津，继服20余剂，乳糜血尿未再出现，仅有轻度头晕。原方加入萸肉、杞子、淡菜等煎成膏剂，以善其后[3]。

陈应贤治急性膀胱炎：小便淋涩，尿道刺痛，少腹坠胀，舌红苔薄，脉弦。猪苓汤：猪苓10g，茯苓18g，滑石15g，阿胶6g。加桔梗开提肺气，尿短滴沥加车前子，尿时涩痛加石韦、乌药，尿热加白茅根、茜根炭，腰痛加桑寄生、怀牛膝，肾阴素亏加玄参[4]。

王华明等说："本案肾阴亏损，虚火扰动阴血，以致精液带血。又因肾阴亏虚，湿浊瘀阻，下焦不通，以致小便频数，淋漓不畅。周老运用一阴煎中生地、熟地、麦冬、白芍滋养已亏之阴血，清泻下焦之虚火。方中加茯苓、生姜、大枣、桂枝，通阳利湿。叶天士言：'败精宿于精关，宿腐因溺强出，新者又瘀在里。经年累月，精与血并皆枯槁，势必竭绝成劳不治。'故周老用丹参、牛膝清除败精，祛瘀生新，又配杜仲补肾强腰，诸法同施，补中有攻，血精逐渐得止。"[5] **周光英**治尿路感染（淋证）：1周来小便频数、短涩、刺痛，伴有腰痛、耳鸣、头眩目花等症。口干欲饮，食欲下降，舌苔薄，质红，脉弦。证属肾阴虚亏，湿热下注。治拟滋养肾阴，清下焦湿热。3剂后，小便频数、短涩、刺痛消失，口干好转，耳鸣、腰痛亦除，食欲增进。复查尿常规，尿蛋白、红细胞、白细胞均已转阴性。为巩固疗效，再嘱续服原方2周[5]。按：淋证投八正散本无异议，但因患者阴虚体质，若利之太过，则阴虚火旺，故口干加剧，胃阴受伤，症无改善。周老运用一阴煎大补其已亏之阴，以治其本，加鸭跖草清热利湿，以治其标。又加川椒辛热阳药，看似抱薪救火，实为反佐之法，以阳求阴。张景岳言："善补阳者，必于阴中求阳，则阳得阴助而生化无穷；善补阴者，必于阳中求阴，则阴得阳升而泉源不竭。"周老于临床善用反佐之法，屡获良效[5]。

编者按：肾阴虚炽候，因湿热内蕴，深入下焦阴分，消灼阴液，耗伤脾肾之阴，扰动精血，蒸迫精液与络血外溢，是为脾肾阴虚邪盛之证。当速祛其邪，以救其阴。以清利下焦湿热为主，兼以滋养脾肾阴液，以扶其正，虚实兼顾。

引用文献

[1] 俞根初等.重订通俗伤寒论［M］.上海：上海科学技术出版社，1959：266.

[2] 姚国美.姚国美医学讲义合编［M］.北京：人民卫生出版社，2009：206.

[3] 李兰舫.乳糜尿治疗八法［J］.浙江中医药，1978，4（4）：21.

[4] 陈应贤，陈英.猪苓汤治疗急性膀胱炎［J］.浙江中医药，1982，17（10）：448.

[5] 王华明，周荣根.老中医周光英运用一阴煎的经验［J］.上海中医药杂志，1983，（8）：7，8.

十三、肾阴虚滞候

肾阴虚滞候系肾阴不足，而又有实邪郁滞之候，为虚实夹杂之证。常因邪滞于肾，过投清利淡渗，损耗肾阴，邪滞未除而肾阴已伤。

诊断

病名：[**中医**] 腰痛，虚疝，虚淋，癃闭，阳痿，骨痨，附骨痰，附骨疽，下疳，脱疽。[**西医**] 慢性前列腺炎，前列腺增生，慢性肾盂肾炎，乳糜尿，肾结石，输尿管结石，膀胱憩室，髋关节结核，骨膜炎，阴茎结核，血栓闭塞性脉管炎。

证名：**脾肾湿热证**，肝肾湿热证，**肝肾阴虚证**。

病位：肝肾，脾肾。

病因：阴虚，湿热。

病机状态：虚滞。由邪滞于肾，迁延失治，或过投淡渗清利，损耗肾阴，以致肾阴已虚，而邪气仍郁滞。

1.**肾气失宣候**+阴虚失养

2.阴虚失养

+

气机不利——→络脉不和——→气化不行

图2-8-268　肾阴虚滞候病机结构式示意图

病形：虚滞；　　**病层**：里；　　**病态**：静；

病性：阴中阳；　**病质**：虚夹实；　**病势**：深，重，缓。

证象组合：阴虚+气滞+络脉+气化

主症：【阴虚失养】**症象**：①腰酸膝软，肢体无力。②五心烦热，形体消瘦。③口渴不多饮。④视物昏花，经常耳鸣。⑤阳痿。⑥夜尿增多。**舌象**：①舌净无苔。②舌红苔薄。**脉象**：①脉濡数。②脉细弦数。③脉细弦滑。

【气机不利】**症象**：①少腹胀。②少腹痛如刀绞。③少腹隐痛，少腹胀痛拒按。④阴中坠胀。⑤睾丸作痛，遇热即发。**舌象**：①舌尖红。②舌苔根黄腻。③苔白腻兼黄。④苔白厚。**脉象**：脉濡缓。

副症：【络脉不和】**症象**：①腰膝酸楚。②全身疼痛，活动尤甚。③髋关节疼，漫肿不红。④腰脊酸疼。⑤足胫肿胀疼痛。⑥龟头结核，血尿。⑦趾痛夜甚。**舌象**：舌淡紫，苔滑腻。

宾症：【气化不行】**症象**：①尿黄浊刺痛。②乳白尿，质稠。③小便不利，溲意急，欲解不得出，小便点滴不通，尿频而痛。④少腹冷感，每遇寒冷即排尿困难。

临床以气机郁滞症象明显而易见，然副、宾症亦常见，但均当与阴虚症象同具，方可认定为本候。

鉴别诊断

肾阴虚滞候–阴虚失养=**肾气失宣候**

└──–气机不利–络脉不和+经脉失养+阴热蕴炽+阴精不固+络血妄行=**肾阴虚炽候**

图2-8-269　肾阴虚滞候鉴别式示意图

肾阴虚滞候为肾阴虚弱，且肾气郁滞之候；肾气失宣候为肾气郁滞而肾阴未虚之证；肾阴虚炽候则系肾阴虚而火内炽之候。

传变预测

肾阴虚滞候–阴虚失养→**肾气失宣候**
　　└──气机不利–络脉不和＋经脉失养＋阴热蕴炽＋阴精不固＋络血妄行→**肾阴虚炽候**
　　　　└──＋阴热蕴蒸＋阴液消涸＋清空失养＋经脉失养→**肾阴失养候**

图2-8-270　肾阴虚滞候传变式示意图

肾阴虚滞候如过投滋养，肾阴虽复而肾气仍滞，可转为肾气失宣候；如误投温燥，助邪化火，亦可转为肾阴虚炽候；过投渗利，郁滞虽除，肾阴更伤，渐可转成损证，而为肾阴失养候。

辨证

定位：脾肾：腰酸膝软，五心烦热，口渴不多饮；肝肾：视物昏花，经常耳鸣，阳痿，夜尿增多。

定性：阴虚：腰酸膝软，五心烦热，口渴不多饮，视物昏花，经常耳鸣，阳痿，夜尿增多；湿热：少腹胀，少腹痛如刀绞，少腹隐痛，少腹胀痛拒按，阴中坠胀，睾丸作痛，尿黄浊刺痛。

定量：①轻：少腹胀，少腹隐痛，尿黄浊刺痛。②中：少腹胀痛拒按，小便不利，溲意急，欲解不得出，乳白尿质稠。③重：少腹痛如刀绞，尿频而痛，小便点滴不通。

论治：当滋养肾阴与疏利郁滞并用，虚实兼顾。

1.随机立法：肾阴虚滞候，其病机为肾阴已伤，而肾气又滞，为阴虚气滞，虚实夹杂之证。故其治则亦当虚实同治，滋肾之阴，疏肾之滞，标本兼顾，补泻并举，滋阴而不滞，疏利而不伤阴。

2.随位立法：病发于肾，治法宜滋肾之阴，疏肾之滞。病涉于肝者，兼以疏利肝气；病涉于脾者，兼以疏利中气。

3.随因立法：病本阴虚，法当以滋补肾阴为主。兼湿滞者，兼以清利湿热。

4.随症立法：小便不利者，当佐以淡渗以分利其湿滞，如车前子、冬葵子、滑石、猪苓、茯苓、草薢、萹蓄、木通之类，随症选用。

方证：知柏八味丸加减证、知柏地黄丸合三妙丸加减证、地黄二至汤加减证、利丸汤证、滋肾通关丸证、补肾温经汤证、金钱通淋汤证、杜金汤证、滋阴益肾清利湿热方证。

考证：肾阴虚滞候，实火燔炽，而阴虚气滞，通称：湿热下注。

陈士铎说："人有小便流白浊者，如米泔之汁，如屋漏之水，或痛如刀割，或涩似针刺，溺溲短少，大便后急，此膀胱之火壅塞也……治法泻膀胱之火，佐之以利水之味……方用散精汤……桂车汤亦效。"[1]"人有膀胱闭癃，小水不利，睾丸牵痛，连于小肠相掣而疼者，皆云小肠之气，谁知是膀胱之热结耶……水入睾丸，丸乃日大，往往有囊大如斗而不能消者，是必分消其水矣……方用散丸汤……散癃汤亦佳。"[1]"人有感浸湿热，亦睾丸作痛，遇热即发，然痛不至甚，此热气之入于肾经也……治法去其湿热之气，疝病自除矣。方用利丸汤……沙参汤亦甚效。"[1]

岳美中治肾结石：左侧腰酸并有牵痛感，呈持续性，溲黄浑浊，尿道偶有刺痛，舌净无苔，右尺脉浮大。通淋利水，强肾止痛[2]。

吴承忠治乳糜尿6年，乳白尿隔数日即发，质较稠，上浮油膜状，又多白带，腰酸，少腹隐痛，阴中微感胀坠，脉沉细，舌苔淡薄。病起产后3月，冲任受损，脾肾不运，肾气不化，积湿化热下注而成，知柏八味丸出入。6剂，乳白尿全止，唯觉卧醒后少腹胀痛。以益气升阳法兼化肾气，补中益气汤加减。3剂，病告痊愈[3]。**许履和**说："附骨痰一名流痰，古人常与流注、附骨疽混为一谈，今人习以骨痨名之。《马培之外科医案·龟背驼》曾提出：'肝肾虚热，阴精被耗，骨枯髓减，宜以地黄汤合二至丸。'"[4]"同为骨痨，同为肾虚，因其见证不同，故其治法亦异。（附骨痰）出现脉弦数、舌质红、潮热、口干、溲黄等一派阴虚火旺之象，故以地黄二至汤养阴清火。（腰椎结核）不仅见到舌尖红、形体消瘦、口中干等阴虚之证，并且出现下肢畏寒、覆被不解、小溲频数、脉迟等肾阳不足之象，所以治疗方面，既用六味丸以滋养肾阴，又用斑龙丸以温肾填精。药中病机，乃获效验。"[4]

徐精诚治慢性肾盂肾炎10余年，每年急性发作数次，发病前必低烧一段时间。低热烦躁，尿频，日8~10次，尿急，尿道灼热疼痛，尿短色赤，腰酸胀，腹坠不适，头眩晕，苔黄腻，脉数。为肾阴不足，湿热下注，与滋阴益肾，清利湿热，4剂热退。再4剂低烧复起，加鱼腥草30g，银花15g，热退，诸症消失[5]。

编者按：肾阴虚滞候，因湿热蕴蒸肝脾肾，伤耗肾阴，或久病伤及肝肾之阴，肾阳不能化气行水，湿热留滞下焦，肾气郁滞，络脉不和，气化不行，水道不利。当于清利湿热之中，兼以滋养肾阴，温通肾阳，以助其气化。或以滋阴降火，疏通络脉为法，兼顾其虚实。

引用文献

[1]柳长华.陈士铎医学全书［M］.北京：中国中医药出版社，1999：888，905，906.

［2］中国中医研究院.岳美中医案集［M］.北京：人民卫生出版社，2005：12.

［3］周丽仙.中药治疗乳糜尿2例［J］.上海中医药杂志，1964，（6）：40.

［4］许履和.六味地黄汤运用于外科临床的经验体会［J］.江苏中医，1966，（7）：35，36.

［5］徐精诚.低烧辨证论治［J］.浙江中医学院学报，1983，（6）：20.

十四、肾阴失养候

肾阴失养候为肾阴由虚成损之候，系虚损证中之重证。多由素禀肾阴不足，又兼酒色过度，或大病久病之后，或大劳大郁之人，肾阴日亏，渐渐坠入损门。

诊断

病名：［中医］眩晕，耳鸣，舌痿，产后淋证，阳痿。

证名： 肝肾阴虚证。

病位： 肝肾。

病因： 阴虚。

病机状态： 虚损。由素禀肾阴不足，或兼酒色过度，或大劳大郁，或大病久病，肾阴日消，虚热内起，阴液渐涸而坠入损门。

1.肾阴虚炽候−阴热蕴炽＋阴热蕴蒸＋阴液消涸−气化不行−络血妄行＋清空失宁

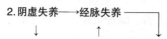

清空失宁←—阴液消涸←—阴热蕴蒸

图2-8-271　肾阴失养候病机结构式示意图

病形： 虚损；　　**病层：** 里；　　**病态：** 静；

病性： 阳；　　　**病质：** 虚；　　**病势：** 深，重，缓。

证象组合： 阴虚＋阴热＋阴涸＋清空＋经脉

主症：【阴虚失养】症象：①肢体无力。②少腹重坠。③夜尿频多。**脉象：**①脉多尺弱。②脉细涩。

　　　　【清空不宁】症象：①头晕目花，抬头屋转，见物飞动。②猝然晕倒。③耳鸣，眼花干涩。

副症：【经脉失养】症象：①腰酸，腰痛。②腰膝酸楚。③语言謇涩。④阳痿。

　　　　【阴液消涸】症象：①口燥舌干。②目涩。③小便后带黏液，小便频数涩少。④恶露未清。⑤遗精滑泄。

⑥淋浊带下。**舌象：**①舌质红，苔少，舌红无苔。②舌质偏红，苔薄少。**脉象：**①脉细弦。②脉沉细。

宾症：【阴热蕴蒸】症象：①两颧发红。②唇红。③少寐。**脉象：**①脉细数。②尺脉强甚。

临床常以清空不宁或经脉失养症象明显而易见，而阴伤内热症象亦常见，但必须与阴虚症象同见，方可认定。

鉴别诊断

肾阴失养候＋阴热蕴炽−阴热蕴蒸−阴液消涸−阴精不固−清空失宁＋神志失宁＋络血妄行＝**君相失宁候**

　└—　−阴热蕴蒸＋阳气浮越＋神志失宁＋阴精不固＝**心肾不交候**

图2-8-272　肾阴失养候鉴别式示意图

肾阴失养候为肾阴虚损，阴虚内热之候；而君相失宁候则系阴虚而君相火亢之证；心肾不交候为肾阴虚而心火亢盛不交之证。

传变预测

肾阴失养候＋阴热蕴炽−阴热蕴蒸−阴液消涸＋气化不行＋络血妄行−清空失宁→**肾阴虚炽候**

　├—＋阴热蕴炽−阴热蕴蒸−阴液消涸＋阴精不固−清空失宁＋神志失宁＋络血妄行→**君相失宁候**

　├—−阴热蕴蒸＋阳气浮越＋神志失宁＋阴精不固→**心肾不交候**

　└—＋阳气不振＋清空失养＋阴精不固＋络血不固→**阴损及阳候**

图2-8-273　肾阴失养候传变式示意图

肾阴失养候如调治失当，妄行温补，可助其内热转炽而成肾阴虚炽候，或助其君相之火，而成君相失宁候，或阴虚不复，肾阴不能上交于心，致心火独亢，而成心肾不交候；如妄行寒凉，损及阳气，亦可转为阴损及阳候，而成阴阳两损之重证。

辨证

定位　肝肾：眩晕，耳鸣，腰痛酸软，或语言謇涩；肺肾：口干舌燥，目涩。

定性　阴虚：两颧发红，唇红，少寐，眩晕，耳鸣，腰酸，阳痿。

定量　①轻：眩晕，眼花干涩，腰膝酸楚。②中：抬头屋转，见物飞动，腰痛。③重：猝然晕倒，语言謇涩。

论治　应以滋补肾阴为主，兼以养液退蒸，从缓调治。

1.随机立法：肾阴失养候，病机为肾阴虚损，虚热消灼，致阴液枯涸，精血俱损。其治则当以滋填肾之阴精为主，兼以增液退蒸，但不可妄行温燥，亦忌寒凉，唯平补为宜，尤以血肉有情之品为上，从缓图治，膏滋尤妙，不可操之过急。

2.随位立法：肝肾为母子之脏，乙癸同源，故滋补肾阴，必兼补肝之阴血，以助肾阴。肺为水之上源，病涉于肺者，当滋补肺之气液，以充肾水。

3.随因立法：同随机、随位立法。

4.随症立法：口干舌燥者，宜加麦冬、沙参、五味子增肺津；目涩昏花者，宜加枸杞子、女贞子、桑椹，菊花以养肝阴；虚甚以致晕倒者，当参以温养肾阳之品，如肉苁蓉、巴戟天、鹿茸、麝香等，所谓善补阴者，当于阳中取之，亦阳生阴长之义。

方证：固阴煎证、六味地黄丸证、麦味地黄丸证、元麦地黄汤证、二至丸证、香茸六味丸加减证、返少丹证、滋肾丸证。

考证：肾阴失养候，肾阴虚损者也，通称：肾水不足，阴虚火旺。

林珮琴说："思郁伤神，精滑。神伤必不摄肾，故遗精淋浊。固阴煎。"[1]"（阳痿）伤色欲者，须辨水衰火衰。水衰真阴亏乏，归肾丸、还少丹、地黄汤……先天精弱者，房后神疲，固阴煎、秘元煎。"[1]"（丸冷）肾脉强大，右尺尤盛，此相火盛而反痿。滋肾丸、地黄丸。"[1]

龚廷贤说："大抵腰痛新久总属肾虚。新痛宜疏外邪、清湿热，久则补肾，兼补气血。常常腰痛者，肾虚也。补阴汤，治virtually虚腰痛。"[2]**何廉臣**说："抬头屋转，眼常黑花，见物飞动，猝然晕倒者，此风痰上冲头脑也……因于内风者，香茸六味丸加减。"[3]

王雨三说："（腰痛）燥痛。肾为水脏，主五液者也。真水枯涸，则肾无水养，故作痛。见证必口燥舌干，目涩少寐，脉象细涩，宜用元麦地黄汤。"[4]

毛庆熙治秉赋体弱，孕育多胎，产后甫三朝，就觉小腹重坠，小便淋涩，恶露未清，迨至第六天来邀出诊，按脉沉细，舌红无苔，腰膝酸楚，少腹重坠，小便频数涩少，肢体无力。诊为产后肾气不强，下焦失约。方用熟地、茯苓、怀山药、炒怀牛膝、当归各9g，山萸肉、丹皮、泽泻、车前子各6g，川芎、赤白芍各4.5g。一剂知，连服三剂，已复正常[5]。

李仲守治阳痿案：阳痿半年余，小便后带黏液，夜尿多（2~3次），两颧发红，唇红，舌质红，苔少，脉细数，尺弱。曾服一些补肾壮阳之药未见效。察其脉证，偏于肾阴虚，宜滋补肾阴为主。服药十余剂，基本上好转，后又于方中加入覆盆子12g，五味子4.5g，又服十余剂，阳痿及其他症状基本消失。至十月份来取药时，反映良好[6]。

章永红等按："耳鸣有虚实两证不同。喻嘉言所云'高年阴气不能自收摄，越出上窍'，是指虚证而言。《灵枢·决气篇》云：'精脱者耳聋……液脱者……耳数鸣。'《灵枢·海论》云：'髓海不足，则脑转耳鸣。'本例用二至丸合六味地黄丸亦是基于上述机理而运用的。"[7]

编者按：肾阴失养候，因肾之阴精不足，肾水亏损，不足以养阴，致肝肾阴虚，上不能荣空窍，外不能养经脉，且水亏不足以济火，虚热起于阴分，消涸肝肾阴液，久虚不复，亦易步入损门。其治则只宜大滋肾阴，以生肾水，而济其虚火，壮水足以制火，不必妄投清泄，以防再泄其阴。

引用文献

［1］林珮琴.类证治裁［M］.北京：中国中医药出版社，1997：196，468，469.

［2］龚廷贤.中华医书集成·万病回春［M］.北京：中医古籍出版社，1999：180.

［3］俞根初等.重订通俗伤寒论［M］.上海：上海科学技术出版社，1959：312.

［4］王雨三.治病法轨［M］.北京：学苑出版社，2015：163.

［5］毛庆熙，周建民.产后癃闭治验举例［J］.浙江中医药，1965，（11）：23.

［6］李志铭.李仲守教授运用补阴法的经验［J］.新中医，1979，（4）：11.

［7］章永红，王美霞.二至丸的临床运用［J］.上海中医药杂志，1983，（12）：23.

十五、君相失宁候

君相失宁候系肾阴不足而心肝之火亢盛之候，一水不胜二火，为阴虚火旺之证。或外邪化火伤阴，或思虑忧怒等内动君相之火，均足以致之。

诊断

病名：[中医] 冬温伏暑，溺血，崩漏，遗精，梦遗，滑精，阳痿，阳强，快乐狂，情欲狂，健忘，脏躁，尿频，小便不禁，遗尿。[西医] 神经衰弱，慢性肾炎，高泌乳素血症。

证名：**心肾湿火证**，肝肾湿火证，心肾燥火证，**心肝虚火证**，心肾虚火证，**肝肾虚火证**，肝肾阴虚证。

病位：心肾，心肝，肝肾。

病因：阴虚，燥火，湿火，虚火。

病机状态：虚炽。由外邪入里，化火伤阴，情志失调，思虑忧怒过度，伤阴动火，肾阴伤残，不能济心肝，以致君相之火内炽，扰迫精血，内乱神明。

```
1.肾阴虚炽候－气化不行－经脉失养＋神志不宁
    2.阴虚失养─→神志不宁
         ↓            ↓
    阴热蕴炽─→阴精不固─→络血妄行
```
图2-8-274　君相失宁候病机结构式示意图

病形：虚炽；　　**病层**：里；　　**病态**：静中动；

病性：阳；　　　**病质**：虚中实；　**病势**：深，重，缓中急。

证象组合：阴虚＋阴蒸＋神扰＋精滑＋血溢

主症：【阴虚失养】**症象**：①神疲体倦。②面色萎黄。③耳鸣晕眩。④胫酸体倦。⑤阳痿不振。**舌象**：舌形圆大嫩红，苔光薄质红。**脉象**：脉左寸浮洪，左寸独旺，两尺沉细数搏。

【阴热蕴蒸】**症象**：①五心潮热，面赤颧红，夜热，盗汗。②面目红肿。③口渴唇红，口干咽燥，口苦耳聋。④便结，便难尿赤。⑤阳强不倒，茎中痛痒。⑥尿黄，尿赤，溲浑赤，尿道有灼热感，茎中痒痛。⑦小便不禁。**舌象**：舌干而红，苔黄燥。**脉象**：①脉数。②脉弦数有力。③脉左关尺弦大。

副症：【神志不宁】**症象**：①神烦狂乱，思想不宁，神烦不寐，心悸怔忡，胆怯多梦，恍惚不安，时发狂笑。②胸中烦躁。③躁则语言错乱，静则独语如见鬼。④交睫则惊恐非常，倏醒则叫呼不宁。

【阴精不固】**症象**：①遗精早泄，有梦而遗，闭目即遗，易举易泄。②小便淋浊。

宾症：【络血妄行】**症象**：①失血，血色鲜红。②痰带血丝，吐黑血。③龈血。④血厥。

临床以神志症象明显而易见，而阴精不固与络血妄行症象亦多见，但应与阴虚内热症象同见，方可认证。

鉴别诊断

```
君相失宁候＋气化不行＋经脉失养－神志不宁＝肾阴虚炽候
   └── －阴热蕴炽＋阳气浮越－络血妄行＋阴液消涸＝心肾不交候
```
图2-8-275　君相失宁候鉴别式示意图

君相失宁候为肾阴不足而心肝火亢之候；肾阴虚炽候系肾阴虚而肾中火炽之候；心肾不交候则为阴虚阳浮，肾水不能交于心之证。

传变预测

```
君相失宁候＋气化不行＋经脉失养－神志不宁→肾阴虚炽候
   ├── －阴热蕴炽＋阳气浮越－络血妄行＋阴液消涸→心肾不交候
   └── －阴热蕴炽＋阴热蕴蒸－心神不宁＋清空不宁－阴精不固＋阴液消涸＋经脉失养→肾阴失养候
```
图2-8-276　君相失宁候传变式示意图

君相失宁候如调治失当，误投温燥，助其火势，内炽于肾，可转为肾阴虚炽候；如清降太过，火势虽挫，而阴虚不复，肾阴不能上济心阳，可转为心肾不交候；如迁延日久，亦可由虚而致损，转为肾阴失养候。

辨证

定位： 心肾：胸中烦躁，时发狂笑，五心潮热；肝肾：茎中痛痒，阳强不倒，颧红，胫酸，头晕目眩，耳鸣；心肝：神烦不寐，有梦而遗，思想不宁。

定性： 燥火：口渴唇红，口干咽燥；湿火：口苦耳聋，便结；虚火：颧红，胫酸，头晕目眩，耳鸣。

定量： ①轻：思想不宁，神烦不寐，心悸怔忡，胆怯多梦，恍惚不安，有梦而遗，早泄，痰带血丝，龈血。②中：胸中烦躁，时发狂笑，交睫则惊恐非常，倏醒则叫呼不宁，小便淋浊，遗精。③重：神烦狂乱，躁则语言错乱，静则独语如见鬼，失血，血色鲜红，吐黑血，血厥，闭目即遗，易举易泄。

论治： 当滋养肾阴，清降君相之火，虚实兼顾，更应清静以养其性，从缓图治。

1. 随机立法： 君相失宁候，病机为肾阴不足，而心肝君相之火内亢，扰及精血，乱及神志，一水不胜二火，其治则当标本兼顾，虚实同治，滋养肾之阴，清降亢盛之火，肾阴得复，自可以济君相，君相之火不亢，亦不致再耗肾阴。

2. 随位立法： 病本肾阴不足，心肝君相火亢，故其治法当滋肾之阴，以济心肝之火。心肝火旺者，又当清降心肝之火，以救肾之阴。

3. 随因立法： 虚火当以滋阴为主，略参清降之品；燥火当以甘咸清凉以济其燥；湿火则宜苦寒以坚其阴。

4. 随症立法： 盗汗，加芪皮、竹茹、淮小麦之类；怔忡，加朱砂、西黄、玳瑁、珠粉之类；挟痰，加竹沥、竺黄、胆星、川贝之类；血厥，加白薇、归身、龙齿、牡蛎之类；昼夜不得交睡者，加桂与川连同研糊丸吞下；神识近于痴癫者，加《局方》妙香丸、至宝丹之类。

方证： 加味三才封髓丹证、当归六黄汤证、莲子清心饮证、黄连清心饮证、黄连阿胶汤加味证、麦味地黄丸证、大补阴丸证、滋阴降火汤证、二阴煎证、清养滋涤法证、滋肝安神汤证、犀角六味汤证。

考证： 君相失宁候，阴虚以致火起，上扰于心者，通称：君相火旺，木火通明，心肾不交，水亏木旺，虚火妄动，亢龙失制。

陈士铎说："人有怒气伤肝，忽然梦遗，久而不止，凡增烦恼，泄精更多。其症两胁多闷，火易上升于头目，饮食倦怠，发躁发胀，人以为肝气之动也，谁知是肝血之燥乎……方用润木安魂汤……人有心气素虚，力难久战，然又思慕美色，心中怦怦，遂至梦遗。其症阳痿不振，易举易泄，日日梦遗，后且不必梦而遗，见美妇而心动，闻淫语而色移，听女音而神驰，往往走失不止，面黄体瘦，自汗夜热，人以为心肾之两虚也，谁知是心包之火大动乎……方用强心汤……此症用莲心清火汤亦效。"[1] "妇人一时发癫，全不识羞，见男子而如怡，遇女子而甚怒，往往有赤身露体而不顾者，此乃肝火炽盛……宜泻其肝火，补其肾水，而兼舒其郁闷之气为得也。方用散花丹……栀连泻火汤又甚效。"[1] "人有易喜易笑，狂妄谵语，心神散乱，目有所见……乃心热耳……必以清心为主……方用清心丹……解妄汤亦效。"[1]

俞根初说："冬温兼伏暑……男子精遗梦泄，女子带多血崩者，伏暑下陷冲任也。滋任益阴煎加醋炒白芍12g，东白薇15g，陈阿胶9g，清童便1杯（冲），清滋冲任以封固之。"[2] "病后遗精，因火动者多，宜清余热，固精封髓丹主之。三才封髓丹加黄连亦主之，以此症黄连、黄柏二味，最是要药也。"[2]

何秀山说："（热病）神烦不寐，心悸胆怯，恍惚不安，躁则语言错乱，静则独语如见鬼，交睫则惊恐非常，倏醒则叫呼不宁，脉左寸浮洪，两尺沉细数搏，舌形圆大嫩红者，以阿胶黄连汤加半夏、秫米、枣仁、茯神为主。盗汗，加芪皮、竹茹、淮小麦之类；怔忡，加朱砂、西黄、玳瑁、珠粉之类；挟痰，加竹沥、竺黄、胆星、川贝之类；血厥，加白薇、归身、龙齿、牡蛎之类；昼夜不得交睡者，加桂与川连同研糊丸吞下；神识近于痴癫者，加《局方》妙香丸、至宝丹之类。此皆为治大热证初中末变端之大要也。"[2]

何廉臣说："以加减散花去癫汤治情欲狂（妇女思慕男子不得，忽然发狂，见男子抱住不放，以为情人，罔识羞耻，甚至裸体奔走，脉必弦出寸口，此名花癫，俗称发花呆），皆有特效。"[2]

姚国美说："（遗精）病为劳心太过，神浮不藏，合眼则梦境迷离，遗泄不常，怔忡盗汗，治以柏子养心丸。若火偏盛，而神不宁者，遗必有梦，治以莲子清心饮。"[3] **秦伯未**说："两颧属肾，颧骨泛红，均属水亏虚火上浮，常见于痨瘵证，尤其是'肺痨'证。肺痨出现颧红，亦由金不生水，阴虚阳浮于上，不是肺脏本病，故多肺肾同治，同八仙长寿丸。"[4]

裴慎说："小便不禁，多见于年衰气弱，或中风及大病后因气不固摄所致。肝家郁之证，尚属仅见。误补复发，龙胆泻肝汤既清'转炽之郁热'，并泻补药所致之湿浊，医其疾而又医其'药'，可知医理非止一端，辨证论治，贵在灵活。"[5] "精之主宰在于心，精之藏制在于肾，心肾气虚，则精自遗。故填精镇心，为治遗泄常法。但肝热而致遗精者，因主闭藏者肾，主疏泄者肝，两脏皆有火而上系于心，肝又为肾之子，木焚则水自沸，故相火擅权则君火不宁，乃噩梦作而精元不守，龙胆泻肝汤中有导赤散以清君火，加知柏以去肾热，朱丹溪所谓'精滑专主湿热'者，颇与本案合辙。"[5]

编者按： 君相失宁候，因思想无穷，或房事过度，以动心肝之火，或湿火内蕴，肝火扰肾扰心，肝肾阴虚，龙相之火内炽，上扰心神，君火内起，下扰精室，冲激血海，而成阴虚火动，坎离失调之证。当急泻君相之火，兼养其阴液，或先清泻其心肝与肾之湿火，火去再养其阴。**曹仁伯**曰："虚则补之，未始不美，而实则泻之，亦此证最要之义。"[6]

引用文献

[1] 柳长华.陈士铎医学全书 [M].北京：中国中医药出版社，1999：786，788，884.

[2] 俞根初等.重订通俗伤寒论 [M].上海：上海科学技术出版社，1959：249，268，294，474.

[3] 姚国美.姚国美医学讲义合编 [M].北京：人民卫生出版社，2009：258.

[4] 秦伯未.秦伯未医学名著全书 [M].北京：中医古籍出版社，2003：289.

[5] 裴慎.龙胆泻肝汤的古今验案选述 [J].浙江中医药，1965，（11）：34.

[6] 柳宝诒等.增评柳选四家医案 [M].南京：江苏科学技术出版社，1983：159.

十六、心肾不交候

心肾不交候系肾阴不足，龙火浮越，心火不能下降而上亢，水火不相交之候，亦阴虚阳浮之证。或由久病伤阴，或房室内伤，或劳于案牍而伤阴动阳。

诊断

病名：[中医] 心悸，怔忡，惊悸，不寐，健忘，盗汗，眩晕，口糜，舌疮，阳痿，下肢厥冷，梦遗，癫疾，痴呆。[西医] 高血压，高血压性心脏病，神经衰弱，复发性口腔溃疡，慢性肝炎，高泌乳素血症。

证名：心肾风阳证，**心肾虚火证**，心脾阴虚证，肝肾阴虚证，**脾肾阴虚证，心肾阴虚证**，肝肾虚火证。

病位：心肾，心脾，肝肾，脾肾。

病因：阴虚，虚火，风阳。

病机状态：虚逆。由久病伤阴，或劳于案牍，或操劳忧思，或房室内伤，耗损肾阴，龙火不潜，助其心火上亢，不得下交于肾，致水火不济，心肾不交。

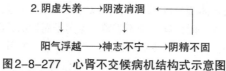

1.君相失宁候–阴热蕴炽+阳气浮越–络血妄行+阴液消涸

2.阴虚失养——→阴液消涸←——

阳气浮越——→神志不宁——→阴精不固

图2-8-277 心肾不交候病机结构式示意图

病形：虚逆；　**病层**：里；　**病态**：动；

病性：阳；　**病质**：虚；　**病势**：深，重，缓。

证象组合：阴虚+阳浮+神扰+阴涸+精滑

主症：【阴虚失养】**症象**：①内热夜热，四心灼热。②面黄神倦，神疲不支。③腰酸腰痛，骨肉酸痛，齿落胫酸，腰足痿弱，足心冷。④阳痿。**脉象**：①脉细稍数。②脉弦细而数。

【阳气浮越】**症象**：①恍惚健忘，头胀而胀，头晕眼花。②盗汗，多梦汗出。③耳鸣咽干，口干唇红，舌疮舌衄。④脐下热气冲心则昏。⑤目光不活，言语迟钝。⑥腰以下厥冷，寒冷彻骨，麻木，痒如虫行。**舌象**：①舌苔薄黄，质红，中心少苔。②舌质绛，少苔。③舌干，舌紫干。④舌质淡。**脉象**：①脉细数弱。②脉左寸细数，重按多疾。

副症：【神志不宁】**症象**：①心烦不寐，躁乱，反复转侧。②夜卧惊惕，或梦中惊醒，夜卧惊乱，彻夜不眠，躁扰不宁，似寐非寐，忽睡忽醒，合目则梦，睡卧易惊。③心悸恫恐，怔忡不安，神思恍惚。

【阴液消涸】**症象**：①大便干结，口渴唇燥。①长期间歇低热，寝汗，五心灼热。②口干舌燥。③小溲短赤。**舌象**：①舌红少苔。②舌光红无苔，尤以舌尖赤而突出，宛如草莓之状。

宾症：【阴精不固】**症象**：①梦遗精滑。②小便余沥。

临床以阳浮、神志不宁症象明显而易见，但必须与阴虚液涸症象同见，方可确诊。

鉴别诊断

心肾不交候+阴热蕴炽–阳气浮越+络血妄行–阴液消涸=君相失宁候

├—–阴液消涸–阴精不固+清空不宁+清窍不利+络血妄行+气机冲逆=龙雷不藏候

└—–阴精不固+清空不宁+清窍不利=阴虚阳浮候

图2-8-278 心肾不交候鉴别式示意图

心肾不交候为肾阴不足，龙火浮越，助其心火上亢，不得下交于肾之证；而君相失宁候则系肾阴不足而心肝之火亢盛之证；龙雷不藏候为肾阴不足，而肝肾之火暴逆之证；阴虚阳浮候系肝肾阴虚，肝阳上浮之证。

传变预测

心肾不交候＋阴热蕴炽－阳气浮越＋络血妄行－阴液消涸→**君相失宁候**

┌─－阴液消涸－阴精不固＋清空不宁＋清窍不利＋络血妄行＋气机冲逆→**龙雷不藏候**

└─－阳气浮越－神志不宁＋阴热蕴蒸＋清空不宁→**肾阴失养候**

图2-8-279　心肾不交候传变式示意图

心肾不交候如误投温燥，触动心肝之火，可转为君相失宁候；或温燥引动肝肾龙雷之火，致其不得潜藏而暴逆，则可转为龙雷不藏候；如过投寒降，心火之亢得制，而肾阴由虚而损，则可转为肾阴失养候。

辨证

定位： 心肾：恍惚健忘，耳鸣舌衄，心烦不寐，惊悸怔忡；心肝：头眩而胀，怔忡不寐，合目则梦；肝肾：眩晕耳鸣，内热夜热，盗汗，骨肉酸痛，腰足痿弱；脾肾：骨蒸潮热，胫酸，足心冷，口渴舌干，口疮；心脾：面黄神倦，心悸不寐。

定性： 阴虚：头晕眼花，耳鸣齿落，怔忡不已，腰足痿弱；虚火：内热夜热，盗汗，大便干结，口渴唇燥；风阳：怔忡，夜寐不安，头眩而胀，头晕眼花，目光不活，言语迟钝，四肢举动不灵，脉弦数。

定量： ①轻：心悸怔忡，心烦不寐，合目则梦，睡卧易惊，恍惚健忘。②中：躁扰不宁，盗汗，头眩而胀，头晕眼花，耳鸣，舌疮舌衄。③重：恫恐不安，合目则梦境迷离，遗泄不常，脐下热气冲心则昏，目光不活，言语迟钝。

论治： 当以养阴为主，清降心火，收纳浮阳，使肾阴上济，龙火入窟，心火方能下交于肾。

1.随机立法： 心肾不交候，病机为肾阴虚弱，致龙火上浮，助心火亢盛于上，不得下交于肾，而成水火不济之候。其治则当以滋阴补肾为主，清降心火之上亢，引其浮越之龙火归窟，则可使心火下交于肾，肾水上济于心，而成既济之象。

2.随位立法： 病本于心肾，滋肾之阴水以济心火，清降心火下交于肾，导龙火下居其宅，为交通心肾水火之不二法门。脾居中土，为心肾相交之媒介，脾虚者更当益其脾气，以助其上下交泰；病涉于肝者，多因相火阻隔，以致上下失交，故又当清降其肝之相火，然后水火无阻而相交矣。

3.随因立法： 阴虚自当以滋阴为主，即虚火亦当滋阴而略佐清降。阳亢者，宜滋阴与镇潜并重，以涵养其阳，阳自不亢。

4.随症立法： 心悸怔忡，宜加养心安神之品，如柏子仁、酸枣仁、远志、朱砂之类；不得眠，宜加夜交藤、合欢皮、珍珠母、生龙牡以交阴阳；精滑不固者，加煅龙牡、金樱子、芡实、菟丝子以收涩之。

方证： 心肾两交汤证、珍珠母丸证、滋阴抑火汤证、葆精丸证、归脾汤证、麦味地黄丸证、平补镇心丹证、孔圣枕中丹证、天王补心丹证、柏子养心丸证、妙香散证、固本丸证、当归六黄汤合交泰丸证、朱雀丸证、交合汤证、交济汤证。

考证： 心肾不交候，通称：水火不济，水火不交，水亏火旺，阴虚火亢，心火亢盛。

陈士铎说： "人有昼夜不能寐，心甚躁烦……乃心肾两不相交耳……方用上下两济丹……芡莲丹亦佳。"[1]"人有老年而健忘者，近事多不记忆，虽人述其前事，犹若茫然……是肾水之竭……生慧汤……连服一月，自然不忘矣……扶老丸……丹砂为衣。每日晚间白滚水吞下三钱，久服断不健忘。"[1]"人有素常纵欲，又加劳心思虑终宵，仍然交合，以致梦遗不止。其症口渴引水，多饮又复不爽，卧不安枕，易惊易惧，舌上生疮，脚心冰冷，腰酸若空，脚颤难立，骨蒸潮热，神昏魂越……心肾二经之火一齐俱动……方用两益止遗汤……亦可用两宁汤。"[1]"人有平居无事，忽然耳闻风雨之声，或如鼓角之响……两归汤……可用定喧汤。"[1]"怔忡之症，日间少轻，至夜则重，欲思一睡熟而不可得者……心肾两交汤……交合汤亦效。"[1]"人有梦遗之后，身体狼狈，加之行役太劳，或行房太甚，遂至盗汗淋漓，人以为肾气之虚也，谁知是心气之热乎……宜补肾中之水……防盗止汗汤……四参汤亦效。"[1]"对人说话随说时忘，人述其言，杳不记忆……神交汤。"[1]"人有先惊而后悸，亦有先悸而后惊……不过轻重之殊耳。但惊有出于暂，而不出于常，悸有成于暗，而不成于明者，似乎常暂明暗之不同。然而暂惊轻于常惊，明悸重于暗悸……两静汤……用人参、巴戟天以通心肾。心肾两交，则心气通于肾，而夜能安；肾气通于心，而日亦安也。"[1]

秦昌遇说： "心血虚不得卧。症：心烦躁乱，夜卧惊起，口燥舌干，五心烦热。此心血不足，心火太旺之症也。因：曲运神机，心血耗尽，阳火旺于阴中，则神明内扰，而心神不宁，不得卧之症作矣。脉：左寸细数，沉按多疾；若见钩洪，心火旺极；肝脉若数，木火通明；尺脉若数，水竭火盛。治：阴虚则阳必旺，故心血不足，皆是火症，宜壮水之主，以制阳光。治宜滋阴降火，用归芍天地煎、黄连安神丸，虚人天王补心丹。"[2]

高鼓峰说："怔忡，心血少也。其原起于肾水不足，不能上升，以致心火不能下降，大剂归脾汤，去木香，加麦冬、五味、枸杞，吞都气丸。"[3] **王雨三说：**"思虑伤神，有梦而遗，两手脉均虚弱者，用妙香散与六味地黄丸。"[4]

秦伯未说："目光不活，言语迟钝，四肢举动亦不灵便，脉象迟缓，兼见头晕、多汗、心悸、难寐，乃内风症状之一。宜养肝息风，用珍珠母丸加全蝎，忌活血通络之品。"[5]

郑昌雄说："心肾不交失眠证，头晕而眩，耳鸣心烦，口干唇红，胫酸懈怠，忽睡忽醒，或彻夜不眠，小溲短赤，舌红苔少，脉细数……黄连阿胶汤加味。舌绛加北沙参、麦冬、石斛；头眩痛加龙齿、牡蛎；寐不熟加炙酸枣仁、远志、夜交藤；心中虚烦加栀子、豆豉。"[6]

编者按：心肾不交候，或因素体阴亏少水，肾阴亏虚，或更思虑过度，暗耗心阴，心火偏旺，致心火亢于上，不能下交于肾，肾水不足，不能上济于心，而成心肾不交，水火失济之证。当滋养其阴液之不足，清降心火之上亢，使水升火降，则水火既济，心肾相交矣。**刘渡舟**曰："此证实为火上水下，阴虚而挟火也。治当泄火以下降，滋水以上升，务使水火既济，其病则愈。"[2]

引用文献

［1］柳长华.陈士铎医学全书［M］.北京：中国中医药出版社，1999：756，779，780，781，783，784，848，885.

［2］秦昌遇.中华医书集成·症因脉治［M］.北京：中医古籍出版社，1999：133.

［3］高鼓峰等.医宗己任编［M］.上海：上海科学技术出版社，1959：71.

［4］王雨三.治病法轨［M］.北京：学苑出版社，2015：172.

［5］秦伯未.秦伯未医学名著全书［M］.北京：中医古籍出版社，2003：363.

［6］郑昌雄.加味黄连阿胶汤治疗心肾不交失眠证［J］.上海中医药杂志，1963，（12）：21.

十七、龙雷不藏候

龙雷不藏候为肾阴不足，肝肾龙雷之火失其所藏而暴逆之候，古人称为无根之火，龙雷沸腾之证。多由久病大病伤阴，或思虑忧愁过度，耗损肾阴，引动龙雷之火，其势必暴。

诊断

病名：［中医］眩晕，耳鸣，口疮，口糜，牙痛，虚痨，咯血，吐血，鼻衄，齿衄，耳衄，月经过多，暴崩，经漏。［西医］肺结核，口腔溃疡，功能失调性子宫出血，糖尿病。

证名：肝肾虚火证，肝肾阴虚证，脾肾阴虚证。

病位：肝肾，脾肾。

病因：阴虚，虚火。

病机状态：虚逆。由久病大病伤阴，或思虑忧郁过度，或房室失节，或过投克削，耗损肾阴，激动肝肾龙雷之火，致其不得潜藏而暴逆于上。

1.阴虚阳浮候－阴液消涸＋络血妄行＋气机冲逆

2.阴虚失养　　清空不宁　　络血妄行

↓　　　　　↑　　　　　↑

阳气浮越──→清窍不利──→气机冲逆

图2-8-280　龙雷不藏候病机结构式示意图

病形：虚逆； **病层：**里； **病态：**动；

病性：阳； **病质：**虚； **病势：**深，重，急，暴，危。

证象组合：阴虚＋阳浮＋空窍＋血溢＋气逆

主症：【阴虚失养】症象：①形瘦色苍，面色苍白憔悴，肌肤干涩不泽。②眼角干涩，牙根酸软。③手足心热，潮热盗汗。④腰膝酸软，腰痛足弱，足跟痛。⑤身高体瘦，皮肤色黑。⑥大便干结。**舌象：**①舌光绛无苔。②舌偏红，苔薄少。**脉象：**①脉细弱而数，左部沉取有弦象。②脉弦细数，沉取则涩。③脉细数无神。④脉细无力。

【阳气浮越】症象：①颜面潮红，颧赤，面目红赤，面赤足冷，汗出。②唇焦，唇舌干红，口舌干燥。③午后火升烦热，心悸兼见虚烦，易怒，烦扰不安，狂躁。④健忘，喜阴恶阳。⑤夜寐不安，少寐梦多。⑥口干不欲饮。**舌象：**①舌红苔黄干浊。②舌暗红不华而干。**脉象：**①脉两尺洪盛。②脉洪大无力。③左脉虚数。

副症：【清空不宁】症象：①眩晕。②午后头痛，颈筋拘急，头痛如火热上攻，头重脚浮，头痛如裂，晨起头晕更甚，动则加剧。③头面牙耳阵痛。

【清窍不利】症象：①眼花。②耳鸣，黄昏耳鸣甚。③舌尖碎痛，唇颊糜烂，口腔溃烂。④牙根酸软，牙龈浮肿。⑤喉咙作痛。

宾症：【络血妄行】症象：①劳动稍加即衄。②龈血，牙根酸软，血出点滴，或睡则流出，醒则血止，或牙浮动欲脱，鼻出血，耳内出血，衄血流盈盏，咳血。③月经淋漓不绝，量少色暗，有少许瘀块，经血淋漓鲜红，或突然大下紫黑血块，色红量多。脉象：①脉弦芤。②脉细数。③脉无神。

【气机冲逆】症象：①时有恶心，胃痛。②痰嗽必甚。③短气伴胸翳，气从脐下直冲胸嗌而呃。

临床以阳浮与空窍症象明显而易见，实症之衄血、冲逆症象，亦常为主要见症，但均应与阴虚症象同见，方可确诊。

鉴别诊断

龙雷不藏候 + 阴液消涸 − 络血妄行 − 气机冲逆 = **阴虚阳浮候**

└── − 阳气浮越 + 阴热蕴炽 − 气机冲逆 − 清空不宁 − 清窍不利 = **君相失宁候**

图2-8-281 龙雷不藏候鉴别式示意图

龙雷不藏候为肾阴不足，肝肾龙雷之火暴逆之候；阴虚阳浮候则系肝肾阴虚阳亢之证；君相失宁候为肾阴不足，心肝火亢之候。各自不同。

传变预测

龙雷不藏候 − 气机冲逆 + 阳气不振 − 络血妄行 + 络血不固 → **火不归原候**

├── + 络脉不和 + 气虚脱绝 + 阴液消涸 → **阴竭阳厥候**

└── + 阳气脱绝 + 津液脱竭 → **阴竭阳脱候**

图2-8-282 龙雷不藏候传变式示意图

龙雷不藏候为肝肾自身之火暴逆之候，古称无根之火，病势危急，救治不当，阳气随之而虚，即为火不归原候；或气随血脱而为阴竭阳厥候；甚则阳气随之而脱而为阴竭阳脱候。

辨证

定位：肝肾：面目红赤，眩晕，午后头痛，头痛如火热上攻，头重脚浮，头痛如裂；脾肾：面赤足冷，烦扰不安，口舌干燥，唇焦，唇舌干红，汗出，咳血，劳动则衄。

定性：阴虚：形瘦色苍，牙根酸软，手足心热，潮热盗汗，腰膝酸软，腰痛足弱，足跟痛；虚火：面目红赤，唇焦，唇舌干红，口舌干燥，烦扰不安，牙不宣而出血，齿缝出血，多则血流盈盏。

定量：①轻：颜面潮红，颧赤，口舌干燥，心悸兼见虚烦，易怒，劳动稍加即衄，血出点滴，月经淋漓不绝，量少。②中：面目红赤，唇焦，唇舌干红，烦扰不安，衄血流盈盏。③重：面赤足冷，汗出，午后火升烦热，狂躁，咳血，突然大下紫黑血块，色红量多。

论治：当以大剂滋养阴液为主，兼以清降镇潜，以折其横暴之势。

1.随机立法：龙雷不藏候，病机为肾阴虚弱，不能涵养，致龙雷之火不得潜藏而暴逆，故其治则当以大剂滋阴养液为主，兼以清降与镇潜，以折其暴逆之势，使之归潜于阴中。

2.随位立法：病发于肝肾，法当滋肝肾之阴，镇肝肾之阳，以制龙雷之暴。涉及于脾者，更当兼以清泻脾胃之阳火，以助龙雷之下潜。

3.随因立法：病本于阴虚，治法自当以滋阴为主，虽兼有虚火，亦当于滋养之中，兼以清降。

4.随症立法：失血之势虽暴，慎不可止涩。张山雷有云："俗子每谓一味兜涩，蛮封蛮锁，不知血之所以妄行，多是龙雷相火疏泄无度，唯介类有情，能吸纳肝肾泛滥之虚阳，安其窟宅，正本清源，不治血而血自止，非强为填塞之法，与莲须、败棕、石榴皮等之酸收苦涩者不同，故取效捷而无流弊。"[1]

方证：加味知柏地黄丸证、滋任益阴煎证、大补阴丸证、阿胶鸡子黄汤证、新加玉女煎证、苍玉潜龙汤证、玉竹封髓丹证、生熟地汤证、两泻汤证、育阴止崩汤证、清肺益肾汤证、参脉地黄汤证、龟板地黄汤证。

考证：龙雷不藏候，肝肾龙雷之火，因虚致逆，扰及空窍血络者，通称：虚火上炎，阴虚火旺，阴虚阳亢，亢龙无制，龙火浮越，龙雷火动，龙雷沸腾，龙雷飞焰，相火妄动，相火上逆，肾火妄动，无根之火，火不归根，元海无根，虚阳妄动。

陈士铎说："人有久吐血，百计止之而不效者，盖血犯浊道也。夫火不盛与气不逆，则血俱不吐，当知气逆由于火盛，欲治气逆，必须降火……不若壮水以镇阳火之为得也。方用壮水汤。"[2]"人有耳中出血者，涓涓不绝，流三日不止而人死矣。此病世不尝有，然而实有其症也。耳者，肾之窍也，耳中流血，自是肾虚之病，然而肾虚，血不走胃，不从口出，而偏从耳出者，正有其故……故必须急止之。方用填窍止氛汤……用截流汤亦神效。"[2]

吴坤安说："衄后病势反剧者，更伤其阴也，大为危候，其衄势必重，须大剂六味饮加麦冬、五味主之。"[3]董废翁说："衄后病反重者，更伤其阴也，大为危候，其衄势必大甚，都气饮或六味饮加生地黄、生白芍。"[4]费伯雄说："牙不宣而出血者，乃阴虚阳亢，龙雷之火冲激胃经所致。湖州钱左，患齿缝出血，牙并不宣，多则血流盈盏，昼夜十余次，面目红赤，烦扰不安，为制苍玉潜龙汤，连服十余剂而愈。"[5]

何廉臣说："唯屡下后及病久，与夫老人虚体，妇人产后，阴气大亏，阳气暴逆，自脐下直冲至胸嗌间而呃者，《内经》所谓病深者其声哕是也。急用六味地黄汤加大补阴丸、紫石英、沉香汁，或可挽救一二。"[6]"衄后病势反剧，衄多不止者，重伤其阴也，大为危候，急用龟板地黄汤加麦冬、五味，育阴潜阳以滋补之，衄止则生。"[6]

"（衄血）肝旺气冲者，轻则桑丹泻白汤去橘、枣，加白芍、白薇、鲜茅根等，重则新加玉女煎，尤为镇肝纳冲之要剂。其火如不归根，即为龙雷之火，用滋任益阴煎加龙骨、牡蛎，以育阴潜阳，此尤治冲逆更进一层之法。"[6]

"（衄血）若血出虽少，已见头晕耳鸣，腰痛脚酸等症者，肾阴虚而肝阳不藏也，宜多服阿胶鸡子黄汤及龟板地黄汤等，育阴潜阳以善后。"[6]

王雨三说："鼻为肺之窍。肺主气，气为血之帅，气不摄血，而血即逆上，由鼻而出。宜用补血汤加沉香沫、墨旱莲。若左脉虚微，是阴虚而虚火上冒之证，宜用生地、龟板、阿胶、墨汁草、女贞子之类。"[7]崩漏一证，《素问》谓"阴虚阳搏谓之崩"。张山雷说："唯阴气既虚，则无自主之权，而孤阳乘之，搏击肆扰，所以失其常轨，暴崩直注。且肝气善于疏泄，阴虚者，水不涵木，肝阳不藏，疏泄太过。此崩中一证所以多是虚阳妄动也。必以介类潜阳，收摄横逆龙相之火，如生龙齿、生牡蛎、生玳瑁之属，必须相辅而行，始有捷效。"[1]

姚国美说："头痛耳鸣，或兼牙根酸软，甚则痛时如有火热上冲泥丸者，乃肾阴不足，龙火浮越，法宜壮水之主，以制阳光，主以知柏八味丸加龟板、枸杞、桑椹、蒺藜之类。"[8]

何炎燊说："清海丸见《傅青主女科》，是治疗血海太热血崩的主方，方用熟地……龙骨十四味药。傅青主认为此方'补阴而无浮动之虑，缩血而无寒凉之苦，子宫清凉，而血海自固'……橄榄甘酸微苦微涩，性凉，能平肝火。肝为藏血之脏，相火内寄，相火过亢则迫血妄行，而为崩漏……而清海丸又是甘酸微苦微涩而凉的方剂，从此我就运用它治疗崩漏。经过较长期的临床验证，以为方中既有萸肉之酸温，芍药之酸寒，则五味子可删，易以阿胶更佳，玄参、地骨虽然一则壮水，一则清肝，但尚嫌其性过寒，不如易以二至丸。丸药力缓，改用汤剂……此方滋肾养肝，益阴和血，肾水足，肝阴充，则相火安宅，不致浮亢而迫血妄行。且方中多凉血养血之品，既可止其泛滥之势，又可补其漏泄之亏。"[9]

编者按：龙雷不藏候，系肝肾阴虚，水不济火，阴不配阳，致龙雷之火内动，厥阳上逆，干于清道，冲逼络血，损伤血络，迫血妄行，而成阴虚阳亢之证。张寿颐说："不知血之所以妄行，多由龙雷相火疏泄无度，唯介类有情，能吸纳肝肾泛滥之虚阳，安其窟宅，正本清源，不治血而血自止。"当大滋肝肾之阴，清降龙相之火，镇潜亢阳，凉血增液。

引用文献

［1］应志华.张山雷应用介类药的经验［J］.浙江中医学院学报，1983，（3）：34.

［2］柳长华.陈士铎医学全书［M］.北京：中国中医药出版社，1999：764，766.

［3］吴坤安.伤寒指掌［M］.上海：上海科学技术出版社，1959：卷三2.

［4］高鼓峰等.医宗己任编［M］.上海：上海科学技术出版社，1959：157.

［5］张元凯，时雨苍，杨伯棠，等.孟河四家医集［M］.南京：江苏科学技术出版社，1985：47.

［6］俞根初等.重订通俗伤寒论［M］.上海：上海科学技术出版社，1959：250，323，325，326，328.

［7］王雨三.治病法轨［M］.北京：学苑出版社，2015：143.

［8］姚国美.姚国美医学讲义合编［M］.北京：人民卫生出版社，2009：152.

［9］何炎燊.加减清海丸治疗功能性子宫出血［J］.新中医，1976，增刊（1）：18，19.

十八、火不归原候

火不归原候系肾之阴中阳虚，龙火失藏，浮越于上，有立即下散脱绝之势，为危重急险之证，古人称为虚阳、孤阳、戴阳或飞龙，称其火为虚火，正火不得归藏于肾阴之中，多见于久病大病虚弱之人。

诊断

病名： [中医] 阳虚发热，格阳失血，头痛，眩晕，心悸，产后郁冒，耳鸣，失眠，咳喘，咳痰，口渴，口臭，口糜，口疳，口疮，舌疮，虚火牙痛，狐惑，咽痛，喉痹，鼻衄，齿衄，虚斑，泄泻，小便频数。[西医] 高血压，植物神经紊乱，神经性头痛，风湿性心脏病，特发性血小板减少性紫癜，慢性咽炎，口腔溃疡，根尖周炎，牙周炎，口腔扁平苔藓，贝赫切特综合征。

证名： **肝肾虚寒证，心肾虚火证**，肝肾虚火证，**肾胃虚火证**，肺肾气虚证，肝脾血虚证，肺肾阴虚证，**肝肾阴虚证**，肾胃阴虚证，脾肾阴虚证，**心肾阴虚证**，肝脾阳虚证，**脾肾阳虚证，肝肾阳虚证**，肾胃阳虚证。

病位： 肝肾，脾肾，肺肾，心肾，肾胃，肝脾。

病因： 阳虚，阴虚，气虚，血虚，虚寒，虚火。

病机状态： 虚逆。由久病大病虚弱之至，或误投寒凉攻泻，损伤肾中阴阳，以致龙火不能归潜，而飞越于上。

1.龙雷失藏候+阳气不振－络血妄行+络血不固－气机冲逆

2.阴虚失养——→阳气不振——→络血不固

↓

阳气浮越——→清空不宁——→清窍不利

图2-8-283 火不归原候病机结构式示意图

病形： 虚逆； **病层：** 里； **病态：** 动；

病性： 阴中阳； **病质：** 虚； **病势：** 深，重，危，急，险。

证候组合： 阴虚+阳浮+阳虚+空窍+血滑

主症：【阴虚失养】症象： ①羸瘦，腰痛腰酸，脚软。②口干。③便秘。④腰痛。⑤梦遗滑精。**舌象：** ①舌质红。②舌暗红少苔。③舌红胖，苔薄白。**脉象：** ①脉小弦。②脉细弦。③脉细无力。④脉虚细或虚弦。

【阳气浮越】症象： ①头面火升，面赤如醉，面部烘热，汗出如珠。②头重脚浮，微热不寒，身热足冷。③咽干目赤，口渴，口干燥，渴饮冷水。④心热烦躁不宁，常夜寐不安，少寐。⑤胸闷，心悸频作，烦闷不舒。⑥动则气喘，服清凉反而增剧。**舌象：** ①舌红而胖。②苔黑而质润。**脉象：** ①脉浮大无力。②脉弦硬而有结代之象。

副症：【阳气不振】症象： ①面色无华，精神萎靡，健忘思睡，周身疲乏，不耐久坐，气短懒言。②自汗畏风，畏寒肢冷，阴头寒。③小腹弦急，常欲近火，冷汗时流。④四肢厥冷，膝以下欠温怯冷，两腿疼痛，阳痿，上身虽热，而下肢则凉，足部凉甚。④触之胃以上发热，胃以下发凉，胃纳不佳，恶心呕吐。⑤口干不欲饮，口干欲饮，口渴却喜少量热饮，欲饮冷饮，饮后即吐。⑥大便不实，大便溏泄。⑦小便频数，甚至失禁，小便清白，小溲浑浊，夜尿频。**舌象：** ①舌淡苔薄白。②舌润苔不燥。③舌质淡红胖嫩，苔薄白。④舌淡红无苔。**脉象：** ①脉数而无力。②脉细数无力。③脉沉细弦。④脉细如丝。

【清空不宁】症象： ①眩晕眼花，昏冒不省，头晕如坐行舟，行走不稳。②耳鸣眼花，面浮头胀。③阵发性头痛，头昏胀痛，太阳穴痛甚，多发于清晨，头痛不可忍。**脉象：** 脉举之则弦，按之则坚。

宾症：【清窍不利】症象： ①口糜，唇舌溃破，舌颊肿胀，舌唇有小的溃疡，疼痛。②满嘴牙痛，昼夜不停，夜不能寐，满口牙齿肿痛，龈颊肌肉腐烂，极似牙疳，口流涎水极臭，痛极则昏迷不省。③咽部小白点，咽红微痛，咽痛大剧，红肿亦重，猝然不语。

【络血不固】症象： ①咯吐血丝。②鼻衄，齿衄，衄血不止。③吐血如涌，吐血稀淡，或紫暗成块。

临床以阳浮与空窍症象显明易见，而血络不固之血证亦常为主要见症，但必须与阴虚阳弱症象同见，方为本候诊断依据。

鉴别诊断

火不归原候－阳气不振－络血不固+络血妄行+气机冲逆=**龙雷不藏候**

└──+神志昏蒙+阳气脱绝=**阴竭阳越候**

图2-8-284 火不归原候鉴别式示意图

火不归原候系肾之阴中阳虚，龙火飞越之候；龙雷不藏候则系肾阴虚而阳未虚，龙雷之火自亢之证；阴竭阳越候为阴竭以致孤阳外越之脱证。

传变预测

$$火不归原候 - 阳气不振 + 阳气脱绝 + 神志昏蒙 \rightarrow 阴竭阳越候$$
$$\lfloor\!\!-\!\!-\!\! + 津液脱竭 + 气机冲逆 \rightarrow 阴竭阳脱候$$

图2-8-285　火不归原候传变式示意图

火不归原候本系孤阳无根欲脱之危重急险之候，稍有失误，可立至脱绝之变；阴竭阳越候则略为轻缓；而阴竭阳脱候更为急重，多难挽回。

辨证

定位：肝肾：头痛不可忍，眩晕眼花，腰酸脚软，腰痛；肺肾：咽干目赤，咽红肿痛，衄血不止；心肾：烦躁不眠；肾胃：吐血如涌，吐血稀淡，或紫暗成块；肝脾：不食，头面红肿，遍身疮肿；脾肾：面红烦躁，渴欲引饮，但饮水不过一二口即厌，少顷复渴饮。

定性：虚寒：常欲近火，冷汗时流，四肢厥冷，恶心呕吐，脉沉细微，阴头寒，小腹弦急；虚火：头面红肿，渴饮冷水，脉大无力，尺浮，脉浮散无根。

定量：①轻：面赤，衄血，头重脚浮，头热足冷。②中：面赤戴阳，身热足冷，壮热痞闷，目赤羞明，闻声惊惕。③重：面赤汗出如珠，昏冒不省，大吐大衄，六脉微细。

论治：当于滋阴之中，兼以温养，即引火归原，导龙入海之法，务必使浮越之阳，归潜于肾，方保无虞。

1. 随机立法：病机为肾之阴虚，损及肾阳，龙火不能潜藏而飞越于上，有散脱之势，古人所谓孤阳无根，故治则应以大剂滋填真阴为主，略佐温养之品，以引火归原，导龙入海，使浮越之虚阳归根，则可免于散脱。**程钟龄**云："肾气虚寒，逼其无根失守之火浮游于上，当以辛热杂于壮水药中，导之下行，所谓导龙入海，引火归原，如八味汤之类是也。"[1]

2. 随位立法：病本于肾，治法自当滋肾阴，导肾阳，引导无根之火归于阴中。涉及于肝者，当兼养肝血；病涉于脾胃者，当兼补其中气；病涉于肺者，当兼补其肺气；病涉于心者，当兼养心血，补气安神。

3. 随因立法：病由于虚寒者，当以温热壮阳为主，辅以滋养阴液；病由于虚火者，则当以滋补阴血为主，佐以温养虚阳。

4. 随症立法：血出如涌，可用童便冲服少量肉桂粉以救其急；呕恶加炮姜；脉微加人参冷服。

方证：桂附八味丸证、加减肾气丸证、七味都气丸证、镇阴煎证、大营煎证、十全大补汤证、人参养荣汤证、黑锡丹证、附子理中加麦味汤证、邹氏导阳归肾汤加减证、附子龟板汤证、生脉保元汤加减证、附戟汤证。

考证：火不归原候，下焦先天之元阳浮越者，通称：虚阳浮越、虚阳上越、飞龙、龙火上僭、龙雷火升、龙雷失位、戴阳、火不归经、孤阳浮越、虚火上炎、虚火浮越、下元虚寒、虚阳上冒、真阳失守、真阴失守、格阳于上、上实下虚、上盛下虚、上热下寒、阴盛格阳、阴证似阳、水极火化。

仲景曰："衄家，不可发汗，汗出必额上陷，脉急紧，直视不能眴，不得眠。"（《伤寒论》86条）**陈士铎**说："人有舌上出血不止者，舌必红烂，其裂纹之中，有红痕发现，血从痕中流出……此症乃心火太炎，而肾中之水不来相济……方用护舌丹……此方全不治舌，而但交其心肾，心肾交，而心之气下通于肾，宁再求济于舌乎。舌不耗津于心，则舌得自养，此不治舌正胜于治舌，不止血而正胜于止血耳。此症用清心救命丹亦神效。"[2]

何廉臣说："（衄血）血势太甚，阳随阴走，四肢厥冷者，虚阳随阴火上越也，加味《金匮》肾气汤增牛膝，引火下行以镇纳之，阳秘则生。"[3] **何幼廉**说："真阴失守而走，势必格阳于上，血随而溢，以致大吐大衄，恶心干呕，手足厥冷，六脉微细，元阳脱在顷刻者，速宜景岳镇阴煎……益气固脱，滋阴纳阳，以救气随血脱之危症，失血狂吐之候，临证时每有所见，不可不知此急救之法也。"[3] **董废翁**说："若夫肾虚火不归经，渴饮冷水者，为十全大补八味之症……中气虚寒，寒水泛上，逼其浮游之火于咽喉口舌之间者，渴欲引饮，但饮水不过一二日即厌，少顷复渴饮，亦不过若此。盖上焦一段，欲得水救，至中焦则以水见水，正其所恶也。如面红烦躁者，理中汤送八味丸，或用附子理中加麦冬、五味亦效。"[4]

王雨三说："（头面肿）若脉沉微、沉细或浮散无根者，是下元虚寒，龙雷之火上升而然也，用附桂八味汤。"[5] **秦伯未**说："牙龈出血，多在牙缝内渗出，称为'齿衄'，有胃经实热和肾经虚火上炎之分……后者点滴流出，牙微痛，甚则动摇或脱落，用六味地黄汤少加肉桂引火下行。"[6] **张季高**按："《经》云：'中气不足，溲便为变。'盖肾气虚则关门不固，脾气虚则仓廪失藏，便溏溲数之病生。缘患者肠鸣便溏，溺多，乏力，脉沉迟等，此系脾胃阳虚衰惫之征；下肢冷，微汗出，亦有心阳不振之兆；血压近年一向偏高，耳鸣眩晕，虚烦不寐等，亦有肝阴不足之象。"[7]

黄新吾说："'导阳归肾汤'……方用生蒲黄、川黄连泻心火，麦门冬、生甘草助之，生地黄、败龟板、黑玄参、川石斛、川黄柏补肾真阴而生血，肉桂借咸寒滋肾之力，归入肾宅，而安肾阳，以此真阳归原，龙潜大海……是根据反佐疗法和泻南补北的理论而组成。凡属于心营肾阴不足，虚阳无制，浮越于上，表现为上实下虚者，皆为其适应范围……是治疗由虚阳上越所致之口舌糜痛的有效方剂，以口舌糜烂碎痛，口干而不欲饮，面部升火，而下肢怕冷，心烦，少寐，脉细少力，或用他法无效者为应用标准，若系肺胃实火所致口舌糜痛，则不适用……如气虚者，可加太子参、潞党参等；血虚者，可加当归、白芍等；肝阳旺者，可加龙齿、珍珠母之类；挟有湿热者，可加苍术、薏苡仁、芦根、茅根之类。"[8]

陈嘉栋按："（眩晕）病已多年，下元空虚，阴不恋阳，虚阳无依而浮越于上。其辨证要点着眼于足冷一症。治疗上如专用重镇清降之法，仅能降亢奋之火，不能摄浮越之阳。故以生地、玄参、龟板等滋填肝肾之阴，配龙骨、牡蛎、磁石潜浮阳而敛心气，牛膝引血下行，更佐以肉桂一味温肾壮阳，交通上下，引火归原。故药后眩晕得减，血压下降。大凡病久阴阳俱虚，慎用沉寒苦燥、辛热刚烈之品，宜选柔剂阳药。所谓阳伤者，用药远寒，心伤者，调其营卫。似对中晚期高血压性心脏病的治疗，有一定的临床参考意义。"[9]

编者按：火不归原候，因肾虚火炽，消涸阴液，阴损及阳，肾阳亦虚，致虚阳无依，浮越于上，干于清道，损及血络。当以滋养心肾阴液为主，兼以清火，助肾阳引无根浮游之火，下归于阴中，则无上越下溢之患，亦导龙入海之法。**张梦侬**云："如系虚火，方用补阳和阴，引火归原，及从者反治之法。药则主以辛温甘热，佐以咸寒下降之品。"[10]

引用文献

［1］程国彭.医学心悟［M］.北京：人民卫生出版社，1963：8.

［2］柳长华.陈士铎医学全书［M］.北京：中国中医药出版社，1999：766.

［3］俞根初等.重订通俗伤寒论［M］.上海：上海科学技术出版社，1959：323，332.

［4］高鼓峰，董废翁.医宗己任编［M］.上海：上海科学技术出版社，1959：159，160.

［5］王雨三.治病法轨［M］.北京：学苑出版社，2015：151.

［6］秦伯未.秦伯未医学名著全书［M］.北京：中医古籍出版社，2003：310.

［7］张季高.眩晕（高血压）［J］.新中医，1977，增刊（2）：14.

［8］黄新吾.邹云翔医师的"导阳归肾汤"在口腔疾病的运用［J］.上海中医药杂志，1979，（6）：5，6.

［9］陈嘉栋.眩晕十则［J］.中医杂志，1980，（7）：18.

［10］张梦侬.加味桂附地黄汤的运用体会［J］.新中医，1975，（6）：14.

附：候的病机状态分类

表2-8-7 病机形态表

		郁	滞	逆	陷	蒸	灼	炽	结	闭	厥
实	郁	郁遏	郁滞	郁逆	郁陷	郁蒸		郁炽	郁结	郁闭	
	蕴			蕴逆		蕴蒸	蕴灼	蕴炽	蕴结	蕴闭	闭厥
虚	夹实	虚郁	虚滞	虚逆	虚陷	虚蒸	虚灼	虚炽	虚结	虚闭	厥脱
	纯虚	虚弱	虚损	虚滑	虚脱					闭脱	

表2-8-8 诸候病机形态系统表

郁	表郁	郁遏		卫气失宣候、卫阳失宣候
		虚郁	表虚 表郁	卫气虚郁候、卫阳虚郁候
				营卫虚郁候、营卫失调候
			里虚 表郁	阳气虚郁候、气血虚郁候
				气阴虚郁候、阴血虚郁候
	表里郁	郁遏		清气郁遏候、清阳郁遏候、枢机郁遏候
		虚郁		清气虚郁候、枢机虚郁候
				清阳虚郁候、清阳失调候
遏	里郁	郁遏	气郁	清气失宣候、肺气失宣候、胃气不醒候
			阳郁	清阳失宣候、肺阳失宣候
		虚郁	气郁	气液虚郁候
			阳郁	液竭阳郁候、阴虚阳郁候

郁滞	表滞	郁滞			卫阳怫郁候、营卫郁滞候、营气失宣候、营血失宣候
		虚滞	表虚表滞		营卫不行候
			里虚表滞		血液郁滞候
	表里郁滞	郁滞			清阳郁滞候、清气怫郁候
					清阳怫郁候、清阳不行候、枢机郁滞候、津气不化候
		虚滞			气血郁遏候、气血怫郁候、气血失调候
	里滞	气	郁滞	上焦气滞	清气郁滞候、清气不化候、肺气郁痹候
				中焦气滞	胃气失和候、脾气失运候、脾胃郁滞候
				下焦气滞	胆气郁滞候、木火郁遏候、木火郁滞候
					肝气失疏候、肾气失宣候
			虚滞	上焦虚滞	清气虚滞候、气虚不化候
					气液郁滞候、气液虚滞候、气液不化候
				中焦虚滞	脾气虚滞候、脾胃不和候
				下焦虚滞	肝气失调候
		阳	郁滞	上焦阳滞	清阳郁痹候、清阳不化候、心阳失宣候、津气郁滞候
				中焦阳滞	胃阳失和候、脾阳失运候、中阳郁滞候
				下焦阳滞	阳郁不化候、肝阳失宣候、肾阳失宣候
			虚滞	上焦虚滞	清阳虚滞候、阳气虚滞候
				中焦虚滞	阳滞不化候、中阳不和候、脾阳虚滞候
				下焦虚滞	阳虚不化候、肾阳不化候、肝阳失和候
		血	郁滞		气血郁滞候、肺络失宣候、心络失宣候、肝络失宣候
					胃络失和候、肾络失宣候
			虚滞		阴血虚滞候、肝络失和候
		阴	虚滞	上焦	心阴虚滞候
				中焦	气阴虚滞候、气阴不化候、阴虚不化候
				下焦	肝阴虚滞候、肾阴虚滞候
郁逆	气	上焦			清气郁逆候、清气逆乱候、肺失宣降候
		中焦			胃失和降候
		下焦			木火郁逆候、肝气横逆候
	阳				清阳郁逆候、清阳逆乱候、清阳失位候
	血				气血郁逆候
	蕴逆				清气失宁候、津气炽逆候 木火升逆候、木火炽逆候 阳气亢逆候、肝阳亢盛候
虚逆	气虚				气液虚逆候
	血虚				血虚阳浮候
	阴虚	上焦			心阳亢盛候
		中焦			木火虚逆候
		下焦			阴虚阳浮候、阴虚失纳候、心肾不交候、龙雷不藏候、火不归原候
	阳虚	中焦			胃阳虚逆候、阳气虚逆候
		下焦			阳虚失纳候、肾阳虚逆候

郁陷	气陷		清气郁陷候
	阳陷		清阳郁陷候
虚陷	气虚		清气虚陷候、清气不升候、清气下陷候
	阳虚		清阳虚陷候、清阳不升候、清阳下陷候
郁蒸	表郁	卫	卫气郁蒸候、卫阳郁蒸候、营卫郁蒸候
		营	营气郁蒸候、营血郁蒸候
	表里郁	气	清气郁蒸候、枢机郁蒸候、木火郁蒸候、津气郁蒸候
		阳	清阳郁蒸候
		血	气血郁蒸候、血液郁蒸候
		阴	气阴郁蒸候
蕴蒸	气		清气蕴蒸候、津气蕴蒸候、肺失清肃候、心神失宁候
	营		气营蕴蒸候
	血		气血蕴蒸候、血液蕴蒸候
	阴		气阴蕴蒸候
虚蒸	气虚		清气虚蒸候、枢机虚蒸候、木火虚蒸候、气液郁蒸候
	血虚		气血虚蒸候、血液消灼候
	阴虚		气阴虚蒸候、阴血虚蒸候
蕴灼	气		津气蕴灼候
	营		气营蒸灼候、营血蒸灼候、营液蒸灼候
	血		气血两燔候
虚灼	气虚		津气虚灼候、气液消灼候、气液消涸候、气液煎迫候
	营虚		营阴消灼候
	阴虚		气阴消灼候
郁炽	表郁		营卫郁炽候
	气郁		清气郁炽候、津气郁炽候、枢机郁炽候、木火郁炽候
	血郁		气血郁炽候
	阳郁		清阳郁炽候
蕴炽	气		清气蕴炽候、津气蒸炽候、津气煎迫候
	血		木火蕴炽候、气血蕴炽候、气血蒸炽候、气血煎迫候、血液燔灼候
	阴		阴血蕴炽候、阴血煎迫候、肾阴消灼候
虚炽	血虚		气血虚炽候、木火虚炽候、阴血消灼候
	阴虚		阴枯火炽候、阴液煎迫候、阴液消灼候
			肾阴虚炽候、君相失宁候
	阳虚		清阳虚炽候、阳气虚炽候
郁结	气结	上焦	清气郁结候、枢机郁结候
		中焦	津气郁结候、中气郁结候、胃气郁结候、胆气郁结候
		下焦	肝气郁结候、肾气郁结候
	阳结		清阳郁结候、脾阳郁结候
	血结		气血瘀结候、血液郁结候

续表

蕴结	气		津气燥结候
	血		气血燥结候
虚结	气虚		气液虚燥候、脾气虚结候
	阳虚		清阳虚结候、阳气虚结候、肾阳虚结候
	血虚		气血虚结候、血液虚燥候、阴血虚燥候
	阴虚		气阴虚燥候、阴液虚燥候
郁闭	气闭	上焦	清气郁闭候、肺气郁闭候
		中焦	中气窒闭候、木火郁闭候
	营血		营血郁闭候
	阳闭	表	卫阳郁闭候
		里	清阳郁闭候、清阳蒙闭候
			脾阳郁闭候、中阳闭塞候
蕴闭	气		津气蒸闭候、津气陷闭候、津气炽闭候
	血		木火蕴闭候
	营		气营蕴闭候、营血蕴闭候
闭厥	阳厥	气	清气闭厥候、木火闭厥候、阳气厥逆候 津气闭厥候、津气闭厥候、气液闭厥候
		血	气血炽闭候、血液闭厥候
		阴	阴血闭厥候、阴液闭厥候
	阴厥	阳	清阳闭厥候、心阳闭塞候、肝阳闭塞候、肾阳闭塞候
虚闭	气虚		津气虚闭候、气液虚闭候
	阳虚		清阳虚闭候
虚弱	气虚		卫气不振候、卫阳不振候 肺气失充候、心气不振候 胃气不振候、脾气不健候 胆气不振候、肝气不振候、肾气不充候
	阳虚	上焦	肺阳不布候
		中焦	胃阳不振候、脾阳不振候
		下焦	肝阳不振候
	血虚		气血失养候、阴血失养候
	阴虚		胃阴消涸候、脾阴消涸候、阴虚失养候、阴虚阳弱候
虚损	营损		营卫虚弱候、营血失养候、营阴失养候
	血损		阴血虚损候、血液消涸候、心血失养候、肝血失养候
	阴损		气阴两虚候、阴液枯涸候、真阴虚损候、阴损及阳候 心阴失养候、肺阴失养候、肝阴失养候、肾阴失养候
	阳损		阳气虚损候、阳损及阴候、心阳不振候、肾阳不振候
虚滑	阳虚		卫阳不固候、阳虚失固候、阳虚失摄候
	气虚		津气不布候、津气不固候、气液不固候、气虚失摄候
	阴虚		气阴不摄候、气阴不固候 阴虚失摄候、阴虚不固候、阴精不固候

虚脱	气脱	气液脱绝候
	血脱	气血脱绝候
	阴脱	气阴竭绝候
	阳脱	液竭阳脱候、阳气虚脱候
厥脱	气脱	清气厥脱候、气血厥脱候
	阳脱	阳气厥脱候、虚阳浮越候
	阴脱	阴液厥脱候、阴竭阳厥候、阴竭阳越候、阴竭阳脱候
闭脱	气	津气闭脱候
	血	气血闭脱候、血液闭脱候
	阴	气阴闭脱候、阴血闭脱候
	阳	阳气闭脱候